Radioonkologie

Band 2
Klinik

Radioonkologie

Band 2
Klinik

2. Auflage 2009

Herausgegeben von
M. Bamberg,
M. Molls,
H. Sack

Mit 193 Abbildungen und 361 Tabellen

W. Zuckschwerdt Verlag München Wien New York

Titelbild: „Collision MAP" – ein Visualisierungstool zur Optimierung der Einstrahlrichtung
(Klinik für Strahlentherapie und Radioonkologie, TU München)

Auslieferungen W. Zuckschwerdt Verlag GmbH

Brockhaus Commission	Österreich:	USA:
Verlagsauslieferung	Maudrich Verlag	Scholium International Inc.
Kreidlerstraße 9	Spitalgasse 21a	151 Cow Neck Road
D-70806 Kornwestheim	A-1097 Wien	Port Washington
		11050 New York

Bibliografische Information Der Deutschen Bibliothek
Die Deutsche Bibliothek verzeichnet diese Publikation in der Deutschen Nationalbiografie;
detaillierte bibliografische Daten sind im Internet über http://dnb.ddb.de abrufbar.

© 2009 by W. Zuckschwerdt Verlag GmbH, Industriestraße 1, D-82110 Germering/München.
Printed in Germany by Kessler-Druck und Medien, Bobingen

ISBN 978-3-88603-953-1

Inhalt

Autorenverzeichnis

Adamietz, Irenäus A., Prof. Dr. med.
Klinik für Strahlentherapie und Radioonkologie
Marienhospital, Klinikum der Ruhr-Universität
Hölkeskampring 40, 44625 Herne
Tel.: 02323 4991531,
E-Mail: irenaeus-anton.adamietz@marienhospital-herne.de

Bamberg, Michael, Prof. Dr. med.
Univ.-Klinik für Radioonkologie
Hoppe-Seyler-Str. 3, 72076 Tübingen
Tel.: 07071 2982165,
E-Mail: michael.bamberg@med.uni-tuebingen.de

Becker, Heinz, Prof. Dr. med.
Univ.-Klinik für Allgemein- und Viszeralchirurgie
Robert-Koch-Straße 40, 37075 Göttingen
Tel.: 0551 396179
E-Mail: hbecker@chirurgie-goettingen.de

Belka, Claus, Prof. Dr.
Klinik für Strahlentherapie und Radioonkologie,
Klinikum der Universität München – Großhadern
Marchioninistr. 15, 81377 München
Tel.: 089 7095-4521,
E-Mail: claus.belka@med.uni-muenchen.de

Beyer, Jörg, Prof. Dr. med.
Onkologie, Vivantes Klinikum am Urban
Dieffenbachstr. 1, 10967 Berlin
Tel.: 030 697-22101, E-Mail: joerg.beyer@vivantes.de

Bier, Henning, Prof. Dr. med.
Hals-Nasen-Ohrenklinik
Klinikum rechts der Isar, Technische Universität
Ismaninger Str. 22, 81675 München
Tel.: 089 4140-2370, E-Mail: hno@lrz.tu-muenchen.de

Bloching, Marc, Prof. Dr. med.
Klinik für Hals-, Nasen- und Ohrenheilkunde,
Universitätsklinikum des Saarlandes
Kirrberger Str. 1, 66421 Homburg
Telefon: 06841 1622983, E-Mail: marc.bloching@uks.eu

Bokemeyer, Carsten, Prof. Dr. med.
II. Medizinische Klinik und Poliklinik
Universitätsklinikum Hamburg-Eppendorf,
Martinistr. 52, 20246 Hamburg
Tel.: 040 42803-2960/3962,
E-Mail: c.bokemeyer@uke.uni-hamburg.de

Bottke, Dirk, Dr. med.
Univ.-Klinik f. Strahlentherapie u. Radioonkologie
Robert-Koch-Str. 6, 89081 Ulm
Tel.: 0731 50024952,
E-Mail: dirk.bottke@uniklinik-ulm.de

Bremer, Michael, PD Dr. med.
Abteilung Strahlentherapie und spezielle Onkologie
Medizinische Hochschule
Carl-Neuberg-Str. 1, 30623 Hannover
Tel.: 0511 532-3590,
E-Mail: Bremer.michael@mh-hannover.de

Budach, Volker, Prof. Dr. med.
Klinik für Strahlentherapie CVK und CCM
Charité – Universitätsmedizin Berlin
Augustenburger Platz 1, 13353 Berlin
Tel.: 030 450527052,
E-Mail: volker.budach@charite.de

Budach, Wilfried, Prof. Dr. med.
Univ.-Klinik f. Strahlentherapie u.
Radiologische Onkologie
Moorenstr. 5, 40225 Düsseldorf
Tel.: 0211 8117991,
E-Mail: wilfried.budach@uni-duesseldorf.de

Claßen, Johannes, PD Dr. med.
Klinik für Strahlentherapie und Radiologische Onkologie,
St. Vincentius-Kliniken Karlsruhe gAG
Steinhäuser Str. 18, 76135 Karlsruhe
Tel.: 0721 81085151,
E-Mail: johannes.classen@vincentius-ka.de

Dunst, Jürgen, Prof. Dr. med.
Univ.-Klinik für Strahlentherapie
Ratzeburger Allee 160, 23538 Lübeck
Tel.: 0451 5006660,
E-Mail: juergen.dunst@uk-sh.de

Eich, Hans Theodor, Priv.-Doz. Dr. med.
Univ.-Klinik und Poliklinik für Strahlentherapie
Joseph-Stelzmann Str. 9, 50924 Köln
Tel.: 0221 4785449,
E-Mail: hans-theodor.eich@medizin.uni-koeln.de

Engelhard, Marianne, Dr. med.
Univ.-Strahlenklinik
Hufelandstr. 55, 45122 Essen
Tel.: 0201 7232056,
E-Mail: marianne.engelhard@uni-essen.de

Feyer, Petra, Prof. Dr. med.
Klinik für Radioonkologie
Vivantes Klinikum Neukölln
Rudower Str. 48, 12351 Berlin
Tel.: 030 130142080/1, E-Mail: petra.feyer@vivantes.de

Fietkau, Rainer, Prof. Dr. med.
Univ.-Strahlenklinik
Universitätsstr. 27, 91054 Erlangen
Tel.: 09131 85-33405,
E-Mail: rainer.fietkau@uk-erlangen.de

Friess, Helmut, Prof. Dr. med.
Chirurgische Klinik
Klinikum rechts der Isar, Technische Universität
Ismaninger Str. 22, 81675 München
Tel. 089 4140-2121,
E-Mail: helmut.friess@chir.med.tu-muenchen.de

Garbe, Claus, Prof. Dr. med.
Sektion Dermatologische Onkologie Univ.-Hautklinik
Liebermeisterstraße 25, 72076 Tübingen
Tel.: 07071 2987110,
E-Mail: claus.garbe@med.uni-tuebingen.de

Geinitz, Hans, PD Dr. med.
Univ.-Klinik für Strahlentherapie und
Radiologische Onkologie
Klinikum rechts der Isar, Technische Universität
Ismaninger Str. 22, 81675 München
Tel.: 089 4140-4525,
E-Mail: Hans.Geinitz@lrz.tu-muenchen.de

Ghadimi Michael, Priv.-Doz. Dr. med.
Klinik für Allgemein- und Viszeralchirurgie
Robert-Koch-Str. 40, 37075 Göttingen
Tel.: 0551 398323

Giro, Christian, Dipl.-Oec. Dr. med.
Univ.-Klinik für Strahlentherapie und
Radiologische Onkologie,
Moorenstr. 5, 40225 Düsseldorf‘
Tel.: 0211 8117991,
E-Mail: MVZ.Christian.Giro@uniklinik-duesseldorf.de

Grabenbauer, Gerhard, Prof. Dr.
Strahlentherapie und Radioonkologie, DiaCura
Ketschendorfer Str. 33, 96450 Coburg
Tel.: 09561 24910, E-Mail: gg@diacura.de oder
Gerhard.Grabenbauer@uk-erlangen.de

Grischke, Eva-Maria, Dr. med.
Frauenklinik
Universitätsklinikum Tübingen
Hoppe-Seyler-Str. 3, 72076 Tübingen
Tel.: 07071 298 2246
E-Mail: eva-maria.grischke@med.uni-tuebingen.de

Gschwend, Jürgen E., Prof. Dr. med
Urologische Klinik
Klinikum rechts der Isar, Technische Universität
Ismaninger Str. 22, 81675 München
Tel.: 089 4140 2521,
E-Mail: juergen.gschwend@lrz.tmu.de

Herrmann, Thomas, Prof. Dr. med.
Klinik f. Strahlentherapie u. Radioonkologie
Universitätsklinikum Carl Gustav Carus
Fetscherstr. 74, 01307 Dresden
Tel.: 0351 4583373,
E-Mail: Thomas.Herrmann@mailbox.tu-dresden.de

Hess, Clemens F., Prof. Dr. Dr. med.
Univ.-Klinik f. Strahlentherapie u. Radioonkologie
Robert-Koch-Str. 40, 37075 Göttingen
Tel.: 0551 396181,
E-Mail: cfhess@med.uni-goettingen.de

Hillemanns, Peter, Prof. Dr. med.
Abteilung Allgemeine Gynäkologie und Geburtshilfe
Medizinische Hochschule
Carl-Neuberg-Str. 1, 30625 Hannover
Tel.: 0511 5326144,
E-Mail: hillemanns.peter@mh-hannover.de

Hinkelbein, Wolfgang, Prof. Dr. med.
Klinik für Radioonkologie
Charité – Universitätsmedizin Berlin
Hindenburgdamm 30, 12200 Berlin
Tel.: 030 84453051,
E-Mail: wolfgang.hinkelbein@charite.de

Höcht, Stefan, Prof. Dr.
Klinik und Hochschulambulanz für Strahlentherapie
Charité – Universitätsmedizin Berlin
Hindenburgdamm 30, 12200 Berlin
Tel.: 030 84453052, E-Mail: stefan.hoecht@charite.de

Hoffmann, Thomas, Dr. med.
Hals-Nasen-Ohrenklinik
Universitätsklinikum Düsseldorf
Moorenstr. 5, 40225 Düsseldorf

Hohenberger, Werner, Prof. Dr.med. Dr. h.c.
Chirurgische Univ.-Klinik
Maximiliansplatz 1, 91054 Erlangen
Tel. 09131 85 33201,
E-Mail: chir-direktion@uk-erlangen.de

Iro, Heinrich, Prof. Dr. med.
Hals-Nasen-Ohren-Klinik
Universitätsklinikum Erlangen
Waldstr. 1, 91054 Erlangen
Tel.: 09131 8533141
E-Mail: heinrich.iro@uk-erlangen.de

Karstens, Johann H., Prof. Dr. med.
Abt. Strahlentherapie und spezielle Onkologie
Medizinische Hochschule Hannover
Carl-Neuberg-Str. 1, 30625 Hannover
Tel.: 0511 5322574,
E-Mail: Karstens.JH@mh-hannover.de

Kölbl, Oliver, Prof. Dr. med.
Univ.-Klinik für Strahlentherapie
Franz-Josef-Strauß-Allee 11, 93042 Regensburg
Tel.: 0941 9447601,
E-Mail: oliver.koelbl@klinik.uni-regensburg.de

Kortmann, Rolf-Dieter, Prof. Dr. med.
Univ.-Klinik für Strahlentherapie und Radioonkologie
Stephanstr. 9 a, 04103 Leipzig
Tel.: 0341 97184 00,
E-Mail: Rolf-Dieter.Kortmann@medizin.uni-leipzig.de

Koswig, Stephan, Dr. med.
Klinik für Radioonkologie und Strahlenheilkunde Helios
Klinikum Bad Saarow
Pieskower Str. 33, 15526 Bad Saarow
Tel.: 03363 173377,
E-Mail: stephan.koswig@helios-kliniken.de

Krege Susanne, Priv.-Doz. Dr. med.
Klinik für Urologie und Kinderurologie
Krankenhaus Maria-Hilf
Oberdießemer Str. 94, 47805 Krefeld,
Tel.: 02151 3342381, E-Mail: susanne.krege@maria-hilf.de

Lang, Stephan, Prof. Dr. med.
Univ.-Klinik für Hals-Nasen-Ohrenheilkunde
Hufelandstr. 55, 45122 Essen
Tel.: 0201 7232480
E-Mail: stephan.lang@uk-essen.de

Menzel Christian, Prof. Dr. med.
Univ.-Klinik für spezielle Gynäkologie
Paracelsus Medizinische Privatuniversität
Müllner Hauptstr. 48, A–5020 Salzburg
Tel.: +43 662 4482

Meixensberger Jürgen, Prof. Dr. med.
 Univ.-Klinik für Neurochirurgie
 Liebigstr. 20, 04105 Leipzig
 Tel.: 034 9717500,
 E-Mail: meix@medizin.uni-leipzig.de
Molls, Michael, Prof. Dr. med.
 Klinik f. Strahlentherapie u. Radiologische Onkologie
 Klinikum rechts der Isar, Technische Universität
 Ismaninger Str. 22, 81675 München
 Tel.: 089 4140-45 00,
 E-Mail: molls@lrz.tu-muenchen.de
Müller, Rolf-Peter, Prof. Dr. med.
 Univ.-Klinik für Strahlentherapie
 Joseph-Stelzmann-Str. 9, 50924 Köln
 Tel.: 0221 4785450,
 E-Mail: Rolf-Peter.Mueller@medizin.uni-koeln.de
Niewald, Marcus, PD Dr. med.
 Klinik für Strahlentherapie und Radioonkologie
 Universitätsklinikum des Saarlandes
 Kirrbergerstr. 1, Haus 49, 66421 Homburg
 Tel.: 06841 1624673,
 E-Mail: pd.marcus.niewald@uks.eu
Peiper, Matthias, Prof. Dr. med.
 Univ.-Klinik für Allgemein-, Viszeral- und
 Kinderchirurgie
 Moorenstr. 5, 40225 Düsseldorf
 Tel.: 0211 8116399,
 E-Mail: matthias.peiper@uni-duesseldorf.de
Pötter, Richard, Prof. Dr. med.
 Klinik für Strahlentherapie und Strahlenbiologie
 Allgemeines Krankenhaus Wien
 Währinger Gürtel 18–20, A-1090 Wien
 Tel.: +43 140 4002692,
 E-Mail: richard.poetter@meduniwien.ac.at
Pöttgen, Christoph, Dr. med.
 Univ.-Strahlenklinik
 Hufelandstr. 55, 45122 Essen
 Tel.: 0201 7232066,
 E-Mail: Christoph.Poettgen@uk-essen.de
Reiners, Christoph, Prof. Dr. med.
 Univ.-Klinik für Nuklearmedizin
 Josef-Schneider-Str. 2, 97080 Würzburg
 Tel.: 0931 2015868,
 E-Mail: reiners@nuklearmedizin.uni-wuerzburg.de
Rheintaller, Alexander, Ao. Prof. Dr. med.
 Abteilung für Allgemeine Gynäkologie und
 gynäkologische Onkologie
 Universitätsklinik für Frauenheilkunde
 Währinger Gürtel 18–20, A-1090 Wien
 Tel.: +43 1 404002919,
 E-Mail: alexander.reinthaller@meduniwien.ac.at
Rödel, Claus, Prof. Dr. med.
 Univ.-Klinik für Strahlentherapie und Onkologie
 Theodor-Stern-Kai 7, 60590 Frankfurt
 Tel.: 069 63015130, E-Mail: claus.roedel@kgu.de
Röper, Barbara, PD Dr. med.
 Klinik und Poliklinik für Strahlentherapie und
 Radiologische Onkologie
 Klinikum rechts der Isar, Technische Universität
 Ismaninger Str. 22, 81675 München
 Tel.: 089)4140-4500,
 E-Mail: barbara.roeper@lrz.tu-muenchen.de

Rübe, Christian, Prof. Dr. med.
 Klinik für Strahlentherapie und Radioonkologie
 Universitätsklinikum des Saarlandes
 Kirrbergerstr. 1, Haus 49, 66421 Homburg
 Tel.: 06841 162 46 06,
 E-Mail: prof.dr.christian.ruebe@uniklinik-saarland.de
Sack, Horst, Prof. Dr. med.
 Wolfsbachweg 29, 45133 Essen
 Tel.: 0201 42 47 42, E-Mail: horst.sack@t-online.de
Sauer, Georg, Priv.-Dozent Dr. med.
 Univ.-Klinik für Frauenheilkunde und Geburtshilfe
 Prittwitzstr. 43, 89075 Ulm
 Tel.: 0731 50058511, E-Mail: georg.sauer@uniklinik-ulm.de
Sauer, Rolf, Prof. Dr. med.
 Univ.-Strahlenklinik
 Universitätsstr. 27, 91054 Erlangen,
 Tel.: 09131 853 34 05/04,
 E-Mail: rolf.sauer@uk-erlangen.de
Sauerwein, Wolfgang, Prof. Dr. med.
 Uni.-Strahlenklinik
 Hufelandstr. 55, 45122 Essen
 Tel.: 0201 723 2050/2,
 E-Mail: w.sauerwein@uni-due.de
Sautter-Bihl, Marie-Luise, Prof. Dr. med.
 Klinik für Strahlentherapie
 Städtisches Klinikum Karlsruhe
 Moltkestr. 90, 76133 Karlsruhe,
 Tel.: 0721 9744000,
 E-Mail: strahlentherapie@klinikum-karlsruhe.de
Schmidberger, Heinz, Prof. Dr. med.
 Univ.-Klinik f. Radioonkologie u. Strahlentherapie
 Langenbeckstr. 1, 55131 Mainz
 Tel.: 06131 173851,
 E-Mail: h.schmidberger@klinik.uni-mainz.de
Schubert, Jörg, Prof. Dr. med.
 Univ.-Klinik für Urologie
 Lessingstr. 1, 07743 Jena
 Tel.: 03641 935206,
 E-Mail: Joerg.Schubert@med.uni-jena.de
Schuch, Gunter, Dr. med.
 Klinik für Onkologie, Hämatologie, Knochenmarktrans-
 plantation, Universitätsklinik Eppendorf,
 Martinistraße 52, 20246 Hamburg
 Tel.: 042803 2960
 E-Mail: schuch@uke.uni-hamburg.de
Schuck Andreas, Prof. Dr. med.
 Gemeinschaftspraxis Strahlentherapie,
 Klinikum Memmingen
 Bismarckstr. 23, 87700 Memmingen
 Tel.: 08331 990440,
 E-Mail: schuck@strahlentherapie-memmingen.de
Sedlmayer, Felix, Univ.-Prof. Dr. med.
 Univ.-Klinik für Radiotherapie und Radioonkologie
 Paracelsus Medizinische Privatuniversität
 Müllner Hauptstr. 48, A–5020 Salzburg
 Tel.: +43 662 4482 3904,
 E-Mail: F.Sedlmayer@salk.at

Seegenschmiedt, M. Heinrich, Prof. Dr. med.
Klinik für Radioonkologie und Strahlentherapie
Alfried Krupp von Bohlen und Halbach
Krankenhaus gGmbH
Alfried-Krupp-Str. 21, 45131 Essen
Tel.: 0201 4342560,
E-Mail: Heinrich.Seegenschmiedt@Krupp-Krankenhaus.de

Souchon, Rainer, Prof. Dr. med.
Medizinisches Versorgungszentrum, Radioonkologie und
Medizinische Genetik, Universitätsklinikum
Hoppe-Seyler-Str. 3, 72076 Tübingen
Tel.: 07071 2982180,
E-Mail: rainer.souchon@med.uni-tuebingen.de

Stamatis, Georgios, Prof. Dr. med.
Abt. Thoraxchirurgie und thorakale Endoskopie
Ruhrlandklinik
Tüschener Weg 40, 45239 Essen
Tel.: 0201 43311133,
E-Mail: georgios.stamatis@ruhrlandklinik.de

Stannard-Davies, Clare E., Prof. Dr. med.
Department of Radiation Medicine
Groote Schuur Hospital
Observatory 7952, Cape Town, South Africa

Steingräber, Maria, Dr. med.
Klinik für Radioonkologie, Strahlentherapie
und Nuklearmedizin
Vivantes Klinikum Neukölln
Rudower Str. 48, 12351 Berlin
Tel.: 030 130142081

Stromberger, Carmen, Dr. med.
Klinik für Strahlentherapie CVK und CCM
Charité Universitätsmedizin Berlin
Augustenburger Platz 1, 13353 Berlin
Tel.: 030 450527021

Stuschke, Martin, Prof. Dr. med.,
Univ.-Strahlenklinik
Hufelandstr. 55, 45122 Essen
Tel.: 0201 7232321,
E-Mail: martin.stuschke@uni-essen.de

Wallwiener, Diethelm, Prof. Dr. med.
Univ.-Frauenklinik
Hoppe-Seyler-Str. 1, 72076 Tübingen
Tel.: 07071 2982246,
E-Mail: Diethelm.wallwiener@med.uni-tuebingen.de

Welz, Stefan, Dr. med.
Univ.-Klinik für Radioonkologie
Hoppe-Seyler-Str. 3, 72076 Tübingen
Tel: 07071 2982165,
E-Mail: stefan.welz@med.uni-tuebingen.de

Weidner, Nicola Dr. med.
Klinik für Radioonkologie
Universitätsklinikum Tübingen
Hoppe-Seyler-Str. 3, 72076 Tübingen
Tel.: 07071 298 6142
E-Mail: n.weidner@med.uni-tuebingen.de

Wendt, Thomas G., Prof. Dr. med.
Abt. Strahlentherapie, Univ.-Klinik für Radiologie
Bachstr. 18, 07740 Jena
Tel.: 03641 933214,
E-Mail: Thomas.Wendt@med.uni-jena.de

Werner, Jochen Alfred, Prof. Dr. med.
Klinik für Hals-Nasen-Ohrenheilkunde
Universitätsklinikum Marburg
Deutschhausstr. 3, 35037 Marburg
Tel.: 06421 2866478
E-Mail: wernerj@med.uni-marburg.de

Wiegel, Thomas, Prof. Dr. med.
Abt. Strahlentherapie, Radiologische Univ.-Klinik
Robert-Koch-Str. 6, 89081 Ulm
Tel.: 0731 50024901,
E-Mail: thomas.wiegel@medizin.uni-ulm.de

Willich, Normann, Prof. Dr. med.
Univ.-Klinik für Strahlentherapie und Radioonkologie
Albert-Schweitzer-Str. 33, 48129 Münster,
Tel.: 0251 8347384, E-Mail: willich@uni-muenster.de

Zimmermann, Frank Bodo, Prof. Dr. med.
Institut für Radioonkologie, Universitätsspital
Petersgraben 4, CH–4031 Basel
Tel.: +41 61265 4954,
E-Mail: fzimmermannf@uhbs.ch

Vorwort zur 2. Auflage

Schon im Vorwort der Erstauflage des zweibändigen Lehrbuches wurde ausgeführt, dass die Radioonkologie dank der Forschungen und Entwicklungen in Physik, Informatik und Medizintechnik in den klinischen Anwendungen einen rasanten und variantenreichen Aufschwung genommen hat. Diese Dynamik hält weiterhin an. Auf der Basis modernster Methoden der anatomischen und biologisch-funktionellen Bildgebung lassen sich heute Zielvolumina unterschiedlichster Ausdehnungen und komplexester Formen mit großer Präzision und tumorkonformal bestrahlen. Die hohe Zielgenauigkeit bedeutet, dass tumorvernichtende Strahlendosen unter guter Schonung der gesunden Strukturen appliziert werden können.

Parallel zu diesem vor einiger Zeit kaum vorstellbaren technologischen Fortschritt führte die biologisch und klinisch an Studien orientierte Forschung der Radioonkologie zu neuen Erkenntnissen, die die Behandlungskonzepte vor allem der multimodalen Therapie deutlich anspruchsvoller, aber auch effizienter machten.

Die simultane Radiochemotherapie hat bei zahlreichen Tumoren zu Verbesserungen der Ergebnisse geführt, in naher Zukunft wird auch die Kombination der Strahlentherapie mit biologisch zielgerichteten Substanzen und Immun-Modulatoren zu interessanten Fortschritten und Einsichten führen. Die Zweiteilung des Lehrbuches in einen Band „Grundlagen" und einen Band „Klinik" wurde beibehalten, im Wesentlichen auch die Gliederung der Bände. Band I besteht aus drei Hauptteilen: Physikalische und technische Grundlagen, Bestrahlungsplanung und biologische Grundlagen. Eingeleitet wird Band I durch einen Beitrag zur Geschichte der Strahlentherapie in Deutschland. Band II behandelt zunächst die Tumorklassifikation und Dokumentation, die

Dokumentation von Nebenwirkungen und Spätfolgen sowie die Aufklärung des Patienten. Dem Kapitel der Strahlenbehandlung bei gutartigen Erkrankungen folgt der Hauptteil mit den Kapiteln zur Therapie bei den einzelnen malignen Tumorentitäten inklusive palliativer Radiotherapie, Notfällen in der Radioonkologie und Supportiv-Therapie.

Vor allem folgende Neuerungen der 2. Auflage sind hervorzuheben: In Band I findet sich nunmehr, nachdem sich in der klinischen Anwendung ein hoher Reifegrad entwickelt hat, ein Kapitel zur fluenzmodulierten Strahlenbehandlung bzw. IMRT (intensitätsmodulierte Radiotherapie). Von großer Bedeutung ist, dass im Band II erstmals an so gut wie allen klinisch-onkologischen Kapiteln hoch anerkannte Fachvertreter der jeweils korrespondierenden chirurgischen Disziplinen beteiligt sind. Dieses ist für ein Lehrbuch der Strahlentherapie eine Innovation, die nicht hoch genug eingeschätzt werden kann. Sie garantiert, dass das jeweilige Organkapitel und die darin besprochenen Therapiekonzepte auch aus interdisziplinärer und chirurgischer Sicht mitgetragen werden.

Die Kapitel beider Bände sind von anerkannten Spezialisten des jeweiligen Themas aus der Physik, Biologie und klinischen Radioonkologie verfasst. Allen Kolleginnen und Kollegen möchten wir für ihre engagierte Mitarbeit an dieser Stelle herzlich danken. In den Dank einbezogen sind ausdrücklich die chirurgischen und nuklearmedizinischen Ko-Autoren, die den interdisziplinären Grundzug des Lehrbuches in sachlich korrekter Weise stärken. Dankbar sind wir schließlich auch den Mitarbeiterinnen und Mitarbeitern des Zuckschwerdt Verlages, die mit Elan und Energie sowie Verständnis für Wünsche der Herausgeber zum Gelingen der 2. Auflage unseres Lehrbuches wesentlich beigetragen haben.

M. Bamberg
M. Molls
H. Sack

Mai 2009

Vorwort zur 1. Auflage

Das aus zwei Bänden bestehende Lehrbuch bietet in dem vorliegenden Band 2 die Systematik der Strahlenbehandlung von gut- und bösartigen Erkrankungen. Es setzt die in Band 1 besprochenen Grundlagen voraus.

Das Lehrbuch dient vor allem der Weiterbildung und Orientierung. Es kann und soll nicht das gesamte onkologische Wissen lückenlos darstellen. Insbesondere wurde auf detaillierte Anweisungen zur Bestrahlungsplanung und zu den technischen Möglichkeiten der Realisierung optimaler Dosisverteilungen verzichtet, auch weil sich die Strahlenbehandlung durch die Einführung neuer Bestrahlungstechniken in einem Umbruch befindet und die heute aktuellen Vorschläge in Kürze überholt sein können.

Dagegen sind die modernen Konzepte der interdisziplinär geplanten Tumortherapie aktuell, ebenso ist die TNM-Klassifikation auf dem neuesten Stand. Wir danken all den Kollegen, die mit ihren speziellen Kenntnissen und Erfahrungen die Kapitel zu den einzelnen Tumorentitäten geschrieben und dadurch das Werk auf den aktuellen Wissensstand gebracht haben. Dem W. Zuckschwerdt Verlag gilt für die stets aktive Unterstützung und die großzügige Ausstattung dieses Lehrbuchs unser besonderer Dank.

M. Bamberg
M. Molls
H. Sack

H. Sack
Tumorklassifikation und -dokumentation

Tumorklassifikation

Maligne Tumoren weisen untereinander bedeutsame Unterschiede auf, die auf die Diagnostik, die Therapie und die Prognose einen beträchtlichen Einfluss nehmen. Die Tumorklassifikation soll diese Unterschiede erfassen und für eine spätere Auswertung verfügbar machen. Die heute gültigen Klassifikationen basieren auf international vereinbarten gleichartigen Kriterien, diese sind:
– Histologischer Typ („Typing").
– Histologischer Differenzierungs-(Malignitäts-) Grad („Grading").
– Anatomische Ausbreitung des Tumors: TNM-Klassifikation und Stadiengruppierung („Staging").
– Nach der Behandlung: Residualtumor-(R-)Klassifikation.

Die Bemühungen um eine Vereinheitlichung der histologischen Typisierung gehen auf das Armed Forces Institute of Pathology (AFIP) in Washington, D.C., zurück, das seit 1949 in bisher zwei Auflagen den ersten Atlas der Tumorpathologie herausgegeben hat. Entscheidend war seit 1967 die Erarbeitung einer internationalen histologischen Klassifikation der Tumoren durch die WHO (WHO 1988), die die Grundlage für die heute gültige Einteilung bildet.

Stadieneinteilungen sind seit mehr als 100 Jahren üblich. Sie waren häufig mit dem Namen des Erstautors verbunden. Als Beispiel soll die Stadieneinteilung nach Dukes (1950) dienen, weil sie für Dickdarmkarzinome immer wieder zitiert und benutzt wird (Tabelle I). Im Vergleich zur Dukes-Einteilung ist es mit der TNM-Klassifikation (Tabelle II) möglich, eine wesentlich differenziertere Beschreibung vorzunehmen, die zudem nicht prognostisch unterschiedliche Kriterien in einem Stadium zusammenfasst. Bei Dukes sind im Stadium III die Größe des Primärtumors und der Befall der Lymphknoten zusammengefasst, zudem kommen zwei prognostisch unterschiedliche Ausbreitungsmuster der

Lymphknotenmetastasen im gleichen Stadium hinzu.

Eine solche Einteilung ermöglicht es nicht, eine differenzierte, der Prognose entsprechende Unterteilung vorzunehmen, denn ein Tumor im Stadium III hat eine abnehmend schlechtere Prognose, die weniger von der Größe des Primärtumors, als von dem Lymphknotenbefall bestimmt wird, einzelner oder mehrerer und den nahe oder entfernt liegenden Lymphknotengruppen. Diese Differenzierung ist nicht nur für die Beurteilung der individuellen Prognose bedeutsam, sondern auch für die Bewertung und den Vergleich verschiedener therapeutischer Verfahren, je nachdem, ob sie die regionale Tumoraussaat einbeziehen können oder nicht.

Diese Schwierigkeiten überwindet das TNM-System (Tabelle II), das auf die Züricher Radiologen Schinz und Zuppinger zurückgeht und seit 1943 systematisch von P. F. Denoix eingesetzt wurde (Denoix 1944). Die Klassifikation nach dem TNM-System erlaubt eine präzise Beschreibung der anatomischen Ausdehnung der Tumorerkrankung, die die Größe des Primärtumors, das Ausmaß der Metastasierung in die regionalen Lymphknoten und die hämatogenen Fernmetastasen getrennt erfasst. Das TNM-

Tabelle I. Stadieneinteilung des Rektumkarzinoms nach Dukes (1950).

Stadium	Beschreibung
I	Tumor auf Darmwand begrenzt, Lymphknoten negativ
II	Tumor hat Darmwand durchbrochen, Lymphknoten negativ
III	Tumor ist in die Nachbarschaft vorgedrungen mit Befall der Lymphknoten. A) nur regional; B) längs der Blutgefäße
IV	Tumor mit Fernmetastasen

Tabelle II. Kurzfassung der TNM-Klassifikation des kolorektalen Karzinoms (Wittekind et al. 2003).

T – Primärtumor	
T 1	Submukosa infiltriert
T 2	Muscularis propria infiltriert
T 3	Subserosa infiltriert
T 4	Serosa durchbrochen, Bauchhöhle oder Nachbarorgane befallen
N – Regionäre Lymphknoten	
N X	Keine Beurteilung möglich (z.B. nur Probeexzision)
N 0	Keine regionären Lymphknotenmetastasen
N 1	T3-positive perikolische bzw. perirektale Lymphknoten
N 2	4 oder mehr positive perikolische bzw. perirektale Lymphknoten
N 3	Lymphknoten an benanntem Gefäßstamm/apikale(r) Lymphknoten
M – Fernmetastasen	
M X	Keine Beurteilung möglich
M 0	Keine Fernmetastasen
M 1	Fernmetastasen

Stadiengruppierung nach TNM			
Stadium 0	TiS	N0	M0
Stadium I	T1	N0	M0
	T2	N0	M0
Stadium II	T3	N0	M0
	T4	N0	M0
Stadium III	Jedes T	N1	M0
	Jedes T	N2, N3	M0
Stadium IV	Jedes T	Jedes N	M1

System wurde von der UICC inzwischen für die meisten Tumoren entwickelt und immer dann modifiziert, wenn sich die prognostischen Gesichtspunkte für die Einteilung änderten. Es berücksichtigt auch das histologische Grading und die Residualtumor-Klassifikation. Einen Vergleich der Stadieneinteilung nach Dukes und nach TNM zeigt Tabelle III.

Histologischer Typ und Grading

Nach dem Ausgangsgewebe unterscheidet man zwischen Karzinomen (epitheliale maligne Tumoren), Sarkomen (mesenchymale maligne Tumoren) und malignen Lymphomen (Geschwülste des lymphoretikulären Gewebes) sowie Leukämien. Hinzu kommen seltene Tumortypen wie embryonale Geschwülste oder teratoide Tumoren. Die histologische Artdiagnose liefert die erste Unterteilung der verschiedenen möglichen Tumorarten eines Organs.

In einem zweiten Schritt wird das Ursprungsgewebe näher gekennzeichnet. Plattenepithelkarzinome gehen von Epithelien, Adenokarzinome von drüsigen Strukturen aus. Auch bei Sarkomen und Lymphomen sind zahlreiche Untergruppen eingeführt. Schwierigkeiten können sich ergeben, wenn ein Tumor mehrere Strukturen aufweist oder sein histogenetischer Ursprung nicht eindeutig erkennbar ist.

Die Klassifikation erfolgt dann nach den vorherrschenden Strukturen. Die Anwendung dieser Einteilungen hat auch zu korrekteren Begriffen geführt. Die früher in histologischen Befunden weithin gebräuchliche Bezeichnung „szirrhöses Mamma-

Tabelle III. Vergleich der Stadieneinteilungen nach Dukes und nach TNM.

Stadium UICC	Dukes	T	N	M
Stadium 0		TiS	N0	M0
Stadium I	A	T1, T2	N0	M0
Stadium II	B	T3, T4	N0	M0
Stadium III	C	Jedes T	N1, N2	M0
Stadium IV	D	Jedes T	Jedes N	M1

Tabelle IV. Modifizierte Ann-Arbor-Stadieneinteilung der NHL nach Musshoff (1975).

	Primär nodales Stadium		Primär extranodales Stadium
I	Befall einer Lymphknotenregion	I_E	Lokalisierter Befall eines extralymphatischen Organs oder Gewebes
II_1	Befall von benachbarten Lymphknotenregionen ober- oder unterhalb des Zwerchfells (II_1) oder einer Lymphknotenregion mit lokalisiertem Übergang auf ein benachbartes Organ oder Gewebe	II_{1E}	Lokalisierter Befall eines extralymphatischen Organs einschließlich der regionalen Lymphknoten oder eines weiteren benachbarten extralymphatischen Organs (II_{1E}) ober- oder unterhalb des Zwerchfells
II_2	Befall von zwei nicht benachbarten oder von mehr als zwei benachbarten Lymphknotenregionen ober- oder unterhalb des Zwerchfells (II_2) einschließlich eines lokalisierten Befalls eines extralymphatischen Organs oder Gewebes (II_{2E})	II_{2E}	Lokalisierter Befall eines extralymphatischen Organs und Lymphknotenbefall, der über die regionalen Lymphknoten hinausgeht und auch einen weiteren lokalisierten Organbefall einschließen kann (II_{2E})
III	Befall von Lymphknotenregionen ober- und unterhalb des Zwerchfells (III) einschließlich eines lokalisierten Befalls eines extralymphatischen Organs oder Gewebes (III_E) oder eines Befalls der Milz (III_S) oder von beidem (III_{SE})	III_E	Lokalisierter Befall eines extralymphatischen Organs und Lymphknotenbefall (III) ober- und unterhalb des Zwerchfells einschließlich eines weiteren lokalisierten Befalls eines extralymphatischen Organs oder Gewebes (III_E) oder eines Befalls der Milz oder von beidem (III_{SE})
IV	Lymphknotenbefall mit diffusem oder disseminiertem Befall extralymphatischer Organe oder Gewebe	IV	Diffuser oder disseminierter Organbefall mit oder ohne Lymphknotenbefall

karzinom" erlaubte keinen Rückschluss auf das Ausgangsgewebe, richtiger ist es, von einem duktalen oder einem lobulären Karzinom zu sprechen und damit deutlich zu machen, dass der Ursprungsort des Tumors in den Milchgängen oder in den Milchdrüsen liegt.

Zusätzlich bestimmt man den Differenzierungs- oder Malignitätsgrad innerhalb eines Tumors. Hierfür sind bestimmte histologische und zytologische Kriterien maßgebend, wie Ähnlichkeit mit dem Normalgewebe, Schwere der Zellatypien, Zahl der Mitosen, Zellreichtum und andere. Die WHO sieht für das Grading eine Unterteilung in 4 Stufen vor:
– G1 = gut differenziert
– G2 = mäßig differenziert
– G3 = schlecht differenziert
– G4 = undifferenziert

oder in zwei Stufen:
– niedriger (G1 und G2)
– hoher (G3 und G4) Malignitätsgrad

Der Malignitätsgrad besitzt bei zahlreichen Tumoren eine große Bedeutung für die Prognose, seine Bestimmung ist deshalb für die Auswahl und das Ausmaß der Therapie von Bedeutung. Je schlechter die Differenzierung, desto größer sind die Malignität, die Aggressivität, die Metastasenhäufigkeit und auch die Wachstumsgeschwindigkeit eines Tumors. Praktisch keine Geschwulst besitzt jedoch ein einheitliches histologisches Grading, Bezirke mit guter Differenzierung können innerhalb desselben Tumors ebenso gefunden werden wie solche mit mäßiger oder schlechter. Die Einteilung richtet sich dann nach dem maligneren Anteil; Aussagen wie G2–3 sollten vermieden werden, weil sich die Prognose am ungünstigeren Anteil orientiert und weil die Dokumentation nur eine eindeutige Bezeichnung zulässt. Der Tumortyp und sein Malignitätsgrad geben dem Kliniker nicht nur Hinweise auf die zu wählende Therapie, sondern ermöglichen auch Aussagen über die Prognose.

Es wird allgemein empfohlen, im Interesse einer internationalen Zusammenarbeit und Vergleichbarkeit jeden Tumor nach der WHO-Klassifikation (WHO 1988 ff.) einzuteilen.

TNM-, R-, L- und V-Klassifikation

Mit dem TNM-System der Union Internationale Contre le Cancer (UICC) (Wittekind et al. 2003, 2004) ist es möglich, bei praktisch allen bösartigen Tumoren das Erkrankungsstadium nach einheitlichen Regeln zu klassifizieren. Das System ist weltweit eingeführt, akzeptiert und wird überwiegend eingesetzt. Lediglich bei malignen Lymphomen sind die TNM-Prinzipien nicht anwendbar, hier empfiehlt die UICC, weiter die Ann-Arbor-Klassifikation (1971) einzusetzen. Damit sind die früher üblichen Stadieneinteilungen überwunden (siehe dazu Tabelle IV).

In internationaler Übereinkunft, die besonders auf die Bemühungen der UICC zurückgeht, wird die anatomische Ausbreitung einer Tumorerkrankung durch drei Kriterien bestimmt:
- Kontinuierliche lokale Tumorausbreitung im Entstehungsort:
  T (Tumor): Größe und Ausdehnung.
- Regionäre lymphogene Metastasierung:
  N (Nodes): Erfassung von Metastasen in den regionären Lymphknoten.
- Fernmetastasen:
  M (Metastasen): Hierzu zählen Absiedlungen jenseits der regionalen Lymphknoten.

Zur Bestimmung der individuellen Prognose eines Patienten ist neben der Tumorart und -differenzierung (Histologie) das Ausmaß seiner anatomischen Ausbreitung von entscheidender Bedeutung. Man unterscheidet nach dem Zeitpunkt, zu dem die Einteilung vorgenommen wurde, das prä-, intra- und postoperative Staging. Das präoperative oder klinische Staging beruht auf den vor der Behandlung erhobenen Befunden, es beschreibt die Ausgangssituation vor Beginn einer Therapie und wird als Basiseinteilung stets gefordert. Bei jedem Patienten sollte bei der Erstdiagnose die klinische Klassifikation vorgenommen werden, und zwar unbeschadet davon, ob später eine korrektere pathologische Klassifikation möglich ist oder nicht.

Die prätherapeutische klinische TNM-Klassifizierung bleibt immer mit einer gewissen Ungenauigkeit behaftet, die erst durch die histologische Aufarbeitung eines Operationspräparates oder Operationssitus überwunden werden kann.

Die postoperativ ausgewerteten Befunde erlauben vielfach eine präzisere Beschreibung der Tumorausdehnung, die als pathologische Klassifikation bezeichnet und mit dem Zusatz p als pTNM gekennzeichnet wird. Die zusätzliche postoperative histopathologische Klassifikation hat sich inzwischen durchgesetzt. Die Klassen entsprechen den T- und N-Klassen und werden durch das Präfix „p" gekennzeichnet. Die entsprechende zusätzliche Kennzeichnung „c" für die klinische Klassifikation ist nicht notwendig und hat sich weniger eingebürgert. Das postoperative Staging bestimmt die Indikation zu weiteren therapeutischen Maßnahmen.

Die 1987 eingeführte R-Klassifikation gibt das Fehlen oder das Vorhandensein eines Resttumors nach einer Operation oder auch einer anderen Behandlung (Strahlen-, Chemotherapie) an. Sie unterscheidet:
- R0 = kein Residualtumor, z. B. nach kurativer Resektion oder kompletter Remission nach Strahlen- oder Chemotherapie
- R1 = mikroskopisch großer Residualtumor
- R2 = makroskopischer Residualtumor

Die L-Klassifikation beschreibt die Tumorzellinvasion in Lymphgefäße (Lymphangiosis):
- LX = nicht beurteilbar
- L0 = kein Lymphgefäßeinbruch
- L1 = Lymphgefäßeinbruch

Die V-Klassifikation beschreibt die Tumorzellinvasion in venöse Blutgefäße:
- VX = nicht beurteilbar
- V0 = keine Veneninvasion
- V1 = mikroskopische Veneninvasion
- V2 = makroskopische Veneninvasion

Aus den verschiedenen Möglichkeiten der Klassifikation eines Tumors wird deutlich, dass sich das TNM-System auch hervorragend zur Kurzbeschreibung während einer Behandlung oder in der Nachsorge eignet. Es ist einleuchtend, dass zur TNM-Formel grundsätzlich das Datum der Befunderhebung gehört.

Da die Tumorausdehnung und die Lymphknotenaussaat wichtige Kriterien für die Prognose sind, kommt deren gleichartiger Klassifizierung eine besondere Bedeutung zu. Für jedes Organ müssen deshalb spezielle Untersuchungs- und Unterscheidungsprogramme festgelegt werden, wie dies durch die internationale TNM-Kommission im Auftrag der UICC (Genf) geschieht. Auch die Ergebnisse verschiedener Studien fließen kontinuierlich in die

Arbeit der Kommission ein und machen Änderungen und Aktualisierungen erforderlich, um die Einteilung der Prognose anzupassen. Deshalb ist bei der Klassifikation auch die Angabe des Schlüssels mit dem Jahr seiner Veröffentlichung, z. B. UICC 1992, notwendig.

Durch die präzise Tumorbeschreibung mit der TNM-Klassifikation entstehen zahlreiche Tumorgruppen, deren individuelle Prognose nicht immer durch ausreichend große Fallzahlen gesichert ist. Deshalb erlaubt die TNM-Einteilung auch die Zusammenfassung mehrerer Tumorkategorien zu Stadien, die sich aus den TNM- oder den pTNM-Einteilungen ergeben und im Handbuch definiert sind. Grundsätzlich werden sie wie folgt beschrieben:
– Stadium I: T1/T2 N0 M0
– Stadium II: T1/T2 N1 M0
– Stadium III: T3/T4 N1–3 M0
– Stadium IV: T0–4 N0–3 M1

Neben der Dokumentation der Tumorausdehnung als Kurzbeschreibung der Tumorerkrankung im Krankenblatt, ggf. mit regelmäßiger Aktualisierung, dient die Klassifikation auch der eigenen Erfolgsstatistik und dem Vergleich mit den Behandlungsergebnissen anderer Arbeitsgruppen. Dies setzt voraus, dass die Aussagen über die Tumorausdehnung auf dem gleichen diagnostischen Aufwand basieren und nicht durch eine eingeschränkte oder besonders aufwendige Diagnostik unterschiedliche Ergebnisse gewonnen wurden.

Dem trägt die TNM-Klassifikation Rechnung. In den Arbeitsunterlagen (Wittekind u. Grundmann 1997) werden Untersuchungen als Minimalkriterien vorgeschrieben. Sind die genannten Untersuchungen nicht durchgeführt worden, muss die Angabe offen bleiben und wird mit TX, NX oder MX gekennzeichnet. Die histologische oder zytologische Sicherung der Malignität muss immer vorliegen.

Parallel zur Entwicklung der TNM-Klassifikation veröffentlichte das American Joint Committee on Cancer (AJCC) eigene Anleitungen zur Klassifikation von Tumoren, die in US-amerikanischen Lehrbüchern vielfach oder ausschließlich genannt und verwendet werden. Seit der 4. Auflage des AJCC-Manuals (1992) sind beide Klassifikationen identisch.

Tabelle V. Karnofsky-Index.

100 %	Keine Beschwerden, keine sichtbaren Krankheitszeichen, Normalität
90 %	Fähigkeit zu normaler Aktivität, keine Symptome oder Krankheitszeichen
80 %	Normale Aktivität unter Anstrengung, einige Krankheitszeichen oder Symptome
70 %	Patient kann sich selbst versorgen, ist aber zu normaler Aktivität und zur Arbeit nicht fähig
60 %	Patient braucht gelegentlich Hilfe, kann aber die meisten Angelegenheiten selbst erledigen
50 %	Patient ist beträchtlich hilfsbedürftig, benötigt oft medizinische Betreuung
40 %	Patient ist auf Pflege und Hilfe angewiesen
30 %	Starke Behinderung, Krankenhausaufnahme indiziert, noch keine Lebensgefahr
20 %	Krankenhausaufnahme notwendig, starke Krankheitszeichen, supportive Therapie notwendig
10 %	Sterben

Tabelle VI. Befindlichkeitsskala nach EORTC/RTOG/WHO/ECOG.

Grad 0	Volle körperliche Leistungsfähigkeit (Karnofsky 100 %)
Grad 1	Geringe körperliche Beeinträchtigung, wie leichte Ermüdbarkeit, Abgeschlagenheit (Karnofsky 80–90 %)
Grad 2	Mäßige körperliche Beeinträchtigung: starke Müdigkeit, Abgeschlagenheit, Selbstversorgung noch möglich (Karnofsky 60–70 %)
Grad 3	Starke körperliche Beeinträchtigung: zeitweise Bettlägerigkeit, Selbstversorgung nur noch mit Hilfe (Karnofsky 40–50 %)
Grad 4	Massive körperliche Beeinträchtigung: ständige Bettlägerigkeit, Krankenhausaufnahme notwendig (Karnofsky < 40 %)
Grad 5	Tot

In einem gut geführten Krankenblatt kommt der Verlauf der Erkrankung bei einem individuellen Patienten durch jeweils aktualisierte TNM-Klassifikationen zum Ausdruck. Dies bedeutet auch, dass jede TNM-Klassifikation mit einem Datum versehen ist. Folgende weitere Präfixe, die jeweils T, N oder M zugeordnet werden, sind für die Beschreibung des Verlaufs eingeführt, werden jedoch seltener genutzt:

c = klinische Klassifikation, Beispiel: cT2 N2 M1
y = nach initialer Radio- oder Chemotherapie, Beispiel: yT0 N0 M0
r = lokoregionäre Rezidive, Beispiel: rT1 rN3 M1

Genauere Angaben sind durch die folgenden Suffixe möglich:

(is)   begleitende Carcinomata in situ
(m)   multiple Primärtumoren in einem anatomischen Bezirk, alternativ Angabe der Anzahl
(sn)   Sentinel(= Wächter)-Lymphknoten; nur wenn ausschließlich Sentinel-Lymphknoten untersucht wurden
(mi)   Mikrometastasen (> 0,2 mm bis 2 mm) in regionären Lymphknotenmetastasen
(i+/-)   positiver oder negativer morphologischer Nachweis isolierter Tumorzellen in regionären Lymphknoten, analog auch für Fern metastasen
(mol+/-) positiver oder negativer nichtmorphologischer Nachweis isolierter Tumorzellen in regionären Lymphknoten, analog auch für Fernmetastasen

Die TNM-Klassifikation ist für alle Tumoren erarbeitet und liegt aktualisiert vor. Ihre Anwendung ist Pflicht.

Dokumentation der allgemeinen körperlichen Befindlichkeit

Die Beurteilung des Allgemeinzustands erfolgt nach dem Karnofsky-Index (Tabelle V) oder besser nach WHO (EORTC, RTOG) (Tabelle VI).

Bewertung der Tumorremission

Seit vielen Jahren hat sich besonders bei den internistischen Onkologen die Beschreibung der Tumorremission als Maßstab für die Beurteilung des Erfolges einer Chemotherapie bewährt. Sie ist eine insgesamt weiche und unverbindliche Einteilung, die nicht die dauerhafte Qualität einer Behandlung, sondern deren kurzfristige Auswirkung beschreibt.

Komplette Remission (CR)

Vollständiger Rückgang sämtlicher Tumorbefunde für mindestens vier Wochen.

Partielle Remission (PR)

≥ 50 % Verkleinerung der dreidimensionalen Tumorausdehnung für mindestens vier Wochen; keine neuen Metastasen, keine Progredienz einer Läsion.

No change (NC) Krankheitsstillstand

< 50 % Verkleinerung der dreidimensionalen Tumor-
ausdehnung, < 25 % Vergrößerung von einer oder
mehreren Läsionen für mindestens vier Wochen.

Progression (PD)

≥ 25 % Vergrößerung der dreidimensionalen Tumorausdehnung von einer oder mehreren Läsionen oder
Auftreten neuer Läsionen.

No evidence of disease (NED)

Tumorfreiheit nach primärer oder sekundärer Behandlung.

Internationale Klassifikation der Krankheiten

Die Weltgesundheitsorganisation WHO hat mit der
ICD-10 die derzeit jüngste Klassifikation erstellt, die
für alle Krankheiten dient. In der Todesursachensta-
tistik wird die ICD-10 seit dem 1.1.1998 eingesetzt
(ICD-10, 2000). In der ambulanten und stationären
Versorgung werden die Diagnosen seit dem 1. Januar
2000 nach ICD-10 in der SGB-V-Ausgabe verschlüsselt. Die Abkürzung ICD steht für „International
Classification of Diseases and Related Health Problems", die Ziffer 10 bezeichnet deren 10. Revision.
Der von der Vorgängerversion ICD-9 vorliegende
Tumorlokalisationsschlüssel für die Anforderungen
in der Onkologie ist bisher nicht aktualisiert und
publiziert worden. Der Tumor-Histologieschlüssel
(Grundmann und Hermanek 1997) ist weiter aktuell.

Internationale Klassifikation der Krankheiten für die Onkologie (ICD-O)

Die ICD-O ist eine Spezialklassifikation, mit der
Neubildungen jeder Dignität, das heißt von gutartig
bis bösartig, kodiert werden können. Derzeit ist
weltweit die 3. Auflage der ICD-O aus dem Jahr
2000 in Gebrauch, die seit 2003 auch in deutschspra-
chiger Übersetzung unter dem Titel „Internationale
Klassifikation der Krankheiten für die Onkologie, 3.
Revision" vorliegt. Die ICD-O-3 ist unter www.
dimdi.dc im Unterverzeichnis Klassifikationen/Dia-
gnosen/ICD-O-3 zum Herunterladen verfügbar.

EDV in der Krankenakte

Viele Klinikverwaltungen arbeiten mit einem Kran-
kenhausinformationssystem, um die Leistungsdaten
der angeschlossenen Abteilungen und Ambulanzen
rasch und vollständig zu erfassen. Mit der Einführung einer elektronischen Datenverarbeitung erhalten die angeschlossenen Kliniken die erforderliche
Grundausstattung und die notwendige, auch hausin-
terne Vernetzung. Spätestens dann ist auch der Zeitpunkt gekommen, die elektronische Krankenakte
für die eigene Abteilung einzuführen. Denn neben
den Anforderungen an die Abrechnung werden auch
zahlreiche Befunde anderer Abteilungen „online"
übermittelt, hierzu gehören die Befunde aus dem
klinischen Labor, der Pathologie und die digitalisier-
ten Untersuchungen aus der zentralen Radiologie (Sonographie, Röntgen, Schnittbildtechniken,
EKG), die archiviert werden müssen.

Wenn die Vernetzung aller Arbeitsplätze einer Abteilung und die Grundausstattung mit einer vernünf-
tigen Hardware gelöst sind, kann die EDV eine
wesentliche und wichtige Unterstützung und Arbeits-
erleichterung bieten. Die Basisdaten jedes Patienten
stehen überall und jederzeit zur Verfügung, wenn sie
einmal archiviert worden sind, alle Befunde sind
abrufbar und das Schreiben der Arztbriefe kann mit
und durch die EDV erheblich vereinfacht und verbessert werden. Als weiterer wichtiger Gesichtspunkt darf nicht vergessen werden, dass die EDV
eine statistische Auswertung ermöglicht, die jederzeit eine Übersicht über die wissenschaftlichen und
wirtschaftlichen Leistungsdaten anbietet. An dieser
Stelle darf der Hinweis wiederholt werden, dass auch
der Gesetzgeber eine Basisdokumentation für
Erkrankungen aus dem onkologischen Formenkreis
zum Aufbau eines klinischen Krebsregisters fordert.

Die elektronische Krankenakte ist die medizinische
Dokumentation für einen Patienten. Sie enthält alle
administrativen und medizinischen Daten in digi-
taler Form. Sie steht jederzeit an jedem Arbeitsplatz
zur Verfügung, sodass ein Suchen der Akte oder ein
Suchen der in der Akte gespeicherten Daten entfällt.
Sie wird in absehbarer Zeit die papiergebundene
herkömmliche Aufzeichnungsweise ablösen.

Vorteile und Gründe für die elektronische Kranken-
akte:
– Technologische Innovation.
– Verfügbarkeit an jedem Arbeitsplatz.
– Sofortige Speicherung und Verfügbarkeit von Be-
funden.

- Sofortige Verfügbarkeit der bildgebenden Untersuchungen.
- Kostenoptimierung.
- Qualität der Versorgung.
- Die schwer zu entziffernde Arztschrift gibt es nicht mehr.
- Schnelle und kostengünstige Möglichkeit der Herausgabe von Unterlagen.
- Nutzung der Daten für die Abrechnung mit Verwaltungen oder Krankenkassen.
- Nutzung der Daten für das klinische Krebsregister.
- Nutzung der Daten für die eigene Erfolgsstatistik.

Der größte Nachteil besteht in der praktisch beliebigen Manipulierbarkeit. Diese lässt sich dadurch einschränken, dass die Akte in nicht manipulierbarer Form regelmäßig gespeichert wird. Dies dient auch der Datensicherung, wenn Computersysteme abstürzen.

Nachteile der traditionellen Krankenakte:
- Patientendaten sind über mehrere Akten verteilt.
- Kann immer nur an einem Ort sein.
- Akten gehen verloren.
- Befunde gehen verloren.
- Automatisierte Auswertungen nicht möglich.
- Schlecht lesbare Handschrift.
- Lange Aktenregale.
- Schlechte und zeitaufwendige Auffindbarkeit der Akten.
- Auslagerung der Akten aus Platznot.

Wesentliche Teile der Dokumentation sind:
- Verwaltung der Stammdaten des Patienten.
- Behandlungsablauf.
- Dokumentation der Diagnosen.
- Dokumentation des Inhalts der Aufklärung.
- Dokumentation von Problemen.
- Dokumentation des Behandlungsziels.
- Dokumentation der Behandlungsplanung.
- Dokumentation der bildgebenden Untersuchungen.
- Dokumentation der Befunde.
- Labordokumentation.
- Pflegedokumentation.

Folgende Aufgaben lassen sich mit der elektronischen Dokumentation lösen:
- Verbesserung der internen Organisation.
  Administration.
  Arbeitsablauf.
  Prozess-Management
  Wissenschaft („Datenschatz für die Forschung").

- Dokumentation.
  Elektronische Patientenakte.
  Digitale Bildarchive (PACS).
  Arztbrief.
  Befundserver.
- Kommunikation.
  Intern (KIS, Bestrahlungsplanung, Intranet, Webportal, Befundserver).
  Extern (Praxen, Mail, Telefon, Fax).
- Elektronische Auftragskommunikation statt Anforderungszettel.
- Qualitätsmanagement.
  Zertifizierung, Datenschutz, digitale Signatur, Strahlenschutzverordnung, Organisationsmittel.
- Qualitätssicherung.
  Beschleuniger, Bestrahlungplanung.
- Medizin-Controlling.
  Ambulante Abrechnung, DRGs, OPS, ICD, Budget, Statistik, Erlösoptimierung.
- Technologie.
  Server, Clients, Datenbanken, Datensicherung und Archivierung, PACS, Netzwerk, Schnittstellen (HL7, DICOM-RT), Authentifizierung.

Nicht einheitlich für Deutschland ist bisher geregelt, wie weit die Aufsichtsbehörden für den Strahlenschutz die elektronische Patientenakte als Dokument anerkennen. Für eine Übergangzeit sind hier Absprachen unerlässlich.

Eine weitere wichtige Vorbedingung ist für den interessierten Nutzer die Verfügbarkeit einer für die radioonkologischen Belange speziell erarbeiteten Software. Auf dem Markt sind mehrere Systeme verfügbar.

Klinisches Krebsregister

Die Dokumentation der Charakteristika eines Tumors gewinnt über die Dokumentation der Klassifikation und der Nebenwirkungen (Kap. „Dokumentation von Nebenwirkungen und Spätfolgen") hinaus eine zunehmende Bedeutung. Aus der Sicht einer Klinik ergibt sich auch aus den genannten rechtlichen Gründen der Wunsch, den weiteren Krankheitsverlauf der behandelten Tumorpatienten zu verfolgen.

Mit der Förderung und dem Aufbau klinischer Krebsregister ist hierzu ein wichtiger Schritt getan worden, der auch der Qualitätssicherung dient. Die Arbeitsgemeinschaft Deutscher Tumorzentren (ADT) hat für den Aufbau und Betrieb von Krebsregistern eine wertvolle Vorarbeit geleistet. Im

Springer-Verlag Berlin-Heidelberg werden folgende Bücher veröffentlicht, die auf die Arbeit der Arbeitskreise der ADT zurückgehen:

1. Basisdokumentation für
   Tumorkranke   (5. Aufl. 1997)
2. Organspezifische
   Tumordokumentation   (1. Aufl. 1995)
3. Tumorlokalisationsschlüssel   (5. Aufl. 1993)
4. Tumorhistologieschlüssel   (3. Aufl. 1997)

Damit steht weltweit ein wohl einmaliges Konzept für die Dokumentation von Krebserkrankungen zur Verfügung, deren Weiterentwicklung und Aktualisierung eine verpflichtende Aufgabe ist.

Die Basisdokumentation beschreibt die Mindestvoraussetzungen für die Dokumentation von Patientendaten in einem klinischen Krebsregister. Dazu gehören neben der Verschlüsselung der persönlichen Patientendaten Angaben zur Klassifikation des Tumors (Histologie, Stadium, Lokalisation) und

wenige Basisdaten zur Diagnostik und Behandlung. Weitere Folgebögen dienen der Dokumentation des Verlaufs. Wenn ausführlichere und individuellere Angaben über die Charakteristika des Tumors und dessen Behandlung gewünscht werden, liegen Inhalte und Dokumentationsbögen in der „Organspezifischen Tumordokumentation" für die meisten Tumorentitäten vor. Die Schlüssel zur Lokalisation und zur Histologie vervollständigen die Sammlung.

Die Nutzung eines klinischen Krebsregisters gleicht rasch den Aufwand für die Dokumentation der Daten aus. Mit dem Krebsregister steht auch ein Nachsorgekalender zur Verfügung, eine jährliche Statistik über die Behandlungen und eine Statistik über Erfolge und Nebenwirkungen. Damit ist das Krebsregister der Garant für eine umfassende Qualitätssicherung. Primär durch Bewegung der Daten, nicht der Patienten ist die Sensibilität für Abweichungen vom Standard zu gewinnen.
Information (Hrsg) Internationale Klassifikation der Krank

Schlüsselliteratur

Dudeck J, Wagner G, Grundmann E et al: Basisdokumentation für Tumorkranke. Prinzipien und Verschlüsselungsanweisungen für Klinik und Praxis. Springer, Berlin (1997)

Grundmann E, Hermanek P, Wagner G: Tumorhistologieschlüssel. Springer, Berlin (1997)

ICD-10: Internationale Klassifikation der Krankheiten. Deutscher Ärzte-Verlag, Köln (2000)

Wagner G (Hrsg): Tumorlokalisationsschlüssel. International Classification of Diseases for Oncology ICD-O. Topographischer Teil. Springer, Berlin (1993)

Wagner G, Hermanek P: Organspezifische Tumordokumentation. Springer, Berlin (1995)

Wittekind C, Klimpfinger M, Sobin LH (Hrsg): TNM-Atlas. Illustrierter Leitfaden zur TNM/pTNM-Klassifikation maligner Tumoren. Springer, Berlin (2005)

Wittekind C, Meyer HJ, Bootz F (Hrsg): TNM-Klassifikation maligner Tumoren. Springer, Berlin (2005)

World Health Organization (WHO): WHO Handbook for reporting results of cancer treatment. WHO Publ. 48, Genf (1979)

WHO: International histological classification of tumors. Springer, Berlin (1988)

Gesamtliteratur

American Joint Committee on Cancer (AJCC): Manual for staging of cancer. Lippincott, Philadelphia (1992)

Berdel WE, Becher R, Edler L et al: Standard Arbeitsanweisungen der Phase-I/II-Studiengruppe der AIO in der DKG. Onkologie 17 (1994) 31–338

Bundesanzeiger: Bekanntmachung einer Empfehlung der Strahlenschutzkommission (Nachsorge für Patienten nach Strahlenbehandlung) 144 (1998) 11450

Denoix PF: Bull Inst Nat Hyg (Paris) 1 (1944) 1–69 und 5 (1944) 52–82.

Deutsches Institut für Medizinische Dokumentation und Information (Hrsg) Internationale Klassifikation der Krankheiten für die Onkologie. 3. Revision, ICD-O-3. Videel, Niebüll (2003)

Dudeck J, Wagner G, Grundmann E et al: Basisdokumentation für Tumorkranke. Prinzipien und Verschlüsselungsanweisungen für Klinik und Praxis. Springer, Berlin (1997)

Dukes CE: The relation of histology to spread in intestinal cancer. Brit J Cancer 4 (1950) 59–62

Emami B, Lyman J, Brown A et al: Tolerance of normal tissue to therapeutic irradiation. Int J Radiat Oncol Biol Phys 21 (1991) 109–122

Grundmann E, Hermanek P, Wagner G: Tumorhistologieschlüssel. Springer, Berlin (1997)

Herrmann T: Nachsorge von Strahlentherapiepatienten. Strahlenther Onkol 175 (1999) 88–92

ICD-10: Internationale Klassifikation der Krankheiten. Deutscher Ärzte-Verlag, Köln (2000)

Karnofsky DA, Abelman WH, Craver LF et al: The use of nitrogen mustards in the palliative treatment of carcinoma. With particular reference to bronchogenic carcinoma. Cancer 1 (1948) 634–655

Musshoff K, Schmidt-Vollmer H: Prognosis of non-Hodgkin's lymphomas with special emphasis on staging classification. Z Krebsforsch 83 (1975) 232–341

National Cancer Institute (NCI): Common toxicity criteria. Division of cancer treatment, NCI, Bethesda, Maryland (1988)

National Cancer Institute (NCI): Investigator's handbook. A manual for participants in clinical trials of investigational agents. NCI, Bethesda, Maryland (1993)

Pavy J, Denekamp J, Letschert J et al: Late effects toxicity scoring: SOMA scale. Int J Radiat Oncol Biol Phys 31 (1995) 1043–1047

Perez CA, Brady LW: Acute radiation morbidity scoring criteria. In: Perez CA, Brady LW (eds) Principles and practice of radiation oncology. Lippincott, Philadelphia (1993) 51–53

Perez CA, Brady LW: Late radiation morbidity scoring criteria. In: Perez CA, Brady LW (eds) Principles and practice of radiation oncology. Lippincott, Philadelphia (1993) 53–55

Rubin P, Constine LS, Fajardo LF et al: Overview: Late effects of normal tissues (LENT) scoring system. Int J Radiat Oncol Biol Phys 31 (1995) 1041–1042

Seegenschmiedt MH (Hrsg): Nebenwirkungen in der Onkologie. Internationale Systematik und Dokumentation. Springer, Berlin (1998)

Seegenschmiedt MH, Müller RP, Höffken K et al: Dokumentation von Nebenwirkungen in der Onkologie. Dtsch Ärztebl 96 (1999) A 489– 495

Seegenschmiedt MH, Müller RP, Höffken K et al: LENT-SOMA-Kriterien. Interdisziplinäre Bewertung von lang-fristigen Therapiefolgen in der Onkologie. Dtsch Ärztebl 97 (2000) A 2395–2401

Seegenschmiedt MH, Sauer R: The systematics of acute and chronic radiation sequelae. Strahlenther Onkol 169 (1993) 83–95

Wagner G (Hrsg): Tumorlokalisationsschlüssel. International Classification of Diseases for Oncology ICD-O. Topographischer Teil. Springer, Berlin (1993)

Wagner G, Hermanek P: Organspezifische Tumordokumentation. Springer, Berlin (1995)

WHO: International histological classification of tumors. Springer, Berlin (1988)

Wittekind C, Klimpfinger M, Sobin LH (Hrsg): TNM-Atlas. Illustrierter Leitfaden zur TNM/pTNM-Klassifikation maligner Tumoren. Springer, Berlin (2005)

Wittekind C, Meyer HJ, Bootz F (Hrsg): TNM-Klassifikation maligner Tumoren. Springer, Berlin (2005)

World Health Organization (WHO): WHO Handbook for reporting results of cancer treatment. WHO Publ. 48, Genf (1979)

M. H.
Seegenschmiedt

Dokumentation von Nebenwirkungen und Spätfolgen

Nebenwirkungen im interdisziplinären Gesamtkonzept

Fortschritte in der Onkologie beruhen auf der ständigen Überprüfung und Verbesserung von etablierten Therapiekonzepten – gerade und auch bei multimodalen Therapieansätzen. Sie sollen entweder zur Verbesserung der Wirksamkeit (Effektivität) oder Verminderung von Nebenwirkungen (Toxizität) und zum Erhalt der Lebensqualität führen. So kann die Modulation von Chemo- (neue Substanzen) und Strahlentherapie (Einzel-, Gesamtdosis, Fraktionierung) in sequenzieller oder simultaner Applikation das klinische Ansprechen verbessern und/oder die therapiebedingte Nebenwirkungen an verschiedenen Organen vermindern. Die nachgeschaltete Chirurgie kann bei neoadjuvanten Konzepten zum Erhalt von Funktionen und Organen führen.

Wichtig ist es auch, im Verlauf einer Tumorbehandlung, bei der Entwicklung von Lokalrezidiven und Fernmetastasen, mögliche Organschäden und Symptome durch die onkologische Therapie von den tumorbedingten Veränderungen und evtl. vorbestehenden nicht onkologischen Begleiterkrankungen zu unterscheiden. Dies ist immer mit einer Basisdokumentation vor dem Beginn der onkologischen Therapie verbunden; die dabei erhobenen Befunde dienen dann im weiteren zeitlichen Geschehen zur Beurteilung des Therapieverlaufs.

Da die einzelnen Organkapitel in diesem Buch die Erfolge und Nebenwirkungen der speziellen Tumorbehandlung behandeln, befasst sich dies Kapitel allgemein mit akuten und chronischen Nebenwirkungen als Folgezuständen der Tumortherapie. Es gibt unterschiedliche Definitionen und Klassifikationen aus Sicht der Chirurgie, Strahlentherapie und medizinischen Onkologie. Interdisziplinäre Therapiekonzepte erfordern ein gemeinsames Verständnis und die Einhaltung international verbindlicher Standards zur Erfassung und Beurteilung von Nebenwirkungen.

Im folgenden Kapitel wird dargestellt, wie die Fortschritte bei den Therapiemöglichkeiten auch zu einer Weiterentwicklung der Dokumentationsstandards und umgekehrt geführt haben.

Chirurgische Onkologie und Nebenwirkungen

Folgeprobleme bei Krebserkrankungen nach chirurgischen Maßnahmen sind wenig erforscht und in der Literatur kaum evident. Chirurgische Disziplinen definieren unabhängig von der Erkrankung allgemein peri- und postoperative Komplikationen als perioperative Morbidität bzw. Mortalität und „Komplikationsraten" für bestimmte Zeitabschnitte nach der Operation (z. B. 7 oder 30 Tage). Akute postoperative Probleme (z. B. Ileus) können nicht nur kurzfristig, sondern unter Umständen auch andauernd klinische Probleme verursachen, ohne dass sie bei multimodalen Konzepten auf die Chirurgie bezogen werden. Ein klassisches Beispiel für chirurgische Folgen sind das Lymphödem nach Axilladissektion beim Mammkarzinom; es kann durch Bestrahlung der axillären und supraklavikulären Lymphgebiete zwar noch verstärkt werden, entsteht jedoch primär durch die operative Durchtrennung von Lymphbahnen. Subjektiv nehmen Patienten und betreuende Ärzte gerne die Strahlenbehandlung als verursachende Therapie in Anspruch, selbst wenn Lymphabflussgebiete nicht bestrahlt wurden. Immerhin wurde die Sentinellymphknoten-Biospie der axillären Lymphknoten gerade wegen der Verminderung der Folgezustände etabliert, ohne diagnostische und therapeutische Sicherheit zu verlieren.

Im Rahmen multimodaler Therapiekonzepte haben das Ausmaß der Chirurgie und mögliche Folgezustände nach radikaler Operation die Entscheidungsfindung zugunsten weniger invasiver Maßnahmen beeinflusst. Beispiel ist die Radiochemotherapie des Analkarzinoms, die die abdominoperineale Rektumamputation als primäre Therapie verdrängt hat – bei gleicher Heilungsrate. Neoadjuvante Therapiekonzepte ersetzen heute andere radikale bzw. alleinige operative Maßnahmen, z. B. bei Ösophaguskarzinomen und Kopf-Hals-Tumoren. Allerdings muss der sekundär operierende Arzt dann auch mit anderen, z. T. nicht chirurgischen Folgen und Problemen rechnen, z. B. der erhöhten Infektionsgefahr bei Immundefiziten nach Chemotherapie.

Postoperative Folgen und Einschränkungen im Beruf werden als Grad der Behinderung (GdB) katalogisiert, was auch auf onkologische Patienten zutrifft. Behinderungen schränken die Lebensqualität ein und bedürfen der Rehabilitation, über deren Art und Umfang ausreichend quantitative und qualitative Aussagen vorliegen, aber kaum über deren mögliche Ursachen.

Erstmals werden in der neuen CTCAE-Klassifikation intraoperative Verletzungen und akute operative Folgen berücksichtigt; dafür wurde eine eigene Kategorie „SURGERY/INTRA-OPERATIVE INJURY" eingeführt. Damit steht ein systematischer Katalog geordnet nach Art und Schweregrad von chirurgischen Komplikationen zur Verfügung. Dies kann dazu beitragen, z. B. minimal invasive Eingriffe besser zu bewerten, gerade auch weil sie mit der Aussicht auf eine Verminderung der akuten und chronischen Nebenwirkungen eingeführt worden sind.

Systemische Chemotherapie und Nebenwirkungen

Zytotoxische Substanzen (Chemotherapeutika) entfalten neben beabsichtigten schädigenden Wirkungen auf Tumorzellen auch unerwünschte Reaktionen auf normale Körperzellen, die zu organspezifischen Nebenwirkungen führen; dadurch kann die onkologische Therapie nachhaltig beeinflusst, evtl. sogar in ihrer Anwendbarkeit begrenzt werden. Für die Auslösung und Beherrschung von Nebenwirkungen durch Chemotherapie sind z. B. die veränderte Elimination von Zytostatika durch metabolisch relevante Organe (z. B. Leber, Niere) mit verantwortlich. Reduzierte Organfunktionen, biologische und physiologische Bedingungen (Multimorbidität, Alter etc.) müssen bei der Indikation zur zytostatischen Therapie richtig eingeschätzt und für den jeweiligen Therapiezyklus berücksichtigt werden, um irreversible Funktionsstörungen durch zytostatikabedingte Organschäden zu vermeiden. Supportive Maßnahmen, z. B. Gabe von Antiemetika, Antibiotika, oraler Zusatzernährung, Blutprodukten und Wachstumsfaktoren können mögliche chemotherapiebedingte Organschäden mindern oder ganz verhindern,

evtl. aber auch selbst Nebenwirkungen (z. B. Obstipation bei Antiemetika) auslösen.

Radio- oder Radiochemotherapie und Nebenwirkungen

Heutzutage werden onkologische Therapiekonzepte oft multimodal und in unterschiedlicher Folge (neoadjuvant, adjuvant) bezogen auf die onkologisch relevante Operation durchgeführt; außerdem werden im Verlauf von langwierigen Tumorerkrankungen oft mehrere Therapien sequenziell eingesetzt, sodass sich Wirkungen und Nebenwirkungen gegenseitig beeinflussen können. Daher ist ein Grundverständnis für mögliche Nebenwirkungen der vorangegangenen oder folgenden Therapie für die erfolgreiche Durchführung entscheidend. Die internistischen Onkologen und Radioonkologen haben sich im Gegensatz zu den chirurgischen Fächern schon länger systematisch mit der Erfassung von Nebenwirkungen beschäftigt, die durch Chemo- bzw. Radiotherapie ausgelöst werden – auch bei verschiedenen Kombinationsmöglichkeiten.

In der Regel orientieren sich internistische Onkologen/Hämatologen eher am Auftreten von *akuten* und somit eher *reversiblen Nebenwirkungen*, die die Fortsetzung der Chemotherapie zunehmend beeinträchtigen könnten. Je nach Ausprägung sind Dosisreduktion oder intensive supportive Maßnahmen erforderlich. Im Gegensatz dazu sind bisher nur für wenige Zytostatika (wie z. B. Anthrazykline, Bleomycin) kumulative Spätfolgen erforscht und bekannt geworden.

Neben der Orientierung an akuten Nebenwirkungen müssen Radioonkologen bei der Planung der Radiotherapie immer auch mögliche *chronische* und *irreversible* Organ- und Funktionsveränderungen berücksichtigen, da diese bei ionisierenden Strahlen wesentlich besser und systematischer aufgearbeitet sind. Radiogene Langzeitfolgen zeigen sich durch organtypische Symptome oder pathophysiologisch fassbare Befunde und können auch anhand von klar definierten *histologischen Gewebsveränderungen* erkannt werden (Fajardo 1997).

Nachdem die beiden onkologischen Disziplinen anfangs unterschiedliche Konzepte zur Erfassung von Nebenwirkungen benutzt haben, werden seit 1988/1992 einheitliche Konzepte zur Klassifikationen und Dokumentation akuter und chronischer Nebenwirkungen verwendet. Im vorliegenden Kapitel werden – ohne Anspruch auf Vollständigkeit – die wich-

Tabelle I. Einteilung von Nebenwirkungen in der Onkologie – Allgemeine Prinzipien (nach Seegenschmiedt 1998).

Schweregrad der NW	Grad 0: „Keine" „0"	Grad 1: „gering"/„leicht" „1"	Grad 2: „mäßig"/„deutlich" „2"	Grad 3: „stark"/„ausgeprägt" „3"	Grad 4: „lebensbedrohlich" „4"	Grad 5[a]: „letal" „5"
Zahlencode	„0"	„1"	„2"	„3"	„4"	„5"
Spezifisches Organsystem (z. B. Lunge)	Keine organspezif. NW	Geringe/leichte organspezifische Nebenwirkungen	Mäßige/deutliche organspezifische Nebenwirkungen	Starke/ausgeprägte organspezifische Nebenwirkungen	Lebensbedrohliche organspezifische Nebenwirkungen	Grad 5 (Tod) durch organspezifische Nebenwirkungen
Klinische Zeichen und Symptome	Keine Symptome	Geringe/leichte Symptomatik (± 10 %)	Mäßige/deutliche Symptomatik (± 25 %)	Starke/ausgeprägte Symptomatik (± 50 %)	Lebensbedrohliche Symptomatik (± 75 %)	Todesfolge bei Organversagen
Laborparameter und Funktionsdiagnostik	Normbereich (N)	Geringe/leichte Abweichung, nicht korrekturbedürftig	Mäßige/deutliche Abweichung, gut korrigierbar	Starke/ausgeprägte Abweichung, schwer korrigierbar	Lebensbedrohliche Abweichung, nicht korrigierbar	Todesfolge bei Stoffwechselstörung oder Organversagen
Relative Abweichung (N = Normalwert)	N ≤ 1,25	1,26–2,5 × N	2,6–5,0 × N	5,1–10,0 × N	≥ 10 × N	---
Spezifische Therapie der Nebenwirkung	Keine Therapie	Keine Therapie erforderlich	Nichtinvasive oder medikamentöse Maßnahmen	Massive invasive oder medikamentöse Maßnahmen	Chirurgische Intervention erforderlich	Todesfolge trotz intensiver Therapie
Ergebnis nach spezifischer Therapie	---	Spontane Rückbildung der Nebenwirkungen	Nebenwirkungen gut beherrschbar	Nebenwirkungen nur schwer beherrschbar	Nebenwirkungen evtl. nicht mehr ganz beherrschbar	Nebenwirkungen nicht mehr beherrschbar
Folgen für die onkologische Therapie	Keine Konsequenz	Therapiefortführung nicht beeinträchtigt	Leichte Verzögerung, Unterbrechung bzw. Dosismodifikation (≤ 10 %)	Ausgeprägte Verzögerung, Unterbrechung bzw. Dosismodifikation (> 10 %)	Sofortiger und vollständiger Therapieabbruch erforderlich	---

[a] Therapiebezogene Todesfälle sollten immer ausführlich im Freitext dokumentiert und immer auch bei der Beurteilung von Therapieresultaten berichtet werden.
NB: alle fehlenden Angaben werden mit der Ziffer „9" verschlüsselt

tigsten internationalen Klassifikationen von Nebenwirkungen für den (Radio)Onkologen vorgestellt. Voraussetzung für ihre Anwendung ist die exakte, einheitliche und prospektive Erfassung *aller* Nebenwirkungen *während und nach* der Radio- oder Radiochemotherapie.

Allgemeine Prinzipien und Gesichtspunkte

Einflussgrößen für Nebenwirkungen

Die organspezifischen und funktionellen Ausprägungen von Nebenwirkungen, die im Rahmen von onkologischen Therapiekonzepten auftreten, sind meist multifaktoriell. Man unterscheidet folgende Einflussgrößen:

– Physiologische Faktoren (Pharmakokinetik der Chemotherapeutika/Supportiva).
– Biologische Faktoren (Einzel-/Gesamtdosis, Fraktionierung, Reparaturkinetik).
– Physikalische Faktoren (Strahlenart, Energie, Dosisleistung, Art der Radiotherapie).
– Kombinierte (Interaktion mehrerer onkologischer Therapien) und individuelle Faktoren (Alter, Allgemein- und Ernährungszustand, Komorbidität) eine wichtige Rolle. Maßnahmen, die Nebenwirkungen mildern (Supportiva), können neben der günstigen Beeinflussung von Nebenwirkungen selbst Nebenwirkungen auslösen, z. B. Obstipation bei opiathaltiger Analgesie oder Nausea/

Emesis bei Gabe radioprotektiver Substanzen. Kombinierte Konzepte (z. B. Radiochemotherapie) können subadditive, additive und superadditive/potenzierende Effekte auf das Tumorgewebe und gleichzeitig in den Normalgeweben organspezifische Nebeneffekte auslösen. Zur vollständigen Erfassung müssen daher relevante organspezifische Parameter prospektiv vor Therapiebeginn, erfasst werden: Anamnese, körperliche Untersuchung, Labor und gezielte Bildgebung (u. a. Röntgen, Ultraschall, Computer- und Kernspintomographie). Wesentliche Befunde sind im weiteren Therapieverlauf zu kontrollieren, um Dosismodifikationen (zeitliche Verzögerung, Dosisreduktion) vorzunehmen und Nebenwirkungen zügig zu behandeln.

Allgemeine Prinzipien

Die verschiedenen Klassifikationen zur Beurteilung von Nebenwirkungen umfassen jeweils *organspezifische Merkmale* der Nebenwirkung(en), abgestuft nach *Schweregraden*. Tabelle I stellt die Grundprinzipien der Dokumentation vor. Die „Therapiebedürftigkeit" und „Intensität von Therapiemaßnahmen" werden unabhängig von „Dauer" und „klinischem Verlauf" von Nebenwirkungen bewertet. Kurzfristige therapeutisch beeinflussbare Nebenwirkungen gelten als weniger schwer als solche, die nicht oder unzureichend ansprechen. Medikamentös beeinflussbare Nebenwirkungen werden leichter

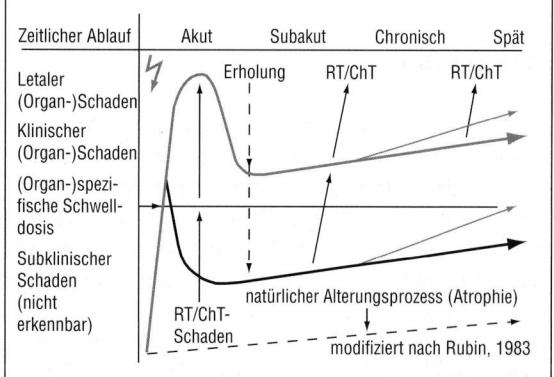

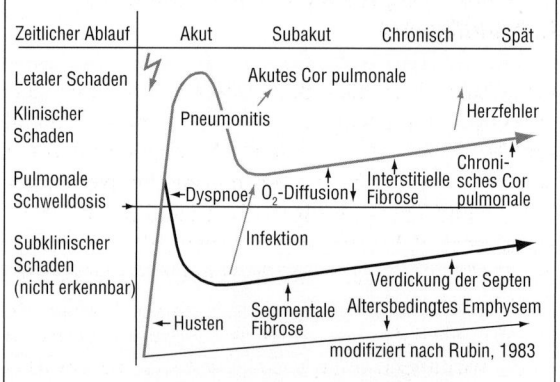

Abbildung 1. Allgemeines Schema für die Entwicklung von Therapiefolgen. Ab bestimmten Schwellendosen werden subklinische Schäden als klinische Organschäden manifest. Sie können gelegentlich letal enden. An die akute Strahlenreaktion schließt sich eine Erholungsphase an, die in chronische Strahlenfolgen münden kann. Zusätzliche Komplikationen können den Grad der Nebenwirkungen steigern. Unabhängig davon schreitet der natürliche Alterungsprozess fort. (nach: Seegenschmiedt et al. 2000).

Abbildung 2. Spezielles Schema für die Entwicklung von pulmonalen Therapiefolgen. Ab einer pulmonalen Schwellendosis von ca. 20 Gy werden subklinische Schäden als klinische Organschäden manifest. Dyspnoe und verminderte Sauerstoffdiffusion kennzeichnen den akuten Verlauf. Interstitielle Fibrose und chronisches Cor pulmonale bestimmen dagegen den chronischen Verlauf. Infektionen und ein akutes Cor pulmonale verstärken das Nebenwirkungsprofil deutlich. (nach: Seegenschmiedt et al. 2000).

bewertet als solche, die chirurgische oder intensivmedizinische Maßnahmen erfordern:

– Geringe/leichte Nebenwirkungen (Grad 1) klingen spontan und ohne Therapie ab; die geplante onkologische Therapie kann ohne Unterbrechung fortgesetzt werden.
– Mäßige/deutliche Nebenwirkungen (Grad 2) sind ambulant und medikamentös gut zu behandeln (z. B. peripher wirksame Analgetika) und verursachen keine wesentliche Verzögerung, Dosismodifikation (< 10 %) oder Unterbrechung der geplanten Therapie.
– Starke/ausgeprägte Nebenwirkungen (Grad 3) führen zur Einweisung ins Krankenhaus und Einleitung intensiver medikamentöser/supportiver Maßnahmen (z. B. zentral wirksame Analgetika, PEG-Anlage); sie führen oft zu Unterbrechung bzw. Verzögerung oder Dosismodifikation (> 10 %) der geplanten Therapie.
– Lebensbedrohliche Nebenwirkungen (Grad 4) führen zur notfallmäßigen Aufnahme ins Krankenhaus und zur intensivmedizinischen oder chirurgischen Intervention; meist kommt es zum Therapieabbruch, da sonst in kurzer Zeit der Tod eintreten kann.
– Auch fehlende (Grad 0) und letale Nebenwirkungen (Grad 5) werden dokumentiert.

Im Alltag müssen ausgeprägte und lebensbedrohlichen Nebenwirkungen besonders sorgfältig im Verlauf und in ihrer Intensität charakterisiert werden. (Seegenschmiedt und Sauer 1993).

Unterscheidung von akuten und chronischen Nebenwirkungen

Grundsätzlich werden akute und chronische Nebenwirkungen unterschieden: Akute Nebenwirkungen sind bis zum 90. Tag nach der Therapie definiert, ab dem 91. Tag gelten sie als chronische Nebenwirkungen und Therapiefolgen (Perez und Brady 2007). Chronische Nebenwirkungen entwickeln sich entweder direkt aus akuten Nebenwirkungen („consequential late effects") oder treten erst später unabhängig davon auf. Oft verlaufen akute und chronische Nebenwirkungen aber unterschiedlich; die Akutreaktionen erlauben meist keine Rückschlüsse auf Häufigkeit, Dauer und Schweregrad von chronischen Nebenwirkungen. Die Entwicklung und die Zusammenhänge von akuten und chronischen Nebenwirkungen zeigt in allgemeiner Form die Abbildung 1 und am Beispiel der Lunge die Abbildung 2. Akute und chronische Nebenwirkungen werden in der Radioonkologie aufgrund großer klinischer Erfah-

rung unterschiedlich klassifiziert (Perez und Brady 2007); für die medikamentöse Tumortherapie gilt dies nur bezogen auf akute Nebenwirkungen, während die Beurteilung chronischer Therapiefolgen nach Chemotherapie sporadisch erfolgt. Heute sind nur bestimmte Langzeitfolgen nach einzelnen Chemotherapeutika bezogen auf bestimmte kumulative Dosen bekannt: z. B. Herzinsuffizienz nach Anthrazyklinen, Lungenfibrose nach Bleomycin, Neurotoxizität nach Taxanen etc.

Klassifikation von akuten Nebenwirkungen

WHO-Kriterien

Nebenwirkungen in der Onkologie (Toxizitäten) wurden 1979 erstmals von der World Health Organisation (WHO) systematisch definiert und klassifiziert. Die Systematik war auf akute chemotherapiebedingte Nebenwirkungen zugeschnitten (WHO 1979; Miller et al. 1981). Im Gegensatz dazu unterschieden die amerikanische Radiation Therapy Oncology Group (RTOG) und European Organization for Research and Treatment of Cancer (EORTC) seit Mitte der 80er Jahre akute und chronische Nebenwirkungen (Hermann et al. 1987; Seegenschmiedt und Sauer 1993; Perez und Brady 2007). Beide Einteilungen überlappen sich in vielen Bereichen, einige organspezifische Kriterien sind aber unterschiedlich eingestuft oder kommen z. T. auch nur in einer der beiden Klassifikationen vor. Die WHO-Systematik unterscheidet aber vor allem nicht zwischen akuten und chronischen Nebenwirkungen (Tabelle II).

CTC-Kriterien

Im Rahmen einer Konsensuskonferenz des National Health Institute (NCI), an der mehrere onkologische Fachgesellschaften und kooperierende Studiengruppen teilnahmen, erfolgte 1988 ausgehend von der WHO-Klassifikation eine interdisziplinäre Erweiterung der Akutreaktionen zu den sog. „Common Toxicity Criteria" (CTC-Kriterien). Diese setzen sich aus insgesamt 12 Haupt- und mehreren organspezifischen Subkriterien zusammen (NCI 1988, 1993). Mit dieser Systematik können – ähnlich wie bei der WHO-Klassifikation – die meisten Akutreaktionen nach Chemotherapie und/oder Radiotherapie erfasst werden. Einige organspezifische Kriterien nach Radiotherapie sind aber nicht ausreichend berücksichtigt. Im deutschen Sprachraum wurde die CTC-Systematik daher so überarbeitet, dass auch fehlende radioonkologische Aspekte ergänzt worden sind (Seegen-

Tabelle II. WHO-Klassifikation zur Bewertung von akuten Nebenwirkungen (aus: „WHO handbook for reporting results of cancer treatment", World Health Organisation, 1979 (WHO Offset Publication 48), zit. nach Miller et al. 1981).

Toxizität	Grad 0	Grad 1	Grad 2	Grad 3	Grad 4
Blut/Knochenmark					
[1] Hämoglobin (g/100ml)	≥11,0	9,5–10,9	8,0–9,4	6,5–7,9	<6,5
(g/l)	≥110	95–109	80–94	65–79	<65
(mmol/l)	≥6,8	5,6–6,7	4,95–5,8	4,0–4,9	<4,0
[2] Leukozyten (×109/l)	≥4,0	3,0–3,9	2,0–2,9	1,0–1,9	<1,0
[3] Granulozyten (×109/l)	≥2,0	1,5–1,9	1,0–1,4	0,5–0,9	<0,5
[4] Thrombozyten (100/mm³)	≥100	75–99	50–74	25–49	<25
[5] Hämorrhagie (klinisch)	Keine	Petechien	Geringer Blutverlust	Ausgeprägter Blutverlust	Schwächender Blutverlust
Gastrointestinal					
[6] Bilirubin	$\leq 1,25 \times N^a$	$1,26{-}2,5 \times N^a$	$2,6{-}5,0 \times N^a$	$5,1{-}10 \times N^a$	$>10 \times N^a$
[7] Transaminasen (SGOT/SGPT)	$\leq 1,25 \times N^a$	$1,26{-}2,5 \times N^a$	$2,6{-}5,0 \times N^a$	$5,1{-}10 \times N^a$	$>10 \times N^a$
[8] Alkalische Phosphatase	$\leq 1,25 \times N^a$	$1,26{-}2,5 \times N^a$	$2,6{-}5,0 \times N^a$	$5,1{-}10 \times NN^a$	$>10 \times N^a$
[9] Oral (Mundschleimhaut)	Normal	Wundsein/Rötung	Rötung/flache Ulzera; feste Nahrung möglich	Tiefe Ulzera; flüssige Nahrung erforderlich	Ernährung nicht möglich
[10] Übelkeit/Erbrechen	Kein(e)	Übelkeit, kein Erbrechen	Gelegentliches Erbrechen	Therapiebedürftiges Erbrechen	Therapierefraktäres Erbrechen
[11] Diarrhö (Darmtätigkeit)	Keine	Vorübergehend; <2×/Tag	Erträglich, aber >2×/Tag	Unerträglich, therapiebedürftig	Hämorrhagie, Dehydratation
Niere/Blase					
[12] Harnpflichtige Stoffe (Harnstoff, Kreatinin)	$\leq 1,25 \times N^a$	$1,26{-}2,5 \times N^a$	$2,6{-}5,0 \times N^a$	$5,1{-}10 \times N^a$	$>10 \times N^a$
[13] Proteinurie (bis 4+)	Keine	1+	2–3+	4+	Nephrotisches Syndrom
(g%)		<0,3	0,3–1,0	>1,0	
(g/l)		<3	3–10	>10	
[14] Hämaturie	Keine	Mikrohämaturie	Makrohämaturie ohne Gerinnsel	Makrohämaturie mit Gerinnseln	Obstruktive Uropathie
Lunge					
[15]	Normal	Geringe Symptome	Belastungsdyspnoe	Ruhedyspnoe	Strenge Bettruhe erforderlich
Fieber nach Medikament					
[16] Temperatur (axillär)	Keines	Fieber <38 °C	Fieber 38–40 °C	Fieber >40 °C	Fieber mit Hypotension
Allergie					
[17]	Keine	Ödem	Bronchospasmus; keine parenterale Medikation nötig	Bronchospasmus; parenterale Medikation nötig	Anaphylaxie
Haut					
[18]	Normal	Erythem	Trockene Desquamation; Blasenbildung, Juckreiz	Feuchte Desquamation; Ulzeration	Exfoliative Dermatitis; nekrotische Veränderung, die chirurgischen Eingriff erfordert

Tabelle II. Fortsetzung

Toxizität	Grad 0	Grad 1	Grad 2	Grad 3	Grad 4
Haare					
[19]	Normal	Minimaler Haarverlust	Mäßige fleckförmige Alopezie	Vollständige reversible Alopezie	Irreversible vollständige Alopezie
Infektion					
[20] (Bezogen auf Herd)	Keine	Geringe Infektion	Mäßige Infektion	Ausgeprägte Infektion	Massive Infektion mit Hypotension
Herz					
[21] Rhythmus	Normal	Sinustachykardie (> 110/min) in Ruhe	Unifokale Extrasystolen/PVC = „premature ventricular contraction"; Vorhofarrhythmie	Multifokale Extrasystolen/PVC = „premature ventricular contraction"	Ventrikuläre Tachykardie
[22] Funktion	Normal	Asymptomatische, aber abnormale Herzzeichen	Vorübergehende Dysfunktion mit Symptomen, Keine Therapie nötig	Dysfunktion mit Symptomen, aber therapeutisch beeinflussbar	Massive, therapierefraktäre kongestive Herzinsuffizienz
[23] Perikarditis	Normal	Asymptomatische Effusion	symptomatisch: keine Drainage erforderlich	Herzbeutel-Tamponade; Drainage erforderlich	Herzbeutel-Tamponade; chirurgischer Eingriff erforderlich
Neurotoxizität					
[24] Bewusstseinslage	Wach	Vorübergehende Lethargie	Somnolenz (< 50 % der Wachphase)	Somnolenz (> 50 % der Wachphase)	Koma
[25] Periphere Nerven	Normal	Parästhesien und/oder verminderte Sehnenreflexe	Schwere Parästhesien und/oder leichte allgemeine Muskelschwäche und Antriebslosigkeit	Unerträgliche Parästhesien und/oder ausgeprägte Muskelschwäche und Antriebslosigkeit	Lähmung
[26] Konstipation[b]	Keine	Geringe	Mäßige	Abdominale Distension	Distension und Erbrechen
Schmerz[c]					
[27]	Kein	Gering	Mäßig	Ausgeprägt	Massiv, unerträglich
Weitere Befunde					
Bei klinischer Relevanz	Normal	„Gering"/„leicht"	„Mäßig"/„deutlich"	„Stark"/„ausgeprägt"	„Lebensbedrohlich"

[a] Obergrenze des Normalwertes; [b] hierbei nicht berücksichtigt ist Konstipation aufgrund von Narkotika; [c] hierbei wird „Schmerz" nur im Zusammenhang mit der Therapie, nicht krankheitsbedingt bewertet; je nach Toleranzgrenze des Patienten kann die Anwendung von Narkotika für die Schmerzeinstufung hilfreich sein.

Mit der Systematik können besonders „akute Nebenwirkungen" (≤ 90 Tage nach Therapie) nach Chemotherapie erfasst werden. Für die Verlaufsbeobachtung ist eine Basisuntersuchung vor Therapiebeginn dazu dringend empfohlen.

Tabelle III. Common Toxicity Criteria (CTC): Klassifikation von akuten Nebenwirkungen (modifiziert von der Phase I/II Studiengruppe der AIO (□) und ARO (◆) der Deutschen Krebsgesellschaft und der Arbeitsgemeinschaft Deutscher Tumorzentren (ADT) (M.H. Seegenschmiedt, W. Haase, K. Schnabel, R.P. Müller, Deutsche Gesellschaft für Radioonkologie (DEGRO) Ausschuss „Qualitätssicherung in der Radioonkologie").

Code	Toxizität/Grad	0	1 = „Gering"/„leicht"	2 = „Mäßig"/„deutlich"	3 = „Stark"/„ausgeprägt"	4 = „Lebensbedrohlich"
[1]	Laborwerte	N = Normalbereich	N = Normalbereich			
	Hämatologie					
01.01	Hämoglobin (g/100ml)	$\geq 11,0$	10,0–10,9	8,0–9,9	6,5–7,9	<6,5
01.02	Leukozyten ($\times 10^9$/l)	$\geq 4,0$	3,0–3,9	2,0–2,9	1,0–1,9	<1,0
01.03	Granulozyten ($\times 10^9$/l)	$\geq 2,0$	1,5–1,9	1,0–1,4	0,5–0,9	<0,5
01.04	Thrombozyten ($\times 10^9$/l)	≥ 100	75,0–99,9	50,0–74,9	25,0–49,9	<25,0
01.05	Lymphozyten ($\times 10^9$/l)	$\geq 2,0$	1,5–1,9	1,0–1,4	0,5–0,9	<0,5
	Blutgerinnung					
01.06	Fibrinogen	N	$0,99 \times N$–$0,75 \times N$	$0,74 \times N$–$0,50 \times N$	$0,49 \times N$–$0,25 \times N$	$\leq 0,24 \times N$
01.07	Prothrombinzeit	N	$1,01 \times N$–$1,25 \times N$	$1,26 \times N$–$1,50 \times N$	$1,51 \times N$–$2,00 \times N$	$>2,00 \times N$
01.08	Part.Thromboplastinzeit	N	$1,01 \times N$–$1,66 \times N$	$1,67 \times N$–$2,33 \times N$	$2,34 \times N$–$3,00 \times N$	$>3,00 \times N$
	Niere/Blase					
01.09	Kreatinin	N	N–$1,5 \times N$	$1,6 \times N$–$3,0 \times N$	$3,1 \times N$–$6,0 \times N$	$>6,0 \times N$
01.10	Proteinurie (g/l)	Keine	<3,0	3–10	>10	Nephrotisches Syndrom
01.11	□ Harnstoff (mg%)	<20	21–30	31–50	>50	---
	Leber					
01.12	Bilirubin	N	---	N–$1,5 \times N$	$1,6 \times N$–$3,0 \times N$	$>3,0 \times N$
01.13	Transaminasen (SGOT/PT)	N	N–$2,5 \times N$	$2,6 \times N$–$5,0 \times N$	$5,1 \times N$–$20,0 \times N$	$>20,0 \times N$
01.14	Alkalische Phosphatase	N	N–$2,5 \times N$	$2,6 \times N$–$5,0 \times N$	$5,1 \times N$–$20,0 \times N$	$>20,0 \times N$
	Stoffwechsel					
01.15	Hyperglykämie (mg/dl)	<116	116–160	161–250	251–500	>500 oder Ketoazidose
01.16	Hypoglykämie (mg/dl)	>64	55–64	40–54	30–39	<30 oder hypoglyk. Schock
01.17	Amylase	N	N–$1,5 \times N$	$1,6 \times N$–$2,0 \times N$	$2,1 \times N$–$5,0 \times N$	$>5,1 \times N$
01.18	Hyperkalzämie (mmol/l)	<2,65	2,65–2,87	2,88–3,12	3,13–3,37	>3,37
01.19	Hypokalzämie (mmol/l)	>2,10	2,10–1,95	1,94–1,75	1,74–1,51	$\leq 1,50$
01.20	Hypomagnesämie (mmol/l)	>1,4	1,4–1,2	1,1–0,9	0,8–0,6	$\leq 0,5$
01.21	□ Hyponatriämie (mmol/l)	>135	131–135	126–130	121–125	≤ 120
01.22	□ Hypokaliämie (mmol/l)	>3,5	3,1–3,5	2,6–3,0	2,1–2,5	$\leq 2,00$
[2]	Gastrointestinaltrakt					
02.01	Übelkeit	Keine	Gering, normale Nahrungsaufnahme möglich	Mäßig, Nahrungsaufnahme vermindert	Stark, keine Nahrungsaufnahme möglich	–
02.02	Erbrechen	Kein	Gering (1×/Tag)	Mäßig (2–5×/Tag)	Stark (6–10×/Tag)	Bedrohlich (>10×/Tag) oder parenterale Ernährung

Tabelle III. Fortsetzung

Code	Toxizität/Grad	0	1 = „Gering"/„leicht"	2 = „Mäßig"/„deutlich"	3 = „Stark"/„ausgeprägt"	4 = „Lebensbedrohlich"
02.03	Diarrhö	Keine	Gering vermehrt im Vergleich zu sonst (2–3 Stühle/Tag)	Mäßig vermehrt (4–6 Stühle/Tag) o. nächtl. Stühle oder mäßige Krämpfe	Stark vermehrt (7–9 Stühle/Tag) oder Inkontinenz o. schwere Krämpfe	Bedrohlich (≥ 10 Stühle/Tag) oder blutige Diarrhö
02.04	Stomatitis	Keine	Geringes Wundsein, Erytheme oder schmerzlose Erosionen	Mäßig schmerzhafte Erytheme, Ödem o. Erosion; feste Nahrung möglich	Stark schmerzhafte Erytheme, Ödeme oder Ulzera; flüssige Nahrung nötig	Enterale oder parenterale Ernährung nötig
02.05	☐ Ösophagitis Dysphagie	Keine	Geringes Wundsein, Erytheme oder schmerzlose Erosionen	Mäßig schmerzhafte Erytheme, Ödeme oder Erosionen oder mäßige Dysphagie, keine Analgetika nötig	Stark schmerzhafte Dysphagie, Ödeme oder Ulzera: keine feste Nahrungsaufnahme möglich oder Analgetika nötig	Kompletter Verschluss oder Perforation; enterale oder parenterale Ernährung
02.06	☐ Gastritis/Ulkus	Keine	Geringe; durch Antazida therapierbar	Mäßige; forcierte oder konservative Therapie nötig	Starke; therapieresistent, erfordert operatives Vorgehen	Perforation oder Blutung
02.07	☐ Dünndarmobstruktion	Keine	–	Intermittierend, keine Therapie nötig	Nichtoperative Intervention nötig	Operation nötig
02.08	☐ Intestinale Fistel	Keine	–	Vorhanden, keine Therapie nötig	Nichtoperative Intervention nötig	Operation nötig
02.09	☐ Obstipation	Keine	Geringe Obstipation	Mäßige Obstipation	Starke Obstipation; beginnend Subileus	Ileus > 96 Stunden
2.10C 2.10R	☐ Schleimhäute/ ◆ Mukositis (RTOG)	N	Geringes Erythem, Beläge oder Schmerz, keine Therapie nötig	Fleckige, serosanguinöse Mukositis o. Schmerzen ohne Narkotikabedarf	Konfluent fibrinöse Mukositis, Ulzeration oder Narkotika zur Schmerzbehandlung	Nekrose, tiefe Ulzera o. Hämorrhagie; parenterale Ernährung
2.11R	◆ Speicheldrüsen (RTOG)	N	Geringe Mundtrockenheit oder Geschmacksstörung; zäher Speichel, normale Kost möglich	Mäßige Mundtrockenheit oder Geschmacksstörung, Speichel sehr zäh; feste bis breiige Nahrung möglich	Komplette Mundtrockenheit, kompletter Geschmacksverlust; flüssige Nahrung nötig	Akute Nekrose, tiefe Ulzera; par- enterale Ernährung/PEG
[3] Herz/Kreislauf						
03.01	Arrhythmie	Keine	Flüchtig, nicht therapiebedürftig	Wiederkehrend oder persistierend, nicht therapiebedürftig	Persistierend und therapiebedürftig	Monitoring nötig oder ventrik. Tachykardie oder Fibrillation
03.02	Funktion (N = ursprüngl. Volumen)	N	Abfall der linksventrikul. Ejektionsfraktion um < 20 % × N	Abfall der linksventrikulären Ejektionsfraktion um ≥ 20 % × N	Geringe kongestive Herzinsuffizienz, auf Therapie ansprechend	Erhebliche kongestive Herzinsuffizienz; therapierefraktär
03.03	Ischämie	Keine	Asymptomatisch; unspezifische T-Wellen-Abflachungen	Asymptomatisch; deutliche ST- und T-Wellen-Veränderung → Ischämie	Mäßige klinische Symptomatik: Angina pectoris ohne Infarktevidenz	Lebensbedrohliche klinische Symptomatik: akuter Infarkt
03.04	Perikard	N	Asymptomatischer Erguss, keine Intervention nötig	Perikarditis-Symptomatik: Reiben, Brustschmerz, EKG-Veränderungen	Symptomatischer Perikard-Erguss: Drainage o. spezifische Therapie nötig	Perikard-Tamponade; Drainage dringend nötig
03.05	Sonstiges	–	Gering	Mäßig	ausgeprägt	Lebensbedrohlich

Tabelle III. Fortsetzung

Code	Toxizität/Grad	0	1 = „Gering"/„leicht"	2 = „Mäßig"/„deutlich"	3 = „Stark"/„ausgeprägt"	4 = „Lebensbedrohlich"
03.06	Hypertonie (D = diastol. Blutdruck in mmHg)	Keine	Kurzfristig Anstieg: RR > 20 (D) oder auf RR > 150/100	Wiederholter/persistierender Anstieg RR > 20 (D) oder auf RR > 150/100	Ausgeprägter/persistierender Anstieg; antihypertensive Therapie nötig	Lebensbedrohl.icher Anstieg; hypertensive K'rise
03.07	Hypotonie	Keine	Gering, nicht therapiebedürftig; (vorübergeh. Therapie möglich)	Mäßig, Flüssigkeitsersatz oder andere Therapie nötig; keine stationäre Th.	Stark, stationäre Therapie nötig, damit Normalisierung innerhalb von 48 Std.	Stationäre Therapie nötig, nicht nach 48 Std. normalisiert
03.08	☐ Phlebitis/Thrombose /Embolie	Keine	– –	Oberflächliche Thrombophlebitis	Tiefe Phlebothrombose	Infarkt (zerebral, hepat., pulm. o.andere) oder Lungenembolie
03.09	☐ Ödeme	Keine	Nur am Abend	Ganztags, keine Therapie nötig	Ganztags, spezielle Therapie nötig	Generalisierte Anasarka
[4] Lunge/Atmungsorgane						
04.01	☐ Dyspnoe	Keine	keine Symptome, path Lufu-Test	Dyspnoe unter starker Belastung	Dyspnoe unter normaler Belastung	Ruhedyspnoe
04.02	☐ Blutgase pO_2 pCO_2 (in mmHg)	> 85 ≤ 40	pO_2: 71–85 oder pCO_2: 41–50	pO_2: 61–70 oder pCO_2: 51–60	pO_2: 51–60 oder pCO_2: 61–70	pO_2: ≤ 50 oder pCO_2: ≥ 70
04.03	☐ Lungenfunktion	> 90 %	76–90 % des Ausgangswertes	51–75 % des Ausgangswertes	26–50 % des Ausgangswertes	≤ 25 % des Ausgangswertes
04.04	☐ Lungenfibrose	Keine	Röntgenzeichen ohne Symptome	–	Röntgenzeichen mit Symptomen	–
04.05	☐ Lungenödem	Kein	Röntgenzeichen ohne Symptome	–	Röntgenzeichen; Diuretika nötig	Rasche Intubation nötig
04.06	☐ Pneumonitis	Keine	Röntgenzeichen ohne Symptome	Geringe Symptome, Steroide nötig	Starke Symptomatik, Sauerstoff nötig	Assistierte Beatmung nötig
04.07	☐ Pleuraerguss	Kein	Vorhanden	–	–	–
04.08	☐ ARDS (Resp. Insuff.)	Keine	Geringe	Mäßige	Ausgeprägte	Lebensbedrohlich
04.09	☐ Husten	Kein	Geringer; leichte Antitussiva	Mäßiger; starke Antitussiva nötig	Starker, nicht kontrollierbarer Husten	–
4.10R	◆ Kehlkopf (RTOG)	N	Geringe oder intermittierende Heiserkeit, Reizhusten; geringes Schleimhautery-them; keine Therapie nötig	ständig Heiserkeit, Reizhusten; Hals-Mund- und Ohrenschmerzen, fibrinöses Exsudat, mäßiges Stimmband-ödem; leichte Antitussiva nötig	„Flüstersprache", starke Schmerzen, konfluierendes fibrinöses Exsudat, ausgeprägtes Stimmbandödem; starke Analgetika und Antitussiva nötig	Massive Dyspnoe, Stridor oder Hämoptysen: Intubation oder Tracheostoma nötig
[5] Niere/Blase						
05.01	☐ Hämaturie	Keine	nur mikroskopisch sichtbar	Makrohämaturie ohne Gerinnsel	Makrohämaturie mit Gerinnsel	Bedrohlich, Transfusion nötig
05.02	☐ Hämorrhag. Zystitis	Keine	nur mikroskopisch sichtbar	Blut makroskopisch sichtbar	Blasenspülung nötig	Zystektomie/Transfusion nötig

Tabelle III. Fortsetzung

Code	Toxizität/Grad	0	1 = „Gering"/„leicht"	2 = „Mäßig"/„deutlich"	3 = „Stark"/„ausgeprägt"	4 = „Lebensbedrohlich"
05.03	☐ Inkontinenz	Keine	Stressinkontinenz (Niesen etc.)	spontan, Kontrolle möglich	Unkontrolliert	–
05.04	☐ Dysurie	Keine	Geringe Schmerzen o. Brennen; keine Therapie	Mäßige Schmerzen o. Brennen; durch Medikamente kontrollierbar	Starke Schmerzen o. Brennen, durch Medikamente nicht kontrollierbar	–
05.05	☐ Harnverhaltung	Kein	Restharn > 100 cm³; gelegentl. Dysurie oder Katheter nötig	Katheter immer zur Entleerung nötig	Operativer Eingriff (Transurethrale Resektion oder Dilatation) nötig	–
05.06	☐ Vermehrt Harndrang im Vergleich zu normal	N	Gering vermehrter oder nächtl. Harndrang: = 2 × des Normalen	Mäßig vermehrter Harndrang: > 2 × des Normalen, aber < 1 ×/Stunde	Stark vermehrter Harndrang: > 1 ×/Stunde, oder Katheterisierung nötig	–
05.07	☐ Blasenkrämpfe	Keine	–	Vorhanden	–	–
05.08	☐ Ureterobstruktion	Keine	Unilateral, kein Eingriff nötig	Bilateral, kein Eingriff nötig	Inkomplett bilateral, Operation (Shunt, Harnleiterschiene, Nephrotomie) nötig	Komplette bilaterale Obstruktion
05.09	☐ Fistelbildung	Keine	–	–	Vorhanden	–
[6] Nervensystem						
06.01	Sensorium	N	Verlust der tiefen Sehnenreflexe; Geringe Parästhesien	Mäßiger objektivierbarer sensibler Verlust, mäßiggradige Parästhesien	Starker objektiv. sensibler Verlust oder Parästhesien mit Funktionseinbußen	–
06.02	Motorik	N	Geringe subjektive Schwäche, keine Funktionseinbußen	Mäßige objektive Schwäche, ohne signifikante Funktionseinbußen	Ausgeprägte objektive Schwäche mit schweren Funktionseinbußen	Paralyse
06.03	Bewusstsein	Klar, wach	Geringe Somnolenz oder agitierte Stimmungslage	Mäßige Somnolenz oder agitiere Stimmungslage	Starke Somnolenz oder Agitiertheit, Dysorientierung oder Halluzinationen	Koma, Anfälle oder toxische Psychose
06.04	Koordination	N	Geringe Dyskoordination oder Dysdiadochokinese	Mäßiger Intentionstremor, Dysmetrie, undeutliche Sprache oder Nystagmus	Ausgeprägte lokomotorische Ataxie	Zerebelläre Nekrose
06.05	Gemütslage	N	Geringe Angst oder Depression	Mäßige Angstzustände o. Depression	Starke Angstzustände o. Depressionen	Selbstmordabsichten
06.06	☐ Kopfschmerzen	Keine	Gering, kurzfristig	Mäßig bis stark, aber vorübergehend	Sehr stark und langfristig anhaltend	–
06.07	☑ Verhaltensänderungen	Keine	Änderung ohne negative Konsequenz für sich selbst o. Familie	Negativer Einfluss auf sich selbst oder auf die Familie	Gefährdung für sich selbst oder andere (oder die Umwelt)	Psychotisches Verhalten
06.08	☐ Schwindel/Vertigo	Kein	Gering vorhanden, kontrollierbar	Mäßig, schwer kontrollierbar	Stark, unkontrollierbar, arbeitsunfähig	–
06.09	☐ Geschmack	N	Gering verändert, z.B. metallisch	Deutlich verändert	–	–

Tabelle III. Fortsetzung

Code	Toxizität/Grad	0	1 = „Gering"/„leicht"	2 = „Mäßig"/„deutlich"	3 = „Stark"/„ausgeprägt"	4 = „Lebensbedrohlich"
06.10	☐ Schlafstörungen	Keine	Gering, gelegentl. Medikamente	Mäßig, kontrollierbar, häufig Medik.	Schlafstörungen trotz Medikamenten	–
[7] Endokrines System						
07.01	☐ Libido	N	Gering herabgesetzt	Mäßig herabgesetzt und gestört	Stark gestört	–
07.02	☐ Amenorrhoe – Frau	Keine	Ja	–	–	–
07.03	☐ Gynäkomastie – Mann	Keine	Geringe	Deutliche und schmerzhafte	–	–
07.04	☐ Hitzewallungen	Keine	Geringe oder < 1 ×/Tag	Mäßiggradige und ≥ 1 ×/Tag	Stark und häufig, sehr beeinträchtigend	–
07.05	☐ Cushing-Syndrom	Kein	Gering erkennbar	Verstärkt bzw. deutlich erkennbar	–	–
[8] Sinnesorgane						
08.01	Gehör/Hörvermögen	N	Asymptomatischer Hörverlust, nur audiometrisch fassbar	Mäßige Symptomatik: Tinnitus; geringe Hypakusis bei Audiometrie	Starker beeinträchtigender Hörverlust, Korrektur mit Hörgerät (-hilfe) nötig;	Nicht korrigierbare Ertaubung
8.06R	◆ Otitis (RTOG)	Keine	Geringes Erythem, Otitis externa; Pruritus; Keine Therapie	Mäßige (seröse) Otitis externa et media; lokale Therapie nötig	Starke sero-sanguinöse Otitis externa et media; intensive Therapie nötig	–
08.02	Auge/Sehvermögen	N	Gering vermindert	Mäßig vermindert	Symptomatischer subtotaler Sehverlust	(Uni-/bilaterale) Erblindung
8.03C 8.03R	◆ Konjunktivitis/Keratitis (RTOG)	Keine	Geringes Erythem, Chemosis o. Konjunktivitis mit/ohne Sklerainjektion; starkes „Augentränen" Keine Steroide o. Antibiotika	Mäßiges Erythem, Chemosis o. Konjunktivitis mit/ohne Keratitis, Iritis mit Photophobie; Steroide o. Antibiotika nötig	Starke Keratitis mit Kornea-Ulzeration oder Sichttrübung; objektiver Visusverlust (= Sichttrübung); akutes Glaukom, Panophthalmitis	–
08.04	☐ „Trockenes Auge"	Nein	Gering; keine Therapie nötig	Mäßig; artifiz; Tränenflüssigkeit nötig	–	Enukleation nötig
08.05	☐ Glaukom	Nein	–	–	Ja, vorhanden	–
06.09	☐ Geschmack	N	Gering verändert, z. B. metallisch	Deutlich verändert	–	–
8.07R	◆ Nase/Geruch	N	Gering verändert	Deutlich verändert	–	–
[9] Haut/Allergie						
09.01	Epidermis lokal (z.B. nach Injektionen)	N	Geringe Schmerzen und Schwellung	Mäßige Schmerzen und Schwellung mit Inflammation oder Phlebitis	Starke Schmerzen und Schwellung, Ulzerationen	Plastisch-chirurgische Therapiemaßnahmen nötig

Tabelle III. Fortsetzung

Code	Toxizität/Grad	0	1 = „Gering"/„leicht"	2 = „Mäßig"/„deutlich"	3 = „Stark"/„ausgeprägt"	4 = „Lebensbedrohlich"
9.02C	Epidermis systemisch (Gesamthaut betreffend)	N	Gestreute makuläre oder papulöse Eruption oder asymptomatisches Erythem	Dicht gestreute makuläre o. papulöse Eruption oder Erythem mit Pruritus oder andere assoziierte Symptome	Generalisierte makuläre, papuläre oder vesikuläre Eruption mit starken assoziierten Symptomen	Generalisierte exfoliative oder ulzerierende Dermatitis
09.03	Allergie	Keine	Vorübergehend; Schüttelfrost und Fieber von < 38,0 °C	Urtikaria, Schüttelfrost, Fieber von ≥ 38,0 °C, leichter Bronchospasmus	Serumkrankheit, Bronchospasmus, parenterale Medikation nötig	Anaphylaxie
9.04R	◆ Haut/Unterhaut lokal (RTOG) (im Strahlenfeld)	N	Geringes Erythem, Epilation, trockene Desquamation, reduzierte Schweißsekretion	Mäßiges Erythem, vereinzelt feuchte Epitheliolyse (< 50 %), Mäßiges Ödem; lokale Therapie nötig	Ausgeprägtes Erythem, konfluierende feuchte Epitheliolyse (≥ 50 %), starkes Ödem; intensive lokale Therapie nötig	Tiefe Ulzera, Hämorrhagie oder Nekrose; operative Therapie nötig
[10] Allgemeinsymptome						
10.01	◻ Appetit	N	Gering vermindert	Kurzfristig; < 1 Woche vermindert	Langfristig; > 1 Woche vermindert	Völlige Appetitlosigkeit
10.02	Gewichtszunahme	< 5 %	5,0–9,9 %	10,0–19,9 %	≥ 20,0 %	–
10.03	Gewichtsabnahme	< 5 %	5,0–9,9 %	10,0–19,9 %	≥ 20,0 %	–
10.04	Blutungen (klinisch)	Keine	Geringe; Keine Transfusion	Mäßig; 1–2 Transfusionen/Episode	Stark; 3–4 Transfusionen/Episode	Massiv; > 4 Transf./Episode
10.05	Alopezie	Keine	Minimal, nicht auffallend	Mäßig fleckig; deutlich erkennbar	Komplett, aber reversibel	Komplett und irreversibel
[11] Fieber/Infektion						
11.01	◻ Körpertemperatur	N	37,1–38,0 °C	38,1–40,0 °C	> 40 °C; für < 24 Stunden	>40 °C, ≥ 24 Std./Hypotension
11.02	Infektion	Keine	Gering, nicht therapiebedürftig	Mäßig, orale Antibiotika nötig	Stark, i.v. Antibiotika/Antimykotika	Lebensbedrohliche Sepsis
11.03	◻ Schüttelfrost	Kein	Gering oder kurzfristig	Ausgeprägt und langanhaltend	–	–
11.04	◻ Myalgie/Arthralgie	Keine	Gering, Keine Beeinträchtigung	Mäßig, Bewegungseinschränkung	Arbeitsunfähig	–
11.05	◻ Schweißtätigkeit	N	Gering u. gelegentlich gesteigert	Häufig und nassgeschwitzt	–	–
[12] Allgemeinzustand						
12.01	WHO/AJCC-/ECOG-Performance Status; Karnofsky Index	KI: 90–100 %	Voll ambulant, noch zu leichter Arbeit fähig; KI 70–80 %	Tags > 50 % ambulant, meist Selbstversorgung, arbeitsunfähig; KI 50–60 %	Tags > 50 % bettlägerig, begrenzt Selbstversorgung, pflegebedürftig; KI 30–40 %	Ständig bettlägerig, voll auf Hilfe angewiesen; KI ≤ 30 %
12.xx	◻ Weitere Befunde	N	„Gering"/„leicht"	„Mäßig"/„deutlich"	„Stark"/„ausgeprägt"	„Lebensbedrohlich"

schmiedt et al. 1996, 1999). Diese modifizierte CTC-Klassifikation wurde von der Deutschen Krebsgesellschaft (DKG) und der Arbeitsgemeinschaft der Deutschen Tumorzentren (ADT) für kontrollierte multizentrische Studien empfohlen. Sie eignet sich auch für die Dokumentation von Nebenwirkungen bei multimodalen Therapiekonzepten, z. B. bei simultaner oder sequenzieller Radiochemotherapie. Sie ist kompatibel mit den Angaben zur Toxizität bei alleiniger Chemo- oder Radiotherapie. Diese modifizierte deutschsprachige CTC-Klassifikation ist in Tabelle III zusammengefasst.

Die CTC-Kriterien wurden wiederholt korrigiert und ergänzt und haben inzwischen die WHO-Kriterien weitgehend ersetzt, doch hat die Weiterentwicklung der CTC-Kriterien (Version 2.0) und vor allem die Neueinführung der CTCAE-Kriterien eine übersichtliche Darstellung aller Nebenwirkungen und ihre einfache Anwendbarkeit im klinischen Alltag erschwert.

CTCAE-Kriterien

Gerade bei neuen oder multimodalen Therapiekonzepten kann der Kausalbezug von möglichen negativen akuten oder chronischen Folgen zur durchgeführten Therapie häufig schwer beurteilt werden. Eine Begrenzung der Dokumentation nur auf die als „Nebenwirkung der Therapie" eingeschätzten Veränderungen birgt allerdings die Gefahr in sich, dass durch Fehleinschätzung des Beobachters relevante Informationen nicht ausreichend dokumentiert werden. Aus diesem Grund und bedingt durch weitere Differenzierungen der CTC-Kriterien wurde im Jahr 1998 beim Übergang auf die CTC-Kriterien, Version 2.0, vereinbart, dass alle klinisch beobachteten negativen Veränderungen zunächst nur als sog. „Unerwünschte Ereignisse" (= adverse events, AE) erfasst werden, und erst im zweiten Schritt ein mutmaßlicher Zusammenhang mit der onkologischen Therapiemaßnahme hergestellt wird. Unter einem „Unerwünschten Ereignis" wird jegliche ungünstige und unbeabsichtigte Veränderung (einschließlich eines von der Norm abweichenden Laborwertes), ein Symptom oder eine neue Erkrankung verstanden, die im zeitlichen Zusammenhang mit einer diagnostischen oder therapeutischen Maßnahme aufgetreten ist, ganz unabhängig davon, ob ein Kausalzusammenhang angenommen werden kann oder nicht. Die AEs sind nach anatomischem Ursprung oder pathophysiologischem Zusammenhang in Gruppen (englisch: „CATEGORIES") zusammengefasst. Jedem AE liegt eine Skala zur Einteilung des jeweiligen Schwere-

grades zugrunde. Dieser grundsätzliche Wandel von der Nebenwirkungs- bzw. Toxizitätsdokumentation zur neutralen AE-Dokumentation wurde im Jahr 2003 beim Übergang auf die CTC-Kriterien, Version 3.0, auch in der Namensgebung deutlich gemacht: CTCAE = Common Terminology Criteria for Adverse Events („Gemeinsame Bezeichnungen und Kriterien für Unerwünschte Ereignisse").

Die komplette Liste und alle weiteren Modifikationen der CTCAE sind heutzutage aktuell und auch in Zukunft komplett über das Internet abrufbar (www.ctep.cancer.gov/reporting/ctc.html), und werden deshalb in diesem Kapitel nicht mehr tabellarisch wiedergegeben. Grundsätzlich fallen gegenüber der CTC-Klassifikation, Version 2.0, zahlreiche Unterschiede auf. Die CTCAE-Klassifikation ist vor allem multizentrischen international angelegten Studien vorbehalten, die nach Kriterien von Good Clinical Practice (GCP) angelegt werden müssen. Nur in besonderen Ausnahmefällen ist es notwendig, innerhalb von laufenden Studien von der CTC- auf die CTCAE-Systematik zu wechseln, einerseits wegen des großen Arbeitsaufwandes, andererseits wegen evtl. fehlender und nur retrospektiv zu erhebender Informationen.

Schweregrade („Grading" oder „Grades")

Die genaue Einteilung der unerwünschten Ereignisse (englisch: „adverse event" = AE) nach verschiedenen Schweregraden („grades") erfolgt in der CTC-Klassifikation (1. und 2. Version) und der aktuellen CTCAE-Klassifikation in gleicher Weise in fünf verschiedenen Abstufungen:
- Grad 1: Leichtes unerwünschtes Ereignis („mild AE").
- Grad 2: Mäßiges unerwünschtes Ereignis („moderate AE").
- Grad 3: Schweres unerwünschtes Ereignis („severe AE").
- Grad 4: Lebensbedrohliches oder invalidisierendes unerwünschtes Ereignis („life threatening or disabling AE").
- Grad 5: Zum Tode führendes unerwünschtes Ereignis („death related AE")

Ein Semikolon zeigt als „Oder"-Definition immer mehrere Optionen der Nebenwirkungen im Schweregrad an. Ein Bindestrich bedeutet, dass die Zuordnung zu einem Schweregrad aktuell nicht verfügbar ist. Einige Ereignisse haben deshalb auch weniger als fünf Optionen zur Auswahl im Schweregrad, bei anderen Symptomen fehlen nur einzelne Schwere-

Tabelle IV. Kategorien, Abkürzungen und Begriffe der CTCAE-Liste (in alphabetischer Reihenfolge).

27 Kategorien (alphabetisch)			Abkürzungen
Allergy/Imunology	Endocrine System	Neurology	ADL: activities of daily living
Auditory/Ear	Gastrointestinal	Ocular/Visual	GI: Gastrointestinal
Blood/Bone Marrow	Growth & Development	Pain	GU: Genito-urological
Cardiac Arrhythmia	Hemorrhage/Bleeding	Pulmonary/UpperRespiratory	IV: Intravenous
Cardiac General	Hepatobiliary/Pancreas	Renal/Genitourinary	LNN: Lower limit of normal range
Coagulation	Infection	Sexual/Reproductive Function	NOS: No other specification
Constitutional Symptoms	Lymphatics	Surgery/Intra-operative Injury	TPN: Total parenteral nutrition
Death	Metabolic/Laboratory	Syndromes	ULN: Upper limit of normal range
Dermatology/Skin	Musculoskeletal/Soft Tissue	Vascular	

grade (bei Hand-Fuß-Syndrom existiert Schweregrad 4 nicht). Insgesamt treffen auch nicht alle Schweregrade inhaltlich für alle unerwünschten Ereignisse zu.

Praktische Anwendung der CTCAE-Kriterien (Version 3.0)

Die CTCAE-Kriterien erfassen unerwünschte Ereignisse (englisch: adverse events = AE) in insgesamt 27 Kategorien („CATEGORIES"), die ihrerseits in eine Vielzahl von Kriterien und Subkriterien unterteilt sind. Die Kategorien sind innerhalb der gesamten CTCAE-Liste alphabetisch geordnet, ebenso wie innerhalb der einzelnen Kategorie. Die 27 verschiedenen Kategorien in alphabetischer Reihenfolge und die am häufigsten verwendeten Abkürzungen und Begriffe der CTCAE-Liste sind in Tabelle IV zusammengefasst.

Grundsätzlich verzichtet die Systematik auf die „Grad-0"-Definition, da im Normalzustand kein „adverse event" vorliegen kann. Ansonsten wurde der „Grad 5" neu eingeführt, um ohne eine Textlegende beschreiben zu können, wenn ein AE aufgrund seines Schweregrades zum Tod des Patienten geführt hat. Außerdem wurde die Kategorie „Tod" („death") als eigenständiges AE eingeführt, um beschreiben zu können, wenn dem Todesfall kein einzelnes AE zugrunde gelegt werden kann oder falls die Tumorprogression oder bestimmte Begleiterkrankungen zum Tod geführt haben.

Die CTCAE-Systematik weicht in zahlreichen Details von den Vorläufern, der WHO- und CTC-Systematik, teils deutlich ab. Das wird am Beispiel von „Übelkeit" und „Erbrechen" deutlich: die WHO-Systematik erlaubt maximal nur Grad 1, die CTC-Systematik

sieht maximal bis Grad 3 vor (für den Fall der parenteralen Zusatzernährung), während die CTCAE-Klassifikation genauer zwischen Grad 2 (intravenöse Zusatzernährung) und Grad 3 (längerfristige total parenterale Ernährung) unterscheidet; selbst lebensbedrohliche Folgen (Grad 4) und Tod (Grad 5) als Folge der metabolischen Entgleisung können kodiert werden.

Übergeordnete Begriffe („supraordinate terms") in den Kategorien („categories") dienen als Gruppenbegriff, der Krankheiten, Symptome oder Diagnosen zusammenfasst. Übergeordnete Begriffe können nicht selbst als unerwünschte Ereignisse verschlüsselt werden; der Begriff „SELECT" kennzeichnet dem übergeordnetem Begriff zugehörige Auswahlmöglichkeiten; z. B. ist unter der Kategorie „Gastrointestinal" die „Perforation" als übergeordneter Begriff („supraordinate term") möglich. Diesem folgen dann als Auswahlmöglichkeiten „Appendix", „Kolon", „Gallenblase" usw., die einzeln nach Schweregrad dokumentiert werden können.

Eine zusätzliche Bemerkung („REMARK") dient der genauen Erläuterung des unerwünschten Ereignisses. Zusätzliche Hinweise („ALSO CONSIDER") geben wichtige Querverweise, die systematisch beachtet werden sollten; z. B. wird bei dem AE „Verstopfung" unter dem Hinweis „ALSO CONSIDER" auf die mögliche Weiterentwicklung zum „Ileus" verwiesen. Die Prinzipien der CTCAE-Systematik und ihre spezielle Kategorien „CONSTITUTIONAL SYMPTOMS" (Allgemeinsymptome) und „DERMATOLOGY/SKIN" zeigt Tabelle Va–c. Gerade bei Hautveränderungen fällt auf, dass akute und chronische Effekte und solche nach Radiotherapie und Chemotherapie gleichermaßen abgebildet sind.

Tabelle V. a) Common Terminology Criteria for Adverse Events (CTCAE) – Allgemeine Prinzipien.

"Categories" = Kategorien	Am Kopf jeder Seite werden die Organ-Kategorien ("Categories") in alphabetischer Reihenfolge aufgeführt; in den einzelnen Kategorien werden die zugehörigen unerwünschten Ereignisse ("Adverse Events (=AEs)") nach anatomischen und pathophysiologischen Gesichtspunkten aufgeführt					
	Short Name	**Grade 1:**	**Grade 2:**	**Grade 3:**	**Grade 4:**	**Grade 5:**
Adverse Event (AE)	Short Name	Mild AE	Moderate AE	Severe AE	Life-threatening or disabling AE	Death related to AE
Unerwünschtes Ereignis (UE)	Kurzbegriff	"gering"/"leicht"	"mäßig"/"deutlich"	"stark"/"ausgeprägt"	"lebensbedrohlich" oder "invalidisierend"	"UE mit Todesfolge"
Zahlencode	"0"	"1"	"2"	"3"	"4"	"5"

Tabelle V. b) Common Terminology Criteria for Adverse Events (CTCAE) – Beispiel : "Constitutional Symptoms" (Allgemeinsymptome).

CONSTITUTIONAL SYMPTOMS (= Allgemeinsymptome)

Adverse Event	Short Name	Grade 1:	Grade 2:	Grade 3:	Grade 4:	Grade 5:
Fatigue (asthenia, lethargy, malaise)	Fatigue	Mild fatigue over baseline	Moderate fatigue or causing difficulty performing some activities in daily life (ADL)	Severe fatigue interfering with activities in daily life (ADL)	Disabling fatigue	–
Fever (in abscence of neutropenia, with ANC < 1,0 × 10⁹/L)	Fever	38,0–39,0 °C (100,4–102,2 °F)	> 39,0–40,0 °C (102,3–104,0 °F)	> 40,0 °C (> 104,0 °F) for ≤ 24 hrs	> 40,0 °C (> 104,0 °F) for ≥ 24 hrs	Death
REMARK: The temperature measurements listed are oral or tympanic/ALSO CONSIDER: Allergic reaction/hypersensitivity (including drug fever)						
NAVIGATION NOTE: Hot flashes are graded as Hot flashes/Flushes in the ENDOCRINE CATEGORY						
Hypothermia		–	35,0 > 32,0 °C (95,0 > 89,6 °F)	32,0 > 28,0 °C (89,6 > 82,4 °F)	≤ 28,0 °C (≤ 82,4 °F; or life-threatening consequences like coma, hypotension, pulmonary edema, acidemia, ventricular fibrillation)	Death
Insomnia		Occasional difficulty sleeping, but not interfering with function	Difficulty sleeping interfering with function, but not with ADL	Frequent difficulty sleeping interfering with ADL	Disabling	–

Tabelle V. b) Common Terminology Criteria for Adverse Events (CTCAE) – Beispiel : „Constitutional Symptoms" (Allgemeinsymptome). Fortsetzung

CONSTITUTIONAL SYMPTOMS (= Allgemeinsymptome)

REMARK: If pain or other symptoms interfere with sleep, do NOT grade as insomnia. Grade primary event(s) causing insomnia

Obesity	Obesity	---	BMI 25–29.9 kg/m²	BMI 30.0 39.9 kg/m²	BMI ≥ 40.0 kg/m²

REMARK: BMI = (weight [kg]/height [m])²

Odor (Patient odor)	Patient Odor	Mild odor	Pronounced odor	---	---
Rigors/Chills	Rigors/Chills	Mild	Moderate, narcotics indicated	Severe or prolonged, not responsive to narcotics	---
Sweating (diaphoresis)	Sweating	Mild and occasional	Frequent or drenching	---	---

ALSO CONSIDER: Hot flashes/Flushes

Weight Gain	Weight Gain	5 % to < 10 % of baseline	10 % to < 20 % of baseline	≥ 20 % of baseline	---

REMARK: Edema, depending on etiology, is graded in the CRADIAC GENERAL or LYMPHATICS categories

ALSO CONSIDER: Ascites (non-malignant); pleural effusion (non-malignant)

Weight Loss	Weight Loss	5 % to < 10 % from baseline; intervention not indicated	10 % to < 20 % from baseline; nutritional support indicated	≥ 20 % from baseline; tube feeding or TPN indicated	---
Constitutional Symptoms, Other (Specify…)	Constitutional Symptoms, Other	Mild	Moderate	Severe	Life-Threatening	Death

Tabelle V. c) Common Terminology Criteria for Adverse Events (CTCAE) – Kategorie „DERMATOLOGY/SKIN" (=„Haut").

Adverse Event (alphabetical order)	DERMATOLOGY/SKIN Short Name	Grade 1	Grade 2	Grade 3	Grade 4	Grade 5
Atrophy, skin	Atrophy, skin	Detectable	Marked	---	---	---
Atrophy, subcutaneous fat	Atrophy, subcutaneous fat	Detectable	Marked	---	---	---
ALSO CONSIDER: Induration/Fibrosis (skin and subcutaneous tissue).						
Bruising (in absence of Gr. 3 or 4 thrombocytopenia)	Bruising	Localized or in a dependent area	Generalized	---	---	---
Burn	Burn	Minimal symptoms; intervention not indicated	Medical intervention; minimal debridement indicated	Moderate to major debridement or reconstruction indicated	Life-threatening consequences	Death
REMARK: Burns refer to all burns including radiation, chemical etc.						
Cheilitis	Cheilitis	Asymptomatic	Symptomatic, not interfering with ADL	Symptomatic, interfering with ADL	---	---
Dry Skin	Dry Skin	Asymptomatic	Symptomatic, not interfering with ADL	Symptomatic, interfering with ADL	---	---
Flushing	Flushing	Asymptomatic	Symptomatic	---	---	---
Hair Loss/Alopecia (scalp or body)	Alopecia	Thinning or patchy	Complete	---	---	---
Hyperpigmentation	Hyperpigmentation	Slight or localized	Marked or generalized	---	---	---
Hypopigmentation	Hypopigmentation	Slight or localized	Marked or generalized	---	---	---
Induration/Fibrosis	Induration	Increased density on palpation	Moderate impairment of function not interfering with ADL; marked increase in density and firmness on palpation w. or w/o minimal retraction	Dysfunction interfering with ADL; very marked density, retraction or fixation	---	
ALSO CONSIDER: Fibrosis – Cosmesis; Fibrosis – Deep Connective Tissue.						
Injection site reaction	Injection site reaction	Pain; itching; erythema	Pain or swelling, with inflammation or phlebitis	Ulceration or necrosis that is severe; operative intervention indicated	---	
ALSO CONSIDER: Allergic reaction/Hypersensitivity (including drug fever); ulceration…						
Nail Changes	Nail Changes	Discoloration;ridging (koilonychias); pitting	Partial or complete loss of nail(s); pain in nailbed(s)	Same as grade 2, interfering with ADL	---	

Tabelle V. c) Fortsetzung

NAVIGATION NOTE: Petechiae is graded as Petechiae/Purpura (Hemorrhagic/Bleeding into skin or mucosa) in HEMORRHAGIE/BLEEDING CATEGORY

Photosensitivity	Painless erythema	Painful erythema	Erythema with desquamation	Life-threatening; disabling	---
Pruritus/Itching — Pruritus	Mild or localized	Intense or widespread	Intense or widespread, interfering with ADL	---	---

ALSO CONSIDER: Rash/Desquamation.

ALSO CONSIDER: Rash/Desquamation may be also used for Graft-verus-Host-Disorder (GVHD). BSA = body surface area

Rash/Desquamation — Rash	Macular or papular eruption or erythema w/o associated symptoms	Macular or papular eruption or erythema with pruritus, other associated symptoms; localized desquamation or other lesions covering < 50 % of BSA	Severe, generalized erythroderma or macular, papular or vesicular eruption; desquamation covering ≥ 50 % of BSA	Generalized exfoliative, ulcerative, or bullous dermatitis	Death
Rash; Acne/acneiform — Acne	Intervention not indicated	Intervention indicated	Associated with pain, disfigurement, ulceration, desquamation	---	Death
Rash; Dermatitis associated with radiation – Select: – Chemoradiation – Radiation — Dermatitis - Select	Faint erythema or dry desquamation	Moderate to brisk erythema; patchy moist desquamation, mostly confined to skin folds and creases; moderate erythema	Moist desquamation other than skin folds and creases; bleeding induced by minor trauma or abrasion	Skin necrosis or ulceration of full thickness dermis; spontaneous bleeding from involved site(s)	Death
Rash; Erythema multi-forme (e.g. Stevens-Johnson syndrome, toxic epidermal necrolysis) — Erythema multi-forme	---	Scattered, but not generalized eruption	Severe (e.g., generalized rash or painful stomatitis); IV fluids, tube feedings or TPN indicated	Life-threatening; disabling	Death
Rash; Hand-Foot Skin Reaction — Hand-foot	Minimal skin changes or dermatitis (e.g. erythema) w/o pain	Skin changes (e.g. peeling, blisters, bleeding, edema) or pain not interfering with function	Ulcerative dermatitis or skin changes with pain interfering with function	Life-threatening; disabling	Death
Skin Breakdown/Decubitus Ulcer — Decubitus	---	Local wound care; medical intervention indicated	Operative debridement or other invasive intervention indicated; HBO	Life-threatening; major invasive intervention (e.g. flap or grafting)	Death

REMARK: Skin Breakdown/Decubitus Ulcer is to be used for loss of skin integrity or decubitus ulcer from pressure or as a result of operative or medical intervention

Striae	Mild	Cosmetically significant	---	---	---
Teleangiectasia	Few	Moderate number	Many and confluent	---	---

Tabelle V. c) Fortsetzung

Adverse Event					
Ulceration	---	Superficial ulceration < 2 cm size; local wound care; medical intervention indicated	Ulceration > 2 cm size; operative debridement, primary closure or other invasive intervention indicated (e.g. HBO)	Life-threatening; major invasive intervention (e.g. flap or grafting)	Death
Urticaria (hives, welts, wheals)	---	Intervention not indicated	Intervention indicated for < 24 hours	Intervention indicated for > 24 hours	---
DERMATOLOGY/SKIN					Page 4

ALSO CONSIDER: Allergic reaction/hypersensitivity (including drug fever).

DERMATOLOGY/SKIN

Adverse Event (alphabetical order)	Short Name	Grade 1	Grade 2	Grade 3	Grade 4	Grade 5
Wound Complication, non-infectious	Wound Complication, non-infectious	ncisional separation ≤ 25 % of wound with local care; asymptomatic hernia.	Incisional separation > 25 % of wound with local care; asymptomatic hernia.	Symptomatic hernia w/o evident strangulation; fascial disruption/ dehiscence without evisceration; primary wound closure or revision by OP, HBO or hospitalisation indicated	Symptomatic hernia w. evident strangulation; fascial disruption w. evisceration; big reconstruction flap, grafting, resection, or amputation requ.	Death

REMARK: Wound complication, non-infectious is to be used for separation of incision, dehiscence, evisceration, or second surgery for wound revision.

	Short Name	Grade 1	Grade 2	Grade 3	Grade 4	Grade 5
Dermatology/Skin – Other (Specify, _____)	Dermatology – Other (Specify)	Mild	Moderate	Severe	Life-threatening; disabling	Death

NOS = No other specification; o.n.A. = ohne nähere Angaben ; HBO = Hyperbaric Oxygen; OP = operation; requ. = required

Tabelle V. d) Common Terminology Criteria for Adverse Events (CTCAE) – Kategorie „SURGERY/INTRA-OPERATIVE INJURY".

Adverse Event	SURGERY/INTRA-OPERATIVE INJURY					
	Short Name	1	2	3	4	5
NAVIGATION NOTE: Intra-operative hemorrhage is graded as „Hemorrhage/Bleeding" associated with surgery, intra-operative or postoperative in the CATEGORY „HEMORRHAGE/BLEEDING".						
Intra-operative Injury - Select Organ or Structure	Intra-operative Injury – Select …	Primary repair of injured organ/structure indicated	Partial resection of injured organ/structure indicated	Complete resection of reconstruction of injured organ/structure indicated	Life threatening consequences; disabling	---
„Select" AEs appear at the end of the CATEGORY						

REMARK: The „Select" AEs are defined as significant, unanticipated injuries that are recognized at the time of surgery. These AEs do not refer to additional surgical procedures that must be performed because of a change in the operative plan based on intra-operative findings. Any sequelae resulting from intra-operative injury that result in an adverse outcome for the patient must also be recorded and graded under the relevant CTCAE term.

Tabelle V. d) Fortsetzung

SURGERY/INTRA-OPERATIVE INJURY

Adverse Event	Short Name	1	2	3	4	5
Intra-operative Injury – Other (Specify, …..)	Intra-operative Injury – Other (Specify, …..)	Primary repair of injured organ/structure indicated	Partial resection of injured organ/structure indicated	Complete resection of reconstruction of injured organ/structure indicated	Life threatening consequences; disabling	---

REMARK Intraoperative Injury – Other (Specify, ….) is to be used to report an organ/structure not included in the "Select" AEs found at the end of the CATEGORY. Any sequelae resulting from intra-operative injury that result in an adverse outcome for the patient must also be recorded and graded under the relevant CTCAE term.

Surgery/Intra-operative Injury – Select:

– Auditory/Ear	(4 sites);	– Neurology	(28 sites);
– Cardiovascular	(21 sites);	– Ocular/Visual	(5 sites);
– Dermatology/Skin	(3 sites);	– Pulmonary/Upper Respiratory	(7 sites);
– Endocrine	(4 sites);	– Renal/Genitourinary	(17 sites).

Tabelle V. e) Common Terminology Criteria for Adverse Events (CTCAE) – Kategorie „DEATH" (=„Tod").

DEATH

Adverse Event	Short Name	1	2	3	4	5
Death (= Tod) not associated with CTCAE term (= nicht im Zusammenhang mit einem CTCAE-Merkmal)	Death not associated with CTCAE term (= nicht im Zusammenhang mit einem CTCAE-Merkmal)	---	---	---	---	Death
(*) Select: - Death NOS - Disease Progression NOS - Multi-Organ Failure - Sudden Death	(*) Auswahl: – Tod ohne nähere Angaben – Tumorprogress o.n.A. – Multi-Organ-Versagen – Plötzlicher Tod					
REMARK	Grade 5 is the only appropriate grade. The "Death not associated with CTCAE term - Select" is to be used where a death: – cannot be attributed to a CTCAE term grade 5 – cannot be reported with any CATEGORY using a CTCAE "Other (Specify:____)" term.					
(= BEMERKUNG):	Grad 5 ist der einzige geeignete Schweregrad. Der „Tod unabhängig von einem CTCAE-Term – gefolgt von Select-Spezifikation ist zu verwenden, wenn ein Todesfall: – nicht einem CTCAE-Term und dessen Schweregrad 5 zugeschrieben werden kann. – nicht in irgendeiner Kategorie unter einem CTCAE „Andere (bitte spezifizieren)" abgebildet werden kann)					

NOS = No other specification; o.n.A. = ohne nähere Angaben

Unter der oben angegebenen Web-Adresse können das gesamte Glossar und weitere Arbeitshilfen zu den CTCAE abgerufen werden. Wichtig sind vor allem die „notice of modifications", in der die Änderungen und Korrekturen seit dem letzten Wechsel der Version (3.0) gelistet und im „publish date" festgehalten sind. Damit soll geprüft werden, ob Änderungen für laufende Studien relevant sind und in den Studienunterlagen entsprechend geändert werden müssen.

Operative Folgen/intraoperative Verletzungen

Erstmals werden in der neuen CTCAE-Klassifikation intraoperative Verletzungen und akute operative Folgen berücksichtigt; dafür wurde eine eigene Kategorie „SURGERY/INTRA-OPERATIVE INJURY" eingeführt. Die Schweregrade sind von Grad 1 (Primäre Indikation zur Reparatur des verletzten Organs/des verletzten Gewebes) bis Grad 4 (Lebensbedrohliche Folgen/Invalidisierend) möglich; der Schweregrad 5 (Intraoperativer Tod) ist nicht definiert. Aus einer umfangreichen „SELECT"-Liste können dann verschiedene anatomische Strukturen und Organe dem einzelnen Kriterium zugeordnet werden: „auditory/ear"; „cardiovascular"; „dermatology/skin"; „endocrine"; „head und neck"; „gastrointestinal"; „hepatobiliary/pancreas"; „musculoskeletal"; „neurology"; „ocular"; „pulmonary/upper respiratory"; „renal/genitourinary". Hier sind auch mehrere anatomische Angaben mit unterschiedlichen Schweregraden möglich. Eine kurze Übersicht zu dieser Kategorie bietet Tabelle Vd.

Letalität/Schweregrad 5

Schweregrad 5 (Therapiebedingter Tod) ist nur für einige Organe als unerwünschtes Ereignis möglich und daher als Option in einzelnen Kategorien der CTCAE Dokumentation erfasst. Die Kategorie „Tod" („Death") soll auch immer dann verwendet werden, wenn die Dokumentation des AE den Schweregrad 5 nicht vorsieht, selbst wenn ein kausaler Zusammenhang nicht vermutet werden muss (Tabelle Ve).

Chronische Nebenwirkungen

Allgemeine Überlegungen

Nach der Tumorbehandlung können Langzeitfolgen noch Monate bis Jahre nach der Therapie auftreten.

Als chronische Nebenwirkungen gelten Therapiefolgen ab dem 91. Tag nach Ende der Therapie. Langzeitfolgen sind bisher kaum vorhersehbar, da viele Disparitäten zwischen Schweregrad und spezifischer Ausprägung von akuten und chronischen Nebenwirkungen bestehen. Die EORTC/RTOG Klassifikation zur Bewertung chronischer Nebenwirkungen nach Radiotherapie war seit Anfang der 80er Jahre für fast zwei Dekaden in Gebrauch, allerdings auch nur unter Radioonkologen bekannt; doch selbst innerhalb dieser Fachgruppe wurde die Systematik nicht regelmäßig und prospektiv in klinischen Studien eingesetzt. Dadurch gingen wichtige Aussagen zu Endpunkten in klinischen Studien verloren.

Die systematische Erfassung von Therapiefolgen nach Tumortherapie war eine Domäne der pädiatrischen Onkologie (Gutjahr 1999). Sie hat zur Verminderung des Einsatzes der Radiotherapie und zum Einsatz weniger toxischer Zytostatika beigetragen. Inzwischen ist auch bei Erwachsenen die Erfassung von Langzeitfolgen von klinischer Relevanz, zum Beispiel in den Studien der Deutschen Hodgkin-Lymphom-Studiengruppe. Neben sekundären Leukämien und Tumoren sind somatische Störungen nach Radio- oder Chemotherapie bekannt, wie z. B. intellektuelle Entwicklungsstörungen nach Ganzschädelbestrahlung und intrathekaler Gabe von Methotrexat im Kindesalter; die Bestrahlung nicht ausgereifter Knochen kann bei Kindern und Jugendlichen zu Wachstumsstörungen führen; nach Mantelfeld-Bestrahlung oder Bestrahlung parasternaler Lymphabflussgebiete wurden vermehrt Herzinfarkte beobachtet. Nach Chemotherapie sind zeit- und dosisabhängig subakute und chronische Folgen bekannt, z. B. Störungen an peripheren Nerven (Vincristin, Paclitaxel), Lungenfibrose (Bleomycin), renale und/oder otogene Störungen (Platin) und Herzmuskelschäden (Anthrazykline). Bei allen interdisziplinären Maßnahmen sollten kumulative Nebenwirkungen der Therapiemodalitäten vermieden werden.

Toleranzdosiskonzept

In der Radioonkolgie wurden aufgrund langjähriger Erfahrung Toleranzdosen (TD) definiert, die innerhalb eines bestimmten Zeitraums mit definierter Wahrscheinlichkeit organspezifische Folgestörungen auslösen. Das „Radiation-tolerance-dose"-Konzept ist ein Instrument zur Abschätzung möglicher Folgestörungen nach Radiotherapie, das bei der medizinischen und physikalischen Bestrahlungsplanung eine wichtige Rolle spielt. Die Definitionen „$TD_{5/5}$" und „$TD_{5/50}$" beziehen sich auf den Zeitraum von fünf

Tabelle VI. Toleranzdosiskonzept für verschiedene Organ(system)e nach alleiniger Radiotherapie (Tabelle modifiziert und erweitert nach Emami et al. (1991).

Organ/Organsystem	Toleranzdosis $TD_{5/5}$ für Organ(teil)volumen[b] in cGy			Toleranzdosis $_{50/5}$ für Organ(teil)volumen[b] in cGy			Typische Organfolge(n)
	1/3	2/3	3/3	1/3	2/3	3/3	
Knochenmark	3000	–	250	4000	–	450	Knochenmarkaplasie; Pananzytopenie
(Unter)haut	7000/10 cm²	6000/30 cm²	5000/100 cm²	–/10 cm²	–/30 cm²	7000/100 cm²	Teleangiektasie
Speicheldrüsen	–	3200 a	3200 a	–	4600 a	4600 a / 5000 (TD100/5)	Fibrose (Xerostomie)
Mundschleimhaut	–	–	6000/50 cm²	–	–	7500/50 cm²	Nekrose, Ulzeration
Larynx	7900 a	7000 a	7000 a	9000 a	8000 a	8000 a	Knorpelnekrose;
	–	4500	4500 a	–	–	8000 a	Larynxödem
Lunge	4500	3000	1750	6500	4000	2450	Akute/chronische interstitielle Pneumonie
Herz	6000	4500	4000	7000	5500	5000	Akute/Chronische Peri- und/oder Pankarditis
Gefäße/Kapillaren	–	–	5000–6000	–	–	7000–10000	Sklerosierung; Teleangiektasie
Ösophagus	6000	5800	5500	7200	7000	6800	Striktur, Stenose; Ulkus; Perforation
Magen	6000	5500	5000	7000	6.700	6500	Ulkus; Perforation; Blutung
Leber	5000	3500	3000	5500	4500	4000	Akute/Chronische Hepatitis; Leberveragen
Dünndarm	5000	–	4000 a	6000	–	5500 a	Obstruktion; Ulkus; Perforation; Fistel
Dickdarm	5500	–	4500	6500	–	5500	Obstruktion; Ulkus; Perforation; Fistel
Rektum	Kein Volumeneffekt/= 100 cm³	Kein Volumeneffekt/= 100 cm³	6000/> 100 cm³	Kein Volumeneffekt/= 100 cm³	Kein Volumeneffekt/= 100 cm³	8000/> 100 cm³	Hämorrhagische Proktitis; Stenose; Nekrose; Fistel
Niere	5000	3000 a	3000 a	–	4000 a	2800 a	Akut/Chron. interstitielle Nephritis; Nephrosklerose
Ureter	–	–	7500/5-10 cm	–	–	10 000/5–10 cm	Striktur, Obstruktion
Blase	N	8000	6500	N	8500	8000	Akut/Chronische Zystitis; Schrumpfblase
Testes	–	–	500–1500	–	–	2000	Permanente Sterilität
Ovarien	–	–	200–300	–	–	625–1200	Permanente Sterilität
Uterus	–	–	10 000	–	–	20 000	Nekrose, Perforation
Vagina	–	–	9000	–	–	10 000	Ulkus; Nekrose; Fistelbildung
Brustdrüse (Kind)	–	–	2000	–	–	3000	Fehlende Entwicklung; Wachstumsstillstand
Brustdrüse (Erwachsenere)	–	–	5000	–	–	10 000	Atrophie; Nekrose
Gehirn	6000	5000	4500	7500	6500	6000	Nekrose, Infarkt der Hirnsubstanz

Tabelle VI. Fortsetzung

Organ/Organsystem	Toleranzdosis TD$_{5/5}$ für Organ(teil)volumen[b] in cGy			Toleranzdosis $_{50/5}$ für Organ(teil)volumen[b] in cGy			Typische Organfolge(n)
	1/3	2/3	3/3	1/3	2/3	3/3	
Nervus opticus Chiasma opticum	–	–	5000	–	–	6500	Optikusschaden; Blindheit
Auge/Linse	–	–	1000	–	–	1800	Linsenkatarakt
Auge/Kornea	–	–	5000	–	–	6000	Keratitis
Auge/Netzhaut	–	–	4500	–	–	6500	Nekrose der Netzhaut; Blindheit
Nervus vestibularis	–	–	6000	–	–	10 000	Morbus Meniere
Mittelohr	3000	3000	3000[a]	4000	4000	4000[a]	Akut seröse Otitis
	5500	5500	5500[a]	6500	6500	6500[a]	Chronisch seröse Otitis
Innenohr	–	–	6000	–	–	–	Taubheit
Rückenmark	5000/5 cm	5000/10 cm	4700/20 cm	7000/5 cm	7000/10 cm	–/20 cm	Myelitis, Nekrose des Rückenmarks
Rückenmark: Cauda equina	–	–	6000	–	–	7500	Klinisch eindeutige Nervenschädigung
Periphere Nerven: Armplexus	6200	6100	6000	7700	7600	7500	Klinisch eindeutige Nervenschädigung
Schilddrüse	–	–	4500	–	–	15 000	Schilddrüsenatrophie (Hypothyreodismus)
Nebenniere	–	–	6000	–	–	–	Nebennierenatrophie (Nebennierenuterfunktion)
Hypophyse	–	–	4500	–	–	20 000–30 000	Hypophysenatrophie Hypopituitarismus)
Muskulatur (Kind)	–	–	2000–3000	–	–	4000–5000	Keine Entwicklung; Wachstumsstillstand
Muskulatur (Erwachsener)	–	–	10 000	–	–	–	Muskelatrophie
Lymphknoten	–	–	4500	–	–	7000	Atrophie
Lymphgefäße	–	–	5000	–	–	8000	Sklerosierung
Knochen: Femurkopf	–	–	5200	–	–	6500	Femurkopfnekrose
Knochen: Temporo-Mandibular-Gelenk	6500	6000	6000	7700	7200	7200	Massive Funktionseinschränkung (Trismus)
Knochen: Rippen (Thoraxwand)	5000	–	–	6500	–	–	Pathologische Fraktur

[a] < 50 % Organvolumen kein Unterschied; [b] keine Volumenabhängigkeit nachzuweisen; [c] TD$_{5/5}$ = 5 % Komplikationen/5 Jahre; [d] TD$_{50/5}$ = 50 % Komplikationen/5 Jahre

Jahren nach Ende der Bestrahlung und legen die Toleranzdosis fest, bei der in 5 % oder in 50 % organspezifische Spätfolgen im Kollektiv auftreten. Eine Differenzierung erfolgt nach dem Volumenanteil des Organ(systems), das der Bestrahlung exponiert worden ist (Emami et al. 1991) (Tabelle VI).

In jüngster Zeit werden die $TD_{5/5}$ und $TD_{5/50}$ zunehmend durch andere Definitionen abgelöst, die die einzelnen Organe und Gewebe entsprechend ihrer jeweiligen α- und β-Werte (für früh und spät reagierende Gewebe) und unter dem Aspekt der applizierten Einzel- und Gesamtdosis sowie der Fraktionierung betrachten. Neben der „tumor control probability (TCP)" wurde die „normal tissue complication probability (NTCP)" definiert, die in modernen Planungsrechnern Eingang gefunden hat. Organspezifische Spätfolgen können aber auch durch andere Einflüsse (weitere nicht maligne Erkrankungen) oder durch sequenziell oder simultan zur Radiotherapie applizierte Therapiemodalitäten ausgelöst werden (z. B. Chemotherapie, biologic response modifier, Hyperthermie etc.) (siehe dazu auch Abbildung 2).

Im Gegensatz zur pädiatrischen Onkologie fehlen bei Erwachsenen noch klar strukturierte Studien zur besseren Bewertung von therapiebedingten Späteffekten. Diese Studien müssten prospektiv longitudinal oder retrospektiv als Querschnittsuntersuchungen angelegt sein und alle Patienten einbeziehen, die länger als zwei Jahre nach einer onkologischen Therapie überlebt haben. Mehrere Faktoren könnten dabei prospektiv untersucht werden: z. B. die Abhängigkeit der organspezifischen Spätfolgen vom bestrahlten Volumen (Analyse von Dosis-Volumen-Histogrammen), von der Einzel- oder Gesamtdosis oder von Fraktionierungseffekten, ebenso wie die Abhängigkeit von der jeweiligen Therapiemodalität (Radiotherapie versus Chemotherapie versus kombinierte Radiochemotherapie versus andere onkologische Therapien). Aufgrund der multifaktoriellen Genese und Vielschichtigkeit der organspezifischen Spätfolgen ist ein einheitliches interdisziplinär und international akzeptiertes System zur Klassifikation und Dokumentation von organspezifischen Spätfolgen in der Onkologie sinnvoll. Hier gab es bereits seit Anfang der 80er Jahre internationale und interdisziplinäre Bemühungen ausgehend von der EORTC (in Europa) und der RTOG (in den Vereinigten Staaten).

EORTC/RTOG-Klassifikation

Die systematische Klassifikation chronischer Therapiefolgen erfolgte früher fast nur nach der Radiotherapie, selten auch nach Chemotherapie. Die Radioonkologie blickt daher auf eine langjährige Erfahrung im Umgang mit radiogenen Spätfolgen zurück. Dazu sind auch mutagene, kanzerogene und kumulative Dosiseffekte an verschiedenen Organen zu rechnen. Zur Klassifikation wurde ursprünglich die EORTC/RTOG-Klassifikation verwendet (Perez und Brady 2007). Spätfolgen nach Chemotherapie wurden bisher nur sporadisch untersucht, es gab dafür keine Systematik. Die bekannten Defizite der EORTC/RTOG-Klassifikation führten schließlich langfristig zu einer kompletten Überarbeitung im Jahr 1992, die nun interdisziplinär von allen onkologisch relevanten Therapiemodalitäten, aber auch bei multimodaler Tumortherapie eingesetzt werden kann.

LENT-SOMA-Klassifikation

Eine Konsensus-Konferenz des National Cancer Institute (NCI) in Kooperation mit zahlreichen onkologischen Studiengruppen definierte 1992 eine erweiterte Systematik zur Erfassung von Späteffekten am Normalgewebe nach Tumortherapie, die LENT-SOMA Klassifikation, die von EORTC und RTOG akzeptiert und inzwischen in klinischen Studien validiert worden ist (Pavy et al. 1995; Rubin et al. 1995). Die Akronyme haben folgende Bedeutung:
– LENT = **L**ate **E**ffects of **N**ormal **T**issues (Späteffekte an Normalgeweben).
– SOMA = **S**ubjective, **O**bjective, **M**anagement, and **A**nalytic Categories (subjektive, objektive, therapiebedingte und analytische Kriterien, die der Beschreibung von eingetretenen Nebenwirkungen dienen).

Die LENT-SOMA-Klassifikation berücksichtigt alle durch onkologische Therapiemaßnahmen ausgelösten Spätfolgen, d. h. auch solche, die von Medikamenten und chirurgischen Maßnahmen ausgelöst werden. Dies ist von Bedeutung, da bisher keine Systematik zur Beurteilung von Späteffekten nach Operation oder nach Chemotherapie zur Verfügung stand. Wie andere Klassifikationen definiert LENT-SOMA vier Schweregrade; Grade 0 und Grad 5 kennzeichnen „keine" bzw. „letale Spätfolgen" oder „vollständiges Organversagen" bzw. „Organverlust". Statt der in der EORTC/RTOG-Systematik üblichen Begriffe „mild" (gering/leicht) für Grad 1, „moderate" (mäßig/deutlich) für Grad 2, „severe" (ausgeprägt/schwer) für Grad 3 und „life threatening"

Nr./Kategorie	Grad 0	Grad 1	Grad 2	Grad 3	Grad 4
Subjektiv					
1. Angina pectoris	□	□	Gelegentlich, nur bei ausgeprägter Anstrengung	Bei mäßiger Anstrengung	Bei leichter Anstrengung / In Ruhe
2. Perikardiale Schmerzen	□	Gelegentlich & gering	Zeitweilig & erträglich	Dauerhaft & intensiv	Unbeeinflussbar & sehr quälend
3. Palpitation	□	Gelegentlich	Zeitweilig	Dauerhaft	Unbeeinflussbar
4. Dyspnoe	□	Kurzatmigkeit bei intensiver Anstrengung	Kurzatmigkeit bei leichter Anstrengung	Ruhedyspnoe, schränkt alle Aktivitäten ein	Verhindert jede körperliche Aktivität
5. Knöchelödem	□	–	Asymptomatisch	Symptomatisch	Verhindert Alltagstätigkeit
Objektiv					
1. Knöchelödem	□	□ 1+	□ 2+	□ 3+	□ 4+
2. Kardiomegalie	□	Minimal vergrößerte Herzsilhouette	Vergrößerte Herzsilhouette ohne Lundenstauung	Vergrößerte Herzsilhouette mit geringer Lungenstauung	Vergrößerte Herzsilhouette mit ausgeprägtem Lungenödem
3. Herzrhythmus-Störung	□	Gelegentlich, asymptomatisch	Zeitweilige EKG-Veränderungen	Dauerhaft EKG-Veränderungen	Unbeeinflussbare Veränderungen
4. Herzinsuffizienz	□	Asymptomat. Verminderung Herzauswurfleistung in Ruhe um ≤ 20 % vom Ausgangswert	Abnahme der Herzauswurfleistung in Ruhe um > 20 % vom Ausgangswert	Reversible Herzinsuffizienz	Irreversible Herzinsuffizienz
5. Myokardischämie	□	Veränderung unter Belastung, Normalbefund im Ruhe-EKG	Asymptomische ST- und T-Wellenänderung o. Belastung	Angina ohne Infarktzeichen	Akuter Myokardinfarkt
6. Perikard-Erkrankung	□	Asymptomatischer Erguss	Reiben, Thoraxschmerzen, EKG-Veränderung	Tamponade	Konstriktion
Management = Therapie					
1. Schmerzen (Perikarditis)	□	Gelegentlich nicht zentral wirksame Analgetika	Regelmäßig nicht zentral wirksame Analgetika	Regelmäßig zentral wirksame Analgetika	Koronare Bypass-OP
2. Angina	□	Vorhanden, keine Therapie	Nitroglycerin bei Bedarf	Lang wirksame Medikamente / PTCA notwendig (*)	Koronare Bypass-OP
3. Perikardiale Erkrankung	□	–	Vorhanden, keine Therapie	Perikardiozenthese	Perikardektomie
4. Herzrhythmus-Störung	□	–	–	Medikamentöse Therapie	Monitoring notwendig oder Kardioversion
5. Herzinfarkt	□	–	–	Medikamentöse Therapie / PTCA notwendig (*)	Koronare Bypass-OP

Nr.	Parameter	Befund / Grad		Medikamentöse Therapie	Herztransplantation
6.	Herzinsuffizienz	□	–	□	□

Analyse = Diagnostik

Nr.	Parameter	□	–	Abnormal, < 20 % reduzierte links-ventrikuläre Herzauswurfleistung in Ruhe	20–40 % reduzierte links-ventrikuläre Herzauswurfleistung in Ruhe	< 40 % reduzierte links-ventrikuläre Herzauswurfleistung in Ruhe	Herztransplantation
1.	Radionuklidventrikulographie			□	□	□	–
2.	Belastungstest	□ nein □ ja, Datum:	Beurteilung von Puls, Blutdruck und EKG Veränderungen/pathologischer Befund:				□ nein □ ja
3.	Belastungstest	□ nein □ ja, Datum:	Beurteilung des Koronararterienblutflusses/pathologischer Befund:				□ nein □ ja
4.	Thallium-Szintigraphie	□ nein □ ja, Datum:	Beurteilung der Myokardperfusion (Perfusionsszintigramm)/pathologischer Befund:				□ nein □ ja
5.	Koronarangiographie	□ nein □ ja, Datum:	Beurteilung der Anzahl an involvierten Gefäßen und Stenosen/pathologischer Befund:				□ nein □ ja
6.	PTCA (*)	□ nein □ ja, Datum:	Beurteilung der Anzahl an involvierten Gefäßen und Stenosen/pathologischer Befund:				□ nein □ ja

(*) zusätz ich eingefügte Parameter

Abbildung 3. SOMA Klassifikation – Beurteilung der Spättoxizität am Herzen (nach „LENT SOMA scales for all anatomical sites", Radiotherapy & Oncology 35: 17–60 (1995) und Int J Radiat Oncol Biol Phys 31: 1049–1091 (1995).
© EORTC/RTOG, Deutsche Übersetzung und Modifikation für die Deutsche Hodgkin-Lymphom-Studiengruppe (DHSG) von Prof. Dr. M. Heinrich Seggenschmiedt, Essen.

Nr./Kategorie	GRAD 0	GRAD 1	GRAD 2	GRAD 3	GRAD 4
Subjektiv					
1. Husten	□	□ Gelegentlich	□ Zeitweilig	□ Dauerhaft	□ Hartnäckig
2. Atemnot	□	□ Atemnot bei intensiver Anstrengung	□ Atemnot bei leichter Belastung	□ Atemnot in Ruhe, Behinderung aller Aktivitäten	□ Verhindert jede physische Aktivität
3. Brustschmerz – Engegefühl	□	□ Gelegentlich und gering	□ Zeitweilig und erträglich	□ Dauerhaft und intensiv	□ Hartnäckig und quälend
Objektiv					
1. Lungenfibrose	□	□ Pathologischer Röntgenbefund	□ > 25–50 % reduziertes Atemvolumen und/oder Diffusionskapazität	□ Konfluierende Verdichtungen im Röntgenbild beschränkt auf das Bestrahlungsfeld	□ Dichte Fibrose, ausgeprägte Narben und Verziehung der normalen Lunge
2. Lungenfunktion	□	□ 10–25 % reduziertes Atemvolumen und/oder Diffusionskapazität	□ > 25–50 % reduziertes Atemvolumen und/oder Diffusionskapazität	□ > 50–75 % reduziertes Atemvolumen und/oder Diffusionskapazität	□ > 75 % reduziertes Atemvolumen und/oder Diffusionskapazität
Management = Therapie					
1. Schmerzen	□	□ Gelegentlich nicht zentral wirksame Analgetika	□ Regelmäßig nicht zentral wirksame Analgetika	□ Regelmäßig zentral wirksame Analgetika	□ Chirurgische Therapie
2. Husten	□	□ –	□ Nicht zentral wirksame Antitussiva	□ Zentral wirksame Antitussiva, zeitweilig Kortikosteroide	□ Beatmung, andauernd Kortikosteroide
3. Atemnot	□	□ –	□ Gelegentlich O_2 Gabe	□ Andauernd O_2 Gabe	□ –
Analyse = Diagnostik					
1. Lungenfunktionstest	□	□ Verminderung auf > 75–90 % des prätherapeutischen Wertes	□ Verminderung auf > 50–75 % des prätherapeutischen Wertes	□ Verminderung auf > 25–50 % des prätherapeutischen Wertes	□ Verminderung auf ≤ 25 % des prätherapeutischen Wertes
2. Diffusionskapazität	□	□ Verminderung auf > 75–90 % des prätherapeutischen Wertes	□ Verminderung auf > 50–75 % des prätherapeutischen Wertes	□ Verminderung auf > 25–50 % des prätherapeutischen Wertes	□ Verminderung auf ≤ 25 % des prätherapeutischen Wertes
3. % O_2/CO_2-Sättigung	□	□ > 70 % O_2, ≤ 50 % CO_2	□ > 60 % O_2, ≤ 60 % CO_2	□ > 50 % O_2, ≤ 70 % CO_2	□ ≤ 50 % O_2, > 70 % CO_2
4. CT/MR	□ nein	□ ja, Datum:	Beurteilung von Lungenvolumen und Fibrosezonen/pathologischer Befund:		□ nein □ ja
5. Perfusionsszintigramm	□ nein	□ ja, Datum:	Beurteilung von pulmonalem Blutfluss und Alveolarfunktion/pathologischer Befund:		□ nein □ ja
6. Bronchial-Lavage	□ nein	□ ja, Datum:	Beurteilung von Zellen und Zytokinen/pathologischer Befund:		□ nein □ ja

Abbildung 4. LENT-SOMA Klassifikation – Beurteilung der Spättoxizität an der Lunge (nach „LENT SOMA scales for all anatomical sites", Radiotherapy & Oncology 35: 17–60 (1995) und Int J Radiat Oncol Biol Phys 31: 1049–1091 (1995). Deutsche Übersetzung und Modifikation für die Deutsche Hodgkin-Lymphom-Studiengruppe (DHSG) von Prof. Dr. M. Heinrich Seegenschmiedt, Essen.
© EORTC/RTOG,

Akute Nebenwirkungen im Verlauf der Radio(chemo)therapie (CTC-Dokumentation)

Familienname _____ Studie _____
Vorname _____ Vorbehandlung _____
Geburtsdatum ____ . ____ . ____ Datum der Erhebung ____ . ____ . ____

Nr.	Kriterium/Datum									Bemerkungen
	HAUPTKATEGORIE									
01	Laborparameter									
02	Gastro-Intestinaltrakt									
03	Herz/Kreislauf									
04	Lunge/Atmungsorgane									
05	Niere/Blase									
06	Nervensystem									
07	Endokrines System									
08	Sinnesorgane									
09	Haut/Allergie									
10	Allgemeinsymptome									
11	Fieber/Infektion									
12	Allgemeinzustand									
Nr.	**SUBKATEGORIE**									
Nr.	**SPEZIELLE THERAPIE**									
	HANDZEICHEN (Arzt)									

Bemerkungen:

Abbildung 5. CTC-Dokumentation von akuten Nebenwirkungen am Normalgewebe (nach der modifizierten CTC-Klassifikation der AIO/ARO/ADT).

Akute Nebenwirkungen im Kopf-Hals-Bereich

Name: .... Geb. Dat.: ....
Diagnose: .... Therapie: ....
Vorbestrahlung: .... Rauchen: .... Alkohol: .... Supportiva: .... [ ] PEG

CTC Code	Toxizität/Grad	vor RT-Beginn	1	2	3	4	5	6	≤ 90 Tage nach RT
01	Labor (Auswahl)								
01.01	Leukozyten (x 10^9/l) Thrombozyten (x 10^9/l) Hämoglobin (g/100 ml)								
01.03	Kreatinin Harnstoff (mg%)								
01.04	Bilirubin Transaminasen Alkal. Phosphatase								
01.05	Calcium (mmol/l) Kalium (mmol/l) Natrium (mmol/l)								
09.04	Haut/Unterhaut								
N	Kopf-Hals								
N	Supraklavikulargrube								
03.09	Lymphödem Hals/submental								
02	Mundhöhle/Rachen/ Kehlkopf								
02.05	Pharynx/Schluckakt								
02.10	Schleimhaut-Mundhöhle								
02.11	Speicheldrüsen								
06.09	Geschmack								
04.10	Kehlkopf/Stimmfunktion								
N	Andere								
08.01	Ohr/Hörvermögen								
08.06R	Otitis								
08.02	Auge/Sehvermögen								
08.03	Konjunktivitis/Keratitis								
08.04	„Trockenes Auge"								
08.07	Nase/Geruch								
N	RM (Halsmark)								
10	Allgemeinzustand								
N	Mundpflege/Hygiene								
10.01	Appetit								
10.03	Gewichtsverlust								
11.01	Körpertemperatur								
12.01	WHO-/AJCC-/ECOG- Karnofsky-Status								
N	Subj. Lebensqualität								

Kommentar:

Abbildung 6. CTC-Dokumentation – Akute Nebenwirkungen im Kopf-Hals-Bereich (bei Radio(chemo)therapie von Kopf-Hals-Tumoren bzw. zervikalen Lymphknoten).

Chronische Nebenwirkungen im Verlauf der Radio(chemo)therapie (LENT-SOMA Dokumentation)

Familienname	_____	Studie	_____
Vorname	_____	Vorbehandlung	_____
Geburtsdatum	____ . ____ . ____	Datum der Erhebung	____ . ____ . ____

Nr.	HAUPTKATEGORIE	S	O	M	A	Nr.	HAUPTKATEGORIE	S	O	M	A
◆	Zentralnervensystem					◆	Gastrointestinal-Trakt				
01	Gehirn					18	Ösophagus				
02	Rückenmark					19	Magen				
03	Männliche gonaden					20	Dünndarm/Dickdarm				
04	Weibliche Gonaden					21	Rektum				
05	Hormon. Achse – Nebenniere					22	Leber				
◆	HNO- u. Gesichtsbereich					◆	Knochen, Muskel, Haut				
06	Auge					33	Muskulatur/Weichteile				
07	Ohr					34	Periphere Nerven				
08	Mund-/Phyrynxschleimhaut					35	Wachsender Knochen				
09	Speicheldrüsen					36	Reifer Knochen				
10	Mandibula					37	Knochenmark				
11	Zähne					38	Haut/Subkutangewebe				
12	Larynx										
13	Schilddrüse/hormonelle Achse										
◆	Brust					◆	Gefäße				
14						16					
◆	Herz					◆	Lunge				
15						17					
◆	Urogenitalbereich (UG)					◆	Gynäkologie (GYN)				
23	Niere					28	Vulva				
24	Ureter					29	Vagina				
25	Harnblase/Urethra					30	Uterus/Zervix				
26	Hoden					31	Ovar/Reproduktion				
27	Sexuelle Dysfunktion – Mann					32	Sexuelle Dysfunktion – Frau				
Nr.	**SUBKATEGORIEN**	**S**	**O**	**M**	**A**	**Nr.**	**SUBKATEGORIEN**	**S**	**O**	**M**	**A**

Bemerkungen:

Arzt (Unterschrift)

Abbildung 7. LENT-SOMA – chronische Nebenwirkungen am Normalgewebe (Formblatt).

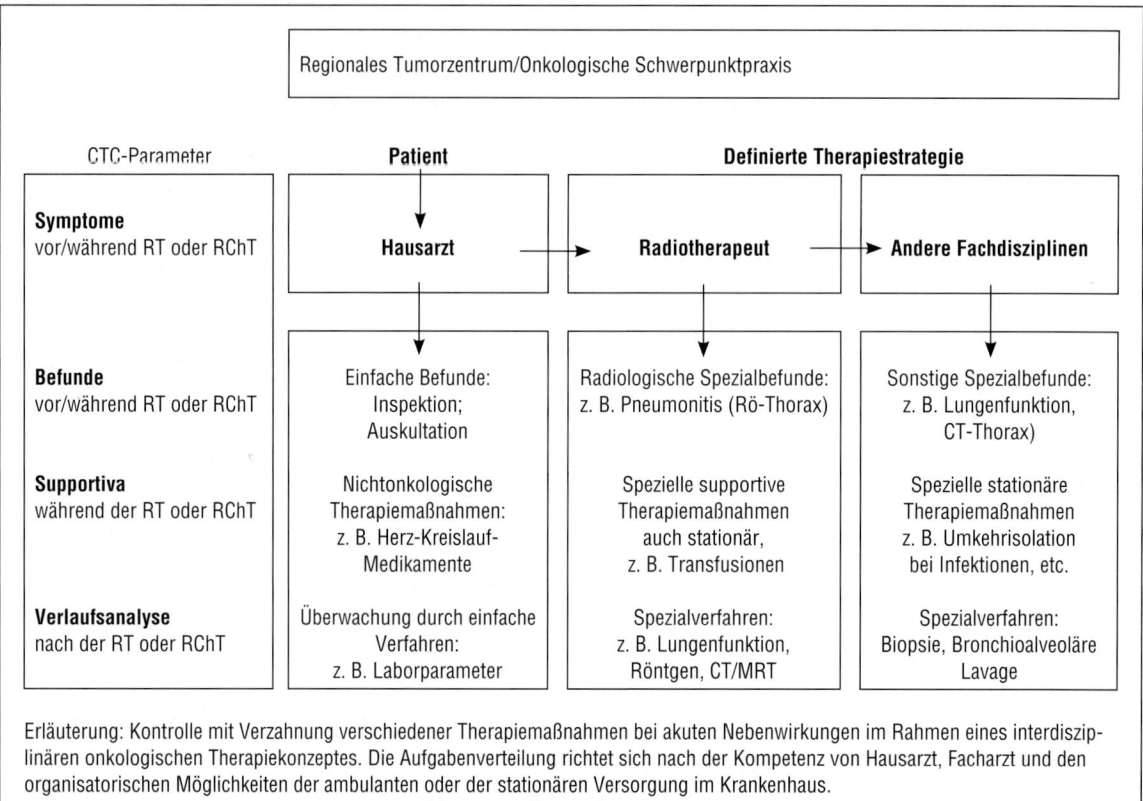

Abbildung 8. Interdisziplinäre Therapie von Nebenwirkungen in der Tumortherapie.

(lebensbedrohlich) für Grad 4 wurden zusätzlich organspezifische Modifikatoren eingeführt. Außerdem wurden die vier SOMA-Kategorien definiert:
– **S**ubjektiv: Beschreibung spezieller Symptome durch subjektive Angaben des Patienten, z. B. hinsichtlich Intensität und Frequenz von Nebenwirkungen;
– **O**bjektiv: Beschreibung objektiver Befunde nach körperlicher Untersuchung, Bildgebung oder relevanten Laborwerten. Typische Beispiele sind ein Ödem (objektiv erkennbar), Gewichtsverlust (messbar), Organschäden (radiologisch/pathophysiologisch erkennbar) oder morphologische Organstörungen (z. B. Biopsie).
– **M**anagement: Beschreibung der Therapierbarkeit von Nebenwirkungen mittels spezifischer Maßnahmen, z. B. Analgetika (peripher wirksame Nicht-Opioide versus zentral wirksame Opioide). Bei medikamentösen Maßnahmen ist ein geringerer Grad an Nebenwirkungen anzunehmen als bei chirurgischer Intervention.
– **A**nalytic: Analyseverfahren zur Quantifizierung und Validierung eingetretener Spätfolgen (Bildgebung inkl. Computertomographie und Kernspinto-

mographie, EEG, EKG, Lungenfunktion, Laborwerte etc.). Diese Befunde können in ihrem Ausmaß vom subjektiven oder objektiven Schweregrad und den Therapiemaßnahmen (SOM-Kategorien) abweichen. Geeignete Analyseverfahren zur Erfassung von Spätfolgen müssen für bestimmte Organe noch etabliert und validiert werden.

Das LENT-SOMA-System erfasst prinzipiell keine Sekundärmalignome, denn dafür sind Spezialregister sinnvoll. Die Klassifikation ist aufwendig und es bestehen noch Unschärfen, die durch Erläuterungen zu verbessern sind, doch ist die Kritik an Details gegenüber der Chance für eine interdisziplinäre Verständigung über organspezifische Spätfolgen nach onkologischer Therapie zu vernachlässigen, zumal bereits ein breiter internationaler Konsens vorliegt.

Bei der LENT-SOMA-Klassifikation sind verschiedene Regeln zu beachten:
1. Wenn möglich, sollten numerische Angaben gemacht werden, damit keine Rohdaten verloren gehen, z. B. Angabe des exakten Gewichtes, des Hämoglobin-Niveaus usw.

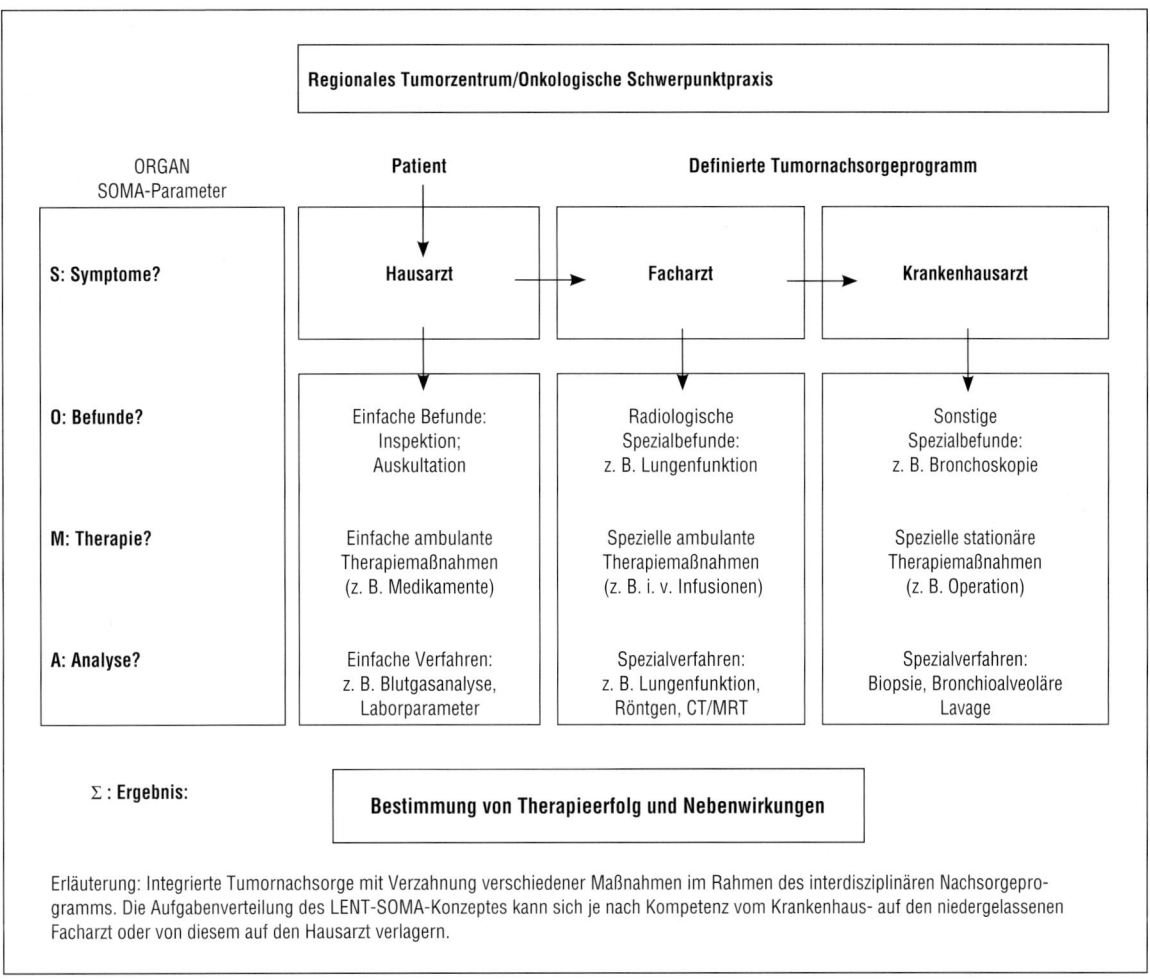

Abbildung 9. LENT-SOMA-Konzept in der interdisziplinären Tumornachsorge.

2. Alle Werte sind in Relation zum Ausgangswert zu beurteilen, z. B. Stuhl- und Miktionsfrequenz; auch das Körpergewicht ist relativ zur Körpergröße zu bewerten.

3. Gleiche Effekte können durch verschiedene Faktoren ausgelöst werden; so kann z. B. die Harnentleerung durch gestörte Innervation des Blasensphinkters (z. B. Operationsfolge) oder geringere Blasenkapazität bei Fibrose (z. B. radiogene Folge) bedingt sein.

4. Zur besseren Validierung sind einige Daten genauer anzugeben, z. B. zeitliche Angaben: Rubin et al. (1995) definiert „occasional" als monatlich (> wöchentlich), „intermittent" als „wöchentlich", „persistent" als täglich und „refractory" als konstant bzw. ständig.

5. Unscharfe und subjektive Angaben zur Schmerzintensität können durch Angabe des Einsatzes und der jeweiligen Stärke des verabreichten Analgetikums besser differenziert werden: periphere Analgetika (Nicht-Opioide) signalisieren niedrigere Schweregrade (Grad 1–2) als die Anwendung leichter (Grad 3) oder sehr starker Opioide (Grad 4).

6. Maßnahmen zur Minderung von Nebenwirkungen bestimmen auch den Schweregrad: dem Einsatz oraler Medikamente wird ein geringerer Nebenwirkungsgrad (Grad 2) zugeordnet als intravenösen (Grad 3), intensivmedizinischen oder auch invasiven bzw. chirurgischen Maßnahmen (Grad 4).

In einzelnen Kategorien werden spezielle Erklärungen in Fußnoten vorgeschlagen. Sie sind zwar nicht Teil der offiziellen LENT-SOMA-Klassifikation, wurden aber von Experten anhand von Literaturrecherchen empfohlen, um stärker differenzierende bzw. quantifizierende Aspekte bei den einzelnen Organsystemen zu berücksichtigen. Als klinische Beispiele sind in diesem Kapitel die SOMA-Klassifikation für „Herz" (Abbildung 3) und „Lunge" (Abbildung 4) dargestellt.

Die ganze LENT-SOMA-Klassifikation (Tabelle VII) ist unter http://www.zuckschwerdtverlag.de/service/fuer-buchkaeufer.html abzurufen). Viele klinische Studien benutzen die LENT-SOMA-Klassifikation, da sie der ursprünglichen EORTC/RTOG-Klassifikation in vielen Details überlegen ist. Eine englisch-deutsche Version liegt vor und bietet praktische Hilfestellung im Alltag, speziell für die Konzeption und Begleitung von Patienten in (inter)-nationalen klinischen Studien (Seegenschmiedt 1998).

Praktische Aspekte der Dokumentation

Einige standardisierte Dokumentationsbögen erleichtern die systematische Erfassung von Nebenwirkungen. Für multizentrische Studien können die relevanten Haupt- und Subkriterien der Klassifikationen zusammengefasst werden: entsprechende Dokumentationsformate nach CTC für alle Organe (Abbildung 5) und topographische Dokumentationen, z. B. für den Kopf-Hals-Bereich (Abbildung 6), sowie nach LENT-SOMA für alle Organe (Abbildung 7) sind als praktische Anregung für den klinischen Alltag zu verstehen; sie sind bisher nicht als Standard etabliert. Durch Ankreuzen von ja/nein bzw. Zahlenangabe 1 bis 4 für Schweregrade lassen sich Nebenwirkungen und Folgezustände zeitgerecht dokumentieren. In „Freifeldern" können neben den Hauptkriterien auch organspezifische Subkriterien erfasst werden. Führende Symptome und notwendige Therapiemaßnahmen werden im Einzelfall als „Bemerkung" oder mit „Kommentar" erfasst. Soll der Zusammenhang zwischen einer Nebenwirkung und einer Therapie definiert werden; wird das WHO-Konzept in sechs Stufen verwendet (Abbildung 6).

Zeitlicher Bezug

Die Dokumentation von Nebenwirkungen richtet sich immer auf den objektivierbaren Zustand des Patienten zum aktuellen Zeitpunkt der Untersuchung, nicht nach dem klinischen Verlauf bzw. dem durchschnittlichen Schweregrad im Beobachtungsintervall. Bei der Beurteilung der Organtoxizität nach CTC- oder LENT-SOMA-Klassifikation ist bei mehreren Einzelkriterien immer der am stärksten ausge-

prägte (schwerste) Teilaspekt für die Beurteilung des Schweregrades im jeweiligen Hauptkriterium ausschlaggebend. Eine vergleichende Verlaufsbeurteilung ist immer dann möglich, wenn alle Angaben zu einzelnen Nebenwirkungen auch durch die Angabe des Datums und durch die Unterschrift des Untersuchers bestätigt werden. Wünschenswert ist daher auch die Dokumentation vor der Einleitung von onkologischen Therapiemaßnahmen.

Spezielle Probleme bei der Dokumentation

In der klinischen Praxis kann sich bei der Bewertung von akuten oder chronischen Nebenwirkungen und Folgezuständen eine ganze Reihe von Schwierigkeiten ergeben:

– Labortechnisch und physiologisch messbare pathologische Auswirkungen oder mittels Bildgebung bzw. durch Funktionsuntersuchung nachgewiesene Effekte können für den Betroffenen klinisch stumm bleiben (z. B. radiogene Pneumonitis).

– Manche organspezifischen Symptome sind nur semiquantitativ oder phänomenologisch zu erfassen (z. B. Mundtrockenheit) und müssen durch subjektive Begriffe (attributive oder adjektivische Ergänzungen, wie z. B. leicht, mäßig, ausgeprägt etc.) charakterisiert werden; dies bedingt eine Unschärfe der Gradeinteilung.

– Für manche Organ(systeme)e ist nur die Erfassung von akuten Nebenwirkungen oder von chronischen Therapiefolgen relevant (z. B. radiogen bedingte Weichteil- und Knochenveränderungen).

– Bei manchen Organ(system)en können sich die akuten und chronischen Strahleneffekte überlappen oder miteinander vermischen (z. B. bei Folgestörungen der Speicheldrüse in der Pharynx- und Larynxregion); dies trifft insbesondere dann zu, wenn pathophysiologische und funktionelle Gesichtspunkte in die Beurteilung einfließen.

– Nur bei detaillierter Definition von Kategorien und Graden ist die Dokumentation einheitlich und vergleichbar; diese Reproduzierbarkeit muss in Zukunft durch schärfere Definitionen und zusätzliche erläuternde Bemerkungen (Fußnoten) verbessert werden.

Anwendung im Rahmen der onkologischen Nachsorge

Der Radioonkologe hat eine rechtliche Verpflichtung zur onkologischen Nachsorge und trägt die Verantwortung für radiogene Spätfolgen (Hermann 1999); daher ist er auch selbst für die Durchführung

Tabelle VIII. Beurteilung des Kausalzusammenhangs von Nebenwirkungen und Therapie (nach WHO).

Nr.	Kategorie	Definition (englisch)	Definition (deutsch)
1	Certain/Sicher	A clinical event, including laboratory test abnormality, occuring in a plausible time relationship to drug administration, and which cannot be explained by concurrent disease or other drugs or chemicals. The response to withdrawal of the drug ("dechallenge") should be clinically plausible. The event must be definitive pharmacologically or phenomeno-logically, using a satisfactory rechallenge procedure if necessary	Ein klinisches Ereignis, inklusive Laborwertabweichung, das in einem zeitlich plausiblen Zusammenhang zu der Verabreichung des Medikaments steht, und das weder durch die zugrunde liegende(n) Erkrankung(en) noch durch andere Medikamente oder chemische Substanzen erklärt werden kann. Die Reaktion beim Absetzen des Medikaments ("Auslassversuch") sollte klinisch ebenfalls plausibel sein. Das Ereignis muss pharmakologisch oder phänomenologisch eindeutig sein; gegebenenfalls ist ein erneuter hinreichender Expositionsversuch zu unternehmen.
2	Probable – Likely/Wahrscheinlich	A clinical event, including laboratory test abnormality, with a reasonable time sequence to administration of the drug, unlikely to be attributed to concurrent disease or other drugs or chemicals, and which follows a clinically reasonable response on withdrawal ("dechallenge"). Rechallenge information is not required to fulfil this definition.	Ein klinisches Ereignis, inklusive Laborwertabweichung, das in einem zeitlich angemessenen Zusammenhang zu der Verabreichung des Medikaments steht, und das wahrscheinlich nicht durch die zugrunde liegende(n) Erkrankung(en), andere Medikamente oder chemische Substanzen erklärt werden kann. Die Reaktion beim Absetzen des Medikaments ("Auslassversuch") ist klinisch angemessen. Informationen über einen erneuten Expositionsversuch sind nicht notwendig, um dieser Definition zu genügen.
3	Possible/Möglich	A clinical event, including laboratory test abnormality, with a reasonable time sequence to administration of the drug, but which could also be explained by concurrent disease or other drugs or chemicals. Information on drug withdrawal (dechallenge) may be lacking or unclear.	Ein klinisches Ereignis, inklusive Laborwertabweichung, das in einem zeitlich angemessenen Zusammenhang zu der Verabreichung des Medikaments steht, das aber auch durch die zugrunde liegende(n) Erkrankung(en), andere Medikamente oder chemische Substanzen erklärt werden kann. Weitere Informationen zur Reaktion auf das Absetzen des Medikaments ("Auslassversuch") fehlen oder sind unklar
4	Unlikely/Unwahrscheinlich	A clinical event, including laboratory test abnormality, with a temporal relationship to drug administration, which makes a causal relationship improbable, and in which other drugs, chemicals or underlying disease provide plausible explanations.	Ein klinisches Ereignis, inklusive Laborwertabweichung, das in einem zeitlichen Zusammenhang zur Verabreichung des Medikaments steht, der aber einen kausalen Zusammenhang unwahrscheinlich macht, und bei dem andere Medikamente oder chemische Substanzen oder die zugrunde liegende(n) Erkrankung(en) auch plausible Erklärungen für das Ereignis bieten
5	Condition unclassified/Ungeklärt	A clinical event, including laboratory test abnormality, reported as an adverse reaction, about which more data is essential for a proper assessment or the additional data are under examination.	Ein klinisches Ereignis, inklusive Laborwertabweichung, über das als ungünstige Reaktion berichtet wird, bei dem aber noch mehr Daten erforderlich sein müssen, um eine geeignete Beurteilung abzugeben oder bei der die zusätzlichen Daten gerade noch geprüft werden.
6	Unassessible – Unclassifiable/ Nicht erklärbar – Nicht klassifizierbar	A report suggesting an adverse reaction which cannot be judged because information is insufficient or contradictory, and which cannot be supplemented or verified.	Ein Bericht, der eine ungünstige Reaktion unterstellt, über den aber kein Urteil abgegeben werden kann, da die Informationen unzureichend oder widersprüchlich sind, und der nicht unterstützt oder bestätigt werden kann.

der Nachsorge verantwortlich. Trotzdem übernehmen aus den verschiedensten Gründen zunehmend Allgemein- und Fachärzte die Aufgaben der Nachsorge und damit auch die langfristige Beurteilung des Therapieerfolges und Erfassung von Spätfolgen. Hier ist der Radioonkologe gut beraten, wenn er in seinem Abschlussbericht auf die Notwendigkeit der Nachsorge hinweist und genaue Angaben zu den möglichen organspezifischen Folgen macht; sicher ist dabei auch die Bitte um Wiedervorstellung bei besonderen Umständen gerechtfertigt. In letzter Zeit haben sich bei vielen soliden Tumoren einfache klinische Nachsorgekonzepte gegenüber technisch überfrachteten Untersuchungsprogrammen durchgesetzt.

Die Erfassung von chronischen Nebenwirkungen und Spätfolgen nach onkologischer Therapie gewinnt zunehmend Bedeutung beim Design multizentrischer Studien für Patienten, die ein langfristiges Überleben erzielen. Die LENT-SOMA-Klassifikation bietet sich auch als interdisziplinär und international ausgerichtete Dokumentation an für die Evaluation von onkologischen Therapien, bei denen nicht die Effzienz der Therapie, sondern vor allem die Verminderung von langfristigen Therapiefolgen und die Verbesserung der Lebensqualität entscheidend ist, wie zum Beispiel bei den Studien der Deutsche Hodgkin-Lymphom-Studiengruppe (DHSG 1999; 2003), die das LENT-SOMA-Konzept prospektiv in den HD10- bis HD15-Studien evaluiert, und zwar in Bezug auf die Kardio- und Pulmotoxizität ebenso wie auch auf Fertilitätsstörungen parallel zur Erfassung der allgemeinen Lebenssituation und der Lebensqualität (Aaronson 1993) .

Zusammenfassung

Insgesamt ist es für den Radioonkologen wichtig, sämtliche therapie-, krankheits- und tumorbedingten Effekte im Verlauf einer onkologischen Therapie klinisch genau zu beobachten und möglichst sicher voneinander abzugrenzen. Die therapiebedingten Nebenwirkungen, die im Rahmen von interdisziplinären Therapiekonzepten auftreten, sind immer gemeinsam von allen beteiligten Disziplinen zu verantworten und daher von allen Ebenen sachgerecht zu betreuen, dies gilt nicht nur für die Dokumentation und Behandlung

von akuten Nebenwirkungen (Abbildung 8), sondern auch für alle möglichen chronischen Therapiefolgen (Abbildung 9). Dabei sollte ohne gegenseitige Vorhaltungen immer wieder versucht werden, den genauen Zusammenhang zur onkologischen Therapie oder anderen Begleitumständen zu erklären. Der kausale Zusammenhang zwischen dem einzelnen klinisch beobachteten Effekt und der durchgeführter Therapie kann – wie oben ausgeführt – nach den WHO-Kriterien klassifiziert werden, was allerdings nicht immer zu einer hinreichenden Lösung beiträgt. Im Zweifelsfall sollten in klinischen Studien spezielle Meldebögen zur Erfassung unerwünschter Ereignisse bzw. Arzneimittelwirkungen nach Chemotherapie und/oder Radiotherapie eingesetzt werden, um systematisch weitere Erkenntnisse für künftige Therapiebedingungen zu gewinnen.

Die exakte Anamnese, gute klinische Beobachtung und stetige Aufmerksamkeit zur Wahrnehmung von relevanten Nebenwirkungen bleibt neben der exakten Dokumentation und kontinuierlichen Analyse eine interdisziplinäre Aufgabe für alle onkologische Disziplinen und ist auch ein besonders wichtiger Teilbereich im Qualitätsmanagements in der Radioonkologie (spezielles Risk-/Fehlermanagement).

Schlüsselliteratur

CTCAE-Criteria (Version 3.0):
   http://www.ctep.cancer.gov/reporting/ctc.html
Emami B, Lyman J, Brown A et al: Tolerance of normal tissue to therapeutic irradiation. Int J Radiat Oncol Biol Phys 21 (1991) 109–122
LENT-SOMA Criteria:
   http://www.rtog.org/members/toxicity/soma.html.
Seegenschmiedt MH, Müller RP, Höffken K et al: Common Toxicity Criteria: Dokumentation von Nebenwirkungen in der Onkologie. Dtsch Ärzteblatt 96 (1999) A 489–95
Seegenschmiedt MH, Müller RP, Höffken K et al: LENT-SOMA-Kriterien. Interdisziplinäre Bewertung von langfristigen Therapiefolgen in der Onkologie. Dtsch Ärzteblatt 97 (2000) A 2395–2401

Gesamtliteratur

Aaronson NK, Ahmedzai S, Bergman B et al: The European Organization for Research and Treatment of Cancer QLQ-C30: A quality-of-life instrument for use in international clinical trials in oncology. J NCI 85 (1993) 365–375
Commission for the European Communities: Note for guidance – Good clinical practice for trials on medical products in the European Community. Az. III/3976/88 1990

CTCAE-Criteria (Version 3.0):
   http://www.ctep.cancer.gov/reporting/ctc.html
Deutsche Hodgkin-Lymphom-Studiengruppe: HD13-, HD14- und HD15-, Studienprotokolle zur Behandlung des Hodgkin-Lymphoms. Medizinische Klinik I Köln 2003
Emami B, Lyman J, Brown A et al: Tolerance of normal tissue to therapeutic irradiation. Int J Radiat Oncol Biol Phys 21 (1991) 109–122
Fajardo LG: Morphology of radiation effects on normal tissues (chapter 4). In: Perec CA, Brady LW (eds) Principles and practice of radiation oncolog. Lippincott-Raven, Philadelphia (1997) 143–154
Gutjahr P: Krebs bei Kindern und Jugendlichen. Deutscher Ärzte Verlag Köln 1999
Hermann T: Nachsorge von Strahlentherapiepatienten Strahlenther Onkol 175 (1999) 88–92
LENT-SOMA Criteria:
   http://www.rtog.org/members/toxicity/soma.html.
Miller AB, Hoogstraten B, Staquet M: Reporting results of cancer treatment. Cancer 47 (1981) 207–214
National Cancer Institute (NCI): Common toxicity criteria. Division of Cancer Treatment Bethesda Maryland (USA) 1988 manual for participants in clinical trials of investigational agents. Cancer therapy evaluation program, Division of Cancer Treatment Bethesda Maryland (USA) 1993

National Cancer Institute (NCI): Investigator's Handbook. A Pavy J, Denekamp, Letschert J et al:. Late effects toxicity scoring: SOMA scale. Int J Radiat Oncol Biol Phys 31 (1995) 1043–1047

Perez CA, Brady LW: Acute radiation morbidity scoring criteria (RTOG). In: Perez CA, Brady LW (eds) Principles and practice of radiation oncology. Lippincott Philadelphia 2007

Perez CA, Brady LW: Late Radiation Morbidity Scoring Criteria (RTOG/EORTC). In: Perez CA, Brady LW (eds) Principles and practice of radiation oncology. Lippincott Philadelphia 2007

Rubin P, Constine L, Fajardo L et al: Overview: late effects of normal tissues (LENT) scoring system. Int J Radiat Oncol Biol Phys 31 (1995) 1041–1042

Seegenschmiedt MH, Sauer R: Systematik der akuten und chronischen Strahlenfolgen. Strahlenther Onkol 169 (1993) 83–95

Seegenschmiedt MH, Haase W, Schnabel K et al: Leitlinien zur Dokumentation von Nebenwirkungen in der Radioonkologie. Strahlenther Onkol 172 (1996) Anhang 9–12

Seegenschmiedt MH (ed) Nebenwirkungen in der Onkologie. Internationale Systematik und Dokumentation. Springer Berlin 1998

Seegenschmiedt MH, Müller RP, Höffken K et al: Common Toxicity Criteria: Dokumentation von Nebenwirkungen in der Onkologie. Dtsch Ärzteblatt 96 (1999) A 489–95

Seegenschmiedt MH, Müller RP, Höffken K et al: LENT-SOMA-Kriterien. Interdisziplinäre Bewertung von langfristigen Therapiefolgen in der Onkologie. Dtsch Ärzteblatt 97 (2000) A 2395–2401

World Health Organisation (WHO): WHO Handbook for reporting results of cancer treatment. World Health Organisation Offset Publication No. 48 Geneva 1979

H. Sack

Aufklärung des Patienten vor einer Strahlenbehandlung

Die Aufklärung des Patienten vor einer geplanten Behandlung gehört zu den wichtigen Aufgaben jeden Arztes und stellt eine ethische Verpflichtung dar. In den letzten Jahren haben sich die Juristen dieses Themas verstärkt angenommen, Gerichte haben Mindestanforderungen an die Aufklärung der Patienten formuliert. Auch gibt es zunehmend mehr Urteile auch höchster Gerichte, in denen Ärzte nur deshalb verurteilt wurden, weil sie eine Aufklärung ihrer Patienten überhaupt nicht durchgeführt, nicht ausreichend dokumentiert haben oder weil die Aufklärung nicht umfassend genug war. Deshalb ist es wichtig, auch zu dieser selbstverständlichen Verpflichtung des Arztes an dieser Stelle einige Hinweise zu geben und Grundsätze aufzuzeigen.

Der ärztliche Aspekt der Aufklärung

Die Aufklärung gehört ohne Zweifel zu den schwierigen ärztlichen Aufgaben. Sie setzt eine hohe fachliche Qualifikation ebenso voraus wie Einfühlungsvermögen in die individuelle Situation des Patienten und seiner Familie. Die Kunst der Gesprächsführung haben viele Ärzte nicht erlernt, sie machen deshalb vermeidbare Fehler. Denn das meist am Anfang einer längeren Beziehung zwischen Arzt und Patient stehende Gespräch ist und wird ein wesentlicher Faktor für die Vertrauensbildung. Dabei soll der Patient Partner werden und nicht Objekt der Behandlung bleiben. Er soll wissen und verstehen können, was mit ihm geschieht und die Möglichkeit besitzen, sich dazu zu äußern, zu fragen und auch unter verschiedenen Behandlungsmethoden mit unterschiedlichen Belastungen oder Folgen zu wählen. Zu bedenken sind spezielle Verhaltensmuster eines Patienten,

durch intellektuelle Defizite, durch gestörte Bewältigungsmechanismen der kreatürlichen Lebensbedrohung oder der beruflichen Situation.

Der Patient muss um die Natur seiner Krankheit und um deren Prognose wissen, wenn er die Indikation für eine diagnostische oder therapeutische Maßnahme verstehen und mündig in einen Entscheidungsprozess eingebunden werden soll.

Der rechtliche Aspekt der Aufklärung

Zunächst dient die Aufklärung zur Haftungsbefreiung, der Tatbestand einer Körperverletzung wird mit der Zustimmung des Patienten zu einer geplanten Intervention gerechtfertigt. Das Risiko der Behandlung wird auf den Patienten verlagert, oder umgekehrt kommt es zu einer „Beweislastumkehr", wenn die Aufklärung als nicht korrekt oder umfassend bewertet wird. Die Beweislastumkehr bedeutet im Verfahren vor einem Gericht, dass der Arzt nachweisen muss, alles richtig gemacht und seine Behandlung an modernen Standards orientiert zu haben. Die Abwehr von Schadenersatzansprüchen ist auf dem Wege der Aufklärung für den Arzt schwieriger abzuwehren als bei der Behandlungsfehlerhaftung. Bei dieser muss der Patient beweisen, dass der Arzt einen Fehler begangen hat. Auch ist es für das Gericht einfacher, eine Aufklärung zu beurteilen, als ärztliches Fehlverhalten nachzuweisen, weil sich das Gericht auf dem Felde der Aufklärung eher zu Hause fühlt.

Durchführung der Aufklärung

Nach der Auffassung von K. Hitzer (1998) sollte es sowohl zu der universitären Ausbildung des Arztes als auch zur Weiterbildung zum Facharzt gehören, die Aufklärung zu lernen und zu erfahren. Erst wenn der Arzt aufgrund seiner Ausbildung, aufgrund seiner fachlichen Qualifikation und aufgrund seiner

---

Der Inhalt dieses Beitrags beruht im Wesentlichen auf den Referaten, Diskussionen und gemeinsamen Ergebnissen der Arbeitstagung „Rechtsfragen in der Radioonkologie", die 1998 in Essen stattfand. Die im Text zitierten Autoren haben auf dieser Tagung referiert.

Erfahrungen dazu in der Lage ist, sollte er aufklären dürfen. Die Aufklärung gehört zu Hauptpflichten des Arztes und darf keinesfalls eine lästige Nebenpflicht sein. Sie fällt deshalb unter die Organisationspflichten des leitenden Arztes. Die Entscheidung, welcher Arzt das Aufklärungsgespräch führt, ist nicht für den Einzelfall zu treffen, sondern muss allgemein festgelegt werden. Der leitende Arzt muss sich durch Stichproben persönlich davon überzeugen, dass der für die Führung von Aufklärungsgesprächen bestimmte Arzt dieser Aufgabe gewissenhaft nachkommt und die Aufklärungsgespräche von Inhalt und Form her adäquat sind.

Die Aufklärung muss rechtzeitig vor Beginn der Behandlung erfolgen, damit dem Patienten ausreichend Zeit bleibt, seine Entscheidung zu überdenken und sich mit Dritten zu beraten. Grundsätzlich ist das Aufklärungsgespräch spätestens am Vortag des Behandlungsbeginns zu führen. Bewährt hat sich die Stufenaufklärung, bei welcher der Patient in aufeinander folgenden Gesprächen mit der Behandlung und ihren Nebenwirkungen vertraut gemacht wird. Die Zeitdauer für ein solches Gespräch lässt sich nicht festlegen oder empfehlen, weil sie von vielen Faktoren bestimmt wird. In einer Studie der DEGRO (2008) ergab sich als gemessener Mittelwert für die Aufklärung vor der Radiochemotherapie eines Rektumkarzinoms eine Dauer von 54 Minuten.

Der Patient kann auch auf die Aufklärung verzichten; die Verzichterklärung muss eindeutig und ausdrücklich erfolgen. Die Gestaltung des Aufklärungsgesprächs lässt sich nicht normieren. In einer amerikanischen Untersuchung gab die übergroße Zahl der Patienten an, das Gespräch solle „defend medical doctor's rights" (Schreiber 1998). Eine solche Folge der Schadensersatz-Rechtsprechung ist bedauerlich. Das Ziel des Aufklärungsgesprächs, an die wirkliche Situation des Kranken heranzuführen, wurde bereits als eminent ärztliche Aufgabe bezeichnet. Ein Arzt kann und darf seinem Patienten – von sehr wenigen Ausnahmen abgesehen – die Entscheidung für oder gegen eine Behandlung nicht abnehmen.

Arten der Aufklärung

Diagnoseaufklärung

Gerade in der Onkologie muss der Arzt den Patienten über den medizinischen Befund umfassend informieren. Bei der Mitteilung der Diagnose ist eine Schonung des Patienten nicht angebracht, denn der Patient weiß, dass eine Strahlenbehandlung wegen einer Tumorerkrankung durchgeführt wird. Die Diagnose muss nicht in ihrer vollen Tragweite dargestellt werden, damit dem Patienten nicht die notwendige Hoffnung auf die Wirksamkeit der Behandlung und damit die Möglichkeit zur Kooperation genommen wird.

Verlaufs- und Prognoseaufklärung

Wichtig erscheint der eindeutige Hinweis, dass eine Strahlenbehandlung keine Gewähr für eine dauerhafte Heilung bieten kann, dass Rezidive möglich sind und dass es deshalb im ureigensten Interesse des Patienten liegt, sich regelmäßigen und langfristigen Kontrollen durch den Radioonkologen zu unterziehen. Die Prognose muss in geeigneter Form dargestellt werden, die Aufklärung über den Verlauf schließt Art, Umfang und Folgen der geplanten Strahlenbehandlung ein. Der Arzt hat auch zu erläutern, welchen Verlauf die Erkrankung voraussichtlich nehmen wird, wenn die vorgeschlagene Behandlung unterbleibt.

Im Rahmen der Verlaufsaufklärung ist auch über Einzelheiten der Strahlenbehandlung zu informieren, wenn sie bedeutsam sind. So ist beispielsweise nicht nur über die Gesamtdosis zu unterrichten, sondern auch darüber, dass eine Fraktionierung von 5×2 Gy weniger Nebenwirkungen mit sich bringt als eine mit $4 \times 2{,}5$ Gy.

Grundaufklärung

Der vom BGH herausgearbeitete Begriff der Grundaufklärung meint die Aufklärung über die elementaren Risiken und Gefährdungen. Ihr liegt die Überlegung zugrunde, dass nur der Patient, der über alle Risiken, die für seine weitere Lebensführung bedeutsam sein können, aufgeklärt worden ist, die Entscheidungsgrundlagen erhalten hat, um in die ihm empfohlene Behandlung haftungsbefreiend einwilligen zu können. Das Selbstbestimmungsrecht eines Patienten wird verletzt, wenn der Arzt es versäumt, über gravierende, in die Lebensführung stark eingreifende Risiken aufzuklären, auch wenn diese sehr selten sind. Hierzu zählen die Erblindung oder die Querschnittlähmung. Die Haftung eines Arztes wegen einer mangelhaften oder fehlerhaften Grundaufklärung wird auch dann bejaht, wenn der Arzt einen Patienten über eine später eintretende Nebenwirkung der Strahlenbehandlung informiert hat, nicht aber über ein weiteres typisches Risiko, das sich nicht verwirklicht hat.

Risikoaufklärung

Der Aufklärung über die mit der Strahlenbehandlung verbundenen Risiken kommt eine besondere Bedeutung zu. Sie muss über vorübergehende und bleibende Folgen (Frühreaktionen und Spätfolgen) informieren, die sich auch bei Beachtung der größtmöglichen Sorgfalt und einer fehlerfreien Behandlung nicht immer ausschließen lassen. Über typische Risiken ist unabhängig von ihrer Häufigkeit aufzuklären. Bei atypischen Risiken richtet sich die Aufklärung nach der Komplikationsrate und nach der Bedeutung des Risikos für die Entscheidung des Patienten. Die Dokumentation muss besondere Situationen widerspiegeln.

Die Nebenwirkungen, auch die von Arzneimitteln, brauchen nicht medizinisch exakt und nicht in allen Erscheinungsformen genannt zu werden (Schreiber 1998). Die Art und Schwere des Eingriffs soll erkennbar sein. Die Aushändigung eines Aufklärungsbogens allein wird von der Rechtsprechung nicht akzeptiert. Die Rechtsprechung hat auch andere Formen, die Eintragung ins Krankenblatt oder die Ergänzungen auf dem Aufklärungsbogen, nicht nur zugelassen, sondern wertet sie als Ausdruck des persönlichen Engagements und der Sorgfalt hoch.

Sicherungsaufklärung

Die Sicherungsaufklärung soll den Erfolg der Behandlung sichern, sie informiert über das an die Behandlung adäquat angepasste Verhalten des Patienten.

Nachsorgeaufklärung

Der Patient muss darüber informiert werden, wie er sich im Hinblick auf die Wiederherstellung oder Erhaltung seiner Gesundheit nach der Strahlenbehandlung verhalten soll. Zu diesem Zweck sind nicht nur Informationen über das eigene Verhalten, sondern auch deutliche Hinweise auf die Notwendigkeit der Nachsorge durch einen radioonkologisch fachkundigen Arzt zu geben. Dies gilt besonders dann, wenn der Patient im Rahmen einer Studie behandelt wird. Der behandelnde Radioonkologe kann den Patienten nicht dazu zwingen, die Nachsorge anzunehmen. Bei der derzeit bestehenden Rechtslage ist es jedoch ratsam, Patienten und auch die Hausärzte oder die nachbehandelnden Ärzte turnusmäßig anzuschreiben und um Rückmeldung zu bitten. Zu diesem Zweck werden Nachsorgeregister und klinische Krebsregister geführt. Haftungsrechtlich entlastend wirkt nur eine vollständige Dokumentation, aus der sich die Aufklärung über die medizinische Notwendigkeit einer lückenlosen und kompetenten Nachsorge sowie die Risiken einer Nichtbeachtung der Empfehlung ergeben.

Zu den Pflichten des Radioonkologen gehört es, die Ergebnisse seiner Behandlungen kontinuierlich selbst zu verfolgen und sich einen persönlichen Eindruck über die Häufigkeit und Schwere der Nebenwirkungen und die Heilungschancen zu verschaffen. Dies ist insbesondere dann bedeutsam, wenn von einer standardisierten oder durch Leitlinien empfohlenen Behandlung abgewichen wird.

Merkblätter für die Patientenaufklärung und deren Dokumentation

Die Merkblätter beschreiben in einer für den Laien verständlichen Sprache verschiedene Therapieoptionen, den Sinn der vorgeschlagenen Strahlenbehandlung, ihre Vorbereitung, ihre Planung und Durchführung und die Nebenwirkungen und Spätfolgen. Sie sind deshalb eine wichtige Hilfe bei der Gesprächsführung und geben dem Patienten die Informationen in schriftlicher Form für seine eigene Dokumentation und zum späteren Nachlesen. Unverzichtbar bleibt, dass das Aufklärungsgespräch im Krankenblatt festgehalten wird, dass das Merkblatt zu den Akten genommen wird und dass es die Unterschriften des Patienten und des Arztes, gegebenenfalls auch von Angehörigen oder Zeugen enthält.

Zu betonen bleibt, dass das Merkblatt ein Leitfaden für die Gesprächsführung ist, aber nicht das individuelle, auf die Besonderheiten der Situation eingehende Gespräch ersetzt. Dies wird durch handschriftliche Ergänzungen im Merkblatt deutlich, die auch in der Krankenakte festgehalten werden sollen. Dringend empfehlenswert ist es, dem Patienten eine Durchschrift des Aufklärungsbogens und der Einverständniserklärung mit allen Zusätzen und mit den Unterschriften auszuhändigen und sich diese Aushändigung bestätigen zu lassen.

Informed refusal

Wenn ein Patient nach erfolgter Aufklärung nicht in die Behandlung einwilligt, ist dies gesondert zu dokumentieren, am besten auf dem Aufklärungsbogen und in Gegenwart des Patienten. Der Patient darf nicht, auch nicht in bester Absicht, unter Druck oder mit großem Aufwand zu einer Behandlung überredet werden. Der Arzt darf allerdings, er muss sogar zu überzeugen versuchen, wenn er eine Behandlung für angezeigt hält.

Aufklärung bei Behandlungsalternativen

Die Wahl der Behandlungsmethode ist grundsätzlich Sache des Arztes. Stehen für die Behandlung unterschiedliche Therapiemöglichkeiten zur Verfügung, die mit unterschiedlichen Belastungen des Patienten verbunden sind oder unterschiedliche Nebenwirkungen oder Erfolgschancen bieten, muss der Patient selbst prüfen können – unter verständnisvoller Beratung durch den Arzt –, welche Behandlung er bevorzugt.

Über Behandlungsalternativen muss aufgeklärt werden, wenn unterschiedliche Risiken, Risikogruppen oder Nebenwirkungen bekannt sind, wenn verschiedene Fachdisziplinen betroffen sind (operativ oder konservativ) oder wenn sich die zur Wahl stehenden Methoden in ihrer Durchführung deutlich unterscheiden (perkutane oder Brachytherapie).

Aufklärung über die technischen Behandlungsmöglichkeiten

Wenn die in der eigenen Institution zur Verfügung stehenden Behandlungsmöglichkeiten für den Patienten nicht optimal sind, so ist darauf hinzuweisen, die Behandlung in einem anderen, technisch besser ausgestatteten Zentrum durchführen zu lassen. Wenn der Patient trotz dieser Hinweise am Ort behandelt werden möchte, ist dies ebenso gesondert zu dokumentieren wie die Tatsache, dass er auf ein ggf. erhöhtes Risiko hingewiesen wurde. Wenn die Behandlung nicht einem standardisierten Verfahren entsprechend erfolgen kann, muss sie abgelehnt werden.

Gesamtliteratur

Deutsch E, Spickhoff A: Medizinrecht. Springer Heidelberg 2003

Sack H, Pöttgen C, Wehmeyer HG: Rechtsfragen in der Radioonkologie. DEGRO 1998

Wenzel F: Handbuch des Fachanwalts Medizinrecht. Luchterhand 2007

**M. H.
Seegenschmiedt**

Nicht-maligne Erkrankungen

Einführung

Die Strahlentherapie nicht-maligner Erkrankungen hat in den 90er Jahren des letzten Jahrhunderts eine Renaissance erlebt und wird als eigenständiges Kapitel in nationalen (Literatur: Sack et al. 2003; Wannenmacher et al. 2005; Krukemeyer-Wagner 2006) und internationalen Textbüchern zur Strahlentherapie bzw. Radioonkologie (Brady et al. 2007; Tepper und Gunderson 2007) abgehandelt. Inzwischen liegen eigenständige Textbücher zum gesamten Umfang der Strahlentherapie bei nicht-malignen Erkrankungen vor (Order und Donaldson 1998; Seegenschmiedt et al. 2008). Dieses Kapitel orientiert sich im Aufbau an der anatomischen und funktionellen Einteilung der nicht malignen Erkrankungen, die ansonsten unter anderen medizinischen Aspekten recht heterogenen Prinzipien unterliegen können. Das Kapitel gliedert sich in allgemeine Themen (radiobiologische, radiophysikalische und klinische Prinzipien) und mehrere klinische Abschnitte, die eine allgemeine Übersicht zur betreffenden Erkrankung (Epidemiologie, Pathologie, Diagnostik, Einteilung), zu nicht radiotherapeutischen Maßnahmen und zur Radiotherapie mit Ergebnissen bieten.

Historische Aspekte

Nach der Entdeckung der Röntgenstrahlen im Jahr 1895 wurde die Nutzung ionisierender Strahlen zur Behandlung von gutartigen Erkrankungen bereits im März 1896 von Leopold Freund in Wien bei einem Tierfellnävus am Rücken eines Mädchens erfolgreich ausgeführt. Schon 1897 berichtete Gocht bei Tumorpatienten über die Schmerzlinderung durch den Einsatz der Strahlentherapie und 1898 ergänzte Sokoloff diese Erfolge durch gute Ergebnisse der Strahlentherapie bei schmerzhaften „rheumatischen Erkrankungen". 1903 veröffentlichte Freund das erste Strahlentherapie-Lehrbuch: „Grundriss der gesamten Radiotherapie für praktische Ärzte" mit vielen Behandlungsmöglichkeiten bei nicht malignen Erkrankungen. Mit der weiteren Entwicklung der

Bestrahlungsmöglichkeiten und Bestrahlungsgeräte und der Anwendung offener radioaktiver Substanzen weitete sich das Indikationsspektrum rasch auf entzündliche, degenerative und hyperplastische Veränderungen aus. Die Bestrahlung schmerzhafter muskuloskeletaler Erkrankungen hat in Deutschland und Europa bis heute eine lange Tradition (von Pannewitz 1970). Die Verfeinerung der operativen Techniken und die Entwicklung von wirksamen Medikamenten haben nach dem 2. Weltkrieg und ab den 60er Jahren des vorigen Jahrhunderts die Bestrahlung für zahlreiche Krankheitsbilder wieder abgelöst.

In den letzten zwei Dekaden hat die Bestrahlung nicht-maligner Erkrankungen trotzdem weltweit wieder an Bedeutung gewonnen, obwohl sich das Indikationsspektrum und die heute eingesetzten Therapiekonzepte inzwischen sehr verändert haben. Auffallend sind aber deutliche Unterschiede im anglo-amerikanischen, europäischen und deutschsprachigen Raum, die aus gewachsener Tradition und aus einigen Unterschieden in der Organisation und Ausbildung der Strahlentherapie herrühren (Leer et al. 1999; Order und Donaldson 2001). Neue Therapieansätze und verbesserte methodische klinische und Grundlagenforschung gerade aus dem deutschen Sprachraum haben die Reputation und klinische Ansehen der Strahlentherapie auf diesem „alten" und doch zugleich „neuen Gebiet" der Strahlentherapie entscheidend verbessert.

Definition und Einteilung

Die „klassische Gliederung" der bestrahlbaren nicht-malignen Erkrankungen in entzündliche, degenerative, hyperproliferative, funktionelle und sonstige Krankheitsformen (Hess 1980) ist überholt. Die Erkrankungen sind insgesamt viel zu heterogen und werden am besten topographisch oder morphologisch in entsprechende Gruppen eingeteilt. Innerhalb dieser Gruppen ist vor allem der Pathomechanismus von Bedeutung, der zur Erkrankung führt und/oder sie unterhält, aber auch den Schlüssel zur Behandlung mit ionisierenden Strahlen darstellt. Nur wenn sich ein für den Krankheitsprozess wichtiges radiosensitives Target identifizieren lässt, das sich durch eine definierte „Portion an Bestrahlung" in einem bestimmten Krankheitsstadium beeinflussen lässt, kann man auch den radiotherapeutischen Nutzen für das erkrankte Individuum ziehen. Dieser mögliche Nutzen ist aber immer wieder gegen den Nutzen und die Risiken der Strahlentherapie und anderer therapeutischer Optionen abzuwägen.

Rechtfertigende Indikation

Nicht-maligne Erkrankungen weisen zahlreiche Merkmale auf, die berechtigten Anlass zu ihrer Behandlung geben. Sie wachsen invasiv und aggressiv, ohne dabei aber Metastasen zu setzen, wie beim Desmoid/der aggressiven Fibromatose; sie können äußerlich entstellend und funktionell sehr störend sein, wie beim Keloid oder der endokrinen Orbitopathie; sie können sogar lebensbedrohlich sein, wie z. B. beim therapierefraktären Hämangiom der Leber (Kasabach-Merritt-Syndrom) oder dem juvenilen Nasen-Rachen-Fibrom im Gesichtsbereich bei Kindern und Jugendlichen. Auch dann, wenn Erkrankungen die Lebensqualität nachhaltig beeinträchtigen, z. B. durch Schmerzen oder andere gravierende Symptome, oder funktionelle Störungen im Alltag hervorrufen, kann ihre Therapie mit Strahlen bei Versagen oder Nichtverfügbarkeit von anderen Therapiemethoden indiziert sein. Insgesamt steht die Strahlentherapie bei den meisten nicht-malignen

Erkrankungen aber nur selten an erster Stelle der Optionen, ist aber unter den in Tabelle I aufgeführten Umständen wohl indiziert.

Heute ist für die Indikation zur Strahlentherapie auch von allen nicht-malignen Erkrankungen international durch die Bewertung nach den Kriterien der evidenzbasierten Medizin (EBM) bestimmt. Dazu werden in den klinischen Abschnitten entsprechende Angaben gemacht. Die Strahlenbehandlung nicht-maligner Erkrankungen erfordert langjährige Erfahrung mit allen technischen und klinischen Aspekten der Anwendung ionisierender Strahlen und ist dem Facharzt für Strahlentherapie vorbehalten; er ist insbesondere für die Aufklärung, Durchführung der Bestrahlung, langfristige Nachsorge und Dokumentation möglicher Folgen verantwortlich (Tabelle II).

Nutzen-Risiko-Abwägung

Der Einsatz der Radiotherapie ist bei den meisten nicht-malignen Erkrankungen im Gegensatz zur Therapie von lebensbedrohlichen Krebserkrankungen als elektive Maßnahme – d. h. vom Patienten freiwillig gewählte Maßnahme – einzustufen, die den Facharzt gegenüber seinem Patienten – auch unter juristischen Aspekten – zu einer besonders sorgfältigen und anspruchsvollen Aufklärung verpflichtet. Ein gesondertes Augenmerk ist dabei auf das Risiko von langfristigen Folgen, wie z. B. einer möglichen Auslösung von sekundären Malignomen und Leukämien, zu richten. Dabei ist auch eine Nutzen-Risiko-

Tabelle I. Indikationen zur Strahlentherapie bei nicht-malignen Erkrankungen.

Die Nichtbehandlung führt zu individuell belastenden Folgen
Das Versagen von konventionellen (z. B. Medikamente) und invasiven Maßnahmen (z. B. Operationen) ist dokumentiert
Andere Therapien sind viel eingreifender (z. B. Operation)
Andere Therapien bergen höhere Risiken (z. B. Operation) bzw. lösen stärkere Nebenwirkungen aus (z. B. Medikamente) oder werden vom Patienten selbst strikt abgelehnt
Radiobiologische Grundlagen und Rationale sind überzeugend und ein radiosensitives Target bzw. Pathomechanismus liegt vor

Tabelle II. Aufgaben des Strahlentherapeuten bei nicht-malignen Erkrankungen.

Adäquate Aufklärung (Nutzen-Risiko-Abklärung aller relevanten Risiken)
Adäquate Patientenführung (Anamnese, klinische Analyse, Indikationsstellung)
Leitlinien-konforme Planung und Anwendung der Bestrahlungskonzepte
Vollständige Dokumentation der Bestrahlung (30 Jahre Aufbewahrungspflicht)
Langfristige Nachsorge (Erfolg, Nebenwirkungen) der bestrahlten Patienten
Beachtung der Röntgenverordnung (Geräte mit Energien bis 300 kV) und Strahlenschutzverordnung (an Hochvoltgeräten) und der Patientenschutz-Richtlinien der EURATOM

Abwägung zwischen der Radiotherapie und anderen möglichen Therapien nötig.

Als mögliche Risiken sind organspezifische akute und chronische somatischen Folgen, mögliche Auswirkungen auf die Fortpflanzung (bei Bestrahlungen im Beckenbereich) und die Möglichkeit der Entstehung von Sekundärtumoren und Leukämien zu berücksichtigen und mit Patienten im Rahmen des Aufklärungsgespräches detailliert zu erörtern. Radiogene Akut- oder Spätfolgen sind angesichts der oft niedrigen Einzel- und Gesamtdosen eher vernachlässigbar, doch bei einer guten Lebenserwartung haben langfristige und seltenere Risiken eine höhere Bedeutung

Unter Berücksichtigung von neueren internationalen Daten, die langfristig zur Auslösung von Tumoren und Leukämien nach einer Ganzkörperexposition mit radioaktiver Strahlung bekannt sind (UNSCEAR, BEIR), kann nach Jansen et al. (2001) das Risiko der Tumorinduktion geschlechts- und altersabhängig kalkuliert werden. Das mittlere Lebenszeitrisiko für höhere Strahlendosen ist bei Männern etwas niedriger (9,5 %) als bei Frauen (11,5 %). Neben dem Alter und Geschlecht spielen aber auch die individuelle Strahlenempfindlichkeit (z. B. genetisch veranlagte Erkrankungen), die anatomische Lage und die technischen Parameter der Bestrahlung, insbesondere die verabreichte Einzel- und Gesamtdosis, und mögliche Strahlenschutzmaßnahmen (z. B. Einsatz von Abschirmblöcken und optimale Einstrahlrichtung) eine wichtige Rolle für das individuelle Strahlenrisiko (Broerse et al. 1999; ICRP 1991).

Tabelle III. Radiogene Tumorinduktion abhängig von Alter und Geschlecht: Relatives Lebenszeitrisiko in Prozent pro Sievert (nach Jansen et al. 2001).

Altersgruppe	Männer	Frauen
< 10 Jahre	25–26 %/Sv	32–33 %/Sv
11–20 Jahre	15 %/Sv	19 %/Sv
21–30 Jahre	13–14 %/Sv	17 %/Sv
31–40 Jahre	7 %/Sv	8 %/Sv
41–50 Jahre	5 %/Sv	6 %/Sv
51–60 Jahre	4,5 %/Sv	5 %/Sv
61–70 Jahre	3,5 %/Sv	4,5 %/Sv
71–80 Jahre	2,5 %/Sv	3,0 %/Sv
> 80 Jahre	1,0 %/Sv	1,5 %/Sv
Mittleres Risiko	9,5 %/Sv	11,5 %/Sv

Tabelle III fasst das Risiko der Tumorinduktion nach Röntgenbestrahlung in Abhängigkeit vom Alter und vom Geschlecht zusammen (Jansen et al. 2001).

Prinzipien der Bestrahlung nicht-maligner Erkrankungen

Die wesentlichen Prinzipien der Bestrahlung von nicht-malignen Erkrankungen sind inzwischen national und auch international ausreichend definiert (Bureau of Radiological Health 1977; Order und Donaldson 2000; Seegenschmiedt et al. 2000; Micke und Seegenschmiedt 2002) und können unter den folgenden zehn prinzipiellen Gesichtspunkten zusammengefasst werden (Tabelle IV):

Tabelle IV. Zehn Prinzipien bei der Bestrahlung nicht-maligner Erkrankungen (nach Seegenschmiedt et al. 2000; Micke und Seegenschmiedt 2002).

1.	Abschätzung des natürlichen Verlaufs der Erkrankung ohne Therapie
2.	Abwägung von möglichen Folgen bei Nichtbehandlung des Patienten
3.	Datenlage über alternative Therapien und deren Therapieergebnisse
4.	Nutzen-Risiko-Abschätzung gegenüber anderen möglichen Maßnahmen
5.	Indikationsstellung gerechtfertigt, wenn konventionelle Therapien versagen, die Risiken und die Konsequenzen von anderen Therapien höher sind und die Nichtbehandlung einschneidendere Folgen hat als eine Bestrahlung
6.	Individuelle Abwägung von potenziell langfristigen radiogenen Risiken
7.	Patientengerechte Aufklärung mit allen Details der Strahlenbehandlung: Zielvolumen, Dosiskonzept (Einzel- und Gesamtdosis), Dauer der Einzelsitzung und Bestrahlungsserie, relevante radiogene Risiken und Nebenwirkungen
8.	Schriftliche Einverständnis des Patienten nach umfassender Aufklärung
9.	Sicherung der langfristigen Nachsorge, um Ergebnis zu dokumentieren
10.	Einholung einer kompetenten Zweitmeinung im Zweifelsfall und bei unsicherer Daten- oder Entscheidungsgrundlage (Fachkollegen, Internet)

Strahlenbiologische Prinzipien

Bei den verschiedenen nicht-malignen Erkrankungen gelten viele aus der Tumortherapie bekannte radiobiologische Mechanismen und deterministische Strahleneffekte auf proliferierende Zielzellen nicht oder nur teilweise, da die oft eingesetzten niedrigen Einzel- (0,5–1 Gy) und Gesamtdosen (5–10 Gy) zum größten Teil keine zellabtötende Wirkung haben. Stattdessen kommen andere radiosensitive Zielzellen und Mechanismen als Angriffspunkte für die Wirkung von ionisierenden Strahlen in Abhängigkeit vom jeweiligen Krankheitsprozess in Betracht (Trott et al. 2008; Trott und Kamprad 1999; Rubin et al. 1999; Rödel et al. 2002): Wirkungen auf bestimmte Adhäsionsmoleküle (Hildebrandt et al. 2002; Kern et al. 2000; Rödel et al. 2002), Induktion der Apoptose von Zielzellen (Kern et al. 1999), Expression von Zytokinen in Makrophagen, Leukozyten, Endothel- und anderen Zellen (Hosoi et al. 2001; Rödel et al. 2002a, b, 2004) sowie vielfältige Einflüsse auf die Entzündungskaskade (Hildebrandt et al. 1998a, 1998b; Rödel et al. 2002a) und den Ablauf des gesamten Entzündungsprozesses (Micke et al. 2003; Schaue et al. 2002). Vermutlich wirkt die Strahlentherapie aber weniger über einen einzelnen Mechanismus als vielmehr durch ein komplexes Zusammenspiel von vielen Einzeleffekten.

Radiogene Reaktionen am Bindegewebe

Ionisierende Strahlen lösen mehrere Wirkmechanismen und Einzeleffekte am Bindegewebe aus. Nach Gewebetrauma, akuten oder chronischen Entzündungen regulieren zahlreiche Zellsysteme die Reparaturvorgänge: Fibroblasten spielen dabei eine zentrale Rolle, zunächst in der reparativen Phase, die durch hohe Zellproduktion (Proliferation durch Mitose) und exzessive Stimulation von bestimmten Wachstumsfaktoren gekennzeichnet ist, später auch in der zellulären Differenzierungsphase (Trott et al. 2008; Rodeman et al. 1995; von Wangenheim, 1995). Das ist die Rationale für die verschiedenen klinischen Anwendungen bei der Restenose-Prophylaxe nach Stent-Implantation bzw. nach Gefäßdilatation am Gefäßendothel, bei der Vorbeugung von heterotopen Ossifikationen an großen Gelenken nach schwerem Trauma (Fraktur, Operation, Verbrennung, Schädel-Hirn- oder Rückenmarkstrauma). Die überschießende Fibroblastenreaktion ist für einige hyperproliferative Krankheitsprozesse verantwortlich, z. B. im Anfangsstadium von Morbus Dupuytren und Morbus Ledderhose, bei der Induratio penis plastica, bei Keloiden bzw. überschießender Narbenbildung und beim Fortschreiten der aggressiven Fibromatose (Desmoid). Die verstärkte, auf Mitose beruhende Fibroblastenproduktion kann durch ionisierende Strahlen auf zellulärer Ebene sowohl in der Differenzierung beeinflusst als auch in der verstärkten Proliferation unterdrückt werden.

Radiogene Reaktionen am Gefäßsystem

Die Endothelzellen von Kapillaren und größeren arteriellen und venösen Gefäßen sind Ausgangsort für viele Zytokin vermittelte zelluläre Reaktionen und haben ein hohes proliferatives Potenzial; so wird ICAM-1, ein Mediator der Leukozyten-Endothel-Interaktion, durch niedrige Strahlendosen induziert (Behrends et al. 1994; Magiorella, 1985). Gleiches gilt für Selektine, die die Penetration von mononukleären Blutzellen (PMNC) ins interstitielle Gewebe vermitteln (Magiorella 1985). Die endotheliale Prostaglandinfreisetzung wird ebenfalls durch ionisierende Strahlen moduliert (Hopewell et al. 1993). Die Strahlenexposition verändert auch einzelne Zell- und Membranfunktionen. Ansonsten fällt aber die Strahlenreaktion von geschädigten und nicht beeinträchtigten Endothelzellen in Abhängigkeit vom lokalen Gewebsmilieu sehr unterschiedlich aus.

Hohe Einzel- und Gesamtdosen führen über eine Endothelschädigung zur Sklerosierung und Obliteration kleinster Gefäße; diese Strahlenspätreaktion ist an viszeralen Organen bekannt. Bei krankhaften Gefäßprozessen, z. B. Hämangiomen oder arteriovenösen Malformationen, kann aber die hohe Strahlendosis langfristig zum Verschluss der pathologischen Gefäße führen. Damit ist die Wirkung der Strahlentherapie abhängig vom Dosiskonzept und der Art der nicht-malignen Erkrankung, die von den Gefäßen ausgeht oder über das Gefäßendothel vermittelt wird. Daher werden höher fraktionierte bzw. Einzeitdosen bei zerebralen AV-Malformationen oder den symptomatischen vertebralen Hämangiomen verwendet, während niedrigere Einzel- und Gesamtdosen zur Beeinflussung von lokalen Entzündungsprozessen zur Anwendung gelangen, wie z. B. bei endokriner Orbitopathie, Pseudotumor orbitae, Furunkeln und Schweißdrüsenabszessen.

Radiogene Reaktionen bei Entzündungen

Ionisierende Strahlen üben antiinflammatorische Effekte auf mononukleäre Zellen im Immunsystem (Lymphozyten, Makrophagen, Monozyten u. a.) und ortsständige Endothelzellen in Kapillaren aus. Sie beeinflussen die Adhäsion von Entzündungszellen an die Kapillaroberfläche, die Permeabilität der Kapillaren und die Migration spezifischer Entzündungszellen ins entzündete Gewebe nachhaltig (Rödel et al. 2002). Unter den mononukleären Entzündungszellen gelten vor allem die Monozyten und Makrophagen als sehr radiosensibel; sie können proinflammatorische Zytokine exprimieren, wie Interleukine (Interleukin-1, Interleukin-6 u. a.) oder Nekrosefaktoren (TNF-alpha), die auf die Komplementkaskade und Enzyme der Entzündungskette einwirken: IL-1 regt z. B. die Bildung und Freisetzung proinflammatorischer Prostaglandine an; die Synthese der induzierbaren Stickoxid-Synthetase (iNOS) wird langfristig verändert. Solche Mechanismen und Zellfunktionen können die Schmerzentstehung und -ausbreitung unmittelbar beeinflussen. Die veränderte Makrophagenfunktion kann so zur Immunmodulation und Modifikation von Entzündungsprozessen führen (Trott et al. 2008; Hildebrandt et al. 1998; O'Brien-Ladner et al. 1993; Rödel et al. 2002; Sherman et al. 1991).

Viele akute bakterielle und virale Entzündungen lösen im Körper eine Kette von Entzündungsreaktionen („Entzündungskaskade") aus, die im weiteren Verlauf und unbeherrscht zur Chronifizierung führen kann. Üblicherweise reguliert der Körper im gut durchbluteten Gewebe den Entzündungsprozess nach einem feststehenden zeitlichen Muster bis hin zur „restitutio ad integrum". In schlecht durchbluteten oder vernarbenden Regionen können körpereigene Abwehrmechanismen oder spezifische antiinflammatorische Medikamente (z. B. Antiphlogistika und Antibiotika) ihre Wirkung oft gar nicht oder nur unzureichend entfalten; auch die verfügbaren chirurgischen Optionen können möglicherweise riskant, verstümmelnd oder funktionell beeinträchtigend sein. In solchen Fällen kann die niedrigdosierte Bestrahlung den lokalen Entzündungsprozess beschleunigen und zum raschen Abklingen führen. Beispiele für diese Wirkung sind die Strahlentherapie bei therapierefraktärer Nagelbettentzündung (Paronychie) und Schweißdrüsenabszess (Hidradenitis suppurativa).

Auch chronische Entzündungsvorgänge werden über Antigen-Antikörper-Reaktionen ausgelöst und über mononukleäre periphere Blutzellen (Lymphozyten, Makrophagen, Monozyten etc.) im Immunsystem vermittelt und in ihrer Entwicklung gesteuert. Röntgenstrahlen können dazu beitragen, solche Zellpopulationen im Entzündungsgeschehen zu unterdrücken oder deren Wirkung zu modulieren, sodass der Fortgang der entzündlichen Erkrankung nachhaltig beeinflusst wird. Klinische Beispiele dafür sind antientzündliche Effekte bei der endokrinen Orbitopathie und beim Pseudotumor orbitae.

Insofern ist bei der Indikation zur Strahlentherapie bei akuten und chronischen Entzündungen immer auch der Zeitpunkt entscheidend, zu dem eine Erkrankung mit ionisierenden Strahlen behandelt werden soll und welches radiobiologische Modell bei der Auswahl des Behandlungskonzeptes zugrunde gelegt werden kann: schon von Pannewitz wählte für die Behandlung akuter Prozesse eher niedrigere Einzeldosen (0,3–0,5 Gy) mit höherer Fraktionierung und bei chronischen Prozessen eher höhere Einzeldosen (0,5–1,0 Gy) mit niedrigerer Fraktionierung (siehe auch Tabelle V).

Radiogene Reaktionen bei schmerzhaften Prozessen

Viele degenerative Prozesse im Bereich von hypotrophen Geweben, wie z. B. den Sehnen, Bändern und Gelenken, verursachen durch chronische Entzündungsvorgänge Schmerzen und verschiedene Formen der Funktionseinbuße im Bewegungsapparat. Zwar werden durch die Bestrahlung nicht die degenerativen Prozesse an sich beeinflusst, doch lässt sich über die Verminderung der Begleitentzündung eine gute bis vollständige Schmerzlinderung und darauf aufbauend eine bessere Funktion der betroffenen Gelenke und Gliedmaßen erreichen.

Die Bestrahlung eignet sich daher auch für eine Vielzahl von degenerativen Prozessen an Sehnen (Tendinitis), Gelenken (Osteoarthritis, Synovitis), Schleimbeuteln (Bursitis) und im Bereich der gelenknahen

Tabelle V. Typische Wirkmechanismen und Dosierungskonzepte.

Wirkmechanismen	Einzeldosis	Gesamtdosis
Zelluläre Gen- und Protein-Expression, z. B. bei Ekzemen	< 2,0 Gy	< 2 Gy
Entzündungshemmung bei Lymphozyten, z. B. bei Pseudotumor orbitae	0,3–1,0 Gy	2–6 Gy
Proliferationshemmung bei Fibroblasten, z. B. bei Keloiden	1,5–3,0 Gy	8–12 Gy
Proliferationshemmung benigner Tumoren, z. B. beim Desmoid	1,8–3,0 Gy	45–60 Gy

Weichteile. Darüber hinaus wurde noch eine bisher kaum belegte analgetische Wirkung durch von Vieten (1977) am autonomen Nervensystem postuliert und beispielsweise auch mit der Beeinflussung von neuralgiformen Schmerzen in Verbindung gebracht, z. B. bei Zoster- und Trigeminusneuralgie. Auf welche Weise und welche Zielzellen hier beeinflusst werden sollen, ist bislang aber noch ungeklärt, klinisch jedoch gut nachgewiesen.

Wirkmechanismen für individuelle Bestrahlungskonzepte

Die Zielzelle(n) und möglichen pathogenetischen Mechanismen der verschiedenen nicht-malignen Erkrankungen zu kennen, heißt auch, radiogene Therapiekonzepte konsequent darauf abzustimmen und ihre Wirkungen systematisch zu überprüfen. Entsprechend sollten alle bisher bekannten Strahlentherapiekonzepte in klinischen Studien systematisch evaluiert und bei Bedarf auch neue (strahlen)biologische Ansätze entwickelt werden, um die klinische Wirksamkeit weiter zu verbessern. Außerdem sind neue strahlenbiologische Modelle (analog der Medikamentenforschung) notwendig, um die manchmal nur klinisch beobachteten Effekte besser zu untersuchen und zu verstehen.

Die bei den nicht-malignen Erkrankungen eingesetzten Dosierungskonzepte unterscheiden sich gerade wegen der verschiedenen o. a. möglichen Zielzellen und Wirkmechanismen noch sehr stark voneinander (Tabelle V). Insgesamt besteht bei den meisten nicht-malignen Erkrankungen noch ein großes theoretisches und klinisches Forschungspotenzial. Neben der radiobiologischen Grundlagenforschung sind aber auch gezielte Anwendungsbeobachtungen und eine systematische Therapieoptimierung bei traditionellen und neuen Indikationen erforderlich.

Strahlenphysikalische Prinzipien

Grundlagen der Bestrahlungsplanung

Die Bestrahlung nicht-maligner Erkrankungen erfordert die gleichen radiophysikalischen Prinzipien und Techniken wie bei bösartigen Tumoren. Für die medizinische Bestrahlungsplanung sind neben der klinischen Diagnosestellung und histologischen Sicherung oft bildgebende Verfahren nötig, um den Krankheitsprozess topographisch-anatomisch festzulegen. Die physikalische Bestrahlungsplanung definiert Zielvolumen und die Dosisverschreibung ana-

log zum ICRU-50/62-Konzept (Referenzpunkt-Konzept, Angabe von Minimal- und Maximaldosis im Zielvolumen). Die Ausdehnung des Krankheitsprozesses bestimmt die Größe des zu behandelnden Zielvolumens (planning target volume = PTV/clinical target volume = CTV) und die am besten geeignete Art und Energie der zu wählenden Strahlung (Photonen/Elektronen). Je nach Lage des Zielvolumens und der zu schützenden Normalgewebe werden unterschiedliche Strahlenenergien (Orthovolt-, Hochvolt- und Megavolt-Therapie) und Bestrahlungstechniken eingesetzt. Die dreidimensionale CT-gestützte Bestrahlungsplanung ist tiefer gelegenen Krankheitsprozessen vorbehalten und wird bei höheren Bestrahlungsdosen eingesetzt – zum Teil auch mit stereotaktischen Methoden (Hirnbereich). Einfache Stehfeldtechniken kommen vor allem bei sehr oberflächlich gelegenen Prozessen zum Einsatz.

Oberflächennahe Läsionen

Viele oberflächliche Läsionen werden mit konventionellen Röntgenstrahlen (Orthovolt-Gerät) und mit < 300 kV Photonenenergie und einem Fokus-Haut-Abstand von 20–40 cm behandelt. Die Absorption und Eindringtiefe der verwendeten Röntgenstrahlung wird in Abhängigkeit von der Tubusgröße und dem gewählten Härtungsfilter aus Standardtabellen abgelesen. Bei dieser Technik liegt die Maximaldosis immer im Hautniveau. Die Eindringtiefe wird über den Einsatz von unterschiedlich dickem Bolusmaterial moduliert. Die Bestrahlungsfläche der definierten Bestrahlungstubusse kann individuell durch biegsame Bleifolien oder Bleigummi-Folien (1–3 mm Dicke) begrenzt werden. In diesem Fall müssen die Tabellenwerte für die Bestrahlung korrigiert werden. Speziell angefertigte Abschirmungen aus Bleifolie oder Goldkalotten werden bei der Bestrahlung im Bereich von Mund- und Nasenhöhle bzw. im Bereich von Augen und Augenlidern eingesetzt. Bei kleinen Zielvolumina (z. B. Fingergelenke) ist der Einsatz von Bolusmaterial zu empfehlen, um die gesamte Tubusfläche auszulasten, da sonst Dosiskorrekturen nötig sind.

Durch den Ersatz der Orthovolt-Geräten kommen für die oberflächlichen Läsionen vermehrt Elektronen von Linearbeschleunigern mit Energien von < 9 MeV zum Einsatz. Der Fokus-Haut-Abstand beträgt hier meist 100 cm; entsprechend sind auch größere Bestrahlungsfelder möglich. Radiobiologisch und klinisch gibt es keine Unterschiede in der Wirksamkeit der beiden Verfahren. Bei dieser Bestrahlungstechnik liegt allerdings die Hautdosis unter 90 % der Maximaldosis, sodass ggfs. ein Gewebsbolus von 5–10 mm Dicke notwendig wird, um auch im Hautniveau die maximale Dosis zu applizieren. Zur Schonung von nicht betroffenem Normalgewebe in der Umgebung des Krankheitsprozesses müssen individuell gegossene Bleiabdeckungen von 5–10 mm Dicke direkt am Elektronentubus angebracht werden. Zum Schutz der Gonaden im Beckenbereich oder der Schilddrüse im Halsbereich werden im Einzelfall spezielle Schutzmaßnahmen empfohlen (Bleikragen, Bleischürze). Die Bleidicke nimmt mit der Energie der eingesetzten Elektronen zu: pro 1 MeV Elektronenenergie müssen etwa 0,5 mm Blei für eine Transmission von 0,5 %/MeV an der Hautoberfläche angebracht werden.

Tiefer gelegene Läsionen

Tiefer gelegene Läsionen werden mit Photonenergien von > 6 MV am Linearbeschleuniger bestrahlt. Die Maximaldosis liegt in Abhängigkeit von der Energie bis zu mehreren Zentimetern unter der Haut. Die Bestrahlung erfolgt in der Regel über isozentrische opponierende Stehfelder. In besonderen Situationen können auch koplanare Mehrfelder-Techniken zum Einsatz kommen. Für die individuelle Feldkollimierung werden Bleiabschirmungen mit fünf bis sechs Halbwertsschichtdicken hergestellt und eingesetzt, sofern kein Multileaf-Kollimator zur Verfügung steht. In bestimmten Körperregionen müssen u. U. Spezialabschirmungen hergestellt werden, z. B. hängende Augenblöcke oder im Beckenbereich ein spezieller Hodenschutz. Tabelle VI fasst die heutzutage möglichen Abschirmtechniken für die verschiedenen Energien und Strahlenarten zusammen.

Zusätzliche Hilfsmittel bei der Bestrahlung von nicht-malignen Erkrankungen stellen Lagerungshilfen und Bestrahlungsmasken zur Immobilisation des Beckens, des Kopfes und der Extremitäten dar. Sie spielen auch bei nicht-malignen intrakraniellen Prozessen eine entscheidende Rolle.

Intrakranielle Läsionen

Intrakranielle Prozesse werden mit stereotaktischen Bestrahlungstechniken an dedizierten Linearbeschleunigern oder am Gamma Knife an spezialisierten Zentren behandelt. Auch die Protonen- und Schwerionen-Therapie wird an speziellen Zentren bei ausgewählten Indikationen eingesetzt. Bei der stereotaktischen RT erlauben nicht-koplanare Techniken und der Einsatz vieler Bestrahlungsbögen oder individuell kollimierter Stehfelder äußerst steile Dosisgradienten zwischen dem aus-gewählten Zielvolumen und den kritischen (z. B. Hirnstamm, Hirnnerven) bzw. zu schonenden Hirnstrukturen (z. B. motorische oder sensorische Regionen). Zur Immobilisation des Kopfes wird bei der Einzeitbestrahlung ein stereotaktischer Ring am Kopf angebracht und direkt am Bestrahlungstisch fixiert; bei fraktionierter Bestrahlung wird eine abnehmbare sehr stabile Kopfmaske hergestellt. Neue Entwicklungen der stereotaktischen Strahlentherapie erlauben die intensitätsmodulierte Bestrahlung (IMRT) mit unterschiedlichen Dosisprofilen pro Einzelfeld und eine automatische Anpassung der individuellen Kollimierung bei den Bestrahlungsbögen (Dynamic-arc-Technik). Hier sind spezielle Software-Programme, ausgefeilte Qualitätssicherungsprogramme und eine spezielle Ausbildung erforderlich, um die hohen Anforderungen an die Technik und Dosiskonzepte zu erfüllen. Im Wesentlichen geht es dabei darum, die Dosis am Tumor weiter zu steigern und die Belastung kritischer Strukturen weiter zu senken, und auch eine bessere Konformität zu erzielen.

Klinische Prinzipien

Bei vielen nicht-malignen Erkrankungen liegen abgesehen von wenigen Ausnahmen kaum prospektiv kontrollierte klinische Studien vor, die den Einsatz der Strahlentherapie nach den modernen Gesichtspunkten der evidenzbasierten Medizin (EBM) rechtfertigen würden. Stattdessen werden heute noch die seit

Tabelle VI. Abschirmung bei verschiedenen Strahlenenergien (Transmission < 5 %).

Klinischer Einsatz	Energie /Technik	Abschirmung
Stehfelder bei oberflächlichen Läsionen	≤ 120 kV Orthovolt	1–1,5 mm Pb
Gegenfelder bei tiefer gelegenen Läsionen	200–300 kV Orthovolt	
	bei 1–2-mm-Cu-Filter	1,5–2,5 mm Pb
	bei 2,5-mm-Cu-Filter	2,5–5 mm Pb
Steh- und Gegenfelder bei tiefer gelegenen Läsionen	Co-60 bis 2-MV-Photonen	5,0–6,0 cm Pb
Stehfelder bei oberflächlichen Läsionen	Linac ≥ 9-MV-Elektronen	0,5–1,0 cm Pb
Steh- und Gegenfelder bei tiefer gelegenen Läsionen	Linac ≥ 4-MV-Photonen	6,0–8,0 cm Pb

vielen Jahr(zehnt)en gebräuchlichen Therapiekonzepte eingesetzt. Allerdings erfüllen heute nur empirisch basierte Therapiekonzepte aktuelle wissenschaftliche Ansprüche. Kontrollierte randomisierte Studien sind daher nötig, um die in der Praxis „etablierten Indikationen" erneut zu validieren oder mindestens die Strahlentherapie mit den heute üblichen „Standardverfahren" zu vergleichen oder die Strahlentherapie selbst in Bezug auf einzelne Parameter (Einzeldosis, Gesamtdosis und Fraktionierung) weiter zu optimieren. Bei allen neuen Indikationen ist aber immer eine systematische Vorgehensweise im Rahmen aufeinander aufbauender klinischer Studien sinnvoll (Seegenschmiedt und Schäfer 2008).

Klinische Studiendesigns

Die folgenden Designs von klinischen Studien gelten allgemein für die klinische Medizin, können aber auch für die Bestrahlung nicht-maligner Erkrankungen berücksichtigt und angewandt werden (Tabelle VII):

Phase-I- und Phase-II-Studien sind für alle „neuen Indikationen" erforderlich, so z. B. bei der Dosisfindung bzw. Optimierung von Dosis-Zeit-Konzepten bei heterotopen Ossifikationen. In Zukunft ist es aber vor allem wichtig, die „etablierten Indikationen" durch Phase-III-Studien abzusichern. Für nicht-maligne Erkrankungen liegen dazu neuere Phase-III-Studien bei der prophylaktischen RT zur Vermeidung heterotoper Ossifikationen, bei der Restenose-Prophylaxe an Herzkranzgefäßen oder bei der endokrinen Orbitopathie und dem Pterygium vor. Dabei konnte die Gleichwertigkeit oder sogar Überlegenheit der Strahlentherapie im Vergleich zu anderen Therapien oder sonstigen Standardmaßnahmen nachgewiesen werden. Solche Phase-III-Studien bauen aber zunächst

auf positiven Phase-I- und Phase-II-Studien auf. Der zu frühe Beginn von Phase-III-Studien ohne sicheren Nachweis einer Dosis-Wirkungs-Beziehung ist unzulänglich. Ein solches Vorgehen wurde z. B. bei der senilen Makuladegeneration nicht eingehalten und hat zum Verlust der Bestrahlungsindikation geführt: in diesem Fall war eine Phase-III-Studie mit einem RT-Konzept eingeleitet worden, ohne dass dieses Dosiskonzept oder das gewählte Indikationsspektrum ausreichend etabliert worden wäre; die gewählten Endpunkte bzw. die Auswertungsstrategien waren dazu nur bedingt geeignet.

Sog. Phase-IV-Studien sind in der Strahlentherapie bisher kaum bekannt, obwohl sie im Prinzip schon 1970 als Patterns-of-care-Studien (PCS) bei malignen Tumoren durch Simon Kramer in die Radiation Therapy Oncology Group (RTOG) eingeführt wurden, um die Qualität der Therapie und die Resultate in der klinischen Strahlentherapie bei wichtigenTumorerkrankungen zu prüfen (Kramer und Herring 1976; Kramer 1977). Analog und mit der gleichen Methodik hat die DEGRO-Arbeitsgemeinschaft „Radiotherapie von nicht-malignen Erkrankungen" zwei allgemeine und mehrere spezielle PCS zum Einsatz der Radiotherapie bei verschiedenen nicht-malignen Erkrankungen in den vergangenen Jahren durchgeführt. (Seegenschmiedt et al. 2000, 2004). Daraus konnten wichtige Rückschlüsse für die Praxis und allgemein akzeptierte Therapieleitlinien für die Bestrahlung von nicht-malignen Erkrankungen entwickelt werden (Micke et al. 2001)

Für seltene nicht-maligne Erkrankungen sind die oben genannten Studienkonzepte aber ungeeignet; hier sind prospektive nationale oder internationale Register nötig, die mögliche klinische Erfahrungen und Ergebnisse umfassend aufarbeiten und in geeignete Therapieempfehlungen ummünzen.

Tabelle VII. Studiendesign bei nicht-malignen Erkrankungen.

Phase I	Ermittelt die Durchführbarkeit und Nebenwirkungsrate der strahlentherapeutischen Maßnahme (Dosisfindungsstudie) Klinisches Beispiel: Ermittlung der minimal wirksamen Strahlendosis, um eine definierte klinische Wirkung (Endpunkt) zu erzielen
Phase II	Ermittelt mit dem in Phase I etablierten Dosiskonzept die Effektivität der zu prüfenden klinischen Maßnahme Klinisches Beispiel: Ermittlung der Ansprechrate eines Dosiskonzeptes bezogen auf eine definierte klinische Wirkung (Endpunkt)
Phase III	Vergleicht das in Phase II etablierte Dosiskonzept mit etablierten nicht-strahlentherapeutischen Therapien im kontrollierten offenen oder einfach oder doppelt verblindeten Studienkonzept Klinisches Beispiel: Vergleich der Standarddosis mit Zusatztherapie (Konzept 1) mit Standarddosis allein (Konzept 2) bezogen auf eine definierte klinische Wirkung (Endpunkt)
Phase IV	Überprüft systematisch/repräsentativ festgelegte Therapiekonzepte bzw. Qualitätsstandards über einen Zeitraum oder in einer Region Klinisches Beispiel: Patterns-of-care-Studien bei bestimmten Indikationen

Endpunkte bei nicht-malignen Erkrankungen

Um das Ansprechen der Radiotherapie bei den nicht-malignen Erkrankungen zu beurteilen, sind allgemein gültige und validierte Kriterien nötig. Die Erfolgsbeurteilung kann durch den Patienten selbst (subjektiv), den behandelnden Arzt oder ein etabliertes fachspezifisches Verfahren (objektiv) erfolgen. Da die Strahlentherapie bei vielen Indikationen mit zahlreichen anderen medizinischen Fachgebieten zusammenarbeitet, muss sie die fachspezifischen Kriterien für die Bewertung der jeweiligen nicht-malignen Erkrankung zugrunde legen. Die interdisziplinäre Auswertung setzt daher eine gemeinsame Definition und Anerkennung der Endpunkte und der Auswertungsstrategie bei den einzelnen nicht-malignen Krankheitsprozessen voraus.

Insgesamt gibt es vier Arten von Endpunkten zur Beurteilung des Therapieerfolges oder Versagens: *Subjektive Endpunkte*, die allein von der Beurteilung und Compliance des Patienten abhängen; objektive Endpunkte, die durch den Arzt bei der klinischen Untersuchung, durch Bildgebung, Labortests und andere Untersuchungen bestimmt werden; *semi-objektive Endpunkte*, die sich z. B. aus krankheitsspezifischen Scores oder Klassifikationen ergeben und subjektive und objektive Parameter enthalten; und *komplexe Endpunkte*, die sich zum Beispiel aus klinischen Ereignissen definieren, z. B. Vermeidung eines Rezidivs, eines invasiven Eingriffs oder einer bestimmten Organfunktion. In Tabelle VIII sind typische Endpunkte für nicht-maligne Erkrankungen zusammengestellt. Tabelle IX zeigt – ohne Anspruch auf Vollständigkeit – wichtige Therapieziele und ihre möglichen Beurteilungskriterien und Endpunkte für verschiedene nicht-maligne Erkrankungen.

Klinische Bedingungen in Deutschland

Die Strahlentherapie nicht-maligner Erkrankungen hat eine lange Tradition in Deutschland. Gerade im letzten Jahrzehnt wurden theoretische und klinische Fortschritte erzielt, die diesem Teilbereich der Strahlentherapie auch international erhebliche Bedeutung verschafft haben. Die positive Entwicklung stützt sich auch auf die 2004 publizierte Patterns-of-care-Studie (PCS) der DEGRO-AG Nicht-maligne Erkrankungen (Seegenschmiedt et al. 2004). Mittels Fragebogen wurden bei deutschen Strahlentherapie-Institutionen die technische Ausstattung, Patientenzahl, spezielle Indikationen und Strahlentherapie-Konzepte bei nicht-malignen Erkrankungen erfasst. 146 von 180 (81 %) ange-

schriebenen Institutionen machten vollständige, auswertbare Angaben. Die Krankheitsgruppen und Erkrankungen pro Institution und RT-Konzepte wurden nach Häufigkeit und anderen Merkmalen analysiert und mit der ersten PCS aus den Jahren 1994–1996 verglichen (Seegenschmiedt et al. 2002). Im Mittel wurden pro Jahr insgesamt 37 410 Patienten wegen nicht-maligner Erkrankungen behandelt. Detaillierte Ergebnisse im Vergleich zu 1994–1996 zeigt Tabelle X.

Die meisten Indikationen lagen bei degenerativen (23 752; 63,5 %) und funktionellen Erkrankungen (10 637; 29,5 %) vor; 503 (1,3 %) Patienten wurden wegen entzündlicher, 1243 (3,3 %) wegen hyperproliferativer Erkrankungen und 734 (1,9 %) wegen stereotaktischer Indikationen bestrahlt. Im Vergleich zur ersten PCS stieg die Patientenzahl signifikant an (+86,3 %). Die meisten Erkrankungen wurden gemäß der Konsensus-Leitlinien (Seegenschmiedt et al. 2002) behandelt: die Dosierungskonzepte (Einzel- und Gesamtdosis) schwankten im Zeitabschnitt 2001–2002 weit weniger als bei der vorherigen PCS von 1994–1996; fünf (3,4 %) Institutionen wurde eine Änderung von Einzel- und Gesamtdosis oder Bestrahlungstechnik aufgrund der eingereichten Daten empfohlen.

Internationale Bedingungen: LOE/GOR

Weltweit gibt es erhebliche Unterschiede in der Bewertung der Strahlentherapie von nicht-malignen Erkrankungen, neben der Anerkennung einzelner Indikationen bis hin zur vollständigen Ablehnung fast aller Indikationen; durch die berufliche Praxis in der Vergangenheit ist dieses Verhalten noch verstärkt worden. Gerade im anglo-amerikanischen Sprachraum ist die Strahlentherapie auf den in der klinischen Ausübung und fachlichen Ausbildung auf den Bereich der Radioonkologie reduziert; die Strahlentherapie wird meist in sog. „cancer centers" angeboten, was eine Öffnung der Indikationen in Richtung nicht-maligner Anwendungen deutlich erschwert. Neben der oft überschätzten Tumorinduktion gibt es zahlreiche juristische und organisatorische Argumente gegen den Einsatz der Strahlentherapie bei nicht-malignen Erkrankungen.

Eines der gewichtigsten Argumente gegen den Einsatz ist aber der mangelnde „level of evidence" (LOE) und der daraus resultierende niedrige Grade of Recommendation (GOR). Nur durch prospektive vergleichende Studien kann dieses Manko langfristig überwunden werden. Der LOE ist nur von der Zahl

Tabelle VIII. Typische Endpunkte für nicht-maligne Erkrankungen.

Art des Endpunkts	Typische Auswertungsmethoden (nicht konklusiv)
1. Subjektive Endpunkte	
(a) Schmerzlinderung	Visuelle Analogskala (VAS) 1–10, Likert-Skala oder kategoriale Analyse mit „ +/ + +/ + + + " to „– /–– /–––"
(b) Kosmetischer Status	Fotografische Dokumentation, kategoriale Analyse mit „ +/ + +/ + + + " to „– /–– /–––"
2. Semi-objektive Endpunkte	
(a) Lebensqualität	Fragebögen mit Quality-of-Life (QoL)-Parametern, z. B. etablierte Scores wie SF-12 und SF-36
(b) Neurologischer Status	Messung verschiedener neuropsychologischer Parameter anhand etablierter Scores, z. B. Mini Mental State Test
(c) Orthopäd. Gelenkfunktion	Spezifische Gelenk-Scores: Messung der Beweglichkeit, Schmerzen, Kraft, Test von definierten Alltagsfunktionen
(d) Sehfähigkeit /Visus	Objektive Untersuchung der Sehfunktion /des Visus, kategoriale Analyse mit „+/ + +/ + + + +" to „– /–– /–––"
3. Objektive Endpunkte	
(a) Remission der Läsion	Benigne Tumorläsionen, z. B. Hypophysenadenom; Normalisation der Bildgebung, Laborstatus, etc.
(b) Okklusion von arteriellen oder venösen Gefäßen	Zerebrale arteriovenöse Malformation, Hämangiom; Perfusionsstudien: Okklusion arterieller Zuflüsse
4. Komplexe Endpunkte	
(a) Rezidivvermeidung	Aktuarisches Rezidivintervall (nach Kaplan-Meier)
(b) Vermeidung anderer negativer Ereignisse	Zweit-Operation /funktionelle Beeinträchtigung
z. B. heterotope Ossifikation	z. B. Auftreten von heterotopen Ossifikationen (Bildgebung)
z. B. fixierte Kontraktur	z. B. Auftreten der Beugekontraktur beim Morbus Dupuytren
(c) Vermeidung von akuten oder chronischen Nebenwirkungen	z. B. gastrointestinale Blutung: Ersatz ulzerogener NSAID durch externe Strahlentherapie bei Prophylaxe von heterotopen Ossifikationen und bei schmerzhaften degenerativen Osteoarthrosen, Tendinosen etc.
(d) Kosteneffizienz	z. B. Vergleich mit anderen Therapieverfahren, wie z. B. Medikamente oder Stoßwellentherapie

und Art der durchgeführten klinischen Studie (n) abhängig. Tabelle XI fasst die Definitionen der einzelnen LOE und GOR zusammen.

Erkrankungen des Auges

Pterygium

Allgemeine Angaben

Das Pterygium geht als flügelartiges, fibrovaskuläres proliferierendes Gewebe vom Linsenepithel an der Grenze zwischen Konjunktiva und Kornea aus und breitet sich meist vom medialen (= nasalen) Augenwinkel bis zur Kornea und darüber hinaus aus. Vermutlich sind veränderte Stammzellen Auslöser des krankhaften Prozesses; die proinflammatorischen Zytokine Interleukin-6 und Interleukin-8 spielen eine

wichtige Rolle bei der zellulären Proliferation und Entzündung (Di Girolamo 2002; Greiner et al. 2008).). Die Inzidenz ist in heißen, staubigen, trockenen und sonnenexponierten Regionen („Wüstengürtel") am höchsten; hier sind schon jüngere Menschen ab dem 20.–30. Lebensjahr betroffen (Wilder 1992; Monteiro-Grillo 2000). Typische Symptome sind Fremdkörpergefühl und Augentränen, gelegentlich Motilitätsstörungen. Bei Befall der Kornea kann es zu Sehstörungen kommen und langfristig auch zur Erblindung; außerdem wird die Ästhetik bei ausgeprägtem Pterygium stark beeinträchtigt (Abbildung 1).

Therapiemöglichkeiten

Die Therapie ist indiziert, wenn der Visus vom wachsenden Pterygium in Richtung auf die Pupille bedroht und die Ästhetik subjektiv beeinträchtigt

Tabelle IX. Evidenzbasierte Endpunkte bei nicht-malignen Erkrankungen.

Klinische Beispiele	Therapieziele	Evaluationskriterien und Endpunkte
Restenose-Prophylaxe (koronar, peripher, Shunts	(Organ)funktion erhalten	Erhalt der Perfusion: Angiographie und Blutfluss-Parameter: Ausmaß des Stenosegrades, Dauer des Offenbleibens von Stents/Shunts
Ossifikationsprophylaxe an Hüfte u. a. Gelenken	Beweglichkeit	Radiologische und funktionelle Evaluation von Hüftgelenk und anderen betroffenen Gelenken mit Brooker-Score und Harris-Score
Endokrine Orbitopathie, Makuladegeneration, Pseudotumor orbitae	Sehfähigkeit	Augenärztliche Untersuchung im Verlauf: Orbitopathie-Index/Stanford Score, Visuserhalt, Rückgang von einzelnen Augensymptomen (z. B. Doppelbilder)
Morbus Dupuytren	Beweglichkeit	Erhalt der Hand- und Fingerfunktion: Tubiana-Score (Streckdefizit); OP-Notwendigkeit
Morbus Ledderhose	Gehfähigkeit	Erhalt der Fuß- und Gehfunktion; Schmerzreduktion; Knotengröße; OP-Notwendigkeit
Pigmentierte villonodöse Synovitis (PVNS)	Beweglichkeit	Gelenkfunktion; Beweglichkeit; Schmerzen; (erneute) OP-Notwendigkeit
Keloid Pterygium	Funktion und Kosmetik verbessern	Kosmetik und (Organ)funktion; Größenvergleich (Dicke; Länge), Rückgang von Symptomen, subjektive Zufriedenheit, fotografischer Vergleich
Osteoarthrose an Schulter, Hüfte, Knie u. a. Gelenken	Schmerzen lindern und	Schmerzreduktion; VAS-Score, spezifische orthopädische Gelenk-Scores
Tendinitis, Tendinopathie: Schulter, Ellenbogen, Ferse	Funktion verbessern	Orthopädische Gelenk-Scores; Lebensqualität (SF12)
Aktivierte degenerative Gelenkerkrankungen	Nebenwirkung vermindern	Vermeidung von OP oder medikamentösen Maßnahmen
Arteriovenöse Malformation Vertebrale Hämangiome	Komplikation vermeiden	Angiographie: Nidus-Okklusion und Vermeidung von Blutungen Vermeidung neurologischer Ausfälle
Benigne ZNS-Tumoren: Meningeome, Schwannome u. a.	Tumorprogress oder neues Auftreten vermeiden	MRT/CT-Imaging/Funktionstests: Kein Tumorprogress oder -rezidiv: Erhalt oder Verbesserung von neurologischen Funktionen

wird. Die komplette chirurgische Exzision ist die Therapie der Wahl; dazu gibt es mehrere Alternativen: offener Wunddefekt („bare sclera technique"), primärer konjunktivaler Verschluss, Rotations-Flap, Keratoplastik und freies Transplantat. Die lokale Kontrollrate beträgt 50–70 % (Wilder et al. 1992). Bei Rezidiv sind zusätzliche Maßnahmen postoperativ indiziert. In diesen Fällen werden u. a. lokale Zytostatika (Mitomycin C) verabreicht, wobei es zu lokalen Komplikationen kommen kann, z. B. Sklera-Ulzeration, sekundäres Glaukom, Kornea-Ödem oder Kornea-Perforation, Iritis, Katarakt

Tabelle X. Bestrahlung von nicht-malignen Erkrankungen in Deutschland.

Periode	1994	1996	Subtotal	2001	2002		Subtotal
Institution	Universität	Kommunal		Universität	Kommunal	Praxis	
Anzahl (n)	30	104	134	23	95	28	146
Entzündliche Dx	80	376	456	84	350	69	503
Degenerative Dx	1974	10 626	12 600	2552	15 202	5998	23 752
Hyperproliferative Dx	325	602	927	190	787	275	1252
Funktionelle und andere Dx	2167	3932	6099	1697	7858	1082	10 637
Stereotaktische RT-Dx	Nicht bekannt	Nicht bekannt	155	585	140	9	734
Seltene Dx	–	–	–	50	59	9	118
Nicht spezifizierteDx	–	–	–	92	109	213	414
Gesamt	4546	15 536	20 082	5250 + 704 (+15,5 %)	24 505 + 8969 (+57,7 %)	7655	37 410 + 17 328 (+86,3 %)

Dx = Diagnosen

Tabelle XI. Level of evidence und grade of recommendation.

Level of Evidence (LOE) = Evidenzgrad	
I	Evidenz aus der Metaanalyse mehrerer gut durchgeführter kontrollierter klinischer Studien; kontrollierte klinische Studie (n); randomisierte klinische Studien; Studien mit niedriger falsch positiver und falsch negativer Fehlerquote („high power")
II	Evidenz aus mindestens einer gut durchgeführten experimentellen Studie; randomisierte klinische Studie mit hoher falsch positiver und falsch negativer Fehlerquote („low power")
III	Evidenz aus gut durchgeführten, quasi-experimentellen Studien, z. B. nicht-randomisierte, kontrollierten Einzelgruppen, Prä-, Post-Vergleichsgruppen sowie „time-" oder „matched case-control" klinische Serien
IV	Evidenz von gut durchgeführten, nicht experimentellen Studien, wie z. B. komparative und korrelationale Studien sowie Fall-Kontroll-Studien
V	Evidenz von (kleinen) Fallstudien (Case Reports)
Grade of recommendation = Empfehlungsgrad	
A	Es besteht ein Evidenzgrad I oder oder einheitliche Ergebnisse von Studien gemäß Typ II–IV
B	Es besteht ein Evidenzgrad II, III, oder IV, und alle Ergebnisse sind überwiegend einheitlich
C	Es besteht ein Evidenzgrad II, III, oder IV, aber alle Ergebnisse sind uneinheitlich
D	Es besteht nur eine geringe oder keine systematisch, empirisch gewonnene Evidenz

etc. (Chen et al. 1995; Mahar et al. 1993; Rubinfield et al. 1992).

Indikation und Durchführung der Radiotherapie

Die Strahlentherapie ist bei Rezidiv nach lokaler Resektion des Pterygiums indiziert; einzelne Zentren berichten auch über Erfolge bei primärer und/oder präoperativer RT des Pterygiums (Pajic et al. 2004). Neben der seltenen Orthovolt-Therapie (Willner et al. 2001) wird meist die Brachytherapie mit Beta-Strahlern und Augenapplikatoren eingesetzt. Dazu wird meist das Radionuklid Strontium-90 verwendet, ein Spaltprodukt von Uran-235 (Halbwertszeit 28 Jahre), das zu Yttrium-90 (Halbwertszeit 64 Tage) zerfällt. Die Strontium-90-Strahlung hat eine maximale Energie von 0,546 MeV, bei Yttrium-90 erreicht

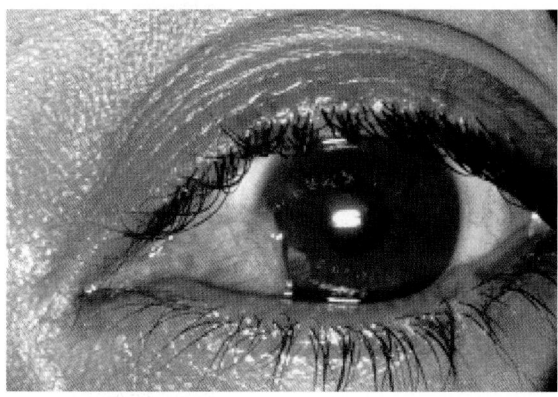

Abbildung 1. Pterygium am linken Auge ausgehend vom Nasenwinkel.

sie 2,27 MeV; die Aktivität beträgt ca. 60 mCi (Jaakola et al. 1998a). Die Augenapplikatoren haben effektive Durchmesser von 8–12 mm. Die betroffene Läsion wird entweder großzügig vom Applikator für eine bestimmte Zeit bedeckt und bei sehr großen Läsionen mit Kreisbewegungen in Richtung des Limbus corneae behandelt (Paryami et al. 1994).

Die meisten klinischen Studien betreffen die postoperative RT zur Rezidivprophylaxe und nur im Ausnahmefall die primäre RT; sie sind überwiegend retrospektiv ausgewertet und ohne Kontrollarm durchgeführt. Trotzdem ist die klinische Evidenz eindeutig (Tabelle XII): Van den Brenk (1968) beobachtete bei 3 × 8–10 Gy Strontium-90-RT nur 1,4 % Rezidive bei 1300 behandelten Pterygia (1064 Patienten); es wurde wöchentlich einmal (Tag 0, 7, 14 post-OP) bestrahlt. Paryani et al. (1994) erzielte bei 825 Augen mit 6 × 10 Gy (1 ×/Woche) eine Rezidivrate von 1,7 %. Wilder et al. (1992) berichtete bei 244 Augen nach 3 × 8 Gy Gy (1 ×/Woche) über 11 % Rezidive. Eine niederländische doppelblind randomisierte Studie mit 1 × 25 Gy zeigte im Vergleich zu Scheinbestrahlung signifikant niedrigere Rezidivraten (Jürgenliemk-Schulz et al. 2004). Damit kann der Evidenzlevel für die Wirksamkeit der postoperativen RT als sehr hoch (I B) eingestuft werden, für die alleinige RT fehlen noch kontrollierte Studien (Level III).

Radiogene Folgestörungen, wie z. B. schwere Skleramalazie und korneale Ulzerationen, wurden bisher nur nach der Applikation von höheren Gesamtdosen und bei Einzeit-RT mit 1 × 20–22 Gy in bis zu 4–5 %

Tabelle XII. Ergebnisse der postoperativen Radiotherapie beim Pterygium.

Klinische Studie	N	Dosis (Gy)	Fx (n)	Dosis/Fx (Gy)	Zeit (d)	Rezidivrate
Pajic et al.	97	50	4	12,5	20	2 %
Smith et al.	35	25	5	5	4	6 %
Smith et al.	52	25	5	5	4	6 %
Monteiro et al.	20	30	3	10	4	5 %
Monteiro et al.	80	60	6	10	35	19 %
Nishimura et al.	367	40	4–5	8,9	25	12 %
Fukushima et al.	391	30	1	30	20	9 %
Amano et al.	61	21,6	2	10,8	9	23 %
Schultze et al.	49	30	5	6	4	9 %
Parayani et al.	677	60	6	10	35	2 %
Wilder et al.	284	24	8	3	13	12 %
De Keizer et al.	18	30	3	10	13	0 %
Jürgenliemk-Schulz et al.	42		1	0	1	67 %
	44	Placebo-RT 25	1	25	1	7 %
MacKenzie et al.	685	22	1	22	1	12 %
Beyer et al.	127	30	1	30	1	10 %
Wesberry et al.	171	20	1	20	1	8 %
Alaniz et al.	483	28	4	7	4	4 %

Fx: Fraktion; d: Tag (e)

der Fälle beobachtet (Aswad und Baum 1987; MacKenzie et al. 1991).

Hämangiom der Aderhaut

Allgemeine Angaben

Aderhauthämangiome sind langsam wachsende benigne Tumoren, die von Gefäßen der Chorioidea ausgehen. Sie können auch im Rahmen des kongenitalen Sturge-Weber-Syndroms auftreten. Zu unterscheiden sind der diffuse (ab 5.–10. Lebensjahr) und der lokale Typ (ab 30.–50. Lebensjahr) (Witschel und Font 1976). Die Symptome werden von Größe und Lage des Tumors bestimmt: sitzt das Hämangiom nahe an der Papille oder Makula, werden „unscharfes oder verzerrtes Sehen", Metamorphopsien und sekundäre Netzhautablösung beobachtet; bei direktem Befall der Makula entwickelt sich oft ein chronisches Glaukom. Manchmal kommt es zum vollständigen Visusverlust. Die Hämangiome fallen ophthalmoskopisch durch rot-orange Schwellung und klinische Begleitphänomene (Glaukom, Netzhautablösung etc.) auf. Weitere Diagnoseverfahren sind Ultraschall, Fluoreszenz-Angiographie, CT, MRT und Szintigraphie (Phosphor-32) (Shields und Shields 1992).

Therapiemöglichkeiten

Die Indikation zur Therapie wird vom Fortschreiten der Läsion und der Schwere der Symptome (bei Visusminderung, Netzhautablösung, Sekundärglaukom) bestimmt. Kleine Läsionen außerhalb des zentralen Sehens werden mit photodynamischer Therapie, Photokoagulation oder transpapillärer Thermotherapie behandelt (Mashayekhi und Shields 2003; Shields et al. 2001), z. B. um eine Netzhautablösung zu verhindern; 3–4 Behandlungen sind zur Inaktivierung und Resorption des subretinalen Ödems nötig, doch bleibt die Läsion meist gleich groß. Bei über 50 % verschlechtert sich der Visus nach der Therapie (Shields et al. 2001); in 40–52 % kommt es zur rezidivierenden Netzhautablösung (Sanborn et al. 1982; Zografos et al. 1989). Makula- oder papillennahe Läsionen werden wegen Gefahr des Zentralskotoms nicht koaguliert; gleiches gilt bei vollständiger Netzhautablösung und beim diffusen Typ (Sturge-Weber-Syndrom). Insgesamt wird aktuell unter Ophthalmologen die photodynamische Therapie mit Verteporfin® favorisiert. Das subretinale Ödem verschwindet in wenigen Wochen, das Hämangiom schrumpft und der Visus bessert sich bei einem Teil der Patienten; bei subfovealen Hämangiomen sind die Resultate ungünstiger. Langfristig ist die photodynamische

Therapie aber noch nicht etabliert (Madreperla 2001; Shields et al. 2004).

Indikation und Durchführung der Radiotherapie

Die Bestrahlung kann mit Linearbeschleuniger-Photonen, Protonen und Brachytherapie erfolgen. Sie ist bei fehlendem Ansprechen der Photokoagulation und vor allem bei kritischem Sitz nahe der Makula oder Papille indiziert, da invasive Maßnahmen den Visus gefährden (Shields et al. 2004). Nach erfolgreicher Bestrahlung legt sich die Netzhaut teilweise, evtl. auch komplett wieder an; die Läsion wird flacher, Auge und Sehkraft werden erhalten und der Visus oft besser. Die Reduktion des Visus betrifft fast nur Augen mit vorbestehender lagebedingter Makulopathie. Je früher die RT beginnt, desto besser sind die Langzeitresultate (Madreperla et al. 1997; Augsburger et al. 1997). Schilling et al. (1997) bestrahlten 36 lokalisierte und 15 diffuse Hämangiome mit 10 × 2 Gy; nach fünf Jahren erzielten 23 (64 %) Augen vom lokalisierten Typ eine vollständige Netzhautanheftung; bei 50 % war der Visus stabil, bei 50 % gebessert, beim diffusen Typ wurden ebenfalls noch günstige Ergebnisse erzielt. Bei fortgeschrittenen Fällen kann die Bestrahlung des Hämangioms den Visus zwar nicht bewahren, oft aber das Auge in toto erhalten (Plowman und Hungerford 1997).

Die perkutane RT wird mit 18–20 Gy (lokaler Typ) bzw. 30 Gy (diffuser Typ) konventionell fraktioniert (1,8–2 Gy Einzeldosis) verabreicht. Bei einseitiger Lage wird ein leicht nach hinten abgewinkeltes laterales Stehfeld benutzt, um das Gegenauge und Chiasma zu schonen. Bei beidseitigem Befall werden opponierende laterale Gegenfelder mit Linsenschonung eingesetzt. Zur Fixation der Augen können Fixationsmaske und Vakuum-Kontaktlinsen kombiniert werden (Zografos et al. 1989).

Die Brachytherapie wird bei lokalisierten Hämangiomen mit Augen-Plaques, durchgeführt; dabei kommen Jod-125, Ruthenium-106 oder Kobalt-60 als radioaktive Seeds zum Einsatz. Form und Größe der Plaques schwanken zwischen 10 und 18 mm Durchmesser. Heutzutage werden Jod-125-Seeds bevorzugt. Die Dosen von Apex bis zur Basis der Läsion schwanken je nach Radionuklid zwischen 30–240 Gy. Die Resultate sind exzellent im Sinne einer permanenten Resorption des subretinalen Ödems, der kompletten Netzhautanheftung und des Visuserhalts (Augsburger et al. 1997; Kreusel et al. 1996; Madreperla et al. 1997; Zografos et al. 1996). Radiogene Nebenwirkungen traten nicht auf. Nachteilig sind der

zweimalige chirurgische Eingriff und die deutlich höhere Dosis.

Weitere Möglichkeiten der RT sind die fraktionierte Protonentherapie mit 20–30 C GyE (Hannouche et al. 1997; Frau et al. 2004). Zografos et al. (1998) berichteten über 48 lokalisierte und sechs diffuse Hämangiome, die mit 16,4–18,2 CGy E behandelt wurden; bei allen legte sich die Netzhaut wieder an und der Visus besserte sich bei 70 %. Auch die stereotaktische RT mit dem möglichen steilen Dosisabfall eignet sich für lokalisierte Läsionen an kritischen Stellen (Kivela et al. 2003). Beide Verfahren sind aber nur an speziellen Zentren möglich und noch nicht langfristig evaluiert.

Mögliche radiogene Nebenwirkungen sind die Retinopathie und Papillopathie bei Dosen > 30 Gy. Trotz Linsen-schonender RT-Technik kommt es gelegentlich auch zur Entwicklung von Katarakten.

Altersbedingte Makuladegeneration (AMD)

Allgemeine Angaben

Die Degeneration der Makula tritt altersbedingt (= AMD) ab dem 40. Lebensjahr zunehmend auf. Die Inzidenz für 75–80-Jährige beträgt 1,2 %. Die Prävalenz steigt von 20 % bei 65–74-Jährigen auf 35 % bei 75–84-Jährigen. Bei Befall eines Auges ist das Risiko für das Gegenauge 7–12 % pro Jahr. Wichtiger Risikofaktor ist Nikotinabusus, gerade für neovaskuläre Formen. Ophthalmoskopisch sind zu beobachten: 1. Drusen (gelbliche Depots von Zelldetritus) unter dem Pigmentepithel; 2. Änderungen am retinalen Pigmentepithel, scharf begrenzte pigmentepitheliale Gewebsuntergänge oder Atrophien; 3. seröse oder hämorrhagisch bedingte Ablösung des retinalen Pigmentepithels oder der neurosensorischen Retina; 4. chorioidale Neovaskularisation (CNV), z. T. mit Narben im Makulabereich (Abbildung 2).

Letztlich kommt es oft zum Sehverlust (Pauleikhoff und Holz 1996). Im Verlauf sind frühe und späte, topographisch foveale, extra- und subfoveale Formen zu unterscheiden; im Endstadium gibt es trockene (geographische) und feuchte (neovaskuläre) Formen (International Age-Related Maculopathy Study Group 1995). Die klassische Form ist im Gegensatz zur okkulten Form gut demarkiert. Trockene Formen mit Drusen, kleinen Atrophien und geringem Visusverlust treten am häufigsten (80 %) auf. Etwa 20 % entwickeln feuchte (exsudative) Formen, die

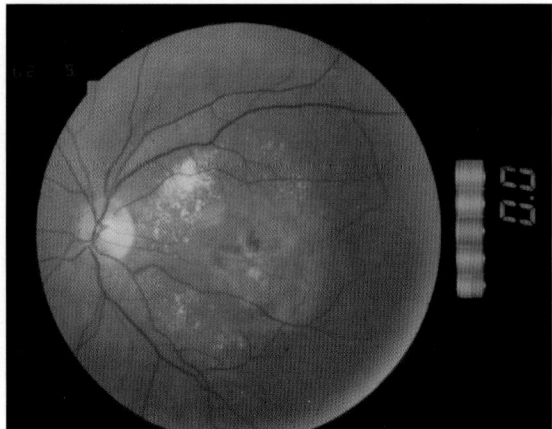

Abbildung 2. Senile Makuladegeneration mit Pigmentstörungen und Drusenbildung,

zur Sehminderung bis hin zur Erblindung führen; bei 90 % kommt es dabei zur CNV mit Ödem (Exsudation) und Blutung. Ohne erfolgreiche Therapie droht dann oft der komplette Visusverlust.

Therapiemöglichkeiten

Wegen Art, Lage und Größe der CNV eignet sich die Laserkoagulation nur für wenige Läsionen; langfristig kommt es oft zur erneuten Visusminderung – entsprechend dem natürlichen Krankheitsverlauf. Die seltene „klassische" extrafoveale CNV wird mittels Photokoagulation behandelt. Bei subfovealen CNV drohen irreversible Schäden und zentraler Sehverlust. Hier werden antiangiogene Substanzen und die transpapilläre Thermotherapie eingesetzt die photodynamische Therapie mit i.v. Verteporfin® führt zu selektiven photochemischen Gefäßwandschäden (Miller et al. 1995); bei klassischer CNV kann der Visusverlust dadurch verzögert oder verhindert werden (Treatment of Age-related Macular Degeneration with PDT Study Group 1999). Anfangs sind drei bis vier Therapien nötig, da oft neue Lecks durch die CNV auftreten. Eine Besserung des Visus bei feuchter AMD ist selten; dagegen profitieren häufig Fälle, bei denen eine klassische (nicht okkulte) CNV besteht.

Indikation und Durchführung der Radiotherapie

Prinzipiell sind zur Bestrahlung Photonen, Protonen und Brachytherapie möglich. Bisher fehlen trotz zahlreicher klinischer Daten systematische Studien mit homogenen Kollektiven und gleichen Auswahl- und Bewertungskriterien. Vergleiche mit natürlichem Krankheitsverlauf oder Kontrollgruppen (Macular Photocoagulation Study Group) sind eher missverständlich. Der direkte Vergleich ist durch die unterschiedlichen RT-Techniken und Endpunkte in den einzelnen Studien erschwert. Die Photonentherapie am Linearbeschleuniger erfolgt in Maskenfixierung über laterale Stehfelder in Halbfeld-Technik. Das Gegenauge wird durch posteriore Gantry-Kippung um 10° ausgespart (Valmaggia et al. 2002); auch anteriore Schrägfelder (1 cm Durchmesser) mit Linsenschonung (Bergink et al. 1994) oder Rotationstechniken (Mauget-Faysse et al. 1999) sind möglich.

Mit der Protonentherapie wurden erste Erfahrungen gesammelt (Munzenrider und Castro 1993; Yonemoto et al. 2000). Die Brachytherapie mit Palladium-103- (Finger et al. 1996, 1999, 2000), Strontium-90- (Jaakola et al. 1998a, b) und Ruthenium-106-Augen-Applikatoren (Berta et al. 1995) eignet sich alternativ zur perkutanen RT; die normalen Augenstrukturen werden dabei gut geschont. Das Vorgehen ist wie bei anderen Erkrankungen im hinteren Augenabschnitt (z. B. Hämangiom).

Ergebnisse der Strahlentherapie

Die Strahlentherapie-Ära leitete eine irische Dosisfindungsstudie ein (10, 12 und 15 Gy Gesamt- und 2 oder 3 Gy Einzeldosis) (Chakravarthy et al. 1993); nach einem Jahr der RT war der Visus bei 63 % stabil oder gebessert; Membranen bildeten sich in 77 % zurück. Die Kontrollgruppe wies bis auf einen Fall einen Visusverlust auf und die Membranen nahmen bei allen zu; langfristig nahm der Visus nach RT im Mittel um < 1 Linie, in der Kontrollgruppe um 3,5 Linien ab (Hart et al. 1996). Dieser Erfolg löste viele prospektive Studien aus, allerdings mit kontroversen Aussagen, die die RT-Indikation wieder in Frage stellen, da die positiven Resultate nur z. T. nachvollzogen wurden. Gesamtdosen von 5–36 Gy führten retrospektiv zu positiven Effekten; Studien mit negativem Ergebnis sind in der Minderzahl. Insgesamt ist der therapeutische Spielraum für antiangiogenetische Effekte klein und mit höheren Gesamtdosen, die evtl. zur Regression neovaskulärer Membranen führen, steigt auch das Risiko der radiogenen Retinopathie (Bergink et al. 1998; Char et al. 1999; Höller et al. 2003; Hollick et al. 1996; Mauget-Faysse et al. 1999; Pöstgens et al. 1997; Prettenhofer et al. 1998; RAD 1999; Sasai et al. 1997; Spaide et al. 1998; Stalmans et al. 1997; Staar et al. 1999; Thölen et al. 1999; Yonemoto et al. 2000).

Tabelle XIII. Ergebnisse nach Strahlentherapie bei altersbedingter Makuladegeneration.

Studie	RT-Konzept	RT	K	FU	Visus stabil /besser	Bemerkung
Chakravarthy et al. 1993	10, 12, 15 Gy/ 2 oder 3 Gy × 5	19	6	12 Monate	63 % versus 17 % nach 1 Jahr (p < 0,05)	Membran-Redukti-on: 77 % (p <0,01)
Hart et al. 1996	10 Gy/2 Gy × 5 12 Gy/2 Gy × 6 15 Gy/3 Gy × 5	24	55	12 Monate 24 Monate	88 % (RT) versus 25 % (K) nach 2 Jahren (p <0,01)	
Sasai et al. 1997	10 Gy/2 Gy × 5 20 Gy/2 Gy × 10	18	18	24 Monate (median)	55 % (RT) versus 35 % (K) nach 1 Jahr	ns
Spaide et al. 1998	10 Gy/2 Gy × 5	91	119	12 Monate (90 % Pat.)	62 % versus 51 % nach 1 Jahr	ns
Staar et al. 1999	16 Gy/2 Gy × 8	73	73	11 Monate (minimal)	37 % nach 1 Jahr	Klassische CNV; ns
RAD Studie 1999 (9 Zentren)	16 Gy/2 Gy × 8	88	95	12 Monate	Keine signifikanten Unterschiede bzgl. Linienverlust (> 3 Linien) und Visusverlust	67 klassische F. und Mischformen, 114 okkulte F.
Kobayashi et al. 2000	20 Gy/2 Gy × 10 vs. Beobachtung	51	50	24 Monate	Signifikante Unterschiede bei Visusverlust > 0,2 log/Mar, Membrangröße, Anfangsvisus	61 klassische F., 25 Mischformen, 15 okkulte Formen
Marcus et al. 2001	14 Gy/2 Gy × 7 vs. Beobachtung	41	42	12 Monate 24 Monate	Zu keinem Zeitpunkt signifikante Unterschiede bzgl. Fernvisus, Kontrast	10 klassische F., 36 Mischformen, 35 okkulte Formen
Hart et al. 2002	12 Gy/2 Gy × 6 vs. Beobachtung	99	100	6 Monate 12 Monate 24 Monate	RT-Gruppe: Nahvisus besser (p = 0,03); nach 2 Jahren n. s. (p = 0,08 bzw. p = 0,29)	104 klassische F., 41 Mischformen, 3 okkulte Formen

n.s. = Unterschied nicht signifikant; RT = Radiotherapie; K = Kontrollarm; FU = Nachbeobachtung

Die deutsche RAD-Studie verglich eine Scheinbe-strahlung mit 8 × 2 Gy RT; nach einem Jahr war der Visus beidseits gleich, weshalb anzunehmen ist, dass im gewählten Kollektiv oder mit 16 Gy kein positiver Effekt eintritt (RAD 1999). Eine Schweizer Studie verglich 1 Gy (Kontrolle), 8 Gy und 16 Gy Gesamt-dosis; nach 12 bzw. 18 Monaten war die korrigierte Sehschärfe bei 8 bzw. 16 Gy signifikant besser als bei 1 Gy; Patienten mit klassischer CNV oder Anfangsvi-sus von > 20/100 profitierten mehr; sonst bestand zwi-schen den Gruppen kein Unterschied im Lesevermö-gen oder in der Größe der CNV; es gab auch keine Nebenwirkungen (Valmaggia et al. 2002). Eine deut-sche Gruppe verglich 5 × 2 und 18 × 2 Gy mit einer Kontrollgruppe; bei klassischer CNV stabilisierte die höhere Dosis den Visus häufiger als die niedrige Dosis oder Kontrolle, bei okkulter CNV bestand kein Unterschied. Da 25 % der mit 36 Gy bestrahlten Fälle eine Retinopathie (ohne Folge für den Visus) entwickelten, wurde die Studie abgebrochen (Thölen et al. 1998). Bei der Einzeit-RT mit 7,5 Gy kam es zur signifikanten Visusbesserung gegenüber der Kon-trollgruppe (78 % vs. 38 %) (Char et al. 1999). Wei-tere Details zu den klinischen Studien zeigt Tabelle XIII.

Zur Protonentherapie und Brachytherapie liegen kaum Daten vor: Yonemoto et al. (2000) verglich 8- und 14-Gy-Protonen und fand dabei eine Dosis-Wirkungs-Beziehung; 53 % der Augen waren nach sechs Monaten angiographisch stabil und der Visus bei 74 % gebessert; nach elf Monaten waren noch 58 % und nach 21 Monaten 36 % stabil; mit 14 Gy war die Kontrollrate (89 %) aber signifikant besser (p = 0,0001). Die höhere Dosis und die initiale Größe der Läsionen waren prognostisch signifikante Faktoren. Radiogene Nebenwirkungen traten nicht auf.

Die Brachytherapie (12,5–23 Gy in 28 Stunden) erzielte ophthalmoskopisch und angiographisch bei 87 % der subretinalen CNV einen stabilen oder gebesserten Visus; ein Drittel rezidivierte und nach 18 Monaten blieb bei 61 % der Visus stabil oder gebessert (Finger et al. 1999). Eine weitere Gruppe verabreichte 15 Gy über 0,9 Stunden bei Patienten mit subfovealen CNV. Die CNV bildeten sich bei 74 % zurück; der Visus blieb bei 55 % nach sechs und bei 45 % nach 12 Monaten stabil innerhalb von 2 Linienpaaren (Jaakola et al. 1998b). Radiogene Nebenwirkungen traten nicht auf.

Insgesamt ist damit der Stellenwert der Strahlentherapie bei der AMD nicht ausreichend definiert, weder hinsichtlich des genauen Indikationsspektrums, noch hinsichtlich des idealen RT-Konzeptes für das jeweilige Krankheitsstadium. Bei vorwiegend okkulten CNV scheint der Visus aber für einen gewissen Zeitraum stabil zu bleiben. Insofern sollte die klinische Strahlentherapie weiter betrieben werden (Fine et al. 2001). Insgesamt besteht damit aber nur ein Evidenzlevel von II B.

Endokrine Orbitopathie

Allgemeine Angaben

Die Endokrine Orbitopathie (EO) ist eine entzündlich-fibrosierende Erkrankung der Augenhöhle, die oft mit Schilddrüsenüberfunktion und toxischer Struma (Autoimmunthyreopathie, M. Basedow) vergesellschaftet ist. Selten kommt sie auch bei Hashimoto-Thyreoditis, Myxödem ohne vorherige Thyreotoxikose oder auch ohne Schilddrüsenerkrankung vor. Sie gilt als Autoimmunerkrankung, bei der sich Autoantikörper gegen TSH-Rezeptoren in der Augenmuskulatur bilden, die entzündliche und fibrosierende Gewebereaktionen in Augenmuskeln und orbitalem Fettgewebe auslösen (Bahn et al. 1998). Das Muskelvolumen (Mm. recti mediales et inferiores) kann aufs zehnfache zunehmen; zelluläre Infiltrate und Begleitödem führen zum Exophthalmus (Hervortreten des Auges). Im Spätstadium kommt es dann zur Fibrosierung und Vernarbung im orbitalen Gewebe. Die Symptome sind aber häufig nur gering ausgeprägt und nicht progredient, sodass keine Therapie erforderlich ist.

Typische Symptome sind Augentränen, Photophobie, Druckgefühl und Schmerzen. Weitere Zeichen sind periorbitales Ödem, Proptosis, Augenmuskelparesen, Hornhautreizung, Störung der Sehnerven bis hin zum Sehverlust. Die NOSPECS-Klassifikation der American Thyroid Association (ATA) erlaubt die Einteilung in „Schweregrade"; die Summe der Parameter ergibt den Ophthalmopathie-Index (Werner 1977) (Tabelle XIV). Die Diagnose wird klinisch, mit Ultraschall, CT oder MRT und Schilddrüsendiagnostik (Antikörperbestimmung) gestellt. Im CT sind andere Orbitaerkrankungen, z. B. Pseudotumor orbitae, Malignom, Lymphom oder Metastasen, auszuschließen, vor allem bei einseitigem Exopthalmus. Mit dem MRT ist das floride Entzündungsstadium gut nachweisbar. Eine histologische Sicherung durch Biopsie ist nur im Ausnahmefall nötig. Die ophthalmologischen Symptome (Augenmotilität, Visus, Proptosis, intraokularer Druck, Hornhaut, Sehnervbeteiligung) werden meist durch den Augenarzt festgestellt und im klinischen Verlauf dann weiter betreut.

Therapiemöglichkeiten

Die Therapie der EO erfolgt interdisziplinär durch Augenheilkunde, Endokrinologie/Nuklearmedizin und Strahlentherapie und orientiert sich an der Intensität der Symptome. Spontanremissionen sind immer möglich. Das Erreichen einer Euthyreose bei zugrunde liegender Schilddrüsenerkrankung ist die wichtigste Voraussetzung für jede weitere Therapie, da sie die Augensymptome beeinflussen kann. Alle möglichen Risikofaktoren, besonders aber der Nikotinabusus, sind auszuschalten. Für die milden Verläufe der EO empfiehlt sich eine alleinige lokal-

Tabelle XIV. Modifizierte NOSPECS-Klassifikation der endokrinen Orbitopathie nach American Thyroid Association (Werner 1977) und Petersen et al. 1990.

Klinische Zeichen/Kategorie		Grad 1 (= 1 Punkt)[a]	Grad 2 (= 2 Punkte)[a]	Grad 3 (= 3 Punkte)[a]
I	NO = „No objective eye symptoms"	Minimale subjektive Augensymptome	Mäßige subjektive Augensymptome	Schwere subjektive Augensymptome
II	S = „Soft Tissue" Weichteilgewebsbeteiligung	Minimale objektive Symptome: Rötung, Chemosis, leichtes periorbitales Ödem	Mäßige objektive Symptome: Rötung, Chemosis; mäßiges periorbitales Ödem	Schwere objektive Symptome: konjunktivale Exposition, markantes periorbitales Ödem
III	P = „Proptosis" Exophthalmus	> 20–23 mm	24–27 mm	> 27 mm
IV	E = „Eye Muscles" Augenmuskel	Selten Diplopie, icht in Primärposition	Häufig Diplopie, mäßige Bewegungseinschränkung	Schwere konstante Muskelfehlfunktion
V	C = „Cornea" Hornhaut	Leichte Stippung und leichte Beschwerden	Markante Stippung und mäßige Beschwerden	Hornhautulkus und schwere Symptome
VI	S = „Sight Loss" Sehverlust	20/25–20/40	20/45–20/100	> 20/100

[a] Orbitopathie-Index = Summe der Punkte aller Symptomkategorien; maximal: 18 Punkte

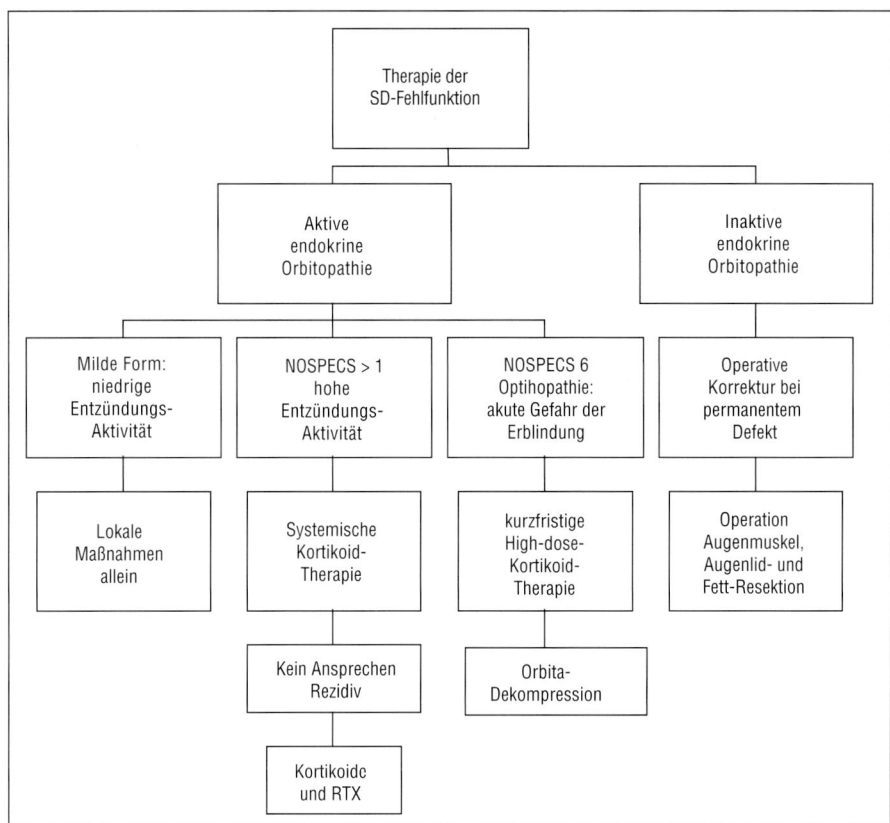

Abbildung 3. Interdisziplinäres Vorgehen bei der EO (modifiziert nach Kahaly et al. 1997).

topische Therapie. Bei den schwereren Verlaufsformen ist der Einsatz von Glukokortikoiden und ggfs. anderen Medikamenten wie z. B. Cyclosporin-A indiziert. Operative Maßnahmen an den Lidern und Augenmuskeln erfolgen meistens bei stabiler Grunderkrankung (mindestens 6 Monate) und nicht mehr rückläufiger Diplopie, weit seltener zur Resektion des orbitalen Fettgewebes bei störendem Exophthalmus mit kosmetischer Beeinträchtigung, ggfs. auch kurzfristig bzw. im Notfall zur Dekompression der Sehnerven, z. B. durch Entfernung einer oder mehrerer Knochenwände der Augenhöhle (Mourits et al. 1990). Das interdisziplinäre Vorgehen ist in Abbildung 3 zusammengefasst (Kahaly et al. 1997).

Indikation und Durchführung der Radiotherapie

Ionisierende Strahlen wirken im Frühstadium an den durch T-Lymphozyten und im Spätstadium an den durch Fibroblasten vermittelten Zellreaktionen; dazu sind allerdings unterschiedliche Dosis-Wirkungs-Beziehungen nötig. Vermutlich beruhen darauf die breite Palette und Effektivität der bisher eingesetzten RT-Konzepte und die verschiedenen Aussagen zur aktuellen klinischen Datenlage. Zu einigen RT-

Indikationen fehlen aber auch heute noch prospektiv kontrollierte klinische Studien.

Die RT beider Orbitae ist bei ausgeprägter inflammatorischer EO nach Kahaly et al. (1997) die Therapie der Wahl und sollte frühzeitig eingesetzt werden, doch wird sie wegen der Möglichkeit der Spontanremission und der Wirksamkeit anderer Maßnahmen oft erst bei progredienten und rezidivierenden Fällen indiziert, evtl. kombiniert mit anderen Maßnahmen. Dem frühen Einsatz der RT stehen die Daten einer prospektiv randomisierten Studie der Universität Utrecht entgegen, die bei EO-Kategorien I–III keinen Effekt, bei Kategorien IV–V aber eine sehr hohe Wirksamkeit der RT nachweisen konnte (Marten et al. 1999). Bei den EO-Kategorie IV–VI, nicht rückläufigen Symptomen Grad 2–3 und einem Orbitopathie-Index von > 4 ist die RT indiziert. Meist geht die Kortikoid-Therapie als Stoßtherapie voraus, doch ist dies keine Vorbedingung für die RT-Indikation. Eine prospektiv randomisierte Studie untersuchte die Wirksamkeit der Orbita-RT kombiniert mit Kortikosteroiden gegenüber Kortikosteroiden allein; dabei war die Kombination der Monotherapie überlegen (Bartalena et al. 1983). Eine andere Doppelblindstudie verglich die RT mit hochdosierter Kortikosteroid-Therapie und zeigte den Vorteil der alleinigen RT (Prummel et

Tabelle XV. Richtlinien zur Strahlentherapie der endokrinen Orbitopathie.

	Ziele der Radiotherapie	Voraussetzung /Indikationen	Kontraindikationen
1	Klinische Regression herbeiführen	Prätherapeutische Diagnostik: Hinweise auf Autoimmun-KH der Schilddrüse; CT/MRT	Stabile EO ohne klinische Progression
2	Funktionelle Defizite reduzieren/ beseitigen	Ophthalmologische Diagnostik: Dokumentierte Progression	Fehlende Euthyreose
3	Kosmetik/Ästhetik verbessern	Subjektive/objektive Befunde: Nachweis von funktionellen Defiziten und Störungen	Alleinige „kosmetische" Indikation, ohne funkt. Einschränkungen
4	Unerwünschte Wirkungen anderer Maßnahmen vermeiden/vermindern	Ausschluss von Risikofaktoren: Fehlende Augenerkrankungen, z. B. Diabetische Retinopathie	Fehlende Zustimmung zur geplanten Behandlung

al. 1993). Eine genaue stadienabhängige Analyse dieser Ergebnisse erfolgte aber nicht. Richtlinien zur RT der EO wurden kürzlich von Donaldson und Mc Dougall (2002) zusammengestellt (Tabelle XV).

Bestrahlungstechnik

Bei oft bilateralem Befall werden beide Orbitae über laterale Gegenfelder in Maskenfixation am Linearbeschleuniger (6–10-MV-Photonen) bestrahlt. Neben der „Half-beam-Technik" werden 10° posterior ausgelenkte Felder verwendet, um die Dosis an Linse und Augenvorderkammer zu minimieren. Die Größe der effektiven Strahlenfelder erreicht 5×5 bis zu 6×7 cm^2 bzw. bei Halbfeld-Technik doppelte Breite. Individualabsorber oder Multileaf-Kollimatoren blocken das vordere Halbfeld, die Nasennebenhöhlen und intrakraniellen Strukturen aus. Der Zentralstrahl bzw. die Feldvordergrenze wird täglich am Linearbeschleuniger kontrolliert und beidseits 5–6 mm hinter der Iris bzw. Pupille eingestellt. Die hintere Feldgrenze erfasst den Zinn'schen Ring an der Orbitaspitze und damit die gesamte Länge der Augenmuskeln. Bezogen auf das Zielvolumen werden in der Literatur häufig zu kleine Feldgrößen (z. B. 4×4 cm) angegeben, was die Gefahr des nicht vollständigen Ansprechens oder späteren Rezidivs in sich birgt (Abbildung 4).

Der vordere Anteil der lateralen Gegenfelder wird durch Bleiabsorber ausgeblockt; Zentralstrahl bzw. vordere Feldgrenze liegen 5–6 mm hinter der Iris/Pupille (kleiner Pfeil); die hintere Feldgrenze erfasst den Zinn'schen Ring an der Spitze der Augenhöhle (modifiziert nach Donaldson et al. 1993).

Dosiskonzepte

Die bisher angewandten Konzepte benutzten 0,3–2,0 Gy Einzel- und 2,4–30 Gy Gesamtdosis; die Fraktionierung war meist konventionell fünfmal wöchentlich, seltener hypofraktioniert bis zu einmal wöchent-

lich; die Gesamtdauer der RT-Serie schwankte zwischen einer und zehn Wochen (Heyd et al. 2003). Die meisten Konzepte wurden jedoch nicht mit dem EO-Krankheitsstadium korreliert. Einige Studien zeigten beim frühzeitigen Einsatz der RT schon bei 0,3 Gy Einzel- und 2,4 Gy Gesamtdosis klinische Wirksamkeit (Gerling et al. 2001), ob dies aber auch auf die späteren und weiter fortgeschrittenen Stadien der EO übertragbar ist, erscheint aus radiobiologischer Sicht fraglich. Kontrollierte stadienbezogene Dosiseskalationsstudien fehlen bislang. Oft werden prätherapeutisch verabreichte Kortikosteroide aber auch noch während der RT weiter verabreicht. Die manchmal gewünschte Dosisreduktion der Kortikoide sollte jedoch nicht während der RT-Serie erfolgen; sie kann sich daher oft über mehrere Wochen hinziehen – vor allem nach längerfristigem Einsatz.

Klinische Ergebnisse der Strahlentherapie

Viele Patienten zeigen nach perkutaner RT ein „gutes" bis „sehr gutes klinisches Ansprechen". Diese allgemeine Aussage vieler klinischer Studien ist nur eingeschränkt tauglich, da nur selten eine stadienbezogene Analyse vorliegt und kaum zwischen den einzelnen Kategorien und Symptomen der EO differenziert wird. Weitere mögliche Einflussgrößen sind Patientenselektion, Dauer der Krankheitsanamnese, Vor- und Begleitbehandlung und das jeweilige RT-Konzept. Das klinische Ansprechen sollte also immer im Detail für die einzelnen Kategorien und Schweregrade der EO analysiert werden (siehe Auswahl Tabelle XVI). Zur klinischen Bewertung des Ansprechens nach RT ist eine Nachbeobachtungszeit von mindestens sechs bis 12 Monaten nötig, da das Ansprechen insgesamt nur langsam erfolgt (Seegenschmiedt et al. 1998). Nach dem klinischen Ansprechen auf eine effektive RT-Dosis kommt es nur noch selten zu einem Rezidiv.

Petersen et al. (1990) sammelten in der bislang größten klinischen Studie die Langzeitergebnisse aus

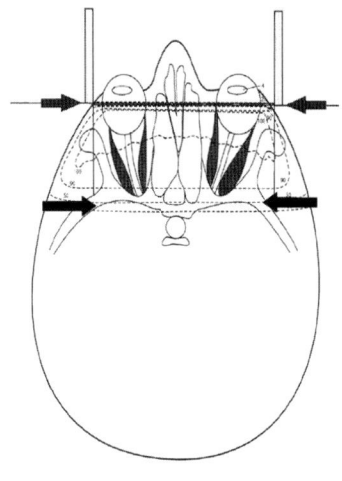

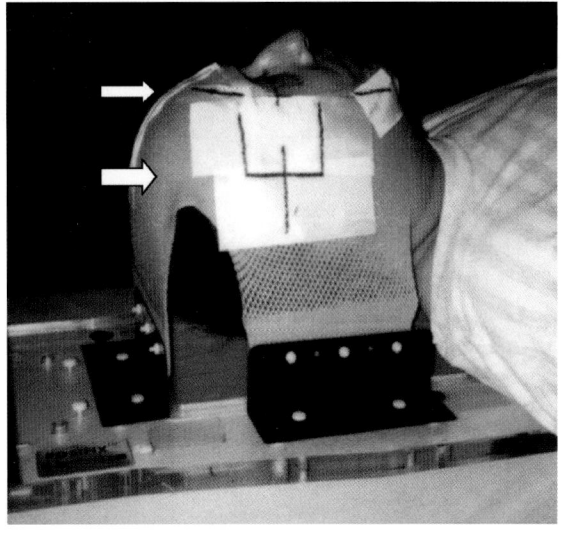

Abbildung 4. Halbfeld-Technik für bessere Bestrahlung der endokrinen Orbitopathie.

Stanford zwischen 1968–1988 bei insgesamt 311 Patienten; sie waren alle mit 20 bzw. 30 Gy über laterale Gegenfelder bestrahlt worden. Das beste Ansprechen wurde dabei in den Kategorien „Weichteilgewebe" (II), „Kornea (V) sowie „Sehverlust" (VI) beobachtet, aber auch über 50 % der Patienten mit „Proptosis" (III) und „Augenmuskelbeteiligung" (IV) verbesserten sich nach der RT. Außerdem wurden mehrere Prognosefaktoren (z. B. Alter, Geschlecht, gleichzeitige thyreostatische Therapie, Funktionsstatus der Schilddrüse) ermittelt. Etwa 30 % der Patienten benötigten nach der RT noch eine operative Korrektur der Augenmuskeln oder der Lider – was keine negative Aussage gegen die Wirksamkeit der RT darstellt! Bei mehr als 80 % der operierten Patienten fiel dann der endgültige Erfolg subjektiv und objektiv als „gut" oder „sehr gut" aus.

Im Einzelfall kann die Bestrahlung auch die Augen-OP oder den Einsatz der Kortikosteroide – bei entsprechender Kontraindikation – ersetzen (Burch und Wartofsky 1993). Ein klinisches Beispiel der Wirksamkeit der Bestrahlung in Kombination mit der Kortisontherapie zeigt Abbildung 5.

Nebenwirkungen der Radiotherapie

Die niedrigdosierte RT ist nahezu nebenwirkungsfrei. Große klinische Studien (Donaldson et al. 1977; Petersen et al. 1990) zeigten keine schweren akuten oder chronischen Nebenwirkungen, wie z. B. Katarakt oder Retinopathie, die durch unzureichende RT-Technik oder Dosimetriefehler ausgelöst werden (Kinyoun und Orcutt 1984; Marcocci et al. 1987; Miller et al. 1991). Nach konventioneller RT mit 10×2 Gy wurde einmal eine kurzfristige Erblindung beobachtet (Nygaard und Specht 1998). Bestehende Augenerkrankungen (z. B. Katarakt) dürfen nicht als Folge der RT fehlgedeutet werden oder zur höheren Einordnung der EO führen. Bei der Monte-Carlo-Simulation einer fraktionierten RT mit 10×2 Gy und 5×5 cm^2 Gegenfeldern ohne Individualabsorber am Kobalt-60-Gerät ergab für eine 20-jährige Patientin theoretisch ein Tumorinduktions-Risiko von 1,2 % (Snijders-Keilholz et al. 1996). Die effektive Gesamtdosis betrug 64,4 mGy, meist das Knochenmark der Schädelkalotte (22 mGy) und Gehirn (35,4 mGy) betreffend. Bei Optimierung der RT-Technik (z. B. durch Individualabsorber) kann eine Halbierung der Belastung erreicht werden (Broerse et al. 1999; Jansen et al. 2001). Mögliche Zweitmalignome sind bei RT-Dosis von > 30 Gy nach Hypophysenbestrahlung (Brada et al. 1992) oder nach Radiotherapie des Morbus Hodgkin (Van Leeuwen et al. 1994) beschrieben worden. Praktisch ist aber bislang über keinen einzigen Zweittumor nach RT der EO berichtet worden. Insgesamt bietet damit die RT bei der EO ein sehr günstiges Nutzen-Risiko-Verhältnis (Order und Donaldson 1990).

Zusammenfassend ist die klinische Datenlage kontrovers und fällt bei den frühen EO-Stadien trotz gegenteiliger Empfehlungen nicht zugunsten der RT aus. Der Strahlentherapeut sollte sich daher um den Evidenznachweis bei fortgeschrittener bzw. therapierefraktärer und rezidivierter EO kümmern. Hier fehlen z. B. noch gute Dosiseskalationsstudien. Auf nationaler und europäischer Ebene sind interdisziplinäre Studiengruppen gefordert, Leitlinien zu entwickeln und Studienkonzepte für offene Fragen zu entwickeln und durchzuführen (Heyd et al. 2003; Prummel et al. 2003) (Evidenzlevel II B).

Tabelle XVI. Therapieansprechen bezogen auf Kategorien und Symptome der EO (Literaturauswahl).

Studie	Pat n	EO-Dauer	Ansprechen auf die Bestrahlung (%)						Kommentar
			Kat. II S	Kat. III P	Kat. IV E	Kat. V C	Kat. VI S	Gesamt	
Bartalena et al.1983	36	2,3 Jahre	97	56	93	–	100	72	C + RT 100 %;
	12	0,3–15	100	45	56	–		25	C allein; Augen-Op3 %
Esser et al. 1995	155	0,8 Jahre Mittelw.	67 2/3 Pat.	55 % p < 0,001	55 p < 0,01	–	–	–	137 C + RT 18 nur RT
Friedrich et al.1997	106	0,8 Jahre	56	62	70	–	–	78 (26 Gy)	106 nur RT;
	142	0,4–4	79	56	70	–	–	80 (13 Gy)	142 C + RT; Augen-OP 3 %
Hurbli et al.1985	62	0,6 Jahre 0,1–1,5	–	23	74	23	57	56	C + RT > 23 %; Augen-OP 34 %
Lloyd et al.1992	36	k.A.	61	39	42	8	–	92	–
Olivotto et al.1985	28	0,8 Jahre 0,2–5,0	93	26	43	85	100	68	C + RT 18 %; Augen-OP 50 %
Van Ouwerkerk et al.1985	24	1,0 Jahre 0,3–3,0	100	46	78	–	–	–	C + RT 75 %
Palmer et al.1987	29	0,9 Jahre 0,2–10	78	52	24	–	67	48	C + RT 34 %; Augen-OP 45 %
Petersen et al.1990	311	0,9 Jahre Mittelw.	80	51	56	71	65	–	C + RT 32 %; Augen-OP 29 %
Prummel et al.1993	28	k.A.	64	–	43	–	–	50	nur C
	28	k.A.	38	–	85	–	–	46	C + RT
Sandler et al.1989	35	0,7 Jahre 0,1–5,8	–	–	–	–	78	71	C + RT 80 %; Augen-OP 40 %
Staar et al. 1997	225	0,7 Jahre 0,2–3	80	64	69	–	–	68	C + RT 100 % Augen-OP 29 %
Wilson et al.1995	33	k.A.	85	–	54	–	–	–	nur primäre RT
Seegenschmiedt et al. 1998	60	1,5 Jahre 0,5–20	83 (50/60)	70 (39/56)	69 (37/54)	87 (13/15)	47 (8 /17)	87 52	Versagen nach C; alleinige RT; Augen-OP 8 %

C = Kortison; OP = Operation RT = Radiotherapie; Augen-OP = Augenoperation (Diplopie, Lidkorrektur oder Dekompression)

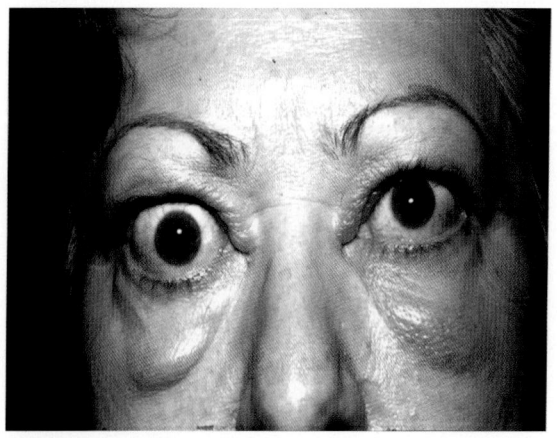
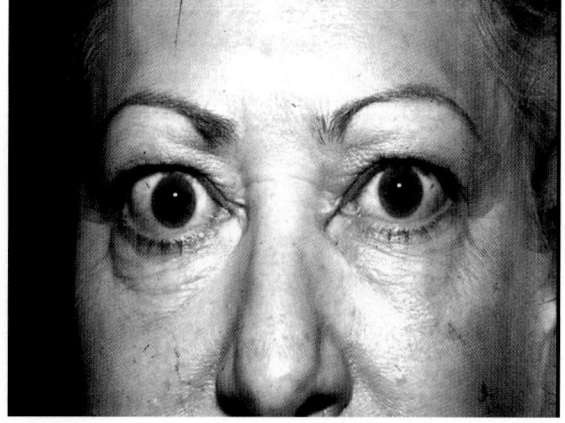

Abbildung 5. Auswirkung der perkutanen RT und Kortikoidtherapie auf Lidödem und Schielen bei einer 50-jährigen Patientin (vor RT und 3 Monate nach RT-Beginn).

Reaktive lymphoide Hyperplasie/Pseudotumor orbitae (PO)

Allgemeine Angaben

Lymphoide Erkrankungen der Orbita sind selten und haben ein breites Spektrum, das Pseudotumor orbitae und maligne Lymphome einschließt (Austin-Seymour et al. 1985). Alters- und Geschlechtsverteilung sind uncharakteristisch. Pseudotumoren treten bei bis zu 7 % aller Orbitatumoren auf. Drei Ursachen sind möglich: 1. Ein infektiöser Prozess, z. B. bei einer fortgeleiteten Sinusitis; 2. ein Autoimmunprozess, da u. a. zirkulierende Antikörper gegen extraokulare Muskelproteine vorliegen können; 3. ein fibroproliferativer Prozess. Die Erfahrung zeigt, dass Kortikosteroide oder Immunsuppressiva zur Remission führen können, was die Hypothese stützt, dass immunologische Ursachen bedeutsam sind, doch spricht das häufigere unilaterale Auftreten eher gegen eine Autoimmunerkrankung. Das Vorhandensein eines Tumors mit Begleitentzündung ist bioptisch auszuschließen. Histologisch zeigen sich unterschiedliche zelluläre Infiltrate. Jakobiec et al. (1979) grenzen den unspezifischen, chronisch entzündlichen Pseudotumor und die lymphozytäre Hyperplasie voneinander ab. Fujii et al. (1985) unterscheiden lymphoide, granulomatöse und sklerosierende Formen. Der Terminus „lymphoide Hyperplasie" deutet dabei die Probleme an, maligne Lymphome abzugrenzen. Allgemein anerkannt ist aber, dass der Pseudotumor orbitae histologisch fibröse, hypozelluläre chronische Entzündungsherde enthält (Isaacson und Norton 1994).

Differenzialdiagnostisch sind andere Ursachen einer Orbitaraumforderung auszuschließen, wie z. B. granulomatöse Erkrankungen (Sarkoidose, Wegener'sche Granulomatose usw.), lokale Infektionen oder Autoimmunerkrankungen. Häufig sprechen der akute Beginn der Symptome, der einseitige Befall und die behinderte Augenmotilität für den Pseudotumor. Am häufigsten sind retrobulbäre Schmerzen, Lidschwellung und Exophthalmus (65–95 %) (Ampil und Bahrassa 1985). Neben dem oft einseitigen Befall sind bilaterale Formen in bis zu 50 % bekannt. Im CT und MRT zeigen sich die Infiltrate im retrobulbären Fettgewebe (bis 80 %), daneben vergrösserte Augenmuskeln (bis 60 %), Verdickung des Nervus opticus (bis 40 %) und Proptosis bulbi (bis 70 %) und auch eine vermehrte Kontrastmittelaufnahme in 95 % (Flanders et al. 1989).

Die Klinik und Bildgebung können zwischen benignen und malignen Veränderungen kaum unterscheiden (Lambo et al. 1993). Eine histologische Sicherung sollte daher immer angestrebt werden. Langzeitstudien zeigten, dass in bis 50 % der Fälle maligne Lymphome fälschlicherweise als benigne Pseudotumoren klassifiziert werden (Jacobiec et al. 1979, Waldmann et al. 1985). In einer klinisch Studie fanden Knowles und Jacobiec (1980) in 8 % inflammatorische Pseudotumoren, 13 % reaktive lymphoide Hyperplasien, 12 % atypische Hyperplasien und in 67 % maligne Lymphome. Biopsien sollten von ausgewiesenen Experten untersucht werden. Insgesamt gilt der Pseudotumor als „Chamäleon" bezüglich Diagnostik und Therapie, bei dem sich in bis zu

Tabelle XVII. Ergebnisse der Strahlentherapie bei Pseudotumor orbitae (Literaturauswahl).

Studie (Jahr)	n	Dosis (Gy)	Ergebnisse
Hogan et al. 1964	10	4–5	100 % lokale Kontrolle
Sigelman et al. 1978	32	30	97 % Regression, 81 % lokale Kontrolle
Kennerdel et al. 1979	10	25–30	100 % lokale Kontrolle 6 Mo. bis 5 J
Henderson et al. 1980	12	3,5–13,5	75 % lokale Kontrolle, 1–21J
Sergott et al. 1981	19	10–20	74 % NED median 25 Mo.
Rao et al. 1982	13	3,8–30	92 % lokale Kontrolle
Orcutt et al. 1983	22	25	75 % Ansprechen, 1–50 Mo.
Austin-Seymour et al. 1985	20	20–36	75 % lokale Kontrolle, 34 Mo.
Barthold et al. 1986	10	21,6	100 % lokale Kontrolle
Mittal et al. 1986	20	5,5–30	90 % lokale Kontrolle, 43 Mo.
Lanciano et al. 1990	32	20	77 % lokale Kontrolle, 53 Mo.
Keleti et al. 1992	45	20–30	83 % lokale Kontrolle
Wagner et al. 1992	18	8–18	67 % lokale Kontrolle,
Notter 1997 /2000	10	2–3, > 30	2–3 Gy: 50 % NED, + 2. Serie: 90 % NED, 2–15 J

30 % der Fälle die erste Histologie ändert und oft später als maligne Erkrankung entlarvt wird (Wagner et al. 1992).

Therapiemöglichkeiten

Die chirurgische Exzision erfolgt bei gut zugänglichen Läsionen, doch treten oft Rezidive auf (Donaldson et al. 1993). Kortikosteroide sind die wichtigste Komponente der medikamentösen Therapie von orbitalen Pseudotumoren, doch sprechen bis zu 50 % nicht oder ungenügend an und benötigen weitere Maßnahmen, z. B. eine Strahlentherapie (Leone und Lloyd 1985). Manche Patienten müssen die Medikation wegen Nebenwirkungen abbrechen oder kommen wegen der bestehenden Erkrankungen bzw. Kontraindikationen nur für die Bestrahlung in Betracht.

Nach Lambo et al. (1993) wird durch adäquate Strahlentherapie eine komplette Remission in 70–100 % erreicht; ohne Therapie kann sich der Visus ernsthaft und dauerhaft verschlechtern; dabei gibt es eine Korrelation zwischen Dauer der Progression und irreversiblen Verlust der Sehschärfe. Derzeit noch unklar ist das Potential für eine maligne Transformation des orbitalen Pseudotumors.

Indikation und Durchführung der Radiotherapie

Die Strahlentherapie ist langfristig die erfolgreichste Maßnahme, mit Ansprechraten von 70–100 % (Austin-Seymur et al. 1985; Barthold et al. 1986; Fitzpatrick et al. 1984; Lanciano et al. 1989). Die empfohlenen Dosen bewegen sich zwischen 0,5–3,0 Gy Einzel- und 20–35 Gy Gesamtdosis und evtl. mehr. Verschiedene Einstelltechniken und die gezielte Anwendung bestimmter Strahlenarten und -qualitäten erlauben es, die radiogenen Nebenwirkungen gering zu halten (Tabelle XVII).

Empfohlen ist anfangs ein Therapieversuch mit niedriger Dosis von 2 × 0,5 Gy pro Woche bis 5 Gy Gesamtdosis (1. Serie): bei einer akuten oder chronischen Entzündung kann die schrittweise Dosiserhöhung einerseits ein frühes Ansprechen einleiten, andererseits kann aber auch die Gesamtdosis niedrig gehalten und evtl. können radiogene Nebenwirkungen vermindert werden (Notter 2000); bei Nichtansprechen nach vier Wochen wird auf tägliche Fraktionierung mit 1,5–2 Gy Einzeldosis umgestellt und bis 30–40 Gy Gesamtdosis bestrahlt (2. Serie). Diese Dosis ist auch noch bei Low-grade-Non-Hodgkin-Lymphomen wirksam. Führen Dosen von

35 Gy nicht zum Erfolg, sind andere Ursachen des Pseudotumors anzunehmen, z. B. die Wegener'sche Granulomatose (Yamashita et al. 1995).

Bestrahlungstechnik

Die Bestrahlung wird nach CT-Planung am Linearbeschleuniger mit 4–6-MV-Photonen über ein anteriores und laterales Feld mit 1:3-Gewichtung und Keilfiltern zur Dosishomogenisierung bei geöffneten Augen durchgeführt. Bei unilateraler Erkrankung und Lage des Tumors im Lid oder der Konjunktiva kann ein anteriores Feld mit Elektronen und „hängendem" Linsenblock (Durchmesser 1 cm) verwendet werden. Der Patient fixiert den Block, der über dem Isozentrum und ca. 5 mm über der Kornea hängt (Bogart et al. 2002). Bei oberflächlichen Läsionen werden 6–9-MeV-Elektronen, bei tiefer gelegenen 16–20-MeV-Elektronen verwendet. Bei einem bilateralen Befall werden analog zur endokrinen Orbitopathie parallel opponierende laterale Felder mit Halbblocktechnik (Donaldson et al. 1993) oder zwei anteriore Elektronenfelder eingesetzt.

Radiogene Nebenwirkungen

Bei Einhalten der o. a. Therapieempfehlungen werden langfristig fast keine gravierenden Komplikationen beobachtet. Unter der Bestrahlung können die Entzündungszeichen verstärkt auftreten, was den Einsatz von Kortikosteroiden erfordern kann. Eine Hyperlakrimation und Konjunktivitis sind selten. Bei höherer Dosis kann es langfristig zur Hypolakrimation („dry eye syndrome") und der Ausbildung eines Katarakts kommen. Theoretisch besteht die Möglichkeit einer radiogenen Tumorinduktion in ca. 1,2 % (Snijder-Keilholz et al. 1996) innerhalb von 20–30 Jahren. Diese theoretische Gefahr muss aber gegen die unmittelbar möglichen Störungen durch die entzündlichen Veränderungen in der Augenhöhle, wie z. B. Visusverlust oder Enukleation des Auges abgewogen werden.

Erkrankungen im Kopf-Hals-Bereich

Nicht-maligne Tumoren des Zentralnervensystems (ZNS) können durch lokale Ausdehnung und Druck auf Nachbarstrukturen zu schwerwiegenden, lebensbedrohlichen Symptomen führen. Je nach Wachstumsgeschwindigkeit kann sich das umgebende Normalgewebe anpassen und die klinische Diagnose verzögern. Die perkutane Strahlentherapie inklusive der einzeitigen oder fraktionierten stereotaktischen

Radiotherapie sowie die Brachytherapie sind für einige benigne Tumorformen und Erkrankungen im Gehirn und in der Kopf-Hals-Region von großem Vorteil.

Meningeom

Allgemeine Angaben

Meningeome machen 15–20 % der primären Hirntumoren aus und kommen bevorzugt zwischen dem 40. und 60. Lebensjahr vor. Es besteht eine klare Prävalenz für Frauen (1,8 : 1). Die meist recht langsam wachsenden Tumoren nehmen ihren Ausgang von den Kappenzellen der Arachnoidea. Prinzipiell können Meningeome überall innerhalb des Schädels wachsen, in ca. 10 % der Fälle kommen sie multipel vor. Neben den Konvexitätsmeningeomen treten sie oft an der Schädelbasis auf, wo sie zum Teil infiltrativ in den Knochen einwachsen. Gemäß ihrer Lokalisation bezeichnet man sie dort als Keilbein-, Clivus- oder Felsenbeinmeningeom. Mitunter ist die Nomenklatur irreführend, denn das Olfactoriusmeningeom entspringt natürlich nicht aus dem N. olfactorius, sondern hat seinen Namen wegen der Nähe zum Riechnerven; die bessere Bezeichnung ist frontobasales Meningeom. Die meisten Meningeome sind nach WHO-Klassifikation als Grad I einzustufen und somit eigentlich gutartig. Die Einschränkung „eigentlich" ist angezeigt, da mitunter Größe, Lage und Ausbreitung für den Patienten schwerwiegende Konsequenzen nach sich ziehen können, wie sie auch bei einem malignen Tumor nicht bedrohlicher sein könnten.

Tabelle XVIII. Lokalisation und Häufigkeit intrakranieller Meningeome.

Lokalisation	Häufigkeit
Meningeome parasagittal und an der Falx	23–27 %
Meningeome der Konvexität	12–29 %
Meningeome am Os sphenoidalis	14–19 %
Meningeome am N. olfactorius	4–10 %
Supraselläre Meningeome	7–10 %
Meningeome am N. opticus	1–3 %
Meningeome am Sinus cavernosus	6 %
Meningeome am Clivus	4 %
Meningeome an der Falx	2 %
Ventrikuläre Meningeome	1–3 %
Tentorielle Meningeome	3 %
Meningeome der hinteren Schädelgrube	6–12 %

Mittels CT und MRT können Meningeome gut vom Hirngewebe abgegrenzt werden. Nach WHO sind vier Formen zu unterscheiden. Weniger als 10 % der Patienten weisen die aggressive und maligne Form auf (WHO-Grad IV), die zu ausgedehnten Infiltrationen und sogar Metastasen führen kann. Mögliche Lokalisationen und Häufigkeiten der Meningeome zeigt Tabelle XVIII.

Die klinischen Symptome sind lageabhängig und charakteristisch, wie bei malignen Tumoren: Kopfschmerz, Erbrechen, Papillenödem und fokale Krampfanfälle bestimmen das Krankheitsbild.

Therapiemöglichkeiten

Die Therapieoptionen beim Meningeom sind vielfältig. Nicht jedes Meningeom muss behandelt werden: asymptomatische Patienten mit keinem oder nur einem geringen Begleitödem, aber auch ältere Patienten mit geringen Symptomen und langsamer Progredienz werden regelmäßig klinisch und das Tumorwachstum mittels MRT in sechsmonatigen Intervallen kontrolliert. Bei den verschiedenen chirurgischen Maßnahmen werden die Meningeome nach Simpson in fünf Klassen eingeteilt (Simpson 1957) (Tabelle XIX). Die Prognose und Wahrscheinlichkeit der lokalen Tumorkontrolle nimmt mit Zunahme der Simpson-Klassifikation ab.

Therapie der Wahl ist die radikale chirurgische Resektion. Die chirurgische Intervention wird dabei von Lebensalter und Lebenserwartung, Allgemeinzustand und neurologischen Rahmenbedingungen bestimmt. Für benigne Meningeome ist die komplette makroskopische Entfernung von Tumor samt anhängender Dura und evtl. betroffener Anteile der Schädelkalotte (Simpson I) oft möglich. Die totale Resektion ist dann erschwert, wenn der Tumor bereits Knochenanteile, Gehirn, Gefäße oder Hirnnerven infiltriert oder ummauert hat. Die komplette Resektion ist auch nahe der Schädelbasis, am zerebellopontinen Winkel oder Sinus cavernous schwierig. Nach kompletter Resektion ist die Rezidivrate niedrig; nach subtotaler Resektion führt die additive Bestrahlung langfristig zu guten Ergebnissen (Mathiesen et al. 1996; Ciric und Rosenblatt 2001). Die lokale Kontrolle nach chirurgischer Intervention beträgt 91 %, 81 %, 71 % und 56 % für Resektionen nach Simpson I–IV. Das Fünf- und Zehnjahres-rezidivfreie Überleben nach totaler Resektion beträgt 93 % und 80 %, fällt aber auf 63 % und 45 % nach subtotaler Resektion ab.

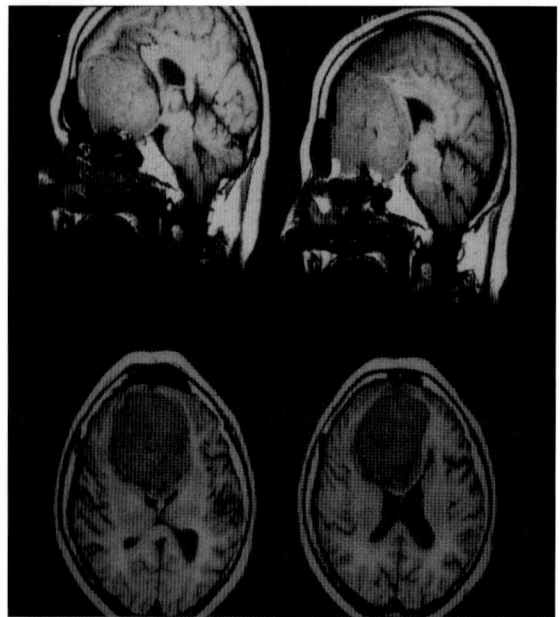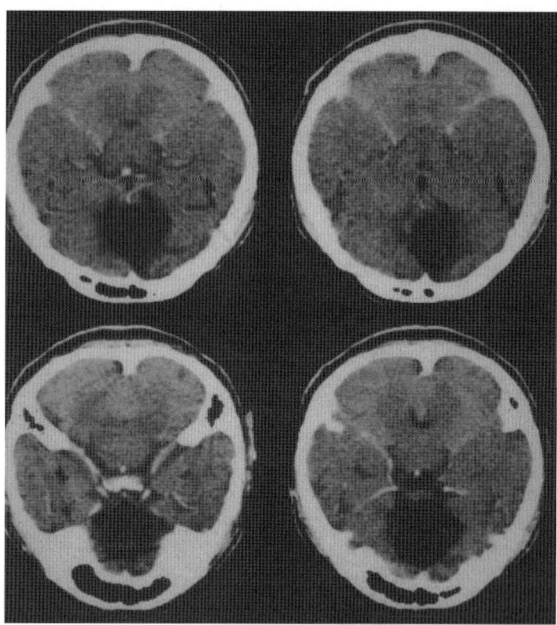

Abbildung 6. Meningeom vor (links) und nach (rechts) mikrochirurgischer Exstirpation.

In einigen Fällen erfolgt präoperativ eine Embolisation, um die Blutzufuhr zu reduzieren, doch ist das Verfahren nicht etabliert und langfristig evaluiert. Rezidivierende oder aggressiv wachsende Meningeome können auch mit Zytostatika behandelt werden, z. B. Ifosfamid, Doxorubicin, Dacarbazin und Hydroxyurea (Stewart et al. 1995; Kyristis 1996). Größere Erfahrungen und langfristige Ergebnisse fehlen auch hier. Auch die Hormontherapie mit Tamoxifen (Goodwin et al. 1993) oder Mefipriston (Grunberg et al. 1991) hat in Einzelfällen zu Regressionen geführt.

Indikation und Durchführung der Radiotherapie

Die Radiotherapie stellt eine effektive Alternative oder Ergänzung zur OP dar. Die Indikation zur perkutanen RT besteht bei: 1. Tumorrest nach subtotaler Resektion, 2. Tumorrezidiv nach vorangegangener Operation, 3. Inoperabilität wegen der Nähe von kritischen Hirnstrukturen oder bei 4. verschiedenen Komorbiditäten, die ein operatives Vorgehen verbieten.

Bei inkompletter Resektion ist die additive kurative Strahlentherapie indiziert. Die RT wird dabei postoperativ und nicht erst bei erneutem Rezidiv durchgeführt, da bei Verzögerung der Tumor wesentlich schlechter zu kontrollieren ist. Wegen der höheren Rezidivrate bei WHO-Grad-II/III-Meningeomen wird auch die adjuvante Strahlentherapie empfohlen (Milosevic et al. 1996).

Ist bei Begleiterkrankungen oder ungünstigem Tumorsitz eine primäre OP nicht möglich oder wird diese verweigert, ist die primäre Strahlentherapie

Tabelle XIX. Einteilung der Meningeome nach Simpson (1957).

Simpson-Klassifikation	Beschreibung der Operationsart und Ausmaß der Resektion
Simpson I	Komplette makroskopische Tumorentfernung mit anhängender Dura sowie des evtl. betroffenen Anteils der Schädelkalotte
Simpson II	Komplette makroskopische Entfernung von Tumor mit anhängender Dura mittels Diathermie
Simpson III	Komplette makroskopische Entfernung des Tumors ohne anhängende Dura oder evtl. zusätzliche extradurale Anteile
Simpson IV	Partielle makroskopische Tumorentfernung unter Belassung der intraduralen Tumoranteile
Simpson V	Einfache dekompressive Maßnahmen und bioptische Sicherung des Tumors

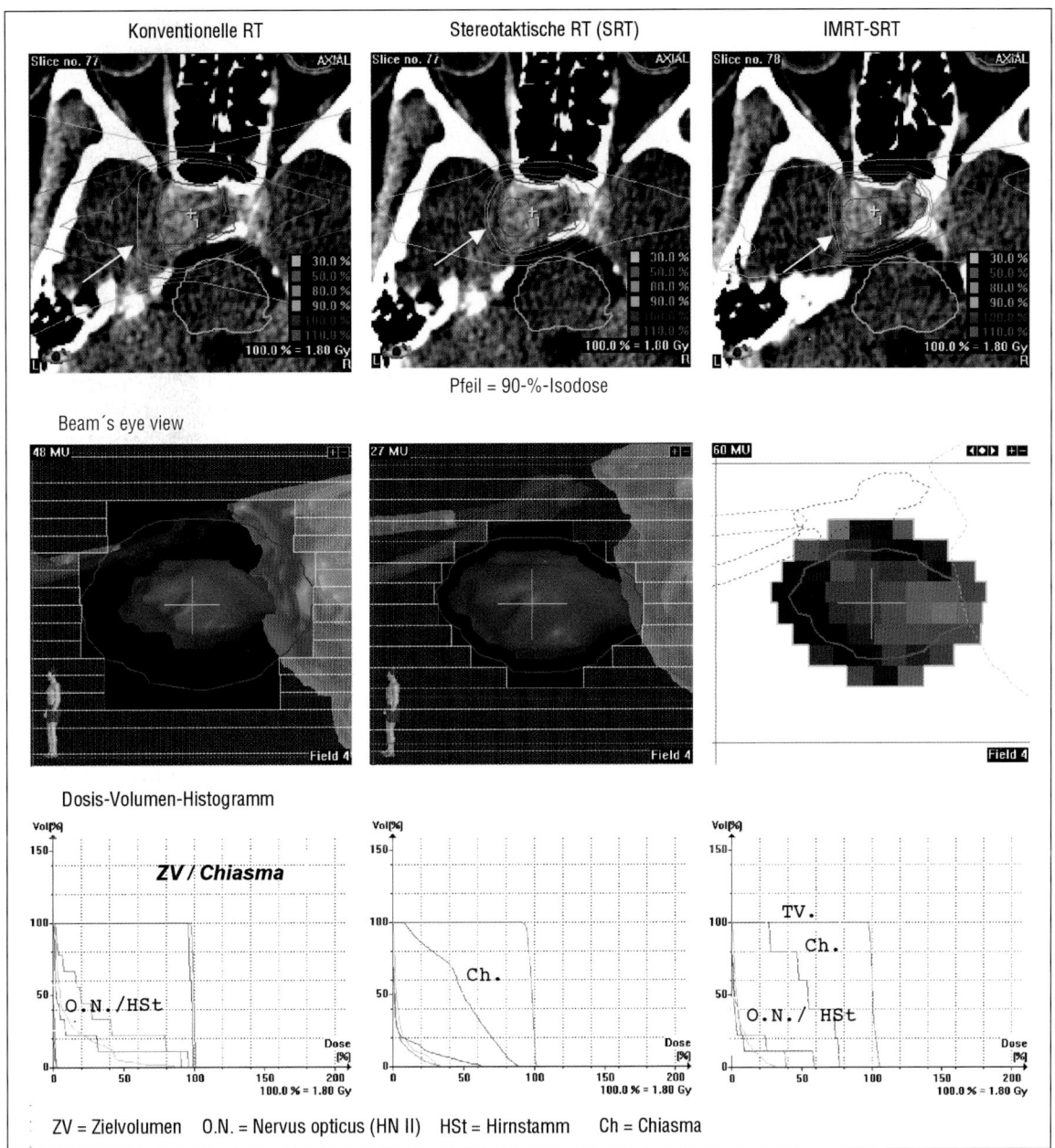

Abbildung 7. Vergleich konventionelle RT, stereotaktische RT (SRT) und intensitätsmodulierte SRT (IMRT-SRT).

indiziert und führt langfristig zur Wachstumshemmung bei vielen Meningeomen (Debus et al. 2001).
Remissionen nach RT treten wie bei anderen benignen intrakraniellen Tumoren langsam und oft nur
geringfügig ein. Ziel der primären RT ist der Erhalt
oder die Verbesserung der reduzierten neurologischen Funktion (en) und die Verhinderung des weiteren Tumorwachstums. Die postoperative RT verbessert die lokale Tumorkontrolle signifikant und
erreicht bei subtotal resezierten Meningiomen ein

Zehnjahres-progressionsfreies Überleben von 90 %
(Taylor et al. 1988; Goldsmith 1994; Nutting 1999).

Benigne Meningeome werden mit 1 cm Sicherheitsabstand und 54 (50–58) Gy Gesamtdosis (Einzeldosis 1,8–2 Gy) bestrahlt. Zur Schonung normaler
Hirnstrukturen ist die 3-D-CT- bzw. MRT-geplante,
konformale RT heute Standard. Maligne und aggressive Meningeome müssen mit Sicherheitsabstand
von 2–3 cm und bis zu 68 Gy Gesamtdosis bestrahlt

werden. Es sollten stereotaktische (SRT) und intensitätsmodulierte RT (IMRT) bevorzugt werden. Kleine Läsionen werden mit SRT (Radiochirurgie) am modifizierten Linearbeschleuniger oder Gamma Knife sehr effektiv behandelt. In der Regel werden Einzeldosen von 15–25 Gy appliziert (Engenhart et al. 1990; Kondziolka et al. 1999; Muthukumar et al. 1998). Spezielle Zentren (z. B. Boston, Heidelberg, Loma-Linda etc.) setzen Protonen oder Schwerionen kombiniert mit Photonen oder Protonen allein ein. Die Gesamtdosis beträgt zwischen 53 Kobalt-Gray äquivalent (cGy E) in 27 Fraktionen bis zu 74 cGy E in 16 Fraktionen (Vernimmen et al. 2001; Wenkel et al. 2000). Auch Gesamtdosen von 24 cGy E in vier Fraktionen waren wirksam (Gudjonsson et al. 1999).

Hypophysenadenom

Allgemeine Angaben

Hypophysenadenome treten bei 3–4 pro 100 000 Einwohner auf und machen 10–12 % aller intrakraniellen Tumoren aus. Sie entstehen aus Zellen der Adenohypophyse und sind benigne und langsam wachsend. In 70 % ist die Hormonproduktion vermehrt, meist Prolaktin, ACTH oder Kortisol, selten TSH oder Gonadotropine betreffend. Große Adenome bedrängen das Chiasma und lösen Sehstörungen oder eine bitemporale Hemianopsie aus oder werden durch partielle bis komplette Insuffizienz der Hypophyse symptomatisch; ca. 20 % haben Kopfschmerzen. Manche Tumoren brechen lateral aus der Sella aus und bedrängen vaskuläre Strukturen (Sinuscavernosus-Syndrom) und lösen Ophthalmoplegien aus. Das Wachstum in Richtung Hypothalamus bedroht häufig die Hormonausschüttung der Adenohypophyse bis hin zum Panhypopituitarismus.

Neben der körperlichen Untersuchung mit neurologischem und ophthalmologischem Status sind MRT und CT bei der Diagnosestellung die bildgebenden Verfahren der ersten Wahl. Die endokrinologische Diagnostik umfasst Prolaktin, STH, IGF-1, Cortisol, TSH, fT4, LH, FSH, Testosteron bzw. Östradiol. Die Basalwerte müssen in Kenntnis der Klinik interpretiert und ggf. in Zusammenarbeit mit dem Endokrinologen noch durch Spezialdiagnostik ergänzt werden.

Therapiemöglichkeiten

Die therapeutischen Optionen umfassen operative Maßnahmen, Medikamente und die perkutane Bestrahlung, manchmal auch nur das beobachtende Zuwarten. Die Empfehlungen der Deutschen Gesellschaft für Endokrinologie geben genaue Entscheidungshilfen (Quabbe et al. 1997).

Operative Therapie

Die Primärtherapie ist heute bei allen Hypophysenadenomen mit Ausnahme des Prolaktinoms die transsphenoidale, selektive Adenektomie. Der transkranielle Zugang wird z. T. bei parasellärer Ausbreitung gewählt. Mikroadenome (< 10 mm) werden radikal entfernt und erfordern keine Zusatztherapie. Bei Tumorresten nach OP wird die Hormonproduktion oft medikamentös kontrolliert. Bei Makroadenomen (> 10 mm) ist die OP wegen der Gefahr der Kompression des Chiasma opticum mit Folge von Gesichtsfeldausfallen indiziert. Der Druck kann auch zur Hypophyseninsuffizienz führen. Hormonausfälle bessern sich postoperativ nur teilweise. Die OP-Indikation besteht auch bei autonomer Hormonsekretion. Bei Gonadotropinomen oder Prolaktinomen ohne Kompression wird in der Menopause oft auf die Therapie verzichtet.

Medikamentöse Therapie

Prolaktinome werden primär medikamentös mit Dopamin-Agonisten behandelt, auch wenn bei großen Tumoren ein Kompressionssyndrom besteht. Eine deutliche Tumorverkleinerung kann damit z. T. bereits innerhalb von 24 Stunden erreicht werden.

Indikation und Durchführung der Radiotherapie

Die Indikation zur RT besteht prinzipiell postoperativ 1. nach subtotaler Resektion, 2. klinisch relevanter persistierender Hormonsekretion und/oder 3. bei Tumorrezidiv nach OP. Das alleinige Abwarten sollte bei hormoninaktiven Tumoren und medikamentöser Therapie, z. B. bei Prolaktinomen und Akromegalie, immer geprüft werden. Eine primäre RT kommt im Einzelfall bei Inoperabilität in Betracht. Mit der fraktionierten RT und Gesamtdosen von 45–50 Gy in Einzeldosen von 1,5–2 Gy werden hohe Tumorkontrollraten von über 90 % erreicht (Becker et al. 2002; Grabenbauer et al. 1996; Grigsby et al. 1988, 1989; Isobe et al. 2001; McCord et al. 1997). Dabei ist eine klare Dosis-Wirkungs-Beziehung dokumentiert (Zierhut et al. 1995).

Hormoninaktive Adenome

20–40 % der Adenome werden inkomplett reseziert. Die Indikation zur postoperativen RT besteht bei ungünstiger Lage und Ausdehnung in Richtung Hypothalamus bereits primär. Weitere Indikationen stellen fehlende OP-Option, subtotale Entfernung oder Rezidiv dar. Bei günstiger Lage wird unter MRT-Kontrolle abgewartet. Bei Tumorprogression wird interdisziplinär die Entscheidung zu Zweitoperation oder perkutanen RT gestellt.

Hormonaktive Adenome

Über 50 % der endokrin aktiven Adenome sind Prolaktinome. Leitsymptome sind bei der Frau das Amenorrhoe-Agalaktorrhoe-Syndrom, beim Mann die Potenzstörungen und Infertilität. Libidoverlust und erhöhtes Osteoporose-Risiko treten bei beiden Geschlechtern auf. Prolaktinome werden mit Dopaminagonisten (Bromocriptin, Cabergolin) behandelt. Eine Indikation zur Bestrahlung ergibt sich nur bei unzureichendem Ansprechen oder medikamentöser Unverträglichkeit sowie Nichtdurchführbarkeit der operativen Sanierung.

Akromegalie

20 % der Hypophysenadenome sezernieren die Wachstumshormone GH und STH, die typische körperliche Veränderungen auslösen (Stirn, Kinn, Zunge Finger, Zehen etc.). Mikro- und Makroadenome stellen eine Indikation zur RT dar bei postoperativ persistierender autonomer Sekretion von STH oder IGF-1, doch ist auch die Zweit-OP vor der RT zu evaluieren. Trotz sehr guter Tumorkontrolle nach RT sinken erhöhte STH-Werte nur langsam ab, sodass über Jahre noch Dopamin-Agonisten (Bromocriptin) oder Somatostatin-Analoga (Octreotid) notwendig sind, bis normale Werte für STH (Nadir in der oralen Glukosebelastung $< 1 \mu g/l$) vorliegen. Als ausreichende Remission werden mittlere STH-Werte von $< 2 \mu g/l$ angesehen.

Morbus Cushing

Erhöhte ACTH-, CRH- und Cortisol-Produktion wegen der hypophysären/hypothalamischen Dysfunktion bestimmen das Krankheitsbild. Da die Tumoren klein sind, ist die Therapie primär neurochirurgisch. Bei unzureichender OP wird oft die bilaterale Adrenalektomie durchgeführt. Nur wenn dieser Eingriff nicht erfolgt, ergibt sich im Einzelfall die Indikation zur RT. Nach bilateraler Adrenalektomie entwickelt sich bei bis zu 40 % der Patienten ein Nelson-Tumor der Hypophyse mit extrem hohen ACTH-Serumspiegel und eine dunkle Pigmentierung durch erhöhte MSH-Produktion, wobei frühzeitig die Indikation zur RT besteht.

Seltene hormonaktive Tumoren

Die sehr seltenen TSH-sezernierenden Hypophysenadenome sind meist Makroadenome, die primär neurochirurgisch behandelt werden. Das infiltrative Wachstum bedingt eine höhere Rezidivrate von 30–50 %. Die RT-Indikation ist frühzeitig bei inkompletter Resektion und postoperativ noch relevanter Hormonsekretion oder bei makroskopischem Rezidiv zu stellen. Sehr selten sind auch Gonadotropinome, die LH und/oder FSH produzieren und primär operiert werden. Somatostatin-Analoga sind kein fester Bestandteil der Therapie dieser Adenome, sodass bei postoperativ klinisch relevanter hormoneller Sekretion oder bei Rezidiv die Indikation zur RT besteht, wenn die operativen Optionen ausgeschöpft sind.

Radiotherapeutische Technik

Konventionell fraktionierte RT und auf MRT/CT basierende 3-D-Planung (2–3-mm-Schichten) der Tumorregion am Linearbeschleuniger mit 4–18-MV-Photonen sind heute Standard. Je nach Abgrenzbarkeit, Tumorlage und verfügbarer RT-Technik sind Sicherheitsabstände von 2–10 mm einzuhalten. Neben lateralen Feldern kombiniert mit non-koplanaren frontalen oder Vertex-Feldern werden auch Rotationstechniken eingesetzt. Auch mehrere koplanare und non-koplanare Felder können kombiniert werden, um kritische Strukturen (Sehnerv bzw. Chiasma opticum, Hypothalamus, Hirnstamm, Temporallappen) zu schonen. Trotz moderner RT-Technik mit adäquater Energie und Multileaf-Kollimator gelingt die Schonung von Risikostrukturen nur teilweise, da in der konventionellen Maske Lagerungsungenauigkeiten von 5–7 mm bestehen.

Diese Nachteile werden durch die stereotaktische Einzeit-RT (Radiochirurgie) am Gamma Knife oder modifizierten Linearbeschleuniger vermieden. Typisch für die stereotaktische RT ist der steile Dosisabfall außerhalb des Zielvolumens. Im Zielvolumen sind Dosisinhomogenitäten und Maximaldosis am Gamma Knife oft höher als am Linearbeschleuniger. Die qualitativen Anforderungen an die Radiochirurgie wurden inzwischen von der RTOG standardisiert (Shaw et al. 1995). Weitere Entwicklungen der SRT sind die dynamische Steuerung des Mikro-Multileaf-

Tabelle XX. Empfohlene Dosierung für Hypophysenadenome zur Begrenzung der $TD_{5/5}$.

	Dosierung im ZV	Chiasma und CN II	Hirnnerven III–VI	Hirngewebe	Resthypophyse Hypothalamus
Radiochirurgie	≥ 12–13 Gy für STH sezernierende und alle inaktiven Adenome; > 0 15 Gy für alle anderen Adenome	≤ 8 Gy	CN V ≤ 12 Gy sonst ≤ 15 Gy	≤ 10 ml mit Dosis > 10 Gy	≤ 20 Gy maximale Schonung
Fraktionierte Bestrahlung	ED 1,8 Gy GD 50,4 Gy	≤ 50 Gy maximale Schonung!	≤ 60 Gy maximale Schonung!	≤ 50 Gy Hirnstamm ≤ 60 Gy sonstiges Gehirn	≤ 50 Gy maximale Schonung

Kollimators am Linearbeschleuniger während der Rotation und die invers geplante intensitätsmodulierte RT. Beide Techniken erlauben eine noch bessere Schonung aller Risikostrukturen (siehe Tabelle XX).

Die Einzeit-Dosis beträgt tumorumschließend mindestens 12–13 Gy für STH-produzierende und hormoninaktive Tumoren, für andere Adenome mindestens 15 Gy. Im Gegensatz zur fraktionierten RT besteht für die Einzeit-RT keine klare Dosis-Wirkungs-Beziehung. Die hohe Einzeit-Dosis ist biologisch sehr wirksam, sodass tumorbedingt hohe Hormonspiegel schneller abfallen als nach fraktionierter RT, doch bestehen auch höhere Risiken für radiogene Spätfolgen am neuronalen Gewebe. Wegen kleiner Fallzahlen und kurzem Follow-up ist die Methode noch nicht abschließend beurteilbar; der Einsatz sollte im Rahmen von Studien in spezialisierten Zentren erfolgen. Bei Kompression von Hirnstamm oder Temporallappen oder geringem Abstand zum Chiasma/Sehnerv sollte eine fraktionierte RT bevorzugt werden (Milker-Zabel et al. 2001).

Spezielle Zentren setzen Schwerionen (Protonen, Heliumionen) ein (Levy et al. 1996). Trotz physikalischer Vorteile (Bragg-Peak) hat diese Technik wegen z. T. erheblicher Nebenwirkungen und begrenzter Verfügbarkeit aktuell wenig Bedeutung. Die interstitielle RT mit implantierten Strahlenquellen (Jod-125, Iridium-192, Yttrium-90, Gold-198) hat den grundsätzlichen Nachteil der Invasivität und wurde wegen erheblicher Nebenwirkungen inzwischen wieder verlassen.

Kraniopharyngeom

Allgemeine Angaben

Kraniopharyngeome sind seltene dysontogenetische Mittellinien-Tumoren, die aus der Rathke-Tasche bzw. dem Ductus craniopharyngicus entstehen. Sie machen 6–10 % der kindlichen ZNS-Tumore aus und treten meist zwischen dem fünften und 15. Lebensjahr auf. Sie liegen nahe der Sella mit enger Beziehung zu Hypophyse, Hypothalamus, Chiasma opticum und Sehnerven. Intraselläre Tumoren sind selten, z. T. liegen sie auch supra- und intrasellär. Hauptsymptome sind Visusstörung bzw. -verlust, Gesichtsfeldeinschränkung (bitemporale Hemianopsie) und endokrine Störungen, z. B. Minderwuchs, Fettansatzstörung oder Nebennierenrinden-Insuffizienz. Hirndruckzeichen können ebenfalls auftreten. Diagnoseführend sind das Röntgenbild des Schädels (Sella-Erweiterung) sowie CT (typische Kalkschalen) und MRT. Im MRT zeigen sich zystische oder gemischt solide und zystische Tumoranteile (Sanford 1991, 1994) (Abbildung 8).

Therapiemöglichkeiten

Primärtherapie ist die komplette Resektion, die einer dauerhaften Heilung gleichkommt. Wegen relativ hoher postoperativer Folgestörungen, z. B. Sehstörungen (20 %) und Panhypopituitarismus (in bis 95 %) nach radikalem neurochirurgischem Vorgehen (DeVile et al. 1996; Hoffmann et al. 1992), wird heute eine weniger radikale OP kombiniert mit der adjuvanten 3-D-konformalen RT bevorzugt. Die Zehnjahres-Kontrollraten nach vollständiger Tumorresektion betragen 60–93 % (Hoffmann et al. 1992; Tomita et al. 1993).

Indikation und Durchführung der Radiotherapie

Bei primär inoperablem Tumor oder nach subtotaler Resektion ist die perkutane RT indiziert, da die Progressionsrate sonst nach zwei bis drei Jahren 70–90 % beträgt (Sung et al. 1981). Nach alleiniger subtotaler Resektion beträgt die Rezidivrate 30 %, während die postoperativer RT nach fünf bis 20 Jahren eine Kontrollrate von 80–95 % erreicht (Sung et al. 1981; Rajan et al. 1993; Bloom et al. 1990). Die Langzeit-

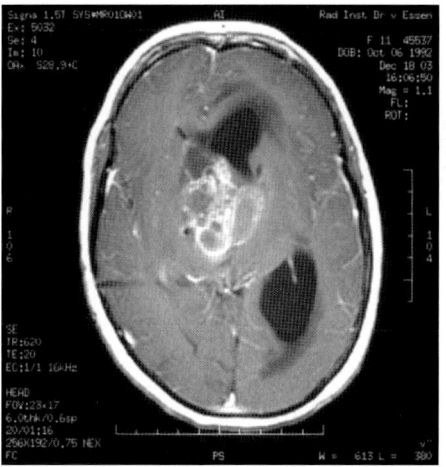 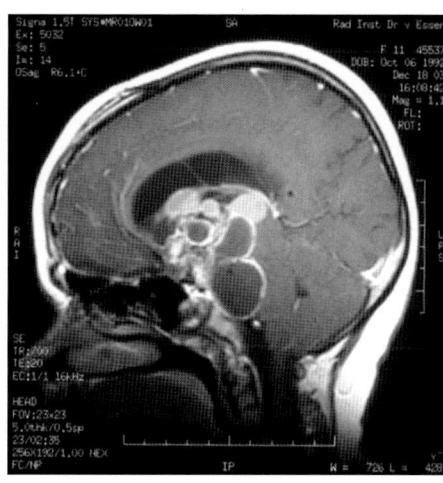

Abbildung 8. MRT eines zystischen Kraniopharynge-oms bei einem elfjährigen Jungen.

kontrollrate nach primärer RT oder subtotaler Resektion bzw. Zystenpunktion plus adjuvanter RT mit 50–54 Gy Gesamtdosis (Einzeldosis 1,8–2 Gy) ist mit der kompletten Resektion vergleichbar (Becker et al. 1999; Habrand et al. 1999).

Eine geringere Belastung des Normalgewebes erreicht die stereotaktische RT. Wegen der Nähe zum Chiasma und den Sehnerven sollte die fraktionierte stereotaktische RT (FSRT) gegenüber der Einzeitbestrahlung bevorzugt werden. Mit der FSRT wurde in Heidelberg eine lokale Zehnjahres-Kontrollrate von 100 % erreicht. Laut MRT erzielten vier von 26 Patienten eine komplette und 14 eine partielle Remission und acht einen stabilen MRT-Befund. Eine Sehverbesserung erzielten fünf Patienten. Die hypophysären Hormonsituation verschlechterte sich bei sieben Patienten. Radionekrosen, Zweitmalignome oder Sehverschlechterungen traten nicht auf (Schulz-Ertner et al. 2002). Eine weitere Option ist die lokale Applikation von Radionukliden in die Kraniopharyngeom-Zysten, was zu einem Stillstand des Tumorwachstums führen kann.

Nach konformaler RT liegt die Nebenwirkungsrate hinsichtlich von Sehverschlechterungen bei bis zu 10 %. Schwere Nebenwirkungen wie Radionekrosen, kognitive Veränderungen und Zweitmalignome werden mit einer Inzidenz von < 2 % und somit selten beobachtet (Sanford 1994).

Akustikusneurinom

Allgemeine Angaben

Akustikusneurinome sind benigne neuroektodermale Tumoren ausgehend von den Schwann'schen Zellen des Neurilemms am N. vestibulocochlearis (CN IV). Sie machen 5 % der primären Hirntumore aus. Ihre Inzidenz beträgt 1 : 100 000 und in 5 % liegt eine Neurofibromatose Typ II (Morbus Recklinghausen) vor. Das Wachstum im Kleinhirnbrückenwinkel führt zum Druck auf den N. vestibularis und den N. cochlearis, die Hörstörung, Tinnitus und Vertigo verursachen. Das weitere Wachstum führt zu Fazialisparese (CN VII), Trigeminus-Neuropathie (CN V) und zu Hirnstammsymptomen. Die Diagnose wird mittels hochauflösendem CT und MRT gestellt. Dabei können intrameatale von extra- und intrameatalen Tumoren unterschieden werden; eine weitere Einteilung erfolgt nach der Lage und Tumorgröße (Tos und Thompson 1992) (Tabelle XXI).

Therapiemöglichkeiten

Die komplette Tumorresektion gilt als Standardtherapie. Durch die Option der Radiochirurgie werden heute aber vor allem die großen Tumoren (> 25 mm) operiert. Problematisch ist dabei der anatomische und funktionelle Erhalt von CN VII und CN VIII. Die Nervenverletzung kann intraoperativ durch elektrophysiologisches Monitoring vermieden werden. Ist die Durchtrennung nicht zu umgehen, kann durch

Tabelle XXI. Klassifikation der Akustikusneurinome nach Tos und Thompson (1992).

Tos-Klassifikation	Extrameataler Tumoranteil (mm)
0	Nur intrameatal
1	1–10
2	11–25
3	26–40
4	> 40

die Rekonstruktion oder Anastomosierung zum N. hypoglossus (CN XI) die Funktion bei > 90 % der Fälle erhalten werden. Der Erhalt der Hörfunktion gelingt abhängig von der Tumorgröße aber nur in 40 %. Außerdem entwickeln postoperativ 10 % der Fälle Liquorfisteln, 6 % Paresen der kaudalen Hirnnerven, 2 % einen Hydrozephalus und je 1 % Meningitis oder Hemiparese. Die postoperative Mortalität beträgt etwa 1 % (Samii und Matthies 1997a–c).

Indikation und Durchführung der Radiotherapie

Die einzeitige stereotaktische Konvergenzbestrahlung (SRT; Radiochirurgie) mit Gamma Knife oder modifiziertem Linearbeschleuniger ist die Therapie der Wahl. Damit wird eine hohe Einzeit-Dosis in dem kleinen, gut abgrenzbaren Zielvolumen erzielt. Die Wirkung beruht neben der direkten Schädigung proliferierender benigner Tumorzellen auf der Reaktion der zugehörigen Tumorgefäße, die wie Angiome eine Gefäßokklusion entwickeln (Linskey et al. 1996; Seo et al. 1996). Das weitere Wachstum wird verhindert; in 40–70 % kommt es langfristig sogar zur Tumorremission. Die SRT ist beim progredienten und symptomatischen primären oder rezidivierten Akustikusneurinom bis 25 mm (TOS Grad 0–2) indiziert. Bei größeren Tumoren steigen die Strahlenbelastung an den Hirnnerven und am Hirnstamm und die Nebenwirkungsrate deutlich an. Therapieziel ist neben der Rückbildung von Tumor und Symptomen die Vermeidung der Tumorprogression sowie der Erhalt des Resthörvermögens.

Mögliche radiogene Folgen zeigt Tabelle XXII. Die Toleranzdosen für N. vestibulocochlearis, N. facialis und N. trigeminus sind bekannt (Flickinger et al. 1996) und hängen von der bestrahlten Länge der Nerven, dem Tumordurchmesser und der Dosis am Tumorrand ab. Durch verfeinerte SRT-Technik treten Läsionen am N. facialis und N. trigeminus heute nur noch selten auf, doch da der N. vestibulocochlearis durch den Tumor hindurch zieht, kann er nicht immer ausreichend geschont werden. Die Schonung gelingt nur durch Dosisreduktion und/oder fraktionierte RT.

Mit Einzeit-Dosen von 12–14 Gy am Tumorrand (je nach Referenzisodose zentral 15–25 Gy) sind lokale Kontrollraten von bis zu 95 % zu erreichen (Flickinger et al. 2001; Foote et al. 2001; Iwai et al. 2003; Meijer et al. 2003; Niranjan et al. 1999; Petit et al. 2001; Rowe et al. 2003).

Radiogene Nebenwirkungen treten sehr selten auf. Die maximale Einzeldosis am Hirnstamm soll 8 Gy nicht übersteigen. Die stereotaktische RT-Planung erfolgt mit hochauflösendem CT und MRT und geeigneter Software zur Bildfusion. Beim modifizierten Linearbeschleuniger werden multiple Stehfelder oder Rotationsbestrahlungen über mehrere Winkelbögen appliziert. Bei dynamischen SRT-Techniken wird der Mikro-Multileaf-Kollimator während der Gantrybbewegung ständig ans Zielvolumen angepasst (Perks et al. 2003). Wichtige SRT-Studien zeigt Tabelle XXIII. Historisch bedingt liegen für das Gamma Knife höhere Fallzahlen vor als für den Linearbeschleuniger, doch sind aus radiobiologischen Gründen klinisch keine Unterschiede zu erwarten.

Tabelle XXII. Risikoorgane bei der SRT von Akustikusneurinomen.

Risikoorgan	Anatomische Besonderheit	Nebenwirkung
N. vestibulocochlearis	Nicht von Neurinom abgrenzbar; Tumor umwächst den Nerv im Verlauf durch den Meatus	(Weiterer) Hörverlust, Schwindel, Ataxie
N. facialis	Verlauf im Canalis acusticus	Fazialisparese
N. trigeminus	Spezieller Risikobereich: Eintrittszone in den Hirnstamm	Trigeminus-Neuropathie
Hirnstamm	Bei großen Tumoren z. T. im Zielvolumen gelegen	Hydrozephalus, Strahlennekrose

Tabelle XXIII. Ergebnisse der stereotaktischen RT beim Akustikusneurinom.

Studie	n	Technik	Dosis	Follow-up (Median)	Lokale Kontrolle	Hörverlust nach 5 Jahren	CN VII	CN V
Flickinger et al. (2001)	190	G-Knife	13 Gy	30 Monate	97 %	29 %	1 %	3 %
Rowe et al. (2003)	234	G-Knife	15 Gy	35 Monate	92 %	25 %	1 %	1 %
Foote et al. (2001)	133	Linac	14 Gy	34 Monate	87 %	nn	5 %	2 %
Meijer et al. (2003)	49	Linac	12,5 Gy	33 Monate	100 %	25 %	7 %	8 %

N = Anzahl der Tumoren/Patienten; CN VII = Fazialisparese, CN V = Trigeminus-Neuropathie

Zur Senkung der Nebenwirkungsrate führen einige Zentren die fraktionierte stereotaktische RT (FSRT) am Linearbeschleuniger durch. Typische RT-Konzepte sind $5 \times 5/10 \times 3/25 \times 2$ und $30 \times 1,8$ Gy (Andrews et al. 2001; Fuss et al. 2000; Meijer et al. 2003; Sakamoto et al. 2001; Sawamura et al. 2003; Shirato et al. 2000; Williams et al. 2002). In letzter Zeit ist ein Trend zugunsten der FSRT erkennbar. Nur wenige Zentren führen je nach klinischer Situation sowohl die Radiochirurgie (SRT) als auch die FSRT durch. Planungs- und Bestrahlungsmethoden entwickeln sich heute immer weiter: am Gamma Knife werden inzwischen bis zu 30 Isozentren eingesetzt, am Linearbeschleuniger dynamische RT-Techniken mit Mikro-Multileaf-Kollimator.

Im Vergleich von SRT, OP und reiner Beobachtung zeigt eine aktuelle Übersicht aus Japan mit über 7000 Patienten, dass beim Abwarten 50 % der Tumoren innerhalb von drei Jahren im MRT eine Progression aufweisen und davon 20 % eine OP benötigen. Bei SRT treten nach drei Jahren in bis zu 8 % Rezidive auf und nur 5 % sind zu operieren. Nach primärer OP treten bei 2 % Rezidive auf und bei 3 % verursacht die OP funktionelle Störungen (Yamakami et al. 2003). Neue Studien sehen die SRT im Vergleich zur OP als gleich wirksames, aber auch als nebenwirkungsärmeres Verfahren an (Karpinos et al. 2002; Regis et al. 2002).

Arteriovenöse Malformationen (AVM)

Allgemeine Angaben

Intrakranielle arteriovenöse Malformationen (AVM) sind seltene Gefäßmißbildungen, die aus erweiterten Arterien mit Verbindung (en) zum normalen Kapillarbett bestehen; damit gelangt oxygeniertes Blut direkt ins venöse System. Etwa 80 % der AVM liegen supratentoriell. Die Inzidenz der AVM ist unbekannt, ihre Prävalenz liegt unter 0,01 % (ca. 18 : 100 000) in der westlichen Hemisphäre; die jährliche Diagnoserate beträgt 2 : 100 000 (Stapf 2003). Die meisten AVM werden im Alter von 20–40 Jahren entdeckt. AVM können sich zu Aneurysmen erweitern und rupturieren (2–5 % pro Jahr) (Graf et al. 1983). Neurologische Symptome (Kopfschmerzen, Blutung, Krampfanfall) bis hin zum plötzlichen Tod durch Blutung bestimmen den klinischen Verlauf. Mit speziellen bildgebenden Verfahren (Angiographie, MRT) gelingt die Diagnose.

Unbehandelte AVM haben ein Blutungsrisiko von 2–4 % pro Jahr, das nach Ruptur auf 2–18 % ansteigt (Fleetwood et al. 2003; Han et al. 2003). Das Blutungsrisiko ist bei Männern dreifach höher als bei Frauen. Große AVM mit tiefen arteriellen Feedern oder in Basalganglien oder am Thalamus gelegene (9 %) haben ein erhöhtes Blutungsrisiko (Stefani et al. 2002). Die Letalität nach der ersten Blutung beträgt bis zu 30 %; 10–20 % der Überlebenden haben langfristige neurologische Störungen. Die spontane Regression von intrakraniellen AVM ist sehr selten.

Zur Therapieplanung sind exakte Kenntnisse der Größe, Lage, arteriellen Feeder und venösen Drainage des Nidus nötig (Tabelle XXIV) (Spetzler und Martin 1986). Weitere Hinweise für die AVM sind abgelaufene Blutungen, Atrophie und Gliose benachbarter Hirnstrukturen. Nach Spetzler und Martin sind fünf AVM-Kategorien definiert; die sechste Gruppe erfasst alle inoperablen AVM mit hohem Morbiditäts- und Mortalitätsrisiko. Die Therapieentscheidung erfolgt heute meist interdisziplinär zwischen Neurochirurgie, Radiologie und Strahlentherapie.

Therapiemöglichkeiten

Ziel der Therapie ist die Verhinderung von Blutungen durch komplette Obliteration des Nidus, falls möglich die Verbesserung neurologischer Fehlfunktionen und gleichzeitig die Vermeidung therapiebedingter Nebenwirkungen. Dazu stehen die modernen Optionen der Neuronavigation, der minimalinvasiven endoskopischen Chirurgie, endovaskulären Embolisation und Einzeit-Stereotaxie (Radiochirurgie) zur Verfügung.

Die Therapie der Wahl ist die elektive komplette Exzision der AVM-Gefäßmißbildung. Gerade bei

Tabelle XXIV. AVM Klassifikation nach Spetzler und Martin (1986).

Parameter	Punkte
Durchmesser	
< 3 cm	1
3–6 cm	2
> 6 cm	3
Lokalisation	
Nicht-eloquente Region	0
Eloquente Region	1
Venöse Drainage	
Oberflächlich	0
Tief gelegen	1

Tabelle XXV. Obliterationsrate und radiogene Nebenwirkungen nach Radiochirurgie.

Studie (chronologisch)	n	Obliteration	Geringfügige NW	Schwerwiegende NW
Steiner et al. 1992	247	81 %	8 %	1 %
Colombo et al. 1994	153	80 %	6 %	2 %
Engenhart et al. 1994	212	72 %	4 %	4 %
Deruty et al. 1996 /1998	115	82 %	10 %	n. a
Flickinger et al. 1996 /1999	1255	72 %	5 %	3 %
Miyawaki et al. 1999	73	64 %	13 %	5 %
Wolbers et al. 1999	29	71 %	n.a	0 %
Chang et al. 2000	254	79 %	3 %	2 %
Schlienger et al. 2000	169	64 %	4 %	1 %
Pollock et al. 2000	144	76 %	10 %	< 1 %
Shin et al. 2002	100	95 % (5 J.)	n.a	4 %
Friedman et al. 2003	269	53 %	4 %	1 %

kleinen AVM in oberflächlichen nicht-eloquenten Hirnregionen erzielt die Mikrochirurgie hohe Heilungsraten. Durch vorherige Embolisation werden größere AVM verkleinert und bessere Konditionen für die nachfolgende OP bzw. Radiochirurgie geschaffen (Dion et al. 1994). Nur im Einzelfall erfolgt die OP notfallmäßig, um lebensbedrohliche Hirnblutungen zu entfernen. Mit der postoperativen Angiographie wird die komplette Entfernung dokumentiert. Selbst dann kann eine erneute Blutung im langfristigen Verlauf nicht ausgeschlossen werden.

Die endovaskuläre Embolisation als einzige Therapie ist selten kurativ, aber meist Teil des multimodalen Konzepts bei größeren AVM, um die Anfangsgröße vor dem Einsatz anderer Therapien zu verringern. Dazu werden solide (Polyvinyl-Alkohol-Partikel, -Fasern, Mikro-Coils/-Ballons) und flüssige Embolisate (Cyanoacryl-Monomere) verwendet. Die Rationale der endovaskulären Therapie vor der Radiochirurgie ist die Verkleinerung des Targets auf unter 3 cm Durchmesser, die Verringerung des angiographisch definierten Blutungsrisikos und der Versuch der Symptomlinderung durch die venöse Hypertension.

Indikation und Durchführung der Radiotherapie

AVM werden mit stereotaktische Einzeit-RT (SRT) am Linearbeschleuniger oder Gamma Knife bestrahlt (Engenhart et al. 1992; Steiner et al. 1992). Die fraktionierte RT mit Gesamtdosen bis zu 60 Gy zeigte unzureichende Ergebnisse (Lindquist et al. 1986; Laing et al. 1992; Poulsen 1987; Wilms et al. 2003).

Abhängig von der Größe und Lage des AVM ist eine Einzeit-Dosis von 15–25 Gy in der Peripherie des Nidus erforderlich. Innerhalb weniger Jahre tritt dann bei erfolgreicher Therapie die komplette Obliteration des Nidus ein. Im Intervall zwischen der SRT und der kompletten Obliteration besteht das Blutungsrisiko aber weiter. Danach tritt zumeist keine Blutung mehr auf. Die Obliterationsrate nach SRT beträgt 65–95 % (Tabelle XXV).

Die Nebenwirkungen der SRT sind meist chronischer Natur und folgen im zeitlichen Verlauf der Obliteration des AVM: fokale Radionekrosen oder Leukenzephalopathien treten neun bis 36 Monate nach SRT auf (Fajardo 1992; van den Kogel 1991; Nakata 1995), sind aber auch schon nach wenigen Wochen möglich (Kocher 1998). Das Risiko korreliert streng mit dem bestrahlten Hirnvolumen und der Gesamtdosis (Flickinger et al. 1990, 1998, 2002): das mit > 10 Gy bestrahlte Hirnvolumen ist dabei ein wichtiger prädiktiver Faktor (Voges et al. 1996, 1997).

Chordome

Allgemeine Angaben

Chordome sind seltene langsam wachsende Mittellinien-Tumoren, die von Resten des embryonalen Notochords im Bereich der Schädelbasis und des Clivus (35 %), der Wirbelsäule (15 %) oder der Kreuz-/Steißbein-Region (50 %) ausgehen. Sie sind immunhistochemisch von den prognostisch günstigeren niedriggradigen Chondrosarkomen abzugrenzen. Typische neurologische Symptome und die

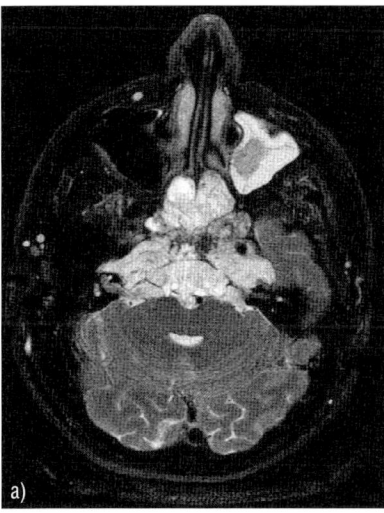 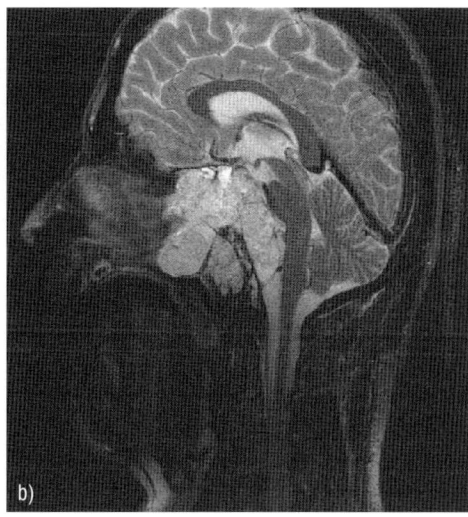

Abbildung 9. Ausgedehntes Schädelbasis- und Klivuschordom. a) Axial T2w-MRI, b) Sagittal T2w-MRI.

Magnetresonanztomographie führen zur Diagnose (Abbildung 9).

Therapiemöglichkeiten

Die komplette Tumorresektion ist die Therapie der Wahl. Große Resttumoren, der bioptische Nachweis von Tumornekrosen in der Histologie und das weibliche Geschlecht sind ungünstige Prognosefaktoren (Rich et al. 1985). Wegen der Nähe zu kritischen Hirnstrukturen gelingt die komplette Entfernung nur selten, sodass in über 50 % der operierten Fälle Rezidive auftreten.

Indikation und Durchführung der Radiotherapie

Die hochdosierte RT bei Inoperabilität und nach inkompletter Resektion sind die wesentlichen Indikationen. Es besteht eine klare Dosis-Wirkungs-Beziehung mit signifikant besserer lokaler Kontrolle bei Gesamtdosen von > 65 Gy (Romero et al. 1993). So hohe Dosen können mit der konventionellen Photonentherapie nicht ohne Komplikationen erreicht werden. Daher werden heute vermehrt Protonen und Schwerionen allein oder in Kombination mit Photonen eingesetzt.

Mit fraktionierter Photonentherapie und Gesamtdosen bis zu 60 Gy wurden Fünfjahres-Kontrollraten von 17–33 % erreicht (Tabelle XXVI). Bei Anwendung der fraktionierten stereotaktischen RT (FSRT) können höhere Gesamtdosen appliziert werden, doch sind die klinischen Erfahrungen begrenzt. In Heidelberg wurde bei 37 Patienten eine mediane Gesamt-dosis von 66,6 Gy appliziert. Die lokale Kontrollrate nach fünf Jahren betrug 50 % (Debus et al. 2000). Radiochirurgische Techniken am Gamma Knife oder modifizierten Linearbeschleuniger sind bei kleineren Tumoren und ausreichendem Abstand zu Sehnerven, Chiasma und Hirnstamm möglich. Das selektionierte Patientenkollektiv erreichte damit lokale Kontrollraten von 67 % (Muthukumar et al. 1998).

Mit Protonen liegen klinische Erfahrungen bei großen Chordomen vor. Meist werden 65–80 GyE Gesamtdosis verabreicht. Am MGH in Boston (USA) wurden insgesamt 519 Patienten mit 66–83 GyE Gesamtdosis behandelt und lokale Kontrollraten von 73 % nach fünf Jahren erzielt (Austin-Seymour et al. 1989; Munzenrider et al. 1999). Andere Zentren kombinieren Photonen- und Protonentherapie; am Centre de Protonthérapie d'Orsay werden Protonen (etwa $\frac{1}{3}$) und Photonen (etwa $\frac{2}{3}$) und Gesamtdosen von 60–70 GyE (median 67 GyE) verabreicht. Die lokale Dreijahres-Kontrollrate lag bei 71 %, langfristige Ergebnisse stehen noch aus (Noel et al. 2003) (Tabelle XXVII).

Glomustumor/Chemodektom

Allgemeine Angaben

Die Glomustumoren (Synonyme: Chemodektome; nicht chromaffine Paragangliome) sind sehr seltene benigne Tumoren, die in folgenden anatomischen Lokalisationen auftreten können:
1. Paragangliome am Glomus caroticum – entlang der Karotis, meist nahe der Bifurkation.
2. Paraganglioma jugulare – schädelbasisnahe Lage im Bereich des Bulbus jugulare.

Tabelle XXVI. Ergebnisse der Strahlentherapie bei Chordomen.

Studie, Institution	n	Zeitraum	Technik	Dosis (Gy)	Kontrollrate
Fuller et al. Salt Lake City	25	1952–1981	Photonen	> 55 Gy/n = 17 < 55 Gy/n = 8	33 %/5 Jahre
Romero et al. Madrid	18	1975–1990	Photonenn	50,1 Gy	17 %/5 Jahre
Zorlu et al. Ankara	18	1979–1997	Photonen	60 Gy	23 %/5 Jahre
Catton et al. Toronto	48	1958–1992	Photonen	50 Gy	23 % /5 Jahre
Debus et al. Heidelberg	37	1990–1997	Photonen (FSRT)	66,6 Gy	50 %/5 Jahre
Muthukumar et al. Pittsburgh	15	1987–1997	Gamma Knife RS	18 Gy/Tumorrand	67 %/nn.
Munzenrider et al. MGH Boston	519	1975–1988	Prot. + Phot.	66–83 GyE	73 %/5 Jahre
Hug et al. Loma Linda UMC	58	1992–1998	Protonen	70,7 GyE	67 %/3 Jahre
Noel et al. Orsay	49	1995–2000	Prot. + Phot.	67 GyE	71 %/3 Jahre
Castro et al. LBL Berkeley	53	1977–1992	He-Ionen	65 GyE	63 %/5 Jahre
Schulz-Ertner et al. Heidelberg	44	1997–2001	C-12-Ionen	60 GyE	81 %/3 Jahre

3. Paragangliome des Glomus tympanicum – im Bereich des Tympanon gelegen.
4. Sonstige Paragangliome – am Kehlkopf; nahe der Aorta; pulmonal; Orbitahöhle.

Etwa 50 % der Tumoren findet sich schädelbasisnah in der Fossa iugularis. Der Altersgipfel liegt bei 45 Jahren, Frauen und Männer sind gleich betroffen. Die Tumoren sind meist unilateral, nur 10–20 % treten bilateral oder multipel auf (Million et al. 1994). Sie wachsen langsam, sind selten endokrin aktiv und entarten in 5–10 % maligne; sie auch können Knochen, Gefäße, Mittelohr und Hirnnerven infiltrieren.

Die Hauptsymptome sind Kopfschmerzen, Hirnnervenausfälle (CN V–XII), Dysphagie, pulsierender Tinnitus, Schwindel und Hypakusis; im Halsbereich kann es große, pulsierende Schwellungen geben. Ohne Therapie drohen Hirnnervenausfälle und chronische Invalidisierung; die Geschwulst kann lebensgefährlich groß werden und schwere Komplikationen auslösen. Die Diagnose erfolgt klinisch und mit hochauflösendem CT, Angiographie und MRT. Zur Prognoseabschätzung kann die Klassifikation nach Fisch und Mattox (1988) benutzt werden (Tabelle XXVII).

Tabelle XXVII. Klassifikation der Glomustumoren nach Fisch und Mattox (1988).

Kategorie	Beschreibung
A	Tumor wächst entlang des tympanischen Plexus auf dem Promontorium der Cochlea
B	Tumor wächst in den Knochen des Hypotympanons, die Kortikalis des Bulbus jugulare ist jedoch intakt
C	Tumor entstammt dem Bulbus jugulare, zerstört darüber liegenden Knochen Subklassen C1–C4 je nach Ausdehnung entlang der A. carotis vom Foramen bis zum Sinus cavernosus
De	Tumor mit extraduraler Ausbreitung Subklassen De1–De2, je nach Verlagerung der Dura
Di	Tumor mit intraduraler Ausbreitung Subklassen Di1–Di3 je nach Invasionstiefe in hintere Schädelgrube

Therapiemöglichkeiten

Obwohl Glomustumoren nur langsam wachsen, können sie schwere Probleme verursachen und zum Tod führen. Von Ausnahmen abgesehen sollte daher alle Läsionen behandelt werden. Dank moderner Untersuchungsmethoden und neuer chirurgischer und radiotherapeutischer Optionen gibt es heute eine breite Therapiepallette. Es empfiehlt sich daher die intensive interdisziplinäre Kooperation aller Spezialisten, um für die individuelle Situation die beste Therapieoption zu erarbeiten. Im Karotisbereich gilt die primäre Tumorresektion nach vorheriger Embolisation als Therapie der Wahl. An Schädelbasis oder am Tympanon sind neurochirurgische Interventionen risikoreicher; folglich wird hier die fraktionierte RT bevorzugt. In ausgewählten Fällen ist die primäre OP schon kurativ. Bei evtl. inkompletter OP sollte der Patient zunächst nachbeobachtet und erst bei erneuter Progression die Nachbehandlung eingeleitet werden.

Indikation und Durchführung der Radiotherapie

Die Indikation zur RT ist je nach Größe und Lage der Läsionen entweder die Primärbestrahlung bei funktioneller oder sonstiger Inoperabilität (meist Paragangliome jugulare) oder die additive Bestrahlung bei R1–2-Resektion bzw. die Rezidivbestrahlung bei erneuter Progression nach OP. Die konventionell fraktionierte 3-D-konformale RT mit 45–55 Gy Gesamtdosis ist Standard. Dabei können gefilterte Schrägfelder („wedged pair technique"), superior-inferiore und seitliche Schrägfelder sowie andere Mehrfelder-Pläne eingesetzt und 4–6-MV-Photonen und 15–18-MeV-Elektronen miteinander kombiniert werden. Zur RT-Planung ist die exakte Erfassung der Läsion mit hochauflösendem CT, MRT und evtl. Angiographie nötig. Da Paragangliome nur sehr selten lymphogen metastasieren, ist das CTV auf die Tumorregion mit Sicherheitsabstand beschränkt, um mikroskopische Ausläufer zu erfassen; Paragangliome können aber auch pulsieren und ihre Lage ist von der Kopfrotation abhängig, weshalb eine Fixationsmaske unabdingbar ist.

Zwei Übersichten zeigen, dass die RT der Paragangliome mindestens genau so gute, wenn nicht sogar bessere Kontrollraten als die OP erzielt. Selbst bei großen, diffus wachsenden bzw. multiplen Tumoren erzielt die RT eine lokale Kontrollrate von 88–93 % (Kim et al. 1980; Springate und Weichselbaum 1990). Kim et al. (1980) sahen bei Dosen ≤ 40 Gy eine Rezidivrate von 22 %, während bei > 40 Gy nur in 1,4 % Rezidive auftraten. Zum Teil bilden sich Hirnnervenausfälle zurück oder werden neue Ausfälle in Tumornähe verhindert. Oft sind Tumorreste in der Bildgebung noch über Jahre nachweisbar. Der Therapieerfolg wird meist an der Rückbildung der Hirnnervenausfälle und daran gemessen, dass der Tumor

Tabelle XXVIII. Ergebnisse der Radiotherapie ± OP bei Paragangliomen (größere Serien).

Studie	n	Dosis (Gy)	Lokale Kontrolle	Zeitraum (Jahre)	Bemerkungen
Jackson 1974	63	45	57–89 %	5	Op ± RT, z. T. RT allein
Kim 1980	40	40–50	85–88 %	5–30	Op + RT: 85 %, RT: 88 %
Sharma 1984	42	30–80	69–92 %[a]	–	bei 7 Pat. mit < 40 Gy: 0 %
Cummings 1984	45	35	93 %	2–23	
Wang 1988	32	29–67	84 %	5–35	OP ± RT, z. T. RT allein
Powell 1992	84	45–50	54–73 %	15–25	
Cole 1994	32	–	94 %	>15	Orthovolt oder Co-60
Neuere RT-Techniken					
Liscak 1999	66	10–30	100 %	2	Gamma-Knife-RT
Hinerman et al. 2001	71	50	94 %	2–30	
Foote 2002	25	12–18	100 %	1–9	Gamma-Knife-RT
Eustacchio 2002	19	12–20	95 %	1,5–10	Gamma-Knife-RT
Lim 2003	9	16–25	90 %	0,3–2	Stereotakt. Radiochirurgie
Maarouf 2003	12	11–20	100 %	0,8–9	Stereotakt. Radiochirurgie
Pohl 2003	12	60	100 %	2–14	OP ± RT, z. T. RT alleine
Zabel 2003	24	58	92 %	1,5–15,5	Frakt. stereotaktische RT

OP = Operation, RT = Radiotherapie, CR/PR = komplette partielle Remission, SD = stabil

nicht erneut progredient wird. Die Gesamtdosis von 45–50 Gy – auch als Vorbestrahlung – erschwert eine später möglicherweise notwendige OP nicht. Tabelle XXVIII fasst jüngere und größere klinische RT-Serien zusammen. Die schwankenden lokalen Kontrollraten sind durch verschiedene Voraussetzungen, Dosierungen, Vorbehandlungen und die früher eingeschränkten diagnostischen Möglichkeiten, RT-Planung und Therapie zu erklären.

Im letzten Jahrzehnt wurden auch stereotaktische Einzeit-RT und Gamma Knife zur Behandlung der Paragangliome eingesetzt. Obwohl für eine definitive Beurteilung die Nachbeobachtungszeit noch zu kurz ist, sind die bisherigen Ergebnisse sehr günstig und dürften als „operative" Methoden bei kleinen operativ nicht zugänglichen Paragangliomen die invasiven Eingriffe mit ihren Risiken ergänzen können. Die fraktionierte stereotaktische RT wird sich bei ausgedehnten Prozessen oder auch bei Rezidiven nach bereits erfolgter RT durchsetzen (Zabel et al. 2003)

Die Bestrahlung der Paragangliome des Glomus caroticus kann akut zur Mukositis des Rachens und chronisch zur Hautfibrose und Trockenheit der Rachenschleimhaut auf der bestrahlten Seite führen. Bei Bestrahlung der Paragangliome jugulare bzw. des Tympanons kann es im äußeren Gehörgang zu akuten Hautreaktion kommen; im Mittelohr können Tubenbelüftungs-Störung, reduzierte Schalleitung und Schleimretention auftreten, die eine temporäre Paracentese erfordern. Selten kommt es über die tumorbedingten Störungen hinaus zu radiogenen Folgen am Innenohr (2–3 %); Knochen- (1,7 %) und Hirnnekrosen bzw. Abszessbildung (0,8 %) sind sehr selten (Springate und Weichselbaum, 1990). Bisher wurde nur einmal ein Fibrosarkom 15 Jahre nach erfolgreicher RT eines Glomus jugulare Tumor beobachtet (Lalwani et al. 1993)

Juveniles Nasen-Rachen-Fibrom

Allgemeine Angaben

Juvenile Nasen-Rachen-Fibrome (JNF, Synonym: Angiofibrome) sind sehr seltene benigne, stark vaskularisierte Tumoren im Kopf-Hals-Bereich, die vor allem männliche Jugendliche betreffen. JNF entwickeln sich im sphenoethmoidalen Übergangsbereich und können sich vom Epipharynx und der Nasenhaupthöhle über das Foramen sphenopalatinum bis in die Fossa pterygopalatina ausbreiten. Nach knöcherner Destruktion kommt es zur Ausbreitung in die Nasennebenhöhlen, die Fossa infratemporalis,

Tabelle XXIX. Stadieneinteilung nach Chandler et al. (1984).

Stadium	Ausbreitungsmuster
I	Tumor auf Nasen-Rachen-Raum beschränkt
II	Tumor in Nasenhaupt- oder Keilbeinhöhle ausgebreitet
III	Tumor in Kieferhöhle (n), Siebbeinzellen, Fossa pterygopalatina, Fossa infratemporalis, Orbita oder Wange ausgebreitet
IV	Tumor nach intrakraniell ausgebreitet

die Orbitaspitze und mittlere Schädelgrube. Das hochauflösende CT, MRT und Angiographie führen neben der Klinik zur Diagnose. Die genaue Stadieneinteilung erfolgt anatomisch-topographisch nach Chandler et al. (1984) (Tabelle XXIX).

Die intrakranielle Ausbreitung kommt in ca. 25 % der Fälle vor. Typische Symptome sind Epistaxis und behinderte Nasenatmung; je nach Ausbreitung sind auch Gesichtsschwellung sowie orbitale (z. B. Erblindung) und intrakranielle Symptome (z. B. Hirnnervenausfälle) möglich. Eine Biopsie kann massive Blutungen auslösen, sodass oft auf die histologische Diagnosesicherung verzichtet wird. Der Nachweis von Hormonrezeptoren zeigt den Einfluss androgener Hormone. Die Spontanremission nach der Pubertät ist möglich, doch kann bei zunehmenden Symptomen und drohenden Komplikationen die Therapie kaum verzögert werden (Spector 1988).

Therapiemöglichkeiten

Die OP kombiniert mit der Embolisation zur Tumorverkleinerung steht beim JNF im lokalisierten Stadium im Vordergrund. Vor allem kleine, auf die hintere Nasenhöhle und den Nasopharynx begrenzte Tumoren können nach Embolisation komplett entfernt werden. Ebenso stellen JNF mit lateraler Ausdehnung eine Indikation zur Operation dar. Die meisten JNF im Stadium I–III (ohne intrakranielle Ausbreitung) erreichen mit der OP lokale Kontrollraten von bis zu 100 % bei gleichzeitig minimaler Toxizität (Antonelli et al. 1987; Waldman et al. 1981).

Indikation und Durchführung der Radiotherapie

Die perkutane RT ist eine sehr effektive Maßnahme beim JNF. Im fortgeschrittenen Stadium ist die komplette Resektion aber oft nicht möglich. Gerade Tumoren mit intrakranieller Ausdehnung (Stadium

Tabelle XXX. Ergebnisse der Radiotherapie beim juvenilen Nasen-Rachen-Fibrom.

Studie /Institution	n	Zeitraum	Dosis (Gy)	Lokale Kontrolle	Nebenwirkungen
Sinha et al. 1978 WGH, Edingburgh, Scotland	7	1950–1970	30–36	6/7 (86 %)	
Jereb et al. 1979 Radiumhemmet Stockholm, Sweden	69	1919–1966	20–60	47/63 (10 J.) 10 /63 (5 J.) 6/47 (1 J.)	Kein maligner Tumor
Cummings et al. 1984 Princess Margaret Toronto, Canada	55	1956–1980	30–35	83 % Primäre RT 69 % Rezidiv-RT	Schilddrüsen-Ca. (1) Basalzell-Ca. (1) Katarakt (2)
McGahan et al. 1989 Houston, USA	15	1973–1986	36–46	32 Gy: 0/4 (0 %) 36–46 Gy: 11/11 (100 %)	Atrophische Rhinitis
Robinson et al. 1989 Leeds, England	10	1975–1987	30–40	100 %	Katarakt (1)
Fields et al. 1990 Washington, USA	13	1962–1984	36–52	11/13 (85 %)	Xerostomie Karies (2)
Million et al. 1994b Washington, USA	9	1980–1991	30–55	8/9 (89 %)	
Reddy et al. 2001 Univ. of Florida, USA	15	1975–1996	30–35	13/15 (86 %)	Katarakt (3) ZNS (1) Basalzell-Ca. (1)
Lee et al. 2002 UCLA, USA	27	1960–2000	30–55	23/2 (85 %)	15 % Spättoxizität

IV) sollten primär bestrahlt werden. Auch bei Resttumor, Inoperabilität oder Rezidiven nach initialer OP ist die fraktionierte 3-D-konformale RT indiziert. Durch die moderne CT- und MRT-gestützte RT-Planung, nicht-koplanare RT-Techniken und Multileaf-Kollimatoren werden hohe Kontrollraten auch bei fortgeschrittenem JNF erzielt. Zur optimalen Schonung von Risikoorganen ist die fraktionierte stereotaktische RT (FSRT) heute zu empfehlen; bei großen Tumoren oder komplexer Geometrie ist die intensitäts-modulierte stereotaktische RT sinnvoll, womit Augen, Sehnerv, Chiasma, Hirnstamm, Myelon und Speicheldrüsen noch besser geschont werden können (Kuppersmith et al. 2000).

Gesamtdosen von 30–55 Gy (1,8–2 Gy Einzeldosis) sind als wirksam beschrieben (Million et al. 1994b), doch werden aktuell bei großen Tumoren, Gesamtdosen von 40–46 Gy empfohlen (McGahan et al. 1989). Mehr Rezidive wurden bei Dosen < 36 Gy beobachtet (Economou et al. 1988). Mit der konventionell fraktionierten RT können Kontrollraten von 80–100 % erzielt werden (Tabelle XXX). Die JNF benötigen nach der RT oft viele Monate zur Remission (Reddy et al. 2001); teilweise kommt es in der Bildgebung auch nach Jahren nicht zur kompletten Rückbildung, wobei dann oft kein weiterer Handlungsbedarf gesehen wird. Auch später können aber noch Rezidive in dieser Gruppe auftreten (Cummings et al. 1984).

Radiogenen Nebenwirkungen umfassen Mukositis, Xerostomie und Zahnschäden, Schädigung der Hypophyse, Hirnnervenschädigung, Temporallappen- und Osteoradionekrose, Wachstumsstörung des Gesichtsschädels, Katarakt, Glaukom und atrophische Rhinitis. Radiogene Nebenwirkungen lassen sich durch sorgfältige RT-Planung und hoch konformale RT begrenzen. Radiogen induzierte Tumoren treten in bis zu 4 % der Fälle auf und sind gerade bei jungen Patienten gegen die Möglichkeit des sofortigen Todes oder der schwerwiegenden Morbidität nach OP abzuwägen. Auch sekundäre Malignisierung nach Bestrahlung von JNF sind bekannt (Makek et al. 1989), sodass in frühen Stadien bei insgesamt geringem OP-Risiko und einer Kontrollwahrscheinlichkeit von über 90 % der Operation der Vorzug gegeben werden sollte.

Erkrankungen des Knochens

Aneurysmatische Knochenzysten

Allgemeine Angaben

Aneurysmatische Knochenzysten sind benigne, vaskuläre zystische Läsionen in der Metaphyse von Knochen, die zu einer herabgesetzten Funktion, pathologischen Frakturen und Schädigung von Nachbarstrukturen führen können. Sie können das umgebende Weichteilgewebe infiltrieren. Trotz des nicht malignen Charakters können die Zysten zur Knochendestruktion und dadurch zu erheblichen Problemen führen, sodass bei Diagnosestellung eine Behandlung empfohlen wird, insbesondere wenn die Wirbelsäule betroffen ist (Clough und Price 1973).

Therapiemöglichkeiten

Die Therapie ist in erster Linie chirurgisch (Resektion oder Kürettage), wenn dadurch die Funktion nicht wesentlich beeinträchtigt wird. Nach Kürettage treten bei bis zu 60 % der Patienten Rezidive auf (Marcove et al. 1995). Nach kompletter Resektion treten in der Regel keine Rezidive auf (Clough und Price 1973).

Indikation und Durchführung der Radiotherapie

Die Strahlentherapie ist indiziert bei Patienten, deren Zysten chirurgisch nicht angehbar oder die wegen der Größe und Lage schwierig zu kürettieren sind, außerdem bei Progredienz oder wiederholten Rezidiven. Zysten der Wirbelsäule und des Beckens sollten primär bestrahlt werden. Da über 50 % der Patienten zehn bis 19 Jahre alt sind, sollten die Strahlendosen möglichst niedrig gehalten werden. Nobler et al. (1968) berichten über ein Rezidiv bei insgesamt elf Patienten, die mit Dosen von 12 bis 31,6 Gy bestrahlt wurden. Dieser Rezidivpatient erhielt 1600 R mit 200 kV über 18 Tage. Jereb und Smith (1980) beobachteten ein sehr gutes Ansprechen bei einer großen Läsion mit 20 Gy in zwei Wochen. Maeda et al. (1989) berichteten über eine erfolgreiche Bestrahlung eines achtjährigen Mädchens mit 5 Gy in vier Tagen. 10–20 Gy in einer bis zwei Wochen scheinen daher eine adäquate Dosis zu sein, um aneurysmatische Knochenzysten zuverlässig zu kontrollieren.

Pigmentierte villonodulöse Synovitis

Allgemeine Angaben

Die pigmentierte villonodulöse Synovitis ist eine seltene proliferative Erkrankung, die die Synovia der Gelenke und die Sehnenscheiden befällt (Goldman und Di Carlo 1994). Die Erkrankung tritt in zwei Formen auf: dem streng lokalisierten und dem diffusen Befall der synovialen Membran (O'Sullivan et al. 1995). Die Läsion ist meist auf ein Gelenk beschränkt und kann sich auf Muskeln, Sehnen, Knochen und Haut ausbreiten.

Therapiemöglichkeiten

Die chirurgische Exzision besteht in der Regel in einer Synovektomie, die insbesondere in den großen Gelenken wie z. B. im Kniegelenk selten vollständig ist (Wiss 1984). Rezidive treten deshalb mit einer Häufigkeit bis zu 45 % auf (Granowitz et al. 1976).

Indikation und Durchführung der Radiotherapie

O'Sullivan et al. (1995) berichteten über 14 Patienten, die mit 30–50 Gy in 15–35 Fraktionen bestrahlt wurden. Bei den Patienten lagen verschiedene Risikofaktoren vor: mikroskopischer Rest (7), makroskopischer Tumor (7), Tumor > 10 cm (5), Tumor 5–10 cm (7), Rezidive (8), Hautinfiltration mit Ulzeration (2). Nach einer mittleren Beobachtungszeit von 69 Monaten (13–250 Monate) hatte ein Patient einen persistierenden Befund acht Monate nach einer Strahlenbehandlung mit 30 Gy in 15 Fraktionen. Nach einem Intervall von neun Jahren stellte er sich erneut mit sichtbarem Tumor vor und blieb nach einer Exzision bis zur Kontrolle nach 21 Jahren rezidivfrei. Ein Patient mit mikroskopischem Tumorrest nach Operation wurde mit kolloidalem Au-198 behandelt und war nach 26 Monaten rezidivfrei. Alle anderen Patienten waren tumorfrei. Auf der Basis der beschriebenen limitierten Erfahrungen aus dem Princess Margret Hospital Toronto kann eine Bestrahlung mit einer Gesamtdosis von 40 Gy in 20 Fraktionen empfohlen werden.

Vertebrale Hämangiome

Allgemeine Angaben

Vertebrale Hämangiome sind benigne Läsionen, die zu einer Resorption des betroffenen Knochens führen können (Unni et al. 1971; McAllister et al. 1975; Raco et al. 1990). Meist ist nur ein Wirbelkörper betroffen. Sie werden gewöhnlich durch ihre typische radiologische Darstellung der Rarefizierung mit vertikalen dichten Trabekeln eines Honigwabenmusters diagnostiziert. Die meisten Läsionen erfordern keine Therapie. Symptome treten meist in der vierten oder fünften Lebensdekade auf (Laredo et al. 1986; Bartels et al. 1991; Bremnes et al. 1996; Doppman et al. 2000; Kleinert 1967). Frauen sind häufiger betroffen als Männer (Winkler et al. 1996). Die Ausdehnung des Tumors in den Extraduralraum, Blutungen oder seltene Kompressionsfrakturen können zur Rückenmarkskompression führen.

Therapiemöglichkeiten

Die chirurgische Entlastung kann notwendig werden, ist jedoch schwierig wegen der Blutungsgefahr (Pastushyn et al. 1998; Bartels et al. 1991; Padovani et al. 1997; Fox und Onofrio 1993; Harrison et al. 1995). Meist ist nur eine Teilresektion möglich, und eine postoperative Bestrahlung sollte gegeben werden (McAllister et al. 1975; Unni et al. 1971).

Indikation und Durchführung der Radiotherapie

Das häufigste Symptom ist der Schmerz, jedoch können bei Rückenmarkskompressionen auch motorische Defizite auftreten. Rades et al. (2002) haben versucht, eine Dosis-Effekt-Beziehung zu bestimmen, um Empfehlungen für eine Strahlenbehandlung zu geben. Sie analysierten Daten von 339 Patienten mit symptomatischen vertebralen Hämangiomen aus Publikationen der letzten 50 Jahre. 222 Patienten mussten ausgeschlossen werden, da entweder eine Operation Teil der Behandlung war (n = 98) und weil die Daten unvollständig waren (n = 124). Von den verbleibenden 117 Patienten erhielten 54 Patienten 36–44 Gy (Gruppe A) und 62 Patienten 20–34 Gy (Gruppe B). Nach einer medianen Beobachtungszeit von 36 Monaten (6–312 Monate) erreichten 39 % in der Gruppe A und 82 % in der Gruppe B eine vollständige Schmerzlinderung. Der Unterschied war hoch signifikant (p = 0,003). Behandlungstechniken, Strahlenenergie, Referenzpunkt für die Dosierung und die Einzel- und Gesamtdosis variierten zwischen den Publikationen. Da zwischen den beiden Patientengruppen keine unterschiedliche Toxizität zu erwarten ist, empfehlen sie eine Gesamtdosis von 40 Gy und eine Einzeldosis von 2 Gy.

Heterotope Ossifikationen

Allgemeine Angaben

Heterotope Ossifikationen (HO) treten nach Trauma oder Operation (TEP) der Hüfte in 10–80 % und mit unterschiedlichem Schweregrad auf (Tabelle XXXI). HO bestehen aus echtem Knochen und liegen im periartikulären Weichteilgewebe (Brooker et al. 1973). Etwa jeder dritte Patient nach Hüft-TEP muss mit HO rechnen, wovon 10 % ausgedehnte HO entwickeln, die Schmerzen und Funktionseinschränkungen verursachen. HO gefährden das funktionelle Ergebnis nach Totalendoprothesen. Bei ca. 120 000 Hüft-TEP pro Jahr in Deutschland entwickeln knapp 12 000 Patienten klinisch relevante HO (Kölbl et al. 2003). Patienten mit HO klagen über Schmerzen oft schon wenige Tage nach der Operation. Radiologisch finden sich nach drei bis sechs Wochen postoperativ kalkdichte, unscharf begrenzte Strukturen, die in wenigen Wochen an Größe und Dichte zunehmen (Coventry und Scanlon 1981; Ritter und Vaughan 1977). Zwei Monate später ist der Knochen fast vollständig ausgebildet, obwohl er noch nicht voll kalziziert und ausgereift ist (Coventry und Scanlon 1981). Das Reifestadium ist nach ca. einem Jahr erreicht. Prädisponierende Faktoren für HO sind Skelettkrankheiten und schwere Traumata des Gehirns und Rückenmarks mit komatösen Zuständen und Paresen.

Die Ätiologie der HO ist nur teilweise bekannt. Man nimmt an, dass sich die ubiquitär im periartikulären Weichteilgewebe vorhandenen pluripotenten Mesenchymzellen unter bestimmten Bedingungen in osteoblastische Stammzellen umwandeln und dadurch röntgenologisch nachweisbare HO bilden

Tabelle XXXI. Vorkommen von heterotopen Ossifikationen nach Hüft-TEP bei nicht-selektierten Patienten.

Erstautor	Jahr	Zahl der Hüften	Periartikuläre Ossifikationen			
			Gesamt		Schwerwiegend	
			n	%	n	%
Brooker	1973	100	21	21	9	9
De Lee	1976	2173	318	15	243	11
Ritter	1977	507	149	29	37	7
Errico	1984	100	58	58	17	17
Sodemann	1988	132	69	52	20	15
Müller	1989	6026	2290	38	542	9
Hedley	1989	118	51	43	n. a.	
Gesamt		9156	2956	32,3	868	9,6

(Ayers et al. 1991). Diese Differenzierung der osteo-blastischen Stammzellen erreicht im Tierversuch das Maximum nach 32 Stunden (Tonna und Cronkite 1961). Die HO manifestiert sich nach mehreren Wochen klinisch und röntgenologisch. Ungeklärt ist, warum schwerwiegende Verletzungen oder Erkrankungen des Zentralnervensystems zu massiven HO verschiedener großer Gelenke führen können, ohne dass die Gelenke oder deren Umgebung traumatisiert wurden (Garland 1991; Sautter-Bihl et al. 1995).

Bei allen Patienten, bei denen eine TEP der Hüfte vorgesehen ist, sollte vor der Operation das Risiko von HO individuell abgeschätzt werden. Dieses setzt eine exakte Definition und Kenntnis von prädisponierenden Faktoren voraus. Am höchsten ist das Risiko bei Patienten, die nach vorausgegangener Hüft-TEP bereits ipsi- oder kontralaterale HO aufweisen. 90–100 % dieser Patienten entwickeln nach einer zweiten Operation erneut HO, die dann häufig noch ausgedehnter als vorher sind (de Lee et al. 1976; Ritter und Vaughan 1977; Ayers et al. 1986; Pedersen et al. 1989). Patienten mit mittelgradig oder stark ausgeprägten Osteophyten an Femurkopf und Gelenkpfanne weisen mit einer Inzidenz von über 50 % ebenfalls ein hohes Risiko von HO auf (de Lee et al. 1976; Schmidt et al. 1988; Goel und Sharp 1991). Nach einer Acetabulumfraktur treten in 90 % der Hüften HO auf. 50 % dieser Patienten

weisen HO mit klinischer Symptomatik auf (Bosse et al. 1988; Slawson et al. 1989). Nach einer zweiten Operation oder mehrfachen Eingriffen am Hüftgelenk steigt das Risiko von HO an (Brooker et al. 1973; Riegler und Harris 1976). Männer besitzen im Vergleich zu Frauen ein doppelt so hohes Risiko (de Lee et. al. 1976; Ritter und Vaughan 1977). Andere Faktoren sind die ankylosierende Spondylitis und die (seltene) idiopathische Hyperostose des Skeletts. Schwerwiegende Schädel- und Rückenmarksverletzungen mit Paraplegie führen in 11–76 % zu HO, wobei neben den Hüftgelenken auch andere große Gelenke betroffen sein können (Prakash et al. 1978; Finerman und Stover 1981; Garland 1985 und 1991). Ob das Alter des Patienten, operativer Zugang und Blutverlust bei der Operation einen Einfluss auf HO besitzen, ist nicht gesichert (Ahrengart und Lindgren 1993). Dagegen konnte gezeigt werden, dass lange Dauer der Operation und Wunddrainage, postoperative Hämatome und Infektionen sowie Typ der Prothese ungünstige Faktoren darstellen (Riegler und Harris 1976; Caron 1976; Ritter und Vaughan 1977; Hierton et al. 1983). Angaben über die Inzidenz von HO bei Patienten, die ein erhöhtes Risiko von HO besitzen, sind in Tabelle XXXII enthalten. Ca. 31 % dieser Patienten entwickeln klinisch relevante HO, wenn keine Nachbehandlung durchgeführt wird.

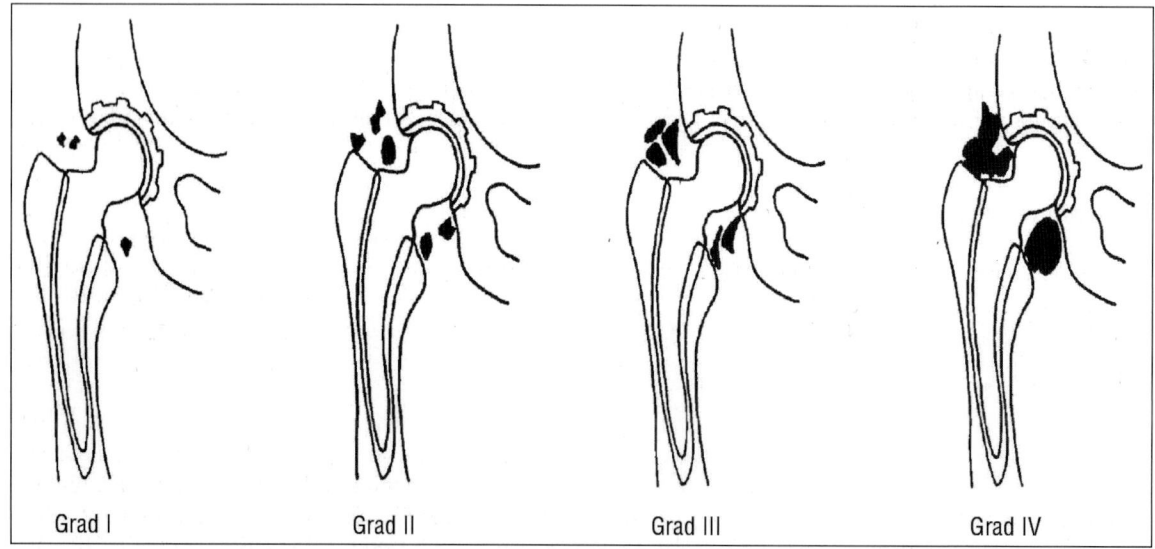

Abbildung 10. Stadieneinteilung der heterotopen Ossifikationen nach Brooker et al. (1973).
Grad I: Knocheninseln innerhalb der Weichteilgewebe um die Hüfte herum
Grad II: Exophyten von Becken oder proximalem Femurende mit einem Mindestabstand von 1 cm
Grad III: Exophyten von Becken oder proximalem Femurende mit einem Abstand < 1 cm
Grad IV: Knöcherne Ankylose zwischen proximalem Femur und Becken

Diagnose und Klassifikation

Das häufigste Frühsymptom der HO ist der Schmerz, der bereits wenige Tage nach der Hüftgelenksoperation einsetzt und durch Bewegungsgymnastik verstärkt wird. Klinisch relevante HO entwickeln sich zwischen der dritten und 18. postoperativen Woche und weisen erhöhte Werte der alkalischen Phosphatase auf. Die Dreiphasen-Knochenszintigraphie mit Tc-99m-Methylen-diphosphonat ist die empfindlichste Methode, HO innerhalb weniger Wochen zu diagnostizieren. Die Abnahme des zunächst erhöhten Uptakes im heterotopen Knochen und das Erreichen eines Uptake-Gleichgewichts zwischen Normalknochen und HO ist ein zuverlässiger Indikator für die Reifung des Knochens (Orzel und Rudd 1985).

Ausgedehnte Ossifikationen führen zu einer Bewegungseinschränkung des Hüftgelenks und Schmerzen. Bei Verdacht auf HO sollten Röntgenaufnahmen der Hüfte (anterior-posterior und nach Lauenstein) durchgeführt werden. Frühestens zwei Wochen nach der Operation finden sich diskrete Veränderungen im Röntgenbild. Ausdehnung und Reifung der HO können röntgenologisch einfach und sicher bestimmt werden. Dadurch kann der Schweregrad klassifiziert werden. Die Röntgenaufnahme ermöglicht in Verbindung mit dem klinischen Befund, die spätere Funktion des Hüftgelenks abzuschätzen. In der Literatur wird eine Vielzahl von Stadieneinteilungen angegeben. Am häufigsten ist die Klassifikation der HO nach Brooker (Brooker et al. 1973) (Abbildung 10). HO Grad III und IV nach Brooker werden vereinfacht als schwerwiegend bzw. klinisch relevant bezeichnet, obwohl nicht in jedem Fall Schmerzen oder Bewegungseinschränkungen bestehen.

Therapiemöglichkeiten

Zielgruppen für eine Behandlung von HO sind Patienten mit bereits bestehenden symptomatischen HO und Patienten, die aufgrund von Risikofaktoren eine hohe Wahrscheinlichkeit von klinisch relevanten postoperativen HO erwarten lassen.

Operation

Nach einer Operation bereits aufgetretene, klinisch relevante, d. h. meist ankylosierende HO sollten entfernt werden, um das Gelenk zu mobilisieren und die Schmerzen zu beseitigen. Eine vollständige Entfernung der HO ist nicht notwendig, wenn dieses schwierig und mit einem höheren Risiko belastet ist. Die meisten Autoren halten es für notwendig, die Reifung des entstandenen ektopischen Knochens abzuwarten und erst nach einem bis eineinhalb Jahren erneut zu operieren. Unsere Erfahrungen zeigen in Übereinstimmung mit Garland (1991), dass ein Intervall von sechs Monaten zwischen den ersten klinischen Zeichen und der Entfernung der HO ausreichend ist, um ein gutes Ergebnis zu erreichen.

Medikamentöse Therapie

Obwohl Äthylhydroxy-Diphosphonate (EHDP) bereits zwei Jahrzehnte als Prophylaxe zur Verhinderung von HO eingesetzt werden, sind die Behandlungsergebnisse widersprüchlich und nicht überzeugend (Bijvoet et al. 1974; Garland et al. 1983; Thomas und Amstutz 1985). EDHP verhindert die Umwandlung des amorphen Kalziumphosphats in Hydroxylpatitkristalle (Russell und Fleisch 1975) und dadurch die Mineralisation der Knochenmatrix. Bei Absetzen von EHDP tritt eine Mineralisation ein, bei einem Teil der Patienten mit einem sog. „Rebound"-Effekt, d. h. überschießender Knochenbildung (Ritter und Vaughan 1977; Plasmans et al. 1978).

Indomethacin (Amuno®), ein Prostaglandin-Synthesehemmer, war dagegen in verschiedenen Studien auch bei Patienten mit hohem Risiko wirksam (Almasbakk und Roysland 1977; Kjaersgaard-Anderson und Schmidt 1986; Ritter und Sieber 1985; Cella et al. 1988; Sodemann et al. 1988, Mc Laren et al. 1990). Prostaglandine sind Mediatoren der Entzündung. Indomethacin verhindert die Entzündungsreaktion und unterdrückt die Proliferation mesenchymaler Zellen. Es wird in unterschiedlicher Dosierung unmittelbar nach der Operation für die Dauer von drei bis sechs Wochen eingesetzt (Ritter und Sieber 1985; McLaren et al. 1990; Sodemann et al. 1988). Es spricht für die Wirksamkeit der Therapie, dass bei keinem der Risikopatienten schwerwiegende HO aufgetreten sind (Ritter und Sieber 1985; McLaren et al. 1990). Indomethacin kann jedoch häufig starke gastrointestinale Nebenwirkungen hervorrufen, sodass Patienten mit einer Ulkus-anamnese von dieser Therapie ausgeschlossen werden müssen (Metzenroth et al. 1991).

Ibuprofen hemmt ebenso wie Indomethacin die Prostaglandinsynthese. HO traten nach Indomethacin und Ibuprofen mit signifikant geringerer Häufigkeit auf, als in der Placebo-Gruppe (Elmstedt et al. 1985; Schmidt et al. 1988), jedoch nicht nach EHDP (Bijvoet et al. 1974; Finerman und Stover 1981).

Indikation und Durchführung der Radiotherapie

Die Strahlentherapie wird zur Prophylaxe von HO seit Ende der 70er Jahre eingesetzt (Coventry und Scanlon 1981). Sie hat sich vor allem bei Risikopatienten als wirksam erwiesen. Die anfänglich übliche Dosis von 20 Gy in zehn Fraktionen (Coventry und Scanlon 1981; van der Werf et al. 1985; Mc Lennan et al. 1984; Anthony et al. 1987; Sylvester et al. 1988; Blount et al. 1990) wurde in den folgenden Jahren auf 16 Gy in fünf Fraktionen (Jasty et al. 1990), 10 Gy in fünf Fraktionen (Jasty et al. 1990), 10 Gy in fünf Fraktionen (Ayers et al. 1990; Seegenschmiedt et al. 1993a, 1994; Alberti et al. 1995), 8 Gy in einer Fraktion (Konski et al. 1990a), zwei Fraktionen (Blount et al. 1990) oder fünf Fraktionen (Karstens et al. 1990), 7 Gy in einer Fraktion (Lo et al. 1988; Blount et al. 1990; de Flitch und Stryker 1993), 6 Gy in einer Fraktion (Hedley 1989 et al.) und 5 Gy in zwei Fraktionen (Conterato et al. 1989) reduziert.

In drei randomisierten Studien wurden 10 Gy mit 20 Gy (Anthony et al. 1987), oder mit 17,5 Gy in fünf Fraktionen (Seegenschmiedt et al. 1993 a) und 8 Gy in einer Fraktion mit 10 Gy (Konski et al. 1990) verglichen. Zwischen hoher und niedriger Dosis fanden sich keine signifikanten Unterschiede in der Wirksamkeit. Schwerwiegende Ossifikationen traten bei 7 % der mit geringer und 5 % der mit hoher Strahlendosis behandelten Patienten auf. Zwischen einer fraktionierten und einer Einzeldosis-Bestrahlung konnte kein Unterschied beobachtet werden.

Aus 13 Publikationen wurden 317 Hochrisiko-Patienten identifiziert, bei denen bestehende, klinisch relevante HO entfernt wurden oder kontralateral bestanden, und deren Hüfte postoperativ mit unterschiedlicher Dosierung bestrahlt wurde.

Die Rate der Therapieversager mit klinisch signifikanten HO war mit 4,0 % (12/317) gering, obwohl diese Patientengruppe ohne Nachbehandlung ein 80–100%iges Rezidivrisiko aufweist (de Lee et al. 1976; Ritter und Vaughan 1977; Garland 1985; Ayers et al. 1986; Garland und Orwin 1989; Pedersen et al. 1989).

Der Effekt der Strahlenbehandlung auf das Einwachsen des Knochens und die Fixation der nicht zementierten Implantate wurde bei Kaninchen (Konski et al. 1990b) und Hunden (Wise et al. 1990) untersucht. Nach einer Bestrahlung mit 10 Gy (in fünf bzw. vier Fraktionen) war innerhalb von zwei Wochen (Konski et al. 1990b) und sechs Wochen (Wise et al. 1990) im Vergleich zur nicht bestrahlten Extremität die Fixa-

tion signifikant herabgesetzt. Sumner et al. (1990) konnten in einem Kaninchenmodell ebenfalls zeigen, dass die Bestrahlung den Fixierungsgrad eines nichtzementierten Implantates zunächst in der frühen postoperativen Phase herabsetzt, jedoch nach vier Wochen die Implantate in dem bestrahlten und nicht bestrahlten Knochen die gleiche Festigkeit aufwiesen.

Von verschiedenen Autoren wurde darauf hingewiesen, dass mit der Bestrahlung nicht später als am vierten postoperativen Tag begonnen werden sollte (Coventry und Scanlon 1981; Ayers et al. 1986, 1991; Anthony et al. 1987; Sylvester et al. 1988; Blount et al. 1990; Konski et al. 1990; Seegenschmiedt et al. 1993b; Alberti et al. 1995). Nach unserer Erfahrung sind die Ergebnisse umso besser, je früher die Bestrahlung einsetzt. Hochrisiko-Patienten mit vorangegangenen ipsilateralen bzw. bestehenden kontralateralen HO, die am ersten postoperativen Tag bestrahlt wurden, zeigten weniger HO als Patienten, die am zweiten bis fünften Tag bestrahlt wurden (Alberti et al. nicht publiziert). Ein möglichst kurzes postoperatives Intervall ist besonders bei Hochrisiko-Patienten mit bestehenden ipsi- oder kontralateralen HO wichtig.

Eine präoperative Strahlenbehandlung mit 7–8 Gy in einer Fraktion wurde erfolgreich bei Hochrisiko-Patienten eingesetzt (Gregoritch et al. 1993). Dabei konnte kein signifikanter Unterschied klinisch relevanter HO gegenüber den Patienten gefunden werden, die postoperativ bestrahlt wurden. Experimentelle Daten (Kantorowitz et al. 1990) waren die Basis für randomisierte klinische Studien, in denen eine präoperative und eine postoperative Strahlenbehandlung der Hüfte verglichen wurden. Gregoritch et al. (1993) beobachteten ein leicht höheres HO-Risiko (gesamt) in der präoperativen vs. postoperativen Gruppe (38 % vs. 28 %) bzw. deutlich höheres Risiko klinischer relevanter HO (31 % vs. 14 %). Die Patienten wurden entweder präoperativ (< 4 Stunden) oder postoperativ (< 3 Tage) mit 7–8 Gy bestrahlt. Drei von 98 Patienten entwickelten klinisch relevante HO (1 Patient mit prä- bzw. zwei Patienten mit postoperativer Bestrahlung). Seegenschmiedt et al. (1997) bestrahlten präoperativ entweder mit 10 Gy in fünf Fraktionen (HOP1- Studie) oder 7 Gy in einer Fraktion (HOP2-Studie). Im zweiten Arm der randomisierten Studien wurden die Hüften postoperativ mit 17,5 Gy in fünf Fraktionen bestrahlt.

Die beiden Gruppen (prä- vs. postoperativ) wiesen in 11 bzw. 6 % HO (HOP1) und 19 bzw. 5 % HO (HOP2) auf. Die Unterschiede waren statistisch

Tabelle XXXII. HO bei Hochrisiko-Patienten nach Hüftoperationen ohne prophylaktische Behandlung.

Erstautor	Jahr	Zahl der Hüften	Risikofaktoren	Periartikuläre Ossifikationen			
				Grad I–IV[a]		Grad III + IV	
				n	%	n	%
Bijvoet	1974	22	Hypertrophische Coxarthrose	14	64	8	36
Bosse	1988	20	Acetabulum-Fraktur	18	90	10	50
Slawson	1989	30	Acetabulum-Fraktur	27	90	15	50
Keret	1990	19	ZNS-Trauma + Femurfraktur	6	32	4	21
McLaren	1990	26	Acetabulum-Fraktur	17	65	10	38
Goel	1991	15	Hypertrophische Coxarthrose	13	87	2	13
Elmstedt	1985	20	Arthrose, Fraktur, rheumatoide Arthritis	15	75	11	55
Schmidt	1988	99	Hypertrophische Coxarthrose	72	73	18	18
Gesamt		251		182/251	78/251	78/251	31,1

[a] Brooker-Klassifikation

Tabelle XXXIII. Auftreten von schwerwiegenden HO 6 Monate nach postoperativer Bestrahlung bei bestehenden ipsi- oder kontralateralen HO Grad III und IV.

Erstautor	Jahr	Hüften	Dosis[a]	Grad III + IV HO (postoperativ)	
				n	%
Coventry	1981	36	20 Gy	3	8
McLennan	1984	48	20 Gy	1	2
Ayers	1986	18	10 Gy	0	0
Anthony	1987	36	10 Gy	0	0
Brunner	1987	27	20 Gy	2	7
Lo	1988	13	7 Gy/1 fx	0	0
Sylvester	1988	26	10 + 20 Gy	3	12
Hedley	1989	6	6 Gy/1 fx	0	12
Jasty	1990	13	15 Gy/5 fx	0	0
Konski	1990a	16	10 Gy + 8 Gy/1 fx	0	0
Kennedy	1991	10	10 Gy	1	10
De Flitch	1993	8	7 Gy/1 fx	2	25
Seegenschmiedt et al.	1993	68	5 × 350 → 1750 cGy	4	6
	1994	21	5 × 350 → 1750 cGy	5	25
	1997	111	5 × 350 → 1750 cGy	6	5
	1997	81	5 × 350 → 1750 cGy	5	7

[a] 5 × 3 Gy wöchentlich, wenn nicht anders angegeben
fx = Fraktion

signifikant. Die höchste Rate an Therapieversagern fand sich bei Patienten, die vor Entfernung ipsilateraler, klinisch relevanter HO (Brooker-Grad III und IV) präoperativ bestrahlt wurden (39 %; p < 0,001). Alle anderen Patienten in der präoperativen Gruppe hatten eine Versagerrate, die mit der postoperativen Behandlungsgruppe vergleichbar war. Die Studie von Seegenschmiedt et al. (1997) demonstriert die Wirksamkeit der präoperativen sowie der postoperativen Strahlentherapie der Hüfte zur Verhinderung von HO nach Hüft-TEP. Patienten mit präoperativ bestehendem ipsi- oder kontralateralen Broker-Grad III oder IV HO sollten nicht prä-, sondern ausschließlich postoperativ bestrahlt werden (Tabelle XXXIII).

Von verschiedenen Autoren wird die Auffassung vertreten, dass die Ausreifung des periartikulär entstehenden Knochens eine unbedingte Voraussetzung für eine erfolgreiche HO-Entfernung mit möglichst geringem Rezidivrisiko ist (Garland 1985). Dieses Vorgehen war sicherlich berechtigt, als noch keine wirksame Behandlung zur Verhinderung erneuter Ossifikationen zur Verfügung stand. Da der entstehende Knochen jedoch erst nach mehr als einem Jahr ausgereift ist, leidet der Patient lange Zeit unter Schmerzen und Bewegungseinschränkung. Dadurch besteht die Gefahr einer fibrosierenden Gelenkversteifung, Muskelatrophie, Inaktivitätsosteoporose und Nervenkompression, auch wenn bei einer Reoperation die HO weitgehend entfernt werden können. Nach unserer Erfahrung sollte das Intervall zwischen der Hüft-TEP und der Entfernung von postoperativ entstandenen HO ein halbes Jahr betragen. Meist ist das Rezidivrisiko gering, wenn die Hüfte innerhalb eines kurzen zeitlichen Intervalls nach der Operation bestrahlt wird (Tabelle XXXII).

Die Bestrahlung wird gut toleriert. Weder nach fraktionierter Bestrahlung noch nach hoher Einzeldosis treten gehäuft Wundheilungsstörungen auf. Bisher wurde bei keinem Patienten innerhalb des Strahlenfeldes im späteren Verlauf ein maligner Tumor beobachtet. Da strahleninduzierte Tumoren extrem selten und erst nach Latenzzeiten von zehn bis 30 Jahren auftreten, ist dieses Risiko bei einem medianen Alter von 65 Jahren für die meisten Patienten nicht relevant.

Strahlentherapeutisches Vorgehen

Die Bestrahlung von Patienten nach TEP der Hüfte zur Prophylaxe von HO wird nach vorheriger Simulation mit einem Linearbeschleuniger durchgeführt. Das Bestrahlung umfasst die typischen Lokalisationen von periartikulären Ossifikationen, wobei die kraniale Feldgrenze ca. 3 cm oberhalb des Azetabulums liegt und das Bestrahlungsfeld etwa zwei Drittel des Implantatschaftes einbezieht. In der Regel beträgt die Feldgröße 14 × 14 cm. Der Dosierungspunkt liegt im Zentralstrahl in Körpermitte.

In der klinischen Anwendung kann der Schutz der Hüftprothese mit Absorbern, wie von Jasty et al. (1990) empfohlen, ebenso wie die Verwendung von kleineren Blöcken, beschränkt auf den Acetabulum- und Femuranteil der Prothese, zu Ossifikationen unter dem Block führen. Inadäquate Bestrahlungsfelder führten nach 7 Gy in einer Fraktion bei 13 von 18 Hüften (76 %) zu HO (de Flitch und Stryker 1993).

Ein offenes Bestrahlungsfeld umfasst vollständiger die gesamte periartikuläre Risikoregion.

Die Nicht-Fixation von zementlosen Implantaten wurde nicht beobachtet nach 6 Gy in einer Fraktion (Hedley et al. 1989), nach 7 Gy in einer Fraktion (Alberti et al. 1995) oder 17,5 Gy in fünf Fraktionen (Sauer et al. 1992, Seegenschmiedt et al. 1993a, b). Aufgrund tierexperimenteller und klinischer Studien erscheint es unbedenklich, auch Hüften mit nicht zementierten TEP ohne Absorber zu bestrahlen.

Schlussfolgerungen

Bei Patienten mit definiertem Risiko für HO sollte innerhalb der ersten drei Tage nach Hüftgelenksersatz eine Strahlentherapie durchgeführt werden. Wenn bereits erste Anzeichen von HO bestehen, kann eine Bestrahlung eine weitere Progression der HO nicht verhindern. Das Ausmaß von Osteophyten am Femurkopf oder Acetabulum ist neben anderen Faktoren ein wichtiges Kriterium für das Risiko von Ossifikationen. Bei klinisch symptomatischer HO sollten diese zunächst weitgehend entfernt werden, bevor eine postoperative Nachbestrahlung durchgeführt wird. Das Intervall zwischen der primären Operation und der Entfernung von HO sollte mindestens ein halbes Jahr betragen. Dieses gilt auch für Patienten, die aufgrund schwerwiegender neurologischer Erkrankungen Ossifikationen entwickeln und zur Verbesserung der Rehabilitation eine Arthrolyse erhalten. Die Bestrahlung wird nach vorheriger Simulation über a. p./p. a.-Felder mit dem Linearbeschleuniger durchgeführt. Eine fraktionierte Bestrahlung mit 5 × 2 Gy wöchentlich bis zu einer Gesamtdosis von 10 Gy ergibt ähnlich gute Ergebnisse wie mit 7 Gy in einer Fraktion. Die einmalige Bestrahlung ist wegen der geringeren Belastung des operierten Patienten gegenüber der fraktionierten Bestrahlung vorzuziehen.

Eine postoperative Bestrahlung kann bei entsprechendem Risiko auch im Bereich des Knie-, Ellenbogen-, Schulter- oder Kiefergelenks erfolgen, um ektope Ossifikationen zu verhindern. In zwei randomisierten Studien konnte gezeigt werden, dass eine Bestrahlung innerhalb von vier Stunden vor der Operation HO ebenso zuverlässig verhindern kann wie eine Bestrahlung innerhalb von drei Tagen nach der Operation. Dieses gilt jedoch nicht für Hochrisikopatienten mit bereits bestehenden ipsi- oder kontralateralen Ossifikationen, sodass hier eine postoperative Bestrahlung vorzuziehen ist. Nebenwirkungen der postoperativen Bestrahlung sind bisher nicht bekannt,

Tabelle XXXIV. Radiologische Versager abhängig von prä- oder postoperativer Bestrahlung in der Patterns-of-care-Studie in Deutschland (Seegenschmiedt und Micke 2002).

Radiologisches Ergebnis[a]	Institutionen	Hüften	Brooker-Versager	p-Wert
Alle RT-Institutionen	30 (100 %)	4377 100 %)	475 (10,9 %)	Univariat
Präoperative RT[b]	19 (63 %)	1480 (33,8 %)	172 (11,6 %)	n.s.
Postoperative RT[b]	15 (50 %)	2897 (66,2 %)	303 (10,5 %)	n.s.
Präoperative RT ≤ 8 h[c]	17 (89 %)	1116 (75,4 %)	97 (8,7 %)	p < 0,005
Präoperative RT > 8 h[c]	8 (42 %)	364 (24,6 %)	75 (20,6 %)	p < 0,005
Postoperative RT ≤ 72 h[d]	15 (100 %)	2065 (71,3 %)	124 (6,0 %)	p < 0,001
Postoperative RT < 72 h[d]	9 (60 %)	832 (28,7 %)	179 (21,5 %)	p < 0,001

[a] Radiologische Evaluation nach Brooker (Brooker et al. 1973)
[b] 2 Institutionen mit prä- und postoperativer Bestrahlung; relative Werte für 30 Institutionen mit n = 4377 Hüften;
[c] 6 Institutionen mit kurz- (< 8 h) und langfristiger (≥ 8 h) präoperativer Bestrahlung relative Werte für 19 Institutionen mit n = 1480 Hüften
[d] 9 Institutionen mit kurz- (< 96 h) und langfristiger (≥ 96 h) postoperativer Bestrahlung RT; relative Werte für 15 Institutionen mit n = 2897 Hüften

sodass diese Maßnahme bei allen Risiko-Patienten zur Prophylaxe periartikulärer Ossifikationen empfohlen werden kann. Ein Intervall von sechs Monaten nach der Bestrahlung ist ausreichend, um den Therapieerfolg zuverlässig beurteilen zu können. Die Ergebnisse der deutschen Patterns-of-care-Studie zeigt Tabelle XXXIV.

Erkrankungen an Gelenken, Sehnen und Bandapparat

Allgemeine Gesichtspunkte

Radiobiologische Aspekte und Dosierungskonzepte

Schon früh entdeckte Gocht (1897), dass ionisierende Strahlen in niedriger Dosis analgetisch und anti-inflammatorisch wirken; die heutigen Therapiekonzepte beruhen auf klinischen Studien durch von Pannewitz (von Pannewitz 1933, 1970): je nach Symptomdauer und Vorbehandlung werden bei akuten Entzündungsprozessen Einzeldosen von 0,5 Gy täglich oder bei chronischen Prozessen von 0,5–1,0 Gy hypofraktioniert zwei- bis dreimal pro Woche eingesetzt. Bei unzureichendem Ansprechen kann eine zweite Bestrahlungsserie nach sechs bis acht Wochen verabreicht werden; somit ergeben sich Gesamtdosen bis zu 6–12 Gy. Die Bestrahlung ist unter dem Begriff „Röntgenreizbestrahlung" auch unter orthopädischen Kollegen etabliert (Seegenschmiedt et al. 2002, 2004). International fehlt die Akzeptanz mangels positiver kontrollierter klinischer Studien (Leer et al. 1998; Order und Donaldson 1999). In älteren klinischen Studien wurde kein Unterschied im Vergleich zur Placebobestrahlung festgestellt (Plenk

1952; Goldie et al. 1970; Valtonen et al. 1975), doch wiesen alle drei Studien methodische Mängel auf, sodass auch heutzutage noch kontrollierte klinische Studien nötig sind, um den Therapievorteil der Röntgenreizbestrahlung zu belegen. Die radiobiologischen Grundlagen der Entzündungsbestrahlung sind dagegen überzeugend: Modulation der Entzündungskinetik (in vivo), Einfluss auf mononukleäre Zellen im peripheren Blut (PBMC), auf Endothelzellen und auf die Adhäsion von PMBC und inflammatorische Makrophagen (in vitro), In-vitro-Effekte auf molekulare Mechanismen (z. B. Genexpression, Zytokine) (Rödel et al. 2002).

Nicht-radiotherapeutische Behandlung

Vor Einleitung der Strahlentherapie werden meist konservative Maßnahmen eingesetzt, z. B. orale, lokale oder systemische Analgetika, Antiphlogistika, Kortikoide oder auch Lokalanästhetika. Daneben werden Krankengymnastik, elektrophysikalische Maßnahmen (Wärme, Kälte, Ultraschall) und Ruhigstellung des betroffenen Gelenkes mit Gips-Verband oder Taping oder Orthesen (z. B. Einlagen) zum Ausgleich fehlerhafter Bewegungen eingesetzt. Chirurgische Maßnahmen kommen meist erst nach Ausschöpfen aller konservativer Maßnahmen in Betracht, z. B. partieller oder kompletter Gelenkersatz, z. B. an Knie oder Hüfte als Endoprothese. Die Röntgen-Reizbestrahlung sollte vor invasiven bzw. operativen Maßnahmen zum Zuge kommen, wird aber oft verzögert nach drei bis sechs Monaten frustraner Therapieversuche indiziert.

Tabelle XXXV. Orthopädische Scores zur Bewertung degenerativer Erkrankungen.

Gelenk	Autor/Jahr	Relativer Bewertungsgrad (in %)
Schulter	Constant und Murley, 1987	Schmerz (15), Beweglichkeit (40), Kraft (25), Alltags- und Gelenkfunktion (20)
Ellenbogen	Morrey et al, 1985	Schmerz (30), Beweglichkeit (37), Kraft (15), Alltags- und Gelenkfunktion (18)
Daumen	Keilholz et al. 1998	Schmerz (40), Beweglichkeit (12), Alltagsfunktionen (23) Gelenkfunktion (21)
Hüfte	Harris, 1976	Schmerz (44), Beweglichkeit (9), Alltagsfunktionen (14), Gelenkfunktion (33)
Knie	Insall, 1989	Schmerz (25), Beweglichkeit (25), Alltags- und Gelenkfunktion (50)
	Sasaki 1987	Schmerz (30), Beweglichkeit (40), Alltagsfunktionen (10), Gelenkfunktion (40)
	Tegner und Lysholm 1985	Schmerz (25), Alltags und Gelenkfunktion (75)
Ferse/oberes Sprunggelenk	Seegenschmiedt et al. 1996	4 Schmerzkategorien (44), 5 Schmerzarten (56)
Alle Gelenke (radiologisch)	Kellgren und Lawrence 1957	4 radiologische Grade der Osteoarthrosis

Bewertung des klinischen Ansprechens

Zur Beurteilung des Ansprechens werden subjektive und objektive Kriterien eingesetzt. Früher wurden die Schmerzsymptome des Patienten nach von Pannewitz subjektiv und qualitativ in fünf Kategorien beurteilt (schmerzfrei, deutlich oder gering gebessert, unverändert, verschlechtert); heute empfiehlt sich die zehnteilige visuelle Analogskala (VAS) in verschiedenen Einzelkategorien (Belastungs-, Nacht-, Dauer-, Ruhe-, Anlaufschmerz bzw. Steifigkeit am Morgen). Orthopädische Funktionsstörungen werden objektiv und quantitativ mit gelenkspezifischen Scores beurteilt (Tabelle XXXV).

In Deutschland wurden in den vergangenen zehn Jahren in der wissenschaftlichen Fachgesellschaft Leitlinien und Dosiskonzepte zur Radiotherapie bei nicht-malignen Erkrankungen erarbeitet. Die in Tabelle XXXVI aufgeführten Indikationen und Dosiskonzepte entstammen der Literatur und zweier bundesweiter Umfrage bzw. Patterns-of-care-Studien (Seegenschmiedt et al. 2002, 2004); dabei werden die empfohlenen Einzel- und Gesamtdosen und die Fraktionierung angegeben. Es bleibt in jedem Fall dem Therapeuten selbst vorbehalten, die Indikation und das Therapiekonzept für den einzelnen Patienten zu begründen und im Therapieplan festzulegen.

Bursitis

Allgemeine Angaben

Im Körper gibt es ca. 150 Schleimbeutel (Bursen), die mit Flüssigkeit gefüllt und mit Fett- und Bindegewebszellen gepolstert sind. Sie erlauben die Verschie-

bung von Gewebeschichten gegeneinander und wirken als Stoßdämpfer zwischen Muskeln, Sehnen und Knochen. Gelenke mit hohem Bewegungsausmaß haben viele Bursen, wie z. B. Schulter- und Hüftgelenk. Bei einer akuten oder chronischen Überbeanspruchung oder Verletzung können Druck und Reibung zu Reizung und Ödem bis hin zur Entzündung, der Bursitis, führen. Die Bursitis trochanterica ist exemplarisch für eine Fehlbelastung im Hüftgelenk ebenso wie die Bursitis praepatellaris am Kniegelenk, z. B. bei Fliesenlegern. Am Schultergelenk führt die Entzündung im Gleitlager von Sehnen und Schleimbeuteln des Musculus supra- und infraspinatus zum Supra- oder Infraspinatus-Syndrom und im Bereich des Musculus deltoideus zur Bursitis subdeltoidea. Ursachen sind statische Fehlbelastungen von Muskeln und Sehnen durch Arthrose der Gelenke mit resultierender Schonhaltung, aber auch angeborene Fehlstellungen und chronischeÜberlastung, z. B. beim Langstreckenlauf (Hüfte, Knie, Fuß) oder schwerer Hand- und Armarbeit (Schulter, Ellenbogen, Hand). Selten entstehen Bursitiden durch Trauma, z. B. Sturz oder Schlag gegen das Gelenk. Differenzialdiagnostisch sind degenerative Störungen, Nervenentzündungen, Durchblutungsstörungen und Tumorprozesse auszuschließen.

Akut bewirkt die Bursitis lokale, manchmal im Muskelverlauf ausstrahlende Schmerzen, Ödem und Schwellung und reibende Geräusche bei Bewegungen („Krepitation"). Die Gleitfunktion der Bursa geht verloren, und es entwickelt sich ein chronischer Reizzustand mit erheblichem, oft gut objektivierbarem Funktionsverlust im Gelenk- bzw. Muskelbereich. Es kann zu Kalzifizierung in der betroffenen Bursa kommen oder es können später auch Verknöcherungen an den Sehnenansätzen kommen. Um knöcherne Verletzungen auszuschließen, werden Röntgenaufnahmen

Tabelle XXXVI. Indikationen und Bestrahlungskonzepte bei degenerativen Erkrankungen (DEGRO-Empfehlungen).

Region	Indikation zur Röntgenreizbestrahlung			
Therapierefraktäre, schmerzhafte Reizzustände				
Schleimbeutel, Sehnen, Sehnenansatz, Gelenkkapsel	Schleimbeutelentzündungen (Bursitis) z. B. Bursa trochanterica Periarthropathia humeroscapularis (= PHS) mit Impingement-Syndrom Epicondylopathia humeri (= EPH) radialis sive ulnaris Plantarfasziitis /plantarer Fersensporn Achillodynie/dorsaler Fersensporn Patellarsehnenreizung u. a.			
Therapierefraktäre, schmerzhafte Reizzustände bei degenerativer (nicht rheumatischer !) Osteoarthrose				
Finger/Zehen, Ellenbogen, Schulter, Hüftgelenk, Kniegelenk u. a. Gelenke	Polyarthrose der Zehen /Finger Rhizarthrose am Daumensattelgelenk Arthrose im oberen Sprunggelenk Omarthrose der Schulter Coxarthrose der Hüfte Gonarthrose der Knie u. a. Arthrosen			
Therapiekonzepte	Einzeldosis	Fraktionen/Woche	Fraktionen/Serie	Gesamtdosis
Akutes Konzept (Symptomatik fürbis zu 3 Monate)	0,5 Gy	5 × (Mo–Fr)	6–10	3,0–5,0 Gy
Subakutes Konzept (Symptomatik für 3–6 Monate)	0,5–1,0 Gy	3 × (Mo /Mi /Fr)	6	3,0–6,0 Gy
Chronisches Konzept (Symptomatik für länger als 6 Monate)	1,0 Gy	2 × (Di/Do oder Fr)	6	6,0 Gy
DEGRO-Empfehlung: Bei verzögertem klinischen Ansprechen kann nach 6–12 Wochen eine 2. Bestrahlungsserie in gleicher Dosis durchgeführt werden.				

angefertigt. Im Zweifelsfall dient die Kernspintomographie zum Ausschluss von Mikrotraumen.

Therapiemöglichkeiten

Die Ruhigstellung des jeweiligen Gelenkes bzw. Schonung der Gelenkfunktion ist am Anfang sinnvoll und führt oft innerhalb von Tagen bis Wochen zur spontanen Remission. Daneben werden zahlreiche konservative Verfahren eingesetzt. Neben der lokalen Eis- bzw. Wärmebehandlung werden lokal und systemisch Analgetika und Antiphlogistika verabreicht; relativ häufig werden lokal Anästhetika und Kortikosteroide in die Umgebung bzw. in den betroffenen Gelenkbeutel selbst injiziert. Injektionen sollten wegen der langfristigen Gefahr von Weichteilnekrosen nicht zu oft eingesetzt werden. Manchmal sind Opioide bzw. Morphin-haltige Medikamente zur Schmerzlinderung nötig. Außerdem werden verschiedene physiotherapeutische und krankengymnastische Maßnahmen (Stretching-/Querfriktionstechnik) eingesetzt. Zunehmend werden die Stoßwellen- und Elektrotherapie (Gleichstrombehandlung) neben lokalen Bädern (z. B. Stangerbad) und manchmal auch mit Erfolg die Akupunktur eingesetzt. Die Bursektomie ist beim chronisch-rezidivierenden Verlauf ohne Ansprechen auf konservative Maßnahmen indiziert.

Nur selten besteht eine eitrige Entzündung, bei der die Operation unter Notfallbedingungen durchgeführt wird: Neben der offenen Resektion der Bursa gibt es noch zahlreiche weitere OP-Verfahren; neuerdings kommt als minimalinvasives Verfahren die endoskopische Resektion in Betracht.

Indikation und Durchführung der Radiotherapie

Die Indikation zur Röntgenreizbestrahlung besteht nach Versagen der konservativen, aber noch vor dem Einsatz operativer Maßnahmen. Die konservative Therapie (z. B. lokale und systemische Medikation) können während der Röntgenreizbestrahlung oft weitergeführt werden. Dem lokalen Ansprechen der Bestrahlung geht oft eine kurzfristige Verstärkung der Schmerzen in der bestrahlten Gelenkregion voraus (von Pannewitz 1970). Je nach Dauer der Beschwerden (Schmerzanamnese) werden verschiedene therapeutische Dosiskonzepte verwendet (siehe Tabelle XXXVI).

Die Bestrahlung der Bursitis trochanterica wird in stabiler Seitenlage ausgeführt. Am Orthovolt-Gerät wird ein Feld/Tubus von 10×15 cm^2 bei Haut–Fokus–Abstand von 40 cm verwendet. Vorgeschaltet wird ein Filter (0,3 mm Al + 2 mm Cu). Die Nutzenergie

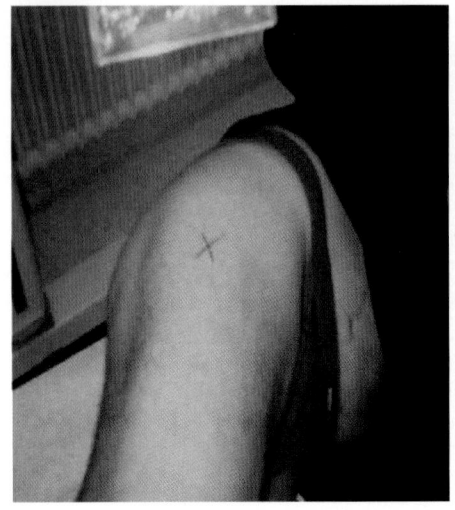 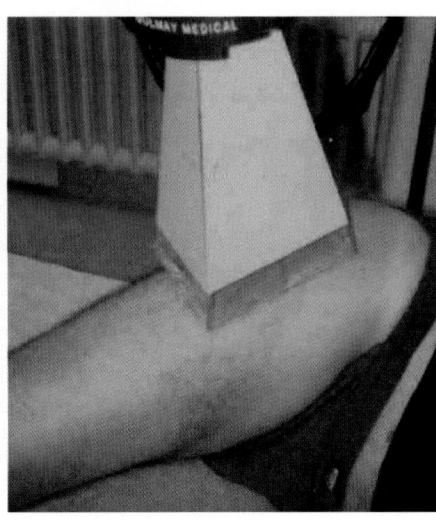

Abbildung 11. Röntgenreizbestrahlung der Bursitis
trochanterica rechts am
Orthovolt-Gerät. a) Markierung des Schmerzpunktes,
b) Feldeinstellung am
Orthovolt-Gerät.

beträgt 200 kV. Die Dosierung bzw. Dosierungstiefe zwischen 0,5–5 cm je nach Dicke des subkutanen Fettgewebes. Daneben können auch Gegenfelder am Linearbeschleuniger verwendet werden.

Ergebnisse der Radiotherapie

Am Alfried-Krupp-Krankenhaus wurden seit 1997 insgesamt 27 Patienten mit Bursitis trochanterica behandelt. Die Beschwerden vor der Bestrahlung betrugen mindestens sechs Monate und bis zu zwei Jahre. Alle Patienten erhielten das chronische Behandlungskonzept in zwei Serien mit je 6 × 1 Gy.

Nach drei Monaten waren nur vier Patienten klinisch verschlechtert, drei stabil und 20 leicht bzw. deutlich gebessert. Bei 21 Patienten erreichte die Nachbeobachtungszeit über ein Jahr. Nur zweimal wurde dabei eine Verschlechterung, achtmal ein stabiler Befund und elfmal eine Besserung beobachtet; dabei war ein Zusammenhang zwischen Anamnesedauer und klinischem Ansprechen nicht zu erkennen (Leitzen et al. 2005).

Tendinitis

Allgemeine Angaben

Starke Fehl- und Überbelastungen sowie akute Makro- und chronische Mikrotraumen an den Sehnen und Sehnenansätzen können zu akuten und chronischen Entzündungen an und innerhalb der Sehne (Paratendinitis/Tendinitis) sowie der verschiedenen Sehnenansätze an den Knochen (Insertions-Tendinopathie) führen.

Dabei treten starke lokale Schmerzen in der Sehne oder am Sehnenansatz, z. T. aber auch nach distal oder proximal fortgeleitete Schmerzen in den zugehörigen Muskeln mit erheblichen Funktionseinschränkungen auf. Betroffen sind vor allem die Sehnenansätze im Bereich des Schultergelenks (Peritendinopathia humeroscapularis (PHS) bzw. Subakromialsyndrom), des Ellenbogengelenks (Epicondylopathia humeri (EPH) bzw. Tennis- oder Golfer-Ellenbogen) sowie des oberen und unteren Fußgelenkes mit der Fußsohle (Plantarfasziitis), Achillessehne (Achillodynie) und dem Fersenbereich (Calcaneodynie), die im chronischen Verlauf häufig mit knöchernen Veränderungen einhergehen (dorsaler oder plantarer Fersensporn).

Therapiemöglichkeiten

Ruhigstellung und Schonung der Gelenkfunktion sind im Akutstadium anfangs sinnvoll und führen oft innerhalb von Tagen bis Wochen zur spontanen Remission der Beschwerden. Wie bei der Osteoarthrose und Bursitis werden zahlreiche konservative Verfahren eingesetzt, wie lokale Eis- bzw. Wärmebehandlung, lokale und systemische Gabe von Analgetika und Antiphlogistika und lokale Injektionen von Anästhetika und Kortikosteroiden in die Umgebung der Sehne bzw. in Sehnenansatz selbst. Außerdem sind physiotherapeutische und krankengymnastische Maßnahmen (Stretching-/Querfriktionstechnik) sinnvoll; daneben werden Stoßwellen- und Elektrotherapie (Gleichstrombehandlung) eingesetzt. Mit Erfolg wird manchmal auch die Akupunktur eingesetzt. Operative Maßnahmen sind beim chronisch-rezidivierenden Verlauf ohne Ansprechen auf die konservativen Maßnahmen indiziert.

Indikation und Durchführung der Radiotherapie

Die Röntgenreizbestrahlung ist nach dem Versagen der konservativen, aber vor Einsatz operativer Maßnahmen indiziert. Die konservative Therapie (z. B. lokale und systemische Medikation) können während der Röntgenreizbestrahlung weitergeführt werden. Auch hier geht dem Ansprechen der Bestrahlung oft eine kurzfristige Verstärkung der Schmerzen in der bestrahlten Sehne voraus (von Pannewitz 1970), und je nach Dauer der Beschwerden (Schmerzanamnese) werden verschiedene therapeutische Dosiskonzepte verwendet (siehe Tabelle XXXVI). Je nach Region sind verschiedene technische Einstellungen am Orthovolt-Gerät bzw. am Linearbeschleuniger erforderlich.

Peritendinopathia humeroscapularis (PHS)

Allgemeine Angaben

Bei dem Periarthropathia humeroscapularis (PHS) oder neuerdings Subakromialsyndrom genannten Krankheitsbild liegen in erster Linie Schmerzen und Funktionseinbussen im Schultergelenk vor. Im angloamerikanischen Sprachraum wird auch der Begriff „rotator cuff syndrome" gebraucht, der darauf hinweist, dass alle muskulären Strukturen, Sehnen und Bursen aber auch die Gelenke im Schulterbereich betroffen sein können. Die eigentliche Ursache bleibt bei diesen Definitionen offen. Auslösend ist eine Vielzahl von Bedingungen: akut traumatische oder chronisch entzündliche Veränderungen am Schultergelenk selbst (Arthritis, Kapsulitis), im Gleitgewebe (Bursitis) und an den verschiedenen Sehnen- und Sehnenansätzen (Tendinitis); lokale Kalkeinlagerungen oder Verknöcherungen sind Zeichen eines chronischen reaktiven Krankheitsprozesses.

Schmerzhafte Druckpunkte über betroffenen Sehnen und Muskelansätzen bzw. im Bereich von Schleimbeuteln sind charakteristisch. Es kommt häufig zu schmerzhaft bedingten Einschränkungen der Abduktion und Rotation in der Schulter. Das Heben und Tragen schwerer Gegenstände und besonders Über-Kopf-Bewegungen sind erschwert oder unmöglich. Die belastungsabhängigen Schmerzen werden durch Nacht-, Dauer-, Ruhe- und Anlaufschmerzen nach längerer Ruhepause („Morgensteifigkeit") noch verstärkt, sodass Beruf und Freizeitaktivitäten beeinträchtigt sind. Radiologisch finden sich degenerative Veränderungen am Schultergelenk. Weichteilveränderungen sind mit der Kernspintomographie gut zu entdecken. Ein HWS-Syndrom ist auszuschließen.

Therapiemöglichkeiten

Wie bereits ausgeführt werden häufig lokale Injektionen (Kortikoide, Anästhetika) sowie orale Antiphlogistika und Analgetika, krankengymnastische und physikalische Maßnahmen eingesetzt. In besonderen Situationen sind auch operative Maßnahmen indiziert, z. B. bei einer Sehnenruptur. Beim Versagen der konservativen Maßnahmen ist auch die Röntgenreizbestrahlung indiziert.

Indikation und Durchführung der Radiotherapie

Die Bestrahlung erfolgt am Orthovolt-Gerät (200–250 kV, 15 mA, 1 mm Cu Filter) oder Linearbeschleuniger. Oft wird das Schultergelenk opponierend bestrahlt. Bei lokalisierten Tendinopathien wird nur über ein gerichtetes Stehfeld bestrahlt (Abbildung 12). Der Dosis-Referenzpunkt liegt in der Gelenkmitte (5–8 cm) oder in der Tiefe des Sehnenansatzes (1–

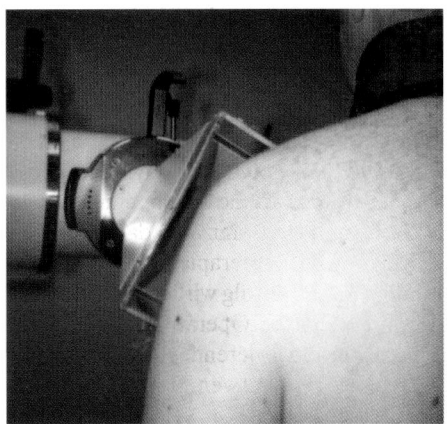 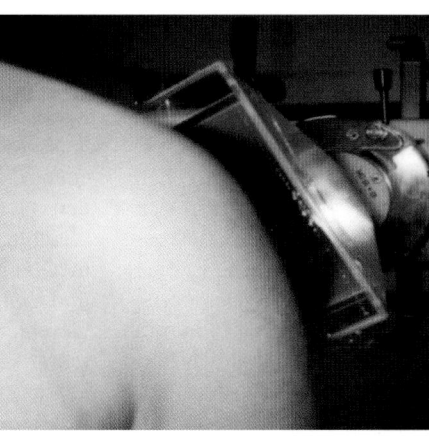

Abbildung 12. Röntgenreizbestrahlung des Subakromialsyndroms links (Periarthritis humeroscapularis). a) Ventro-dorsaler Strahlengang, b) dorso-ventraler Strahlengang.

Tabelle XXXVII. Ergebnisse der Strahlentherapie bei Periarthropathia humeroscapularis (PHS) (Literaturauswahl).

Autor	Jahr	Fälle	Schmerzfrei (CR)	Gebessert (PR/MR)	Gesamtansprechen (CR/PR/MR)
Mustakallio	1939	102	73 %	24 %	97 %
Plenk[a]	1952	38	29 %	43 %	72 %
Jenkinsonet al.	1952	318	43 %	50 %	93 %
Baensch	1953	196	58 %	27 %	85 %
Hess	1980	116	50 %	36 %	86 %
Reinhold und Sauerbrey	1961	790	76 %	21 %	97 %
Wieland und Kuttig	1965	33	55 %	36 %	91 %
Goldie et al.[a]	1970	141	Nicht spezifiziert	74 %	74 %
Keinert et al.	1972	145	50 %	46 %	96 %
Zschache	1972	546	6 %	83 %	89 %
Hassenstein et al.	1979 1986	233	43 %	31 %	74 %
Lindner und Freislederer	1982	42	17 %	59 %	76 %
Sautter-Bihl et al.	1993	30	33 %	37 %	70 %
Keilholz et al. Seegenschmiedt et al.	1995 1998	89	49 %	32 %	81 %
Zwicker et al.	1998	77	33 %	55 %	88 %
Adamietz und Sauer	2003	107	65 %	14 %	79 %

[a] prospektiv randomisierte Studie: Vergleich von bestrahlter und nicht-bestrahlter Gruppe
Ansprechen = CR + PR + MR; symptomfrei = komplette Schmerzfreiheit („CR"); gebessert = deutliche („PR") und geringe Besserung („MR") der Beschwerden

2 cm). Die Feldgrößen betragen 10×10 bis 10×15 cm². Nach medial wird das Brustdrüsengewebe (vor allem bei Frauen) vollständig ausgespart. Mit Bleikragen werden Hals und Schilddrüse vor möglicher Streustrahlung geschützt; außerdem wird eine Bleischürze als Gonadenschutz angelegt, obwohl die Auswirkungen in dieser Region meist nur sehr gering sind.

Radiotherapeutische Ergebnisse

Die Röntgenreizbestrahlung führt bei bis zu 80 % zur Schmerzlinderung und besseren Beweglichkeit im Schultergelenk. Für die Prognose bestimmend sind die Schmerzanamnese (> 2 Jahre) und das Ausmaß der Gelenkveränderungen (begleitende Arthrose). Eine kurzfristige Verstärkung der Schmerzen ist oft ein günstiges Zeichen für das spätere Ansprechen (Keilholz et al. 1995). Der klinische Erfolg lässt sich oft erst nach drei Monaten beurteilen. Bei Restbeschwerden nach der ersten Bestrahlungsserie ist eine zweite Serie indiziert. Wird eine klinische Besserung erreicht, ist diese oft von längerer Dauer (Lindner et al. 1982; Lindner und Freislederer 1982). Noch fünf Jahre nach der Bestrahlung waren 61 % der Patienten gebessert im Vergleich zu den ursprünglich

geklagten Beschwerden. Dies bestätigen auch andere Studien mit längerer Nachbeobachtung (Keilholz et al. 1995) (Tabelle XXXVII).

Epicondylopathia humeri (EPH)

Allgemeine Angaben

Bei der Epicondylopathia humeri (EPH) liegen am radialen (lateralen) bzw. ulnaren (medialen) Epikondylus des Oberarms schmerzhafte Entzündungsprozesse am Sehnenansatz der Finger- und Handmuskeln vor, die die Streck- bzw. Beugefunktion von Finger- und Handmuskeln beeinträchtigen. Das Krankheitsbild heißt im Volksmund „Tennisellenbogen" oder „Golferellenbogen", hat aber viele Ursachen, z. B. intensive fein- und grobmotorische Tätigkeit, Extrembelastungen des Armes bzw. ungeschickte Bewegungen beim Sport, traumatische oder mechanische Reizung der Bursa am Radiusköpfchen und Einklemmung des R. profundus n. radialis. Beide Geschlechter sind gleich betroffen und das Durchschnittsalter liegt bei etwa 45 Jahre (Coonrad und Hooper 1973).

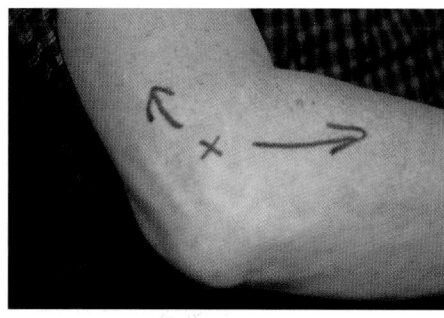 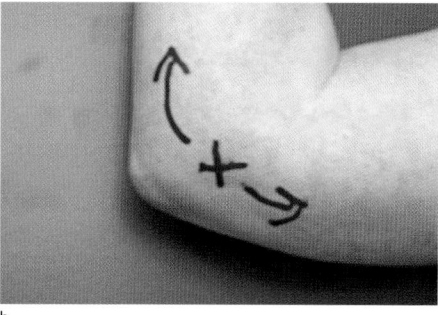

a   b

Abbildung 13. Typische Schmerzpunkte und Schmerzausbreitung bei der Epicondylopathia humeri. a) EPH radialis, b) EPH ulnaris.

Starke Berührungsempfindlichkeit und Druckschmerzen am radialen bzw. ulnaren Epikondylus ggfs. mit Ausstrahlung nach proximal und distal bestimmen die Klinik (Abbildung 13). Provokationstests, wie das Thomsen- und Coenen-Zeichen und Chair-Test führen zur Diagnose. Erste Symptome treten bei Belastung auf, im Verlauf auch nachts und tags als Dauer-, Ruhe- und Anlaufschmerz (morgens). Betroffene sind im Beruf und Alltag bei bestimmten Bewegungen stark beeinträchtigt. Radiologisch findet sich selten ein greifbarer Befund, während die Kernspintomographie u. a. Weichteilveränderungen aufdecken kann. Differenzialdiagnostisch ist immer ein HWS-Syndrom auszuschließen.

Therapiemöglichkeiten

Im Frühstadium ist oft eine Spontanremission möglich. Im Akutstadium wird das Gelenk entlastet (Bandagen) oder ruhig gestellt (Gips); im chronischen Stadium sind hyperämisierende und antiphlogistische Maßnahmen sinnvoll, z. B. mittels Mikrowelle, Iontophorese, Ultraschall, Friktions-/Unterwassermassage und Fangopackungen. Lokale Injektionen von Cortison und Lokalanästhetika ergänzen das konservative Therapiespektrum. Bei therapierefraktären Fällen wird die Operation nach Hohmann und Wilhelm durchgeführt und die Sehnenplatte an der Streck- bzw. Beugemuskulatur eingekerbt und damit entlastet; zusätzlich werden sensorische Äste des Nervus radialis im Ellbogenbereich durchtrennt. Die Erfolgsrate beträgt damit fast 80 %.

Indikation und Durchführung der Radiotherapie

Bei Versagen der konservativen Therapie ist die Röntgenreizbestrahlung eine gute therapeutische Alternative. Die Bestrahlung des Ellenbogens wird am Orthovolt-Gerät (100–150 kV/20 mA, 4 mm Al-Filter) oder am Linearbeschleuniger mit Elektronen niedriger Energie (< 6 MeV) durchgeführt. Dabei wird mit einem 6×6–8×8 cm^2 Stehfeld direkt auf den betroffenen Epikondylus gezielt. Der Dosis-Referenzpunkt liegt in 5 mm Tiefe. Es erfolgen die üblichen Strahlenschutzmaßnahmen (Abbildung 14).

Ergebnisse der Radiotherapie

Die Bestrahlung erreicht in bis zu 80 % ein gute bis sehr gute Schmerzrückbildung. Chronische Fälle mit mehr als 12 Monaten Schmerzanamnese sprechen schlechter an (Seegenschmiedt et al. 1997). Die Schmerzlinderung führt langfristig zur besseren Funktion der Hand und des Armes und Wiedererlangung der Arbeitsfähigkeit. Rückfälle nach Therapieerfolg sind sehr selten (5 %). Ungünstige prognostische Faktoren für das Ansprechen sind neben der Krankheitsdauer (> 1 Jahr) die Zahl der Vorbehandlungen und längere Phasen der Ruhigstellung; sie sind Ko-Faktoren für das Vorliegen eines „chronischen Schmerzsyndroms". Treten nach einer Operation erneut Schmerzen auf, ist die Strahlentherapie als „Salvage-Therapie" in etwa 50 % erfolgreich; gleiches gilt auch umgekehrt für das Ansprechen der Operation nach Radiotherapie (Seegenschmiedt et al. 1997) Die übrigen Ergebnisse sind in Tabelle XXXVIII zusammengefasst.

Calcaneodynie/Achillodynie (plantarer/dorsaler Fersensporn)

Allgemeine Angaben

Calcaneodynie (Schmerzen an der Ferse) und Achillodynie (Schmerzen an der Achillessehne) beschreiben Schmerzsyndrome im Fersenbereich, die von unterschiedlicher Genese sein können. Meist besteht eine plantare oder dorsale Reizung der Sehnenan-

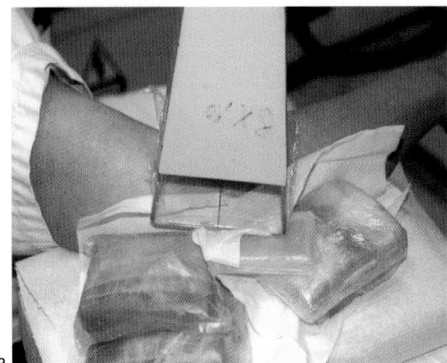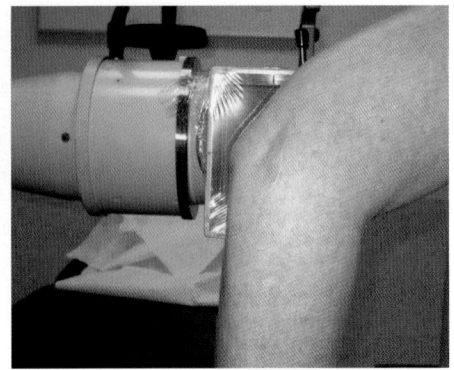

Abbildung 14. Einstellung der Bestrahlungsfelder am Orthovolt-Gerät bei Epicondylopathia humeri. *a)* EPH radialis, *b)* EPH ulnaris.

sätze von Fuß- oder Unterschenkelmuskulatur am Kalkaneus. Dabei ist oft das gesamte ossäre und tendinöse System des Fußes und der Beine in Statik und Funktion gestört, z. B. durch Senk-, Spreiz- und Knickfuß-Deformitäten im distalen Bereich und durch Genu-varum- oder -valgum-Fehlstellung im proximalen Bereich. Als Ausdruck der chronischen Reizung können plantare und dorsale knöcherne Sporne von bis zu 20 mm Länge entstehen. Die Form und Größe der Sporne korreliert nicht mit den Schmerzen, denn auch ohne Sporn treten Symptome auf. Auslösend sind kurzfristige heftige oder chronische bzw. unphysiologische Fehlbelastungen sowie multiple Mini-Traumata an der Plantaraponeurose bzw. der Achillessehne. Pathomorphologisch entwickelt sich dabei ein degenerativ-entzündlicher Pro-

zess im peritendinösen Weichteilgewebe. Männer und Frauen sind gleich häufig betroffen, im Alter nimmt die Erkrankung zu. Bei Läufern und Sportarten mit ruckartigen bzw. impulsartigen Bewegungen kann die Erkrankung schon in jüngeren Jahren auftreten.

Bei der Calcaneodynie entwickeln sich langsam oder plötzlich zunehmende, stechende Schmerzen an der Ferse, die nach distal bis zur Fußspitze oder nach proximal in die Wadenmuskulatur und den Unterschenkel ausstrahlen können. Es finden sich Druckpunkte an Sehnen und Muskelansätzen der Achillessehne bzw. plantaren Fußmuskeln. Das Aufsetzen der Ferse ist schmerzhaft, bis hin zur Gehunfähigkeit, mit Folgen für Beruf und Freizeit. Im Röntgenbild sind plan-

Tabelle XXXVIII. Ergebnisse der Strahlentherapie bei Epicondylopathia humeri radialis/ulnaris (Literaturauswahl).

Autor	Jahr	Fälle	Schmerzfrei (CR)	Gebessert (PR/MR)	Gesamtansprechen (CR/PR/MR)
Cocchi	1943	22	48 %	21 %	69 %
von Pannewitz	1960 1970	43	52 %	38 %	90 %
Keim	1965	7	57 %	43 %	100 %
Wieland und Kuttig	1965	15	60 %	13 %	73 %
Zschache	1972	150	5 %	64 %	69 %
Hess	1980	56	54 %	35 %	89 %
Mantell	1986	30	40 %	7 %	47 %
Gärtner et al.	1988	70	59 %	41 %	100 %
Kammerer et al. (1 RT-Serie)[a]	1990	207 (79)	16 % 16 %	59 % 55 %	75 % 71 %
Kammerer et al. (2 RT-Serien)[a]	1990	103 (51)	29 % 33 %	58 % 53 %	87 % 86 %
Sautter-Bihl et al.	1993	15	13 %	60 %	73 %
Seegenschmiedt et al.	1997 1998	93	54 %	37 %	91 %

[a] prospektiv randomisierte Studie: Vergleich von bestrahlter und nicht bestrahlter Gruppe
Ansprechen = CR + PR + MR; symptomfrei = komplette Schmerzfreiheit („CR"); gebessert = deutliche („PR") und geringe Besserung („MR") der Beschwerden

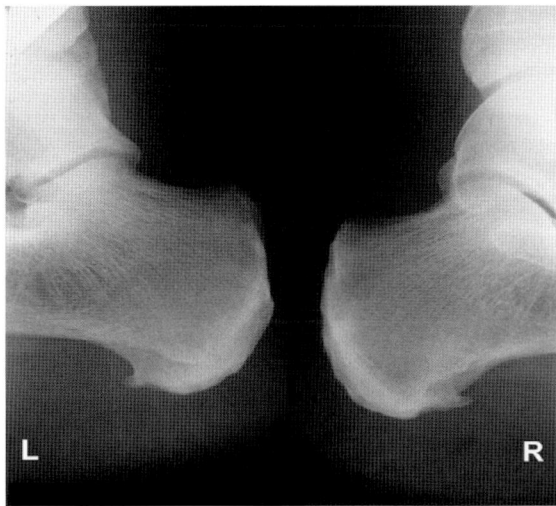 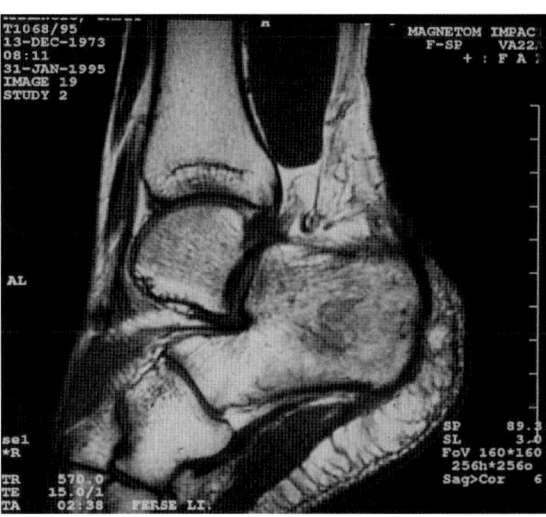

Abbildung 15. Radiologische und kernspintomographische Darstellung des plantaren Fersensporns.

tare Sporne am Tuberculum calcanei bzw. dorsale Sporne am Ansatz der Achillessehne erkennbar. Die Kernspintomographie lässt oft weitere Veränderungen erkennen, z. B. entzündlich veränderte Bursen oder eine lokale Reizung der Knochenhaut bis hin zum Knochenödem des Kalkaneus (Abbildung 15). Bei der Achillodynie finden sich schmerzhafte knotige bis strangartige Verdickungen entlang der Achillessehne, die vom Peritendinum ausgehen oder aber direkt in der Sehne selbst vorkommen können.

Therapiemöglichkeiten

Im akuten Stadium ist eine Spontanremission jederzeit möglich. Zunächst werden die möglichen anatomischen Fehlstellungen korrigiert, um weitere Belastungen zu vermeiden. Schmerzpunkte im Fersenbereich können durch Einlagen (Lochkissen, ggfs. mit Schmetterlingsrolle) entlastet werden. Lokale Injektionen in die schmerzhaften Bezirke (mit Kortikoiden, Lokalanästhetika) und orale Antiphlogistika bzw. Analgetika werden zur Schmerzlinderung eingesetzt; Krankengymnastik und physikalische Maßnahmen (Kälte, Ultraschall, Mikrowellen, Stoßwellen) wirken unterstützend. Die operative Einkerbung der Plantarfaszie wird nur bei Versagen der konservativen Therapie gewählt, da sie einige Risiken birgt (Infektion, Wundheilungsstörung, starke Narbenbildung).

Indikation und Durchführung der Radiotherapie

Die Röntgenreizbestrahlung ist bei Versagen der konservativen Verfahren indiziert. Sie zielt vor allem auf die Beseitigung der sekundären Reizerscheinungen an den Sehnenansätzen, der Knochenhaut und dem Weichteilgewebe. Die knöchernen Sporne bilden sich nicht zurück; nur die knotigen Verdickungen der Achillessehne zeigen im Frühstadium eine Rückbildungstendenz; Fehlstellungen müssen parallel zur Strahlentherapie korrigiert werden. Die betroffene plantare oder dorsale Region der Ferse wird am Orthovolt-Gerät (100–150 kV/20 mA, 4 mm Al-Filter) oder Linearbeschleuniger mit Elektronen niedriger Energie (< 6 MeV) über ein aufgesetztes 6×6–8×8 cm^2 Stehfeld (plantar) oder über zwei seitliche Gegenfelder (dorsal) bestrahlt. Der Dosis-Referenzpunkt liegt in 5 mm Tiefe (Stehfeld) bzw. in Gelenkmitte (opponierende Felder) (Abbildung 16). Trotz großer Distanz zu den Gonaden wird aus Strahlenschutzgründen ein Gonadenschutz angelegt.

Radiotherapeutische Ergebnisse

Die Röntgenreizbestrahlung erzielt hohe Ansprechraten von 65–100 %, vollständig schmerzfrei werden ca. 50 % (Tabelle XXXIX). Bei einer Schmerzanamnese von über sechs Monaten sinkt die Ansprechrate. Schmerzschwelle und Schmerzart sind weitere wichtige Prognosefaktoren für das Ansprechen (Seegenschmiedt et al. 1996a, b). Im Gegensatz zum plantaren Fersensporn sprechen der dorsale Fersensporn und die Achillodynie weniger gut auf die Bestrahlung an. Andere Faktoren wie z. B. Geschlecht, Alter, Körpergröße, Gewicht und Vortherapie waren ohne Einfluss auf das Ansprechen. Eine kontrollierte Studie mit kleiner Fallzahl zeigte bei niedriger Ansprechrate für die Scheinbestrahlung wie für die Bestrah-

Tabelle XXXIX. Ergebnisse der Strahlentherapie bei Calcaneodynie/Achillodynie/Fersensporn (Literaturauswahl).

Autor	Jahr	Fälle	Schmerzfrei (CR)	Gebessert (PR/MR)	Gesamtansprechen (CR/PR/MR)
Cocchi	1943	6	33 %	50 %	83 %
Keim	1965	7	71 %	29 %	100 %
Wieland und Kuttig	1965	16	74 %	13 %	87 %
Mitrov und Harbov	1967	1.520	50 %	38 %	88 %
Zschache	1972	49	12 %	73 %	85 %
Basche et al.	1980	102	32 %	58 %	90 %
Mantell	1986	30	53 %	12 %	65 %
Sautter-Bihl et al.	1993	15	60 %	20 %	80 %
Schäfer et al.[a]	1994 1995	11	13 %	20 %	33 %
Seegenschmiedt et al.[b]	1996a 1996b				
Gruppe A		72	67 %	33 %	100 %
Gruppe B		98	72 %	23 %	95 %
Oehler et al.	2000	258	81 %	7 %	88 %
Koeppen et al.	2000	673	13 %	65 %	78 %
Schreiber et al.	2000	87	57 %	29 %	86 %
Glatzel et al	2001	161	63 %	26 %	89 %
Heyd et al	2001	127	46 %	42 %	88 %

[a] prospektiv kontrollierte Studie: Vergleich von bestrahlter und nicht bestrahlter Gruppe
[b] prospektiv kontrollierte Studie: Vergleich von drei verschiedenen Dosisgruppen
Ansprechen = CR + PR + MR; symptomfrei = komplette Schmerzfreiheit („CR"); gebessert = deutliche („PR") und geringe Besserung („MR") der Beschwerden

lung ein gleich gutes Ansprechen, was man als Placeboeffekt deuten kann (Schäfer et al. 1994, 1995). Diese einzelne Studie zeigt, dass es noch heute an einer multizentrisch randomisierten Studie fehlt, um den Wirkungsvorteil der Röntgenreizbestrahlung nach den modernen Kriterien der evidenzbasierten Medizin nachzuweisen.

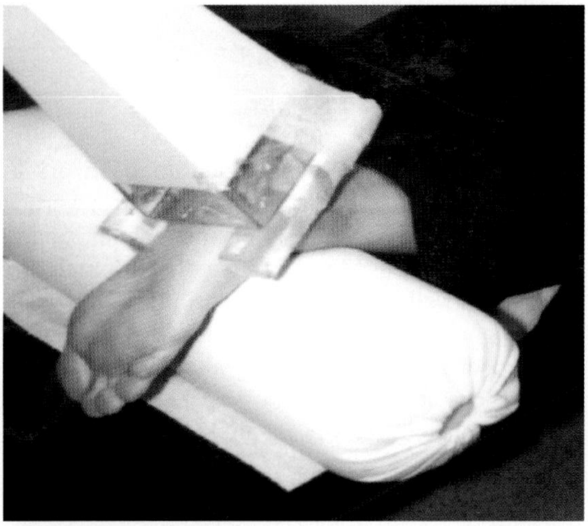

Osteoarthrosis deformans (Omarthrose, Rhizarthrose, Gonarthrose, Coxarthrose)

Allgemeine Angaben

Die Osteoarthrosis deformans (Arthropathia bzw. Arthritis deformans) bezeichnet alle schmerzhaften degenerativen Prozesse an Gelenken, die mit Knorpelzerstörung, Knochenumbau und -neubildung sowie mit strukturellen Veränderungen an der Gelenkkapsel und Synovia einhergehen. Dabei ruft vor allem die reaktive Entzündung der Gelenkoberfläche und der Auskleidung der Gelenkkapsel (Synovia) die typischen Gelenkschmerzen hervor.

Die degenerativen Gelenkbeschwerden nehmen im Alter oft stark zu: selbst wenn klinisch keine Symptome vorliegen, haben fast alle 60-Jährigen im Röntgenbild typische Zeichen der Arthrose (Tabelle XL). Die Hauptursache ist ein Missverhältnis zwischen der Belastung und Belastbarkeit des Gelenkknorpels, was

Abbildung 16. Einstellung der Bestrahlungsfelder am Orthovolt-Gerät beim plantaren Fersensporn.

zum Verschleiß und typischen Folgeerscheinungen am Gelenk führt. Dieser Prozess wird durch angeborene (Dysplasie) und erworbene Inkongruenzen (Deformität, Achsenabweichung, Trauma) noch verstärkt. Auch Stoffwechselstörungen im Gelenkknorpel wirken begünstigend für das Auftreten der Arthrose, z. B. Diabetes mellitus oder Hyperurikämie.

Das „Leiden Arthrose", das klinisch latent auch ohne Symptome vorhanden sein kann, und die eigentliche „Krankheit Arthrose" unterscheiden sich durch die gelenktypischen Schmerzen und spezielle Einschränkung von Bewegungen- bzw. Funktionen. Lokalisierte Schmerzen sind das Leitsymptom der reaktiven Synovialitis, die bei chronischer Belastung durch Knorpelabrieb entsteht (aktivierte Arthrose). Daran schließt sich meist die Reizung der Gelenkkapsel und der Sehnenansätze (Periarthrose) an. So entstehen z. T. typische gelenkabhängige Muskelverspannungen. Die subjektiven Beschwerden und der Röntgenbefund gehen oft nicht parallel. Die Schmerzen wirken sich nicht nur bei Belastung, sondern auch als Dauerschmerz tagsüber oder in Ruhe, nachts und morgens als Anlaufschmerz aus. Der Funktionsverlust führt zu Einschnitten in Beruf und Alltag und reduzierter Lebensqualität. Objektive Befunde sind Überwärmung, Schwellung bzw. Erguss im Gelenk, Gelenkreiben, Gelenkdeformität, reduzierte Beweglichkeit und radiologische Zeichen (Abbildung 17).

Therapiemöglichkeiten

Prävention und Früherkennung sind heutzutage entscheidend. Präarthrotische Veränderungen (Achsenfehlstellung, inkongruente Gelenkflächen) werden durch Umstellungsosteotomie behandelt. Zu den konservativen Maßnahmen im Akutstadium zählen Ruhigstellung, Injektion von Lokalanästhetika und Steroiden in die Gelenkkapsel bzw. in das Gelenk selbst sowie die orale Gabe von Analgetika und Antiphlogistika. Spezielle Krankengymnastik, physikalische Therapie (Wärme, Kälte, Magnetfelder) und Orthesen zum Ausgleich von Fehlstellungen (z. B. Einlagen) ergänzen das therapeutische Spektrum.

Invasive Maßnahmen stellen die arthroskopische Lavage des Gelenkes und das Debridement von entzündlichen synovialen Veränderungen sowie die Glättung der Knorpeloberfläche dar. Der gezielte autologe Knorpelersatz zur Reparatur von defekten Knorpelflächen ist derzeit schon in Einzelfällen und in kleineren Gelenkarealen möglich. Der partielle oder totale Gelenkersatz mit einem künstlichen

Tabelle XL. Radiologische Stadieneinteilung der Arthrose nach Kellgren (1957).

Stadium	Beschreibung
Stadium I	Keine Osteophyten Keine Verschmälerung des Gelenkspaltes Geringe subchondrale Sklerosierung
Stadium II	Beginnende Osteophytenbildung Geringe Verschmälerung des Gelenkspaltes Angedeutete Konturunregelmäßigkeiten der Gelenkflächen
Stadium III	Ausgeprägte Osteophytenbildung Deutliche Verschmälerung des Gelenkspaltes Deutliche Konturunregelmäßigkeiten der Gelenkflächen Subchondrale Bildung von Zysten („Geröllzysten")
Stadium IV	Ausgeprägte Verschmälerung des Gelenkspaltes bis hin zur vollständigen Destruktion Deformierung und Nekrose der jeweiligen Gelenkpartner

Implantat ist die letzte reparative Therapieoption. Allerdings ist die Haltbarkeit der Implantate begrenzt auf ca. 10–15 Jahre, sodass ein frühzeitiger Einsatz vermieden werden sollte. Außerdem handelt es sich um einen größeren operativen Eingriff, der erhebliche Risiken bergen kann (Blutverlust, Infektionsrisiko, Nervenverletzung) und bei internistischen Begleitrisiken (z. B. schwere kardiovaskuläre oder pulmonale Erkrankungen etc.) nicht immer durchführbar ist (Ritter 1995). Die Gelenkplastik und auch die Gelenkversteifung sind weitere operative Optionen. Die operative Behandlung ist meist stationär und verursacht vergleichsweise hohe Kosten.

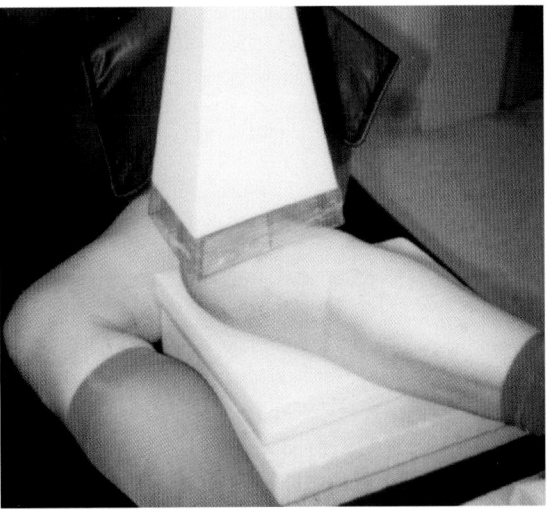

Abbildung 18. Einstellung der Bestrahlungsfelder am Orthovolt-Gerät bei der Gonarthrose.

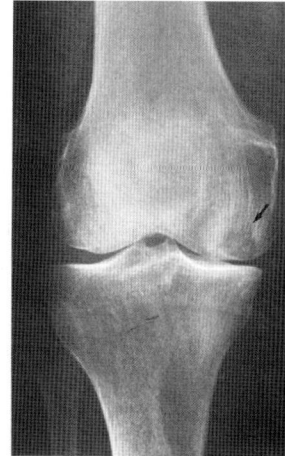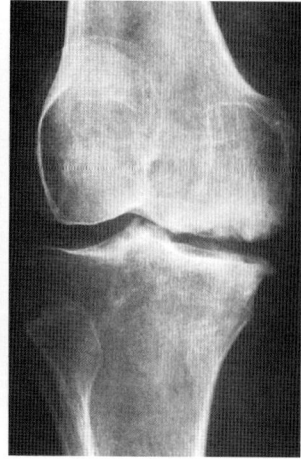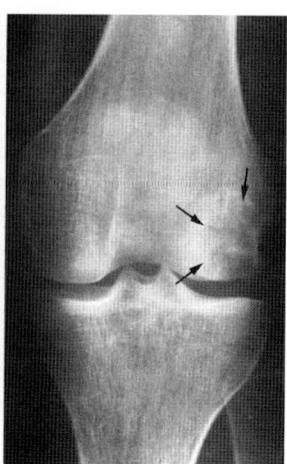

Abbildung 17. Typische Zeichen der Arthrose: Gelenkspaltverschmälerung (links), Inkongruenz und Sklerosierung der Gelenkflächen (Mitte) und subchondrale Zysten (rechts).

Indikation und Durchführung der Radiotherapie

Die Röntgenreizbestrahlung ist indiziert, wenn die konservativen Verfahren versagt haben und operative Maßnahmen noch nicht zwingend erforderlich sind. Meist vergehen aber drei bis sechs Monate, bis sich Patienten zur Bestrahlung vorstellen. Aufgrund mangelnder Kenntnis oder Akzeptanz unter den Orthopäden und Chirurgen wird die Bestrahlung oft erst als „ultima ratio" bei therapierefraktären Schmerzen im fortgeschrittenen Stadium der Arthrose eingesetzt. Die Radiotherapie kann sowohl Schmerzen als auch die schmerzbedingten Funktionseinschränkungen vermindern oder aufheben, aber nicht die pathomorphologischen Veränderungen am Gelenk beseitigen. Das hat positive Auswir-

Tabelle XLI. Ergebnisse der Strahlentherapie bei Osteoarthrose (Literaturauswahl).

Studie (Autor)	Jahr	Fälle	Symptomfrei (CR)	Gebessert (PR/MR)	Ansprechen (CR/PR/MR)
Cocci	1943	582	25 %	45 %	70 %
Reichel	1949	133	8 %	72 %	80 %
Glauner	1951	800	15 %	70 %	85 %
Geyer und Landgraff	1955	800	78 %		78 %
Hess	1980	664	12 %	44 %	56 %
Dalicho	1956	525	14 %	56 %	70 %
Barth	1961	166	9 %	68 %	77 %
Hornykiewytsch	1965	k. A.	60–80 %[a]		60–80 %[a]
Wieland und Kuttig	1965	270	61 %	27 %	88 %
von Pannewitz	1970	3496	20 %	63 %	83 %
Zschache	1972	1107	6 %	79 %	85 %
Lindner und Freislederer	1982	249	11 %	50 %	61 %
Hess	1982	303	66 %		66 %
Hassenstein	1986	244	29–35 %[b]	33–56 %[b]	62–91 %[b]
Pereslegin et al.	1990	5303	78–98 %[b]		78–98 %[b]
Sautter-Bihl et al.	1993	116	7–12 %	73–74 %	80–86 %
Keilholz et al.	1998	73	19 %	44 %	63 %

[a] unterschiedliches Ansprechen je nach Anamnesedauer
[b] unterschiedliches Ansprechen je nach betroffenem Gelenk
Ansprechen = CR + PR + MR; symptomfrei = komplette Schmerzfreiheit („CR"); gebessert = deutliche („PR") und geringe Besserung („MR") der Beschwerden

kungen auf Beruf und Freizeit. Klinisch wird das Ansprechen nach dem Bewertungsscore von von Pannewitz und speziellen Schmerzscores sowie nach gelenkspezifischen orthopädischen Scores bewertet (Tabelle XXXVI). Die betroffenen Gelenke werden meist opponierend über seitliche oder ventro-dorsale Felder am Orthovolt-Gerät (150–200 kV/20 mA, 4 mm-Al-Filter) oder am Linearbeschleuniger mit Elektronen von niedriger Energie (< 6 MeV) bestrahlt. Der Dosis-Referenzpunkt liegt in der Gelenkmitte (opponierende Felder) (Abbildung 18). In allen Fällen wird eine Bleischürze als Gonadenschutz angelegt.

Radiotherapeutische Ergebnisse

Die Strahlentherapie ist zwar nur symptomatisch wirksam, doch kann sie langfristig zu einer Beschwerdefreiheit führen. Einige Studien erzielten in bis zu 75 % eine langfristige Schmerzlinderung. Prognostisch ungünstig wirkt sich eine Schmerzanamnese von mehr als zwei Jahren aus: „Chronische Schmerzen" und objektive Befunde, wie z. B. Gelenkreiben, Gelenkdeformität und ausgeprägte radiologische Zeichen signalisieren eine ungünstige Prognose bei Bestrahlung. Günstig sind ein jüngeres Alter und die „idiopathische Genese" der Arthrose. Vergleichende Studien haben keinen Unterschied gegenüber einer Placebo-Bestrahlung festgestellt (Plenk 1952; Goldie et al. 1970; Valtonen et al. 1975); da aber alle drei Studien große methodische Mängel aufweisen, können sie heute nicht als Beleg für die Unwirksamkeit der Röntgenreizbestrahlung herangezogen werden. Aktuell fehlen kontrollierte klinische Studien für den Nachweis des Therapievorteils auf Basis der evidenzbasierten Medizin. Die Strahlentherapie ist insgesamt eine kostengünstige Therapie, die andere Therapieverfahren in ihrer Wirksamkeit erreichen oder ergänzen kann. Im Einzelfall können aber auch Gelenkersatz-Operationen hinausgeschoben oder ganz vermieden werden.

Zervikal- und Lumbalsyndrom

Allgemeine Angaben

Unter Zervikal- bzw. Lumbalsyndrom versteht man die Osteoarthrose der kleinen Wirbelgelenke, der Bandscheiben und des Knorpel-Bandapparates im Bereich der beweglichen Wirbelsäule. Dabei kommt es zu einem Abbau der Bandscheiben, einer Knorpelzerstörung und einem Knochenumbau (Spondylophyten). Die Schmerzen können viele Ursachen haben und von den ossären Strukturen, dem Myelon

oder dem Band- und Muskelapparat ausgehen, z. B. bei Osteoporose, Knochenmetastasen, tumorbedingter Myelopathie, Bandscheibenvorfall, und Muskelverspannungen.

Die akuten und chronischen Schmerzen der Wirbelsäule mit typisch segmentaler Ausstrahlung in die obere (Zervikalsyndrom) und untere Gliedmaßen (Lumbalsyndrom) sind sehr unterschiedlich ausgeprägt: Schmerzen und Funktionseinbuße bis hin zu kompletten sensorischen Ausfällen und Lähmungen kennzeichnen das Krankheitsbild. Trotz verbesserter Bildgebung (CT, MRT) ist die Eingrenzung auf Spondylopathien differenzialdiagnostisch schwer.

Therapiemöglichkeiten

Prävention und Früherkennung sind wichtig. Rückengymnastik, regelmäßige Bewegung und Ausgleichssport können vorbestehende Fehlhaltungen teilweise kompensieren. Daneben kommt der Ernährung eine wichtige Rolle zu: Milch- und Milchprodukte, ausreichende Eiweißzufuhr und Calcium sind für den Knochenaufbau wichtig. Bisphosphonate können den Knochenabbau verzögern. Die orale Einnahme von Analgetika und Antiphlogistika wird heute stark propagiert. Daneben sind spezielle Krankengymnastik, physikalische Therapie (Wärme, Kälte, Magnetfelder) und Orthesen zum Ausgleich von Fehlstellungen (z. B. Einlagen) mögliche Maßnahmen.

Als invasive Maßnahmen kommen stabilisierende Wirbelsäuleneingriffe bei osteoporotischen Sinterungsfrakturen in Frage. Auch der Ersatz von künstlichen Bandscheiben ist heute im begrenzten Maße möglich. Die Versteifung mehrerer Wirbelkörper (Spondylodese) ist manchmal ultima ratio. Die operative Behandlung wird meist stationär durchgeführt und verursacht relativ hohe Kosten.

Indikation und Durchführung der Radiotherapie

Problematisch bei der Strahlenbehandlung von schmerzhaften degenerativen Veränderungen an der Wirbelsäule ist die unvermeidliche Einbeziehung des Blut bildenden Marks in das Zielvolumen. Da eine Leukämie in jedem Lebensalter auch binnen relativ kurzer Zeit (1–5 Jahre) induziert und manifest werden kann, ist eine Schmerzbestrahlung nur in sehr hohem Alter und als ultima ratio akzeptabel. In der Literatur existieren zahlreiche kritische Berichte zur Karzinogenese nach der Strahlenbehandlung von

Wirbelsäulenabschnitten bei Morbus Bechterew (Court Brown und Doll 1965). In den DEGRO-Leitlinien wird diese Indikation deshalb auch gar nicht erwähnt bzw. nicht ausdrücklich empfohlen. Die heutige Einstellung steht damit im Gegensatz zur früher großzügigen Indikationsstellung mit relativ großen Bestrahlungsfeldern. Bei 0,5–1,0 Gy Einzel- und 5–10 Gy Gesamtdosis konnte bei über 70 % der Patienten eine Besserung der Schmerzen und bei fast 50 % ist eine völlige Beschwerdefreiheit erreicht werden (Hess 1980, 1982, 1986) .

Erkrankungen an Bindegewebe und Haut

Desmoid (aggressive Fibromatose)

Allgemeine Angaben

Desmoide sind benigne Bindegewebswucherungen, die von den tiefen muskulo-aponeurotischen Strukturen im Bereich von Muskelfaszien, Aponeurosen, Sehnen und Narbengewebe ausgehen. Die Inzidenz der Neuerkrankungen beträgt 2–4 pro 1 Million Einwohner und Jahr. Frauen sind in der Regel doppelt so häufig betroffen wie Männer (1 : 1,5–2,5). Am häufigsten treten die Desmoide in der dritten und vierten Lebensdekade auf, doch auch Kinder können schon betroffen sein (Abbildung 19).

Man unterscheidet extra- (ca. 70 %) und intraabdominelle (ca. 10 %) und in der Bauchwand gelegene Desmoide (ca. 20 %). Extraabdominelle Formen neigen zu Rezidiven, intraabdominelle Formen sind mit dem autosomal dominant vererbten Gardner-Syndrom vergesellschaftet. Andere genetische Faktoren, Weichteiltrauma oder operative Eingriffe werden auch als Ursache von Desmoiden angesehen. Patho-

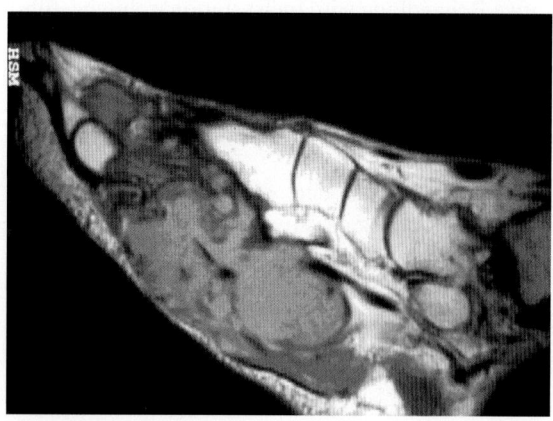

Abbildung 19. Desmoid im Bereich der Fußsohle vor Einleitung der primären Strahlentherapie.

histologisch zeigt sich das Desmoid als dem hochdifferenzierten (G1) Fibrosarkom ähnlich. Die mitotische Aktivität ist gering und zelluläre Atypien kommen nur selten vor. Die Grenzen zur Umgebung ist meist unscharf. Das lokal infiltrierende Wachstum hat für die Erkrankung den Begriff der „aggressiven Fibromatose" geprägt. Lokale Rezidive nach alleiniger Resektion sind recht häufig (Atahan et al. 1989; Goy et al. 1997; Hoffmann et al. 1993). Die Kernspintomographie zur Abschätzung von Größe und Infiltration in andere Organe und die Inzisionsbiopsie zur Unterscheidung von benignen und malignen Läsionen bestimmen die prätherapeutische Diagnostik.

Therapiemöglichkeiten

Desmoide können spontan sistieren oder auch riesige Ausmaße annehmen und krankheitsrelevante Symptome auslösen. Nur selten führen Desmoide zum Tod (Posner et al. 1989). Die Operation mit einem Sicherheitsabstand von 2–5 cm ist heutzutage der „Goldstandard": Ziel ist eine R0-Resektion, was z. T. schwierig sein kann. Nach der R0-Resektion ist meist keine Therapie nötig, ebenso kann auch noch bei initialer R1-Resektion abgewartet werden, ob Rezidive entstehen. Je nach der Lokalisation und Ausdehnung kann durch die alleinige Resektion eine gute langfristige Kontrolle erzielt werden, doch machen bis zu 50 % Lokalrezidive chirurgische u. a. Maßnahmen später erforderlich (Suit und Spiro 1999). Die Systemtherapie ist nur in Einzelfällen sinnvoll, z. B. bei Progress oder Rezidiv nach vorheriger Bestrahlung. Tamoxifen und Progesteron können eine wachstumshemmende Wirkung ausüben (Wilcken et al. 1991). Nichtsteroidale Antirheumatika und Vitamin C (Belliveau und Graham 1984; Wadell und Gerner 1980) und alkylierende Substanzen (Vincristin, Methotrexat) wurden getestet, haben sich aber nicht durchgesetzt (Weiss und Lackman 1989). Gute Effekte erzielt Interferon-alpha mit und ohne Retinolsäure (Leithner et al. 2000).

Indikation und Durchführung der Radiotherapie

Die Indikation zur Strahlenbehandlung besteht bei lokaler Inoperabilität, nach R2-Resektion und bei R1-Resektion, wenn bei rezidivierten Läsionen bereits wiederholt Operationen notwendig waren (Hoffmann et al. 1993; Kirschner und Sauer 1993; Kamath et al. 1996). Die Strahlenbehandlung hemmt die unkontrollierte Proliferation des Bindegewebes. Durch die Tumorrückbildung können klinische Symptome reduziert werden. Die Radiotherapie wird oft auch adjuvant oder primär als alleinige Maßnahme eingesetzt. Die adjuvante Strahlenbehandlung senkt die Rezidivrate gegenüber der alleinigen Operation signifikant: bei Gesamtdosen von > 50 Gy sinkt die Rezidivrate von 60–80 % auf 10–30 % ab. Bei normaler Fraktionierung und 1,8–2,0 Gy Einzeldosis wird postoperativ eine Dosis von 50–55 Gy, sowie 60–65 Gy bei inoperablen oder rezidivierten Desmoiden empfohlen. Nach primärer Radiotherapie unterscheidet sich die lokale Kontrollrate kaum von der nach adjuvanter Bestrahlung. Bei Resttumor oder Rezidiv erzielen 50–55 Gy eine langfristige lokale Kontrolle von 70 %. In Einzelfällen ist auch die lokale Brachytherapie möglich (Assad et al. 1986; Bataini et al. 1988; Ballo et al. 1999; Enzinger und Shiraki 1967; Hoffmann et al. 1993; Kamath et al. 1996; Kiel 1984; Kinzbrunner et al. 1983; Klein et al. 1987; Leibel et al. 1983; Leithner et al. 2000; Suit HD 1990; Walther et al. 1988).

Ergebnisse der Radiotherapie

Die Tumorgröße hat in den meisten Studien keinen prognostischen Einfluss auf die lokale Kontrolle (Kiel 1984). Gemäß einer Metaanalyse (698 Fälle in 13 Studien) (Kirschner und Sauer 1993) verbesserte sich die lokale Kontrollrate nach R0-Resektion und

Strahlenbehandlung im Vergleich zu der alleinigen Operation um 17 %; bei makroskopischem (R2) und mikroskopischem Tumorrest (R1) schnitten Patienten mit adjuvanter Radiotherapie sogar noch besser ab (Tabelle XLIII).

In den Jahren 2001–2002 wurde eine Patterns-of-care-Studie zum Einsatz der Strahlentherapie bei Desmoiden (aggressive Fibromatose) in Deutschland durchgeführt (Micke et al. 2004). 112 (73 %) Institutionen machten genaue Angaben, und 345 Patienten – z. T. schon seit 1976 behandelt – konnten langfristig ausgewertet werden. Die Desmoide verteilten sich auf die Extremitäten (81,2 %; n = 280), den Körperstamm (13,9 %; n = 48) und die Kopf-Hals-Region (4,9 %; n = 17). Insgesamt wurden 204 Patienten (59 %) primär wegen rezidivierender oder nicht resezierbarer Desmoide bestrahlt, 141 (40,8 %) postoperativ bei High-risk-Situation (knappe/unklare Resektion), d. h. unklarer R-Status (n = 44), R1-Resektion (n = 49) oder R2-Resektion (n = 28). Hauptzuweiser waren orthopädische Chirurgen (69,5 %), gefolgt von Allgemeinchirurgen (33,1 %). Die meisten Patienten waren intensiv vorbehandelt, im Median mit zwei (1–5) Operationen. Knapp über 50 % der 345 langfristig nachbeobachteten und analysierten Patienten hatten zwei oder mehr chirurgische Interventi-

Tabelle XLIII. Ergebnisse der adjuvanten und primären Radiotherapie bei Desmoid.

Studie	Jahr	Fälle	Gesamtdosis	Klinischer Status	Lokale Kontrolle
Greenberg et al	1981	9	30–69 Gy	8 Primärtumoren 1 postoperativ	87 % 100 %
Leibel et al.	1983	19	41–61 Gy	13 Primärtumoren 6 postoperativ R1	69 % 67 %
Keus et al.	1986	21	60 Gy	2 Primärtumoren 8 postoperativ R1 11 postoperativ R2	91 % 87 %
Kiel et al.	1984	38	27–64 Gy	9 Primärtumoren 29 postoperativ	67 % 76 %
Bataini et al.	1988	26	45–50 Gy plus Boost 1–15 Gy	26 postoperativ	85 %
Stockdale et al.	1988	29	35–64 Gy	29 postoperativ	76 %
Miralbell et al.	1990	22	22–71 Gy	19 Primärtumoren 3 postoperativ R1	74 % 100 %
Shermann et al.	1990	45	50–76 Gy	14 Primärtumoren 31 postoperativ	71 % 77 %
Zelefsky et al.	1991	38	Ir-192 + ERT	38 postoperativ	75 %
McCullough et al.	1991	30	35–70 Gy	14 postoperativ R1 16 postoperativ R2	79 % 87 %
Acker et al.	1993	13	50–56 Gy	15 Primärtumoren 1 postoperativ	93 %
Karakousis et al.	1993	26	40–50 Gy	26 postoperativ	96 %

onen vor der Bestrahlung; nur in 83 (24,1 %) Fällen erfolgte die RT als Primärtherapie ohne vorherigen operativen Eingriff. Es bestanden keine Unterschiede bei den durchgeführten RT-Konzepten: meist wurden fünf Fraktionen pro Woche verabreicht. Die mediane Gesamtdosis betrug 60 Gy (Spanne: 36–65 Gy); die mediane Einzeldosis betrug 2 Gy und reichte von 1,6 bis 2,2 Gy.

Die mediane Nachbeobachtungszeit betrug 43 (4–306) Monate. Insgesamt traten 67 Rezidive (19 %) nach der RT auf. Die langfristige lokale Kontrollrate betrug 81,4 % nach primärer Radiotherapie für die nicht resektablen Desmoide und 79,6 % nach postoperativer Bestrahlung für die resezierten Desmoide. Eine genaue topographische Analyse der Rezidive war bei elf Institutionen für insgesamt 124 Patienten bzw. 22 Rezidive (18 %) möglich; 12 (54 %) der Rezidive lagen innerhalb und zehn (46 %) außerhalb des Zielvolumens oder am Feldrand. Die vorliegende PCS umfasst das größte Kollektiv von Desmoiden und zeigt eine hohe lokale Kontrollrate von ca. 80 % nach alleiniger primärer Radiotherapie und bei adjuvanter postoperativer Radiotherapie.

Induratio penis plastica (Morbus Peyronie)

Allgemeine Angaben

Der Morbus Peyronie ist eine chronische und ohne Therapie meist progrediente, sich herdförmige oder diffus ausbreitende Entzündung und Bindegewebswucherung der Tunica albuginea an den Schwellkörpern des Penis. Sie tritt meist bei Männern im Alter von 40–60 Jahren auf. Die Ursache ist unbekannt. Diabetes mellitus, arterielle und venöse Gefäßleiden und andere Erkrankungen sind neben der genetischen Disposition begünstigend. Offenbar besteht auch ein Zusammenhang mit anderen Erkrankungen des Bindegewebes (Morbus Dupuytren/Ledderhose) (Hauck und Weidner 2001)

Die schmerzhafte Verkrümmung des erigierten Penis wurde erstmals 1743 von Peyronie beschrieben. Die Erkrankung beginnt mit entzündlichen Veränderungen an der Tunica albuginea, der Hüllstruktur der Corpora cavernosa. Es folgt eine überschießende Bindegewebsreaktion mit Ausbildung harter Plaques, Knoten und Stränge, die herdförmig begrenzt oder von der Peniswurzel über den gesamten Schaft verteilt sein können; meist finden sie sich am Penisrücken (Schubert 1991). Vereinzelt kommen auch Sklerosierung, Kalzifizierung und Ossifikationen vor. Die narbigen Stränge führen zur typischen Abknickung

des Penis (80 %), die zum Teil erhebliche Schmerzen bei der Erektion (80 %) verursachen und die Kohabitation (30–50 %) beeinträchtigen können. Die klinische Einteilung erfolgt nach Kelami (Kelami 1983) und Alth (Alth et al. 1985). Typisch ist ein langsamer, über viele Jahre progredienter Verlauf, bis ein Stillstand eintritt. Nur selten werden auch spontane Remissionen beschrieben.

Therapiemöglichkeiten

Eine einfache und zugleich erfolgreiche Standardbehandlung existiert nicht. Vitamin E, Paraamino-Benzoat und Steroide sollen in der Frühphase einen günstigen Einfluss haben. Auch gibt es lokale Therapieversuche mit Ultraschall bzw. Stoßwellen sowie mit Kortikoid-, Procain und Hyaluronsäure-Injektionen. Die Resektion und plastische Operation, z. B. nach Nesbit (Nesbit 1950), ist mit Komplikationen behaftet und wird erst im fortgeschrittenen Stadium durchgeführt. Nach radikaler Resektion werden aufpumpbare Implantate eingesetzt, um die Erektionsfähigkeit zu erhalten. Ionisierende Strahlen können die weitere Induration aufhalten und zur Erweichung von Knoten und Strängen führen und so Schmerzen, Knickbildung und Funktionalität des Penis beeinflussen.

Indikation und Durchführung der Radiotherapie

Die Strahlenbehandlung ist im Frühstadium indiziert, da im Spätstadium der Erkrankung kaum noch radiosensible Fibroblasten und Entzündungszellen vorliegen. Die Indikation ist also möglichst frühzeitig zu stellen. Die Therapie erfolgt mit Gonadenschutz (Bleischurz oder Hodenkapsel) und unter Schonung der Glans penis. Am Orthovolt-Gerät wird der erschlaffte und vom Patienten manuell nach vorne gezogene Penis über ein dorsales Stehfeld bestrahlt. Am Linearbeschleuniger werden Elektronen bis 6 MeV mit 5–10 mm Bolusaufbau verwendet. Für flächenhafte Indurationen eignet sich die Brachtherapie in Moulagentechnik mit HDR Iridium-192. Früher wurden Radium-Moulagen angewandt (Alth et al. 1985).

Neben der konventionellen Fraktionierung mit 2 Gy Einzel- und 20 Gy Gesamtdosis, ist die Hypofraktionierung mit 2–4 Gy Einzeldosis zwei- bis dreimal pro Woche bis zu einer Gesamtdosis von 12–15 Gy möglich. Eine Wiederholung dieses Konzeptes nach sechs bis 12 Wochen bis zu einer Gesamtdosis von 30 Gy empfiehlt sich bei Nichtansprechen (Rodrigues et al.

1995; Micke und Seegenschmiedt 2002). Auch hohe Einzeldosen, bis zu 5 Gy z. T. sogar mehrfach über mehrere Monate hinweg appliziert, waren klinisch erfolgreich. Das Ansprechen schwankt entsprechend dem selektionierten Patientengut. Endpunkte der Therapie sind die anhaltende Erweichung von Knoten und Strängen, ein Rückgang der Schmerzen und eine verbesserte Funktion.

Ergebnisse der Radiotherapie

Innerhalb von 12–24 Monaten erreicht die Strahlenbehandlung bei zwei Drittel aller Patienten im Frühstadium eine Besserung einzelner Symptome. Lokale Schmerzen und die damit verbundenen klinischen Symptome nehmen bei bis zu 75 % ab. Weniger sprechen Angulation (25–30 %) und Dysfunktion des Penis (30–50 %) an, weil diese Symptome oft schon ein Hinweis für ein fortgeschritteneres Krankheitsstadium sind (Feder 1971; Hevie und Ochsner 1972; Martin 1972; Wagennecht et al. 1982; Pambor 1985;Weisser et al. 1987; Mira et al. 1989; Viljoen et al. 1993; Rodrigues et al. 1995; Williams und Thomas 1970; Bruns et al. 1999; Incrocci et al. 2000).

Morbus Dupuytren und Morbus Ledderhose

Allgemeine Angaben

Der Morbus Dupuytren (MD) und der Morbus Ledderhose (ML) sind zwei spontan auftretende-Bindegewebserkrankungen mit Befall der Palmar- bzw. Plantaraponeurose. Zwei Drittel der Betroffenen weisen einen Befall beidseits auf. Die Erkrankung ist an den Händen (MD) häufiger als an den Füßen (ML). Sie tritt meist ab dem 40. Lebensjahr auf. Ihre Prävalenz beträgt in Abhängigkeit von der geographischem Region und ethnischen Faktoren bis zu 1–3 %. In Deutschland sind über 1 Million betroffen. Erhöht ist das Erkrankungsrisiko bei familiärer Disposition, Alkoholabusus, Diabetes mellitus, Epileptikern und anderen Bedingungen, doch sind Ätiologie und Pathogenese noch unzureichend geklärt.

Anfangs besteht die entzündlich-proliferative Phase mit Fibroblastenaktivität. Es treten subkutane Knoten mit Hautfixation auf; später folgen Stränge, die bis zum Periost reichen können. Dann folgt die reparative Phase mit Myofibroblastenaktivität, die in die Residualphase mit starker Narbenbildung (Nachweis vieler Kollagenfasern) übergeht. Mit zunehmender Bindegewebsverhärtung an der Hohlhand (MD) bzw.

Tabelle XLIII. Klassifikation und Stadieneinteilung des Morbus Dupuytren (MD) von Tubiana et al. (1966), modifiziert nach Keilholz et al. (1996)[a].

Stadium	Klinische Symptome	Beugekontraktur (Grad)
N	Klinische Symptome, z. B. Knoten, Stränge,Hautretraktion und -fixation ohne Beugekontraktur	
N/I[a]	Klinische Symptome plus Beugekontraktur der Finger	1 – 10°
I	Klinische Symptome plus Beugekontraktur der Finger	11 – 45°
II	Klinische Symptome plus Beugekontraktur der Finger	46 – 90°
III	Klinische Symptome plus Beugekontraktur der Finger	91–135°
IV	Klinische Symptome plus Beugekontraktur der Finger	> 135°

am Hohlfuß (ML) entwickeln sich Beugekontrakturen in Grund- und Mittelgelenken der Phalangen und Funktionseinschränkungen beim Greifen (MD) bzw. beim Laufen (ML). Meist sind der 4./5. Strahl an der Hand (MD) bzw. der 1./2. Strahl am Fuß (ML) betroffen. Das Ausmaß des Streckdefizits bestimmt die klinische Stadieneinteilung beim MD (Tabelle XLIII).

Therapiemöglichkeiten

Die Therapie wird insgesamt kontrovers beurteilt, da eine spontane Regression anfangs möglich ist. Ohne jede weitere Therapie zeigen über 50 % der Betroffenen eine Progression der Krankheit nach fünf Jahren. Im Frühstadium sind medikamentöse Maßnahmen (Steroide, Allopurinol, nichtsteroidale Antiphlogistika, Enzyme, Vitamin E und auch sog. „Weichmacher" möglich, doch oft wirkungslos bei Progression. Die Operation ist dann indiziert, wenn funktionell störende Beugekontrakturen der Finger (ab > 30°) oder starke Schmerzen beim Laufen bestehen. Bei der lokalen und totalen Fasziektomie erfolgt die begrenzte bzw. komplette Resektion der Palmar- bzw. Plantaraponeurose. Chirurgische Maßnahmen sind durch Komplikationen (15–20 %) und postoperative Progression bei 30–50 % nach drei bis fünf Jahren belastet. Wegen fehlender Alternativen hat die Radiotherapie im Frühstadium eine gute Rationale im prophylaktischen Einsatz. Ebenso kann auch bei Morbus Ledderhose mangels wirksamer konservativer Therapie an der Fußsohle bestrahlt werden. Operative Maßnahmen kommen erst bei erheblicher funktioneller Störung in Frage.

Indikation und Durchführung der Radiotherapie

Die Strahlenbehandlung ist im Frühstadium N (Knoten, Stränge) oder im Stadium N/I bei geringem Streckdefizit ($\leq 10°$) sinnvoll. Zielzellen der Bestrahlung sind die stark proliferierenden radiosensiblen Fibroblasten und ggfs. Entzündungszellen. Therapieziel ist die Vermeidung einer weiteren Progression bzw. einer evtl. notwendigen Operation. Die Strahlenbehandlung erfolgt am Orthovolt-Gerät (100–150 kV) oder am Linearbeschleuniger mit Elektronen (bis 6 MeV) über ein Stehfeld unter sorgfältiger Schonung der nicht betroffenen Areale (individuell adaptierter Bleischutz). Ein Sicherheitsabstand von 1 cm nach lateral und 2 cm nach proximal und distal ist wichtig, um Rezidive am Feldrand zu vermeiden (Keilholz et al. 1996). Prinzipiell eignet sich auch die Brachtherapie in Moulagentechnik, z. B. HDR Iridium-192.

Normale Fraktionierung mit 2 Gy Einzel- und 20 Gy Gesamtdosis und hypofraktionierte Konzepte mit 3–4 Gy Einzeldosis zwei- bis dreimal pro Woche bis zu einer Gesamtdosis von 12–15 Gy sind erfolgreich getestet worden. Eine Wiederholung nach sechs bis 12 Wochen bis hin zu einer Gesamtdosis von 30 Gy

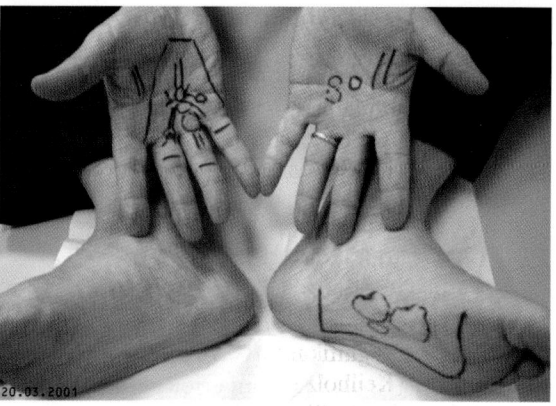

Abbildung 20. Morbus Dupuytren an beiden Händen, Morbus Ledderhose linker Fuß.

ist möglich. Auch Einzeldosen mit 4–5 Gy alle ein bis zwei Monate haben sich in der Vergangenheit klinisch gut bewährt (Micke und Seegenschmiedt 2002). Endpunkte der Therapie sind eine anhaltende Erweichung von Knoten und Strängen, evtl. eine verbesserte Funktion (beim Greifen und Gehen) und vor allem die Vermeidung einer evtl. notwendigen Operation (Tabelle XLIV).

Tabelle XLIV. Ergebnisse der Radiotherapie bei Morbus Dupuytren.

Studie	Jahr	n	RT-Konzept: Einzel-/Gesamtdosis	Minimaler FU	Klinisches Ergebnis „stabil" oder „gebessert"
Finney	1955	43	1000/1000–3000 r 400 mgE Ra-Moulage	–	15/25 (60 %) „gutes funktionelles Ergebnis"
Wasserburger	1956	213	1000–3000 r (O) 400 mgE Ra-Moulage	12 Monate	Stad. I: 62/69 (90 %); Stad.II: 26/46 (57 %); Stad. III: 10/31 (32 %)
Lukacs et al.	1978	158	4 Gy/32 Gy	–	Stad. I: 32/32 (100 %) Stad.II: 3/4 (75 %)
Vogt und Hochschau	1980	154	4 Gy/32 Gy	> 36 Mo.	Stad. I: 94/98 (94 %) Stad.II: 3/4 (75 %) Stad. III: 6/12 (50 %)
Hesselkamp et al.	1981	65	4 Gy/40 Gy	> 12 Mo.	Gesamt: 43/46 (93 %)
Köhler	1984	38	2 Gy/20 Gy	> 12 Mo.	Gesamt: 27/33 (82 %)
Herbst und Regler	1985	46	3 Gy/9–42 Gy	> 18 Mo.	Gesamt: 45/46 (98 %)
Keilholz et al.	1996	142	3 Gy/30 Gy in 2 Serien zu 5 × 3 Gy	> 12 Mo > 72 Mo.	Gesamt :126/142 (89 %) Gesamt :44/57 (7 %) Progress: 13/57 (23 %)
Seegenschmiedt et al.	2000	198	Randomisierte Studie: 3 Gy/21 versus 30 Gy in 1 Serie oder 2 Serien	> 12 Mo.	Gesamt: 182/198 (92 %) Progress: 16/198 (8 %)
Adamietz et al	2001	176	3 Gy/30 Gy in 2 Serien	> 120 Mo.	StadN:64/76 (84 %) Stad N/I 10/15 (67 %) Progress: Stad I:42/65 (65 %) Stad II/III13/15 (87 %)

Ergebnisse der Radiotherapie

Viele Studien haben ein sehr gutes Ansprechen der Strahlenbehandlung in Form einer Stabilisierung der Erkrankung (70–80 %) gezeigt. Eine Rückbildung von Knoten und Strängen (20–30 %) ist aber nur einem kleine Teil der Patienten im Frühstadium vorbehalten. Eine Progression der Erkrankung trotz erfolgter Bestrahlung tritt bei 20–25 % auf. Ein bestehendes Streckdefizit wird meist nicht mehr gebessert, vielmehr haben Patienten mit Streckdefizit (Stadium I/II) sogar eine signifikant höhere Rezidiv- bzw. Progressionsrate (Keilholz et al. 1996). Nur wenige Studien weisen kontrollierte Langzeitbeobachtungen über mehr als zwei Jahre (Keilholz et al. 1996; Adamietz 2001) oder ein kontrolliertes Design zur Dosis- und Therapieoptimierung auf (Seegenschmiedt et al. 2001).

Keloide und hypertrophe Narben

Allgemeine Angaben

Keloide sind überschießende Gewebswucherungen im Narbenbereich, die bei Hautverletzung durch Operation, Verbrennung, Verätzung, Entzündung (z. B. Akne) oder auch spontan entstehen. Von hypertrophen Narben unterscheiden sie sich durch ihren infiltrativen Charakter in die Umgebung, was lokale Schmerzen und Entzündungsreaktionen und eine langfristige Progression auslösen kann; hypertrophe Narben weisen nur eine Verdickung ohne Umgebungsreaktion auf und können spontan abflachen.

Keloide treten meist am Oberkörper und in Regionen mit hoher Hautspannung auf, z. B. über dem Brustbein, an den Ohrläppchen, in der Umgebung von Gelenken und in der hinteren Schweißrinne. Die Ursache der Erkrankung ist bislang unbekannt, es besteht aber eine genetische und ethnische Prädisposition. Die Veranlagung zur Keloidbildung fällt bereits im jugendlichen Alter auf. Typisch ist eine Keloidbildung am Ohrläppchen nach „Ohrlochstechen". Die kosmetische Entstellung wird von Schmerzen, Juckreiz und funktionellen Störungen bei großflächigen Keloiden begleitet.

Therapiemöglichkeiten

Neben der chirurgischen Exzision des hyperplastischen Gewebes bei kosmetischer Entstellung und funktionellen Störungen, ist das konservative Vorgehen mit Druck- und Silikonverbänden, Steroiden, Pflanzenextrakten oder Steroidinjektionen bei kleineren Läsionen möglich. In mehr als 50 % der Fälle kommt es nach alleiniger Exzision von Keloiden zu einem lokalen Wiederauftreten. Dies ist auch unabhängig von der Art der Resektion (scharfe Exzision, Laser, Kryotherapie).

Tabelle XLV. Klinische Ergebnisse bei Radiotherapie von Keloiden.

Autor	Jahr	Fälle	Gesamtdosis (cGy)	FU	Kontrolle	(%)
Cosman et al.	1961	226	800 r/4 Fx (O)	12 Mo.	120	53 %
Inalsingh et al.	1974	501	400 r–1600 r (O)	24 Mo.	383	76 %
Ollstein et al	1981	68	15 Gy/3 Fx (O)	12 Mo.	49	72 %
Emhamre und Hammar	1983	62	Variable Dosen (O)	6 Mo.	55	89 %
Borok et al.	1988	393	Variable Dosen (O)	n. a.	366	92 %
Kovalic und Perez	1989	113	Variable Dosen (O)	12 Mo.	82	73 %
Sallstrom et al.	1989	117	18 Gy/3 Fx (O)	24 Mo.	108	92 %
Lo et al.	1990	168	8/15 Gy (E)	1 Mo.	146	87 %
Doornbos	1990	208	Variable Dosen	12 Mo.	173	85 %
Escarmant et al	1993	570	8–30 Gy (B) Iridium-192-Implantat	15 Mo. MW: 6.9 J.	450 besser; 53 stabil; 52 schlechter 120 Rezidive	79 % 9 % 9 % 21 %
Rösler et al	1993	50	12–20 Gy	12 Mo.	40	80 %
Guix et al	2001	169	12/18 Gy (B) postop./primäre RT Iridium-192-Implantat	24 Mo. MW: 4 J.	147besser; 14stabil 8Rezidive	87 % 8 % 5 %

(O) = Orthovolt ; (E) = Elektronen am Linearbeschleuniger; (B) Brachytherapie Iridium-192; Fx = Fraktion

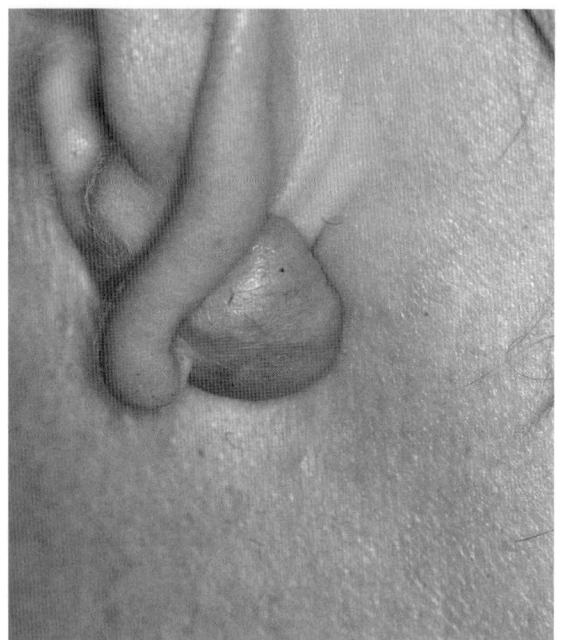

Abbildung 21. Keloid hinter dem linken Ohrläppchen.

Indikation und Durchführung der Radiotherapie

Die Indikation zur Bestrahlung besteht postoperativ bei nachgewiesenem Rezidiv bzw. hohem Rezidivrisiko (knappe Resektionsgrenzen, größere Ausdehnung, ungünstige Lage etc.). Eine primäre Bestrahlung ist nur bei funktioneller Inoperabilität und bei aktiv proliferierendem Prozess Erfolg versprechend, in etwa bis zu sechs Monate nach dem auslösenden Trauma (Doornbos et al. 1990). Zielzellen sind die Fibroblasten, Mesenchym- und Entzündungszellen. Voll ausgereifte Keloide sprechen dagegen kaum noch auf die primäre Strahlenbehandlung an. Am wirkungsvollsten ist offenbar die prophylaktische Bestrahlung sofort nach Exzision des Rezidivs. Rezidive nach postoperativer Bestrahlung treten langfristig nur in 20–25 % auf (Tabelle XLV).

Die Bestrahlung wird spätestens 24 Stunden nach Operation eingeleitet. Bei Wundheilungsstörungen ist ein verzögerter Beginn vertretbar. Die Strahlenqualität ist den örtlichen Bedingungen anzupassen. Es werden konventionelle Röntgenstrahlen (70–150 kV), Elektronen (< 6 MeV) und Brachytherapie mit Iridium-192-Implantaten (Escarmant et al. 1993; Guix et al. 2001) oder mit Strontium-90-Dermaplatte (Prott et al. 1997) eingesetzt. Das Zielvolumen wird auf Narbe plus 1cm Sicherheitssaum beidseits der Narbe begrenzt. Bleiabsorber sind bei Bedarf anzufertigen. Bei 2–3 Gy Einzeldosis beträgt die empfohlene Gesamtdosis 12–20 Gy, z. B. 5 × 3 Gy innerhalb

von einer Woche (Micke und Seegenschmiedt 2002). Die Einzeitbestrahlung mit 7,5–10 Gy ist effektiv (Lo et al. 1990; Janssen de Limpens 1986). Klinische Endpunkte der Therapie sind eine lange Kontrolle bzw. geringe Rezidivrate bei gutem funktionellem und kosmetischem Ergebnis anzusehen.

Erkrankungen der Haut und ihrer Anhangsgebilde

Die Anwendung von Röntgenstrahlen bei benignen Hautläsionen war früher weit verbreitet, hat sich heutzutage aber auf wenige Indikationen reduziert. Entsprechend der Anatomie der Haut und dem jeweiligen Krankheitsprozess sind geeignete radiophysikalische Techniken zu wählen (Tabelle XLVI); dabei kommen vor allem noch die klassischen Orthovolt-Geräte mit Grenzstrahlen (bis 20 kV), Weichstrahlen (50–100 kV) und Hartstrahlen (100–300 kV) zum Einsatz. Im Gegensatz dazu sind mit Elektronen selbst bei niedrigsten Energien die Dosierungen anatomisch wesentlich ungenauer zu platzieren.

Eine Übersicht über das gesamte Gebiet der dermatologischen Strahlentherapie bieten die Lehrbücher von Goldschmidt (1989) und Panizzon (2007) bzw. das Kapitel von Panizzon (2008).

Akute und chronisch entzündliche Veränderungen an der Haut (Furunkel, Karbunkel), am Nagelbett (Panaritium, Paronychie) und an den Schweißdrüsen von Achselhöhle und Leiste (Hidradenitis suppurativa) können zu chronischen und therapierefraktären Entzündungen führen, die schmerzhaft sind und die Betroffenen stark beeinträchtigen können. Wenn in diesen Fällen alle lokalen Maßnahmen ausgeschöpft sind, eine nachgewiesene Antibiotikaresistenz besteht und weitere operative Maßnahmen abgelehnt werden, kann auch die „Entzündungsbestrahlung" als ultima ratio mit Einzeldosen von 0,5–1,0 Gy täglich bis zu einer Gesamtdosis von 10 Gy in den betroffenen Regionen appliziert werden. Es kommt dabei offenbar zu einer deutlich schnelleren Abräumung des entzündlichen Infiltrats und der damit verbundenen Schmerzen. Noch bis in die 90er Jahre hinein waren diese Indikationen zur Bestrahlung in ostdeutschen Gebieten sehr verbreitet (Seegenschmiedt et al. 2000), und es wurden damit gute klinische Erfolge erzielt (Hassenstein 1986; Fröhlich et al. 2000). In Einzelfällen besteht heute noch eine sinnvolle Indikation, doch wird bei chronischen Veränderungen kaum dauerhaft eine lokale Kontrolle erreicht.

Tabelle XLVI. Tiefe der Targetzellen bei gutartigen Hautläsionen.

Normale Haut(schicht)	Tiefe (mm)	Nicht-maligne Erkrankung	Tiefe (mm)
Epidermis	0,03–0,2	Dermatitis/Ekzem	0,80–2,10
Stratum corneum	0,02–0,5	Psoriasis vulgaris	0,70–3,20
Corium	3,00–4,00	Chron. Lichen simplex	1,10–4,40
Haarfollikel	2,50–3,50	Follikulitis, Akne	3,00–5,00
Schweißdrüsen	2,00–3,00	Karbunkel, Maligne Hauttumore	≥ 10,00

Mastitis puerperalis

Klar abzuraten ist heute von der früher häufig ausgeübten Strahlenbehandlung bei Mastitis puerperalis, da hier wirksame Alternativen in Form lokaler (Umschläge, Kühlung) und systemischer Maßnahmen (Antiphlogistika, Antibiotika) vorliegen, die bei den im Allgemeinen sehr jungen Frauen zu bevorzugen sind. Ausschlaggebend ist dabei aber auch das relativ hohe Risiko einer Tumor-induktion in einem kritischen Organ.

Gynäkomastie

Die Strahlenbehandlung der männlichen Brustdrüse in Form der Gynäkomastie-Prophylaxe oder therapeutischen Bestrahlung bei schmerzhafter Gynäkomastie unter Hormontherapie beim Prostatakarzinom (speziell unter Antiandrogen) hat zuletzt wieder stark an Bedeutung zugenommen. Bei Leberzirrhose oder als Medikamenten-Nebenwirkung (z. B. Diuretika, Digitalis) ist das Auftreten der Gynäkomastie ebenfalls bekannt. Die Strahlenbehandlung der Mamillenregion beidseits erfolgt über ventrale Stehfelder mit 8–12-MeV-Elektronen. In der Regel genügen 4–5 × 3 Gy bis zur Gesamtdosis von 12–15 Gy an vier aufeinanderfolgenden Tagen, um den gewünschten Effekt zu erzielen, nämlich die Proliferationshemmung der Duktus-epithelien in dem hormonell stimulierten Brustdrüsengewebe (Wolf et al. 1969). Damit können bei 70 % der männlichen Patienten Schmerzen bzw. ein Wachstum der Brustdrüse verhindert werden (Metzger et al. 1980). Nur bei 20 % entwickeln sich trotz der Strahlenbehandlung noch Symptome bzw. eine Gynäkomastie (Alafthan und Holsti 1969).

Ist die Gynäkomastie bereits entstanden, lässt sich diese Veränderung durch eine Strahlenbehandlung nicht mehr zur Rückbildung bringen. In diesen Fällen kann eine Linderung der Schmerzen in 90 % mit 20–40 Gy in konventioneller Fraktionierung (2 Gy) erreicht werden (Chou et al. 1988). Die Akzeptanz

und Verträglichkeit der Therapie ist insgesamt gut mit nur geringen Hautveränderungen bis CTC bzw. LENT-SOMA Grad 1.

Plantarwarzen

Plantarwarzen können schmerzhaft und funktionell wie kosmetisch sehr störend sein. Sie werden lokal mit Salizylsäure, Milchsäure oder Kollodion unter Abdeckung der Warze langfristig behandelt (Coskey 1984). Die Injektion von Zytostatika (Bleomycin) ist bei Therapieresistenz indiziert (Bunney et al. 1984; Amer et al. 1988). Chirurgische Verfahren (u. a. mittels Kürettage, Desikkation, Kryo- und Lastertherapie) werden beim Versagen der konservativen Therapie eingesetzt. Sie benötigen aber oft lange zum Heilen und hinterlassen z. T. störende Narben. Die Kontrollrate beträgt 75–90 % (Manusco et al. 1991). Bei Rezidiven und therapieresistenten Fällen sollte

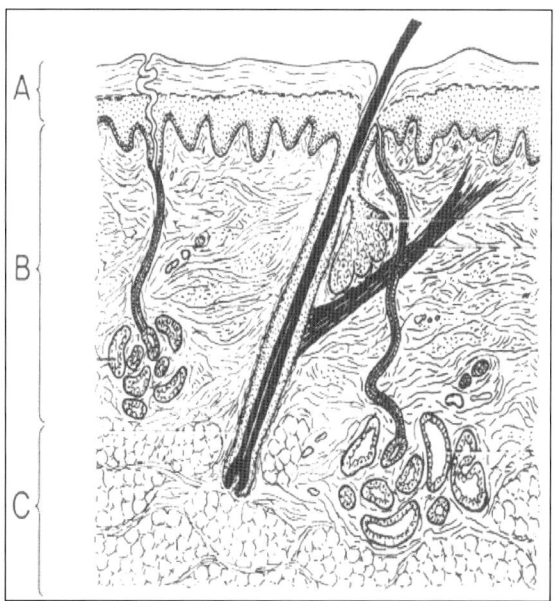

Abbildung 22. Anatomie der Haut.

die Radiotherapie nur als „ultima ratio" eingesetzt werden. In älteren Studien wurden mit der konventionellen Orthovolt-Technik und kurzen Dosiskonzepten (1 × 10 Gy oder 5 × 3 Gy) Kontrollraten über 80 % erzielt. Die Warzen fielen nach mehreren Wochen ohne Folgen ab (Chou et al. 1988).

Literatur

Broerse JJ, Snijders-Keilholz A, Jansen JTM et al: Assessment of carcinogenic risk for treatment of Graves' ophthalmopathy in dependence on age and irradiation geometry. Radiother Oncol 53 (1999) 205–208

Bureau of Radiological Health: A Review of the Use of Ionizing Radiation for the Treatment of Benign Disease, vol 1, pp 1–2. Rockville, MD, US Department of Health, Education and Welfare (1977)

Hess F: Strahlentherapie gutartiger Erkrankungen. In: Scherer E (Hrsg) Strahlentherapie – Radiologische Onkologie. Springer Berlin Heidelberg New York, 354–369, 1980

ICRP Publication No. 60: 1990 Recommendations of the International Commission on Radiological Protection.Annals of the ICRP, 21, 1–3, Pergamon Press Oxford 1991

Jansen JTM, Broerse J, Zoetelief J et al: Assessment of Carcinogenic Risk in the Treatment of Benign Disease of Knee and Shoulder Joint. In: Seegenschmiedt MH, Makoski H-B (eds): 15. Kolloquium Radioonkologie/Strahlentherapie, Radiotherapie bei gutartigen Erkrankungen. Diplodocus-Verlag Altenberge, 13–15, 2001

Kramer S, Herring DF: The patterns of care study: a nationwide evaluation of the practice of radiation therapy in cancer management in radiation therapy. Int J Radiat Oncol Biol Phys 1 (1976) 1231–1236

Kramer S: The study of the patterns of care in radiation therapy. Cancer 39 (1977) 780–787

Leer JWH, van Houtte P, Davelaar J: Indications and treatment schedules for irradiation of benign diseases: a survey. Radiother Oncol 48: 249–257 (1998)

Makoski H-Br: Gutartige Erkrankungen (Kapitel 11). In: Sack H, Scherer E (Hrsg) Radiologische Onkologie, 3. Aufl. Springer Berlin Heidelberg, 293–311, 1997

Micke O, Seegenschmiedt MH: The German Working Group guidelines for radiation therapy of benign diseases: a multicenter approach in Germany. Int J Radiat Oncol Biol Phys 52 (2002) 496–513

Order EO, Donaldson SS (eds): Radiation Therapy of benign diseases. 2nd Edition, Springer Berlin Heidelberg New York 1998

Seegenschmiedt MH, Katalinic A, Makoski H et al: Radiation therapy for benign diseases: patterns of care study in Germany. Int J Radiat Oncol Biol Phys 47 (2000) 195–202

Seegenschmiedt MH, Makoski HB, Micke O, German Cooperative Group Radiotherapy for Benign Diseases: Benign Diseases: Radiation prophylaxis for heterotopic ossification about the hip joint–a multi-center study. Int J Radiat Oncol Biol Phys 51 (2001) 756–765

Seegenschmiedt MH, Makoski HB, Trott KR (eds): Radiotherapy for Non-Malignant Disorders. Contemporary Concepts and Clinical Results. Springer Berlin Heidelberg New York 2008

Seegenschmiedt MH, Micke O, Willich N: Radiation therapy for non-malignant diseases in Germany–Current concepts and future perspectives. Strahlenther Onkol 180 (2004) 718–730

Trott KR: Therapeutic effects of low radiation doses. Strahlenther Oncol 170 (1994) 1–12

Weitere Literatur zum Thema „Gutartige Erkrankungen" in Textbüchern

Sack et al: 2003
Wannenmacher et al: 2005
Krukemeyer-Wagner, 2006
Brady et al: 4th ed, 2007
Tepper und Gunderson, 2007

Radiobiologische Gesichtspunkte

Behrends U, Peter RU, Hintermeier-Knabe R et al: Ionising radiation induces human intercellular adhesion molecule 1 in vitro. J Invest Dermatol 103 (1994) 726–730

Hildebrandt G, Seed MP, Freemantle CN et al: Effects of low dose ionizing radiation on murine chronic granulomatous tissue. Strahlenther Onkol 174 (1998a) 580–588

Hildebrandt G, Seed MP, Freemantle CN et al: Mechanisms of the anti-inflammatory activity of low-dose radiation therapy. Int J Radiat Biol 74 (1998b) 367–378

Hildebrandt G, Jahns J, Hindemith M, et al: Effects of low dose radiation therapy on adjuvant induced arthritis in rats. Int J Radiat Biol 76 (2000) 1143–1153

Hildebrandt G, Magiorella, Rödel F et al: Mononuclear cell adhesion and cell adhesion molecule liberation after X-irradiation of activated endothelial cells in vitro. Int J Radiat Biol 78 (2002) 315–325

Hildebrandt G, Radlingmayr A, Rosenthal S et al: Low-dose radiotherapy (LD-RT) and the modulation of iNOS expression in adjuvant-induced arthritis in rats. Int J Radiat Biol 79 (2003) 993–1001

Hosoi Y, Miyachi H, Matsumoto Y et al: Induction of interleukin-1beta and interleukin-6mRNA by low doses of ionizing radiation in macrophages. Int J Cancer 96 (2001) 270–276

Hopewell JW, Robbins MEC, Van den Aardweg GJMJ et al: The modulation of radiation-induced damage to pig skin by essential fatty acids. Br J Cancer 58 (1993) 1–7

ICRP Publication 60: Recommendations of the International Commission on Radiological Protection. Annals of the ICRP 21: 1–3, Pergamon Press, Oxford 1991

Kern PM, Keilholz L, Forster C et al: In vitro apoptosis in peripheral blood mononuclear cells induced by low-dose radiotherapy displays a discontinuous dose-dependence. Int J Radiat Biol 75 (1999) 995–1003

Kern PM, Keilholz L, Forster C et al: Low-dose radiotherapy selectively reduces adhesion of peripheral blood mononuclear cells to endothelium in vitro. Radiother Oncol 54 (2000) 273–282

Magiorella L: The effect of low doses of X-rays on cell adhesion molecule expression in stimulated E.A.hy.926 endothelial cells. J. Immunol. 135 (1985) 1119–1125

Micke P, Blaukat A, Micke O: Effect of Cobalt-60 irradiation on bradykinin B2 receptor expression on human HF-15 cells. Ex Cli J 2 (2003) 52–57

O'Brien-Ladner A, Nelson ME, Kimler BF et al: Release of interleukin 1 by human alveolar macrophages after in vitro irradiation. 136 (1993) 37–41

Rodemann HP, Bamberg M: Cellular basis of radiation-induced fibrosis. Radiother Oncol 35 (1985) 83–90

Rödel F, Kamprad F, Sauer R et al: Funktionelle und molekulare Aspekte der anti-inflammatorischen Wirkung niedrig dosierter Radiotherapie: Strahlenther Onkol 178 (2002) 1–9

Rödel F, Kley N, Beuscher HU et al: Anti-inflammatory effect of low-dose X-irradiation and the involvement of a TGF-beta1-induced down-regulation of leukocyte/endothelial cell adhesion. Int J Radiat Biol 78 (2002) 711–719

Rödel F, Schaller U, Schultze-Mosgau S et al: The induction of TGF-beta (1)-and NF-kappaB parallels a biphasic time course of leukocyte/endothelial cell adhesion following low-dose X-irradiation. Strahlenther Onkol 180 (2004) 194–200

Rubin P, Soni A, Williams JP: The molecular and cellular basis for the radiation treatment of benign proliferative diseases. Semin Radiat Oncol 9 (1999) 203–214

Schaue D, Marples B, Trott KR: The effects of low-dose X-irradiation on the oxidative burst in stimulated makrophages. Int J Radiat Biol 78 (2002) 567–576

Sherman ML, Datta R, Hallahan DE et al: Regulation of tumor necrosis factor gene expression by ionising radiation in human myeloid leukemia cells and peripheral blood monocytes. J Clin Invest 87 (1991) 1794–1797

Sokoloff N: Röntgenstrahlen gegen Gelenkrheumatismus. Fortschr Röntgenstr 1 (1898) 209–213

Trott KR, Kamprad FH, Hildebrandt G: Radiobiological Principles (Chapter 1). In: Seegenschmiedt MH, Makoski HB, Trott KR et al (eds) Radiotherapy for Non-Malignant Disorders. Contemporary Concepts and Clinical Results. Springer Berlin Heidelberg New York, 3–27, 2008

Trott KR: Therapeutic effects of low radiation doses. Strahlenther Oncol 170 (1994) 1–12

Trott KR, Parker R, Seed MP et al: The effect of x-rays on experimental arthritis in the rat. Strahlenther Onkol 171 (1995) 534–538

Trott KR, Kamprad F: Radiobiological mechanisms of anti-inflammatory radiotherapy. Radiother Oncol 51 (1999) 197–203

Vieten H: Neurovegetative Wirkungen der Strahlentherapie. Grundlagen und Möglichkeiten der radiolo-gischen Funktionstherapie. Die Reaktion des vegetativen Nervensystems auf ionisierende Strahlen. In: Sturm A, Birkmayer W (Hrsg) Klinische Pathologie des vegetativen Nervensystems. Fischer Stuttgart New York, 1531–1547, 1977

Von Pannewitz G: Degenerative Erkrankungen. In: Zuppinger A, Ruckensteiner E (Hrsg) Handbuch der medizinischen Radiologie. Springer, Berlin Heidelberg New York , 96–98, 1970

Von Wangenheim KH, Petersen HP, Schwenke K: A major component of radiation action: interference with intracellular control of differentiation. Int J Radiat Biol 68 (1995) 369–388

Strahlenphysikalische Prinzipien

ICRU 50: Prescribing, recording and reporting photon beam therapy, ICRU report 50 (1993)

ICRU 62: Prescribing, recording and reporting photon beam therapy (supplement to ICRU report 50) ICRU report 62 (1999)

Wolf U, Wiezorek T: Radiophysical Principles (Chapter 4) In: Seegenschmiedt MH, Makoski HB, Trott KR et al. (eds): Radiotherapy for Non-Malignant Disorders. Contemporary Concepts and Clinical Results, ISBN 978-3-540-62550-6, Springer Berlin Heidelberg New York, 59–87, 2008

Klinische Prinzipien

Leer JWH, Van Houtte P, Davelaar J: Irradiation of non-malignant diseases: a survey (Chapter 6) In: Seegenschmiedt MH, Makoski HB, Trott KR et al. (eds): Radiotherapy for Non-Malignant Disorders. Contemporary Concepts and Clinical Results. Springer Berlin Heidelberg New York, 121–132, 2008

Seegenschmiedt MH, Micke O (Chapter 7) In: Seegenschmiedt MH, Makoski HB, Trott KR et al. (eds): Radiotherapy for Non-Malignant Disorders. Contemporary Concepts and Clinical Results. Springer Berlin Heidelberg New York 133–143, 2008.

Seegenschmiedt MH, Schäfer U: Clinical Principles (Chapter 5) In: Seegenschmiedt MH, Makoski HB, Trott KR (eds): Radiotherapy for Non-Malignant Disorders. Contemporary Concepts and Clinical Results. Springer Berlin Heidelberg New York, 89–119, 2008

Pterygium

Alaniz-Camino F: The use of postoperative beta radiation in the treatment of pterygia. Ophthalmic Surg 3 (1982) 1022–1025

Amano S, Motoyama Y, Oshika T et al: Comparative study of intraoperative mitomycin C and beta irradiation in pterygium surgery. Br J Ophthalmol 84 (2000) 618–621

Beyer DC: Pterygia: single-fraction post-operative beta irradiation. Radiology178 (1991) 569–571

Chen PO, Ariyasu RG, Kaza V et al: A randomized trial comparing mitomycin C and conjunctival autograft after excision of primary pterygium. Am J Ophthal 12 (1995) 151–160

De Keizer RJW: Pterygium excision with or without post-operative irradiation. Documenta Ophthalmologica 52 (1982) 309–315

De Keizer R: Pterygium excision with free conjunctival autograft (FCG) versus post-operative strontium 90 (90Sr) beta-irradiation. A prospective study. Int Ophthalmol 21 (1997) 335–341

Fukushima S, Onoue T, Onoue T et al: Post-operative irradiation of pterygium with 90Sr eye applicator. Int J Radiation Oncol Biol Phys 43 (1999) 597–600

Greiner RH, Pajic B, Kutzner J: Pterygium (Chapter 28) In: Seegenschmiedt MH, Makoski HB, Trott KR et al. (eds): Radiotherapy for Non-Malignant Disorders. Contemporary Concepts and Clinical Results. Springer Berlin Heidelberg New York, 501–512, 2008

Jürgenliemk-Schulz IM, Hartman LJC, Roesink JM et al: Prevention of pterygium recurrence by postoperative single-dose beta-irradiation: a prospective randomised clinical double-blind trial. Int J Radiat Oncol Biol Phys 59 (2004) 1138–1147

MacKenzie FS, Hirst LW, Kynaston B et al: Recurrence rate and complications after beta irradiation for ptergyia. Ophthalmology 98 (1991) 1776–1780

Mahar PS, Nwokora GE: Role of mitomycin C in pterygium surgery. Br J Ophthalmol 77 (1993) 433–435

Monteiro-Grillo I, Gaspar L, Monteiro-Grillo M et al: Postoperative irradiation of primary or recurrent pterygium: results and sequalae. Int J Radiation Oncol Biol Phys 48 (2000) 865–869

Nishimura Y, Nakai A, Yoshimasu T et al: Long-term results of fractionated strontium-90 therapy for pterygia. Int J Radiat Oncol Biol Phys 46: 137–141 (2000)

Rubinfield RS, Pfister RR, Stein RM et al: Serious complication of topical mitomycin C after pterygium surgery. Ophthalmology 99 (1992) 1647–1654

Paijc B, Pugnale-Verilotte N, Greiner RH et al: Results of strontium-yttrium-90 for pterygia. J Fr Ophthalmol 25 (2002) 473–479

Pajic B, Pallas A, Aebersold D et al: Prospective study on exclusive, nonsurgical strontium-/yttrium-90 irradiation of pterygia. Strahlenther Oncol 180(8) (2004) 510–516

Parayani SB, Scott WP, Wells JW Jr et al: Management of pterygium with surgery and radiation therapy. The North Florida Pterygium Study Group. Int J Radiat Oncol Biol Phys 28 (1994) 101–103

Schultze J, Hinrichs M, Kimmig B: The results of strontium-90 contact therapy to prevent the recurrence of pterygium. Germ J Ophthalmol 5 (1996) 207–210

Smith RA, Dzugan SA, Kosko P: Postoperative beta irradiation for control pterygium. J Miss State Med Assoc 42 (2001) 167–169

Wesberry JM, Wesberry JM Sr: Optimal use of beta irradiation in the treatment of pterygia. South Med J 86 (1993) 633–637

Wilder RB, Buatti JM, Kittelson JM et al: Pterygium treated with excision and post-operative beta-irradiation. Int J Radiation Oncol Biol Phys 23 (1992) 533–537

Willner J, Flentje M, Lieb W et al: Soft X-ray therapy of recurrent pterygium-an alternative to Sr-90 eye applicators. Strahlenther Oncol 177 (2001) 404–409

Hämangiom

Augsburger JJ, Freire J, Brady LW: Radiation Therapy for Choroidal and Retinal Hemangiomas. In: Wiegel T, Bornfeld N, Foerster MH et al. (eds): Radiotherapy of Ocular Disease. Front Radiat Ther Oncol 30 (1997) 265–280

Frau E, Rumen F, Noel G et al: Low-dose proton beam therapy for circumscribed choroidal hemangiomas. Arch Ophthalmol. 122 (2004) 1471–1475

Hannouche D, Frau E, Desjardins L et al: Efficacy of Proton therapy in circumscribed choroidal hemangiomas associated with serous retinal detachment. Opthalmology 104 (1997) 1780–1784

Kivela T, Tenhunen M, Joensuu T et al: Stereotactic radiotherapy of symptomatic circumscribed choroidal hemangiomas. Opthalmology 110 (2003) 1977–1982

Kreusel KM, Bornfeld N, Lommatzsch A et al: Ruthenium-106 brachytherapy for peripheral retinal capillary hemangioma. Ophthalmology 105 (8) (1998) 1386–92

Madreperla SA, Hungerford JL, Plowman PN et al: Choroidal hemangiomas – visual and anatomic results of treatment by photocoagulation or radiation therapy. Ophthalmology 104: 1773–1779 (1997)

Madreperla SA: Choroidal hemangioma treated with photodynamic therapy using verteporfin. Arch Ophthalmology 119 (2001) 1606–1610

Mashayekhi A, Shields CL: Circumscribed choroidal hemangioma. Curr Opin Ophthalmol 14 (2003) 142–149

Murty M, Freire J, Shields CL et al: Hemangiomas and Vascular Tumors of the Eye. In: Seegenschmiedt MH, Makoski HB, Trott KR et al (eds): Radiotherapy for Non-Malignant Disorders. Contemporary Concepts and Clinical Results. Springer Berlin Heidelberg New York, 513–520, 2008

Plowman PN, Hungerford JL: Radiotherapy for ocular angiomas. Br J Ophthalmol 81 (1997) 258 –259

Sanborn GE, Augsburger JJ, Shields JA: Treatment of circumscribed choroidal hemangiomas. Opthalmology 89 (1982) 1374–80

Schilling H, Sauerwein W, Lommatzsch A et al: Longterm results after low dose ocular irradiation for choroidal hemangiomas. Br J Ophthalmol 81: 267–273 (1997)

Shields CL, Shields JA, Barrett J et al: Vasoproliferative tumors of the ocular fundus. Classification and clinical manifestations in 103 patients. Arch Ophthalmol 113 (1995) 615–23.

Shields CL, Honavar SC, Shields JA et al: Circumscript choroidal hemangioma. Clinical manifestations and factors predictive of visual outcome in 200 consecutive cases. Ophthalmology 108 (2001) 2237–2248

Shields JA, Shields CL, Materin MA et al: Changing concepts in management of circumscribed choroidal hemangioma. The 2003 J. Howard Stokes Lecture (Part 1) Ophth Surg Lasers 35 (2004) 383–393

Witschel H, Font RL: Hemangioma of the choroid: A clinicopathologic study of 71 cases and a review of the literature. Surv Opthalmol 20 (1976) 415–431

Zografos L, Gailloud C, Bercher L: Irradiation treatment of choroidal hemangiomas. Fr Opthalmol 12 (1989) 797–807

Zografos L, Bercher L, Chamot L et al: Cobalt-60 treatment of choroidal hemangiomas. Am J Opthalmol 121 (1996) 190–199

Zografos L, Egger E, Bercher L et al: Proton beam irradiation of choroidal hemangiomas. Am J Ophthalmol 126 (1998) 261–268

Altersbedingte Makuladegeneration

Bergink GJ, Deutman AF, Van den Broek JFCM et al: Radiation therapy for subfoveal choroidal neovascular membranes in age-related macular degeneration. Graefes Arch Clin Exp Ophthalmol 232 (1994) 591–598

Bergink GJ, Hoyng CB, Van der Maazen RWM et al: A randomized controlled clinical trial on the efficacy of radiation therapy in the control of subfoveal choroidal neovascularization in age-related macular degeneration: Radiation versus observation. Graefes Arch Clin Exp Ophthalmol 236 (1998) 321–325

Berta A, Vezendi L, Vamosi P: Irradiation of macular subretinal neovascularisation using ruthenium applicators. Szemeset (Hung J Ophthalmol) 13 (1995) 67 –75

Chakravarty M, Gardiner TA, Archer DB et al: Treatment of age-related subfoveal choroidal neovascular membranes by teletherapy: A pilot study. Br J Ophthalmol 77 (1993) 265–273

Char DH, Irvine AI, Posner MD et al: Randomized trial of radiation for age-related macular degeneration. Am J Ophthalmol 127 (1999) 574–578

Fine SL, Maguire MG: It is not time to abandon radiotherapy for neovascular age-related macular degeneration. Arch Ophthalmol 119 (2001) 275–276

Finger PT, Berson A, Ng T, Szchecter A: Ophthalmic plaque radiation therapy for age-related macular degeneration associated with subretinal neovascularisation. Am J Ophthalmol 127 (1999) 170–177

Finger PT, Berson A, Sherr DA, Riley R, Balkin RA, Bosworth JL: Radiation therapy for subretinal neovascularisation. Ophthalmology 103 (1996) 878–889

Finger PT, Immonen I, Freire J et al: Brachytherapy for macular degeneration associated with subretinal neovascularisation. In: Alberti WE, Richard G, Sagerman RH (eds.): Age-related Macular Degeneration. Current Treatment Concepts. Springer Berlin, 167 –173, 2001

Hart PM, Chakravarthy U, MacKenzie G et al: Teletherapy for subfoveal choroidal neovascular-isation of age related macular degeneration: Results of follow up in a non-randomised study. Br J Ophthalmol 80 (1996) 1046–1050

Hart PM, Chakravarthy U, Mackenzie G. et al: Visual outcomes in the subfoveal radiotherapy study. Arch Ophthalmol. 120 (2002) 1029–1039

Hoeller U, Fuisting B, Schwarz R et al: Results of radiotherapy of subfoveal neovascularization with 16 and 20 Gy. Eye 19(11) (2005) 1151–1156

Hollick EJ, Goble RR, Knowles PJ et al: Radiotherapy treatment of age-related subfoveal neovascular membranes in patients with good vision. Eye 10 (1996) 609–616

International ARM Epidemiological Study Group: An international classification system for ARM. Surv Ophthalmol 39 (1995) 367–374

Jaacola A, Heikkonen J, Tomilla et al: Strontium plaque irradiation of subfoveal neovascular membranes in age-related macular degeneration. Graefes Arch Clin Exp Ophthalmol 236 (1998a) 24–30

Jaakola A, Heikkonen J, Tarkkanen A, Immonen I: Visual function after Strontium-90 plaque irradiation in patients with age-related subfoveal choroidal neovascularisation. Acta Ophthalmol Scand 76 (1998b) 1–5

Kobayashi H, Kobayashi K. Age-related macular degeneration: long-term results of radiotherapy for subfoveal neovascular membranes. Am J Ophthalmol 130 (2000) 617–635

Marcus DM, Sheils WC, Johnson MH et al: External beam irradiationof subfoveal choroidal neovascularisation complicating age-related macular degeneration: one-year-results of a prospective, double-masked, randomised clinical trial. Arch Ophthalmol 119 (2001) 171–180

Mauget-Faysse M, Chiquet C, Milea D et al: Long term results of radiotherapy for subfoveal choroidal neovascularistion in age related macular degeneration. Br J Ophthalmol 83 (1999) 923–928

Miller JW, Walsh AW, Kramer M et al: Photodynamic therapy of experimental choroidal neo-vascularisation using lipo-protein-delivered benzoporphyrin. Arch Ophthalmol 113 (1995) 810–818

Munzenrider JE; Castro JR: Particle treatment of the eye. In: Alberti WE, Sagerman RH (eds): Radiotherapy of intraocular and orbital tumors. Berlin 45–55, 1993

Pauleikhoff D, Holz FG: Die altersabhängige Makuladegeneration. Ophthalmologe 93 (1996) 299–315

Pöstgens H, Bodanowitz S, Kroll P: Low dose radiation therapy for age-related macular degeneration. Graefes Arch Clin Exp Ophthalmol 235 (1997) 656–661

Prettenhofer M, Haas A, Mayer R, Oechs A et al: The photon therapy of subfoveal choroidal neovascularisation in age-dependant macular degeneration–the result of a prospective study in 40 patients. Strahlenther Onkol 174 (1998) 613–617

RAD (The Radiation Therapy for Age-related Macular Degeneration Study): A prospective, randomized, double-masked trial on radiation therapy for neovascular age-related degeneration. Ophthalmol 106 (1999) 2239–2247

Sasai K, Murara R, Mandai M et al: Radiation therapy for ocular choroidal neovascularization (phase I/II study): Preliminary report. Int J Radiat Oncol Biol Phys 39 (1997) 173–178

Spaide RF, Guyer DR, McCormick B et al: External beam radiation therapy for choroidal neo-vascularisation. Ophthalmology 105 (1998) 24–30

Staar S, Krott R, Mueller R-P et al: External beam radiotherapy for subretinal neovascularisation in age-related macular degeneration. Is this treatment efficient? Int J Radiat Oncol Biol Phys 45 (1999) 467–473

Stalmans P, Leys A, Van Limbergen E: External beam radiotherapy (20 Gy, 2 fractions) fails to control the growth of choroidal neovascularization in age-related macular degeneration: A review of 111 cases. Retina 17 (1997) 481–492

Thölen A, Meister A, Bernasconi PP et al: Radiotherapie von subretinalen Neovaskularisationsmembranen bei altersabhängiger Makuladegeneration. Ophthalmologe 95 (1998) 691–698

Treatment of Age-related Macular Degeneration with Photodynamic Therapy (TAP) Study Group: Photodynamic therapy of subfoveal choroidal neovascularisation in age-related macular degeneration with verteporfin. One-year results of two randomised clinical trials-TAP report. Arch Ophthalmol 117 (1999) 1329–1345

Valmaggia C, Ries G, Ballinari P: Radiotherapy for subfoveal choroidal neovascularization in age-related macular degeneration: A randomized clinical trial. Am J Ophthalmology 133 (2002) 521–529

Yonemoto LT, Slater JD, Blacharski PB et al: Dose response in the treatment of subfoveal choroidal neovascularization in age-related macular degeneration: Results of a phase I/II dose escalation study using proton radiotherapy. J Radiosurg 3 (2000) 47–54

Endokrine Orbitopathie

Staar S, Eich T, Seegenschmiedt MH: Graves' Orbitopathy. In: Seegenschmiedt MH, Makoski HB, Trott KR, Brady LW (eds) Radiotherapy for Non-Malignant Disorders. Contemporary Concepts and Clinical Results. Springer, Berlin Heidelberg New York, 469–486, 2008

Bahn RS, Dutton CM, Naff N et al: Thyrotropin receptor expression in Graves' orbital adipose/connective tissues: potential autoantigen in Graves' ophthalmopathy. J Clin Endocrinol Metab 83 (1998) 998–1002

Bartalena L, Marcocci C, Chiovato L et al: Orbital cobalt irradiation combined with systemic corticosteroids for Graves' ophthalmopathy: comparison with systemic corticosteroids alone. J Clin Endocrinol Metab 56 (1983) 1139–1144

Broerse JJ, Snijders-Keilholz A, Jansen JTM et al: Assessment of carcinogenic risk for treatment of Graves' ophthalmopathy in dependence on age and irradiation geometry. Radiother Oncol 53: 205–208 (1999)

Burch HB, Wartofsky L: Graves` ophthalmopathy. Current concepts regarding pathogenesis and management. Endocr Rev 146 (1993) 747ff

Donaldson SS, Bagshaw MA, Kriss JP et al: Supervoltage orbital radiotherapy for Graves` opthalmopathy. J Clin Endocrinol Metab 37 (1973) 276–285

Donaldson SS, McDougall IR, Kriss JP: Graves´ Disease. In: Alberti WE, Sagerman RH (eds.): Radiotherapy of intraocular and orbital tumors. Springer Berlin, 191–197, 1993

Donaldson SS, McDougall IR: Graves' Disease. Radiotherapy of intraocular and orbital tumors. In: Alberti WE, Sagerman RH (eds.): Radiotherapy of intraocular and orbital tumors. 2. Aufl. Springer Berlin, 145–152, 2002

Esser J, Sauerwein W, Olbricht T et al: Corticoid- und Strahlentherapie bei endokriner Orbitopathie. Der Nuklearmediziner 18 (1995) 163–177

Friedrich, A, F. Kamprad, A, Goldmann et al: Clinical importance of radiotherapy in the treatment of Graves' Disease. In: Wiegel T, Bornfeld N, Foerster MH et al. (eds): Radiotherapy of ocular disease. Front Radiat Ther Oncol 30 (1997) 206–217

Gerling J, Jung E, Kommerell G: Retrobulbärbestrahlung bei endokriner Orbitopathie. Literaturübersicht und Ansatz für eine prospektive Studie. Z Augenheilkd 14 (1993) 265–272

Heyd R, Seegenschmiedt MH, Strassmann G et al: Radiotherapy of Graves' Orbitopathy: results of a national survey. Strahlenther Onkol 179 (2003) 372–376

Hurbli T, Char DH, Harris J et al: Radiation therapy for thyroid eye diseases. Am J Ophthalmol 99 (1985) 633–637

Jansen JTM, Broerse J, Zoetelief J et al: Assessment of carcinogenic risk in the treatment of benign disease of knee and shoulder joint. In: Seegenschmiedt MH, Makoski HB (eds): 15. Kolloquium Radioonkologie/Strahlentherapie, Radiotherapie bei gutartigen Erkrankungen. Diplodocus-Verlag Altenberge, 13–15, 2001

Kahaly G, Förster G, Pitz S et al: Aktuelle interdisziplinäre Diagnostik und Therapie der endokrinen Orbitopathie. Dtsch Med Wschr 122 (1997) 27–32

Kinyoun JL, Orcutt JC: Radiation retinopathy. J Am Med Ass 258 (1987) 610–611

Lloyd WC, Leone CR: Supervoltage orbital radiotherapy in 36 cases of Graves' disease. Am J Ophthalmol 113 (1992) 374–380

Marcocci C, Bartalena L, Panicucci M et al: Orbital cobalt irradiation combined with retrobulbar or systematic corticosteroids for Graves' ophthalmopathy: a comparative study. Clin Endocrinol 27 (1987) 33–42

Miller ML, Goldberg SH, Bullock JD: Radiation retinopathy after radiotherapy for thyroid-related ophthalmopathy. Am J Ophthalmol 112 (1991) 600–601

Mourits M, Koornneef L, Wiersinga WM et al: Orbital decompression for Graves' ophthalmopathy by inferomedial plus lateral and by coronal approach. Ophthalmology 97 (1990) 636–641

Nygaard B, Specht L. Transitory blindness after retrobulbar irradiation of Graves' ophthalmopathy. Lancet 351 (1998) 725–726

Marten et al: RTO 53 (Suppl 1) (1999) Abstr. 17

Olivotto IA, Ludgate CM, Allen LH et al: Supervoltage radiotherapy for Graves' ophthalmopathy: CCABC technique and results. Int J Radiat Oncol Biol Phys 11 (1985) 2085–2090

Order SE, Donaldson SS: Radiation Therapy of Benign Diseases. A Clinical Guide. Springer Berlin Heidelberg New York, 1990

Palmer D, Greenberg P, Cornell P et al: Radiation therapy for Graves'ophthalmopathy. A retrospective analysis. Int J Radiat Oncol Biol Phys 13 (1987) 1815–1820

Petersen IA, Donaldson SS, McDougall IR et al: Prognostic factors in the radiotherapy of Graves' ophthalmopathy. Int J Radiat Oncol Biol Phys 19 (1990) 259–264

Prummel MF, Mourits MP, Blank L et al: Randomized double-blind trial of prednisone versus radiotherapy. In: Graves'Ophthalmopathy. Lancet 342 (1993) 949–954

Prummel MF, Bakker A, Wiersinga WM et al: Multicenter study on the characteristics and treatment strategies of patients with Graves' orbitopathy: first European Group on Graves' Orbitopathy experience. Eur J Endocrinol 148 (2003) 491–495

Sandler HM, Rubenstein JH, Fowble BL et al: Results of radiotherapy for thyroid ophthalmopathy. Int J Radiat Oncol Biol Phys 17 (1989) 823–827

Seegenschmiedt MH, Keilholz L, Gusek-Schneider G et al: Endokrine Orbitopathie: Vergleich der Langzeitergebnisse und Klassifikationen nach Radiotherapie. Strahlenther Onkol 174 (1998) 449–456

Snijders-Keilholz A, De Keizer RJW, Goslings BM et al: Probable risk of tumor induction after retroorbital irradiation for Graves ophthalmopathy. Radiother Oncol 38 (1996) 69–71

Staar S, Müller RP, Hammer M et al: Results and prognostic factors in retrobulbar radiotherapy combined with systemic corticosteroids for endocrine orbitopathy (Graves' Disease). In: Wiegel T, Bornfeld N, Foerster MH et al. (eds): Radiotherapy of ocular disease. Front Radiat Ther Oncol 30 (1997) 206–217

Van Leeuwen FE, Klokman WJ, Hagenbeek A et al: Second cancer risk following Hodgkin's Disease: a 20-year follow-up. J Clin Oncol 12 (1994) 312–325

Van Ouwerkerk BM, Wijngaarde R, Hennemann G et al: Radiotherapy of severe ophthalmic Graves` disease. J Endocrinol Invest 8 (1985) 241–247

Werner SC: Modification of the classification of the eye changes of Graves' disease: Recommendations of the Ad Hoc Committee of The American Thyroid Association. J Clin Endocrinol Metab 44 (1977) 203–204

Wilson WB, Prochoda M: Radiotherapy for thyroid orbitopathy. Effects on extraocular muscle balance. Arch Ophthalmol 113 (1995) 1420–1425

Reaktive lymphatische Hyperplasie/Pseudotumor orbitae

Ampl FL, Bahrassa FS: Primary orbital lymphoma pseudotumor, case reports and review of radiotherapy literature. J Surg Oncol 30 (1985) 91–95

Austin-Seymour MM, Donaldson SS, Egbert PR et al: Radiotherapy of lymphoid diseases of the orbit. Int J Radiat Oncol Biol Phys 11 (1985) 371–379

Barthold HJ, Harvey A, Markoe AM et al: Treatment of orbital pseudotumors and lymphoma. Am J Clin Oncol 9 (1986) 527–532

Bogart JA, Sagerman RH, Chung CT: Management of orbital lymphoma. In: Alberti WE, Sagerman RH (eds.): Radiotherapy of intraocular and orbital tumors. 2. Aufl. Springer Berlin, 153–162, 2002

Donaldson SS, McDougall IR, Kriss JP: Graves´ Disease. In: Alberti WE, Sagerman RH (eds.): Radiotherapy of intraocular and orbital tumors. 1. Auflage Springer Berlin, 191–197, 1993

Donaldson SS, McDougall IR: Graves' Disease. Radiotherapy of intraocular and orbital tumors. In: Alberti WE, Sagerman RH (eds.): Radiotherapy of intraocular and orbital tumors. 2. Auflage Springer Berlin, 145–152, 2002

Fritzpatrick PI, Macko SL: Lymphoreticular tumors of orbit. Int J Radiat Oncol Biol Phys 10 333–340, 1984

Flanders AE, Mafee MF, Rao VM et al: CT characteristics of orbital pseudotumors and other inflammatory orbital processes. J Comput Assist Tomogr 13 (1989) 40–47

Fujii H, Fujisada H, Kondo T, Takahashi T, Okada S: Orbital pseudotumor: histopathological classification and treatment. Ophthalmol 190 (1985) 230–242

Hogan M: Discussion of orbital tumors. In: Boniuk M (ed): Ocular and adnexal tumors: new and controversial aspect, 1st ed. CV Mosby, St.Louis, 447–458, 1964

Henderson JW (ed): Orbital tumors, 2nd ed: Lymphocytic inflammatory pseudotumor (1st edition), Decker New York, 512–526, 1980

Isaacson PG, Norton AJ (eds): Extranodal lymphomas: Chapter 7: Lymphomas of the ocular adnexa and eye (1st edition. Chchill Livingstone Edinburgh, 117–129, 1994

Jacobiec FM, Jones JS: Orbital inflammations. In: Duane (ed): Clinical ophthalmology XII. Mosby Philadelphia 1979

Jacobiec FA, McClean I, Font FL: Clinicopathologic characteristics of orbital lymphoid hyperplasia. Ophtalmology 86 1979, 948–952

Keleti D, Flickinger JC, Hobson SR, Mittal BB: Radiotherapy of lymphoproliferative diseases of the orbit: surveillance of 65 cases. Am J Clin Oncol 15 (1992) 422–427

Kennerdell JS, Johnson BL, Deutsch M: Radiation treatment of orbital lymphoid hyperplasia. Ophthalmology 86 1979 942–947

Knowles DM, Jacobiec FA: Orbital lymphoid neoplasms: A clinical pathologic study of 60 patients. Cancer 46 (1989) 576–589

Lambo MJ, Brady LW, Shields CL: Lymphoid tumors of the orbit. In: Alberti WE, Sagerman RH (eds.): Radiotherapy of intraocular and orbital tumors (1. Auflage). Springer Berlin, 205–216, 1993

Lanciano R, Fowble B, Sergott R et al: The results of radiotherapy for orbital pseudotumor. Int J Radiat Oncol Biol Phys 18 (1989) 407–411

Leone C, Lloyd T: Treatment protocol for orbital inflammatory disease. Ophthalmology 92 (1985) 1325–1331

Mittal BB, Deutsch M, Kennerdell J et al: Paraocular lymphoid tumors. Radiology 159 (1986) 793–796

Notter M, Greven KM: Pseudotumor Orbitae. In: Seegenschmiedt MH, Makoski HB, Trott KR et al (eds): Radiotherapy for Non-Malignant Disorders. Contemporary Concepts and Clinical Results. Springer Berlin Heidelberg New York, 487–500, 2008

Notter M, Kern T, Forrer A et al: Radiotherapy of pseudotumor orbitae. Front Radiat Ther Oncol 30 (1997) 180–191

Notter M: Strahlentherapie bei pseudotumor orbitae. In: Seegenschmiedt MH, Makoski HB (eds) Radiotherapie gutartiger Erkrankungen, Symposium 5.–6. März 2000, Diplodocus Verlag Altenberge, 123–136, 2000

Orcutt JC, Garner A, Henk JM et al: Treatment of idiopathic inflammatory orbital pseudotumot by radiotherapy. Br J Ophthalmol 67 (1983) 570–574

Rao DV, Cosby K, Smith M et al: Lymphomas and pseudolymphomas of the orbit. Int J Radiat Oncol Biol Phys 8 (suppl.) (1982) 114 (abstr.)

Sergott RC, Gaser JS, Charyulu K: Radiotherapy of idiopathic inflammatory pseudotumor: Indications and results. Arch Ophthalmol 99 (1981) 853–856

Sigelman J, Jacobiec F: Lymphoid lesions of the conjunctiva: Relation of histopathology and outcome. Ophthalmology 85 (1978) 818–843

Snijders-Keilholz A, De Keinzer RJW, Goslings BM et al: Probable risk of tumor induction after retro-orbital irradiation for Grave's ophthalmopathy. Radiother Oncol 38 (1996) 69–71

Wagner W, Gerding H, Busse H: Pseudotumor orbitae – ein Chamäleon in Diagnostik und Therapie? Strahlenther Onkol 168 (1992) 528–535

Waldman TA, Korsmeyer SJ, Bakshi A et al: Molecular genetic analysis of human lymphoid neoplasms. Immunoglobulin genes and the c-myc oncogene. Ann Int Med 102 (1985) 497–510

Yamashita K, Kobayashi S, Kando M et al: Elevated anti neutrophil cytoplasmatic antibody titer in a patient with atypical orbital pseudotumor. Ophthalmologica 209 (1995) 172–175

Meningeom

Ciric I, Rosenblatt S: Suprasellar meningiomas. Neurosurg 49 (2001) 1372–1377

Debus J, Wuendrich M, Pirzkall A et al: High efficacy of fractionated stereotactic radiotehrapy of large skull base meningiomas: Long-term results. J Clin Oncol 19 (2001) 3547–3553

Engenhart R, Kimmig BN, Hover KH et al: Stereotactic single high dose radiation therapy of benign intracranial meningiomas. Int J Radiat Oncol Biol Phys 19 (1990) 1021–1026

Goldsmith BJ, Wara WM, Wilson CB et al: Prospective irradiation for subtotally resected meningiomas. A retrospective analysis of 140 patients treated from 1967–1990. J Neurosurg 80 (1994) 195–201

Goodwin JW, Crowley J, Eyre HJ et al: A phase II evaluation of tamoxifen in unresectable or refractory meningiomas: A

Southwest Oncology Group Study. J Neurooncol 15 (1993) 75–77

Grunberg S, Weiss M, Spitz I et al: Treatment of unresectable meningiomas with the antiprogesterone agent mifepristone. J Neurosurg 74 (1991) 861–886

Gudjonsson O, Blomquist E, Nyberg G et al: Stereotactic irradiation of skull base meningiomas with high cnergy protons. Acta Neurochir 141 (1999) 933–940

Kondziolka D, Levy EI, Niranjan A et al: Long-term outcomes after meningioma radiosurgery: Physician and patient perspectives. J Neurosurg 91 (1999) 44–50

Kyritsis AP: Chemotherapy for meningiomas. J Neuro-Oncol 29 (1996) 269–272

Mathiesen T, Lindquist C, Kihlstrom L: Recurrence of cranial base meningiomas. Neurosurg 39 (1996) 2–7

Milker-Zabel S, Debus J: Meningeoma. In: Seegenschmiedt MH, Makoski HB, Trott KR et al. (eds): Radiotherapy for Non-Malignant Disorders. Contemporary Concepts and Clinical Results. Springer Berlin Heidelberg New York, 583–608, 2008

Milosevic M, Frost PJ, Laperriere NJ et al: Radiotherapy for atypical or malignant intracranial meningioma. Int J Radiat Oncol Biol Phys 34 (1996) 817–822

Muthukumar N, Kondziolka D, Lunsford LD et al: Stereotactic radiosurgery for tentorial meningiomas. Acta Neurochir 140 (1998) 315–320

Nutting C, Brada M, Brazil L et al: Radiotherapy in the treatment of benign meningioma of the skull base. J Neurosurg 90 (1999) 823–827

Simpson D: The recurrence of intracranial meningiomas after surgical treatment. J Neurol Neurosurg Psyiatry 20 (1957) 22–39

Stewart DJ, Dahrouge S, Wee M et al: Intraarterial cisplatin plus intravenous doxorubicin for inoperable recurrent meningiomas. J Neuro-Oncol 24 (1995) 189–194

Taylor B, Marcus R, Friedman W et al: The meningioma controversy: postoperative radiation therapy. Int J Radiat Oncol Biol Phys 15 (1988) 299–304

Vernimmen FJ, Harris JK, Wilson JA et al: Stereotactic proton beam therapy of skull base meningiomas. Int J Radiat Oncol Biol Phys 49 (2001) 99–105

Wenkel E, Thornton AF, Finkelstein D et al: Benign meningioma: partially resected, biopsied, and recurrent intracranial tumors treated with combined proton and photon radiotherapy. Int J Radiat Oncol Biol Phys 48 (2000) 1363–1370

Hypophysenadenom

Becker G et al: Radiation Therapy in the multimodal treatment approach of pituitary adenoma. Strahlenth Onkol 4 (2002) 173–86

Engenhart-Cabilic R et al: (Hrsg): Leitlinien zur Strahlentherapie von Hypophysenadenomen. AG Hypophyse und Hypophysentumore der Deutschen Gesellschaft für Endokrinologie (DGE), Deutschen Gesellschaft für Radioonkologie (DEGRO), Deutschen Gesellschaft für Neurochirurgie, AG Radioonkologie (ARO) und AG Neuroonkologie (NOA) der Deutschen Krebsgesellschaft (1998)

Grabenbauer GG et al: Hormoninaktive Hypophysenadenome: Resultate und Spätfolgen nach Operation und Radiotherapie. Strahlenther Onkol 172 (1996) 193–197

Grigsby PW et al: Results of surgery and irradiation and or irradiation alone for pituitary adenomas. J Neurooncol 6 (1988) 129–134

Grigsby PW, Simpson JR, Emami BN et al: Prognostic factors and results of surgery and postoperative radiotherapy in the management of pituitary adenomas. Int J Radiat Oncol Biol Phys 16 (1989) 1411–1417

Isobe et al: Postoperative radiation therapy for pituitary adenoma. J Neurooncol 48 (2000) 135 –140

Levy RP et al: Stereotactic helium-ion irradiation for Cushing's disease, prolactinoma, and non-secreting adenoma – 36 years experience at Lawrence Berkeley Laboratory. Radiosurgery 1 (1996) 66–74

Milker-Zabel S et al: Fractionated stereotactic guided radiosurgery and radiotherapy for pituitary adenomas. Int J Radiat Oncol Biol Phys 50 (2001) 1279–1286

McCord MW et al: Radiotherapy for pituitary adenoma long-term outcome and sequelae. Int. J Radiat Oncol Biol Phys 39 (1997) 437–444

Quabbe HJ, Fahlbusch R, Von zur Mühlen A et al: Rationelle Therapie in der Endokrinologie. Herausgegeben von der Deutschen Gesellschaft für Endokrinologie. In: Hypothalamus und Hypophyse, (Redaktion: Ziegler R, Landgraf R, Müller OA, Von zur Mühlen A), Thieme Stuttgart, 1–33, 1997

Shaw E et al: Radiation Therapy Oncology Group: Radiosurgery quality assurance Guidelines. Int J Radiat Oncol Biol Phys 33 (1995) 301–307

Zierhut D et al: External radiotherapy of pituitary adenomas. Int J Radiat Oncol Biol Phys 33 (1995) 307–314

Zierhut D: Pituitary Adenoma. In: Seegenschmiedt MH, Makoski HB, Trott KR et al (eds): Radiotherapy for Non-Malignant Disorders. Contemporary Concepts and Clinical Results. Springer Berlin Heidelberg New York, 653–663

Kraniopharyngeom

Becker G, Kortmann RD, Skaley M, et al: The role of radiotherapy in the treatment of craniopharyngioma–indications, results, side effects. Front Radiat Ther Oncol 33 (1999) 100–113

Bloom HJ, Glees J, Bell J: The treatment and long-term prognosis of children with intracranial tumors: A study of 610 cases, 1950–1981. Int J Radiat Oncol Biol Phys 18 (1990) 723–745

DeVile CJ, Grant DB, Hayward RD et al: Growth and endocrine sequelae of craniopharyngioma. Arch Dis Child 75 (1996) 108–114

Habrand JL, Ganry O, Couanet D et al: The role of radiation therapy in the management of craniopharyngioma: a 25-year experience and review of the literature. Int J Radiat Oncol Biol Phys 44 (1999) 255–263

Hoffmann HJ, DeSilva M, Humphreys RP et al: Aggressive surgical management of craniopharyngiomas in children. J Neurosurg 76 (1992) 47–52

Micke O, Koehler A, Seegenschmiedt MH: Where there is no evidence: registry for rare benign diseases (Chapter 40). Section 40.3.13 Craniopharyngeoma. In: Seegenschmiedt MH, Makoski HB, Trott KR et al (eds): Radiotherapy for Non-Malignant Disorders. Contemporary Concepts and

Clinical Results. Springer Berlin Heidelberg New York, 714–715, 2008

Rajan B, Ashley S, Gorman C et al: Craniopharyngioma–long-term results following limited surgery and radiotherapy. Radiother Oncol 26 (1993) 1–10

Sanford RA, Muhlbauer MS: Craniopharyngioma in children. Neurol Clin 9 (1991) 453–465

Sanford RA: Craniopharyngioma: Results of survey of the American Society of Pediatric Neurosurgery. Pediatr Neurosurg 21 (Suppl 1) (1994) 39–43

Sung DI, Chang CH, Harisiadis L et al: Treatment results of craniopharyngiomas. Cancer 47 (1981) 847–852

Schulz-Ertner D, Frank C, Herfarth KK et al: Fractionated stereotactic radiotherapy for craniopharyngiomas. Int J Radiat Oncol Biol Phys 54 (2002) 1114–1120

Tomita T, McLone D: Radical resection of childhood craniopharyngiomas. Pediatr Neurosurg 19 (1993) 6–14

Akustikusneurinom

Andrews DW, Suarez O, Goldmann HW et al: Stereotactic radiosurgery and fractionated stereotactic radiotherapy for the treatment of acoustic schwannomas: comparative observations of 125 patients treated at one institution. Int J Radiat Oncol Biol Phys 50 (2001) 1265–1278

Flickinger JC, Kondziolka D, Lunsford L: Dose and diameter relationships for facial, trigeminal, and acoustic neuropathies following acoustic neuroma radiosurgery. Radiother Oncol 41 (1996) 215–219

Flickinger JC, Kondziolka D, Niranjan A et al: Results of acoustic neuroma radiosurgery: An analysis of 5 years' experience using current methods. J Neurosurg 94 (2001) 1–6

Foote KD, Friedman WA, Buatti JM et al: Analysis of risk factors associated with radiosurgery for vestibular schwannoma. J Neurosurg 95 (2001) 440–449

Fuss M, Debus J, Lohr F et al: Conventionally fractionated stereotactic radiotherapy (FSRT) for acoustic neuromas. Int J Radiat Oncol Biol Phys 48 (2000) 1381–1387

Grosu AL, Oestreicher E, Fauser C et al: Vestibular Schwannoma (Acoustic Neuroma). In: Seegenschmiedt MH, Makoski HB, Trott KR et al (eds): Radiotherapy for Non-Malignant Disorders. Contemporary Concepts and Clinical Results, Springer, Berlin Heidelberg New York (2008) 629–652

Iwai Y, Yamanaka K, Shiotani M et al: Radiosurgery for acoustic neuromas: results of low-dose treatment. Neurosurgery 53 (2003) 282–287

Karpinos M, Teh BS, Zeck O et al: Treatment of acoustic neuroma: stereotactic radiosurgery vs. microsurgery. Int J Radiat Oncol Biol Phys 54 (2002) 1410–1421

Linskey ME, Martinez AJ, Kondziolka D et al: The radiobiology of human acoustic schwannoma xenografts after stereotactic radiosurgery evaluated in the subrenal capsule of athymic mice. J Neurosurg 78 (1993) 645–653

Meijer OW, Vandertop WP, Baayen JC et al: Single-fraction vs. fractionated linac-based stereotactic radiosurgery for vestibular schwannoma: a single-institution study. Int J Radiat Oncol Biol Phys 56 (2003) 1390–1396

Niranjan A, Lunsford LD, Flickinger JC et al: Dose reduction improves hearing preservation rates after intracanalicular acoustic tumor radiosurgery. Neurosurgery 45 (1999) 753–762

Perks JR, St George EJ, El Hamri K et al: Stereotactic radiosurgery XVI: Isodosimetric comparison of photon stereotactic radiosurgery techniques (gamma knife vs. micromultileaf collimator linear accelerator) for acoustic neuroma – and potential clinical importance. Int J Radiat Oncol Biol Phys 57 (2003) 1450–1459

Petit JH, Hudes RS, Chen TT et al: Reduced-dose radiosurgery for vestibular schwannomas. Neurosurgery 49 (2001) 1299–1306

Regis J, Pellet W, Delsanti C et al: Functional outcome after gamma knife surgery or micro-surgery for vestibular schwannomas. J Neurosurg 97 (2002) 1091–1100

Rowe JG, Radatz MW, Walton L et al: Gamma knife stereotactic radiosurgery for unilateral acoustic tumors. J Neurol Neurosurg Psychiatry 74 (2003) 1536–1542

Sakamoto T, Shirato H, Takeichi N et al: Annual rate of hearing loss falls after fractionated stereotactic irradiation for vestibular schwannoma. Radiother Oncol 60 (2001) 45–48

Samii M, Matthies C: Management of 1000 vestibular schwannomas (acoustic neuromas): surgical management and results with an emphasis on complications and how to avoid them. Neurosurg 40 (1997a) 11–21

Samii M, Matthies C: Management of 1000 vestibular schwannomas (acoustic neuromas): hearing function in 1000 tumor resections. Neurosurg 40 (1997b) 248–260

Samii M, Matthies C: Management of 1000 vestibular schwannomas (acoustic neuromas): the facial nerve preservation and restitution of function. Neurosurg. 40 (1997c) 684–694

Sawamura Y, Shirato H, Sakamoto T et al: Management of vestibular schwannoma by fractionated stereotactic radiotherapy and associated cerebrospinal fluid malabsorption. J Neurosurg 99 (2003) 685–692

Seo Y, Fukuoka S, Nakagawara J et al: Effect of gamma knife radiosurgery on acoustic neurinomas. Stereotact Funct Neurosurg 66 (suppl 1) (1996) 93–102

Shirato H, Sakamoto T, Takeichi N et al: Fractionated stereotactic radiotherapy for vestibular schwannoma (VS): a comparison between cystic-type and solid-type VS. Int J Radiat Oncol Biol Phys 48 (2000) 1395–1401

Tos M, Thomsen J: Proposal of classification of tumor size in acoustic neuroma surgery. In: Tos M, Thomsen J (eds). Proceedings of the first international conference on acoustic neuroma. Kugler Amsterdam 1992

Williams JA: Fractionated stereotactic radiotherapy for acoustic neuromas. Int J Radiat Oncol Biol Phys 54 (2002) 500–504

Yamakami I, Uchino Y, Kobayashi E et al: Conservative management, gamma-knife radiosurgery, and microsurgery for acoustic neurinomas: a systematic review of outcome and risk of three therapeutic options. Neurol Res 25 (2003) 682–690

Arteriovenöse Malformationen

Chang JH, Chang JW, Park YG et al: Factors related to complete occlusion of arteriovenous malformations after gamma knife radiosurgery. J Neurosurg 93 (suppl 3) (2000) 96–101

Colombo F, Pozza F, Chierego G et al: Linear accelerator radiosurgery of cerebral arteriovenous malformations: an update. Neurosurgery 34 (1994) 14–21

Deruty R, Pelissou-Guyotat I, Amat D et al: Complications after multidisciplinary treatment of cerebral arteriovenous malformations. Acta Neurochir 138 (1996) 119–131

Deruty R, Pelissou-Guyotat I, Morel C et al: Reflections on the management of cerebral arteriovenous malformations. Surg Neurol 50 (1998) 245–255

Dion JE, Mathis JM: Cranial arteriovenous malformations: The role of embolization and stereotactic surgery. Neurosurg Clin North Am 5 (1994) 459–474

Engenhart R, Wowra B, Debus J et al: The role of high-dose, single-fraction irradiation in small and large intracranial AVMs. Int J Radiat Oncol Biol Phys 30 (1994) 521–529

Fajardo LF: Morphology of radiation effects on normal tissue. In: Perez CA, Brady LW (eds): Principles and practice of radiation oncology 2nd ed. Lippincott Philadelphia New York London Hagerstown, 114–123, 1992

Fleetwood IG, Marcellus ML, Levy RP et al: Deep arteriovenous malformations of the basal ganglia and thalamus: natural history. J Neurosurg 98: 747–750 (2003)

Flickinger JC, Schell MC, Larson DA: Estimation of complications for linear accelerator radiosurgery with the integrated logistic formula. Int J Radiat Oncol Biol Phys 19:143–148 (1990)

Flickinger JC, Pollock BE, Kondziolka D et al: LD A dose-response analysis of arteriovenous malformation obliteration after radiosurgery. Int J Radial Oncol Biol Phys 36: 873–879 (1996)

Flickinger JC, Kondziolka D, Maitz AH et al: Analysis of neurological sequelae from radio-surgery of AVMs: how location affects outcome. Int J Radiat Oncol Biol Phys 40: 273–278 (1998)

Flickinger JC, Kondziolka D, Lunsford LD et al: A multi-institutional analysis of complication outcomes after arteriovenous malformation radiosurgery. Int J Radiat Oncol Biol Phys 44: 67–74 (1999)

Flickinger JC, Kondziolka D, Maitz AH et al: An analysis of the dose-response for arteriovenous malformation radiosurgery and other factors affecting obliteration. Radiother Oncol 63: 347–354 (2002)

Friedman WA, Bova FJ, Bollampally S et al: Analysis of factors predictive of success or complications in arteriovenous malformation radiosurgery. Neurosurgery 52(2003) 296–308

Graf CJ, Perret GE, Torner JC: Bleeding from cerebral arteriovenous malformations as part of their natural history. J Neurosurg 58 (1983) 331–337

Gross MW, Engenhart-Cabillic R: Arterio-Venous Malformation. In: Seegenschmiedt MH, Makoski HB, Trott KR et al (eds): Radiotherapy for Non-Malignant Disorders. Contemporary Concepts and Clinical Results. Springer Berlin Heidelberg New York, 583–607, 2008

Han PP, Ponce FA, Spetzler RF: Intention-to-treat analysis of Spetzler-Martin grades IV and VAVMs: natural history and treatment paradigm. J Neurosurg 98 (2003) 3–7

Kocher M, Voges J, Mueller R-P et al: Linac radiosurgery for patients with a limited number of brain metastases. J Radiosurg 1 (1998) 9–15

Laing RW, Childs J, Brada M: Failure of conventionally fractionated radiotherapy to decrease the risk of hemorrhage in inoperable AVMs. Neurosurgery 30 (1992) 872–875

Lindquist C, Steiner L, Blomgren H et al: Stereotactic radiation therapy of intracranial arteriovenous malformations. Acta Radiol 368 (suppl) (1986) 610–613

Miyawaki L, Dowd C, Wara W et al: Five year results of linac radiosurgery for arteriovenous malformations: outcome for large avms. Int J Radiat Oncol Biol Phys 44 (1999) 1089–1106

Nakata H, Yoshimine T, Murasawa A et al: Early blood-brain barrier disruption after high-dose single-fraction irradiation in rats. Acta Neurochir 136 (1995) 82–86

Pollock BE, Kline RW, Stafford SL: The rationale and technique of staged-volume arteriovenous malformation radiosurgery. Int J Radiat Oncol Biol Phys 48 (2000) 817–824

Poulsen MG: Arteriovenous malformation – a summary of 6 cases treated with radiation therapy. Int J Radiat Oncol Biol Phys 13 (1987) 1553–1557

Schlienger M, Atlan D, Lefkopoulos et al: Linac radiosurgery for cerebral arteriovenous malformations: results in 169 patients. Int J Radiat Oncol Biol Phys 46 (2000) 1135–1142

Shin M, Kawamoto S, Kurita H et al: Retrospective analysis of a 10-year experience of stereo-tactic radiosurgery for AVMs in children and adolescents. J Neurosurg 97 (2002) 779–784

Spetzler RF, Martin NA: A proposed grading system for arteriovenous malformations. J Neurosurg 65 (1986) 476–483

Stapf C, Mast H, Sciacca RR et al: The New York Islands AVM Study: design, study progress, and initial results. Stroke 34 (2003) 29–33

Stefani MA, Porter PJ, terBrugge KG et al: Large and deep brain arteriovenous malformations are associated with risk of future hemorrhage. Stroke 33 (2002) 1220–1224

Steiner L, Lindquist C, Adler JR et al: Clinical outcome of radiosurgery for cerebral arteriovenous malformations. J Neurosurg 77 (1992) 1–8

van der Kogel AJ. Central nervous system radiation injury in small animal models. In: Gutin PH, Leibel SA, Sheline GE (eds): Radiation injury to the nervous system. Raven press, New York, 91–112, 1991

Voges J, Treuer H, Sturm V et al: Risk analysis of linear accelerator radiosurgery. Int J Radiat Oncol Biol Phys 36 (1996) 1055–1063

Voges J, Treuer H, Lehrke R et al: Risk analysis of LINAC radiosurgery in patients with arteriovenous malformation (AVM). Acta Neurochir 68 (suppl) (1997) 118–123

Wilms M, Kocher M, Makoski HB et al: Langzeitergebnisse der semistereotaktischen konventionell fraktionierten Strahlenbehandlung arterio-venöser Malformationen des Gehirns. Strahlenther Onkol 179 (suppl) (2003) 69

Wolbers JG, Mol HC, Kralendonk JH et al: Stereotactic radiosurgery with adjusted linear accelerator for cerebral arteriovenous malformations: preliminary results in the Netherlands. Ned Tijdschr Geneeskd 143 (1999) 1215–1221

Chordome

Austin-Seymour M, Munzenrider J, Goitein M et al: Fractionated proton radiation therapy for chordomas and low grade chondrosarcomas of the base of skull. J Neurosurg 70 (1989) 13–17

Castro JR, Linstadt DE, Bahary JP et al: Experience in charged particle irradiation of tumors of the skull base: 1977–1992. Int J Radiat Oncol Biol Phys 29 (1994) 647–655

Catton C, O'Sullivan B, Bell R et al: Chordoma: long-term follow-up after radical photon irradiation. Radiother Oncol 41 (1996) 67–72

Debus J, Schulz-Ertner D, Schad L et al: Stereotactic fractionated radiotherapy for chordomas and chondrosarcomas of the skull base. Int J Radiat Oncol Biol Phys 47 (2000) 591–596

Fuller DB, Bloom JG: Radiotherapy for chordoma. Int J Radiat Oncol Biol Phys 15 (1988) 331–339

Hug EB, Loredo LN, Slater JD et al: Proton radiation therapy for chordomas and chondro-sarcomas of the skull base. J Neurosurg 91 (1999) 432–439

Munzenrider JE, Liebsch NJ: Proton therapy for tumors of the skull base. Strahlenther Onkol 175 (suppl II) (1999) 57–63

Muthukumar N, Kondziolka D, Lunsford LD et al: Stereotactic radiosurgery for chordoma and chondrosarcoma: further experience. Int J Radiat Oncol Biol Phys 41 (1998) 387–392

Noel G, Habrand JL, Jauffret E et al: Radiation therapy for chordoma and chondrosarcoma of the skull base and the cervical spine. Prognostic factors and patterns of failure. Strahlenther Onkol 179 (2003) 241–248

O'Connell JX, Laurette GR, Liebsch NJ et al: Base of skull chordoma. Cancer 74 (1994) 2261–2267

Rich TA, Schiller A, Suit HD et al: Clinical and pathologic review of 48 cases of chordoma. Cancer 56 (1985) 182–187

Romero J, Cardenes H, la Torre A et al: Chordoma: results of radiation therapy in eighteen patients. Radiother Oncol 29 (1993) 27–32

Schulz-Ertner D, Nikoghosyan A, Thilmann C et al: Carbon ion radiotherapy for chordomas and low-grade chondrosarcomas of the skull base. Strahlenther Onkol 179 (2003) 598–605

Zorlu F, Gurkaynak M, Yildiz F et al: Conventional external radiotherapy in the management of clivus chordomas with overt residual disease. Neurol Sci 21 (2000) 203–207

Glomustumor

Cole JM, Beiler D: Long-term results of treatment of glomus jugulare and glomus vagale tumors with radiotherapy. Laryngoscope 104 (1994) 1461ff

Cummings BJ, Beale FA, Garrett PG et al: The treatment of glomus tumors in the temporal bone by megavoltage radiation. Cancer 53 (1984) 2635ff

Eustacchio S, Trummer M, Unger F et al: The role of gamma knife radiosurgery in the management of glomus jugulare tumors. Acta Neurochir Suppl. 84 (2002) 91ff

Fisch U, Mattox P: Microsurgery of the skull base. Thieme New York 1988

Foote RL, Pollock BE, Gorman DA et al: Glomus jugulare tumor: tumor control and complication after stereotactic radiosurgery. Head Neck 24 (2002) 332ff

Hinerman RW, Mendenhall WM, Amdur RJ et al: Definitive radiotherapy in the management of chemodectomas arising in the temporal bone, carotid body and glomus vagale. Head Neck 23 (2001) 363ff

Jackson AW, Koshiba R: Treatment of glomus jugulare tumors by radiotherapy. Proc R Soc Med 67 (1974) 267ff

Kim JA, Elkon D, Lim ML et al: Optimum dose of radiotherapy for chemodectomas in the middle ear. Int J Radiat Oncol Biol Phys 6 (1980) 815ff

Lalwani AK, Jackler RK, Gutin PH: Lethal fibrosarcoma complicating radiation therapy for bening glomus jugulare tumor. Am J Otol 14 (1993) 398ff

Lim M, Gibbs IC, Adler JR et al: The efficacy of linear accelerator stereotactic radiosurgery in treating glomus jugulare tumors. Technol Cancer Res Treat 2 (2003) 261ff

Liscak R, Vladyka V, Wowra B et al: Gamma knife radiosurgery of the glomus jugulare tumor–early multicentre experience. Acta Neurochir 141 (1999) 1141ff

Maarouf M, Voges J, Landwehr P et al: Stereotactic linear accelerator based radiosurgery for the treatment of patients with glomus jugulare tumors. Cancer 97 (2003) 1093ff

Million RR, Cassisi NJ, Mancuso AA et al: Chemodectomas (glomus body tumors). In: Million RR, Cassisi NJ (eds): Management of head and neck cancer. A multidisciplinary approach. 2nd edition. Philadelphia, 765–783, 1994

Pohl F, Thile W, Koelbl O et al: Retrospektive Analyse von 12 Patienten mit Glomus jugulare Tumoren nach Radiotherapie. Strahlenther Onkol 179 (2003) 3ff

Powell S Peters N, Hartmer C: Chemodectoma of the head and neck: Results of treatment in 84 patients. Int J Radiat Oncol Biol Phys 22 (1992) 919ff

Sharma PD, Johnson AP, Whitton AC: Radiotherapy for jugulo-tympanic paragangliomas (glomus jugulare tumors). J Laryngol Otol 98 (1984) 621ff

Springate SC, Weichselbaum RR: Radiation or surgery for chemodectomas of the temporal bone: A review of local control and complications. Head Neck 12 (1990) 303ff

Wang ML, Hussey DH, Doorbos JF et al: Chemodectoma of temporal bone: a comparison of surgical and radiotherapeutic results, Int J Radiat Oncol Biol Phys 14 (1988) 643ff

Zabel A, Milker-Zabel S, Schulz-Ertner D et al: Fraktionierte stereotaktische Konformations-bestrahlung von Glomus jugulare Tumoren. Strahlenther Onkol 179 (2003) 67ff

Juveniles Nasen-Rachen-Fibrom

Antonelli AR, Cappiello J, Donajo CA et al: Diagnosis, staging and treatment of juvenile nasopharyngeal angiofibroma. Laryngoscope 97 (1997) 1319–1325

Chandler JR, Goulding R, Moskowitz L et al: Nasopharyngeal angiofibromas: Staging and management. Ann Otol Rhinol Laryngol 93 (1984) 322–329

Cummings BJ, Blend R, Keane T: Primary radiation therapy for juvenile nasopharyngeal angiofibroma. Laryngoscope 94 (1984) 1599–1605

Economou TS, Abemayor E, Ward PH: Juvenile nasopharyngeal angiofibroma: an update of the UCLA experience, 1960–1985. Laryngoscope 98 (1988) 170–175

Fields JN, Halverson KJ, Devineni VR et al: Juvenile nasopharyngeal angiofibroma: efficacy of radiation therapy. Radiology 176 (1990) 263–265

Jereb J, Anggard A, Baryd I: Juvenile nasopharyngeal angiofibroma. A clinical study of 69 cases. Acta Radiol Ther Phys Biol 9 (1979) 302–310

Kuppersmith RB, Teh BS, Donovan DT et al: The use of intensity modulated radiotherapy for the treatment of extensive and recurrent juvenile angiofibroma. Int J Pediatr Otorhinolaryngol 52 (2000) 261–268

Lee JT, Chen P, Safa A et al: The role of radiation in the treatment of advanced juvenile angio-fibroma. Laryngoscope 112 (7 Pt 1) (2002) 1213–1220

Makek MS, Andrews JC, Fisch U: Malignant transformation of a nasopharyngeal angiofibroma. Laryngoscope 99 (1989) 1088–1092

McGahan RA, Durrance FY, Parke RB Jr et al: The treatment of advanced juvenile nasopharyngeal angiofibroma. Int J Radiat Oncol Biol Phys 17 (1989) 1067–1072

Micke O: Koehler A, Seegenschmiedt MH: Where there is no evidence: registry for rare benign diseases (Chapter 40) Craniopharyngeoma (Section 40.3.13) In: Seegenschmiedt MH, Makoski HB, Trott KR et al (eds): Radiotherapy for Non-Malignant Disorders. Contemporary Concepts and Clinical Results. Springer Berlin Heidelberg New York, 714–715, 2008

Million RR, Cassisi NJ, Mancuso AA et al: Juvenile Angiofibroma. In: Million RR, Cassisi NJ (eds): Management of head and neck cancer. A multidisciplinary approach. 2nd edition. Philadelphia, 627–641, 1994

Reddy KA, Mendenhall WM, Amdur RJ et al: Long-term results of radiation therapy for juvenile nasopharyngeal angiofibroma. Am J Otolaryngol 22 (2001) 172–175

Robinson ACR, Khouri GG, Ash DV et al: Evaluation of response following irradiation of juvenile angiofibromas. Br J Radiol 62 (1989) 245–247

Sinha PP, Aziz HI: Juvenile nasopharyngeal angiofibroma. A report of seven cases. Radiology 127 (2) (1978) 501–503

Spector JG. Management of juvenile angiofibromata. Laryngoscope 98 (1998) 1016–1026

Waldman SR, Levine HL, Astor F et al: Surgical experience with nasopharyngeal angiofibroma. Arch Otolaryngol 107 (1981) 677–682

Aneurysmatische Knochenzysten

Heyd R, Seegenschmiedt MH: Aneurysmal Bone Cyst (ABC) (Chapter 24) In: Seegenschmiedt MH, Makoski HB, Trott KR et al (eds): Radiotherapy for Non-Malignant Disorders. Contemporary Concepts and Clinical Results. Springer Berlin Heidelberg New York, 441–455, 2008

Pigmentierte villonodulöse Synovitis

Oppenkowski R, Seegenschmiedt MH: Pigmented Villonodular Synovitis (PVNS) (Chapter 21) In: Seegenschmiedt MH, Makoski HB, Trott KR et al (eds): Radiotherapy for Non-Malignant Disorders. Contemporary Concepts and Clinical Results. Springer Berlin Heidelberg New York, 383–395, 2008

Vertebrales Hämangiom

Heyd R, Seegenschmiedt MH: Vertebral Hemangiomas (VH) (Chapter 23) In: Seegenschmiedt MH, Makoski HB, Trott KR et al (eds): Radiotherapy for Non-Malignant Disorders. Contemporary Concepts and Clinical Results. Springer Berlin Heidelberg New York, 425–440, 2008

Heterotope Ossifikationen

Kölbl O, Alberti WE, Seegenschmiedt MH: Heterotopic Ossifications Prophylaxis–The hip. (Chapter 19) In: Seegen-schmiedt MH, Makoski HB, Trott KR et al (eds): Radiotherapy for Non-Malignant Disorders. Contemporary Concepts and Clinical Results. Springer Berlin Heidelberg New York, 357–37, 2008

Sautter-Bihl ML, Lukas P, Liebermeister E et al: Heterotopic Ossifications after head and spinal cord injuries (HSCI) (Chapter 19) In. Seegenschmiedt MH, Makoski HB, Trott KR et al (eds)Radiotherapy for Non-Malignant Disorders. Contemporary Concepts and Clinical Results. Springer Berlin Heidelberg New York, 373–381, 2008

Ahrengart L, Lindgren U: Heterotopic bone after hip arthroplasty. Defining the patient at risk. Clin Orthop 293 (1993) 153–159

Alberti W, Quack G, Krischke W et al: Verhinderung ektoper Ossifikationen nach Totalendoprothese des Hüftgelenks durch Strahlentherapie. Dtsch Med Wschr 120 (1995) 983–989

Almasbakk K, Roysiand P: Does indomethacin prevent postoperative ectopic ossification in total hip replacement? Acta Orthop Scand 48 (1977): 556

Anthony P, Keys H, McCollister-Evarts C et al: Prevention of heterotopic bone formation with early postoperative irradiation in high risk patients undergoing total hip arthroplasty: Comparison of 10 Gy versus 20 Gy schedules. Int Radiat Oncol Biol Phys 13 (1987) 365–369

Ayers DC, Evarts CM, Parkinson JR: The prevention of heterotopic ossification in high-risk patients by low-dose radiation therapy after total hip arthroplasty. J Bone Joint Surg 68-A (1986) 1423–1430

Ayers DC, Pellegrini VD, Evarts CM: Prevention of heterotopic ossification in high-risk patients of radiation therapy. Clin Orthop 263 (1991): 87–93

Bartels RH, Grotenhuis JA, Van der Spek JA: Symptomatic vertebral hemangiomas. J Neurosurg Sci 35 (1991): 187–192

Bijvoet OLM, Nollen AJG, Sloof TJJH; Feith R: Effect of diphosphonate on para-articular ossification after total hip replacement. Acta Orthop Scand 45 (1974): 926–934

Blount LH, Thomas BJ, Tran L et al: Postoperative irradiation for prevention of heterotopic bone: analysis of different dose schedules and shielding considerations. Int J Radiat Oncol Biol Phys 19 (1990): 577–581

Bosse MJ, Poka A, Reinert CM et al: Heterotopic bone formation as a complication of acetabular fractures. J Bone Joint Surg 70-A (1988) 1231–1237

Bremnes RM, Hauge HN, Sagsveen R: Radiotherapy in the treatment of symptomatic vertebral hemangiomas: Technical case report. Neurosurgery 39 (1996) 1054–1058

Brooker AF, Bowerman JW, Robinson RA et al: Ectopic ossification following total hip replacement. J Bone Joint Surg 55-A (1973) 1629–1632

Brunner R, Morscher E, Hünig R: Paraarticular ossification in total hip replacement; An indication for irradiation therapy. Arch Orthop Trauma Surg 106 (1987): 102–107

Caron JC: Para articular ossification in total hip replacement. In: Geschwend N, De Brunner HV (eds.): Total Hip Protheses. Bern 171–185, 1976

Cella JP, Salvati EA, Sculco TP: Indomethacin for the prevention of heterotopic ossification following total hip arthroplasty. J Arthroplasty 3 (1988): 229–234

Clough JR, Price CGH: Aneurysmal bone cyst: Pathogenesis and long term results of treatment. Clin Orthop 97 (1973) 52–63

Conterato DJ, Verner J, Hartsell WF et al: Prevention of hete-rotopic bone formation, comparison of 5 Gy versus 10 Gy. Int J Radiat Oncol Biol Phys 17 (Suppl. 1) (1989): 232

Coventry MB, Scanlon PW: The use of radiation of discourage ectopic bone. A nine-year study in surgery about the hip. J Bone Joint Surg 63-A (1981) 201–208

De Flitch DJ, Stryker JA: Postoperative hip irradiation in pre-vention of heterotopic ossification: causes of treatment fai-lure. 1993. Radiology 188 (1993) 265–270

De Lee J, Ferrari A, Charnley J: Ectopic bone formation fol-lowing low friction arthroplasty of the hip. Clin Orthop 121 (1976) 53

Doppman JL, Oldfield EH, Heiss JD: Symptomatic vertebral hemangiomas: Treatment by means of direct intralesional injection of ethanol. Radiology 214 (2000) 341–348

Elmstedt E, Lindholm TS, Nilsson OS et al: Effect of ibupro-fen on heterotopic ossification after hip replacement. Acta Orthop Scand 56 (1985) 25–27

Errico TJ, Fetto JF, Waugh TR: Heterotopic ossification: Inci-dence and relation to trochanteric osteotomy in 100 total hip arthroplasties. Clin Orthop 190 (1984) 138

Finerman GA, Stover S: Ossification following hip replacement or spinal cord injury: Two clinical studies with EHDP. Met Bone Dis Relat Res 3 (1981) 337–342

Fox MW, Onofrio BM: The natural history and management of symptomatic and asymptomatic vertebral hemangiomas. J Neurosurg 78 (1993) 36–45

Garland DE, Betzabe A, Kenneth GV et al: diphosphonate treatment for heterotopic ossification in spinal cord injury patients. Clin Orthop 176 (1983) 197–200

Garland DE, Orwin JF: Resection of heterotopic ossification in patients with spinal cord injuries. Clin Orthop 242 (1989) 169–176

Garland DE: A clinical perspective on common forms of acquired heterotopic ossification. Clin Orthop 263 (1991) 13–29

Garland DE: Resection of heterotopic ossification in the adult with head trauma. J Bone Joint Surg 67 (1985) 1261–1271

Goel A, Sharp DJ: Heterotopic bone formation after hip replacement. J Bone Joint Surg 73-B (1991) 255–257

Goldman AB, DiCarlo EF: Pigmented villonodular synovitis. Diagnosis and differential diagnosis. Radiol Clin North Am 26/6 (1988) 1327–1347

Granowitz SP, D´Antonio J, Mankin HL: The pathogenesis and long-term end results of pigmented villonodular synovitis. Clin Orthop 114 (1976) 335–351

Gregoritch S, Chadha M, Pellegrini V et al: Preoperative irra-diation for prevention of heterotopic ossification following prothetic total hip replacement. Preliminary results. Int J Radiat Oncol Phys 27 (suppl 1) (1993) 157–158

Harrison MJ, Eisenberg MB, Ullman JS et al: Symptomatic cavernous malformations affecting the spine and spinal cord. Neurosurgery 37 (1995) 195–205

Hedley AK, Leon PM, Douglas HH: The prevention of hetero-topic bone formation following total hip arthroplasty using 600 rad in a single dose. Arthroplasty 4 (1989) 319–325

Hierton C, Blomgren G, Lindgren U: Factors associated with heterotopic bone formation in cemented hip protheses. Acta Orthop Scand 54 (1983) 698–702

Jasty M, Schutzer S, Tepper J et al: Radiation-blocking shields to localize periarticular radiation precisely for prevention ot heterotopic bone formation around uncemented total hip arthroplasties. Clin Orthop 257 (1990) 138–145

Jereb B, Smith J: Giant aneurismal bone cyst of the innominate bone treated by irradiation. Br J Radiol 53 (1980) 489

Kantorowitz DA, Miller GJ, Ferrara JA et al: Preoperative ver-sus postoperative irradiation in the prophylaxis of hetero-topic bone formation in rats. Int J Radiat Oncol Biol Phys 19 (1990) 1431–1438

Karstens JH, Gehl H-B, Sawdis E et al: Strahlentherapie- eine wirksame Prophylaxe periartikulärer Verknöcherungen nach Implantation von Hüfttotalendoprothesen. Med Welt 41 (1990) 1101–1103

Kennedy WF, Thomas AG, Chessin H et al: Radiation therapy to prevent heterotopic ossification after cementless total hip arthoplasty. Clin Orthop 262 (1991) 185–191

Keret D, Harcke HT, Mendez AA et al: Heterotopic ossifica-tion in central nervous system-injured patients following closed nailing of femoral fractures. Clin Orthop 256 (1990) 254–259

Kjaersgaard-Andersen P, Schmidt SA: Indometacin for the prevention of ectopic ossification after hip arthroplasty. Acta Orth Scand 57 (1986): 12–14

Kleinert H: Über die Telekobalttherapie der Wirbelhämangi-ome. Strahlenther Onkol 134 (1967) 504–510

Konski A, Pellegrini V, Poulter C et al: Randomized trial coaparing single dose versus fractionated Irradiation for prevention of heterotopic bone. Int Radial Oncol Biol Phys 18 (1990a) 1139–1142

Konski A, Weiss C, Rosier R et al: The use of postoperative irradiation for prevention of heterotopic bone after total hip replacement with biological fixation (porous coated) prothesis: an animal model. Int J Radiat Oncol Biol Phys 18 (1990b) 861–865

Laredo JD, Reizine D, Bard M et al: Vertebral hemangiomas. Radiologic evaluation. Radiology 161 (1986) 183–189

Lo TC, Healy WL, Covall DJ et al: Heterotopic bone formation after hip surgery: prevention with single-dose postopera-tive hip irradiation. Radiology 168 (1988) 851–854

Maeda M, Tateishi H, Takaiga et al: High-energy, low-dose radiation therapy for aneurismal bone cyst. Report of a case. Clin Orthop 243 (1989) 200

Marcove RC, Sheth DS, Takemoto S et al: The treatment of aneurismal bone cyst Clin Orthop 311 (1995) 157

McLaren AC: Prophylaxis with indomethacin for heterotopic bone. J Bone Joint Surg 72-A (1990) 245–247

McLennan I, Keys HM, Evarts CM et al: Usefulness of post-operative hip irradiation in the prevention of bone forma-tion in a high risk group of patients. Int J Radiat Oncol Biol Phys 10 (1984) 49–53

McAllister VL, Kendall BE, Bull JWD: Symptomatic vertebral hemangiomas. Brain 98 (1975) 71–80

Metzenroth H, Publig W, Knahr K et al: Ossifikationsprophyla-xe nach Hüfttotalendoprothesen mit Indomethacin und ihr Einfluß auf die Magenschleimhaut. Z Orthop 129 (1991) 178–182

Nobler MP, Higinbotham ML, Phillips RF: The cure of aneu-rismal bone cyst. Irradiation superior to surgery in analysis of 33 cases. Radiology 90 (1968) 1185

O´Sullivan B, Cummings B, Catton C et al: Outcome fol-lowing radiation treatment for high-risk pigmented villo-nodular synovitis. Int J Radiat Oncol Biol Phys 32 (1995) 777–786

Orzel JA, Rudd TG: Heterotopic bone formation: Clinical laboratory and imaging correlation. J Nucl Med 26 (1985) 125

Padovani R, Acciarri N, Giulioni M et al: Cavernous angiomas of the spinal district: Surgical treatment of 11 patients. Eur Spine J 6 (1997) 298–303

Pastushyn AI, Slinko EI, Mirzoyeva GM: Vertebral hemangiomas: Diagnosis, management, natural history and clinicopathological correlates in 86 patients. Surg Neurol 50 (1998) 535–547

Pedersen NW, Kristensen SS, Schmidt SA et al: Factors associated with heterotopic bone formation following total hip replacement. Arch Orthop Trauma Surg 108 (1989) 92–95

Plasmans CMC, Kuypers WM, Slooff TJHH: The effect of ethane-1-hydroxyl-1,1-diphosphonic acid (EHDP) on matrix induced ectopic bone formation. Clin Orthop 132 (1978) 233–243

Prakash V, Lin MS, Perkash I: Detection of heterotopic calcification with tc-pyrophosphate in spinal cord injury patients. Clin Nucl Med 3 (1978) 167–169

Raco A, Ciappetta P, Artico M et al: Vertebral hemangiomas with cord compression: The role of embolization in five cases. Surg Neurol 34 (1990) 164–168

Rades D, Bajrovic A, Alberti A et al: Is there a dose-effect relationship for the treatment of symptomatic vertebral hemangioma? In: Int J Radiat Oncol Biol Phys 55 (2002) 178–181

Riegler HF, Harris CM: Heterotopic bone formation after total hip arthroplasty. Clin Orthop 117 (1976) 209

Ritter MA, Sieber JM: Prophylactic indomethacin for the prevention of heterotopic bone formation following total hip arthroplasty. Clin Orthop 196 (1985) 217–225

Ritter MA, Vaughan RB: Ectopic ossificatioons after total hip arthroplasty; predisposing factors, frequency and effect on results. J Bone Joint Surg 59 A (1977) 345–351

Russell RCG, Fleisch H: Pyrophosphate and diphosphonate in skeletal metabolism. Clin Orthop 108 (1975) 241–263

Sauer R, Seegenschmiedt MH, Goldmann A et al: Prophylaxe periartikulärer Verknöcherungen nach endoprothetischem Hüftgelenksersatz durch postoperative Bestrahlung. Strahlenther Onkol 168 (1992) 89–99

Sautter-Bihl ML, Liebermeister E, Heinze HG et al: The radiotherapy of heterotopic ossifications in para-plegics. The preliminary results. Strahlenther Onkol 171 (1995): 454–459

Schmidt SA, Kjaersgaard-Andersen P, Pedersen NW et al: The use of Indomethacin to prevent the formation of heterotopic bone after total hip replacement. J Bone Joint Surg 70 A (1988) 834–838

Seegenschmiedt MH, Goldmann AR, Martus P et al: Prophylactic radiation therapy for prevention of heterotopic ossification after hip arthroplasty: results in 141 high-risk hips. Radiology 188 (1993b) 257–264

Seegenschmiedt MH, Goldmann AR, Wölfel R et al: Prevention of heterotopic ossification (HO) after total hip replacement: randomized high versus low dose radiotherapy. Radiother Oncol 26 (1993a) 271–274

Seegenschmiedt MH, Martus P, Goldmann AR, et al: Peroperative vesus postoperative radiotherapiy for prevention of heterotopic ossification: First results of a randomised trial in high-risk patients. Int J Radiat Oncol Biol Phys 30 (1994) 63–73

Seegenschmiedt MH, Micke O, Heyd R: Heterotopic Ossifications: General Survey for all sites (Chapter 18) In: Seegenschmiedt MH, Makoski HB, Trott KR et al (eds): Radiotherapy for Non-Malignant Disorders. Contemporary Concepts and Clinical Results. Springer Berlin Heidelberg New York, 333–355, 2008

Seegenschmiedt MH, Keilholz L, Martus P et al: Prevention of heterotopic ossification about the hip: Final Results of two ran-domised trials in 410 patients using either preoperative or postoperative radiation therapy. Int J Radiat Oncol Biol Phys 39 (1997) 161–171

Seegenschmiedt MH, Makoski H-Br, Micke O, German Co-operative Group Radiotherapy for Benign Diseases:

Benign Diseases: Radiation prophylaxis for heterotopic ossification about the hip joint–a multi-center study. Int J Radiat Oncol Biol Phys 51 (2001) 756–765

Slawson RG, Poka A, Bathon H et al: The role of post operative radiation in the prevention of hetrotopic ossification in patients with posttraumatic acetabular fracture. Int J Radiat Oncol Biol Phys 17 (1989) 669–672

Sodemann B, Persson PE, Nilsson OS: Prevention of heterotopic ossification by non-steroid anti-inflammatory drugs after total hip arthroplasty. Clin Orthop 237 (1988) 158–237

Sylvester JE, Greenberg P, Selch MT et al: The use of postoperative irradiation for the prevention of heterotopic bone formation after total hip replacement. Int J Radiat Oncol Biol Phys 14 (1988) 471–476

Thomas BJ, Amstutz HC: Results of administration of diphosphonate for prevention of heterotopic ossification after total hip arthroplasty. J Bone Joint Surg 67-A (1985) 400–403

Tonna EA, Cronkite EF: Autoradiographic studies of cell proliferation in the periosteum of intact and fractured femora of mice utilizing DNA-labeling with H-3 thymidine. Proc Soc Exp Biol Med 107 (1961) 719–721

Unni KK, Ivins JC, Beabout JW et al: Hemangioma, hemangiopericytoma and hemangioendothelioma (angiosarcoma) of bone. Cancer 27 (1971): 1403–1414

Van der Werf GJIM, van Hasselt NGM, Tonino AJ: Radiotherapy in the prevention of recurrence of paraarticular ossification in total hip prosthesis. Arch Orthop Trauma Surg 104 (1985) 85–88

Winkler C, Dornfeld S, Baumann M et al: Effizienz der Strahlentherapie bei Wirbelhämangiomen. Strahlenther Onkol 172 (1996): 681–684

Wise MW 3rd, Robertson ID, Lachiewicz PF et al: The effect of radiation therapy on the fixation strength of an experimental porous-coated implant in dogs. Clin Orthop 261 (1990) 276–280

Wiss DA: Recurrent villonodular synovitis of the knee. Successful treatment with yttrium-90. Clin Orthop Related Res 169 (1982)139–144

Gelenke, Sehnen und Bandapparat: Allgemeine Gesichtspunkte

Constant CR, Murley AHG: A clinical method of functional assessment of the shoulder. Clin Orthop Rel Res 214 (1987) 160–164

Gocht, H: Therapeutische Verwendung der Röntgenstrahlen. Fortschr Röntgenstr 1 (1897) 14

Insall J: Rationale of the knee society clinical rating system. Clinical Orthop 248 (1989) 13–14

Keilholz L, Seegenschmiedt MH, Sauer R: Radiotherapy of degenerative joint disorders. Indication, technique and clinical results. Strahlenther Onkol 174 (1998) 243–250

Kellgren JH, Lawrence JS: Radiological assessment of osteoarthrosis. Annals of Rheum Dis 16 (1957) 494–502

Goldie I, Rosengren B, Moberg E et al: Evaluation of radiation treatment of painful conditions of the locomotor system. Acta Radiol Ther Phys 9 (1970) 311–322

Harris WH: Traumatic arthritis of the hip after dislocation and acetabular fractures: treatment by Mold arthroplasty. End result study using new method of evaluation. J Bone Joint Surg 51A (1976) 737–755

Hildebrandt G, Kamprad FH: Degenerative Joint Disease/ Activated Osteoarthrosis Deformans: Hip /Knee /Shoulder /Other Joints (Chapter 17). In: Seegenschmiedt MH, Makoski HB, Trott KR et al (eds): Radiotherapy for Non-Malignant Disorders. Contemporary Concepts and Clinical Results. Springer Berlin Heidelberg New York, 317–332, 2008

Leer JWH, van Houtte P, Daelaar J: Indications and treatment schedules for irradiation of benign diseases: a survey. Radiother Oncol 48 (1998) 249–257

Micke O und Seegenschmiedt MH: The German Working Group guidelines for radiation therapy of benign diseases: a multicenter approach in Germany. Int J Radiat Oncol Biol Phys 52 (2002) 496–513

Morrey BF, An KN, Chao EY: Functional evaluation of the elbow. In: Morrey BF (ed) The elbow and its disorders. Saunders Co Philadelphia London Toronto, 73–91, 1985

Order S, Donaldson SS: Radiation Therapy of Benign Diseases, Medical Radiology, 2nd edition, Springer Berlin Heidelberg New York 1999

Plenk HP: Calcifying tendinitis of the shoulder. A critical study of the value of X-ray therapy. Radiology 59 (1952) 384–389

Rödel F, Kamprad F, Sauer R et al: Funktionelle und molekulare Aspekte der anti-inflamma-torischen Wiurkung niedrig dosierter Radiotherapie: Strahlenther Onkol 178 (2002) 1–9

Sasaki T, Monji Y, Tsuge Y: High tibial osteotomy combined with anterior displacement of the tibial tubercle for osteoarthritis of knee. Internat J Orthopaedics 10 (1987) 31–40

Seegenschmiedt MH, Keilholz L, Stecken A et al: Radiotherapie bei plantarem Fersensporn. Strahlenther Onkol. 172 (1996) 376–383

Seegenschmiedt MH, Keilholz L: Epicondylopathia humeri and peritendinitis humero-scapularis: evaluation of radiation therapy long-term results and literature review. Radiother Oncol 47 (1998) 17–28

Seegenschmiedt MH, Katalinic A, Makoski H et al: Radiation therapy for benign diseases: patterns of care study in Germany. Int J Radiat Oncol Biol Phys 47 (2000) 195–202

Tegner Y, Lysholm D: Rating systems in evaluation of knee ligament injuries. Clin Orthop 198 (1985) 43–49

Valtonen EJ, Lilius HG, Malmio K: The value of roentgen irradiation in the treatment of painful degenerative and inflammatory musculo-skeletal conditions. Scand. J.Rheumatol. 4 (1975) 247–249

von Pannewitz G Die Röntgentherapie der Arthritis deformans. Klinische und experimentelle Untersuchungen. Ergebn Med Strahlenforsch 6 (1933) 62–126

von Pannewitz G: Degenerative Erkrankungen. In Diethelm L, et al (eds): Handbuch der medizinischen Radiologie Band XVII. Springer Berlin Heidelberg New York, 73–107, 1970

Bursitis

Leitzen C, Seegenschmiedt MH: Radiotherapie bei Bursitis trochanterica. In: Seegenschmiedt MH, Micke O (eds) Radiotherapie bei gutartigen Erkrankungen, Symposium 11.–12.März 2005, Diplodocus Verlag Altenberge, 87–96, 2005

Schunck J, Jerosch J: Endoskopische Resektion der Bursa trochanterica. Arthroskopie (2004) 96–99

Periarthropathia humeroscapularis

Adamietz B: Rotator Cuff Syndrome (RCS (Chapter 14) In: Seegenschmiedt MH, Makoski HB, Trott KR et al (eds): Radiotherapy for Non-Malignant Disorders. Contemporary Concepts and Clinical Results. Springer Berlin Heidelberg New York, 261–279, 2008

Adamietz B, Sauer R: Strahlentherapie beim Impingement-Syndrom des Schultergelenks. Strahlenther Onkol 179 (Sondernr. 1) (2003) 1

Baensch WE: Röntgentherapie der Tendinitis calcarea. Strahlentherapie 90 (1953) 514–518

Goldie I, Rosengren B, Moberg E et al: Evaluation of radiation treatment of painful conditions of the locomotor system. Acta Radiol Ther Phys 9 (1970) 311–322

Hassenstein E, Nüsslin F, Hartweg H et al: Die Strahlenbehandlung der Periarthritis humeroscapularis. Strahlentherapie 155 (1979) 87–93

Hassenstein EOM: Die Strahlenbehandlung gutartiger Erkrankungen – Indikationen, Ergebnisse und Technik. Röntgen-Blätter 39 (1986) 21–23

Hess F, Bonmann KH: Die Röntgentherapie der Arthrosen, Spondylosen , der Periarthritis humeroscapularis und der Epicondylitis. Strahlentherapie 96 (1955) 75–81

Hess F: Die Entzündungsbestrahlung. Dtsch Ärztebl 17 (1980) 1119–1121

Jenkinson EL, Norman RC, Wilson IA: Radiation therapy of the nontraumatic painful shoulder. Radiology 58 (1952) 192–197

Keilholz L, Seegenschmiedt MH, Kutzki D et al: Radiotherapy of the periarthritis humeroscapularis. Strahlenther Onkol 171 (1995) 379–384

Keinert K, Schumann E, Grasshof S: Die Strahlentherapie der Periarthritis humero-scapularis. Radiobiol Radiother 13 (1972) 3–8

Kutzner J, Störkel S, Schilling F et al: Die Bestrahlung als Therapie bei der sternokostoklaviculären Hyperostose. Med Klin 83 (1988) 516–519

Lindner H, Freislederer R: Langzeitergebnisse der Bestrahlung von degenerativen Gelenkerkrankungen. Strahlentherapie 158 (1982) 217–223

Mustakallio S: Über die Röntgenbehandlung der Periarthritis humeroscapularis. Acta Radiol (Stockh) 20 (1939) 22–32

Plenk HP: Calcifying tendinitis of the shoulder. A critical study of the value of X-ray therapy. Radiology 59 (1952) 384–389

Reinhold H, Sauerbrey R: Die Röntgentherapie des Schulter-Arm-Syndroms, Epicondylitiden an Schulter und Ellenbogen. Dtsch Med Wschr 86 (1961) 163–168

Sautter-Bihl ML, Liebermeister E, Scheurig H et al: Analgetische Bestrahlung degenerativ-entzündlicher Skeletterkrankungen. Dtsch Med Wschr 118 (1993) 493–498

Seegenschmiedt H, Keilholz L: Epicondylopathia humeri and peritendinitis humeroscapularis: evaluation of radiation therapy long-term results and literature review. Radiother Oncol 47 (1998) 17–28

Wieland C, Kuttig H: Hochvolttherapie bei Arthrosen und Entzündungen. Strahlentherapie 127 (1965) 44–48

Zschache H: Ergebnisse der Röntgenschwachbestrahlung. Radiobiol Radiother 13 (1972) 181–186

Zwicker C, Hering M, Brecht L et al: Strahlentherapie der Periarthritis humeroscapularis mit ultraharten Photonen. Vergleich mit kernspintomographischen Befunden. Radiologe 38 (1998) 774–778

Epicondylopathia humeri

Cocchi U: Erfolge und Misserfolge bei Röntgenbestrahlung nichtkrebsiger Leiden. Strahlentherapie 73 (1943) 255–284

Coonrad RW, Hooper WR: Tennis elbow: Its course, natural history, conservative and surgical management. J Bone Joint Surg 55-A (1973) 1177–1780

Gärtner C, Schüttauf M, Below M et al: Zur strahlentherapeutischen Behandlung chronisch-rezidivierender Skelettveränderungen an der Klinik für Onkologie. Radiobiol Radiother 29 (1988) 687–696

Hess F: Die Entzündungsbestrahlung. Dtsch Ärztebl 17 (1980) 1119–1121

Kammerer R, Bollmann G, Schwenger P et al: Ergebnisse der Strahlentherapie der Epicondylitis humeri bei unterschiedlicher Dosierung. Radiobiol Radiother 31 (1990) 503–507

Keim H: Mitteilung über die Durchführung der Entzündungsbestrahlung mit dem Telekobaltgerät. Strahlentherapie 127 (1965) 49–52

Mantell BS: The management of benign conditions. In: Hope-Stone HF (ed): Radiotherapy in Clinical Practice. Butterworths London, 384–399, 1986

Sautter-Bihl M-L, Liebermeister E, Scheurig H et al: Analgetische Bestrahlung degenerativ–entzündlicher Skeletterkrankungen. Dtsch Med Wschr 118 (1993) 493–498

Seegenschmiedt MH, Guntrum F, Krahl H: Humeral Epicondylopathia (HEP), Lateral and Medial Humeral Epicondylitis (Chapter 15) In: Seegenschmiedt MH, Makoski HB, Trott KR et al (eds): Radiotherapy for Non-Malignant Disorders. Contemporary Concepts and Clinical Results. Springer Berlin Heidelberg New York, 281–294, 2008

Seegenschmiedt MH, Keilholz L, Martus P et al: Epicondylopathia humeri: Indication, technique and clinical results of radiotherapy. Strahlenther Onkol 173 (1997) 208–218

Seegenschmiedt MH, Keilholz L: Epicondylopathia humeri and peritendinitis humeroscapularis: evaluation of radiation therapy long-term results and literature review. Radiother Oncol 47 (1998) 17–28

Siebert W, Seichert N, Siebert B, et al: What is the efficacy of soft and mild lasers in therapy of tendinopathies ? A double-blind study. Arch Orthop Trauma Surg 106 (1987) 358–363

von Pannewitz G: Zur Röntgentherapie entzündlicher Krankheiten. Med Welt 10 (1960) 181–189

von Pannewitz G: Degenerative Erkrankungen In: Handbuch der medizinischen Radiologie Bd. XVII, Springer, Berlin Heidelberg New York, 96–98, 1970

Wieland C, Kuttig H: Hochvolttherapie bei Arthrosen und Entzündungen. Strahlentherapie 127 (1965) 44–48

Zschache H: Ergebnisse der Röntgenschwachbestrahlung. Radiobiol Radiother 13 (1972) 181–186

Calcaneodynie/Achillodynie

Basche S, Drescher W, Mohr K: Ergebnisse der Röntgenstrahlentherapie beim Fersensporn. Radiobiol Radiother 21 (1980) 233–236

Cocchi U: Erfolge und Misserfolge bei Röntgenbestrahlung nichtkrebsiger Leiden. Strahlentherapie 73 (1943) 255–284

Glatzel M, Bäsecke S, Krauß A et al: Radiotherapy of painful plantar heel spur. Benig News; Vol. 2 (2001) 18–19

Keim H: Mitteilung über die Durchführung der Entzündungsbestrahlung mit dem Telekobaltgerät. Strahlentherapie 127 (1965) 49–52

Heyd R, Strassmann G, Filipowicz I et al: Radiotherapy in the management of inflammatory calcaneal heel spurs: results of a prospektive study. In: Seegenschmiedt MH, Makoski HB (eds): 11. Kolloquium Radioonkologie/Strahlentherapie. Radiotherapie von gutartigen Erkrankungen. Diplodocus Press Altenberge, 173–183, 2001

Koeppen D, Bollmann G, Gademann G: Ein Beitrag zur Dosiswirkungsbeziehung bei der Röntgentherapie des Fersensporns (Abstr.) Strahlenther Onkol 176 (Suppl 1) (2001) 91

Micke O, Ernst-Stecken A, Mücke R et al: Calcaneodynia: Plantar and dorsal heel spur/heel spur syndrome (Chapter 16) In: Seegenschmiedt MH, Makoski HB, Trott KR et al (eds): Radiotherapy for Non-Malignant Disorders. Contemporary Concepts and Clinical Results. Springer Berlin Heidelberg New York, 295–315, 2008

Mitrov G, Harbov I: Unsere Erfahrungen mit der Strahlentherapie von nichttumorartigen Erkrankungen. Radiobiol Radiother 8 (1967) 419–423

Oehler W, Hentschel B: Niedrigdosierte analgetische Radiotherapie von Arthrosen. Ärztebl Thüring 11 (2000) 92–95

Mantell BS: The management of benign conditions. In: Radiotherapy in Clinical Practice. Butterworths London, 384–399, 1986

Sautter-Bihl M-L, Liebermeister E, Scheurig H et al: Analgetische Bestrahlung degenerativ–entzündlicher Skeletterkrankungen. Dtsch Med Wschr 118 (1993) 493–498

Schäfer U, Micke O, Glashörster M et al: Strahlentherapeutische Behandlung des schmerzhaften Fersenbeinsporns. Strahlenther Onkol 171 (1994) 202–206

Schäfer U, Micke O, Glashörster M et al: Strahlentherapeutische Behandlung des schmerzhaften Fersenbeinsporns. Strahlenther Onkol 171: 202–206 (1995)

Schreiber H, Böhnlein G, Ziegler K: Strahlentherapie des schmerzhaften Fersensporns. In: Seegenschmiedt MH, Makoski HB (eds): 10. Kolloquium Radioonkologie/Strahlentherapie. Radiotherapie von gutartigen Erkrankungen. Diplodocus Press Altenberge, 186, 2000

Seegenschmiedt MH, Keilholz L, Katalinic A et al: Heel spur: radiation therapy for refractory pain–results with three treatment concepts. Radiology 200 (1996) 271–276

Seegenschmiedt MH, Keilholz L, Stecken A et al: Radiotherapy of plantar heel spur: indication, technique and clinical results for different dose concepts. Strahlenther Onkol 172 (1996) 376–383

Wieland C, Kuttig H: Hochvolttherapie bei Arthrosen und Entzündungen. Strahlentherapie 127 (1965) 44–48

Zschache H: Ergebnisse der Röntgenschwachbestrahlung. Radiobiol Radiother 13 (1972) 181–186

Degenerative Gelenerkrankungen

Barth G, Kern W et al: Ergebnisse der Röntgenbestrahlung der Arthrosis deformans. Med Welt 1 (1961) 506–509

Cocchi, U: Erfolge und Misserfolge bei Röntgenbestrahlung nichtkrebsiger Leiden. Strahlentherapie 73 (1943) 255–284

Court Brown, Doll, R: Mortality from cancer and other causes after radiotherapy for ankylosing spondylitis. Br Med J 2 (1965) 1327–1332

Dalicho WA: Zur Therapie der Arthrosis deformans. Ein Vergleich zwischen Röntgen- und Ultraschallbehandlung. Strahlentherapie 88 (1952) 657–661

Geyer E, Landgraf K: Ergebnisse der Röntgenbestrahlung bzw. Ultraschallbehandlung bei 1000 Fällen von Arthrosis deformans der Kniegelenke. Z Ärztl Fortb 49 (1955) 279–283

Glauner R: Die Entzündungsbestrahlung. Thieme Leipzig, pp 19–40/pp 150–156, 1940

Goldie I, Rosengren B, Moberg E et al: Evaluation of radiation treatment of painful conditions of the locomotor system. Acta Radiol Ther Phys 9 (1970) 311–322

Hassenstein E: Die Strahlenbehandlung gutartiger Erkrankungen- Indikationen, Ergebnisse und Technik. Röntgen-Blatt 39 (1986) 21–23

Hess F: Die Entzündungsbestrahlung. Dtsch Ärztebl 17 (1980) 1119–1121

Hess F:Die Strahlentherapie entzündlicher und degenerativer Erkrankungen. Therapiewoche 32 (1982) 4798–4804

Hess F: Die Strahlentherapie gutartiger Erkrankungen. Dtsch Ärztebl 83 (1986) 3374–3376

Hildebrandt G, Kamprad FH: Degenerative Joint Disease/ Activated Osteoarthrosis Deformans: Hip/Knee/Shoulder/ Other Joints (Chapter 17). In: Seegenschmiedt MH, Makoski HB, Trott KR et al (eds): Radiotherapy for Non-Malignant Disorders. Contemporary Concepts and Clinical Results. Springer Berlin Heidelberg New York, 317–332, 2008

Hornykiewytsch T: Grundlagen und Ergebnisse der Strahlenbehandlung entzündlicher und degenerativer Erkrankungen des Skeletts unter Berücksichtigung praktischer Gesichtspunkte. Intern Praxis 3 (1965) 117–121

Keilholz L, Seegenschmiedt MH, Sauer R: Radiotherapy of degenerative joint disorders. Indication, technique and clinical results. Strahlenther Onkol 174 (1998) 243–250

Kellgren JH, Lawrence JS: Radiological assessment of osteoarthrosis. Annals of Rheum Dis 16 (1957) 494–502

Lindner H, Freislederer R: Langzeitergebnisse der Bestrahlung von degenerativen Gelenkerkrankungen. Strahlentherapie 158 (1982) 217–223

Pereslegin IA, Podliashchuk U: Problems and perspectives of radiotherapy of non-tumor diseases, In: Vestnik-Rentgenologii-Radiologii 1 (1990) 54–58

Plenk HP: Calcifying tendinitis of the shoulder. A critical study of the value of X-ray therapy. Radiology 59 (1952) 384–389

Reichel WS: In: Diethelm L et al (eds): Handbuch der Medizinischen Radiologie Bd. XVII Spezielle Strahlentherapie gutartiger Erkrankungen. Springer Berlin Heidelberg New York 1970

Sautter-Bihl ML, Liebermeister H, Scheurig H et al: Analgetische Bestrahlung degenerativ-entzündlicher Skeletterkrankungen. Nutzen und Risiko. Dt Med Wschr 118 (1993) 493–498

Valtonen EJ, Lilius HG, Malmio K: The value of roentgen irradiation in the treatment of painful degenerative and inflammatory musculo-skeletal conditions. Scand J Rheumatol 4 (1975) 247–249

von Pannewitz G: Degenerative Erkrankungen; In: Zuppinger et al (ed): Handbuch der medizinischen Radiologie, Bd. XVII: Spezielle Strahlentherapie gutartiger Erkrankungen, Springer Heidelberg, 73–107, 1970

Wieland C, Kuttig H: Hochvolttherapie bei Arthrosen und Entzündungen. Strahlentherapie 127 (1965) 44–48

Zschache H: Ergebnisse der Röntgenschwachbestrahlung; Radiobiol Radiother 13 (1972) 181–186

Zervikal- und Lumbalsyndrom

Hess F: Die Entzündungsbestrahlung. Dtsch Ärztebl 17 (1980) 1119–1121

Hess F: Die Strahlentherapie entzündlicher und degenerativer Erkrankungen. Therapiewoche 32 (1982) 4798–4804

Hess F: Die Strahlentherapie gutartiger Erkrankungen. Dtsch Ärztebl 83 (1986) 3374–3376

Desmoide

Acker JC, Bossen EH, Halperin EC: The management of desmoid tumors.Int J Radiat Oncol Biol Phys 26 (1993) 851–858

Assad WA, Nori D, Hilaris BS et al: Role of brachytherapy in the management of desmoid tumors. Int J Radiat Oncol Biol Phys 12 (1986) 901–906

Atahan I, Lale F, Akyol F et al: Radiotherapy in the management of aggressive fibromatosis. Br J Radiol 62 (1989) 854–856

Bataini JP, Belloir C, Mazabraud A et al: Desmoid tumors in adults: the role of radiotherapy in their management. Am J Surg 155 (1988) 754–760

Ballo MT, Zagars GK, Pollack A: Desmoid tumor: Prognostic factors and outcome after surgery, radiation therapy or combined surgery and radiation therapy. J Clin Oncol 17 (1999) 158–167

Belliveau P, Graham AM: Mesenteric desmoid tumor in Gardner's syndrome treated by Sulindac. Dis Colon und Rect 10 (1984) 53–54

Bataini JP, Belloir C, Mazabraud A et al: Desmoid tumors in adults: The role of radiotherapy in their management. Amer J Surg 155 (1988) 754–760

Enzinger FM, Shiraki M: Musculo-aponeurotoc fibromatosis of the shoulder girdle (extra-abdominal desmoid). Cancer 20 (1967) 1131–1140

Greenberg HM, Goebel R, Weichselbaum RR et al: Radiation therapy in the treatment of aggressive fibromatosis. Int J Radiat Oncol Biol Phys 7 (1981) 305–310

Goy BW, Lee SP, Eilber F et al: The role of adjuvant radiotherapy in the treatment of resectable desmoid tumors. Int J Radiat Oncol Biol Phys 39 (1997) 659–665

Hoffmann W, Weidmann B, Schmidberger H et al: Klinik und Therapie der aggressiven Fibromatose (Desmoide). Strahlenther Onkol 169 (1993) 235–241

Kamath SS, Parsons JT, Marcus RB: Radiotherapy for local control of aggressive fibromatosis. Int J Radiat Oncol Biol Phys 36 (1996) 325–328

Karakousis P, Mayordomo J, Zografos GO et al: Desmoid tumors of the trunk and extremity. Cancer 72 (1993) 1637–1641

Keus RB, Bartelink H: The role of radiotherapy in the treatment of desmoid tumors. Radiother Oncol 7 (1986) 1–5

Kiel KD: Radiation therapy in the treatment of aggressive fibromatoses (desmoid tumors). Cancer 54 (1984) 2051–2055

Kinzbrunner B, Ritter S, Domingo J: Remission of rapidly growing desmoid tumors after tamoxifen. Cancer 52 (1983) 2201–2204

Kirschner MJ, Sauer R: Die Rolle der Radiotherapie bei der Behandlung von Desmoidtumoren. Strahlenther Onkol 169 (1993) 77–82

Klein WA, Miller HH, Anderson M: The use of indomethacin, sulindac and tamoxifen for the treatment of desmoid tumors associated with familial polyposis. Cancer 60 (1987) 2863–2868

Lanari A: Effect of progesterone on desmoid tumors (aggressive fibromatoses). New Engl J Med 309 (1993) 309–312

Leibel SA, Wara WM, Hill D et al: Desmoid tumors: Local control and patterns of relapse following radiation therapy. Int J Radiat Oncol Biol Phys 9 (1983) 1167–1171

Leithner A, Schnack B, Katterschafka T et al: Treatment of extra-abdominal desmoid tumors with interferon-alpha with or without tretinoin. J Surg Oncol 73 (2000) 21–25

McCullough WM, Parson JT, van der Griend R et al: Radiation therapy for aggressive fibro-matosis. J Bone Joint Surg 73A (1991) 717–725

Micke O, Eich HT, Bruns F et al: Degenerative Joint Disease/ Activated Osteoarthrosis Deformans: Hip /Knee /Shoulder/ Other Joints (Chapter 12). In: Seegenschmiedt MH, Makoski HB, Trott KR et al (eds): Radiotherapy for Non-Malignant Disorders. Contemporary Concepts and Clinical Results. Springer Berlin Heidelberg New York, 225–234, 2008

Miralbell R, Suit HB, Mankin H et al: Fibromatoses: from postsurgical surveillance to combined surgery and radiation therapy. Int J Radiat Oncol Biol Phys 18 (1990) 535–540

Posner MC, Shiu MH, Newsome JL: The desmoid tumor–not a benign disease. Arch Surg 124 191–196 (1989)

Reitamo JJ, Scheinin TM, Häyvry: The desmoid syndrome. Amer J Surg 152 (1986) 230 –237

Sherman NE, Romsdahl M, Evans H et al: Desmoid tumors: a 20 year radiotherapy experience. Int J Radiat Oncol Biol Phys 19 (1990) 37–40

Spear MA, Jennings LC, Mankin HJ: Individualizing management of aggressive fibromatoses. Int J Radiat Oncol Biol Phys 40 (1998) 637–645

Stockdale AD, Cassoni AM, Coe MA et al: Radiotherapy and conservative therapy in management of musculoaponeurotic fibromatosis. Int J Radiat Oncol Biol Phys 15 (1998) 851–857

Suit HD: Radiation dose and responseof desmoid tumors. Int J Radiat Oncol Biol Phys 9 (1990) 225–227

Suit HD, Spiro I: Radiation treatment of benign mesenchymal disease. Sem Radiat Oncol 9 (1999) 171–178

Walther E, Hünig R, Zalad S: Behandlung der aggressiven Fibromatose. Orthopädie 17 (1998) 193–200

Wadell WR, Gerner RE: Indimethacin and ascorbate inhibit desmoid tumors. J Surg Oncol 15 (1980) 85–90

Weiss AJ, Lackman RD: Low-dose chemotherapy in desmoid tumors. Cancer 64 (1989) 1192–1194

Wilcken N, Tattersall MH: Endocrine therapy for desmoid tumors. Cancer 68 (1991) 1384–1388

Zelefsky MJ, Harrison LB, Shiu MH et al: Combined surgical resection and iridium-192 implantation for locally advanced and recurrent desmoid tumors. Cancer 67 (1991) 380–384

Induratio penis plastica

Alth G, Koren H, Gasser G et al: On the therapy of induratio penis plastica (Peyronie's disease) by means of radium moulages. Strahlentherapie, 161 (1) (1985) 30–34

Bruns F, Kardels B, Schäfer U et al: Strahlentherapie bei Induratio penis plastica. Röntgenpraxis 52 (1999) 33–37

Feder BH: Peyronie's disease. J Am Geriatr Soc 19 (1971) 947–951

Hauck EW, Weidner W: Francois de la Peyronie and the disease named after him. Lancet 357 (2001) 2049 –2051

Helvie WW, Ochsner SF: Radiation therapy in Peyronie's disease. South Med J 65 (1972) 1192–1196

Incrocci L: Peyronie's Disease (Chapter 10). In: Seegenschmiedt MH, Makoski HB, Trott KR et al (eds): Radiotherapy for Non-Malignant Disorders. Contemporary Concepts and Clinical Results. Springer Berlin Heidelberg New York, 193–207, 2008

Incrocci L, Wijnmaalen A, Slob AK et al: Low-dose radiotherapy in 179 patients with Peyronie's disease: treatment outcome and current sexual function.Int J Radiat Oncol Biol Phys 47 (2000) 1353–1356

Kelami A: Classification of congenital and acquired penile deviation. Urol Int 38 (1983) 229–232

Martin CL: Long time studyof patients with Peyronie's disease treated with irradiation. AJR Am J Roentgenol 114 (1972) 492–495

Micke O, Seegenschmiedt MH: German Working Group guidelines for radiation therapy of benign diseases: a multicenter approach in Germany. Int J Radiat Oncol Biol Phys 52 (2002) 496–513

Mira JG, Chahbazian CM, del Regato JA: The value of radiotherapy for Peyronie's disease: Presentation of 56 new case studies and review of the literature. Int J Radiat Oncol Biol Phys 6 (1989) 161–166

Nesbit RM: Congenital curvature of the phallus. Report of three cases with description of corrective operation. J Urol 93 (1950) 230–232

Pambor M, Schmidt W, Wiesner M et al: Induratio penis plastica – Ergebnisse nach kombinierter Behandlung mit Röntgenbestrahlung und Tokopherol. Z Klin Med 40 (1985) 1425–1427

Rodrigues CI, Hian Njo, Karim AB: Results of radiotherapy and vitamin E in the treatment of Peyronie's disease . Int J Radiat Oncol Biol Phys 31 (1995) 571–574

Schubert GE: Anatomy and Pathophysiology of Peyronie's Disease and Congenital Deviation of the Penis. Urol Int 47 (1991) 231–235

Viljoen IM, Goedhals L, Doman MJ: Peyronie's disease: A perspective on the disease and the long-term results of radiotherapy. S Afr Med J 83 (1993) 19–20

Williams JL, Thomas CG: The natural history of Peyronie's disease. J Urol 103 (1970) 75–76

Wagenknecht LV, Meyer WH, Kiskemann A: Wertigkeit verschiedener Therapieverfahren bei Induratio penis plastica. Urol Int 37 (1982) 335–348

Weisser GW, Schmidt B, Hübener KH et al: Die Strahlenbehandlung der Induratio penis plastica. Strahlentherapie und Onkol. 163 (1987) 23–28

Morbus Dupuytren

Seegenschmiedt MH: Morbus Dupuytren /Morbus Ledderhose (Chapter 9). In: Seegenschmiedt MH, Makoski HB, Trott KR et al (eds): Radiotherapy for Non-Malignant Disorders. Contemporary Concepts and Clinical Results. Springer Berlin Heidelberg New York, 161–191, 2008

Adamietz B, Keilholz L, Grünert J et al: Die Radiotherapie des Morbus Dupuytren im Frühstadium. Langzeitresuktate nach einer medianen Nachbeobachtungszeit von 10 Jahren. Strahlenther Onkol 177 (2001) 604–610

Finney R: Dupuytren's contracture. Br J Radiol 28 (1955) 610–613

Herbst M, Regler G: Dupuytrensche Kontraktur. Radiotherapie der Frühstadien. Strahlentherapie 161 (1985) 143–147

Hesselkamp J, Schulmeyer M, Wiskemann A: Röntgentherapie der Dupuytren'schen Kontraktur im Stadium I. Therapiewoche 31 (1981) 6337–6338

Keilholz L, Seegenschmiedt MH, Sauer R: Radiotherapy in early stage Dupuytren's Contracture Initial and Long-Term Results. Int J Radiat Oncol Biol Phys 36 (1996) 891–897

Keilholz L, Seegenschmiedt MH, Born AD et al: Radiotherapy in the early stage of Dupuytren's disease: The indications, technic and long-term results. Strahlenther Onkol 173 (1997) 27–35

Köhler AH: Die Strahlentherapie der Dupuytrenschen Kontraktur. Radiobiol Radiother 25 (1984) 851–853

Lukacs S, Braun-Falco O, Goldschmidt H: Radiotherapy of Benign Dermatoses: Indications, Practice, and Results. J Dermatol Surg Oncol 4: 620–625 (1978)

Micke O und Seegenschmiedt MH: The German Working Group guidelines for radiation therapy of benign diseases: a multicenter approach in Germany. Int J Radiat Oncol Biol Phys 52 (2002) 496–513

Seegenschmiedt MH, Olschewski T, Guntrum F: Radiotherapy optimization in early-stage Dupuytren's contracture: first results of a randomized clinical study. Int J Radiat Oncol Biol Phys 49 (2001) 785–798

Vogt HJ, Hochschau L: Behandlung der Dupuytrenschen Kontraktur. Münch Med Wschr 122 (1980) 125–130

Wasserburger K: Zur Therapie der Dupuytrenschen Kontraktur. Strahlentherapie 100 (1956) 546–560

Keloide

Borok TL, Bray M, Sinclair I et al: Role of ionizing irradiation for 393 keloids. Int J Radiat Oncol Biol Phys 15 (1988) 865–870

Cosman B, Crikelair GF, Gaulin J et al: The surgical treatment of keloids. Plast Reconstr Surg 27 (1961) 335–337

Doornbos JF, Stoffel TJ, Hass AC et al: The role of kilovoltage irradiation in the treatment of keloids. Int J Radiat Oncol Biol Phys 18 (1990) 833–839

Emhamre A, Hammar H: Treatment of keloids with postoperative X-ray irradiation. Dermatologica 167 (1983) 90

Escarmant P, Zimmermann S, Amar A et al: The treatment of 783 keloid scars by Iridium 192 interstitial irradiation after surgical excision. Int J Radiat Oncol Biol Phys 26 (1993) 245–251

Guix B, Andres A, Salort P et al: Keloids and Hypertrophic Scars (Chapter 11). In: Seegenschmiedt MH, Makoski HB, Trott KR et al (eds): Radiotherapy for Non-Malignant Disorders. Contemporary Concepts and Clinical Results. Springer Berlin Heidelberg New York, 209–224, 2008

Guix B, Henriquez I, Andres A et al: Treatment of keloids by high-dose-rate brachytherapy a seven-year-study. Int J Radiat Oncol Biol Phys 50 (2001) 167–172

Inalsingh CHA: An experience in treating five hundred and one patients with keloids. Johns Hopkins Med J 134 (1974) 284–286

Janssen de Limpens MP: Comparison of the treatment of keloids and hypertrophic scars. Eur J Plast Surg 9 (1986) 18–21

Kovalic JJ, Perez CA: Radiation therapy following keloidectomy: A 20-year experience. Int J Radiat Oncol Biol Phys 17 (1989) 77–80

Lo TCM, Seckel BR, Salzman FA, Wright KA: Single-dose electron beam irradiation in treatment and prevention of keloids and hypertrophic scars. Radiother Oncol 19 (1990) 267–272

Micke O, Seegenschmiedt MH: The German Working Group guidelines for radiation therapy of benign diseases: a multicenter approach in Germany. Int J Radiat Oncol Biol Phys 52 (2002) 496–513

Ollstein RN, Siegel HW, Gillooley JF et al: Treatment of keloids by combined surgical excision and immediate postoperative X-ray therapy. Ann Plast Surg 7 (1981) 281–283

Prott FJ, Micke O, Wagner W et al: Narbenkeloidprophylaxe durch Bestrahlung mit Strontium-90. MTA 12 (1997) 425–428

Roesler HP, Zapf S, Kuffner HD et al: Strahlentherapie beim Narbenkeloid.Fortschritte der Medizin 111 (1993) 46–49

Sallstrom KO, Larson O, Heden P et al: Treatment of keloids with surgical excision and postoperative X-ray radiation. Scand J Plast Reconstr Surg Hand Surg 23 (1989 211–214)

Haut und sonstige Erkrankungen

Alafthan O, Holsti LR: Prevention of gynecomastia by local roentgen irradiation in estrogen treated prostatic carcinomas. Scand J Urol Nephrol 3 (1969)183–186

Amer M, Diab N, Ramadan A et al: Therapeutic evaluation for intralesional injection of bleomycin sulfate in 143 resistant warts. J Am Acad Dermatol 18 (1988) 1313–1316

Bunney MH, Nolan MW, Buxton DK et al: The treatment of resistant warts with intralesional bleomycin: A controlled clinical trial. Br J Dermatol 111 (1984) 197–199

Chou JL, Easley JD, Feldmeier JJ: Effective radiotherapy in palliating mammalgia associated with gyneco-mastia after

DES therapy. Int J Radiat Oncol Biol Phys 15 (1988) 749–751

Coskey RJ: Treatment of plantar warts in children with a salicylic acid-podophyllin-cantharidin product . Pediatr Dermatl 2 (1984) 71–73

Fröhlich D, Baaske D, Glatzel M: Radiotherapy of hidradenitis suppurativa–still valid today? Strahlenther Onkol 176 (2000) 286–289

Hassenstein E: Die Strahlenbehandlung gutartiger Erkrankungen–Indikationen, Ergebnisse und Technik. Röntgenblätter 39 (1986) 21–23

Manusco JE, Abramow SP, Dimichino BR et al: Carbon dioxide laser management of plantar verruca: A 6-year follow-up survey. J Foot Surg 30 (1991) 238–240

Metzger H, Junker A, Voss AC: Die Bestrahlung der Brustdrüsen als Prophylaxe der östrogen-induzierten Gynäkomastie beim Prostatakarzinom. Strahlenther Onkol 156 (1980) 102–104

Seegenschmiedt MH, Katalinic A, Makoski H et al: Radiation therapy for benign diseases: patterns of care study in Germany. Int J Radiat Oncol Biol Phys 47 (2000) 195–202

Panizzon RG, Mirimanoff R, Seegenschmiedt MH: Tumors, Hyperplasia, Dermatoses (Chapter 8). In: Seegenschmiedt MH, Makoski HB, Trott KR et al (eds): Radiotherapy for Non-Malignant Disorders. Contemporary Concepts and Clinical Results. Springer Berlin Heidelberg New York, 209–224, 2008

Wolf H, Madson PO, Vermund H: Prevention of estrogeninduced gynecomastia by external irradiation. J Urol 102 (1969) 607–609

R. Fietkau
H. Iro

Lippen und Mundhöhle

Epidemiologie und Ätiologie

Die Inzidenz von Mundhöhlentumoren schwankt regional sehr stark. Die höchste Inzidenzrate in Europa hat das Department Bas-Rhin in Frankreich mit ca. 70 Neuerkrankungen pro 100 000 Einwohner/Jahr (Muir et al. 1987). Demgegenüber beträgt die Inzidenz in den USA 9,5 und in Japan 1,84 pro 100 000 Einwohner/Jahr (Zheng et al. 1999). Ob die Häufigkeit von Mundhöhlenkarzinomen zunimmt, lässt sich derzeit als eindeutiger Trend nicht erkennen. So berichtet Shiboski et al. (2000), dass die jährlichen Inzidenzraten in den USA zwischen 1973 bis 1984 und 1985 bis 1996 bei weißen Männern abnahmen, jedoch bei Subpopulationen wie älteren schwarzen Männern (65–69 Jahre) und jungen weißen Männern sowie Frauen (30–34 bzw. 25–29 Jahre) zunahmen. Die Fünfjahres-Überlebensraten blieben in den beobachteten Zeiträumen unverändert. In Finnland (Alho et al. 1999) fielen die Inzidenzraten von Zungenkarzinomen in den 60er Jahren, um dann in den 90er Jahren wieder anzusteigen, wobei die Fünfjahres-Überlebensraten von 40 auf 58 % anstiegen. Auch aus Indien (Gupta 1999) wird ein signifikanter Anstieg besonders bei unter 50-jährigen Personen berichtet. Zheng et al. (1999) fanden in Japan einen Anstieg der altersstandardisierten Mortalitätsraten von 1,14 (1952) auf 1,84 (1991).

Bei den deutschen Daten werden Mundhöhlen- und Rachentumoren in der Regel zusammengefasst (Robert-Koch-Institut 2002; Becker und Wahrendorf 1998). Die Inzidenz von Mundhöhlen- und Pharynxkarzinomen beträgt ca. 16,7 bei Männern und ca. 2,4 bei Frauen. Das bedeutet, dass der Anteil dieser Tumoren an allen Krebserkrankungen bei Männern ca. bei 4–5 % und bei Frauen bei ca. 1 % liegt. Damit erkranken in Deutschland jährlich ca. 7800 Männer und 3000 Frauen an diesen Tumoren. Nach erheblicher Zunahme der Häufigkeit dieser Tumoren bis Mitte der 80er Jahre nimmt deren Inzidenz bei Män-

nern nicht mehr zu, während sie bei Frauen weiter ansteigt.

Der definitive pathogenetische Weg der Entstehung von Mundhöhlenkarzinomen ist noch unklar. Eine Reihe von umwelt- und patientenbedingten Parametern wird ätiologisch mit dem Mundhöhlenkarzinom in Verbindung gebracht. Hauptfaktor dürfte jedoch der Tabak (Rauchen, Kautabak) sein. Sonstige Faktoren sind:
– Sonnenstrahlung.
– Virale Infektionen (z.B. Herpes) beim Lippenkarzinom (Moore et al. 1999).
– Scheuernde oder schlecht sitzende Prothesen beim Zungenkarzinom.
– Alkoholgenuss.
– Mangelhafte Ernährung.
– Kauen von Betelblättern.

Als Präkanzerosen werden die Leukoplakie, der M. Bowen, die Melanosis circumscripta praecancerosa und der Lichen ruber planus angesehen. Insbesondere bei Leukoplakien muss mit einer Entartung bei 10–17 % der Patienten gerechnet werden.

Regionale Tumoranatomie und Histologie

Anatomie

Tumoren, die im Bereich der Ober- und Unterlippe, des Zahnfleisches, des harten Gaumens, der Wangenschleimhaut, des Mundbodens und der vorderen zwei Drittel der Zunge (entsprechend dem beweglichen Teil der Zunge) liegen, werden als Tumoren der Mundhöhle bezeichnet. Die klinische Beurteilung der Ergebnisse der verschiedenen genannten Lokalisationen ist schwierig, da sehr viele Autoren die Ergebnisse der Kopf-Hals-Tumoren oder Mundhöhlenkarzinome zusammenfassen.

Lippe

Die Lippenregion wird gebildet aus der Ober- und Unterlippe, die aus dem M. orbicularis mit der darüber liegenden Haut bzw. Schleimhaut besteht.

Gingiva

Die obere Gingiva wird gebildet aus dem Alveolarkamm der Maxilla, der mit Schleimhaut bedeckt ist. Die Zähne durchdringen die Gingivaschleimhaut. Nach medial und dorsal wird die Gingiva durch den harten Gaumen begrenzt. Die untere Gingiva bedeckt die Mandibula bis zum retromolaren Dreieck. Nach medial wird die Gingiva durch den Mundboden, nach lateral durch den Sulcus gingivobuccalis begrenzt.

Bukkale Mukosa (Wange)

Die Wange erstreckt sich vom oberen bis zum unteren Alveolarkamm und in anterior/posteriorer Richtung von der vorderen Kommissur der Lippen bis zum retromolaren Dreieck.

Mundboden

Die Mundbodenregion wird durch die untere Gingivalregion nach anterior und lateral begrenzt; nach dorsal erstreckt sie sich bis zum Übergang in die Zunge an der Plica sublingualis. Durch das Frenulum (Zungenbändchen) wird der Mundboden in zwei Hälften geteilt.

Bewegliche Zunge

Die orale Zunge wird nach dorsal durch die Papillae circumvallatae vom Zungengrund, nach lateral durch den Sulcus glossoalveolaris von der Gingiva und nach ventral in Höhe der Plica sublingualis vom Mundboden abgegrenzt.

Histologie

Bei ca. 90 % der bösartigen Tumoren der Mundhöhle handelt es sich um Plattenepithelkarzinome unterschiedlicher Differenzierung. Seltener werden adenoid-zystische Karzinome und Adenokarzinome (vor allem von den kleinen Speicheldrüsen ausgehend), mukoepidermoide Karzinome, Lymphome, Melanome oder Sarkome beobachtet. Metastatische

Absiedlungen anderer Organtumoren kommen nur ausnahmsweise vor.

Klinik

Untersuchung und bildgebende Diagnostik

Die Tumoren der Mundhöhle sind der Inspektion und Palpation gut zugänglich. Diese beiden Untersuchungen sind daher nach wie vor die wichtigsten Techniken zur Beurteilung der Tumorausdehnung. Palpatorisch kann die submuköse Ausdehnung des Tumors beurteilt werden oder ob bei Zungen- oder Mundbodenkarzinomen die Mittellinie überschritten wurde oder ob eine Fixation des Tumors am Unterkiefer vorliegt.

In den letzten Jahren hat sich die Ultraschalluntersuchung insbesondere zur Beurteilung der Tiefeninfiltration der Tumoren bewährt. Dabei konnten wichtige Rückschlüsse auf die Häufigkeit von Lymphknotenmetastasen und die Prognose der Patienten gezogen werden (siehe einzelne Unterkapitel). Allerdings wird diese Methode noch nicht allgemein gefordert.

Zur Beurteilung einer potenziellen Knocheninfiltration können eine Unterkiefer-Panoramaaufnahme, eine CT-Untersuchung oder ein Skelettszintigramm herangezogen werden, wobei die CT-Untersuchung allgemein als besonders aussagekräftig gilt. Der Stellenwert der Computertomographie zur Beurteilung der Tumorausdehnung in den Weichteilen ist gering. Besser geeignet ist dazu die Kernspintomographie.

Die Beurteilung der Halslymphknoten sollte heutzutage prinzipiell mittels Ultraschall, ggf. ergänzt durch eine Feinnadelaspiration verdächtiger Befunde (Hodder et al. 2000; Knappe et al. 2000) und Palpation erfolgen. Mit Hilfe dieser Methoden lassen sich eine Sensitivität von ca. 90 % und eine Spezifität von 80–95 % erreichen. Knappe et al. (2000) geben als Grenzen der Ultraschalluntersuchung retropharyngeale Lymphknoten, Mikrometastasen und Lymphknoten, die kleiner als 4 mm sind, an. In der Computertomographie können die Lymphknoten nur nach der Größe beurteilt werden, sodass deren Aussagekraft gegenüber der Ultraschalluntersuchung zurücktritt. Die Positronenemissions-Tomographie (PET) mit F-18-Fluorodesoxyglukose ist in Kombination mit einer Computertomographie sensitiver für klinisch okkulte Lymphknotenmetastasen als ein CT oder MR allein (NG et al. 2005, 2007; Kim et al. 2008). Bei cT1- und cT2-Mundhöhlentumoren konnte die PET/CT das Risiko von okkulten Lymphknotenme-

Tabelle I. a). Stadieneinteilung des Primärtumors gemäß UICC (2002).

Stadieneinteilung	
TX	Keine Einteilung des Primärtumors möglich
T0	Kein Anhalt für einen Primärtumor
Tis	Carcinoma in situ
T1	Primärtumor kleiner 2 cm in seiner größten Ausdehnung
T2	Primärtumor größer als 2 cm, aber kleiner als 4 cm in seiner größten Ausdehnung
T3	Primärtumor größer als 4 cm in seiner größten Ausdehnung
T4a Lippe	Tumor infiltriert durch kortikalen Knochen, den N. alveolaris inferior, in Mundhöhlenboden oder in Haut (Kinn oder Nase)
T4a Mundhöhle	Tumor infiltriert durch kortikalen Knochen in äußere Muskulatur der Zunge (M. genioglossus, M. hyoglossus, M. palatoglossus und M. styloglossus), Kieferhöhle oder Gesichtshaut
T4b Lippe und Mundhöhle	Tumor infiltriert Spatium masticatorium, Processus pterygoideus oder Schädelbasis oder umschließt die A. carotis interna

Tabelle I. b). Einteilung des Lymphknotenstatus.

N-Status	UICC 2002	AJCC 1983		AJCC 1988	UICC 85
N/pNX	Der regionale LK-Status kann nicht beurteilt werden				
N/pN0	Keine regionalen Lymphknotenmetastasen				
N/pN1	Metastasen in einem beweglichen Lymphknoten 3 cm oder kleiner im größten Durchmesser			Metastasen in ipsi-lateralen beweglichen Lymphknoten	
N/pN2	N2a	Metastase in einem ipsilateralen Lymphknoten größer als 3 cm, aber kleiner als 6 cm in der größten Ausdehnung			
	N2b	Metastase in multiplen ipsilateralen Lymphknoten, keine größer als 6 cm in		Metastasen in beweglich kontralateralen oder der größten Ausdehnung bilateralen Lymphknoten	
	N2c	Metastasen in beiseitigen oder kontralateralen Lymphknoten, keine mehr als 6 cm in der größten Ausdehnung			
N/pN3	Metastasen in einem Lymphknoten mit mehr als 6 cm im größten Durchmesser	N3a Homolaterale Lymphknotenmetastase größer als 6 cm		Metastase in einem Lymphknoten größer als 6 cm	Fixierte Lymphknotenmetastasen
		N3b Beidseitige Lymphknotenmetastasen			
		N3c Kontralaterale klinisch positive Lymphknotenmetastasen			

Tabelle I. c). Fernmetastasen.

MX	Fernmetastasen können nicht beurteilt werden
M0	Kein Anhalt für Fernmetastasen
M1	Fernmetastasen sind nachgewiesen

Tabelle I. d). Stadiengruppierung.

Stadium I	T1N0M0
Stadium II	T2N0M0
Stadium III	T3N0M0 T1–3N1M0
Stadium IVa	T4aN0–1M0 T1–3N1–2M0
Stadium IVb	T1–4N3M0 T4bN1–3M0
Stadium IVc	T1–4N1–3M1

tastasen auf 3,3 % bei cT1-Tumoren und 9,2 % bei cT2-Tumoren absenken (Ng et al. 2006) senken. Nahamias et al. (2007) halten die Spezifität von 79 % und die Sensitivität von 82 % beim klinisch negativen Lymphknotenstatus allerdings noch nicht für ausreichend, um auf eine präventive Behandlung der Lymphknoten verzichten zu können. Auch Kraabe et al. (2008) berichten, dass die PET/CT Untersuchung zwar bessere Ergebnisse im Nachweis von okkulten Lymphknotenmetastasen liefert als CT, Ultraschall und MR, aber dass die Aussage noch nicht sensitiv genug ist, um auf therapeutische Maßnahmen zu verzichten. Zusammenfassend ist die PET/CT derzeit ein wichtiges wissenschaftliches Forschungsgebiet, der Stellenwert in dem Nachweis von Fernmetastasen und Lymphknotenmetastasen ist derzeit noch nicht endgültig definiert.

Fernmetastasen sowie Lymphknotenmetastasen mit Invasion in die Jugularvene, extrakapsulärem Wachstum oder multiple Lymphknotenmetastasen treten vor allem bei T3/4-Tumoren auf. Bei der Primärdiagnose weisen ca. 5 % der Patienten bereits Fernmetastasen auf, im weiteren Verlauf erhöht sich deren Wahrscheinlichkeit auf 15–20 % je nach Tumorlokalisation und Ausgangsstadium. Nach Ferlito et al. (2001) sind die meisten Fernmetastasen mit 66 % in der Lunge gelegen, danach folgen Knochenmetastasen (22 %) und Lebermetastasen mit 10 %. Haut-, mediastinale und Hirnmetastasen sind eher selten mit einer Gesamthäufigkeit von 2–5 %. Daher sind zum Ausschluss von Fernmetastasen eine Röntgen-Thoraxaufnahme in zwei Ebenen, eine Ultraschalluntersuchung der Leber in der Regel ausreichend. Bei klinischer Symptomatik müssen diese Untersuchungen ergänzt werden; z. B. bei Knochenschmerzen und erhöhter alkalischer Phosphatase durch ein Skelett-Szintigramm.

Die Komorbidität darf bei diesen Patienten nicht vergessen werden. Viele Patienten mit Mundhöhlenkarzinomen sind exzessive Raucher und Alkoholiker. Dieser Umstand muss die Auswahl der Therapiemodalitäten beeinflussen. Ribero et al. (2000) fanden in einer retrospektiven multivariaten Analyse, dass neben dem Tumorstadium die Komorbidität, die Symptome und die „Patientencharakteristik" einen signifikanten Einfluss auf die Prognose haben.

Nach Abschluss der Primärtherapie zeigen alle Rezidivanalysen, dass bei Patienten mit Mundhöhlenkarzinomen und Tumorprogredienz in mehr als 60 % Lokalrezidive auftreten, gefolgt von regionären Rezidiven mit 20–30 % und Fernmetastasen mit 10–20 %. Daher sind im Rahmen der Tumornachsorge vor allem die engmaschige lokale Inspektion und Palpation zum Ausschluss eines Lokalrezidivs wichtig. Bei klinischem Verdacht auf ein Lokalrezidiv können die klinischen Untersuchungen durch ein CT, besser eine Kernspintomographie (Leslie et al. 1999) und eine Ultraschalluntersuchung ergänzt werden. Jeder Rezidivverdacht muss, wenn möglich, pathohistologisch verifiziert oder ausgeschlossen werden. Im Halsbereich sind die Palpation und die Ultraschalluntersuchung zur Beurteilung des Lymphknotenstatus unerlässlich. Fernmetastasen treten in bis zu 15 % der Fälle auf. Daher sollte vor allem bei fortgeschrittenen Stadien III und IV einmal jährlich eine Röntgen-Thoraxuntersuchung erfolgen.

Nicht vergessen werden darf, dass bei 10–20 % der Patienten Zweittumoren auftreten, die insbesondere im oberen Aerodigestivtrakt lokalisiert sind. So berichten Rusthoven et al. (2007) in einer SEER-Analyse über eine 12-Jahresrate von Zweittumoren von 15,4 % nach RT sowie 9,9 % ohne RT, wobei sich kein Unterschied zwischen bestrahlten und nicht bestrahlten Patienten ergab, die nach 1988 behandelt wurden. Daher sollten sowohl im Rahmen der Primärdiagnostik als auch bei der Nachsorge immer die Schleimhäute im Kopf-Hals-Bereich inspiziert werden. Anamnestisch sind Zeichen auf Ösophagus- oder Bronchialkarzinome abzufragen, also Schluckbeschwerden, Husten. Bei dem geringsten Verdacht sollte eine entsprechende Abklärung mittels Röntgen-Thoraxuntersuchung, Ösophagoskopie oder Ösophagus-Breischluck bzw. Bronchoskopie erfolgen.

Stadieneinteilung

Die Stadieneinteilung erfolgt inzwischen allgemein nach den Richtlinien der UICC. Auch das American Joint Committee of Cancer (AJCC) hat diese Richtlinien übernommen. Bei Publikationen aus den 80er Jahren muss beachtet werden, dass die bis 1987 gültige UICC-Klassifikation eine andere Einteilung des nodalen Status vornahm (Tabelle Ia–d).

Therapie

Lippenkarzinome

Lippenkarzinome entstehen überwiegend in der Unterlippe; histologisch handelt es sich zumeist um Plattenepithelkarzinome. Die Ausbreitung der Tumoren erfolgt zunächst oberflächlich, erst später infiltrieren die Tumoren in die Tiefe.

Tabelle II. Lippenkarzinome; Behandlungsergebnisse mit verschiedenen Behandlungsmodalitäten.

Autoren	Pat. (n)	Lokalisation	Behandlung	T-Kate-gorie	Lokale Kontrolle	5-J-ÜLR (%)	Bemerkungen
Beauvois et al. (1994)	237	Unterlippe	LDR-Brachytherapie	T1 (158) T2 (61) T3 (17) T4 (1)	95 %	74	Lokale Kontrolle mit „Salvage-Chirurgie" 99 %
Farrus et al. (1996)	72	Lippe	LDR-Brachytherapie		89 %		
de Visscher et al. (1996)	108	Unterlippe „vermilion border"	RT verschiedene Techniken	T1 (89) T2 (17) T3 (2)	98,9 % 76,5 % 0/2		Lokoreg. Kontrolle mit „Salvage-Chirurgie" 98,1%
Cerezo et al. (1993)	117	Unterlippe (98) Oberlippe (18) Kommissur (1)	RT (61) OP + RT (28) OP (28)		94/98 85/89[a]	81	
de Visscher et al. (1998)	184	Unterlippe „vermilion border"	OP	T1 (171)[b]	95,1 %	78	
Tombolini et al. (1998)	57	Unterlippe	LDR-Brachytherapie	T1 (27) T2 (20) T3 (10)	90 %	76	Lokale Kontrolle mit „Salvage-Chirurgie" 94 %
Gooris et al. (1998)	85	Lippe	RT OP + RT		93 %		
Mc Combe et al. (2000)	323	Unterlippe	RT OP OP + RT		92,5 %[c]		OP und RT gleichwertig
Veness et al. (2001)	93	Lippe	RT OP OP + RT	T1N0 (73)	82/93	85	Die besten Ergebnisse wurden mit OP und RT erzielt

[a] Pat., die bestrahlt wurden
[b] T1N0
[c] 10-Jahres-NED-Überlebensrate

Die Oberlippe drainiert überwiegend in die submandibulären Lymphknoten; gelegentlich in die periaurikulären Lymphknoten sowie Lymphknotenstationen im Bereich der Parotis. Die erste Lymphknotenstation der Unterlippe liegt submental und submandibulär, sekundär geht der Lymphabfluss dann weiter zu den subdigastrischen Lymphknoten.

Bei Diagnosestellung sind die meisten Tumoren lokal begrenzt (de Visscher et al. 1998); beispielsweise berichten Venes et al. (2001), dass 65 % der Tumoren im Stadium T1N0 waren. Lymphknotenmetastasen liegen dann bei 5–14 % der Patienten (Tombolini et al. 1998; Venes et al. 2001) vor. Die Wahrscheinlichkeit von befallenen Lymphknoten hängt von der T-Kategorie, der Tumorgröße und der Infiltrationstiefe des Tumors ab. Eine erhöhte Rate an Lymphknotenmetastasen wird bei Tumoren beschrieben, die mehr als 5–6 mm infiltrierend wachsen (Daniele et al. 1998; Onerel et al. 2000) und die einen Durchmesser von mehr als 2–3 cm (Zitsch et al. 1999; Daniele et al.

1998) haben. Okkulte Lymphknotenmetastasen bei klinisch negativem Befund liegen in 0,5 % (Zitsch et al. 1999; Califano et al. 1994; Vukadinovic et al. 2007) bis 13 % (Koc et al. 1997) vor.

Fernmetastasen sind bei Lippenkarzinomen (van der Tol et al. 1999; Betka et al. 2001) mit einer Häufigkeit von 0,8–2 % selten. Sie treten überwiegend bei Tumorrezidiven, T4-Karzinomen oder bei fortgeschrittener Lymphknotenmetastasierung auf. Patienten mit Lippenkarzinomen entwickeln mit einer jährlichen Rate von 2,7 % zumindest in den ersten fünf Jahren Zweitkarzinome (van der Tol et al. 1999).

Behandlung des Primärtumors (Tabelle II)

Chirurgische und strahlentherapeutische Behandlungsergebnisse sind in den Kategorien T1–T3 nahezu identisch (McCombe et al. 2000; de Visscher et al. 1999, Vukadinovic et al. 2007). Bei Karzinomen kleiner als 2 cm erfolgt in Deutschland überwiegend die lokale Exzision. Sowohl mit der Strahlenbehandlung als auch der Operation können lokale Kontrollraten zwischen 95 und 100 % erreicht werden. Insbesondere die Brachytherapie bietet sich bei kleinen Karzinomen an. So berichten Guinot ct al. (2003) sowie Finestres-Zubeldia et al. (2005) über lokale Kontrollraten von 90–95 % nach HDR-Bestrahlung (8–10 Fraktionen mit 5–5,5 Gy bzw. 33–36 Fraktionen mit 1,8 Gy) und Conill et al. (2007) und Ngan et al. (2005) nach LDR Bestrahlung über lokale Kontrollraten von 75–98 % (60–65 Gy bzw. 70 Gy oder 35 Gy Brachytherapie kombiniert mit 50 Gy externer Bestrahlung).

Bei größeren Tumoren erfolgt eine Strahlenbehandlung häufiger, da die Ergebnisse der Operation kosmetisch und vor allem auch funktionell nicht so befriedigend sind. Durch eine Strahlenbehandlung können lokale Kontrollraten von 76–93 % erreicht werden.

Bei T4-Karzinomen insbesondere mit Knocheninfiltration sollte eine kombinierte operative und strahlentherapeutische Behandlung angestrebt werden. Alternativ ist eine simultane Radiochemotherapie möglich. Eine Aufsättigung der Dosis mit interstitieller Therapie kann vorteilhaft sein.

Behandlung der Lymphabflussgebiete

Bei kleinen Karzinomen (T1/T2) ohne klinisch vergrößerte Lymphknoten ist eine Behandlung der Lymphknotenstationen nicht erforderlich. Cerezo et al. (1993) berichten, dass mit diesem Vorgehen bei T1-Karzinomen in 4 %, bei T2/3-Tumoren jedoch in 20 % regionäre Rezidive auftraten (p = 0,03). Nach Califano et al. (1994) bzw. Zitsch et al. (1999) erlitten nur 3/80 Patienten bzw. 40/1001 Patienten, die primär cN0 waren und keine Therapie des Lymphabflusses erhielten, ein regionäres Rezidiv. Eine Behandlung der Lymphabflussgebiete ist empfehlenswert bei T4-Karzinomen, klinischem Verdacht auf Lymphknotenmetastasen und Rezidivtumoren. Bei T4-Karzinomen oder Rezidivtumoren wird das submandibuläre und subdigastrische Lymphabflussgebiet je nach Therapie des Primärtumors entweder chirurgisch oder strahlentherapeutisch behandelt. Bei tastbaren Lymphomen ist eine neck dissection mit anschließender Strahlenbehandlung bei histologisch positiven Lymphknoten empfehlenswert.

Technik der Strahlenbehandlung

Das Zielvolumen umfasst den Primärtumor mit einem Sicherheitssaum von 1–3 cm. Bei der adjuvanten Strahlenbehandlung der Lymphabflussgebiete werden die submandibulären und subdigastrischen Lymphknoten über seitlich opponierende Felder unter Verwendung von Individual-Kollimatoren erfasst.

Zur Behandlung des Primärtumors können die interstitielle Strahlenbehandlung, Elektronen mit einer der Infiltrationstiefe des Tumors angepassten Energie oder eine konventionelle Strahlenbehandlung mit 100–200 kV verwendet werden. Das Zielvolumen kann mit Hilfe von Individual-Kollimatoren den anatomischen Vorgaben angepasst werden; die Zähne können durch Moulagen von der Lippe entfernt gehalten werden. Bei größeren Tumoren kann es empfehlenswert sein, zunächst mit Photonen (Telekobalt oder 6 MeV) zu beginnen. Die vorherige Bestimmung der Infiltrationstiefe des Tumors mit Ultraschall oder CT (bei größeren Läsionen) ist empfehlenswert. In der Regel wird eine Einzeldosis von 2 Gy verwendet. Die Enddosis beträgt bei kleineren Tumoren 60–66 Gy; ab T2 60–70 Gy.

Prognose

Aufgrund der Wirksamkeit der Therapie des Lippenkarzinoms insbesondere in den Frühstadien hängt die Langzeitprognose der Patienten vor allem von ihren Begleiterkrankungen ab. In verschiedenen Serien wird über Fünfjahres-Überlebensraten zwischen 74 und 85 % berichtet.

Zungenkarzinome

Die meisten Zungenkarzinome sind Plattenepithelkarzinome und entstehen in den anterioren zwei Dritteln der Zunge bis zu den Papillae circumvallatae (im beweglichen Anteil der Zunge). Zumeist sind diese Tumoren an den Zungenrändern lokalisiert. Tumoren am Zungenrücken sind mit 3–5 % eher selten (Goldenberg et al. 2000). Die Tumoren breiten sich schnell innerhalb der Zunge aus und greifen frühzeitig auf den Mundboden über.

Der Lymphabfluss der Zunge erreicht zunächst die subdigastrischen und submandibulären, gefolgt von den jugulären Lymphknoten. Rouvière (1938) beschrieb, dass vereinzelt die subdigastrischen und submandibulären Lymphknotenstationen umgangen und direkt die mittleren jugulären Lymphknoten erreicht werden. Der Befall der submentalen Lymphknotenstationen ist nicht häufig, ausgenommen bei Tumoren der Zungenspitze. Die Wahrscheinlichkeit von befallenen Lymphknoten hängt von der T-Kategorie und der Infiltrationstiefe des Tumors ab. Hicks et al. (1998) beschrieben, dass Tumoren der Kategorie T1 in 6 %, der Kategorie T2 in 36 %, der Kategorie T3 in 50 % und der Kategorie T4 in 67 % Lymphknotenmetastasen aufwiesen. Alle Metastasen lagen im Level I und II. Bilaterale Lymphknotenmetastasen kommen bei 15–20 % dieser Patienten vor. Kaya et al. (2001) fanden okkulte Lymphknotenmetastasen bei 20 % im Stadium T1 sowie 25 % im Stadium T2. Metastasen im Level IV sind selten (Khafif et al. 2001): Nach Yuen et al. (2000), Yamazaki et al. (1998), Hosal et al. (1998) ist vor allem die Infiltrationstiefe des Primärtumors für das Auftreten von Lymphknotenmetastasen bedeutsam. Nach Yuen et al. (2000) lagen bei Tumoren mit einer Infiltrationstiefe von 0–3 mm in 10 % Lymphknotenmetastasen vor, bei 3–9 mm in 50 %, und bei Tumoren > 9 mm in 65 %. Bei Yamazaki et al. (1998) betrugen diese Raten bei Tumoren mit einer Infiltrationstiefe < 5 mm 30 %, 6–10 mm 40 %, > 11 mm 50 %.

Fernmetastasen sind zu Beginn der Erkrankung bei Zungenkarzinomen selten, im weiteren Verlauf treten sie überwiegend bei nodal positiven Tumoren oder T3/T4-Tumoren auf. Ihre Häufigkeit beträgt 10–15 %.

Behandlung des Primärtumors (Tabelle III und IV)

Chirurgische und radioonkologische Behandlungsergebnisse sind in den Kategorien T1–T2 nahezu identisch (Fein et al. 1994). Bei T1/T2-Karzinomen erfolgt in Deutschland überwiegend die operative Therapie. Diese kann von einer Laserresektion über eine Hemiglossektomie bis hin zur Glossektomie reichen. Die Erlanger Arbeitsgruppe um Iro et al. (1995) konnte zeigen, dass lokale Resektionen mit ausreichendem Sicherheitsabstand genauso effektiv wie ausgedehnte Tumorresektionen sind. Die lokalen Kontrollraten nach chirurgischer Therapie liegen zwischen 75–90 %. Costa-Bandeira et al. (2007) berichteten in einem mit 29 Patienten allerdings kleinem Patientengut, dass nach Bestrahlung die Schluckfunktion sich verschlechterte.

Lokale Rezidive treten insbesondere nach zu geringen Sicherheitsabständen auf. So berichteten Hicks et al. (1998), dass bei einem Sicherheitsabstand von weniger als 5 mm die lokale Kontrolle 85 % betrug, bei einem Abstand > 5 mm demgegenüber 91 %. Nach Kirita et al. (1994) war ein Resektionsabstand von weniger als 5 mm die Ursache der meisten Lokal-

Tabelle III. Ergebnisse der operativen oder definitiven perkutanen Strahlenbehandlung des Zungenkarzinoms.

Autoren	Pat. (n)	Behandlung	T-Kategorie	Lokale Kontrolle	5-J-ÜLR (%)	Bemerkungen
Al-Rahi et al. (2000)	85	OP	T1–2N0		71	63% tumorfreie Überlebensrate
El-Husseiny et al. (2000)	20 11 46	OP RT OP + RT	T1–2 (61 %) T3–4 (36 %)	11/77 (alle Pat.) 66/77 (alle Pat.)	65 (alle Pat.)	
Hicks et al. (1998)	79	OP	I/II 69 % III 31 %	85 % Rr[a] < 1 cm 91 % Rr[a] > 1 cm	I 89 II 95 III 76 IV 65	
Gujrathi et al. (1996)	106	OP RT OP + RT	I 26 % II 33 % III 16 % IV 24 %	90/106	64 46 42 16	
Yuen et al. (1998)	167	Glossektomie	T1 T2 T3 T4	84 % 64 %		
Kirita et al. (1994)	51	OP		76,5 %		Resektionsrand < 5 mm als Ursache für Lokalrezidive
Po et al. (1997)	112	OP		87 %		

[a] Rr = Resektionsrand

Tabelle IV. Ergebnisse der interstitiellen Strahlentherapie (± perkutane Strahlenbehandlung) des Zungenkarzinoms.

Autoren	Pat. (n)	Lokalisation	Behandlung	T-Stadium	lokale Kontrolle	5-J-ÜLR (%)	Bemerkungen
Inoue et al. (2001)	26￼ 25	Zunge￼ Zunge	LDR; 70 Gy; 4–9 Tage￼ HDR; 60 Gy; 10 F; 1 Woche		84 %￼ 87 %		Randomisierte Studie
Yamazaki et al. (2001)	156￼ 435	Zunge > 65 J.￼ Zunge < 65 J.	iRT (LDR; HDR)￼ iRT (LDR; HDR)	T1–2N0	75 %[a]￼ 83 %[a]		
Umeda et al. (2000)	25￼ 71	Zunge￼ Zunge	iRT (HDR)￼ iRT (LDR)	T1–2N0			HDR hat schlechtere Kontrolle als LDR und mehr Nekrosen
Yoshida et al. (1999)	70	Zunge < 40 J.￼ Zunge 40–64 J.￼ Zunge > 64 J.	iRT (LDR) ± pRT	T1–2N0	78 %￼ 81 %￼ 70 %	80[b]￼ 81[b]￼ 71[b]	
Lau et al. (1996)	27	Zunge	HDR 7 × 6,5 Gy zweimal tgl.	T1N0 (10)￼ T2 (15)￼ T3 (2)	53 %		höhere Komplikationsrate schlechtere lokale Kontrolle als bei LDR in historischen Kontrollen
Leung et al. (1997)	8	Zunge	HDR 10 × 6 Gy in 6 Tagen		0/8		
Matsuura et al. (1998)	173	Zunge	iRT ± pRT	I￼ II￼ > 8 mm Tu-Dicke￼ < 8 mm Tu-Dicke	93 %￼ 78 %￼ 92 %￼ 72 %		
Pernot et al. (1994)	448	Zunge	iRT (181)￼ iRT + eRT (267)	T1 (125)￼ T2 (186)￼ T3 (128)￼ T4 (9)	93 %￼ 65 %￼ 49 %	69￼ 41￼ 25	Pause zwischen iRT und eRT sollte nicht länger als 20 Tage sein

[a] 3 Jahre; p = 0,002
[b] cause specific survival

rezidive. Yuen et al. (1998) empfahlen einen Sicherheitsabstand von mindestens 1,5, besser 2 cm. In ihrer Untersuchung war die perineurale Infiltration der wichtigste Parameter für ein lokales Rezidiv. Zu vergleichbaren Ergebnissen hinsichtlich des Resektionsabstandes kamen Al-Rajhi et al. (2000) (Resektionsabstand mindestens 5 mm) und El-Husseiny et al. (2000) (infiltrierte Tumorränder als negativer prognostischer Parameter). Yang et al. (2008) berichteten, dass 92 % der Zungentumoren Tumorsateliten aufweisen; bei einem Abstand der Tumorsateliten vom Primärtumor von mehr als 0,5 mm stieg die Lokalrezidivrate an wie auch die Häufigkeit von ipsi- und kontralateralen Lymphknotenmetastasen.

Aus diesen Ergebnissen lässt sich ableiten, dass bei einem Resektionsrand < 1 cm oder einer perineuralen Tumorinfiltration eine adjuvante Strahlentherapie zur Verhinderung eines lokalen Rezidives indiziert ist. Dazu bieten sich die interstitielle oder perkutane Strahlentherapie an. Chao et al. (1996) verglichen retrospektiv bei T1/2-Zungenkarzinomen eine perkutane Strahlentherapie und eine interstitielle Strahlenbehandlung (± perkutane Radiotherapie). Die lokalen Kontrollraten waren mit 81–82 % in beiden Gruppen gleich, jedoch war die Zahl der R1-resezierten Patienten in der iRT-Gruppe mit 63 % deutlich höher als in der perkutanen mit 25 %. Breitler et al. (1998), Grabenbauer et al. (2001), Strnad et al. (2000, 2004), Lapeyre et al. (2000) sowie Fietkau et al. (1991) berichten, dass durch eine postoperative interstitielle Radiotherapie bei Risikopatienten (R1-Resektion oder Resektionsrand < 5 mm) lokale Kontrollraten zwischen 88–92 % zu erreichen sind (Tabelle V). Strnad et al. (2004) definieren als Risikofaktoren eine Tumorinfiltrationstiefe > 5 mm, L1, V1 oder G3. Demgegenüber erreichten Zelefsky et al. (1993) mit einer ausschließlichen perkutanen Strahlentherapie nur lokale Kontrollraten zwischen 50 und 62 % bei befallenen oder knappen Resektionsrändern. Grabenbauer et al. (2001) sahen exzellente lokale Kontrollraten nach kombinierter opera-

Tabelle V. Ergebnisse der postoperativen interstitiellen Radiotherapie.

Autoren	Pat. (n)	Lokalisation	Behandlung	T-Stadium/Indikation	Lokale Kontrolle	5-J-ÜLR (%)	Bemerkungen
Beitler et al. (1998)	29	HNO-allgemein	Jod-125 iRT	R1 oder close margin	92 %[a]		
Strnad et al. (2000)	40	HNO-allgemein	PDR		37/40		Median Follow-up 12 Mon.
Lapeyre et al. (2000)	36	Zunge (19) Mundboden (17)	iRT (LDR)	R1 oder close margin	88,5 %[a]	75	
Chao et al. (1996)	55	Zunge	eRT (39) iRT ± eRT (16)	T1/T2 T1/T2	32/39 (82 %) 13/16 (81 %)	~68 ~68	8/32 R1 (25 %) 10/16 R1 (62,5 %)
Grabenbauer et al. (2001)	145	Mundhöhle Oropharynx	OP + iRT + eRT	I/II III/IV	92 %[b] 65 %[b]		

[a] 2-Jahres-Raten
[b] 5-Jahres-Raten

tiver, interstitieller und perkutaner Strahlenbehandlung mit Fünfjahresraten von 92 % bei Tumoren im Stadium I/II sowie 65 % im Stadium III/IV.

Werden T1/2-Tumoren ausschließlich radioonkologisch behandelt, so stehen die interstitielle und die perkutane Strahlenbehandlung, gegebenenfalls mit einer „Intraoral-cone"-Aufsättigung zur Verfügung. Der Einsatz von Nahbestrahlungstechniken sollte bei diesen frühen Stadien bevorzugt werden.

Insbesondere französische und japanische Arbeitsgruppen erreichten bei T1/2-Tumoren lokale Kontrollraten zwischen 75 und 87 % mit einer alleinigen interstitiellen Strahlenbehandlung (Tabelle V). Bourgier et al. (2005) führten bei 279 cT2cN0-Tumoren eine interstitielle RT im LDR Verfahren sowie eine neck dissection durch und erzielten damit eine lokale Kontrolle von 79,1 % nach zwei Jahren. Im „Low-dose-rate"-Verfahren wird dabei eine Dosis von 70 Gy innerhalb von vier bis neun Tagen gegeben; neuerdings erfolgt zunehmend eine Behandlung mit HDR-Technik. Dabei werden Einzeldosen von 6–7 Gy ein- bis zweimal täglich bis zu einer Gesamtdosis von 60 Gy innerhalb von fünf bis sieben Tagen appliziert. Lau et al. (1996) bzw. Umeda et al. (2000) berichteten zunächst in einer retrospektiven Analyse, dass im „High-dose-rate"-Verfahren mehr Nekrosen und lokale Rezidive auftraten als im klassischen LDR-Verfahren. Allerdings fanden Inoue et al. (2001) in einer randomisierten Studie mit jedoch nur 25 bzw. 26 Patienten pro Gruppe keinen Unterschied zwischen beiden Verfahren. Die lokale Kontrolle betrug 84 % (LDR) bzw. 87 % (HDR). Kakimoto et al. (2003) fanden für T3-Tumoren der Zunge ebenfalls keinen Unterschied in der lokalen Kontrolle in

Abhängigkeit von de Dosisrate. Die größten Kollektive wurden jedoch mit LDR oder PDR Bestrahlung behandelt. Das größte mit interstitieller Therapie behandelte Patientengut wurde von Urashima et al. (2007) zusammengestellt; mit einer lokalen Kontrollrate von 84–96,9 % (in Abhängigkeit vom Jahrgang der Behandlung) bei cT1-Tumoren sowie 83,3 % bis 87,6 % bei cT2-Tumoren. Pernot et al. (1993) berichten bei 125 T1-Tumoren über eine lokale Kontrollrate von 93 %, bei 186 T2-Tumoren von 65 %. Matsuura et al. (1998) wiesen nach, dass auch bei der interstitiellen Strahlenbehandlung die Tumorinfiltration eine wesentliche Rolle spielt. Bei Tumoren mit einer Tumordicke < 8 mm lag die lokale Kontrollrate bei 92 %, demgegenüber bei Tumordicken > 8 mm lediglich bei 72 %. Fujita et al. (1999) erreichten durch eine alleinige, teilweise allerdings mit perkutaner Bestrahlung kombinierte, Brachytherapie lokale Kontrollraten von 92,9 % bei T1-Tumoren, 81,9 % bei T2a- und 71,8 % bei T2b-Tumoren. Wird zusätzlich zur interstitiellen eine perkutane Strahlenbehandlung appliziert, so darf keine zu lange Pause zwischen diesen beiden Therapiemodalitäten entstehen. Pernot et al. (1994) berichten über eine deutlich schlechtere lokale Kontrollrate, wenn die Pause zwischen beiden Behandlungen größer als 20 Tage war.

Besonders von der amerikanischen Arbeitsgruppe um Wang et al. (1983) wird die intraorale Strahlenbehandlung mit Elektronentuben (6–12 MeV) oder Orthovolt-Strahlenbehandlung (125 kV) bevorzugt. Neben einer perkutanen Strahlenbehandlung mit 45–50 Gy wird eine Boostdosis von 25–30 Gy in zehntäglichen Fraktionen und fünf Fraktionen pro Woche appliziert. Die dabei erreichten lokalen Kontrollraten liegen um 90 %.

Bei T3/T4-Karzinomen sind sowohl die Ergebnisse einer alleinigen Strahlenbehandlung wie auch einer alleinigen operativen Versorgung schlecht. Daher sollten diese Tumoren, wenn möglich, einer Kombinationsbehandlung zugeführt werden. Operable Tumoren sollten zunächst operiert und postoperativ bestrahlt werden. Ist eine Operation aus funktionellen oder technischen Gründen nicht möglich, sollte möglichst eine simultane Radiochemotherapie erfolgen, ist diese aus medizinischen Gründen nicht möglich, sollte zumindest eine hyperfraktioniert-akzelerierte Strahlenbehandlung angestrebt werden. Zumindest in einer randomisierten Studie konnten die Behandlungsergebnisse durch die zusätzliche Applikation von Cetuximab verbessert werden (Bonner et al. 2005). Werden Zungenkarzinome der T-Kategorie 3/4 primär operativ behandelt, ist eine adjuvante Radiochemotherapie obligat.

Aus radioonkologischer Sicht stehen eine alleinige perkutane Strahlenbehandlung, eine kombinierte interstitielle Strahlenbehandlung und eine Radiochemotherapie zur Verfügung. Pernot et al. (1994) erreichten durch eine kombinierte perkutane und interstitielle Radiotherapie bei 128 T3-Tumoren eine lokale Kontrolle von 49 %. Diese Ergebnisse werden bestätigt durch Decroix und Ghossein (1981) sowie Million und Cassisi (1984) wie auch Gilbert et al. (1975) mit lokalen Kontrollraten zwischen 36 und 71 %.

Wie bei Tumoren der Kopf-Hals-Region allgemein bekannt, lässt sich durch eine Intensivierung der Strahlenbehandlung im Sinne einer Hyperfraktionierung oder Akzelerierung eine Verbesserung der Ergebnisse erreichen. Bei Zungenkarzinomen verglichen Wang et al. (1985) eine einmal tägliche mit einer zweimal täglichen Behandlung. Dadurch konnten sie die lokale Kontrollrate bei T3-Tumoren von 17 % (einmal tägliche Behandlung) auf 54 % (zweimal täglich Strahlenbehandlung) im retrospektiven Vergleich steigern. Bei der Mitteilung der Behandlungsergebnisse bei fortgeschrittenen Tumoren mit simultaner Radiochemotherapie, neoadjuvanter intraarterieller Chemotherapie oder Radiochemotherapie wird in der Regel nicht zwischen den einzelnen Tumorlokalisationen der Mundhöhle unterschieden, sodass deren Ergebnisse in einem gemeinsamen Kapitel dargestellt werden.

Behandlung der Lymphabflussgebiete

Da Patienten mit T1/T2-Tumoren, deren Lymphabflussgebiete nicht behandelt wurden, in 25–30 %

regionale Rezidive entwickeln (Dias et al. 2001; Fujita et al. 1999; Lydiat et al. 1993; Yuen et al. 1997), empfehlen immer mehr Autoren die adjuvante Behandlung der Lymphabflussgebiete auch bei nodal negativer Situation. Allenfalls sehr oberflächliche Tumoren mit einer Infiltrationstiefe von weniger als 3 mm könnten einer engmaschigen Beobachtung unterzogen werden. Huang et al. (2008) fanden okkulte Metastasen in 5,2 % bei cT1-Tumoren sowie 14,6 % bei cT2-Tumoren im Rahmen der elektiven neck dissektion. Po et al. (1997) fanden bei 67 Patienten mit Tumoren der Stadien T1-2N0M0 Lymphknotenrezidive bei 47 %, wenn keine elektive neck dissection erfolgte. Demgegenüber traten nur 9 % Lymphknotenrezidive nach operativer Behandlung der Lymphabflussgebiete auf. Dies wirkte sich auch auf die Fünfjahres-Überlebensraten aus; diese betrugen 85 % mit elektiver neck dissection im Vergleich zu 55 % ohne Behandlung der Lymphabflussgebiete. Ebenso fanden Dias et al. (2001) eine um 23 % höhere tumorfreie Überlebensrate bei Patienten mit T1N0-Tumoren, wenn eine adjuvante neck dissection erfolgte. Diese Daten werden auch von Persky et al. (1999), Yuen et al. (1997), Lim (2006) und Huang et al. (2008) in retrospektiven Analysen bestätigt. Urashima et al. (2007) berichteten nach alleiniger Brachtherapie, dass die regionäre Rezidivrate von 1978 bis 2004 von 33,2 % auf 18,7 % bei T1-Tumoren und von 52,6 % auf 23,6 % absank; dies kann als Hinweis auf eine verbesserte Diagnostik von Lymphknotenmetastasen angesehen werden; es bestätigt allerdings auch die immer noch hohe Rate an Lymphknotenmetastasen ohne spezifische Behandlung des Halses. Lim et al. (2006) konnten aus ihren Ergebnissen keine Indikation für eine Behandlung des kontralateralen Lymphabflusses bei pT1/2-Tumoren und klinisch unauffälligem Hals ableiten. Bourgier et al. (2005) fanden bei cT2cN0-Tumoren in 44,6 % okkulte Lymphknotenmetastasen. Bei Patienten mit T3/T4-Tumoren sollten immer auch die Lymphabflussgebiete behandelt werden, da das Risiko eines Lymphknotenbefalles zwischen 30–60 % auch bei klinisch unauffälligen Lymphknoten liegt.

Ob die Behandlung primär chirurgisch oder strahlentherapeutisch erfolgt, hängt von der Behandlung des Primärtumors ab. Wird der Primärtumor zunächst operativ entfernt, erfolgt auch eine operative Sanierung der Lymphabflussgebiete. Eine postoperative Strahlentherapie ist indiziert, wenn Lymphknoten befallen sind. Die Frage, ob bei nur einem befallenen Lymphknoten ohne Kapseldurchbruch auf eine Strahlenbehandlung verzichtet werden kann, wird kontrovers diskutiert. In einer SEER-Analyse fanden Kao et al. 2007, dass durch eine postoperative

Strahlentherapie die Prognose bei allen pN-Stadien verbessert werden kann, die Hazard Ratio bei pN1 betrug 0,78 (CI 0,67–0,90; p = 0,001). Bei Mundhöhlentumoren ergab sich durch die postoperative Strahlenbehandlung eine Hazard Ratio von 0,84, p = 0,025. Durch eine postoperative Radiochemotherapie kann im Vergleich zu einer alleinigen Strahlenbehandlung die lokoregionäre Kontrollrate, die tumorfreie Überlebensrate verbessert werden. Erfolgt eine alleinige interstitielle Strahlenbehandlung, empfehlen einige Autoren sicherheitshalber eine adjuvante neck dissection (Bourgier et al. 2005), andere bevorzugen eine engmaschige Überwachung.

Bei primärer perkutaner Strahlenbehandlung oder Radiochemotherapie sollte das zervikale und supraklavikuläre Lymphabflussgebiet in das Zielvolumen eingeschlossen werden. Bei adjuvanter Strahlenbehandlung (pN0) reicht eine Dosis von 50 Gy in konventioneller Fraktionierung. Bei manifesten Lymphknotenmetastasen sollte die Dosis auf 60–70 Gy erhöht werden. Unklar ist, ob Lymphknotenmetastasen, die sich nach der primären Strahlentherapie nicht komplett zurückgebildet haben, operativ saniert werden sollen.

Technik der Strahlenbehandlung

T1- sowie T2-Tumoren bis zu einer Größe von 3 cm sollten primär interstitiell behandelt werden. Die Behandlung der Lymphabflussgebiete kann dabei operativ erfolgen.

Bei der perkutanen Strahlentherapie umfasst das Zielvolumen die Region des Primärtumors sowie zumindest die submandibulären, subdigastrischen und jugulären Lymphknotenstationen bds.; bei fortgeschrittenen Tumoren auch das supraklavikuläre Lymphabflussgebiet. Die Bestrahlungsplanung erfolgt heute in der Regel dreidimensional und CT-gestützt. Dabei ergeben sich individuelle Bestrahlungstechniken. Erste Ergebnisse der intensitätsmodulierten Strahlentherapie zeigen, dass durch diese Technik eine wesentlich bessere Schonung der Speicheldrüsen erreicht werden kann.

Zweidimensionale Techniken treten heute immer mehr in den Hintergrund; dennoch sollen diese Verfahren hier beschrieben werden. Am besten geeignet sind lateral opponierende isozentrische Gegenfelder mit Telekobalt oder 4–6-MeV-Photonen. Dabei sollten die gesamte Zunge und die submandibulären und jugulären LAG eingeschlossen werden. Die ventrale Feldgrenze sollte in Höhe der Mandibula liegen; die

dorsale Grenze die Dornfortsätze einschließen. Die kraniale Feldgrenze muss so gewählt werden, dass die Zunge gut eingeschlossen wird; die Verwendung eines Zungenkeiles, der die Zunge nach kaudal drückt, kann das Zielvolumen verkleinern.

Die supraklavikulären Lymphabflussgebiete sowie die unteren jugulären Lymphknoten werden durch ein ventrales Stehfeld gut erfasst. Dabei sollten der Larynx sowie das Rückenmark durch Blöcke entlastet werden. Der Anschluss zwischen dem ventralen supraklavikulären und den seitlichen opponierenden Feldern kann entweder über asymmetrische Blendentechniken erfolgen oder es muss ein ca. 0,5 cm breiter Abstand zur Vermeidung von Überschneidungen beachtet werden. Bei der Schonung der Risikoorgane ist insbesondere das Rückenmark zu beachten. Bei der oben beschriebenen Technik sollte das Rückenmark spätestens nach 36 Gy durch Verlagerung der dorsalen Feldgrenze nach ventral bis etwa zur Mitte der Wirbelkörper geschont werden. Die dorsal davon liegenden Lymphabflussgebiete müssen dann mit Elektronen von ca. 10 MeV individuell behandelt werden. Die Aufsättigung der Tumorregion sowie der eventuell befallenen Lymphknotenregion kann über seitlich opponierende isozentrische Stehfelder erfolgen, sofern das Rückenmark nicht erfasst wird. Besser ist jedoch, diese Regionen individuell mit einer 3-D-geplanten Bestrahlung zu behandeln, um die kontralateralen Speicheldrüsen und Weichteilgewebe zu schonen.

Bei einer primären Strahlenbehandlung sollte im Bereich des Primärtumors eine Dosis von 65–70 Gy bei T1/2-Tumoren sowie 70–75 Gy bei T3/4-Tumoren angestrebt werden. Dabei kann entweder konventionell fraktioniert mit 2 Gy bestrahlt werden, besser ist jedoch eine hyperfraktionierte oder hyperfraktioniert-akzelerierte Strahlenbehandlung. Die Dosis im Bereich makroskopisch befallener Lymphknotenstationen sollte ebenfalls 66–70 Gy erreichen. Bei klinisch nicht befallenen Halslymphknoten scheint eine Dosis von 50 Gy konventionell fraktioniert ausreichend zu sein.

Bei der postoperativen Strahlentherapie sollte im Bereich der ehemaligen Tumorregion eine Dosis von 64 Gy appliziert werden. In einer Dosisfindungsstudie konnten Peters et al. (1993) zeigen, dass bei metastatisch befallenen Lymphknotenstationen eine Dosis von 57,6 Gy mit Einzeldosen von 1,8 Gy appliziert werden muss. Falls ein extrakapsuläres Wachstum vorliegt, sollte die Dosis auf 63 Gy erhöht werden. Auch Smeele et al. (2000) empfehlen bei tumorhaltigen Resektionsrändern eine Mindestdosis von 62,5 Gy. Bei klinisch oder pathologisch nicht befallenen Lymphknotenstationen reicht eine Dosis von 50 Gy konventionell fraktioniert aus.

Prognose

Die Fünfjahres-Überlebensrate liegt im Stadium I/II zwischen 64 und 95 %, im Stadium III sinkt sie auf 40–70 % und im nicht metastasierten Stadium IV beträgt sie lediglich 16–25 %. Neben den tumorbedingten Ereignissen wird die Gesamtüberlebensrate auch vom Allgemeinzustand der Patienten, den zusätzlichen Erkrankungen und der Entwicklung von Zweittumoren bestimmt (Beenken et al. 1999; Pernot et al. 1994).

Inwiefern das Alter ein unabhängiger prognostischer Faktor ist, wird in der Literatur kontrovers diskutiert. Vargas et al. (2000) berichten bei Frauen sowie Kantola et al. (2000) und Davidson et al. (2001) allgemein über eine schlechtere Prognose von Patienten mit Zungenkarzinomen, die jünger als 40 Jahre sind.

Demgegenüber fanden Pitmann et al. (2000), dass mit zunehmendem Alter die Prognose der Patienten nicht schlechter wird. Entsprechendes gilt auch für die alleinige Strahlenbehandlung. Yamazaki et al. (2001) sowie Yoshida et al. (1999) fanden mehr lokale Rezidive bei älteren Patienten.

Der Einfluss von tumorbiologischen Faktoren wie Apoptose (Naresh et al. 2001), Tumorvolumen (Kuriakose et al. 2000), p53 (Grabenbauer et al. 2000; Kölbl et al. 2001) und Proliferationsfaktoren wie Ki-67 (Grabenbauer et al. 2000; Kölbl et al. 2001), bax bzw. bcl-1 (Andrews et al. 2000) sowie verschiedener Genexpressionen (gen expression profiling) wird derzeit (Watanabe et al. 2008) untersucht, eine endgültige Beurteilung ist noch nicht möglich.

Mundbodenkarzinome

Mundbodenkarzinome sind histologisch fast ausschließlich Plattenepithelkarzinome, die in dem U-

Tabelle VI. Ergebnisse der operativen Behandlung des Mundhöhlen- bzw. des Mundbodenkarzinoms.

Autoren	Pat. (n)	Lokalisation	Behandlung	T-Stadium	Lokale Kontrolle	5-J-ÜLR (%)	Bemerkungen
Sessions et al. (2000)	280	Mundboden	local resection composite resection radiotherapy OP + RT			76[a] 63[a] 43[a] 55–61[a]	
Wolfensberger et al. (2001)	93	Mundhöhle	OP	cT1–2cN0–1	76/93[b]	94[b]	
Tankere et al. (2000)	137	Mundhöhle	OP + RT	T4N0 T4N1 T4N2 T4N3	94 % 91 % 69 % 48 %	35 38 16 0	
Zupi et al. (1998)	112	Mundhöhle	OP	Alle Stadien		52,7	
van Es et al. (1996)	82	Mundhöhle	OP	T1/2N0	96 %		
Cole et al. (1994)	183	Mundboden	OP (47) RT (45) OP + RT (24) RT + OP (23)		52 % 69 % 74 % 58 %	68 45 41 43	RT-Patienten hatten höhere Tumorstadien
Nason et al. (1989)	209	Mundboden	OP	I II III IV		69[c] 64[c] 46[c] 26[c]	
Shons et al. (1984)	94	Mundboden	OP	I II III IV	91 %[d] 83 %[d] 68 %[d] 48 %[d]	72 47 25 28	

[a] Disease-specific survival; [b] Lokoregionale Kontrolle; [c] nach R0-Resektion; [d] Lokoregionale Kontrolle

förmigen Raum zwischen dem unteren Alveolarkamm und der Vorderfläche der Zunge entstehen. Aufgrund der räumlichen Nähe werden sehr rasch die Zunge und der linguale Anteil der Mandibula infiltriert. Der Lymphabfluss erfolgt zunächst in die submandibulären und jugulo-digastrischen Lymphknoten.

Die Wahrscheinlichkeit von befallenen Lymphknoten hängt von der T-Kategorie ab. T1-Tumoren sind in weniger als 10 % von Lymphknotenmetastasen begleitet, bei T3- und T4-Tumoren beträgt die Häufigkeit von Lymphknotenmetastasen 50–75 %, wovon 20 % bilateral sind (Literatur bei Perez und Brady). Bei cN0-Tumoren fanden Zupi et al. (1998) in 22 % pathologisch positive Lymphknoten. Mohit-Tabatabai et al. (1986) sowie Wallwork et al. (2007) fanden einen Zusammenhang zwischen der Tiefeninfiltration des Primärtumors und der Häufigkeit von Lymphknotenmetastasen, wobei insbesondere Tumoren mit einer Dicke von mehr als 1,5 mm bzw. 7,5 mm häufig Lymphknotenmetastasen aufwiesen. Liao et al. (2007) berichten, dass der Resektionsstatus und die Tumorinfiltrationstiefe nicht nur die lokale Kontrolle, sondern auch die tumorfreie Überlebensrate und die Gesamtüberlebensrate beeinflussten.

Fernmetastasen zu Beginn der Erkrankung sind bei Mundbodenkarzinomen selten, im weiteren Verlauf treten sie überwiegend bei nodal positiven Tumoren, T3/T4-Tumoren oder lokoregionären Rezidiven auf. Ihre Häufigkeit beträgt 10–30 % (Belka et al. 2001; Sessions et al. 2000). Zweittumoren treten bei 20–30 % der Patienten auf (Sessions et al. 2000); rund 50 % dieser Patienten versterben an der zweiten Tumorerkrankung.

Behandlung des Primärtumors (Tabelle VI und VII)

Chirurgische und strahlentherapeutische Behandlungsergebnisse sind in den Kategorien T1/T2 nahezu identisch. Tumoren, die an den Unterkieferknochen heranreichen oder die Gingiva infiltrieren, sollten eher operativ behandelt werden, da das Risiko einer Osteoradionekrose in dieser Situation insbesondere bei interstitieller Strahlenbehandlung nicht unerheblich ist. Analog den Daten bei den Zungenkarzinomen kann in spezialisierten Zentren eine postoperative interstitielle Strahlentherapie bei T1/2-Tumoren angestrebt werden, wenn der Sicherheitsabstand zwischen Tumor und Resektionsrand weniger als 1 cm beträgt. Lapeyre et al. (1997) applizierten mit dem „Low-dose-rate"-Verfahren 50–60 Gy nur interstitiell oder 20 Gy als Boost zusammen mit einer postoperativen Strahlentherapie. Damit konnten sie lokale Kontrollraten von 81 % zusammen mit der Operation erreichen, besser als bei einer alleinigen postoperativen perkutanen Strahlenbehandlung mit 60 % (p = 0,09).

Werden T1/2-Tumoren ausschließlich radioonkologisch behandelt, stehen die interstitielle oder eine perkutane Strahlenbehandlung, gegebenenfalls mit einem „intra-oral cone" als Aufsättigung zur Verfügung. Die meisten Autoren bevorzugen jedoch in diesem Tumorstadium eine interstitielle Strahlenbehandlung oder alternativ eine Nahbestrahlungstechnik. Dabei werden im „Low-dose-rate"-Verfahren 50–60 Gy innerhalb einer Woche appliziert; im „High-dose-rate"-Verfahren empfehlen Inoue et al. (1998) eine Dosis von 60 Gy in zehn Fraktionen über sechs bis sieben Tage. Überwiegend von japanischen Autoren wird auch über die Implantation von Au-198-Seeds berichtet, wobei eine Dosis von 70–85 Gy verwendet wird (Inoue et al. 1998; Matsumoto et al. 1996). Mazeron et al. (1990) erreichten bei 117 Patienten mit ausschließlicher LDR-Strahlenbehandlung lokale Kontrollraten von 93,5 % bei T1N0- sowie 61,5 % bei T2N0-Tumoren, Marsiglia et al. (2002) bei 160 Patienten bei cT1-Tumoren eine lokale Kontrolle von 93 % und bei T2-Tumoren von 88 %. Aufgrund ihrer Ergebnisse empfehlen die Autoren eine alleinige LDR-Strahlenbehandlung bei Tumoren kleiner als 3 cm ohne Infiltration der Gingiva. Auch Matsumoto et al. (1996) finden einen deutlichen Abfall der lokalen Kontrollrate bei Tumoren, die größer als 3 cm sind, von 76–89 % (< 3 cm) auf 56 % (> 3 cm). Pernot et al. (1995) verglichen eine alleinige interstitielle Strahlenbehandlung mit einer kombinierten interstitiellen und perkutanen Behandlung bei insgesamt 207 Patienten. Die lokalen Kontrollraten betrugen 97 % bei T1-, 72 % bei T2- und 51 % bei T3-Tumoren. Nach alleiniger Brachytherapie waren die Ergebnisse signifikant besser als nach kombinierter interstitieller und perkutaner Strahlenbehandlung. Diese Ergebnisse werden an einem kleineren Patientengut auch von Bachaud et al. (1994) bestätigt. Inoue et al. (1998) fanden in einer nicht-randomisierten Studie vergleichbare lokale Kontrollraten und Nebenwirkungen nach LDR- und HDR-Strahlenbehandlung. Zusammenfassend zeigen diese Daten, dass durch eine alleinige interstitielle Strahlenbehandlung lokale Kontrollraten von 90–97 % bei T1N0- und 60–75 % bei T2N0-Tumoren zu erreichen sind.

Bei Infiltration in den Knochen sollte, wenn möglich, eine operative Resektion mit einer postoperativen

Tabelle VII. Ergebnisse der interstitiellen Therapie des Mundbodenkarzinoms.

Autoren	Pat. (n)	Lokalisation	Behandlung	T-Stadium	Lokale Kontrolle	5-J-ÜLR (%)	Bemerkungen
Inoue et al. (1998)	41 16	Mundboden Mundboden	LDR 85 Gy/1Woche HDR 60 Gy; 10 F; 6 Tage	T1 (26) T2 (30) T3 (1)	69% 94%		32% Spätnebenwirkungen 38% Spätnebenwirkungen
Pernot et al. (1995)	207	Mundboden	iRT allein (102) iRT + eRT (107)	T1 T2 T3	97% 72% 51%	71 42 35	$^{1}/_{3}$ der Patienten verstarb interkurrent Bei T2 iRT überlegen iRT + eRT
Matsumoto et al. (1996)	90	Mundboden	iRT (Au-198) ± eRT	T1 (21) T2 (55) T1N+ (14)	93% T2a (79%) T2b (56%)	95[a] 79[a]	
Mazeron et al. (1990)	117	Mundboden	iRT; LDR	T1N0 T2N0	93,5% 61,5%		
Bachaud et al. (1994)	94	Mundboden Zunge	iRT allein (26) iRT + eRT (68)	T1 (52) T2 (41)	75% 51%		

[a] cause specific survival

Strahlenbehandlung durchgeführt werden. Die Ergebnisse einer alleinigen operativen oder strahlentherapeutischen Behandlung sind unbefriedigend. Bei T3/4-Tumoren wird über lokale Kontrollraten zwischen 20 und 50 % nach alleiniger Strahlenbehandlung berichtet (Wang 1975; Rodgers et al. 1993). Beispielsweise konnten Cole et al. (1994) zeigen, dass bei fortgeschrittenen Tumoren die lokalen Fünfjahres-Kontrollraten durch die postoperative Strahlentherapie auf 74 % im Vergleich zur alleinigen Operation mit 52 % erhöht werden konnten.

Behandlung der Lymphabflussgebiete

Bei cT1cN0M0-Tumoren wird kontrovers diskutiert, ob eine adjuvante Behandlung der Lymphabflussgebiete erforderlich ist. Mc Guirt et al. (1995) empfehlen bei klinisch nicht befallenen Lymphknoten (cN0) prinzipiell eine elektive neck dissection, da in einer retrospektiven Analyse cN0-Patienten, die nur beobachtet wurden, in 36 % regionäre Rezidive entwickelten. Nur 59 % dieser Patienten konnten durch die Rezidivtherapie langfristig kontrolliert werden. Zu ähnlichen Ergebnissen kamen Dias et al. (2001) bei Patienten mit T1N0M0-Zungen- und -Mundbodenkarzinomen. Nach elektiver neck dissection war das tumorspezifische Überleben um 23 % besser als bei ausschließlicher Nachbeobachtung (p = 0,03). Demgegenüber empfehlen Zupi et al. (1998) sowie Persky et al. (1999) bei T1N0M0- und Sessions et al. (2000) bei allen cN0-Tumoren eine ausschließliche Nachbeobachtung, da in ihren Untersuchungen kein negativer prognostischer Einfluss dieses Vorgehens beobachtet wurde. Mohit-Tabatabai et al. (1986) empfahlen eine prophylaktische neck dissection ab einer Infiltrationstiefe des Primärtumors von 1,5 mm, ebenso wie Kane et al. (2006), die allerdings erst ab einer Infiltrationstiefe von 5 mm eine elektive neckdissektion empfohlen.

Die meisten Autoren empfehlen ab der Kategorie T2 die adjuvante Behandlung der Lymphabflussgebiete im Sinne einer elektiven neck dissection. Bei primärer perkutaner Strahlenbehandlung sollten daher zusammen mit dem Primärtumor auch die zervikalen und supraklavikulären Lymphabflussgebiete bestrahlt werden. Die Behandlung des kontralateralen Lymphabflussgebietes wird in der Literatur unsicher behandelt. Kowalski et al. (1999) fanden in einer retrospektiven Analyse, dass kontralaterale Metastasen vor allem mit zunehmendem Tumorstadium (III und IV), bei Überschreiten der Mittellinie und bei einer Infiltration des Mundbodens auftraten. Kowalski und Sanabria (2007) diskutieren kritisch die Ausdehnung der neck dissection. Chow et al. (2004) sahen bei ipsilateralem Lymphknotenbefall auch eine erhöhte Rate kontralateraler Lymphknotenmetastasen und empfahlen deshalb bei ipsilateralem Befall eine kontralaterale neck dissection oder Bestrahlung. Inwiefern durch eine Sentinellymphknoten-Biopsie das operative Vorgehen beeinflusst wird, lässt sich derzeit nicht sagen (Dequanter et al. 2006)

Bei klinisch befallenen Lymphknoten erfolgt die Behandlung in Abhängigkeit vom Vorgehen am Primärtumor; bei operativer Behandlung wird zunächst operiert, bei einer Strahlenbehandlung oder Radiochemotherapie werden diese Regionen in das Zielvolumen eingeschlossen. Eine postoperative Strahlentherapie ist indiziert, wenn Lymphknoten befallen sind. Die Frage, ob bei nur einem befallenen Lymphknoten ohne Kapseldurchbruch auf eine Strahlenbehandlung verzichtet werden kann, wird kontrovers diskutiert. Durch eine postoperative Radiochemotherapie kann im Vergleich zu einer alleinigen Strahlenbehandlung die lokoregionäre Kontrollrate, die tumorfreie Überlebensrate verbessert werden. Unklar ist, ob nach einer primären Strahlenbehandlung oder Radiochemotherapie residuelle Lymphknotenmetastasen operativ angegangen werden sollen. Erfolgt eine alleinige interstitielle Behandlung, so empfehlen einige Autoren sicherheitshalber eine neck dissection, andere bevorzugen eine engmaschige Überwachung.

Technik der Strahlenbehandlung

Die Technik entspricht prinzipiell derjenigen bei den Zungenkarzinomen. Allerdings muss beachtet werden, dass das Zielvolumen den Unterkiefer einbezieht.

Prognose

Ähnlich wie bei Zungenkarzinomen wird die Prognose neben dem Tumorstadium von dem Allgemeinzustand, den Begleiterkrankungen und der Häufigkeit von Zweittumoren bestimmt. Die Fünfjahres-Überlebensrate im Stadium I/II beträgt 50–70 % und sinkt im Stadium III auf 40 % sowie im Stadium IV ohne Fernmetastasen auf 0–20 % ab.

Wangenkarzinome

Die meisten Tumoren sind histologisch Plattenepithelkarzinome, die gut differenziert und mit Leukoplakien assoziiert sind. Der Lymphabfluss geht zunächst in die submandibulären und subdigastrischen Lymphknoten. Die Häufigkeit von Lymphknotenmetastasen in den Kategorien T1 und T2 beträgt 10–20 %; bei T3- und T4-Tumoren steigt dieses Risiko auf 60 % an. Eine kontralaterale Metastasierung ist eher selten, sodass eine ipsilaterale Behandlung der Lymphabflussgebiete ausreichend ist. Fernmetastasen treten selten auf; Strome et al. (1999) berichten über eine Rate von 6 %, Fang et al. (1997) über 7 % bei Tumoren im Stadium III/IV, Chhetri et al. (2000) fanden in ihrem Patientengut

keine Fernmetastasen. Die meisten Fernmetastasen befallen die Lunge oder das Skelettsystem. Demgegenüber ist die Rate an Zweittumoren sehr hoch. Diese betrug in der Serie von Chhetri et al. (2000) 37 %, bei Ilstadt et al. (1985) 29 % und bei Strome et al. (1999) 32 %, wobei die meisten Zweittumoren im oberen Aerodigestivtrakt auftraten.

Behandlung des Primärtumors (Tabelle VIII)

Kleine gut differenzierte Tumoren werden am besten durch eine Exzision mit ausreichendem Sicherheitsabstand behandelt. Dabei können gleichzeitig die meist begleitenden Leukoplakien entfernt werden. Allerdings berichten einige Autoren über eine hohe lokale Rezidivrate bereits in den Stadien I/II, z. B. Strome et al. (1999) über eine lokale Rezidivrate von 100 % nach alleiniger weiter Resektion, ebenso wie Lin et al. (2006) mit 41 %. Dem stehen die Ergebnisse von Chhetri et al. (2000) entgegen, die im Stadium I durch operative Maßnahmen eine lokoregionäre Kontrolle von 100 % und im Stadium II von 73 % erreichten, sowie von Iver et al. (2004) mit 26,5 % lokoregionären Rezidiven. Perez und Brady empfehlen in ihrem Handbuch (1997) eine primäre Strahlenbehandlung bei Tumoren in der Kategorie T2 und Tumoren, die die vordere Kommissur infiltrieren. In dieser Situation sind die funktionellen und kosmetischen Ergebnisse einer Strahlenbehandlung besser. In den frühen Stadien I und II lassen sich Fünfjahres-Überlebensraten zwischen 50 und 100 % erreichen. Pop et al. (1989) berichten über eine lokoregionäre Rezidivrate zwischen 20 % im Stadium I und 70 % im Stadium IV unabhängig von der Behandlung (alleinige Operation, alleinige Strahlenbehandlung oder präoperative Bestrahlung und Operation). Chhetri et al. (2000), Pop et al. (1989) und Strome et al. (1999) sehen die primäre Strahlenbehandlung als gleichwertige Alternative zur Operation in den Stadien I/II. Nair et al. (1988) berichten über 234 Patienten, die mit einer alleinigen Strahlenbehandlung behandelt wurden. Lokale Rezidive traten im Stadium II in 27 %, im Stadium III in 43 % und im Stadium IV in 62 % auf. Die rezidivfreien Dreijahres-Überlebensraten betrugen in Abhängigkeit von Stadium I–IV 85 %, 63 %, 41 % und 15 %.

Bei T3/T4-Tumoren sind die Ergebnisse einer alleinigen chirurgischen oder strahlentherapeutischen Behandlung schlecht. Inwiefern durch eine simultane Radiochemotherapie eine Alternative zur Operation gefolgt von einer Radiochemotherapie zur Verfügung steht kann derzeit nicht abgeschätzt werden. Daher wird eine multimodale Therapie empfohlen, die aus einer chirurgischen Resektion mit nachfolgender primärer Radio(chemo)therapie besteht (Lee et al. 2005; Lin et al. 2006). In einer randomisierten Studie verglichen Mishra et al. (1996) im Stadium III und IV eine alleinige chirurgische mit einer zusätzlichen Strahlenbehandlung. Nach drei Jahren war das krankheitsspezifische Überleben der kombiniert behandelten Gruppe mit 68 % signifikant höher als nach alleiniger Operation mit 38 % (p < 0,005). In einer retrospektiven Analyse fanden Dixit et al. (1998), dass insbesondere diejenigen Patienten von einer postoperativen Strahlenbehandlung profitierten, deren Resektionsrand 2 mm oder weniger betrug. Unabhängig davon wurde durch die postope-

rative Strahlenbehandlung die lokale Kontrolle in den Stadien I/II von 71 % auf 75 % und in den Stadien III/IV von 11 % auf 48 % erhöht. Trotzdem sind die lokoregionären Kontrollraten mit 30–50 % im Stadium III sowie 10–30 % im Stadium IV unbefriedigend. Gleiches gilt für die Fünfjahres-Überlebensraten, mit 40–50 % im Stadium III sowie unter 29 % im Stadium IV. Die meisten Rezidive treten auch nach einer Kombinationstherapie noch lokoregionär auf (Fang et al. 1997). Analog zu anderen Lokalisationen ist auch eine Radiochemotherapie oder eine hyperfraktionierte Strahlenbehandlung zu diskutieren, auch wenn deren Wert für Karzinome der Wange noch nicht abschließend gesichert ist.

Tabelle VIII. Therapieergebnisse des Wangenkarzinoms.

Autoren	Pat. (n)	Lokalisation	Behandlung	T-Kategorie	Lokale Kontrolle	5-J-ÜLR (%)	Bemerkungen
Strome et al. (1999)	27	Wange	OP OP ± eRT	I II-IV	0/6 13/21	80 37	
Chaudhary et al. (1989)	399	Wange	OP RT OP + RT	T/T21N0 (35) T3/T4N+ (150)	48 % vs. 46 %[a] 5 % vs. 33 %[a]		
Chhetri et al. (2000)	21	Wange	OP (15) OP + RT (6) Rezidive (6)	I (2) II (11) III (9) IV (5)	100 % 73 % 56 % 100 %	100 45 67 78	Vergleich OP versus RT: 80% versus 82% 5-Jahres-Überlebensrate
Shibuya et al. (1993)	45	Wange	iRT mit Au-198 oder Rn-222 ± eRT	T1 (8) T2 (30) T3 (7)	39/45	81	
Dixit et al. (1998)	175	Wange	OP OP + eRT	I/II III/IV I/II III/IV	71 %[b] 11 %[c] 75 %[b] 48 %[c]		Lokoregionäre 3-Jahres-Kontrolle
Nair et al. (1988)	234	Wange	RT	I II III IV	85 % 63 % 41 % 15 %		Tumorfreie 3-Jahres-Überlebensraten
Pop et al. (1989)	49	Wange	RT (20)[d] OP + RT (11)[d] OP (9)[d]	I (5) II (22) III (6) IV (15)	22/40[d]	52	
Mishra et al. (1996)	140	Wange	OP (60) OP + eRT (80)	T3/4 N0-2B	45/60 70/80	84 94	Randomisierte Studie: tumorspezifische Überlebensrate nach 3 Jahren: 38% vs. 68% p = 0,005
Fang et al. (1997)	57	Wange	OP + RT	II (6) III (21) IV (30)	64 %[e]	55	3-Jahres-Daten

eRT: externe Bestrahlung; iRT: interstitielle Bestrahlung
[a] 2-Jahres-NED-Raten RT vs. OP
[b] p = 0,74
[c] p = 0,001
[d] auswertbare Patienten
[e] lokoregionäre Kontrolle

Vereinzelt wird auch über eine interstitielle Radiotherapie bei Wangenkarzinomen berichtet. Beispielsweise führten Shibuya et al. (1993) eine interstitielle Strahlenbehandlung im Sinne eines Boostes mit Au-198 oder Rn-222 nach perkutaner Strahlenbehandlung durch. Damit konnten sie eine Fünfjahres-Überlebensrate von 81 % erreichen. 6/45 Patienten entwickelten lokale Rezidive.

Behandlung der Lymphabflussgebiete

Pop et al. (1989) berichten, dass nach einer adjuvanten Strahlenbehandlung des ipsilateralen Lymphabflussgebietes keine regionären Rezidive auftraten, während diese Rate rund 22 % betrug, wenn auf die Strahlenbehandlung verzichtet wurde. Diese Ergebnisse werden von Chherti et al. (2000) bestätigt. Daher sollte eine adjuvante Behandlung des ipsilateralen Lymphabflussgebietes ab der Kategorie T2 erfolgen.

Technik der Strahlenbehandlung

Das Zielvolumen kann sich auf die Primärtumorregion mit 2–3 cm Sicherheitsabstand sowie die ipsilateralen Lymphabflussgebiete beschränken. In der Regel kommen anterior-posteriore leicht gegeneinander gekippte isozentrische Stehfelder oder anteriore sowie seitliche Stehfelder unter Verwendung von Keilfiltern zum Tragen (sog. Keilfiltertechniken). Eine dreidimensionale Bestrahlungsplanung sollte heute eigentlich Standard sein. In konventioneller Fraktionierung werden Dosen zwischen 60 (postoperativ) und 70 (definitiv) Gy appliziert. Emami empfiehlt im Handbuch von Perez und Brady (1996) insbesondere bei T1/2-Tumoren eine Kombination von Photonen und Elektronen ergänzt durch einen interstitiellen oder Elektronen-Boost.

Prognose

Die Prognose im Stadium I ist mit Fünfjahres-Überlebensraten zwischen 80 und 100 % sehr gut, sinkt aber bereits im Stadium II auf Werte von 55–80 % ab bzw. ca. 40–50 % im Stadium III und 20–30 % im Stadium IV. Fang et al. (1997) fanden in einer multivariaten Analyse, dass Patienten mit einer Hautinfiltration ein hohes lokoregionäres Rezidivrisiko hatten. Urist et al. (1987) zeigten in einer multivariaten Analyse, dass Tumoren mit einer Dicke größer als 6 mm eine schlechtere Prognose hatten als solche mit einer geringeren Dicke.

Gingivakarzinome

Gingivakarzinome umfassen ca. 10–12 % aller Mundhöhlenmalignome (Batsakis 1979). Die meisten Gingivakarzinome sind gut differenzierte Plattenepithelkarzinome, die häufig mit Leukoplakien assoziiert sind. Da diese Tumoren in unmittelbarer Nähe zum Knochen entstehen, infiltrieren sie häufig und sehr früh den darunter liegenden Knochen. Daher sollte im Rahmen der Ausbreitungsdiagnostik besondere Aufmerksamkeit einer potenziellen Knocheninfiltration gewidmet werden; dementsprechend steht die CT-Untersuchung, ggf. ergänzt durch MRT oder Skelettszintigraphie, im Vordergrund. Tumoren der unteren Gingiva können auch in die Wangenregion, die Mandibula (Nomura et al. 2005) sowie den Mundboden infiltrierend wachsen; Karzinome der oberen Gingiva in den harten und weichen Gaumen sowie die Wangenschleimhaut. Bei Tumoren der oberen Gingiva muss differenzialdiagnostisch ein Karzinom der Kieferhöhle ausgeschlossen werden, da diese durch den Oberkiefer die Gingiva infiltrieren können. Deshalb ist bei Tumoren der oberen Gingiva ein koronares CT obligat. 80 % der Gingivakarzinome entstehen im Unterkieferbereich. Das Lymphknotenbefallsmuster ist vom Sitz des Tumors abhängig: Tumoren, die im Bereich der bukkalen Seite der Gingiva entstehen, drainieren in die submandibulären, submentalen und subdigastrischen Lymphknotenstationen. Bei Tumoren, die im lingualen Bereich der Gingiva liegen, werden die subdigastrischen Lymphknoten sowie die „deep superior" jugulären und retropharyngealen Lymphknoten als erste Filterstationen beschrieben. Das T-Stadium, eine Knocheninfiltration und ein niedriges Grading waren bei Alveolarzellkarzinomen im Unterkieferbereich mit einem erhöhten Risiko von Lymphknotenmetastasen assoziiert (Eicher et al. 1996). Bei klinisch unauffälligem Lymphknotenstatus fanden sich in 10–18 % histologisch befallene Lymphknoten oder Rezidive (Byers et al. 1981; Eicher et al.1996; Shah et al. 1990).

Behandlung des Primärtumors (Tabelle IX)

Nur bei Tumoren, die nicht in den Knochen infiltrieren, kann eine primäre Strahlentherapie durchgeführt werden. Ansonsten sollte eine primäre Operation – zumeist eine Unterkiefersegmentresektion oder Hemimandibulektomie (Tei et al. 2004) – mit postoperativer Strahlenbehandlung ab der T3-Kategorie oder bei tumorinfiltrierten Schnitträndern oder bei metastatisch befallen Lymphknoten erfolgen. Gomez et al. (2000) erreichten mit diesem Vorgehen bei 83 Patienten mit Gingivakarzinomen eine tumorspezifische Fünfjahres-Überlebensrate von 60 % sowie eine Fünfjahres-Überlebensrate von 43 %. In einer multivariaten Analyse waren die T- und N-Kategorien sowie der Resektionsstatus für die Überlebensrate von prognostischer Bedeutung. Overholt et al. (1996) sahen in ihrem Kollektiv von 155 Patienten, dass eine Tumorgröße von mehr als 3 cm und eine nicht radikale Resektion mit einer verminderten lokalen Kontrollrate einhergingen. Nach alleiniger operativer Behandlung traten bei Soo et al. (1988) lokale Rezidive in 29 % der Fälle auf.

Behandlung der Lymphabflussgebiete

Eicher et al. (1996) empfehlen eine adjuvante Behandlung der Lymphabflussgebiete bei T1/2-Tumoren, wenn der Verdacht auf eine Infiltration des Knochens besteht, bei G2/3-Tumoren und bei die Mittellinie überschreitenden Tumoren sowie bei allen T3/4-Karzinomen. Da bilaterale Lymphknotenmetastasen in nur 2 % der Patienten auftreten (Eicher et al. 1996), ist eine Behandlung der ipsilateralen Lymphabflussgebiete ausreichend, außer bei Tumoren, die die Mittellinie überschreiten.

Prognose

Eicher et al. (1996) berichten über 155 Patienten mit Tumoren der unteren Gingiva; 131 wurden nur operativ behandelt, 24 Patienten zusätzlich bestrahlt. Die Fünfjahres-Überlebensrate betrug bei Patienten, die keinen Lymphknotenbefall aufwiesen, 85 % und sank auf 59 % ab, sobald regionale Metastasen vorlagen. In dieser Studie hatte die Durchführung einer elektiven neck dissection einen positiven Einfluss auf die Prognose der Patienten. Soo et al. (1988) berichten nach alleiniger operativer Behandlung über eine Fünfjahres-Überlebensrate zwischen 24 und 77 % in Abhängigkeit vom Stadium, Shibuya et al. (1984) nach alleiniger Strahlenbehandlung von 45 %. Über die Ergebnisse nach Operation und Strahlenbehandlung berichten Byers et al. (1981) und Wang et al. (1975). Hier liegen die Fünfjahres-Überlebensraten zwischen 43 und 65 %.

Technik der Strahlenbehandlung

Das Zielvolumen umfasst die Primärtumorregion, wobei mindestens die befallene Seite des Unterkiefers erfasst werden sollte. In der Regel kommen anterior-posteriore leicht gegeneinander gekippte isozentrische Stehfelder, oder anteriore und seitliche Stehfelder unter Verwendung von Keilfiltern zum Tragen. Eine dreidimensionale Bestrahlungsplanung

Tabelle IX. Therapieergebnisse des Gingivakarzinoms.

Autoren	Pat. (n)	Lokalisation	Behandlung	T-Kategorie	Lokale Kontrolle	5-J-ÜLR (%)	Bemerkungen
Yorozu et al. (2001)	31	Harter Gaumen	RT (25) OP + RT[a] (5)	T1–2 T3–4	80 % 24 %	55	
Erkal et al. (2001)	107	Weicher Gaumen	RT	T1 T2 T3 T4	86 % 91 % 67 % 35 %	42	
Gomez et al. (2000)	83	Gingiva	OP (33) OP + RT (43) RT (7)	I (6) II (12) III (5) IV (58)	55/83	42,7	
Overholt et al. (1996)	155	Gingiva (Unterkiefer)	OP OP + RT (24)	I (32) II (70) III (27) IV (21)		ca. 60	
Soo et al. (1988)	252	Gingiva	OP		71 %	54	
Shibuya et al. (1984)	87	Gingiva Harter Gaumen	OP + RT			45	
Byers et al. (1981)	61	Gingiva	OP + RT			43	

[a] RT bei R1-Resektion

Tabelle X. Ergebnisse der intraarteriellen Chemotherapie.

Autoren	Pat. (n)	Lokalisation	Behandlung	T-Stadium	Therapie-ergebnis	Bemerkungen	
Wang et al. (2001)	41	Wange	i.a. Chemothera-pie + lokale Behandlung	III/IV	RR 80 % CR 29 %	Cisplatin d1 100 mg/m² 5-FU d1–4 1000 mg/m²	Mukositis 76 % Hemi-Alopezie 56 % Leukopenie 5 % Hemiparese n = 1

ist empfehlenswert. In konventioneller Fraktionierung werden Dosen zwischen 60 (postoperativ) und 70 (definitiv) Gy appliziert. Eine Boostdosis mit Elektronen wird gelegentlich empfohlen. Die interstitielle Behandlung hat wegen der Nähe des Unterkieferknochens keinen Stellenwert.

Die Behandlung der ipsilateralen Lymphabflussgebiete ist in der Regel ausreichend. Die Indikation ist bei Lymphknotenbefall oder adjuvant ab T3 gegeben. Die Strahlendosis richtet sich dabei nach den Empfehlungen bei Zungenkarzinomen.

Radiochemotherapie – neoadjuvante Behandlung

In mehreren Studien konnte bei Tumoren der Kopf-Hals-Region gezeigt werden, dass bei inoperablen Tumoren durch eine simultane Radiochemotherapie (Übersicht bei Forastiere et al. 2001) die Behandlungsergebnisse im Vergleich zur einer alleinigen Strahlenbehandlung verbessert werden konnten. Dies gilt auch, wenn statt einer konventionellen Fraktionierung eine hyperfraktionierte oder hyperfraktioniert-akzelerierte Behandlung verwendet wurde. Tumoren der Mundhöhle sind in diesen Studien zumeist eingeschlossen worden, sodass die Ergebnisse auch auf diese Entität übertragen werden können. Eine detaillierte Darstellung kann dem Kapitel „Rachen" entnommen werden.

Von mehreren Arbeitsgruppen wird derzeit der Stellenwert einer präoperativen Therapie untersucht: Mohr et al. (1994) verglichen in einer präoperativen randomisierten Studie, in die überwiegend Mundhöhlentumoren (und Oropharynxkarzinome) in den Kategorien T2-4N0-3M0 eingeschlossen wurden, eine präoperative Radiochemotherapie mit 36 Gy und 12,5 mg/m² Cisplatin an fünf Tagen mit einer alleinigen operativen Therapie. Der Prozentsatz lokoregionärer Rezidive war nach der Kombinationstherapie mit 15,6 % signifikant geringer als nach alleiniger operativer Behandlung mit 31 %. Dies führte zu einer um 8,3 % signifikant verbesserten Zweijahres-Überlebensrate in der kombiniert behandelten Patientengruppe.

Neben diesen randomisierten Studien wurde eine Reihe von Phase-II-Protokollen publiziert. Durch eine präoperative Radiochemotherapie lassen sich komplette Remissionen zwischen 37–66 % erzielen (del Campo et al. 1997; Eckart et al. 2000). Bei einer alleinigen Chemotherapie liegen die kompletten Remissionsraten in der Regel mit 10–30 % niedriger (Grau et al. 1996); es liegen Hinweise vor, dass die lokoregionären Rezidivraten nach alleiniger Chemotherapie höher sind als nach einer Radiochemotherapie (Okura et al. 1998). Die Überlebensraten sind besser, wenn die Tumoren gut auf die Behandlung ansprechen im Vergleich zu den Patienten mit makroskopischen Residualtumoren (Grau et al. 1996). Auch wenn einige Autoren angeben (Kirita et al. 1999), dass im Vergleich zu historischen Kontrollgruppen die Ergebnisse besser sind, so fehlen letztendlich randomisierte Vergleiche.

Vollkommen unklar ist, ob durch eine intraarterielle Chemotherapie im Vergleich zu einer intravenösen Behandlung oder einer Strahlenbehandlung bessere Ergebnisse zu erzielen sind. Beispielsweise berichten Hirai et al. (1999) über eine CR-Rate von 24 % bei 22 Mundhöhlenkarzinomen durch eine intraarterielle Chemotherapie mit Cisplatin. Während diese Arbeitsgruppe eine relativ gute Verträglichkeit der Chemotherapie feststellte, erlitten bei Wang et al. (2001) 3/41 Patienten mit Wangenkarzinomen nach einer kombinierten intraarteriellen und intravenösen Chemotherapie mit Cisplatin/5-FU neurologische Komplikationen, wobei einer der Patienten eine Hemiparese erlitt (Tabelle X). Die Rate kompletter Remissionen war mit 29 % nicht wesentlich höher als bei einer alleinigen intravenösen Chemotherapie und deutlich niedriger als bei den Phase-II-Studien zur simultanen Radiochemotherapie.

Eine ungarisch-österreichisch-deutsche Arbeitsgruppe (Szabo et al. 1999) führte bei Patienten mit primär operablen Mund- und Zungenkarzinomen einen randomisierten Vergleich zwischen einer präoperativen alleinigen Strahlentherapie mit 46 Gy und einer präoperativen intraarteriellen Chemotherapie mit Epirubicin und Cisplatin durch. Ausgewertet wurden jedoch nur die 96 von 131 randomisierten

Patienten, deren Nachsorge wie im Protokoll vorgesehen erfolgte. Die lokoregionäre Rezidivrate sowie die Überlebensraten waren in beiden Armen identisch; die strahlentherapeutisch behandelten Patienten litten an einer deutlich stärker ausgeprägten Mundtrockenheit. Budach (2001) kritisiert deshalb diese Arbeit wegen erheblicher Mängel bei der statistischen Analyse sowie fehlender histopathologischer Untersuchungen zum Therapieeffekt. Interessanterweise erfolgte durch diese Autoren (Szabo et al. 1999) eine Metaanalyse zur Wertigkeit der intraarteriellen Chemotherapie. Von 21 randomisierten Studien wurden bislang 15 publiziert; die Odds-Ratio nach drei Jahren beträgt 0,96 (0,73–1,25; p = 0,45), sodass sich hieraus kein Vorteil zugunsten der intraarteriellen Chemotherapie ableiten lässt.

Nebenwirkungen

Die Nebenwirkungen der Strahlenbehandlung von Mundhöhlenkarzinomen werden in akute und chronische Nebenwirkungen eingeteilt.

Akute Effekte sind Mukositis, Dermatitis, Verlust der Geschmacksempfindung. Dies kann zu akuten Schluckbeschwerden, Verminderung der Nahrungsaufnahme mit konsekutivem Gewichtsverlust führen. Nach Abschluss der Strahlenbehandlung bilden sich Mukositis und Dermatitis wieder zurück. Die Geschmacksempfindung bessert sich nach drei bis sechs Monaten, wird von vielen Patienten aber als nicht mehr so differenziert empfunden. Vereinzelt berichten die Patienten auch, dass langfristig keine oder nur eine minimale Geschmacksdifferenzierung besteht.

Langfristig fühlen sich die Patienten am meisten durch die chronische Xerostomie belästigt, die sie beim Sprechen und Essen behindert. Die Patienten müssen darauf rechtzeitig hingewiesen werden.

Ein besonderes Problem entsteht dadurch, dass sich der Unterkiefer ganz oder teilweise im Zielvolumen 1. Ordnung befindet und daher mit einer Dosis zwischen 60 und 70 Gy belastet wird. Daher besteht ein hohes Risiko einer Osteoradionekrose, wenn eine adäquate Zahnsanierung nicht erfolgt ist, der Unterkiefer keine Weichteildeckung aufweist oder Zahnextraktionen nach Ende der Strahlentherapie ohne ausreichenden Antibiotikaschutz durchgeführt werden. Falls eine Osteoradionekrose festgestellt wird, muss die befallene Knochenregion großzügig entfernt und für eine ausreichende Weichteildeckung gesorgt werden. Als konservative Therapieversuche wird über eine Therapie mit Antibiotika oder hyper-

barem Sauerstoff berichtet (Vanderpuye et al. 2000). In einer retrospektiven Analyse fanden Glanzmann und Grätz (1995), dass Radionekrosen der Mandibula insbesondere nach Strahlendosen von mehr als 66 Gy bei Einzeldosen von 2–2,22 Gy auftraten (Inzidenz 19,6–24,8 %); bei Einzeldosen von 1,2 Gy war die Häufigkeit mit 2,2 % trotz höherer Enddosis geringer. Die Dosis pro Fraktion, die Tumorinfiltration der Mandibula und das mit einer hohen Dosis bestrahlte Volumen des horizontalen Asts der Mandibula waren signifikante Risikofaktoren.

Aufgrund der Strahlenbehandlung der Lymphabflussgebiete, insbesondere nach beidseitiger neck dissection, kann es zur Entwicklung eines submentalen Lymphödems kommen. Wir empfehlen dann eine manuelle Lymphdrainage, die frühestens sechs Wochen nach Rückgang der akuten Strahlenreaktion beginnen sollte.

Weichteilnekrosen, insbesondere nach interstitieller Brachytherapie, treten vor allem im Bereich der Zunge und des Mundbodens auf. Zunächst sollte eine konservative Behandlung versucht werden. Diese schließt die Behandlung einer bakteriellen Superinfektion durch antimikrobielle Salben ein. Zusätzlich sollten die Granulation fördernde Maßnahmen wie die Verwendung von Oxoferrin-Lösungen erfolgen. Eine operative Korrektur ist vor allem dann notwendig, wenn sich die Nekrose auf die Gingiva ausdehnt oder der Unterkiefer freiliegt. Fujitta et al. (1999) berichten über eine erhöhte Rate an Weichteilnekrosen, wenn bei der „Low-dose-rate"-Strahlenbehandlung die Dosisrate über 0,6 Gy/Stunde lag.

Rezidivtherapie

Ca. 25–48 % der Patienten mit Mundhöhlenkarzinomen erleiden ein lokales oder regionales Rezidiv. Dadurch verschlechtert sich die Prognose dieser Patienten erheblich. So berichten Schwarz et al. (2000) sowie Lacy et al. (1999), dass die Zweijahres-Überlebensrate aller Rezidivpatienten bei 20 % lag. Kirita et al. (1994) fanden, dass die Fünfjahres-Überlebensrate von Patienten mit Zungenkarzinomen 45 % betrug, wenn ein lokales Rezidiv auftrat, im Vergleich zu 74 %, wenn die Patienten lokal tumorfrei blieben. Diese schlechte Prognose ist dadurch bedingt, dass viele Patienten ein zweites oder drittes lokales Rezidiv, regionäre Metastasen oder Fernmetastasen entwickeln. Wesentliche Faktoren für die Prognose nach dem Auftreten des Rezidives sind das initiale Tumorstadium, die initiale Behandlung, der Zeitabstand zwischen Rezidiv und Primärbehandlung, der histologische Differenzierungsgrad und die Rezidivtherapie (Schwarz et al. 2000; Yueh et al. 1998). Schwarz et al. (2000) fanden, dass chirurgisch behandelte Patienten mit Rezidiven eine bessere Prognose hatten als nach einer Strahlenbehandlung.

Allgemeine Therapierichtlinien bei Rezidiven aufzustellen, ist schwierig, in aller Regel muss individuell entschieden werden. Bei kleinen Rezidiven sollte zunächst eine komplette chirurgische Exzision versucht werden. Die dabei angegebenen Überlebensraten liegen zwischen 9 % (Yuen et al. 1998) und 60 % (Cherian et al. 1991).

Aus radioonkologischer Sicht kann eine nochmalige kleinvolumige perkutane Strahlenbehandlung oder aber bei räumlich nicht so ausgedehnten Rezidiven eine interstitielle Strahlenbehandlung erfolgen. Die dabei erreichten Zweijahres-Überlebensraten liegen zwischen 14 und 26 % (Grabenbauer et al. 2001) bei lokalen Kontrollraten von 57 %. In einer Literaturübersicht zeigte Langlois et al. (1988) bessere lokale Kontrollraten mit einer Re-Strahlenbehandlung, die mittels Brachytherapie (60–80 %) durchgeführt wurde, als mit einer alleinigen externen Strahlentherapie (20–40 %). Kunitake et al. (2001) erreichten bei 12 Patienten mit einem lokalen Rezidiv nach interstitieller Strahlenbehandlung durch eine erneute Brachytherapie eine Fünfjahres-Überlebensrate von 31 %. Strnad et al. (2003) berichtete über eine Vierjahres-lokale Kontrollrate von 68 % nach PDR- oder LDR-Bestrahlung. Die Kombination von Chemotherapie, interstitieller Radiotherapie und Hyperthermie wurde von Geiger et al. (2002) untersucht mit einer lokalen Kontrollrate von 80 % bei einer medianen Nachbeobachtungszeit von sechs Monaten. Kolotas et al. (2007) erzielten mit Hilfe der HDR-Brachytherapie bei Lymphknotenrezidiven Überlebensraten von 31 % nach zwei Jahren bei einer regionären Kontrollrate von 69 %.

Nach erneuter kombinierter simultaner Radiochemotherapie mit Paclitaxel und Cisplatin wird über Zweijahres-Überlebensraten von 15,8–25,9 % bei einer allerdings hohen Grad-4-Toxizität von 25,3–28 % berichtet (Langer et al. 2007; Spencer et al. 2007).

Allerdings können mit einer postoperativen Strahlenbehandlung bei Rezidiven nicht die gleichen Ergebnisse erzielt werden wie mit einer postoperativen Strahlenbehandlung bei der Primärbehandlung. Regine et al. (1999) verglichen 143 Patienten, die im Rahmen der Primärbehandlung postoperativ bestrahlt wurden, mit 31 Patienten, die im Rahmen der Rezidivtherapie behandelt wurden. Die lokoregionäre Fünfjahres-Kontrollrate und tumorspezifische Überlebensrate waren bei den primär behandelten Patienten mit 69 bzw. 54 % deutlich höher als bei den Patienten, die in Rezidivsituation behandelt wurden (46 % und 32 %; p = 0,03). Dies weist daraufhin, dass bereits im Rahmen der Primärtherapie die intensive Verhinderung eines Lokalrezidivs notwendig ist. In die gleiche Richtung weist die Arbeit von Yuen et al. (1998); von 32 Patienten mit einem lokalen Rezidiv eines Zungenkarzinoms nach Glossektomie lebten nach drei Jahren nur noch 3 %.

Schlüsselliteratur

Grabenbauer GG, Muhlfriedel C, Rodel F et al: Squamous cell carcinoma of the oropharynx: Ki-67 and p53 can identify patients at high risk for local recurrence after surgery and postoperative radiotherapy. Int J Radiat Oncol Biol Phys 1; 48(4) (2000) 1041–50

Iro H, Waldfahrer F, Gewalt K et al: Enoral/transoral surgery of malignancies of the oral cavity and the oropharynx. Adv Otorhinolaryngol 49 (1995) 191–5

Kao J, Lavaf A, Teng MS et al: Adjuvant radiotherapy and survival for patients with node-positive head and neck cancer: An analysis by primary site and nodal stage. Int J Radiat Oncol Biol Phys. 2007

Mohr C, Bohndorf W, Carstens J et al: Preoperative radiochemotherapy and radical surgery in comparison with radical surgery alone. A prospective, multicentric, randomized DOSAK study of advanced squamous cell carcinoma of the oral cavity and the oropharynx (a 3-year follow-up). Int J Oral Maxillofac Surg 23(3) (1994) 140–8

Pernot M, Malissard L, Hoffstetter S et al: The study of tumoral, radiobiological, and general health factors that influence results and complications in a series of 448 oral tongue carcinomas treated exclusively by irradiation. Int J Radiat Oncol Biol Phys 1; 29(4) (1994) 673–9

Peters LJ, Goepfert H, Ang KK et al: Evaluation of the dose for postoperative radiation therapy of head and neck cancer: first report of a prospective randomized trial. Int J Radiat Oncol Biol Phys (26) (1993) 3–11

Regine WF, Valentino J, Sloan DA et al: Postoperative radiation therapy for primary vs. recurrent squamous cell carcinoma of the head and neck: results of a comparative analysis. Head Neck 21(6) (1999) 554–9

Strnad V Geiger M Lotter M Sauer R: The role of pulsed –dose rate brachytherapy in previously irradeted head and neck cancer. Brachytherapy 2(3) (2003) 158 –163

Gesamtliteratur

AJCC: Cancer Staging Handbook, TNM Classification of malignant tumors, 6th ed. Springer New York, Berlin Heidelberg (2002)

Alho OP, Kantola S, Pirkola U et al: Cancer of the mobile tongue in Finland – increasing incidence, but improved survival. Acta Oncol 38(8) (1999) 1021–4

Al-Rajhi N, Khafaga Y, El-Husseiny J et al: Early stage carcinoma of oral tongue: prognostic factors for local control and survival. Oral Oncol 36(6) (2000) 508–14

Arbeitsgemeinschaft bevölkerungsbezogener Krebsregister in Deutschland. Krebs in Deutschland – Häufigkeit und Trends. erw. aktual. Auflage, (2002)

Bachaud JM, Delannes M, Allouache N et al: Radiotherapy of stage I and II carcinomas of the mobile tongue and/or floor of the mouth. Radiother Oncol 31(3) (1994) 199–206

Batsakis JG: Squamous cell carcinomas of the oral cavity and oropharynx. Tumors of the Head and Neck (1979) 144–176

Beauvois S, Hoffstetter S, Peiffert D et al: Brachytherapy for lower lip epidermoid cancer: tumoral and treatment factors influencing recurrences and complications. Radiother Oncol 33(3) (1994) 195–203

Becker N, Wahrendorf J: Krebsatlas der Bundesrepublik Deutschland. Springer Verlag (1981–1990)

Beenken SW, Krontiras H, Maddox WA et al: T1 and T2 squamous cell carcinoma of the oral tongue: prognostic factors and the role of elective lymphnode dissection. Head Neck 21(2) (1999) 124–30

Beitler JJ, Smith RV, Silver CE et al: Close or positive margins after surgical resection for the head and neck cancer patient: the addition of brachytherapy improves local control. Int Radiat Oncol Biol Phys 40(2) (1998) 313–7

Betka J: Distant metastases from lip and oral cavity cancer. ORL J Otorhinolaryngol Relat Spec 63(4) (2001) 217–21 Review

Blackburn TK, Macpherson D, Conroy B: Primary adenoid squamous cell carcinoma of the upper lip associated with a locoregional metastasis: a case report and review of the literature. J Oral Maxillofac Surg 57(5) (1999) 612–6. Review. No abstract available

Bolner A, Campolongo F, Segatta P et al: [Brachytherapy in the management of the initial stage of the mobile tongue carcinoma] Acta Otorhinolaryngol Ital 19(2) (1999) 80–6. Italian

Bourgier C, Coche-Déquéant B, Fournier C et al: Exclusive low-dose-rate brachytherapy in 279 patients with T2N0 mobile tongue carcinoma. Int J Radiat Oncol Biol Phys 63(2) (2005)434–40

Budach W: Intraarterielle präoperative Chemotherapie versus präoperative Strahlentherapie. Strahlentherapie und Onkologie 177 (2) (2001) 113–114

Byers RM, Newmann R, Russel N et al: Results of treatment for squamous carcinoma of the   lower gum. Cancer 47 (1981) 2236–2238

Califano L, Zupi A, Massari PS et al: Lymph-node metastasis in squamous cell carcinoma of the lip. A retrospective analysis of 105 cases. Int J Oral Maxillofac Surg 23(6 Pt 1) (1994) 351–5

Cerezo L, Liu FF, Tsang R et al: Squamous cell carcinoma of the lip: analysis of the Princess Margaret Hospital experience. Radiother Oncol 28(2) (1993) 142–7

Chao KS, Emami B, Akhileswaran R et al: The impact of surgical margin status and use of an interstitial implant on T1,T2 oral tongue cancers after surgery. Int J Radiat Oncol Biol Phys 36 (5) (1996) 1039–43

Charabi S, Balle V, Charabi B et al: Squamous cell carcinoma of the oral cavity: the results of the surgical and non-surgical therapeutic modalities in a consecutive series of 156 patients treated in Copenhagen county. Acta Otolaryngol Suppl. 529 (1997) 226–8

Chaudhary AJ, Pande SC, Sharma V et al: Radiotherapy of carcinoma of the buccal mucosa. Semin Surg Oncol 5(5) (1989) 322–6

Chen YK, Lin LM, Lin CC: Malignant fibrous histiocytoma of the tongue. J Laryngol Otol 115(9) (2001) 763–5 Review

Cherian T, Sebastian P, Ahamed MI et al: Evaluation of salvage surgery in heavily irradiated cancer of the buccal mucosa. Cancer 68(2) (1991) 295–9

Chiesa F, Mauri S, Grana C et al: Is there a role for sentinel node biopsy in early N0 tongue tumors? Surgery 128(1) (2000) 16–21

Chhetri DK, Rawnsley JD, Calcaterra TC: Carcinoma of the buccal mucosa. Otolaryngol Head Neck Surg 123(5) (2000) 566–71

Chow TL, Chow TK, Chan TT et al: Contralateral neck recurrence of squamous cell carcinoma of oral cavity and oropharynx. J Oral Maxillofac Surg 62(10) (2004) 1225–8

Cole DA, Patel PM, Matar JR et al: Floor of the mouth cancer. Arch Otolaryngol Head Neck Surg 120(3) (1994) 260–3

Colella G, Gabriele M, Lanza A et al: [Clinical evaluation of patients with squamous carcinoma of the oral cavity.] Minerva Stomatol 48(7–8) (1999) 319–23

Conill C, Verger E, Marruecos J et al: Low dose rate brachytherapy in lip carcinoma. Clin Transl Oncol 9(4) (2207) 251–4

Costa Bandaira AK, Azevedo EH, Vartanian JG et al: Quality of Life related to Swallowing after tongue cancer treatment. Dysphagia 13 (2007)

Daniele E, Rodolico V, Leonardi V et al: Prognosis in lower lip squamous cell carcinoma: assessment of tumor factors. Pathol Res Pract 194(5) (1998) 319–24.

Dequanter D, Lothaire P, Bourgeois P et al: Sentinel lymph node evaluation in squamous cell carcinoma of the head and neck cancer: preliminary results. Acta Chir Belg 106(5) (2006) 519–22

David JM, Barthelemy I, Bonnet F et al: [Results of the surgical treatment of epidermoid carcinoma of the mobile tongue and mouth floor. Apropos of 157 patients] Rev Stomatol Chir Maxillofac 98(5) (1997) 306–11. French

Davidson BJ, Root WA, Trock BJ: Age and survival from squamous cell carcinoma of the oral tongue. Head Neck 23(4) (2001) 273–9

Decroix Y, Ghossein N: Experience of the Curie Institute in treatment of cancer of the mobile tongue. I. Treatment policies and results. Cancer 47 (1981) 496

De Vicente JC, Recio OR, Pendas SL et al: Oral squamous cell carcinoma of the mandibular region: A survival study. Head Neck 23(7) (2001) 536–43

de Melo GM, Ribeiro KC, Kowalski LP et al: Risk factors for postoperative complications in oral cancer and their prognostic implications. Arch Otolaryngol Head Neck Surg 127(7) (2001) 828–33

de Visscher JG, Botke G, Schakenraad JA et al: A comparison of results after radiotherapy and surgery for stage I squamous cell carcinoma of the lower lip. Head Neck 21(6) (1999) 526–30

de Visscher JG, Grond AJ, Botke G et al: Results of radiotherapy for squamous cell carcinoma of the vermilion border of the lower lip. A retrospective analysis of 108 patients. Radiother Oncol 39(1) (1996) 9–14

de Visscher JG, Schaapveld M, Otter R et al: Epidemiology of cancer of the lip in The Netherlands. Oral Oncol 34(5) (1998) 421–6

de Visscher JG, van den Elsaker K, Grond AJ et al: Surgical treatment of squamous cell carcinoma of the lower lip: evaluation of long-term results and prognostic factors – a retrospective analysis of 184 patients. J Oral Maxillofac Surg 56(7) (1998) 814–20; discussion 820–1

de Visscher JG, van der Waal I: Etiology of cancer of the lip. A review. Int J Oral Maxillofac Surg 27(3) (1998) 199–203. Review

del Campo JM, Felip E, Giralt J et al: Preoperative simultaneous chemoradiotherapy in locally advanced cancer of the oral cavity and oropharynx. Am J Clin Oncol 20(1) (1997) 97–100

Dias FL, Kligerman J, Matos de Sa G et al: Elective neck dissection versus observation in stage I squamous cell carcinomas of the tongue and floor of the mouth. Otolaryngol Head Neck Surg 125(1) (2001) 23–9

Dixit S, Vyas RK, Toparani RB et al: Surgery versus surgery and postoperative radiotherapy in squamous cell carcinoma of the buccal mucosa: a comparative study. Ann Surg Oncol (6) (1998) 502–10

Eckardt A, Wildfang I, Karstens JH: [Simultaneous radiochemotherapy with taxol/carboplatin in advanced operable head-neck tumors. Preliminary results] Strahlenther Onkol 175 Suppl 3 (1999) 11–3. German

Eicher SA, Overholt MS et al: Lower Gingival Carcinoma. Arch Otolaryngol Head Neck Surg 122 (1996) 634–638

El-Husseiny G, Kandil A, Jamshed A et al: Squamous cell carcinoma of the oral tongue: an analysis of prognostic factors. Br J Oral Maxillofac Surg 38(3) (2000) 193–9

Emami B. Oral Cavity. In: Perez CA, Brady LW: Principles and Practice of Radiation Oncology (1997) Lippincott-Raven, Philadelphia p. 981–1002

Fang FM MD, Leung SW et al: Combined-modality therapy for squamous carcinoma of the buccal mucosa: Treatment results and prognostic factors. Head and Neck (1997) 506–512

Farrus B, Pons F, Sanchez-Reyes A et al: Quality assurance of interstitial brachytherapy technique in lip cancer: comparison of actual performance with the Paris System recommendations. Radiother Oncol 38(2) (1996) 145–51

Fein DA, Mendenhall WM, Parsons JT et al: Carcinoma of the oral tongue: a comparison of results and complications of treatment with radiotherapy and/or surgery. Head Neck 16(4) (1994) 358–65

Ferlito A, Shaha AR, Silver CE et al: Incidence and sites of distant metastases from head and neck cancer. ORL J Otorhinolaryngol Relat Spec 63(4) (2001) 202–7. Review

Fietkau R, Grabenbauer GG, Iro H et al: Interstitial and percutaneous radiotherapy after limited surgery in carcinoma of the oral cavity] Strahlenther Onkol 167(10) (1991) 591–8. German

Finestres-Zubeldia F, Guix-Melcior B, Cloquell-Damian A et al: Treatment of the carcinoma of the lip through high dose rate brachytherapy. Med Oral Patol Oral Cir Bucal 10(1) (2005) 21–4

Forastirere A, Koch W, Trotti A et al: Head and Neck Cancer. N Engl J Med 26(345) (2001) 1890–1900

Fujita M, Hirokawa Y, Kashiwado K et al: Interstitial brachytherapy for stage I and II squamous cell carcinoma of the oral tongue: factors influencing local control and soft tissue complications. Int J Radiat Oncol Biol Phys 1; 44(4) (1999) 767–75

Geiger M Strnad V Lotter M Sauer R: Pulsed dose rate brachytherapy with cocomitant chemotherapy and interstitial hyperthermia in patients with recurrent head and neck cancer. Brachytherapy 1(3) (2002) 149 –153

Gilbert E, Goffinet D, Bagshaw M: Carcinoma of the oral tongue and floor of mouth: Fifteen years' experience with linear accelerator therapy. Cancer (35) (1997) 1517–1524

Glanzmann CH, Grätz KW: Radionecrosis of the mandibula: a restrospective analysis of the incidence and risk factors. Radiotherapy and Oncology (36) (1995) 94–100

Goldenberg D, Ardekian L, Rachmiel A et al: Carcinoma of the dorsum of the tongue. Head Neck 22(2) (2000) 190–4

Gomez D, Faucher A, Picot V et al: Outcome of squamous cell carcinoma of the gingiva: a follow-up study of 83 cases. J Maxillofac Surg 28(6) (2000) 331–335

Gooris PJ, Maat B, Vermey A et al: Radiotherapy for cancer of the lip. A long-term evaluation of 85 treated cases. Oral Surg Oral Med Oral Pathol Oral Radiol Endod 86(3) (1998) 325–30

Govett GS, Amedee RG: Carcinoma of the buccal mucosa: a 30-year analysis at the Medical Center of Louisiana at New Orleans. J La State Med Soc 149(6) (1997) 182–5

Grabenbauer GG, Muhlfriedel C, Rodel F et al: Squamous cell carcinoma of the oropharynx: Ki-67 and p53 can identify patients at high risk for local recurrence after surgery and postoperative radiotherapy. Int J Radiat Oncol Biol Phys 1; 48(4) (2000) 1041–50

Grabenbauer GG, Rodel C, Brunner T et al: Interstitial brachytherapy with Ir-192 low-dose-rate in the treatment of primary and recurrent cancer of the oral cavity and oropharynx. Review of 318 patients treated between 1985 and 1997. Strahlenther Onkol 177(7) (2001) 338–44

Grau JJ, Estape J, Blanch JL et al: Neoadjuvant and adjuvant chemotherapy in the multidisciplinary treatment of oral cancer stage III or IV. Eur J Cancer B Oral Oncol 32B(4) (1996) 238–41

Guinot JL, Arribas L, Chust ML et al: Lip cancer treatment with high dose rate brachytherapy. Radiother Oncol 69(1) (2003) 113–5

Gujrathi D, Kerr P, Anderson B et al: Treatment outcome of squamous cell carcinoma of the oral tongue. J Otolaryngol 25(3) (1996) 145–9

Gupta PC: Mouth cancer in India: a new epidemic? J Indian Med Assoc 97(9) (1999) 370–3

Haddadin KJ, Soutar DS, Webster MH et al: Natural history and patterns of recurrence of tongue tumours. Br J Plast Surg 53(4) (2000) 279–85

Hardee PS, Hutchison IL: Intracranial metastases from oral squamous cell carcinoma. Br J Oral Maxillofac Surg 39(4) (2001) 282–5

Harrison LB: Applications of brachytherapy in head and neck cancer. Semin Surg Oncol 13(3) (1997) 177–84. Review

Hicks WL Jr, North JH Jr, Loree TR et al: Surgery as a single modality therapy for squamous cell carcinoma of the oral tongue. Am J Otolaryngol 19(1) (1998) 24–8

Hirai T, Korogi Y, Hamatake S et al: Stages III and IV squamous cell carcinoma of the mouth: three-year experience with superselective intraarterial chemotherapy using cisplatin prior to definitive treatment. Cardiovasc Intervent Radiol 22(3) (1999) 201–5

Hodder SC, Evans RM, Patton DW et al: Ultrasound and fine needle aspiration cytology in the staging of neck lymph nodes in oral squamous cell carcinoma. Br J Oral Maxillofac Surg 38(5) (2000) 430–6

Hosal AS, Unal OF, Ayhan A: Possible prognostic value of histopathologic parameters in patients with carcinoma of the oral tongue. Eur Arch Otorhinolaryngol 255(4) (1998) 216–9

Huang SF, Kang CJ, Lin CY et al: Neck treatment of patients with early stage oral tongue cancer: comparison between observation, supraomohyoid dissection, and extended dissection. Cancer (2008)

Ildstad ST, Bigelow ME, Remensnyder JP: Clinical behavior and results of current therapeutic modalities for squamous cell carcinoma of the buccal mucosa. Surg Gynecol Obstet 160 (3) (1985) 254–8

Inoue T, Inoue T, Yamazaki H et al: High dose rate versus low dose rate interstitial radiotherapy for carcinoma of the floor of mouth. Int J Radiat Oncol Biol Phys 1; 41(1) (1998) 53–8

Inoue T, Inoue T, Yoshida K et al: Phase III trial of high- vs. low-dose-rate interstitial radiotherapy for early mobile tongue cancer. Int J Radiat Oncol Biol Phys 1; 51(1) (2001) 171–5

Iro H, Waldfahrer F, Gewalt K et al: Enoral/transoral surgery of malignancies of the oral cavity and the oropharynx. Adv Otorhinolaryngol 49 (1995) 191–5

Iyer SG, Pradhan SA, Pai PS et al: Surgical treatment outcomes of localized squamous carcinoma of buccal mucosa. Head Neck 26(10) (2004) 897–902

Kakimoto N, Inoue T, Inoue T et al: Results of low- and high-dose-rate interstitial brachytherapy for T3 mobile tongue cancer. Radiother Oncol 68(2) (2003) 123–8

Kane SV, Gupta M, Kakade AC et al: Depth of invasion is the most significant histological predictor of subclinical cervical lymph node metastases in early squamous carcinomas of the oral cavity. Eur J Surg Oncol 32(7) (2006) 795–803

Kantola S, Parikka M, Jokinen K et al: Prognostic factors in tongue cancer – relative importance of demographic, clinical and histopathological factors. Br J Cancer 83(5) (2000) 614–9

Kao J, Lavaf A, Teng MS et al: Adjuvant radiotherapy and survival for patients with node-positive head and neck cancer: An analysis by primary site and nodal stage. Int J Radiat Oncol Biol Phys. 2007

Karakoyun-Celik O, Norris CM, Tishler R et al: Definitive radiotherapy with interstitial implant boost for squamous cell carcinoma of the tongue base. Head Neck 27(5) (2005) 353–61

Kaya S, Yilmaz T, Gursel B et al: The value of elective neck dissection in treatment of cancer of the tongue. Am J Otolaryngol 22(1) (2001) 59–64

Khafif A, Lopez-Garza JR, Medina JE: Is dissection of level IV necessary in patients with T1-T3 N0 tongue cancer? Laryngoscope 111(6) (2001) 1088–90

Khalil HH, Elaffandi AH, Afifi A et al: Sentinel lymph node biopsy (SLNB) in management of N0 stage T(1)- T(2) lip cancer as a "Same Day" procedure. Oral Oncol (2007)

Kim SY, Roh JL, Kim JS et al: Utility of FDG PET in patients with squamous cell carcinomas of the oral cavity. Eur J Surg Oncol 34(2) (2008) 208–15

Kirita T, Ohgi K, Shimooka H et al: Preoperative concurrent chemoradiotherapy plus radical surgery for advanced squamous cell carcinoma of the oral cavity: an analysis of long-term results. Oral Oncol 35(6) (1999) 597–606

Kirita T, Okabe S, Izumo T et al: Risk factors for the postoperative local recurrence of tongue carcinoma. J Oral Maxillofac Surg 52(2) (1994) 149–54

Knappe M, Louw M, Gregor RT: Ultrasonography-guided fine-needle aspiration for the assessment of cervical metastases. Arch Otolaryngol Head Neck Surg 126(9) (2000) 1091–6

Koelbl O, Rosenwald A, Haberl M et al: p53 and Ki-67 as predictive markers for radiosensitivity in squamous cell carcinoma of the oral cavity? An immunohistochemical and clinicopathologic study. Int J Radiat Oncol Biol Phys 49(1) (2001) 147–54

Koc C, Akyol MU, Celikkanat S et al: Role of suprahyoid neck dissection in the treatment of squamous cell carcinoma of the lower lip. Ann Otol Rhinol Laryngol 106(9) (1997) 787–9

Kolotas C, Tselis N, Sommerlad M et al: Reirradiation for recurrent neck metastases of head-and-neck tumors using CT-guided interstitial 192Ir HDR brachytherapy. Strahlenther Onkol 183(2) (2007) 69–75

Kowalski LP, Bagietto R, Lara JR et al: Factors influencing contralateral lymph node metastasis from oral carcinoma. Head Neck (2) (1999) 104–10

Kunkler I: Treatment of oral cancer. Radiotherapy may be as effective as surgery. BMJ 11; 319(7211) (1999) 706. No abstract available

Kuriakose MA, Loree TR, Hicks WL et al: Tumour volume estimated by computed tomography as a predictive factor in carcinoma of the tongue. Br J Oral Maxillofac Surg 38(5) (2000) 460–5

Lacy PD, Spitznagel EL Jr, Piccirillo JF: Development of a new staging system for recurrent oral cavity and oropharyngeal squamous cell carcinoma. Cancer 86 (8) (1999) 1387–95

Langer CJ, Harris J, Horwitz EM et al: Phase II study of low-dose paclitaxel and cisplatin in combination with split-course concomitant twice-daily reirradiation in recurrent squamous cell carcinoma of the head and neck: results of Radiation Therapy Oncology Group Protocol 9911. J Clin Oncol 25(30) (2007) 4800–5

Langlois D, Hofstetter S, Malissard L et al: Salvage irradiation of oropharynx and mobile tongue about 192 iridium brachytherapy in Centre Alexis Vautrin. Int J Radiat Oncol Biol Phys 14(5) (1988) 849–53

Lapeyre M, Hoffstetter S, Peiffert D et al: Postoperative brachytherapy alone for T1-2 N0 squamous cell carcinomas of the oral tongue and floor of mouth with close or positive margins. Int J Radiat Oncol Biol Phys 1; 48(1) (2000) 37–42

Lapeyre M, Peiffert D, Hoffstetter S et al: Post-operative brachytherapy: a prognostic factor for local control in epidermoid carcinomas of the mouth floor. Eur J Surg Oncol 23(3) (1997) 243–6

Lau HY, Hay JH, Flores AD et al: Seven fractions of twice daily high dose-rate brachytherapy for node-negative carcinoma of the mobile tongue results in loss of therapeutic ratio. Radiother Oncol 39(1) (1996) 15–8

R. Fietkau, H. Iro **161**

Lee KH, Veness MJ, Pearl-Larson T et al: Role of combined modality treatment of buccal mucosa squamous cell carcinoma. Aust Dent J. 50 (2) (2005)108–13

Leslie A, Fyfe E, Guest P et al: Staging of squamous cell carcinoma of the oral cavity and oropharynx: a comparison of MRI and CT in T- and N-staging. J Comput Assist Tomogr 23(1) (1999) 43–9.

Leung TW, Wong VY, Wong CM et al: High dose rate brachytherapy for carcinoma of the oral tongue. Int J Radiat Oncol Biol Phys 1; 39(5) (1997) 1113–20

Liao CT, Chang JT, Wang HM et al: Analysis of Risk Factors of Predictive Local Tumor Control in Oral Cavity Cancer. Ann Surg Oncol (2007)

Lim YC, Lee JS, Koo BS et al: Treatment of contralateral N0 neck in early squamous cell carcinoma of the oral tongue: elective neck dissection versus observation. Laryngoscope 116(3) (2006) 461–5

Lin CS, Jen YM, Cheng MF et al: Squamous cell carcinoma of the buccal mucosa: an aggressive cancer requiring multimodality treatment. Head Neck. 28(2) (2006)150–7

Lydiatt DD, Robbins KT, Byers RM et al: Treatment of stage I and II oral tongue cancer. Head Neck 15(4) (1993) 308–12

Matsuura K, Hirokawa Y, Fujita M et al: Treatment results of stage I and II oral tongue cancer with interstitial brachytherapy: maximum tumor thickness is prognostic of nodal metastasis. Int J Radiat Oncol Biol Phys 1; 40(3) (1998) 535–9

Matsumoto S, Takeda M, Shibuya H et al: T1 and T2 squamous cell carcinomas of the floor of the mouth: results of brachytherapy mainly using 198Au grains. Int J Radiat Oncol Biol Phys 1; 34(4) (1996) 833–41

Marsiglia H, Haie-Meder C, Saaso G et al: Brachytherapy for T1-T2 floor-of-the-mouth cancers: the Gustave-Roussy Institute experience. Int J Radiat Oncol Biol Phys. 52(5) (2002)1257–63

Mazeron JJ, Grimard L, Raynal M et al: Iridium-192 curietherapy for T1 and T2 epidermoid carcinomas of the floor of mouth. Int J Radiat Oncol Biol Phys 18(6) (1990) 1299–306

McCombe D, MacGill K, Ainslie J et al: Squamous cell carcinoma of the lip: a retrospective review of the Peter MacCallum Cancer Institute experience 1979–88. Aust NZ J Surg 70(5) (2000) 358–61

McGuirt WF Jr, Johnson JT, Myers EN et al: Floor of mouth carcinoma. The management of the clinically negative Neck Arch Otolaryngol Head Neck Surg 121(3) (1995) 278–82

Million R, Cassisi N: Management of Head and Neck Cancer: A Multidisciplinary Approach. Philadelphia, JB Lippincott, (1984)

Mishra RC, Singh DN, Mishra TK: Post-operative radiotherapy in carcinoma of buccal mucosa, a prospective randomized trial. Eur J Surg Oncol 22 (1996) 502–504

Mohit-Tabatabai MA, Sobel HJ, Rush BF et al: Relation of thickness of floor of mouth stage I and II cancers to regional metastasis. Am J Surg 152(4) (1986) 351–3

Mohr C, Bohndorf W, Carstens J et al: Preoperative radiochemotherapy and radical surgery in comparison with radical surgery alone. A prospective, multicentric, randomized DOSAK study of advanced squamous cell carcinoma of the oral cavity and the oropharynx (a 3-year follow-up). Int J Oral Maxillofac Surg 23(3) (1994) 140–8

Moore S, Johnson N, Pierce A et al: The epidemiology of lip cancer: a review of global incidence and aetiology. Oral Dis 5(3) (1999) 185–95. Review

Morse DE, Pendrys DG, Neely AL et al: Trends in the incidence of lip, oral, and pharyngeal cancer: Connecticut, 1935–94. Oral Oncol 35(1) (1999) 1–8

Muir C, Waterhose J, Mack T: Cancer incidence in five continents, vol. V. International agency of research on Cancer, Lyon. IARC Scientific Publications 88

Nahmias C, Carlson ER, Duncan LD et al: Positron emission tomography/computerized tomography (PET/CT) scanning for preoperative staging of patients with oral/head and neck cancer. J Oral Maxillofac Surg 65(12) (2007) 2524–35

Nair MK, Sankaranarayanan R, Padmanabhan TK: Evaluation of the role of radiotherapy in the management of carcinoma of the buccal mucosa. Cancer 40 (1) (1998) 9326–31

Naresh KN, Lakshminarayanan K, Pai SA et al: Apoptosis index is a predictor of metastatic phenotype in patients with early stage squamous carcinoma of the tongue: a hypothesis to support this paradoxical association. Cancer 1; 91(3) (2001) 578–84

Ng SH, Yen TC, Liao CT et al: 18F-FDG PET and CT/MRI in oral cavity squamous cell carcinoma: a prospective study of 124 patients with histologic correlation. J Nucl Med 46(7) (2005) 1136–43

Ng SH, Yen TC, Liao CT et al: Prospective study of (18F) fluorodeoxyglucose positron emission tomography and computed tomography and magnetic resonance imaging in oral cavity squamous cell carcinoma with palpably negative neck. J Clin Oncol 24(27) (2006) 4371–6

Ngan RK, Wong RK, Tang FN et al: Curative radiotherapy for early cancers of the lip, buccal mucosa, and nose – a simple interstitial brachytherapy technique employing angiocatheters as carriers for Iridium-192 wire implants. Hong Kong Med J 11(5) (2005) 351–9

NomuraT, Shibahara T, Cui NH et al: Patterns of mandibular invasion by gingival squamous cell carcinoma. J Orql Maxillofac Surg. 63(10)(2005)1489–93

Okura M, Hiranuma T, Adachi T et al: Induction chemotherapy is associated with an increase in the incidence of locoregional recurrence in patients with carcinoma of the oral cavity: results from a single institution. Cancer 1; 82(5) (1998) 804–15

Oliver AJ, Helfrick JF, Gard D: Primary oral squamous cell carcinoma: a review of 92 cases. J Oral Maxillofac Surg 54(8) (1996) 949–54; discussion 955

Onerel M, Yilmaz T, Gedikoglu G: Tumor thickness as a predictor of cervical lymph node metastasis in squamous cell carcinoma of the lower lip. Otolaryngol Head Neck Surg 122(1) (2000) 139–42

Overholt SM, Eicher SA, Wolf P et al: Lower Gingival Carcinoma. Clinical and pathologic determinant of regional metastases. Arch Otolaryngol Head Neck Surg (122) (1996) 634–638

Parsons JT, Mendenhall WM, Stringer SP et al: An analysis of factors influencing the outcome of postoperative irradiation for squamous cell carcinoma of the oral cavity. Int J Radiat Oncol Biol Phys 1; 39(1) (1997) 137–48

Pericot J, Escriba JM, Valdes A et al: Survival evaluation of treatment modality in squamous cell carcinoma of the oral cavity and oropharynx. J Craniomaxillofac Surg 28(1) (2000) 49–55

Pernot M, Hoffstetter S, Peiffert D et al: Epidermoid carcinomas of the floor of mouth treated by exclusive irradiation: statistical study of a series of 207 cases. Radiother Oncol 35(3) (1995) 177–85

Pernot M, Malissard L, Hoffstetter S et al: The study of tumoral, radiobiological, and general health factors that influence results and complications in a series of 448 oral tongue carcinomas treated exclusively by irradiation. Int J Radiat Oncol Biol Phys 1; 29(4) (1994) 673–9

Persky MS, Lagmay VM: Treatment of the clinically negative neck in oral squamous cell carcinoma. Laryngoscope 109(7 Pt 1) (1999) 1160–4

Peters LJ, Goepfert H, Ang KK et al: Evaluation of the dose for postoperative radiation therapy of head and neck cancer: first report of a prospective randomized trial. Int J Radiat Oncol Biol Phys (26) (1993) 3–11

Pitman KT, Johnson JT, Wagner RL et al: Cancer of the tongue in patients less than forty. Head Neck 22(3) (2000) 297–302

Podd TJ, Carton AT, Barrie R et al: Treatment of oral cancers using iridium-192 interstitial irradiation. Br J Oral Maxillofac Surg 32(4) (1994) 207–13

Pop LAM, Eijkenboom MH et al: Evaluation of treatment results of squamous cell carcinoma of the buccal mucosa. Int J Radiation Oncology Biol Phys (16) (1989) 483–487

Po WY, Wei WI, Yue MW et al: Comprehensive analysis of results of surgical treatment of oral tongue carcinoma in Hong Kong. Chin Med J (Engl) 110(11) (1997) 859–64

Regine WF, Valentino J, Sloan DA et al: Postoperative radiation therapy for primary vs. recurrent squamous cell carcinoma of the head and neck: results of a comparative analysis. Head Neck 21(6) (1999) 554–9

Ribeiro KC, Kowalski LP, Latorre MR: Impact of comorbidity, symptoms, and patients' characteristics on the prognosis of oral carcinomas. Arch Otolaryngol Head Neck Surg 126(9) (2000) 1079–85

Rio E, Bardet E, Ferron C et al: Interstitial brachytherapy of periorificial skin carcinomas of the face: A retrospective study of 97 cases. Int J Radiat Oncol Biol Phys (63) (2005)753–757

Rouviere H: Anatomy of the human lymphatic system. Ann Arbor, MI, Edwards Bros, (1938)

Rudoltz MS, Perkins RS, Luthmann RW et al: High-dose-rate brachytherapy for primary carcinomas of the oral cavity and oropharynx. Laryngoscope 109(12) (1999) 1967–73

Rusthoven K, Chen C, Raben D et al: Use of external beam radiotherapy is associated with reduced incidence of second primary head and neck cancer: A seer database analysis. Int J Radiat Oncol Biol Phys (2007)

Schwartz GJ, Metha RH, Wenig BL et al: Salvage treatment for recurrent squamous cell carcinoma of the oral cavity. Head Neck 22(1) (2000) 34–41

Sessions DG, Spector GJ, Lenox J et al: Analysis of treatment results for floor-of-mouth cancer. Laryngoscope 110(10 Pt 1) (2000) 1764–72

Shah JP: Patterns of cervical lymph node metastasis from squamous carcinomas of the upper aerodigestive tract. Am J Surg 160 (1990) 405– 409

Shiboski CH, Shiboski SC, Silverman S Jr: Trends in oral cancer rates in the United States, 1973–1996. Community Dent Oral Epidemiol 28(4) (2000) 249–56

Shibuya H, Hoshina M, Takeda M et al: Brachytherapy for stage I and II oral tongue cancer: An analysis of past cases focusing on control and complications. Int J Radiat Oncol Biol Phys 26 (1993) 51–58

Smeele LE, Leemans CR, Langendijk JA et al: Positive surgical margins in neck dissection specimens in patients with head and neck squamous cell carcinoma and the effect of radiotherapy. Head Neck 22(6) (2000) 559–63

Spencer SA, Harris J, Wheeler RH et al: Final report of RTOG 9610, a multi-institutional trial of reirradiation and chemotherapy for unresectable recurrent squamous cell carcinoma of the head and neck. Head Neck (2007)

Stark B, Nathanson A, Heden P et al: Results after resection of intraoral cancer and reconstruction with the free radial forearm flap. ORL J Otorhinolaryngol Relat Spec 60(4) (1998) 212–7

Stoeckli SJ, Steinert H, Pfaltz M et al: Sentinel lymph node evaluation in squamous cell carcinoma of the head and Neck Otolaryngol Head Neck Surg 125(3) (2001) 221–6

Strnad V, Lotter M, Grabenbauer G et al: Early results of pulsed-dose-rate interstitial brachytherapy for head and neck malignancies after limited surgery. Int J Radiat Oncol Biol Phys 1(46) (2000) 27–30

Strnad V Geiger M Lotter M Sauer R: The role of pulsed –dose rate brachytherapy in previously irradeted head and neck cancer. Brachytherapy 2(3) (2003) 158 –163

Strome SE, To W, Strawderman M et al: Squamous cell carcinoma of the buccal mucosa. Otolaryngol Head Neck Surg 120(3) (1999) 375–9

Szabo G, Kreidler J, Hollmann K et al: Intra-arterial preoperative cytostatic treatment versus preoperative irradiation: A prospective, randomized study of lingual and sublingual carcinomas. Cancer 15; 86(8) (1999) 1381–6

Tateda M, Shiga K, Saijo S et al: A clinical study of oral tongue cancer. Tohoku J Exp Med 192(1) (2000) 49–59

Tei K, Totsuka Y, Iizuka T et al: Marginal resection for carcinoma of the mandibular alveolus and gingiva where radiologically detected bone defects do not extend beyond the mandibular canal. J Oral Maxillofac Surg. 62(7) (2004)834–9

Tombolini V, Bonanni A, Valeriani M et al: Brachytherapy for squamous cell carcinoma of the lip. The experience of the Institute of Radiology of the University of Rome „La Sapienza". Tumori 84(4) (1998) 478–82

Umeda M, Komatsubara H, Nishimatsu N et al: High-dose rate interstitial brachytherapy for stage I-II tongue cancer. Oral Surg Oral Med Oral Pathol Oral Radiol Endod 90(5) (2000) 667–70

Urashima Y, Nakamura K, Shioyama Y et al: Treatment of early tongue carcinoma with brachytherapy : results over a 25-year period. Anticancer Res 27(5B) (2007) 3519–23

Urist MM, O'Brien CJ, Soong SJ et al: Squamous cell carcinoma of the buccal mucosa: analysis of prognostic factors. Am J Surg 154(4) (1987) 411–4

van der Tol IG, de Visscher JG, Jovanovic A et al: Risk of second primary cancer following treatment of squamous cell carcinoma of the lower lip. Oral Oncol 35(6) (1999) 571–4

Vanderpuye V, Goldson A: Osteoradionecrosis of the mandible. J Natl Med Assoc 92(12) (2000) 579–84

van Es RJ, van Nieuw Amerongen N, Slootweg PJ et al: Resection margin as a predictor of recurrence at the primary site for T1 and T2 oral cancers. Evaluation of histopathologic variables. Arch Otolaryngol Head Neck Surg 122(5) (1996) 521–5

Vargas H, Pitman KT, Johnson JT et al: More aggressive behavior of squamous cell carcinoma of the anterior tongue in young women. Laryngoscope 110(10 Pt 1) (2000) 1623–6

Veness M: Lip cancer: important management issues. Australas J Dermatol 42(1) (2001) 30–2

Veness MJ, Ong C, Cakir B et al: Squamous cell carcinoma of the lip. Patterns of relapse and outcome: Reporting the Westmead Hospital experience, 1980–1997. Australas Radiol 45(2) (2001) 195–9

Vukadinovic M, Jezdic Z, Petrovic M et al: Surgical management of squamous cell carcinoma of the lip: analysis of a 10-year experience in 223 patients. J Oral Maxillofac Surg 65(4) (2007) 675–9

Wang CC, Boyerk A, Mendiondo O: Afterloading interstitial radiotherapy. Int J Radiat Oncol Biol Phys 1 (1975) 365

Wang CC, Doppke K, Biggs P: Intra-oral cone radiation therapy for selected carcinomas of the oral cavity. Int J Radiat Oncol Biol Phys 9 (1983) 1185

Wang CC, Blitzer P, Suit H: Twice-a-day radiation therapy for cancer of the head and Neck Cancer 55 (1985) 2100

Wang HM, Ng SH, Wang CH et al: Intra-arterial plus i.v. chemotherapy for advanced bulky squamous cell carcinoma of the buccal mucosa. Anticancer Drugs 12(4) (2001) 331–7

Watanabe H, Mogushi K, Miura M et al: Prediction of lymphatic metastasis based on gene expression profile analysis after brachytherapy for early-stage oral tongue carcinoma. Radiother Oncol (2008)

Wolfensberger M, Zbaeren P, Dulguerov P et al: Surgical treatment of early oral carcinoma: results of a prospective controlled multicenter study. Head Neck 23(7) (2001) 525–30

Yamazaki H, Inoue T, Teshima T et al: Tongue cancer treated with brachytherapy: is thickness of tongue cancer a prognostic factor for regional control? Anticancer Res 18(2B) (1998) 1261–5

Yamazaki H, Inoue T, Yoshida K et al: Influence of age on the results of brachytherapy for early tongue cancer. Int J Radiat Oncol Biol Phys 15; 49(4) (2001) 931–6

Yamazaki H, Inoue T, Koizumi M et al: Age as a prognostic factor for late local recurrence of early tongue cancer treated with brachytherapy. Anticancer Res 17(6D) (1997) 4709–12

Yang TL, Wang CP, Ko JY et al: Assosciation of tumor satellite distance with prognosis and contralateral neck recurrence of tongue squamous cell carcinoma. Head Neck (2008)

Yoshida K, Koizumi M, Inoue T et al: Radiotherapy of early tongue cancer in patients less than 40 years old. Int J Radiat Oncol Biol Phys 1; 45(2) (1999) 367–71

Yoshioka Y, Yoshida K, Shimizutani K et al: Proposal of a new grading system for evaluation of tongue hemiatrophy as a late effect of brachytherapy for oral tongue cancer. Radiother Oncol 61(1) (2001) 87–92

Yueh B, Feinstein AR, Weaver EM et al: Prognostic staging system for recurrent, persistent and second primary cancers of the oral cavity and oropharynx. Arch Otolaryngol Head Neck Surg 124(9) (1998) 975–81

Yuen AP, Wei WI, Wong SH et al: Local recurrence of carcinoma of the tongue after glossectomy: patient prognosis. Ear Nose Throat J 77(3) (1998) 181–4

Yuen AP, Wei WI, Wong YM et al: Elective neck dissection versus observation in the treatment of early oral tongue carcinoma. Head Neck 19(7) (1997) 583–8

Yuen PW, Lam KY, Chan AC et al: Clinicopathological analysis of local spread of carcinoma of the tongue. Am J Surg 175(3) (1998) 242–4

Yuen AP, Lam KY, Wei WI et al: A comparison of the prognostic significance of tumor diameter, length, width, thickness, area, volume and clinicopathological features of oral tongue carcinoma. Am J Surg 180(2) (2000) 139–43

Zelefsky MJ, Harrison LB, Fass DE et al: Postoperative radiation therapy for squamous cell carcinomas of the oral cavity and oropharynx: impact of therapy on patients with positive surgical margins. Int J Radiat Oncol Biol Phys 25(1) (1993) 17–21

Zheng Y, Kirita T, Kurumatani N et al: Trends in oral cancer mortality in Japan: 1950–1993. Oral Dis 5(1) (1999) 3–9

Zitsch RP 3rd, Lee BW, Smith RB. Cervical lymph node metastases and squamous cell carcinoma of the lip. Head Neck 21(5) (1999) 447–53

Zupi A, Califano L, Mangone GM et al: Surgical management of the neck in squamous cell carcinoma of the floor of the mouth. Oral Oncol 34(6) (1998) 472–5

V. Budach
C. Stromberger
J. A. Werner

Rachen

Einleitung

Die Inzidenz der Kopf-Hals-Tumoren liegt weltweit bei 6 %, die jährliche Mortalität beträgt 6/10 000 (Parkin 2005). Etwa 27 % dieser Malignome finden sich im Pharynx. Das Altersmaximum liegt im fünften bis sechsten Lebensjahrzehnt. Männer sind im Vergleich zu Frauen deutlich häufiger betroffen (m : w = 72 %/28 %). Die Mortalitätsrate bei Pharynxkarzinomen liegt im gleichen Zeitraum bei 0,4 % aller Krebstodesfälle mit identischer Geschlechterverteilung (m : w = 72 % : 28 %) (Greenlee 2000).

Zu den wichtigsten ätiologischen Faktoren bei der Entstehung von Naso-, Oro- und Hypopharynxtumoren gehören Tabak und Alkohol. Starker Alkoholkonsum verstärkt als Kofaktor den schädigenden Einfluss des Rauchens. Synchrone oder metachrone Zweittumoren kommen im Kopf-Hals-Bereich häufiger vor und müssen daher in der diagnostischen Strategie berücksichtigt werden.

Histologisch überwiegen die Plattenepithelkarzinome (PEC) unterschiedlicher Differenzierung (85–90 %). Als Variante des Plattenepithelkarzinoms kann das lymphoepitheliale Karzinom (Schmincke-Régaud, WHO-Typ III) mit unterschiedlichem Anteil an lymphoidem Stroma, das überwiegend im Nasopharynx lokalisiert ist, angesehen werden. Adenokarzinome machen nur ca. 5 % aller Tumoren der Kopf-Hals-Region aus. Sie wachsen lange lokal begrenzt und sollten möglichst immer radikal chirurgisch entfernt werden, da ihre Strahlenempfindlichkeit geringer als die der Plattenepithelkarzinome einzuschätzen ist. Sehr viel seltener finden sich Hodgkin- und Non-Hodgkin-Lymphome, Sarkome und maligne Melanome. Die malignen Lymphome der Kopf-Hals-Region können Ausdruck einer lokalisierten extranodalen oder einer systemischen nodalen Manifestation sein. Dabei verhalten sich die lokalisierten extranodalen Formen im Nasopharynx bzw. in den Nasennebenhöhlen von ihrem Ausbreitungs-

muster wie Plattenepithelkarzinome und müssen dementsprechend behandelt werden. Der Beweis eines primär extranodalen Lymphoms kann nur durch eine subtile Ausschlussdiagnostik erbracht werden. Die lokalisierten malignen Lymphome können wie Organtumoren behandelt werden.

Für die malignen Melanome, die vorwiegend an der Gingiva und am Gaumen lokalisiert sind, gilt wie für die Adenokarzinome eine geringere Strahlensensibilität. Sie besitzen eine hohe lymphogene und hämatogene Ausbreitungsneigung. Da in der Kopf-Hals-Region wegen der anatomischen Gegebenheiten operativ häufig keine ausreichenden Sicherheitsabstände eingehalten werden können, ist in der Regel eine hochdosierte postoperative Strahlentherapie indiziert. Sarkome können grundsätzlich in jedem Bereich des Rachens vorkommen und sollten immer kombiniert operativ und strahlentherapeutisch behandelt werden. Experimentelle Untersuchungen haben eine große Variabilität in der Strahlensensitivität dieser Tumoren im humanen Sphäroid- und Xenotransplantatmodell belegt und z. T. eine größere Strahlenempfindlichkeit als Plattenepithelkarzinome gezeigt.

Prognosefaktoren

TNM, UICC-Klassifikation und Tumorlokalisation

Das TNM-System gibt die Ausdehnung des Primärtumor (T), die Metastasierung in die regionären Lymphknoten (N) und die Fernmetastasierung (M) an. Derzeit gültig ist die Version 6 (Tabelle I). Bei Patienten mit malignen Hals-Kopf-Tumoren besteht trotz verbesserter Diagnostik und Therapie ein niedriges Fünfjahresüberleben. Beeinflusst wird dieses durch Tumorgröße (T), Lokalisation des Tumors und durch den regionalen Lymphknotenstatus (N) sowie Fernmetastasierungsstatus (M). Die Prognose verschlechtert sich mit höheren TNM-Stadium.

Tabelle I. TNM Version 6 und UICC Klassifikation (2005).

Klinische Klassifikation	
T – Primärtumor	
	Nasopharynx
TX	Primärtumor kann nicht beurteilt werden
T0	Kein Anhalt für Primärtumor
Tis	Carcinoma in situ
T1	Tumor auf den Nasopharynx begrenzt
T2 T2a T2b	Tumor in Oropharynx und/oder Nasenhöhle ohne parapharyngeale Ausbreitung mit parapharyngealer Ausbreitung
T3	Tumor infiltriert knöcherne Strukturen und/ oder Nasennebenhöhlen
T4	Tumor mit intrakranieller Ausbreitung und/oder Infiltration von Hirnnerven, Fossa infratemporalis, der Orbita oder der Kauloge

Anmerkung: Parapharyngeale Ausbreitung bezeichnet die postero-laterale Infiltration über die Fascia pharyngo-basilaris.

	Oropharynx
Tx	Primärtumor kann nicht beurteilt werden
T0	Kein Anhalt für Primärtumor
Tis	Carcinoma in situ
T1	Tumor < 2 cm
T2	Tumor > 2 cm, < 4 cm
T3	Tumor > 4 cm
T4a	Tumor infiltriert Nachbarstrukturen wie Mandibula oder harter Gaumen, Weichteile des Halses, die tiefe Zungenmuskulatur oder den Larynx
T4b	Tumor infiltriert M. pterygoideus lateralis, den lateralen Nasopharynx, die Schädelbasis oder umscheidet die A. carotis
	Hypopharynx
TX	Primärtumor kann nicht beurteilt werden
T0	Kein Anhalt für Primärtumor
Tis	Carcinoma in situ
T1	Tumor < 2 cm und auf einen Unterbezirk des Hypopharynx begrenzt
T2	Tumor > 2 cm, < 4 cm und infiltriert mehr als einen Unterbezirk des Hypopharynx oder einen benachbarten Bezirk, ohne Fixation des Hemilarynx
T3	Tumor > 4 cm oder Fixation des Hemilarynx
T4a	Tumor infiltriert Kehlkopfknorpel, Zungenbein, Schilddrüse, Ösophagus oder zentrale Weichteilgewebe einschließlich prälaryngeale Muskulatur und subkutanes Fettgewebe
T4b	Tumor infiltriert die prävertebrale Faszie, umscheidet die A. carotis oder infiltriert mediastinale Strukturen
N – Regionale Lymphknoten	
	Regionale Lymphknoten des Nasopharynx
NX	Regionale Lymphknoten können nicht beurteilt werden
N0	Kein Nachweis regionaler Lymphknotenmetastasen
N1	Unilaterale Lymphknotenmetastase(n) < 6 cm in größter Ausdehnung oberhalb der Schlüsselbeingrube
N2	Bilaterale Lymphknotenmetastase(n) < 6 cm in größter Ausdehnung oberhalb der Schlüsselbeingrube
N3	Lymphknotenmetastase(n) a) > 6 cm im größten Durchmesser oder b) Ausdehung in die Schlüsselbeingrube
	Regionale Lymphknoten für alle Kopf-Hals-Regionen außer Nasopharynx
NX	Regionäre Lymphknoten können nicht beurteilt werden
N0	Keine regionären Lymphknotenmetastasen

Tabelle I. Fortsetzung

Klinische Klassifikation			
	Regionale Lymphknoten für alle Kopf-Hals-Regionen außer Nasopharynx		
N1	Metastase in solitärem ipsilateralen Lymphknoten, < 3 cm		
N2a	Metastase in solitärem ipsilateralen Lymphknoten, > 3 cm, < 6 cm		
N2b	Metastasen in multiplen ipsilateralen Lymphknoten, < 6 cm		
N2c	Metastasen in bilateralen oder kontralateralen Lymphknoten, < 6 cm		
N3	Metastase(n) in Lymphknoten, > 6 cm		
M – Fernmetastasen			
MX	Fernmetastasen können nicht beurteilt werden		
M0	Kein Hinweis für Fernmetastasen		
M1	Fernmetastasen		
Stadiengruppierung nach UICC			
	UICC-Stadieneinteilung für Hals-Kopf-Tumoren (ohne Nasopharynx)		
Stadium 0	Tis	N0	M0
Stadium I	T1	N0	M0
Stadium II	T2	N0	M0
Stadium III	T3	N0	M0
	T1, T2, T3	N1	M0
Stadium IVA	T4a	N0–1	M0
	T1–4a	N2	M0
Stadium IVB	T4b	Jedes N	M0
	Jedes T	N3	M0
Stadium IVC	Jedes T	Jedes N	M1
	UICC-Stadieneinteilung für den Nasopharynx		
Stadium 0	Tis	N0	M0
Stadium I	T1	N0	M0
Stadium IIA	T2a	N0	M0
Stadium IIB	T1	N1	M0
	T2a	N1	M0
	T2b	N0	M0
	T2b	N1	M0
Stadium III	T1	N2	M0
	T2a,b	N2	M0
	T3	N0–2	M0
Stadium IVA	T4	N0–2	M0
Stadium IVB	Jedes T	N3	M0
Stadium IVC	Jedes T	Jedes N	M1

Im Frühstadium der Erkrankung ist meist eine kurative Therapie mit definitiver Radiotherapie/Chirurgie möglich. Das krankheitsspezifische Überleben (DSS) von Kopf-Hals-Tumoren wird durch Lymphknotenmetastasen negativ beeinflusst. N0-Patienten haben ein signifikant besseres DSS als Patienten mit N+ Status, wobei N1-Patienten ein besseres Überleben aufweist als N2- und N3-Patienten. Für Patienten mit Fernmetastasierung können mit palliativen Chemotherapien noch mediane Überlebenszeiten von sechs bis neun Monaten erzielt werden (Gibson 2005). Nach der UICC Stadieneinteilung (Union Internationale Contre le Cancer) lassen sich entsprechend der TNM Klassifikation weitere fünf Stadiengruppierungen einteilen (Tabelle I UICC), darin werden alle Merkmale der TNM Stadien berücksichtigt und mit einer Gewichtung versehen. Je höher das UICC-Stadium, desto schlechter ist die Prognose.

Histologie und Grading

85–90 % aller Karzinome in Hals-Kopf-Bereich sind PEC. Hier unterscheidet man je nach Keratinisierung, Anzahl der Mitosen und nukleären Polymorphismen drei Differenzierungsgrade: gut differenzierte (G1), mäßig differenzierte (G2) und schlecht differenzierte Plattenepithelkarizome (G3). Das verruköse (Typ Ackerman), papilläre und adenoide PEC haben eine bessere Prognose als das konventionelle Plattenepithelkarzinom. Hoch maligne verhält sich das adenosquamöse Karzinom. Das undifferenzierte Karzinom (WHO Typ III, Schmincke-Tumor) des Nasopharynx weist aufgrund seiner ausgedehnten lymphatischen Kompente eine höhere Strahlensensibilität auf, neigt jedoch zu einem frühzeitigen nodalen Befall.

Resektionsstatus (R0, R1, R2) und extrakapsuläre Ausbreitung (ECE)

Bei der Tumorresektion sollte ein Sicherheitsabstand von ≥ 1 cm, bei Sinus piriformis Karzinomen von ≥ 2 cm angestrebt werden (R0-Resektion), wobei dies vor allem aus Gründen benachbarter Strukturen nicht immer möglich ist. Intraoperativ muss der Resektionsrand durch Randschnitte abgesichert werden. Freie Resektionsränder sind für das onkologische Resultat von entscheidender Bedeutung. Eine R1- bzw. R2-Resektion verschlechtert die Prognose des Patienten. Fortgeschrittene Hals-Kopf-Tumoren sind definitionsgemäß T3- bis frühe T4 (T4a)-Tumoren, T4b-Tumoren sind aufgrund der Tumorgröße und Infiltration inoperabel. Eine perinodale Ausbreitung (ECE) entsteht meist bei fortgeschrittener lymphogener Metastasierung (N+), wobei aber auch isolierte kleinere Metastasen eine Kapselruptur aufweisen können. Die ECE hat ebenfalls einen negativen Einfluss auf die Prognose. Eine R1-Resektion und/oder ein ECE-Status sind Indikationen zur hoch dosierten adjuvanten Radiochemotherapie (RCT) mit 64–66 Gy, wodurch die lokoregionäre Kontrolle, nicht aber das Gesamtüberleben verbessert wird. Eine R2-Resektion bedeutet für die Patienten dieselbe hoch dosierte RCT mit GD von 70–72 Gy wie bei einer definitiven Therapie.

Humanes Papilloma-Virus (HPV) und Epstein-Barr-Virus (EBV)

In den letzten Jahren konnte für die Tumorentstehung eine Assoziation mit HPV-Infektionen vor allem vom Serotyp 16 gezeigt werden (Gillison 2006; 2004). Die Prävalenz von HPV-Infektionen liegt bei Kopf-Hals-Tumoren durchschnittlich bei 11–44 %. Die höchste HPV-Prävalenz wird bei Oropharynxtumoren, insbesondere Tonsillenkarzinomen, mit 21–

100 % beobachtet. Patienten mit HPV-positiven im Vergleich zu HPV-negativen Oropharynxkarzinomen haben eine um 28 % bessere Überlebensprognose (Ragin 2007). So lagen die Ansprechraten bei HPV-positiven Patienten in einer wegweisenden prospektiven Phase-II-Studie bei 82 % (HPV-pos.) vs. 55 % (HPV-neg.) und das Zweijahresüberleben bei 95 % vs. 62 % (Fakhry 2008). Beim Nasopharynxkarzinom (NPC) WHO-Typ II und -Typ III ist neben Umwelteinflüssen und einer genetischen Prädisposition auch die Infektion mit dem Epstein-Barr-Virus für die Entwicklung der Erkrankung verantwortlich (Vokes 1997). Geographisch betrachtet besteht eine höhere Inzidenz für EBV-assoziierte NPC in Südchina, Südostasien, im mittleren Osten, Nordafrika, Alaska und Grönland. In den USA und Westeuropa ist die Erkrankung selten.

Epithelial growth factor receptor (EGFR)

Die Überexpression von EGFR bei Kopf-Hals-Tumoren ist mit einem schlechteren Ansprechen auf Radiotherapie assoziiert (Bonner 2006; Kumar 2008; Reimers 2007). In einer Studie mit 304 Patienten mit PEC der Kopf-Hals-Region konnte ein signifikanter Vorteil der LRC durch CHART für Patienten mit erhöhter EGF-Rezeptor-Expression festgestellt werden (Bentzen 2005).

Unkonventionelle Fraktionierungsschemata

In einer Metaanalyse von Budach et al. (2006) konnte ein Überlebensvorteil von 14,2 Monaten durch eine hyperfraktionierte Radiotherapie im Vergleich zur konventionell fraktionierten Radiotherapie festgestellt werden. Fu und Kollegen (2000) konnten zeigen, dass mit alleiniger Radiotherapie mit konkomitanter Boostbestrahlung (CB) ein Zweijahresüberleben von fast 50 % erreicht wird. Ein signifikanter Überlebensvorteil zugunsten der unkonventionellen Fraktionierung von absolut 3 % nach fünf Jahren konnte in einer weiteren Metaanalyse gezeigt werden (Bourhis 2006).

Radiochemotherapie

Bei fortgeschrittenen inoperablen Tumoren wird durch eine die Strahlentherapie begleitende Chemotherapie ein absoluter Überlebensvorteil von 4,4 % (HR: 0,88) nach fünf Jahren bzw. 13–15 % nach zwei Jahren (Budach 2006; Pignon 2000; Bourhis 2007) beschrieben.

Grundlagen der Therapie

Operation und Strahlentherapie stellen nach wie vor die Eckpfeiler der kurativen Therapie von Kopf-Hals-Tumoren dar. Auf Basis einer Vielzahl von in den letzten Jahrzehnten durchgeführten Phase-III-Studien hat sich für lokal fortgeschrittene Kopf-Hals-Tumoren die simultane Radiochemotherapie (RCT) als neuer Therapiestandard etabliert (Evidenzlevel Ia und Ib) (Pignon 2000; 2007). Auch postoperativ wird bei Vorhandensein prognostisch negativer Hochrisikofaktoren die simultane RCT zunehmend eingesetzt (Evidenzlevel Ia und Ib). Die neoadjuvante und adjuvante Chemotherapie mit den klassischen Substanzen hat nach den Ergebnissen der genannten Metaanalyse keine Überlebensvorteile gegenüber der alleinigen Strahlentherapie gezeigt. Nach Einführung der Taxane in die Therapie der Pharynxkarzinome wird die Effizienz der neoadjuvanten Induktions-Chemotherapie, insbesondere mit Doxetaxel-haltigen Kombinationen geprüft (Forastiere 2003; Vermorken 2007; Posner 2007, 2008; Hitt 2005; Calais 2006; Bourhis 2007). Die alleinige Chemotherapie stellt einen palliativen Behandlungsansatz dar. Die enge Kooperation der beteiligten Fachdisziplinen ist Voraussetzung für eine qualifizierte und nach dem neuesten Kenntnisstand durchgeführte Tumortherapie. Daher sollten Entscheidungen über individuelle Therapiestrategien generell interdisziplinär, z. B. im wöchentlichen Tumorboard getroffen werden.

Operation und Strahlentherapie

Frühe Tumorstadien (T1/2N0/1) können durch eine alleinige Operation oder Strahlentherapie geheilt werden. Die Wahl der Therapiemodalität hängt vom Alter und Allgemeinzustand des Patienten und dessen Therapiewunsch ab. Die Kombinationstherapie ist in diesen frühen Tumorstadien eine Überbehandlung, da sie zu höherer Morbidität führt. Für T2/3N0/1-Karzinome ist häufig ein kombiniertes Vorgehen notwendig, um eine hohe Heilungswahrscheinlichkeit zu erhalten. Dabei kommt in erster Linie die Operation mit einer postoperativen RT in Frage, die sich in der Gesamtdosis am Lokalrezidivrisiko orientieren muss. Bei lokal fortgeschrittenen Tumorstadien (T3/4 und bei T4bN2/3) sind nur in Einzelfällen R0- bzw. R1-Resektionen ohne Mutilation oder allzu große funktionelle Einbußen möglich. Für alle technisch bzw. medizinisch wegen Komorbidität inoperablen Tumoren und Patienten, welche eine Operation ablehnen, stellt die primär simultane RCT die Therapie der Wahl dar. Bei persistierendem Resttu-

mor kann eine Salvage-Resektion (z. B. neck dissection) nach acht bis 12 Wochen angeschlossen werden. Eine operative Reduktion der Tumormasse („debulking") vor Einleitung einer RCT ist aus radiobiologischen Erwägungen wenig sinnvoll, da sie im günstigsten Fall eine Reduktion des Tumors um 90–99 % erlaubt. Bei einer initialen Tumorzellzahl von ca. 10^9–10^{11} Zellen, die durch eine operative Maßnahme demnach nur um eine bis zwei Zehnerpotenzen reduziert werden kann, lassen sich hinsichtlich der erforderlichen Therapieintensität (Gesamtdosis für die postoperative RCT) kaum Abstriche machen. Die Kombination eines solchen operativen Eingriffs mit einer hochdosierten RT kann jedoch das Spätmorbiditätsrisiko beträchtlich erhöhen und das funktionelle Ergebnis verschlechtern. Unter onkologischen Gesichtspunkten erscheint eine Tumorresektion nur indiziert, wenn durch sie eine R0- oder R1-Resektion erzielt werden kann. Die damit in einer Größenordnung von 10^3–10^6 verbliebenen Tumorzellen können durch eine postoperative Radiotherapie mit 50–66 Gy mit hoher Wahrscheinlichkeit (> 80 %) und geringer Spätmorbidität kontrolliert werden.

Die Ergebnisse der definitiven, konventionell fraktionierten Strahlentherapie (CRT) von lokal weit fortgeschrittenen Kopf-Hals-Tumoren sind mit lokalen Kontrollraten von 15–30 % enttäuschend. Besonders ungünstige Resultate zeigten Therapieschemata, die geplante Therapieunterbrechungen („splits") beinhalten. Der negative prognostische Einfluss von Therapiepausen durch Repopulierungsphänomene im Tumor auf die lokale Tumorkontrolle ist sowohl aus experimentellen (Baumann 1994) wie auch klinischen Untersuchungen bekannt (Amdur 1989; Pajak 1991). Die Studien von Hansen et al. sind hier hervorzuheben (1997). 501 Patienten erhielten in zwei aufeinander folgenden randomisierten Studien entweder eine Split-course- (9,5 Wochen) oder eine kontinuierliche Strahlentherapie (6,5 Wochen) mit Dosen von 66–68 Gy. Die lokoregionale Fünfjahreskontrolle stieg von 30 % auf 41 % (p = 0,007), wenn auf die Bestrahlungspause verzichtet wurde. Eine Subgruppenanalyse zeigte, dass diese Ergebnisse nur bei Patienten mit gut bis mäßig differenzierten Tumoren zu erreichen waren, bei schlecht differenzierten Tumoren unterschied sich die lokale Kontrolle nicht signifikant. Eine Analyse von zwölf verschiedenen Studien hinsichtlich der Bedeutung der Gesamtbehandlungszeit auf die lokale Tumorkontrolle zeigte einen Verlust lokaler Kontrollraten von ca. 14 % in der ersten Woche (3–25 %) bis zu 26 % in der zweiten Woche der Therapieunterbrechung (5–42 %) (Fowler 1992). Geplante Therapieunterbrechungen sind heutzutage als Kunstfehler anzusehen. Auch die nicht geplanten

Pausen bzw. Verlängerungen der Gesamtbehandlungszeit durch fehlende Compliance der Patienten oder Auftreten von akuten Nebenwirkungen haben einen prognostisch ungünstigen Einfluss auf die Tumorkontrolle und das Überleben (Skladowski 1994). In einer retrospektiven Analyse von 419 Patienten, die eine primäre hyperfraktioniert akzelerierte Strahlentherapie mit 2 × 1,6 Gy bis zu einer Gesamtdosis von im Median 68 Gy erhielten, wurde der Einfluss der Gesamtbehandlungszeit (Gruppe A: ≤ 39 Tage vs. Gruppe B: > 39 Tage) überprüft. Bei einer Nachbeobachtung von sieben Jahren konnte ein signifikanter Unterschied der hochgerechneten lokalen Kontrollraten von 59 % (A) und 48 % (B) gezeigt werden. Auch das krankheitsfreie Überleben war mit 39 % (A) vs. 26 % (B) signifikant zugunsten der Gruppe A verbessert. In der multivariaten Analyse allerdings war das krankheitsfreie Überleben bei Patienten im klinischen Stadium II nicht unterschiedlich, während es im Stadium III–IV signifikant diffe-

rierte. Die Rate an schweren Spätnebenwirkungen war in beiden Gruppen gleich verteilt (Leborgne 2001). Nach heutigem Kenntnisstand sind Verbesserungen der Überlebensraten durch die alleinige hyperfraktionierte, eine akzeleriert hyperfraktionierte Bestrahlung ohne Gesamtdosiskompromisse oder eine kombinierte RCT möglich (Bourhis 2006, 2007; Pignon 2000).

Prä- und postoperative Strahlentherapie

Sowohl die prä- als auch die postoperative RT hat prinzipielle Vor- und Nachteile. Für eine postoperative RT spricht eine genaue Kenntnis der Tumorausdehnung, das Vorliegen einer repräsentativen Histologie, Informationen über den Resektionsstatus und der psychologische Effekt für den Patienten durch die sofortige Operation. Nachteil ist die potenzielle Wundheilungsstörung, welche die Einleitung der RT

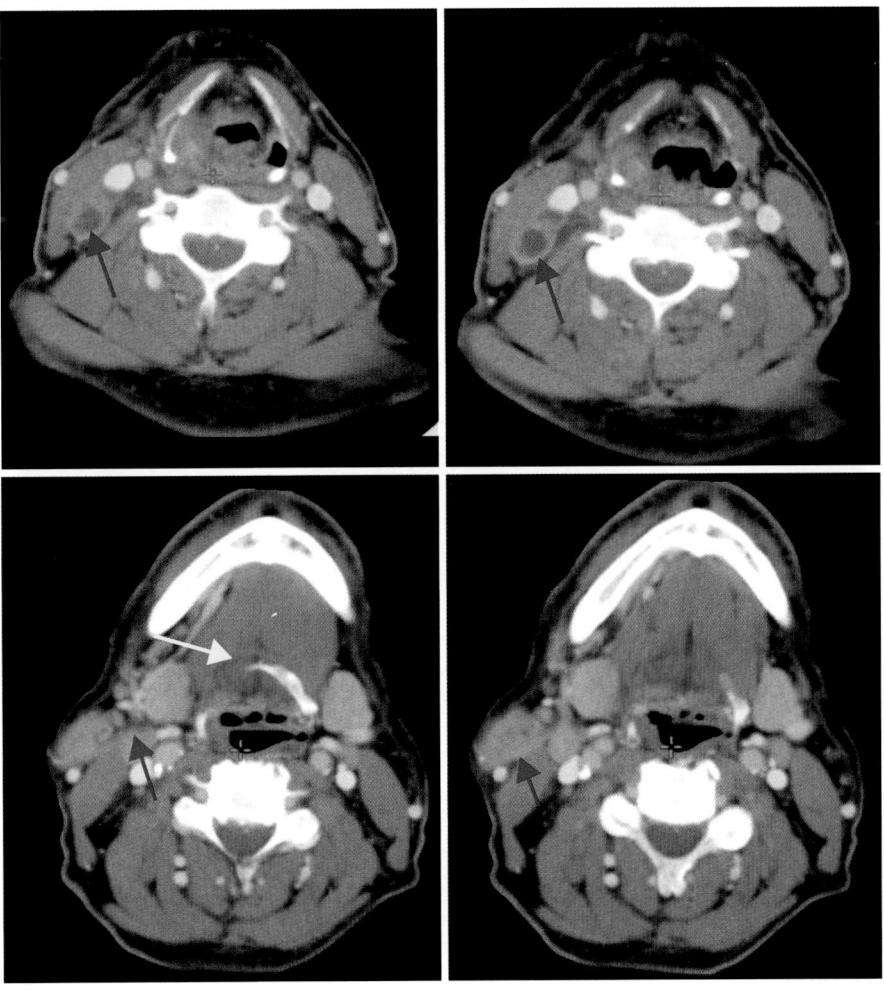

Abbildung 1. Beispiel 1, präoperatives CT, Hypopharynxkarzinom, cT3, cN2b, M0, PEC, G2 (gelber Pfeil: Tumor: roter Pfeil: Lymphknotenmetastase).

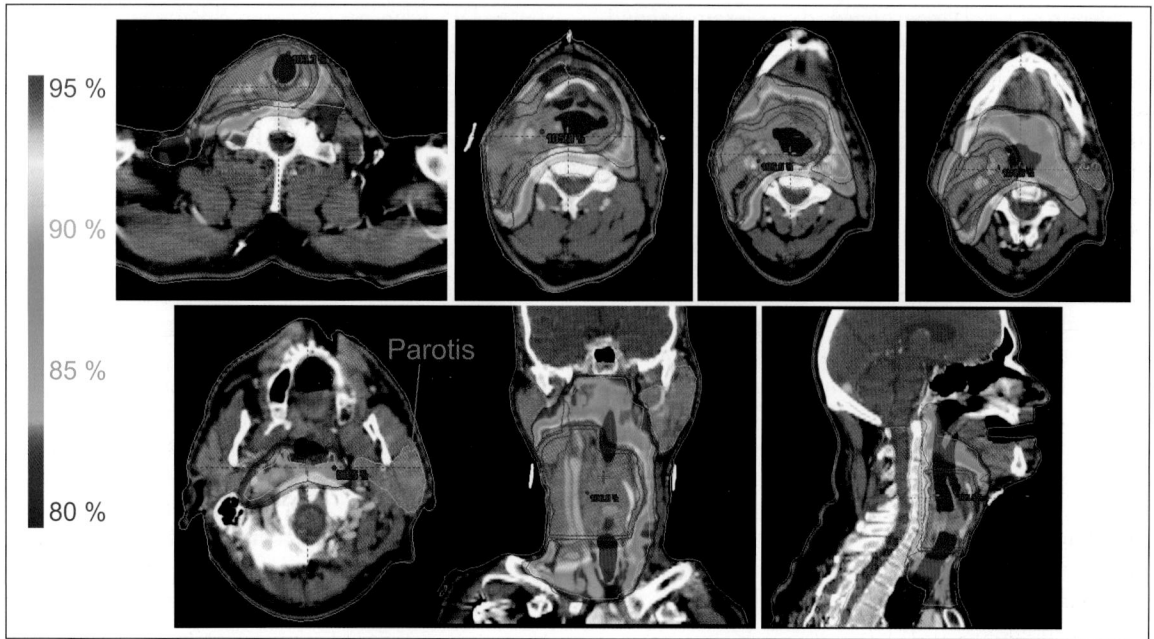

Abbildung 2. Beispiel 1 für ein Hypopharynxkarzinom rechts, pT3, pN2b, M0, R+, PEC, G2, Z.n. endoskopischer Laserresektion, neck dissection bds; IMRT (SIB), PTV 1. Ordnung: 64 Gy; PTV 2. Ordnung: 54 Gy.

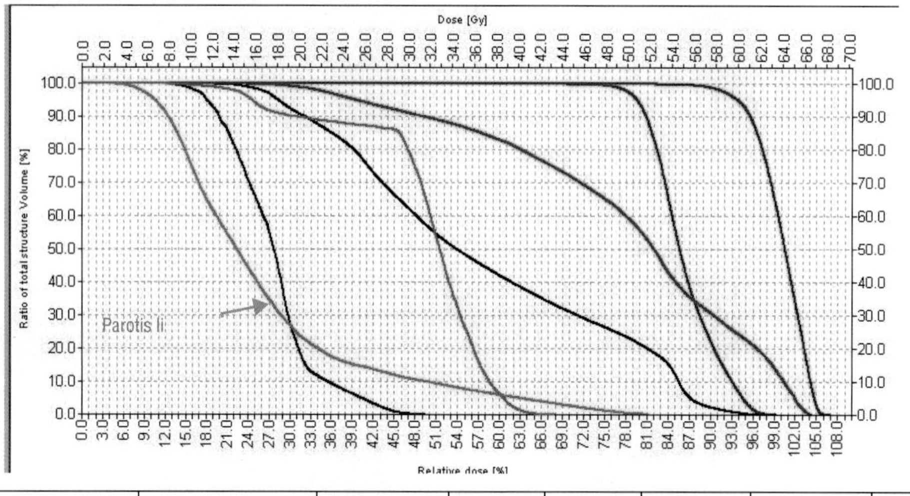

Struktur	Coverage [%] / [%]	Volumen [cm3]	Min [Gy]	Max [Gy]	Mean [Gy]	Median [Gy]	STD
PTV HNOA 54	100 / 99.6	737.5	42	63.4	55.2	54.8	2.93
PTV HNOB 64	100 / 100	444.1	51	68.3	64	64.3	2.21
Myelon	100 / 99.2	44.7	7.7	43.4	31.6	32.9	6.32
Lippen	100 / 99	10.2	7.9	31.6	17.6	17.7	3.94
Mundhöhle	100 / 100	97.9	11.8	63.4	36.7	34.4	12.63
Parotis links	100 / 99.5	43.4	3	51.8	16.9	14.4	9.74
Parotis rechts	100 / 100.4	46.2	14.9	66.6	50.2	52.4	11.93

Abbildung 3. Beispiel 1, DVH: Hypopharynxkarzinom rechts, pT3, pN2b, M0, R+, PEC G2; IMRT (SIB) PTV 1. Ordnung 64 Gy: PTV 2. Ordnung 54 Gy.

verzögern kann. Darüber hinaus muss das Zielvolumen oft größer gewählt werden, da durch die Operation anatomische Grenzstrukturen durchbrochen wurden, welche als potenziell vom Tumor kontaminiert angesehen und bestrahlt werden müssen. Nach kurativer Operation ist bei fortgeschrittenen Tumoren ab T3- und N2a-Status eine adjuvante RT zur Verbesserung des rezidivfreien Überlebens Standard. Die RT-Dosis beträgt 50–60 Gy in konventioneller Fraktionierung (Langendijk 2005). Bei Hochrisikopatienten (ECE, R1-Resektion) ist nach den Resultaten von drei großen randomisierten Studien eine adjuvante RCT mit Cisplatin ± 5-FU indiziert (Cooper 2004; Bernier 2005; Fietkau 2006).

Eine präoperative RT oder RCT mit ca. 50 Gy in konventioneller Fraktionierung kann bei primär resektablen Tumoren sinnvoll sein (Klug 2008). Damit kann eine Devitalisierung von ca. 99–99,9 % aller Tumorzellen mit zum Teil deutlicher Tumor- und Lymphknotenverkleinerung („downstaging") erzielt werden. Die anschließende Tumorresektion kann vereinfacht und das Gesamtergebnis verbessert

werden. Mit der Operation sollte bis zur Abheilung von akuten Nebenwirkungen und zum „downstaging" ca. vier bis sechs Wochen gewartet werden. Mit einem erhöhten Risiko von Wundheilungsstörungen muss gerechnet werden. Im Falle einer inkompletten Resektion nach neoadjuvanter Strahlen- und/oder Chemotherapie ist das kurative Therapieziel gefährdet, da nach einem Therapieintervall von sechs bis acht Wochen aus strahlenbiologischen Gründen eine weitere Dosiserhöhung wenig sinnvoll ist. Es gibt nur wenige Studien zur präoperativen RT bzw. RCT bei Kopf-Hals-Tumoren (Klug 2005; Lindholm 2006). Eine prospektive Studie der Deutsch-Österreichischen Arbeitsgemeinschaft für Kieferchirurgie (DÖSAK) untersuchte die Rolle der präoperativen RCT bei T2–4N0–3M0-Mundhöhlen- und Oropharynx-Tumoren. Im Anschluss an eine konventionell fraktionierte Bestrahlung mit 36 Gy in Verbindung mit 12,5 mg/m^2 KOF Cisplatin in der ersten Behandlungswoche wurde nach einem Intervall von 10–14 Tagen eine Tumorresektion durchgeführt. Es konnte eine lokale Dreijahres-Kontrollrate von 72 % erzielt werden. Nach der RCT betrug die Lokalrezidivrate

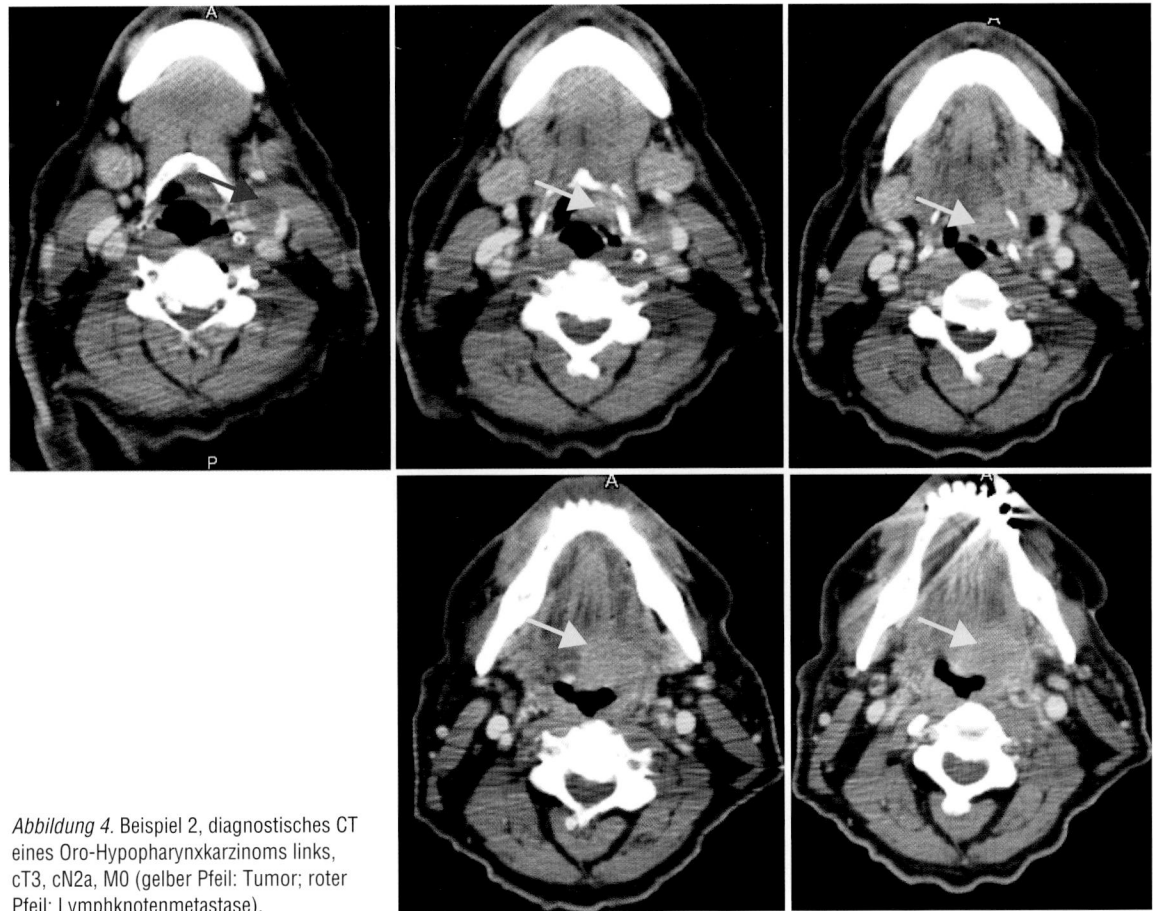

Abbildung 4. Beispiel 2, diagnostisches CT eines Oro-Hypopharynxkarzinoms links, cT3, cN2a, M0 (gelber Pfeil: Tumor; roter Pfeil: Lymphknotenmetastase).

Tabelle II. Definition und Lokalisation der zervikalen Lymphknotenlevel für die N0-Situation (modifiziert nach Grégoire 2003).

LK Level	Anatomische Grenzen					
	Kranial	Kaudal	Anterior	Posterior	Lateral	Medial
IA	UR Mandibula	Hyoid	Kinnspitze	VR Hyoid	MR anteriorer M. digastricus	
IB	OR SM	Mitte Hyoid	HR SM	HR SM	Platysma, MR Mandibula	LR antriorer M. digasticus
IIA	Spitze Dens axis	UR Hyoid	HR SM	HR VJI	MR SCM	Medial ACI, paravertebral
IIB			HR VJI	HR SCM		
III	UR Hyoid	UR Krikoid	VR SCM	HR SCM	MR SCM	MR ACI, paravertebral
IV	UR Kricoid	2 cm oberhalb F. jugularis	VR SCM	Rund um Gefäßscheide (ACI)	MR SCM	MR ACI, paravertebral
V	OR Hyoid	Transversale zervikale Gefäße	HR SCM	VR M. trapezius	Platysma, Haut	Paravertebrale Muskulatur
VI	UR Thyroid	Fossa jugularis	Haut, Platysma	HR Trachea	SR Trachea	Trachea bds.
RP	Schädelbasis	OR Hyoid	Faszia unter Pharynxmuskosa	Prävertebrale Muskulatur	Medial ACI	Mittellinie

RP: retropharyngel; SCM: M. sternocleidomastoideus; VR: Vorderrand; HR: Hinterrand; UR: Unterrand; OR: Oberrand; MR: medialer Rand; LR: lateraler Rand; SR: Seitenrand; SM: Gl. Submandibularis; VJI: V. jugularis interna; ACI: A. carotis interna.

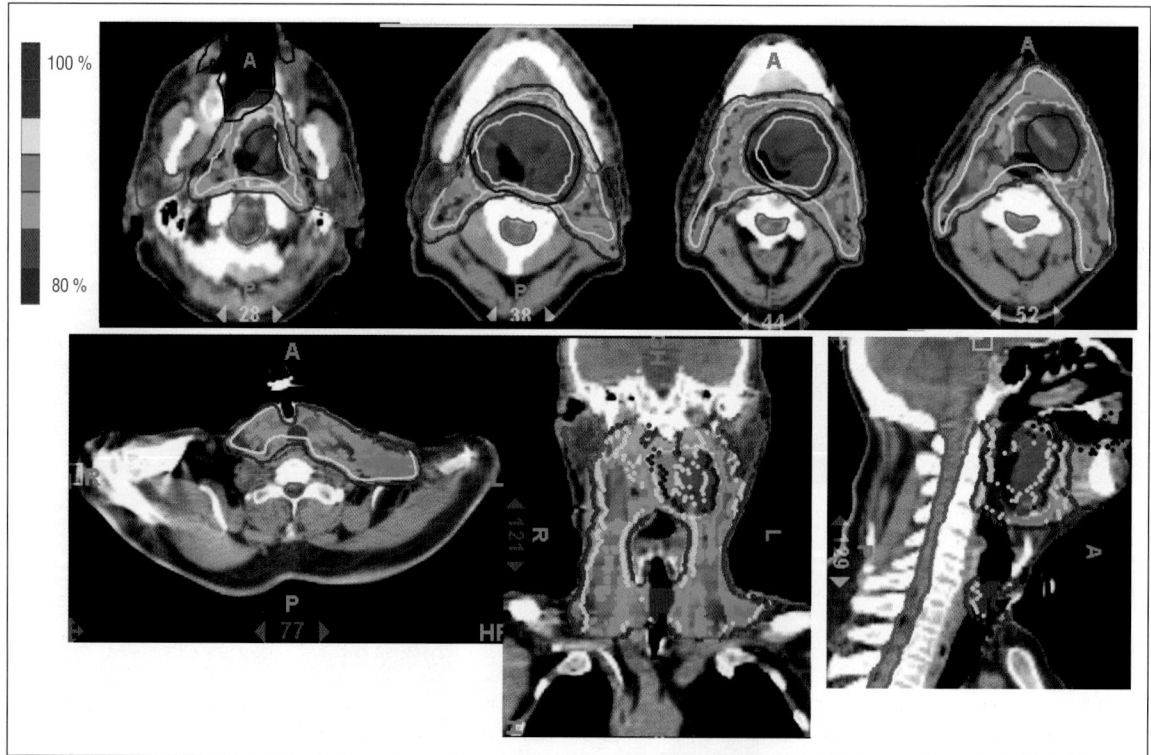

Abbildung 5. Beispiel 2, Isodosenverteilung für die Tomotherapie: Oro-Hypopharynxkarzinom links, pT3, pN2b (3/21), M0, R1, L1, V0, G2; Z.n. Tumorresektion, neck dissection links; IMRT (SIB) PTV 1. Ordnung: 64 Gy, PTV 2. Ordnung: 54 Gy.

Tabelle III. Lymphknotenmetastasen in Abhängigkeit vom Primärtumor (Chao 2002).

Primärtumor	cN+ bilateral (%)	cN+, nur kontra-lateral (%)	cN-, pN+ bilateral (%)
Tonsille	16	2	0
Zungengrund	37	0	55
Sinus piriformis	49	6	59
Pharynxhinter-wand	50	0	37

16 % und das Gesamtüberleben 81,5 %. Nach alleiniger Operation lagen diese Parameter mit 31 % und 72 % signifikant (p = 0,05) schlechter (Mohr 1994).

Intensitätsmodulierte Radiotherapie (IMRT)

Durch intensitätsmodulierte Radiotherapie (IMRT) kann ein komplex geformter Rachentumor einschließlich der Lymphabflusswege hoch konformal bestrahlt und in enger Nachbarschaft liegende empfindliche Normalgewebe (z. B. Speicheldrüsen) besser geschont werden als mit der 3-D-konformalen RT (Li 2007). Durch eine inverse Bestrahlungsplanung können Randbedingungen zur Schonung von kritischen Normalgeweben so vorgegeben werden, dass eine optimale Dosisverteilung resultiert. Die IMRT ermöglich erstmals, einen sog. „SIB"-Plan (simultaner integrierter Boost) zu erstellen, mit dem z. B. ein inhomogenes postoperatives Zielvolumen entsprechend den unterschiedlichen biologischen Risikoprofilen (Hoch- und Niedrigrisiko-Regionen) simultan in einer Fraktion mit unterschiedlichen Einzeldosen bestrahlt werden kann (siehe dazu Abbildungen 1–3). Durch die IMRT können Spättoxizitäten der Strahlentherapie reduziert und eine Steigerung der Lebensqualität erreicht werden (Pow 2006; Braam 2006; de Arruda 2006; Lee 2006; Schoenfeld 2008; Cannon 2008; Lauve 2004). Durch die Entwicklung und Einführung der helikalen Tomotherapie (HT), die einen 6-MV-Linearbeschleuniger mit integriertem MV-CT darstellt, kann die Lagerung bei der IMRT durch tägliches 3-D-Imaging kontrolliert werden, wodurch eine Reduktion von Nebenwirkungen und Spätfolgen erwartet wird (siehe dazu Abbildungen 4–6) (Voordeckers 2008; Lee 2008; Stering 2008). Aufgrund der hohen Konformalität der IMRT kommt der Auswahl der zu bestrahlenden zervikalen Lymphknotenlevel eine entscheidende Bedeutung zu (elektive RT). Die Definition und Lokalisation der Lymphknotenlevel für die N0-Situation erfolgt nach den „Consensus Guidelines" der EORTC,

RTOG, DAHANCA, GORTEC und NCIC (Tabelle II; Grégoire 2003). Für die N+-Situation und die postoperative IMRT gibt es unterschiedliche Empfehlungen. Hier werden zusätzlich extranoduläre Regionen (z. B. die Retrostyloidal-Region bzw. Fossa supraclavicularis) und/oder zusätzliche Strukturen wie Muskeln oder Drüsen mit erhöhtem Risiko für eine mikroskopische Ausbreitung in das CTV inkludiert (Apisarnthanarax 2006; Grégoire 2006). Generell kann für N0- und N1-Tumoren eine elektive Bestrahlung der Level II–IV für Oropharyx- und Hypopharynxkarzinome empfohlen werden. Für Nasopharynxkarzinome und für Patienten mit N2a- bis N2c-Stadium wird eine Bestrahlung aller Lymphknotenstationen empfohlen (Level I–V und retropharyngeale LK) (Grégoire 2007). Basierend auf der Häufigkeit von zervikalen Lymphknotenmetastasen (Tabellen III und IV) findet sich eine detaillierte Empfehlung zur Auswahl der Zielvolumina für die definitive IMRT in Abhängigkeit von Tumorlokalisation und TN-Stadium in Tabelle V (modifiziert nach Chao 2002).

Nasopharynx

Epidemiologie und Ätiologie

Die Inzidenz des Nasopharynxkarzinoms (NPC) liegt bei 0,5 : 100 000 mit einem Geschlechterverhältnis von 2,4 : 1 (m : w) und zwei Altersgipfeln im 15.–25. und 50.–60. Lebensjahr. In Südchina und Nordafrika liegt die Inzidenz erheblich höher, was sowohl auf eine genetische Prädisposition als auch auf bestimmte Umweltfaktoren, zurückgeführt wird. Alkohol und Tabak werden häufig mit dem WHO-Typ I assoziiert. Des Weiteren findet sich ein erhöhter Antikörpertiter gegen das EB-Virus im Serum von Patienten.

Die WHO-Klassifikation der NPC unterscheidet drei Subtypen:
– Typ I: verhornendes PEC.
– Typ II: nicht-verhornendes PEC.
– Typ III: undifferenziertes Karzinom (Typ Schmincke).

Der Typ III stellt die häufigste Form dar, die charakteristischerweise mit lymphoiden Infiltraten assoziiert ist. Die Einteilung reflektiert prognostische Unterschiede. Während Tumoren des WHO-Typ I ein höheres Risiko für ein lokal unkontrolliertes Wachstum haben, ist das Risiko einer Metastasierung in die lokoregionären Lymphknoten bei den WHO-Typen II und III deutlich höher und erreicht 60–90 %. Selten treten auch Adenokarzinome, juvenile Angiofibrome, Lymphome, Schleimhautmelanome, Plas-

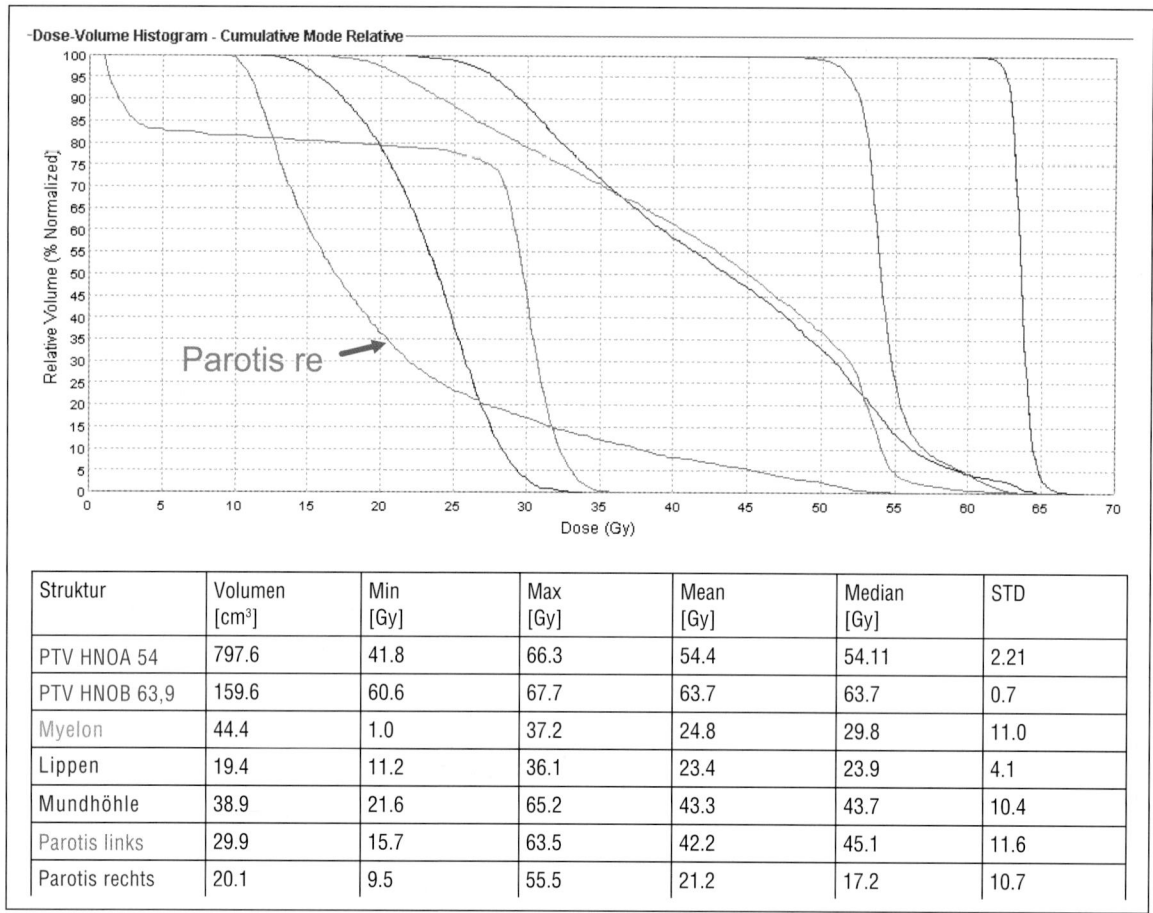

Struktur	Volumen [cm³]	Min [Gy]	Max [Gy]	Mean [Gy]	Median [Gy]	STD
PTV HNOA 54	797.6	41.8	66.3	54.4	54.11	2.21
PTV HNOB 63,9	159.6	60.6	67.7	63.7	63.7	0.7
Myelon	44.4	1.0	37.2	24.8	29.8	11.0
Lippen	19.4	11.2	36.1	23.4	23.9	4.1
Mundhöhle	38.9	21.6	65.2	43.3	43.7	10.4
Parotis links	29.9	15.7	63.5	42.2	45.1	11.6
Parotis rechts	20.1	9.5	55.5	21.2	17.2	10.7

Abbildung 6. Beispiel 2, Dosis-Volumen-Histogramm (DVH).

Tabelle IV. Verteilung und Inzidenz von Lymphknotenmetastasen beim N0- und N+-Status (modifiziert nach Chao 2002): Daten von McLaughlin 1995; Candela 1990; Shah 1990; Bataini 1985; Byers 1988; Lindberg 1972.

Primärtumor	Radiologisch vergrößerte RPLK (%)		Pathologisch Lymphknotenmetastasen (%)									
			Level I		Level II		Level III		Level IV		Level V	
	N-	N+	N-	N+	N-	N+	N-	N+	N-	N+	N-	N+
Nasopharynx												
	40	86	–	–	–	–	–	–	–	–	–	–
Oropharynx												
Zungengrund	0	6	4	19	30	89	22	22	7	10	0	18
Tonsille	4	12	0	8	19	74	14	31	9	14	5	12
Hypopharynx												
Pharynxwand	16	21	0	11	9	84	18	72	0	40	0	20
Sinus piriformis	0	9	0	2	15	77	8	57	0	23	0	22

Tabelle V. Zielvolumendefinition für die definitive IMRT für Rachenkarzinome (modifiziert nach Chao et al 2002).

Primärtumor	TN-Stadium[a]	ZV 1. Ordnung (66–72 Gy, ggf. 75 Gy)	ZV 2. Ordnung (60 Gy)	ZV 3. Ordnung (50–54 Gy)
Nasopharynx				
	T1–2N0	PT	An PT direkt angrenzende LK-Level	IL + KL (IB–V, RPLK)
	T2–4 N1	PT, „bulky" LK	An PT und „bulky" LK-Level direkt angrenzende LK-Level	IL + KL (IB–V, RPLK)
	N2–3	PT, „bulky LK"	IL + KL (IB–V, RPLK)	
Oropharynx:				
Zungengrund	T1–2 N0	PT	An PT direkt angrenzende LK-Level	IL + KL (IIB–IV)
	T2–4 N1-3	PT, „bulky LK"	An PT und „bulky" LK-Level direkt angrenzende LK-Level	IL (IB–V, RPLK) + KL (II–IV, RPLK)
	N2c	PT, „bulky LK"	IL + KL (IB-V, RPLK)	
Tonsille	T1–2 N0	PT	An PT direkt angrenzende LK-Level	IL (IIA–IV)
	T2–4 N1-3	PT, „bulky LK"	An PT und „bulky" LK-Level direkt angrenzende LK-Level	IL (IB–V, RPLK) + KL (II–V,)
	N2c	PT, „bulky LK"	IL + KL (IB-V, RPLK)	
Weicher Gaumen	T1–2 N0	PT	An PT direkt angrenzende LK-Level	IL + KL (IIA–IV)
	T2–4 N1-3	PT, „bulky LK"	An PT und „bulky" LK-Level direkt angrenzende LK-Level	IL (IB–V) + KL (II–IV)
	N2c	PT, „bulky LK"	IL + KL (IB-V, RPLK)	
Hypopharynx				
	T1–2 N0	PT	An PT direkt angrenzende LK-Level	IL + KL (II–IV)
	T2–4 N1-3	PT, „bulky LK"	An PT und „bulky" LK-Level direkt angrenzende LK-Level	IL (IB–V, RPLK) + KL (II–IV, RPLK)
	N2c	PT, „bulky LK"	IL + KL (Ib-V, RPLK)	

[a] bei allen T Stadien mit Mittellinienüberschreitung Auswahl der ZV wie bei N2c.
IMRT = Intensitätsmodulierte Radiotherapie; PT = GTV mit Sicherheitssaum für definitive IMRT oder Tumorbett für postoperative IMRT; LK: Lymphknoten; IL = ipsilat. LK-Level; KL = kontralat. LK-Level; RPLK = retropharyngeale LK

mozytome, Angiosarkome und verschiedene Knochentumoren auf.

Regionale Tumoranatomie

- Ventral: Posteriores Ende der Nasenseptums und der Choanen.
- Dorsal: Clivus und HWK 1–2.
- Kranial: Boden der Keilbeinhöhle.
- Kaudal: Dach des weichen Gaumens.
- Lateral: Parapharyngealraum und Rosenmüller'sche Gruben (Cave: Hirnnerv IX–XII, Trismus).

NPC entstehen häufig in der lateralen Wand und der Rosenmüller'schen Grube. Eine weitere Prädilektionsstelle ist das Nasopharynxdach. Die Tumoren breiten sich frühzeitig submukös aus und infiltrieren umgebende Strukturen nach lateral (Hirnnerven IX–XII, Grenzstrang des Sympathikus) und in die Nasenhaupthöhle nach ventral. Später werden die mittlere Schädelbasis mit den Nasennebenhöhlen, die Keilbeinhöhle und die Hirnnerven III–VI befallen. Da der Nasopharynx reichlich mit Lymphbahnen versorgt ist, metastasieren diese Tumoren frühzeitig lymphogen. Lymphknotenmetastasen sind in etwa 60–90 % aller Fälle vorhanden, davon treten 40–50 % bilateral auf. Häufig verbirgt sich hinter einer Lymphknotenmetastase bei zunächst unbekanntem Primärtumor ein NPC. Der Lymphabfluss verläuft über die Rouvière'schen (RPLK/prävertebral in Höhe von HWK1) Lymphknoten zum Level II–IV und Level V bis nach supraklavikulär. Bei 164 Patienten mit neu diagnostiziertem NPC wurden am häufigsten Lymphknotenmetastasen im ipsilateralen Kieferwinkel und posterior tief zervikal gefunden (33 % und 18 %), dicht gefolgt von Lymphknoten im kontralateralen Kieferwinkel mit 16 %. Kontralateral posterior tief zervikal traten positive Lymphknoten in 8 %, beidseits tief zervikal/supraklavikulär und ipsilateral zervikal in jeweils 5 % auf. Aber auch beidseits retroaurikulär, submandibulär und submental traten vereinzelt Lymphknotenmetastasen auf. Dies muss bei der Therapieplanung berücksichtigt werden. In 30 % der Patienten besteht bereits bei der Erstdiagnose eine Fernmetastasierung.

Klinik

Klinische Symptome sind:
– Behinderte Nasenatmung.
– Nasale Stimme.
– Blutung.
– Ohrenschmerzen und Schwerhörigkeit infolge Verlegung der Tuba Eustachii.
– Hirnnervenausfälle.
– Horner-Syndrom.
– Kopfschmerzen.

Diagnostik

Die Anamnese beinhaltet die Erhebung des Beschwerdebildes (Schmerzen, Gewichtsverlust, langsames oder akutes Auftreten etc.) und die Beobachtung des Patienten (Atmung, Stimmlage und Lautbildung, Sekretaustritt, funktionelle Störungen wie Hirnnervenausfälle). Eine Probeexzision aus dem sichtbaren Tumor ist immer durchzuführen. Zur Verminderung falsch negativer Ergebnisse sollten tiefe Biopsien unter Sicht mit flexiblem Endoskop entnommen werden. Routinelabor und CEA, EBV-Titer, alkalische Phosphatase und LDH sollten bestimmt werden, verlässliche Tumormarker existieren nicht. Die Computertomographie (CT) ggf. auch die Kernspintomographie (MRT) des Gesichtsschädels und des Halses ohne und mit Kontrastmittel sind Voraussetzungen für eine optimale Therapieplanung. Während durch die CT insbesondere ossäre Destruktionen verlässlich erkannt werden können, ist die MRT bei der Beurteilung einer Tumorinfiltration in Weichteile, Orbita, Hirn und Sinus cavernosus hilfreich. Ergänzend können eine Sonographie des Halses und eine PET oder PET-CT durchgeführt werden; Röntgen-Thorax und bei fortgeschrittenen Tumoren eine Skelettszintigraphie komplettieren die Ausbreitungsdiagnostik.

Behandlungsempfehlungen

– Stadium I–IIA
  Alleinige RT, ED 2 Gy bis GD 70 Gy.
– Stadium IIB–IVC

Simultane RCT (eine RCT vor allem bei WHO-Typ III), bis GD: 100 mg/m² KOF Cisplatin Tag 1, 21, 42 bzw. alternativ 5 × 20 mg/m² KOF Cisplatin sowie 5 × 600 mg/m² KOF 5-FU c.i. in der ersten und fünften Therapiewoche, ggf. neck dissection bei persistierenden Lymphknotenmetastasen sechs bis zehn Wochen nach Ende der RT.
– Lokalrezidiv
  Re-Bestrahlung mit Teletherapie (IMRT, Stereotaxie) oder Brachytherapie.

Rolle der Strahlentherapie

Die Strahlentherapie spielt bei der kurativen Behandlung des NPCs eine besondere Rolle.

Drei verschiedene Zielvolumina werden unterschieden:
– ZV 1. Ordnung: Primärtumor und makroskopische Lymphknotenmetastasen.
– ZV 2. Ordnung: Regionen mit hohem Risiko eines potenziellen mikroskopischen Befalls.
– ZV 3. Ordnung: An das ZV 2. Ordnung angrenzende Lymphknotenregionen mit niedrigem Metastasierungsrisiko (überregionale Lymphknoten).

Konventionelle 2-D-Radiotherapie

Als Standardtechnik für den Primärtumor galten bilaterale Seitenfelder, die nach Erreichen der notwendigen Tumordosis oder der maximalen Toleranzdosis von Risikoorganen verkleinert und angepasst wurden („Shrinking-field"-Technik). Diese Technik entspricht nicht mehr dem heutigen Standard und sollte durch eine CT-gestützte RT ersetzt werden. Eine Studie von Cellai et al. (1990) konnte zeigen, dass Patienten, die ihre RT auf der Basis einer CT-gestützten Bestrahlungsplanung erhielten, eine höhere lokale Kontrolle (p < 0,01) und verbesserte Fünfjahres-Überlebensraten aufwiesen. Dies trifft insbesondere für lokal fortgeschrittene Tumoren zu, da durch die häufig vorhandene parapharyngeale und paravertebrale Tumorausbreitung nach Ausblockung des Rückenmarks oberhalb von 40–45 Gy Teile des Primärtumorvolumens kompromittiert werden.

3-D-CT-Radiotherapie und IMRT

Heutiger Standard für die postoperative und definitive RT bzw. RCT ist die 3-D-CT-Radiotherapie oder die IMRT. Generell gilt, dass das GTV mit dem Primärtumor und den makroskopisch befallenen Lymphknoten durch den Radioonkologen konturiert wird. Darum herum wird für die subklinische Tumorausbreitung je nach anatomischer Lage und Begrenzung umliegender Gewebsstrukturen (z. B. Knochen, Gefäße etc.) ein CTV-1 (clinical target volume, ZV 1. Ordnung) gelegt mit 0,5–2,0 cm Abstand zum GTV. Für die nicht befallenen Lymphknotenstationen mit hohem bzw. mittlerem (ZV 2. Ordnung) und niedrigem Metastasierungsrisiko (ZV. 3. Ordnung) wird ein CTV-2 und 3 generiert (s. Tabelle V). Um das CTV wird zur Kompensation der Lagerungsungenauigkeiten konventioneller Maskensysteme ein zusätzlicher Sicherheitssaum von nochmals 0,5 cm (PTV) gelegt.

Mit der Einführung der IMRT steht auch in der Behandlung des NPC eine neue Möglichkeit zur Verfügung, die Strahlendosis am Primärtumor zu erhöhen und gleichzeitig die Dosis an den Risikoorganen und Normalgeweben zu reduzieren (verbesserter therapeutischen Index) (Kam 2005). Pow et al. (2006) berichten in einer randomisierten Studie von einer signifikanten Verbesserung der Lebensqualität durch IMRT beim NPC im Vergleich zur konformalen RT. Exzellente Resultate zur lokoregionären Tumorkontrolle (98 %) bei einem medianen Follow-up von 31 Monaten wurden von der University of California San Francisco (UCSF) berichtet (Bucci 2004). Weitere Studien, welche die o. g. Resultate unterstützen, liegen aus Hongkong (Kwong 2004; Kam 2004) und vom Memorial Sloan-Kettering Institute (Wolden 2006) vor.

Stereotaxie

Für NPCs, bei denen perkutan nur noch eine eingeschränkte Dosis appliziert werden kann (Rest- oder Rezidivtumoren nach RT), stehen mit der stereotaktischen RT Möglichkeiten zur lokalen Dosiserhöhung zur Verfügung. Nach Anfertigung eines Planungs-CTs/-MRTs, ggf. unterstützt durch ein PET-CT, wird ein dreidimensionaler Behandlungsplan erstellt. Dabei ist es möglich, auch non-koplanare Einstrahlrichtungen zu wählen, um bereits vorbelastete Risikoorgane zu schonen. In der Regel verwendet man „Boost"-Dosen von einmalig 10–15 Gy bzw. bei fraktionierter Bestrahlung auch höheren Dosen.

Brachytherapie

Eine weitere Methode zur lokalen Dosiserhöhung ist die intrakavitäre oder interstitielle Brachytherapie.

Hierbei wird mit einem meist zweikanaligen Applikator, der den Nasopharynx ausfüllt, oder mehreren flexiblen Kunststoffnadeln, die in den Tumor eingebracht werden, eine RT unter Schonung der umgebenden Strukturen durchgeführt. Diese Behandlung kann bei Patienten mit Rezidivtumoren, die bereits perkutan bestrahlt wurden, mit Dosen von 4–6 × 5–7,5 Gy in 5 mm Gewebetiefe nochmals einen kurativen Therapieansatz bieten.

Radiochemotherapie

Einen Therapieansatz stellt, insbesondere für fortgeschrittene Tumoren, auch die kombinierte RCT dar. In einer Metaanalyse von Baujat et al. (2006) konnte anhand acht randomisierter Studien und 1753 Patienten mit lokal fortgeschrittenen NPC ein absoluter Überlebensvorteil von 6 % nach fünf Jahren mit Chemotherapie festgestellt werden. Dieser Vorteil wurde vor allem für die begleitende RCT beobachtet (Tabellen VI und VII).

Oropharynx

(Weicher Gaumen, Tonsillen, Sulcus tonsillaris, laterale und hintere Pharynxwand, Zungengrund, Vallecula)

Epidemiologie und Ätiologie

Karzinome des Gaumenbogens und der Tonsille sind mit einer Inzidenz von 0,5 : 100 000 selten, zeigen allerdings eine ansteigende Inzidenz. Der Häufigkeitsgipfel liegt im 50.–60. Lebensjahr, Männer sind drei- bis fünfmal häufiger betroffen als Frauen. Zungengrundkarzinome kommen mit 2 : 100 000 etwas häufiger vor und weisen ähnliche Altersgipfel und Geschlechtsverteilungen auf wie das Tonsillenkarzinom. Prädisponierende Faktoren sind ein exzessiver Alkohol- und Nikotinkonsum sowie eine HPV-Infektion. Tumoren des weichen Gaumens und des vorderen Gaumenbogens sind häufig höher differenziert und weniger aggressiv als solche der Tonsillen oder des Zungengrundes. Letztere besitzen ein besonders hohes Potenzial der lymphogenen Metastasierung. Für T1-Tumoren erreicht die Rate an einseitigen zervikalen Lymphknotenmetastasen 70 % und für T4-Tumoren 85 %. Das Risiko eines beiderseitigen zervikalen Befalls liegt bei 30 %. Für Karzinome der Tonsille bzw. des Zungengrundes wird über Fernmetastasierungsraten von 7 % und 20 % berichtet. Die Lunge ist der häufigste Prädilektionsort (> 50 %),

Tabelle VI. Ergebnisse der definitiven Strahlen- und Strahlenchemotherapie beim Nasopharynxkarzinom.

Autor	Pat.	Therapie	Lokale Kontrolle	Krankheitsspez. Überleben	Gesamt- überleben
Wang CC 1991	146	EBRT 60–64 Gy + BT-Boost 10–15 Gy vs. EBRT 65–70 Gy	T1 – 93 % vs. 54 % @ 5 J. (p = n. s.) T2 – 90 % vs. 59 % @ 5 J.(p = 0,001) T3 – 100 % vs. 64 %. @ 5 J.(p = n. s.)	n. a.	n. a.
Perez et al. 1992	143	60–70 Gy	T1 85 % @ 10 J. T2 75 % @ 10 J. T3 67 % @ 10 J. T4 40 % @ 10 J.	DFS @ 10 J. T1-3N0-1 55–60 % T1-3N2-3 45 % T4N0- 35 %	OS @ 10 J. T1-2N0-1 40 % T3Nx 30 % T4Nx 10 %
Geara et al. 1997; Sanguineti et al. 1997	378	60,2–72 Gy (75 % Stad. IV)	71 % @ 5 J. 66 % @ 10 J. 66 % @ 20 J.	53 % @ 5 J. 45 % @ 10 J. 39 % @ 20 J.	48 % @ 5 J. 34 % @ 10 J. 18 % @ 20 J.
Chang et al. 1998	133	EBRT 63–72 Gy plus BT Boost (5–16,5 Gy)	86,4 % @ 5 J.	84,7 % @ 5 J.	84,2 % @ 5 J.
Al-Sarraf et al. 1998	185	1,8–2 Gy/d/70 Gy vs. RT plus DDP 100 mg/m² Tag 1,22, 43 plus 3 Zyklen. adj. CT DDP + 5-FU	n. a.	26 % vs 66 % (p = 0,001)	46 % vs. 76% (p = 0.001)
Cooper et al. 2000	35	2 Gy/70 Gy/35 Fx. Plus DDP 100 mg/m² Tag 1,22 + 43 plus 3 × adj. Zyklen DDP + 5-FU	n. a.	65 % @ 3 J.	93 % @ 3 J.
Wolden et al. 2001	50	1,8 Gy/54 Gy/Wo. 1–6 plus CB 1,6 Gy/16 Gy/Wo. 5 + 6 plus DDP 100 mg/m² Tag 1 + 22 vs. 1,8 Gy/70,2 Gy/8 Wochen	89 % vs. 74 % @ 3 J. (p < 0,01)	66 % vs. 54 % @ 3 J. (p = 0,01)	84 % vs. 71 % @ 3 J. (p < 0,04)
Raschin et al. 2002	35	Neoadj. Epirubicin 50 mg/m², DDP 75 mg/m² 5-FU 200 mg/m²/d für 9 Wo 2 Gy/d/60 Gy plus DDP 20 mg/m² d1–5, in Wo 1 und 6	81 % @ 4 J. n. a.	81 % @ 4 J.	90 % @ 4 J.
Chan et al. 2002	350	2 Gy/Gy/6,5 Wo. vs. RT plus DDP 40 mg/m² wöchentlich	69 % vs. 76 % @ 2,7 J (p = n. s.)	n. a.	n. a.
Lin et al. 2003	284	1,8-2 Gy/d/70–74 Gy vs RT plus DPP 20 mg/m²/d plus 5-FU 400 mg/ m²/d 96-h c.i. Wo 1, 5	96,8 % vs. 92.1 % @ 5 J. n. s	71,6 % vs. 3 % @ 5 J. (p = 0,0012)	72,3 % vs. 54,2 % @ 5 J. (p = 0,0022)
Kwong et al. 2004	222	62,5–68 Gy/7 Wo. ± 10 Gy Boost vs. RT plus 3 × CPP 100 mg/m², 5 FU 3000 mg/m², Vincristin 2 mg, Bleomy- cin 30 mg, MTX 150 mg/m²	@ 3 J 72 % vs 80 % (p = n. s.)	@ 3 J 59 % vs 69 % (p = n. s.)	@ 3 J 77 % vs. 87 % (p = n. s.)

EBRT = External-beam-Radiotherapie, CT = Chemotherapie, BT = Brachytherapie, CB = concomitant boost, @ = at, n. a. = nicht verfügbar; n. s. = not statistical- ly significant, Wo. = Woche, adj. = adjuvant, 5-FU = 5-Fluorouracil, DDP = Cisplatin, J. = Jahre

gefolgt vom Skelettsystem (20 %) und der Leber (6 %). Molekularbiologische Untersuchungen konn- ten zeigen, dass Patienten mit Oropharynxkarzino- men und einem hohen Ki-67-Labeling-Index und/ oder schwacher p53-Expression nach kombinierter Operation und postoperativer Strahlenbehandlung ein signifikant höheres Lokalrezidivrisiko aufwiesen (Grabenbauer 2000). Eine latente HPV-Infektion mit den Serotypen 16 und 18 liegt bei Oropharynx- insbesondere bei Tonsillenkarzinomen in 20–100 %

aller Patienten vor und bedeutet im Vergleich zum nicht virusassoziierten PEC eine verbesserte Pro- gnose (s. Kap. „Prognosefaktoren").

Regionale Tumoranatomie

Der Oropharynx verbindet Nasopharynx und Mund- höhle mit dem Hypopharynx und reicht ventro-kra- nial vom harten Gaumen bis kaudal zum Hyoid und

Tabelle VII. Metaanalysen zur Bedeutung der Fraktionierung und Radiochemotherapie.

Autor	Thema	Pat.	Design	Ergebnis
Pignon et al. 2000	RCT	10 741	Vergleich RT ± CT, neoadj. CT, adj. CT bei fortgeschrittenen H&N-Tumoren	ÜL-Vorteil durch CT 4 % @ 5 J.
Baujat et al. 2006	RCT	1743	RT vs. simultane oder sequentielle RCT bei NPC	ÜL-Vorteil durch CT 6 % @ 5 J.
Bourhis et al. 2007	RCT	25 000	Vergleich RT ± CT, neoadj. CT, adj. CT bei fortgeschrittenen H&N-Tumoren	ÜL Vorteil durch CT 4 % @ 6,5 J.
Budach W et al. 2006	RCT, Fx	2197 + 1301	Vergleich CRT ± CT vs. HFRT ± CT vs. AFRT ± CT	ÜL-Vorteil: CRT vs. CRCT 12 Mo. (p < 0,5) AF od. HF-RT vs. AFRT ± CT od. HFRT ± CT 12 Mo. (p < 0.05) CRT vs. HFRT 14,2 Mo. (p < 0,05) CRT vs. AFRT 1,1 Mo. n. s.
Bourhis et al. 2006	Fx	6515 15 Studien	Vergleich CRT vs. HFRT/AFRT	ÜL Vorteil 3,4 % @ 5 J (HR 0,92, 95 % CI 0,86–0,97; p = 0,003) HFRT 8 % @ 5 J. vs. AFRT 2 % LRC HFRT/AFRT 6,4 % @ 5 J. (p < 0,0001) (für lokale Kontrolle) Vorteil für jüngere Patienten (HR 0,78 (0,65–0,94)
Bernier et al. 2005	Adj. RCT	RTOG 9501 EORTC 22931	Vergleich adj. RT vs. Adj. RCT, Einfluss von ECE, R1 auf ÜL	p < 0,05 für adj. RCT bei ECE, R1
Winquist et al. 2006	Adj. RCT	4 Studien	Vergleich adj. RT vs. adj. RCT	ÜL-Vorteil 12,5 % LRC Vorteil 12,5 %

den pharyngoepiglottischen bzw. glossoepiglottischen Falten. Ventro-kaudal wird er durch das hintere Drittel der Zunge (hinter den Papillae circumvallatae) und dem Zungengrund bis zu den Valleculae begrenzt. Die Seitenwände bilden die Tonsillen mit den Glossotonsillarfurchen und den Gaumenbögen. Nach oben wird der Oropharynx durch die Vorderfläche des weichen Gaumens und die Uvula begrenzt, nach hinten durch die Oropharynx-Hinterwand. Die sensorische-motorische Nervenversogung erfolgt durch den N. glossopharyngeus (IX), N. vagus (X), N. hypoglossus (XII) und den 2. und 3. Ast des N. trigeminus (V).

Die regionären Lymphknotenstationen liegen parapharyngeal und entlang der Vena jugularis bis zu den tiefen zervikalen Lymphknoten. Karzinome des weichen Gaumens metastasieren zu 44 % in die regionären Lymphknoten. Bei 384 Patienten mit neu diagnostiziertem Tonsillenkarzinom konnte Lindberg (1972) zeigen, dass 60 % der Patienten Lymphknotenmetastasen aufwiesen. Davon entfiel die überwiegende Mehrzahl auf den ipsilateralen Kieferwinkel (73 %). Die gleichseitigen jugulären und posterioren tief zervikalen Lymphknoten waren mit einer Häufigkeit von 9,6 % befallen. Der gesamte kontralaterale Lymphabfluss war mit nur 8,3 % selten betroffen. Bei Tumoren des Zungengrundes stellt sich das Lymphknotenbefallsmuster anders dar, insgesamt wiesen 78 % aller Patienten Lymphknotenmetastasen auf. Zwar waren auch hier die ipsilateralen Kie-

ferwinkel-Lymphknoten mit 43 % aller befallenen Lokalisationen am häufigsten, die gleichseitige juguläre Gruppe und die Lymphknoten des kontralateralen Kieferwinkels waren mit 24 % bzw. 15 % deutlich häufiger befallen als bei Patienten mit Tonsillenkarzinomen. Es folgten die kontralateralen jugulären (4,7 %), die gleichseitigen submandibulären und posterioren tief zervikalen (3,4 % bzw. 5,3 %) und die kontralateralen posterioren tief zervikalen Lymphknoten mit 1,4 %.

Klinik

Klinische Symptome sind:
– Halsschmerz, ggf. in Ohr ausstrahlend (N. tympani IX. via Ganglion petrosi).
– Schluckbeschwerden.
– Kloßige Sprache (Zungengrundkarzinom).
– Vermehrter Speichelfluss.
– Trismus (Infiltration des M. masseter, M. pterygoideus).
– Blutungen aus der Mundhöhle (ulzeriertes Tumorwachstum).

Tumoren der Tonsille und des Zungengrundes infiltrieren aufgrund fehlender anatomischer Grenzen frühzeitig in umgebende Strukturen wie die Pharynxseitenwand mit den Gefäßen und Nerven, die Zunge, das Trigonum retromolare oder den Larynx.

Diagnostik

Anamnese, Inspektion (Symmetrie des Kopfes und Halses, Mundöffnung, Zahnstatus, Beweglichkeit der Zunge und des Gaumensegels, Farbe und Oberflächenbeschaffenheit des Tumors, Exulzeration oder Volumenvermehrung der Schleimhaut) und Palpation (Gewebekonsistenz, Verschieblichkeit, Halslymphknotenstatus) gehören zur Diagnostik. Mittels Panendoskopie sollten neben dem Primärtumor die übrigen Abschnitte des Rachens sowie Nasenhöhle, Mundhöhle, Kehlkopf, Tracheobronchialsystem und Ösophagus inspiziert werden, um so ggf. vorhandene synchrone Zweittumoren zu detektieren. Bei Tonsillenkarzinomen kann im Rahmen der Probeexzision gelegentlich eine einfache Tonsillektomie durchgeführt werden, wobei diese nur im Ausnahmefall (sehr kleines Karzinom, R0-reseziert) als onkologisch ausreichende Resektion gewertet werden kann. Wesentliche und für die weitere Therapieplanung entscheidende Untersuchungen sind die CT und/oder MRT des Gesichtsschädels und des Halses ohne und mit Kontrastmittel. Eine Sonographie des Halses ist an den meisten Institutionen integraler Bestandteil der Diagnostik beim Oropharynxkarzinom. Die Röntgendiagnostik des Thorax (konventionell oder CT) sowie eine Abdomensonographie sind obligat, wohingegen der Stellenwert einer Skelettszintigraphie an Bedeutung verloren hat. PET/PET-CT gewinnen im Behandlungskonzept an Bedeutung.

Behandlungsempfehlungen

– Stadium I–II
  Definitive RT, GD 66 Gy–72 Gy, oder Chirurgie mit ggf. adjuvanter RT.
– Stadium III–IV
  Simultane RCT (≥ 72 Gy), oder alternativ Operation mit adj. RT bzw. RCT; bei Patienten mit Kontraindikation für eine Chemotherapie kann eine Radio-Immunotherapie mit Cetuximab durchgeführt werden.
– Lokalrezidiv
  Vorbestrahlte Rezidive (nach > 6 Monate): Kleinvolumige Re-RT mit simultaner Cisplatin-Therapie oder Cetuximab oder MMC bis zur nominellen GD von < 120 Gy, alternativ Salvage-Operation.

Rolle der Strahlentherapie

T1- und T2-Tonsillenkarzinome mit klinischem N0-Status können mit gleicher Erfolgsrate operiert oder bestrahlt werden. In der Regel ist die radikale Tonsillektomie mit ipsilateraler funktioneller neck dissection ausreichend. Bei Zungengrundkarzinomen ist wegen der oft beidseitigen Beteiligung der regionären Lymphknoten eine bilaterale neck dissection indiziert.

Bei Frühstadien I/II von Oropharynxtumoren bietet die definitive RT hohe Heilungswahrscheinlichkeiten ohne die funktionellen Defizite der Operation. Die Standardbehandlung besteht aus einer externen großvolumigen Bestrahlung des Primärtumors sowie der elektiven Lymphknotenbestrahlung bis 50–56 Gy und einem anschließenden „Boost" auf die Primärtumorregion sowie makroskopisch befallenen Lymphknoten mit 20–26 Gy. Der „Boost" kann volumensparend an die großvolumige Bestrahlung angeschlossen werden oder auch als „concomitant boost" (CB) in die großvolumige Bestahlung integriert werden. Bei kleineren T1/2N0/1-Tumoren (< 3 cm) kann auch eine interstitielle Ir-192-Therapie durchgeführt werden. Lokal fortgeschrittene Oropharynxkarzinome können prinzipiell mit einer Radikaloperation geheilt werden. Bei T3/4-Tumoren müssen jedoch nach radikaler Resektion zur Deckung der operativen Defekte häufig gestielte Schwenklappen eingesetzt werden oder Teile der Mandibula „en bloc" reseziert werden. Damit ist die postoperative Funktionalität häufig eingeschränkt, sodass die Patienten an langfristigen Therapiefolgen leiden. Zudem ist bei fortgeschrittenen Tumoren das Risiko einer R1-Resektion hoch (25 %) und lässt daher ein multimodales Therapiekonzept geeigneter erscheinen. Die simultane RCT bietet sich hier als funktionserhaltende Alternative an. Durch eine RCT in konventioneller oder unkonventioneller Fraktionierung ist bei T3- und T4-Karzinomen eine kurative und funktionserhaltende Therapie möglich (Staar 2000; Robertson 2001). T1-Karzinome erhalten bei alleiniger RT eine Gesamtdosis von 66 Gy in konventioneller Fraktionierung (1,8–2,0 Gy), T2-Tumoren von 66–72 Gy. T3- und T4-Tumoren benötigen im kurativen Therapieansatz eine Dosis von mindestens 72 Gy. Tabelle VIII enthält eine Zusammenfassung von Studien zum Oropharynxkarzinom.

Konventionelle 2-D-Radiotherapie

Oropharynxkarzinome werden über eine Drei-Felder-Technik bestrahlt, die den Primärtumor mit großzügigem Sicherheitssaum sowie die lokalen und regionären Lymphabflusswege bis in die Supraklavikulargruben erfasst. Neben zwei isozentrischen opponierenden Seitenfeldern wird ein ventrales Stehfeld für die tief zervikalen und supraklavikulären Lymph-

Tabelle VIII. Ergebnisse der adjuvanten Radio- und Radiochemotherapie.

Autor	Pat.	Therapie	Lokale Kontrolle	Krankheitsspez. Überleben	Gesamtüberleben
Zelefsky 1993	102	Postoperative EBRT R1-(R1), knappe R0-(R0+), R0-(R0)Resektion Median 60 Gy	@7 J. R1: 79 % R0+: 71 % R0: 79 %	n. a.	n. a.
Gwozdz et al. 1997	83	1,8 Gy/54 Gy/6 Wo. + CB 1,5 Gy/15–18 Gy/Wo. 5 + 6	T2: 96 % T3: 78 % @ 5 J.	71 % @ 5 J.	60 % @ 5 J.
Harrison et al. 1998	68	EBRT 50-54 Gy + BT-Boost 20–30 Gy + neck diss. für pos. Hals-LK	89 % @ 5 J. 89 % @ 10 J.	80 % @ 5 J 67 % @ 10 J.	86 % @ 5 J. 52 % @ 10 J.
Nisi et al. 1998	79	OP + EBRT 50–60 Gy vs. OP alleine	@ 5 J. 80 % vs. 48 % (p = 0,007)	@ 5 J 64 % vs. 46 % (p = 0,04)	n. s.
Grabenbauer et al. 2000	102	Operation (R0) plus 2 Gy/60 Gy/6 Wo.	75 % @ 5 J.	74 % @ 5 J.	58 % @ 5 J.
Johansen et al. 2000	276	Mediane Dosis: 62 Gy	38 % @ 5 J.	44 % @ 5 J.	31 % @ 5 J.
Cooper et al. 2004	416	OP + EBRT 60–66 Gy vs OP + EBRT 60–66 Gy + 100 mg/m² Cisplatin d 1, 22, 43	@ 4 J. 71 % vs.. 80 % (p = n. s.)	@ 4 J 29 % vs. 37 % (p = n. s.)	@ 4 J 30 % vs. 36 % (p = n. s)
Bernier et al. 2004	334	OP + EBRT 54Gy + Boost 12 Gy vs. OP + EBRT 66 Gy + Cisplatin 100 mg/m² d1, 22, 43	@ 5 J. 69 % vs. 82 % (p < 0,05)	@ 5 J. 36 % vs. 47 % (p < 0,05)	@ 5 J 40 % vs. 52 % (p < 0,05)
Fietkau et al. 2006	449	Operation (R1, ECE) + EBRT 56–64 Gy vs. Operation (R1, ECE) + EBRT 56–64 Gy + 20 mg/m² Cisplatin und 600 mg/m² 5-FU d1–5 + d29–33	@ 5 J. 62 % vs. 83 % (p < 0,05)	@ 5 J. 50 % vs. 62 % (p < 0,05)	@ 5 J 49 % vs. 58 % (p = n. s.)

EBRT = External-beam-Radiotherapie, CT = Chemotherapie, BT = Brachytherapie, CB = concomitant boost, @ = at, n. a. = nicht verfügbar; n. s. = not statistically significant, Wo. = Woche, J. = Jahre, LK = Lymphknoten.

knoten mit Mittelblock zur Schonung des Rückenmarkes und des Larynx verwendet.

3-D-CT-Radiotherapie und IMRT

Heutiger Standard für die postoperative und definitive RT bzw. RCT ist die 3-D-CT-RT oder die IMRT mit/ohne SIB. Generell gilt, dass das GTV (Primärtumor und makroskopisch befallene LK oder postoperatives Tumorbett) durch den Radioonkologen konturiert wird. Darum herum wird für die subklinische Tumorausbreitung je nach anatomischer Lage und Begrenzung umliegender Gewebsstrukturen (z. B. Knochen, Gefäße etc.) ein CTV-1 (ZV 1. Ordnung) gelegt mit 0,5–2,0 cm Abstand zum GTV. Für die nicht befallenen Lymphknotenstationen mit hohem bzw. mittlerem (ZV 2. Ordnung) und niedrigem Metastasierungsrisiko (ZV 3. Ordnung) wird ein CTV kreiert (s. Tabelle V). Um die CTVs wird zur Kompensation der Lagerungsungenauigkeiten konventioneller Maskensysteme ein Sicherheitssaum von nochmals 0,5 cm (PTV) gelegt.

Hypopharynx

Epidemiologie und Ätiologie

Während in der Vergangenheit ein Geschlechterverhältnis m/w von 7 : 1 vorlag, hat sich das Verhältnis heute auf 5 : 1 verschoben. Der Altersgipfel liegt zwischen 60 und 65 Jahren. In der Pathogenese spielen Nikotin- und Alkoholabusus die wichtigste Rolle. In etwa 26 % der Fälle treten Zweitmalignome im oberen Verdauungs- oder im Respirationstrakt auf. 95 % der Tumoren sind PEC, wobei der Anteil der gut differenzierten Karzinome unter 40 % liegt. Weitere histologische Untergruppen sind maligne Melanome und Sarkome, außerordentlich selten finden sich Adenokarzinome in der Postkrikoidregion. In einer pathologischen Serie von 500 Laryngektomie-Präparaten zeigten mehr als 50 % der Tumoren des Sinus piriformis bereits eine Infiltration des Kehlkopfskeletts, was das aggressive Tumorverhalten verdeutlicht.

Anatomie des Hypopharynx

Der Hypopharynx reicht von der pharyngoepiglottischen Falte bis zum unteren Ende des Krikoids bzw. zum Ösophaguseingang. Kaudal ist die Begrenzung der M. cricopharyngeus. Nach ventral wird der Hypopharynx durch die Postkrikoidregion begrenzt, die sich von der Höhe der Aryknorpel bis zum Unterrand des Ringknorpels erstreckt. Seitlich finden sich die Sinus piriformes und nach dorsal die Hypopharynx-Hinterwand, die sich zwischen der Höhe des Bodens der Valleculae bis zur Höhe der arytenoiden Gelenke befindet. Rachenhinterwand, Sinus piriformis und die postkrikoidale Region bilden die drei Abschnitte des Hypopharynx. Die sensible Nervenversorgung erfolgt durch den Plexus pharyngeus (Ramus pharyngeus des N. glossopharyngeus, Äste des N. vagus, sympathische Fasern des Ganglion cervicale superius). Kraniale Anteile des N. accessorius (XI) aus den N. vagus (X) innervieren den Hypopharynx motorisch. Der lymphatische Abfluss erfolgt vorwiegend in das Level II–V.

Regionale Tumoranatomie

Tumoren des Sinus piriformis breiten sich in den paraglottischen Raum aus und infiltrieren dort die Muskulatur des Kehlkopfes, die Aryknorpel und den Nervus laryngeus recurrens, später das Kehlkopfskelett und die Schilddrüse. Nach einer pathohistologischen Studie wachsen diese Tumoren mikroskopisch submukös im Durchschnitt 10 mm über die sichtbare Grenze hinaus. Dieselbe ausgeprägte Infiltrationsneigung haben Karzinome der Hypopharynxhinterwand. Sie breiten sich insbesondere in kraniokaudaler Richtung zum Oropharynx und zum zervikalen Ösophagus hin aus und haben eine besonders ungünstige Prognose. Aufgrund der engen Lagebeziehung zur prävertebralen Faszie ist eine Resektion mit adäquaten Sicherheitsgrenzen kaum möglich. Nahezu 70 % aller Hypopharynxkarzinome entstehen im Sinus piriformis, die restlichen 30 % entstehen an der Hypopharynx-Hinterwand und in der Postkrikoidregion. Da die Region des Hypopharynx reich mit lymphatischen Gefäßen versorgt ist, finden sich in bis zu 75 % aller Fälle Lymphknotenmetastasen. In einer Untersuchung an 267 Patienten konnte

Lindberg (1972) zeigen, dass die meisten Lymphknoten auf den ipsilateralen Kieferwinkel und die Jugularis-Gruppe (38 % bzw. 31 %) entfallen (Level II und III, vor allem jedoch IV). Die gleichseitigen posterioren tief zervikalen sowie die Lymphknoten im kontralateralen Kieferwinkel waren mit einer Häufigkeit von 3,6 % bzw. 4,7 % befallen. Nur selten waren retroaurikuläre, submandibuläre und submentale Lymphknoten betroffen (max. 2 %). Mit zunehmender Größe der Tumoren der Postkrikoidregion und der Hypopharynx-Hinterwand nimmt die Zahl der Lymphknotenmetastasen zu. Tumoren des Sinus piriformis weisen schon bei T1 in einem hohen Prozentsatz Lymphknotenmetastasen auf.

Klinik

Klinische Symptome sind:
– Halsschmerzen.
– Schluckbeschwerden.
– Heiserkeit (Infiltration des Ringknorpels und der Aryknorpel).
– Seltener Ohrenschmerzen.
– Große Halstumoren.
– Gewichtsabnahme.

In 5–10 % der Fälle ist eine sofortige Anlage eines Tracheostomas aufgrund einer Atemwegsverlegung durch den Tumor erforderlich.

Diagnostik

Zur Diagnosestellung ist eine HNO-ärztliche Spiegeluntersuchung (indirekte Laryngoskopie) einschließlich einer Biopsie erforderlich. Kleine oder tief im Hypopharynx gelegene Tumoren können in dieser Untersuchungstechnik übersehen werden, sodass in der Regel eine Panendoskopie des aerodigestiven Traktes in Narkose notwendig wird. Um die kaudale Ausdehnung des Primärtumors sicher beurteilen zu können, sind auch eine Ösophago- und Bronchoskopie (in gleicher Sitzung) sinnvoll. Zur Diagnostik und weiteren Therapieplanung ist eine CT oder MRT unumgänglich. Die CT ist für die Frage einer Knochen- oder Knorpelinfiltration sinnvoll, während die MRT für die Beurteilung der exakten Primärtumorausdehnung sowie des extrakapsulären Lymphknotenwachstums besser geeignet ist. Hierbei sollte beachtet werden, dass die Durchführung dieser Untersuchungen vor einer Panendoskopie erfolgen sollte, um durch das dabei entstehende Ödem keine falschen Rückschlüsse auf die Tumorausdehnung zu ziehen. Eine Sonographie des Halses ist an den meisten Insti tutionen integraler Bestandteil des Diagnostikkonzeptes beim Hypopharynxkarzinom, eine Röntgendiagnostik des Thorax (konventionell oder CT) und Abdomensonographie sind bei geplanten invasiven Maßnahmen wie z. B. Laryngopharyngektomie unerlässlich, wohingegen die Skelettszintigraphie an Bedeutung verloren hat. PET/PET-CT werden wegen des aggressiven Metastastierungsverhaltens beim Hypopharynxkarzinomen verstärkt eingesetzt

Behandlungsempfehlungen

- T1 N0-2, kleine T2 N0
  Definitive RT, 70–72 Gy, bei inkompletter Remission Salvage-Operation mit neck dissection oder partieller Pharyngektomie, ggf. auch totale Laryngektomie mit ipsilateral oder bilateral selektiver neck dissection (N0) bzw. radikaler neck dissection (N+); Postoperative RT bei N+ oder RCT für R+, ECE.
- T2–4 N0/+
  Definitive RCT 70–72 Gy, oder Laryngektomie mit selektiver (N0) oder radikal modifizierter neck dissection (N+ oder T4). Postoperative RT oder RCT für R+, ECE und Knorpelinfiltration. Alternativ Induktions-Chemotherapie 2–3 Zyklen TPF, anschließend RT > 70 Gy, bei Residuum nach RT evtl. Salvage-Operation; bei fehlender Remission nach 2 Zyklen Induktions-CT Operation mit ggf. adj. R(C)T.
- Nicht operable T3–4 oder N+
  Kombinierte RCT, GD 70–75 Gy.
- Lokalrezidiv
  Vorbestrahlte Rezidive (nach > 6 Monaten): kleinvolumige Re-RT mit Cisplatin oder Cetuximab oder MMC bis zur nominellen GD von < 120 Gy; alternativ: Salvage Operation.

Strahlentherapie

T1/2-Tumoren können mit gleichem Ergebnis durch eine limitierte Operation (z. B. partielle Pharyngektomie) oder eine definitive Strahlentherapie behandelt werden (Spector 1995). Bei klinischem Lymphknotenbefall sollte eine Tumorexstirpation (je nach Tumorstadium eine partielle oder radikale Pharyngektomie) sowie eine ipsilaterale neck dissection erfolgen. Eine postoperative RT ist je nach Resektionsstatus indiziert, die Dosis liegt im Bereich von 50–66 Gy. Die alleinige RT mit Gesamtdosen von 66–70 Gy ist nur für ausgewählte Patienten und frühe Tumorstadien anzuwenden. Resektable T3/4-Tumoren sollen eine totale Pharyngektomie, ipsilaterale neck dissection und postoperative RT (ca. 60–66 Gy) erhalten. Lokal inoperable T3/4-Tumoren sollten hochdosiert mit Strahlen (70–75 Gy) behandelt werden. Hier haben kombinierte RCT-Ansätze mit Cisplatin, 5-Fluorouracil und Mitomycin C vielversprechende Resultate mit kompletten Remissionen zwischen 80 und 90 % gebracht. Die hohen Remissionsraten ziehen nach den Resultaten mehrerer Phase-III-Studien jedoch nicht unbedingt eine Verbesserung der lokalen Kontrollraten bzw. des Gesamtüberlebens nach sich (Tabelle IX). Bei nicht vorbestrahlten Rezidivtumoren kommt eine nochmalige Tumorresektion mit einer postoperativen RT oder auch eine definitive RT in Frage. Bei vorbestrahlten und inoperablen Patienten kann durch eine erneute kombinierte perkutane RT mit 40–50 Gy und mit einer anschließenden Brachytherapie mit 2–3 × 7,5 Gy in 5 mm Gewebetiefe häufig nochmals eine längerfristige lokale Kontrolle oder zumindest eine partielle Remission induziert werden. Auch eine externe hochkonformale IMRT bzw. stereotaktische RT mit konventionell fraktionierter Gesamtdosis um die 50 Gy und hpyerfraktioniert ca. 60 Gy kann bei kleinen Zielvolumina nochmals bei ca. 20 % der Patienten erfolgreich sein.

Tabelle IX. Ergebnisse der definitiven oder adjuvanten Strahlentherapie bei Karzinomen des Sinus piriformis.

Autor	Pat.	Therapie	Lokale Kontrolle			Gesamtüberleben		
			T1–T2	T3–4	Gesamt	T1–T2	T3–4	Alle Pat.
Bataini et al. 1982	434	RT	67 %	33 %	47 %	26 %	17 %	19 %
Mendenhall et al. 1987	50	RT + ND	74 %	26 %	49 %	60 %	23 %	49 %
	53	OP + RT	4/6	72 %	25 %	43 %	24 %	25 %
Dubois et al. 1987	209	RT	73 %	34 %	25 %	11 %	3 %	5 %
	154	OP ± RT	43 %	33 %	35 %	37 %	30 %	33 %
Wang et al. 1972	28	RT 1×/Tag	68 %	20 %	44 %			
	54	RT 2×/Tag	82 %	33 %	61 %			
Vandenbrouck et al. 1977	152	RT	77 %	49 %	45 %			@ 3 J. 25 %
	198	OP + RT			80 %			33 %

RT = Radiotherapie, @ = at, J. = Jahre, OP = Operation, ND = neck dissection.

Konventionelle 2-D-Radiotherapie

Hypopharynxkarzinome werden über eine Drei-Felder-Technik bestrahlt, die den Primärtumor mit großzügigem Sicherheitssaum sowie die lokalen und regionären Lymphabflusswege (Level II–V, retropharyngeale LK) bis in die Supraklavikulargruben erfasst. Neben zwei isozentrischen opponierenden Seitenfeldern wird ein ventrales Stehfeld für die tief zervikalen und supraklavikulären Lymphknoten verwendet.

3-D-CT-Radiotherapie und IMRT

Heutiger Standard für die postoperative und definitive RT bzw. RCT ist die 3-D-CT Radiotherapie oder die IMRT. Generell gilt, dass das GTV mit dem Primärtumor und den makroskopisch befallenen Lymphknoten konturiert wird. Herum wird für die subklinische Tumorausbreitung je nach anatomischer Lage und Begrenzung umliegender Gewebsstrukturen (z. B. Knochen, Gefäße etc.) ein CTV-1 (ZV 1. Ordnung) gelegt mit 0,5–2,0 cm Abstand zur GTV. Für die nicht befallenen Lymphknotenstationen mit hohem bzw. mittlerem (ZV 2. Ordnung) und niedrigem Metastasierungsrisiko (ZV 3. Ordnung) wird ein CTV kreiert (s. Tabelle V). Um die CTVs wird ein Sicherheitssaum von nochmals 0,5 cm (PTV) gelegt.

Bei IMRT kann eine simultan integrierte Boost(SIB)-Technik angewendet werden, besonders für die adjuvante RT oder die Re-Bestrahlung wird eine IMRT Technik zur besseren Schonung des Normalgewebes empfohlen.

Therapieresultate für Pharnyxtumoren

Nasopharynx

Die Prognose für den WHO Typ III ist trotz höherer Fernmetastasierungswahrscheinlichkeit besser als für den WHO-Typ I. Im Stadium I–II beträgt das Fünfjahresüberleben 50–70 %, im Stadium IIB–III 30–50 %, für III–IV ca. 10–40 %. Durch die unterschiedlichen Staging-Klassifikationen vor allem im asiatischen Raum ergibt sich jedoch ein Problem bei der genauen Beurteilung der Ergebnisse. Die Fernmetastasierungsrate liegt bei 30 %, steigt aber bei Patienten mit N3-Lymphknotenbefall deutlich an. Die alleinige Strahlentherapie von T1- und T2-Tumoren führt zu exzellenten Ergebnissen mit hohen lokalen Kontrollraten bis 100 %, einige Autoren halten die Kombina-

tion mit der intrakavitären Brachytherapie für sinnvoll. Die neoadjuvante Chemotherapie vor einer definitiven RT stellt keine gesicherte Indikation dar, da in den meisten Studien kein Vorteil hinsichtlich des Überlebens gegenüber einer alleinigen RT oder eine simultane RCT gezeigt werden konnte (Chua 2005).

Anders verhält es sich mit der simultanen RCT. Hier konnten einige Studien einen Vorteil bezüglich des tumorfreien und des Gesamtüberlebens nachweisen (Lee 2006). In einer prospektiv randomisierten SWOG-Studie konnte ein Vorteil der simultanen Chemotherapie gegenüber einer RT beim lokal fortgeschrittenen NPC gezeigt werden. Sowohl das krankheitsfreie als auch das Gesamtüberleben waren mit der Kombinationsbehandlung signifikant verbessert (Al-Sarraf 1998). Chan et al. konnten in einer randomisierten Studie mit 350 Patienten zeigen, dass im Vergleich zur alleinigen RT durch eine simultane RCT (Cisplatin 40 mg/m^2 wöchentlich) ein Fünfjahres-Gesamtüberleben von 70 % vs. 59 % (p = 0,049) und ein Fünfjahres-progressionsfreies Überleben von 60 % vs. 52 % erreicht werden (Chan 2005). Ähnliche Resultate mit verbessertem Zweijahresüberleben (85 % vs. 75 %), DFS (70 % vs. 57 %) und mit einer Reduktion der Fernmetastasierungsraten von 30 % auf 13 %, konnten durch Wee et al. (2005) gezeigt werden. Hier wurde eine alleinige RT mit einer simultanen RCT gefolgt von einer adjuvanten Chemotherapie verglichen. Eine Zusammenstellung dieser Ergebnisse zeigt Tabelle VI. Alle vorhandenen Studien zum Einsatz der intrakavitären Brachytherapie für die Boostdosis konnten einen positiven Effekt auf die lokalen Rezidivraten nachweisen.

Oro-Hypopharynx

Die Resultate und Empfehlungen der Therapie von Oropharynxkarzinomen in frühen Stadien werden kontrovers diskutiert. Die alleinige konventionelle perkutane RT ist einer kombinierten RT mit interstitiellem Boost unterlegen. Bei Vorliegen eines T1/2-Tumors, insbesondere ohne positive Halslymphknoten, ist die definitive RT wegen der besseren kosmetischen Ergebnisse als primäre Behandlung zu erwägen. Eine Operation ist im Rezidivfall immer noch möglich. Es muss derzeit noch offen bleiben, ob bei T1/2N0/1-Karzinomen des Oropharynx nach Resektion des Primärtumors eine Nachbestrahlung überhaupt indiziert ist. Zur Bestätigung der meist retrospektiven Analysen fehlen für diese frühen Tumorstadien die prospektiv randomisierten Studien. Weder die alleinige konventionelle RT noch die alleinige Operation sind bei lokal fortgeschrittenen Oropharynxkarzinomen als ausreichende Behandlung anzusehen. Tabelle VIII zeigt eine Auswahl an Studien zur alleinigen und adjuvanten Strahlentherapie. Die präoperative RT hat keinen Vorteil gegenüber der postoperativen RT zeigen können. Bei Patienten mit klinischer N0-Situation ist eine neck dissection nicht unbedingt notwendig, da mit einer postoperativen Radiatio von 50 Gy genauso wie mit der neck dissection eine annähernd 95%ige lokale Kontrolle von subklinisch befallenen LK erreicht werden kann. Die Resultate zur unkonventionellen Fraktionierung mit hyperfraktionierten und/oder akzelerierten Bestrahlungsschemata zeigen, dass sowohl eine Hyperfraktionierung bis zu einer Gesamtdosis von ca. 80 Gy wie auch die akzelerierte Fraktionierung („concomitant boost") ohne Gesamtdosiskompromisse (70–72 Gy) und die simultane RCT mit 70–72 Gy der alleinigen konventionellen RT überlegen sind. Da bei 25 % der Patienten mit Hypopharynxkarzinomen bereits bei Diagnosestellung eine Inkurabilität besteht, häufig bedingt durch einen schlechten Karnofsky-Index und hohes Tumorstadium (T4, N3, M1), spiegelt sich dies auch in einer schlechteren Prognose wider. Sinus-piriformis-Karzinome und Tumoren der Hypopharynx-Hinterwand haben aufgrund der ausgeprägten infiltrierenden Wachstumstendenzen eine besonders ungünstige Prognose. In den letzten 30 Jahren haben sich die Fünfjahres-Heilungsraten bei Hypopharynxkarzinomen um ca. 10 % auf etwa 55 % verbessert. Die vorhandenen Daten fassen jedoch oft Tumoren des gesamten Pharynx zusammen, sodass spezifische Informationen für Hypopharynxkarzinome nur unzureichend zugänglich sind. Spector et al. (1995) konnten zeigen, dass die Fünfjahresraten des krankheitsfreien Überlebens bei Tumoren des Sinus piriformis abhängig von der Tumorausdehnung sind. Sie lagen für Patienten mit nur einer befallenen Pharynxwand bei 73 % gegenüber 49 % bei Befall von zwei oder drei Pharynxwänden. Mit zunehmendem T-Stadium und Tumorvolumen sinken die Überlebensraten. Tabelle IX fasst Daten von größeren Serien der definitiven oder kombinierten RT von Hypopharynxkarzinomen zusammen. Wie auch bei Tumoren des Oropharynx sind lokal fortgeschrittene, inoperable Hypopharynxtumoren Gegenstand vieler Phase-II- und -III-Studien, wobei für die Lokalisation „Hypopharynxkarzinom" leider häufig nicht stratifiziert wurde.

Unkonventionelle Fraktionierungen

Die konventionelle RT im prä- und postoperativen, adjuvanten oder definitiven Therapieansatz wird einmal täglich mit 1,8–2,0 Gy Einzeldosis an fünf Wochentagen durchgeführt. Unkonventionelle Fraktionierungen werden im Sinne einer Therapieintensivierung mit dem Ziel einer Verbesserung der lokoregionären Tumorkontrolle und des Gesamtüberlebens seit Beginn der 80er Jahre in verstärktem Maße untersucht. Die radiobiologische Ausgangshypothese liegt dabei in einer Dosisintensivierung entweder durch hyperfraktionierte bzw. akzelerierte Bestrahlungsregime (Stuschke 1999). Perachia et al. (1981), Svoboda et al. (1978) und Nguyen et al. (1985) erzielten mit stark akzelerierten Therapieschemata mit drei bis acht täglichen Fraktionen bei Einzeldosen von 0,9–2,3 Gy z. T. passable Tumorremissionen und lokale Kontrollraten, die aber zu Lasten massiv erhöhter Raten an Grad-3–4-Akuttoxizitäten und Spätmorbiditäten mit Schleimhautnekrosen, Blutungen, Trismus, Larynxödemen und schweren subkutanen Fibrosen führte (Tabelle X). Daraus kann gefolgert werden, dass akzelerierte Bestrahlungsregime mit mehrfach täglichen konventionellen Einzeldosen (1,8–2,3 Gy) und Fraktionierungsintervallen < 4 h in der Therapie lokal fortgeschrittener inoperabler Kopf-Hals-Tumoren obsolet sind.

Aufgrund experimenteller und klinischer Studien zu Repairkinetiken für das Normalgewebe (Dörr 2003; Ang 1985; Bentzen 1996) gilt heute, dass die zweite Fraktion im Rahmen einer akzelerierten bzw. hyperfraktionierten Behandlung mit einem Intervall von mindestens sechs bis acht Stunden appliziert werden sollte, um eine weitgehende Reparatur der subletalen Strahlenschäden im gesunden Gewebe zu ermöglichen. Weitere Studien zeigten, dass auch die Höhe der Einzeldosis eine entscheidende Rolle hinsichtlich der Reparaturkapazität spielt. Marcial et al. (1987) wählten eine Hyperfraktionierung mit 2 × 1,2 Gy bis zu einer Gesamtdosis von „nur" 60 Gy und konnten im Vergleich zu einer konventionell fraktionierten Bestrahlung bis 66–73,8 Gy gleiche lokale Kontrollraten und gleiche Spättoxizitäten am Normalgewebe erzielen. Pinto et al. (1991) konnten bei Oropharynxtumoren durch eine hyperfraktionierte Radiatio klare Vorteile in der lokalen Tumorkontrolle bei gleich bleibender Akut- und Spättoxizität zeigen. Die prospektiv randomisierte RTOG 83-13-Dosiseskalationsstudie mit 2 × 1,2 Gy bis zu Gesamtdosen von 67,2 Gy, 72 Gy, 76,8 Gy und 81,6 Gy zeigte eine flache Dosis-Wirkungs-Beziehung ohne signifikanten Unterschied der lokalen Kontrollraten bei höheren Gesamtdosen (p = 0,054). Die Rate an Spätfolgen

Tabelle X. Ergebnisse unkonventioneller Fraktionierungen für Kopf-Hals-Tumoren (Phase-II-Studien – retrospektive Studien).

Autor	Pat.	Tm-Ausdehnung/Fraktionierung	Fraktionierung/Gesamt-dosis/Zeit	Lokale Kontrolle	Überleben	Spätmorbidität
Svoboda 1978		LAD AF	3 × 1,7–2,3 Gy/die 50–55 Gy/9 Tage	86 % kompl. Remission	44 % (3 J.)	19 % Nekrosen und Stenosen °IV
Perachia et al. 1981	22	LAD AF	3 × 2 Gy/die 48–54Gy/9–11 Tage	68 % (8 Mon.)	14 % (2 J.)	55 % Nekrosen
Nguyen et al. 1985	178	LAD AHF	8 × 0,9 Gy/die – Split Course 60–72 Gy/25 Tage	44 % (3 Mon.)	13 % (2 J.)	80 % °III/IV[a]
Parsons et al. 1988	132	LAD (88 %) HF	2 × 1,2 Gy/die 74,4–79,2 Gy	64 % (2 J.)	59 % Stad III (5 J.) 23–37 % Stad IV (5 J.)	n. a.
Fu et al. 1995 RTOG 83-13 Cox et al 1990	399 237	LAD HF	2 × 1,2 Gy/die – GD 67,2 Gy vs. GD 72,0 Gy vs. GD 76,8 Gy	25 % @ 2 J. 37 % @ 2 J. (p = n. s.) 42 % @ 2 J. (p = n. s.)	32 %–45 % (p = n. s.)	8,6 % °IV @ 5J. (≤ 4,5 h) 2 % °IV @ 5 J. (> 4,5 h)
Fu et al. 1995 RTOG 88-09	70	LAD AHF vs. CB	2 × 1,6 Gy/die – GD 67,2 Gy/42 fx – split-course vs. 1,8 Gy/die – GD54 Gy/ 30 Fx + 1,5 Gy/fx/die CB lzt. 11 Fx	50 % @ 2 J.	50 % @ 2 J	°III: 14 % °IV: 7 %
Leborgne et al. 2001	419	LAD AHF	2 × 1,6 Gy/die Median 68 Gy	48 %: 59 % (7 J.)	26 %–39 % (7 J.) Tumorfreies ÜL	13 %–15 % (7 J.) °III–V-Wahrschein-lichkeit

[a] = 72 Gy vs. 60 Gy Gesamtdosis, Fx = Fraktion, Fx-Typ = Fraktionierungstyp, @ = at, GD = Gesamtdosis.
LAD = locally advanced disease, MAD = moderately advanced disease, n. a. = nicht verfügbar, Nekr. = Nekrosen, AF = akzelerierte Fraktionierung, HF = Hyperfraktionierung, CF = konventionelle Fraktionierung, CB = concomitant boost, AHF = akzelerierte Hyperfraktionierung

unterschied sich in den Therapiearmen nicht. Jedoch konnte in der multivariaten Analyse ein Zusammenhang des Auftretens von Grad-3/4-Spätnebenwirkungen und einem Fraktionsintervall von weniger als 4,5 Stunden nachgewiesen werden (Fu 1995). Die EORTC 22791-Studie mit zwei täglichen Fraktionen von je 1,15 Gy bis zu einer Gesamtdosis von 80,5 Gy zeigte bei T3-Tumoren im Vergleich zu einem konventionell fraktionierten Kontrollarm eine Verbesserung der lokalen Kontrolle von 40 % auf 59 % nach fünf Jahren. Dieses galt allerdings in einer multivariaten Analyse nicht für T2-Tumoren. Die nach dem linear-quadratischen Modell (LQ-Modell) vorhergesagte Isomorbidität bezüglich der Spätfolgen konnte mit dieser Studie bestätigt werden (Horiot 1992).

Die EORTC-Studie 22851 verglich eine hochintensive akzelerierte Bestrahlung mit 3 × 1,6 Gy täglich bis 48 Gy in zwei Wochen, danach zwei Wochen Split, sowie Fortführung der Bestrahlung bis 72 Gy in fünf Wochen Behandlungszeitraum (72 Gy in 45 Fraktionen) mit einer konventionell fraktionierten Bestrahlung bis 70 Gy in sieben Wochen. Es zeigte sich eine signifikante Verbesserung der lokoregionären Kontrolle im akzeleriert fraktionierten Behandlungsarm, jedoch auch eine erhöhte Akuttoxizität und Spätmorbidität Grad 3/4 mit 14 % gegenüber 4 % mit konventioneller Fraktionierung.

Das CHART-Protokoll („Continuous Hyperfractionated Accelerated Radio Therapy" = 3 × 1,5 Gy/ Tag/36 Fraktionen bis 54 Gy vs. 2 Gy/Tag/33 Fraktionen bis 66 Gy) wurde erstmals 1989 etabliert (Saunders 1989). Die Rationale dieses massiv akzelerierten Bestrahlungskonzepts beruht auf der Annahme, dass unnötige Behandlungspausen wie z. B. am Wochenende zu einer Tumorzell-Repopulierung führen mit der Folge eines erhöhten Rezidivrisikos. In einer randomisierten Phase-III-Studie mit 918 Patienten konnte trotz der im CHART-Arm 18 % geringeren Gesamtdosis kein Unterschied in der lokalen und regionalen Tumorkontrolle, im progressionsfreien Intervall, Metastasenfreiheit und im Überleben gefunden werden. Subgruppen-Analysen zeigten eine bessere Tumorresponse bei jüngeren Patienten für den CHART-Arm (p = 0,041), wohingegen schlecht differenzierte Tumoren von der konventionellen Therapie profitierten (p = 0,03). Akute Nebenwirkungen traten im CHART-Arm früher und intensiver auf, bildeten sich aber auch schneller zurück. Nach konventioneller RT war die Rate an Osteoradionekrosen mit 1,4 % gegenüber 0,4 % höher und anderer schwerer Spätnebenwirkungen wie Teleangiektasien, Schleimhautulzerationen und Larynxödeme erhöht (Dische 1997) (Tabelle XI). Ein weiteres wichtiges Ergebnis der CHART-Studie ist die Erholungskapazität der Schleimhaut während einer Behandlungspause, die mit 0,8 Gy/Tag angegeben wird. Außerdem konnte eine Zunahme des Schweregrads von Mukositiden und Hauterythemen mit zunehmender Bestrahlungsfeldgröße festgestellt werden. In einer Langzeitanalyse der CHART-Studie wurden die Halbwertszeiten der Reparatur von Strahlenschäden am Normalgewebe für Larynxödeme, Teleangiektasien der Haut und subkutane Fibrosen mit 4,9, 3,8 und 4,4 ermitteln (Bentzen 2001).

Eine Therapieintensivierung ist der so genannte „concomitant boost (CB)". Dabei wird in den ersten Wochen zunächst konventionell fraktioniert und im zweiten oder letzten Therapiedrittel an zwei bis drei Wochentagen oder auch kontinuierlich eine zweite Fraktion von 1,2–1,6 Gy auf den makroskopischen Tumor gegeben. Bei dieser Art der Fraktionierung wird die therapieinduzierte Tumorstammzell-Repopulierung und Reoxygenierung berücksichtigt, indem die tägliche Dosisintensität am Tumor erhöht wird (Ang 1990; MacKenzie 1999; Bieri 1998). Bei allen CB-Bestrahlungsserien handelt es sich um Phase-I- und –II- oder retrospektive Studien, die für die CB-Techniken höhere lokale Kontrollraten als mit konventioneller Fraktionierung zeigen. So konnten Schmidt-Ullrich et al. (1991) in einer Phase-II-Studie die Dreijahres-lokale-Tumorkontrollrate gegenüber einer konventionellen Therapie von 40 % auf 67 % (p = 0,04) anheben. In den meisten CB-Studien war die Rate an Grad-3/4-Akuttoxizitäten und Spätmorbiditäten mit bis zu 88 % bzw. 12–14 % deutliche erhöht. Eine prospektiv randomisierte Studie der

Tabelle XI. Ergebnisse unkonventioneller Fraktionierungen für Kopf-Hals-Tumoren (Phase-III- oder randomisierte Phase-II-Studien).

Autor	Pat.	Tm-Ausdehnung/Fraktionierung	Fraktionierung/Gesamtdosis/Zeit	Lokale Kontrolle	Überleben	Spätmorbidität
Marcial et al. 1987	187	LAD HF	2 × 1,2 Gy/die – GD 60 Gy/33Tage vs. 5 × 1,8-2 Gy/Wo. – GD 66–73,8 Gy /50–57Tage	29 % vs. 30 % @ 2 J. p = n. s.	28 % vs. 32 % (@ 2 J., p = n. s.)	32 % vs. 17 % p = n. s. (Trend) Fx-Intervall!
Ang et al. 1990	79	MAD AF + CB	5 × 1,8 Gy/Wo. – GD 54 Gy + CB 1,5 Gy/die in Wo. 5 + 6 – GD 69–72 Gy vs. 5 × 1,8 Gy/Wo. – GD 69–72 Gy	74 % vs. 76 % @ 2 J.	75 % vs. 56 % @ 2 J.	Ø Unterschied kontinuierlich vs. CB
Cox et al. 1990	237	LAD HF	2 × 1,2 Gy /die – GD 67,2 Gy vs. – GD 72 Gy vs. – GD 76,8 Gy	25 % @ 2 J. 37 % @ 2 J. (p = n. s.) 42 % @ 2 J. (p = n. s.)	32 % 45 % (p = n. s.) 40 % (p = n. s.)	°IV @ 2 J. 10 % vs. 5,1 % (p = n. s.) vs. 13,9 % (p = n. s.)
Sanchiz et al. 1990	559	LAD AF	2 × 1,1 Gy /die – GD 70,4 Gy/44 Tage vs. 2 Gy /die – GD 60 Gy/40 Tage	37 % vs. 17 % @ 10 J. [2] (p < 0,001)	40 % vs. 17 % @ 10 J. (p < 0,001)	°IV 11 % Keine Subgruppenanalyse
Pinto et al. 1991	112	LAD HF	2 × 1,1 Gy /die – GD 70,4 Gy/ 44 Tage vs. 2 Gy /die – GD 66 Gy/45 Tage	62 % vs. 52 % @ 25 Mon. alle T-Stad. (p = n. s.)	27 % vs. 8 % @ 42 Mon. (p = 0,03)	HF = CF
Horiot et al. 1992 EORTC-22791	325	MAD HF	2 × 1,15 Gy – GD 80,5/47 Tage vs. 5 × 1,8–2 Gy – GD 70 Gy/47–53 Tage	59 % vs. 40 % @ 5 J., nur T 3 (p = 0,001)	40 % vs. 30 % @ 5 J. (p = 0,08)	HF = CF.
Dobrowski et al. 1996	90	LAD (> 80 %) HAF	2 Gy/die – GD 70 Gy/35 Fx. vs. 2 × 1,68 Gy/die – GD 55,44 Gy/33Fx. vs. 2 × 1,68 Gy/die – GD 55,44 Gy/ 33Fx. + MMC	27 % 41 % (p = n. s.) 58 % (p = n. s.)	n. a.	n. a.

Tabelle XI. Fortsetzung

Autor	Pat.	Tm-Ausdehnung Fraktionierung	Fraktionierung/Gesamtdosis/Zeit	Lokale Kontrolle	Überleben	Spätmorbidität
Horiot et al. 1997 EORTC-22851	512	MAD+LAD HF	2 × 1,6 Gy /die – GD 72 Gy/5 Wo. vs. 2 Gy /die – GD 70 Gy /7 Wo.	59 % vs. 46 % (p = 0,02)	44 % vs. 32 % EU (p = 0,06)	°III-IV HF 14 % CF 4 %
Dische et al. 1997	918	MAD+LAD HAF	3 × 1,5 Gy /die – GD 54 Gy /12 Tage vs. 2 Gy /die – GD 66 Gy/6,5 Wo.	52 % vs. 53 % (p = n. s.)	53 % vs. 50 % (p = n. s.)	HF = CF
Fu et al. 2000 RTOG 9003	1073	LAD HF AF AF+CB	2 × 1,2 Gy/die – GD 81,6 Gy/68 Fx, 7 Wo vs. 2 × 1,6 Gy/die – GD 67,2 Gy/42 Fx, 6 Wo vs. 1,8 Gy/die – GD 54 Gy + CB 1,5 Gy /die in Wo. 5 + 6 – GD 72 Gy/42 Fx, 6 Wo. vs. 2 Gy/die – GD 70 Gy/35 Fx, 7 Wo	HF 52 % vs. CF 42 % (p = 0,045) AF 42 % vs. CF 42 % (p = n. s.) AF + CB 51 % vs. CF 42 % @ 4 J. (p = 0,05)	HF, AF, AF + CB ~25 % vs. CF 25 % (p = n. s.)	Spättox. °III AF + CB (p = 0,01) Akute Tox.: CF < HF, AF, AF + CB
Overgaard et al. 2003 DAHANCA 6&7	1476	MAD + LAD AF	6 × 2 Gy/Wo. – GD 62– 68 Gy/39 Tage vs. 5 × 2 Gy/Wo. – GD 62–68 Gy/46 Tage	70 % vs. 60 % @ 5 J. (p = 0,005)	73 % vs. 66 % @ 5 J. (p = 0,01)	15 % vs. 12 % (p = n. s.)
Bourhis et al. 2006 GORTEC	266	LAD vAF	2 Gy/die – GD 62–64 Gy/ 22–23 Tage vs. 5 × 2 Gy/die – GD 70 Gy/49 Tage	56 % vs. 30 % @ 6 J. (p = 0,0087)	21 % vs.19 % @ 6 J. p = n. s.	HF vs CF (p<0.001, akute Mukositis, chronische NW.)
Skladowski et al. 2006	100	MAD+LAD CAIR	2 Gy/ Wo. – GD 66–72/33–36 Tage vs. 2 Gy/Wo. – GD 66-72/ 47–50 Tage	75 % vs. 33 % @ 5J. (p = 0,00002)	58 % vs. 20 % @ 5 J. (p = 0.00005)	°III–IV MFS CAIR = CF
Cummings et al. 2007	331	LAD HF	2 × 1,45 Gy/die – GD 58 Gy/40 Fx. vs. 2,55 Gy/die – GD 51 Gy/20 Fx	41 % vs. 49 % @ 5 J. (p = n. s.)	40 % vs. 30 % @ 5 J. (p = n. s.)	HF = CF

LAD = locally advanced disease, MAD = moderately advanced disease, n. s. = nicht signifikant, AF = accelerated fractionation, vAF = very accelerated fractionation, HF = hyperfraction, HAF = hyperfractioned accelerated fractionation, CF = conventional fractionation, Fx-Typ = Fraktionierungstyp, CB = concomitant boost, CAIR = countinous accelerated irradiation, GD = Gesamtdosis, MMC = Mitomycin-C, EU = Extrapolation von Überlebenskurve, MFS = morbidity free survival.

RTOG 90–03 versuchte die Frage nach dem effektivsten Fraktionierungsschema zu beantworten. 1073 Patienten wurden in vier Behandlungsarme randomisiert: 1. Standardfraktionierung mit 70 Gy; 2. Hyperfraktionierung mit 2 × 1,2 Gy bis 81,6 Gy; 3. akzelerierte Fraktionierung mit 2 × 1,6 Gy bis 67,2 Gy mit zwei Wochen Pause nach 38,4 Gy und 4. akzelerierte Fraktionierung als CB-Regime, d. h. 54 Gy mit einem Boost von 18 Gy bis zu einer Gesamtdosis von 72 Gy. Mit einer medianen Nachbeobachtung von 23 Monaten für alle und 41 Monaten für die noch lebenden Patienten war die lokale Kontrolle sowohl mit der Hyperfraktionierung wie auch der Akzelerierung als CB signifikant höher als bei Patienten mit Splitcourse- oder konventioneller Fraktionierung. Letztere hatten ähnliche Tumorkontroll- und Überlebensraten. Keines der vier Therapieschemata konnte einen signifikanten Vorteil hinsichtlich des Gesamtüberlebens erbringen. Gegenüber der Standardfrak-

tionierung zeigten alle Gruppen eine erhöhte Rate an Akutnebenwirkungen, nur für die CB-Gruppe waren aber signifikant häufiger schwere Spätfolgen nach drei bis sechs Monaten zu verzeichnen. Dieser Morbiditätsunterschied war im weiteren Therapieverlauf nach sechs bis 24 Monaten nicht mehr zu beobachten (Fu 2000).

Eine Metaanalyse fasst die Resultate von 15 prospektiv randomisierten Studien mit 6515 Patienten und einer mittleren Nachbeobachtungszeit von sechs Jahren zusammen (Bourhis 2006). Vorwiegend waren dies Oropharynx und Larynxkarzinome, 74 % davon bei der Diagnose im Stadium IV. The MARCH-Gruppe (Meta-Analysis of Radiotherapy in Carcinomas of the Head and Neck Collaborative Group) fand insgesamt einen 3,4%igen Überlebensvorteil (HR: 0,92, p = 0,003) für die unkonventionelle Fraktionierung nach fünf Jahren, der sich in den Untergruppenanalysen zum Teil akzentuierte. Mit der Hyperfraktionierung konnte ein Überlebensvorteil von 8,2 % (HR: 0,78, p = 0,02), für die akzelerierte Strahlentherapie ohne Kompromisse in der Gesamtdosis von 2 % und mit Dosiskompromissen von 1,7 % erzielt werden. Die lokoregionäre Kontrolle nach fünf Jahren war ebenfalls um 6,4 % besser (p = 0,0001), überwiegend am Primärtumoren und weniger an den Lymphknoten. Jüngere Patienten profitieren am meisten von der unkonventionellen Fraktionierung (HR: 0,78, p = 0,007) (eine Zusammenfassung der Daten findet sich in den Tabellen VI, X und XI).

Zusammenfassung zu den Fraktionierungen

Folgende Schlussfolgerungen lassen sich aus den Einzelstudien wie auch den integrierten Daten der Metaanalyse hinsichtlich der Wahl des Fraktionierungsregimes ableiten:

1. Im Vergleich zur konventionell fraktionierten RT führt die unkonventionelle Fraktionierung zu einer Verbesserung der Prognose von Patienten mit Kopf-Hals-Tumoren (definitiver Überlebensvorteil nach fünf Jahren von 3,4 % und erhöhten lokalen und lokoregionären Kontrollraten).
2. Die verbesserte Prognose hinsichtlich des Überlebens zeigte sich besonders in der hyperfraktionierten RT-Gruppe, die mit erhöhter Gesamtdosis bestrahlt wurde! Die hyperfraktionierte RT ist mit einer Verbesserung des Überlebens von 8,2 % nach fünf Jahren vergleichbar mit der simultanen RCT bei Kopf-Hals-Tumoren.
3. Alle unkonventionellen Bestrahlungsregime zeigten eine signifikante Verbesserung der lokoregionären Kontrolle von 6,4 % nach fünf Jahren (p < 0,0001), die überwiegend auf eine Reduktion der Lokalrezidive und weniger der nodalen Rezidive zurückzuführen war. Die Akuttoxizität und Spätmorbidität war erhöht.
4. Die besten Resultate konnten bei jungen Patienten und Patienten in gutem Allgemeinzustand erzielt werden. Bei der Applikation einer hyperfraktionierten und/oder akzelerierten Bestrahlungsserie sollte ein zeitlicher Abstand zwischen den einzelnen Fraktionen von > 6 h eingehalten werden, um schwere Spätfolgen zu vermeiden.
5. Die Resultate der akzelerierten Strahlentherapie sind weniger überzeugend. Hier zeigten in der Metaanalyse nur die Schemata einen Vorteil, welche die Akzelerierung ohne Kompromittierung der Gesamtdosis durchführen ließen. Eine Akzelerierung mit konventionellen (1,8–2,0 Gy) oder höheren Einzeldosen ist mit nicht akzeptablen

Akutnebenwirkungen und Spätfolgen verbunden und obsolet.
6. Weitere Verbesserungen der Überlebensraten sind möglicherweise durch eine hyperfraktionierte und/oder akzelerierte RT in Kombination mit einer Chemotherapie oder einer Immunotherapie (Cetuximab®) und/oder radioprotektiven oder strahlensensibilisierenden Substanzen zu erreichen.
7. Die Bestimmung der EGF-Rezeptor-Expression und des HPV-Status kann als prognostischer Faktor für das Ansprechen auf eine Bestrahlung dienen und in der Therapieselektion weiterhelfen.
8. Durch eine IMRT mit SIB-Technik kann eine Dosiserhöhung im Zielgebiet bei gleichzeitiger Dosisreduktion in kritischen Risikoorganen erzielt werden, was zu reduzierten Spättoxizitäten der RT und Steigerung der Lebensqualität führt.

Chemotherapie

Die hämatogene Metastasierungsfrequenz beträgt bei Kopf-Hals-Tumoren stadienabhängig zwischen 20–40 %. Nur für Naso- und Hypopharynxkarzinome sind höhere Fernmetastasierungsraten von 60–90 % bekannt. Durch die Chemotherapie ist bisher kein kurativer Therapieansatz gegeben. Sie wird daher als alleinige Maßnahme in metastasierten Stadien oder für operativ und strahlentherapeutisch ausbehandelte Patienten eingesetzt, Ziel ist die Krankheitsstabilisierung. Die beim metastasierten oder rezidivierten Kopf-Hals-Tumor in der Monochemotherapie wirksamsten Substanzen sind Cisplatin (DDP), Carboplatin, Methotrexat, Bleomycin, Ifosfamid, Taxane, Vinorelbin, Gemcitabin und Topotecan mit Ansprechraten zwischen 13 % (Gemcitabin) und 40 % (Paclitaxel – hochdosiert). Andere Substanzen wie Adriamycin, Cyclophosphamid, Mitomycin C (MMC) und Vinca-Alkaloide werden aufgrund ihrer geringeren monotherapeutischen Aktivität nur in Kombination mit Cisplatin, Carboplatin, Methotrexat oder Taxanen eingesetzt. Die mit Kombinationstherapien erzielbaren Ansprechraten liegen zwischen 32 % und 86 % (Forastiere 1992; Hitt 2004). Erstlinientherapie ist Cisplatin mit 5-FU c.i. (PF-Schema). Vermorken et al. (2008) berichten von einem Ansprechen von 36 % durch eine Kombination von Cetuximab mit PF-CT.

Neoadjuvante Chemotherapie (Induktions-Chemotherapie)

Eine Reihe von randomisierten Studien untersuchte die Induktions-CT lokal begrenzter, nicht vorbehandelter Karzinome im Kopf-Hals-Bereich. Sie sollten die Frage beantworten, ob eine Induktions-CT gefolgt von der lokoregionären Behandlung (Operation und/oder RT) bessere Ergebnisse liefert als die lokoregionäre Therapie allein. Durch eine Induktionschemotherapie können beim Larynxkarzinom die Patienten selektioniert werden, welche für eine nachgeschaltete Strahlentherapie unter funktionserhaltenden Aspekten geeignet sind. Dementsprechend konnten randomisierte Studien der Veterans Administration Cooperative Group (1991), der EORTC (Lefebvre 1996) und der RTOG (Forastiere 2003) eine hohe Kehlkopferhaltungsrate bei Larynx- und Hypopharynxkarzinomen mit guten Remissionen auf die Induktions-CHT erzielen.

Der Stellenwert einer Taxan-haltigen Kombination in der Induktions-CT von Kopf-Hals-Tumoren wurde bisher in vier randomisierten Phase-III-Studien und einer Metaanalyse adressiert (Vermorken 2007; Posner 2007; Hitt 2005; Calais 2006; Pignon 2004). Im progressionfreien Überleben (PFS), in der lokoregionären Kontrolle (LRC) und im Gesamtüberleben (OS) wurde ein signifikanter Vorteil für die TPF- vs. PF-Induktions-CT festgestellt. Eine Metaanalyse von Pignon et al. (2004), zeigte, dass bei einem Vergleich von sechs Phase-II-Studien zur Induktions-CT mit TPF im Vergleich zu PF-Induktionsdaten aus der MACH-NC-Metaanalyse ein 20 % Überlebensvorteil nach zwei Jahren gesehen werden konnte (p = 0,0001). Vermorken et al. zeigten bei einem medianen Follow-up von 32,5 Monaten ein medianes progressionsfreies Überleben von 11,0 vs. 8,2 Monaten und ein medianes Überleben von 18,8 vs. 14,5 Monaten (p = 0,02). Posner et al. berichten von einer geschätzten Dreijahres-Überlebensrate von 62 % für TPF vs. 48 % für PF bei einem medianen OS von 71 Monaten vs. 30 Monaten (p = 0,006). Die LRC war in der TPF-Gruppe signifikant besser (p = 0,04), auf die Inzidenz für Fernmetastasen hatte TPF keinen signifikanten Einfluss. Hämatologische Veränderungen wie Leuko- und Neutropenie waren in beiden Studien für die TPF-Gruppe erhöht. Hitt et al. berichten von einem nicht signifikant unterschiedlichen medianen Überleben von 26 Monaten für die PF- vs. 36 Monaten für die TPF-Induktion.

Zusammenfassung Induktions-Chemotherapie

1. Die aktuelle Studien zur neoadjuvanten Chemotherapie bei Oro-und Hypopharyxkarzinomen zeigen, dass durch den Einsatz von TPF (Taxotere, Cisplatin, 5-FU) gegenüber PF (Cisplatin, 5-FU) eine signifikante Verbesserung der LRC und des PFS zu erreichen ist.

2. Durch eine Induktions-CT kann beim Larynxkarzinom bei ca. 80 % der Patienten das Organ und damit die Stimme erhalten werden, was definitiv eine bessere Lebensqualität nach sich zieht.
3. Alle Studien zur neoadjuvanten Polychemotherapie zeigen Ansprechraten von 60–90 % mit einem 20–50-%-Anteil an kompletten Remissionen bei Patienten mit lokal fortgeschrittenen Plattenepithelkarzinomen.
4. Patienten mit kompletten Remissionen haben eine höhere Überlebensrate und eine geringere Frequenz an Fernmetastasen.
5. Eine signifikante Erhöhung der Akut- bzw. Spätmorbidität durch RT oder Operation konnte bei Patienten, die eine Induktions-CT erhalten hatten, nicht festgestellt werden.
6. Tumoren unterschiedlicher Primärlokalisationen unterscheiden sich hinsichtlich ihres biologischen Verhaltens.
7. Das Ansprechen auf die Chemotherapie ist ein prognostischer Faktor für die Wirksamkeit der RT.
8. Derzeit gilt jedoch weiterhin, dass trotz zunehmender Evidenz für die TPF-Induktion die neoadjuvante Chemotherapie außer beim Larynxkarzinom noch kein Standard darstellt.

Adjuvante Chemotherapie (CT)

Die adjuvante Chemotherapie nach Operation und/ oder RT kann die Prognose von Patienten mit niedrigem Rezidivrisiko (R0-Resektion, N0- oder N1-Tumoren ohne ECE) nicht verbessern. Patienten mit positiven oder knappen Schnitträndern oder die Kapsel überschreitendem Tumorwachstum (ECE) haben ein erhöhtes Risiko für Lokalrezidive und Fernmetastasen. Verschiedene Studien konnten zeigen, dass die Fernmetastasierungsraten durch eine adjuvante Chemotherapie reduziert wurden, ohne dass sich dadurch die Gesamtprognose im Hinblick auf das Gesamtüberleben verbessern ließ. Eine prospektiv randomisierte Studie der Head and Neck Intergroup der RTOG verglich die unmittelbar postoperative RT mit einer postoperativen Chemotherapie mit Cisplatin und 5-FU und anschließender Bestrahlung. Bei 499 randomisierten Patienten mit Kopf-Hals-Tumoren der Stadien III und IV, die in eine Niedrig- und Hochrisiko-Gruppe stratifiziert wurden, konnte gezeigt werden, dass sich sowohl das Lokalrezidivrisiko als auch das Gesamtüberleben in der Hochrisiko-Gruppe durch eine adjuvante Chemotherapie signifikant senken ließ (Laramore 1992). Trotz der Resultate dieser Phase-III-Studie sind keine weiteren Studien dieser Art durchgeführt worden, da sich die postoperative RT bzw. RCT zwischenzeitlich als Standard für Hochrisiko-Patienten etabliert hat.

Adjuvante Radiochemotherapie (RCT)

Nachdem die postoperative RT sich bei Kopf-Hals-Tumoren außer bei der Gruppe mit niedrigem Rezidivrisiko als Standard etabliert hatte, war die Frage, ob eine zusätzliche simultane Chemotherapie bei der Gruppe mit hohem Lokalrezidivrisiko die Ergebnisse weiter verbessern konnte. Hierzu gibt es eine Reihe von Phase-II-Studien. Inzwischen sind drei Phase-III-Studien publiziert worden, die zu einem neuen Therapiestandard geführt haben (Cooper 2004; Bernier 2004; Fietkau 2006). Die RTOG-Studie 9501 konnte keine signifikanten Unterschiede in der Fernmetastasierung, in der LRC, dem PFS und OS zwischen adjuvanter RT und RCT (416 Patienten) nach fünf Jahren mit Cisplatin zeigen (Cooper 2004). An 334 Patienten in der EORTC-Studie 22931 zeigte sich, dass die postoperative RCT bei Hochrisiko-Patienten in allen Endpunkten (LRC, PFS, OS) überlegen war (Bernier 2004). In einer deutschen Multicenterstudie an 449 Patienten konnte ebenfalls eine Verbesserung der Prognose für die adjuvante RCT in der LRC, im PFS und in der multivariaten Analyse auch für das metastasenfreie und Gesamtüberleben nach fünf Jahren beobachtet werden (Fietkau 2006). In einer Metaanalyse von Bernier et al. (2005) wurden zwei Phase-III-Studien (EORTC 22931 + RTOG 9501) verglichen, um mögliche Risikolevel herauszuarbeiten. In der multivariaten Analyse stellten sich nur zwei Faktoren als unabhängige Prognosefaktoren heraus, die R1-Resektion und der Kapseldurchbruch bei den Lymphknoten (ECE). Der Einfluss von ECE und/oder R1-Resektion auf das Gesamtüberleben war in beiden Studien signifikant ($p < 0,05$) (Tabelle VIII).

Kombinierte Radiochemotherapie (RCT)

Eine Reihe von Gründen spricht für die simultane RCT. Es wird einerseits eine räumliche Kooperation der Effekte beider Therapiemethoden hinsichtlich der Zytotoxizität am Tumor angestrebt, andererseits aber eine räumliche Separation hinsichtlich der akuten Toxizitäten und chronischen Therapiefolgen der kombinierten RCT. Beispielsweise führt eine Cisplatin-haltige simultane RCT lokal fortgeschrittener Kopf-Hals-Tumoren zu einer additiven Zytotoxizität am Tumor (Kooperation der zytotoxischen Effekte), während an den Pharynxschleimhäuten eine radiogene Mukositis sowie im peripheren Blutbild eine

Leukopenie (Dissoziation der akuten Nebenwirkungen) beobachtet wird. Das Ziel einer RCT ist die Verbesserung des „therapeutischen Indexes", der das Verhältnis der Wahrscheinlichkeit einer durch Strahlen- bzw. Chemotherapie induzierten Tumorkontrolle zur Wahrscheinlichkeit therapiebedingter Akuttoxizitäten und Spätmorbiditäten im Normalgewebe beschreibt. Nur durch Steigerung des tumoriziden Effekts einer kombinierten Therapie bei gleichem Level akuter bzw. chronischer Nebenwirkungen oder Beibehaltung des tumoriziden Effekts bei reduziertem Level an Akut- und Spätfolgen kann eine echte Verbesserung des therapeutischen Index erzielt werden. Durch Auswahl geeigneter zytostatischer Kombinationspartner kann am Tumor ein additiver bzw. synergistischer Effekt mit einer simultanen bzw. sequenziellen RCT erzielt werden wie die hohen Remissionsraten nach simultanen und neoadjuvanten Chemotherapien beim Larynxkarzinom belegen (s. o.). Die simultane Kombination von Strahlen- und Chemotherapie wirkt dosisintensivierend am Primärtumor und den Lymphknotenmetastasen und verhindert die akzelerierte Repopulierung der Tumorzellen (Budach 2000). Durch den frühzeitigen Einsatz der Chemotherapie wird auch eine Reduktion der Fernmetastasen angestrebt. Eine Interaktion im Sinne der Reduktion sekundärer Chemo- oder Strahlenresistenzen ist auch aufgrund der unterschiedlichen molekularen Angriffsmechanismen beider Methoden denkbar, in der Regel besteht allerdings ein enger Zusammenhang zwischen Strahlen- und Zytostatikaresistenz (Kreuzresistenz) (Budach 1989, 1997). Die erhöhte Tumorwirksamkeit der RCT wird allerdings häufig mit einer im Vergleich zur alleinigen RT erhöhten Akuttoxizität und Minderung der Lebensqualität erkauft, die zu Therapiepausen führt und damit den Behandlungserfolg gefährdet. In diesem Zusammenhang stellt die Entwicklung verträglicher und trotzdem hoch effizienter RCT-Strategien derzeit die größte Herausforderung an klinische Studien dar.

Die simultane RCT kann in einer kürzeren Gesamtbehandlungszeit als eine sequenzielle Gabe von Strahlen- und Chemotherapie komplettiert werden, was unter dem Aspekt der akzelerierten Tumorzellrepopulierung vorteilhaft sein kann. Die ersten Studien zur kombinierten RCT bei lokal fortgeschrittenen Kopf-Hals-Tumoren wurden mit nur einer zytostatischen Substanz durchgeführt. In Tabelle XII sind die randomisierten Studien zusammengestellt, die eine kombinierte RCT (Monochemotherapie) mit einer alleinigen konventionellen RT vergleichen. Alle Studien zeigen eine signifikante Verbesserung der LRC. Auch das krankheitsspezifische und das

Tab. XII. Randomisierte Studien mit einmal täglicher Bestrahlung und simultaner oder abwechselnder Mono-Chemotherapie vs. alleiniger Bestrahlung bei lokal fortgeschrittenen Kopf-Hals-Tumoren (modifiziert nach: Budach V, Budach W (2001) zum Thema: Sequenzielle und simultane RCT bei lokal fortgeschrittenen Kopf-Hals-Tumoren. Der Onkologe 7(5):533–549).

Institution	Pat.	RCT		Ergebnisse				Akute	Spät-
	n	Radiotherapie	Chemotherapie	@ 3 J	RT	RCT	p-Wert	Toxizität	morbidität
Univ. Wisconsin Lo et al. AJR 126, 1976	151	60–70 Gy 1,8–2,0 Gy/d	5-FU 5 mg/kg	LRC 2 J.: OS	18 % 17%[a]	49 % 42%[a]	< 0,05 < 0,05	⊕	n. a.
NCOG 104 Fu et al. JCO 5,1987	104	70 Gy 1,8 Gy/d.	Bleomycin 5 mg 2 ×/Wo., Wo. 1–7;	LRC 2 J.: DFS: OS:	26 % 15 % 24 %	58 % 31 % 43 %	< 0,001 = 0,02 = 0,11	⊕	⊕
Christie Hosp Gupta et al. Clin Rad. 38, 1987	313	45–55 Gy 3,3 Gy/d	Methotrexate 100 mg/m² Tag 0,14	LC : OS	52 %[a] 37 %[a]	64 %[a] 45 %[a]	= 0,02 = n. s.	⊕	n. a.
Yale Univ. Haffty et al. JCO 15, 1987	195	68 Gy 1.8–2.0 Gy/d.	MMC 15 mg/m² Tag 5 and 43	LRC 5 J.: DFS 5 J.: OS 5 J.:	54 % 51 % 42 %	76 % 74 % 48 %	= 0,003 = 0,005 = n. s.	⊕	n. a.
EORTC Eschwege et al. NCI 6,1988	224	64 Gy 1,8–2,0 Gy/d	Bleomycin 15 mg 2 ×/Wo., Wo. 1–5	DFS 5 J.: OS 5 J.:	22 % 23 %	22 % 22 %	= n. s. = n. s.	⊕	n. a.
Barcelona Sanchiz et al. IJROBP 19, 1990	577	60 Gy 2 Gy/d.	5-FU 250 mg/m² alle 2 Tage	PFS: OS:	43 %[a] 52 %[a]	71 %[a] 76 %[a]	= ≤ 0,001 = ≤ 0,001	⊕	n. a.
Ontario Browman et al. JCO 12, 1994	175	66 Gy 2,0 Gy/d	5-FU 1200 mg/m² über 3 Tage, Wo. 1 + 3	PFS: OS:	27 %[a] 39 %[a]	38 %[a] 52 %[a]	= 0,06 = 0,08		n. a.

RT = Radiotherapie, RCT = Radiochemotherapie, LC = lokale Kontrolle, LRC = lokoregionäre Kontrolle, PFS = progression-free survival, DFS = disease-free survival, OS = overall survival, 5-FU = 5-Fluorouracil, MMC = Mitomycin C, n. a. = not available; n. s. = nicht statistisch signifikant, ⊕ = verstärkte RCT-Toxizität, (⊕) = Trend für erhöhte Spätmorbidität, a = von ÜL-Kurven geschätzt, OP = Oropharynx-Ca., Wo. = Woche

progressionsfreie Überleben werden in den meisten Studien durch die kombinierte RCT erhöht. Das Gesamtüberleben wurde aber nur in zwei von sieben Studien signifikant verbessert. Die Studie von Sanchiz et al. (1990) konnte überzeugend die Überlegenheit der kombinierten RCT mit 5-FU im Vergleich zur alleinigen Bestrahlung zeigen. Gleichzeitig wurde zum ersten Mal für Kopf-Hals-Tumoren belegt, dass eine niedriger dosierte RT bis 60 Gy in Verbindung mit 5-FU gleich gute Resultate erzielte wie eine dosisintensivierte akzelerierte Strahlentherapie bis 70,4 Gy allein. Kritisch bleibt anzumerken, dass eine Gesamtdosis von 60 Gy im Kontrollarm zur Kontrolle des makroskopischen Tumors unzureichend gewählt war und daher das schlechte Abschneiden im Vergleich zu den beiden anderen Therapiearmen zwanglos erklärt. Diese überzeugenden Ergebnisse werden jedoch mit einer in allen Studien nachgewiesenen signifikanten Erhöhung der Akuttoxizität erkauft. 5-FU und Cisplatin führten in einer Studie auch zu vermehrter Spättoxizität.

Ein wesentlicher radiobiologischer Faktor der Strahlenresistenz ist die Hypoxie von Tumorzellen (Chap-

man 1991; Rockwell 1990; Bourhis 2006). Der negative prognostische Einfluss hypoxischer Zellpopulationen im Primärtumor und den Lymphknotenmetastasen konnte von verschiedenen Autoren belegt werden (Brizel 1997; Kappler 2008; Dewhirst 2008). Bereits 1980 wurde als Besonderheit der Wirkung von Mitomycin C die Transformierung in die zytotoxisch aktive Wirkkomponente im hypoxischen Milieu (Tumor) bei fehlender Aktivierung im euoxischen Normalgewebe beschrieben (Kennedy 1980).

Der Einsatz von mehreren Zytostatika in Kombination mit einer RT wurde in prospektiv randomisierten Studien gegen die konventionelle Strahlenbehandlung allein geprüft. Hier stellten sich neben Cisplatin (DDP) und 5-FU auch Mitomycin C (MMC) als effektive Zytostatika heraus. Calais et al. (1999) konnten an 226 Patienten mit lokal fortgeschrittenen Oropharynxkarzinomen in den Stadien III und IV zeigen, dass eine RT mit 70 Gy/2 Gy in Kombination mit drei Zyklen Carboplatin mit jeweils 70 mg/m² KOF als Bolus und 600 mg/m² 5-FU als kontinuierliche Infusion an den Tagen 1–4, 22–25 und 43–46 im Vergleich zur alleinigen RT überlegen war. Beide

Therapiearme waren hinsichtlich der Prognosefaktoren ausgewogen. Die LRC nach drei Jahren betrug 66 % vs. 42 % (= 0,03). Das erkrankungsfreie und das Gesamtüberleben waren nach der RCT mit 42 % vs. 20 % (p = 0,04) und 51 % vs. 31 % (p = 0,02) deutlich verbessert. Allerdings waren auch die Akuttoxizitäten im kombinierten Behandlungsarm ausgeprägter. Hier wurde unter der RCT bei 71 % aller Patienten eine Mukositis Grad 3 und 4 im Vergleich zu Kontrolle (39 %) beobachtet (p = 0,005). Desgleichen waren die Hautreaktionen durch die RCT mit 67 % vs. 59 % (p = 0,02) betont und der Ernährungsstatus so verschlechtert, dass die Notwendigkeit zu einer PEG-Anlage bei 50 % vs. 21 % (p = 0,04) gegeben war. Die Hämatotoxizität in Form einer Neutropenie und Anämie war ebenfalls mit der RCT verstärkt (p = 0,04 bzw. p = 0,05). Bei den Spätfolgen zeigte sich der Trend zu einer stärkeren subkutanen Fibrose Grad 3 (p = 0,08) nach der RCT. Weitere randomisierte Studien sind in Tabelle XIII aufgelistet.

Die Kombination einer Chemotherapie mit einer akzelerierten und/oder hyperfraktionierten Strahlentherapie gilt als weitere Möglichkeit der Therapieintensivierung für eine kurative Behandlung lokal fortgeschrittener Kopf-Hals-Tumoren. Ziele dieser Studien waren nicht nur die Verbesserung der lokalen Kontrolle und des rezidivfreien sowie des Gesamtüberlebens, sondern auch eine optimale Reduktion der therapiebedingten Spätmorbidität.

Die erste Phase-III-Studie zur simultanen RCT wurde in Deutschland von Wendt (1998) an 298 Patienten mit lokal fortgeschrittenen Kopf-Hals-Tumoren durchgeführt und konnte die Überlegenheit einer simultanen RCT zeigen. Trotz der im RCT-Arm erhöhten Akuttoxizität mit Verlängerung des Gesamtbehandlungszeitraums um 12 Tage betrug die LRC nach drei Jahren für die RCT 35 % vs. 17 % für die RT (p < 0,004). Dementsprechend war das Gesamtüberleben nach RCT mit 49 % der alleinigen RT mit nur 24 % deutlich überlegen (p < 0,0003). Obwohl mit der RCT eine erhöhte Rate an Mukositis

Tab. XIII. Randomisierte Studien zur konventionellen Bestrahlung und simultaner oder alternierender Poly-Chemotherapie in lokal fortgeschrittenen Kopf-Hals-Tumoren (Modifiziert nach: Budach V, Budach W (2001) zum Thema: Sequenzielle und simultane Radiochemotherapie bei lokal fortgeschrittenen Kopf-Hals-Tumoren. Der Onkologe 7(5):533–549 (mit freundlicher Genehmigung des Autors).

Institution	n	RCT		Ergebnisse					Akute Toxizität	Spät-morbidität
		Radiotherapie	Chemotherapie	@ 3 J	RT	RCT	p-Wert			
Princ. Marg. Hosp. Keane et al. IJTOBO 25, 1993	200	50 Gy vs. 25 Gy-splitz 4 Wo. – 25 Gy 2,5 Gy/d	MMC 10 mg/m² +5-FU 1000 mg/m² × 4 Tage d 1 pro Zyclus	LC: LRC: OS:	42 %[a] 50 %[a] 44 %[a]	42 %[a] 68 %[a] 44 %[a]	= n. s. = 0,07 = n. s.		Weniger Tox. split course vs. continuous	±
Slovenia Smid et al. IJROBP 32, 1995	49	66–70 Gy 2,0 Gy/d	MMC 15 mg/m² Tag 5 und Tag 47, Bleomycin 2 × 5 mg/Wo.	DFS all: DFS-OP @ 2 J.:	9 % 0 %	46 % 66 %	= 0,001 = 0,00001		⊕	n. a.
NICR Italy Merlano et al. JNCI 88, 1996	157	RT 70 Gy/2 Gy RCT: 3 × 20 Gy Wo. 2–3, 5–6, 8–9	F-FU 200 mg/m² + CDDP 20 mg/m², Wo. 1, 4, 7, 10	LRC: PFS: OS:	32 %[a] 9 %a 15 %[a]	64 %[a] 30 %[a] 38 %[a]	= 0,04 = 0,008 = 0,01		±	⊕
SWOG 0099 Al-Sarraf et al. JCO 16, 1998	185	70 Gy 1,8–2,0 Gy/d	DDP 100 mg/m² Tag 1, 22, 43 + 3 Zyklen. adj. CT DDP 80 mg/m² + 5-FU 1000 mg/m²	PFS: OS:	26 % 46 %	66 % 76 %	= 0,001 = 0,001		⊕	n. a.
Univ. Tours Calais et al. JNCI 91, 1999	226	70 Gy 2 Gy	Carbopl. 70 mg/m² + 5-FU 600 mg/m² Tag 1–4, 22–25, 43–46	LRC: DFS: OS:	42 % 20 % 31 %	66 % 42 % 51 %	= 0,03 = 0,04 = 0,02		⊕	⊕
Cleveland Cl. Adelstein et al. Cancer 88, 2000	100	66–72 Gy 1,8–2,0 Gy/d	5-FU 1.000 mg/m² CDDP 20 mg/m² Tag 1–4 und 22–25	LC: PFS: OS:	35 %[a] 52 %[a] 60 %[a]	57 %[a] 62 %[a] 64 %[a]	= 0,004 = 0,04 = n. s.		⊕	±

[a] = von ÜL-Kurven geschätzt
RT = Radiotherapie, RCT = Radiochemotherapie, CT = Chemotherapie, LC = lokale Kontrolle, LRC = lokoregionäre Kontrolle, PFS = progression-free survival, DFS = disease-free survival, OS = overall survival, 5-FU = 5-Fluorouracil, DDP = Cisplatin, MMC = Mitomycin C, n. a. = nicht verfügbar; ns = nicht statistisch signifikant, ⊕ = verstärkte RCT-Toxizität, ± = keine Unterschiede der RCT-Toxizität, OP = Oropharynx-Ca., Wo. = Woche

Grad 3/4 (p < 0,001) sowie Dermatitis Grad 3 (p < 0,05) gefunden wurde, zeigte sich hinsichtlich der Spätfolgen, wie schwere Fibrosen, Xerostomien Grad 3/4 oder Osteoradionekrosen, zwischen RCT und RT mit 10 % bzw. 6,4 % kein signifikanter Unterschied.

Eine französische Phase-III-Studie konnte den zusätzlichen Wert einer simultanen CT bei einer in beiden Therapiearmen identischen hyperfraktionierten Strahlentherapie etablieren (Bensadoun 2006). Bei 163 Patienten mit irresektablen Oro- und Hypopharynxkarzinomen wurde eine hyperfraktionierte Strahlentherapie mit $2 \times 1,2$ Gy/d bis 80,4 Gy (Oropharynx) bzw. 75,6 Gy (Hypopharynx) durchgeführt, im experimentellen Arm ergänzt durch zusätzliche simultane CT mit Cisplatin (100 mg/m^2 Tag 1, 22 und 43) und 5-FU mit 750 mg/m^2 Tag 1–5 und 430 mg/m^2 im zweiten und dritten Zyklus. Es zeigte sich nach zwei Jahren ein Überlebens- und tumorspezifischer Überlebensvorteil für die RCT von 37,8 % vs. 20,1 % (p = 0,038) und 44,5 % vs. 30,2 % (p = 0,021).

Die RTOG-Studie 01–29 vergleicht eine Cisplatin-haltige RCT in konventioneller Fraktionierung (+ 3 Zyklen DDP) mit derselben RCT als CB-Bestrahlung (+ 2 Zyklen DDP). Als problematisch für die Interpretation der Resultate kann hier die unterschiedliche Anzahl an DDP-Zyklen in den beiden Studienarmen angesehen werden (Ang, persönliche Mitteilungen).

In einer der umfangreichsten prospektiven Studien an 384 Patienten mit lokal fortgeschrittenen Kopf-Hals-Tumoren des Oro-/Hypopharynx und der Mundhöhle konnten Budach et al. (2005) ebenfalls die Überlegenheit der kombinierten RCT bestätigen. Im RCT-Arm wurde nach drei Wochen konventioneller Fraktionierung (2 Gy/Tag) mit $2 \times 1,4$ Gy/ Tag akzeleriert, sodass nach sechs Wochen eine Gesamtdosis von 70,6 Gy erzielt wurde. An den Tagen 1–5 und 32–36 wurde simultan zur RT eine 5-FU-Chemotherapie mit 600 mg/m^2/Tag c.i. und an den Tagen 5 und 36 eine MMC-Bolusgabe von 10 mg/m^2 verabreicht. Im reinen Strahlentherapiearm wurde nach 16 Gy mit 2 Gy Einzeldosis mit $2 \times 1,4$ Gy/Tag akzeleriert und so nach ebenfalls sechs Wochen eine Gesamtdosis von 77,6 Gy erreicht. Die LRC nach drei/fünf Jahren betrugen 51,8 %/49,9 % nach RCT gegenüber 39,2 %/37,4 % nach RT (p = 0,004/ p = 0,0009). Dementsprechend war das Gesamtüberleben mit 37,5 % / 28,6 % vs. 28,6 % / 23,6 % (p = 0,04/ p = 0,023) ebenfalls signifikant besser. Für sieben getestete Akuttoxizitäts-Parameter (Mukositis, Dys-

phagie, Xerostomie etc.) und 12 Spätmorbiditäts-Parameter (Fibrose, Dysphagie, Xerostomie etc.) zeigten sich zwischen den beiden Behandlungsarmen keine signifikanten Unterschiede. Diese Studie ist die erste ihrer Art, die von der initialen Therapieplanung her auf die Erzielung isotoxischer Akut- und Späteffekte ausgerichtet war und zudem in beiden Behandlungsarmen identische Gesamtbehandlungszeiträume vorgab, um so den Einfluss unterschiedlicher Repopulierungsraten zu minimieren. Die erzielte Verbesserung der lokalen Kontroll- und Überlebensraten kann daher bei identischer Akut- und Spätmorbidität auf einen echten supraadditiven Effekt der simultanen RCT zurückgeführt werden. Der alleinige RT-Arm war trotz 10 % höherer Gesamtdosis weniger effektiv als der dosisreduzierte RCT-Arm, was eine Verbesserung des therapeutischen Index belegt. Die Tabelle XIV zeigt eine Zusammenfassung größerer Studien mit unkonventioneller Fraktionierung und kombinierter Chemotherapie.

Die MACH-NC-Metaanalyse, welche eine abschließende Einschätzung der Wertigkeit der RCT in der Behandlung von Kopf-Hals-Tumoren zulässt, wurde auf der Basis individueller Patientendaten erstmals 2000 (Pignon 2000) und 2007 in aktualisierter Form publiziert (Bourhis 2007). Die Gesamtgruppe umfasste 16 665 Pat. bei einer medianen Nachbeobachtungszeit von 5,5 Jahren. Es handelte sich um 50 Studien mit simultaner RCT, 32 Studien mit neoadjuvanter bzw. Induktions-CT und neun Studien mit adjuvanter CT. Es zeigte sich nach fünf Jahren eine absolute Verbesserung der Überlebensraten von 31,6 % auf 36,0 % (p < 0,0001) entsprechend einem absoluten Überlebensgewinn von 4,4 % und eine Reduktion der Mortalität um 12 %, (HR: 0,88, 95 % CI: 0,85–0,92; p < 0,0001). Für 50 Studien mit simultaner RCT konnte eine 19%ige Reduktion der Mortalität (HR: 0,81; 95 % CI: 0,78–0,86 %, p < 0,0001) entsprechend einem absoluten Überlebensgewinn von 6,5 % nach fünf Jahren gezeigt werden. Damit stieg die Überlebensrate mit simultaner RCT von 50 % auf 57 % nach zwei Jahren und von 32 % auf 40 % nach fünf Jahren an. In Verbindung mit der simultanen Chemotherapie zeigten sich mit postoperativer (HR: 0,80), konventioneller (HR: 0,83) und unkonventionell fraktionierter RT (HR: 0,73) ähnliche Reduktion der Mortalitäten, was dafür spricht, dass der Vorteil der CT-Kombination weitgehend unabhängig von der Art der Fraktionierung ist. Es konnte kein signifikanter Unterschied zwischen simultaner Mono-RCT (HR: 0,84) und Poly-RCT (HR: 0,77) festgestellt werden. Der größte Vorteil ergab sich für eine Cisplatin-basierte RCT (HR: 0,75). Bei einer Analyse des Einflusses der Chemo-

Tab. XIV. Randomisierte Studien mit akzelerierter oder hyperfraktionierter Radiotherapie und simultaner Chemotherapie bei lokal fortgeschrittenen Kopf-Hals-Tumoren (Modifiziert nach: Budach V, Budach W (2001) zum Thema: Sequenzielle und simultane Radiochemotherapie bei lokal fortgeschrittenen Kopf-Hals-Tumoren. Der Onkologe 7(5):533–549).

Institution	Mor-bidität	Chemo-therapie	Radiotherapie (Gesamtdosis, ED, Gesamtbehandlungszeit)		LRC (%) @ 3/5[a] J.		Overall survival rate (%) @ 3/5[a] J.		Disease (progress)-free survival rate (%) @ 3/5[a] J.		Akute Toxizität RCT	Spät-toxizität RCT
	n		RT	Simultan oder alternierend	RT	Simultan oder alternierend	RT	Simultan oder alternierend	RT	Simultan oder alternierend		
Univ. North Carolina Weissler et al. 1992	32	Cisplatin 5-FU	69,0 Gy 2 × 1,5 Gy 6,6 Wo. (2. Wo. split @ 30 Gy)	69,0 Gy 2 × 1,5 Gy	n. a	n. a.	10 %[a] n. s.	40 %[a]	0 %[a]	43 %a p = 0,002 (PFS)	⊕	n. a.
Univ. Munich Wendt et al. 1998	298	Cisplatin 5-FU	70,2 Gy 2 × 1,8 Gy 5,6 Wo.	70,2 Gy 2 × 1,8 Gy 6. Wo.	17 %	35 % p < 0,004	24 %	49 % p < 0,0003	n. a.	n. a.	⊕	(⊕)
Duke Univ. Brizel et al. 1998	148	Cisplatin 5-FU	75 Gy 2 × 25 Gy 6 Wo.	70 Gy 2 × 1,25 Gy 5,6 Wo.	44 %	70 % p = 0,01	34 %	55 % p = 0,07	41 %	61 % p = 0,08 (PFS)	±	±
Univ. Kragujevac Jeremic et al.[a] 2000	130	Cisplatin	77,0 Gy 2 × 1,1 Gy 7 Wo.	77,0 Gy 2 × 1,1 Gy 7 Wo.	36 %	50 % p = 0,041	49 %[a]	68 %[a] p = 0,0075	25 %	46 % p = 0,0068	(⊕)	±
Univ. Vienna Dobrowsky et al. 2000	158	MMC	55,3 Gy 2 × 1,65 Gy 2,6 Wo.	55,3 Gy 2 × 1,65 Gy 2,6 Wo.	32 %	48 % p = 0,05	23 %[a]	37 %[a] p = 0,03	n. a.	n. a.	⊕	n. a.
Univ. Zürich Huguenin et al.[a] 2004	224	Cisplatin	74,4 Gy 2 × 1,2 G 7 Wo.	74,4 Gy 2 × 1,2 Gy 7 Wo.	33 %	51 % p = 0,039	32 %	44 % n. s.	24 %	27 % n. s.	±	n. a.
Charité Berlin Budach et al.[a] 2005	384	5-FU MMC	77,6 Gy 2 Gy/2 × 1,4 Gy 6 Wo.	70,6 Gy 2 Gy/2 × 1,4 Gy 6 Wo.	37 %	50 % p = 0,001	24 %	29 % p = 0,023	27 %	29 % p = 0,09	±	–
Univ. Cologne Semrau et al.[a] 2006	240	Carboplatin 5-FU	69,9 Gy 1,8 Gy/ 1,5 Gy	69,9 Gy 1,8 Gy/ 1,5 Gy	13 %	23 % p = 0,01	16 %	26 % p = 0,016	13 %	23 % p = 0,01	±	±
GORTEC Bourhis et al. 2008	840	Carboplatin 5-FU	70 Gy 70 Gy 2 Gy 1,8 Gy/1,5 Gy	64,8 Gy[b] 1,8 Gy/BID	n. a. n. s.		n. a. n. s.		n. a.	+ vAF (Mukositis) p = 0,03 für CRT + CT	n. s.	n. a.

n. a. = nicht verfügbar; ns = nicht statistisch signifikant, PFS = progression-free survival, ⊕ = verstärkte RCT-Toxizität, (⊕) = Trend für verstärkte RCT-Toxizität, ± = kein Unterschied der Toxizität, RT = Radiotherapie, RCT = Radiochemotherapie, ED = Einzeldosis, MMC = Mitomycin C,
[a] Zweijahres-Überlebensrate
[b] vAF very accelerated fractionation ohne CT

therapie auf das Überleben in Abhängigkeit von verschiedensten Co-Faktoren ergab sich eine signifikante Abnahme des Chemotherapie-Effekts mit zunehmendem Lebensalter (p = 0,003). Eine weitere Metaanalyse bei lokal fortgeschrittenen NPCs ist im MAC-NPC Projekt zusammengefasst (Baujat 2006).

Diese Studie beinhaltet acht Studien mit 1753 Patienten mit medianer Nachbeobachtungszeit von sechs Jahren. Bei simultaner bzw. sequenzieller RCT konnte eine 18%ige Reduktion der Mortalität (HR: 0,82, 95 %-CI: 0,71–0,94 %, p < 0,006) entsprechend einem absoluten Überlebensgewinn von 6 % nach fünf Jahren gezeigt werden. Die simultane RCT brachte den größten Überlebensgewinn im Vergleich zur sequenziellen RCT (p = 0,005). Eine weitere Metaanalyse mit insgesamt 10 225 Patienten zum Vergleich konventioneller RCT (2 197 Pat.), hyperfaktionierter oder akzelerierter RCT (1301 Pat) wurde 2006 von Budach et al. publiziert. Demnach zeigt sich ein Überlebensvorteil von jeweils 12 Monaten für die RCT mit konventioneller (95 % CI: 7,7–16,9 Monate, p < 0,05) und unkonventioneller Fraktionierung (95 % CI: 6,7–18,8 Monate, p < 0,05). Zusätzlich wurde die konventionelle RT allein vs. eine hyperfaktionierte RT (4702 Pat) oder akzelerierte RT (1523 Pat.) geprüft. Ein Überlebensvorteil von 14,2 Monaten (95 % CI: 10,2–18,5 Monate, p < 0,05) konnte für die hyperfraktionierte RT, jedoch kein signifikanter Unterschied im Überleben für die akzelerierte RT gefunden wurde (Tabelle VII).

Zusammenfassung zur kombinierten Radiochemotherapie

Die meisten prospektiven Studien mit kombinierter RCT bei lokal fortgeschrittenen Kopf-Hals-Tumoren basieren auf einer konventionellen RT mit in beiden Therapiearmen identischer Gesamtdosis, die im experimentellen Studienarm durch eine zusätzliche Mono- oder Polychemotherapie ergänzt wird. Darüber hinaus existieren Studien mit unkonventioneller Fraktionierung, „Split-course"- oder sequenziell alternierender RCT. Ein Überlebensvorteil für die RCT konnte in Studien mit simultaner oder alternierender Applikation von Cisplatin-, 5-FU- bzw. MMC-haltigen Polychemotherapien zur RT erzielt werden. Dieser Überlebensvorteil für die RCT wurde in quantitativ unterschiedlichem Maße sowohl nach hochdosierten konventionell fraktionierten als auch nach hyperfraktionierten oder akzelerierten Strahlentherapien beobachtet. Es liegen allerdings bis heute nur eine als Abstrakt publizierte Studie vor, welche bei einer simultanen Carboplatin/5-FU-haltigen Chemotherapie in beiden Therapiearmen direkt ein konventionelles Fraktionierungsschema mit 70 Gy in sieben Wochen mit einem moderat akzelerierten Schema von 72 Gy in sechs Wochen vergleicht (Bourhis 2008). In dieser Studie der französischen GORTEC-Gruppe war kein Unterschied in den Endpunkten LC, DFS und OS zugunsten einer akzelerierten RT beobachtet worden. Damit liegen bisher keine ausreichenden Evidenzen gegen die Anwendung hyper- oder akzeleriert fraktionierter RCT vor. Auf der Basis der derzeit publizierten Studien und Metaanalysen führt eine hochdosierte Strahlentherapie (normo-, hyper-

und akzeleriert fraktioniert) in Verbindung mit einer Cisplatin-haltigen simultanen Chemotherapie zu einem absoluten Überlebensgewinn von 8–11 % nach fünf Jahren (El Sayed 1996). Bleomycin und Methotrexat als wirksame Zytostatika scheiden in aktuellen Therapiekonzepten wegen ihrer hohen Akuttoxizitäten aus. Die Taxane haben zwischenzeitlich in den neoadjuvanten Chemotherapiekonzepten als „TPF" gegenüber „PF" durchgesetzt (Vermorken 2007; Posner 2007; Hitt 2005). Für Patienten, die sich aus internistischen Gründen nicht für eine kombinierte RCT eignen, ist nach vorliegenden Daten in erster Linie eine alleinige hyperfraktionierte RT oder eine Kombination mit Cetuximab (Bonner 2006) bzw. eine Kombination mit Mitomycin C/5-FU (Budach 2005) indiziert.

Radioimmuntherapie (RIT): Zielgerichtete („targeted") Therapie mit monoklonalen Antikörpern (MoAB) und „small molecules"

Der monoklonale Antikörper Cetuximab (Erbitux®) ist für die Rezidivbehandlung von Kopf-Hals-Tumoren als wirksame Substanz zugelassen. Er blockiert über eine extrazellulare Bindung an den „epithelial growth factor receptor" (EGFR) die Weiterschaltung des Signals zur Aktivierung der Tyrosinkinase und damit die Zellproliferation. Die Zweijahresresultate einer ersten randomisierten Studie wurde dazu von Bonner et al. (2006) publiziert und auf dem ASTRO 2008 aktualisiert (Bonner 2008). Es konnte ein hochsignifikanter Unterschied in der medianen LRK (24,4 vs. 14,8 Mo.; 50 % vs. 41 % nach 2 Jahren; HR: 0,68; p = 0,005), im medianen Überleben von 49,0 vs. 29,3 Mo. (55 % vs. 45 % nach 3 Jahren; HR: 0,74, p = 0,03) und im progressionsfreien Überleben von 17,1 vs. 12,4 Mo. (46 % vs. 37 % nach 2 Jahren; HR: 0,70, p = 0,006) durch die simultane Gabe von Cetuximab zur definitiven RT im Vergleich zur alleinigen RT gezeigt werden. Es wurde keine unterschiedlichen Fernmetastasierungsraten nach einem und zwei Jahren beobachtet. Bei einer nicht geplanten Subgruppenanalyse zeigte sich der Vorteil der RIT sowohl in der lokoregionären Kontrolle wie auch im Gesamtüberleben nur bei Oropharynx-, nicht jedoch bei Hypopharynx- und Larynxkarzinomen. Der Überlebensbenefit konnte ebenfalls nur in der Subgruppe der akzeleriert bestrahlten Patienten (concomitant boost) und nicht bei den konventionell bzw. hyperfraktioniert bestrahlten Patienten beobachtet werden. Es wurde mit 87 % vs. 10 % (p < 0,001) bzw. 17 % vs. 1 % (p < 0,001) eine erhöhte Rate an Grad 1–5 bzw. hochgradigen (Grad 3–5) akneiformen Exanthemen, nicht aber eine erhöhte Rate an radiogener Dermatitis gefunden, sodass die Therapie im Vergleich zu einer generell nephro-, ototoxischen und hämatotoxischen Cisplatin-haltigen RCT ein gutes Nutzen-Risiko-Profil aufweist. Derzeit stehen die Resultate einer RTOG-Studie aus, welche die simultane RCT als Standard mit einer RIT mit Cetuximab als experimentellem Studienarm vergleicht. Deshalb kann die RIT mit Cetuximab mangels ausreichender Evidenzen noch nicht als Therapiestandard angesehen werden. Die RIT mit Cetuximab ist allerdings zwischenzeitlich in der Situation eines Lokalrezidivs bzw. bei metastasierten Kopf-Hals-Tumoren als Therapiemodalität zugelassen, beim Lokalrezidiv in Verbindung mit Strahlentherapie. Bei Patienten mit vielen Komorbiditäten kann die Cetuximab-Therapie ebenso wie das Mitomycin C als eine wenig toxische Alternative anstelle einer Cisplatin-haltigen RCT eingesetzt werden.

Über das Cetuximab hinaus werden derzeit eine Reihe von „targeted" Therapien in Phase-II- und -III-Studien getestet. Dazu gehören weitere MoABs wie Panitumumab, welche die extrazelluläre Domäne Tyrosinkinase inhibieren bzw. die „small molecules" wie Erlotinib (Tarceva®), Lapatinib (Tykerb®) und Gefitinib (Iressa®), welche die intrazelluläre Domäne der Tyrosinkinase inhibieren

Antiangiogenese

Bevacizumab (Avastin®) ist ein Anti-VEGF (vascular endothelial growth factor), welcher die Neo-Angiogenese im Tumor hemmt und damit auch das Tumorwachstum reduzieren kann (Ferrara 2004). Bevacizumab wird derzeit in Phase-I/II-Studien bei Kopf-Hals-Tumoren untersucht.

Akute Nebenwirkungen und Strahlenfolgen

Akute Nebenwirkungen

Definition: Symptome, die vom Beginn der Therapie (Tag 1) bis zum Tag 90 nach Strahlentherapie klinisch in Erscheinung treten und durch diese verursacht oder mit verursacht worden sind.

Das Auftreten von akuten Nebenwirkungen ist abhängig von der Strahlenqualität, der Einzeldosis, der Gesamtdosis, dem Zeitintervall zwischen den Fraktionen, der Größe des Zielvolumens und ggf. Bestrahlungspausen.

Die Schleimhäute reagieren nach ca. 20 Gy mit einem Erythem (Mukositis Grad 1) und nach ca. 30 Gy mit kleinflächiger Schleimhautdenudation (Mukositis Grad 2) bis zur konfluierenden Mukositis Grad 3. Schleimhautnekrosen werden als Grad-4-Reaktionen eingestuft. Bei einer Mukositis Grad 2 leiden die Patienten schon erheblich unter schmerzbedingter Dysphagie. Durch die in jüngster Zeit bei Kopf-Hals-Tumoren vermehrt eingesetzte kombinierte Radiochemotherapie wird eine Verstärkung der akuten Schleimhautreaktionen bei bis zu 70 % der Patienten verursacht. Die Heilung erfolgt in der Regel problemlos zwei bis drei Wochen nach Bestrahlungsende. Bereits nach einer Strahlendosis von 10 Gy sinkt der Speichelfluss ab. Nach einer Dosis von 60 Gy ist die Xerostomie bei allen Patienten vorhanden. Zusätzlich entsteht ein vermehrt zähflüssiger Speichel. Die Entstehung einer atypischen bakteriellen Flora und eine orale Soor-Infektion wird begünstigt und eine Karies kann sich entwickeln. Gegen den zähen Schleim kommen Mukolytika (Mucosolvan® oder Fluimucil®), Spülungen mit Soda und/oder physiologischer NaCl in Wasser (je 1 Teelöffel Soda und NaCl auf 1 l Wasser geben) und künstlicher Speichel (Glandosane®) in Frage. Wichtig ist es, schon bei der Bestrahlungsplanung geeignete Techniken (IMRT) zu wählen, die es erlauben, einen Teil der Speicheldrüsen zu schonen (< 26 Gy), um den Patienten eine hochgradige Xerostomie zu ersparen (Eisbruch 1999). Vor jeder Strahlentherapie ist eine Zahnsanierung mit ggf. Extraktion von kariösen Zähnen bzw. verbliebenen Wurzelresten durchzuführen (s. u.). Eine Dysgeusie ist mit der reduzierten Speichelproduktion eng verknüpft, da für die normale Funktion der Geschmackspapillen eine „Spülung" mit dünnflüssigem Speichel notwendig ist. Während der Strahlenbehandlung ändert sich das Geschmacksempfinden oft schon in der zweiten bis dritten Behandlungswoche, was zu einer häufig beklagten „metallenen" Geschmackskomponente führt. Ab Gesamtdosen von 40 Gy kommt es zu einer reversiblen Ageusie. Bei Gesamtdosen > 60 Gy an der gesamten Zunge tritt eine permanente Ageusie ein. Im Normalfall bilden sich die Geschmacksstörungen nach zwei bis drei Monaten komplett zurück. Eine seltene Nebenwirkung ist die aseptische Osteoradionekrose (< 5 %). Das Auftreten von zervikalen Lymphödemen ist häufiger bei postoperativer Bestrahlung zu erwarten.

Die Compliance der Patienten ist sehr wichtig, da eine gute Umsetzung der supportiven und pflegerischen Maßnahmen die Nebenwirkungen reduzieren kann. Eine Untersuchung von Browman et al. (1993) konnte zeigen, dass Patienten die während einer Strahlentherapie weiter rauchten, ein signifikant schlechteres Tumoransprechen (45 % vs. 74 %, p = 0,008) und eine geringere Zweijahres-Überlebensrate von 39 % vs. 66 % (p = 0,005) hatten als Nichtraucher.

Supportive und präventive Therapiemaßnahmen

Schleimhäute- und Hautpflege

Mehrmals täglich sollten Mundspülungen mit einem antimykotisch/antibakteriell wirksamen Agens, z. B. Chlorhexidin, durchgeführt werden. Zur Unterstützung der Schleimhautregeneration ist auch ein Zusatz von panthenolhaltigen Lösungen sinnvoll. Spülungen mit Kamillen- oder Salbeitee oder prophylaktische Antimykotikagaben mit Nystatin- oder Amphotericin-B-Lösungen können verwendet werden. Die Nasenschleimhäute sollten mit öligen Flüssigkeiten feucht gehalten werden (z. B. Olivenöl, Vitadral®-Nasentropfen, Coldastop®-Nasenöl). Zur Hautpflege werden mehrmals täglich parfümfreie Präparate auf wässriger Basis empfohlen. Bei feuchten Epitheliolysen kann der Einsatz von antibiotikahaltigen Salben (Flamacine®) notwendig werden. Bei der RIT mit Cetuximab, treten akneiforme Hautreaktionen vermehrt auf. Die Behandlung sollte nach den „Consenus Guidelines" von Bernier et al. (2008) erfolgen, was insbesondere eine Antibiotikagabe von täglich 1 × 100 mg eines Tetrazyklins beinhaltet.

Schmerztherapie

Eine adäquate Schmerztherapie stellt immer eine wichtige supportive Maßnahme während und nach der Strahlentherpie dar, sie sollte immer nach dem WHO-Stufenschema erfolgen. Eine Dysphagie kann am besten mit Analgetika (z. B. Azetylsalizylsäure, Parazetamol, Ibuprofen, Novalgin, Indometacin) bekämpft werden. Lokalanästhetika oder zentral wirksame Analgetika können in schweren Fällen kurzfristig notwendig sein. Bei akuten fleckförmigen oder konfluierenden Mukositiden sollte die Indikation zur Opiatgabe großzügig gestellt werden. Als Präparate stehen hier transdermale Systeme mit Fentanyl oder Buprenorphin (Durogesic®, Transtec®) in Kombination mit oralen rasch wirksamen Morphinen, zur Verfügung.

Ernährung

Sobald zu Therapiebeginn eine mehr als 10%ige Gewichtsabnahme gegenüber dem Normalgewicht oder dem Gewichtsdurchschnitt der letzten sechs Monate vorliegt, ein Gewichtsverlust unter der Therapie von ≥ 0,5 kg/10 kg KG/Woche auftritt oder bei einem Albuminspiegel im Serum < 3 g/dl, besteht die Indikation zu einer supportiven Ernährung. Diese kann von einer oralen Flüssigkost (Resource®, Biosorb®, Fresubin®, Fortimel®) über Sondenkost in Verbindung mit einer PEG-Sonde bis zur vollständigen parenteralen Ernährung reichen, täglich sollten 6000 kJ zugeführt werden. Dadurch werden sowohl operative Eingriffe, die Strahlen- und Chemotherapie deutlich besser vertragen und somit auch die Prognose verbessert (Rabinovitch 2006).

Prätherapeutische Zahnsanierung

Eine Zahnsanierung zwei Wochen vor einer definitiven oder postoperativen Strahlentherapie sowie die Zahnpflege während und nach Abschluss der Behandlung sind empfohlen. Ein bis zwei Tage vor der Zahnextraktion sollte eine prophylaktische Antibiotikagabe gegeben werden. Eine Fluoridierung während der RT mit hoch konzentriertem Fluorid-Gel (z. B. Elmex®-Gel) ggf. auch eine Zahnschiene wird empfohlen. Nach der RT sollte nicht vor Ablauf eines Jahr ein Zahn extrahiert werden oder eine prothetische Versorgung erfolgen.

Spätfolgen der Strahlentherapie

Definition: Symptome oder Krankheiten, die nach > 90 Tagen nach Beginn einer Strahlentherapie klinisch auftreten und durch diese verursacht oder mit verursacht worden sind. Ihr Auftreten ist von verschiedenen Faktoren abhängig (s. o.).

Nasopharynx

Die häufigsten schweren Nebenwirkungen betreffen das Gehirn und Nervensystem (Temporallappen-Nekrose, Myelopathie/Hirnstamm-Enzephalopathie, Hirnnervenlähmung und Hypothalamus-/Hypophysendysfunktion), das Ohr (bleibende Otitis, Hörverlust), das Kiefergelenk (Trismus) und Fibrosen der Weichteile. Mit einer endokrinen Dysfunktion ist frühestens nach einem Jahr zu rechnen, Temporallappen-Nekrosen treten nach zwei oder mehr Jahren auf. Die Wahl einer geeigneten Bestrahlungstechnik mit Abschirmung der Hypophyse und des Temporallappens kann das Auftreten von Spätfolgen verhindern (Sham 1994). Durch eine CT-geplante Bestrahlungstechnik mit Einsatz der IMRT oder stereotaktischer Bestrahlungsverfahren kann dies erreicht werden. In großen Serien wurde eine Myelopathierate zwischen 0,2 % und 18 % festgestellt. Das Nevengewebe kann auch biologisch durch die adäquate Wahl der Fraktionierungsart (z. B. Hyperfraktionierung) entsprechend dem linear-quadaratischen Modell (BED) geschont werden. In einer retrospektiven Studie von Lee et al. (1992) zeigten mehr als 4500 Patienten nach Bestrahlung eines Nasopharynxkarzinoms eine Rate von 31 % an einer oder mehreren Spätnebenwirkungen. 322 Patienten (7 %) hatten schwere Therapiefolgen, 62 Patienten (1 %) starben daran. Mit einer Rate von 5–10 % ist auch das Auftreten eines Trismus eng mit der applizierten Dosis am Kiefergelenk assoziiert. Xerostomie ist häufig und kann nur symptomatisch behandelt werden. Durch den vermehrten Einsatz der IMRT ist eine bessere Schonung der Parotiden und damit ein Funktionserhaltung der Speicheldrüsen möglich. Dies spiegelt sich auch in einer höheren Lebensqualität wider (Li 2007; Pow 2006; Braam 2006; de Arruda 2006; Lee 2006; Schoenfeld 2008; Cannon 2008; Lauve 2004). Die Rate an Fibrosen des subkutanen Gewebes der Halsweichteile kann minimiert werden, wenn die Bestrahlungsdosen in klinisch nicht befallenen Regionen 50 Gy nicht überschreiten.

Oro-/Hypopharynx

Spätnebenwirkungen treten bei ca. 25 % der Patienten mit Tonsillen- und Zungengrundkarzinomen auf. Die häufigsten Spätnebenwirkungen sind Xerostomie und Dysgeusie. Bei einer radiogen induzierten Xerostomie und Speichelveränderung ist das Auftreten von Karies verbunden. Die Möglichkeit der Reduktion von Xerostomie durch Schonung der Parotis mittels IMRT wurde bereits in mehreren Studien untersucht (Roesink 1999; Münter 2004). An der Universität von Michigan, konnte gezeigt werden, dass die Mehrzahl der Speicheldrüsen, die eine mittlere Dosis > 26 Gy erhalten hatten, irreversibel kei-

nen meßbaren Speichel produzieren. Im Unterschied dazu, war die Speichelproduktion ein Jahr nach RT in Speicheldrüsen, die < 26 Gy mittlere Dosis erhalten hatten, im Durchschnitt auf prätherapeutische Werte zurückgekehrt (Eisbruch 1999, 2001). Eine Osteoradionekrose der Mandibula kann nach Dosen von 60–65 Gy mit einer Häufigkeit von ca. 5–10 % auftreten. Die Häufigkeit kann durch Infektionen, die von nicht sanierten Zähnen und Zahnfleischveränderungen ausgehen, erheblich ansteigen. Biphosphonate können in vereinzelten Fällen zu Osteonekrosen des Unterkiefers führen (King 2008). Schwere subkutane Fibrosen am Hals und chronische Mukositiden treten mit einer Häufigkeit von 4–8 % auf. Seltener sind die Osteomyelitis von Halswirbelkörpern, Chondronekrosen des Schildknorpels und der Trachea. Bei Hypopharynxkarzinomen ist häufig ein multimodaler Therapieansatz mit Kombinationen von Operation und Strahlen- ± Chemotherapie gerechtfertigt und damit verbunden eine signifikante Erhöhung der Spätmorbidität. Vandenbrouck et al. (1987) konnten im Vergleich von präoperativer vs. postoperativer Strahlentherapie einen signifikanten Unterschied der Rate insbesondere schwerer Spätfolgen zu Ungunsten der präoperativen Behandlung beobachten (p < 0,01). Bei Hypopharynxkarzinomen kann eine Fibrose der Stimmlippen mit Heiserkeit ab einer Gesamtdosis von > 66 Gy/1,8–2,0 Gy auftreten.

Nachsorge

Eine klinische Kontrolle wird in den ersten zwei Jahren nach der Therapie alle drei Monate, ab dem dritten Jahr bis zum fünften Jahr halbjährlich, und bis zum zehnten Jahr jährlich empfohlen. Rund 90 % der Lokalrezidive erfolgen in den ersten drei Jahren. Bei Rezidivverdacht muss eine histologische Abklärung erfolgen, falls diese negativ ist, empfiehlt sich eine monatliche Kontrolle.

Schlüsselliteratur

Baujat B, Audry H, Bourhis J et al: MAC-NPC Collaborative Group. Chemotherapy in locally advanced nasopharyngeal carcinoma: an individual patient data meta-analysis of eight randomized trials and 1753 patients. Int J Radiat Oncol Biol Phys 64 (2006) 47–56

Bonner JA, Harari PM, Giralt J et al: Radiotherapy plus cetuximab for squamous-cell carcinoma of the head and neck. N Engl J Med 354 (2006) 567–578

Bonner JA: Update 2008. ASTRO 2008. Int J Radiat Oncol Biol Phys 16 (2008)

Bourhis J, Le Maître A, Baujat B et al: Meta-Analysis of Chemotherapy in Head, Neck Cancer Collaborative Group; Meta-Analysis of Radiotherapy in Carcinoma of Head, Neck Collaborative Group; Meta-Analysis of Chemotherapy in Nasopharynx Carcinoma Collaborative Group. Individual patients' data meta-analyses in head and neck cancer. Curr Opin Oncol 19 (2007) 188–194

Bourhis J, Overgaard J, Audry H et al: Meta-Analysis of Radiotherapy in Carcinomas of Head and neck (MARCH) Collaborative Group. Hyperfractionated or accelerated radiotherapy in head and neck cancer: a meta-analysis. Lancet 368 (2006) 843–854

Budach V, Stuschke M, Budach W et al: Hyperfractionated Accelerated Chemoradiation With Concurrent Fluorouracil-Mitomycin Is More Effective Than Dose-Escalated Hyperfractionated Accelerated Radiation Therapy Alone in Locally Advanced Head and Neck Cancer: Final Results of the Radiotherapy Cooperative Clinical Trials Group of the German Cancer Society 95–06 Prospective Randomized Trial. J Clin Oncol 23 (2005) 1125–1135

Budach W, Hehr T, Budach V et al: A meta-analysis of hyperfractionated and accelerated radiotherapy and combined chemotherapy and radiotherapy regimens in unresected locally advanced squamous cell carcinoma of the head and neck. BMC Cancer 31 (2006) 6–28

Cooper JS, Pajak TF, Forastiere AA et al: Radiation Therapy Oncology Group 9501/Intergroup. Postoperative concurrent radiotherapy and chemotherapy for high-risk squamous-cell carcinoma of the head and neck. N Engl J Med 350 (2004) 1937–1944

Dische S, Saunders M, Barrett A: A randomised multicentre trial of CHART versus conventional radiotherapy in head and neck cancer. Radiother Oncol 44 (1997) 123–136

El Sayed S, Nelson N: Adjuvant and adjunctive chemotherapy in the management of squamous cell carcinoma of the head and neck region. A meta-analysis of prospective and randomized trials. J Clin Oncol 14 (1996) 838–847

Fu KK, Clery M, Ang KK et al: Randomized phase I/II trial of two variants of accelerated fractionated radiotherapy regimens for advanced head and neck cancer: results of RTOG 88–09. Int J Radiat Oncol Biol Phys 32 (1995) 589–597

Horiot JC, Le Fur R, N'Guyen T et al: Hyperfractionation versus conventional fractionation in oropharyngeal carcinoma: final analysis of a randomized trial of the EORTC cooperative group of radiotherapy. Radiother Oncol 25 (1992) 231–241

Pignon JP, Syz N, Posner M et al: Adjusting for patient selection suggests the addition of docetaxel to 5-fluorouracil-cisplatin induction therapy may offer survival benefit in squamous cell cancer of the head and neck. Anticancer Drugs (2004) 331–340

Posner MR, Hershock DM, Blajman CR et al: TAX 324 Study Group. Cisplatin and fluorouracil alone or with docetaxel in head and neck cancer. N Engl J Med 357 (2007) 1705–1715

Vermorken JB, Remenar E, van Herpen C et al: EORTC 24971/TAX 323 Study Group (2007) Cisplatin, fluorouracil, and docetaxel in unresectable head and neck cancer. N Engl J Med 357 (2007) 1695–1704

Gesamtliteratur

Adelstein DJ, Lavertu P, Saxton JP et al: Mature results of a phase III randomized trial comparing concurrent chemoradiotherapy with radiation therapy alone in patients with stage III and IV squamous cell carcinoma of the head and neck. Cancer 88 (2000) 876–883

Al-Sarraf M, LeBlanc M, Giri PG et al: Chemoradiotherapy versus radiotherapy in patients with advanced nasopharyngeal cancer: phase III randomized Intergroup study 0099. J Clin Oncol 16 (1998) 1310–1317

Amdur RJ, Parsons JT, Mendenhall WM et al: Split-course versus continuous-course irradiation in the postoperative setting for squamous cell carcinoma of the head and neck. Int J Radiat Oncol Biol Phys 17 (1989) 279–285

Ang KK, Peters LJ, Weber RS et al: Concomitant boost radiotherapy schedules in the treatment of carcinoma of the oropharynx and nasopharynx. Int J Radiat Oncol Biol Phys 19 (1990) 1339–45

Ang KK, Xu FX, Landuyt W et al: The kinetics and capacity of repair of sublethal damage in mouse lip mucosa during fractionated irradiations. Int J Radiat Oncol Biol Phys 11(1985) 1977–1983

Apisarnthanarax S, Elliott DD, El-Naggar AK et al: Determining optimalclinical target volume margins in head-and-neck cancer based on microscopic extracapsular extension of metastatic neck nodes. Int J Radiat Oncol Biol Phys 64 (2006) 678–683

Barker JL, Fletcher GH. Time, dose, tumor relationships in megavoltage irradiation of squamous cell carcinomas of the RMT and AFP. Int J Radiat Oncol Biol Phys 2 (1997) 407–414

Bataini P, Brugere J, Berniere J et al: Results of radical radiotherapeutic treatment of carcinoma of the pyriform sinus. Int J Radiat Oncol Biol Phys 8 (1982) 1277

Baujat B, Audry H, Bourhis J et al: MAC-NPC Collaborative Group. Chemotherapy in locally advanced nasopharyngeal carcinoma: an individual patient data meta-analysis of eight randomized trials and 1753 patients. Int J Radiat Oncol Biol Phys 64 (2006) 47–56

Baumann M, Liertz C, Baisch H et al: Impact of overall treatment time of fractionated irradiation on local control of human FaDu squamous cell carcinoma in nude mice. Radiother Oncol 32 (1994) 137–143

Bentzen SM, Atasoy BM, Daley FM et al: Epidermal growth factor receptor expression in pretreatment biopsies from head and neck squamous cell carcinoma as a predictive factor for a benefit from accelerated radiation therapy in a randomized controlled trial. J Clin Oncol 23 (2005) 5560–5567

Bentzen SM, Ruifrok AC, Thames HD: Repair capacity and kinetics for human mucosa and epithelial tumors in the head and neck: clinical data on the effect of changing the time interval between multiple fractions per day in radiotherapy. Radiother Oncol 38 (1996) 89–101

Bentzen SM, Saunders MI, Dische S: Radiotherapy-related early morbidity in head and neck cancer: quantitative clinical radiobiology as deduced from the CHART trial. Radiother Oncol 60 (2001) 123–135

Bentzen SM, Saunders MI, Dische S: Repair halftimes estimated from observations of treatment-related morbidity after CHART or conventional radiotherapy in head and neck cancer. Radiother Oncol 53 (1999) 219–226

Bernier J, Domenge C, Ozsahin M et al: Postoperative irradiation with or without concomitant chemotherapy for locally advanced head and neck cancer. European Organization for Research and Treatment of Cancer Trial 22931. N Engl J Med 350(2004) 1945–1952

Bernier J, Bonner J, Vermorken JB et al: Consensus guidelines for the management of radiation dermatitis and coexisting acne-like rash in patients receiving radiotherapy plus EGFR inhibitors for the treatment of squamous cell carcinoma of the head and neck. Ann Oncol 19 (2008) 142–149

Bernier J, Cooper JS, Pajak TF et al: Defining risk levels in locally advanced head and neck cancers: a comparative analysis of concurrent postoperative radiation plus chemotherapy trials of the EORTC (#22931) and RTOG (#9501). Head Neck 10 (2005) 843–850

Bieri S, Allal AS, Dulguerov P et al: Concomitant boost radiotherapy in oropharynx carcinomas. Acta Oncol 37 (1998) 687–691

Bonner JA, Harari PM, Giralt J et al: Radiotherapy plus cetuximab for squamous-cell carcinoma of the head and neck. N Engl J Med 354 (2006) 567–578

Bonner JA: Update 2008. ASTRO 2008. Int J Radiat Oncol Biol Phys 16 (2008)

Bourhis J, Lapeyre M, Tortochaux J et al: Phase III randomized trial of very accelerated radiation therapy compared with conventional radiation therapy in squamous cell head and neck cancer: a GORTEC trial. J Clin Oncol 24 (2006) 2873–2878

Bourhis J, Le Maître A, Baujat B et al: Meta-Analysis of Chemotherapy in Head, Neck Cancer Collaborative Group; Meta-Analysis of Radiotherapy in Carcinoma of Head, Neck Collaborative Group; Meta-Analysis of Chemotherapy in Nasopharynx Carcinoma Collaborative Group. Individual patients' data meta-analyses in head and neck cancer. Curr Opin Oncol 19 (2007) 188–194

Bourhis J, Overgaard J, Audry H et al: Meta-Analysis of Radiotherapy in Carcinomas of Head and neck (MARCH) Collaborative Group. Hyperfractionated or accelerated radiotherapy in head and neck cancer: a meta-analysis. Lancet 368 (2006) 843–854

Bourhis J, Sire C, Lapeyre M et al: Accelerated versus conventional radiotherapy with concomitant chemotherapy in locally advanced head and neck carcinomas: results of a phase III randomized trial. J Radiat Oncol Biol Phys 72 (2008) S 67 Abstract ASTRO

Bourhis J: Hypoxia response pathways and radiotherapy for head and neck cancer.J Clin Oncol 24 (2006) 725–726

Braam PM, Terhaard CH, Roesink JM et al: Intensity-modulated radiotherapy significantly reduces xerostomia compared with conventional radiotherapy. Int J Radiat Oncol Biol Phys 66 (2006) 975–980

Brizel DM, Albers ME, Fisher SR et al: Hyperfractionated irradiation with or without concurrent chemotherapy for locally advanced head and neck cancer. N Engl J Med 338 (1998) 1798–1804

Brizel DM, Sibley GS, Prosnitz LR et al: Tumor hypoxia adversely affects the prognosis of carcinoma of the head and neck. Int J Radiat Oncol Biol Phys 38 (1997) 285–328

Browman GP, Cripps C, Hodson DI et al: Placebo-controlled randomized trial of infusional fluorouracil during standard radiotherapy in locally advanced head and neck cancer. J Clin Oncol 12 (1994) 2648–2653

Browman GP, Wong G, Hodson I et al: Influence of cigarette smoking on the efficacy of radiation therapy in head and neck cancer. N Engl J Med 328 (1993) 1784–1785

Bucci M, Xia P, Lee N et al: Intensity modulated radiotherapy for carcinoma of the nasopharynx: An update of the UCSF experience. Int J Radiat Oncol Biol Phys 60 (2004) S317–S318

Budach V, Budach W, Scheulen M et al: Primary chemosensitivity and secondary drug resistance of xenografted soft part sarcomas. Strahlenther Onkol 165 (1998) 535–536

Budach V, Stuschke M, Budach W et al: Hyperfractionated Accelerated Chemoradiation With Concurrent Fluorouracil-Mitomycin Is More Effective Than Dose-Escalated Hyperfractionated Accelerated Radiation Therapy Alone in Locally Advanced Head and Neck Cancer: Final Results of the Radiotherapy Cooperative Clinical Trials Group of the German Cancer Society 95–06 Prospective Randomized Trial. J Clin Oncol 23 (2005) 1125–1135

Budach W, Budach V, Dinges S et al: Correlation between primary chemo- and radiation sensitivity in a panel of highly-malignant human soft tissue sarcoma xenografts.Radiother Oncol 42(1997) 181–187

Budach W, Hehr T, Budach V et al: A meta-analysis of hyperfractionated and accelerated radiotherapy and combined chemotherapy and radiotherapy regimens in unresected locally advanced squamous cell carcinoma of the head and neck. BMC Cancer 31 (2006) 6–28

Budach W, Welz S, Paulsen F et al: Mitomycin C and Fractionated Radiotherapy: Potentiation of Response and Inhibition of Repopulation. Int J Radiat Oncol Biol Phys 48 (2000) 273

Calais G, Alfonsi M, Bardet E et al: Randomized trial of radiation therapy versus concomitant chemotherapy and radiation therapy for advanced-stage oropharynx carcinoma. J Natl Cancer Inst 91 (1999) 2081–2086

Calais G, Pointreau I, Alfons M: Randomized phase III trial comparing induction chemotherapy using cisplatin, fluorouracil, with or without docetaxel for organpreservation in hypopharynx and larynx cancer. Preliminary results of the GORTEC 2000–01. Proc ASCO 2006 (abstract 5506)

Candela FC, Kothari K, Shah JP. Patterns of cervical node metastases from squamous carcinoma of the oropharynx and hypopharynx. Head Neck 12 (1999) 197–203

Cannon DM, Lee NY: Recurrence in region of spared parotid gland after definitive intensity-modulated radiotherapy for head and neck cancer. Int J Radiat Oncol Biol Phys 70 (2008) 660–665

Cellai E, Olmi P, Chiavacci A et al: Computed tomography in nasopharyngeal carcinoma: Part II: Impact on survival. Int J Radiat Oncol Biol Phys 19 (1990) 1177–1182

Chan AT, Teo PM, Ngan RK et al: Concurrent chemotherapy-radiotherapy compared with radiotherapy alone in locoregionally advanced nasopharyngeal carcinoma: progression-free survival analysis of a phase III randomized trial. J Clin Oncol 20 (2002) 2038–2044

Chan AT, Leung SF, Ngan RK et al: Overall survival after concurrent cisplatin-radiotherapy compared with radiotherapy alone in locoregionally advanced nasopharyngeal carcinoma. J Natl Cancer Inst 97 (2005) 536–539

Chang JT, See LC, Liao CT et al: Early stage nasopharyngeal carcinoma: radiotherapy dose and time factors in tumor control. Jpn J Clin Oncol 28 (1998) 207–213

Chao KS, Wippold FJ, Ozyigit G et al: Determination and delineation of nodal target volumes for head-and-neck cancer based on patterns of failure in patients receiving definitive and postoperative IMRT. Int J Radiat Oncol Biol Phys 53 (2002) 1174–1184

Chapman JD: Measurement of tumor hypoxia by invasive and non-invasive procedures: a review of recent clinical studies. Radiother Oncol 20 (Suppl 1) (1991) 13–19

Chua DT, Ma J, Sham JS et al: Long-term survival after cisplatin-based induction chemotherapy and radiotherapy for nasopharyngeal carcinoma: a pooled data analysis of two phase III trials. J Clin Oncol 23 (2005) 1118–1124

Cooper JS, Lee H, Torrey M et al: Improved outcome secondary to concurrent chemoradiotherapy for advanced carcinoma of the nasopharynx: preliminary corroboration of the inter-group experience. Int J Radiat Oncol Biol Phys 47 (2000) 861–866

Cooper JS, Pajak TF, Forastiere AA et al: Radiation Therapy Oncology Group 9501/Intergroup. Postoperative concurrent radiotherapy and chemotherapy for high-risk squamous-cell carcinoma of the head and neck. N Engl J Med 350 (2004) 1937–1944

Cox JD, Pajak TF, Marcial VA et al: Dose-response for local control with hyperfractionated radiation therapy in advanced carcinomas of the upper aerodigestive tracts: preliminary report of radiation therapy oncology group protocol 83–13. Int J Radiat Oncol Biol Phys 18 (1990) 515–521

Cummings B, Keane T, Pintilie M et al: Five year results of a randomized trial comparing hyperfractionated to conventional radiotherapy over four weeks in locally advanced head and neck cancer. Radiother Oncol 85 (2007) 7–16

de Arruda FF, Puri DR, Zhung J, Narayana A et al: Intensity-modulated radiation therapy for the treatment of oropharyngeal carcinoma: the Memorial Sloan-Kettering Cancer Center experience. Int J Radiat Oncol Biol Phys 64 (2006) 363–373

Dewhirst MW, Cao Y, Moeller B: Cycling hypoxia and free radicals regulate angiogenesis and radiotherapy response. Nat Rev Cancer 8 (2008) 425–437

Dische S, Saunders M, Barrett A: A randomised multicentre trial of CHART versus conventional radiotherapy in head and neck cancer. Radiother Oncol 44 (1997) 123–136

Dobrowsky W, Dobrowsky E, Naude J: Conventional vs accelerated fractionation in head and neck cancer. Br J Cancer Suppl 27 (1996) S279–281

Dobrowsky W, Naude J: Continuous hyperfractionated accelerated radiotherapy with/without mitomycin C in head and neck cancers. Radiother Oncol 57 (2000) 119–124

Dörr W: Modulation of repopulation processes in oral mucosa: experimental results. Int J Radiat Biol 79 (2003) 531–537

Dubois JB, Guerrier B, DiRuggeriero JM et al: Cancer of the pyriform sinus: Treatment by radiation therapy alone and after surgery. Radiology 160 (1986) 831

Eisbruch A, Kim HM, Terrell JE et al: Xerostomia and its predictors following parotid-sparing irradiation of head-and-neck cancer. Int J Radiat Oncol Biol Phys 50 (2001) 695–704

Eisbruch A, Ten Haken RK, Kim H et al: Dose, volume, and function relationships in parotid salivary glands following conformal and intensity-modulated irradiation of head and neck cancer. Int J Radiat Oncol Biol Phys 45 (1999) 577–587

El Sayed S, Nelson N: Adjuvant and adjunctive chemotherapy in the management of squamous cell carcinoma of the head and neck region. A meta-analysis of prospective and randomized trials. J Clin Oncol 14 (1996) 838–847

Eschwege F, Sancho-Garnier H, Gerard JP et a: Ten-year results of randomized trial comparing radiotherapy and concomitant bleomycin to radiotherapy alone in epidermoid carcinomas of the oropharynx: experience of the European Organization for Research and Treatment of Cancer. NCI Monogr (1998) 275–278

Fakhry C, Westra WH, Li S et al: Improved survival of patients with human papillomavirus-positive head and neck squamous cell carcinoma in a prospective clinical trial. J Natl Cancer Inst 100 (2008) 261–269

Ferrara N, Hillan KJ, Gerber HP et al: Discovery and development of bevacizumab, an anti-VEGF antibody for treating cancer. Nat Rev Drug Discov 3 (2004) 391–400

Fietkau R: Postoperative concurrent chemoradiotherapy versus radiotherapy in high-risk SCCA of the head and neck: results of the German phase III trial ARO 96–3. J Clin Oncol (Proc ASCO 2006) 24 (2006) 5507

Forastiere AA, Goepfert H, Maor M et al: Concurrent chemotherapy and radiotherapy for organ preservation in advanced laryngeal cancer. N Engl J Med 349 (2003) 2091–2098

Forastiere AA, Metch B, Schuller DE et al: Randomized comparison of cisplatin plus fluorouracil and carboplatin plus fluorouracil versus methotrexate in advanced squamous-cell carcinoma of the head and neck: a Southwest Oncology Group study. J Clin Oncol 10(1992) 1245–1251

Fowler JF, Lindstrom MJ. Loss of local control with prolongation in radiotherapy. Int J Radiat Oncol Biol Phys 23 (1992) 457–467

Fu KK, Clery M, Ang KK et al: Randomized phase I/II trial of two variants of accelerated fractionated radiotherapy regimens for advanced head and neck cancer: results of RTOG 88–09. Int J Radiat Oncol Biol Phys 32 (1995) 589–597

Fu KK, Pajak TF, Marcial VA et al: Late effects of hyperfractionated radiotherapy for advanced head and neck cancer: long-term follow-up results of RTOG 83–13. Int J Radiat Oncol Biol Phys 32 (1995) 577–588

Fu KK, Pajak TF, Trotti A: A Radiation Therapy Oncology Group (RTOG) phase III randomized study to compare hyperfractionation and two variants of accelerated fractionation to standard fractionation radiotherapy for head and neck squamous cell carcinomas: first report of RTOG 9003. Int J Radiat Oncol Biol Phys 48 (2000) 7–16

Fu KK, Phillips TL, Silverberg IJ et al: Combined radiotherapy and chemotherapy with bleomycin and methotrexate for advanced inoperable head and neck cancer: update of a Northern California Oncology Group randomized trial. J Clin Oncol 5 (1987) 1410–1418

Geara FB, Sanguineti G, Tucker SL et al: Carcinoma of the nasopharynx treated by radiotherapy alone: determinants of distant metastasis and survival. Radiother Oncol 43 (1997) 53–61

Gibson MK, Li Y, Murphy B et al: Eastern Cooperative Oncology Group.Randomized phase III evaluation of cisplatin plus fluorouracil versus cisplatin plus paclitaxel in advanced head and neck cancer (E1395): an intergroup trial of the Eastern Cooperative Oncology Group. J Clin Oncol 23 (2005) 3562–3567

Gillison ML, Lowy DR: Causal role for human papillomavirus in head and neck cancer. Lancet 363 (2004) 1488–1489

Gillison ML: Human papillomavirus and prognosis of oropharyngeal squamous cell carcinoma: implications for clinical research in head and neck cancers. J Clin Oncol 24 (2006) 5623–5625

Grabenbauer GG, Muhlfriedel C, Rodel F et al. Squamous cell carcinoma of the oropharynx: Ki-67 and p53 can identify patients at high risk for local recurrence after surgery and postoperative radiotherapy. Int J Radiat Oncol Biol Phys 48 (2000) 1041–1050

Greenlee RT, Murray T, Bolden S et al: Cancer statistic 50 (2000) 7–33

Grégoire V, De Neve W, Eisbruch A et al: Intensity-modulated radiation therapy for head and neck carcinoma. Oncologist 12 (2007) 555–564

Grégoire V, Eisbruch A, Hamoir Met al: Proposal for the delineation of the nodal CTV in the node-positive and the postoperative neck. Radiother Oncol 79 (2006) 15–20

Grégoire V, Levendag P, Ang KK et al: CT-based delineation of lymph node levels and related CTVs in the node-negative neck: DAHANCA, EORTC, GORTEC, NCIC, RTOG consensus guidelines. Radiother Oncol 69 (2003) 227–236

Gupta NK, Pointon RC, Wilkinson PM: A randomised clinical trial to contrast radiotherapy with radiotherapy and methotrexate given synchronously in head and neck cancer. Clin Radiol 38 (1987) 575–581

Gwozdz JT, Morrison WH, Garden AS: Concomitant boost radiotherapy for squamous carcinoma of the tonsillar fossa. Int J Radiat Oncol Biol Phys 39 (1997) 127–35

Haffty BG, Son YH, Papac R et al: Chemotherapy as an adjunct to radiation in the treatment of squamous cell carcinoma of the head and neck: results of the Yale Mitomycin Randomized Trials. J Clin Oncol 15 (1997) 268–276

Hansen O, Overgaard J, Hansen HS: Importance of overall treatment time for the outcome of radiotherapy of advanced head and neck carcinoma: dependency on tumor differentiation. Radiother Oncol 43 (1997) 47–51

Harrison DFN: Pathology of hypopharyngeal cancer in relation to surgical management. J Laryngol Otol 84 (1970) 349–367

Harrison LB, Lee HJ, Pfister DG et al: Long term results of primary radiotherapy with/without neck dissection for squamous cell cancer of the base of tongue. Head Neck 20 (1998): 668–673

Hitt R, López-Pousa A, Martínez-Trufero J et al: Phase III study comparing cisplatin plus fluorouracil to paclitaxel, cisplatin, and fluorouracil induction chemotherapy followed by chemoradiotherapy in locally advanced head and neck cancer. J Clin Oncol 23 (34) (2005) 8636–8645

Hitt R, Jimeno A, Rodríguez-Pinilla M et al: Phase II trial of cisplatin and capecitabine in patients with squamous cell carcinoma of the head and neck, and correlative study of angiogenic factors. Br J Cancer 91 (2004) 2005–2011

Horiot JC, Bontemps P, van den Bogaert W et al: Accelerated fractionation (AF) compared to conventional fractionation (CF) improves loco-regional control in the radiotherapy of advanced head and neck cancers: results of the EORTC 22851 randomized trial. Radiother Oncol 44 (1997) 111–121

Horiot JC, Le Fur R, N'Guyen T et al: Hyperfractionation versus conventional fractionation in oropharyngeal carcinoma: final analysis of a randomized trial of the EORTC cooperative group of radiotherapy. Radiother Oncol 25 (1992) 231–241

Huguenin P, Beer KT, Allal A et al: Concomitant cisplatin significantly improves locoregional control in advanced head and neck cancers treated with hyperfractionated radiotherapy. J Clin Oncol 22 (2004) 4665–4673

Induction chemotherapy plus radiation compared with surgery plus radiation in patients with advanced laryngeal cancer The Department of Veterans Affairs Laryngeal Cancer Study Group. N Engl J Med 324 (1991) 1685–1690

Jeremic B, Shibamoto Y, Milicic B et al: Hyperfractionated radiation therapy with or without concurrent low-dose daily cisplatin in locally advanced squamous cell carcinoma of the head and neck: a prospective randomized trial. J Clin Oncol 18 (2000) 1458–1464

Johansen LV, Grau C, Overgaard J: Squamous cell carcinoma of the oropharynx – an analysis of treatment results in 289 consecutive patients. Acta Oncol 39 (2000) 985–994

Kam MK Leung SF, Zee B et al: Impact of intensity-modulated radiotherapy (IMRT) on salivary gland function in early-stage nasopharyngeal carcinoma (NPC): A prospective randomized study. J Clin Oncol 23 (suppl) (2005) 500S

Kam MK, Teo PM, Chau RM et al: Treatment of nasopharyngeal carcinoma with intensity-modulated radiotherapy: the Hong Kong experience. Int J Radiat Oncol Biol Phys 60 (2004) 1440–1450

Kappler M, Taubert H, Holzhausen HJ et al: Immunohistochemical detection of HIF-1alpha and CAIX in advanced head-and-neck cancer. Prognostic role and correlation with tumor markers and tumor oxygenation parameters. Strahlenther Onkol 184 (2008) 393–399

Keane TJ, Cummings BJ, O'Sullivan B et al: A randomized trial of radiation therapy compared to split course radiation therapy combined with mitomycin C and 5 fluorouracil as initial treatment for advanced laryngeal and hypopharyngeal squamous carcinoma. .Int J Radiat Oncol Biol Phys 25 (1993) 613–618

Kennedy KA, Rockwell S, Sartorelli AC Preferential activation of mitomycin C to cytotoxic metabolites by hypoxic tumor cells. Cancer Res 40 (1980) 2356–2360

King AE, Umland EM: Osteonecrosis of the jaw in patients receiving intravenous or oral bisphosphonates. Pharmacotherapy 28 (2008) 667–677

Klug C, Berzaczy D, Voracek M et al: Preoperative chemoradiotherapy in the management of oral cancer: a review. J Craniomaxillofac Surg 36 (2008) 75–88

Klug C, Wutzl A, Kermer C et al: Preoperative radiochemotherapy and radical resection for stages II–IV oral and oropharyngeal cancer: outcome of 222 patients. Int J Oral Maxillofac Surg 34 (2005) 143–148

Kumar B, Cordell KG, Lee JS et al: EGFR, p16, HPV Titer, Bcl-xL and p53, sex, and smoking as indicators of response to therapy and survival in oropharyngeal cancer. J Clin Oncol 26 (2008) 3128–3137

Kwong DL, Pow EH, Sham JS et al: Intensity-modulated radiotherapy for early-stage nasopharyngeal carcinoma: a prospective study on disease control and preservation of salivary function. Cancer 101 (2004) 1584–1593

Langendijk JA, Slotman BJ, van der Waal I et al: Risk-group definition by recursive partitioning analysis of patients with squamous cell head and neck carcinoma treated with surgery and postoperative radiotherapy. Cancer 104 (2005) 1408–1417

Laramore G, Scott C, Al-Sarraf M et al: Adjuvant chemotherapy for resectable squamous cell carcinoma of the head and neck: report on Intergroup study 01034. Int J Radiat Oncol Biol Phys 23 (1992) 705

Lauve A, Morris M, Schmidt-Ullrich R et al: Simultaneous integrated boost intensity-modulated radiotherapy for locally advanced head-and-neck squamous cell carcinomas: II-clinical results. Int J Radiat Oncol Biol Phys 60 (2004) 374–387

Leborgne F, Leborgne JH, Fowler J: Accelerated hyperfractionated irradiation for advanced head and neck cancer: effect of shortening the median treatment duration by 13 days. Head Neck 23 (2001) 661–668

Lee AW, Tung SY, Chan AT et al: Preliminary results of a randomized study (NPC-9902 Trial) on therapeutic gain by concurrent chemotherapy and/or accelerated fractionation for locally advanced nasopharyngeal carcinoma. Int J Radiat Oncol Biol Phys 66 (2006) 142–151

Lee AWM, Law SCK, Ng SH et al: Retrospective analysis of nasopharyngeal carinoma treated during 1976–1985: Late complications following megavoltage irradiation. Br J Radiol 65 (1992) 918–928

Lee NY, de Arruda FF, Puri DR et al: A comparison of intensity-modulated radiation therapy and concomitant boost radiotherapy in the setting of concurrent chemotherapy for locally advanced oropharyngeal carcinoma. Int J Radiat Oncol Biol Phys 66 (2006) 966–974

Lee TF, Fang FM, Chao PJ et al: Dosimetric comparisons of helical tomotherapy and step-and-shoot intensity-modulated radiotherapy in nasopharyngeal carcinoma. Radiother Oncol 89 (2008) 89–96

Lefebvre JL, Chevalier D, Luboinski B et al: Larynx preservation in pyriform sinus cancer: preliminary results of a European Organization for Research and Treatment of Cancer phase III trial. EORTC Head and Neck Cancer Cooperative Group. J Natl Cancer Inst 88 (1996) 8990–8992

Li Y, Taylor JM, Ten Haken RK et al: The impact of dose on parotid salivary recovery in head and neck cancer patients treated with radiation therapy. Int J Radiat Oncol Biol Phys 67 (2007) 660–669

Lin JC, Jan JS, Hsu CY et al: Phase III study of concurrent chemoradiotherapy versus radiotherapy alone for advanced nasopharyngeal carcinoma: positive effect on overall and progression-free survival. J Clin Oncol 21 (2003) 631–637

Lindberg R: Distribution of cervical lymph node metastasis from squamous cell carcinoma of the upper respiratory and digestive tract. Cancer 29 (1972) 1446–1448

Lindholm P: Preoperative hyperfractionated accelerated radiotherapy and radical surgery in advanced head and neck cancer: a prospective phase II study. Radiother Oncol 78 (2006) 146–151

Lo TC, Wiley AL, Ansfield FJ et al: Combined Radiation Therapy and 5-Fluoro-Uracil for Advanced Squamous Cell Carcinoma of the Oral Cavity and Oropharynx: A Randomized Study. Am J Roentgenol Radium Ther Nucl Med 126 (1976) 229–235

MacKenzie R, Balogh J, Choo R et al: Accelerated radiotherapy with delayed concomitant boost in locally advanced squamous cell carcinoma of the head and neck. Int J Radiat Oncol Biol Phys 45 (1999) 589–595

Marcial VA, Pajak TF, Chang C: Hyperfractionated photon radiation therapy in the treatment of advanced squamous cell carcinoma of the oral cavity, pharynx, larynx, and sinuses, using radiation therapy as the only planned modality: (preliminary report) by the Radiation Therapy Oncology Group (RTOG). Int J Radiat Oncol Biol Phys 13 (1987) 41–47

Mendenhall WM, Parsons JT, Cassisi NJ et al: Squamous cell carcinoma of the pyriform sinus treated with surgery and/or radiotherapy. Head Neck Surg 10 (1987) 88–92

Merlano M, Benasso M, Corvo R et al: Five-year update of a randomized trial of alternating radiotherapy and chemotherapy compared with radiotherapy alone in treatment of unresectable squamous cell carcinoma of the head and neck. J Natl Cancer Inst 88 (1996) 583–589

Mohr C, Bohndorf W, Carstens J et al: Preoperative radiochemotherapy and radical surgery in comparison with radical surgery alone. A prospective, randomized DOSAK study

of advanced squamous cell carcinoma of the oral cavity and the oropharynx (a 3-year follow-up). Int J Oral Maxillofac Surg 23 (1994) 140–148

Münter MW, Karger CP, Hoffner SG et al: Evaluation of salivary gland function after treatment of head-and-neck tumors with intensity-modulated radiotherapy by quantitative pertechnetate scintigraphy. Int J Radiat Oncol Biol Phys 58 (2004) 175–184

Nguyen TD, Demange L, Froissart D et al: Rapid hyperfractionated radiotherapy. Cancer 56 (1985) 16–19

Nisi KW, Foote RL, Bonner JA: Adjuvant radiotherapy for squamous cell carcinoma of the tongue base: improved local-regional disease control compared with surgery alone. Int J Radiat Oncol Biol Phys 41 (1998) 371–377

Overgaard J, Hansen HS, Specht L et al: Five compared with six fractions per week of conventional radiotherapy of squamous-cell carcinoma of head and neck: DAHANCA 6 and 7 randomised controlled trial. Lancet 362 (2003) 933–940

Pajak TF, Laramore GE, Marcial VA: Elapsed treatment days – a critical item for radiotherapy quality control review in head and neck trials: RTOG report. Int J Radiat Oncol Biol Phys 20 (1991) 13–20

Parkin DM, Bray F, Ferlay J et.al: Global cancer statistics, 2002: CA Cancer J Clin 55 (2005) 74–108

Parsons JT, Mendenhall WM, Cassisi NJ et al: Hyperfractionation for head and neck cancer. Int J Radiat Oncol Biol Phys 14 (1988) 649–658

Perachia G, Salti C: Radiotherapy with thrice-a-day fractionation in a short overall treatment time: clinical experiences. Int J Radiat Oncol Biol Phys 7 (1981) 99–104

Perez CA, Devineni VR, Marcial-Vega V et al: Carcinoma of the nasopharynx: factors affecting prognosis. Int J Radiat Oncol Biol Phys; 23 (1992) 271–280

Pignon JP, Syz N, Posner M et al: Adjusting for patient selection suggests the addition of docetaxel to 5-fluorouracil-cisplatin induction therapy may offer survival benefit in squamous cell cancer of the head and neck. Anticancer Drugs (2004) 331–340

Pignon JP, Bourhis J, Domenge C et al: Chemotherapy added to locoregional treatment for head and neck squamous-cell carcinoma: three meta-analyses of updated individual data. MACH-NC Collaborative Group. Meta-Analysis of Chemotherapy on Head and Neck Cancer. Lancet 355 (2000) 949–955

Pinnaro P, Cercato MC, Giannarelli D et al: A randomized phase II study comparing sequential versus simultaneous chemo-radiotherapy in patients with unresectable locally advanced squamous cell cancer of the head and neck. Ann Oncol 5 (1994) 513–519

Pinto LH, Canary PC, Araujo cm: Prospective randomized trial comparing hyperfractionated versus conventional radiotherapy in stages III and IV oropharyngeal carcinoma. Int J Radiat Oncol Biol Phys 21 (1991) 557–562

Posner M, Vermorken JB: Induction therapy in the modern era of combined-modality therapy for locally advanced head and neck cancer. Semin Oncol 35 (2008) 221–228

Posner MR, Hershock DM, Blajman CR et al: TAX 324 Study Group. Cisplatin and fluorouracil alone or with docetaxel in head and neck cancer. N Engl J Med 357 (2007) 1705–1715

Pow EH, Kwong DL, McMillan AS et al: Xerostomia and quality of life after intensity-modulated radiotherapy vs. conventional radiotherapy for early-stage nasopharyngeal carcinoma: initial report on a randomized controlled clinical trial. Int J Radiat Oncol Biol Phys 66 (2006) 981–991

Rabinovitch R, Grant B, Berkey BA et al: Radiation Therapy Oncology Group. Impact of nutrition support on treatment outcome in patients with locally advanced head and neck squamous cell cancer treated with definitive radiotherapy: a secondary analysis of RTOG trial 90–03. Head Neck 28 (2006) 287–296

Ragin CC, Taioli E: Survival of squamous cell carcinoma of the head and neck in relation to human papillomavirus infection: review and meta-analysis. Int J Cancer 121 (2007) 1813–1820

Rischin D, Corry J, Smith J et al: Excellent disease control and survival in patients with advanced nasopharyngeal cancer treated with chemoradiation. J Clin Oncol 20 (2002) 1845–1852

Reimers N, Kasper HU, Weissenborn SJ et al: Combined analysis of HPV-DNA, p16 and EGFR expression to predict prognosis in oropharyngeal cancer Int J Cancer 120 (2007) 1731–1738

Robertson ML, Gleich LL, Barrett WL et al: Base-of-tongue cancer: survival, function, and quality of life after external-beam irradiation and brachytherapy. Laryngoscope 111 (2001) 1362–1365

Rockwell S, Moulder JE: Hypoxic fractions of human tumors xenografted into mice: a review. Int J Radiat Oncol Biol Phys 19 (1990) 197–202

Roesink JM, Konings AW, Terhaard CH et al: Preservation of the rat parotid gland function after radiation by prophylactic pilocarpin treatment: radiation dose dependency and compensatory mechanisms. Int J Radiat Oncol Biol Phys 45 (1999) 483–489

Salvajoli JV, Morioka H, Trippe N et al: A randomized trial of neoadjuvant vs concomitant chemotherapy vs radiotherapy alone in the treatment of stage IV head and neck squamous cell carcinoma. Eur Arch Otorhinolaryngol 249 (1992) 211–215

Sanchiz F, Milla A, Torner J et al: Single fraction per day versus two fractions per day versus radiochemotherapy in the treatment of head and neck cancer. Int J Radiat Oncol Biol Phys 19 (1990) 1347–1350

Sanguineti G, Geara FB, Garden AS et al: Carcinoma of the nasopharynx treated by radiotherapy alone: determinants of local and regional control. Int J Radiat Oncol Biol Phys 37 (1997) 985–996

Saunders MI, Dische S, Hong A: Continuous hyperfractionated accelerated radiotherapy in locally advanced carcinoma of the head and neck region. Int J Radiat Oncol Biol Phys 17 (1989) 1287–1293

Schmidt-Ullrich RK, Johnson CR, Wazer DE et al: Accelerated superfractionated irradiation for advanced carcinoma of the head and neck: concomitant boost technique. Int J Radiat Oncol Biol Phys 21 (1991) 563–568

Schoenfeld GO, Amdur RJ, Morris CG et al: Patterns of failure and toxicity after intensity-modulated radiotherapy for head and neck cancer. Int J Radiat Oncol Biol Phys 71 (2008) 377–385

Semrau R, Mueller RP, Stuetzer H et al: Efficacy of intensified hyperfractionated and accelerated radiotherapy and concurrent chemotherapy with carboplatin and 5-fluorouracil: updated results of a randomized multicentric trial in advanced head-and-neck cancer. Int J Radiat Oncol Biol Phys 64(2006) 1308–1316

Sham J, Choy D, Kwong PWK et al: Radiotherapy for nasopharyngeal carcinoma: Shielding pituitary may improve therapeutic ratio. Int J Radiat Oncol Biol Phys 29 (1994) 699–704

Skladowski K, Maciejewski B, Golen M et al: Continuous accelerated 7-days-a-week radiotherapy for head-and-neck cancer: long-term results of phase III clinical trial. Int J Radiat Oncol Biol Phys 66 (2006) 706–713

Skladowski K, Law MG, Maciejewski B et al: Planned and unplanned gaps in radiotherapy: the importance of gap position and gap duration. Radiother Oncol 30 (1994) 109–120

Smid L, Lesnicar H, Zakotnik B et al: Radiotherapy, combined with simultaneous chemotherapy with mitomycin C and bleomycin for inoperable head and neck cancer-preliminary report. Int J Radiat Oncol Biol Phys 32 (1992) 769–775

Spector G, Sessions D, Emami B et al: Carcinoma of the aryepiglottic fold: Therapeutic results and long time follow-up. Laryngoscope 105 (1995) 734–746

Spector G, Sessions D, Emami B et al: Squamous cell carcinoma of the pyriform sinus: A non randomized comparison of therapeutic modalities and long term results. Laryngoscope 105 (1995) 397–406

Staar S, Stuetzer H, Dietz A et al: Intensified Hyperfractionated (HF) Accelerated (ACC) Radiotherapy (RT) limits the Additional Benefit of Simultaneous Chemotherapy – Results of a Multicentric Randomized German Trial in Advanced Head and Neck (HN) Cancer. Int J Radiat Oncol Biol Phys 48 (2000) 151–152

Sterzing F, Schubert K, Sroka-Perez G et al: Helical tomotherapy. Experiences of the first 150 patients in Heidelberg. Strahlenther Onkol 184 (2008) 8–14

Stuschke M, Thames HD: Fractionation sensitivities and dose-control relations of head and neck carcinomas: analysis of the randomized hyperfractionation trials. Radiotherapy and Oncology 51 (1999) 113–121

Svoboda VHJ: Further experience with radiotherapy by multiple sessions. Brit J Radiol 51 (1978) 363–369

Vandenbrouck C, Eschwege F, DeLa Rochefordiere A: Squamous cell carcinoma of the pyriform sinus: retrospective study of 351 cases treated at the institute Gustave-Roussy. Head Neck Surg 10 (1987) 4

Vandenbrouck C, Sancho H, Lefur R: Results of a randomized clinical trial to preoperative irradiation versus postoperative irradiation in the treatment of tumors of the hypopharynx. Cancer 39 (1977) 1445–1449

Vermorken JB, Remenar E, van Herpen C et al: EORTC 24971/TAX 323 Study Group (2007) Cisplatin, fluorouracil, and docetaxel in unresectable head and neck cancer. N Engl J Med 357 (2007) 1695–1704

Vermorken JB, Mesia R, Rivera F et al: Platinum-based chemotherapy plus cetuximab in head and neck cancer. N Engl J Med 59 (2008) 1116–1127

Vokes EE, Liebowitz DN, Weichselbaum RR: Nasopharyngeal carcinoma. Lancet 350 (1997) 1087–1091

Voordeckers M, Everaert H, Tournel K et al: Longitudinal assessment of parotid function in patients receiving tomotherapy for head-and-neck cancer.Strahlenther Onkol 184 (2008) 400–405

Wang C, Schulz M, Miller D: Combined radiation therapy and surgery for carcinoma of the supraglottis and pyriform sinus. Am J Surg 124 (1972) 551

Wang CC. Improved local control of nasopharyngeal carcinoma after intracavitary brachytherapy boost. Am J Clin Oncol 14 (1991) 5–8

Wee J, Tan EH, Tai BC et al: Randomized trial of radiotherapy versus concurrent chemoradiotherapy followed by adjuvant chemotherapy in patients with American Joint Committee on Cancer/International Union against cancer stage III and IV nasopharyngeal cancer of the endemic variety. J Clin Oncol 23 (2005) 6730–6738

Weissler MC, Melin S, Sailer SL et al: Simultaneous chemoradiation in the treatment of advanced head and neck cancer. Arch Otolaryngol Head Neck Surg 118 (1992) 806–810

Wendt TG, Grabenbauer GG, Rodel cm et al: Simultaneous radiochemotherapy versus radiotherapy alone in advanced head and neck cancer: a randomized multicenter study. J Clin Oncol 16 (1998) 1318–1324

Winquist E, Oliver T, Gilbert R: Postoperative chemoradiotherapy for advanced squamous cell carcinoma of the head and neck: a systematic review with meta-analysis. Head Neck 29 (2007) 38–46

Wolden SL, Chen WC, Pfister DG et al: Intensity-modulated radiation therapy (IMRT) for nasopharynx cancer: update of the Memorial Sloan-Kettering experience. Int J Radiat Oncol Biol Phys 64 (2006) 57–62

Wolden SL, Zelefsky MJ, Kraus DH et al: Accelerated concomitant boost radiotherapy and chemotherapy for advanced nasopharyngeal carcinoma. J Clin Oncol 19 (2001) 1105–1110

Zelefsky MJ, Harrison LB, Fass DE et al: Postoperative radiation therapy for squamous cell carcinomas of the oral cavity and oropharynx: impact of therapy on patients with positive surgical margins. Int J Radiat Oncol Biol Phys 25 (1993) 17–21

B. Röper
H. Bier
M. Molls

Speicheldrüsen

Epidemiologie und Ätiologie

Die Speicheldrüsentumoren stellen etwa 0,5–3 % aller Tumoren des Menschen. Die jährliche Inzidenz wird auf 0,4–2,5 Tumoren pro 100 000 Einwohner geschätzt. Die Speicheldrüsenkarzinome machen etwa 0,3–0,4 % aller bösartigen Tumore aus (Ostman et al. 1997). In den USA wurde eine über Jahrzehnte stabile Inzidenz mit 1,2 : 100 000 Neuerkrankungen bei Männern und 0,8 : 100 000 bei Frauen beobachtet (Sun et al. 1999). Die Alters- und Geschlechtsverteilungen variieren beträchtlich je nach der Tumorart. Am häufigsten befallen ist die Glandula parotis (70–80 %), gefolgt von der Glandula submandibularis (5–10 %), den kleinen Speicheldrüsen (9–15 %) und der Glandula sublingualis (1 %). Der Anteil maligner Histologien unter allen Speicheldrüsentumoren ist abhängig von der Lokalisation und beträgt in der Gl. parotis 10–25 %, dagegen in der Glandula submandibularis und den kleinen Speicheldrüsen 40–50 %, in der Gl. sublingualis 80–90 %. Etwa 2–3 % der Speicheldrüsentumoren kommen bei Kindern vor, wobei der Anteil maligner Tumoren mit 25–50 % deutlich höher ist als bei den Erwachsenen, die Prognose jedoch günstiger (Andersen et al. 1991; Batsakis 1986; Charabi et al. 2000; Ethunandan et al. 2003; Fu et al. 1977; Morgenroth 1996; Oudidi et al. 2006; Preuss et al. 2007; Shapiro et al. 2006; Spiro et al. 1984).

Die Ätiologie der Speicheldrüsentumoren ist zum großen Teil unklar. Beobachtungen an Patienten, die eine Strahlentherapie des Kopf-Hals-Bereichs wegen gutartiger Erkrankungen in der Kindheit erhielten (Katz et al. 1984; Mark et al. 1987; Schneider et al. 1977; Smith 1976), und an Überlebenden der Atombombenabwürfe in Hiroshima und Nagasaki (Belsky et al. 1972; Takeichi et al. 1983) deuten auf eine ätiologische Rolle ionisierender Strahlen hin. Es wird eine 2,6–4,5-fache Erhöhung der Inzidenzrate nach Strahlenexposition berichtet. Als Zweitkarzinom nach strahlen- bzw. chemotherapeutischer Behandlung eines Malignoms in der Kindheit treten am häufigsten Mukoepidermoidkarzinome auf. Weitere ätiologische Faktoren wie Ernährung, bestimmte chemische Karzinogene (Nickel), virale Infektionen und eine genetische Disposition werden diskutiert. Patienten mit Speicheldrüsenkarzinomen tragen ein zwei- bis dreifach erhöhtes Risiko für Zweitkarzinome im Bereich des Oropharynx, der Schilddrüse und der Lunge (Albeck et al. 1992; Hollander et al. 1973; Horn-Ross et al. 1997; Klintenberg et al. 1984; Mark et al. 1987; Modan et al. 1998, Saemundsen et al. 1982; Sun et al. 1999, Whatley et al. 2006).

Regionale Tumoranatomie und Histologie

Anatomie

Die Speicheldrüsen werden in die großen und kleinen Speicheldrüsen unterteilt. Die großen Speicheldrüsen beinhalten die drei paarig angeordneten Drüsen Ohrspeicheldrüse (Gl. parotis), Unterkieferdrüse (Gl. submandibularis) und Unterzungendrüse (Gl. sublingualis). Die in der Schleimhaut gelegenen zahlreichen kleinen Speicheldrüsen werden je nach Lage unterteilt in die Lippendrüsen (Gll. linguales), Wangendrüsen (Gll. buccales), Zungendrüsen (Gll. linguales), Gaumendrüsen (Gll. palatinae) und Schlunddrüsen (Gll. pharyngeae).

Die *Glandula parotis* ist die größte Speicheldrüse. Sie liegt zum größten Teil in der Fossa retromandibularis und wird begrenzt nach kranial vom äußeren Gehörgang (Meatus acusticus externus), nach ventral von der Mandibula und dem M. masseter, nach dorsal vom Processus mastoideus und vom M. sternocleidomastoideus, nach kaudal vom Proc. styloideus und vom M. digastricus und nach außen von der Fascia parotidea.

In der Nähe der Parotisloge verlaufen die Hirnnerven N. glossopharyngeus, N. vagus und N. accessorius. Außerdem verlaufen in der Nähe die A. carotis interna und die V. jugularis interna. Die derbe Fascia parotidea bildet mit ihrem oberflächlichen und tiefen Blatt eine Loge (Parotisloge), in der die Gl. parotis liegt. Mit dem oberflächlichen Blatt dieser Faszie ist sie fest verwachsen. Durch die Parotisloge und durch die Gl. parotis verlaufen die A. carotis externa, die V. retromandibularis, der N. auriculotemporalis (Ast des N. mandibularis) und der N. facialis. Der N. facialis teilt sich zwischen dem oberflächlichen und tiefen Teil der Drüse in den Plexus parotideus auf. Vom vorderen Rand der Gl. parotis zieht als Ausführungsgang der Ductus parotideus mundwärts. Der Ductus verläuft unterhalb des Jochbogens, über den M. masseter und durch den M. buccinator zur Papilla ductus parotidei (liegt gegenüber dem 2. Molaren), wo der Ductus in das Vestibulum oris mündet.

Die Gl. parotis ist lymphatisch gut versorgt. Sowohl im Drüsengewebe als auch in der Kapsel befinden sich Lymphknoten, die Zufluss aus dem Bereich des Ohres, der Lider, der Nasenwurzel und der Zunge erhalten. Der weitere Lymphabfluss erfolgt in Richtung auf die oberflächlichen und tiefen Halslymphknoten. Die präaurikulären und retroaurikulären Lymphknoten liegen außerhalb der Parotiskapsel.

Die *Glandula submandibularis* liegt im Trigonum submandibulare und wird begrenzt durch den Unterkiefer und die beiden Bäuche des M. digastricus. Außen ist sie vom oberflächlichen Blatt der Fascia cervicalis, dem Platysma und der Haut bedeckt. Der Ausführungsgang der Drüse (Ductus submandibularis) schlingt sich um den Hinterrand des M. mylohyoideus und verläuft oberhalb des Diaphragma oris nach vorn. Er mündet neben dem Frenulum linguae (Zungenbändchen an der Zungenunterseite) auf der warzenförmigen Caruncula sublingualis (neben dem Ductus sublingualis maior). Die Lymphe aus der Gl. submandibularis drainiert in die submandibulären und kranialen und medialen jugulären Lymphknoten.

Die *Glandula sublingualis* ist die kleinste der drei großen Speicheldrüsen. Sie liegt innerhalb der Mundhöhle auf dem M. myohyoideus und wirft so am Mundboden eine Schleimhautfalte auf (Plica sublingualis). Oberhalb der Gl. sublingualis liegen der N. lingualis und das Ganglion submandibulare. Die Gl. sublingualis besteht aus einem vorderen und einem hinteren Teil. Das Sekret des hinteren Drüsenteils fließt in zahlreiche kurze Gänge (Ductus sublinguales minores), die neben der Zunge auf der Plica sublingualis münden. Das Sekret des vorderen Drüsenteils fließt durch den Ductus sublingualis maior, der neben dem Ductus submandibularis mündet. Der

Lymphabfluss der Gl. sublingualis erfolgt in die submandibulären und kranialen jugulären Lymphknoten, seltener in die submentalen Lymphknoten.

Histologie

Etwa 90 % der Speicheldrüsentumoren sind epitheliale Geschwülste, davon sind 70 % gutartig und 30 % bösartig. Tabelle I zeigt die von der WHO angegebene Klassifikation der Speicheldrüsentumoren (WHO 1991, Seifert und Sobin 1992). Aus Tabelle I geht die große Variabilität der Speicheldrüsentumoren hervor, die sich auch in ihrem unterschiedlichen biologischen Verhalten widerspiegelt.

Benigne Tumoren

Der häufigste gutartige Tumor ist das *pleomorphe Adenom*. Es stellt 65–85 % der gutartigen Parotistumoren und etwa 65 % aller Parotisneubildungen. In 80 % kommt dieser histologische Typ in der Parotis vor, seltener in der Submandibularis (5 %), in den kleinen Speicheldrüsen (7 %) und in anderen Lokalisationen. Makroskopisch ist der Tumor meist von einer Kapsel umgeben und zeigt eine wechselnde, teils knorpelähnliche, teils weiche Konsistenz. Mikroskopisch ist das pleomorphe Adenom durch das bunte und wechselnde Bild der epithelialen und mesenchymalen Anteile gekennzeichnet. Aufgrund seiner vielfältigen Histoarchitektur (und weniger wegen seiner Zellstruktur) wird der Tumor als „pleomorph" bezeichnet. Der Tumor kann in jedem Lebensalter vorkommen, der Altersgipfel befindet sich im vierten bis fünften Lebensjahrzehnt. Frauen sind etwas häufiger betroffen als Männer (Batsakis et al. 1979; de Ru et al. 2005; Ferreira et al. 2005; Morgenroth 1996; Noltenius 1987; O'Brien 2003).

Die komplette chirurgische Entfernung des Tumors führt zur Heilung des Patienten, in den meisten Fällen ist eine partielle Parotidektomie die adäquate Therapie (Leverstein et al. 1997a). Zur stabilen Beurteilung der Rezidivraten sind längere Nachbeobachtungszeiten von zehn bis 20 Jahren erforderlich (Dawson et al. 1985; Watkin et al. 1986; Yugueros et al. 1998). Die Rezidivraten betragen in den verschiedenen Serien nach adäquater chirurgischer Behandlung 0–4 % (Barton et al. 1992; Dawson et al. 1985; Leverstein et al. 1997a; Renehan et al. 1996a, 1996b). Mehrfache Rezidive kommen vor. Während das mediane Zeitintervall zwischen Primärbehandlung und erstem Rezidiv mit zehn bis 15 Jahren angegeben wird, verkürzt es sich bis zum erneuten Rezidiv auf

Tabelle I. WHO-Klassifikation der Speicheldrüsentumoaren (WHO 1991, Seifert und Sobin 1992).

ICD-O		Code
1	Adenome	
1.1	Pleomorphes Adenom	8940/0
1.2	Myoepitheliom (myoepitheliales Adenom)	8982/0
1.3	Basalzelladenom	8147/0
1.4	Warthin-Tumor (Adenolymphom)	8561/0
1.5	Onkozytom (onkozytäres Adenom)	8290/0
1.6	Kanalikuläres Adenom	
1.7	Sebazeöses Adenom	8410/0
1.8	Duktales Papillom	8503/0
1.8.1	Invertiertes duktales Papillom	8053/0
1.8.2	Intraduktales Papillom	8503/0
1.8.3	Sialadenoma papilliferum	8260/0
1.9	Zystadenom	8440/0
1.9.1	Papilläres Zystadenom	8450/0
1.9.2	Muzinöses Zystadenom	8470/0
2	Karzinome	
2.1	Azinuszellkarzinom	8550/3
2.2	Mukoepidermoides Karzinom	8430/3
2.3	Adenoid-zystisches Karzinom	8200/3
2.4	Polymorphes niedrigmalignes Adeno-karzinom	8507/3
2.5	Epithelial-myoepitheliales Karzinom	8562/3
2.6	Basalzelladenokarzinom	8147/3
2.7	Sebazeöses Karzinom	8410/3
2.8	Papilläres Zystadenokarzinom	8450/3
2.9	Muzinöses Adenokarzinom	8480/3
2.10	Onkozytäres Karzinom	8290/3
2.11	Speichelgangkarzinom	8500/3
2.12	Adenokarzinom	8140/3
2.13	Malignes Myoepitheliom (myoepitheliales Karzinom)	8982/3
2.14	Karzinom in pleomorphem Adenom	8941/3
2.15	Plattenepithelkarzinom	8070/3
2.16	Kleinzelliges Karzinom	8041/3
2.17	Undifferenziertes Karzinom	8020/3
2.18	Andere Karzinome	
3	Nichtepitheliale Tumoren	
4	Maligne Lymphome	
5	Sekundäre Tumoren	
6	Unklassifizierbare Tumoren	
7	Tumorähnliche Läsionen	

7,5 Jahre (Leverstein et al. 1997b; Yugueros et al. 1998). Die Rezidivrate nach Behandlung eines Erst-Rezidivs ist auf 12–30 % erhöht (Barton et al. 1992; Douglas et al 2001; Renehan et al. 1996a, 1996b; Yugueros et al. 1998). Während die Strahlentherapie in der Primärbehandlung der pleomorphen Adenome keinen Stellenwert hat, ist ihre Rolle in der Rezidivtherapie nicht gut definiert. So trägt in einigen Serien die postoperative Strahlentherapie zu günstigeren Ergebnissen bei, in Einzelfällen scheint auch eine pri-

märe Strahlentherapie mit Photonen oder Neutronen erfolgreich zu sein (Buchman et al. 1994; Carew et al. 1999; Douglas et al. 2001; Hodge et al. 2005; Leverstein et al. 1997b; Yugueros et al. 1998).

Trotz benigner Histologie kommen Fernmetastasen in Lunge oder Knochen vor, wohl ausschließlich nach inkompletter Resektion des Primärtumors (van der Schroeff et al. 2007). Maligne Transformationen scheinen gehäuft bei späten Lokalrezidiven aufzutreten (Dawson et al. 1985). Primär wird in etwa 5 % der pleomorphen Adenome ein Karzinom entdeckt, diese werden als eigene Entität unter der ICD-O 2.14 „Karzinom in pleomorphem Adenom" (8941/3) klassifiziert, s. u.

Der *Warthin-Tumor* (Adenolymphom, papilläres Zystadenolymphom) stellt als zweithäufigste Histologie etwa 15–18 % aller benignen Parotistumoren (O'Brien 2003; Stallmann et al. 2001). Das mittlere Erkrankungsalter liegt bei 55–60 Jahren, Männer sind etwa dreimal so häufig betroffen wie Frauen. Das relative Erkrankungsrisiko ist für Raucher gegenüber Nichtrauchern achtfach erhöht und für starke Raucher auf das 24-fache gesteigert. Der Anteil der Raucher unter den Patienten wird in den verschiedenen Kollektiven mit 70–97,5 % angegeben (de Ru et al. 2005; Klussmann et al. 2006; Przewozny et al. 2004a; Teymoortash et al. 2006). In ca. 90 % der Fälle ist eine schmerzlose Schwellung das einzige Symptom (Klussmann et al. 2006).

Histologisch handelt es sich um einen drüsigen Tumor aus onkozytär transformierten Epithelien in zystisch-papillärer Anordnung mit einem follikelhaltigen, lymphatischen Stroma, vermutlich auf dem Boden von embryologischen Speicheldrüsenparenchym-Einschlüssen in regionären Lymphknoten (Teymoortash et al. 2005).

Der Warthin-Tumor tritt am häufigsten in der Gl. parotis auf, eine extraglanduläre Lokalisation ist mit 4 % selten. Der Anteil multifokaler bzw. bilateraler Tumoren ist mit 6–20 % hoch, diese werden überwiegend synchron diagnostiziert, sodass prätherapeutisch eine sorgfältige beidseitige Schnittbildgebung, ggf. inklusive Feinnadelbiopsien indiziert ist (Ethunandan et al. 2006; Hisatomi et al. 2007; Klussmann et al. 2006; Maiorano et al. 2002; Przewozny et al. 2004a; Teymoortash et al. 2006).

Therapie der Wahl ist eine dem Tumorsitz entsprechend limitierte laterale Parotidektomie, die Rezidivrate ist mit ca. 1 % sehr gering, eine maligne Transformation die Ausnahme (O'Brien 2003; Przewozny et al. 2004a). Aufgrund des gutartigen Verhaltens dieses Tumors kann insbesondere bei Älteren und bei Patienten in schlechtem Allgemeinzustand auf eine operative Entfernung verzichtet werden (Morgenroth 1996; Noltenius 1987; Sessions et al. 2001; Stallmann et al. 2001).

Das *Basalzelladenom* tritt am ehesten im fünften bis achten Lebensjahrzehnt auf. Es ist mit etwa 1,5–5 % aller Speicheldrüsentumoren deutlich seltener und betrifft vor allem die großen Speicheldrüsen, in mehr als 70 % die Gl. parotis. Es werden histologisch solide, trabekulär und tubulär wachsende Subtypen unterschieden und als Sonderform die membranöse Variante. Die Rezidivrate beträgt bei der membranösen Variante ca. 30 %, die der übrigen Subtypen liegt unter der des pleomorphen Adenoms (Kleinsasser et al. 1967; Kleinsasser 1969; Morgenroth 1996; Przewozny et al. 2004b).

Das *Onkozytom* (oxiphiles Adenom, onkozytäres Adenom) kommt vor allem im höheren Lebensalter (6.–8. Lebensjahrzent) vor. Die Häufigkeit beträgt etwa 2,5 % aller Adenome und etwa 1 % aller Speicheldrüsentumoren. Es sind ganz überwiegend die großen Speicheldrüsen betroffen. Die Onkozytome können wie die übrigen Formen der monomorphen Adenome rezidivieren und selten maligne entarten (Alberty et al. 2001; Brandwein et al. 1991; Morgenroth 1996).

Maligne Tumoren

Azinuszellkarzinom

Das Azinuszellkarzinom wird als niedrigmaligner Tumor eingeschätzt. Er besteht aus Zellen mit serösazinärer Differenzierung. Er kommt in allen Altersstufen vor, der Altersgipfel liegt im fünften bis sechsten Lebensjahrzehnt. Frauen sind doppelt so häufig betroffen wie Männer. Die Häufigkeit des Azinuszellkarzinoms wird in den verschiedenen Serien mit 1,4–20 % aller bösartigen Speicheldrüsentumoren angegeben. Sie treten in der überwiegenden Mehrzahl in der Gl. parotis auf, seltener in den kleinen Speicheldrüsen und in der Gl. submandibularis (Perzin et al. 1980).

Azinuszellkarzinome infiltrieren den N. facialis nur gelegentlich und metastasieren meist spät. Entscheidend für die Prognose sind das Ausmaß der lokalen Infiltration und die Vollständigkeit einer chirurgischen Entfernung. Aufgrund des langsamen Wachstums dieser Tumoren ist die Fünfjahres-Überlebens-

rate nach adäquater Chirurgie mit 73–80 % gut (Bhattacharyya et al. 2005; Federspil et al. 2001; Laskawi et al. 1998; Seifert et al. 1992, Spiro et al. 1978b).

Mukoepidermoides Karzinom

Das mukoepidermoide Karzinom ist ein maligner Tumor, der aus Zellen mit plattenepithelialer Differenzierung und schleimbildenden Zellen aufgebaut ist. Er macht etwa 25–30 % der Speicheldrüsenmalignome und ca. 5–10 % aller Speicheldrüsentumoren aus. Er entsteht in etwa 70 % der Fälle in der Parotis und in 30 % in den kleinen Speicheldrüsen oder der Gl. submandibularis. Der Altersgipfel liegt im fünften Lebensjahrzehnt bei leichtem Überwiegen des weiblichen Geschlechts. Dieser Tumor zeigt ein außerordentlich breites Spektrum an biologischer Aggressivität. Bei der häufigeren niedrigmalignen Variante überwiegen histologisch die schleimproduzierenden Zellen und gut differenzierte Plattenepithelien. Diese Tumoren zeigen oft einen langen Verlauf und metastasieren nur selten, die Fünfjahres-Überlebensrate liegt bei 95 % (Bhattacharyya et al. 2005).

Dagegen überwiegen in den selteneren hochmalignen Tumoren solide Anteile, auch Hämorrhagien und Nekrosen werden beobachtet. Histologische ungünstige Prognosefaktoren waren in einer Arbeit eine zystische Komponente von weniger als 20 % des Tumorvolumens, mehr als 4 Mitosen/10HPF, neurale Infiltration, Nekrose und Anaplasie (Goode et al. 1998). Die intermediären bzw. hochmalignen Tumoren tendieren zu einer frühzeitigeren lokalen Infiltration und metastasieren im Verlauf der Erkankung zu etwa 40 % in die regionären Lymphknoten (Goode et al.1998; Nascimento et al. 1986; Spiro et al. 1975, 1978a). Die Fernmetastasierung betrifft am häufigsten Lungen und Skelett. Das Fünfjahresüberleben für hochmaligne Mukoepidermoidtumoren liegt zwischen 30–60 % (Bhattacharyya et al. 2005; Eneroth et al. 1972; Spiro et al. 1978a). Die Prognose ist bei Tumorsitz in der Parotis günstiger als bei Tumoren der Gl. submandibularis (Goode et al. 1998).

Entscheidend ist eine adäquate Primärtherapie. Im Patientengut der Mayo-Klinik (n = 128) konnte für mukoepidermoide Karzinome der Parotis nach Parotidektomie und individueller Entscheidung über zusätzliche neck dissection bzw. Strahlentherapie ein krankheitsspezifisches Überleben nach 15 Jahren von 97,4 % erzielt werden (Boahene et al. 2004). Bei Patienten mit Tumoren der kleinen Speicheldrüsen lag das krankheitsspezifische Überleben nach vier bis 14 Jahren bei 64,4 % (Triantafillidou et al. 2006a). In einem Kollektiv waren im direktem Vergleich zwischen alleiniger Tumorresektion und Operation plus Strahlentherapie die Behandlungsergebnisse ebenbürtig, obwohl in der strahlenbehandelten Gruppe positive Resektionsränder häufiger vorkamen (Hosokawa et al. 1999).

Adenoid-zystisches Karzinom

Das adenoid-zystische Karzinom ist ein infiltrierender maligner Speicheldrüsentumor mit dem histologischen Charakteristikum siebartig durchlöcherter Epithelstränge und zunächst mäßiggradiger Aggressivität. Der Tumor kann sich zwischen dem 20. und 80. Lebensjahr entwickeln. Der Altersgipfel liegt zwischen dem 45. und 50. Lebensjahr. Beide Geschlechter sind etwa gleich häufig betroffen (Spiro et al. 1974; Sur et al. 1997; Triantafillidou et al. 2006b). Das adenoid-zystische Karzinom macht ca. 15 % aller malignen Parotistumoren aus, dagegen ist es die führende Histologie bei den übrigen Lokalisationen. Es geht am häufigsten von den palatinalen Speicheldrüsen (25–60 % der Fälle), der Gl. parotis (ca. 15 %) und der Gl. submandibularis, dem Antrum und der Zunge (ca. 10 %) aus (Garden et al. 1995; Renehan et al. 1996a).

Es zeichnet sich durch ein ausgeprägt infiltratives Wachstum in die perineuralen Bindegewebs- und Gefäßscheiden aus. Typisch für diesen Tumor ist der klinisch oft langsame Verlauf. So wurde in einem Kollektiv ein mittleres Intervall zwischen Erstbehandlung und Rezidiv von neun Jahren und zwischen Rezidivdiagnose und Tod von weiteren 4,7 Jahren ermittelt (Kokemüller et al. 2004a). Aus den wenigen verfügbaren Langzeit-Nachbeobachtungen nach 1980 lassen sich Überlebensraten nach zehn Jahren von 60–70 % ableiten, die mediane Überlebenszeit wird mit elf bis 13 Jahren angegeben, bei älteren Serien beträgt sie weniger als zehn Jahre (Avery et al. 2000; Cohen et al. 1985; Gurney et al. 2005; Hickman et al. 1984; Johns et al. 1977; Kokemüller et al. 2004a; Maciejewski et al. 2002; Matsuba et al. 1986; Spiro et al. 1974). Prognostisch bedeutsam für das Überleben sind der histologische Subtyp, die Radikalität der Operation und das Auftreten eines Lokalrezidivs (Brackrock et al. 2005).

Die Rate an Fernmetastasen beträgt etwa 40 % und betrifft fast immer die Lunge, häufig als einzige Lokalisation, seltener in Kombination mit Knochen- oder viszeralen Metastasen. Etwa die Hälfte der Patienten verstirbt innerhalb der ersten drei Jahre nach Auftreten der Metastasierung, doch auch Langzeitverläufe sind nicht ungewöhnlich: ca. 10 % der Patienten leben noch länger als zehn Jahre. Als Risikofaktoren für eine Metastasierung wurden Tumorgröße, positiver Nodalstatus und lokales bzw. regionäres Tumorrezidiv ermittelt (Spiro et al. 1975; Spiro 1997).

Die Wahrscheinlichkeit einer lokoregionären Lymphknotenmetastasierung ist geringer als die der Fernmetastasierung. Für die lokale Kontrolle sind neben dem Resektionsstatus auch die Infiltration eines Hirnnerven und der Einsatz der Strahlentherapie prognostisch relevant (Garden et al. 1995).

Die Prognose bei den Parotistumoren erscheint erheblich günstiger zu sein als bei den Tumoren der Gl. submandibularis. Therapieversager entstehen meist durch Lokalrezidive. Die Strahlentherapie wird häufig postoperativ indiziert, sie kann bei inoperablen Tumoren auch als primäre Behandlung eingesetzt werden. Einen besonderen Stellenwert hat die Therapie mit Neutronen (s. u.).

Adenokarzinom

Adenokarzinome machen etwa 16 % der malignen Parotis- und 9 % der Submandibularistumoren aus. Daneben entstehen diese Tumoren auch häufiger in den kleinen Speicheldrüsen der Nase und der Nasennebenhöhlen. Das Grading dieser Tumoren scheint einen Einfluss auf die Überlebensrate zu besitzen (Batsakis et al. 1979; Spiro et al. 1982; Spiro 1986). Die Überlebensrate nach fünf Jahren wird mit 66 % bis 85 % angegeben, nach zehn Jahren zwischen 34 % und 71 % (Bhattacharyya et al. 2005; Spiro et al. 1982;). Bei den High-grade-Tumoren entstehen Therapieversager meist durch das Auftreten von Fernmetastasen. Dies und auch die allgemein schlechte Prognose dieser Tumoren sollte bei der Entscheidung zur Intensität der lokalen Therapie berücksichtigt werden.

Karzinom in pleomorphem Adenom (maligner Mischtumor)

Die malignen Mischtumoren machen ca. 14 % der Parotis- und 12 % der Submandibulariskarzinome aus. Die Diagnosestellung ist häufig aufgrund der umgebenden benigen Anteile erschwert, die Sensitivität einer Feinnadelbiopsie beträgt nur weniger als 30 % (Nouraei et al. 2005). Es ist unbekannt, wie hoch die Wahrscheinlichkeit einer malignen Transformation aus einem pleomorphen Adenom zu bemessen ist. Es wird aber geschätzt, dass bei ca. 5 % der pleomorphen Adenome ein maligner Mischtumor vorkommt (Duck et al. 1993). Histologisch überwiegen Adenokarzinome, gefolgt von Speichelgangkarzinomen. Die Prognose ist von der Größe des invasiven Anteils abhängig und bei Tumoren < 8 mm noch günstig, bei größeren Tumoren reduziert sich das Gesamtüberleben nach fünf Jahren auf ca. 50 % (Seifert und Sobin 1992). Eine Metastasierung in die lokoregionären Lymphknoten kommt initial in ca. 25 % der Fälle vor, im Laufe ihrer Erkrankung erfahren über 50 % der Patienten eine lymphatische und ca. 45 % eine systemische Metastasierung. Rezidive münden in der Regel in ein unbeherrschbares Krankheitsgeschehen, sodass der initialen radikalen Resektion ein hoher Stellenwert zukommt. Durch postoperative Strahlentherapie kann die lokale Kontrolle signifikant verbessert werden. Das Überleben nach fünf Jahren wird mit 30–65 % angegeben, nach zehn Jahren zwischen 0 % und 30 % (Bhattacharyya et al. 2005; Borthne et al. 1986; Chen et al. 2007c; Hollander et al. 1973; Nascimento et al. 1986; Nouraei et al. 2005; Olsen et al. 2001; Spiro 1986).

Plattenepithelkarzinom

Plattenepithelkarzinome kommen im Speicheldrüsengewebe selten vor. Sie machen etwa 7 % der malignen Parotis- und 10 % der malignen Submandibularistumoren aus (Spiro 1986). Dabei handelt es sich jedoch häufig um Metastasen von in der Nähe entstandenen Hautkarzinomen, da die meisten Hautkarzinome im Gesichtsbereich bevorzugt in die nahe der Parotiskapsel gelegenen oberflächlichen Lymphknoten metastasieren (Nichols et al. 1980). Primäre Plattenepithelkarzinome der Speicheldrüsen sind dagegen extrem selten und gehen mit einer schlechten Prognose einher, die Überlebensrate nach fünf Jahren liegt nur bei 30–46 % (Bhattacharyya et al. 2005; Lee et al. 2001).

Klinik

Symptomatik

In der Mehrzahl präsentieren sich Patienten mit einem schmerzlosen Tumor (Andersen et al 1991; Camilleri et al. 1998; de Vincentiis et al. 2005; Ethunandan et al. 2003; Ferreira et al. 2005; Pohar et al. 2005; Regis de Brito Santos et al. 2001; Yu et al. 2007). Neurologische Beschwerden ausgehend vom N. faci-

alis oder Schmerzen deuten auf eine maligne Natur des Tumors hin. Etwa 10–20 % der Patienten mit malignen Parotistumoren zeigen eine Fazialisparese (Frankenthaler et al. 1991) und 10–15 % klagen über Schmerzen (Spiro et al. 1975). Schmerzen sind oft Ausdruck einer Beteiligung tieferer Strukturen wie Knochen und Muskeln und deuten auf eine schlechte Prognose hin (Garden et al. 1995; Miyamoto et al. 2000).

Prognose

Prognostische Faktoren bei den Speicheldrüsentumoren sind die Tumorlokalisation, das initiale T-, N- und M-Stadium, die Histologie, das histologische Grading, extrakapsuläres Wachstum sowie eine klinisch erkennbare Infiltration von Hirnnerven, Knochen oder Haut. Seitens der Behandlung beeinflussen die Radikalität der initialen Tumorresektion und der Einsatz der Strahlentherapie den weiteren Krankheitsverlauf. Da Tumorrezidive und/oder Metastasen auch noch nach über zehn Jahren auftreten können, ist eine lange Nachbeobachtungszeit erforderlich. Die Rate an Fernmetastasen beträgt rund 20 % (Bell et al. 2005; Chen et al. 2007a, 2007b; Garden et al. 1995; Kokemüller et al. 2004b; Mendenhall et al. 2005; Renehan et al. 1999; Spiro 1998; Terhaard et al. 2004, 2005; Witt 2004).

Diagnostik

Zur Diagnostik von Speicheldrüsentumoren gehört neben einer gezielten Anamnese, Inspektion und Palpation eine Untersuchung der Hirnnervenfunktion. An bildgebenden Verfahren stehen die Sonographie, Computertomographie mit Sialogramm und Magnetresonanztomographie zur Verfügung (Hisatomi et al. 2007; Kaneda et al. 1996). Eine Feinnadelpunktion zur präoperativen Einschätzung der Histologie und adäquaten Operationsplanung wird von einigen Autoren geschätzt und empfohlen (Lin et al. 2007; Malata et al. 1997; Rinaldo et al. 2004; Witt 2004), von anderen kritisch diskutiert, da bei Parotistumoren eine Gefährdung des N. facialis möglich ist und Karzinome in pleomorphen Adenomen nur unzureichend erfasst werden (Nouraei et al. 2005).

Tumorklassifikation

Die Karzinome der großen Speicheldrüsen Gl. parotis (C07.9), Gl. submandibularis (C08.0) und Gl. sublingualis (C08.1) werden nach dem TNM-System der

UICC klassifiziert. Tumoren der kleinen Speicheldrüsen (Schleimdrüsen der Schleimhäute des oberen Aerodigestivtrakts) sind von dieser Speicheldrüsenspezifischen Klassifikation ausgeschlossen; sie werden entsprechend dem jeweiligen anatomischen Bezirk ihres Ursprungs, z. B. Lippe, klassifiziert. Die regionären Lymphknoten sind die Halslymphknoten. Die TNM-Klassifikation nach UICC ist in Tabelle II aufgeführt (UICC 2002).

Allgemeine Grundlagen der Therapie

Die Erstbehandlung eines Speicheldrüsentumors sollte in einer operativen Entfernung im Gesunden bestehen. Für benigne Tumoren ist keine weitere Therapie erforderlich. Bei malignen Tumoren stellt sich je nach Histologie, T-Stadium und Resektionsstatus die Frage nach einer neck dissection und/oder einer Strahlenbehandlung. Die Chemotherapie hat in der kurativen Therapie von Speicheldrüsentumoren bisher keinen Stellenwert. Sie kann bei symptomatischen, irresektablen Rezidiven oder Metastasen als palliative Therapie eingesetzt werden.

Resektion des Primärtumors

Das Spektrum der operativen Therapie des Primärtumors reicht von einer einfachen Tumorexstirpation bis hin zur erweiterten radikalen Ausräumung der betroffenen Speicheldrüsenloge mit En-bloc-Resektion infiltrierter benachbarter Strukturen wie Knochen, Haut, Gefäßen und Nerven. Für die Parotis muss aufgrund der engen anatomischen Beziehung zum N. facialis zwischen lateraler, nervenschonender Parotidektomie, Entfernung einzelner Fazialisäste oder totaler Parotidektomie einschließlich Resektion des N. facialis und ggf. Nervenrekonstruktion (beispielsweise durch Interponat des N. suralis oder N. auricularis magnus) individuell entschieden werden. In der Behandlung der benignen Parotistumoren ist eine umschriebene Teilresektion der Parotis mit sehr geringer Morbidität und niedrigen Rezidivraten die Methode der Wahl (O'Brien 2003).

Für maligne Tumoren ist ein radikaleres Vorgehen indiziert. So konnte für eine Hochrisiko-Gruppe mit fortgeschrittenen Parotistumoren durch erweiterte radikale Parotidektomie plus postoperativer Strahlenbehandlung eine Zehnjahres-Überlebensrate von 58 % erzielt werden (De Vincentiis et al. 2005). Dabei ist zu bedenken, dass beispielsweise bei den High-grade-Adenokarzinomen, den malignen Mischtumoren und den adenoid-zystischen Karzinomen radikale

Operationen mit erheblichem Funktionsverlust oft durch die Kombination einer marginalen Resektion mit einer postoperativen Strahlentherapie umgangen werden können (Spiro et al. 2003). Therapieversager bei diesen Tumoren entstehen oft durch das Auftreten von Fernmetastasen und es ist fraglich, ob durch eine besonders aggressive Lokaltherapie die Fernmetastasierungsrate gesenkt und die Überlebensrate wesentlich verbessert werden kann.

Neck dissection

Klinisch erkennbare Lymphknotenmetastasen sind in jedem Fall im Rahmen einer neck dissection zu entfernen. Schwieriger ist die Indikationsstellung in der cN0-Situation. Die Indikation zur elektiven ipsilateralen neck dissection kann aus dem statistischen Risiko für eine Lymphknotenmetastasierung abgeleitet werden. Den größten Einfluss auf die nodale Metastasenrate hat die Primärtumor-Histologie. In der Literatur findet sich übereinstimmend das höchste Risiko einer lymphatischen Metastasierung für undifferenzierte Karzinome (50–89 %), Plattenepithelkarzinome (41–79 %), Adenokarzinome (18–55 %), Mukoepidermoid-Karzinome (low grade 11 % bis high grade 57 %) und für die seltenen Speichelgangkarzinome (> 50 %), sodass in diesen Fällen eine neck dissection gerechtfertigt erscheint. Dagegen sind die Raten nodaler Metastasierung bei adenoid-zystischen Karzinomen mit < 10 % ausgesprochen gering (Armstrong et al. 1992; Chen et al. 2007b; Regis de Brito Santos et al. 2001; Stennert et al. 2003).

Für Tumoren mit einer Größe über 4 cm lag das Risiko einer okkulten Lymphknotenmetastasierung bei 20 % gegenüber 4 % für kleinere Tumoren. Ebenso war für High-grade-Tumoren das Risiko mit 49 % gegenüber 7 % für Low- und Intermediategrade-Tumoren deutlich erhöht, sodass auch in diesen Fällen eine neck dissection in Betracht kommt (Armstrong et al. 1992).

Bemerkenswert ist, dass eine Strahlenbehandlung der regionären Lymphabflusswege offenbar als Alternative zur neck dissection eingesetzt werden kann: von den zwischen 1960–2004 lediglich am Primärtumor resezierten 251 cN0-Patienten des MD Anderson wurde bei 131 Patienten eine elektive Strahlenbehandlung der Lymphabflusswege eingeleitet, keiner dieser Patienten entwickelte später eine nodale Metastasierung gegenüber 26 % der Patienten ohne regionäre Strahlentherapie (Chen et al. 2007b).

Tabelle II. TNM-Klassifikation Tumoren der großen Speicheldrüsen (UICC 2002).

Klinische Klassifikation			
T – Primärtumor			
TX	Primärtumor kann nicht beurteilt werden		
T0	Kein Anhalt für Primärtumor		
T1	Tumor 2 cm oder weniger in größter Ausdehnung, ohne extraparenchymatöse Ausbreitung		
T2	Tumor mehr als 2 cm, aber nicht mehr als 4 cm in größter Ausdehnung, ohne extraparenchymatöse Ausbreitung		
T3	Tumor mehr als 4 cm in größter Ausdehnung und/oder mit extraparenchymatöser Ausbreitung		
T4a	Tumor infiltriert Haut, Unterkiefer, äußeren Gehörgang, N. facialis		
T4b	Tumor infiltriert Schädelbasis, Processus pterygoideus oder umschließt A. carotis interna		

Anmerkung:
„Extraparenchymatöse Ausbreitung" ist die klinische oder makroskopische Infiltration von Weichteilen oder Nerven, ausgenommen die unter T4a und T4b aufgelisteten. Der lediglich mikroskopische Nachweis entspricht nicht der „extraparenchymatösen Ausbreitung" als Klassifikationskriterium.

N – Regionäre Lymphknoten	
NX	Regionäre Lymphknoten können nicht beurteilt werden
N0	Keine regionären Lymphknotenmetastasen
N1	Metastase(n) in solitärem ipsilateralem Lymphknoten, 3 cm oder weniger in größter Ausdehnung
N2	Metastase(n) in solitärem ipsilateralem Lymphknoten, mehr als 3 cm, aber nicht mehr als 6 cm in größter Ausdehnung, oder in multiplen ipsilateralen Lymphknoten, keine mehr als 6 cm in größter Ausdehnung, oder in bilateralen oder kontralateralen Lymphknoten, keine mehr als 6 cm in größter Ausdehnung
N2a	Metastase(n) in solitärem ipsilateralem Lymphknoten, mehr als 3 cm, aber nicht mehr als 6 cm in größter Ausdehnung
N2b	Metastasen in multiplen ipsilateralen Lymphknoten, keine mehr als 6 cm in größter Ausdehnung
N2c	Metastasen in bilateralen oder kontralateralen Lymphknoten, keine mehr als 6 cm in größter Ausdehnung
N3	Metastase(n) in Lymphknoten, mehr als 6 cm in größter Ausdehnung

Anmerkung:
In der Mittellinie gelegene Lymphknoten gelten als ipsilateral.

M – Fernmetastasen	
MX	Fernmetastasen können nicht beurteilt werden
M0	Keine Fernmetastasen
M1	Fernmetastasen

pTNM: Pathologische Klassifikation	
Die pT-, pN- und pM-Kategorien entsprechen den T-, N- und M-Kategorien.	
pN0	Selektive neck dissection und histologische Untersuchung üblicherweise von 6 oder mehr Lymphknoten oder radikale oder modifiziert radikale neck dissection und histologische Untersuchung üblicherweise von 10 oder mehr Lymphknoten. Wenn die untersuchten Lymphknoten tumorfrei sind, aber die Zahl der üblicherweise untersuchten Lymphknoten nicht erreicht wird, soll pN0 klassifiziert werden. Wenn die Größe ein Kriterium für die pN-Klassifikation ist, werden die Metastasen, nicht die Lymphknoten gemessen.

Stadiengruppierung nach UICC			
Stadium I	T1	N0	M0
Stadium II	T2	N0	M0
Stadium III	T3	N0	M0
	T1, T2, T3	N1	M0
Stadium IVA	T1, T2, T3	N2	M0
	T4a	N0, N1, N2	M0
Stadium IVB	T4b	Jedes N	M0
	Jedes T	N3	M0
Stadium IVC	Jedes T	Jedes N	M1

Tabelle II. TNM-Klassifikation der Tumoren der großen Speicheldrüsen (UICC 2002).(Fortsetzung)

Kurzfassung	
Speicheldrüsen	
T1	≤ 2 cm, keine extraparenchymatöse Ausbreitung
T2	> 2–4 cm, keine extraparenchymatöse Ausbreitung
T3	> 4 cm und/oder extraparenchymatöse Ausbreitung
T4a	Haut, Unterkiefer, äußerer Gehörgang, N. facialis
T4b	Schädelbasis, Processus pterygoideus, A. carotis interna
N1	Ipsilateral solitär < 3 cm
N2a	Ipsilateral solitär > 3–6 cm
N2b	Ipsilateral multipel < 6 cm
N2c	Bilateral, kontralateral < 6 cm
N3	> 6 cm

Chemotherapie

Die Rolle der Chemotherapie bei den Malignomen der großen und kleinen Speicheldrüsen ist beschränkt auf die Behandlung progredienter Fernmetastasen oder die Behandlung eines symptomatischen Lokalbefundes bei inoperablen und nicht bestrahlbaren Patienten (Spiro 1998).

Chemotherapeutische und radiochemotherapeutische Konzepte wurden vereinzelt in kleineren Studien überprüft. Aufgrund der geringen Fallzahlen und des heterogenen Patientengutes ist die Aussagekraft dieser Beobachtungen gering (Airoldi et al. 2001; Chou et al. 1996; Gedlicka et al. 2002; Hocwald et al. 2001; Katori et al. 2006; Triozzi et al. 1987; Venook et al. 1987). Ein Überlebensvorteil oder eine Verbesserung der Lebensqualität konnten bisher nicht überzeugend gezeigt werden (Day et al. 2004). Bei dieser Fragestellung sind in der Zukunft multizentrische prospektive Studien gefordert.

Rolle der Strahlenbehandlung

Strahlentherapie der Primärtumorregion

In der Primärbehandlung von benignen Speicheldrüsentumoren hat die Strahlentherapie keinen Stellenwert, selten wird sie in der Rezidivtherapie eingesetzt (s. u.).

Bei der Erstbehandlung maligner Speicheldrüsentumoren ist die möglichst vollständige Tumorresektion der wichtigste Bestandteil, eine zusätzliche Strahlen-

therapie kann postoperativ als adjuvante oder additive Therapie indiziert sein. Die Expertenmeinungen zum Stellenwert einer adjuvanten Strahlentherapie reichen von fraglichem Nutzen aufgrund fehlender randomisierter Studien mit und ohne Strahlenbehandlung (Kokemüller et al. 2004b) bis hin zur generellen Empfehlung einer postoperativen Strahlentherapie beispielsweise bei allen malignen Submandibularistumoren (Kaszuba et al. 2007; Sykes et al. 1999).

Nach alleiniger Operation betragen die Zehnjahres-Überlebensraten zwischen 47 % und 54 % (Spiro 1986), nach Operation und postoperativer Strahlentherapie zwischen 54 % und 65 % (Fu et al. 1977; King et al. 1971; Spiro et al. 1993). Randomisierte Studien zum Beweis einer verbesserten lokalen Kontrolle durch postoperative Strahlentherapie sind aufgrund der selbst in Zentren über Jahrzehnte erfassten nur kleinen Patientenkollektive und der Vielfalt der unterschiedlichen Histologien auch in Zukunft nicht zu erwarten, dennoch bietet die heutige Datenlage einige Orientierung:

Eine historische Matched-pair-Analyse, bei der eine alleinige Operation mit einer Operation plus postoperativer Strahlentherapie verglichen wurde, zeigte einen Vorteil der Strahlenbehandlung für die lokoregionäre Kontrolle und das tumorspezifische Überleben bei Patienten im Stadium III/IV, bei Lymphknotenmetastasen und bei High-grade-Tumoren. Die Fünfjahres-Überlebensrate der nur operierten Patienten im Stadium III und IV betrug 16,8 % und die der Patienten mit lokoregionären Lymphknotenmetastasen 18,7 %. Im Vergleich dazu betrug die Fünfjahres-Überlebensrate der korrespondierenden Patienten mit postoperativer Strahlentherapie 51,3 % bzw. 48,9 %. In den Stadien I und II war kein eindeutiger Vorteil der postoperativen Strahlentherapie zu sehen (Armstrong et al. 1990).

Ein Vorteil der postoperativen Strahlentherapie konnte auch nach Operationen mit marginaler Tumorresektion oder R1-Situation beobachtet werden (Rezidive in 54 % der Fälle ohne postoperative Strahlentherapie versus 14 % mit postoperativer Strahlentherapie) (Fu et al. 1977). Die verschiedenen Publikationen bei den großen Speicheldrüsen weisen konsistent auf einen Vorteil hinsichtlich der lokalen Kontrolle durch die postoperative Strahlentherapie hin (Borthne et al. 1986; Elkon et al. 1978; Harrison et al. 1990; Johns et al. 1977; McNaney et al. 1983; North et al. 1990).

In einer aktuellen multivariaten Analyse eines ausschließlich operativ behandelten Patientenkollektivs mit Tumoren der großen Speicheldrüsen bestätigten sich die oben genannten Risikofaktoren als entscheidend für die lokoregionäre Kontrolle: das Rezidivrisiko war bei Vorliegen von Lymphknotenmetastasen auf das 4,8-fache erhöht, bei High-grade-Tumoren auf das 4,2-fache, bei positiven Resektionsrändern auf das 2,6-fache und bei T3/4-Tumoren auf das Doppelte. Die lokoregionäre Kontrolle nach zehn Jahren wurde durch jeden dieser Faktoren auf 37–63 % reduziert (Chen et al. 2007a). Besonders aussagekräftig sind in diesem Zusammenhang die Ergebnisse der Dutch Head and Neck Oncology Cooperative Group an rund 500 Patienten mit Speicheldrüsentumoren, die zu dreiviertel eine postoperative Strahlentherapie erhielten und bei jedem der genannten Risikofaktoren von der Strahlenbehandlung im Sinne einer verbesserten lokoregionären Kontrolle nach zehn Jahren profitierten, siehe Tabelle III (Terhaard et al. 2005).

So stimmt die Mehrzahl der Autoren darin überein, in Situationen mit erhöhtem Risiko für lokoregionäre Rezidive die Indikation zur adjuvanten Strahlentherapie zu sehen (Armstrong et al. 1990; Bell et al. 2005; Chen et al. 2007a; Day et al. 2004; Hocwald et al. 2001; Kirkbride et al. 2001; Renehan et al. 1999; Sakata et al. 1994; Spiro 1998; Terhaard et al. 2005; Witt 2004). Ein Sonderfall mag in der Behandlung adenoid-zystischer Karzinome gesehen werden, hier sollte die Indikation zur Strahlenbehandlung besonders großzügig gestellt werden, da sie eine lokale Kontrolle von nahezu 80 % nach 15 Jahren ermöglicht. Die empfohlene Gesamtdosis beträgt 60 Gy nach R0- und 66 Gy nach R1-Resektion (Garden et al. 1995).

In einer 2003 aktualisierten französischen nationalen Empfehlung zur Behandlung von Speicheldrüsentumoren, basierend auf einer kritischen Literaturanalyse, wird die adjuvante Strahlentherapie für alle High-grade-Tumoren der Stadien II, III und IV angeraten sowie für Low-grade-Tumoren der Stadien III und IV (LOE B2). Für R1- oder R2-resezierte Tumoren wird die additive Strahlenbehandlung als obligat betrachtet (Bensadoun et al. 2003).

Ergebnisse für maligne Tumoren der Glandula parotis

Malignome der Parotis haben mit einem Fünfjahresüberleben zwischen 50 % und 81 % eine bessere Prognose als Malignome der Submandibularis (s. u.) (Charabi et al. 2000; Garden et al. 1997; Koul et al. 2007; Pohar et al. 2005; Spiro et al. 1975).

Für eine Gruppe von 184 Patienten, die zwischen 1970 und 2003 an malignen Parotistumoren behandelt wurden, bestätigten sich in multivariater Analyse die Risikofaktoren Tumorgröße, T-Stadium, M-Stadium, lokale Infiltration und Differenzierungsgrad. Darüber hinaus konnte durch postoperative Strahlentherapie die Rate tumorbedingter Todesfälle halbiert und somit das krankheitsspezifische Überleben signifikant verbessert werden (p = 0,0486) Die Autoren plädieren daher für einen großzügigen Einsatz der adjuvanten Strahlenbehandlung (Koul et al. 2007).

Im größten aktuellen Patientenkollektiv auf der Basis der SEER-Datenbank mit 903 Patienten, die zwischen 1988 und 1998 primär operativ und zu 59,4 % strahlenbehandelt worden waren, erwiesen sich neben der Histologie das Patientenalter, Tumorgröße, extraglanduläre Tumorinfiltration und positiver Nodalstatus als signifikante Einflussgrößen für das Gesamtüberleben. Die beste Prognose fand sich für Azinuszellkarzinome, die schlechteste für Plattenepithelkarzinome bzw. Karzinome in pleomorphen Adenomen, siehe Tabelle IV. In dieser Studie war offenbar das Patientenkollektiv groß genug, um

Tabelle III. Aktuarische Raten lokaler und regionärer Kontrolle nach Behandlung von Speicheldrüsentumoren mit und ohne Strahlentherapie (n = 498) (Terhaard et al. 2005).

Risikofaktor	Alleinige Operation	OP plus Strahlentherapie	p-Wert
Lokale Kontrolle nach 10 Jahren			
T3/4-Tumoren	18 %	84 %	p < 0,001
Marginaler Resektionsrand	55 %	95 %	p = 0,003
Inkomplette Resektion	44 %	82 %	p < 0,001
Knocheninfiltration	54 %	86 %	p = 0,04
Perineurale Infiltration	60 %	88 %	p = 0,01
Regionäre Kontrolle nach 5 Jahren			
pN+	62 %	86 %	p = 0,03

Tabelle IV. Parotistumoren der SEER-Datenbank 1988-1998, Verteilung der Histologien, Gesamtüberleben und prognostische Faktoren (Bhattacharyya et al. 2005).

Histopathologie	Anzahl Pat.	%	5-Jahres-OS in %	10-Jahres-OS in %	Signifikante prognostische Faktoren (multivariate Analyse)
Azinuszellkarzinom	95	10,5	80,0	77,7	Alter, N+ (Strahlentherapie ungünstig)
Mukoepidermoidkarzinom	367	40,6	81,5	63,5	Alter, extragland. Infiltration, Grading
Adenoid-zystisches Karzinom[a]	18	2,0	70,7	k. A.	n.u.
Maligner Mischtumor	20	2,2	73,3	55,0	n.u.
Adenokarzinom	189	20,9	65,9	49,7	Alter, N+, extragland. Infiltration, Grading
Plattenepithelkarzinom	191	21,2	46,1	27,2	Alter, Größe, Strahlentherapie günstig
Karzinom in pleomorphem Adenom	23	2,5	40,2	0,0	n.u.
Alle Tumoren	903	100,0	66,6	49,7	Alter, Tumorgröße, N+, extragland. Infiltration, Grading, Strahlentherapie

[a] Adenoid-zystische Karzinome unterrepräsentiert, da diese häufig aufgrund fehlender Angabe zur Tumorgröße von der Auswertung ausgeschlossen wurden.
n. u.: nicht untersucht

den günstigen Einfluss der Strahlentherapie auf das Gesamtüberleben nachzuweisen, die Hazard Rate betrug 0,78 (90 %-KI 0,61–0,99) (Bhattacharyya et al. 2005).

Als weitere Risikofaktoren bei malignen Parotistumoren wurden Funktionsstörung des N. facialis bzw. perineurale Infiltration identifiziert (Koul et al. 2007; Lima et al. 2005, Pohar et al. 2005; Renehan et al. 1999). In multivariaten Analysen verbesserte der Einsatz von postoperativer Strahlentherapie bei Risikopatienten die lokoregionäre Kontrolle (Pohar et al. 2005) bzw. das krankheitsspezifische Überleben (Lima et al. 2005). Ein nicht randomisierter Vergleich ergab eine lokoregionäre Kontrollrate nach zehn Jahren von 85 % für Patienten mit adjuvanter Strahlenbehandlung versus 57 % ohne Strahlentherapie. Für die Subgruppen mit großen Tumoren bzw. Highgrade-Malignomen war auch ein Trend für ein verbessertes Gesamtüberleben erkennbar (Renehan et al. 1999).

Eine retrospektive Untersuchung eines Kollektivs von T1/2-Parotiskarzinomen ergab für Patienten nach alleiniger operativer Therapie eine Lokalrezidivrate von 33 % im Vergleich zu 3 % nach Operation plus Strahlenbehandlung. Nach fünf Jahren betrugen krankheitsfreies und Gesamtüberleben 70 % bzw. 83 % für die Patienten ohne Strahlentherapie und 92 % bzw. 93 % für die strahlenbehandelten Patienten (Zbären et al. 2006). Eine generelle Empfehlung zur adjuvanten Therapie von Parotistumoren in Frühstadien leiteten die Autoren jedoch davon nicht ab, sondern verwiesen auf die Notwendigkeit weiterer Studien.

Ergebnisse für maligne Tumoren der Glandula submandibularis

Im größten Kollektiv maligner Submandibularistumoren neueren Datums mit 370 Patienten der SEER-Datenbank, die zwischen 1988 und 1998 behandelt wurden, waren adenoid-zystische Karzinome mit 42 % am häufigsten vertreten, gefolgt von 22 % Mukoepidermoidtumoren, 17 % Plattenepithelkarzinomen, 15 % Adenokarzinomen und 3 % Azinuszellkarzinomen. Die mittlere Tumorgröße betrug 3 cm, ein Drittel der Patienten wies ein extraglanduläres Tumorwachstum auf. Nach Resektion aller Tumoren und postoperativer Strahlentherapie in 62 % betrug die Fünfjahres-Überlebensrate für alle Patienten 60 %. Wichtigste Einflussgröße war die Tumorhistologie mit einer Fünfjahres-Überlebensrate von 100 % bei Azinuszelltumoren, 76 % bei adenoid-zystischen Karzinomen, 49 % bei Adenokarzinomen und 34 % bei Plattenepithelkarzinomen. In multivariater Analyse erwiesen sich neben dem Alter (p < 0,001) und Differenzierungsgrad (p = 0,005) auch die Strahlentherapie als signifikanter Einflussfaktor für das Gesamtüberleben (p = 0,018). Das relative Risiko zu versterben war für Patienten ohne Strahlenbehandlung 1,6-fach erhöht (Bhattacharyya 2004).

Autoren kleinerer Serien von Malignomen der Gl. submandibularis betonen die hohe Inzidenz von adenoid-zystischen Karzinomen, deren Neigung zur pulmonalen Metastasierung trotz guter lokaler Kontrolle und die große Bedeutung der adjuvanten Strahlentherapie bei dieser Entität (Andersen et al. 1991; Camilleri et al. 1998; Cohen et al. 2004; Storey et al. 2001; Sykes et al. 1999). Bei Submandibulariskarzinomen mit positiven Resektionsrändern wurde durch die postoperative Strahlentherapie eine Reduktion der Lokalrezidivrate von 71 % bei alleiniger Operation auf 27 % mit postoperativer Strahlenbehandlung beobachtet (Dai 1999).

Im Kollektiv des MD Anderson wurde die Indikation zur postoperativen Strahlentherapie gestellt bei perineuraler Infiltration, positiven oder unsicheren Resektionsrändern, extraglandulärer Tumorausbreitung, positivem Nodalstatus, Vorliegen eines Rezidivtumors oder falls nur eine Tumorenukleation erfolgt war. Die zwischen 1965 und 1995 operativ und radioonkologisch behandelten 83 Patienten, davon 60 % mit adenoid-zystischen Karzinomen, wiesen nach zehn Jahren eine exzellente lokoregionäre Kontrollrate von 88 % auf. Das krankheitsfreie und Gesamtüberleben nach zehn Jahren lag mit 53 % bzw. 55 % deutlich niedriger, weil ein Drittel der Patienten mit lokoregionär kontrollierten Tumoren eine Fernmetastasierung entwickelte. Von negativem Einfluss auf die lokoregionäre Kontrollrate waren in multivariater Analyse die Histologie Adenokarzinom, niedrige Differenzierung, positive Resektionsränder und eine Behandlung vor 1985. Für das Gesamtüberleben war die lokoregionäre Kontrolle ein entscheidender Faktor, eine Salvage-Therapie war in keinem Fall erfolgreich. Das mediane Überleben war bei Patienten mit lokoregionärem Rezidiv auf 19 Monate reduziert gegenüber 183 Monaten für Patienten in lokoregionärer Kontrolle (Storey et al. 2001). Bis auf hoch selektionierte Patienten mit umschriebenen intraglandulären Tumoren ohne Risikofaktoren sollten daher alle Patienten mit Karzinomen der Gl. submandibularis einer postoperativen Strahlentherapie zugeführt werden.

Ergebnisse für maligne Tumoren der Glandula sublingualis

Tumoren der Gl. sublingualis sind extrem rar, 80–90 % sind maligne. In den wenigen kleinen Kollektiven, über die in der Literatur berichtet wurde, ist das adenoid-zystische Karzinom mit über 50 % die häufigste Histologie, gefolgt von mukoepidermoiden Karzinomen. Die Tumoren werden überwiegend in einem fortgeschrittenen Stadium (III–IV) diagnostiziert. Die Therapie basiert auf einer radikalen Resektion, ggf. in Kombination mit postoperativer Strahlentherapie bei den üblichen Risikofaktoren wie höheres Stadium, niedrige Differenzierung und fraglichem Resektionsrand. Zum Einsatz von Chemotherapie liegen keine Daten vor. Die Rate an nodaler und systemischer Metastasierung scheint besonders

hoch zu sein, die Prognose ist somit ungünstiger als für andere Lokalisationen von Speicheldrüsentumoren (Andersen et al. 1991; Perez et al. 2005; Rinaldo et al. 2004; Yu et al. 2007).

Ergebnisse für maligne Tumoren der kleinen Speicheldrüsen

Maligne Tumoren der kleinen Speicheldrüsen können überall in den Schleimhäuten des Aerodigestivtrakts von Kopf und Hals auftreten, in der Literatur variieren die Häufigkeitsangaben mit 30–64 % für harten und weichen Gaumen, 2–20 % Nasopharynx, 6–16 % Zunge, 6–12 % Nasennebenhöhlen, 4–11 % Wangenschleimhaut und 2–9 % Mundboden neben selteneren Lokalisationen wie Tonsille, Lippe, Larynx u. a. Häufigste histologische Formen sind adenoidzystische Karzinome mit 32–70 %, Mukoepidermoide Karzinome (33–38 %), Adenokarzinome (11–21 %) und Karzinome in pleomorphen Adenomen (8–12 %). Die Radikalität der Operation sollte entsprechend dem histologischen Typ und Differenzierungsgrad des Tumors gewählt werden. Bei Diagnosestellung finden sich in etwa 20 % regionäre Lymphknotenmetastasen. Bei Tumorsitz im Nasopharynx wurden 47 % okkulte Lymphknotenmetastasen gefunden, sodass bei dieser Lokalisation die neck dissection besonders empfehlenswert ist (Schramm et al. 2001). Die Prognose hängt eher von der Histologie, dem Grading und dem Tumorstadium ab als von der Lokalisation. Lokalrezidive werden je nach Therapie bei 10–32 % der Patienten beobachtet, Fernmetastasen bei 8–11 % (Andersen et al. 1991; Chou et al. 1996; Douglas et al. 1996; Fu et al. 1977; Garden et al. 1994; Hyam et al. 2004; Schramm et al. 2001; Simpson et al. 1984, 1986; Spiro et al. 1991; Strick et al. 2004).

Nach alleiniger Operation lagen die Überlebensraten laut Untersuchung von nahezu 500 Patienten mit Tumoren der kleinen Speicheldrüsen bei 42 % nach fünf Jahren, 29 % nach zehn Jahren und 17,5 % nach 15 Jahren. Die lokale Kontrolle betrug nur 53 % (Spiro et al. 1973). In späteren Untersuchungen betrug das Überleben bei alleiniger Operation nach fünf Jahren 48 % und nach zehn Jahren 37 % (Spiro 1986). In den Serien mit postoperativer Strahlentherapie finden sich nach fünf Jahren Überlebensraten zwischen 47 % und 82 % und nach zehn Jahren zwischen 25 % und 70 % (Andersen et al. 1991; Chou et al. 1996; Douglas et al. 1996; Fu et al. 1977; Garden et al. 1994; Simpson et al. 1984, 1986; Spiro et al. 1991; Strick et al. 2004). Verschiedene retrospektive Analysen von Subgruppen deuten auf eine Verbesserung der lokoregionären Kontrolle nach postoperativer Strahlentherapie im Vergleich zu nur operierten Patienten hin (71 % vs. 50 %, 62 % vs. 18 %, 67 % vs. 30 %) (Eapen et al. 1988; Tran et al. 1990). Inzwischen liegen die publizierten lokalen Kontrollraten nach zehn Jahren bei 86–88 % für die kombinierte Therapie (Garden et al. 1994; Le et al. 1999).

Für Karzinome des Sinus maxillaris führten im historischen Vergleich drei Neuerungen in der Strahlentherapie nachweislich zu Verbesserungen der Therapieergebnisse: Die regelhafte Erweiterung des Zielvolumens nach kranial zur Erfassung der Schädelbasis bei allen Patienten mit perineuraler Infiltration führte zur Verbesserung der lokalen Kontrolle; die regelhafte Strahlenbehandlung der Lymphabflusswege bei allen Patienten mit Plattenepithelkarzinomen oder undifferenzierten Tumoren ging einher mit verbesserter regionärer Kontrolle, Metastasenfreiheit und rezidivfreiem Überleben; dreidimensionale Bestrahlungsplanung und IMRT mit verbesserter Dosisverteilung reduzierten die Rate an Grad 3–4 Komplikationen von 34 % auf 8 % (Bristol et al. 2007).

Im Spannungsfeld zwischen dem Wunsch nach radikaler Therapie auf der einen und Funktionserhalt/Kosmesis auf der anderen Seite, werden je nach Zentrum neben der Standardbehandlung einer Operation plus postoperativen Strahlentherapie bei individuellen Problemstellungen auch andere Therapieformen wie präoperative Strahlenbehandlung, perioperative Chemotherapie oder eine primäre Strahlenbehandlung mit Photonen oder Neutronen eingesetzt (Chou et al. 1996; Douglas et al. 1996; Parsons et al. 1996).

Primäre Strahlenbehandlung und Neutronentherapie

Eine Heilung von makroskopischen Speicheldrüsentumoren durch alleinige Strahlentherapie ist prinzipiell möglich. Bei fortgeschrittenen, inkomplett resektablen, inoperablen oder rezidivierenden Speicheldrüsentumoren hat die Anwendung schneller Neutronen im Vergleich zu Photonen Vorteile. In einer Übersichtsarbeit von Griffin et al. wird für die alleinige Photonentherapie eine mittlere lokale Kontrolle von 28 % berichtet (range 12–47 %), für die Neutronentherapie dagegen 68 % (range 38–81 %) (Griffin et al. 1988). In einer neueren Übersicht unter Berücksichtigung von 570 Patienten mit Neutronentherapie in Europa werden diese Zahlen bestätigt, die lokale Kontrolle bei Behandlung von makroskopischen Tumoren der Speicheldrüsen mit Neutronen liegt bei 67 % (Krüll et al. 1998).

Neutronen weisen im Gegensatz zu Photonen, Elektronen oder Protonen einen hohen linearen Energietransfer auf, der strahlenbiologisch von Vorteil sein kann im Hinblick auf eine geringere Bedeutung der Reparatur und eine geringere Abhängigkeit vom Oxygenierungsstatus des Gewebes und vom Zellzyklus (Debus et al. 1999; Jereczek-Fossa et al. 2006; Noel et al. 2003; Wambersie et al. 2004).

Eine prospektive randomisierte Studie der RTOG und des MRC an Patienten mit inoperablen Speicheldrüsenmalignomen oder Rezidiven, bei der eine primäre Neutronentherapie mit einer Photonentherapie verglichen wurde, wurde nach Einschluss der ersten 32 Patienten aus ethischen Gründen abgebrochen, da ein signifikanter Vorteil durch Neutronen im Hinblick auf die lokoregionäre Kontrolle und ein Trend zu einer Verbesserung der Überlebensrate erkennbar war. Nach zehn Jahren betrug die lokoregionäre Kontrolle 56 % für Neutronen gegenüber 17 % für Photonen (p = 0,009), der Unterschied in der Überlebensrate war dagegen mit 25 % vs. 15 % statistisch nicht signifikant, wahrscheinlich bedingt durch die Fernmetastasierungsrate (Laramore et al. 1993).

Inzwischen liegen weitere Publikationen aus den verschiedenen Zentren vor, die die Wertigkeit der Neutronentherapie in der Behandlung von Speicheldrüsentumoren unterstreichen: Aus Orléans wurde für 59 Patienten fünf Jahre nach Neutronentherapie ihrer makroskopischen Speicheldrüsentumoren eine lokale Kontrollrate von 69,5 %, ein tumorfreies Überleben von 64,5 % und ein Gesamtüberleben von 66 % berichtet (Breteau et al. 2000).

Eine neuere Analyse der 279 Patienten mit Speicheldrüsenmalignomen, die in Washington mit Neutronen behandelt wurden, darunter 263 makroskopische Tumore, ergab nach sechs Jahren eine lokoregionäre Kontrollrate von 59 % und ein metastasenfreies bzw. krankheitsspezifisches Überleben von 64 % bzw. 67 %. Eine Tumorgröße unter 4 cm, fehlende Schädelbasisinfiltration, frühere operative Resektion und keine Strahlentherapie in der Anamnese waren in der multivariaten Analyse mit einer besseren lokoregionären Kontrolle verbunden (Douglas et al. 2003). Für 120 kurativ behandelte Patienten mit Tumoren der großen Speicheldrüsen betrug die lokoregionäre Kontrolle nach fünf Jahren 59 %, für 72 Patienten mit adenoid-zystischen Karzinomen der kleinen Speicheldrüsen 47 %. Die etwas geringere lokale Kontrolle bei den Tumoren der kleinen Speicheldrüsen ließ sich mit Dosisbeschränkungen wegen Vorbelastung oder Rücksicht auf Normalgewebe im Bereich der Schädelbasis erklären. Nodal positive Patienten hatten mit

52 % bzw. 57 % jeweils ein signifikant höheres Risiko für eine Fernmetastasierung im Vergleich zu nodal negativen Patienten mit einer Fünfjahresrate an Fernmetastasen von 32 % bzw. 15 % (Douglas et al. 1996, 1999).

Ein nicht randomisierter Vergleich zwischen alleiniger Neutronentherapie (median 16 Gy), alleiniger Photonentherapie (median 64 Gy) und Mixed-beam-Technik (median 8 Gy Neutronen plus 32 Gy Photonen) erbrachte eine signifikant höhere lokale Kontrollrate nach fünf Jahren für die alleinige Neutronentherapie mit 75 % vs. jeweils 32 % für Photonen- bzw. Mixed-beam-Technik. Auch in diesem Kollektiv unterschied sich das Gesamtüberleben in den Subgruppen nicht signifikant, die Fernmetastasierungsrate war mit 39 % hoch und mit dem initialen Nodalstatus assoziiert (Huber et al. 2001).

Nach Neutronentherapie von 72 adenoid-zystischen Karzinomen mit makroskopischem Tumor, darunter 23 inoperable Rezidive, betrug das krankheitsfreie und Gesamtüberleben nach fünf Jahren 53 % bzw. 58 % (Pötter et al. 1999). In einer gezielten Auswertung von 33 Rezidivtumoren ergab sich fünf Jahre nach primärer Neutronentherapie eine lokale Kontrollrate von 43 % und ein Gesamtüberleben von 45 % (Krüll et al. 1995).

Zusammenfassend kann Patienten mit inkomplett resezierten oder inoperablen Speicheldrüsenmalignomen eine primäre Strahlentherapie mit Neutronen empfohlen werden. Die Rate an schweren Nebenwirkungen liegt nach fünf Jahren um 10 % (Douglas et al. 2003; Krüll et al. 1998).

Vereinzelt wurde auch nach einer primären Photonentherapie von lokoregionären Kontrollraten um 50 % nach fünf Jahren berichtet. Die Autoren sahen Hinweise für eine Dosis-Wirkungs-Beziehung in der primären Strahlenbehandlung von Speicheldrüsenmalignomen und empfehlen eine Applikation von mindestens 66–70 Gy (Parsons et al. 1996; Terhaard et al. 2005). Zu Kombinationsbehandlungen von Hadronentherapie (Neutronen, Kohlenstoffionen) mit modernen Techniken der Photonentherapie (fraktionierte Stereotaxie, Radiochirurgie, IMRT) liegen bisher noch keine Langzeitbeobachtungen vor (Douglas et al. 2004; Schulz-Ertner et al. 2003, 2005).

Strahlentherapie der regionären Lymphabflusswege

Die Standardbehandlung von manifesten lokoregionären Lymphknotenmetastasen ist eine modifiziert radikale neck dissection mit postoperativer Strahlentherapie. Der Vorteil einer postoperativen Strahlentherapie im Hinblick auf die lokale Kontrolle in dieser Situation wurde in zahlreichen Untersuchungen gezeigt (Borthne et al. 1986; Elkon et al. 1978; Harrison et al. 1990; Johns et al. 1977; McNaney et al. 1983; North et al. 1990). Da ein Level-überspringender Lymphknotenbefall (Skip-Metastasen) vorkommen kann (Armstrong et al. 1992), sollten bei Vorliegen eines lokoregionären Lymphknotenbefalls die Lymphabflusswege auf der befallenen Seite komplett bestrahlt werden.

Während bei den Plattenepithelkarzinomen des Kopf-Hals-Bereichs bei Vorliegen von ipsilateralen lokoregionären Lymphknotenmetastasen oft die kontralateralen Lymphabflusswege mitbestrahlt werden müssen, scheint dies bei den malignen Tumoren der großen Speicheldrüsen in der Regel nicht notwendig zu sein (Harrison et al. 1990; King et al. 1971). Es muss bedacht werden, dass die verschiedenen Histologien mit einer unterschiedlich hohen nodalen Metastasierungswahrscheinlichkeit einhergehen (s. o.), sodass für undifferenzierte Karzinome, Plattenepithelkarzinome, Adenokarzinome und high-grade mukoepidermoide Karzinome eher eine Indikation zur Strahlentherapie der Lymphabflusswege gestellt werden kann (Armstrong et al. 1992; Chen et al. 2007b; Regis de Brito Santos et al. 2001; Stennert et al. 2003). In einer Arbeit wurde das Risiko einer okkulten Lymphknotenmetastasierung für maligne Tumoren größer als 4 cm auf 20 % geschätzt und für High-grade-Tumoren auf 49 % (Armstrong et al. 1992). Eine andere Arbeit schätzte das Risiko okkulter Lymphknotenmetastasen bei malignen Parotistumoren mit einer Fazialisparese auf 33 % und bei High-grade-Tumoren auf 18 % (Frankenthaler et al. 1993). Eine elektive Strahlentherapie der lokoregionären Lymphabflusswege kann daher bei Vorliegen von Risikofaktoren (bestimmte Histologie, Nerveninfiltration, extraglanduläre Infiltration, High-grade-Tumoren (Bhattacharyya et al. 2002)) sinnvoll sein. Die Daten des MD Anderson weisen auf eine hohe Wirksamkeit der elektiven Strahlentherapie hin: bei 131 regionär strahlenbehandelten Patienten trat kein Lymphknotenrezidiv auf gegenüber einer nodalen Rezidivrate von 26 % nach zehn Jahren ohne regionäre Strahlentherapie (Chen et al. 2007b).

Therapie von Rezidiven

Bei den benignen Tumoren besteht die Rezidivtherapie in der Regel in einer erneuten operativen Entfernung. Für die pleomorphen Adenome kann im Rezidivfall eine postoperative Strahlentherapie erwogen werden (Larson 2001), da in dieser Situation eine erhöhte Re-Rezidivrate nach alleiniger Operation von 12–30 % gefunden wurde (Barton et al. 1992; Douglas et al 2001; Renehan et al. 1996a, 1996b, Yugueros et al. 1998). Bedacht werden muss zum einen der mit den Jahren zunehmende Prozentsatz maligner Transformationen (Dawson et al. 1985), zum anderen die Möglichkeit einer radiogenen Malignominduktion. Eine größere retrospektive Analyse zur Rezidivbehandlung von pleomorphen Adenomen mit 114 Patienten zeigte, dass nur für multinoduläre Rezidive die Zweitrezidivrate von 43 % nach alleiniger Operation auf 4 % nach Operation und postoperativer Strahlentherapie signifikant gesenkt werden konnte. Für uninoduläre Rezidive ergab sich dagegen kein Unterschied (15 % vs. 13 %) (Renehan et al. 1996b).

Die Indikation zur Strahlentherapie kann bei den pleomorphen Adenomen daher am ehesten nach Operation multinodulärer Rezidive bzw. inkompletter Tumorentfernung oder bei Inoperabilität gesehen werden. Die lokale Kontrolle makroskopischer Tumore durch primäre Strahlentherapie wird mit 43–67 % nach Behandlung mit Photonen und 76 % mit Neutronentherapie angegeben (Douglas et al. 2001; Hodge et al. 2005; Leverstein et al. 1997b).

Rezidive der malignen Tumoren sollten ebenfalls einer möglichst vollständigen Resektion zugeführt werden. Bei allen Patienten ohne Strahlentherapie in der Vorgeschichte besteht die Indikation zur postoperativen Strahlenbehandlung im Rezidivfall. Die Indikation zur elektiven Mitbehandlung der regionären Lymphabflusswege ist dabei großzügig zu stellen. Zur Re-Bestrahlung liegen keine systematischen Daten vor. Inoperable Rezidivtumoren können einer primären Strahlenbehandlung zugeführt werden (s. Abschnitt „Primäre Strahlenbehandlung und Neutronentherapie").

Zielvolumina und Bestrahlungstechnik

Definition des Zielvolumens

Glandula parotis

Bei benignen und Low-grade-Tumoren ohne Lymphknotenmetastasen umfasst das Zielvolumen lediglich die Parotisloge. Bei Patienten mit hohem Risiko für eine okkulte nodale Metastasierung und Tumoren mit Lymphknotenmetastasen umfasst das Zielvolu-

men die Parotisloge und die ipsilateralen lokoregionären Lymphabflusswege. Als Risikostrukturen werden in der Literatur die kontralaterale Parotis, Gehirn, Hirnstamm, Rückenmark, die Augenlinsen beidseits, Cochlea und Mundhöhle betrachtet (Bragg et al. 2002; Nutting et al. 2001).

Glandula submandibularis

Bei Low-grade-Tumoren ohne Lymphknotenmetastasen umfasst das Zielvolumen den operierten Tumorbereich. Bei metastatischem Lymphknotenbefall und High-grade-Tumoren umfasst das Zielvolumen den operierten Tumorbereich und die ipsilateralen lokoregionären Lymphabflusswege.

Bei perineuraler Infiltration wird um die befallene Region ein zusätzlicher Sicherheitssaum von ca. 2–3 cm empfohlen. Bei Befall des N. lingualis oder N. hypoglossus wird der Nerv im gesamten Verlauf bis zur Schädelbasis in das Zielvolumen eingeschlossen. In einer Publikation wurde regelhaft der gesamte aufsteigende Ast der Mandibula bis zum Kiefergelenk inkludiert und die untere Feldgrenze in Höhe der Oberkante des Schildknorpels definiert (Storey et al. 2001). Das Boost-Volumen umfasst den operierten Tumorbereich des Primärtumors und der Lymphknotenmetastasen.

Tumoren der kleinen Speicheldrüsen und der Glandula sublingualis

Da die Tumoren der kleinen Speicheldrüsen an den verschiedensten Lokalisationen im Kopf-Hals-Bereich auftreten können, ist die Definition des Zielvolumens entsprechend individuell. Es umfasst in der Regel das Primärtumorbett plus 2–3 cm Sicherheitssaum. Bei Tumoren der Gl. sublingualis ist der gesamte Mundboden Zielvolumen. Bei adenoid-zystischer Histologie, Tumorinfiltration von Nerven oder Tumorlokalisation im Bereich des Nasopharynx oder der Nasennebenhöhlen sollte der gesamte Verlauf des betroffenen Nerven und die Schädelbasis einbezogen werden (Bristol et al. 2007; Garden et al. 1994). Bei metastatischem Lymphknotenbefall sind die ipsilateralen Lymphabflusswege mitzubehandeln. Eine Behandlung der regionären Lymphabflusswege kommt auch bei lokal fortgeschrittenen oder High-grade-Tumoren und bei Primärtumorlokalisation in Naso-, Oro- oder Hypopharynx in Betracht (Le et al. 1999).

Regionäre Lymphknoten

Wird eine Indikation zur Strahlentherapie der regionären Lymphabflusswege gestellt, ist in der Regel die ipsilaterale Behandlung ausreichend. Lediglich bei Plattenepithelkarzinomen, undifferenzierten Karzinomen oder mittelständigem Primärtumor ist auch eine beidseitige nodale Strahlentherapie zu erwägen. Es sind die typischen lymphatischen Drainagewege der jeweiligen Tumorlokalisation zu berücksichtigen. Bei nodal positiven Patienten ist eine Behandlung der Level I–V indiziert, ansonsten genügt je nach individuellem Risikoprofil eine Strahlentherapie der Level I–III oder I–IV. Okkulte Lymphknotenmetastasen in Level V sind eine Rarität (Armstrong et al. 1992; Chen et al. 2007b).

Gesamtdosis und zeitliche Dosisverteilung

Für benigne und Low-grade-Tumoren ohne mikroskopische Tumorreste (R0-Resektionen) beträgt die Gesamtdosis 50–54 Gy. Für High-grade-Tumoren und Tumoren mit Lymphknotenmetastasen beträgt die Gesamtdosis nach kompletter Resektion 60 Gy und nach inkompletter Resektion mit mikroskopischem Tumorrest 64–66 Gy (Garden et al. 1994, 1997; Glanzmann 1990; Le et al. 1999; Pohar et al. 2005; Teshima et al. 1993). Patienten mit makroskopischem Resttumor bzw. inoperablen Tumoren, bei denen eine Neutronenbehandlung nicht in Betracht kommt, profitieren wahrscheinlich von einer weiteren Dosiseskalation oberhalb von 66 Gy (Parsons et al. 1996; Terhaard et al. 2005).

Die Gesamtdosis bei der elektiven Strahlenbehandlung der lokoregionären Lymphabflusswege beträgt 50–56 Gy (Garden et al. 1994, 1997; Pohar et al. 2005). Für nodal positive Patienten gelten in einem zervikalen Boostvolumen die oben genannten Dosierungen je nach Resektionsstatus. Die Bestrahlung erfolgt mit Einzeldosen von 2 Gy, eine Fraktion/Tag und fünf Fraktionen/Woche. Die Dosisdefinition erfolgt entsprechend der ICRU 50 und 62. Ein Vorteil einer Hyperfraktionierung oder Akzelerierung ist für Speicheldrüsentumoren nicht belegt.

Bestrahlungstechnik

Die Bestrahlungstechniken variieren je nach Lage und Stadium des Tumors. Bei Tumoren der Gl. parotis ist eine dreidimensionale konformale Bestrahlungsplanung (3-D-cRT) heutiger Standard. Es gibt hierbei mehrere Möglichkeiten in der Wahl der Ein-

strahlwinkel und Strahlqualität. In einer Arbeit wurden auf der Basis von Dosis-Volumen-Histogrammen neun verschiedene Bestrahlungstechniken im Hinblick auf die applizierte Dosis in der kontralateralen Parotis, „hot spots" im Bereich der Mandibula und des Temporallappen sowie andere Parameter verglichen. Die besten Ergebnisse ergaben ipsilaterale schräge Keilfilterfelder, eine Drei-Felder-Technik mit Keilfiltern, sowie eine Mixed-beam-Technik mit 6-MV-Photonen und 16-MeV-Elektronen mit einer Wichtung von 1 : 4 von lateral (Yaparpalvi et al. 1998).

Inzwischen liegen Arbeiten zum direkten Vergleich einer 3-D-cRT mit invers geplanter intensitätsmodulierter Strahlentherapie (IMRT) vor. Das Planungsvolumen wurde von beiden Techniken ähnlich gut erfasst. Vorteile der IMRT lagen in einer besseren Schonung der kontralateralen Parotis und Senkung des Dosismaximums für Hirngewebe und Rückenmark. Dagegen erhöhte sich mit IMRT die Dosis an der ipsilateralen Linse und das bestrahlte Körpervolumen im Niedrigdosisbereich. Da die Vorteile der IMRT durch Sieben- bzw. Neun-Felder-Pläne nur noch unwesentlich gesteigert wurden, und mit der Anzahl der Einstrahlwinkel der zeitliche Aufwand bei der täglichen Applikation und die Niedrigdosisbelastung steigt, favorisierten die Autoren als Klassenlösung für eine IMRT eines linksseitigen Parotistumors eine Drei-Felder-Technik (Gantrywinkel 0°, 35° und 155°) (Rowbottom et al 2001), Vier-Felder-Technik (Gantrywinkel 15°, 45°, 145° und 170°) (Nutting et al. 2001) bzw. eine Fünf-Felder-Technik (Gantrywinkel 15°, 55°, 125°, 165° und 270°) (Bragg et al. 2002). Als Spezialform einer IMRT kann die Tomotherapie gelten, die für die Behandlung von Kopf-Hals-Tumoren unter Schonung der Parotis gut geeignet ist und aktuell in klinischen Studien an ausgewählten Zentren evaluiert wird (Sterzing et al. 2008).

Tumoren der Gl. submandibularis wurden oft mit einem ipsilateralen Stehfeld oder opponierenden Gegenfeldern bestrahlt. Mit Individualisierung des Zielvolumens und ggf. Einbeziehung regionärer Lymphabflusswege ist auch hier eine 3-D-cRT anzuraten.

Für Tumoren der kleinen Speicheldrüsen ist die Technik je nach Tumorlokalisation individuell zu optimieren. In der verfügbaren Literatur herrscht eine große Variationsbreite von einfachem Stehfeld über Gegenfelder, Mehrfelder-Techniken bis hin zu Brachytherapie, IMRT mit integriertem Boost oder Stereotaxie (Bristol et al. 2007; Garden et al. 1994; Le et al 1999, 2003; Stannard et al. 2004). Besonders Karzinome mit Nähe zur Schädelbasis scheinen von einer IMRT oder Stereotaxie zu profitieren (Bristol et al. 2007; Douglas et al. 2004; Lee et al. 2003; Schulz-Ertner et al. 2003).

Nebenwirkungen und Spätfolgen der Therapie

Häufigkeitsangaben in der Literatur beziehen sich vorwiegend auf schwere Spätfolgen, d. h. eine irreversible Grad-III–IV-Toxizität. Die Behandlungen in den zitierten Serien reichen zurück bis in die 60er Jahre, sodass mit heutiger Technik niedrigere Raten zu erwarten sind. Selbst für problematische Tumorlokalisationen mit Infiltration der Schädelbasis oder Orbita ist inzwischen eine Komplikationsrate unter 5 % möglich (Schulz-Ertner et al. 2005).

Haut und Schleimhaut

Strahlentherapeutische Nebenwirkungen betreffen vor allem Akutreaktionen der Schleimhaut und der Haut, die in der Regel nicht zu einer Unterbrechung der Therapie führen (meist WHO-Grad I und II), während der Therapie symptomatisch behandelt werden und nach der Therapie innerhalb weniger Wochen wieder abklingen. Anhaltende schwere Pigmentstörungen, Teleangiektasien und Hautatrophie sind mit den heutigen Techniken selten.

Xerostomie

Dauerhafte Funktionsstörungen der Speichelsekretion treten schon nach vergleichsweise niedrigen Strahlendosen auf. Da die Funktion der tumorös befallenen Speicheldrüse aufgrund der Resektion und/oder therapeutischen Strahlenbehandlung wegfällt, ist der Erhalt der kontralateralen Speicheldrüsenfunktion ein wichtiges Ziel. Kann durch sorgfältige Bestrahlungsplanung die mediane Dosis an der Parotis unter 26 Gy gehalten werden, ist das Risiko für eine Xerostomie sehr gering.

Knochen und Gelenke, Muskulatur

Liegen Anteile des Knochens im Hochdosisbereich, können Osteoradionekrosen auftreten. In der Literatur findet sich eine Häufigkeit von 3–6 % bei adjuvanter Strahlentherapie von Tumoren der Gl. submandibularis, 4–8 % nach adjuvanter Bestrahlung kleiner Speicheldrüsentumoren und 9 % Nekrosen von Knochen oder Weichgeweben nach Behandlung von Parotistumoren (Garden et al. 1997; Le et al. 1999; Storey et al. 2001; Sykes et al. 1999).

Ein Trismus durch Fibrosierung der M. masseter und M. pterygoideus kann zu einer Kieferklemme und -sperre führen. In einer radiologischen Analyse posttherapeutischer CT-Untersuchungen nach median 56 Gy nahm der axiale Durchmesser dieser Muskeln im Vergleich zum Ausgangsbefund um 2–4 % pro Jahr ab (Nichol et al. 2003). Posttherapeutische Weichgewebsnekrosen sind eine Rarität (Le et al. 1991).

Nervus facialis

Eine wichtige Komplikation nach Therapie von Parotistumoren stellt die Fazialisparese dar. Sie tritt häufig nach primären oder wiederholten Operationen auf. Bei Resektion des N. facialis und Rekonstruktion durch Nerveninterposition hat die postoperative Strahlentherapie keinen negativen Einfluss auf die Nervenfunktion. Diese hängt lediglich vom Alter des Patienten sowie der Dauer und dem Ausmaß einer prätherapeutischen Fazialisfunktionsstörung ab (Brown et al. 2000; Reddy et al. 1999). Häufigkeitsangaben permanenter Fazialisparesen nach Resektionen im Bereich der Parotis variieren zwischen 0–30 % (Ferreira et al. 2005; Malata et al. 1997). Bei Kindern ist eine transiente Fazialisparese neben Narbenkeloiden häufigste Spätfolge nach Behandlung von Parotistumoren (Ethunandan et al. 2003).

Weitere, überwiegend operationsbedingte Nebenwirkungen wie Fisteln, Neurome aurikulärer Nervenstränge oder das Frey-Syndrom (aurikulotemporales Syndrom; gustatorisches Schwitzen) werden gelegentlich beobachtet.

Ohr

Eine Übersicht zur Ototoxizität nach postoperativer Strahlentherapie von Parotistumoren findet sich bei Bhide et al. (2006). Zu den möglichen akuten Reaktionen zählen eine Otitis externa, deren bakterielle Superinfektion verhindert werden sollte, und eine seröse Otitis media mit Tubenverschluss und vorübergehender Hörminderung. Einzelfälle von rezidivierenden Otitiden, Gehörgangsstenosen und Trommelfellperforationen sind beschrieben (Storey et al. 2001).

Relevanter ist eine sensorische permanente Hörschädigung, die vor allem im Hochfrequenzbereich vorkommt. Pathogenetisch werden ein Absterben basaler Haarzellen in der Cochlea und Vaskularisationsdefizite diskutiert. Die Angaben zu Schwellendosen, oberhalb derer signifikante Hörschäden auftreten können, variieren zwischen 40 Gy und 60 Gy (Chen et al. 1999; van der Putten et al. 2006). In einer gepoolten Analyse für strahlenbehandelte Parotis- und Nasopharynxtumoren fand sich für 42 % der Patienten eine Hörminderung um 10 % bei 4000 Hz (Raaijmakers et al. 2002).

Während bei der Planung einer Strahlentherapie der Parotisloge äußerer Gehörgang und Mittelohr wegen ihrer Nähe zum Zielvolumen kaum zu schonen sind, ist für die Cochlea eine Definition als Risikostruktur und gezielte Schonung mit modernen Techniken möglich und ratsam (Bhide et al. 2006; Nutting et al. 2001).

Auge

Im Bereich des Auges und der Orbita können Keratitiden, Katarakte, Retino- und Neuropathien entstehen. Von 160 Patienten mit Tumoren der kleinen Speicheldrüsen, die zwischen 1961 und 1990 mit einfachen Techniken behandelt wurden, entwickelten 15 Patienten (9 %) Komplikationen im Bereich des Auges bzw. der Sehbahn (Garden et al. 1994). Die Schwellendosis für eine Kataraktbildung wird auf 2–5 Gy und für Retinopathien auf 45 Gy geschätzt. Sehnerven und Chiasma sollten möglichst mit nicht mehr als 54 Gy belastet werden.

Hirn/Hirnanhangdrüse

Bei Strahlentherapie von Tumoren der Parotis, der Nasennebenhöhlen oder des Nasopharynx kann eine signifikante Dosis im Bereich des Temporallappens und oder der Hypophyse resultieren mit dem Risiko einer radiogenen Hirnnekrose bzw. von Hypopituitarismus um je 2 % (Coghlan et al.1999; Garden et al. 1994, 1997).

Lebensqualität

Interessanterweise differieren subjektive Einschätzungen der Patienten zur Lebensqualität von objektivierbaren Befunden: nach Operationen an Temporalknochen oder Parotis mit Strahlenbehandlung war die Lebensqualität der Patienten subjektiv nur bei anhaltender Symptomatik, Kommunikationsproblemen oder Einschränkungen im sozialen Leben gemindert, nicht aber durch objektivierbare Gesichtsentstellung, Fazialisparese oder Hörminderung (Kwok et al. 2002).

Schlüsselliteratur

Armstrong JG, Harrison LB, Thaler HT et al: The indications for elective treatment of the neck in cancer of the major salivary glands. Cancer 69 (1992) 615–619

Bensadoun RJ, Allavena C, Chauvel P et al: 2003 update of Standards, Options and Recommendations for radiotherapy for patients with salivary gland malignant tumors (excluding lymphona, sarcoma and melanoma). Cancer Radiother 7 (2003) 280–295

Bhattacharyya N, Fried MP: Determinants of survival in parotid gland carcinoma: a population-based study. Am J Otolaryngol 26 (2005) 39–44

Bhattacharyya N: Survival and prognosis for cancer of the submandibular gland. J Oral Maxillofac Surg 62 (2004) 427–430

Bragg CM, Conway J, Robinson MH: The role of intensity-modulated radiotherapy in the treatment of parotid tumors. Int J Radiat Oncol Biol Phys 52 (2002) 729–738

Chen AM, Garcia J, Lee NY et al: Patterns of nodal relapse after surgery and postoperative radiation therapy for carcinomas of the major and minor salivary glands: what is the role of elective neck irradiation? Int J Radiat Oncol Biol Phys 67 (2007b) 988–994

Douglas JG, Koh WJ, Austin-Seymour M et al: Treatment of salivary gland neoplasms with fast neutron radiotherapy. Arch Otolaryngol Head Neck Surg 129 (2003) 944–948

Krüll A, Schwarz R, Brackrock S et al: Neutron therapy in malignant salivary gland tumors: results at European centers. Recent Results Cancer Res 150 (1998) 88–99

Ostman J, Anneroth G, Gustafsson H et al: Malignant salivary gland tumours in Sweden 1960–1989 – an epidemiological study. Oral Oncol 33 (1997) 169–176

Seifert G, Sobin LH: The World Health Organization's Histological Classification of Salivary Gland Tumors. A commentary on the second edition. Cancer 70 (1992) 379–385

Terhaard CH, Lubsen H, Rasch CR et al: The role of radiotherapy in the treatment of malignant salivary gland tumors. Int J Radiat Oncol Biol Phys 61 (2005) 103–111

Gesamtliteratur

Airoldi M, Gabriele AM, Gabriele P et al: Concomitant chemo-radiotherapy followed by adjuvant chemotherapy in parotid gland undifferentiated carcinoma. Tumori 87 (2001) 14–17

Albeck H, Nielsen NH, Hansen HE et al: Epidemiology of nasopharyngeal and salivary gland carcinoma in Greenland. Arctic Med Res 51 (1992) 189–195

Alberty J, August C, Stoll W: Oncocytic neoplasms of the parotid gland. Differential diagnosis, clinical course and review of the literature. HNO 49 (2001) 109–117

Andersen LJ, Therkildsen MH, Ockelmann HH et al: Malignant epithelial tumors in the minor salivary glands, the submandibular gland, and the sublingual gland. Prognostic factors and treatment results. Cancer 68 (1991) 2431–2437

Armstrong JG, Harrison LB, Thaler HT et al: The indications for elective treatment of the neck in cancer of the major salivary glands. Cancer 69 (1992) 615–619

Armstrong JG, Harrison LB, Spiro RH et al: Malignant tumors of major salivary gland origin. A matched-pair analysis of the role of combined surgery and postoperative radiotherapy. Arch Otolaryngol Head Neck Surg 116 (1990) 290–293

Avery CM, Moody AB, McKinna FE et al: Combined treatment of adenoid cystic carcinoma of the salivary glands. Int J Oral Maxillofac Surg 29 (2000) 277–279

Barton J, Slevin NJ, Gleave EN: Radiotherapy for pleomorphic adenoma of the parotid gland. Int J Radiat Oncol Biol Phys 22 (1992) 925–928

Batsakis JG: Carcinomas of the submandibular and sublingual glands. Ann Otol Rhinol Laryngol 95 (1986) 211–212

Batsakis JG, Regezi JA:The pathology of head and neck tumors: salivary glands, part 4. Head Neck Surg 1 (1979) 340–349

Bell RB, Dierks EJ, Homer L et al: Management and outcome of patients with malignant salivary gland tumors. J Oral Maxillofac Surg 63 (2005) 917–928

Belsky JL, Tachikawa K, Cihak RWet al: Salivary gland tumors in atomic bomb survivors, Hiroshima-Nagasaki, 1957 to 1970. JAMA 219 (1972) 864–868

Bensadoun RJ, Allavena C, Chauvel P et al: 2003 update of Standards, Options and Recommandations for radiotherapy for patients with salivary gland malignant tumors (excluding lymphona, sarcoma and melanoma). Cancer Radiother 7 (2003) 280–295

Bhattacharyya N, Fried MP: Determinants of survival in parotid gland carcinoma: a population-based study. Am J Otolaryngol 26 (2005) 39–44

Bhattacharyya N: Survival and prognosis for cancer of the submandibular gland. J Oral Maxillofac Surg 62 (2004) 427–430

Bhattacharyya N, Fried MP: Nodal metastasis in major salivary gland cancer: predictive factors and effects on survival. Arch Otolaryngol Head Neck Surg 128 (2002) 904–908

Bhide SA, Harrington KJ, Nutting CM: Otological toxicity after postoperative radiotherapy for parotid tumours. Clin Oncol (R Coll Radiol) 19 (2006) 77–82

Boahene DK, Olsen KD, Lewis JE, et al: Mucoepidermoid carcinoma of the parotid gland: the Mayo clinic experience. Arch Otolaryngol Head Neck Surg 130 (2004) 849–856

Borthne A, Kjellevold K, Kaalhus O et al: Salivary gland malignant neoplasms: treatment and prognosis. Int J Radiat Oncol Biol Phys 12 (1986) 747–754

Brackrock S, Krüll A, Roser K et al: Neutron therapy, prognostic factors and dedifferentiation of adenoid cystic carcinomas (ACC) of salivary glands. Anticancer Res 25 (2005) 1321–1326

Bragg CM, Conway J, Robinson MH: The role of intensity-modulated radiotherapy in the treatment of parotid tumors. Int J Radiat Oncol Biol Phys 52 (2002) 729–738

Brandwein MS, Huvos AG: Oncocytic tumors of major salivary glands. A study of 68 cases with follow-up of 44 patients. Am J Surg Pathol 15 (1991) 514–528

Breteau N, Wachter T, Kerdraon R et al: Use of fast neutrons in the treatment of tumors of the salivary glands: rationale, review of the literature and experience in Orleans. Cancer Radiother 4 (2000) 181–190

Bristol IJ, Ahamad A, Garden AS, et al: Postoperative radiotherapy for maxillary sinus cancer: long-term outcomes and toxicities of treatment. Int J Radiat Oncol Biol Phys 68 (2007) 719–730

Brown PD, Eshleman JS, Foote RL et al: An analysis of facial nerve function in irradiated and unirradiated facial nerve grafts. Int J Radiat Oncol Biol Phys 48 (2000) 737–743

Buchman C, Stringer SP, Mendenhall WM et al: Pleomorphic adenoma: effect of tumor spill and inadequate resection on tumor recurrence. Laryngoscope 104 (1994) 1231–1234

Camilleri IG, Malata CM, McLean NR et al: Malignant tumours of the submandibular salivary gland: a 15-year review. Br J Plast Surg 51 (1998) 181–185

Carew JF, Spiro RH, Singh B et al: Treatment of recurrent pleomorphic adenomas of the parotid gland. Otolaryngol Head Neck Surg 121 (1999) 539–542

Charabi S, Balle V, Charabi B et al: Surgical outcome in malignant parotid tumours. Acta Otolaryngol Suppl 543 (2000) 251–253

Chen AM, Granchi PJ, Garcia J et al: Local-regional recurrence after surgery without postoperative irradiation for carcinomas of the major salivary glands: implications for adjuvant therapy. Int J Radiat Oncol Biol Phys 67 (2007a) 982–987

Chen AM, Garcia J, Lee NY et al: Patterns of nodal relapse after surgery and postoperative radiation therapy for carcinomas of the major and minor salivary glands: what is the role of elective neck irradiation? Int J Radiat Oncol Biol Phys 67 (2007b) 988–994

Chen AM, Garcia J, Bucci MK et al: The role of postoperative radiation therapy in carcinoma ex pleomorphic adenoma of the parotid gland. Int J Radiat Oncol Biol Phys 67 (2007c) 138–143

Chen WC, Liao CT, Tsai HC et al: Radiation-induced hearing impairment in patients treated for malignant parotid tumor. Ann Otol Rhinol Laryngol 108 (1999) 1159–1164

Chou C, Zhu G, Luo M et al: Carcinoma of the minor salivary glands: results of surgery and combined therapy. J Oral Maxillofac Surg 54 (1996) 448–453

Coghlan KM, Magenis P: Cerebral radionecrosis following the treatment of parotid tumours: a case report and review of the literature. Int J Oral Maxillofac Surg 28 (1999) 50–52

Cohen AN, Damrose EJ, Huang RY et al: Adenoid cystic carcinoma of the submandibular gland: a 35-year review. Otolaryngol Head Neck Surg 131 (2004) 994–1000

Cohen J, Guillamondegui OM, Batsakis JG et al: Cancer of the minor salivary glands of the larynx. Am J Surg 150 (1985) 513–518

Dai D: Postoperative irradiation in malignant tumors of submandibular gland. Cancer Invest 17 (1999) 36–38

Dawson AK, Orr JA: Long-term results of local excision and radiotherapy in pleomorphic adenoma of the parotid. Int J Radiat Oncol Biol Phys 11 (1985) 451–455

Day TA, Deveikis J, Gillespie MB et al: Salivary gland neoplasms. Curr Treat Options Oncol 5 (2004) 11–26

Debus J, Engenhart-Cabillic R, Kraft G et al: The role of high-LET radiotherapy compared to conformal photon radiotherapy in adenoid cystic carcinoma. Strahlenther Onkol 175 Suppl 2 (1999) 63–65

de Ru JA, Plantinga RF, Majoor MH et al: Warthin's tumour and smoking. B-ENT 1 (2005) 63–66

De Vincentiis M, Magliulo G, Soldo P et al: Extended parotidectomy. Acta Otorhinolaryngol Ital 25 (2005) 169–173

Douglas JG, Silbergeld DL, Laramore GE: Gamma knife stereotactic radiosurgical boost for patients treated primarily with neutron radiotherapy for salivary gland neoplasms. Stereotact Funct Neurosurg 82 (2004) 84–89

Douglas JG, Koh WJ, Austin-Seymour M et al: Treatment of salivary gland neoplasms with fast neutron radiotherapy. Arch Otolaryngol Head Neck Surg 129 (2003) 944–948

Douglas JG, Einck J, Austin-Seymour M et al: Neutron radiotherapy for recurrent pleomorphic adenomas of major salivary glands. Head Neck 23 (2001) 1037–1042

Douglas JG, Lee S, Laramore GE et al: Neutron radiotherapy for the treatment of locally advanced major salivary gland tumors. Head Neck 21 (1999) 255–263

Douglas JG, Laramore GE, Austin-Seymour M et al: Neutron radiotherapy for adenoid cystic carcinoma of minor salivary glands. Int J Radiat Oncol Biol Phys 36 (1996) 87–93

Duck SW, McConnel FM: Malignant degeneration of pleomorphic adenoma – clinical implications. Am J Otolaryngol 14 (1993) 175–178

Eapen LJ, Gerig LH, Catton GE et al: Impact of local radiation in the management of salivary gland carcinomas. Head Neck Surg 10 (1988) 239–245

Elkon D, Colman M, Hendrickson FR: Radiation therapy in the treatment of malignant salivary gland tumors. Cancer 41 (1978) 502–506

Eneroth CM, Hjertman L, Moberger G et al: Muco-epidermoid carcinomas of the salivary glands with special reference to the possible existence of a benign variety. Acta Otolaryngol 73 (1972) 68–74

Ethunandan M, Pratt CA, Morrison A et al: Multiple synchronous and metachronous neoplasms of the parotid gland: the Chichester experience. Br J Oral Maxillofac Surg 44 (2006) 397–401, 2006

Ethunandan M, Ethunandan A, Macpherson D et al: Parotid neoplasms in children: experience of diagnosis and management in a district general hospital. Int J Oral Maxillofac Surg 32 (2003) 373–377

Federspil PA, Constantinidis J, Karapantzos I et al: Acinic cell carcinomas of the parotid gland. A retrospective analysis. HNO 49 (2001) 825–830

Ferreira PC, Amarante JM, Rodrigues JM et al: Parotid surgery: review of 107 tumors (1990–2002). Int Surg 90 (2005) 160–166

Flentje M, Kimmig B, Kuttig H et al: Electron therapy of malignant parotid tumors. Strahlenther Onkol 164 (1988) 136–140

Frankenthaler RA, Byers RM, Luna MA et al: Predicting occult lymph node metastasis in parotid cancer. Arch Otolaryngol Head Neck Surg 119 (1993) 517–520

Frankenthaler RA, Luna MA, Lee SS et al: Prognostic variables in parotid gland cancer. Arch Otolaryngol Head Neck Surg 117 (1991) 1251–1256

Fu KK, Leibel SA, Levine ML et al: Carcinoma of the major and minor salivary glands: analysis of treatment results and sites and causes of failures. Cancer 40 (1977) 2882–2890

Garden AS, El Naggar AK, Morrison WH et al: Postoperative radiotherapy for malignant tumors of the parotid gland. Int J Radiat Oncol Biol Phys 37 (1997) 79–85

Garden AS, Weber RS, Morrison WH et al: The influence of positive margins and nerve invasion in adenoid cystic carcinoma of the head and neck treated with surgery and radiation. Int J Radiat Oncol Biol Phys 32 (1995) 619–626

Garden AS, Weber RS, Ang KK et al: Postoperative radiation therapy for malignant tumors of minor salivary glands. Outcome and patterns of failure. Cancer 73 (1994) 2563–2569

Gedlicka C, Schull B, Formanek M et al: Mitoxantrone and cisplatin in recurrent and/or metastatic salivary gland malignancies. Anticancer Drugs 13 (2002) 491–495

Glanzmann C: Long-term results of postoperative and primary radiotherapy of carcinoma of the salivary glands: importance of dosage and target volume. Strahlenther Onkol 166 (1990) 183–189

Goode RK, Auclair PL, Ellis GL: Mucoepidermoid carcinoma of the major salivary glands: clinical and histopathologic analysis of 234 cases with evaluation of grading criteria. Cancer 82 (1998) 1217–1224

Griffin BR, Laramore GE, Russell KJ et al: Fast neutron radiotherapy for advanced malignant salivary gland tumors. Radiother Oncol 12 (1988) 105–111

Gurney TA, Eisele DW, Weinberg V et al: Adenoid cystic carcinoma of the major salivary glands treated with surgery and radiation. Laryngoscope 115 (2005) 1278–1282

Harrison LB, Armstrong JG, Spiro RH et al: Postoperative radiation therapy for major salivary gland malignancies. J Surg Oncol 45 (1990) 52–55

Hickman RE, Cawson RA, Duffy SW: The prognosis of specific types of salivary gland tumors. Cancer 54 (1984) 1620–1624

Hisatomi M, Asaumi J, Yanagi Y et al: Diagnostic value of dynamic contrast-enhanced MRI in the salivary gland tumors. Oral Oncol 43 (2007) 940–947

Hocwald E, Korkmaz H, Yoo GH et al: Prognostic factors in major salivary gland cancer. Laryngoscope 111 (2001) 1434–1439

Hodge CW, Morris CG, Werning JW et al: Role of radiotherapy for pleomorphic adenoma. Am J Clin Oncol 28 (2005) 148–151

Hollander L, Cunningham MP: Management of cancer of the parotid gland. Surg Clin North Am 53 (1973) 113–119

Horn-Ross PL, Ljung BM, Morrow M: Environmental factors and the risk of salivary gland cancer. Epidemiology 8 (1997) 414–419

Hosokawa Y, Shirato H, Kagei K et al: Role of radiotherapy for mucoepidermoid carcinoma of salivary gland. Oral Oncol 35 (1999) 105–111

Huber PE, Debus J, Latz D et al: Radiotherapy for advanced adenoid cystic carcinoma: neutrons, photons or mixed beam? Radiother Oncol 59 (2001) 161–167

Hyam DM, Veness MJ, Morgan GJ: Minor salivary gland carcinoma involving the oral cavity or oropharynx. Aust Dent J 49 (2004) 16–19

Jereczek-Fossa BA, Krengli M, Orecchia R: Particle beam radiotherapy for head and neck tumors: radiobiological basis and clinical experience. Head Neck 28 (2006) 750–760

Johns ME, Coulthard SW: Survival and follow-up in malignant tumors of the salivary glands. Otolaryngol Clin North Am 10 (1977) 455–460

Kaneda T, Minami M, Ozawa K et al: MR of the submandibular gland: normal and pathologic states. Am J Neuroradiol 17 (1996) 1575–1581

Kaszuba SM, Zafereo ME, Rosenthal DI et al: Effect of initial treatment on disease outcome for patients with submandibular gland carcinoma. Arch Otolaryngol Head Neck Surg 133 (2007) 546–550

Katori H, Tsukuda M: Concurrent chemoradiotherapy with cyclophosphamide, pirarubicin, and cisplatin for patients with locally advanced salivary gland carcinoma. Acta Otolaryngol 126 (2006) 1309–1314

Katz AD, Preston-Martin S: Salivary gland tumors and previous radiotherapy to the head or neck. Report of a clinical series. Am J Surg 147 (1984) 345–348

King JJ, Fletcher GH: Malignant tumors of the major salivary glands. Radiology 100 (1971) 381–384

Kirkbride P, Liu FF, O'Sullivan B et al: Outcome of curative management of malignant tumours of the parotid gland. J Otolaryngol 30 (2001) 271–279

Kleinsasser O: Distribution, morphology and behavior of epithelial salivary gland neoplasms. HNO 17 (1969) 197–211

Kleinsasser O, Klein HJ: Basal cell adenoma of the salivary glands. Arch Klin Exp Ohren Nasen Kehlkopfheilkd 189 (1967) 302–316

Klintenberg C, Olofsson J, Hellquist H et al: Adenocarcinoma of the ethmoid sinuses. A review of 28 cases with special reference to wood dust exposure. Cancer 54 (1984) 482–488

Klussmann PJ, Wittekindt C, Florian PS et al: High risk for bilateral Warthin tumor in heavy smokers--review of 185 cases. Acta Otolaryngol 126 (2006) 1213–1217

Kokemüller H, Eckardt A, Brachvogel P et al: Adenoid cystic carcinoma of the head and neck – a 20 years experience. Int J Oral Maxillofac Surg 33 (2004a) 25–31

Kokemüller H, Swennen G, Brueggemann N et al: Epithelial malignancies of the salivary glands: clinical experience of a single institution-a review. Int J Oral Maxillofac Surg 33 (2004b) 423–432

Koul R, Dubey A, Butler J et al: Prognostic factors depicting disease-specific survival in parotid-gland tumors. Int J Radiat Oncol Biol Phys 68 (2007) 714–718

Krüll A, Schwarz R, Brackrock S et al: Neutron therapy in malignant salivary gland tumors: results at European centers. Recent Results Cancer Res 150 (1998) 88–99

Krüll A, Schwarz R, Heyer D et al: Results of neutron therapy in recurrent malignant salivary gland tumors in the head and neck area. Strahlenther Onkol 171 (1995) 265–271

Kwok HC, Morton RP, Chaplin JM et al: Quality of life after parotid and temporal bone surgery for cancer. Laryngoscope 112 (2002) 820–833, 2002

Laramore GE, Krall JM, Griffin TW et al: Neutron versus photon irradiation for unresectable salivary gland tumors: final report of an RTOG MRC randomized clinical trial. Int J Radiat Oncol Biol Phys 27 (1993) 235–240

Larson DL: Management of the recurrent, benign tumor of the parotid gland. Plast Reconstr Surg 108 (2001) 734–740

Laskawi R, Rodel R, Zirk A et al: Retrospective analysis of 35 patients with acinic cell carcinoma of the parotid gland. J Oral Maxillofac Surg 56 (1998) 440–443

Le QT, Birdwell S, Terris DJ et al: Postoperative irradiation of minor salivary gland malignancies of the head and neck. Radiother Oncol 52 (1999) 165–171

Lee N, Millender LE, Larson DA et al: Gamma knife radiosurgery for recurrent salivary gland malignances involving the base of skull. Head Neck 25 (2003) 210–216

Lee S, Kim GE, Park CS et al: Primary squamous cell carcinoma of the parotid gland. Am J Otolaryngol 22 (2001) 400–406

Leverstein H, van der Wal JE, Tiwari RM et al: Surgical management of 246 previously untreated pleomorphic adenomas of the parotid gland. Br J Surg 84 (1997a) 399–403

Leverstein H, Tiwari RM, Snow GB et al: The surgical management of recurrent or residual pleomorphic adenomas of the parotid gland. Analysis and results in 40 patients. Eur Arch Otorhinolaryngol 254 (1997b) 313–317

Lima RA, Tavares MR, Dias FL et al: Clinical prognostic factors in malignant parotid gland tumors. Otolaryngol Head Neck Surg 133 (2005) 702–708

Lin AC, Bhattacharyya N: The utility of fine needle aspiration in parotid malignancy. Otolaryngol Head Neck Surg 136 (2007) 793–798

Maciejewski A, Szymczyk C, Wierzgon J: Outcome of surgery for adenoid cystic carcinoma of head and neck region. J Craniomaxillofac Surg 30 (2002) 59–61

Maiorano E, Lo ML, Favia G et al: Warthin's tumour: a study of 78 cases with emphasis on bilaterality, multifocality and association with other malignancies. Oral Oncol 38 (2002) 35–40

Malata CM, Camilleri IG, McLean NR et al: Malignant tumours of the parotid gland: a 12-year review. Br J Plast Surg 50 (1997) 600–608

Mark J, Ekedahl C: Polyclonal chromosomal evolution in a benign mixed salivary gland tumor. Cancer Genet Cytogenet 28 (1987) 237–243

Matsuba HM, Simpson JR, Mauney M et al: Adenoid cystic salivary gland carcinoma: a clinicopathologic correlation. Head Neck Surg 8 (1986) 200–204

Matsuba HM, Thawley SE, Deviveni VR et al: High-grade malignancies of the parotid gland: effective use of planned combined surgery and irradiation. Laryngoscope 95 (1985) 1059–1063

McNaney D, McNeese MD, Guillamondegui OM et al: Postoperative irradiation in malignant epithelial tumors of the parotid. Int J Radiat Oncol Biol Phys 9 (1983) 1289–1295

Mendenhall WM, Morris CG, Amdur RJ et al: Radiotherapy alone or combined with surgery for salivary gland carcinoma. Cancer 103 (2005) 2544–2550

Miyamoto H, Matsuura H, Wilson DF et al: Malignancy of the parotid gland with primary symptoms of a temporomandibular disorder. J Orofac Pain 14 (2000) 140–146

Modan B, Chetrit A, Alfandary E et al: Increased risk of salivary gland tumors after low-dose irradiation. Laryngoscope 108 (1998) 1095–1097

Morgenroth K: Tumoren der Speicheldrüsen. In: Pathologie. Remmel W. (Hrsg) Springer, Berlin Heidelberg New York (1996) 62–72

Nascimento AG, Amaral LP, Prado LA et al: Mucoepidermoid carcinoma of salivary glands: a clinicopathologic study of 46 cases. Head Neck Surg 8 (1986) 409–417

Nichol AM, Smith SL, D'yachkova Y et al: Quantification of masticatory muscle atrophy after high-dose radiotherapy. Int J Radiat Oncol Biol Phys 56 (2003) 1170–1179

Nichols RD, Pinnock LA, Szymanowski RT: Metastases to parotid nodes. Laryngoscope 90 (1980) 1324–1328

Noel G, Feuvret L, Ferrand R et al: Treatment with neutrons: hadrontherapy part II: physical basis and clinical experience. Cancer Radiother 7 (2003) 340–352

Noltenius H: Speicheldrüsenkarzinome. In: Pathologie und Klinik der menschlichen Tumoren. Noltenius H. (Hrsg) Urban & Schwarzenberg, München (1987) 580–606

North CA, Lee DJ, Piantadosi S et al: Carcinoma of the major salivary glands treated by surgery or surgery plus postoperative radiotherapy. Int J Radiat ncol Biol Phys 18 (1990) 1319–1326

Nouraei SA, Hope KL, Kelly CG et al: Carcinoma ex benign pleomorphic adenoma of the parotid gland. Plast Reconstr Surg 116 (2005) 1206–1213

Nutting CM, Rowbottom CG, Cosgrove VP et al: Optimisation of radiotherapy for carcinoma of the parotid gland: a comparison of conventional, three-dimensional conformal, and intensity-modulated techniques. Radiother Oncol 60 (2001) 163–172

O'Brien CJ: Current management of benign parotid tumors – the role of limited superficial parotidectomy. Head Neck 25 (2003) 946–952

Olsen KD, Lewis JE: Carcinoma ex pleomorphic adenoma: a clinicopathologic review. Head Neck 23 (2001) 705–712

Ostman J, Anneroth G, Gustafsson H et al: Malignant salivary gland tumours in Sweden 1960–1989 – an epidemiological study. Oral Oncol 33 (1997) 169–176

Oudidi A, El Alami MN, Boulaich M et al: Primary sub-mandibular gland tumours: experience based on 68 cases. Rev Laryngol Otol Rhinol (Bord) 127 (2006) 187–190

Parsons JT, Mendenhall WM, Stringer SP et al: Management of minor salivary gland carcinomas. Int J Radiat Oncol Biol Phys 35 (1996) 443–454

Perez DE, Pires FR, Alves FA et al: Sublingual salivary gland tumors: clinicopathologic study of six cases. Oral Surg Oral Med Oral Pathol Oral Radiol Endod 100 (2005) 449–453

Perzin KH, Livolsi VA: Acinic cell carcinoma arising in ectopic salivary gland tissue. Cancer 45 (1980) 967– 972

Pohar S, Gay H, Rosenbaum P et al: Malignant parotid tumors: presentation, clinical/pathologic prognostic factors, and treatment outcomes. Int J Radiat Oncol Biol Phys 61 (2005) 112–118

Pötter R, Prott FJ, Micke O et al: Results of fast neutron therapy of adenoid cystic carcinoma of the salivary glands. Strahlenther Onkol 175 Suppl 2 (1999) 65–68

Preuss SF, Klussmann JP, Wittekindt C et al: Submandibular gland excision: 15 years of experience. J Oral Maxillofac Surg 65 (2007) 953–957

Przewozny T, Stankiewicz C, Narozny W et al: Warthin's tumor of the parotid gland. Epidemiological and clinical analysis of 127 cases. Otolaryngol Pol 58 (2004a) 583–592

Przewozny T, Stankiewicz C: Neoplasms of the parotid gland in northern Poland, 1991–2000: an epidemiologic study. Eur Arch Otorhinolaryngol 261 (2004b) 369–375

Raaijmakers E, Engelen AM: Is sensorineural hearing loss a possible side effect of nasopharyngeal and parotid irradiation? A systematic review of the literature. Radiother Oncol 65 (2002) 1–7

Reddy PG, Arden RL, Mathog RH: Facial nerve rehabilitation after radical parotidectomy. Laryngoscope 109 (1999) 894–899

Regis de Brito Santos I, Kowalski LP, Cavalcante DA et al: Multivariate analysis of risk factors for neck metastases in surgically treated parotid carcinomas. Arch Otolaryngol Head Neck Surg 127 (2001) 56–60

Renehan AG, Gleave EN, Slevin NJ et al: Clinico-pathological and treatment-related factors influencing survival in parotid cancer. Br J Cancer 80 (1999) 1296–1300

Renehan A, Gleave EN, Hancock BD et al: Long-term follow-up of over 1000 patients with salivary gland tumours treated in a single centre. Br J Surg 83 (1996a) 1750–1754

Renehan A, Gleave EN, McGurk M: An analysis of the treatment of 114 patients with recurrent pleomorphic adenomas of the parotid gland. Am J Surg 172 (1996b) 710–714

Rinaldo A, Shaha AR, Pellitteri PK et al: Management of malignant sublingual salivary gland tumors. Oral Oncol 40 (2004) 2–5

Rowbottom CG, Nutting CM, Webb S: Beam-orientation optimization of intensity-modulated radiotherapy: clinical application to parotid gland tumours. Radiother Oncol 59 (2001) 169–177

Saemundsen AK, Albeck H, Hansen JP et al: Epstein-Barr virus in nasopharyngeal and salivary gland carcinomas of Greenland Eskimoes. Br J Cancer 46 (1982) 721–728

Sakata K, Aoki Y, Karasawa K et al: Radiation therapy for patients of malignant salivary gland tumors with positive surgical margins. Strahlenther Onkol 170 (1994) 342–346

Schramm VL, Jr., Imola MJ: Management of nasopharyngeal salivary gland malignancy. Laryngoscope 111 (2001) 1533–1544

Schneider AB, Favus MJ, Stachura ME et al: Salivary gland neoplasms as a late consequence of head and neck irradiation. Ann Intern Med 87 (1977) 160–164

Schulz-Ertner D, Nikoghosyan A, Didinger B et al: Therapy strategies for locally advanced adenoid cystic carcinomas using modern radiation therapy techniques. Cancer 104 (2005) 338–344

Schulz-Ertner D, Nikoghosyan A, Jakel O et al: Feasibility and toxicity of combined photon and carbon ion radiotherapy for locally advanced adenoid cystic carcinomas. Int J Radiat Oncol Biol Phys 56 (2003) 391–398

Seifert G, Sobin LH: The World Health Organization's Histological Classification of Salivary Gland Tumors. A commentary on the second edition. Cancer 70 (1992) 379–385

Sessions R, Harrison L, Forastiere A: Tumors of the salivary glands and paragliomas. In: Principles and Practice of Oncology. DeVita V, Hellman S, and Rosenberg S. (eds) Lippincott Williams & Williams, Philadelphia 886–900 (2001)

Shapiro NL, Bhattacharyya N: Clinical characteristics and survival for major salivary gland malignancies in children. Otolaryngol Head Neck Surg 134 (2006) 631–634

Simpson JR, Matsuba HM, Thawley SE et al: Improved treatment of salivary adenocarcinomas: planned combined surgery and irradiation. Laryngoscope 96 (1986) 904–907

Simpson JR, Thawley SE, Matsuba HM: Adenoid cystic salivary gland carcinoma: treatment with irradiation and surgery. Radiology 151 (1984) 509–512

Smith SA: Radiation-induced salivary gland tumors: report of a case. Arch Otolaryngol 102 (1976) 561–562

Spiro JD, Spiro RH: Cancer of the parotid gland: role of 7th nerve preservation. World J Surg 27 (2003) 863–867

Spiro RH: Management of malignant tumors of the salivary glands. Oncology (Williston Park) 12 (1998) 671–680

Spiro RH: Distant metastasis in adenoid cystic carcinoma of salivary origin. Am J Surg 174 (1997) 495–498

Spiro IJ, Wang CC, Montgomery WW: Carcinoma of the parotid gland. Analysis of treatment results and patterns of failure after combined surgery and radiation therapy. Cancer 71 (1993) 2699–2705

Spiro RH, Thaler HT, Hicks WF et al: The importance of clinical staging of minor salivary gland carcinoma. Am J Surg 162 (1991) 330–336

Spiro RH: Salivary neoplasms: overview of a 35-year experience with 2,807 patients. Head Neck Surg 8 (1986) 177–184

Spiro RH, Spiro IJ: Cancer of the salivary glands. In: Cancer of the head and neck. Myers E and Suen J (eds) Churchill Livingstone, New York 645 (1984)

Spiro RH, Huvos AG, Strong EW: Adenocarcinoma of salivary origin. Clinicopathologic study of 204 patients. Am J Surg 144 (1982) 423–431

Spiro RH, Huvos AG, Berk R et al: Mucoepidermoid carcinoma of salivary gland origin. A clinicopathologic study of 367 cases. Am J Surg 136 (1978a) 461–468

Spiro RH, Huvos AG, Strong EW: Acinic cell carcinoma of salivary origin. A clinicopathologic study of 67 cases. Cancer 41 (1978b) 924–935

Spiro RH, Huvos AG, Strong EW: Cancer of the parotid gland. A clinicopathologic study of 288 primary cases. Am J Surg 130 (1975) 452–459

Spiro RH, Huvos AG, Strong EW: Adenoid cystic carcinoma of salivary origin. A clinicopathologic study of 242 cases. Am J Surg 128 (1974) 512–520

Spiro RH, Koss LG, Hajdu SI et al: Tumors of minor salivary origin. A clinicopathologic study of 492 cases. Cancer 31 (1973) 117–129

Stallmann C, Vacha P, Vesely H et al: Radiotherapy for an adenolymphoma of the parotid gland (Warthin tumor). Strahlenther Onkol 177 (2001) 247–251

Stannard CE, Hering E, Hough J et al: Post-operative treatment of malignant salivary gland tumours of the palate with iodine-125 brachytherapy. Radiother Oncol 73 (2004) 307–311

Stennert E, Kisner D, Jungehuelsing M et al: High incidence of lymph node metastasis in major salivary gland cancer. Arch Otolaryngol Head Neck Surg 129 (2003) 720–723

Sterzing F, Schubert K, Sroka-Perez G et al: Helical: Experiences of the First 150 Patients in Heidelberg. Strahlenther Onkol 184 (2008) 8–14

Storey MR, Garden AS, Morrison WH et al: Postoperative radiotherapy for malignant tumors of the submandibular gland. Int J Radiat Oncol Biol Phys 51 (2001) 952–958

Strick MJ, Kelly C, Soames JV et al: Malignant tumours of the minor salivary glands – a 20 year review. Br J Plast Surg 57 (2004) 624–631

Sun EC, Curtis R, Melbye M et al: Salivary gland cancer in the United States. Cancer Epidemiol Biomarkers Prev 8 (1999) 1095–1100

Sur RK, Donde B, Levin V et al: Adenoid cystic carcinoma of the salivary glands: a review of 10 years. Laryngoscope 107 (1997) 1276–1280

Sykes AJ, Slevin NJ, Birzgalis AR et al: Submandibular gland carcinoma; an audit of local control and survival following adjuvant radiotherapy. Oral Oncol 35 (1999) 187–190

Takeichi N, Hirose F, Yamamoto H et al: Salivary gland tumors in atomic bomb survivors, hiroshima, japan. II. Pathologic study and supplementary epidemiologic observations. Cancer 52 (1983) 377–385

Terhaard CH, Lubsen H, Rasch CR et al: The role of radiotherapy in the treatment of malignant salivary gland tumors. Int J Radiat Oncol Biol Phys 61 (2005) 103–111

Terhaard CH, Lubsen H, Van der Tweel I et al: Salivary gland carcinoma: independent prognostic factors for locoregional control, distant metastases, and overall survival: results of the Dutch head and neck oncology cooperative group. Head Neck 26 (2004) 681–692

Teshima T, Inoue T, Ikeda H et al: Radiation therapy for carcinoma of the major salivary glands. Results of conventional irradiation technique. Strahlenther Onkol 169 (1993) 486–491

Teymoortash A, Krasnewicz Y, Werner JA: Clinical features of cystadenolymphoma (Warthin's tumor) of the parotid gland: a retrospective comparative study of 96 cases. Oral Oncol 42 (2006) 569–573

Teymoortash A, Werner JA: Tissue that has lost its track: Warthin's tumour. Virchows Arch 446 (2005) 585–588

Tran L, Sidrys J, Sadeghi A et al: Salivary gland tumors of the oral cavity. Int J Radiat Oncol Biol Phys 18 (1990) 413–417

Triantafillidou K, Dimitrakopoulos J, Iordanidis F et al: Mucoepidermoid carcinoma of minor salivary glands: a clinical study of 16 cases and review of the literature. Oral Dis 12 (2006a) 364–370

Triantafillidou K, Dimitrakopoulos J, Iordanidis F et al: Management of adenoid cystic carcinoma of minor salivary glands. J Oral Maxillofac Surg 64 (2006b) 1114–1120

Triozzi PL, Brantley A, Fisher S et al: 5-Fluorouracil, cyclophosphamide, and vincristine for adenoid cystic carcinoma of the head and neck. Cancer 59 (1987) 887–890

UICC: Große Speicheldrüsen. In: TNM. Wittekind C, Meyer H, and Bootz F (Hrsg) Springer, Berlin Heidelberg New York (2002) 45–48

van der Schroeff MP, de Ru JA, Slootweg PJ: Case-report: metastasizing pleomorphic adenoma of the parotid gland. B-ENT 3 (2007) 21–25

van der Putten L, de Bree R, Plukker JT et al: Permanent unilateral hearing loss after radiotherapy for parotid gland tumors. Head Neck 28 (2006) 902–908

Venook AP, Tseng A jr, Meyers FJ et al: Cisplatin, doxorubicin, and 5-fluorouracil chemotherapy for salivary gland malignancies: a pilot study of the Northern California Oncology Group. J Clin Oncol 5 (1987) 951–955

Wambersie A, Hendry J, Gueulette J et al: Radiobiological rationale and patient selection for high-LET radiation in cancer therapy. Radiother Oncol 73 Suppl 2 (2004) S1–14

Watkin GT, Hobsley M: Influence of local surgery and radiotherapy on the natural history of pleomorphic adenomas. Br J Surg 73 (1986) 74–76

Whatley WS, Thompson JW, Rao B: Salivary gland tumors in survivors of childhood cancer. Otolaryngol Head Neck Surg 134 (2006) 385–388

Witt RL: Major salivary gland cancer. Surg Oncol Clin N Am 13 (2004) 113–127

Yaparpalvi R, Fontenla DP, Tyerech SK et al: Parotid gland tumors: a comparison of postoperative radiotherapy techniques using three dimensional (3D) dose distributions and dose-volume histograms (DVHS). Int J Radiat Oncol Biol Phys 40 (1998) 43–49

Yu T, Gao QH, Wang XY et al: Malignant sublingual gland tumors: a retrospective clinicopathologic study of 28 cases. Oncology 72 (2007) 39–44

Yugueros P, Goellner JR, Petty PM et al: Treating recurrence of parotid benign pleomorphic adenomas. Ann Plast Surg 40 (1998) 573–576

Zbären P, Nuyens M, Caversaccio M et al: Postoperative radiation therapy for T1 and T2 primary parotid carcinoma: is it useful? Otolaryngol Head Neck Surg 135 (2006) 140–143

C. Pöttgen
M. Stuschke
S. Lang

Nase und Nasennebenhöhlen

Epidemiologie und Ätiologie

Tumoren in der Region von Nase, Nasenhaupt- und -nebenhöhlen machen weniger als 1 % aller Krebser-krankungen aus. Die Inzidenz beträgt etwa 0,75 Fälle pro 100 000 Einwohner (Roush 1979). Etwa 60 % der Tumoren gehen von der Kieferhöhle aus und werden damit doppelt so häufig diagnostiziert wie Tumoren der Nasenhaupthöhle. Von den Ethmoidalzellen gehen 10–15 % der Tumoren aus, die übrigen von Keilbein- oder Stirnhöhlen (Osguthorpe und Patel 2001). Männer erkranken doppelt so häufig wie Frauen.

Das Auftreten der Erkrankung ist bei bestimmten Berufsgruppen aufgrund der Exposition gegenüber chemischen Substanzen und Stäuben gehäuft. Personen, die durch ihre Tätigkeit Holzstäuben ausge-setzt sind (in Schreinereien, Sägewerken, Möbelher-stellung), haben ein höheres Risiko für Adenokarzi-nome von Nasenhöhle und Siebbeinzellen, wobei die gleichzeitige Exposition gegenüber chemischen Kon-servierungsstoffen wie Lindan und Pentachlorophe-nol als begünstigender Faktor für eine Dysplasie der nasalen Mukosa anzusehen ist (Wolf et al. 1998). Tabakrauch gilt zunehmend als Risikofaktor für Plat-tenepithelkarzinome der Nasenhöhle (Benninger 1999), ebenso wie die berufliche Exposition mit Che-mikalien in der Nahrungsmittelindustrie sowie der Kunststoffverarbeitung (Leclerc et al. 1997; Götte und Hörmann 2004).

Regionale Tumoranatomie und Histologie

Die Nase lässt sich entsprechend dem vorherrschenden Epithel in drei Abschnitte unterteilen: Vorhof (Vesti-bulum), Regio respiratoria (Haupthöhle) und Regio olfactoria. Die Nasennebenhöhlen sind pneumatisierte Räume in den benachbarten Schädelknochen, die mit der Nasenhaupthöhle kommunizieren: Kieferhöhlen, Siebbeinzellen, Stirnhöhlen, Keilbeinhöhle. Die ana-tomische Komplexität der Region schließt die unmit-telbare Nachbarschaft zu Strukturen des Sehapparates (Bulbus, Sehnerven, Chiasma) und des Gehirns (Fron-tal- und Temporallappen) ein (Abbildung 1).

Der Nasenhöhlenvorhof wird von der Nasenhaupt-höhle durch den Limen nasi getrennt und lateral von den Flügeln (Alae), medial vom Septum und kaudal vom Boden der Nasenhaupthöhle begrenzt. Das Ves-tibulum wird von Haut ausgekleidet, hier finden sich überwiegend Plattenepithelkarzinome. Bei invasiver Ausbreitung in die Umgebung werden die obere Lippe, maxilläre Strukturen oder knorpelige Anteile der Nasenhaupthöhle befallen. Der Lymphabfluss führt zu den ipsilateralen fazialen und submandibu-lären Lymphknoten. Bei Überschreiten der Mittelli-nie können auch kontralaterale Lymphknotenstatio-nen befallen werden. Generell liegt die Inzidenz einer lymphogenen Metastasierung bei Diagnosestellung um 5 % (Bars et al. 1985; Wong et al. 1986; Lang et al. 2002). Ohne Behandlung entwickeln etwa 15 % der Patienten eine lymphonoduläre Metastasierung. Fernmetastasen sind selten.

Die Nasenhöhle endet dorsal an den Choanen und erstreckt sich kranio-kaudal von der Schädelbasis bis zum harten Gaumen. Die Oberfläche der lateralen Wand wird von der oberen, mittleren und unteren Muschel vergrößert. Die Fila olfactoria durchziehen am Dach der Nasenhöhle die Lamina cribriformis des Siebbeins und innervieren das obere Drittel des Sep-tums und die obere Muschel (Regio olfactoria). Hier finden sich typischerweise Adenokarzinome und die von den Nerven ausgehenden Ästhesioneuroblas-tome.

Der übrige Anteil der Nasenhaupthöhle (Regio respiratoria) ist durch Gänge mit den Nebenhöhlen verbunden: aus den hinteren Siebbeinzellen mün-det der Gang unter der oberen Muschel, aus den vorderen und mittleren Siebbeinzellen sowie der Stirnhöhle unter der mittleren Muschel, und der

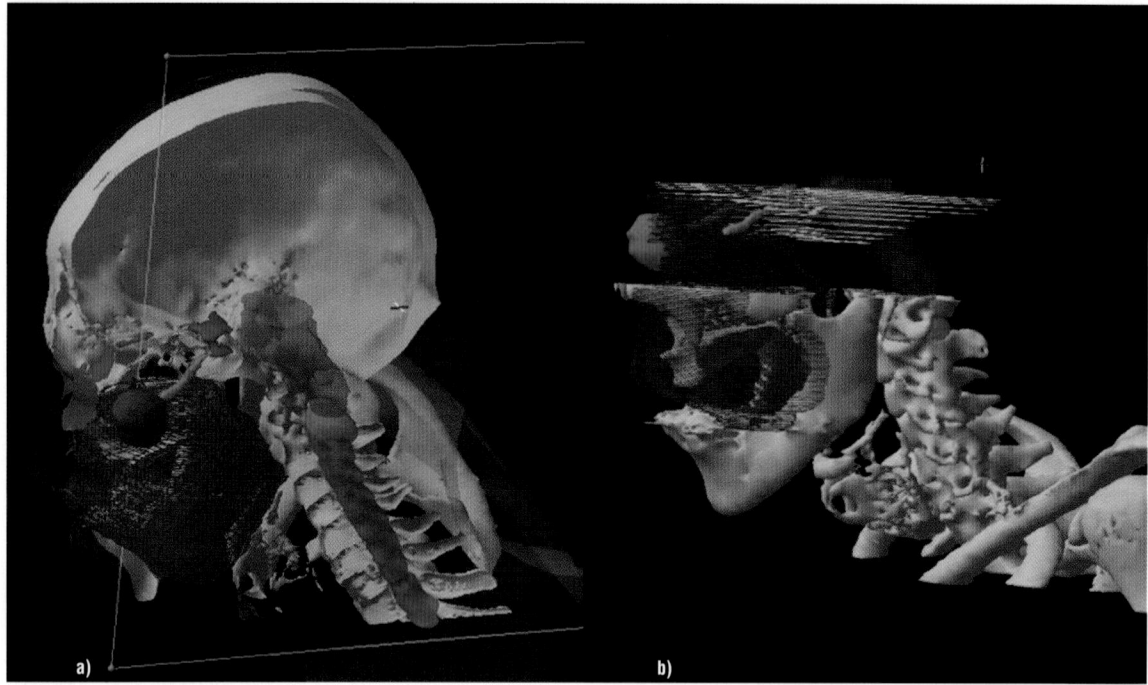

Abbildung 1. a) Observer's view eines 3-D-Planungs-Systems bei einem Patienten mit Nasenhaupt- und -nebenhöhlentumor. Eingezeichnet sind PTV (rot) und die umgebenden Risikoorgane (Bulbus, Sehnerven, Chiasma, Hirnstamm, Myelon).
Abbildung 1. b) Seitliche Ansicht: Ausdehnung des PTV bis zur Schädelbasis, Wire-loop-Darstellung (gelb) der Temporallappen (braun: Hirnstamm).

Ductus nasolacrimalis unter der unteren Muschel. Die Keilbeinhöhlen haben eine Verbindung zur Nasenhaupthöhle durch eine Öffnung in der vorderen Wand. Die Siebbeinzellen (Sinus ethmoidales) bilden die Begrenzung zwischen Nasenhöhle, vorderer Schädelgrube und Orbita. Bei den Karzinomen der Regio respiratoria handelt es sich in der Mehrzahl um Plattenepithelkarzinome. Adenokarzinome oder adenoid-zystische Karzinome machen nur etwa 10–15 % der Fälle aus. Maligne Melanome finden sich in etwa 1 %, Lymphome in 5 % (Goldenberg et al. 2001).

Ein Tumorwachstum per continuitatem führt bei kaudal lokalisierten Primärtumoren zur Infiltration von Gaumen und maxillärem Antrum, laterale Tumoren können sich zur Orbita, den Ethmoidalzellen, der Maxilla, Fossa pterygopalatina und dem Nasopharynx ausdehnen. Tumoren der oberen Nasenhöhle breiten sich nach kranial zur vorderen Schädelgrube oder zur Orbita aus, nach vorne ist die Infiltration der knöchernen Nase und Gesichtsweichteile möglich. Lymphknotenmetastasen sind ebenso wie hämatogene Metastasen ungewöhnlich (Ang et al. 1992). In der Mehrzahl werden die subdigastrischen Lymphknoten befallen.

Die Kieferhöhlen sind die größten Nasennebenhöhlen. Dach und Boden grenzen an die Orbita sowie an die Alveolarfortsätze und den harten Gaumen. Der Nervus infraorbitalis durchzieht das Dach der Kieferhöhle. Entsprechend der Öhngren-Linie, die sich vom inneren Augenwinkel zum Kieferwinkel erstreckt, lässt sich eine prognostische Unterteilung in Supra- (kranio-dorsal) und Infrastruktur (ventro-kaudal) vornehmen. Tumoren der Suprastruktur breiten sich vornehmlich zur Nasenhöhle, zu den Ethmoidalzellen, zur Fossa pterygopalatina, Fossa infratemporalis und Schädelbasis aus. Tumoren der Infrastruktur breiten sich zum Gaumen, Alveolarfortsatz, zur Nasenhöhle und Kaumuskulatur, zur Fossa pterygoidea sowie zu den Weichteilen der Wange aus (Abbildung 2).

Der Lymphabfluss verläuft zum einen über die submandibulären, parotidealen und jugulo-digastrischen Lymphknoten, zum anderen über retropharyngeale Stationen zu den tiefen jugulären Lymphknoten. Die Häufigkeit von Lymphknotenmetastasen ist generell niedrig (5–20 % bei Diagnosestellung), abhängig von der Tumorlokalisation, Histologie und dem Differenzierungsgrad. Fortgeschrittene Tumoren der Kieferhöhle zeigen in 20–25 % der Fälle zervikale Lymphknotenmetastasen. Hier ist die prophylaktische Behandlung auch bei klinisch unauffälligen Lymph-

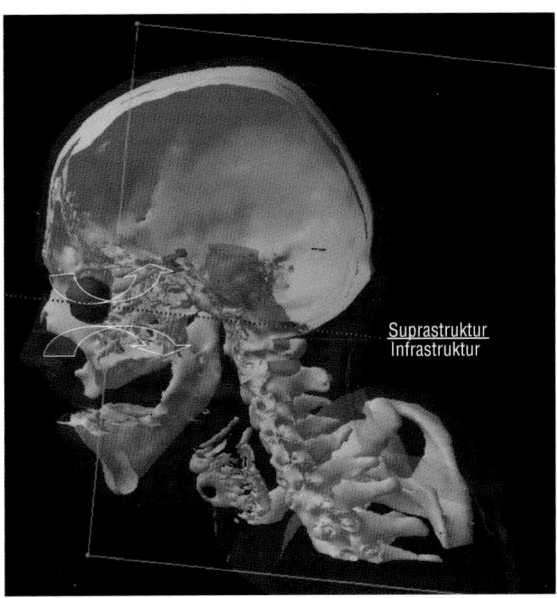

Abbildung 2. 3-D-Modell: Öhngren-Linie (rot) mit der Trennung in Supra-/Infrastruktur, die transparenten Pfeile deuten das jeweilige Ausbreitungsmuster an.

knoten zu empfehlen. 10–40 % der Patienten entwickeln bei unbehandeltem Hals im weiteren Verlauf der Erkrankung Lymphknotenmetastasen insbesondere bei Infiltration von Alveolus und Wange (Kim et al. 1999).

Ästhesioneuroblastome nehmen ihren Ausgang vom Olfaktoriusepithel. Die Unterscheidung zu undifferenzierten Karzinomen oder Lymphomen kann gelegentlich Schwierigkeiten bereiten. Für die Inzidenz scheint eine doppelgipflige Altersverteilung mit einer Häufung im Alter zwischen zehn und 20 Jahren sowie zwischen 50 und 60 Jahren zu bestehen (Kadish et al. 1976; Schwaab et al. 1988; Levine et al. 1999; Elkon et al. 1979). Hauptbeschwerden sind behinderte Nasenatmung und Epistaxis, eine Anosmie kann der Diagnose lange vorausgehen. Weitere Symptome beruhen auf der Ausdehnung in die Orbita (Protrusio, Gesichtsfeldeinschränkungen), vordere Schädelgrube (Schmerzen) oder in die benachbarten Sinus (Weichteilschwellung). Die Stadieneinteilung beruht auf der Klassifikation nach Kadish et al. (1976): Auf die Nasenhaupthöhle beschränkte Tumoren entsprechen Stadium A und werden nach Elkon et al. (1979) in ca. einem Drittel aller Fälle angetroffen. In knapp 45 % der Fälle findet sich eine Ausbreitung in die Nasennebenhöhlen entsprechend Stadium B. Eine weitere Tumorausdehnung nach intrakraniell in Orbita oder Schädelbasis sowie der Nachweis einer lymphogenen oder hämatogenen Metastasierung werden als Stadium C klassifiziert.

Melanome der nasalen Schleimhäute spielen bei den sinu-nasalen Tumoren noch eine gewisse Rolle. Altersgipfel ist die sechste und siebte Dekade. Die Nasenhaupthöhle stellt den wichtigsten Ursprungsort dar, wobei das untere Septum sowie die untere und mittlere Nasenmuschel die Prädilektionsorte repräsentieren (Chiu und Weinstock 1996). Gelegentlich kann es schwierig sein, den Ausgangsort des Tumors zu definieren. Das makroskopische Erscheinungsbild variiert zwischen flachen und polypoiden Tumoren, die Farbe reicht von amelanotisch bis schwarz, wobei vor allem bei den rasch proliferierenden Tumoren amelanotische Melanome überwiegen (Berthelsen et al. 1984). Die Tumoren können schon früh eine vaskuläre oder lymphatische Invasion zeigen.

Bei den *Lymphomen* in Nase und Nasennebenhöhlen handelt es sich meist um extranodale Non-Hodgkin-Lymphome. Sie können bei sehr jungen aber auch älteren Patienten auftreten. Eine besondere Form in dieser Region stellt das letale Mittellinien-Granulom dar, das sich durch T/NK-Zell-Populationen auszeichnet und in die REAL-Klassifikation als angiozentrisches Lymphom aufgenommen worden ist.

Knapp die Hälfte der extramedullären *Plasmozytome* im HNO-Bereich entfallen auf den sinu-nasalen Trakt. Die Patienten sind meist zwischen 50 und 70 Jahre alt. Die Tumoren neigen zu lokaler Ausbreitung, in weniger als 25 % der Fälle sind zervikale Lymphknoten befallen (Touma 1971).

Bei den mesenchymalen Tumoren dominieren *Rhabdomyosarkome*, die bei Kindern und Jugendlichen vornehmlich in der embryonalen und alveolären, bei den Erwachsenen vornehmlich in der pleomorphen Variante angetroffen werden. Rhabdomyosarkome in dieser Region werden in der Regel als parameningeale nicht orbitale Tumoren zu klassifizieren sein, sie verhalten sich aggressiver als Sarkome in anderen Lokalisationen (Berry und Jenkin 1981).

Invertierte Papillome sind vom histologischen Bild her in das Stroma einwachsende Papillome und gewöhnlich als gutartig anzusehen. Sie können jedoch ohne jeglichen Nachweis von Malignität, insbesondere wenn sie von der lateralen Wand der Nasenhaupthöhle ausgehen, ein lokal aggressives Wachstum zeigen und bei inkompletter Resektion zu wiederholten Rezidiven neigen (Myers et al. 1990; Lawson et al. 1995). In 10–15 % der Fälle sind sie mit einem Plattenepithelkarzinom assoziiert, in etwa 5 % der Fälle gehen sie durch maligne Transformation in ein Plattenepithelkarzinom über (Batsakis und Suarez 2001).

Prognostische Faktoren

Histologie, Lokalisation, Tumorausdehnung sowie der klinische Zustand des Patienten (einschließlich des Alters) nehmen nicht nur einen wesentlichen Einfluss auf die Therapieentscheidung, sondern auch auf die Prognose der Erkrankung (Dulguerov et al. 2001, Bhattacharyya 2003). Faktoren, die einer kurativen Chirurgie entgegenstehen, sind: ausgedehnte Infiltration der Schädelbasis, intrakranielle Tumorausbreitung und Beteiligung der A. carotis interna. Bei Einbruch des Tumors in die Orbita kann das Auge in der Regel nicht erhalten werden.

Klinik

Tumoren der vorderen Nase treten gewöhnlich mit Schwellung oder Knotenbildung in Erscheinung, wobei die Symptomatik abgesehen von Krustenbildungen oder Schorf gering sein kann. Fortgeschrittene Tumoren des Vestibulums können Ulzerationen zeigen und Schmerzen oder Blutungen verursachen. Die Stadieneinteilung der Tumoren in dieser Region entspricht der TNM-Klassifikation für Hauttumoren. Die Mehrheit der Nasenhaupt- und -nebenhöhlentumoren präsentiert sich in einem fortgeschrittenen Stadium, weil sie lange Zeit wachsen können, ohne symptomatisch zu werden. Verstopfte Nase, Nasenbluten und Schmerzen sind die häufigsten Beschwerden (Tufano et al. 1999). Nicht selten geht die Symptomatik der

Diagnose mehr als anderthalb Jahre voraus. Protrusio bulbi, Doppelbilder, vermehrter Tränenfluss, Kopfschmerz, Anosmie und tastbare Schwellung der Gesichtsweichteile sind Zeichen einer größeren Tumorausdehnung.

Basisdiagnostik

Die klinische Untersuchung des lokalen Befundes, auch unter Einsatz der fiberoptischen Endoskopie, schließt die sorgfältige Prüfung der Hirnnerven (vor allem Nn. I–VI), Augenfunktion und -beweglichkeit und die Palpation der Gesichtsweichteile ein. An bildgebender Diagnostik stehen CT und MRT zur Definition der Tumorausdehnung an erster Stelle, wobei das CT vor allem zur Abgrenzung knöcherner Infiltrationen notwendig ist. Infiltrationen der Orbita und intrakranielles Wachstum lassen sich besser mit der MRT erkennen, wobei vor allem T2-gewichtete Sequenzen für die Unterscheidung von Tumorgewebe und ödematöser Mukosa und Sekret wertvoll sind.

Stadieneinteilung

Die revidierte TNM-Klassifikation von 2002 (AJCC) macht für alle Regionen eine Einteilung möglich (Tabelle I), wobei die neue Untergruppe T4b alle definitiv nicht resektablen Tumoren zusammenfasst. Stirn- und Keilbeinhöhlen-Tumoren werden mehr-

Tabelle I. TNM-Klassifikation für Tumoren der Nasenhaupt- und Nebenhöhlen (AJCC 2002).

Klinische Klassifikation	
T – Primärtumor	
	Kieferhöhle
TX	Primärtumor kann nicht beurteilt werden
T0	Kein Anhalt für Primärtumor
Tis	Carcinoma in situ
T1	Tumor auf die antrale Schleimhaut begrenzt, ohne Arrosion oder Destruktion des Knochens
T2	Tumor mit Arrosion oder Destruktion der Infrastruktur, außer der dorsalen Kieferhöhlenwand, einschließlich Ausdehnung auf harten Gaumen und/oder mittleren Nasengang
T3	Tumor infiltriert eine oder mehrere der folgenden Strukturen: Knochen der dorsalen Wand der Kieferhöhle, Subkutangewebe, Boden oder mediale Wand der Orbita, Fossa pterygo-palatina, Sinus ethmoidalis
T4a	Tumor infiltriert eine oder mehrere der folgenden Strukturen: Inhalt der vorderen Orbita, Wangenhaut, Processus pterygoideus, Fossa infratemporalis, Lamina cribrosa, Siebbeinzellen, Stirnhöhle
T4b	Tumor infiltriert eine oder mehrere der folgenden Strukturen: Orbita-Spitze, Dura, Gehirn, mittlere Schädelgrube, Hirnnerven ausgenommen den maxillären Ast des N. trigeminus (V2), Nasopharynx, Clivus

Tabelle I. TNM-Klassifikation für Tumoren der Nasenhaupt- und Nebenhöhlen (AJCC 2002). (Fortsetzung)

Klinische Klassifikation			
T – Primärtumor			
	Nasenhöhle und Siebbeinzellen Unterregionen Siebbeinzellen: rechte, linke Seite Unterregionen Nasenhaupthöhle: Septum, Seitenwand, Boden, Vestibulum		
T1	Tumor auf einen Unterbezirk der Nasenhöhle oder Siebbeinzellen beschränkt, mit oder ohne Arrosion des Knochens		
T2	Tumor in zwei Unterbezirken eines Bezirkes oder Ausbreitung auf einen Nachbarbezirk innerhalb des Nasen-Siebbeinzellen-Areals, mit oder ohne Arrosion des Knochens		
T3	Tumor breitet sich in die mediale Orbita oder den Orbitaboden aus oder in Kieferhöhle, harten Gaumen oder Lamina cribrosa		
T4a	Tumor infiltriert eine oder mehrere der folgenden Strukturen: Inhalt der vorderen Orbita, Haut von Nase oder Wange, minimale Ausbreitung in vordere Schädelgrube, Processus pterygoideus, Keilbeinhöhle oder Stirnhöhle		
T4b	Tumor infiltriert eine oder mehrere der folgenden Strukturen: Orbita-Spitze, Dura, Gehirn, mittlere Schädelgrube, Hirnnerven ausgenommen den maxillären Ast des N. trigeminus (V2), Nasopharynx, Clivus		
N – Regionäre Lymphknoten			
NX	Regionäre Lymphknoten können nicht beurteilt werden		
N0	Keine regionären Lymphknotenmetastasen		
N1	Metastase(n) in solitärem ipsilateralem Lymphknoten, 3 cm oder weniger in größter Ausdehnung		
N2	Metastase(n) in solitärem ipsilateralem Lymphknoten, mehr als 3 cm, aber nicht mehr als 6 cm in größter Ausdehnung, oder in multiplen ipsilateralen Lymphknoten, keine mehr als 6 cm in größter Ausdehnung, oder in bilateralen oder kontralateralen Lymphknoten, keine mehr als 6 cm in größter Ausdehnung		
N2a	Metastase(n) in solitärem ipsilateralem Lymphknoten, mehr als 3 cm, aber nicht mehr als 6 cm in größter Ausdehnung		
N2b	Metastasen in multiplen ipsilateralen Lymphknoten, keine mehr als 6 cm in größter Ausdehnung		
N2c	Metastasen in bilateralen oder kontralateralen Lymphknoten, keine mehr als 6 cm in größter Ausdehnung		
N3	Metastase(n) in Lymphknoten, mehr als 6 cm in größter Ausdehnung		
M – Fernmetastasen			
MX	Das Vorliegen von Fernmetastasen kann nicht beurteilt werden		
M0	Keine Fernmetastasen		
M1	Fernmetastasen		
pTNM: Pathologische Klassifikation			
Die pT-, pN- und pM-Kategorien entsprechen den T-, N- und M-Kategorien.			
Stadiengruppierung			
Stadium 0	Tis	N0	M0
Stadium I	T1	N0	M0
Stadium II	T2	N0	M0
Stadium III	T3 T1, T2, T3	N0 N1	M0 M0
Stadium IVA	T4a T1–4a	N0-1 N2	M0 M0
Stadium IVB	T4b Jedes T	Jedes N N3	M0 M0
Stadium IVC	Jedes T	Jedes N	M1

heitlich als T4-Tumoren der Siebbeinzellen angesehen (Dulguerov et al. 2001). Tumoren des Vestibulum nasi werden wie Hauttumoren klassifiziert.

Prävention und Screening

Abgesehen von der Reduktion berufsbedingter Expositionen und der Vermeidung von Tabakrauch sind keine Maßnahmen zur Prävention bekannt.

Allgemeine Grundlagen der Therapie

Nasenvorhof

Mittels Resektion können bei kleinen, oberflächlichen Läsionen hohe lokale Kontrollraten mit ausgezeichneten kosmetischen Ergebnissen erzielt werden. Im Übrigen wird aufgrund der besseren kosmetischen Resultate die Strahlentherapie bevorzugt. Abhängig von der Größe und Lokalisation der Läsion können die perkutane, die Brachytherapie oder eine Kombination von beiden zum Einsatz kommen. Die Strahlenbehandlung der regionalen Lymphknotenstationen (submandibulär und subdigastrisch beidseits) sollte abhängig von der Risikokonstellation (schlechter Differenzierungsgrad oder Tumor > 1,5 cm) erwogen werden (Ang et al. 1994, 2002). In den seltenen Fällen mit ausgedehnter Weichteilinfiltration und -zerstörung kann ein kombiniertes Behandlungskonzept, bestehend aus Chirurgie und prä- oder postoperativer Strahlenbehandlung, notwendig sein. Das Risiko einer Knorpelnekrose nach Strahlentherapie ist auch nach vorausgegangener Operation, Tumorinvasion oder Infektion bei Verwendung einer konventionellen Fraktionierung niedrig.

Nasenhaupthöhle und Siebbeinzellen

Die Therapie der Wahl orientiert sich an Größe und Lokalisation des Tumors. Bei den kleinen Tumoren sind Chirurgie und Strahlentherapie konkurrierende Methoden gleicher Effektivität, sodass sich die Therapieentscheidung am zu erwartenden kosmetischen Ergebnis orientiert. Tumoren des hinteren Nasenseptums werden im Allgemeinen chirurgisch behandelt, während Tumoren des vorderen Septums oder der lateralen Nasenhöhlenwand eher bestrahlt werden können. Tumoren in fortgeschrittenen Stadien werden mit einer Kombination aus Resektion und postoperativer Strahlentherapie behandelt.

Tumoren der Siebbeinzellen können einer Resektion zugeführt werden, die typischerweise über einen kombinierten kranio-fazialen Zugang erfolgt (Cantu et al. 1999; Osguthorpe und Patel 2001). Nach frontaler Kraniotomie und fazialer Inzision kann das Siebbein entfernt werden. Je nach Tumorausdehnung erfolgt zusätzlich eine mediale oder komplette Maxillektomie unter Mitnahme der Nasenmuscheln. Abhängig von der Ausdehnung in die Orbita erfolgt eine Resektion der medialen Periorbita oder eine Exenteratio orbitae. Liquorfisteln treten postoperativ in 3–15 % der Fälle auf und gehören mit dem Risiko der aufsteigenden Infektion zu den wesentlichen Komplikationen dieser Eingriffe. In einer multi-zentrischen Analyse von 334 Patienten nach kranio-fazialer Resektion wurde eine postoperative Komplikationsrate (Wundheilungsstörungen, ZNS-Komplikationen, systemische und orbitale Komplikationen) von 33 % und eine Mortalität von 4,5 % beobachtet (Ganly et al. 2005).

Im Gegensatz zu den En-bloc-Resektionen, die zu einer erheblichen funktionellen und ästhetischen Beeinträchtigung des Patienten führen können, sind mikrochirurgische Techniken entwickelt worden, die insbesondere dann zum Einsatz kommen, wenn die Lage oder Größe des Tumors eine radikale Resektion im Gesunden nicht möglich erscheinen lassen (Joos et al. 1998). Dabei wird das Tumorgewebe mit Hilfe des Operationsmikroskops durch einen geeigneten anatomischen Zugang (transnasal, transfrontal, transfazial) aufgesucht und bei insgesamt möglichst kleiner Defektbildung von innen heraus abladiert. Kritische Strukturen wie z. B. die A. carotis interna müssen sorgfältig beachtet werden. Die häufig favorisierte laterale Rhinotomie mit Mobilisation der Nasenpyramide ist von einigen Chirurgen zugunsten des „midfacial deglovings" verlassen worden, weil sich damit das untere Mittelgesicht besser exponieren lässt (Dulguerov und Allal 2006). Häufig ist eine interdisziplinäre Planung der Operation durch die beteiligten operativen Fächer (HNO, Mund-Kiefer-Gesichts-Chirurgie, Neurochirurgie) unerlässlich. Die plastische Rekonstruktion, einschließlich Anpassung von Orthesen oder Obturatoren, stellt hohe Anforderungen an alle Beteiligten.

Auch bei mikroskopisch kompletter Resektion soll eine adjuvante Strahlentherapie angeschlossen werden (Kraus et al. 1992; Osguthorpe 1994). Nicht resektable Tumoren werden einer perkutanen Strahlentherapie bzw. kombinierten Radiochemotherapie (bevorzugt Cisplatin-basiert) zugeführt.

Invertierte Papillome werden heutzutage meist transnasal-endoskopisch reseziert. Die Strahlentherapie kommt erst nach erfolgloser Rezidivbehandlung zum Einsatz. Ist das invertierte Papillom mit einem Karzinom assoziiert, wird dieses wie andere Karzinome in der entsprechenden Region behandelt.

Melanome und mesenchymale Tumoren werden meist primär der Chirurgie zugeführt, aber besonders bei den Sarkomen haben multimodale Behandlungsprotokolle (z. B. der CWS-Studiengruppe) einen hohen Stellenwert.

Non-Hodgkin-Lymphome, insbesondere das letale Mittellinien-Granulom, stellen eine Indikation zur Strahlentherapie dar; High-grade-Lymphome erhalten in der Regel eine Kombinationsbehandlung aus Chemo- und Strahlentherapie.

Ästhesioneuroblastome können nur in dem frühen Stadium Kadish A, abhängig von der Tumorlokalisation, mit gleich guter lokaler Kontrolle operiert oder bestrahlt werden (Dulguerov et al. 2001). Für die Patienten im Stadium B liefert eine Kombination aus Operation und Strahlentherapie die besten Ergebnisse. Die Strahlentherapie erfolgt in der Mehrzahl der Fälle postoperativ, wird für Tumoren, die an die Periorbita grenzen oder diese oberflächlich infiltrieren, jedoch auch präoperativ empfohlen (Carrau et al. 1999; McCary et al. 1996; Parsons et al. 1995). Die Operation erfolgt in diesen Fällen ca. sechs Wochen nach einer Strahlenbehandlung mit 50–55 Gy. Abhängig von der intraoperativen Schnellschnittuntersuchung der präoperativ tumorinvolvierten Grenzfläche kann dann unter Umständen der Visus erhalten werden (Osguthorpe und Patel 2001). Im Stadium C scheint der zusätzliche Einsatz einer Chemotherapie vertretbar. Sie hat allerdings nicht den hohen Stellenwert wie bei den neuroendokrinen, den undifferenzierten sinu-nasalen und den kleinzelligen Karzinomen (Rosenthal et al. 2004).

Kieferhöhle

Bei T1- und T2-Tumoren der Infrastruktur kann mit der alleinigen Resektion, die häufig auf eine partielle Maxillektomie beschränkt werden kann, eine hohe lokale Kontrollrate erzielt werden. Für die Patienten mit fortgeschrittenen Tumoren ist die Kombination aus Chirurgie und postoperativer Strahlentherapie zu empfehlen. Eine radikale Maxillektomie mit oder ohne Exenteratio orbitae ist in der Mehrzahl der Fälle notwendig. Bei der postoperativen Strahlentherapie muss die Schädelbasis ausreichend im Zielvolu-

men erfasst werden, insbesondere wenn eine perineurale Tumorausbreitung nachgewiesen wurde. Die regionalen Lymphknoten (ipsilateral submandibulär, parotideal, obere juguläre Gruppe, retropharyngeal) werden in das Zielvolumen eingeschlossen, insbesondere bei T3/4-Tumoren mit Infiltration von weichem Gaumen, Wange oder Kaumuskulatur. Die Indikation zur elektiven Strahlenbehandlung der oberen zervikalen Lymphknoten ist bei Plattenepithel- oder undifferenzierten Karzinomen im Stadium T2–4 gegeben (Ang und Garden 2002). Basierend auf den Daten der RTOG- und EORTC-Studien (Bernier et al. 2004, Cooper et al. 2004) wird bei Nachweis von Risikofaktoren (positive Schnittränder, perineurale Ausbreitung, extrakapsuläre Lymphknoteninfiltration) postoperativ die kombinierte Radiochemotherapie empfohlen (National Comprehensive Cancer Network 2007).

Eine definitive Strahlentherapie bzw. Radiochemotherapie kommt nur in Frage, wenn der Patient medizinisch inoperabel ist oder die Resektion ablehnt.

Keilbeinhöhle

Diese Tumoren werden in der Regel primär einer kombinierten Radiochemotherapie zugeführt. Die Planung der Therapie erfolgt wie bei Karzinomen des Nasopharynx.

Zervikales Lymphabflussgebiet

Im Allgemeinen ist eine elektive Behandlung der tief zervikalen Lymphknoten (unterhalb des Kehlkopfes) nicht notwendig. Bei palpablen oder bildmorphologisch (CT, MRT, Sono) gesicherten Lymphknoten sollten eine neck dissection gefolgt von einer adjuvanten Strahlenbehandlung oder eine Strahlenbehandlung primär erfolgen. Plattenepithelkarzinome mit schlechter Differenzierung, Rezidivtumoren oder Tumoren, die sich in Regionen mit dichter Lymphgefäßversorgung (Nasopharynx, Oropharynx, Mundhöhle) ausdehnen, legen eine elektive Strahlenbehandlung (50 Gy) der zervikalen Lymphknoten nahe (Ang et al. 2001).

Chemotherapie

Die Rolle der Chemotherapie hat sich über die letzten 20 Jahre von der palliativ intendierten Monotherapie zu einem integralen Bestandteil multimodaler Behandlungsprotokolle bei lokal fortgeschrittenen

Tumoren entwickelt. Die kombinierte Radiochemotherapie kann als Standardbehandlung für die primär inoperablen Tumoren angesehen werden. Der Überlebensvorteil für die zusätzlich mit Chemotherapie behandelten Patienten ist in einer Metaanalyse von über 25 000 in randomisierten Protokollen behandelten Patienten bestätigt worden (Bourhis et al. 2007). Substanzen mit gesicherter Wirksamkeit sind Cisplatin (27 % Ansprechrate), Methotrexat (29 %), 5-FU (15 %), Carboplatin (25 %) und Taxane (25–30 %). Höhere Ansprechraten sind mit Kombinationsprotokollen zu erzielen, wobei die Kombination aus Cisplatin und 5-Fluorouracil am wirksamsten erscheint (Kish et al. 1984; Brizel et al. 1998; Lee et al. 1999).

Bei den Applikationswegen wird die intraarterielle (i.a.) Applikation, die aufgrund der häufig selektiven Gefäßversorgung bei den NNH-Tumoren (über die A. maxillaris interna) Vorteile verspricht (konzentrierte Dosis im Tumorgebiet), erörtert (Lee et al. 1989; Robbins et al. 1994). Aber neuere Daten einer multizentrischen Studie zeigen, dass sie der intravenösen (i.v.) Applikation weder im Hinblick auf die loko-regionale Krankheitsfreiheit nach zwei Jahren (62 % i.a. versus 68 % i.v.) noch auf das Zweijahres-Gesamtüberleben (61 % versus 63 %) überlegen ist. Dafür ergibt sich eine statistische signifikant höhere Rate an akuten neurologischen Nebenwirkungen (Grad 3/4: 9 % versus 1 %, $p = 0,005$) zuungunsten des i.a. Applikationsweges (Rasch et al. 2006).

Rolle der Strahlenbehandlung und Behandlungsergebnisse

Äußere Nase und Nasenvorhof

Abhängig von der Tumorgröße werden Brachy- oder Teletherapie oder eine Kombination aus beiden eingesetzt. Die größeren, retrospektiven Strahlentherapieserien umfassen 32–63 Patienten (Wong et al. 1986; Levendag und Pomp 1990; Mc Collough et al. 1993; Chobe et al. 1988; Wang 1976). Der Anteil an allein oder zusätzlich zur perkutanen Strahlenbehandlung brachytherapierten Patienten betrug 2–100 %. Die größte multizentrische Übersicht an insgesamt 1676 Fällen ist von der Groupe Europeenne de Curiethérapie (Mazeron et al. 1989) publiziert worden. Die „overall" lokalen Kontrollraten in diesen Serien betrugen 81–97 %, wobei Tumorgröße (< 2 cm: 96 %, 2–3,9 cm: 88 %, ≥ 4 cm: 81 %) und Lokalisation (äußere Nase: 94 %, Vestibulum: 75 %)

prognostische Faktoren darstellen (Mazeron et al. 1989).

Der Anteil von N+-Patienten bei der Erstdiagnose liegt unter 10 % (Wong und Cummings 1988). Die Rate an Lymphknotenrezidiven bei Verzicht auf eine elektive Strahlenbehandlung beträgt 5–44 % (Chobe et al. 1988; McCollough et al. 1993; Wong et al. 1986; Levendag und Pomp 1990; Mazeron et al. 1989), wobei diese jedoch in nahezu allen Fällen durch eine erfolgreiche Salvagetherapie (Operation, Strahlentherapie) kontrolliert werden können. Die späten Komplikationen betreffen Weichteil- oder Knochennekrosen, Stenosierungen oder Epistaxis und sind in einer Häufigkeit von 2–13 % in diesen Serien zu beobachten, sodass die Strahlentherapie bei Tumoren in dieser Region eine hohe Kontrollrate bei vertretbarer Toxizität gewährleisten kann und eine exzellente Alternative zur Chirurgie darstellt.

Nasenhaupthöhle

Im Vergleich mit den Tumoren von Kieferhöhle und Siebbeinzellen ist die Prognose der Patienten mit Nasenhaupthöhlentumoren günstiger. Bei den zumeist retrospektiv ausgewerteten Fällen handelt es sich um gemischte Kollektive, bei denen die Tumoren der Nasenhöhle zusammen mit den übrigen NNH-Tumoren unterschiedlich behandelt wurden, so dass eine vergleichende Wertung schwierig ist. Die Strahlentherapie kommt bei den frühen Tumoren allein, bei den lokal fortgeschrittenen Tumoren in Kombination mit der Chirurgie zum Einsatz. Damit sind nach den vorliegenden Daten lokoregionale Kontrollraten von 50–80 % zu erreichen (Tabelle II). Tumoren des Nasenseptums sind zum Zeitpunkt der Diagnose in der Regel kleiner als solche von Nasenboden und Seitenwand, sodass sowohl mit alleiniger Chirurgie als auch mit einer alleinigen Strahlentherapie exzellente lokale Kontrollraten erzielt werden. Nach einer kürzlich zusammengestellten systematischen Literaturübersicht beträgt das krankheitsspezifische Fünfjahresüberleben über alle Behandlungsdekaden von 1960 bis 1990 relativ konstant um 66 % (Dulguerov et al. 2001).

Die Rate an Lymphknotenrezidiven bei klinischer N0-Situation initial und Verzicht auf eine elektive Behandlung der regionalen Lymphknoten beträgt 5–20 % (Lang et al. 2002; Ang et al. 1992; Logue und Slevin 1991; Jackson et al. 1977; Hawkins et al. 1988) und unterstützt damit den Verzicht auf die elektive Strahlenbehandlung der zervikalen Lymphabflusswege.

Tabelle II. Nasenhaupthöhle: Behandlungsergebnisse ausgewählter Serien ([a] zum Teil auch die benachbarten Nebenhöhlen umfassend).

Autor	n	Therapie	5-J-ÜL (%)	5-J-KF-ÜL (%) bzw. lokale Kontrollrate
Logue 1991	24	RT	82	*79*
Ang et al. 1992	45	RT/OP + RT	75	69
Parsons et al. 1995[a]	72	RT/OP + RT	48	*58*
Jakobsen et al. 1997	59	RT/OP + RT	39	*48*
Harbo et al. 1997	88	OP + RT	56	–
Dulguerov et al. 2001	66	OP/OP + RT/RT + CT	77	71

Die jeweiligen Therapieverfahren sind mittels Schrägstrich getrennt.
OP: Resektion, RT: Strahlentherapie, CT: Chemotherapie, 5-J-ÜL: Fünfjahres-Überlebensrate, 5-J-KF-ÜL: Fünfjahres-krankheitsfreie Überlebensrate (aktuariell) oder lokale Kontrollrate (kursiv).

Kieferhöhle

Optimale Behandlungsergebnisse werden mit der Kombination aus Chirurgie und Strahlentherapie erreicht (Le et al. 1999; Jansen et al. 2000). Die Strahlentherapie ist prä- und postoperativ eingesetzt worden, ohne dass ein eindeutiger Vorteil für die präoperative Verwendung nachgewiesen wurde; in der Mehrzahl der Fälle kommt die Strahlentherapie postoperativ zum Einsatz. Die erreichbaren lokalen Kontroll- und Überlebensraten der Kombinationsbehandlung sind besser als mit der jeweiligen Modalität allein (Tabelle III). Nach den vorliegenden Studien gilt, dass die Mehrzahl der Todesfälle durch nicht kontrollierte lokale oder distante Krankheitsprogression verursacht wird. Die regionalen Rezidivraten ohne elektive Strahlenbehandlung der Lymphknoten liegen in einer Größenordnung von 30 %, vor allem bei Plattenepithel- und undifferenzierten Karzinomen (Jiang et al. 1991; Paulino et al. 1997). Daher ist die Indikation zur elektiven Strahlenbehandlung der zervikalen Lymphabflusswege bei den lokal fortgeschrittenen Plattenepithel- und den undifferenzierten Karzinomen gerechtfertigt. Nach der Metaanalyse von Dulguerov et al. (2001) haben die krankheitsspezifischen Fünfjahres-Überlebensraten für die Kieferhöhlenkarzinome von 26 % (1960) kontinuierlich auf 45 % (1990) zugenommen, wobei generell die alleinige Strahlentherapie (Fünfjahres-krankheitsspezifisches Überleben: 33 %) schlechter als die Kombination aus Strahlentherapie und Chirurgie (Fünfjahres-krankheitsspezifisches Überleben 56 %) sowie die Chirurgie allein (70 %) abschneidet. Allerdings besteht Einigkeit darüber, dass die unterschiedlichen Therapieergebnisse vor allem auf einer Selektion der Patienten beruhen. Die Ergebnisse der Strahlentherapie sind jedoch auch durch die Limitationen der erzielbaren Gesamtdosen eingeschränkt.

Ethmoidalzellen

Kieferhöhlentumoren nehmen in den verschiedenen Untersuchungen einen Anteil von etwa 50 % ein, die andere Hälfte teilt sich zu gleichen Teilen auf Tumoren der Nasenhöhle und der Ethmoidalzellen auf. Die Therapieergebnisse sind im Laufe der Jahre sukzessiv verbessert worden, die krankheitsspezifische Fünfjahres-Überlebensrate beträgt nach den gepoolten Daten der 90er Jahre um 51 % (Dulguerov et al. 2001) (Tabelle IV). Die Infiltration von Dura, Großhirn, Nasopharynx oder Keilbeinhöhle führt zu einer deutlichen Verschlechterung der Prognose (Kraus et al. 1992).

Ästhesioneuroblastome

In der Metaanalyse (Dulguerov et al. 2001) sind die Daten von 390 Patienten aus 26 Studien untersucht worden. Die Gesamtüberlebensraten nach fünf Jahren liegen zwischen 0 und 86 % (Mittelwert: 45 %), das krankheitsfreie Fünfjahresüberleben beträgt im Mittel 41 %. Die besten Therapieergebnisse werden mit der Kombination aus Chirurgie und Strahlentherapie erzielt (Fünfjahresüberleben: 65 %), gefolgt von kombinierter Radiochemotherapie (51 %), während die alleinige Strahlentherapie mit 37 % ein signifikant schlechteres Ergebnis erzielt (odds ratio 2,5; p < 0,05). Eine Monomodalitätsbehandlung ist nur in einem frühen Tumorstadium gerechtfertigt. Die lokale Rezidivrate wird bei den fortgeschrittenen Tumoren durch einen kraniofazialen Eingriff im Vergleich mit anderen Operationstechniken gesenkt (Dulguerov und Calcaterra 1992; Spaulding et al. 1988). Etwa 5 % der Patienten zeigen bei Diagnose eine Metastasierung in zervikale Lymphknoten. In diesem Kollektiv werden nur 29 % der Patienten erfolgreich behandelt. Späte Lymphknotenrezidive sind in einer Häufigkeit von etwa 16 % zu verzeichnen, sodass die Indikation zur elektiven Strahlenbe-

Tabelle III. Kieferhöhle: Behandlungsergebnisse ausgewählter Serien ([a] zum Teil auch die Nasenhaupthöhle umfassend).

Autor	n	Therapie	5-J-ÜL (%)	5-J-KF-ÜL (%) bzw. lokale Kontrolle
Olmi et al. 1986	44	RT	32	*13*
Knegt et al. 1985[a]	60	OP + RT + top. 5-FU	52	*65*
Sisson et al. 1989[a]	60	RT (prä- und post-) + OP	49	–
MacNab et al. 1992[a]	3	OP	44 (alle Pat.)	*100*
	25	OP + RT	74	*60*
	14	RT (prä-) + OP	61	*64*
	68	RT	31	*34*
Giri et al. 1992	19	RT	35 (alle Pat.)	*53*
	14	RT (prä-) + OP		*57*
Sakata et al. 1992	33	RT (20 Gy) + OP + i.a. CT	46	*48*
	45	RT (10 Gy) + OP	24	*27*
	14	RT + OP + RT(50–60 Gy)	7	*44*
	15	RT + i.a. CT + OP + RT(70 Gy)	53	*71*
Tsujii et al. 1986	38	OP + RT + 5-FU i.a.	46 (alle Pat.)	–
	170	OP + RT		–
Zaharia et al. 1989	149	OP + RT	36	*67*
Harbo et al. 1997	95	OP + RT	39	–
Le et al. 1999	61	OP + RT	46	*56*
		RT	19	*20*
Jansen et al. 2000	50	OP + RT	60	*65*
Duthoy et al. 2005[a]	39	OP + RT	59 (4 J.)	*68 (4 J.)*
Hoppe et al. 2007[a]	85	OP + RT	67	*62*
Grau et al. 2001[a]	315	OP + RT/RT + CT	60	*41*
Porceddu et al. 2004	60	OP + RT/RT + CT	40	*49*
Katz et al. 2002[a]	78	RT + OP	50	*60*
Blanco et al. 2004	106	RT + OP	27	*58*
Dirix et al. 2007[a]	127	RT + OP	54	*53*
Roa et al. 1994[a]	39	RT/OP + RT	32 (4 J.)	*32 (3 J.)*
Paulino et al. 1997	38	RT/OP + RT	43	*32*
Jakobsen et al. 1997	38	RT/OP + RT	25	*48*
Tufano et al. 1999[a]	48	RT/OP + RT	–	*75 (3 J.)*
Dulguerov et al. 2001	103	OP/OP + RT/RT	62	*61*

Die Therapieverfahren sind mittels Schrägstrich getrennt und geordnet nach der jeweils führenden Modalität.
OP: Resektion, RT: Strahlentherapie, CT: Chemotherapie, 5-J-ÜL: Fünfjahres-Überlebensrate, 5-J-KF-ÜL: Fünfjahres-krankheitsfreie Überlebensrate (aktuariell) oder lokale Kontrollrate (kursiv).

handlung des zervikalen Lymphabflussgebietes gerechtfertigt sein kann.

Mit einer Häufigkeit von 30 % stellt die lokale Rezidivrate das wesentliche therapeutische Problem dar. Ein Drittel dieser Patienten kann noch erfolgreich behandelt werden. Eine Strahlendosis von 55–65 Gy wird empfohlen (Foote et al. 1993; Strnad et al. 1994; Eich et al. 2001). Cisplatin-haltige Chemotherapieprotokolle haben bei den fortgeschrittenen Tumoren im Stadium Kadish C ermutigende Ergebnisse mit Fünfjahres-Überlebensraten bis zu 70 % gezeigt

(Eden et al. 1992; Koka et al. 1998; McElroy et al. 1998).

Allgemeine Grundsätze der Bestrahlungsplanung

Eine 3-D-Planung auf dem Boden einer Computertomographie in Strahlenbehandlungsposition wird aufgrund der anatomischen Komplexität der Region regelhaft empfohlen (Roa et al. 1994). Darüber hinaus kann heute die Fusion mit einer prä- bzw. postoperativen Kernspintomographie der Region, die mit

Tabelle IV. Ethmoidalzellen: Behandlungsergebnisse ausgewählter Serien (zum Teil auch die [a] Nasenhaupthöhle bzw. [b] Kieferhöhle umfassend).

Autor	n	Therapie	5-J-ÜL (%)	5-J-KF-ÜL (%) bzw. lokale Kontrollrate
Waldron et al. 1998	29	RT	39	41
Alvarez et al. 1995[a]	21	RT	21	
	31	OP	58	
	51	OP + RT	34	*62 (alle Pat.)*
Knegt et al. 2001	62	OP + top. 5-FU	79	87/78
Roux et al. 1994	83	CT + OP + RT	43	–
Tiwari et al. 1999	50	OP + RT	65	–
Claus et al. 2002	47	OP + RT	60	*59*
Jiang et al. 1998	34	OP + RT/RT	55	*71*
Padovani et al. 2003[b]	25	OP + RT/RT	16	19

Die Therapieverfahren sind mittels Schrägstrich getrennt und geordnet nach der jeweils führenden Modalität.
OP: Resektion, RT: Strahlentherapie, CT: Chemotherapie, 5-J-ÜL: Fünfjahres-Überlebensrate, 5-J-KF-ÜL: Fünfjahres-krankheitsfreie Überlebensrate (aktuariell) oder lokale Kontrollrate (kursiv).

adäquater Schichtdicke und entsprechenden Sequenzen durchgeführt wird, sowie die Verwendung funktionaler Bildgebung (PET) als Voraussetzung für eine hoch-konformale (IMRT) Strahlentherapie-Planung angesehen werden (Hoppe et al. 2007).

Die Anwesenheit von größeren luftgefüllten Hohlräumen, vor allem auch in der postoperativen Situation, kann zu Dosisinhomogenitäten führen, die für die dahinter liegenden Organe in einer kritischen Dosisbelastung resultieren können. Daher kann es sinnvoll sein, derartige Kavitäten während der Planung und Strahlenbehandlung mit gewebeäquivalentem Material auszufüllen (Obturatoren, Bolusmaterial). Auch diese müssen bei der Dosisberechnung berücksichtigt werden. Um ausreichende Dosen an der Schleimhaut zu erzielen, sollte die Energie der verwendeten Photonen nicht über 5–6 MV liegen.

Der Patient wird auf dem Rücken gelagert, der Kopf mit einer individuell angefertigten Immobilisationshilfe fixiert, intensitätsmodulierte Techniken erfordern in der Regel zusätzlich eine rigide Fixierung der Schultern. Die Reproduzierbarkeit kann durch Anpassung an nicht verschiebliche Teile des Kopfes (Glabella, Zahnabdruck des Oberkiefers) erhöht werden (Sweeney et al. 1998). Die optimale Lagerung wird von der Lokalisation und Ausdehnung des Tumors bestimmt. Wenn das Zielvolumen die Schädelbasis einschließt, kann eine anteklinierte Lagerung des Kopfes von Vorteil sein. Das CT zur Planung sollte eine Schichtdicke von 3–5 mm haben. Die Distanzierung der Zunge vom Oberkiefer kann eine Schonung der Mundhöhle ermöglichen, erhöht aber auch den Anteil an Lufträumen und muss vorausschauend abgewogen werden. Sowohl bei der Simulation als auch bei

der Einstellung am Bestrahlungsgerät sollten die Augen des Patienten sichtbar sein, damit die Position von Blöcken oder Multileaf-Kollimatoren zur Schonung von Augenlinse oder Tränendrüse verifiziert werden kann. Außerdem kann bei der Simulation die Stellung der vorgesehenen Ausblendungen durch Projektion einer maßstabsgerechten Folie aus dem Planungssystem überprüft werden.

Bei der Entscheidung für die Gesamtdosis spielt die Dosis an den Risikoorganen eine wichtige Rolle. Im Einzelfall muss der Nutzen einer Dosiserhöhung im Zielvolumen gegenüber dem Komplikationsrisiko an gesunden Geweben sorgfältig abgewogen und auch mit dem Patienten erörtert werden.

Zielvolumina und Bestrahlungstechnik

Äußere Nase und Nasenvorhof

Für kleine umschriebene und gut differenzierte Tumoren bis 1 cm Durchmesser wird ein CTV von zusätzlich 1–2 cm Sicherheitssaum empfohlen, jenseits einer intakten anatomischen Grenze genügen 0,5 cm. Für schlecht differenzierte Tumoren und alle Tumoren > 1,5 cm ohne tastbare Lymphknoten umfasst das CTV den Primärtumor mit einem Sicherheitssaum von 2–3 cm sowie die bilateralen submandibulären und subdigastrischen Lymphknoten („Fu-Manchu"-Bart, Ang et al. 2000). Bei einer Lymphknotenbeteiligung sollten auch die unteren zervikalen Lymphknoten in das CTV eingeschlossen werden. Für das PTV wird je nach Lagerung ein Sicherheitssaum von 5–7 mm angenommen.

Kleine Tumoren können mittels HDR-Ir-192-Brachy-therapie behandelt werden, wobei eine äquivalente Dosis von 60–70 Gy angestrebt wird (Baris et al. 1985; Pop et al. 1993). Die perkutane Strahlentherapie erfolgt typischerweise über ein ventrales Stehfeld (Photonen gemischt mit Elektronen). Werden Gegenfelder mit Photonen verwendet, sind Keilfilter zur Homogenisierung notwendig. Zum Ausgleich der irregulären Kontur im Zielvolumen kommen gewebeäquivalente Bolusmaterialien zum Einsatz. Die angrenzenden Lymphabflussgebiete werden durch separate Felder bestrahlt, wobei die Problematik der Feldanschlüsse sorgfältig berücksichtigt werden muss. Fraktionierung: 5 × 1,8 oder 5 × 2 Gy/Woche bis 50 Gy, Boost bis 56 bzw. 60 Gy für Läsionen bis 1,5 cm Größe, für größere Läsionen wird eine Dosis von 66–70 Gy notwendig. Die elektive Strahlenbehandlung der Lymphknoten erfolgt mit 50 Gy in konventioneller Fraktionierung, makroskopisch befallene Lymphknoten machen, abhängig von der Größe, eine Dosis von 66–70 Gy notwendig.

Nasenhöhle und Siebbeinzellen

Bei der postoperativen Strahlentherapie umfasst das initiale CTV abhängig vom intraoperativen Befund und vom histologischen Ergebnis das gesamte Tumorbett mit einem Sicherheitssaum von 1–2 cm unter Berücksichtigung der Nähe zu kritischen Strukturen. Bei Übergreifen auf einen benachbarten Hohlraum (Kieferhöhlenwand, Orbita) soll dieser in das CTV eingeschlossen werden (Parsons et al. 1997). Für das PTV werden je nach Kopffixierung 3–7 mm zusätzlicher Sicherheitsabstand einzurechnen sein. In

unmittelbarer Nähe kritischer Strukturen kann der PTV-Saum auf der Basis bildgeführter Präzisions-Techniken (image-guided RT, IGRT) auf 1 mm reduziert werden (Duthoy und De Neve 2006).

Bei makroskopischem Tumor wird eine „Kompartiment"-basierte Zielvolumen-Konturierung empfohlen. Das GTV wird auf der Basis aller diagnostischen Informationen (CT/MRT/PET) festgelegt. Für das CTV wird dann an anatomisch intakten Grenzen kein weiterer Sicherheitssaum hinzugefügt; bei Infiltration benachbarter „Räume" (Nebenhöhlen, Ostien), wird das gesamte betroffene Kompartiment in das CTV eingeschlossen (Abbildung 3). Bei Infiltration von Regionen ohne feste Barriere (Parapharyngealraum, Orbita) kann das gesamte Gebiet oder alternativ ein klinisch begründeter Sicherheitssaum (z. B. 0,5–2 cm) eingefügt werden. Makroskopische Infiltrationen nach intrakraniell werden mit einem Mindest-Abstand von 0,5–1 cm ins CTV eingeschlossen.

Das postoperative Boost-Zielvolumen umfasst die Regionen mit knappen oder nicht im Gesunden liegenden Resektionsrändern oder Gebiete mit extensiver perineuraler Tumorausbreitung.

Die konventionelle 3-D-konformale Bestrahlungstechnik beruht in der Regel auf mehreren isozentrischen Feldern mit hoch gewichteten anterioren Photonenfeldern, die eine gezielte Schonung von Auge und Tränendrüse erlauben und durch seitliche Felder mit Keilfiltern und geeigneter Feldformung ausgeglichen werden. Gleichzeitig muss darauf geachtet werden, dass die neurokognitiv wichtigen

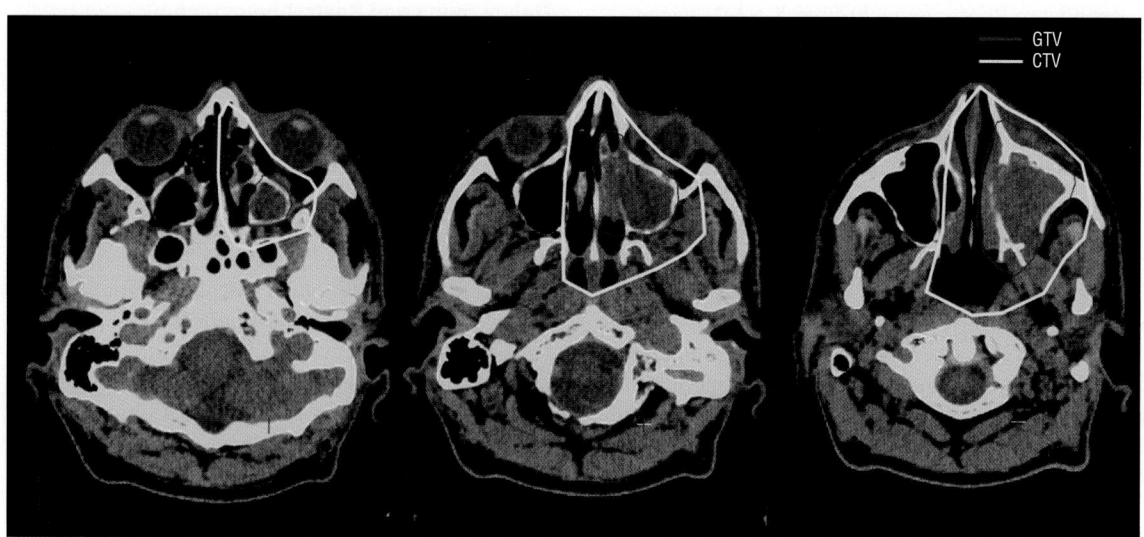

Abbildung 3. Axiale CT-Schichten mit Zielvolumenkonturierung für einen Patienten mit Kieferhöhlentumor.

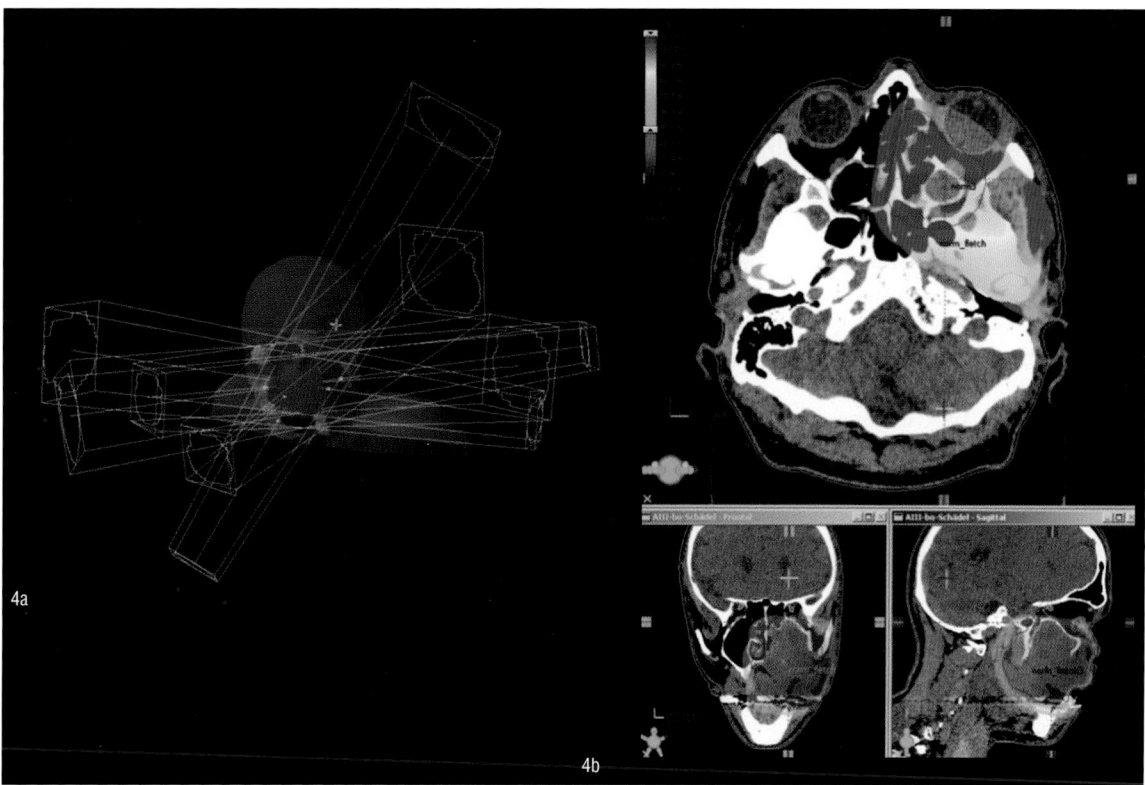

Abbildung 4. a und b) „Konventionelle" Feldanordnung (non-koplanare, hoch-gewichtete Einstrahlrichtungen von ventral mit lateralen Homogenisierungsfeldern) sowie der resultierenden Dosisverteilung (color-wash auf 50 % eingeblendet).

basalen Hirnabschnitte nicht über Gebühr belastet werden. Adäquate Tisch- und Gantryauslenkungen erlauben non-koplanare Einstrahlrichtungen, die zu einer optimalen Schonung dieser Region führen (Abbildung 4). Zur Schonung von Risikostrukturen kommt zunehmend die IMRT zum Einsatz (siehe unten).

Fraktionierung:
1. Definitive Strahlentherapie: 5 × 1,8–2 Gy/Woche bis 45–50 Gy, dann Boost von 10–20 Gy je nach Risikoorganbelastung und Tumorgröße.
2. Postoperative Strahlentherapie: 5 × 1,8–2 Gy/ Woche bis 54 Gy, dann Boost abhängig von der jeweiligen Risikokonstellation (6–12 Gy).

Für die postoperative Strahlenbehandlung von Ästhesioneuroblastomen werden 50–55 Gy in konventioneller Fraktionierung und 60 Gy für die primäre Radiotherapie empfohlen.

Bei den Non-Hodgkin-Lymphomen beträgt die Dosis 30–40 Gy (vgl. Kapitel „Non-Hodgkin-Lymphome").

Kieferhöhle

Bei der postoperativen Strahlentherapie umfasst das initiale CTV das gesamte Operationsgebiet, abhängig vom histologischen Befund und von der Nähe zu kritischen Strukturen, wobei der Sehapparat mit allen Adnexen (Tränendrüsen) an vorderster Stelle zu nennen ist. Eine sorgfältige Schonung von Kornea und Tränendrüsen sollte, wann immer möglich, beachtet werden. Der kontralaterale Sehnerv und das Chiasma sollten keine Dosis über 54 Gy erhalten, um eine beidseitige Erblindung zu vermeiden. Das Boost-CTV umfasst die Regionen erhöhten Rezidivrisikos (knappe Resektionsränder, R1/2-Regionen, extensive perineurale Infiltration).

Patienten mit nachgewiesenem Befall multipler Lymphknoten oder extrakapsulärer Ausbreitung erhalten eine postoperative Strahlenbehandlung der Lymphabflusswege. Bei Plattenepithel- oder schlecht differenzierten Karzinomen erfolgt eine elektive Strahlenbehandlung der ipsilateralen submandibulären und subdigastrischen Lymphknoten.

Beschränkt sich die Tumorausdehnung auf die Infrastruktur, ist es sinnvoll, den Kopf des Patienten hyperextendiert zu lagern, um den Orbitaboden parallel zum Zentralstrahl auszurichten. Damit können die gesamte Kieferhöhle und der Orbitaboden, bei gleichzeitiger Schonung von Teilen der Orbita, bestrahlt werden. Durch einen Bisskeil wird die Zunge vom Oberkiefer distanziert. Bei der Simulation erleichtern Markierungen anatomischer Landmarken (lateraler Kanthus, äußerer Gehörgang, Narben) das Design der optimalen Feldform, bei Masken-Fixation sollen die Augen sichtbar sein, der Patient wird instruiert, eine für die Strahlenbehandlung optimale Blickrichtung (z. B. nach kranial) einzuhalten.

Die Prinzipien der konventionellen Strahlentherapie sind weiter oben skizziert. Moderne Techniken erlauben eine Konformierung der Isodosenverteilung (siehe Abschnitt: IMRT) und sollten im Hinblick auf das jeweilige Zielkriterium optimiert werden.

Eine Behandlung der ipsilateralen Lymphknoten kann durch direkte Elektronenstehfelder erfolgen, die bilaterale Strahlenbehandlung des zervikalen Lymphabflussgebietes bei Patienten mit extensivem Lymphknotenbefall erfolgt mit einem ventralen Photonenstehfeld, das durch asymmetrische Einblendung oder Winkelung der Gantry bei gedrehtem Tisch überschneidungsfrei an die kranialen Felder angeschlossen wird.

IMRT

In den letzten Jahren sind für die Tumoren von Nase und Nasennebenhöhlen zunehmend konformale Bestrahlungstechniken mit Intensitätsmodulation (IMRT) in die Klinik eingeführt worden (Brizel et al. 1999; Pommier et al. 2000; Lohr et al. 2000; Adams et al. 2001; Claus et al. 2001; Rasch et al. 2002; Lee et al. 2007). Während bis in die 90er Jahre die Mehrzahl der Patienten mit konventionellen bzw. konformalen Strahlentherapie-Techniken behandelt wurde, werden an großen Institutionen mittlerweile mehr als 70 % der Patienten mit NNH-Tumoren mittels IMRT bestrahlt (Chen et al. 2007). Das Ziel, eine homogene Dosisverteilung im PTV bei gleichzeitiger Schonung der Risikoorgane zu erreichen, macht diese Region zu einem geradezu beispielhaften Feld für die intensitätsmodulierte Strahlentherapie (Huang et al. 2003). Die Strahlenbehandlung erfolgt über fünf bis neun isozentrische ko- oder non-koplanare Felder, wobei die Festlegung der individuellen Feld-Fluenzmatrix einem inversen Planungsprozess unterliegt (Claus et al. 2001; Abbildungen 5 und 6).

Auf der Basis der zurzeit verfügbaren klinischen Daten kann festgestellt werden, dass lokale Kontroll- und Gesamtüberlebensraten nach IMRT den Ergebnissen der konformalen Strahlentherapie entsprechen (Chen et al. 2007), wobei jedoch eine deutliche Abnahme der akuten und chronischen Nebenwirkungen beobachtet

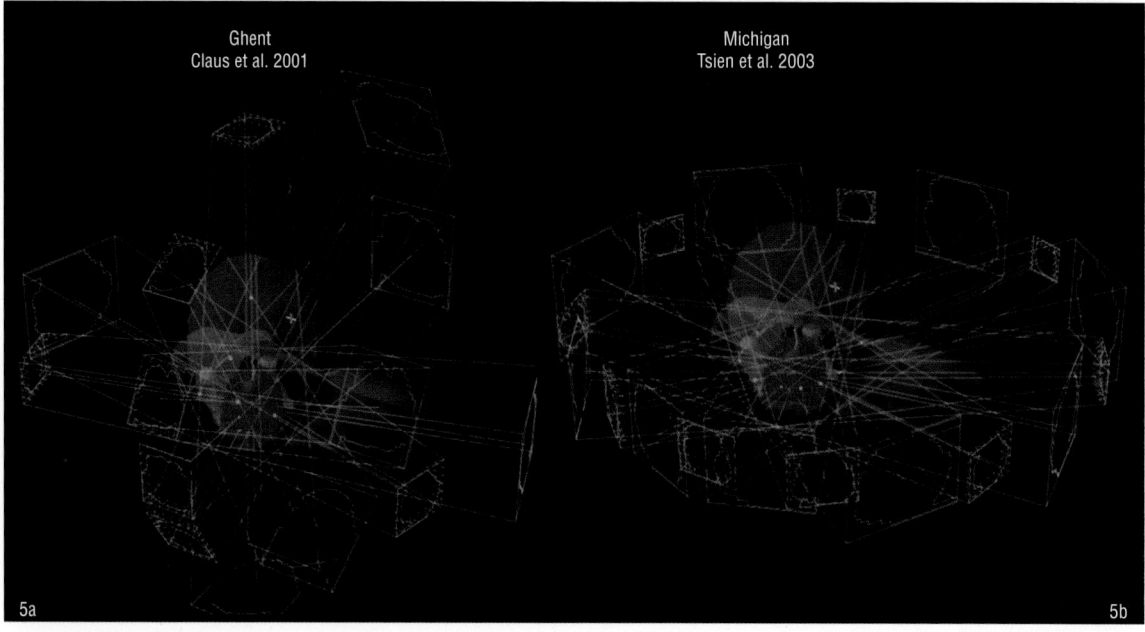

Abbildung 5. a und b) Typische Feldanordnungen der Universitäten von Ghent bzw. Michigan mit äquidistanten koplanaren (b) oder optimierten non-koplanaren (a) Einstrahlrichtungen für die IMRT.

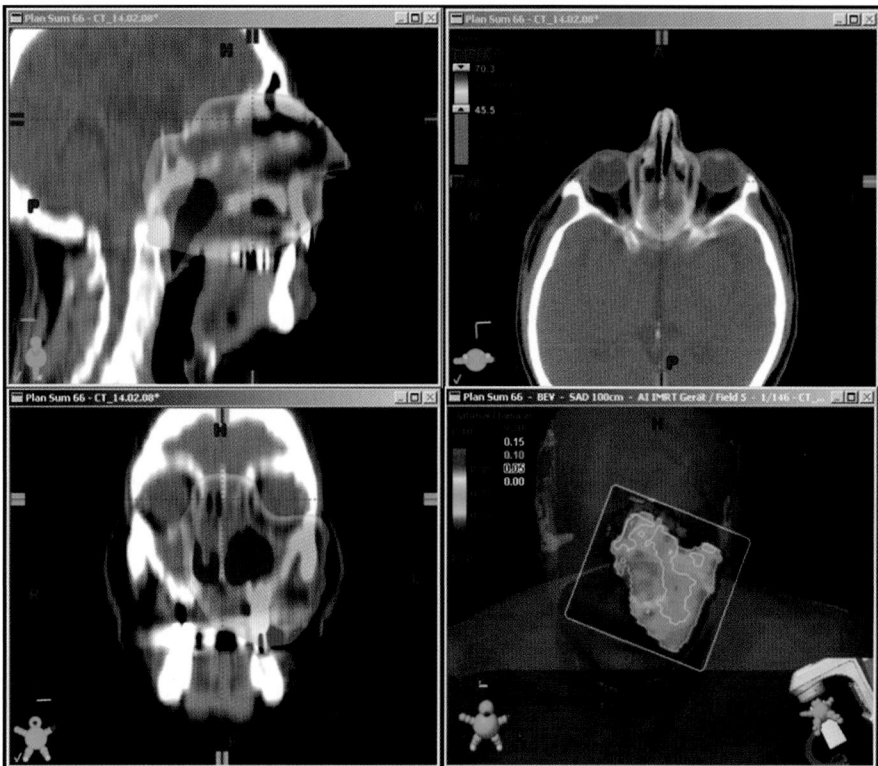

Abbildung 6. Konformale Dosisverteilung eines IMRT-Plans (geplante PTV-Dosis: 66 Gy, color-wash auf 45 Gy eingeblendet) sowie einer exemplarischen Fluenzmatrix für ein non-koplanares Feld mit optimaler Sehnerv-/Chiasma-entlastung (rechts unten).

werden kann (Claus et al. 2002, Daly et al. 2007). Dabei ist vor allem die geringe Häufigkeit okularer Toxizität hervorzuheben (keine Erblindung bei 133 Patienten aus vier Behandlungsserien (Claus et al. 2002; Duthoy et al. 2005; Hoppe et al. 2007; Daly et al. 2007)). Dies unterstützt die Hypothese, dass moderne Techniken bei gleichem Nebenwirkungsprofil eine Dosiseskalation erlauben und darüber eine Verbesserung der Effektivität zu erzielen ist.

Im Vergleich mit der konventionellen IMRT lassen sich die Dosisverteilungen durch den Einsatz der helikalen Tomotherapie weiter verbessern. Die hohe Anzahl an Freiheitsgraden bei der Optimierung des inversen Planungsprozesses liefert eine statistisch signifikant bessere Uniformität der Dosis (D_{min5} %/D_{min95} %) innerhalb des PTV bei gleichzeitig besserer Schonung der ipsilateralen Augenstrukturen (Sheng et al. 2007).

Protonen/Ionen

Der Einsatz von Protonen, die im Vergleich mit Photonen eine bessere Schonung der Risikoorgane und damit die Applikation einer höheren Dosis als konventionell üblich erlauben (76 CGE), scheint in die-

ser Region Vorteile zu bieten (Mock et al. 2004). In einer großen Behandlungsserie vom Mass. General Hospital (Boston) wurde bei 102 Patienten mit fortgeschrittenen sinu-nasalen Tumoren eine aktuarielle lokale Kontrollrate von 86 % nach fünf Jahren beobachtet, das Gesamtüberleben betrug 59 % (Chan et al. 2004). Ähnliche Ergebnisse sind für die hyperfraktioniert-akzelerierte Strahlentherapie des Proton Radiation Oncology Group Protocol (PROG) 92-15 berichtet worden (Thornton et al. 1998). Hier war die lokale Kontrollrate nach fünf Jahren 82 %, das Fünfjahres-Gesamtüberleben betrug 58 %.

Bei den adenoid-zystischen Karzinomen sind besondere Vorteile für die Therapie mit Carbonionen berichtet worden mit einer aktuariellen Vierjahres-Kontrollrate von 77,5 % und einem Gesamtüberleben nach vier Jahren von 75,8 % (Schulz-Ertner et al. 2004).

Akute Nebenwirkungen und Strahlenfolgen

Risikoorgane

Haut- und Schleimhautreaktion mit Erythem, Desquamation und Mukositis stellen die wesentlichen akuten Nebenwirkungen dar. Während der Therapie ist ein konsequentes interdisziplinäres Monitoring des Patienten gemeinsam mit HNO- oder MKG-Ärzten sinnvoll. Nasenspülungen, Inhalationen, Abtragen von Krusten, Pflege der Schleimhäute mit Panthenol-Präparaten, topische Applikation von Antibiotika helfen, die Beschwerden in der akuten Phase zu reduzieren. Eine Entzündungsreaktion der Konjunktiven wird symptomorientiert lokal behandelt, die ophthalmologische Mitbetreuung ist wünschenswert.

Abgesehen von chronischen Komplikationen an den Schleimhäuten (Xerostomie) sind besonders die potenziellen Schäden an zentralnervösen Strukturen (Frontalhirn, Hirnstamm, Rückenmark) und Sehapparat gefürchtet. Keratitis und Xerophthalmie können ernste Komplikationen der Radiotherapie darstellen und mit Fremdkörpergefühl, Lichtempfindlichkeit, Schmerz und Visusverlust einhergehen. Die Behandlung schließt die topische Anwendung von künstlicher Tränenflüssigkeit sowie die Applikation weicher Kontaktlinsen ein. Atrophie und Perforation der Kornea können zum Verlust des Auges führen. Späte Schäden an der Kornea und Glandula lacrimalis lassen sich durch adäquate Ausblockung in der Regel vermeiden.

Neuropathien des Nervus opticus mit konsekutiver Visusminderung werden ab einer Dosis von 50 Gy beobachtet (Martel et al. 1997; Jiang et al. 1994). Die aktuarielle Inzidenz von Sehnervenschädigungen nach fünf Jahren beträgt nach einer Dosis ≥ 60 Gy 8–34 % (Martel et al. 1997; Parsons et al. 1994; Jiang et al. 1994). Die aktuarielle Inzidenz einer Schädigung des Chiasma liegt bei dieser Dosis nach fünf Jahren zwischen 5 und 13 %. Risikofaktoren, die die

Komplikationswahrscheinlichkeit erhöhen, sind vor allem die Dosis pro Fraktion, die Gesamtdosis sowie die Größe des bestrahlten Volumens des Risikoorgans. Bei simultaner Applikation einer Chemotherapie muss berücksichtigt werden, dass die Häufigkeit der Spätfolgen zunimmt. Zu den akzeptierten Organtoleranzdosen sei auf die Zusammenstellung von Emami et al. (1991) und der LENT-SOMA-Konsensuskonferenz verwiesen (1995). Neuere tabellarische Übersichten für die Risikoorgan-Constraints können den aktuellen IMRT-Arbeiten entnommen werden (Tabelle V). Von einigen Gruppen wird empfohlen, für besonders kritische Organe (Sehnerven, Chiasma, Hirnstamm) eine Expansion des Volumens (z. B. um 2–3 mm) zur Berücksichtigung von Lageabweichungen vorzunehmen (planning at risk volume, PRV).

Neurokognitive Einschränkungen infolge der Strahlenbehandlung lassen sich dosis- und volumenabhängig bei einem Anteil von bis zu 80 % der Patienten nachweisen (Schultheiss et al. 1995; Rauhut et al. 2002; Meyers et al. 2000). Daher sollte auf die sorgfältige Schonung der fronto-basalen und temporalen Hirnanteile geachtet werden.

Rezidive und deren Behandlung

Rezidive nach alleiniger Operation können evtl. in kurativer Intention einer kranio-fazialen Resektion, gefolgt von postoperativer Strahlentherapie zugeführt werden. Alternative ist eine hochdosierte Strahlentherapie, wenn möglich in Kombination mit systemischer Chemotherapie (z. B. Cisplatin/5-FU) (Al-Sarraf et al. 1987; Jacobs et al. 1992). Nach bereits erfolgter Strahlentherapie sollte eine erneute Resektion erwogen werden. Eine Re-Strahlenbehandlung ist – abhängig von der Vorbelastung – meist nur von palliativem Wert, obwohl unter Einsatz von geeigneten konformalen Techniken mit IMRT sowie der Brachytherapie gute lokale Ergebnisse möglich sind (Lee et al. 2007).

Inoperable Rezidive nach Operation und Strahlentherapie können palliativ mit Chemotherapie behandelt werden (LoRusso et al. 1988; Kish et al. 1984). Standardschemata sind Cisplatin/5-FU oder Carboplatin/5-FU in drei- bis vierwöchigem Intervall (Forastiere et al. 1992). Alternativ kommen Methotrexat oder Vinorelbin wöchentlich oder Taxane in drei- bis vierwöchigen Intervallen in Frage (Catimel et al. 1994; Forastiere 1994; Eisenberger et al. 1989; Oliveira et al. 1997).

Tabelle V. Exemplarische Empfehlungen für Dosisverschreibung bzw. Risikoorgan-Constraints moderner IMRT-Serien.

	Ghent Claus et al. 2001 Duthoy und De Neve 2006	Michigan Tsien et al. 2003
PTV	D_{median} = 66 Gy D_{max} ≤ 70,6 Gy	D_{mean} = 70 Gy 66 ≤ DPTV ≤ 74 Gy
Sehbahn/ Chiasma	D_{max} ≤ 50 Gy (PRV D_{max} ≤ 50 Gy)	NTCPlim = 5 %
Retina	D_{max} ≤ 50 Gy	D_{max} ≤ 50 Gy
Myelon	D_{max} ≤ 50 Gy	D_{max} ≤ 45 Gy
Hirnstamm	D_{max} ≤ 60 Gy	D_{max} ≤ 60 Gy
Tränendrüse	D_{median} ≤ 30 Gy	D_{max} ≤ 35 Gy
Parotis	D_{mean} ≤ 26 Gy	

Nachsorge

Die Nachsorgeuntersuchungen dienen neben der Erkennung von Rezidiv- oder Zweittumoren der Erhebung des posttherapeutischen Status und sollen gegebenenfalls die frühzeitige Einleitung rehabilitativer oder palliativer Maßnahmen ermöglichen. An der Tumornachsorge sollen alle beteiligten Fachdisziplinen in Kooperation mit den niedergelassenen Fachärzten, Zahnärzten und Hausärzten teilnehmen. Neben der notwendigen klinischen Untersuchung können weiterführende Untersuchungsverfahren (CT, MRT, Sonographie, Rö-Thorax) abhängig vom Einzelfall angeordnet werden. Die Häufigkeit der Nachsorgeuntersuchungen richtet sich nach dem Beschwerdebild. Für das erste Jahr werden vierteljährliche Intervalle, später vier- bis sechsmonatige Abstände empfohlen.

Schlüsselliteratur

Blanco AI, Chao KSc, Ozyigit G et al: Carcinoma of the paranasal sinuses: Long-term outcomes with radiotherapy. Int J Radiat Oncol Biol Phys 59 (2004) 51–58

Chen AM, Daly ME, Bucci MK et al: Carcinomas of the paranasal sinuses and nasal cavity treated with radiotherapy at a single institution over five decades: are we making improvement? Int J Radiat Oncol Biol Phys 69 (2007) 141–147

Daly ME, Chen AM, Bucci, MK et al: Intensity-modulated radiation therapy for malignancies of the nasal cavity and paranasal sinuses. Int J Radiat Oncol Biol Phys 67 (2007) 151–157

Dirix P, Nuyts S, Geussens Y et al: Malignancies of the nasal cavity and paranasal sinuses: Long-term outcome with conventional or three-dimensional conformal radiotherapy. Int J Radiat Oncol Biol Phys 69 (2007) 1042–1050

Dulguerov P, Allal AS. Nasal and paranasal sinus carcinoma: how can we continue to make progress? Curr Opin Otolaryngol Head Neck Surg 14 (2006) 67–72

Dulguerov P, Jacobsen MS, Allal AS et al: Nasal and paranasal sinus carcinoma: are we making progress? A series of 220 patients and a systematic review. Cancer 92 (2001) 3012–3029

Duthoy W, Boterberg T, Claus F et al: Postoperative intensity-modulated radiotherapy in sino-nasal carcinoma: Clinical results in 39 patients. Cancer 104 (2005) 71–82

Hoppe B, Stegman L, Zelefsky M et al: Treatment of nasal cavity and paranasal sinus cancer with modern radiotherapy techniques in the postoperative setting – the MSKCC experience. Int J Radiat Oncol Biol Phys 67 (2007) 691–702

Le QT, Fu KK, Kaplan M et al: Treatment of maxillary sinus carcinoma. A comparison of the 1997 and 1977 American Joint Committee on Cancer staging systems. Cancer 86 (1999) 1700–1711

Lee N, Puri DR, Blanco AI, Chao KSC: Intensity-modulated radiation therapy in head and neck cancers: an update. Head Neck 29 (2007) 387–400

Gesamtliteratur

Adams EJ, Nutting CM, Convery DJ et al: Potential role of intensity-modulated radiotherapy in the treatment of tumors of the maxillary sinus. Int J Radiat Oncol Biol Phys 51 (2001) 579–588

Alvarez I, Suarez C, Rodrigo JP et al: Prognostic factors in paranasal sinus cancer. Am J Otolaryngol 16 (1995) 109–114

American Joint Committee on Cancer, Chicago, Il: AJCC Cancer Staging Manual. New York, Springer Verlag, 6th ed. (2002) www.cancerstaging.net

Ang KK, Garden AS: Paranasal sinuses. IN: Radiotherapy for head and neck cancers: indications and techniques. Lippincott Williams & Wilkins, Philadelphia, 2nd ed. (2002)

Ang KK, Garden AS, Morrison, WH: Sinonasal Cancer. IN: Clinical Radiation Oncology. Gunderson, LL, Tepper, JE (eds). Churchill Livingstone, 1st ed. (2000)

Ang KK, Jiang G, Frankenthaler RA et al: Carcinomas of the nasal cavity. Radiother Oncol 24 (1992) 163–168

Ang KK, Kaanders JH, Peters LJ (Hrsg) Radiotherapy for Head and Neck Cancers: Indications and Techniques. Philadelphia, Lea und Febiger 1994

Baris G, Visser AG, van Andel JG: The treatment of squamous cell carcinoma of the nasal vestibule with interstitial iridium implantation. Radiother Oncol 4 (1985) 121–125

Batsakis JG, Suarez P. Schneiderian papillomas and carcinomas: a review. Adv Anat Pathol 8 (2001) 53–64

Benninger MS. The impact of cigarette smoking and environmental tobacco smoke on nasal and sinus disease: a review of the literature. Am J Rhinol 13 (1999) 435–438

Bernier J, Domenge C, Ozsahin M et al: Postoperative irradiation with or without concomitant chemotherapy for locally advanced head and neck cancer. N Engl J Med 350 (2004) 1945–1952

Berthelsen A, Andersen AP, Jensen TS et al: Melanomas of the mucosa in the oral cavity and the upper respiratory passages. Cancer 54 (1984) 907–912

Bhattacharyya N. Factors affecting survival in maxillary sinus cancer. J Oral Maxillofac Surg 61 (2003) 1016–1021

Blanco AI, Chao KSc, Ozyigit G et al: Carcinoma of the paranasal sinuses: Long-term outcomes with radiotherapy. Int J Radiat Oncol Biol Phys 59 (2004) 51–58

Bourhis J, Le Maître A, Baujat B et al.; Meta-Analysis of Chemotherapy in Head, Neck Cancer Collaborative Group; Meta-Analysis of Radiotherapy in Carcinoma of Head, Neck Collaborative Group; Meta-Analysis of Chemotherapy in Nasopharynx Carcinoma Collaborative Group: Individual patients' data meta-analyses in head and neck cancer. Curr Opin Oncol 19 (2007) 188–94

Brizel DM, Albers ME, Fisher SR et al: Hyperfractionated irradiation with or without concurrent chemotherapy for locally advanced head and neck cancer. N Engl J Med 338 (1998) 1798–1804

Brizel DM, Light K, Zhou S et al: Conformal radiation therapy treatment planning reduces the dose to the optic structures for patients with tumors of the paranasal sinuses. Radiother Oncol 51 (1999) 215–218

Cantu G, Solero CL, Mariani L et al: Anterior craniofacial resection for malignant ethmoid tumors – a series of 91 patients. Head Neck 21 (1999) 185–191

Carrau R, Segas J, Nuss D et al: Squamous cell carcinoma of the sinonasal tract invading the orbit. Laryngoscope 109 (1999) 230–235

Catimel G, Verweij J, Mattijssen V et al: Docetaxel (Taxotere®) an active drug for the treatment of patients with advanced squamous cell carcinoma of the head and neck. Ann Oncol 5 (1994) 533–537

Chan AW, Pommier P, Deschler DG et al: Change in patterns of relapse after combined proton an photon irradiation for locally advanced paranasal sinus cancer. Int J Radiat Oncol Biol Phys 60 (2004) S320, abstract

Chen AM, Daly ME, Bucci MK et al: Carcinomas of the paranasal sinuses and nasal cavity treated with radiotherapy at a single institution over five decades: are we making improvement? Int J Radiat Oncol Biol Phys 69 (2007) 141–147

Chiu NT, Weinstock MA: Melanoma of oronasal mucosa: population-based analysis of occurrence and mortality. Arch Otolaryngol Head Neck Surg 122 (1996) 985–988

Claus F, De Gersem W, De Wagter C et al: An implementation strategy for IMRT of ethmoid sinus cancer with bilateral sparing of the optic pathways. Int J Radiat Oncol Biol Phys 51 (2001) 318–331

Claus F, Boterberg T, Ost P et al: Postoperative radiotherapy for adenocarcinoma of the ethmoid sinuses: Treatment results for 47 patients. Int J Radiat Oncol Biol Phys 54 (2002) 1089–1094

Claus F, Boterberg T, Ost P et al: Short term toxicity profile for 32 sinonasal cancer patients treated with IMRT. Can we avoid dry eye syndrome. Radiother Oncol 64 (2002) 205–208

Cooper JS, Pajak TF, Forastiere AA et al: Postoperative concurrent radiotherapy and chemotherapy for high-risk squamous-cell carcinoma of the head and neck. N Engl J Med 350 (2004) 1937–1944

Daly ME, Chen AM. Bucci MK et al: Intensity-modulated radiation therapy for malignancies of the nasal cavity and paranasal sinuses. Int J Radiat Oncol Biol Phys 67 (2007) 151–157

Dirix P, Nuyts S, Geussens Y et al: Malignancies of the nasal cavity and paranasal sinuses: Long-term outcome with conventional or three-dimensional conformal radiotherapy. Int J Radiat Oncol Biol Phys XX (2007) 1–9

Dulguerov P, Allal AS: Nasal and paranasal sinus carcinoma: how can we continue to make progress? Curr Opin Otolaryngol Head Neck Surg 14 (2006) 67–72

Dulguerov P, Allal, AS, Calcaterra TC: Esthesioneuroblastoma: a meta-analysis and review. Lancet Oncol 2 (2001) 638–690

Dulguerov P, Jacobsen MS, Allal AS et al: Nasal and paranasal sinus carcinoma: are we making progress? A series of 220 patients and a systematic review. Cancer 92 (2001) 3012–3029

Dulguerov P, Calcaterra TC: Esthesioneuroblastoma: the UCLA experience 1970–1990. Laryngoscope 102 (1992) 843–849

Duthoy W, Boterberg T, Claus F et al: Postoperative intensity-modulated radiotherapy in sino-nasal carcinoma: Clinical results in 39 patients. Cancer 104 (2005) 71–82

Duthoy W, De Neve W. IMRT for paranasal sinus and nasal cavity (sino-nasal) tumors. In: Bortfeld T, Schmidt-Ullrich R, De Neve W, Wazer DE (Hrsg) Image-guided IMRT. Springer Berlin Heidelberg 2006

Eden BV, Debo RF, Larner JM et al: Esthesioneuroblastoma: long-term outcome and patterns of failure – the University of Virginia experience. Cancer 73 (1994) 2556–2562

Eich HT, Staar S, Micke O et al: Radiotherapy of esthesioneuroblastoma. Int J Radiat Oncol Biol Phys 49 (2001) 155–160

Elkon D, Hightower SI, Lim ML et al: Esthesioneuroblastoma. Cancer 44 (1979) 1087–1094

Emami B, Lyman J, Braown A et al: Tolerance of normal tissue to therapeutic irradiation. Int J Radiat Oncol Biol Phys 21 (1991) 123–135

Foote RL, Morita A, Ebersold MJ et al: Esthesioneuroblastoma: the role of adjuvant radiation therapy. Int J Radiat Oncol Biol Phys 27 (1993) 835–842

Forastiere AA: Paclitaxel (Taxol) for the treatment of head and neck cancer. Semin Oncol 21 (1994) 49–52

Ganly I, Patel SG, Singh B et al: Craniofacial resection for malignant paranasal sinus tumors: report of an international collaborative study. Head Neck 27 (2005) 575–584

Götte K, Hörmann K: Sinonasal malignancy: what's new? ORL J Otorhinolaryngol Relat Spec 66 (2004) 85–97

Goldenberg D, Golz A, Fradis M et al: Malignant tumors of the nose and paranasal sinuses: a retrospective review of 291 cases. Ear Nose Throat J 80 (2001) 272–277

Grau C, Jakobsen M, Harbo G et al: Sino-nasal cancer in Denmark 1982–1991. Acta Oncol 40 (2001) 19–23

Harbo G, Grau C, Bundgaard T et al: Cancer of the nasal cavity and paranasal sinuses. A clinico-pathological study of 277 patients. Acta Oncol 36 (1997) 45–50

Hawkins RB, Wynstra JH, Pilepich MV et al: Carcinoma of the nasal cavity – results of primary and adjuvant radiotherapy. Int J Radiat Oncol Biol Phys 15 (1988) 1129–1133

Hoppe B, Stegman L, Zelefsky M et al: Treatment of nasal cavity and paranasal sinus cancer with modern radiotherapy techniques in the postoperative setting – the MSKCC experience. Int J Radiat Oncol Biol Phys 67 (2007) 691–702

Huang D, Xia P, Akazawa P et al: Comparison of treatment plans using intensity-modulated radiotherapy and three-dimensional conformal radiotherapy for paranasal sinus carcinoma. Int J Radiat Oncol Biol Phys 56 (2003) 158–168

Jackson RT, Fith-Hufh GS, Constable WC: Malignant neoplasms of the nasal cavity and paranasal sinuses: a retrospective study. Laryngoscope 87 (1977) 726–736

Jacobs C, Lyman G, Velez-Garcia E et al: A phase III randomized study comparing cisplatin and fluorouracil as single agents and in combination for advanced squamous cell carcinoma of the head and neck. J Clin Oncol 10 (1992) 257–263

Jakobsen MH, Larsen SK, Kirkegaard J et al: Cancer of the nasal cavity and paranasal sinuses. Acta Oncol 36 (1997) 27–31

Jansen E, Keus R, Hilgers J et al: Does the combination of RT and debulking surgery favour survival in paranasal sinus carcinoma? Int J Radiat Oncol Biol Phys 48 (2000) 27–35

Jiang G, Morrison WH, Garden AS et al: Ethmoid sinus carcinomas: natural history and treatment results. Radiother Oncol 49 (1998) 21–27

Jiang GL, Ang KK, Peters LJ et al: Maxillary sinus carcinomas: natural history and results of postoperative radiotherapy. Radiother Oncol 21 (1991) 193–200

Jiang GL, Tucker SL, Guttenberger R et al: Radiation-induced injury to the visual pathway. Radiother Oncol 30 (1994) 17–25

Joos U, Mann W, Gilsbach J: Microsurgical treatment of midfacial tumours involving the skull base. J Cranio-Max Surg 26 (1998) 226–234

Kadish S, Goodman M, Wang CC: Olfactory neuroblastoma: A clinical analysis of 17 cases. Cancer 37 (1976) 1571–1576

Katz T, Mendenhall W, Morris C et al: Malignant tumors of the nasal cavity and paranasal sinuses. Head Neck 24 (2002) 821–829

Kim GE, Chung EJ, Lim JJ et al: Clinical significance of neck node metastasis in squamous cell carcinoma of the maxillary antrum. Am J Otolaryngol 20 (1999) 383–390

Kish JA, Weaver A, Jacobs J et al: Cisplatin and 5-fluorouracil infusion in patients with recurrent and disseminated epidermoid cancer of the head and neck. Cancer 53 (1984) 1819–1824

Knegt PP, de Jong PC, van Andel JG et al: Carcinoma of the paranasal sinuses. Results of a prospective pilot study. Cancer 56 (1985) 57–62

Knegt PP, Ah-See KW, vd Velden LA, Kerrebijn J: Adenocarcinoma of the ethmoidal sinus complex. Surgical debulking and topical fluorouracil may be the optimal treatment. Arch Otolaryngol Head Neck Surg 127 (2001) 141–146

Koka VN, Julieron M, Bourhis J et al: Aesthesioneuroblastoma. J Laryngol Otol 112 (1998) 628–633

Kraus DH, Sterman BM, Levine HL et al: Factors influencing survival in ethmoid sinus cancer. Arch Otolaryngol Head Neck Surg 118 (1992) 367–372

Kurzgefasste Interdisziplinäre Leitlinien: Karzinome des oberen Aerodigestivtrakts, B1, 2000, 69 ff, http://www.uni-duesseldorf.de/ WWW/AWMF/ II/

Lang S, Wollenberg B, Dellian M et al: Klinische und epidemiologische Daten zu Malignomen des Kopf-Hals-Bereichs. Laryngo Rhino Otol 81 (2002) 499–508

Late effects of normal tissues (LENT) Consensus Conference (including RTOG/EORTC SOMA Scales). Int J Radiat Oncol Biol Phys 31 (1995) Special Issue

Lawson W, Ho BT, Shaari CM et al: Inverted papilloma: a report of 112 cases. Laryngoscope 105 (1995) 282–288

Le QT, Fu KK, Kaplan M et al: Treatment of maxillary sinus carcinoma. A comparison of the 1997 and 1977 Amercan Joint Committee on Cancer staging systems. Cancer 86 (1999) 1700–1711

Leclerc A, Luce D, Demers PA et al: Sinonasal cancer and occupation. Results from the reanalysis of twelve case-control studies. Am J Ind Med 31 (1997) 153–165

Lee YY, Dimery IW, Van Tassel P et al: Superselective intra-arterial chemotherapy of advanced paranasal sinus tumors. Arch Otolaryngol Head Neck Surg 115 (1989) 503–511

Lee MM, Vokes EE, Rosen A et al: Multidisciplinary therapy in advanced paranasal sinus carcinoma: superior long-term results. Cancer J Sci Am 5 (1999) 219–223

Lee N, Chan K, Bekelman J et al: Salvage re-irradiation for recurrent head and neck cancer. Int J Radiat Oncol Biol Phys 68 (2007) 731–740

Lee N, Puri DR, Blanco AI, Chao KSC: Intensity-modulated radiation therapy in head and neck cancers: an update. Head Neck 29 (2007) 387–400

Levendag PC, Pomp J: Radiation therapy of squamous cell carcinoma of the nasal vestibule. Int J Radiat Oncol Biol Phys 19 (1990) 1363–1367

Levine PA, Gallagher R, Cantrell RL: Esthesioneuroblastoma: reflections of a 21-year experience. Laryngoscope 109 (1999) 1539–1543

Logue JP, Slevin NJ: Carcinoma of the nasal cavity and paranasal sinuses: an analysis of radical radiotherapy. Clin Oncol 3 (1991) 84–89

Lohr F, Pirzkall A, Debus J et al: Conformal three-dimensional photon radiotherapy for paranasal sinus tumors. Radiother Oncol 56 (2000) 227–231

Martel MK, Sandler HM, Cornblath WT et al: Dose-volume complication analysis for visual pathway structures of patients with advanced paranasal sinus tumors. Int J Radiat Oncol Biol Phys 38 (1997) 273–284

Mazeron JJ, Chassagne D, Crook J et a: Radiation therapy of carcinomas of the skin of nose and nasal vestibule: a report of 1676 cases by the Groupe Europeen de Curiethérapie. Radiother Oncol 13 (1989) 165–173

McCary W, Levine P, Cantrell R: Preservation of the eye in the treatment of sinonasal malignant neoplasms with orbital involvement. Arch Otolaryngol Head Neck Surg 122 (1996) 657–659

McCollough WM, Mendenhall NP, Parsons JT et al: Radiotherapy alone for squamous cell carcinoma of the nasal vestibule: management of the primary site and regional lymphatics. Int J Radiat Oncol Biol Phys 26 (1993) 73–79

McElroy EA, Buckner JC, Lewis JE: Chemotherapy for advanced esthesioneuroblastoma: the Mayo Clinic experience. Neurosurgery 42 (1998) 1023–1027

Meyers CA, Geara F, Wong PF et al: Neurocognitive effects of therapeutic irradiation for base of skull tumors. Int J Radiat Oncol Biol Phys 46 (2000) 51–55

Mock U, Georg D, Bogner J et al: Treatment planning comparison of conventional, 3D conformal, and intensity-modulated photon (IMRT) and proton therapy for paranasal sinus carcinoma. Int J Radiat Oncol Biol Phys 58 (2004) 147–154

Myers EN, Fernau JL, Johnson JT et al: Management of inverted papilloma. Laryngoscope 100 (1990) 481–490

National Comprehensive Cancer Network. Clinical Practice Guidelines in Oncology: Head and Neck Cancers: www.nccn.org

Niel CGJH, van Santvoort JPC, van Sörnsen-De Koste JR et al: Simulation accuracy in radiotherapy for maxillary sinus tumors. Int J Radiat Oncol Biol 32 (1995) 815–821

Oliveira J, Geoffrois L, Rolland F et al: Activity of Navelbine on lesions within previously irradiated fields in patients with metastatic and/or local recurrent squamous cell carcinoma of the head and neck: an EORTC-ECSG study. Proc ASCO 16 (1997) 406a (abstract)

Olmi P, Cellai E, Chiavacci A et al: Paranasal sinuses and nasal cavity cancer: different radiotherapeutic options, results and late damages. Tumori 72 (1986) 589–595

Osguthorpe JD, Patel S: Craniofacial approaches to tumors of the anterior skull base. Otolaryngol Clin North Am 34 (2001) 1123–1142

Osguthorpe JD: Sinus neoplasia. Arch Otolaryngol Head Neck Surg 120 (1994) 19–25

Padovani L, Pommier P, Clippe S et al: Three-dimensional conformal radiotherapy for paranasal sinus carcinoma: clinical results for 25 patients. Int J Radiat Oncol Biol Phys 56 (2003) 169–176

Parsons J, Kimsey F, Mendenhall W et al: Radiation therapy for sinus malignancies. Otolaryngol Clin North Am 28 (1995) 1259–1268

Parsons JT, Bova FJ, Fitzgerald CR et al: Radiation optic neuropathy after megavoltage external-beam irradiation: analysis of time-dose factors. Int J Radiat Oncol Biol Phys 30 (1994) 765–773

Parsons JT, Mendenhall WM, Stringer SP et al: Nasal cavity and paranasal sinuses. IN: Principles and Practice of Radiation Oncology, 3rd edition. Lippincott-Raven Publishers Philadelphia 1997

Paulino AC, Fisher SG, Marks JE: Is prophylactic neck irradiation indicated in patients with squamous cell carcinoma of the maxillary sinus. Int J Radiat Oncol Biol Phys 39 (1997) 283–289

Pommier P, Ginestet C, Sunyach MP et al: Conformal radiotherapy for paranasal sinus and nasal cavity tumors: three-dimensional treatment planning and preliminary results in 40 patients. Int J Radiat Oncol Biol Phys 48 (2000) 485–493

Pop LAM, Kaanders JHAM, Heinerman ECM: High dose rate intracavitary brachytherapy of early and superficial carcinoma of the nasal vestibule as an alternative to low dose rate interstitial radiation therapy. Radiother Oncol 27 (1993) 69–72

Porceddu S, Martin J, Shanker G et al: Paranasal sinus tumors: Peter Maccallum Cancer Institute experience. Head Neck 26 (2004) 322–330

Rasch C, Eisbruch A, Remeijer P et al: Irradiation of paranasal sinus tumors, a delineation and dose comparison study. Int J Radiat Oncol Biol Phys 52 (2002) 120–127

Rasch CRN, Salverda GJ, Schornagel JH et al: Intra-arterial versus intravenous chemoradiation for advanced head and neck cancer, early results of a multi-institutional study. Int J Radiat Oncol Biol Phys 66 (2006) S1: abstract#2

Rauhut F, Stuschke M, Sack H et al: Dependence of the risk of encephalopathy on the radiotherapy volume after combined surgery and radiotherapy of invasive pituitary tumours. Acta Neurochir 144 (2002) 37–46

Roa WHY, Hazuka MB, Sandler HM et al: Results of primary and adjuvant CT-based 3-dimensional radiotherapy for malignant tumors of the paranasal sinuses. In J Radiat Oncol Biol Phys 28 (1994) 857–865

Robbins KT, Vicario D, Seagren S et al: A targeted supradose cisplatin chemoradiation protocol for advanced head and neck cancer. Am J Surg 168 (1994) 419–422

Rosenthal DI, Barker JL, El-Naggar AK et al: Sinonasal malignancies with neuroendocrine differentiation: patterns of failure according to histologic phenotype. Cancer 101 (2004) 2567–2573

Roush GC: Epidemiology of cancer of the nose and paranasal sinuses. Head Neck Surg 2 (1979) 3–11

Roux FX, Brasnu D, Devaux B et al: Ethmoid sinus carcinomas: results and prognosis after neoadjuvant chemotherapy and combined surgery – a 10-year experience. Surg Neurol 42 (1994) 98–104

Sakata K, Aoki Y, Karasawa K et al: Analysis of the results of combined therapy for maxillary carcinoma. Cancer 71 (1993) 2715–2722

Schultheiss TE, Kun LE, Ang KK et al: Radiation response of the central nervous system. Int J Radiat Oncol Biol Phys 31 (1995) 1093–1112

Schulz-Ertner D, Nikoghosyan A, Thilmann C et al: Results of carbon ion radiotherapy in 152 patients. Int J Radiat Oncol Biol Phys 58 (2004) 631–640

Schwaab G, Micheau C, Pacheco L et al: Olfactory esthesioneuroma: A report of 40 cases. Laryngoscope 98 (1988) 872–876

Sheng K, Molloy JA, Larner JM, Read PW: A dosimetric comparison of non-coplanar IMRT versus Helical Tomotherapy for nasal cavity and paranasal sinus cancer. Radiother Oncol 82 (2007) 174–178

Spaulding CA, Kranyak MS, Constable WC et al: Esthesioneuroblastoma: A comparison of two treatment eras. Int J Radiat Oncol Biol Phys 15 (1988) 581–590

Strnad V, Grabenbauer GG, Dunst J et al: Radiotherapy of esthesioneuroblastoma. Strahlenther Onkol 170 (1994) 79–84

Sweeney R, Bale R, Vogele M et al: Repositioning accuracy: comparison of a noninvasive head holder with thermoplastic mask for fractionated radiotherapy and a case report. Int J Radiat Oncol Biol 41 (1998) 475–483

Thornton AF, Fitzek MM, Varvarres M et al: Accelerated, hyperfractionated proton/photon irradiation for advanced paranasal sinus cancer: Results of prospective phase I–II-study. Int J Radiat Oncol Biol Phys 42 (1998) 222

Tiwari R, Hardillo JA, Tobi H et al: Carcinoma of the ethmoid: results of treatment with conventional surgery and post-operative radiotherapy. Eur J Surg Oncol 25 (1999) 401–405

Touma YB: Extramedullary plasmacytoma of the head and neck. J Laryngol Otol 85 (1971) 125–130

Tsien C, Eisbruch A, McShan D et al: Intensity-modulated radiation therapy (IMRT) for locally advanced paranasal sinus tumors: incorporating clinical decisions in the optimization process. Int J Radiat Oncol Biol Phys 55 (2003) 776–784

Tsujii H, Kamada T, Arimoto T et al: The role of radiotherapy in the management of maxillary sinus carcinoma. Cancer 57 (1986) 2261–2266

Tufano RP, Mokadam NA, Montone KT et al: Malignant tumors of the nose and paranasal sinuses: hospital of the University of Pennsylvania experience 1990–1997. Am J Rhin 13 (1999) 117–123

Waldron JN, O'Sullivan B, Warde P et al: Ethmoid sinus cancer: Twenty-nine cases managed with primary radiation therapy. Int J Radiat Oncol Biol Phys 41 (1998) 361–369

Wolf J, Schmezer P, Fengel D et al: The role of combination effects on the etiology of malignant nasal tumours in the wood-working industry. Acta Otolaryngol Suppl 535 (1998) 1–16

Wong CS, Cummings BJ, Elhakim T et al: External irradiation for squamous of the nasal vestibule. Int J Radiat Oncol Biol Phys 12 (1986) 1943–1946

Wong CS, Cummings BJ: The place of radiation therapy in the treatment of squamous cell carcinoma of the nasal vestibule. Acta Oncol 27 (1988) 203–208

C. Giro
T. Hoffmann
W. Budach

Kehlkopf

Epidemiologie und Ätiologie

Während die Häufigkeit von Kopf-Hals-Tumoren insgesamt steigend ist, liegt die Inzidenz von Larynxkarzinomen weiterhin bei ca. 4,8 pro 100 000 Einwohner/Jahr. Mit 42 % aller Kopf-Hals-Tumoren ist das Larynxkarzinom damit immer noch der häufigste Tumor dieser Region. In Deutschland werden ca. 3700 Fälle pro Jahr neu diagnostiziert. Der Altersgipfel liegt zwischen dem 55. und 66. Lebensjahr. In älteren Statistiken erkrankten Männer 15-mal häufiger als Frauen. Wahrscheinlich aufgrund der veränderten Rauchgewohnheiten erkranken Frauen in neueren Untersuchungen nur noch fünfmal seltener als Männer. Tabakkonsum erhöht in Abhängigkeit von der Intensität und der Dauer des Konsums das Erkrankungsrisiko deutlich. Nichtraucher erkranken nur selten. Der alleinige Alkoholgenuss führt nur zu einer geringen Risikoerhöhung. In der Kombination mit Tabakgenuss führt dieser jedoch zu einer Potenzierung des Risikos. Intensiver Alkohol- und Tabakkonsum über Jahrzehnte ist mit einem Erkrankungsrisiko von über 40 % verbunden. Andere Faktoren spielen demgegenüber eine geringere Rolle. Dennoch gibt es Hinweise, dass inhalative Noxen wie Holzstäube, Asbest, polyzyklische aromatische Kohlenwasserstoffe (Teer, Kraftstoffe, Lösungsmittel), Glasfaserstaub, Senfgas sowie chrom- und nickelhaltige Stäube mit einer erhöhten Inzidenz einhergehen. Bei Asbestbelastung ist das Kehlkopfkarzinom als Berufserkrankung anerkannt. Ionisierende Strahlen, diätetische Faktoren und ein chronischer Reflux von Magensäure können ebenfalls das Erkrankungsrisiko erhöhen. Viren spielen bei der Entwicklung von Kehlkopftumoren möglicherweise ebenfalls eine Rolle. Hierbei ist eine Vielzahl der Varianten des Humanen Papilloma-Virus (HPV) zu nennen. Besonders die Varianten 16, 18 und 33 des HPV werden in einigen Tumoren nachgewiesen. Die Höhe dieses Anteils ist von ethnischen und regionalen Kriterien sowie von den jeweiligen Studiengrößen, den untersuchten HPV-Subtypen und den Nachweismethoden abhängig. Bei vier Arbeiten mit insgesamt 311 Fällen wird eine Prävalenz von 6,8–32 % genannt. Während die juvenile virale, häufig multilokuläre Kehlkopfpapillomatose nur selten entartet, können aus solitären Papillomen des Erwachsenen im höheren Alter in fast 50 % der Fälle Tumoren entstehen, typischerweise verruköse Karzinome (Sessions 2001).

Anatomie und regionale Tumorausbreitung

Die vielfältigen Funktionen des Kehlkopfs im Schluck- und Respirationstrakt sowie bei der Stimmbildung erfordern eine komplexe Anatomie. Schon kleinere Veränderungen dieser Anatomie durch Tumoren, operative Maßnahmen oder auch durch Spätfolgen einer Strahlentherapie können zu einer deutlichen Störung der physiologischen Funktionen führen. Die genaue Kenntnis der Anatomie des Kehlkopfs ist daher für die Tumorbehandlung von hoher Bedeutung. Im Kehlkopf unterscheidet man drei anatomische Regionen: Supraglottis, Glottis und Subglottis.

Supraglottische Larynxkarzinome

Der supraglottische Larynx besteht aus dem falschen Stimmband, dem Kehldeckel und den aryepiglottischen Falten. Letztere bilden die Grenze zwischen dem Endolarynx und dem Hypopharynx (Sinus piriformis). Tumoren dieser Grenzregion verhalten sich biologisch entsprechend ihrer größeren Ausdehnung entweder wie supraglottische Larynxkarzinome oder wie Hypopharynxkarzinome. Im westeuropäischen Raum entstehen ca. 40–45 % alle Larynxkarzinome im supraglottischen Anteil. Knorpel und Ligamente setzen einer Tumorinvasion einen relativ hohen Widerstand entgegen. Dementsprechend breiten sich Tumoren der Epiglottis vorwiegend in Richtung des präepiglottischen Raums mit Infiltration der Valleculae aus und neigen bei weiterem Wachstum zur Invasion des Zungengrunds. Weiter kaudal gelegene Tumoren wachsen in Richtung der Stimmbänder oder neigen bei lateralem Sitz zum Übergreifen auf den Sinus piriformis. Lymphbahnen der Schleimhaut sind reichlich vorhanden und erklären die hohe Rate von Lymphknotenmetastasen schon bei kleinen Tumoren. Bei median gelegenen Tumoren ist diese Rate etwas niedriger, dafür ist das Risiko bilateraler Lymphknotenmetatasen höher. Im Krankengut des MD Anderson Cancer Center wiesen bei Diagnosestellung bereits 55 % der Patienten einen klinischen Lymphknotenbefall auf, davon 16 % bilateral. Bei klinisch nicht befallenen Lymphknoten lässt sich in den Präparaten von elektiven Neck-Dissektionen histologisch bei ca. 16 % der Patienten ein Lymphknotenbefall nachweisen. Wird keine elektive Therapie des Lymphabflusses durchgeführt, treten bei 33 % der Fälle im weiteren Verlauf Lymphknotenmetastasen auf. Bei primär unilateral nachgewiesenem Lymphknotenbefall besteht kontralateral das Risiko einer später klinisch manifesten Lymphknotenmetastasierung von 37 %. Annähernd 80 % aller Lymphknotenmetastasen werden in den jugulo-digastrischen und mittleren jugulären Lymphknoten, weitere 10 % in den unteren jugulären Lymphknoten beobachtet.

Glottische Larynxkarzinome

Die wahren Stimmbänder reichen ventral von der Innenseite des Kehlknorpels bis dorsal zu den Arytenoidknorpeln. Schon kleinste Veränderungen in der Anatomie durch Tumoren bedingen eine Veränderung der Stimme, was erklärt, dass glottische Larynxkarzinome häufig früh erkannt werden. Etwa 55 % aller Larynxkarzinome werden im Bereich der Glottis diagnostiziert. Dabei entstehen die meisten Tumoren im vorderen und mittleren Stimmbanddrittel. Die eigentlichen Stimmbänder weisen außer im Bereich der Arytenoide so gut wie keine Lymphgefäße auf, sodass eine Lymphknotenmetastasierung bei kleinen Tumoren, die nicht die hintere Kommissur erreichen, sehr selten ist. Größere Tumoren führen zu einer zunehmenden Bewegungseinschränkung der Stimmbänder bis hin zur kompletten Fixierung. Dabei kommt es zur Invasion in die Muskulatur und den Knorpel sowie zur paraglottischen und subglottischen Ausbreitung mit Anschluss an die in diesen Strukturen reichlich vorhandenen Lymphbahnen. Lymphknotenmetastasen werden bei T1-Tumoren bei < 1 %, bei T2-Tumoren in 2–5 % und bei T3- und T4-Tumoren in 20–40 % der Fälle beobachtet. Die mittlere und untere juguläre Lymphknotengruppe ist am häufigsten befallen. Ein prälaryngealer Lymphknotenbefall (delphischer Lymphknoten) weist auf ein hohes Risiko eines bilateralen jugulären Lymphknotenbefalls hin.

Subglottische Larynxkarzinome

Als Subglottis wird der Bereich unterhalb der wahren Stimmbänder bis zum Ringknorpel bezeichnet. In dieser Region enstehen nur 1–8 % der Larynxkarzinome. Dabei handelt es sich häufig um undifferenzierte Tumoren, die anatomische Barrieren kaum respektieren, nicht selten ein zirkuläres Wachstum zeigen und nach unten in die Trachea einwachsen. Auch Adenokarzinome und adenoid-zystische Karzinome kommen hier relativ häufiger vor. Der Lymphabfluss erfolgt in die unteren jugulären und in die paratrachealen Lymphknoten. In den unteren jugulären Lymphknoten werden bei ca. 20–30 % der Patienten Absiedlungen gefunden. Die Häufigkeit des Befalls von paratrachealen Lymphknoten dürfte noch höher liegen, valide Zahlen liegen hierzu jedoch nicht vor. Nach Laryngektomie werden Rezidive häufig im Bereich des Tracheostomas und der paratrachealen Lymphknoten beobachtet.

Histologie und Stadieneinteilung

Plattenepithelkarzinome machen ca. 95 % aller Kehlkopfkarzinome und nahezu alle Tumoren der Glottis aus. Die meisten Karzinome entstehen auf der Basis von mittel- oder hochgradigen Plattenepithelhyperplasien. Während bei einer geringgradigen Hyperplasie das Entartungsrisiko unter 5 % liegt, steigt es bei hochgradigen Hyperplasien mit Dysplasien auf ca. 25 % an. Im Bereich der Glottis werden überwiegend gut differenziert, in der supra- und subglottischen Region häufiger schlecht differenzierte Plattenepithelkarzinome gesehen. Adenokarzinome, mukoepidermoide Karzinome, adenoid-zystische Karzinome, kleinzellige Karzinome, Sarkome, und maligne Lymphome bilden die restlichen 5 % der Kehlkopfmalignome. Kleinzellige Karzinome kommen vorwiegend in der Supraglottis vor und verhalten sich biologisch ähnlich wie die kleinzelligen Bronchialkarzinome.

In der TNM-Klassifikation werden die T-Kategorien nach Sublokalisationen im Larynx unterschieden (Tabelle I, UICC 2002). Diese sind die Supraglottis, die Glottis und die Subglottis. Zu der Supraglottis gehört die supra- und infrahyoidale Epiglottis einschließlich lingualer und laryngealer Oberfläche, die aryepiglottische Falte, die Arytenoidgegend und die Taschenfalten. Zur Glottis zählen die Stimmlippen und die vordere und hintere Kommissur. Die Subglot-

Tabelle I. TMN-Klassifikation (UICC 2002): Larynx.

T – Primärtumor			
	Supraglottis		
T1	Ein Unterbezirk, normal beweglich		
T2	Schleimhaut von mehr als einem Unterbezirk von Supraglottis/Glottis oder Schleimhaut eines Areals außerhalb Supraglottis, keine Larynxfixation		
T3	Begrenzt auf Larynx, mit Stimmbandfixation oder Invasion Postkrikoid, präepiglottisches Gewebe		
T4	Ausbreitung durch Schildknorpel in Weichteile des Halses/Schilddrüse/Ösophagus		
	Glottis		
T1 T1a T1b	Auf Stimmbänder begrenzt, normal beweglich ein Stimmband beide Stimmbänder		
T2	Ausbreitung auf Supra- oder Subglottis, eingeschränkte Stimmbandbeweglichkeit		
T3	Stimmbandfixation		
T4	Ausdehnung jenseits des Larynx		
	Subglottis		
T1	Begrenzt auf Subglottis		
T2	Ausbreitung auf Stimmband oder -bänder, normal oder eingeschränkt beweglich		
T3	Stimmbandfixation		
T4	Ausbreitung jenseits des Larynx		
N – Regionäre Lymphknoten – Alle Bezirke			
N1	Ipsilateral solitär ≤ 3 cm		
N2	Ipsilateral solitär > 3–6 cm Ipsilateral multipel ≤ 6 cm Bilateral, kontralateral ≤ 6 cm		
N3	> 6 cm		
Stadiengruppierung			
Stadium 0	Tis	N0	M0
Stadium I	T1	N0	M0
Stadium II	T2	N0	M0
Stadium III	T1 T2 T3	N1 N1 N0, N1	M0 M0 M0
Stadium IVA	T4 Jedes T	N0, N1 N2	M0 M0
Stadium IVB	Jedes T	N3	M0
Stadium IVC	Jedes T	Jedes N	M1

tis wird in der TNM-Klassifikation nicht weiter unterteilt. Wie andere Tumoren der Kopf-Hals-Region zeichnen sich auch Plattenepithelkarzinome des Larynx durch ein langes, lokoregionär begrenztes Tumorwachstum aus. Hämatogene Metastasen sind bei T1/T2-Tumoren ohne Lymphknotenbefall eine Rarität und selbst bei großen Tumoren mit ausgedehntem Lymphknotenbefall treten im weiteren Verlauf nur bei 15–40 % der Patienten hämatogene

Metastasen, typischerweise in Lunge, Knochen und Leber auf (Mendenhall 1998; Sessions 2001).

Klinik und Diagnostik

Die Symptome eines Larynxkarzinoms hängen von der Lokalisation des Tumors ab. Persistierende und zunehmende Stimmstörungen bzw. eine Heiserkeit sind fast immer das erste Symptom eines Glottiskarzinoms und ermöglicht eine Frühdiagnose. Jede länger als drei Wochen anhaltende Heiserkeit muss laryngoskopisch abgeklärt werden. Supraglottische Tumoren verursachen dagegen eher unspezifische Halsbeschwerden, Dysphagien und Schluckbeschwerden oder auch Schmerzen mit Ausstrahlung ins Ohr. In nicht wenigen Fällen fallen klinisch zuerst Lymphknotenschwellungen auf. Echte Frühsymptome gibt es insbesondere bei Epiglottistumoren nicht. Bei subglottischen Karzinomen ist die Dyspnoe häufig das Erstsymptom. Als Spätsymptome bei lokal fortgeschrittenen Tumoren treten ein inspiratorischer Stridor mit Dyspnoe, schmerzhafte, ausgeprägte Dysphagien und blutiger Auswurf auf. Bei der klinischen Untersuchung weisen eine Fixierung des Larynx, Weichteilmassen im präepiglottischen Raum oder zwischen Schildknorpel und Hyoid auf eine fortgeschrittene lokale Tumorausbreitung hin. Lymphknotenmetastasen imponieren häufig als schmerzlose derbe Schwellungen.

Neben Anamnese und klinischer Untersuchung ist vor allem die Laryngoskopie einschließlich der Lupenlaryngoskopie die wichtigste diagnostische Methode zur Diagnosestellung und Bestimmung der Tumorausbreitung. Biopsien zur histologischen Sicherung sind dabei Voraussetzung für jegliche onkologische Therapie. Zusätzlich sollte eine Panendoskopie zum Ausschluss von synchronen Zweitmalignomen in Pharynx, Bronchien und Ösophagus erfolgen. Eine Computertomographie des Thorax ist bei fortgeschrittenen Tumorstadien zum Ausschluss einer manifesten Lungenmetastasierung, die konventionelle Röntgenuntersuchung ist bei den frühen Stadien zum Ausschluss eines synchronen Bronchialtumors sinnvoll.

Die Sonographie hat insbesondere bei der Evaluation der Halslymphknoten mit einer Sensitivität von 70–92 % und einer Spezifität von 60–88 % eine hohe diagnostische Aussagekraft. Die Kontrastmittelverstärkte Computertomographie stellt derzeit die Standarddiagnostik zur Bestimmung der Weichteilausdehnung und dem Nachweis einer Knorpelinvasion durch einen Tumor dar. Lymphknotenmetastasen können etwa mit der gleichen Genauigkeit wie mit der Sonographie erfasst werden. Für die Planung einer postoperativen Strahlentherapie ist die exakte Kenntnis der Lage von präoperativ vergrößerten Lymphknoten wichtig. Für den Radioonkologen erweist sich daher die präoperative Computertomographie der präoperativen Sonographie als weit überlegen.

Durch den hohen Weichteilkontrast und der frei wählbaren Darstellungsebenen ist die Magnetresonanztomographie (MRT) die empfindlichste bildgebende Methode zur Bestimmung der Tumorausdehnung im Larynx. Der höchste diagnostische Aussagewert wird sowohl beim MRT als auch beim CT erreicht, wenn diese vor der Biopsie erfolgen. Bezüglich einer möglichen Tumorinvasion des Schildknorpels, des Vorliegen eines kapselüberschreitenden Tumorwachstums von Lymphknotenmetastasen und der Beurteilung der Dignität von kleineren Lymphknoten weisen alle bildgebenden Verfahren noch Schwächen auf.

Obwohl die Stellung der Positronenemissionstomographie (PET) vor Therapiebeginn noch nicht endgültig geklärt ist, liefert sie doch Zusatzinformationen zur Ausdehnung des Larynxkarzinoms und dessen Lymphknotenmetastasen. Daraus resultierend zeigte sich, dass das Zielvolumen auf PET-Basis eventuell kleiner gehalten werden kann als nur mit konventioneller Schnittbilddiagnostik. Ob dadurch langfristig auch die Überlebensdaten sowie die Lebensqualität positiv beeinflusst werden, bleibt abzuwarten. Es gibt Hinweise, dass eine hohe Tumor-FDG-Speicherung mit einem schlechteren Überleben korreliert. Diskutiert wird hierbei auch, ob die Patienten mit einem hohem Uptake eher primär operiert und danach mit der Radiochemotherapie behandelt werden sollen. Ob durch ein Monitoring der Stoffwechselaktivität des Tumors unter Strahlentherapie eine bessere Adaptation der Zielvolumina als mittels CT oder MR erreicht werden kann, ist derzeit Gegenstand von Untersuchungen. Außerhalb von Studien sind Modifikationen der Dosis oder des Zielvolumens auf Basis von FDG-PET Informationen derzeit im Regelfall noch nicht gerechtfertigt.

Therapie und Ergebnisse

Ziel der Therapie von Larynxkarzinomen ist nicht allein die Heilung der Erkrankung, sondern auch der Erhalt der Stimm- und Schluckfunktionen. Verbesserungen der chirurgischen Techniken auf der einen Seite und Kombinationen aus Strahlentherapie und Chemotherapie auf der anderen Seite ermöglichen heute zunehmend auch einen Funktionserhalt bei Patienten mit lokal weiter fortgeschrittenen Tumoren. Das optimale Ergebnis wird sich dabei nur bei einer engen interdisziplinären Zusammenarbeit aller beteiligten Fächer verwirklichen lassen.

In den frühen Stadien (T1/T2 N0) stellen Operation und primäre Strahlentherapie konkurrierende Verfahren mit gleichwertigen Heilungschancen dar. In lokal weiter fortgeschrittenen Stadien werden Operation und Strahlenbehandlung häufig kombiniert eingesetzt oder ein Organerhalt mittels Radiochemotherapie angestrebt. Die eingesetzten Therapieverfahren hängen dabei von der Tumorlokalisation und vom Stadium ab. Das Fehlen von randomisierten Studien zum Vergleich der Chirurgie mit der primären Strahlentherapie oder der primären Radiochemotherapie zeigt, dass von verschiedenen nationalen und internationalen Fachgesellschaften unterschiedliche Therapieempfehlungen vertreten werden.

Glottische Karzinome

In-situ-Karzinome der Stimmbänder können mit mikrochirurgischer Exzision und auch mit Strahlentherapie in fast allen Fällen geheilt werden. Da In-situ-Karzinome häufig mit mikroinvasiven oder invasiven Karzinomen assoziiert sind, sollte keine Vaporisierung mittels Laser erfolgen, die eine histologische Aufarbeitung unmöglich macht. Eine Mikrodissektion erlaubt dagegen eine histologische Aufarbeitung und bietet gegenüber der Strahlentherapie den Vorteil der einfacheren und schnelleren Durchführung. Die Stimmqualität ist bei nicht zu großen Läsionen annähernd so gut wie nach einer Strahlentherapie. Die Radiotherapie kann für die Behandlung der seltenen Rückfälle oder metachronen Zweittumoren zurückgestellt werden. Ein „Stripping" des Stimmbands oder eine Chordektomie bietet beim In-situ-Karzinom keinen onkologischen Vorteil, führt jedoch zu einer Verschlechterung der Stimmqualität und ist deshalb nicht Therapie der Wahl. Ist eine Mikrodissektion nicht möglich oder wird sie vom Patienten abgelehnt, kann die Strahlentherapie mit hoher Erfolgsrate eingesetzt werden (Sessions 2001).

Bei kleinen invasiven glottischen Karzinome (T1N0) lassen sich sowohl mit der funktionserhaltenden Chirurgie als auch mit einer primären Strahlentherapie hohe lokale Tumorkontrollraten erzielen (siehe Tabellen II und III). Statt der konventionellen chirurgischen Chordektomie kommt insbesondere in Deutschland zunehmend die transorale Lasermikrochirurgie zum Einsatz. International wird diese Art der Chirurgie erst für T1a-Karzinome im mittleren Anteil der Stimmlippe als adäquat akzeptiert. Untersuchungen der letzten Jahre haben jedoch gezeigt, dass die Technik auch bei größeren Tumoren potenziell Vorteile aufweist. Dabei scheinen die funktionellen Ergebnisse im Vergleich zur konventionellen Chirurgie bei gleichwertiger lokaler Tumorkontrolle

günstiger zu sein. Trotz der Fortschritte in der chirurgischen Technik weisen retrospektive Vergleichsuntersuchungen zur Stimmqualität auf bessere funktionelle Ergebnisse mit der primären Strahlentherapie hin. Ein „stripping" des Stimmbandes vor Strahlentherapie statt einer einfachen Biopsie verschlechtert die Stimmqualität erheblich, ebenso wie andauernder Tabakkonsum nach Radiotherapie.

Die Behandlung von glottischen T2N0-Karzinomen ist aufgrund heterogener Therapieergebnisse komplexer. Eine Unterteilung in T2a-Tumoren mit weitgehend unbehinderter Stimmbandbeweglichkeit von T2b Tumoren mit eingeschränkter Stimmbandbeweglichkeit ist daher sinnvoll. Bei T2a-Tumoren werden im Vergleich zu T1-Tumoren nur unwesentlich schlechtere Behandlungsergebnisse erreicht, weswegen gleiche Behandlungsgrundsätze gelten. Die klinisch häufig unterschätzte Ausdehnung von T2b-Tumoren bedingt, dass Kehlkopfteilresektionen nicht selten zunächst als R1-Resektion erfolgen und Nachresektionen erforderlich machen. Bei ausgedehnten T2b-Tumoren ist die Kehlkopfteilresektion mit dem Laser oder in offener Technik indiziert, in Einzelfällen muss sogar primär eine Laryngektomie vorgenommen werden. Während die Lokalrezidivraten nach alleiniger Strahlentherapie bei T2a-Tumoren mit < 25 % noch als befriedigend angesehen werden können, steigt diese bei T2b-Tumoren deutlich an, insbesondere bei voluminösen Tumoren und bei Patienten mit Anämie. Für Patienten mit T2a-Tumoren stellen die funktionserhaltende Operation und die primäre Strahlentherapie mit Rettungschirurgie („salvage") im Rezidivfall damit gleichwertige Behandlungsverfahren mit durchschnittlich besserer Stimmqualität bei den nur bestrahlten Patienten dar. Ist bei T2b-Tumoren eine Kehlkopf erhaltende Operation möglich, erscheint diese insbesondere bei großvolumigen Tumoren angesichts der relativ schlechten Ergebnisse der alleinigen Strahlentherapie sinnvoll. Erfordert das operative Vorgehen eine Laryngektomie, sollte der Patient über die Möglichkeit eines Larynxerhalts mittels Radiochemotherapie aufgeklärt werden (s. u.).

Die Fixierung des Stimmbands bei T3-Tumoren ist Ausdruck einer tiefen Muskel- und Bindegewebsinfiltration, verbunden mit einer deutlich schlechteren Prognose als bei Patienten mit T2-Tumoren. Kehlkopfteilresektionen reichen nur bei einem begrenzten Anteil der Patienten aus, um den Tumor komplett zu entfernen. Mit der chirurgisch häufig erforderlichen Laryngektomie erreicht man bei Patienten ohne Lymphknotenbefall in der elektiven neck dissection auch ohne postoperative Strahlentherapie

Tabelle II. Fünfjahresergebnisse mit der primären Strahlentherapie bei glottischen Larynxkarzinomen (Bestrahlung in konventioneller Fraktionierung soweit nicht anders angegeben).

Stadium	n	Initiale lokale Kontrolle	Lokale Kontrolle mit „Salvage-OP"	Larynxerhalt	Literatur
T1N0	333	86 %	k.A.	k.A.	Harwood et al.
T1N0	332	89 %	98 %	k.A.	Fletcher et al.
T1N0	71	92 %	99 %	k.A.	Randall et al.
T1N0	194	90 %	97 %	92 %	Terhaard et al.
T1N0	91	80 %	95 %	k.A.	Rudoltz et al.
T1N0	273	87 %	99 %	94 %	Chatani et al.
T1N0	449	90 %	k.A.	k.A.	Warde et al.
T1N0	54	98 %	98 %	98 %	Parsons et al.
T1N0	291	94 %	98 %	95 %	Mendenhall et al.
T1N0	84	89 %	94 %	k.A.	Haugen et al.
T1 N0	163	90 %	k.A.	k.A.	Nomiya et al
T1 N0	101	82 %	k.A.	89 %	Thariat et al
T1 N0	831	84 %	k.A.	87 %	Cellai et al
T1 N0	477	85 %	94 %	85 %	Johansen et al
Gesamt	3751	87 %	97 %	88 %	
T2N0	224	69 %	k.A.	k.A.	Harwood et al.
T2N0	275	74 %	94 %	k.A.	Fletcher et al.
T2N0	42	52 %	90 %	k.A.	Woodhouse
T2N0	34	88 %	94 %	k.A.	Amornmarn
T2N0	286	69 %	k.A.	k.A.	Warde et al.
T2N0	228	77 %[a]	98 %	80 %	Mendenhall et al.
T2N0	43	85 %[b]	90 %	k.A.	Haugen et al.
T2 N0	46	83 %	k.A.	k.A.	Chen et al
T2 N0	47	66 %	k.A.	75 %	Thariat et al
T2 N0	225	61 %	80 %	60 %	Johansen et al
Gesamt	1450	71 %	92 %	72 %	

k.A. = keine Angabe; [a] z. T. hyperfraktionierte Bestrahlung; [b] hyperfraktionierte Bestrahlung

Tabelle III. Fünfjahresergebnisse mit der transoralen Lasermikrochirurgie bei glottischen Larynxkarzinomen.

Stadium	n	Lokale Kontrolle	Larynx-erhalt	Literatur
T1N0	432	85 %	97 %	Motta et al.
T1aN0	127	92 %	99 %	Mahieu et al.
T1N0	283	90 %	98 %	Ambrosch et al.
T1N0	161	87 %	96 %	Eckel et al.
Gesamt	1003	85 %	96 %	
T2N0	206	80 %	92 %	Ambrosch et al.
T2N0	91	85 %	90 %	Eckel et al.
T2N0	236	66 %	82 %	Motta et al
Gesamt	533	74 %	86 %	

eine hohe lokoregionäre Tumorkontrolle. Wurde keine elektive Lymphknotendissektion durchgeführt, ist eine adjuvante Strahlentherapie ebenso indiziert wie bei Patienten mit nachgewiesenem N2b-N3-Lymphknotenbefall. Knappe Resektionsränder sowie eine ausgeprägte subglottische Tumorausdehnung stellen ebenfalls Indikationen zur postoperativen Strahlentherapie dar. In spezialisierten Zentren wurden auch mit der alleinigen Strahlentherapie in einem selektioniertem Patientenkollektiv mit kleineren T3-Tumoren ohne oder mit nur minimalem Lymphknotenbefall gute Ergebnisse erreicht und die Laryngektomie wurde nur als „Salvage"-Operation durchgeführt (Mendenhall 1998). Nach den Ergebnissen neuerer Studien kann der Organerhalt allerdings effektiver mittels einer Radiochemotherapie

Tabelle IV. Fünfjahresergebnisse mit der primären Strahlentherapie bei glottischen Larynxkarzinomen (Bestrahlung in konventioneller Fraktionierung soweit nicht anders angegeben).

Stadium	n	Initiale lokale Kontrolle	Lok. Kontrolle mit „Salvage-OP"	Larynxerhalt	Überleben	Literatur
T3N0	165	55 %	k.A.	k.A.	50 %	Vermund
T3N0	67	57 %	67 %	57 %	k.A.	Stewart et al.
T3N0	112	51 %	77 %	51 %	53 %	Harwood et al.
T3N0	70	36 %	57 %	36 %	k.A.	Wang et al.
T3N0	75	63 %[a]	86 %	62 %	54 %	Mendenhall et al.
T3 N0	23	k.A.	k.A.	69 %	44 %	Sessions et al
T3 N0	128	48 %	63 %	43 %	43 %	Johansen et al
Gesamt	640	52 %	71 %	51 %	49 %	

k. A. = keine Angabe; [a] z.T. hyperfraktionierte Bestrahlung

Tabelle V. Fünfjahresergebnisse mit Laryngektomie ± Strahlentherapie bei glottischen Larynxkarzinomen.

Stadium	n	Lokale Kontrolle	Überleben	Literatur
T3N0	135	82 %	k.A.	Yuen et al.
T3N0	71	74 %	54 %	Foote et al.
T3N0	231	k.A.	61 %	Vermund
T3 N0	67	k.A.	50 %	Sessions et al
T3N0-1	176	77 %	56 %	Kowalski et al.
Gesamt	680	78 %	57 %	

k. A. = keine Angabe

Nach den Ergebnissen retrospektiver Studien ist die Heilungschance durch den kombinierten Einsatz von Operation und Strahlentherapie höher. Moderne Radiochemotherapie-Konzepte bieten aber auch für einen Teil dieser Patientengruppe einen Ansatz zum Larynxerhalt (siehe unten) ohne Minderung des kurativen Potenzials. Bei Patienten mit sehr großen, aber noch komplett resektablen Tumoren sind die Chancen eines Larynxerhalts mittels Radiochemotherapie gering, sodass für diese Patientengruppe nach wie vor die primäre Laryngektomie mit nachfolgender Strahlentherapie in Betracht gezogen werden muss. Bei primär irresektablen Tumoren ist die simultane Radiochemotherapie als Standardtherapie anzusehen.

durchgeführt werden. Die Patienten sollten über die modernen Konzepte des Larynxerhalts aufgeklärt werden (s. o.).

Das organüberschreitende Wachstum bzw. die Infiltration durch den gesamten Knorpel zeichnet die prognostisch ungünstigen T4-Karzinome aus. Ein Einwachsen in den Hypopharynx ist dabei vom Therapieverfahren unabhängig und mit einer schlechteren Prognose verbunden. Operativ kommt in der Regel nur die Laryngektomie in Frage. Eine postoperative Strahlentherapie ist unabhängig vom Lymphknotenstatus indiziert. Die primäre Strahlentherapie kann nur einen kleineren Anteil dieser Patienten heilen.

Supraglottische Karzinome

Die enge Nachbarschaft der Supraglottis zum Oro- und Hypopharynx sowie zur Glottis macht die Angabe der Primärlokalisation bei größeren Tumoren zu einem gewissen Grad subjektiv. Die hohe Tendenz zur bilateralen lymphogenen Ausbreitung erfordert selbst bei kleinen Tumoren ohne klinisch oder in der Bildgebung nachgewiesenen Lymphknotenvergrößerungen eine Behandlung des Lymphabflusses mittels elektiver neck dissection oder Strahlentherapie. Die alleinige Chirurgie und die alleinige Strahlentherapie ergeben bei T1- und T2-Tumoren größtenteils gleichwertig

Tabelle VI. Fünfjahresergebnisse mit der primären Strahlentherapie bei supraglottischen Larynxkarzinomen (Bestrahlung in konventioneller Fraktionierung soweit nicht anders angegeben).

Stadium	n	Initiale lokale Kontrolle	Lok. Kontrolle mit „Salvage-OP"	Larynxerhalt	Literatur
T1N0	308	67 %	89 %	85 % (n = 97)	Zusammenstellung aus verschiedenen Übersichtsarbeiten
T2N0	345	73 %	91 %	84 % (n = 246)	
T3N0	41	61 %	83 %	68 %	

gute Behandlungsergebnisse. Eine wesentliche Beeinträchtigung der Stimmqualität ist weder nach konventioneller supraglottischer Kehlkopfteilresektion noch nach transoraler Laser-Mikrochirurgie zu erwarten. Das Schlucken wird trotz teilweiser oder kompletter Entfernung der Epiglottis von den meisten Patienten rasch wieder erlernt. Bei Patienten im höheren Lebensalter und solchen mit neurologischen oder pulmonalen Grunderkrankungen muss die Indikation aufgrund der Aspirationsgefahr zurückhaltend gestellt werden. In diesen Patientengruppen ist im Zweifelsfall die Strahlentherapie zu bevorzugen. Ein Nachteil des primär chirurgischen Vorgehens kann darin gesehen werden, dass eine zusätzliche adjuvante Strahlentherapie bei den Patienten benötigt wird, bei denen in der elektiven neck dissection ein N2b-c-Lymphknotenbefall nachgewiesen wurde. Dabei wird der operierte Larynx in der Regel nicht aus den Zielvolumina herauszuhalten sein, wodurch die funktionellen Ergebnisse beeinträchtigt werden können. Als Nachteil einer primären Strahlentherapie wird angeführt, dass im Falle eines Lokalrezidivs den Kehlkopf erhaltende Operationen mit einem hohen Risiko von Wundheilungsstörungen, Chondritiden, persistierenden Ödemen und Schluckschwierigkeiten verbunden sind. Von einigen Autoren wird daher nach hochdosierter Strahlentherapie die Kehlkopfteilresektion als kontraindiziert angesehen und die Laryngektomie im Rezidiv nach Strahlentherapie empfohlen (Mendenhall 1998).

T3-Tumoren ohne Stimmbandfixation und ohne Infiltration der Postkrikoidbezirks können häufig noch stimmerhaltend operiert werden, wobei hohe lokale Tumorkontrollraten erzielt werden können. T3-Tumoren, welche die genannten Kriterien nicht erfüllen, sind ebenso wie T4-Tumoren in der Regel operativ nur durch eine Laryngektomie zu beherrschen. Eine postoperative Strahlentherapie ist in diesen Fällen unabhängig vom Lymphknotenbefall indiziert. Daten aus mehreren Institutionen weisen darauf hin, dass sich mit der alleinigen Strahlentherapie, insbesondere bei „nicht zu ausgedehnten" T3-Tumoren, ebenso gute Ergebnisse wie mit der Chirurgie erreichen lassen (Mendenhall 1998). Bei noch resektablen T4-Tumoren ist die alleinige Radiotherapie der Laryngektomie gefolgt von Strahlentherapie unterlegen (Forastiere 2003, 2006). Der kombinierte Einsatz von Strahlentherapie und Chemotherapie eröffnet auch diesen Patienten bei gleicher Heilungswahrscheinlichkeit wie mit der primären Laryngektomie die Chance auf einen Erhalt des Larynx, der umso größer ist, je kleiner die Tumormasse ist. Die Patienten sollten darüber informiert werden (s. u.). Bei primär nicht resektablen Tumoren ist eine primäre simultane Radiochemotherapie indiziert.

Subglottische Karzinome

Zur Therapie der seltenen und prognostisch ungünstigen subglottischen Karzinome liegen nur wenige Erfahrungen vor. In den publizierten, meist kleineren Therapieserien wird die totale Laryngektomie häufig in Kombination mit einer Thyroidektomie, gefolgt von postoperativer Strahlentherapie, empfohlen. Eine zusätzliche Ausräumung der paratrachealen Lymphknoten scheint das Überleben nicht zu verbessern. Ob der Versuch eines Kehlkopf erhaltenden Vorgehens mittels Radiochemotherapie verantwortet werden kann, lässt sich aus den verfügbaren Daten nicht beantworten, da subglottische Tumoren in den Studien zum Larynxerhalt nicht untersucht wurden. Bei irresektablen Tumoren sollte eine Radiochemotherapie in Analogie zu den Ergebnissen bei den anderen Tumorlokalisationen im HNO-Bereich zum Einsatz kommen (Mendenhall 1998; Sessions 2001).

Neck dissection nach primärer Radio- oder Radiochemotherapie (alle Lokalisationen)

Bei Patienten mit einem bei Beginn der Strahlentherapie klinisch oder bildgebend bestehenden Lymphknotenbefall ist eine Re-Evaluation ca. sechs bis acht Wochen nach Abschluss der Strahlentherapie sinnvoll. Bestehen zu diesem Zeitpunkt noch vergrößerte Lymphknoten und wurde im Bereich des Primärtumors zumindest eine ≥ 50 % Rückbildung des Tumorvolumens beobachtet, wird von vielen Studiengruppen eine Entfernung dieser Restlymphome mittels selektiver neck dissection praktiziert (Sessions 2001). Der optimale Zeitpunkt hierfür liegt bei ca. neun bis 14 Wochen nach Abschuss der Strahlentherapie, d. h. nach Abheilung der akuten Nebenwirkungen und vor Eintritt einer strahlenbedingten Fibrose. Histologisch vital erscheinende Tumorzellen werden dabei in ca. 50 % der Resektate gefunden. Ob dieses Vorgehen mit einem Überlebensvorteil verbunden ist, ist ungesichert. Die Morbidität ist in erfahrener Hand jedoch gering.

Möglichkeiten des Larynxerhalts durch Radiochemotherapie

Die nachfolgenden Ausführungen gehen bewusst nicht auf die zweifellos erreichten Verbesserungen der chirurgischen Techniken ein, durch die bei einem Teil der Patienten eine Laryngektomie vermieden werden kann. Ist dagegen von chirurgischer Seite die Indikation zur Laryngektomie gestellt, muss der Patient über die nachfolgend dargestellten Möglichkeiten

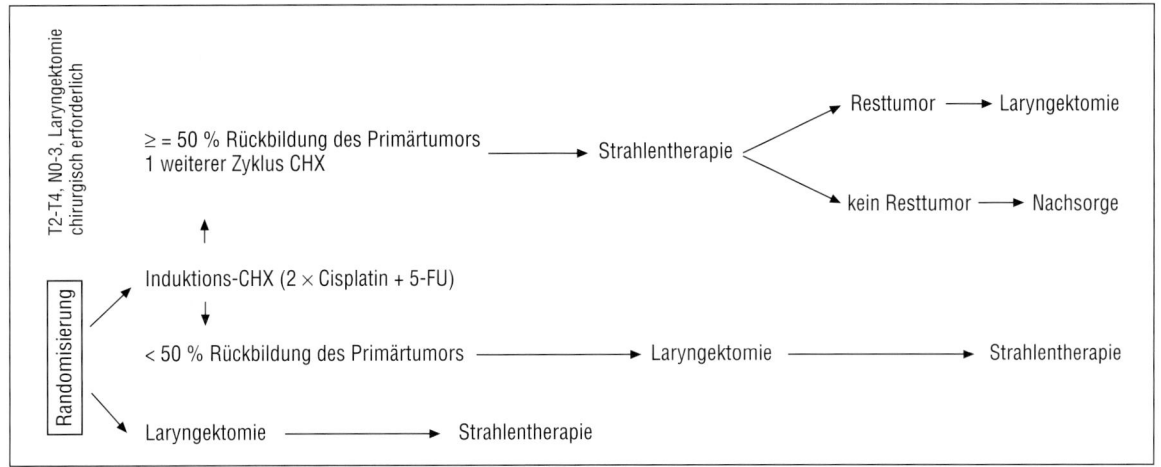

Abbildung 1. Design der Veterans Affairs Laryngeal Cancer Study Group zum Larynxerhalt. Insgesamt 332 Patienten mit Kehlkopfkarzinomen wurden entweder in den Arm mit der Standardtherapie (Laryngektomie gefolgt von postoperativer Strahlentherapie) oder in einen Arm mit neoadjuvanter Chemotherapie (100 mg/m² Cisplatin Tag 1 + 1000 mg/m² 5-Fluorouracil (5-FU) Tag 1–5 als Dauerinfusion, Wiederholung Tag 23) randomisiert.

des Larynxerhalts unabhängig vom Tumorstadium informiert werden. Dies gilt in gleicher Weise für Patienten mit Hypopharynxkarzinomen bei denen eine Laryngektomie erforderlich wird.

Ausgangspunkt der Larynxerhalt-Studien waren Beobachtungen aus Studien zur neoadjuvanten Chemotherapie bei Kopf-Hals-Tumoren verschiedener Lokalisationen zum „downstaging" vor geplanter Operation. Nach zwei bis drei Kursen Cisplatin + 5-Fluorouracil wurde bei 60–90 % der Patienten eine mindestens 50 % Volumenreduktion des Tumors gesehen und bei 10–25 % sogar eine klinisch komplette Rückbildung. Enttäuschenderweise resultierte daraus im Vergleich zur alleinigen Chirurgie kein messbarer Vorteil für die Patienten. Einige Patienten, deren Tumoren sich nach Chemotherapie komplett zurückgebildet hatten, lehnten die geplante Operation ab und wurden nur bestrahlt. Das Überleben dieser nicht operierten Patienten war tendenziell, wenn auch nicht signifikant, besser als das Überleben der operierten Patienten im Gesamtkollektiv. Gestützt auf Beobachtungen und Untersuchungen mit Zellkulturen, die zeigten, dass eine hohe Sensitivität gegenüber Cisplatin mit einer hohen Strahlensensitivität verbunden ist, wurde die Hypothese generiert, dass ein gutes Ansprechen auf eine neoadjuvante Cisplatin-haltige Chemotherapie diejenigen Patienten selektionieren kann, die mit hoher Wahrscheinlichkeit durch eine alleinige Strahlentherapie geheilt werden können. Basierend auf dieser Hypothese startete die „Veterans Affair Laryngeal Cancer Study Group" 1985 eine randomisierte Studie, in welcher im experimentellen Arm (166

Patienten) auf eine Operation verzichtet wurde, falls mindestens eine 50%ige Rückbildung des Tumors im Larynx und keine Tumorprogression an anderer Stelle nach zwei Zyklen einer neoadjuvanten Chemotherapie mit Cisplatin und 5-Fluorouracil nachgewiesen wurde. Ein dritter Chemotherapiezyklus wurde danach verabreicht, gefolgt von einer Strahlentherapie mit 66–76 Gy in konventioneller Fraktionierung. Patienten mit weniger als 50 % Tumorrückbildung wurden laryngektomiert und erhielten eine postoperative Strahlentherapie (Abbildung 1). Patienten mit nach Strahlentherapie persistierendem oder wieder wachsendem Tumor wurden sekundär laryngektomiert. Als Kontrollarm dieser Studie (auch 166 Patienten) diente die beste verfügbare Standardtherapie, bestehend aus Laryngektomie gefolgt von einer postoperativen Strahlentherapie.

Im experimentellen Arm erfüllte das Ansprechen auf die Induktions-Chemotherapie bei 82 % der Patienten die Kriterien, um auf eine primäre Operation zu verzichten und nur eine Strahlentherapie durchzuführen. Wegen persistierender Tumoren erfolgte bei 18 % der Patienten eine sekundäre Laryngektomie innerhalb von drei Monaten nach Strahlentherapie. Im weiteren Verlauf wurde eine Laryngektomie noch bei zusätzlichen 9 % der Patienten notwendig. Ein langfristiger Larynxerhalt gelang mit diesem Konzept damit bei 63 % der Patienten. Das Gesamtüberleben lag nach zehn Jahren bei 25 % im experimentellen Arm gegenüber 30 % im Kontrollarm der Studie (p = 0,34). Begleitende Untersuchungen zur Lebensqualität und Stimmqualität zeigten bei beiden

Kriterien ein signifikant besseres Ergebnis für den experimentellen Arm.

Eine Studie mit fast identischem Design (202 Patienten) wurde von der EORTC für Patienten mit Hypopharynxkarzinomen, bei denen chirurgisch eine Laryngektomie erforderlich gewesen wäre, durchgeführt. Das Gesamtüberleben nach fünf Jahren war in beiden Studienarmen identisch. Ein langfristiger Larynxerhalt gelang im experimentellen Arm dieser Studie allerdings nur bei 35 % der Patienten. In der dritten Studie zu dieser Fragestellung wurde von nur 68 randomisierten Patienten ein Larynxerhalt bei 41 % der Patienten erreicht. Das Gesamtüberleben nach drei Jahren war im Studienarm mit der Induktions-Chemotherapie gegenüber der primären Laryngektomie allerdings um 15 % schlechter. Wegen fehlender bildgebender Untersuchungen vor Therapiebeginn und unzureichendem Staging zur Auswertung des Ansprechens auf die neoadjuvante Chemotherapie ist diese Studie heftig kritisiert worden. In der Metaanalyse der drei Studien zeigt sich nach fünf Jahren kein Unterschied im Gesamt- und rezidivfreien Überleben, allerdings eine erhöhte Lokalrezidivrate bei den nicht operierten Patienten. Letztere führt aufgrund der Möglichkeit zur sekundären Laryngektomie nicht zu einem schlechteren Überleben. Allerdings ist die sekundäre Laryngektomie im Vergleich zur primären mit einer erhöhten postoperativen Komplikationsrate und schlechtern funktionellen Ergebnissen verbunden.

In Weiterführung dieser neoadjuvanten Konzepte zum Larynxerhalt wurde basierend auf den hohen Ansprechraten von Taxanen bei Kopf-Hals-Plattenepithelkarzinomen in der GORTEC-Studie (2000-01) der Stellenwert der zusätzlichen Gabe von Docetaxel in der neoadjuvanten Therapie untersucht. Es wurden 108 Patienten (mit PF = Cisplatin und 5-Fluoro-uracil) und 112 Patienten (mit TPF = Docetaxel, Cisplatin und 5-Fluorouracil) mit je drei Kursen Chemotherapie vorbehandelt und nach Ansprechen weiter behandelt. Im Falle einer Tumorreduktion um > 50 % erhielten die Patienten 70 Gy alleinige Radiotherapie, bei geringerer Tumorrückbildung erfolgte eine Laryngektomie gefolgt von einer adjuvanten Radiotherapie mit 45–66 Gy. In der TPF Gruppe konnte in den Dreijahresdaten ein Larynxerhalt von 63 % erreicht werden, in der PF-Gruppe von 41 % (p < 0,05). Im Gesamt- und krankheitsfreien Überleben zeichnete sich ein Trend zu Gunsten der TPF- Patienten ab.

Zusammenfassend haben die beschrieben Studien zeigen können, dass durch eine Patientenselektion mittels neoadjuvanter Chemotherapie ein funktio-

neller Erhalt des Larynx bei mindestens 50 % der Patienten mit Larynxkarzinom gelingt und die Heilungschancen des Patienten gegenüber der primären Chirurgie nicht vermindert werden. Basierend auf den Ergebnissen der GORTEC-Studie sollte beim neoadjuvanten Vorgehen TPF an Stelle von PF eingesetzt werden.

Allerdings bestehen weiterhin Zweifel, ob für den Larynxerhalt eine neoadjuvante Chemotherapie erforderlich ist. Bei nicht resektablen Plattenepithelkarzinomen im Bereich des Oro- und Hypopharynx konnte gezeigt werden, dass das Überleben durch eine neoadjuvante Chemotherapie vor Strahlentherapie nur minimal verbessert wird, wohingegen der simultane Einsatz der Chemotherapie zur Radiotherapie einen weitaus größeren Überlebensvorteil ergibt. Daher wird bei diesen Tumoren die simultane Radiochemotherapie als Standard angesehen. Andere Autoren haben bei noch resektablen Tumoren über sehr gute Ergebnisse mit der alleinigen Strahlenbehandlung berichtet (Mendenhall 1998).

Anfang der 90er Jahre haben sich mehrere amerikanische Studiengruppen zusammengetan und eine dreiarmige Vergleichsstudie zum Larynxerhalt aufgelegt (Abbildung 1). Verglichen wurden die alleinige Radiotherapie, die neoadjuvante Chemotherapie gefolgt von Radiotherapie entsprechend dem „Veterans Affair"-Schema (Abbildung 1) und die simultane Radiochemotherapie. Die Strahlentherapie (70 Gy/7 Wochen) war in allen Therapiearmen identisch. Die Ergebnisse dieser mit 547 randomisierten Patienten größten Studie zum Larynxerhalt wurden erstmals 2003 veröffentlicht und 2006 aktualisiert (Forastiere 2003, 2006). Ein funktioneller Larynx war fünf Jahre nach Randomisierung, bezogen auf die überlebenden Patienten noch bei 84 % der Patienten nach simultaner Radiochemotherapie, bei 71 % nach Induktions-Chemotherapie und bei 66 % nach alleiniger Radiotherapie vorhanden. Der Therapiearm mit der simultanen Radiochemotherapie war damit bezüglich des Larynxerhalts signifikant besser als die beiden anderen Therapiearme. Die Fernmetastasierungsrate war in beiden Chemotherapie-Armen im Vergleich zur alleinigen Radiotherapie geringer (positiver Trend: p = 0,06). Ein Unterschied im Gesamtüberleben wurde nach einer medianen Nachbeobachtungszeit von 6,9 Jahren nicht beobachtet. Die simultane Radiochemotherapie mit Cisplatin kann damit außerhalb klinischer Studien als Standard bei gewünschtem Larynxerhalt angesehen werden.

Das schlechte Gesamtüberleben von nur 53–59 % nach fünf Jahren kann jedoch nicht befriedigen, sodass nach weiteren Möglichkeiten zur Verbesserung der Therapieergebnisse gesucht werden muss. Ob durch den neoadjuvanten Einsatz von TPF (s. o.) vor einer Radiotherapie oder einer Radiochemotherapie bessere Ergebnisse zu erzielen sind als mit der alleinigen simultanen Radiochemotherapie, ist ungeklärt. Bei nicht resektablen Tumoren konnte in einer randomisierten Studie gezeigt werden, dass Cetuximab, ein blockierender Antikörper der am „Epidermal-growth-factor"-Rezeptor EGFR bindet, die Ergebnisse der alleinigen Radiotherapie signifikant verbessert. Der Stellenwert von EGFR-Antagonisten für den Larynxerhalt ist noch unbekannt, wird allerdings in derzeit laufenden deutschen Studien (2008) untersucht.

Bestrahlungsplanung, Dosierung und Fraktionierung

Für die Bestrahlungsplanung ist eine gut reproduzierbare tägliche Lagerung des Patienten Voraussetzung. Dazu ist der Einsatz thermoplastischer Masken erforderlich. Aufgrund des konischen Verlaufs des Kehlkopfes und Halses nach ventral kann eine optimale Dosisverteilung im Kehlkopf nur durch die Verwendung von Keilfiltern oder Ausgleichsfeldern erreicht werden, deshalb sollte eine primär rechnergestützte Bestrahlungsplanung basierend auf einem Planungs-CT eingesetzt werden. Insbesondere wenn auch die Indikation zur Bestrahlung der regionären Lymphknoten besteht, lassen sich mit Hilfe der IMRT bessere Dosisverteilungen erzielen als mit einer konventionellen rechnergestützten Bestrahlungsplanung.

Frühe Stadien (T1–T2 N0)

Glottische Larynxkarzinome in den Stadien T1 N0 und T2 N0 erfordern wegen des geringen Risikos einer lymphogenen Metastasierung nur eine kleinvolumige Strahlenbehandlung des Larynx. Die Kenntnis der anatomischen Lage der Stimmbänder ist dabei hilfreich. Diese liegen ca. 1 cm unterhalb der oberen Inzisur des Schildknorpels. Die vordere Kommissur befindet sich ca. 1 cm und die Aryknorpelgelenke ca. 3 cm unterhalb der Haut. Bei tiefer Atmung kommt es zu einer bis zu 1 cm weiten kranio-kaudalen Bewegung, die bei normaler Atmung jedoch nur minimal ist. Beim Schlucken bewegt sich der Kehlkopf ca. 2 cm nach kranial.

Diese Beweglichkeiten müssen auch bei der rechnergestützten Bestrahlungsplanung beachtet werden. Das GTV wird mittels CT, MRT oder Spiegelbefund

definiert. Das CTV ergibt sich aus dem GTV plus ca. 1 cm Sicherheitsabstand mit sinnvoller anatomischer Adaptation, d. h. bei T1 und T2 kann das CTV auf das innere Epichondrium des Kehlkopfknorpels beschränkt werden. Allerdings sollten auch bei einseitigen Tumoren beide Stimmbänder in das CTV eingeschlossen werden, da bisher Daten fehlen, ob bei einseitiger Einzeichnung vergleichbar gute Ergebnisse zu erzielen sind. Der zusätzliche Sicherheitsabstand für das PTV hängt von der Lagerung und der Beweglichkeit des Larynx ab. Axial sind bei Standardmasken 5–7 mm im Regelfall ausreichend. Kranio-kaudal ist zusätzlich die Atembeweglichkeit so zu beachten, dass 10–12 mm als adäquat anzusehen sind. Eine deutliche Erweiterung des Sicherheitsabstandes nach kranial, um auch bei Schluckbewegungen das CTV noch vollständig zu erfassen, ist nicht angebracht. Man sollte den Patienten besser informieren, dass er während der Bestrahlung möglichst nicht schlucken soll. Bei der Definition des PTV sollten auch die „historischen" Feldgrenzen aus der Zeit der 2-D-Planung mittels Simulator berücksichtigt werden, da im Regelfall auch bei einer 3-D-Planung ähnliche Feldgrößen resultieren sollten: Die obere Feldgrenze liegt in Abhängigkeit von der Ausdehnung des Tumors bei sehr frühen Läsionen knapp oberhalb der Incisura thyroidea superior, wohingegen bei größeren T2-Tumoren eine Ausdehnung der Felder bis zum Hyoid erforderlich werden kann. Die untere Feldgrenze wird, sofern kein subglottischer Befall vorhanden ist, an die Unterkante des Krikoids gelegt. Nach dorsal reichen die Felder ca. 1–1,5 cm hinter den Schildknorpel. Nach ventral wird die Haut vor dem Kehlkopf einbezogen („frei Luft"). Die typische Wahl der Felder und die unter Verwendung von Keilfiltern resultierende Dosisverteilung sind in den Abbildungen 2 und 3 dargestellt. Bedenken, dass es bei Verwendung von 6-MV-Photonen zu Unterdosierungen im vorderen Anteil der Stimmbänder kommt und damit zu schlechteren Ergebnissen, konnten in klinischen Vergleichsuntersuchungen ausgeräumt werden. Voraussetzung ist eine entsprechend sorgfältiger Rechnerplanung.

Eine randomisierte Studie hat bei T1N0-Karzinomen 6×6 cm^2 mit 5×5 cm^2 großen Feldern (4-MV-Photonen) verglichen und wies identische Heilungsquoten nach. Persistierende Arytenoid-Ödeme wurden jedoch häufiger bei den großen (23 %) als bei den kleinen Feldern (17 %, p < 0,05) beobachtet, sodass bei Photonentherapie die kleineren Zielvolumina günstiger sind. Andere Autoren empfehlen zur Vermeidung von Ödemen eine Ausblockung der Aryknorpelgelenke ab 60 Gy, sofern die Tumoren auf die vordere Stimmbandhälfte beschränkt sind.

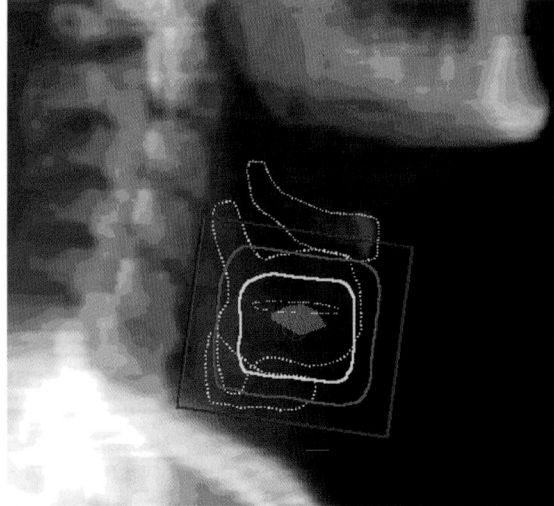

Abbildung 2. Typische Feldgrenzen beim glottischen Laynxkarzinom im Stadium T1 N0.

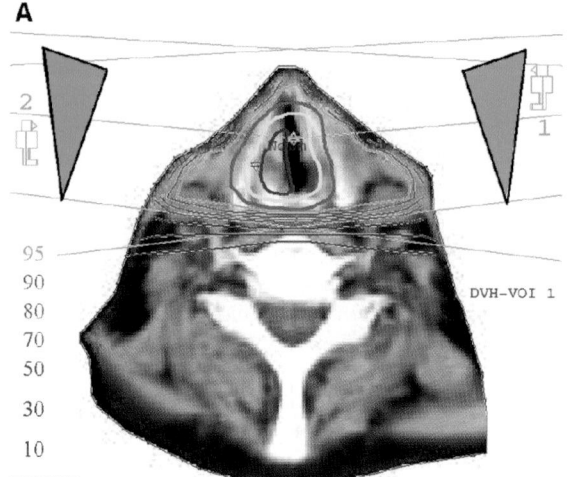

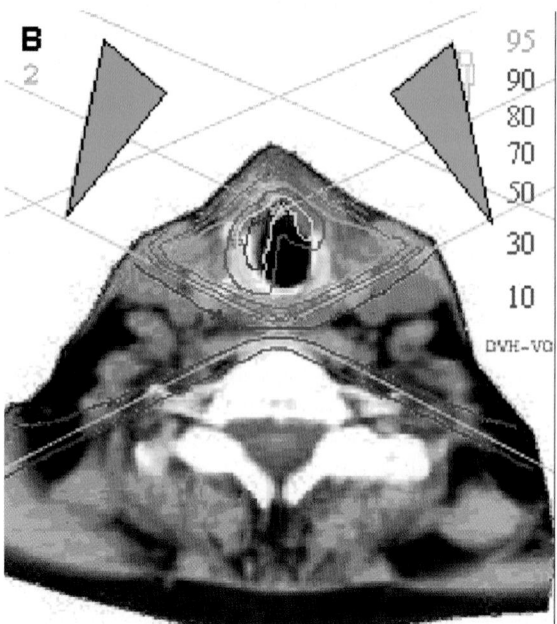

Abbildung 3. Rechnerpläne für ein glottisches T1 N0-Larynxkarzinom mit 6 MV Photonen.

A) Dosisverteilung über leicht ausgewinkelte isozentrische laterale Gegenfelder (85° und 275°). Feldgrößen: 5,5 × 5,5 cm², Keilfilter: 30°.

B) Dosisverteilung unter Verwendung einer alternativen Technik bei sehr kurzem Hals: Isozentrische Felder mit Gantry 65° und 295°, Feldgrößen: 5,5 × 5,5 cm², Keilfilter: 45°.

Rot: GTV = Tumorausdehnung; Gelb: CTV; Magenta: PTV.

Zur Frage der optimalen Gesamtdosis und Fraktionierung für die frühen Tumorstadien liegen einige prospektiv randomisierte Studien vor. In der Studie von Yamazaki wurden 180 Patienten mit T1 N0 M0 Tumoren untersucht. Diese Tumoren wurden aber noch entsprechend ihrer Ausdehnung zusätzlich unterteilt in Tumoren mit Befall von weniger als $^2/_3$ der Stimmlippen (= T1a) und mehr als $^2/_3$ (= T1b). Die Tumoren mit der größeren Ausdehnung erhielten jeweils eine höhere Dosis, die Tumorgrößen waren in beiden Armen gleichmäßig verteilt. Die Patienten in Arm A (n = 89) erhielten somit bei 2 Gy pro Tag eine Enddosis von 60 Gy in 30 Fraktionen bzw. bis 66 Gy in 33 Fraktionen. Die Patienten des Arm B (n = 91) erhielten bei 2,25 Gy pro Tag entweder 56,25 Gy in 25 Fraktionen oder 63 Gy in 28 Fraktionen. Die lokale Kontrolle zeigte fünf Jahre nach der Therapie ein signifikant besseres Ergebnis im Arm B (p = 0,004). Im Gesamtüberleben und in den akuten Nebenwirkungen liegen keine signifikanten Unterschiede vor. Daher wurde vom Autorenteam die kürzere Therapie mit der 2,25 Gy Fraktionierung favorisiert. In einer polnischen Arbeit mit 395 Patienten (allerdings T1–3 N0 M0) konnte keine verbesserte lokale Kontrolle gezeigt werden (Nachbeobachtung 3 Jahre) bei einer akzelerierten Bestrahlung mit 6 × 2 Gy/Wo (jeden Donnerstag 2 × 2 Gy, ED 66 Gy) im Vergleich zu einer konventionell fraktionierten Strahlentherapie mit 5 × 2 Gy/Wo bis 66 Gy. Die Daten der Universität Florida belegen, dass sich bei T1-Tumoren mit 63 Gy und 2,25 Gy Einzeldosis mindestens ebenso gute und bei T2-Tumoren mit einer hyperfraktionierten Radiotherapie mit 2 × 1,2 Gy pro Tag (5×/Woche) bis 74 Gy wahrschein-

lich bessere Ergebnisse erreichen lassen als mit der konventionell fraktionierten Strahlentherapie. Somit wäre die aktuelle Dosisempfehlung analog der o. g. Studien 5 × 2,25 Gy/Wo bis 56,25 Gy für die T1a-Tumoren und 63 Gy in derselben Fraktionierung für die T1b-Tumoren.

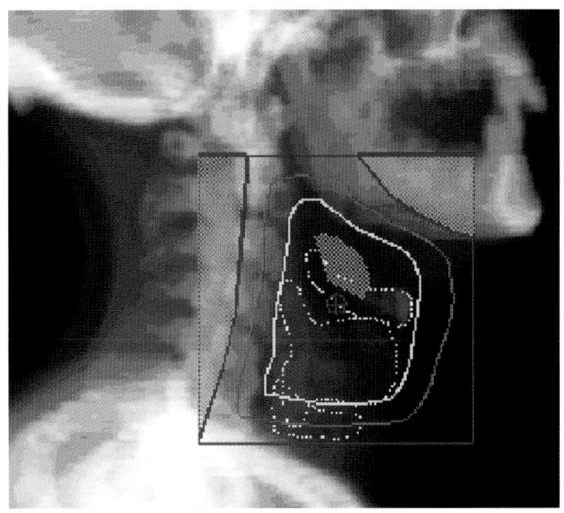

Abbildung 4. Typische Feldkonfiguration bei einem supraglottischen Larynxkarzinom im Stadium T1N0M0. Die schraffierten Areale werden durch Blöcke oder einen Lamellenkollimator aus den Bestrahlungsfeldern ausgeblockt.
Gelb: CTV des Tumors und der angrenzenden Lymphabflusswege (= LAW); Magenta: PTV des Tumors und der LAW.

Die primäre Strahlentherapie supraglottischer Larynxkarzinome erfordert wegen des hohen Potenzials der lymphogenen Metastasierung bereits in den Stadien T1 N0 und T2 N0 eine adjuvante Strahlenbehandlung der beidseitigen oberen und mittleren jugulären Lymphknoten (Abbildung 4). Die tief supraklavikulären (untere Anteile vom Level IV), nuchalen (Level V) und in der oberen Hälfte der Parotisloge (oberhalb der Basis des Dens) liegenden Lymphknoten (obere Anteile von Level II) müssen dagegen nicht adjuvant bestrahlt werden. Die Lymphknotenlevel und die dazugehörigen CTV zur Bestrahlungsplanung des N0-Halses wurden in einer Konsenskonferenz der EORTC mit weiteren Gruppen (DAHANCA, GORTEC, NCIC, RTOG) zu einer Leitlinie formuliert und veröffentlicht. Sie ersetzen nicht die Indikationsstellung zur Strahlenbehandlung, sondern bieten lediglich eine Hilfestellung zur korrekten Begrenzung der zu bestrahlenden Lymphabflusswege (LAW). In den adjuvant bestrahlten Regionen ist eine Dosierung von 50 Gy mit 2 Gy Einzeldosis als Standard anzusehen. Anschließend erfolgt die Aufsättigung der Primärtumorregion, wobei im CTV der Tumor mit ca. 1 cm anatomisch sinnvollem Sicherheitsabstand erfasst werden sollte. Für die Sicherheitsabstände zur Generierung des PTV gelten die gleichen Überlegungen wie bei den glottischen Karzinomen. Auch die Gesamtdosis und Fraktionierung entsprechen der Therapie von glottischen Karzinomen (s. o.).

Eine begleitende Chemotherapie wird bei den frühen Larynxkarzinomen nicht als Standard empfohlen, da hierfür keine Daten vorliegen. Die alleinige Radiatio wurde gegenüber einer kombinierten Radiochemotherapie nicht getestet. Dies gilt vor allem für die T1-Tumoren. Die größeren T2-Tumoren (T2b) haben analog der Larynxerhalt-Studie von Forastiere et al. von einer simultanen Cisplatingabe (100 mg/m² an den Tagen 1, 22, und 43) signifikant profitiert (Forastiere 2003, 2006)

Fortgeschrittene Stadien (T3–T4 N0 oder N+)

Patienten mit fortgeschrittenen Tumoren sollten, wie oben angegeben, mit einer kombinierten Radiochemotherapie behandelt werden. In der Arbeit von Forastiere et al. wurde dabei simultan Cisplatin mit 100 mg/m² Körperoberfläche an den Tagen 1, 22 und 43 verabreicht. Die Bestrahlungsdosis betrug 70 Gy bei einer Fraktionierung von 5 × 2 Gy pro Woche (Forastiere 2003, 2006). Die vorgesehenen drei Kurse Cisplatin konnten allerdings aufgrund der hohen Knochenmarktoxizität nicht allen Patienten gegeben werden. Weitere Phase-III-Studien, die den Effekt einer zusätzlichen simultanen Chemotherapie ausschließlich bei Larynxkarzinomen untersucht haben, sind nicht verfügbar. Allerdings kann man aus den Ergebnissen von zwei Metaanalysen (Bourhis 2006; Budach 2006), in denen der Effekt einer simultan zur Strahlentherapie verabreichten Chemotherapie an Kopf-Hals-Tumoren aller Lokalisationen evaluiert wurde, in Analogie annehmen, dass auch fraktionierte Gaben von Cisplatin (z. B. 20 mg/m² an den Tagen 1–5 und 29–33) allein oder in Kombination mit 5-Fluorouracil (z. B. 600 mg/m² an den Tagen 1–5 und 29–33) wahrscheinlich bei geringerer Nebenwirkungsrate ebenso effektiv sind. Weniger gut ist der Effekt von Carboplatin und Mitomycin C beim Larynxkarzinom belegt, da die Studien mit diesen Medikamenten wenige oder gar keine Patienten mit Larynxkarzinomen eingeschlossen haben.

Eine akzelerierte Strahlenbehandlung ergibt nach den Ergebnissen der Metaanalysen (Bourhis 2006; Budach 2006) bei lokal fortgeschrittenen Kopf-Hals-Tumoren keinen Überlebensvorteil. Auch in Kombination mit simultaner Chemotherapie kann man nach den bisher nur als Abstract vorliegenden Ergebnissen einer GORTEC-Studie nicht von einem Vorteil durch eine akzelerierte Strahlentherapie ausgehen. Dagegen ist ein Überlebensvorteil durch eine hyperfraktionierte Strahlentherapie gut belegt (Bourhis 2006; Budach 2006), sofern diese mit einer Dosiseskalation verbunden ist (z. B. 2 × 1,15 Gy pro Tag 5 ×/Woche bis 80,5 Gy). Ob eine Hyperfraktionierung auch in Kombination mit simultaner Chemotherapie von Vorteil ist, wurde bisher nicht untersucht. Auch für den Einsatz eines Sensibilisators für hypoxische Zellen, dem Nimorazole, konnte in einer Reihe von Studien aus Dänemark ein Überlebensvorteil gezeigt werden. Allerdings ist die Datenlage weder für das Nimorazole noch für die Hyperfraktionierung insbesondere für das Larynxkarzinom so überzeugend wie für die simultane Radiochemotherapie, weswegen letztere als klare Standardtherapie anzusehen ist.

Im Falle der Indikation zur postoperativen Strahlentherapie gelten die gleichen Grundsätze zur Dosierung der Strahlentherapie und zum Einsatz einer zusätzlichen simultanen Chemotherapie wie bei Kopf-Hals-Tumoren anderer Lokalisationen: Nicht befallene Lymphabflussgebiete sollten, sofern die Indikation besteht, mit 50 Gy in konventioneller Fraktionierung (5 × 1,8–2,0 Gy pro Woche) bestrahlt werden, befallene Lymphknotenstationen 56 Gy in konventioneller Fraktionierung erhalten, sofern kein extrakapsuläres Tumorwachstum vorlag, und 64 Gy bei extrakapsulärem Wachstum. Die ehemalige Primärtumorregion sollte bei Resektion weit im Gesunden (> 5 mm) 56–60 Gy erhalten und bei knapperer Resektion 64 Gy ebenfalls in konventioneller Fraktionierung. Bei R2-Resektionen sollte immer die Frage der Nachresektion diskutiert werden. Ist diese nicht möglich, muss individuell entschieden werden, ob höhere Dosen auf den Resttumor appliziert werden können (z. B. 70 Gy).

Ob eine akzelerierte oder hyperfraktionierte Strahlentherapie in der postoperativen Situation von Vorteil ist, wurde bisher nicht systematisch untersucht. Außerhalb von klinischen Studien ist eine solche Therapie daher nicht indiziert. Die Indikation zur zusätzlichen simultanen Chemotherapie ergibt sich nach den Ergebnis der Metaanalyse der EORTC- und der RTOG-Studien insbesondere im Falle eines nachgewiesenen extrakapsulären Tumorwachstums an den Lymphknoten oder bei Resektion des Primärtumors nur knapp in sano (< 5 mm). Weniger gut abgesichert ist die Indikation für andere Risikofaktoren wie mehr als drei befallene Lymphknoten, Lymphangiosis und perineurales Tumorwachstum. Zwei durch Phase-III-Studien abgesicherte Chemotherapieschemata stehen zur Verfügung: 100 mg/m² Cisplatin an den Tagen 1, 22 und 43 oder 20 mg/m² Cisplatin an den Tagen 1–5 sowie 29–33 in Kombination mit 600 mg/m² 5-Fluorouracil als 24-Stunden-Dauerinfusion an den Tagen 1–5 sowie 29–33 der Strahlentherapie (Fietkau 2006; Forastiere 2003, 2006). Die genannten simultan applizierten Chemo-

therapien verbessern bei Patienten mit hohem Rezidivrisiko die lokoregionäre Tumorkontrolle um ca. 15–20 % und das Überleben um ca. 10 %.

Bei der Bestrahlungsplanung ist bei Patienten mit lokal fortgeschrittenen Tumoren (T3–T4) oder mit Lymphknotenbefall neben der Bestrahlung der makroskopischen Tumormanifestationen unabhängig von der Tumorlokalisation eine adjuvante Bestrahlung des Lymphabflusses indiziert. Welche Lymphknotenstationen im Einzelnen bei welcher Tumorlokalisation und welchem Lymphknotenbefall in das adjuvante CTV mit einbezogen werden müssen, ist prospektiv randomisiert nicht untersucht. Retrospektive Daten weisen jedoch auf einen erheblichen Nutzen durch eine großzügige Indikationsstellung hin. Da eine adjuvante Bestrahlung der supraklavikulären und nuchalen Lymphknoten mit wenig Morbidität für den Patienten verbunden ist, sollten diese Lymphknotengruppen nicht nur bei N+-Patienten, sondern auch bei T3/T4-Tumoren ohne gesicherten Lymphknotenbefall oder bildmorphologischen Verdacht beidseitig bestrahlt werden, da ein Befallsrisiko von ca. 20–30 % vorliegt. Eine adjuvante Strahlenbehandlung der hoch parapharyngeal gelegenen Lymphknoten löst dagegen (bei konventioneller Bestrahlungstechnik) aufgrund der Erfassung fast der gesamten Parotiden eine ausgeprägte Mundtrockenheit aus. Bei Patienten mit N0-Hals oder nur mit Lymphknotenbefall unterhalb des Kieferwinkels kann man im Regelfall die Bestrahlung auf die unteren Anteile des Level II zu Gunsten einer Schonung der Parotiden begrenzen (obere Feldgrenze ca. Höhe Atlasbogen). Die Mundhöhle und die submentalen Lymphknoten können in der Regel gut aus den Zielvolumina ausgeblockt werden. Das CTV sollte dabei einen anatomisch sinnvollen Sicherheitsabstand von 1 cm zum makroskopischen Tumor nicht unterschreiten. Bei subglottischen Karzinomen wird darüber hinaus von den meisten Autoren eine adjuvante Strahlenbehandlung der parasternalen Lymphknotengruppe bis zur Trachealbifurkation empfohlen.

Obwohl die IMRT deutliche Vorteile in der Erfassung komplexer z. B. auch konkaver Tumorregionen hat und dadurch Risikoorgane besser schonen kann, wird die konventionelle 3-D-Planung noch von vielen Instituten als Standardtherapie eingesetzt. Bei der konventionellen Planung weerden die Primärtumorregion und die zervikalen Lymphknoten über isozentrische Seitenfelder und die supraklavikulären Lymphknoten über ein ventrales Stehfeld erfasst. Um einen optimalen Feldanschluss zu realisieren, werden dabei kranial und kaudal Halbfelder mit einem gemeinsamen Isozentrum benutzt (Abbildung 5).

Die Region des Feldanschlusses sollte möglichst nicht im Bereich des makroskopischen Tumors liegen. Im Bereich des Feldanschlusses sollte das Myelon entweder in den Seitenfeldern oder im ventralen Feld ausgeblockt werden, um Feldüberschneidungen sicher auszuschließen (trotz Halbfeldtechnik, da die Blendensysteme der Linearbeschleuniger nicht immer exakt arbeiten). Das Myelon wird nach ca. 40 Gy (bei konventioneller Fraktionierung) aus den kranialen Seitenfeldern ausgeblockt und die dorsal (nuchal) gelegenen Halslymphknoten mit Elektronen einer adäquaten Energie (in der Regel 6–10 MeV) bestrahlt. In erfahrener Hand kann alternativ auch eine Fünf- bis Sieben-Felder-Technik (IMRT) oder eine Rotationsbestrahlung ergänzt durch zwei bis vier isozentrische Stehfelder eingesetzt werden, die ohne den Einsatz von Elektronen auskommen.

Die konventionelle 3-D-Planung wird in absehbarer Zeit wahrscheinlich weitgehend von der intensitätsmodulierten Strahlentherapie abgelöst werden, mit deren Hilfe sich auch von kranial nach kaudal ständig verändernde konkave Planungszielvolumina ohne Elektronen erfassen lassen und darüber hinaus eine bessere Schonung der Speicheldrüsen gelingt. Im Falle der derzeit wahrscheinlich noch am häufigsten genutzten „Step-and-shoot-IMRT-Technik" werden im Kopf-Hals-Bereich meist zwischen 7–9 Einstrahlrichtungen verwendet mit typischerweise 60–120 Segmenten in Abhängigkeit vom Zielvolumen und des verwendeten Bestrahlungsplanungssystems. Andere technische Lösungen für die IMRT wie „sliding window" oder „moving arc" ergeben gleichwertige Dosisverteilungen und können die Applikationsdauer am Bestrahlungsgerät verkürzen. Die IMRT ermöglicht auch die Applikation eines integrierten Boosts, z. B. die Applikation von 1,8 Gy im Lymphabflussgebiet und 2,2 Gy im Tumorgebiet während derselben Bestrahlungssitzung. Bei Einsatz dieser Technik ist zu beachten, dass bisher noch unzureichende Erfahrungen vorliegen, ob die Erhöhung der Einzeldosis z. B. auf 2,2 Gy pro Fraktion in der Tumorregion zu erhöhten Spätkomplikationen und die Reduktion der Einzeldosen auf weniger als 1,8 Gy in adjuvant bestrahlten Regionen zu höheren Rezidivraten führen (Abbildung 6).

Nebenwirkungen

Die Strahlenbehandlung kleiner glottischer Tumoren über nur ca. 5×5 cm^2 bis 6×6 cm^2 große Felder verursacht im Vergleich zu großvolumigen Bestrahlungen nur wenig akute Nebenwirkungen. Bei konventioneller Fraktionierung kommt es in der zweiten

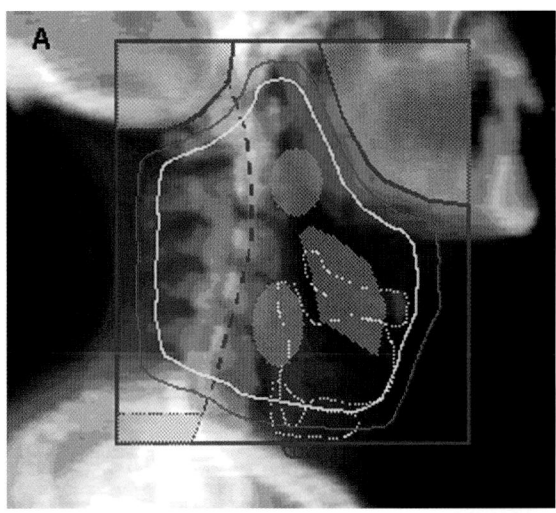

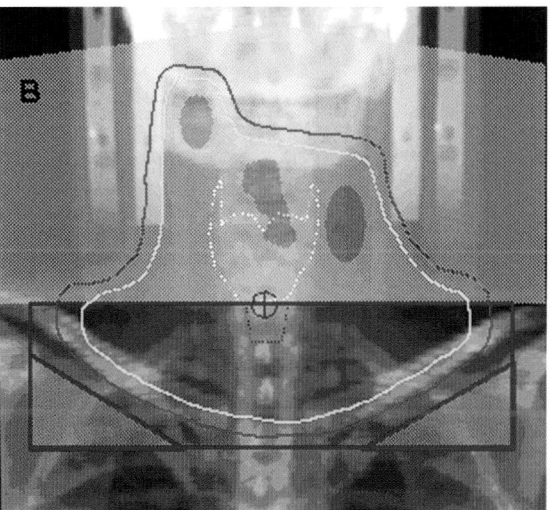

Abbildung 5. Feldkonfiguration bei einem großen supraglottischen Larynxkarzinom mit beidseitigem Lymphknotenbefall (T3N2c). Rot schraffierte Areale: Blöcke zur Schonung von Normalgeweben. Braun schraffiert: Primärtumor und befallene Lymphknoten. Gelb: CTV des Tumors und der LAW. Magenta: PTV des Tumors und der LAW

Der kraniale Anteil des Planungszielvolumens (PZV) wird über isozentrische Gegenfelder (6 MV) bestrahlt. Das Isozentrum liegt an der kaudalen Feldgrenze (Fadenkreuz), um mittels Halbfeldtechnik einen optimalen Feldanschuss zum supraklavikulären Bestrahlungsfeld zu gewährleisten. Nach ca. 40 Gy wird das Myelon aus den Photonenfeldern ausgeblockt (gestrichelte Linie) und die dorsalen Anteile des PZV werden mit Elektronen bestrahlt. Einzeichnung von CTV und PTV zur besseren Übersicht ohne das Supra-Feld.

B) Der kaudale Anteil des PZV wird über ein als Halbfeld konfiguriertes ventrales Stehfeld unter Verwendung desselben Isozentrums bestrahlt. Im Feldabschlussbereich zu den kranialen Halbfeldern (blau schraffiert) wird das Myelon entweder in diesem Feld oder in den Seitenfeldern auf ca. 1 cm Länge ausgeblockt.

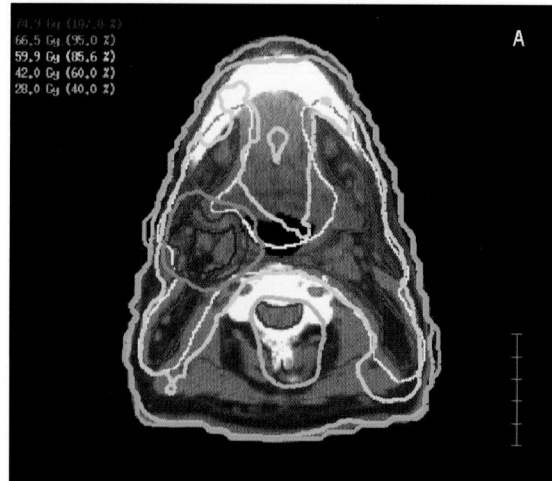

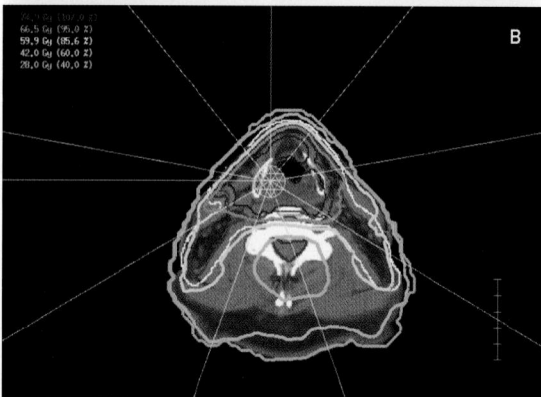

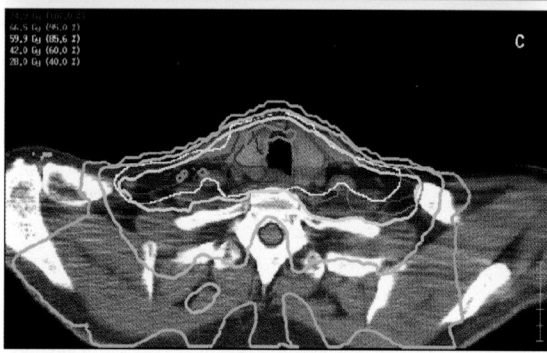

Abbildung 6. Dosisverteilung einer intensitätsmodulierten Strahlentherapie unter Verwendung eines „reversen" Planungsalgorithmus. Neun Felder (davon ein Einstellfeld bei 0 Grad und ein zusätzliches Einstellfeld bei 270 Grad) mit einem gemeinsamen Isozentrum (B) und insgesamt 100 bzw. 78 Segmenten mit 6-MV-Photonen wurden benutzt. Besonders zu beachten ist die gute Erfassung der Planungszielvolumina (rot = PTV1, weiß = PTV2 und rosa = PTV 2), obwohl diese im kranialen (A), mittleren (B) und kaudalen Abschnitt (C) wesentliche Unterschiede in der Konfiguration aufweisen. Das Myelon wird von der 60-%-Isodose ausgespart und ist somit gut geschont. (Mit freundlicher Genehmigung Med. Physik der Univ. Düsseldorf.)

oder dritten Bestrahlungswoche zu einer zunehmenden Heiserkeit als Ausdruck der Mukositis im Larynx. Da Anteile des Hypopharynx in den Zielvolumina liegen, können auch Schluckbeschwerden auftreten, die in den meisten Fällen aber nur mild ausgeprägt sind. Die Stimmqualität beginnt sich ca. drei Wochen nach Abschluss der Radiotherapie wieder zu bessern und ereicht nach drei Monaten in der Regel ihr endgültiges Niveau. Bei der Bestrahlung lokal fortgeschrittener Tumoren entsprechen die akuten und späten Nebenwirkungen weitgehend denen, die auch bei der Bestrahlung fortgeschrittener Oro- und Hypopharynxkarzinome gesehen werden. Diesbezüglich wird auf das Kapitel „Rachentumoren" in diesem Buch hingewiesen.

Da das Risiko der Entwicklung von Larynxödemen bei der Bestrahlung von Larynxkarzinomen, selbst wenn nur über kleine Felder bestrahlt wird, relativ hoch ist, wird auf diese Nebenwirkung spezieller eingegangen. Die Ödeme entwickeln sich in der Regel bereits im Verlauf der Strahlentherapie und können über lange Zeiträume andauern. Die Inzidenz von Larynxödemen hängt von der applizierten Gesamtdosis und dem Bestrahlungsvolumen sowie der Vorschädigung des Kehlkopfes durch Tumorbefall oder zuvor erfolgte Operationen ab. Leichtergradige Ödem der Arytenoide (Grad I) oder der Arytenoide und der aryepiglottischen Falten (Grad II) werden klinisch oder laryngoskopisch bei der überwiegenden Mehrzahl der Patienten ab Dosen von 50–60 Gy beobachtet. Diffuse Larynxödeme (Grad III) und diffuse Ödeme mit Einengung der Luftwege um mehr als 50 % (Grad IV) kommen unterhalb von 50 Gy Gesamtdosis (konventionell fraktioniert) nur selten vor. Bei 60 Gy sind Grad-III- und -IV-Ödeme bei ca. 20 % der Patienten zu erwarten, bei 70 Gy schon bei knapp der Hälfte. Die zusätzliche Applikation platinhaltiger Chemotherapien scheint diese Rate nicht zu erhöhen. Insbesondere geringgradige Ödeme, teilweise aber auch höhergradige Ödeme, bilden sich bei einem erheblichen Teil der Patienten innerhalb der ersten sechs bis neun Monate nach Therapieabschluss um ein bis zwei Schweregrade zurück. Länger persistierende Ödeme können ebenso wie die sich daraus entwickelnden Perichondritiden mit Zerstörung des Knorpels eine Indikation zur Laryngektomie trotz kontrollierter Tumorerkrankung darstellen. Die derzeit verfügbaren Daten zeigen, dass man eine Gesamtdosis von 70 Gy in konventioneller Fraktionierung und eine Gesamtdosis von 74–76 Gy in sechs bis sieben Wochen bei einer Hyperfraktionierung mit 2 × 1,2 Gy am Tag nicht überschreiten sollte, wenn man bei nicht mehr als ca. 5 % der Patienten persistierende schwere Nebenwirkungen akzeptieren will. Bei zuvor erfolgten Operati-

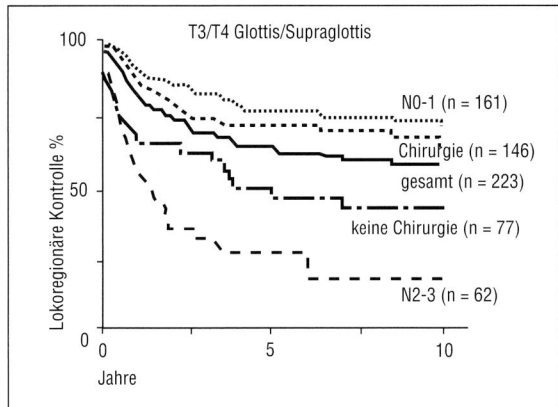

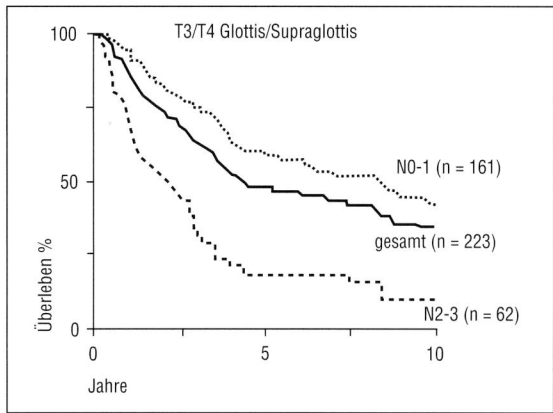

Abbildung 7. Lokoregionäre Tumorkontrolle bei Patienten mit lokal fortgeschrittenen Larynxkarzinomen in Abhängigkeit vom Lymphknotenbefall und chirurgischer Intervention. In dem Kollektiv wurden 162 Patienten operiert gefolgt von postoperativer Strahlentherapie. Die übrigen Patienten erhielten eine primär Strahlentherapie ± Chemotherapie (modifiziert nach Nguyen et al. 2001).

Abbildung 8. Überleben von Patienten mit lokal fortgeschrittenen Larynxkarzinomen in Abhängigkeit vom Lymphknotenbefall. Gleiches Patientengut wie in Abbildung 7 (modifiziert nach Nguyen et al. 2001).

onen, bei denen Teile des Knorpels entfernt wurden (z. B. supraglottische Hemilaryngektomie), bei bereits vorbestehendem Larynxödem z. B. aufgrund beidseitiger neck dissection sowie bei ausgedehnter Zerstörung des Knorpelskeletts durch den Tumor besteht ein deutlich erhöhtes Risiko (Sessions 2001).

Sechs oder mehr Monate nach Strahlentherapie erstmals auftretende Larynxödeme müssen den Verdacht auf ein sich anbahnendes Tumorrezidiv lenken, welches sich im weiteren Verlauf bei 10–90 % der Patienten klinisch evident wird. Bei fehlendem Nachweis einer tumorverdächtigen Raumforderung sollten Larynxödeme zunächst konservativ behandelt werden, das heißt Vermeidung von Noxen, insbesondere Einstellung des Tabak- und Alkoholkonsums, Verminderung der mechanischen Reizungen, Versuch einer antibiotischen Therapie, insbesondere wenn Ulzerationen erkennbar sind, und, wenn auch nicht von allen Autoren empfohlen, die Anwendung von Glukokortikoiden. Da Biopsien zu einer Verstärkung des Larynxödems führen können und zusätzlich das Fortschreiten eines Larynxödems in Richtung Perichondritis mit nachfolgender Chondronekrose bewirken können, sollten Biopsien aus einem ödematösen Larynx nur entnommen werden, wenn laryngoskopisch oder im Computertomogramm bzw. in der Kernspintomographie eine verdächtige Raumforderung erkennbar ist und therapeutische Konsequenzen aus einer positiven Biopsie entstehen würden.

Die optimale Strategie zur Vermeidung von gravierenden Spätnebenwirkungen beginnt bereits in der

Therapieplanung und erfordert ein wechselseitiges Verständnis der potenziellen Risiken der von den Hals-Nasen-Ohren-Ärzten und Radioonkologen bei dem speziellen Patienten angewandten Therapieverfahren. Auch die Behandlung bereits eingetretener Spätnebenwirkungen erfolgt am effektivsten interdisziplinär.

Behandlung von Rezidiven

Lokalrezidive nach primär chirurgischer Therapie werden nach den gleichen Prinzipien wie bei einer Primärbehandlung therapiert. Bei kleinen Rezidivtumoren kann der Versuch eines Larynxerhalts mittels erneuter Chirurgie ± Strahlentherapie oder primärer Strahlentherapie gemacht werden. Bei ausgedehnten Rezidiven ist die Laryngektomie mit neck dissection als Standardtherapie anzusehen. Die Indikation zur postoperativen Strahlentherapie wird analog zur Primärbehandlung gestellt. Ein Versuch des Larynxerhalts bei ausgedehnten Rezidiven mittels Induktions-Chemotherapie oder simultaner Radiochemotherapie in Anlehnung an die oben beschriebenen Larynxerhalt-Studien muss derzeit noch als experimentell angesehen werden.

Lokalrezidive kleiner glottischer und supraglottischer Karzinome nach primärer Strahlentherapie können sehr erfolgreich chirurgisch kontrolliert werden. Larynx erhaltende Operationen nach primärer Strahlentherapie sind mit einem hohem Risiko von Wundheilungsstörungen und Perichondritiden mit nachfolgender Chondronekrose verbunden. In den meisten Fällen ist daher eine „Salvage-Laryngektomie" erforderlich. Eine langfristige lokale Tumorkontrolle gelingt durch die „Salvage-Chirurgie" nach Lokalre-

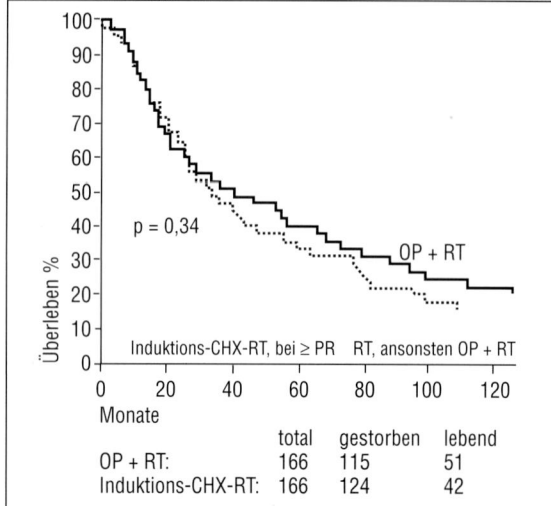

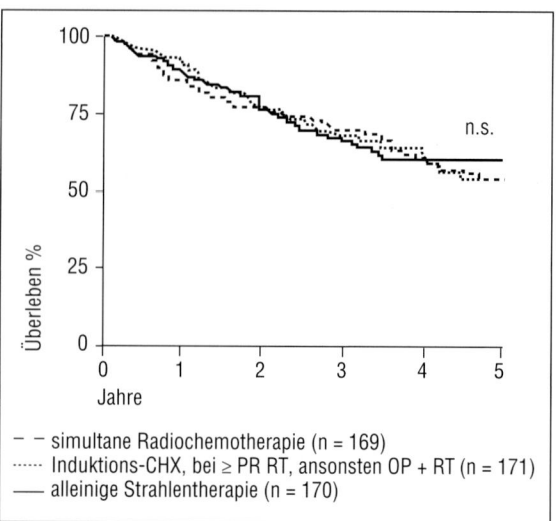

Abbildung 9. Überleben der in der Larynxerhalt-Studie der Veterans Affairs Laryngeal Cancer Study Group behandelten Patienten (Studiendesign siehe Abbildung 1). CHX = Chemotherapie mit Cisplatin + 5-Fluorouracil; PR = partielle Remission; RT = Radiotherapie. Der Larynxerhalt durch Selektion für eine primäre Strahlentherapie mittels neoadjuvanter CHX gelang bei 63 % der Patienten (vergleiche Abbildung 11), ohne dass den Patienten gegenüber der primären Laryngektomie ein signifikanter Überlebensnachteil entsteht (modifiziert nach „The Department of Veterans Affairs Laryngeal Cancer Study Group").

Abbildung 10. Überleben der in der in der amerikanischen Intergroup-Studie zum Larynxerhalt. Patienten mit Larynxkarzinomen, bei denen chirurgisch eine Laryngektomie erfoderlich gewesen wäre, wurden in drei verschiedene Therapien mit dem Ziel des Larynxerhalts randomisiert. 1. Alleinige Radiotherapie bis 70 Gy. 2. Induktions-Chemotherapie gefolgt von Strahlentherapie (70 Gy) entsprechend dem Protokoll der Veterans Affairs Laryngeal Cancer Study Group (siehe auch Abbildungen 1 und 9). 3. Simultane Radiochemotherapie mit 100 mg/m² Cisplatin an den Tagen 1, 22 und 43 der Strahlentherapie (70 Gy) (modifiziert nach Forastiere et al.).

zidiven von T1-Tumoren in 80 %, von T2-Tumoren in 76 % und von T3-Tumoren in 41 % der Fälle (Mendenhall 1998; Sessions 2001). Nach großvolumiger Strahlentherapie muss nach einer „Salvage-Laryngektomie" mit einer gegenüber der primären Laryngektomie erhöhten Rate von Wundheilungsstörungen gerechnet werden. Durch den Einsatz spezieller chirurgischer Techniken, mit denen nicht bestrahltes Gewebe (z. B. Schwenklappen) in das Operationsgebiet zur Weichteildeckung verfrachtet wird, kann die Rate an Wundheilungsstörungen in erfahrener Hand gesenkt werden.

Inoperable Lokalrezidive nach vorhergehender Strahlentherapie sind in der Regel nur palliativ behandelbar. Re-Bestrahlungen mit moderater Dosis (30–50 Gy) ± Chemotherapie ergeben bei Patienten im noch befriedigendem Allgemeinzustand zum Teil gute palliative Wirkung. Eine Standardtherapie ist nicht etabliert.

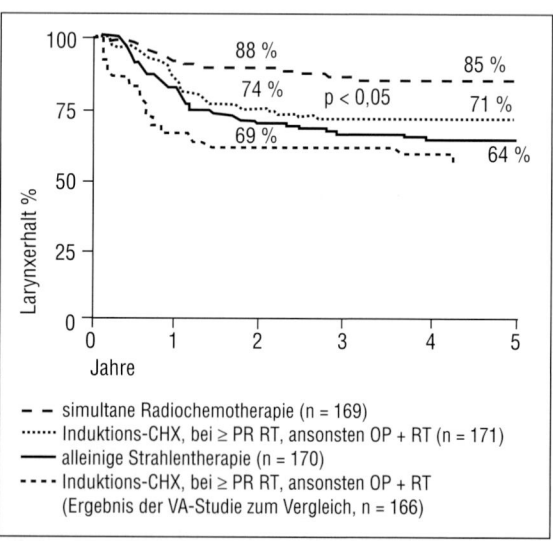

Abbildung 11. Larynxerhalt in der dreiarmigen amerikanischen Intergroup-Studie (zum Design der Studie siehe Abbildung 10) sowie zum Vergleich in der Studie der Veterans Affairs (VA) Laryngeal Cancer Study Group (vergleiche Abbildungen 1 und 9). In dieser Darstellung gilt der Larynx als erhalten, wenn der Patient zum Zeitpunkt seines Todes oder am Ende der bisherigen Nachbeobachtungszeit noch seinen Larynx besitzt (modifiziert nach Forastiere et al. sowie nach „The Department of Veterans Affairs Laryngeal Cancer Study Group").

Nachsorge

Die Tumornachsorge dient neben der frühzeitigen Erkennung von Tumorrezidiven und Zweittumoren auch der Erhebung eines posttherapeutischen Funktionsstatus und der kritischen Beurteilung der Behandlungsergebnisse. Die Kenntnis und Dokumentation von Spätnebenwirkungen ist für den Strahlentherapeuten dabei besonders wichtig. Rehabilitative Maßnahmen wie Stimm- und Schlucktraining sind für Patienten mit Larynxkarzinomen häufig erforderlich und müssen zeitnah eingeleitet werden. Nach Laryngektomie stehen operative und nicht operative Verfahren zur Stimmrehabilitation zur Verfügung. Operativ kann die Anlage eines Stimmshunts mit Einsatz einer Stimmprothese oder die Bildung eines Hautkanals erfolgen. Ohne Operation besteht die Möglichkeit des Erlernens der Ösophagus-Ersatzstimme oder des Einsatzes elektronischer Sprechhilfen (Servox®). Die Nachsorge sollte in Kooperation mit den an der Therapie beteiligten Fachdisziplinen erfolgen, wobei auch die niedergelassenen Fachärzte und der Hausarzt einen Teil der Nachsorge übernehmen können.

Der exakte Nutzen standardisierter, relativ engmaschiger Nachsorgeuntersuchungen ist wissenschaftlich nicht belegt. Insbesondere, wenn keine Erfolg versprechende Rezidivtherapie mehr zur Verfügung steht, wie z. B. nach Laryngektomie und postoperativer Strahlentherapie, kann von engmaschigen Kontrolluntersuchungen kein Vorteil im Sinne einer Lebensverlängerung angenommen werden. Anders ist die Situation bei Larynx erhaltend behandelten Patienten, bei denen die Möglichkeit zur erfolgreichen „Salvage-Therapie" gegeben ist. Hier kann bei früher Rezidiverkennung ein Überlebensvorteil für die Patienten angenommen werden. In den ersten sechs Monaten nach Larynx erhaltender Therapie sind daher Kontrolluntersuchungen alle sechs Wochen sinnvoll. Nach den Empfehlungen der Deutschen Krebsgesellschaft (aus dem Jahr 2000) sollten die Nachsorgeintervalle drei Monate im ersten Jahr, vier bis sechs Monate im zweiten und sechs Monate im dritten bis fünften Jahr betragen. Danach werden jährliche Kontrollen empfohlen. Jede Untersuchung umfasst die Spiegelung des Kehlkopfs und die Palpation des Halses. Bildgebende Verfahren sowie die Stroboskopie des Kehlkopfs werden nur in Einzelfällen als nützlich angesehen.

Schlüsselliteratur

Bourhis J, Overgaard J, Audry H et al: Hyperfractionated or accelerated radiotherapy in head and neck cancer: a meta-analysis. Lancet 368 (2006) 843–54
Budach W, Hehr T, Budach V et al: A meta-analysis of hyperfractionated and accelerated radiotherapy and combined chemotherapy and radiotherapy regimens in unresected locally advanced squamous cell carcinoma of the head and neck. BMC Cancer 6 (2006) 28
Fietkau R et al: Postopertive concurrent radiochemotherapy versus radiotherapy in high risk SCCA of the head and neck: Results of the German phase III trial ARO 96-3. ASCO Annual Meeting Abstract-No. 5507, 2006
Forastiere AA, Goepfert H, Maor M et al: Concurrent Chemotherapy and Radiotherapy for Organ Preservation in advanced laryngeal cancer. N Engl J Med 349 (2003) 2091–2098
Forastiere AA, Maor M, Weber RS et al: Long-term results of Intergroup RTOG 91-11: A phase III trial to preserve the larynx – Induction cisplatin/5-FU and radiation therapy versus concurrent cisplatin and radiation therapy versus radiation therapy. J Clin Oncol, ASCO Annual Meeting Proceedings Part I. Vol 24, No 18S (June 20 Supplement) (2006) 5517
Mendenhall WM: T3-4 squamous cell carcinoma of the larynx treated with radiation therapy alone. Semin Radiat Oncol 8 (1998) 262–269
Mendenhall WM, Parsons JT, Mancuso AA et al: Larynx. In C. A. Perez and L. W. Brady (eds.), Principles and Practice of Radiation Oncology, 3 ed, pp. 1069–1094. Lippincott-Raven Philadelphia 1998
Sessions RB, Harrison LB, Forastiere AA: Tumors of the larynx and hypopharynx. In DeVita VT, Hellman S, SA. Rosenberg (eds.), Cancer – Principles and practice of oncology, 6th ed, pp. 861–886. Lippincott Philadelphia 2001
The Department of Veterans Affairs Laryngeal Cancer Study Group. Induction chemotherapy plus radiation compared with surgery plus radiation in patients with advanced laryngeal cancer. N Engl J Med 324 (1991) 1685–690

Gesamtliteratur

Ambrosch P, Rödel R, Kron M et al: Die transorale Lasermikrochirurgie des Larynxkarzinoms. Onkologe 7 (2001) 505–512
Amornmarn R, Prempree T, Viravathana T et al: A therapeutic approach to early vocal cord carcinoma. Acta Radiol Oncol 24 (1985) 321–325
Bahadur S, Amatya, RC, Kacker SK: The enigma of post-radiation oedema and residual or recurrent carcinoma of the larynx and pyriform fossa. J Laryngol Otol 99 (1985) 763–765
Beitler JJ, Yaes RJ, Lai PP et al: Radiation therapy for glottic cancer using 6-MV photons. Cancer 78 (1996) 183–184
Bernier J, Van Glabbeke M, Domenge et al: Results of EORTC phase III trial 22931 comparing, postoperatively, radiotherapy to concurrent chemo-radiotherapy with high dose

cisplatin in locally advanced head and neck carcinomas. Eur J Cancer 37 (2001) S 267 Ref Type: Abstract

Bernier J, Cooper JS, Pajak F et al: Defining risk levels in locally advanced head and neck cancers: a comparative analysis of concurrent postoperative radiation plus chemotherapy trials of the EORTC (#22931) and RTOG (#9501) Head Neck 27 (2005) 843– 850

Bonner JA, Harari PM, Giralt Jet al: Radiotherapy plus cetuximab for squamous cell carcinoma of the head and neck. N Engl J Med 354;6 (2006) 567–578

Bootz F, Plinkert PK: Methods for surgical closure of pharyngo-cutaneous fistulas after laryngectomy. HNO 41 (1993) 268–273

Bourhis J, Le Maitre A, Baujat B et al: Individual patients data meta-analyses in head and neck cancer Curr Opin Oncology 19 (2007) 188–194

Bourhis J, Overgaard J, Audry Het al: Hyperfractionated or accelerated radiotherapy in head and neck cancer: a meta-analysis. Lancet 368 (2006) 843–54

Budach W, Hehr T, Budach Vet al: A meta-analysis of hyperfractionated and accelerated radiotherapy and combined chemotherapy and radiotherapy regimens in unresected locally advanced squamous cell carcinoma of the head and neck. BMC Cancer 6 (2006) 28

Budach W: New knowledge about late sequelae of radiochemotherapy. HNO 46 (1998) 708–711

Budach W, Belka C, Budach V: Principles and Practice of Oncology. Cancer 7th Edition Volume Chapter 26.2: Konventionell und unkonventionell fraktionierte alleinige Strahlentherapie bei Plattenepithelkarzinomen des Pharynx und Larynx. Onkologe 7 (2002) 550–556

Burman C, Kutcher GJ, Emami B et al: Fitting of normal tissue tolerance data to an analytic function. Int J Radiat Oncol Biol Phys 21 (1991) 123–135

Calais G, Pointreau Y, Alfonsi M: GORTEC 2000-01. Randomizes phase III trial comparing induction chemotherapy using PF versus TPF for organ preservation in hypopharynx and laryngeal cancer. Preliminary results of GORTEC 2000-01

Cellai E, Frata P, Magrini SMet al: Radical radiotherapy for early glottic cancer: Results in a series of 1087 patients from two Italian radiation oncology centers. I. The case of T1N0 disease. Int J Radiat Oncol Biol Phys 63(5) (2005) 1378–86. Epub 2005 Aug 10.

Chatani M, Matayoski Y, Masaki N et al: Radiation therapy for early glottic carcinoma (T1N0M0). The final results of prospective randomized study concerning radiation field [published erratum appears in Strahlenther Onkol 1996 Sep; 172(9): 524]. Strahlenther Onkol 172 (1996) 169–172

Chen MF, Chang JT, Tsang NM et al: Radiotherapy of early-stage glottic cancer: analysis of factors affecting prognosis. Ann Otol Rhinol Laryngol 112 (10) (2003) 904–11

de Boer JR, Pruim J, Albers FWJ et al: Prediction of survival and therapy outcome with 11C-Tyrosin PET in patients with laryngeal carcinoma. J Nucl Med 45 (2004) 2052–2057

DeSanto LW: Cancer of the supraglottic larynx: a review of 260 patients. Otolaryngol Head Neck Surg 93 (1985) 705–711

De Vita V et al: Principles and Practice of Oncology. Cancer 7th Edition Volume Chapter 26.2

De Vita V et al: Principles and Practice of Oncology. Cancer 6th Edition Volume Chapter 30.3

Dietz A, Nollert J, Eckel H et al: Organerhalt beim fortgeschrittenen Larynx- bzw. Hypopharynxkarzinom durch primäre Radiochemotherapie. Ergebnisse einer multizentrischen Phase-II-Studie. HNO 50 (2002) 146–154

Dietz A, Rudat V, Nollert J et al: Chronic laryngeal edema as a late reaction to radiochemotherapy. HNO 46 (1998) 731–738

Eckel HE: Local recurrences following transoral laser surgery for early glottic carcinoma: frequency, management, and outcome. Ann Otol Rhinol Laryngol 110 (2001) 7–15

Fein DA, Mendenhall WM, Parsons JT et al: Carcinoma in situ of the glottic larynx: the role of radiotherapy. Int J Radiat Oncol Biol Phys 27 (1993) 379–384

Fietkau R et al: Postopertive concurrent radiochemotherapy versus radiotherapy in high risk SCCA of the head and neck: Results of the German phase III trial ARO 96-3 (2006) ASCO Annual Meeting Abstract-No. 5507

Flentje M, Wannenmacher M: Kehlkopf: In E Scherer and H Sack (eds.), Strahlentherapie – Radiologische Onkologie, 4. ed, pp 389–400. Springer Berlin 1996

Fletcher GH: Elective irradiation of subclinical disease in cancers of the head and neck. Cancer 29 (1972) 1450–1454

Fletcher GH: Clinical dose response curve of subclinicl aggregates of epthelial cells and its practical application in the management of human cancers. In M Friedman (ed), Biological and clinical basis of radiosensitivity, pp 485–501. Charles C. Thomas, Springfield, IL 1974

Fletcher GH, Goepfert H: Larynx and priform sinus. In GH Fletcher (ed), Texbook of Radiotherapy, 3. ed, pp. 330–363. Lea & Febiger Philadelphia 1980

Foote RL, Grado GL, Buskirk SJ et al: Radiation therapy for glottic cancer using 6-MV photons. Cancer 77 (1996) 381–386

Foote RL, Olsen KD, Buskirk SJ et al: Laryngectomy alone for T3 glottic cancer. Head Neck 16 (1994) 406–412

Forastiere AA, Berkey B, Maor M et al: Phase III Trial to Preserve the Larynx: Induction Chemotherapy and Radiotherapy Versus Concomitant Chemoradiotherapy Versus Radiotherapy Alone, Intergroup Trial R91-11. Proc ASCO 20 (2001) (abstr 4)

Forastiere AA, Goepfert H, Maor M et al: Concurrent Chemotherapy and Radiotherapy for Organ Preservation in advanced laryngeal cancer. N Engl J Med Nov 27 349 22 (2003) 2091–2098

Forastiere AA, Maor M, Weber RS et al: Long-term results of Intergroup RTOG 91-11: A phase III trial to preserve the larynx--Induction cisplatin/5-FU and radiation therapy versus concurrent cisplatin and radiation therapy versus radiation therapy. J Clin Oncol, 2006 Proc ASCO Part I. Vol 24, No 18S June 20 Supplement (2006) 5517

Fouret P, Monceaux G, Temam S et al: Human papillomavirus in head and neck squamous cell carcinomas in nonsmokers. Arch Otolaryngol Head Neck Surg May 123(5) (1997) 513–6

Fu KK, Pajak TF, Marcial VA et al: Late effects of hyperfractionated radiotherapy for advanced head and neck cancer: long-term follow-up results of RTOG 83-13 see comments. Int J Radiat Oncol Biol Phys 32 (1995) 577–588

Fu KK, Woodhouse RJ, Quivey JM et al: The significance of laryngeal edema following radiotherapy of carcinoma of the vocal cord. Cancer 49 (1982) 655–658

Ganly I, Patel SG, Matsuo J et al: Results of surgical salvage after failure of definitive radiation therapy for early-stage squamous cell carcinoma of the glottic larynx. Arch Otola-ryngol Head Neck Surg Jan 132(1) (2006) 59–66

Ganly I, Patel S, Matsuo J et al: Postoperative complications of salvage total laryngectomy Cancer May 15 103(10) (2005) 2073–81

Geets X, Tomsej M, Lee JA et al: Adaptive biological image-guided IMRT with anatomic and functional imaging in pharyngo-laryngeal tumors: Impact on target volume delineation and dose distribution using helical tomotherapy Radiother Oncol 85 (2007) 105–115

Gillison ML, Koch WM, Capone RB et al: Evidence for a causal association between human papillomavirus and a subset of head and neck cancers.J Natl Cancer Inst May 3;92 (9)(2000) 709–20

Gorgoulis VG, Zacharatos P, Kotsinas A et al: Human papilloma virus (HPV) is possibly involved in laryngeal but not in lung carcinogesis. Hum Pathol Mar 30 (3) (1999) 274–83

Gregoire V, Levendag P, Ang KK et al: CT-based delineation of lymph node levels and related CTVs in the node-negative neck: DAHANCA, EORTC, GORTEC, NCIC,RTOG consensus guidelines Radiother Oncol 69 (2003) 227–236

Harwood AR: Cancer of the larynx--the Toronto experience. J Otolaryngol (Suppl 11) (1982) 1–21

Harwood AR, Beale FA, Cummings BJ et al: T3 glottic cancer: an analysis of dose time-volume factors. Int J Radiat Oncol Biol Phys 6 (1980) 675–680

Harwood AR, Beale FA, Cummings BJ et al: T2 glottic cancer: an analysis of dose-time-volume factors. Int J Radiat Oncol Biol Phys 7 (1981) 1501–1505

Harwood AR, Tierie A: Radiotherapy of early glottic cancer--II. Int J Radiat Oncol Biol Phys 5 (1979) 477–482

Haugen H, Johansson KA, Mercke C: Hyperfractionated-accelerated or conventionally fractionated radiotherapy for early glottic cancer. Int J Radiat Oncol Biol Phys 52 (2002) 109–119

Hehr T, Budach W, Belka C et al: Alternating radio-chemotherapy with docetaxel/DDP and involved field radiotherapy fpr recurrent, inoperable, and previously irradiated head and neck cancer. Eur J Cancer 37(S6) (2001) S107 Abstract

Hehr T, Classen J, Schrec U et al: Selective lymph node dissection following hyperfractionated accelerated radio-(chemo-)therapy for advanced head&neck cancer. Strahlenther Onkol (2002)

Hillman RE, Walsh MJ, Wolf GT et al: Functional outcomes following treatment for advanced laryngeal cancer. Part I – Voice preservation in advanced laryngeal cancer. Part II – Laryngectomy rehabilitation: the state of the art in the VA System. Research Speech-Language Pathologists. Department of Veterans Affairs Laryngeal Cancer Study Group. Ann Otol Rhinol Laryngol (Suppl 172) (1998) 1–27

Hinerman RW, Morris CG, Amdur RJ et al: Surgery and postoperative radiotherapy for squamous cell carcinoma of the larynx and pharynx. Am J Clin Oncol Dec 29(6) (2006) 613–21

Hliniak A, Gwiazdowska B, Szutkowski et al: A multicentre randomised/controlled trial of a conventional versus modestly accelerated radiotherapy in the laryngeal cancer: influence of a 1 week shortening overall time. Radiother Oncol 62 (2002) 1–10

Hong WK, Lippman SM, Wolf GT: Recent advances in head and neck cancer – larynx preservation and cancer chemoprevention: the Seventeenth Annual Richard and Hin-da Rosenthal Foundation Award Lecture. Cancer Res 53 (1993) 5113–5120

Horiot JC, Le Fur R, N'Guyen T et al: Hyperfractionation versus conventional fractionation in oropharyngeal carcinoma: final analysis of a randomized trial of the EORTC cooperative group of radiotherapy. Radiother Oncol 25(4) (1992) 231–41

Johansen LV, Grau C, Overgaard J: Glottic carcinoma-pattersn of failure and salvage treatment after curative radiotherapy in 861 consecutive patients. Radiother Oncol Jun 63(3) (2002) 257–67

Johnson JT, Barnes EL, Myers EN et al: The extracapsular spread of tumors in cervical node metastasis. Arch Otolaryngol 107 (1981) 725–729

Kowalski LP, Batista MB, Santos CR et al: Prognostic factors in T3,N0-1 glottic and transglottic carcinoma. A multifactorial study of 221 cases treated by surgery or radiotherapy. Arch Otolaryngol Head Neck Surg 122 (1996) 77–82

Lindberg R: Distribution of cervical lymph node metastases from squamous cell carcinoma of the upper respiratory and digestive tracts. Cancer 29 (1972) 1446–1449

Lustig RA, MacLean CJ, Hanks GE et al: The Patterns of Care Outcome Studies: results of the National practice in carcinoma of the larynx. Int J Radiat Oncol Biol Phys 10 (1984) 2357–2362

Mahieu HF, Peeters AJ, Snel F et al: Transoral endoscopic surgery for early glottic cancer. Procof the Fifth Internatinal Conference on Head and Neck Cancer, San Francisco, July 29 – Aug 2 (2000) 165–172

Mendenhall WM: T3-4 squamous cell carcinoma of the larynx treated with radiation therapy alone. Semin Radiat Oncol 8 (1998) 262–269

Mendenhall WM, Amdur RJ, Morris CG et al: T1–T2N0 squamous cell carcinoma of the glottic larynx treated with radiation therapy. J Clin Oncol 19 (2001) 4029–4036

Mendenhall WM, Million RR, Stringer SP et al: Squamous cell carcinoma of the glottic larynx: a review emphasizing the University of Florida philosophy. South Med J 92 (1999) 385–393

Mendenhall WM, Parsons JT, Mancuso et al: Definitive radiotherapy for T3 squamous cell carcinoma of the glottic larynx. J Clin Oncol 15 (1997) 2394–2402

Mendenhall WM, Parsons JT, Mancuso, AA et al: Head and neck: Management of the neck. In CA. Perez and LW Brady (eds), Principles and Practice of Radiation Oncology, 3 ed, pp 1135–1156. Lippincott-Raven Philadelphia 1998

Mendenhall WM, Parsons JT, Mancuso AA et al: Larynx. In CA Perez and LW Brady (eds), Principles and Practice of Radiation Oncology, 3 ed, pp 1069–1094. Lippincott-Raven Philadelphia 1998

Motta G, Esposito E, Motta S et al: CO(2) laser surgery in the treatment of glottic cancer. Head Neck Aug 27(8) (2005) 733

Nguyen-Tan PF, Le QT, Quivey JM et al: Treatment results and prognostic factors of advanced T3-4 laryngeal carcinoma: the University of California, San Francisco (UCSF) and Stanford University Hospital (SUH) experience. Int J Radiat Oncol Biol Phys 50 (2001) 1172–1180

Nomiya T, Nemoto K, Wada H et al: Long-term results of radiotherapy for T1a and T1bN0M0 glottic carcinoma. Laryngoscope Aug 118(8) (2008) 1417–21

Overgaard J, Hansen HS, Overgaard M et al: A randomized double-blind phase III study of nimorazole as a hypoxic radiosensitizer of primary radiotherapy in supraglottic larynx and pharynx carcinoma. Results of the Danish Head and Neck Cancer Study (DAHANCA) Protocol 5–85, Radiother Oncol 46 (1998) 135–146

Parsons JT: The effect of radiation on normal tissue of the head and neck. In Million RR and Cassisi NJ (eds) Management of head and neck cancer, 2. ed, Lippincott Philadelphia 1994, pp 245–289

Parsons JT, Greene BD, Speer TW et al: Treatment of early and moderately advanced vocal cord carcinoma with 6-MV X-rays. Int J Radiat Oncol Biol Phys 50 (2001) 953–959

Parsons JT, Mendenhall WM, Stringer SP et al: Twice-a-day radiotherapy for squamous cell carcinoma of the head and neck: the University of Florida experience. Head Neck 15 (1993) 87–96

Peters LJ, Goepfert H, Ang KK et al: Evaluation of the dose for postoperative radiation therapy of head and neck cancer: first report of a prospective randomized trial (see comments). Int J Radiat Oncol Biol Phys 26 (1993) 3–11

Pignon JP, Bourhis J, Domenge C et al: Chemotherapy added to locoregional treatment for head and neck squamous-cell carcinoma: three meta-analyses of updated individual data. MACH-NC Collaborative Group. Meta-Analysis of Chemotherapy on Head and Neck Cancer. Lancet 355 (2000) 949–955

Randall ME, Springer DJ, Raben M: T1–T2 carcinoma of the glottis: relative hypofractionation. Radiology 179 (1991) 569–571

Richard JM, Sancho-Garnier H, Pessey JJ et al: Randomized trial of induction chemotherapy in larynx carcinoma. Oral Oncol 34 (1998) 224–228

Roos UM, Kempf HG, Zenner, HP: Adjuvant and drug therapy of chronic pain in the head and neck area. Laryngorhinootologie 71 (1992) 53–58

Roth SL, Bertram G, Stützner H et al: Strahlenbehandlung des frühen supraglottischen Karzinoms. II. Strahlenbehandlung des frühen Stimmbandkarzinoms. Ergebnisse der Kölner Universitätskliniken. In: Steiner W, Reck R, Dühmke E (eds) Funktionserhaltende Therapie des frühen Larynxkarzinoms, Thieme Stuttgart 1990 pp 39–56.

Rovirosa A, Biete A: Considering quality of voice in early vocal cord carcinoma. Radiother Oncol 56 (2000) 271–272

Rudoltz MS, Benammar A, Mohiuddin M: Prognostic factors for local control and survival in T1 squamous cell carcinoma of the glottis. Int J Radiat Oncol Biol Phys 26 (1993) 767–772

Rutkowski T: The prognostic value of hemoglobin concentration in postoperative radiotherapy of 835 patients with laryngeal cancer. Int J Radiat Oncol Biol Phys 69(4) (2007) 1018–23. Epub 2007 Aug 22

Sack H, Thesen N: Bestrahlungsplanung. Thieme Stuttgart 1993

Schwartz DL, Rajendran J, Yueh B et al: FDG-PET Prediction of head and neck squamous cell cancer outcomes. Arch Otolaryngol Head Neck Surg 130 (2004) 1361–1367

Schwartz JL, Rotmensch J, Beckett MA et al: X-ray and cis-diamminedichloroplatinum(II) cross-resistance in human tumor cell lines. Cancer Res 48 (1988) 5133–5135

Sessions RB, Harrison LB, Forastiere AA: Tumors of the larynx and hypopharynx. In DeVita VT, Hellman S, SA Rosenberg (eds) Cancer – Principles and practice of oncology, 6th ed, pp 861–886. Lippincott Philadelphia 2001

Sessions DG, Lennox J, Spector GJ et al: Management of T3N0M0 glottic carcinoma: therapeutic outcomes. Laryngoscope. 2002 Jul;112(7 Pt 1): 1281–8

Sllamniku B, Bauer W, Painter C et al: The transformation of laryngeal keratosis into invasive carcinoma. Am J Otolaryngol 10 (1989) 42–54

Spencer SA, Harris J, Wheeler RH et al: RTOG 96-10: reirradiation with concurrent hydroxyurea and 5-fluorouracil in patients with squamous cell cancer of the head and neck. Int J Radiat Oncol Biol Phys 51 (2001) 1299–1304

Steiner W: Results of curative laser microsurgery of laryngeal carcinomas. Am J Otolaryngol Mar–Apr 14(2) (1993) 116–21

Stewart JG, Brown JR, Palmer MK et al: The management of glottic carcinoma by primary irradiation with surgery in reserve. Laryngoscope 85 (1975) 1477–1484

Terhaard CH, Karim AB, Hoogenraad WJ et al: Local control in T3 laryngeal cancer treated with radical radiotherapy, time dose relationship: the concept of nominal standard dose and linear quadratic model. Int J Radiat Oncol Biol Phys 20 (1991) 1207–1214

Terhaard CH, Snippe K, Ravasz LA et al: Radiotherapy in T1 laryngeal cancer: prognostic factors for locoregional control and survival, uni- and multivariate analysis. Int J Radiat Oncol Biol Phys 21 (1991) 1179–1186

Terrell JE, Fisher SG, Wolf GT: Long-term quality of life after treatment of laryngeal cancer. The Veterans Affairs Laryngeal Cancer Study Group. Arch.Otolaryngol. Head Neck Surg 124 (1998) 964–971

Thariat J, Bruchon Y, Bonnetain F et al: Conservative treatment of early glottic carcinomas with exclusive radiotherapy. Cancer Radiother Oct 8(5) (2004) 288–96

The Department of Veterans Affairs Laryngeal Cancer Study Group. Induction chemotherapy plus radiation compared with surgery plus radiation in patients with advanced laryngeal cancer. N Engl J Med 324 (1991) 1685–690

Torrente MC, Ojeda JM: Exploring the relation between human papilloma virus and larynx cancer. Acta Oto-Laryngologica 127 (2007) 900–906

Vermund H: Role of radiotherapy in cancer of the larynx as related to the TNM system of staging. A review. Cancer 25 (1970) 485–504

Vogl TJ, Mack MG, Gstöttner W: Kopf-Hals-Karzinom Bildgebende Diagnostik. Onkologe 7 (2001) 477–490

Wang CC: Radiation therapy of laryngeal tumors: Curative radiation therapy. In Thawley SE, Panje WR (eds): Comprehensive management of head and neck tumors, pp 906–919 Saunders Philadelphia 1987

Wang CC: The enigma of accelerated hyperfractionated radiation therapy for head and neck cancer. Int J Radiat Oncol Biol Phys 14 (1988) 209–210

Wang CC, Suit HD, Blitzer PH: Twice-a-day radiation therapy for supraglottic carcinoma. Int J Radiat Oncol Biol Phys 12 (1986) 3–7

Warde P, O'Sullivan B, Bristow RG et al: T1/T2 glottic cancer managed by external beam radiotherapy: the influence of pretreatment hemoglobin on local control. Int J Radiat Oncol Biol Phys 41 (1998) 347–353

Wendt CD, Peters LJ, Ang KK et al: Hyperfractionated radiotherapy in the treatment of squamous cell carcinomas of the supraglottic larynx. Int J Radiat Oncol Biol Phys 17 (1989) 1057–1062

Wenig BL, Berry BW,: Management of patients with positive surgical margins after vertical hemilaryngectomy. Arch Otolaryngol Head Neck Surg 121 (1995) 172–175

Withers HR, Taylor JM, Maciejewski B: The hazard of accelerated tumor clonogen repopulation during radiotherapy. Acta Oncol 27 (1988) 131–146

Wolf GT: Commentary: phase III trial to preserve the larynx: induction chemotherapy and radiotherapy versus concurrent chemotherapy and radiotherapy versus radiotherapy-intergroup trial R91-11. J Clin Oncol 19 (2001) 28S–31S

Woodhouse RJ, Quivey JM, Fu KK et al: Treatment of carcinoma of the vocal cord. A review of 20 years experience. Laryngoscope 91 (1981) 1155–1162

Yamasaki H, Nishiyama K, Tanaka E et al: Radiotherapy for early glottic carcinoma (T1N0M0): results of prospective randomised study of radiation fraction size and overall treatment time. Int J Radiat Oncol Biol Phys 64 (1) (2006) 77–82

Yuen A, Medina JE, Goepfert H et al: Management of stage T3 and T4 glottic carcinomas. Am J Surg 148 (1984) 467–472

274

Ch. Rübe
M. Niewald
M. Bloching

Halslymphknotenmetastasen bei unbekanntem Primärtumor

Zervikal lymphogen metastasierte Tumorerkrankungen, deren Primärlokalisation trotz systematischer Diagnostik zum Zeitpunkt der Tumordiagnose nicht identifiziert werden kann (englisch „CUP" oder „cancer of unknown primary") sind selten und finden sich bei 2–9 % aller Kopf-Hals-Tumoren. Histologisch handelt es sich überwiegend um Plattenepithelkarzinome (65–76 %), gefolgt von undifferenzierten Karzinomen (22 %) und Adenokarzinomen (13 %) (Boscolo-Rizzo et al. 2007). Befallen werden überwiegend die Lymphknotenlevel II und III, während eine Beteiligung der Level I, IV und V weitaus seltener ist. In lediglich 25 % der Fälle sind mehrere Lymphknotenregionen betroffen (15 % ipsilateral, 10 % kontralateral), der mittlere Lymphknotendurchmesser wird mit ca. 5 cm angegeben (Jesse et al. 1973; Jereczek-Fossa et al. 2004). Der Lymphknotenbefall kann in der Mehrzahl der Fälle als „N2" klassifiziert werden.

Tabelle I. Lokalisation von Lymphknotenmetastasen und potenzieller Primärtumorsitz (modifiziert nach Million et al. 1994; Wang 1997).

Befallene Lymph-knotenregion	Potenzieller Sitz des Primärtumors
Präaurikulär	Haut, Parotis
Submental (Level I)	Nase, Lippe, Zunge, vorderer Mundboden
Submandibulär (Level I)	Lippe, Zunge, Mundboden, Nasennebenhöhlen, Tränensack
Kraniojugulär (Level II)	Nasopharynx, Oropharynx, Tränendrüse
Subdigastrisch (Level III)	Dorsale Mundhöhle, Tonsillen, weicher Gaumen, Zungengrund, oberer Hypopharynx
Mediojugulär (Level III)	Zungenkörper, Larynx, Hypopharynx, Schilddrüse
Tief jugulär (Level IV)	Larynx, Hypopharynx, zervikaler Ösophagus
Supraklavikulär	Schilddrüse, Lunge, Ösophagus

Metastasen im oberen und mittleren Halsbereich sind am häufigsten auf klassische Kopf-Hals-Tumoren zurückzuführen (70–80 % (Doty et al. 2006)), während tief jugulär (Level IV) bzw. supraklavikulär gelegene Tumoren eher auf Primarii im Bereich des Thorax (z. B. Lungen- oder Ösophaguskarzinome) hindeuten (Jereczek-Fossa et al. 2004). Die exakte Lokalisation der Lymphknotenmetastase kann weitere Hinweise auf die mögliche Lage des Primärtumors geben (Tabelle I). Dieses Kapitel behandelt die Situationen mit LK-Befall im oberen und mittleren Halsdrittel, bei denen von einem unbekannten Primärtumor im Kopf-Hals-Bereich ausgegangen werden kann.

Die genaue Zuordnung der befallenen Lymphknoten zu den verschiedenen Regionen ist deshalb von Bedeutung, weil sich speziell bei isoliertem Lymphknotenbefall die Ausdehnung des Zielvolumens der Strahlentherapie an der wahrscheinlichen Lage des okkulten Primärtumors orientiert. So ist es z. B. bei Befall eines submentalen Lymphknotens (Level I) unwahrscheinlich, dass der Primärtumor im Bereich des Nasopharynx gelegen ist und das Zielvolumen kann sich auf Mundboden und Zunge beschränken, was große Anteile des Pharynx ausspart und mit einer deutlich geringen Toxizität einhergeht.

Klinisches Bild und diagnostisches Vorgehen

Das klinische Bild manifestiert sich in einer in der Regel vom Patienten selbst getasteten nicht schmerzhaften Schwellung am Halsbereich. Ein konsekutives Lymphödem kann zur Schwellung im Bereich der lateralen Pharynxwand und/oder der Tonsillenregion führen. Das diagnostische Vorgehen besteht in einer Kombination aus klinischen, bildgebenden und histologischen Untersuchungen und ist in Tabelle II zusammengefasst.

Die Panendoskopie unter Vollnarkose wird von der Mehrzahl der Autorengruppen als Bestandteil der

Tabelle II. Diagnostisches Vorgehen.

Abfolge der diagnostischen Maßnahmen
Anamnese
Körperliche Untersuchung einschließlich Spiegeluntersuchung, Inspektion und Palpation des Halses und der gesamten peripheren Lymphknotenstationen
Lymphknotenbiopsie
Panendoskopie mit multiplen systematischen Biopsien
Tonsillektomie, ggf. superfizielle Laserresektion des Zungengrundes
Sonographie des Halses
CT oder MRT Kopf-Hals mit KM
FDG-PET bzw. PET-CT
Rö-Thorax in 2 Ebenen

Standarddiagnostik empfohlen. Sie umfasst die direkte Laryngoskopie, eine starre oder besser flexible Ösophago- und Bronchoskopie sowie eine Inspektion des gesamten Pharynx und der Mundhöhle. Gezielte Biopsien werden aus verdächtig erscheinenden Schleimhautregionen entnommen, ansonsten werden im Nasopharynx (Kürettage), dem Zungengrund (ggf. über eine Laserresektion) und dem Hypopharynx im Bereich des Sinus piriformis und der Postkrikoidregion systematische Biopsien durchgeführt (Haas et al. 2002; Mahoney et al. 2005; Mendenhall et al. 2001). Bei klinisch und bildgebend unauffälligen Befunden können Primärtumoren bei 12–17 % der Patienten identifiziert werden, bei suspekten Befunden erhöht sich diese Rate auf 52–65 % (Mendenhall et al. 1998). Die einseitige oder beidseitige Tonsillektomie wird in einer Vielzahl von Zentren regelmäßig durchgeführt; hierbei werden bis zu 25 % der Primärtumoren gefunden, insbesondere bei einem Befall der subdigastrischen gefolgt von den submandibulären und den mittleren jugulären Lymphknoten (Jereczek-Fossa et al. 2004; Koch et al. 2001).

Die F-18-FDG-Positronenemissionstomographie (FDG-PET) hat in den letzten Jahren zunehmend an Bedeutung gewonnen. Bereits in älteren (zwischen 1997 und 2000 erschienenen) Publikationen wurde festgestellt, dass mit Hilfe des PET bei 8–53 % der Patienten der bislang unbekannte Primärtumor gefunden werden kann (Johansen et al. 2002; Nieder et al. 2001). In neueren Publikationen konnte eine Sensitivität des PET für die Erkennung unbekannter Primärtumoren zwischen 50 % bis zu 98 % sowie eine Spezifität zwischen 80 und 94 % festgestellt werden (Johansen et al. 2008; Paul et al. 2007; Regelink et al.

2002; Stoeckli et al. 2003). Erste Ergebnisse aus der Anwendung des PET-CT sind publiziert; diese Untersuchungstechnik bietet neben der genaueren bildmorphologischen Zuordnung des PET-positiven Befundes die Möglichkeit der Einbindung z. B. in die Bestrahlungsplanung.

Die Bestimmung von Tumormarkern erbringt in der Regel keine wegweisenden Zusatzinformationen und kann unterbleiben.

Allgemeine Grundlagen der Therapie

Operatives Vorgehen

Nach Komplettierung der Primärtumorsuche und histologischer Sicherung durch Punktion bzw. Biopsie erfolgt bei Vorliegen eines malignen epithelialen Tumors und Operabilität die ipsilaterale Lymphknotendissektion in Abhängigkeit von der Tumorausdehnung als modifiziert radikale oder radikale neck dissection. Die operative Herangehensweise an die kontralaterale – klinisch unauffällige – Halsseite im Sinne einer selektiven neck dissection ist nicht obligat und kann bei fortgeschrittenen ipsilateralen Lymphknotenmetastasen in Level I und II als Alternative zur elektiven Bestrahlung erwogen werden; die erhöhte Nebenwirkungsrate, insbesondere Lymphödeme, sollte hierbei Berücksichtigung finden (Mendenhall et al. 1986; Werner et al. 2001).

Ob bei N1-Befall die Strahlentherapie in suffizienter Dosierung und Fraktionierung als primäre Behandlung der Operation gleichwertig sein kann, ist nicht gesichert, wird aber von verschiedenen retrospektiven Auswertungen nahe gelegt und ist im Einzelfall zu prüfen (Aslani et al. 2007; Mendenhall et al. 1984).

Bei primärer technischer Inoperabilität und/oder Residualbefund sollte die Operationsindikation nach einer Strahlentherapie erneut geprüft werden.

Strahlentherapie

Als Therapieoptionen stehen einerseits die Strahlentherapie des gesamten Pharynxschlauches und der beidseitigen zervikalen Lymphabflusswege, andererseits die alleinige ipsilaterale zervikale Strahlentherapie zur Verfügung. Retrospektive Untersuchungen legen nahe, dass die großvolumige Variante zu höheren lokalen Kontroll- und Überlebensraten führt (Carlson et al. 1986; Reddy und Marks 1997), andere konnten dies nicht nachweisen (Jereczek-Fossa et al. 2004). Prospektive Untersuchungen zu diesem Thema fehlen bislang. Die EORTC-Studie 24001 (Randomisierung selektive (ipsilaterale) vs. ausgedehnte (bilaterale) Strahlentherapie) soll hier Klärung erbringen; die Rekrutierung ist beendet, Ergebnisse sind noch nicht verfügbar.

Die Begrenzung des Zielvolumens auf Mundboden oder Zunge oder die unteren Anteile des Pharynxschlauches ist bei Lymphknotenlokalisationen zulässig, die den Sitz des Primärtumors im Bereich des Oropharynx und/oder Nasopharynx unwahrscheinlich machen: hierzu gehören der jeweils alleinige Befall in den submandibulären oder submentalen sowie der mediojugulären oder tief jugulären Lymphknoten (Wang 1997). Bei allen anderen Befallsmustern bzw. bei Befall mehrerer Lymphknotenstationen wird die Strahlenbehandlung des gesamten Pharynxschlauches und der beidseits zervikalen Lymphknoten empfohlen. Der Einschluss des Larynx in das Zielvolumen ist aufgrund der Seltenheit der Primärtumorlokalisation in diesem Bereich und der zu erwartenden Toxizität nicht sinnvoll (Barker et al. 2005).

Radiochemotherapie

Einige Publikationen der letzten Jahre deuten darauf hin, dass mit einer simultanen Radiochemotherapie Überlebensraten zu erreichen sind, die denjenigen der alleinigen Strahlenbehandlung vergleichbar, viel-leicht sogar leicht überlegen sind (Argiris et al. 2003; Shehadeh et al. 2006). Die Radiochemotherapie hat jedoch bisher in der Behandlung von Halslymphknotenmetastasen bei unbekanntem Primärtumor außerhalb von Studien speziell bei R0-Resektion im LK-Bereich und fehlenden Risikofaktoren keinen gesicherten Stellenwert.

Bestrahlungstechnik und Dosierung

Die Bestrahlungstechnik entspricht prinzipiell derjenigen bei postoperativer Strahlenbehandlung von Kopf-Hals-Tumoren. Nach R0-Resektion im Bereich der Lymphknotenmetastase erfolgt die Strahlenbehandlung in CT-geplanter konformaler 3-D-Technik unter Einschluss des Nasopharynx, Oropharynx und ggf. Teilen des Hypopharynx (Abbildungen 1–4). Ein Einschluss der Mundhöhle in das Zielvolumen ist mit Ausnahme des Befalls von submandibulären Lymphknoten nicht indiziert. In Standardtechnik erfolgt die Behandlung über laterale Gegenfelder; zur Schonung des Rückenmarkes erfolgt eine Feldteilung ab 36–40 Gy; im dorsalen Feldanteil wird eine Aufsättigung mit Elektronen einer individuell adaptierten Energie vorgenommen. Der kaudale Anteil der zervikalen Lymphabflussgebiete wird über ein ventrales Halsfeld mit individuell berechnetem Rückenmarkssteg und Larynxblock bestrahlt.

Bei mediojugulärem (Level III) oder tief jugulärem (Level IV) Befall kann der Hypopharynx in die lateralen Gegenfelder eingeschlossen werden. Aufgrund

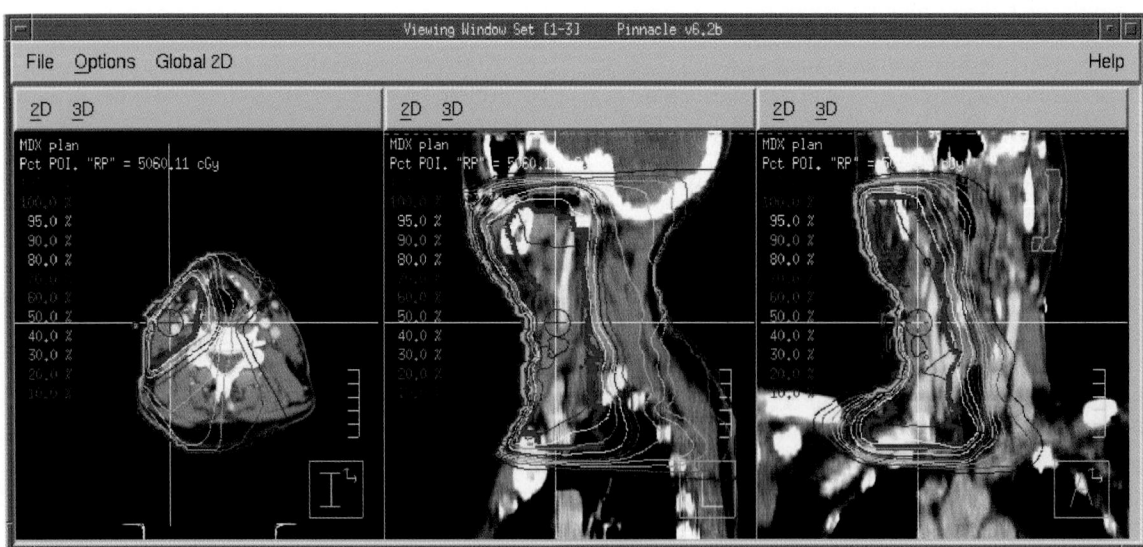

Abbildung 1. Standardtechnik: Konformale unilaterale 3-D-Planung zur Bestrahlung der befallenen Halsseite: Dosisverteilung in drei Ebenen (Vier-Felder-Technik, 6-MV-Photonen).

der Toxizitätserhöhung durch diese Felder unter Einschluss des Larynx ist die Indikation zur tiefen Feldteilung jedoch sehr streng zu stellen (Erkal et al. 2001).

Die empfohlene Dosis liegt für den Bereich der ehemals befallenen Lymphknotenregion und den vermuteten Sitz des Primärtumors bei 54–64 Gy. Im adjuvanten Bereich liegt die Dosis bei 46–50 Gy. In besonderen Risikosituationen (marginale Resektion, R1-Resektion, ausgedehnte Lymphangiosis carcinomatosa, extrakapsuläres Wachstum) kann lokal kleinvolumig auf 66–70 Gy aufgesättigt werden. Die Einzeldosis liegt bei 1,8–2,0 Gy in konventioneller Fraktionierung.

Intensitätsmodulierte Radiotherapie (IMRT)

Zum Einsatz der IMRT bei der Behandlung von Lymphknotenmetastasen bei unbekanntem Primärtumor liegen keine Daten vor, die anhand größerer Patientenkollektive eine evidenzbasierte Beurteilung dieser Technik erlauben. Prinzipiell bietet sich einerseits durch die Möglichkeit der Schonung der kontralateralen Glandula parotis bei einseitigem LK-Befall die attraktive Chance der Vermeidung der ausgeprägten Xerostomie. Andererseits besteht speziell bei unbekannter Lokalisation des Primärtumors die Gefahr eines „geographic miss" bzw. der Unterdosierung von Teilen vor allem des Oropharynx bei weniger homogener Dosisverteilung im Rahmen einer IMRT. Da trotz der fehlenden Datenlage die IMRT aufgrund des deutlich besseren Toxizitätsprofils bei der Behandlung von Lymphknotenmetastasen bei unbekanntem Primärtumor Einsatz findet, werden retrospektive Rezidivanalysen die Wertigkeit der IMRT bei dieser Indikation zeigen müssen (Mendenhall et al. 2006).

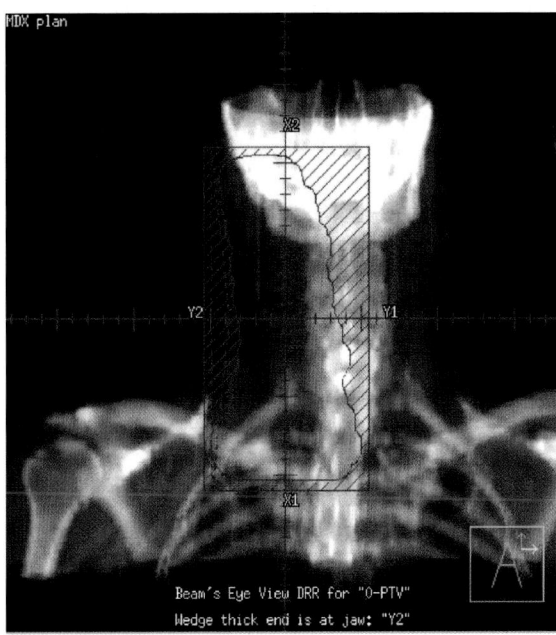

Abbildung 2. Standardtechnik: Unilaterale Bestrahlung der befallenen Halsseite: Beispiel für ein DRR.

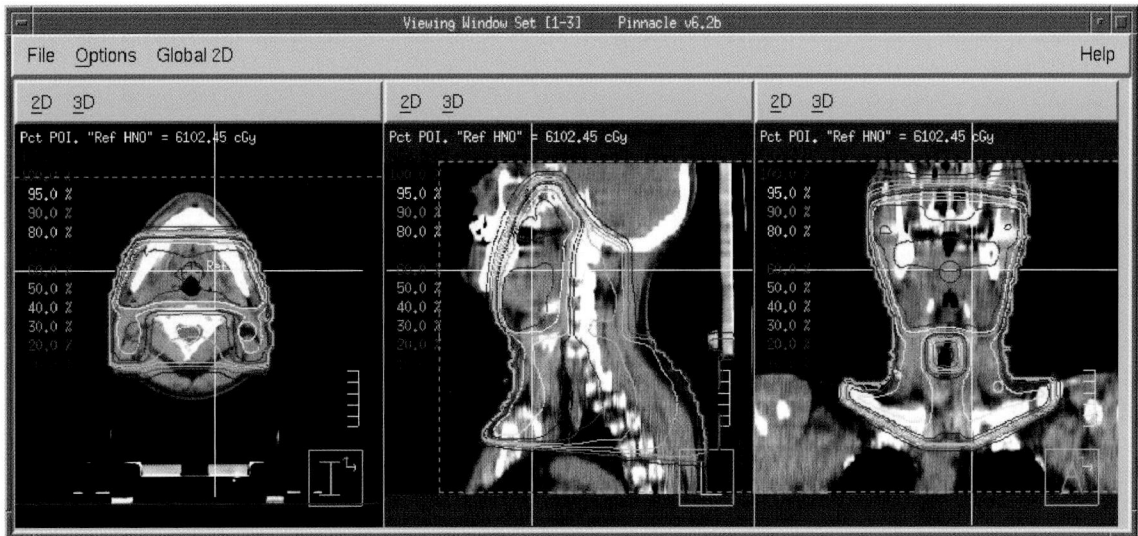

Abbildung 3. Standardtechnik: Konformale 3-D-Planung zur Bestrahlung des Halses bilateral, Pharynxschlauch in das Zielvolumen inkludiert: Dosisverteilung in drei Ebenen (Sieben-Felder-Technik, im Pharynxbereich irreguläre Gegenfelder, dorsale Feldreduktion nach 30 Gy, Aufsättigung im Level V durch Elektronen. In der Supraklavikularregion ventrales Stehfeld mit Larynxblock – 6-MV-Photonen und Elektronen).

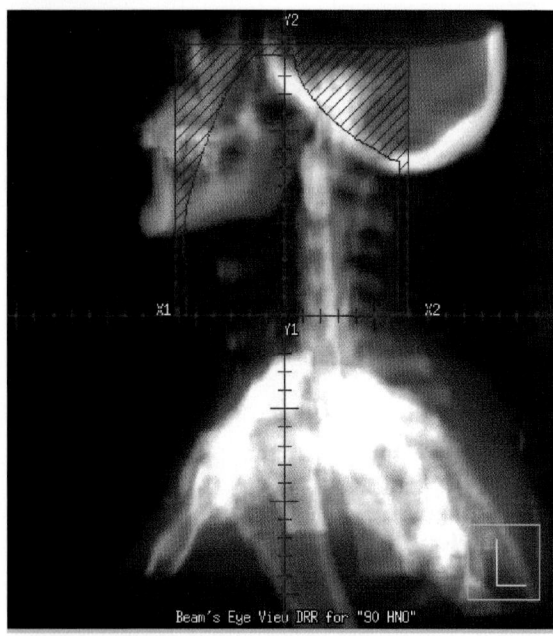

Abbildung 4. Standardtechnik: Bilaterale Bestrahlung des Halses und des Pharynxschlauches – Beispiel für ein DRR der offenen Gegenfelder.

Ergebnisse

Die Prognose von Patienten mit Halslymphknotenmetastasen eines unbekannten Primärtumors ist im Vergleich zu anderen Tumorentitäten des Kopf-Hals-Bereiches günstig. Die Fünfjahres-Überlebensrate liegt in Abhängigkeit vom Ausmaß des Lymphknotenbefalls (Zahl der befallenen Lymphknoten, Fixierung der Lymphknoten, extrakapsuläre Ausbreitung, Art der Operation), dem histopathologischen Differenzierungsgrad und der durchgeführten Therapie zwischen 22 und 67 % (Boscolo-Rizzo et al. 2007; Christiansen et al. 2005; Doty et al. 2006; Friesland et al. 2001; Hauswald et al. 2008; Issing et al. 2003; Jereczek-Fossa et al. 2004; Mahoney et al. 2005; Weber et al. 2001). Die lokalen Kontrollraten nach fünf Jahren liegen zwischen 34 und 80 % (Christiansen et al. 2005; Hausmann et al. 2008; Jereczek-Fossa et al. 2004), wobei insbesondere Jereczek-Fossa et al. (2004) darauf hinweisen, dass relativ hohe Rezidivraten von 32–66 % nach alleiniger neck dissection durch ipsilaterale Strahlentherapie auf 7–44 % und durch bilaterale Strahlentherapie auf 2–10 % gesenkt werden können. Die Rezidivrate durch Entwicklung eines enoralen Tumors im Schleimhautbereich ist mit 8–

10 % deutlich niedriger als die Rate von Rezidiven im Bereich der primär befallenen Lymphabflusswege mit ca. 10–20 % (Jereczek-Fossa et al. 2004; Mendenhall et al. 2001; Nieder et al. 2001; Wang 1997). Erkal et al. (2001) berichten, dass die Wahrscheinlichkeit des Auftretens eines sekundären mukosaständigen Karzinoms bei Patienten mit CUP-Syndrom nach großräumiger Bestrahlung sich nicht von dem operativ und/oder strahlentherapeutisch behandelter Patienten mit bekanntem Primärtumor unterscheidet. Bei Patienten ohne adjuvante Strahlentherapie finden sich während der Nachbeobachtungszeit häufiger Primärtumoren als bei bestrahlten (Carlson et al. 1986; Erkal et al. 2001). Die Inzidenz von kontralateralen Lymphknotenmetastasen liegt bei Nichtdurchführung einer Bestrahlung bzw. einer neck dissection des kontralateralen Lymphabflussgebietes bei ca. 15 % (Wang 1997). Die Rate von Fernmetastasen wird mit 11–33 % angegeben (Boscolo-Rizzo et al. 2007; Jereczek-Fossa et al. 2004).

Auf hohem Level evidenzbasierte prognostische Faktoren fehlen weiterhin. Wang et al. (1997) gehen davon aus, dass vor allem Patienten mit fortgeschrittener Lymphknotenmetastasierung von einer Strahlenbehandlung auch des Pharynxschlauches profitierten. Hauswald et al. stellten an einem retrospektiv betrachteten Kollektiv von 84 Patienten in einer multivariaten Analyse besonders das extrakapsuläre Wachstum sowie bei N2/N3-Befall die Durchführung von neck dissection und Tonsillektomie als prognostisch bedeutsam heraus (Hauswald et al. 2008). Friesland et al. fanden, dass eine neoadjuvante Strahlentherapie mit anschließender neck dissection eine ungünstigere Prognose erbrachte als die Operation mit adjuvanter Strahlentherapie (Friesland et al. 2001).

Nebenwirkungen

In Abhängigkeit von der Ausdehnung des Zielvolumens und der gewählten Bestrahlungstechnik sind die Xerostomie bei Einschluss der Ohrspeicheldrüsen in das Zielvolumen, dauerhafte Schluckbeschwerden oder Laryngitis bei Einschluss des Larynx oder Hypopharynx die häufigsten Nebenwirkungen, die den Patienten dauerhaft beeinträchtigen können (Erkal et al. 2001). Ansonsten entspricht das Nebenwirkungsspektrum dem der Radiotherapie von Kopf-Hals-Tumoren anderer Lokalisationen.

Schlüsselliteratur

Ang KK, Garden AS: Neck node metastasis from unknown primary. In: Ang KK, Garden AS (eds): Radiotherapy for head and neck cancers – Indications and techniques. Lippincott Williams & Wilkins Philadelphia 2002

Aslani M, Sultanem K, Voung T et al: Metastatic carcinoma to the cervical nodes from an unknown head and neck primary site: Is there a need for neck dissection? Head Neck 29 (2007) 585–590

Carlson LS, Fletcher GH and Oswald MJ: Guidelines for radiotherapeutic techniques for cervical metastases from an unknown primary. Int J Radiat Oncol Biol Phys 12 (1986) 2101–2110

Jereczek-Fossa BA, Jassem J and Orecchia R: Cervical lymph node metastases of squamous cell carcinoma from an unknown primary. Cancer Treat Rev 30 (2004) 153–164

Mendenhall WM, Mancuso AA, Amdur RJ et al: Squamous cell carcinoma metastatic to the neck from an unknown head and neck primary site. Am J Otolaryngol 22 (2001) 261–267

Mendenhall WM, Mancuso AA, Parsons JT et al: Diagnostic evaluation of squamous cell carcinoma metastatic to cervical lymph nodes from an unknown head and neck primary site. Head Neck 20 (1998) 739–744

Nieder C, Gregoire V, Ang KK: Cervical lymph node metastases from occult squamous cell carcinoma: cut down a tree to get an apple? Int J Radiat Oncol Biol Phys 50 (2001) 727–733

Reddy SP, Marks JE: Metastatic carcinoma in the cervical lymph nodes from an unknown primary site: results of bilateral neck plus mucosal irradiation vs. ipsilateral neck irradiation. Int J Radiat Oncol Biol Phys 37 (1997) 797–802

Regelink G, Brouwer J, de Bree R et al: Detection of unknown primary tumours and distant metastases in patients with cervical metastases: value of FDG-PET versus conventional modalities. Eur J Nucl Med Mol Imaging 29 (2002) 1024–1030

Wang CC: Carcinoma in cervical node with unknown primary. In: Wang CC (eds): Radiation therapy of head and neck neoplasms. Wiley-Liss New York New York 1997

Gesamtliteratur

Ang KK, Garden AS: Neck node metastasis from unknown primary. In: Ang KK, Garden AS (eds): Radiotherapy for head and neck cancers – Indications and techniques. Lippincott Williams & Wilkins Philadelphia 2002

Argiris A, Smith SM, Stenson K et al: Concurrent chemoradiotherapy for N2 or N3 squamous cell carcinoma of the head and neck from an occult primary. Ann Oncol 14 (2003) 1306–1311

Aslani M, Sultanem K, Voung T et al: Metastatic carcinoma to the cervical nodes from an unknown head and neck primary site: Is there a need for neck dissection? Head Neck 29 (2007) 585–590

Barker CA, Morris CG, Mendenhall WM: Larynx-sparing radiotherapy for squamous cell carcinoma from an unknown head and neck primary site. Am J Clin Oncol 28 (5) (2005) 2445–8

Bhide S, Clark C, Harrington K et al: Intensity modulated radiotherapy improves target coverage and parotid gland sparing when delivering total mucosal irradiation in patients with squamous cell carcinoma of head and neck of unknown primary site. Med Dosim 32 (2007) 188–195

Boscolo-Rizzo P, Gava A, Da Mosto MC: Carcinoma metastatic to cervical lymph nodes from an occult primary tumor: the outcome after combined-modality therapy. Ann Surg Oncol 14 (2007) 1575–1582

Carlson LS, Fletcher GH, Oswald MJ: Guidelines for radiotherapeutic techniques for cervical metastases from an unknown primary. Int J Radiat Oncol Biol Phys 12 (1986) 2101–2110

Christiansen H, Hermann RM, Martin A et al: Neck lymph node metastases from an unknown primary tumor retrospective study and review of literature. Strahlenther Onkol 181 (2005) 355–362

Doty JM, Gossman D, Kudrimoti M et al: Analysis of unknown primary carcinomas metastatic to the neck: diagnosis, treatment, and outcomes. J Ky Med Assoc 104 (2006) 57–64

Erkal HS, Mendenhall WM, Amdur RJ, et al: Squamous cell carcinomas metastatic to cervical lymph nodes from an unknown head-and-neck mucosal site treated with radiation therapy alone or in combination with neck dissection. Int J Radiat Oncol Biol Phys 50 (2001) 55–63

Fleming AJ Jr, Smith SP Jr, Paul CM et al: Impact of [18F]-2-fluorodeoxyglucose-positron emission tomography/computed tomography on previously untreated head and neck cancer patients. Laryngoscope 117 (2007) 1173–1179

Freudenberg LS, Fischer M, Antoch G et al: Dual modality of 18F-fluorodeoxyglucose-positron emission tomography/computed tomography in patients with cervical carcinoma of unknown primary. Med Princ Pract 14 (2005) 155–160

Friesland S, Lind MG, Lundgren J et al: Outcome of ipsilateral treatment for patients with metastases to neck nodes of unknown origin. Acta Oncol 40 (2001) 24–28

Grau C, Johansen LV, Jakobsen J et al: Cervical lymph node metastases from unknown primary tumours: results from a national survey by the Danish Society for Head and Neck Oncology. Radiother Oncol 55 (2000) 121–129

Haas I, Hoffmann TK, Engers R et al: Diagnostic strategies in cervical carcinoma of an unknown primary (CUP). Eur Arch Otorhinolaryngol 259 (2002) 325–333

Hauswald H, Lindel K, Rochet N et al: Surgery with Complete Resection Improves Survival in Radiooncologically Treated Patients with Cervical Lymph Node Metastases from Cancer of Unknown Primary. Strahlenther Onkol 184 (3) (2008) 150–156

Issing WJ, Taleban B and Tauber S: Diagnosis and management of carcinoma of unknown primary in the head and neck. Eur Arch Otorhinolaryngol 260 (2003) 436–443

Jereczek-Fossa BA, Jassem J and Orecchia R: Cervical lymph node metastases of squamous cell carcinoma from an unknown primary. Cancer Treat Rev 30 (2004) 153–164

Jesse RH, Perez CA, Fletcher GH: Cervical lymph node metastasis: unknown primary cancer. Cancer 31 (1973) 854–859

Johansen J, Eigtved A, Buchwald C et al: Implication of 18F-fluoro-2-deoxy-D-glucose positron emission tomography on management of carcinoma of unknown primary in the head and neck: a Danish cohort study. Laryngoscope 112 (2002) 2009–2014

Johansen J, Buus S, Loft A et al: Prospective study of 18FDG-PET in the detection and management of patients with lymph node metastases to the neck from an unknown primary tumor. Results from the DAHANCA-13 study. Head Neck 30 (4) (2008) 471–8

Koch WM, Bhatti N, Williams MF et al: Oncologic rationale for bilateral tonsillectomy in head and neck squamous cell carcinoma of unknown primary source. Otolaryngol Head Neck Surg 124 (2001) 331–333

Lee N, Mechalakos J, Puri DR et al: Choosing an intensity-modulated radiation therapy technique in the treatment of head-and-neck cancer. Int J Radiat Oncol Biol Phys 68 (2007) 1299–1309

Mahoney EJ and Spiegel JH: Evaluation and management of malignant cervical lymphadenopathy with an unknown primary tumor. Otolaryngol Clin North Am 38 (2005) 87–97, viii–ix

Mendenhall WM, Million RR, Bova FJ: Analysis of time-dose factors in clinically positive neck nodes treated with irradiation alone in squamous cell carcinoma of the head and neck. Int J Radiat Oncol Biol Phys 10 (1984) 639–643

Mendenhall WM, Million RR: Elective neck irradiation for squamous cell carcinoma oth the head and neck: analysis of time-dose factors and causes of failure. Int J Radiat Oncol Biol Phys 12 (1986) 741–746

Mendenhall WM, Mancuso AA, Parsons JT et al: Diagnostic evaluation of squamous cell carcinoma metastatic to cervical lymph nodes from an unknown head and neck primary site. Head Neck 20 (1998) 739–744

Mendenhall WM, Mancuso AA, Amdur RJ et al: Squamous cell carcinoma metastatic to the neck from an unknown head and neck primary site. Am J Otolaryngol 22 (2001) 261–267

Mendenhall WM: Unknown primary squamous cell carcinoma of the head and neck. Curr Cancer Ther Rev 1 (2005) 167–174

Mendenhall EM, Amdur RJ, Palta JR: Intensity-modulated radiotherapy in the standard management of head and neck cancer: promises and pitfalls. J Clin Oncol 10; 24 (17) (2006) 2618–23

Million RR, Cassisi, NJ, Mancuso, AA: The unknown primary. In: Million RR, Cassisi, N.J. (eds): Management of head and neck cancer – a multidisciplinary approach. J.B.Lippincott Co. Philadelphia 1994

Nieder C, Gregoire V, Ang KK: Cervical lymph node metastases from occult squamous cell carcinoma: cut down a tree to get an apple? Int J Radiat Oncol Biol Phys 50 (2001) 727–733

Ozyigit G, Cliffort Chao KS: Neck node metastasis of unknown primary. In: Clifford Chao KS, Ozyigit G (eds): Intensity modulated radiation therapy for head & neck cancer. Lippincott Williams and Wilkins Philadelphia 2002

Paul SA, Stoeckli SJ, von Schulthess GK et al: FDG PET and PET/CT for the detection of the primary tumour in patients with cervical non squamous cell carcinoma metastasis of an unknown primary. Eur Arch Otorhinolaryngol 264 (2007) 189–195

Reddy SP and Marks JE: Metastatic carcinoma in the cervical lymph nodes from an unknown primary site: results of bilateral neck plus mucosal irradiation vs. ipsilateral neck irradiation. Int J Radiat Oncol Biol Phys 37 (1997) 797–802

Regelink G, Brouwer J, de Bree R et al: Detection of unknown primary tumours and distant metastases in patients with cervical metastases: value of FDG-PET versus conventional modalities. Eur J Nucl Med Mol Imaging 29 (2002) 1024–1030

Shehadeh NJ, Ensley JF, Kucuk O et al: Benefit of postoperative chemoradiotherapy for patients with unknown primary squamous cell carcinoma of the head and neck. Head Neck 28 (2006) 1090–1098

Sterzing F, Schubert, K, Sroka-Perez G et al: Helical tomotherapy – experiences of the first 150 patients in Heidelberg. Strahlenther Onkol 184 (2008) 8–14

Stoeckli SJ, Mosna-Firlejczyk K and Goerres GW: Lymph node metastasis of squamous cell carcinoma from an unknown primary: impact of positron emission tomography. Eur J Nucl Med Mol Imaging 30 (2003) 411–416

Wang CC: Carcinoma in cervical node with unknown primary. In: Wang CC (eds): Radiation therapy of head and neck neoplasms. Wiley-Liss New York New York 1997

Wartski M, Le Stanc E, Gontier E et al: In search of an unknown primary tumour presenting with cervical metastases: performance of hybrid FDG-PET-CT. Nucl Med Commun 28 (2007) 365–371

Weber A, Schmoz S, Bootz F: CUP (carcinoma of unknown primary) syndrome in head and neck: clinic, diagnostic, and therapy. Onkologie 24 (2001) 38–43

Werner JA, Dunne AA: Value of neck dissection in patients with squamous cell carcinoma of unknown primary. Onkologie 24 (2001) 16–20

M. L. Sautter-Bihl
Chr. Reiners

Schilddrüsenkarzinom

Epidemiologie und Ätiologie

Zwar ist das Schilddrüsenkarzinom der häufigste maligne endokrine Tumor, macht insgesamt jedoch nur ca. 1 % aller bösartigen Tumoren aus. Die alterskorrigierten Inzidenzraten liegen in Deutschland bei etwa 2,8 für Männer und 5,8 für Frauen (Bertz 2006). In amerikanischen Krebsstatistiken wurden im Jahre 2006 in den USA ca. 30 000 Schilddrüsenkarzinome diagnostiziert, die allerdings nur für < 2 % Tumorsterbefälle ursächlich waren (Bandi 2001). Papilläre und follikuläre Karzinome treten bei Frauen ungefähr 2,5-mal häufiger auf als bei Männern. Die Inzidenz zeigt in den letzten Jahren eine leichte Zunahme, die im Wesentlichen die papillären Karzinome betrifft und bei konstanter Mortalität durch verbesserte Diagnostik und häufigere Früherkennung bedingt sein dürfte (Montanaro 2006). Der Gipfel der Altersverteilung liegt beim papillären Karzinom im Median mit 40–45 Jahren etwas niedriger als beim follikulären Karzinom mit 48–53 Jahren. Medulläre Karzinome treten in ihrer familiären Variante in den frühen Lebensjahren auf; in der sporadischen Form hingegen später. Anaplastische Karzinome zeigen sich eher als Tumoren des höheren Lebensalters und werden meist erst jenseits von 60 Jahren beobachtet (Hölzer 2000).

Die Rolle des Jodmangels bei der Entstehung von Schilddrüsenkarzinomen ist derzeit nicht hinreichend geklärt, beeinflusst jedoch die Verteilung verschiedener histologischer Subgruppen. Bei ausreichender Jodversorgung treten weniger follikuläre und mehr papilläre Karzinome auf (Reiners 2006a; Feldt-Rasmussen 2001).

Ionisierende Strahlen begünstigen die Entstehung von Schilddrüsenkarzinomen, besonders bei Exposition im Kindesalter. Systematische Untersuchungen der Opfer von Hiroshima und Nagasaki zeigten, dass von 20 000 Individuen, die einer geringen Strahlendosis ausgesetzt waren, 0,2 % ein (meist papilläres)

Schilddrüsenkarzinom entwickelten. Auch der Reaktorunfall von Chernobyl verursachte einen Häufigkeitsanstieg von – meist papillären- Schilddrüsenkarzinomen, v. a. bei Kindern (Leenhardt 2000). Die Latenzzeit nach Strahlenexposition liegt minimal bei drei Jahren und durchschnittlich bei 15 Jahren, jedoch beträgt der risikorelevante Zeitraum bis zu 40 Jahre. Man rechnet mit 25 Fällen pro Gray und 100 000 Exponierten, wobei sich das Risiko bei unter 18-Jährigen verdoppelt und bei Kindern unter vier Jahren besonders hoch ist (Reiners 2006b).

Regionale Tumoranatomie und Histologie

Die Schilddrüse stellt mit einem Gewicht von 20–25 g die größte endokrine Drüse des Menschen dar; sie umfasst U-förmig die Trachea, ihre beiden Seitenlappen sind über einen Isthmus verbunden.

Das Lymphabflussgebiet der Schilddrüse kann in ein zentrales, laterales und mediastinales Kompartiment unterteilt werden (Abbildung 1):
– Zentrales Kompartiment: Nr. 1, 2 und 8.
– Laterales Kompartiment: Nr. 3–7.
– Mediastinales Kompartiment.

Histologische Subtypen

Für die histologische Einteilung der Schilddrüsenkarzinome wird im deutschsprachigen Raum die WHO Klassifikation (aktualisiert 2004) eingesetzt, während in den USA das Klassifikationssystem des Armed Forces Institute of Pathology (AFIP) zur Anwendung kommt. Die wesentlichen histologischen Typen sind in Tabelle I dargestellt (WHO 2004).

Von den Thyreozyten ausgehende differenzierte Karzinome machen den überwiegenden Anteil (> 90 %) aller Schilddrüsentumoren aus. Dabei handelt es sich um follikuläre oder papilläre Karzinome,

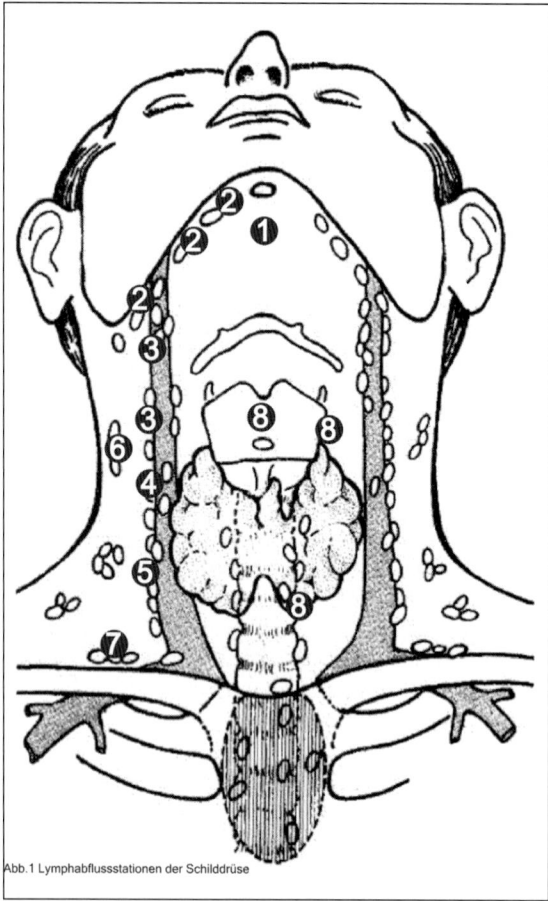

Abb.1 Lymphabflussstationen der Schilddrüse

Abbildung 1. Lymphabflussstationen der Schilddrüse.

Tabelle I. Histologische Klassifikation der Schilddrüsentumoren (WHO 2004).

Schilddrüsenkarzinom
Papilläres Karzinom
Follikuläres Karzinom
Gering differenziertes Karzinom
Anaplastisches Karzinom
Plattenepithelkarzinom
Mukoepidermoides Karzinom
Sklerosierendes mukoepidermoides Karzinom mit Eosinophilen
Muzinöses Karzinom
Medulläres Karzinom
Gemischtzellig medullär-follikuläres Karzinom
Spindelzelltumor mit thymusähnlicher Differenzierung
Karzinom mit thymusähnlicher Differenzierung
Schilddrüsenadenome und verwandte Tumoren
Follikuläres Adenom
Hyalinisierender trabekulärer Tumor
Andere Schilddrüsentumoren
Teratom
Primäres Lymphom und Plasmozytom
Ektopes Thymom
Angiosarkom
Tumoren der glatten Muskulatur
Tumoren der peripheren Nervenscheiden
Paragangliom
Solitäre Bindegewebstumoren
Follikuläre Tumoren dendritischer Zellen
Langerhans-Zell-Histiozytose
Sekundäre Tumoren

deren Häufigkeitsverhältnis regionale Unterschiede aufweist. Sonderformen sind die follikuläre Variante des papillären Karzinoms und die oxyphile bzw. onkozytäre papillärer oder follikulärer Karzinome. Letztere unterscheiden sich prognostisch insofern von den sonstigen differenzierten Karzinomen, als sie in der Regel kein Radiojod speichern und durch diese fehlende therapeutische Option ungünstigere Behandlungsergebnisse aufweisen. In ca. 5 % aller Schilddrüsentumoren handelt es sich um medulläre Karzinome. Diese gehen von den parafollikulären C-Zellen neuroektodermalen Ursprungs aus und produzieren Calcitonin. Sie werden unterteilt in die sporadische Form (75 %) und eine familiäre Form, bei der wiederum in 5–10 % eine ausschließliche familiäre Häufung medullärer Schilddrüsenkarzinome auftritt, während in der Mehrzahl ein Syndrom der sog. multiplen endokrinen Neoplasien (MEN) besteht. Hier kann das medulläre Schilddrüsenkarzinom mit Phäochromozytomen und primärem Hyperparathyreoidismus (Typ MEN 2A) oder Phäochromozytomen, Ganglioneuromatose und marfanoidem Habitus (Typ MEN 2B) vergesellschaftet sein (Raue 2006). Während anaplastische Karzinome früher in bis zu 20 % der Fälle beschrieben wurden, werden sie zwischenzeitlich nur noch in ca. 2–5 % diagnostiziert. Bei den verbleibenden seltenen Fällen maligner Schilddrüsentumoren sind Lymphome, Sarkome, Hämangioendotheliome und Metastasen verschiedener solider Tumoren zu nennen (Hundahl 1998; Hundahl 2001; Reiners 2001).

Beim papillären Karzinomen treten Lymphknotenmetastasen häufiger (10–45 %) auf als beim follikulären Subtyp (5–30 %). Fernmetastasen finden sich bei 10 % der papillären und 15 % der follikulären Karzinome, bevorzugt in Lunge und Skelett. Papilläre Karzinome metastasieren eher in die Lunge, follikuläre etwa gleich häufig in Lunge und Skelett. Nicht selten tritt eine Spätmetastasierung noch nach über fünf Jahren auf. Beim medullären Schilddrüsenkarzinom werden häufig Lymphknotenmetastasen gefunden, die nicht nur zervikal (50–65 %), sondern in ca. 10 % auch im mediastinalen Lymphabfluss auftreten. Bei anaplastischen Karzinomen sind Lymphknotenmetastasen vielfach schon bei Diagnosestellung vorhanden und können mitunter von der ausgedehnten Primärtumormasse nicht unterschieden werden, auch Fernmetastasen sind häufig (Grigsby 1998; Fraker 1997).

Klinische Syptomatik

Das Schilddrüsenkarzinom präsentiert sich selten mit eindeutigen klinischen Primärsymptomen. In einer Analyse von 835 Patienten, die wegen Struma nodosa operiert wurden, fand sich in 31 % ein maligner Tumor als Zufallsbefund, davon hatte die Hälfte einen Durchmesser < 10 mm (Yamashita 1997). In einer älteren Analyse eines Krankengutes von 1116 Patienten fand sich ein Solitärknoten als erste Tumormanifestation des Schilddrüsenkarzinoms bei 43 %, eine Struma multinodosa bei 25 %. Zervikale Lymphknotenschwellungen wurden insbesondere bei papillären Karzinomen (15 % der Fälle) und C-Zell-Karzinomen (27 % der Patienten) als Erstsymptom diagnostiziert (Reinwein 1989). Im Gegensatz zum differenzierten Schilddrüsenkarzinom zeigen anaplastische Karzinome sowohl ein aggressives lokales Wachstum als auch eine ausgeprägte Tendenz zur Metastasierung. Zum Zeitpunkt der Diagnose sind weniger als 20 % der Tumoren auf die Schilddrüse begrenzt (Demeter 1991). Die klinische Symptomatik des anaplastischen Schilddrüsenkarzinoms wird häufig durch das schnelle lokale Wachstum mit Kompression von Trachea und Ösophagus geprägt, die zu ausgeprägter Dysphagie und Dyspnoe mit akuter Erstickungsgefahr führen können.

Prognose

Die Überlebenswahrscheinlichkeit der Patienten zeigt bei den verschiedenen Schilddrüsenkarzinomen erhebliche Unterschiede und reflektiert ein breites Spektrum an tumobiologischer Aggressivität. Die bislang umfangreichste Übersicht der National Cancer Data Base analysiert die Überlebensdaten von 53 856 Patienten mit Schilddrüsenkarzinomen, die zwischen 1985 und 1995 in den USA behandelt wurden: Die Zehnjahres-Überlebensraten betrugen für das papilläre Karzinom 93 %, für das follikuläre 85 %, für das onkozytäre 76 %, für medulläre Karzinome 75 % und für anaplastisch/undifferenzierte Tumoren 14 % (Hundahl 1998). In einer weiteren großen Studie von Jensen et al. (1990) (n = 5287) lagen die Zehnjahres-Überlebensraten für das papilläre Karzinom bei 93 %, für das follikuläre bei 89 %, für das medulläre Karzinom bei 60 % (Hyer 2000; Hundahl 1998) und für anaplastische Tumoren bei

0 %, letztere zählen prognostisch zu den ungünstigsten Tumoren überhaupt. Das mittlere Überleben beträgt meist weniger als 12 Monate. Von Bedeutung für die Einschätzung der Prognose ist, hier eine klare Unterscheidung zwischen dem „klassischen" anaplastischen Typ und wenig differenzierten Karzinomen zu treffen. Letztere können durchaus längere Überlebenszeiten aufweisen, bei gemeinsamer Auswertung der beiden Gruppen ergeben sich dann unrealistische Überlebenszeiten, wie beispielsweise in den Daten der National Cancer Data Base, bei denen für „undifferenzierte/anaplastische" Karzinome eine Zehnjahres-Überlebensrate von 14 % angegeben wurden.

Für das papilläre und follikuläre Karzinom ist eine Reihe von prognostischen Parametern bzw. Risikofaktoren bekannt, die jedoch unterschiedlich gewertet werden (Byar 1979; Cady 1988). Als entscheidende prognostische Faktoren haben sich Tumorstadium, Metastasen, vor allem jedoch das Alter bei Diagnosestellung erwiesen. Patienten unter 40–45 Jahren haben deutlich bessere Überlebenschancen als ältere (Gilliland 1997).

Nach einer Metaanalyse von 12 großen Studien wird die Überlebensrate von einer Lymphknotenmetastasierung zwar nicht beeinflusst, es besteht jedoch ein erhöhtes Risiko für Rezidive (Farahati et al. 2000).

Diagnostik

Bei Verdacht auf Schilddrüsenkarzinom kommen folgende diagnostische Maßnahmen zur Anwendung (Übersicht bei Reiners 2006a und b):
– Labor
  Über die üblichen Routineuntersuchungen hinaus: Schilddrüsenfunktionsparameter, bei Verdacht auf medulläres Karzinom auch Calcitonin und CEA.
– Sonographie
  Methode der Wahl zur Beurteilung der Morphologie der Schilddrüse und deren Größe. Ermöglicht die morphologische Darstellung und Größenbestimmung intrathyreoidaler Prozesse und vergrößerter Lymphknoten. Maligne Prozesse zeigen charakteristischerweise eine echoarme Struktur und unscharfe Randbegrenzungen.
– Szintigraphie
  Ergänzt als primär funktionsorientiertes Verfahren die morphologische Information der Sonographie. Heute wird Tc-99m-Pertechnetat für die Routineszintigraphie verwendet, für spezielle Indikationen (z. B. Nachweis von Rezidiven oder Metastasen) ist I-131-Natriumjodid das Radiopharmazeutikum

der Wahl. Der sog. „kalte Knoten", d. h. eine intra-
thyreoidale Läsion, die das Radiopharmakon kaum
oder gar nicht speichert, ist malignom-verdächtig.
Zwar schließt auch eine Nuklidspeicherung – d. h.
ein funktionell aktiver Knoten – die Malignität
nicht aus; dies stellt jedoch eher die Ausnahme
dar.
– Punktionszytologie
Jede sonographisch und/oder szintigraphisch sus-
pekte Läsion sollte durch eine Punktionszytologie
abgeklärt werden. Bei adäquater Punktionstechnik
liefert die Aspirationszytologie, die in der Regel
unter Ultraschallsicht durchgeführt wird, eine hohe
Treffsicherheit; so können in Zentren mit entsprechender Erfahrungen eine Sensitivität und Spezifität von 80–90 % erwartet werden.

Staginguntersuchungen

– Thorax-CT oder MRT
Cave: Beim papillären und follikulären Karzinom
sind jodhaltige Kontrastmittel streng kontraindiziert.
– Das Nativ-CT eignet sich zum Nachweis (nicht
jedoch zum Ausschluss) pulmonaler Metastasen.
Zur Beurteilung des Mediastinums ist die MR dem
Nativ-CT vorzuziehen. Eine Mikrometastasierung
in der Lunge (z. B. beim papillären Karzinom) ent-
geht i.d.R. dem Nachweis in beiden Verfahren und
ist nur im I-131-Szintigramm darstellbar.
– Bei medullären und anaplastischen Karzinomen
Ganzkörper-CT zum Ausschluss von Fernmetastasen (Kontrastmittelgabe hier unkritisch).
– Ggf. Positronen-Emissions-Tomographie (PET)
oder PET-CT mit F-18-Fluorodesoxyglukose, insbesondere bei nicht jodspeichernden Tumoren.

Stadieneinteilung

Tabelle II zeigt die TNM-Klassifikation maligner
Tumoren der UICC 2002 für die Schilddrüse.

Allgemeine Grundlagen der Therapie

Prinzipiell steht die Chirurgie an erster Stelle bei
der Therapie des Schilddrüsenkarzinoms; Standardeingriff ist die (totale) Thyreoidektomie mit zentraler Lymphknotendissektion unter Identifizierung
der Nn. recurrentes inferiores und Erhaltung mindestens einer Nebenschilddrüse. Hierzu bestehen
entsprechende Leitlinien der Deutschen Krebsgesellschaft (DKG 2006), auf die sich die unten ste-

Tabelle II. TNM-Klassifikation maligner Schilddrüsentumoren (UICC 2002).

T – Primärtumor	
	Papillär, follikulär und medullär
T1	2 cm, begrenzt auf Schilddrüse
T2	> 2 bis 4 cm, begrenzt auf Schilddrüse
T3	> 4 cm oder minimale Ausbreitung jenseits der Schilddrüse
T4a	Subkutangewebe, Larynx, Trachea, Ösophagus, N. recurrens
T4b	Prävertebrale Faszie, mediastinale Gefäße, A. carotis
	Undifferenziert/anaplastisch
T4a	Begrenzt auf Schilddrüse
T4b	Ausbreitung jenseits der Schilddrüsenkapsel
N – Lymphknoten	
	Alle Typen
N1a	Level VI
N1b	Andere regionäre

henden Abschnitte beziehen. Eine Radiojodtherapie
kommt bei differenzierten Karzinomen zum Einsatz.
Die Strahlentherapie wird – außer bei anaplastischen
Karzinomen – meistens bei unvollständiger Resektion eingesetzt. Der zytostatischen Behandlung
kommt allenfalls palliativer Charakter zu.

Chirurgie

Chirurgie des papillären Karzinoms

Der chirurgische Standardeingriff besteht aus einer
totalen Thyreoidektomie und systematischen zentralen Lymphadenektomie. Dabei werden die peri-
thyreoidalen, prälaryngealen und prätrachealen
isthmusnahen Lymphknoten (Abbildung 1, Nr. 8)
entfernt. Bei palpablen oder sonographisch verdächtigen lateralen Halslymphknoten erfolgt die
systematische ipsilaterale, gegebenenfalls auch kontralaterale Dissektion der lateralen Halslymphknoten (Abbildung 1, Nr. 3–7). Bei Nachweis mediastinaler Lymphknotenmetastasen wird eine selektive
Lymphadenektomie dieses Kompartiments über
einen transsternalen Zugang durchgeführt.

Eine Ausnahme stellt das organbegrenzte, unifokale
papilläre Karzinom mit einem Durchmesser von
≤ 1 cm dar: hier ist die Lobektomie oder Hemithyre-
oidektomie onkologisch adäquat.

Wird nach subtotaler Schilddrüsenresektion ein papilläres Mikrokarzinom ≤ 1 cm als Zufallsbefund entdeckt, so ist eine Nachoperation nicht erforderlich, sofern der Tumor im Gesunden reseziert wurde und keine Hinweise auf Lymphknoten- oder Fernmetastasen bestehen.

Chirurgie des follikulären Karzinoms

Das operative Vorgehen entspricht im Wesentlichen dem beim papillären Subtyp beschriebenen. Eingeschränkte Resektionsverfahren werden in der Regel nicht empfohlen. Lediglich bei gekapseltem follikulärem Karzinom mit einem Größendurchmesser von ≤ 1 cm, das postoperativ nach Lobektomie oder subtotaler Resektion nachgewiesen wird, ist unklar, ob die komplette Entfernung des restlichen Schilddrüsengewebes die Prognose verbessert.

Chirurgie des medullären Karzinoms

Der chirurgische Standardeingriff besteht auch hier in einer totalen Thyreoidektomie und systematischen zentralen Lymphadenektomie. Beim sporadischen und familiären medullären Karzinom erfolgt bei Nachweis von Lymphknotenmetastasen zusätzlich zur zentralen Dissektion die beidseitige systematische laterale Halslymphknotendissektion. Eine Ausnahme besteht bei Angehörigen von Indexpatienten, die erst durch Genscreening identifiziert wurden. Hier erfolgt lediglich die Thyreoidektomie mit oder ohne Lymphknotendissektion in Abhängigkeit von Alter, Mutation und Pentagastrin-stimuliertem Calcitonin-Spiegel.

Wird durch ein positives Calcitonin-Screening und eine nachfolgende Thyreoidektomie ein kleines sporadisches medulläres Schilddrüsenkarzinom im Stadium pT1 identifiziert, kann bei unauffälligem Befund der zentralen Dissektion und postoperativ stimuliert normalem Calcitonin-Wert auf eine zusätzliche Halslymphknotendissektion verzichtet werden.

Chirurgie des anaplastischen Karzinoms

Hier richtet sich die chirurgische Therapie nach den individuellen Gegebenheiten; soweit möglich wird ebenfalls eine radikale Resektion d. h. eine Thyreoidektomie und zentrale Lymphadenektomie angestrebt. Beim Nachweis von Lymphknotenmetastasen wird meist eine selektive Lymphadenektomie durchgeführt. Diese dient nicht nur der Vermeidung eines lokal obstruktiven Wachstums, sondern soll auch die Ausgangssituation für die postoperative Bestrahlung verbessern. Bei den häufig organüberschreitenden (pT4) Tumoren kann jedoch auch einer primären Radiochemotherapie – evtl. gefolgt von einer Operation – der Vorzug gegeben werden (Hundahl 2001; Tenvall 1994). Aus den klinischen Symptomen einer Kompression von Trachea und Ösophagus ergibt sich die Notwendigkeit einer effektiven lokalen Therapie, um den akuten Erstickungstod zu verhindern und eine größtmögliche Lebensqualität zu erhalten. Eine möglichst radikale Tumorresektion scheint bessere Ergebnisse zu erbringen als eine nur palliative Tumorreduktion. Dabei sollte man sich jedoch bewusst sein, dass eine systemische Progression hierdurch nicht verhindert wird.

Sonstige Operationsverfahren

Bei allen Schilddrüsentumoren kann befundabhängig (nicht prophylaktisch) eine mediastinale Lymphknotendissektion erforderlich sein, diese umfasst die oberen tracheoösophagealen Lymphknoten und den Thymus mit anliegenden anterioren mediastinalen Lymphknoten. Bei Invasion von Nachbarstrukturen kann eine Mitresektion indiziert sein, wenn hierdurch eine vollständige Tumorentfernung (R0-Resektion) erreichbar wird (Ösophagus, Trachea, Gefäße).

Radiojodtherapie (RIT)

Die RIT ist die älteste und meist verwendete systemische Strahlentherapie im Sinne einer „targeted therapy" in der Onkologie. Zur selektiven Bestrahlung von jodspeicherndem Schilddrüsen- oder Schilddrüsenkarzinomgewebe wird systemisch I-131 als Natriumjodid verabreicht. Dieses wird durch einen mebranständigen Transporter (Natriumjodid-Symporter) selektiv in Schilddrüsenzellen und Zellen differenzierter Karzinome angereichert. Die ablative RIT wird in adjuvanter Zielsetzung zur vollständigen Elimination von postoperativ verbliebenem Schilddrüsen-Restgewebe durchgeführt. Dadurch wird die Voraussetzung zu einer optimalen Nachsorge durch Ganzkörper-Szintigraphie und Monitoring des Serum-Thyreoglobulins geschaffen; Rezidive oder Fernmetastasen können so frühzeitig, d. h. in einem nochmals kurativ zu behandelnden Stadium erkannt werden.

Bei Lokalrezidiven, Lymphknoten- und Fernmetastasen sowie inoperablen oder nicht in sano resezierbaren Tumoren erfolgt die RIT sowohl in kurativer als auch palliativer Intention.

Im deutschsprachigen Raum wird die RIT entsprechend den Leitlinien der Deutschen Gesellschaft für Nuklearmedizin (Dietlein 2007) durchgeführt, auf die sich die folgenden Abschnitte beziehen.

Indikationen zur RIT

- Standardmäßig nach totaler oder nahezu totaler Thyreoidektomie bei allen differenzierten Karzinomen > 1 cm.
- Im Einzelfall bei differenzierten Karzinomen ≤ 1 cm – unter Berücksichtigung individueller prognostischer Faktoren.
- Bei entdifferenzierten oder anaplastischen Karzinomen, die auch höher differenzierte Anteile oder eine Thyreoglobulin-Überexpression aufweisen – in Ergänzung zur Operation und perkutanen Strahlentherapie.
- Bei Lokalrezidiven, Lymphknoten- und Fernmetastasen, inoperablen oder nicht vollständig resektablen Tumoren, wenn eine Iodspeicherung nachgewiesen ist. Als primäre Therapieoption ist die Möglichkeit einer Operation zu prüfen, da die Effektivität der RIT bei kleinstmöglicher Tumormasse am größten ist.
- Bei steigender Thyreoglobulin-Konzentration (z. B. > 10 ng/ml unter TSH-Stimulation nach individueller Prüfung) auch ohne morphologisches Korrelat in den entsprechenden bildgebenden Verfahren.

In den USA wird die Indikation zur RIT teilweise restriktiver gesehen (Cooper 2006).

Die einzige absolute Kontraindikation zur RIT ist eine Schwangerschaft. Wird eine RIT in der Stillphase notwendig, so muss diese abgebrochen werden. Relative Kontraindikationen bestehen bei Knochenmarksdepression, erheblicher Einschränkung der Lungenfunktion, gravierender Xerostomie und spinalen oder zerebralen Metastasen, falls das Risiko einer Kompression durch RIT-bedingte Ödembildung besteht.

RIT – Therapieplanung und -durchführung

Die Wirksamkeit der ablativen RIT, ebenso wie der RIT von Metastasen ist vom TSH-Spiegel abhängig; günstig ist ein basales TSH von > 30 mU/l. Dieser Spiegel wird in der Regel drei bis fünf Wochen nach Thyreodektomie oder vier bis fünf Wochen nach Absetzen einer Levothyroxin-Medikation erreicht. Da die Hormonkarenz bei manchen Patienten mit einer erheblichen Beeinträchtigung der Lebensqualität verbunden ist, kann diese Phase neuerdings durch den Einsatz von rekombinantem rhTSH abgekürzt werden. Dies führt nach Thyreoidektomie zu vergleichbaren Ablationsraten bei exogener Stimulation mit rhTSH unter laufender T4-Substitution wie für Patienten in Hypothyreose (Pacini 2006).

Der Radiojodtest erfolgt in der Regel mit I-131 und beinhaltet eine Szintigraphie der Halsregion und einer Uptake-Messung nach 24 h. Bei einer Speicherrate von mehr als 20 %, der auf einen großen Schilddrüsenrest schließen lässt, sollte eine Reoperation erwogen werden. Eine detaillierte Leitlinie zur Radiojodszintigraphie findet sich in der Verfahrensanweisung der Deutschen Gesellschaft für Nuklearmedizin (Dietlein 2007).

Durchführung der ablativen RIT

Die ablative RIT erfolgt entweder mit einer Standardaktivitätsmenge oder nach invidueller Abschätzung mit der Marinelli-Formel für eine Herddosis > 300 Gy. Höhere Standardaktivitäten bis zu 7,4 GBq sind bei Hochrisikopatienten möglich. Abschließend wird eine I-131-Ganzkörperszintigraphie zum Staging durchgeführt. Die ablative Effektivität der RIT wird nach drei bis sechs Monaten durch eine erneute Ganzkörperszintigraphie bei einem stimulierten TSH > 30 (endogen nach Levothyroxin-Karenz oder exogen nach rhTSH) überprüft. Eine fehlende oder minimale Iodspeicherung zeigt bei negativem Tumormarker (Thyreoglobulin) die erfolgreiche Ablation an.

Durchführung der RIT von Lokalrezidiven, Lymphknoten- bzw. Fernmetastasen und inoperablen Tumoren

Auch hier gilt die Regel, dass – falls irgend möglich – eine operative Verkleinerung der Tumormasse der Radiojodtherapie vorgeschaltet werden sollte. Das Vorgehen entspricht weitgehend dem bei adjuvanter RIT, jedoch werden höhere Dosen angestrebt.

Ergebnisse der RIT

Bei 80–85 % aller papillären und über 90 % der follikulären Karzinome wird- abhängig vom Tumorstadium- eine RIT durchgeführt (Hölzer 2000). Zahlreiche retrospektive Studien zeigen, dass sich durch eine RIT Rezidivraten und Überleben beim differenzierten Schilddrüsenkarzinom verbessern lassen. Eine Metaanalyse aus dem Jahre 2004 ergab allerdings, dass sich ein statistisch signifikanter Gewinn nur in Studien mit über zehn Jahren Nachbeobachtungszeit nachweisen lässt (Sawka 2004).

Selbst bei einer Metastasierung können beim differenzierten Schilddrüsenkarzinom mitunter lange Überlebenszeiten (bis zu 2 Jahrzehnte) erzielt werden. Durch eine RIT werden ca. 70 % der iodspeichernden Lymphknotenmetastasen eliminiert; Lungenmetastasen können bei ca. 50 % der betroffenen Patienten sterilisiert werden. Demgegenüber gelingt dies bei Knochenmetastasen in weniger als 10 %. Immerhin konnte die Radiojodtherapie bei etwa 30 % der Patienten, bei denen eine komplette Remission nicht erzielbar war, eine langfristige Teilremission herbeiführen (Maxon 1990).

Systemische Therapie

Außer der Radiojodbehandlung, die vom Prinzip her eine „systemische Radiotherapie" darstellt, bestehen bei den unterschiedlichen Subtypen verschiedene Optionen der medikamentösen oder zytotoxischen Behandlung, die in der Regel jedoch nur in palliativer Zielsetzung zum Einsatz kommen.

Systemische Therapie des differenzierten Karzinoms

Die Hormontherapie stellt neben Operation und Radiojodtherapie die dritte Säule der Routinetherapie papillärer und follikulärer Schilddrüsenkarzinome dar. Ziel der TSH-suppressiven Gabe von Levothyroxin ist, das TSH als möglichen Wachstumsfaktor für die Tumorzellen der differenzierten Karzinome zu supprimieren (Reiners 2006).

Eine Chemotherapie ist nur bei progredienten symptomatischen Rezidiven/Metastasen nach Ausschöpfung sämtlicher operativer, nuklearmedizinischer und strahlentherapeutischer Optionen indiziert. Überlebensvorteile einer palliativen Chemotherapie wurden in den vorliegenden retrospektiven Studien mit meist kleinen Fallzahlen nicht belegt, jedoch können Remissionsraten von bis zu 40 % für Doxorubicin in einer Dosierung von 60–75 mg/m^2 alle drei Wochen als Monotherapie erzielt werden. Die Kombination von Doxorubicin mit anderen Zytostatika ist mit höherer Toxizität verbunden, ohne die Überlebenszeit zu verlängern (Cooper 2006).

Systemische Therapie des medullären Karzinoms

Die Daten zur Effektivität einer Chemotherapie beim medullären Karzinom sind begrenzt, am wirksamsten sind Doxorubicin, Aclarubicin, Cisplatin und Etoposid. Es ist nicht gesichert, ob eine Kombinationstherapie wirksamer ist als eine Anthrazyklin-Monotherapie. Präklinische Studien zeigen, dass Gemcitabin wirksam sein könnte, ebenso Taxane und Irinotecan. Richtungsweisende klinische Studien liegen hierzu jedoch bislang nicht vor. Derzeit laufen Phase-II-Studien zum Einsatz von Tyrosinkinase- und VEGF-Inhibitoren. Bei Fernmetastasierung und entsprechender Symptomatik kann ein Therapieversuch mit dem Somatostatinanalogon Octreotid erwogen werden. Eine Hemmung der Hormonproduktion ist in ca. 17 % zu erwarten, eine objektive Tumorremission wird allerdings nur in 10 % beobachtet (Raue 2006).

Systemische Therapie des anaplastischen Karzinoms

Zwar liegen bereits bei Diagnosestellung häufig Lungenmetastasen vor, Prognose und individueller Verlauf werden jedoch vom meist aggressiven lokalen Tumorwachstum bestimmt. Deshalb kommt die Chemotherapie zunächst meist in Kombination mit einer Bestrahlung zum Einsatz (s. Radiochemotherapie).

Die umfangreichsten Erfahrungen bestehen mit Doxorubicin, mit einer Monotherapie sind Ansprechraten von ca. 22 % zu erzielen (Ahuja 1987). Erste klinische Daten deuten auf eine Wirksamkeit von Paclitaxel hin (Ain 2000). Cisplatin, Bleomycin, Cyclophosphamid, 5-FU und Methotrexat wurden in Kombinations-Schemata eingesetzt, die Erfahrungen sind jedoch zu begrenzt, um hier Empfehlungen abzuleiten.

Externe Strahlentherapie

Der Stellenwert einer externen Strahlentherapie bei differenzierten – in geringerem Maße auch beim medullären Karzinom – wurde über Jahre kontrovers diskutiert (Sautter-Bihl 2004). Mittlerweile gibt es eine nationale und mehrere internationale Leitlinien, die die Indikationen – zumindest in der adjuvanten Situation – im Gegensatz zu früheren Empfehlungen deutlich einschränken (Cooper 2006; DKG 2006; Pacini 2006).

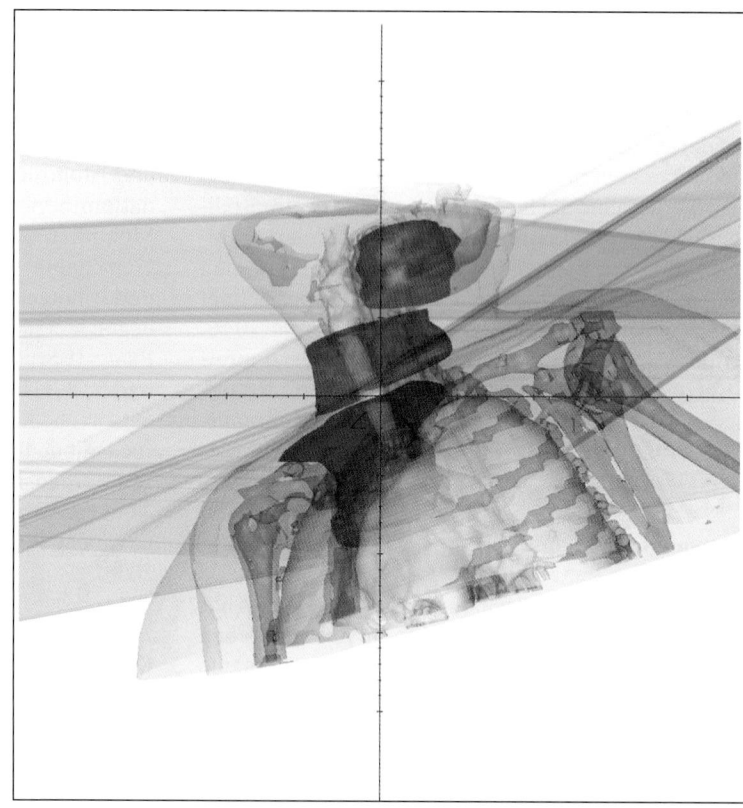

Abbildung 2. 3-D-konformale Bestrahlung des Primärtumors bzw. des Tumorbettes unter Einschluss der lokoregionären Lymphknoten (Hals und oberes Mediastinum) mittels multiplanarer Target-split-Technik. (Mit freundlicher Genehmigung F. Sedlmayer, Salzburg.)

Indikationen zur externen Strahlentherapie

Beim differenzierten Schilddrüsenkarzinom wird die Indikation wie folgt gesehen:
– Unstrittig bei:
  – Resttumor (R1-, R2-Resektion), wenn eine Reoperation und/oder Ausschaltung des Resttumorgewebes mit Radiojod nicht möglich ist.
  – Metastasen, die o. a. Therapieverfahren nicht zu-gänglich sind, stellen ebenfalls eine Indikation zur perkutanen Bestrahlung dar.
– Kontroverse Diskussion – individuelle Entscheidung bei organüberschreitenden (pT4-)Tumoren.
– Lymphknotenmetastasen werden nicht mehr als Indikation zur Bestrahlung gewertet.

In der Literatur zeigt sich ein Wandel der Einschätzung zum Nutzen einer adjuvanten perkutanen Strahlentherapie des differenzierten Schilddrüsenkarzinoms (Sautter-Bihl 1997). Im deutschsprachigen Raum wurde in den 70er und 80er Jahren meist eine Indikation zur postoperativen Strahlentherapie gesehen, wenn eine extrathyreoidale Tumorausdehnung (pT4 nach UICC 1997) vorlag, aber auch, wenn bei kleineren, nicht organüberschreitenden Tumoren (pT1–3) ein Lymphknotenbefall nachgewiesen wurde

(Glanzmann 1979; Heinze 1987; Kleinert 1989; Leisner 1982; Wendt 1982). Die zunehmend restriktivere Indikationsstellung beruht nicht auf Erkenntnissen aus neuen Daten; randomisierte Studien liegen weiterhin nicht vor.

Indikation beim medullären Schilddrüsenkarzinom

Nach R1-Resektion und/oder Lymphknotenmetastasen mit nicht resektablem Restbefund sollte eine Strahlentherapie erwogen werden (Raue2006).

Indikation beim anaplastischen Schilddrüsenkarzinom

Da diese Tumoren nahezu regelhaft in kürzester Zeit rezidivieren, ist die Strahlentherapie immer indiziert. Sie erfolgt entweder postoperativ oder bei inoperablen Tumoren als primäre Behandlung. Wenn vom klinischen Zustand her möglich, sollte eine kombinierte Radiochemotherapie erfolgen (Hundahl 2001).

Planung und Durchführung der externen Strahlentherapie

Die homogene Bestrahlung des Zielvolumens beim Schilddrüsenkarzinom stellt eine besondere Herausforderung an die Bestrahlungsplanung dar, da der Körperdurchmesser im Bereich von Hals und Mediastinum erhebliche Unterschiede aufweist.

Mit Hilfe der dreidimensionalen Bestrahlungsplanung werden neben dem Zielvolumen auch Risikoorgane, v. a. Rückenmark und Lunge definiert. Eine Gesamtdosis von ca. 40 Gy am Myelon, bei Einzeldosen von 1,8–2 Gy, sollte nicht wesentlich überschritten werden. Um die Reproduzierbarkeit der Einstellung zu erleichtern, wird in Rückenlage eine Bestrahlungsmaske aus thermoplastischem Material angefertigt, wobei der Kopf möglichst in leicht überstreckter Lage auf einer entsprechenden Kopfhalterung zu positionieren ist.

Zielvolumen erster Ordnung sind Schilddrüsenbett oder (Rest-)Tumorregion mit einem Sicherheitsabstand von 2 cm. Das Zielvolumen zweiter Ordnung bezieht den Lymphabfluss mit ein. Dieser umfasst die Halslymphknoten, die Supra-, Infraklavikularregion beidseits und das obere Mediastinum.

Verschiedene Techniken wurden beschrieben, die sich in der Vergangenheit bewährt haben (Kim 1987; Sautter-Bihl 1997; Sack 1998), mit 3-D-Planung und konformaler Therapie jedoch meist noch optimierbar sind (Abbildung 2). Beispielsweise kann die Bestrahlung mit einem vent. ralen Photonen-Stehfeld begonnen werden, entsprechend der gewünschten maximalen Dosis am Rückenmark ist dann eine Umstellung auf seitlich opponierende Photonenfelder mit dorsal angesetzten Elektronen vorzunehmen. Das obere Mediastinum kann mit einem lückenlos und überschneidungsfrei angesetzten Teilrotationsfeld bestrahlt werden. Auch eine Mehrfelder-Keilfiltertechnik über ein ventrales und zwei schräg dorsale Photonenfelder, deren hintere Begrenzung vor dem Rückenmark liegt, lässt sich eine relativ homogene Verteilung im Zielvolumen erzielen und die Dosis am Rückenmark auf ca. 40 Gy begrenzen (Abbildung 3). In jüngerer Zeit kommt zunehmend die IMRT zum Einsatz (Bratengeier 2001; Posner 2007; Nutting 2001; Rosenbluth 2005; Urbano 2007).

Dosis

Beim differenzierten und medullären Schilddrüsenkarzinom beträgt die Dosis im Zielvolumen zweiter Ordnung, d. h. Schilddrüsenbett und Lymphabfluss 50 Gy, bzw 50.4 Gy. Bei Resttumor (je nach Größe) erfolgt die Aufsättigung der Tumorregion auf 60–70 Gy. Einzeldosis: 1,8–2 Gy, fünfmal pro Woche.

Beim anaplastischen Karzinom sollte eine Dosis von 50–56 Gy angestrebt werden die möglichst hyperfraktioniert (2 × 1,4–1,6 Gy/Tag) und/oder in Kombination mit einer Chemotherapie erfolgt. Bei rein palliativem Ansatz, schlechtem Allgemeinzustand oder akuter Erstickungsgefahr sind höhere Einzeldosen vertretbar, die Gesamtdosis muss dann entsprechend individuell reduziert werden.

Bei einer Metastasenbestrahlung liegt die Dosis üblicherweise zwischen 30 Gy und maximal 50 Gy (bei Oligometastasierung) in Einzeldosen von 2–3 Gy und richtet sich nach Tumorlokalisation und voraussichtlicher Lebenserwartung.

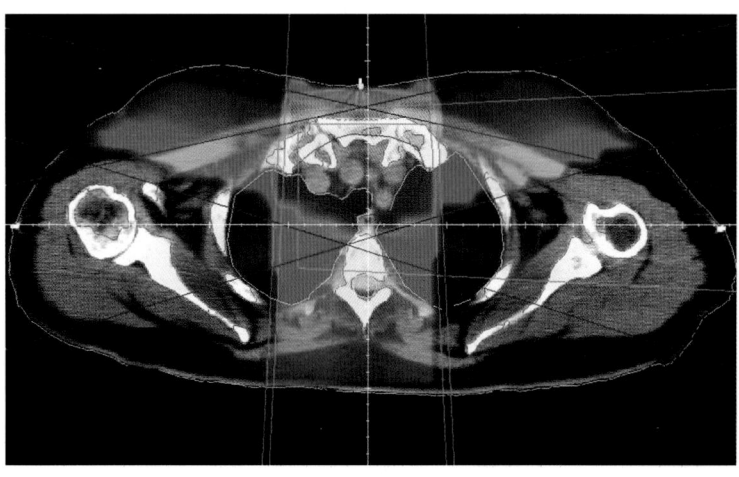

Abbildung 3. Dosisverteilung im oberen Mediastinum. (Mit freundlicher Genehmigung F. Sedlmayer, Salzburg.)

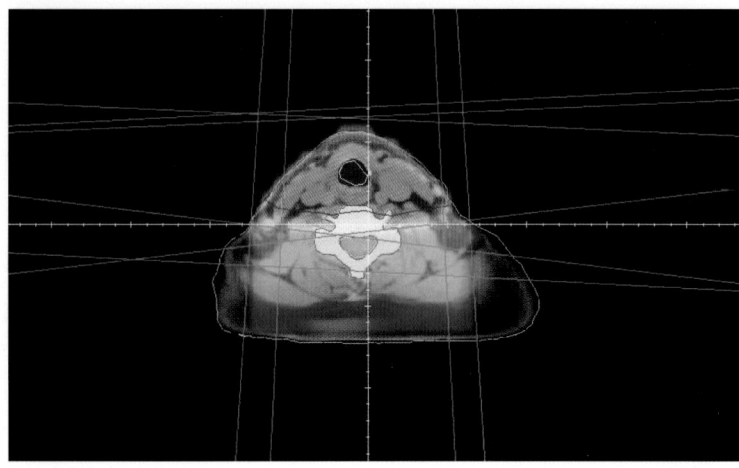

Abbildung 4. Dosisverteilung im Bereich des Tumors bzw. Tumorbettes sowie des kaudalen Halslymphabflusses. (Mit freundlicher Genehmigung F.Sedlmayer, Salzburg.)

Ergebnisse der Strahlentherapie

Bei Bewertung der verschiedenen retrospektiven Untersuchungen zur Effektivität einer Strahlentherapie ergibt sich insbesondere beim differenzierten, aber auch beim medullären Schilddrüsenkarzinom ein „qualitatives Paradoxon": Je länger der Nachbeobachtungszeitraum, je höher deshalb die Aussagekraft hinsichtlich Langzeitergebnissen, desto inhomogener werden die untersuchten Kollektive bezüglich der angewandten diagnostischen und therapeutischen Techniken – was die Aussagekraft wiederum einschränkt.

Ergebnisse der Strahlentherapie beim differenzierten Karzinom

Eine noch heute ständig zitierte Studie von Mazzaferri (1981) kam zu dem Schluss, dass durch eine Strahlentherapie das Überleben von Patienten mit differenzierten Schilddrüsenkarzinomen verkürzt werde. Diese Einschätzung beruhte allerdings auf der Analyse von nur 18 Bestrahlten aus einem Gesamtkollektiv von 576 Patienten, die a priori eine schlechtere Prognose aufwiesen und teilweise mit insuffizienten Dosen bestrahlt worden waren. Die großzügigere Indikationsstellung im deutschsprachigen Raum beruhte u. a. auf den richtungsweisenden Ergebnissen, die 1982 eine Studie von Leisner et al. erbrachte. Diese stellt die einzige Untersuchung dar, in der statistisch relativ gut vergleichbare Kollektive mit und ohne Strahlentherapie analysiert wurden. Es ergab sich eine signifikante Verbesserung der Fünfjahres-Überlebensrate für die bestrahlten Patienten (88 % mit vs. 68 % ohne postoperative Radiatio). 1996 publizierte die Essener Arbeitsgruppe eine Studie, die 99 bestrahlte und 70 nicht bestrahlten Pati-

enten in den Stadien pT4N0–1 umfasste. Hier ergab sich ein statistisch signifikanter Überlebensgewinn bei Patienten mit papillärem Karzinom, die älter als 40 Jahre waren und einen Lymphknotenbefall aufwiesen (Farahati 1996). Die Analyse eines Karlsruher Patientengutes von 441 Patienten, die zwischen 1970 und 1987 behandelt und von denen 223 extern bestrahlt wurden, ergab bei pT4-Tumoren eine Verbesserung der Zehnjahres-Überlebensrate, die jedoch knapp unter dem Signifikanzniveau lag (Sautter-Bihl 2001).

Ergebnisse der Strahlentherapie beim medullären Karzinom

Obwohl auch medulläre Karzinome in der Literatur häufig als strahlenresistent eingestuft werden, ist selbst bei inkompletter Resektion mit einer Strahlentherapie teilweise eine dauerhafte lokale Tumorkontrolle zu erreichen. Langfristige Remissionen wurden auch bei Bestrahlung von inoperablen Resttumoren oder von Metastasen erzielt.Tubiana et al. 1985 beschreiben bei 35 Patienten, die in fortgeschrittenen Stadien wegen Resttumor postoperativ bestrahlt wurden, Überlebensraten, die denen der nur operierten Patienten in niedrigeren Stadien ohne Resttumor entsprachen. Die Effektivität der Strahlentherapie beim medullären Schilddrüsenkarzinom wird auch durch die Ergebnisse von Jensen et al. (1990) bestätigt. Es wurde nach postoperativer Bestrahlung wegen Lymphknotenmetastasierung eine Fünfjahres-Überlebensrate von 97 % beobachtet, während diese ohne Radiatio nur 62 % betrug.

Ergebnisse der Strahlentherapie beim
anaplastischen Karzinom

In einer Studie von Levendag et al. (1993) betrug die
mediane Überlebenszeit bei Patienten, die nach
Strahlentherapie nicht tumorfrei waren, 1,6 Monate,
bei solchen, die bei Behandlungsende sowohl lokal
tumorfrei als auch ohne nachweisbare Metastasen
waren, hingegen acht Monate. Bei metastasiertem
Tumor, jedoch lokaler Tumorfreiheit, konnte immerhin ein Überleben von 7,5 Monaten erzielt werden.
Dies illustriert einerseits die lokale Wirksamkeit der
Strahlentherapie, andererseits jedoch auch deren
palliativen Charakter. In Anbetracht der unbefriedi-
genden Ergebnisse einer alleinigen postoperativen
Bestrahlung werden anaplastische Schilddrüsenkarzinome in den letzten Jahren zunehmend mit einer
kombinierten Radiochemotherapie behandelt. Im
Memorial Sloan Kettering Cancer Center wurde
Mitte der 80er Jahre eine Kombination von 10 mg/m^2
Doxorubicin und hyperfraktionierter Bestrahlung
mit $2 \times 1,6$ Gy bis zu einer Gesamtdosis von 57,6 Gy
eingesetzt. Bei akzeptabler Toxizität trat bei 84 %
der Patienten initial eine komplette Remission ein.
Das mediane Überleben betrug dennoch nur ein
Jahr, die Patienten verstarben an Metastasen (Kim
und Leeper 1987). Die Swedish Anaplastic Thyroid
Group entwickelte Kombinationsprotokolle aus
einer primären Radiochemotherapie mit Doxorubicin. 33 Patienten wurden hyperfraktioniert mit
zunächst 2×1 Gy pro Tag über drei Wochen bis
30 Gy bestrahlt und erhielten wöchentlich 20 mg
Doxorubicin. Falls möglich, erfolgten dann Operation und postoperative Nachbestrahlung mit 16 Gy in
identischer Fraktionierung. Nachdem sich dies als
tolerabel erwiesen hatte, wurde bei der Hyperfraktionierung die Dosis auf $2 \times 1,3$ Gy pro Tag erhöht und
die Gesamtbehandlungszeit so verkürzt. Das mediane Überleben betrug in der ersten Gruppe 3,5
Monate (0–84), in der zweiten Gruppe 4,5 Monate
(1–47 Monate). Aus der Spannweite ist ersichtlich,
dass es einzelne Langzeitüberlebende gab: insgesamt
sechs Patienten lebten länger als ein Jahr, bei 48 %
der Patienten wurde eine dauerhafte lokale Tumorkontrolle erzielt (Tennvall et al. 1994).

Nebenwirkungen der externen Strahlentherapie

Mit der dreidimensionalen Bestrahlungsplanung,
ggf. auch dem Einsatz der IMRT kann die Strahlentherapie heute mit akzeptablen akuten Nebenwirkungen und minimalen Langzeitfolgen appliziert
werden.

Akute Nebenwirkungen können – neben Haut- und
Schleimhautreaktionen – ab ca. 20–25 Gy meist in
Form von Schluckbeschwerden und Schmerzen im
Sinne einer akuten Laryngitis, Pharyngitis und Ösophagitis auftreten, die sich unter einer konsequenten
Lokaltherapie jedoch meist in erträglichen Grenzen
halten und sich wenige Wochen nach Therapieende
zurückbilden. Eine Soor-Infektion sollte konsequent
mit Antimykotika behandelt werden. Zur Analgesie
haben sich Lokalanästhetika und Novaminsulfon in
Tropfenform bewährt. Darüber hinaus werden die
Patienten instruiert, scharf gewürzte Speisen, stark
säurehaltige Getränke, hochprozentige Alkoholika
und Tabak zu meiden.

Spätfolgen können als Hautveränderungen und Indurationen der Halsweichteile auftreten. Knorpelne-
krosen des Larynx und Myelopathien sind mit modernen Techniken nicht mehr zu erwarten (Übersicht
bei Sautter-Bihl 2004).

Nachsorge

Die Nachsorge bei Schilddrüsenkarzinomen erfolgt
entsprechend den Leitlinien, auf die sich der folgende
Abschnitt bezieht (DKG 2006).

Die Nachsorge differenzierter Schilddrüsenkarzinome sollte risikoadaptiert und lebenslang durchgeführt werden. Das zunächst halbjährlich, nach fünf
Jahren jährlich durchzuführende Basisprogramm
umfasst neben der klinischen Untersuchung die
Sonographie des Halsbereiches und die Bestimmung
des Thyreoglobulin (Tg)-Spiegels. Die I-131-Ganz-
körperszintigraphie erfolgt drei bis vier Monate nach
der Radiojod-Ablation. Bei Patienten mit erhöhtem
Risiko (organüberschreitendes Tumorwachstum,
erfolgreich therapierte Fernmetastasierung) kann im
Remissionsstatus ein I-131-Ganzkörperszintigramm
etwa alle zwei Jahre empfohlen werden. Bei Tg-
Anstieg dienen zur Lokalisation von Rezidiv oder
Metastasen die I-131-Ganzkörperszintigraphie,
Sonographie und Computertomographie von Hals
und Thorax, die Sonographie des Abdomens und
neuerdings die F-18-FDG-PET.

Nach Operation eines medullären Karzinoms muss
eine hereditäre Form durch Familienscreening belegt
oder ausgeschlossen werden und beim betroffenen
Patienten die Suche nach assoziierten Endokrinopa-
thien (Phäochromozytom, primärer Hyperparathyreoidismus) erfolgen. Die Nachsorge bei medullärem
Karzinom schließt in der Verlaufskontrolle die Bestimmung des Calcitonin-Spiegels und des CEA-Werts im

Serum ein. Bei Anstieg der Tumormarker kann die weitere Abklärung neben morphologisch bildgebenden Verfahren durch F-18-FDG-/F-18-Dopa-PET oder In-111-Octreotid-Szintigraphie erfolgen.

Beim anaplastischem Karzinom hat die Nachsorge in Anbetracht des meist palliativen Charakters der Primärtherapie eher den Charakter einer Betreuung. Apparative Untersuchungen sollten nur individuell und bei entsprechenden Konsequenzen erfolgen.

Ausblick

Gerade bei seltenen Tumoren ist anzustreben, die Wirksamkeit verschiedener Therapieformen soweit zu evaluieren, dass eine exakte Beurteilung möglich und daraus standardisierte Behandlungsrichtlinien ableitbar werden. Leider wurde die weltweit erste prospektiv randomisierte multizentrische interdisziplinäre Phase-III-Studie „Perkutane Strahlentherapie lokal fortgeschrittener papillärer und follikulärer Schilddrüsenkarzinome", in der bei pT4-Tumoren die Ergebnisse einer adjuvante Bestrahlung gegen die einer Kontrollgruppe verglichen wurde (Puskas 1999), wegen mangelnder Bereitschaft zur Randomisierung abgebrochen. Die eingebrachten Patienten werden jedoch weiterhin nachbeobachtet. Da aus bisherigen retrospektiven Daten durchaus Hinweise für die Effektivität einer Strahlentherapie bei differenzierten Schilddrüsenkarzinomen vorliegen, wäre es prinzipiell wünschenswert, dass eine solche Studie – möglichst auf internationaler Ebene – nochmals in Angriff genommen wird, um eine eindeutige Aussage über den Stellenwert der adjuvanten externen Strahlentherapie zu ermöglichen. Allerdings erscheint derzeit die Realisierbarkeit einer solchen Studie in Hinblick auf ihren Aufwand in Relation zum potenziellen Erkenntnisgewinn eher fraglich.

Weitere Verbesserungen der strahlentherapeutischen Technik, hier v. a. auch die IMRT, werden die Nebenwirkung einer Bestrahlung vermindern und durch die Möglickeit, höhere Dosen zu applizieren, potenziell auch die lokale Tumorkontrolle (z. B. bei anaplastischen Tumoren) verbessern.

Gesamtliteratur

Ahuja S, Ernst H: Chemotheapy of thyroid carcinoma. J Endocrinol Invest 10: (1987) 303–10

Ain KB, Egorin MJ, DeSimone PA: Treatment of anaplastic thyroid carcinoma with paclitaxel: phase 2 trial using ninety-six-hour infusion. Collaborative Anaplastic Thyroid Cancer Health Intervention Trials (CATCHIT) Group. Thyroid10 (2000) 587–594

Bertz J, Hentschel S, Hundsdörfer G et al: 5. überarbeitete, aktualisierte Ausgabe. Arbeitsgemeinschaft Bevölkerungsbezogener Krebsregister in Deutschland in Zusammenarbeit mit dem Robert-Koch-Institut, Saarbrücken (2006)

Brandi ML, Gagel RF, Angeli A et al: Guidelines for diagnosis and thrapy of MEN type 1 and type 2. J Clin Endocrinol Metab 86 (2001) 5658–71

Bratengeier K: Applications of two-step intensity modulated arc therapy. Strahlenther Onkol 177 (2001) 394–403

Byar DP, Green SB, Dor P et al: A prognostic index for thyroid carcinoma. A Study of the EORTC thyroid cancer study group. Europ J Cancer 15 (1979) 1033–1041

Cady B, Rossi R: An expanded view of risk-group definition in differentiated thyroid carcinoma. Surgery 104 (1988) 947–953

Cooper DS, Doherty GM, Haugen BR et al: Management Guidelines for Patients with Thyroid Nodules and Differentiated Thyroid Cancer. Thyroid 2 (2006)

Demeter JG, De Jong SA, Lawrence AM et al: Anaplastic thyroid carcinoma: risk factors and outcome. Surgery 110 (1991) 956–963

Deutsche Krebsgesellschaft e.V.: Empfehlungen zur Diagnostik und Therapie maligner Erkrankungen. Kurzgefasste interdisziplinäre Leitlinien 2006. Zuckschwerdt München Wien New York (2006) 53 ff.

Dietlein M, Dressler J, Eschner B et al: Verfahrensanweisung zur Radioiodtherapie (RIT) beim differenzierten Schilddrüsenkarzinom – Version 3. Nuklearmedizin 46 (2007) 213–219

Farahati J, Reiners C, Stuschke M et al: Differentiated thyroid cancer: the impact of adjuvant external radiotherapy in patients with perithyroidal tumor infiltration (stage pT4). Cancer 77 (1996) 172–180

Farahati J, Mörtl M, Reiners C: Die Bedeutung des Lymphknotenstatus beim papillären und follikulären Schilddrüsenkarzinom für den Nuklearmediziner. Zentralbl Chir 125 (2000) 830–834

Feldt-Rasmussen U: Iodine and cancer. Thyroid 11 (2001) 483–6

Fraker DL, Skarulis M, Livolsi V: Thyroid tumors. In: DeVita VT, Hellman S, Rosenberg A (eds) Cancer. Principles and Practice of Oncology. Lippincott-Raven Philadelphia New York (1997) 1629–51

Gilliland FD, Hunt WC, Morris DM et al: Prognostic factors for thyroid carcinoma. A population based study of 15, 698 cases from the Surveillance Epidemiology and End Results (SEER) program 1973–1991. Cancer 79 (1997) 564–573

Glanzmann CH, Horst W: Behandlung und Prognose des follikulären und papillären Schilddrüsenkarzinoms. Strahlenther 155 (1979) 515–526

Grigsby PW, Luk KH: Thyroid. In: Perez CA, Brady LW (eds) Practice and Principles of Radiation Oncology. Lippincott-Raven Philadelphia New York (1998) 1157–1179

Heinze HG, Sautter-Bihl ML: Externe Strahlentherapie bei differenzierten Schild-drüsenkarzinomen. In: Börner W,

Reiners C (Hrsg) Schilddrüsenmalignome. Schattauer, Stuttgart (1987) 123–141

Hölzer S, Reiners C, Mann K et al: Patterns of care for patients with primary differentiated carcinoma of the thyroid gland treated in Germany during 1996. US And German Thyroid Cancer Group. Cancer 89 (2000) 192–201

Hundahl SA, Fleming ID, Fremgen AM et al: A national cancer data base report on 53, 856 cases of thyroid carcinoma treated in the U.S, 1985–1995. Cancer 83 (1998) 2638–2648

Hundahl SA, Clark OH: Cancer of the Thyroid and Parathyroid Glands. In: Lenhard RE, Osteen RT, Gansler T (eds) The American Society's Clinical Oncology. American Cancer Society (2001) 633–651

Hyer SL, Vini L, A'Hern R et al: Medullary thyroid cancer: multivariate analysis of prognostic factors influencing survival. Eur J Surg Oncol 26 (2000) 686–690

Jensen MH, Davis RK, Derrick L: Thyroid cancer: a computer-assisted review of 5287 cases. Otolaryngol Head Neck Surg 102 (1990) 51–65

Kim JH, Leeper RD: Treatment of locally advanced thyroid carcinoma with combination doxorubicin and radiation therapy. Cancer 60 (1987) 2372–2375

Kleinert G: Ergebnisse der perkutanen Strahlentherapie bei Schilddrüsen-karzinomen. Radiobiol Radiother 30 (1989) 473–480

Leenhardt L, Aurengo A: Post-Chernobyl thyroid carcinoma in children. Baillières Best Pract Res Clin Endocrinol Metab 14 (2000) 667–77

Leisner B, Degelmann G, Dürr W et al: Behandlungsergebnisse bei Struma maligna 1960–1980. Stellenwert der perkutanen Nachbestrahlung bei differenziertem Karzinom. Dtsch Med Wochenschr 107 (1982) 1702–1707

Levendag PC, De Porre PM, van Putten WLJ: Anaplastic carcinoma of the thyroid gland treated by radiation therapy. Int J Radiat Oncol Biol Phys 26 (1993) 125–128

Mazzaferri EL, Young RL: Papillary thyroid carcinoma: a 10 year follow-up report of the impact of therapy in 576 patients. Am J Med 70 (1981) 511–518

Maxon HR, Smith HS: Radioiodine-131 in the diagnosis and treatment of metastatic well differentiated thyroid cancer. Endocrinol Metab Clin North Am 19 (1990) 685–718

Montanaro F, Pury P, Bordoni A et al: Unexpected additional increase in the incidence ot thyroid cancer among a recent bieth cohort in Switzerland. Eur J Cancer Prev 15 (2006) 178–86

Nutting CM, Convery DJ, Cosgrove VP et al: Improvements in target cover-age and reduced spinal cord irradiation using intensity-modulated radiotherapy (IMRT) in patients with arcinoma of the thyroid gland. Radiother Oncol 60 (2001) 173–180

Pacini F, Schlumberger M, Dralle H et al: European consensus for the management of patients with differentiated thyroid carcinoma of the follicular epithelium. Eur J Endocinol 154 (2006) 787–803

Posner MD, Quivey JM, Akazawa PF et al: Dose optimization for the treatment of anaplastic thyroid carcinoma: a comparison of treatment planning techniques. Int J Radiat Oncol Biol Phys 48 (2000) 475–483

Puskas C, Schober O: Adjuvante perkutane Radiatio lokal fortgeschrittener papillärer und follikulärer Schilddrüsenkarzinome. Überlegungen vor dem Start einer prospektiven Multizenterstudie. Nuklearmedizin 38 (1999) 328–332

Raue F, Voigt H, Dralle H et al: Medulläres Schilddrüsenkarzinom. In: Schmoll HJ, Höffken K, Possinger K (Hrsg) Kompendium Internistische Onkologie. Springer Berlin Heidelberg New York (2006) 4071–91

Reiners C: Diagnostik, Therapie und Nachsorge des Schilddrüsenkarzinoms. UNI-MED Bremen London Boston (2006a)

Reiners C, Stuschke M, Dralle H et al: Schilddrüsenkarzinom. In: Schmoll HJ, Höffken K, Possinger K (Hrsg) Kompendium Internistische Onkologie. Springer Berlin Heidelberg New York (2006 b) 3421–3465

Reinwein D, Benker G, Windeck R et al: Erstsymptome bei Schildrüsen-malignomen: Einfluß von Alter und Geschlecht in einem Jodmangelgebiet. Dt Med Wschr 114 (1989) 775–782

Rosenbluth BD, Serrano V, Happersett L et al: Intensity-modulated radiation therapy for the treatment of nonanaplastic thyroid cancer. Int J Radiat Oncol Biol Phys (2005) 63 1419–26

Sack H, Thesen N: Schilddrüse. In: Bestrahlungsplanung. Thieme Stuttgart New York (1998) pp 122–126

Sautter-Bihl ML: Hat die perkutane Strahlentherapie einen Stellenwert in der Behandlung des Schilddrüsenkarzinoms? Onkologe 3 (1997) 48–54

Sautter-Bihl ML, Raub J, Hetzel-Sesterheim M et al: Differentiated thyroid cancer: Prognostic factors and influence of treatment in 441 patients. Strahlenther Onkol 177 (2001) 125–131

Sautter-Bihl ML, Reiners Chr: Schilddrüse. In Bamberg M, Molls M, Sack H (Hrsg) Radioonkologie Bd. 2. Zuckschwerdt Verlag München Wien New York (2004) pp 502–520

Sawka AM, Thephamongkhol K, Brouwers M et al: Clinical review 170: A sy-stematic review and metaanalysis of the effectiveness of radioactive iodine remnant ablation for well-differentiated thyroid cancer. J Clin Endocrinol Metab 89 (2004) 3668–76

Tennvall J, Lundell G, Hallquist A et al: Combined doxorubicin, hyperfractionated radiotherapy, and surgery in anaplastic thyroid carcinoma. Report on two protocols. The Swedish Anaplastic Thyroid Cancer Group. Cancer 74 (1994) 1348–1354

Toft AD: Thyroxine therapy. N Engl J Med 331 (1994) 174–180

Tubiana M, Hahhad E, Schlumberger M et al: External radiotherapy in thyroid cancers. Cancer 55 (1985) 2062–2071

UICC (International Union Against Cancer): Classification of malignant tumors. 6th edition. Sobin LH, Wittekind CH (eds) Wiley-Liss New York (2002)

Urbano TG, Clark CH, Hansen VN et al: Intensity Modulated Radiotherapy (IMRT) in locally advanced thyroid cancer: acute toxicity results of a phase I study. Radiother Oncol 85 (2007) 58–63

Wendt Th: Die Rolle der Strahlentherapie bei der Primärbehandlung des papillären Schilddrüsenkarzinoms. Strahlenther Onkol 158 (1982) 1–3

World Health Organization Classification of Tumours. Pathology and Genetics of Tumours of Endocrine Organs. IARC Press Lyon (2004)

Yamashita H, Noguchi S et al: Thyroid cancer associated with adenomatous goitre: An analysis of the incidence and clinical factors. Jap J Surg 27 (1997) 495–99

W. Sauerwein
C. E. Stannard

Auge und Orbita

Primäre maligne Tumoren von Auge und Orbita sind selten. Ihre Behandlung setzt besondere Kenntnisse der anatomischen Verhältnisse, spezielle, meist sehr aufwendige Bestrahlungstechniken und eine gute Zusammenarbeit zwischen den beteiligten klinischen Disziplinen voraus. Der extreme Verlust an Lebensqualität, den eine Erblindung bedeutet, aber auch die ökonomischen Auswirkungen unter volkswirtschaftlichen Aspekten erfordern und erlauben größte Anstrengungen im Hinblick auf eine die Funktion erhaltende Therapie, sofern dies unter onkologischen Aspekten sinnvoll erscheint. Die dafür notwendigen technischen Voraussetzungen einerseits und die Seltenheit der Erkrankungen andererseits führten zur Bildung hoch spezialisierter Zentren für die Behandlung von Augentumoren.

Anatomie

Die komplexe Embryonalentwicklung des Auges, der Orbita und der Anhangsgebilde schafft eine Topographie mit komplizierten Beziehungen. Während sich die Linse aus dem Hautektoderm entwickelt, entstehen Netzhaut, Pigmentepithel, N. opticus und Glaskörper aus der Gehirnanlage. Damit eröffnet sich ein Metastasierungsweg aus dem Auge über den Sehnerven direkt ins Gehirn, der z. B. beim Retinoblastom von großer Bedeutung ist. Metastasen im Auge sind prognostisch ähnlich wie die Metastasen im ZNS anzusehen, sie treten auch häufig zeitgleich mit Hirnmetastasen auf.

Der Lymphabfluss aus Auge und Orbita ist ausführlich bei Grünzig (1982) dargestellt. Die mediale Hälfte des Unterlides, das mediale Viertel des Oberlides und die mediale Kommissur werden entlang der Vena facialis in die submandibulären Lymphknoten drainiert, die lateralen Lidanteile präaurikulär in die oberflächlichen und tiefen Parotislymphknoten. Die Lymphgefäße der Tränendrüse münden ebenfalls in die vorderen und hinteren Parotislymphknoten, die

Lymphgefäße des Tränensacks hingegen folgen der V. facialis nach submandibulär. Diejenigen des Ductus nasolacrimalis schließen an die Lymphgefäße der Nase an und drainieren einerseits nach vorne in die submandibulären Lymphknoten, andererseits aber auch über retropharyngeale Wege in die tiefen zervikalen Lymphknoten. Die konjunktivalen Lymphgefäße werden in erster Linie nach präaurikulär drainiert, es bestehen aber auch Verbindungen zu den submandibulären und den zervikalen Lymphknotengruppen. Man darf inzwischen als gesichert annehmen, dass Lymphtransportverbindungen zwischen Orbita und zervikalem Lymphgefäßsystem bestehen. Zwischen intraokularem Raum und Orbita bestehen Transportverbindungen prälymphatisch-lymphatischer Art. Die große individuelle Variabilität führt jedoch dazu, dass der detaillierten Betrachtung der segmentalen Lymphdrainage in der Praxis keine große Bedeutung zukommt.

Primäre Augentumoren

Melanome

Die Differenzialdiagnose pigmentierter Veränderungen im Auge und die Abgrenzung von malignen Melanomen gegen andere Raumforderungen sind schwierig (Lommatzsch 1999). Ungeachtet der Fortschritte der bildgebenden Verfahren beruht die klinische Diagnose weitgehend auf der indirekten Ophthalmoskopie, ergänzt durch Fluoreszenzangiographie und Ultraschall. Computertomographie und Kernspintomographie haben eine untergeordnete Bedeutung. Ausdehnung und topographische Beziehung zu Ora serrata, Ziliarkörper und Limbus sind am besten mit Hilfe der Intensivlicht-Diaphanoskopie zu erfassen.

Aderhautmelanom

Epidemiologie und Ätiologie

Das maligne Melanom der Aderhaut ist der häufigste primäre maligne intraokulare Tumor. Die jährliche Inzidenz pro 100 000 Einwohner liegt bei 0,6–0,8. Die Erkrankung betrifft fast ausschließlich Angehörige der weißen Rasse und ist in blauen Augen signifikant häufiger (Lommatzsch 1999). Der Gipfel der Inzidenz liegt im sechsten Lebensjahrzehnt. Die Ätiologie ist nicht sicher bekannt. Viele Beobachtungen deuten darauf hin, dass die meisten Aderhautmelanome aus uvealen Nävi oder aus einer kongenitalen okularen Melanose hervorgehen. Die Einwirkung chemischer Karzinogene oder onkogener Viren und, in Analogie zum kutanen Melanom, eine mögliche Tumorinduktion durch UV-Licht werden diskutiert. Familiäre Häufungen sind beschrieben, eine hereditäre Komponente ist aber nicht nachgewiesen.

Regionale Tumoranatomie und Histologie

Ein wesentliches Merkmal maligner Melanome der Aderhaut ist ihr relativ langsames Wachstum. Die Verdopplungszeit dieser Tumoren wird mit zwischen zwei Monaten und mehreren Jahren angegeben (Guthoff und Chumbley 1991). Extrasklerales Tumorwachstum bei der Erstdiagnose wird in großen Serien in bis zu 5 % der Fälle beschrieben, wobei es sich meist um limitiertes Tumorwachstum entlang präformierter Strukturen wie Ziliarnerven und Vortexvenen handelt. Lymphknotenmetastasen ohne gleichzeitigen massiven Orbitabefall werden praktisch nicht beobachtet. Fernmetastasen bei Erstdiagnose sind selten (um 1 %). Das Metastasierungsrisiko wird bestimmt von klinischen Parametern (ungünstig: großer Tumor, Lokalisation vor dem Äquator, extrasklerales Wachstum, dokumentiertes Größenwachstum), histopathologischen Befunden (epitheloider Zelltyp, hohe Mitoserate, hohe Mikrovaskularisationstyp, niedrige intratumorale Lymphozytendichte, Tumornekrosen), Nachweis von Proliferationsmarkern (Ki-67, PC-10) und zytogenetischen Veränderungen im Tumor (Monosomie 3, Expression von c-myc) (Desjardins et al. 2006; Damato et al. 2007). Die Callender-Klassifikation ist noch immer Gegenstand der letzten Empfehlung der ADASP in der letzten verfügbaren Leitlinie zur pathologischen Befundung von intraokularen Melanomen (Folberg et al. 2003).

Da die Enukleation immer weiter in den Hintergrund getreten ist, kommt klinisch fassbaren prognostischen Faktoren eine vorrangige Bedeutung zu (Schilling 1999). Die häufig sehr spät nach der Primärtherapie auftretenden Fernmetastasen sind vor allem in der Leber lokalisiert, gefolgt von Lunge, Knochen und Nieren. Bei nachgewiesener Metastasierung beträgt die Überlebensrate nach einem Jahr nur noch ca. 10 % (Kath et al. 1993). Die Langzeitprognose des Aderhautmelanoms ist nicht sehr günstig, etwa 40–50 % der Patienten versterben innerhalb von zehn Jahren an Fernmetastasen (Lommatzsch 1999). In einer 1992 publizierten Metaanalyse (Diener-West et al.) wird eine Fünfjahres-Überlebensrate von 84 % bei kleinen, 68 % bei mittelgroßen und 47 % bei großen Aderhautmelanomen angegeben. 1996 publizierten Mooy und de Jong Fünf-, Zehn-, und 15-Jahres-Überlebensraten nach Diagnose eines Melanoms der Uvea mit 72 %, 59 % und 53 %.

Klinik

Die tumorbedingten subjektiven Beschwerden sind weitgehend durch die Lage des Tumors und die Ausdehnung der begleitenden exsudativen Netzhautablösung mit den daraus entstehenden Funktionseinschränkungen bedingt. Tumoren in der Fundusperipherie können sehr groß werden, bevor sie Symptome hervorrufen. Aderhautmelanome sind fast immer nodulär und zumindest ophthalmoskopisch von der Umgebung gut abzugrenzen. In seltenen Fällen zeigen Aderhautmelanome eine diffuse Infiltration mit erhöhter Inzidenz extraokularen Tumorwachstums und einer deutlich schlechteren Überlebensprognose (Bornfeld 1992). Die TNM-Klassifikation des Aderhautmelanoms ist in der klinischen Praxis ohne Bedeutung.

Allgemeine Grundlagen der Therapie

Die aktuelle Therapiestrategie lässt sich wie folgt darstellen:
Eine abwartende Haltung und klinische Kontrolle melanomverdächtiger Aderhauttumoren ist in folgenden Situationen indiziert: Kleine Tumoren ohne zweifelsfreie Diagnose sollten zunächst nicht behandelt, sondern kontrolliert werden. Auch mittelgroße Tumoren ohne eindeutige Diagnose können wegen des bekannten langsamen Wachstums meist engmaschig kontrolliert werden. Selbst bei eindeutiger Diagnose kann in palliativen Situationen (z. B. hohes Alter und keine Tumorsymptome) eine abwartende Haltung die Therapie der Wahl sein. Lommatzsch (1999) empfiehlt auch bei kleinen und mittelgroßen Tumoren im einzigen noch funktionstüchtigen Auge des Patienten selbst bei Zeichen eines geringen

Wachstums ein zurückhaltendes therapeutisches Vorgehen. Das Risiko einer unkontrollierbaren Tumorprogression unter Beobachtung erscheint vertretbar gering: Shields et al. (1995) fanden bei 1329 Patienten mit kleinen (T1) melanomverdächtigen Strukturen eine Wachstumstendenz in 18 % und Fernmetastasen in 3 %.

Die von Meyer-Schwickerath (1960) eingeführte transpupilläre Photokoagulation, heute Laserkoagulation, ist bei kleinen Tumoren von weniger als 2 mm Prominenz ohne exsudative Begleitablatio indiziert. Der periphere Tumorrand muss dabei deutlich erkennbar sein, größere Netzhautgefäße dürfen den Tumor nicht überkreuzen. Als wesentliche Indikation werden kleine, am nasalen Papillenrand gelegene Tumoren angesehen. Daneben hat sich die Methode bei der Behandlung von Resttumoren nach Brachytherapie bzw. nach lokaler Exzision bewährt. Während die Hyperthermie auch in Kombination mit einer Strahlenbehandlung bei der Behandlung des Aderhautmelanoms ohne Bedeutung blieb, hat die Transpupilläre Thermotherapie (TTT) (Oosterhuis et al. 1998) einen festen Platz im klinischen Alltag erworben. Mit einem Infrarot-Diodenlaser von 810 nm wird transpupillär die Tumorläsion behandelt, wobei Temperaturen zwischen 45 °C und 65 °C eine direkte destruktive Wirkung an der Oberfläche des Tumors entfalten. Die dadurch resultierende Reduktion der Tumorprominenz macht in vielen Fällen eine anschließende Brachytherapie einfacher bzw. sogar erst möglich.

Bedingt durch die Grenzen der lokalen Strahlentherapie bei großen Tumoren wurden Möglichkeiten für eine den Bulbus erhaltende Tumorexzision entwickelt (Foulds 1995; Damato et al. 1998). Eine chirurgische Behandlung (transsklerale Resektion oder Endoresektion) lässt sich aber nur bei hoch selektierten Fällen erfolgreich durchführen (hoch prominente, von der Papille gut abgrenzbare Tumoren, deren Ausdehnung im Fundusschema drei Stunden nicht überschreitet). Da der Eingriff in arterieller Hypotension erfolgt, gibt es eine Reihe patientenbezogener Kontraindikationen.

Trotz der Fortschritte der organerhaltenden Behandlungsmethoden, ist die Enukleation nach wie vor Therapie der Wahl bei großen Tumoren, die bereits zu einer drastischen Einschränkung des Visus, einer Amotio retinae ohne Aussicht auf Restitution oder zu einem Sekundärglaukom geführt haben. Ferner ist sie indiziert bei allen Melanomen unabhängig von ihrer Größe, bei denen ein Einwachsen in den N. opticus vorliegt und als „Salvage"-Eingriff nach erfolg-

losem bulbuserhaltenden Vorgehen. Es gilt als Standard, bei diesem Eingriff ein Orbitaimplantat zu verwenden, wodurch ein besseres kosmetisches Ergebnis erreicht wird (Sassmannshausen et al. 1988).

Die Exenteratio orbitae wird erforderlich, wenn eine ausgedehnte extrabulbäre Tumorausbreitung nachgewiesen ist. Häufig ist auch ein modifiziert radikales Vorgehen, um Auge und extrabulbäre Tumoranteile zu entfernen, kombiniert mit einer postoperativen Teletherapie mit 60 Gy.

Für die Behandlung von Metastasen gibt es keine kurativen Therapieansätze. Palliative Therapieansätze aus der Dermatologie, darunter Kombinationen von Zytostatika mit Interleukin-2 und α2b-Interferon brachten keinen Durchbruch.

Strahlenbehandlung

Die relative Strahlenresistenz der Melanome einerseits und die hohe Strahlensensibilität der Strukturen des Auges und der Tränendrüsen andererseits, gestatten keine wirksame perkutane Strahlentherapie eines Volumens, das diese Risikoorgane einschließt. Stereotaktische Verfahren mit dem Cyberknife oder einem Linearbeschleuniger führen zu einer physikalischen Dosisverteilung, die derjenigen, welche mit adäquaten Brachytherapie-Verfahren oder Protonenbestrahlung erzielt werden, unterlegen ist und sollten nicht zum Einsatz kommen. Auf die stereotaktische Strahlentherapie zur Behandlung intraokularer Tumoren wird deshalb nicht weiter eingegangen.

Eine Strahlentherapie des Aderhautmelanoms ist nur dann sinnvoll, wenn es gelingt, die notwendige hohe Strahlendosis am Tumor zu applizieren und gleichzeitig die anderen Augenabschnitte zu schonen. Dies ist gegenwärtig mit zwei unterschiedlichen Prinzipien möglich, der Brachytherapie und der Bestrahlung mit Protonen.

Physikalische Grundlagen der Brachytherapie am Auge

Die Brachytherapie am Auge mit kalottenförmigen Applikatoren stellt eine Sonderform der Oberflächen-Kontakttherapie dar, die in verschiedenen Zentren mit unterschiedlichen Radionukliden entwickelt wurde. An dieser Stelle sollen kurz einige Grundlagen der Brachytherapie am Auge dargestellt werden, die über die Therapie des Aderhautmelanoms hinaus von Bedeutung sind. Moore (1930) war der erste, der ein

Aderhautmelanom mit Radon-Seeds behandelte, später erreichte Stallard (1966) mit den von ihm entwickelten Kobalt-60-Applikatoren beachtliche Erfolge. Da aufgrund der Dosisverteilung bei einem Teil seiner Patienten jedoch schwere Spätschäden auftraten (MacFaul 1977), machte sich nach vorübergehendem Enthusiasmus Skepsis gegenüber dieser Therapie breit. Um derartige Nebenwirkungen zu vermeiden, wurden Applikatoren entwickelt, die eine Abschirmung der Strahlung an der Rückseite erlauben. Zur Anwendung kommen dabei vor allem die Isotope Ruthenium-106 (Lommatzsch und Volmar 1966) oder Jod-125 (Sealy et al. 1976). 1980 wurden von einer Arbeitsgruppe auch Methoden zur Brachytherapie von Tumoren der Lider, Konjunktiva und Tränendrüse mit Jod-125 publiziert (Sealy et al. 1980). Wegen der hohen Dosisbelastung der ganzen Orbita sind Kobalt-60-Applikatoren obsolet; aus dem gleichen Grund hat sich auch der Einsatz von Iridium-192-Applikatoren als Afterloading-Verfahren mit hoher Dosisleistung nicht bewährt (Gérard et al 1997). Applikatoren auf der Basis von Palladium-103 fanden bislang keine weitere Verbreitung (Finger et al. 1994).

Ruthenium-106 (Ru-106)

Ruthenium-106 zerfällt mit einer Halbwertszeit von 373,6 Tagen in Rhodium-106 und direkt weiter (Halbwertszeit 30") in Palladium-106. Dabei werden nacheinander zwei Betateilchen ausgestrahlt, ein erstes mit einer niedrigen Energie von 39,4 keV und ein zweites, dessen hohe Energie mit einer spektralen Verteilung zwischen 2,07 MeV und 3,63 MeV therapeutisch genutzt wird. Eine 0,1 mm dicke Silberschicht lässt die Betastrahlen durch die konkave Seite des Applikators praktisch ungehindert austreten, während die Rückseite aus 1 mm Silber die gesamte Betastrahlung absorbiert, wodurch eine optimale Schonung der extrabulbären Strukturen in der Orbita resultiert. Bei der Therapie ist zu beachten, dass die Dosisverteilung im Tumor sehr steil abfällt, was den sinnvollen Einsatz dieser Applikatoren limitiert. Am Universitätsklinikum in Essen gilt nach Einführung einer auf den NIST-Standard bezogenen Dosimetrie als Dosierungsrichtlinie, bei Aderhautmelanomen eine Sklerakontaktdosis von 700–1500 Gy zu applizieren und gleichzeitig eine Dosis an der Tumorspitze von 130 Gy nicht zu unterschreiten. Diese Randbedingungen lassen sich bei Tumoren bis zu einer Dicke von ca. 6 mm gut einhalten. Der steile Dosisgradient führt zu einem hohen Rezidivrisiko, wenn versucht wird, durch Steigerung der Kontaktdosis eine ausreichende Dosis an der Spitze eines größeren Tumors zu

erzielen. Kontaktdosen von mehr als 1500 Gy sollten deshalb auch in besonders gelagerten Einzelfällen nicht überschritten werden. Es empfiehlt sich, beim Aufbringen den Applikator mit einer zusätzlichen Naht („Bauchbinde") fest an die Sklera zu pressen, um Unterdosierungen durch eine unbeabsichtigte Distanzierung zu vermeiden. Die dafür notwendige Fadennut an der Rückseite des Applikators wird vom Hersteller (BEBIG GmbH, Berlin) auf Wunsch angebracht.

Jod-125 (I-125)

Jod-125 transmutiert mit einer Halbwertszeit von 59,3 Tagen durch Elektroneneinfang in Technetium-125. Die dabei freigesetzte Gammastrahlung von etwa 30 keV wird in Auger-Elektronen konvertiert. Durch beide Prozesse werden auf der K-Schale Plätze frei, die von Elektronen äußerer Schalen besetzt werden, was zu einer Photonenstrahlung mit einer Energie zwischen 22,7 keV und 31,7 keV führt. Zur Behandlung benutzt wird auch die zusätzlich freigesetzte Gammastrahlung von 35,5 keV. Diese niederenergetischen Photonen lassen sich leicht abschirmen, was erlaubt, intraokulare Prozesse zu bestrahlen und gleichzeitig neben und hinter dem Auge gelegene Strukturen zu schonen. Wegen der größeren Eindringtiefe der weichen Photonenstrahlen im Vergleich zu den hochenergetischen Elektronen des Ruthenium-106, sind Jod-125-Applikatoren auch bei größeren Tumoren geeignet. Von verschiedenen Arbeitsgruppen wurden unterschiedliche Applikatortypen vorgeschlagen (Earle et al. 1987; Hill et al. 1992; Packer et al. 1992; Flühs et al. 1997; Sauerwein und Zehetmayer 1999). Inaktive Kalotten unterschiedlicher Bauart werden dabei mit Jod-125-Seeds bestückt. Es ist zu fordern, dass für jeden Applikator eine individuelle Dosimetrie erfolgt, für die ein aufwendiger Messplatz benötigt wird (Flühs et al. 1997). Für die verschiedenen Applikatortypen gibt es unterschiedliche Dosierungsempfehlungen.

Kombinationsapplikatoren – I-125/Ru-106

Mit dem Einsatz von Jod-125-Applikatoren bei größeren Tumoren ist zwar eine akzeptable Dosisverteilung im Tumor selber zu erreichen, gleichzeitig muss jedoch eine hohe Belastung strahlenempfindlicher Strukturen im behandelten Auge in Kauf genommen werden, was letztlich zu ungünstigen Spätergebnissen führt. In Essen wurde deshalb ein Applikator eingeführt, der eine Kombination eines Ruthenium-Applikators mit einem Jod-Applikator darstellt (Abbil-

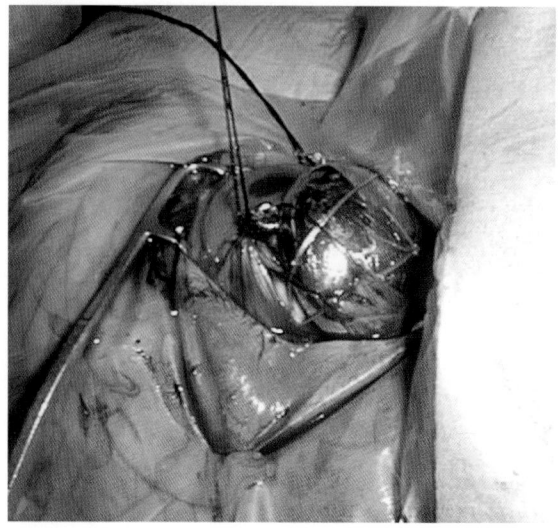

Abbildung 1. Aufbringen eines I-125/Ru-106-Kombinationsapplikators. Dem Betrachter ist die nicht strahlende Rückseite des Applikators zugewandt.

dung 1). Eine hohe Dosis an der Basis des Tumors kann mit der notwendigen Dosis am Apex kombiniert werden, gleichzeitig ist es möglich, gesunde Strukturen im Auge zu entlasten. Damit wird bei Tumoren mit einer Größe zwischen 6–10 mm eine optimierte Dosisverteilung erreicht (Flühs et al. 1998).

Strontium-90 (Sr-90)

Zum Einsatz kommen Strontium-90-Augenapplikatoren im Allgemeinen bei oberflächlichen umschriebenen Veränderungen der Konjunktiva und der Kornea. Bei einer Halbwertszeit von 28,2 Jahren (β^-, E = 546 keV) steht Strontium-90 im Zerfallsgleichgewicht mit Yttrium-90, welches eine energiereichere Betastrahlung von 2,28 MeV liefert ($T_{1/2}$ = 64 h). Als Endprodukt entsteht Zirkonium-90. Die maximale therapeutische Tiefe beträgt etwa 2 mm. Die Applikatoren werden auf das anästhesierte Auge aufgesetzt. Als gesicherte Indikationen gelten die Prophylaxe des Einwachsens von Blutgefäßen in eine transplantierte Hornhaut sowie die adjuvante Strahlenbehandlung nach operativer Entfernung von Pterygien (20 Gy bei 2 × 5 Gy/Wo). Die Behandlung (möglichst postoperativ) von Tumoren der Konjunktiva, einschließlich der präkanzerösen Melanose, ist mit einem hohen Rezidivrisiko belastet, da die geometrische Form des Applikators in den seltensten Fällen der klinischen Ausdehnung des Tumors entspricht. Es ist wichtig zu erwähnen, dass selbst beidseitig beschichtete Applikatoren einen inaktiven Rand

haben, eine Bestrahlung der konjunktivalen Umschlagfalten oder tarsaler Tumoren ist deshalb nicht möglich. Individuelle Spezialapplikatoren zur Behandlung der gesamten Konjunktiva (Sekundo et al. 1998) konnten nicht überzeugen, da die erforderliche Tumordosis, überall an der Bindehaut appliziert, zu einem schweren Sicca-Syndrom führt.

Strahlenschutz und Dosimetrie

Die zur Anwendung kommenden Radionuklide haben Eigenschaften, die spezielles Wissen und Erfahrung zum sicheren Umgang erfordern. Die hoch energetischen Elektronen haben im Gewebe eine geringe Reichweite, in Luft fliegen die Elektronen eines Ruthenium-Applikators jedoch über 12–15 m, was bei unsachgemäßer Handhabung im Operationssaal zu einer Gefährdung der Anwesenden führen kann. Besondere Aufmerksamkeit verdienen die Hände der Operateure. Bei Untersuchungen von Laube et al. (2000) fand sich eine Dosisbelastung von 2–6 mSv pro Eingriff an den Händen des operierenden Augenarztes. Jede Technik, die geeignet erscheint, die Zeit des Umgangs mit dem Strahler zu verkürzen, sollte eingesetzt werden (z. B. Lokalisierung der Position und Legen der Nähte mit Hilfe von „Dummy"-Applikatoren).

Beim Auftreffen der hochenergetischen Elektronen auf Gegenstände mit hoher Dichte und hoher Ordnungszahl (z. B. Instrumententische aus Metall, Bleidöschen usw.) entsteht Bremsstrahlung hoher Energie, die mit Bleischürzen u.ä. nicht abgeschirmt werden kann. Die Aufbewahrung und Sterilisation der Applikatoren sollte in Döschen erfolgen, die mit Silikon ausgekleidet sind, um die Elektronen zu absorbieren, bevor sie mit Metall interagieren. Die im Applikator selbst entstehende Bremsstrahlung kann nicht vermieden werden, bei der Pflege der Patienten fällt sie als Strahlenbelastung für das Pflegepersonal jedoch kaum ins Gewicht.

Nach Angaben des Herstellers sollten Ru-106-Applikatoren nicht längere Zeit in Wasser aufbewahrt werden. Bei einem zwar unwahrscheinlichen, aber keineswegs unmöglichen Leck würden in 48 Stunden rund 0,2 % des Rutheniums gelöst. Bei einem zweitägigen Tauchbad führt dies selbst beim kleinsten Applikatortyp zu einer Wasserbelastung von 18 kBq.

Die weiche Photonenstrahlung von Jod-125 stellt geringere Anforderungen an den Strahlenschutz. Der Schutz des Personals ist mit Bleischürzen, selbst bei direkter Exposition, problemlos möglich. Andererseits müssen die Applikatoren bestückt werden, was einen zusätzlichen Umgang mit Strahlenquellen bedeutet. Die Sterilisation von Jod-125-Seeds bzw. -Applikatoren stellt eine weitere Gefahrenquelle dar. Der Schmelzpunkt von Jod liegt bei 114 °C, der Siedepunkt bei 183 °C. Von Seiten des Herstellers wird gewarnt, eine Temperatur von 138 °C zu überschreiten. Durch gasförmiges Jod ist eine großflächige Kontamination von Op-Bereichen oder zentralen Sterilisierungsanlagen möglich, die bei fehlenden Messinstrumenten unbemerkt bleiben können und zu einer Gefährdung eines größeren Personenkreises führen kann. Es ist deshalb empfehlenswert, Jod-125 in speziell dafür eingerichteten und überwachten Anlagen zu sterilisieren.

Für die hier verwendete Art der Strahlung (sowohl hochenergetische Elektronen als auch nieder energetische Photonen) steht inzwischen eine praktikable und zuverlässige Messmethode auf der Basis von direkt auslesbaren Plastikszintillatoren zur Verfügung, Hiermit lassen sich im Gegensatz zu rechnergestützten Bestrahlungsplanungsprogrammen auch Aktivitätsvariationen und Lageungenauigkeiten der einzelnen Strahler eines Applikators korrekt berücksichtigen (Flühs 1997; Kaulich et al. 2005).

Klinische Aspekte der Brachytherapie von Aderhautmelanomen

Die Indikation zur Brachytherapie ist bei kleinen Tumoren mit nachgewiesener Wachstumstendenz, mittelgroßen und großen Melanomen mit einer Dicke von bis zu 9–10 mm gegeben, wenn die Erhaltung eines brauchbaren Sehvermögens erwartet werden kann. Der Einsatz von Ru-106-Applikatoren sollte auf Tumoren bis ca. 5–6 mm Dicke begrenzt werden, da aufgrund des steilen Dosisabfalls sonst Unterdosierungen an der Tumorspitze auftreten (Sauerwein und Zehetmayer 1999). Wegen des besseren Eindringvermögens der weichen Photonenstrahlen erscheinen Jod-125-Applikatoren bzw. die beschriebenen Ru-106/I-125-Kombiapplikatoren bei größeren Tumoren besser geeignet, um Unterdosierungen an der Tumorspitze zu vermeiden und eine homogenere Dosisverteilung im Tumor zu erzielen (Gérard et al. 1997; Flühs et al. 1998).

Die am Universitätsklinikum in Essen zurzeit verwendeten Dosierungsrichtlinien sind Tabelle I zu entnehmen. Bei Ru-106-Applikatoren ist es besonders wichtig, beim Aufbringen des Applikators sicherzustellen, dass er der Sklera fest anliegt, um Unterdosierungen durch eine unbeabsichtigte Distanzierung zu vermeiden. Spezielle Applikatoren sind für besondere Tumorpositionen (juxtapapillär, Ziliarkörper) notwendig. Begrenztes extraokulares Tumorwachstum stellt nicht in jedem Fall eine Kontraindikation zur Brachytherapie dar (Bornfeld 1992). Bei unzureichender Tumorregression oder bei erneutem Tumorwachstum kann im Sinne einer „Salvage"-Therapie eine zweite Bestrahlung mit einem Applikator (bei einem kleinen Befund eventuell auch eine transpupilläre Thermotherapie) des Tumorrestes versucht werden.

Die Auswirkungen der Bestrahlung auf den Tumor und der lokale Verlauf sind von der gewählten Technik und der Größe des Tumors abhängig. Bei kleinen Tumoren und Ru-106 wird mit Dosen gearbeitet, die so hoch sind, dass eine direkte Vernichtung von Tumorzellen resultieren kann. Der Tumor wird klinisch fassbar rasch kleiner, es resultiert eine atrophische Narbe, die für den Ophthalmologen im Verlauf einfach zu kontrollieren ist. Bei größeren Tumoren, die mit I-125 behandelt werden, wird hingegen in dem größeren Volumen eine niedrigere Dosis appliziert, die eher dem Dosisbereich entspricht, wie er üblicherweise in der Teletherapie eingesetzt wird. Der Effekt auf Tumorzellen macht sich erst nach einer bis zwei Mitosen bemerkbar. Bei der langen Tumorverdopplungszeit der meisten Aderhautmelanome bedeutet dies klinisch ein sehr langsames Ansprechen des Tumors auf die Strahlenbehandlung. Das Ergebnis der Behandlung ist schwieriger zu interpretieren, Restbefunde, die regelmäßig kontrolliert werden müssen, können auch noch nach Jahren persistieren. Der Einsatz des Ru-106/I-125-Kombiapplikators bei Tumoren mit einer Dicke zwischen 7 und 10 mm führt ebenfalls zu einer raschen Rückbildung des Tumors und im Idealfall zu einer Narbe wie bei der Behandlung von kleinen Tumoren mit einem Ru-106-Applikator. Da in vielen Zentren nur eine Methode zu Verfügung steht, wird dem Problem der vergleichenden Interpretation verschiedener Tumorrückbildungsmuster und definitiver morphologischer Endergebnisse bei verschiedenen Therapieverfahren in der Literatur keine Aufmerksamkeit geschenkt.

Ergebnisse der Brachytherapie

Die Brachytherapie maligner Melanome der Uvea innerhalb der beschriebenen Indikationen hat in erfahrenen Zentren eine Erfolgsrate von 80–90 % in Bezug auf die Erhaltung des betroffenen Auges (Bornfeld 1992; Lommatzsch 1999; Bergmann et al. 2005; Heindl et al. 2007). Die lokale Kontrollrate

Tabelle I. Dosierungsrichtlinien für die ophthalmologische Brachytherapie am Universitätsklinikum in Essen. Sie gelten nach der Entwicklung eines neuen NIST-Standards für die Absolutdosimetrie der Betastrahlung (Soares 1991; Soares et al. 1991) und Einführung neuer Methoden zur Relativdosimetrie von Augenapplikatoren (Flühs et al. 1997) in die klinische Routine. Die entsprechenden Verfahren werden mittlerweile vom Hersteller (BEBIG Isotopentechnik und Umweltdiagnostik GmbH) angewendet. Die Einhaltung dieses Absolutdosisstandards ermöglicht einen internationalen Vergleich der Dosiswerte selbst beim Einsatz unterschiedlicher Radionuklide (Beta- und Photonenstrahler) in der Augenapplikator-Brachytherapie.

Dosierung Augenapplikatoren			
Aderhautmelanom (AHMM)	Ru-106	Sklera 700–1500 Gy	Apex: min. 130 Gy
	Ru106/I-125	Sklera 700–1500 Gy	
	Geeigneter Applikator ist vor der Therapie auszuwählen:		
		Apexhöhe > 8 mm:	min. Apexdosis 100 Gy
		Apexhöhe < 8 mm:	min. Apexdosis 120 Gy
Aderhautziliarkörpermelanom (AHCKMM)	Wie Aderhautmelanom		
AHMM, AHCKMM adjuvant postoperativ	Ru-106	Sklera 400 Gy	
Aderhauthämangiom	Ru-106	Apex 100 Gy	
Fibrovaskulärer Tumor	Ru-106	Apex 100 Gy	
Vasoproliferativer Tumor	Ru-106	Apex 100 Gy	
Aderhautmetastase	Ru-106	Apex 80 Gy	
Retinoblastom	Ru-106	Apex 88 Gy	
Irismelanom[a]	Ru-106	Sklera 400 Gy	Apex (i. a. 2 mm): ca. 200 Gy
Konjunktivales Melanom[b]	Ru-106	Apex 130 Gy	Apextiefe ca. 2 mm
Konjunktivales Plattenepithelkarzinom[b]	Ru-106	Apex 130 Gy	Apextiefe ca. 2 mm

[a] im Allgemeinen Indikation für Protonentherapie
[b] im Allgemeinen Indikation für Protonentherapie, bei kleinen, umschriebenen Läsionen gegebenenfalls Sr-90-Applikator

wird in großen, nicht selektierten Kollektiven durchgängig mit über 90 % angegeben, die Fünfjahres-Überlebensrate mit 76–90 % und unterscheidet sich damit nicht von anderen Therapieverfahren.

Die funktionelle Prognose ist wesentlich von der Lage des Tumors abhängig. Bei Tumoren am hinteren Augenpol, insbesondere bei Tumoren mit unmittelbarer topographischer Beziehung zur Papille, muss nach drei Jahren mit einer Erblindung in mehr als 50 % der Fälle gerechnet werden. Nach Ruthenium-Bestrahlung wurde in einem Essener Kollektiv von 586 Patienten nach einer medianen Nachbeobachtungszeit von 2,5 Jahren ein Visus von 0,3 und besser (bei einem Ausgangsbefund von > 0,4) bei 53 % der Patienten mit anterior gelegenen Tumoren erzielt. Bei Patienten mit Tumoren am hinteren Augenpol blieb ein derartiger Visus nur in 14 % erhalten (Sauerwein 2004). Packer et al. (1992) erzielten mit I-125-Applikatoren bei 64 Patienten in 45 % einen Visus von 0,2 und besser. Van Ginderdeuren et al. (2005) beobachteten nach Therapie kleiner Tumoren am hinteren Augenpol mit einem HDR-Sr-90-Applikator nach fünf Jahren einen Visus von mindestens 0,1 bei 65 % ihrer Patienten, nach 15 Jahren bei 45 %. Mit zunehmender Beobachtungs-

zeit ist in allen publizierten Kollektiven eine Abnahme der Funktion und eine weiter Zunahme von Komplikationen zu beobachten.

Bei der Beurteilung des Verlaufs nach Brachytherapie maligner Aderhautmelanome müssen frühe Nebenwirkungen und Spätfolgen der Behandlung unterschieden werden (Sauerwein und Zehetmayer 1999). Zu den direkten Strahlenfolgen gehören die Ausbildung oder die Zunahme einer exsudativen Netzhautablösung, die Entstehung einer eventuell massiven Chorioidalamotio und intraokulare Reizzustände. Als Folge einer massiven Tumornekrose können intraokulare Blutungen und eine Pseudoendophthalmitis auftreten. Die Mehrzahl dieser Komplikationen bildet sich spontan oder nach adäquater Therapie zurück, sodass die funktionelle Prognose im Wesentlichen durch die Spätfolgen bestimmt wird. Dazu gehören Optikusneuropathie und Strahlenretinopathie sowie radiogene Katarakt. Während keine Kontraindikation zur Kataraktextraktion mit Implantation einer Intraokularlinse nach Brachytherapie besteht, sind therapeutische Möglichkeiten bei den radiogenen Komplikationen im Bereich des hinteren Augenabschnittes begrenzt. Seltene Spätkomplikationen sind Skleranekrosen, Sekundärglaukom und

Benetzungsstörung des vorderen Augensegments bis hin zum manifesten Sicca-Syndrom (Bornfeld 1992; Bergmann et al. 2005; Damato 2006). Mit steigender Tumorgröße und der daraus resultierenden zunehmenden Volumenbelastung des Auges durch die Bestrahlung steigt die Zahl der radiogenen Spätfolgen, die zu einer Enukleation führen schnell an (Schilling et al. 1994).

Strahlentherapie mit Protonen

Mögliche therapeutische Vorteile durch den Einsatz von Protonen resultieren aus ihrer der Tiefendosisverteilung. Die im Gewebe deponierte Energie steigt nicht linear an, mit abnehmender kinetischer Energie der geladenen Teilchen erreicht sie in einer von der Ausgangsenergie abhängigen Tiefe explosionsartig ein Maximum („Bragg-Peak") mit einem anschließenden steilen Dosisabfall. Ihr Laufweg im Gewebe ist außerdem bemerkenswert geradlinig. Das lineare Energie-Übertragungsvermögen für Protonen ist niedrig und liegt bei etwa 0,5 keV/µm zu Beginn der Laufstrecke im Gewebe, wo die Geschwindigkeit am höchsten ist. Auf den letzten µm der Reichweite erreicht es ein Maximum von ca. 100 keV/µm. Um einen Tumor mit einer gegebenen Ausdehnung bestrahlen zu können, wird die Eintrittsenergie so moduliert, dass ein Spektrum resultiert, dessen Bragg-Peaks über das Zielvolumen gleichmäßig verteilt sind, wodurch im Zielvolumen eine homogene Dosisverteilung erreicht wird (Saunders et al. 1985; Chauvel et al. 1997). Die physikalischen Eigenschaften dieser Strahlen erlauben ein Behandlungsvolumen mit einer extrem hohen Präzision zu erfassen. Im Prinzip können mit einer Genauigkeit von wenigen µm Tumoren in Augen bestrahlt werden, ohne die kritischen Strukturen am Augenhintergrund zu belasten. Ungenauigkeiten bei der Lokalisation des Tumors im Auge und bei der Computermodellierung der Topographie durch das Planungssystem relativieren derzeit in der Praxis jedoch deutlich diese hypothetische Präzision.

Zur Bestrahlung von Augen werden Protonenenergien von 60–65 MeV bei einer Stromstärke von einigen µA benötigt. Die dafür erforderlichen Teilchenbeschleuniger stehen weltweit an verschiedenen Zentren zur Verfügung.

Zur Vorbereitung auf eine Bestrahlung wird der intraokulare Tumor durch Tantal-Clips markiert, die von außen permanent auf dem Augapfel fixiert werden und deren topographische Beziehung zum Tumor sowie zum Limbus der Kornea so präzise wie

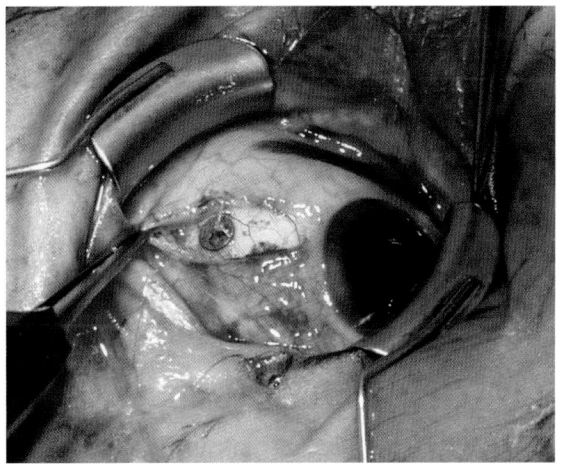

Abbildung 2. Aufbringen von Tantal-Clips vor Protonentherapie.

möglich ausgemessen werden (Abbildung 2). Die Abstände zu Sehnerv, Makula, Linse etc. können aus diesen Messungen und der Computertomographie abgeleitet werden. Zusammen mit diesen Informationen ermöglichen orthogonale Röntgenaufnahmen in Bestrahlungsposition mit diesen Markierungen eine Modellierung des Auges im Computer. Mit Hilfe einer dreidimensionalen Bestrahlungsplanung wird zunächst die für den individuellen Tumor optimale Einfallrichtung des Strahls bestimmt, um kritische Strukturen so gut wie möglich zu schonen. Sodann muss die für den individuellen Tumor ideale Eindringtiefe der Teilchen festgelegt werden, um die Modulation der Energie des Strahls zu definieren. Der Kollimator zur Begrenzung des Strahls wird im Allgemeinen so gewählt, dass die 90-%-Isodose 2–3 mm um das definierte Tumorvolumen herum verläuft. Dadurch sollen möglicherweise nicht erkannte mikroskopische Ausläufer erfasst sowie mögliche Positionierungsungenauigkeiten ausgeglichen und der Halbschatten des Strahls berücksichtigt werden.

Zur Bestrahlung wird der Patient mit konventionellen Hilfsmitteln immobilisiert, eine verschiebbare Leuchtdiode dient als Fixationspunkt für das zu behandelnde Auge. Mit orthogonalen Röntgenaufnahmen wird vor jeder einzelnen Bestrahlung die Lage der Tantal-Clips und damit die Ausrichtung des Auges überprüft und ggf. korrigiert. Als Standard gilt derzeit, in vier Fraktionen eine Dosis zu applizieren, die 60–70 Gy der Strahlung eines Telekobalt-Geräts entspricht (Gragoudas et al. 2008). Die zugrunde gelegte relative biologische Wirksamkeit wird dabei für Protonen zwischen 1,1 und 1,2 angenommen. Aufgrund des enormen technischen Apparates, der für diese Behandlung benötigt wird, stellt die Applikation in vier Fraktionen einen Kompromiss dar zwischen dem, was aus strahlenbiologischen Überlegungen wünschenswert wäre und dem, was realisierbar und bezahlbar ist.

Ergebnisse der Protonenbestrahlung

Bei der Darstellung der Ergebnisse werden Protonen und die früher verwendeten Heliumionen nicht unterschieden. Die lokale Tumorkontrolle wird in der Literatur mit über 95 % nach fünf Jahren angegeben (Gragoudas et al. 2008; Courdi et al. 1999; Dendale et al 2006). Es gibt inzwischen auch Stimmen, die derart exzellente Ergebnisse kritisch hinterfragen (Bornfeld 2007; Fitzek 2007) und prospektive vergleichende Studien fordern, die insbesondere angesichts der Kostenentwicklung im Gesundheitswesen notwendig seien. Dies wird unterstrichen durch die Ergebnisse von Conway et al. (2006), die bei besonders großen Melanomen eine lokale Tumorkontrollrate nach zwei Jahren von 67 % erzielten, bei 10 % klinisch manifesten Metastasen.

Ein wesentliches Problem bei der Beurteilung des Bestrahlungseffektes nach einer Protonenbestrahlung liegt in der häufig fehlenden Größenreduktion des Tumors. Gragoudas et al. halten 2008 fest: „The hallmark of local control is no increase in size of the tumor", was einen Gegensatz zu den Erfahrungen einer Brachytherpie mit Ru-106 darstellt.

Im Vergleich zur Brachytherapie ist der Weg des Protonenstrahls durch das Auge anders. Er dringt von vorn ins Auge ein und deponiert auch vor dem Bragg-Peak eine biologisch relevante Dosis, wodurch Nebenwirkungen resultieren, die bei der Brachytherapie mit Applikatoren nicht oder nur extrem selten gesehen werden, wie z. B. akute und chronische Keratitis, Epitheliolysen der Lider und bleibender Verlust von Wimpern, Epiphora, Katarakt und Sicca-Syndrom (Char et al. 1989, 1993; Meecham et al. 1994).

Die Inzidenz der Rubeosis iridis und der eines neovaskulären Glaukoms ist besonders hoch innerhalb der ersten drei Jahre und wird von Linstadt et al. (1990) mit 36 % nach fünf Jahren angegeben. Andere Autoren (Kincaide et al. 1988; Gailloud et al. 1991) beschreiben hingegeben nur 8–10 %, allerdings nach Beobachtungszeiten von lediglich zwei Jahren. Das Risiko des Auftretens eines Sekundärglaukoms ist direkt abhängig vom bestrahlten Augenvolumen (Linstadt et al. 1990; Gragoudas et al. 2008). Das Auftreten einer Makulopathie wird, wie nicht anders

zu erwarten, bei posterior gelegenen Tumoren häufiger beobachtet (Guyer et al. 1992).

Der Visusverlust nach Protonen wird von Meecham et al. (1985) eher einer sekundären Vaskulopathie als einer direkten Schädigung des Sehnerven durch die Strahlenbehandlung zugeschrieben. Nach zwei Jahren wird ein Visusverlust auf unter $\frac{1}{10}$ in größeren, nicht selektierten Kollektiven bei Tumoren am hinteren Pol bei 47 % der Patienten berichtet, bei Tumoren die nicht in der Nähe von Papille oder Makula liegen, immerhin noch bei 28 % (Linstadt et al. 1988; Seddon et al. 1987). Die Gesamtrate der Erblindungen nach zehn Jahren liegt bei 65 %, Enukleationen (16 % innerhalb von 15 Jahren) werden vor allem wegen eines neovaskulären Glaukoms aber auch unbeherrschbaren Schmerzen und Tumorrezidiven erforderlich (Gragoudas et al. 2008).

Auswahl des optimalen Therapieverfahrens

Es gibt leider nur sehr wenige Daten, die es erlauben, die optimale Bestrahlungsmethode für einen individuellen Tumor auszuwählen. Die einzige Studie die Heliumionen gegen I-125-Applikatoren vergleicht (Char et al. 1989) sieht in Bezug auf die Wirkung am Tumor keinen Unterschied, wogegen die Art der Nebenwirkungen zwischen den Behandlungsarmen differieren: Mehr Komplikationen am hinteren Segment wurden nach I-125 gesehen, während die Bestrahlung mit Heliumionen zu vermehrten Komplikationen im vorderen Augenabschnitt führte. In einer 1993 erschienenen weiteren Aufarbeitung sahen die Autoren eine höhere Rezidivrate nach I-125-Brachytherapie, bei wie zuvor bereits beschriebenen vermehrten Komplikationen im anterioren Segment nach Heliumionen (Char et al. 1993). In dieser Studie wurde allerdings nicht versucht, spezielle Problemsituationen getrennt zu betrachten. Es ist offensichtlich, dass kleine, in Äquatornähe gelegene Tumoren mit jeder Methode gut kontrolliert werden können. Andererseits sind bei großen Tumoren und Tumoren am hinteren Pol die Behandlungsergebnisse in Bezug auf Funktions- und Organerhalt schlecht. Studien, die gezielt die Möglichkeiten der verschiedenen Therapiemodalitäten bei diesen Problemfällen, die etwa 10 % aller Aderhautmelanome ausmachen, untersuchen, fehlen fast völlig. 2003 publizierte Hungerford seine Erfahrungen mit unterschiedlichen Behandlungsmodalitäten und schließt, dass die Brachytherapie mit Ru-106-Applikatoren in den meisten Fällen den anderen Behandlungsmodalitäten überlegen sei. Die Indikation zur Protonenbestrahlung sah er nur noch bei kleinen Tumoren nahe der Makula.

Tabelle II. Dosishomogenität und Dosisverteilung im gesunden Gewebe bei verschiedenen Therapiemodalitäten, die zur Bestrahlung intraokularer Tumoren eingesetzt werden können.

Applikatortyp	Ru-106	Kombiapplikator Ru-106/I-125	I-125	Protonen
Maximale Tumorhöhe, für die eine ausreichende Homogenität der Dosisverteilung möglich ist	5–7 mm (je nach Applikatortyp)	6–10 mm (abhängig von Aktivität)	10–13 mm (je nach Applikatortyp)	Homogene Verteilung immer möglich
Tiefendosisabfall hinter dem Zielvolumen (% der Apexdosis)	1 mm: ca. 60 % 5 mm: ca. 10 %	ca. 75 % ca. 10 %	ca. 80–90 % ca. 30–50 %	ca. 50 % 0
Dosis vor dem Zielvolumen (% der Apexdosis)	0	0	0	ca. 40–60 %
Lateraler Dosisabfall (% der Apexdosis)	1 mm: ca. 20 % 5 mm: ca. 3 %	ca. 30–50 % ca. 5–10 %	ca. 20–60 % ca. 5–25 %	ca. 50 % 0

Auf der Basis der physikalischen Charakteristika lassen sich aus unserer Sicht Behandlungsempfehlungen ableiten, die in Tabelle II zusammengefasst sind. Bei Ru-106-Applikatoren ist das günstigste Verhältnis Tumordosis/Dosis am gesunden Gewebe zu erzielen. Ihre sinnvolle Verwendung ist limitiert auf flache Tumoren. Mit I-125 können größere Zielvolumina behandelt werden, die Dosisverteilung im umgebenden gesunden Gewebe ist jedoch ungünstiger. Mit den Methoden der Brachytherapie sind Tumoren am hinteren Pol in unmittelbarer Nachbarschaft der strahlensensiblen Strukturen Makula, Papille und Sehnerv kaum mit einem zufriedenstellenden funktionellen Ergebnis zu behandeln. Hier bieten Protonen zumindest theoretische Vorteile, vorausgesetzt Strahl, Planung und technische Umsetzung sind von höchster Qualität (Chauvel 1995). Protonen könnten eventuell auch bessere Ergebnisse bei großen Tumorvolumina erbringen, da wegen der größeren Homogenität Überdosierungen im Tumor mit nachfolgenden Nekrosen, lokaler Anhäufung toxischer Abbauprodukte und daraus möglicherweise resultierenden Sekundärglaukomen vermieden werden können. In der Praxis kam dieser Aspekt bislang nicht zur Geltung, da die zurzeit noch übliche hohe Einzeldosis einen gegenläufigen Effekt bewirkt.

Malignes Melanom des Ziliarkörpers

Das Melanom des Ziliarkörpers unterscheidet sich in seiner Zytologie nicht vom Aderhautmelanom. Da sich der Tumor außerhalb der Sehachse entwickelt, bleibt er lange unbemerkt und kann so häufig eine erhebliche Größe erreichen. Ob die Größe oder aber die Lokalisation selbst die Prognose im Vergleich zum Aderhautmelanom der posterioren Uvea verschlechtert, ist unbekannt, eine Beteiligung des Ziliarkörpers bei einem intraokularen Melanom gilt jedoch als negatives Prognosekriterium. Ziliarkör-

permelanome werden nach den gleichen Prinzipien wie Aderhautmelanome bestrahlt.

Malignes Melanom der Iris

Die Histopathologie des malignen Melanoms der Iris bietet eine erhebliche Variationsbreite der Morphologie. Der Tumor besteht meist aus Spindelzellen vom Typ A und B, nur gelegentlich findet man epitheloide Zellen. Das maligne Gewebe neigt zur Struma-Infiltration, zur Penetration in den Kammerwinkeln und in den Ziliarkörper. In der Klinik machen Irismelanome etwa 3–10 % aller intraokularen Melanome aus (Lommatzsch 1999). Das durchschnittliche Erkrankungsalter ist mit 40–47 Jahren niedriger als beim Aderhautmelanom.

Das maligne Melanom der Iris ist bevorzugt in der unteren Irishälfte zu finden. Man unterscheidet eine umschriebene lokalisierte Wachstumsform von einem weniger häufigen diffusen Wachstum, welche eine zunehmend verstärkte Irispigmentierung hervorruft und zu einem Sekundärglaukom führen kann ("Ringmelanom"). Der Pigmentgehalt der Irismelanome variiert beträchtlich, sodass differenzialdiagnostisch ein Hämangiom, Leiomyosarkom, Metastasen oder auch granulomatöse Entzündungen in Frage kommen. Die Prognose des Irismelanoms ist gut, das Metastasierungsrisiko wird mit 2–3 % angegeben (Lommatzsch 1999), beim Übergreifen auf den Ziliarkörper verschlechtert sich die Prognose allerdings drastisch (Braun et al. 1998).

Spaltlampen-Biomikroskopie und Fotodokumentation sind die wichtigsten diagnostischen Maßnahmen. Die Fluoreszenzangiographie stellt die Vaskularisation des Tumors dar. Mit Hilfe von Sonographie und Diaphanoskopie lässt sich die Ausdehnung eines Iristumors darstellen, wobei seine Abgrenzung vom Ziliarkörper sehr schwierig ist. Bei der Behandlung des Irismelanoms stehen chirurgische Verfahren im Vordergrund. Andere Therapiemaßnahmen gelten als nicht wirksam, obwohl Einzelbeobachtungen nach erfolgreicher Xenon-Lichtkoagulation von bereits von Meyer-Schwickerath (1960) publiziert wurden. Die Strahlentherapie galt lange Zeit als nicht indiziert (Lommatzsch 1999). Dies hat sich mit der Protonentherapie geändert, mit der eine optimale Dosisverteilungen erzielt wird, die zu einer guten Tumorrückbildung führt. Auf der Basis der in der Zusammenarbeit mit dem Tumorzentrum Antoine-Lacassagne (Nizza) gewonnenen Erfahrungen werden kleinere Fraktionen als zur Behandlung des unkomplizierten Aderhautmelanoms empfohlen, nämlich $8 \times 7,5$ Gy. Auch bei ausgedehnten Tumoren wurden damit die gefürchteten schweren Reizzustände der vorderen Augenkammer sowie Sekundärglaukome vermieden (Sauerwein 2004).

Nachsorge

Nach zunächst erfolgreicher organerhaltender Therapie von malignen Melanomen im Auge können lokale Tumorrezidive auch lange Zeit nach Abschluss der Therapie auftreten. Eine konsequente Nachsorge ist deshalb wichtig. Die Zusammenarbeit mit einem Zentrum ist dabei erforderlich, da der erstkonsultierte Augenarzt wegen der Seltenheit des Tumors in der Regel nur über eine begrenzte Erfahrung verfügt. Da bei Vorliegen einer Metastasierung keine kurative Therapie möglich ist, sind im Rahmen der Nachsorge bei Beschwerdefreiheit Untersuchungen zum Ausschluss von Fernmetastasen nicht unbedingt indiziert.

Retinoblastom

Epidemiologie und Ätiologie

Das Retinoblastom ist der häufigste intraokulare Tumor der Kindheit und nach dem Aderhautmelanom der häufigste primäre intraokulare Tumor. Nach einer Zusammenstellung von Lommatzsch (1999) ist die Inzidenz zwischen 1 : 14 000 bis 1: 34 000 Geburten beschrieben. Beide Geschlechter erkranken mit gleicher Häufigkeit.

Im Gegensatz zu den meisten anderen Tumorerkrankungen liegen beim Retinoblastom detaillierte Kenntnisse zur Ätiologie vor. Die Tumorentstehung wird initiiert durch den Verlust der Funktion beider Allele auf dem RB-1-Locus, der sich auf dem langen Arm des Chromosoms 13 befindet (Sparkes et al. 1980; Horsthemke 1992).

Bei der hereditären Form (30–40 % aller Fälle) liegt eine Keimzellmutation am RB-1-Locus vor. Die erbliche Prädisposition wird autosomal dominant vererbt. Die meisten Mutationen habe eine 100%ige Penetranz, d. h. jeder Mutationsträger erkrankt und in der Regel entstehen multiple Tumoren in beiden Augen. 90 % der Keimzellmutationen treten in der väterlichen Keimzellinie auf. Die RB-1-Genmutation liegt in allen Zellen heterozygot vor; dennoch entwickeln sich die meisten Retinoblasten normal. Auf zellulärer Ebene ist das mutante RB-1-Allel rezessiv gegenüber dem Wildtyp. Zur Entwicklung eines Tumors muss eine zweite, somatische Mutation während der Entwicklung der Retina auftreten. Weil ein solches Ereignis mit einer gewissen Wahrscheinlichkeit in mehr als einer Zelle auftritt, entwickeln die Patienten, die Träger einer Keimzellmutation sind, mehrere Tumoren.

Bei Patienten mit nicht hereditären Retinoblastomen (60–70 % aller Fälle) entwickelt sich der Tumor auf der Basis von zwei sukzessiven somatischen Mutationen. Da zwei aufeinander folgende Mutationen in mehr als einem Retinoblastom sehr unwahrscheinlich sind, entwickeln diese Patienten nur einen Tumor (unifokales, unilaterales Retinoblastom). Seit 1983 ist bekannt, dass beide Mutationen die Voraussetzung für die Tumorentstehung sind, die beiden Allele desselben Gens betreffen (Cavenee et al. 1983). Da die normale Form des Gens die Tumorbildung verhindert, wird das RB-1-Gen „Tumorsuppressorgen" genannt. Das RB-1-Gen kodiert ein Protein, das die Progression durch die G1-Phase des Zellzyklus stoppen kann. In der Abwesenheit eines intakten RB-1-Proteins wird eine unkontrollierte Zellproliferation möglich. Weitere Gene auf den Chromosomen 1 und 6 scheinen ebenfalls bei der Entwicklung eines klinisch manifesten Tumors beteiligt zu sein (Horsthemke 1992).

Molekulargenetische Analysen erlauben eine genetische Risikoabschätzung, ein erhöhtes Risiko kann im Einzelfall mit hoher Wahrscheinlichkeit festgestellt bzw. ausgeschlossen werden. Damit können die aufwendigen Vorsorgeuntersuchungen auf Kinder beschränkt werden, die die prädisponierende Mutation geerbt haben. Es ist davon auszugehen, dass der grundlegende genetische Defekt bei der hereditären Form der Erkrankung für die Häufung von Zweittumoren im späteren Leben mitverantwortlich ist. Das gelegentliche simultane Vorkommen von bilateralem Retinoblastom und einem Pinealoblastom deutet ebenfalls auf eine genetisch ausgelöste Gemeinsamkeit hin und wird deshalb auch als „trilokuläres Retinoblastom" bezeichnet.

Regionale Tumoranatomie

Der Tumor, der sich in der Retina entwickelt, tendiert dazu, in den N. opticus einzuwachsen. Tumorzellen, die die Lamina cribrosa überschritten haben, breiten sich schnell entlang des Sehnerven in Richtung Chiasma aus und führen zu tödlich verlaufenden Metastasen, die sich über den gesamten Liquorraum verteilen können. Hämatogene Metastasen in Knochenmark und Knochen, aber auch Leber und Lunge werden selten nach Einbruch des Tumors in das chorioidale Gefäßsystem beobachtet. Bei spät erkannten Fällen kann der Tumor über die Emissarien in die Orbita einwachsen, sodass monströse Formen des Exophthalmus entstehen können. In dieser Situation ist eine Metastasierung über die regionalen Lymphwege möglich. Risikofaktoren sind verzögerte Enukleation, postlaminares Tumorwachstum, extrasklerales Tumorwachstum und Aderhautinvasion (Messmer et al. 1991).

Bei juxtapapillärem Wachstum sollte vor jeder Therapieplanung mit optimalen bildgebenden Verfahren eine Beteiligung des Sehnerven untersucht werden.

Klinik

Bei einer bekannten familiären Anamnese und gelegentlich als Zufallsbefund ist es möglich, Retinoblastome in einem Stadium der Erkrankung zu diagnostizieren, das noch keine klinischen Symptome verursacht. Meist sind die ersten Anzeichen des Tumors jedoch die Leukokorie. Als zweithäufigstes Symptom wird die Schielstellung des befallenen Auges beschrieben, die auftritt, sobald der Tumor die Makula erreicht hat. Bilaterale Tumoren werden durchschnittlich im 12. Lebensmonat, unilaterale dagegen deutlich später mit 23 Monaten diagnostiziert (Sauerwein 2004). Entsprechend der Ausreifung der Retina entstehen neue Tumoren umso peripherer, je älter das Kind ist (Messmer et al. 1990). Bei einer bekannten familiären Belastung müssen auch scheinbar gesunde Kinder sorgfältig in Narkose mehrfach untersucht werden, damit kleine Tumoren in einem noch kurablen Stadium erkannt werden.

Die meisten Kinder mit Retinoblastomen zeigen keine weiteren Auffälligkeiten, ausser in den seltenen Fällen (2–3 %) einer Deletion des langen Arms des Chromosoms 13q/14, wo zerebrale und statomotorische Retardierung in Verbindung mit somatischen Stigmata auftreten.

Im Vordergrund der diagnostischen Maßnahmen steht die Ophthalmoskopie, die von einem in der Retinoblastom-Diagnostik erfahrenen Arzt in Allgemeinnarkose durchgeführt werden muss (Lommatzsch 1999) und die eine photographische Dokumentation der Befunde einschließt. Weiterhin wichtig ist die Sonographie, die neben einer Reihe pathognomonischer Zeichen biometrische Daten liefert, die für eine eventuell durchzuführende Strahlentherapie wichtig sind. Die Kernspintomographie erlaubt den Nachweis einer massiven Beteiligung des N. opticus oder von Hirnmanifestationen beim trilokulären Retinoblastom. Untersuchungen mit Röntgenstrahlen sind kontraindiziert, da auch geringe Strahlendosen bei hereditären Retinoblastomen möglicherweise die Entstehung von Zweittumoren begünstigen. Vorderkammerpunktion oder andere Maßnahmen, die eine Eröffnung des Auges beinhalten, müssen unterbleiben, da dabei eine Verschleppung von Tumorzellen in die Orbita möglich ist. Zum Ausschluss von Metastasen ist in fortgeschrittenen Fällen eine Lumbal- und Knochenmarkpunktion erforderlich.

Zur Stadieneinteilung, die einerseits die Prognose für ein betroffenes Auge und andererseits die Prognose quo ad vitam abbilden soll, werden derzeit international Vorschläge von Murphree (2005) und Chantada et al. (2006) diskutiert, die die zentrenspezifischen Stadienbeschreibungen ablösen sollen. Die von der UICC vorgeschlagene TNM-Klassifikation wird allgemein als nicht praktikabel angesehen.

Untersuchungen (Heinrich et al. 1991; Messmer et al. 1991) zum Metastasierungsrisiko bei 583 konsekutiv in Essen zwischen 1956 und 1985 behandelten Fällen zeigten vier von einander unabhängige Risikofaktoren: Invasion des N. opticus und Resektion non in sano, Invasion des N. opticus und Resektion im Gesunden, Invasion der Chorioidea und Enukleation eines befallenen Auges später als 120 Tage nach der initialen Diagnosestellung. Das mit diesen Faktoren verbundene jeweilige Metastasierungsrisiko betrug nach fünf Jahren 67 %, 13 %, 8 % und 4 %.

Allgemeine Grundlagen der Therapie

Bei der Therapie des nicht metastasierten Retinoblastoms sind Situationen zu unterscheiden in denen ein einzelne Tumoren oder aber die Netzhaut und evtl. der Glaskörper beider Augen behandelt werden müssen.

Die Enukleation des befallenen Auges ist nach wie vor Behandlungsmethode der Wahl bei fortgeschrittenen Retinoblastomen ohne Aussicht auf Erhalt eines verwertbaren Sehvermögens oder nach gescheiterter organerhaltender Therapie. Nach der Enukleation sollte immer ein Orbitaimplantat eingesetzt werden, da es andernfalls zu einer kosmetisch ungünstigen asymmetrischen Gesichtsentwicklung kommt (Fritze-Bergmann 1990). Augenprothesen müssen dem Schädelwachstum entsprechend angepasst werden. Im Laufe des Wachstums bleibt die enukleierte Orbita trotz Implantat und regelmäßiger Anpassung der Prothesen meist im Wachstum zurück. Die Entwicklung des Mittelgesichtes wird immer dann günstiger ausfallen, wenn eine bulbuserhaltende Therapie gewählt werden kann (Messmer et al. 1991). Intraokulare operative Eingriffe (Punktionen, Linsenentfernung, Vitrektomien) sind bei der Verdachtsdiagnose „Retinoblastom" kontraindiziert, da sie die Möglichkeit der Tumorzellverschleppung in die Orbita bieten (Stevenson et al. 1989).

Bei kleinen Tumoren, die lokal angegangen werden können stehen als nicht strahlentherapeutische Verfahren Laser- und Kryokoagulation sowie die Transpupilläre Thermotherapie (TTT) zur Verfügung. Sie können auch eingesetzt werden, wenn sich nach Strahlentherapie keine ausreichende Rückbildung einstellt oder ein lokales Rezidiv auftritt.

Grundsätzlich wird versucht, auf eine Strahlentherapie zu verzichten, wann immer dies möglich ist, um strahleninduzierte Zweittumoren möglichst zu vermeiden. Da diese Strahlentherapie aber in den meisten Fällen, die einzige kurative Organ erhaltende Therapieoption darstellt, wird angestrebt, das bestrahlte Volumen so klein wie möglich zu wählen.

Die Chemotherapie bietet neben einem systemischen Therapieansatz auch die Möglichkeit, ausgedehnte Tumormanifestationen zu verkleinern, um die verbleibenden Befunde lokal begrenzt zu behandeln. Als adjuvante Maßnahme wird sie eingesetzt bei ungünstigen prognostische Faktoren: Befall des N. opticus über die Lamina cribrosa hinaus (Schnittränder frei oder befallen), Einwachsen des Tumors in die Aderhaut und extrabulbäres Tumorwachstum. Bei Tumorresten in der Orbita ist außerdem eine Bestrahlung erforderlich.

Strahlenbehandlung

Bei der funktionserhaltenden Therapie des Retinoblastoms spielt die Strahlentherapie die entschei-

dende Rolle. Bereits 1903 berichtete Hilgartner als erster über eine Bestrahlung eines doppelseitigen Retinoblastoms. Seither wurden vielfältige Techniken entwickelt, um ein optimales Behandlungsergebnis bei minimalen Nebenwirkungen zu erreichen. Dabei ist beim bilateralen Retinoblastom aufgrund der genetischen Veränderungen neben der Schonung strahlensensibler Organe (z. B. Linse, Tränendrüse, wachsende Knochen des Mittelgesichtes, Sehnerv etc.) vor allem auch eine Reduktion des bestrahlten Volumens angestrebt, da wegen der genetischen Prädisposition ein radiogener Sekundärtumor mit viel größerer Wahrscheinlichkeit zu erwarten ist als bei anderen Tumorerkrankungen.

Beim unifokalen unilateralen Retinoblastom, das lokal nicht fortgeschritten ist (insbesondere keine Glaskörperaussaat aufweist), ist das Zielvolumen der klinisch fassbare Tumor. Dies kann auch beim bilateralen Retinoblastom der Fall sein, wenn nur einige wenige Tumoren vorhanden sind, in beiden Augen oder im einzig verbliebenen nach Enukleation eines nicht mehr funktionsfähigen Auges. In einer derartigen Situation ist demnach eine Brachytherapie mit einem radioaktiven Applikator sinnvoll, wobei es möglich ist mit Ru-106-Applikatoren ein kleineres Volumen als mit Jod-125 zu erfassen und so das Nebenwirkunsrisiko weiter zu verringern (Schueler et al. 2006). Es ist dabei aber zu berücksichtigen, dass die Dosis an der Retina lokal immer höher ist als nach der perkutanen Bestrahlung und somit immer eine umschriebene Zerstörung der Retina erfolgt. Bei Tumoren am hinteren Augenpol in der Nähe von Sehnerv und Makula ist deshalb die Brachytherapie meist nicht indiziert (Sauerwein et al 1997). Die Möglichkeit, ein Auge komplett mit einer Brachytherpie zu erfassen, wurde von Stannard et al. 2001 publiziert, leider fand diese Methode bisher keine weitere Verbreitung.

Die perkutane Strahlentherapie ist Methode der Wahl bei bilateralen multifokalen Tumoren, Glaskörperbefall, aber auch bei einzelnen Tumoren am hinteren Augenpol. Von der Bestrahlungstechnik ist zu fordern, dass sie möglichst wenig Gewebe erfasst, um das Risiko des radiogenen Zweittumors zu reduzieren. Es sollten keine asymmetrischen Dosisverteilungen im Gesichtsschädel auftreten, um kein verheerendes kosmetisches Spätergebnis zu provozieren. Strahlensensible Organe, insbesondere die Augenlinse sollten möglichst nicht mit bestrahlt werden.

Als optimale Bestrahlungstechnik für die perkutane Behandlung des Retinoblastoms ist immer noch die

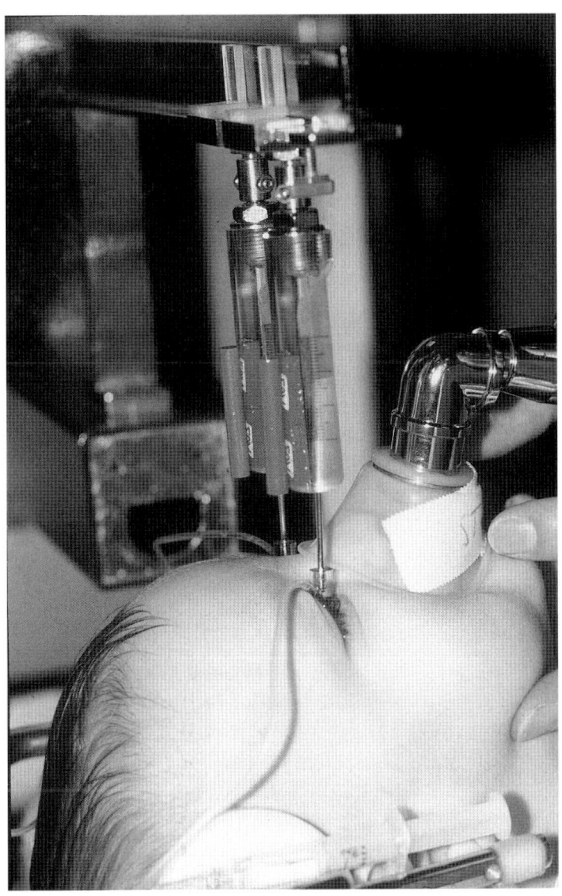

Abbildung 3. Bestrahlung eines bilateralen Retinoblastoms mit der in Abbildung 4 gezeigten Anordnung.

von Schipper entwickelte Technik anzusehen (Schipper 1983). Bei dieserr von verschiedenen Autoren (Glaeser und Quast 1987; Harnett et al. 1987) geringfügig modifizierte hoch akkurate Bestrahlungseinstellung werden die Augen mit Hilfe von Vakuumlinsen fixiert. Der Abstand zwischen Hornhaut und vorderem Feldrand kann mit einer Genauigkeit von ca. 0,25 mm reproduzierbar eingestellt werden (Abbildung 3). Diese Technik erlaubt eine Schonung der Augenlinsen und des vorderen Augenabschnitts bei gleichzeitiger nahezu homogener Bestrahlung der gesamten Retina und des Glaskörpers. Der Abstand zwischen der Hornhaut und dem vorderen Feldrand wrid nach sonographischer Vermessung des individuellen Auges und unter Berücksichtigung der Lokalisation der Tumoren bestimmt. Hierbei ist der Dosisgradient am vorderen Feldrand zu berücksichtigen, der zu einer Unterdosierung der vordersten Retinaanteile führen kann. Die Strahlrichtung erfolgt von temporal. Das D-förmige Bestrahlungsfeld wird durch einen zusätzlichen Kollimator geschaffen, der

sich nah am Auge befindet um Halbschatten möglichst klein zu halten. Der vordere Rand des Bestrahlungsfeldes entspricht in der Essener Technik (Sauerwein 2004) dem Zentralstrahl des nicht kollimierten Feldes (Abbildung 4). Er verläuft horizontal, d. h. parallel zur Tischebene und erlaubt so eine einfache Positionierung des Kopfes, selbst wenn beide Augen bestrahlt werden müssen. Bei sehr kleinen Säuglingen kann durch einen Einschub das Bestrahlungsfeld weiter verkleinert werden. Es ist empfehlenswert die zur Fixation des Auges verwendeten Kontaktlinsen der individuellen Hornhautkrümmung entsprechend auszuwählen, um eine Verformung des Bulbus und damit Ungenauigkeiten zu vermeiden und ein möglichst atraumatisches Vorgehen zu gewährleisten (derartige Kontaktlinsen können bezogen werden über Firma Procornea, Postbus 60, NL-6960 AB Eerbeek). Bestrahlungstechniken, die das ganze Auge einschließlich der vorderen Augenkammer erfassen, gelten für „Routinefälle" als obsolet und sind nur noch gelegentlich in besonderen Einzelfällen sinnvoll einzusetzen.

Die applizierte Dosis sollte 50 Gy in fünf Wochen bei einer Fraktionierung von 5×2 Gy betragen (Messmer et al. 1990). Da es sich im Allgemeinen um Säuglinge und Kleinkinder handelt, muss die Bestrahlung in Narkose erfolgen, die an Anästhesisten und Ausstattung spezielle Anforderungen stellt.

Stereotaktische Bestrahlungstechniken, die eine hohe Dosis sehr präzise in einem kleinen Volumen applizieren, dafür jedoch ein großes Volumen mit einer niederen Dosis belasten, sind beim bilateralen Retinoblastom kontraindiziert wegen des hohen Risikos, einen malignen Tumor auch bei niederen Strahlendosen zu induzieren.

Der Einsatz von Protonen in der Primärtherapie des Retinoblastoms wird wegen ihrer physikalischen Eigenschaften schon seit langem diskutiert, allerdings ist bis heute keine überzeugende Bestrahlungstechnik publiziert, die der oben beschriebenen Photonenbestrahlung überlegen wäre (Munier et al. 2008). Die für Erwachsene entwickelte Technik der Protonenbestrahlung eines intraokularen Tumors ist bei Kleinkindern nicht einsetzbar, da sie einen hohen Grad an Kooperationsfähigkeit erfordert. Das Zielvolumen ist bei multifokalen Retinoblastomen meist auch anders und erfasst die ganze Retina und den Glaskörper. Es wäre möglich mit existierenden einfachen Methoden dieses Zielvolumen auch bei anästhesierten Patienten zu bestrahlen. Dies würde aber wiederum tägliche Positionskontrollen mit Röntgenstrahlen erfordern, sodass bei hereditären Retino-

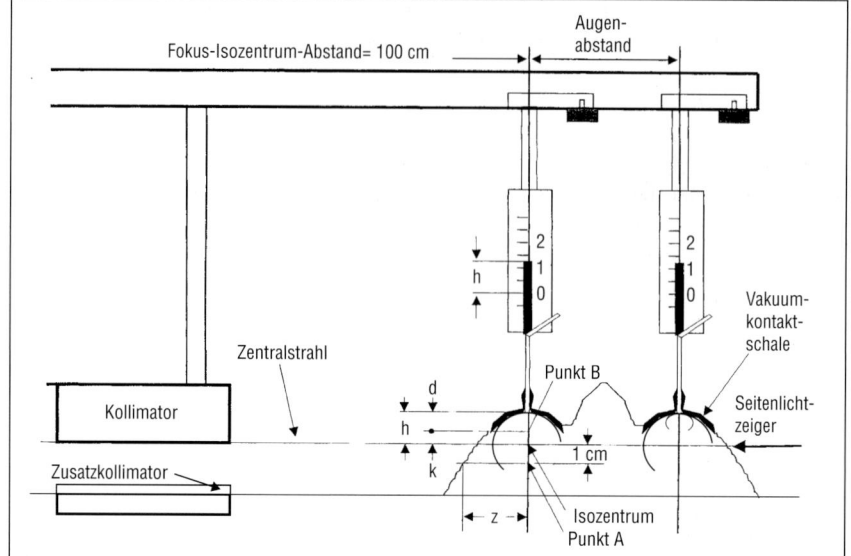

Abbildung 4. Einstellung zur Bestrahlung eines Retinoblastoms (d: Distanz Vorderfläche Kornea – Rückseite Linse (bestimmt mit Ultraschall), h: einstellbarer Abstand zwischen Scheitelpunkt der Vakuumlinse (Vorderseite der Kornea) und vorderem Feldrand, k: Abstand zwischen Augenlinse und Feldrand, Z: Dosierungstiefe. In Punkt A wird die zu applizierende Dosis angegeben, in Punkt B die Dosis an der Linse).

blastomen der Gewinn in Bezug auf die Reduktion von Zweittumoren eher fraglich erscheint. Die eigenen Erfahrungen mit Protonen zur Behandlung von Retinoblastomen erstrecken sich nur auf folgende Situationen und entsprechen dem publizierten Spektrum: Bestrahlung eines juxtapapillären Spätrezidivs im einzigen Auge nach vorangegangener primärer Strahlentherapie bei einem sechsjährigen Patienten; Spätrezidiv, das auch die vordere Augenkammer erfasste, in einem nicht vorbehandelten Auge 17 Jahre nach Enukleation des kontralateralen Auges; primär bei einem Erwachsenen aufgetretenes unifokales Retinoblastom juxtapapillär. Aus derartige Raritäten lassen sich keine Empfehlungen ableiten, die bewährte perkutane Strahlentherapie nach Schipper zu ersetzen.

Eine ganz besondere Problematik stellt der Bestrahlung der Orbita dar, die erforderlich wird, wenn ein der Tumor in die Orbita eingebrochen ist, nach einer Enukleation der Absetzungsrand des Sehnerven nicht tumorfrei ist oder wenn iatrogen Tumorzellen in die Orbita verschleppt wurden. Eine perkutane Bestrahlung erfasst immer einen großen Anteil des Mittelgesichts und führt bei den kleinen Kindern zu erheblichen Störungen der Gesichtsentwicklung mit nachfolgenden funktionellen und psychosozialen Behinderungen. Sowohl der Einsatz eine Brachytherapie-Technik mit Ir-192 als auch eine Protonenbestrahlung von ventral erlaubt die Schonung der Knochen, belastet jedoch den Lidapparat mit einer hohen Dosis, sodass auch hier eine nicht prothesenfähige Orbita resultiert. Gute Ergebnisse lassen sich aber mit einer von Stannard et al. 2002 publizierten LDR Brachytherapie mit I-125-Seeds erzielen.

Ergebnisse

Nach einer Bestrahlung bildet sich ein Retinoblastom innerhalb einiger Wochen zurück. Die Beurteilung, ob neben ausreichend behandelten Tumoranteilen auch noch vitale Reste da sind, ist gelegentlich sehr schwierig und kann häufig selbst von einem in der Materie erfahrenen Ophthalmologen nur durch kurzfristige Verlaufsbeurteilungen geklärt werden. Nach einer Zusammenstellung von Hungerford et al. (1995), war bei Patienten, die zwischen 1965 und 1985 an verschiedenen Zentren behandelt worden waren, ein Erhalt des Auges in 80 % aller Fälle möglich. In den Gruppen Reese-Ellsworth I–III (sehr günstige bis zweifelhafte Prognose) konnten 85 % der Augen erhalten werden. Dieselbe Gruppe (Toma et al. 1995) sah bei einer hoch akkuraten, die Augenlinsen aussparenden Einstellung etwas bessere Ergebnisse. Bei den Gruppen I–III erreichten sie den Erhalt von über 93 % der Augen. Von 229 Augen, die bei 200 Patienten mit hereditären Retinoblastomen in Essen behandelt worden waren, mussten lediglich elf im weiteren Verlauf enukleiert werden (Messmer et al. 1990). Die lokale Tumorkontrolle in dieser Untersuchung war bei bestrahlten Patienten dosisabhängig (p = 0,0003). Nach 40 Gy wurden neue Tumoren und Rezidive bei 49 % der Fälle, nach 50 Gy bei 22 % beobachtet. Patienten die mit einer hoch akkuraten Bestrahlungstechnik behandelt worden waren, hatten ebenfalls signifikant weniger Rückfälle im Vergleich mit den Patienten, bei denen die Bestrahlungsfelder am Orbitarand ausgerichtet waren (22 % vs. 48 %). Die Ergebnisse zeigen den Einfluss von Bestrahlungsdosis und -technik, aber auch die Bedeutung der Kombination mit koagulativen Techniken um trotz kleiner Rezidiven und neuer Tumoren die Augen zu erhalten. Nach dem Einsatz der hoch akkuraten Bestrahlungstechnik und einer Dosis von 50 Gy fanden sich therapiebedürftige Tumormanifestationen im weiteren Verlauf ausschließlich vor dem Äquator in einem Bereich, in dem ein Dosisgradient zur vorderen Feldbegrenzung hin erfolgt und der einer Kryokoagulation sehr gut zugänglich ist.

Früher war die hauptsächliche Komplikation die strahleninduzierte Katarakt. Dieses Ereignis wird bei der Verwendung einer die Linse schonenden Technik kaum mehr gesehen. Eine Neuropathie des N. opticus tritt nur auf, wenn eine Dosis von mehr als 50 Gy appliziert wird (z. B. bei Verwendung eines Applikators zur Behandlung eines posterioren Tumors). Eine Strahlen-Retinopathie, die durch Teleangiektasien, Mikroaneurismen, Atrophie kleiner Netzhautgefäße, Netzhautödem, präretinale Neovaskularisation und Glaskörpereinblutung charakterisiert ist und die sich erst im Laufe von Jahren nach der Bestrahlung entwickelt, scheint nicht ganz so häufig zu sein, wie gelegentlich unterstellt wird. So fand sich bei einer Nachuntersuchung von 99 Patienten, die zwischen 1965 und 1983 in Essen bestrahlt worden waren und einer medianen Nachbeobachtungszeit von 15 Jahren, eine Strahlen-Retinopathie in einem Bereich, der bereits nicht primär vom Tumor verändert war, lediglich bei drei Patienten (4 %) wobei zwei zusätzlich eine diffuse Optikopathie erlitten. Alle drei waren mit einem episkleralen Applikator behandelt worden. In keinem Fall wurde bei einer alleinigen perkutanen Bestrahlung mit einer Dosis von unter 50 Gy eine derartige Läsion beobachtet (Fritze-Bergmann 1990). Strahlendermatosen der Haut treten bei der Verwendung hoch energetischer Photonenstrahlen eines Linearbeschleunigers nicht mehr auf, auch wenn sie in der Vergangenheit eine typische Spätfolge nach konventioneller Röntgentherapie darstellten. Da nur wenige Nachuntersuchungen zu langfristigen Verläufen publiziert sind, werden die Auswirkungen der Bestrahlung auf die Gesichtsentwicklung häufig unterschätzt (Messmer et al. 1991). Wenn eine perkutane Strahlentherapie erforderlich ist sollte immer eine asymmetrische Bestrahlung des Gesichts unterbleiben, obwohl derartige Techniken von verschiedenen Autoren (Toma et al. 1995; Glaeser und Quast 1987; Schipper 1983) zur Schonung der kontralateralen Orbita bzw. des kontralateralen Auges angegeben wurden. Es kommt sonst zu asymmetrischer Gesichtsentwicklung, mit erheblichen kosmetischen Auswirkungen aber auch zur Schädigung der Zahnanlagen. Einschränkungen des Wachstums, verursacht durch eine hypophysäre Insuffizienz nach Strahlenbehandlung ist in der Lite-

ratur beschrieben (Pomarede et al. 1984; Pasqualini et al. 1991), im eigenen Patientenkollektiv konnten bei Verwendung kleiner Felder und einer reproduzierbaren Einstelltechnik derartige Befunde nicht nachvollzogen werden (Hauffa 1995).

Die am meisten gefürchteten Spätfolgen nach der Behandlung eines Retinoblastoms sind Zweittumoren, die aufgrund der genetischen Disposition auch ohne Strahlenbehandlung in 5–10 % der Fälle innerhalb der ersten 25 Jahre auftreten. Die dafür notwendigen germinalen Mutationen können auch durch eine Radiotherapie verursacht werden, sodass das bereits hohe Tumorrisiko bei diesen Patienten nach einer Bestrahlung weiter ansteigt. Während lediglich bei zwei von 293 in Essen behandelten, nicht hereditären Retinoblastomen Zweittumoren beobachtet wurden, erlitten 28 von 499 Patienten mit hereditären Retinoblastomen Zweittumoren (mittleren Nachbeobachtungszeit 9,1 Jahre). Das kumulative Risiko in dieser Patientengruppe nach 25 Jahren betrug 23 % nach Strahlentherapie gegen 6 % ohne Strahlentherapie (Sauerwein und Zehetmayer 1999). In einer Untersuchung von Eng et al. (1993) fand sich eine kumulative Wahrscheinlichkeit für Retinoblastom-Patienten, innerhalb der ersten vier Lebensjahrzehnte an einem zweiten Tumor zu versterben, von 26 %. Alle Maßnahmen, die geeignet sind, das bestrahlte Volumen zu reduzieren, sollten bei der Weiterentwicklung der Bestrahlungstechnik für das Retinoblastom berücksichtigt werden, da dadurch zumindest die Möglichkeit besteht, die Zahl der zweiten Malignome innerhalb der ersten Lebensjahrzehnte zu verringern.

Nachsorge

Die Nachsorge der Patienten sollte grundsätzlich in einem für die Betreuung von Retinoblastom-Patienten und ihren Familien spezialisierten Zentrum erfolgen und primär über den Ophthalmologen organisiert werden, der unterstützt wird vom Strahlentherapeuten, Anästhesisten, Pädiater und Humangenetiker. Das Risiko einer erneuten intraokularen Tumormanifestation ist nur bis zum fünften Lebensjahr relevant. Die Betreuung der Patienten über dieses Alter hinaus ist aber notwendig, um den mit der Erkrankung verbundenen Problemen gerecht zu werden und die Folgen der Therapie falls erforderlich adäquat zu behandeln. Die Zusammenarbeit der bereits erwähnten Disziplinen, wird ab dem sechsten Lebensjahr ergänzt durch Kiefer- und Gesichtschirurgie, die Einbeziehung eines Endokrinologen usw. Im Rahmen der Nachsorge sind invasive Maßnahmen als Routineuntersuchung zu unterlassen und nuklearmedizinische und radiologische Methoden nur unter strengster Indikationsstellung zulässig.

Metastatische Tumoren der Uvea und Retina

Intraokulare Metastasen sind im Allgemeinen Zeichen eines späten Stadiums einer generalisierten malignen Erkrankung. Sie sind immer als hämatogene Metastasen anzusehen. Der bevorzugte Manifestationsort ist die Chorioidea. Die häufigsten Primärtumoren sind mit über 45 % das Mammakarzinom, mit 20–30 % das Bronchialkarzinom und mit weniger als 5 % gastrointestinale Tumoren (Shields et al 1997; Wiegel et al. 1997). Das durchschnittliche Alter der betroffenen Patienten liegt zwischen 40 und 70 Jahren. In etwa 20 % aller Fälle muss mit dem Befall beider Augen gerechnet werden, nicht selten findet man in einem Auge mehrere Herde. Eine simultane intrazerebrale Metastasierung ist kein ungewöhnliches Ereignis, beim Vorliegen von intraokularen Metastasen wird der Ausschluss von Hirnmetastasen vor Einleitung einer Therapie empfohlen.

Die Symptomatik ist abhängig von der Lokalisation der Metastase, wobei bei Befall der Iris Sekundärglaukome, bei Befall der Aderhaut häufig Visusminderungen, meist verursacht durch eine begleitende Ablatio retinae, auftreten. Metastasen der Retina können gelegentlich das Bild einer Retinitis und Papillenmetastasen das Bild einer Stauungspapille vortäuschen. Das Vorliegen von Doppelbildern spricht immer für eine extrabulbäre Komponente, sei es durch direktes Wachstum über die Sklera hinaus, sei es durch einen zweiten intraorbitalen Tumor.

Die mediane Überlebenszeit nach Diagnose einer intraokularen Metastase beträgt im Durchschnitt sieben Monate (Lommatzsch 1999). Shields et al. (1997) konnten beim Mammakarzinom aber eine beachtliche mittlere Überlebenszeit von 18 Monaten beobachten, während es beim Bronchialkarzinom lediglich fünf Monate waren. Die Therapie der Wahl ist die Bestrahlung. Die in der Literatur empfohlenen Dosen liegen zwischen 20 und 50 Gy bei Einzelfraktionen von 2–3,3 Gy (Minatel et al. 1993; Wiegel et al. 1997; Tkocz et al. 1997; Sauerwein 2004). In der Praxis bewährt hat sich eine Fraktionierung von 5 × 3 Gy pro Woche bis 30 Gy. Die Indikation zur Strahlenbehandlung von intraokularen Metastasen sollte großzügig gestellt werden, da mit kurzen Behandlungszeiten und relativ wenig Aufwand ein erheblicher Beitrag zum Erhalt der Lebensqualität der betroffenen Patienten geleistet werden kann.

Malignome der Konjunktiva

Die histologische Klassifikation der konjunktivalen Malignome basiert auf der internationalen WHO-Klassifikation (Zimmermann und Sobin 1980; Völcker und Tetz 1991). Es werden dabei drei unterschiedliche Kategorien gebildet:
- Pigmentierte Tumoren (Melanose und malignes Melanom).
- Epitheliale Tumoren und tumorähnliche Veränderungen (Präkanzerosen: aktinische Keratose und Dysplasie. Maligne Tumoren: Carcinoma in situ sowie Plattenepithelkarzinom).
- Sekundäre Tumoren (Metastasen, maligne Lymphome und aus der Umgebung einwachsende Tumoren, wobei zwischen den Karzinomen der Meibomschen Drüsen in den Lidern und Tumoren aus der Orbita unterschieden wird).

Melanome der Konjunktiva

Der Tumor tritt nur sehr selten auf. In Ländern mit vorwiegend kaukasischen Bevölkerung wird die Inzidenz mit 0,3–0,8 pro 1 000 000 Einwohner pro Jahr angegeben (Lommatzsch 1999). Melanome können in jedem Teil der Bindehaut entstehen. Oft entstehen Melanome auf der Basis einer primär erworbenen Melanose. Die Prognose ist mit einer tumorbezogenen Mortalität von bis zu 49 % ungünstig (de Potter et al. 1993; Lommatzsch 1999). Die Prognose ist beeinflusst von Lokalisation und Ausdehnung des konjunktivalen Tumorgeschehens: Multifokales Auftreten, Befall der Karunkel, der palpebralen Konjunktiva oder des Fornix erhöhen das Metastasierungsrisiko. Eine Tumordicke von über 2 mm verschlechtert bei primär ungünstiger Lokalisation die Prognose weiter (Paridaens et al. 1994).

Die Therapie der konjunktivalen Melanome sollte so früh wie möglich beginnen und den Tumor vollständig zerstören. Die Rezidivrate nach einfacher Exzision ist selbst bei lokalisierten Tumoren und tumorfreien Schnitträndern hoch, meist wird versucht, durch weitere Maßnahmen den lokalen Effekt zu verstärken (z. B. postoperative Kryotherapie, lokale Zytostatikagabe, Bestrahlung). Die Exenteration, die mit hoher Sicherheit eine lokale Kontrolle des Tumorgeschehens erlaubt, hat wegen ihrer Radikalität und der daraus resultierenden Verstümmelung des Patienten erhebliche soziale Folgen und wird deshalb in der Primärbehandlung nur bei fortgeschrittenen Stadien eingesetzt. Sie wird aber leider häufig unvermeidlich, wenn im Verlauf nach unterschiedlichen Eingriffen immer wieder Rezidive auftreten.

Plattenepithelkarzinome der Konjunktiva

Plattenepithelkarzinome der Bindehaut entstehen meist perilimbal. Sie sind extrem selten, verlässliche Angaben zu ihrer Inzidenz sind der Literatur nicht zu entnehmen. Ein steiles Ansteigen der Inzidenz durch AIDS ist in den letzen Jahren in Südafrika dokumentiert. Typischerweise tritt der Tumor im Alter zwischen 60 und 70 Jahren auf, bei jüngeren Patienten sollte AIDS ausgeschlossen werden (Karp et al. 1996; Lewallen et al. 1996). Auffällig ist bei nicht AIDS-assoziierten Fällen der hohe Anteil von Patienten mit Neurodermitis. Der Tumor neigt zur oberflächlichen Invasion über die gesamte Bindhaut, ein Übergreifen in die Orbita und intraokular ist selten. Fernmetastasen werden kaum beschrieben (Lommatzsch 1999), bei 146 Patienten sahen Kearsley et al. (1988) keine Fernmetastasen und lediglich drei lokale Rezidive.

Die chirurgische Entfernung des Tumors gilt als Therapie der Wahl, gelingt eine R0-Resektion sind Rezidive selten. Beim Übergreifen auf die Karunkel, Fornix oder tarsale Bindehaut ist eine R0-Resektion nicht mehr möglich und eine zusätzliche Therapie immer erforderlich.

Lymphome der Konjunktiva und der okularen Adnexe

Maligne Lymphome der okularen Adnexe stellen etwa 10 % aller bösartigen Erkrankungen in der Orbita dar. Meist entstehen sie retrobulbär, gelegentlich stellen sie aber auch eine primäre Erkrankung der Bindehaut dar. In diesen Fällen findet sich in 10–20 % ein primärer bilateraler Befall. In vielen publizierten Serien, die meist nur wenige Patienten erfassen, werden ausschließlich Low-grade-Lymphome mit okularer Lokalisation beschrieben. Die deutsche Multicenter-Studie „Non-Hodgkin-Lymphome – Frühe Stadien", in die von 1986–1993 Patienten aufgenommen wurden, verzeichnete jedoch in neun von 27 erfassten Fällen mit Lymphomen der Orbita und der Konjunktiva High-grade-Lymphome und zwar zentroblastische Lymphome nach der Kiel-Klassifikation (Sauerwein et al. 1997). Die Langzeitprognose wird sehr unterschiedlich berichtet: Zehnjahres-Überlebensraten variieren zwischen 50 % (Minehan et al. 1991) und 90 % (Letschert et al. 1991). Auf die spezielle Problematik der intraokularen Lymphome, die als Sonderform der intrazerebralen Lymphome mit infauster Prognose anzusehen sind, kann hier nicht eingegangen werden.

Strahlentherapie bei soliden Tumoren der Konjunktiva

Bei lokal umschriebenen Prozessen der Bindehaut, die auf den Bulbus beschränkt sind und die Umschlagfalte nicht erreichen, ist die lokale Exzision mit anschließender Brachytherapie mit einem Sr-90- oder Ru-106-Applikator Therapie der Wahl. Die Behandlung mit Sr-90 erfolgt meist fraktioniert mit Kontaktdosen zwischen 30×2 Gy (Sauerwein 2004) und $10–20 \times 10$ Gy (Lommatzsch 1999), aber auch über die Einzelgabe von 30 Gy wird berichtet (Kearsly et al. 1988). Die Behandlung mit einem Ru-106-Applikator, erfolgt als Brachytherapie mit niederer Dosisrate über einen Zeitraum von zwei bis drei Tagen wobei 130 Gy in 2 mm appliziert werden. Nicht empfohlen wird der Einsatz von I-125-Applikatoren oder Ir-192, da wegen der größeren Reichweite der produzierten Strahlung die erforderliche Dosis in der Konjunktiva nur mit einer höheren Dosisbelastung des Augapfels erreicht werden kann.

Leider stellen umschriebene konjunktivale Läsionen die Ausnahme und nicht die Regel dar, häufig hat sich der Tumor über Flächen ausgebreitet, die mit einem Applikator nicht erfasst werden können. Ein Befall von Fornix, Karunkel oder tarsaler Bindehaut ist mit einem Applikator primär nicht zu erreichen. Ein Applikatordesign, das mit Sr-90-Seeds entwickelt wurde, um die ganze Konjunktiva, einschließlich der Umschlagfalten zu erfassen, hat sich trotz eines ersten Erfolges (Sekundo et al. 1998) nicht bewährt. Die Bestrahlung der gesamten Konjunktiva mit einer für die Behandlung eines Malignoms erforderlichen Dosis führt über eine kompletten Zerstörung der Becherzellen, einer Keratinisierung der Bindehaut und Läsionen der Ausführungsgänge der Meibom'schen Drüsen zu schwersten Benetzungsstörungen. Ebenfalls nicht empfohlen wird der Einsatz der konventionellen Röntgenstrahlung, wenn sie durch das Oberlid hindurch eingesetzt wird und eine Dosis an der Konjunktiva von mehr als 30 Gy erreicht werden soll. Der steile Dosisgradient im Oberlid führt zu einer Zerstörung der Meibom'schen Drüsen und resultiert ebenfalls in Benetzungsstörungen, die häufig zu erheblichen Läsionen der Kornea bis hin zur Erblindung führen können.

Bei soliden Tumoren der Bindehaut ist derzeit als Therapie der Wahl die Bestrahlung mit Protonen anzusehen mit einer erstmals 1994 von Chauvel et al. beschriebenen Technik (Abbildung 5). Es wird versucht, möglich gezielt große Bereiche der Konjunktiva homogen zu bestrahlen, in Hauptrisikobezirken hohe Boostdosen zu erreichen und gleichzeitig andere Augenabschnitte, z. B. die vordere Augenkammer zu

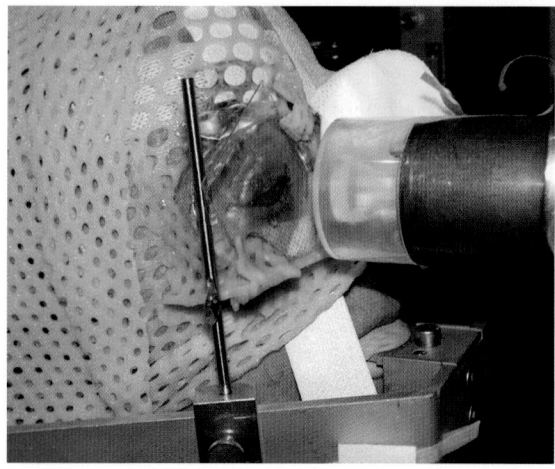

Abbildung 5. Bestrahlung eines konjunktivalen Melanoms mit Protonen. Vor dem Auge ist ein Gel-Bolus montiert, um eine plane Eintrittsfläche für den Strahl zu schaffen, die auch bei Schwellung der Lider unverändert bleibt. Dadurch werden die Voraussetzungen für eine reproduzierbare Tiefendosisverteilung geschaffen.

schonen. Dabei werden in einem Zielvolumen, das alle verdächtigen Bezirke der Bindehaut mit großzügigen Sicherheitsabständen erfasst in sechs Fraktionen 32 Gy appliziert. In zwei weiteren Fraktionen wird in der Hauptrisikoregion ein Boost von weiteren 14 Gy gegeben. Der Strahl wird so moduliert, dass zur Tiefe hin lediglich die Sklera voll erfasst wird, Kornea und Limbus werden, sofern sie vom Tumor nicht selbst betroffen sind, nicht bestrahlt. Bei einem ausgedehnten, flach wachsenden Tumorbefall ohne wesentliche exophytische Komponente ist nach den inzwischen gewonnenen Erfahrungen diese Methode allen anderen Techniken überlegen (Wuestemeyer et al. 2006). Von entscheidender Bedeutung ist dabei im weiteren Verlauf die gute Pflege des Auges, da auch hier durch die Zerstörung der Meibom'schen Drüsen durch Tumor und Strahlentherapie Benetzungsstörungen auftreten können, wobei diese weniger schwerwiegend sind als bei den oben aufgeführten Methoden, sofern ca. 20–25 % der Konjunktiva von der Bestrahlung ausgespart werden (Westerkemper et al. 2006).

Strahlentherapie der Non-Hodgkin-Lymphome der Bindehaut

Etwas anders gelagert ist das Vorgehen bei malignen Lymphomen der Konjunktiva. Es ist immer von einem Prozess auszugehen, der die gesamte Bindehaut, sowohl bulbär als auch tarsal, erfasst. Die erforderliche Dosis liegt zwar unterhalb derjenigen, die bei den soliden Tumoren erforderlich ist, aber immer noch in einem Bereich, der ausreicht, um schwerste

Benetzungsstörungen auszulösen. Bei einer kurativ intendierten Bestrahlung müssen für Lymphome der Bindehaut die gleichen Strahlendosen wie für extranodale Lymphome anderer Lokalisationen gewählt werden, d. h. ein Minimum von 30 Gy bei niedrigmalignen Tumoren und 40 Gy bei hochmalignen Prozessen (Sauerwein et al. 1997). Wenn allein die physikalische Dosisverteilung betrachtet wird, wäre eine Bestrahlung mit Protonen auch für die Lymphome der Konjunktiva eine optimale Lösung. Angesichts der geringeren Dosis und der Forderung, immer alle Abschnitte der Bindehaut ins Zielvolumen einzuschließen, kann eine preiswertere technische Lösung empfohlen werden: Mit Elektronen einer Energie von 5–6 MeV wird das Auge durch die Lider hindurch von ventral bestrahlt. Um keine Unterdosierung durch den Aufbaueffekt in den Lidern zu erhalten, wird ein isotones Gel auf Auge und Lider aufgebracht, zentral hängt ein Stab aus Plexiglas zur Schonung der Linse (Abbildung 6).

Maligne Tumoren der Orbita

Der Aufbau der Orbita aus den verschiedenen Geweben führt zum Auftreten aller davon abzuleitenden Malignome. Die Prinzipien der Behandlung für diese verschiedenen Erkrankungen sind nicht von der Lokalisation „Orbita" abhängig. So kann z. B. ein Basaliom am Oberlid wie ein Basaliom an der Nase behandelt werden und ein adenoidzystisches Karzinom der Tränendrüse benötigt die gleiche Strahlendosis wie ein

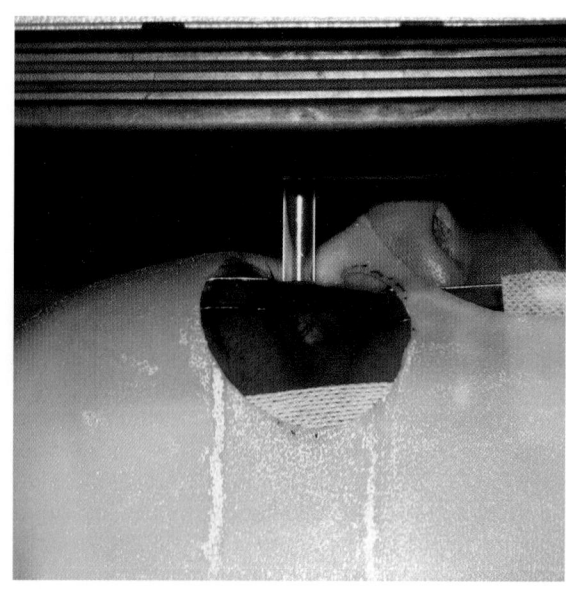

Abbildung 6. Bestrahlung eines konjunktivalen Lymphoms mit Elektronen.

adenoidzystisches Karzinom der Parotis. Non-Hodgkin-Lymphome in der Orbita sind ebenso zu behandeln wie extranodale Non-Hodgkin-Lymphome anderer Lokalisationen. Es würde an dieser Stelle zu weit führen, all die anderswo bereits beschriebenen Therapieempfehlungen zu wiederholen. Andererseits ist die unmittelbare Beziehung zum Sehorgan und die daraus resultierende Bedrohung, durch Tumorwachstum oder durch die erforderliche Therapie zu erblinden oder zumindest eine Auge zu verlieren, für den Patienten besonders belastend und stellt den behandelnden Arzt vor spezielle Herausforderungen.

Eine Grundlage für Überlegungen, welches Vorgehen im Einzelfall gewählt werden soll, ist die Kenntnis der Toleranzdosen relevanter Gewebe und Strukturen, die deshalb kurz zusammengefasst werden sollen. Bei konventioneller Fraktionierung (5 × 2 Gy/Woche) können folgende Angaben als Richtlinien gelten (Rubin et al. 1992; Sauerwein 2004): Lider können eine trockene Epitheliolyse bereits nach 20–30 Gy zeigen, ein radiogenes Ektropion ist bei Dosen von unter 60 Gy nicht zu erwarten. Eine Stenose der Tränenwege ist unter 50 Gy selten. Nach Bestrahlung der Tränendrüsen, auch der Meibom'schen Drüsen in den Lidern, können durch Benetzungsstörungen sekundäre Probleme auftreten, die sich zunächst als Fremdkörpergefühl, bei Schädigung des Epithels der Kornea auch als Photophobie äußern und in Hornhautulzerationen, Trübung und Vaskularisierung der Kornea übergehen können, zur Erblindung führen und wegen der begleitenden Entzündung mit Schmerzen eine Enukleation erfordern. Derartige schwere Bestrahlungsfolgen sind sehr selten bei weniger als 45 Gy, häufig jedoch bei Dosen über 60 Gy. Ähnliche Verläufe können aber auch trotz Schonung der Tränendrüsen bei gezielter Bestrahlung von mehr als zwei Dritteln des Limbus oder der ganzen Bindehaut nach lokaler Brachytherapie oder Protonenbestrahlung auftreten. Die Linse ist als strahlensensible Struktur bekannt, die Dosen, die für die Entstehung

einer Katarakt notwendig sind, werden zwischen 8 und 20 Gy angegeben. In der klinischen Praxis ist es sinnvoll einen Teil der Linse zu schonen. So kann eine periphere Trübung, die außerhalb der Sehachse auftritt, ohne jede Relevanz für den Patienten sein. Da bei einer Katarakt das Sehvermögen meist durch eine Operation wiederhergestellt werden kann, wird die Exposition der Augenlinse bei einem kurativen Therapieansatz keine limitierende Größe darstellen. Ein Sekundärglaukom kann Folge der direkten Schädigung des Ziliarkörpers sein, der aber in kleineren Anteilen mit sehr hohen Strahlendosen belastet werden kann, ohne dass eine derartige Erscheinung zu befürchten ist. Meist sind Sekundärglaukome Folgen einer Belastung eines großen Augenabschnitts mit einer sehr hohen Dosis und verbunden mit einer massiven Retinopathie, Zerfall einer großen intraokularen Tumormasse usw. An der Retina von Kleinkindern wurden bei Dosen unter 50 Gy keine klinisch relevanten Schäden beobachtet (Messmer et al. 1991). Mit dem Auftreten einer schweren Retinopathie muss aber bei einer Exposition über 60 Gy gerechnet werden. Die Endarterien der Retina werden dabei ein bis drei Jahre nach der Bestrahlung zunehmend obstruiert, es entstehen Ödeme und Ischämie mit Neovaskularisationen. Weitere Folgen sind Ablatio retinae oder Einblutungen in den Glaskörper, Teleangiektasien, Mikroaneurismen, Exsudate, und Sekundärglaukom. Im Gegensatz zur Retina ist die Sklera ein äußerst strahlenresistentes Gewebe, Dosen von 1500 Gy werden bei einer umschriebenen Bestrahlung mit einem Ruthenium-Applikator toleriert. Eine Schädigung des N. opticus ist nach eigenen Beobachtungen an Kleinkindern, die wegen eines Retinoblastoms bestahlt wurden bei einer konventionell fraktionierten Bestrahlung mit einer Gesamtdosis von bis zu 50 Gy nicht zu befürchten. Jiang et al. (1994) sahen ebenfalls keine Optikus-Neuropathie bei Dosen von weniger als 56 Gy, bei Dosen von 61–76 Gy beobachteten sie eine Inzidenz von 24 % nach zehn Jahren bei einer Latenzzeit von sieben bis 50 Monaten.

Schlüsselliteratur

Chantada G, Doz F, Antoneli CB et al: A proposal for an international retinoblastoma staging system. Pediatr Blood Cancer 47 (2006) 801–805

Chauvel P, Sauerwein W, Bornfeld N et al: and participants of the SERAG (South Europe Radiotherapy Group) (1997) Clinical and technical requirements for proton treatment planning of ocular disease. Front Radiat Ther Oncol 30: 133–142

Damato B: Treatment of primary intraocular melanoma. Expert Rev Anticancer Ther 6 (2006) 493–506

Flühs D, Bambynek M, Heintz M et al: Dosimetry and design of radioactive eye plaques. Front Radiat Ther Oncol 30 (1997) 26–38

Gragoudas ES, Munzenrider JE, Lane AM et al: Eye. In: Proton and charged particle radiotherapy. (eds) DeLany TF, Kooy HM. Lippincott Williams Williams, Philadelphia, 151–161 (2008)

Hungerford JL: Current trends in the treatment of ocular melanoma by radiotherapy. Clinical and Experimental Ophthalmology 31 (2003) 8–13

Kaulich TW, Zurheide J, Haug T et al: Clinical quality assurance for 106Ru ophthalmic applicators. Radiother Oncol 76 (2005) 86–92

Lommatzsch PK: Ophthalmologische Onkologie. Enke, Stuttgart (ed) (1999)

Stannard C, Sealy R, Hering E et al: Postenucleation orbits in retinoblastoma: treatment with 125I brachytherapy. Int J Rad Biol Phys 54 (2002) 1446–1454

Wuestemeyer H, Sauerwein W, Meller D et al: Proton radiotherapy as an alternative to exenteration in the management of extended conjunctival melanoma. Graefes Arch Clin Exp Ophthalmol 244 (2006) 438–446

Gesamtliteratur

Bergmann L, Nilsson B, Lundell G: Ruthenium brachytherapy for uveal melanoma, 1979–2003: survival and functional outcomes in the Swedish population. Ophthalmology 112 (2005) 834–840

Bornfeld N: Diagnose und Therapie maligner Melanome der Uvea (Aderhaut und Ziliarkörper). Ophthalmologe 89 (1992) 61–78

Bornfeld N: Proton treatment of uveal melanomas (editorial). Strahlenther Onkol 183 (2007) 1–2

Braun UC, Rummelt VC, Naumann GO: Diffuse maligne Melanome der Uvea. Eine klinisch-histopathologische Studie über 39 Patienten. Klin Mbl Augenheilk 213 (1998) 331–340

Cavenee WK, Dryja TP, Phillips RA et al: Expression of recessive alleles by chromosomal mechanisms in retinoblastoma. Nature 305 (1983) 779–784

Chantada G, Doz F, Antoneli CB et al: A proposal for an international retinoblastoma staging system. Pediatr Blood Cancer 47 (2006) 801–805

Char DH, Castro JR, Quivey JM et al: Uveal melanoma radiation. 125I brachytherapy versus helium ion irradiation. Ophthalmology 96 (1989) 1708–1715

Char DH, Quivey JM, Castro JR et al: Helium ions versus iodine 125 brachytherapy in the management of uveal melanoma. A prospective, randomized, dynamically balanced trial. Ophthalmology 100 (1993) 1547–1554

Chauvel P, Caujolle JP, Sauerwein W et al: Protontherapy as a possilbe salvage treatment for conjonctival melanomas. In Frezzotti R, Balestrazzi E, Falco L (eds): Intraocular and epibulbar Tumors. Monduzzi Editore, Bologna, 177–181, 1994

Chauvel P: Treatment of eye tumors. In Linz U (ed): Ion beams in tumor therapy. Chapman & Hall, London, 116–126, 1995

Chauvel P, Sauerwein W, Bornfeld N et al: and participants of the SERAG (South Europe Radiotherapy Group) (1997) Clinical and technical requirements for proton treatment planning of ocular disease. Front Radiat Ther Oncol 30: 133–142

Conway R M, Poothullil AM, Daftari IK et al: Estimates of ocular and visual retention following treatment of extra-large uveal melanomas by proton beam radiotherapy. Arch Ophthalmol 124 (2006) 838–843

Courdi A, Caujolle JP, Grange JD et al: Results of Proton therapy of uveal melanomas treated in Nice. Int J Rad Oncol Biol Phys 45 (1999) 5–11

Damato BE, Goenewald C, McGalliard J (1998) Endoresection of choroidal melanoma. Br J Ophthalmol 82: 213–218

Damato B: Treatment of primary intraocular melanoma. Expert Rev Anticancer Ther 6 (2006) 493–506

Damato B, Duke C, Coupland SE et al: Cytogenetics of uveal melanoma: a 7-year clinical experience. Ophthalmology 114: 1925–1931

Dendale R, Lumbroso-Le Rouic I, Noel G et al. Proton beam radiotherapy for uveal melanoma: Results of Curie Institut–Orsay Proton Therapy Center (ICPO). Int J Radiat Oncol Biol Phys 65 (2006) 780–787

Desjardin L, Levy-Gabriel C, Lumbroso-Lerouic L et al: Facteurs pronostiques du melanome malin de l'uvee. Etude retrospective sur 2,241 patients et apport recent de la recherche de la monosomie 3. J Fr Ophtalmol 29 (2006) 741–749

de Potter P, Shields CL, Shields JA et al: Clinical predictive factors for development of recurrence and metastasis inconjunctival melanomas: a review of 68 cases. Br J Ophthalmol 77 (1993) 624–630

Diener-West M, Hawkins BS, Markowitz JA et al: A review of mortality from choroidal melanoma. II. A meta-analysis of 5-year mortality rates following enucleation, 1966 through 1988. Arch Ophthalmol 110 (1992) 245–250

Earle J, Kline RW, Robertson DM: Selection of iodine 125 for the Collaborative Ocular Melanoma Study. Arch Ophthalmol 6 (1987) 763–764

Eng C, Li FP, Abramson DH et al: Mortality from second tumors among long-term survivors of retinoblastoma. J Natl Cancer Inst 85 (1993) 1121–8

Finger PT, Buffa A, Mishra S et al: Palladium 103 plaque radiotherapy for uveal melanoma. Clinical experience. Ophthalmology 101 (1994) 256–263

Fitzek M: Letter on Höcht S, Bechrakis NE, Nausner M et al: In Strahlenther Onkol 180 (2004) 419–24 Strahlenther Onkol 183 (2007) 49

Flühs D, Bambynek M, Heintz M et al: Dosimetry and design of radioactive eye plaques. Front Radiat Ther Oncol 30 (1997) 26–38

Flühs D, Wening J, Sauerwein W et al: Entwicklung und Einsatzt eines neuartigen Binuklid-Applikators für die Augentumor-Brachytherapie. In: Voigtmanmn L, Geyer P (Hrsg): Medizinische Physik. Universitätsklinikum Carl Gustav Carus der TU Dresden, 53–54, 1998

Folberg R, Salomao D, Grossniklaus HE et al: Association of Directors of Anatomic and Surgical Pathology. Recommendations for the reporting of tissues removed as part of the surgical treatment of common malignancies of the eye and its adnexa. The Association of Directors of Anatomic and Surgical Pathology. Hum Pathol 34 (2003) 114–118

Foulds WS: Local resection and other conservative therapies for intraocular melanoma. Curr Opin Ophthalmol 6 (1995) 62–69

Fritze-Bergmann: Spätergebnisse nach Therapie bilateraler Retinoblastome. Inauguraldissertation zur Erlangung des Doktorgrades der Medizin durch die Medizinische Fakultät der Universität GH Essen (1990)

Gailloud C, Zografos L, Uffer S et al: Mélanomes de l'uvée et hémorragie vitréenne. Diagnostic et traitement. Klin Monatsbl Augenheilkd 198 (1991) 365–370

Gérard JP, Sauerwein W, Sentenac I (1997) Ophthalmic tumors: uveal melanomas. In: Pierquin B, Marinello G (eds): A Practical Manual of Brachytherapy. Medical Physics Publishing Madison, Wisconsin, 253–257 (1997)

Glaeser L, Quast U: Dosimetry for high precision radiotherapy of the eye. Proceedings of the first European Mevatron-users conference. Siemens, Erlangen (1987)

Gragoudas ES, Munzenrider JE, Lane AM et al: Eye. In: Proton and charged particle radiotherapy. (eds) DeLany TF, Kooy HM. Lippincott Williams Williams, Philadelphia, 151–161 (2008)

Grüntzig J: Das Lymphgefäßsystem des Auges. Enke, Stuttgart (1982)

Guthoff R, Chumbley L: Proliferation kinetics in choroidal melanoma, a necessary or dangerous indicator for malignancy? Spectrum Augenheilkd 3 (1991) 99–100

Guyer DR, Mukai S, Egan KM et al: Radiation maculopathy after proton beam irradiation for choroidal melanoma. Ophthalmology 99 (1992) 1278–1285

Harnett AN, Hungerford JL, Lambert GD et al: Improved external beam radiotherapy for the treatment of retinoblastoma. Br J Radiol 60 (1987) 753–60

Hauffa BP, Liebers E, Bornfeld N et al: Wachstum und Entwicklung von Kindern und Jugendlichen mit Retinoblastom nach operativer Therapie, Strahlentherapie und Chemotherapie. Monatsschr Kinderheilkd 143 (1995) 1091–1098

Heindl LM, Lotter M, Strnad V et al: Hochdosisbrachytherapie des malignen Aderhaut- und Ziliarkorpermelanoms mit 106Ruthenium. Eine klinisch-pathologische Studie. Ophthalmologe 104 (2007) 149–157

Heinrich T, Messmer EP, Höpping, W et al: Das Metastasierungsrisiko beim Retinoblastom. Klin Monatsbl Augenheilkd 199 (1991) 319–324

Hilgartner HL: Report of a case of double glioma treated with X-rays. Texas Med 18 (2003) 322–323

Hill J. C, Sealy R, Shackleton D et al: Improved iodine-125 plaque design in the treatment of choroidal malignant melanoma. Br J Ophthalmol 76 (1992) 91–94

Horsthemke B (1992) Genetics and cytogenetics of retinoblastoma. Cancer Genet Cytogenet 63: 1–7

Hungerford JL, Toma NM, Plowman PN et al: External beam radiotherapy for retinoblastoma: I Whole eye technique. Br J Ophthal 79 (1995) 109–111

Hungerford JL: Current trends in the treatment of ocular melanoma by radiotherapy. Clinical and Experimental Ophthalmology 31 (2003) 8–13

Jiang GL, Tucker SL, Guttenberger R et al: Radiation-induced injury to the visual pathway. Radiother Oncol 30 (1994) 17–25

Karp C, Scott IV, Chang TS et al: Conjunctival intraepithelial neoplasia: a possible marker for human immundeficiency infection? Arch Ophthalmol 114 (1996) 257–261

Kath R, Hayungs J, Bornfeld N et al: Prognosis and treatment of disseminated uveal melanoma. Cancer 72 (1993) 2219–23

Kaulich TW, Zurheide J, Haug T et al: Clinical quality assurance for 106Ru ophthalmic applicators. Radiother Oncol 76 (2005) 86–92

Kearsly JH, Fitchew RS, Taylor RG: Adjunctive radiotherapy with Strontium 90 in the treatment of conjunctival squamous cell carcinoma. Int J Rad Oncol Biol Phys 14 (1988) 435–443

Kincaid MC, Folberg R, Torczynski E et al: Complications after proton beam therapy for uveal malignant melanoma. A clinical and histopathologic study of five cases. Ophthalmology 95 (1988) 982–991

Laube T, Flühs D, Kessler C et al: Determination of surgeon's absorbed dose in iodine-125 and ruthenium-106 opthalmic plaque surgery. Opthalmology 107 (2000) 366–369

Letschert J, Gonzales-Gonzales D, Oskam J et al: Results of radiotherapy in patients with stage I orbital non-Hodgkin lymphoma. Radiother Oncol 22 (1991) 36–44

Lewallen S, Shroyer KR, Keyser RP et al: Aggressive conjunctival squamous cell carcinoma in three young Africans. Arch Ophthalmol 114 (1996) 215–218

Linstadt D, Char D, Castro J et al: Vision following helium ion radiotherapy of uveal melanoma: a Northern California Oncology Group study. Int J Radiat Oncol Biol Phys 15 (1988) 347–352

Linstadt D, Castro J, Char D et al: Long-term results of helium ion irradiation of uveal melanoma. Int J Radiat Oncol Biol Phys 19 (1990) 613–618

Lommatzsch PK, Vollmar R: Ein neuer Weg zur konservativen Therapie intraokularer Tumoren mit Betastrahlen (106Ru/106Rh) unter Erhaltung der Sehfähigkeit. Klin Monatsbl Augenheilkd 148 (1966) 682–699

Lommatzsch PK: Ophthalmologische Onkologie. Enke, Stuttgart (ed) (1999)

MacFaul P A: Local radiotherapy in the treatment of malignant melanoma of the choroid. Trans Ophthalmol Soc U K 97 (1977) 421–427

Meecham WJ, Char DH, Kroll S et al: Anterior segment complications after helium ion radiation therapy for uveal melanoma. Radiation cataract. Arch Ophthalmol 112 (1994) 197–203

Messmer EP, Sauerwein W, Heinrich T et al: New and recurrent tumor foci following local treatment as well as external beam radiation in eyes of patients with hereditary retinoblastoma. Graefes Arch Clin Exp Ophthalmol 228 (1990) 426–431

Messmer EP, Heinrich T, Höpping W et al: Risk factors for metastases in patients with retinoblastoma. Ophthalmology 98 (1991) 136–141

Messmer EP, Fritze H, Mohr C et al: Long-term treatment effects in patients with bilateral retinoblastoma: ocular and mid-facial findings. Graefes Arch Clin Exp Ophthalmol 229 (1991) 309–314

Meyer-Schwickerath G: Die Möglichkeit zur Behandlung i.o. Tumoren unter Erhaltung des Sehvermögens. Ber Dtsch Ophthal Ges 63 (1960) 178–189

Minehan K, Martenson J Garrity J et al: Local controland complications after radiation therapy for primary orbital lymphoma: A case for low-dose treatment. Int J Radiat Oncol Biol Phys 20 (1991) 791–796

Moore RF: Choroidal sarcoma treated by the intraocular insertion of radon seeds. Br J Ophthalmol 14 (1930) 145–156

Munier FL, Verwey J, Pica A et al: New developments in external beam radiotherapy for retinoblastoma: from lens to normal tissue-sparing techniques. Clin Experiment Ophthalmol 36 (2008) 78–89

Murphree L. A: Intraocular retinoblastoma: the case for a new group classification. Ophthalmol Clin North Am 18 (2005) 41–53

Oosterhuis JA, Journee-de Korver HG, Keunen JJE: Transpupillary thermotherapy, results in 50 patients with choroidal melanomas. Arch Ophthalmol 116 (1998) 157–162

Packer S, Stoller S, Lesser ML et al: Long-term results of iodine 125 irradiation of uveal melanoma. Ophthalmology 99 (1992) 767–773

Paridaens A, Minassian D, McCartney A et al: Prognostic factors in primary malignant melanoma of the conjunctiva: a clinicopathological study of 256 cases. Brit J Ophthalmol 78 (1994) 252–259

Pasqualini T, Diez B, Gruneiro L et al: Growth and endocrine function in children treated for retinoblastoma. J Pediatric Endocrinol 4 (1991) 75–81

Pomarede R, Czernichow P, Zucker JM et al: Incidence of anterior pituitary deficiency after radiotherapy at an early age: study in retinoblastoma. Acta Paediatr Scand 73 (1984) 115–9

Rubin P, Constine LS, Nelson DF: Late effects of cancer treatment: Radiation and drug toxicity. In: Perez CA, Brady LW (eds): Principles and Practice of Radiation Oncology. Lippincott, Philadelphia, 124–161, 1992

Sassmannshausen J, Bornfeld N, Kluge A et al: Enukleation mit Orbitaimplantat bei malignem Melanom der Uvea. Fortschr Ophthalmol 85 (1988) 529–533

Sauerwein W, Höpping W, Bornfeld N: Radiotherapy for retinoblastoma. Front Radiat Ther Oncol 30 (1997) 93–96

Sauerwein W, Hoederath A, Sack H: Radiotherapy of primary orbital Lymphoma. Front Radiat Ther Oncol 30 (1997) 192–194

Sauerwein W, Zehetmayer M: Strahlentherapie intraokularer Tumoren. Onkologe 5 (1999) 781–791

Sauerwein W: Auge und Orbita. In: Bamberg M, Molls M, Sack H (Hrsg): Radioonkologie, Band 2 Klinik, Zuckschwerdt, München, 521–522, 2004

Schilling H, Bornfeld N, Friedrichs W et al: Histopathologic findings in large uveal melanomas after brachytherapy with iodine 125 ophthalmic plaques. German J Ophthalmol 3 (1994) 232–238

Schilling H: Histopatologie des Aderhautmelanoms. In: Lommatsch P K (Hrsg): Ophthalmologische Onkologie. Enke, Stuttgart 212–221, 1999

Schipper J: An accurate and simple method for megavoltage radiation therapy of retinoblastoma. Radiother Oncol 1 (1983) 31–41

Schueler AO, Flühs D, Anastassiou G et al: β-Ray brachytherapy with 106Ru plaques for retinoblastoma. Int J Rad Oncol Phys 65 (2006) 1212–1221

Sealy R, le Roux PLM, Rapely F et al: The treatment of ophthalmic tumours with low-energy sources. Br J Radiol 49 (1976) 551–554

Sealy R, Buret E, Cleminshaw H et al: Progress in the use of iodine therapy for tumours of the eye. Br J Radiol 53 (1980) 1052–1060

Seddon JM, Gragoudas ES, Egan KM et al: Uveal melanomas near the optic disc or fovea. Visual results after proton beam irradiation. Ophthalmology 94 (1987) 354–361

Sekundo W, Roggenkämper P, Fischer HP et al: Primary conjunctival rhabdomyosarcoma: 2.5 years' follow-up after combined chemotherapy and brachytherapy. Graefe's Arch Clin Exp Opthalmol 236 (1998) 873–875

Shields CL, Shields JA, Kiratli H: Risk factors for growth and metastasis of small choroidal melanocytic lesions. Opthalmology 102 (1995) 1351–1361

Shields CL, Shields JA, Gross NE: Survey of 420 eyes with uveal metastases. Opthalmology 104 (1997) 1265–1276

Stannard C, Sealy R, Hering E et al: Postenucleation orbits in retinoblastoma: treatment with 125I brachytherapy. Int J Rad Biol Phys 54 (2002) 1446–1454

Stannard C, Sealy R, Hering E et al: Localized whole eye radiotherapy for retinoblastoma using a (125)I applicator, "claws". Int J Radiat Oncol Biol Phys 51 (2001) 399–409

Stallard HB: Radiotherapy for malignant melanoma of the choroid. Br J Ophthalmol 50 (1966) 147–55

Toma NM, Hungerford JL, Plowman PN et al: External beam radiotherapy for retinoblastoma: II Lens sparing technique. Br J Ophthal 79 (1995) 112–117

van Ginderdeuren R, van Limbergen E, Spileers W: 18 years' experience with high dose rate strontium-90 brachytherapy of small to medium sized posterior uveal melanoma. Br J Ophthalmol 89 (2005) 1306–1310

Völcker HF, Tetz: Classification and pathology of malignant conjunctival tumors. In: Bornfeld N, Gragoudas ES, Höpping W et al. (eds) Tumors of the eye. Kugler Publications Amsterdam/New York, 165–176, 1991

Westerkemper H, Anastassiou G, Sauerwein W et al: Analyse der okulären Oberfläche nach Protonenbestrahlun bei malignem Melanom der Bindehaut. Ophthalmologe 7 (2006) 588–595

Wiegel T, Bornfeld N, Kreusel KM et al: Radiotherapy for choroidal metastases: interim analysis of a prospective study of the ARO (ARO 95-08) Front Radiat Ther Oncol 30 (1997) 154–159

Wuestemeyer H, Sauerwein W, Meller D et al: Proton radiotherapy as an alternative to exenteration in the management of extended conjunctival melanoma. Graefes Arch Clin Exp Ophthalmol 244 (2006) 438–446

Zimmerman LE, Sobin LH: Histological typing of tumours of the eye and its adnexa. International Histological Classification of Tumours Nr. 24. World Health Organization, Geneva (1980)

H. Schmidberger
C. F. Hess
H. Becker
M. Ghadimi

Ösophagus

Epidemiologie und Ätiologie

In Deutschland erkrankten 2007 etwa 3900 Männer und 1050 Frauen an Speiseröhrenkrebs. Dies entspricht einem Gesamtanteil an allen bösartigen Neubildungen von weniger als 1,7 % bei den Männern und etwa 0,5 % bei den Frauen. Das mittlere Erkrankungsalter der Männer liegt bei 65, das der Frauen bei 70 Jahren. Die Fünfjahres-Überlebensrate liegt für beide Geschlechter bei etwa 22 % (RKI 2008). In den letzten Jahren hat sich die Prognose für Patienten mit Ösophaguskarzinomen verbessert.

Auffällig ist eine Zunahme der Adenokarzinome des Ösophagus, die unter amerikanischen weißen Männern im Zeitintervall 1976–1987 etwa 9,4 % der Ösophaguskarzinome ausmachten. Nach neueren Schätzungen stieg der Anteil der Adenokarzinome in den USA mittlerweile auf 60 % aller Ösophaguskarzinome. Auch in den westlichen europäischen Ländern konnte eine deutlich höhere Inzidenz der Adenokarzinome des Ösophagus beobachtet werden (Siewert et al. 2001). Diese Beobachtung gilt selbst, wenn Karzinome im ösophago-gastralen Übergang ausgeschlossen werden. Die Ursachen für eine Zunahme der Adenokarzinome sind unklar. Da der chronische gastro-ösophageale Reflux eine ätiologische Bedeutung hat, kann die Zunahme der medikamentösen Therapie der Refluxkrankheit im Zusammenhang mit der Zunahme der Adenokarzinome stehen. Ebenso kann die Zunahme des Körpergewichts in den westlichen Bevölkerungen zu einer Zunahme der Refluxerkrankungen geführt haben.

Risikofaktoren für die Entstehung der Plattenepithelkarzinome sind vorwiegend ein erhöhter Alkohol- und Nikotinabusus. In den Entwicklungsländern scheint die Exposition gegen Nitrate und Nitrosamine in der Nahrung eine Rolle zu spielen. Weitere Faktoren sind eine vitaminarme Ernährung, der Konsum von gepökeltem Fleisch oder Fisch, chronische Hitzeeinwirkungen auf die Schleimhaut (Konsum von heißem Kaffee oder Tee) sowie möglicherweise die Kontamination von Nahrungsmitteln mit Pilzen. Prädisponierende Erkrankungen sind Strikturen, Achalasie, chronisch peptische Ösophagitis, Zöliakie sowie ein maligner Tumor der Kopf-Hals-Region in der Vorgeschichte (Posner et al. 2008; Blot und Mc Laughlin 1999).

Regionale Tumoranatomie und Histologie

Histologie

Das Plattenepithelkarzinom galt bislang als häufigster bösartiger Tumor der Speiseröhre. Mittlerweile dürften die Adenokarzinome in den westlichen Ländern etwa gleich häufig oder häufiger sein (Blot und McLaughlin 1999; Siewert et al. 2001). Seltene epitheliale Tumoren des Ösophagus sind adenoid-zystische Karzinome, epidermoide Tumoren, adenosquamöse oder kleinzellige Karzinome. Diese sind vorwiegend im mittleren und unteren Ösophagus lokalisiert und haben eine schlechte Prognose. Adeno-Akanthome des Ösophagus sind Adenokarzinome, die kleine Inseln von plattenepithelialen Metaplasien beinhalten.

Nicht-epitheliale Tumoren des Ösophagus sind sehr selten. Leiomyosarkome scheinen eine bessere Prognose zu haben als Plattenepithelkarzinome. Maligne Melanome breiten sich unter der Schleimhaut aus und sind mit einer sehr schlechten Überlebensrate verbunden. Metastasen in den Ösophagus sind sehr selten (Posner et al. 2008).

Die folgenden Ausführungen zur Diagnostik und Therapie werden sich auf die Plattenepithel- und Adenokarzinome beschränken. Die selteneren histologischen Formen müssen individuell betrachtet werden.

Etwa 20 % der Plattenepithelkarzinome liegen im zervikalen, etwa 50 % im mittleren und etwa 30 %

im distalen Ösophagus. Die Adenokarzinome sind zu 90 % im distalen Ösophagus und im gastro-ösophagealen Übergang lokalisiert. Die histopathologische Aufarbeitung von Adeno- und Plattenepithelkarzinomen zeigte keinen Unterschied in der submukösen Ausbreitung bzw. der Häufigkeit von Lymphknotenmetastasen (Hölscher et al. 1995). Nach alleiniger Operation zeigen Plattenepithel- und Adenokarzinome identische Überlebensraten (Dumont et al. 1993; Salazar 1998). Neuere Berichte sprechen von einer besseren Prognose der Adenokarzinome (Siewert et al. 2001; Hölscher et al. 1995).

Die Adenokarzinome des distalen Ösophagus und des ösophago-gastralen Übergangs unterscheiden sich von den Magenkarzinomen hinsichtlich ihrer Behandlung und Prognose. Die Abgrenzung zum Magenkarzinom ist oft schwierig. Wenn das Epizentrum des Tumors 5 cm proximal oder distal der anatomischen Kardia liegt, wird von einem Tumor des ösophago-gastralen Übergangs gesprochen. Die gebräuchliche Klassifikation nach Siewert (Siewert und Stein 1998) unterscheidet drei Typen:

Typ I: Tumoren, die vom distalen Ösophagus ausgehen (intestinale Metaplasie).
Typ II: Tumoren, die direkt von der Kardia ausgehen.
Typ III: Tumoren, die unterhalb der Kardia entstanden sind und nach kranial wachsen.

Die Typ-I-Karzinome scheinen durch einen chronischen Reflux und aus einer dadurch bedingten intestinalen Metaplasie zu entstehen. Die Pathogenese der Typ-II- und -III-Karzinome ist derzeit nicht klar (Stein et al. 2000a, b).

Regionale Tumoranatomie

Die Einteilung des Ösophagus in ein proximales, mittleres und distales Drittel kann wie folgt vorgenommen werden:

Oberes Drittel: Vom Ösophaguseingang bis etwa 25 cm ab Zahnreihe (Grenze etwa am Aortenbogen).
Mittleres Drittel: Etwa 25–32 cm ab Zahnreihe (vom Aortenbogen zur unteren Pulmonalvene).
Distaler Ösophagus: Zwischen 33 und 42 cm ab Zahnreihe.

Unter Durchleuchtung können folgende Wegzeichen als Orientierung angenommen werden (Abbildung 1): Kriko-pharyngeale Enge (15 cm ab Zahnreihe),

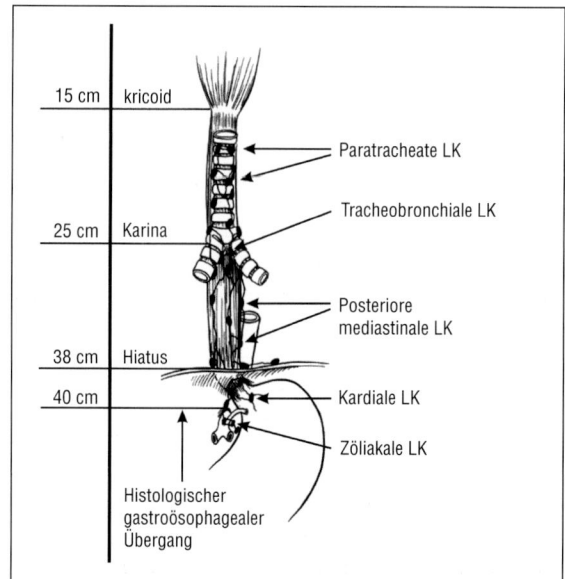

Abbildung 1. Schematische Anatomie des Ösophagus.

Karina (etwa 25 cm ab Zahnreihe), Hiatus (etwa 38 cm ab Zahnreihe).

Lymphatische Versorgung

Der Ösophagus ist gut mit mukösen und submukösen Lymphgefäßen versorgt, die mit den Lymphbahnen in den muskulären Wandschichten kommunizieren und durch die Ösophaguswand in die umliegenden Lymphknoten bzw. den Ductus thoracicus münden. Läsionen im oberen Drittel des Ösophagus drainieren in die internen jugularen, die zervikalen sowie die supraklavikulären Lymphknoten. Im Gegensatz dazu fließt die Lymphe im mittleren Drittel des Ösophagus zunächst in die paratrachealen, hilären, subkarinalen und paraösophagealen und schließlich in die perikardialen Lymphknoten ab. Distale Ösophaguskarzinome können sich entlang der Lymphknoten der kleinen Magenkurvatur ausbreiten sowie entlang der A. gastrica sinistra und der zöliakalen Achse. Da der Lymphabfluss vorwiegend longitudinal und nicht segmental verläuft, kann die Krankheitsausbreitung über die Lymphbahnen rasch und ohne Beziehung zur Lokalisation des Primärtumors erfolgen. Zöliakale Lymphknotenmetastasen wurden bei 10 % der Patienten mit Karzinomen im oberen Drittel und bei etwa 45 % der Patienten mit Karzinomen im mittleren Drittel beobachtet. Etwa 30 % der Patienten mit Karzinomen im mittleren oder unteren Drittel weisen Metastasen in den tief zervikalen Lymphknoten auf (Guernsey et al. 1970; Altorki et al. 1997). Für die Beurteilung des postoperativen Nodalstatus müssen mindestens sechs Lymphknoten evaluiert werden (Fraunberger et al. 1996).

Pathogenese und Verlauf

Die Histopathogenese des Ösophaguskarzinoms scheint mit einer frühen Mutation des p53-Suppressorgens assoziiert zu sein. Hierbei spielt wahrscheinlich das Rauchen eine ursächliche Rolle. Dies gilt sowohl für Platten- als auch für Adenokarzinome. Neben p53-Mutationen konnte in zahlreichen histopathologischen Untersuchungen nachgewiesen werden, dass eine Infektion mit humanen Papillomaviren (HPV 16 und HPV 18) einen zusätzlichen Risikofaktor darstellt. Die Proteine E6 und E7, die von HP-Viren kodiert werden, beeinflussen die Tumorsuppressorgen-Produkte des p53- und des Retinoblastom-Gens. Dies führt zu Veränderungen der Zellzyklusregulation und der Apoptose. Inwiefern solche Mutationen für das Ansprechen auf Radio- und Chemotherapie von Bedeutung sind, ist nicht bekannt (Posner et al. 2008).

Der natürliche Verlauf des Ösophaguskarzinoms ist charakterisiert durch eine hohe Inzidenz von Fernmetastasen und Lokalrezidiven (Kavanagh et al. 1992). Dennoch spielt das Lokalrezidiv eine größere Rolle, da Lokalrezidive häufig vor den Fernmetastasen auftreten. Dies gilt nach einer Radiochemo- und auch nach einer alleinigen operativen Therapie. Somit hat die lokale Kontrolle bei kurablen Patienten eine Bedeutung für die Heilung. Bei inkurablen Patienten hat sie eine Bedeutung für die Lebensqualität.

Klinik und Stadieneinteilung

Mehr als 90 % der Patienten fallen mit zunehmenden Schluckbeschwerden und einem Gewichtsverlust auf. Häufig beginnt die Symptomatik drei bis vier Monate vor Diagnosestellung. Etwa 50 % der Patienten werden in einem fortgeschrittenen Stadium diagnostiziert. Gelegentlich können Husten oder Heiserkeit sowie parapharyngeale Neuralgien als Initialsymptom auftreten. Thoraxschmerzen oder Fieber können bei fortgeschrittenen Tumoren oder im Falle einer ösophago-trachealen Fistel das Hauptsymptom darstellen. Hämatemesis oder Meläna sind weitere Symptome. Eine Lähmung des N. laryngeus recurrens oder eine Lähmung des N. phrenicus können zu Heiserkeit, einem Stridor oder zur Belastungsdyspnoe führen. Eine obere Einflussstauung oder ein Horner-Syndrom als Folge einer ausgedehnten Lymphknotenmetastasierung sind eher selten.

Pleuraergüsse oder symptomatische Metastasen können im fortgeschrittenen Stadium als initiale Symptome auftreten (Posner et al. 2008).

Diagnostik

Neben der Krankengeschichte und der allgemeinen körperlichen Untersuchung, die insbesondere eine genaue Untersuchung des Thorax sowie der zervikalen und supraklavikulären Lymphknoten beinhaltet, wird eine Endoskopie mit einer Zangenbiopsie durchgeführt, um die Diagnose zu stellen. Die Endosonographie erlaubt eine Festlegung der T-Kategorie sowie eine Beurteilung der lokoregionären Lymphknoten (Vickers et al. 1998; Reed et al. 1999). Die Computertomographie des Thorax soll ein organüberschreitendes Wachstum feststellen und einen Anhaltspunkt über die lokoregionären Lymphknoten geben (Unger et al. 1992). Für ein genaueres Tumorstaging ist die CT des Thorax ungeeignet (Nishimaki et al. 1999). Häufig wird in die CT des Thorax bereits eine Computertomographie des Abdomens einbezogen, um mögliche Lebermetastasen oder zöliakale Lymphknotenmetastasen zu erkennen.

Die Ösophagus-Breischluck-Untersuchung ist für die Diagnosestellung fakultativ. Für die Bestrahlungsplanung hingegen ist sie sinnvoll, kann aber durch eine Simulatoraufnahme mit Kontrastmittel ersetzt werden (Abbildung 2). Die Kernspintomographie scheint gegenüber der CT des Thorax keinen Vorteil zu bieten (Wong und Malthaner 2000). Da Ösophaguskarzinome häufig mit weiteren Tumoren im aerodigestiven Trakt assoziiert sind, sollte eine HNO-ärztliche Untersuchung erfolgen. Ein Knochenszintigramm wird fakultativ durchgeführt. Die Stadieneinteilung folgt nach der TNM-Klassifikation (Tabelle I) und der AJCC-Klassifikation (Tabelle II). Falls ein primär operativer oder ein neoadjuvanter Therapieansatz besteht, sollte eine Bronchoskopie erfolgen, um eine ösophago-tracheale Fistel oder eine Infiltration der Trachea auszuschließen. Auch vor einer geplanten Brachytherapie muss eine Infiltration der Bronchien oder der Trachea ausgeschlossen werden. Die Positronen-Emissionstomographie (PET) bietet im Vergleich zur CT des Thorax keine bessere Lokaldiagnostik. Weder die Zahl von Lymphknotenmetastasen noch die Ausdehnung des Primärtumors konnte in der PET besser beurteilt werden (Luketich et al. 1999). Für die Diagnostik von Fernmetastasen scheint die PET den anderen bildgebenden Verfahren überlegen zu sein (Sensitivität 69 %; Spezifität 97 %; positiver prädiktiver Wert 84 %). Derzeit kann die PET als Routineverfahren in der Diagnostik des Ösopha-

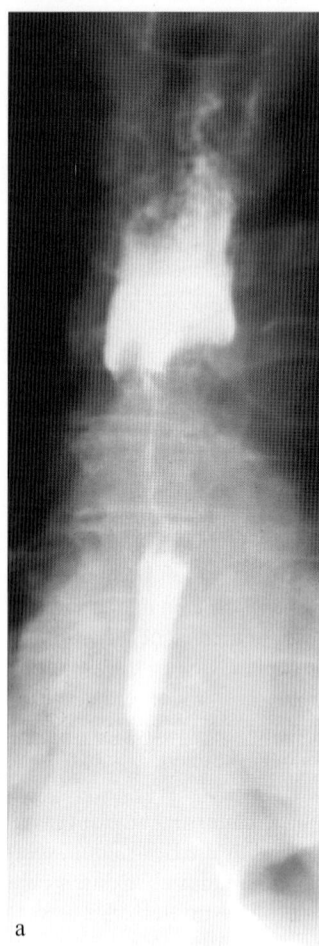
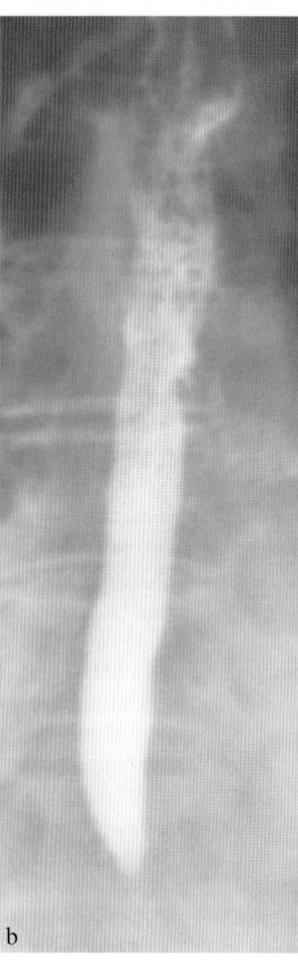

a   b

Abbildung 2. a und b). Darstellung eines lymphogen metastasierten Ösophaguskarzinoms des mittleren Drittels. *a)* Der Ösophagus-Breischluck vor Therapie zeigt eine filiforme Stenose des mittleren Ösophagus sowie die typischen „Tumorzapfen". *b)* Zwei Wochen nach einer primären Radiochemotherapie (Gesamtdosis 60 Gy mit simultaner Gabe von 5-FU/Mitomycin C) ist die Tumorstenose verschwunden.

guskarzinoms noch nicht empfohlen werden (Mc Ateer et al. 1999). Zur Beurteilung des Therapieansprechens zeichnet sich in klinischen Studien eine Bedeutung für das PET ab. Die empfohlenen Untersuchungen zur Bestimmung der Stadieneinteilung sind in Tabelle III zusammengefasst.

Allgemeine Grundlagen der Therapie

Operation, adjuvante und neoadjuvante Therapie

Historisch gesehen ist die Resektion des Ösophaguskarzinoms in den operablen Stadien die Therapie der Wahl. Obgleich die Ergebnisse der alleinigen Chirurgie in den letzten Jahren verbessert werden konnten, berichten die meisten Autoren über eine Fünfjahres-Überlebensrate, die unter 20 % liegt (s. Tabelle IVa–c). Ein wesentlicher Grund für die schlechten Ergebnisse nach radikaler Operation scheinen okkulte lokoregionäre Lymphknotenmetastasen zu sein (Fraunberger et al. 1996). Die derzeit verfügbaren

diagnostischen Instrumente sind nicht sensitiv genug, um kleine Lymphknotenmetastasen zu diagnostizieren. Hölscher et al. (1995) zeigten, dass selbst Patienten im klinischen Stadium I in etwa 17 % der Fälle im Operationspräparat Lymphknotenmetastasen aufweisen. Zwischen Adeno- und Plattenepithelkarzinomen war die Häufigkeit von Lymphknotenmetastasen gleich. Bei operablen Karzinomen aller Stadien wurden bei 44,5 % (Sun et al. 1996) bzw. bei 53,2 % (Fraunberger et al. 1996) der Patienten in der histopathologischen Aufarbeitung Lymphknotenmetastasen gefunden. Trotz des Problems der okkulten Lymphknotenmetastasierung bleibt die alleinige Operation Standardbehandlung bei den frühen Ösophaguskarzinomen (Stadien I und IIA).

Chirurgie des Ösophaguskarzinoms – Allgemeine Aspekte

Derzeit gibt es zwei technische Verfahren, die bei der Resektion des Ösophaguskarzinoms in frühen Sta-

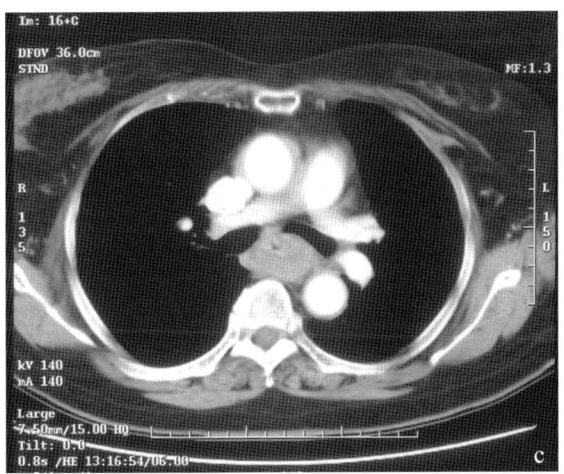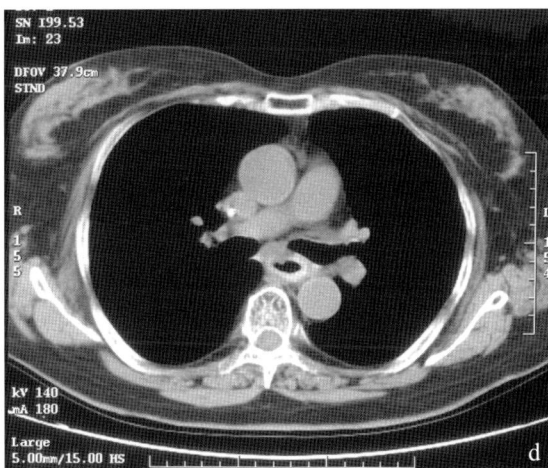

Abbildung 2. c) CT-Schnitt unterhalb der Karina vor Radiochemotherapie sowie *d)* zwei Wochen nach Radiochemotherapie. Der Verlauf zeigt eine weitestgehende Tumorrückbildung im Sinne einer partiellen Remission.

dien angewendet werden: Die transthorakale Öso-phagektomie, die als Standardeingriff angesehen wird (Siewert et al. 2002), sowie die transhiatale Öso-phagektomie, die vorwiegend bei Risikopatienten eingesetzt wird.

Tabelle I. UICC-Stadieneinteilung des Ösophaguskarzinoms.

T – Primärtumor	
Tx	Der Primärtumor kann nicht beurteilt werden.
T0	Kein Anhalt für Primärtumor
Tis	Carcinoma in situ
T1	Der Tumor infiltriert die Lamina propria oder Submukosa
T2	Der Tumor infiltriert die Muscularis propria
T3	Der Tumor infiltriert die Tunica adventitia
T4	Der Tumor infiltriert benachbarte Organstrukturen
N – Regionäre Lymphknoten	
Nx	Die regionären Lymphknoten können nicht beurteilt werden
N0	Keine regionären Lymphknotenmetastasen
N1	Regionäre Lymphknotenmetastasen
M – Fernmetastasen	
Mx	Fernmetastasen können nicht beurteilt werden
M0	Keine Fernmetastasen
M1	Fernmetastasen
Für Tumoren des unteren thorakalen Ösophagus	
M1a	Metastasen in zöliakalen Lymphknoten
M1b	Andere Fernmetastasen
Für Tumoren des oberen thorakalen Ösophagus	
M1a	Metastasen in zervikalen Lymphknoten
M1b	Andere Fernmetastasen
Für Tumoren des mittleren thorakalen Ösophagus	
M1a	Nicht anwendbar
M1b	Nicht regionäre Lymphknoten oder Fernmetastasen

Tabelle II. AJCC-Stadieneinteilung.

Stadium 0	Tis N0 M0
Stadium I	T1 N0 M0
Stadium IIA	T2 N0 M0
	T3 N0 M0
Stadium IIB	T1 N1 M0
	T2 N1 M0
Stadium III	T3 N1 M0
	T4 Jedes N-Stadium M0
Stadium IV	Jedes T-Stadium, jedes N- Stadium, M1

Tabelle III. Diagnostische Maßnahmen beim Ösophaguskarzinom.

Ösophagoskopie mit PE
Endosonographie
Ösophagus-Breischluck (fakultativ)
Röntgen Thorax
CT Thorax und oberes Abdomen
Knochenszintigramm (fakultativ)
Labor: Blutbild, Leberwerte
Bronchoskopie (falls Resektion oder Brachytherapie geplant)
PET (experimentell im Rahmen von Studien)

Die *transthorakale Resektion* erlaubt eine kontrollierte und systematische Entfernung der mediastinalen Lymphknoten. Intraoperativ wird der gesamte Ösophagus dargestellt. Der Tumor kann von den prävertebralen Faszien scharf abgetrennt werden. Die Resektionsränder können insbesondere bei distalen Karzinomen weiter gesetzt werden. Hierdurch kann wahrscheinlich die Gefahr der Anastomoseninsuffizienz sowie des postoperativen Refluxes vermindert werden.

Die *transhiatale Resektion* wurde in den 70er und 80er Jahren zur Minderung des damals hohen perioperativen Risikos der transthorakalen Resektion propagiert. Hierbei wird die Speiseröhre ohne Sicht, vom Zwerchfell und vom Hals ausgehend, aus dem Mediastinum entfernt. Dies ist ohne eine gehäufte Verletzung von intrathorakalen Organen technisch gut möglich. Jedoch wurden nach transhiataler Ösophagusresektion vermehrt Tumorperforationen beschrieben. Die transhiatale Resektion kommt heute meistens bei den Patienten zur Anwendung, die erhöhte operative Komplikationsrisiken aufweisen (Wong und Malthaner 2000).

Trotz der chirurgisch-technischen Überlegenheit der transthorakalen Resektion gibt es keine Evidenzbasierten Daten, die eine verbesserte Überlebensrate gegenüber der transhiatalen Technik zeigen (Tabelle IVb). Auf der anderen Seite zeigt sich, dass die vermeintlich weniger invasive transhiatale Resektion ähnliche Mortalitätsraten aufweist wie die transthorakale Ösophagusresektion, die als Zweihöhlen-Eingriff durchgeführt wird (Tabelle IVb).

Das Ausmaß der Lymphadenektomie beim Ösophaguskarzinom bleibt nach wie vor nicht ganz geklärt. Der Standard in der westlichen Welt bleibt die Zwei-Feld-Lymphadenektomie, die neben der mediastinalen Lymphadenektomie (LAE) auch die DII-LAE im Abdomen umfasst. Insbesondere japanische Chirurgen bevorzugen in ausgewählten Fällen die Drei-Feld-LAE, bei der eine bilaterale neck dissection zusätzlich durchgeführt wird. Das Fünfjahresüberleben scheint zwar verbessert auf bis zu 66 % in ausgewählten Patientenkollektiven, allerdings werden in Japan kaum neoadjuvante Therapien durchgeführt, sodass diese Daten nicht auf Europa übertragbar sind (Tabelle IVc). Auch sind die Tumorstadien in den zitierten Arbeiten viel niedriger (Nishira et al. 1998; Isono et al. 1991).

Neoadjuvante Radiotherapie

Der neoadjuvante Ansatz der Radiotherapie in Kombination mit einer Operation versucht, durch die Intensivierung der lokoregionären Therapie die Ergebnisse zu verbessern. Die präoperative alleinige Radiotherapie wurde insbesondere in Japan sehr früh eingesetzt. Dort konnte eine deutliche Verbesserung der chirurgischen Ergebnisse erreicht werden (Akakura 1970). Der Wert einer alleinigen präoperativen Radiotherapie konnte jedoch in einer frühen EORTC-Studie nicht reproduziert werden (Gignoux et al. 1987). Eine Metaanalyse zeigte einen nicht signifikanten marginalen Vorteil der präoperativen Radiotherapie für die lokale Kontrolle (Arnott et al. 1998). Ein Einfluss auf das Gesamtüberleben war nicht nachweisbar.

Daher wird die alleinige präoperative Radiotherapie heute nicht mehr empfohlen.

Neoadjuvante Chemotherapie

Eine alleinige neoadjuvante Chemotherapie zeigte in mehreren prospektiv randomisierten Studien keinen Einfluss auf die Ergebnisse im Vergleich zur alleinigen Operation (Kelsen et al. 1998; Law et al. 1997; Roth et al. 1988). Neuere Studien mit intensivierten

Tabelle IV. a) Ergebnisse nach alleiniger Operation des Ösophaguskarzinoms

Autor	Pat. n	Rekrutierungs-Zeitraum	5-JÜL (%)	EBM-Level[a]
Chan et al. 1999	81	1984–1994	23	III
Swisher et al. 1995	316	1970–1983 1984–1993	12 21	III III
Pac et al. 1993	118	1983–1991	13	III
Vigneswaran et al. 1993	131	1985–1991	21	III
Dumont et al. 1993	349	1979–1992	9	III
Mathisen et al. 1988	104	1980–1986	16	III
Siewert et al. 2002	448	1982–1999	20	III
Isono et al. 1991	4411		27–34	III
Nishira et al. 1998	62		48-66	I

[a] Evidenced-based medicine

Tabelle IV. b) Überlebensrate nach transthorakaler (TT) versus transhiataler (TH) Ösophagusresektion.

Autor	Pat. n	Ergebnis	EBM Level
Goldminc et al. 1993	76	TT = TH	Ib
Chu et al. 1997	39	TT = TH (13,5 vs. 16 Monate)	Ib
Yekebas et al. 2006	120	TT = TH für pN1 und pN0 MM+ TT > TH für pN0 bzw. pN0 MM-	III
Hulscher et al. 2000		TT = TH 5-JÜ ca. 20 %	Ia
Morgen et al. 2006	151	TT = TH 5.JÜ 34 % vs. 53 % (n. s.)	Ia
Junginger et al. 2006	229	TT > TH (24 vs. 13 Monate)	III

Tabelle IV. c) Fünfjahresüberleben: Zwei-Feld-LAE vs. Drei-Feld-LAE.

Autor	2-Feld	3-Feld	p	EBM Level
Isono et al., 1991	27 % (n = 2671)	34 % (n = 1740)	< 0,0001	III
Nishishira et al. 1998	48 % (n = 30)	66,2 % (n = 32)	n. s.	Ib

Chemotherapieprotokollen zeigen im Vergleich zur alleinigen Operation einen günstigen Einfluss auf das Gesamtüberleben. Dies gilt jedoch vorwiegend für die Adenokarzinome. Bei den Plattenepithelkarzinomen ist der Vorteil einer neoadjuvanten Chemotherapie weiterhin nicht gesichert. Hier ist die neoadjuvante Radiochemotherapie effektiver (Mariette et al. 2006).

Neoadjuvante Radiochemotherapie

In mehreren randomisierten Studien wurden eine verbesserte lokale Kontrolle sowie ein besseres krankheitsspezifisches Überleben nachgewiesen. Ferner zeigten Phase-II-Studien im Vergleich zu den publizierten Ergebnissen der alleinigen Operation bessere Ergebnisse. (Bosset et al. 1997; Urba et al. 2001; Walsh

et al. 1996; Fiorica et al. 2004; Gebski et al. 2007; Tepper et al. 2008) (s. a. Tabellen IX und X).

Die neoadjuvanten Therapiekonzepte stellen besondere Anforderungen an die interdisziplinäre Kooperation. Bereits der Voruntersuchung der Patienten sowie der Patientenselektion kommt eine große Bedeutung

Tabelle V. Grenzdosen für die Normalgewebe bei der Strahlenbehandlung des Mediastinums.

Organ	$TD_{5/5}$, Volumen		
	$^1/_3$	$^2/_3$	$^3/_3$
Lunge	45 Gy	30 Gy	17,5 Gy
Herz	60 Gy	45 Gy	40 Gy
Ösophagus	60 Gy	58 Gy	55 Gy
Rückenmark	5 cm: 50 Gy	10 cm: 50 Gy	20 cm: 47 Gy

zu (Fink et al. 1995; Tucker et al. 2006; Steyerberg et al. 2006). Die Technik, Dosierung und Fraktionierung der Radiotherapie müssen auf die nachfolgende Operation abgestimmt sein. Ebenso muss die Wahl der begleitenden Zytostatika die möglichen postoperativen Komplikationen berücksichtigen. Eigene Untersuchungen zeigten, dass multimodale Therapiekonzepte sicher durchgeführt werden können, wenn das Zielvolumen auf den Tumor mit einem Sicherheitsabstand beschränkt wird. Die postoperative Letalität nach einer Vorbestrahlung der Tumorregion bis 40 Gy (mit 5 cm Sicherheitsabstand) und simultaner Chemotherapie (5-FU/Cisplatin) betrug 2,3 % (Horstmann et al. 1998). Eine Studie, in der die Patienten mit der gleichen Gesamtdosis, identischer simultaner Chemotherapie sowie einer vergleichbaren Operationstechnik, jedoch einer Ausdehnung des präoperativen Zielvolumens auf den gesamten Ösophagus unter Einschluss beider Zwerchfellschenkel behandelt wurden, führte zu einer perioperativen Mortalität von 25,4 % (Samel et al. 2001). Bei der Wahl der Zytostatika muss auf die mögliche Toxizität der Substanzen geachtet werden. Beispielsweise kann sich die mögliche pulmonale Toxizität von Mitomycin C in der postoperativen Phase negativ auf pulmonale Komplikationen auswirken (Fink et al. 1995). Die Ausdehnung des Zielvolumens war auch in neueren Untersuchungen entscheidend für die Komplikationsrate nach neoadjuvanter Radiochemotherapie (Smithers et al. 2007; Qiao et al. 2008).

Postoperative Radiotherapie und/oder Chemotherapie

Die postoperative Strahlentherapie hat lediglich bei R1- oder R2-resezierten Tumoren eine Bedeutung zur Verbesserung der lokalen Kontrolle (Thomas 1997). Nach einer R0- oder R1-Resektion hat die adjuvante Radiotherapie keinen Einfluss auf das Gesamtüberleben. Das lokalrezidivfreie Überleben wird marginal verbessert (Zieren et al. 1995), wobei zu dieser Frage nur wenige systematische Studien vorliegen. Eine Heilung ist nach einer R2-Resektion nicht möglich (Thomas 1997).

Die Bedeutung einer postoperativen adjuvanten Radiochemotherapie ist nicht klar (Thomas 1997). Bédard et al. (2001) fanden in einer retrospektiven Analyse mit historischen Kontrollen ein verbessertes Gesamtüberleben durch eine postoperative Radiochemotherapie im Vergleich zu nur operierten Patienten.

Zwei randomisierte Studien zur alleinigen postoperativen Chemotherapie beim Ösophaguskarzinom zeigten negative Ergebnisse. Daher hat die alleinige postoperative Chemotherapie außerhalb von Studien keine Bedeutung (Wong und Malthaner 2000).

Radiotherapie und Radiochemotherapie in fortgeschrittenen Tumorstadien

Für die fortgeschrittenen nodal positiven Ösophaguskarzinome (AJCC-Stadien IIB, III) stellt die primäre Radiochemotherapie die Standardtherapie dar. Zahlreiche Studien der vergangenen zehn Jahre konnten zeigen, dass die Radiochemotherapie der alleinigen Radiotherapie überlegen ist (Tabellen VI–VIII), sodass heute bei den nodal positiven Patienten die primäre Radiochemotherapie als alleinige Option oder als neoadjuvante Vorbehandlung in Kombination mit einer Salvageoperation als die Therapie der Wahl gilt. Lediglich bei Kontraindikationen gegen eine begleitende Chemotherapie ist die alleinige Radiotherapie mit kurativem Ansatz indiziert. Nach alleiniger Radiotherapie beträgt die Fünfjahres-Überlebensrate bei den fortgeschrittenen Ösophaguskarzinomen durchweg weniger als 5 %. Nach einer kombinierten Radiochemotherapie ist über Zweijahres-Überlebensraten von 20–44 % berichtet worden. Die Fünfjahres-Überlebensraten variierten von 18–25 % (Tabelle VIII).

Das proximale Ösophaguskarzinom stellt einen Sonderfall dar, da es häufig aus technischen Gründen nicht operabel ist. Bei inoperablen Tumoren ist die primäre Radiochemotherapie indiziert (Huang et al. 2008).

In einer Studie mit historischen Kontrollen konnte die neoadjuvante Radiochemotherapie beim proxi-

Tabelle VI. Ergebnisse nach alleiniger Strahlentherapie des Ösophaguskarzinoms.

Autor	Zahl der Pat.	Rekrutierungszeitraum	5-Jahres ÜL (%)	EBM-Level
Newaishy et al.	69	1956–1974	9	III
Lewinsky et al.	85	1966–1971	4	III
Petrovich et al.	137	1963–1986	2	III
Wannenmacher et al.	138	1965–1985	3,5	III
Girinsky et al.	88	1986–1993	6	III

Tabelle VII. Ergebnisse der alleinigen Strahlentherapie gegenüber einer Radiochemotherapie beim Ösophaguskarzinom: Randomisierte Studien EBM-Level I.

Autor	Zahl der Pat.	Strahlendosis (Gy)	Zytostatika	2-JÜL (%)	5-JÜL (%)	Signifikanzniveau
Araujo et al. 1991	28	50	5-FU, MMC, Bleo	22	6	p = 0,16
	31	50		38	16	
Roussel et al. 1989	69	45	MTX	6[b]		p = 0,814
	75	56		12[b]		
Herskovic et al. 1992	60	64	CDDP, 5-FU	10		p = 0,001
	61	50		38		
Cooper et al. 1999[a]	62	64	CDDP, 5-FU		0	p = 0,001
	61	50			26	

[a] Letzte Auswertung der Studie von Herkovic et al. (1992) mit zusätzlichen historischen Kontrollen; [b] Überleben nach drei Jahren

malen Ösophaguskarzinom die Resektabilität erleichtern. Der Einfluss auf das Gesamtüberleben war nicht signifikant (Tsuijnaka et al. 1999). Wenn ein Tumor primär als inoperabel gilt, ist die definitive Radiochemotherapie indiziert.

Palliative Therapie

Die palliativen Therapiekonzepte des Ösophaguskarzinoms betreffen vorwiegend Patienten mit Fernmetastasen (AJCC-Stadium IV) oder Patienten, die aufgrund eines schlechten Allgemeinzustandes eine kurative Therapie nicht tolerieren können. Grundsätzlich ist die Wahl der Therapiemodalität in der Palliativsituation individuell auf die Beschwerden der Patienten auszurichten. Die Therapiemodalität sollte bei geringen akuten Nebenwirkungen und einer kurzen Behandlungszeit eine positive Wirkung auf die Lebensqualität haben (Hess et al. 1996).

Ziele der palliativen Radiotherapie des Ösophaguskarzinoms sind die Erhaltung oder Wiederherstellung der Schluckfähigkeit, das Verhindern einer Tumorfistel sowie die Linderung tumorbedingter Schmerzen. Ferner kann das Ziel auch darin bestehen, die Tumorstenose zu verringern, um die Voraussetzungen für die Anlage eines Stents, eines Tubus oder einer PEG zu schaffen. Auch bei einer Fernmetastasierung können die Patienten von einer palliativen Radiotherapie des Primärtumors profitieren. Diese kann als perkutane Therapie oder als Brachytherapie appliziert werden.

In der palliativen Situation sprechen viele Argumente für eine Radiochemotherapie anstelle einer alleinigen Radiotherapie, da durch die Kombinationsbehandlung eine schnellere Remission eintreten kann und gleichzeitig die systemische Wirkung der Chemotherapie bei Fernmetastasen erwünscht ist (Coia et al. 1991). Im Einzelfall muss in der Palliativsituation zwischen den Beschwerden des Patienten, der zu erwartenden Akuttoxizität, der systemischen Krankheitsausbreitung und dem Allgemeinzustand abgewogen werden (Siersema et al. 1998). Steht bei einer eingetretenen Fernmetastasierung die Problematik der Schluckbeschwerden oder der Thoraxschmerzen nicht im Vordergrund, steht eine palliative Chemo-

Tabelle VIII. Ergebnisse der Radiochemotherapie des Ösophaguskarzinoms: Nicht kontrollierte Studien.

Autor	Zahl der Pat.	Strahlendosis (Gy)	Zytostatika	2-JÜL (%)	5-JÜL (%)	EBM-Level
Keane et al. 1985	35	45–50	5-FU, MMC	28		III
Herskovic et al. 1988	22	50	5-FU, CDDP	36		II
	39	40	5-FU, CDDP	20		
John et al.1989	30	41–50	5-FU, CDDP, MMC	29		III
Seitz et al. 1990	35	40	5-FU, CDDP	41		III
Coia et al 1991	57	60	5-FU, MMC	29	18	II
Minsky et al. 1999	38	64,8	5-FU, CDDP	30[a]	20	II
Chan et al. 1999	82	50–60	5-FU, Leu, CDDP		25	III
Sasamoto et al. 2007	68	60–70	5-FU, CDDP	40	20	III

[a] Dreijahresüberleben

therapie an erster Stelle der möglichen Therapieoptionen. Bei symptomatischen Fernmetastasen im Knochen oder im Gehirn ist ähnlich wie bei anderen metastasierten Tumorerkrankungen zu verfahren.

Spezifische Aspekte der Chemotherapie

Die Gefahr der Fernmetastasierung spielt beim Ösophaguskarzinom eine große Rolle. In Autopsieserien wurden bei etwa 70 % der Patienten Fernmetastasen gefunden. Allerdings kann hiervon nur indirekt auf die Rate an Fernmetastasen bei Initialtherapie geschlossen werden. Die alleinige Chemotherapie wird in der neoadjuvanten oder in der palliativen Situation eingesetzt. Eine randomisierte Studie zum Wert der neoadjuvanten Chemotherapie zeigte keinen Vorteil (Kelsen et al. 1998). Die adjuvante Chemotherapie hat bislang keine gesicherte Bedeutung (Schlag 1991; Wong und Malthaner 2000).

In der palliativen Therapie wird bei eingetretener Fernmetastasierung eine palliative Chemotherapie zur Symptomlinderung eingesetzt. Mit den bislang untersuchten Zytostatika kann lediglich eine Reduktion der klonogenen Zellen erreicht werden. Eine komplette Tumorheilung ist mit der alleinigen Chemotherapie nicht möglich (s. Kap. „Verstärkung der Strahlenwirkung", Band I). Eine Tumorheilung kann nur durch die Kombination mit einer Radiotherapie erzielt werden. In der neoadjuvanten Situation ist die Radiochemotherapie der alleinigen Chemotherapie überlegen (Mariette et al. 2006).

Die Substanzen, die eine Aktivität beim Ösophaguskarzinom als Monotherapie gezeigt haben, sind Cisplatin, Oxaliplatin, 5-Fluorouracil, Bleomycin, Mitomycin C, Doxorubicin, Paclitaxel, Docetaxel und Etoposid. Das Ansprechen auf eine palliative Monochemotherapie beim Ösophaguskarzinom beträgt etwa 20–30 % (Posner et al. 2008). Mit Kombinations-Chemotherapien (Docetaxel, 5-FU, Cisplatin) konnten erheblich höhere Ansprechraten von 75 % erzielt werden (Ajani et al. 2007). Die Dauer des Ansprechens war jedoch meist den Monotherapien vergleichbar. Eine Lebensverlängerung ist auch durch eine Kombinations-Chemotherapie nicht zu erreichen (Wong und Malthaner 2000).

Rolle der Strahlenbehandlung

Primäre Radiotherapie und Radiochemotherapie

Nach einer alleinigen Radiotherapie bleibt das lokoregionäre Rezidivrisiko im Vordergrund des Rückfallmusters mit Lokalrezidiven zwischen 23 % und 66 % nach Dosen über 50 Gy. Selbst nach einer Dosis von 64 Gy rezidivierten etwa 52 % aller Tumoren im Bestrahlungsfeld (Herskovic 1992).

Aufgrund dieser Problematik wurde versucht, die Ergebnisse durch technische Verbesserungen der perkutanen Bestrahlung sowie durch eine Kombination mit einem Boost durch die Brachytherapie zu verbessern (Sur et al. 1992; Okawa et al. 1999; Stahl et al. 2005).

Durch die simultane Gabe von Zytostatika wurde die lokale Intensität der Radiotherapie weiter verbessert. Herskovic et al. (1992) beobachteten eine verbesserte lokale Kontrolle sowie eine geringere Rate von Fernmetastasen nach simultaner Radiochemotherapie im Vergleich zur alleinigen Radiotherapie, sodass neben der räumlichen Kooperation von Radio- und Chemotherapie auch der Mechanismus der Verstärkung der Strahlenwirkung am Tumor eintritt (Herskovic et al. 1992; Coia 1994; Price et al. 1998; Suntharalingam 2000). Die simultane Chemotherapie steigert die akute Toxizität der Strahlentherapie (Coia et al. 1991; Herskovic et al. 1992). Derzeit gibt es keine Anhaltspunkte für eine Verstärkung der Spätfolgen.

Zielvolumina und Dosierung

Zielvolumen

Aufgrund des submukösen Wachstums der Ösophaguskarzinome muss der Primärtumor mit einem kranio-kaudalen Sicherheitsabstand von 5–6 cm bestrahlt werden. Gebräuchliche Richtlinien beschreiben das klinische Zielvolumen (CTV) in longitudinaler Richtung mit der Tumorausdehnung plus 5 cm Sicherheitsabstand nach kranial und kaudal (Hancock und Gladstein 1984; Minsky et al. 1999). In lateraler und anterio-posteriorer Richtung sind die Richtlinien weniger klar. Meist wird ein Sicherheitsabstand von 2 cm um den Tumor bzw. den Ösophagus als Grenze für das CTV angegeben (Bosset et al. 1997; Urba et al. 2001; Gao et al. 2007). In der Literatur wird jedoch oft nicht eindeutig zwischen dem CTV und dem Planungszielvolumen (PTV) unterschieden (Hancock und Gladstein 1984; Suntharalingam 2000). Histopathologische Untersuchungen an Operationspräparaten legen jedoch einen Sicherheitsabstand von 5 cm in kranio-kaudaler Richtung nahe (Gao et al. 2007). Eine Vergrößerung des CTV bringt keine Vorteile (Qiao et al. 2008).

Nach einer Dosis von 50 Gy wird das CTV auf den sichtbaren Primärtumor verkleinert. Die meisten Empfehlungen sehen für die Grenzen des CTV der Boostbehandlung einen allseitigen Abstand von 1,5–2 cm vor (Minsky et al. 1999; Rieper et al. 2000; Gao et al. 2007).

Die von Bedford et al. (2000) aus dem Royal Marsden Hospital publizierte Vorgabe für die 3-D-Planung legt das klinische Zielvolumen in lateraler und anterioposteriorer Richtung an der Ausdehnung des Ösophagus fest. Das Planungszielvolumen umschließt das klinische Zielvolumen mit einem Sicherheitsabstand von 15 mm. Allerdings empfehlen diese Autoren den Einschluss des gesamten thorakalen Ösophagus in das klinische Zielvolumen, um der longitudinalen submukösen und lymphatischen Krankheitsausdehnung Rechnung zu tragen. Da dieses Konzept mit einem hohen Risiko für pulmonale Komplikationen einhergeht, kann eine Behandlung des gesamten Ösophagus nicht empfohlen werden (Samel et al. 2001). Die o. g. Beschränkung auf 5 cm proximal und distal der Tumorgrenzen ist aus der Literatur am besten zu belegen (Rades et al. 2007).

Die Bedeutung der IMRT für die Behandlung des Ösophaguskarzinoms ist zurzeit schwer abzuschätzen. Eine vergleichende Studie an fünf Planungsfällen zeigte, dass durch eine IMRT die Lungenbelastung geringfügig vermindert werden kann. Ob dies als Ausgangspunkt für eine Dosiseskalation dienen kann, ist momentan nicht abzusehen (Nutting et al. 2001).

Die Verwendung der FDG-PET kann in etwa 24 % der Fälle zu einer veränderten Definition des CTV führen. Dies bezog sich vorwiegend auf die kraniokaudale Tumorausdehnung (Leong et al. 2006). Die Verwendung der FDG-PET für die Planung der Radiotherapie erscheint plausibel. Der letztendliche Stellenwert dieser Methode muss allerdings in weiteren Studien evaluiert werden.

Lymphabfluss

Bei Tumoren im oberen Drittel der Speiseröhre wird neben der erweiterten Tumorregion der zervikale Lymphabfluss beidseits bis zur adjuvanten Dosis von 50 Gy behandelt. Die obere Feldgrenze wird hierfür an den Oberrand des Larynx oder an das Zungenbein gelegt.

Bei Tumoren des mittleren Drittels erfolgt keine adjuvante Bestrahlung von Lymphknotenstationen in longitudinaler Richtung. Die segmentalen Lymphknoten werden bei der Beachtung der o. g. Sicherheitsabstände (5 cm kranial und distal der Tumorausdehnung) im Planungszielvolumen erfasst (Hancock und Gladstein 1984; Minsky et al. 1999; Bosset et al. 1997; Urba et al. 2001). Einzelne Autoren empfehlen bei Tumoren des mittleren Drittels das klinische Zielvolumen auf den gesamten thorakalen Ösophagus auszudehnen, um die paraösophagealen Lymphknoten auch in longitudinaler Richtung zu erfassen (Bedford et al. 2000).

Bei Tumoren im distalen Drittel der Speiseröhre werden die zöliakalen Lymphknoten sowie die Lymphknoten entlang der kleinen Kurvatur in das Planungszielvolumen aufgenommen.

Dosis und zeitliche Dosisverteilung

Kurative Radiotherapie

Konventionelle Fraktionierung: Die kurative Behandlung des Ösophaguskarzinoms sieht eine Dosis von 50 Gy in den Bereichen des subklinischen Befalls vor. Der makroskopische Tumor sollte mit einer Mindestdosis von 60 Gy perkutan behandelt werden. Im mittleren und unteren Ösophagus kann die Einzeldosis 2,0 Gy an fünf Tagen pro Woche betragen. Im oberen Ösophagus sollte die Einzeldosis wegen des Armplexus in den Supraklavikularfeldern auf eine Einzeldosis von 1,8 Gy reduziert werden. Diese Dosisreduktion ist zusätzlich sinnvoll, um eine relative Überdosierung im zerviko-thorakalen Übergang mit einem möglichen „Double-trouble"-Phänomen zu vermeiden (Hess et al. 1993). Sofern ein T3-Tumor vorliegt bzw. sich ein organüberschreitender Tumor gut unter der perkutanen Bestrahlung zurückgebildet hat, ist zusätzlich eine Brachytherapie mit zwei Einzelfraktionen von jeweils 4–5 Gy (dosiert auf 0,5 cm von der Applikatoroberfläche) zu erwägen (Okawa et al. 1999). Damit kann am Tumor eine Gesamtdosis von 68–70 Gy erreicht werden. Bei ausgedehnten und organüberschreitenden Tumoren ist eine Brachytherapie nicht erfolgversprechend. Hier kann die perkutane Boostdosis auf maximal 64 Gy bzw. bis zur Toleranz der umliegenden Risikoorgane erhöht werden (Bedford et al. 2000).

Kurative Radiochemotherapie

Bei gleichzeitig applizierter Chemotherapie sollte die perkutane Gesamtdosis keinesfalls über 64 Gy erhöht werden (Minsky et al. 1999; Gaspar et al. 1997b). Die in der Literatur empfohlene und gebräuchliche Dosis beträgt hier 60 Gy perkutan (s. Tabelle VIII). Bei Tumoren ≤ 10 cm, die kein organüberschreitendes Wachstum zeigen, kann im Anschluss an die perkutane Bestrahlung eine intrakavitäre Brachytherapie erfolgen. Die Empfehlungen zur Gesamtdosis sind hier allerdings nicht einheitlich. Bei Stahl et al. (2005) wurde eine perkutane Dosis von 60 Gy mit einem Brachytherapie-Boost von 2×4 Gy kombiniert. Die Intensität der simultanen Chemotherapie war im Vergleich zu anderen Studien gering.

Gaspar et al. (1997b) beobachteten nach einer perkutanen Bestrahlung bis 50 Gy und einem Brachytherapie-Boost von 3×5 Gy eine hohe Inzidenz (17,5 % pro Jahr) von paraösophagealen Fisteln. Nachdem im Rahmen der Studie die Brachytherapie-Dosis auf zwei Fraktionen à 5 Gy reduziert wurde, ging die Rate von Fistelbildungen zurück. In der Studie von Gaspar et al. wurden 5-FU (1000 mg/m²/d) und Cisplatin (75 mg/m²/d) als Dauerinfusion über jeweils vier Tage gleichzeitig zur Radiotherapie (Woche 1 und 5) appliziert.

Ähnlich berichteten Sharma et al. (2000) über eine hohe Inzidenz von Akutkomplikationen nach einer Radiochemotherapie mit 5-FU, einer perkutanen Gesamtdosis von 50 Gy sowie einem Brachytherapie-Boost von 20 Gy (dosiert auf 10 mm von der Quellenmitte). Die Chemotherapie wurde simultan zur endoluminalen Brachytherapie appliziert. Die Toxizität konnte durch eine Reduktion der Brachytherapie-Dosis von 20 Gy auf 15 Gy leicht gemindert werden (Strikturen 24 % vs. 8 %; Ulzera 30 % vs. 28 %; tracheoösophageale Fisteln 12 %).

Yorozu et al. (1999) kombinierten eine Radiochemotherapie (5-FU/Cisplatin, mediane perkutane Bestrahlungsdosis 50 Gy) mit einem Brachytherapie-Boost von 8–24 Gy (16 Gy im Median). Bei den Patienten, die mehr als 16 Gy über eine Brachytherapie erhalten hatten, waren Ösophagusstrikturen und Ulzera deutlich häufiger als bei den übrigen Patienten.

Zusammenfassend sollte die gesamte Strahlendosis bei einer simultanen Radiochemotherapie unter 64 Gy liegen, wobei die Chemotherapie keinesfalls simultan zur Brachytherapie appliziert werden sollte. Die perkutane Strahlenbehandlung muss hinsichtlich des Zielvolumens und der Dosis mit der Brachythe-

rapie sowie der begleitenden Chemotherapie gut abgestimmt werden, um eine unerwartete Steigerung der Toxizität zu vermeiden.

Präoperative Radiochemotherapie

Die heute zunehmend eingesetzte präoperative Radiochemotherapie sollte bis 40 (Stahl et al. 1996; Walsh et al. 1996; Horstmann et al. 1998) oder 45 Gy Gesamtdosis (Heath et al. 2000; Urba et al. 2001) durchgeführt werden. Als begleitende Zytostatika werden zumeist 5-FU und Cisplatin eingesetzt. Die zusätzliche simultane Gabe von Taxol brachte keinen Vorteil (Kelsey et al. 2007).

In der präoperativen Situation soll kein Mitomycin C gegeben werden, da die potenzielle Lungentoxizität des Mitomycin C sich negativ auf die postoperative Phase nach transthorakaler Ösophagusresektion auswirken kann.

Palliative Therapie

Die Gesamtdosis einer palliativen perkutanen Strahlenbehandlung richtet sich nach dem Allgemeinzustand des Patienten, der prognostischen Einschätzung der Tumorerkrankung, dem Vorhandensein von Fernmetastasen sowie der Beschwerdesymptomatik. Je nach Gesamtsituation können 30–50 oder 60 Gy appliziert werden. Um den Eintritt des palliativen Effekts zu beschleunigen, wird häufig eine begleitende Chemotherapie eingesetzt, sofern dies der Allgemeinzustand des Patienten erlaubt (Coia et al. 1991; Siersema et al. 1998).

Die Kombination der perkutanen Strahlentherapie (40 Gy) mit einer Brachytherapie (10 Gy) führte bei 70 % der behandelten Patienten zu einer Besserung der Dysphagie (Taal et al. 1996b). Bei Patienten mit einer wahrscheinlichen Überlebenszeit von wenigen Monaten kann die alleinige Brachytherapie (15–20 Gy in 2–4 Fraktionen) zu einer ähnlich wirksamen Besserung der Dysphagie führen (Rovirosa et al. 1995; Jager et al. 1995; Reed 1995; Gaspar et al. 1997a). Die palliative Radiochemotherapie ist einer palliativen Behandlung mit alleinigem Stent überlegen (Wong et al. 2008).

Bestrahlungstechnik

Patientenlagerung

Die Bestrahlung des Ösophaguskarzinoms erfolgt in den meisten Zentren in Rückenlage. Hilfen zur

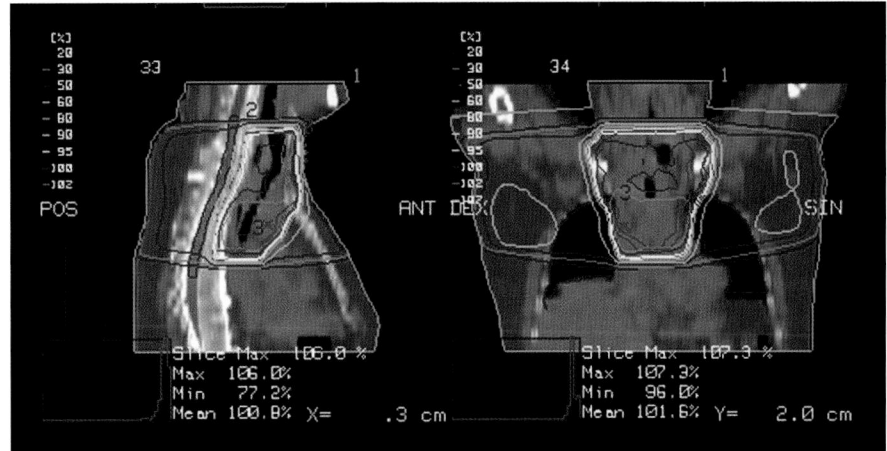

Abbildung 3. a) Sagittale und koronare Dosisverteilung der Bestrahlung eines Ösophaguskarzinoms im oberen Drittel. In der ersten Etappe von 0 bis 50 Gy sind die supraklavikulären und die unteren zervikalen Lymphknoten im Zielvolumen erfasst.

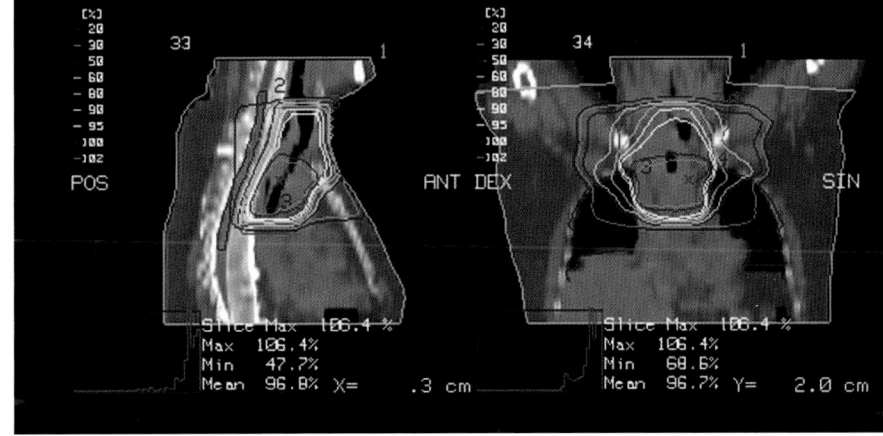

Abbildung 3. b) Die Boostbestrahlung umfasst die Tumorregion mit Sicherheitsabstand. Durch die primäre 3-D-Planung gelingt es, das Zielvolumen gut zu erfassen und gleichzeitig das Rückenmark sicher zu schützen.

Immobilisierung müssen verwendet werden, um sowohl eine stabile Kopf- als auch eine stabile Armlagerung zu gewährleisten. Die Verwendung von thermoplastischem Fixiermaterial ist am Thorax wegen der Atemexkursion kaum sinnvoll. Die Atemverschieblichkeit des Ösophagus wird bei der Definition des Planungszielvolumens bereits berücksichtigt. In einzelnen Zentren werden die Patienten für die Boostbestrahlung in die Bauchlage umgelagert, damit der Abstand des Ösophagus von der Wirbelsäule vergrößert wird (Suntharalingam 2000). Eine prospektive Untersuchung dieser Technik, vor allem in Verbindung mit der 3-D-Planung, liegt bisher nicht vor (Bedford et al. 2000).

Simulation, CT-Planung und Bestrahlungstechniken

Tumoren im mittleren und im distalen Drittel können mit den o. g. Sicherheitsabständen unter Kontrastmitteldarstellung primär simuliert werden. Mit der allgemeinen Verfügbarkeit von leistungsfähigen

3-D-Planungssystemen wird meist eine primäre 3-D-Planung durchgeführt. Bei Tumoren im oberen Ösophagusdrittel ist wegen der engen Lagebeziehung des Tumors zum Rückenmark sowie der Veränderung des Thoraxdurchmessers in longitudinaler Richtung eine primäre 3-D-Planung zwingend erforderlich. Bei Tumoren des oberen Ösophagusdrittels werden neben dem Primärtumor im Ösophagusbereich beide Supraklavikularregionen sowie beide Halsgefäßscheiden in das Zielvolumen eingeschlossen (Abbildung 3) (Ahmad und Nath 2001; Bedford et al. 2000).

Für die Simulation wird der Ösophagus mit Kontrastmittel dargestellt. Fixpunkte zur Orientierung bei der Simulation sind in Abbildung 1 dargestellt. Sofern eine neoadjuvante Situation vorliegt, kann die Bestrahlung bis zu einer Gesamtdosis von 40 Gy über ventro-dorsale Gegenfelder gegeben werden. Damit kann das bestrahlte Lungenvolumen reduziert werden. Bei einer definitiven Radiochemotherapie erfolgt nach 30–40 Gy eine Umplanung zur kompletten Rückenmarkschonung. Die Bestrahlung des ersten Zielvolumens erfolgt bis 50 Gy (Oetzel et al. 1995). Dann erfolgt die Verkleinerung der kraniokaudalen Sicherheitsabstände für die Boostbestrahlung.

Boost-Dosis

Oberhalb von 50 Gy werden die Felder auf das Boost-Volumen verkleinert. Hierfür gelten Sicherheitsabstände in jeder Richtung von 2 cm zum makroskopisch sichtbaren Tumor (CTV). Die perkutane Boostbestrahlung wird mit 10 Gy durchgeführt um die Dosis im sichtbaren Tumor auf 60 Gy zu erhöhen. Sofern eine gleichzeitige Chemotherapie gegeben wird, sollte die perkutane Dosis außerhalb von klinischen Studien 60 Gy nicht überschreiten. Nach den Beobachtungen einer RTOG-Studie sind bei simultaner Chemotherapie oberhalb von 64 Gy deutlich häufiger Spätfolgen zu erwarten. Selbst bei konformaler Technik sollte die perkutane Bestrahlung nicht über eine Dosis von 64 Gy hinaus eskaliert werden (Bedford et al. 2000). Daher bietet derzeit die Applikation eines Brachytherapie-Boosts eine sinnvolle Möglichkeit, die Gesamtdosis weiter zu steigern.

Durchführung der Strahlenbehandlung und Qualitätssicherung

Die individuelle Kollimation der Bestrahlungsfelder erfolgt über Multileaf-Kollimatoren. Wegen der Problematik der Atemverschieblichkeit sind bei der Behandlung von Ösophaguskarzinomen regelmäßige Verifikationsaufnahmen angezeigt. Bei Lage des Planungszielvolumens nahe am Rückenmark können engmaschige Verifikationsaufnahmen erstellt werden. Von einer Bestrahlung mit Atemtriggerung ist eine deutliche Verbesserung der Therapie zu erwarten.

Die Patienten müssen wöchentlich mindestens einmal klinisch untersucht und nach therapieassoziierten Beschwerden gefragt werden. Dies ist besonders bei multimodalen Therapiekonzepten von Bedeutung, da die simultane Chemotherapie zu verstärkten Akutnebenwirkungen führen kann. Auf die Ernährung der Patienten ist zu achten. Ein Gewichtsverlust von mehr als 10 % des Körpergewichts ist mit einer schlechteren Prognose assoziiert und muss vermieden werden (Andrejew et al. 1998). Sofern die Patienten eine neoadjuvante Radiochemotherapie erhalten, müssen Allgemein- und Ernährungszustand wöchentlich dokumentiert werden. Ein stabiler oder gebesserter Ernährungszustand unter der Radiochemotherapie ist ein wichtiges Beurteilungskriterium für die Indikationsstellung zur Salvage-Operation. Nur unter Beachtung dieser Vorsichtsmaßnahmen können neoadjuvante Konzepte mit geringer Morbidität und Mortalität durchgeführt werden (Fink et al. 1994; Horstmann et al. 1998; Siewert et al. 2002). Im Rahmen von multimodalen Konzepten müssen neben wöchentlichen Kontrollen des Blutbildes die Leber- und Nierenfunktion regelmäßig untersucht werden. Ferner sind insbesondere vor einer geplanten Salvage-Operation Lungenfunktion und kardiale Leistungsfähigkeit im Verlauf zu erfassen (Fink et al. 1995; Steyerberg et al. 2006).

Brachytherapie

Ein Brachytherapie-Boost kann in einer kurativen Situation als alleinige Boost-Behandlung nach 50 Gy perkutaner Strahlenbehandlung oder zusätzlich zum perkutanen Boost nach 60 Gy appliziert werden (Schraube et al. 1997; Okawa et al. 1999). Voraussetzungen für die Applikation eines Brachytherapie-Boosts sind eine gute Tumorrückbildung während der perkutanen Therapie sowie eine initiale Tumorausdehnung ≤ T3 (Chatani et al. 1992; Murakami et al. 1999; Yorozu et al. 1999).

Eine randomisierte Studie aus Japan zeigte ein verbessertes krankheitsspezifisches Überleben bei Patienten, die zusätzlich zur perkutanen Bestrahlung von 60 Gy einen Brachytherapie-Boost von 10 Gy erhielten (dosiert auf 5 mm von der Applikatoroberfläche) im Vergleich zu Patienten, die einen perkutanen Boost bis 70 Gy erhielten. Dieser Unterschied war für T1- und T2-Tumoren und für Tumoren < 5 cm signifikant (Okawa et al. 1999).

Die Richtlinien der Amerikanischen Gesellschaft für Brachytherapie empfehlen die Verwendung eines Applikators mit einem Außendurchmesser von 6–10 mm. Sofern in der kurativen Situation eine 5-FU-basierte Radiochemotherapie appliziert wird, soll die perkutane Dosis von 45–50 Gy mit einem HDR-Boost von 10 Gy kombiniert werden. Pro Woche wird eine Fraktion à 5 Gy gegeben. Die Dosisspezifikation erfolgt auf eine Distanz von 10 mm von der Quellenmitte. Proximal und distal der Tumorregion werden jeweils 1–2 cm des Ösophagus in das Planungszielvolumen eingeschlossen. Bei LDR-Bestrahlung werden 20 Gy (0,4–1 Gy/h) appliziert. Die Brachytherapie wird etwa eine Woche nach der abgeschlossenen perkutanen Bestrahlung durchgeführt und darf nicht simultan zu einer Chemotherapie gegeben werden. Nur Tumoren mit einem initialen

Längsdurchmesser von ≤ 10 cm eignen sich für einen Brachytherapie-Boost (Gaspar et al. 1997a). Kontraindikationen gegen eine Brachytherapie sind eine Tumorinfiltration der Bronchien oder der Trachea, eine Tumorlokalisation im zervikalen Ösophagus oder eine unpassierbare Tumorstenose (Gaspard et al. 1997a).

Die palliative Brachytherapie kann bei geringer Lebenserwartung des Patienten als alleinige HDR-Brachytherapie gegeben werden. 15–20 Gy werden in zwei bis vier Fraktionen appliziert. Bei Patienten mit längerer Lebenserwartung kann auch in der Palliativsituation die Kombination von perkutaner Bestrahlung (Dosis 30 Gy) mit einer Brachytherapie (10–14 Gy HDR in einer oder zwei Fraktionen oder LDR 20–25 Gy) sinnvoll sein (Gaspar et al. 1997). Die Brachytherapie wird bei Adenokarzinomen in gleicher Weise eingesetzt wie bei Plattenepithelkarzinomen.

Die Technik der endoluminalen Brachytherapie beim Ösophaguskarzinom wird hinsichtlich der verwendeten Applikatoren in den einzelnen Zentren unterschiedlich gehandhabt. Die Dosisspezifikation erfolgt entweder 5 mm von der Applikatoroberfläche entfernt oder 10 mm von der Quellenmitte. Neben kommerziell erhältlichen Applikatoren werden häufig Magensonden (Schraube et al. 1997), Sengstaken-Sonden oder individuelle Anfertigungen verwendet

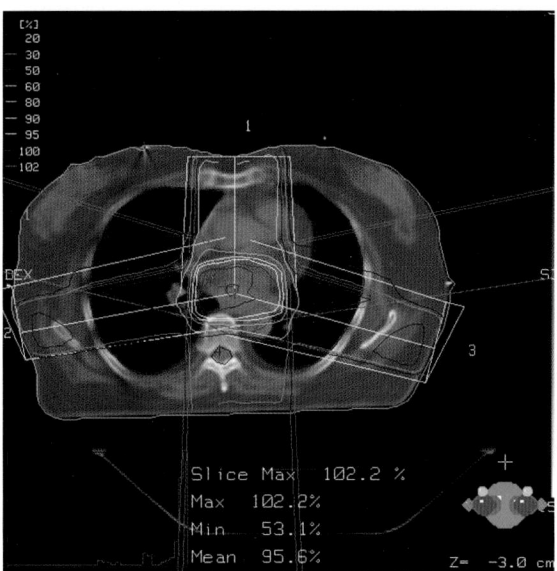

Abbildung 4. a) Dosisverteilung einer computergestützten Bestrahlungsplanung für die Behandlung des in Abbildung 2 gezeigten Ösophaguskarzinoms des mittleren Drittels. Darstellung in der Zentralstrahlebene. Die Felder sind jeweils gleich stark gewichtet, da der Tumor einen deutlichen Abstand zum Rückenmark aufweist.

(Pizzi et al. 1989; Hay und Flores 1990; Saw et al. 1994; Rovirosa et al. 1995; Gaspar et al. 1997; Yorozu et al. 1999; Sharma et al. 2000).

Risikoorgane

Die Risikoorgane, die an das Planungszielvolumen angrenzen und bei der Bestrahlungsplanung entsprechend berücksichtigt werden müssen, sind das Rückenmark, die Lungen, der Herzbeutel, das Myokard, der Armplexus (bei Tumoren im oberen Drittel) sowie der Ösophagus selbst. Die Toleranzgrenzen der umgebenden Risikoorgane sind in Tabelle V wiedergegeben. Die Toleranz des Ösophagus scheint von der Länge des bestrahlten Volumens abzuhängen. Die Lungenbelastung ist bei der Strahlenbehandlung des Ösophaguskarzinoms geringer als bei der Strahlenbehandlung von Lungentumoren. Das Risiko für die Entstehung einer radiogenen Pneumonitis scheint ebenfalls geringer zu sein (Oetzel et al. 1995). In der präoperativen Situation gelten geringere Grenzen für die Dosis-Volumen-Belastung der Lungen, da das operative Trauma der Lungen berücksichtigt werden muss (Tucker et al. 2006). Das Risiko für die Entstehung von radiogenen Perikardergüssen ist bei konventioneller Fraktionierung gering. Bei der Verwendung von hohen Einzeldosen (3,5 Gy/d) beschreiben Martel et al. (2000) eine deutlich erhöhte Inzidenz von strahleninduzierten Perikardergüssen (12,2 % nach 14 Monaten).

Typische Dosisverteilungen für die Bestrahlung eines Ösophaguskarzinoms über eine primär mit CT geplante Drei-Felder-Technik sind in Abbildung 4a dargestellt. Neben der Dosisverteilung in der Zentralstrahlebene sind zwei Schnitte in verschiedenen Höhen gezeigt sowie eine sagittale und eine koronare Dosisverteilung (Abbildung 4b). Die Abbildung 4c zeigt das Zielvolumen und die Risikoorgane in einer dreidimensionalen Rekonstruktion.

Ergebnisse

Die primäre Operation gilt als Standardtherapie bei den frühen Ösophaguskarzinomen (Fink et al. 1995; Wong und Malthaner 2000). Die Ergebnisse nach alleiniger Operation sind in der Tabelle V zusammengefasst. Die Fünfjahres-Überlebensraten liegen zwischen 9 und 12 %, in einzelnen Zentren bei 21 %. Möglicherweise spielen hier neben optimierten Operationstechniken Selektionsphänomene eine Rolle.

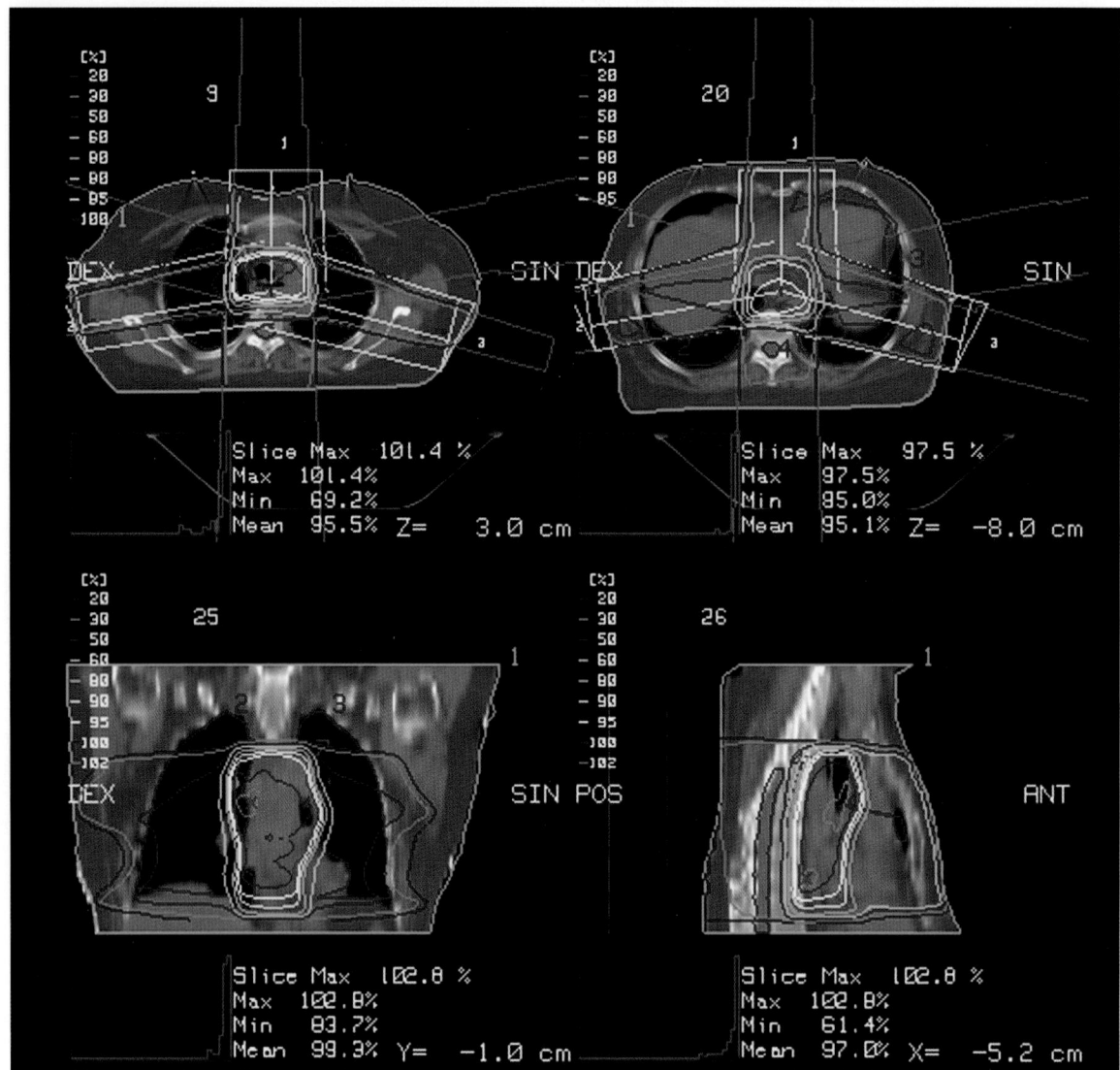

Abbildung 4. b) Schnitte oberhalb und unterhalb der Zentralstrahlebene. Die Betrachtung weiterer Schnittebenen ist hinsichtlich der Homogenität im Tumor sowie der Abschätzung der Rückenmarksbelastung unabdingbar. Die gezeigte sagittale Dosisverteilung erlaubt eine Abschätzung der Rückenmarksbelastung in longitudinaler Richtung.

Epidemiologische Daten weisen für die alleinige Strahlentherapie eine Fünfjahres-Überlebensrate von 5 % aus. Dies entspricht etwa den Ergebnissen aus retrospektiven Analysen, die in Tabelle VI zusammengefasst sind.

Frühe Karzinome (T1 N0 M0), die bei medizinisch inoperablen Patienten mit einer alleinigen Radiotherapie (Sai et al. 2005) oder einer Radiochemotherapie (Yamada et al. 2006) behandelt werden, können mit hoher Wahrscheinlichkeit geheilt werden. Nach alleiniger Radiotherapie (Dosis > 60 Gy) betrug das krankheitsspezifische Überleben bei älteren Patienten 80 % (Sai et al. 2005) bzw. 77 % (Pasquier et al.

2006). Nach Radiochemotherapie (Cisplatin/5-FU) konnte bei ebenfalls frühen Karzinomen (Yamada et al. 2006) ein krankheitsspezifisches Überleben von 76 % erreicht werden, sodass bei den frühen Karzinomen der Wert der simultanen Chemotherapie nicht gesichert ist.

Der Nutzen einer kombinierten Radiochemotherapie im Vergleich zur alleinigen Radiotherapie bei den fortgeschrittenen Ösophaguskarzinom untersuchten Herskovic et al. (1988). Ziel dieser Untersuchungen war es, die Wirksamkeit einer alleinigen Strahlentherapie zu verbessern und somit eine Alternative zur Operation zu entwickeln. Die Ergebnisse der rando-

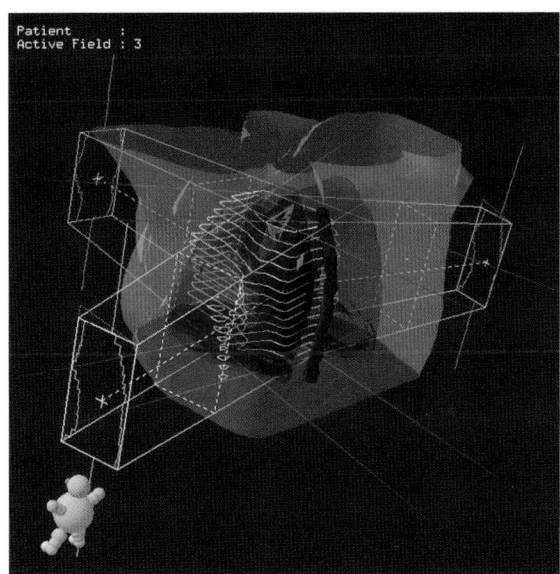

Abbildung 4. c) Räumliche 3-D-Darstellung des Zielvolumens und der benachbarten Risikoorgane. Die weiß gezeichneten Isodosen zeigen das Lungenvolumen, das eine Belastung von > 20 Gy erhält (40-%-Isodose). Die Bestrahlung wurde ohne Umplanung von 0 bis 50 Gy durchgeführt.

misierten Studien (EBM I) zum Vergleich von alleiniger Radiotherapie vs. einer Radiochemotherapie sind in Tabelle VII zusammengefasst. Studien der EBM-Level II und III sind in Tabelle VIII aufgeführt.

Die randomisierten Studien zeigen ein verbessertes Zweijahres- und Fünfjahresüberleben bei den Patienten, die simultan zur Strahlenbehandlung eine Chemotherapie erhalten hatten, wobei die von Herskovic et al. (1992) erstmalig publizierte RTOG-85-01-Studie als bislang einzige Untersuchung einen signifikanten Unterschied hinsichtlich des Gesamtüberlebens zeigen konnte. Die Signifikanz blieb auch nach längerer Nachbeobachtung erhalten (Cooper et al. 1999).

Durch die Rezidivanalysen konnte gezeigt werden, dass die simultane Radiochemotherapie im Vergleich zur alleinigen Radiotherapie zu einer wesentlichen Verbesserung der lokalen Kontrolle führte. Herskovic et al. (1992) fanden bei 62 % der bestrahlten Patienten und bei 44 % der kombiniert behandelten Patienten Lokalrezidive (p = 0,01). Die simultane Chemotherapie hatte demnach zu einer Wirkungsverstärkung der Radiotherapie geführt, zumal im Rahmen der Kombinationstherapie nur eine Strahlendosis von 50 Gy appliziert wurde, während die allein bestrahlten Patienten eine Gesamtdosis von 64 Gy erhielten. In der Studie von Araujo et al.

(1991) betrug die Lokalrezidivrate 74 % nach Radiotherapie und 46,5 % nach kombinierter Radiochemotherapie. Die Rate von Fernmetastasen wurde in der Studie von Araujo durch die Kombinationstherapie nicht beeinflusst. Herskovic et al. (1988) fanden hingegen eine Reduktion der Fernmetastasierungsrate von 70 % auf 25 % nach der Kombinationstherapie. Die aktualisierte Auswertung dieser Studie durch Cooper et al. (1999) bestätigte den Effekt auf das Fernmetastasierungsrisiko nicht mehr. Der Effekt auf das Lokalrezidivrisiko war nicht mehr signifikant (37 % vs. 25 %; p = 0,11). Der signifikante Unterschied hinsichtlich des Gesamtüberlebens blieb jedoch erhalten (s. Tabelle VII).

Die nicht kontrollierten Studien (Tabelle VIII) bestätigen die Überlebensraten nach einer Radiochemotherapie. Die meisten der publizierten Kollektive zur primären Radiochemotherapie des Ösophaguskarzinoms sind aus primär operablen und aus inoperablen Patienten zusammengesetzt (Fink et al. 1994). In dem in Tabelle VIII aufgeführten Kollektiv von Coia et al. (1991) wurden nur Patienten in den klinischen Stadien I und II mit entsprechend guten Langzeitergebnissen ausgewertet. Frühe operable Tumoren wurden in einer japanischen Studie einer Radiochemotherapie unterzogen. Bei einer partiellen oder kompletten Remission nach 44 Gy erfolgte eine definitive hoch dosierte Radiochemotherapie einschließlich eines Brachytherapie-Boosts bis 70 Gy. Non-Responder wurden operiert. Das Dreijahresüberleben der mit Radiochemotherapie behandelten Patienten lag bei 83 % für T1-Tumoren und bei 51 % für T2-Tumoren (Murakami et al. 1999), sodass zumindest die Responder mit kleinen Karzinomen eine ähnliche Prognose haben wie primär operierte Patienten. Diese Ergebnisse wurden durch neuere Studien bestätigt (Sai et al. 2005; Yamada et al. 2006; Pasquier et al. 2006).

Coia et al. (2000) bestätigten die Stadienabhängigkeit für die Ergebnisse einer primären Radiochemotherapie. Im Vergleich zu nicht randomisierten Kontrollen ergab die primäre Radiochemotherapie in den frühen Stadien der Erkrankung gleiche Ergebnisse wie die primäre Operation.

Chan et al. (1999) verglichen im Rahmen einer retrospektiven Analyse mit historischen Kontrollen die Kombinationsbehandlung (5-FU, Leukovorin, Mitomycin C und 50–60 Gy perkutane Bestrahlung) mit der primären Operation und fanden keinen signifikanten Unterschied im Gesamtüberleben. Das klinische Stadium zeigte sich für beide Behandlungsgruppen als entscheidender Prognosefaktor. Das krankheitsspezifische Fünfjahresüberleben betrug im Stadium I 55 %, im Stadium II 16 %, im Stadium III 8 %. Die Histologie hatte keine prognostische Bedeutung. Die Stadienabhängigkeit der Prognose erschwert den Vergleich von nicht kontrollierten Studien hinsichtlich der Ergebnisse von Operation und primärer Radiochemotherapie. Die Ergebnisse wurden durch die Studien von Stahl et al. (2005), Bedenne et al. 2007) und Rades et al. (2007) bestätigt.

Neoadjuvante Therapie

Mit dem neoadjuvanten Therapieansatz werden drei Ziele verfolgt: Die Tumorzellen sollen vor der Operation devitalisiert werden, sodass die Gefahr der intraoperativen Tumorzellverschleppung verringert wird. Der Tumor soll verkleinert werden, um die Resektabilität im Sinne einer R0-Resektion zu verbessern. Durch die neoadjuvante Chemo- oder Radiochemotherapie sollen Mikrometastasen im periösophagealen Gewebe eliminiert werden (Krasna und Tepper 2000).

Die neoadjuvante Chemotherapie führte im Vergleich zur alleinigen Operation in mehreren Studien zu einer Verlängerung der medianen Überlebenszeit. Das Gesamtüberleben wurde hingegen nicht beeinflusst (Roth et al. 1988; Law et al. 1997; Siewert et al. 2002). Eine größere Studie zeigte keinerlei Einfluss der neoadjuvanten Chemotherapie auf das Überleben nach Operation (Kelsen et al. 1998).

Im Gegensatz hierzu führte die neoadjuvante Radiochemotherapie bei distalen Adenokarzinomen des Ösophagus im Rahmen der randomisierten Studie von Walsh et al. (1996) zu einer signifikanten Verbesserung des Gesamtüberlebens (p = 0,01) Allerdings bezog sich diese Studie ausschließlich auf Adenokarzinome und hatte überdies im Arm der alleinigen Operation vergleichsweise schlechte Überlebensdaten. Mit 65 Patienten pro Behandlungsarm ist das Kollektiv klein, sodass die Aussage dieser Studie unsicher ist (Krasna und Tepper 2000) und dringend einer Bestätigung durch weitere randomisierte Studien bedarf (Tamim et al. 1998).

Die randomisierte EORTC-Studie zur neoadjuvanten Radiochemotherapie zeigte einen Einfluss der Vorbehandlung auf das rezidivfreie Überleben (p = 0,003) und das Überleben ohne Lokalrezidiv (p = 0,01), jedoch nicht auf das Gesamtüberleben der Patienten (Bosset et al. 1997). Die perioperative Mortalität war im neoadjuvanten Therapiearm signifikant erhöht (p = 0,012). Kritikpunkte an der Studie betrafen die „Split-course"-Bestrahlung, die sequenzielle Gabe der Chemotherapie sowie die hohe Einzeldosis von 3,7 Gy pro Tag.

Tabelle IX. Ergebnisse der neoadjuvanten Radiochemotherapie mit nachfolgender Operation des Ösophaguskarzinoms. Kontrollierte Studien, EBM-Level I und Studien mit historischen Kontrollen, EBM-Level III.

Autor	Zahl der Pat	Strahlendosis (Gy)	Zytostatika	3- oder 5a-JÜL (%)	Signifikanzniveau	Bemerkungen
Randomisierte Studien						
Walsh et al. 1996	65			6		Adenokarzinome
	65	40	5-FU, CDDP	32	p = 0,01	
Bosset et al. 1997	139			30,3[b]		
	143	37[a]	CDDP	31,1[b]	p = 0,78	
Urba et al. 2001	50			16		
	47	45[c]	5-FU, CDDP, Vinblastin	30	p = 0,15	
Tepper 2008	30	50,4	5-FU, CDDP	39[a]		
	26			16[a]	p = 0,002	
Studien mit historischen Kontrollen						
Mariette 2006	144	46	5-FU, CDDP	37		SCC
	80			17	p = 0,002	
Morgan 2007	88	45	5-FU, CDDP	44[a]		Kontrolle NCTXr
	117		5-FU, CDDP	25[a]	p = 0,032	

[a] Überleben nach 5 Jahren [b] nach 55,2 Monaten medianer Nachbeobachtung, hypofraktionierte „Split-course"-Radiotherapie [c] akzeleriert hyperfraktionierte Radiotherapie

Die von Urba et al. publizierte randomisierte Studie ergab keinen signifikanten Unterschied im Gesamtüberleben der kombiniert vorbehandelten Patienten im Vergleich zu den allein operierten Patienten (p = 0,15). Es zeigte sich jedoch ein Trend zu einem verbesserten Gesamtüberleben bei den Patienten, die 5-FU, Cisplatin und 45 Gy perkutaner Bestrahlung erhalten hatten. Die lokale Kontrolle war nach neoadjuvanter Radiochemotherapie besser als nach der alleinigen Operation (p = 0,02). Die Rate von Fernmetastasen war in beiden Behandlungsarmen gleich (Urba et al. 2001). Der fehlende signifikante Unterschied im Gesamtüberleben war in dieser Studie wahrscheinlich durch eine zu geringe Fallzahlkalkulation bedingt (Kelsen 2001).

Die randomisierte Studie von Tepper et al. (2008) wurde wegen schlechter Rekrutierung vorzeitig beendet(CALGB 9781). Die 56 Patienten, welche in die Studie eingebracht worden waren, wurden jedoch weiter beobachtet. Nach einer mittleren Nachbeobachtung von sechs Jahren zeigte sich im Vergleich zu den alleine operierten Patienten ein deutlicher Überlebensvorteil der Patienten, die eine neoadjuvante

Radiochemotherapie mit 50,4 Gy und simultaner Gabe von 5-FU und Cisplatin erhalten hatten. Das Fünfjahresüberleben betrug in dieser Gruppe 39 % (95 % CI: 21–57), in der operierten Gruppe 16 % (95 % CI: 5–33), p = 0,002.

Eine Metaanalyse von Fiorica et al. (2004) zur Bedeutung der neoadjuvanten Radiochemotherapie im Vergleich zur alleinigen Operation zeigte eine deutliche Reduktion der Dreijahresmortalität (OR 0,53 (95 % CI: 0,31–0,93; p = 0,03).

Die Metaanalyse von Gebski et al. (2007) zeigte eine hazard ratio der Mortalität von 0,81 (95 % CI: 0,70–0,93) zugunsten der neoadjuvanten Radiochemotherapie im Vergleich zur alleinigen Operation (p = 0,002). Für die neoadjuvante Chemotherapie zeigte sich eine hazard ratio von 0,90 (95 % CI: 0,81–1,0) im Vergleich zur alleinigen Operation. Demnach brachte die neoadjuvante Radiochemotherapie einen Überlebensvorteil von 13 % nach zwei Jahren und die neoadjuvante Chemotherapie einen Überlebensvorteil von 7 % nach zwei Jahren.

Tabelle X. Ergebnisse der neoadjuvanten Radiochemotherapie mit nachfolgender Operation des Ösophaguskarzinoms: nicht kontrollierte Studien.

Autor	Patienten (n)	Strahlendosis (Gy)	Zytostatika	2-JÜL (%)	3-JÜL (%)	Postop. Mortalität (%)	EBM-Level
MacFarlane et al. 1988	22	3	5-FU, CDDP	33			II
Seydel et al. 1988	41	30	5-FU, CDDP	15	7,5		II
Forastiere et al. 1990	41	37,5–45	5-FU, CDDP, Vinblastin		51		II
Kavanagh et al. 1992	58	45	5-FU, oder VP 16, CDDP oder Carboplatin	37			II
Stahl et al. 1996	72	40	CDDP, Etoposid		33		II
Bates et al. 1996	35	45	5-FU, CDDP	47			II
Forastiere et al. 1997	47	44	5-FU, CDDP	58			II
Tamim et al. 1998	51	30–45	5-FU, CDDP		38		II
Chidel et al. 1999	70	45[b]	5-FU, CDDP		40,7		III
Heath et al. 2000	39	44	5-FU, CDDP	62			II
Hennequin et al. 2001	40–43,2	38	5-FU, CDDP	75,4	40		III
Posner 2001	44	40–45	5-FU, CDDP IFN-α		32[a]		II
Horstmann 1998	60	40	5-FU, CDDP CDDP, Etoposid		35	4,5	III
Choi 2004	46	58,5	5-FU, CDDP, Paclitaxel	57	50		II
Smithers 2007	53	36	5-FU, CDDP	56	53		III
Van de Schoot 2007	50	45	5-FU, Carboplatin, Paclitaxel		56	8,5	II

[a] Fünfjahresüberleben
[b] akzelerierte hyperfraktionierte „Split-course"-Radiotherapie

Tabelle XI. Definitive Radiochemotherapie versus neoadjuvante Radiochemotherapie gefolgt von einer Resektion.

Autor	Zahl der Pat	Strahlendosis (Gy)	Zytostatika	Resektion	JÜL (%)	P
Stahl 2005	86	40	5-FU, CDDP, Etoposid	Ja	39,9	n. s.
	86	65		Nein	35,4	
Bedenne 2007	129	46	5-FU; CDDP	Ja	34	n. s.
	130	66	5-FU; CDDP	Nein	40	

Die Ergebnisse der oben erwähnten randomisierten Studien sind in Tabelle IX zusammengefasst. Die Ergebnisse nicht kontrollierter Studien zur neoadjuvanten Radiochemotherapie sind in Tabelle X aufgelistet.

Die meisten Studien zeigen im Vergleich zur alleinigen Operation eine sehr deutliche Verbesserung der lokalen Kontrolle durch die neoadjuvante Radiochemotherapie. Die Langzeitbeobachtungen zeigten ein verbessertes Gesamtüberleben.

Die randomisierten Studien zum Vergleich der definitiven Radiochemotherapie mit der neoadjuvanten Radiochemotherapie, gefolgt von einer Operation, sind in der Tabelle XI dargestellt. Die Operation scheint im Vergleich zur definitiven Radiochemotherapie die lokale Kontrolle zu verbessern. Das Gesamtüberleben ist nach beiden Therapieansätzen jedoch identisch.

Der Remissionsstatus nach Radiochemotherapie hat eine prognostische Bedeutung (Fiorica et al. 2004). Etwa 20–30 % aller neoadjuvant mit einer Radiochemotherapie behandelten Patienten erlangen eine histopathologische Vollremission (Walsh et al. 1996; Bosset et al. 1997; Forastiere et al. 1997; Urba et al. 2001; Rohatgi et al. 2005).

Zusammenfassend gilt heute die neoadjuvante Radiochemotherapie als Behandlung der Wahl bei fortgeschrittenen operablen Ösophaguskarzionomen in den Stadien IIB und III (trimodale Therapie). Dies gilt sowohl für Adeno- als auch für Plattenepithelkarzinome.

Da die Therapie potenziell sehr toxisch ist, sollte sie nur an Zentren angeboten werden, die eine enge interdisziplinäre Zusammenarbeit zwischen Radioonkologie, Chirurgie, Anästhesie und Innerer Medizin etabliert haben. Neben einer standardisierten und an Risikoscores orientierten Indikationsstellung ist eine engmaschige Qualitätskontrolle der interdiszip-

linären Ergebnisse von besonderer Bedeutung. Die definitive hochdosierte Radiochemotherapie ist im Stadium IIB und III bei Patienten mit einem hohen Operationsrisiko oder nicht resektablen Tumoren indiziert. Sofern die Ergebnisse in der Tabelle XI durch weitere randomisierte Studien an größeren Kollektiven bestätigt werden sollten, könnte die definitive Radiochemotherapie die trimodale Therapie langfristig ersetzen.

Hyperfraktionierte Bestrahlung

Die hyperfraktionierte akzelerierte Bestrahlung (45 Gy „split-course", $2 \times 1,5$ Gy/d) wurde im Rahmen einer Phase-II-Studie mit einer simultanen Chemotherapie (2 Zyklen 5-FU/Cisplatin) neoadjuvant eingesetzt. Die lokale Kontrolle der Operation konnte verbessert werden. Eine Verbesserung des Gesamtüberlebens wurde nicht beobachtet. Die perioperative Komplikationsrate war mit 18 % relativ hoch (Adelstein et al. 1997).

In der randomisierten Studie von Urba et al. (2001) wurde ebenfalls hyperfraktioniert akzeleriert bestrahlt ($2 \times 1,5$ Gy pro Tag bis 45 Gy). Die Zielvolumina waren in dieser Studie dreidimensional geplant. Eine erhöhte perioperative Komplikationsrate wurde nicht beobachtet.

Im Rahmen einer definitiven Radiochemotherapie wurden Cisplatin und 5-FU simultan zu einer hochdosierten Radiotherapie mit konkommitierendem Boost und einer Brachytherapie appliziert (Brunner et al. 2007). Die Akutverträglichkeit der Therapie war günstig. Das Gesamtüberleben lag jedoch nicht über den Ergebnissen der publizierten Serien mit normofraktionierter Behandleung (Bedenne et al. 2007; Stahl et al. 2005) Die hyperfraktionierte Bestrahlung mit simultaner Chemotherapie sollte daher im Rahmen von randomisierten Studien weiter evaluiert werden.

Tabelle XII. Übersicht über die Therapieindikationen beim Ösophaguskarzinom.

Stadium	N0	N1	M1
T1	Operation	Neoadjuvante Radiochemotherapie[a] und Operation (trimodale Therapie)	Palliative Chemotherapie
T2		Definitive Radiochemotherapie bei Kontraindikationen gegen die trimodale Therapie	Radiotherapie bei umschriebenen Beschwerden
T3		Neoadjuvante Radiochemotherapie[a] und Operation (trimodale Therapie) Definitive Radiochemotherapie bei kontraindikationen gegen die trimodale Therapie	Palliative Radiochemotherapie bei Beschwerden durch den Primärtumor
T4		Definitive Radiochemotherapie	Stent

[a] Bei den Adenokarzinomen wird die neoadjuvante Chemotherapie als Alternative diskutiert.

Akute Nebenwirkungen und Strahlenfolgen

Die akuten Nebenwirkungen und möglicherweise auch die Spätfolgen einer Radiotherapie werden durch die simultane Chemotherapie verstärkt (Gaspar et al. 1997b; McKean et al. 1996; Price et al. 1998). Gleichzeitig können neoadjuvante Radio- und Chemotherapie die postoperative Morbidität erhöhen, sodass im Rahmen der multimodalen Therapie die gesamte Therapieplanung zwischen den beteiligten Disziplinen gut abgestimmt sein muss.

Akute Nebenwirkungen

Die postoperative Mortalität nach alleiniger Operation beträgt weniger als 10 %. Sofern der Operation eine neoadjuvante Radiochemotherapie vorausgegangen ist, können die Komplikationsraten erheblich ansteigen. Die perioperative Mortalität nach Kombinationstherapie beträgt zwischen 2,3 und 27 % (Krasna und Tepper 2000; Horstmann et al. 1998).

Die akuten Nebenwirkungen einer Strahlentherapie sind vorwiegend durch eine Ösophagitis mit Gewichtsverlust und Abgeschlagenheit charakterisiert. Die Ösophagitis beginnt bei konventioneller Fraktionierung etwa nach 20–30 Gy (Zimmermann et al. 1998). Gelegentlich kann die Symptomatik so stark werden, dass eine parenterale Ernährung oder die Anlage einer PEG notwendig werden, um eine Unterbrechung der Serie mit ihren ungünstigen Folgen zu vermeiden. Die Therapie der radiogenen Ösophagitis erfolgt symptomatisch durch Lokalanästhetika, Antazida, H2-Blocker oder Protonenpumpenhemmer. Bei Bedarf werden zentral wirksame Schmerzmittel verabreicht. Der Einfluss von nichtsteroidalen Antiphlogistika auf die strahleninduzierte Ösophagitis ist experimentell gezeigt, jedoch klinisch nicht gesichert worden (Zimmermann et al. 1998). Die radiogene Pneumonitis ist relativ selten, kann jedoch zu einer

schweren und lebensbedrohlichen Komplikation werden. Eine Ösophagusperforation ist ebenfalls sehr selten. Wegen der begleitenden Mediastinitis ist sie lebensbedrohlich.

Bereits während der Radiotherapie kann es zu Motilitätsstörungen im Ösophagus kommen, die gelegentlich über mehrere Wochen nach der Behandlung unter Durchleuchtung nachweisbar bleiben und zu Regurgitationen und Erbrechen führen können (Coia et al. 1995). Die begleitende Chemotherapie verstärkt die Nebenwirkungen einer Strahlenbehandlung des Ösophagus. Neben den oben genannten Komplikationen können sich eine Leuko- und Thrombozytopenie entwickeln. Ebenso wird das Risiko einer schweren Mukositis verstärkt. Die behandlungsassoziierte Mortalität beträgt etwa 1–2 % (Fink et al. 1994).

Spätfolgen

Die häufigsten Spätfolgen nach Radiotherapie des Ösophagus umfassen eine Stenosierung des Organs sowie die Entstehung von Ulzera (Hishikawa et al. 1986). Diese Komplikationen sind nach einer kombinierten simultanen Radiochemotherapie häufiger als nach einer alleinigen Strahlenbehandlung (Pavy und Bosset 1997; Yorozu et al. 1999). Häufigste Ursache einer Ösophagusstriktur nach Radiotherapie des Ösophagus bleibt jedoch das Tumorrezidiv, das ausgeschlossen werden sollte, bevor weitere therapeutische Schritte unternommen werden. Entsteht eine radiogene Stenose, so ist die Dilatation die Therapie der Wahl (Coia et al. 1995; Dhir et al. 1996). Die Häufigkeit von gutartigen Stenosen nach Radiotherapie eines Ösophaguskarzinoms unter den überlebenden Patienten wird auf etwa 6–30 % geschätzt, wobei die applizierte Dosis sowie die Länge des bestrahlten Areals eine Rolle spielen (Coia et al. 1995). Persistierende Schleimhautulzera nach Radiotherapie können eine Ursache für Motilitätsstörungen sein. Die Kombination der perkutanen Bestrahlung mit der simultanen Chemotherapie und einem Brachytherapie-Boost führt zu einem deutlichen Risiko für eine behandlungsassoziierte ösophageale Fistelbildung bei 12 % der behandelten Patienten (Gaspar et al. 1997).

Spätfolgen an weiteren Risikoorganen in den bestrahlten Volumina (Rückenmark, Lungen, Herz) sind selten (Oetzel et al. 1995; Martel et al. 1998). Möglicherweise werden solche Spätfolgen wegen der schlechten Prognose des Ösophaguskarzinoms nicht beobachtet. Allein durch die Verbesserung des Gesamtüberlebens nach multimodaler Therapie könnten künftig häufiger Spätkomplikationen beobachtet werden, da dann eine größere Gruppe von Patienten die Zeit zur Ausbildung dieser Komplikationen erlebt (Jung et al. 2001). Zusätzlich werden multimodale Konzepte schon durch die Behandlungsintensität zu einer höheren Belastung der Normalgewebe führen.

Rezidive und deren Behandlung

Rezidive des Ösophaguskarzinoms sind nach einer kurativen Operation mit einer schlechten Prognose assoziiert. Wegen eines hohen Metastasierungsrisikos im Rezidiv hat hier die Strahlentherapie oder die Radiochemotherapie vorwiegend palliativen Charakter. Nemoto et al. (2001) zeigten bei 33 Patienten, die nach kurativer Operation rezidivierten, eine Linderung der Symptome durch eine palliative Radiotherapie bzw. durch eine Radiochemotherapie bei 73 % der behandelten Patienten. Die Prognose nach Rezidivtherapie ist schlecht. In einzelnen Fällen ist ein langzeitiges Überleben möglich. Die Patienten scheinen von einer Radiochemotherapie stärker zu profitieren als von einer Radiotherapie. Dosen über 60 Gy sollten nach Magenhochzug vermieden werden. Sofern eine Radiochemotherapie appliziert wird, kann die Gesamtdosis auch unter 60 Gy liegen (Nemoto et al. 2001).

Palliativtherapie

Durch eine palliative Strahlen- oder eine Radiochemotherapie können etwa 77 % der Patienten eine Besserung der Schluckfähigkeit erlangen (Coia et al. 1991; Wong et al. 2008). Eine merkbare Besserung der Dysphagie setzt etwa nach einer Gesamtdosis von 20–30 Gy (bei konventioneller Fraktionierung) ein.

Nach einer Radiochemotherapie mit Mitomycin C und 5-FU blieben 60 % der Patienten während ihrer weiteren Lebenszeit frei von Schluckbeschwerden. Die mediane Zeit ohne Dysphagie betrug fünf Monate nach Therapie (Coia et al. 1991). Je nach Ausdehnung der Erkrankung werden 50–60 Gy als alleinige Strahlenbehandlung oder in Kombination mit einer simultanen Chemotherapie appliziert. Weitere Behandlungsmöglichkeiten bei tumorbedingter Dysphagie sind die thermale oder die photodynamische Lasertherapie, die Einlage eines Stents oder die Einlage eines Tubus (Siersema et al. 1998). Diese Behandlungsmodalitäten können auch in Kombination mit einer perkutanen Radio- oder mit einer Brachytherapie eingesetzt werden. Eine pro-

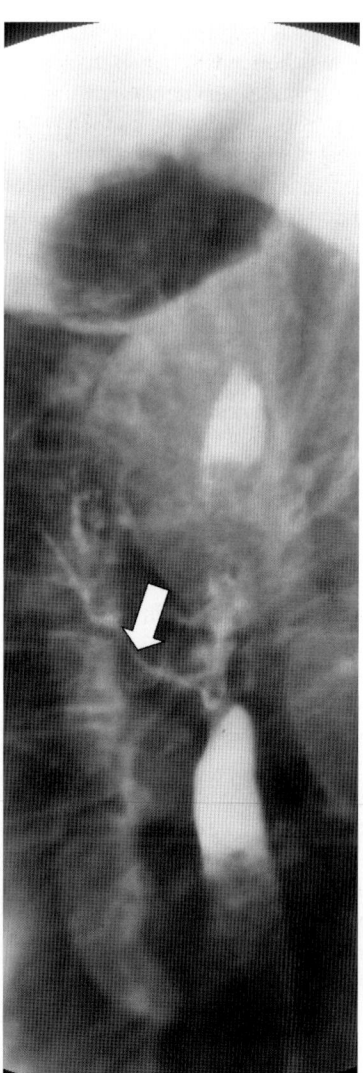

Abbildung 5. Darstellung einer ösophago-trachealen Fistel (Pfeil), die nach einer palliativen Radiotherapie entstand.

spektiv randomisierte Studie zur Stenteinlage im Vergleich zu einer palliativen Radiochemotherapie zeigte einen deutlichen Vorteil durch die Radiochemotherapie. Die Endpunkte waren Dysphagie, Hospitalisierungszeit und Gesamtüberleben (Wong et al. 2008).

Pakisch et al. (1990) berichteten über einen sehr guten palliativen Erfolg hinsichtlich der Dysphagieabnahme bei 20 Patienten, die kombiniert mit Laser-Bougierung, perkutaner Bestrahlung und endoluminaler Brachytherapie behandelt wurden. Die Schluckfähigkeit besserte sich bei allen Patienten. Die orale Nahrungsaufnahme konnte im Mittel für 308 Tage ermöglicht werden. Durch eine alleinige Brachytherapie konnten Rovirosa et al. (1995) ein mittleres dysphagiefreies Überleben von 2,5 Monaten erreichen.

Auch in der palliativen Situation scheint die Kombination von perkutaner Bestrahlung mit einem Brachytherapie-Boost effektiver zu sein als jede der beiden Therapiemodalitäten allein (Reed 1995).

Eine besondere Betrachtung verdient die Frage, wie eine tumorbedingte ösophago-tracheale Fistel behandelt werden sollte (Abbildung 5). Während die Fistel früher als Kontraindikation gegen eine Radiotherapie des Ösophagus angesehen wurde, zeigen neuere Publikationen, dass sich Tumorfisteln nach einer Radiotherapie durchaus verschließen können. Insbesondere durch die Kombination mit einer Stent- oder einer Tubuseinlage kann die palliative Radiotherapie bei einer bestehenden Fistel sinnvoll sein (Siersema et al. 1998).

Nachsorge

Da Rezidive eines Ösophaguskarzinoms nach kurativer Operation oder kurativer multimodaler Therapie eine schlechte Prognose aufweisen, erfolgt eine symptomorientierte Nachsorge. Eine schematische Nachsorge mit regelmäßiger Bildgebung ist nur im Rahmen von klinischen Studien angezeigt (Hermanek et al. 1999; Borchard et al. 2000).

Zusammenfassung

In den frühen Stadien des Ösophaguskarzinoms (Stadien I und IIA) stellt die alleinige Operation die Standardbehandlung dar. Sofern Kontraindikationen gegen eine Operation bestehen, ist eine hochdosierte Radiotherapie oder eine Radiochemotherapie indiziert, die zu vergleichbaren Ergebnissen führt. Randomisierte Studien zum Vergleich beider Therapiemodalitäten in den Frühstadien fehlen.

In den fortgeschrittenen Stadien (Stadium IIB und III) wird bei resektablen Tumoren eine neoadjuvante Radiochemotherapie durchgeführt. Diese Behandlung ist an spezialisierte Zentren gebunden, in denen Radiotherapie, Chemotherapie und Operationstechnik eng abgestimmt sind (trimodaler Therapieansatz). Der Vorteil der neoadjuvanten Radiochemotherapie ist hinsichtlich des Gesamtüberlebens bislang durch zwei randomisierte Studien sowie zwei Metaanalysen belegt. Die Indikation zur trimodalen Therapie muss kritisch gestellt werden unter Zuhilfenahme von Risikoscores, welche postoperative Komplikationswahrscheinlichkeiten vorhersagen.

Die hochdosierte Radiochemotherapie ist in den fortgeschrittenen lokalisierten Stadien (IIB und III) eine Alternative zur trimodalen Therapie, wenn Kontraindikationen gegen die trimodale Therapie vorliegen. Bislang liegen zwei randomisierte Studien vor, die zwischen den Therapiealternativen trimodale Therapie und hoch dosierte Radiochemotherapie ein vergleichbares Gesamtüberleben zeigen. Die trimodale Therapie führt wahrscheinlich zu einer besseren lokalen Kontrolle und ist nach der derzeitigen Datenlage zu bevorzugen (Kleinberg und Forastiere 2007).

Bei inoperablen Tumoren ist die Radiochemotherapie der alleinigen Radiotherapie deutlich überlegen. In der palliativen Situation kommen, je nach Symptomatik und Allgemeinzustand des Patienten, die alleinige perkutane Bestrahlung, die Brachytherapie oder die Radiochemotherapie zum Einsatz.

Schlüsselliteratur

Cooper JS, Guo MD, Herskovic A et al: Chemoradiotherapy of locally advanced esophageal cancer. Long-term follow-up of a prospective randomized trial (RTOG 85–01). JAMA 281 (1999) 1623–1627

Fiorica F, Di Bona D, Schepis F et al: Preoperative chemoradiotherapy for oesophageal cancer: a systematic review and meta-analysis. Gut 53 (2004) 925–930

Gao X-S, Qiao X, Wu F et al: Pathological analysis of clinical target volume margin for radiotherapy in patients with esophageal and gastroesophageal junction carcinoma. Int J Radiation Oncol Biol Phys 67 (2007) 389–396

Gaspar LE, Nag S, Herskovic A et al: American brachytherapy society (ABS) consensus guidelines for brachytherapy of esophageal cancer. Int J Radiat Oncol Biol Phys 38 (1997) 127–132

Gebski V, Burmeister B, Smithers BM et al: Survival benefits from neoadjuvant chemoradiotherapy or chemotherapy in oesophageal carcinoma: A Meta-Analysis. Lancet Oncol 8 (2007 3: 226–234

Herskovic A, Martz K, Al-Sarraf M et al: Combined chemotherapy and radiotherapy compared with radiotherapy alone in patients with cancer of the esophagus. N Engl J Med 326 (1992) 1593–1598

Tepper J, Krasna MJ, Niedzwiecki, D et al: Phase III trial of trimodality therapy with Cisplatin, Fluorouracil, radiotherapy, and surgery compared with surgery alone for esophageal cancer: CALGB 9781. J Clin Oncol 26 (2008) 1086–1092

Tucker SL, Liu HH, Wang S et al: Dose-volume modelling of the risk of postoperative pulmonary complications among esophageal cancer patients treated with concurrent chemoradiotherapy followed by surgery. Int J Radiation Biol Phys 66 (2006) 754–761

Urba SG, Orringer MB, Turrisi A et al: Randomized trial of preoperative chemoradiation versus surgery alone in patients with locoregional esophageal carcinoma. J Clin Oncol 19 (2001) 305–313

Walsh TN, Noonon N, Hollywood D et al: A comparison of multimodal therapy and surgery for esophageal adenocarcinoma. N Engl J Med 335 (1996) 462–467

Gesamtliteratur

Adelstein DJ, Rice TW, Becker M et al: Use of concurrent chemotherapy, accelerated fractionation radiation, and surgery for patients with esophageal cancer. Cancer 80 (1997) 1011–1020

Ahmad M, Nath R: Three-dimensional radiotherapy of head and neck and esophageal carcinomas: a monoisocentric treatment technique to achieve improved dose distributions. Int J Cancer 96 (2001) 55–65

Ajani JA, Moiseyenko, VM, Tjulandin, S, Majlis et al: Clinical benefit with Docetaxel plus Fluorouracil and Cisplatin compared with Cisplatin and Fluorouracil in a phase III trial of advancedgGastric or gastroesophageal cancer adenocarcinoma: The V-325 Study Group. J Clin Oncol 25 (2007) 3205–3209

Ajani JA, Wu T-T: For localized gastroesophageal Cancer, you give chemoradiation before surgery, but then what happens? Am J Surg Pathol 31(2007)

Akakura I, Nakamura Y, Kakegawa T et al: Surgery of carcinoma of the esophagus with preoperative radiation. Chest 57 (1970) 47–57

Altorki NK, Skinner DB: Occult cervical nodal metastasis in esophageal cancer: preliminary results of three-field lymphadenectomy. J Thorac Cardiovasc Surg 113 (1997) 540

Andreyev HJ, Norman AR, Oates J et al: Why do patients with weight loss have a worse outcome when undergoing chemotherapy for gastrointestinal malignancies? Eur J Cancer 34 (1998) 503–9

Araujo C, Souhami L, Gil R et al: A randomized trial comparing radiation therapy versus concomitant radiation therapy and chemotherapy in carcinoma of the thoracic esophagus. Cancer 67 (1991) 2258–2261

Arnott SJ, Duncan W, Gignoux M et al: Preoperative radiotherapy in esophageal carcinoma: a meta-analysis using individual patient data (oesophageal cancer collaborative group) Int J Radiat Oncol Biol Phys 41 (1998) 579–583

Bates BA, Detterbeck FC, Bernard SA et al: Concurrent radiation therapy and chemotherapy followed by esophagectomy for localized esophageal carcinoma. J Clin Oncol 14 (1996) 156–163

Bédard EL, Inculet RI, Malthaner RA et al: The role of surgery and postoperative chemoradiation therapy in patients with lymph node positive esophageal carcinoma. Cancer 91 (2001) 2423–2430

Bedenne L, Michel P, Bouché O et al: Chemoradiation followed by surgery compared with chemoradiation alone in squamous cancer of the esophagus: FFCD 9102. J Clin Oncol 25 (2007) 1160–1168

Bedford JL, Viviers L, Guzel Z et al: A quantitative treatment planning study evaluating the potential of dose escalation in conformal radiotherapy of the oesophagus. Radiother Oncol 57 (2000) 183–193

Blot WJ, McLaughlin JK: The changing epidemiology of esophageal cancer. Semin Oncol 26 (1999) 2–8

Borchard F, Delbrück H, Eigler FW et al: Therapie des Ösophaguskarzinoms. Interdisziplinäre Leitlinie der Deutschen Krebsgesellschaft und der Deutschen Gesellschaft für Chirurgie. Forum DKG 1 (2000) 52–54

Bosset JF, Gignoux M, Triboulet JP et al: Chemoradiotherapy followed by surgery compared with surgery alone in squamous-cell cancer of the esophagus. N Engl J Med 337 (1997) 161–167

Brunner TB, Rupp A, Melzner W et al: Esophageal cancer – a prospective phase II study of concomitant-boost external-beam chemoradiation with a top-up endoluminal boost. Strahlenther Onkol 1 (2007) 15–22

Chan A, Wong A: Is combined chemotherapy and radiation therapy equally effective as surgical resection in localized esophageal carcinoma? Int J Radiat Oncol Biol Phys 45 (1999) 265–270

Chatani M, Matayoshi Y, Masaki N: Radiation therapy for the esophageal carcinoma: external irradiation versus high-dose rate intraluminal irradiation. Strahlenther Onkol 168 (1992) 328–32

Chidel MA, Rice TW, Adelstein DJ et al: Resectable esophageal carcinoma: local control with neoadjuvant chemotherapy. Radiology 213 (1999) 67–72

Choi N, Park SD, Lynch T, Wright C et al: Twice-daily radiotherapy as concurrent boost technique during two chemotherapy cycles in neoadjuvant chemoradiotherapy for resectable esophageal carcinoma: mature results of phase

II study. Int J Radiation Oncology Biol Phys (2004) 60: 111–122

Coia L, Engstrom PF, Paul AR, et al: Long-term results of infusional 5-FU, Mitomycin-C, and radiation as primary management of esophageal carcinoma. Int J Radiat Oncol Biol Phys 20 (1991) 29–36

Coia LR, Minsky BD, Berkey BA et al: Outcome of patients receiving radiation for cancer of the esophagus: results of the 1992–1994 patterns of care study. J Clin Oncol 18 (2000) 455–462

Coia LR, Myerson RJ, Tepper JE: Late effects of radiation therapy on the gastrointestinal tract. Int J Radiat Oncol Biol Phys 31 (1995) 1213–36

Coia LR: Chemoradiation as primary management of esophageal cancer. Semin Oncol 21 (1994) 483–92

Cooper JS, Guo MD, Herskovic A et al: Chemoradiotherapy of locally advanced esophageal cancer. Long-term follow-up of a prospective randomized trial (RTOG 85–01). JAMA 281 (1999) 1623–1627

Crehange G, Maingon P, Peignaux K et al: Phase III trial of protracted compared with split-course chemoradiation for esophageal carcinoma: Fédération Francophone de Cancérologie Digestive 9102. J Clin Oncol 25 (2007) 4895–4901

Cunningham D, Starling N, Rao S et al: Capecitabine and Oxaliplatin for advanced esophagogastric cancer. New Engl J Med 358 (2008) 36–46

Dhir V, Vege SS, Mohandas KM et al: Dilation of proximal esophageal strictures following therapy for head and neck cancer: experience with Savary Gilliard dilators. J Surg Oncol 63 (1996) 187–90

Dumont P, Wihlm JM, Roeslin N et al: Results of surgery of esophageal cancer: analysis of a series of 349 cases based on resection methods. Ann Chir 47 (1993) 773–783

Emami B, Lyman J, Brown A et al: Tolerance of normal tissues to therapeutic irradiation. Int J Radiation Oncology Biol Phys 21 (1991) 109–122

Fink U, Stein HJ, Bochtler H et al: Neoadjuvant therapy for squamous cell esophageal carcinoma. Annals of Oncology 5 (1994) (suppl 3) S17–S26

Fink U, Stein HJ, Wilke H et al: Multimodal treatment for squamous cell esophageal cancer. World J Surg 19 (1995) 198–204

Fiorica F, Di Bona D, Schepis F et al: Preoperative chemoradiotherapy for oesophageal cancer: a systematic review and meta-analysis. Gut 53 (2004) 925–930

Flamen P, Van Cutsem E, Lerut A et al: Positron emission tomography for assessment of the response to induction radiochemotherapy in locally advanced oesophageal cancer. Annuals Oncol 13 (2002) 361–368

Forastiere AA, Heitmiller RF, Kleinberg L: Multimodality therapy for esophageal cancer. Chest 112 (1997) 195S–200S

Forastiere AA, Orringer MB, Perez-Tamayo C et al: Concurrent chemotherapy and radiation therapy followed by transhiatal esophagectomy for local-regional cancer of the esophagus. J Clin Oncol 8 (1990) 119–127

Fraunberger L, Kraus B, Dworak O: Distribution of lymph nodes and lymph node metastases in esophageal carcinoma. Zentralbl Chir 121 (1996) 102–105

Gao X-S, Qiao X, Wu F et al: Pathological analysis of clinical target volume margin for radiotherapy in patients with esophageal and gastroesophageal junction carcinoma. Int J Radiation Oncol Biol Phys 67 (2007) 389–396

Gardner-Thorpe J, Hardwick RH, Dwerryhouse SJ: Salvage oesophagectomy after local failure of definitive chemoradiotherapy. Brit J Surg 94 (2007) 1059–1066

Gaspar LE, Nag S, Herskovic A et al: American brachytherapy society (ABS) consensus guidelines for brachytherapy of esophageal cancer. Int J Radiat Oncol Biol Phys 38 (1997) 127–132

Gaspar LE, Qian C, Kocha WI et al: A phase I/II study of external beam radiation, brachytherapy and concurrent chemotherapy in localized cancer of the esophagus (RTOG 92–07) preliminary toxicity report. Int J Radiat Oncol Biol Phys 37 (1997) 593–599

Gebski V, Burmeister B, Smithers BM et al: Survival benefits from neoadjuvant chemoradiotherapy or chemotherapy in oesophageal carcinoma: A Meta-Analysis. Lancet Oncol 8 (2007 3: 226–234

Gignoux M, Roussell A, Paillot B et al: The value of preoperative radiotherapy in esophageal cancer: results of a study of the EORTC. World J Surg 11 (1987) 426–432

Gillham CM, Lucey JA, Keogan M et al: FDG uptake during induction chemoradiation for oesophageal cancer fails to predict histomorphological tumour response. Brit J Cancer 95 (2006) 1174–1179

Girinsky T, Auperin A, Marsiglia H et al: Accelerated fractionation in esophageal cancers: a multivariate analysis on 88 patients. Int J Radiat Oncol Biol Phys 38 (1997) 1013–1018

Glynne-Jones R, Hoskin P: Neoadjuvant Cisplatin chemotherapy before chemoradiation: a flawed paradigm? J Clin Oncol 25 (33) (2007) 5281–5286

Guernsey JM, Knudsen DF: Abdominal exploration in the evaluation of patients with carcinoma of the thoracic esophagus. J Thorac Cardiovasc Surg 59 (1970) 62

Hancock SL, Glatstein E: Radiation therapy of esophageal cancer. Semin Oncol 11 (1984) 144–158

Hashimoto N, Tachibana M, Dhar DK et al: Expression of p53 and RB proteins in squamous cell carcinoma of the esophagus: their relationship with clinicopathologic characteristics. Ann Surg Oncol 6 (1999) 489–494

Hay JH, Flores AD: Intraluminal irradiation in oesophageal tumors using the high-dose-rate Microselectron. Br J Radiol 63 (1990) 583–584

Heath EI, Burtness BA, Heitmiller RF et al: Phase II evaluation of preoperative chemoradiation and postoperative adjuvant chemotherapy for squamous cell and adenocarcinoma of the esophagus. J Clin Oncol 18 (2000) 868–876

Hennequin Ch, Gayet B, Sauvanet A et al: Impact on survival of surgery after concomitant chemoradiotherapy for locally advanced cancers of the esophagus. Int J Radiat Oncol Biol Phys 49 (2001) 657–664

Hermanek P, Junginger Th, Hossfeld DK et al: Nachsorge und Rehabilitation bei Patienten mit gastrointestinalen Tumoren. Dtsch Ärztebl 96A (1999) 2084–2088

Herskovic A, Leichman L, Lattin P et al: Chemo/radiation with and without surgery in the thoracic esophagus: the Wayne State experience. Int J Radiat Oncol Biol Phys 15 (1988) 655–62

Herskovic A, Martz K, Al-Sarraf M et al: Combined chemotherapy and radiotherapy compared with radiotherapy alone in patients with cancer of the esophagus. N Engl J Med 326 (1992) 1593–1598

Hess CF, Christ G, Jany R et al: Dosisspezifikaton im ICRU-Referenzpunkt. Auswirkungen auf die klinische Praxis. Strahlentherapie und Onkologie 169 (1993) 660–667

Hess CF, Weiss E, Schmidberger H: Symptomorientierte Strahlentherapie. Onkologe 2 (1996) 540–547

Hishikawa Y, Kamikonya N, Tanaka SM T: Esophageal stricture following high dose rate intracavitary irradiation for esophageal cancer. Radiology 159 (1986) 715–716

Hoelscher AH, Bollschweiler E, Schneider PM et al: Prognosis of early esophageal cancer. Comparison between adeno- and squamous cell carcinoma. Cancer 76 (1995) 178–186

Horstmann O, Samel S, Martell J et al: Erhöht die neoadjuvante Radiochemotherapie das perioperative Risiko der Ösophaguskarzinomresektion? Viszeralchirurgie 33 (1998) 160–165

Jager J, Langendijk H, Pannebakker M et al: A single session of intraluminal brachytherapy in palliation of oesophageal cancer. Radiother Oncol 37 (1995) 237–240

John MJ, Flam MS, Mowry PA et al: Radiotherapy alone and chemoradiation for nonmetastatic esophageal carcinoma. Cancer 63 (1989) 2397–2403

Jung H, Beck-Bornholdt HP, Svoboda V et al: Quantification of late complications after radiation therapy. Radiother Oncol 61 (2001) 233–246

Kavanagh B, Anscher M, Leopold K et al: Patterns of failure following combined modality therapy for esophageal cancer, 1984– 1990. Int J Radiat Oncol Biol Phys 24 (1992) 633–642

Keane TJ, Harwood AR, Elhakim T et al: Radical radiation therapy with 5-fluorouracil infusion and mitomycin C for oesophageal squamous carcinoma. Radiother Oncol 4 (1985) 205–210

Kelsen D: Preoperative chemoradiotherapy for esophageal cancer. J Clin Oncol 19 (2001) 283–285

Kelsen DP, Ginsberg R, Qian C et al: Chemotherapy followed by operation versus operation alone in the treatment of patients with localized esophageal cancer. N Engl J Med 339 (1998) 1979–1984

Kelsen DP, Ilson DH: Chemotherapy and combined-modality therapy for esophageal cancer. Chest 107 (1995) 224S–32S

Kelsey CR, Chino JP, Willett CG et al: Paclitaxel-based chemoradiotherapy in the treatment of patients with operable esophageal cancer. Int J Radiation Oncol Biol Phys 69 (2007) 770–776

Khandelwal M: Palliative therapy for carcinoma of the esophagus. Compr Ther 21 (1995) 177–83

Kleinberg L, Forastiere AA: Chemoradiation in the management of esophageal cancer. J Clin Oncol 25 (2007) 4110–4117

Krasna MJ, Tepper J: The role of multimodality therapy for esophageal cancer. Chest Surg Clin N Am 10 (2000) 591–603

Lagarde SM, ten Kate FJW, Reitsma JB et al: Prognostic factors in adenocarcinoma of the esophagus or gastroesophageal junction. J Clin Oncol 24 (2006) 4347–4355

Law S, Fok M, Chow S et al: Preoperative chemotherapy versus surgical therapy alone for squamous cell carcinoma of the esophagus: A prospective randomized trial. J Thorac Cardiovasc Surg 114 (1997) 210–217

Leong T, Everitt C, Yuen K et al: A prospective study to evaluate the impact of FDG-PET on CT-based radiotherapy treatment planning for oesophageal cancer. Radiother Oncol 78 (2006) 254-261

Lewinsky BS, Annes GP, Mann SG: Carcinoma of the esophagus: an analysis of results and treatment techniques. Radiol Clin North Am 44 (1975) 192

Liedman B, Johnsson E, Merke C et al: Preoperative adjuvant radiochemotherapy may increase the risk in patients undergoing thoracoabdominal esophageal resections. Dig Surg 18 (2001) 169–175

Luketich JD, Friedman DM, Weigel TL et al: Evaluation of distant metastases in esophageal cancer: 100 consecutive positron emission tomography scans. Ann Thorac Surg 68 (1999) 1133

MacDonald JS, Smalley SR, Benedetti J et al: Chemoradiotherapy after surgery compared with surgery alone for adenocarcinoma of the stomach or gastroesophageal junction. N Engl J Med 345 (2001) 725–730

MacFarlane SD, Hill LD, Jolly PC et al: Improved results of surgical treatment for esophageal and gastroesophageal junction carcinomas after preoperative combined chemotherapy and radiation. J Thorac Surg 95 (1988) 415–423

Mariette C, Piessen G, Lamblin A et al: Impact of preoperative radiochemotherapy on postoperative course and survival in patients with locally advanced squamous cell oesophageal carcinoma. Brit J Surg 93 (2006) 1077–1083

Martel MK, Sahijdak WM, Ten Haken RK et al: Fraction size and dose parameters related to the incidence of pericardial effusions. Int J Radiation Oncology Biol Phys 48 (2000) 611– 613

Mathisen DJ, Grillo HC, Wilkins EW et al: Transthoracic esophagectomy: a safe approach to carcinoma of the esophagus. Ann Thorac Surg 45 (1988) 137–143

McAteer D, Wallis F, Couper G et al: Evaluation of 18F-FDG positron emission tomography in gastric and oesophageal carcinoma. Br J Radiol 72 (1999) 529

McKean J, Burmeister HB, Lamb DS et al: Concurrent chemoradiation for oesophageal cancer – factors influencing myelotoxicity. Australas Radiol 40 (1996) 424–429

Minsky BD, Neuberg D, Kelsen DP et al: Final report of intergroup trial 0122 (ECOG PE-289, RTOG 90-12) phase II trial of neoadjuvant chemotherapy plus concurrent chemotherapy and high-dose radiation for squamous cell carcinoma of the esophagus. Int J Radiat Oncol Biol Phys 43 (1999) 517–523

Minsky BD, Pajak TF, Ginsberg RJ et al: INT 0123 (radiation therapy oncology group 94-05) phase III trial of combined-modality therapy for esophageal cancer: high-dose versus standard-dose radiation therapy. J Clin Oncol 20 (2002) 1167–1174

Morgan MA, Lewis WG, Crosby TDL et al: Prospective cohort comparison of neoadjuvant chemoradiotherapy versus chemotherapy in patients with oesophageal cancer. Brit J Surg 94 (2007) 1509–1514

Murakami M, Kuroda Y, Nakajima T et al: Comparison between chemoradiation protocol intended for organ preservation and conventional surgery for clinical T1-T2 esophageal carcinoma. Int J Radiation Oncology Biol Phys 45 (1999) 277–284

Nemoto K, Ariga H, Kakuto Y et al: Radiation therapy for loco-regionally recurrent esophageal cancer after surgery. Radiotherapy and Oncology 61 (2001) 165–168

Newaishy GA, Read GA, Duncan W et al: Results of radical radiotherapy of squamous cell carcinoma of the esophagus. Clin Radiol 33 (1982) 347

Ng TM, Spencer GM, Sargeant IR et al: Management of strictures after radiotherapy for esophageal cancer. Gastrointest Endosc 43 (1996) 584–590

Nishimaki T, Tanaka O, Ando N et al: Evaluation of the accuracy of preoperative staging in thoracic esophageal cancer. Ann Thorac Surg 68 (1999) 2059–2064

Nutting CM, Bedford JL, Cosgrove VP et al: A comparison of conformal and intensity-modulated techniques for oesophageal radiotherapy. Radiother Oncol 61 (2001) 157–163

Oetzel D, Schraube P, Hensley F et al: Estimation of pneumonitis risk in three-dimensional treatment planing using dose-volume histogram analysis. Int J Radiation Oncology Biol Phys 33 (1995) 455–460

Okawa T, Dokiya T Nishio M et al: Multi-institutional randomized trial of external radiotherapy with and without intraluminal brachytherapy for esophageal cancer in Japan. Int J Radiation Oncology Biol Phys 45 (1999) 623–628

Orringer MB, Forastiere AA, Perez-Tamayo C et al: Chemotherapy and radiation therapy before transhiatal esophagectomy for esophageal carcinoma. Ann Thorac Surg 49 (1990) 348–354

Pac M, Basoglu AH, Kocack H et al: Transhiatal versus transthoracic esophagectomy for esophageal cancer. J Thorac Cardiovasc Surg 106 (1993) 205–209

Pakisch B, Kohek P, Stucklschweiger G et al: A therapeutic concept for the treatment of inoperable esophageal carcinoma. Strahlenther Onkol 166 (1990) 247–250

Pasquier D, Mirabel X, Adenis A et al: External beam radiation therapy followed by high-dose brachytherapy for inoperable superficial esophageal carcinoma. Int J Radiation Oncol Biol Phys 65 (2006) 1456–1461

Pavy JJ, Bosset JF: Effets tardifs des radiations sur l'oesophage. Cancer Radiother 1 (1997) 732–734

Petrovich Z, Langholz B, Formenti S et al: Management of carcinoma of the esophagus: the role of radiotherapy. Am J Clin Oncol 14 (1991) 80–86

Pizzi GB, Beorchia A, Cereghini ME et al: A new technique for endocavitary irradiation of the esophagus. Int J Radiat Oncol Biol Phys 16 (1989) 261–262

Posner MC, Gooding WE, Lew JI et al: Complete 5 year follow-up of a prospective phase II trial of preoperative chemoradiotherapy for esophageal cancer. Surgery 130 (2001) 620–628

Posner MC, Minsky BC, Ilson DH: Cancer of the Esophagus. In: DeVita Hellman, Rosenberg: Cancer, Principles and Practice of Oncology 8th Ed. Lippincott, Williams & Wilkins Philadelphia 2008, 993–1043

Price P, Hoskin PJ, Hutchinson T et al: on behalf of the Upper GI Cancer Working Party of the UK Medical Research Council. What is the role of radiation-chemotherapy in the radical non-surgical management of carcinoma of the oesophagus? Br J Cancer 78 (1998) 504–507

Qiao XY, Wang W, Zhou ZG et al. Comparison of regional and extensive clinical target volumes in postoperative radio-therapy for esophageal squamous cell carcinoma. Int J Radiation Oncology Biol Phys 70 (2008) 396–402

Rades D, Schulte R, Yekebas EF et al: Radio(chemo)therapy plus resection versus radio(chemo)therapy alone for the treatment of stage III esophageal cancer. Strahlenther Onkol 183 (2007) 10–6

Reed CE, Mishra G, Sahai AV et al: Esophageal cancer staging: improved accuracy by endoscopic ultrasound of celiac lymph nodes. Ann Thorac Surg 67 (1999) 319–321

Reed CE: Comparison of different treatments for unresectable esophageal cancer. World J Surg 19 (1995) 828–835

Rembielak A, Price P: The role of PET in target localization for radiotherapy treatment planning. Onkologie 31 (2008) 57–62

Rich TA, Ajani JA: High dose external beam radiation therapy with or without concomitant chemotherapy for esophageal carcinoma. Ann Oncol 5 (1994) (suppl 3) 9–15

Rieper M, Pietsch A, Klautke G et al: Endoskopische prätherapeutische Clipmarkierung von Tumoren im Gastrointestinaltrakt. Strahlenther Onkol 176 (2000) 517–523

Roca E, Pennella E, Sardi M et al: Combined intensive chemoradiotherapy for organ preservation in patients with resectable and non-resectable oesophageal cancer. Eur J Cancer 32A (1996) 429–432

Rohatgi PR, Swisher SG, Correa AM et al: Histologic subtypes as determinants of outcome in esophageal carcinoma patients with pathologic complete response after preoperative chemoradiotherapy. Cancer 106 (2006) 552–558

Roth JA, Pass HI, Flanagan MM et al: Randomized clinical trial of pre-operative and post-operative adjuvant chemotherapy with cisplatin, vindesine, and bleomycin for carcinoma of the esophagus. J Thorac Cardiovasc Surg 96 (1988) 242–248

Roussel A, Bleiberg H, Dalesio O et al: Palliative therapy of inoperable oesophageal carcinoma with radiotherapy and methotrexate: Final results of a controlled clinical trial. Int J Radiat Oncol Biol Phys 16 (1989) 67–72

Rovirosa A, Marsiglia H, Lartigau E et al: Endoluminal high-dose-rate brachytherapy with a palliative aim in esophageal cancer: preliminary results at the Institut Gustave Roussy. Tumori 81 (1995) 359–363

Safran H, Suntharalingam M, Dipeterillo T et al: Cetuximab with concurrent chemoradiation for esophagogastric cancer: assessment of toxicity. Int J Radiation Oncol Biol Phys 70 (2008) 391–395

Sai H, Mitsumori M, Araki N et al: Long-term results of definitive radiotherapy for stage I esophageal cancer. Int J Radiation Oncol Biol Phys 62 (2005) 1339–1344

Salazar JD, Doty JR, Lin JW et al: Does cell type influence post-esophagectomy survival in patients with esophageal cancer? Dis Esophagus 11 (1998) 168–171

Samel S, Hofheinz R, Hundt A et al: Neoadjuvant radio-chemotherapy of adenocarcinoma of the oesophagogastric junction. Onkologie 24 (2001) 278–282

Sasamoto R, Sakai K, Inakoshi H et al: Long-term results of chemoradiotherapy for locally advanced esophageal cancer, using daily low-dose 5-fluorouracil and cis-diammine-dichloro-platinum.Int J Clin Oncol 12 (2007) 25–30

Schlag P: Results of surgery in multimodality therapy of esophageal cancer. Onkologie 14 (1991) 13–20

Schrump DS, Altorki NK, Forastiere A et al: Cancer of the Esophagus. In: DeVita VT, Hellman S, Rosenberg SA (ed) Cancer: Principles and Practice of Oncology, 6. Auflage. Williams & Wilkins Lippincott 2001, 1051–1091

Seitz JF, Giovannini M, Padaut-Cesana J et al: Inoperable nonmetastatic squamous cell carcinoma of the esophagus managed by concomitant chemotherapy (5-Fluorouracil and Cisplatin) and radiation therapy. Cancer 66 (1990) 214–219

Seydel HG, Leichman L, Byhardt R et al: Preoperative radiation and chemotherapy for localized squamous cell carcinoma of the esophagus: A RTOG study. Int J Radiat Oncol Biol Phys 14 (1988) 33–35

Sharma V, Agarwal J, Dinshaw K et al: Late esophageal toxicity using a combination of external beam radiation, intraluminal brachytherapy and 5-fluorouracil infusion in carcinoma of the esophagus. Dis Esophagus 13 (2000) 219–225

Siersema PD, Dees J, van Blankenstein M: Palliation of malignant dysphagia from oesophageal cancer. Rotterdam Oesophageal Tumor Study Group. Scand J Gastroenterol Suppl 225 (1998) 75–84

Siewert JR, Stein HJ, Feith M et al: Histologic tumor type is an independent prognostic parameter in esophageal cancer: lessons from more than 1000 consecutive resections at a single center in the western world. Ann Surg 234 (2001) 360–370

Siewert JR, Stein HJ, Sendler A et al: Esophageal Cancer: Clinical Management. In: Kelsen DP, Daly JM, Levin B, et al (ed) Gastrointestinal Oncology: Principles and Practice. Williams & Wilkins Lippincott 2002, 261–287

Siewert JR, Stein HJ: Classification of adenocarcinoma of the oesophagogastric junction. Br J Surg 85 (1998) 1457–1459

Smithers BM, Cullinan M, Thomas JM et al: Outcomes from salvage esophagectomy post definitive chemoradiotherapy compared with resection following preoperative neoadjuvant chemoradiotherapy. Diseases Esophagus 20 (2007) 471–477

Stahl M, Stuschke M, Lehmann N et al: Chemoradiation with and without surgery in patients with locally advanced squamous cell carcinoma of the esophagus. J Clin Oncol 23 (2005) 2310–2317

Stahl M, Wilke H, Fink U et al: Combined preoperative chemotherapy and radiotherapy in patients with locally advanced esophageal cancer. Interim analysis of a phase II trial. J Clin Oncol 14 (1996) 829–837

Stein HJ, Feith M, Siewert JR: Cancer of the oesophagogastric junction. Surg Oncol 9 (2000b) 35–41

Stein HJ, Feith M, Siewert JR: Individualized surgical strategies for cancer of the esophagogastric junction. Annales Chirurgiae et Gynaecologiae 89 (2000a) 191–198

Steyerberg EW, Neville BA, Koppert, LB et al: Surgical Mortality in patients with esophageal cancer: development and validation of a simple risk score. J Clin Oncol 24 (2006) 4277–4284

Sun K, Zhang R, Zhang D et al: Prognostic significance of lymph node metastasis in surgical resection of esophageal cancer. Chin Med J 109 (1996) 89– 92

Suntharalingam M: Radiation therapy for esophageal cancer. Chest Surg Clin N Am 10 (2000) 569–581

Sur RK, Singh DP, Sharma SC et al: Radiation therapy of esophageal cancer: role of high dose rate brachytherapy. Int J Radiat Oncol Biol Phys 22 (1992) 1043–1046

Swisher SH, Hunt KK, Holmes EC et al: Changes in the surgical management of esophageal cancer from 1970–1993. Ann J Surg 169 (1995) 609–614

Taal BG, Aleman BM, Koning CC et al: High dose rate brachy-therapy before external beam irradiation in inoperable oesophageal cancer. Br J Cancer 74 (1996a) 1452–1457

Taal BG, Aleman BM, Koning CC et al: Modulation of toxicity following external beam irradiation preceded by high-dose rate brachytherapy in inoperable oesophageal cancer. Eur J Cancer 32A (b) (1996) 1815–1818

Tamim WZ, Davidson RS, Quinlan RM et al: Neoadjuvant chemoradiotherapy for esophageal cancer: is it worthwhile? Arch Surg 133 (1998) 722–726

Tepper J, Krasna MJ, Niedzwiecki, D et al: Phase III trial of trimodality therapy with Cisplatin, Fluorouracil, radiotherapy, and surgery compared with surgery alone for esophageal cancer: CALGB 9781. J Clin Oncol 26 (2008) 1086–1092

Thomas CR, Jr: Biology of esophageal cancer and the role of combined modality therapy. Surg Clin North Am 77 (1997) 1139–1167

Tsujinaka T, Shiozaki H, Yamamoto M et al: Role of preoperative chemoradiation in the management of upper third thoracic esophageal squamous cell carcinoma. Am J Surg 177 (1999) 503–506

Tucker SL, Liu HH, Wang S et al: Dose-volume modelling of the risk of postoperative pulmonary complications among esophageal cancer patients treated with concurrent chemoradiotherapy followed by surgery. Int J Radiation Biol Phys 66 (2006) 754–761

Urba SG, Orringer MB, Turrisi A et al: Randomized trial of preoperative chemoradiation versus surgery alone in patients with locoregional esophageal carcinoma. J Clin Oncol 19 (2001) 305–313

Van de Schoot L, Romme EAPM, van der Sangen MJ et al: A highly active and tolerable neoadjuvant regimen combining paclitaxel, carboplatin, 5-FU and radiation therapy in patients with stage II and III esophageal cancer. Annals of surgical Oncology 15 (2007) 88–95

Vickers J: Role of endoscopic ultrasound in the preoperative assessment of patients with oesophageal cancer. Ann R Coll Surg Engl 80 (1998) 233

Vigneswaran WT, Trastek VF Pairolero PC et al: Transhiatal esophagectomy for carcinoma of the esophagus. Ann Thorac Surg 56 (1993) 838–844

Walsh TN, Noonon N, Hollywood D et al: A comparison of multimodal therapy and surgery for esophageal adenocarcinoma. N Engl J Med 335 (1996) 462–467

Wannenmacher M, Slanina J, Bruggmoser G et al: Strahlentherapie des Ösophaguskarzinoms – Indikation, Methodik und erzielbare Ergebnisse. Radiologe 26 (1986) 479–489

Wong R, Malthaner R: Esophageal cancer: a systematic review. Curr Probl Cancer 24 (2000) 297–373

Wong SKH, Chiu PWY, Leung SF et al: Concurrent Chemotherapy or endoscopic stenting for advanced squamous cell carcinoma of esophagus: a case control study. Annals of Surgical Oncology 15 (2008) 576–582

Yamada K, Murakami M, Okamotos Y et al: Treatment results of chemoradiotherapy for clinical stage I (T1N0M0) esophageal carcinoma. Int J Radiation Biol Physe 64 (2006) 1106–1111

Yorozu A, Dokiya T, Yosuke O: High-dose-rate brachytherapy boost following concurrent chemoradiotherapy for esophageal carcinoma. Int J Radiation Oncology Biol Phys 45 (1999) 271–275

Zieren HU, Müller JM, Jacobi CA et al: Adjuvant postoperative radiation therapy after curative resection of squamous cell carcinoma of the thoracic esophagus: a prospective randomized study. World J Surg 19 (1995) 444–449

Zimmermann FB, Geinitz H, Feldmann HJ: Therapy and prophylaxis of acute and late radiation-induced sequelae of the esophagus. Strahlenther Onkol 174 (1998) (suppl 3) 78–81

S. Welz
G. Schuch
M. Peiper
C. Bokemeyer
W. Budach

Magen und Dünndarm

Magen

Epidemiologie und Ätiologie

Epidemiologie

Sowohl Inzidenz als auch Mortalität des Magenkarzinoms zeigen in den letzten Jahrzehnten einen stetigen Rückgang; dennoch ist diese Tumorentität von hoher klinischer Bedeutung.

Die aktuellen Daten zur Inzidenz in Deutschland weisen eine Häufigkeit von 19 400 (davon 11 200 Männer und 8200 Frauen) Neuerkrankungen pro Jahr nach. Damit ist das Magenkarzinom die fünfthäufigste Krebserkrankung bei Männern, während sie bei den Frauen den sechsten Platz einnimmt.

Europaweit gehört die Erkrankung bei beiden Geschlechtern zu den führenden, wenn auch mit deutlichen regionalen Unterschieden. So weisen Portugal oder Italien die höchsten Inzidenzen auf, während in Dänemark die geringste Neuerkrankungsrate zu finden ist (Gesellschaft der epidemiologischen Krebsregister 2006). Auch in den USA ist die Inzidenz rückläufig. Für das Jahr 2007 wurden dort etwa 21 300 Neuerkrankungen und 11 200 Todesfälle erwartet (Jemal et al. 2007).

Globale Zahlen liegen für das Jahr 2002 mit einer geschätzten Inzidenz von 933 000 Fällen und einer Mortalität von 700 000 vor. Weltweit ist das Magenkarzinom damit die vierthäufigste Krebserkrankung und die zweithäufigste Todesursache unter den Malignomen. Für 2010 werden 1,1 Millionen Neuerkrankungen erwartet (Parkin et al. 2005; Kamangar et al. 2006).

Die Altersverteilung hingegen ist weitgehend konstant und zeigt eine stetig steigende Inzidenz ab einem Alter von 40 Jahren bis zu einem Gipfel um das 70. bis 75. Lebensjahr um dann wieder abzusin-

ken. Männer erkranken statistisch etwa 1,7-mal häufiger als Frauen.

Bezüglich der Lokalisation hat eine Umverteilung von distalen hin zu proximal gelegenen Magenkarzinomen stattgefunden. Während um 1930 über die Hälfte der Tumoren im Korpus oder Antrum gefunden wurden, stellt sich die heutige Verteilung wie folgt dar: auf das Magenantrum entfallen ca. 40 %, auf das Magencorpus ca. 25 % und auf die Kardiaregion ca. 35 % der Malignome. Weiterhin ist eine prozentuale Zunahme von Adenokarzinomen zu verzeichnen, sodass sich insgesamt eine zunehmende Bedeutung der Adenokarzinome des gastro-ösophagealen Übergangs und der Kardiaregion ergibt.

Die ebenfalls im Magen auftretenden MALT-Lymphome werden hier nicht zu den Magenkarzinomen sondern zu den Non-Hodgkin-Lymphomen gezählt und im entsprechenden Kapitel abgehandelt.

Ätiologie

Unter den vielen ätiologisch bedeutsamen Faktoren sind zunächst Umweltbedingungen zu nennen, wie z. B. die Beobachtung von japanischen Immigranten zeigt, bei denen sich die Magenkarzinominzidenz langsam an die – deutlich geringere – des Gastlandes USA angeglichen hat. Hierzu gehören auch Ernährungsgewohnheiten. Auch in der zweiten Generation hatte die Gruppe der japanischen Immigranten, die die bisherigen Ernährungsgewohnheiten beibehalten hatten, ein weiterhin hohes Erkrankungsrisiko, während die Gruppe mit jetzt typischer lokaler Ernährung ein niedrigeres Risiko zeigte (Haenszel et al. 1972, 1976).

Das Risiko, an einem Magenkarzinom zu erkranken, sinkt bei hohem Gemüse- und Früchte- bzw. Vitaminkonsum. Eine prospektive Studie untersuchte den Zusammenhang zwischen der Magenkarzinominzidenz und ballaststoffreicher Ernährung. Letztere resultierte in einer signifikanten Risikoreduktion für die Entstehung von diffusen Magenkarzinomen (Mendez et al. 2007). Der Genuss stark gesalzener Speisen (Neugut et al. 1996), Rauchen oder Alkohol sind assoziiert mit einer chronisch atrophischen Gastritis und damit einer intestinalen Metaplasie (Correa et al. 1990), die über eine Progression via Dysplasie zum Magenkarzinom führen kann. Weiterhin sind ein hoher Nitratgehalt der Nahrung, die fehlende Möglichkeit, Nahrung gekühlt aufzubewahren und schlechte Trinkwasserqualität Risikofaktoren. Über die genannten Punkte ist am ehesten zu erklären, dass ein niedriger sozioökonomischer Status ebenfalls einen Risikofaktor darstellt. Dies wird unterstütz durch die Beobachtung, dass nicht nur die Mortalität, sondern auch die Inzidenz von Magenkarzinomen in Entwicklungsländern höher als in industrialisierten Staaten ist (Parkin et al. 2005).

Inzwischen existieren multiple Hinweise auf die ätiologische Bedeutsamkeit von Helicobacter pylori (HP) in Bezug auf die Genese des Magenkarzinoms. Eine HP-Infektion kann das Risiko für eine Magenkarzinomerkrankung verdreifachen und – neben einer genetischen Disposition – die Ursache familiärer Häufungen sein (Parsonnet et al. 1991; EURO-GAST Study Group 1993).

Interessant ist, dass die bisher angeführten Faktoren meist eine Assoziation mit distalen Karzinomen vom intestinalen Typ zeigen, während bei proximalen, diffusen Magenkarzinomen eher andere, z. B. genetische Ursachen (Peutz-Jeghers Syndrom, Morbus Menetrier, hereditäre non-polypöse Carcinomatosis coli und Assoziation mit Blutgruppe A) bedeutsam erscheinen.

Screening

In Japan, dem Land mit der höchsten Inzidenz und Prävalenz von Magenkarzinomen, existiert seit den 60er Jahren ein systematisches Massenscreening (Kaneko et al. 1977). Dies hat zur Konsequenz, dass etwa ein Drittel aller Diagnosen im Stadium des Frühkarzinoms stattfinden (und hiermit eine konkurrenzlose Fünfjahres-Überlebensrate von 91 % bei diesen Patienten erreicht wird), womit ein durchschnittliches Fünfjahresüberleben über alle Stadien von 52 % in Japan gegenüber 21 % in den USA und 27 % in Westeuropa erreicht wird (Parkin et al. 2005).

Eine Adaption dieses Vorgehens z. B. in Europa ist jedoch aufgrund der viel geringeren Inzidenz aus ökonomischen Gründen problematisch, zumal ein gut definiertes Risikokollektiv fehlt. Mögliche Patentenkollektive könnten sich aus den ätiologisch bedeutsamen Faktoren ergeben (siehe dort). Zumindest bei vorhandenen präkanzerösen Läsionen sollten regelmäßige gastroskopische Kontrollen erfolgen.

Prävention

Hinsichtlich einer möglichen Präventivstrategie gibt es widersprüchliche Daten.

Eine randomisierte chinesische Studie konnte keine Senkung präkanzerösen Lasionen im Magen durch eine Langzeit-Einnahme von Knoblauch oder Vitaminen erreichen (Youa et al. 2006), während eine ähnlich angelegte amerikanische Studie eine Regression solcher Läsionen durch die Einnahme von Antioxidanzien erzielen konnte (Correa et al. 2000). Beide Studien zeigten jedoch eine signifikante Reduktion präkanzeröser Läsionen durch eine Helicobacter-pylori-Eradikation. Diese ist wahrscheinlich effektiv, wenn sie im Stadium der atrophischen Gastritis durchgeführt wird, nicht aber, wenn bereits eine intestinale Metaplasie vorliegt (Rokkas et al. 2007).

Regionale Tumoranatomie und Histologie

Anatomie und Ausbreitung

Lokal

Der Magen gliedert sich in drei Abschnitte (Abbildung 1):
1. Die proximal gelegene, nach kranial an den Ösophagus angrenzende Kardiaregion.
2. Das Magencorpus.
3. Das distal gelegene Magenantrum mit Übergang in das Duodenum.

Die Magenwand besteht aus der innen gelegenen Magenmukosa, der Submukosa, der Muskularis und schließlich der außen gelegenen Grenzschicht, der Serosa.

Bei dem Serosadurchbruch eines Tumors werden zunächst unmittelbar anliegende Strukturen infiltriert. Hierzu gehören Omentum, Pankreas, Zwerchfell, Kolon transversum und/oder Mesoko-

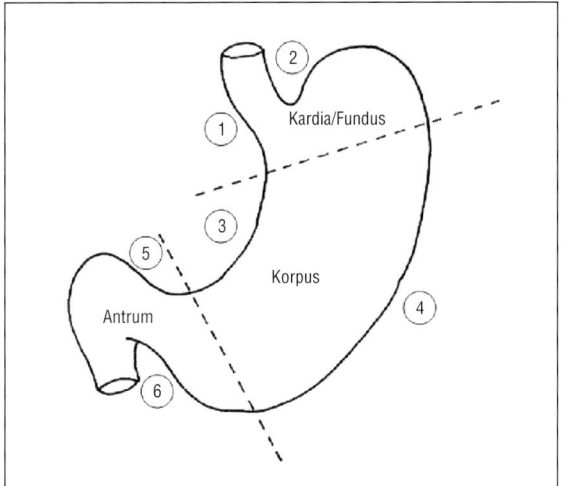

Abbildung 1. Schematische Darstellung des Magens und des Kompartiments I.

1, 2: kardiale LK,

3: LK der kleinen Kurvatur,

4: LK der großen Kurvatur,

5, 6: pylorische LK.

lon, Duodenum, Dünndarmschlingen, Leber, Bauchwand sowie die linksseitige Niere und Nebenniere. Eine enge Beziehung besteht auch zum Truncus coeliacus (etwa auf Höhe von BWK 12/LWK 1), aus dem der Magen seine arterielle Versorgung bezieht (s. Abbildung 2 mit der häufigsten anatomischen Variante). Wenn eine peritoneale Beteiligung besteht, sollte zwischen einer (möglicherweise noch kurablen) lokalisierten und einer generalisierten Peritonealkarzinose unterschieden werden.

Auch eine intraperitoneale Ausbreitung durch Abtropfmetastasen (Krukenberg-Tumor) ist möglich. Weiterhin können sich insbesondere diffuse Tumoren submukös nach ösophageal und duodenal ausbreiten.

Lymphogen

Der Lymphabstrom folgt im Prinzip der Gefäßversorgung. Es lassen sich drei Lymphknotenkompartimente abgrenzen, die mit fortschreitender Nummerierung eine extensivere Ausbreitung charakterisieren (Abbildung 1 und 2).

Erstes Kompartiment

– Tumor im Bereich der kleinen Kurvatur: Suprapylorische, gastroepiploische und rechts kardiale Lymphknoten.

– Tumor im Bereich der großen Kurvatur: Subpylorische, gastroepiploische und links kardiale Lymphknoten.

Zweites Kompartiment

– Lymphknoten im Bereich der Leberpforte, des Milzhilus, des Truncus coeliacus, pankreatische Lymphknoten.

Drittes Kompartiment

– Lymphknoten im Bereich des unteren Ösophagus, des Mesenteriums, Lymphknoten entlang der großen Gefäße, über den ductus thoracicus in die linke Axilla („Irish node") oder links supraklavikulär („Virchows node").

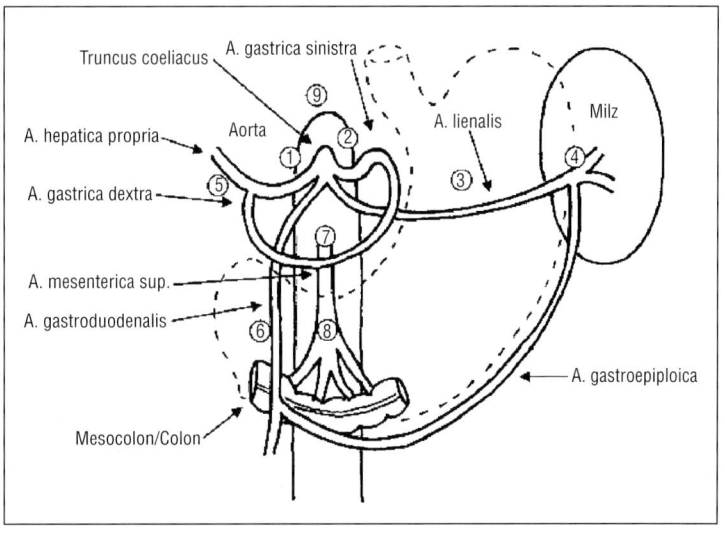

Abbildung 2. Schematische Darstellung der Kompartimente II und III.

1, 2: LK des truncus coeliacus,

3, 4: LK der a. lienalis/Milzhilus,

5: hepatoduodenale LK,

6: LK des Pankreaskopfes,

7, 8: mesenteriale LK,

9: paraaortale LK.

– Befallene Lymphknoten des 3. Kompartiments werden als Fernmetastasen gewertet.

Die chirurgische Einteilung der resezierten Lymphknotenstationen D1–D3 richtet sich nach den beschriebenen Lymphknotenkompartimenten I–III.

Bei einer Primärtumorausdehnung in den Ösophagus müssen dann die entsprechenden Lymphknotenstationen mit berücksichtigt werden (siehe Kapitel „Ösophagus"). Weiterhin hängt die lymphogene Ausbreitung von der Primärtumorlokalisation ab. Neben den meist involvierten Lymphknoten (LK) im Bereich beider Kurvaturen sind bei proximaler Lage v. a. perikardiale LK betroffen, während Korpus- und distale Tumoren eher in Richtung der A. gastrica sinistra und distal gelegene Tumoren zusätzlich meist nach infrapylorisch und Richtung Leberhilus sowie den Truncus coeliacus metastasieren (Maruyama et al. 1989). Letzteres erklärt sich auch durch die embryonale Rotation des Magens (Sarrazin et al. 1980).

Hämatogen

Abhängig von der lokalen Ausbreitung erfolgt die hämatogene Fernmetastasierung meist über das Pfortadersystem, d. h. in die Leber. So werden bei Primärdiagnose bzw. -therapie in bis zu 30 % Lebermetastasen gefunden (wobei hier auch die direkte Invasion mitgezählt ist). Bei einer Tumorausdehnung in Richtung Ösophagus oder ins Retroperitoneum erfolgt die Metastasierung dann auch über die Vena cava und somit primär in die Lunge. Autoptische Untersuchungen zeigen Leber- und Lungenmetastasen in 44 bzw. 13 % (Wisbeck et al. 1986).

Histologie

Über 90 % der malignen Magentumoren sind Adenokarzinome. Die übrigen Histologien verteilen sich auf Non-Hodgkin-Lymphome (2–6 %), Leiomyosarkome, Karzinoide, Adenoakanthome, Plattenepithelkarzinome und gastrointestinale Stromatumoren (GIST).

Insbesondere die Abgrenzung zu den Lymphomen und den gastrointestinalen Stromatumoren (GIST) ist aufgrund der unterschiedlichen Prognose und Behandlung essenziell.

Die Einteilung der Adenokarzinome erfolgt nach Lauren in einen intestinalen und einen diffusen Typ (Lauren 1965).

Karzinome vom intestinalen Typ sind vorwiegend distal lokalisiert, drüsenartig differenziert und weisen, unter anderem auch wegen der geringen subklinischen Ausbreitung des Primärtumors, eine bessere Prognose auf.

Im Gegensatz dazu haben diffuse, eher proximal lokalisierte Magenkarzinome eine deutlich schlechtere Prognose. Sie erscheinen oft siegelringartig oder szirrhös. Meist ist die Magenwand diffus, auch bis zu 10 cm über den klinisch fassbaren Befund hinausgehend, infiltriert. Dies hat u. a. naheliegenden Konsequenzen für das Vorgehen bei der Resektion.

Die früher gebräuchliche, heute klinisch bedeutungslose Einteilung nach Borrmann (Borrmann 1926) liefert eine makroskopische Tumorbeschreibung mit exophytischen breitbasigen Tumoren (Typ 1), schüsselförmig exulzerierten Karzinomen (Typ 2), exulzerierten Tumoren ohne Randwall und mit unscharfer Begrenzung (Typ 3) und sich diffus ausbreitenden Tumoren (Typ 4).

Weiterhin existiert eine Klassifikation nach Ming, die in Europa jedoch selten eingesetzt wird und Tumoren nach histopathologischen Kriterien entweder in prognostisch vorteilhaft oder prognostisch ungünstig einteilt (Ming 1977).

Wie bei vielen Tumorentitäten werden auch beim Magenkarzinom zunehmend molekulare Charakteristika bzw. Marker zum Beispiel mit Hilfe der Microarray-Technik untersucht. Hierzu gehören unter anderem p53, c-erbB-2, TTF1, uPA und E-Cadherin. Bisher haben diese jedoch keine relevante Bedeutung für eine Ergänzung der histopathologischen Einteilung erlangt. Auch für die im folgenden Abschnitt beschriebenen prognostischen Faktoren ist die molekularbiologische Charakterisierung bisher ohne klare klinische Bedeutung geblieben.

Klinik

Klinische Symptomatik

Beim Magenkarzinom existieren keine klassischen Symptome oder körperlichen Untersuchungsmethoden, die eine frühe Diagnose ermöglichen. Die Patienten klagen häufig über uncharakteristische Beschwerden wie Appetitlosigkeit, Gewichtsverlust (> 10 %), Schmerzen im Abdomen, allgemeine Schwäche, Übelkeit oder Erbrechen. Bei Auftreten von Dysphagie, Bluterbrechen, Teerstuhl und Anämie liegt meist ein fortgeschrittenes Stadium vor. Eine klinische Untersuchung kann dann pathologisch vergrößerte Lymphknoten, eine abdominelle Raumforderung oder Aszites ergeben.

Diagnostik

Zur diagnostischen Abklärung bei Verdacht auf das Vorliegen eines Magenkarzinoms stehen die in Tabelle II aufgeführten Modalitäten zur Verfügung:

Goldstandard zur lokalen Ausbreitungsdiagnostik ist der endoskopische Ultraschall.

Eine diagnostische Laparoskopie mit Zytologiegewinnung kann zum Ausschluss einer Peritonealkarzinose oder oberflächlicher Lebermetastasen durchgeführt werden. Wenn ein Staging mittels CT und Laparoskopie die Möglichkeit einer kurativen Resektion ergab, konnte diese in 97–99 % erfolgreich durchgeführt werden. Etwa einem Drittel der Patienten konnte die Morbidität einer kurativ intendierten Resektion bei Metastasen oder peritonealer Aussaat erspart werden (Lowy et al. 1996; Asencio et al. 1997; Burke et al. 1997). Die genannten Tumormarker sollten primär bestimmt werden, klinische Relevanz besitzen sie aber nur für die Verlaufskontrolle und Rezidiverkennung bei initial auffäl-

ligem Wert, eingeschränkt sind sie als Prognosefaktor verwendbar (Nakane et al. 1994).

Die Daten zum Einsatz der Fluor-Desoxyglucose-Positronenemissions-Tomographie (FDG-PET) sind heterogen. Aus einigen Studien ergibt sich, dass der Einsatz der FDG-PET zum Staging aufgrund der meist geringen Expression des Glukose-1-Transporters v. a. bei Siegelringzell- und muzinösen Adenokarzinomen limitiert ist. Auch durch die oft hohe gastrointestinale Hintergrundaktivität können nur ungefähr 50 % der Magenkarzinome präoperativ detektiert werden, wobei insbesondere die diffusen Karzinome der PET Diagnose entgingen (Yamada et al. 2006). Bei einer Primärtumorgröße unter 3 cm sinkt die Detektionsrate unter 20 % (Mukai et al. 2006). Insgesamt zeigt die FDG-PET eine Sensitivität für die Primärtumordetektion zwischen 60 und 80 % (Chin und Chang 2006) wobei die Detektion von Tumoren vom intestinalen Typ höher ist als die von anderen Magenkarzinomen (Stahl et al. 2003). Andere Arbeiten weisen auf eine sinnvolle Einsatzmöglichkeit zur Suche nach Fernmetastasen, zum Lymphknoten-Staging (mit einer Spezifität von bis zu 92 % (Chen et al. 2005; Kim et al. 2005) und zur Beurteilung des Ansprechens auf eine Chemotherapie hin. Bei initial PET-positivem Tumor kann durch eine Beurteilung des Therapieansprechens einer neoadjuvanten Therapie mittels FDG-PET eine Prädiktion hinsichtlich des endgültigen The-

Tabelle II. Validität von Staging-Untersuchungen (Ziegler et al. 1993; Dittler und Siewert 1993; Kwee und Kwee 2007; Stahl et al. 2003; Mukai et al. 2006).

Untersuchung	Charakteristik	Diagnostische Sicherheit	
		T-Stadium	N-Stadium
ÖGD + EUS, Biopsie	Primärdiagnose und lokale Tumorausbreitung	65–92 %	51 %
CT-TAB	TNM-Klassifikation	77–89 %	74 %
MRT	TNM-Klassifikation	71–83 %	
FDG-PET	TNM-Klassifikation	60–80 %	
Laparoskopie	Ausschluss Leber-/peritoneale Filiae	56 %	54 %
Koloskopie	Ausschluss Zweittumor		
GKS	Ausschluss Fernmetastasen		
Tumormarker (CEA, Ca 19-9, Ca 72-4, CA 50)	CEA in 33 % erhöht, korreliert dann mit Stadium (Nakane et al. 1994)		Sensitivität CEA bzw. CA 19–9: 9–31 % bzw. 11–34 %, zusammen 42 % (Kodama et al. 1995; Lai et al. 2002)
Labor	BB, Leber- und Nierenwerte, evtl. weitere		

Anmerkung: Generell wird die lymphogene Ausbreitung durch CT oder EUS eher unterschätzt, während das T-Stadium durch CT und Laparoskopie (für frühe Stadien) eher überschätzt wird (Ziegler et al. 1993). Ein GKS scheint nur in fortgeschrittenen Stadien indiziert.
ÖGD: Ösophago-Gastro-Duodenoskopie, EUS: endoskopischer Ultraschall, CT-TAB: Computertomographie des Thorax/Abdomens/Beckens, MRT: Magnetresonanztomographie, FDG-PET: Fluor-Desoxyglucose-Positronenemissions-Tomographie, GKS: Ganzkörperszintigramm, BB: Blutbild

Tabelle III. TNM-Klassifikation nach AJCC 2002 (modifiziert nach Greene et al. (eds) 2002).

	Fünfjahresüberleben nach Resektion	Ausbreitungscharakteristik
T-Stadium		
Tis		Carcinoma in situ: intraepithelial gelegener Tumor ohne Invasion der Lamina propria
T1	95–70 %	Tumor infiltriert die Lamina propria oder die Submukosa
T2	90–40 %	Tumor infiltriert die Muscularis propria (T2a) Tumor infiltriert die Subserosa (T2b)
T3	40–20 %	Tumor überschreitet die Subserosa ohne umliegende Strukturen zu infiltrieren
T4	30–5 %	Tumor infiltriert umliegende Strukturen
N-Stadium		
N1	50–10 %	Metastasen in 1–6 regionalen Lymphknoten
N2	30–10 %	Metastasen in 7–15 regionalen Lymphknoten
N3	< 10 %	Metastasen in mehr als 15 regionalen Lymphknoten
M-Stadium		
1a		Metastasen in nicht-regionären Lymphknoten
1b		Andere Metastasen außer Peritoneum und Pleura
1c		Metastasen peritoneal und pleural

rapieergebnisses bzw. des Gesamtüberlebens erfolgen (Chin und Chang 2006).

Insgesamt ergibt sich jedoch derzeit noch kein gesicherter Nutzen der FDG-PET zum Staging beim Magenkarzinom.

Staging

Die Einteilung der Magenkarzinome erfolgt primär nach dem TNM-System (Tabelle III) und sekundär in Gruppen (Tabelle IV).

Tabelle IV. Stadieneinteilung.

Stadium	Definition		Kommentar
0	Tis		
IA	T1	N0	Frühkarzinom, 5-JÜL um 85–90 %
IB	T1	N1	5-JÜL etwa zwischen 40 und 80 %
	T2	N0	
II	T1	N2	
	T2	N1	5-JÜL etwa zwischen 10 und 60 %
	T3	N0	→ 30–60 % für T2/T3 N0
IIIA	T2	N2	→ 10–25 % für N+ gegenüber 30–60 %
	T3	N1	für N0
	T4	N0	→ für T4 < 20 %
IIIB	T3	N2	
IV	T4	N+	
	Tx	N3	
	TxNx	M1	

Tx, Nx = jedes T bzw. jedes N

Das japanische Staging-System unternimmt eine genauere Differenzierung vor allem hinsichtlich der Lymphknoten, des Tumorbezuges zum Peritoneum und zur Serosa sowie in Bezug auf eine peritoneale und hepatische Metastasierung (Nishi und Miwa 1998). Insgesamt differieren die Überlebensraten zwischen japanischen und westlichen Patienten zugunsten ersterer.

In Bezug auf das N-Stadium ist, da die Lymphknotendissektionen oft unterschiedliche Ausmaße aufweisen, das Verhältnis von entnommenen zu befallenen Lymphknoten bedeutsam und prognostisch zu verwerten (Marchet et al. 2007). Mindestens 15 Lymphknoten sollten entnommen worden sein (Karpeh et al. 2000).

Prognostische Faktoren

Die Identifikation prognostischer und/oder prädiktiver Faktoren beim Magenkarzinom ist bedeutsam, um eine individuelle Therapieentscheidung treffen zu können.

Bei dieser Entität ergibt sich diesbezüglich ein sehr heterogenes Bild. Nachfolgend sind – ohne Anspruch auf Vollständigkeit- Faktoren aufgeführt, die in multivariaten Analysen einen signifikanten Einfluss auf das Überleben gezeigt hatten (Tabelle V).

Tabelle V. Prognostische/prädiktive Faktoren beim Magenkarzinom aus einer Auswahl von Studien (Nakane et al. 1994; Marchet et al. 2007; Karpeh et al. 2000; Popiela et al. 2002; Jakl et al. 1995; Roder et al. 1993; Haugstvedt et al. 1993; Hundahl et al. 2002; Klaassen et al. 1985; Maehara et al. 1991; Pedrazzani et al. 2004; Oblak et al. 2007; Rohatgi et al. 2006; Yu et al. 1995). Angaben in Klammern beinhalten den negativen prognostischen Faktor. Insbesondere das Verhältnis von befallenen zu entfernten Lymphknoten (subsumiert unter dem Punkt „Lymphknotenstatus") scheint gut gesichert zu sein (Marchet et al. 2007).

Faktor	Anzahl der Studien
Lymphknotenstatus	9/14
T-Stadium/Tumorgröße	7/14
Resektionsstatus (R+)	6/14
Histologie (diffus, anaplastisch)	2/14
Metastasierung	2/14

Weitere Faktoren sind: postoperative Komplikationen, Alter, relevanter Gewichtsverlust, Allgemeinzustand (KPI/ECOG-score), Serosainfiltration, Peritonealkarzinose, präoperatives CEA, initiales Hämoglobin, Ansprechen auf eine neoadjuvante Therapie und Tumorlokalisation (proximal)
KPI = Karnofsky Prognostic Index, ECOG = Eastern Cooperative Oncology Group

Kattan et al. (2003) haben ein Nomogramm erstellt, welches das krankheitsspezifische Überleben nach einer R0-Resektion voraussagt (http://www.nomograms.org). Eingehende Faktoren sind das Geschlecht der Patienten, Alter, Tumorlokalisation, Lauren-Klassifikation, Tumorgröße, Anzahl der positiven und negativen Lymphknoten sowie die Invasionstiefe des Primärtumors. Eine Validierung des Modells bei 459 Patienten aus der holländischen Magenkarzinomstudie (Hartgrink et al. 2004) ergab eine bessere prognostische Aussagekraft gegenüber dem AJCC-Stagingsystem (Peeters et al. 2005).

Grundsätze der Therapie

Die zentrale Maßnahme in der Therapie des Magenkarzinoms stellt die chirurgische Resektion dar. Nur durch sie ist eine Behandlung mit kurativer Intention möglich.

Sie schließt eine – im Ausmaß noch kontrovers diskutierte – Lymphadenektomie ein und muss, um eine kurative Situation zu erreichen in sano (R0), zumindest R1 erfolgen.

Randomisierte Studien zeigen, dass eine adjuvante Behandlung einen Überlebensvorteil ergibt. Hierbei existieren valide Daten sowohl für eine perioperative Chemotherapie als auch für eine adjuvante Radiochemotherapie.

Weitere, additive Therapiekonzepte bestehen in der intraoperativen Strahlentherapie (IORT) als auch in einer neoadjuvanten Radiochemotherapie.

Chirurgie

Frühkarzinom (Stadium IA)

Frühkarzinome sind Tumoren ohne Invasion der Submukosa des Magens. Sie zeigen bei einer Tumorgröße von weniger als 3 cm und guter Differenzierung sowie bei fehlender Ulzeration unabhängig von der Tumorgröße praktisch keine lymphogene Metastasierung (Gotoda et al. 2000).

Die Resultate der alleinigen chirurgischen Therapie sind mit einem Fünfjahresüberleben von 85–90 % gut. Daher ist bei diesen Karzinomen die alleinige lokale (endomukosale) Resektion oder partielle Gastrektomie ausreichend. Voraussetzung ist allerdings eine hinreichende diagnostische Ausbreitungsdiagnostik. Diese limitierte Operation kann sowohl endoskopisch, laparoskopisch als auch konventionell durchgeführt werden. Hauptkritikpunkt bei der Entscheidungsfindung ist jedoch noch die geringe Spezifität der Endosonographie, da mit einer Rate von 70–90 % nicht zwischen einem Befall der Mukosa und Submukosa unterschieden werden kann (Rosch 1995).

Lokale Tumoren (Stadium IB, II und evtl. Stadium IIIA)

Bei diesen Tumoren ist bereits in der Mehrzahl der Patienten mit einer lokalen Lymphknotenmetastasierung zu rechnen. Zwingende Voraussetzung für eine kurative Therapie ist die Resektion des Primärtumors sowie der zugehörigen Lymphknotenstationen.

Nach den derzeit vorliegenden Subgruppenanalysen können diese Patienten von einer erweiterten D2-

Lymphadenektomie profitieren. Bei adäquater Operation können sowohl der Primärtumor, als auch die Lymphknotenstationen mit ausreichendem Sicherheitsabstand reseziert werden. Operabilität besteht bei etwa zwei Dritteln der Patienten. Eine R0-Resektion sollte unbedingt angestrebt werden und kann inzwischen in etwa 70 % erreicht werden (Siewert et al. 1998). Hierbei sollten aufgrund der Tendenz zur submukösen Ausbreitung freie Resektionsränder von mindestens 5 cm erreicht werden. Eine kurativ intendierte Gastrektomie mit Lymphonodektomie ist mit einer nicht zu vernachlässigenden Mortalität verbunden. Risikofaktoren hierfür sind die Durchführung einer Pankreatiko-Splenektomie sowie geringe Fallzahlen bzw. wenig trainierte Operateure in der jeweiligen Institution (McCulloch et al. 2005). Nach retrospektiven Daten erzielt eine routinemäßig durchgeführte Splenektomie kein längeres Überleben und ist daher obsolet. Sie kann jedoch bei einer Tumorlokalisation im proximalen Magen und an der großen Kurvatur sinnvoll sein.

Die Wahl des Operationsverfahrens richtet sich bei Patienten mit intestinalem Typ ausnahmslos nach der anatomischen Lokalisation des Primärtumors. Bei einem Magenkarzinom des distalen Drittels wird eine subtotale Gastrektomie empfohlen, kombiniert mit einer D2-Lymphadenektomie. Bei pylorusnahen Tumoren sollten auch die Lymphknotenstationen im Bereich des Lig. hepatoduodenale, retroduodenal und paraaortal rechts mit reseziert werden. Bei Tumoren im mittleren Magendrittel erfolgt neben der D2-Lymphadenektomie eine totale Gastrektomie, während bei proximalen Magenkarzinomen eine erweiterte Gastrektomie (inklusive distalem Ösophagus) durchgeführt werden sollte.

Weit fortgeschrittene Tumoren (Stadium IIIB und IV)

Hier liegt eine palliative Situation vor (s. „Palliative Therapie").

Komplikationen

Operationsfolgen können Anastomoseninsuffizienzen und -stenosen, Dumping-Symptomatik und Malabsorption sein. Während in historischen Untersuchungen die alkalische Refluxösophagitis als dominierend beschrieben wurde, ist diese in den letzten 50 Jahren seit Einführung der Roux-Y-Rekonstruktion nahezu nicht mehr vorhanden. Das Fehlen des Magens wird von vielen Patienten dennoch als beschwerlich beschrieben, da das präoperativ übliche Ausmaß der Nahrungsaufnahme nach Gastrektomie ohne Beschwerden nicht mehr möglich ist. Eine intensive Ernährungstherapie des Patienten (und auch des Lebenspartners!) erleichtert das Bewältigen der postprandialen Beschwerden. Durch die Anlage eines Pouches (möglich nur bei intraabdomineller Rekonstruktion) kann die Notwendigkeit der kleineren Mahlzeiten verringert werden.

Nicht vergessen werden sollte die lebenslange Substitution mit Vitamin B_{12}, die auch im Arztbrief dokumentiert werden sollte.

Lymphadenektomie

Aufgrund des hohen lymphogenen Metastasierungsrisikos bei Tumoren ab dem Stadium IB ist eine Lymphadenektomie (LNE) zwingend notwendig. Möglich ist die Ausräumung des Kompartiments I (D1-LNE) oder der Kompartimente I und II (D2-LNE).

Zwei kleinere, randomisierte Studien (Robertson et al. 1994; Dent et al. 1988) mit jeweils etwa 50 Patienten untersuchten die D1- gegenüber der D2-LNE und fanden eine erhöhte Morbidität (Operationsdauer, Menge der Bluttransfusionen, Krankenhausaufenthalt) bei D2-LNE. Das Überleben war in einer Studie nicht unterschiedlich, in der anderen signifikant höher für die D2-LNE.

Zwei große randomisierte Studien, eine holländische (Bonenkamp et al. 1999; Bonenkamp et al. 1995; Hartgrink et al. 2004) (n = 711) und eine MRC-Studie (Cuschieri et al. 1996 1999) (n = 400) zeigten keinen Unterschied in den Fünfjahres-Überlebensraten für die D1/D2-Dissektion mit 45/47 % (holländische Studie) bzw. 35/33 % (MRC-Studie); hier wurden bei D1 lediglich die LK in 3 cm Entfernung um den Primärtumor entfernt). Die operative Mortalität betrug 4 %/10 % bzw. 6,5 %/13 %, war also in beiden Studien ebenso wie die postoperativen Komplikationen signifikant schlechter für die D2-Lymphonodektomie. Die höhere Mortalität scheint durch eine stattgehabte Milz- und Pankreasschwanz-Resektion bedingt zu sein, da die Subgruppe der Patienten mit D2-Lymphonodektomie ohne eine solche Prozedur ein niedrigeres Lokalrezidivrisiko und ein besseres Gesamtüberleben zeigte. In der Subgruppenanalyse profitierte nur die Gruppe der N2-Patienten von einer D2-LNE bezüglich des Gesamtüberlebens. Es ist jedoch derzeit nicht möglich, diese Patienten präoperativ zu selektionieren.

Spezialisierte japanische Chirurgen konnten jedoch bei Patienten ohne beeinträchtigende Komorbiditäten eine D2-Resektion sowie eine zusätzliche paraaortale LNE sicher durchführen (Sano et al. 2004).

Insgesamt lässt sich aus den vorliegenden Daten derzeit der Stellenwert einer D2- gegenüber einer D1-LNE nicht definitiv klären und muss weitergehenden multizentrischen Studien überlassen werden.

Rezidivmuster

Lokoregionäre Rezidive nach Resektion treten am häufigsten im Bereich des Tumorbettes und der nahegelegenen Lymphknoten auf. Weitere Risikoregionen sind assoziiert mit den Resektionsrändern, d. h. sie liegen in der Anastomosenregion, am Duodenalstumpf oder im Bereich eines Restmagens.

Klinische Daten zu den Rezidivhäufigkeiten an den genannten Lokalisationen weisen Lokalrezidive in 19–38 % nach (Landry et al. 1990; Allum et al. 1989; 2004, Ajani et al. 2006). Weiterhin existieren sowohl Daten aus chirurgischem (Re-Laparatomie) (MacDonald und Gunderson 1985) als auch aus pathologischem Blickwinkel (Wisbeck et al. 1986; McNeer et al. 1951; Thomson und Robins 1952). Demnach traten Rezidive im Tumorbett in 52–94 % auf. Im Bereich der Absetzungsränder waren intraoperativ, d. h. makroskopisch bei Re-Operation in 27 % und pathologisch in 54–60 % Rezidive nachzuweisen. Lymphknotenrezidive waren in 43–52 % (histologisch) zu verzeichnen, während im übrigen Abdomen und im Bereich der Operationswunden nur in 5 % Rezidive gefunden wurden.

Bei einer weiteren Studie mit Patienten, die bei Rezidivverdacht re-laparotomiert wurden, waren Rezidive in 29 % nur lokoregionär feststellbar; eine lokoregionäre Beteiligung war in 88 % nachweisbar, wenn ein Rezidiv diagnostiziert wurde (Gunderson 2002).

Peritoneale Rezidive treten in 40–50 % auf (Wisbeck et al. 1986; Gunderson und Sosin 1982). Auch Allal et al. berichten über fast 50 % peritoneale Rezidive nach neoadjuvanter Radiochemotherapie bei Hochrisiko-Patienten (Allal et al. 2005). Dies unterstreicht die Bedeutung der lokalen Kontrolle bei dieser Erkrankung und liefert die Grundlage für die Ausdehnung der adjuvanten Bestrahlungsfelder (s. dort).

Adjuvante Therapie

Magenfrühkarzinome benötigen bei suffizienter (R0-) Resektion keine adjuvante Therapie. Mit fortschreitender Invasionstiefe verschlechtert sich jedoch die Prognose. So sind für Karzinome des Antrums, des Korpus und der Kardia Fünfjahres-Überlebensraten von 31, 24 und 16 % nach alleiniger Chirurgie beschrieben (Heberer et al. 1988). Lokal- bzw. lokoregionäre Rezidive treten in 40–94 % nach alleiniger Chirurgie auf (Wisbeck et al. 1986; Landry et al. 1990; McNeer et al. 1951; Thomson und Robins 1952; Gunderson 2002). Diese hohen Rezidivraten waren Ausgangspunkt zur Evaluation der Wirksamkeit adjuvanter (oder auch neoadjuvanter) Therapieschemata für die Stadien IB und höher.

Chemotherapie

Die Therapie potenziell resektabler Magenkarzinome ist durch Entwicklung neuer Medikamente und Kombinationen in der Palliativsituation erheblich verändert worden. Der Stellenwert der systemischen Therapie war in früheren Jahren umstritten. Eine adjuvante Chemotherapie nach R0-Resektion konnte in einigen Studien eine Verbesserung der Überlebensrate im Bereich von absolut 5 % erzielen (Bajetta et al. 2002), andere Studien erreichten keine statistische Signifikanz (DeVita et al. 2007) oder erbrachten keinerlei Unterschied (Nitti et al. 2006). Dies liegt überwiegend an der mäßigen Effektivität der alten Kombinationen, sodass die Studien für den geringen Nutzen von höchstens 5 % zu klein ausgelegt waren.

In Europa wurde der Stellenwert der perioperativen Chemotherapie für die Behandlung des operablen Magenkarzinoms in zwei randomisierten Studien untersucht. In Großbritannien wurde basierend auf dem in der metastasierten Situation entwickelten ECF-Regime eine Kombination bestehend aus drei neoadjuvanten Zyklen und an die Operation anschließenden drei weiteren adjuvanten Zyklen Chemotherapie entwickelt. In der dieser sog. MAGIC-Studie wurden 500 Patienten mit Adenokarzinom des distalen Ösophagus, des gastro-ösophagealen Übergangs und des Magens zwischen alleiniger Operation oder Operation plus perioperativer Chemotherapie randomisiert (Cunningham et al. 2006). Einschlusskriterien waren das Vorliegen eines resektablen Tumors im Stadium II und höher ohne Anhalt für Fernmetastasen. Die präoperative Chemotherapie konnte bei 86 % der Patienten abgeschlossen werden und führte zu keiner erhöhten perioperativen Komplikations-

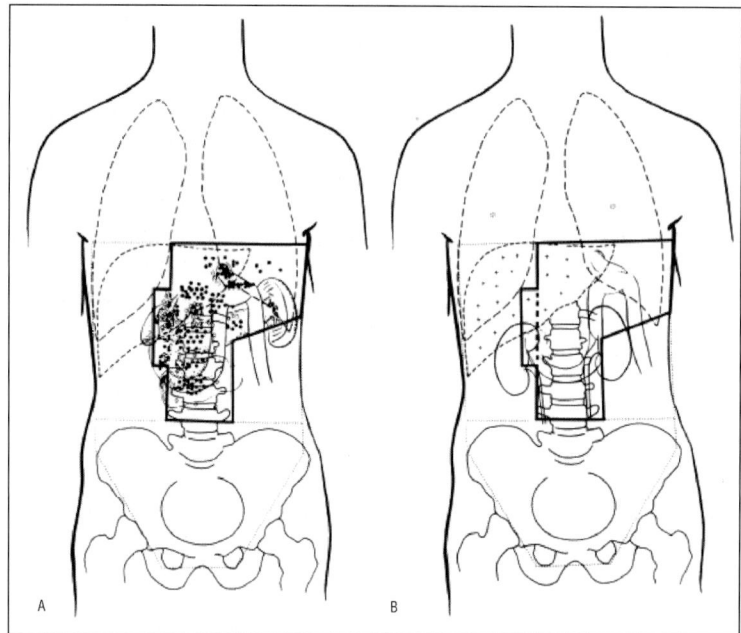

Abbildung 3. a) Lokoregionäres Rezidivmuster: ausgefüllte Kreise zeigen Rezidive im Fett/Bindegewebe und Organen, offene Kreise entsprechen Lymphknotenrezidiven. *b)* Rezidive als Fernmetastasen: Leber und Lunge. Die schwarze Linie zeigt ein typisches konventionelles Bestrahlungsfeld in anteriorer Projektion (Gunderson und Sosin 1982).

rate. Postoperativ waren nur 50 % der Patienten in der Lage, die Chemotherapie fortzuführen. Trotzdem führte die prä- und postoperative Chemotherapie zu einer Verbesserung des Gesamtüberlebens um absolut ca. 15 % nach fünf Jahren. Die Effektivität der neoadjuvanten Chemotherapie zeigte sich in einer im Vergleich zur Kontrollgruppe eindeutigen Reduktion von Tumorgröße und Ausmaß des Lymphknotenbefalls. Der Stellenwert der postoperativen Chemotherapie im Konzept ist bislang noch nicht geklärt. Mit den überzeugenden Ergebnissen der MAGIC-Studie wurde die perioperative Chemotherapie weltweit als Bestandteil der interdisziplinären Therapie des resektablen Magen- und Kardiakarzinoms anerkannt.

In einer parallel durchgeführten Studie mit 220 randomisierten Patienten wurde in Frankreich ein ähnliches Konzept mit der Kombination Cisplatin/5-FU geprüft. In der sog. FFCD-9703-Studie waren zwei bis drei Zyklen der Chemotherapie jeweils prä- und postoperativ vorgesehen. Durch die neoadjuvante Therapie verbesserte sich die R0-Resektionsrate signifikant von 74 % auf 87 %. Die perioperative Komplikationsrate hatte durch die Chemotherapie nicht zugenommen. Wie in der MAGIC-Studie konnten nur 51 % der Patienten die Chemotherapie postoperativ wieder aufnehmen. Erneut resultierte die perioperative Chemotherapie in einer signifikanten Verbesserung des Gesamtüberlebens, das mit einem Delta von 14 % fast identisch das Ergebnis der englischen Studie widerspiegelt und den Stellenwert der

perioperativen Chemotherapie mit hohem Evidenzgrad belegt (Boige et al. 2007).

Die Schwächen beider Studien liegen insbesondere in der heterogenen Verteilung der Lokalisationen sowie im niedrigen Niveau der Überlebensraten ausschließlich chirurgisch versorgter Patienten. Letztere würden für einen Vergleich zu anderen Studien mäßige Qualität des chirurgischen Parts sprechen, spiegeln aber vermutlich die Realität außerhalb chirurgischer „High-volume"-Zentren wider.

Aktuelle Entwicklungen für die perioperative Therapie greifen auf neuere Kombinationen mit hohen Remissionsraten zurück. Hier sind neben Taxan-haltigen Kombinationen, das EOX-Schema oder auch Kombinationen mit Antikörpern in Erprobung. Neben der alleinigen Chemotherapie ist die Kombination mit der Strahlentherapie in neoadjuvanten oder adjuvanten Konzepten im aktuellen Fokus. Von internistisch-onkologischer Seite werden die Studien über die AIO betreut (www.aio-portal.de).

Rolle der Strahlentherapie

Primäre Radiochemotherapie

Das Magenkarzinom ist in der Regel eine strahlensensible Erkrankung. Die Tumorkontrollwahrscheinlichkeit zeigt eine Dosisabhängigkeit, wobei die applizierbare Gesamtdosis durch die anatomische

Nähe zu Risikostrukturen wie Dünndarm, Nieren und Leber limitiert ist, sodass kurative Dosen schwer zu erreichen sind. Dennoch kann auch in der inoperablen primären Situation eine lokale Tumorkontrolle erzielt werden (siehe „Palliative Therapie").

In Bezug auf das Gesamtüberleben hat sich in randomisierten Studien mit applizierten Dosen zwischen 40 und 46 Gy und begleitender 5-FU Chemotherapie kein Vorteil bei irresektablen Tumoren gegenüber der alleinigen 5-FU-Chemotherapie gezeigt (Klaassen et al. 1985; Hazel et al.1981).

Ähnliche Ergebnisse erzielte auch eine Studie der GITSG (Gastrointestinal Study Group) mit 90 Patienten. Das Protokoll randomisierte eine alleinige postoperative Chemotherapie gegen diese Chemotherapie gefolgt von einer Radiochemotherapie mit 5-FU. Etwa ein Fünftel der Patienten befand sich in der primären Situation, die übrigen waren R1- (ca. 40 %) oder R2- (ca. 40 %) reseziert. Im Bezug auf das Gesamtüberleben ergab sich kein signifikanter Unterschied (GSG 1982).

Somit ergibt sich bei primärer Inoperabilität entweder die Möglichkeit eines neoadjuvanten Ansatzes, andernfalls, wie auch bei makroskopisch residuellem Tumor nach Resektion, besteht eine palliative Situation.

Adjuvante Therapie

Die Notwendigkeit adjuvanter Therapieschemata ab Stadium IB wurde bereits diskutiert. Prinzipielle Modalitäten sind wiederum die alleinige Strahlentherapie (perkutan oder als IORT) sowie die Radiochemotherapie oder die alleinige Chemotherapie.

Adjuvante Strahlentherapie

Eine britische Studie testete prospektiv randomisiert ein alleinig chirurgisches Vorgehen gegen eine Kombination mit adjuvanter Chemotherapie (5-Fluorouracil, Adriamycin, Mitomycin C (FAM)) und gegen eine Kombination mit adjuvanter Strahlentherapie ($5 \times 1,8$–45 Gy mit optionalem Boost um 5 Gy). Eingeschlossen waren auch 18 % R1-resezierte Patienten. Keine der adjuvanten Therapieschemata erzielte einen Überlebensvorteil gegenüber der alleinigen Resektion, wobei der strahlentherapeutische Arm die beste lokale Kontrolle zeigte (OP/FAM/RT = 73 %/ 81 %/90 %). Zudem erhielten sowohl im Strahlen- als auch im Chemotherapiearm nur zwei

Drittel der Patienten die intendierte komplette Therapie (Allum et al. 1989).

Hallissey et al. (1994) fanden in einer prospektiv randomisierten, dreiarmigen Studie mit alleiniger Resektion, adjuvanter Polychemotherapie (Mitomycin C, Doxorubicin, 5-FU) und adjuvanter Radiatio (45 Gy) keine signifikanten Unterschiede bezüglich des Gesamtüberlebens. Die Studie gibt jedoch keine Auskunft über den Resektionsstatus oder das Ausmaß der Lymphonodektomie, sodass die adjuvante Therapie möglicherweise aufgrund der residuellen Tumormasse nicht ausreichend war. Hierfür spricht auch, dass 88 % der Patienten lokal rezidivierten.

Insgesamt sind die Daten für die alleinige adjuvante perkutane Strahlentherapie nicht überzeugend.

Intraoperative Strahlentherapie (IORT)

Der Einsatz der IORT bietet prinzipiell die Möglichkeit der Applikation einer hohen Einzeitdosis mit entsprechender biologischer Wirksamkeit bei guter Schonung der Risikoorgane ohne erhöhte Toxizität im Vergleich zur Teletherapie (Cromack et al. 1989). Die Eingrenzung des Zielvolumens erfolgt durch Abdeckung mit Bleiplatten oder das direkte Aufsetzen eines Tubus (Abbildung 4). Problematisch ist jedoch, dass eine dreidimensionale Berechnung der Dosisverteilung nur eingeschränkt möglich ist und das Zielvolumen nur kleinvolumig im unmittelbaren Tumorbereich zu realisieren ist. Aus diesem Grund existiert neben der alleinigen IORT auch das Konzept der kombinierten IORT/perkutanen Therapie, die dann die Lymphabflussgebiete bzw. die erweiterte Tumorregion erfassen kann. Beide Konzepte werden bei lokal fortgeschrittener Erkrankung eingesetzt und erzielten in Studien eine verbesserte lokale Kontrolle ohne jedoch das Gesamtüberleben zu beeinflussen.

Ogata et al. (1995) verwendeten 12-MeV-Elektronen und applizierten bei 58 Patienten 28–30 Gy auf den erweiterten Bereich des Truncus coeliacus. Die Autoren berichten über ein – statistisch nicht signifikantes – verbessertes Gesamtüberleben im Vergleich zu historischen Kollektiven bzw. zur nicht randomsierten Gruppe mit alleiniger Chirurgie für die Stadien II und III, jedoch keinen Effekt im Stadium IV. Krämling et al. (1997) erzielten mit einer IORT von 28–35 Gy bei 53 Patienten eine verbesserte lokale Kontrolle im Vergleich zur alleinigen Resektion (65 Patienten), das Gesamtüberleben war jedoch etwas geringer (29/34 Monaten medianes Überleben).

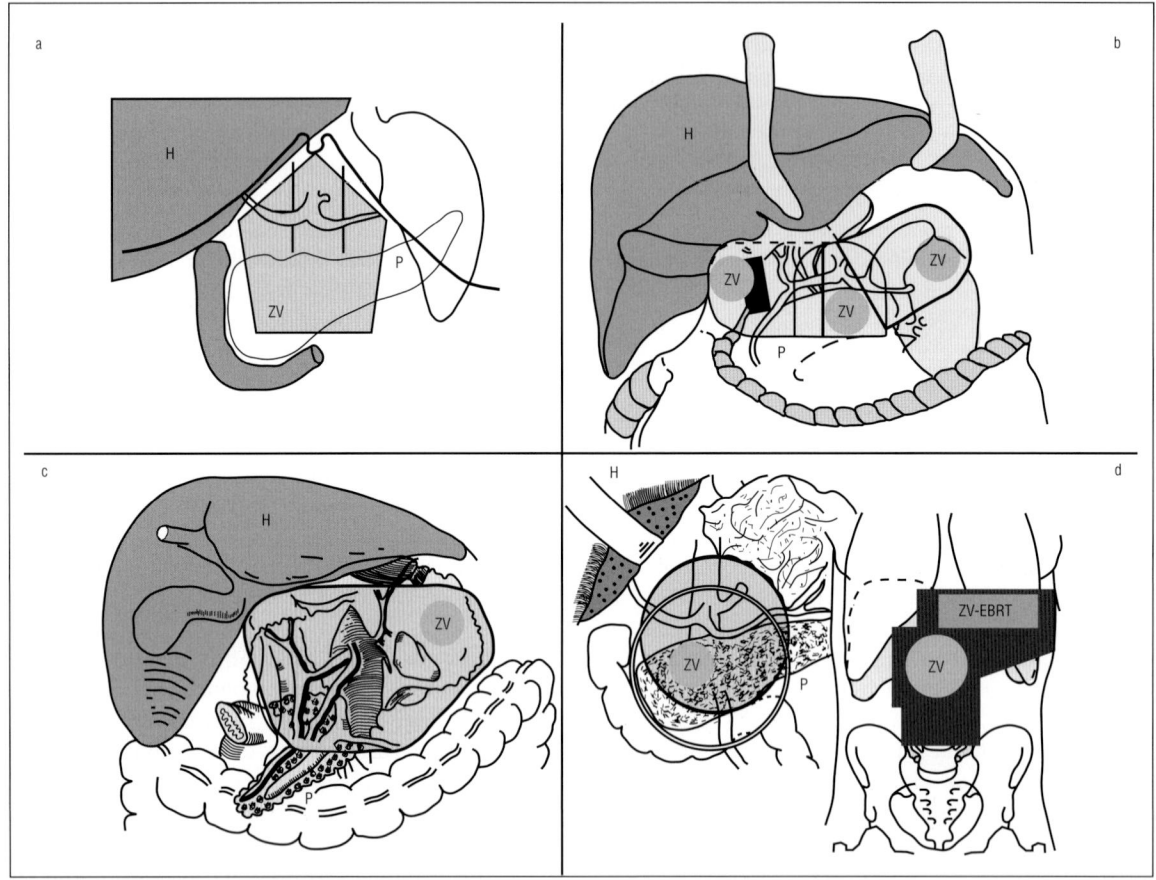

Abbildung 4. Die Darstellung erfolgt mit modifizierten Skizzen aus den genannten Publikationen: *a)* Alleinige IORT mit pentagonalem Applikator nach Abe; *b)* Alleinige IORT mit multiplen hufeisenförmigen Feldern nach Sindelair; *c)* Alleinige IORT mit erweitertem individuellen Feld nach Ogata; *d)* Kombinierte IORT und perkutane Radiotherapie nach Calvo, Zielvolumendefinition der perkutanen Radiotherapie nach Gunderson und Sosin (rechte Bildhälfte). ZV = IORT-Zielvolumen, ZV-EBRT = perkutanes Zielvolumen, H = Hepar, P = Pankreas).

Eine Verbesserung konnten Takahashi und Abe (1986) erreichen. Sie erzielten mit intraoperativ applizierten Dosen von 28–35 Gy eine Verbesserung im Fünfjahresüberleben (87 %, 84 %, 62 % und 15 % für die Stadien I–IV) in den Stadien II–IV um 15–25 %. Für die IORT konnte hier gezeigt werden, dass sie in der Lage ist, eine inkomplette Resektion zu kompensieren und für die entsprechenden Patienten im Stadium IV einen Vorteil von 15 % gegen 0 % Fünfjahresüberleben zu erzielen. Diese Studie ist allerdings methodisch angreifbar.

Abe et al. (1995) berichten in einer randomisierten Studie mit 242 Patienten über eine Verbesserung des Fünfjahresüberlebens um 10–20 % nach IORT bei Patienten im Stadium II–IV im Vergleich zu alleinig chirurgisch behandelten Patienten. In der Subgruppenanalyse bezog sich der Vorteil v. a. auf Karzinome mit Serosa-Infiltration und N2- oder N3-Situation.

IORT plus perkutane Therapie

Die Ergebnisse der IORT gefolgt von einer perkutan applizierten Dosis wurde in Phase-II-Studien bzw. retrospektiv untersucht. Die verwendeten Dosen betrugen zwischen 12,5 und 16,5 Gy mit Elektronen für die IORT und 40–46 Gy als perkutane Dosis. Mit dieser Kombination ließen sich lokale Kontrollraten von 89 % und ein Fünfjahresüberleben von 39 % (welches sich nach 10 Jahren bestätigte) (Martinez-Monge et al. 1997)/51 % (Gilly et al. 1993) bzw. ein Zweijahresüberleben von 47 % (Avizonis et al. 1995) realisieren. Calvo et al. (1992) berichten allerdings in diesem Dosisbereich auch über z. T. lebensbedrohliche Komplikationen wie gastrointestinale Blutungen oder schwere Enteritiden sowie Wirbelkörpersinterungen als Spätfolge.

IORT oder perkutane Therapie

Der randomisierte Vergleich von IORT (20 Gy mit
1–15-MeV-Elektronen) und perkutaner Strahlentherapie (50 Gy mit 6–0-MV-Photonen) bei makroskopisch komplett resezierten bzw. gastrektomierten
Magenkarzinomen im Stadium III und IV ergab
einen signifikanten Unterschied bezüglich der lokoregionären und lokalen Kontrolle in einem Bereich
von 20 % für die perkutane Therapie gegenüber
80 % für die IORT, wobei jeweils zur IORT Misonidazol als Radiosensitizer gegeben wurde. Dies über-
setzte sich jedoch nicht in ein verbessertes Gesamtüberleben der Patienten (Sindelar et al. 1993).

Insgesamt zeigen die Daten aus dem asiatischen
Raum, insbesondere von Abe und Mitarbeitern,
überwiegend positive Ergebnisse für den Einsatz
der IORT. Bei der Anwendung dieser Therapiemodalität in Europa oder in den USA ergeben sich
heterogene Daten sowohl bezüglich des Therapieerfolges als auch hinsichtlich der zu erwartenden
Toxizität.

Daher ist die IORT beim Magenkarzinom derzeit
nur innerhalb von Studien zu empfehlen.

Adjuvante Radiochemotherapie

Daten zur adjuvanten Radiochemotherapie beim
Magenkarzinom existieren bereits seit Ende der 60er
Jahre. Für die Kombinationstherapie mit 5-FU
konnte randomisiert eine Überlegenheit gegenüber
der alleinigen Strahlentherapie gezeigt werden
(Childs et al. 1968). Weiterhin konnte mit einer paral-
lelen Polychemotherapie zur Strahlentherapie nach
R1-Resektion ein medianes Überleben von 18 Monaten (gegenüber 5 Monaten mit alleiniger Chemotherapie) erreicht werden (GITSG 1990).

Ein ebenfalls randomisierter Vergleich zwischen
alleiniger adjuvanter Strahlentherapie und einer
adjuvanten Radiochemotherapie war 1989 von der
EORTC durchgeführt worden. Die drei Studienarme
beinhalteten verschiedene Applikationsschemata
von 5-Fluorouracil (Kurzzeit- Langzeit- und Kurz-
und Langzeitgabe) parallel zur Strahlentherapie. Das
mediane Überleben war signifikant unterschiedlich
zugunsten der Radiochemotherapie. Dieser Vorteil
war allerdings nach Stratifizierung für die wichtigsten
Prognosefaktoren nicht mehr vorhanden, wobei es
nur Langzeitüberleber in den Radiochemotherapie-
Armen mit den besten Ergebnissen mit der kombinierten Lang- und Kurzzeitapplikation gab (Bleiberg

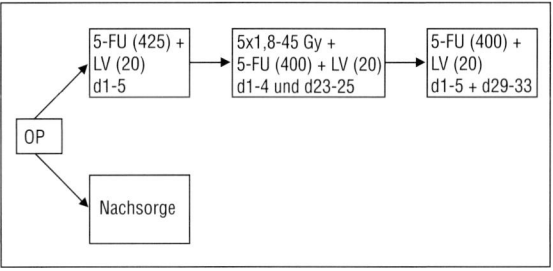

Abbildung 5. Schema der SWOG-Studie (MacDonald et al. 2001).
OP = Operation, 5-FU = 5-Fluorouracil, LV = Leukovorin, d = Tag.
Angaben in Klammern entsprechen mg/m².

et al. 1989). Weitere Daten in dieser Richtung liefern
Untersuchungen zu Tumoren des gastro-ösophagealen Übergangs, wo ebenfalls ein Vorteil für die adjuvante Radiochemotherapie gezeigt werden konnte
(Whittington et al. 1990).

Die Frage, ob eine adjuvante Radiochemotherapie
einen Vorteil gegenüber der alleinigen Resektion
ergibt, wurde erstmals 1979 untersucht (Dent et al.
1997). Hierbei wurde für die Kombination aus 20 Gy
und 5-FU kein Vorteil gesehen, was in Anbetracht
der folgenden Daten zeigt, dass die applizierte Dosis
nicht ausreichend war. 1984 folgte eine Studie, die
untersuchte, ob eine adjuvante Radiochemotherapie
bei Hochrisiko-Patienten nach kompletter Resektion
sinnvoll ist. Randomisiert wurde eine alleinige Resektion gegen eine Resektion mit nachfolgender Radiatio mit 37,5 Gy in 24 Fraktionen und paralleler 5-FU
Bolusgabe (15 mg/kg KG d1-3). Bei allerdings kleiner Patientenzahl war ein signifikanter Vorteil für
den Studienarm sowohl für die lokale Kontrolle als
auch das Gesamtüberleben vorhanden (Tabelle VI)
(Moertel et al. 1984).

SWOG-Studie

Die South-West Oncology Group (SWOG) (MacDonald et al. 2001) hatte die Frage des Stellenwerts der
adjuvanten Radiochemotherapie bei Patienten mit
Magenkarzinomen oder Karzinomen des gastro-ösophagealen Übergangs untersucht (INT 0116). 556
Patienten wurden nach R0-Resektion zwischen
Nachbeobachtung und Radiochemotherapie randomisiert. Eingeschlossen waren alle Tumorstadien
außer Frühkarzinomen (T1N0), wobei es sich mehrheitlich um Hochrisiko-Patienten (70 % T3–T4, 85 %
N+) und in etwa 80 % um Karzinome des Magen-
antrums und -korpus handelte. Zielvolumen war das
Tumorbett sowie die regionären Lymphknoten (etwa
entsprechend dem Kompartiment II) inklusive 2 cm

Tabelle VI. Phase-III-Studien zur primären Strahlentherapie bzw. Radiochemotherapie.

Autoren	Therapiearme	Therapieschema	Patienten (n)	Gesamtüberleben	p
Klaassen et al. (1985)	CHX	5-FU	31	9,3 Mo. (median)	n. s.
	RTCHX	40 Gy/5-FU	26	8,2 Mo.	
GISTG (1990)	CHX	FDC	44	11(3 J)	n. s.
	RTCHX	FDC = > 43,2 Gy/5-FU	46	7	

CHX = Chemotherapie, RTCHX = Radiochemotherapie, Mo = Monate, n. s. = nicht signifikant, 5-FU = 5-Fluorouracil, FCD = 5-FU, Doxorubicin, MeCCNU

Tabelle VII. Phase-III-Studien zur adjuvanten Therapie.

Autor	Therapiearme	Therapieschemata	Patienten (n)	Lokale Kontrolle (%)	Gesamt überleben	Zeit raum	p
Sindelar et al. (1993)	Resektion					Median	< 0,05
	–/+[a] adj. RTCHX	50 Gy	25	8	21 Mo.		
	Adj. IORT	1 × 20 Gy	16	56	25 Mo.		
Moertel et al. (1984)	Resektion		23	46	4 %	5 J	< 0,05
	Adj. RT	37,5Gy/5-FU	39	61	23 %		
Bleiberg et al. (1989)	Adj. RT	55,5 Gy	30		12 Mo.	Median	0,041
	Adj.RTCHX	55,5 Gy/5-FU ST	30		10 Mo.		
		55,5 Gy/5-FU LT	26		15 Mo.		
		55,5 Gy/5-FU ST + LT	29		18 Mo.		
Allum et al. (1989)	Resektion		145	73	20 %	3 J	n. s.
	Adj. CHX	FAM	138	81	19 %		
	Adj. RT	45 Gy + 5 Gy	153	90	12 %		
Hallissey et al. (1994)	Resektion		145		20 %	5 J	n. s.
	Adj. CHX	MDF	138		19 %		
	Adj. RT	45 Gy	153		12 %		
MacDonald et al. (2001)	Resektion		275	71	41 %	3 J	0,005
	Adj. RTCHX	45 Gy/5-FU/LV	281	81	50 %		

RT = Radiotherapie, RTCHX = Radiochemotherapie, Adj. = Adjuvant, Neoadj. = neoadjuvant, J = Jahre, CHX = Chemotherapie, ST = Kurzinfusion, LT = Dauerinfusion, 5-FU = 5-Fluorouracil, FAM = 5-Fluorouracil, Adriamycin, Mitomycin C, LV = Leukovorin, C = Methyl-CCNU, D = Doxorubicin, MDF = Mitomycin C + Doxorubicin + 5-FU, n. s. = nicht signifikant, [a]bei Stadium III/IV.

Abstand zu den proximalen und distalen Anastomosen.

Nach einer medianen Nachbeobachtungszeit von fünf Jahren ergab sich ein signifikanter Vorteil für die adjuvante Radiochemotherapie mit einer signifikanten Verlängerung des medianen Überlebens von neun Monaten (27 Monate vs. 36 Monate) sowie einen Vorteil bezüglich des rezidivfreien Überlebens (Abbildung 6, 7) und der lokalen Kontrolle (Tabelle VII). In 72 % (Resektion) bzw. 65 % (RTCHX) war bei den lokal rezidivierten Patienten auch ein lokoregionäres Rezidiv vorhanden, meist in Form einer Peritonealkarzinose. Die Fernmetastasierungsrate (18 % für die chirurgische Gruppe vs. 33 % für das Radiochemotherapie-Kollektiv) wurde nicht beeinflusst.

Die Toxizität des Regimes war insgesamt tolerabel, jedoch konnten nur 64 % aller Patienten die intendierte Therapie vollständig erhalten. Bei etwa der Hälfte der Patienten trat eine hämatologische Toxizität > CTC Grad 2 (meist Leukopenie), in einen Drittel eine gastrointestinale Toxizität > Grad 2 auf. In 17 % bedingte dies einen Therapieabbruch. Drei Patienten verstarben.

In den USA zählt die adjuvante Radiochemotherapie daher seit dieser Studie zur Standardtherapie des Magenkarzinoms. Basierend auf diesen Daten besteht die Indikation zur adjuvanten Radiochemotherapie bei R0 resezierten Patienten und bei T3 oder T4 sowie N+ Tumoren v. a. bei distaler Lokalisation.

Im Rahmen einer individuellen Therapie kann auch bei Patienten mit mikroskopischen Residuen (R1) eine adjuvante Radiochemotherapie erfolgen. In Abhängigkeit von der Lokalisierbarkeit und Ausdehnung sowie der anatomischen Beziehung zu Risi-

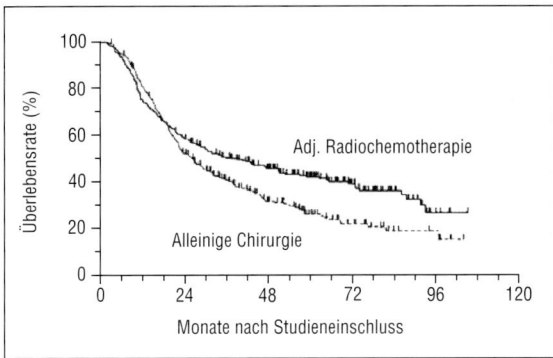

Abbildung 6. Signifikant verbessertes Gesamtüberleben durch die adjuvante Radiochemotherapie nach Resektion (modifiziert nach: MacDonald et al. 2001).

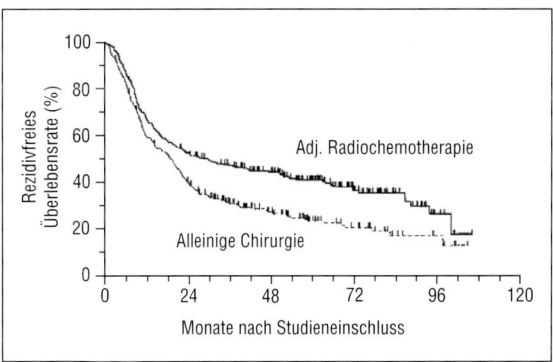

Abbildung 7. Signifikant verbessertes rezidivfreies Überleben durch die adjuvante Radiochemotherapie nach Resektion (modifiziert nach: MacDonald et al. 2001).

kostrukturen erscheint eine kleinvolumige Aufsättigung sinnvoll, ist jedoch nicht durch prospektive Daten belegt.

Die zu erwartende Akut- und Spättoxizität ist zwar tolerabel, jedoch durchaus nicht befriedigend. Mit konformalen Bestrahlungstechniken (Welz et al. 2007; Kollmannsberger et al. 2005) kann eine Toxizitätsreduktion durch bessere Normalgewebsschonung erfolgen. Weiterhin besteht die Möglichkeit einer intensitätsmodulierten Strahlentherapie (IMRT) (Wieland et al. 2004).

In Europa wurde die Studie aufgrund des Ausmaßes der Lymphknotendissektion kritisiert, da der europäische Standard eine D2- oder zumindest D1-Lymphonodektomie ist. Jedoch haben immerhin 46 % der Patienten in der SWOG-Studie eine solche Lymphonodektomie erhalten. Auch diese Subgruppe profitierte hinsichtlich des Gesamtüberlebens. Zudem ließ sich auch im Arm mit alleiniger Resektion kein Einfluss der Art der Lymphonodektomie feststellen.

Die Fünfjahresüberlebensdaten der Studie sind im Literaturvergleich suboptimal, was sich aber auch durch die Selektion einer großen Zahl an Hochrisikopatienten (s. o.) erklären lässt.

Weiterhin liefern Phase-II-Studien Daten, die für eine Wirksamkeit dieses Schemas auch bei D2-LNE sprechen.

Kim et al. behandelten 544 Patienten in den Stadien II–IV nach kurativer D2-Resektion mit einer 5-FU Chemotherapie vor und nach einer Radiochemotherapie mit 45 Gy und 5-FU/Leukovorin, also mit einem der SWOG-Studie analogen Schema. Der Vergleich

mit einem im selben Zeitraum behandelten Kollektiv von 446 Patienten, die nur eine kurative Resektion erhalten hatten, ergab einen Vorteil im medianen Überleben von 95 Monaten mit der adjuvanten Radiochemotherapie gegenüber 63 Monaten mit alleiniger Chirurgie. Dieser Vorteil bezog sich auf alle Stadien und beinhaltete auch ein verbessertes rezidivfreies Überleben mit 76 bzw. 53 Monaten (Kim et al. 2005).

Ähnliche Resultate zeigen weitere Publikationen (Oblak et al. 2007; Park et al. 2003), sodass auch bei D2-LNE eine adjuvante Radiochemotherapie mit akzeptabler Toxizität sinnvoll durchführbar ist, auch dann einen Vorteil gegenüber der alleinigen Chirurgie beinhaltet und – möglicherweise aufgrund der extensiveren LNE – eher bessere Ergebnisse als bei einer D1-LNE erzielt.

Zudem weist eine aktuelle Metaanalyse, die fünf randomisierte Studien mit 869 Patienten im Zeitraum von 1970–2006 untersuchte, einen signifikanten Vorteil bezüglich des Fünfjahresüberlebens durch die adjuvante Radiochemotherapie nach (Fiorica et al. 2007).

Der Einsatz der adjuvanten Radiochemotherapie hat nach Publikation der INT-0116-Studie in den USA zugenommen. Dies ging mit einem verbesserten Überleben einher, was für die Übertragbarkeit der Ergebnisse in die tägliche Routine spricht (Kozak und Moody 2008).

MAGIC-Studie

Das chemotherapeutische Pendant, die MAGIC-Studie (Cunningham et al. 2006), hatte eine neoadjuvante und adjuvante alleinige Chemotherapie mit

Epirubicin, Cisplatin und 5-FU (ECF) gegen die alleinige Resektion getestet. Hierbei resultierten ebenfalls ein signifikanter Überlebensvorteil mit einem medianen Überleben von 24 gegenüber 20 Monaten und eine höhere Rate an R0 Resektionen wobei allerdings nur 40 % der Patienten die komplette Chemotherapie erhalten konnten. Die MAGIC-Studie beinhaltete Patienten mit D1- und D2 Lymphonodektomie, also ausgedehnter als in der SWOG-Studie. Ein möglicher Schluss hieraus ist, dass die adjuvante Radiochemotherapie nur bei insuffizienter LNE notwendig ist. Da in Europa eine D1-D2-LNE Standard ist, wird von hämatoonkologischer Seite daher die perioperative Chemotherapie als Standard angesehen.

Hierzu ist anzumerken, dass der chirurgische Standardarm der Studie schlechtere Ergebnisse (41 % Dreijahresüberleben) als in vergleichbaren Untersuchungen (45 % Fünfjahresüberleben) erzielt hatte. Daten zur lokalen Kontrollwahrscheinlichkeit benennt die Studie nicht.

Wie bereits geschildert, ist jedoch zum einen das Ausmaß der optimalen LNE unklar zum anderen haben Phase-II-Studien Hinweise für die Wirksamkeit der adjuvanten Radiochemotherapie auch bei D2-LNE ergeben.

Als Quintessenz bleibt festzuhalten, dass die perioperative Chemotherapie (MAGIC) bisher nicht gegen die adjuvante Radiochemotherapie (SWOG) getestet wurden. Somit stehen zwei Therapiemodalitäten zur Verfügung, die einen klaren Überlebensvorteil gegenüber der alleinigen Resektion erzielen. Daher

sollte für jeden Patienten individuell entschieden werden, ob das Lokalrezidivrisiko (T3/T4-Tumor, ausgedehnter Lymphknotenbefall) oder das Fernmetastasierungsrisiko im Vordergrund steht, und die Therapie dementsprechend indiziert werden.

Eine Möglichkeit, das Lokalrezidivrisiko zu senken und die Fernmetastasierungsrate zu beeinflussen besteht in der Intensivierung der chemotherapeutischen Komponente im Rahmen einer adjuvanten Radiochemotherapie. Eine randomisierte Multicenter Phase-II-Studie hatte hierzu eine Chemotherapie mit 5-FU/Folinsäure und Cisplatin ± Paclitaxel vor und nach der Radiochemotherapie, modifiziert nach dem SWOG Schema mit kontinuierlicher 5-FU-Gabe, untersucht. Dieses Schema war in beiden Studienarmen mit akzeptabler Toxizität durchführbar (Welz et al. 2007; Kollmannsberger et al. 2005). Für die Evaluation hinsichtlich lokaler Kontrolle und Gesamtüberleben (> 60 % nach 2 Jahren) ist eine längere Nachbeobachtungszeit notwendig.

Aus den diskutierten Daten ergibt sich daher prinzipiell die Indikation zur adjuvanten Radiochemotherapie sicher für nicht R0 resezierte Patienten sowie für Hochrisikopatienten mit lokal fortgeschrittenem Tumor, d. h. pT3, pT4 oder N+ Stadien. Diskussionswürdig ist die adjuvante Kombinationstherapie prinzipiell für die in der SWOG-Studie eingeschlossenen Stadien IB–IV. Bei Kontraindikationen für eine begleitende oder alleinige Chemotherapie kann eine alleinige Radiatio sinnvoll sein.

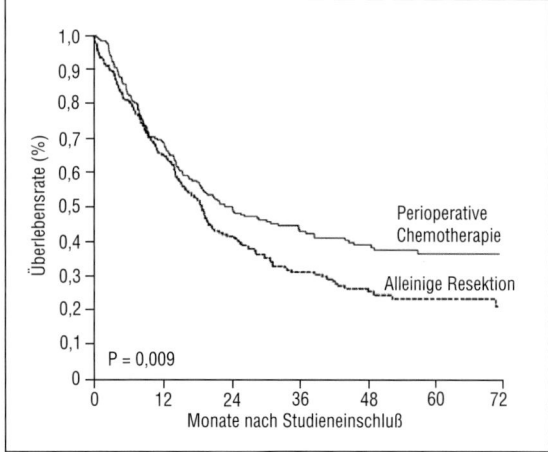

Abbildung 8. Signifikant verbessertes Überleben durch die perioperative Chemotherapie (modifiziert nach: Cunningham et al. 2006).

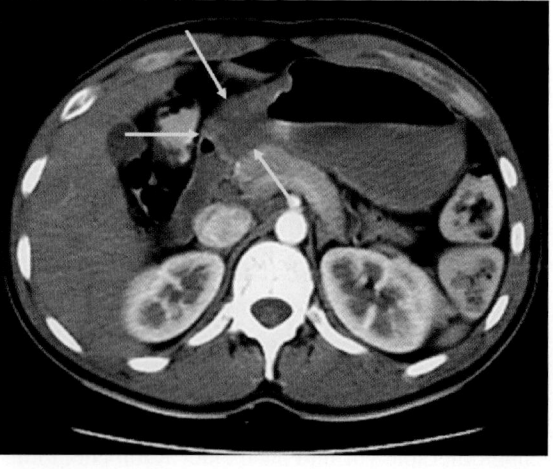

Abbildung 9. Präoperativer T-Schnitt mit Magenkarzinom im Antrum (Pfeile).

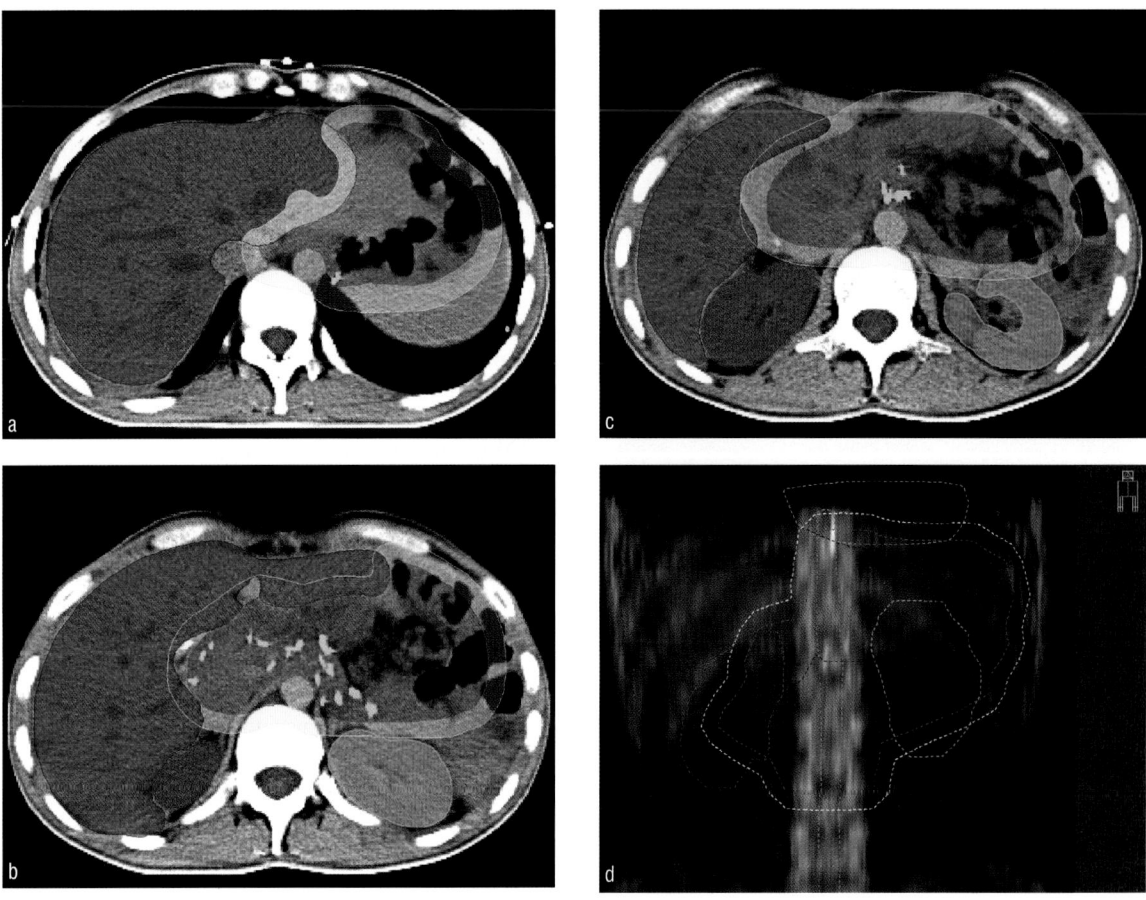

Abbildung 10. a–c) Zielvolumenkonturierung an exemplarischen Planungs-CT-Schnitten.
Rot = rechte Niere, grün = linke Niere, lila = Leber, blau = CTV (clinical target volume), gelb = PTV (planning target volume). Das CTV schließt die durch Clips markierte Resektionsregion ein.
Abbildung 10.d) DRR (digital radiographic reconstruction) mit koronarer Ansicht der eingezeichneten Volumina.

Tabelle VIII. Phase-III-Studien zur neoadjuvanten Therapie.

Autoren	Therapiearme	Therapieschemata	Patienten (n)	Lokale Kontrolle (%)	Gesamtüberleben (%)	Zeit	p
Zhang et al. (1998)	Resektion Neoadj. RT	5 × 2–40 Gy	199 171	48 61	20 30	5 J	0,009
Skoropad et al. (2002)	Resektion Neoadj. RT	5 × 4–20 Gy	51 51		30 39	5 J	n. s.
Shchepotin et al. (1994)	Resektion Neoadj. RT Neoadj. RT/HT	5 × 4–20 Gy 5 × 4–20 Gy/HT			30 51	5 J	< 0,05
Skoropad et al. (2000)	Resektion Neoadj. RT + adj. IORT	5 × 4–20 Gy 1 × 20 Gy	78 ges.		Vorteil nur Subgr. N+ und T4		

RT = Radiotherapie, Adj. = adjuvant, Neoadj. = neoadjuvant, J = Jahre, HT = Hyperthermie, n. s. = nicht signifikant.

Neoadjuvante Therapie

Die neoadjuvante Therapie eignet sich für primär inoperable Situationen bzw. Konstellationen in denen eine R0-Resektion schwierig erscheint. Mögliche Modalitäten sind die alleinige Strahlentherapie, eine Radiochemotherapie oder eine alleinige (z. B. perioperative, siehe MAGIC-Studie) Chemotherapie.

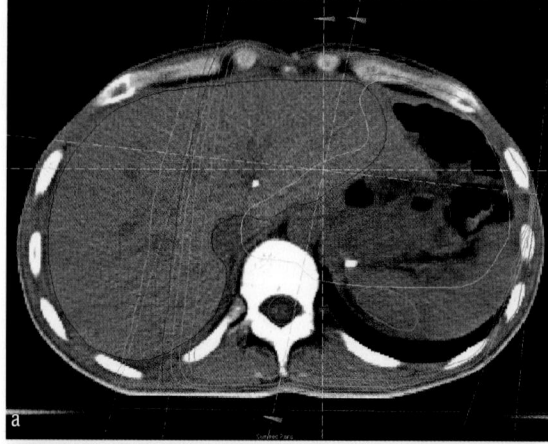
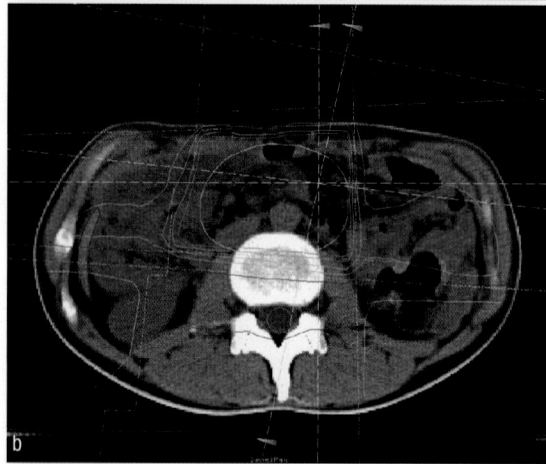
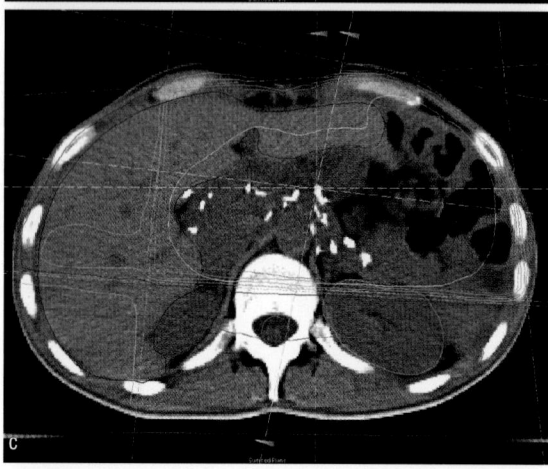

Abbildung 11. Entsprechender 3-D-Plan.
a) Kraniales Halbfeld mit schräg gewinkelten Gegenfeldern mit 6-MV-Photonen.
b) Gewichtete seitliche und ein anteriores Feld als kaudales Halbfeld mit 6/15-MV-Photonen auf Isozentrums-Ebene bzw. *c)* kaudal hiervon.

Neoadjuvante Strahlentherapie (Tabelle VIII)

In vier randomisierten Studien russischer Autoren, die jeweils eine neoadjuvante RT (Skoropad et al. 2000; Talaev et al. 1990), eine neoadjuvante RT mit Hyperthermie (Shchepotin et al. 1994) und eine neoadjuvante RT unter hypoxischen Bedingungen gegen eine alleinige Resektion untersucht haben, war mit einer Ausnahme (Skoropad et al. 2000) ein signifikanter Überlebensvorteil für die neoadjuvante Therapie erzielt worden. Da die entsprechenden Publikationen z. T. nur in russischer Sprache vorliegen, mit veralteter Technik durchgeführt wurden und mit methodischen Problemen behaftet sind, sollten die Ergebnisse jedoch mit Vorsicht interpretiert werden.

Eine chinesische Studie (Zhang et al. 1998) testete prospektiv randomisiert eine alleinige Resektion gegenüber einer neoadjuvanten Strahlentherapie mit 5 × 2–40 Gy bei Kardiakarzinomen. Hierbei konnten signifikante Vorteile bezüglich des Fünf- und Zehnjahres-Überlebens (30/20 % bzw. 20/13 %) und der lokalen und loko-regionären Kontrolle beobachtet werden. Ebenso konnte ein Downstaging mit nachfolgend verbesserter radikaler Resektabilität (80/62 %) erzielt werden, ohne dass eine Erhöhung der operativen Morbidität oder Mortalität auftrat. Die Fernmetastasierungsrate wurde durch die neoadjuvante Therapie nicht beeinflusst.

Insgesamt fehlen valide Daten für westliche Patientenkollektive, sodass weitere Studien notwendig sind. Die vorliegenden Daten sprechen jedoch für eine Wirksamkeit der neoadjuvanten Strahlentherapie zumal eine aktuelle Metaanalyse aus vier Studien mit 832 Patienten einen kleinen, aber signifikanten Überlebensvorteil nach fünf Jahren für die neoadjuvante Strahlentherapie gegenüber der alleinigen Resektion zeigt (Fiorica et al. 2007).

Neoadjuvante Radiochemotherapie

Zur Frage der neoadjuvanten Radiochemotherapie existieren derzeit keine prospektiv randomisierten Studien. Phase-I-Daten zeigen jedoch, dass dieser Ansatz mit vertretbarer Akut- und Langzeittoxizität und ohne erhöhte perioperative Mortalität durchführbar ist. Dosen bis 45 Gy in Kombination mit Cisplatin und 5-FU/LV (Allal et al. 2005) oder Paclitaxel (Safran et al. 2000) können appliziert werden, auch wenn eine D2-LNE folgt.

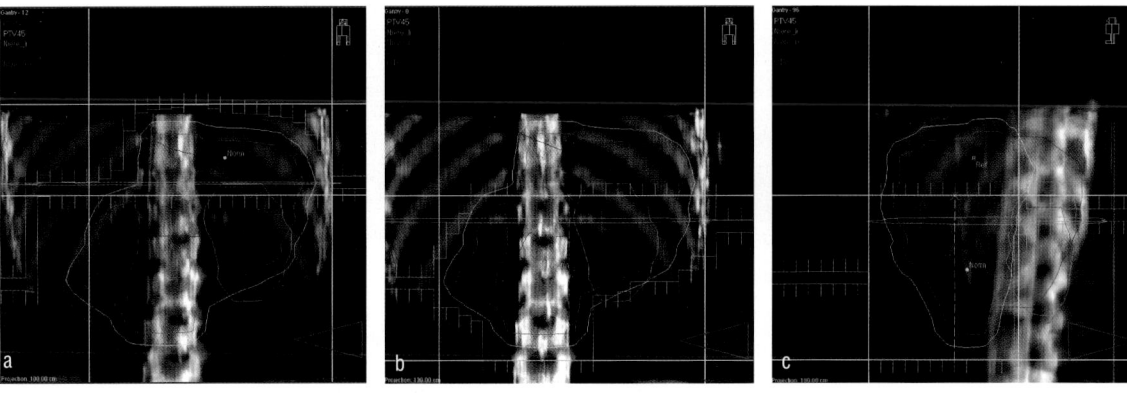

Abbildung 12. DRR-Darstellung des schräg anterioren kranialen Halbfeldes (a),
(b) des gewinkelt seitlichen kaudalen Halbfeldes (c) des anterioren kaudalen Halbfeldes und

Entsprechende bzw. zumindest übertragbare rando-misierte Daten liefern aber Studien zur Therapie des Ösophaguskarzinoms, in denen Tumoren des gastro-ösophagealen Übergangs enthalten sind. Bei Rando-misation zwischen Resektion und neoadjuvanter Therapie mit einer Dosis von 40 Gy in 15 Fraktionen und paralleler Applikation von 5-FU und Cisplatin ergab sich ein signifikanter Vorteil für die Kombina-tionstherapie mit Dreijahres-Überlebensraten von 37 % im Vergleich zu 7 % (Walsh et al. 1996).

Ajani et al. (2006) untersuchten in einer Phase-II-Stu-die einen weiteren Therapieansatz bei Patienten mit T2–3- und N0–1-Magenkarzinomen. Nach einer Induk-tions-Chemotherapie mit 5-FU und Cisplatin folgte eine neoadjuvante Radiochemotherapie mit kontinu-ierlicher 5-FU-Infusion (300 mg/m^2), wöchentlicher Gabe von Paclitaxel (45 mg/m^2) parallel zu 45 Gy in Einzeldosen von 1,8 Gy. Im Anschluss erfolgte die Resektion; in 50 % war eine D2-LNE durchgeführt worden. Mit diesem Schema ließen sich eine patholo-gische Komplettremission (pCR) in 26 % und ein medianes Überleben von 23 Monaten erzielen. Insge-samt liegt die Rate an pathologischen Komplettremis-sionen mit der neoadjuvanten Radiochemotherapie wesentlich höher als mit einer alleinigen neoadjuvanten Chemotherapie (in der MAGIC-Studie (Cunningham et al. 2006) waren keine pCR erzielt worden).

Insgesamt sind neoadjuvante, Strahlentherapie-basierte Therapieschemata wirksam und mit vertret-barer Toxizität durchführbar. Unklar bleibt derzeit, ob die Therapie der Wahl die alleinige Radiatio, die Radiochemotherapie oder eine Kombination aus Induktions-Chemotherapie und Radiochemothera-pie/Radiatio ist. Da für den neoadjuvanten Ansatz bisher im Gegensatz zur adjuvanten Situation beim

Magenkarzinom keine überzeugenden randomisier-ten Studien vorliegen, sollte dieser weiterhin nur in Studien Anwendung finden.

Strahlentherapeutische Technik

Die Feldwahl bei der adjuvanten, perkutanen Strah-lentherapie ergibt sich zum einen aus der anato-mischen Definition entsprechend den Lymphabfluss-Kompartimenten, zum anderen aus der Analyse der Rezidivlokalisationen (Landry et al. 1990; Gunder-son und Sosin 1982; Smalley et al. 2002). Typische Felder unter Berücksichtigung dieser anatomischen Bereiche sind in Abbildung 3 dargestellt. Sie müssen, wie im folgenden Abschnitt beschrieben, individuell angepasst werden.

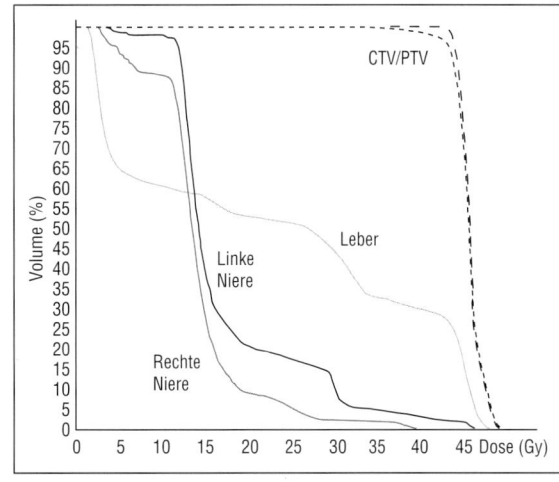

Abbildung 13. Entsprechendes Dosis-Volumen-Histogramm (DVH) mit Leber sowie der rechten und linken Niere als Risikoorgane.

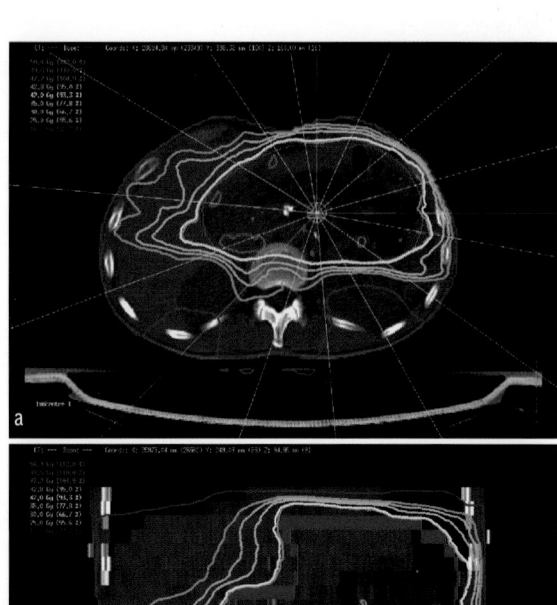

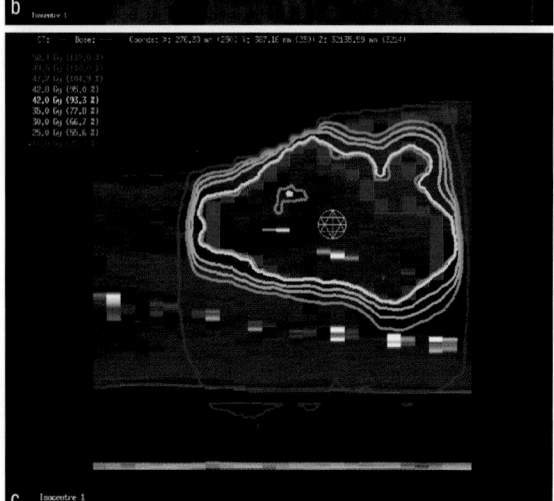

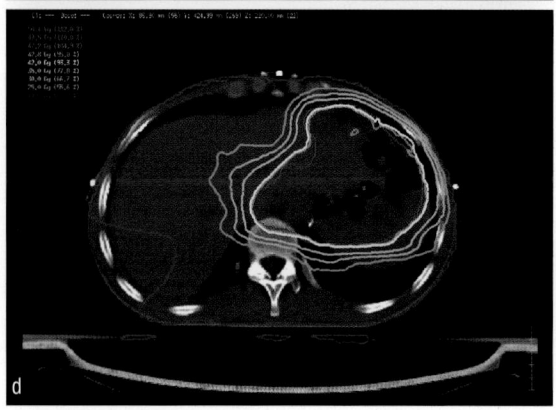

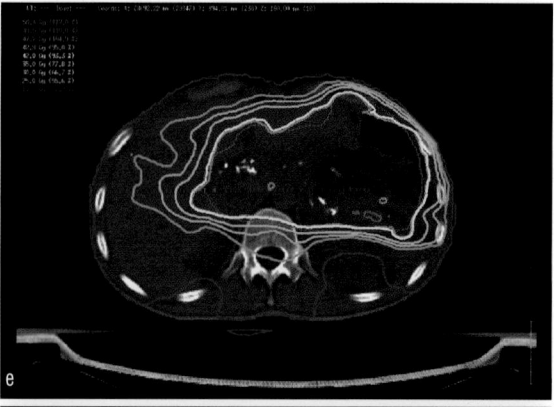

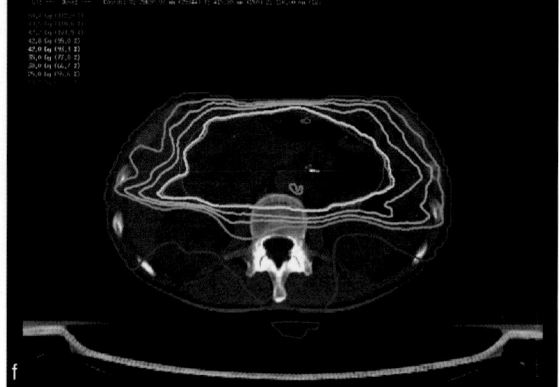

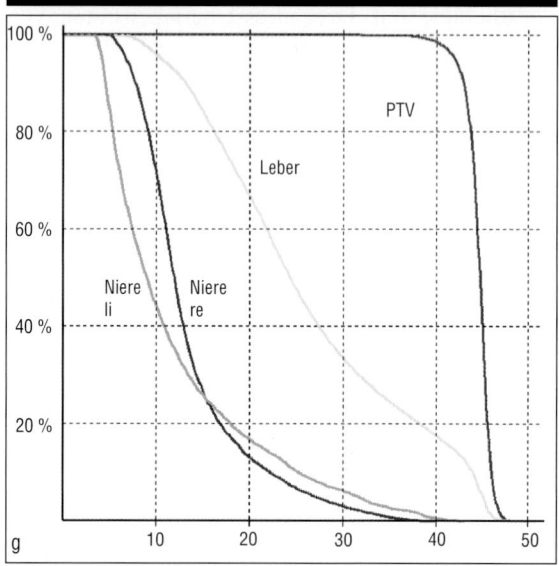

Abbildung 14. Vergleichsplan in intensitätsmodulierter Technik (IMRT) mit identischer Zielvolumenkonturierung und Dosisverschreibung auf das PTV.

a) Darstellung der gewählten Winkel; *b, c)* koronare und sagittale Ansicht der Dosisverteilung; *d-f)* exemplarische Schnitte mit Isodosenverteilung.

g) DVH mit Abszisse in Gy. Es zeigt sich eine bessere Schonung der Nieren. Die Leber wird im Bereich über 25 Gy durch die IMRT weniger belastet. Dies bedingt jedoch eine höhere Belastung des Leberparenchyms mit Dosen < 25 Gy.

Wichtige Voraussetzung zur Bestrahlungsplanung ist das Vorliegen einer seitengetrennten Kreatininclearance um eine suffiziente Nierenschonung zu ermöglichen.

Die Abbildungen 9–14 betreffen einen 28-jährigen Patienten mit einem pT3pN3M0-Magenkarzinom des Antrum, welches R0-reseziert werden konnte. Die Nierenfunktion war seitengleich normal.

Der Patient erhielt eine adjuvante Chemotherapie mit 5-FU/Cisplatin/Paclitaxel vor und nach der adjuvanten Radiochemotherapie mit 5-FU (225 mg/m²) als Dauerinfusion an allen Bestrahlungstagen. Die verschriebene Dosis auf das PTV betrug 5 × 1,8 Gy/ Woche bis zu einer Gesamtdosis von 45 Gy mit 6/15-MV-Photonen.

Die adjuvante Radiochemotherapie ist mit beiden Techniken realisierbar. Die Vor- und Nachteile sind in den Abbildungen und DVHs sichtbar. Während die konventionelle Technik Kompromisse bezüglich des Isodosenverlaufs im Bereich der Nieren notwendig macht, resultiert eine entsprechende Schonung durch die IMRT in einer etwas inhomogeneren Zielvolumenerfassung.

Aufgrund des eher ovalären Form bzw. weitgehend fehlenden Konkavitäten der CTV bzw. PTV in der vorliegenden anatomischen Situation (und der primär hinsichtlich einer konventionellen Planung konturierten Zielvolumina) ist der Vorteil der IMRT in Bezug auf höhere Konformität und bessere Risikoorganschonung geringer als in anderen Lokalisation.

Problematisch für die Verwendung der IMRT kann die Atemverschieblichkeit des Zielvolumens sein. Dies ist dann der Fall, wenn sehr kleine Segmente mit hohen Monitorwerten verwendet werden was zu relevanten Unter- oder Überdosierungen führen kann. Sollte der Planungsalgorithmus dies nicht vermeiden können, sollte eine Atemgating-Technik verwendet werden.

Zielvolumen

Die strahlentherapeutische Zielvolumendefinition wurde bisher nicht prospektiv untersucht und basieren auf chirurgischen Rezidivanalysen (s. Abbildung 3). Das klinische Zielvolumen (clinical target volume, CTV) schließt die regionären Lymphknoten, die Anastomosenregion, und das Tumorbett (neoadjuvant oder primär den sichtbaren Primärtumor) mit mindestens 4 cm mukosalem Sicherheitsabstand ein.

Meist ist dadurch ein vorhandener Restmagen Zielvolumen. Bei T1/T2-Tumoren kann dieser auch partiell ausgespart werden. Die Zielvolumendefinition orientiert sich im Übrigen auch an vorhandenen operativen Clipmarkierungen, die integriert werden sollten sowie an der Tumorlokalisation in der präoperativen Bildgebung. Für lokal begrenzte, nicht wandüberschreitende, komplett resezierte Magenkarzinome, die nach suffizienter Lymphonodektomie (LNE) einen pN0-Status zeigen, kann ein Verzicht auf die Bestrahlung der Lymphknotengebiete erwogen werden.

Die Definition der regionären Lymphknoten hängt von der Tumorlokalisation ab und beinhaltet das Kompartiment I sowie in der Regel die zöliakalen, paraaortalen, hepatoduodenalen, pankreatikoduodenalen sowie die Lymphknoten des Milz- und Leberhilus. Auf letztere kann bei distalem bzw. an der großen Kurvatur sitzendem Tumor verzichtet werden. Weiterhin sollte bei einem die Magenwand überschreitenden proximalen Tumor das angrenzende linke Zwerchfell mit eingeschlossen werden. Bei proximaler Lokalisation sollte der distale Ösophagus (etwa 3 cm), bei distaler Lokalisation der proximale Anteil des Duodenums in das Zielvolumen integriert werden. Soweit möglich, sollte auf die Integrierung des lokoregionären Peritoneums geachtet werden, da auch hier Rezidive beobachtet worden sind (Allal et al. 2005). Stadienabhängige Empfehlungen zur Zielvolumendefinition finden sich auch bei Tepper und Gunderson (Tepper und Gunderson 2002).

Für das Planungszielvolumen (planning target volume, PTV) muss die Lagerungsunsicherheit sowie die Atemverschieblichkeit des CTV berücksichtigt werden. Hierfür sollten zirkulär etwa 1 cm und kranio-kaudal etwa 1,5 cm angesetzt werden. Bei Einsatz eines Atemgating-Systems können die Sicherheitssäume entsprechend reduziert werden.

Um die Dosisrestriktionen für die Risikoorgane einhalten zu können (s. dort), ist zwingend eine 3-D-Planung und meist eine Mehrfeldertechnik erforderlich. Wenn diese auch mit komplexen Bestrahlungstechniken wie kranio-kaudale Halbfelder mit unterschiedlichen Einstrahlrichtungen nicht einzuhalten sind, müssen entweder die Sicherheitssäume reduziert oder adjuvante Regionen im CTV gekürzt werden.

Dosis

Aufgrund der umgebenden Risikoorgane sollten Einzeldosen von 1,8 bis maximal 2 Gy für eine adjuvante Therapie nicht überschritten werden. Unter Beachtung der Strahlentoleranz der Risikostrukturen sollten in der adjuvanten Situation Gesamtdosen von 45 bis 50,4 Gy appliziert werden. Sollte im Fall einer R1-Resektion das entsprechende Areal zu lokalisieren sein, kann ein Boost bis zu einer Gesamtdosis von 59,4 Gy sinnvoll sein.

Bisher sind jedoch keine unterschiedlichen Dosiskonzepte prospektiv untersucht worden.

Begleitende Therapie

Vor Beginn einer adjuvanten Radio- bzw. Radiochemotherapie ist es notwendig, den Patienten ausreichend Zeit zur Rekonvaleszenz zu lassen. Auch wenn der frühe Beginn tumorbiologisch sinnvoll erscheint, werden meist vier bis sechs Wochen benötigt. Hauptsächlich problematisch ist der oft unzureichende Ernährungszustand der Patienten, bei dem mit vielen kleinen Mahlzeiten und hochkalorischer Ernährung aber die Durchführung einer Radiochemotherapie möglich ist. Alternativ kann eine jejunale Ernährungssonde implantiert werden. In jedem Fall muss eine engmaschige Überwachung erfolgen.

Risikoorgane und Akut-/Spättoxizität

Nieren

Strahlenfolgen am renalen Parenchym sind dosisabhängig. Das Nierengewebe zeigt keine Erholungsfähigkeit von einer einmal erlittenen radiogenen Funktionseinschränkung; es wird im Gegenteil eine langsame weitere Verschlechterung über die Zeit angenommen.

Für eine alleinige Strahlentherapie wird eine $TD_{5/5}$ (mit dem Endpunkt der Nephritis) von 23 Gy bei einer Bestrahlung der gesamten Niere bzw. von 30 Gy bei einer Bestrahlung von zwei Dritteln einer Niere. Die $TD_{50/5}$ wird mit 28 Gy angegeben (Emami et al. 1991). Eine Studie, in der 86 Patienten untersucht wurden, die eine Dosis von 26 Gy auf mehr als 50 % einer Niere erhalten hatten, erlitten mit einer Ausnahme keine relevanten klinischen Folgen. Einschränkungen bezüglich der Kreatinin-Clerance zeigten eine Dosis-Volumen-Beziehung (Willett et al. 1986).

Jansen et al. (2007) fanden in einer adjuvanten Radiochemotherapie-Studie v. a. mit 5-FU- oder -Derivaten eine Progression induzierter Funktionseinschrän-

kungen mit zunehmender Nachbeobachtungszeit (6 vs. 18 Monate). Sie identifizierten die mittlere Dosis sowie die V20 der linken Niere als relevante Parameter.

Werden zusätzlich nephrotoxische Substanzen wie Cisplatin im Rahmen einer Radiochemotherapie verwendet, ist mit geringeren Toleranzdosen zu rechnen. Dosisrestriktionen von 12 Gy auf maximal 37,5 % des funktionellen Parenchyms der Nieren scheinen, auch bei Applikation von Cisplatin vor- und nach der Strahlentherapie, ausreichend zu sein (Welz et al. 2007).

Leber

Die Leber weist eine $TD_{5/5}$ von 30 Gy (Endpunkt Leberversagen) und eine $TD_{50/5}$ von 40 Gy auf. Teile des Organs tolerieren Dosen bis zu 50 Gy (Emami et al. 1991).

Rückenmark

Emami et al. (Emami et al. 1991) nennen eine $TD_{5/5}$ von 47 Gy für eine Myelopathie. Die zu erwartende Toxizität hängt auch von der Länge des bestrahlten Rückenmarksabschnitts ab. Aus tierexperimentellen Daten ist eine Erholungskapazität von etwa 50 % nach einem Jahr vorhanden (Ang et al. 2001). In der klinischen Praxis scheint eine Maximaldosis von 45 Gy sinnvoll zu sein.

Dünndarm

Werden Teile des Dünndarms bestrahlt, ist mit Stenosierungen oder Fistelbildung ab Dosen von 50 Gy zu rechnen (Emami et al. 1991).

Herz

Insbesondere bei einer zusätzlichen Anthrazyklinhaltigen Chemotherapie ist auf eine konsequente Schonung des Herzens zu achten. Die $TD_{5/5}$ beträgt 40 Gy für den Endpunkt Perikarditis (Emami et al. 1991). Bezüglich der Entwicklung einer koronaren Herzkrankheit und dem Auftreten von Myokardinfarkten liegen die Toleranzdosen wahrscheinlich jedoch deutlich niedriger. Das Überschreiten einen mittleren Herzdosis von 4–5 Gy kann diesbezüglich bereits kritisch sein und sollte vermieden werden (Budach 2007).

Akuttoxizität

Diese betrifft zum einen den Gastrointestinaltrakt mit Appetitlosigkeit, Übelkeit und Erbrechen und daraus resultierendem Gewichtsverlust. Auch diarrhöische Beschwerden sind häufig. Die Ursachen reichen von einer Beeinflussung der Magen/Darmmotilität über Zytokinausschüttung bis zur direkten Zytotoxizität der Therapie. Die symptomatische Behandlung ist bei diesen selbstlimitierender Beschwerden meist ausreichend.

Vor allem bei begleitender oder intensiver zuvor durchgeführter Chemotherapie besteht die Möglichkeit einer relevanten Myelosuppression.

Spättoxizität

Diese betrifft v. a. die vorgenannten Organsysteme wie Nieren, Leber, Herz, Dünndarm und Myelon. Weitere Risiken bestehen hinsichtlich der Entstehung von Ulzerationen und/oder Fisteln im verbliebenen Magen-Darm-Trakt. Bei Beachtung der angeführten Dosisrestriktionen sind diese jedoch sehr selten. Stenosierungen können insbesondere im Anastomosenbereich auftreten. Insgesamt existiert derzeit jedoch noch keine ausreichende Datengrundlage für eine abschließende Beurteilung der Spättoxizität nach einer Radiochemotherapie.

Palliation

Das lokal fortgeschrittene bzw. metastasierte Magenkarzinom hat eine extrem schlechte Prognose mit einer Lebenserwartung von rund drei bis fünf Monaten bei alleiniger supportiver Therapie (Glimelius et al. 1997). Probleme bereiten neben hepatischer und extraabdomineller Metastasierung in erster Linie Passagestörungen durch den Primärtumor oder bei fortgeschrittener Peritonealkarzinose durch Aszites oder eine ummauernd wachsende Peritonealkarzinose sowie Schmerzen und Blutungen.

Chirurgie

Eine Palliation dieser Symptome ist einerseits durch eine chirurgische Therapie möglich. Insbesondere bei einer manifesten Ileus-Symptomatik ist die Chirurgie die Therapie der Wahl. Hierbei ist, wenn möglich, die Tumorresektion der Überbrückung eines stenotischen Areals vorzuziehen (Monson et al. 1991).

Strahlentherapie

Eine effektive Palliation ist prinzipiell auch durch eine Radiochemotherapie oder durch eine alleinige Radiatio möglich. Die Indikation hierzu ergibt sich jedoch selten, da die klinische Symptomatik meist durch eine zusätzlich vorhandene Lebermetastasierung oder Peritonealkarzinose begleitet wird, welche in der Regel nicht strahlentherapeutisch beherrschbar sind. Hier sollte wenn möglich eine systemische Therapie erfolgen. Daten zur kombinierten Radiochemotherapie existieren, sind aber aufgrund der veralteten Technik mit fehlender 3-D-Planung oder Kobalt-Therapie nicht auf die aktuelle Situation anwendbar. Zudem ist eine kombinierte Therapie bei vielen Patienten in solch fortgeschrittenen Stadien nicht mehr durchführbar.

Mit einer alleinigen Radiatio meist des gesamten Magens und Dosen im Bereich von 30 Gy (3 Gy ED) bis 40 Gy (2,5 Gy ED) ist eine Schmerzlinderung oder Besserung obstruktiver Symptomatik in etwa 25 % der Patienten möglich. Die Ansprechrate bezüglich einer Blutung beträgt dagegen über 50 %. Die Akuttoxizität der Strahlentherapie ist meist auf CTC Grad 2 begrenzt und somit gut tolerabel. Die Symptomkontrolle war damit für drei bis vier Monate gewährleistet, was in Anbetracht der Lebenserwartung dieser Patienten, die nur wenige Monate beträgt, meist ausreichend ist (Tey et al. 2007).

Tumoren der Kardiaregion bedingen meist früh dysphagische Beschwerden. Bei vorhandener Fistel ist, wenn möglich, die Stent-Einlage die Therapie der Wahl. Bei intakter Wandstruktur und exophytischem Tumor besteht die Möglichkeit der laserchirurgischen Abtragung. Eine nachfolgende Strahlentherapie – entweder als Brachytherapie (1 × 7–10 Gy), Teletherapie (5 × 3–30 Gy) oder Kombinationen beider Verfahren – erzielt randomisiert eine zwei- bis vierfach längere Palliationsdauer mit einer Verbesserung der Lebensqualität (Spencer et al. 2002; Ries et al. 1989; Sargeant et al. 1997) ohne Einfluss auf das Überleben. Daher sollte auf eine Lasertherapie die zusätzliche Strahlentherapie folgen.

Chemotherapie

Die systemische Therapie dient nicht nur der alleinigen Lebensverlängerung, sondern verbessert die Lebensqualität der Patienten u. a. durch Vermeidung tumorbedingter Komplikationen. Das Magenkarzinom gilt als chemotherapiesensitiver Tumor. Die Therapie führt in der Regel aber nur in einem geringen Anteil zu kompletten Remissionen und die progressionsfreien Intervalle sind meist kurz (Van Cutsem et al. 2008).

In den 90er Jahren wurden Chemotherapie-Protokolle etabliert, die einen klaren Vorteil in Überlebenszeit und Lebensqualität der therapierten Patienten erreichen konnten. Diese älteren Standardprotokolle wie ELF, FAMTX und FUP zeigten in einer EORTC-Studie vergleichbare Ansprechraten und ein mittleres Überleben von ca. sieben Monaten (Vanhoefer et al. 2000). Im deutschsprachigen Raum hatte sich das wöchentliche AIO-Protokoll mit der Kombination von hochdosiertem 5-Fluorouracil (5-FU), Folinsäure und zweiwöchigem Cisplatin lange Zeit als Standard etabliert (Lutz et al. 2007). In Großbritannien wurde parallel die Dreifachkombination von Epirubicin mit Cisplatin und 5-FU (ECF) entwickelt. Das mittlere Überleben lag hier in mehreren randomisierten Studien bei neun Monaten (Waters et al. 1999; Ross et al. 2002). Problematisch bei dem ECF-Protokoll ist die kontinuierliche Dauerinfusion von 5-FU über drei Wochen.

Mit den Taxanen, Irinotecan und Oxaliplatin kamen in den letzten Jahren neuere Substanzen zur Verwendung, die weitere Kombinationsmöglichkeiten bieten. Von den Taxanen ist Docetaxel für das Magenkarzinom zugelassen. Das sog. DCF-Schema wurde in einer randomisierten Studie mit der Kombination von Docetaxel mit Cisplatin/5-FU im Vergleich zu Cisplatin/5-FU alleine untersucht und zeigte ein signifikant verbessertes Ansprechen sowie ein Gesamtüberleben von 10,2 im Vergleich 8,5 Monaten im Kontrollarm (Van Cutsem et al. 2006). Haupttoxizität dieser Kombination war eine Neutropenierate 3° und 4° von 82 % mit 14 % febriler Neutropenie. Aufgrund der hohen Neutropenierate besteht für dieses Schema nach ASCO-Richtlinien die Indikation zur prophylaktischen Applikation von G-CSF.

Irinotecan-haltige Kombinationen wurden in randomisierten Phase-II-Studien mit anderen Schemata in Erst- und Zweitlinientherapie verglichen. Die Überlebensraten waren bei zum Teil geringeren Nebenwirkungen vergleichbar zu den Standardarmen (Bouche et al. 2005). Die Substanz ist allerdings nicht für diese Indikation zugelassen.

Mehr Erfahrungen liegen für Oxaliplatin vor, das in mehreren Phase-III-Studien mit Cisplatinkombinationen verglichen wurde. Die Frankfurter Studiengruppe hatte Oxaliplatin in Kombination mit 5-FU/Folinsäure (FLO) im Vergleich zu Cisplatin/5-FU/

Folinsäure (FLP) bei 220 Patienten randomisiert geprüft. Neben einer signifikant verbesserten Nebenwirkungsrate hinsichtlich z. B. Übelkeit/Erbrechen, Fatigue, Nierentoxizität hatte die Kombination mit Oxaliplatin einen Trend zu höheren Ansprechrate und verlängerten Gesamtüberleben gezeigt (10,7 vs. 8,2 Monate). Bei der Gruppe der Patienten über 65 Jahren waren die Parameter signifikant besser (Al-Batran et al. 2008).

In der sog. REAL-2-Studie unter Federführung von Cunningham wurde basierend auf dem Standard ECF in einem vierarmigen Design der Austausch von Oxaliplatin gegen Cisplatin und der Austausch von 5-FU durch das orale Fluoropyrimidin Capecitabin (Xeloda) bei 1002 Patienten untersucht. Es zeigte sich ein Trend zu verbessertem Ansprechen und Überlebensdaten sowohl für die Kombinationen mit Oxaliplatin (EOF, EOX) als auch für Xeloda (ECX, EOX). Die wirksamste Kombination EOX hatte eine Ansprechrate von 47 % und ein sehr gutes Gesamtüberleben von 11,2 Monaten (Cunningham et al. 2006). Wie in diesen zwei großen Studien gezeigt werden konnte, ist Oxaliplatin bei Magenkarzinom mindestens gleichwertig zu Cisplatin bei verbessertem Toxizitätsprofil. Da der Patentschutz der Substanz abgelaufen ist, wird jedoch keine Zulassung für diese Indikation beantragt.

Capecitabin wurde in einer weiteren Studie randomisiert gegen 5-FU in Kombination mit Cisplatin (XP vs. FP) verglichen. Die Kombination XP war dem FP nicht unterlegen und vom Trend her eher besser mit einem Gesamtüberleben von 10,5 versus 9,3 Monaten (Kang et al. 2005). Damit ist diese Zweierkombination in ihrer Wirksamkeit durchaus mit toxischeren Regimes vergleichbar. Voraussetzung ist allerdings, dass die Patienten die Tabletten schlucken können. Im letzten Jahr wurde Capecitabin aufgrund dieser Studien für die Therapie des metastasierten Magenkarzinoms zugelassen.

Eine Alternative in der Salvage-Therapie ist die Kombination von 5-FU/FS oder Capecitabin mit Mitomycin-C, die nach Versagen platinhaltiger Kombinationen Ansprechraten um 26 % und Krankheitskontrollraten von 65 % in der Zweit- und Drittlinie erzielen kann (Hartmann et al. 2007).

Aktuelle Bestrebungen zur Verbesserung der Effektivität gehen in Richtung neuer Kombination der Substanzen wie z. B. Docetaxel/Oxaliplatin (FLOT), Oxaliplatin/Irinotecan/5-FU/FS (FOLFOXIRI). Auch die Kombination Docetaxel/Cisplatin/5-FU konnte durch die Aufsplittung von Docetaxel und Cisplatin das bei DCF bekannte Nebenwirkungsspektrum bei sehr guter Effektivität (RR 47 %) verbessern. In der sog. GASTRO-TAX1-Studie konnte die Mehrzahl der Patienten mit primär inoperablen, lokal fortgeschrittenen Tumoren sekundär reseziert werden, was für eine sinnvolle Positionierung dieser und ähnlicher Schemata in der neoadjuvanten Situation spricht (Lorenzen et al. 2007).

Weiterhin werden Kombinationen von monoklonalen Antikörpern wie Bevacizumab, Cetuximab, Panitumumab, Matuzumab, zur Chemotherapie untersucht. Basierend auf vielversprechenden Daten insbesondere zu Bevacizumab und Cetuximab werden aktuell randomisierte Studien mit diesen Substanzen initiiert. Eine randomisierte Studie mit ECX ± Matuzumab wurde bereits abgeschlossen, die Ergebnisse werden kurzfristig erwartet. Der antiangiogen wirkende Tyrosinkinasehemmer Sunitinib wird in einer laufenden Studie der AIO in der Zweitlinientherapie des fortgeschrittenen Magenkarzinoms auf seine Wirksamkeit in dieser Indikation untersucht.

Aufgrund der Vielzahl etablierter Medikamente und der Entwicklung neuer zielgerichteter Substanzen wird die Behandlung des Magenkarzinoms in Zukunft sicherlich noch vielfältiger und es erlauben, die Therapie den Erfordernissen des individuellen Patienten anzupassen.

Nachsorge

Da keine randomisierten Studien zum Vergleich verschiedener Nachsorgeschemata vorliegen, basieren die folgenden Empfehlungen auf klinischer Erfahrung.

Nachsorgeintervalle von drei Monaten für die ersten beiden Jahre nach Therapie scheinen adäquat. Im weiteren Verlauf sind halbjährliche und dann jährliche Nachsorgen sinnvoll.

Dies ist auch in Anbetracht von retrospektiven Studien gerechtfertigt, die keine frühere Detektion von Rezidiven und keinen Überlebensvorteil für engmaschig nachgesorgte Patienten gegenüber erst bei Symptomen behandelten Patienten ergaben (Bennett et al. 2005). Schließlich geht es neben der Rezidiverkennung vor allem in den ersten postoperativen Monaten um die Erkennung und Behandlung posttherapeutischer Komplikationen wie z. B. Anastomoseninsuffizienz oder -stenose. Längerfristig bedeutsam sind Malabsorptionssyndrome wie die verminderte Aufnahme von Mineralstoffen (z. B. Kalzium, Eisen) oder der Vitamin-B12-Mangel.

Daher können die Osteodensitometrie und regelmäßige Blutbildkontrollen sinnvoll sein, um gegebenenfalls eine entsprechende Substitution einzuleiten.

Darüber hinaus sind die Patienten auf Hilfestellung angewiesen, um mit der veränderten Ernährungs- und psychischen Situation umzugehen und eine akzeptable Lebensqualität zu erzielen. Eine psychosoziale Betreuung sollte daher unbedingt angeboten werden.

Bezüglich der durchzuführenden Diagnostik in der Nachsorge existiert kein Konsens. Dies ist zu einem in der meist fehlenden Salvage-Therapiemöglichkeit nach initialer Resektion, Strahlentherapie und Chemotherapie begründet, zum anderen gibt es keine überzeugenden Daten, dass der frühe Beginn einer palliativen Chemotherapie Vorteile bietet. Dennoch gibt es einzelne Patienten, die von einer frühen Rezidivdiagnose profitieren, sodass sowohl endoskopischer Ultraschall als auch eine Computertomographie (CT) in Abhängigkeit von der individuellen Konstellation sinnvoll sein können.

Aktueller Status und Trends

Derzeit gibt es keine aktuelle Leitlinie der deutschen Krebsgesellschaf, der AWMF (Arbeitsgemeinschaft der Wissenschaftlichen Medizinischen Fachgesellschaften) oder der DEGRO (Deutsche Gesellschaft für Radioonkologie) zum Magenkarzinom. Ein Expertenpapier der EORTC (European Organisation for Research and Treatment of Cancer) wurde Anfang 2008 publiziert (Van Cutsem et al. 2008).

Um eine Verbesserung der Ergebnisse zu erreichen, sind weitere Studien dringend notwendig.

Hierbei werden zukünftig sowohl die Verbesserung der adjuvanten oder neoadjuvanten Radiochemotherapie als auch die Optimierung entsprechender alleiniger Chemotherapieschemata Gegenstand sein. Dies wird nach den Ergebnissen der MAGIC-Studie vor allem unter Verwendung von Epirubicin und Cisplatin geschehen.

Die CALG-B-80101-Studie testet gegenwärtig eine 5-FU/Leukovorin-basierte Chemotherapie gegen die Addition von Epirubicin/Cisplatin vor und nach der jeweils identischen Radiochemotherapie mit kontinuierlich appliziertem 5-FU.

Weiterhin wird die Integrierung neuer Substanzen wie die Taxane, Oxaliplatin oder Capecitabin (geplante CRITICS-Studie: Capecitabin statt 5-FU) verfolgt werden.

Auch der Einsatz der „targeted therapy" z. B. mit monoklonalen Antikörpern, die bei anderen Krebsentitäten erfolgreich getestet wurden, wird untersucht werden müssen (siehe auch Abschnitt Palliation). Hierzu wurde ein Nachfolgeprotokoll der MAGIC-Studie (MAGIC B) vorgeschlagen, welche die Addition von Bevacizumab untersuchen soll (Ng et al. 2007).

Zudem wird die Nutzung der IMRT für die geschilderten, komplexen Zielvolumina evaluiert wer-

den müssen. Auch der Einsatz neoadjuvanter Therapieschemata wird, wie im gesamten Gastrointestinalbereich, weiter getestet werden.

Nachdem nunmehr jeweils eine valide prospektiv randomisierte Studie vorliegt, die einen Vorteil der adjuvanten Radiochemotherapie (MacDonald et al. 2001) bzw. perioperativen Chemotherapie (Cunningham et al. 2006) gegenüber der alleinigen Resektion zeigt, ohne dass die beiden Therapieansätze gegeneinander getestet sind, müssen diesbezügliche Therapieentscheidungen individuell getroffen werden. Vor diesem Hintergrund sollten alle Magenkarzinom-Patienten vor Therapiebeginn interdisziplinär diskutiert und möglichst in Studien behandelt werden.

Therapiealgorithmen

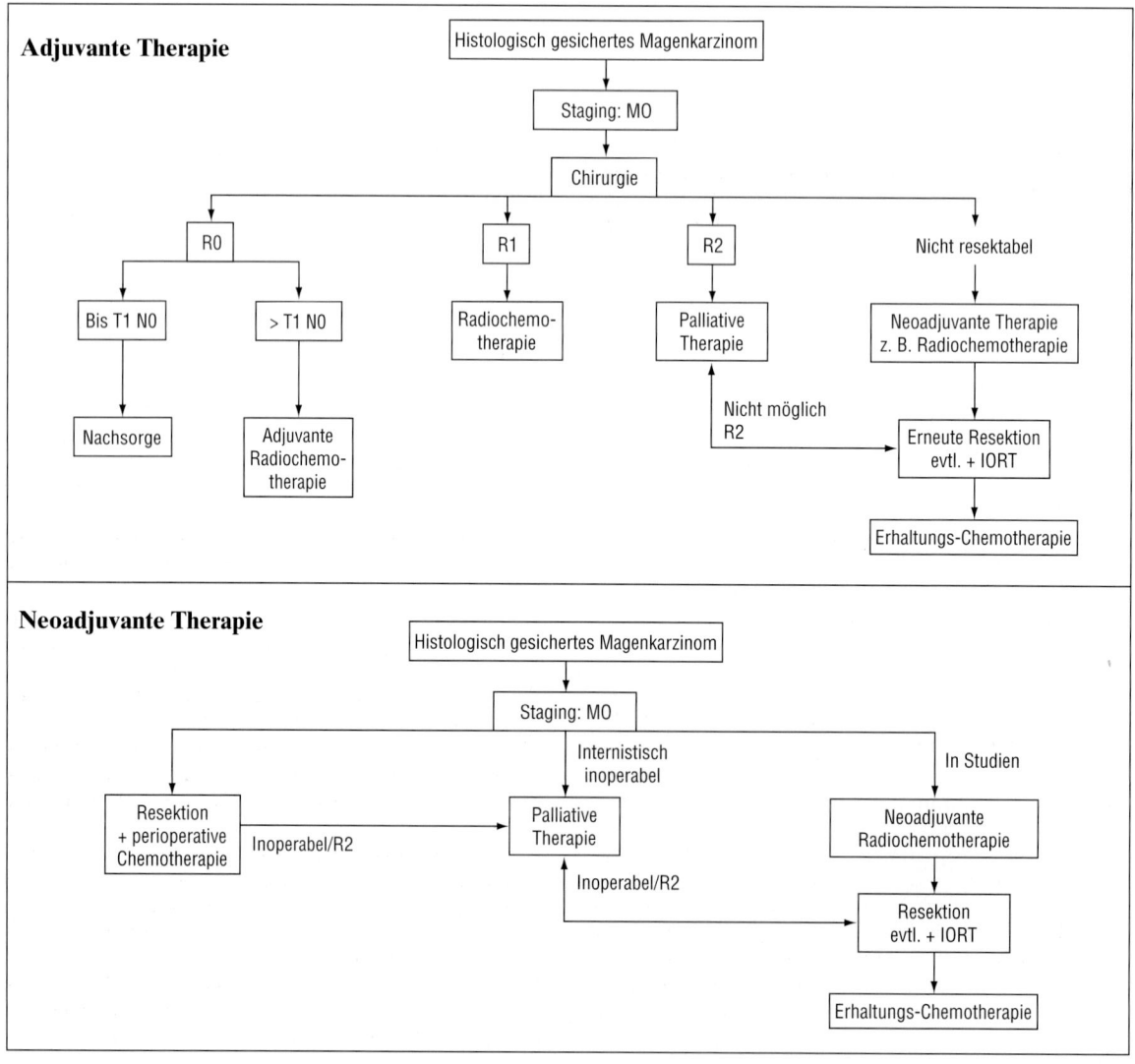

Dünndarm

Malignome des Dünndarms sind mit 1–3 % der Tumoren des Gastrointestinaltrakts ausgesprochen selten. Histologisch kommen Adenokarzinome, Sarkome, Non-Hodgkin-Lymphome (s. entsprechendes Kapitel) und Karzinoidtumoren vor.

Weitaus häufiger ist die Dünndarmbeteiligung im Rahmen ausgedehnter tumoröser Prozesse der Nachbarorgane. Die Therapie der soliden Tumoren ist im Wesentlichen chirurgisch.

Klinische Daten zur Strahlentherapie liegen bei dieser Erkrankung praktisch nicht vor.

Dies ist v. a. darin begründet, dass der Dünndarm ein sehr strahlenempfindliches Organ ist, welches die Applikation kurativer Dosen nicht erlaubt. So wird die $TD_{5/5}$, je nach bestrahlter Organlänge bzw. Volumen mit 50 Gy angegeben (Emami et al. 1991). Ein weiteres Problem stellt, neben dem praktisch nicht zu erfassendem Lymphabflussgebiet, die Zielvolumendefinition bei einem beweglichen Hohlorgan dar.

Bei gut lokalisierbarem und eingrenzbarem Risikogebiet kann jedoch auf der Basis einer individuellen Entscheidung eine adjuvante Radiatio indiziert werden. Dann sind, analog dem Vorgehen bei Magenkarzinomen oder Tumoren der Gallenwege, Dosen von 45–50 Gy mit Fraktionen von 1,8 Gy auf die unmittelbare Risikoregion möglich. Zusätzlich kann, ebenfalls in Analogie, eine begleitende Chemotherapie mit 5-FU (oder Derivaten) durchgeführt werden. Die systemische Therapie der Adenokarzinome des Dünndarms ist aufgrund der geringen Inzidenz ist dieser Entität nicht in randomisierten Studien evaluiert. Kombinationstherapien werden in Anlehnung an Magen- und Kolonkarzinomprotokolle angewandt.

Schlüsselliteratur

Bonenkamp JJ, Hermans J, Sasako M et al: Extended lymph-node dissection for gastric cancer. N Engl J Med 340 (1999) 908–914

Cunningham D, Allum WH, Stenning SP et al: Perioperative chemotherapy versus surgery alone for resectable gastro-esophageal cancer. N Engl J Med. 355 (2006) 11–20

Cuschieri A, Weeden S, Fielding J et al: Patient survival after D1 and D2 resections for gastric cancer: long-term results of the MRC randomized surgical trial. Surgical Co-operative Group. Br J Cancer 79 (1999) 1522–1530

Boige V, Pignon J, Saint-Aubert B et al: Final results of a randomized trial comparing preoperative 5-fluorouracil (F)/cisplatin (P) to surgery alone in adenocarcinoma of stomach and lower esophagus (ASLE): FNLCC ACCORD07-FFCD 9703 trial. J Clin Oncol 25 (2007) 4510

Fiorica F, Cartei F, Enea M et al: The impact of radiotherapy on survival in resectable gastric carcinoma: a meta-analysis of literature data. Cancer Treat Rev 33 (2007) 729–740

MacDonald JS, Benedetti J, Hundahl SA et al: Chemoradiotherapy after surgery compared with surgery alone for adenocarcinoma of the stomach or gastroesophageal junction. N Engl J Med 345 (2001) 725–730

Tepper JE, Gunderson LL: Radiation treatment parameters in the adjuvant postoperative therapy of gastric cancer. Semin Radiat Oncol 12 (2002) 187–195

Van Cutsem E, Van de Velde C, Roth A et al: Expert opinion on management of gastric and gastro-oesophageal junction adenocarcinoma on behalf of the European Organisation for Research and Treatment of Cancer (EORTC) – gastro-intestinal cancer group. Eur J Cancer 44 (2008) 182–194

Zhang ZX, Gu XZ, Yin WB et al: Randomized clinical trial on the combination of preoperative irradiation and surgery in the treatment of adenocarcinoma of gastric cardia (AGC)-report on 370 patients. Int J Radiat Oncol Biol Phys 42 (1998) 929–934

Gesamtliteratur

Abe M, Nishimura Y, Shibamoto Y: Intraoperative radiation therapy for gastric cancer. World J Surg 19 (1995) 544–547

Ajani JA, Mansfield PF, Janjan N et al: Multi-institutional trial of preoperative chemoradiotherapy in patients with potentially resectable gastric carcinoma. J Clin Oncol. 22 (2004) 2774–2780

Ajani JA, Winter K, Okawara GS et al: Phase II trial of preoperative chemoradiation in patients with localized gastric adenocarcinoma (RTOG 9904): quality of combined modality therapy and pathologic response. J Clin Oncol 24 (2006) 3953–3958

Al-Batran SE, Hartmann JT, Probst S et al: Phase III trial in metastatic gastroesophageal adenocarcinoma with fluorouracil, leucovorin plus either oxaliplatin or cisplatin: a study of the Arbeitsgemeinschaft Internistische Onkologie. J Clin Oncol 26 (2008) 1435–1442

Allal AS, Zwahlen D, Brundler MA et al: Neoadjuvant radiochemotherapy for locally advanced gastric cancer: long-term results of a phase I trial. Int J Radiat Oncol Biol Phys. 63 (2005) 1286–1289

Allum WH, Hallissey MT, Ward LC, Hockey MS: A controlled, prospective, randomised trial of adjuvant chemotherapy or radiotherapy in resectable gastric cancer: interim report. British Stomach Cancer Group. Br J Cancer 60 (1989) 739–744

Ang KK, Jiang GL, Feng Y et al: Extent and kinetics of recovery of occult spinal cord injury. Int J Radiat Oncol Biol Phys 50 (2001) 1013–1020

Asencio F, Aguilo J, Salvador JL et al: Video-laparoscopic staging of gastric cancer. A prospective multicenter comparison with noninvasive techniques. Surg Endosc 11 (1997) 1153–1158

Avizonis VN, Buzydlowski J, Lanciano R et al: Treatment of adenocarcinoma of the stomach with resection, intraoperative radiotherapy, and adjuvant external beam radiation: a phase II study from Radiation Therapy Oncology Group 85-04. Ann Surg Oncol 2 (1995) 295–302

Bajetta E, Buzzoni R, Mariani L et al: Adjuvant chemotherapy in gastric cancer: 5-year results of a randomised study by the Italian Trials in Medical Oncology (ITMO) Group. Ann Oncol 13 (2002) 299–307

Bennett JJ, Gonen M, D'Angelica M et al: Is detection of asymptomatic recurrence after curative resection associated with improved survival in patients with gastric cancer? J Am Coll Surg 201 (2005) 503–510

Bleiberg H, Goffin JC, Dalesio O et al: Adjuvant radiotherapy and chemotherapy in resectable gastric cancer. A randomized trial of the gastro-intestinal tract cancer cooperative group of the EORTC. Eur J Surg Oncol 15 (1989) 535–543

Boige V, Pignon J, Saint-Aubert B et al: Final results of a randomized trial comparing preoperative 5-fluorouracil (F)/cisplatin (P) to surgery alone in adenocarcinoma of stomach and lower esophagus (ASLE): FNLCC ACCORD07-FFCD 9703 trial. J Clin Oncol 25 (2007) 4510

Bonenkamp JJ, Hermans J, Sasako M et al: Extended lymphnode dissection for gastric cancer. N Engl J Med 340 (1999) 908–914

Bonenkamp JJ, Songun I, Hermans J et al: Randomised comparison of morbidity after D1 and D2 dissection for gastric cancer in 996 Dutch patients. Lancet 345 (1995) 745–748

Borrmann R: Geschwulste des Magens und Duodenums. In: Henke F, Lanbarsch O (Hrsg) Handbuch der speziellen pathologischen Anatomie und Histologie. Springer, Berlin (1926)

Bouche O, Ychou M, Burtin P et al: Adjuvant chemotherapy with 5-fluorouracil and cisplatin compared with surgery alone for gastric cancer: 7-year results of the FFCD randomized phase III trial (8801). Ann Oncol 16 (2005) 1488–1497

Budach W: Cardiac risks in multimodal breast cancer treatment. Strahlenther Onkol 183 (2007) 9–10

Burke EC, Karpeh MS, Conlon KC et al: Laparoscopy in the management of gastric adenocarcinoma. Ann Surg 225 (1997) 262–267

Calvo FA, Aristu JJ, Azinovic I et al: Intraoperative and external radiotherapy in resected gastric cancer: updated report of a phase II trial. Int J Radiat Oncol Biol Phys 24 (1992) 729–736

Chen J, Cheong JH, Yun MJ et al: Improvement in preoperative staging of gastric adenocarcinoma with positron emission tomography. Cancer 103 (2005) 2383–2390

Childs DS Jr, Moertel CG, Holbrook MA et al: Treatment of unresectable adenocarcinomas of the stomach with a combination of 5-fluorouracil and radiation. Am J Roentgenol Radium Ther Nucl Med 102 (1968) 541–544

Chin BB, Chang PP: Gastrointestinal malignancies evaluated with (18)F-fluoro-2-deoxyglucose positron emission tomography. Best Pract Res Clin Gastroenterol 20 (2006) 3–21

Correa P, Fontham ET, Bravo JC et al: Chemoprevention of gastric dysplasia: randomized trial of antioxidant supplements and anti-helicobacter pylori therapy. J Natl Cancer Inst 92 (2000) 1881–1888

Correa P, Haenszel W, Cuello C et al: Gastric precancerous process in a high risk population: cross-sectional studies. Cancer Res 50 (1990) 4731–4736

Cromack DT, Maher MM, Hoekstra H et al: Are complications in intraoperative radiation therapy more frequent than in conventional treatment? Arch Surg 124 (1989) 229–234

Cunningham D, Allum WH, Stenning SP et al: Perioperative chemotherapy versus surgery alone for resectable gastroesophageal cancer. N Engl J Med 355 (2006) 11–20

Cuschieri A, Fayers P, Fielding J et al: Postoperative morbidity and mortality after D1 and D2 resections for gastric cancer: preliminary results of the MRC randomised controlled surgical trial. The Surgical Cooperative Group. Lancet 347 (1996) 995–999

Cuschieri A, Weeden S, Fielding J et al: Patient survival after D1 and D2 resections for gastric cancer: long-term results of the MRC randomized surgical trial. Surgical Co-operative Group. Br J Cancer 79 (1999) 1522–1530

De Vita F, Giuliani F, Orditura M et al: Adjuvant chemotherapy with epirubicin, leucovorin, 5–fluorouracil and etoposide regimen in resected gastric cancer patients: a randomized phase III trial by the Gruppo Oncologico Italia Meridionale (GOIM 9602 Study). Ann Oncol 18 (2007) 1354–1358

Dent DM, Madden MV, Price SK: Randomized comparison of R1 and R2 gastrectomy for gastric carcinoma. Br J Surg 75 (1988) 110–112

Dent DM, Werner ID, Novis B et al: Prospective randomized trial of combined oncological therapy for gastric carcinoma. Cancer 44 (1979) 385–391

Dittler HJ, Siewert JR: Role of endoscopic ultrasonography in gastric carcinoma. Endoscopy 25 (1993) 162–166

Emami B, Lyman J, Brown A et al: Tolerance of normal tissue to therapeutic irradiation. Int J Radiat Oncol Biol Phys 21 (1991) 109–122

EUROGAST Study Group: An international association between Helicobacter pylori infection and gastric cancer. Lancet 341 (1993) 1359–1362

Fiorica F, Cartei F, Enea M et al: The impact of radiotherapy on survival in resectable gastric carcinoma: a meta-analysis of literature data. Cancer Treat Rev 33 (2007) 729–740

Gesellschaft der epidemiologischen Krebsregister Deutschland e.V. und RK. Krebs in Deutschland. Saarbrücken (2006)

Gilly FN, Gerard JP, Braillon G et al: Intraoperative radiotherapy in gastric adenocarcinomas. Apropos of 45 cases. Ann Chir 47 (1993) 234–239

Glimelius B, Ekstrom K, Hoffman K et al: Randomized comparison between chemotherapy plus best supportive care with best supportive care in advanced gastric cancer. Ann Oncol 8 (1997) 163–168

Gotoda T, Yanagisawa A, Sasako M et al: Incidence of lymph node metastasis from early gastric cancer: estimation with a large number of cases at two large centers. Gastric Cancer 3 (2000) 219–225

Greene F PD, Fleming ID et al (eds): AJCC cancer staging manual: Stomach. Springer, New York (2002)

Gunderson LL, Sosin H: Adenocarcinoma of the stomach: areas of failure in a re-operation series (second or symptomatic look) clinicopathologic correlation and implications for adjuvant therapy. Int J Radiat Oncol Biol Phys 8 (1982) 1–11

Gunderson LL: Gastric cancer-patterns of relapse after surgical resection. Semin Radiat Oncol 12 (2002) 150–161

Haenszel W, Kurihara M, Locke FB et al: Stomach cancer in Japan. J Natl Cancer Inst 56 (1976) 265–274

Haenszel W, Kurihara M, Segi M et al: Stomach cancer among Japanese in Hawaii. J Natl Cancer Inst 49 (1972) 969–988

Hallissey MT, Dunn JA, Ward LC et al: The second British Stomach Cancer Group trial of adjuvant radiotherapy or chemotherapy in resectable gastric cancer: five-year follow-up. Lancet 343 (1994) 1309–1312

Hartgrink HH, van de Velde CJ, Putter H et al: Extended lymph node dissection for gastric cancer: who may benefit? Final results of the randomized Dutch gastric cancer group trial. J Clin Oncol 22 (2004) 2069–2077

Hartmann JT, Pintoffl JP, Al-Batran SE et al: Mitomycin C plus infusional 5-fluorouracil in platinum-refractory gastric adenocarcinoma: an extended multicenter phase II study. Onkologie 30 (2007) 235–240

Haugstvedt TK, Viste A, Eide GE et al: Norwegian multicentre study of survival and prognostic factors in patients undergoing curative resection for gastric carcinoma. The Norwegian Stomach Cancer Trial. Br J Surg 80 (1993) 475–478

Hazel JJ, Thirlwell MP, Huggins M et al: Multi-drug chemotherapy with and without radiation for carcinoma of the stomach and pancreas: a prospective randomized trial. J Can Assoc Radiol 32 (1981) 164–165

Heberer G, Teichmann RK, Kramling HJ et al: Results of gastric resection for carcinoma of the stomach: the European experience. World J Surg 12 (1988) 374–381

Hundahl SA, Macdonald JS, Benedetti J et al: Surgical treatment variation in a prospective, randomized trial of chemoradiotherapy in gastric cancer: the effect of undertreatment. Ann Surg Oncol 9 (2002) 278–286

Jakl RJ, Miholic J, Koller R et al: Prognostic factors in adenocarcinoma of the cardia. Am J Surg 169 (1995) 316–319

Jansen EP, Saunders MP, Boot H et al: Prospective study on late renal toxicity following postoperative chemoradiotherapy in gastric cancer. Int J Radiat Oncol Biol Phys 67 (2007) 781–785

Jemal A, Siegel R, Ward E et al: Cancer statistics, 2007. CA Cancer J Clin 57 (2007) 43–66

Kamangar F, Dores GM, Anderson WF: Patterns of cancer incidence, mortality, and prevalence across five continents: defining priorities to reduce cancer disparities in different geographic regions of the world. J Clin Oncol 24 (2006) 2137–2150

Kaneko E, Nakamura T, Umeda N et al: Outcome of gastric carcinoma detected by gastric mass survey in Japan. Gut 18 (1977) 626–630

Kang HJ, Chang HM, Kim TW et al: Phase II study of capecitabine and cisplatin as first-line combination therapy in patients with gastric cancer recurrent after fluoropyrimidine-based adjuvant chemotherapy. Br J Cancer 92 (2005) 246–251

Karpeh MS, Leon L, Klimstra D et al: Lymph node staging in gastric cancer: is location more important than number? An analysis of 1,038 patients. Ann Surg 232 (2000) 362–371

Kattan MW, Karpeh MS, Mazumdar M et al: Postoperative nomogram for disease-specific survival after an R0 resection for gastric carcinoma. J Clin Oncol 21 (2003) 3647–3650

Kim S, Lim DH, Lee J et al: An observational study suggesting clinical benefit for adjuvant postoperative chemoradiation in a population of over 500 cases after gastric resection with D2 nodal dissection for adenocarcinoma of the stomach. Int J Radiat Oncol Biol Phys 63 (2005) 1279–1285

Kim SK, Kang KW, Lee JS et al: Assessment of lymph node metastases using 18F-FDG PET in patients with advanced gastric cancer. Eur J Nucl Med Mol Imaging 33 (2006) 148–155 (Epub 2005)

Klaassen DJ, MacIntyre JM, Catton GE et al: Treatment of locally unresectable cancer of the stomach and pancreas: a randomized comparison of 5-fluorouracil alone with radiation plus concurrent and maintenance 5-fluorouracil-an Eastern Cooperative Oncology Group study. J Clin Oncol 3 (1985) 373–378

Kodama I, Koufuji K, Kawabata S et al: The clinical efficacy of CA 72-4 as serum marker for gastric cancer in comparison with CA19-9 and CEA. Int Surg 80 (1995) 45–48

Kollmannsberger CBW, Stahl M, Schleucher N et al: Adjuvant chemoradiation using 5-fluorouracil/folinic acid/cisplatin with or without paclitaxel and radiation in patients with completely resected high-risk gastric cancer: two cooperative phase II studies of the AIO/ARO/ACO. Annals of Oncology (2005)

Kozak KR, Moody JS: The survival impact of the Intergroup 0116 trial on patients with gastric cancer (2008)

Kramling HJ, Willich N, Cramer C et al: Early results of IORT in the treatment of gastric cancer. Front Radiat Ther Oncol 31 (1997) 157–160

Kwee RM, Kwee TC: Imaging in local staging of gastric cancer: a systematic review. J Clin Oncol 25 (2007) 2107–2116

Lai IR, Lee WJ, Huang MT et al: Comparison of serum CA72-4, CEA, TPA, CA19-9 and CA125 levels in gastric cancer patients and correlation with recurrence. Hepatogastroenterology 49 (2002) 1157–1160

Landry J, Tepper JE, Wood WC et al: Patterns of failure following curative resection of gastric carcinoma. Int J Radiat Oncol Biol Phys 19 (1990) 1357–1362

Lauren P: The two histological main types of gastric carcinoma: diffuse and so-called intestinal-type carcinoma. An attempt at a histo-clinical classification. Acta Pathol Microbiol Scand 64 (1965) 31–49

Lorenzen S, Hentrich M, Haberl C et al: Split-dose docetaxel, cisplatin and leucovorin/fluorouracil as first-line therapy in advanced gastric cancer and adenocarcinoma of the gastroesophageal junction: results of a phase II trial. Ann Oncol 18 (2007) 1673–1679

Lowy AM, Mansfield PF, Leach SD et al: Laparoscopic staging for gastric cancer. Surgery 119 (1996) 611–614

Lutz MP, Wilke H, Wagener DJ et al: Weekly infusional high-dose fluorouracil (HD-FU), HD-FU plus folinic acid (HD-FU/FA), or HD-FU/FA plus biweekly cisplatin in advanced gastric cancer: randomized phase II trial 40953 of the European Organisation for Research and Treatment of Cancer Gastrointestinal Group and the Arbeitsgemeinschaft Internistische Onkologie. J Clin Oncol 25 (2007) 2580–2585

MacDonald JSC I, Gunderson LL: Carcinoma of the stomach. In: DeVita VH S; Rosenberg S (eds) Principles and practice of oncology. Lippincott, Philadelphia (1985) 695–690

MacDonald JSS SR, Benedetti J, Hundahl SA et al: Chemoradiotherapy after surgery compared with surgery alone for adenocarcinoma of the stomach or gastroesophageal junction. N Engl J Med 345 (2001) 725–730

Maehara Y, Moriguchi S, Kakeji Y et al: Prognostic factors in adenocarcinoma in the upper one-third of the stomach. Surg Gyecol Obstet 173 (1991) 223–226

Marchet A, Mocellin S, Ambrosi A et al: The prognostic value of N-ratio in patients with gastric cancer: Validation in a large, multicenter series (2007)

Martinez-Monge R, Calvo FA, Azinovic I et al: Patterns of failure and long-term results in high-risk resected gastric cancer treated with postoperative radiotherapy with or without intraoperative electron boost. J Surg Oncol 66 (1997) 24–29

Maruyama K, Gunven P, Okabayashi K et al: Lymph node metastases of gastric cancer. General pattern in 1931 patients. Ann Surg 210 (1989) 596–602

McCulloch P, Niita ME, Kazi H et al: Gastrectomy with extended lymphadenectomy for primary treatment of gastric cancer. Br J Surg 92 (2005) 5–13

McNeer G, Vandenberg H Jr, Donn FY et al: A critical evaluation of subtotal gastrectomy for the cure of cancer of the stomach. Ann Surg 134 (1951) 2–7

Mendez MA, Pera G, Agudo A et al: Cereal fiber intake may reduce risk of gastric adenocarcinomas: the EPIC-EURGAST study. Int J Cancer 121 (2007) 1618–1623

Ming SC: Gastric carcinoma. A pathobiological classification. Cancer 39 (1977) 2475–2485

Moertel CG, Childs DS, O'Fallon JR et al: Combined 5-fluorouracil and radiation therapy as a surgical adjuvant for poor prognosis gastric carcinoma. J Clin Oncol 2 (1984) 1249–1254

Monson JR, Donohue JH, McIlrath DC et al: Total gastrectomy for advanced cancer. A worthwhile palliative procedure. Cancer 68 (1991) 1863–1868

Mukai K, Ishida Y, Okajima K et al: Usefulness of preoperative FDG-PET for detection of gastric cancer. Gastric Cancer 9 (2006) 192–196

Nakane Y, Okamura S, Akehira K et al: Correlation of preoperative carcinoembryonic antigen levels and prognosis of gastric cancer patients. Cancer 73 (1994) 2703–2708

Neugut AI, Hayek M, Howe G: Epidemiology of gastric cancer. Semin Oncol 23 (1996) 281–291

Ng K, Meyerhardt JA, Fuchs CS: Adjuvant and neoadjuvant approaches in gastric cancer. Cancer J 13 (2007) 168–174

Nishi MO Y, Miwa Y: Japanese classification of gastric carcinoma. In: Cancer JRSfG (ed) Gastric cancer (1998) 11–24

Nitti D, Wils J, Dos Santos JG et al: Randomized phase III trials of adjuvant FAMTX or FEMTX compared with surgery alone in resected gastric cancer. A combined analysis of the EORTC GI Group and the ICCG. Ann Oncol 17 (2006) 262–269

Oblak I, Velenik V, Anderluh F et al: Results of adjuvant radiochemotherapy for gastric adenocarcinoma in Slovenia. Eur J Surg Oncol 33 (2007) 982–987

Ogata T, Araki K, Matsuura K et al: A 10-year experience of intraoperative radiotherapy for gastric carcinoma and a new surgical method of creating a wider irradiation field for cases of total gastrectomy patients. Int J Radiat Oncol Biol Phys 32 (1995) 341–347

Park SH, Kim DY, Heo JS et al: Postoperative chemoradiotherapy for gastric cancer. Ann Oncol 14 (2003) 1373–1377

Parkin DM, Bray F, Ferlay J et al: Global cancer statistics, 2002. CA Cancer J Clin 55 (2005) 74–108

Parsonnet J, Friedman GD, Vandersteen DP et al: Helicobacter pylori infection and the risk of gastric carcinoma. N Engl J Med 325 (1991) 1127–1131

Pedrazzani C, Pasini F, Giacopuzzi S et al: Surgical treatment of gasto-esophageal junction adenocarcinoma: long-term results of a single Italian centre. G Chir 25 (2004) 325–333

Peeters KC, Kattan MW, Hartgrink HH et al: Validation of a nomogram for predicting disease-specific survival after an R0 resection for gastric carcinoma. Cancer 103 (2005) 702–707

Popiela T, Kulig J, Kolodziejczyk P et al: Long-term results of surgery for early gastric cancer. Br J Surg 89 (2002) 1035–1042

Ries G, Topfer M, Hagenmuller F et al: Palliative treatment of malignant stenoses of the esophagus and cardia: laser therapy versus laser + high-dose-rate Iridium 192 afterloading therapy. A prospective randomized study. Strahlenther Onkol 165 (1989) 584–586

Robertson CS, Chung SC, Woods SD et al: A prospective randomized trial comparing R1 subtotal gastrectomy with R3 total gastrectomy for antral cancer. Ann Surg 220 (1994) 176–182

Roder JD, Bottcher K, Siewert JR et al: Prognostic factors in gastric carcinoma. Results of the German Gastric Carcinoma Study 1992. Cancer 72 (1993) 2089–2097

Rohatgi PR, Mansfield PF, Crane CH et al: Surgical pathology stage by American Joint Commission on Cancer criteria predicts patient survival after preoperative chemoradiation for localized gastric carcinoma. Cancer 107 (2006) 1475–1482

Rokkas T, Pistiolas D, Sechopoulos P et al: The long-term impact of helicobacter pylori eradication on gastric histology: a systematic review and meta-analysis. Helicobacter 12 (2007) 32–38

Rosch T: Endosonographic staging of gastric cancer: a review of literature results. Gastrointest Endosc Clin N Am 5 (1995) 549–557

Ross P, Nicolson M, Cunningham D et al: Prospective randomized trial comparing mitomycin, cisplatin, and protracted venous-infusion fluorouracil (PVI 5-FU) with epirubicin, cisplatin, and PVI 5-FU in advanced esophagogastric cancer. J Clin Oncol 20 (2002) 1996–2004

Safran H, Wanebo HJ, Hesketh PJ et al: Paclitaxel and concurrent radiation for gastric cancer. Int J Radiat Oncol Biol Phys 46 (2000) 889–894

Sano T, Sasako M, Yamamoto S et al: Gastric cancer surgery: morbidity and mortality results from a prospective randomized controlled trial comparing D2 and extended para-aortic lymphadenectomy. Japan Clinical Oncology Group study 9501. J Clin Oncol 22 (2004) 2767–2773

Sargeant IR, Tobias JS, Blackman G et al: Radiotherapy enhances laser palliation of malignant dysphagia: a randomised study. Gut 40 (1997) 362–369

Sarrazin R, Pissas A, Dyon JF Y B: Lymphatic drainage of the stomach. Anat Clin 2 (1980) 95–110

Shchepotin IB, Evans SR, Chorny V et al: Intensive preoperative radiotherapy with local hyperthermia for the treatment of gastric carcinoma. Surg Oncol 3 (1994) 37–44

Siewert JR, Bottcher K, Stein HJ et al: Relevant prognostic factors in gastric cancer: ten-year results of the German Gastric Cancer Study. Ann Surg 228 (1998) 449–461

Sindelar WF, Kinsella TJ, Tepper JE et al: Randomized trial of intraoperative radiotherapy in carcinoma of the stomach. Am J Surg 165 (1993) 178–186; discussion 186–177

Skoropad V, Berdov B, Zagrebin V: Concentrated preoperative radiotherapy for resectable gastric cancer: 20-years follow-up of a randomized trial. J Surg Oncol 80 (2002) 72–78

Skoropad VY, Berdov BA, Mardynski YS et al: A prospective, randomized trial of pre–operative and intraoperative radiotherapy versus surgery alone in resectable gastric cancer. Eur J Surg Oncol 26 (2000) 773–779

Smalley SR, Gunderson L, Tepper J et al: Gastric surgical adjuvant radiotherapy consensus report: rationale and treatment implementation. Int J Radiat Oncol Biol Phys 52 (2002) 283–293

Spencer GM, Thorpe SM, Blackman GM et al: Laser augmented by brachytherapy versus laser alone in the palliation of adenocarcinoma of the oesophagus and cardia: a randomised study. Gut 50 (2002) 224–227

Stahl A, Ott K, Weber WA et al: FDG PET imaging of locally advanced gastric carcinomas: correlation with endoscopic and histopathological findings. Eur J Nucl Med Mol Imaging 30 (2003) 288–295

Takahashi M, Abe M: Intra-operative radiotherapy for carcinoma of the stomach. Eur J Surg Oncol 12 (1986) 247–250

Talaev MI, Starinskii VV, Kovalev BN et al: Results of combined treatment of cancer of the gastric antrum and gastric body. Vopr Onkol 36 (1990) 1485–1488

Tepper JE, Gunderson LL: Radiation treatment parameters in the adjuvant postoperative therapy of gastric cancer. Semin Radiat Oncol 12 (2002) 187–195

Tey J, Back MF, Shakespeare TP et al: The role of palliative radiation therapy in symptomatic locally advanced gastric cancer. Int J Radiat Oncol Biol Phys 67 (2007) 385–388

The GSG: A comparison of combination chemotherapy and combined modality therapy for locally advanced gastric carcinoma. Gastrointestinal Tumor Study Group. Cancer 49 (1982) 1771–1777

The GTSG: The concept of locally advanced gastric cancer. Effect of treatment on outcome. Cancer 66 (1990) 2324–2330

Thomson FB, Robins RE: Local recurrence following subtotal resection for gastric carcinoma. Surg Gyecol Obstet 95 (1952) 341–344

Van Cutsem E, Moiseyenko VM, Tjulandin S et al: Phase III study of docetaxel and cisplatin plus fluorouracil compared with cisplatin and fluorouracil as first-line therapy for advanced gastric cancer: a report of the V325 Study Group. J Clin Oncol 24 (2006) 4991–4997

Van Cutsem E, Van de Velde C, Roth A et al: Expert opinion on management of gastric and gastro-oesophageal junction adenocarcinoma on behalf of the European Organisation for Research and Treatment of Cancer (EORTC) – gastrointestinal cancer group. Eur J Cancer 44 (2008) 182–194

Vanhoefer U, Rougier P, Wilke H et al: Final results of a randomized phase III trial of sequential high-dose methotre-xate, fluorouracil, and doxorubicin versus etoposide, leucovorin, and fluorouracil versus infusional fluorouracil and cisplatin in advanced gastric cancer: A trial of the European Organization for Research and Treatment of Cancer Gastrointestinal Tract Cancer Cooperative Group. J Clin Oncol 18 (2000) 2648–2657

Walsh TN, Noonan N, Hollywood D et al: A comparison of multimodal therapy and surgery for esophageal adenocarcinoma. N Engl J Med 335 (1996) 462–467

Waters JS, Norman A, Cunningham D et al: Long-term survival after epirubicin, cisplatin and fluorouracil for gastric cancer: results of a randomized trial. Br J Cancer 80 (1999) 269–272

Welz S, Hehr T, Kollmannsberger C et al: Renal toxicity of adjuvant chemoradiotherapy with Cisplatin in gastric cancer. Int J Radiat Oncol Biol Phys 69 (2007) 1429–1435

Whittington R, Coia LR, Haller DG et al: Adenocarcinoma of the esophagus and esophago-gastric junction: the effects of single and combined modalities on the survival and patterns of failure following treatment. Int J Radiat Oncol Biol Phys 19 (1990) 593–603

Wieland P, Dobler B, Mai S et al: IMRT for postoperative treatment of gastric cancer: covering large target volumes in the upper abdomen: a comparison of a step-and-shoot and an arc therapy approach. Int J Radiat Oncol Biol Phys 59 (2004) 1236–1244

Willett CG, Tepper JE, Orlow EL et al: Renal complications secondary to radiation treatment of upper abdominal malignancies. Int J Radiat Oncol Biol Phys 12 (1986) 1601–1604

Wisbeck WM, Becher EM, Russell AH: Adenocarcinoma of the stomach: autopsy observations with therapeutic implications for the radiation oncologist. Radiother Oncol 7 (1986) 13–18

Yamada A, Oguchi K, Fukushima M et al: Evaluation of 2-deoxy-2-(18F)fluoro-D-glucose positron emission tomography in gastric carcinoma: relation to histological subtypes, depth of tumor invasion, and glucose transporter-1 expression. Ann Nucl Med 20 (2006) 597–604

You WC, Brown LM, Zhang L et al: Randomized double-blind factorial trial of three treatments to reduce the prevalence of precancerous gastric lesions. J Natl Cancer Inst 98 (2006) 974–983

Yu CC, Levison DA, Dunn JA et al: Pathological prognostic factors in the second British Stomach Cancer Group trial of adjuvant therapy in resectable gastric cancer. Br J Cancer 71 (1995) 1106–1110

Zhang ZX, Gu XZ, Yin WB et al: Randomized clinical trial on the combination of preoperative irradiation and surgery in the treatment of adenocarcinoma of gastric cardia (AGC) – report on 370 patients. Int J Radiat Oncol Biol Phys 42 (1998) 929–934

Ziegler K, Sanft C, Zimmer T et al: Comparison of computed tomography, endosonography, and intraoperative assessment in TN staging of gastric carcinoma. Gut 34 (1993) 604–610

W. Hinkelbein
S. Höcht
H. Friess

Pankreas, Gallenwege, Leber

Tumoren des Pankreas

Epidemiologie und Ätiologie

Die Inzidenz maligner Tumoren des exokrinen Pankreas liegt bei etwa 1 : 10 000, bei etwas wechselnden Angaben wird die Entität zu den fünft- bis zwölfthäufigsten bösartigen Tumoren in westlichen Industrienationen gerechnet, bei der Krebssterblichkeit liegt das Pankreaskarzinom meist an 5. bis 7. Stelle. Die Fünfjahres-Überlebensrate aller Erkrankten beträgt nur 3–5 %, ohne Therapie beträgt die mittlere Überlebenszeit nur vier bis sechs Monate. Männer und Frauen erkranken etwa gleich häufig an einem Pankreaskarzinom. Eine Erkrankung vor dem 30. Lebensjahr ist sehr selten. Das Erkrankungsrisiko ist zwischen dem 65. und 80. Lebensjahr am höchsten. Etablierte Risikofaktoren sind u. a. eine chronische Pankreatitis, Nikotinkonsum, hoher Verbrauch an tierischen Fetten, Diabetes mellitus und eine positive Familienanamnese. Eine Häufung von Pankreaskarzinomen wird auch im Rahmen bekannter Tumorsyndrome beschrieben (in Assoziation mit BRCA2, TP 16, HNPCC und Peutz-Jeghers-Syndrom). Die komplexen molekularbiologischen Vorgänge der Tumorentstehung involvieren Tumorsuppressor-Gene (u. a. TP16, TP 53, SMAD 4 und BRCA 2), Onkogene (hauptsächlich K-ras) und Mismatch-repair-Gene.

Regionale Tumoranatomie und Histologie

Der Pankreaskopf ist die häufigste Tumorlokalisation. Bei lokaler Tumorprogression kommt es zu einer Infiltration in die umliegenden Organe, speziell in Magenausgang, Duodenum, Ductus choledochus und Leberpforte. Nur 20–25 % der Tumoren gehen vom Korpus oder Schwanzbereich aus. Tumoren des Pankreaskorpus infiltrieren nach retroperitoneal, in den Magen und den Plexus solaris sowie das Querkolon, die selteneren Pankreasschwanz-Karzinome in

Dünndarm, Milz und Milzgefäße. Selbst bei mit kurativer Intention behandelten Patienten kommt es im Verlauf in 20–80 % der Fälle zu peritonealen Metastasen und in 30–90 % zu einer hämatogenen Aussaat via Pfortader in die Leber.

Die peripankreatischen regionären Lymphabflusswege werden in sechs Gruppen unterteilt: die oberhalb bzw. unterhalb des Kopf und Körpers gelegenen superioren und inferioren; die anteriore Gruppe, welche die vorderen pankreatikoduodenalen und proximalen mesenterialen Lymphknoten sowie bei Pankreaskopftumoren auch die pylorischen Lymphknoten umfasst; die posteriore Gruppe mit den Lymphknoten des Ductus choledochus, den hinteren pankreatikoduodenalen und proximalen mesenterialen Lymphknoten; die lienalen am Milzhilus und um den Pankreasschwanz bei Tumoren des Körpers und Schwanzes und bei Pankreaskopftumoren die zöliakalen.

Histologisch werden fast 20 Subtypen der Tumoren des exokrinen Pankreas unterschieden. Mit etwa 75–90 % überwiegt das duktale Adenokarzinom. Von klinischer Relevanz ist vor allem die Abgrenzung zu den papillär-zystischen Tumoren und den papillären bzw. periampullären Karzinomen der Papilla Vateri, die ebenso wie die seltenen Borderline-Tumoren eine wesentlich günstigere Prognose haben, aber natürlich auch gegen nicht maligne Raumforderungen, woran insbesondere bei zystischen Tumoren gedacht werden muss.

Klinik

Frühe Stadien des Pankreaskarzinoms sind in der Regel klinisch inapparent und werden nur gelegentlich z. B. im Rahmen einer aus anderen Gründen durchgeführten Sonographie des Abdomens entdeckt. In den fortgeschritteneren Stadien III und IV macht sich die Tumorerkrankung durch Inappetenz,

Gewichtsverlust und uncharakteristische Oberbauch-beschwerden oder Symptome einer hämatogenen oder lymphogenen Fernmetastasierung bemerkbar (Tabelle I). Die Prognose ist bei Auftreten dieser Symptome schlechter. Im Gegensatz hierzu kann ein Ikterus, gerade bei periampullären Tumoren und den prognostisch günstigeren Karzinomen der Papilla Vateri auch frühzeitig auftreten (Terwee et al. 2000). Bei manifestem Aufstau der Gallenwege kann durch die Einlage von endoskopisch platzierten Stents eine Rekanalisierung meist erreicht und die mit einer per-kutanen Ableitung verbundenen Probleme können vermieden werden. Die klinische Symptomatik der seltenen Azinuszellkarzinome kann bei fortgeschrit-tenen Tumoren auch Nekrosen des subkutanen Fett-gewebes, Erythema-nodosum-ähnliche Hautverän-derungen, Arthralgien und eine periphere Eosino-philie umfassen.

Durch den Einsatz moderner bildgebender Verfah-ren wie Multidetektor-Spiral-CT, Endoskopie mit Endosonographie, Kernspintomographie mit MR-Angiographie und MRCP sowie KM-unterstützte Sonographie sind in der Einschätzung der Resektabi-lität und dem Ausschluss von Fernmetastasen deut-liche Fortschritte erzielt worden. Nach wie vor sind jedoch kleine metastatische Läsionen und insbeson-dere eine Peritonealkarzinose oftmals erst intraope-rativ zu diagnostizieren. Von vielen Untersuchern wird daher eine diagnostische Laparoskopie befür-wortet, in deren Rahmen dann auch die obligate his-tologische Sicherung erfolgen kann. Diese sollte auch angestrebt werden, wenn ein operative Intervention nicht sinnvoll ist, zumal eine CT- oder Sonographie-gesteuerte Feinnadelpunktion nur mit einem gerin-gen Komplikationspotenzial behaftet ist.

Zur erforderlichen Diagnostik gehören außerdem eine gründliche körperliche Untersuchung insbe-sondere der supraklavikulären Lymphknoten, Rönt-gen oder CT des Thorax und die Laborparameter Transaminasen, LDH, Bilirubin, Amylase und Cho-linesterase sowie die Tumormarker CEA und CA 19–9.

Allgemeine Grundlagen der Therapie

Die Tumorresektion ist die einzige Therapie mit einem potenziell kurativen Ansatz, jedoch werden nur weniger als 20 % aller Patienten mit einem Pank-reaskarzinom operiert. Meist ist die Erkrankung bereits zu weit fortgeschritten. Operative Standard-verfahren sind die erweiterte oder erweiterte radi-kale Pankreatikoduodenektomie nach Whipple-

Kausch für Tumoren des Pankreaskopfes und die radikale Linksresektion für Tumoren des Pankreas-körpers oder -schwanzes. Operative Zentren mit grö-ßerer Erfahrung erzielen offenbar bessere Ergeb-nisse. Die Fünfjahres-Überlebensraten operierter Patienten liegen bei 2–25 % (Bramhall et al. 1995).

Mit Ansprechraten von 0–25 % gelten Karzinome des exokrinen Pankreas als wenig chemotherapiesensibel. Allerdings sind Remissionsraten als klassische Krite-rien der Bewertung des Ansprechens auf eine solche Behandlung nicht in der Lage, einen symptomatischen Nutzen auszudrücken, den sog. „clinical benefit response", der sich aus den Parametern Schmerzen, Allgemeinzustand und Gewichtsverlust definiert. Für das Deoxycytidin-Analogon Gemcitabin konnte im Vergleich zu der bis dahin als Standard geltenden Monotherapie mit 5-Fluorouracil eine deutliche Über-legenheit mit 24 % vs. 5 % hinsichtlich des clinical benefit response gezeigt werden (Burris et al. 1997; Rothenberg et al. 1996). Aufgrund der einfachen Applikation als Kurzinfusion hat sich die wöchentliche Verabreichung von 1 g/m² Körperoberfläche Gemci-tabin bewährt. Nebenwirkungen sind eine geringgra-dige Thrombopenie, leichte grippale Symptome, die auf eine Steroidgabe gut ansprechen und ein leichtes hämolytisch-urämisches Syndrom. Zwar wird das mediane Überleben durch Gemcitabin nur unwesent-lich verbessert, interessant ist jedoch der deutlich erhöhte Anteil von Patienten, die ein Jahr überleben. Gemcitabin ist darüber hinaus eine stark radiosensibi-lisierende Substanz. Die kürzlich publizierte „S3-Leit-linie exokrines Pankreaskarzinom 2006" definiert Gemcitabin als Standard der palliativen Chemothera-pie. Eine aktuelle Metaanalyse zur Chemotherapie bei lokal fortgeschrittenem und metastasiertem Pankreas-karzinom beschreibt bei fast 10 000 analysierten Pati-enten aus 51 Studien einen klaren Überlebensvorteil durch die Chemotherapie, der offenbar durch die Kombination von Gemcitabin mit einer zweiten Sub-stanz noch etwas gesteigert werden kann (Sultana et al. 2007).

Rolle der Strahlenbehandlung

Die Strahlentherapie ist als definitive Therapiemoda-lität bei nicht fernmetastasierter, aber lokal nicht resektabler Erkrankung in Form der kombinierten Radiochemotherapie vor allem im US-amerika-nischen Sprachraum als eine der Basis-Therapieopti-onen fest etabliert und wird in den Practice Guide-lines in Oncology des National Comprehensive Can-cer Networks als eine von mehreren Optionen empfohlen (V.I.2007) Dies wird jedoch durchaus auch anders gesehen. So kommt die Analyse der Daten im Rahmen des Cochrane Systematic Reviews (Yip et al. 2006) zu einer deutlich zurückhaltenderen Auffassung, die gegenüber einer palliativen Chemotherapie keinen klaren Vorteil erkennen kann. Die aktuelle S3-Leitlinie von 2006 sieht die Radiochemotherapie bei lokal fortgeschrittenen inoperablen Pankreaskarzinomen nicht als Standard an und beschreibt einen möglichen Nutzen lediglich bei Patienten mit fraglich resektablen Tumoren.

Ähnlich ist die Situation bei der adjuvanten oder neoadjuvanten Radiochemotherapie bei resektablen Tumoren. Auch hier wird vor allem im amerikanischen Sprachraum die Radiochemotherapie als Standardbehandlung angesehen, ihre Rolle wird in Europa jedoch viel kontroverser beurteilt. In der S3-Leitlinie von 2006 wird sie lediglich nach R1-Resektion noch als eine im Einzelfall individuell zu diskutierende Option gesehen. Dies wird dort vor allem mit dem Ergebnis einer Metaanalyse (Stocken et al. 2005) und den Ergebnissen der ESPAC-1 Studie begründet. Diese Metaanalyse war jedoch wesentlich von den Ergebnissen der ESPAC-1-Studie dominiert (Neoptolemos et al. 2004), welche auf Grund einiger methodischer wie konzeptioneller Probleme nicht generell akzeptiert wird (Li et al. 2004).

Die Planung und Durchführung einer Strahlentherapie ist durch die komplexe Anatomie der Pankreasregion eine Herausforderung. Das Organ bzw. in der postoperativen Situation das Organbett sind von einer Vielzahl dosislimitierender Organe (Magen, Dünndarm, Nieren, Leber, Rückenmark) umgeben. Die mit vertretbarem Komplikationsrisiko im Rahmen einer perkutanen Radiotherapie applizierbaren Dosen lassen allenfalls eine dauerhafte Kontrolle mikroskopischer Tumorreste zu. Die Applikation einer simultanen Chemotherapie als Radiosensitizer ist daher ein etablierter Standard. Bei ausreichender Erfahrung mit der Methode ist eine intraoperative Bestrahlung ein effektives Verfahren, die lokale Tumorkontrolle zu verbessern, ohne die benachbarten Organsysteme zu schädigen (Pisters et al. 1998). Eine generelle Empfehlung zu einer solchen Therapie kann jedoch nicht ausgesprochen werden, da hierzu keine validen Daten vorliegen.

Gerade unter dem Aspekt der sehr kritischen Prognose der Patienten ist die Abwägung von Nutzen und Risiko jeglicher Therapie von besonderer Bedeutung.

Allgemeine Grundsätze der Bestrahlungsplanung

Die Planung der Therapie erfolgt zunächst mit der Festlegung der Positionierungs- und Lagerungshilfen. Um bei der Wahl der Einfallsrichtungen der Strahlenfelder möglichst unlimitiert zu sein, ist darauf zu achten, dass die Arme des Patienten angehoben werden. Dies führt bei unzureichender Abstützung des Oberkörpers und der Arme zu einer inkonstanten Lordosierung der oberen LWS und damit Fehlern in der Reproduzierbarkeit der Einstellung. Eine primär dreidimensionale Planung und die Verwendung von Mehrfeldertechniken ist ebenso Standard wie Linearbeschleuniger mit 6 MeV oder mehr Photonenenergie. Auf Grund der komplexen Anatomie kann eine intensitätsmodulierte Radiotherapie im Einzelfall günstigere Ergebnisse hinsichtlich der Dosisbelastung von benachbarten Organen bringen. Bei der Durchführung des Planungs-CT ist auf die Vermeidung großer Atemexkursionen zu achten, die zu einer Verlagerung von Risikoorganen und damit zu falschen Dosis-Volumen-Histogrammen führen können. Neuere Bestrahlungstechniken mit Atemsynchronistion könnten hier Vorteile bieten, dies kann aber noch nicht abschließend beurteilt werden. Da aufgrund der anatomischen Lagebeziehungen eine Miterfassung der Nieren in den Strahlenfeldern unvermeidbar ist, muss vor Therapiebeginn eine Evaluierung der Nierenfunktion möglichst durch ein Isotopennephrogramm mit seitengetrennter Clearance erfolgen.

Zielvolumina und Bestrahlungstechnik

Die Ausdehnung des PTV bzw. CTV sollte immer mit Hilfe der prätherapeutischen kontrastmittelgestützten Schnittbilddiagnostik festgelegt werden und richtet sich nach der Lage des Tumors bzw. des Resektionsgebietes. Da weder MRT noch CT in der Lage sind, mikroskopische Tumorausläufer darzustellen, sollte ein Sicherheitssaum von 2 cm für das CTV bzw. 3 cm für das PTV um den Tumor bzw. das Pankreas eingehalten werden. Bei Pankreaskopftumoren müssen die Lymphknoten ober- und unterhalb des Pankreas, an der Leberpforte und am Truncus coeliacus sowie dem Lig. hepatoduodenale erfasst werden. Typischerweise reicht die Ausdehnung der Strahlenfelder bei klassischer Zielvolumenfestlegung in kranio-kaudaler Richtung etwa von BWK 11 bis LWK 2 oder LWK 3. Bei Tumoren des Pankreasschwanzes müssen die lienalen Lymphknotenstationen mit erfasst werden; dies führt regelhaft zu einem erheblichen Dosisbeitrag in die linke Niere, die Therapieplanung muss dies besonders berücksichtigen.

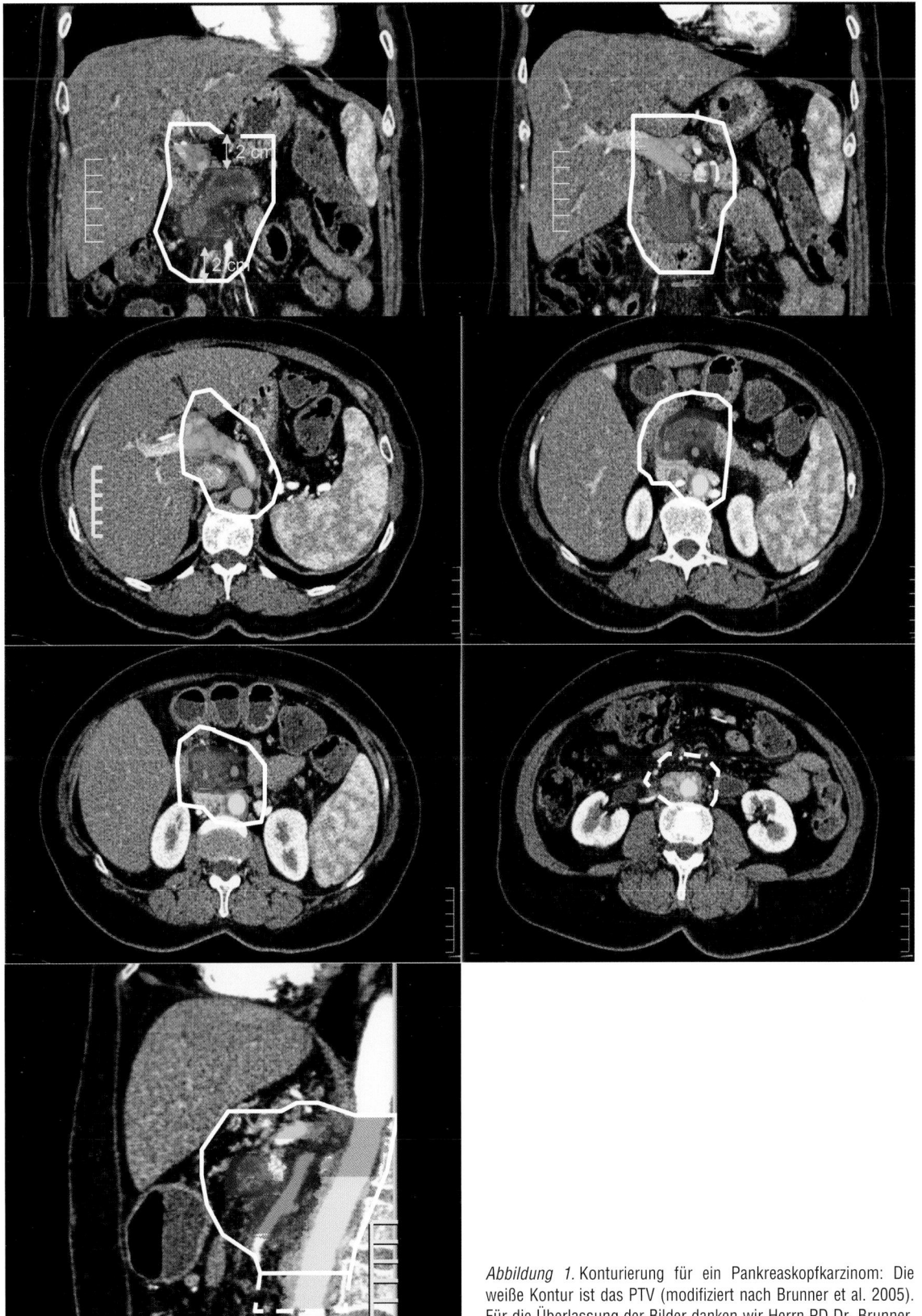

Abbildung 1. Konturierung für ein Pankreaskopfkarzinom: Die
weiße Kontur ist das PTV (modifiziert nach Brunner et al. 2005).
Für die Überlassung der Bilder danken wir Herrn PD Dr. Brunner,
Oxford, UK.

Eine kürzlich publizierte detaillierte topographische Analyse der Häufigkeitsverteilung von Lymphknotenmetastasen (Brunner et al. 2005) ist bei der 3-D-Planung sehr hilfreich (Abbildung 1). Obwohl nicht zu den regionären Lymphknotenstationen zugehörig, wird die Miterfassung der paraaortalen Lymphknotenstationen aufgrund des häufigen metastatischen Befalls dort von vielen Autoren angeraten. Dies führt zu einer Vergrößerung des bestrahlten Volumens mit entsprechend negativen Konsequenzen für die Verträglichkeit der Therapie. Da sich Lymphknotenmetastasen dort auf den Bereich zwischen dem Abgang des Truncus coeliacus und der A. mesenterica inferior konzentrieren und dorsal sowie rechts der V. cava nur sehr selten Lymphknotenmetastasen vorkommen, sollten diese Grenzen bei der Zielvolumenfestlegung respektiert werden. Ob eine Dünndarmkontrastierung im Planungs-CT oder bei der Simulation wirklich erlaubt, eine Schonung dieser Strukturen ohne Kompromittierung des PTV zu erzielen, ist ungeklärt. Ohne eine Kompensation der Atemverschieblichkeit, aber auch wegen der Schwierigkeiten, die exakte Tumorausdehnung festzulegen, sind Techniken der Hochpräzisions-Bestrahlung selbst als Boost bisher experimenteller Natur. Eine prophylaktische Leberbestrahlung ist ohne Nutzen und von erheblicher Toxizität und daher nicht zu vertreten (Evans et al. 1995).

In der Regel kommen bei der 3-D-Bestrahlung nichtorthogonale Box- oder Drei-Felder-Techniken zur Anwendung, die mit Individualabsorbern oder Multileafkollimatoren dem PTV angepasst werden (Abbildung 2). Es können auch nicht koplanare Feldanordnungen zur Reduktion der Dosis in Risikoorganen eingesetzt bzw. hinzugefügt werden. Die Einhaltung der ICRU-50/62-Kriterien für Dosisspezifikation und Homogenität der Dosisverteilung ist damit immer zu realisieren. Bei der Auswahl der Feldanordnung ist nicht nur auf die Toleranzdosen einzelner Organe zu achten, bei deren Beschreibung gerade im Rahmen multimodaler Therapieansätze immer noch erhebliche Unsicherheiten bestehen, sondern auch auf präexistente Einschränkungen der Organfunktion. Berücksichtigung finden muss dabei das gewählte Chemotherapieprotokoll. Bei Cisplatin-haltigen Schemata ist eine Entlastung der Nieren, bei 5-FU-basierten Schemata eine bessere Entlastung der Leber vorrangig. Berücksichtigt werden müssen ferner Therapieansatz und Prognose des Patienten, da sich radiogene Folgen je nach Organsystem mit ganz unterschiedlicher zeitlicher Latenz entwickeln. Leber und Niere zeigen als Organe mit paralleler Organisationsarchitektur eine ausgedehnte Volumenabhängigkeit der Toleranzdosen. Für die Organleistung nicht relevante Volumenanteile können daher durchaus mit sehr hohen Dosen belastet werden; die Dosisbelastung des gesamten Organs Niere sollte jedoch unter 15–20 Gy bei konventioneller Fraktionierung mit 1,8–2,0 Gy Einzeldosis gehalten werden, jedoch kann bei ausreichender Kompensationsfähigkeit der kontralateralen Niere ein Organ auch mit deutlich höherer Dosis belegt werden.

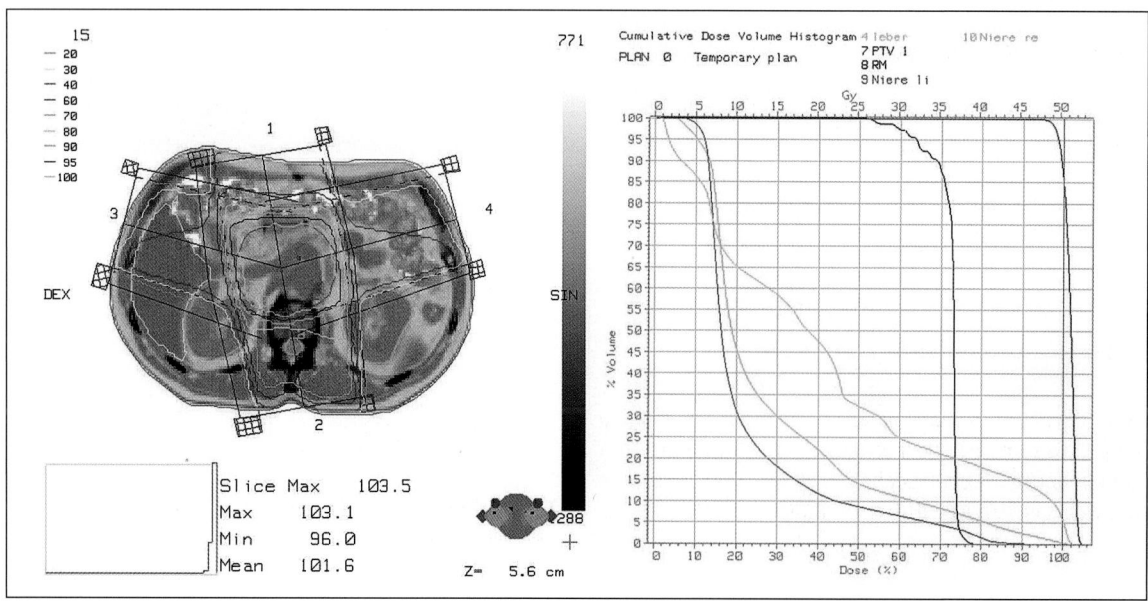

Abbildung 2. Bestrahlungsplan mit Dosis-Volumen-Histogrammen.

Während sich Strahlenfolgen an der Niere als Proteinurie, Hypertonus und Anämie erst nach Jahren zeigen, kann eine akute radiogene Hepatitis mit venoocclusive disease bereits wenige Wochen nach Beginn der Behandlung auftreten, eine chronische radiogene Hepatopathie nach wenigen Monaten. Die akzeptable Toleranzdosis des Myelon von ca. 50 Gy ist bei Mehrfeldertechniken ohne Probleme einzuhalten. Wesentlicher ist insbesondere in der postoperativen Situation mit Adhäsionen eine gute Schonung des Dünndarms (van der Kogel 1997).

Dosis und zeitliche Dosisverteilung

Üblich sind Gesamtdosen von 45–54 Gy in konventioneller Fraktionierung mit Einzeldosen von 1,8 Gy (bis 2,0 Gy) sowohl in der postoperativen adjuvanten als auch in der Primärtherapie nicht resektabler Pankreaskarzinome, in letztgenannter Situation werden jedoch auch Dosen bis 60 Gy angewendet, was nur bei reduzierten Volumina als Boost akzeptabel ist. Akzelerierte Schemata mit $2 \times$ tgl. 1,6 Gy bis 45–50 Gy (Prott et al. 1996; Seydel et al. 1990) oder 30 Gy in zehn Fraktionen über zwei Wochen (Pisters et al. 1998; Zimmermann et al. 2005) sind insbesondere zur Vermeidung einer längeren Hospitalisierung interessant, die Erfahrungen aber noch begrenzt und sollten daher Studien vorbehalten bleiben. Das Risiko einer exzessiven Toxizität ist in Kombination mit Chemotherapie nicht unerheblich.

Ergebnisse

Alleinige Radiochemotherapie und Radiotherapie

Die definitive Radiochemotherapie kann bei nicht fernmetastasierter lokal inoperabler Erkrankung das mediane Überleben im Vergleich zu unbehandelten Patienten um etwa drei bis sechs Monate verlängern. Der Überlebensvorteil einer Radiochemotherapie im Vergleich zu einer alleinigen Chemotherapie lag nach älteren Daten bei etwa zwei bis vier Monaten, in neueren Publikationen zeigt sich aber ein Trend zu längerem Überleben chemotherapierter Patienten, sodass der mutmaßliche Vorteil der Radiochemotherapie geringer zu werden scheint, zumal dabei auch die teilweise nicht unerhebliche Toxizität der Radiochemotherapie berücksichtigt werden muss, die den numerischen Vorteil aufwiegen kann.

Strahlentherapeutische Standardbehandlung ist eine Strahlentherapie in Kombination mit einer 5-FU-Monochemotherapie, die möglichst als kontinuier-

Tabelle I. TNM-Klassifikation und Stadieneinteilung des Pankreaskarzinoms (TNM 6, 2002, die Klassifikation periampullärer Karzinome weicht hiervon ab).

Klinische Klassifikation			
T – Primärtumor			
TX	Primärtumor nicht beurteilbar		
T0	Kein Anhalt für Primärtumor		
Tis	In-situ Karzinom		
T1	Maximal 2 cm großer Tumor, auf Pankreas begrenzt		
T2	Auf Pankreas begrenzter Tumor, über 2 cm groß		
T3	Direkte Ausbreitung in peripankreatisches Gewebe, Ductus choledochus, Duodenum		
T4a	Infiltration von Magen, Milz, Kolon, großen Gefäßen (nicht Milzgefäße)		
N – Regionäre Lymphknoten			
NX	Regionäre Lymphknoten nicht beurteilbar		
N0	Keine regionären Lymphknotenmetastasen		
N1	Regionäre Lymphknotenmetastasen		
M – Fernmetastasen			
MX	Fernmetastasen nicht beurteilbar		
M0	Keine Fernmetastasen		
M1	Fernmetastasen		
Stadien			
Stadium 0	Tis	N0	M0
Stadium I	T1, T2	N0	M0
Stadium IIa	T3	N0	M0
Stadium IIb	T1, T2, T3	N1	M0
Stadium III	T4a	N0, N1	M0
Stadium IV	Jedes T	Jedes N	M1

liche 24-Stunden-Dauerinfusion über den ganzen Therapiezeitraum appliziert werden sollte, da die Verträglichkeit der kontinuierlichen Gabe besser als die der Bolusinjektion ist (Poen et al. 1998). Die empfohlenen Dosen sind 225 mg 5-FU/m Körperoberfläche über sieben Tage der Woche oder 300 mg/m^2 Körperoberfläche über fünf Tage. Eine Kombinations-Chemotherapie mit mehreren Substanzen und neuere Zytostatika wie Gemcitabin sollten Studien vorbehalten bleiben, da es hierfür Hinweise auf eine höhere Toxizität gibt.

Die erzielbaren medianen Überlebensraten liegen bei etwa 12 Monaten (Tabelle II). Der Wert einer Erhaltungs-Chemotherapie nach Ende der kombinierten Behandlung ist nicht eindeutig zu beurteilen. Die höhere Rate an Langzeitüberlebenden in einigen Studien zur

Tabelle II. Ergebnisse der primären Radiochemotherapie des nicht resektablen Pankreaskarzinoms.

Autor	Patienten (n)	RT-Dosis (Gy)	CT-Substanz	Med. Überleben (Monate)
Moertel 1969	32	35–40		6
	32	35–40	5-FU	10
Moertel 1981	86	60 (10 Wo)	5-FU	9
	83	40	5-FU	12
	25	60 (10 Wo)		6
GITSG 1985	70	40	ADM	8
	73	60 (10 Wo)	5-FU	8
Klaasen 1985	44		5-FU	8
	47	40	5-FU + 5FU-ET	8
GITSG 1988	21	40	5-FU + SMF	8
	22		SMF	11
Seydel 1990	18	54	5-FU + SMF	8
Treurniet 1990	40	50	5-FU	9
Boz 1991	22	45–54	5-FU	8
Picus 1994	34	60	5-FU	8
Moertel 1994	22	45–54	5-FU	13
Wagener 1996	53	40	5-FU + CE	11
Nguyen 1997	23	60	DDP	10
Terk 1997	55	54	5-FU + DDP + SPT	17
Kornek 2000	38	55	5-FU/LV/DDP	14
Azria 2002	27	42	5-FU/DDP	9
Blackstock 2003	43	50	Gem	8
Micke 2005	15	45 (Hf)	Gem/DDP → Gem	14
	110	45 (Hf)	5-FU/FA	10
Schneider 2005	18	50	Gem/DDP (Ind/Kon.) Gem bei RT	13
Goldstein 2007	41	54	5-FU bei RT Ind + Konsol: Gem	12
Haddock 2007	48	50	Gem/DDP bei RT → Gem	10

alleinigen palliativen Chemotherapie gibt Hinweise auf einen sinnvollen Einsatz z. B. von Gemcitabin.

Eine alleinige Bestrahlung ohne zusätzliche Chemotherapie ist, soweit die spärlichen Daten eine Analyse erlauben, weniger effektiv. Sie sollte daher nur bei Patienten mit eingeschränktem Allgemeinzustand z. B. zur Schmerzbehandlung oder Therapie symptomatischer Metastasen zum Einsatz kommen, wenn andere Verfahren wie die Blockade des Truncus coeliacus ineffektiv oder nicht verfügbar sind. Wegen der sehr ungünstigen Prognose sollte in solchen Situationen eine möglichst kurze Behandlungszeit angestrebt werden. Adäquate Schemata sind z. B. 30 Gy in zehn Fraktionen über zwei Wochen.

Nur ein geringer Anteil der definitiv behandelten Patienten wird eine radiologisch messbare Tumorverkleinerung erreichen. Bei diesen Patienten kann sich jedoch eine sekundäre Resektabilität ergeben, die die Aussicht auf eine potenziell kurative Therapie eröffnet. Trotz der in der Regel ungünstigen Prognose ist daher eine Evaluation des Behandlungserfolges erforderlich. Möglicherweise ist es sinnvoll, durch eine vorangestellte alleinige Chemotherapie jene Patienten zu selektionieren, die von einer anschließenden Radiochemotherapie profitieren könnten (Krishnan et al. 2007; Zimmermann et al. 2004).

Adjuvante und neoadjuvante Therapie

Eine verbindliche Aussage zur Indikation einer adjuvanten oder neoadjuvanten Behandlung des resezierten bzw. potenziell resektablen nicht fernmetastasierten Pankreaskarzinoms ist wie weiter oben bereits ausgeführt wurde, aufgrund der bisherigen Daten kaum zu treffen. Zahlreiche überwiegend retrospektive Studien mit zumeist kleinen Patientenzahlen lassen einen Vorteil von einigen Monaten beim medianen Überleben durch eine Radiochemotherapie möglich erscheinen (Tabelle III). Dies ist nicht unwidersprochen; so zeigten z. B. die Ergebnisse der größeren europäischen Espac-1-Studie mit vier Behandlungsarmen keinen Vorteil einer solchen Therapie (Neoptolemos et al. 2004). Diese Ergebnisse werden jedoch, wie erwähnt, wegen konzeptionell-methodischer Besonderheiten des Studiendesigns nicht generell akzeptiert.

Wie bei anderen Tumorentitäten sprechen eine Vielzahl von Argumenten eher für eine neoadjuvante Therapie (Brunner et al. 2007). Etwa 20–30 % aller Patienten, die für eine postoperative adjuvante Behandlung in Frage kommen würden, können diese infolge einer verlängerten postoperativen Rekonvaleszenz nicht innerhalb der anzuratenden Frist von sechs bis acht Wochen nach der Operation erhalten (Spitz et al. 1997).

Die Rate postoperativer Anastomoseninsuffizienzen ist nach neoadjuvanter Therapie geringer als nach adjuvanter Radiochemotherapie (Evans et al. 1998). Patienten mit früher Erkrankungsprogression und Auftreten von Fernmetastasen unter der neoadjuvanten Therapie kann ein operativer Eingriff, von dem sie nicht profitieren würden, erspart werden. Durch eine Devitalisierung des Tumors verringert sich das Risiko einer intraoperativen Tumorzelldissemination, eine Verbesserung der Resektabilität ist wahrscheinlich. Allerdings ist die Datenlage bei der neoadjuvanten Radiochemotherapie noch deutlich problematischer (Tabelle IV) als in der postoperativen Behandlungssituation, sodass eine solche Behandlung ausschließlich innerhalb von klinischen Studien erfolgen sollte.

Die in der adjuvanten wie neoadjuvanten Situation angewandten Fraktionierungsschemata entsprechen ebenso wie die Dosierung und Substanzwahl der Chemotherapie der definitiven Therapie, eine Behandlungsakzeleration kann insbesondere postoperativ nicht empfohlen werden. In noch nicht abschließend publizierten Ergebnissen der RTOG-97–04-Studie zeigte sich keine relevante Verbesserung der Ergebnisse durch den vor und nach der Bestrahlung erfolgten Ersatz von 5-FU durch Gemcitabin. Eine alleinige prä- oder postoperative Bestrahlung wird als unterlegen angesehen. Die ermutigenden Ergebnisse einer adjuvanten kombinierten

Tabelle III. Ergebnisse der adjuvanten Radiochemotherapie des resezierten Pankreaskarzinoms.

Autor	Patienten (n)	RT-Dosis (Gy)	CT-Substanz	Med. ÜL (Monate)	2-JÜL
Whittigton 1981	29			16	41 %
	19	45		15	33 %
	20	45	5-FU/Mito	16	59 %
Kalser 1985	21	40	5-FU	20	
	22			11	
GITSG 1985	22			11	18 %
	21	40	5-FU	21	46 %
GITSG 1987	30	40	5-FU	18	43 %
Whittigton 1991	28	45–63	5-FU	16	
Foo 1993	29	45–54	5-FU	23	48 %
	89			12	25 %
Yeo 1997	99	40–45	5-FU	21	
	53			14	
Klinkenbijl 1999	60	40	5-FU	17	50 %
	54			13	42 %
Picozzi 2003	43	45–54	5-FU/DDP/IFN	> 32	64 %
Blackstock 2006	47	50	Gem	18	

Tabelle IV. Ergebnisse der neoadjuvanten Radiochemotherapie.

Autor	Patienten (n)	RT-Dosis (Gy)	CT-Substanz	Med. ÜL (Monate)
Wanebo 1993	9	45	5-FU + DDP	19
Staley 1996	39	30/50 ± IORT	5-FU	19
Spitz 1997	41	30/50,4	5-FU	19
Pisters[a] 1998	20	30 + IORT	5-FU	25
Hoffmann[a] 1998	24	50	5-FU + Mito-C	16
Pendurthi[a] 1998	25	50	5-FU	20
Breslin 2001	132	50/30(10 × 3)	5-FU/Pacli/Gem	21
Sasson[a] 2003	61	50	5-FU + Mito-C/Gem	23
White 2005	193	50	5-FU/Gem	23

[a] Teilkollektive

Radiochemotherapie mit 5-FU, Cisplatin und Interferon-alpha bei einem kleinen Patientenkollektiv bedürfen auch unter dem Aspekt der beachtlichen Toxizität dieser Behandlungsvarianten der Bestätigung (Picozzi et al. 2003).

Zumindest bei Patienten mit sehr großem lokoregionärem Rezidivrisiko, i. e. nach Non-in-sano-Resektion, bei Perineuralkarzinose oder Lymphangiosis carcinomatosa bzw. regionären Lymphknotenmetastasen kann die adjuvante Radiochemotherapie trotz der restriktiven Darstellung der Indikation in der S3-Leitlinie als etabliert angesehen werden. Die Indikationsstellung hierzu erfordert unter diesen Rahmenbedingungen eine sehr umfangreiche Aufklärung des Patienten insbesondere auch hinsichtlich der möglicherweise erheblichen Toxizität.

Intraoperative Strahlenbehandlung

Die intraoperative Bestrahlung mit schnellen Elektronen oder als Brachytherapie mit umschlossenen Radionukliden bietet den Vorteil einer lokalen Dosiseskalation unter Schonung der umliegenden Gewebe und wird zumeist in Kombination mit einer perkutanen Strahlenbehandlung eingesetzt. Sehr niedrige Lokalrezidivraten von etwa 10 % sind realisierbar (Pisters et al. 1998; Nishimura et al. 1997; Staley et al. 1996), bei ausreichender Erfahrung mit der Methode wird dies nicht mit erhöhter Morbidität erkauft (Reni et al. 2001). Der enorme finanzielle und logistische Aufwand hat zusammen mit der zwangsläufig verlängerten Operationsdauer jedoch einer Verbreitung dieser Behandlungsmodalität im Wege gestanden, sodass sie trotz durchaus günstiger Behandlungsergebnisse nur in wenigen Zentren zum Einsatz kommt.

Akute Nebenwirkungen und Strahlenfolgen, Begleitbehandlung

Viele der Symptome, unter denen Patienten mit einem Pankreaskarzinom vor und nach einem operativen Eingriff oder auch ohne Operation leiden, ähneln den Beschwerden, die durch eine Strahlenbehandlung oder Radiochemotherapie hervorgerufen werden können. Daher ist es, mit Ausnahme der Hämatotoxizität, nicht einfach, das Nebenwirkungspotenzial der Behandlung korrekt zu beschreiben.

Mit einer leichten bis mittelschweren Leukopenie (CTC II°–III°) ist je nach verwendetem Chemotherapieschema bei 10–40 % der Fälle, bei maximal 10 % mit einer schweren Leuko- oder Granulozytopenie (CTC IV°) zu rechnen. Thrombopenien (CTC II°–III°) werden mit einer 3–30%igen Häufigkeit beschrieben, schwere Thrombopenien (CTC IV°) sind mit unter 5 % seltene Ereignisse. Eine schwere Anämie ist ebenso selten, eine Anämie leichteren bis mittelschweren Ausmaßes wird mit ca. 5–40 % Häufigkeit angegeben.

Gastrointestinale Nebenwirkungen der Behandlung sind vor allem Nausea, Inappetenz, Stomatitis und Diarrhö. In geringerem Umfang leidet die Mehrzahl der Patienten unter diesen Beschwerden (bis 75 % CTC II°, 10–35 % CTC III°). Infektionen unter Therapie komplizieren in etwa 10 % die Behandlung. Die angegebenen Raten für die Akuttoxizität entsprechen damit im Wesentlichen denen anderer Studien zur kombinierten Radiochemotherapie bei Oberbauchorganen (Macdonald et al. 2001). Beachtet werden muss bei der neoadjuvante Radiochemotherapie die teilweise unerwartet hohe Rate an Stent-Komplikationen und Cholangitiden sowie Hepatitiden mit 5–50 %. Die

Durchführung einer Radiochemotherapie sollte daher an einige Bedingungen geknüpft werden:

Die Patienten sollten in einem ausreichenden Allgemeinzustand von mindestens 60 % nach Karnofsky sein und ausreichende körperliche Reserven aufweisen. Die Möglichkeit einer kurzfristigen stationären Aufnahme zur supportiven Therapie im Falle ausgeprägter Nebenwirkungen sollte bestehen. Eine engmaschige Betreuung der Patienten mit Dokumentation des Gewichtsverlaufes ist ebenso erforderlich wie engmaschige Kontrollen von Blutbild und Routinelabor.

Durch die Verfügbarkeit potenter Antiemetika wie der 5-HT3-Antagonisten und Wachstumsfaktoren ist eine Behandlung der Nebenwirkungen in den letzten Jahren erheblich erleichtert worden. Da die kontinuierliche 5-FU-Applikation über den gesamten Radiotherapiezeitraum von der Toxizität deutlicher günstiger ist, sollte diese Behandlung bevorzugt werden. Zusätzlich bietet die hierfür obligate Port-Anlage erforderlichenfalls die Möglichkeit einer unkomplizierten Flüssigkeitssubstitution.

Schwieriger noch als die Evaluierung der Akuttoxizität ist die Abschätzung der Rate von Spätkomplikationen einer Strahlenbehandlung. Die Symptome einer oftmals gleichzeitig vorhandenen progredienten Tumorerkrankung können nur selten von behandlungsbedingten Stenosen oder Ulzerationen am oberen Gastrointestinaltrakt differenziert werden. Es ist daher nicht möglich, verlässliche Angaben zu Komplikationsraten zu machen. Bei Patienten ohne Hinweis auf eine Progression der Tumorerkrankung sollte bei derartigen Beschwerden abgeklärt werden, ob therapeutische Ansätze vorhanden sind.

Als spezifische Komplikationen nach intraoperativer Bestrahlung sind Pankreasnekrosen, Ulzera, Stenosen, Fibrosen sowie Blutungen bekannt. In erfahrenen Institutionen sind die Komplikationsraten jedoch zumindest bei Gesamtdosen unter 20 Gy mit meist unter 5 % sehr niedrig, lediglich über Ulzerationen wird etwas häufiger berichtet.

Rezidive und Rezidivtherapie, Nachsorge

Die Voraussetzung für die Behandlungsstrategie eines isolierten Lokalrezidivs ist nur in den wenigsten Fällen gegeben. Meist treten Tumorrezidive zusammen mit einer Peritonealkarzinose oder Lebermetastasen auf und sind dann nur einer systemischen Behandlung zugänglich. Isolierte lokale Tumorrezi-

dive können, falls keine adjuvante Radiochemotherapie erfolgt ist, analog zur definitiven Behandlung des primär nicht resektablen Pankreaskarzinoms behandelt werden, ein subtiles Staging ggf. mit Laparoskopie ist jedoch anzuraten. Aufgrund der Seltenheit der Konstellation lassen sich keine Zahlenangaben zu den Erfolgsaussichten einer solchen Behandlung machen, es handelt sich immer um eine Einzelfallentscheidung. Sofern im Anschluss an die primäre oder adjuvante Behandlung der Tumorerkrankung keine Erhaltungs-Chemotherapie durchgeführt wurde, ist bei Tumorprogress eine Chemotherapie anzuraten. Valide Daten zu einer zweiten Bestrahlung beim Pankreaskarzinom liegen nicht vor.

Inhalt der Nachsorge ist neben der internen institutionellen Qualitätskontrolle vor allem die Diagnose eventuell behandelbarer Therapiefolgen und die rechtzeitige Behandlung eines Tumorprogresses, solange der Allgemeinzustand eine solche Maßnahme zulässt. Die progrediente Erkrankung stellt viele Patienten und ihre Hausärzte vor komplexe Probleme, die zusätzliche Betreuung innerhalb eines interdisziplinären Tumorzentrums sollte daher angestrebt werden

Tumoren der Gallenwege

Epidemiologie und Ätiologie

Bei den Tumoren der extrahepatischen Gallenwege werden Gallenblasen- und Gallengangskarzinome unterschieden, der Begriff Cholangiokarzinom wird oftmals nur für die Tumoren der intrahepatischen Gallenwege gebraucht. Die Tumoren der Gallenblase sind etwa zwei- bis dreimal so häufig wie Karzinome der übrigen ableitenden Gallenwege. Tumoren im Bereich des Leberhilus kommen mehr als doppelt so häufig vor wie distale, mündungsnahe Tumoren. Das Erkrankungsmaximum liegt in der siebten Lebensdekade. Beim Gallenblasenkarzinom sind Frauen mit 2,5–3 : 1 deutlich häufiger als Männer betroffen. Fast immer besteht beim Gallenblasenkarzinom eine Assoziation mit Gallensteinen. Die Inzidenz unterscheidet sich auch in westlichen Ländern regional zum Teil ganz erheblich. Die Risikofaktoren beider Erkrankungen sind daher nahezu identisch. Gallenblasenkarzinome bei asymptomatischen Patienten mit Cholezystolithiasis sind extrem selten. Bei den Gallengangskarzinomen hingegen erkranken Männer etwas häufiger als Frauen. Es wird ein Zusammenhang mit primär sklerosierender Cholangitis, Choledochuszysten, Colitis ulcerosa, dem Caroli-Syndrom und in Asien mit Infektionen mit den Parasiten Clonorchis sinensis und Opisthorchis viverrini beschrieben. Villöse Adenome der Papilla Vateri gelten als Präkanzerose.

Regionale Tumoranatomie und Histologie

In der überwiegenden Mehrzahl handelt es sich bei den Tumoren um Varianten des Adenokarzinoms unterschiedlicher Differenzierung, mesenchymale Tumoren sind extrem selten. Oft besteht eine so ausgedehnte desmoplastische Reaktion, dass eine Differenzierung von entzündlichen Läsionen wie einer Cholangitis sehr schwer fallen kann. Die seltenen papillären Adenokarzinome haben eine bessere Prognose, Tumoren mit schlechter Differenzierung und Angioinvasion eine ungünstigere. Für Tumoren der Hepatikusgabel ist der Name Klatskin-Tumor etabliert, die Klassifikation der Tumorausdehnung der perihilären Karzinome erfolgt nach der Einteilung von Bismuth (Bismuth et al. 1992).

Bei Überschreiten der Gallenblasenwand wächst das Karzinom der Gallenblase in Richtung Leberhilus und verschließt konsekutiv die proximalen ableitenden Gallenwege. Die Ausbreitung erfolgt direkt in die benachbarten Organe Leber, Pankreas und Zwölffingerdarm. Die lymphogene Ausbreitung findet entlang dem Ductus cysticus, in die Leberpforte, in die pankreatikoduodenalen mesenterialen, zöliakalen und retroperitonealen Lymphknoten statt.

Hämatogene Metastasen finden sich vor allem in Leber, seltener in Lunge und Knochen. Die ebenfalls häufige Metastasierung auf das Peritoneum kann sowohl durch direkten Kontakt bei wandüberschreitendem Tumorwachstum wie auch hämatogen entstehen.

Klinik

Die häufigste Symptomatik ist der schmerzlose obstruktive Ikterus mit ungeklärtem Gewichtsverlust und tastbarem Tumor im rechten Oberbauch. Auch unspezifische Oberbauchbeschwerden, Müdigkeit, Fieber können vorkommen. Diese Symptomatik ist bei Tumoren der distalen Gallenwege und der Ampulle früher vorhanden, bei perihilären und intrahepatischen Tumoren sowie Gallenblasenkarzinomen tritt sie später auf. Fortgeschrittene Tumorerkrankungen manifestieren sich teilweise erst durch eine Peritonealkarzinose mit Aszites. Schmerzen im Gallenblasenbereich bei bekannter bisher asymptomatischer Cholezystolithiasis sind bei manchen Patienten Anlass zu einer operativen Intervention, bei der dann das Tumorleiden als Zufallsbefund entdeckt wird.

Die bildgebende Diagnostik erfolgt zunächst in Form der Sonographie, die obstruktive von nicht obstruktiven Ikterusformen sicher differenzieren kann. Die Ultraschalluntersuchung ist jedoch gerade bei kleineren perihilären oder periampullären Tumoren oft nur in der Lage, indirekte Zeichen wie die Dilatation von Gallengängen darzustellen. Die weitere Abklärung dieser Befunde erfolgt durch ein Computer- oder vor allem Kernspintomogramm, die auch ggf. vorhandene Lymphknotenmetastasen besser darstellen können. Durch Verwendung eisenoxid- und gadoliniumhaltiger Kontrastmittel gelingt im MRT neben dem besseren Weichteilkontrast auch die zusätzliche Darstellung der Gallengänge und Gefäße. Die Dreiphasen-CT-Untersuchung und vor allem CT-Angiographien sind in der Planung weiterer Therapieschritte oft sehr hilfreich. Eine Feinnadelpunktion zur histologischen Sicherung kann sonographisch oder CT-gesteuert erfolgen. Zur Planung eines operativen Eingriffs wird eine perkutane oder endoskopische retrograde Cholangiographie erforderlich, bei der periampulläre Tumoren direkt dargestellt und histologisch gesichert werden können. Zunehmende Bedeutung gewinnt die Endosonographie in der Darstellung der regionalen Anatomie. Als Tumormarker ist CA 19–9, seltener CEA für Verlaufskontrollen relevant, im Routinelabor sind vor allem Transaminasen, Cholestase-anzeigende Enzyme und die hepatische Syntheseleistung anzeigende Parameter wie auch Gerinnungswerte relevant.

Neben der lokoregionären Tumorausdehnung, wie sie im TNM-6-System wiedergegeben wird, ist vor allem die Lage des Tumors von entscheidender Bedeutung für die Prognose. Generell haben die distal gelegenen Tumoren des Ductus choledochus und der Papille aufgrund der leichteren Resektabilität einen wesentlich günstigeren Verlauf, Gallenblasenkarzinome und Tumoren des distalen Abschnittes des Ductus hepaticus sind sehr ungünstig, sie infiltrieren frühzeitig in die Umgebung und metastasieren lymphogen. Die Klatskin-Tumoren der Hepatikusgabel sind zwar biologisch weniger aggressiv, jedoch operativ sehr schwer anzugehen.

Schlechter Allgemeinzustand, kardiopulmonale Begleiterkrankungen und eine präexistente Leberzirrhose sind ebenso wie eine schwere Cholestase und eine Cholangitis ungünstige Prognosefaktoren.

Allgemeine Grundlagen der Therapie

Bei relevanter Gallenwegsobstruktion ist die rasche Entlastung durch endoskopisch gelegte interne oder perkutane Drainagen erforderlich, um weitere Komplikationen wie septische Cholangitiden zu verhindern. Prinzipiell gilt, dass eine Operation mit tumorfreien Resektionsrändern die Voraussetzung für einen kurativen Behandlungsansatz ist, die daher bei Patienten mit resektabler Erkrankung immer anzustreben ist.

Gallenblasenkarzinome haben im Frühstadium pT1a N0 eine gute Prognose und können durch eine einfache Cholezystektomie behandelt werden, sofern die Resektion im Gesunden erfolgte und die Gallenblase dabei intakt geblieben ist. Bei weiter fortgeschrittenen Tumoren ist eine erweiterte oder radikale Cholezystektomie erforderlich, bei der die unter Umständen nicht unerhebliche Morbidität und Mortalität solcher Eingriffe bei älteren Patienten gegen die generell sehr schlechte Prognose mit Fünfjahres-Überlebensraten von 5–10 % über alle Stadien abgewogen werden müssen.

Frühe Tumorstadien finden sich fast ausnahmslos als Zufallsbefund bei der pathologischen Aufarbeitung des Präparates einer aus anderen Gründen durchgeführten Cholezystektomie. Bereits pT2-Tumoren haben in über 50 % Lymphknotenmetastasen, pT3- und pT4-Tumoren sind sehr oft inkurabel, in einzelnen Fällen kann dennoch durch eine operative Intervention eine Heilung realisiert werden. Der Umfang der Resektion ist hinsichtlich der Ausdehnung der Lymphadenektomie und Mitnahme des Gallengangs nicht abschließend geklärt. Gefürchtet sind Implantationsmetastasen bei laparaskopischer Technik.

Intrahepatische Cholangiokarzinome werden reseziert, sofern die Tumorausbreitung dies zulässt. Resektable Patienten erreichen Dreijahres-Überlebensraten von etwa 60 %. Die Therapieoptionen der perihilären Gallenwegskarzinome richten sich nach der lokalen Ausbreitung. Maximal 50–60 % der Tumoren sind kurativ resektabel, die Fünfjahres-Überlebensraten liegen bei 10–40 %.

Distale, mündungsnah gelegene Gallengangskarzinome und periampulläre Tumoren sind sehr oft resektabel, meist kommen pyloruserhaltende Formen der Pankreatoduodenektomie zur Anwendung. Die Fünfjahres-Überlebensraten liegen bei 20–40 % für distale Gallenwegstumoren und bis 50–60 % bei periampullären Karzinomen. Patienten mit nicht resektablen Tumoren scheinen von einer prophylak-

tischen Gastrojejunostomie zu profitieren, ihre Prognose ist bei medianen Überlebenszeiten von vier bis 12 Monaten sehr beschränkt.

Das Ansprechen von Gallenblasen- und Gallenwegskarzinomen auf eine Chemotherapie ist mit Remissionsraten von 15–25 % und einer kurzen Ansprechdauer bei Erreichen einer Remission eher unbefriedigend. Die Kombination von Gemcitabin und Cisplatin gilt als wirksamste Option (Eckel und Schmid 2007).

Rolle der Strahlenbehandlung

Die Bedeutung der Strahlentherapie bei Gallengangs- und Gallenblasentumoren ist nicht unumstritten. Es liegen keine aussagekräftigen prospektiv randomisierten Studien vor. Zahlreiche retrospektive Auswertungen und Übersichtsarbeiten kommen zu kontroversen Aussagen (Gunderson et al. 1999; Hejna et al. 1998; Khan et al. 2005; Pitt et al. 1995). Meist wird die Indikation zu einer Strahlenbehandlung, in der Regel als Radiochemotherapie postoperativ bei makroskopischer oder mikroskopischer Non-in-sano-Resektion oder bei inoperablen Patienten gestellt.

Die US-amerikanischen NCCN Practice Guidelines in Oncology (Hepatobiliary Cancers V.I.2008) empfehlen beim nicht fernmetastasierten Gallenblasen-Ca. postoperativ ab dem Stadium IB (≥ T2-Tumoren) eine postoperative Radiochemotherapie mit einem 5-FU-haltigen Schema (Kresl et al. 2002). Auch bei nicht resektabler Erkrankung wird die Radiochemotherapie neben Chemotherapie und best supportive care als eine Therapieoption geschildert, sofern keine Fernmetastasierung vorliegt. Für Karzinome der extrahepatischen Gallenwege wird dort analog eine postoperative Radiochemotherapie bei R1-Resektion oder im Falle von regionären Lymphknotenmetastasen vorgeschlagen und auch nach R0-Resektion als möglich erachtet.

In einer retrospektiven Auswertung von 156 Patienten, die wegen eines hilären Cholangiokarzinoms oder Gallenblasenkarzinoms kurativ operiert worden waren, fanden sich allerdings isolierte lokoregionäre Rezidive in ganz unterschiedlicher Häufigkeit. Beim Gallenblasenkarzinom waren dies nur 15 % während beim hilären Cholangiokarzinom 59 % lokoregionärer Rezidive beschrieben wurden (Jarnagin et al. 2003).

Die AWMF-Leitlinien 032/015 (Gallenblasenkarzinom) und 032/017 (Extrahepatisches Gallengangskarzinom) sehen beim Gallenblasenkarzinom keine Indikation für eine Strahlentherapie bzw. erwähnen lediglich die Erfordernis weiterer Studien bei nicht operablen oder non in sano resezierten Gallengangstumoren. Bei Abfassung dieses Kapitels waren die vorliegenden Fassungen der Leitlinien beide 1998 erstellt und zuletzt im Oktober 2003 überprüft worden.

Allgemeine Grundsätze der Bestrahlungsplanung

Ähnlich der Situation beim Pankreaskarzinom steht die komplexe Anatomie der Leberpforte mit den sehr strahlenempfindlichen Nachbarorganen der Planung und Durchführung einer Strahlenbehandlung im Wege. Erschwerend kommt hinzu, dass sich die Ausdehnung von Gallenwegstumoren mit Bild gebenden Verfahren oft nur ungenau darstellen lässt. Bei der perkutanen Behandlung entsprechen die Grundsätze der Therapieplanung den Erläuterungen im Abschnitt Pankreaskarzinom, Maßnahmen zur Reduktion der Atemverschieblichkeit der Leber haben jedoch noch eine wesentlich größere Bedeutung. Intraoperative Clipmarkierungen, radiologische und vor allem kernspintomographische Darstellungen der ableitenden Gallenwege müssen in die Planung, auch einer Brachytherapie, einbezogen werden. Dies wird durch moderne Therapieplanungssysteme mit der Möglichkeit des Bilddatenimports erleichtert. Systeme zur Atemsynchronisation der Bestrahlung oder Tracking-Techniken scheinen vielversprechende Optionen zu sein, ohne dass hierzu wirklich aussagefähige Untersuchungen vorliegen.

Zielvolumina und Bestrahlungstechnik

Standard-Volumina oder Standard-Felder lassen sich bei Gallenwegstumoren nicht angeben. Die bereits erwähnte Unsicherheit bei der Definition des GTV (gross tumour volume) führt in der Tendenz zu größeren Planungsvolumina, die sich limitierend auf die applizierbare Gesamtdosis auswirken. Tumorizide Dosen lassen sich durch eine konventionelle perkutane Bestrahlung nicht applizieren. In der Regel wird daher ein zweites Verfahren zur lokalen Dosiserhöhung in Form der intraoperativen Bestrahlung oder Katheter-Brachytherapie angewendet. Die adjuvante Behandlung nicht tumortragender Lymphabflussgebiete kann nicht empfohlen werden.

Eine primäre dreidimensionale Bestrahlungsplanung ist als etablierter Standard anzusehen, non-koplanare Mehrfeldertechniken sollten zur Optimierung der Dosisverteilung versucht werden. Zur Festlegung des Sicherheitssaumes im Rahmen der PTV-Definition sollte das Ausmaß der Leberbeweglichkeit sonographisch geprüft werden, sofern keine Techniken zur Anwendung kommen, die die Atemverschieblichkeit kompensieren oder minimieren.

Die Festlegung des Behandlungsvolumens einer Transkatheter-Brachytherapie erfolgt zusätzlich zu den o. g. bildgebenden Verfahren anhand liegender Stents. In der Regel wird bei Ir-192-Quellen auf 5–10 mm Gewebetiefe dosiert.

Dosis und zeitliche Dosisverteilung

Die perkutane Bestrahlung erfolgt in konventioneller Fraktionierung mit Einzeldosen von 1,8–2,0 Gy fünfmal wöchentlich. Je nach Größe des PTV und der resultierenden Dosisverteilung sollten Gesamtdosen von 40 bis über 50 Gy angestrebt werden.

Bei schlechtem Allgemeinzustand kann in palliativer Intention zur Verkürzung des Behandlungszeitraumes auch ein kürzeres Behandlungsschema wie z. B. 10 × 3 Gy in zwei Wochen angewendet werden. Die Brachytherapie mit Ir-192 zur lokalen Dosiserhöhung erfolgt mit Gesamtdosen von 15–25 Gy und Einzeldosen von 5 Gy, bei alleiniger Brachytherapie werden deutlich höhere Gesamtdosen bis 60 Gy angewendet (Gonzalez Gonzalez et al. 1999). Im Rahmen der intraoperativen Bestrahlung kommen Einzeitdosen von 12–25 Gy zur Anwendung (Willborn et al. 1997; Monson et al. 1992).

Ergebnisse

Retrospektive Auswertungen einzelner Institutionen lassen einen Nutzen der Strahlenbehandlung oder kombinierten Radiochemotherapie vor allem postoperativ bei mikroskopischen oder makroskopischem Tumorrest vermuten. Die medianen Überlebensraten liegen bei zehn bis 28 Monaten (Cheng et al. 2007; Ben-David et al. 2006; Gerhards et al. 2003; Urego et al. 1999; Foo et al. 1997; Alden und Mohiuddin 1994; Schoenthaler et al. 1994; Fritz et al. 1994; Mahe et al. 1991; Veeze-Kuypers et al. 1990). In Kollektiven, die auch in sano resezierte Patienten enthalten, werden mediane Überlebenszeiten bis 42 Monate berichtet (Serafini et al. 2001). Einige Autoren beschreiben eine positive Dosis-Wirkungs-Beziehung oberhalb 55 Gy Gesamtdosis, es werden aber auch gegenteilige Ergebnisse berichtet (Gonzalez Gonzalez et al. 1999; Alden und Mohiuddin 1994). Allerdings wird auch von einer deutlich erhöhten Komplikationsrate nach perkutaner und vor allem nach einer Brachytherapie berichtet (Gerhards et al. 2003). Der Nutzen einer alleinigen palliativen Brachytherapie nach Stent-Implantation wird möglicherweise durch die hierfür erforderlichen häufigen Aufenthalte in der Klinik und die damit verbundenen Unannehmlichkeiten limitiert (Bowling et al. 1996). Die bisher kaum eingesetzte präoperative Bestrahlung bietet neben den Vorteilen einer u. U. übersichtlicheren Anatomie den Vorteil einer besseren Oxygenierung des Tumors und birgt ein geringeres Risiko von Spätkomplikationen durch Darmadhäsionen.

Akute Nebenwirkungen und Strahlenfolgen, Begleitbehandlung

Die akuten Nebenwirkungen der perkutanen Strahlenbehandlung bei Cholangiokarzinomen entsprechen in Art und Häufigkeit im wesentlichen denen der Behandlung des Pankreaskarzinoms. Passagere Cholangitiden und infolge Obstruktion erforderliche Stent-Wechsel sind relativ häufig. Es ist allerdings nicht möglich, den Anteil der Strahlenbehandlung von allein Tumor bedingten Komplikationen zu trennen.

Spezifische Spätkomplikationen sind neben Stenosen der biliodigestiven Anastomose und obere gastrointestinale Blutungen, die mit einer Häufigkeit von etwa 5–10 % auftreten, auch Oberbauchschmerzen, Cholangitiden und Wundheilungsstörungen (Gerhards et al. 2003; Gonzalez Gonzalez et al. 1999). Durch Beachtung der Toleranzdosen im Rahmen der Bestrahlungsplanung sollten sich Schäden an den umliegenden Organen nur selten manifestieren.

Rezidive und Rezidivtherapie, Nachsorge

Neben der wichtigen Funktion der Kontrolle und Auswertung der eigenen Behandlungsergebnisse und Nebenwirkungen dient die Nachsorge der rechtzeitigen Entdeckung und Therapie obstruktiver Tumorrezidive oder therapiebedingter Stenosen mit dem Ziel, eine entsprechend belastende Symptomatik zu verhindern. Nach vorangegangener Strahlentherapie sind im Falle eines Tumorprogresses nur sehr limitierte strahlentherapeutische Behandlungsoptionen z. B. durch eine Brachytherapie verfügbar, da es sich meist um ausgedehnte Tumorrezidive handelt. Im Einzelfall kann eine palliative Chemotherapie versucht werden.

Primäre und sekundäre Tumoren der Leber

Epidemiologie und Ätiologie

Unter den primären Tumoren der Leber überwiegen die vor allem in Ländern mit geringer sozioökonomischer Entwicklung, aber auch in Japan und Südostasien sehr häufigen hepatozellulären Karzinome (HCC). Männer sind in dieser Region etwa siebenmal häufiger betroffen. In westlichen Ländern ist die Inzidenz des HCC deutlich geringer, nimmt aber zu. In der Pathogenese spielen eine Leberzirrhose, vor allem auf dem Boden einer chronischen Hepatitis B und C, Alkohol, Nikotin, aber auch biologische Karzinogene wie Aflatoxine eine entscheidende Rolle. Bei manifester Zirrhose beträgt das Risiko einer HCC-Entstehung etwa 1–2 % pro Jahr. Die Latenzzeit zwischen einer Hepatitisinfektion und der Manifestation einer Tumorerkrankung beträgt 30–50 Jahre, bei Alkoholkonsum kann diese Zeit deutlich geringer sein. Es gibt auch Hinweise auf eine genetische Disposition. Ob verbesserte Präventions- und Behandlungsoptionen bei einer akuten Hepatitisinfektion sich langfristig auf die Inzidenz des HCC auswirken werden, ist nicht abschließend zu beurteilen. Die intrahepatischen Cholangiokarzinome unterscheiden sich hinsichtlich Auftreten und Risikofaktoren nicht relevant von den sonstigen Gallenwegstumoren, treten allerdings bei Männer deutlich häufiger als bei Frauen auf. Bei den sehr seltenen Sarkomen der Leber besteht eine Assoziation zu einer Exposition mit Vinylchlorid.

Die Angaben zur Häufigkeit von Lebermetastasen als sekundären Tumoren der Leber differieren erheblich. Die Differenzen beruhen auf der unterschiedlichen Zusammensetzung des Krankengutes, der Art der Diagnosestellung – in vivo oder autoptisch – und der Häufigkeit und Art der verwendeten diagnostischen Verfahren.

Regionale Tumoranatomie und Histologie

Das intrahepatische Cholangiokarzinom und das hepatozelluläre Karzinom sind Adenokarzinome, die auch als ein Mischtyp in Form des hepatozellulären Cholangiokarzinoms auftreten können. Beim HCC ist die Abgrenzung der fibrolamellären Variante relevant, die nicht mit einer Leberzirrhose assoziiert ist und einen günstigeren Verlauf zeigen kann. Neben der Subtypisierung in trabekuläre, pseudoglanduläre, azinäre, kompakte szirrhöse und klarzellige Varianten sind Grading und die Beschreibung der An- oder Abwesenheit einer schweren Fibrose/Zirrhose relevant. Die regionären Lymphknoten sind am Leberhilus, entlang der Pfortader, Vena cava inferior und an der Leberarterie gelegen.

Klinik

Etwa zwei Drittel der Patienten mit einem hepatozellulären Karzinom haben eine manifeste Leberzirrhose. Etwa 5 % der Patienten mit einer Zirrhose entwickeln ein HCC, oft finden sich dann auch multiple Tumoren. In diesen Fällen sind ein Anstieg der AFP-Werte (Alpha-Fetoprotein), der alkalischen Phosphatase oder die rasche Verschlechterung der Lebersyntheseleistung erste Hinweise auf eine Tumorerkrankung. In 3–15 % der Fälle wird die Diagnose im Rahmen einer Blutung bei Spontanruptur des Tumors gestellt. Die klinischen Symptome sind meist unspezifisch wie Oberbauchschmerzen und diverse paraneoplastische Syndrome, ein Ikterus ist selten für die Diagnose wegweisend.

Diagnostik und Staging-Untersuchungen entsprechen denen der Gallenwegstumoren, bei MRT und CT ist darauf zu achten, dass auch eine Abbildung in der frühen arteriellen Phase erfolgt.

Bei Patienten mit Malignomerkrankungen werden asymptomatische Lebermetastasen oft im Rahmen von Staging oder Re-Staging-Untersuchungen entdeckt. Eine durch Metastasen bedingte schmerzhafte Hepatomegalie bei unbekanntem Primärtumor lässt vor allem an Tumoren des Gastrointestinaltraktes und Bronchialkarzinome denken, hier kann, sofern klinisch relevant, eine Feinnadelpunktion mit Immunhistologie Rückschlüsse auf den Primärtumor erlauben.

Allgemeine Grundlagen der Therapie

Wesentlich bei der Therapieentscheidung ist die Operabilität bei HCC-Patienten. Eine manifeste Leberzirrhose oder chronische Hepatitis gelten ebenso wie erheblich erhöhte Werte der Transaminasen als Kontraindikationen für einen kurativen Eingriff. Daher ist in der Regel nur bei einem kleinen Anteil der Patienten eine Resektion mit dem erforderlichen Sicherheitssaum gesunden Lebergewebes möglich. Nach Resektion liegen die Fünfjahres Überlebensraten bei 30–40 % (Esnaola et al. 2003).

Trotz umfangreicher präoperativer Diagnostik werden die sehr oft vorhandenen weiteren kleinen Tumorherde vor einer Resektion nicht entdeckt und

sind Ursprung von Rezidiven. Das Problem der hohen Rezidivraten nach Leberteilresektion kann durch eine Lebertransplantation umgangen werden, die auch bei Patienten mit Zirrhose möglich ist. Bei bis zu drei Tumoren unter 3 cm oder solitären Tumoren bis zu 5–6 cm Größe ohne Gefäßinvasion sind deutlich verbesserte rezidivfreie Überlebensraten bis zu 70 % erzielbar. Spenderorgane sind jedoch selten, sodass die Indikation zurückhaltend gestellt wird. Transplantationen werden daher vor allem bei der seltenen fibrolamellären Variante des HCC, bei Hämangioendotheliomen und Metastasen neuroendokriner Tumoren durchgeführt.

Auch beim intrahepatischen Cholangiokarzinom ist die einzig kurative Option die Resektion mit Fünfjahres-Überlebensraten von 20–35 %. Große und multiple Tumoren mit Lymphknotenmetastasen oder Gefäßinvasion und positiven Resektionsrändern verlaufen deutlich ungünstiger, Transplantationen erfolgen wegen unbefriedigender Ergebnisse praktisch nicht.

Nicht resektable HCC-Tumoren können mit einer Vielzahl lokal ablativer Verfahren behandelt werden. Zur Verfügung stehen u. a. die arterielle Embolisation und Chemoembolisation, perkutane Alkoholinjektion, Kryochirurgie, Radiofrequenz- oder Laserablation, systemische und intraarterielle Chemotherapie, neuerdings auch Tyrosinkinase-Inhibitoren und Kombinationen dieser Verfahren. Strahlentherapeutische Optionen bestehen prinzipiell in einer kombinierten Radiochemotherapie oder perkutanen Hochpräzisionsbestrahlung und Brachytherapie. Die Erfahrung des Therapeuten mit der Methode ist möglicherweise entscheidender als die gewählte Therapiemodalität. Vergleichende Studien zwischen den Verfahren gibt es kaum, eine gute Supportivtherapie ist in vielen Fällen bei fortgeschrittener Erkrankung keine schlechte Alternative. Die Therapieoptionen beim nicht resektablen intrahepatischen Cholangiokarzinomen ohne Fernmetastasen sind nicht sehr gut evaluiert.

Lebermetastasen kolorektaler Karzinome sind, sofern resektabel, eine Domäne der chirurgischen Therapie. Unter optimalen Umständen können Fünfjahres-Überlebensraten von 20 bis maximal 50 % resultieren. Bei chemotherapiesensiblen Tumoren wie dem Mammakarzinom wird zumindest bei multiplen Metastasen eine zytostatische Behandlung bevorzugt. Ähnlich der Situation bei nicht resektablen primären Tumoren der Leber wird eine Vielzahl lokal ablativer Verfahren auch bei Lebermetastasen angewendet und erprobt. Hierzu zählen unter anderem die Laser-induzierte Thermotherapie, Radiofrequenzablation und Kryotherapie. Als strahlentherapeutische Verfahren kommen Brachytherapie und stereotaktische Strahlentherapie zum Einsatz.

Rolle der Strahlenbehandlung

Eine etablierte Rolle besitzt die Radiotherapie in der Behandlung des HCC bisher nicht. Die AWMF-Leitlinie 032/018 (erstellt November 1998, überarbeitet Oktober 2003) erwähnt eine Strahlentherapie nicht. In den NCCN Practice Guidelines in Oncology V. I.2008 werden neben vielen weiteren Behandlungen die konformale und Hochpräzisions-Strahlentherapie als Möglichkeiten zur Therapie nicht operativ behandelbarer Patienten genannt, eine Radiochemotherapie nur im Rahmen von klinischen Studien. Für nicht resektable oder non in sano resezierte intrahepatische Cholangiokarzinome wird neben einer Supportivtherapie eine Chemotherapie mit 5-FU oder Gemcitabin oder aber eine Strahlen- oder Radiochemotherapie benannt.

Problematisch ist bei allen strahlentherapeutischen Interventionen die limitierte Strahlentoleranz der Leber, die es nur gestattet, kleinere Volumina mit höheren Dosen zu belegen. Erschwerend kommt beim HCC hinzu, dass die Toleranz des Lebergewebes gegenüber einer Strahlenexposition bei Patienten mit Leberzirrhose reduziert ist (Liang et al. 2006). Erst durch die Verfügbarkeit von Gating- und Tracking-Technologien und Hochpräzisionstechniken und insbesondere durch Einsatz der Teilchentherapie mit Protonen und Schwerionen sind höher dosierte radiotherapeutische Ansätze mit kurativer Potenz möglich geworden, die oft auch mit einer Chemoembolisation verknüpft werden (Dawson et al. 2000; Hawkins und Dawson 2006; Hata et al.; 2006, 2007). All diese Verfahren sind keine Routinebehandlungen und sollten daher möglichst nicht außerhalb definierter Studienbedingung eingesetzt werden, zumal es so gut wie keine Vergleiche mit anderen lokal ablativen Verfahren gibt.

Die stereotaktische Bestrahlung von Lebermetastasen steht in Konkurrenz zu anderen lokal-ablativen Verfahren wie sie bereits weiter oben geschildert wurden (Herfarth und Debus 2005). Es lassen sich hiermit sehr hohe lokale Kontrollraten von ca. 70–90 % nach 12 Monaten erzielen (Kavanagh et al. 2006; Katz et al. 2007; Wulf et al. 2006). Auch Verfahren der CT-gestützen HDR-Bachytherapie erreichen offenbar ähnlich gute lokale Kontrollraten (Ricke et al. 2004).

In der Terminalphase einer Tumorerkrankung mit ausgedehntem Leberkapsel-Spannungsschmerz und intrahepatischer Cholestase können kurzfristige Linderungen durch eine palliative Bestrahlung der gesamten Leber erzielt werden. Klare Vorteile für bestimmte Fraktionierungsschemata sind hierfür nicht erarbeitet; auf Grund der sehr schlechten Prognose sollte auf eine kurze Behandlungszeit geachtet werden.

Allgemeine Grundsätze der Bestrahlungsplanung, Zielvolumina und Bestrahlungstechnik

Maßnahmen zur Reduktion oder Kompensation der Atemverschieblichkeit der Leber sind, wie bereits bei den Tumoren der Gallenwege erörtert, von entscheidender Bedeutung. Wegen der hohen Strahlenempfindlichkeit der Leber ist eine 3-D-Planung mit Berechnung der Dosis-Volumen-Histogramme erforderlich. Die Definition des PTV variiert stark je nach Technik, der Immobilisation und Abbildungsgenauigkeit der zur Planung zugrunde gelegten Schnittbildverfahren. Standard-Bestrahlungstechniken sind nicht etabliert. Der für die In-sano-Resektion von HCC und intrahepatischem Cholangiokarzinom zu Grunde gelegte Sicherheitssaum um makroskopisch darstellbares Tumorgewebe von einem Zentimeter sollte auch in der Strahlentherapie Anwendung finden, um aus dem GTV ein CTV zu generieren. Der zusätzlich benötigte Saum zur Definition des PTV hängt von der verwendeten Immobilisierung und der ggf. angewandten Methodik der Atemsynchronisation bzw. den Tracking-Verfahren ab (Berbeco et al. 2007; Boda-Heggemann et al. 2006; Taguchi et al. 2007; Hawkins et al. 2006). Stehen diese Methoden nicht zu Verfügung, muss der Sicherheitssaum nach fluoroskopisch oder sonographisch bestimmter Atemverschieblichkeit festgelegt werden. Die Effekte der Organmotilität und Deformierung auf die Dosisverteilung im PTV und der Leber können dann nicht berücksichtigt oder aber korrigiert werden (Brock et al. 2003, Rosu et al. 2003). Allerdings werden auch unter stereotaktischen Bedingungen mit abdominaler Kompression teilweise erstaunliche Abweichungen berichtet (Wunderlink et al. 2007).

Dosis und zeitliche Dosisverteilung

In konventioneller Fraktionierung dürfen 30 Gy als mittlere Dosisbelastung für das gesamte Organ nicht überschritten werden, das Risiko für eine RILD (siehe unten) liegt dann bei etwa 5 % (Dawson et al. 2002; Dawson und Ten Haken 2005). Die Toleranz gegenüber einer Radiotherapie ist bei Patienten mit primären Lebertumoren geringer als bei Lebermetastasen, insbesondere bei Vorliegen einer manifesten Zirrhose und kann durch eine simultane Chemotherapie modifiziert werden (Liang et al.; 2007; Dawson et al. 2002; Shim et al. 2007). Kleine Lebervolumina bis 20 % des gesunden Organvolumens können mit tumoriziden Dosen bestrahlt werden.

Sofern dies von der Dosisbelastung der gesamten Leber her vertretbar ist, sollten HCC-Manifestationen mit Dosen von 45–50 Gy in Einzeldosen von 1,8–2,0 Gy in palliativer Intention behandelt werden. Hyperfraktionierte Behandlungsregime mit medianen Dosen über 60 Gy werden von einer Arbeitsgruppen berichtet, die für die Dosiswahl NTCP-Modelle zugrunde legen kann (Ben-Josef et al. 2005).

Hypofraktionierte Schemata, die im Rahmen der Körperstereotaxie und Teilchentherapie angewendet werden, variieren hinsichtlich der Dosisverschreibung, Einzel- und Gesamtdosis ganz erheblich. Kleinere Tumorvolumina und auch Metastasen lassen sich mit biologischen Äquivalentdosen Dosen für 2 Gy von bis über 90 Gy behandeln, sofern eine ausreichende Schonung des umliegenden Lebergewebes gelingt.

Die Bestrahlung der gesamten Leber bei stark symptomatischen diffusen Lebermetastasen erfolgt als ultima ratio. Um die Behandlungszeit kurz zu halten, sollten Einzeldosen von 2,5–3 Gy und Gesamtdosen von 15–20 Gy mit fünf Fraktionen pro Woche angestrebt werden.

Ergebnisse

Bei der Bestrahlung von hepatozellulären Karzinomen vor allem in Kombination mit einer Chemoembolisation sind Ansprechraten von bis ca. 80 % und mediane Überlebenszeiten zwischen zehn und 25 Monaten sind erzielbar (Hawkins und Dawson 2006; Zhou et al. 2007; Zeng et al. 2004). In palliativer Intention kann bei großen Tumoren auch das Konzept einer Teilvolumenbestrahlung lediglich des Tumorthrombus erwogen werden, wenn dieser symptomatisch führend ist (Hawkins und Dawson 2006). Dosen über 58 Gy scheinen erforderlich zu sein (Kim et al. 2005). Die Erfolgsaussichten bei der Strahlenbehandlung von intrahepatischen Cholangiokarzinomen sind offenbar geringer (Zeng et al. 2006). Gute Remissionsraten und bis zu 50 % komplette Remissionen und langzeitüberlebende Patienten werden bei

stereotaktischer Strahlentherapie mit Photonen (Takeda et al. 2007) und hochdosierter fraktionierter Protonenbestrahlung berichtet (Hata et al. 2006).

Als alleinige Therapiemodalität lassen sich mit Dosen von 45–50 Gy in konventioneller Technik und Fraktionierung nur passagere Remissionen erzielen (Cheng et al. 2000). Retrospektive Auswertungen kleiner Kollektive lassen vermuten, dass durch höhere Dosen und die Kombination mit einer Antimetabolitenbehandlung bessere lokale Kontrollraten möglich sind (Ben-Josef et al. 2005; Dawson et al. 2000). Als Palliativbehandlung nach Versagen anderer Behandlungsmodalitäten kann eine Strahlentherapie versucht werden (Seong et al. 2000).

Akute Nebenwirkungen und Strahlenfolgen, Begleitbehandlung

Eine passagere Erhöhung der Transaminasenwerte unter und nach einer Strahlentherapie der Leber ist relativ häufig. Das Syndrom der „radiation induced liver disease" (RILD) besteht aus einer Hepatomegalie ohne Ikterus, Aszites und erhöhten Leberenzymen, speziell der alkalischen Phosphatase. Es wird zwei bis 15 Wochen nach perkutaner Radiotherapie beobachtet und kann letal verlaufen (Hawkins und Dawson 2006; Dawson et al. 2005, 2002; Lawrence et al. 1995). Entzündliche Alterationen des Duodenums und gastrointestinale Ulzera werden mit bis zu 20 % beschrieben und sind ebenso wie Ausmaß und Frequenz von Nausea und Ösophagitis abhängig von der Lage und Größe des bestrahlten Lebervolumens und der verwendeten Technik.

Insbesondere bei Bestrahlung der gesamten oder größerer Subvolumina der Leber ist auf eine ausreichende antiemetische Medikation zu achten. Infolge reduzierten Metabolisierungsreserven kann dies problematisch werden. Das Risiko einer möglicherweise fatalen radiogenen Hepatitis mit Venenverschlusskrankheit ist bei Patienten mit deutlich eingeschränkter Leberfunktion erhöht (Tokuuye et al. 2000).

Die Verlaufsbeurteilung bestrahlter hepatischer Läsionen ist nicht einfach und insbesondere nach stereotaktischer Bestrahlung oft erst aus einem längeren zeitlichen Verlauf heraus möglich, wobei morphologische Phänomene sowohl zeit- als auch dosisabhängig variabel sein können (Herfarth et al. 2003; Kavanagh et al. 2007). In einer Übersichtsarbeit werden bis 18 % Toxizitäten der Grade 3–5 und in 2 %

letale Verläufe nach stereotaktischer Bestrahlung von Lebermetastasen beschrieben (Carey-Sampson et al. 2006).

Rezidive und Rezidivtherapie, Nachsorge

Da strahlentherapeutische Interventionen bei HCC und Lebermetastasen nicht die Therapie der ersten Wahl darstellen, sind die verbleibenden Optionen bei einer Progression nach Bestrahlung äußerst limitiert. Kontrolle und Auswertbarkeit der eigenen Behandlungsergebnisse sind daher der wesentliche Inhalt der Nachsorge.

Schlüsselliteratur

Brunner TB, Merkel S, Grabenbauer GG et al: Definition of elective lymphatic target volume in ductal carcinoma of the pancreatic head based on histopathologic analysis. Int J Radiat Oncol Biol Phys 62 (2005) 1021–1029

Dawson LA, Normolle D, Balter JM et al: Analysis of radiation-induced liver disease using the Lyman NTCP model. Int J Radiat Oncol Biol Phys 53 (2002) 810–821

Goldstein D, Van Hazel G, Walpole E et al: Gemcitabine with a specific conformal 3-D 5FU radiochemotherapy technique is safe and effective in the definitive management of locally advanced pancreatic cancer. Br J Cancer 97 (2007) 464–471

Haddock mg, Swaminathan R, Foster NR et al: Gemcitabine, cisplatin and radiotherapy for patients with locally advanced pancreatic adenocarcinoma: Results of the North Central Cancer Treatment Group phase II study N 9942. J Clin Oncol 25 (2007) 2567–2572

Hawkins MA, Dawson LA: Radiation Therapy for hepatocellular carcinoma. From palliation to cure. Cancer 106 (2006) 1653–1663

Klinkenbijl J, Jeekel J, Sahmoud T et al: Adjuvant radiotherapy and 5-fluoro-uracil after curative resection of cancer of the pancreas and periampullary region: Phase III trial of the EORTC gastrointestinal tract cancer cooperative group. Ann Surg 230 (1999) 776–782

Moertel C, Frytak S, Hahn R et al: Therapy for locally unresectable pancreatic carcinoma: a randomized comparrison of high dose (6000 rads) radiation alone, moderate dose radiation (4000 rads + 5-fluorouracil) and high dose radiation and fluorouracil. Cancer 48 (1981) 1705–1710

Neoptolemos JP, Stocken DD, Friess H et al: A randomized trial of chemoradiotherapy and chemotherapy after resection of pancreatic cancer. N Engl J Med 350 (2004) 1200–1210

Stocken DD, Büchler MW, Dervenis C et al: Meta-analysis of randomised adjuvant therapy trials for pancreatic cancer. Br J Cancer 92 (2005) 1372–1381

Yip D, Karapetis C, Strickland A et al: Chemotherapy and radiotherapy for inoperable advanced pancreatic cancer. Cochrane Database Syst Rev 3 (2006) CD002093

Gesamtliteratur

Alden M, Mohiuddin M: The impact of radiation dose in combined external beam and intraluminal Ir-192 for bile duct cancer. Int J Radiat Oncol Biol Phys 28 (1994) 945–951

Azira D, Ychou M, Jacot W et al: Treatment of unresectable, locally advanced pancreatic adenocarcinoma with combined radiochemotherapy with 5-fluorouracil and cisplatin. Pancreas 25 (2002) 360–365

Ben-David MA, Griffith KA, Abu-Isa E et al: External-beam radiotherapy for localized extrahepatic cholangiocarcinoma. Int J Radiat Oncol Biol Phys 66 (2006) 772–779

Ben-Josef E, Normolle D, Ensminger WD et al: Phase II trial of high-dose conformal radiation therapy with concurrent hepatic artery floxuridine for unresectable intrahepatic malignancies. J Clin Oncol 23 (2005) 8739–8747

Berbeco RI, Hacker F, Ionacu D et al: Clinical feasibility of using an EPID in CINE mode for image-guided verification of stereotactic body radiotherapy. Int J Radiat Oncol Biol Phys 69 (2007) 258–266

Bismuth H, Nakache R, Diamond T et al: Management strategies in resection for hilar cholangiocarcinoma. Ann Surg 215 (1992) 31–38

Blackstock AW, Mornex F, Partensky C et al: Adjuvant gemcitabine and concurrent radiation for patients with resected pancreatic cancer. A phase II study. Br J Cancer 95 (2006) 260–265

Blackstock AW, Tepper JE, Niedwiecki D et al: Cancer and leucemia group B (CALGB) 89805: Pahse II chemoradiation trial using gemcitabine in patients with locoregional adenocarcinoma of the pancreas. Int J Gastrointest Cancer 34 (2003) 107–116

Boda-Heggemann J, Walter J, Mai S et al: Frameless steretaktic radiosurgery of a solitary liver metastasis using active breathing control and stereotactic ultrasound. Strahlenther Onkol 182 (2006) 216–221

Bowling T, Galbraith S, Hatfield A et al: A retrospective comparison of endoscopic stenting alone with stenting and radiotherapy in non-resectable cholangiocarcinoma. Gut 39 (1996) 852–855

Boz G, Paoli A, Roncadin M et al: Radiation therapy combined with chemotherapy for inoperable pancreatic carcinoma. Tumori 77 (1991) 61–64

Bramhall S, Allum W, Jones A et al: Treatment and survival in 13,560 patients with pancreatic cancer, and incidence of the disease, in the West Midlands: an epidemiological study. Br J Surg 82 (1995) 111–115

Breslin TM, Hess KR, Harbison DB et al: Neoadjuvant chemoradiotherapy for adenocarcinoma of the pancreas: Treatment variables and survival duartion. Ann Surg Oncol 8 (2001) 123–132

Brock KK, McShan DL, Ten Haken RK et al: Inclusion of organ deformation in dose calculation. Med Phys 30 (2003) 290–295

Brunner TB, Grabenbauer GG, Meyer T et al: Primary resection versus neoadjuvant chemoradiation followed by resection for locally resectable or potentially resectable pancreatic carcinoma without distant metastasis. A multi-centre prospective randomised pahse II-study of the Interdisciplinary Working Group Gastrointestinal Tumors (AIO, ARO, and CAO). BMC Cancer 7 (2007) 41–50

Brunner TB, Merkel S, Grabenbauer GG et al: Definition of elective lymphatic target volume in ductal carcinoma of the pancreatic head based on histopathologic analysis. Int J Radiat Oncol Biol Phys 62 (2005) 1021–1029

Burris H, Moore M, Andersen J et al: Improvements in survival and clinical benefit with gemcitabine as first-line therapy for patients with advanced pancreas cancer. J Clin Oncol 15 (1997) 2403–2413

Carey-Sampson M, Katz A, Constine LS: Stereotactic body radiation therapy for extracranial oligometastases: Does the sword have a double edge? Semin radiat Oncol 16 (2006) 67–76

Cheng J, Chuang V, Cheng S et al: Local radiotherapy with or without transcatheter arterial chemoembolization for patients with unresectable hepatocellular carcinoma. Int J Radiat Oncol Biol Phys 47 (2000) 435–442

Cheng O, Luo X, Zhang B et al: Predictive factors for prognosis of hilar cholangiocarcinoma: Postresection radiotherapy improves survival. Eur J Surg Oncol 33 (2007) 202–207

Dawson L, McGinn C, Normolle D et al: Escalated focal liver radiation and concurrent hepatic artery fluorodeoxyuridin for unresectable intrahepatic malignancies. J Clin Oncol 18 (2000) 2210–2218

Dawson LA, Normolle D, Balter JM et al: Analysis of radiation-induced liver disease using the Lyman NTCP model. Int J Radiat Oncol Biol Phys 53 (2002) 810–821

Dawson LA, Ten Haken RK: Partial volume tolerance of the liver to irradiation. Semin Radiat Oncol 15 (2005) 279–283

Eckel F, Schmid RM: Chemotherapy in advanced biliary tract carcinoma: A pooled analysis of clinical trials. Br J Cancer 96 (2007) 896–902

Esnaola NF, Mirza N, Lauwers GY et al: Comparison of clinicopathologic characteristics and outcomes after resection in patients with hepatocellular carcinoma treated in the United States, France, and Japan. Ann Surg 238 (2003) 711–719

Evans D, Abbruzzese J, Cleary K et al: Preoperative chemoradiation for adenocarcinoma of the pancreas; excessive toxicity of prophylactic hepatic irradaition. Int J Radiat Oncol Biol Phys 33 (1995) 913–918

Evans D, Pisters P, Lee J et al: Preoperative chemoradiation strategies for localized adenocarcinoma of the pancreas. J Hepatobiliary Pancreat Surg 5 (1998) 242–250

Foo M, Gunderson L, Bender C et al: External radiation therapy and transcatheter iridium in the treatment of extrahepatic bile duct carcinoma. Int J Radiat Oncol Biol Phys 39 (1997) 929–935

Foo M, Gunderson L, Nagorney D et al: Patterns of failure in grossly resected pancreatic ductal adenocarcinoma treated

with adjuvant irradiation +/– 5-fluorouracil. Int J Radiat Oncol Biol Phys 26 (1993) 483–489

Fritz P, Brambs H, Schraube P et al: Combined external beam radiotherapy and intraluminal high dose brachytherapy on bile duct carcinomas. Int J Radiat Oncol Biol Phys 29 (1994) 855–861

Gastrointestinal Tumor Study Group: Radiation therapy combined with adriamycin or 5-fluorouracil for the treatment of locally unresectable pancreatic cancer. Cancer 56 (1985) 2563–2568

Gastrointestinal Tumor Study Group: Further evidence of effective adjuvant combined radiation and chemotherapy following curative resection of pancreatic cancer, Cancer 59 (1987) 2006–2010

Gastrointestinal Tumor Study Group: Treatment of locally unresectable carcinoma of the pancreas: comparison of combined modality therapy (chemotherapy plus radiotherapy) to chemotherapy alone. J Natl Cancer Inst 80 (1988) 751–755

Gerhards MF, van Gulik TM, Gonzalez Gonzalez D et al: Results of postoperative radiotherapy for resectable hilar ccholangiocarcinoma. World J Surg 27 (2003) 173–179

Goldstein D, Van Hazel G, Walpole E et al: Gemcitabine with a specific conformal 3-D 5FU radiochemotherapy technique is safe and effective in the definitive management of locally advanced pancreatic cancer. Br J Cancer 97 (2007) 464–471

Gonzalez Gonzalez D, Gouma D, Rauws EA et al: Role of radiotherapy, in particular intraluminal brachytherapy, in the treatment of proximal bile duct carcinoma. Ann Oncol 10 (suppl 4) (1999) 215–220

Gunderson L, Haddock M, Foo M et al: Conformal irradiation for hepatobiliary malignancies. Ann Oncol 10 Suppl 4 (1999) 221–225

Haddock mg, Swaminathan R, Foster NR et al: Gemcitabine, cisplatin and radiotherapy for patients with locally advanced pancreatic adenocarcinoma: Results of the North Central Cancer Treatment Group phase II study N 9942. J Clin Oncol 25 (2007) 2567–2572

Hata M, Tokuuye K, Sugahara S et al: Proton beam therapy for hepatocellular carcinoma with limited treatment options. Cancer 107 (2006) 591–598

Hata M, Tokuuye K, Sugahara S et al: Proton Beam Therapy for aged patients with hepatocellular carcinoma. Int J Radiat Oncol Biol Phys 69 (2007) 805–812

Hawkins MA, Brock KK, Eccles C et al: Assessment of residual error in liver position using kV cone-beam computed tomography for liver cancer high-precision radiation therapy. Int J Radiat Oncol Biol Phys 66 (2006) 610–619

Hawkins MA, Dawson LA: Radiation Therapy for hepatocellular carcinoma. From palliation to cure. Cancer 106 (2006) 1653–1663

Hejna M, Pruckmayer M, Raderer M: The role of chemotherapy and radiation in the management of biliary cancer: a review of the literature. Eur J Cancer 34 (1998) 977–986

Herfarth KK, Debus J: Stereotaktische Strahlentherapie von Lebermetastasen. Chirurg 76 (2005) 564–569

Herfarth KK, Hof H, Bahner ML et al: Assessment of focal liver reaction by multiphasic CT after stereotaktic single-dose radiotherapy of liver tumors. Int J Radiat Oncol Biol Phys 57 (2003) 444–451

Hoffmann J, Lipsitz S, Pisansky T et al: Phase II trial of preoperative radiation therapy and chemotherapy for patients with localized, resectable adenocarcinoma of the pancreas. J Clin Oncol 16 (1998) 317–323

Jarnagin WR, Ruo L, Little SA et al: Patterns of initial disease recurrence after resection of gallbladder and hilar cholangiocarcinoma: Implications foradjuvant therapeutic strategies. Cancer 98 (2003) 1689–1700

Kalser M, Ellenberg S: Pancreatic cancer: Adjuvant combined radiation and chemotherapy following curative resection. Arch Surg 120 (1985) 899–903

Katz AW, Carey-Sampson M, Muhs M et al: Hypofractionated stereotactic body radiation therapy (SBRT) for limited hepatic metastases. Int J Radiat Oncol Biol Phys 67 (2007) 793–798

Kavanagh BD, Schefter TE, Cardenes HR et al: Interim analysis of a prospective phase I/II trial of SBRT for liver metastases. Acta Oncol 45 (2006) 848–855

Kavanagh BD, Schefter TE, Wersäll PJ: Liver, renal and retroperitoneal tumors: Stereotactic radiotherapy. Front Radiat Ther Oncol 40 (2007) 415–426

Khan SA, Thomas HC, Davidson BR et al: Cholangiocarcinoma (Seminar) Lancet 366 (2005) 1303–1314

Kim DY, Park W, Lim DH et al: Three-dimensional conformal radiotherapy for portal vein thrombosis of hepatocellular carcinoma. Cancer 103 (2005) 2419–2426

Klaasen D, MacIntyre J, Catton G: Treatment of locally unresectable cancer of the stomach and pancreas: a randomized comparison of 5-fluorouracil alone with radiation plus concurrent and maintainance 5-fluorouracil. J Clin Oncol 3 (1985) 373–378

Klinkenbijl J, Jeekel J, Sahmoud T et al: Adjuvant radiotherapy and 5-fluoro-uracil after curative resection of cancer of the pancreas and periampullary region: Phase III trial of the EORTC gastrointestinal tract cancer cooperative group. Ann Surg 230 (1999) 776–782

Kornek G, Schratter-Sehn A, Marczell A: Treatment of unresectable, locally advanced pancreatic adenocarcinoma with combined radiochemotherapy with 5-fluorouracil, leucovorin and cisplatin. Br J Cancer 82 (2000) 98–103

Kresl JJ, Schild SE, Henning GT et al: Adjuvant external beam radiation therapy with concurrent chemotherapy in the management of gallbladder carcinoma. Int J Radiat Oncol Biol Phys 52 (2002) 167–175

Krishnan S, Rana V, Janjan NA et al: Induction chemotherapy selects patients with locally advanced, unresectable pancreatic cancer for optimal benefit from consolidative chemoradiation therapy. Cancer 110 (2007) 47–55

Lawrence TS, Robertson JM, Anscher MS et al: Hepatic toxicity resulting from cancer treatment. Int J Radiat Oncol Biol Phys 31 (1995) 1237–1248

Liang SX, Zhu XD, Zu ZY et al: Radiation-induced liver disease in three-dimensional conformal radiation therapy for primary liver carcinoma: The risk factors and hepatic radiation tolerance. Int J Radiat Oncol Biol Phys 65 (2006) 426–434

Lie D, Xie K, Wolff R et al: Pancreatic cancer (Seminar). Lancet 363 (2004) 1049–1057

Macdonald J, Smalley S, Benedetti J et al: Chemoradiotherapy after surgery compared with surgery alone for adenocarcinoma of the stomach or gastroesophageal junction. N Engl J Med 345 (2001) 725–730

Mahe M, Romestaing P, Talon B: Radiation therapy for extrahepatic bile duct carcinoma. Radiother Oncol 21 (1991) 121–127

Micke O, Hesselmann S, Bruns F et al: Results and follow-up of locally advanced cancer of the exocrine pancreas treated with radiochemotherapy. Anticancer Res 25 (2005) 1523–1530

Moertel C, Childs D, Reitermeier R et al: Combined 5-fluorouracil and supervoltage radiation therapy for locally unresectable gastrointestinal cancer. Lancet 2 (1969) 865–867

Moertel C, Frytak S, Hahn R et al: Therapy for locally unresectable pancreatic carcinoma: a randomized comparrison of high dose (6000 rads) radiation alone, moderate dose radiation (4000 rads + 5-fluorouracil) and high dose radiation and fluorouracil. Cancer 48 (1981) 1705–1710

Moertel C, Gunderson L, Laillard J et al: Early evaluation of combined fluorouracil and leucovorin in unresectable, residual or recurrent gastrointestinal carcinoma. J Clin Oncol 12 (1994) 21–27

Monson J, Donohue J, Gunderson L et al: Intraoperative radiotherapy for unresectable cholangiocarcinoma: the Mayo Clinic experience. Surg Oncol 1 (1992) 283–290

Neoptolemos JP, Stocken DD, Friess H et al: A randomized trial of chemoradiotherapy and chemotherapy after resection of pancreatic cancer. N Engl J Med 350 (2004) 1200–1210

Nishimura Y, Hosotani R, Shibamoto Y et al: External and intraoperative radiotherapy for resectable and unresectable pancreatic cancer: Analysis of survival rates and complications. Int J Radiat Oncol Biol Phys 39 (1997) 39–49

Nguyen T, Theobald S, Rougier P et al: Multicentric pilot study of simultaneous high dose external irradiation and daily cisplatin in unresectable, non-metastatic adenocarcinoma of the pancreas. Proc ASCO 16 (1997) 299 (A)

Pendurthi T, Hoffman J, Ross E et al: Preoperative versus postoperative chemoradiation for patients with resected pancreatic adenocarcinoma. Am Surg 64 (1998): 686–692

Picozzi VJ, Kozarek RA, Traverso LW: Interferon-based adjuvant chemoradiation therapy after pancreaticoduodenectomy for pancreatic cancer. Am J Surg 185 (2003) 476–480

Picus J, Dickerson G, Logie K et al: A phase II study of unresectable pancreatic cancer treated with 5-FU and leucovorin with radiation therapy. Proc ASCO 13 (1994) 208 (A)

Pisters P, Abruzzese J, Janjan N et al: Rapid-fractionation preoperative chemoradiation, pancreaticoduodenectomy, and intraoperative radiation therapy for resectable pancreatic adenocarcinoma. J Clin Oncol 16 (1998) 3843–3850

Pitt H, Nakeeb A, Abrams R et al: Perihilar cholangiocarcinoma. Postoperative radiotherapy does not improve survival. Ann Surg 221 (1995) 788–797

Poen J, Collins H, Niederhuber J et al: Chemo-radiotherapy for localized pancreatic cancer: increased dose intensity and reduced acute toxicity with concomitant radiotherapy and protracted venous infusion 5-fluorouracil. Int J Radiat Oncol Biol Phys 40 (1998) 93–99

Prott F, Schönekäs K, Preusser P et al: Combined treatment with accelerated radiotherapy and chemotherapy in patients with locally advanced inoperable carcinoma of the pancreas. Br J Cancer 75 (1997) 597–601

Reni M, Panucci M, Ferreri J et al: Effect on local control and survival of electron beam intraoperative irradiation for resectable pancreatic adenocarcinoma. Int J Radiat Oncol Biol Phys 50 (2001) 651–658

Ricke J, Wust P, Wieners G et al: Liver malignancies: CT-guided interstitial brachytherapy in patients with unfavourable lesions for thermal ablation. J Vasc Interv Radiol 15 (2004) 1279–1286

Rosu M, Dawson LA, Balter JM et al: Alterations in normal liver doses due to organ motion. Int J Radiat Oncol Biol Phys 57 (2003) 1472–1479

Rothenberg M, Moore M, Cripps M et al: A phase II trial of gemcitabine in patients with 5-FU refractory pancreas cancer. Ann Oncol 7 (1996) 347–353

Sasson AR, Wetherington RW, Hoffman JP et al: Neoadjuvant chemoradiotherapy for adenocarcinoma of the pancreas: Analysis of histopathology and outcome. Int J Gastrointest Cancer 34 (2003) 121–128

Schneider BJ, Ben-Josef E, McGinn CJ et al: Capecitabine and radiation therapy preceded and followed by combination chemotherapy in advanced pancreatic cancer. Int J Radiat Oncol Biol Phys 63 (2005) 1325–1330

Schoenthaler R, Phillips T, Castro J et al: Carcinoma of the extrahepatic bile ducts. The University of California at San Francisco experience. Ann Surg 219 (1994) 267–274

Shim SJ, Seong J, Lee IJ et al: Radiation-induced hepatic toxicity after radiotherapy combined with chemotherapy for hepatocellular carcinoma. Hepatol Res 37 (2007) 906–913

Seong J, Park H, Han K et al: Local radiotherapy for unresectable hepatocellular carcinoma patients who failed with transcatheter arterial chemoembolization. Int J Radiat Oncol Biol Phys 47 (2000) 1331–1335

Serafini F, Sachs D, Bloomston M et al: Location, not staging of cholangio-carcinoma determines the role of adjuvant chemoradiation therapy. Am Surg 67 (2001) 839–843

Seydel H, Stablein D, Leichman L et al: Hyperfractionated radiation and chemotherapy for unresectable localized adenocarcinoma of the pancreas. Cancer 65 (1990) 1478–1482

Spitz F, Abbruzzese J, Lee J et al: Preoperative and postoperative chemoradiation strategies in patients treated with pancreaticoduodenectomy for adenocarcinoma of the pancreas. J Clin Oncol 15 (1997) 928–937

Staley C, Lee J, Cleary K et al: Preoperative chemoradiation, pancreaticoduodenectomy, and intraoperative radiation therapy for adenocarcinoma of the pancreatic head. Am J Surg 171 (1996) 118–125

Stocken DD, Büchler MW, Dervenis C et al: Meta-analysis of randomised adjuvant therapy trials for pancreatic cancer. Br J Cancer 92 (2005) 1372–1381

Sultana A, Smith CT, Cunningham D et al: Meta-Analyses of Chemotherapy for locally advanced and metastatic pancreatic cancer. J Clin Oncol 25 (2007) 2607–2615

Taguchi H, Sakuhara Y, Hige S et al: Intercepting radiotherapy using a real-time tumor-tracking radiotherapy system for highly selected patients with hepatocellular carcinoma unresectable with other modalities.

Takeda A, Takahashi M, Kunieda E et al: Hypofractionated stereotactic radiotherapy with and without transarterial chemoembolisation for small hepatocellular carcinoma not eligible for other ablation therapies: Preliminary results for efficacy and toxicity. Hepatol Res (2007) in press, epub ahead of print)

Terk M, Turhal N, Mandeli J et al: Long term follow-up of combined modality therapy for unresectable pancreatic cancer. Proc Am Soc Clin Oncol 16 (1997) 307 (A)

Terwee C, Nieven van Dijkum E, Gouma D et al: Pooling of prognostic studies in cancer of the pancreatic head and periampullary region: The triple P study. Triple P study group. Eur J Surg 166 (2000) 706–712

Tokuuye K, Sumi M, Kagami Y et al: Radiotherapy for hepatocellular carcinoma. Strahlenther Onkol 176 (2000) 406–410

Treurniet-Donker A, van Mierlo M, van Putten V et al: Localized unresectable pancreatic cancer. Int J Radiat Oncol Biol Phys 18 (1990) 59–62

Urego M, Flickinger J, Carr B: Radiotherapy and multimodality management of cholangiocarcinoma. Int J Radiat Oncol Biol Phys 44 (1999)121–126

Van der Kogel A: Radiation response and tolerance of normal tissues. In: Steel G (ed): Basic clinical radiobiology, 2 Aufl. Arnold, London, (1997) 30–39

Veeze-Kuypers B, Meerwaldt J, Lameris J et al: The role of radiotherapy in the treatment of bile duct carcinoma. Int J Radiat Oncol Biol Phys 18 (1990) 63–67

Wagener D, Hoogenraad W, Rougier P et al: Results of a phae in image-guided stereotactic body radiotherapy in liver tumors. Int J Radiat Oncol Biol Phys 68 (2007) 282–290

Yeo C, Abrams R, Grochow L et al: Pancreatiocduodenectomy for pancreatic adenocarcinoma: Postoperative adjuvant chemoradiation improves survival. Ann Surg 225 (1997) 621–636

Yip D, Karapetis C, Strickland A et al: Chemotherapy and radiotherapy for inoperable advanced pancreatic cancer. Cochrane Database Syst Rev 3 (2006) CD002093

Zeng ZC, Tang ZY, Fan J et al: Consideration of the role of radiotherapy in unresectable intrahepatic cholangiocarcinoma: A retrospective analysis of 75 patients. Cancer J 12 (2006) 113–122

Zeng ZC, Tang ZY, Fan J et al: A comparison of chemoembolization combination with and without radiotherapy for unresectable hepatocellular carcinoma. Cancer J 10 (2004) 307–316

Zhou ZH, Liu LM, Chen WW et al: Combined therapy of transcatheter arterial chemoembolisation and three-dimensional conformal radiotherapy for hepatocellular carcinoma. Br J Radiol 951 (2007) 194–201

Zimmermann FB, Schuhmacher C, Lersch C et al: Sequential and/or concurrent hypofractionated radiotherapy and concurrent chemotherapy in neoadjuvant treatment of advanced adenocarcinoma of the pancreas. Outcome and patterns of failure. Hepato-Gastroenterology 51 (2004) 1842–1846

Zimmermann FB, Jeremic B, Lersch C et al: Dose escalation of concurrent hypofractionated radiotherapy and continuous infusion 5-FU-chemotherapy in advanced adenocarcinoma of the pancreas. Hepato-Gastroenterology 52 (2005) 246–250

C. Rödel
W. Hohenberger
R. Sauer

Kolon und Rektum

Epidemiologie und Ätiologie

Epidemiologie

Jährlich erkranken in Deutschland etwa 35 000 Männer und 35 000 Frauen an einem Kolon- oder Rektumkarzinom. Die Inzidenzrate beträgt für beide Geschlechter damit etwa 81/100 000 Einwohner und das Lebenszeitrisiko, an einem kolorektalen Karzinom zu erkranken, etwa 6 % (Arbeitsgemeinschaft Bevölkerungsbezogener Krebsregister in Deutschland, 2006, http://www.rki.de). Das kolorektale Karzinom ist somit für beide Geschlechter die zweithäufigste Krebserkrankung. Männer erkranken im Mittel mit 69, Frauen mit 75 Jahren. In den epidemiologischen Datenbanken wird leider zumeist nicht zwischen Kolon und Rektum unterschieden. Nach Angaben des Robert-Koch-Instituts (http://www.rki.de) beträgt die Zahl der jährlichen Neuerkrankungen speziell an einem Rektumkarzinom in Deutschland derzeit 9000 bei Männern und 9500 bei Frauen. Langzeitbeobachtungen des Saarländischen Krebsregisters zeigen, dass die altersstandardisierte Inzidenz für das Rektumkarzinom bei Männer und Frauen zunächst bis Ende der 70er Jahre anstieg, um danach zurückzugehen. Sie betrug Mitte der 90er Jahre für Männer ca. 22/100 000 Einwohner, für Frauen ca. 15/100 000 Einwohner. Das Risiko, an einem Rektumkarzinom zu erkranken, ist für Männer also 1,5-mal größer als für Frauen. Die altersstandardisierten Mortalitätsraten sind im Saarland trotz in den letzten Jahren gleichbleibender Inzidenzraten insgesamt rückläufig. Dies wird erfolgreichen Maßnahmen der Früherkennung, damit Vorverlegung der Diagnose, der Therapie früherer Stadien sowie einer erfolgreicheren Behandlung zugeschrieben.

Ätiologie

Adenome als Vorstufen: Die weitaus häufigste Vorstufe des kolorektalen Karzinoms ist das Adenom, der „Dickdarmpolyp", eine Proliferation der Schleimhaut, die mit Strukturveränderungen der Drüsen und einem in der Regel exophytischen Wachstum als tubuläres oder villöses Adenom (seltener ist das flache Adenom) einhergeht. Endoskopisch und makroskopisch lässt sich niemals mit Sicherheit feststellen, welcher Art ein Polyp ist und ob sich in ihm ein Adenom oder bereits ein Karzinom entwickelt hat (Abbildung 1). Das diagnostische Verfahren der Wahl ist deshalb die Polypektomie. Die Zangenbiopsie bzw. Knipsbiopsie von polypösen Läsionen im

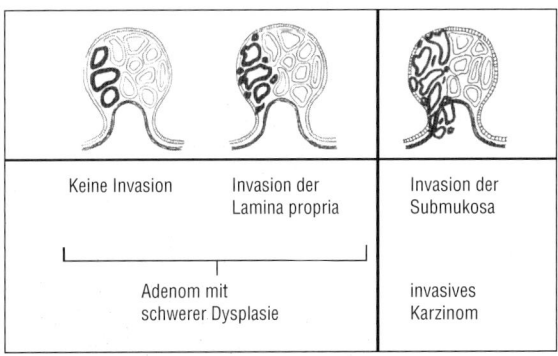

Abbildung 1. Kolorektale Polypen mit Adenomen bzw. Karzinomen. Unter dem äußeren Aspekt eines Polypen verbirgt sich ein Adenom mit schweren Zelltypien bzw. ein Adenokarzinom (P. Hermanek, pers. Mitteilung, 1989).

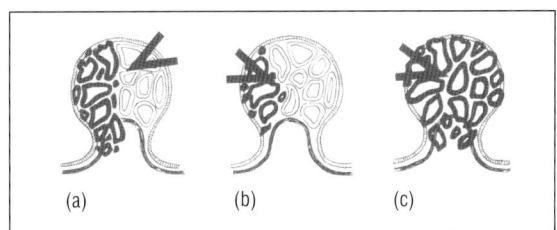

Abbildung 2. Bei polypösen Läsionen im Kolorektum ist die Zangen-/ Knipsbiopsie ohne Relevanz: Entweder falsch negativ (a) oder irrelevant, weil sie zwar das Adenom nachweist, aber keine Auskunft über eine mögliche Invasion gibt (b + c) (P. Hermanek, pers. Mitteilung, 1989).

Kolorektum bringt entweder falsch negative oder aber irrelevante Befunde (Abbildung 2). Das Problem besteht nämlich darin, dass auf die Schleimhaut beschränkte atypische drüsige Proliferationen – auch wenn sie noch so bösartig aussehen – nicht metastasieren und klinisch-biologisch ein Karzinom erst vorliegt, wenn die atypischen Wucherungen in die Submukosa infiltriert sind. Ob aus einem Adenom ein Karzinom entsteht, hängt von der genetischen Prädisposition sowie weiteren exogenen karzinogenen Einflüssen ab. Die Latenzzeit von der Entdeckung des Adenoms bis zum Auftreten eines Karzinoms kann dabei bis zu 15–20 Jahren betragen.

Molekulare Pathogenese

Die Progression von einem Adenom zu einem Karzinom (Adenom-Karzinom-Sequenz) geht mit charakteristischen molekularen Veränderungen einher (Leslie et al. 2002). Die vermutlich wichtigste initiale genetische Veränderung ist die somatische Mutation oder der Verlust der Heterozygotie (LOH) auf Chromosom 5 im Bereich des APC („adenomatous polyposis coli")-Gens. Im weiteren Verlauf kann es zu einer Veränderung des Onkogens c-k-ras kommen, gefolgt von weiteren genetischen Veränderungen mit Inaktivierung von Tumorsuppressorgenen, wie dem DCC („deleted in colon cancer"). Der Übergang des späten Adenoms in das manifeste Karzinom ist durch den LOH von Chromosom 17p und einer Mutation von p53 gekennzeichnet. Folge der Akkumulation dieser genetischen Veränderungen ist eine Aneuploidie und chromosomale Instabilität, weshalb dieser Weg der Adenom-Karzinom-Sequenz inzwischen als Chromosomeninstabilitäts(CIN)-Weg bezeichnet wird. Ein solcher findet sich in über 80 % der kolorektalen Karzinome (Grady 2004).

Als weiterer Weg für die Entstehung eines kolorektalen Karzinoms existiert die sog. Mikrosatelliteninstabilität (MSI), die sowohl bei 10–15 % der sporadischen Karzinome als auch bei familiären Formen, insbesondere dem autosomal vererbten HNPCC-Syndrom („hereditary non-polyposis colon cancer syndrome") nachweisbar ist. Die MSI ist durch Mutationen in Mismatch-Reparatur-Genen (hMSH2, hMLH1, hPMS1 und hPMS2) gekennzeichnet, die zu einer genetischen Instabilität mit hohem Risiko für eine maligne Entartung führen. Bislang ist es noch unklar, ob dieser MSI-Signalweg bei der klassischen Adenom-Karzinom-Sequenz pathogenetisch eine Rolle spielt.

Exogene Risikofaktoren

Neben der Altersabhängigkeit und einer positiven persönlichen oder Familienanamnese sind für die Entstehung des sporadischen kolorektalen Karzinoms mehrere exogene Risikofaktoren beschrieben. Die modernen Ernährungsgewohnheiten mit Armut an Ballaststoffen, Gemüse, Obst, der hohe Konsum an tierischen Fetten und rotem Fleisch, Bewegungsarmut und hoher Alkohol- und Nikotinkonsum begünstigen die Genese kolorektaler Karzinome (Hsing et al. 1998). Das zeigen Interventionsstudien, geographische Vergleichsstudien und Trendanalysen. Stoffwechselprodukte von Bakterien der Darmflora scheinen zusammen mit Gallesalzen karzinogene Substanzen zu bilden. Die Rolle des Vitaminmangels (Beta-Karotin, Vitamin C und Vitamin E) und von Spurenelementen (Selen, Calcium) ist noch widersprüchlich. Vegetarier haben ein geringeres Risiko, ein kolorektales Karzinom zu entwickeln; dieses Risiko ist allerdings nicht geringer als von Menschen, die nur zweimal pro Woche rotes Fleisch essen.

Chronisch entzündliche Darmerkrankungen

Patienten mit chronischer Colitis ulcerosa haben ein bis zu 20-fach höheres Risiko, auch ist das Risiko bei Patienten mit Morbus Crohn deutlich erhöht. Erkrankungsdauer und Ausbreitungsmaß sind dabei die wesentlichen Risikofaktoren. Der Erkrankungszeitpunkt liegt im Vergleich zur Normalbevölkerung zehn bis 20 Jahre früher. Fast immer entwickelt sich das Karzinom auf dem Boden einer herdförmigen oder diffusen Epitheldysplasie (Colitis-ulcerosa-assoziierte intraepitheliale Neoplasie). Die Dysplasie schließt strukturelle Veränderungen des Epithels und zytologische Abnormitäten (Zell- und Kernhyperchromasie, Verlust der polaren Anordnung der Kerne) ein. Nach dem Ausmaß unterscheidet man zwischen Low-grade- und High-grade-Dysplasien. Ihre Kenntnis hat entscheidende Bedeutung für die Krebsvorsorge bzw. ist die Grundlage für die prophylaktische Kolektomie.

Hereditäre kolorektale Karzinome

Auf eine genetische Prädisposition gehen etwa 10–15 % aller kolorektalen Karzinome zurück. Hierzu gehören die familiäre adenomatöse Polyposis (FAP), das Gardener-, Turcot- und Peutz-Jeghers-Syndrom, die familiäre juvenile Polyposis und das hereditäre, nichtpolypöse kolorektale Krebssyndrom (HNPCC), auch Lynch-Syndrom genannt.

Die FAP wird autosomal-dominant vererbt, betrifft weniger als 0,01 % der Bevölkerung und beruht auf einer Keimbahnmutation des APC-Gens auf Chromosom 5q21. Die Adenome treten bei dieser Gruppe typischerweise im zweiten Lebensjahrzehnt auf. Bei einer Latenz von zehn bis 20 Jahren entwickeln die Träger im Alter von 35–40 Jahren mit nahezu 100 % Penetranz kolorektale Karzinome. Patienten mit klassischer FAP sollten daher nach Abschluss der Pubertät prophylaktisch proktokolektomiert (mit ileopouch-analer Anastomose) werden. Das HNPCC-Syndrom wird ebenso autosomal-dominant vererbt mit einem Entartungsrisiko für kolorektale Karzinome von mehr als 80 %. Zugrunde liegen Keimbahnmutationen der Mismatch-Reparatur-Gene mit konsekutiver genetischer Instabilität und hohem Risiko für maligne Entartung unter karzinogenen Einflüssen. Die Tumoren treten vorwiegend bei jungen Menschen im 25.–45. Lebensjahr auf, und zwar im proximalen Kolon, oft als synchrone oder metachrone Mehrfachtumoren (Lynch-I-Syndrom). Das Lynch-II-Syndrom betrifft Frauen mit multiplen Kolonkarzinomen und Adenokarzinomen außerhalb des Dickdarms (Endometrium, Magen, Ovar u. a.) Nach derzeitigem Wissensstand sind weniger als 1 % der kolorektalen Karzinome des Erwachsenen auf die FAP zurückzuführen, aber immerhin 10–15 % auf das Lynch-Syndrom. Das HNPCC-Syndrom wird nach anamnestischen Kriterien gemäß den Amsterdam-Kriterien (I und II) und den Bethesda-Kriterien definiert.

Prävention

Primäre Prävention

Empfohlen werden regelmäßige körperliche Aktivität, eine Gewichtsreduktion bei übergewichtigen Personen (Body Mass Index > 25 kg/m²), Nikotinkarenz und Limitierung des Alkoholkonsums sowie vermehrte Aufnahme von Obst und Gemüse. Gesicherte Daten zur wirksamen Prävention des kolorektalen Karzinoms durch Mikronährstoffe (Kalzium, Magnesium, Vitamin A, C, D, E, Selen, Folsäure) und Medikamente (COX-2-Hemmer, Acetylsalicylsäure, Hormonersatztherapie bei Frauen) liegen nicht vor. Die Einnahme dieser Substanzen im Rahmen der Primärprävention sollte daher derzeit nicht erfolgen (Schmiegel et al. 2008).

Sekundäre Prävention (Screening)

Die komplette Koloskopie besitzt die höchste Sensitivität und Spezifität für die Detektion von Adenomen und Karzinomen. Sie wird ab dem 50. Lebensjahr als Standardverfahren empfohlen und sollte bei unauffälligem Befund nach zehn Jahren wiederholt werden. Die digitale rektale Untersuchung ist dabei integraler und obligater Bestandteil. Für Personen, die an diesem Koloskopie-Screening teilnehmen, erübrigt sich der Hämokkult-Test (Test auf okkultes Blut, bestehend aus drei Testbriefchen für drei konsekutive Stühle). Letzterer Test sollte bei Personen, die keine Koloskopie wünschen, jährlich durchgeführt werden. Ein positives Testergebnis macht die endoskopische Untersuchung des gesamten Dickdarms erforderlich. Zusätzlich wird für diesen Personenkreis die Sigmoidoskopie alle fünf Jahre empfohlen. Die Screening-Empfehlungen für spezielle Risikogruppen weichen von diesen Vorgaben ab; hierzu wird auf die spezifischen Angaben im Konsensustext von 2008 verwiesen (Schmiegel et al. 2008). Stuhluntersuchungen auf DNA-Veränderungen sowie die virtuelle Koloskopie mittels CT oder MRT sind innovative Verfahren, sollten derzeit außerhalb von Studien jedoch nicht zum Einsatz kommen (Pickhardt et al. 2003; Traverso et al. 2002).

Regionale Tumoranatomie und Histologie

Tumorlokalisation und -histologie

In unseren Breiten findet sich die überwiegende Zahl der kolorektalen Karzinome im Rektum (ca. 30 %), im rektosigmoidalen Übergang (ca. 5–10 %) sowie im Colon sigmoideum (ca. 20 %), während in den übrigen Kolonabschnitten die Häufigkeit zwischen 1 und 4 % schwankt. Patienten mit einem kolorektalen Karzinom haben in etwa 4 % gleichzeitig einen zweiten oder mehrere Primärtumoren im Dickdarm, sog. synchrone Karzinome. Zusätzliche Polypen im Kolon und Rektum kommen neben einem Karzinom in 30–35 % der Fälle vor.

Gemäß den Vorschlägen der WHO von 2000 werden im Kolon und Rektum acht Karzinomtypen unterschieden (Hamilton et al. 2000). Ganz überwiegend handelt es sich bei den kolorektalen Karzinomen um Adenokarzinome, andere Karzinonomtypen sind selten.
1. Adenokarzinom (85–90 %).
2. Muzinöses Adenokarzinom (5–10 %).
3. Siegelringzell-Karzinom (1 %).
4. Undifferenziertes Karzinom (1 %).
5. Plattenepithelkarzinom (< 0,5 %).
6. Adenosquamöses Karzinom (< 0,5 %).
7. Medulläres Karzinom (< 0,5 %).
6. Kleinzelliges Karzinom (< 0,5 %).

Neben diesen Karzinomen gibt es im Kolorektum Lymphome, Leiomyosarkome und andere, die weniger als 1 % aller malignen Tumoren ausmachen und hier nicht weiter berücksichtigt werden.

Anatomische Aspekte des Rektums

Die Grenze zwischen Sigma und Rektum entspricht einer präoperativ mit dem starren Rektoskop gemessenen Entfernung von der Anokutanlinie von 16 cm (Abbildung 3). Das obere Drittel umfasst dabei den Bereich von 12–16 cm, das mittlere Drittel jenen von 6– < 12 cm und das untere Drittel den Bereich unter 6 cm. Der Analkanal beginnt an den Columnae anales (Columnae rectales, Morgagni-Falten). Er wird mit einer Länge von 2–3,5 cm angegeben und ist in der Zona haemorrhoidalis mit einer sehr variablen Epithelauskleidung versehen. Im Bereich des Analkanals liegen der M. sphincter ani internus und der M. sphincter ani externus (Abbildung 4).

Das Rektum gliedert sich in einen intra- und extraperitonealen Teil. Das extraperitoneale Rektum ist von Fasziensystemen (viszeral und parietal) umgeben, deren Kenntnis Voraussetzung für eine adäquate Resektion ist (Abbildung 5). Für die Beurteilung der chirurgischen Radikalität spielt das sog. Mesorektum eine entscheidende Rolle (Stelzner 1962; Heald et al.

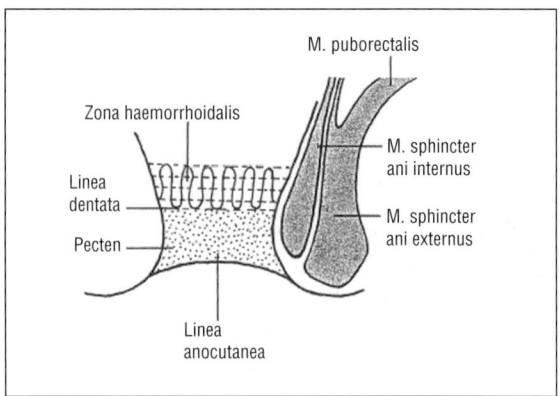

Abbildung 4. Anatomie der Rektum- und Analregion (aus Hermanek und Karrer 1983).

1982). Das Mesorektum ist kein Mesokolon im eigentlichen Sinne. Es bezeichnet einen Sack aus Binde- und Fettgewebe, Lymphknoten und – beim Rektumkarzinom – potenziellen Mikrometastasen, der den Muskelschlauch des Rektums zirkulär umschließt und nach ventral, lateral und dorsal von Faszien umgeben wird (Abbildung 5 und 6).

Im Hinblick auf den Lymphabfluss werden im Rektum drei Etagen unterschieden: Die oberste umfasst das obere Rektumdrittel und die oberhalb der peritonealen Umschlagsfalte gelegenen Teile des mittleren Drittels. Hier erfolgt der Lymphabfluss ausschließlich nach kranial entlang der A. rectalis superior und

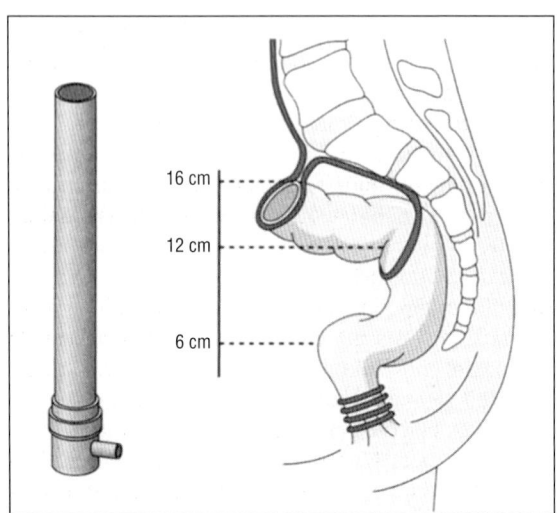

Abbildung 3. Die häufig vorgenommene Abgrenzung eines Kolonkarzinoms von einem Rektumkarzinom aufgrund seiner Lagebeziehung zu knöchernen Strukturen oder der peritonealen Umschlagsfalte ist wegen der großen anatomischen Variabilität unzureichend. Die Lokalisationsbestimmung des Rektumkarzinoms erfolgt ausschließlich mittels starrer Rektoskopie, gemessen in cm ab Anokutanlinie (unteres Rektumdrittel: 0– < 6 cm, mittleres Drittel: 6– < 12 cm, oberes Drittel 12–16 cm).

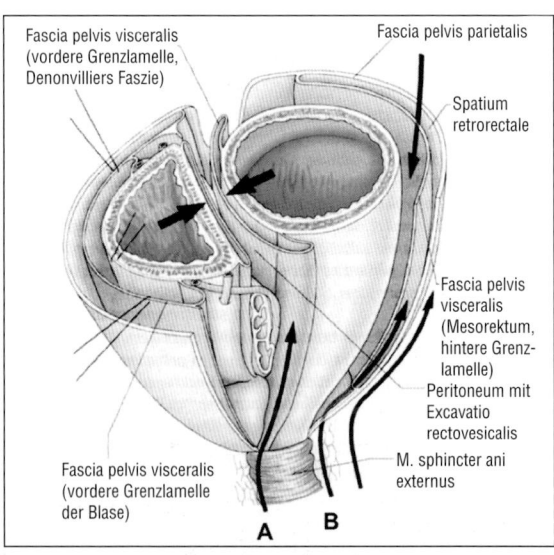

Abbildung 5. Fasziensystem im kleinen Becken. Schwarze dicke Pfeile: Resektionsebene/Zugangsweg bei der tiefen, anterioren Resektion mit totaler mesorektaler Exzision (TME). Pfeile A und B: Zugangsweg zur abdominoperinealen Rektumexstipation (Stelzner 1998).

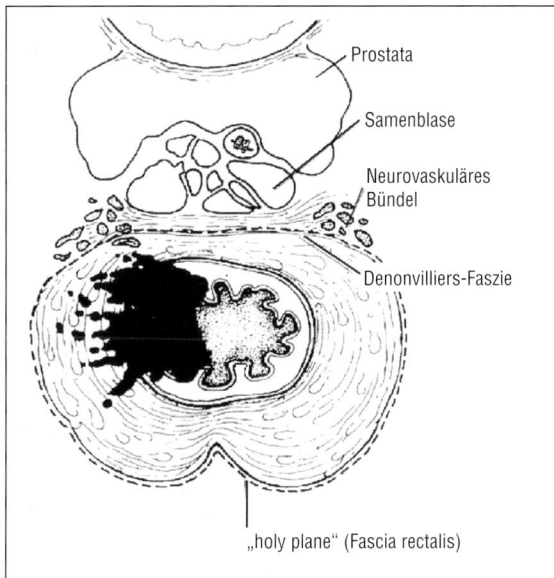

Abbildung 6. Wandüberschreitendes Rektumkarzinom mit einzelnen Satellitenmetastasen im perirektalen Fettgewebe. Bei der totalen mesorektalen Exzision erfolgt die Entfernung des Tumors und des potenziell tumortragenden Mesorektums entlang der sog. „holy plane". Dabei können die autonomen Nervenstrukturen geschont werden.

der A. mesenterica inferior über die retrorektal gelegenen Nodi lymphatici sacrales zu den paraaortalen Lymphknotenstationen. Vom mittleren und unteren Rektumdrittel und dem kranialen Anteil des Analkanals ziehen Lymphgefäße darüber hinaus auch entlang der Aa. rectales mediae zu den Nodi lymphatici

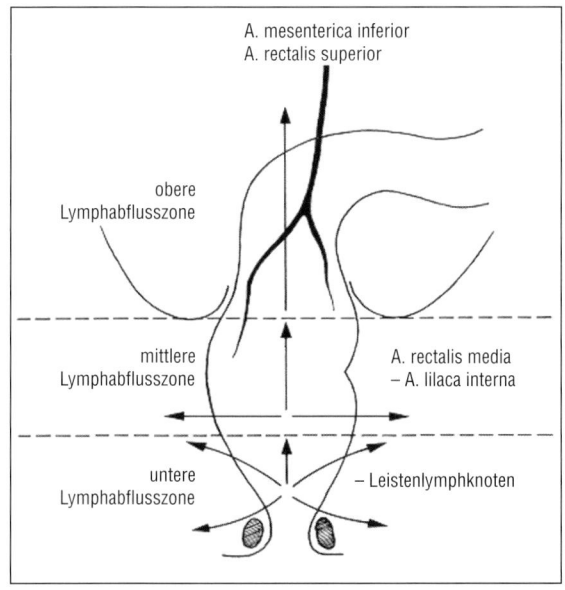

Abbildung 7. Lymphabfluss im Rektum (aus Hermanek und Karrer 1983).

iliaci interni an der seitlichen Beckenwand und von hier weiter zu den paraaortalen Lymphknoten. Aus dem Bereich des Afters wird die Lymphe teils durch die Levatorplatte hindurch zur seitlichen Beckenwand drainiert, teils unter Ausbildung subkutaner Netze in die inguinalen Lymphknoten (Abbildung 7). Unabhängig von diesen regelhaften Verhältnissen kann es bei einer Blockade des Lymphabflusses nach kranial auch zu einer Umkehr des Lymphabflusses kommen. Dann ist auch im oberen Rektumdrittel ein Abfluss nach lateral und unten möglich.

Stadieneinteilung

Siehe Tabelle I.
Internationaler Standard ist die UICC-Klassifikation in ihrer letzten Modifikation von 2002 mit der TNM-Einteilung und Stadiengruppierung (Wittekind et al. 2002). Die früher übliche Einteilung nach Dukes mit der Modifikation von Astler-Coller ist veraltet und sollte nicht mehr benutzt werden. Für eine sichere pathologische Stadieneinteilung müssen mindestens 12 Lymphknoten entnommen und histologisch untersucht worden sein.

Klinik

Symptomatik

Die klassischen Leitsymptome, wie peranale Blutung, Änderung der Stuhlgewohnheiten, Bauchschmerzen, Obstipation und Diarrhö sind leider bereits Spätsymptome. Beim Rektumkarzinom ist das alarmierendste Symptom in 75–80 % die rektale Blutung. Deren häufigste Ursache und damit auch die häufigste Fehldiagnose ist das Hämorrhoidalleiden. Bei rektaler Blutung ist ohne komplette diagnostische Abklärung die Annahme einer Hämorrhoidalblutung und deren Behandlung ein gravierender Fehler. Beim Kolonkarzinom tritt die peranale Blutung als Leitsymptom zurück und die Symptome weiter fortgeschrittener Tumoren mit Änderung der Stuhltätigkeit, wie Blähungen, Obstipation im Wechsel mit Diarrhö (paradoxe Diarrhö) und Gewichtsverlust bestimmen das klinische Bild. Oft ist die Anämie das erste Krankheitszeichen. Schwere Tumorkomplikationen wie Ileus, Perforationen und massive Blutungen treten bei Sigmakarzinomen in 10 % der Fälle, bei höher gelegenen Kolonkarzinomen in 15–20 % auf. Schmerzen im Mastdarm sprechen für eine Infiltration des sakralen Plexus.

Tabelle I. TNM-Klassifikation (UICC 2002).

Klinische Klassifikation			
T – Primärtumor			
TX	Primärtumor kann nicht beurteilt werden		
T0	Kein Anhalt für Primärtumor		
Tis	Carcinoma in situ		
T1	Tumor infiltriert Submukosa		
T2	Tumor infiltriert Muscularis propria		
T3	Tumor infiltriert durch die Muscularis propria in die Subserosa oder in nicht-peritonealisiertes perikolisches oder perirektales Gewebe		
T4	Tumor infiltriert direkt in andere Organe oder Strukturen[a] und/oder perforiert das viszerale Peritoneum		

[a] Direkte Ausbreitung in T4 schließt auch die Infiltration anderer Segmente des Kolorektum auf dem Weg über die Serosa ein, z. B. die Infiltration des Sigma durch ein Zökalkarzinom. Ein Tumor, der makroskopisch an anderen Organen oder Strukturen adhärent ist, wird als T4 klassifiziert. Ist bei der histologischen Untersuchung in den Adhäsionen kein Tumorgewebe nachweisbar, soll der Tumor als pT3 klassifiziert werden

N – Regionäre Lymphknoten[b]			
NX	Regionäre Lymphknoten können nicht beurteilt werden		
N0	Keine regionären Lymphknotenmetastasen		
N1	Metastasen in 1–3 regionären Lymphknoten		
N2	Metastasen in 4 oder mehr regionären Lymphknoten		

[b] Regionäre Lymphknoten sind die perikolischen, perirektalen Lymphknoten und jene entlang der Aa. ileocolica, colica dextra, colica sinistra, mesenterica inferior, rectalis superior und iliaca interna. Ein Tumorknötchen im perikolischen oder perirektalen Fettgewebe ohne histologischen Anhalt für Reste eines Lymphknoten wird in der pN-Kategorie als regionäre Lymphknotenmetastase klassifiziert, wenn die Form und glatte Kontur eines Lymphknoten vorliegt. Wenn das Tumorknötchen eine irreguläre Kontur aufweist, soll es in der pT-Kategorie klassifiziert und auch als V1 (mikroskopische Veneninvasion) oder, falls es makroskopisch erkennbar ist, als V2 verschlüsselt werden, weil es dann sehr wahrscheinlich ist, dass es eine Veneninvasion darstellt.

M – Fernmetastasen			
MX	Fernmetastasen können nicht beurteilt werden		
M0	Keine Fernmetastasen		
M1	Fernmetastasen		
Grading			
GX	Differenzierungsgrad kann nicht bestimmt werden		
G1	Gut differenziert		
G2	Mäßig differenziert		
G3	Schlecht differenziert		
G4	Undifferenziert		
Stadiengruppierung			
Stadium 0	Tis	N0	M0
Stadium I	T1, T2	N0	M0
Stadium IIA	T3	N0	M0
Stadium IIB	T4	N0	M0
Stadium IIIA	T1, T2	N1	M0
Stadium IIIB	T3, T4	N1	M0
Stadium IIIC	Jedes T	N2	M0
Stadium IV	Jedes T	Jedes N	M1
R-Klassifikation			
R0	Kein Residualtumor		
R2	Nur mikroskopisch nachzuweisender Residualtumor		

Diagnostik

Mit der *digital rektalen Untersuchung* lassen sich Tumoren im unteren Rektumbereich tasten. Dabei soll die Größe des Tumors, seine exakte Lage, Verschieblichkeit und Ausbreitung bestimmt werden. Hierauf beruht das klinische Staging nach Mason (Tabelle II). Die *Rektoskopie* gestattet die Beurteilung der distalen 15–20 cm des Rektosigmoids. Sie dient nicht nur der genauen Höhenlokalisation (gemessen mit einem starren Rektoskop von der Anokutanlinie) und makroskopischen Beurteilung des Tumors, sondern ermöglicht auch die Biopsie und histologische Sicherung. Die Eindringtiefe von Tumoren in die Darmwandschichten (insbesondere Differenzierung von T1- versus T2-Tumoren), der Befall unmittelbar perirektal liegender Lymphknoten und die Einbeziehung des Sphinkterapparates können mit Hilfe der *Endosonographie* beurteilt werden (Abbildung 8a). Diese Untersuchungstechnik kommt daher insbesondere zur Planung eingeschränkter Operationstechniken (lokale Exzision bei Low-risk-T1-Tumoren), moderner kontinenzerhaltender Operationen bei fehlendem Sphinkterbefall sowie zur Indikationsstellung der neoadjuvanten Radio- oder Radiochemotherapie zum Einsatz (Indikation bei uT3/4 oder uN+).

Hochauflösende *CT- oder MRT*-Untersuchungen des Beckens sind insbesondere bei Verdacht auf Infiltra-

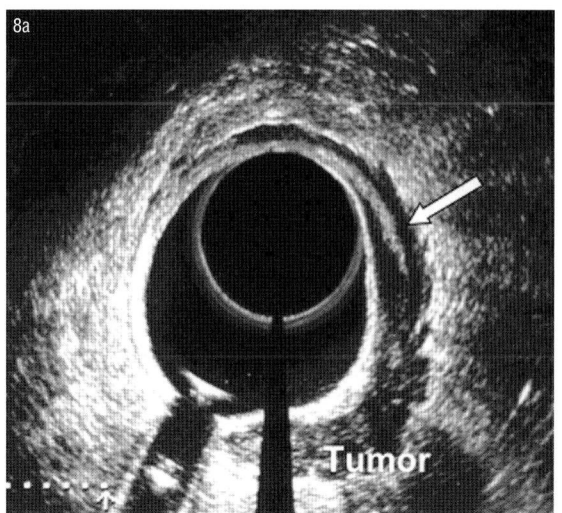

Tabelle II. Klinisches Staging (CS) auf Grundlage der rektal-digitalen Untersuchung von Rektumtumoren (nach Mason 1975).

Klinisches Stadium	Definition	Wahrscheinliche Korrelation zur Tiefeninfiltration
CS I	Gut beweglich	Submukosa
CS II	Beweglich	Muscularis propria
CS III	Wenig beweglich	Mäßig ausgedehnt, periproktal
CS IV	Fixiert	Ausgedehnt periproktal, Infiltration der Umgebung

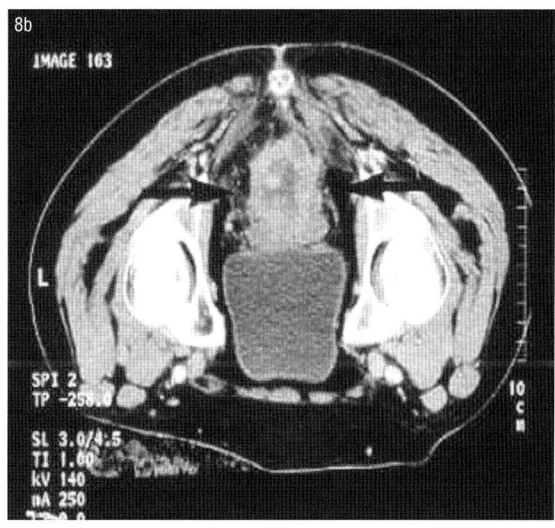

Abbildung 8.a) Der endorektale Ultraschall zeigt einen Tumor, der über die Muscularis propria (dicker Pfeil) in das perirektale Fettgewebe (helleres Areal dahinter) infiltriert. Somit liegt hier ein uT3-Tumor vor.

Abbildung 8.b) Computertomographische Darstellung eines weit fortgeschrittenen Karzinoms. Die Fettlamelle zwischen Rektum und Blasenhinterwand ist aufgehoben. Somit besteht der Verdacht auf ein T4-Karzinom.

Abbildung 8.c) Kernspintomographische Aufnahme. Die hohe Weichgewebsauflösung erlaubt insbesondere die Darstellung der mesorektalen Exzisionslinie (Pfeile) sowie die Entfernung der Tumors zu dieser Linie.

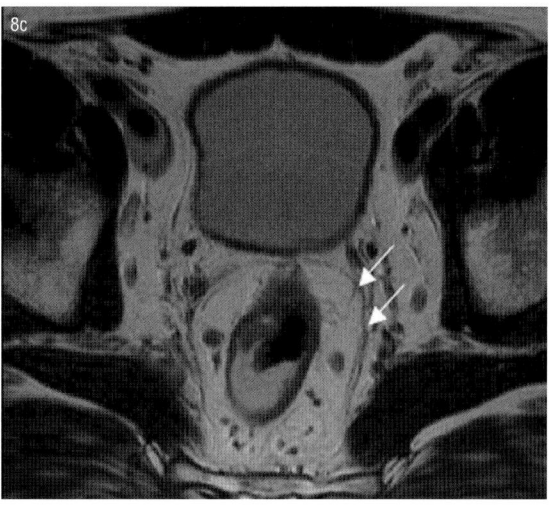

Tabelle III. Sensitivität und Spezifität der Becken-CT, MRT und des endorektalen Ultraschalls (ERUS) bezüglich der T- und N-Kategorie beim klinischen Staging des Rektumkarzinoms (nach einer Analyse von Kwok et al. 2000, die 83 Studien mit 4897 Patienten umfasste).

	Sensitivität (%)	Spezifität (%)
T-Kategorie		
CT	78	63
ERUS	93	78
MRI	86	77
MRI mit Endorektalspule	89	79
N-Kategorie		
CT	52	78
ERUS	71	76
MRI	65	80
MRI mit Endorektalspule	82	83

tion von Nachbarstrukturen indiziert, eventuell ergänzt durch eine gynäkologische Untersuchung bei fraglichem Befall der Vagina, des Uterus und der Adnexe oder eine Zystoskopie bei Verdacht auf Harnblasenbefall (Abbildung 8b/c). Die hoch auflösende *Dünnschicht-MRT* (mit Body-array-Spule) erlaubt darüber hinaus mit hoher Genauigkeit die Beurteilung der Ausdehnung des Tumors in das perirektale Fettgewebe sowie die Darstellung der mesorektalen Faszie (Beets-Tan et al. 2003; MERCURY Study Group 2007). Patienten, bei denen Tumorgewebe bis 1 mm oder weniger vom zirkumferenziellen Resektionsrand entfernt ist oder letzteren befallen oder durchbrochen hat, haben auch nach optimierter Chirurgie mit totaler Mesorektumentfernung ein wesentlich höheres Rezidivrisiko. Diese Untersuchung ist vor allem dann für die weitere Therapieentscheidung zielführend, wenn zwischen einer präoperativen Kurzzeitbestrahlung und einer Radiochemotherapie bei Tumoren mit Ausbreitung bis nahe des zirkumferenziellen Resektionsrandes gewählt werden soll. Tabelle III fasst die Sensitivität und Spezifität der drei lokalen Staging-Maßnahmen bezüglich der T- und N-Kategorie zusammen (Kwok et al. 2000).

Die *Koloskopie* dient dem Ausschluss von synchronen Zweittumoren im Darm. Im Falle einer nicht passierbaren Stenose soll die Koloskopie bis sechs Monate postoperativ nachgeholt werden. Die *Sonographie des Abdomens* sowie die *Röntgenuntersuchung des Thorax* in zwei Ebenen sind obligate prätherapeutische Untersuchungen zum Ausschluss von Fernmetastasen. Verdächtige Befunde sollten durch weitere bildgebende Verfahren abgeklärt werden. Bezüglich der *Laborbefunde* gilt die Bestimmung des Tumormarkers CEA (zur Verlaufsbeurteilung), der

LDH, der alkalischen Phosphatase und der absoluten Leukozytenzahl als obligat.

Allgemeine Grundlagen der Therapie

Stellenwert der Chirurgie und der pathologischen Aufarbeitung des Resektates

Die chirurgische Therapie ist unter Einhaltung der onkologischen Radikalitätsprinzipien für die Prognose der Kolon- und Rektumkarzinome von entscheidender Bedeutung. Oberstes Therapieziel stellt die R0-Resektion dar, die zugleich Voraussetzung aller adjuvanten Therapiemaßnahmen ist. Über die Senkung der Lokalrezidivrate hat der Chirurg einen wesentlichen Einfluss auf die Überlebenswahrscheinlichkeit. Der „Prognosefaktor Chirurg" spielt dabei – wie wir aufgrund retrospektiver und prospektiver Behandlungsprotokolle wissen – neben dem Tumorstadium eine bedeutende, statistisch unabhängige Rolle (Hohenberger 1996).

Die Prinzipien der radikalchirurgischen Therapie des kolorektalen Karzinoms können heute als weitgehend standardisiert gelten, wenngleich die Einhaltung dieser Standards flächendeckend noch nicht konsequent erfolgt. Sie umfassen die En-bloc-Resektion des Tumors, der regionären Lymphabflussgebiete und eventuell tumoradhärenter Organe (multiviszerale Resektion). Standardoperationen beim Kolonkarzinom sind je nach Tumorlokalisation die linke oder rechte (erweiterte) Hemikolektomie, die Transversum- oder Sigmaresektion sowie die Lymphadenektomie entlang der versorgenden Arterien. Standardkriterien der Chirurgie beim Rektumkarzinom sind die Absetzung der A. mesenterica inferior zumindest distal der A colica sinistra, die komplette Entfernung des Mesorektums (TME) bei Karzinomen der unteren zwei Rektumdrittel und die partielle Mesorektumresektion (PME) beim Karzinom des oberen Rektumdrittels. Dies erfolgt durch scharfe Dissektion entlang anatomischer Strukturen zwischen Fascia pelvis visceralis und parietalis unter Schonung der autonomen Nervenstränge (Nervi hypogastrici, Plexus hypogastrici inferiores et superior).

Für Tumoren des oberen Rektumdrittels und des rektosigmoidalen Übergangs gilt die anteriore Resektion mit kolorektaler Anastomose als chirurgischer Standard, ein Sicherheitsabstand nach aboral von 5 cm in situ und eine ebenso weit nach aboral reichende Entfernung des Mesorektums (PME) werden als ausreichend angesehen. Die GAST-Studiengruppe um Prof. Becker, Göttingen, prüft derzeit allerdings im Rahmen einer randomisierten Phase-III-Studie, ob nicht auch Tumoren des oberen Rektumdrittels (12–16 cm ab ano) eine TME (versus PME) benötigen. Bei Karzinomen des mittleren und unteren Rektumdrittels erfolgt eine tiefe anteriore oder ultratiefe (intersphinktäre) Resektion mit kompletter Entfernung des Mesorektums bis zur Puborektalisschlinge. Systematische pathohistologische Studien konnten zeigen, dass die aborale intramurale Tumorausbreitung nur selten 1 cm überschreitet (Scott et al. 1995), sodass es möglich war, von dem lange geltenden 5 cm betragenden Resektionsabstand nach distal abzurücken und den Sicherheitsabstand auf 2 cm am unfixierten gestreckten Operationspräparat zu verkürzen. Die abdomino-perineale Rektumexstirpation ist daher heute nur noch dann zwingend erforderlich, wenn der Tumor in den Analkanal eingewachsen ist, d. h. die Sphinkteren und den Beckenboden infiltriert oder ein Sicherheitsabstand von weniger als 2 cm zwischen Tumorunterrand und Linea dentata besteht. Die bei tief sitzenden Tumoren im Vergleich zu Tumoren im mittleren und oberen Rektumdrittel signifikant häufiger auftretenden Lokalrezidive haben (u. a.) ihr histopathologisches Korrelat in einer signifikant erhöhten Rate an positiven zirkumferenziellen Resektionsrändern nach klassischer Exstirpation mit enger lateraler „Schnittführung" entlang der Sphinkteren (Abbildung 5). Neuere chirurgische Techniken empfehlen für diese Tumorlokalisation eine nach lateral erweiterte „zylindrische" Schnittführung unter Mitentfernung des ischiorektalen Fettes und evtl. des Os coccygeum (Nagtegaal et al. 2005).

Nur bei sog. Low-risk-Tumoren im Frühstadium (pT1, G1–2, keine Lymphgefäßinvasion) ist eine lokale Tumorexzision (Vollwandexzision) ohne Lymphonodektomie unter kurativer Zielsetzung vertretbar. Die dabei angewandten Operationsmethoden sind die transanale chirurgische Exzision oder die endoskopische mikrochirurgische Tumorabtragung („TEM"). Der Stellenwert der minimalinvasiven Operationsverfahren durch laparoskopische Chirurgie kann derzeit noch nicht definitiv bestimmt werden. Prinzipiell können und müssen die onkologischen Radikalitätsprinzipien jedoch auch bei laparoskopischen Techniken eingehalten werden. Für den Radioonkologen ist im interdisziplinären Diskurs die Kenntnis zweier Entwicklungen der chirurgischen Technik von besonderer Bedeutung, erstens die Einführung der totalen mesorektalen Exzision und zweitens das Arsenal moderner kontinenzerhaltender Operationsverfahren.

Konzept der totalen mesorektalen Exzision (TME)

Einen entscheidenden Fortschritt der chirurgisch-onkologischen Therapie des Rektumkarzinoms stellt die minutiöse Entfernung des „Mesorektums" dar. Dieses definiert einen Gewebeblock, der durch scharfe Dissektion unter direkter Sicht entlang der „holy plane", d. h. entlang einer klar definierten Schicht zwischen viszeraler und parietaler Lamelle der Fascia pelvis, aus dem Becken gelöst wird (Abbildung 5 und 6). Grundlage dieses Konzepts war die Erkenntnis, dass sich Karzinome mit ihren tumorösen Ausläufern und Lymphknotenabsiedelungen bevorzugt innerhalb dieses mesorektalen Bindegewebs-Fettkörpers ausbreiten. Histopathologische Studien konnten zeigen, dass einzelne mesorektale Tumorzellnester (Tumorsatelliten) nicht selten bis 5 cm distal des Primärtumors sowie nach lateral bis wenige Millimeter an die das Mesorektum umgebende Bindegewebshülle reichen (Quirke et al. 1986). Ein tumorfreier zirkumferenzieller und distaler Resektionsrand ist daher nur dann gewährleistet, wenn das Mesorektum bis mindestens 5 cm distal des Primärtumors vollständig entfernt wird. Außerhalb der „holy plane" befinden sich die übrigen Beckenorgane sowie die Nerven der Sexualfunktion und Kontinenz (Plexus hypogastricus inferior), die bei genauer Identifikation und Präparation der topographisch-anatomischen Schichten daher geschont werden können. Mit Umsetzung dieser Methode, die in ihren Grundsätzen bereits vor fast 40 Jahren durch Stelzner (1962) vorbereitet und in den 80er Jahren vor allem durch Heald (1982) weiterentwickelt und propagiert wurde, erreichen heute ausgewählte Zentren Lokalrezidivraten beim Rektumkarzinom um oder sogar unter 10 %. Inwieweit eine zusätzliche Radiotherapie bei dergestalt optimierter Chirurgie zu einer weiteren Verbesserung der lokalen Kontrolle und des Überlebens beitragen kann, wurde in prospektiv randomisierten Studien geprüft (Kapiteijn et al. 2001; Sebag-Montefiore et al. 2006).

Sphinktererhaltende Resektionsverfahren

Während jahrzehntelang die abdomino-perineale Exstirpation nach Miles den Goldstandard beim Rektumkarzinom darstellte, können heute durch moderne Operationsverfahren mit weiterentwickelten Naht- und Staplerinstumenten sowie aufgrund der geschilderten Erkenntnisse zum distalen intramuralen Tumorwachstum die Resektionsgrenzen bzw. die Anastomosenhöhe nach distal verschoben werden. Die Exstirpation mit Anlage eines permanenten endständigen Deszendostomas ist heute nur noch in 5–15 % der Fälle notwendig. Die Extremform kontinenzerhaltender Rektumchirurgie stellt dabei die intersphinktäre Resektion mit direkter Anastomosierung zwischen Colon descendens und Anus in Form der geraden koloanalen Anastomose bzw. – zur Erhöhung des Reservoirvolumens – der Kolon-J-Pouch, die transverse Koloplastik oder die Seit-zu-End-Anastomose dar. Nach TME empfiehlt sich die Anlage eines protektiven Stomas, wodurch sich zwar die Rate an Anastomoseninsuffizienzen nicht sicher senken lässt, jedoch können die z. T. dramatisch verlaufenden insuffizienzbedingten Komplikationen vermieden werden. Die Rückverlagerung kann in Abhängigkeit von postoperativem Verlauf und geplanten adjuvanten Therapiemaßnahmen innerhalb von sechs bis 12 Wochen postoperativ erfolgen. Die Entscheidungskriterien für kontinenzerhaltende Verfahren sind dabei neben der Tumorhöhe auch das klinische Staging (Endosonographie!), die präoperative Schließmuskelfunktion (Analmanometrie!) sowie die intraoperative Beurteilung des Operateurs. Inwieweit ein durch die präoperative Radiochemotherapie induziertes „downsizing" des Tumors zu einer Verbesserung der Operationsbedingungen und einer Erhöhung der Rate sphinktererhaltender Operationen bei tief sitzenden Tumoren beitragen kann, ist umstritten und muss in prospektiven Studien weiter geklärt werden (Bujko et al. 2006a).

Pathohistologische Aufarbeitung des Operationspräparates

Neben den obligat vom Pathologen zu fordernden Angaben zur makroskopischen und mikroskopischen Beurteilung des Operationspräparates (Tabelle IV) wird zunehmend auch eine Graduierung die Qualität

Tabelle IV. Anforderungen an die pathohistologische Diagnostik.

Lokalisation
Tumortyp nach WHO-Klassifikation
Tumorinvasionstiefe (pT-Klassifikation)
Status der regionären Lymphknoten (pN-Klassifikation)
Anzahl der untersuchten Lymphknoten
Anzahl der befallenen Lymphknoten
Grading
Abstand von den Resektionsrändern (beim Rektumkarzinom auch zirkumferenziell: ein minimaler Abstand von < 1 mm ist wegen der Prognoserelevanz besonders zu dokumentieren, aber nicht als R1 zu klassifizieren)
R-Klassifikation
Lymph-/Blutgefäßinvasion

der Mesorektumentfernung als onkologische Qualitätssicherungsmaßnahme in Anlehnung an die sog. MERCURY-Studie (Magnetic Resonace Imaging and Rectal Cancer European Equivalence Study Project) durchgeführt (Abbildung 9). Nach neoadjuvanter Radiochemotherapie soll überdies das Ausmaß der pathohistologisch fassbaren Remission in Anlehnung an Dworak und Wittekind klassifiziert werden (Abbildung 10). Die prognostische Relevanz beider Graduierungen ist mittlerweile durch Studien belegt (Nagtegaal et al. 2002b; Rödel et al. 2005).

Stellenwert der (alleinigen) Chemotherapie

Die Möglichkeiten der chemotherapeutischen und molekular zielgerichteten Behandlung (monoklonale Antikörper) des kolorektalen Karzinoms haben sich in den letzten Jahren durch die Zulassung neuer Substanzen (orale Fluoropyrimidine, Oxaliplatin, Irinotecan, Cetuximab, Bevacizumab) deutlich verbessert. Die mediane Überlebenszeit von Patienten mit metastasierter Erkrankung kann heute durch ein abgestuftes Schema von First- über Second- und Third-line-Chemotherapieregimen, ergänzt durch monoklonale Antikörper, von früher neun bis 12 Monaten auf 20–25 Monate verlängert werden. Zum abgestuften therapeutischen und strategischen Vorgehen in der metastasierten Situation sei auf die entsprechende Fachliteratur und Leitlinien verwiesen (Schmiegel et al. 2008).

In der adjuvanten Situation ist beim Kolonkarzinom im Stadium III eine postoperative Chemotherapie indiziert. Diese soll als Oxaliplatin-haltige Kombinationstherapie durchgeführt werden (sog. „FOLFOX 4" oder „FLOX"). Bei Kontraindikationen gegen diese Schemata soll eine Monotherapie mit Fluoropyrimidinen, vorzugsweise als orale Medikation, erfolgen. Bolusregime sollen wegen höherer Toxizität nicht mehr verwendet werden. Irinotecan-haltige Protokolle haben in der adjuvanten Therapie des Kolonkarzinoms keinen Vorteil gezeigt und haben daher keinen Stellenwert. Im Stadium I und im Stadium II ohne Risikofaktoren (T4, Tumorperforation/-einriss, Notfall-OP, Anzahl untersuchter Lymphknoten zu gering) ist eine adjuvante Chemotherapie in der Regel nicht indiziert. Liegen im Stadium II die genannten Risikofaktoren vor, soll eine adjuvante Chemotherapie, entweder als Fluoropyrimidin-Monotherapie oder in Kombination mit Oxaliplatin, erwogen werden (Schmiegel et al. 2008).

Die alleinige adjuvante Chemotherapie beim Rektumkarzinom im Stadium II und III wurde in vier

Studien im Vergleich zu einer chirurgischen Kontrollgruppe und zu einer Radiotherapie oder simultanen Radiochemotherapie überprüft (Tabelle V):

Die frühe GITSG-Studie zeigte keine Verbesserung der Lokalrezidivrate, des progressionsfreien Überlebens und Gesamtüberlebens durch eine adjuvante Chemotherapie im Vergleich zur alleinigen Operation (Gastrointestinal Tumor Study Group 1985).

In der NSABP-R-01-Studie konnte durch eine postoperative Chemotherapie mit Methyl-CCNU, Vincristin und 5-FU (MOF-Schema) zwar keine signifikante Reduktion der Lokalrezidiv- und Fernmetastasenrate, wohl aber eine Verbesserung des Gesamtüberlebens erreicht werden. Subgruppenanalysen zeigten, dass dieser Effekt nur für die behandelten Männer galt (Fisher et al. 1988).

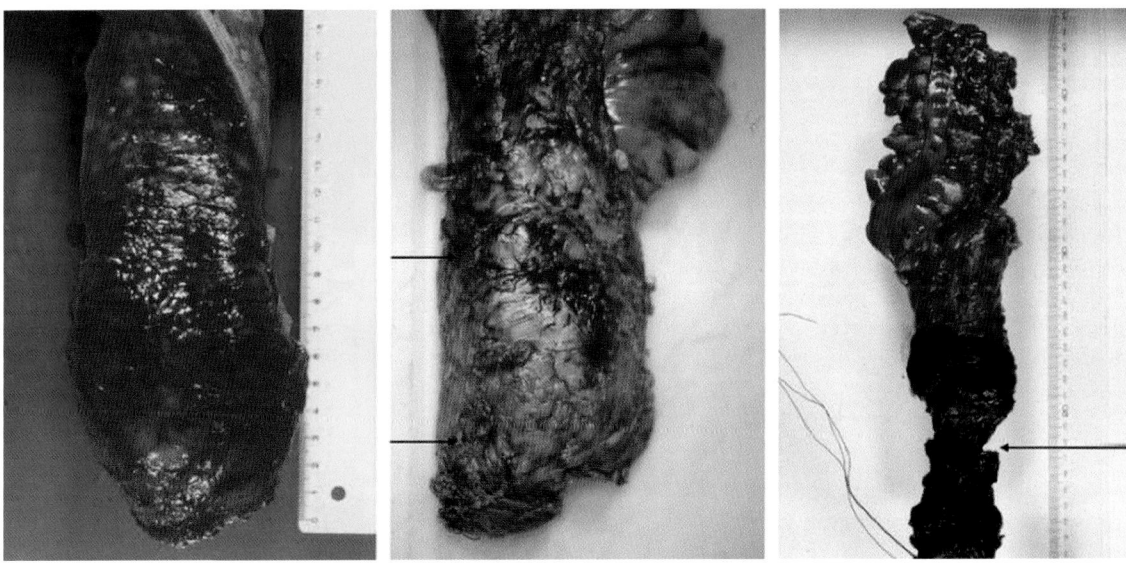

Abbildung 9. Graduierung der Qualität der totalen mesorektalen Exzision (TME) (von links nach rechts).
Grad 1: Intaktes Mesorektum mit nur geringen Unregelmäßigkeiten der glatten Mesorektumoberfläche, kein Defekt größer als 5 mm. Kein coning am distalen Absetzungsrand.
Grad 2: Mäßige Menge von Mesorektum mit Unregelmäßigkeiten an der Mesorektumoberfläche. Mäßiges coning. Musularis propria nicht sichtbar (außer am Ansatz der Levatormuskulatur).
Grad 3: Wenig Mesorektum mit Defekten bis zur Muscularis propria.

Tabelle V. Randomisierte Studien mit einem alleinigen adjuvanten Chemotherapie-Arm beim Rektumkarzinom (UICC II/III).

	Studienarm	Lokalrezidive		Fernmetastasen	5-Jahres-Überlebensrate	
GITSG (1985) (n = 27)	Alleinige OP	24 %		34 %	43 %	
	OP + RT	20 %	p = 0,08	30 %	52 %	p < 0,05
	OP + 5-FU/MeCCNU	27 %		27 %	56 %	
	OP + RT-5-FU/ MeCCNU	11 %		26 %	59 %	
NSABP R-01 (Fisher et al.1988) (n = 574)	Alleinige OP	25 %	p = 0,06	26 %	43 %	
	OP + RT	16 %		31 %	41 %	p < 0,05
	OP + MOF	21 %		24 %	53 %	
NSABP R-02 (Wolmark et al. 2000) (n = 694)	OP + CT[a]	13 %	p = 0,02	29 %	64 %	
	OP + RCT	8 %		31 %	64 %	
NSAS-CC01 (Akasu et al. 2006) (n = 276, nur Stadium-III-Tumoren)	OP (TME[b])	10 %[d]		n. a.	81 %[d]	p = 0,005
	OP (TME[b]) + UFT[c]	6 %[d]		n. a.	91 %[d]	

[a] Männliche Patienten erhielten entweder MOF (Methyl-CCNU, Vincristin, 5-FU) oder 5-FU/Folinsäure; Frauen nur 5-FU/Folinsäure
[b] bei 38 % der Patienten erfolgte zusätzlich eine laterale Lymphknotendissektion
[c] orales Uracil plus Tegafur
[d] Dreijahresergebnisse

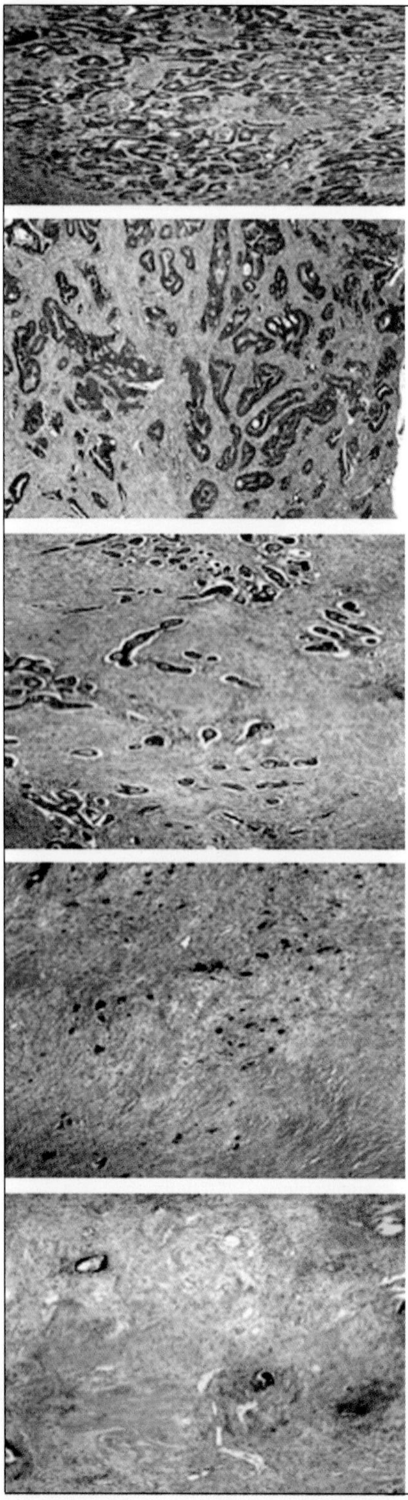

	TRG nach Wittekind et al. 2003	TRG nach Dworak et al. 1997
Grad 0	Keine regressiven Veränderungen	keine Regression
Grad 1	Regression < 25 % der Tumormasse	Prädominanz der Tumorzellen über die peritumorale Fibrose und Strahlenvaskulopathie
Grad 2	Regression 25–50 % der Tumormasse	Radiogene fibrotische Veränderungen dominieren, leicht in der Übersichtsvergrößerung zu findende Tumorzellnester
Grad 3	Gute Regression bei > 50 % der Tumormasse	Nur vereinzelte, mikroskopisch schwer zu entdeckende Tumorzellen in dominierend fibrotischem Gewebe und Schleimseen
Grad 4	Komplette Regression	Keine Tumorzelle, nur fibrotisches Gewebe

Abbildung 10. Semiquantitatives Tumorregressions-Grading (TRG) nach neoadjuvanter Radiochemotherapie.

In der nachfolgenden NSABP-R-02-Studie wurden Männer daher entweder mit MOF oder 5-FU/Folinsäure behandelt, Frauen erhielten 5-FU/Folinsäure, und alle Patienten wurden entweder in einen Arm mit alleiniger Chemotherapie oder simultaner Radiochemotherapie randomisiert (Wolmark et al. 2000). Im direkten Vergleich zeigte sich kein Unterschied für beide Chemotherapieprotokolle. Die Lokalrezidivrate im adjuvanten Radiochemotherapie-Arm konnte im Vergleich zum alleinigen Chemotherapie-Arm signifikant reduziert werden (von 13 % auf 8 %, p = 0,02), jedoch übertrug sich dieser vergleichsweise geringe Vorteil nicht mehr in einen Überlebensgewinn der zusätzlich bestrahlten Patienten. Die Autoren diskutieren daher in ihrer Publikation, ob eine 5%ige absolute Reduktion der Lokalrezidivrate die Strahlentherapie noch rechtfertige. Kritisch anzumerken ist jedoch, dass ein lokoregionäres Rezidiv fast immer mit einer substanziellen Morbidität und Letalität verknüpft ist. Daher muss die Verhinderung eines Lokalrezidivs unabhängig von anderen Endpunkten als wichtiges Behandlungsziel angesehen werden.

Eine kürzlich publizierten japanische Studie (NSAS-CC01) zeigte, dass die adjuvante alleinige Chemotherapie für Patienten im UICC-Stadium III nach totaler Mesorektumexzision plus lateraler Lymphknotendissektion nach drei Jahren einen Überlebensvorteil gegenüber der alleinigen Operation bewirkte (Akasu et al. 2006). Diese Daten deuten an, dass der Effekt der Chemotherapie vor allem dann zum Tragen kommen kann, wenn sie bei Patienten mit hohem Fernmetastasenrisiko eingesetzt wird, bei denen durch extendierte Operation oder Kombination mit optimierter Radiotherapie die lokale Kontrolle gewährleistet wird. Insbesondere neuere Substanzen wie orales Fluorouracil, Oxaliplatin und Irinotecan lassen hier eine weitere Verbesserung der Prognose beim Rektumkarzinom erhoffen. Außerhalb klinischer Studien kann nach der vorliegenden Datenlage jedoch die alleinige adjuvante Chemotherapie beim Rektumkarzinom nicht empfohlen werden.

Stellenwert der Strahlentherapie

Indikation zur Bestrahlung beim Kolonkarzinom

Retrospektive Analysen, insbesondere mehrere Serien des Massachusetts General Hospital, zeigten, dass bestimmte Subgruppen mit erhöhtem Lokalrezidivrisiko von einer adjuvanten Radiotherapie oder Radiochemotherapie profitieren können (Willett et al. 1993). Dies betrifft insbesondere lokal weit fortgeschrittene T4-Tumoren mit Infiltration pelviner

Strukturen sowie Tumoren des Colon ascendens und descendens, bei denen durch Invasion in das Retroperitoneum keine adäquaten chirurgischen Sicherheitsabstände eingehalten werden konnten. Eine prospektiv randomisierte Phase-III-Studie der RTOG (92-03) konnte für Kolonkarzinom-Patienten mit Risikofaktoren (pT4; pT3pN+ des Colon ascendens oder descendens) allerdings keinen signifikanten Unterschied bezüglich der Lokalrezidiv- und Überlebensraten zwischen einer postoperativen Radiochemotherapie (45 Gy ± 5,4 Gy Boost, 5-FU/Levamisol) und der alleinigen Chemotherapie (5-FU/Levamisol) aufzeigen (Martenson et al. 2004). Diese Studie konnte allerdings nur 222 der anvisierten 700 Patienten rekrutieren, hatte also zur Beantwortung der Frage des Nutzen einer zusätzlichen Strahlentherapie für diese Indikation eine zu niedrige Power.

Indikation zur Strahlenbehandlung beim Rektumkarzinom

Eine Übersicht der zwischen 1984 und 1996 an der Chirurgischen Universitätsklinik Erlangen ausschließlich operierten Patienten mit Rektumkarzinom zeigt, dass trotz Operation in einem Zentrum für kolorektale Chirurgie und einer Lokalrezidivrate von global nur 14 % nach R0-Operation zumindest drei Prognosegruppen zu identifizieren sind (Tabelle VI). Für Patienten im UICC-Stadium I (pT1–2 pN0) ist die

Tabelle VI. Behandlungsergebnisse nach alleiniger Operation in Abhängigkeit vom Tumorstadium (n = 775, Chirurgische Universitätsklinik Erlangen, Zeitraum: 1984 bis 1996, persönliche Mitteilung: S. Merkel, 2001).

	Lokalrezidive (%)	Fernmetastasen (%)	5-Jahresüberleben (%)
Alle Patienten (n = 775)	14	28,7	71,2
UICC Stadium I			
pT1 pN0 (n = 60)	1,7	3,5	94,9
pT2 pN0 (n = 145)	6,5	8,2	87,9
UICC Stadium II			
pT3a/b[a] pN0 (n = 128)	4,4	18,2	87,8
pT3c[a] pN0 (n = 60)	14,8	21,4	74,4
pT3-D[a] pN0 (n = 43)	18,0	25,1	67,2
pT4 pN0 (n = 20)	10,6	26,6	63,5
UICC Stadium III			
pT1–4 pN1 (n = 183)	18,3	33,2	66,8
pT1–4 pN2 (n = 137)	32,3	65,4	35

[a] pT3a–d = perirektale Invasionstiefe des Tumors, < 1 mm (a), > 1–5 mm (b), > 5–15 mm (c), > 15 mm (d) (Wittekind et al. 2002)

Tabelle VII. Weitere Risikofaktoren für lokoregionäre Rezidive nach alleiniger Operation (n = 775, Chirurgische Universitätsklinik Erlangen, Zeitraum: 1984 bis 1996, persönliche Mitteilung: S. Merkel, 2001).

	Lokalrezidive (5-Jahresrate, %)	p-Wert
G1/2	12,6	0,007
G3	24	
L0	9,4	0,005
L1	17,6	
V0	9,6	0,0001
V1	21,7	
Oberes/mittleres Drittel	11,7	0,02
Unteres Drittel	17,7	

L: Lymphgefäßinvasion (L0: nein, L1: ja), V: Veneninvasion (V0: nein, V1: ja)

Lokalrezidivrate so gering und die Fünfjahres-Überlebensrate mit etwa 90 % so gut, dass adjuvante Maßnahmen nicht erforderlich sind. Bei histopathologisch nachgewiesenem Befall von lokoregionären Lymphknoten (UICC-Stadium III) verschlechtert sich die lokale Kontrolle durch alleinige Chirurgie jedoch signifikant, und das Gesamtüberleben liegt nur noch zwischen 35 und 66 %. Diese Patienten sind durch alleinige Chirurgie nicht adäquat behandelt und bedürfen einer adjuvanten Therapie. Eine intermediäre Prognosegruppe stellen Patienten mit wanddurchsetzendem (pT3), jedoch lymphknotennegativem Rektumkarzinom dar (UICC-Stadium II). Hierbei scheinen vor allem das Ausmaß der perirektalen Infiltration (Merkel et al. 2001) und weitere Faktoren wie eine Lymphgefäß- oder Veneninvasion, das Grading oder die Lage des Tumors im oberen, mittleren oder unteren Rektumdrittel prognostische Bedeutung zu besitzen (Tabelle VII). Eine risikoadaptierte Individualisierung der Bestrahlungsindikation in dieser intermediären Prognosegruppe – wie vereinzelt schon gefordert – bedarf jedoch weiterer umfangreicher Serien mit alleiniger Operation nach modernen Radikalitätsprinzipien und prospektive Studien, die diese Risikofaktoren berücksichtigen. Bis dahin gilt, auch im Blick auf die unterschiedlichen chirurgischen Qualitätsstandards mit publizierten Lokalrezidivraten zwischen 5 und 50 %, eine allgemeine Empfehlung zur Bestrahlung von Patienten im UICC-Stadium II und III. Unabhängig von der T-Kategorie und dem N-Status besteht überdies ein hohes Lokalrezidivrisiko bei spontanem oder intraoperativem Tumoreinriss und nach R1- oder R2-Resektion, sodass unter diesen Bedingungen generell die Indikation zur Radiotherapie gestellt werden muss.

Ist eine zusätzliche Radiotherapie bei optimierter Chirurgie (TME) nötig?

Unstrittig ist durch eine Vielzahl prospektiv randomisierter Studien sowie durch zwei kürzlich publizierte Metaanalysen, dass die Radiotherapie, prä- oder postoperativ eingesetzt, zu einer signifikanten Reduzierung der lokoregionären Rezidivrate bei konventioneller Operation, d. h. bei einem Operationsverfahren, das die Prinzipien der Mesorektum-Exzision nicht oder nicht adäquat umsetzt, führt (Camma et al. 2000; Colorectal Cancer Collaborative Group 2001).

Trifft dies auch bei optimierter Chirurgie zu? Diese Fragestellung war Gegenstand einer großen niederländischen Studie, die einen chirurgischen Kontrollarm mit alleiniger TME gegen eine zusätzliche präoperative Bestrahlung mit 5 × 5 Gy randomisierte. Die bislang publizierten Zweijahresergebnisse zeigten dabei eine signifikante Reduzierung der Lokalrezidivrate durch die präoperative Radiotherapie (2,4 % versus 8,2 % nach alleiniger Chirurgie, p < 0,001) (Kapiteijn 2001). Ein Update dieser Studie beim ASCO-2005-GI-Cancer-Symposium belegte – bei einer medianen Nachbeobachtungszeit von mittlerweile 4,8 Jahren – weiterhin die signifikante Verbesserung der lokalen Kontrolle durch die vorgeschaltete Kurzzeit-Radiotherapie für das Gesamtkollektiv (Fünfjahres-Lokalrezidivrate 5,8 % versus 11,4 %, p < 0,001). In explorativen Subgruppenanalysen wurde deutlich, dass dieser Effekt insbesondere für Tumoren mit einem kaudalen Tumorpol bei 5–10 cm ab Anokutanlinie galt (3,9 % versus 14,9 %), während der Effekt der Radiotherapie bei Tumoren von 0–5 cm und 10–15 cm ab Anokutanlinie nicht mehr statistisch signifikant nachweisbar war.

Wichtige neue Daten zur Frage der Bedeutung der zusätzlichen Radiotherapie bei TME-Chirurgie lieferte kürzlich die britische MRC (Medical Research Council) CR-07-Studie: in Arm 1 erhielten alle Patienten eine präoperative Radiotherapie mit 5 × 5 Gy, in Arm 2 erfolgte die alleinige TME, die nur im Falle eines positiven zirkumferenziellen Resektionsrand (CRM+) durch eine postoperative Radiochemotherapie ergänzt wurde (Sebag-Montefiore et al. 2006). Die risikoadaptierte Strategie im Arm 2 erwies sich der generellen präoperativen Radiotherapie als unterlegen: Die Lokalrezidivrate lag im Arm 1 bei 4,7 % und im Arm 2 bei 11,1 % (relatives Risiko: 2,5, 95 %-KI: 1,61–3,79). Zusätzlich wurde in dieser Studie die Qualität der TME anhand der MERCURY-Kriterien prospektiv evaluiert. Tabelle VIII zeigt die Lokalrezidivraten in beiden Armen in Abhängigkeit

Tabelle VIII. Lokalrezidivraten der britischen MRC (Medical Research Council) CR07-Studie beim Rektumkarzinom (Sebag-Montefiore et al. 2006). Die Patienten erhielten entweder alle eine Vorbestrahlung mit 5 × 5 Gy (Arm 1) oder eine selektive postoperative Radiochemotherapie nach TME nur im Falle von positiven zirkumferenziellen Schnitträndern (CRM +, definiert als Tumornachweis bis ≤ 1 mm zum CRM).

TME-Operation (Qualität)	n	Lokalrezidivrate nach 3 Jahren		Hazard-Ratio
		präop. RT + OP	OP (+ post. RCT bei CRM+)	
„Schlecht": Defekte bis Muscularis propria	141 (13 %)	9 %	29 %	2,76
„Moderat": Intra-mesorektale Exzision	382 (34 %)	6 %	12 %	2,02
„Gut": Totale mesorektale Exzision	596 (53 %)	1 %	6 %	4,47

von der chirurgischen TME-Qualität. Vier wichtige Erkenntnisse können daraus abgeleitet werden:

1. Eine perfekte TME-Qualität wurde in dieser multizentrischen Studie in nur 53 % der Fälle erreicht.
2. Die chirurgische Qualität ist eindeutig mit dem Risiko eines Lokalrezidivs assoziiert.
3. Die präoperative RT kann die Lokalrezidivrate in allen TME-Qualitätsstufen zumindest halbieren.
4. Die deutlich beste relative Verbesserung der lokalen Kontrolle durch die zusätzliche Radiotherapie (Hazard Ratio 4,47) gelingt gerade bei optimaler TME-Qualität.

Ist eine zusätzliche Radiotherapie bei Rektumkarzinomen im oberen Rektumdrittel nötig?

Der Stellenwert der Strahlentherapie des Rektumkarzinoms im oberen Drittel (12–16 cm ab ano) wird kontrovers diskutiert. Nach den aktuellen Leitlinien von 2008 kann für diese Lokalisation eine adjuvante Therapie wie beim Kolonkarzinom oder eine perioperative Radio(chemo-) therapie wie bei Tumoren < 12 cm ab Anokutanlinie durchgeführt werden.

Folgende Argumente sprechen dafür, Tumoren des oberen Rektumdrittels wie ein Kolonkarzinom zu behandeln:
- Die Daten der amerikanischen Adjuvanzstudien, die die Radiochemotherapie bei der Behandlung des Rektumkarzinoms etabliert hatten (siehe nächstes Kapitel), bezogen sich ausschließlich auf Rektumtumoren mit einem Abstand des distalen Tumorpols von der Anokutanlinie bis 12 cm.
- In der holländischen TME-Studie konnte bei Tumoren im oberen Rektumdrittel (hier definiert als: 10–15 cm ab Anokutanlinie!) keine signifikante Verbesserung der Lokalrezidivrate durch die zusätzliche Radiotherapie nachgewiesen werden.

Folgende Argumente sprechen dafür, Tumoren des oberen Rektumdrittels mittels perioperativer Radio(chemo-)therapie zu behandeln:
- Bei der Analyse der holländischen TME-Studie handelt es sich um eine explorative Subgruppenanalyse. Daher wurde von den Autoren konsequenterweise nicht gefolgert, dass Patienten mit Tumoren im oberen Rektumdrittel keiner Radiotherapie bedürfen.
- In der bislang nur als Abstrakt publizierten britischen MRC-CR07-Studie war der Vorteil der generellen präoperativen Kurzzeit-Radiotherapie versus selektiver postoperativer Radiochemotherapie bei befallenem zirkumferenziellem Resektionsrand für alle Rektumdrittel signifikant (Sebag-Montefiore et al. 2006).
- Im Gegensatz zu der holländischen TME-Studie werden in Deutschland Tumoren im oberen Rektumdrittel mittels partieller mesorektaler Exzision (PME) behandelt. Dieses Verfahren ist u. U. mit einer höheren Lokalrezidivrate verbunden. Die GAST-05-Studie prüft derzeit unter Federführung von Prof. Becker/Dr. Liersch die Frage, ob Tumoren im oberen Rektumdrittel eine TME benötigen.

Strahlenbehandlung

Studien zur postoperativen Radiochemotherapie

In den 80er Jahren zeigten zwei amerikanische Studien und eine norwegische Studie, dass die Kombination von Strahlentherapie und Chemotherapie im Vergleich zur unimodalen Therapie aus entweder Strahlentherapie oder Chemotherapie oder der alleinigen Operation neben der lokalen Kontrollrate auch die Fünfjahres-Überlebensrate verbessern kann (Tabelle IX) (GITSG 1985; Krook et al. 1991; Tveit et al. 1997). Dies konnte interessanterweise durch eine kürzlich publizierte italienische Studie nicht bestätigt werden, bei der allerdings die Chemothera-

Tabelle IX. Randomisierte Studien zur postoperativen Radiochemotherapie beim Rektumkarzinom im UICC-Stadium II/III.

	Studienarm	Lokalrezidive		Fernmetastasen		5-Jahres-Überlebensrate	
GITSG (1985)	Alleinige OP	24 %		34 %		43 %	
(n = 227)	OP + RT	20 %	p = 0,08	30 %		52 %	p < 0,05
	OP + 5-FU/MeCCNU	27 %		27 %		56 %	
	OP + RT + 5-FU/MeCCNU	11 %		26 %		59 %	
NCCTG/Mayo	OP + RT	25 %	p = 0,04	46 %	p = 0,01	47 %	p = 0,025
(Krook et al. 1991)	OP + RT + 5-FU/MeCCNU	13 %		29 %		56 %	
(n = 204)							
Norwegische Studie	Alleinige OP	30 %	p = 0,01	39 %		50 %	p = 0,05
(Tveit et al. 1997)	OP + RT + 5-FU	12 %		33 %		64 %	
(n = 144)							
Italienische Studie	OP + RT	20 %	n .s.	38 %	n. s.	59 %	n. s
(Cafiero et al. 2003)	OP + 5-FU/LEV + RT + 5-FU/LEV (RT	22 %		27 %		43 %	
(n = 218)	und CT sequenziell)						

pie nicht simultan, sondern sequenziell zur Radiotherapie eingesetzt wurde (Cafiero et al. 2003). An all diesen Studien sind jedoch sowohl von chirurgischer als auch von radioonkologischer Seite Einwände erhoben worden. Hauptkritikpunkt ist dabei die offensichtlich mangelhafte Qualität der chirurgischen Verfahren, denn die Lokalrezidivraten waren in allen Studien hoch. Durch Berücksichtigung moderner chirurgischer Radikalitätsprinzipien erreichten ausgewählte Zentren mit alleiniger Operation gleichwertige lokale Kontroll- und Überlebensraten wie die zitierten Studien mit adjuvanter Radiochemotherapie. Trotzdem empfahlen das Nationale Krebsinstitut der USA im Jahre 1990 sowie ein Konsensus der Deutschen Krebsgesellschaft aus dem Jahre 1999 die postoperative Kombinationsbehandlung aus Radio- und Chemotherapie für Patienten im UICC-Stadium II und III (pT3/4 und oder pN+).

Applikation und Modulation von 5-Fluorouracil

In den beiden zitierten amerikanischen Studien wurde 5-Fluorouracil mit Methyl-CCNU kombiniert und als Bolus appliziert. Nachfolgestudien konnten zeigen, dass die zusätzliche Gabe von Methyl-CCNU gegenüber der alleinigen 5-FU-Behandlung keinen Vorteil erbringt und wegen der Toxizität und Mutagenität von Methyl-CCNU abzulehnen ist (Tabelle X). Die kontinuierliche Gabe von 5-FU ($225 \ mg/m^2$/Tag) während der gesamten Bestrahlungszeit erwies sich gegenüber der Bolusapplikation als signifikant überlegen hinsichtlich des rezidivfreien Intervalls, der Fernmetastasierungsrate und des Gesamtüberlebens (O'Connell et al. 1994). In der amerikanischen Nachfolgestudie (Intergroup 0144) konnte die Überlegenheit von 5-FU-Dauerinfusions-

programmen im Vergleich zu biochemisch (Folinsäure/Levamisol) modulierten 5-FU-Bolusgaben im Rahmen der postoperativen Radiochemotherapie jedoch nicht bestätigt werden (Smalley et al. 2006). Die Modulation von Bolus-5-FU mit Leukovorin und/oder Levamisol erwies sich in einer vierarmigen amerikanischen Intergroup-Studie (0114) zur postoperativen Radiochemotherapie des Rektumkarzinoms der alleinigen 5-FU-Bolusgabe als nicht überlegen (Tabelle X) (Tepper et al. 2002).

Zur Rolle der adjuvanten Chemotherapie nach simultaner Radiochemotherapie liegen bislang zwei randomisierte Studien vor (Tabelle XI). Queißer et al. zeigten, dass eine Verlängerung der Chemotherapiedauer von insgesamt sechs auf 12 Monate keine Verbesserung der Prognose bewirkt. Die Ergebnisse einer griechischen Arbeitsgruppe stellen die Bedeutung der adjuvanten Chemotherapie prinzipiell in Frage, müssen jedoch sicher noch durch weitere Studien bestätigt werden (Fountzilas et al. 1999).

Postoperative Radiochemotherapie – Wie? Wann? Welches Schema?

Generell empfiehlt die S3-Leitlinie aus dem Jahre 2008 zur Behandlung des Rektumkarzinoms die präoperative Radio- oder Radiochemotherapie (siehe weiter unten). Wird das Rektumkarzinom trotzdem primär operiert (z. B. bei klinischem Stadium I) und stellt sich bei der pathohistologischen Untersuchung des Resektates ein UICC-Stadium II oder III heraus, so empfiehlt auch der aktualisierte Konsensus der Deutschen Krebsgesellschaft aus dem Jahre 2008 die postoperative Kombinationsbehandlung aus Radio- und Chemotherapie. Diese

Tabelle X. Randomisierte Studien zur postoperativen Radiochemotherapie mit unterschiedlichen 5-FU-Applikationsweisen.

Studie	Applikationsweise der postoperativen Radiochemotherapie (RCT)	RFÜ	GÜ
GITSG 7180 (GITSG 1992)	RCT mit Bolus 5-FU + Bolus 5-FU (6 Zyklen) RCT mit Bolus 5-FU + Bolus 5-FU/MeCCNU (12 Monate Gesamtbehandlungszeit)	68 % (3J) 54 % (3J) p = 0,20	75 % (3J) 66 % (3J) p = 0,58
NCCTG 864751 (O'Connell et al. 1994)	2 Zyklen Bolus 5-FU (± MeCCNU) + RCT mit Bolus 5-FU + 2 Zyklen Bolus 5-FU (± MeCCNU) 2 Zyklen Bolus 5-FU (± MeCCNU) + RCT mit Dauerinfusion 5-FU + 2 Zyklen Bolus 5-FU (± MeCCNU)	53 % (4J) 63 % (4J) p = 0,01	60 % (4J) 70 % (4J) p = 0,005
INT 0114 (Tepper et al. 2002)	2 Zyklen Bolus 5-FU + RCT Bolus 5-FU + 2 Zyklen Bolus 5-FU 2 Zyklen Bolus 5-FU/LV + RCT Bolus 5-FU/LV + 2 Zyklen Bolus 5-FU/LV 2 Zyklen Bolus 5-FU/LEV + RCT Bolus 5-FU + 2 Zyklen Bolus 5-FU/LEV 2 Zyklen Bolus 5-FU/LV/LEV + RCT Bolus 5-FU/LV + 2 Zyklen Bolus 5-FU/LV/LEV	54 % (alle) Kein signif. Unterschied	64 % (alle) Kein signif. Unterschied
INT 0144 (Smalley et al. 2003)	2 Zyklen Bolus 5-FU + RCT Dauerinfuion 5-FU + 2 Zyklen Bolus 5-FU Dauerinfusion 5-FU + RCT Dauerinfusion 5-FU + Dauerinfusion 5-FU 2 Zyklen Bolus 5-FU/LV/LEV + RCT Bolus 5-FU/LV + 2 Zyklen Bolus 5-FU/LV/LEV	68–69 % (3J) Kein signif. Unterschied	81–83 % (3J) Kein signif. Unterschied
Koreanische Studie (Lee et al. 2002)	RCT Bolus FU/LV + 6 Zyklen Bolus 5-FU/LV 2 Zyklen Bolus 5-FU/LV + RCT Bolus FU/LV + 4 Zyklen Bolus 5-FU/LV	81 % (4J) 70 % (4J) p = 0,04	84 % (4J) 82 % (4J) p = 0,39

RFÜ: Rezidivfreies Überleben, GÜ: Gesamtüberleben, MeCCNU: MethylCCNU, LV: Leukovorin, LEV: Levamisol

Tabelle XI. Randomisierte Studien zur Rolle der Erhaltungs-Chemotherapie nach postoperativer Radiochemotherapie.

	Studienarm	Lokalrezidive	Fernmetastasen	5-Jahres-Überlebensrate
Fountzilas et al. (1999) (n = 220)	OP + RT + 5-FU (nur simultan) OP + 1 × 5-FU + RT/5-FU + 3 × 5-FU/LV	13 % 13 %	25 % 23 %	73 % 77 %
Queißer et al. (2000) (n = 263)	OP + 1 × 5-FU/LV + RT/5-FU/LV + 4 × 5-FU/LV OP + 1 × 5-FU/LV + RT/5-FU/LV + 10 × 5-FU/LV	15 % 11 %	35 % 35 %	76 % (3 Jahre) 70 % (3 Jahre)

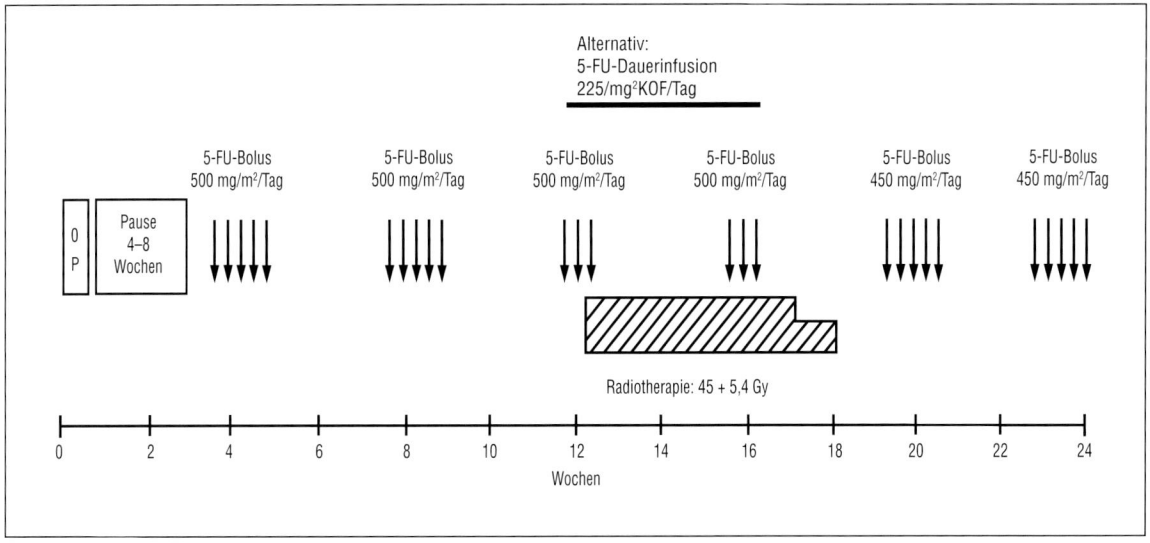

Abbildung 11. „NCI-Schema" zur postoperativen Radiochemotherapie des Rektumkarzinoms im UICC-Stadium II und III (NIH Consensus Conference 1990). Alternativ zur 5-FU-Bolusapplikation kann während der gesamten Strahlentherapie kann auch eine 5-FU-Dauerinfusion in einer Dosierung von 225 mg/m²KOF/Tag erfolgen (O'Connell et al.1994).

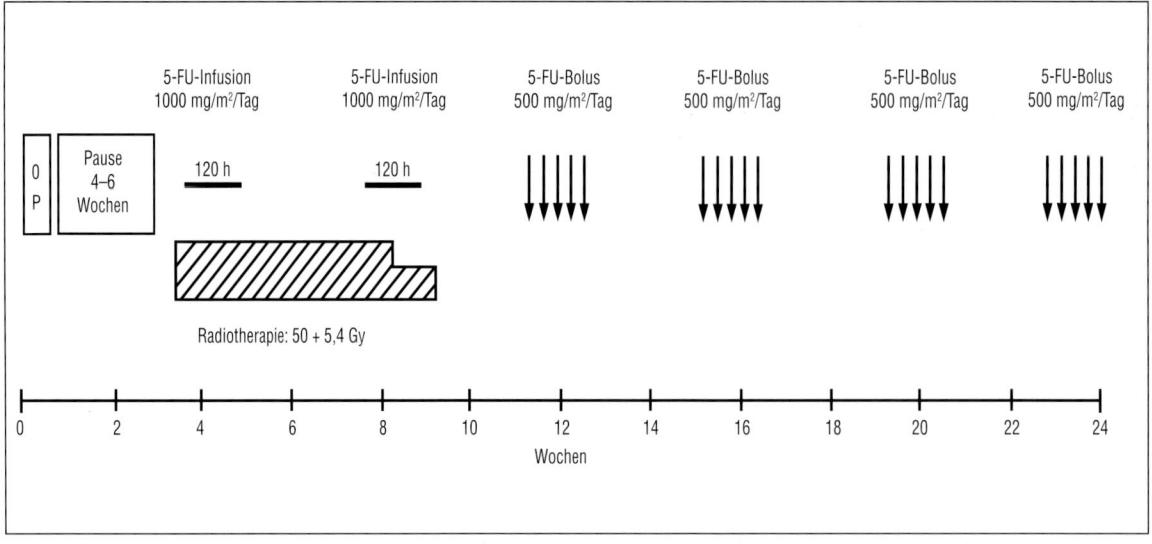

Abbildung 12. Postoperativer Therapiearm der CAO/ARO/AIO-94-Studie. Frühzeitige Positionierung der Radiochemotherapie zeitgleich mit dem Beginn der Chemotherapie. Die simultane Chemotherapie erfolgt als Dauerinfusion in der 1. und 5. RT-Woche.

sollte nach einem etablierten Schema („NCI-Schema", CAO/ARO/AIO-94, Abbildung 11 und 12) erfolgen. Aufgrund des insgesamt günstigeren Toxizitätsspektrums, der nicht überzeugenden Daten zur Modulation des 5-FU mit Folinsäure und/oder Levamisol und der auch durch die deutsche CAO/ARO/AIO-94-Studie etablierten 5-FU-Dauerinfusionsprogramme während der Radiotherapie wird als Alternative zur 5-FU-Bolusapplikation nach dem „NCI-Schema" die 5-FU-Dauerinfusion während der Strahlentherapie bevorzugt empfohlen. Diese kann nach dem O'Connell-Schema in einer Dosierung von 225 mg/m²KOF/Tag während der gesamten Strahlentherapie oder – analog dem postoperativen Arm der CAO/ARO/AIO-94-Studie – als 120-stündige Dauerinfusion in der ersten und fünften Bestrahlungswoche in einer Dosierung von 1000 mg/m²KO/Tag erfolgen. Eine deutsche Phase-III-Studie mit Federführung in Mannheim prüft derzeit, ob Capecitabin vor, während und nach Radiotherapie der infusionalen 5-FU-Applikation gleichwertig ist.

Eine weitere Modifikation des NCI-Schemas betrifft den zeitlichen Abstand zwischen Operation und Radiotherapie. Tumor- und strahlenbiologische Gründe sprechen für ein enges zeitliches Intervall zur Operation (Withers et al. 1995). In einer koreanischen Studie konnte – bei ansonsten völlig identischer Behandlung – allein durch den frühzeitigen Beginn der Radiotherapie zeitgleich mit den ersten beiden postoperativen Chemotherapiekursen ein signifikant verbessertes krankheitsfreies Überleben erreicht werden (Lee et al. 2002).

Studien zur präoperativen Radio-/ Radiochemotherapie

Präoperative Kurzzeitbestrahlung mit 5 × 5 Gy

Die Effektivität der präoperativen Radiotherapie hinsichtlich der Verhinderung von Lokalrezidiven ist in zahlreichen randomisierten und historischen Studien belegt. Dadurch begründete sich der Ansatz, durch eine Minderung der Lokalrezidivraten auch die Gesamtprognose der Patienten mit Rektumkarzinomen zu verbessern. Tatsächlich brachte die alleinige präoperative Strahlentherapie in den früheren Studien keinen oder allenfalls einen nur marginalen Überlebensgewinn mit sich. Dabei muss allerdings kritisch angemerkt werden, dass die in den 70er und 80er Jahren durchgeführten Studien den heutigen Qualitätsanforderungen an eine moderne Bestrahlungsplanung mit Mehrfelder-Technik, individueller Feldkollimation und ausreichender Dosis nicht genügen. So wurde in der Stockholm-Studie I zwar ein signifikanter Effekt hinsichtlich des krankheitsspezifischen Überlebens erreicht, bezüglich des Gesamtüberlebens verlor dieser Effekt aufgrund der therapiebedingten Letalität jedoch die Signifikanz (Cedermark et al. 1995). Erst nach Umstellung der Zwei- auf eine Mehrfelder-Technik und einer Verringerung des Zielvolumens konnten die postoperative Morbidität und Letalität gesenkt und ein Überlebensgewinn zumindest für eine Subgruppe von Patienten erreicht werden (Cedermark 1994).

Die darauf folgende große schwedische Studie (n = 1168), die eine neoadjuvante Bestrahlung mit 5 × 5 Gy gegen eine alleinige Operation randomisierte, zeigte neben einer signifikanten Reduzierung der Fünfjahres-Lokalrezidivrate (von 27 % nach alleiniger Operation auf 12 %, p < 0,001) auch einen signifikanten Überlebensgewinn nach fünf Jahren durch die präoperative Bestrahlung (58 % versus 48 %, p = 0,004) (Swedish Rectal Cancer Trial 1997). Dieser Überlebensgewinn konnte auch nach einer Nachbeobachtungszeit von mittlerweile 13 Jahren bestätigt werden (38 % versus 30 %, p = 0,008) (Folkesson et al. 2005). Aktuelle Metaanalysen erhärten den durch die präoperative Bestrahlung (mit biologisch effektiven Dosen von mehr als 30 Gray) zu erzielende Überlebensgewinn (Camma et al. 2000). Kritisch ist allerdings anzumerken, dass in all diesen Studien die Lokalrezidivrate nach alleiniger konventioneller Operation (ohne TME) nach heutigen Maßstäben inakzeptabel hoch lag. In der aktuellen holländischen TME-Studie ergab sich nach zwei und fünf Jahren zwar ein signifikanter Vorteil bezüglich der lokalen Kontrolle, jedoch kein signifikanter Überlebensvorteil durch die Kurzzeit-Vorbestrahlung.

Durch Langzeit-Nachbeobachtungen der schwedischen Studie wurde deutlich, dass chronische gastrointestinale Beschwerden nach 5 × 5 Gy (Ileus, abdominale Schmerzen, Übelkeit) signifikant häufiger als nach alleiniger Operation auftraten (Birgisson et al. 2005a). Dies wurde auch durch die holländische TME-Studie bestätigt: Stuhlinkontinenz, Blut- und Schleimabgänge sowie sexuelle Funktionsstörungen waren nach Vorbestrahlung signifikant erhöht (Marijnen et al. 2005; Peeters et al. 2005). Interessanterweise zeigten Langzeitdaten der schwedischen Studie überdies eine erhöhte Inzidenz an Zweitkarzinomen im Bestrahlungsvolumen (relatives Risiko 2,04, 95 %-KI: 1,10–3,79) (Birgisson et al. 2005b).

Insgesamt können das Konzept und die Ergebnisse zur Kurzzeit-Vorbestrahlung folgendermaßen zusammengefasst werden:

1. Die Vorbestrahlung mit 5 × 5 Gy wurde in den genannten Studien bei allen primär operablen Rektumkarzinomen, also auch bei solchen im Stadium I, appliziert. Sowohl nach konventioneller als auch nach (qualitätsgesichert) optimierter Chirurgie konnte dabei im Gesamtkollektiv eine signifikante Verbesserung der lokalen Kontrolle erreicht werden, die sich allerdings in den modernen TME-Studien nicht mehr in einen Überlebensgewinn übertrug. Subgruppen-Analysen legen nahe, dass insbesondere Patienten im Stadium I

von einer zusätzlichen Bestrahlung nicht profitieren. Die aktuelle S3-Leitlinie der Deutschen Krebsgesellschaft sieht daher in diesem Stadium, – nicht zuletzt auch wegen der nicht unerheblichen Langzeittoxiztät – keine Indikation zur neoadjuvanten Therapie mit 5 × 5 Gy (Schmiegel et al. 2008).

2. Nach Bestrahlungsende soll die Operation möglichst umgehend erfolgen, optimalerweise an einem Montag bei Bestrahlung bis Freitag; längere Intervalle waren insbesondere bei älteren Patienten mit einer erhöhten postoperativen Mortalität verbunden. Dieses im Konzept der Kurzzeit-Vorbestrahlung implizierte kurze Intervall bis zur Operation ist zum Erreichen einer relevanten Tumorverkleinerung („downsizing") nicht ausreichend (Marijnen et al. 2001). Die aktuelle S3-Leitlinie empfiehlt daher in Situationen, in denen ein „downsizing" angestrebt wird (T4-Tumoren, nicht ausreichender Sicherheitsabstand im Dünnschicht-MRT zur pelvinen Faszie, erwünschter Sphinkterhalt bei Tumoren im unteren Drittel oder hohes Risiko für einen positiven zirkumferenziellen Resektionsrand vor geplanter Exstirpation), der präoperativen Radiochemotherapie in jedem Fall den Vorzug vor einer Kurzzeit-Radiotherapie zu geben. Für Tumoren im UICC- Stadium II und III, auf die diese Kriterien nicht zutreffen, kann die präoperative Therapie entweder als Kurzzeitradiotherapie oder als konventionell fraktionierte Radiochemotherapie erfolgen. Die Stockholm-III-Studie testet derzeit ein mehrwöchiges Intervall nach 5 × 5 Gy bis zur Operation (im Vergleich zur sofortigen Operation nach 5 × 5 Gy und zur konventionell fraktionierten Radiotherapie mit mehrwöchigen Intervall bis zur Operation). Ergebnisse dieser dreiarmigen Studie liegen allerdings noch nicht vor.

3. Wegen der kurzen Bestrahlungszeit ist die simultane Applikation einer Chemotherapie in relevanter Dosis prinzipiell nicht durchführbar. Das Potenzial einer lokalen Wirkungsverstärkung der präoperativen Radiotherapie durch das Chemotherapeutikum bleibt ungenutzt. Die oben genannten Studien zur Kurzzeit-Vorbestrahlung verzichteten aber auch auf eine adjuvante Chemotherapie. Eine aktuelle holländische Studie randomisiert derzeit nach 5 × 5 Gy plus TME zwischen postoperativer Beobachtung und adjuvanter Chemotherapie mit Capecitabin (SCRIPT-Studie). Ergebnisse liegen aber nicht vor (und die Studie rekrutiert schlecht). Derzeit gibt es also keine evidenz-gesicherten Daten zur Rolle der postoperativen Chemotherapie nach 5 × 5 Gy. Insbesondere im UICC-Stadium III sollte aber aufgrund des

bekannt hohen Fernmetastasenrisikos eine adjuvante Chemotherapie in Analogie zu den Daten beim Kolonkarzinom erfolgen.

Präoperative, konventionell fraktionierte Radiotherapie und Radiochemotherapie

Neoadjuvante Radiochemotherapie bei T4-Tumoren

Etwa 5–15 % aller Patienten mit Rektumkarzinom weisen bei Diagnosestellung Tumoren auf, die sich auf Nachbarorgane ausgedehnt haben. Eine primäre R0-Resektion ist bei diesen Tumoren oft nicht oder nicht sicher möglich. Aufgrund der mit einer neoadjuvanten, konventionell fraktionierten Radiotherapie erreichbaren Tumorverkleinerung ist die Vorbestrahlung bei diesen Tumoren an vielen Zentren Standardtherapie. Zahlreiche Phase-II-Studien belegen überdies eine deutlich ausgeprägtere histologische Regression bis hin zur pathologisch kompletten Remission des Tumors, wenn eine präoperative, konventionell fraktionierte Bestrahlung mit einem 5-FU-haltigen Chemotherapieregime kombiniert wurde (Minsky et al. 1992). Daten der Strahlentherapeutischen und Chirurgischen Universitätskliniken Erlangen zeigen, dass nach konventionell fraktionierter Bestrahlung bis zu einer Gesamtdosis von 55,8 Gy und simultaner Chemotherapie mit 5-FU die R0-Resektionsquote bei T4-Primärtumoren bei 84 % lag (Rödel et al. 2000a). In einer randomisierten Studie konnte bei primär „inoperablen" Rektumkarzinomen durch die simultane Radiochemotherapie eine im Vergleich zur alleinigen Bestrahlung signifikant verbesserte lokale Kontrolle erzielt werden (Frykholm et al. 2001).

Neoadjuvante Radiochemotherapie bei primär operablen Tumoren

Anhand des Vergleichs von prä- und postoperativer Radiotherapie scheint die Bestrahlung vor Operation wegen des intakten Gefäßbetts und der damit verbundenen besseren Oxygenierung des Tumors eine höhere biologische Effektivität zu besitzen als eine postoperative Radiotherapie. Dies wurde durch einen prospektiv randomisierten Vergleich von prä- und postoperativer Radiotherapie aus Schweden erhärtet (Påhlman et al. 1990). Bei primär als R0-resektabel eingestuften Rektumtumoren im UICC-Stadium II und III wurde der Stellenwert der präoperativen im Vergleich zur postoperativen Radiochemotherapie in einer Studie der Deutschen Krebsgesellschaft (Protokoll CAO/ARO/AIO-94) getestet,

um die potenziellen Vorteile der neoadjuvanten gegenüber einer adjuvanten Kombinationstherapie prospektiv randomisiert zu untersuchen. Neben einer Verbesserung der lokalen Kontrolle, der Fernmetastasierungsrate und des Überlebens der Patienten erhoffte man sich auch, die Rate an kurativen und sphinktererhaltenden Operationen erhöhen sowie die akuten und chronischen Nebenwirkungen der Radiochemotherapie senken zu können. Einwände gegen die präoperative Therapie betreffen insbesondere das Risiko einer Übertherapie derjenigen Gruppe von Patienten, die fälschlicherweise einem Tumorstadium UICC II/III zugeordnet werden, tatsächlich jedoch einen lokal begrenzten Tumor im Frühstadium (UICC I) aufweisen, der aufgrund des niedrigen Lokalrezidivrisikos eigentlich keiner Adjuvanstherapie bedarf. Die präoperative Stadieneinteilung erfordert daher obligat die endoluminale Sonographie durch einen erfahrenen Untersucher, wodurch die Gefahr des „overstagings" auf weniger als 10–15 % reduziert werden kann.

Die im Jahre 2004 publizierten Daten der CAO/ARO/AIO-94-Studie zeigten eine signifikante Reduzierung der Lokalrezidivrate im präoperativen RCT-Arm (Tabelle XII) (Sauer et al. 2004). Die Rate postoperativer Komplikationen war nach präoperativer RCT im Vergleich zur sofortigen Operation nicht erhöht, die akute und chronische Toxizität im präoperativen RCT-Arm insgesamt signifikant erniedrigt. Bei tief sitzenden Tumoren, die der Chirurg vor Randomisation als exstirpationspflichtig eingeschätzt hatte, konnte die Rate sphinktererhaltender Operationsverfahren durch die Vorbehandlung im Vergleich

Tabelle XII. Therapieergebnisse der CAO/ARO/AIO-94-Studie: Präoperative versus postoperative Radiochemotherapie mit 5-Fluorouracil (RCT) des lokal fortgeschrittenen Rektumkarzinoms im UICC-Stadium II und III (Sauer et al. 2004).

	Präoperative RCT	Postoperative RCT	p-Wert
Lokalrezidivrate[a]	6 %	13 %	0,006
Fernmetastasenrate	36 %	38 %	0,84
Krankheitsfreies Überleben[a]	68 %	65 %	0,32
Gesamtüberleben[a]	74 %	76 %	0,80
Grad-3/4-Akuttoxizität	27 %	40 %	0,001
Grad-3/4-chronische Toxizität	14 %	24 %	0,01
Sphinktererhaltende Operation[b]	39 %	19 %	0,004

[a] 5-Jahres-Ergebnisse
[b] im Patientenkollektiv, das vom Operateur vor Randomisierung als exstirpationspflichtig eingeschätzt wurde

zur sofortigen Operation verdoppelt werden. Auch wenn in dieser Studie das Gesamtüberleben durch die präoperative Radiochemotherapie im Vergleich zur postoperativen Standardtherapie nicht verbessert werden konnte, wird aufgrund der genannten Vorteile im aktualisierten Konsensus von 2008 die präoperative simultane Radiochemotherapie empfohlen.

Soll die präoperative, konventionell fraktionierte Radiotherapie mit einer 5-FU-basierten Chemotherapie kombiniert werden?

Die wissenschaftliche Begründung für die simultane Kombination der präoperativen Radiotherapie mit einer 5-FU-basierten Chemotherapie beruhte bislang – neben theoretischen, tumor- und strahlenbiologischen Argumenten – auf einer Extrapolation der in der postoperativen Situation gewonnenen Studienergebnissen auf die neoadjuvante Therapie. Den Stellenwert der Kombination der präoperativen Radiotherapie mit einer simultanen 5-FU-basierten Chemotherapie wurde in zwei aktuellen Studien, der EORTC 22921 und der FFCD 9203, untersucht (Bosset et al. 2006; Gerard et al. 2006). Wesentliches Ergebnis beider Studien ist die signifikante Reduzierung der Lokalrezidivrate durch die kombinierte präoperative Radiochemotherapie im Vergleich zur alleinigen präoperativen Bestrahlung (Tabelle XIII).

Dieser Vorteil hat sich in beiden Studien allerdings bislang nicht in einen signifikanten Überlebensvorteil übertragen.

Rolle der adjuvanten Chemotherapie nach neoadjuvanter Radio-/Radiochemotherapie

Die adjuvante 5-FU-basierte Chemotherapie war obligater Bestandteil der CAO/ARO/AIO-94-Studie sowie der FFCD 9203-Studie nach erfolgter präoperativer Radio(chemo)therapie. Aussagen über die Notwendigkeit und den Stellenwert einer postoperativen Chemotherapie können durch diese Studien also nicht gemacht werden. Die EORTC 22921 randomisierte in einer vierarmigen Studie und einem 2×2 faktoriellen Design auch zwischen einer postoperativen Chemotherapie und postoperativer Beobachtung nach präoperativer Radiotherapie oder Radiochemotherapie. Die postoperative Chemotherapie (mit 5-FU/Folinsäure) führte dabei im Gesamtkollektiv zwar nicht zu einer statistisch signifikanten Überlebensverbesserung (67,2 % versus 63,2 %, p = 0,12). Der Überlebens-Benefit betrug jedoch 6 % absolut für das progressionsfreie Überleben (58,2 % versus 52,2 %, p = 0,13) und 4 % für das Gesamtüberleben, und die Kurven separierten nach zwei bzw. fünf Jahren deutlich voneinander. Eine Subgruppenanalyse dieser Studie zeigte, dass insbesondere Patienten mit einer Down-Kategorisierung des

Tabelle XIII. Präoperative, konventionell fraktionierte Radiotherapie mit oder ohne simultane Chemotherapie mit 5-FU/Leucovorin. Ergebnisse der EORTC-22921-Studie und der FFCD-9203-Studie.

5-Jahres Ergebnisse	Präoperative RT	Präoperative RCT	p-Wert
EORTC 22921 (n = 1011): (Bosset et al. 2006)			
Pathologische CR	5,3 %	13,7 %	< 0,001
ypN0	60,5 %	71,9 %	< 0,001
Tumorgröße (median)	30 mm	25 mm	< 0,0001
Sphinktererhalt	50,5 %	52,8 %	0,47
Lokalrezidivrate	17 %	8 %	0,002
Gesamtüberleben	64,8 %	65,6 %	0,79
FFCD 9203 (n = 762): (Gerard et al. 2006)			
Pathologische CR	3,6 %	11,4 %	< 0,0001
ypN0	65 %	67 %	0,85
Grad-3/4-Akuttoxizität	2,9 %	14,9 %	< 0,0001
Sphinktererhalt	54,4 %	52,4 %	0,84
Lokalrezidivrate	8,1 %	16,5 %	0,004
Gesamtüberleben	67,9 %	67,4 %	0,68

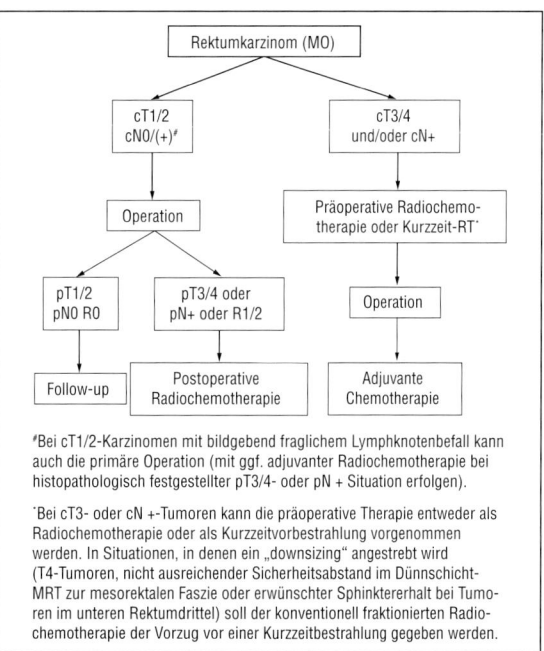

#Bei cT1/2-Karzinomen mit bildgebend fraglichem Lymphknotenbefall kann auch die primäre Operation (mit ggf. adjuvanter Radiochemotherapie bei histopathologisch festgestellter pT3/4- oder pN + Situation erfolgen).

˙Bei cT3- oder cN +-Tumoren kann die präoperative Therapie entweder als Radiochemotherapie oder als Kurzzeitvorbestrahlung vorgenommen werden. In Situationen, in denen ein „downsizing" angestrebt wird (T4-Tumoren, nicht ausreichender Sicherheitsabstand im Dünnschicht-MRT zur mesorektalen Faszie oder erwünschter Sphinktererhalt bei Tumoren im unteren Rektumdrittel) soll der konventionell fraktionierten Radiochemotherapie der Vorzug vor einer Kurzzeitbestrahlung gegeben werden.

Abbildung 13. Multimodaler Behandlungsalgorithmus beim Rektumkarzinom (S3-Leitlinie, Schmiegel et al. 2008).

Tabelle XIV. Therapieprotokolle zur neoadjuvanten Radiochemotherapie und adjuvanten Chemotherapie mit 5-FU (mit oder ohne Folinsäure).

CAO/ARO/AIO-94-Studie (Sauer et al. 2004):
Präoperative Radiochemotherapie: Bestrahlung des Primärtumors sowie des Lymphabflussgebietes mit 1,8 Gy Einzeldosis bis zu einer Gesamtreferenzdosis von 50,4 Gy (also kein Boost). Simultan an Tag 1–5 sowie 29–33 Dauerinfusion mit 5-FU in einer Dosierung von 1000 mg/m²/Tag.
Operation 4–6 Wochen nach Abschluss der Radiochemotherapie
Beginn der adjuvanten Chemotherapie 4 Wochen nach Operation: 5-FU-Monotherapie, 500 mg/m² i.v. Bolus an den Tagen 1–5, 29–33, 58–62 und 87–91.
EORTC-Protokoll 22921 und FFCD 9203-Studie (Bosset et al. 2006, Gerard et al. 2006):
Präoperative Radiochemotherapie: Bestrahlung des Primärtumors sowie des Lymphabflussgebietes mit 1,8 Gy Einzeldosis bis zu einer Gesamtreferenzdosis von 45 Gy. Simultan an Tag 1–5 sowie 29–33 Folinsäure 20 mg/m²/Tag i.v. Bolus und 5-FU 350 mg/m²/Tag i.v. Bolus.
Operation 3–10 Wochen nach Abschluss der Radiochemotherapie
Beginn der adjuvanten Chemotherapie 3–10 Wochen nach Operation: Folinsäure 20 mg/m²/Tag i.v. Bolus und 5-FU 350 mg/m²/Tag i.v. Bolus Tag 1–5 alle 21 Tage für 4 Zyklen.

Tumors von initial cT3–4 auf ypT0–2 nach kurativer Operation (R0M0) signifikant von der postoperativen Chemotherapie profitieren (Collette et al. 2007). Im Zusammenschau der drei Studien zur präoperativen RT/RCT mit oder ohne postoperativer Chemotherapie, empfiehlt die S3-Leitlinie daher die adjuvante Chemotherapie nach neoadjuvanter RCT unabhängig vom Tumorstadium, also auch bei Patienten mit kompletter Remission (ypT0N0) oder UICC-Stadium I und II (ypT1–2N0 oder ypT3–4N0).

Die Behandlungsalgorithmen, wie sie sich aus den bislang vorgestellten Studien zur prä- und postoperativen Radio- und Radiochemotherapie ergeben, sind in Abbildung 13 vorgestellt. Die möglichen Behandlungsschemata zur präoperativen 5-FU-basierten RCT und postoperativen Chemotherapie fasst Tabelle XIV zusammen.

Randomisierter Vergleich der präoperativen Kurzzeitbestrahlung mit der konventionell fraktionierten 5-FU-Radiochemotherapie

Für die präoperative Radiotherapie stehen zwei gut etablierte Fraktionierungsschemata zur Verfügung: Die Kurzzeit-Radiotherapie mit 5 × 5 Gy gefolgt von sofortiger Operation, die sich vor allem in Schweden und Holland durchgesetzt hat, sowie die konventionell fraktionierte Radiochemotherapie, die insbesondere in Frankreich, Italien, Spanien, den USA und Deutschland präferiert wird. Welches Schema wann zu bevorzugen ist, wird national und international kontrovers diskutiert. Bislang fehlten vergleichende Studien. Eine kürzlich publizierte polnische Studie hat nun erste wichtige Daten geliefert. Danach konn-

ten durch die präoperative Radiochemotherapie ein signifikant ausgeprägteres Tumor-„downstaging" und „downsizing" erreicht sowie die Rate positiver zirkumferenzieller Resektionsränder signifikant verringert werden. Der Prozentsatz sphinktererhaltender Operationen als primärer Endpunkt dieser Studie war im Vergleich zur Kurzzeit-RT jedoch nicht erhöht und die Lokalrezidiv- und Überlebensraten im weiteren Verlauf nicht signifikant unterschiedlich (Buijko et al. 2004, 2006b). Eine deutsche Phase-III-Studie mit Federführung in Berlin testet derzeit erneut beide Fraktionierungsschemata in einem randomisierten Vergleich.

Bezüglich des primären Endpunktes der polnischen Studie ist kritisch anzumerken, dass die intraoperative Entscheidung des Chirurgen bezüglich Sphinktererhalt offensichtlich wesentlich durch die prätherapeutische Tumorausdehnung bestimmt war und moderne Konzepte des chirurgischen Schließmuskelerhaltes (wie etwa die intersphinktere Resektion mit koloanaler Anastomose) nicht konsequent umgesetzt wurden. Die Frage, ob man nach Radiochemotherapie-induzierter Tumorschrumpfung trotzdem in den „alten Grenzen" operieren soll, oder ob man dem makroskopischen Zurückweichen des Tumors „trauen" darf, ist auch in Deutschland umstritten, und sicher einer der wesentlichen Gründe, dass in der polnischen Studie kein Unterschied im Sphinktererhalt gefunden werden konnte. Im Weiteren wird kritisch zu prüfen sein, wie sich die Lokalrezidivrate nach präoperativer Radiochemotherapie und sphinktererhaltender Operation tiefsitzender Tumoren verhält. Entscheidend bleibt daher neben der guten postoperativen Sphinkterfunktion vor allem, dass die onkologische Radikalität niemals zugunsten der Kontinenz geopfert werden darf.

Integration neuer Substanzen in die multimodale Behandlung des Rektumkarzinoms

Durch Kombination der 5-FU-basierten Radiochemotherapie mit der TME lag die Lokalrezidivrate in den drei jüngsten Studien zur kombinierten Behandlung des Rektumkarzinoms (CAO/ARO/AIO-94, EORTC 22921, FFCD 9203) zwischen 6 und 8 %, die Fernmetastasenrate jedoch über 35 %. Eine weitere Verbesserung der krankheitsfreien Überlebensraten beim Rektumkarzinom ist daher in erster Linie durch den Einsatz einer systemisch effektiveren Chemotherapie zu erwarten. In den letzten Jahren wurden mehrere neue Zytostatika getestet, die in präklinischen und klinischen Untersuchungen eine vielversprechende Aktivität und Synergie mit der Radiotherapie zeigten. Die aktivsten und klinisch derzeit am besten evaluierten Substanzen sind Capecitabin, Oxaliplatin und Irinotecan. Eine Vielzahl von Phase-I/II-Studien zur präoperativen Radiochemotherapie unter Einsatz dieser Substanzen ist in den letzten Jahren publiziert worden (Tabelle XV und XVI) (Übersicht: Rödel et al. 2007). Bei insgesamt guter Verträglich-keit fallen die hohen pathologisch bestätigten kompletten Remissionen auf, die in einer Größenordnung zwischen 15 % und 35 % liegen. Den Stellenwert der Radiochemotherapie und adjuvanten Chemotherapie mit diesen neuen Substanzen gegenüber der Standardtherapie mit 5-FU werden allerdings erst randomisierte Phase-III-Studien zeigen können. Die aktuelle Phase-III-Studie der German Rectal Cancer Study Group (CAO/ARO/AIO-04) vergleicht konsequent den besten Arm der CAO/ARO/AIO-94-Studie, also die präoperative Radiochemotherapie und adjuvante Chemotherapie mit 5-FU, mit einem experimentellen Arm, der Oxaliplatin in das multimodale Behandlungskonzept integriert (Abbildung 14). Erste Phase-I/II-Daten zur Kombinationsbehandlung liegen auch für die molekular zielgerichteten Substanzen (Cetuximab, Bevacizumab) vor, deren Stellenwert und optimale Sequenz im Rahmen des multimodalen Konzeptes derzeit aber noch unklar sind (Übersicht: Rödel et al. 2007). Abbildung 15 fasst die historische Entwicklung der multimodalen Behandlungsbausteine und deren optimierte Sequenz von 1992 bis 2007 zusammen.

Tabelle XV. Ausgewählte Phase-II-Studien zur präoperativen Radiochemotherapie unter Einsatz von 5-FU oder Capecitabin plus Oxaliplatin.

Serie	n	Radiochemotherapie	Toxizität	pCR-Rate
Rödel et al. 2003	26	Präop. RT: 1,8 Gy–50,4 Gy Capecitabin 825 mg/m² bid 1–14 und 22–35 Oxaliplatin 50 mg/m²/d d 1,8 und 22,29	Grad-3-Diarrhö 8 %	19 %
Gerard et al. 2003	40	Präop. RT: 1,8 Gy–50,4 Gy 5-FU 350 mg/m²/d, LV 100 mg/m²/d 1. und 5. Woche der RT Oxaliplatin 130 mg/m²/d d 1 und 29	Grad-3/4-Diarrhö 7,5 % Grad-3-Fatigue 7,5 % Grad-4-Proktitis 5 %	15 %
Carraro et al. 2002	22	Präop. RT: 1,8 Gy–50,4 Gy 5-FU 375 mg/m²/d, LV 20 mg/m²/d, Oxaliplatin 25 mg/m²/d d 1–4 und 22–25; Oxaliplatin 50 mg/m²/d d 15 der RT; ein weitere Zyklus 5-FU, LV, Oxaliplatin 4 Wochen nach RT, Operation 4 weitere Wochen danach	Grad-4-Leukopenie 4,5 % Grad-3-Diarrhö 27 % Grad-3-Leukopenie 4 %	25 %
Aschele et al. 2005	46	Präop. RT: 1,8 Gy–50,4 Gy 5-FU 225 mg/m²/d während der RT Oxaliplatin 60 mg/m²/d1 wöchentlich	Grad-3-Diarrhö 16 % Grad-2-Neurotoxizität 12 %	28 %
Machiels et al. 2005	40	Präop. RT: 1,8 Gy–45 Gy Capecitabin 825 mg/m² bid, Montag-Freitag jeder RT-Woche Oxaliplatin 50 mg/m²/d wöchentlich	Grad-3-Diarrhö 30 %	14 %
Sebag-Montefiore et al. 2005	32	Präop. RT: 1,8 Gy–45 Gy 5-FU 350 mg/m²/d, LV 20 mg/m²/d 1. und 5. Woche der RT Oxaliplatin 130 mg/m²/d d 2 und 30	Grad-3-Diarrhö 21 %	7 %
Ryan et al. 2006	44	Präop. RT: 1,8 Gy–50,4 Gy 5-FU 200 mg/m²/d während der RT Oxaliplatin 60 mg/m²/d1 wöchentlich	Grad-3/4-Diarrhö 38 %	25 %
Rödel et al. 2007	110	Präop. RT: 1,8 Gy–50,4 Gy Capecitabin 825 mg/m² bid 1–14 und 22–35 Oxaliplatin 50 mg/m²/d d 1,8 und 22,29	Grad-3/4-Diarrhö 12 %	16 %

RT: Radiotherapie; bid: zweimal täglich; d: Tag; 5-FU: 5-Fluorouracil; LV: Folinsäure; pCR: pathologisch bestätigte komplette Remission.

Tabelle XVI. Ausgewählte Phase-II-Studien zur präoperativen Radiochemotherapie unter Einsatz von 5-FU oder Capecitabin plus Irinotecan.

Serie	n	Radiochemotherapie	Toxizität	pCR-Rate
Metha et al. 2003	32	Präop. RT: 1,8 Gy–50,4 Gy 5-FU 200 mg/m²/d während der RT Irinotecan 50 mg/m²/d d1,8,15,22	Grad-3-Diarrhö 28 % Grad-3-Proktitis 21 %	37 %
Klautke et al. 2005	37	Präop. RT: 1,8 Gy–50,4 Gy 5-FU 250 mg/m²/d während der RT Irinotecan 40 mg/m²/d wöchentlich	Grad-3/4-Diarrhö 32 % Grad-3/4-Leukopenie 10 %	22 %
Mohiuddin et al. 2006	53	Präop. RT: 1,8 Gy–50,4–55,8 Gy 5-FU 225 mg/m²/d Montag-Freitag während der RT Irinotecan 50 mg/m²/d wöchentlich	Grad-3/4-Gastroint. 37 % Grad-3/4-Hämatol. 12 %	26 %
Klautke et al. 2006	28	Präop. RT: 1,8 Gy–55,8 Gy Capecitabin 750 mg/m² bid während RT Irinotecan 40 mg/m²/d wöchentlich	Grad-3/4-Diarrhö 39 %	14 %
Navarro et al. 2006	74	Präop. RT: 1,8 Gy–45 Gy 5-FU 225 mg/m²/d Montag–Freitag während der RT Irinotecan 50 mg/m²/d wöchentlich	Grad-3/4-Leukopenie 6 %, Grad-3/4-Diarrhö 14 %	14 %

RT: Radiotherapie; bid: zweimal täglich; d: Tag; 5-FU: 5-Fluorouracil; pCR: pathologisch bestätigte komplette Remission.

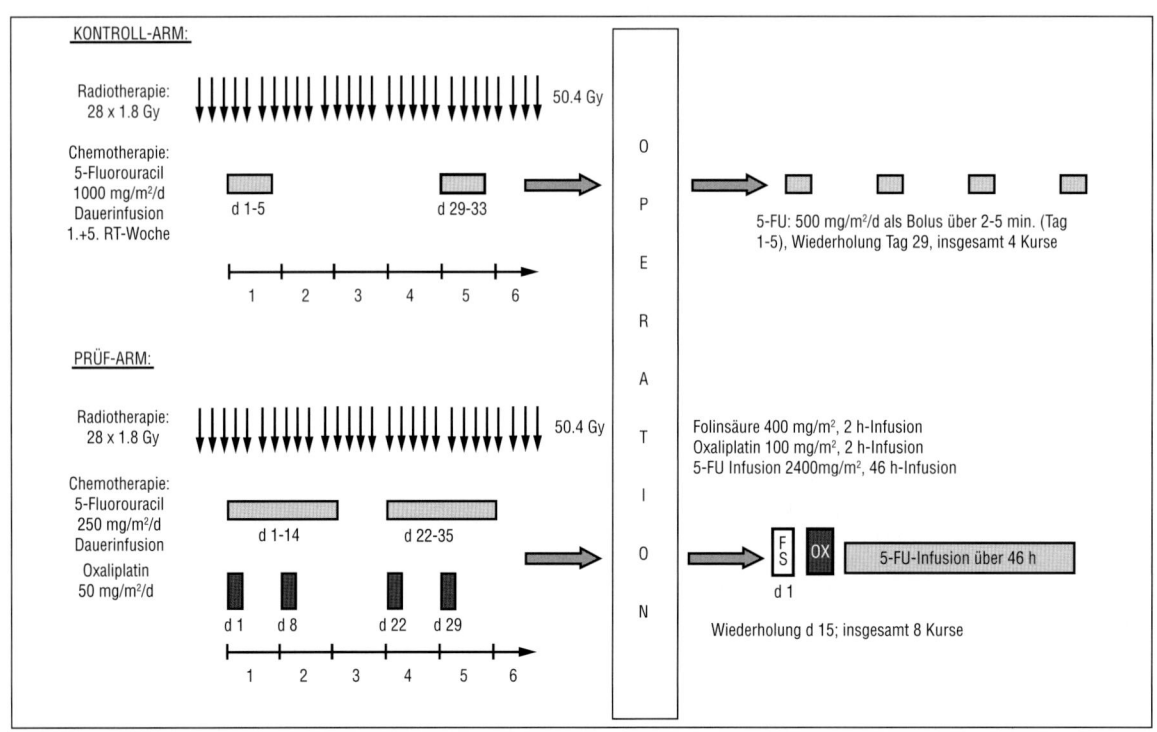

Abbildung 14. Aktuelle Phase-III-Studie der German Rectal Cancer Study Group (CAO/ARO/AIO-04) zur präoperativen Radiochemotherapie und adjuvanten Chemotherapie mit 5-FU und Oxaliplatin).

Konservative Behandlung früher Tumoren: Endokavitäre Bestrahlung, lokale Exzision mit oder ohne perkutane Strahlentherapie

Für eine Subgruppe von Patienten mit frühen, auf die Darmwand begrenzten Tumoren (pT1, Durchmesser < 3 cm, weniger als ein Drittel der Rektumzirkumferenz befallen) mit histopathologisch günstigen Krite-rien (G1/G2, keine vaskuläre, lymphatische oder perineurale Invasion) wurden als Alternative zu einer Exstirpation bzw. einer radikalen Chirurgie mit Lymphonodektomie die lokale Vollwandexzision oder die endokavitäre Kontaktbestrahlung als konservative und sphinktererhaltende Verfahren angewandt und gegebenenfalls mit einer perkutanen Bestrahlung kombiniert.

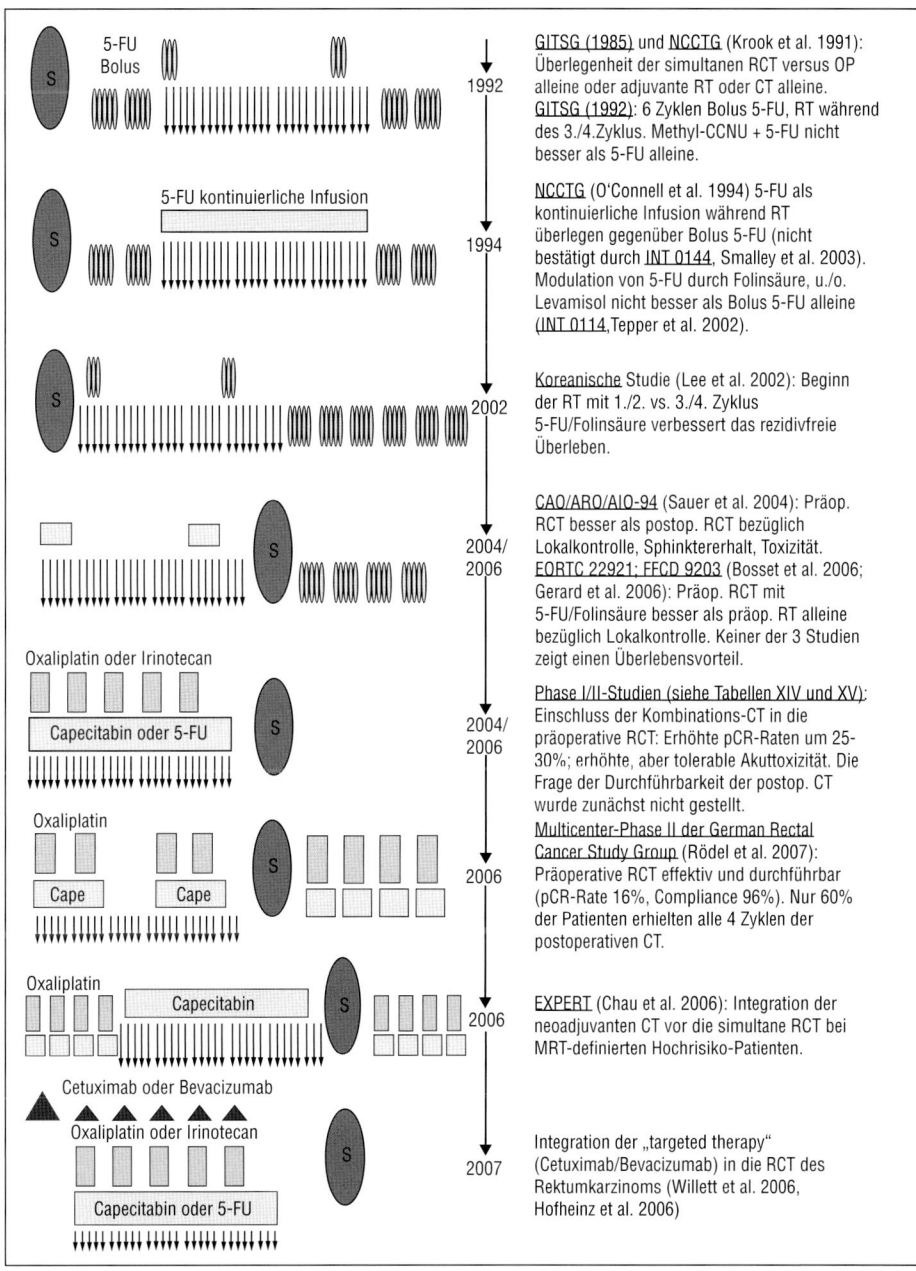

Abbildung 15.

Die endokavitäre Kontaktbestrahlung wurde insbesondere durch Papillon in Frankreich in den 70er Jahren popularisiert. Durch ein spezielles Körperhöhlenrohr mit Endoskopieeinrichtung (Philips RT 50) und ein nur 3,5 cm von der Öffnung des Behandlungskonus entferntes Target zur Erzeugung einer 50-kV-Röntgenstrahlung entsteht eine günstige Dosisverteilung an der Oberfläche sowie ein steiler Dosisabfall in die Tiefe (50 % bei 5 mm, 25 % bei 10 mm). Somit können große Kontakteinzeldosen bis 30 Gy mit hoher Dosisleistung (8–20 Gy/min) auf ein

umschriebenes Volumen verabreicht werden. Die zumeist exophytisch wachsenden Tumoren werden dabei durch mehrere Fraktionen (3 bis 4 über eine Gesamtbehandlungszeit von 4 bis 6 Wochen, Gesamtdosis 90–120 Gy) gleichsam Schicht für Schicht abgetragen. Mit dieser Methode erreichte die französische Arbeitsgruppe um Papillon bei 312 selektionierten Patienten eine lokale Kontrolle von über 90 % (Lokalrezidiv: 4,5 %, Rezidiv in pelvinen Lymphknoten: 3,8 %) und eine Fünfjahres-Überlebensrate von 74 % (Papillon 1992). Die Resultate sind somit denen der Vollwandexzision und auch der radikalen Chirurgie bei Patienten mit ähnlicher Tumorkonstellation vergleichbar. Vorteile der Kontaktbestrahlung sind die ambulante Durchführbarkeit in Lokalanästhesie, die guten funktionellen Ergebnisse (Sphinkterfunktion) und die geringen Spätfolgen. Nachteile sind die Notwendigkeit einer speziellen Ausrüstung und einer großen persönlichen Erfahrung nicht nur in der Handhabung der Methode, sondern auch in der adäquaten Selektion geeigneter Patienten (klinische Untersuchung, Endosonographie). Die ICONE-Gruppe (International Contact Radiotherapy Evaluation) um J. P. Gérard plant derzeit eine multizentrische Studie zur Kontakt-Radiotherapie plus transanaler Tumorresektion (CONTEM) unter Einsatz einer (modernisierten) Papillon RT-50-Maschine (Lindegaard et al. 2007; Gérard et al. 2007).

Die alleinige chirurgische Vollwandexzision (transanale Exzision oder transanale endoskopische Mikrochirurgie, TEM) unter kurativer Zielsetzung ist nur bei gut bis mäßig differenzierten pT1-Tumoren mit einem Durchmesser unter 3 cm und ohne Lymphgefäßinvasion oder endosonographischen Hinweis auf perirektale Lymphknoten vertretbar. Die Ergebnisse entsprechen dann weitgehend denjenigen radikaler Operationsverfahren im Stadium I. Bei pT1-Tumoren mit ungünstigen Begleitfaktoren (G3, L1, > 3 cm, geringer Abstand zum Resektionsrand) und bei allen Tumoren ≥ pT2 ist die radikale Operation mit Lymphknotendissektion die Standardtherapie. Im Rahmen von Studien und bei aus medizinischen Gründen inoperablen Patienten wurde versucht, die lokoregionäre Kontrolle nach Vollwandexzision von High-risk-pT1- und -pT2-Tumoren durch eine zusätzliche Radiochemotherapie zu verbessern. In einer prospektiven multiinstitutionellen Studie (Intergroup CALGB 8984; Steele et al. 1999) erhielten 51 Patienten mit pT2-Tumoren nach lokaler Exzision eine postoperative Radiochemotherapie. Nach einer medianen Nachbeobachtungszeit von 48 Monaten betrug die Lokalrezidivrate 14 % und das aktuarische Gesamtüberleben nach sechs Jahren 85 %. Langzeitbeobachtungen der RTOG-89-02-Studie (lokale Exzision für Tumoren nahe des Schließmuskels, < 4 cm Durchmesser, < 40 % der Zirkumferenz einnehmend, anschließend risikoadaptierte Radiochemotherapie) zeigten, dass die durch eine solches Konzept erreichbare lokale Kontrolle eng mit der T-Kategorie korreliert: Sie betrug für pT1-Tumoren 96 %, für pT2-Tumoren 84 % und für pT3-Tumoren 67 % (Russell et al. 2000).

Lezoche et al. verglichen in einer randomisierten Studie (n = 70) die TEM gegen eine laparoskopische radikale Resektion (TME) nach neoadjuvanter Radiochemotherapie (50,4 Gy, 5-FU-Dauerinfusion) bei kleinen (< 3 cm Durchmesser) cT2N0G1–2-Rektumkarzinomen bis 6 cm ab Anokutanlinie (Lezoche et al. 2007). Nach einer medianen Nachbeobachtungszeit von 84 Monaten betrug die Lokalrezidivrate nach TEM 5,7 % und nach radikaler Operation 2,8 %. In beiden Armen entwickelte jeweils nur ein Patient Fernmetastasen. Ähnliche Ergebnisse zur neoadjuvanten Radiochemotherapie vor lokaler Exzision von selektionierten cT2–3-Tumoren wurden auch von anderen monoinstitutionellen, überwiegend jedoch kleinen Serien berichtet (Lezoche et al. 2005). Außerhalb von Studien kann derzeit ein solches Verfahren nicht empfohlen werden.

Haber-Gama et al. verzichteten in einer Serie von Patienten, die nach neoadjuvanter Radiochemotherapie (50,4 Gy, 5-FU/Folinsäure) eine klinisch komplette Remission erreichten, gänzlich auf weitere chirurgische Maßnahmen: Von 361 Patienten mit distalem Rektumkarzinom (0–7 cm ab Anokutanlinie) erreichten acht Wochen nach Abschluss der Radiochemotherapie 122 Patienten eine klinisch komplette Remission, definiert als: kein Tumor nachweisbar bei der rektal-digitalen Untersuchung, der Rektoskopie mit Re-Biopsie, der Becken-CT und – wenn vorhanden – der Endosonographie (Haber-Jama et al. 2006). Diese Patienten wurden nicht operiert, sondern im ersten Jahr monatlich kontrolliert (klinische Untersuchung, Rektoskopie, CEA, CT alle 6 Monate). Nach einem Jahr erfüllten noch 99 Patienten (27,4 %) die Kriterien einer klinisch kompletten Remission und wurden alle zwei Monate im zweiten Jahr und alle sechs Monate ab dem dritten Jahr untersucht. Bei einer Nachbeobachtungszeit von mittlerweile 60 Monaten traten bei sechs der 99 Patienten Lokalrezidive und bei acht Patienten Fernmetastasen auf. Das Fünfjahres-Gesamtüberleben betrug 93 % und das krankheitsfreie Überleben 85 %.

Intraoperative Radiotherapie (IORT)

Die intraoperative Radiotherapie ermöglicht eine selektive und hochdosierte Bestrahlung im Bereich intraoperativ gesicherter R1/R2-Lokalisationen sowie an Orten hohen Rezidivrisikos bei gleichzeitig maximaler Schonung der außerhalb des Zielvolumens liegenden Normalstrukturen, insbesondere des Dünndarms (Willett et al. 2007). Voraussetzung sind spezialisierte Einrichtungen vor Ort (Bestrahlungsgerät im oder in der Nähe des Operationssaals, mobiler Beschleuniger oder Afterloading-Einrichtung).

Klassischerweise finden Elektronen wegen ihrer steuerbaren Eindringtiefe und begrenzten Reichweite Verwendung (IOERT), ähnliche Effekte können jedoch auch mittels „Flab-Technik" durch eine High-dose-rate-Brachytherapie erzielt werden (HDR-IORT) (Kneschaurek et al. 1995). Bei beiden Techniken werden, zumeist in Kombination mit prä- oder postoperativer perkutaner Radio- (Chemo-)therapie, Einzeldosen zwischen 7,5 und 25 Gy appliziert. Dabei sind vor allem die Toleranzdosen von Nerven und Ureteren zu beachten, die nach tierexperimentellen und klinischen Studien zwischen 12,5 Gy (Ureter) und 15 Gy (Nerven) liegen (Hu et al. 2000).

Retrospektive Daten der Mayo-Klinik bei 56 Patienten mit lokal weit fortgeschrittenen Primärtumoren und bei 123 Patienten mit Lokalrezidiven zeigten eine lokale Tumorkontrolle von 84 % nach drei Jahren in der Primärsituation und von 75 % bei der Rezidivbehandlung (Gunderson et al. 1996, 1997). Im historischen Vergleich konnte damit eine deutliche Verbesserung der lokalen Kontrolle und des Überlebens durch IORT erzielt werden. Wichtige prognostische Faktoren waren der freie oder zumindest nur mikroskopisch befallene chirurgische Resektionsrand sowie die zusätzliche präoperative perkutane Strahlen- und Chemotherapie. Die bevorzugte Sequenz der Behandlung ist daher heute die präoperative Radiochemotherapie (bis 45–50 Gy) mit dem Ziel der Tumorschrumpfung und Durchführung einer möglichst radikalen Operation sowie die an das (verbliebene) Tumorvolumen adaptierte IORT (ca. 7,5–10 Gy bei R0-, 10–12,5 Gy bei R1- und 15–20 Gy bei R2-Resektionen). Verschiedene Arbeiten aus dem Memorial Sloan-Kettering Cancer Center in New York (Atektiar et al. 2000), aus Eindhoven/Niederlande (Mannaerts et al. 2000) und aus Heidelberg (Eble et al. 1998; Roeder et al. 2007) haben die Durchführbarkeit und Wirksamkeit dieses multimodalen Therapieregimes bestätigt. Aufgrund des hohen technischen, personellen und organisatorischen Aufwandes ist das Verfahren bislang jedoch nur an wenigen spezialisierten Institutionen etabliert. Sein Wert ist in prospektiv randomisierten Studien bislang nicht geklärt.

Kombination der Radio-(Chemo-)therapie mit regionaler Hyperthermie

Aufgrund präklinischer und klinischer Untersuchungen kann die Thermotherapie bei geeigneter Applikation die Wirksamkeit der Radiotherapie erhöhen. Neben zytotoxischen und sensibilisierenden Effekten spielen dabei wohl auch die durch die Hyper-

thermie induzierten Veränderungen des Mikromilieus (Perfusionsveränderungen, Reoxygenierung) eine Rolle. Endokavitäre Techniken fanden Verwendung (You et al. 1993), sind jedoch der regionalen Radiowellen-Hyperthermie bezüglich der Qualität der Temperaturverteilung unterlegen. Bei dem Sigma-60-Ringapplikator des BSD-Systems handelt es sich um einen phasengesteuerten Ringapplikator mit vier zirkulär um den Patienten angebrachte Antennenpaaren, wobei die von den Dipolantennen abgestrahlte Leistung im Frequenzbereich 70–100 MHz durch einen Wasserbolus an den Patienten angekoppelt wird. In einer Phase-II-Studie zur präoperativen Radiochemo-/Thermotherapie beim lokal fortgeschrittenen Rektumkarzinom mit einmal wöchentlicher Hyperthermie wurden bei guter Verträglichkeit und Ansprechraten über 50 % eine Resektabilität von 87 % (84 % R0), eine Rate kompletter Remissionen von 14 % und eine lokale Kontrolle bei kurativ operierten Patienten von 96 % nach fünf Jahren erreicht (Rau et al. 1998). Dabei zeigte sich, dass das Tumoransprechen signifikant mit Qualitätsparametern der Temperaturverteilung korrelierte (bessere Remission bei einer zeitlich gemittelten Indextemperatur $T_{90} > 40,5\,°C$ und einer kumulativen Zeit in Minuten von $T_{90} > 40,5\,°C$ zwischen 120 und 150 Minuten). Innovative Methoden zum nichtinvasiven Temperatur-Monitoring beruhen auf der Magnetresonanz-Thermometrie unter Ausnutzung der Protonen-Resonance-Frequenz-Shift (PRFS)-Methode (Gellermann et al. 2005). Publizierte randomisierte Phase-III-Untersuchungen zum Stellenwert einer präoperative Radiochemo-/Thermotherapie beim lokal fortgeschrittenen oder rezidivierten Rektumkarzinom liegen allerdings bislang nicht vor.

Strahlentherapie des Lokalrezidivs

Bei jedem lokoregionären Rezidiv sollte zunächst die erneute Operation in kurativer Intention angestrebt werden. Bei intraluminalen, auf die Anastomose oder das Perineum beschränkten Rezidivtumoren kann die sofortige Operation zumeist eine R0-Situation erreichen. Die meisten Rezidive entstehen jedoch extraluminal, nicht selten multilokulär und befallen benachbarte Strukturen und Organe, oft den Plexus lumbosacralis. Ausgedehnte En-bloc-Resektionen bis hin zur totalen pelvinen Exenteration werden in diesen Situationen durchgeführt, trotzdem bleiben R0-Resektabilität und lokale Kontrolle bei alleiniger Operation unbefriedigend. Durch eine aggressive, präoperative, möglichst multimodale Therapie kann die Rate kurativer Resektionen und dauerhafter lokaler Kontrollen erhöht werden. Eine Phase-II-Studie an der Universität Erlangen zeigte, dass durch eine präoperative Radiochemotherapie mit zwei Zyklen 5-FU (1 g/m²/Tag, Dauerinfusion in der 1. und 5. Woche) und Bestrahlung bis 59,4 Gy 80 % der Patienten mit extraluminalen Rezidiven (rcT4) einer kurativ intendierten Operation zugeführt werden konnten. Von ihnen erreichten 61 % eine R0-Resektion. Die lokale Kontrolle der kurativ (R0) operierten Patienten betrug bei einer medianen Nachbeobachtungszeit von 27 Monaten 82 % und die Dreijahres-Überlebensrate 82 % (Rödel et al. 2000b). Eine weitere Intensivierung des multimodalen Konzepts durch den Einsatz der Hyperthermie, der intraoperativen Radiotherapie und/oder aggressiverer Chemotherapieregime (Irinotecan, Oxaliplatin) ist für diese prognostisch ungünstige Patientengruppe gerechtfertigt.

Auch bei schon mit kurativer Dosis vorbestrahlten Patienten mit primär inoperablen lokoregionären Rezidiven bietet sich eine erneute präoperative Bestrahlung bzw. Radiochemotherapie als sinnvolle Therapieoption an und ist grundsätzlich mit vertretbaren Nebenwirkungen durchführbar. Mohiuddin et al. (1997) berichten über 39 lokal rezidivierte Patienten, die in der Primärtherapie eine mediane Dosis von 50,4 Gy erhalten hatten. Die erneute präoperative Radiochemotherapie mit 5-FU-Dauerinfusion (200–300 mg/m²/Tag) und zweimal täglicher konformierender Bestrahlung mit 1,2 Gy Einzeldosis bis zu einer medianen Gesamtdosis von 36 Gy (20–49,2 Gy) wurde insgesamt gut toleriert. 80 % der Patienten wurden re-operiert, davon konnte bei 87 % eine R0-Resektion erreicht werden. Im weiteren Verlauf entwickelten jedoch 45 % der operierten Patienten ein erneutes Lokalrezidiv. Valentini et al. (2006) berichten über eine multizentrische Phase-II-Studie zur hyperfraktionierten präoperativen Radiochemotherapie (1,2 Gy zweimal täglich bis 40,8 Gy, 5-FU als Dauerinfusion wahrend der gesamten Radiotherapie) bei median bis 50,4 Gy vorbestrahlten Patienten. Das Zielvolumen der Re-Bestrahlung umfasste das GTV plus 4 cm bis 30 Gy, danach wurde ein Boost von 10,8 Gy auf das GTV plus 2 cm verabreicht: Von 59 so behandelten Patienten konnten 30 (51 %) operiert werden, 21 (36 %) erreichten eine R0-Resektion. Bei einer medianen Nachbeobachtungszeit von 36 Monaten lag das Fünfjahres-Gesamtüberleben bei 39,3 % im Gesamtkollektiv und bei 66,8 % nach R0-Resektion. Sieben Patienten entwickelten relevante Spättoxizitäten (2 Hautfibrose, 2 Impotenz, 2 urologische Komplikationen, 1 Dünndarmfistel).

Ist der Patient aus medizinischen Gründen inoperabel oder besteht Inoperabilität durch kompletten Befall des Kreuzbeins mit Infiltration der ersten bei-den Sakralwirbel oder Befall der Glutealismuskulatur, kann durch eine Strahlentherapie (evtl. in Kombination mit einer Chemotherapie) in über 60 % der Fälle eine deutliche Symptomverbesserung und Schmerzreduktion erreicht werden, die im Mittel fünf bis neun Monate anhält (Frykholm et al. 1995). Eine definitive lokale Kontrolle durch die Radiotherapie stellt jedoch die Ausnahme dar.

Bestrahlungsplanung

Rezidivlokalisation – Wahl der Zielvolumina

Die Definition der Zielvolumina und die individuelle Kollimation der Bestrahlungsfelder werden von der Topographie des Rektumkarzinoms, seiner je nach Lage und Ausdehnung des Primärtumors unterschiedlichen Lymphabflussgebiete, der in der Nachbarschaft liegenden Risikoorgane sowie von der häufigsten Lokalisation der nach alleiniger Chirurgie auftretenden lokoregionären Rezidive bestimmt. Grundlegende Arbeiten dazu von Gunderson und Sosin zeigten, dass – zumindest nach konventioneller Chirurgie – der präsakrale Raum, die Anastomose, nach abdomino-perinealer Exstirpation die perineale Narbe sowie die posterioren Anteile von Blase, Prostata und Vagina die hauptsächlichen Risikobezirke darstellen (Gunderson und Sosin 1974). Eine aktuelle Serie von Hruby et al. 2003 bestätigte dieses Verteilungsmuster bei 269 Patienten mit Rektumkarzinomrezidiven. Diese lagen bei 47 % im präsakralen Raum und bei 21 % im Bereich der Anastomose. Anteriore Rezidive im Bereich der Blase, Prostata, Vagina (11 %) traten fast ausschließlich bei pT4-Tumoren auf, perineale Rezidive bei 16 % der exstirpierten Patienten. Abbildung 16 zeigt die Ergebnisse einer aktuellen deutschen Studie an 123 Patienten, deren Rezidive zwischen 1998 und 2001 diagnostiziert wurden. Trotz (vermeintlich) moderner Chirurgie lagen diese überwiegend in der posterioren Beckenhälfte, nach abdominoperinealer Resektion (also bei tief sitzenden Tumoren) präferenziell auch in den kaudalen Beckenanteilen (Höcht et al. 2004).

Histopathologische Studien zur Häufigkeit eines positiven zirkumferenziellen Resektionsrandes zeigten eine enge Korrelation zur Tumorhöhe (< 5 cm ab ano: 26 % vs. 13,5 % darüber), zur Art der Operation (APR vs. Resektion: 28 % vs. 13 %) und zum Tumorstadium (pN+ vs. pN0: 33 % vs. 14,6 %) (Nagtegaal et al. 2002a). Dieselben Risikofaktoren beeinflussen auch die Häufigkeit, mit der tatsächlich eine komplette mesorektale Exzision (Qualitätsgrad 1) durchgeführt wird (Nagtegaal et al. 2002b). Diese Daten

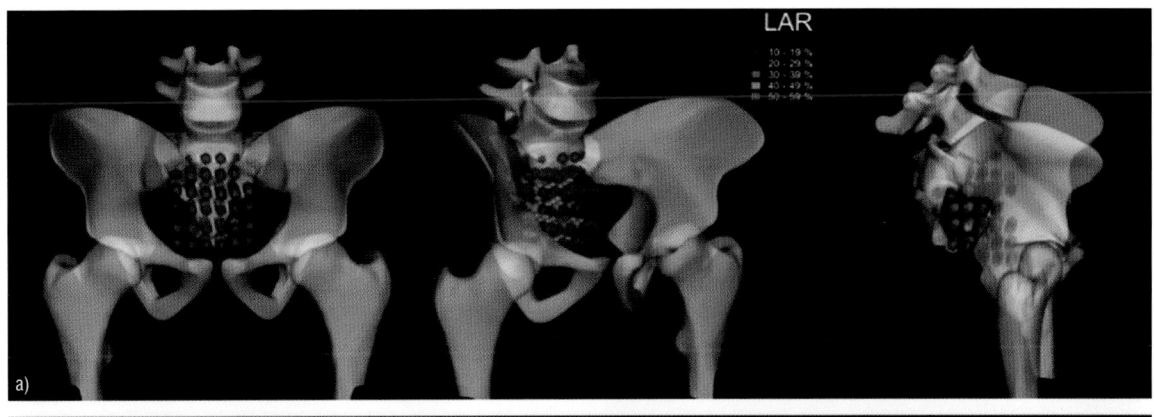

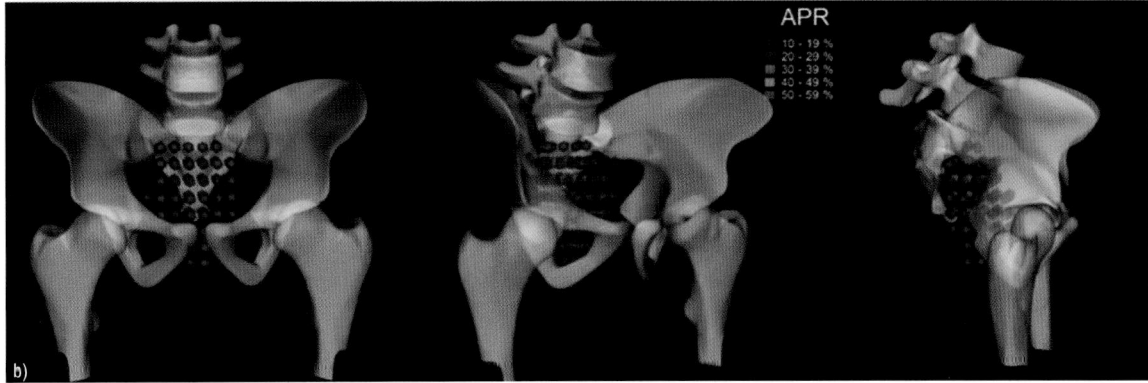

Abbildung 16. Lokalisation der Tumorrezidive nach tiefer anteriorer Resektion (a) und abdominoperinealer Resektion (b) bei 123 Patienten (Höcht et al. 2004).

machen verständlich, warum auch nach moderner, optimierter Chirurgie der präsakrale Raum und die kaudalen Beckenabschnitte um die nach TME immer tiefe Anastomose die wichtigsten Prädilektionstellen für Tumorrezidive darstellen (Tabelle XVII).

Von entscheidender Bedeutung für die Wahl des Zielvolumens ist darüber hinaus die Kenntnis der Lymphabflusswege, wobei sich diese hauptsächlich

Tabelle XVII. Lokalisation der Rezidive im kleinen Becken im Rahmen der holländischen TME-Studie (5 × 5 Gy + TME versus TME alleine, (C. Marijnen, 2007) persönliche Mitteilung.

	RT + TME		TME alleine	
	n	%	n	%
Präsakral	16	48	27	35
Anastomose	5	15	21	27
Laterale LK	4	12	7	9
Laterale Beckenwand	2	6	3	4
Vagina	5	15	7	9
Blase	1	3	6	8
Perineum	0	–	5	6
Undefiniert	1	3	2	

perirektal innerhalb der mesorektalen Faszie und entlang des nach kranial drainierenden mesenterialen Systems befinden. Diese Strukturen werden bei (kunstgerechter) TME normalerweise entfernt. Wie man aus japanischen Serien mit dort auch durchgeführter lateraler Lymphknotendissektion weiß, treten bei Tumoren unterhalb der peritonealen Umschlagfalte mit zunehmender Nähe zum Schließmuskel und mit zunehmender T-Kategorie in bis zu 30 % der Fälle Metastasen auch außerhalb des Mesorektums entlang der A. rectalis media, der obturatorischen und intern-iliakalen Lymphknoten auf (Takahashi et al. 2000). Positive Lymphknoten im extern-iliakalen Lymphabflussgebiet sind dagegen nur bei Tumorinfiltration der anterioren Beckenorgane, der inguinalen Lymphknoten nur bei Infiltration des Analkanals oder des unteren Drittels der Vagina zu erwarten.

3-D-CT Simulation mit Konturierung der Zielvolumina (GTV, CTV, PTV)

Die Einstellung des Patienten im Planungs-CT und/oder am Simulator erfolgt bevorzugt in Bauchlage mit Lochbretttechnik zur Dünndarmverlagerung

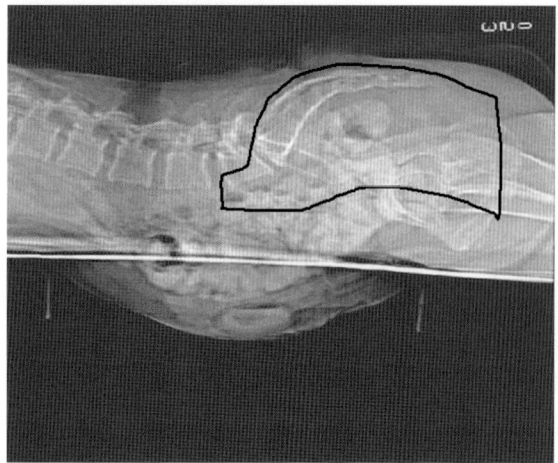

Abbildung 17. Verlagerung von Dünndarmabschnitten aus dem kleinen Becken durch Anwendung eines Lochbretts.

(Abbildung 17). Die Stirn ruht auf den Unterarmen, die Unterschenkel werden durch eine Knierolle unterstützt. In Ausnahmefällen kann bei betagten und immobilen Patienten und solchen mit Anus praeternaturalis eine stabilere Positionierung in Rückenlage erreicht werden. Nachteil ist jedoch ein zumeist größerer Dünndarmanteil im Zielvolumen.

Nach Konturierung des GTV (Primärtumor und vergrößerte Lymphknoten) auf Grundlage des Planungs-CT unter Hinzunahme weitere Informationen durch die Rektoskopie, den endorektalen Ultraschall und die CT/MRT-Diagnostik, erfolgt die Konturierung des CTV. Dieses umfasst das GTV plus Risikoareale für eine mikroskopische Tumorausbreitung, also das gesamte Mesorektum mit den Lymphknoten entlang der A. rectalis superior bis Höhe LWK 5 (nach dorsal mit Einschluss zumindest der ventralen Anteile des Sakrums) sowie – insbesondere für Tumoren des mittleren und unteren Rektumdrittels – die lateralen Lymphknoten außerhalb des Mesorektums entlang der A. rectalis media und der iliakal-internen Lymphknoten. Für Tumoren im unteren Rektumdrittel (< 6 cm ab ano) sollte der anale Sphinkterkomplex mit perianalem und ischiorektalem Raum ins Zielvolumen inkludiert werden (Roehls et al. 2006), bei der postoperativen Bestrahlung nach Exstirpation das Perineum. Bei Tumorbefall benachbarter Organe wie Blase, Prostata, Samenblasen und Uterus können auch die iliakal externen Lymphknoten, bei Tumorbefall des unteren Vaginaldrittels oder des Analkanals auch die inguinalen Lymphknoten inkludiert werden. Das PTV umfasst das CTV plus 1–1,5 cm Sicherheitssaum in alle Richtungen. Beispiele für die Konturierung der Zielvolumina finden sich auf der DVD.

Konventionelle Planung mit orthogonalen Röntgenbildern

Die Konturierung der Zielvolumina im Planungs-CT ist der konventionellen Planung mit orthogonalen Röntgenbildern in jedem Fall vorzuziehen. Bei letzterer Technik (die hier nochmals beschrieben sein soll) werden die Feldgrenzen in Bezug auf knöcherne Strukturen und eingebrachte röntgendichte Kontrastierungen (Blase, Rektum, Analkanal mit Marker an der Anokutanlinie) festgelegt (Abbildung 18a und b). Der Abstand des unteren Tumorpols zur Anokutanlinie und der Linea dentata muss durch vorherige Rektoskopie bestimmt werden. Für Tumoren im mittleren Rektumdrittel (6–12 cm von der Anokutanlinie, gemessen mit einem starrer Rektoskop) kann die untere Feldgrenze oberhalb des analen Sphinkterkomplexes platziert werden. Bei Tumoren im unterer Rektumdrittel (< 6 cm von der Anokutanlinie) sollte der Analkanal bis zum distalen Marker eingeschlossen werden. Zur Individualisierung der Bestrahlungsfelder durch Abschirmblöcke oder Multileaf-Kollimatoren ist eine Kontrastfüllung des Rektums (20–30 ml einer Bariumsulfat-Suspension), der Blase (Katheterisierung der Blase unter sterilen Bedingungen, kein Ablassen von Restharn, Instillation von 50 ml eines wasserlöslichen Kontrastmittels) und bei Frauen die Tamponierung der Vagina erforderlich. Der Anus wird durch eine Metallkugel, die perineale Narbe gegebenenfalls durch einen Draht markiert. Zur Abschätzung der Dünndarmanteile im Zielvolumen sollte der Patient eine bis zwei Stunden vor der Simulation eine verdünnte Gastrografin-Lösung trinken. Das GTV muss bei dieser Technik auf die orthogonalen Filme projiziert werden, die ventrale Feldgrenze muss mindestens 2 cm, die laterale Feldgrenze 3 cm vom GTV entfernt sein. Alle Zielvolumina sollten dreidimensional und mit Rechnern geplant und am Simulator verifiziert werden. Tabelle XVIII fasst die Zielvolumina und die für sie empfohlenen Dosierungen nochmals zusammen.

Bestrahlungstechnik

Standardmäßig werden für die Bestrahlung der einzelnen Zielvolumina isozentrische, koplanare Drei- bzw. Vier-Felder-Anordnungen verwandt. Die Bestrahlung mit Gegenfeldern ist wegen der ungünstigen Dosisverteilung und der in Studien nachgewiesenen hohen akuten und chronischen Toxizität obsolet. Eine weitere Verfeinerung der strahlentherapeutischen Technik ist durch individualisierte dreidimensionale Bestrahlungsplanung unter Einsatz optimierter non-koplanarer Einstrahlwinkel und irregulärer Feldbegren-

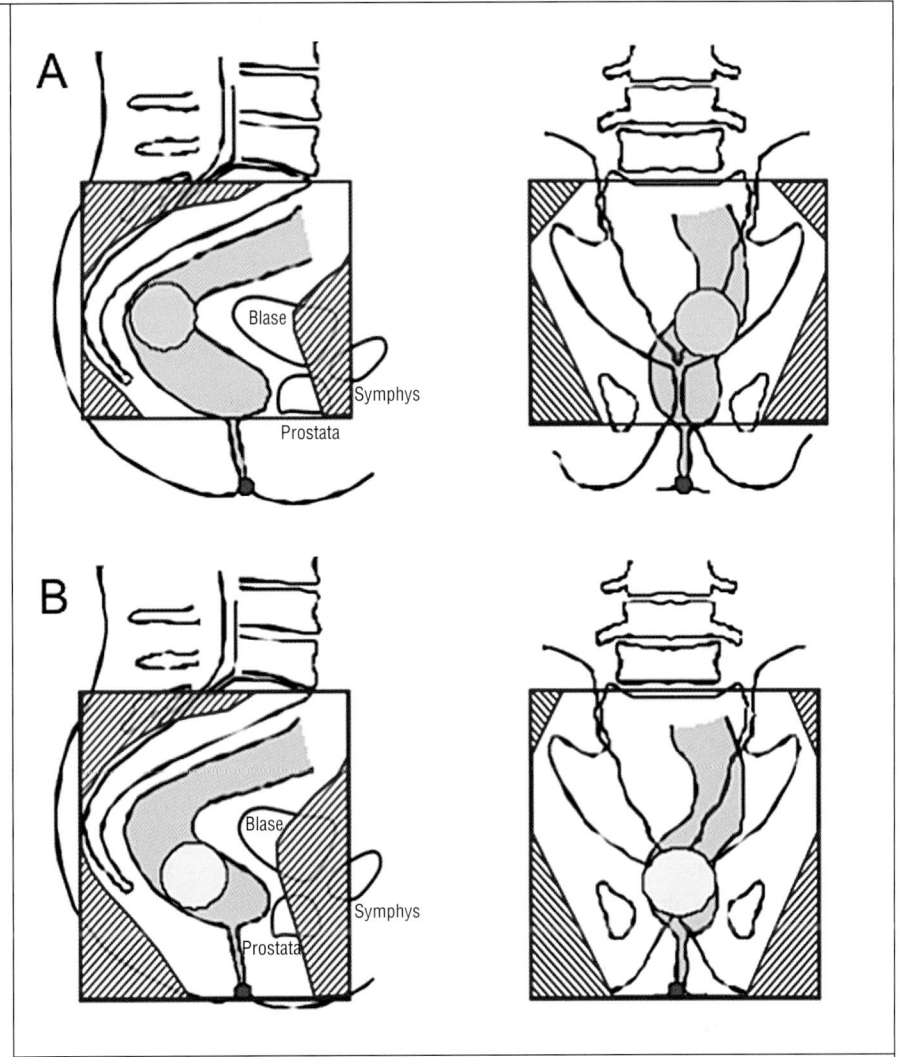

Abbildung 18. Feldgrenzen bei konventioneller Planung mit orthogonalen Röntgenbildern. *a)* Tumor im mittleren Rektumdrittel; *b)* Tumor im unteren Rektumdrittel.

Kranial	Zwischenwirbelraum LWK 5/S1
Kaudal	Oberrand des Analkanals für Tumoren im mittleren Rektumdrittel (6–12 cm ab Anokutanlinie, für Tumoren im oberen Rektumdrittel (12–16 cm ab ano) mindestens 5 cm unterhalb des Tumorunterpols. Bei Tumoren im unteren Rektumdrittel (Tumorunterrand ≤ 6 cm ab ano): Einschluss des Analkanals.
Lateral	1–2 cm lateral des Linea terminalis
Dorsal	Hintere Kreuzbeinbegrenzung
Ventral	Mindestens 2 cm ventral der vorderen Tumorgrenze, Hinterwand der Blase, Prostata und Vagina

zungen durch die „Beam's-eye-view"-Technik (van Kampen et al. 1995) sowie intensitätsmodulierte Bestrahlungstechniken möglich. Durch die IMRT-Technik lässt sich insbesondere die Belastung für den Dünndarm signifikant reduzieren (Guerrero Urbano et al. 2006). Beispiele für isozentrische Drei- bzw. Vier-Felder-Techniken zur Bestrahlung des PTV sowie die sich daraus ergebenden Dosis-Volumen-

Histogramme für das Zielvolumen und die Risikoorgane Blase und Dünndarm sind auf der DVD gezeigt. Für die Beckenbestrahlung sollte vorzugsweise eine Photonenbestrahlung ≥ 10 MV zum Einsatz kommen. Durch eine Drei-Felder-Technik ist die mediane Dosis im Bereich der ventral des Zielvolumens gelegenen Strukturen zwar geringer als bei einer Vier-Felder-Technik, der Dünndarm- und Blasenanteil im Hoch-

Tabelle XVIII. Dosierung nach Zielvolumina bei konventioneller Fraktionierung (Einzeldosis 1,8–2,0 Gy am Referenzpunkt (ICRU 50), 5-mal-wöchentliche Bestrahlung).

Zielvolumen 1. Ordnung (Boost)	Präoperativ: In den Phase-III-Studien erfolgte nach Bestrahlung des Zielvolumens 2. Ordnung bis 45 Gy (EORTC 22921; FFCD 9203) bzw. 50,4 Gy (CAO/ARO/AIO-94) kein gesonderter Boost. Individuell kann bei großen Tumoren (z. B. cT4) ein Boost nach 45 oder 50,4 Gy bis 55,8 oder maximal 59,4 Gy erfolgen. Boostvolumen: GTV mit einer Sicherheitszone von 2–3 cm. Postoperativ: Nach NCI-Protokoll erfolgt Boost bis 50,4 Gy (wenn Dünndarm geschont werden kann), nach CAO/ARO/AIO-94-Studie: Boost bis 55,8 Gy: Tumorbett mit einer Sicherheitszone von 2–3 cm (Feldgröße in der Regel 10 × 10–12 cm, **cave:** im Boostvolumen liegende Dünndarmschlingen schonen). Nach R1/2-Resektion: evtl. bis 59,4 Gy.
Zielvolumen 2. Ordnung (Primärtumor + pelvines LAG)	Präoperativ: Primärtumor + pelvines LAG bis 45 Gy (EORTC 22921; FFCD 9203) bzw. 50,4 Gy (CAO/ARO/AIO-94). Zielvolumen 2. Ordnung entspricht dem PTV. Postoperativ: Nach NCI-Protokoll 45 Gy, nach CAO/ARO/AIO-94-Studie: 50,4 Gy.
Zielvolumen 3. Ordnung (Paraaortales LAG)	Indikation zur Bestrahlung dieses Zielvolumens nicht gesichert und selten durchgeführt. Evtl. individueller Entscheid bei vergrößerten paraaortalen LK oder postoperativ bei histopathologisch gesichert befallen LK. Toxizität nimmt deutlich zu. Insbesondere bei Einsatz einer intensiveren Chemotherapie nicht zu empfehlen. Dosis, falls durchgeführt: 45 Gy.

dosisbereich (90-%-Isodose) und die sich daraus ergebende Wahrscheinlichkeit von Spätkomplikationen (NTCP) ist bei einer Vier-Felder-Technik jedoch möglicherweise sogar geringer (Kölbl et al. 2000). Ein eventuell vorhandener Anus praeternaturalis sollte nicht oder nur mit reduzierter Dosis bestrahlt werden, dies kann durch eine Drei-Felder-Technik besser gewährleistet werden.

Risikoorgane und Toleranzgrenzen – Möglichkeiten zur Reduzierung von Strahlenspätfolgen

Die Zusammenschau der relevanten Organ-Toleranzgrenzen des Erwachsenen zeigt, dass bei der Bestrahlung des Beckens mit Dosen zwischen 50 und 60 Gy der Reduzierung der Dünndarmbelastung ein besonderes Gewicht zukommt (Tabelle XIX). Vor der postoperativen Bestrahlung kann durch Retro-

version des Uterus, Interposition des großen Netzes, Silikoneinlagen u. ä. verhindert werden, dass Dünndarmschlingen in das kleine Becken fallen und dort eventuell sogar fixiert werden. Durch Bauchlage des Patienten auf einem Lochbrett (Abbildung 17), eventuell verbunden mit einer Kompression des unteren Abdomens und Bestrahlung mit gefüllter Harnblase, können zusätzlich große Anteile des Dünndarms aus dem Bestrahlungsvolumen verlagert werden (Rudat et al. 1995). Retrospektive und prospektive Untersuchungen zeigen, dass die akute Dünndarmtoxizität bei präoperativer Bestrahlung mit intakter Beckenanatomie signifikant geringer ist als bei postoperativer Bestrahlung (Rödel et al. 1997; Sauer et al. 2004).

Nebenwirkungen an der Haut des Dammbereichs und der Genitalien können bei Mitbestrahlung der perinealen Narbe bzw. bei präoperativer Bestrahlung

Tabelle XIX. Relevante Organtoleranzdosen des Erwachsenen (Angaben in Gy) nach Bestrahlung des Rektumkarzinoms (nach Emami et al. 1991).

Organ/Gewebe	$TD_{5/5}$, Volumen			$TD_{50/5}$, Volumen			Strahlenfolge
	$^1/_3$	$^2/_3$	$^3/_3$	$^1/_3$	$^2/_3$	$^3/_3$	
Rektum	–	–	60	–	–	80	Stenose, Fistel Ulkus, Perforation
Kolon	55	–	45	65	–	55	
Dünndarm	50	–	40	60	–	55	
Harnblase	–	80	65	–	85	80	Kontraktur, Ulkus
Femurkopf	–	–	52	–	–	65	Knochennekrose
Cauda equina	–	60	–	–	75	–	Nervenschäden
Haut[a]	70	60	55	–	–	70	Ulkus, Nekrose

[a] 10 cm³, 30 cm³, 100 cm³

tiefsitzender Tumoren durch den tangentialen Strahleneinfall hervorgerufen werden. Ein gegen das Dammgewebe positionierter Polystyrolblock führt zu einer Kranialverlagerung des Dammgewebes („Dammheber") und so auch zu einer Entlastung der äußeren Genitalien. Zusätzlich oder alternativ können bei Bestrahlung des Perineums durch das Anbringen einer Hodenschlinge Skrotum und Penis nach kaudal gezogen werden.

Akute Nebenwirkungen und Strahlenfolgen – Supportive Begleitbehandlung

Art und Ausprägung der Toxizität bei der Radiotherapie der Beckenorgane wird durch eine Fülle von Faktoren beeinflusst. Neben therapiebezogenen Parametern (Einzel- und Gesamtdosis, Zielvolumen, prä- oder postoperative Radiotherapie, Kombination mit Chemotherapie, supportive Begleitbehandlung) spielen auch patientenbezogene Faktoren (Begleiterkrankungen wie Diabetes mellitus, Hypertonie, entzündliche Darmerkrankungen, vorangegangene Bauchoperationen, Alter, individuelle Strahlensensibilität) eine wichtige Rolle. Generell sind die strahlentherapiebedingten Nebenwirkungen am Enddarm im Sinne einer Proktitis sowie die durch Chemotherapie verstärkte Dünndarmtoxizität mit Durchfall und Tenesmen die wichtigsten Akutnebenwirkungen der Radiotherapie des Rektumkarzinoms. Wichtige Strahlenfolgen betreffen die chronische Diarrhö bis hin zum operationspflichtigen Obstruktionsileus sowie chronische Veränderungen am Enddarm mit funktionaler Verschlechterung der Reservoirfunktion des Rektums und der Sphinkterfunktion bis hin zur Ausbildung von Strikturen, Stenosen und Fisteln. Die Reduktion oder Verhinderung dieser Spätnebenwirkungen, ihr frühzeitiges Erkennen und die adäquate Behandlung sind eine vordringliche Aufgabe des Radioonkologen.

Pathogenese und Pathophysiologie akuter und chronischer Nebenwirkungen an Darm und Rektum

Akute Strahlenwirkungen manifestieren sich zunächst an der Mukosa. Durch eine Reduktion des Zellnachschubes aus den Schleimhautkrypten entsteht eine Epithelhypoplasie, die durch (beschleunigte) Repopulierung überlebender Kryptenzellen teilweise kompensiert werden kann. Erosionen an der Schleimhautoberfläche können bei konventioneller Fraktionierung nach ca. 40 Gy nachgewiesen werden, gleichzeitig entwickelt sich eine entzündliche Infiltration tieferer Wandschichten. Die bei Dünndarmbestrahlung auftretenden Durchfälle entstehen durch ein komplexes Zusammenspiel epithelialer Barriereverluste, Veränderungen der Motilität sowie durch Enzyminsuffizienz (Laktase) und eine veränderte Darmflora (Dekonjugation von Gallensalzen durch bakterielle Besiedelung des Dünndarms). Durch die Regenerationsfähigkeit der Schleimhaut klingen diese Veränderungen nach Abschluss der Strahlentherapie normalerweise rasch ab. Chronische Strahlenfolgen an Darm und Rektum manifestieren sich in fibrotisch-hyalinen Veränderungen tiefer liegender Wandschichten auf dem Boden einer veränderten Gefäßarchitektur mit Intimaverdickung und Obliterationen der Endstrombahn und konsekutiver Minderperfusion. Die Pathogenese dieser Veränderungen wird letztlich noch nicht gänzlich verstanden (Rolle von Zytokinen wie TGF-β?). Folgeerscheinungen sind eine atrophische Mukosa mit flachen Ulzerationen neben hypertrophen Abschnitten mit irregulären Drüsenformationen (Colitis cystica profunda) sowie eine bis in die Subserosa reichende fibrinoide Verquellung und Exsudatbildung. Diese morphologischen Veränderungen erklären die möglichen Spätkomplikationen mit intermittierenden Durchfällen, Rigidität der Darmwand bis zum Obstruktionsileus, Perforation und Fistelbildung.

Prophylaxe und Therapie akuter und chronischer Nebenwirkungen

Eine Vielzahl prophylaktischer Maßnahmen ist untersucht worden, randomisierte Studien zur Beurteilung ihrer Effektivität sind jedoch rar (Übersicht bei Claßen et al. 1998; Zimmermann et al. 1998). Zur Verminderung des initialen Strahlenschadens an den Stammzellen der Kryptenmukosa wurden radioprotektiv wirkende Substanzen verabreicht. Dunst et al. (2000) berichteten in einem nicht randomisierten Verglcich übcr eine signifikante Reduktion gastrointestinaler Nebenwirkungen bei der postoperativen Radiochemotherapie des Rektumkarzinoms durch den intermittierenden Einsatz von Amifostin. Die prophylaktische Gabe von Smektit, einem natürlichen Schichtsilikat mit Absorptionsvermögen für Gallensalze und bakterielle Toxine, führte in einer randomisierten und placebokontrollierten Studie zu einem zeitlich verzögerten Auftreten, jedoch zu keiner signifikanten Reduzierung der therapiebedingten Diarrhö (Hombrink et al. 2000). Sucralfat stabilisiert die Darmschleimhaut durch Bildung einer viskösen Oberfläche. In einer Doppelblindstudie konnten eine signifikante Reduktion der Stuhlfrequenz und eine Verbesserung der Stuhlkonsistenz gezeigt werden

Tabelle XX. Nachsorgeempfehlungen gemäß Konsensus 2004 bei kolorektalen Karzinom im UICC-Stadium II und III.

Untersuchung	Monate							
	3	6	12	18	24	36	48	60
Anamnese, körp. Untersuchung, CEA		+	+	+	+	+	+	+
Koloskopie		+[a]				+[b]		
Abdomensonographie		+	+	+	+	+	+	+
Sigmoidoskopie (Rektoskopie)[c]		+	+	+	+			
Spiralcomputertomographie	Nur beim Rektumkarzinom 3 Monate nach Abschluss der tumorspezifischen Therapie (Operation bzw. adjuvante Strahlen-/Chemotherapie) als Ausgangsbefund							
Röntgen-Thorax (kein Konsens)								

[a] wenn keine vollständige Koloskopie präoperativ erfolgt ist
[b] bei unauffälligem Befund (kein Adenom, Karzinom), nächste Koloskopie nach 5 Jahren
[c] nur beim Rektumkarzinom ohne neoadjuvante oder adjuvante Radiochemotherapie

(Henriksson et al. 1992). Die prophylaktische systemische oder lokale Anwendung von Kortikosteroiden und nichtsteroidalen Antiphlogistika kann nach dem derzeitigen Kenntnisstand nicht empfohlen werden. Diätetische Maßnahmen mit Reduktion des Ballaststoff- und Fettgehaltes sind sicher vorteilhaft. Die wichtigste prophylaktische Maßnahme bleibt jedoch eine optimierte Bestrahlungstechnik. So berichten Mak et al. (1994) in einer Analyse an 224 postoperativ bestrahlten Patienten über eine Rate an Dünndarmstenosen von global 13 %. Die Rate betrug 30 % bei Patienten, die bis LWK 1 oder 2 bestrahlt wurden, 21 % bei einem einfachen Beckenfeld, 9 % bei einer Mehrfelder-Technik und 3 % bei zusätzlicher Anwendung eines Lochbretts.

Die Therapie akuter und chronischer Nebenwirkungen ist in erster Linie symptomatisch. Die radiogene Enteritis wird mit absorbierenden Substanzen (Kohle, Silikate), Anticholinergika, Opioid-Derivaten (Loperamid) und in schweren Fällen mit Tinctura opii simplex (DAB) behandelt. Akute und subakute abdominelle Krämpfe erfordern den Einsatz von Spasmolytika, eine vorübergehende parenterale Ernährung ist nur selten nötig. Bei akuter Proktitis ist auf eine adäquate analgetische Therapie zu achten. Topisch verabreichte Sucralfat-Einläufe, kortisonhaltige Lösungen, kurzkettige Fettsäuren und Formaldehyd-Lösungen (4 %) können zu einer Verbesserung der radiogenen Proktitis führen. Ausgeprägte Spätveränderungen am Enddarm mit rektalen Blutungen, Schmerzen und Stuhlinkontinenz rechtfertigen einen Therapieversuch mit hyperbarem Sauerstoff. Höhergradige Stenosen sowie Fistelbildungen erfordern zumeist die chirurgische Sanierung.

Nachsorge

Bei Tumoren im UICC-Stadium I ist nach R0-Resektion eine regelmäßige Nachsorge nicht nötig. Abweichend davon kann bei Patienten mit Risikofaktoren (intraoperativer Tumoreinriss, Invasion von Venen, G3-Tumoren) sowie bei Patienten, bei denen eine lokale Tumorexzision durchgeführt wurde, eine engmaschigere Nachsorge angezeigt sein. Für Patienten mit Tumoren im UICC-Stadium II und III werden regelmäßige Nachsorgeuntersuchungen nach dem in Tabelle XX beschriebenen Schema empfohlen (Schmiegel et al. 2008). Neben der Entdeckung von Rezidiven, deren Lokalisation und Therapiemöglichkeit mit eventuell kurativer Intention, ergibt sich die Bedeutung der Nachsorge im frühzeitigen Erkennen therapiebedingter Nebenwirkungen. Sie stellt somit auch ein eminent wichtiges Element der Qualitätssicherung in der Radioonkologie dar.

Schlüsselliteratur

Bosset JF, Collette L, Calais G et al: Chemotherapy with preoperative radiotherapy in rectal cancer. N Engl J Med 355 (2006) 1114–23

Camma C, Giunta M, Fiorica F et al: Preoperative radiotherapy for resectable rectal cancer: a meta-analysis. JAMA 248 (2000) 1008–1015

Gerard JP, Conroy T, Bonnetain F et al: Preoperative radiotherapy with or without concurrent fluorouracil and leucovorin in T3–4 rectal cancers: results of FFCD 9203. J Clin Oncol. 24 (2006) 4620–5

Habr-Gama A, Perez RO, Proscurshim I et al: Patterns of failure and survival for nonoperative treatment of stage c0 distal rectal cancer following neoadjuvant chemoradiation therapy. J Gastrointest Surg 10 (2006) 1319–1328

Heald RJ, Husband EM, Ryall RDH: The mesorectum in rectal cancer surgery–the clue to pelvic recurrence? Br J Surg 69 (1982) 613–616

Kapiteijn E, Marijnen CAM, Nagtegaal ID et al: Preoperative radiotherapy combined with total mesorectal excision for resectable rectal cancer. N Engl J Med 345 (2001) 638–646

MERCURY Study group: Extramural depth of tumor invasion at thin-section MR in patients with rectal cancer: results of the MERCURY study. Radiology (2007) 132–139

Nagtegaal ID, van de Velde CJ, van der Worp E et al: Macroscopic evaluation of rectal cancer resection specimen: clinical significance of the pathologist in quality control. J Clin Oncol 20 (2002 b) 1729–1734

Quirke P, Durdey P, Dixon NF et al: Local recurrence of rectal adenocarcinoma due to inadequate surgical resection. Histopathological study of lateral tumour spread and surgical excision. Lancet 336 (1986) 996–998

Peeters KC, van de Velde CJ, Leer JW et al: Late side effects of short-course preoperative radiotherapy combined with total mesorectal excision for rectal cancer: increased bowel dysfunction in irradiated patients – a Dutch colorectal cancer group study. J Clin Oncol 23 (2005) 6199–6206

Rödel C, Liersch T, Hermann RM et al: Multicenter phase II trial of chemoradiation with oxaliplatin for rectal cancer. J Clin Oncol 25 (2007)110–7

Sauer R, Becker H, Hohenberger W et al: Preoperative versus postoperative chemoradiotherapy for rectal cancer. N Engl J Med 351 (2004) 1731–1740

Schmiegel W, Reinacker-Schick A, Arnold D et al: S3-Leitlinie „Kolorektales Karzinom"-Aktualisierung 2008. Z Gastroenterol 46 (2008) 799–840

Swedish Rectal Cancer Trial: Improved survival with preoperative radiotherapy in resectable rectal cancer. N Engl J Med 336 (1997) 980–987

Gesamtliteratur

Akasu T, Moriya Y, Ohashi Y et al: Adjuvant chemotherapy with Uracil-Tegafur for pathological stage III rectal cancer after mesorectal excision with selective lateral pelvic lymphadenectomy: a multicenter randomized controlled trial. Jpn J Clin Oncol 36 (2006) 237–244

Aschele C, Friso ML, Pucciarelli S et al: A phase I–II study of weekly oxaliplatin, 5-fluorouracil continuous infusion and preoperative radiotherapy in locally advanced rectal cancer. Ann Oncol 16 (2005) 1140–1146

Atektiar KM, Zelefsky MJ, Paty PB et al: High-dose rate intraoperative brachytherapy for recurrent colorectal cancer. Int J Radiat Oncol Biol Phys 48 (2000) 219–226

Beets-Tan RGH, Beets GL: Rectal cancer: how accurate can imaging predict the T stage and the circumferential resection margin? Int J Colorectal Dis 18 (2003) 385–391

Birgission H, Påhlman L, Gunnarsson U et al: Adverse effects of preoperative radiation therapy for rectal cancer: long-term follow-up of the Swedish Rectal Cancer Trial. J Clin Oncol 23 (2005a) 8697–8705

Birgission H, Påhlman L, Gunnarsson U et al: Occurrence of second cancers in Patients treated with radiotherapy for rectal cancer. J Clin Oncol 23 (2005b) 6126–6126

Bosset JF, Collette L, Calais G et al. Chemotherapy with preoperative radiotherapy in rectal cancer. N Engl J Med 355 (2006) 1114–23

Bujko K, Nowacki MP, Nasierowska-Guttmejer A et al: Sphincter preservation following preoperative radiotherapy for rectal cancer: report of a randomised trial comparing short-term radiotherapy cs. conventionally fractionated radiochemotherapy. Radiother Oncol 72 (2004) 15–24

Bujko K, Kepka L, Michalski W et al: Does rectal cancer shrinkage induced by preoperative radio(chemo)therapy increase the likelihood of anterior resection? A systematic review of randomised trials. Radiother Oncol 80 (2006a) 4–12

Bujko K, Nowacki MP, Nasierowska-Guttmejer A et al: Long-term results of a randomized trial comparing preoperative short-course radiotherapy with preoperative conventionally fractionated chemoradiation for rectal cancer. Br J Surg 93 (2006 b) 1215–1223

Cafiero F, Gipponi M, LionettoR et al: Randomised clinical trial of adjuvant postoperative RT vs. sequential postoperative RT plus 5-FU and levamisole in patients with stage II–III resectable rectal cancer: a final report. J Surg Oncol 83 (2003) 140–146

Camma C, Giunta M, Fiorica F et al: Preoperative radiotherapy for resectable rectal cancer: a meta-analysis. JAMA 248 (2000) 1008–1015

Carraro S, Roca EL, Cartelli C et al: Radiochemotherapy with short daily infusion of low-dose oxaliplatin, leucovorin, and 5-FU in T3-T4 unresectable rectal cancer: a phase II IATT-GI study. Int J Radiat Oncol Biol Phys 54 (2002) 397–402

Chau I, Brown G, Cunningham D et al: Neoadjuvant capecitabine and oxaliplatin followed by synchronous chcmoradiation and total mesorectal excision in magnetic resonance imaging-defined poor-risk rectal cancer. J Clin Oncol 24 (2006) 668–74

Cedermark B, Johansson H, Rutqvist LE et al: The Stockholm I trial of preoperative short term radiotherapy in operable rectal cancer: A prospective randomized trial. Cancer 75 (1995) 2269–2275

Cedermark B: The Stockholm II trial on preoperative short term radiotherapy in operable rectal cancer: A prospective randomized trial. Proc Am Soc Clin Oncol 13 (1994) 198 (abstr)

Claßen J, Belka C, Paulsen F et al: Radiation-induced gastrointestinal toxicity. Pathophysiology, approaches to treatment and prophylaxis. Strahlenther Onkol 174 (Suppl III) (1998) 82–84

Collette L, Bosset JF, den Dulk M et al: Patients with curative resection of cT3-4 rectal cancer after preoperative radiotherapy or radiochemotherapy: does anybody benefit from adjuvant fluorouracil-based chemotherapy? A trial of the European Organisation for Research and Treatment of Cancer Radiation Oncology Group. J Clin Oncol 25 (2007) 4339–4340

Colorectal Cancer Collaborative Group: Adjuvant radiotherapy for rectal cancer: a systematic overview of 8507 patients from 22 randomised trials. Lancet 359 (2001) 1291–1304

Dunst J, Semlin S, Pigorsch S et al: Intermittent use of amifostin during postoperative radiochemotherapy and acute toxicity in rectal cancer patients. Strahlenther Onkol 176 (2000) 416–421

Dworak O, Keilholz L, Hoffmann A: Pathological features of rectal cancer after preoperative radiochemistry. Int J Colorect Dis 12 (1997) 19–23

Eble MJ, Lehnert T, Treiber M et al: Moderate dose intraoperative and external beam radiotherapy for locally recurrent rectal carcinoma. Radiother Oncol 49 (1998) 167–174

Emami B, Lyman J, Brown A et al: Tolerance of normal tissue to therapeutic irradiation. Int J Radiat Oncol Biol Phys 15 (1991) 109–122

Fisher B, Wolmark N, Rockette H et al: Postoperative adjuvant chemotherapy or radiation therapy for rectal cancer: Results from NSABP Protocol R-01. J Natl Cancer Inst 80 (1988) 21–29

Folkesson J, Birgission H, Påhlman L et al: Swedish rectal cancer trial: long lasting benefits from radiotherapy on survival and local recurrence rate. J Clin Oncol 23 (2005) 5644–5650

Fountzilas G, Zisiadis A, Dafni U et al: Postoperative radiation and concomitant bolus fluorouracil with or without additional chemotherapy with fluorouracil and high-dose leucovorin in patients with high-risk rectal cancer: a randomized phase III study conducted by the Hellenic Cooperative Oncology Group. Ann Oncol 10 (1999) 671–676

Frykholm JG, Påhlman L, Glimelius B: Combined chemo- and radiotherapy vs. radiotherapy alone in the treatment of primary, nonresectable adenocarcinoma of the rectum. Int J Radiat Oncol Biol Phys 50 (2001) 427–434

Frykholm JG, Påhlman L, Glimelius B: Treatment of local recurrences of rectal carcinoma. Radiother Oncol 34 (1995) 185–194

Gastrointestinal Tumor Study Group (GITSG): Prolongation of the disease-free interval in surgically treated rectal carcinoma. N Engl J Med 312 (1985) 1465–1472

Gastrointestinal Tumor Study Group (GITSG) Radiation therapy and fluorouracil with or without semustine for the treatment of patients with surgical adjuvant adenocarcinoma of the rectum. J Clin Oncol 10 (1992) 549–557

Gellermann J, Wlodarczyk W, Hildebrandt B et al: Noninvasive magnetic resonance thermography of recurrent rectal carcinoma in a 1.5 Tesla hybrid system. Cancer Res 65 (2005) 5872–5880

Gerard JP, Chapet O, Nemoz C et al: Preoperative concurrent chemoradiotherapy in locally advanced rectal cancer with high-dose radiation and oxaliplatin-containing regimen: the Lyon R0-04 phase II trial. J Clin Oncol 21 (2003) 1119–1124

Gerard JP, Conroy T, Bonnetain F et al: Preoperative radiotherapy with or without concurrent fluorouracil and leucovorin in T3-4 rectal cancers: results of FFCD 9203. J Clin Oncol. 24 (2006) 4620–5

Gerard JP, Chapet O, Otholan C et al: French experience with contact x-ray endocavitary radiation for early rectal cancer. Clin Oncol 19 (2007) 661–673

Grady WM: Genomic instability and colon cancer. Cancer Metastasis Rev 23 (2004) 11–27

Guerrero Urbano MT, Henrys AJ, Adams EJ et al: Intensity-modulated radiotherapy in patients with locally advanced rectal cancer reduces volume of bowel treated to high dose levels. Int J Radiat Oncol Biol Phys 65 (2006) 907–916

Gunderson LL, Nelson H, Martenson JA et al: Intraoperative electron and external beam irradiation with or without 5-fluorouracil and maximum surgical resection for previously unirradiated, locally recurrent colorectal cancer. Dis Colon Rectum 39 (1996) 1379–1395

Gunderson LL, Nelson H, Martenson JA et al: Locally advanced primary colorectal cancer: intraoperative electron and external beam irradiation +/− 5-FU. Int J Radiat Oncol Biol Phys 37 (1997) 601–614

Gunderson LL, Sosin H: Adenocarcinoma of the rectum: areas of failure found at reoperation (second or symptomatic look) following surgery adenocarcinoma of the rectum: clinicopathologic correlations and implications for adjuvant therapy. Cancer 34 (1974) 1278–1292

Habr-Gama A, Perez RO, Proscurshim I et al: Patterns of failure and survival for nonoperative treatment of stage c0 distal rectal cancer following neoadjuvant chemoradiation therapy. J Gastrointest Surg 10 (2006) 1319–1328

Hamilton SR, Altonen LA (Hrsg): Tumors of the digestive system. Pathology and genetics. World Health Organization Classification of Tumors. Lyon (2000)

Heald RJ, Husband EM, Ryall RDH: The mesorectum in rectal cancer surgery–the clue to pelvic recurrence? Br J Surg 69 (1982) 613–616

Henriksson R, Franzen L, Littbrand B et al: Effects of sucralfat on acute and late bowel discomfort following radiotherapy of pelvic cancer. J Clin Oncol 10 (1992) 969–975

Hermanek P, Karrer K: Illustrierte Synopsis kolorektaler Tumoren. Pharmazeutische Verlagsgesellschaft (1983)

Höcht S, Hammad R, Thiel HJ et al: Recurrent rectal cancer within the pelvis. A multicenter analysis of 123 patients and recommendations for adjuvant radiotherapy. Strahlenther Onkol 180 (2004) 15–20

Hofheinz RD, Horisberger K, Woernle C et al: Phase I trial of cetuximab in combination with capecitabine, weekly irinotecan, and radiotherapy as neoadjuvant therapy for rectal cancer. Int J Radiat Oncol Biol Phys 66 (2006) 1384–90

Hohenberger W: The effect of specialization or organization in rectal cancer surgery. In: Soreide O, Norstein J (eds) Rectal cancer surgery. Springer, Berlin (1996) 353–363

Hombrink J, Fröhlich D, Glatzel M et al: Prevention of radiation-induced diarrhea by smectite. Results of a double-blind randomized, placebo-controlled multicenter study. Strahlenther Onkol 176 (2000) 173–179

Hruby G, Barton M, Miles S et al: Sites of local recurrence after surgery, with or without chemotherapy, for rectal cancer: implications for radiotherapy field design. Int J Radiat Oncol Biol Phys 55 (2003) 138–143

Hsing AW, McLaughlin JK, Chow WH et al: Risk factors for colorectal cancer in a prospective study among U.S. white men. Int J Cancer 77 (1998) 549–553

Hu KS, Harrison LB: Results and complications of surgery combined with intraoperative radiation therapy for the treatment of locally advanced or recurrent rectal cancers in the pelvis. Semin Surg Oncol 18 (2000) 269–278

Kapiteijn E, Marijnen CAM, Nagtegaal ID et al: Preoperative radiotherapy combined with total mesorectal excision for resectable rectal cancer. N Engl J Med 345 (2001) 638–646

Klautke G, Feyerherd P, Ludwig K et al: Intensified concurrent chemoradiotherapy with 5-fluorouracil and irinotecan as neoadjuvant treatment in patients with locally advanced rectal cancer. Br J Cancer 92 (2005) 1215–1220

Klautke G, Kuchenmeister U, Foitzik T et al: Concurrent chemoradiation with capecitabine and weekly irinotecan as preoperative treatment for rectal cancer: results from a phase I/II study. Br J Cancer 94 (2006) 976–981

Kneschaurek P, Wehrmann R, Hugo C et al: The flab method of intraoperative radiotherapy. Strahlenther Onkol 171 (1995) 61–69

Kölbl O, Richter S, Flentje M: Influence of treatment technique on dose-volume histogram and normal tissue complication probability for small bowel and bladder. Strahlenther Onkol 176 (2000) 105–111

Krook JE, Moertel CG, Gunderson LL et al: Effective surgical adjuvant therapy for high-risk rectal carcinoma. N Engl J Med 324 (1991) 709–715

Kwok H, Bissett IP, Hill GL: Preoperative staging of rectal cancer. Int J Colorectal Dis 15 (2000) 9–20

Lee JH, Lee JH, Ahn JH et al: Randomized trial of postoperative adjuvant therapy in stage II and III rectal cancer to define the optimal sequence of chemotherapy and radio-therapy: a preliminary report. J Clin Oncol 20 (2002) 1751–1758

Leslie A, Carey FA, Pratt NR et al: The colorectal adenoma-carcinoma sequenze. Br J Surg 89 (2002) 845–860

Lezoche E, Guerrieri M, Paganini AM et al: Long-term results in patients with T2-3 N0 distal rectal cancer undergoing radiotherapy before transanal endoscopic microsurgery. Br J Surg 92 (2005) 1546–1552

Lezoche G, Baldarelli M, Mario et al: A prospective randomized study with a 5-year minimum follow-up evaluation of transanal endoscopic microsurgery versus laparoscopic total mesorectal excision after neoadjuvant therapy. Surg Endosc (2007) ahead of print

Lindegaard J, Gerard JP, Sun Myint A et al: Whither papillon?–future directions for contact radiotherapy in rectal cancer. Clin Oncol 19 (2007) 738–741

Machiels JP, Duck L, Honhon B et al: Phase II study of preoperative oxaliplatin, capecitabine and external beam radiotherapy in patients with rectal cancer: the RadiOxCape study. Ann Oncol 16 (2005) 1898–1905

Mak AC, Rich TA, Schultheiss TE et al. Late complications of postoperative radiation therapy for cancer of the rectosigmoid. Int J Radiat Oncol Biol Phys 28 (1994) 597–603

Mannaerts GH, Martijn H, Crommelin MA et al: Feasibility and first results of multimodality treatment, combining EBRT, extensive surgery and IORT in locally advanced primary rectal cancer. Int J Radiat Oncol Biol Phys 47 (2000) 425–433

Marijnen CAM, Nagtegaal ID, Klein Kranenbarg E et al: No downstaging after short-term preoperative radiotherapy in rectal cancer patients. J Clin Oncol 19 (2001) 1976–1984

Marijnen CA, van de Velde CJ, Putter H et al: Impact of short-term preoperative radiotherapy on health-related quality of life and sexual functioning in primary rectal cancer: report of a multicenter randomized trial. J Clin Oncol 23 (2005) 1847–1858

Martenson JA, Willett CG, Sargent DJ et al: A phase III study of adjuvant chemotherapy and radiation therapy compared with chemotherapy alone in the surgical adjuvant treatment of colon cancer: results of Intergroup Protocol 130. J Clin Oncol 22 (2004) 3271–3283

Mason AY: Malignant tumors of the rectum: Local excision. Clin Gastroenterol 4 (1975) 582–593

Merkel S, Mansmann U, Siassi M et al: The prognostic inhomogeneity in pT3 rectal carcinomas. Int J Colorectal Dis 16 (2001) 298–304

MERCURY study group: Extramural depth of tumor invasion at thin-section MR in patients with rectal cancer: results of the MERCURY study. Radiology (2007) 132–139

Mehta VK, Cho C, Ford JM et al: Phase II trial of preoperative 3D conformal radiotherapy, protracted venous infusion 5-fluorouracil, and weekly CPT-11, followed by surgery for ultrasound-staged T3 rectal cancer. Int J Radiat Oncol Biol Phys 55 (2003) 132–137

Minsky BD, Cohen AM, Kemeny N et al: Enhancement of radiation-induced downstaging of rectal cancer by fluorouracil and high-dose leucovorin chemotherapy. J Clin Oncol 10 (1992) 79–84

Mohiuddin M, Winter K, Mitchell E et al: Randomized phase II study of neoadjuvant combined-modality chemoradiation for distal rectal cancer: Radiation Therapy Oncology Group Trial 0012. J Clin Oncol 24 (2006) 650–655

Mohiuddin M, Marks GM, Lingareddy V et al: Curative surgical resection following reirradiation for recurrent rectal cancer. Int J Radiat Oncol Biol Phys 39 (1997) 643–649

Nagtegaal ID, Marijnen CA, Kranenbarg EK et al: Circumferential margin involvement is still an important predictor of local recurrence in rectal carcinoma: not one millimetre but two millimetres is the limit. Am J Surg Pathol 26 (2002 a) 350–357

Nagtegaal ID, van de Velde CJ, van der Worp E et al: Macroscopic evaluation of rectal cancer resection specimen: clinical significance of the pathologist in quality control. J Clin Oncol 20 (2002 b) 1729–1734

Nagtegaal ID, van de Velde CJ, Marijnen CA et al: Low rectal cancer: a call for a change of approach in abdominoperineal resection. J Clin Oncol 23 (2005) 9257–9264

Navarro M, Dotor E, Rivera F, et al: A Phase II study of preoperative radiotherapy and concomitant weekly irinotecan in combination with protracted venous infusion 5-fluorouracil, for resectable locally advanced rectal cancer. Int J Radiat Oncol Biol Phys 66 (2006) 201–205

O'Connell MJ, Martenson JA, Wieand HS et al: Improving adjuvant therapy for rectal cancer by combining protracted-infusion fluorouracil with radiation therapy after curative surgery. N Engl J Med 331 (1994) 502–507

Påhlman L, Glimelius B: Pre- or postoperative radiotherapy in rectal and rectosigmoid carcinoma. Ann Surg 211 (1990) 187–195

Papillon J, Bérard P: Endocavitary irradiation in the conservative treatment of adenocarcinoma of the low rectum. W J Surg 16 (1992) 451–457

Peeters KC, van de Velde CJ, Leer JW et al: Late side effects of short-course preoperative radiotherapy combined with total mesorectal excision for rectal cancer: increased bowel dysfunction in irradiated patients – a Dutch colorectal cancer group study. J Clin Oncol 23 (2005) 6199–6206

Pickhardt PJ, Choi JR, Hwang I: Computed tomographic virtual colonoscopy to screen for colorectal neoplasia in asymptomatic adults. N Engl J Med 349 (2003) 2191–2200

Queißer W, Hartung G, Kopp-Schneider A et al: Adjuvant radiochemotherapy with 5-fluorouracil and leucovorin in stage II and III rectal cancer. Onkologie 23 (2000) 334–339

Quirke P, Durdey P, Dixon NF et al: Local recurrence of rectal adenocarcinoma due to inadequate surgical resection. Histopathological study of lateral tumour spread and surgical excision. Lancet 336 (1986) 996–998

Rau B, Wust P, Gellermann J et al: Phase-II-Studie zur präoperativen Radio-Chemo-Thermo-Therapie beim lokal fortgeschrittenen Rektum-Karzinom. Strahlenther Onkol 174 (1998) 556–565

Rödel C, Fietkau R, Grabenbauer GG et al: Akuttoxizität der simultanen Radiochemotherapie des Rektumkarzinoms. Strahlenther Onkol 173 (1997) 414–420

Rödel C, Grabenbauer GG, Schick CH et al: Preoperative radiation with concurrent 5-fluorouracil for locally advanced

T4-primary rectal cancer. Strahlenther Onkol 176 (2000 a) 161–167

Rödel C, Grabenbauer GG, Matzel KL et al: Extensive surgery after high-dose preoperative chemoradiotherapy for locally advanced recurrent rectal cancer. Dis Colon Rectum 43 (2000 b) 312–319

Rödel C, Grabenbauer GG, Papadopoulos T et al: Phase I/II trial of capecitabine, oxaliplatin, and radiation for rectal cancer. J Clin Oncol 21 (2003) 3098–3104

Rödel C, Martus P, Papadopoulos T et al: Prognostic significance of tumor regression after preoperative chemoradiotherapy for rectal cancer. J Clin Oncol. 23 (2005) 8688–96

Rödel C, Sauer R: Integration of novel agents into combined-modality treatment for rectal cancer patients. Strahlenther Onkol 183 (2007) 227–235

Rödel C, Liersch T, Hermann RM et al: Multicenter phase II trial of chemoradiation with oxaliplatin for rectal cancer. J Clin Oncol 25 (2007)110–7

Roeder F, Treiber M, Oertel S et al: Patterns of failure and local control after intraoperative electron boost radiotherapy to the presacral space in combination with total mesorectal excision in patients with locally advanced rectal cancer. Int J Radiat Oncol Biol Phys 67 (2007) 1381–1388

Roehls S, Duthoy W, Haustermans K et al: Definition and delineation of the clinical target volume for rectal cancer. Int J Radiat Oncol Biol Phys 65 (2007) 1129–1142

Rudat V, Flentje M, Engenhart R et al: Lochbretttechnik zur Dünndarmschonung. Strahlenther Onkol 171 (1995) 437–443

Ryan DP, Niedzwiecki D, Hollis D et al: Phase I/II study of preoperative oxaliplatin, fluorouracil, and external-beam radiation therapy in patients with locally advanced rectal cancer: Cancer and Leukemia Group B 89901. J Clin Oncol 24 (2006) 2557–2562

Russell AH, Harris J, Rosenberg PJ et al: Anal sphincter conservation for patients with adenocarcinoma of the distal rectum: long-term results of radiation therapy oncology group protocol 89–02. Int J Radiat Oncol Biol Phys 46 (2000) 313–322

Sauer R, Becker H, Hohenberger W et al: Preoperative versus postoperative chemoradiotherapy for rectal cancer. N Engl J Med 351 (2004) 1731–1740

Sebag-Montefiore D, Glynne-Jones R, Falk S et al: A phase I/II study of oxaliplatin when added to 5-fluorouracil and leucovorin and pelvic radiation in locally advanced rectal cancer: a Colorectal Clinical Oncology Group (CCOG) study. Br J Cancer 93 (2005) 993–998

Sebag-Montefiore D, Steele R, Quirke P et al: Routine short course radiotherapy or selective post-op chemoradiotherapy for resectable rectal cancer? Preliminary results of the MRC CR07 randomised trial. J Clin Oncol ASCO Annual Meeting Proceedings Part I 24 (2006) 3511

Smalley SR, Benedetti JK, Williamson SK et al: Phase III trial of fluorouracil-based chemotherapy regimens plus radiotherapy in postoperative adjuvant rectal cancer: GI INT 0144. J Clin Oncol 24 (2006) 3542–3547

Schmiegel W, Reinacker-Schick A, Arnold D et al: S3-Leitlinie „Kolorektales Karzinom"-Aktualisierung 2008. Z Gastroenterol 46 (2008) 799–840

Scott N, Jackson P, Al-Jaberi T et al: Total mesorectal excision and local recurrence: a study of tumour spread in the mesorectum distal to rectal cancer. Br J Surg 82 (1995) 1031–1033

Steele GD Jr, Herndon JE, Bleday R et al: Sphincter-sparing treatment for distal rectal adenocarcinoma. Ann Surg Oncol 6 (1999) 433–441

Stelzner F: Die gegenwärtige Beurteilung der Rectumresektion und Rectumamputation beim Mastdarmkrebs. Bruns Beit 204 (1962) 41

Swedish Rectal Cancer Trial: Improved survival with preoperative radiotherapy in resectable rectal cancer. N Engl J Med 336 (1997) 980–987

Takahashi T, Ueno M, Azekura K et al: Lateral node dissection and total mesorectal excision for rectal cancer. Dis Colon Rectum 43 (Suppl) (2000) S59–S68

Tepper JE, O'Connell M, Niedzwiecki D et al: Adjuvant therapy in rectal cancer: analysis of stage, sex, and local control – final report of intergroup 0114. J Clin Oncol 20 (2002) 1744–1750

Traverso G, Shuber A, Levin B: Detection of APC mutations in fecal DNA from patients with colorectal tumors. N Engl J Med 346 (2002) 311–320

Tveit KM, Guldvog I, Hagen S et al: Randomized controlled trial of postoperative radiotherapy and short-term time-scheduled 5-fluorouracil against surgery alone in the treatment of Dukes B and C rectal cancer. Br J Surg 84 (1997) 1130–1135

Valentini V, Morganti AG, Gambacorta MA et al: Preoperative hyperfractionated chemoradiation for locally recurrent rectal cancer in patients previously irradiated to the pelvis: A multicentric phase II study. Int J Radiat Oncol Biol Phys 64 (2006) 1129–1139.

Van Kampen M, Wulf J, Eble MJ et al: Dreidimensional geplante Strahlentherapie des Rektumkarzinoms. Strahlenther Onkol 171 (1995) 87–93

Willett CG, Tepper JE, Cohen AM et al: Postoperative radiation therapy for high-risk colon cancer. J Clin Oncol 11 (1993) 1112–1117

Willett CG, Czito BG, Tyler DS: Intraoperative Radiation Therapy. J Clin Oncol 25 (2007) 971–977

Willett CG, Kozin SV, Duda DG, et al: Combined vascular endothelial growth factor-targeted therapy and radiotherapy for rectal cancer: theory and clinical practice. Semin Oncol 33 (2006) 35–40

Withers HR, Peters LJ, Taylor MG: Dose-response relationship for radiation therapy of subclinical disease. Int J Radiat Oncol Biol Phys 31 (1995) 353–359

Wittekind CH, Meyer HJ, Bootz F (Hrsg): TNM Klassifikation maligner Tumoren. International Union Against Cancer. Springer, Berlin (2002)

Wittekind CH, Tanapfel A: Regression grading of colorectal carcinoma after preoperative radiochemotherapy. An inventory. Pathologe 24 (2003) 61–65

Wolmark N, Wieand HS, Hyams DM et al: Randomized trial of postoperative adjuvant chemotherapy with or without radiotherapy for carcinoma of the rectum: National Surgical Adjuvant Breast and Bowel Project Protocol R-02. J Natl Cancer Inst 92 (2000) 388–396

You QS, Wang RZ, Suen GQ et al: Combination preoperative radiation and endocavitary hyperthermia for rectal cancer: long-term results of 44 patients. Int J Hyperthermia 9 (1993) 19–24

Zimmermann FB, Feldmann HJ: Radiation Proctitis. Clinical and pathological manifestations, therapy and prophylaxis of acute and late injurious effects of radiation on the rectal mucosa. Strahlenther Onkol 174 (1998) (Suppl III) 85–89

G. G. Grabenbauer
W. Hohenberger
C. Belka

Analkanal

Allgemeine Information

Epidemiologische Daten

Karzinome der Analregion repräsentieren etwa 3–3,5 % aller anorektalen und 1,5 % der gastrointestinalen Tumoren. Die Zahl der Neuerkrankungen pro Jahr in den USA wird auf 3400 (Ryan et al. 2000) geschätzt. Das bevorzugte Erkrankungsalter liegt zwischen dem 58. und 64. Lebensjahr. Altersverteilung und Inzidenz unterlagen seit 1960 allerdings erheblichen Schwankungen, wobei jüngere Männer (jünger als 45 Jahre) und ältere Frauen zunehmend betroffen sind (Daling et al. 1987, 1992; Frisch et al. 1994, 1997, 1998).

Die Inzidenz des Analkanalkarzinoms ist bei Frauen doppelt so hoch (7 Fälle auf 1 Million/Jahr) wie bei Männern (4 Fälle auf 1 Million/Jahr). Das Analrandkarzinom findet sich hingegen häufiger bei Männern. Aus größeren epidemiologischen Untersuchungen geht hervor, dass eine strenge Korrelation zwischen der Entwicklung eines Analkarzinoms und einer Infektion mit dem humanen Papilloma-Virus (HPV), welches durch sexuelle Kontakte übertragen wird, besteht. Onkogene HP-Viren werden in den meisten Tumorpräparaten detektiert, sodass eine kausale Rolle des HP-Virus anzunehmen ist. (Daling et al. 1987; Frisch et al. 1994, 1997, 1998).

Ätiologie und Risikofaktoren

Tabelle I gibt einen Überblick zu gesicherten und wahrscheinlichen Risikofaktoren für die Entstehung eines Analkarzinoms. Als gesicherte Faktoren sind die HPV-Infektion, der anale Geschlechtsverkehr, Geschlechtskrankheiten in der Anamnese, mehr als zehn Geschlechtspartner, das Vorhandensein von anamnestischen Zervix-, Vulva- oder Vaginalkarzinomen sowie eine Immunsuppression nach Transplantation anzusehen. Ältere Hypothesen, wonach Analkarzinome durch chronische mechanische Irritationen oder gehäuft bei entzündlichen Darmerkrankungen auftreten, sind nicht aufrechtzuerhalten. Ein Zusammenhang zwischen benignen analen Erkrankungen, wie Hämorrhoiden, Fissuren etc. und Analkarzinomen besteht nicht (Frisch et al. 1994, 1997, 1998).

HPV-Infektionen

Mehr als 70 % von untersuchten Plattenepithelkarzinomen des Anus waren positiv für HPV-RNA (insbesondere Typ 16, seltener Typ 18 und 33), was einen ursächlichen Zusammenhang zwischen Papillomavirus-Infektionen und der Entstehung von Plattenepithel- und basaloiden Karzinomen nahelegt (Beckman et al. 1989; Higgins et al. 1991; Hill et al. 1986). Das humane Papilloma-Virus (HPV) ist streng assoziiert mit der Entwicklung von genitalen Warzen (Condylomata accuminata), welche sich in ein Plattenepithelkarzinom, auch nach sehr langer Latenzzeit, entwickeln können (Byars et al. 2001). Mit PCR-Techniken wurden verschiedene HPV-Subtypen in analen Plattenepithelkarzinomen diagnostiziert, ebenso wie in High-grade-In-situ-Neoplasien, speziell bei homosexuellen Männern (Goldstone et al. 2001; Higgins et al.

Tabelle I. Risikofaktoren für das Analkarzinom.

Deutliche Hinweise
Infektionen mit humanem Papilloma-Virus (Kondylome)
Analer Geschlechtsverkehr in der Anamnese
Geschlechtskrankheiten in der Anamnese
Mehr als 10 Geschlechtspartner
Zervix-, Vulva- oder Vaginalkarzinom in der Anamnese
Immunsuppression nach Transplantation
Hinweise
Infektion mit dem HI-Virus
Langzeittherapie mit Kortikosteroiden
Zigarettenrauchen

1991; Holly et al. 2001). Das Vorhandensein des HPV-16-Capsid-Antikörpers kann als serologischer Marker für ein Analkarzinom angesehen werden, da es bei 55 % der Patienten vorhanden war (Heino et al. 1995). In einer umfangreichen Fall-Kontroll-Studie an mehr als 1700 Patienten mit anogenitalen Malignomen wurde ein relatives Risiko von 6 beim Vorhandensein von HPV-16-Serumantikörpern bei männlichen Patienten beobachtet (Carter et al. 2001).

Sexuelle Aktivität

Epidemiologische Untersuchungen zeigten, dass Analkarzinome mit sexueller Promiskuität bei beiden Geschlechtern, homosexuellen Verhaltensweisen bei Männern und einer Vielzahl von venerischen Infektionen assoziiert sind (Daling et al. 1987; Frisch et al. 1997). Bei Frauen ohne anamnestische Hinweise für Genitalwarzen war das Auftreten des Analkarzinoms mit einer vorausgegangenen Infektion durch Herpes-simplex-Virus Typ 1 und Chlamydia trachomatis assoziiert. Bei Männern ergab sich eine Assoziation mit homosexuellen Verhaltensweisen, analem Geschlechtsverkehr sowie Kondymomata accuminata und einer Infektion mit Gonorrhö (Frisch et al. 1994, 1997). Im Rahmen einer Fall-Kontroll-Studie zur Frage, welche sexuellen Aktivitäten mit dem Auftreten des Analkarzinoms assoziiert waren, ergab sich das höchst relative Risiko bei Frauen mit mehr als zehn Sexualpartnern, und solchen mit anamnestisch bekannten Kondylomen, Zervixneoplasien und einer durchgemachten Gonorrhoe. Bei heterosexuellen Männern war die Angabe von mehr als zehn Sexualpartnerinnen sowie Kondylomata, Syphilis oder Hepatitis B mit einem erhöhten Risiko für das Auftreten eines Analkarzinoms assoziiert (Frisch et al. 1997).

HIV-Infektionen und AIDS

Nach einer umfangreichen Erhebung des Nationalen Krebs-Institutes der USA (Frisch et al. 2000), in die epidemiologische Daten von HPV-assoziierten Tumoren bei mehr als 300 000 Patienten mit AIDS eingingen, zeigte sich sowohl für das Auftreten von In-situ- als auch invasiven Karzinomen des Analkanals ein exzessiv erhöhtes Risiko: Für In-situ-Karzinome betrug das relative Risiko (RR) bei Männern 60, bei Frauen 8, während ein RR von 38 bzw. 7 für das Auftreten eines invasiven Karzinoms beim jeweiligen Geschlecht über einen Beobachtungszeitraum von zehn Jahren gesehen wurde. Alle anderen HPV-assoziierten Tumoren wie Zervix-, Penis-, Tonsillen- und konjunktivale Karzinome waren mit einem ver-gleichsweise deutlich geringeren, wenn auch erhöhten Risiko zu beobachten.

Eine besondere Bedeutung scheint bei HIV-infizierten und/oder homosexuellen Patienten der erhöhten Prävalenz des sog. High-grade-In-situ-Karzinoms des Analkanals zuzukommen. In einer Untersuchung von Goldstone et al. (2001) wurden bei 131 HIV-positiven und 69 HIV-negativen Männern im Zusammenhang mit einer vermuteten, benignen anogenitalen Erkrankung in 60 % der Patienten bioptisch ein Carcinoma in situ und in 3 % ein invasives Plattenepithelkarzinom diagnostiziert. Auch für HIV-positive Frauen scheint eine deutlich erhöhte Prävalenz für High-grade-In-situ-Karzinome zu gelten, insbesondere dann, wenn erniedrigte CD4-Lymphozyten-Werte und eine erhöhte HIV-RNA-Virus Belastung vorliegen (Hoffman et al. 1999).

Andere Risikofaktoren

Zigarettenrauchen ist ein relevanter Risikofaktor (2- bis 5-fach erhöhtes Risiko) für die Entwicklung eines Analkarzinoms bei beiden Geschlechtern. Dies ist sogar in multivariaten Analysen ein unabhängig assoziierter Faktor (Daling et al. 1992). Gegenüber einer Vergleichspopulation ergibt sich für Patienten mit vorausgegangenem Krebsleiden ein exzessiv erhöhtes Risiko für die Entwicklung eines Analkarzinoms, sofern es sich um ein Vulva-/Vaginalkarzinom, Zervixkarzinom oder eine hämatologische Erkrankung handelt. Nachfolgende Entwicklung von Karzinomen, speziell Lungenkarzinomen, Blasen-, Mamma-, Vulva-, Vagina- und Zervixtumoren werden ebenfalls mit erhöhter Inzidenz beobachtet (Frisch et al. 1994). Eine chronische Immunsuppression nach Transplantation erhöht das Risiko, an einem Plattenepithelkarzinom zu erkranken. Bei Patienten nach Nierentransplantation wurde aufgrund persistierender HPV-Infektionen ein 100-fach erhöhtes Risiko für das Auftreten anogenitaler Karzinome gefunden (Arends et al. 1997).

Prävention

Bei allen Patientinnen mit einem Zervix-, Vulva- oder Vaginalkarzinom in der Anamnese sollte aufgrund des deutlich erhöhten relativen Risikos (4,6–15) für das Auftreten eines Analkarzinoms eine halbjährliche Vorsorgeuntersuchung erfolgen (Frisch et al. 1994). Ebenso gehören chronisch immunsupprimierte Patienten (z. B. nach Transplantation), Träger(innen) von Genitalwarzen und homosexuelle Männer zu den Risikopatienten (Frisch et al. 1997).

Als Vorsorgemaßnahmen können neben der rektal-digitalen Untersuchung und Rektoskopie auch zytologische Untersuchungen der Analschleimhaut zur Detektion intraepithelialer Neoplasien dienen (Palevsky et al. 1997).

Neben den vorgenannten Möglichkeiten zur Sekundärprävention steht mit der Entwicklung und Zulassung von HPV-Impfstoffen neuerdings eine Möglichkeit zur echten Primärprävention von Analkarzinomen zur Verfügung (Bryan 2007). Im Hinblick auf die Primärprävention des Zervixkarzinoms ist die Empfehlung der ständigen Impfkommission, momentan alle Mädchen im Alter von 12–17 Jahren gegen die wesentlichen Risikotypen (HPV 16 und 18) zu impfen. Für Jungen ist diese Impfung momentan nur freiwillig möglich. Es bleibt abzuwarten, inwiefern sich die Inzidenz für das Analkarzinom insbesondere in den Risikokollektiven reduzieren wird.

Anatomie, Pathologie und natürliche Ausbreitung

Die Analregion wird unterteilt in den Analkanal und den Analrand (Abbildung 1). Der Analkanal reicht vom oberen zum unteren Rand des Musculus sphincter internus (entsprechend vom Beckenboden zum Analrand) und ist etwa 3–4 cm lang. Der Analrand umfasst 2–3 cm der perianalen Haut und endet an der Linea anocutanea (Hager und Hermanek 1987; UICC 2003). Die Schleimhautauskleidung des Analkanals wird in drei Zonen unterteilt. Die obere oder klorektale Zone, die mittlere oder transitionale Zone und die untere oder Plattenepithelzone. Dabei erstreckt sich die Transitionalzone bis 1 cm oberhalb der Linea dentata. Im Analrand findet man distal eine Epidermis mit Hautanhangsgebilden, am Übergang zum Analkanal das sog. Anoderm, bestehend aus einem Plattenepithel ohne Haare und Drüsen (Hager und Hermanek 1987). Die primären Lymphabflussgebiete des Analkanals sind die Nodi lymphatici pararectales (anorectales) und die Nodi lymphatici iliaci interni. In der TNM-Klassifikation (UICC 2003) werden auch die inguinalen Lymphknoten noch zu den regionären Lymphknotenstationen gerechnet. Die Lymphe des Analrandes drainiert zunächst in die Nodi lymphatici inguinales superomediales, in einem geringen Prozentsatz aber auch in die Lymphabflussgebiete des Analkanals. Allerdings zählen in der TNM-Klassifikation nur die inguinalen

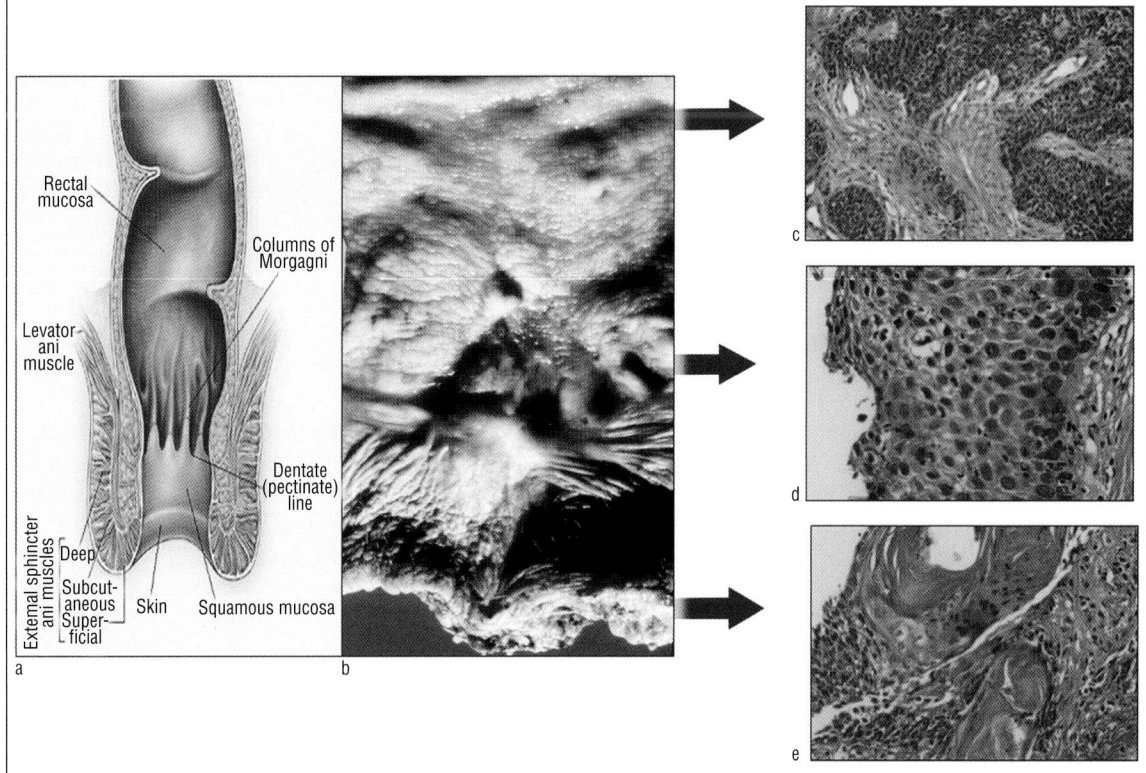

Abbildung 1. Analkarzinom: Anatomie und Pathologie. *a)* Anatomischer Frontalschnitt durch das distale Rektum, den Analkanal und die perianale Haut. *b)* Aufgeschnittenes Rektum-Amputationspräparat mit typischem Analkanalkarzinom in situ. *c)* Plattenepithelkarzinom mit basaloider Differenzierung. *d und e)* Plattenepithelkarzinom mit plattenepithelialer Differenzierung (Fenger et al. 2000).

Tabelle II. Histopathologische Tumortypisierung (WHO-Klassifikation, Fenger et al. 2000).

Plattenepithelkarzinom (ca. 75 %)
Plattenepitheliale Differenzierung
Basaloide Differenzierung
Duktale Differenzierung
Mit muzinösen Mikrozysten
Kleinzelliges nicht verhornendes
Adenokarzinom (ca. 15–20 %)
Muzinöses Adenokarzinom
Undifferenziertes Karzinom

Lymphknoten zu den regionären Lymphknotengruppen (UICC 2003). Initial sind bei 20–30 % der Patienten Metastasen in den regionären Lymphknotenstationen zu erwarten (Gerard et al. 2001; Hager und Hermanek 1987; Pintor et al. 1985; Singh et al. 1989; Sawvers 1972).

Bei Vorliegen von inguinalen, pararektalen oder präsakralen Lymphknotenmetastasen muss im weiteren Verlauf mit einer erhöhten Inzidenz von paraaortalen, parakavalen sowie viszeralen Metastasen in Leber und Lunge gerechnet werden. Sehr selten werden Fernmetastasen in knöchernen Strukturen beobachtet. In monoinstitutionellen Serien (Gerard et al. 1998; Grabenbauer et al. 1998) sowie in einer größeren deutschen Sammelstatistik (Grabenbauer et al. 1997) wurde eine Fermetastasierungsrate zwischen 8 und 15 % angegeben.

Die histologische Klassifikation der Analtumoren erfolgt nach der WHO (Fenger et al. 2000). Im Analkanal kommen vorwiegend Plattenepithelkarzinome unterschiedlicher Differenzierung vor. Tabelle II zeigt die WHO-Einteilung, Abbildung 1 c–e illustriert histopathologische Befunde zu Varianten des Plattenepithelkarzinoms. Seltene Adenokarzinome können vom Rektum ausgehen (rektaler Typ) oder von den Analdrüsen bzw. von anorektalen Fisteln. Auch für den Analrand gilt die oben genannte Klassifikation der WHO, wobei hier überwiegend Tumoren auftreten, die man auch an der Haut beobachten kann.

Plattenepithelkarzinome entstehen aus dem Epithel des Analkanals. Dieses Gewebe ist ektodermaler Herkunft und liegt biologisch dem Hautkarzinom relativ näher als dem Rektumadenokarzinom. Die humanen Papilloma-Viren integrieren die DNA in das Epithel und spielen eine wesentliche Rolle in der Karzinogenese, da in mehr als 80 % von Analkarzinomen HPV-16 gefunden wird. Weitere genetische Abnormitäten betreffen p53- und c-myc-Mutation (Ogunbiyi et al. 1993; Jakate et al. 1993; Wong et al. 1999; Youk et al. 2001). Das Plattenepithel- oder epidermoide Karzinom repräsentiert mehr als 80 % aller Analkarzinome. Die meisten Patienten mit Analrandkarzinomen haben verhornende und gut differenzierte Tumoren, während die Analkanaltumoren häufig nicht verhornend oder schlecht differenziert vorkommen. Tumoren, welche weiter kranial in der Nähe der Linea dentata entstehen, zeigen häufig einen Übergang zwischen Plattenepithel- und Adenokarzinom und werden als Transitionalzellkarzinom, kloakogene oder basaloide Karzinome beschrieben. Diese repräsentieren ca. 20 % aller Analkarzinome, wobei die Unterscheidung zwischen Plattenepithel und Transitionalzellkarzinom weder klinisch noch prognostisch bedeutsam erscheint (Salmon et al. 1986). Eine aggressive Variante des basaloiden Karzinoms, das kleinzellige Karzinom, wurde sehr selten als rasch disseminierender Tumor, ähnlich dem kleinzelligen Lungenkarzinom, beschrieben.

Das Adenokarzinom des Analkanals ist extrem selten (7 % aller Analtumoren), wobei die Entstehung in analen Fisteln und Drüsengängen anzunehmen ist. Als prämaligne Konditionen für die Entwicklung eines Analkarzinoms werden schwere Dysplasien und das Carcinoma in situ bei über 80 % der später invasiven Tumoren angenommen. Prämaligne Konditionen der perianalen Haut im Sinne eines Carcinoma in situ sind die bowenoide Papulose und der Morbus Bowen. Andere, extrem seltene histopathologische Entitäten, welche im Analkanal als Malignome entstehen können, betreffen Lymphome, Melanome und Leiomyosarkome. Melanome der Analregion machen 1–2 % aller Analtumoren aus.

Grading

Bei Plattenepithelkarzinomen wird ein zweistufiges Grading empfohlen. Das Plattenepithelkarzinom mit muzinösen Mikrozysten und das kleinzellige nicht verhornende Plattenepithelkarzinom werden als High-grade-Karzinome eingeordnet. Bei Adenokarzinomen wird entweder ein vierstufiges (G1–4) oder zweistufiges Grading (low grade = G1, 2, high grade = G3, 4) empfohlen (Hermanek et al. 2007).

Diagnose

Spezifische Symptome für das Vorliegen eines Analkanalkarzinoms gibt es nicht. Die hellrote, peranale Blutung ist das häufigste Initialsymptom, daneben

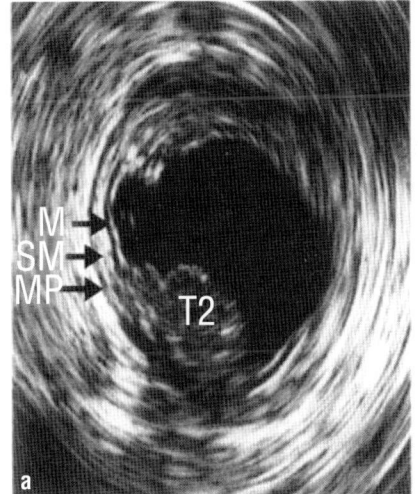
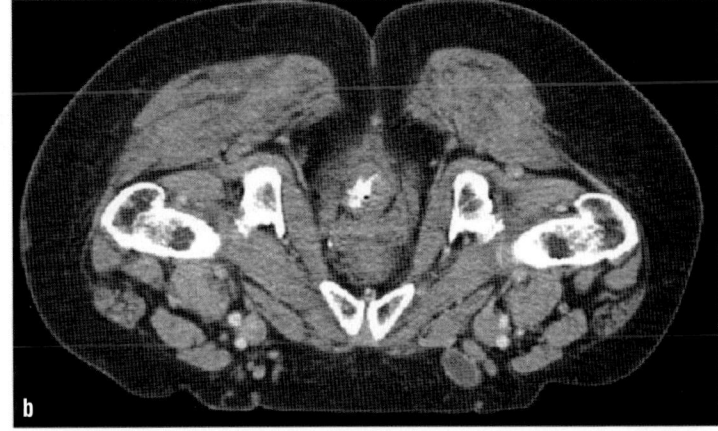
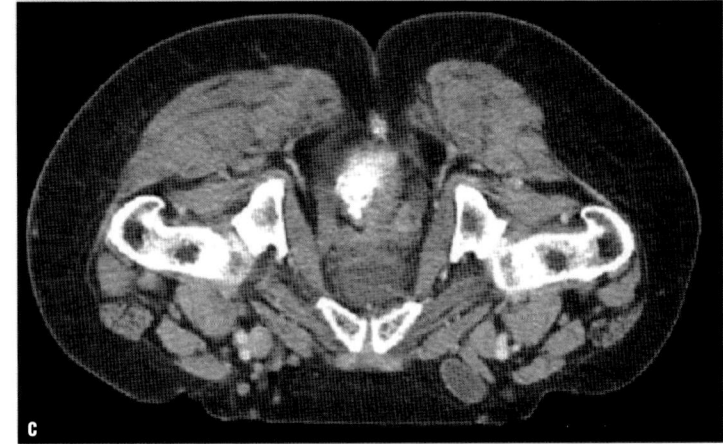

Abbildung 2. Analkarzinom: Bildgebende Diagnostik. *a)* Typischer endorektaler Sonographiebefund eines exophytischen Tumors des distalen Rektums/oberen Analkanals. *b und c)* Computertomographischer Befund eines Analkanaltumors bei 2:00 bis 7:00 mit ipsilateraler, zentral einschmelzender Leistenmetastase.

wird über Pruritus, Schmerz, Schleimabgang und seltener über veränderte Stuhlgewohnheiten geklagt (Grabenbauer et al. 1989; Hager und Hermanek 1987; Schneider et al. 1993). Die Diagnose wird nicht selten verschleppt, weil fälschlicherweise zunächst sehr häufig (bei mehr als 70 % der Patienten) benigne Krankheiten, wie Hämorrhoiden, Fissuren, Fisteln, Thrombosen oder ein Perianalabszess angenommen werden. Patienten mit einem M. Bowen berichten meist über einen langdauernden perianalen Juckreiz. Symptome wie Schmerzen bei der Defäkation, Ausfluss, partielle Inkontinenz oder gar rektovaginale Fistel werden generell bei fortgeschrittenen, die Spinktermuskulatur bereits infiltrierenden Tumoren beobachtet.

Klinisch imponieren Tumoren des Analkanals als polypoide, indurierte, teils auch ulzerierte Läsionen, die – in der Nähe der Linea dentata gelegen – in das untere Rektum infiltrieren können. Karzinome des distalen Analkanals wachsen häufig exophytisch über den Analrand in die perianale Haut ein. Bei therapierefraktären perianalen Fisteln sollte immer auch bioptisch ein Malignom ausgeschlossen werden.

Sorgfältige Inspektion, Palpation von Analkanal und Leistenlymphabflüssen und die Proktoskopie führen bereits zu essenziellen Informationen über die genaue Ausdehnung, Infiltrationstiefe und regionäre Ausbreitung des Tumors. Jede unklare knotige, indurierte oder ulzerierende Läsion muss zu einer Probeexzision führen. Bei pathohistologisch gesichertem Malignom sind die klinische Untersuchung, die endorektale Sonographie, die Computertomographie des Beckens (Abbildung 2) und Abdomens sowie die Röntgenuntersuchung der Thoraxorgane die geeigneten Untersuchungsmethoden zur exakten Stadienfestlegung.

Inwieweit die PET oder PET-CT mit 18-FDG (Abbildung 3) zusätzliche Informationen im Rahmen des Primärstagings erbringt, bleibt abzuwarten. Erste Daten zeigen, dass durch die PET eine bessere bildmorphologische Darstellung des Primärtumors möglich ist. Zusätzlich wurde gezeigt, dass beim Vergleich mit der alleinigen CT mehr pathologisch veränderte Lymphknoten detektiert werden können. Da eine pathologische Validierung der PET-Daten nicht

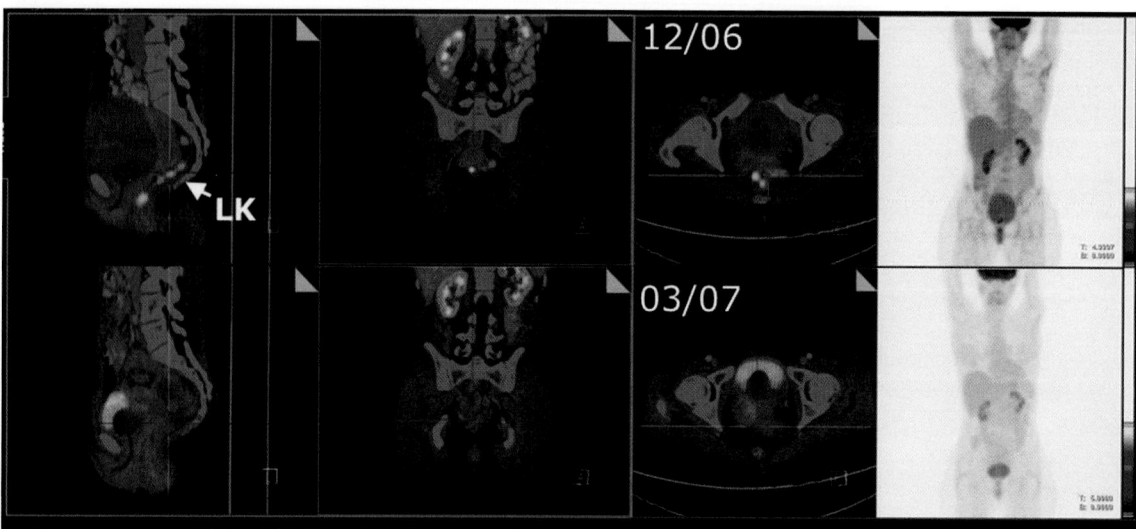

Abbildung 3. Analkarzinom: FDG-PET-CT einer Patientin mit einem Analkarzinom T2N1M0 vor und nach RCT. Die obere Bildreihe zeigt Primärtumor und präsakrale Lymphknotenmetastasen in sagittaler, frontaler und transversaler Rekonstruktion vor Beginn der Radiochemotherapie. Die untere Bildreihe beweist die komplette Remission 3 Monate später (Bildmaterial freundlicherweise überlassen durch PD Dr. R. Linke, Nuklearmedizinische Universitätsklinik, Erlangen).

Tabelle III. Stadieneinteilung und Stadiengruppierung (UICC 2003).

Klinische Klassifikation			
T – Primärtumor			
TX	Primärtumorstatus unbekannt		
T0	Kein Primärtumor nachweisbar		
T1	Tumor 2 cm oder weniger in größter Ausdehnung		
T2	Tumor mehr als 2 cm, aber nicht mehr als 5 cm in größter Ausdehnung		
T3	Tumor mehr als 5 cm in größter Ausdehnung		
T4	Tumor jeder Größe mit Infiltration benachbarter Organe, wie Vagina, Urethra oder Harnblase (Befall der Sphinktermuskulatur allein wird nicht als T4 klassifiziert)		
N – Regionäre Lymphknoten			
NX	Regionäre Lymphknoten können nicht beurteilt werden		
N0	Keine regionären Lymphknotenmetastasen		
N1	Metastasen in perirektalen Lymphknoten		
N2	Metastasen in inguinalen Lymphknoten an der A. iliaca interna einer Seite		
N3	Metastasen in perirektalen und inguinalen Lymphknoten und/oder in Lymphknoten an der A. iliaca interna beidseits und/oder in bilateralen Leistenlymphknoten		
M – Fernmetastasen			
MX	Fernmetastasenstatus unbekannt		
M0	Keine Fernmetastasierung nachweisbar		
M1	Fernmetastasen (paraaortal, Leber, Peritoneum etc.)		
Stadiengruppierung			
Stadium 0	Tis	N0	M0
Stadium I	T1	N0	M0
Stadium II	T2, T3	N0	M0
Stadium IIIA	T4	N0	M0
	T1	N1	M0
	T3	N1	M0
Stadium IIIB	T3, T4	N1	M0
	Jedes T	N2, N3	M0
Stadium IV	Jedes T	Jedes N	M1

durchgeführt wurde, bleibt die Rolle der PET zum Staging in letzter Klarheit offen (Cotter). Unabhängig vom Einsatz der PET beim primären Staging kann die PET zur Bestrahlungsplanung und zur Prädiktion der Therapiewirkung genutzt werden. Für letzteres Szenario liegen Daten vor: Bei Patienten, bei denen das posttherapeutische PET-CT mit FDG eine vollständige Remission anzeigte, war das progressionsfreie Überleben nach zwei Jahren 95 %, wohingegen bei partieller metabolischer Remission ein progressionsfreies Überleben nur bei 22 % der Patienten beobachtet wurde (Schwarz et al. 2007).

Stadieneinteilung

Die Einteilung des klinischen und pathologischen Stadiums der Analkanalkarzinome und der Analrandkarzinome erfolgt nach der TNM-Klassifikation der UICC (Union International contre le Cancer) von 2003. Die Klassifikation und die Stadiengruppierung des Analkanalkarzinoms ist in Tabelle III gezeigt.

Therapie

Chirurgische Therapie

Analkanalkarzinome infiltrieren in einem hohen Prozentsatz bereits bei Diagnosestellung die Sphinktermuskulatur, sodass eine kurative lokale Exzision unter den Bedingungen der Sphinkterpräservation nicht möglich ist. Lediglich für kleine (< 2 cm), ausschließlich in der perianalen Haut gelegene Tumoren, erscheint die lokale Exzision, sofern im gesunden durchführbar, sinnvoll. Für Analkanalkarzinome galt die abdominoperineale Rektumexstirpation (APR) lange Zeit als die Therapie der Wahl. Die alleinige lokale Exzision kann nach den vorliegenden Literaturdaten – auch beim pT1cN0-Tumorbefund – nicht empfohlen werden, da mit Rezidiven in über 50 % der Fälle zu rechnen ist (Beahrs 1979; Frost et al. 1984; Grabenbauer et al. 2005; Mahjoubi et al.1990; Schlienger et al. 1989). Lediglich im Falle des inzidentell entdeckten, mikroinvasiven, d. h. auf Schleimhaut und Submukosa beschränkten Karzinoms blieben in der Serie von Boman et al. 16 von 17 Patienten nach einer lokalen Tumorexzision rezidivfrei. Nach APR wurden Fünfjahres-Überlebensraten zwischen 40 und 70 % erzielt. Allerdings kam es bei 28–43 % der Patienten trotz radikal-chirurgischer Maßnahme zu einem lokalen Rezidiv (Beahrs 1979; Boman et al. 1984; Pintor et al. 1989; Singh et al. 1972; Sawyers). Einen Überblick über die Resultate

der chirurgischen Therapie gibt Tabelle IV. Die Nachteile der APR lagen im Verlust der analen Sphinkterfunktion, einem permanenten Anus praeter sowie einer möglichen postoperativen Letalität (bis zu 6 %) und einer Impotentia coeundi (Grabenbauer et al. 2005; Hager und Hermanek 1987). Im Laufe der 80er Jahre wurden daher zunehmend nichtchirurgische Verfahren, wie die interstitielle und externe Radiotherapie sowie insbesondere die Radiochemotherapie zunächst im Rahmen von Studien evaluiert und im Folgenden als Standardbehandlung akzeptiert.

Radiotherapie

Externe Radiotherapie

Fraglos ist der systematische Nachweis der hohen Effizienz der externen Radiotherapie mit dem Namen des französischen Radioonkologen Jean Papillon (Lyon) verbunden, der bereits seit den 60er Jahren die Vorzüge der nichtoperativen Behandlung des Analkanalkarzinoms erkannte und diese mit Erfolg ausführte. Technik und Dosierung muten aus heutiger Sicht ungewohnlich an, eine kurze Darstellung derselben erscheint jedoch zum Verständnis heutiger Zielvolumenkonzepte unerlässlich. In Steinschnittlage wurde über ein direktes perineales Feld der Größe 8 × 8 cm mit Co-60 eine Gesamtdosis von 30 Gy, spezifiziert auf 5 cm Gewebetiefe, in zehn Fraktionen appliziert. Somit resultierte am Perineum subkutan eine Dosis von 42 Gy. Als weiteres Zielvolumen wurde die Region der präsakral bzw. iliakal intern gelegenen Lymphabflüsse in Bauchlage mit einem 7 × 12 cm großen Feld unter Verwendung von Co-60 Photonen mittels Teilrotation bis 18 Gy (8 cm Tiefe) in sechs Fraktionen bestrahlt. Um Überdosierungen durch Überlagerung dieser Felder in der Tiefe zu vermeiden, war streng darauf zu achten, dass die kaudale Grenze des präsakralen Feldes 7 cm kranial des Analrandes lag (Papillon 1974; Papillon et al. 1991). Nach einer zweimonatigen Pause erfolgte dann eine interstitielle Brachytherapie (Ir-192 LDR) durch ein einreihiges, semizirkuläres Implantat mit einer Gesamtdosis von 20 Gy. Die heute gültigen Zielvolumenkonzepte basieren nach wie vor auf diesen frühen Erfahrungen, wenn auch die Verwendung hochenergetischer Photonen, Mischtechniken aus Photonen/Elektronen, die 3-D-Planung, intensitätsmodulierte Radiotherapie sowie neuere strahlenbiologische Erkenntnisse zur Höhe der Fraktionsdosis deutliche Modifikationen der aktuell empfohlenen Vorgehensweise ermöglichten.

Tabelle IV. Fünfjahres-Überlebensrate nach Rektumexstirpation.

Autor	Jahr	Patienten n	Lokalrez. (%)	5-JÜR (%)
Boman et al.	1984	114	28	71
Frost et al.	1984	109	27	62
Greenall et al.	1985	105	35	55
Dougherty et al.	1985	79	43	47
Lopez et al.	1988	47	k. A.	55
Pintor et al. (zitiert nach Schneider et al. 1993)	1989	76	k. A.	71

5-JÜR: Fünfjahres-Überlebensrate
Lokalrez.: Lokalrezidivrate

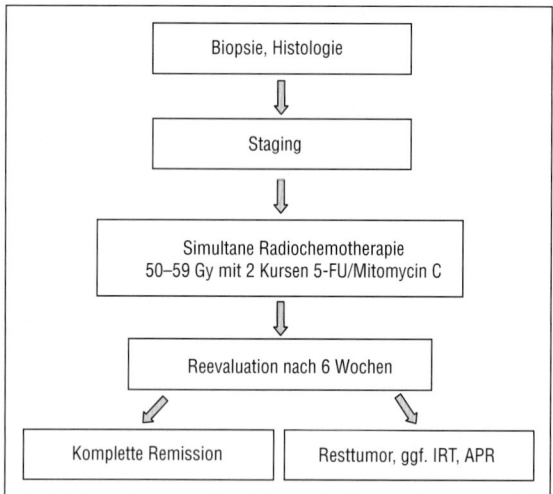

Abbildung 4. Behandlungsalgorithmus Analkarzinom (IRT: interstitielle Brachytherapie, APR: abdominoperineale Rektumresektion).

In der 1987 begonnenen UKCCCR-Studie (UKCCCR 1996) wurde zunächst mit einer einfachen AP/PA-Gegenfeldtechnik eine Gesamtdosis von 45 Gy in 20–25 Fraktionen auf Primärtumor, perirektale und inguinale Stationen empfohlen, wobei die kraniale Feldbegrenzung nur bis zur Beckenmitte reichte. Nach einer sechswöchigen Pause erhielten 87 % der Patienten eine Boost-Dosis von 15 Gy, die über ein direktes perineales Photonen- oder Elektronen-Stehfeld in sechs Fraktionen oder als Ir-192-Implantat mit 25 Gy appliziert wurde.

Immerhin wurde eine schwere akute Hauttoxizität bei 39/285 (14 %) im RT-Arm und bei 50/292 (17 %) im RCT-Arm konstatiert. Relevante Spätmorbiditäten an Haut, Darm und an der Blase ergaben sich bei 108/285 (38 %) und 122/292 (42 %) in den entsprechenden Patientengruppen.

Die ebenfalls 1987 begonnene EORTC-Studie (Bartelink et al. 1997) empfahl zunächst die Verwendung einer Drei- bis Vier-Felder-Box-Technik (kraniale Feldbegrenzung: Promontorium) bis 45 Gy (Einzelfraktion 1,8 Gy), allerdings bei Vorliegen von Leistenlymphknoten ebenso nur AP/PA-Felder. Nach einer Pause von sechs Wochen erfolgte die Aufsättigung mit weiteren 15–20 Gy auf Primärtumor und vergrößerte Lymphknoten. Auch hier wurden schwere Spätfolgen bei 15/52 (29 %) der Patienten im RT-Arm und bei 22/51 (43 %) der Patienten im RCT-Arm beobachtet.

Die zwischen 1988 und 1991 durchgeführte RTOG-Studie (Flam et al. 1996) sah auch die externe RT über AP/PA-Felder in Einzelfraktionen von 1,8 Gy für das gesamte Becken bis zur Oberkante des LWK 5 vor, wobei allerdings nach 30 Gy die kraniale Feldbegrenzung bis zum Unterrand der Iliosakralfugen eingezogen wurde. Nach 36 Gy wurde erneut das Zielvolumen auf eine Feldgröße von 10×10 cm reduziert und so eine Gesamtdosis von 45 Gy appliziert. Der makroskopische Residualtumor sollte eine Boost-Dosis von 5,4–9 Gy erhalten. Grad-4/5-Spättoxizitäten wurden so lediglich bei 6/291 (2 %) Patienten beobachtet. Auch die Zahl akuter, nicht hämatologischer Nebeneffekte war mit 13/291 (4,5 %) sehr moderat bei mindestens ebenbürtigen onkologischen Resultaten im Vergleich zu den vorher angeführten EORTC- und UKCCCR-Studien.

Behandlung der Leistenlymphknoten

In 20 publizierten Serien (Gerard et al. 2001) fand sich bei der primären Diagnose eines Analkanalkarzinoms eine mittlere Inzidenz synchroner, befallener Leistenlymphknoten von 13 % (Spanne von 6–23 %). Zieht man die im Nachbeobachtungszeitraum aufge-

Tabelle V. Resultate nach alleiniger Radiotherapie des Analkanalkarzinoms.

Autor	Patienten	Dosis[a]	Lokale Kontrolle (%)	Kolostomiefreie 5-JÜR (%)	5-JÜR (%)
Eschwege et al. (1985)	64	60–65 (e)	91 (T1/2) 71 (T3/4)	91 50	61 33
Ng. Ying Kin et al. (1988)	32	39 (e) 22 (i)	75	69	61
Papillon et al. (1989)	66 (T1/2) 113 (T3/4)	42 (e) 20 (i)	k. A.	76 53	80 58
Schlienger et al. (1989)	193	55–65 (e)	76	55	68
Cummings et al. (1991)	57	50 (e)	50	k. A.	68
Touboul et al. (1994)	270	62,5 (e)	80	57	76

[a] Dosisangaben in Gy, (e): externe RT, (i): interstitielle RT
5-JÜR: Fünfjahres-Überlebensrate

tretenen metachronen inguinalen Metastasen bei Patienten ohne elektive Leistenbehandlung mit in das Kalkül, ist davon auszugehen, dass 24 % aller Patienten (Spanne 16–36 %) irgendwann einen Leistenbefall haben werden. Gerard et al. (2001) verweisen darauf, dass interessanterweise gewöhnlich einseitige Metastasen auftreten, und zwar in strenger Abhängigkeit von der Lokalisation des Tumors im Analkanal. Das Risiko eines Leistenbefall nimmt mit der Größe des Primärtumors stetig zu. Bei Läsionen < 4 cm beträgt es weniger als 10 %, für T3/4-Tumoren erreicht es 15–30 % (Allal et al. 1999; Papillon und Montbaron 1987), eine Tumorlokalisation oberhalb der Linea dentata geht mit einem geringen und umgekehrt ein Befall des Analrandes mit höherem Risiko einher (Gerard et al. 2001). Die Behandlung befallener, synchroner Leistenlymphknoten variiert je nach Institution. Häufig wird eine primäre RCT wie auch für den Primärtumor empfohlen bis zu einer Gesamtdosis von 45–65 Gy (Cummings 1990; Cummings et al. 1991; Flam et al. 1996; Grabenbauer et al. 1998). Andere Autoren plädieren für die Dissektion des befallenen Knotens gefolgt von der RCT (Allal et al. 1993; Gerard et al. 2001; Papillon et al. 1991).

Auch die Therapie klinisch und bildgebend unauffälliger Leisten wird kontrovers gesehen. Einerseits ist die abwartende Haltung ohne Behandlung bei engmaschiger Kontrolle denkbar (Allal et al. 1993; Gerard et al. 2001), insbesondere bei Patienten mit relativ niedrigem Risiko eines Leistenbefalls. Umgekehrt gilt, dass eine adjuvanter Therapie bei einem Befallsrisiko von über 20 % sinnvoll und indiziert ist. Dies gilt sicher bei Patienten mit T3/4- und den Analrand befallenden Tumoren. Eine elektive Behandlung der Leisten mit 45–55 Gy und simultaner Chemotherapie senkt das Risiko von Lymphknotenrezidiven dort auf unter 5 % (Cummings 1990; Cummings

Tabelle VI. Zielvolumina bei der externen Radiotherapie.

T1/2-Tumor im Analkanal
Primärtumor (inklusive befallener Lymphknoten) Lymphabflüsse: perirektal und präsakral
T3/4-Tumor des Analkanals oder Infiltration des Analrandes oder primäres perianales Hautkarzinom
Primärtumor (inklusive befallener Lymphknoten) Lymphabflüsse inguinal, perirektal, präsakral

et al. 1991; Flam et al. 1996; Grabenbauer et al. 1993, 1994, 1998; Peiffert et al. 2001; Touboul et al. 1994). Bemerkenswert ist allerdings, dass die Fünfjahres-Überlebensraten bei Patienten mit primär behandelten, synchronen Leistenlymphknoten 54 %, nach Salvage-Resektion gefolgt von einer RCT im Falle der metachronen Metastasierung lediglich 41 % betrug (Gerard et al. 2001).

Intensitätsmodulierte Strahlentherapie

Die Einführung von IMRT-Techniken bietet die Möglichkeit zu einer vereinfachten Bestrahlung des komplexen Zielvolumens von Analkarzinomen. Dies gilt insbesondere dann, wenn eine Erfassung der Leistenlymphknoten sinnvoll erscheint. In verschiedenen Studien konnte gezeigt werden, dass optimierte Dosisverteilungen erzielt werden können (Chen et al. 2005; Menkarios et al. 2007). In einer der größten Serien wurden 53 Patienten mit einer Radiochemotherapie analog dem RTOG-Vorgehen in IMRT-Technik bestrahlt (Salama). Die Autoren berichten über deutlich reduzierte Nebenwirkungen bei gleicher lokaler Kontrolle im Vergleich zu historischen Kontrollen. Bei einem kolostomiefreien Überleben von 83,7 % nach 18 Monaten wurden lediglich hämatologische Grad-4-Toxizitäten beobachtet.

Im Bereich der Haut wurden relevante Nebenwirkungen bei 54 % (Grad 2) und 38 % der Patienten (Grad 3) beobachtet, Grad-4-Toxizitäten traten nicht auf. Mit zunehmendem Verbreitungsgrad der IMRT ist zu erwarten, dass IMRT-Techniken zum Standard für die Bestrahlung beim Analkarzinom werden.

Fraktionierung und Dosierung

Abgesehen von der Arbeitsgruppe aus Lyon (Papillon 1974; Papillon et al. 1991; Papillon und Montbaron 1987; Papillon und Chassard 1992; Gerard et al. 1998, 1999, 2001), die bis in die jüngste Zeit über die ursprünglich von Papillon angegebene Dosierung mit der hohen Einzeldosis von 3 Gy berichtete, gilt heute eine konventionelle Fraktionierung mit 1,8–2 Gy, fünfmal wöchentlich, als Standard. Die mit höherer Einzelfraktionsdosis zu erwartende Inzidenz schmerzhafter lokaler Nekrosen von 15 % in Verbindung mit einer kolostomiefreien Überlebensrate von 67 % (Gerard et al. 1999) kann heute keine breite Akzeptanz mehr finden. Eine weitere Untersuchung von Cummings et al. (1991), bei der eine Gesamtdosis von 50 Gy in Fraktionen zu 2,5 Gy appliziert wurde, weist operationspflichtige Spätfolgen bei 14 % der Patienten, insbesondere im Bereich des Dünndarms, aus. Bemerkenswert erscheint, dass die alleinige externe Radiotherapie mit bis zu 65 Gy relativ hoch dosiert werden musste, um eine ausreichend hohe Tumorkontrolle zu erreichen. Hieraus resultierten lokale, zum Teil operationspflichtige Späteffekte, welche zur APR zwangen. So lag in einer Untersuchung von Touboul et al. (1994) nach alleiniger externer Radiotherapie bis 65 Gy der Anteil an Patienten mit erhaltenem Sphinkter lediglich bei 67 %.

Ergebnisse

Die externe Radiotherapie allein oder in Kombination mit einer interstitiellen Brachytherapie wurde traditionell in zahlreichen französischen Zentren mit Erfolg ausgeführt. Die alleinige externe RT ist eine effektive Methode zur Kontrolle kleiner Tumoren im Analkanal. Patienten mit Karzinomen von < 4 cm Länge haben eine Chance von 70–90 %, nach fünf Jahren tumorfrei zu überleben. Für größere Tumoren und solche mit inguinalen Metastasen gilt jedoch, dass mit der alleinigen Radiotherapie nur zirka 50 % der Patienten zu heilen sind (Allal et al. 1993; Cantril

et al. 1983; Eschwege et al. 1985; Ng et aal. 1988; Papillon und Montbaron 1987; Touboul et al. 1994). Eine genaue Aufstellung der Behandlungsergebnisse ist Tabelle V zu entnehmen.

Brachytherapie

Erfahrungen mit der alleinigen interstitiellen Brachytherapie (meist Radium) des Analkanalkarzinoms reichen bis in die 60er Jahre zurück und wurden lediglich aus Manchester (Dalby und Pointon 1961) und Lyon (Papillon 1974) mitgeteilt. Auch bei Beschränkung auf kleine, nodal negative Tumoren wurde lediglich eine lokale Tumorkontrollrate von bis zu 60 % erzielt, wobei noch in 10 % der Fälle das Auftreten einer Nekrose in Kauf zu nehmen war. In der Folgezeit wurde die Brachytherapie mit Ir-192 LDR als Methode der lokalen Dosiseskalation nach vorausgegangener externer Radiotherapie bis zu 45–50 Gy im Rahmen zahlreicher monoinstitutioneller Protokolle evaluiert. In der Regel wurde nach einem zeitlichen Intervall von bis zu acht Wochen eine interstitielle Dosis von 14–28 Gy (Gerard et al. 1998; Ng et aal. 1988; Papillon et al. 1991; Peiffert et al. 1997; Wagner et al. 1994) in einem einreihigen, semizirkulären Implantat von bis zu 5 cm Länge appliziert (behandeltes Volumen ca. 20 ml).

Erfahrungen mit der interstitiellen Brachytherapie im HDR- und PDR-Verfahren sind sehr limitiert. Lohnert et al. (1998) berichteten nach externer Radiotherapie bis 45 Gy über die Brachytherapie mit 2 × 6 Gy im HDR-Verfahren. Nachdem 5/18 Patienten erhebliche Toxizitäten (Proktitis, Ulzeration) aufwiesen, wurde eine Reduktion der Fraktionsdosis auf 2 × 4 Gy HDR realisiert. Eine weitere Serie über 39 Patienten berichtete über die Ir-192-HDR-Brachytherapie mit einer Einzeldosis von 6 Gy, welche eine bis zwei Wochen nach Abschluss der externen RT, allerdings nur im Falle einer inkompletten Remission, indiziert wurde. Die kolostomiefreie Überlebensrate nach fünf Jahren betrug 73 % bei einer bemerkenswerten Inzidenz an operationspflichtigen Spätfolgen von 7,6 % (Kapp et al. 2001).

Eine interstitielle Brachytherapie im PDR-Verfahren mit 25 Gy (Pulsdosis 0,6 Gy/h) führte nach externer Radiotherapie mit 46 Gy zur Entwicklung einer lokalen Nekrose bei 13/17 Patienten (Roed et al. 1996), wobei allerdings auch ein zu großes Boost-Volumen als ursächlich für die erhöhte Toxizität diskutiert wurde (Peiffert 1997). Andere Gruppen bestätigten allerdings, dass ein Brachytherapie-Boost im PDR Verfahren mit einer Gesamtdosis von 10–

Tabelle VII. Resultate nach Radiochemotherapie des Analkanalkarzinoms (Phase-II-Studien).

Autor	Chemotherapie	Patienten	Lok. Kontr.	Kolostomie	5-JÜR
Papillon et al. (1991)	5-FU, MMC	89	90 %	87 %	63 %
Cummings et al. (1991)	5-FU, MMC	69	86 %	k. A.	76 %
	5-FU	66	60 %	k. A.	64 %
Grabenbauer et al. (1993)	5-FU, MMC	44	83 %	80 %	71 %
Allal et al. (1993)	5-FU, MMC	68	66 %	66 %	61 %
Wagner et al. (1994)	5-FU, CDDP	51	78 %[a]	85 %	94 % (T1/2)
					54 % (T3/4)
Grabenbauer et al. (1994)	5-FU, MMC	139	69 %	68 %	64 %
Doci et al. (1996)	5-FU, CDDP	35	86 %	86 %	94 % (4 J.)
Grabenbauer et al. (1998)	5-FU, MMC	62	88 %	86 %	81 %
Gerard et al. (1998)	5-FU, CDDP	95	71 %	71 %	84 %
Peiffert et al. (2001)	5-FU, CDDP	80	k. A.	73 %	86 %

[a] Rate an kompletten Remissionen nach 2 Monaten
5-JÜR: Fünfjahres-Überlebensrate

25 Gy keinerlei Grad-3/4-Toxizitäten nach sich zog (Gerard et al. 1999). Eine intrakavitäre Brachytherapie des Analkanals kann aufgrund sehr limitierter Datenlage sowie deutlich erhöhter Inzidenz an Spätfolgen (Vordermark et al. 2001) nicht empfohlen werden.

Empfohlene Zielvolumina und Technik

Das Planungszielvolumen (PZV) umfasst den Primärtumor (Analkanal und Perianalregion), die regionären Lymphabflussstationen perirektal, präsakral, iliakal-intern sowie beidseits inguinal (siehe Tabelle VI). Zur Minimierung der Belastung von Dünndarm und Blase ist die Bestrahlung möglichst in isozentrischer Technik mit drei oder vier Feldern, bzw. neuerdings auch in IMRT-Technik durchzuführen. Die medialen, superfiziellen Leistenlymphknoten sind zwingend bei Mitbefall des Analrandes sowie bei allen größeren (> T2-Kategorie) Tumoren einzubeziehen, hierbei sollte ein Dosisanteil von ca. 50 % der Referenzdosis der isozentrischen Bestrahlung mit Elektronen geeigneter Energie appliziert werden. Zur reproduzierbaren Einstellung der Elektronenfelder empfiehlt sich die Bestrahlung in Rückenlage. Im Rahmen der klassischen Simulationsprozedur erfolgt zunächst die Kontrastierung von Blase und Rektum mit jodhaltigem, wasserlöslichem Kontrastmittel, Analkanal und etwaig vergrößerte Leistenlymphknoten werden drahtmarkiert. Die Erfassung eines 3-D-Datensatzes mittels Spiral-CT unter Verwendung oraler und intravenöser Kontrastierung stellt die Grundlage für die alternativ bestehende Möglichkeit der 3-D-Bestrahlungsplanung dar, wobei

dann eine Segmentierung von Zielvolumina und Risikoorganen erfolgt. Zur externen Radiotherapie mit einer ausreichend homogenen Dosisverteilung sind Photonen-Energien von wenigstens 6 MV und Elektronenstrahlen einer Energie von 10–21 MeV erforderlich. Abbildung 5 zeigt die Dosisverteilung für eine Bestrahlungsplanung mit und ohne Leistenlymphknotenstationen.

Simultane Radiochemotherapie (RCT)

Die ursprünglich von Nigro et al. (1974) angegebene Kombinationsbehandlung aus einer externen RT und einer Chemotherapie mit Mitomycin C (MMC) und 5-Fluorouracil (5-FU) war lediglich als neoadjuvante Behandlung vor definitiver Radikalchirurgie gedacht, insbesondere, um nachfolgend das Auftreten von Lokalrezidiven zu verhindern. Die Tatsache, dass man nach 30 Gy und einem Kurs Chemotherapie in einem erheblichen Prozentsatz der histologisch untersuchten Tumorpräparate keinen vitalen Resttumor mehr fand, führte rasch zur Etablierung der RCT als definitive, primäre Behandlung. Eine große Zahl von in der Folgezeit publizierten Phase-II-Studien, welche mindestens 50 Gy und zwei Kurse Chemotherapie applizierten, zeigten lokoregionäre Tumorkontrollraten von 80–90 % und kolostomiefreien Überlebensraten von 66–70 % nach fünf Jahren (Allal et al. 1993; Cummings 1990; Cummings et al. 1991; Dunst et al. 1987; Grabenbauer et al. 1989, 1993, 1994, 1997, 1998; Panzer et al. 1993; Place et al. 2001; Sischy 1985; Wagner et al. 1994). Eine Zusammenstellung der Ergebnisse nach RCT zeigt Tabelle VII.

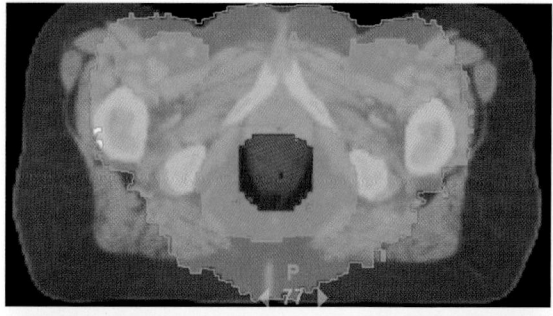

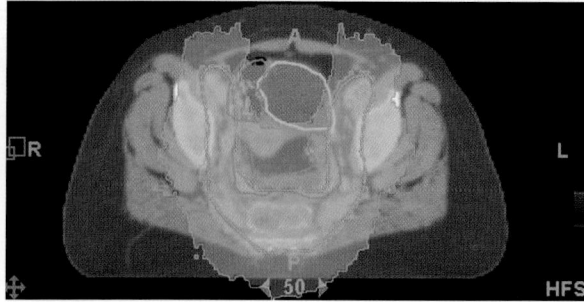

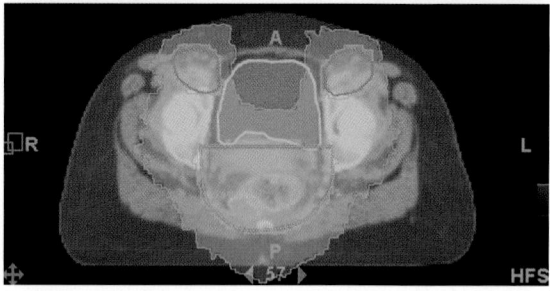

Abbildung 5. 3-D-Bestrahlungplan.
Zielvolumina und Dosisverteilung bei der externen, intensitätsmodulierten Radiotherapie (Tomotherapie) eines Analkanalkarzinoms im Stadium T3N0M0. Die 95-%-Isodose erfasst den Primärtumor (rot), die inguinalen, perirektalen und präsakralen sowie iliakalen Lymphabflussgebiete (grün) sehr konformal.
Die Belastung umliegender Risikoorgane (blau) liegt unter 30 %, d. h. geringer als 15 Gy. (Bilder freundlicherweise überlassen von Dr. Thomas Koch, Hans Löwel-Tomotherapie-Zentrum, Bamberg.)

Auch bei der zunehmenden Zahl von HIV-positiven Männern mit Analkarzinom wurde die RCT erfolgreich etabliert. Allerdings scheint die akute, therapieassoziierte Toxizität, insbesondere Diarrhö, febrile Neutropenie und Dermatitis, deutlicher ausgeprägt zu sein bei gleichzeitig geringeren kolostomiefreien Überlebensraten von nur ca. 60 % (Hoffman et al. 1999; Kim et al. 2001; Place et al. 2001).

Rolle von Cisplatin

Derzeit laufende randomisierte Studien untersuchen den Wert von Cisplatin als Ersatz für Mitomycin C. Platin-Derivate waren bei der Einführung der RCT in den 70er Jahren noch nicht verfügbar, gelten in der Behandlung von Plattenepithelkarzinomen anderer Lokalisationen allerdings eher als Standard in der RCT. Die erste Studie (Doci et al. 1996) zeigte bei 35 Patienten nach RCT mit Cisplatin und 5-FU eine Rate an kompletter Remission von 94 %, wobei nur 14 % der Patienten im weiteren Verlauf eine Kolostomie aufgrund eines Rezidivs erhielten. In jüngster Zeit wurden Ergebnisse von Phase-II-Studien berichtet, die eine Radiochemotherapie mit 5-FU und Cisplatin prüften (Gerard et al. 1998; Roed et al. 1996). Die so erzielten Gesamt-Überlebens- und kolostomiefreien Überlebensraten waren mit 84–86 % bzw. 71–73 % allerdings den Resultaten aus erfahrenen Zentren, die eine RCT mit 5-FU und MMC einsetzten, nicht überlegen.

Im Bestreben, die Ergebnisse zu optimieren, wurden im Rahmen einer Phase-II-Studie der EORTC die beiden potenziell wirksamsten Substanzen (MMC und Cisplatin) kombiniert. Nach einem ersten Zyklus (36 Gy, 10 mg/m^2 MMC an Tag 1 und 20 mg/m^2 Cisplatin wöchentlich) folgte ein zweiter Zyklus (23,4 Gy, 10 mg/m^2 MMC an Tag 1 und 20 mg/m^2 Cisplatin). Nachdem die Machbarkeit gezeigt wurde (Crehange), wird im Rahmen einer laufenden Phase-III-Studie die Wirkung von MMC-Cisplatin verglichen mit der Effektivität von MMC/5-FU. Diese Studie wurde allerdings am 19/11/2007 wegen zu schwacher Rekrutierung geschlossen.

Neben diesen Studien liegen zur Rolle von Cisplatin die Ergebnisse der RTOG-9811-Studie als Abstrakt vor (Ajani et al. 2008). Im Rahmen dieser Studie wurde die Standard-Radiochemotherapie (MMC/5FU) verglichen mit einer Vorgehensweise, bei der eine Induktions-Chemotherapie und simultane Radiochemotherapie, jeweils mit den Substanzen 5-FU/Cisplatin, verwendet wurde. Die intensivierte Therapie führte zwar zu keiner höheren Toxizität, allerdings – überraschenderweise – auch zu keiner Verbesserung der onkologischen Ergebnisse (Tabelle VIII). (Eine Zusammenstellung der gebräuchlichsten simultanen Chemotherapieprotokolle zeigt Tabelle IX.)

Von besonderer Bedeutung ist in diesem Zusammenhang, dass die RCT im Gegensatz zur höher dosierten, möglicherweise bei kleinen Tumoren gleich effektiven, alleinigen RT mit deutlich ge-

Tabelle VIII. Studie zur Radiochemotherapie mit 5-FU/Mitomycin C vs. 5-FU/Cisplatin (RTOG 9811).

Studienarm	n	Toxizität Grad 3–4	Kolostoma (5 J.)	DFS (5. J.)
RCT (MMC/FU)	319	61 %	10 %	60 %
RCT (Cis[a]/FU[b])	315	42 % (p = 0,001)	19 % (p = 0,02)	54 % (0,17)

[a] Cisplatin 75 mg/m^2 d1, 29, 57, 85
[b] 5-FU 1000 mg/m^2 d1–4, 29–32, 57–60, 85–88

Tabelle IX. Chemotherapieprotokolle bei der simultanen Radiochemotherapie.

	5-FU	Mitomycin C	Cisplatin
RTOG	96 h CIV 1 g/m^2/d d1–4, 29–32	10 md/m^2, d1, 29	
UKCCCR	96–120 h CIV 0,75–1 g/m^2/d d1–4(5), 29–(32)33	12 md/m^2, d1	
EORTC	120 h CIV 0,75 g/m^2/d d1–5, 29–33	15 md/m^2, d1	
Gerard ´98	96 h CIV 1 g/m^2/d d1–3, 29–33		25 mg/m^2/d d1–4 i.v.

CIV: kontinuierliche intravenöse Infusion
i.v.: intravenös

ringerer Spättoxizität assoziiert war und damit bei mehr als 80 % der Patienten die natürliche anale Kontinenz erhalten blieb. Eine Zusammenstellung der Häufigkeit schwerer Behandlungsfolgen nach konservativer Therapie des Analkarzinoms zeigt Tabelle X.

Randomisierte Studien

Derzeit liegen valide Resultate von vier randomisierten Studien vor. Zwei prospektiv-randomisierte Studien untersuchten den Wert einer Chemotherapie in Kombination mit einer simultanen Radiotherapie im Vergleich zur alleinigen Radiotherapie. Die EORTC-Studie (Tabelle XI, Abbildung 6) prüfte die Frage, ob fortgeschrittene Tumoren (> 4 cm oder N1–3) von einer zusätzlichen Chemotherapie mit 5-FU und MMC profitieren. Nach Randomisation von nur 100 Patienten ergab sich ein signifikanter Vorteil in der lokoregionären Tumorkontrolle (52 % vs. 70 %, p = 0,02) und im Überleben ohne Kolostomie (72 % vs. 40 %, p = 0,002) durch die Kombinationsbehandlung im Vergleich zur alleinigen Radiotherapie (Bartelink et al. 1997; Roelofsen et al. 1995).

Auch die britische Studie des United Kingdom Coordinating Committee on Cancer Research (UKCCCR) zeigte nach Randomisation von 585 Patienten, dass die Quote an lokal persistierenden Tumoren und Rezidiven nach alleiniger Radiotherapie von 59 %

auf 36 % (p < 0,0001) durch die Radiochemotherapie sank (UKCCCR 1996). Tabelle XI zeigt die Resultate im Detail. In beiden Studien konnte eine Reduktion der Lokalrezidivrate bei verbessertem kolostomiefreien Überleben nachgewiesen werden. Das Gesamtüberleben blieb unbeeinflusst, was die Bedeutung der Salvage-Exstirpation unterstreicht.

Im Zusammenhang mit der UKCCCR-Studie muss auf eine gesondert publizierte Subgruppenanalyse zur Rolle der Radiochemotherapie bei kleineren (T1–T2) Analkarzinomen hingewiesen werden (Northover). Die Autoren konnten zeigen, dass sich der Vorteil der Kombinationsbehandlung bezüglich der lokalen Kontrollraten auch in dieser Subgruppe nachweisen lässt.

Die RTOG/ECOG-Intergroup-Studie (Tabelle XII, Abbildung 7) untersuchte die Frage, inwieweit die Substanz MMC im Rahmen der RCT mit 5-FU eine Bedeutung hatte. Insgesamt 310 Patienten wurden zufällig einer Radiotherapie mit 5-FU oder einer solchen mit 5-FU und MMC zugeordnet. Die kolostomiefreie Überlebensrate (59 % vs.71 %, p = 0,014) und das NED-Überleben (51 % vs.73 %, p = 0,0003) waren durch die Hinzunahme von MMC signifikant verbessert worden (Flam et al. 1996). Allerdings kam es durch die simultane Anwendung von 5-FU, MMC und externer Radiotherapie zu einem deutlichen Anstieg der Grad-4/5-Toxizität (23 % vs. 7 %, p < 0,001) im Vergleich zur Radiotherapie mit 5-FU allein.

Tabelle X. Operationspflichtige Spätfolgen nach konservativer Behandlung des Analkanalkarzinoms.

Autor	Inzidenz	Dosis (Gy)
Externe Radiotherapie allein		
Cantril ct al. 1983	4/47 (9 %)	55–65
Eschwege et al. 1985	9/64 (14 %)	60–65
Schlienger et al. 1989	20/193 (10 %)	55–65
Cummings et al. 1991	8/57 (14 %)	50[a]
Externe und interstitielle Radiotherapie		
Ng Ying Kin et al. 1988	4/32 (13 %)	39 + 22i
Papillon et al. 1991	7/254 (3 %)	42 + 20i
Wagner et al. 1994	6/49 (12.2 %)	30 + 20i
Radiochemotherapie		
Sischy et al. 1985	0/33 (0 %)	55–57
Pipard et al. 1991	0/29 (0 %)	30 + 15i
Cummings et al. 1991	16/134 (12 %)	50[a]
Wagner et al. 1994	4/59 (6,7 %)	30 + 20i
Flam et al. 1996	6/291 (2 %)	45–50(+ 5,4–9)
Bartelink et al.1996	37/103 (36 %)	60–65
Grabenbauer et al. 1998	2/62 (3 %)	50 + 5,4–9
Gerard et al. 1998	14/95 (15 %)	30 + 20i

[a] zum Teil Einzeldosis 2,5 Gy; i: interstitielle Brachytherapie

Die RTOG/Intergroup-Studie 98-11 untersuchte beim Analkanalkarzinom den Stellenwert einer intensivierten Behandlung, bestehend aus neoadjuvanter und simultaner 5-FU/Cisplatin-basierter Radiochemotherapie im Vergleich zu Standard-RCT mit 5-FU und Mitomycin C.

Insgesamt 644 Patienten mit einem Analkanalkarzinom T2–4 N0–3 M0 wurden im Verhältnis 1 : 1 in folgende Behandlungsarme randomisiert:
1. Radiochemotherapie mit Mitomycin C (10 mg/m^2 an den Tagen 1 und 29), 5-FU (1 g/m^2/d an den Tagen 1–4 und 29–32) und Radiotherapie bis 45–59 Gy (ab Tag 1).
2. Radiochemotherapie mit Cisplatin (75 mg/m^2 an den Tagen 1, 29, 57, 85), 5-FU (1 g/m^2/d an den Tagen 1–4, 29–32, 57–60 und 85–88) und Radiotherapie bis 45–59 Gy (ab Tag 57).

Der primäre Endpunkt war die krankheitsfreie Überlebensrate nach fünf Jahren, sekundäre Endpunkte waren die Zeit bis zum Rezidiv und das Gesamtüberleben.

Die krankheitsfreie Überlebensrate nach fünf Jahren betrug nach RCT mit 5-FU/MMC 60 % (53–67 % [95 % CI]) und nach RCT mit 5-FU/Cisplatin 54 % (46–60 % [95 % CI]), p = 0,17. Tabelle VIII zeigt die weiteren Resultate. Akute hämatologische Nebenwirkungen Grad 3 und 4 (CTC) waren deutlich häufiger im FU/MMC-Arm. Alle übrigen akuten wie chronischen Nebeneffekte waren gleich. Die Autoren folgern, dass die Induktions-Chemotherapie mit 5-FU/Cisplatin, gefolgt von der definitiven RCT mit den identischen Substanzen nicht in der Lage war, bessere Resultate zu liefern als die Standard-RCT mit simultaner FU/MMC-Applikation. Letztere sollte daher die Behandlung der Wahl bleiben.

Nebenwirkungen

Akute Toxizität

Angesichts des doch relativ hohen Anteils an älteren Patienten (> 65 Jahre: ca. 40–55 %) am Gesamtpatientengut kommt den akuten Nebenwirkungen und insbesondere deren frühzeitiger Erkennung und Behandlung eine wesentliche Bedeutung zu. Hämatologische Toxizitäten lebensbedrohlicher Intensität, wie febrile Neutropenie oder Sepsis waren in allen Protokollen auf Einzelfälle beschränkt (Bartelink et al. 1997; Flam et al. 1996; Grabenbauer et al. 1993; UKCCCR 1996). Der Einfluss von Mitomycin C lässt sich am Beispiel der RTOG-Studie zeigen: Im 5-FU-Arm wurden 3/145 (2 %), im 5-FU/Mitomycin-Arm dagegen 18/146 (12 %) Patienten mit Grad-4-Toxizität des Blutbildes beobachtet (p < 0,001). Dementsprechend war die therapiebedingte Todesrate im Kombinationsarm mit 3 % höher als im 5-FU-Arm mit 0,7 %. Nach einer Grad-4-Toxizität aufgrund des ersten Kurses der Chemotherapie würde grundsätzlich eine Dosisreduktion des MMC auf 50 % (5 mg/m^2) empfohlen (Flam et al. 1996). Darüber hinaus wird für über 80-jährige Patienten eine Reduktion der Chemotherapeutika 5-FU und MMC auf 75 % der Normaldosis (UKCCCR 1996) nahegelegt. Weitere akute Nebeneffekte betreffen die radiogene und sicher auch durch 5-FU akzentuierte Enteritis, welche im Einzelfall bei nicht zeitgerechter Therapie mit Antidiarrhoika (Loperamid 3–9 mg alle 8 h) zu einer erheblichen, auch lebensbedrohlichen Dehydrierung, Hypokaliämie und Azidose führen kann (Grabenbauer et al. 1993). Eine Grad-3-Diarrhö wurde in vielen Protokollen von nahezu der Hälfte der Patienten (Flam et al. 1996; Grabenbauer et al. 1993; UKCCCR 1996) berichtet. Die gegen Therapieende und bis zu ein bis zwei Wochen danach zu erwartende akute Dermatitis im Bereich der peri-

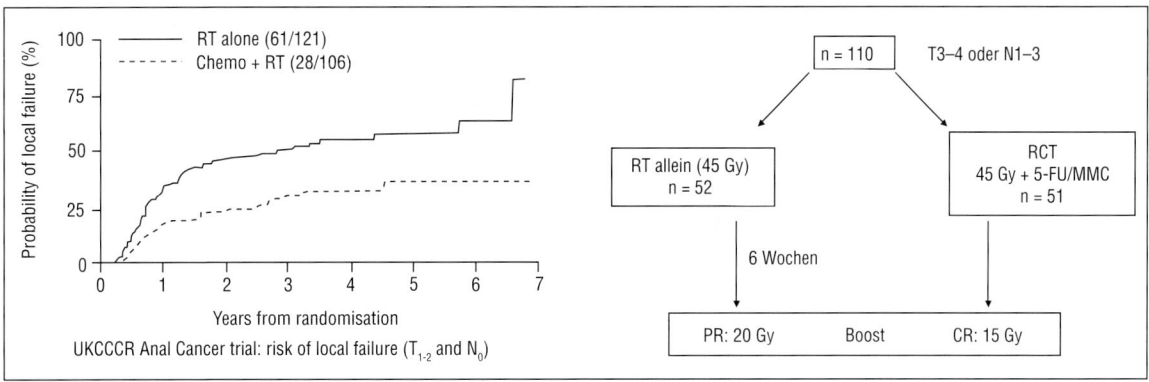

Abbildung 6. Studien Radiotherapie versus Radiochemotherapie: EORTC und UKCCCR.

Tabelle XI. Studien Radiotherapie versus Radiochemotherapie: EORTC und UKCCCR.

Studie	n	Lokale Kontrolle (%)		Gesamtüberleben (%)	
		RT	RCT	RT	RCT
EORTC	110	52	70 (p = 0,02)	65	72 (p = 0,2)
UKCCCR	585	39	51 (p = 0,001)	59	65 (p = 0,3)

analen Haut und, sofern nur über Gegenfelder bestrahlt wurde, der gesamten Dammregion zwingt gelegentlich zu längerer Hospitalisation. Effektive lokale Therapiemaßnahmen, wie Sitzbäder, lokale adstringierende Cremebehandlung und Analgetika gelten als Standard.

Chronische Nebenwirkungen

In der Zusammenschau verschiedener Therapieprotokolle ergibt sich ein sehr unterschiedliches Spektrum an Spätmorbidität. Grundsätzlich wünschenswert erscheint der langfristige Erhalt einer akzeptablen Lebensqualität (LQ) mit funktionsfähigem analem Sphinkterapparat. Nach Untersuchungen von Allal et al. (1999) an insgesamt 41 Patienten, deren Behandlung länger als drei Jahre zurücklag, ist von einer akzeptablen LQ auszugehen, jedoch fühlten sich die Patienten durch Diarrhö und Störungen der Sexualfunktion beeinträchtigt. Vordermark et al. (1999) fanden bei 16 Patienten, die einer anorektalen

Manometrie zugeführt wurden, eine komplette Kontinenz bei 56 % der Patienten. Bei den übrigen waren Ruhedruck, Maximaldruck und Sphinkterlänge signifikant verringert im Vergleich zu gesunden Probanden.

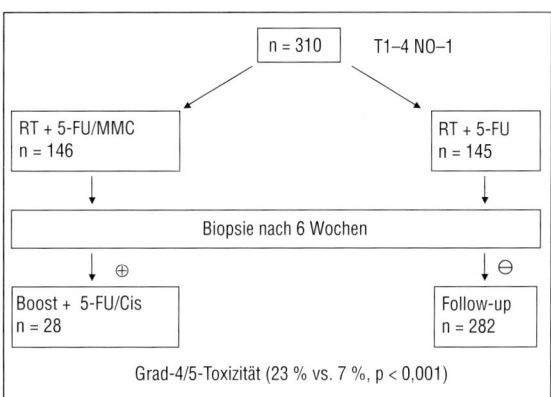

Abbildung 7. Studie zur Radiochemotherapie mit und ohne Mitomycin C (RTOG/Intergroup-Studie).

Tabelle XII. Studie zur Radiochemotherapie mit und ohne Mitomycin C. Die Bedeutung von Mitomycin C bei der Radiochemotherapie (RTOG/Intergroup-Studie).

Studienarm	n	Lokalrezidive (%)	Kolostomiefreies Überleben (%)
RT + FU	145	36	59
RT + FU/MMC	146	17 (p = 0,001)	71 (p = 0,014)

Grad-4/5-Toxizität: 23 % vs. 7 % (p < 0,001)

Radiogene Spätfolgen, die zu einer erheblichen Einschränkung der LQ führen, betreffen in erster Linie lokale Komplikationen, wie Weichteilnekrosen, rektale Blutungen als Zeichen einer Proktitis, chronische Schmerzen und Analstenosen auf der Basis erheblicher Fibrosen. Von verschiedenen Autoren wird die hyperbare Sauerstoffbehandlung (Mayer et al. 2001; Peiffert 1997) durchgeführt, allerdings ist häufig die zumindest temporäre Anlage eines Stomas nicht zu umgehen. Das Auftreten dieser Spätfolgen ist eindeutig dosisabhängig und steigt nach einer Gesamtdosis von über 60 Gy deutlich an (Bartelink et al. 1997; Touboul et al. 1994), auch die auf Papillon zurückgehende Technik und Dosierung (siehe oben) ist mit einer Spätmorbidität von bis zu 15 % assoziiert. Tabelle X zeigt eine Zusammenstellung.

Prognosefaktoren

Es werden nur gesicherte, d. h. im Rahmen multivariater Analysen als prognostisch unabhängig identifizierte Faktoren berücksichtigt. Im Rahmen der EORTC-Studie (Bartelink et al. 1997), die keine Stratifikation nach Analrand- und Analkanalkarzinom vorsah, wurden ein Lymphknotenbefall (p = 0,0003), die Ulzeration der perianalen Haut (p = 0,006) und das männliche Geschlecht (p = 0,01) als bedeutsame, die Prognose negativ beeinflussende Faktoren gefunden. Gerard et al. (1998) fanden in einer Phase-II-Studie nur den Remissionsstatus nach acht Wochen (p < 0,001) als unabhängigen, prognostischen Faktor für das Gesamtüberleben. Das tumorspezifische Überleben wurde bei Peiffert et al. (1997) von der Tumorgröße, dem nodalen Status und dem Ansprechen beeinflusst, in unserer eigenen Serie allerdings nur von der N-Kategorie (p = 0,01). Krankheit- und kolostomiefreies Überleben wurden in der RTOG-Studie (Flam et al. 1996) durch die zusätzliche Gabe von Mitomycin C positiv beeinflusst (p = 0,0003 bzw. 0,01). Eine Analyse von Wong et al. (1999) identifizierte die zunehmende p53-Expression (p = 0,01) neben der höheren T-Kategorie (p = 0,0008) und einer basaloiden Histologie (p = 0,001) als unabhängige negative Einflussgrößen auf das krankheitsfreie Überleben. Eine multivariate Analyse am Patientengut der Universität Genf (Weber et al. 2001) legte nahe, dass ein Alter der Patienten von weniger als 65 Jahre (p = 0,01) und die Unterbrechung der externen RT im Sinne eines „gap" von bis zu fünf Wochen nach ca. 40 Gy (p = 0,02) mit einer erheblichen Einbuße der lokoregionären Kontrolle (LRK) verbunden waren. Insbesondere bei jüngeren Patienten verschlechterte sich die LRK von 74 %

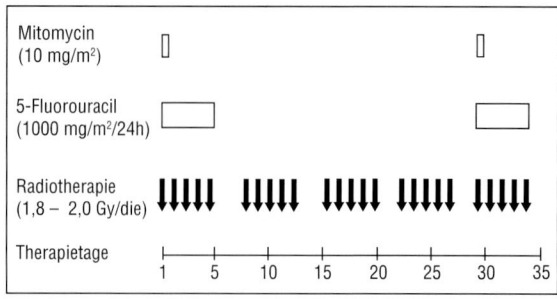

Abbildung 8. Radiochemotherapie des Analkarzinoms.

ohne auf 50 % mit längerer Unterbrechung der Therapie.

Zusammenfassende Therapieempfehlung

Die Therapie der Wahl ist die primäre, simultane RCT mit Bestrahlung der Primärtumorregion sowie der inguinalen, perirektalen und iliakal internen Lymphknoten bis auf Höhe S1 in Anlehnung an die Konzepte der RTOG oder EORTC (Flam et al. 1996, Bartelink et al. 1997). In Einzelfraktionen von 1,8 Gy wird eine Gesamtdosis von 50,4 Gy auf das oben genannte Volumen appliziert, eine lokale Dosisaufsättigung um weitere 5,4–9 Gy erfolgt bei größeren Tumoren (> 4 cm). In der ersten und letzten Behandlungswoche wird eine simultane Chemotherapie mit 5-FU (1 g/m² und Tag) und Mitomycin C (10 mg/m²) appliziert. 5-FU wird als kontinuierliche, intravenöse Dauerinfusion an den Tagen 1–5 und 29–33, Mitomycin C als intravenöse Bolusinjektion an den Tagen 1 und 29 gegeben. Die Abbildung 8 zeigt das entsprechende Behandlungsschema. Sechs bis acht Wochen nach Therapieende erfolgt die klinische Remissionsbeurteilung. Lediglich bei palpablem Resttumor bzw. persistierenden suspekten Befunden (Ulkus oder Fistel) ist eine histologische Sicherung erforderlich. Diese darf nicht als lokale Exzision erfolgen, sodass die Gefahr von Fistelbildung oder Inkontinenz resultieren kann, sondern sollte mittels multipler Stanzbiopsien ein größeres räumliches Gebiet bioptisch erfassen (Klimpfinger et al. 1994).

Eine lokale Dosisaufsättigung durch eine interstitielle Ir-192-Brachytherapie halten wir bei klinisch suspektem Restbefund oder histologisch fraglich vitalem Tumorrest (in 5 Stanzen weniger als 3 Tumorherde < 1 mm) für indiziert. Falls histologisch ein ausgedehnter Resttumor vorhanden ist, erfolgt die Rektumexstirpation. Insbesondere bei sehr ausgedehnten Tumoren ist es sinnvoll, die Patienten primär schon

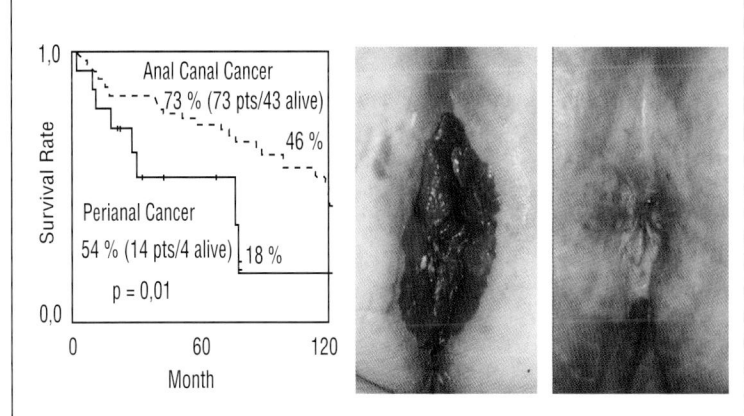

Abbildung 9. Ergebnisse der Radiochemotherapie des Analrandkarzinoms (nach Grabenbauer et al. 2005). Die Grafik zeigt das Design der EORTC-Studie.
Die Überlebenskurve zeigt, dass das perianale Hautkarzinom eine deutlich ungünstigere Prognose im Vergleich zum Analkanalkarzinom aufweist. Das rechte Bild zeigt eine gute Tumorregression nach Radiochemotherapie.

auf die Wahrscheinlichkeit einer sekundären Resektion hinzuweisen (Lohnert et al. 1998).

Rezidivbehandlung

Ein lokales oder regionäres Rezidivgeschehen sollte bei fehlender Fernmetastasierung einer definitiven chirurgischen Sanierung zugeführt werden. Nach größeren Serien, die über Langzeitresultate von Patienten nach Salvage-Exstirpation berichten, ist davon auszugehen, dass die Hälfte der kurativ operierten Patienten langfristig tumorfrei bleibt (Allal et al. 1999; Grabenbauer et al. 1998). Bei irresektablem Lokalrezidiv kann bei entsprechender Symptomatik eine Entlastungs-Kolostomie gefolgt von einer individualisierten palliativen Therapie (Radiotherapie, Chemotherapie) indiziert sein. In einer Serie über 15 Patienten mit lokal fortgeschrittenen anogenitalen Karzinomen wurde die intraarterielle Chemotherapie mit Cisplatin, Mitomycin C, Methotrexat und Bleomycin eingesetzt, wobei sechs Patienten eine komplette und acht eine partielle Remission erreichten (Roth et al. 2000). Bei Vorliegen von nicht resektablen Fernmetastasen wurden nach Chemotherapie mit Cisplatin/5-FU in 16 % eine komplette und in 48 % eine partielle Tumorrückbildung beobachtet (Mahjoubi et al. 1990). Patienten mit symptomatischen knöchernen oder zentralnervösen Metastasen können von einer externen Radiotherapie profitieren.

Nachsorge

Nachsorgeuntersuchungen haben die Beurteilung des Lokalbefundes nach Therapie sowie die Früherkennung des Tumorrezidivs und einer eventuellen Fernmetastasierung zum Ziel. Diese Untersuchungen erfolgen entsprechend den Empfehlungen der Deutschen Krebsgesellschaft erstmals sechs Wochen nach Abschluss der Therapie und dann in dreimonatigen Abständen während der ersten zwei Jahre, danach in halbjährlichen Intervallen. Sie umfassen neben Anamnese und körperlicher einschließlich rektaldigitaler Untersuchung eine Rektoskopie mit Endosonographie. Eine Sonographie des Abdomens sollte alle sechs, eine Röntgenuntersuchung der Thoraxorgane alle 12 Monate erfolgen.

Seltene anorektale Malignome

Analrandkarzinom

Das Karzinom der perianalen Haut (Analrand) ist fünfmal seltener als das Analkanalkarzinom und tritt bevorzugt bei Männern auf. Bei kleinen Tumoren bis (2 cm) erfolgt eine kurative lokale Exzision. Patienten mit fortgeschrittenen Tumoren können einer primären Radiochemotherapie analog dem Vorgehen beim Analkanalkarzinom zugeführt werden. Die Literatur weist Fünfjahres-Überlenbensraten von 52 –86 % auf, wobei häufig kleiner Tumoren ausschließlich operativ bzw. mit einer interstitiellen Brachytherapie (Peiffert et al. 1997) und größere Karzinome primär radiotherapeutisch, gelegentlich mit simultaner Chemotherapie behandelt wurden (Bieri et al. 2001; Cutuli et al. 1988; Papillon und Chassard 1992; Touboul et al. 1995). Analrandtumoren neigen offenbar häufiger zu lokalen Rezidiven und regionären Leistenmetastasen als Karzinome des Analkanals, weswegen sich engmaschige Nachkontrollen im vierteljährlichen Abstand empfehlen.

Anorektales Melanom und Adenokarzinom

Von allen anorektalen Tumoren entfallen 1 % auf maligne Melanome. Die empfohlene Therapie besteht aus einer lokalen Exzision oder der Rektumexstirpation, wobei die Lymphknotenchirurgie und auch etwaige adjuvante Therapiemaßnahmen den entsprechenden Standards des kutanen Melanoms folgen. Nur ca. 20 % der Patienten bleiben langfristig tumorfrei (Hager und Hermanek 1987). Brady et al. (1995) berichteten über 85 Patienten aus dem Memorial Cancer Center. Die tumorfreie Überlebensrate betrug nach APR 27 %, nach lokaler Exzision lediglich 5 % (p = 0,11). Günstige Prognosefaktoren waren die fehlende Lymphknotenmetastasierung (p = 0,01) und das weibliche Geschlecht (p = 0,06).

Weniger als 10 % aller anorektalen Tumoren sind primäre Adenokarzinome der Analregion. Nach primärer Rektumexstirpation blieben nur 20 % der Patienten tumorfrei (Beahrs 1979) sodass eine neoadjuvante Radiochemotherapie mit nachfolgender chirurgischer Sanierung analog zur Vorgehensweise beim fortgeschrittenen, tief sitzenden Rektumkarzinom die Therapie der Wahl darstellt (5). In einer Serie von Joon et al. (1999) wurden 6/15 Patienten im Rahmen multimodaler Konzepte bestehend aus RCT oder RT gefolgt von der Resektion langfristig kurativ behandelt.

Schlussbemerkung

In den vergangenen zwei Jahrzehnten konnten unsere Kenntnisse über das biologische Verhalten und Ansprechen auf Radiochemotherapie für das Analkanalkarzinom wesentlich erweitert werden. Um die Chance auf eine permanente Tumorkontrolle bei gleichzeitig erhaltener normaler, analer Sphinkterfunktion für jeden Patienten voll ausschöpfen zu können, müssen verschiedene Faktoren, wie Größe und Lokalisation des Tumors, potenzielle Lymphabflusswege, spezielle radiobiologische und radiotherapeutische Überlegungen sowie die klinische Gesamtsituation des Patienten in die Betrachtungen miteinbezogen werden.

Grundsätzlich gilt, dass nur dann ein größtmöglicher Erfolg für den Patienten zu erzielen ist, wenn Radiotherapeut, Chirurg, Internist und Pathologe im Rahmen eines interdisziplinären Therapieansatzes einvernehmlich und vertrauensvoll zusammenarbeiten.

Schlüsselliteratur

Ajani JA, Winter KA, Gunderson LL et al: Fluorouracil, Mitomycin, and Radiotherapy vs Fluorouracil, Cisplatin, and Radiotherapy for Carcinoma of the Anal Canal. A randomized Controlled Trial. JAMA 299 (2008) 1914–21

Bartelink H, Roelofsen F, Eschwege F et al: Concomitant radiotherapy and chemotherapy is superior to radiotherapy alone in the treatment of locally advanced anal cancer: Results of a phase III randomized trial of the European Organisation for research and Treatment of Cancer Radiotherapy and Gastrointestinal Cooperative Groups. J Clin Oncol 15 (1997) 2040–2049

Crehange G, Bosset M, Lorchel F et al: Combining cisplatin and mitomycin with radiotherapy in anal carcinoma. Dis Colon Rectum 50 (2007) 43–49

Flam MS, John M, Pajak T, Petrelli N et al: Role of mitomycin C in combination with fluorouracil and radiotherapy, and of salvage chemoradiation in the definitive nonsurgical treatment of epidermoid carcinoma of the anal canal: Results of a phase III randomized intergroup study. J Clin Oncol 14 (1996) 2527–2539

Grabenbauer GG, Kessler H, Matzel KE et al: Tumor site predicts outcome after radiochemotherapy in squamous-cell carcinoma of the anal region: long-term results of 101 patients. Dis Colon Rectum 48 (2005) 1742–51

Nigro ND, Vaitkevicius VK, Considine B: Combined therapy for cancer of the anal canal. Dis Colon Rectum 27 (1974) 763–766

Northover J, Meadows H, Ryan C et al; UKCCCR Anal Cancer Trial Working. Lancet 349 (1997) 205–206

Papillon J. Radiation therapy in the management of epidermoid carcinoma of the anal region. Dis Colon Rectum 17 (1974) 184–187

UKCCCR Anal Canal Cancer Working Party: Epidermoid anal cancer: results from the UKCCCR randomized trial of radiotherapy alone versus radiotherapy, 5-fluorouracil, and mitomycin. Lancet 348 (1996) 1049–1054

Gesamtliteratur

Ajani JA, Winter KA, Gunderson LL et al: Fluorouracil, Mitomycin, and Radiotherapy vs Fluorouracil, Cisplatin, and Radiotherapy for Carcinoma of the Anal Canal. A randomized Controlled Trial. JAMA 299 (2008) 1914–21

Al Jurf AS, Turnbull RB, Fazio VW: Local treatment of squamous cell carcinoma of the anus. Surg Gynecol Obstet 148 (1979) 576–578

Allal A, Kurtz JM, Pipard G et al: Chemoradiotherapy versus radiotherapy alone for anal cancer: a retrospective comparison. Int J Radiat Oncol Biol Phys 27 (1993) 59–66

Allal AS, Laurencet FM, Reymond MA et al: Effectiveness of surgical salvage therapy for patients with locally uncontrolled anal carcinoma. Cancer 86 (1999) 405–409

Allal AS, Sprangers MA, Laurencet F et al: Assessment of long-term quality of life in patients with anal carcinomas treated by radiotherapy with or without chemotherapy. Br J Cancer 80 (1999) 1588–1594

Anthony T, Simmang C, Lee EL, Turnage RH: Perianal mucinous adenocarcinoma. J Surg Oncol 64 (1997) 218–221

Arends MJ, Benton EC, McLaren KM et al: Renal allograft recipients with high suseptability to cutaneous malignancy have an increased prevalence of human papillomavirus DNA in skin tumors and a greater risk of anogenital malignancy. Br J Cancer 75 (1997) 722–8

Bartelink H, Roelofsen F, Eschwege F et al: Concomitant radiotherapy and chemotherapy is superior to radiotherapy alone in the treatment of locally advanced anal cancer: Results of a phase III randomized trial of the European Organisation for research and Treatment of Cancer Radiotherapy and Gastrointestinal Cooperative Groups. J Clin Oncol 15 (1997) 2040–2049

Basik M, Rodriges Bigas MA, Penetrante R et al: Prognosis and recurrence patterns of anal adenocarcinoma. Am J Surg 169 (1995) 233–237

Beahrs OH: Management of cancer of the anus. Am J Roentgenol 133 (1979) 791–795

Beckman AM, Daling JR, Sherman KJ et al: Human papilloma virus infection and anal cancer Int J Cancer 43 (1989) 1042–1049

Bieri S, Allal AS, Kurtz JM: Sphincter-conserving treatment of carcinomas of the anal margin. Acta Oncol 40: (2001) 29–33

Boman BM, Moertel CG, O'Connel MJ et al: Carcinoma of the anal canal – a clinical and pathologic study of 188 cases. Cancer 54 (1984) 114–125

Brady MS, Kavoulius JP, Quan SHQ: Anorectal melanoma. A 64 year experience at Memorial Sloan Kettering Cancer Center. Dis Colon Rectum 38 (1995) 146–151

Bryan JT. Developing an HPV vaccine to prevent cervical cancer and genital warts. Vaccine 25 (2007) 3001–6

Byars RW, Poole GV, Barber WH: Anal carcinoma arising from condyloma accuminata. Am Surg 67 (2001) 469–72

Cantril ST, Green JP, Schall GL et al: Primary radiation therapy in the treatment of anal carcinoma. Int J Radiat Oncol Biol Phys 9 (1983) 1271–1278

Carter JJ, Madeleine MM, Shera K et al: Human papillomavirus 16 and 18 L1 serology compared across anogenital cancer sites. Cancer Res 61 (2001) 1934–40

Chen YJ, Liu A, Tsai PT et al: Organ sparing by conformal avoidance intensity-modulated radiation therapy for anal cancer: dosimctric cvaluation of coverage of pelvis and inguinal/femoral nodes. Int J Radiat Oncol Biol Phys 63(1) (2005) 274–81

Cotter SE, Grigsby PW, Siegel BA et al: FDG-PET/CT in the evaluation of anal carcinoma. Int J Radiat Oncol Biol Phys 65(3) (2006) 720–5

Crehange G, Bosset M, Lorchel F et al: Combining cisplatin and mitomycin with radiotherapy in anal carcinoma. Dis Colon Rectum 50(1) (2007) 43–9

Cummings BJ: Anal cancer. Int J Radiat Oncol Biol Phys 19 (1990) 1309–1315

Cummings BJ, Keane TJ, O'Sullivan B et al: Epidermoid anal cancer: Treatment by radiation alone or by radiation and 5-Fluorouracil with and without mitomycin C. Int J Radiat Oncol Biol Phys 21 (1991) 1115–1125

Cutuli B, Fenton J, Labib A et al: Anal margin carcinoma: 21 cases treated at the Institut Curie by exclusive conservative radiotherapy. Radiother Oncol 11 (1988) 1–6

Dalby JE, Pointon RS: The treatment of anal carcinoma by interstitial irradiation. Am J Roentgenol 86 (1961) 515–7

Daling JR, Weiss NS, Hislop TG et al: Sexual practices, sexually transmitted diseases, and the incidence of anal cancer. N Engl J Med 317 (1987) 973–977

Daling JR, Sherman KJ, Hislop TG et al: Cigarette smoking and the risk od anogenital cancer. Am J Epidemiol 135 (1992) 180–9

Doci R, Zucali R, La Monica G et al: Primary chemoradiation therapy with fluorouracil and cisplatin for cancer of the anus: results in 35 consecutive patients. J Clin Oncol 14 (1996) 3121–5

Dunst J, Reichard U, Wolf N et al: Funktionserhaltende Therapie des Analkarzinoms durch simultane Radiochemotherapie. Dtsch Med Wschr 112 (1987) 1201–1205

Eschwege F, Laser P, Chavy A et al: Squamous cell carcinoma of the anal canal: treatment by external beam irradiation. Radiother Oncol 3 (1985) 145–150

Fenger C: Anal neoplasia and its precursors: facts and controversies. Semin Diagn Path 8 (1991) 190–201

Fenger C, Frisch M, Marti NC et al: Tumours of the anal canal. In: hamilton SR, Aaltonen LA (eds) Pathology and genetics of tumours of the digestive system. WHO classification of Tumours. IARC Press Lyon 145–155

Flam MS, John M, Pajak T et al: Role of mitomycin C in combination with fluorouracil and radiotherapy, and of salvage chemoradiation in the definitive nonsurgical treatment of epidermoid carcinoma of the anal canal: Results of a phase III randomized intergroup study. J Clin Oncol 14 (1996) 2527–2539

Frisch M, Olsen, JH, Bautz et al: Benign anal lesions and the risk of anal cancer. N Engl J Med 331 (1994) 300–302

Frisch M, Glimelius B, van den Brule AJC et al: Sexually transmitted infections as a cause of anal cancer. N Engl J Med 337 (1997) 1350–1358

Frisch M, Glimelius B, van den Brule AJ et al: Benign anal lesions, inflammatory bowel disease and risk for high-risk human papillomavirus-positive and -negative anal carcinoma. Br J Cancer 78 (1998) 1534–8

Frisch M, Biggar RJ, Goedert JJ: Human papillomavirus-associated cancers in patients with human immunodefieciency virusd infection and aquired immunodeficiency syndrome. J Natl Cancer Inst 92 (2000) 1500–10

Frost DB, Richrds PC, Montague ED et al: Epidermoid cancer of the anorectum. Cancer 53 (1984) 1285–1293

Gerard JP, Ayzac L, Hun D et al: Treatment of anal canal carcinoma with high dose radiation therapy and concomitant fluorouracil-cisplatinum. Long-term results in 95 patients. Radiother Oncol 46 (1998) 249–256

Gerard JP, Mauro F, Thomas L et al: Treatment of squamopus cell anal canal carcinoma with pulsed dose rate brachytherapy. Feasibility study of a French cooperative group. Radiother Oncol 51 (1999) 129–31

Gerard JP, Chapet O, Samiei F et al: Management of inguinal lymph node metastases in patients with carcinoma of the anal canal. Cancer 92 (2001) 77–84

Goldstone SE, Winkler B, Ufford LJ et al: High prevalence of anal squamous intraepithelial lesions and squamous-cell carcinoma in men who have sex with men as seen in a surgical practice. Dis Colon Rectum 44 (2001) 690–8

Grabenbauer GG, Wolf N, Dunst J et al: Analkanalkarzinom: Diagnostik – Therapie – Prognose. Strahlenther Onkol 165 (1989) 829–836

Grabenbauer GG, Schneider IHF, Gall FP et al: Epidermoid carcinoma of the anal canal: treatment by combined radiation and chemotherapy. Radiother Oncol 27 (1993) 59–62

Grabenbauer GG, Panzer M, Hültenschmidt B et al: Prognostische Faktoren nach simultaner Radiochemotherapie des Analkanalkarzinoms in einer multizentrischen Serie von 139 Patienten. Strahlenther Onkol 170 (1994) 391–399

Grabenbauer GG, Panzer M, Hültenschmidt B et al: Combined radiation and chemotherapy for squamous cell carcinoma of the anal canal: Results and prognostic variables in a multiinstitutional series of 173 patients. Radiol Oncol 31 (1997) 219–227

Grabenbauer GG, Matzel KL, Schneider IHF et al: Sphincter preservation with chemoradiation in anal canal carcinoma – abdominoperineal resection in selected cases? Dis Col Rectum 41 (1998) 441–450

Grabenbauer GG, Kessler H, Matzel KE et al: Tumor site predicts outcome after radiochemotherapy in squamous-cell carcinoma of the anal region: long-term results of 101 patients. Dis Colon Rectum 48 (2005) 1742–51

Grabenbauer GG, Lahmer G, Distel L et al: Tumor-infiltrating cytotoxic T-cells but not regulatory T-cells predict outcome in anal squamous cell carcinoma. Clin Cancer Res 12 (2006) 3355–60

Greenall MJ, Quan SHQ, Urmacher et al: Treatment of epidermoid carcinoma of the anal canal. Surg Gynecol Obstet 161 (1985) 509–517

Hager T, Hermanek P: Maligne Tumoren der Analregion. In: Gall FP, Hermanek P, Tonak J (Hrsg) Chirurgische Onkologie. Springer, Berlin (1987)

Heino P, Eklund C, Fredrikson-Shanazarian V et al: Association of serum immunoglobulin G antibodies against human papillomavirus type 16 capsids with anal epidermoid carcinoma. J Natl Cancer Inst 87 (1995) 437–440

Hermanek P, Merkel S: Pathologische Anatomie und Klassifikation des Analkarzinoms. Onkologe 13 (2007) 982–992

Higgins GD, Uzelin DM, Phillips GE et al: Differing characteristics of human papillomavirus RNA-positive and RNA-negative anal carcinomas. Cancer 68 (1991) 561–567

Hill SA, Coghill SB: Human papillomavirus in squamous carcinoma of anus. Lancet 6 (1986) 1333

Holly EA, Ralston ML, Darragh TM et al: Prevalence and risk factors for anal squamous intraepithelial lesions in women. J Natl Cancer Inst 93 (2001) 843–9

Hoffman R, Welton ML, Klencke B et al: The significance of pretreatment CD4 count on the outcome and treatment of HIV-positive patients with anal cancer. Int J Radiat Oncol Biol Phys 44 (1999) 127–31

John M Flam M, Pajak T et al: Is mitomycin C necessary in the chemoradiaton regimen for anal canal carcinoma? Interim results of a phase III randomized intergroup study. Int J Radiat Oncol Biol Phys 27 (1993) 191

Joon DL, Chao MW, Ngan SY et al: Primary adenocarcinoma of the anus: a retrospective analysis. Int J Radiat Oncol Biol Phys 45 (1999) 1199–205

Jakate SM, Saclavides TJ: Immunohistochemical detection of muatant p53 protein and human papillomavirus-related E6 protein in anal cancers. Dis Colon Rectum 35 (1993) 1026–1029

Kapp KS, Geyer E, Gebhart FH et al: Experience with split-course external beam irradiation +/– chemotherapy and integrated Ir-192 high-dose-rate brachytherapy in the treatment of primary carcinomas of the anal canal. Int J Radiat Oncol Biol Phys 49 (2001) 997–1005

Kim JH, Sarani B, Orkin BA et al: HIV-positive patients with anal carcinoma have poorer treatment tolerance and outcome than HIV-negative patients. Dis Colon Rectum 44 (2001) 1496–502

Klimpfinger M, Hauser H, Berger A et al: Aktuelle klinisch-pathologische Klassifikation von Karzinomen des Analkanals. Acta Chir Austriaca 26 (1994) 345–351

Lohnert M, Doniec JM, Kovacs G et al: New method of radiotherapy for anal cancer withb thrre-dimensional tumor reconstruction based on endoanal untrasound and ultrasound guided afterloading therapy. Dis Colon Rectum 412 (1998) 169–76

Longo WE, Vernava AM, Wade TP et al: Recurrent squamous cell carcinoma of the anal canal. Predictors of initial treatment failures and results after salvage therapy. Ann Surg 230 (1994) 40–49

Mahjoubi M, Sadek H, Francois E: Epidermoid anal cancer. Activity of cisplatin and continuous 5-FU in metastatic and/or locally recurrent disease. Proc Am Soc Clin Oncol 9 (1990) 114

Mayer R et al: Hyperbaric oxygen: An effective tool to teat radiation morbidity in prostate cancer. Radiother Oncol 61 (2001) 151–6

Menkarios C, Azria D, Laliberte B et al: Optimal organ-sparing intensity-modulated radiation therapy (IMRT) regimen for the treatment of locally advanced anal canal carcinoma: a comparison of conventional and IMRT plans. Radiat Oncol 2(1) (2007) 41

Nigro ND, Vaitkevicius VK, Considine B: Combined therapy for cancer of the anal canal. Dis Colon Rectum 27 (1974) 763–766

Ng YK, Pigneux J, Auvray H et al: Our experience of conservative treatment of anal canal carcinoma combining external irradiation and interstitial implant: 32 cases treated between 1973 and 1982. Int J Radiat Oncol Biol Phys 14 (1988) 253–259

Northover J, Meadows H, Ryan C et al: UKCCCR Anal Cancer Trial Working. Lancet 349 (1997) 205–206

Ogunbiyi OA, Scholefield JH, Rogers K et al: C-myc oncogene expression in anal squamous neoplasia. J Clin Path 46 (1993) 23–27

Panzer M, Sutter T, Wendt T et al: Radiochemotherapie mit und ohne Radikaloperation bei Analkarzinom: Großhaderner Langzeitergebnisse. Tumordiagn Ther 14 (1993) 167–174

Papillon J: Radiation therapy in the management of epidermoid carcinoma of the anal region. Dis Colon Rectum 17 (1974) 184–187

Papillon J, Montbaron JF, Gerard JP et al: Role of combined radiation and chemotherapy: the Lyon experience. In: Sauer R (ed) Inerventional radiation therapy. Springer, Berlin (1991)

Papillon J, Montbaron JF: Epidermoid carcinoma of the anal canal. A series of 276 cases. Dis Colon Rectum 5 (1987) 324–333

Papillon J, Chassard JL: Respective roles of radiotherapy and surgery in the management of epidermoid carcinoma of the anal margin. Dis Colon Rectum 35 (1992) 422–429

Palevsky JM, Holly EA, Hogeboom CJ et al: Anal cytology as a screening tool for anal squamous intraepithelial lesions.

J Aquir Immune Defic Syndr Hum Retroviril 14 (1997) 405–412

Peiffert D, Bey P, Pertnot M et al: Conservative treatment by irradiation of epidermoid carcinomas of the anal margin. Int J Radiat Oncol Biol Phys 39 (1997) 57–66

Peiffert D: Comment on pulsed dose rate (PDR) brachytherapy of anal carcinoma by Roed et al. Radiother Oncol 44 (1997) 296–7

Peiffert D, Giovannini M, Ducreux et al: High-dose radiation therapy and neoadjuvant plus concomitant chemotherapy with 5-fluorouracil and cisplatin in patients with locally advanced squamous-cell anal canal cancer: final results of a phase II study. Ann Oncol 12 (2001) 397–404

Pintor MP, Northover JM, Nicolls RJ: Squamous cell carcinoma of the anus 1948–1984. Br J Surg 76 (1989) 806–10

Pipard G: Combined therapy of anal canal cancer: a report on external irradiation with or without chemotherapy followed by interstitial Ir-192. In: Sauer R (ed) Interventional radiation therapy. Springer, Berlin (1991)

Place RJ, Gregorcyk SG, Huber PJ et al: Outcome analysis of HIV-positive patients with anal squamous cell carcinoma. Dis Colon Rectum 44 (2001) 506–12

Roed H, Engelholm SA, Svendsen LB: Pulsed dose rate (PDR) brachytherapy of anal carcinoma. Radiother Oncol 41 (1996) 131–134

Roelofsen F, Bosset J, Eschwege F et al: Concomitant radiotherapy and chemotherapy superior to radiotherapy alone in the treatment of locally advanced anal cancer. Results of a phase III randomized trial. ASCO Abstr 14 (1995) 194

Roth AD, Berney CR, Rohner S et al: Intraarterial chemotherapy in locally advanced or recurrent carcinomas of the penis and anal canal: an active treatment modality with curative potential. Br J Cancer 83 (2000) 1637–1642

Ryan DP, Compton CC, Mayer RJ: Carcinoma of the anal canal. N Engl J Med 342 (2000) 792–800

Salama JK, Mell LK, Schomas DA et al: Concurrent chemotherapy and intensity-modulated radiation therapy for anal canal cancer patients: a multicenter experience. J Clin Oncol 25(29) (2007) 4581–6

Salmon RJ, Zafrani B, Labib A et al: Prognosis of cloacogenic and squamous cancers of the anal canal. Dis Colon Rectum 29 (1986) 336–340

Sawyers JL: Squamous cell cancer of the perianus and anus. Surg Clin N Am 52 (1972) 935–942

Singh R, Nime F, Mittelman A: Malignant epithelial tumors of the anal canal. Cancer 48 (1981) 411–415

Schlienger M, Krzisch C, Pene F et al: Epidermoid carcinoma of the anal canal: treatment results and prognostic variab-

les in a series of 242 cases. Int J Radiat Oncol Biol Phys 17 (1989) 1141–1151

Schneider IHF, Grabenbauer GG, Reck T et al: Combined radiation and chemotherapy for epidermoid carcinoma of the anal canal. Int J Colorect Dis 7 (1992) 192–196

Schneider IHF, Grabenbauer GG, Köckerling F et al: Die Therapie des Analkarzinoms. In: Bünte H, Junginger T (Hrsg) Jahrbuch der Chirurgie 1993. Biermann, Zülpich (1993)

Schwarz JK, Siegel BA, Dehdashti F et al: Tumor response and survival predicted by post-therapy FDG-PET/CT in anal cancer. Int J Radiat Oncol Biol Phys 71 (2008) 180–186

Sischy B: The use of radiaton therapy combined with chemotherapy in the management of squamous cell carcinoma of the anus. Int J Radiat Oncol Biol Phys 11 (1985) 1587–1593

Touboul E, Schlienger M, Buffat L et al: Epidermoid carcinoma of the anal margin: 17 cases treated with curative intent radiation therapy. Radiother Oncol 34 (1995) 195–202

Touboul E, Schlienger M, Buffat L et al: Epidermoid carcinoma of the anal canal. Cancer 73 (1994) 1569–1579

UICC TNM Klasssifikation maligner Tumoren. 6. Aufl. 2002 (Herausgegeben und übersetzt von Wittekind Ch, Meyer H-J, Bootz F) Springer Berlin Heidelberg New York 2003

UKCCCR Anal Canal Cancer Working Party: Epidermoid anal cancer: results from the UKCCCR randomized trial of radiotherapy alone versus radiotherapy, 5-fluorouracil, and mitomycin. Lancet 348 (1996) 1049–1054

Vordermark D, Sailer M, Flentje M et al: Curative-intent radiation therapy in anal carcinoma. quality of life and sphincter function. Radiother Oncol 52 (1999) 239–243

Vordermark D, Flentje M, Sailer M et al: Intracavitary afterloading boost in anal canal carcinoma. Results, function and quality of life. Strahlenther Onkol 177 (2001) 252–258

Wagner JP, Mahe MA, Romestaing P et al: Radiation therapy in the conservative treatment of carcinoma of the anal canal. Int J Radiat Oncol Biol Phys 29 (1994) 17–23

Weber DC, Kurtz JM, Allal AS: The impact of gap duration in anal canal carcinoma treated by split-course radiotherapy and concomitant chemotherapy. Int J Radiat Oncol Biol Phys 50 (2001) 675–80

Wong CS, Tsao MS, Sharma V et al: Prognostic role of p53 protein expression in epidermoid carcinoma of the anl canal. Int J Radiat Oncol Biol Phys 45 (1999) 309–314

Youk EG, Ku JL, Park JG: Detection and typing of human papillomavirus in anal epidermoid carcinomas: sequence variation in the E7 gene of human papillomavirus type 16. Dis Colon Rectum 44 (2001) 236–42

D. Bottke
J. E. Gschwend
T. Wiegel

Niere und Harnleiter

Tumoren der Niere

Epidemiologie und Ätiologie

Nierentumoren sind mit einem Anteil von etwa 3 % aller soliden Tumoren eher selten, jedoch nach dem Prostata- und Blasenkarzinom die dritthäufigsten urologischen Malignome (Hock et al. 2002). In Deutschland wird die Zahl der jährlichen Neuerkrankungen bei Frauen auf etwa 6500 und bei Männern auf etwa 10 750 geschätzt. Darin sind allerdings zu etwa 10 % Karzinome des Nierenbeckens und des Harnleiters enthalten (Robert-Koch-Institut und Gesellschaft der epidemiologischen Krebsregister in Deutschland e.V. 2008). Zwischen 1980 und 2004 haben sich die Neuerkrankungsraten für beide Geschlechter erhöht, bei Männern nahezu verdoppelt, was nicht nur allein auf eine durch den vermehrten Einsatz der Sonographie bedingte höhere Diagnostikrate, sondern – wie Sektionsstatistiken belegen – auf eine definitive Steigerung der Inzidenz zurückgeführt wird (Wunderlich et al. 1999). Männer haben ein zwei- bis dreifach höheres Nierenkarzinomrisiko als Frauen; das mittlere Erkrankungsalter liegt für Männer bei ca. 67, für Frauen bei nahezu 71 Jahren.

Von allen urologischen Tumoren weist das Nierenzellkarzinom die höchste Letalität auf (Jemal et al. 2003). Die durchschnittliche relative Fünfjahres-Überlebensrate für Nierentumoren liegt für Männer bei 66 %, für Frauen bei 67 %. In den frühen Tumorstadien T1 und T2 überleben 80–90 % der Patienten die ersten fünf Jahre nach der Diagnose, bei bereits eingetretener Metastasierung aber weniger als 10 %. Hereditäre Formen des Nierenzellkarzinoms werden in 25–45 % bei Patienten mit einem von Hippel-Lindau- (VHL-) Syndrom beobachtet; allerdings werden immer häufiger chromosomale Veränderungen bei Patienten gefunden, die auch ohne Assoziation zum VHL-Gen Karzinome der Niere entwickeln (Vogelzang und Stadler 1998; Störkel 1999; Jacqmin et al. 2001).

Tabelle I. Ursachen für das Auftreten eines Nierenzellkarzinoms; modifiziert nach Vogelzang und Stadler (1998).

Risikofaktor	Relatives Risiko
Von-Hippel-Lindau-Syndrom	> 100
Chronische Dialyse	32
Übergewicht	2,3–5,7
Nikotinabusus	1,1–5,1
Verwandter 1. Grades mit einem Nierenzellkarzinom	1,1–2,4
Bluthochdruck	1,2–1,7
Arsenexposition	1,6
Phenazetin-Abusus	1,1–6,0
Asbestexposition	1,1–1,8
Diuretika	1,1–1,5
Kadmiumexposition	1,0–3,9
Radiotherapie	0,9–8,1
Polyzystische Nierenerkrankung	0,8–2,0
Trichloräthylen-Exposition	0,7–9,6

Neben der genetischen Prädisposition und der chronischen Dialyse bestehen weitere ätiologische Faktoren, die einzeln nicht dominant zu sein scheinen, in Kombination allerdings sehr wohl das karzinogene Risiko steigern (Tabelle I).

Regionale Tumoranatomie und Histologie

Regionale Anatomie

Die Nieren befinden sich umgeben von einer Fettkapsel und einem Fasziensack (Gerota-Faszie) retroperitoneal zwischen der 11. Rippe und dem Processus transversus des 3. Lendenwirbelkörpers. Sie liegen atemverschieblich (3–4 cm) der lateralen Begrenzung des M. psoas und des M. quadratus lumborum an. Dem oberen Nierenpol sitzt jeweils eine Nebenniere auf. Die rechte Niere steht in 65 % um einen halben Wirbelkörper tiefer als die linke. Der Lymphabfluss erfolgt entlang der renalen Gefäße in die parakavalen und paraaortalen Lymphknoten (Frick et al. 1980).

Wachstumsverhalten

Das Nierenzellkarzinom wächst lokal infiltrativ und per continuitatem in das perirenale Fett sowie in die Gerota-Faszie. Der Tumor kann sich entlang der venösen Gefäße zur V. renalis (Inzidenz 21 %) und der V. cava (4–10 %) ausbreiten. 1,5–6,0 % der Tumoren treten bilateral, 6–25 % stadienabhängig multifokal auf. 40–45 % der Patienten haben bei der Erstdiagnose einen lokal begrenzten Tumor, während sich bei 3–45 % positive Lymphknoten finden. Allerdings liegt die Inzidenz von Lymphknotenmetastasen bei T1/3-Tumoren in der jüngeren Literatur nur noch bei 3–10 %. Bei 18–30 % liegen stadienabhängig initial schon Fernmetastasen vor. Lokalrezidive treten bei niedrigen Tumorstadien in etwa 5–10 %, bei positiven Lymphknoten bzw. R1-Resektion in 5–21 % auf. Isoliert werden Lokalrezidive in nur 3 % gesehen; zumeist werden sie simultan mit Fernmetastasen diagnostiziert. 40–50 % der Patienten entwickeln im Verlauf der Erkrankung Filiae, die in 70 % innerhalb der ersten zwei Jahre auftreten. Diese bestimmen dann auch den weiteren Verlauf der Erkrankung (Aref et al. 1997; Fischer et al. 1998; Machtens et al. 1999; Mickisch 1999; Baltaci et al. 2000; Jacqmin et al. 2001). Metastasen treten mit folgender Inzidenz auf: Lunge 55–75 %, Skelett 20–30 %, Leber 18–30 %, kontralaterale Niere 11 %, Haut 8 %, ZNS 5–8 %, Herz 3–5 %, Nebenniere 1–7 % (Giuliani et al. 1990; Vogelzang und Stadler 1998; Motzer et al. 1999).

Histologie

Mehr als 85 % aller malignen Nierentumoren sind Nierenzellkarzinome. Differenzialdiagnostisch kommen Sarkome, Nephroblastome (Wilms-Tumoren), Lymphome und Metastasen anderer Malignome in Betracht. Als Ursprungsort des Nierenzellkarzinoms gelten die Zellen des proximalen Tubulus (klarzelliges und chromophiles Karzinom). Der distale Tubulus (chromophobes Karzinom) und die Sammelrohre (Duct-Bellini-Karzinom) sind selten Ausgangspunkt eines Karzinoms. Die aktuelle UICC/AJCC-Klassifikation subsumiert unterschiedliche Tumortypen des Nierenparenchyms, die aufgrund morphologischer, immunhistochemischer und zytogenetischer Parame-

Tabelle II. WHO-Klassifikation der Nierenzellkarzinome (Störkel et al. 1997): Typ des Nierenzellkarzinoms, Inzidenz, Charakteristik.

Typ	Inzidenz	Chromosomen
Klarzelliges Nierenzellkarzinom	70–80 %	3p, 17
Multilokuläres klarzelliges Nierenzellkarzinom		VHL-Genmutation
Papilläres Nierenzellkarzinom	10–15 %	3q, 7, 12, 16, 17, 20, Y
Chromophobes Nierenzellkarzinom	5 %	1, 2, 6, 10, 13, 17, 21
Sammelrohrnierenzellkarzinom	< 1 %	1q, 6p, 8p, 13q, 21q
Medulläres Nierenzellkarzinom	< 1 %	
Onkozytom	3–7 %	1, Y
Andere seltene maligne Nierentumoren XP11-Translokationskarzinom Karzinom assoziiert mit Neuroblastom Muzinöses und spindelzelliges Karzinom Nicht klassifizierbares Nierenzellkarzinom		

ter eindeutig zugeordnet werden können (Störkel et al. 1997) (Tabelle II).

Grading

Wenngleich dem Differenzierungsgrad eine prognostische Bedeutung zugesprochen wird, kann jedoch derzeit keine der in der Literatur genannten Einteilungen als international akzeptiert angesehen werden. Empfohlen werden das Grading (G1–3) nach den Angaben der WHO- bzw. der Mainz-Klassifikation (Störkel 1993; Pomer et al. 1998; Kath et al. 1999).

Klinik

Klinisches Bild

Das Nierenzellkarzinom ist initial asymptomatisch. Durch vermehrte Anwendung der Sonographie und Computertomographie werden heute mehr als ein Drittel aller Tumoren zufällig im Rahmen der Abklärung einer Abdominalerkrankung entdeckt. Die klassische Symptomen-Trias aus Makrohämaturie, Schmerzen und palpablem Flankentumor findet sich lediglich bei 5–10 % der Patienten, bei denen dann meist ein bereits metastasiertes Leiden vorliegt. Eine mikroskopische Hämaturie ist das häufigste Symptom (59 %); ein tastbarer Tumor findet sich in 45 %,

Schmerzen liegen bei 41 % der Patienten vor. Des Weiteren sind paraneoplastische Symptome zu beobachten (Anämie, Hypertonus, Kachexie, Fieber in 15–40 %); Hyperkalzämie, Polyglobulie und Neuropathien werden in 2–6 % beschrieben (Michalski 1998; Kath et al. 1999).

Diagnostik

Die Diagnose eines Nierenzellkarzinoms stellt meist einen sonographischen Zufallsbefund im Rahmen einer Routinediagnostik dar. Für die stadiengerechte Therapieplanung ist neben der körperlichen Untersuchung eine weiter reichende Diagnostik notwendig. Die Sonographie ermöglicht die zuverlässige Unterscheidung zwischen Zyste und solider Raumforderung. Bestehen Zweifel in der Differenzierung oder liegt eine solide Raumforderung vor, folgt eine Computertomographie, mit der Größe und lokale Ausdehnung des Primärtumors sowie ein Befall der Vena renalis/Vena cava und der regionären Lymphknoten festgestellt werden. MRT und Angio-MRT können bei besonderen Fragestellungen weiter helfen. Eine CT des Thorax bietet die beste Möglichkeit zum Ausschluss pulmonaler Metastasen. Bei entsprechender Symptomatik werden eine CCT bzw. ein Skelettszintigramm ergänzend durchgeführt. Serumanalysen einschließlich LDH und Kalzium sowie ein Differenzialblutbild komplettieren die Diagnostik (National Comprehensive Cancer Network 2008). Die sonographisch oder CT-gesteuerte Punktion eines soliden Nierentumors zur Abklärung der Dignität ist meist unnötig. Auch bei negativer Zytologie oder Histologie ist ein Nierenzellkarzinom nicht ausgeschlossen; unklare Befunde müssen in jedem Fall operativ freigelegt werden.

Stadieneinteilung

Die klinische/pathologische Stadieneinteilung erfolgt nach der TNM-Klassifikation der UICC (Greene 2002). Diese hat sich aufgrund der Inklusion der prognostisch wichtigen Tumorgröße als eigenständiges Definitionsmerkmal in Europa im Gegensatz zur in Amerika noch gebräuchlichen Robson-Klassifikation (Robson et al. 1969) durchgesetzt (Tabelle IIIa und b). In den nächsten Jahren werden weitere Modifikationen der Stadieneinteilung erwartet, da die molekulargenetischen Erkenntnisse zur Differenzierung der Nierenzellkarzinome aufgrund ihres unterschiedlichen biologischen Verhaltens zunehmend klinische und therapeutische Bedeutung erlangen werden (Kovacs 1999).

Tabelle III. a) TNM-Klassifikation des Nierenzellkarzinoms (Greene et al. 2002).

	Beschreibung
T – Primärtumor	
Tx	Tumor kann nicht beurteilt werden
T0	Kein Anhalt für Primärtumor
T1	Tumor auf die Niere begrenzt; < 7 cm
T1a	Tumor auf die Niere begrenzt; < 4 cm in der größen Ausdehnung
T1b	Tumor auf die Niere begrenzt; 4–7 cm in der größen Ausdehnung
T2	Tumor > 7 cm in der größten Ausdehnung, auf die Niere begrenzt
T3	Tumor breitet sich bis in die Hauptvene aus oder infiltriert das perirenale Fettgewebe oder die Nebenniere
T3a	Tumor infiltriert Nebenniere und/oder perirenales Fettgewebe
T3b	Tumor in der Nierenvene oder V. cava unterhalb des Zwerchfells nachweisbar
T3c	Tumor infiltriert die Wand der V. cava oder Ausdehnung des Thrombus oberhalb des Zwerchfells
T4	Tumorausdehnung über die Gerota-Faszie hinaus
N – Regionale Lymphknoten	
Nx	Regionale Lymphknoten können nicht beurteilt werden
N0	Kein Anhalt für regionale Lymphknotenmetastasen
N1	Metastase in einem regionalen Lymphknoten
N2	Metastase in mehr als einem regionalen Lymphknoten
M – Fernmetastasen	
MX	Metastasen können nicht beurteilt werden
M0	Kein Anhalt für Fernmetastasen
M1	Fernmetastasen vorhanden

Tabelle III. b) Stadieneinteilung nach UICC (Greene et al. 2002).

Stadium	TNM		
I	T1	N0	M0
II	T2	N0	M0
III	T1	N1	M0
	T2	N1	M0
	T3	N0, N1	M0
IV	T4	N0, N1	M0
	Jedes T	N2	M0
	Jedes T	Jedes N	M1

Prognose

Die Prognose wird vornehmlich durch das Tumorstadium bestimmt (Tabelle IV). Lymphknotennegative Karzinome führen unabhängig von der Tumorgröße

Tabelle IV. Tumorspezifisches Überleben (in %) in Abhängigkeit vom Tumorstadium.

Stadium/TNM	5 Jahre	10 Jahre	15 Jahre	Pat. (n)	Autoren
Stadium I	95	95		205	Javidan et al. (1999)
Stadium II	88	81		53	
Stadium III	59	43		80	
Stadium IV	20	14		43	
T1	95	91	89	803	Gettman et al. (2001)
T2	80	70	62	244	
T3a	66	53	49	133	
T3b	52	43	35	342	
T3c	43	42	42	11	
T4	20			20	
< 4 cm	96	90		310	Hafez et al. (1999)
4–10 cm	86	66		175	
< 4 cm		98		155	Igarashi et al. (2001)
4–10 cm		90		178	

zu Langzeitüberlebensraten von 60–80 %, Lymphknotenpositive Tumoren zu 10–20 %. Der Wert des Gradings wird mit Ausnahme der undifferenzierten Tumoren in Abhängigkeit vom verwendeten System kontrovers diskutiert (Machtens et al. 1999; Gettman et al. 2001). Als günstige Prognosefaktoren gelten folgende patientenspezifische Parameter: Alter < 60 Jahre, guter Allgemeinzustand, fehlender Gewichtsverlust vor Erstdiagnose. Für tumorspezifische Faktoren gilt, dass chromophobe und -phile Karzinome eine bessere Prognose haben als klarzellige. Der prognostische Wert des Nachweises einer mikrovaskulären Invasion wird kontrovers diskutiert. Die Extension des Tumors in die V. cava hat keine prognostische Bedeutung (Kath et al. 1999; Machtens et al. 1999).

Die Fünfjahres-Überlebensrate nach Diagnose von Metastasen liegt zwischen 3–24 %. Als günstige Kriterien gelten ein langes Zeitintervall zwischen Operation und dem Auftreten von Metastasen sowie der Nachweis isolierter, insbesondere pulmonaler Metastasen. Des Weiteren konnten fünf Parameter (niedriger Karnofsky-Index, hohe LDH, niedriger Hb-Wert, hohes (freies) Kalzium, Fehlen einer vorhergehenden Nephrektomie) als ungünstige Prognosefaktoren herausgestellt werden, bei deren Fehlen bzw. deren Nachweis (1–2 bzw. 3–5 Faktoren) das mediane Überleben mit 20, zehn bzw. vier Monaten (Zweijahres-Überlebensraten 45 %, 17 % bzw. 3 %) beziffert werden kann (Motzer et al. 1999). Ferner werden derzeit verschiedene biologische Tumorcharakteristika auf ihre prognostische Relevanz überprüft. Definitive Aussagen sind bisher jedoch nicht möglich (Machtens et al. 1999).

Allgemeine Grundlagen der Therapie

Die einzige kurative Therapieoption beim Nierenzellkarzinom stellt die komplette operative Sanierung dar. Für das organbegrenzte Nierenzellkarzinom stellt die radikale Nephrektomie mit Entfernung der Tumorniere, des perirenalen Fettgewebes und der ipsilateralen Nebenniere heutzutage kein Standardverfahren mehr dar. Die komplette Nephrektomie mit Belassen der Nebenniere oder die Nephron sparenden Techniken sind äquivalente Alternativen mit vergleichbaren Überlebensraten (Lee et al. 2000, Delakas et al. 2002). Ein Organ erhaltendes Vorgehen ist bei Tumoren < 4 cm und peripherer Lage gerechtfertigt (Hafez et al. 1999; Dunn et al. 2000; Mickisch 2000; Hakenberg und Wirth 2001; Igarashi et al. 2001). Zehnjahres-Überlebensraten von mehr als 73 % sind vergleichbar mit den Ergebnissen nach radikaler Nephrektomie (Fergany et al. 2000), die Rezidivraten betragen in der Restniere weniger als 10 %. In spezialisierten Zentren werden auch geeignete Tumoren, die größer als 4 cm sind, mit Nierenteilresektion behandelt. Dabei zeigten sich onkologisch gleiche Ergebnisse wie nach einer Nephrektomie. Wesentlich erscheint, dass der Tumor nicht nur enukleiert wird, sondern mit einem Sicherheitssaum von gesundem Nierengewebe entfernt wird. Die gleichseitige Nebenniere ist in höchstens 5 % der Fälle tumorbefallen. Die präoperative Bildgebung hat sich in großen Studien als sehr zuverlässig erwiesen: Die Spezifität der präoperativen CT-Untersuchung in der Vorhersage eines Nebennierenbefalls beträgt 99 %, die Sensitivität 90 % (Tsui et al. 2000). Somit kann in den meisten Fällen bei unauffälliger präoperativer Bildgebung auf eine Adrenalektomie verzichtet werden.

Der therapeutische Wert einer regionären Lymphadenektomie ist fraglich. Eine vergleichende Studie hat keinen Überlebensvorteil für Patienten gezeigt, welche im Rahmen der Tumornephrektomie einer extensiven Lymphadenektomie unterzogen wurden, verglichen mit Patienten, die eine Lymphadenektomie bei klinischer Lymphknotenvergrößerung oder keine Lymphadenektomie erhielten (Schafhauser et al. 1999). Die laparoskopische Tumornephrektomie ist zu einem gleichwertigen Alternativverfahren der konventionellen Technik avanciert. Als ideal für eine laparoskopische Nephrektomie ist das Stadium T1–2 anzusehen.

Bei fortgeschrittenen T4-Stadien und/oder metastasierter Erkrankung nimmt die radikale Nephrektomie einen palliativen Charakter an. Große randomisierte Studien belegen die Wirkung der zytoreduktiven Nephrektomie in Kombination mit der Immuntherapie (Coppin et al. 2005). Bei Patienten mit einer günstigen Risikokonstellation kann so ein mittlerer Überlebensvorteil von etwa 50 % gegenüber der alleinigen Immuntherapie erzielt werden.

Für keine adjuvante Therapie konnte bisher der Nachweis einer Verbesserung der Überlebenszeit oder des progressionsfreien Intervalls erbracht werden. Es besteht ein Konsens dahin gehend, dass eine adjuvante Therapie bei T1–2N0-Tumoren aufgrund der geringen Rezidivrate nicht gerechtfertigt ist.

Chemotherapeutische Ansätze zeigen keine adäquaten Resultate; die Hormontherapie gilt als obsolet. Viele Studien sind, da das Nierenzellkarzinom als potenziell immunogener Tumor gilt, zur adjuvanten Immuntherapie (IL-2, IFN-α, Immuntherapie durch Tumorzellvakzine) durchgeführt worden, die ebenfalls nicht nachhaltig weiterführten. Mögliche Perspektiven sieht man in der gentechnischen Modifikation von Tumorzellen (Mickisch 1999; Pizzocaro et al. 2001). Obgleich das Nierenzellkarzinom durchaus strahlensensibel ist, wie In-vitro-Experimente belegen (Ning et al. 1997), können die bisherigen Daten zur adjuvanten Radiotherapie weder für die prä-

noch für die postoperative Behandlung überzeugen (Plasswilm et al. 2001). Will man jedoch die Wertigkeit der Strahlenbehandlung darstellen, fällt schnell auf, dass die einzigen prospektiven Studien zumeist vor der CT-Ära und insbesondere ohne CT-gestützte Planung durchgeführt wurden. Daran leidet nicht nur die Aussagekraft zu den Rezidiv- und Überlebensraten hinsichtlich des Vergleiches Operation versus Kombination beider Modalitäten. Auch die Darstellung radiogener Nebenwirkungen in früheren Studien hat die Radiotherapie aufgrund der hohen Inzidenz bei heute nicht mehr zeitgemäßen Bestrahlungstechniken und den zu hohen Einzel-/Gesamtdosen in Misskredit gebracht. Dennoch lässt sich bei adäquater Patientenselektion die Indikation und Effektivität der Strahlentherapie herausarbeiten.

Rolle der Strahlenbehandlung

Die Indikation zur neoadjuvanten Strahlentherapie ist bislang in zwei älteren prospektiven Studien (Juusela et al. 1977; van der Werf-Messing et al. 1978) untersucht worden (Tabelle Va). Obwohl nicht die lokale Kontrolle, sondern das Überleben als Studienziel definiert war, wurde durch diese Daten, die keinen Überlebensvorteil für die Strahlentherapie zeigen konnten, die bessere Resektabilität bestrahlter T3-Tumoren belegt. Daher erscheint eine neoadjuvante Radiotherapie bei Tumoren gerechtfertigt, die initial nicht resektabel erscheinen und nicht metastasiert sind. Aktuelle Studien fehlen jedoch weiterhin.

Eine postoperative Strahlentherapie der Nierenloge im Rahmen der Primärtherapie ist beim Nierenzellkarzinom nicht etabliert. Es liegen zu dieser Thematik einige retrospektive Studien vor, die zu interessanten, aber nicht ganz schlüssigen Ergebnissen geführt haben (Tabelle Vb). Ein Überlebensvorteil konnte nicht belegt werden. Allerdings lässt sich ablesen, dass für Patienten, die ein hohes Lokalrezidivrisiko (pT3–4, pN1/2, R1/2-Resektion) tragen, durch die Radiotherapie eine Reduktion der Lokalrezidivrate resultiert. Dabei muss jedoch berücksichtigt werden, dass zumeist

Tabelle V. a) Prospektive Studien zur präoperativen Radiotherapie beim Nierenzellkarzinom.

Therapie	RT-Dosis (Gy)	Pat. (n)	5-JÜR (%)	Signifikanz	Autoren
Nephrektomie		50	63	n. s.	Juusela et al. (1977)
RT + Nephrektomie	GD 33 ED 2,2	38	47		
Nephrektomie		85	50	n. s	van der Werf-Messing et al. (1978)
RT + Nephrektomie	GD 30-40 ED 2	89	50		

RT: Radiotherapie, GD: Gesamtdosis, ED: Einzeldosis, 5-JÜR: Fünfjahres-Überlebensrate, n. s.: nicht signifikant

Tabelle V. b) Studien zur Wertigkeit der postoperativen Radiotherapie beim Nierenzellkarzinom.

Therapie	Dosis (Gy)	Pat. (n)	Stadium	5-JÜR (%)	Lokale Rezidivrate (%)	Autoren
NE		96	Alle Stadien	37	25	Rafla und Parikh (1970) (retrospektiv)
NE + RT	k. A.	94		57	7	
NE		48	k. A.	47	7	Finney (1973) (prospektiv)
NE + RT	GD 55 ED 2,04	52		36	7	
NE		33	II, III	63	1	Kjaer et al. (1987) (prospektiv)
NE + RT	GD 55 ED 2,5	32		38	0	
NE		63	T2–4 N0	40	22	Stein et al. (1992) (retrospektiv, CT-Planung)
NE + RT	GD 46a ED 1,8-2,0	56		50	9	
NE		12	T3–4	62	30	Kao et al. (1994) (retrospektiv, CT-Planung)
NE + RT	GD 45a ED 1,8	12		75	0	
NE		14	Alle Stadien	20		Ulutin et al. (2006) (retrospektiv, CT-Planung)
NE + RT	46–50 Gy ED 1,8–2,0	26		70		

[a] mediane Dosis; NE: Nephrektomie, RT : Radiotherapie, GD: Gesamtdosis, ED: Einzeldosis, 5-JÜR: Fünfjahres-Überlebensrate, k. A.: keine Anabe

nicht das Lokalrezidiv, sondern die Fernmetastasierung die Prognose bestimmt. Daher ist es notwendig, Selektionskriterien für Patienten zu etablieren, die einen Nutzen aus der Radiotherapie ziehen. Aus der Literatur lassen sich folgende definitive, im klinischen Alltag partiell aber auch diskussionswürdige Maßgaben für die postoperative Strahlentherapie außerhalb klinischer Studien ableiten:

1. pT1–2 pN0-Tumoren haben ein so geringes Rezidivrisiko, dass eine Radiotherapie nicht indiziert ist.
2. Die Extension in die Nierenvenen bzw. in die V. cava unterhalb (pT3b) bzw. oberhalb (pT3c) des Zwerchfells prädestiniert nach adäquater Operation eher für das häufige Auftreten prognostisch relevanter Fernmetastasen als für ein Lokalrezidiv. Dies gilt insbesondere für die Tumorinvasion jenseits der Gerota-Faszie (pT4). Die postoperative Radiotherapie ist hier ebenfalls nicht indiziert.
3. Im Stadium pT3a pN0 erscheint aufgrund der noch lokalen Ausbreitung die Radiotherapie zur Senkung des Rezidivrisikos fraglich sinnvoll.
4. Positive Lymphknoten sind sowohl mit Fernmetastasen als auch mit Lokalrezidiven korreliert. Daher halten verschiedene Autoren auch bei nodalem Befall den Einsatz der Radiotherapie für gerechtfertigt (Michalski 1998; Plasswilm 2001), andere dagegen nicht (Beckendorf et al. 2000). Entsprechende Studien fehlen.
5. Diskussionswürdig ist die Indikation zur Radiotherapie unter Berücksichtigung des TNM-Stadi-

ums auch bei R1/2-Resektionen, wobei jedoch zu dieser Fragestellung keine Daten aus prospektiv randomisierten Studien vorliegen.

Eine Erweiterung des Therapiespektrums beim Nierenzellkarzinom stellt die hypofraktionierte Körperstereotaxie (SBRT) dar – sowohl im Bereich des Primärtumors als auch im Bereich von Metastasen als zytoreduktive Therapie (Kavanagh et al. 2007).

Erwiesen ist, dass eine Nephrektomie auch im Stadium der Metastasierung das Gesamtüberleben verlängern kann. Unter Berücksichtigung dieses nachgewiesenen klinischen Vorteils der Zytoreduktion im Bereich des Primärtumors ist die SBRT möglicherweise eine Alternative zum chirurgischen Vorgehen bei Patienten, die für eine Operation aus verschiedenen Gründen nicht in Frage kommen. Die Rationale für den Einsatz der SBRT bei Metastasen ergibt sich teilweise aus Arbeiten, die eine erhöhte Rate langzeitüberlebender Patienten bei limitierter Metastasierung nach operativer Therapie von Metastasen gezeigt haben (Wersäll et al. 2005).

Allgemeine Grundsätze der Bestrahlungsplanung

Die moderne Strahlentherapie ermöglicht eine adäquate Behandlung des Nierenkarzinoms trotz der geringen Toleranz umgebender Organstrukturen. Sie basiert auf der Durchführung einer CT-gestützten dreidimensionalen Bestrahlungsplanung. Neben

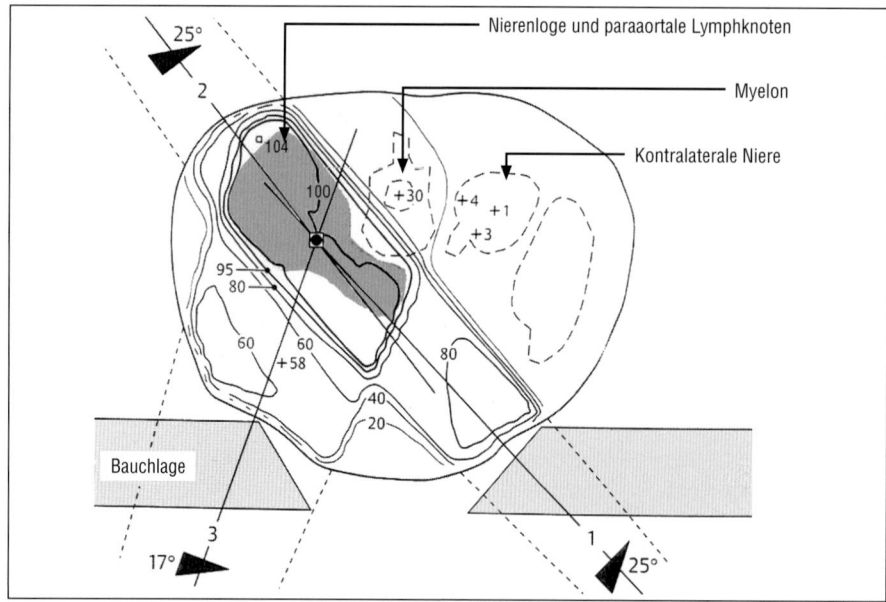

Abbildung 1. Isozentrische Drei-Felder-Technik zur Bestrahlung der Nierenloge und der paraaortalen Lymphknoten; modifiziert nach Sack und Thesen (1998).

den zur Indikationsstellung notwendigen Informationen ist immer ein präoperatives bzw. im Falle einer alleinigen palliativen Radiotherapie ein prätherapeutisches Computertomogramm zur Festlegung des Zielvolumens zu fordern. Hilfreich sind perioperativ eingebrachte Clipmarkierungen. Empfehlenswert ist die Bestrahlung in Bauchlage auf einer Lochplatte, um möglichst viel Darmvolumen zu schonen. Die Arme sind dabei unter der Stirn verschränkt; die Unterschenkel werden durch eine Knierolle gestützt. Neben dem Dünndarm (Toleranzdosis 45 Gy) ist die kontralaterale Niere das wichtigste Risikoorgan (Toleranzdosis 20 Gy). Nur gering höhere Gesamtdosen steigern das Risiko eines radiogen induzierten Nierenversagens von 5 % bei 23 Gy auf 50 % bei 28 Gy. Grundsätzlich sind allerdings Teilorganbelastungen auch mit höheren Dosen (25–40 Gy) möglich, obschon ein 10- bis 24%iges Risiko einer Nierenfunktionseinschränkung besteht. Die gesamte Leber sollte nicht mit mehr als 20 Gy bestrahlt werden, auch hier können Teilorganstrukturen (30 % mit 36–40 Gy) höher dosiert werden. Das Rückenmark sollte maximal 45 Gy bei konventioneller Dosierung erhalten. Zu berücksichtigen sind – insbesondere zum Erhalt der gesunden kontralateralen Niere – Einschränkungen ihrer radiotherapeutischen Toleranz durch den Einsatz von nephrotoxischen Substanzen (Michalski 1998; Sack und Thesen 1998).

Zielvolumina und Bestrahlungstechnik

Das Zielvolumen umfasst die Nierenloge bzw. die Niere sowie die lokoregionären Lymphknoten (Nierenstiel, paraaortal) unter Einschluss eventuell vorhandener Clip-Markierungen. Die Narbe sollte in das Zielvolumen miteinbezogen werden, da Narbenrezidive beschrieben wurden (Stein et al. 1992). Unter Berücksichtigung der Atemverschieblichkeit werden die präoperativen Organgrenzen kaudal, ventral und kranial mit einem Sicherheitssaum von 2–3 cm und der dorsalen Abgrenzung am Rippenbogen umschlossen; medial endet das Feld an der kontralateralen Grenze der Wirbelsäule. Zu bevorzugen ist eine isozentrische Drei- bzw. Vier-Felder-Technik, die über unterschiedlich gewichtete schräge, seitliche, ventrale und/oder dorsale Richtungen die Dosis homogen im Zielvolumen verteilt und die Risikoorgane unter etwaiger Ausnutzung der Toleranzdosis adäquat schont (Abbildung 1). Andere Techniken (Pendelbestrahlung, Gegenfeldtechnik) führen entweder zu Dosiskompromissen im Zielvolumen oder aber zu Hochdosisbereichen in der kontralateralen Niere oder im Darm und sollten nicht mehr eingesetzt werden (Michalski 1998; Sack und Thesen 1998).

Dosis und zeitliche Dosisverteilung

Gesamtdosen von 45 Gy (Einzeldosis 1,8 Gy, 5 ×/Woche) werden präoperativ mit dem Ziel der besseren Resektabilität appliziert. Postoperativ erscheinen 45–50 Gy (Einzeldosis 1,8–2,0 Gy,

5 ×/Woche) für die adjuvante Therapie okkulter mikro-skopischer Tumorreste ausreichend, während bei R1- bzw. R2-Resektionen ein Boost von insgesamt 10–15 Gy gegeben werden sollte.

Ergebnisse

In den beiden prospektiven Studien zur präoperativen Radiotherapie (Juusela et al. 1977; van der Werf-Messing et al. 1978) wurden Dosen zwischen 30–40 Gy appliziert (Tabelle Va). Einen Überlebensgewinn konnten sie allerdings nicht zeigen; die Rezidivraten wurden nicht mitgeteilt. Nach heutigen Erkenntnissen war ein definitiver Vorteil durch die Radiotherapie aufgrund eines hohen Anteiles (70 % in der schwedischen bzw. 37 % in der niederländischen Studie) von auf die Niere begrenzten Tumoren (T1–2) auch nicht zu erwarten. Jedoch zeigte sich insbesondere in der Untersuchung von van der Werf-Messing (1978), dass sich lokal fortgeschrittene Tumoren nach Radiotherapie häufiger komplett entfernen ließen.

Die ersten Untersuchungen zur postoperativen Radiotherapie (Tabelle Vb) zeigten zwar im Vergleich zur alleinigen Operation bessere Überlebens- und Rezidivraten; Rafla und Parikh (1970) nennen jedoch in ihrer retrospektiven Studie keine Selektionskriterien hinsichtlich der Vorgehensweise und geben auch keine Details zur Radiotherapie, die insbesondere bei Patienten mit einem Nierenkapseldurchbruch oder einem Befall des Nierenbeckens als vorteilhaft beschrieben wird. Doch weder die prospektive Studie von Finney et al. (1973) noch die von Kjaer et al. (1987) konnten diese Daten bestätigen. Stattdessen fallen sie durch eine Dosiseskalation bei gleichzeitiger Verwendung von einfachen Gegenfeldtechniken (Nierenloge und regionäre Lymphknoten) sowie durch hohe schwerwiegende Komplikationsraten und Todesfälle auf. Aktuellere, wenn auch retrospektive Untersuchungen zeigen eine richtungweisende Selektion der zu bestrahlenden Patienten: Stein et al. (1992) belegen an 56 radiotherapierten Patienten (36–50 Gy), dass zwar keine signifikanten Überlebensunterschiede resultieren (Zehnjahresüberleben 32 % ohne vs. 44 % mit Bestrahlung), dass aber in der Subgruppe der T3N0-Patienten (n = 67) die Lokalrezidivrate von 37 % (11/30) nach alleiniger Operation auf 11 % (4/37) signifikant (p < 0,05) durch die Strahlentherapie gesenkt werden konnte. Vergleichbar berichten Makarewicz et al. (1998) über 114 postoperativ bestrahlte Patienten (mediane GHD 50 Gy), dass hinsichtlich der Rezidivinzidenz lymphknotennegative Patienten mit T3-Tumoren von der Bestrahlung zu profitieren scheinen. Kao et al. (1994) zeigen an einer kleinen Gruppe mit R1-resezierten bzw. pararenal infiltrierenden Tumoren, dass sie durch die Radiotherapie (41,4–63 Gy) eine komplette lokale Kontrolle erzielen konnten, während bei einem konsekutiv analysierten, nur operierten Kollektiv 30 % der Patienten Rezidive entwickelten (p < 0,01). Ulutin et al. (2006) zeigten an 26 postoperativ bestrahlten Patienten (46–50 Gy) eine Verbesserung des krankheitsfreien Überlebens nach fünf Jahren von 16 % (ohne Bestrahlung) auf 66 %. Patienten im Stadium I und II profitierten von der Bestrahlung hingegen nicht.

Geeignete klinische Situationen zum Einsatz der SBRT können sich im interdisziplinären Konsens z. B. bei Inoperabilität oder einer limitierten Metastasierung ergeben. Grundlage der SBRT ist die Kombination aus kleinvolumiger Bestrahlung, einer extrem hohen Präzision und der Steigerung der biologisch wirksamen Dosis durch Hypofraktionierung (1–8 Fraktionen mit hoher Einzeldosis). Hierdurch können beim Nierenzellkarzinom in über 90 % der Fälle eine lokale Tumor- und Symptomkontrolle bei gleichzeitig guter Verträglichkeit erreicht werden (Svedman et al. 2006).

Wersäll et al. (2005) haben über 58 Patienten mit metastasiertem oder inoperablem Nierenzellkarzinom berichtet, die zwischen 1997 und 2003 im Karolinska Hospital in Stockholm mittels SBRT behandelt wurden. Die applizierten Dosen im PTV lagen zwischen 30 und 45 Gy, drei bis fünf Fraktionen, appliziert innerhalb von einer Woche. Unter den behandelten Metastasen traten 30 % komplette und 35 % partielle Remissionen auf. Die Vierjahres-Überlebensrate lag bei etwa 50 % (Patienten mit 1–3 Metastasen) versus 20 % (Patienten mit > 3 Metastasen). Acht Patienten wurden im Bereich des Primärtumors behandelt, davon entwickelte lediglich ein Patient ein In-field-Rezidiv. Bei einem Patienten trat jedoch im Rahmen der Studie eine Grad-5-Toxizität auf. Er verstarb an einer Magenblutung nach Behandlung einer Pankreasmetastase.

Akute Nebenwirkungen und Strahlenfolgen

In beiden vorliegenden prospektiven Studien (Finney et al. 1973; Kjaer et al. 1987) wurden mit 20–44 % sehr hohe Komplikationsraten beschrieben – insbesondere operationspflichtige Darmblutungen, Darmstenosen und Leberfibrosen. Insgesamt wurden vier bzw. fünf Todesfälle den Folgen der Radiotherapie zugeschrieben. Allerdings wurde in einer heute obsoleten Gegenfeldtechnik mit hohen Einzel- bzw. Gesamtdosen bestrahlt (Tabelle Vb). Aktuelle Studien zeigen unter Nutzung der CT-gestützten Planung und einer adäquaten Dosis eine niedrige Inzidenz schwerwiegender Nebenwirkungen (Stein et al. 1992; Kao et al. 1994). Es ist daher davon auszugehen, dass das Risiko gravierender bzw. chronischer Nebenwirkungen bei Durchführung einer modernen Strahlentherapie im Bereich der Niere bei < 5 % liegt.

Die unmittelbaren, akuten Nebenwirkungen betreffen den im Strahlengang liegenden Bereich des Gastrointestinaltrakts und können zu Völlegefühl, Appetitlosigkeit, Übelkeit und Durchfall führen. Die Therapie ist symptomatisch und schließt in Abhängigkeit von den Elektrolytwerten eine entsprechende Substitutionstherapie ein. Bei einer rechtsseitigen Bestrahlung sind zudem regelmäßig die Leberwerte zu kontrollieren. Eine strahleninduzierte Nephropathie mit Hypertonie, Ödemen, Proteinurie, Anämie und Urämie kann sechs bis 12 Monate nach der Strahlenbehandlung auftreten. Ferner sind chronische Manifestationen wie Glomerulonephritis mit Atrophie der Tubuli und Gefäßverengung beschrieben.

Rezidive und Fernmetastasen

Bei (isolierten) Lokalrezidiven wird – nach entsprechendem Re-Staging – die Möglichkeit einer Operation geprüft. Verschiedene Autoren berichten zudem von Rezidivpatienten bzw. seltener auch von Patienten mit fortgeschrittenen Tumoren, bei denen sie bei geringer Morbidität eine hohe lokale Tumorkontrolle durch eine intraoperative Radiotherapie (IORT) (10–20 Gy) erzielen konnten. Teilweise wurde hierbei zusätzlich prä- bzw. postoperativ perkutan bestrahlt (38–50,4 Gy) (Santos et al. 1989; Frydenberg et al. 1994; Eble et al. 1998).

Mehrere retrospektive Analysen zeigen, dass eine Metastasektomie beim Nierenzellkarzinom im Hinblick auf die Verlängerung des Langzeitüberlebens sinnvoll sein kann (Kavolius et al. 1998). Bei Nachweis isolierter Metastasen bereits zum Zeitpunkt der Tumor-Erstdiagnose kann zur Reduktion der Tumorlast eine Nephrektomie indiziert sein, die hinsichtlich des (progressionsfreien) Überlebens effektiv mit einer Immuntherapie kombiniert werden kann (Jacqmin et al. 2001). Sequenziell später auftretende solitäre Metastasen zeigen häufig ebenfalls einen relativ günstigen Verlauf. So werden positive Daten nach Resektion insbesondere pulmonaler Metastasen in Kombination mit einer Immuntherapie, nach Opera-

tion solitärer Hirnfiliae mit nachfolgender oder alleiniger Bestrahlung (Radiochirurgie) und nach Resektion singulärer Knochenmetastasen beschrieben (Mori et al. 1998; Kath et al. 1999; Goyal et al. 2000; Kollender et al. 2000; Hakenberg und Wirth 2001).

Amato (2000) konnte in einer Analyse von 72 unterschiedlichen Chemotherapie-Regimen keinen objektivierbaren Wirknachweis identifizieren, sodass trotz mehrerer positiver Phase-II-Daten das Nierenzellkarzinom als chemotherapierefraktärer Tumor einzustufen ist.

Der Nutzen einer Immuntherapie (IT) mit Interferon-α (IFN) und/oder Interleukin 2 (IL-2) ist auf die metastasierte Situation mit günstigem Risikoprofil beschränkt. Positive Selektionskriterien für Patienten mit möglichem Nutzen durch eine IT sind guter Allgemeinzustand, geringe Anzahl viszeraler Metastasen, langes Intervall zwischen Nephrektomie und Metastasierung, fehlende Symptome sowie fehlende Anämie (Négrier et al. 2005). Diese Therapien zeigten Ansprechraten von 10–15 %, mit teilweise schwerwiegenden Nebenwirkungen. Die Bedeutung der IT wurde durch die AVOREN-Studie bestätigt, an der 649 Patienten mit fortgeschrittenem Nierenzellkarzinom teilnahmen. Die Kombination von IFN mit Bevacizumab zeigte insbesondere bei Patienten mit niedrigem und mittlerem Risikoprofil eine signifikante Verbesserung der Ansprechrate (31 vs. 13 %) und des progressionsfreien Überlebens im Vergleich zur IFN-Monotherapie.

Das pathophysiologische Verständnis zum Funktionsverlust des Tumorsuppressor-Gens (Von-Hippel-Lindau-Gen) im Nierenzellkarzinom hat ganz wesentlich zur Entwicklung neuer Substanzen beigetragen. Alternativ stehen nun zur Erstlinientherapie die Breitspektrum-Kinaseinhibitoren („multitarget tyrosine kinase inhibitors", MTKI) Sunitinib und Sorafenib zur Verfügung. Sunitinib zeigt die höchsten Remissionsraten und gegenüber IFN eine deutliche Verlängerung der PFS in allen Risikogruppen (11,2 versus 5,1 Monate).

Temsirolimus ist ein Hemmer von mTOR („mammalian target of rapamycin"), einem essenziellen Regulator des Zellwachstums und der Angiogenese. Die Erstlinien-Behandlung von Patienten mit hohem Risikoprofil konnte in einer dreiarmigen Studie im Vergleich zu IFN oder der Kombination aus IFN und Temsirolimus das Gesamtüberleben signifikant verbessern (10,9 vs. 7,3 vs. 8,4 Monate) (Hudes et al. 2007). Zukünftige Studien müssen Aufschluss über die Vor- und Nachteile einzelner molekularer Substanzen Gene und zur rationalen Patientenauswahl beitragen.

Eine effektive lokale Palliation kann durch die Radiotherapie erreicht werden. In 86 % wird eine Symptomreduktion für sechs Monate (Median) beschrieben; hiervon profitieren insbesondere Patienten mit einem Karnofsky-Index ≥ 70 und einem Alter < 70 Jahre (DiBiase et al. 1997).

Strahlentherapeutische Behandlungsziele bei der Bestrahlung von Knochenmetastasen sind Schmerzlinderung, Remineralisation osteolytischer Metastasen zur Verhinderung pathologischer Frakturen sowie Verhinderung bzw. Rückbildung neurologischer Defizite bei Metastasen mit Kompression von Myelon oder Nervenwurzeln. Es existieren unterschiedliche Fraktionierungskonzepte (z. B. 10×3 Gy, 5×4 Gy oder 1×8 Gy), welche sich an der jeweiligen Zielsetzung und mutmaßlichen Lebenserwartung orientieren (Koswig und Budach 1999; Jacqmin et al. 2001). Untersuchungen zur palliativen Bestrahlung beim metastasierten Nierenzellkarzinom haben eine lokale Schmerzbesserung in über 80 % der Fälle ergeben (Lee et al. 2005).

Bei der Behandlung von Hirnmetastasen ist grundsätzlich eine interdisziplinäre Therapieabsprache erforderlich, insbesondere bei der Frage nach einer neurochirurgischen Resektion. Neben der Ganzhirnbestrahlung (10×3 Gy) bei multiplen Hirnmetastasen kann bei solitären oder einer streng limitierten Anzahl von Metastasen eine gezielte kleinvolumige Hochpräzisionsbestrahlung (beispielsweise mit 20 Gy) am Linearbeschleuniger oder Gamma Knife erfolgen. Die Ganzhirnbestrahlung bei multiplen ZNS-Filiae führt bei 55–76 % der Patienten zu einer Symptomreduktion und kann mit Einjahres-Überlebensraten von 9–26 % als adäquate Palliation gelten (Culine et al. 1998; Plasswilm et al. 2001). In einer Analyse zum Einsatz der stereotaktischen Einzeitbestrahlung lag beim Nierenzellkarzinom die zerebrale Progressionsfreiheit nach einem Jahr bei 64 % (Chang et al. 2005). Neben der Einzeitbestrahlung stellt die hypofraktionierte Hochpräzisionsbestrahlung eine Alternative dar, insbesondere bei größeren, irregulär geformten und zentral hypodensen (hypoxischen) Läsionen (Ernst-Stecken et al. 2006). Vorsicht geboten ist derzeit bei der Kombination einer Bestrahlung mit dem gleichzeitigen Einsatz der MTKIs. Aufgrund strahlenbiologischer Überlegungen und experimenteller Untersuchungen ist von einer radiosensibilisierenden Wirkung einer solchen Kombination auszugehen (Senan et al. 2007). Neben einer Wirkungsverstärkung ist jedoch auch eine Steigerung des Nebenwirkungspotenzials nicht ausgeschlossen, was bei bestrahlten Hirnmetastasen ein möglicherweise erhöhtes Einblutungsrisiko bedeuten kann.

Nachsorge

Verschiedene Parameter wie Tumorstadium, Histologie, Symptome und Allgemeinzustand des Patienten ermöglichen die Erstellung von Nomogrammen zur Abschätzung des Rezidivrisikos (Kattan et al. 2001; Pantuck et al. 2001, 2003; Yaycioglu et al. 2001).

Anfänglich erfolgt die Kontrolle dreimonatlich und wird nach drei Jahren auf Intervalle von sechs Monaten und einem Jahr (nach 5 Jahren) ausgedehnt. Empfohlene Untersuchungen sind die klinische Untersuchung, Röntgen-Thorax, Abdomensonographie, ggf. CT und bei Symptomen Skelettszintigraphie (Jacqmin et al. 2001; Hakenberg und Wirth 2001). Aus strahlentherapeutischer Sicht ist zusätzlich die Erfassung von etwaigen radiogenen Nebenwirkungen notwendig.

Nierenbecken- und Harnleiterkarzinom

Epidemiologie und Ätiologie

Nierenbecken- und Harnleiterkarzinome sind selten; sie machen 3–5 % aller malignen urologischen Tumoren aus (Reitelman et al. 1987; Fischer et al. 1998). Männer sind häufiger betroffen als Frauen, wobei das Verhältnis in nordeuropäischen Publikationen mit 1,5–2 : 1 wird. Das mediane Alter der Patienten liegt bei 65 Jahren. Etwa 65 % der Tumoren werden im Alter von 60–80 Jahren beobachtet. Tumoren unter dem Alter von 40 Jahren sind sehr selten. Für die Entstehung von Tumoren des oberen Harntraktes sind überwiegend die gleichen Faktoren verantwortlich wie für die Entstehung des Blasenkarzinoms. Insbesondere Nikotinabusus, Abusus von Phenazetin-haltigen Analgetika sowie Kontakt mit Aminophenolen und die Balkan-Nephropathie gelten als Risikofaktoren (Petkovic 1975; Anderstrom et al. 1989; Arrizabalaga et al. 1998; Fischer et al. 1998; Miyagawa et al. 1998; Munoz et al. 1998; Yoshida et al. 2000). Äußerst selten sind Patienten mit radiogen induzierten Ureterkarzinomen (Saito et al. 1996).

Regionale Tumoranatomie und Histologie

Regionale Anatomie

Das Nierenbecken sowie der Nierenhilus projizieren sich auf Höhe des 1. Lendenwirbelkörpers. Der Ureter zieht vom Nierenhilus aus nahezu parallel zu den Processus costales der Lendenwirbelkörper über den M. psoas hinweg, um dann nach medial im kleinen Becken in den Harnblasenfundus schräg einzumünden. Die Lymphgefäße beider Nierenbecken und des abdominellen Anteiles der Harnleiter ziehen zu den Stationen am Nierenhilus und den paraaortalen/-kavalen Lymphknoten; im pelvinen Abschnitt des Ureters drainiert die Lymphe zu den iliakal kommunen, internen, aber auch externen Knoten (Frick et al. 1980).

Wachstumsverhalten

Nierenbecken- und Harnleiterkarzinome wachsen oberflächlich sowie infiltrierend und breiten sich über die Lymph- und Blutbahnen aus. Sie verteilen sich zu 48–61 % auf das Nierenbecken, zu 21–49 % auf den Ureter und zu 3–17 % auf den gesamten Bereich. In etwa 20 % findet sich ein multifokales, in 1,5–2 % ein bilaterales Wachstum. Häufig sind die Tumoren mit Harnblasenkarzinomen vergesellschaftet, die sich in 6–40 % in der vorhergehenden Anamnese, in 10–30 % synchron und in 30 % im weiteren Verlauf finden (Munoz et al. 1998; Ozsahin et al. 1999; Yoshida et al. 2000). Im Verlauf der Erkrankung treten Lokalrezidive in 4–27 %, regionale Lymphknotenmetastasen in 15–18 % und Fernmetastasen in 31–54 % auf (Maulard-Durdux et al. 1996; Ozsahin et al. 1999).

Histologie

In der aktuellen Literatur werden in 97–99 % Transitionalzell- und nur in 1 % Adenokarzinome beschrieben; in früheren Daten werden in 7–8 % Plattenepithelkarzinome, äußerst selten auch Sarkome genannt. Das Grading wird nach WHO-Kriterien vorgenommen (G1: 10–15 %, G2: 59–69 %, G3: 25–30 %) (Michalski 1998; Munoz et al. 1998; Yoshida et al. 2000).

Klinik

Klinisches Bild und Diagnostik

60–90 % der Patienten werden durch eine Makrohämaturie auffällig. In 24–40 % dominieren Flankenschmerzen; selten sind Blasenbeschwerden. 10–15 % der Erkrankten sind asymptomatisch. Neben der körperlichen Untersuchung ist die Labordiagnostik (Blutbild, Nierenwerte, Urinanalyse, -zytologie) obligat. Die bildgebende Diagnostik (intravenöses bzw. retrogrades Urogramm, Computer- bzw. Kernspintomographie) zeigt Füllungsdefekte (42–46 %), einen Funktionsverlust der Niere (37 %) und/oder eine Hydronephrose (20 %). Das Staging wird vervollständigt durch eine Röntgen-Thoraxuntersuchung. Komplementär wird die Ureteroskopie durchgeführt; die Urinzytologie ist in etwa 80 % positiv (Michalski 1998; Munoz et al. 1998).

Stadieneinteilung

Die Stadieneinteilung erfolgt nach UICC-Kriterien (Greene 2002) (Tabelle VIa und b). In Deutschland wurden 1 % pTis-, 15 % pTa-, 22 % pT1-, 16 % pT2, 34 % pT3- und 11 % pT4-Tumoren registriert (Fischer et al. 1998). Stadienabhängig finden sich bereits bei Diagnosestellung Filiae in den regionären Lymphknoten und anderen Organen (Leber, Knochen, Lunge). So lagen in den Stadien pTa/pT2 in 2,4–9,6 % positive Lymphknoten bzw. in 2,4–4,9 % Fernmetastasen vor, im Stadium pT3 und pT4 waren es in 32 % und 84 % regionäre bzw. in 15 % und 35 % distante Absiedlungen (Fischer et al. 1998).

Prognose

Die krebsspezifischen Überlebensraten werden mit 91–93 %, 70–83 % und 61–79 % nach einem, drei und fünf Jahren angegeben. Die Prognose hängt dabei vornehmlich von dem initialen Tumorstadium und dem Differenzierungsgrad ab (Corrado et al. 1991; Arrizabalaga et al. 1998; Miyagawa et al. 1998; Ozsahin et al. 1999; Yoshida et al. 2000). So werden Fünfjahres-Überlebensraten von 80 %, 83 %, 72 %, 51 % und 16 % für Ta-, T1-, T2-, T3- und T4-Tumoren berichtet (Corrado et al. 1991). Maulard-Durdux et al. (1996) belegen eine Fünfjahres-Überlebensrate von 15 % bzw. 49 % für Patienten mit lymphknotenpositiven bzw. -negativen Karzinomen. Bei auf die Mukosa begrenzten Tumoren werden Fünfjahres-Überlebensraten von 82–100 % beschrieben, während bei invasiven Tumoren nur 0–24 % fünf Jahre überleben (Heney et al. 1981). Sehr auffällig ist die Abhängigkeit vom Grading; 80–100 % der Patienten mit G1/2-Tumoren überleben im Gegensatz zu 0 % mit G3-Tumoren die ersten fünf Jahre nach Therapie (Heney et al. 1981; Maulard-Durdux et al. 1996). Zudem scheint das Grading mit dem DNA-Gehalt

Tabelle VI. a) TNM-Klassifikation des Nierenbecken- bzw. Harnleiter-karzinoms (Greene et al. 2002).

Beschreibung	
T – Primärtumor	
Tx	Tumor kann nicht beurteilt werden
T0	Kein Anhalt für Primärtumor
Tis	Carcinoma in situ
Ta	Papilläres noninvasives Karzinom
T1	Tumor infiltriert das subepitheliale Gewebe
T2	Tumor infiltriert die Muskularis
T3	Für Nierenbeckenkarzinome: Tumor infiltriert jenseits der Muskularis ins peripelvine Fett oder das renale Parenchym Für Ureterkarzinome: Tumor infiltriert jenseits der Muskularis ins periureterale Fett
T4	Tumor infiltriert benachbarte Organe oder dringt durch die Niere ins perirenale Fett
N – Regionale Lymphknoten	
Nx	Regionale Lymphknoten können nicht beurteilt werden
N0	Kein Anhalt für regionale Lymphknotenmetastasen
N1	Metastase in einem regionalen Lymphknoten (≤ 2 cm in maximaler Ausdehnung)[a]
N2	Metastase in einem (> 2–< 5 cm in maximaler Ausdehnung) oder mehreren Lymphknoten (< 5 cm in maximaler Ausdehnung)[a]
N3	Metastase in einem Lymphknoten (> 5 cm)[a]
M – Fernmetastasen	
MX	Metastasen können nicht beurteilt werden
M0	Kein Anhalt für Fernmetastasen
M1	Fernmetastasen vorhanden

[a] Die Seite des Lymphknotens beeinflusst nicht die N-Klassifikation.

der Zellen assoziiert zu sein (Corrado et al. 1991). Diploide Tumoren zeigten weder Metastasen noch einen lokalen Progress (Follow-up ≤ 8 Jahre), während sich bei aneuploiden Karzinomen innerhalb von 24–36 Monaten Metastasen entwickelten (al-Abadi

Tabelle VI. b) Stadieneinteilung nach UICC (Greene et al. 2002).

Stadium	TNM		
0a	Ta	N0	M0
0is	Tis	N0	M0
I	T1	N0	M0
II	T2	N0	M0
III	T3	N0	M0
IV	T4	N0	M0
	Jedes T	N1, 2, 3	M0
	Jedes T	Jedes N	M1

und Nagel 1992). Des Weiteren wird eine Korrelation zwischen Grading, p53-Expression und Tumorproliferation beschrieben (Masuda et al. 1997; Rey et al. 1997). Ein postoperativ verbliebener Tumorrest wird ebenso wie eine Lymphgefäßinvasion mit einer schlechteren Prognose assoziiert (Miyake et al. 1998; Ozsahin et al. 1999; Yoshida et al. 2000).

Allgemeine Grundlagen der Therapie

Die radikale Nephroureterektomie ist bei den meisten Patienten die Therapie der Wahl. In der jüngeren Literatur wird jedoch – unabhängig von einer schlechten kontralateralen Nierenfunktion, die zur Schonung der ipsilateralen Niere Anlass geben würde – auch ein konservatives, die Niere erhaltendes Vorgehen beschrieben. Es wird insbesondere dann selektiv indiziert, wenn die Tumoren oberflächlich wachsen, solitär und gut differenziert sind. Kontrovers diskutiert wird die Notwendigkeit der Lymphadenektomie, die zwar einerseits prognostische Aussagen zulässt, andererseits bei Nachweis positiver Lymphknoten und des dann hohen Risikos für distante Metastasen ohne therapeutische Relevanz sein könnte (Leitenberger et al. 1996; Miyake et al. 1998; Fujimoto et al. 1999; Ozsahin et al. 1999).

Aufgrund der histologischen Analogie mit dem Blasenkarzinom lag es nahe, die Effektivität des MVAC-Schemas (Methotrexat, Vinblastin, Doxorubicin, Cisplatin) adjuvant zu untersuchen. Die Ansprechrate wird von Miyagawa et al. (1998) mit 73 % bei fortgeschrittenen, partiell auch metastasierten Karzinomen beschrieben, wenn auch eine langfristige Verbesserung des Überlebens nicht erreicht wurde. Die Autoren empfehlen, das Schema bei kurativ operierten Patienten mit Tumoren ≥ pT2G3 einzusetzen; endgültige Daten fehlen. Heute wird bevorzugt die Kombination aus Gemcitabin und Cisplatin auch beim Nierenbecken- und Harnleiterkarzinom eingesetzt (von der Maase et al. 2005). Auch die Rolle der adjuvanten Radiotherapie ist nicht sicher definiert (Michalski 1998).

Rolle der Strahlenbehandlung

Die publizierten Patientenzahlen bei dem ohnehin seltenen Tumor sind zu gering, sodass endgültige Schlussfolgerungen zur Wertigkeit der Radiotherapie nicht gezogen werden können. Die fehlende effektive adjuvante Systemtherapie zur Vernichtung okkulter Metastasen, die hohe Rate prognostisch relevanter Fernmetastasen bei Lymphknotenpositivität und die prognostische Signifikanz des Gradings einerseits sowie die geringe Rezidivrate lymphknotennegativer Tumoren andererseits führen zudem dazu, die zusätzliche lokale Radiotherapie kritisch zu hinterfragen. Die vorliegenden retrospektiven Daten zeigen jedoch, dass die perkutane Strahlentherapie bei adäquater Patientenselektion das Lokalrezidivrisiko reduziert, ohne aber die Metastaseninzidenz senken zu können. Die Indikation zur postoperativen Radiotherapie kann daher bei T3–4N0-Tumoren, eventuell bei Lymphknotenpositivität und/oder einem G3-Tumor sowie bei knappem Resektionsrand bzw. R1-Resektion in die interdisziplinären Erwägungen einbezogen werden. Die Indikation für eine Brachytherapie wird von Shepherd et al. (1995) beschrieben, die bei 23 Patienten, bei denen bei operiertem Transitionalzellkarzinom des Nierenbeckens aus verschiedenen Gründen keine Nephrektomie, aber eine perkutane Nephrostomie zur Harnableitung durchgeführt wurde, den Nephrostomiekanal mit LDR- (40–50 Gy) bzw. HDR- (10–12 Gy) Iridium-192 zur Verhinderung einer potenziellen Tumoraussaat prophylaktisch bestrahlt haben. Rezidive wurden ebenso wenig wie akute bzw. späte Nebenwirkungen der Brachytherapie beobachtet.

Allgemeine Grundsätze der Bestrahlungsplanung

Ablauf und Durchführung der Bestrahlungsplanung entsprechen den Beschreibungen zum Nierenkarzinom. Zu den Risikoorganen ist speziell beim distalen Harnleiterkarzinom die Harnblase (Toleranzdosis 50 Gy) hinzuzufügen (Michalski 1998; Sack und Thesen 1998).

Zielvolumina und Bestrahlungstechnik

Das Zielvolumen umfasst insbesondere bei Nierenbeckenkarzinomen die Nierenloge bzw. die Niere sowie die lokoregionären Lymphknoten (Nierenstiel, paraaortal und ipsilateral iliakal). Grundsätzlich ist zu überdenken, die Lymphknotenbestrahlung bei definitiv proximalen bzw. distalen Tumoren auf die primären Lymphabflussgebiete einzugrenzen. Vorhandene Clipmarkierungen zur Zielvolumenfestlegung sind dabei äußerst hilfreich. Zusätzlich muss insbesondere bei distalen Tumoren der uretero-vesikale Absetzungsrand im Zielgebiet erfasst sein. Sicherheitssäume müssen daher unverändert berücksichtigt werden. Mit der 3-D-Planung kann – ähnlich wie beim Nierenkarzinom – anatomieabhängig eine isozentrische Drei- bzw. Vier-Felder-Technik mit unterschiedlich gewichteten Einstrahlrichtungen die

Dosis homogen und unter Schonung der Risikoorgane verteilt werden (Michalski 1998; Sack und Thesen 1998).

Dosis und zeitliche Dosisverteilung

45–50 Gy (Einzeldosis 1,8–2,0 Gy, 5 ×/Woche) ist eine adäquate Dosis zur postoperativen Behandlung okkulter mikroskopischer Tumorreste; bei R1-Resektionen kann ein Boost von insgesamt 5–10 Gy appliziert werden (Cozad et al. 1992; Michalski 1998; Sack und Thesen 1998).

Ergebnisse

Zwischen 1968 und 1985 wurden, wie Cozad et al. (1992) zusammenfassend darstellen, in sechs Arbeiten die Daten von 37 Patienten mit einem Nierenbecken-/Ureterkarzinom und post- selten auch präoperativer Radiotherapie veröffentlicht, die zumeist den Wert der postoperativen Behandlung stützen. Im eigenen Kollektiv (medianes Follow-up 13,5 Monate, Range 3–31 Monate) mit den Tumorstadien T3/4 N0/+ vergleichen die Autoren 17 nur operierte und neun postoperativ mit 50 Gy (Medianwert) bestrahlte Patienten. Die lokale Kontrollrate nach fünf Jahren fällt grenzwertig signifikant (p = 0,07) zugunsten der Radiotherapie aus (34 % vs. 88 %). Während die Radiotherapie bei G1/2-Tumoren keine Überlegenheit zeigt, liegt bei G3-Tumoren die Lokalrezidivrate ohne bzw. nach Radiotherapie bei 71 % bzw. 15 %. Die Metastaseninzidenz (50 %) wurde ebenso wie die Fünfjahres-Überlebensrate (44 % bzw. 24 % mit/ ohne Bestrahlung) nicht beeinflusst. Maulard-Durdux et al. (1996) berichten über 26 Patienten, die im Tumorbett (n = 8), an den Lymphknoten (n = 3) bzw. an beiden Lokalisationen (n = 15) postoperativ bestrahlt wurden. Die Autoren halten aufgrund der Inzidenz von 19 % lokoregionären Rezidiven, die chirurgischen Serien vergleichbar ist, die adjuvante Radiotherapie nicht für gerechtfertigt. Allerdings sind die Schlussfolgerungen zu kritisieren, da nur drei Rezidive (11,5 %) auch wirklich im Bestrahlungsfeld gelegen haben.

Akute Nebenwirkungen und Strahlenfolgen

Die Nebenwirkungen der Radiotherapie von Nierenbecken- und Ureterkarzinomen sowie deren Behandlung entsprechen den bereits o. g. Daten zur Bestrahlung von Nierentumoren.

Rezidive und deren Behandlung

Mit einer Ansprechrate von 67 % wird in einer Arbeit die kombinierte Radiochemotherapie für die Behandlung von inoperablen Lokalrezidiven empfohlen (Miyagawa et al. 1998). Dieselben Autoren setzen das MVAC-Regime zur Behandlung von Metastasen ein; konkrete Daten für eine Second-line-Chemotherapie fehlen. Heute wird bevorzugt die Kombination aus Gemcitabin und Cisplatin eingesetzt (von der Maase et al. 2005). Ebenso finden sich keine speziellen Informationen über die palliative Radiotherapie bei dieser Tumorentität; es darf jedoch vermutet werden, dass sich die Indikationsstellung, Dosierung und Fraktionierung sowie die Effektivität nicht von den bekannten Daten zum Nieren- bzw. Blasenkarzinom unterscheiden.

Nachsorge

Für die Nachsorge ist zu empfehlen, neben der körperlichen Untersuchung und der Nierenwertüberprüfung insbesondere die lokale Kontrolle der Tumorregion, der kontralateralen Abflusswege und der Blase sowie die symptombezogene Diagnostik eventueller Metastasen zu berücksichtigen. Die Zeitintervalle sollten ähnlich wie beim Nierenzellkarzinom gewählt werden. Der Strahlentherapeut ist aufgefordert, akute wie chronische radiogene Nebenwirkungen zu erfassen und zu behandeln.

Schlüsselliteratur

Beckendorf V, Bladou F, Farsi F et al: Standards, options, and recommendations for radiotherapy of kidney cancer. Cancer Radiother 4 (2000) 223–233
Finney R: Radiotherapy in the treatment of hypernephroma. A clinical trial. Br J Urol 45 (1973) 26–40
Juusela H, Malmio K, Alfthan D: Preoperative irradiation in the treatment of renal adenocarcinoma. Scand J Urol Nephrol 41 (1977) 23–31
Kavanagh BD, Schefter TE, Wersäll PJ: Liver, renal, and retroperitoneal tumors: stereotactic radiotherapy. In: Meyer JL (ed) IMRT, IGRT, SBRT – Advances in the treatment planning and delivery of radiotherapy. Front Radiat Ther Oncol 40 (2007) 415–426
Kjaer M, Frederiksen PL, Engelholm, SA: Postoperative radiotherapy in stage II and III renal adenocarcinoma: A randomized trial by the Copenhagen renal cancer study group. Int J Radiat Oncol Biol Phys 13 (1987) 665–672
Makarewicz R, Zarzycka M, Kulinska G et al: The value of postoperative radiotherapy in advanced renal cell cancer. Neoplasma 45 (1998) 380–383
Plasswilm L, Kortmann RD, Hehr T et al: Therapieansätze beim Nierenzellkarzinom aus der Sicht der Strahlentherapie. Onkologe 7 (2001) 759–766
Svedman C, Sandström P, Pisa P et al: A prospective Phase II trial of using extracranial stereotactic radiotherapy in primary and metastatic renal cell carcinoma. Acta Oncol 45 (2006) 870–875
van der Werf-Messing B, van der Heul RO, Ledeboer RCH: Renal cell carcinoma trial. Cancer Clin Trials 1 (1978) 13–21
Wersäll PJ, Blomgren H, Lax I et al: Extracranial stereotactic radiotherapy for primary and metastatic renal cell carcinoma. Radiother Oncol 77 (2005) 88–95

Gesamtliteratur

al-Abadi H, Nagel R: Transitional cell carcinoma of the renal pelvis and ureter: prognostic relevance of nuclear deoxyribonucleic acid ploidy studied by slide cytometry: an 8-year survival time study. J Urol 148 (1992) 31–37
Amato RJ: Chemotherapy for reanl cell carcinoma. Semin Oncol 227 (2000) 177–186
Anderstrom C, Johansson SL, Petterson S et al: Carcinoma of the ureter: a clinicopathologic study of 49 cases. J Urol 142 (1989) 280–283
Aref I, Bociek RG, Salhani D: Is postoperative radiation for renal cell carcinoma justified? Radiat Oncol 43 (1997) 155–157
Arrizabalaga MM, Diez RJM, Garcia GJI et al: Urothelial carcinoma of the upper urinary tract. Survival and prognostic factors. Arch Esp Urol 51 (1998) 243–251
Baltaci S, Orhan D, Soyupek S et al: Influence of tumor stage, size, grade, vascular involvement, histological cell type and histological pattern on multifocality of renal cell carcinoma. J Urol 164 (2000) 36–39
Beckendorf V, Bladou F, Farsi F et al: Standards, options, and recommendations for radiotherapy of kidney cancer. Cancer Radiother 4 (2000) 223–233
Chang EL, Selek U, Hassenbusch SJ 3rd et al: Outcome variation among „radioresistant" brain metastases treated with stereotactic radiosurgery. Neurosurgery 56 (2005) 936–945
Coppin C, Porzsolt F, Awa A et al: Immunotherapy for advanced renal cell cancer. Cochrane Database Syst Rev CD001425 (2005)
Corrado F, Ferri C, Mannini D et al: Transitional cell carcinoma of the upper urinary tract: Evaluation of prognostic factors by histopathology and flow cytometric analysis. J Urol 145 (1991) 1159–1163
Cozad SC, Smalley SR, Austenfeld M et al: Adjuvant radiotherapy in high stage transitional cell carcinoma of the renal pelvis and ureter. Int J Radiat Oncol Biol Phys 24 (1992) 743–745

Culine S, Bekradda M, Kramar A et al: Prognostic factors for survival in patients with brain metastases from renal cell carcinoma. Cancer 83 (1998) 2548–2553

Delakas D, Karyotis L, Daskalopoulos G et al: Nephron-sparing surgery for localized renal cell carcinoma with a normal contralateral kidney: a European three-center experience. Urology 60 (2002) 998–1002

DiBiase SJ, Valicenti RK, Schultz D et al: Palliative irradiation for focally symptomatic metastatic renal cell carcinoma: support for dose escalation based on a biological model. J Urol 158 (1997) 746–749

Dunn MD, Portis AJ, Shalhav AL et al: Laparoscopic versus open radical nephrectomy: a 9-year experience. J Urol 164 (2000) 1153–1159

Eble MJ, Staehler G, Wannemacher M: Intraoperative Radiotherapie (IORT) lokal ausgedehnter und rezidivierter Nierenzellkarzinome. Strahlenther Onkol 174 (1998) 30–36

Ernst-Stecken A, Ganslandt O, Lambrecht U et al: Phase II trial of hypofractionated stereotactic radiotherapy for brain metastases: results and toxicity. Radiother Oncol 81 (2006) 18–24

Fergany AF, Hafez KS, Novick AC: Long-term results of nephron sparing surgery for localized renal carcinoma: 10-year follow-up. J Urol 163 (2000) 442–445

Finney R: Radiotherapy in the treatment of hypernephroma. A clinical trial. Br J Urol 45 (1973) 26–40

Fischer CG, Wächter W, Kraus S et al: Urologic tumors in the Federal Republic of Germany. Data on 56013 cases from hospital cancer registries. Cancer 82 (1998) 775–783

Frick H, Leonhardt H, Starck D: Spezielle Anatomie II. Thieme, Stuttgart (1980) 376–391

Frydenberg M, Gunderson L, Hahn G et al: Preoperative external beam radiotherapy followed by cytoreductive surgery and intraoperative radiotherapy for locally advanced primary or recurrent renal malignancies. J Urol 152 (1994) 15–21

Fujimoto N, Sato H, Mizokami A et al: Results of conservative treatment of upper urinary tract transitional cell carcinoma. Int J Urol 6 (1999) 381–387

Gettman MT, Blute ML, Spotts B et al: Pathologic staging of renal cell carcinoma. Significance of tumor classification with the 1997 TNM staging system. Cancer 91 (2001) 354–361

Giuliani L, Giberti C, Martorana G et al: Radical extensive surgery for renal cell carcinoma: long term results and prognostic factors. J Urol 143 (1990) 468–473

Goyal LK, Suh JH, Reddy CA et al: The role of whole brain radiotherapy and stereotactic radiosurgery on brain metastases from renal cell carcinoma. Int J Radiat Oncol Biol Phys 47 (2000) 1007–1012

Greene FL et al (eds): American Joint Committee on Cancer: AJCC Cancer Staging Handbook. Springer (2002)

Hafez KS, Fergany AF, Novick AC: Nephron sparing surgery for localized renal cell carcinoma: Impact of tumor size on patient survival, tumor recurrence and TNM staging. J Urol 162 (1999) 1930–1933

Hakenberg OW, Wirth MP: Die operative Therapie des Nierenzellkarzinoms. Onkologe 7 (2001) 743–750

Heney NM, Nocks BN, Daley JJ et al: Prognostic factors in carcinoma of the ureter. J Urol 125 (1981) 632–636

Hock LM, Lynch J, Balaji KC: Increasing incidence of all stages of kidney cancer in the last 2 decades in the United States: an analysis of surveillance, epidemiology and end results program data. J Urol 167 (2002) 57–60

Hudes G et al. N Engl J Med 356 (2007) 2271–81

Igarashi T, Tobe T, Nakatsu H et al: The impact of a 4 cm cutoff point for stratification of T1N0M0 renal cell carcinoma after radical nephrectomy. J Urol 165 (2001) 1103–1106

Jacqmin D, van Poppel H, Kirkali Z et al: Renal cancer. Eur Urol 39/3 Curric urol 6.8 (2001) 1–9

Javidan J, Stricker HJ, Tamboli P et al: Prognostic significance of the 1997 TNM classification of renal cell carcinoma. J Urol 162 (1999) 1277–1281

Jemal A, Murray T, Samuels A et al: Cancer statistics. CA Cancer J Clin 53 (2003) 5–26

Juusela H, Malmio K, Alfthan D: Preoperative irradiation in the treatment of renal adenocarcinoma. Scand J Urol Nephrol 41 (1977) 23–31

Kao ED, Malkowicz SB, Whittington R et al: Locally advanced renal cell carcinoma: low complication rate and efficacy of postnephrectomy radiation therapy planned with CT. Radiology 193 (1994) 725–730

Kath R, Schlichter A, Höffken K: Nierenzellkarzinom. In: Schmoll HJ, Höffken K, Possinger K (Hrsg) Kompendium Internistische Onkologie, 3. Aufl. Springer Berlin (1999) 1755–1804

Kattan MW, Reuter V, Motzer RJ et al: A postoperative prognostic nomogram for renal cell carcinoma. J Urol 166 (2001) 63–67

Kavanagh BD, Schefter TE, Wersäll PJ: Liver, renal, and retroperitoneal tumors: stereotactic radiotherapy. In: Meyer JL (ed) IMRT, IGRT, SBRT – Advances in the treatment planning and delivery of radiotherapy. Front Radiat Ther Oncol 40 (2007) 415–426

Kavolius JP, Mastorakos DP, Pavlovich C et al: Resection of metastatic renal cell carcinoma. J Clin Oncol 16 (1998) 2261–2266

Kjaer M, Frederiksen PL, Engelholm, SA: Postoperative radiotherapy in stage II and III renal adenocarcinoma: A randomized trial by the Copenhagen renal cancer study group. Int J Radiat Oncol Biol Phys 13 (1987) 665–672

Kollender Y, Bickels J, Price WM et al: Metastatic renal cell carcinoma of bone: indications and technique of surgical intervention. J Urol 164 (2000) 1505–1508

Koswig S, Budach V: Remineralisation und Schmerzlinderung von Knochenmetastasen nach unterschiedlich fraktionierter Strahlentherapie (10mal 3 Gy vs. 1mal 8 Gy). Strahlenther Onkol 175 (1999) 500–508

Kovacs G: Molekulare Genetik und Diagnostik der Nierenzelltumoren. Urologe [A] 38 (1999) 433–441

Lee CT, Katz J, Shi W et al: Surgical management of renal tumors 4 cm or less in a contemporary cohort. J Urol 163 (2000) 730–736

Lee J, Hodgson D, Chow E et al: A phase II trial of palliative radiotherapy for metastatic renal cell carcinoma. Cancer 104 (2005) 1984–1900

Leitenberger A, Beyer A, Altwein JE: Organ-sparing treatment for ureteral carcinoma? Eur Urol 29 (1996) 272–278

Machtens S, Kucyk M, Becker AJ et al: Prognostisch relevante biologische Marker für das Nierenzellkarzinom. Urologe [A] 38 (1999) 442–451

Makarewicz R, Zarzycka M, Kulinska G et al: The value of postoperative radiotherapy in advanced renal cell cancer. Neoplasma 45 (1998) 380–383

Masuda M,Takano Y, Iki M et al: Apoptosis in transitional cell carcinoma of the renal pelvis and ureter: association with proliferative activity, bcl-2 expression and prognosis. U Urol 158 (1997) 750–753

Maulard-Durdux C, Dufour B, Hennequin C et al: Postoperative radiation therapy in 26 patients with invasive transitional cell carcinoma of the upper urinary tract: no impact on survival? J Urol 155 (1996) 115–117

Michalski JM: Kidney, renal pelvis, and ureter. In: Perez CA, Brady LW (eds) Principles and practice of radiation oncology. Lippincott-Raven Philadelphia (1998) 1525–1541

Mickisch GHJ: Lymphknotenmetastasen beim Nierenzellkarzinom. Was bringen Operation und adjuvante Therapie? Urologe [A] (1999) 326–331

Mickisch GHJ: Surgical approaches to organ-confined renal cell carcinoma. Onkologie 23 (2000) 208–212

Miyagawa Y, Oka T, Seko M et al:A clinical study on renal pelvic and ureteral cancer with specific reference to prognostic factors and adjuvant chemotherapy. Nippon Hinyokika Gakkai Zasshi 89 (1998) 766–773

Miyake H, Hara I, Gohji K et al: The significance of lymphadenectomy in transitional cell carcinoma of the upper urinary tract. Br J Urol 82 (1998) 494–498

Mori Y, Konziolka D, Flickinger JC et al: Stereotactic radiosurgery for brain metastasis from renal cell carcinoma. Cancer 83 (1998) 344–353

Motzer RJ, Mazumdar M, Bacik J et al: Survival and prognostic stratification of 670 patients with advanced renal cell carcinoma. J Clin Oncol 17 (1999) 2530–2540

Munoz VD, Rebassa LM, Hidalgo P et al: Tumors of the upper urinary tract: epidemiology, clinical, and diagnosis. Arch Esp Urol 51 (1998) 983–989

National Comprehensive Cancer Network: http://www.nccn.org (2008)

Négrier S, Gomez F, Douillard JY et al. Prognostic factors of response or failure of treatment in patients with metastatic renal carcinomas treated by cytokines: a report from the Groupe Francais d'Immunotherapie. World J Urol 23 (2005) 161–165

Ning S, Trisler K,Wessels BW et al: Radiobiologic studies of radioimmunotherapy and external beam radiotherapy in vitro and in vivo in human renal cell carcinoma xenografts. Cancer 80 (1997) 2519–2528

Ozsahin M, Zouhair A, Villa S et al: Prognostic factors in urothelial renal pelvis and ureter tumours: a multicentric Rare Cancer Network study. Eur J Cancer 35 (1999) 738–743

Pantuck AJ, Zisman A, Belldegrun AS: Biology of renal cell carcinoma: chaning concepts in classification and staging. Semin Urol Oncol 19 (2001) 72–79

Pantuck AJ, Zisman A, Dorey F et al: Renal cell carcinoma with retroperitoneal lymph nodes. Impact on survival and benefits of immunotherapy. Cancer 97 (2003) 2995–3002

Petkovic SD: Epidemiology and treatment of renal pelvic and urethral tumors. J Urol 114 (1975) 858

Pizzocaro G, Colavita M, Ferri S et al: Interferon adjuvant to radical nephrectomy in Robson stage II and III renal cell carcinoma: a multicentric randomized study. J Clin Oncol 19 (2001) 425–431

Plasswilm L, Kortmann RD, Hehr T et al: Therapieansätze beim Nierenzellkarzinom aus der Sicht der Strahlentherapie. Onkologe 7 (2001) 759–766

Pomer S, Schubert J, Schmitz-Dräger B et al: Leitlinien zur Diagnostik und Therapie des Nierenparenchymkarzinoms. Leitlinien der DGU. Urologe [A] 37 (1998) 327–341

Rafla S, Parikh K: Renal cell carcinoma: Natural history and results of treatment. Cancer 25 (1970) 26–40

Reitelman C, Sawczuk IS, Olsson CA et al: Prognostic variables in patients with transitional cell carcinoma of the renal pelvis and proximal ureter. J Urol 138 (1987) 1144–1145

Rey A, Lara PC, Redondo E et al: Overexpression of p53 in transitional cell carcinoma of the renal pelvis and ureter. Relation to tumor proliferation and survival. Cancer 79 (1997) 2178–2185

Robert Koch-Institut und Gesellschaft der epidemiologischen Krebsregister in Deutschland e.V. (Hrsg): Krebs in Deutschland 2003–2004. Häufigkeiten und Trends. Berlin (2008)

Robson CJ, Churchill BM, Anderson W: The results of radical nephrectomy for renal cell carcinoma. J Urol 101 (1969) 297–301

Sack H, Thesen N: Bestrahlungsplanung. Nieren und Harnleiter, 2. Aufl. Thieme Stuttgart (1998) 190–193

Saito M, Kondo A, Kato T et al: Radiation-induced urothelial carcinoma. Urol Int 56 8 (1996) 254–255

Santos M, Ucar A, Ramos H et al: Intraoperative radiotherapy in locally advanced carcinoma of the kidney initial experience. Actas Urol Esp 13 (1989) 36–40

Schafhauser W, Ebert A, Brod J et al: Lymph node involvement in renal cell carcinoma and survival chance by systematic lymphadenectomy. Anticancer Res 19 (1999) 1573–1578

Senan S, Smit EF: Design of clinical trials of radiation combined with antiangiogenic therapy. Oncologist 12 (2007) 465–477

Shepherd SF, Patel A, Bidmead AM et al: Nephrostomy track brachytherapy following percutaneous resection of transitional cell carcinoma of the renal pelvis. Clin Oncol (R Coll Radiol) 7 (1995) 385–387

Stein M, Kuten A, Halpern J et al: The value of postoperative irradiation in renal cancer. Radiother Oncol 24 (1992) 41–44

Störkel S, Eble JN, Adlaka K et al: Classification of renal cell carcinoma Workgroup No. 1. Cancer 80 (1997) 987–989

Störkel S: Epitheliale Tumoren der Niere. Pathologische Subtypisierung und zytogenetische Korrelation. Urologe [A] 38 (1999) 425–432

Störkel S: Karzinome und Onkozytome der Niere. Fischer, Stuttgart (1993)

Svedman C, Sandström P, Pisa P et al: A prospective Phase II trial of using extracranial stereotactic radiotherapy in primary and metastatic renal cell carcinoma. Acta Oncol 45 (2006) 870–875

Tsui KH, Shvarts O, Barbaric Z et al: Is adrenalectomy a necessary component of radical nephrectomy? UCLA experience with 511 radical nephrectomies. J Urol 163 (2000) 437–441

Ulutin HC, Aksu G, Fayda M et al: The value of postoperative radiotherapy in renal cell carcinoma: a single-institution experience. Tumori 92 (2006) 202–206

van der Werf-Messing B, van der Heul RO, Ledeboer RCH: Renal cell carcinoma trial. Cancer Clin Trials 1 (1978) 13–21

Vogelzang NJ, Stadler WM: Kidney cancer. Lancet 352 (1998) 1691–1696 von der Maase H, Sengelov L, Roberts JT et al: Long-term survival results of a randomized trial comparing gemcitabine plus platin, with methotrexate, vinblastine, doxorubicin, plus cisplatin in patients with bladder cancer.

Wersäll PJ, Kavanagh BD: Stereotactic body radiation therapy for renal cell carcinoma. In: Kavanagh BD, Timmerman RD (eds): Stereotactic body radiation therapy. Lippincott Williams & Wilkins, New York (2005)

Wersäll PJ, Blomgren H, Lax I et al: Extracranial stereotactic radiotherapy for primary and metastatic renal cell carcinoma. Radiother Oncol 77 (2005) 88–95

Wunderlich H, Schumann S, Janitzky V et al: Inzidenzzunahme beim Nierenzellkarzinom in Mitteleuropa. Urologe [A] 38 (1999) 252–257

Yaycioglu O, Roberts WW, Chan T et al: Prognostic assessment of nonmetastatic renal cell carcinoma: a clinically based model. Urology 58 (2001) 141–145

Yoshida T, Kajita Y, Iwaki H et al: Clinical studies on renal pelvis and ureteral tumors. Hinokika Kiyo 46 (2000) 77–81

J. Dunst
C. Rödel

Harnblase

Epidemiologie und Ätiologie

Das Harnblasenkarzinom tritt in Deutschland mit einer Inzidenz von 17 Neuerkrankungen/100 000 Einwohner jährlich auf. Es ist damit der fünfthäufigste solide Tumor. Männer sind deutlich häufiger als Frauen betroffen (3 : 1).

Das Blasenkarzinom ist ein Tumor des höheren Lebensalters. Nur sehr selten erkranken Patienten unter 45 Jahren (< 1 % der Erkrankungen). Das mittlere Erkrankungsalter beträgt knapp 70 Jahre. Bei invasiven Karzinomen scheint Alter ein unabhängiger prognostischer Faktor zu sein (höheres Alter = schlechtere Prognose).

Risikofaktoren sind Rauchen (relatives Risiko je nach Konsum 2- bis 15-fach), Analgetika-Abusus (vor allem Phenazetin), Exposition mit chemischen Karzinogenen (in bestimmten Berufen der chemischen Industrie als Berufskrankheit anerkannt, deshalb sorgfältige Berufsanamnese; die meisten Karzinogene sind in Deutschland mittlerweile allerdings im industriellen Einsatz verboten) sowie in tropischen Ländern die Bilharziose. Ferner besteht eine Assoziation von Blasenkrebs mit anderen urothelialen Tumoren (z. B. des Nierenbeckens). Bestimmte Zytostatika (v. a. Cyclophosphamid und Ifosfamid, wenn keine Mesna-Prophylaxe erfolgte) und Röntgenstrahlen sind ebenso ein Risikofaktor für die Entstehung von Blasenkrebs.

Regionale Tumoranatomie und Histologie

Histologische Typen

Der häufigste und klinisch entscheidende histologische Typ ist das Urothelkarzinom (syn. Transitionalzellkarzinom, Übergangszellkarzinom) mit ca. 95–98 %. Die nachfolgenden Ausführungen zu Diagnostik und Therapie beziehen sich auf diesen histo-

logischen Typ, sofern nicht anders angegeben. Umgekehrt entstehen über 90 % aller Urothelkarzinome in der Harnblase und nur 5–10 % in Nierenbecken, Ureter und Urethra; dies entspricht dem Anteil des Blasenurothels am gesamten Urothel der ableitenden Harnwege.

Plattenepithelkarzinome (< 5 % aller Tumoren, biologisch ähnlich wie Urothelkarzinome zu bewerten) manifestieren sich meist als lokal fortgeschrittener Tumor (T3–4). Die Therapiestrategie ist ähnlich wie bei Urothelkarzinomen, die Prognose ist bei gleichem Stadium etwas schlechter.

Das primäre Adenokarzinom der Blase ist ein sehr seltener Tumor (< 1 %). Beim Nachweis eines Adenokarzinoms in der Blase liegt meistens eine Infiltration von außen durch andere Primärtumoren (Uterus, Vagina, Rektum, Prostata) vor, deshalb muss eine gezielte Diagnostik (inkl. Immunhistologie) erfolgen. Die Therapie der Wahl ist die Operation, über die Strahlentherapie liegen keine ausreichenden Erfahrungen vor, um ihre Wertigkeit beurteilen zu können. Das Urachuskarzinom ist eine seltene Sonderform des Adenokarzinoms, meist am Blasendach lokalisiert. Es sollte operativ behandelt werden, vorzugsweise an spezialisierten Zentren; möglicherweise reicht eine partielle Zystektomie bei dieser Entität aus.

Nicht-epitheliale Tumoren der Blase machen etwa 1 % aus (v. a. Rhabdomyosarkome im Kindesalter, maligne Lymphome). Die Therapie wird in den entsprechenden Kapiteln dieses Lehrbuches behandelt.

Tumorbiologische Charakteristika

80 % aller Urothelkarzinome manifestieren sich primär als sog. „oberflächliche" Tumoren (Ta, Tis, T1). Metastasen kommen nur sehr selten vor, die Prognose ist insgesamt relativ günstig. Es besteht aber,

Tabelle I. Natürlicher Verlauf und Rezidivmuster oberflächlicher Blasenkarzinome im Langzeitverlauf. Daten von Holmung et al. 1995 und Herr 1997. Progression bedeutet entweder eine höhere T-Kategorie oder ein schlechteres Grading im Rezidiv.

Stadium	n	Rezidive	Progression im Rezidiv	Tod durch Blasenkarzinom
Follow-up 10 Jahre (Holmung et al. 1995)				
Ta G1	22	73 %	14 %	14 %
Ta G2-3	55	69 %	15 %	11 %
T1 G2	41	81 %	32 %	22 %
T1 G3	58	93 %	45 %	36 %
Follow-up 20 Jahre (Herr et al. 1997)				
T1/Tis/rT1	221	91 %	42 %	15 %

Tabelle II. Pathologisch nachgewiesener LK-Befall in Abhängigkeit vom klinischen Stadium bei 662 radikalen Zystektomien (Smith und Whitmore 1981).

Klinische T-Kategorie	Nodal positiv/ alle Patienten	LK-Befall in %
cTis	0/22	0 %
cT1	2/37	5 %
cT2	14/108	13 %
cT3	71/389	18 %
cT4	47/106	44 %
Gesamt	134/662	20 %

abhängig von Infiltration und Differenzierungsgrad, ein hohes lokales Rezidivrisiko. Bei diesen intravesikalen „Rezidiven" handelt es sich nur zum Teil um echte Lokalrezidive, ein großer Teil sind Implantationsmetastasen oder neu entstandene Tumoren. In etwa 25 % aller Rezidive kommt es zur Progression, d. h. das Rezidiv zeigt einen schlechteren Differenzierungsgrad oder eine höhere T-Kategorie als der Primärtumor; dies hat eine erhebliche prognostische Bedeutung (Tabelle I). Rezidive bzw. neue Tumoren treten auch nach langer Nachbeobachtungszeit auf, sodass Patienten praktisch lebenslang kontrolliert werden müssen.

20 % aller primären Urothelkarzinome der Blase sind bereits bei der Diagnose muskelinvasiv (T2–4). In etwa 20 % bestehen dann okkulte Lymphknotenmetastasen (Tabelle II), in etwa 50 % okkulte hämatogene Fernmetastasen.

Klinik

Symptomatik

Das Leit- und einzige Frühsymptom ist die Mikro- oder Makrohämaturie. Eine Frühdiagnose ist deshalb kaum möglich, häufig handelt es sich um Zufallsbefunde.

Spätsymptome infolge großer Tumormassen in der Blase sind Blasenobstruktion, Hydronephrose (ungünstiger prognostischer Faktor), Blasentamponade durch Blutkoagel, Lymphknotenvergrößerungen mit Lymphödem oder tastbaren inguinalen Lymphknoten.

Diagnostik

Die histologische Diagnosesicherung erfolgt durch Zystoskopie mit PE bzw. diagnostischer transurethraler Resektion. Die Urinzytologie hat eher orientierenden Charakter und kann vor allem tief infiltrierende Tumoren nicht erkennen; ihr Stellenwert liegt vor allem im Ausschluss eines Karzinoms und in der Nachsorge oberflächlicher Karzinome. Urinmarker spielen aktuell keine Rolle.

Nach klinischer bzw. histologisch bestätigter Diagnose sind als Staging-Maßnahmen obligat:
- Klinische Untersuchung (inkl. Allgemeinzustand, Lymphknotenvergrößerungen, rektaler Tastbefund).
- Diagnostische TUR, am besten als differenzierte transurethrale Tumorresektion.
- Der klinische „staging error" beträgt ca. 35 %, d. h. die Infiltrationstiefe wird häufig unterschätzt, selten überschätzt. Die Tiefeninfiltration (T-Kategorie) ist häufig (in mehr als 30–40 %) größer als anhand der TUR vermutet (Tabelle III). Fazit für die Praxis: Im Zweifelsfall ist nach TUR ein ungünstigeres Stadium anzunehmen.

Tabelle III. Staging error bei der klinischen Stadiendiagnostik (Soloway et al. 1994).

Klinische T-Kategorie (cT nach TUR)	Pathologische T-Kategorie (pT nach Zystektomie)	n	Fehlerquote
cTis	pT ≥ 1	9/15	60 %
cTa, cT1	pT ≥ 2	16/54	30 %
cT2	pT ≥ 3	30/58	52 %
Gesamt		54/127	42 %

- Pathohistologische Untersuchung mit Angabe von histologischem Typ, Differenzierungsgrad und Infiltrationstiefe.
- Sonographie Blase/Nieren oder i. v. Urogramm (Ausschluss weiterer urothelialer Tumoren und Ausschluss einer Hydronephrose).

Bestätigt sich durch das Staging ein prognostisch günstiges Stadium (pTa, pT1G1–2), sind weitere diagnostische Maßnahmen nicht erforderlich (da nach kompletter TUR ohne weitere Konsequenz) und unter ökonomischen Gesichtspunkten nicht zwingend. Eine transurethrale Nachresektion ist prinzipiell zu empfehlen.

Bei prognostisch ungünstigen Tumoren (pT1G3 bzw. pT1 mit großem Tumordurchmesser über 5 cm, alle muskelinvasiven Tumoren T ≥ 2) sind zur Planung der weiteren Therapie als zusätzliche obligate Untersuchungen sinnvoll:
- Untersuchung der regionären Lymphknoten (Sono Becken oder besser CT Becken).
- Ab T2–3: Ausschluss perivesikalen Tumorwachstums durch CT Becken.
- Eventuell gynäkologische Untersuchung, Rektoskopie abhängig von klinischem und radiologischem Befund.
- Ausschluss Fernmetastasen, vor allem in paraaortalen Lymphknoten, in der Lunge und Leber (Rö-Thorax, Sono oder besser CT Abdomen).
- Labor: kleines BB, BSG, LDH, Kreatinin (Anämie und erhöhte Senkung sind wichtige Prognosefaktoren).
- Bei geplanter Radiotherapie/Radiochemotherapie: CT-Becken zur Festlegung des Zielvolumens, Kreatinin-Clearance und ggf. weitere Untersuchungen zur Beurteilung der Nierenfunktion vor geplanter Chemotherapie.

Weitere fakultative Untersuchungen umfassen:
- „Bladder mapping" bei Zystoskopie: Suchbiopsien aus definierten Arealen der Blase, um begleitende Veränderungen (Tis, schwere Dysplasie) histologisch nachzuweisen. Pathologische Mapping-Befunde kommen in bis zu 20 % vor. Bei invasiven Tumoren, insbes. ab T2, beeinflusst das Ergebnis des Mappings die Therapieentscheidung allerdings im Regelfall nicht. Mapping ist in der klinischen Routine außerhalb definierter Studien deshalb für das radioonkologisch interessante Kollektiv verzichtbar.
- CT-Abdomen (paraaortale Lymphknoten, Lebermetastasen) ist nicht zwingend, aber dringend zu empfehlen ab cT2 und bei transurethral nicht resektablen T1-Tumoren, da Fernmetastasen in diesen Fällen bis 10 % vorkommen und die Thera-

pieentscheidung dann in der Regel geändert werden muss.
- Skelettszintigraphie (nur bei Symptomatik).
- Andere Untersuchungen (z. B. Schädel-CT) sind nur bei entsprechenden klinischen Symptomen sinnvoll.
- MRT-Untersuchungen von Blase oder Becken kommen als Alternative zur CT in Betracht, bieten im Regelfall aber keine relevante Zusatzinformation gegenüber CT. Ob durch Einsatz von speziellen Kontrastmitteln das Lymphknoten-Staging verbessert werden kann, ist Gegenstand der aktuellen klinischen Forschung.
- Andere in klinischer Erprobung befindliche Verfahren spielen aktuell keine Rolle.

Prognosefaktoren

Beim Blasenkarzinom ist im Hinblick auf die Relevanz der Prognosefaktoren zwischen oberflächlichen und tief infiltrierenden Tumoren zu unterscheiden (Tabelle IV). Für die prognostisch günstige Gruppe der oberflächlichen Tumoren spielen histologische und zunehmend molekulare Faktoren eine Rolle.

Bei tief infiltrierenden Tumoren T ≥ 2 kann man bereits anhand einfacher klinischer Parameter die

Tabelle IV. Prognosefaktoren.

Prognosefaktoren für oberflächliche Tumoren (Ta, Tis, T1)
T-Kategorie (LK-Befall kommt praktisch nicht vor, R0-Resektion ist die Regel)
Grading
Fokalität (uni- oder multifokal)
Assoziiertes Tis (T1 + Tis, bedeutet Multifokalität)
Rezidiv-/Primärtumor
Tumorgröße > 5 cm (okkulte Invasion wahrscheinlich)
Prognosefaktoren für muskelinvasive Tumoren (T2–4)
Tumorabhängige Faktoren
T-Kategorie
LK-Befall
Resektionsradikalität (R-Klassifikation)
Histologischer Typ (Urothel-Ca., Plattenepithel-Ca., Adeno-Ca.)
Patientenbezogene Faktoren
Alter
Allgemeinzustand
Hämoglobinwert
Prognose: Fünfjahres-Überlebensrate
Ta/Tis: 95 %
T1: 85–90 %
T1G3 : 75 %
T2 : 60 % (70–80 % in günstigen Serien, Selektion)
T3 : 40 % (50 % in günstigen Serien, Selektion)
T4 : 20 % (30–40 % in günstigen Serien, Selektion)

Prognose gut abschätzen. Wichtige (ungünstige) Faktoren sind: hohes Alter (> 70 Jahre), reduzierter Allgemeinzustand (Karnofsky < 70 %), prätherapeutische Anämie und erhöhte Blutsenkung (Hannisdal et al. 1993). Liegen diese Faktoren in Kombination vor, ist die Prognose auch bei sonst günstigen anderen Faktoren eher schlecht, sodass man in diesen Fällen nach unserer Einschätzung von unnötig aggressiven Therapien Abstand nehmen sollte. Andere Prognosefaktoren sind die T-Kategorie, das Ausmaß eines regionären Lymphknotenbefalls bei operierten Patienten (N-Kategorie, Prognose verschlechtert sich mit Zahl der befallenen Lymphknoten und Höhe des Befalls (iliakal intern vs. communes), der Nachweis von Fernmetastasen und (bei Radiotherapie oder Radiochemotherapie) die Resektionsradikalität der TUR (R0 vs. R1 vs. R2) vor Radiotherapie. Für die Beurteilung einer Radio- oder Radiochemotherapie könnten in Zukunft vielleicht ebenfalls molekulare Faktoren an Bedeutung gewinnen (p53-Status, Apoptoserate, Proliferationsmarker).

Darüber hinaus gibt es anerkannte Prognosefaktoren, die jedoch im Regelfall ohne wesentliche therapeutische Konsequenz sind (hohe BKS, hohe LDH, Hydronephrose). Andere Faktoren (z. B. Onkogenexpression, Oberflächenantigene, Gefäßdichte, Kernvolumen, Blut- und Lymphgefäßeinbrüche) sind in der eigenständigen Wertigkeit nicht belegt und ohne Relevanz.

TNM-Klassifikation

Die TNM-Einteilung wurde im Verlauf der letzten Jahre mehrmals geändert. Die Änderungen betrafen die Trennung zwischen T2 und T3, waren also für die Indikation zur Strahlentherapie und die Bewertung von Studienergebnissen relevant. Die aktuelle Einteilung (AJCC 2002) ist in Tabelle V dargestellt.

Allgemeine Grundlagen der Therapie

Historische Entwicklung aus der Sicht der Radioonkologie

Die operative Therapie in Form von transurethraler Resektion, offener Blasenteilresektion oder Zystektomie galt und gilt als Standardverfahren. In den 70er Jahren wurde als Alternative die Radiotherapie eingesetzt, vor allem in Großbritannien und in den Niederlanden. Die Ergebnisse waren aus heutiger Sicht überwiegend schlecht, vor allem bedingt durch ungenügendes Zusammenspiel der einzelnen Therapie-

Tabelle V. TNM-Klassifikation (UICC 1997).

T – Primärtumor	
T0	Kein Tumor nachweisbar
Tis	In-situ-Karzinom
Ta	Nichtinvasiver papillärer Tumor
T1	Tumor infiltriert subepitheliales Bindegewebe
T2	Infiltration der Muskulatur
T2a	Infiltration der inneren Hälfte der Muskulatur
T2b	Infiltration der äußeren Hälfte der Muskulatur
T3	Extravesikales Wachstum (perivesikales Fett)
T3a	Mikroskopisch
T3b	Makroskopisch
T4a	Infiltration in andere Organe
T4a	In Prostata, Uterus, Vagina
T4b	In andere Beckenorgane oder Bauchwand
N – Regionäre Lymphknoten	
N0	Keine regionären Lymphknotenmetastasen
N1	Metastase in einem solitären LK, Durchmesser ≤ 2 cm
N2	LK-Metastasen in multiplen Lymphknoten und/oder Metastase > 2 bis 5 cm
N3	Metastasen > 5 cm Durchmesser
M – Fernmetastasen	
M0	Keine Fernmetastasen
M1	Fernmetastasen vorhanden

Anmerkungen:
– Gegenüber der Klassifikation von 1992 hat sich die Grenze zwischen T2 und T3 verschoben (T2b war früher T3a)
– Paraaortale und inguinale LK sind juxtaregionäre LK, ein Befall gilt als Fernmetastasierung
– pTNM entspricht cTNM

modalitäten. Dennoch war die Radiotherapie damals der radikalen Zystektomie durchaus vergleichbar. In den 80er Jahren wurde die radikale Operation wesentlich verbessert; die Operationsletalität sank und vor allem wurden die Ersatzblasenbildung verbessert und kontinente Harnableitungsverfahren entwickelt. Dadurch wurde die Radiotherapie in den Protokollen zurückgedrängt.

Ein wichtiger Durchbruch für die Weiterentwicklung und Verbesserung der Radiotherapie resultierte aus der konsequenten Einbindung der Strahlentherapie in ein multimodales Konzept, in dem die bei anderen organerhaltenden Behandlungsstrategien gewonnenen Erkenntnisse berücksichtigt werden:
– Tumorresektion bei resektablen Tumoren unter Erhalt des Organs (durch TUR).
– Beachtung der Strahlentoleranz des Organs (Funktionserhalt als vorrangiges Ziel, nicht allein Maximierung der Tumorkontrolle).

Tabelle VI. Von Experten favorisierte Behandlungsmethoden beim muskelinvasiven Blasenkarzinom. Befragt wurden Urologen, internistische Onkologen und Radiotherapeuten aus USA und Großbritannien, welche Behandlung sie im Fall einer Erkrankung an einem Harnblasenkarzinom für sich selbst wünschen würden (Moore und Tannock 1988).

Empfohlene Therapie	US-Urologen	Britische Urologen	Internistische Onkologen	Radioonkologen
Zystektomie	60 %	11 %	29 %	4 %
Präop. RT + Zystektomie	8 %	15 %	18 %	39 %
Chemotherapie + Zystektomie	20 %	4 %	25 %	8 %
Definitive Radiotherapie	0 %	44 %	0 %	31 %
Andere	12 %	26 %	20 %	18 %

– Konsequente Nachsorge und Überwachung des erhaltenen Organs.
– Sekundäre Radikaloperation (Salvage-Zystektomie) bei Rezidiv.

Die organerhaltende Behandlung des Harnblasenkarzinoms durch TUR und Radio(chemo)therapie ist heute hinsichtlich der Beherrschung der Tumorerkrankung der radikalen Zystektomie mindestens gleichwertig. Bei operationsfähigen Patienten ist sie bei gleichen Überlebensraten wegen der hohen Chance auf Funktionserhalt des Organs und die im Vergleich zum operativen Vorgehen geringe Komplikationsquote die Therapie der 1. Wahl. Bei inoperablen Patienten ist sie die einzig kurative und beste palliative Therapie. Dennoch bestehen außerhalb der Radioonkologie immer noch erhebliche Vorbehalte gegen eine Strahlentherapie (Tabelle VI), die es durch konsequente und kompetente Aufklärung von Patienten und Ärzten abzubauen gilt.

Therapie von oberflächlichen Tumoren

Oberflächliche Tumoren (pTa, pTis, pT1) verhalten sich biologisch wesentlich weniger aggressiv als muskelinfiltrierende Tumoren. Ausnahmen sind das T1G3-Karzinom und Mehrfachrezidive, die hinsichtlich lokalem Rezidivrisiko und Fernmetastasierung eher einem T2/3-Tumor entsprechen und deshalb auch so behandelt werden sollten.

Basis der Therapie ist die komplette transurethrale Resektion. In der Regel ist diese Therapie ausreichend. Das Risiko für Rezidive hängt ab von der Infiltrationstiefe (pT) und dem Grading. Neuere Publikationen mit langem Follow-up zeigen, dass auch nach sehr langer Nachbeobachtungszeit noch „Rezidive" auftreten (in der urologischen Literatur wird nicht getrennt zwischen echten Lokalrezidiven, Abtropf- bzw. Implantationsmetastasen nach TUR und neuen Tumoren, ein großer Teil der „Rezidive", vor allem die Spätrezidive, sind wahrscheinlich neu

entstandene Tumoren). Daraus resultiert die Forderung nach einer praktisch lebenslangen Nachsorge für die meisten dieser Patienten.

Die intravesikale Chemo- oder Immuntherapie ist prinzipiell effektiv. Dadurch kann die Rezidivrate signifikant gemindert werden, wobei vor allem Patienten mit hohem Rezidivrisiko profitieren. Am erfolgreichsten und wichtigsten ist die Frühprophylaxe mit Instillation innerhalb der ersten sechs Stunden nach TUR; vermutlich verhindert die Instillation von Zytostatika deshalb vor allem Implantationsmetastasen nach der Resektion. Insgesamt ist unstrittig, dass sowohl Frühprophylaxe als auch längerfristige (Induktions- und Erhaltungs-) Instillationstherapie die Rezidivrate um etwa 20–40 % senken. Die vor etwa 15 Jahren sehr optimistischen Hoffnungen über den Wert der intravesikalen Therapie hinsichtlich langfristiger Tumorkontrolle und eines daraus resultierenden Überlebensvorteils haben sich in den letzten Jahren relativiert. Es ist nicht belegt, ob über den kurz- und mittelfristigen Gewinn hinaus eine längerfristige Verbesserung der Rezidivfreiheit resultiert. Ein positiver Effekt auf das Gesamtüberleben ist nicht belegt. Unter Berücksichtigung der quoad vitam guten Prognose und der nicht unerheblichen Toxizität darf man unserer Meinung nach die von urologischer Seite oft großzügig gestellte Indikation durchaus kritisch sehen.

Für die intravesikale Therapie kommen Zytostatika (Mitomycin C, Adriamycin, in USA vor allem Thiotepa) und Immuntherapeutika (vor allem BCG, insbesondere wirksam beim Tis) in Frage. Die Substanzen unterscheiden sich hinsichtlich ihrer Effektivität nicht wesentlich.

Die Radiotherapie spielt bei den meisten oberflächlichen Tumoren keine wesentliche Rolle. In einzelnen Serien wurden gute Ergebnisse mit Resektion und (zum Teil interstitieller) Radiotherapie erreicht (Tabelle VII). Die Daten reichen nicht aus, um generelle Behandlungsempfehlungen zu begründen.

Tabelle VII. Ergebnisse der Radiotherapie bei T1-Tumoren. Ergebnisse der Universitätsklinik Rotterdam (Van der Werf-Messing und Hop 1981).

	TUR allein	TUR + interstitielle Brachytherapie
Patienten n	143	196
Intravesikale Rezidive		
In der Primärtumorregion	66 (46 %)	21 (11 %)
Außerhalb der Primärtumorregion	41 (29 %)	14 (7 %)
Insgesamt	197 (75 %)	35 (18 %)
Davon muskelinvasive Rezidive	32 (22 %)	6 (3 %)
Zehnjahresüberleben	38 %	76 % p = 0,0002

Anders stellt sich die Situation bei prognostisch ungünstigen Subgruppen dar (T1G3, Mehrfachrezidive). Diese Tumoren verhalten sich biologisch eher wie muskelinvasive Karzinome. Der Stellenwert der Radiotherapie beim oberflächlichen Blasenkarzinom ist kürzlich in einem Übersichtsartikel ausführlich behandelt worden (Rödel et al. 2001). Retrospektive Daten aus Holland zeigten, dass bei T1G3 (überwiegend Rezidivtumoren) die adjuvante Radiotherapie nach TUR mindestens gleichwertig zu sein scheint wie die adjuvante Instillationstherapie (Tabelle VIII). Die größte monoinstitutionelle Serie zur Radiotherapie und Radiochemotherapie des oberflächlichen „High-risk"-Karzinoms mit ausreichender Nachbeobachtungszeit stammt aus der Universitätsklinik Erlangen (n = 141 oberflächliche Tumoren, davon 84 Patienten mit T1G3). Für diese Patientengruppe konnte eine Rezidiv- und Progressionswahrscheinlichkeit nach TUR und RT/RCT von nur 31 % bzw. 16 % gezeigt werden (Daten in Tabelle IX enthalten). Das krankheitsfreies Überleben nach fünf Jahren betrug 82 % bei einem Organerhalt von über 80 %. Diese Daten sind im nicht randomisierten Vergleich den besten BCG-Serien zumindest ebenbürtig (Tabelle IX) und bezüglich des krankheits-

freien Überlebens mit den Ergebnissen der primären Zystektomie vergleichbar (Tabelle X).

Kürzlich wurden die Ergebnisse einer multizentrischen randomisierten Phase-III-Studie für T1G3-Tumoren publiziert, die eine TUR +/– intravesikale Therapie mit einer TUR + Radiotherapie (bis 60 Gy) verglich (Harland et al. 2007; Daten sind in Tabelle IX dargestellt). Rezidiv- und Progressionsraten unterschieden sich in beiden Armen nicht bei allerdings etwas häufigeren Spätnebenwirkungen im Radiotherapie-Arm. Kritikpunkte dieser Studie betreffen die langen Rekrutierungsphase über elf Jahre bei 37 teilnehmenden Zentren (im Durchschnitt Einschluss von nicht einmal einem Patienten pro Jahr und Zentrum). Die Progressionsrate nach TUR + RT ist in dieser Studie mehr als doppelt so hoch wie in der Erlanger Serie; möglicherweise liegt dies daran, dass eine radiosensibilisierende simultane Chemotherapie in dieser Studie nicht eingesetzt wurde, sondern nur eine Radiotherapie.

Das optimale Vorgehen bei T1G3 und der Wert der Radiotherapie werden deshalb aktuell nicht nur zwischen den Urologen selbst (Organerhaltung durch Instillationstherapie mit Zystektomie erst bei Progression versus frühe Zystektomie), sondern auch zwischen Urologen und Radioonkologen (Stellenwert der Radiotherapie als Alternative zur Instillationstherapie bzw. Zystektomie) kontrovers diskutiert.

Muskelinvasive Tumoren (T ≥ 2): radikale Zystektomie als urologisches Standardverfahren

Bei Nachweis einer Muskelinvasion (T ≥ 2) kann nur noch in wenigen Fällen durch eine TUR eine längerfristige Beherrschung der Erkrankung erreicht werden. Selbst wenn Patienten sehr gut selektioniert werden, ist die Rezidivrate nach TUR hoch. Es existieren mehrere prospektive Serien, in denen für selektionierte T2-Fälle eine alleinige TUR mit

Tabelle VIII. Adjuvante Therapie nach TUR (keine oder Radiotherapie oder intravesikale Chemotherapie) bei T1G3-Tumoren. Daten der Dutch Bladder Cancer Group (Mulders et al. 1995).

Adjuvante Therapie	n	Rezidive	Rezidivfreies Intervall	Progressionsrate
Keine	48	75 %	11 Monate	36 %
BCG oder Mitomycin C	51	55 %	19 Monate	50 %
Radiotherapie mit 50 Gy	17	35 %	25 Monate	50 %
		p < 0,05	p < 0,05	n. s.

BCG = 6 intravesikale Instillationen innerhalb von 6 Wochen;
Mitomycin C = 4 intravesikale Instillationen in wöchentlichen Abständen, danach 5 weitere in monatlichen Abständen.
Beide Formen der adjuvanten Therapie verringern die Rezidivrate und verlängern das rezidivfreie Intervall.

Tabelle IX. Vergleich der Resultate von BCG-Serien mit der Radio- bzw. Radiochemotherapie für T1G3-Tumoren.

Serie/Jahr	Behandlung	n	Follow-up (Monate)	Rezidiv	Progression
Kulkarni 2002	TUR + BCG	69	45	46 %	12 %
Pansadoro 2002	TUR + BCG	81	66	33 %	15 %
Brake 2000	TUR + BCG	44	28	27 %	16 %
Bogdanovic 2002	TUR + BCG	43	52	28 %	16 %
Soloway 2002	TUR + BCG	61	37	85 %	21 %
Patard 2001	TUR + BCG	50	60	52 %	22 %
Günlüsoy 2005	TUR + BCG	46	61	39 %	22 %
Peyromaure 2004	TUR + BCG	57	53	42 %	23 %
Cheng 2004	TUR + BCG/CT	36	45	44 %	25 %
Shahin 2003	TUR + BCG	92	64	70 %	33 %
Weiss/Rödel 2006	TUR + RT/RCT				
Alle Pat.		84	63	31 %	16 %
Nur R0 + RCT		39	56	20 %	10 %
Harland 2007	TUR + BCG/CT	64	44	71 %	28 %
	TUR + RT	64		69 %	34 %

TUR = transurethrale Resektion; BCG = Bacillus Calmette-Guerin; RT = Radiotherapie; RCT = Radiochemotherapie; R0 = komplette, mikroskopische Resektion

anschließender regelmäßiger zystoskopischer Überwachung durchgeführt wurde. Die Fünfjahres-Überlebensraten lagen in diesen Serien bei etwa 50 %, also nicht schlechter als nach radikaler Zystektomie. Einen randomisierten Vergleich zwischen TUR und Zystektomie gibt es aber nicht. Da die alleinige TUR einen Selektionsbias beinhaltet, muss die Vergleichbarkeit von TUR und Zystektomie angezweifelt werden. Aus der Sicht der Radioonkologie ist hervorzuheben, dass durch die Hinzunahme der Radiotherapie vermutlich bessere Ergebnisse erzielt werden als bei alleiniger TUR (Tabelle XI). Patienten mit kompletter Resektion (R0-TUR) stellen das ideale Pati-

entenkollektiv für eine „adjuvante" Radiotherapie dar (analog dem brusterhaltenden Vorgehen beim Mammakarzinom) und haben nach TUR und RT eine exzellente Prognose.

Die radikale Zystektomie gilt aufgrund der limitierten Erfolge der TUR als Standardverfahren in der Behandlung des invasiven Blasenkarzinoms. Dabei wird die Harnblase zusammen mit Prostata und Samenblasen bzw. Vagina und ggf. Uterus entfernt. Die Letalität des Eingriffs ist heute niedrig und liegt an Zentren unter 1 %. Ein Kernproblem war früher die Harnableitung. Harnableitungen ins Sigma oder

Tabelle X. Gegenüberstellung der Ergebnisse einer Radiochemotherapie im Vergleich mit einer frühen Zystektomie bei oberflächlichen „High-risk"-Harnblasenkarzinomen.

Serie/Jahr	Therapie	n	Follow-up Median (Monate)	KSÜ nach 5 Jahren
Amling 1994	Zystektomie	61	120	66 %
Freeman 1995	Zystektomie	50	120	77 %
Stöckle 1987	Zystektomie			
früh		55	60	90 %
spät		39	60	61 %
Denzinger 2007	Zystektomie			
früh		54	60	83 %
spät		51	60	67 %
Weiss/Rödel 2006	TUR + RT/RCT			
Alle Pat.		141	62	82 %
T1G3		84	50	80 %

KSÜ = Krankheitsspezifisches Überleben

Tabelle XI. Vergleich von TUR und TUR plus Radiotherapie bei komplett resezierten Tumoren mit günstiger Prognose. Dargestellt sind die Daten der weltbesten Serie mit alleiniger TUR im Vergleich zu den in Erlangen erzielten Ergebnissen mit „adjuvanter" Radiotherapie nach R0-TUR. Anhand des Vergleiches scheinen die Patienten mit kompletter TUR von der adjuvanten Radiotherapie zu profitieren.

	Herr 1987	Dunst et al. 1994
Alle Patienten mit muskelinvasiven Tumoren im Auswertungszeitraum	215	201
Davon T2–3 mit kompletter TUR	45 (21 %)	30 (15 %)
Therapie für T2–3R0	TUR	TUR + RT + Cisplatin
Fünfjahresüberleben für T2–3R0	68 %	88 %
Blasenerhaltung bei T2–3R0	76 %	90 %

nichtkontinente Ersatzblasen (mit „nassem" Stoma) wurden wegen Risiken und Einschränkungen der Lebensqualität verlassen. Angestrebt wird die Ersatzblasenbildung aus Dünndarm mit einem kontinenten Stoma. Der Patient kann sich über das Stoma regelmäßig katheterisieren. Als bestes Verfahren gilt die orthotope Ersatzblasenbildung, bei der eine Ileum-Neoblase anstelle der entfernten Blase an die Restharnröhre angeschlossen wird. Wegen der kürzeren Harnröhre gelingt dies bei Frauen allerdings normalerweise nicht.

Unstrittig ist die orthotope Ersatzblase ein wichtiger operativer Fortschritt. Dennoch bleibt die Kontinenz schlechter als die der eigenen Blase. Selbst in Händen erfahrener Operateure sind 10–20 % der Patienten ganz oder teilweise inkontinent (vor allem nachts). Außerdem werden selbst an ausgewählten Zentren nicht einmal zwei Drittel aller Patienten mit einer orthotopen Ersatzblase versorgt; etwa 40 % erhalten als Harnableitung ein Ileum-Conduit oder andere Ableitungen.

Radiotherapie versus radikale Zystektomie

Im Vergleich der historischen Serien mit radikaler Zystektomie (Tabelle XII) und definitiver Radiotherapie (Tabelle XIII) schneidet die Radiotherapie schlechter ab, wenn man Serien mit alleiniger Radiotherapie betrachtet. Die Fünfjahres-Überlebensraten nach Radiotherapie liegen in absoluten Zahlen etwa 10–15 % unterhalb derjenigen nach Zystektomie, wobei die Unterschiede bei T2 größer sind als bei T3. Für die Interpretation dieser Daten sind folgende Aspekte zu berücksichtigen:

Tabelle XII. Ergebnisse der Zystektomie. Aufgelistet sind nur Serien mit Publikationsdatum ab 1980 und aus diesen Serien nur die muskelinvasiven Karzinome. Für die Bewertung sind folgende Punkte zu berücksichtigen: generelle Selektion operabler Patienten, Ausschluss von Patienten mit erst bei OP festgestellter Inoperabilität, Trennung von Patienten ohne und mit LK-Befall, z. T Angabe des tumorspezifischen Überlebens.

Autor	Stadium	Patienten n	5-JÜL
Bredael et al. 1980	pT3b pN0	24	25 %
	pT4 pN0	11	18 %
	pN+	26	4 %
Smith et al. 1981	pN+	134	10 %
Skinner et al. 1982	pN+	36	35 %
Giuliani et al. 1985	pT3 pN0	61	11 %
	pT4 pN0	18	0 %
Zincke et al. 1985	pN+	57	10 %
Skinner et al. 1988	pT2 pN0	n.a.	83 %
	pT3a pN0		69 %
	pT3b pN0		29 %
Malkovicz et al. 1990	pT2 pN0	22	76 %
Pagano et al. 1991	pT2 pN0	58	63 %
	pT3a pN0	n.a.	67 %
	pT3b pN0	n.a.	22 %
	pT4 pN0	40	21 %
Wishnow et al. 1991	pT3b pN0	48	58 %
	pT4 pN0	21	49 %
Frazier et al. 1993	pT2 pN0	90	64 %
	pT3-4 pN0	240	39 %
Vieweg et al. 1999	pN+	193	31 %[a]
Gschwend et al. 1997	pT2 pN0	121	82 %[a]
	pT3a pN0	74	71 %[a]
	pT3b pN0	128	44 %[a]
	pT4b pN0	29	26 %[a]
Hautmann et al. 1998	pT2-3a pN0	85	89 %[a]
	pT3b-4 pN0	50	53 %[a]
Bassi et al. 1999	pT2 pN0–1	67	63 %
	pT3 pN0–1	142	43 %
	pT4 pN0–1	49	28 %
Alle Patienten aus allen Serien		1824	43 %

[a] Tumorspezifisches Überleben

– Die Studien unterliegen natürlich einem Selektionsbias. OP-Serien enthalten nur operable Patienten (mit guter Prognose), während in Radiotherapie-Serien auch funktionell inoperable Patienten eingeschlossen sind. Dies wird auch deutlich, wenn man die zurzeit aktuellste und größte Zystektomie-Serie detailliert analysiert (Tabelle XIV). Populationsbezogene Analysen zeigen im Überleben keine

Tabelle XIII. Ergebnisse der Radiotherapie in historischen Serien. Aufgelistet sind nur Serien mit alleiniger Radiotherapie nach mehr oder minder kompletter TUR; eine Salvage-Zystektomie erfolgte oft nicht konsequent und nur in Ausnahmefällen. Angegeben sind die Fünfjahres-Überlebensraten sowie (in Klammern) die jeweiligen Patientenzahlen.

Autor	Dosis	cT2	cT2–3	cT3	cT4
Miller und Johnson 1973	70 Gy	–	–	20 % (109)	13 % (128)
Goffinet et al. 1975	70 Gy	42 % (68)	–	28 % (128)	8 % (65)
Morrison 1975	55 Gy	–	–	33 % (40)	–
Greiner et al. 1975	70 Gy	–	28 % (195)	–	10 % (30)
Blandy et al. 1980	55 Gy	–	34 % (352)	–	9 % (258)
Goodman et al. 1981	50 Gy	–	38 % (450)	–	7 % (110)
Shipley und Rose 1985	68 Gy	–	39 % (37)	–	6 % (18)
Yu et al. 1985	60–66 Gy	42 % (62)	–	30 % (195)	23 % (41)
Villar et al. 1987	58–64 Gy	–	36 % (57)	–	18 % (10)
Dunst et al. 1994	56 Gy (Max)	64 % (47)	–	43 % (127)	16 % (23)

Unterschiede zwischen primärer Zystektomie und Radiotherapie (Hayter et al. 1999, 2000).
– Die Stadieneinteilung ist nicht identisch, sondern bezieht sich auf pT-Kategorien in OP-Serien gegenüber cT-Kategorien bei Radiotherapie. Wegen des Understaging-Errors sind die Daten der RT-Serien tendenziell schlechter, vor allem für die Kategorie T2.

Tabelle XIV. Selektionsbias verschönert die Ergebnisse der radikalen Zystektomie. Analyse der neusten und größten Zystektomie-Serie der Weltliteratur (Stein et al. 2001).

Gesamtzahl der Zystektomien im Zeitraum von 1971–1997	1471
Ausschluss wegen Nicht-Urothel-Ca. oder Salvage-Zystektomie	305
Zystektomien wegen Urothel-Ca.	1166
Ausschluss wegen Inoperablität bei operativer Exploration	23
Ausschluss wegen M1-Nachweis bei OP	46
Ausschluss wegen R2-Resektion	43
Kurative Zystektomien	1054
Fünfjahresüberleben von Patienten mit kurativer Zystektomie	60 %
Davon oberflächliche Tumoren (pTa, pTis, pT1)	421
Fünfjahres-Überlebensrate bei oberflächlichem Tumor	79 %
Zystektomien bei muskelinvasiven Tumoren T2–4	633
Fünfjahres-Überlebensrate bei muskelinvasiven Tumoren	47 %
Anzahl aller zystektomierten Patienten unter Ausschluss oberflächlicher Tumoren	745
Fünfjahresüberleben aller Patienten mit muskelinvasiven Tumoren (Annahme: Fünfjahres-Überlebensrate der von den Autoren ausgeschlossenen Pat. max 20 %)	≈ 42 %

– In den operativen Serien werden Patienten mit Lymphknotenbefall oft getrennt analysiert, dadurch werden die Ergebnisse für die einzelnen pT-Kategorien besser (s. auch Tabelle XII). Analysiert man alle Patienten (wie in Tabelle X zusammengefasst oder auch in Serien mit Einschluss von lymphknotenpositiven Patienten, wie z. B. Bassi et al. 1999 in Tabelle XII), ist der Unterschied kleiner.
– Die Radiotherapie wurde aus heutiger Sicht falsch eingesetzt, weil sie als alleinige Maßnahme verstanden und nicht als Teil eines multimodalen Konzeptes angesehen wurde. In den großen britischen Behandlungsserien wurde z. B. keine transurethrale Resektion durchgeführt bzw. eine komplette Resektion nicht angestrebt. Außerdem erfolgte Salvage-Zystektomie nur ausnahmsweise. Die ungenügende operative Therapie vermindert die Heilungsaussicht vor allem für die resektablen Tumoren der Kategorie T2.

Ein direkter Vergleich von Zystektomie und Radiotherapie erfolgte bisher nicht. Allerdings wurde in vier randomisierten Studien eine präoperative Bestrahlung mit sofortiger Zystektomie mit einer alleinigen Radiotherapie verglichen (Tabelle XV). Ein signifikanter Vorteil für die Zystektomie ergab sich nur in einer Studie. Allerdings waren die Ergebnisse für die Zystektomie tendenziell besser. Dabei ist ebenfalls zu berücksichtigen, dass die definitive Radiotherapie in den Protokollen als alleinige Modalität und nicht, wie heute üblich, im Rahmen eines multimodalen organerhaltenden Konzeptes eingesetzt wurde. Ferner wurde in den Armen mit Zystektomie eine Vorbestrahlung mit kurativer Strahlendosis (40–50 Gy) eingesetzt. Auch dies könnte zu besseren Ergebnissen der Zystektomie

Tabelle XV. Randomisierte Studien mit (präoperativer Radiotherapie plus) Zystektomie versus alleinige Radiotherapie. Nur in der MD-Anderson-Studie war der Unterschied signifikant.

Therapie	Patienten n	Stadium	5-JÜL
M.D. Anderson Hospital			
50 Gy + Zystektomie	35	T3	46 %
60 Gy (+ Salvage-Zystektomie)	32	T3	22 %
U.K. Co-op Group			
40 Gy + radikale Zystektomie	98	T3	39 %
60 Gy (+ Salvage-Zystektomie)	91	T3	28 %
National Danish Trial			
40 Gy + radikale Zystektomie	88	T3	29 %
60 Gy (+ Salvage-Zystektomie)	95	T3	23 %
National Bladder Cancer Group			
40 Gy + radikale Zystektomie	37	T2–T4a	27 %
60 Gy (+ Salvage-Zystektomie)	35	T2–T4a	40 %

beigetragen haben. Neuere Daten aus Krebsregistern bestätigen, dass Radiotherapie (dabei sogar meistens ohne Chemotherapie) und Zystektomie hinsichtlich des Überlebens als gleichwertige Verfahren für das muskelinvasive Blasenkarzinom angesehen werden können.

Ein wichtiger Meilenstein für die Radiotherapie war die Kombination mit einer simultanen Chemotherapie. Dieses Konzept wurde seit den 80er Jahren in Erlangen und in Boston konsequent weiterentwickelt. Eine Übersicht über die Studien der RTOG und aus Boston zeigt Tabelle XVI. In diesen zum Teil multizentrischen Serien wurden in den letzten 20 Jahren durchweg Fünfjahres-Überlebensraten von über 50 % und Organerhaltungsraten von 75–80 % bei überlebenden Patienten erreicht. Die größte monoinstitutionelle Serie stammt aus Erlangen. Tabelle XVII zeigt einen Vergleich dieser Serie mit monoinstitutionellen Zystektomie-Serien aus Top-Institutionen, d. h. es wurden für die Gegenüberstellung mit der Erlanger Serie nur Publikationen ausgewählt, die aus führenden operativen Kliniken stammen und nach dem Jahr 2000 publiziert sind. Die Daten der Radiochemotherapie sind mindestens gleichwertig, und zwar auch hinsichtlich der Langzeitergebnisse nach zehn Jahren.

Tabelle XVI. Massachusetts General Hospital- (MGH) und RTOG-Serien zur organerhaltenden Radiochemotherapie des Blasenkarzinoms. (TUR: Transurethrale Resektion des Blasentumors, MCV: Methotrexat, Cisplatin, Vinblastin, 5-FU: 5-Fluorouracil, pCR: Pathologisch komplette Remission.

Serie	n	T-Kategorie	Therapie vor RCT	Simultane RCT	pCR (%)	Konsolidierungs-RCT nach pCR (± adjuvante Chemotherapie)	Überleben (5 Jahre)	Überleben mit Blase (5 Jahre)
MGH	106	T2–4a	Max.TUR 2 Zyklen MCV	39,6 Gy in 1,8 Gy plus Cisplatin	66	25,2 Gy in 1,8 Gy plus Cisplatin	52 %	43 %
RTOG 85-12	42	T2–4a	TUR (nicht aggressiv)	40 Gy in 2 Gy plus Cisplatin	66	24 Gy in 2 Gy plus Cisplatin	52 %	42 %
RTOG 88-02	91	T2–4a	TUR (nicht aggressiv) 2 Zyklen MCV	39,6 Gy in 1,8 Gy plus Cisplatin	75	25,2 Gy in 1,8 Gy plus Cisplatin	62 % (4 J)	44 % (4 J)
RTOG 89-03	126	T2–4a	Max.TUR plus 2 Zyklen MCV vs. keine CT	39,6 Gy in 1,8 Gy plus Cisplatin	61 vs. 55	25,2 Gy in 1,8 Gy plus Cisplatin	49 % vs. 48 %	36 % vs. 40 %
MGH	18	T2–4a	Max. TUR	42,5 Gy in 1,25 und 1,5 Gy bid plus 5-FU und Cisplatin	78	22,5 Gy in 1,25 und 1,5 Gy bid plus 5-FU und Cisplatin, 3 Zyklen adjuvant MCV	83 % (3 J)	78 % (3 J)
RTOG 95-06	34	T2–4a	Max. TUR	24 Gy in 3 Gy bid plus 5-FU und Cisplatin	67	20 Gy in 2,5 Gy bid plus 5-FU und Cisplatin	83 % (3 J)	66 % (3 J)
RTOG 97-06	47	T2–4a	Max. TUR	40,8 Gy in 1,8 und 1,6 Gy bid plus Cisplatin	74	24 Gy in 1,5 Gy bid plus Cisplatin, 3 Zyklen adjuvant MCV	61 % (3 J)	48 % (3 J)

Tabelle XVII. Vergleich der Ergebnisse aktueller Zystektomie-Serien mit den Erlanger Daten zur organerhaltenden Therapie.

Serie	Patienten n	Follow-up Median/Monate	T-Kategorie	Gesamtüberleben 5 Jahre (%)	Gesamtüberleben 10 Jahre(%)
Zystektomie-Serien					
Stein et al. 2001	1024	122	T1	74 %	51 %
			T2-4	55 %	38 %
Dalbagni et al. 2001	300	65	T1	64 %	unbek.
			T2	59 %	
			T3/4	26 %	
Madersbach et al. 2003	507	45	T1	63 %	48 %
			T2	63 %	30 %
			T3/4	35 %	25 %
Hautmann et al. 2006	788	35	T1–4	57,7 %	44,9 %
Shariat et al. 2006	888	39	T1–4	59 %	unbek.
Radiotherapie-Serie					
Erlangen 2005/2007	525	35	T1	71 %	50 %
			T2–4	56 %	34 %

Tabelle XVIII. Adjuvante Chemotherapie nach radikaler Zystektomie. Daten der letzten Studie der AUO. Eingeschlossen wurden Patienten mit pT3–4 oder pN+ (Otto et al. 2000).

	Kontrolle Rad. Zystektomie	Chemotherapie-Arm Rad. Zystektomie + 3 × MVEC
n	63	65
Tod durch Blasenkarzinom	30	30
Gesamtüberleben (nach 50 Monaten)	48 %	48 %
	p = 0,056	

Stellenwert der systemischen Chemotherapie

Palliative Chemotherapie bei metastasierter Erkrankung

Das Urothelkarzinom ist grundsätzlich chemosensibel. Die Ansprechraten sind vergleichsweise hoch. Bei metastasierten Patienten werden Remissionen in etwa 50 % erreicht mit bis zu 20 % kompletten Remissionen, sodass hinsichtlich der Chemosensibilität Daten wie beim Mammakarzinom erreicht werden. Allerdings sind die Remissionen kurz, und eine effektive Second-line-Therapie existiert bisher nicht bzw. es gibt keine Empfehlungen für eine Zweitlinientherapie. Neue molekulare Therapieansätze, v. a. EGFR-Blockade, Trastuzumab (wegen der in 20 % vorkommenden Überexpression von HER-2/neu theoretisch interessant) oder Multi-Tyrosinkinase-

Inhibitoren wie Sorafenib befinden sich in Erprobung.

Medikament der Wahl ist Cisplatin. Aggressive Kombinationsregime (vor allem MVAC) sind der Monotherapie mit Cisplatin nicht sicher überlegen, gelten trotzdem als Standard. Von den neueren Substanzen ist vor allem Paclitaxel interessant (s. auch Radiochemotherapie). Bei Patienten mit eingeschränkter Nierenfunktion und daraus resultierenden Kontraindikationen gegenüber Cisplatin wurden ähnliche Remissionsraten erreicht – ohne Nephrotoxizität. Die sog. neuen Substanzen (Taxane, Gemcitabin) haben gegenüber Cisplatin und Cisplatin-haltigen Regimen gewisse Vorteile durch ein anderes Toxizitätsspektrum, sind aber hinsichtlich der Tumorwirkung identisch. Auf der Basis einer randomisierten Studie wird aktuell eine Kombination von Paclitaxel/Gemcitabin als neuer Standard empfohlen, weil die Toxizität etwas geringer ist als bei Cisplatin-haltigen Regimen.

Neoadjuvante und adjuvante Chemotherapie in Kombination mit Zystektomie

Für die neoadjuvante Chemotherapie vor Zystektomie konnte in der letzten Metaanalyse ein kleiner, aber signifikanter Überlebensvorteil gezeigt werden (Advanced Bladder Cancer Meta-Analysis Collaboration 2005). Dieser entspricht einer absoluten Verbesserung der Fünfjahres-Überlebensrate um fünf Prozentpunkte. Da vergleichbare Effekte bei anderen Entitäten (z. B. Mammakarzinom oder Kolon-

Tabelle XIX. Indikationen zur Radiotherapie bzw. Radiochemotherapie.

Kurative Indikationen
Alle muskelinvasiven Tumoren cT2–4 (primär oder als Rezidiv nach TUR)
T1-Tumoren mit ungünstigen Kriterien
T1 R1–2
T1G3
Mehrfachrezidive oder multifokale Rezidive
Tumordurchmesser > 5 cm
Nicht radikale Zystektomie (R1–2)

Palliative Indikationen
Lokoregionäre Rezidive nach Zystektomie
Paraaortale LK-Metastasen
Symptomatischer Primär- oder Rezidivtumor (Blutung, Schmerzen), auch bei metastasierten Patienten

karzinom, dort allerdings wegen größerer Patientenzahlen mit eindrucksvolleren p-Werten) zu einer klaren Empfehlung für die Chemotherapie geführt haben, müsste man konsequenterweise auch die neoadjuvante Chemotherapie vor Zystektomie empfehlen. Allerdings ist das Patientenkollektiv älter und weist eine höhere Komorbidität auf, und die Therapie ist relativ toxisch, sodass die Indikation im Einzelfall kritisch zu prüfen ist. Eine eindeutige Empfehlung zur neoadjuvanten Chemotherapie gibt es bisher nicht.

Für die adjuvante Chemotherapie nach Zystektomie zeigt die Synopsis aller Daten eine weniger eindeutige Situation. Die Daten einzelner äußerst positiver Studien sind aus methodischen Gründen kritisch zu bewerten und wurden in anderen Studien nicht bestätigt. Auch die letzte deutsche, von der AUO durchgeführte randomisierte Studie zeigte keinen Vorteil für die adjuvante Chemotherapie (s. Tabelle XVIII). In der Metaanalyse zeigt sich für die adjuvante Chemotherapie zwar eine Senkung der Mortalität ähnlich bzw. sogar stärker als für die neoadjuvante Chemotherapie (absoluter Überlebensvorteil nach 5 Jahren 9 %), aber wegen der Heterogenität der Studien und der geringeren Patientenzahlen ergab sich nur eine geringe Signifikanz (Advanced Bladder Cancer Meta-Analysis Collaboration 2005). Ferner scheint die Compliance bei der adjuvanten Chemotherapie nach Zystektomie deutlich schlechter zu sein als bei der neoadjuvanten Therapie. Der Stellenwert der adjuvanten Chemotherapie wird deshalb unter Experten noch kontroverser als derjenige der neoadjuvanten Chemotherapie beurteilt. Eine eindeutige Empfehlung zur adjuvanten Chemotherapie nach Zystektomie existiert nicht.

Rolle der Strahlenbehandlung

Stellung der Radiotherapie im multimodalen Behandlungskonzept

Die Radiotherapie ist heute ein Baustein in einem multimodalen, auf Organ- und Funktionserhaltung ausgerichteten kurativen Konzept. Für den Erfolg der Radiotherapie sind deshalb auch die Qualität der anderen Komponenten und die Motivation aller onkologischen Partner wichtig.

Die organerhaltende Behandlung besteht aus folgenden Bausteinen und Schritten (Abbildung 1):

– Transurethrale Resektion:

Der Tumor sollte möglichst komplett (R0) entfernt werden. Dies gelingt bei den meisten der als T2 klassifizierten Tumoren. Um die Resektionsqualität beurteilen zu können, ist eine differenzierte TUR erforderlich, bei der der Tumor entfernt und anschließend Proben vom Resektionsgrund und Resektionsrand entnommen und getrennt histologisch untersucht werden. Die R0-Resektion ist der wichtigste prognostische Faktor. Seine prognostische Bedeutung beruht aber nicht nur auf der Qualität der Resektion, sondern hängt auch von der Tumorbiologie (Infiltrationstiefe) ab. Ist aufgrund der Infiltrationstiefe eine R0-Resektion möglich, sollte diese angestrebt werden. Dies kann bedeuten, dass eine Nachresektion nötig wird. Ist der Tumor wegen ausgedehnter paravesikaler Infiltration sicher nicht R0-resektabel, muss man den Stellenwert der TUR kritisch hinterfragen. Manche Protokolle fordern in diesen Fällen ein maximales Debulking. Wir selbst halten dies für nicht sinnvoll, weil Tumorteilresektionen, unabhängig von ihrem Ausmaß, bei anderen Tumoren keine Vorteile bringen und bei unradikaler Resektion dadurch eher die einzig kurative Modalität, die Radiochemotherapie, unnötig verzögert wird.

– Radiotherapie oder Radiochemotherapie?

Die Radiotherapie ist Kernstück eines organerhaltenden Konzeptes. Sie sollte etwa zwei bis sechs Wochen nach der TUR beginnen (je weniger radikal die TUR, desto früher). Die Dosis beträgt 50–60 Gy in konventioneller Fraktionierung. Der Einsatz der simultanen Chemotherapie hat zwei Gründe: Zum einen soll durch die additive oder gar radiosensibilisierende Wirkung von Substanzen wie Cisplatin und 5-Fluorouracil eine lokal höhere Remissions- und Kontrollrate erreicht werden; dieser Effekt ist klar belegt. Zum anderen erhofft man sich, die zum Diagnosezeitpunkt bei muskelinvasiven Tumoren in bis zu 50 % der Fälle vorhandene okkulte Tumorzellstreuung möglichst effektiv behandeln zu können; ein eigenständiger syste-

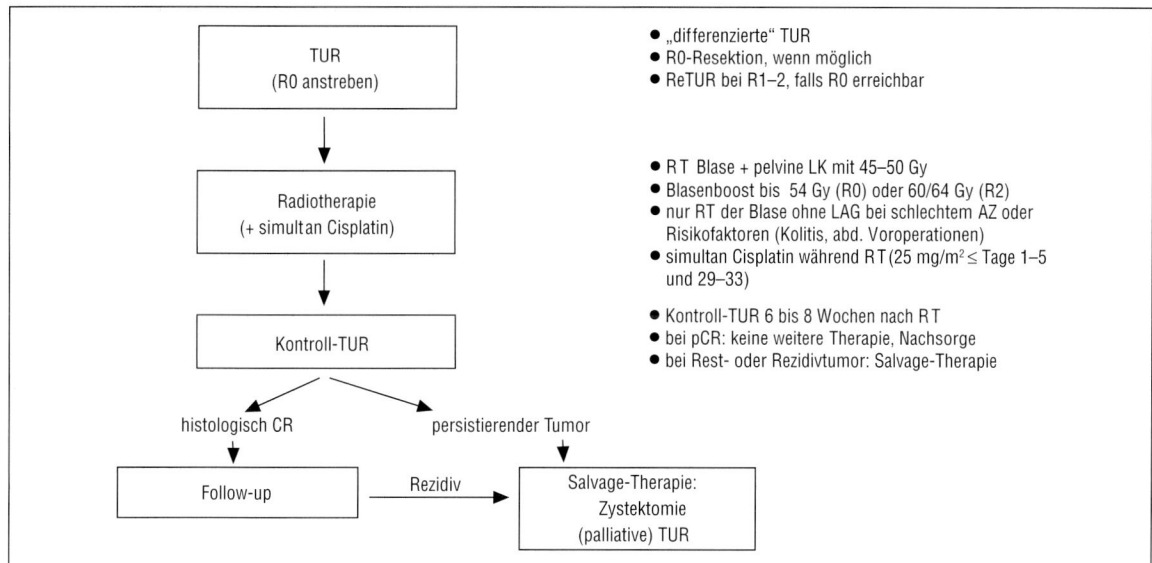

Abbildung 1. Therapieprotokoll für die organerhaltende Behandlung des Harnblasenkarzinoms („Erlanger Protokoll").

mischer Effekt ist aber nicht belegt. Der bislang einzige randomisierte Vergleich ergab eine signifikante Verbesserung der lokalen Kontrolle, wenn die Radiotherapie beim Blasenkarzinom mit einer Cisplatin-haltigen Chemotherapie kombiniert wurde (Coppin et al. 1996). In aktuellen Serien (Phase I/II) wurden auch neuere Substanzen eingesetzt, insbesondere Gemcitabin und Taxane.

– Restaging mit bioptischer Überprüfung des Therapieergebnisses und ggf. Salvage-Operation:
Bei Patienten, die grundsätzlich für weitere operative Maßnahmen in Betracht kommen, sollte eine Restaging-TUR etwa sechs Wochen nach Ende der Radio(Chemo)therapie erfolgen (nicht zu früh kontrollieren wegen Abwarten der Remission, nicht zu spät wegen möglichem Progress bei ungenügendem Ansprechen). Dabei muss bis in die tiefe Muskelschicht reseziert werden. Bei kompletter Remission sind weitere Maßnahmen nicht erforderlich. Ob bei ungenügendem Ansprechen die Prognose durch zusätzliche Maßnahmen verbessert werden kann, ist nicht eindeutig belegt. Auf der Basis der prospektiven Protokolle wird bei einem Resttumor folgendes Vorgehen empfohlen:
– Bei invasivem Resttumor (pT ≥ 1):
Klare Indikation zur Salvage-Zystektomie. Vorher erneutes Staging, um zwischenzeitlich aufgetretene Metastasen (dadurch würde die Indikation zur Zystektomie entfallen) auszuschließen. Bei funktionell inoperablen Patienten sollte zumindest eine TUR des Resttumors angestrebt werden. Ist eine R0-TUR möglich (z. B. bei Downstaging eines muskelinvasiven Tumors nach ypT1), sollte die Indikation zur Zystekto-

mie bei älteren Patienten kritisch überdacht werden, da ein möglicher Vorteil gering und die Prognose insgesamt eher schlecht ist.
– Bei lediglich oberflächlichem Resttumor (pTa, pTis, sog. Downstaging nach pTa/is):
In diesen Fällen erscheint es ausreichend, eine komplette TUR durchzuführen, ggf. mit zusätzlicher intravesikaler Chemotherapie, und anschließend konsequent zu beobachten.
– Konsequente Nachsorge:
Wegen des Risikos von Rezidiven im erhaltenen Organ und der guten Prognose dieser Rezidive (im Gegensatz zu der infausten Prognose von Rezidiven nach Radikal-OP) ist eine regelmäßige zystoskopische Kontrolle erforderlich.
– Salvage-Zystektomie bei invasivem Rezidiv:
Die Salvage-Zystektomie hat kurativen Charakter. Bei invasiven Rezidiven werden nach Salvage-Zystektomie Fünfjahres-Überlebensraten von etwa 50 % erreicht. Dies entspricht in etwa den Überlebensraten bei primärer Zystektomie, d. h. die verzögerte Zystektomie ist hinsichtlich onkologischer Kriterien für dieses Risikokollektiv durchaus sehr effektiv.

Indikation

Kurative Indikationen für eine Radiochemotherapie

Die Radiotherapie oder Radiochemotherapie ist im Rahmen eines organerhaltenden Konzeptes immer dann indiziert, wenn die längerfristigen Ergebnisse mit TUR allein unbefriedigend sind, spätestens jedoch dann, wenn von urologischer Seite die Indikation zur radikalen Zystektomie gegeben ist. Daraus resultieren die nachfolgenden kurativen Indikationen (Tabelle XIX):

Alle muskelinvasiven Tumoren T2–4.

– T1-Karzinome mit folgenden prognostisch ungünstigen Kriterien: G3, Mehrfachrezidive, transurethral nicht resezierbarer Resttumor nach TUR, evtl. auch Radiotherapie bei assoziiertem Tis und Multifokalität.

– Lymphknotenbefall, Alter oder funktionelle Inoperabilität sind keine Kontraindikationen für einen kurativen Ansatz mit Radiotherapie.

– Nicht radikale Zystektomie (R1/2-Resektion). Ob dies ein kurativer Ansatz ist, kann anhand der spärlichen Datenlage nicht bewertet werden. Wir empfehlen, diese Patienten in „kurativer" Intention zu bestrahlen. In diesen Fällen muss man die Strahlentoleranz der Neoblase (max. 40–45 Gy auf große Abschnitte) und außerdem die typischen Komplikationen nach Blasenersatz (Miktionsstörungen, Elektrolytentgleisung) beachten.

– Die Indikation zur simultanen Chemotherapie ist im Rahmen eines kurativen Ansatzes grundsätzlich gegeben.

Präoperative Radiotherapie

Die präoperative Radiotherapie mit Dosen von 30–40 Gy (in Einzeldosen von 2–3 Gy) wurde in mehreren randomisierten Studien geprüft und erbrachte insgesamt keine signifikante Verbesserung des Gesamtüberlebens. Sie ist prinzipiell zwar effektiv, was sich an der relativ hohen Rate an pathohistologisch bestätigten kompletten Remissionen (ca. 30 %) ablesen lässt. Auch hatten die Patienten mit Downstaging in allen Studien eine bessere Prognose als Patienten ohne Remission. Aufgrund der Daten ergibt sich aber keine Begründung für eine präoperative Radiotherapie außerhalb von Studien.

In einer kanadischen Studie, in der Patienten mit alleiniger oder präoperativer Radio- bzw. Radiochemotherapie (mit Cisplatin) behandelt wurden, zeigte sich ein Vorteil für eine Radiochemotherapie gegenüber einer alleinigen Radiotherapie für beide Subgruppen (Tabelle XX). Aus diesen Daten kann man nach unserer Einschätzung eine präoperative Radiochemotherapie für begründete Einzelfälle ableiten (z. B. junger Patient mit organüberschreitendem Tumorwachstum, geplante Zystektomie, R0-Resektion fraglich).

Tabelle XX. Randomisierte kanadische Studie mit Radiotherapie versus Radiochemotherapie mit Cisplatin. Die Radiotherapie bzw. Radiochemotherapie erfolgte entweder als präoperative Therapie vor geplanter Zystektomie oder als definitive Radio(chemo)therapie (Coppin et al. 1996).

	Radio-therapie	Radio-therapie + Cisplatin	
n	48	51	n. s.
Komplette Remissionen	31 %	47 %	p = 0,038
Lokoregionäre Tumor-kontrolle	40 %	58 %	n. s.
Fernmetastasen	38 %	31 %	n. s.
Dreijahresüberleben	33 %	47 %	

n. s = nicht signifikant.

Postoperative Radiotherapie

Zum Stellenwert der postoperativen Bestrahlung gibt es praktisch keine Daten in der Literatur. Patienten mit fortgeschrittenen Tumoren (pT3–4, pN+) haben zwar auch nach R0-Zystektomie sehr hohe lokale Rezidivraten in der Größenordnung von 20–30 %, sodass die Senkung des lokalen Rezidivrisikos analog zur Situation beim Mammakarzinom prinzipiell diskutiert werden muss. Ob die Radiotherapie dies mit akzeptablem Nebenwirkungsrisiko leisten kann, ist nicht belegt.

Anders stellt sich die Situation dar bei nicht radikaler Zystektomie. Für diese Patienten ist ebenfalls ein Gewinn nicht belegt, wegen der infausten Prognose ohne weitere Therapie empfehlen wir eine additive Radiochemotherapie.

Palliative Indikationen

Eine palliative Strahlentherapie der Blase ist indiziert in folgenden Situationen:

– Fortgeschrittener Primärtumor:
Eine lokale Bestrahlung ist grundsätzlich zu empfehlen, auch dann, wenn aufgrund des Alters oder AZ eine kurative Intention nicht mehr besteht. Bei fortgeschrittenem lokalem Tumor erleiden die Patienten im Regelfall innerhalb von kurzer Zeit relevante Symptome (Schmerzen, Hämaturie). Die lokale (kleinräumige) Bestrahlung ist die wirksamste Palliativmaßnahme bei symptomatischem Primärtumor. Eine gute Palliation wird sehr häufig erreicht. Anhand von retro- und prospektiven Studien werden 40–50 % aller palliativ bestrahlten Patienten vorübergehend vollkommen beschwer-

defrei. Eine Hämaturie bessert sich in mehr als 90 %, und ein Teil der palliativ bestrahlten Patienten überlebt mehrere Jahre. Übliche Palliativdosen (20–23 × 2 Gy oder 10 × 3 Gy) sind ausreichend für eine mittelfristige lokale Kontrolle (McLaren et al. 1997; Errazquin Saenz de Teiada 1997). Hohe Einzeldosen (z. B. 2 × wöchentlich 5 Gy bis zu einer Gesamtdosis von 30 Gy) sind vermutlich äquieffektiv (Salminen 1992).
– Lokalrezidive oder Lymphknotenmetastasen nach Operation:
Diese Patienten entwickeln in der Regel innerhalb kurzer Zeit eine klinisch relevante Symptomatik (Schmerzen durch Beckenbodeninfiltration, Lymphödem) und sollten deshalb in palliativer Intention bestrahlt werden.
– Symptomatischer Tumor bei Vorliegen von Fernmetastasen:
In diesen Fällen muss geprüft werden, ob man zunächst eine palliative Chemotherapie durchführt. Damit kann, neben einer Remission und Beschwerdebesserung der Fernmetastasen, oft auch eine Besserung des symptomatischen Blasentumors erreicht werden. Kommt eine Chemotherapie (z. B. wegen des reduzierten Allgemeinzustands oder hohem Lebensalter) nicht in Frage oder steht die Symptomatik des Primärtumors im Vordergrund, ist die lokale Bestrahlung die unstrittig beste (weil wirksamste und nebenwirkungsärmste) Therapie.
– Paraaortale Lymphknotenmetastasen:
Es handelt sich um eine fast immer inkurable Situation mit schlechter Prognose (mediane Überlebenszeit etwa 1 Jahr). Die Indikation zur Strahlentherapie besteht bei gutem Allgemeinzustand grundsätzlich, bei reduziertem Allgemeinzustand oder hohem Lebensalter i. d. R. nur bei (drohender) Symptomatik.
– Bei anderen Metastasen (Knochen, Hirn, Weichteile) entsprechend der üblichen Vorgehensweise.

Allgemeine Grundsätze der Bestrahlungsplanung

Allgemeine Prinzipien

Grundlage der Radiotherapie ist die externe Strahlenbehandlung mit hochenergetischen Photonen eines Linearbeschleunigers. Bei makroskopischen oder unradikal resezierten Tumoren kann durch eine simultane Chemotherapie eine Verbesserung der lokalen Tumorkontrolle im Vergleich zur alleinigen Strahlentherapie erreicht werden. Die simultane RCT kommt deshalb für die meisten Patienten, bei

denen eine Indikation zur Bestrahlung besteht, grundsätzlich in Betracht.

Eine Brachytherapie oder intraoperative Strahlentherapie ist in einzelnen Protokollen erprobt, für die klinische Praxis aber nicht relevant, gleiches gilt für die Hyperthermie. Möglicherweise ist die Brachytherapie gut zur Dosisaufsättigung (Boost) bei partieller Zystektomie und anschließender externer Radiotherapie geeignet; allerdings wird die Blasenteilresektion in Deutschland kaum durchgeführt.

Zielvolumen

Das Zielvolumen 1. Ordnung umfasst die gesamte Blase und sichtbare extravesikale Tumorausläufer und vergrößerte Lymphknoten. Für die Festlegung der Sicherheitsabstände (CTV, PTV) sind folgende Aspekte zu berücksichtigen:
– Die Ausdehnung eines muskelinvasiven Tumors in das perivesikale Fettgewebe (T3) kann klinisch (mit TUR, CT oder Sonographie) nicht sicher ausgeschlossen werden. Der Understaging-Error (also Unterschätzung eines pT3-Tumors als cT2) beträgt ca. 30 %. Das Risiko scheint größer zu sein bei solid-infiltrativen (also im Gegensatz zu papillären Tumoren eher „flach" erscheinenden Prozessen) und bei großen Tumoren (Durchmesser > 5 cm). Es ist deshalb sinnvoll, ausreichende Sicherheitsabstände im perivesikalen Fett einzuhalten.
– Die adjuvante Strahlenbehandlung der regionären Lymphknoten bis zur Höhe der Aortenbifurkation ist bei kurativem Ansatz sinnvoll und indiziert. Ein Einfluss auf Prognose ist nicht belegt; dies gilt ebenso für die Lymphadenektomie. Bei Patienten mit erheblich reduziertem AZ oder hohem Lebensalter und fehlendem Nachweis pathologisch vergrößerter Lymphknoten ist es deshalb sinnvoll, evtl. nur die Blase und die paravesikalen Lymphknoten zu bestrahlen, um die Therapie besser verträglich zu machen.
– Eine lokale Dosisaufsättigung des makroskopischen Tumors ist erforderlich. Wir empfehlen, im Normalfall die ganze Blase in das Boostvolumen einzuschließen und nicht, wie in der US-amerikanischen Literatur angegeben, nur die Primärtumorregion in der Blase zu boosten. Für die Aufsättigung der ganzen Blase sprechen die technischen Schwierigkeiten einer Aussparung einzelner Blasenabschnitte (reproduzierbare Blasenfüllung) und tumorbiologische Argumente (mikroskopische Tumorausdehnung in der Blasenwand, Risiko der Multifokalität). Eine kleinräumige Boostbestrahlung nur des makroskopischen Tumors in der Blase

halten wir für vertretbar, wenn die Tumorlokalisation durch den Operateur exakt festgelegt wurde, diese mit der Bildgebung übereinstimmt und multifokale Herde durch Mapping prätherapeutisch ausgeschlossen wurden. Für die Bewertung sollte man aber auch berücksichtigen, dass man auf diese Weise selten mehr als ein Drittel der Blase sicher schonen kann und dass nicht klar ist, ob die Aussparung eines Teils der Blase eine wesentlich höhere Dosis im Boostvolumen erlaubt.

- Bei makroskopischem Lymphknotenbefall ist eine Dosiserhöhung im Bereich der befallenen Lymphknoten notwendig. Die Dosis hängt von der Lokalisation der Lymphknoten ab und wird in erster Linie durch die Toxizität des Boostvolumens bestimmt. Ein einzelner vergrößerter paravesikaler Lymphknoten, häufig hinten oben neben der Blase bzw. Tumorregion gelegen, kann meistens problemlos in das Boostvolumen eingeschlossen werden. Bei ausgedehntem Lymphknotenbefall muss im Einzelfall geprüft werden, ob die am Blasentumor angestrebte Dosis (60 Gy) auf das gesamte Gebiet mit vergrößerten Lymphknoten appliziert werden kann oder ob man aus Gründen der Toxizität die Dosis an den makroskopischen Lymphknoten etwas reduziert (55 Gy). Ferner erscheint es bei klinischem Lymphknotenbefall wegen der Systematik des Befalls sinnvoll, mindestens die höher gelegene Lymphknotenregion ins Zielvolumen einzuschließen und diese adjuvant zu bestrahlen (z. B. die untere Paraaortalregion bei Befall der iliakal-kommunen Lymphknoten).
- Die prostatische Harnröhre gehört biologisch zur Blase und sollte ins Zielvolumen eingeschlossen werden.

Strahlentherapeutische Technik

Folgende Kriterien sollten beachtet werden:
- Reproduzierbare Lagerung, am besten Rückenlage (meistens verwendet), ggf. Bauchlage mit Lochbrett.
- CT-Planung ist bei kurativem Ansatz obligat, 3-D-Planung sollte standardmäßig durchgeführt werden. Risikogebiete für „geographical miss" sind zu beachten. Vorteile der 3-D-Planung ergeben sich durch die exaktere Lokalisation von Tumorresten (vor allem bei extravesikalem Wachstum und Lymphknotenmetastasen).
- Für die Festlegung des Zielvolumens gelten die genannten biologischen Aspekte der Tumorausdehnung.
- Photonen des Linearbeschleunigers von mindestens 6 MV, vorzugsweise 10–15 MV. Referenz-

punkt gleich Isozentrum, Dosis im Maximum unter 105–107 % der Dosis im Isozentrum, 90-%-Isodose umschließt Zielvolumen.
- Typische Technik ist eine Bestrahlung über vier Felder mit individueller Kollimation. Typische Feldgrößen sind ca. 20×15 cm^2 a.-p./p.-a. bzw. 20×13 cm^2 s.-d./d.-s., individuelle Kollimation.
- Der Blasenboost wird meistens über eine individuell verkleinerte Box appliziert und umfasst mindestens das kontrastierte Blasenlumen am Simulator +2 cm bzw. Blasenwand im CT + 1 cm (CTV), daraus ergibt sich eine typische Feldgröße von ca. 9×10 cm^2 (größer bei Resttumor).
- Variable Blasenfüllung ist zu beachten, insbesondere falls Blase bei Planung nach Miktion klein erscheint. Ob man anstreben sollte, die Patienten immer mit möglichst voller oder möglichst leerer Blase zu bestrahlen, kann man kontrovers diskutieren. Beide Methoden sind störanfällig. Bei leerer Blase stellen Verschlechterungen einer Obstruktion (wegen radiogenem Ödem, dadurch vermehrter Restharn) oder ungeplante Wartezeiten am Gerät (vor allem bei Cisplatin-Chemotherapie mit Infusionsprogramm) Störfaktoren dar. Bei voller Blase muss man mögliche zystitische Beschwerden mit vermehrtem Harndrang während der Therapie berücksichtigen. Wenn man die CT-Planung mit dem einen oder anderen Extrem durchführt, sollte man während der mehrwöchigen Therapie wenigstens die Blasenfüllung bei der Bestrahlung regelmäßig kontrollieren. Die kurative Therapie des Blasenkarzinoms ist aus diesen Gründen sicher ein attraktives Feld für bildgeführte Strahlentherapie.

Dosierung und Fraktionierung

Die Dosis und Fraktionierung richten sich nach Behandlungsziel (kurativ oder palliativ) und Resektionsradikalität (R0 bzw. Resttumor). Konventionelle Fraktionierung ist Standard. Alternative Fraktionierungen sind strahlenbiologisch begründet und möglicherweise vorteilhaft (Edsmyr et al. 1985; Maciejewski et al. 1991; deNeve et al. 1995), in Kombination mit Chemotherapie jedoch eher nachteilig (Zietman et al. 1998) und deshalb nicht zu empfehlen. Folgende Situationen sind zu unterscheiden:

Organerhaltende Therapie (TUR + RT/RCT) mit kurativer Intention

- Einzeldosis 5 × wöchentlich 1,80 Gy im Isozentrum/Referenzpunkt.

– Gesamtdosis (Referenzdosis) an den regionalen Lymphknoten (sofern bestrahlt): 45–50 Gy bei cN0, Boost auf 55–60 Gy auf makroskopisch vergrößerte Lymphknoten.
– Gesamtdosis an der Blase 50–55 Gy bei R0-TUR, 55–60 Gy bei nicht-radikaler TUR (R1/2, RX)
– Gesamtdosis im Maximum sollte < 62 Gy liegen.
– Simultane Chemotherapie bei R1/2 (und RX). Ob Patienten mit R0-TUR von einer Chemotherapie profitieren, ist nicht eindeutig geklärt. Patienten mit R0-TUR haben nämlich im Erlanger Kollektiv auch mit RT allein eine sehr gute Prognose. Da jedoch bei anderen Entitäten (HNO, Zervix) die adjuvante RCT der adjuvanten RT überlegen ist und in anderen prospektiven Blasenkarzinom-Protokollen eine solche Unterscheidung nicht getroffen wurde, empfehlen wir grundsätzlich die RCT.

Postoperative Strahlenbehandlung nach nicht radikaler Zystektomie

– Einzeldosis 5 × wöchentlich 1,80 Gy im Isozentrum.
– Gesamtdosis 45–50 Gy, Boost auf 50–55 Gy auf makroskopische Reste. Höhere Dosen werden in Anbetracht fehlender Daten nicht empfohlen.
– Gesamtdosis im Maximum sollte < 60 Gy liegen, Dosis der Neoblase und des Dünndarms beachten, ggf. Dosisreduktion auf Gesamtdosis von etwa 50 Gy.

Palliative Radiotherapie (z. B. bei blutendem Primärtumor)

– Möglichst kleinvolumige Bestrahlung.
– Einzeldosis 5 × wöchentlich 1,80–3 Gy im Isozentrum.
– Gesamtdosis ca. 30 Gy mit 3 Gy Einzeldosis oder ca. 40–50 Gy mit ca. 2 Gy Einzeldosis. Ggf. Boost oder höhere Dosis in Abhängigkeit von der Ver-

träglichkeit. Hohe Einzeldosen sind vorteilhaft, um einen schnellen Effekt (z. B. bei anderweitig nicht beherrschbarer Makrohämaturie) zu erzielen, ggf. deshalb am Beginn ein oder zwei Fraktionen mit 4–5 Gy. Ein effektives Regime scheint auch eine Fraktionierung mit 2 × wöchentlich 5 Gy bis 30 Gy zu sein. Bei älteren Patienten oder Patienten in reduziertem AZ sollte man höhere Einzeldosen vorsichtig einsetzen und eine engmaschige Kontrolle (z. B. stationäre Überwachung) sicherstellen. Dabei ist auch zu berücksichtigen, dass akute Nebenwirkungen bei höheren Einzeldosen und kurzer Behandlungszeit manchmal erst nach Abschluss der Radiotherapie auftreten.

Simultane Radiochemotherapie

Die simultane Radiochemotherapie ist hinsichtlich der lokalen Tumorkontrolle der alleinigen Radiotherapie überlegen. Dies ist durch eine Fülle von prospektiven Phase-II-Studien sehr wahrscheinlich und durch eine einzige randomisierte Studie bestätigt (Coppin et al. 1996). Wahrscheinlich verbessern sich dadurch die Überlebensraten für Patienten mit fortgeschrittenen, transurethral nicht komplett resektablen Tumoren. Medikament der ersten Wahl ist Cisplatin. Verschiedene Schemata, die in unterschiedlichen Protokollen eingesetzt wurden, scheinen alle weitgehend gleiche Ergebnisse zu erzielen (ohne im direkten randomisierten Vergleich gegeneinander getestet zu sein). Wichtig scheint eine adäquate Dosis von Cisplatin über den gesamten Zeitraum der Radiotherapie zu sein (wir streben eine möglichst hohe kumulative Dosis, d. h. über 200 mg/m² an). Die Schemata mit den größten Erfahrungen sind:

Erlanger Protokoll (Abbildung 2)

– 5 × wöchentlich 25 mg/m² Cisplatin an Tag 1–5 der 1. und 5. RT-Woche:

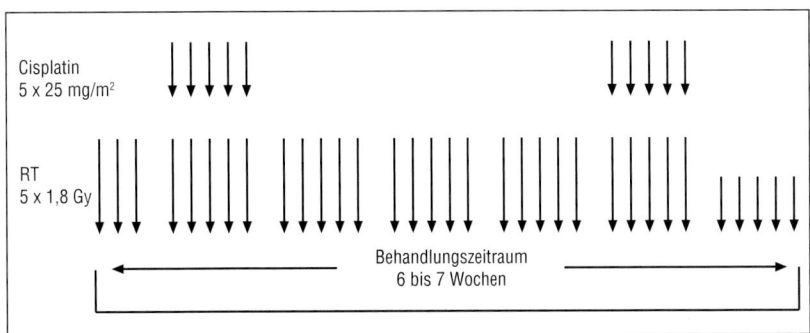

Abbildung 2. Behandlungsprotokoll für die simultane Radiochemotherapie mit Cisplatin.

Dieses Schema ist gut etabliert, sehr effektiv und gut steuerbar, sodass es für die klinische Routine als Regime der 1. Wahl empfohlen werden kann. Für dieses Schema spricht auch die Tatsache, dass die Einzeldosis von Cisplatin niedrig ist. Dadurch sind die Risiken von Cisplatin (Nieren- und Ototoxizität) gering, außerdem liegt die Einzeldosis unterhalb der hoch emetogenen Cisplatin-Dosis. Ferner kann man im Gegensatz zu Regimen mit höherer Cisplatin-Dosis bei der Hydratation geringe Abstriche machen, was für Patienten mit grenzwertiger kardialer Funktion von erheblicher Bedeutung ist. Die Behandlung sollte grundsätzlich stationär erfolgen. Nach Abschluss der fünftägigen Infusions-Chemotherapie ist eine weitere stationäre Nachbetreuung für mehrere Tage indiziert, weil mögliche Komplikationen (Kreatininanstieg) verzögert erfolgen können.

Boston/RTOG

– 70 mg/m² Cisplatin alle 3 Wochen (3 × während der RT):
Die mit diesem Schema erreichten Ergebnisse sind nach Literaturstand ähnlich. Die Einzeldosis von Cisplatin liegt jedoch bereits im hoch emetogenen Bereich, die kumulative Dosis ist niedriger als im Erlanger Regime. Außerdem ist eine konsequente Hydratation erforderlich.

Vorgehen bei Cisplatin-Unverträglichkeit (z. B. Nierenfunktionseinschränkung): Carboplatin (täglich 60–70 mg/m² anstelle von 25 mg/m² Cisplatin) scheint

zwar verträglich, aber nicht so effektiv zu sein wie Cisplatin (Erlanger Daten) und kann nicht empfohlen werden. Höhere Carboplatin-Dosen haben eine relevante Hämatotoxizität. Alternative Monoregime (Einzelfall-Entscheidung, keine fundierten Daten) sind 5-FU oder Paclitaxel. Wir verwenden bei Cisplatin-Unverträglichkeit als Ersatz Paclitaxel (2 × wöchentlich 25–30 mg/m²). Nach ersten eigenen Erfahrungen ist die Toxizität niedrig, die Remissionsrate liegt im erwarteten Bereich (Müller et al. 2007).

Kombinationsregime

Kombinationen mehrerer Substanzen sind wissenschaftlich attraktiv, bisher aber nicht für die klinische Routine etabliert. Die Kombination von Radiotherapie mit Cisplatin/5-FU scheint auf der Basis der Erlanger Daten und einer Phase-II-Studie der RTOG die zurzeit besten Remissionsdaten zu erbringen, ist aber tendenziell toxischer. Gemcitabin wurde in verschiedenen Phase-I-Studien mit Radiotherapie erprobt, scheint aber hinsichtlich der Toxizität relativ problematisch zu sein. Über neuere Substanzen liegen noch keine ausreichenden Daten vor.

Ergebnisse

Die Ergebnisse historischer Serien (s. Tabelle XIII) beruhten auf Behandlungsstrategien, die heute als

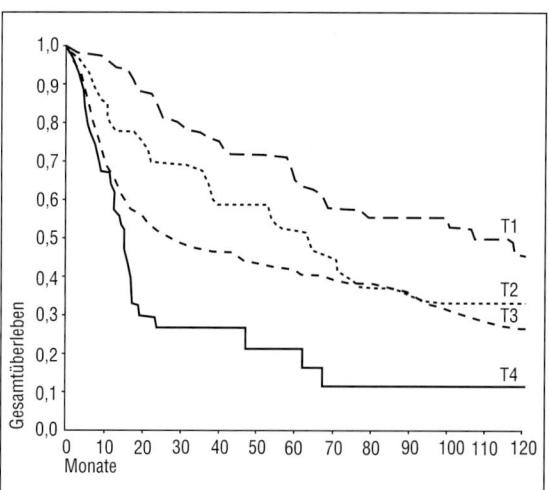

Abbildung 3. Prognose (Gesamtüberleben) nach TUR und Radiotherapie bzw. Radiochemotherapie. Erlanger Patientenkollektiv (Rödel et al. 2002).

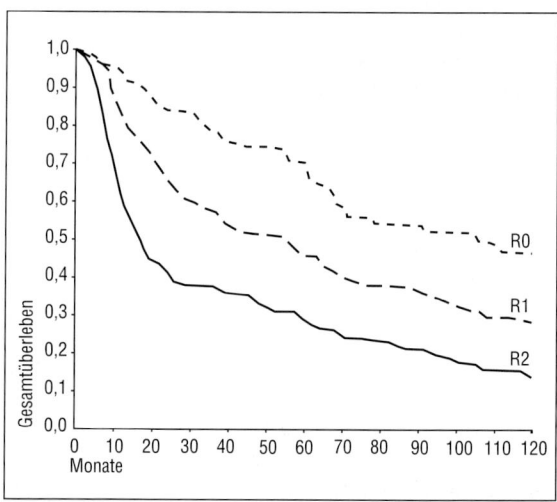

Abbildung 4. Prognose (Gesamtüberleben) nach TUR und Radiotherapie bzw. Radiochemotherapie in Abhängigkeit von der Resektionsradikalität der TUR. Der postoperative R-Status ist der wichtigste prognostische Faktor. Erlanger Patientenkollektiv (Rödel et al. 2002).

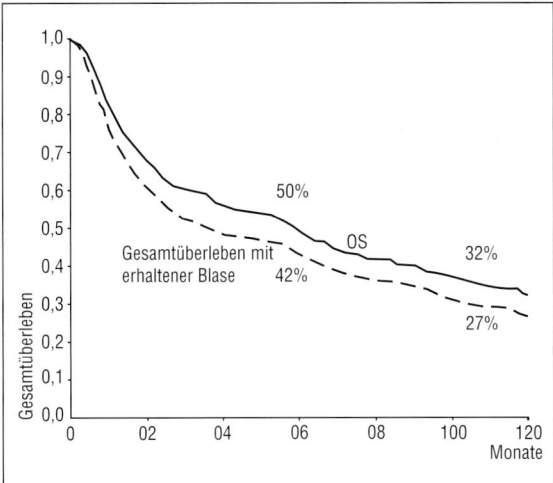

Abbildung 5. Gesamtüberleben und Überleben mit funktionsfähiger Blase. Die Rate der Organerhaltung beträgt ca. 80 % und bleibt langfristig konstant. Erlanger Patientenkollektiv (Rödel et al. 2002).

veraltet und inadäquat anzusehen sind. Diese Daten sollten für die Bewertung der Radiotherapie nicht mehr herangezogen werden.

Zahlreiche neuere prospektive (überwiegend monoinstitutionelle) Serien haben mit TUR und Radiotherapie Überlebensraten wie bei radikaler Zystektomie erreicht (s. Tabelle XVI und XVII). Natürlich kann man unterstellen, dass in diese Serien nicht alle Patienten der jeweiligen Institution eingegangen sind, da Patienten mit Kontraindikationen für eine Chemotherapie in den meisten Protokollen ausgeschlossen wurden. Trotzdem ist eher eine ungünstige Selektion im Vergleich zu operativen Serien anzunehmen. In operativen Serien wird allein durch die funktionelle und technische Operabilität eine Selektion betrieben. Die radioonkologischen Serien der letzten Jahre schließen demgegenüber auch Patienten ein, die aufgrund des Zustandes als nicht geeignet für eine radikale Zystektomie eingestuft wurden.

Die Fünfjahres-Überlebensraten liegen für alle muskelinvasiven Tumoren bei etwa 50 %. Dies ist identisch mit den Zystektomie-Daten (s. Tabelle XII). Die Überlebensraten im Erlanger Kollektiv, dargestellt in Abhängigkeit von der T-Kategorie, zeigt Abbildung 3. Wichtigster prognostischer Faktor ist die R0-Resektion (Abbildung 4). Nach R0-Resektion und Radio(Chemo)therapie beträgt die Fünfjahres-Überlebensrate 70 %. Die R0-resezierten Patienten stellen also ein Kollektiv mit sehr guter Prognose dar.

Die Rate der Blasenerhaltung bei den Langzeitüberlebern liegt in allen prospektiven Serien in der Größenordnung von 70–80 %. Dies wird auch im Erlanger Kollektiv erreicht (Abbildung 5). Bei Rezidiven nach kurativer Radio(chemo)therapie kommt die Salvage-Zystektomie in Frage. Diese hat kurativen Anspruch, die Prognose nach Salvage-Zystektomie entspricht in etwa der Prognose nach primärer Zystektomie wegen invasivem Tumor (Tabelle XXI). Bei oberflächlichen nichtinvasiven Rezidiven (rTa) oder Patienten, die aufgrund des Alters oder Allgemeinzustandes nicht für eine Zystektomie in Frage kommen, sollte eine komplette transurethrale Tumorresektion angestrebt werden. Über Zweitbestrahlungen bei Rezidiven liegen keine ausreichenden Ergebnisse vor. Für die palliative Zweitbestrahlung von symptomatischen Rezidiven sollte man die üblichen strengen Kriterien hinsichtlich der Indikation anlegen.

Akute Nebenwirkungen und Strahlenfolgen

Akute Nebenwirkungen

Die Radiotherapie stellt eine relativ gut verträgliche Therapiemodalität für das Blasenkarzinom dar. Die Risiken und Nebenwirkungen müssen in Relation zu den Nebenwirkungen alternativer Verfahren (radikale Zystektomie) gesehen werden.

Akute Nebenwirkungen betreffen vor allem die Blase und den Enddarm. Eine akute radiogene Zystitis kommt in der zweiten Hälfte einer mehrwöchigen Bestrahlung oft vor und äußert sich vor allem in verstärktem Harndrang, verkürztem Miktionsintervall (tagsüber Miktion alle 2–3 Stunden) und häufiger Nykturie. Prädisponiert sind Patienten mit vorausgegangener intravesikaler Chemotherapie. Leichte Nebenwirkungen am Darm mit Diarrhö treten ebenfalls oft auf, eine symptomatische Behandlung ist meistens nicht erforderlich.

Schwere akute Nebenwirkungen (Grad 3–4) kommen bei etwa 5–10 % der Patienten vor und betreffen in gleichem Ausmaß Blase und Darm. Grad-4-Nebenwirkungen sind selten, in der Größenordnung von etwa 1 % (Tabelle XXII).

Überwachung während der RT/RCT

Folgende Maßnahmen sind während der Radiotherapie angezeigt
– Regelmäßige Anamnese und klinische Untersuchung, um lokale Komplikationen (Harnwegsin-

Tabelle XXI. Ergebnisse nach Salvage-Zystektomie.

Autor	Patienten n	5-JÜL nach Salvage-Zystektomie
Wallace und Bloom 1976	18	52 % (T3)
Svanson et al. 1981	62	43 % 64 % (≤ cT2) 25 % (≥ cT3)
Timmer et al. 1985	16	44 %
Yu et al. 1985	47	51 %
Dunst et al. 1994	53	32 % insgesamt 46 % (Rezidive) 16 % (Non-Responder)

Tabelle XXII. Akute Komplikationen der Radio(chemo)therapie. Daten der Universitätsklinik Erlangen, 415 Patienten aus dem Zeitraum 1984 bis 1999 (Rödel et al. 2002).

	WHO Grad 3	WHO Grad 4
Leukopenie	13 %	3 %
Thrombopenie	7 %	3 %
Anämie	2 %	0 %
Kreatininanstieg	3 %	0 %
Nausea/Erbrechen	3 %	0 %
Diarrhö	5 %	1 %
Zystitis	5 %	0 %

fekt, Hydronephrose) auszuschließen. Monitoring hinsichtlich Nebenwirkungen an Blase/Darm. Blutbild und Kreatinin sollten regelmäßig kontrolliert werden. Spezielle apparative und Laboruntersuchungen sind bei unkompliziertem Verlauf und unauffälligen prätherapeutischen Befunden nicht erforderlich.

– Bei inkomplett resezierten Tumoren oder initialer Hydronephrose: Kontrolle von Kreatinin, evtl. zusätzlich Sono Nieren (wegen Stauung), um ggf. eine Entlastung der Nieren (Schiene, perkutane Nephrostomie) rechtzeitig einzuleiten.

– Bei simultaner Chemotherapie: mindestens 1 × wöchentlich Blutbild + Kreatinin, ggf. häufigere Kontrolle bei pathologischen Werten. Andere Laborwerte in Abhängigkeit vom individuellen Risikoprofil.

– Harnwegsinfekt, sofern nachgewiesen, konsequent behandeln (Antibiogramm). Antibiotikaprophylaxe bei asymptomatischen Patienten während der Therapie (z. B. mit Cotrimoxazol) führen wir nicht routinemäßig durch.

– Begleitende Anämie (Hb < 11–12 g/dl) ist ein nachgewiesener Risikofaktor. In Analogie zu anderen Tumorentitäten spricht sehr viel dafür, dass eine Prophylaxe oder konsequente Korrektur der Anämie die Prognose verbessern kann. Dies ist bisher nicht eindeutig belegt. Eine Anämietherapie sollte entsprechend den Leitlinien erfolgen.

Therapiekontrolle und Weiterbehandlung

Bei kurativem Ansatz ist sechs bis acht Wochen nach Radiotherapie eine Überprüfung des Therapieergebnisses sinnvoll, sofern grundsätzlich Operabilität für eine Salvage-Zystektomie besteht. Dazu ist eine Kontrollzystoskopie mit erneuter TUR des Tumorgebietes erforderlich. Ein Verzicht auf Kontroll-TUR ist nur angebracht bei primär palliativer Therapiein-

tention oder bei Kontraindikationen zur sekundären Zystektomie (T4, hohes Alter), da das Ergebnis der Kontroll-TUR in diesen Fällen ohne therapeutische Konsequenzen bleiben würde.

Nachsorge

Eine regelmäßige urologische Nachsorge ist dringend indiziert und umfasst vierteljährliche zystoskopische Kontrollen für zwei Jahre, da im Gegensatz zum Rezidiv nach Radikaloperation eine kurative Chance bei Rezidiv in der erhaltenen Blase (Rezidivtherapie wie Therapie von Resttumor nach Radiotherapie (s. o.)) besteht. Ab drittem Jahr sollten weitere Zystoskopien zweimal jährlich erfolgen. Die Nachsorge sollte in individuellen Abständen auch nach fünf Jahren noch weitergeführt werden.

Chronische Strahlenfolgen

Nach eigenen Erfahrungen sind Spätfolgen bei der angewandten niedrigen Dosierung selten. Im zurzeit am besten untersuchten Erlanger Kollektiv haben wir relevante Spätfolgen (Grad 3–4) bei 5 % der Patienten beobachtet (Tabelle XXIII). Langzeitnebenwirkungen treten vor allem in Form von chronischen Zystitiden (5 %) und seltener Enteritiden (3 %) auf. Das Risiko einer radiogenen Schrumpfblase ist gering, Zystektomien wegen Schrumpfblase wurden im Erlanger Kollektiv bei 3 % der Patienten mit erhaltener Blase durchgeführt. Etwa 75–80 % der Langzeitüberleber haben eine normale Blasenfunktion. Die gute Lebensqualität nach Radiotherapie ist in Nachuntersuchungen von Patienten bestätigt (Caffo et al. 1996).

Ausblick und weitere Entwicklungen

Die simultane Radiochemotherapie wird sich nach unserer Einschätzung in den nächsten Jahren weiter durchsetzen. Ob sie die Radikaloperation als Standardverfahren verdrängen wird, hängt in erster Linie wahrscheinlich von berufspolitischen Aspekten ab. Selbst in urologischen Zeitschriften wird zunehmend auf den Stellenwert der Radiochemotherapie hingewiesen (Kim et al. 2000). Die breite Anwendung eines organerhaltenden Konzeptes setzt dabei die Einbindung der Radiotherapie in ein multimodales Therapieregime und eine optimale Zusammenarbeit im interdisziplinären Team voraus.

Aus radioonkologischer Sicht erscheinen uns für die Zukunft folgende Fragen besonders wichtig, die in den nächsten Jahren im Rahmen kontrollierter Studien konsequent bearbeitet werden müssen:
- Optimierung von Fraktionierung und Dosierung bei inoperablen Tumoren (z. B. simultaner integrierter Boost, Dosis-Effekt-Kurve).
- Optimierung der Chemotherapie und Wertigkeit „neuer" Substanzen im Vergleich zur Standardtherapie mit Cisplatin.
- Bildgeführte Strahlentherapie zur Optimierung der Bestrahlungsfelder.
- Wertigkeit der Radiotherapie bei prognostisch ungünstigen oberflächlichen Tumoren.

Tabelle XXIII. Spätfolgen nach Radio(chemo)therapie. Daten der Universitätsklinik Erlangen, 415 Patienten aus dem Zeitraum 1984 bis 1999. Für Komplikationen an der Blase wurden 186 Patienten mit kompletter Remission und Nachbeobachtung von mindestens einem Jahr analysiert (Rödel et al. 2002).

	n	Häufigkeit
Grad-2-Spätfolgen		
Vermehrter Harndrang	18/186	10 %
Intermittierende Dysurie	15/186	8 %
Diarrhö	20/415	5 %
Proktitis	8/415	2 %
Grad-3-Spätfolgen		
Reduzierte Blasenkapazität (100–200 cm³), Miktionsintervall < 2 h	5/186	3 %
Grad-4-Spätfolgen		
Salvage-Zystektomie wegen Schrumpfblase	3/186	2 %
OP-pflichtige Darmstenose	6/415	1 %

Gesamtliteratur

Advanced Bladder Cancer Meta-Analysis Collaboration. Adjuvant chemotherapy in invasive bladder cancer: a systematic review and meta-analysis of individual patient data. Advanced Bladder Cancer Meta-analysis Collaboration, Eur Urol 48 (2005) 198–201

Advanced Bladder Cancer Meta-Analysis Collaboration: Neoadjuvant chemotherapy in invasive bladder cancer: a systematic review and meta-analysis of individual patient data. Advanced Bladder Cancer Meta-analysis Collaboration, Eur Urol 48 (2005) 202–205

AWMF-Leitlinie Harnblasenkarzinom. Entwicklungsstufe 1, nicht aktualisiert. Stand 10/2001. Abrufbar unter http://www.uni-duesseldorf.de/AWMF

Bassi P, Ferrante GD, Piazza N et al: Prognostic factors of outcome after radical cystectomy for bladder cancer. J Urol 161 (1999) 1491–1497

Birkenhake S, Martus P, Kuehn R et al: Radiotherapy alone or radiochemotherapy with platinum derivates following transurethral resection of the bladder. Organ preservation and survival after treatment of bladder cancer. Strahlenther Onkol 174 (1998) 121–127

Birkenhake S, Leykamm S, Martus P et al: Concomitant radiochemotherapy with 5-FU and cisplatin for invasive bladder cancer. Acute toxicity and first results. Strahlenther Onkol 175 (1999) 97–101

Bloom HJG, Hendry WF, Wallace DM et al: Tretament of T3 bladder cancer: controlled trial of pre-operative radiotherapy and radical cystectomy versus radical radiotherapy. Brit J Urol 54 (1982) 136–151

Bredael JJ, Croker BP, Glenn JF: The curability of invasive bladder cancer treated with radical cystoprostatectomy. Eur Urol 6 (1980) 206–210

Caffo O, Fellin G, Graffer U et al: Assessment of quality of life after cystectomy or conservative therapy for patients with infiltrating bladder carcinoma. Cancer 78 (1996) 1089

Coppin CM, Gospodarowisz MK, James K et al: Improved local control of invasive bladder cancer by concurrent cisplatin and preoperative or definitive radiation. The National Cancer Institute of Canada Clinical Trials Group. J Clin Oncol 14 (1996) 2901–2907

De Neve W, Lybeert ML, Goor C et al: Radiotherapy for T2 and T3 carcinoma of the bladder: the influence of overall treatment time. Radiother Oncol 36 (1995) 183–188

Dunst J, Rödel C, Zietman A et al: Bladder preservation in muscle-invasive bladder cancer by conservative surgery and radiochemotherapy. Semin Surg Oncol 20 (2001) 24–32

Dunst J, Sauer R, Schrott KM et al: Organ-sparing treatment of advanced bladder cancer: A 10-year experience. Int J Radiat Oncol Biol Phys 30 (1994) 261–266

Dunst J, Weigel C, Heynemann H et al: Preliminary results of simultaneous radiochemotherapy with paclitaxel for urinary bladder cancer. Strahlenther Onkol 175 (Suppl 3) (1999) 7–10

Edsmyr F, Anderson L, Esporti PL et al: Irradiation therapy with multiple small fractions per day in urinary bladder cancer. Radiother Oncol 4 (1985) 197–203

Frazier HA, Robertson JE, Dodge RK et al: The value of prognostic factors in predicting cancer-specific survival among patients treated with radical cystectomy for transitional cell carcinoma of the bladder and prostate. Cancer 71 (1993) 3993–4001

Giuliani L, Giberti C, Martorana G et al: Results of radical cystectomy for primary bladder cancer: retrospective study of more than 200 cases. Urology 26 (1985) 243–248

Goodman GB, Hislop G, Elwood JM et al: Conservation of bladder function in pateints with invasive bladder cancer treated by definitive irradiation and selective cystectomy. Int J Radiat Oncol Biol Phys 7 (1981) 569–573

Gschwend JE, Fair WR, Vieweg J: Radical cystectomy for invasive bladder cancer: contemporary results and remaining controversies. Eur Urol 38 (2000) 121–130

Gschwend JE, Vieweg J, Fair WR: Early versus delayed cystectomy for invasive bladder cancer – impact on disease-specific survival? J Urol (1997) 1507A

Hannisdal E, Fossa SD, Host H: Blood tests and prognosis in bladder cancer treated by definitive radiotherapy. Radiother Oncol 27 (1993) 117–122

Hayter CR, Paszat LF, Groome PA et al: A population-based study of the use and outcome of radical radiotherapy for invasive bladder cancer. Int J Radiat Oncol Biol Phys 45 (1999) 1239–1245

Hayter CR, Paszat LF, Groome PA et al: The management and outcome of bladder carcinoma in Ontario, 1982–1994. Cancer 45 (2000) 142–151

Hautmann RE, de Petriconi R, Gottfried HW et al: The ileal neobladder: complications and functional results in 363 patients after 11 years of follow-up. J Urol (1999) 422–430

Herr HW: Conservative management of muscle-infiltrating bladder cancer: prospective experience. J Urol 138 (1987) 1162–1163

Herr HW: Tumour progression and survival in patients with T1G3 bladder tumours: 15-year outcome. Br J Urol 80 (1997) 762–765

Holmung S, Hedelin H, Anderstrom C et al: The relationship among multiple recurrences, progression and prognosis of patients with stages Ta and T1 transitional cell cancer of the bladder followed for at least 20 years. J Urol 153 (1995) 1823–1826

Horwich A, Pendlebury S, Dearnaley DP: Organ conservation in bladder cancer. Eur J Cancer (1995) Suppl 5: 208

Kachnic LA, Kaufmann DS, Griffin PP et al: Bladder preservation by combined modality therapy for invasive bladder cancer. J Clin Oncol 15 (1997) 1022–1029

Kim HL, Steinberg GD: The current status of bladder preservation in the treatment of muscle invasive bladder cancer. J Urol 164 (2000) 627–632

Lerner SP, Schoenberg MP, Sternberg CN: Textbook of bladder cancer. Taypor & Francis, Boca Raton (2006)

Maciejewski B, Majewski S: Dose fractionation and tumor repopulation in radiotherapy for bladder cancer. Radiother Oncol 21 (1991) 163–170

Malkovicz SB, Nichols P, Lieskovsky G et al: The role of radical cystectomy in the management of high risk superficial baldder cancer (PA, P1, PIS and P2). J Urol 144 (1990) 641–645

Miller LS: Bladder cancer: Superiority of preoperative radiation in cystectomy in clinical stage T3. Cancer 39 (1977) 973–980

Moore MJ, O´Sullivan B, Tannock I: How expert physicians would wish to be treated if they had genitourinary cancer. J Clin Oncol 6 (1988) 1736–1745

Morrison R: The results of treatment of cancer of the bladder – a clinical contribution to radiobiology. Clin Radiol 26 (1975) 67–75

Mulders PF, Hoekstra WJ, Heybroek RP et al: Prognosis and treatment of T1G3 bladder tumours. A prognostic factor analysis of 121 patients. Dutch South Eastern Bladder Cancer Study Group. Eur J Cancer 30 (1994) 914–917

Nichols RC, Sweetser MG, Mahmood SK et al: Radiation therapy and concomitant paclitaxel/carboplatin chemotherapy for muscle invasive transitional cell carcinoma of the bladder: a well-tolerated combination. Int J Cancer 90 (2000) 281–286

Otto T: Adjuvante Chemotherapie nach Zystektomie beim lokal fortgeschrittenen Blasenkarzinom. DGU-Tagung (2000)

Rödel C, Weiss C, Sauer R: Radiochemotherapie des Harnblasenkarzinoms. Der Onkologe 13 (2007) 1096-1100

Rotman M, Macchia R, Silverstein M et al: Treatment of advanced bladder carcinoma with irradiation and concomitant 5-fluorouracil infusion. Cancer 59 (1987) 710–714

Russell KJ, Boileau MA, Higano C et al: Combined 5-fluorouracil and irradiation for transitional cell carcinoma of the urinary bladder. Int J Radiat Oncol Biol Phys 19 (1990) 693–699

Sauer R, Birkenhake S, Kihn R et al: Efficacy of radiochemotherapy with platin derivatives compared to radiotherapy alone in organ-sparing treatment of bladder cancer. Int J Radiat Oncol Biol Phys 40 (1998) 121–127

Sell A, Jacobsen A, Nerstrom B: Treatment of advanced bladder cancer category T2, T3 and T4a. Scand J Urol Nephrol 138 (Suppl) (1991) 193–201

Shipley WU, Winter KA, Kaufman DS et al: Phase III trial of neoadjuvant chemotherapy in patients with invasive bladder cancer treated with selective bladder preservation by combined radiation and chemotherapy: initial results of Radiation Therapy Oncology Group 89–03

Shipley WU Rose MA: Bladder cancer: the selection of patients for treatment by full-dose irradiation. Cancer 55 (1985) 2278–2284

Shipley WU: Persönliche Mitteilung (2000)

Skinner DG: Management of invasive bladder cancer: a meticulous pelvic node dissection can make a difference. J Urol 128 (1982) 34–36

Smith JA, Whitmore WF: Regional lymph node metastasis from bladder cancer. J Urol 126 (1981) 591–593

Soloway MS, Lopez AE, Patel J et al: Results of radical cystectomy for transitional cell carcinoma of the bladder and the effect of chemotherapy. Cancer 73 (1994) 1926–1931

Stadler WM, Lerner SP: Perioperative chemotherapy in locally advanced bladder cancer. Lancet 361 (2003) 1922–1923

Stein JP, Lieskovsky G, Cote R et al: Radical cystectomy in the treatment of invasive bladder cancer: long-term results in 1,054 patients. J Clin Oncol 19 (2001) 666–675

Steven K, Poulsen AL: The orthotopic Kock ileal neobladder: functional results, urodynamic features, complications and survival in 166 men. J Urol 164 (2000) 288–295

Swanson DA, von Eschenbach AC, Bracken RB et al: Salvage cystectomy for bladder carcinoma. Cancer 47 (1981) 2275–2279

Tester W, Porter A, Asbell S et al: Combined modality program with possible organ preservation for invasive bladder carcinoma: results of RTOG protocol 85–12. Int J Radiat Oncol Biol Phys 25 (1993) 783–790

Tester W, Porter A, Heaney J et al: Neoadjuvant combined modality Therapy with possible organ preservation for invasive bladder cancer. J Clin Oncol 14 (1996) 119–126

Timmer PR, Hartlief HA, Hooijkaas JA: Bladder cancer: pattern of recurrence in 142 patients. Int J Radiat Oncol Biol Phys 11 (1985) 899–905

Van der Werf-Messing B, Hop WC: Carcinoma of the urinary bladder (category T1NxM0) treated either by radium implant or by transurethral resection only. Int J Radiat Oncol Biol Phys 7 (1981) 299–303

Vieweg J, Gschwend JE, Herr HW et al: The impact of primary stage on survival in patients with lymph node-positive bladder cancer. J Urol 161 (1999) 72–76

Wallace DM, Bloom JG: The management of deeply infiltrating (T3) bladder carcinoma: controlled trial of radical radiotherapy versus preoperative radiotherapy and radical cystectomy. Br J Urol 48 (1976) 587–594

Wishnow KI, Tenney DM: Will Rogers and the results of radical cystectomy for invasive bladder cancer. Urol Clin North Am 18 (1991) 529–537

Yu WS, Sagerman RH, Chung CT et al: Bladder cancer: experience with radical and preoperative radiotherapy in 421 patients. Cancer 56 (1985) 1293–1299

Zapatero A, Martin de Vidales C, Marin A et al: Invasive bladder cancer: a single-institution experience with bladder sparing approach. Int J Cancer 90 (2000) 287–294

Zietman AL, Shipley WU, Kaufman DS et al: A phase I/II trial of transurethral surgery combined with concurrent cisplatin, 5-fluorouracil and twice daily irradiation followed by selective bladder preservation in operable patients with muscle invading bladder cancer. J Urol 160 (1998) 1673–1677

Zincke H, Patterson DE, Utz DC et al: Pelvic lymphadenectomy and radical cystectomy for transitional cell carcinoma of the bladder with pelvic nodal disease. Br J Urol 57 (1985) 156–159

F. Zimmermann
J. Gschwend
M. Molls

Prostata

Epidemiologie und Ätiologie

Das Adenokarzinom der Prostata ist die häufigste Tumorerkrankung und die zweithäufigste krebsbedingte Todesursache bei Männern und damit die dritthäufigste Krebstodesursache in den Industrienationen (Jemal et al. 2007). Das mittlere Alter bei Diagnose liegt bei 71–73 Jahren. In Europa beträgt der Anteil des Prostatakarzinoms an allen malignen Tumorerkrankungen der männlichen Bevölkerung etwa 11 % (Bray et al. 2002), mit beträchtlichen regionalen Unterschieden. In Deutschland ist mit ca. 46 600 Neuerkrankungen pro Jahr zu rechnen (Aus et al. 2005; Grönberg 2003). Etwa bei 17 % aller Männer wird im Laufe ihres Lebens ein Prostatakarzinom diagnostiziert (Crawford und Thompson 2007).

Seit ca. 30 Jahren beobachtet man einen deutlichen Anstieg der Inzidenz von 2–3 % pro Jahr. Ursache ist vermutlich nicht das häufigere Auftreten des Tumors, sondern vor allem die zunehmende Häufigkeit der Bestimmung des PSA bei hoher Prävalenz des latenten Prostatakarzinoms.

Trotz dieser Zunahmen an Erstdiagnosen, zum Teil auf das über Fünffache, ist es zu keiner Zunahme der Mortalität gekommen. In einigen Regionen ist sie sogar um bis zu 30 % zurückgegangen (Remontet et al. 2003; Jemal et al. 2007; Bertz et al. 2006).

Außerhalb von regulären Screeningprogrammen werden über 40 % der Tumoren erst in fortgeschrittenen Stadien diagnostiziert. Auch scheinbar lokal begrenzte Tumoren zeigen im Rahmen der weiteren Diagnostik in bis zu 30 % ein kapselüberschreitendes Wachstum. Andererseits werden über 70 % der ausschließlich mittels PSA-Diagnostik bei älteren Männern frühzeitig entdeckten Tumoren im weiteren Verlauf nicht klinisch manifest. Lediglich ein Fünftel der Erkrankten stirbt letztendlich an den Folgen des Prostatakarzinoms (Adolfsson et al. 1997; Jemal et al. 2007; Aus et al. 2005).

Die Ätiologie des Prostatakarzinoms ist nur teilweise geklärt (fett- und fleischreiche und gleichzeitig faser- und ballaststoffarme Ernährung, genetische Disposition). Auffällig ist die höhere Inzidenz in den entwickelten Ländern (15,3 % vs. 4,3 %), wobei Unterschiede in der Häufigkeit des Auftretens bis zum 90-Fachen gefunden werden (Whittemore 1994; Grönberg 2003). Phytoöstrogene, Selen, Vitamin E und COX-2-Inhibitoren (Thompson 2007; Klein et al. 2001), eine gezielte Diät (Zufuhr von Selen, Karotinoiden, und Antioxidanzien wie Vitamin E) und die Anwendung von Finasterid zur Prävention können außerhalb von Studien wegen fehlender eindeutiger Daten bislang nicht empfohlen werden (Wilt et al. 2008; Chan et al. 2005; Thompson et al. 2003). Die Prävention ist aber zunehmend mehr Gegenstand der Patientenberatung (Unger et al. 2005; Thompson et al. 2003).

19 % der in Deutschland betroffenen Patienten haben mindestens einen weiteren an einem Prostatakarzinom erkrankten Familienangehörigen. Eine genetische Prädispostion (hereditäres Karzinom) ist bei folgenden Kriterien zu vermuten: Auftreten des Karzinoms bei mindestens drei Angehörigen ersten Grades oder in drei aufeinander folgenden Generationen oder ein Erkrankungsalter bei zwei Brüdern von ≤ 55 Jahren (Carter et al. 1993). In ungünstigen Fällen, d. h. bei Erkrankung mehrerer direkter Blutsverwandter steigt das Risiko auf das Zehnfache der Normalbevölkerung an (Carter et al. 1992; Keetch et al. 1995; Grönberg et al. 1996, 1999; Hemminki und Czene 2002; Chan 2002; Valeri et al. 2002; Bruner et al. 2003).

Potenzielle Präkanzerosen

Eine gesicherte Präkanzerose wurde bislang nicht gefunden. Es werden jedoch zwei Veränderungen in engem Zusammenhang mit dem Auftreten des Prostatakarzinoms diskutiert: Die prostatische intraepi-

theliale Neoplasie (PIN) und die atypische adenomatöse Hyperplasie (AAH).

Intraduktale Neoplasie der Prostata (PIN)

Die PIN wird typischerweise bei der bioptischen
Abklärung eines erhöhten PSA-Wertes oder eines
suspekten Tastbefundes nachgewiesen und stellt im
Prinzip einen Zufallsbefund dar. Es existieren unterschiedliche Einteilungen der PIN: Eine Klassifikation
mit niedrig-, mittel- und hochgradiger Dysplasie (PIN
1, 2, 3) und eine Einteilung in zwei Gruppen (niedriggradige PIN I mit geringen Dysplasien und hochgradige PIN II mit mäßig- und hochgradigen Dysplasien)
(Drago et al. 1987). Die PIN 1 hat nach bisherigen
Erkenntnissen keine Relevanz und wird in der Regel
nicht mehr beschrieben. Die PIN 2 und die PIN 3 sind
ohne gleichzeitiges Karzinom in 11–68 % bzw. 15–
18 % zu finden, zusammen mit Karzinom treten sie
häufiger auf. Aufgrund der räumlichen Nähe und
ihrer relativ hohen Frequenz bei invasiven Adenokarzinomen werden die höhergradigen PIN (PIN II,
HGPIN) als ernst zu nehmende Präkanzerosen diskutiert (Kamoi et al. 2000; Fowler et al. 2001). Wiederholte Biopsien zur frühzeitigen Erfassung eines
invasiven Karzinoms der Prostata werden vor allem
bei Männern mit erhöhten PSA-Werten, hohem
Anteil an freiem PSA und höhergradiger PIN empfohlen (Kamoi et al. 2000; Keetch und Catalona,
1995).

Atypische adenomatöse Hyperplasie (AAH)

Die AAH könnte als atypische Form der benignen
Prostatahyperplasie eine Präkanzerose des T-Zonen-
Karzinoms darstellen. Da die wissenschaftlichen
Erkenntnisse und Diskussionen widersprüchlich sind,
werden wie bei der hochgradigen PIN keine Therapien, aber engmaschige Verlaufskontrollen empfohlen, um ein invasives Karzinom vor allem der T-Zone
frühzeitig zu entdecken.

Histologie des Prostatakarzinoms

Am häufigsten kommt das epitheliale Adenokarzinom vor, das typischerweise in den Acini entsteht,
mit zahlreichen Subtypen. Daneben finden sich seltener Karzinome mit Spindelzelldifferenzierung,
duktale Adenokarzinome (u. a. der aggressivere Subtyp des kribriformen Karzinoms), urotheliale Karzinome, plattenepitheliale Karzinome und das rasch
metastasierende kleinzellige Karzinom (als Subtyp

der neuroendokrinen Tumoren) sowie Tumoren des
Stromas und Mesenchyms. Aufgrund der geringen
therapeutischen Erfahrungen mit diesen seltenen
Histologien sollten diese Erkrankungen analog den
Tumoren mit gleicher Histologie anderer Lokalisati-
onen behandelt werden.

Grading

Für die Tumordifferenzierung (Grading) gibt es
beim Prostatakarzinom drei Einteilungssysteme.
Nach WHO erfolgt die Aufteilung in Grad 1, 2 und
3 (hoch-, mäßig-, geringgradig differenziertes Adenokarzinom). Die international verbreitete Einteilung nach Gleason basiert auf der Bewertung des
strukturellen Wachstumsmusters des Tumors unter
Berücksichtigung der unterschiedlich differenzierten Drüsenstruktur. Das Muster wird mit Punkten
von 1 (sehr gut differenziert) bis 5 (sehr niedrig differenziert) bewertet. Da sich in einem Tumor meist
mehrere Wachstumsmuster nebeneinander nachweisen lassen, wurden die bewertet, die den größten
und zweitgrößten Anteil des Karzinoms ausmachten, und ihre Punktzahlen addiert. Daraus ergaben
sich Bewertungsziffern von 2 (1 + 1) bis 10 (5 + 5),
der sog. „Gleason-Score". Zytologische Malignitätskriterien fanden und finden keinen Eingang in
die Beurteilung (Gleason und Mellinger 1974;
Gleason 1992).

2005 fand eine Modifikation der Bewertung statt, da
die Muster 1 und 2 der Gleason-Kategorie nicht in
den Stanzbiopsien aus den peripheren Zonen der
Prostata zu finden sind (Helpap und Egevad 2007;
Epstein et al. 2005). Seither wird gefordert, in Präparaten der Prostatektomie die beiden häufigsten Muster zu addieren und als tertiäres Muster das schlechteste zusätzlich anzugeben. Im Gegensatz dazu sollte
bei Stanzbiopsien das häufigste und das schlechteste
Muster angeben und addiert werden, selbst wenn der
ungünstigste Typ nur einen sehr geringen Prozentsatz ausmacht. Prinzipiell sollten immer auch die prozentualen Anteile der prognostisch ungünstigen
Muster 4 und 5 angegeben werden. Diese Änderung
in der Nomenklatur und Graduierung sollte in
Zukunft dafür sorgen, dass die Angaben aus Stanzbiopsien und Präparaten radikaler Prostatektomien
besser als bisher übereinstimmen. Vor dem Hintergrund der modifizierten Gleason-Einteilung ist bis
Gleason-Score 7a (3 + 4) eine günstige, beim Gleason-Score 7b (4 + 3) eine intermediäre und ab Gleason-Score 8 eine schlechte Prognose anzunehmen. Im
nachfolgenden Text wird an den relevanten Stellen
auf diese Besonderheit hingewiesen. Zu beachten ist,

dass bisher nahezu alle klinischen Studien auf der tradierten Gleason-Einteilung basieren, die die prognostisch relevante Grenze zwischen guter und schlechterer Prognose beim Übergang von Gleason 6 auf 7 sieht (Helpap und Egevad 2007).

Klinik

Klinische Symptomatik

Frühstadien des Prostatakarzinoms sind in der Regel asymptomatisch. Bei fortgeschrittenen Tumoren können durch eine Obstruktion der Harnwege oder organüberschreitendes Wachstum Pollakisurie, imperativer Harndrang, Nykturie, Harnträufeln, Dysurie sowie Hämaturie und Hämatochezie auftreten. Häufiger sind es jedoch benigne Prostatahyperplasien, die diese Symptome verursachen. Das Prostatakarzinom wird dann im Rahmen der Abklärung oder Therapie dieser gutartigen Erkrankung (z. B. transurethrale Prostataresektion, TURP) eher zufällig entdeckt. Nicht selten sind auch Knochenschmerzen bei ossärer Metastasierung das erste Symptom. Paraneoplastische neuromuskuläre Störungen oder Blutbildveränderungen durch die zumeist osteoblastische Metastasierung als Frühsymptome sind selten.

Prognose

Wichtigste prognostische Faktoren sind die Differenzierung des Tumors (Gleason-Score), das klinische Tumorstadium (Tabelle Ia–c) und vermutlich auch der PSA-Wert (Roach et al. 1999; Freedland et al. 2005; Helpap und Egevad 2007). Durch den zunehmenden Einsatz suffizienter Screening-Methoden (rektale Palpation, PSA-Wert) werden über 50 % der Prostatakarzinome in einem Frühstadium bei geringer Wahrscheinlichkeit einer Metastasierung diagnostiziert. Für Patienten im klinischen Tumorstadium < cT2b mit einem PSA-Wert unter 10 ng/ml sowie einem Gleason Score von 7a (3 + 4) oder weniger ist die Prognose sehr gut. In ausgewählten Gruppen sind bei Patienten mit frühen Postatakarzinomen die Fünf- bis Zehnjahres-Überlebensraten auch ohne spezifische Tumortherapie mit denen einer altersgleichen männlichen Bevölkerung vergleichbar. Behandelt man lokal (radikale Prostatektomie, perkutane oder interstitielle Radiotherapie) lassen sich Zehn- bis 20-Jahres-Überlebensraten erzielen wie bei einer altersgleichen männlichen Bevölkerung ohne Prostatakarzinom. Im klinischen Tumorstadium cT2b, bei einem PSA-Wert zwischen 10 und 20 und einem

Gleason-Score von 7b (4 + 3) liegt ein intermediäres Risiko vor. Ca. 50 % dieser Patienten zeigen fünf Jahre nach Erstdiagnose und adäquater Therapie keinen Wiederanstieg des PSA-Wertes. Ein hohes Risiko für eine lokoregionäre und systemische Tumorprogression mit einem Fünfjahres-PSA-freien Überleben von < 35 % findet sich ab einem klinischen Tumorstadium cT2c, einem PSA-Wert über 20 ng/ml und einem Gleason-Score von 8 oder höher (Roach et al. 1999; Partin et al. 2001).

Diagnostik

Der Verdacht auf ein Prostatakarzinom entsteht zumeist aufgrund eines erhöhten PSA-Wertes (ab 4 ng/ml) oder eines suspekten rektalen Palpationsbefundes. Es sollte dann eine histologische Sicherung durch transrektale oder transperineale Stanzbiopsie zumindest im Sinne einer Oktantenbiopsie in lokaler periprostatischer Analgesie durchgeführt werden. Die Fehlerquote kann durch eine über die Oktantenbiopsie hinausgehende bioptische Abklärung signifikant verringert werden, z. B. mit weiteren zwei bis vier Stanzen aus der peripheren Zone oder gezielten Biopsien aus sonographisch bzw. palpatorisch suspekten Arealen (Guichard et al. 2007). Dieses Vorgehen ist vor allem bei Patienten mit großer Prostata bzw. bei jüngeren Patienten mit erhöhtem PSA-Wert anzuraten.

Gelang mit den ersten Biopsien keine Klärung, sollte bei dringendem Verdacht auf ein Karzinom eine weitere bioptische Klärung innerhalb von drei bis sechs Monaten nach der ersten Punktion erfolgen. Die Wahrscheinlichkeit, dann dennoch ein Karzinom zu entdecken, liegt zwischen 10–35 %. Fanden sich initial eine hochgradige intraepitheliale Neoplasie oder atypische azinäre Proliferationen, so steigt die Detektionsrate auf bis zu 50 % an (Presti 2002; Djavan et al 2001; Chen et al. 1999).

Prostataspezifisches Antigen (PSA)

Heutzutage wird zum Screening, zur Einschätzung der Tumorausdehnung sowie zur Verlaufskontrolle vor allem das PSA eingesetzt (hoher positiver prädiktiver Wert, „accuracy"). Die Halbwertszeit des PSA im Serum beträgt 2,2 bis 3,2 Tage. Nach rektalen Untersuchungen kann sich ein falsch positiver PSA-Wert ergeben. Deshalb sollte gegebenenfalls mit einer PSA-Bestimmung entsprechend zugewartet werden. Aufgrund seiner hohen Spezifität eignet sich das PSA zur Verlaufskontrolle nach Therapie. Ein

PSA-Anstieg zeigt sich oft schon Jahre vor dem klinischen Rezidiv (Lin et al. 2002).

Zusätzliche Laboruntersuchungen, die die Spezifität des PSA-Tests erhöhen sollen, wie altersspezifisches PSA, PSA-Dichte, PSA-Verdopplungszeit, PSA-Isoformen, Transitionalzonen-PSA-Dichte und das Verhältnis von freiem zu gebundenem PSA (Lin et al. 2002; Bullock u. Andriole 2002) sind hinsichtlich ihres Stellenwertes nicht eindeutig geklärt. In der klinischen Routine gelten bei Männern mit erhöhtem PSA-Wert ein Verhältnis des freien zum gesamten PSA von < 20 % und ein PSA-Anstieg, der jährlich ca. 0,6 ng/ml überschreitet, als Hinweis auf eine erhöhte Wahrscheinlichkeit für ein Karzinom (Heidenreich et al. 2007).

Tabelle I. a) TNM-Klassifikation (UICC 2002).
Die TNM-Klassifikation gilt nur für Adenokarzinome. Das Transitionalzell-Karzinom gilt als Tumor der Urethra.
Als Basis zur TNM-Klassifikation gelten die klinischen und apparativen radiologischen, nuklearmedizinischen sowie endoskopischen Untersuchungen, die histologische Sicherung des Tumors und biochemische Bestimmungen.

Klinische Klassifikation	
T – Primärtumor	
TX	Primärtumor kann nicht beurteilt werden
T0	Kein Anhalt für Primärtumor
T1	Klinisch nicht erkennbarer Tumor, der weder tastbar noch in bildgebenden Verfahren sichtbar ist
T1a	Tumor zufälliger histologischer Befund („incidental carcinoma") in 5 % oder weniger des resezierten Gewebes
T1b	Tumor zufälliger histologischer Befund („incidental carcinoma") in mehr als 5 % des resezierten Gewebes
T1c	Tumor durch Nadelbiopsie diagnostiziert (z. B. wegen erhöhter PSA-Werte)
T2	Tumor begrenzt auf Prostata
T2a	Tumor befällt einen Lappen mit weniger als 50 %
T2b	Tumor befällt einen Lappen zu mehr als 50 %
T2c	Tumor befällt beide Lappen
T3	Tumor durchbricht die Prostatakapsel
T3a	Extrakapsuläre Ausbreitung (einseitig oder beidseitig)
T3b	Tumor infiltriert Samenblase(n)
T4	Tumor ist fixiert oder infiltriert andere benachbarte Strukturen als Samenblasen z. B. Blasenhals, Sphinkter externus, Rektum und/oder Levatormuskel und/oder ist an Beckenwand fixiert

Anmerkung:
Ein Tumor, der in einem oder beiden Seitenlappen durch eine Nadelbiopsie gefunden wurde, aber nicht tastbar oder in der Bildgebung sichtbar ist, wird als T1c klassifiziert.
Eine Invasion in den Apex oder die Kapsel der Prostata (aber nicht darüber hinaus) wird als T2 und nicht als T3 klassifiziert.

N – Regionäre Lymphknotenmetastasen	
NX	Regionäre Lymphknoten können nicht beurteilt werden
N0	Keine regionären Lymphknotenmetastasen
N1	Metastasen in regionären Lymphknoten

Anmerkung:
Regionäre Lymphknoten sind die Lymphknoten des kleinen Beckens unterhalb der Bifurkation der Arteriae iliacae communes.
Metastasen nicht über 0,2 cm können als pN1mi angegeben werden.

M – Fernmetastasen	
MX	Das Vorliegen von Fernmetastasen kann nicht beurteilt werden
M0	Keine Fernmetastasen
M1	Fernmetastasen
M1a	Nicht regionäre(r) Lymphknoten
M1b	Knochen
M1c	Andere Lokalisationen

Tabelle I. b) Stadieneinteilung nach AJCC. Nach dem AJCC (American Joint Committee on Cancer, 2002) kann auch eine Einteilung in Stadien erfolgen.

	T	N	M	G
Stadium 0	T1a	N0	M0	1
Stadium I	T1a	N0	M0	2–3
	T1b	N0	M0	Jedes G
	T1c	N0	M0	Jedes G
Stadium II	T2	N0	M0	Jedes G
Stadium III	T3	N0	M0	Jedes G
Stadium IV	T4	N0	M0	Jedes G
	Jedes T	N1	M0	Jedes G
	Jedes T	Jedes N	M1	Jedes G

Tabelle I. c) Stadieneinteilung der UICC. Nach dem UICC (International Union Against Cancer, 2002) kann auch eine Einteilung in Stadien erfolgen.

Stadium	T	N	M	Grading
I	T1a	N0	M0	G1
II	T1a	N0	M0	G2–4
	T1b-2	N0	M0	G1–4
III	T3	N0	M0	G1–4
IV	T4	N0	M0	G1–4
	Jedes T	N1	M0	G1–4
	Jedes T	Jedes N	M1	G1–4

Bildgebende Verfahren und Lymphadenektomie

Zur Beurteilung der lokalen Tumorausbreitung wird neben der rektalen Palpation die transrektale Ultraschalluntersuchung beim frühen Karzinom (< cT2b, PSA < 15 ng/ml, Gleason-Score < 7) empfohlen, bei Verdacht auf ein lokal fortgeschrittenes Tumorstadium auch die Magnetresonanztomographie (MRT) (mindestens 1,5 Tesla) mit endorektaler Spule.

Bei einem PSA-Wert über 15 ng/ml, einem lokal fortgeschrittenen Karzinom (ab cT3a) bzw. einem entdifferenzierten Karzinom (Gleason Score ≥ 8) muss eine Abklärung mittels ausgedehnter Schnittbildgebung erfolgen. Dabei ist der Kernspintomographie (T1- und T2-Wichtung, ggf. dynamische Kontrastmitteluntersuchung und MR-Spektroskopie) (Akin und Hricak 2007; Hricak et al. 2007) der Vorzug zu geben, da mit ihr die anatomischen Gegebenheiten im kleinen Becken am besten beurteilt werden können.

Da alle zur Verfügung stehenden Schnittbildverfahren (Computertomographie, Kernspintomographie

mit oder ohne spezifischem Kontrastmittel wie ultrakleine supermagnetische Eisenoxyde, Cholin-PET-Untersuchung) eine regionäre Lymphknotenmetastasierung nicht zuverlässig klären können, ist im Hinblick auf diese Frage nur die Lymphonodektomie – im Rahmen einer radikalen Prostatektomie oder laparoskopisch – weiterführend (Akin und Hricak 2007; Mitterberger et al. 2007; Horninger et al. 2007; Heidenreich et al. 2007). Die Detektion von Lymphknotenmetastasen hängt ganz wesentlich vom Umfang der Lymphadenektomie ab. Die Empfehlungen zum Einsatz des operativen Stagings variieren stark (Lee et al. 1999; Partin 2001; Burkhard et al. 2002; Heidenreich et al. 2007), ebenso die zur präoperativen radioaktiven Markierung der Lymphknoten (Sentinellymphknoten) (Wawroschek et al. 2001; Weckermann et al. 2007).

Eine Skelett-Szintigraphie wird bei gut- und mäßig differenzierten Karzinomen (Gleason 2–7) erst ab einem PSA-Wert von 20 ng/ml empfohlen, auch bei lokal fortgeschrittenem Karzinom (ab cT3a). Bei entdifferenzierten Karzinomen (Gleason > 7) ist sie generell anzuraten (Heidenreich et al. 2007; Akin und Hricak 2007).

Die Validität der Untersuchungsergebisse mit Positronenemissiontomographie mit unterschiedlichen Tracern (F-18-FDG, C-11-Methionin, F-18-Dihydrotestosteron, C-11-Cholin, C-11-Acetat) ist vor allem für FDG enttäuschend. Für Cholin und Acetat bedarf sie eindeutig der weiteren Klärung. Bislang scheint trotz der Aufnahme der Tracer in den Primärtumor eine präzise Darstellung der Ausdehnung des Primärtumors nicht möglich, ebenso wenig die zuverlässige Detektion von kleineren Metastasen in den regionären Lymphknoten (De Jong et al. 2003; Husarik et al. 2007; Hricak et al. 2007).

Stadieneinteilung

Die klinische Stadienzuordnung erfolgt entsprechend der Klassifikation des TNM-Systems der UICC in der aktuellen Fassung von 2002 (UICC 2002). Basierend auf dem TNM-System werden von AJCC und UICC auch zusammenfassende Stadien (I bis IV) definiert (Tabelle Ia–c).

Allgemeine Grundlagen der Therapie

Festlegung der Primärbehandlung

Durch den intensiven Einsatz der Screeningverfahren (PSA-Wert, digitale rektale Untersuchung) werden in der westlichen Welt 75 % der Karzinome in einem auf die Prostata begrenzten Tumorstadium diagnostiziert (cT1–3, cN0). Für diese Patienten stehen neben engmaschiger Beobachtung verschiedene kurative therapeutische Möglichkeiten zur Verfügung: die radikale Prostatektomie mit additiver oder adjuvanter Strahlenbehandlung in Abhängigkeit vom Resektionsstatus oder die primäre lokale oder lokoregionäre Strahlentherapie, ggf. in Kombination mit einer antiandrogenen Therapie. Die Strahlentherapie kann perkutan oder interstitiell (temporär oder dauerhaft) durchgeführt werden. Die perkutane und interstitielle Strahlentherapie lassen sich auch kombinieren. Abbildung 1 fasst die einzelnen Therapieoptionen inklusive Operation in Abhängigkeit vom Stadium der Prostatakarzinom-Erkrankung zusammen.

Aus einer Reihe von retrospektiven Studien mit großen Patientenzahlen und langjähriger Nachbeobachtung kann geschlossen werden, dass die Heilungsraten nach definitiver Strahlentherapie denjenigen nach radikaler Prostatektomie im Wesentlichen entsprechen. Die zwei bislang durchgeführten randomisierten Studien, in denen ein operatives Vorgehen mit einer radioonkologischen Behandlung verglichen wurde, konnten aufgrund mangelhafter Studiendurchführung bzw. teilweise veralteter Bestrahlungstechniken die Frage der eventuell besseren Therapie nicht klären (Akakura et al. 1999; Paulson et al. 1982). Vor diesem Hintergrund sind auch die folgenden Fakten zu sehen: in den USA und in Europa haben zwischen 1990 und 2005 die radikalen Prostatektomien von 65 % (USA) bzw. 71 % (Europa) auf 33 % bzw. 59 % abgenommen. Die anderen kurativen Verfahren nahmen gleichzeitig zu, vor allem die Brachytherapie von 5 % auf 36 % bzw. 13 % (Djavan et al. 2007).

In zwei randomisierten Studien zum Stellenwert der radikalen Prostatektomie (versus alleinige Beobach-

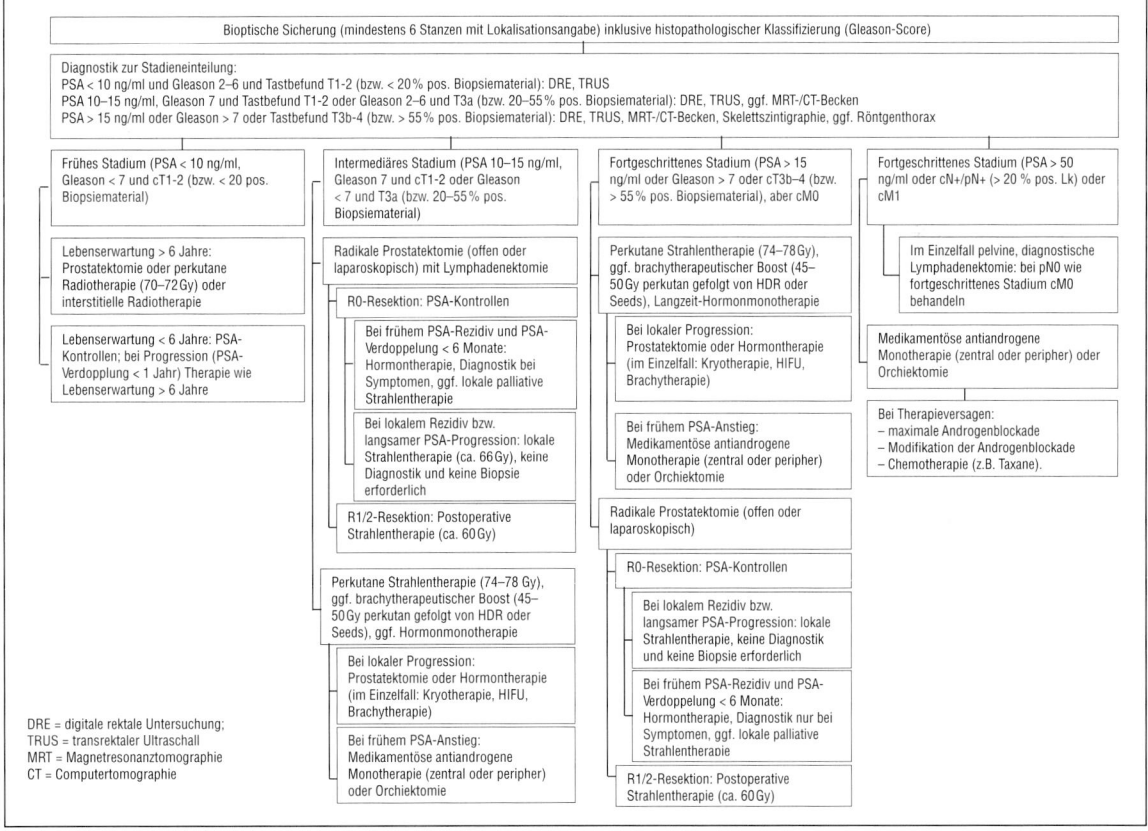

Abbildung 1. Diagnostischer und therapeutischer Algorithmus: In frühen Tumorstadien ist vor dem Hintergrund der unterschiedlichen Diskussionen in der internationalen Literatur ein abwartendes Verhalten bei einer PSA-Verdopplungszeit von mehr als 12 Monaten und einer Lebenserwartung von weniger als 6–10 Jahren (je nach Autor) gerechtfertigt. Eine radikale Prostatektomie sollte nur in erfahrenen Zentren vorgenommen werden, um eine gravierende Toxizität zu vermeiden (Heidenreich et al. 2006; Hautmann 2006).

tung) kam es zu unterschiedlichen Ergebnissen. Die ältere, kleinere Studie (142 Pat.) mit langer Nachbeobachtung fand keinen signifikanten Vorteil des operativen Vorgehens (medianes Überleben 10,6 vs. 8,0 Jahre, p = n.s.) (Iversen et al. 1995). Die neuere Untersuchung mit einer deutlich größeren Patientenzahl (695 Pat.) und einer mittlerweile 10,8-jährigen medianen Nachbeobachtung zeigte für die radikale Prostatektomie einen signifikanten Vorteil beim krankheitsspezifischen 12-Jahresüberleben (87,5 % vs. 82,1 %) und bei der Rate der Fernmetastasen (19,3 % vs. 26,0 %) (Bill-Axelson et al. 2008).

Unterschiede zwischen den Therapieverfahren finden sich im Spektrum der schweren akuten und chronischen Behandlungsfolgen, die generell eher selten sind. Deshalb muss der Patient vor Behandlung detailliert in die therapeutische Entscheidungsfindung einbezogen werden. 1995 empfahl die Arbeitsgruppe für klinische Richtlinien der American Urological Association die offene Aufklärung des Patienten über den Verlauf der Prostataerkrankung sowie die Vor- und Nachteile der jeweiligen Behandlungsform. Das Gespräch sowohl mit dem Urologen als auch dem Strahlentherapeuten gibt dem Patienten Gelegenheit, authentisch über die spezifischen Risiken, aber auch die Vorteile der operativen und strahlentherapeutischen Behandlungsoptionen informiert zu werden (Oesterling et al. 1997). In diesem Zusammenhang ist hervorzuheben, dass offensichtlich alle kurativen Therapieverfahren (radikale Prostatektomie, perkutane und interstitielle Strahlentherapie) im Rahmen von Studien zur Lebensqualität vergleichbar gute Ergebnisse lieferten (Lilleby et al. 1999; Fulmer et al. 2001).

Bei gut differenzierten Tumoren (Gleason < 7) im klinischen Stadium cT1-2a und einem PSA-Wert von weniger als 4 ng/ml ist eine abwartende Haltung bis zu einer signifikanten Tumorprogression gerechtfertigt, wenn die tumorunabhängige Lebenserwartung des Patienten weniger als zehn Jahre beträgt. Zahlreiche retrospektive Studien belegen für diese Patientengruppe einen mit einer altersgleichen Bevölkerung identischen Verlauf über zehn Jahre nach Diagnose des Karzinoms (Chodak et al. 1989 und 1994; Albertsen et al. 1998; Adolfson et al. 1997). In jedem Fall sollte allerdings eine regelmäßige Kontrolle der PSA-Werte vorgenommen werden, um bei Bedarf eine kurative lokale Therapie einzuleiten.

Bei weiter fortgeschrittenen Tumorstadien (T4 oder N1) mit hoher Wahrscheinlichkeit einer hämatogenen Metastasierung sollte vorrangig eine systemische Therapie eingeleitet werden. Die perkutane Strahlentherapie kann in dieser Situation mit dem Ziel einer lokalen Tumorverkleinerung und Rückbildung klinischer Symptome oder zur Verzögerung lokaler Probleme als alleinige palliative Behandlung eingesetzt werden. Ein Überlebensvorteil ist in diesem Fall nicht belegt.

Trotz der Häufigkeit des Prostatakarzinoms und zahlreicher, in der überwiegenden Zahl retrospektiver Studien ist zusammenfassend festzustellen, dass nach wie vor die differenzierte, vergleichende Beurteilung der verschiedenen Therapien nicht unproblematisch ist. Die Nachbeobachtungszeiten vieler Studien sind für sichere Aussagen zu kurz (Laverdiere et al. 1997; Roach et al. 2001; Pisansky, 2000; Wiegel et al. 2001). Auch unter dem Aspekt der verbesserten Operationstechniken (modifizierte radikale Prostatektomie mit ein- oder beidseitiger Nervschonung zum Erhalt der Erektionsfähigkeit) einerseits und der neuen Entwicklungen in der Planung und Durchführung der Strahlentherapie (intensitätsmodulierte dosiseskalierte Tele- und Brachytherapie) andererseits ist die Frage der optimalen Therapie weiterhin offen.

Alleinige Beobachtung und verzögerte Therapie (active surveillance)

Älteren oder multimorbiden Patienten mit einer geschätzten Lebenserwartung von weniger als acht Jahren und günstigem Tumorstadium (cT1–2a, PSA < 10 und Gleason < 7) sollte neben den kurativen Verfahren (Prostatektomie, Strahlentherapie) die Alternative der alleinigen PSA-Kontrolle und des Therapiebeginns erst bei rascher Verdoppelungszeit des PSA-Wertes (< 12 Monate) angeboten werden. Dabei sind engmaschige PSA-Kontrollen im selben Labor und eine Wiederholung des lokalen Stagings (z. B. mittels Palaption und transrektalem Ultraschall) nach ca. drei Jahren zu sichern (Heidenreich et al. 2007; Klotz, 2006). Hinsichtlich des Gesamtüberlebens belegen zahlreiche retrospektive Studien für dieses Vorgehen einen mit einer altersgleichen Bevölkerung ähnlichen Verlauf über ca. acht Jahre nach Erstdiagnose (Chodak et al. 1989 und 1994; Albertsen et al. 1998; Adolfsson et al. 1997).

Nach 15 Jahren ist mit einer ca. 10%igen krankheitsbedingten Mortalität zu rechnen (Albertsen et al. 1998). Daher sollte das Vorgehen jüngeren Patienten nur angeboten werden, wenn bei mindestens zehn Stanzbiopsien weniger als drei Stanzen mit jeweils weniger als 50 % Tumoranteil vorlagen (Heidenreich et al. 2007). Kommt es zu einer raschen Verdoppelung des PSA-Wertes ist eine kurative lokale Therapie einzuleiten (radikale Prostatektomie oder Strahlentherapie).

Radikale Prostatektomie

Auf die wichtigsten Aspekte der radikalen Prostatektomie bzw. operativer Verfahren beim Prostatakarzinom wird hier etwas detaillierter eingegangen, da der Strahlentherapeut im Rahmen der Patientenberatung und Aufklärung über ein entsprechendes Basiswissen verfügen muss. Vergleichbares gilt auch für den Operateur (Urologen) im Hinblick auf die Strahlentherapie.

Die radikale Prostatektomie – als transperinealer oder als supra- bzw. retropubischer Eingriff – ist ein etabliertes Verfahren zur Behandlung des lokal begrenzten Prostatakarzinoms (bis zum Stadium cT4a) bei Patienten mit einer geschätzten Lebenserwartung von wenigstens zehn Jahren. Prinzipiell sollte vor allem bei lokal fortgeschrittenen Karzinomen oder höherem PSA-Wert bzw. Gleason-Score auch die operative Entfernung von pelvinen Lymphknoten bedacht werden. Durch die histologische Untersuchung lässt sich dann die Frage der lymphogenen Metastasierung mehr oder weniger sicher klären.

In einer randomisierten Studie ließ sich zeigen, dass die frühzeitige Prostatektomie bei lokal begrenzten Karzinomen (cT1b-2) acht Jahre nach Diagnose zu besseren Ergebnissen führte als ein Therapiebeginn erst bei tumorbedingten Symptomen. Die frühe Operation war hinsichtlich des tumorspezifischen und des metastasenfreien Überlebens von signifikantem Vorteil. Bereits fünf Jahre nach Erstdiagnose musste im operationsfreien Arm eine hormonelle Therapie signifikant häufiger eingesetzt werden (Holmberg et al. 2002; Bill-Axelson et al. 2008).

Eine nervschonende Operation kann vorgenommen werden, wenn in nur einem Stanzzylinder Karzinom gefunden wurde, der Gleason-Score < 7 ist und der PSA Wert unter 10 ng/ml liegt. Dann liegt eine nahezu 90%ige Wahrscheinlichkeit für ein organbegrenztes Stadium vor (Huland 2001). Die meisten urologischen Zentren sehen von der nerverhaltenden Resektion bei folgender Befund-Konstellation ab: tastbares Karzinom (Nerv-Resektion zumindest auf der Seite des palpablen Tumors) und/oder ausgeprägter Befall in den Biopsiestanzen und/oder PSA-Wert über 10 ng/ml.

Eine pelvine Lymphadenektomie sollte bei Patienten mit Tumoren vom intermediären (cT2a, PSA 10-20 ng/ml, Gleason = 7) und hohem Risiko (> cT2b; PSA > 20 ng/ml; Gleason > 7) vorgenommen werden, da die Wahrscheinlichkeit für eine lymphonoduläre Metastasierung auf jeweils über 10 % steigt (Partin et al. 2001; Heidenreich et al. 2007). Zu beachten ist, dass die Aussagekraft der Histopathologie bezüglich der Frage einer Metastasierung in die Lymphbahnen von der Zahl der entfernten und untersuchten Lymphknoten abhängig ist. Während früher nur einige wenige obturatorische Lymphknoten (ca. 4) reseziert wurden, liegen diese Zahlen heute in vielen Zentren höher (Berglund et al. 2007). Sowohl im Rahmen der radikalen Prostatektomie wie auch bei laparoskopischer Lymphadenektomie werden ca. zehn bis 15 Lymphknoten entfernt, in manchen Zentren sind es mehr als 20. Die Anzahl der befallenen und der resezierten Lymphknoten scheint prognostisch bedeutsam zu sein, ebenso die Ausdehnung des Befalls einzelner Lymphknoten. Dieses wird allerdings kontrovers diskutiert (Swanson et al. 2006; Weckermann et al. 2007; Berglund et al. 2007; Joslyn und Konety 2006; Effert et al. 1996). In Anbetracht der deutlich gesunkenen Morbidität der radikalen Prostatektomie sind prinzipiell auch ältere Männer (bis zu 80 Jahren) als operabel anzusehen. Aufgrund steigender Inkontinenzraten bei höherem Patientenalter sollte die Indikation jedoch zurückhaltend gestellt werden und der Eingriff nicht die Regel sein (Thompson et al. 2006).

In frühen Tumorstadien (cT1–2a) mit niedrigem PSA-Wert (< 10 ng/ml) und günstigem Gleason-Score (< 7) sind die mit der radikalen Prostatektomie erzielten Ergebnisse sehr gut. Das Zehnjahres-Gesamtüberleben von 75–85 % liegt in etwa auf dem Niveau der Lebenserwartung einer altersgleichen männlichen Bevölkerung. Das krankheitsspezifische rezidivfreie Überleben beträgt nach zehn Jahren mehr als 90 %, fällt aber für intermediäre Tumorstadien (pT2b–3a; PSA 10–20 ng/ml; Gleason 7) auf ca. 75 % und für lokal fortgeschrittene Tumoren (pT3b; PSA > 20 ng/ml; Gleason 8–10) auf unter 50 %. Ursache sind die lokale Tumorprogression bei häufig inkompletter Resektion bzw. die zumeist ossäre Metastasierung, überwiegend in das Skelett des Körperstammes (> 30 % der Patienten). Auch für lokal begrenzte Karzinome (cT2) mit schlechter Differenzierung sind die Ergebnisse mit einer krankheitsfreien Überlebensrate nach zehn Jahren von nur 38 % unbefriedigend (Catalona und Smith 1994; Carroll et al. 2002; Potter und Partin 2002).

Liegt primär eine Lymphknotenmetastasierung vor, ist von der alleinigen Prostatektomie bestenfalls für Subgruppen mit solitärem oder mikroskopischem Lymphknotenbefall eine dauerhafte Tumorkontrolle zu erwarten. Durch zusätzliche Hormontherapie lässt sich in dieser Situation der frühen Lymphknotenmetastasierung das Überleben verbessern. In allen anderen lymphatisch metastasierten Fällen reduziert sich die Bedeutung eines radikalen chirurgischen Eingriffes auf ein zumeist palliatives Vorgehen.

Betont sei, dass die perioperative Hormontherapie hinsichtlich des progressionsfreien Überlebens nur bei nodal positivem Tumor einen Vorteil bietet. Sie sollte vor dem Hintergrund eventueller Nebenwirkungen mit dem Patienten detailliert besprochen werden (Chodak et al. 2002; Heidenreich et al. 2007; Wilt et al. 2008; McLeod et al. 2006).

Die operationsbedingte Mortalität der radikalen Prostatektomie liegt unter 0,5 %. Nebenwirkungen der radikalen Prostatektomie sind Harninkontinenz (bis 80 % direkt nach Resektion, ca. 1–6 % Grad III nach 1 Jahr), Urethrastriktur (< 1,5 % Grad III–IV), Impotenz (10–53 % Grad IV für ein- oder zweiseitig nervenschonende Prostatektomie; günstigere Ergebnisse bei jüngeren Patienten), rektale Inkontinenz bei perinealer Operation (5–18 % Grad I–II) sowie tiefe Beinvenenthrombosen, Myokardinfarkte und Bauchwandhernien (jeweils < 1 %) (Noldus et al. 2002; Catalona et al. 1999; Zincke et al. 1994; Murphy et al. 1994; Hautmann et al. 1994). Mit einem Blutverlust unter Operation von mehr als einem Liter ist in ca. 30 % der Fälle zu rechnen (Hammerer et al. 1995). Selten sind postoperative Lymphozelen des Beckens. Durch gezielte Rekonstruktion des Blasenhalses kann die Problematik der Harnkontinenz deutlich verbessert werden (82 % komplette Kontinenz nach 3 Monaten) (Walsh und Marschke 2002). Ca. 7 % der Patienten benötigen auch 18 Monate nach der Operation noch Vorlagen wegen einer bestehenden Harninkontinenz (Walsh et al. 2000). Die Nebenwirkungen führen zu Einbußen in der Lebensqualität. Diese nähert sich jedoch nach ca. einem Jahr wieder der einer nicht operierten Vergleichspopulation (Lubeck et al. 1999).

Strahlentherapie

Seit den ersten Berichten über eine Strahlenbehandlung eines Prostatatumors (Paschkis 1910) hat die Strahlentherapie eine fortwährende, im vergangenen Jahrzehnt hoch innovative technologische Entwicklung erfahren. Sie begann mit verschiedensten interstitiellen Techniken (Harnröhren- und Rektumkathe-

ter, perineale Spicknadeln) und Behandlungen an konventionellen Röntgentherapiegeräten. Ab der zweiten Hälfte des vergangenen Jahrhunderts standen Megavoltgeräte (Kobalt, Linearbeschleuniger) zur perkutanen Strahlenbehandlung sowie Anlagen zur Therapie mit „unkonventionellen" Strahlenarten (Protonen, Neutronen) zur Verfügung. In den vergangenen Jahren wurden vor dem Hintergrund von Physik, Informatik und Ingenieurwissenschaften in der Medizin hoch präzise Techniken zur Strahlentherapie mit Photonen entwickelt. In der klinischen Umsetzung kommen diese als konformale, intensitätsmodulierte Strahlentherapie (IMRT) zur Anwendung (perkutan oder interstitiell) (Zimmermann et al. 2001), auch unter Einsatz von Bildgebung im Behandlungsraum (bildgeführte Strahlentherapie, IGRT: image-guided radiotherapy) (Kupelian et al. 2008). Die Visualisierung und Überprüfung des Zielvolumens inklusive umgebender Normalgewebe unmittelbar vor Durchführung der Strahlentherapie erfolgt durch bildgebende Technologien (z. B.: Cone-beam-Computertomographie, elektronisches portal imaging), die in den Beschleuniger integriert sind. Durch Abgleich zwischen vorgegebenen Bildern aus der Bestrahlungsplanung und aktuell angefertigten Bildern unmittelbar vor Bestrahlung definiert das Rechnersystem notwendige Korrekturen der Tisch- und Patientenposition. Die Nachjustierungen werden automatisiert durchgeführt. Zusammengefasst stehen heute im Rahmen der IMRT und IGRT hoch komplexe Planungs- und Kontrollsysteme (Rechneranlagen mit entsprechenden Programmen) mit zugehörigen Bestrahlungsgeräten der Tele- und Brachytherapie zur Verfügung. Die Reproduzierbarkeit und Präzision in der täglichen Durchführung der Strahlentherapie hat ein sehr hohes Niveau erreicht (vgl. Band I: Physikalische Grundlagen).

Frühe, prognostisch günstige Tumorstadien (cT1–2 cN0 cM0, G 1–2, Gleason < 7, PSA < 10 ng/ml)

Beim frühen Prostatakarzinom ist die Strahlentherapie sowohl hinsichtlich der lokalen Tumorkontrolle als auch der Überlebensraten grundsätzlich mit der radikalen Prostatektomie vergleichbar. Analysen ergeben eine Gleichwertigkeit hinsichtlich des progressionsfreien Überlebens, wenn bei der perkutanen Strahlentherapie Gesamtdosen von wenigstens 72 Gy eingesetzt werden (Kupelian et al. 2004). Ein direkter Vergleich der Literaturdaten ist jedoch vor allem aufgrund der unterschiedlichen Selektionskriterien der Patienten (Alter, Begleiterkrankungen, Lymphknoten-Staging) schwierig. Es liegen keine aussagekräftigen randomisierten Studien vor.

Perkutane Strahlentherapie

Mit Gesamtdosen von 70 Gy lassen sich durch eine alleinige perkutane Strahlentherapie bei gut differenzierten Tumoren mit geringer Zellzahl bzw. kleiner Tumorlast (cT1a–b) lokale Tumorkontrollen und ein krankheitsspezifisches Überleben von über 90 % noch nach 15 Jahren erzielen (Kaplan et al. 1994; Hanks et al. 1988). Für entdifferenzierte Karzinome (Gleason 7–10) liegt die lokale Tumorkontrolle hingegen bereits nach fünf Jahren bei nur 70–88 %. Darüber hinaus kommt es zu einem PSA-Anstieg vor allem aufgrund einer hämatogenen und lymphogenen Metastasierung bei 50 % der Patienten und zu einer Abnahme der Überlebensrate im Vergleich zur Normalbevölkerung (nach 10 Jahren: 51 % gegen 62 %) (Hanks et al. 1988, Perez et al. 1993). Mit höheren Strahlendosen bis zu 78 Gy liegen jedoch die Langzeit-Überlebensraten bei frühen Tumorstadien und ungünstiger prognostischer Befundkonstellation (bis T2, Gleason < 8, PSA < 10 ng/ml) in annähernd derselben Höhe wie bei einer altersgleichen tumorfreien Bevölkerung (Fünfjahresüberleben zwischen 74–100 %, 15-Jahresüberleben um 55 %). Das rezidivfreie Überleben beträgt nach fünf Jahren mehr als 80 %.

Gemeinsam ausgewertete Daten aus neun Zentren zur Frage der optimalen kumulativen Strahlendosis unterstützen generell die Empfehlung einer Gesamtdosis von wenigstens 72 Gy für die frühen Tumorstadien (Kupelian et al. 2005). Die Dosisabhängigkeit des frühen Prostatakarzinoms hinsichtlich der lokalen Tumorkontrolle, des rezidivfreien und des Gesamtüberlebens für Dosen in Bereichen über 70 Gy ist offensichtlich eher gering: Gesamtdosen von 72 Gy und nicht mehr als 74 Gy scheinen einen sehr guten Kompromiss zwischen Heilungschance und Nebenwirkungsprofil zu bieten (Zelefsky et al. 1998; Pollack et al. 2002; Pinover et al. 2000; Kupelian et al. 2001).

Für Subgruppen mit niedrigstem PSA-Wert (< 4 ng/ml) und einem Gleason Score 2–4 reichen Gesamtdosen von 70 Gy für eine dauerhafte Heilung offensichtlich aus (Pinover et al. 2000). Hierbei ist zu berücksichtigen, dass diese Patienten auch ohne Therapie ein hohes tumorspezifisches Überleben haben.

Eine zusätzliche Hormontherapie wird für dieses frühe Stadium diskutiert, scheint jedoch bei Strahlendosen über 70 Gy nicht von Vorteil zu sein. In allen bisher publizierten Studien zur medikamentösen Hormontherapie (LHRH-Antagonisten oder periphere antiandrogene Therapie) konnte für die Subgruppe der frühen und gut differenzierten Prostatakarzinome weder ein Vorteil beim gesamten noch

beim progressionsfreien Überleben nachgewiesen werden (Crook et al. 2004; Iversen et al. 2006; See et al. 2006). Aus diesem Grund sollte man auf die Hormontherapie verzichten.

Brachytherapie (interstitielle Strahlentherapie)

Permanente interstitielle Brachytherapie

In frühen Tumorstadien kann eine Low-dose-rate-Brachytherapie (LDR) mit Permanentimplantaten in Form von Seeds (Jod-125, Halbwertzeit 60 Tage, oder Palladium-103, Halbwertzeit 17 Tage) als alleinige Therapie empfohlen werden (Tabelle II). Voraussetzungen sind ein begrenzter Tumor, der mittels MRT gesichert sein sollte, ein Prostatavolumen von nicht mehr als 60 cm³ (eventuell Volumenreduktion durch vorangestellte hormonelle Therapie) und eine nur gering gestörte Miktion (IPSS-Score < 8), da andernfalls ein deutlich erhöhtes Risiko für einen therapieinduzierten Harnverhalt bzw. eine Urethritis besteht (bis 40 %).

Kontraindikationen für eine Seed-Implantation sind in der Regel Gerinnungsstörungen (ggf. Pausieren von ASS oder Marcumar für eine Woche vor Implantation), eine frühere transurethrale Prostataresektion mit großem Volumendefekt der Prostata, eine große Prostata (Volumen > 60 ccm), eine deutlich gestörte Miktion (IPSS-Score > 12) und eine Lebenserwartung von weniger als fünf Jahren (Ash et al. 2000; Stübinger et al. 2008). Eine Kombination mit einer hormonellen Therapie scheint eher zu keiner Verbesserung der Ergebnisse zu führen (Machtens et al. 2006).

Vorteil der permanenten Seed-Implantation ist der kurze Krankenhausaufenthalt bei geringer Invasivität des Eingriffes bzw. die Möglichkeit der teilstationären oder sogar ambulanten Therapie. Ein kurativer Erfolg der alleinigen Brachytherapie mit Permanentimplantaten ist bei kleinen und lokal begrenzten Tumorstadien mit ausreichender Sicherheit zu erwarten und durch eine Reihe klinischer Studien mit Nachbeobachtungszeiten von über zehn Jahren belegt. Es werden krankheitsfreie Zehnjahres-Überlebensraten von 66–100 % bei Patienten mit Tumoren < cT2b, Gleason-Score < 7 und einem PSA < 10 ng/ml erzielt (s. Tabelle II).

Im Rahmen der Nachsorge müssen vorübergehende Anstiege des PSA-Wertes ohne spätere Tumorprogression („bouncing" von mehr als 0,1 ng/ml, im Mittel ca. 0,8 ng/ml), im Mittel ca. 12–24 Monate nach

Tabelle II. Ergebnisse ausgewählter Studien zur alleinigen permanenten interstitiellen Brachytherapie: rezidivfreies Überleben und Nebenwirkungsraten.

Autor	Jahr	Pat.	Stadium	Gleason	NW III° (GI, %)	NW III° (UG, %)	5-J-DFS (%)	Mediane Nachb. (Mon.)
Wallner	1996	92	T1b–2c	2–7	8 (IV°)	> 15	63 (4 J)	36
Beyer	1997	489	T1a–2c	2–10	0,6	4,2	79,0	35
Stokes	1997	142	T1b–2c	7	0,7 (IV°)	7	76,0	30
Stock	1998	134	T1b–2c	2–6	0	1	76,0 (2 J)	32
Zelefsky	2000	247	T1c–2b	2–7	0	3	71,0	48,0
Blasko	2000	230	T1a–2b	2–10	n. a.	n. a.	83,5 (9 J)	58,0
Grimm	2001	126	T1a–2c	2–6	n. a.	n. a.	87,0 (10 J)	69,3
Merrick[a]	2002	255	T1b–3a	4–9	n. a.	n. a.	92,5	38,6
Battermann	2004	116	PSA < 10	2–4	n. a.	n. a.	84,0 (7 J)	50,0
Stone	2005	146	T1–T2	2–6	n. a.	n. a.	91,0 (10 J)	72,0
Potters	2005	481	PSA < 10	2–6	n. a.	n. a.	89,0 (12 J)	82,0
Martin	2007	273	T1–T2a	2–6	n. a.	n. a.	91,4	60,0
Stone	2007	2188	PSA < 10 T1–T2	2–6	n. a.	n. a.	85,2 % (10 J)	
Lawton	2007	95	T1b–T2a	2–6	0	2	90,0	64,0
Zelefsky	2007	1444	T1a–2a	2–6	n. a.	n. a.	82,0 (8 J)	63,0
Saghal	2008	118	T1–T2a	2–6	n. a.	n. a.	96,0	63,0

[a] 144 Patienten erhielten in Kombination mit Seeds eine perkutane Radiotherapie mit 45 G
GI-NW: gastrointestinale Nebenwirkungen; UG-NW: urogenitale Nebenwirkungen; DFS: krankheitsfreies Überleben; n. a.: nicht angegeben

Implantation und bei ca. 30–40 % der Patienten berücksichtigt werden. Es ist anzuraten, diese typischen Verläufe frühzeitig mit den Patienten zu besprechen (Morita et al. 2004; Toledano et al. 2007).

Temporäre alleinige Afterloadingtherapie

In frühen Tumorstadien kann im Einzelfall eine alleinige temporäre Brachytherapie (High-dose-rate-Brachytherapie, HDR) mit Iridium-192 durchgeführt werden. Ihr Stellenwert ist jedoch aufgrund geringer Fallzahlen und vergleichsweise kurzer Nachbeobachtungen (im Mittel 36 Monate) in den bisherigen Studien nicht abschließend geklärt. Mehrere Phase-I/II-Studien wurden in den letzten Jahren publiziert (Grills et al. 2004; Momma et al. 2006; Corner et al. 2008). Eine weitere Behandlungsmöglichkeit im Rahmen des Afterloadings ist die LDR-Brachytherapie. Mit Gesamtdosen von ca. 70 Gy werden bei frühen Prostatakarzinomen klinisch progressionsfreie Überlebensraten von ca. 80 % nach drei Jahren erreicht (Momma et al. 2006). Das PSA-rezidivfreie Überleben beträgt nach drei Jahren bis zu 100 %. Innerhalb von zwei Tagen wurden in vier Fraktionen 38 Gy appliziert (Grills et al. 2004) oder 31,5–36 Gy in drei bis vier Fraktionen (Corner et al. 2008).

Vorteil der temporären Afterloadingtherapie ist der kurze stationäre Aufenthalt des Patienten. Auch die Verträglichkeit wird als ausgezeichnet eingeschätzt, sodass diese Therapieform im Rahmen weiterer Studien unbedingt verfolgt werden sollte. Da Ergebnisse zu späten Strahlenfolgen und einer dauerhaften Tumorkontrolle aus größeren, homogenen Serien zurzeit noch nicht vorliegen, wird die alleinige Afterloadingtherapie außerhalb von Studien derzeit jedoch nicht angeraten (Yoshioka et al. 2000; Stübinger et al. 2008).

Therapieempfehlung

Zusammenfassend können beim frühen Prostatakarzinom die folgenden Therapieoptionen empfohlen werden: eine alleinige perkutane Strahlentherapie mit einer kumulativen Strahlendosis von 72–74 Gy, (vorausgesetzt es gelingt eine gute Schonung von Rektum und Harnblase), eine alleinige permanente interstitielle Brachytherapie oder eine nervschonende radikale Prostatektomie.

Lokal fortgeschrittene Tumorstadien (cT1–2 G3/ Gleason > 6, PSA > 20 ng/ml, cN0 cM0; cT3, GX cN0 cM0)

Zahlreiche große, zumeist retrospektive Studien mit bis zu 700 Patienten und Nachbeobachtungszeiten von bis zu 20 Jahren haben gezeigt, dass mit der perkutanen Strahlentherapie auch in lokal fortgeschrittenen Tumorstadien (T2b bis T3, PSA > 10 ng/ml oder Gleason > 7) eine Heilung erzielt werden kann. Daher darf sie heute als eine Standardtherapie angesehen werden. Nach Strahlendosen von 70 Gy traten Lokalrezidive innerhalb von 15 Jahren allerdings noch bei ca. 30 % der Patienten auf (12–42 %) (Hanks et al. 1987; Perez et al. 1993). Die Fünf-, Zehn- und 15-Jahres-Überlebensraten lagen bei 60–90 %, 40–50 % und 25 %, das krankheitsfreie Überleben nach fünf Jahren zwischen 40 und 70 % (Del Regato et al. 1993; Hanks et al. 1993; Zagars et al. 1987). Bei ca. einem Drittel der Patienten kam es zu einer alleinigen Fernmetastasierung und bei zwei Drittel innerhalb von fünf Jahren zu einem erneuten PSA-Anstieg, der auf ein lokales und/oder distantes Tumorrezidiv hinwies.

Ein Vergleich mit der radikalen Prostatektomie wurde in zwei randomisierten Studien vorgenommen, die jeweils nur eine geringe Patientenzahl einschlossen und methodische Fehler enthielten. In der japanischen Untersuchung erhielten ferner alle Patienten eine endokrine Therapie (Orchiektomie, zentrale bzw. periphere antiandrogene Therapie). Auf der Basis der beiden Studien kann die Frage, ob chirurgische oder konservative Verfahren vorteilhaft sind, nicht zuverlässig beantwortet werden (Paulson 1982; Akakura et al. 1999, 2006). Zu erwähnen ist jedoch, dass eine aktuelle vergleichende Analyse eher bessere Ergebnisse für die perkutane Strahlentherapie zeigt, wenn diese in Kombination mit einer hormonellen Behandlung durchgeführt wird (Fletcher et al. 2006).

Bedeutung der Dosiseskalation

Die Bedeutung der Strahlendosis wurde in zahlreichen Studien seit den 90er Jahren untersucht. In Stadien mit intermediärem (T2b–T3 oder Gleason-Score > 7 oder PSA > 10 ng/ml) und auch mit hohem Risiko (zwei der genannten Risikofaktoren) zeigte sich eine Abhängigkeit der lokalen Rezidivrate, des rezidivfreien Überlebens und des Gesamtüberlebens von der Gesamtdosis. Eine gemeinsame Auswertung von neun amerikanischen Zentren (insgesamt 4839 Patienten) führte zu der Empfehlung,

Gesamtdosen von ca. 72–76 Gy einzusetzen (Kupelian et al. 2005).

In zahlreichen klinischen, zuletzt auch vier randomisierten Studien erwies sich eine Gesamtdosis von 74–79 Gy der Therapie mit 64–70 Gy signifikant hinsichtlich des progressionsfreien Überlebens vor allem für lokal fortgeschrittene Prostatakarzinome überlegen (s. Tabelle III). Derzeit können Gesamtdosen von 74–78 Gy bei Verwendung konformaler Bestrahlungstechniken empfohlen werden, wobei eine optimale Schonung von Harnblase und Enddarm Grundvoraussetzung ist. Es sollten nicht mehr als 25–30 % der gesamten Rektumwand mehr als 70 Gy erhalten. Hierbei sollte im Rahmen der Strahlentherapie-Planung das Rektum bis zum Übergang in das Colon sigmoideum eingezeichnet werden, um kein verfälschtes Dosisvolumenhistogramm zu erzeugen (Bey et al. 2000; Kupelian et al. 2000; Hanks et al. 2002). Ob eine weitere Dosiseskalation sinnvoll ist, darf bezweifelt werden. Ein beträchtlicher Anstieg rektaler Nebenwirkungen trotz Einsatz moderner Bestrahlungstechniken muss in Betracht gezogen werden (Storey et al. 2000) (Tabellen III und IV).

Auch für Patienten mit äußerst ungünstiger Risikokonstellation (Gleason 9–10 und PSA > 20 ng/ml) scheinen Dosen über 72 Gy von Vorteil zu sein. Ein vergleichsweise besseres PSA-rezidivfreies Überleben wurde berichtet (Zapatero et al. 2005). Dosiseskalationen über 75 Gy bringen jedoch eher keinen weiteren Nutzen (Hanks et al. 2002). Die Patienten mit Höchstrisiko profitieren vermutlich überwiegend von einer längeren antiandrogenen Therapie aufgrund ihrer sehr wahrscheinlichen Fernmetastasierung.

Brachytherapie (interstitielle Strahlentherapie)

In der Brachytherapie mit hoher Dosisleistung (high dose rate, HDR) werden temporäre Afterloading-Implantationen mit bewegten Strahlern (Iridium-192) vorgenommen. Diese Therapie wird zumeist bei intermediärem Risiko oder lokal fortgeschrittenen Tumoren als Dosis-Boost in engem zeitlichem Zusammenhang mit einer perkutanen Strahlentherapie durchgeführt. Im Rahmen der HDR werden Gesamtdosen von 12–30 Gy in zwei bis vier Fraktionen zu 6–10 Gy (dosiert auf die Oberfläche der Prostata) appliziert. Mit der konventionell fraktionierten oder hypofraktionierten perkutanen Radiotherapie werden zusätzlich Dosen von 30–54 Gy gegeben. Die kumulativen Gesamtdosen liegen somit zwischen 58 und 80 Gy innerhalb von sechs bis sie-

Tabelle III. Ergebnisse klinischer Studien zur perkutanen dosiseskalierten Radiotherapie: Überlegenheit höherer Strahlendosen vor allem bei lokal fortgeschrittenen Tumoren.

Autor	Jahr	Anzahl	Tumorstadien	Ergebnisse
Zelefsky	1998	743	PSA > 10 ng/ml oder T3 oder Gleason > 6	Rezidivfreies Überleben mit Dosis ≥ 75,6 Gy besser
Hanks	1998	232	PSA ≥ 10 ng/ml	Rezidivfreies Überleben mit Dosis > 76 Gy signifikant besser
Pollack	2000	1127	PSA > 10 ng/ml	Rezidivfreies Überleben mit Dosis > 78 Gy signifikant besser
Valicenti	2000	1465	Gleason 8–10	Rezidivfreies Überleben und Gesamtüberleben mit Dosis > 66 Gy signifikant besser
Bey	2000	164	T1b–3 N0 M0	Ansprechen mit Dosis von 74–80 Gy besser
Kupelian	2001	292	T1–2, Gleason < 7, PSA ≤ 10 ng/ml	Rezidivfreies Überleben mit Dosis > 74 Gy signifikant besser
Martinez	2001	150	T1–2, Gleason >4, PSA > 4 ng/ml oder T 3	Mit sequenziellen CT–Untersuchungen in der Planung 5–7,5 % mehr Dosis als mit herkömmlicher Planung sicher applizierbar
Michalski	2002	424	T1–2, Gleason < 7, PSA ≤ 10 ng/ml	Rezidivfreies Überleben mit Dosis > 72 Gy signifikant besser
Zietman	2005	393	T1–2 N0 M0, PSA median 6,3 ng/ml randomisiert: 70 Gy vs. 79 GyE Protonen	PSA-rezidivfreies Überleben mit 79 GyE besser Kein Unterschied in früher und später Toxizität > II°
Beckendorf	2004	306	T2–3a N0 M0, PSA < 50 ng/ml T1 G3, 10 < PSA < 50 ng/ml randomisiert: 70 Gy vs. 80 Gy	Keine signifikante Zunahme der späten Toxizität > II° (6 % UG und 2 % GI Grad III)
Al-Mamgani	2008	669	T1b–4 Nx M0, randomisiert: 68 Gy vs. 78 Gy	PSA-rezidivfreies Überleben mit 78 Gy besser Signifikante Zunahme der späten GI-Toxizität > I° (35% vs. 25%)
Dearnaley	2007	843	T1b–3a N0 M0, PSA < 50 ng/ml (ab PSA > 10 ng/ml, Gleason > 6, Stadium T3 neoadj. Hormontherapie) randomisiert: 64 Gy vs. 74 Gy	PSA-rezidivfreies und klinisches progressionsfreies Überleben mit 74 Gy besser Signifikante Zunahme der späten GI-Toxizität (33 % vs. 24 %)
Kuban	2008	301	T1–3 N0 M0, PSA median 7,8 ng/ml randomisiert: 70 Gy vs. 78 Gy	Rezidivfreies Überleben bei initialem PSA>10 ng/ml mit 78 Gy besser Signifikante Zunahme der späten GI-Toxizität > I° (26 % vs. 13 %)

Tabelle IV. Nebenwirkungen in randomisierten Studien zur perkutanen Radiotherapie. Die Nebenwirkungsrate ist beim Einsatz der konformalen Photonen-Strahlentherapie (3-D-KRT) im Vergleich zur konventionell geplanten Radiotherapie signifikant reduziert. Vorteile für die Therapie mit Protonen zeigen sich nicht, vermutlich aufgrund der höheren Gesamtdosis im Protonenarm. Bei Behandlung mit Neutronen waren Nebenwirkungen signifikant häufiger als bei konventioneller Photonentherapie.

Autor	Jahr	Patienten (n)	Behandlungstechnik	Nebenwirkungen	Signifikanz (p)
Russell	1994	172	Konv. RT Neutr. RT	3 % NW > II° 11 % NW > II°	0,03
Shipley	1995	202	Konv. RT 67,2 Gy Konv. RT + Prot. 75,6 Gy	12 % GI-Blut 32 % GI-Blut	0,002
Koper	1999	266	Konv. RT 3-D-KRT	32 % GI-Tox. II° 19 % GI-Tox. II°	0,02
Dearneley	1999	225	Konv. RT 3-D-KRT	15 % GI-Tox. II° 5 % GI-Tox. II°	0,01
Nguyen	1998	101	Konv. RT 3-D-KRT	34 % GI-Tox. II° 10 % GI-Tox. II°	0,04
Pickles	1999	217	Konv. RT Pionen-RT	48 % UG-Tox. II° 29 % UG-Tox. II°	0,002

Konv. RT: Konventionell geplante Radiotherapie mit Photonen; 3-D-KRT: dreidimensionale konformale Radiotherapie mit Photonen: Prot: Protonen; Neutr.: Neutronen; GI-Tox.: Gastrointestinale Toxizität; GI-Blut.: Blutauflagerungen des Stuhlganges; UG-Tox.: Urogenitale Toxizität; NW: Nebenwirkungen.

benWochen (Tabelle V) (Kovács et al. 2005; Hoskin et al. 2007). Um die verschiedenen Dosierungskonzepte vergleichen zu können, sollten neben der Dosisleistung auch die D_{90}, D_{100}, V_{100}, V_{150} und V_{200} dokumentiert werden.

Mit der kombinierten Therapie können progressionsfreie Überlebensraten nach fünf Jahren von ca. 60 % bei T3-Tumoren und von über 80 % in früheren Tumorstadien (cT1c–2b) erreicht werden. Bei hoch- und mittelgradig differenzierten Tumoren (Gleason ≤ 7) mit prätherapeutischen PSA-Werten unter 10 ng/ml sind sogar Tumorkontrollen von über 90 % möglich. Für intermediäre Tumorstadien wurden gute Langzeitergebnisse mit einem PSA-rezidivfreien Überleben von 87 % noch nach 14 Jahren berichtet (Dattoli et al. 2007). Im Rahmen zweier randomisierter Studien ließen sich durch die lokale Dosiseskalation mittels temporärer Brachytherapie (40 Gy bzw. 35,75 Gy perkutane Strahlentherapie mit 35 Gy Bra-

chytherapie über 48 Stunden bzw. 17 Gy in 24 Stunden) signifikante Verbesserungen des rezidivfreien Überlebens gegenüber einer alleinigen perkutanen Strahlentherapie (66 Gy konventionell bzw. 55 Gy hypofraktioniert) erzielen (Sathya et al. 2005, Hoskin et al. 2007). Für fortgeschrittene Karzinome (ab cT3, Gleason 8–10 bzw. PSA > 20 ng/ml) erscheint der zusätzliche Einsatz einer hormonellen Therapie sinnvoll (Izard et al. 2006).

Eine weitere Alternative ist die Kombination einer perkutanen Strahlentherapie mit einer permanenten interstitiellen Brachytherapie (Seeds). Die Brachytherapie kann vor oder nach der externen Radiotherapie vorgenommen werden kann (Sylvester et al. 2007; Potters et al. 2002). Es werden ca. 45 Gy perkutan und zwischen 105 und 110 Gy interstitiell appliziert. Mit dieser kombinierten Therapie sind PSA-rezidivfreie Fünfjahres-Überlebensraten von 85 % für intermediäre und von knapp 70 % für lokal fort-

Tabelle V. Ergebnisse ausgewählter Studien zur kombinierten perkutanen Strahlenbehandlung und HDR-Brachytherapie: rezidivfreies Überleben und Nebenwirkungsraten.

Autor	Jahr	Pat.	Medianes PSA (ng/ml)	HDR-Dosis (Gy)	EBRT-Dosis (Gy)	GI-NW III° (%)	UG-NW III° (%)	5 J-DFS (%)	Mediane Nachb. (Mon.)
Stromberg (LDR)	1995	58	14,0	30–35	30,6	4,5 (IV°)	5,2 (IV°)	63	72
Borghede	1997	50	4–10	2 × 10–15	50	n. a.	n. a.	84 (1,5 J)	45
Dinges	1998	83	14,0	2 × 9–10	40–45	3,7	8,5	52,9 (2 J)	24
Mate	1998	104	8,1	4 × 3–4	50,4	3,0 (II°)	8,0 (II°)	84	46
Kestin (matched pair)	2000	161	9,9	3 × 5,5–6,5 2 × 8,25–10,5	46	0	9,0	67	30
				0	59,4–70,4	n. a.	n. a.	44	
Martinez	2000	142	10	3 × 6,0 2 × 9,0	46	0	4,0	63	25
Raben	2001	102		3 × 6,5–8,0	50	0	2,0	n. a.	19
Galalae	2002	144	25,6	2 × 9,0	40	4,1	2,3	82,6 (8 J)	96
Akimoto	2006	100		5 × 5,0 3 × 7,0 2 × 9,0	51	1,0	n. a.		27
Hoskin (randomisierte Studie)	2007	220	Alle < 50	2 × 8,5	13 × 2,75	16 (°II–III)	46 (°II–III)	5,1 J (med.)	30
				0	20 × 2,75	16 (°II–III)	38 (°II–III)	4,3 J (med.)	
Chen	2007	85	> 20	3 × 5,5	50,4	n. a.	5,0	86 J (4 J)	49
Sato	2008	53	14	2 × 7,5	50	0	0	72 J (3 J)	61

HDR: High-dose-rate-Brachytherapie; EBRT: External beam radiotherapy, perkutane Radiotherapie; GI-NW: gastrointestinale Nebenwirkungen; UG-NW: urogenitale Nebenwirkungen; DFS: krankheitsfreies Überleben, n. a.: nicht angegeben

geschrittene Karzinome erreichbar. Da es in höheren T-Stadien zu einer Tumorausdehnung deutlich über die Grenzen der Prostata hinaus kommen kann (bis zu 12 mm) (Teh et al. 2003), ist vor allem dorsal und dorsolateral auf eine ausreichende Erfassung der anzunehmenden mikroskopischen Tumorausläufer auch im Rahmen der interstitiellen Therapie zu achten. Eine zusätzliche Hormontherapie scheint auch in dieser Therapievariante sinnvoll zu sein (Saghal und Roach 2007).

Im Gegensatz zum kombinierten Vorgehen treten nach der alleinigen Seed-Brachytherapie in intermediären Tumorstadien (cT2b–3a, Gleason 7, PSA 10–20) Tumorrezidive bei 10–55 % der Patienten innerhalb von zwei bis fünf Jahren auf, bei fortgeschrittenen Tumoren (PSA > 20 oder Gleason > 7) in 20–70 %. Deshalb sollte in diesen Stadien nicht mit den derzeit verfügbaren Seed-Techniken behandelt werden (Sylvester 2002).

Therapieempfehlung

Zusammenfassend können beim fortgeschrittenen Prostatakarzinom die folgenden Therapieoptionen angeboten werden: eine perkutane, dosiseskalierte Strahlentherapie mit einer kumulativen Strahlendosis von ca. 75 Gy (ggf. in Kombination mit einer hormonellen Therapie), eine kombinierte perkutane und interstitielle Radiotherapie (die Brachytherapie vorzugsweise im HDR-Afterloadingverfahren) oder eine radikale Prostatektomie mit der Option einer perkutanen Strahlentherapie bei inkompletter Tumorresektion oder bei PSA-Wiederanstieg.

Radiotherapie des lokoregionären Lymphabflussgebietes

Obwohl Lymphknotenmetastasen häufig beim Prostatakarzinom zu finden sind, ist der Nutzen einer Strahlenbehandlung der pelvinen Lymphbahnen nicht ausreichend geklärt.

Neben zahlreichen retrospektiven Studien mit Vorteilen zugunsten der lymphonodulären Strahlenbehandlung (Ploysongsang 1992; Wiegel et al. 1998) untersuchten auch drei randomisierte Studien die Wirkung einer elektiven Radiotherapie auf:
– Pelvine Lymphbahnen in frühen Stadien (T1–2) (RTOG 77–06) (Asbell et al. 1988).
– Pelvine Lymphbahnen in lokal fortgeschrittenen Stadien (> T2a bzw. PSA > 20, bzw. Gleason > 6) (RTOG 94–13) (Roach et al. 2001, 2006).

Paraaortale Lymphbahnen in lokal fortgeschrittenen Stadien (T2b–3) (RTOG 75–06) (Pilepich et al. 1986).

Die beiden älteren Studien wurden durchgeführt, als die PSA-Bestimmung noch nicht eingeführt war und die diagnostischen einschließlich der bioptischen Verfahren erhebliche Mängel hatten. Aufgrund konzeptioneller Schwächen (Ungenauigkeiten der bildgebenden Staging-Verfahren, kleine bestrahlte Zielvolumina im Bereich der Prostata, keine PSA-Werte, keine Sextantenbiopsie) bleibt die Frage nach dem Wert einer pelvinen Strahlenbehandlung beim frühen Prostatakarzinom offen, auch wenn die Studien (inkl. RTOG-Studie 77–06) keinen signifikanten Unterschied bei der lokalen Tumorkontrolle und beim Überleben im Vergleich zur alleinigen Radiotherapie der Prostata fanden. Da in frühen Stadien (z. B. cT2b Gleason 6) eine subklinische pelvine lymphonoduläre Metastasierung bei bis zu 10 % der Patienten vorliegen und diese durch eine perkutane Strahlenbehandlung kontrolliert werden kann, ist im Einzelfall eine bessere lokoregionäre Tumorkontrolle und damit auch ein besseres krankheitsfreies Überleben durch eine pelvine Strahlenbehandlung vorstellbar.

Für lokal fortgeschrittene Tumorstadien (> T2a bzw. PSA > 20, bzw. Gleason > 6) mit höherem Risiko eines Befalls der pelvinen Lymphknoten (15–35 %) zeichnet sich ein Vorteil hinsichtlich des progressionsfreien Überlebens ab, wenn zusätzlich zur Strahlenbehandlung der regionären Lymphbahnen auch eine antiandrogene Therapie erfolgt. Hierdurch sind Verbesserungen des krankheitsfreien und metastasenfreien Überlebens erreichbar, nicht jedoch eine zuverlässige, signifikante Verbesserung des Gesamtüberlebens (Lawton et al. 2005). Aus diesem Grund und bei einer Vielzahl allerdings auch widersprüchlicher retrospektiver Studien (Perez et al. 1996; Ploysonsang et al. 1992; Zagars et al. 1987; Dirix et al. 2006) darf die Indikation zur Strahlenbehandlung des Beckens trotz der damit verbundenen Toxizität, die jedoch eher als moderat zu erachten ist, weiterhin gestellt werden (Dirix et al. 2006). Sie sollte für den individuellen Patienten gut abgewogen sein.

Erwähnenswert ist in diesem Zusammenhang, dass viele Studien zum Stellenwert der Dosiseskalation bei lokal fortgeschrittenen Tumoren eine initiale Bestrahlung des pelvinen Lymphabflusses vorgenommen haben (Wang und Lawton 2008). Wird die Strahlenbehandlung des Lymphabflusses geplant, so sollten die iliakalen internen und externen Lymphbahnen gleichermaßen eingeschlossen (bis zur Höhe

L5/S1) und eine Gesamtdosis von maximal 45–50,4 Gy in konventioneller Fraktionierung (z. B. Einzeldosis 1,8 Gy) appliziert werden. Folgende Abschnitte der pelvinen Lymphbahnen können bei nachgewiesener Lymphknoteninfiltration grundsätzlich beim Prostatakarzinom befallen sein: iliakal intern (entlang an Prostata und unterem ventralen Rektum an Art. vesicalis inferior, Art. ductus deferentis, Art. pudenda interna und Art. rectalis media) in ca. 50 %, obturatorisch (an einem Ast der Art. iliaka interna) in ca. 40 %, iliakal extern und interiliakal in ca. 40 % sowie präsakral, pararektal und paravesikal (Verzweigungen der Art. iliaca interna) in zusammen ca. 15 % der Fälle (Weckermann et al. 2007). Ein Befall der Lymphknoten inguinal und entlang der Art. iliaca communis ist bei fehlender Darstellung suspekter anderer Lymphknoten nicht zu erwarten, so dass im Rahmen der Strahlentherapie ein Einschluss in das klinische Zielvolumen vermieden werden sollte.

Durch eine zusätzliche paraaortale Strahlenbehandlung konnte keine Verbesserung des Gesamtüberlebens oder des tumorspezifischen Überlebens erreicht noch das Auftreten von Fernmetastasen verhindert werden. Die gastrointestinalen und urogenitalen Nebenwirkungen waren zum Teil beträchtlich. Die paraaortale Strahlentherapie sollte deshalb nur als palliative Maßnahme bei nachgewiesenem lymphonodulärem Befall z. B. zur Verhinderung einer unteren Einflussstauung zur Anwendung kommen (Pilepich 1986).

Die bislang veröffentlichten Daten zum Nutzen einer Strahlenbehandlung bei klinisch eindeutigen oder histologisch nachgewiesenen aber subklinischen Lymphknotenmetastasen lassen den Schluss zu, dass durch die Bestrahlung des pelvinen Lymphabflusses eine Tumorkontrolle im Becken erreicht werden kann (Lawton et al. 1997). Ob hieraus auch eine Verbesserung des tumorspezifischen Überlebens resultiert, hängt offensichtlich von der Ausdehnung und dem Muster des Lymphknotenbefalles ab. Liegt lediglich ein mikroskopischer Befall vor oder ist nur ein einzelner Lymphknoten betroffen, erscheint eine Begrenzung der Tumorerkrankung auf das Becken denkbar. Damit würde eine pelvine Strahlentherapie den Tumor in toto erfassen und potenziell kurativ sein. Ihr Wert wird derzeit im Rahmen einer randomisierten Studie (ARO 95–3) geprüft. Bis zu den ersten Ergebnissen bleibt die Indikation zur Bestrahlung des tumorbefallenen pelvinen Lymphabflusses eine individuelle Entscheidung von Arzt und Patient (Partin et al. 2001; Wiegel und Hinkelbein, 1998). Sie sollte in Kenntnis der Begleiterkrankungen sorgfältig abgewogen werden. Ältere Patienten mit ausgeprägten Risikofaktoren (Diabetes mellitus, ausgeprägter Arteriosklerose, Darmerkrankungen) sollten eher kleinräumig bestrahlt werden, da sie von einem möglichen, aber sicher erst nach vielen Jahren fassbaren Nutzen der Strahlenbehandlung der Lymphknoten kaum profitieren. Es ist dagegen gut vertretbar, jüngeren Patienten die Option der lymphonodulären Bestrahlung anzubieten. Dabei sollte besprochen werden, dass wahrscheinlich nur eine Verzögerung der Tumorprogression erreichbar ist, die allerdings über Jahre Bestand haben kann und eventuell sogar zu einer Verbesserung des Fünf- und Zehnjahres-Überlebens führt (Morris et al. 1998; Zagars et al. 2001). Vergleichbares gilt auch für Patienten mit positiven Lymphknoten nach radikaler Prostatektomie. Durch eine kombinierte Hormon- und Strahlentherapie scheint eine Verbesserung der lokoregionären Tumorkontrolle und Verzögerung der Tumorprogression möglich. Ob hieraus ein verbessertes Überleben resultiert, ist bislang ungeklärt (Chodak et al. 2002).

Radiotherapie in Kombination mit antiandrogener Therapie und Chemotherapie

Die Kombination einer Androgendeprivation mit einer perkutanen Strahlentherapie wurde in mehreren großen randomisierten prospektiven klinischen Studien getestet (Tabelle VI). Dabei wurden zwei grundsätzlich verschiedene Wechselwirkungen beurteilt:
- Die neoadjuvante Hormontherapie mit dem Ziel einer Verkleinerung der Prostata und damit des zu bestrahlenden Zielvolumens in Vorbereitung der Strahlentherapie.
- Die Bedeutung einer Langzeit-Hormontherapie (> 2 Jahre) zur Verbesserung der lokalen und systemischen Tumorkontrolle.

Die Art der Hormontherapie scheint eine untergeordnete Rolle zu spielen, sodass eine vollständige Blockade durch eine kombinierte Hormontherapie nicht erforderlich ist. Die vollständige Blockade scheint nur die Nebenwirkungsrate zu erhöhen. Die optimale kombinierte Hormon- und Radiotherapie ist jedoch trotz zahlreicher Studien nicht geklärt. Empfehlungen sind dennoch möglich. Die potenziellen Nebenwirkungen der antiandrogenen Behandlung (Anämie, Müdigkeit, Gewichtsverlust, Schwäche, Osteoporose, Hitzewallungen, Impotenz, Gynäkomastie, Wesensveränderungen) sind gegenüber den Vorteilen der Therapie unter Berücksichtigung der Wünsche und des Alters der Patienten sorgfältig abzuwägen.

Tabelle VI. Ergebnisse der randomisierten Studien zur perkutanen konformalen Strahlentherapie (RT) ± Hormontherapie (HT): Signifikant verbessertes krankheitsfreies Überleben durch die adjuvante Langzeit-Hormontherapie bei Patienten mit hohem Risiko (T3 oder N+ und Gleason > 7); signifikant verbessertes krankheitsfreies Überleben durch die neoadjuvante (neo) Hormontherapie bei Patienten mit mittlerem Risiko (T2b–3 Gleason 2–6).

Autor	Jahr	Pat.	Klinische Tumorstadien	Therapie	Überleben (%)	Signifikanz (p)
Zagars	1988	78	T3	RT RT + HT	35 % DFS (15 J) 63 % DFS (15 J)	0,008
Laverdiere (Canada)	1997	120	T2a–4	RT RT + HT neo (3 Mo.) RT + HT neo/adjuvant (11 Mo.)	62 % pos. PE (2 J) 30 % pos. PE (2 J) 4 % pos. PE (2 J)	< 0,001
Granfors	1998 und 2006	91	T1–4 pN 0–3 M0	RT RT + Orchiektomie	39 % OS (9 J) 62 % OS (9 J)	0,02
Corn (Subgruppe der RTOG 85-31)	1999	139	pT3 postoperativ M0	RT RT + HT adjuvant	42 % DFS (5 J) 65 % DFS (5 J)	0,002
Roach (RTOG 86-10)	2008	456	T2–4 Nx M0	RT RT + HT neo (4 Mo.)	3,4% DFS (10 J) 11,2 % DFS (10 J)	< 0,0001
Roach (RTOG 94-13)	2001	1323	T2c–4 Nx M0 oder PSA > 10 oder GS > 7	Becken-RT + HT neo Keine Becken-RT ± HT	61 % DFS (4 J) 45–49 % DFS (4 J)	0,005
Lawton bzw. Pilepich (RTOG 85-31)	2001 und 2005	945	T2 N+ T3 Nx pT3 postop.	RT RT + HT adjuvant bis zur Progression	39 % OS (10 J) 49 % OS (10 J)	0,002
Lawton (Subgruppe der RTOG 85-31)	2001	298	Gleason 8–10	RT RT + HT adjuvant	24 % DFS (8 J) 37 % DFS (8 J)	0,019
Horwitz (Subgruppe der RTOG 85-31 und 86-10)	2001	993	T2b–4 N0 M0	RT RT + HT neo (4 Mo.) RT + HT adjuvant	14 % DFS (8 J) 27 % DFS (8 J) 52 % DFS (8 J)	< 0,0001
Bolla (EORTC 22863)	2002	412	T1–2 G3 Nx T3–4 Gx Nx	RT RT + HT adjuvant (3 Jahre)	62 % OS (5 J) 78 % OS (5 J)	0,0002
Laverdiere	2004	161	T2–3 G3 Nx	RT RT + HT neo (3 Mo.) RT + HT (10 Mo.)	42 % DFS (7 J) 66 % DFS (7 J) 69 % DFS (7 J)	0,009
D'Amico	2004	206	T1–2 G3 Nx T3–4 Gx Nx	RT RT + HT adjuvant (6 Mo.)	78 % OS (5 J) 88 % OS (5 J)	0,04
Crook	2004	378	T1c–4 G2–3 N0 med. PSA 9,7	RT + HT neo (3 vs. 8 Mo.)	61 % DFS (5 J) 62 % DFS (5 J)	0,61
Denham[a] (TROG 96.01)	2005	818	T1–2 G3 Nx T3–4 Gx Nx	RT RT + HT neo (3 vs. 6 Mo.)	32 % DFS (5 J) 49 % DFS (5 J) 52 % DFS (5 J)	< 0,0001 bzw. 0,165
McLeod et al.[b]	2006	1370	T1–2 N0–x T3–4 Nx oder Tx N+	RT RT + HT adjuvant (5 Jahre oder bis Progression)	7,1 J. med. DFS 8,8 J. med. DFS (DFS-/OS-Vorteil nur für fortgeschrittene Stadien)	< 0,0001
Horwitz (RTOG 92-02)	2008	1554	T2c–4 N0–1 M0 PSA < 150 ng/ml	RT + HT adjuvant 4 Mo. vs. 28 Mo.	13,2 % DFS (10 J) 22,5 % DFS (10 J)	< 0,0001
D'Amico[c]	2007	412	T3–4 Gx N0 T1–2 G3 N0	RT + HT adjuvant 6 Mo. vs. 3 Jahre	Kein Unterschied im Gesamtüberleben	0,7

[a] signifikanter Vorteil für beide Arme mit Hormontherapie gegenüber alleiniger RT, kein Unterschied zwischen Hormon-Armen; [b] mehrarmige Studie, getrennt nach Risikofaktoren und Therapie; [c] Auswertung von Subgruppen aus 3 randomisierten Studien (mehr Risikofaktoren im 3-Jahre-Arm).
OS: Gesamtüberleben; DFS: krankheitsfreies Überleben; PE: Probeentnahme 2 Jahre nach Strahlentherapie; RT: Radiotherapie; HT: Hormontherapie; HT adjuvant: Beginn der Hormontherapie während oder nach der Radiotherapie; HT neo: Beginn und Ende der Hormontherapie vor/mit der Radiotherapie.

In frühen Tumorstadien (< cT2b, PSA < 10 ng/ml, Gleason 2–6) sollte auf eine begleitende Hormontherapie aufgrund der guten Ergebnisse mit der alleinigen Radiotherapie verzichtet werden (Chodak et al. 2002). Derzeit gibt es keinen Hinweis darauf, dass das krankheitsfreie oder das Gesamtüberleben durch eine Hormontherapie signifikant verbessert werden kann (Chodak et al. 2002; Wilt et al. 2008).

Bei den intermediären Tumorstadien (T3 NX und Gleason 2–6; T1–2 NX und Gleason 7; T1–2 G3; T3–4 GX N0) ließ sich durch eine kurzzeitige neoadjuvante (4–6 Monate) oder durch eine adjuvante (mindestens 6 Monate) Hormontherapie eine Verbesserung des krankheitsfreien Überlebens erzielen. Durch die hormonbedingte Verkleinerung der Prostata und damit des Zielvolumens der Strahlentherapie nach neoadjuvanter Hormonblockade scheint es zu einer Verringerung des Risikos von späten radiogenen Folgen an Normalgeweben zu kommen. Einen signifikanten Effekt bezüglich des Gesamtüberlebens hat man durch eine kurzzeitige Hormontherapie von mehreren Monaten nicht gefunden (Chodak et al. 2002; Lee und Sandler 2008). Mit einer langfristigen Hormontherapie (3 Jahre) konnte eine Verbesserung des Gesamtüberlebens nach fünf Jahren erzielt werden (78 % vs. 62 %) (Bolla et al. 2002). Es ist jedoch unklar, ob die Verbesserung des krankheitsspezifischen Überlebens nicht auch mit einer Dosiseskalation der perkutanen Radiotherapie erreichbar gewesen wäre. In den Studien der RTOG und der EORTC wurden Gesamtdosen nur bis 70 Gy ohne Einsatz der konformalen oder intensitätsmodulierten Strahlentherapie eingesetzt (Roach 2007; Lee und Sandler 2008).

In lokal fortgeschrittenen Stadien (ab T3 und Gleason > 7 bzw. TX und Gleason 8–10) kann eine der Strahlentherapie vorangeschaltete Hormontherapie den Vorteil einer Größenreduktion des Zielvolumens und damit die Möglichkeit einer kleinräumigeren, schonenderen Radiotherapie bieten, gleichzeitig vermutlich auch eine Verbesserung des Überlebens (Chodak et al. 2002; Roach et al. 2001). Für eine über die Strahlenbehandlung hinaus adjuvant vorgenommene längere (> 3 Jahre) (Pilepich et al. 2005; Lawton et al. 2005; Horwitz et al. 2001) oder eventuell auch dauerhafte Hormontherapie (Orchiektomie oder medikamentöse Androgenblockade) (Granfors et al. 1998; Denham et al. 2005) ist eine Verbesserung der lokalen Tumorkontrolle und des rezidivfreien Überlebens belegt (Tabelle VI).

Ob eine zusätzliche neoadjuvante Chemotherapie (Estramustin, Taxane) eine Verbesserung der Er-

gebnisse bewirkt, wird derzeit noch getestet. Außerhalb klinischer Studien ist diese Behandlung aufgrund des fehlenden Nachweises einer erhöhten Heilungsrate bei sicher vermehrter Toxizität nicht zu empfehlen.

Strahlentherapie bei initial weit fortgeschrittenem oder metastasiertem Prostatakarzinom

Liegt initial bereits ein lokal weit fortgeschrittenes (T4 N1) oder ein metastasiertes (M1) Tumorstadium vor, kommen in der Regel lediglich palliative therapeutische Maßnahmen in Betracht. Bei Patienten mit histologisch nachgewiesenen pelvinen Lymphknotenmetastasen kann eine perkutane Strahlentherapie mit dem Ziel der Verzögerung der lokoregionären Tumorprogression und Verlängerung des krankheitsfreien Überlebens durchgeführt werden (Sands et al. 1995; Swanson et al. 2007). Wegen des fehlenden Nachweises eines günstigen Einflusses auf das Überleben wird die perkutane Radiotherapie von Prostata und regionären Lymphbahnen allerdings kritisch diskutiert. Ein günstiger Einfluss auf das Überleben wird jedoch durch eine zusätzliche, über die Radiotherapie hinausgehende, dauerhafte Hormontherapie (mehrere Jahre) erreicht (Chodak et al. 2002; Lawton et al. 1997). Die zusätzliche medikamentöse Therapie sollte somit dem Patienten eher empfohlen werden.

Mit alleinigen Hormontherapien oder wiederholten transurethralen Resektionen gelingt eine lokale symptomfreie Tumorkontrolle nur bei einem Teil der Patienten. Vor allem bei hormonrefraktären Tumoren kommt deshalb eine frühzeitige perkutane Strahlentherapie mit Gesamtdosen zwischen 60 und 70 Gy in Frage. Eine längerfristige lokale Tumorkontrolle lässt sich bei über 50 % der Patienten erreichen (Lankford et al. 1995). Wird die Strahlentherapie bei Symptomen der lokalen Tumorprogredienz eingesetzt, erzielt man bei 50 % der Patienten mit Urethraobstruktion, bei über 70 % mit Hydronephrose und bei bis zu 100 % mit ausgeprägter Hämaturie eine Besserung der Beschwerden und Symptome (Carlton et al. 1972).

Adjuvante und additive Radiotherapie

Bei lokal fortgeschrittenen (cT3a/b) und gering differenzierten Tumoren (Gleason ≥ 7) gelingt im Rahmen der Prostatektomie eine komplette Tumorresektion nur bei einem Teil der Patienten. Die Folge ist eine hohe Lokalrezidivrate von über 20 % und ein geringes krankheitsfreies Fünfjahresüberleben (34–50 %). Relativ oft unterschätzt die Diagnostik im Vorfeld der Prostatektomie die lokale Ausbreitung des Tumors. Die Wahrscheinlichkeit, eine R0-Resektion zu erreichen, sollte daher anhand der Risikofaktoren (Partin-Tafeln) (Partin et al. 2001) sehr genau reflektiert werden. Unklar ist, ob eine Prostatektomie mit bewusster Inkaufnahme einer R1-Resektion und additiver Strahlenbehandlung einer alleinigen primären, lokalen Strahlenbehandlung in den Ergebnissen überlegen ist. Die möglichen kumulativen Nebenwirkungen (vor allem Harninkontinenz) sind zu berücksichtigen. Eine inkomplette Tumorresektion ist bei einem postoperativen PSA-Wert von mehr als 0,2 ng/ml anzunehmen. Innerhalb von 50 Monaten ist mit einem PSA-Anstieg und einer nachfolgenden klinisch manifesten Tumorprogression zu rechnen (Kuyu et al. 2002).

Wird eine perkutane Radiotherapie mit Gesamtdosen von mindestens 60 Gy im direkten Anschluss an die R1-Resektion oder als frühe Salvage-Therapie bei geringem PSA-Anstieg durchgeführt, kann eine langfristige lokale Tumorkontrolle bei 95 % der Patienten beobachtet werden (Tabelle VII). Darüber hinaus lässt sich auch eine signifikante Verbesserung der biochemischen Tumorfreiheit erreichen, die nach fünf Jahren bei 57–92 % und nach zehn Jahren bei 37–68 % liegt (Petrovich et al. 2002; Schild 2001; Anscher 2001; Vicini et al. 1999). Wird jedoch die lokale Tumorprogression abgewartet, erzielt man selbst mit höheren Strahlendosen nur bei 70 % der Patienten eine dauerhafte lokale Tumorkontrolle. Bei 20–70 % wird ein biochemisch rezidivfreies Dreijahresüberleben erreicht (Anscher 2001; Meng et al. 2002).

Ein lokal wachsender Tumor nach R1- bzw. R2-Resektion könnte auch Ausgangsherd für eine Metastasierung sein (Yorke et al. 1993). Diese Überlegung wird durch einzelne Studien gestützt, die bezüglich des Überlebens bei inkompletter Resektion einen Vorteil der zusätzlichen postoperativen Strahlentherapie beschreiben (Anscher 2001). Vor allem bei Patienten mit einer längeren Lebenserwartung kann bei Tumoren mit hoher Gefahr einer späteren lokalen Progression (R1–2-Resektionsstatus, pT3b-Tumoren) eine postoperative Radiotherapie einen Vorteil bringen. Eine alleinige, die Lebensqualität zumeist beeinträchtigende Hormontherapie reicht in dieser Situation aufgrund ihrer eingeschränkten tumoriziden Wirkung für eine dauerhafte Heilung nicht aus. Der Zeitpunkt des

Tabelle VII. Ergebnisse ausgewählter klinischer Studien zur postoperativen Radiotherapie: Es zeigen sich signifikante Vorteile der unmittelbar postoperativen (frühen) Strahlentherapie vs. alleiniger Operation und der kombinierten postoperativen Hormon- und Strahlentherapie vs. alleiniger Strahlentherapie bzgl. des krankheitsfreien Überlebens, nicht jedoch bzgl. des Überlebens.

Autor	Jahr	Patienten mit früher RT	Überleben	Patienten mit alleiniger Resektion/RT bei Progression	Überleben	Endpunkt
Zietman	1993	84	73 %	62 (keine RT)	27 %	5 J DFS
Leibovich	2000	76	88 %	76 (keine RT)	59 %	5 J DFS
Corn	1999	71 mit HT / 68 ohne HT	65 % / 42 %			5 J DFS
Eulau	1998	31 mit HT / 74 ohne HT	56 % / 37 %			5 J DFS
Schild	1996	60	57 %	228	40 %	5 J DFS
Valicenti	1998	52	90 %	27	44 %	5 J DFS
Garg	1998	56 (PSA < 2 ng/ml)	78 %	26 (PSA > 2 ng/ml)	31 %	3 J DFS
Taylor	2003	44	78 %	27	43 %	5 J DFS
Stephenson	2007	341	50 %	160	36 %	5 J DFS
Trabulski (matched-pair)	2008	96	73 %	96	50 %	5 J DFS
Bolla (randomisiert)	2005/2007	502	74 %	502	52,6 %	5 J DFS
Thompson (randomisiert)[a]	2006	214	71 %	211	44 %	5 J DFS
Wiegel/Bottke (randomisiert)	2007/2008	108	81 %	153	60 %	5 J DFS

[a] Kein Vorteil bei tumorfreiem Schnittrand.

HT: Hormontherapie; DFS: rezidivfreies Überleben; frühe RT: Radiotherapie innerhalb von 6 Monaten nach Prostatektomie.

Beginns der Strahlentherapie scheint Bedeutung zu haben. Drei randomisierte Studien belegen die Vorteile einer adjuvanten bzw. additiven perkutanen Strahlentherapie frühzeitig nach Operation (Tabelle VII). Bei lokal fortgeschrittenen (pT3) aber R0-resezierten Tumoren oder nach einer inkompletten Resektion (R1) ließen sich krankheitsfreie Fünf-jahres-Überlebensraten von über 70 % erzielen. Diese Überlebensraten lagen mehr als 20 % über denen der Beobachtungsgruppe ohne adjuvante Strahlentherapie, die erst eine Strahlen- oder Hormontherapie bei PSA-Anstieg oder Hinweisen auf eine lokale Tumorprogression erhielten (Swanson et al. 2007; Bolla et al. 2005; Bottke und Wiegel 2008; Thompson et al. 2006).

Die additive oder adjuvante Radiotherapie sollte jedoch erst nach weitgehender Rückbildung der operativ bedingten Harnkontinenz begonnen werden. Hierdurch minimiert sich die Gefahr einer dauerhaften Inkontinenz. Werden moderne Bestrahlungstechniken am Linearbeschleuniger eingesetzt, ist die Rate schwerer Nebenwirkungen gering (Formenti et al. 1996; Bastasch et al. 2002).

Ein Teil der inkomplett resezierten Patienten zeigt erst nach mehreren Jahren einen PSA-Anstieg beziehungsweise eine lokale Tumorprogression (Wiegel et al. 2001). Hier ist die späte Strahlenbehandlung eine diskutierbare Alternative, auch wenn das krankheitsfreie Überleben im Vergleich zur frühen postoperativen Strahlentherapie eher schlechter erscheint. Der Vorteil des langen Zeitabstandes zwischen Operation und Strahlentherapie liegt darin, dass sich das generell geringe Risiko an Urethrastenosen und Harnkontinenzen im Vergleich zur frühen Strahlenbehandlung weiter reduziert. Auch bei längerer Latenz zwischen Operation und Strahlentherapie ist eine dauerhafte Tumorkontrolle bei ca. 50 % der Patienten wahrscheinlich. Dieses gilt insbesondere, wenn die Therapie bei PSA-Werten unter 1,0 ng/ml begonnen wird und auch initial niedrige PSA-Werte und besser differenzierte Tumoren (Gleason < 8) vorlagen (Wiegel et al. 2001; Hayes und Pollack 2005; Stephenson et al. 2007).

Radiotherapie bei lokalem Tumorrezidiv und PSA-Anstieg nach Prostatektomie

Nach radikaler Prostatektomie eines organüberschreitenden Prostatakarzinoms kommt es in 15–60 % der Patienten zu einem erneuten PSA-Anstieg. Ein alleiniges lokales Tumorrezidiv ist wahrscheinlich bei einem langsamen und späten PSA-Anstieg

(> 1 Jahr nach Operation; PSA-Anstieg < 0,75 ng/ml Jahr bzw. PSA-Verdoppelung über 12 Monate), bei einem gut oder mäßig differenzierten Tumor (Gleason < 8), bei positiven Schnitträndern des Prostatektomie-Präparats und bei tumorfreien pelvinen Lymphknoten (Stephenson et al. 2007; Meng et al. 2002). Die Strahlenbehandlung sollte bei dieser Befundkonstellation ohne histopathologischen Nachweis eines Rezidivs der Prostataloge begonnen werden.

Der PSA-Wert kann unabhängig von der Ausgangssituation durch eine perkutane Radiotherapie der Prostataloge in 20–45 % der Fälle wieder in den Nullbereich gesenkt werden. Eine lang dauernde Tumorkontrolle ist erreichbar (Tabelle VII). Bei einer Konstellation, die für eine ausschließliche lokale Tumorprogression in der Prostataloge spricht, beginnt die Radiotherapie am besten bei einem PSA-Wert unterhalb von 1,0 ng/ml (King et al. 2008). Manche Autoren fordern, dass ein Höchstwert von 0,5 ng/ml (Hudson et al. 2008) nicht überschritten werden sollte. Mit kumulativen Strahlendosen von ca. 65 Gy lässt sich ein PSA-rezidivfreies Fünfjahresüberleben für ca. 45 % der Patienten erzielen (Choo et al. 2002; Stephenson et al. 2007) (Tabelle VII).

Bei auffälliger Bildgebung kann eine Biopsie des vermuteten Lokalrezidivs ohne nennenswerte Gefahr bei einer Trefferquote zwischen 40–50 % vorgenommen werden. Therapeutische Konsequenzen hat dieses Vorgehen bislang nicht (Meng et al. 2002). Das gesicherte Tumorrezidiv kann mit einer lokalen Strahlentherapie mit gutem Erfolg (klinisch rezidivfreies Achtjahresüberleben bis 80 %) behandelt werden (Van der Kooy et al. 1996; van der Poel et al. 2008) (Tabelle V). Es werden Gesamtdosen zwischen 50 und 78 Gy eingesetzt, wobei die meisten Studien nicht mehr als 72 Gy verwendet haben (van der Poel et al. 2008). Ein Einschluss der pelvinen Lymphbahnen wird nicht empfohlen, wenn eine pelvine Lymphadenektomie im Rahmen der radikalen Prostatektomie erfolgte (Hayes und Pollack 2005). Der Stellenwert einer zusätzlichen Hormontherapie bei diagnostisch fassbarem Lokalrezidiv ist nicht abschließend geklärt. Patienten mit entdifferenzierten, ursprünglich lokal weit fortgeschrittenen Tumoren und einem PSA-Wert > 0,5 ng/ml könnten von einer zusätzlichen Hormontherapie profitieren (Corn et al. 1999; Cheung et al. 2005). Eine japanische Studie hat sich der Klärung dieser Frage angenommen (Yokomizo et al. 2005).

Zusammenfassend gilt, dass für einen erfolgreichen Einsatz einer Strahlenbehandlung im Rezidivfall ein möglichst niedriger PSA-Wert zu Beginn der Salvage-Therapie (< 1,0 ng/ml) eine wichtige Voraussetzung ist. Andernfalls ist die Wahrscheinlichkeit einer Fernmetastasierung hoch und es droht ein weiterer PSA-Anstieg innerhalb relativ kurzer Zeit. Mit Gesamtdosen von ca. 65 Gy sind lokale Tumorkontrollen von 58–100 %, Fünfjahres-Überlebensraten von 50–92 % und ein PSA-freies Überleben nach fünf Jahren von 50 % erreichbar (Lee und Hanks 1995; King et al. 2008; Hudson et al. 2008). Die optimale Gesamtdosis und der ideale Zeitpunkt für den Beginn einer Radiotherapie sind derzeit nicht mit letzter Eindeutigkeit geklärt. Manche Autoren fordern bei höheren PSA-Werten eine Dosiseskalation bis zu 70 Gy (King und Kapp 2008).

Die Indikation für die kurative Salvage-Therapie sollte interdisziplinär unter Berücksichtigung der ursprünglichen Tumorausdehnung, der Prognose und der Begleiterkrankungen des Patienten sowie im Einzelfall bei höherem PSA-Wert nach Ausschluss einer Fernmetastasierung (Skelettszintigraphie; Computertomographie von Becken und Abdomen; ggf. Cholin-PET) gestellt werden (Kuyu 2002). Dass sich durch die Operation (radikale Prostatektomie, TURP), die zumeist mehrere Jahre zurückliegt, die Risiken für die Entwicklung unerwünschter Wirkungen nach Strahlenbehandlung erhöhen, kann nicht ausgeschlossen werden, ist aber nicht gesichert (Formenti et al. 1996).

Radiotherapie bei lymphonodulärem Tumorrezidiv nach Prostatektomie

Pelvine und/oder paraaortale lymphonoduläre Tumorrezidive nach radikaler Prostatektomie sind als Zeichen einer systemischen Tumorprogression zu werten. Deshalb wird im Allgemeinen eine alleinige Hormontherapie durchgeführt. Bei manifesten oder zu befürchtenden Komplikationen (Schmerzen, Lymphödem oder Ureterstenose) kann alternativ oder ergänzend eine lokale Radiotherapie empfohlen werden. Selbst große metastatisch befallene Lymphknoten können mit adäquater Dosierung und Bestrahlungstechnik anhaltend kontrolliert werden. Die Strahlenbehandlung hat bei lymphatischer Metastasierung den grundsätzlichen Vorteil, dass sie zusätzlich zu den großen makroskopischen Herden weitere Abschnitte des lymphatischen Systems mit kleinen Noduli oder Verdacht auf mikroskopischen Befall erfassen kann. Es kann konzeptionell sinnvoll sein, Lymphknotenmetastasen zu bestrahlen, den PSA-Verlauf zu beobachten und erst im Weiteren über die systemische Therapie zu entscheiden.

Lokale Tumorrezidive nach perkutaner Radiotherapie

Als Hinweis auf eine Tumorprogression nach Radiotherapie gelten drei aufeinander folgend ansteigende PSA-Werte. Der Zeitpunkt des Rezidivs wird zwischen dem Nadir nach Radiotherapie und dem ersten erhöhten Wert definiert (Kuyu 2002). Bei lokalen Tumorrezidiven nach primärer perkutaner Strahlentherapie kommen neben einer alleinigen Hormontherapie auch eine Prostatektomie oder eine lokale Behandlung mit interstitieller High-dose-rate-Brachytherapie (HDR), Kryotherapie oder hoch fokussiertem Ultraschall (HIFU) in Frage (Meng et al. 2002; van der Poel et al. 2008). Im Einzelfall kann eine permanente interstitielle Low-dose-rate-Brachytherapie (LDR) nach früherer, niedrig dosierter perkutaner Strahlenbehandlung (Dosen < 70 Gy) eingesetzt werden (D'Amico 1999). Mit den genannten Methoden lassen sich mittelfristige Tumorkontrollen erzielen. Bei sorgfältiger Indikationsstellung (Rezidiv-Stadium < T3, maximaler PSA < 10 ng/ml, Gleason < 8) ist mit der Salvage-Operation ein krankheitsfreies Zehnjahresüberleben bei 50 % der Patienten zu erwarten. Die Toxizität aller Therapieformen, speziell auch der Prostatektomie und der HIFU, kann allerdings beträchtlich sein: dauerhafte Harninkontinenz in 20–60 %, Impotenz bei 100 % und Rektumverletzung bei 10 % der Patienten mit u. U. auch konsekutiven Resektionen von Harnblase und Rektum (Izawa et al. 2002; Djavan et al. 2000; Meng et al 2002; van der Poel et al. 2008).

Zielvolumina, Bestrahlungstechnik und Fraktionierungsschemata

Perkutane Strahlentherapie

Grundlage der perkutanen Strahlentherapie ist die Planung auf der Basis einer aktuellen Computertomographie. Die Vorteile einer konformal gegenüber einer herkömmlich geplanten Strahlentherapie sind durch mehrere randomisierte Studien gesichert (Tabelle IV). Zur intensitätsmodulierten- bzw. bildgeführten Strahlenbehandlung (IMRT und/oder IGRT) liegen bislang nur Ergebnisse aus kleineren pro- oder retrospektiven Untersuchungen vor, welche bislang keine eindeutigen und differenzierten Schlussfolgerungen erlauben (Cahlon et al. 2008; Kupelian et al. 2008). Diese neuesten, innovativen Techniken ermöglichen jedoch eine weitere Verbesserung der Dosisverteilung bzw. im Fall der IGRT auch eine noch präzisere Erfassung des beweglichen Zielvolumens im Becken. Insgesamt ergibt sich in der

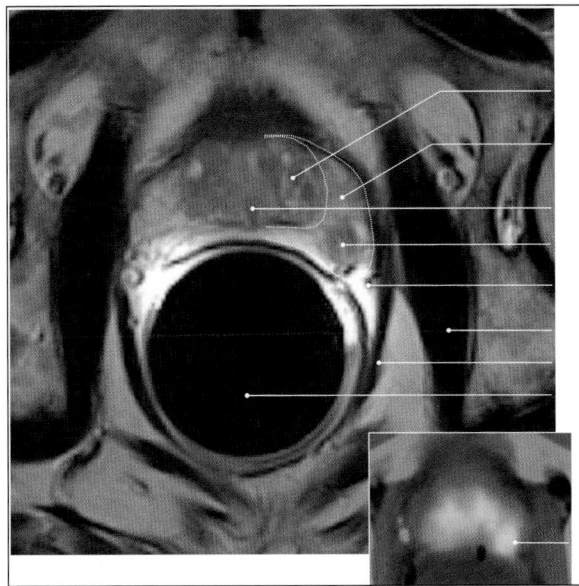

Zentrale Zone und
Übergangszone

Periphere Zone

Periurethrales Stroma

Tumorkorrelat

Neurovaskuläres Bündel

M. obturator internus

M. levator ani

Rektum mit
Endorektalspule

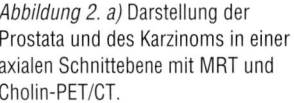

Tumorkorrelat
im Cholin-PET

Abbildung 2. a) Darstellung der
Prostata und des Karzinoms in einer
axialen Schnittebene mit MRT und
Cholin-PET/CT.

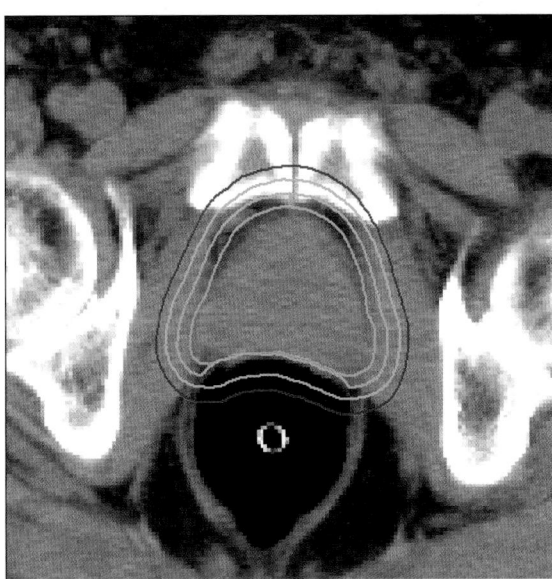

■ Prostata

▨ Mikroskopische Tumorausdehnung

▤ Organbeweglichkeit

■ Lagerungsungenauigkeit

Das Prinzip, dass bei der Planung der perkutanen Strahlentherapie die
Beweglichkeit des Organs (Zielvolumen) und die Lagerungsungenauigkeit
des Patienten in Betracht gezogen werden müssen, gilt unabhängig von
der zur Anwendung kommenden Strahlenart. Dieses Prinzip führt bei der
Strahlentherapie des Prostatakarzinoms dazu, dass ein Anteil des ventralen
Rektumvolumens eine deutlich höhere Strahlendosis erhält als dorsale
Abschnitte des Rektums, auch z. B. bei Behandlung mit Protonen
(vgl. Abbildung 2c). Zu beachten ist ferner, dass die Harnröhre mitten
durch die Prostata verläuft. Sie erhält somit 100 % der Strahlendosis.

Abbildung 2. b) Prinzipien, die bei der Festlegung des zu bestrahlenden Zielvolumens zu beachten sind.

Planung und Durchführung der Bestrahlung eine
sehr weitgehende Reduktion der Sicherheitsabstände
um das klinische Zielvolumen und damit eine Verringerung der Belastung der umliegenden Organe. Die
Rate der schweren chronischen Nebenwirkungen der
Strahlentherapie (> Grad 2) lässt sich heute relativ
zuverlässig auf unter 2 % senken (Cahlon et al.
2008).

Zur Bestimmung des Zielvolumens bei der primären
Radiotherapie wird die Magnetresonanztomographie
empfohlen, die eine präzise Abgrenzung der Prostata
im kleinen Becken vor allem gegenüber den Strukturen des Beckenbodens erlaubt. Die eigentliche Therapieplanung erfolgt auf der Basis einer Computertomographie, die in 2–5 mm Schichtdicke bei identischem Tischvorschub durchgeführt werden sollte.
Der Patient sollte auf dem Rücken gelagert sein. Einfache Hilfsmittel für eine reproduzierbare Lagerung
(Kopfschalen, Knierolle, Fersenfixation) sollten eingesetzt werden. Eine aufwendigere Lagerung des
Beckens oder sogar des gesamten Körpers in Bay-
castformen erhöht den Aufwand beträchtlich, ohne
die Präzision sicher zu verbessern (Nutting et al.
2000). Eine definierte Harnblasen- und Rektumfül-
lung (z. B. mit einem Ballon) ist wünschenswert, aber
nicht immer zu sichern und hinsichtlich eines therapeutischen Vorteils nicht bewiesen. Die bildgeführte
Strahlentherapie (IGRT) könnte zu einer weiteren
Verbesserung der Präzision führen, muss diesbezüglich aber noch detaillierter untersucht werden. Die
Abbildung 2 gibt eine anschauliche Übersicht über
wesentliche Schritte im Rahmen des Gesamt-Pro-
zesses der Therapieplanung inklusive Bildgebung,

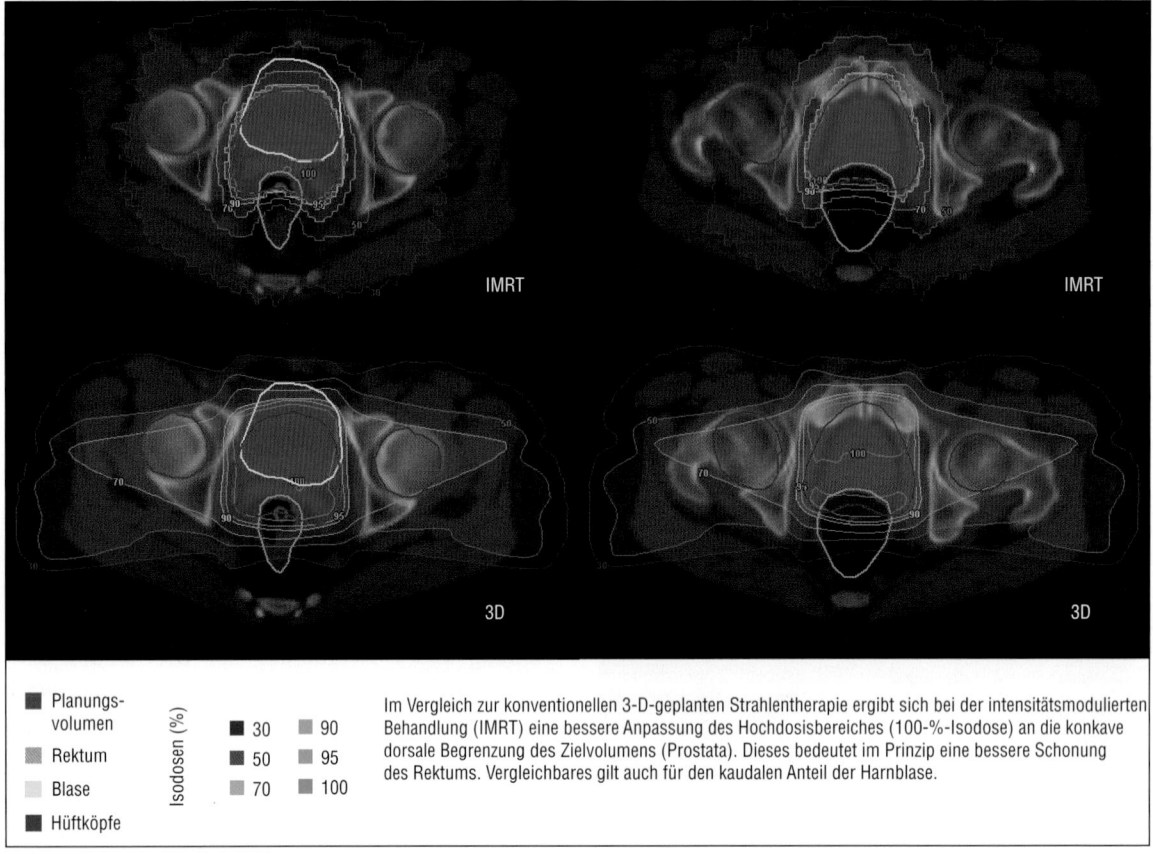

Im Vergleich zur konventionellen 3-D-geplanten Strahlentherapie ergibt sich bei der intensitätsmodulierten Behandlung (IMRT) eine bessere Anpassung des Hochdosisbereiches (100-%-Isodose) an die konkave dorsale Begrenzung des Zielvolumens (Prostata). Dieses bedeutet im Prinzip eine bessere Schonung des Rektums. Vergleichbares gilt auch für den kaudalen Anteil der Harnblase.

Legende: Planungsvolumen, Rektum, Blase, Hüftköpfe; Isodosen (%): 30, 50, 70, 90, 95, 100

Abbildung 2. c) Konventionelle 3-D-geplante Strahlentherapie im Vergleich zur IMRT: Isodosendarstellung für zwei unterschiedliche Schnittebenen (auf Höhe der kaudalen Harnblase und darunter).

Definition des zu bestrahlenden Zielvolumens und Evaluation von Dosis-Volumen-Histogrammen.

In frühen Tumorstadien (< T2b, PSA < 10 ng/ml, Gleason < 7) ist das Zielvolumen der perkutanen Strahlentherapie die Prostata ohne Einschluss der Samenblasen oder der pelvinen Lymphbahnen (Feldmann et al. 1998). Die Strahlenbehandlung sollte bis zu Gesamtdosen von mindestens 72 Gy in konventioneller Fraktionierung durchgeführt werden. Bei sehr frühen Tumorstadien (T1a, Gleason 2–4) können Gesamtdosen von 70 Gy ausreichend sein. Bei der Radiotherapie intermediärer (T2b–T3a oder PSA 10–20 oder Gleason 7) und lokal fortgeschrittener Tumorstadien (T3b–4b, PSA > 20, Gleason > 7) sollten die Prostata und zumindest die prostatanahen Teile der Samenblasen, bei sichtbarem Befall auch die gesamten Samenblasen, sowie der in der Kernspintomographie darstellbare Tumor bis zu einer Gesamtdosis von 74 bis maximal 78 Gy bestrahlt werden.

Liegt ein Tumorbefall der pelvinen Lymphknoten vor, können als lokoregionäre pelvine Lymphbahnen die iliakal internen Lymphknoten (entlang an Prostata und unterem ventralem Rektum an Art. vesicalis inferior, Art. ductus deferentis, Art. pudenda interna und Art. rectalis media), die obturatorischen (Ast der Art. iliaca interna), die iliakal externen bis kurz vor dem Übergang in den Leistenkanal und im Einzelfall die präsakralen, pararektalen und paravesikalen (als Verzweigungen der Art. iliaca interna) eingeschlossen werden. Der Einschluss dieser Lymphknotenstationen ist von den bekannten Risikofaktoren (Gleason-Score, T-Stadium, maximaler PSA-Wert), der Bildgebung und von der Strahlenbelastung der Normalgewebe abhängig zu machen. Ein Befall der Lymphknoten inguinal und entlang der Art. iliaca communis ist bei fehlender Darstellung suspekter anderer Lymphknoten nicht zu erwarten, sodass ein Einschluss in das klinische Zielvolumen vermieden werden sollte. Nur bei lokal weit fortgeschrittenen Tumoren werden auch die Lymphknoten entlang den beidseitigen Aa. iliacae communes bestrahlt. In diesen Fällen ist die Strahlentherapie in Bauchlage auf dem Lochbrett sinnvoll, da hiermit eine bessere Schonung der Dünndarmschlingen möglich ist. Es werden Gesamtdosen von 45–50,4 Gy mit Einzeldosen von 1,8 Gy gegeben.

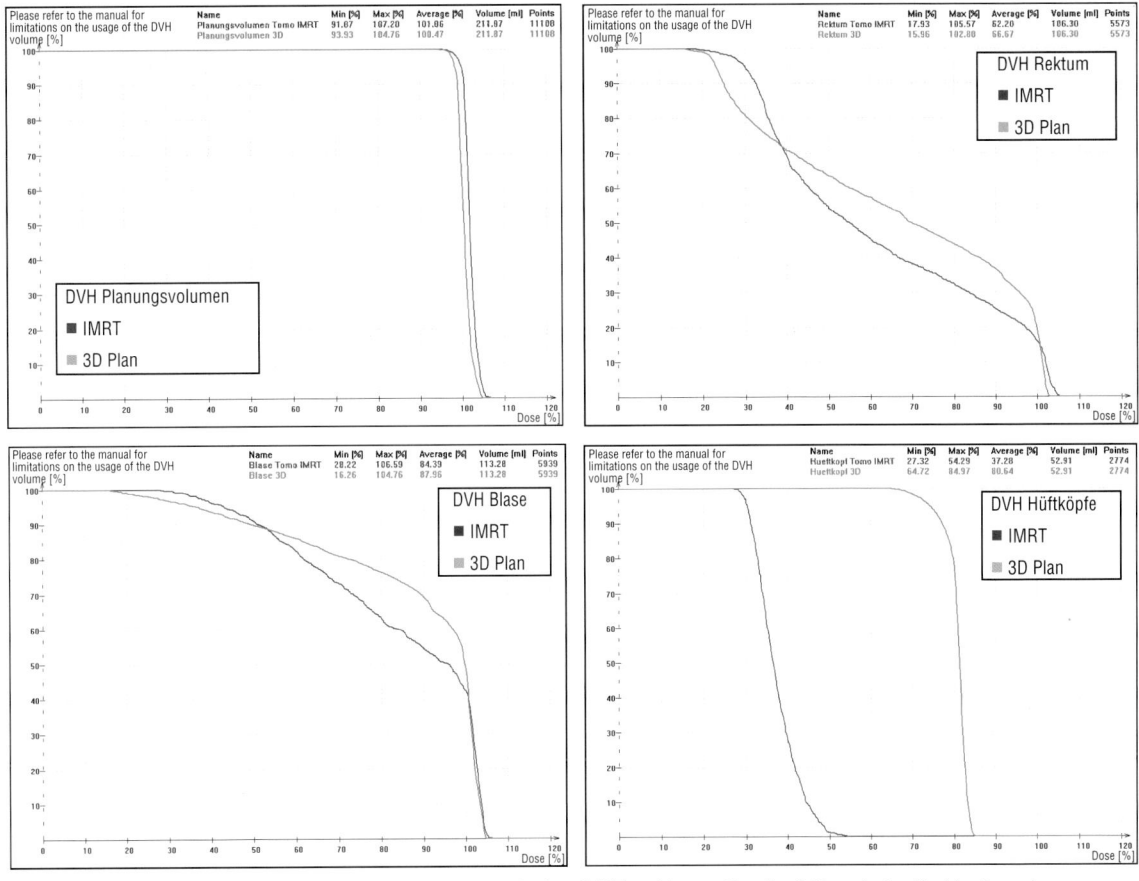

Abbildung 2. d) Dosis-Volumen-Histogramme: ein Vergleich zwischen IMRT und konventioneller 3-D-geplanter Strahlentherapie.

Dosiseskalationen bis zu Gesamtdosen über 80 Gy im Bereich der Prostata scheinen bei Anwendung moderner Techniken zu keiner eindeutigen Zunahme der frühen urogenitalen oder intestinalen Nebenwirkungen zu führen (Zelefsky et al. 2002). Zu beachten ist jedoch, dass diese sehr hoch dosierten (ca. 80 Gy) Konzepte zum Teil auf speziellen Zielvolumendefinitionen der jeweiligen Behandlungszentren basieren. Ferner wurden im Zusammenhang mit Gesamtdosen im Bereich von 80 Gy teilweise nur kleine Patientenzahlen untersucht und langfristige Nachbeobachtungen nicht publiziert (Singh et al. 2007; Teh et al. 2002). Betrachtet man die späte gastrointestinale Toxizität zeigt sich zumindest in den randomisierten Studien mit konformalen Techniken bis zu Gesamtdosen von 78 Gy durchweg eine Zunahme dieser Art von Nebenwirkung (Al-Mamgani et al. 2008; Kuban et al. 2008) (Tabelle III). Da größere europäische Studien zur Dosiseskalation über 78 Gy fehlen, können bei konventioneller Fraktionierung derzeit Gesamtdosen oberhalb dieses Wertes nicht empfohlen werden.

In den meisten klinischen Studien wurden konventionelle Fraktionierungen eingesetzt mit Einzeldosen von 1,8 oder 2,0 Gy. Es gibt jedoch Hinweise auf ein niedriges α/β-Verhältnis des Prostatakarzinoms, sodass eine hypofraktionierte Strahlentherapie von Vorteil sein könnte. Befürchtungen, dass hierbei die Rate an schwerwiegenden Komplikationen vor allem des Rektums steigt, wurden durch Ergebnisse britischer Studien aus den 80er und 90er Jahren entkräftet (Livsey et al. 2003). Mit Einzeldosen von 3,13 Gy bzw. 6,0 Gy lag die Häufigkeit schwerer später Nebenwirkungen nicht höher als bei herkömmlichen Fraktionierungsschemata. Allerdings waren in diesen Studien die Gesamtdosen geringer als in modernen Therapieprotokollen mit konventioneller Fraktionierung (Tabelle VIII). Auch in neueren randomisierten Studien führten höhere Einzeldosen nicht generell zu einem Anstieg der chronischen Nebenwirkungen. Hinsichtlich des krankheitsfreien Überlebens könnten höhere Einzeldosen von Vorteil sein. Ein sicheres und überzeugendes Konzept hierzu ist allerdings bislang nicht ausreichend definiert. Deshalb sollten hohe Einzeldosen außerhalb von Studien zurzeit nicht zur Anwendung kommen,

Tabelle VIII. Studien zur hypofraktionierten Strahlentherapie.

Autor	Jahr	Patienten (n)	Behandlungstechnik	5-Jahres DFS	Späte Nebenwirkungen
Livsey	2003	705 T1–4, G1–3	16 × 3,125 Gy	55,8 %	5 % GI-Tox. > I° 9 % UG-Tox. > I°
Higgins	2006	300 I1–3, G1–3	20 × 2,625 Gy	42,6 %	n. a.
Kupelian	2007	770 T1–3, G1–3	28 × 2,5 Gy	82 %	4,5 % GI-Tox. > II° 5,3 % UG-Tox. > II°
Madsen	2007	40 T1–2a, G1–2	5 × 6,61 Gy	70 % (4 Jahre)	0 % > Grad II
Lukka	2005	936 T1a–2c, G1–3	33 × 2,0 Gy vs. 20 × 2,625 Gy	47,05 % vs. 40,05 % (n. s.)	3,2 % vs. 3,2 % UG + GI-Tox. > II° (n. s.)
Yeoh	2006	217 T1–2	32 × 2,0 Gy vs. 20 × 2,75 Gy	55,5 % vs. 57,4 % (n. s.)	2-Jahres rektale Blutung 27 % vs. 42 % (p < 0,05)

auch nicht bei Einsatz modernster Bestrahlungstechniken (IGRT, IMRT, stereotaktische Strahlentherapie) (Mohan et al. 2000; Xia et al. 2001; Mott et al. 2004; Miles und Lee 2008).

Die postoperative Strahlenbehandlung sollte ebenfalls als dreidimensional geplante Strahlentherapie auf der Basis einer aktuellen Computertomographie mit 2–5 mm Schichtdicke vorgenommen werden. In konventioneller Fraktionierung (1,8–2,0 Gy) werden Gesamtdosen von 64–66 Gy bei lokalem Tumorrezidiv bzw. postoperativem PSA-Anstieg empfohlen. Im Rahmen der additiven Therapie direkt nach inkompletter Resektion mit PSA-Werten nahe 0 ng/ml genügen möglicherweise Gesamtdosen von 60 Gy für eine dauerhafte lokale Tumorkontrolle. Empfehlungen zur Definition des postoperativen Zielvolumens sind schwierig: die Region der inkompletten Tumorresektion muss einbezogen werden. Ob in jedem Fall eine Strahlentherapie der gesamten ehemaligen Prostataloge, möglicherweise sogar mit Einschluss des schwer zu bestimmenden Samenblasenlagers durchgeführt werden muss, ist bislang nicht geklärt. Serien zur bioptischen Sicherung eines Tumorrezidivs belegen zwar den häufigen Befall an der Harnröhrenanastomose im Bereich des Harnblasenhalses, können jedoch weitere Rezidivlokalisationen nicht ausschließen (Parker et al. 2001; Poortmans et al. 2007). Aufgrund des häufigen extrakapsulären Tumorwachstums von mehr als 5 mm vor allem jenseits der dorsolateralen Kapsel muss hier ein ausreichender Sicherheitsabstand bei der Definition des klinischen Zielvolumens vorgenommen werden (Poortmans et al. 2007). Im Hinblick auf die Verträglichkeit der Therapie sollte eine optimale Schonung des Rektums vor einer Erfassung jedes noch so kleinen möglichen Tumorausläufers Vorrang haben.

Vor Beginn der Strahlentherapie sollte ein systemischer Tumorbefall des Skeletts mittels Szintigraphie und auch der pelvinen und paraaortalen Lymphbahnen mittels Computertomographie zumindest bei höheren PSA-Werten (> 4 ng/ml) ausgeschlossen werden. Zur PET (z. B. Cholin-PET) existieren bislang keine wirklich überzeugenden Daten, die es rechtfertigen, die PET für die Bestrahlungsplanung (primäre oder postoperative Strahlentherapie; Strahlentherapie in der Rezidivsituation) zu empfehlen. In individuellen Situationen kann sie von Vorteil sein, beispielsweise bei einem PSA-Anstieg über 1,0 ng/ml nach radikaler Prostatektomie und initial vorliegenden Risikofaktoren für eine systemische Tumorprogression (Gleason-Score > 7, PSA > 20 ng/ml, pT3b-Stadium).

Interstitielle Brachytherapie

Für die Bestimmung des zu behandelnden Zielvolumens ist eine Abschätzung des Risikos für ein organüberschreitendes Wachstum (z. B. Partin-Tabellen) erforderlich. Bereits bei einem PSA-Wert von 8 ng/ml und einem Gleason-Score von 5 ist trotz eines klinischen Stadiums T2a mit einer ca. 40%igen Wahrscheinlichkeit einer Kapselpenetration zu rechnen. Die Tumorausläufer können auch im frühen Stadium bis zu 3 mm jenseits der Organgrenzen gefunden werden (Davis et al. 1999). Aus diesem Grund wird ein entsprechender Saum bei der Festlegung des Planungszielvolumens empfohlen, in der Regel 3 bis 5 mm je nach Verteilung der positiven Stanzbiopsien (Salembier et al. 2007).

Seeds-Brachytherapie

Bei Verwendung von Seeds mit einer initialen Dosisleistung von 5,8 bzw. 15,3 cGy/h und niedrigen Photonenenergien (21–35 keV) mit geringer Reichweite werden innerhalb einiger Wochen den Tumor umschließende Strahlendosen von ca. 145 Gy (Jod-125) bzw. 125 Gy (Pd-103) appliziert (Blasko et al. 2002). In einer klinischen Studie mit nur wenigen Patienten (n = 40) wurde kein klinischer Unterschied bei der Verwendung von Seeds verschiedener Dosisleistungen gefunden (Narayana et al. 2005). Klinisch sind der Einsatz von Jod-125 und Palladium-103 etwa gleichwertig einzustufen (Herstein et al. 2005). Für den Einsatz von Strands (miteinander verbundene Seeds) zeichnet sich ein Vorteil gegenüber der Implantation von Einzelseeds ab. Die klinische Relevanz der Frage „Einzelseeds" versus „Strands" ist bislang nicht geklärt, obwohl bei Einzelseeds Migrationen von Seeds und häufiger Embolisationen zu beobachten sind (Reed et al. 2007).

Grundlage der interstitiellen Strahlentherapie mit Seeds ist die Planung mittels transrektalem Ultraschall. Eine Überprüfung der Implantationsergebnisse sollte zwischen sieben Tagen und sechs Wochen nach operativer Deposition der Seeds mittels Schnittbildverfahren erfolgen, im günstigsten Fall frühestens 30 Tage nach Implantation wegen der langsamen Rückbildung des operativ verursachten Ödems (CT und TRUS bzw. MRT) (Salembier et al. 2007; Leclerc et al. 2006). Bei Unterschreiten der geplanten D_{90} wird eine Ergänzung der Implantate empfohlen (Blasko et al. 2002).

Die empfohlenen Dosisvorgaben bei alleiniger Brachytherapie beziehen sich im Rahmen der Bestrahlungsplanung auf eine Gesamtdosis von 145 Gy bei der I-125-Seed- und von 125 Gy bei der Pd-103-Applikation (jeweils entsprechend 100 %) (National Institute of Standards and Technology (NIST-99) und amerikanische brachytherapeutische Gesellschaft (TG-43)):
– Der Anteil des PTV, das 100 % der Dosis erhält, muss mindestens 95 % sein.
– Die Dosis, die 90 % des PTV umschließt, muss mehr als 100 % der verschriebenen Dosis betragen.
– Das Volumen des PTV, das 150 % der verschriebenen Dosis erhält, sollte nicht mehr als 50 % betragen.
– Die Maximaldosis im Rektum sollte 200 Gy nicht überschreiten.
– Es sollten nicht mehr als 2 cm³ des Rektums mehr als die verschriebene Dosis erhalten.

– Es sollten nicht mehr als 10 % der Urethra über 150 % der verschriebenen Dosis erhalten.
– 70 % der Urethra sollten weniger als 130 % der Verschreibungsdosis erhalten.

In Kombination mit einer perkutanen Strahlentherapie von 45 Gy liegen die empfohlenen Gesamtdosen der interstitiellen Therapie mit Seeds bei 100 Gy (Pd) bzw. 110 Gy (Jod). Maximaldosen von 150 % der tumorumschließenden Dosen sollten dann an der Urethra nicht überschritten werden (Blasko et al. 2002).

Temporäre interstitielle LDR- und HDR-Brachytherapie

Wird eine alleinige LDR-Therapie vorgenommen, so verbleiben die von perineal unter sonographischer Kontrolle eingebrachten Spicknadeln für ca. 70 Stunden im Tumorbett. Die Planung erfolgt auf der Basis einer Computertomographie, die nach Einbringen aller Nadeln erfolgt. Das Planungszielvolumen umschließt die gesamte Prostata mit einem Saum von 5 mm. Es werden ca. 70 Gy appliziert. Dabei wird darauf geachtet, dass Rektum und Urethra in keinem Bereich eine Gesamtdosis von mehr als 150 % der Verschreibungsdosis erhalten.

Mit der alleinigen HDR-Brachytherapie lassen sich in zwei Tagen 38 Gy in vier Fraktionen applizieren. Wie bei der LDR-Therapie erfolgt auch hierbei der Eingriff von perineal. Der Patient verbleibt in periduraler Anästhesie und muss für wenigstens drei Tage hospitalisiert werden. Das Zielvolumen sollte von der 100 % Isodose (entspricht 9,5 Gy pro Fraktion) umschlossen sein. Eine Überwachung der Dosisverteilung ist sinnvoll, vor allem durch regelmäßige rektale Messungen. Die Gesamtdosis in der Urethra sollte 120 % der Verschreibungsdosis nicht überschreiten, im Rektum sollte sie nicht mehr als 75 % betragen.

In der kombinierten Brachytherapie und perkutanen Strahlenbehandlung des lokal fortgeschrittenen Prostatakarzinoms werden mit dem HDR-Verfahren 12–30 Gy in zwei bis vier Fraktionen zu 6–10 Gy (dosiert auf die Oberfläche der Prostata), perkutan 30–54 Gy (konventionell fraktioniert) bis zu kumulativen Gesamtdosen zwischen 58 und 80 Gy innerhalb von sechs bis sieben Wochen appliziert (Tabelle V). Dabei erfolgt häufig zuerst die perkutane Strahlenbehandlung. Nach einer Pause von zwei bis vier Wochen schließt sich die interstitielle Afterloadingtherapie an (Kovács et al. 2005;

Hoskin et al. 2007; Akimoto et al. 2006, Kestin et al. 2000).

Seltenere Formen der perkutanen Radiotherapie

Die bisherigen Publikationen zur Radiotherapie des Prostatakarzinoms mit Neutronen oder Protonen liefern unterschiedliche Ergebnisse. Die lokale Tumorkontrolle konnte durch Neutronen im Vergleich zur Photonen-Strahlentherapie verbessert werden (nach 5 Jahren 87 % vs. 68% mit Photonen, nach zehn Jahren 70 % vs. 58 %). Die krankheitsspezifischen Fünfjahres-Überlebensraten betrugen 68 % vs. 59 %, unterschieden sich aber nicht signifikant. Die akute Nebenwirkungsrate war nach Neutronentherapie mit 14 % RTOG III° (vs. 4 %) und die späte mit 24 % RTOG III–VI° (vs. 8 %) jeweils signifikant erhöht (Russel et al. 1994).

Erste Erfahrungen mit der Protonentherapie zeigten bei einer medianen Nachbeobachtungszeit von 67,2 Monaten bei entdifferenzierten Tumoren eine Verbesserung der lokalen Tumorkontrolle aufgrund einer höheren lokalen Strahlendosis (75,6 Gy Photonen plus Protonen vs. 67,2 Gy Photonen alleine) (Shipley et al. 1995). Es fand sich kein Einfluss auf das Gesamtüberleben. Durch die höhere Dosis bei der Kombination von Photonen und Protonen kam es jedoch zu einer deutlichen Zunahme der Nebenwirkungen (32 % rektale Blutungen vs. 12 %). In einer retrospektiven Auswertung einer konformalen Bestrahlung mit Protonen alleine oder mit Photonen plus Protonenboost bis zu 74–75 Kobaltquivalenten Gy (Gesamtdosis) im Rahmen einer nicht randomisierten Studie wurde für frühe Tumorstadien (T1–2b) über ein Fünfjahresüberleben von 97 % und ein biochemisch rezidivfreies Überleben von 88 % berichtet (Slater 1999). Es wurden keine Nebenwirkungen RTOG III–IV° beobachtet. In einer neueren randomisierten Studie erfolgte eine Dosiseskalation mit Protonen bis zu einer Gesamtdosis von 79 Gy. Hierdurch kam es beim frühen Prostatakarzinom (cT1–2 N0 M0; PSA median 6,3 ng/ml) zu einer signifikanten Verbesserung des PSA-rezidivfreien Überlebens (79,2 Gy vs. 70,2 Gy; krankheitsfreies Fünfjahresüberleben 91,3 % vs. 78,8 %) (Zietman et al. 2005). Diese Daten sind bei ähnlichen Einschlusskriterien vergleichbar denen im dosiseskalierten Arm randomisierter Studien mit Photonen alleine (Kuban et al. 2008, Al-Mamgani et al. 2008) (Tabelle IV).

Wie aus der umfangreichen Literatur zur konformalen Strahlentherapie mit Photonen darf auch aus den Protonen-Publikationen geschlossen werden, dass eine moderne perkutane Strahlenbehandlung mit Gesamtdosen von mehr als 72 Gy geeignet ist, lokale Tumorkontrollen und Heilungsraten zu erzielen, welche der radikalen Prostatektomie vergleichbar sind (Kupelian, 2000; Shipley et al. 1995; Slater et al. 1999). Durch die Verbesserungen der Planung und Durchführung der Strahlentherapie haben die Nebenwirkungen in der perkutanen Photonentherapie entscheidend abgenommen. Auch die moderne Seed-Therapie in den Frühstadien darf als nebenwirkungsarm angesehen werden. Dieses sollte bei einem Vergleich mit Protonen nicht völlig außer Acht gelassen werden, zumal auch bei der Protonentherapie eine höhere Dosisbelastung gesunder Strukturen (pars prostatica der Harnröhre, Übergang Blasenboden zur Harnröhre, vordere Rektumwand) gegeben ist. Ein eindeutig belegter Vorteil der Therapie mit Protonen oder Neutronen fehlt, sodass deren Einsatz außerhalb von Studien und bei hohen Kosten sowie geringer Verfügbarkeit derzeit nicht empfohlen werden kann.

Akute Nebenwirkungen und spätere Strahlenfolgen

Eine definitive perkutane Radiotherapie der Prostata kann mit Nebenwirkungen der perianalen Haut, des Urogenitaltraktes und des Enddarms verbunden sein. Risikofaktoren für die Entstehung später radiogener Folgen an Normalgeweben sind bestehende vaskuläre Veränderungen (z. B. bei Diabetes mellitus) und lokale operative Eingriffe (TURP, radikale Prostatektomie). Die vollständige Rückbildung der Harninkontinenz vor Beginn einer postoperativen Radiotherapie sollte abgewartet werden, um die Gefahr einer dauerhaften Inkontinenz so gering wie möglich zu halten. Der Patient kann mit Beckenbodentraining, Elektrostimulation, Biofeedback und Anticholinergika behandelt werden, um die Rückbildung der Inkontinenz zu beschleunigen (Steele und O'Leary, 2002).

Im Vordergrund der akuten radiogenen Nebenwirkungen bei perkutaner Strahlentherapie stehen eine Dys- und Pollakisurie (CTC III°), die bei 50 % der Patienten auftreten können. Hämatochezie und Schleimauflagerungen auf den Stuhl kommen ebenso wie eine Dermatitis im Dammbereich und der Perianalregion deutlich seltener vor (Thompson et al. 1999; Zimmermann et al. 2001; Jani und Gratzle 2005; Goldner et al. 2005; Pisansky 2006; Geinitz et al. 2006; Wilt et al. 2008). Die genannten Nebenwirkungen klingen bei den meisten Patienten innerhalb von zwei bis sechs Wochen nach Ende der Strahlentherapie auch ohne Begleitbehandlung vollständig ab. Im Zusammenhang mit akuten Nebenwirkungen sei hier zusätzlich erwähnt, dass transurethrale Resektionen kurz nach einer abgeschlossenen Strahlenbehandlung das Risiko für eine schwere Harninkontinenz erhöhen (Incrocci 2002).

Beim Einsatz moderner, konformaler Techniken bis hin zur intensitätsmodulierten Strahlentherapie (IMRT) werden dauerhafte bzw. chronische Nebenwirkungen schweren Grades des intestinalen wie des urogenitalen Traktes (RTOG III°) bei weniger als 5 % der behandelten Patienten beobachtet. Nebenwirkungen RTOG IV° sind eine Seltenheit geworden. Die Vorteile einer intensitätsmodulierten perkutanen Radiotherapie wurden in mehreren Phase-II-Protokollen belegt (Kupelian et al. 2007; Vora et al. 2007; Zelefsky et al. 2006). Mit kumulativen Strahlendosen von 70–86 Gy, zum Teil mit geänderten Dosisverschreibungen im Vergleich zu tradierten Konzepten der Dosisverteilung, wurden schwere späte Nebenwirkungen (> Grad II) bei weniger als 3 % der Patienten im Bereich des Rektums und bei 1–6 % im Bereich der Harnwege gesehen (Cahlon et al. 2008). Randomisierte Studien zum Stellenwert der IMRT liegen nicht vor. Ob in jedem Fall eine IMRT erforderlich ist, wurde bislang nicht untersucht.

Das Risiko einer dauerhaften Impotenz wird zwischen 6–84 % für die perkutane und 0–51 % für die interstitielle Radiotherapie angegeben. Dabei fehlen häufig Aussagen zur Potenz vor Beginn der Radiotherapie, sodass die Daten der Literatur nur eingeschränkt verwertbar sind (Hashine et al. 2008; Roach et al. 2004).

Typische Nebenwirkungen der Brachytherapie mit Seeds sind ein akuter, zu katheterisierender Harnverhalt aufgrund einer Schwellung der Prostata bei 3–22 % der Patienten und eine zumeist über wenige Monate anhaltende Dysurie mit milder Urge-Inkontinenz. Schwerwiegende Symptome (CTC III°) treten bei weniger als 2 % der Patienten auf und betreffen neben der Obstruktion der Urethra auch eine dauerhafte Inkontinenz. Da diese Nebenwirkungen bei einer Seed-Implantation nach operativen Eingriffen häufiger zu beobachten sind, wird von einer interstitiellen Behandlung mit Permanentimplantaten nach einer TURP abgeraten. Eine radiogene Proktitis ist bei 2–9 % der Patienten beschrieben. Sie tritt innerhalb des ersten Jahres auf und bildet sich zumeist spontan zurück. Von Nachteil ist die hohe Strahlenbelastung des neurovaskulären Bündels, sodass in der Literatur eine Abnahme der Potenz bei 70 % der Patienten innerhalb von sechs Jahren und eine Impo-

tenzrate von ca. 40 % berichtet werden. Dabei können jüngere, sexuell aktive Patienten in den ersten Jahren nach der Therapie in einem hohen Prozentsatz (> 90 %) eine weitgehend uneingeschränkte Sexualität behalten, wohingegen ältere Männer (> 70 Jahre) in ca. 50 % innerhalb von fünf Jahren Einbußen bis zu völligen Impotenz hinnehmen müssen (Wirth et al. 2002; Blasko et al. 2002; Dannen et al. 2006; Cesaretti et al. 2007) (Tabelle II). Eine Besserung der Potenz ist medikamentös (oral oder mit lokalen Injektionsverfahren) bei bis zu 50 % der Patienten erreichbar.

Mit einer chronischen Proktitis (Grad II) ist in 1–10 % der Fälle zu rechnen, mit einer höhergradigen nur sehr selten (< 1 %). Eine Urethritis mit Harndrang oder Harnentleerungsstörungen, die akut bei jedem Seed-Patienten in den ersten Wochen nach der Implantation besteht (in der Regel CTC I–II), bessert sich bis zum 12. Monat nach Implantation und ist nur bei wenigen Patienten als relevante chronische Urethritis bzw. Zystitis (> RTOG II°) zu finden (Ellis et al. 2007; Herstein et al. 2005).

In einer randomisierten Studie an 352 Patienten wurde kein signifikanter Unterschied in der Verträglichkeit der beiden Seed-Typen (125 Gy mit Palladium vs. 144 Gy mit Jod) gesehen. Die therapiebedingte, langfristig nicht relevante Prostatitis trat bei Palladium früher auf (Maximum nach 1 Monat), um dann schneller als bei Jod-Seeds wieder abzuklingen (Herstein et al. 2005).

Im Rahmen der temporären, interstitiellen Brachytherapie (Afterloading) ist die akute Toxizität gering, auch bei sicherer Erfassung der Prostata durch eine ausreichende, tumorizide Gesamtdosis. Es ist mit einer akuten Dysurie in ca. 40 % und mit einer Pollakisurie bei mehr als 50 % der Patienten zu rechnen. Rektale Nebenwirkungen treten bei weniger als 10 % der Patienten auf. Ein chronischer Harndrang findet sich bei einem Drittel der Patienten, ist in der Regel aber mild ausgeprägt (CTC °I oder II). Eine Striktur der Harnröhre wird bei bis zu 10 % der Patienten beobachtet, sodass im Einzelfall Bougierungen erforderlich werden können (Grills et al. 2004). Grad-III-oder -IV-Nebenwirkungen des Harntraktes oder des Rektum sind hingegen selten (< 3 %) (Momma et al. 2006).

Die kombinierte perkutane und interstitielle Strahlentherapie ist gut verträglich. Eine Zunahme der Nebenwirkungen gegenüber einer hinsichtlich der biologischen Dosis vergleichbaren alleinigen perkutanen Strahlentherapie war in den bisherigen Studien nicht zu verzeichnen (Kovács et al. 2005; Dattoli et al. 2007). Auf eine optimale Schonung des Rektums auch im Rahmen der Afterloadingtherapie ist jedoch unbedingt zu achten (z. B. 50 % der Afterloadingdosis sollten weniger als 7 % des Rektums treffen), um das Risiko später rektaler Blutungen gering zu halten (Akimoto et al. 2006).

Abschließend sei erwähnt, dass die perkutane Strahlenbehandlung bei älteren Patienten (> 75 Jahre) im Vergleich zu jüngeren (< 75 Jahre) nicht zu auffallend mehr und gravierenderen Nebenwirkungen führte (Geinitz et al. 2005). Das Alter ist somit keine grundsätzliche Einschränkung für den Einsatz einer Strahlentherapie bei Prostatakarzinom.

Hormon- und Chemotherapie im metastasierten Stadium

Die Hormontherapie ist die wirksamste Behandlung des metastasierten Prostatakarzinoms (Chodak et al. 2002). Mit einer Androgenblockade lässt sich eine Verbesserung des medianen Überlebens um ca. sieben Monate und eine Verzögerung der Tumorprogression um ca. 24 Monate erreichen. Gesichert sind ferner eine Reduktion der metastatischen Knochenschmerzen und eine Verbesserung des Allgemeinbefindens. Der frühe Beginn einer antiandrogenen Therapie könnte sinnvoll sein, da hierdurch im Vergleich zum verzögerten Einsatz eine geringe Verbesserung des Zweijahresüberlebens und eine Reduktion pathologischer Frakturen und extraskelettaler Metastasen erreichbar erscheinen. Da andererseits pathologische Frakturen und extraskelettale Metastasen selten sind und keine zuverlässigen Daten zur Lebensqualität unter Hormontherapie in palliativer Gesamtsituation vorliegen, sollten die möglichen Nebenwirkungen der Therapie bei der frühzeitigen Indikationsstellung berücksichtigt werden (Schmitt et al. 2001; Nair et al. 2002; Chodak et al. 2002; Crook et al. 1999). Der medikamentösen Hormonablation (Monotherapie, ggf. intermittierend) ist im Einzelfall immer der Vorzug vor einer Orchiektomie zu geben (Iversen et al. 1998; Schellhammer 2002; Hurtado-Coll et al. 2002).

Therapie der ersten Wahl nach Versagen einer palliativen hormonellen Monotherapie ist zunächst die vollständige Hormonblockade (LHRH-Analogon und Antiandrogen), die eine Reduktion des PSA-Wertes um mehr als 50 % bei ca. 70 % der Patienten ermöglicht. Bei Versagen auch der vollständigen Hormonblockade ist ein Antiandrogen-Auslassversuch und danach der Beginn einer systemischen Che-

motherapie (Docetaxel, ggf. bei Versagen am ehesten Estramustinphosphat) zu erwägen. In etwa 70 % der Fälle ist eine symptomatische Besserung der vorliegenden Beschwerden durch Chemotherapie zu erwarten (Wedding et al. 2000). Erste Ergebnisse zur Vakzinierung, zum Einsatz des Vitamin-D-Rezeptoragonisten Calcitriol und dem VEGF-Inhibitor Bevacizumab liegen vor, rechtfertigen aber nicht den Einsatz außerhalb von klinischen Studien (Wirth 2007). Bei Nachweis von Knochenmetastasen wird heute parallel der Einsatz von Bisphosphonaten empfohlen.

Nachsorge

Die Nachsorge besteht aus der klinischen Untersuchung und Bestimmung des PSA-Wertes. Ein Anstieg des PSA-Wertes um mehr als 2 ng/ml über den Nadir nach Strahlentherapie wird derzeit von der ASTRO als Kriterium für eine Tumorprogression gesehen (Nielsen et al. 2008; Fichtner 2006). Damit sind die früheren Definitionen – Beginn eines dreimaligen PSA-Anstiegs nach einem Nadir oder zwei konsekutive Anstiege von mindestens 0,5 ng/ml oberhalb des Nadirs – nicht mehr gültig. Die Erfassung der Progression hat eine Bedeutung für den eventuellen Beginn einer Hormontherapie. Eine frühzeitige hormonelle Behandlung kann zu einer Verbesserung der Überlebensrate führen. Dem ist jedoch das Spektrum der möglichen Nebenwirkungen der Hormontherapie gegenüberzustellen.

Eine Bildgebung bei steigendem PSA ist dann erforderlich, wenn eine Abklärung von Beschwerden vorgenommen werden muss (z. B. Knochenschmerzen, Gewichtsverlust, Miktionsstörungen) oder wenn die Aussicht besteht, einzelne Rezidivtumoren (z. B. singuläre Knochen- oder Lymphknotenmetastase) diagnostisch darstellen zu können. Hier kann im Einzelfall – speziell bei relativ niedrigem PSA-Wert – einer lokalen operativen oder strahlentherapeutischen Behandlung zunächst der Vorzug gegeben werden. Der Einstieg in eine systemische medikamentöse Therapie würde erst später erfolgen.

Schwerpunkt der radioonkologischen Nachsorge ist neben dem Ausschluss einer Tumorprogression auch die Überprüfung der Verträglichkeit der zuvor durchgeführten Behandlungen (Heidenreich et al. 2007).

Schlüsselliteratur

Akin O, Hricak H: Imaging of prostate cancer. Radiol Clin N Am 45 (2007) 207–222

Al-Mamgani A, van Putten WL, Heemsbergen WD et al: Update of Dutch multicenter dose-escalation trial of radiotherapy for localized prostate cancer. Int J Radiat Oncol Biol Phys 72 (2008) 980–988

Bill-Axelson A, Holmberg L, Filén F et al: for the Scandinavian Prostate Cancer Group Study Number 4

Radical prostatectomy versus watchful waiting in localized prostate cancer: the Scandinavian prostate cancer group-4 randomized trial. J Natl Cancer Inst 100 (2008) 1144–1154

Bottke D, Wiegel T: Postoperative adjuvant radiotherapy – standard of care? Front Radiat Ther Oncol 41 (2008) 32–38

Dirix P, Haustermans K, Junius S et al: The role of whole pelvic radiotherapy in locally advanced prostate cancer. Radiother Oncol 79 (2006) 1–14

Epstein JI, Allsbrook WC, Amin MB et al. and the ISUP Grading Committee: The 2005 International Society of Urological Pathology (ISUP) Consensus Conference on Gleason Grading of Prostatic Carcinoma. Am J Srug Pathol 29 (2005) 1228–1242

Fletcher SG, Mills SE, Smolkin ME et al: Case-matched comparison of contemporary radiation therapy to surgery in patients with locally advanced prostate cancer. Int J Radiat Oncol Biol Phys 66 (2006) 1092–1099

Hashine K, Kusuhara Y, Miura N et al: A prospective longitudinal study comparing a radical retropubic prostatectomy and permanent prostate brachytherapy regarding the health-related quality of life for localized prostate cancer. Jpn J Clin Oncol 38 (2008) 480–485

Horwitz EM, Bae K, Hanks GE et al: Ten-year follow-up of radiation therapy oncology group protocol 92–02: a phase III trial of the duration of elective androgen deprivation in locally advanced prostate cancer. J Clin Oncol 26 (2008) 2497–2504

Heidenreich A, Aus G, Bolla M et al: EAU guidelines on prostate cancer. Eur Urol 53 (2008) 68–80

Kovács G, Pötter R, Loch T et al: GEC/ESTRO-EAU recommendations on temporary brachytherapy using stepping sources for localised prostate cancer. Radiother Oncol 74 (2005) 137–148

Kuban DA, Tucker SL, Dong L et al: Long-term results of the MD Anderson randomized dose-escalation trial for prostate cancer. Int J Radiat Oncol Biol Phys 70 (2008) 67–74

Kupelian PA, Willoughby TR, Reddy CA et al: Hypofractionated intensity-modulated radiotherapy (70 Gy at 2.5 Gy per fraction) for localized prostate cancer: Cleveland Clinic experience. Int J Radiat Oncol Biol Phys 68 (2007) 1424–1430

Madsen BL, His RA, Pham HT et al: Stereotactic hypofractionated accurate radiotherapy of the prostate (SHARP), 33.5 Gy in five fractions for localized disease: first clinical trial results. Int J Radiat Oncol Biol Phys 67 (2007) 1099–1105

Salembier C, Lavagnini P, Nickers P et al. GEC ESTRO PROBATE Group.

Tumour and target volumes in permanent prostate brachytherapy: a supplement to the ESTRO/EAU/EORTC recommendations on prostate brachytherapy. Radiother Oncol 83 (2007) 3–10

Wilt TJ, MacDonald R, Rutks I et al: Systematic review: comparative effectiveness and harms of treatments for clinically localized prostate cancer. Ann Int Med 148 (2008) 435–448

Yeoh EE, Holloway RH, Fraser RJ et al: Hypofracionated versus conventionally fractionated radiation therapy for prostate carcinoma: updated results of a phase III randomized trial. Int J Radiat Oncol Biol Phys 66 (2006) 1072–1083

Gesamtliteratur

Adolfsson J, Steinbeck G, Hedlung PO: Deferred treatment of clinically localized low-grade prostate cancer: actual 10-year and projected 15-year follow-up of the Karolinska series. Urology 50 (1997) 722–726

Akakura K, Isaka S, Akimoto S et al: Long-term results of a randomised trial for the treatment of stages B 2 and C prostate cancer: Radical prostatectomy versus external beam radiation therapy with a common endocrine therapy in both modalities. Urology 54 (1999) 313–318

Akakura K, Suzuki H, Ichikawa T et al: A randomized trial comparing radical prostatectomy plus endocrine therapy versus external beam radiotherapy plus endocrine therapy for locally advanced prostate cancer: results at median follow-up of 102 months. Jpn J Clin Oncol 36 (2006) 789–793

Akimoto T, Katoh H, Kitamoto Y et al: Rectal bleeding after high-dose-rate brachytherapy combined with hypofractionated external-beam radiotherapy for localized prostate cancer: impact of rectal dose in high-dose-rate brachytherapy on occurrence of grade 2 or worse rectal bleeding. Int J Radiat Oncol Biol Phys 65 (2006) 364–370

Akin O, Hricak H: Imaging of prostate cancer. Radiol Clin N Am 45 (2007) 207–222

Albertsen PC, Hanley JA, Gleason DF et al: Competing risk analysis of men aged 55 to 74 years at diagnosis managed conservatively for clinically localized prostate cancer. JAMA 280 (1998) 975–980

Al-Mamgani A, van Putten WL, Heemsbergen WD et al: Update of Dutch multicenter dose-escalation trial of radiotherapy for localized prostate cancer. Int J Radiat Oncol Biol Phys 2008 (May, epub)

Anscher MS: Adjuvant radiotherapy following radical prostatectomy is more effective and less toxic than salvage radiotherapy for a rising prostate specific antigen. Int J Cancer 96 (2001) 91–93

Asbell SO, Krall JM, Pilepich MV et al: Elective pelvic irradiation in stage A2, B carcinoma of the prostate: Analysis of RTOG 77–06. Int J Radiat Oncol Biol Phys 15 (1988) 1307–1316

Ash D, Flynn A, Battermann J et al: ESTRO/EAU/EORTC recommendations on permanent seed implantation. Radiother Oncol 57 (2000) 315–321

Aus G, Abbou CC, Bolla M et al: EAU guidelines on prostate cancer. Eur Urol 48 (2005) 546–51

Bastasch MD, The BS, Mai W-Y et al: Post-nerve-sparing prostatectomy, dose-escalated intensity-modulated radiotherapy: effect on erectile function. Int J Radiat Oncol Biol Phys 54 (2002) 101–106

Battermann JJ, Boon TA, Moerland MA: Results of permanent prostate brachytherapy, 13 years of experience at a single institution. Radiother Oncol 71 (2004) 23–28

Beckendorf V, Guérif S, Le Prisé E et al: The GETUG 70 Gy vs. 80 Gy randomized trial for localized prostate cancer: feasibility and acute toxicity. Int J Radiat Oncol Biol Phys 60 (2004) 1056–1065

Berglund RK, Sadetsky N, DuChane J et al: Limited pelvic lymph node dissection at the time of radical prostatectomy does not affect 5-year failure rates for low, intermediate and high risk prostate cancer: results from CaPSURETM. J Urol 177 (2007) 526–530

Bertz J, Hentschel S, Hundsdörfer G et al: Krebs in Deutschland – Häufigkeiten und Trends. Arbeitsgemeinschaft Bevölkerungsbezogener Krebsregister in Deutschland. 5. Auflage: 68–71, 2006

Bey P, Carrie C, Beckendorf V et al: Dose escalation with 3-D-CRT in prostate cancer: French study of dose escalation with conformal 3-D radiotherapy in prostate cancer – preliminary results. Int J Radiat Oncol Biol Phys 48 (2000) 513–517

Beyer DC, Priestley JB Jr: Biochemical disease-free survival following 124I prostate implantation. Int J Radiat Oncol Biol Phys 37 (1997) 559–563

Bill-Axelson A, Holmberg L, Filén F, et al: for the Scandinavian Prostate Cancer Group Study Number 4. Radical prostatectomy versus watchful waiting in localized prostate cancer: the Scandinavian prostate cancer group-4 randomized trial. J Natl Cancer Inst 100 (2008) 1144–1154

Bill-Axelson A, Holmberg L, Filen F et al: Radical prostatectomy versus watchful waiting in localized prostate cancer: the scandinavian prostate cancer group-4 randomized trial. J Natl Cancer Inst 100 (2008) 1144–1154

Blasko JC, Grimm PD, Sylverster JE et al: Palladium-103 brachytherapy for prostate carcinoma. Int J Radiat Oncol Biol Phys 46 (2000) 838–850

Blasko JC, Mate T, Sylvester JE et al: Brachytherapy for Carcinoma of the Prostate: Techniques, Patient Selection, and Clinical Outcomes. Semin Radiat Oncol 12 (2002) 81–94

Bolla M, Collette L, Blank L et al: Long-term results with immediate androgen suppression and external irradiation in patients with locally advanced prostate cancer (an EORTC study) a phase III randomised trial. Lancet 360 (2002) 103–106

Bolla M, van Pappel H, Collette L et al: Postoperative radiotherapy after radical prostatectomy: a randomised controlled trial (EORTC trial 22911). Lancet 366 (2005) 572–678

Bolla M, van Poppel H, Collette L: Preliminary results for EORTC trial 22911: radical prostatectomy followed by postoperative radiotherapy in prostate cancers with a high risk of progression. Cancer Radiother 11 (2007) 363–369

Borghede G, Hedelin H, Holmäng S et al: Irradiation of localized prostatic carcinoma with a combination of high dose rate iridium-192 brachytherapy and external beam radiotherapy with three target definitions and dose levels inside the prostate gland. Radiother Oncol 44 (1997) 245–250

Bottke D, Wiegel T: Postoperative adjuvant radiotherapy – standard of care? Front Radiat Ther Oncol 41 (2008) 32–38

Bray F, Sankila R, Ferlay J et al: Estimates of cancer incidence and mortality in Europe in 1995. Eur J Cancer 38 (2002) 99–166

Bruner DW, Moore D, Perlanti A et al: Relative risk of prostate cancer for men with affected relatives: systematic review and meta-analysis. Int J Cancer 107 (2003) 797–803

Bullock AD, Andriole GL: Screening for prostate cancer: Prostate-spezific antigen, digital rectal examination, and free, densitiy, and age-specific derivates. In: Kantoff PW, Carroll PR, D'Amico AV (Hrsg.) Prostate Cancer. Principles and Practice. Lippincott William and Wilkins. Philadelphia (2002) 195–211

Burkhard FC, Bader P, Schneider E et al: Reliability of preoperative values to determine the need for lymphadenectomy in patients with prostate cancer and meticulopus lymph node dissection. Eur Urol 42 (2002) 84–92

Cahlon O, Hunt M, Zelefsky MJ: Intensity-modulated radiation therapy: supportive data for prostate cancer. Semin Radiat Oncol 18 (2008) 48–57

Carlton CE, Dawoud F, Hudgins P et al: Irradiation treatment of carcinoma of the prostate: A preliminary report based on 8 years of experience. J Urol 18 (1972) 924–927

Carroll PR, Meng MV, Downs TM et al: Radical retropubic prostatectomy. In: Carroll PR, Grossfeld GD (eds) Atlas of clinical oncology: Prostate Cancer. BC Decker Inc London (2002) 164–183

Carter BS, Beaty TH, Steinberg GD et al: Mendelian inheritance of familial prostate cancer. Proc N. A.S. U.S.A. 89 (1992) 3367–3371

Carter BS, Bova GS, Beaty TH et al: Hereditary prostate cancer: epidemiologic and clinical features. J Urol 150 (1993) 797–802

Catalona WJ, Smith DS: 5-year tumor recurrence rates after anatomical radical retropubic prostatectomy for prostate cancer. J Urol 152 (1994) 1837–42

Catalona WJ, Carvalhal GF, Mager DE et al: continence and complication rates in 1,870 consecutive radical retropubic prostatectomies. J Urol 162 (1999) 433–438

Cesaretti JA, Kao JK, Stone NN et al: Effect of low dose-rate prostate brachytherapy on the sexual health of men with optimal sexual function before treatment: analysis at ≥ 7 years of follow-up. BJU Int 100 (2007) 362–367

Chan JM: Epidemiology: Distribution and Determinants. In: Carroll PR, Grossfeld GD (Hrsg.) Atlas of Clinical Oncology – Prostate Cancer. BC Decker Inc London (2002) 1–15

Chan JM, Gann PH, Giovannucci EL: Role of diet in prostate cancer development and progression. J Clin Oncol 23 (2005) 8152–8160

Chen ME, Troncoso P, Tang K et al: Comparison of prostate biopsy schemes by computer simulation. Urology 53 (1999) 951–60

Chen YC, Chuang CK, Hsieh ML et al: High-dose-rate brachytherapy plus external beam radiotherapy for T1 to T3 prostate cancer: an experience in Taiwan. Urology 70 (2007) 101–105

Cheung R, Kamat AM, De Crevoisier R et al: Outcome of salvage radiotherapy for biochemical failure after radical prostatectomy with or without hormonal therapy. Int J Radiat Oncol Biol Phys 63 (2005) 134–140

Chodak GW: Early detection and screening for prostatic cancer. Urology 35 (S4) (1989):10–12

Chodak GW, Thisted RA, Gerber GS et al: Results of conservative management of clinically localized prostate cancer. N Engl J Med 330 (1994) 242–248

Chodak GW, Keane T, Klotz L; Hormone Therapy Study Group: Critical evaluation of hormonal therapy for carcinoma of the prostate. Urology 60 (2002) 201–208

Choo R, Hruby G, Hong J et al: (In-)efficacy of salvage radiotherapy for rising PSA or clinically isolated local recurrence after radical prostatectomy. Int J Radiat Oncol Biol Phys 53 (2002) 269–276

Corn BW, Winter K, Pilepich MV: Does androgen suppression enhance the efficacy of postoperative irradiation? A secondary analysis of RTOG 85–31. Urology 54 (1999) 495–502

Corner C, Rojas AM, Bryant L et al: A phase II study of high-dose-rate afterloading brachytherapy as monotherapy fort he treatment of localized prostate cancer. Int J Radiat Oncol Biol Phys 72 (2008) 441–446

Crawford ED, Thompson IM: Controversies regarding screening for prostate cancer. BJU Int 100 (2007) 5–7

Crook JM, Szumacher E, Malone S et al: Intermittent androgen suppression in the management of prostate cancer. Urology 53 (1999) 530–534

Crook J, Ludgate C, Malone S et al: Report of a multicenter canadian phase III randomized trial of 3 months vs. 8 months neoadjuvant androgen deprivation before standard-dose radiotherapy for clinically localized prostate cancer. Int J Radiat Oncol Biol Phys 60 (2004) 15–23

D'Amico AV: Analysis of the clinical utility of the use of salvage brachytherapy in patients who have a rising PSA after definitive external beam radiation therapy. Urology 54 (1999) 201–203

D'Amico AV, Manola J, Loffredo M et al: 6-month androgen suppression plus radiation therapy vs. radiation therapy alone for patients with clinically localized prostate cancer. JAMA 292 (2004) 821–827

D'Amico AV, Denham JW, Bolla M et al: Short- vs long-term androgen suppression plus external beam radiation therapy and survival in men of advanced age with node-negative high-risk adenocarcinoma of the prostate. Cancer 109 (2007) 2004–2010

Dannen V, Gastaldo J, Giraud JY et al: MRI/TRUS data fusion for brachytherapy. Int J Med Robotics Comput Assist Surg 2 (2006) 256–261

Dattoli M, Wallner K, True L et al: Long-term outcomes after treatment with brachytherapy and supplemental conformal radiation for prostate cancer patients having intermediate and high-risk features. Cancer 110 (2007) 551–555

Davis BJ, Pisansky TM, Wilson TM et al: The radial distance of extraprostatic extension of prostate carcinoma : implications for prostate brachytherapy. Cancer 85 (1999) 2630–2637

De Angelis G, Brandt B, Schmidt HP et al: Vom Antigen zum Tumormarker. Urologe A 39, (2000) 309–312

Dearnaley D, Sydes MR, Graham JD et al: Escalated-dose versus standard-dose conformal radiotherapy in prostate cancer: first results from the MRC RT01 randomised controlled trial. Lancet Oncol 8 (2007) 475–487

Dearnley D, Sydes MR, Langley RE et al: The early toxicity of escalated versus standard dose conformal radiotherapy with neo-adjuvant androgen suppression for patients with localied prostate cancer: results from the MRC RT01 trial. Radiother Oncol 83 (2007) 31–41

De Jong IJ, Pruim J, Elsinga PH et al: Preoperative staging of pelvic lymph nodes in prostate cancer by 11C-Choline PET. J Nucl Med 44 (2003) 331–335

de Jong IJ, Pruim J, Elsinga PH et al: Preoperative staging of pelvic lymph nodes in prostate cancer by 11C-choline PET. J Nucl Med 44 (2003) 331–335

Del Regato JA, Trailings AH, Pittman DD et al: Twenty years follow-up of patients with inoperable cancer of the prostate (stage C) treated by radiotherapy: Report of a national cooperative study. Int J Radiat Oncol Biol Phys 26 (1993) 197–201

Denham JW, Steigler A, Lamb DS et al: Short-term androgen deprivation and radiotherapy for locally advanced prostate cancer : results from the Trans-Tasman Radiation Oncology Group 96.01 randomised controlled trial. Lancet Oncol 6 (2005) 842–850

Dinges S, Deger S, Koswig S et al: Hidh-dose rate interstitial with external beam irradiation for localized prostate cancer – results of a prospective trial. Radiother Oncol 48 (1998) 197–202

Dirix P, Haustermans K, Junius S et al: The role of whole pelvic radiotherapy in locally advanced prostate cancer. Radiother Oncol 79 (2006) 1–14

Djavan B, Bursa B, Hruby S et al: Minimal invasive Therapiealternativen für das lokalisierte Prostatakarzinom. Onkologe 6 (2000) 118–122

Djavan B, Ravery V, Zlotta A et al: Prospective evaluation of prostate cancer detected on biopsies 1, 2, 3 and 4: when should we stop? J Urol 166 (2001) 1679–1683

Djavan B, Rocco B, Stangelberger A et al: Is the era of prostate-specific antigen over? BJU 100 S2 (2007) 8–10

Djavan B, Ravery V, Rocco B et al: European Study of Radical Prostatectomy: time trends in Europe, 1993–2005. BJU Int 100 S2 (2007) 22–25

Drago JR, Mostofi FK, Lee F: Introductory remarks and workshop summary. Urology 34S (1987) 2–3

Effert P, Boeckmann W, Wolff J et al: Laparoskopische Lymphadenektomie beim Prostatakarzinom: Erfahrungen bei 120 Patienten. Urologe A 35 (1996) 413–417

Ellis RJ, Zhou H, Kaminsky DA et al: Rectal morbidity after permanent prostate brachytherapy with dose escalation to biologic target volumes identified by SPECT/CT fusion. Brachytherapy 6 (2007) 149–156

Epstein JI, Allsbrook WC, Amin MB et al. and the ISUP Grading Committee: The 2005 International Society of Urological Pathology (ISUP) Consensus Conference on Gleason Grading of Prostatic Carcinoma. Am J Surg Pathol 29 (2005) 1228–1242

Eulau SJ, Tate DJ, Stamey TA et al: Effect of combined transient androgen deprivation and irradiation following radical prostatectomy for prostatic cancer. Int J Radiat Oncol Biol Phys 41 (1998) 735–740

Feldmann HJ, Breul J, Zimmermann F et al: Wahrscheinlichkeit des Samenblasenbefalls beim lokal begrenzten Prostatakarzinom. Bedeutung für die konformale Strahlentherapie. Strahlenther Onkol 174 (1998) 566–570

Fichtner J: Das PSA-Rezidiv nach radikaler Prostatektomie und Strahlentherapie. Urologe 45 (2006) 1255–1259

Fletcher SG, Mills SE, Smolkin ME et al: Case-matched comparison of contemporary radiation therapy to surgery in patients with locally advanced prostate cancer. Int J Radiat Oncol Biol Phys 66 (2006) 1092–1099

Formenti SC, Lieskovsky G, Simoneau AR et al: Impact of moderate dose of postoperative radiation on urinary continence and potency in patients with prostate cancer treated with nerve sparing prostatectomy. J Urol 155 (1996) 616–619

Fowler JE Jr, Bigler SA, Lynch C et al: Prospective study correlations between biopsy-detected high grade prostatic intraepithelial neoplasia, serum prostate specific antigen concentration, and race. Cancer 91 (2001) 1291–1296.

Freedland SJ, Mangold LA, Walsch PC et al: The prostatic specific antigen era is alive and well: prostatic specific antigen and biochemical progression following radical prostatectomy. J Urol 174 (2005) 1276–1281

Fulmer BR, Bissonette EA, Petroni GR et al: Prospective assessment of voiding and sexual function after treatment for localized prostate carcinoma: comparison of radical prostatectomy to hormonobrachytherapy with and without external beam radiotherapy. Cancer 91 (2001) 2046–55

Galalae RM, Kovács G, Schultze J et al: Long-term outcome after elective irradiation of the pelvic lymphatics and local dose escalation using high-dose-rate brachytherapy for locally advanced prostate cancer. Int J Radiat Oncol Biol Phys 52 (2002) 81–90

Garg MK, Tekyi-Mensah S, Bolton S et al: Impact of postprostatectomy prostate-specific antigen nadir on outcomes following salvage radiotherapy. Urology 51 (1998) 998–1002

Geinitz H, Zimmermann FB, Thamm R et al: 3-D conformal radiation therapy for prostate cancer in elderly patients. Radiother Oncol 76 (2005) 27–34

Geinitz H, Zimmermann FB, Thamm R et al: Late rectal symptoms and quality of life after conformal radiation therapy for prostate cancer. Radiother Oncol 79 (2006) 341–347

Goldner G, Zimmermann F, Feldmann H et al: 3-D conformal radiotherapy of localized prostate cancer: a subgroup analysis of rectoscopic findings prior to radiotherapy and acute/late rectal side effects. Radiother Oncol 78 (2005) 36–40

Gleason DF, Mellinger GT: Prediction of prognosis for prostatic adenocarcinoma by combined histological grading and clinical staging. J Urol 111 (1974) 58–64

Gleason DF: Histologic grading of prostate cancer: a perspective: Human Pathol 23 (1992) 273 – 279

Granfors T, Modig H, Damber JE et al: Combined orchiectomy and external radiotherapy versus radiotherapy alone for nonmetastatic prostate cancer with or without pelvic lymph node involvement: a prospective study. J Urol 159 (1998) 2030–2034

Granfors T, Modig H, Damber JE et al: Long-term followup of a randomized study of locally advanced prostate cancer treated with combined orchiectomy and external radiotherapy versus radiotherapy alone. J Urol 176 (2006) 544–547

Grills IS, Martinez AA, Hollander M et al: High dose rate brachytherapy as prostate cancer monotherapy reduces toxicity compared to low dose rate palladium seeds. J Urol 171 (2004) 1098–1104

Grimm PD, Blasko JC, Sylvester JE et al: 10 year biochemical (PSA) control of prostate cancer with Iodine-125 brachytherapy. Int J Radiat Oncol Biol Phys 51 (2001) 31–40

Grönberg H, Damber L, Damber JE: Familial prostate cancer in Sweden: a nationwide register cohort study. Cancer 77 (1996) 138–143

Grönberg H, Wiklund F, Damber JE: Age specific risks of familial prostate carcinoma: a basis for screening recommendations in high risk populations. Cancer 86 (1999) 477–483

Grönberg H: Prostate cancer epidemiology. Lancet 361 (2003) 859–864

Guichard G, Larré S, Gallina A et al: Extended 21-sample needle biopsy protocol for diagnosis of prostate cancer in 1000 consecutive patients. Eur Urol 52 (2007) 430–435

Hammerer P, Hübner D, Gonnermann D et al: Perioperative und postoperative Komplikationen der pelvinen Lymphadenektomie und der radikalen Prostatektomie bei 320 konsekutiven Patienten. Urologe A 34 (1995) 334–342

Hanks GE, Diamond JJ, Krall JM et al: A ten year follow-up of 682 patients treated for prostate cancer with radiation therapy in the United States. Int J Radiat Oncol Biol Phys 13 (1987) 499–505

Hanks GE, Krall JM, Martz KL et al: The outcome of treatment of 313 patients with T-1 (UICC) prostate cancer treated with external beam irradiation. Int. J Radiat Oncol Biol Phys 14 (1988) 243–248

Hanks GE, Martz JH, Diamond JJ: The effect of dose on local control of prostate cancer. Int J Radiat Oncol Biol Phys 15 (1988) 1299–1305

Hanks GE, Krall JM, Hanlon AL et al: Patterns of care and RTOG studies in prostate cancer: Long-term hazard rate observations, and possiblities of cure. Int J Radiat Oncol Biol Phys 28 (1993) 39–45

Hanks GE, Hanlon AL, Schultheiss TE et al: Dose escalation with 3-D conformal treatment: five year outcomes, treatment optimization, and future directions. Int J Radiat Oncol Biol Phys 41 (1998) 501–510

Hanks GE, Hanlon AL, Epstein B et al: Dose response in prostate cancer with 8–12 years follow-up. Int J Radiat Oncol Biol Phys 54 (2002) 427–435

Hashine K, Kusuhara Y, Miura N et al: A prospective longitudinal study comparing a radical retropubic prostatectomy and permanent prostate brachytherapy regarding the health-related quality of life for localized prostate cancer. Jpn J Clin Oncol 38 (2008) 480–485

Hautmann RE, Sauter TW, Wenderoth UK: Radical retropubic prostatectomy: morbidity and urinary continence in 418 consecutive cases. Urology 43(2 S) (1994) 47–51

Hautmann RE: Salvage radical prostatectomy. Urologe A 45 (2006) 1260–1265

Hayes SB, Pollack A: Parameters for reatment decisions for salvage radiation therapy. J Clin Oncol 23 (2005) 8204–8211

Heidenreich A, Varga Z, von Knobloch R: Extended pelvic lymphadenectomy in patinets undergoing radical prostatectomy: high incidence of lymph node metastasis. J Urol 167 (2002) 1681–1686

Heidenreich A, Ohlmann C, Ozgür E et al: Functional and conological outcome of salvage prostatectomy of locally recurrent prostate cancer following radiation therapy. Urologe A 45 (2006) 474–481

Heidenreich A, Aus G, Bolla M et al: EAU guidelines on prostate cancer. Eur Urol 53 (2008) 68–80

Heidenreich A, Ohlmann CH, Polyakov S: Anatomical extent of pelvic lymphadenectomy in patients underoging radical prostatectomy. Eur Urol 52 (2007) 29–37

Helpap B, Egevad L: Die Wertigkeit des 2005 modifizierten Gleason-Gradings in dr urologischen Diagnostik von Prostatakarzinomen. Urologe 46 (2007) 59–62

Hemminki K, Czene K: Age specific and attributable risks of familial prostate cacinoma from the family-cancer database. Cancer 95 (2002) 1346–1353

Herstein A, Wallner K, Merrick G et al: I–125 versus Pd-103 for low-risk prostate cancer: long-term morbidity outcomes from a prospective randomized multicenter controlled trial. Cancer J 11 (2005) 385–389

Higgins GS, McLaren DB, Kerr GR et al: Outcome analysis of 300 prostate cancer patients treated with neoadjuvant androgen deprivation and hypofractionated radiotherapy. Int J Radiat Oncol Biol Phys 65 (2006) 982–989

Holmberg L, Bill-Axelson A, Helgesen F et al: Scandinavian Prostatic Cancer Group Study Number 4. A randomized trial comparing radical prostatectomy with watchful waiting in early prostate cancer. N Engl J Med 347 (2002) 781–9

Horninger W et al: Real-time elastography for detecting prostate cancer: preliminary experience. BJU Int 100 (2007) 42–46

Horwitz EM, Winter K, Hanks GE et al: Subset analysis of RTOG 85–31 and 86–10 indicates an advantage for long-term vs. short-term adjuvant hormones for patients with locally advanced nonmetastatic prostate cancer treated with radiation therapy. Int J Radiat Oncol Biol Phys 49 (2001) 947–956

Horwitz EM, Bae K, Hanks GE et al: Ten-year follow-up of radiation therapy oncology group protocol 92–02: a phase III trial of the duration of elective androgen deprivation in locally advanced prostate cancer. J Clin Oncol 26 (2008) 2497–2504

Hoskin PJ, Motohashi K, Bownes P et al: High dose rate brachytherapy in combination with external beam radiotherapy in the radical treatment of prostate cancer: initial results of a randomised phase three trial. Radiother Oncol 84 (2007) 114–120

Hricak H, Choyke PL, Eberhardt SC et al: Imaging prostate cancer: a multidisciplinary perspective. Radiology 243 (2007) 28–53

Hsu IC, Roach M III: Brachytherapy: In: Carroll PR, Grossfeld GD (Hrsg.) Atlas of clinical oncology: Prostate Cancer. BC Decker Inc London (2002) 238–256

Hudson E, Kynaston H, Varma M et al: Radiotherapy after radical prostatectomy for adnoecarcinoma of the prostate: a UK institutional experience and review of published studies. Clin Oncol (R Coll Radiol) 20 (2008) 353–357

Huland H: Radical prostatectomy: options and issues. Eur Urol 39S1 (2001) 3–9

Hurtado-Coll A, Goldenberg SL, Gleave ME et al: Intermittent androgen suppression in prostate cancer: the Canadian experience: Urology 60 (2002) 52–56

Husarik DB, Miralbell R, Dubs M et al: Evaluation of 18F-choline PET/CT for staging and restaging of prostate cancer. Eur J Nucl Med Mol Imaging 10 (2007)

Incrocci L, Slob AK, Levendag PC: Sexual (dys)function after radiotherapy for prostate cancer: a review. Int J Radiat Oncol Biol Phys 52 (2002) 681–693

Iversen P, Madsen PO, Corde DK: Radical prostatectomy versus expectant treatment for early carcinoma of the prostate. Twenty-three year follow-up of a prospective randomized study. Scand J Urol Nephrol Suppl 172 (1995) 65–72

Iversen P, Tyrrell CJ, Kaisary AV et al: Casodex (bicalutamide) 150-mg monotherapy compared with castration in patients with previously untreated nonmetastatic prostate cancer: results from two multicenter randomized trials at median follow-up of 4 years. Urology 51 (1998) 389–396

Iversen P, Johansson JE, Lodding P et al: Bicalutamide 150 mg in addition to standard care for patients with early non-metastatic prostate cancer: updated results from the Scandinavian Prostate Cancer Period Group-6 Study after a median follow-up period of 7.1 years. Scand J Urol Nephrol 40 (2006) 441–452

Izard MA, Haddad RL, Fogarty GB et al: Six year experience of external beam radiotherapy, brachytherapy boost with a 1Ci 192Ir Source, and neoadjuvant hormonal manipulation for prostate cancer. Int J Radiat Oncol Biol Phys 66 (2006) 38–47

Izawa JI: Salvage Cryotherapy for Recurrent Prostate Cancer After Radiotehrapy: Variables Affecting Patient Outcome. J Clin Oncol 20 (2002) 2664–2671

Jani AB, Gratzle J: Late radiotherapy toxicity after prostate cancer treatment: influence of hormonal therapy. Urology 66 (2005) 566–570

Jemal A, Siegel R, Ward E et al: Cancer Statistics, 2007. CA Cancer 57 (2007) 43–66

Joslyn SA, Konety BR: Impact of extent of lymphadenectomy on survival after radical prostatectomy for prostate cancer. Urology 68 (2006) 121–125

Kamoi K, Troncoso P, Babaian RJ: Strategy for repeat biopsy in patients with high grade prostatic intraepithelial neoplasia. J Urol 163 (2000) 819–823

Kaplan ID, Cox RS, Bagshaw MA: Radiotherapy for prostate cancer: patient selection and the impact of local control. Urology 43 (1994) 634–639

Keetch DW, Catalona WJ: Prostatic transition zone biopsies in men with previous negative biopsies and persistently elevated serum prostate specific antigen values. J Urol 154 (1995) 1795–1797

Keetch DW, Rice JP, Suarez BK et al: Familial aspects of prostate cancer: a case control study. J Urol 154: 2100–2102, 1995

Kestin LL, Martinez AA, Stromberg JS et al: Matched-pair analysis of conformal high-dose-rate brachytheapy boost versus externa-beam radiation therapy alone for locally advanced prostate cancer. J Clin Oncol 18 (2000) 2869–2880

King CR, Kapp DS: Radiotherapy after prostatectomy: is the evidence for dose escalation out there. Int J Radiat Oncol Biol Phys 71 (2008) 346–350

King CR, Presti JC, Brooks JD et al: Postoperative prostate-specific antigen velocity independently predicts for failure of salvage radiotherapy after prostatectomy. Int J Radiat Oncol Biol Phys 70 (2008) 1472–1477

Klein EA, Thompson IM, Lippman SM et al: SELECT: the next prostate cancer prevention trial Selenium and Vitamin E cancer prevention trial. J Urol 166 (2001) 1311–1315

Klotz L: Active surveillance versus radical treatment for favorable-risk localized prostate cancer. Curr Treat Options Oncol 7 (2006) 355–362

Koper PC, Stroom JC, van Putten WL et al: Acute morbidity reduction using 3-DCRT for prostate carcinoma: a randomized trial. Int J Radiat Oncol Biol Phys 43 (1999) 727–734

Kovács G, Pötter R, Loch T et al: GEC/ESTRO-EAU recommendations on temporary brachytherapy using stepping sources for localised prostate cancer. Radiother Oncol 74 (2005) 137–148

Kuban DA, Tucker SL, Dong L et al: Long-term results of the MD Anderson randomized dose-escalation trial for prostate cancer. Int J Radiat Oncol Biol Phys 70 (2008) 67–74

Kupelian PA, Dasarahally SM, Lyons J et al: Higher than standard radiation doses (>= 72 Gy) with or without androgen deprivation in the treatment of localized prostate cancer. Int J Radiat Oncol Biol Phys 46 (2000) 567–574

Kupelian PA, Buchsbaum JC, Reddy CA, Klein EA: Radiation dose response in patients with favourable localized prostate cancer (Stage T1-T2, biopsy Gleason < or = 6, and pretreatment prostate-specific antigen < or = 10) Int J Radiat Oncol Biol Phys 50 (2001) 621–625

Kupelian PA, Reddy CA et al: Sort-course intensity-modulated radiotherapy (70 Gy at 2.5 Gy per fraction) for localized prostate cancer: preliminary results on late toxicity and quality of life. Int J Radiat Oncol Biol Phys 51 (2001) 988–993

Kupelian PA, Potters L, Khuntia D et al: Radical prostatectomy, external beam radiotherapy < 72 Gy, external beam radiotherapy >72 Gy, permanent seed implantation, or combined seeds/external beam radiotherapy for stage T1–T2 prostate cancer. Int J Radiat Oncol Biol Phys 58 (2004) 25–33

Kupelian P, Kuban D, Thames H et al: Improved biochemical relapse-free survival with increased external radiation doses in patients with localized prostate cancer: the combined experience of nine institutions in patients treated in 1994 and 1995. Int J Radiat Oncol Biol Phys 61 (2005) 415–419

Kupelian PA, Willoughby TR, Reddy CA et al: Hypofactionated intensity-modulated radiotherapy (70 Gy at 2.5 Gy per fraction) for localized prostate cancer: Cleveland Clinic experience. Int J Radiat Oncol Biol Phys 68 (2007) 1424–1430

Kupelian PA, Langen KM, Willoughby TR et al: Image-guided radiotherapy for localized prostate cancer: treating a moving target. Semin Radiat Oncol 18 (2008) 58–66

Kuyu H, Hall MC, Torti FM: Defining treatment failure after local treatment and restaging. In: Kantoff PW, Carroll PR, D'Amico AV (Hrsg) Prostate Cancer. Principles and Practice. Lippincott Williams and Wilkins. Philadelphia (2002) 477–481

Lankford SP, Pollack A, Zagars GK: Radiotherapy for regionally localized hormone refractory prostate cancer. Int J Radiat Oncol Biol Phys 33 (1995) 907–912

Laverdiere J, Gomez JL, Cusan L et al: Beneficial effect of combination hormonal therapy administered prior and following external beam radiation therapy in localized prostate cancer.Int J Radiat Oncol Biol Phys 37 (1997) 247–252

Laverdière J, Nabid A, De Bedoya LD et al: The efficacy and sequencing of a short course of androgen suppression on freedom from biochemical failure when administered with radiation therapy for T2-T3 prostate cancer. J Urol 171 (2004) 1137–1140

Lawton CA, Winter K, Byhardt RB et al: Androgen suppression plus radiation versus radiation alone for patients with D1 (pN+) adenocarcinoma of the prostate. Int J Radiat Oncol Biol Phys 38 (1997) 931–939

Lawton CA, Winter K, Murray K et al: Updated results of the phase III radiation therapy oncology group (RTOG) trial 85-031 evaluating the potential benefit of androgen suppression following standard radiation therapy for unvavorable prognosis carcinoma of the prostate. Int J Radiat Oncol Biol Phys 49 (2001) 937–946

Lawton CA, DeSilvio M, Roach M et al: An update of the phase III trial comparing whole-pelvic (WP) to prostate only (PO) radiotherapy and neoadjuvant to adjuvant total androgen suppression (TAS) updated analysis of RTOG 94-13. Proceedings of the 47th annual ASTRO meeting. Denver (2005) 519

Lawton CA, Winter K, Grignon D et al: Androgen suppression plus radiation versus radiation alone for patients with D1/ pathologic node-positive adenocarcinoma of the prostate: updated results based on national prospective randomized trial Radiation Therapy Oncology Group 85–31. J Clin Oncol 23 (2005) 800–807

Lawton CA, DeSilvio M, Lee WR et al: Results of a phase II trial of transrectal ultrasound-guided permanent radioactive implantation of the prostate for defintive management of localized adenocarcinoma of the prostate (Radiation Therapy< Oncology Group 98–05). Int J Radiat Oncol Biol Phys 67 (2007) 39–47

Leclerc G, Lavallée MC, Roy R et al: Prostatic edema in 125I permanent prostate implants : dynamical dosimetry taking volume changes into account. Med Phys 33 (2006) 574–583

Lee I, Sandler H: Hormone therapy and radiotherapy for intermediate risk prostate cancer. Semin Radiat Oncol 18 (2008) 7–14

Lee N, Newhouse JH, Olsson CA et al: Which patients with newly diagnosed prostate cancer need a computed tomography scan of the abdomen and pelvis? An analysis based on 588 patients. Urology 54 (1999) 490–494

Lee WR, Hanks GE: Radiation therapy following radical prostatectomy. Cancer 75 (1995) 1909–1913

Leibovich BC, Engen DE, Patterson DE et al: Benefit of adjuvant radiation therapy for localized prostate cancer with a positive surgical margin. J Urol 163 (2000) 1178–1182

Lilleby W, Fossa SD, Waehre HR et al: Long-term morbidity and quality of life in patients with localized prostate cancer undergoing definitive radiotherapy or radical prostatectomy. Int J Radiat Oncol Biol Phys 43 (1999) 735–43

Lin DW, Vessella RL, Lange PH: Serum tumor markers in prostate cancer: In Kantoff PW, Carroll PR, D'Amico AV (eds) Prostate Cancer. Principles and Practice. Lippincott William and Wilkins. Philadelphia (2002) 212–223

Livsey JE, Cowan RA, Wylie JP et al: Hypofractionated conformal radiotherapy in carcinoma of the prostate : five-year outcome analysis. Int J Radiat Oncol Biol Phys 57 (2003) 1254–1259

Lubeck DP, Litwin MS, Henning JM et al: Changes in health-related quality of life in the first year after treatment for prostate cancer: results from CaPSURE. Urology 53 (1999) 180–6

Lukka H, Hayter C, Julian JA et al: Randomized trial comparing two fractionation schedules for patients with localized prostate cancer. J Clin Oncol 23 (2005) 6132–6138

Machtens S, Baumann R, Hagemann J et al: Long-term results of interstitial brachytherapy (LDR-brachytherapy) in the treatment of patients with prostate cancer. World J Urol 24 (2006) 289–295

Madsen BL, His RA, Pham HT et al: Stereotactic hypofractionated accurate radiotherapy of the prostate (SHARP), 33.5 Gy in five fractions for localized disease: first clinical trial results. Int J Radiat Oncol Biol Phys 67 (2007) 1099–1105

Martin AG, Roy J, Beaulieu L et al: Permanent prostate implant using high activity seeds and inverse planning with fast simultaed annealing algorithm: a 12-year Canadian experience. Int J Radiat Oncol Biol Phys 67 (2007) 334–341

Martinez AA, Kestin LL, Stromberg JS et al: Interim report of image-guided conformal high-dose-rate brachytherapy for patients with unfavourable prostate cancer: the William Beaumont Phase II dose-escalating trial.: Int J Radiat Oncol Biol Phys 47 (2000) 343–352

Martinez AA, Yan D, Lockman D et al: Improvement in dose escalation using the process of adaptive radiotherapy combined with three-dimensional conformal or intensity-modulated beams for prostate cancer. Int J Radiat Oncol Biol Phys 50 (2001) 1226–1234

Mate TP, Gottesman JE, Hatton J et al: High dose-rate afterloading 192Iridium prostate brachytherapy: feasibility report. Int J Radiat Oncol Biol Phys 41 (1998) 525–533

McLeod D, Iversen P, See WA et al, on behalf of the Casodex Early Prostate Cancer GTrialists' Group: Bicalutamide 150 mg plus standard care vs. standard care alone for early prostate cancer. BJU Int 97 (2006) 247–254

Meng MV, Shinohara K, Grossfeld GD et al: Local therapy for recurrent prostate cancer. In: Kantoff PW, Carroll PR, D'Amico AV (eds) Prostate Cancer. Principles and Practice. Lippincott Williams and Wilkins. Philadelphia, 307–316, 2002

Merrick GS, Butler WM, Lief JH et al: Biochemical outcome for hormone-naïve intermediate-risk prostate cancer managed with permanent interstitial brachytherapy and supplemental external beam radiation. Brachytherapy 1 (2002) 95–101

Michalski JM, Winter K, Purdy J et al: Trade-off to low-grade toxicity with conformal radiation therapy for prostate cancer on Radiation Therapy Oncology Group 9406. Semin Radiat Oncol 12 (2002) 75–80

Miles EF, Lee WR: Hypofractionation for prostate cancer: a critical review. Semin Radiat Oncol 18 (2008) 41–47

Mitterberger M, Pinggera GM, Pallwein L et al: The value of three-dimensional transrectal ultrasonography in staging prostate cancer. BJU 100 (2007) 47–50

Mohan DS, Kupelian PA, Willoughby TR: Shor-course intensity-modulated radiotherapy for localized prostate cancer with daily transabdominal ultrasound localization of the prostate gland. Int J Radiat Oncol Biol Phys 46 (2000) 575–580

Momma T, Saito S, Toya K et al: Three-year results of treatment for prostate cancer with low-dose rate temporary iridium-192 brachytherapy. Int J Urol 13 (2006) 218–223

Morita M, Lederer JK, Fukagai T et al: PSA bounce phenomenon after transperineal interstitial permanent prostate brachytherapy for localized prostate cancer. Nippon Hinyokika Gakkai Zasshie 95 (2004) 609–615

Morris AD, Zietman AL, Althausen AF et al: The value of external beam radiation in pathologic node positive prostate cancer: a multivariate analysis. Int J Radiat Oncol Biol Phys S (1998) 217

Mott JH, Livsey JE, Logue JP: Development of a simultaneous boost IMRT class solution for a hypofractionated prostate cancer protocol. Br J Radiol 77 (2004) 377–386

Murphy GP, Mettlin C, Menck H et al: National patterns of prostate cancer treatment by radical prostatectomy: results of a survey by the American College of Surgeons Commission on Cancer. J Urol. 152:1817–9, 1994

Nair B, Wilt T, MacDonald R et al: Early versus deferred androgen suppression in the treatment of advanced prostatic cancer. Cochrane Database System Rev 1 (2002) CD 003506

Narayana V, Gtroyer S, Evans V et al: Randomized trial of high- and low-source strength 125I prostate seed implants. Int J Radiat Oncol Biol Phys 61 (2005) 44–51

Nielsen ME, Makarov DV, Humphreys E et al: Is it possible to compare PSA recurrence-free survival after surgery and radiotherapy using revised ASTRO criterion – "Nadir + 2"? Urology 72 (2008) 389–395

Noldus J, Michl U, Graefen M et al: Patient-reported sexual function after nerve-sparing radical retropubic prostatectomy. Eur Urol 42:118–24, 2002

Nutting CM, Khoo VS, Walker V et al: A randomised study of the use of a customised immobilisation system in the treatment of prostate cancer with conformal radiotherapy. Radiother Oncol 54 (2000) 1–9

Oesterling J, Fuks Z, Lee CT et al: Cancer of the Prostate. In: DeVita VT, Hellman S, Rosenberg SA (Hrsg.) Cancer – Principles and Practice of Oncology. Lippincott Raven. Philadelphia New York, 1344, 1997

Parker C, Warde P, Catton C: Salvage radiotherapy for PSA failure after radical prostatectomy. Radiother Oncol 61 (2001) 107–116

Partin AW, Manegold LA, Lamm DM et al: Contemporary update of prostate cancer staging nomograms (partin tables) for the new millennium. Urology 58 (2001) 843–848

Paschkis R, Tittinger W: Radiumbehandlung eines Prostatasarkoms. Wien Klin Wochenschr 48 (1910) 1715–1716

Patel MI, DeConcini D, Lopez-Corona E et al: An analysis of men with clinically localized prostate cancer who deferred definitive therapy. J Urol 171 (2004) 1520–1524

Paulson DF, Lin GH, Hinshaw W et al: Radical surgery versus radiotherapy of adenocarcinoma of the prostate. J Urol 128 (1982) 502–504

Paulson DF, Cline WA, Koefoot RP et al: Extended field radiation therapy versus delayed hormonal therapy in node positive prostate adenocarcinoma. J Urol 127 (1982) 935–937

Perez CA, Lee HK, Georgiou A et al: Technical and tumor-related factors affecting outcome of definitive irradiation for localized carcinoma of the prostate. Int J Radiat Oncol Biol Phys 26 (1993) 565–581

Perez CA, Hanks GE, Leibel SA et al: Localized Carcinoma of the Prostate (Stages T1B, T1C, T2, and T3). Cancer 72 (1993) 3156–3173

Perez CA, Michalski J, Brown KC et al: Non randomized evaluation of pelvic lymph node irradiation in localized carcinoma of the prostate. Int J Radiat Oncol Biol Phys 36 (1996) 573–584

Petrovich Z, Lieskovsky G, Stein JP et al: Comparison of surgery alone with surgery and adjuvant radiotherapy for pT3 N0 prostate cancer.BJU 89 (2002) 604–611

Pickett, Kurhanewicz J, Pouliot J et al: Three-dimensional conformal external beam radiotherapy compared with permanent prostate implantation in low-risk prostate cancer based on endorectal magnetic resonance spectroscopy imaging and prostate-specific antigen level. Int J Radiat Oncol Biol Phys 65 (2006) 65–72

Pickles T, Goodman GD, Fryer CJ et al: Pion conformal radiation of prostate cancer: results of a randomized study. Int J Radiat Oncol Biol Phys 43 (1999) 47–55

Pilepich MV, Krall JM, Johnson RJ et al: Extended field (periaortic) irradiation in carcinoma of the prostate – analysis of RTOG 75–06. Int J Radiat Oncol Biol Phys 12 (1986) 345–351

Pilepich MV, Winter K, Lawton CA et al: Androgen suppression adjuvant to definitive radiotherapy in prostate carcinoma – long-term results of phase III RTOG 85-31. Int J Radiat Oncol Biol Phys 61 (2005) 1285–1290

Pinover WH, Hanlon AL, Horwitz EM et al: Defining the appropriate radiation dose for pre-treatment PSA ≤ 10 ng/ml prostate cancer. Int J Radiat Oncol Biol Phys 47 (2000) 649–654

Pisansky TM, Kozelsky TF, Myers RP et al: Radiotherapy for isolated serum prostate specific antigen elevation after prostatectomy for prostate cancer. J Uro. 163 (2000) 845–850

Pisansky TM: External-beam radiotherapy for localized prostate cancer. N Engl J Med 355 (2006) 1583–1591

Ploysongsang SS, Aron BS, Shehata WM: Radiation therapy in prostate cancer: Whole pelvis with prostate boost or small field to prostate? Urology 40 (1992) 18–26

Pollack A, Smith LG, von Eschenbach AC: External beam radiotherapy dose response characteristic of 1127 men with prostate cancer treated in the PSA era. Int J Radiat Oncol Biol Phys 48 (2000) 507–512

Pollack A, Zagars GK, Starkschall G et al: Prostate cancer radiation dose response: results of the M.D.Anderson phase III randomized trial. Int J Radiat Oncol Biol Phys 53 (2002) 1097–1105

Poortmans P, Bossi A, Vandeputte K et al: Guidelines for target volume definition in post-operative radiotherapy for prostate cancer, on behalf of the EORTC Radiation Oncology Group. Radiother Oncol 84 (2007) 121–127

Potter SR, Partin AW: Surgical therapy of clinically localized prostate cancer: Rationale, Patient selection, and outcomes. In: Kantoff PW, Carroll PR, D'Amico AV (eds) Prostate Cancer. Principles and Practice. Lippincott Williams and Wilkins. Philadelphia, 307–316, 2006

Potters L, Fearn P, Kattan MW: External radiotherapy and permanent prostate brachytherapy in patients with localized prostate cancer. Brachytherapy 1 (2002) 36–41

Potters L, Morgenstern C, Calugaru E et al: 12-year outcomes following permanent prostate brachytherapy in patients with clinically localized prostate cancer. J Urol 173 (2005) 1562–1566

Presti JC: Systematic biopsy of the prostate: Applications for detection, staging, and risk assessment: In: Kantoff PW, Carroll PR, D'Amico AV (eds) Prostate Cancer. Principles and Practice. Lippincott Williams and Wilkins. Philadelphia, 224–231, 2002

Raben A, Grebler A, Ivker RA et al: Patterns and predictors of acute toxicity after HDR brachytherapy and 3-D-CRT for localized prostate cancer: preliminary results of phase I-II dose escalation study: Int J Radiat Oncol Biol Phys 51 (2001) 302

Reed DR, Wallner KE, Merrick GS et al: A prospective randomized comparison of stranded vs. loose 125I seeds for prostate brachytherapy. Brachytherapy 6 (2007) 129–134

Remontet L, Estève J, Bouvier AM et al: Cancer incidence and mortality in France over the period 1978–2000. Rev Epidemiol Sante Publique 51 (2003) 3–30

Roach M 3rd, Lu DJ, Lawton C et al: A phase III trial comparing whole-pelvis (WP) to prostate only (PO) radiotherapy and neoadjuvant to adjuvant total androgen suppression (TAS) preliminary analysis of RTOG 9413. Int J Radiat Oncol Biol Phys 51 (suppl 1) (2001) 3

Roach M 3rd, Lu J, Pilepich MV et al: Long-term survival after radiotherapy alone: radiation therapy oncology group prostate cancer trials. J Urol 161 (1999) 864–868

Roach M 3rd, Winter K, Michalski JM et al: Penile bulb dose and impotence after three-dimensional conformal radiotherapy for prostate cancer on RTOG 9406: findings from a prospective, multi-institutional, phase I/II dose-escalation study. Int J Radiat Oncol Biol Phys 60 (2004) 1351–1356

Roach M 3rd, DeSilvio M, Valicenti R et al: Whole-pelvis, "mini-pelvis", or prostate-only external beam radiotherapy after neoadjuvant and concurrent hormonal therapy in patients treated in the Radiation Therapy Oncology Group 9413 trial. Int J Radiat Oncol Biol Phys 66 (2006) 647–653

Roach M: Dose escalated external beam radiotherapy versus neoadjuvant androgen deprivation therapy and conventional dose external beam radiotherapy for clinically localized prostate cancer: do we need both? Strahlenther Onkol 83 S2 (2007) 26–28

Roobol MJ, Roobol DW, Schroder FH: Is additional testing necessary in men with prostate-specific antigen levels of 1.0 ng/ml or less in a population-based screening setting. Urology 65 (2005) 343–346

Russel KJ, Caplan RJ, Laramore GE et al: Photon versus fast neutron external beam radiotherapy in the treatment of locally advanced prostate cancer: results of a randomized prospective trial. Int J Radiat Oncol Biol Phys 28 (1994) 47–54

Saghal A, Roach III M: Permanent prostate seed brachytherapy: a current perspective on the evolution of the technique and its application. Nat Clin Pract Urology 4 (2007) 658–670

Salembier C, Lavagnini P, Nickers P et al: Tumour and target vlumes in permanent prostate brachytherapy : a supplement to the ESTRO/EAU/EORTC recommendations on prostate brachytherapy. Radiother Oncol 83 (2007) 3–10

Sands ME, Pollack A, Zagars GK: Influence of radiotherapy on node-positive prostate cancer treated with androgen ablation. Int J Radiat Oncol Biol Phys 31 (1995) 13–19

Sathya JR, Davis JR, Julian JA et al: Randomized trial comparing iridium implant plus external-beam radiation therapy with external-beam radiation therapy alone in node-negative locally advanced cancer of the prostate. J Clin Oncol 23 (2005) 1192–1199

Sato M, Mori T, Shirai S et al: High-dose-rate brachytherapy of a single implant with two fractions combined with external beam radiotherapy for hormone-naïve prostate cancer. Int J Radiat Oncol Biol Phys in press 2008

Schellhammer PF: Combined androgen blockade for the treatment of metastatic cancer of the prostate. In: Kantoff PW, Carroll PR, D'Amico AV (eds) Prostate Cancer. Principles and Practice. Lippincott Williams and Wilkins, Philadelphia, 524–540, 2002

Schild SE: Radiation therapy (RT) after prostatectomy: The case for salvage therapy as opposed to adjuvant therapy. Int J Cancer 96 (2001) 94–98

Schild SE, Buskirk SJ, Wong WW et al: The use of radiotherapy for patients with isolated elevation of serum prostate specific antigen following radical prostatectomy. J Urol 156 (1996) 1725–1729

Schmitt B, Wilt TJ, Schellhammer PF et al: Combined androgen blocked with nonsteroidal antiandrogens for advanced prostate cancer: a systematic review. Urology 57 (2001) 727–732

See WA, Tyrrell CJ, on behalf of the CASOCEX Early Prostate Cancer Trialists' Group: The addition of bicalutamide 150 mg to radiotherapy significantly improves overall survivial in men with locally advanced prostate cancer. J Cancer Res Clin Oncol 132 S1 (2006) S7–S16

Shipley WU, Verhey LJ, Munzenrider JE et al: Advanced prostate cancer: The results of a randomized trial of high dose irradiation boosting with conformal protons compared with conventional dose irradiation using photons alone: Int J Radiat Oncol Biol Phys 32 (1995) 3–12

Singh AK, Guion P, Sears-Crouse N et al: Simultaneous integrated boost of biopsy proven, MRI defined dominant intra-prostatic lesions to 95 Gy with IMRT. Radiat Oncol 2 (2007) 36

Slater JD, Rossi CJ, Yonemoto LT et al: Conformal proton therapy for early-stage prostate cancer. Urology 53 (1999) 978–984

Soloway MS, Pareek K, Sharifi R et al: Lupron Depot Neoadjuvant Prostate Cancer Study Group. Neoadjuvant androgen ablation before radical prostatectomy in cT2bNxM0 prostate cancer: 5-year results. J Urol 167 (2002) 112–116

Steele GS, O'Leary M: Management considerations of urinary incontinence and erectile dysfunction after local therapy for prostate cancer. In: Kantoff PW, Carroll PR, D'Amico AV (eds) Prostate Cancer. Principles and Practice. Lippincott Williams and Wilkins, Philadelphia, 382–391, 2002

Stephenson AJ, Scardino PT, Kattan MK et al: Predicting the Outcome of Salvage Radiation Therapy for Recurrent Prostate cancer After Radical Prostatectomy. J Clin Oncol 25 (2007) 2035–2041

Stock RG, Stone NN, Tabert A et al: A dose–response study for I–125 prostate implants. Int J Radiat Oncol Biol Phys 41 (1998) 101–108

Stokes SH, Real JD, Adams PW et al: Transperineal ultrasound-guided radioactive seed implantation for organ-confined carcinoma of the prostate. Int J Radiat Oncol Biol Phys 37 (1997) 337–341

Stone NN, Stock RG, Unger P: Intermediate term biochemical-free progression and local control following 125iodine brachytherapy for prostate cancer. J Urol 173 (2005) 803–807

Stone NN, Potters L, Davis BJ et al: Customized dose prescription for permanent prostate brachytherapy: insights from a multicenter analysis of dosimetry outcomes. Int J Radiat Oncol Biol Phys 69 (2007) 1472–1477

Storey MR, Pollack A, Zagars G et al: Complications from radiotherapy dose escalation in prostate cancer: preliminary results of a randomized trial. Int J Radiat Oncol Biol Phys 48 (2000) 635–642

Stromberg J, Martinez A, Benson R et al: Improved local control and survival for surgically staged patients with locally advanced prostate cancer treated with up-front low dose rate iridium-192 prostate implantation and external beam irradiation. Int J Radiat Oncol Biol Phys 28 (1994) 67–75

Stübinger SH, Wilhelm R, Kaufmann S et al: Brachytherapie des Prostatakarzinoms. Urologe 47 (2008) 284–290

Swanson GP, Thompson IM, Basler J: Treatment options in lymph node-positive prostate cancer. Cancer 106 (2006) 2531–2538

Swanson GP, Thompson IM, Basler J: Current status of lymph node-positive prostate cancer. Cancer 107 (2006) 439–450

Swanson GP, Thompson IM: Adjuvant radiotherapy for high-risk patients following radical prostatectomy. Urol Oncol Semin Orig Invest 25 (2007) 515–519

Sylvester JE, Blasko JC, Grimm PD: Brachytherapy as monotherapy: In: Kantoff PW, Carroll PR, D'Amico AV (eds) Prostate Cancer. Principles and Practice. Lippincott Williams and Wilkins, Philadelphia, 336–357, 2002

Sylvester JE, Grimm PD, Blasko JC et al: 15-year biochemical relapse free survival in clinical stage T1-T3 prostate canceer following combined external beam radiotherapy and brachyhterapy; Seattle experience. Int J Radiat Oncol Biol Phys 67 (2007) 57–64

Taylor N, Kelly JF, Kuban DA et al: Adjuvant and salvage radiotherapy after radical prostatectomy for prostate cancer. Int J Radiat Oncol Biol Phys 56 (2003) 755–763

Teh BS, Woo SY, Wei-Yuan M et al: Clinical experience with intensity-modulated radiation therapy (IMRT) for prostate cancer with the use of rectal balloon for prostate immobilization. Med Dos 27 (2002) 105–113

Teh BS, Bastasch MD, Mai W-Y et al: Predictors of extracapsular extension and its radial distance in prostate cancer : implications for prostate IMRT, brachytherapy, and surgery. Cancer J 9 (2003) 454–460

Thompson IM, Middleton RG, Optenberg SC et al: Have complication rates decreased after treatment for localized prostate cancer? J Urol 162 (1999) 107–112

Thompson IM, Klein EA, Lippman SM et al: Prevention of prostate cancer with finasteride: US/European perspective. European Urology 44 (2003) 650–655

Thompson IM, Goodman PJ, Tangen CM et al: The influence of finasteride on the development of prostate cancer. N Engl J Med 349 (2003) 215–224

Thompson RH, Slezak JM, Webster WS et al: Radical prostatectomy for octogenarians: How old is too old? Urology 68 (2006) 1042–5

Thompson IM Jr, Tahngen CM, Paradelo J et al: Adjuvant radiotherapy for pathologically advanced prostate cancer: a randomized clinical trial. JAMA 296 (2006) 2329–2335

Thompson IM: Chemoprevention of prostate cancer: lessons learned. BJU 100 S2 (2007) 15–17

Toledano A, Chauveinc L, Flam T et al: PSA bounce after permanent implant prostate brachytherapy may mimic a biochemical failure. Cancer Radiother 11 (2007) 105–110

Trabulski EJ, Valicenti RK, Hanlon AL et al: A multi-institutional matched-control analysis of adjuvant and salvage postoperative radiation therapy for pT3-4N0 prostate cancer. Urology 2008 epub

UICC: TNM-Klassifikation maligner Tumoren. In: Wittekind C, Wagner G (Hrsg), 6. Aufl. Springer, Berlin-Heidelberg-New York (2002)

Unger JM, Thompson IM, LeBlanc M et al: Estimated impact of the prostate cancer prevention trial on population mortality. Cancer 103 (2005) 1375–1380

Valicenti RK, Gomella LG, Ismail M et al: Pathologic seminal vesicle invasion after radical prostatectomy for patients with prostate carcinoma: effect of early adjuvant radiation therapy on biochemical control. Cancer 82 (1998) 1909–1914

Valicenti R, Lu J, Pilepich M et al: Survival advantage from higher-dose radiation therapy for clinically localized prostate cancer treated on the Radiation Therapy Oncology Group trials. J Clin Oncol 18 (2000) 2740–2746

Van der Kooy MJ, Pisansky TM et al: Irradiation for locally recurrent carcinoma of the prostate following radical prostatectomy. Int J Radiat Oncol Biol Phys 36 (suppl 1) (1996) 309

Van der Kwast TH, Bolla M, van Poppel H et al: Identification of patients with prostate cancer who benefit from immediate postoperative radiotherapy: EORTC 22911. J Clin Oncol 25 (2007) 4178–4186

Van der Poel HG, Moonen L, Horenblase S: Sequential treatment for recurrent localized prostate cancer. J Surg Oncol 97 (2008) 377–382

Valeri A, Cormier L, Moineau MP et al: Targeted screening for prostate cancer in high risk families: early onset is a significant risk factor for disease in first degree relatives. J Urol 168 (2002) 483–487

Vicini FA, Ziaja EL, Kestin LL et al: Treatment outcome with adjuvant and salvage irradiation after radical prostatectomy for prostate cancer. Urology 54 (1999) 111–117

Vora SA, Wong WW, Schild SE et al: Analysis of biochemical control and prognostic factors in patients treated with either low-dose three-dimensional conformal radiation therapy or high-dose intensity-modulated radiotherapy for localized prostate cancer. Int J Radiat Oncol Biol Phys 68 (2007) 1053–1058

Wallner K, Roy J, Harrison L: Tumor control and morbidity following transperineal iodine 125 implantation for stage T1/T2 prostatic carcinoma. J Clin Oncol 14 (1996) 449–453

Walsh PC, Marschke P, Ricker D et al: Patient-reported urinary continence and sexual function after anatomic radical prostatectomy. Urology 55 (2000) 58–61

Walsh PC, Marschke PL: Intussusception of the reconstructed bladder neck leads to earlier continence after radical prostatectomy. Urology 59 (2002) 934–938

Wang D, Lawton C: Pelvic lymph node irradiation for prostate cancer: who, why, and when? Semin Radiat Oncol 18 (2008) 35–40

Wawroschek F, Vogt H, Weckermann D et al: Radioisotope guided pelvic lymph node dissection for prostate cancer. J Urol 166 (2001) 1715–1719

Weckermann D, Holl G, Wagner T et al: Sentinel-Lymphadenektomie beim Prostatakarzinom – aktueller Stand. Urologe 4 (2007) 1500–1507

Weckermann D, Dorn R, Trefz M et al: Sentinel lymph node dissection for prostate cancer: experience with more than 1.000 patients. J Urol 177 (2007) 916–920

Wedding U, Höffken K, Höltl W: Medikamentöse Therapie des hormonsensiblen und hormonresistenten Prostatakarzinoms. Onkologe 6 (2000) 137–143

Whittemore AS: Prostate cancer. Cancer Surv 19–20 (1994) 309–322

Wiegel T, Hinkelbein W: Lokal fortgeschrittenes Prostatakarzinom (T 2b-T 4 N0) ohne und lokoregionär fortgeschrittenes Prostatakarzinom (Tx N+) mit Lymphknotenmetastasen. Strahlenther Onkol 174 (1998) 231–2356

Wiegel T, Miller K, Heicappell R et al: Strahlentherapie nach radikaler Prostatektomie bei PSA-Anstieg aus dem Nullbereich ohne histologische Sicherung eines Lokalrezidivs – eine kurative Therapieoption? Akt Urol 32 (2001) 160–164

Wiegel T, Bottke D, Willich N et al: Phase III results of adjuvant radiotherapy (RT) versus wait and see (WS) in patients with pT3 prostate cancer following radical prostatectomy (RP) (ARO 96–02/AUO AP 09/95). J Clin Oncol 25 (2007) Abstr. 5060

Wilt TJ, MacDonald R, Rutks I et al: Systematic review: comparative effectiveness and harms of treatments for clinically localized prostate cancer. Ann Int Med 148 (2008) 435–448

Wilt TJ, MacDonald R, Hagerty K et al: Five-alpha-reductase Iinhibitors for prostate cancer prevention. Cochrane Database Syst Rev 2 (2008)

Wirth MP, Hermann Th, Alken P et al: Empfehlungen zur Durchführung der alleinigen, permanenten, interstitiellen Brachytherapie beim lokal begrenzten Prostatakarzinom: Strahlenther Onkol 178 (2002) 115–119

Wirth MP: Hormone-refractory prostate cancer: what have we learned? BJU Int 100 S2 (2007) 56–59

Xia P, Pickett B, Vigneault E et al: Forward or inversely planned segmental multileaf collimator IMRT and sequential tomotherapy to treat multiple dominant intraprostatic lesions of prostate cancer to 90 Gy. Int J Radiat Ocnol Biol Phys 51 (2001) 244–254

Yeoh EE, Holloway RH, Fraser RJ et al: Hypofracionated versus conventionally fractionated radiation therapy for prostate carcinoma: updated results of a phase III randomized trial. Int J Radiat Oncol Biol Phys 66 (2006) 1072–1083

Yokomizo Am, Kawamoto H, Nihei K et al: Randomized controlled trial to evaluate radiotherapy +/– endocrine therapy versus endocrine therapy alone for PSA failure after radical prostatectomy: Japan Clinical Oncology Group Study JCOG 0401. Jpn J Clin Oncol 35 (2005) 34–36

Yorke ED, Fuks Z, Norton L et al: Modelling the development of metastases from primary and locally recurrent tumors: comparison with a clinical data base for prostatic cancer. Cancer. Res. 53 (1993) 2987–2993

Yoshioka Y, Nose T, Inoue T et al: High-dose-rate interstitial brachytherapy as a monotherapy for localized prostate cancer : treatment description and preliminary results of a phase I/II clinical trial. Int J Radiat Oncol Biol Phys 48 (2000) 675–681

Zagars GK, von Eschenbach AC, Johnson DE et al: Stage C adenocarcinoma of the prostate: An analysis of 551 patients treated with external beam radiation. Cancer 60 (1987) 1489–1499

Zagars GK, Johnson DE, von Eschenbach AC et al: Adjuvant estrogen following radiation therapy for stage C adenocarcinoma of the prostate: long-term results of a prospective randomized study. Int J Radiat Oncol Biol Phys 14 (1988) 1085–1091

Zagars GK, Pollack A, von Eschenbach AC: Addition of radiation therapy to androgen ablation improves outcome for subclinically node-positive prostate cancer. Urology 58 (2001) 233–239

Zapatero A, Valcárcel F, Calvo FA et al: Risk-adapted androgen deprivation and escalated three-dimensional conformal radiotherapy for prostate cancer : dose radiation dose influence outcome of patients treated with adjuvant androgen deprivation ? A GICOR study. J Clin Oncol 23 (2005) 6561–6568

Zelefsky MJ, Leibel SA, Gaudin PB et al: Dose escalation with three-dimensional conformal radiation therapy affects the outcome in prostate cancer. Int J Radiat Oncol Biol Phys 41 (1998) 491–500

Zelefsky MJ, Hollister T, Raben A et al: Five-year biochemical outcome and toxicity with transperineal CT-planned permanent I–125 prostate implantations for patients with localized prostate cancer. Int J Radiat Oncol Biol Phys 47 (2000) 1261–1266

Zelefsky MJ, Fuks Z, Leibel SA: Intensity-modulated radiation therapy for prostate cancer: Semin Radiat Oncol 12 (2002) 229–237

Zelefsky MJ, Chan H, Hunt M et al: Long-term outcome o fhigh-dose intensity modulated radiation therapy for patients with clinically localized prostate cancer. J Urol 176 (2006) 1415–1419

Zelefsky MJ, Kuban DA, Levy LB et al: Mutli-institutional analysis of long-term outcome for stages T1-T2 prostate cancer treated with permanent seed implantation. Int J Radiat OncolBiol Phys 67 (2007) 327–333

Zietman AL, Coen J, Shipley WU et al: Adjuvant irradiation after radical prostatectomy for adenocarcinoma of prostate: analysis of freedom from PSA failure. Urology 42 (1993) 292–298

Zietman AL, DeSilvia ML, Slater JD et al: Comparison of conventional-dose vs high-dose conformal radiation therapy in clinically localized adenocarcinoma of the prostate. JAMA 294 (2005) 1233–1239.

Zimmermann F, Geinitz H, Molls M: Strahlentherapie des Prostatakarzinoms.Praxis 90 (2001) 1632–1640

Zincke H, Bergstralh EJ, Blute ML et al: Radical prostatectomy for clinically localized prostate cancer: long-term results of 1,143 patients from a single institution. J Clin Oncol 12 (1994) 2254–63

Zincke H, Oesterling JE, Blute ML et al: Long-term (15 years) results after radical prostatectomy for clinically localized (stage T2c or lower) prostate cancer. J Urol 152 (1994) 1850–1857

T. G. Wendt
J. Schubert

Penis und männliche Urethra

Tumoren des Penis

Epidemiologie und Ätiologie

Maligne Tumoren des Penis sind mit einer Inzidenz von unter 1/100 000 Männer in den westlichen Ländern, in Japan und Russland selten. Als Risikofaktoren werden eine bestehende Phimose, mangelnde Genitalhygiene sowie Balanitis und Nikotin betrachtet. Bei Bevölkerungsgruppen, die im Kindesalter eine Zirkumzision durchführen lassen, ist das Peniskarzinom nahezu unbekannt. Als Präkanzerosen gelten die Erythroplasia Queyrat und der M. Bowen (Weissbach et al. 1994).

Regionale Tumoranatomie

In 95 % liegen histologisch Plattenepithelkarzinome vor. Präkanzerosen, Condylomata acuminata, Angiosarkome, Leiomyosarkome, leukämische Infiltrate, maligne Lymphome und andere histologische Formen sind sehr selten (Weissbach 1994). Karzinome werden nach Inspektion, Palpation und Sonographie, ggf. Endoskopie entsprechend der T-Klassifikation (UICC) eingeteilt und die Ausbreitung in die Unterbezirke (in fallender Häufigkeit (Rozan et al. 1995)) Glans penis, Präputium und Penisschaft definiert. Gegenüber der TNM-Klassifikation von 1979 fehlt in der aktuell gültigen Fassung von 2002 die Tumorgröße als Klassifikationskriterium, was den Vergleich von Ergebnissen sehr erschwert. In der älteren Literatur ist vielfach noch die frühere Klassifikation nach Jackson (1966) anzutreffen. Für die übrigen Histologien sind die speziellen Klassifikationen anzuwenden.

Plattenepithelkarzinome von Präputium und Haut drainieren in die superfiziellen Leistenlymphknoten, diejenigen der Glans penis sowie der Corpora cavernosa und Urethra in die tiefen Leisten-, die obturatorischen und iliakalen Lymphknoten (Fair et al. 1993).

Bei der Hälfte der Patienten mit inguinalem Lymphknotenbefall liegt eine bilaterale Metastasierung vor. Hämatogene Fernmetastasen sind bei Diagnosestellung selten.

Allgemeine Grundlagen der Therapie

Ziele jeder Behandlung sind eine dauerhafte Tumorkontrolle und bestmöglicher Funktionserhalt. Für die organerhaltende Lokaltherapie kleiner Tumoren (T1N0M0; oberflächlich oder exophytisch wachsende Tumoren) sind die lokale Exstirpation einschließlich mikroskopisch geführter Techniken und CO_2-Laser eingeführt. Verschiedene Formen der Strahlenbehandlung werden vielfach als therapeutische Alternativen eingestuft. Fortgeschrittene Karzinome und ein proximaler Tumorsitz lassen eine organerhaltende Therapie nicht zu und erfordern häufig eine partielle oder totale Penektomie.

Die regionären Lymphknoten imponieren in der Hälfte der Fälle sonographisch und palpatorisch vergrößert, häufig jedoch infolge begleitender entzündlicher Reaktionen. Daher wird initial der Primärtumor behandelt, die regionären Lymphknoten folgen mit kurzer zeitlicher Verzögerung nach antibiotischer Therapie (Jones et al. 1989; Weissbach et al. 1994).

Der Lymphknotenbefall ist von großer prognostischer Bedeutung (Gerbaulet et al. 1992; Ozsahin et al. 2006). Bei Tumoren im Stadium T1 scheint der histologische Differenzierungsgrad entscheidend die Inzidenz von inguinalen Lymphknotenmetastasen zu beeinflussen. Hochdifferenzierte Karzinome metastasieren in 16 % der Fälle, G2- und G3-Karzinome in 60 %, T2-Tumoren in 82 %, T3- und T4-Karzinome in 100 % der Fälle ohne Einfluss der histologischen Differenzierung (Pizzocaro et al. 1996). Die bei großen (T2 und höher) sowie allen mäßig bis schlecht differenzierten Karzinomen häufig durchgeführte therapeutische Lymphadenektomie ist mit erheblicher Morbidität verknüpft, kann aber sowohl bei mikroskopischem als auch bei makroskopischem Befall kurativ sein. Allerdings fehlt der evidenzbasierte Nachweis der Wirksamkeit einer prophylaktischen Lymphadenektomie und einer adjuvanten Strahlentherapie. Bei Infiltration tief liegender Strukturen wie der Corpora cavernosa steigt zudem das Risiko des Befalls von Beckenlymphknoten, was die Prognose weiter verschlechtert, aber im Falle einer Strahlentherapie bei der Wahl des Zielvolumens berücksichtigt werden muss.

Erfahrungen mit der Induktions-Chemotherapie und auch mit der simultanen Radiochemotherapie sind sehr begrenzt. Die am häufigsten eingesetzten Substanzen sind Cisplatin, Methotrexat, Bleomycin und Vinblastin. Kombinationsprotokolle scheinen wirksamer zu sein als eine Monotherapie. Komplette Remissionen nach Induktions-Chemotherapie werden bis 50 % erreicht (Ahmed et al. 1984; Gotsadze et al. 2000). Trotzdem ist ihr Stellenwert, auch simultan zur Strahlentherapie appliziert (Edsmyr et al. 1985; Gotsadze et al. 2000), derzeit ungeklärt.

Rolle der Strahlenbehandlung

Indikationen zur Strahlentherapie

Die Radiotherapie als primäre Therapie kommt in Betracht beim Carcinoma in situ (Tis) und T1- und T2-Tumoren der Glans penis. Die Bestrahlung soll sich auf Tumoren beschränken, deren größte Ausdehnung 4 cm nicht überschreitet und die den Penisschaft nicht infiltrieren, da sonst hohe Rezidivraten und ungünstige funktionelle Resultate erzielt werden (Gerbaulet et al. 1992; Jones et al. 1989). Bei ausgedehnteren Tumoren sowie Tumoren des Penisschaftes ist die primäre Penisamputation indiziert (Bouchot et al. 1993; Pizzocaro et al. 1996). Inwieweit eine erfolgreiche Induktions-Chemotherapie eine organerhaltende Maßnahme erlaubt, ist nicht geklärt. Die postoperative Strahlentherapie ist nach inkompletter Resektion (R1, R2) des Primärtumors indiziert.

Vielfach wird bei klinisch negativen Leistenlymphknoten die adjuvante Radiotherapie beider Leisten als Alternative zur inguinalen Lymphadenektomie betrachtet. Die Indikation besteht bei Patienten, die infolge eines Tumors T2 oder größer oder auch bei einem Tumor T1 mit mittlerer oder geringer Differenzierung ein erhöhtes Risiko okkulter Metastasen haben. Über die Indikation zur adjuvanten Strahlenbehandlung der inguinalen und externen iliakalen Lymphknoten herrscht allerdings Uneinigkeit. Den hohen Raten von Lymphknotenmetastasen in chirurgischen Serien steht die Beobachtung gegenüber, nach der bei ausschließlich lokal bestrahlten Primärtumoren auch in höherem Stadium T2 und T3 nur 10 % der Patienten eine metachrone Lymphknotenmetastasierung entwickeln (Chaudhary et al. 1999; Mazeron et al. 1984). Die Indikation zur postoperativen Radiotherapie muss zurückhaltend gestellt werden, um Langzeitmorbidität zu vermeiden.

Allgemeine Grundsätze der Bestrahlungsplanung

Bei der Bestrahlung des Primärtumors muss die Methode der Dosisberechnung der besonderen anatomischen Situation angepasst werden. Bei der perkutanen Bestrahlung müssen Dicke und die spezifische Absorption des Bolusmaterials berücksichtigt werden. Bei der Brachytherapie müssen Unterdosierungen im Bereich der Penisspitze vermieden werden. In der Vergangenheit führten inhomogene Dosisverteilungen oft zu Unterdosierungen und Rezidiven oder zu Komplikationen infolge lokaler Überdosierungen. Werden die inguinalen und externen iliakalen Lymphknoten in das Zielvolumen einbezogen, soll die Dosisverteilung auf der Grundlage eines Computertomogramms dieser Region optimiert werden.

Zielvolumina und Bestrahlungstechnik

Das Zielvolumen 1. Ordnung umfasst den makroskopischen Primärtumor mit ausreichendem Sicherheitssaum. Das Zielvolumen 2. Ordnung umfasst das regionäre Lymphabflussgebiet.

Für die Behandlung des Primärtumors steht die perkutane Strahlentherapie im Vordergrund. Alternativ wird die Brachytherapie eingesetzt, entweder mit Moulagen oder interstitiell. Um bei der perkutanen Bestrahlung eine homogene Dosisverteilung zu erreichen, wurden verschiedene Vorrichtungen entwickelt, die nicht nur eine reproduzierbare Lage des Penis sichern, sondern auch den Aufbaueffekt von hochenergetischen Photonen oder niedrigenergetischen Elektronen durch Bolusmaterial beseitigen (McLean et al. 1993). Neben der Bestrahlung des Penis in einem Wasserbad (in Bauchlage) (Sagerman et al. 1984) wurde ein Plexiglaszylinder vorgeschlagen, der über eine Grundplatte an der Peniswurzel fixiert wird. Durch ein Vakuum wird der Penis in reproduzierbarer Lage bestrahlt (Franzen et al. 1987). Bei der Moulagentechnik werden in ein den Penis umhüllendes Weichmaterial (Wachs, Plastik) in definierter Geometrie radioaktive Quellen eingebracht. Nachteile der Moulagentechnik sind die Schwierigkeit der reproduzierbaren Moulagenfixierung während der (fraktionierten) Brachytherapie (Akimoto et al. 1997) sowie die u. U. ungleichmäßige Dosisverteilung, weshalb diese Behandlungsform zugunsten der perkutanen Radiotherapie wenig eingesetzt wird. Neuerdings wird über gute Ergebnisse nach interstitieller Brachytherapie entweder in Pulsed-dose- oder Low-dose-rate-Technik berichtet (Crook et al. 2005). Die Bestrahlung der regionären Lymphknoten wird bevorzugt über opponierende gewichtete Gegenfelder mit ultraharten Röntgenstrahlen oder einer Mischung mit Elektronen unter Berücksichtigung des Aufbaueffektes durchgeführt.

Dosis und zeitliche Dosisverteilung

Die perkutane Radiotherapie des Primärtumors wird überwiegend mit $5 \times 1{,}8$–2 Gy/Woche, in der Serie aus Toronto (McLean et al. 1993) und aus Manchester (Azrif et al. 2006) auch mit höheren Einzeldosen von 2,5–3,25 Gy durchgeführt. Die erforderliche Gesamtdosis beträgt 60 Gy in sechs Wochen, bei höheren Einzeldosen 50–52 Gy. Bei größeren Tumoren kann lokal bis 70 Gy mit kleineren Einzeldosen aufgesättigt werden. Bei der Brachytherapie in Moulagentechnik werden Gesamtdosen von 60–65 Gy an der Oberfläche empfohlen. Die Dosis an der Urethra sollte 50 Gy nicht überschreiten. Bei der interstitiellen Brachytherapie wurden in Pulsed-dose- oder Low-dose-rate-Technik mit Iridium kumuliert 60 Gy appliziert (Crook et al. 2005). Bei der adjuvanten Strahlenbehandlung der inguinalen Lymphknoten werden 50 Gy in fünf Wochen appliziert. Makroskopisch befallene Lymphknoten werden lokal bis 70 Gy bestrahlt, sofern in diesen Fällen nicht ohnehin eine operative Therapie durchgeführt wird.

Ergebnisse

Die verfügbaren Mitteilungen über die Therapieergebnisse sind insgesamt dürftig. Die meisten Berichte umfassen die Erfahrungen an weniger als 30 Patienten, die über einen langen Zeitraum bis zu 30 Jahren, teilweise in der Orthovolt-Ära rekrutiert wurden. Die primäre Radiotherapie erlaubt den Organerhalt bei 50–70 % der Patienten (Azrif et al. 2006; McLean et al. 1993; Ozsahin et al. 2006). Mit moderner Brachytherapie wurde eine lokale Tumorkontrolle von 85 % erreicht (Crook et al. 2005). Die modernere peniserhaltende Laserchirurgie, die

mikrographische Chirurgie und die moderne Strahlentherapie führen zu vergleichbar niedrigen lokalen Rezidivraten nach fünf Jahren (Mistry et al. 2007).

Lokoregionäre Tumorkontrolle

Die lokale Tumorkontrolle nimmt sowohl nach Brachytherapie als auch nach perkutaner Radiotherapie mit steigender Tumorgröße und Tiefeninfiltration ab (Akimoto et al. 1997; Delannes et al. 1992; Mazeron et al. 1984; Rozan et al. 1995; Sagerman et al. 1984). In den frühen Stadien T1 und T2 werden mit der perkutanen Radiotherapie lokale Tumorkontrollraten von etwa 90 % erzielt. Mit steigender Tumorausdehnung und Tiefeninfiltration sinken die Raten auf unter 20 %. Aber auch über den fehlenden Einfluss der Tumorgröße auf die Lokalrezidivrate wurde berichtet (Gotsadze et al. 2000).

Über die Brachytherapie in Moulagentechnik liegen nur wenige Ergebnisse vor. Jedoch wird über Tumorkontrollraten von 90–100 % bei oberflächlichen Karzinomen (T1-Tumoren) berichtet (Akimoto et al. 1997; Salaverria et al. 1979). Mit der interstitiellen Brachytherapie werden bei T1- und T2-Tumoren Kontrollraten zwischen 70 und 90 % erzielt (Chaudhary et al. 1999; Delannes et al. 1992; Mazeron et al. 1984).

Die elektive Mitbestrahlung des Lymphabflussgebietes führt zu einer regionären Rezidivfreiheit von über 90 % (Lee et al. 1993). Diese Beobachtung ist allerdings im Lichte der Mitteilungen über günstige Spontanverläufe (Chaudhary et al. 1999; Mazeron et al. 1984) kritisch zu werten.

Überlebensrate

Das Überleben wird maßgeblich vom Lymphknotenstatus beeinflusst (Demkow 1999; Ozsahin et al. 2006; Yamada et al. 1998; Zouhair et al. 2001). Patienten ohne Lymphknotenmetastasen haben Fünfjahres-Überlebensraten von 80–90 % (Akimoto et al. 1997; Salaverria et al. 1979). Lymphknotenmetastasen verschlechtern die Überlebensrate auf 40–50 % (Gerbaulet et al. 1992).

Akute und chronische Strahlenfolgen

Häufigste akute Strahlenfolgen sind radiogene Schwellungen, sekundäre Infektionen und höhergradige (Schleim-) Hautreaktionen, deren Häufigkeit durch eine Zirkumzision vor Bestrahlungsbeginn vermindert werden kann (Horenblas et al. 1992). Wichtigste Spätfolgen sind die radiogene Phimose bei Tumoren der Glans, Harnröhrenstrikturen, Weichgewebsnekrosen sowie im Falle einer Bestrahlung der Leistenregion Fibrosen und Lymphstauungen der Beine.

Nach Brachytherapie in Moulagentechnik wird über gute funktionelle Langzeitergebnisse berichtet (Akimoto et al. 1997; Salaverria et al. 1979). Insbesondere sind Harnröhrenstrikturen selten. Dagegen wird in älteren Arbeiten nach interstitieller Radiotherapie über Nekrosen, teilweise mit der Notwendigkeit einer sekundären Penisamputation (10–23 %) und Ureterstenosen (30–45 %) berichtet (Delannes et al. 1992; Kiltie et al. 2000; Rozan et al. 1995). Mit den modernen Planungsmöglichkeiten und Pulsed-dose-Brachytherapie nimmt das Risiko einer Radionekrose mit Notwendigkeit einer sekundären Penektomie auf 5 % ab (Crook et al. 2005).

Strahleninduzierte Sekundärkarzinome werden als der Preis für die Organerhaltung angesehen. Episodisch wird über zwei Patienten mit vermutlich induzierten Karzinomen 17 und 21 Jahren nach einer Strahlenbehandlung berichtet (Wells und Pryor 1986).

Rezidive und deren Behandlung

Nach primärer hochdosierter Strahlentherapie treten bei Karzinomen der Stadien T1 und T2 in etwa 15 % der Patienten lokale Rezidive auf (Bouchot et al. 1993; Chaudhary et al. 1999; Fossa et al. 1987; Gotsadze et al. 2000). Die Mehrzahl der Rückfälle manifestiert sich innerhalb von drei Jahren (Gotsadze et al. 2000). In vielen Fällen kann durch eine Operation („Salvage"-Chirurgie) noch eine Heilung erzielt werden. Bei gleichzeitigem Lymphknotenrezidiv, insbesondere bei fixierten Lymphknoten, ist die Prognose jedoch ungünstig (Sagerman et al. 1984).

Seltene Tumoren des Penis

Maligne Lymphome sind sehr selten. Sie werden wie andere extranodale maligne Lymphome mit einer Kombination aus lokaler Strahlentherapie und ggf. systemischer Chemotherapie mit gutem Erfolg behandelt (Arena et al. 2001).

Nachsorge

Da Rezidive sowohl am Primärtumor als auch in den Leisten nochmals kurativ operiert werden können, ist eine engmaschige klinische Kontrolle, ergänzt durch die Selbstuntersuchung, notwendig. Innerhalb der ersten drei Jahre werden ärztliche Kontrollen alle zwei bis drei Monate empfohlen.

Tumoren der männlichen Urethra

Epidemiologie und Ätiologie

Primäre Karzinome der Urethra sind sehr selten. Für Männer sind insgesamt nur etwa 600 Fälle beschrieben. Die Inzidenz bei Patienten mit Blasenkarzinomen, vermutlich als Folge einer Feldkanzerisierung des Epithels des unteren Harntrakts, ist bekannt. Aufgrund der Seltenheit der Erkrankung ist die Beurteilung von weiteren prädisponierenden Faktoren jedoch schwierig (Miller und Jocham 1994).

Regionale Tumoranatomie

Die männliche Urethra lässt sich unter anatomischen Gesichtspunkten in einen vorderen und einen hinteren Abschnitt unterteilen. Histologisch liegen in 70–90 % der Fälle Plattenepithelkarzinome vor, in 10–15 % Transitionalzell- und im Übrigen Adenokarzinome sowie selten Melanome, Rhabdomyosarkome und maligne Lymphome. Die TNM-Klassifikation (AJCC 2002) unterscheidet oberflächliche Karzinome (T1), in das Corpus spongiosum oder die Prostata infiltrierende Karzinome (T2), in das Corpus cavernosum oder den Blasenhals wachsende (T3) und in andere Organe infiltrierende (T4) Tumoren.

Die Lymphabflussgebiete der vorderen Harnröhre entsprechen denjenigen des Penis (s. o.), die der hinteren Harnröhre denen von Harnblase und Prostata. In etwa 30 % der Fälle liegen Lymphknotenmetastasen vor (Carrol et al. 1992).

Allgemeine Grundlagen der Therapie

Wie bei allen seltenen Tumorerkrankungen ist die Angabe von standardisierten Therapieempfehlungen schwierig (Forman und Lichter 1992). Allgemein wird die chirurgische Therapie, die bei Tumoren der hinteren Harnröhre die Emaskulinisierung und die

vordere Beckenexenteration umfasst, primär eingesetzt (Miller und Jocham 1994). Einzelmitteilungen
berichten über eine hohe Remissionsrate nach präoperativer simultaner Radiochemotherapie (Johnson
et al. 1989; Licht et al. 1995; Oberfield et al. 1996;
Tran et al. 1995), womit im Einzelfall eine Operation
vermieden werden kann.

Rolle der Strahlentherapie

Indikationen zur Radiotherapie

Klar umrissene und anerkannte Indikationen existieren bisher nicht. Epitheliale maligne Tumoren der
vorderen Harnröhre können analog der Empfehlungen beim Peniskarzinom bestrahlt werden. Da
auch radikale chirurgische Maßnahmen bei Tumoren
der hinteren Urethra häufig mit lokalen Rezidiven
einhergehen, kann eine präoperative Radiotherapie
mit dem Ziel der Tumorverkleinerung zur Verringerung der lokalen Rezidive erwogen werden (Klein et
al. 1983). Bei seltenen nicht-epithelialen Neoplasien
richtet sich die Indikation zur Radiotherapie nach
der Histologie. Ein extramedulläres Plasmozytom
der Harnröhre wurde durch Radiotherapie dauerhaft
beherrscht (Kraus-Tiefenbacher et al. 2004), ebenso
eine Metastase eines anaplastischen Seminoms (Gerber et al. 2003).

Allgemeine Grundsätze der Bestrahlungsplanung/ Zielvolumina und Bestrahlungstechnik/Ergebnisse

Allgemeine Grundsätze der Bestrahlungsplanung
existieren nicht. Jedoch müssen im Einzelfall neben
den in bildgebenden Verfahren nachweisbaren
Lymphknotenmetastasen die übrigen potenziellen
Stationen im Zielvolumen gelegen sein. Wie bei
Beckentumoren allgemein sind Computertomographie und dreidimensionale Bestrahlungsplanung zur
Vermeidung von Über- und Unterdosierungen heute
unabdingbar. Bestrahlungstechnik und Zielvolumina
der distalen Urethra sind denjenigen der Bestrahlung
von Peniskarzinomen ähnlich. Karzinome der prosta-
tischen Harnröhre werden in Anlehnung an die Radiotherapie von Prostatakarzinomen bestrahlt.

Ähnlich wie bei Karzinomen des Penis datieren viele
Einzelmitteilungen aus der Ära der Orthovolt-Therapie und sind daher von geringer Aussagekraft. Insbesondere neuere Ergebnisse nach simultaner Radiochemotherapie sind ermutigend. Insgesamt ist der
Stellenwert der Radio-(chemo-)therapie in der
Behandlung von Harnröhrenkarzinomen nicht gut
definiert.

Für die seltenen Tumoren der Harnröhre gibt es
keine speziellen Empfehlungen zur Therapie oder
Nachsorge.

Schlüsselliteratur

Azrif M, Logue JP, Swindell R et al: Wylie JPCLivsey JE External-beam radiotherapy in T1-2 N0 penile carcinoma. Clin
Oncol (R Coll Radiol) 18 (2006) 320–325
Crook JM, Jezioranski J, Grimard L et al: Penile brachytherapy: results for 49 patients. Int J Radiat Oncol Biol Phys. 62
(2005) 460–467
Gerbaulet A, Lambin P: Radiation therapy of cancer of the
penis. Indications, advantages, and pitfalls. Urol Clin North
Am 19 (1992) 325–332.
Gotsadze D, Matveev B, Zak B et al: Is conservative organ-
sparing treatment of penile carcinoma justified? Eur Urol
38 (2000) 306–312
Horenblas S, van Tinteren H, Delemare JF et al: Squamous cell
carcinoma of the penis. II. Treatment of the primary tumor.
J Urol 147 (1992) 1533–1538
Kiltie AE, Elwell C, Close HJ et al: Iridium-192 implantation
for node-negative carcinoma of the penis: the Cookridge
Hospital experience. Clin Oncol (R Coll Radiol) 12 (2000)
25–31
McLean M, Akl AM, Warde P et al: Results of primary radiation therapy in t he menagement of squamous cell carcinoma of the penis. Int J Radiat Oncol Biol Phys 25 (1993)
623–628

Mistry T, Jones RW, Dannatt E et al: A 10-year retrospective
audit of penile cancer management in the UK. BJU International (2007) 1277–1281

Gesamtliteratur

Ahmed T, Sklaroff R, Yagoda A: Sequential trials of methotrexate, cisplatin and bleomycin for penile cancer. J Urol
132 (1984) 465–468
AJCC: Cancer staging handbook. TNM classification of malignant tumors. Springer, Berlin (2002)
Akimoto T, Mitsuhashi N, Takahashi I et al: Brachytherapy
for penile cancer using silicon mold. Oncology 54 (1997)
23–27
Arena F, di Stefano C, Peracchia G et al: Primary lymphoma
of the penis: diagnosis and treatment. Eur Urol 39 (2001)
232–235
Bouchot O, Bouvier S, Bochereau G et al: Cancer of the penis:
the value of systematic biopsy of the superficial inguinal
lymph nodes in clinical N0 stage patients. Prog Urol 3
(1993) 228–233
Carroll PR, Dixon CM: Surgical anatomy of the male and
female urethra. Urol Clin North Am 19 (1992) 339–346

Chaudhary AJ, Ghosh S, Bhalavat RL et al: Interstitial brachytherapy in carcinoma of the penis. Strahlenther Onkol 175 (1999) 17–20

Delannes M, Malavaud B, Douchez J et al: Iridium-192 interstitial therapy for squamous cell carcinoma of the penis. Int J Radiat Oncol Biol Phys 24 (1992) 479–483

Demkow T: The treatment of penile carcinoma: experience in 64 cases. Int Urol Nephrol 31 (1999) 525–31

Edsmyr F, Andersson L, Esposti PL: Combined bleomycin and radiation therapy in carcinoma of the penis. Cancer 56 (1985) 1257–1263

Fair WR, Perez CA, Anderson T: Cancer of the urethra and penis. In: DeVita VT Jr, Hellman S, Rosenberg SA (eds) Cancer. Lippincott, Philadelphia (1993)

Forman JD, Lichter AS: The role of radiation therapy in the management of carcinoma of the male and female urethra. Urol Clin North Am 19 (1992) 383–389

Fossa SD, Hall KS, Johannessen NB et al: Cancer of the penis. Experience at the Norwegian radiumhospital 1974–1985. Eur Urol 13 (1987) 372–377

Franzen L, Henriksson R, Karlsson NO et al: A technical device for irradiation in carcinoma of the penis (letter). Acta Oncol 26 (1987) 77–78

Gerber R, Madersbacher S, Fleischmann A et al: Seltene Seminommetastase im Corpus spongiosum und der Urethra. Urologe A 42 (2003) 1491–1492

Johnson DW, Kessler JF, Ferrigni RG et al: Low dose combined chemotherapy/radiotherapy in the management of locally advanced urethral squamous cell carcinoma. J Urol 141 (1989) 615–616

Jones WG, Fossa SD, Hamers H et al: Penis cancer: a review by the Joint Radiotherapy Committee of the European Organisation for Research and Treatment of Cancer (EORTC) Genitourinary and Radiotherapy Groups. J Surg Oncol 40 (1989) 227–231

Klein FA, Whitmore WF Jr, Herr HW et al: Inferior pubic rami resection with en bloc radical excision for invasive proximal urethral carcinoma. Cancer 51 (1983) 1238–1242

Kraus-Tiefenbacher U, Gutwein S, Höpner U et al: Plasmocytoma of the urethra. Onkologie 27 (2004) 166–168

Lee WR, McCollough WM, Marcus RB et al: Elective inguinal node irradiation for pelvic carcinoma. The University of Florida Experience. Cancer 72 (1993) 2058–2065

Licht MR, Klein EA, Bukowski R et al: Combination radiation and chemotherapy for the treatment of squamous cell carcinoma of the male and female urethra. J Urol 153 (1995) 1918–1920

Mazeron JJ, Langlois D, Lobo PA et al: Interstitial radiation therapy for carcinoma of the penis using iridium 192 wires: the Henri Mondor experience (1970–1979). Int J Radiat Oncol Biol Phys 10 (1984) 1891–1895

Miller K, Jocham D: Harnröhrentumoren. In: Jocham D, Miller K (Hrsg) Praxis der Urologie. Thieme Stuttgart (1994) 116–121

Oberfield RA, Zinman LN, Leibenhaut M et al: Management of invasive squamous cell carcinoma of the bulbomembranous male urethra with co-ordinated chemo-radiotherapy and genital preservation. Br J Urol 78 (1996) 573–578

Ozsahin M, Jichlinski P, Weber D et al: Treatment of penile carcinoma: To cut or not to cut? Int J Radiat Oncol Biol Phys 66 (2006) 674–679

Pizzocaro G, Piva L, Nicolai N: Treatment of lymphatic metastasis of squamous cell carcinoma of the penis: experience at the National Tumor Institute of Milan. Arch Ital Urol Androl 68 (1996) 169–172

Rozan R, Albuisson E, Giraud B et al: Interstitial brachytherapy for penile carcinoma: a multicentric survey (259 patients). Radiother Oncol 36 (1995) 83–93

Sagerman RH, Yu WS, Chung CT et al: External-beam irradiation of carcinoma of the penis. Radiology 152 (1984) 183–185

Salaverria JC, Hope-Stone HF, Paris AM et al: Conservative treatment of carcinoma of the penis. Br J Urol 51 (1979) 32–37

Tran LN, Krieg RM, Szabo RJ: Combination chemotherapy and radiotherapy for a locally advanced squamous cell carcinoma of the urethra: a case report. J Urol 153 (1995) 422–423

Weissbach L, Bussar-Maatz R: Penistumoren. In: Jocham D, Miller K (Hrsg) Praxis der Urologie. Thieme, Stuttgart (1994) 193–200

Wells AD, Pryor JP: Radiation-induced carcinoma of the penis. Br J Urol 58 (1986) 325–326

Yamada Y, Gohji K, Hara I et al: Long-term follow-up study of penile cancer. Int J Urol 5 (1998) 247–251

Zouhair A, Coucke PA, Jeanneret W et al: Radiation therapy alone or combined surgery and radiation therapy in squamous-cell carcinoma of the penis? Eur J Cancer 37 (2001) 198–203

J. Claßen
R. Souchon
J. Beyer
S. Krege
M. Bamberg

Keimzelltumoren des Hodens

Epidemiologie und Ätiologie

Testikuläre Keimzelltumoren stellen die häufigste solide Tumorerkrankung junger Männer im Alter von 15–35 Jahren dar. Die Inzidenz nimmt stetig zu mit einer Verdopplung der Auftretenshäufigkeiten in den industrialisierten Ländern etwa alle 20 Jahre. Das germinale Hodenmalignom ist damit der Tumor mit der am schnellsten steigenden Rate an Neuerkrankungen überhaupt. Dies gilt sowohl für das Seminom als auch für die nicht seminomatösen Tumoren. Deutschland weist mit einer Inzidenz von 9,8/100 000 Männer zusammen mit Dänemark und der Schweiz international die höchste Neuerkrankungsrate auf (Ferlay et al. 2001; Purdue et al. 2005). Die Gründe sowohl für die Zunahme der Inzidenz als auch für die geographische Differenzierung sind weitgehend unbekannt. Umweltbelastungen und Ernährungsfaktoren scheinen jedoch eine Rolle zu spielen (Wanderas et al. 1995).

Die Ätiologie der männlichen Keimzelltumoren ist nicht geklärt. Es sind jedoch zahlreiche Faktoren bekannt, die mit einem deutlich erhöhten Risiko für das Auftreten eines Hodentumors assoziiert sind. Hierzu gehört insbesondere der Maldescensus testis, der mit einem 4,8-fach erhöhten Erkrankungsrisiko verbunden ist (Dieckmann et al. 2004). Bei positiver Familienanamnese ist das Risiko bei Brüdern um den Faktor 6–10, bei Söhnen um den Faktor 4–6 erhöht (Westergaard et al. 1996; Heimdahl et al. 1996). Ein ebenfalls erhöhtes Risiko liegt bei Hodenatrophie, Sub- bzw. Infertilität und erhöhter intrauteriner Östrogenexposition vor (Swerdlow et al. 1989). Daneben spielen ethnische Faktoren und Ernährungsgewohnheiten mit einer hohen Aufnahme von Milchprodukten eine Rolle (Sigurdson et al. 1999). Auch eine berufliche Exposition mit Pestiziden und Düngemitteln wurde mit einem erhöhten Risiko für das Auftreten eines Hodentumors in Verbindung gebracht.

Heute geht man davon aus, dass sich die Keimzelltumoren des Hodens aus einer gemeinsamen Vorläuferläsion, der testikulären intraepithelialen Neoplasie (TIN), entwickeln, die durch eine maligne Transformation primordialer Keimzellen entsteht (Hoei-Hansen et al. 2005). Der TIN kommt damit eine zentrale Bedeutung bei der Entwicklung der Keimzelltumoren des Hodens zu. Die Prävalenz der TIN beträgt in einem adulten, nicht selektionierten Kollektiv etwa 0,8 % (Giwercman 1991b). Eine erhöhte Prävalenz von etwa 5 % findet sich bei Männern mit Hodentumor im „gesunden" kontralateralen Hoden (Dieckmann und Loy 1996). Weitere Risikogruppen für eine erhöhte TIN-Prävalenz sind in Tabelle I zusammengefasst. Der Zeitpunkt der malignen Transformation primordialer Keimzellen zur TIN liegt möglicherweise bereits im ersten Trimenon der Schwangerschaft. Eine alternative Hypothese zur präpartalen Malignisierung geht von einer malignen Transformation im Jugendlichen- oder Erwachsenenalter aus. Aus der TIN entwickeln sich sowohl die Seminome als auch die nicht-seminomatösen Tumoren mit Ausnahme des spermatozytären Seminoms.

Regionale Tumoranatomie und Histologie

Die Hoden sind paarig angelegte Organe, die umschlossen von einer Bindegewebshülle, der Tunica albuginea, im Skrotum lokalisiert sind. Die arterielle und venöse Blutversorgung erfolgt über die Aa. und

Tabelle I. Prävalenz der TIN (Dieckmann und Loy 1993).

Männliches Kollektiv	Prävalenz (%)	Untersuchte Fälle (n)
Unselektioniert	0,8	399
Mit Infertilität	1	> 6000
Mit Maldeszensus testis	3	> 600
Mit kontralateralem Hodentumor	5	> 2000
Im tumorösen Hoden	90	> 1000

Vv. testiculares, die durch den Samenstrang zum Hoden ziehen. Die Lymphgefäße verlaufen parallel zu den Venen und münden linksseitig in die V. renalis, rechtsseitig in die V. cava inferior. Das lokale Tumorwachstum erfolgt zunächst infiltrierend in das Hodengewebe. Bei fortschreitender Ausbreitung kann es zum Durchbruch der Tunica albuginea, zur Infiltration des Samenstrangs und – selten – zur Infiltration der Skrotalhaut kommen. Die lokoregionale Metastasierung erfolgt bevorzugt lymphogen. Die erste drainierende Lymphknotenstation findet sich in der Paraaortalregion. Nach inguinalen oder skrotalen Operationen kann ein von diesem Ausbreitungsmuster abweichender Lymphabfluss in inguinale und iliakale Lymphknotenregionen erfolgen.

Unter therapeutischen und prognostischen Gesichtspunkten wird die Gruppe der Seminome, auf die ca. 45 % aller Hodentumoren entfallen, von denen der nicht-seminomatösen Tumoren unterschieden. Die Nicht-Seminome stellen eine heterogene Gruppe dar, wobei die histologische Differenzierung nur in Sonderfällen von Bedeutung ist (Tabelle II). Im umliegenden Gewebe des Hodens findet sich bei allen Keimzelltumoren eine TIN (Huyghe et al. 2005). Dieser Aspekt ist bei der organerhaltenden Therapie von Bedeutung. Das Seitenverhältnis der testikulären Keimzelltumoren weist ein geringes Überwiegen linksseitiger Tumoren auf (Pottern et al. 1985). Seminome wie auch Nicht-Seminome können weiterhin als Mischtumoren untereinander sowie in Kombination mit Teratomen auftreten. Letztere stellen in der Mehrzahl reifzellige Tumoren dar und sind unempfindlich sowohl gegen Strahlen- als auch Chemotherapie.

In etwa 90 % wird die Tumorerkrankung in einem Frühstadium diagnostiziert. Dieses liegt vor bei Beschränkung der Erkrankung auf den Hoden oder bei lokoregional lymphonodulärer begrenzter Metastasierung. Die Prognose ist für diese Patienten exzellent bei einem stadienabhängigen Gesamtüberleben von 90–100 % (Bamberg et al. 1999; Classen et al. 2004; Schmidberger et al. 1997). Die individuelle Prognose im Metastasierungsstadium wird anhand der Kriterien der IGCCCG-Klassifikation abgeschätzt (Tabelle III) (IGCCCG 1997). Patienten mit fortgeschrittenen Seminomen werden hierbei überwiegend der Gruppe „gute Prognose" zugeordnet. Nur bei Vorhandensein von nichtpulmonalen viszeralen Metastasen besteht beim Seminom eine „intermediäre" Prognose.

Tabelle II. WHO-Klassifikation der Keimzelltumoren des Hodens (2004).

Histologischer Typ	ICD-O-M
Intratubuläre Keimzellneoplasie, unklassifiziert	9064/2
Andere	
Tumoren eines histologischen Typs (Reinformen):	
Seminom	9061/3
(Subtyp) Seminom mit syncytiotrophoblastischen Zellen	
Spermatozytisches Seminom	9063/3
(Subtyp) Spermatozytisches Seminom mit Sarkom	
Embryonales Karzinom	9070/3
Dottersacktumor	9071/3
Trophoblastäre Tumoren	9100/3
Chorionkarzinom	
Trophoblastäre Tumoren außer Chorionkarzinomen	
Monophasisches Chorionkarzinom	
Placental-site trophoblastischer Tumor	9104/1
Teratom	9080/3
Dermoidzyste	9084/0
Monodermales Teratom	
Teratom mit somatischen Neoplasien	9084/3
Tumoren mit mehr als einem histologischen Typ:	
Gemischtes embryonales Karzinom und Teratom	9081/3
Gemischtes Teratom und Seminom	9085/3
Chorionkarzinom und Teratom/embryonales Karzinom	9101/3
Andere	

Klinik

Klinische Symptomatik

Keimzelltumoren des Hodens manifestieren sich klinisch in der Regel durch eine schmerzlose, häufig rasch zunehmende Schwellung des Hodens, die mit einem Schweregefühl einhergehen kann. Seltener führen Symptome einer Fernmetastasierung wie Rückenschmerzen, Lymphknotenschwellungen oder Dyspnoe zur Diagnose des Tumors. Allerdings treten ca. 5 % der Keimzelltumoren primär extragonadal auf, sodass bei jungen Männern mit Raumforderungen im Abdomen oder im Mediastinum auch bei unauffälligen Hoden differenzialdiagnostisch ein Keimzelltumor berücksichtigt werden muss.

Diagnostik und Primärtherapie

Die Diagnostik zur Abklärung des Tumorverdachts schließt die Palpation und die Hodensonographie sowie die Bestimmung der Tumormarker AFP, β-HCG und LDH ein. Der definitive Nachweis gonadaler Tumoren erfolgt über die inguinale Hodenfreilegung und die Ablatio testis. Dieser Eingriff stellt den operativen Standardeingriff dar.

Tabelle III. IGCCCG-Klassifikation zur Prognose der testikulären Keimzelltumoren im Metastasierungsstadium (IGCCCG 1997).

Gute Prognose	5-Jahres-Überlebensrate ca. 90 %
Nicht-Seminom Testis-/primär retroperitonealer Tumor und „niedrige" Marker und keine nicht-pulmonalen viszeralen Metastasen	„Niedrige" Marker: AFP < 1000 ng/ml und β-HCG < 1000 ng/ml (< 5000 U/l) und LDH < 1,5 × Normalwert
Seminom jede Primärlokalisation und jede Markerhöhe und keine nichtpulmonalen viszeralen Metastasen	
Intermediäre Prognose	5-Jahres-Überlebensrate ca. 80 %
Nicht-Seminom Testis-/primär retroperitonealer Tumor und „intermediäre" Marker und keine nicht-pulmonalen viszeralen Metastasen	„Intermediäre" Marker[a]: AFP 1000–10 000 ng/ml oder β-HCG 1000–10 000 ng/ml (< 50 000 U/l) oder LDH 1,5–10 × Normalwert
Seminom jede Primärlokalisation und jede Markerhöhe und nicht-pulmonale viszerale Metastasen	
Schlechte Prognose	5-Jahres-Überlebensrate ca. 50 %
Nicht-Seminom Primär mediastinaler Keimzelltumor oder Testis-/retroperitonealer Tumor mit nicht-pulmonalen viszeralen Metastasen und/oder „hohem" Marker	„Hohe" Marker[a]: AFP > 10 000 ng/ml oder β-HCG > 10 000 ng/ml (> 50 000 U/l) oder LDH > 10 × Normalwert
Seminom Nicht definiert	

[a] mindestens 1 Laborwert muss die Bedingung erfüllen

In der gleichen Sitzung kann eine kontralaterale Hodenbiopsie zur Abklärung einer testikulären intraepithelialen Neoplasie (TIN) durchgeführt werden (Souchon et al. 2000). Die Rate falsch negativer Biopsien ist mit 0,3 % sehr gering (Dieckmann et al. 1999). Gleichwertige Alternativen zur Hodenbiopsie bestehen gegenwärtig nicht; sie ist die einzige praktikable Methode zur Diagnosestellung der TIN (Giwercman et al. 1994). Aufgrund der geringen Prävalenz der TIN auch bei histologisch gesichertem kontralateralem Hodentumor sowie der guten Prognose der in der Regel in frühen Stadien diagnostizierten Keimzelltumoren des Hodens, die aus der TIN hervorgehen, wird die Zweckmäßigkeit einer kontralateralen Hodenbiopsie kontrovers diskutiert. Bei Männern unter 30 Jahren mit einem kleinen Hoden (< 12 ml Volumen) liegt die Prävalenz der TIN im kontralateralen Hoden bei > 34 %. Diese Risikokonstellation sollte bei der TIN-Diagnostik berücksichtigt werden (Krege et al. 2008a).

Die histopathologische Aufarbeitung des abladierten tumortragenden Hodens erlaubt in Zusammenschau mit den Serum-Tumormarkern AFP und β-HCG die wesentliche Unterscheidung zwischen einem seminomatösen, einem nicht-seminomatösen Tumor und einem Teratom bzw. einem Mischtumor. An die operative Primärbehandlung (Ausnahme: exzessive symptomatische Metastasierung, die eine sofortige Chemotherapie erforderlich macht) schließt sich eine strukturierte Ausbreitungsdiagnostik als Grundlage für eine in aller Regel multimodale stadien- und prognoseorientierte Behandlung an. Die Zuordnung zum klinischen Stadium erfolgt mit bildgebenden und laborchemischen Untersuchungsverfahren.

Bildgebende Verfahren

Zur Beurteilung des retroperitonealen Lymphknotenstatus ist die Computertomographie (CT) des Abdomens und Beckens unter Verwendung oraler und intravenöser Kontrastmittel obligat. Im Einzelfall kann optional eine Magnetresonanztomographie (MRT) eingesetzt werden. Die bipedale Lymphographie gehört aufgrund ihrer Risiken und nur geringfügig gegenüber der Computertomographie erhöhter diagnostischen Spezifität nicht mehr zum diagnostischen Standardprogramm (van Kampen et al. 1993). Als gleichwertig zur Computertomographie von Abdomen und Becken wird die kostenintensivere Magnetresonanztomographie (MRT) angesehen, die nur bei Unverträglichkeit von Röntgenkontrastmitteln als Alternative zur CT eingesetzt werden sollte (Heiken et al. 1994). Die Sonographie des Abdomens bzw. des Retroperitoneums ist der CT-Untersuchung hinsichtlich Sensitivität und Spezifität unterlegen und wird daher nicht als gleichwertige Alternative zur Computertomographie angesehen (Krug et al. 1999). Zur Abklärung möglicher mediastinaler bzw. pulmonaler Metastasen ist eine Computertomographie des Thorax erforderlich. Bei fehlendem klinischem Anhalt für eine Metastasierung sind weitergehende diagnostische Maßnahmen wie beispielsweise eine Skelettszintigraphie zur Abklärung ossärer Filiae nicht notwendig. Die Positronen-Emissions-Tomographie (PET bzw. PET-CT) hat im Rahmen des Stagings keinen Stellenwert. Sie ist jedoch beispielsweise nach erfolgter Primärtherapie zur Beurteilung von Residualtumoren beim Seminom sinnvoll (DeSantis et al. 2001).

Tumormarker

Präoperativ müssen bereits bei Verdacht auf einen Keimzelltumor die Tumormarker AFP, β-HCG und LDH bestimmt werden als Kriterium für die Stadienfestlegung und als differenzialdiagnostisches Kriterium zur Unterscheidung von Seminomen gegenüber Nicht-Seminomen. Für die Festlegung des klinischen Tumorstadiums entscheidend sind die nach Orchiektomie gemessenen niedrigsten AFP- und β-HCG-Tumormarkerwerte unter Beachtung ihrer biologischen Halbwertzeiten (nicht die präoperativ bestimmten) (UICC 2002). Ein präoperativ erhöhtes AFP führt obligat zur Klassifikation des Tumors als Nicht-Seminom, auch wenn histopathologisch keine nicht-seminomatösen Tumoranteile im Präparat nachgewiesen werden können. Eine präoperative Erhöhung des β-HCG hingegen ist mit dem Vorliegen eines Seminoms vereinbar, hat keinen negativen Einfluss auf die Prognose der Erkrankung und bewirkt bei geringgradiger Erhöhung keine Änderungen der Stadienzuordnung und der stadienorientierten Therapie beim Seminom (Weissbach et al. 1999). Ist der β-HCG-Spiegel unter Berücksichtigung der Serum-Halbwertszeit von < 3 Tagen postoperativ weiterhin erhöht und lassen sich Metastasen mit den bildgebenden Verfahren nicht nachweisen, ist dies ein Hinweis auf eine okkulte Mikrometastasierung. Der Stellenwert der humanen plazentaren alkalischen Phosphatase (hPlAP) als Tumormarker beim Seminom ist von untergeordneter Bedeutung, seine Bestimmung daher nicht erforderlich. Trotz hoher Sensitivität ist die Spezifität jedoch gering; insbesondere bei Rauchern ist dieser Marker regelmäßig erhöht (Horwich et al. 1985) und damit diagnostisch nicht verwertbar. Der positive prädiktive Wert ist kleiner als 50 % (Nielsen et al. 1990).

Diagnostische retroperitoneale Lymphadenektomie

Im Gegensatz zu den nicht-seminomatösen Keimzelltumoren ist eine retroperitoneale Lymphadenektomie beim Seminom obsolet; sie hat hier weder unter diagnostischen noch therapeutischen Aspekten einen Stellenwert (Krege et al. 2008a; Warszawski et al. 1996). Auch bei Patienten mit Nicht-Seminomen ist eine diagnostische, primäre retroperitoneale Lymphadenektomie nur in sehr wenigen, begründeten Ausnahmefällen indiziert und in Anbetracht moderner diagnostischer Verfahren weitestgehend verzichtbar.

Stadieneinteilung

Die klinische Stadienzuordnung erfolgt entsprechend der Klassifikation des TNM-Systems der UICC in der aktuellen Fassung von 2002 (UICC 2002) (Tabelle IVa, IVb). Im Stadium einer Fernmetastasierung wird zusätzlich die Prognose-Klassifikation der IGCCCG eingesetzt (s. o.). Die TNM-Klassifikation der UICC, in der auch die o. a. Tumormarkerwerte berücksichtigt werden, hat früher verwendete alternative Klassifikationen, wie die Lugano-Klassifikation oder das System des Royal-Marsden-Hospitals abgelöst.

Das klinische Stadium I nach TNM ist durch fehlenden Nachweis lokoregionaler lymphonodaler oder Fernmetastasen gekennzeichnet. Dieses setzt allerdings eine Normalisierung präoperativ erhöhter Tumormarker nach Orchiektomie voraus. Das Stadium IIA ist durch retroperitoneale Lymphknotenmetastasen mit einem maximalen Querdurchmesser von weniger als 2 cm definiert, das Stadium IIB durch eine Größe der Lymphknotenmetastasen von 2–5 cm. Die Anzahl vergrößerter Lymphknoten ist ohne Einfluss auf die Stadienzuordnung. Die Größenbestimmung der Lymphome basiert auf dem größten Querdurchmesser der Lymphome.

Die Stadien I und IIA/B repräsentieren die „frühen" Stadien. Ab Stadium IIC liegen fortgeschrittene Stadien vor. Das In-situ-Karzinom des Hodens („Tis") wird systematisch als Stadium 0 erfasst. Für das „Tis" ist heute der Terminus „testikuläre intraepitheliale Neoplasie" (TIN) gebräuchlich (Loy und Dieckmann 1990; Krege et al. 2008a).

Tabelle IV. a) Stadieneinteilung der UICC in der Fassung von 2002.

Stadium	T-Kategorie	N-Kategorie	M-Kategorie[a]	S-Kategorie
0	pTis	N0	M0	S0, SX
I	pT1-4	N0	M0	SX
IA	pT1	N0	M0	S0
IB	pT2	N0	M0	S0
	pT3	N0	M0	S0
	pT4	N0	M0	S0
IS	Jedes pT/TX	N0	M0	S1–3
II	Jedes pT/TX	N1–3	M0	SX
IIA	Jedes pT/TX	N1	M0	S0
	Jedes pT/TX	N1	M0	S1
IIB	Jedes pT/TX	N2	M0	S0
	Jedes pT/TX	N2	M0	S1
IIC	Jedes pT/TX	N3	M0	S0
	Jedes pT/TX	N3	M0	S1
III	Jedes pT/TX	Jedes N	M1, M1a	SX
IIIA	Jedes pT/TX	Jedes N	M1, M1a	S0
	Jedes pT/TX	Jedes N	M1, M1a	S1
IIIB	Jedes pT/TX	N1–3	M0	S2
	Jedes pT/TX	Jedes N	M1, M1a	S2
IIIC	Jedes pT/TX	N1–3	M0	S3
	Jedes pT/TX	Jedes N	M1, M1a	S3
	Jedes pT/TX	Jedes N	M1b	Jedes S

[a] M0: keine Fernmetastasen, M1: Fermetastasen, M1a: nichtregionäre Lymphknoten- oder Lungenmetastasen; M1b: andere Fernmetastasen; SX: Serumtumormarker unbekannt; TX: T-Stadium unbekannt.

Tabelle IV. b) Serum-Tumormarker.

S-Kategorie	LDH		β-HCG		AFP
S0	Normbereich (N)		Normbereich		Normbereich
S1	< 1,5 × N	und	< 1000 ng/ml (< 5000 U/l)	und	< 1000 ng/ml
S2	1,5–10 × N	oder	1000–10 000 ng/ml (< 5000–50 000 U/l)	oder	1000–10 000ng/ml
S3	> 10 × N	oder	> 10 000 ng/ml (> 50 000 U/l)	oder	> 10 000 ng/ml

× N: x-faches des oberen Referenzwertes (VICC 2002).

Allgemeine Grundlagen der Therapie

Während die Primärtherapie mit hoher inguinaler Ablatio testis für alle Stadien der primär gonadalen Erkrankung bei Seminomen und Nicht-Seminomen einheitlich ist (Ausnahme: symptomatische, weit fortgeschrittene Fermetastasierung und primär extra-

gonadale Tumoren), werden die adjuvanten Behandlungsmaßnahmen differenziert nach Histologie und Prognose festgelegt. Charakteristisch ist hierbei, dass sowohl beim Seminom als auch beim Nicht-Seminom teilweise mehrere unterschiedliche Vorgehensweisen in derselben Behandlungssituation möglich sind. Hiervon sind auch typischerweise mit Strahlentherapie behandelbare Indikationen betroffen. Es ist in dieser Situation hilfreich, dass inzwischen evidenzbasierte Konsensusempfehlungen verschiedener Arbeitsgruppen vorliegen (Albers et al. 2005; Krege et al. 2008a). Die größte Akzeptanz dürften dabei die Konsensusempfehlungen der European Germ Cell Cancer Consensus Group (EGCCCG) haben, die durch ein interdisziplinär besetztes Expertengremium auf Initiative der German Testicular Cancer Study Group (GTCSG) zustande gekommen sind (Schmoll et al. 2004). Diese Leitlinien wurden im Jahr 2006 überarbeitet und liegen in einer aktualisierten Fassung vor (Krege et al. 2008a, b). Die Darstellung in diesem Kapitel orientiert sich an diesem Konsensus der EGCCCG und beschränkt sich auf die radioonkologischen Indikationen und die für eine Strahlentherapie geeigneten Stadien.

Rolle der Strahlentherapie

Die Strahlentherapie wird in kurativer Indikation bei der TIN, bei Seminomen in den klinischen Stadien I, IIA und IIB sowie bei der Behandlung zerebraler Metastasen eingesetzt. In den fortgeschrittenen Stadien des Seminoms (ab Stadium CS IIC) wird eine primäre Chemotherapie durchgeführt. Der Stellenwert einer Strahlenbehandlung von seminomatösen Residualtumoren nach Cisplatin-basierter Chemotherapie ist nicht gesichert und wird heutzutage sehr zurückhaltend beurteilt. Bei den Nicht-Seminomen kommt eine Strahlenbehandlung mit Ausnahme bei Therapie von Hirnmetastasen nur im Rahmen palliativer Maßnahmen zum Einsatz.

Klinisches Stadium I des Seminoms

Etwa 70–80 % aller testikulären Seminome werden im Stadium I diagnostiziert. Das Rezidivrisiko dieser Patienten beträgt für das Gesamtkollektiv nach Ablatio testis ohne weitere Therapiemaßnahmen 15–20 % (Warde et al. 2002). Als Ursache hierfür sind zum Zeitpunkt der Primärdiagnose vorliegende Mikrometastasen anzusehen, die überwiegend (97 %) im lokoregionalen Lymphabflussgebiet im Retroperitoneum lokalisiert sind, sich jedoch weder bildgebend noch laborchemisch identifizieren lassen. Eine gepoolte Analyse mehrerer Studien zur Surveillance im Stadium I konnte als Risikofaktoren für ein Rezidiv die Größe des Primärtumors (> / ≤ 4 cm) und die Infiltration in das Rete testis identifizieren (Warde et al. 2002). Bei einer Tumorgröße > 4 cm und Infiltration des Rete testis betrug die Rezidivrate ohne adjuvante Behandlung 31,5 % nach fünf Jahren. Ohne

Risikofaktoren erlitten 12,2 % der Patienten einen Rückfall (Tabelle V). Diese Risikofaktoren wurden in einer prospektiven Studie überprüft (Aparicio et al. 2005). Hierbei zeigte sich, dass die Identifikation einer Patientengruppe mit sehr niedrigem Risiko („low risk") durch eine Tumorgröße < 4 cm und fehlende Infiltration des Rete testis offenbar möglich ist: Die Rezidivrate betrug in dieser Gruppe 6 %. Die mediane Nachbeobachtungszeit war mit 34 Monaten allerdings noch relativ gering, sodass diese Ergebnisse derzeit noch zurückhaltend bewertet werden.

In den letzten Jahren hat sich ein Wandel in der Beurteilung der optimalen adjuvanten Behandlungsstrategie im Stadium I des Hodenseminoms vollzogen. Während die Strahlentherapie in der Vergangenheit als Therapie der Wahl angesehen wurde, gelten heute nach den Konsensusempfehlungen der EGCCCG drei Therapieoptionen als gleichwertige Alternativen (Krege et al. 2008a). Diese werden im Folgenden mit ihrer Rationale sowie ihren potenziellen Vor- und Nachteilen dargestellt.

Strahlentherapie

Aus lymphangiographischen (Busch et al. 1965) und systematischen pathologisch-anatomischen Studien sowie aus Surveillance-Studien (s. u.) ist bekannt, dass Lymphknotenmetastasen des primär lymphogen metastasierenden Seminoms regelhaft im Bereich der ersten drainierenden Lymphknotenstation des Hodens retroperitoneal in Höhe des Nierenhilus auftreten. Nur in weniger als 3 % erfolgt eine hämatogene Ausbreitung. Gleichzeitig sind Seminomzellen besonders strahlenempfindlich. Die Strahlentherapie der lokoregionalen Lymphabflussregion im Stadium I ist daher seit Jahrzehnten etabliert. Mit Orchiektomie und adjuvanter Strahlenbehandlung werden 95–100 % der Patienten dauerhaft geheilt. Im Rezidivfall kann erneut in fast 100 % der Fälle eine komplette Remission erreicht werden, sodass das krankheitsspezifische Gesamtüberleben nahezu 100 % erreicht (Bamberg et al. 1999; Classen et al. 2004).

Tabelle V. Fünfjahres-Rezidivwahrscheinlichkeit bei Surveillance im Stadium I des Seminoms.

Tumorgröße	Rete testis ohne Infiltration	Rete testis mit Infiltration
< 4 cm	87,8 % ± 2,5 %[a]	85,6 % ± 4,3 %[a]
≥ 4 cm	83,0 % ± 3,7 %[a]	68,5 % ± 4,9 %[a]

[a] Durchschnitt ± 95 % Konfidenzintervall (Warde et al. 2002).

Tabelle VI. Ergebnisse der paraortalen/parakavalen Strahlentherapie im Stadium CS I des Seminoms.

Autor	Jahr	Patienten (n)	Dosis (Gy)	Rezidive (%)	DSS (%)	Follow-up (Monate)
Bruns	2005	80	20	5	100	85,2
Jones	2005	552[b]	20/30	2,9[b]	98,2[b]	61
Classen	2004	675	26	5,1[a]	99,6	61
Logue	2003	431	20	3,5	99,7	62
Fossa	1999[a]	236	30	3,8	99,3	42
Sultanem	1998	35	25	0,0	100,0	39,7
Kiricuta	1996	86	30	4,7	100,0	63
Brunt und Scoble	1992	17	25–35	0,0	100,0	55

DSS: krankheitsspezifisches Überleben.
[a] Kaplan-Meier-Schätzung nach 8 Jahren.
[b] Randomisert: 20 vs. 30 Gy, etwa 88 % mit paraaortaler Bestrahlung. Patientenzahl und Rezidive aus der Publikation abgeleitet für Patienten mit paraaortaler Bestrahlung.

Vor dem Hintergrund dieser kaum verbesserungsfähigen Ergebnisse der adjuvanten Strahlentherapie ist es das Ziel neuer strahlentherapeutischer Strategien, behandlungsbedingte Nebenwirkungen sowohl durch Reduktion der Zielvolumina der Bestrahlung als auch der einzustrahlenden Gesamtdosen zu vermindern. In einer Reihe von Studien wurde gezeigt, dass auf die Mitbehandlung der ipsilateralen iliakalen Lymphabflusswege verzichtet werden kann, ohne dass es zu einer signifikanten Zunahme an Rezidiven kommt (Tabelle VI). Heute wird daher ausschließlich die Bestrahlung der infradiaphragmalen paraortalen/-kavalen Lymphregion empfohlen (Krege et al. 2008a). Das Risiko eines pelvinen Lymphknotenrezidivs ist bei dieser Beschränkung des Zielvolumens gegenüber den herkömmlichen „Hockey-stick"-Feldern unter Einschluss der ipsilateralen iliakalen Lymphknotenstationen nur minimal erhöht (Fossa et al. 1999a) (Tabelle VII). Die Reduktion des Zielvolumens bietet jedoch die Vorteile einer verminderten Akuttoxizität der Behandlung, einer signifikant reduzierten Streustrahlenbelastung des kontralateralen Hodens (Joos et al. 1997; Jacobsen et al. 1997) und kann durch das geringere Behandlungsvolumen möglicherweise auch das Risiko eines radiogenen Zweitmalignoms reduzieren. Die auf die infradiaphragma-

len paraortalen und parakavalen Lymphabflussgebiete beschränkte Bestrahlung wird in ihrer Wirksamkeit hinsichtlich der Reduktion des Rückfallrisikos von keiner anderen Behandlungsmodalität übertroffen (Souchon et al. 2000). Rezidive nach der paraortalen Bestrahlung treten bevorzugt in der Beckenetage, seltener pulmonal, mediastinal oder ossär auf.

Vorteil der Strahlentherapie im Stadium I ist neben der hohen Wirksamkeit die gute Verträglichkeit der Behandlung. Als Nachteil ist die Überbehandlung von etwa 80 % aller Patienten im Stadium I anzusehen, da nur etwa 20 % dieser Patienten ohne eine adjuvante Behandlung ein Rezidiv erleiden. Ein weiterer Nachteil ist die potenzielle Induktion von Zweitmalignomen (s. u.), wenngleich bisher keine Daten zu dieser Problematik unter Berücksichtigung heute verwendeter Bestrahlungsdosen und Zielvolumina vorliegen. Daneben besteht – wie auch nach systemischer Chemotherapie – ein sehr geringes Risiko für kardiovaskuläre Spätfolgen (s. u.).

Carboplatin-Monochemotherapie

Carboplatin wird seit 1985 in Studien für die adjuvante Therapie beim Seminom im Stadium I eingesetzt (Tabelle VIII). Die ambulant mit ein bis zwei Applikationen durchzuführende Therapie weist ein günstiges Nebenwirkungsprofil auf mit moderater Nausea, Emesis und Myelosuppression. Neben mehreren Phase-II-Studien liegen inzwischen auch Ergebnisse von zwei randomisierten Studien vor, die im Sinne einer Äquivalenzprüfung Carboplatin und Strahlentherapie als adjuvante Behandlung im Stadium I des Seminoms untersucht haben (Oliver et al.

Tabelle VII. Frequenz iliakaler Rezidive bei paraortaler/parakavaler Strahlentherapie im Stadium CS I des Seminoms.

Autor	Jahr	Patienten (n)	Iliakale Rezidive n (%)
Classen	2004	675	11 (1,63)
Logue	2003	431	7 (1,6)
Fossa	1999	236	4 (1,69)
Kirikuta	1996	86	1 (1,16)

2005; Claßen et al. 2007). Beide Untersuchungen, die vom Medical Research Council (MRC) bzw. der German Testicular Cancer Study Group (GTCSG) durchgeführt wurden, haben zeigen können, dass Carboplatin und Strahlentherapie gleichermaßen wirksam in der Senkung des Rezidivrisikos sind. So lag die Rezidivrate in der MRC-Studie nach drei Jahren bei 4,1 % nach Strahlentherapie bzw. bei 5,2 % nach Carboplatin-Behandlung (p > 0,05). Im Gegensatz zur Strahlentherapie treten Rezidive nach einer Carboplatin-Therapie vorwiegend im Retroperitoneum auf. Begleitende Analysen der Lebensqualität in beiden Studien weisen darauf hin, dass nach Strahlentherapie eine länger anhaltende Beeinflussung der Lebensqualität als nach Carboplatin-Behandlung zu erwarten ist (Oliver et al. 2005; Schöffski et al. 2007). Zu berücksichtigen ist dabei jedoch, dass in beiden Studien Strahlentherapieprotokolle mit höheren Gesamtdosen und teilweise deutlich größeren Zielvolumina als heute üblich zum Einsatz kamen.

Die optimale Zahl der Behandlungszyklen beim Einsatz von Carboplatin ist bisher nicht definiert. In der MRC-Studie erfolgte eine einmalige Carboplatin-Gabe dosiert nach AUC 7. In der GTCSG-Studie wurden zwei Zyklen im Abstand von vier Wochen verabreicht, dosiert nach der heute bei Carboplatin nicht mehr üblichen Bezugsgröße der Körperoberfläche. In einer spanischen Studie zur risikoadaptierten Therapie im Stadium I erhielten Patienten mit einer Tumorgröße > 4 cm und/oder einer Tumorinfiltration in das Rete testis zwei Zyklen Carboplatin (AUC 7, Tage 1 und 22) (Aparicio et al. 2005). Nach einer medianen Nachbeobachtungszeit von 34 Monaten betrug die Rezidivrate bei diesem Risikokollektiv 3,3 %. Bemerkenswert ist, dass die Rezidivrate bei Patienten mit Infiltration des Rete testis 9,1 % betrug. Offenbar ist Carboplatin nicht in der Lage, das mit der Rete-testis-Infiltration assoziierte Rezidivrisiko hinreichend zu senken. Diese Beobachtung steht im Gegensatz zu den Ergebnissen der adjuvanten Strahlentherapie, bei der nach Therapie weder Tumor-

größe noch Infiltration des Rete testis als Risikofaktoren nachgewiesen wurden (Claßen et al. 2005).

Aufgrund der beiden Phase-III-Studien zur adjuvanten Therapie ohne Risikoadaption ist die Carboplatin-Behandlung eine akzeptierte Alternative zur Strahlentherapie im Stadium I. Als Vorteil der Therapie können die kurze Behandlungsdauer sowie die einfache und ortsunabhängig durchführbare Applikation gelten. Auch durch Carboplatin ist eine Induktion von Zweitmalignomen möglich. Daneben muss ein Risiko kardiovaskulärer Spätfolgen angenommen werden, das aufgrund fehlender Daten derzeit noch nicht quantifiziert werden kann. Nach der Behandlung kommt es zumindest zu einer temporären Beeinträchtigung der Fertilität. Bei Infiltration des Rete testis ist die kann die Rezidivrate offenbar trotz Therapie bis zu 9 % betragen. Wie auch für die adjuvante Strahlentherapie gilt bei der Carboplatin-Therapie, dass etwa 80 % der Patienten eine Übertherapie erhalten.

Surveillance

Nur bei etwa 13–20 % der Patienten im Stadium I liegen zum Zeitpunkt der Primärdiagnose okkulte Mikrometastasen im Retroperitoneum vor. Eine adjuvante Therapie aller Patienten stellt demnach für etwa 80 % der Betroffenen eine unnötige Behandlung dar. Mit der Verfügbarkeit geeigneter diagnostischer Schnittbildverfahren für die Nachsorge sowie der Möglichkeit zur wirksamen Salvage-Behandlung sind die Voraussetzungen für eine Surveillance-Strategie im Stadium I gegeben. Mehrere prospektive nicht randomisierte Studien (Tabelle IX) haben gezeigt, dass das Rezidivrisiko ohne adjuvante Behandlung bei etwa 17 % liegt, während das krankheitsspezifische Gesamtüberleben mit 97–100 % gegenüber einer adjuvanten Strahlenbehandlung oder der Carboplatin-Chemotherapie nicht beeinträchtigt ist. Diejenigen Patienten, die einen Rückfall erleiden, benötigen eine

Tabelle VIII. Ergebnisse der Carboplatin-Monotherapie im Stadium CS I des Seminoms.

Autor	Jahr	Patienten (n)	CTX-Zyklen (n)	Rezidive (%)	Follow-up (Monate)
Oliver[a]	2005	573	1 × AUC 7	5,2	48
Dieckmann	2000	93	1 × 400 mg/m^2	8,6	48
		32	2 × 400 mg/m^2	0,0	45
Nöst	1998	36	2 × 400 mg/m^2	0,0	52
Kührer	1991	37	2 × 400 mg/m^2	2,7	18
Krege	1997	43	2 × 400 mg/m^2	0,0	28

[a] Randomisierte Studie: Radiatio vs. Carboplatin-Monotherapie; CTX: Chemotherapie.

Tabelle IX. Ergebnisse der Surveillance-Strategie ohne Risikoselektion im Stadium CS I des Seminoms.

Autor	Jahr	Patienten (n)	Rezidive (%)	Follow-up (Mo.)	DSS (%)
von der Maase	1993	261	18,8	48	98,9
Warde	1997	201	15,4	73	99,5
Horwich	1992	103	16,5	62	100
Ramakrishnan	1992	72	18,1	44	100
Germa-Lluch	1993	45	11,1	34	100
Allhoff	1991	33	9,1	k. A.	100
Oliver	1994	26	15,4	18	100
Charig	1990	15	33,3	31	100

k. A.: keine Angaben; DSS: krankheitsspezifisches Überleben.

im Vergleich zur adjuvanten Therapie intensivere Behandlung in Form einer Chemo- oder einer Radiotherapie. In einer gepoolten Analyse der drei größten Surveillance-Studien mit insgesamt 638 Patienten (Warde et al. 2002) erwiesen sich die Tumorgröße (> 4 cm) sowie die Invasion des Rete testis als unabhängige prognostische Faktoren für ein Rezidiv. Bisher liegen zwei prospektive Studien zur risikoadaptierten Surveillance vor. In einer ersten Untersuchung (Aparico et al. 2003) wurden die vaskuläre Invasion und das lokale Tumorstadium ($\geq$ pT2) für die Definition der Risikokategorisierung herangezogen. Die Ergebnisse waren mit einer Rezidivrate von 16,5 % nach fünf Jahren in der Surveillance-Gruppe (keine Risikofaktoren, keine „aktive" Therapie) unbefriedigend. In einer Nachfolgestudie wurden die Tumorgröße (> 4 cm) und die Infiltration in das Rete testis als Risikofaktoren gewählt (Aparicio et al. 2005). Patienten ohne Risikofaktoren erhielten keine Therapie, Patienten mit einem oder zwei Risikofaktoren erhielten zwei Zyklen Carboplatin (s. o.). Die Rückfallrate war mit 6 % in der Surveillance-Gruppe gering. Die Nachbeobachtungszeit ist jedoch mit 34 Monaten noch kurz und muss vor dem Hintergrund möglicher Spätrezidive beachtet werden. Dennoch weist dieser Therapieansatz den Weg hin zu einer risikoadaptierten individualisierenden Strategie im Stadium I des Seminoms vergleichbar zur Situation im selben Stadium des Nicht-Seminoms, bei dem dieses Vorgehen den Standard darstellt (Krege et al. 2008a). Gleichzeitig wird in der genannten Studie auch deutlich, dass eine präzise Charakterisierung der Hochrisiko-Patienten mit den derzeit verfügbaren Informationen immer noch problematisch ist, da unter Anwendung der genannten Risikofaktoren etwa zwei Drittel aller Patienten eine Therapie erhalten haben, während in dieser Gruppe statistisch nur noch etwa 14 % aller Patienten mit Mikrometastasen enthalten waren (Aparicio et al. 2005).

Voraussetzung für die Surveillance-Strategie ist eine engmaschige Nachsorge mit regelmäßig durchzuführenden CT-Untersuchungen des Retroperitoneums und Kontrollen der Tumormarker. Die Nachsorge muss zeitlich prolongiert durchgeführt werden, da Spätrezidive bis zu über neun Jahren nach Primärdiagnose beobachtet wurden. Da bei sorgfältiger Kontrolle der Patienten und adäquater Rezidivtherapie das Gesamtüberleben wie nach Radiotherapie oder Carboplatin-Behandlung bei knapp 100 % liegt, ist die Surveillance-Strategie eine akzeptierte Alternative zur adjuvanten Behandlung im Stadium I des Seminoms (Krege et al. 2008a). Vorteil dieses Vorgehens ist die Vermeidung einer Übertherapie mit akuten Nebenwirkungen und möglichen chronischen Spätfolgen. Nachteil ist die im Falle eines Rezidivs intensivere und damit nebenwirkungsreichere Therapie im Vergleich zur regelhaft erfolgten adjuvanten Behandlung. Etwa drei Viertel der Patienten benötigen eine ausgedehntere Strahlentherapie, ein Viertel eine systemische Behandlung mittels Chemotherapie. Darüber hinaus kann durch das höhere Rezidivrisiko eine stärkere psychische Belastung für die Patienten resultieren. Mit zunehmendem Abstand zur Diagnosestellung nimmt ein relevanter Anteil von Patienten, die festgesetzten Termine der Surveillance nicht mehr wahr. Eine Surveillance-Strategie ist daher nur bei zu erwartender Patientencompliance ratsam.

Klinische Stadien IIA/B des Seminoms

Strahlentherapie

Die Standardbehandlung in den Stadien IIA und IIB ist die Bestrahlung der retroperitonealen und ipsilateralen iliakalen Lymphabflussgebiete. Die in überwiegend retrospektiven Therapieserien berichteten Rezidivraten liegen im Bereich von 0–12 % im

Tabelle X. Ergebnisse der Strahlentherapie im Stadium CS IIA des Seminoms.

Autor	Jahr	Stadium	n	Strahlentherapie	Rez (%)	DSS (%)
Classen	2003	IIA/IIB	66	Infradiaphragmal	4,7 %	100,0
Zagars	2001	IIA	6	Infradiaphragmal + mediastinal (teilweise)	0,00	100,0
Weissbach	1999	IIA	44	Infradiaphragmal	2,30	100,0
Bauman	1998	IIA	26	Infradiaphragmal + mediastinal (teilweise)	7,00	100,0
Warde	1998	IIA	40	Infradiaphragmal + mediastinal (teilweise)	10,00	94,0
Vallis	1995	IIA	26	Infradiaphragmal + mediastinal (teilweise)	3,80	96,1

DSS: krankheitsspezifisches Überleben, Rez: Rezidivrate.

CS IIA (durchschnittlich 6,6 %) sowie 0–25 % im CS IIB (durchschnittlich 13,9 %) (Tabellen X, XI). In einer prospektiven Therapiestudie der GTCSG wurden 66 Patienten im Stadium IIA und 21 Patienten im Stadium IIB mit einem einheitlich definierten Zielvolumen- und Dosiskonzept behandelt (Classen et al. 2003). Die Bestrahlung erfasste neben den paraaortalen Lymphabflussgebieten die ipsilaterale Iliaca-communis-Region. Die Bestrahlungsdosis betrug 30 Gy im CS IIA und 36 Gy im CS IIB. Nach einer medianen Nachbeobachtungszeit von 70 Monaten betrug das krankheitsfreie Fünfjahresüberleben 95,3 % (CI 88,9–100 %) im CS IIA und 88,9 % (CI 74,3–100 %) im CS IIB. Krankheitsbedingte Todesfälle traten nicht auf. Werden die beiden Stadien gemeinsam betrachtet, liegt die Rezidivfreiheit nach sechs Jahren bei deutlich über 90 %. Diese Ergebnisse widerlegen damit die häufig vertretene Einschätzung, dass die Strahlenbehandlung insbesondere im CS IIB aufgrund inakzeptabel hoher Rezidivraten zugunsten eine primären Chemotherapie verlassen werden sollte (s. u.). Der Vergleich mit anderen Therapieserien im Stadium IIA und IIB wird allerdings dadurch erschwert, dass die beiden Stadien vielfach gemeinsam analysiert werden und die durchgeführten Diagnostikmaßnahmen im Rahmen des Stagings vor der Ära der Computertomographie zu einer Unterschätzung des klinischen Stadiums mit entsprechend schlechteren Behandlungsergebnissen führten. Die Behandlungsergebnisse im Stadium IIA werden durch die oft schwierige diagnostische Abgrenzung des Stadiums CS IIA zum Stadium I mit grenzwertig vergrößerten Lymphknoten beeinflusst.

Chemotherapie

Aufgrund der positiven Korrelation von Tumorstadium und Rezidivwahrscheinlichkeit wird insbesondere für das Stadium IIB auch eine primäre Chemotherapie als Therapiealternative zur Strahlentherapie diskutiert. Eine prospektive Studie der GTCSG zur Carboplatin-Monotherapie im Stadium IIA und IIB hat unbefriedigende Ergebnisse gezeigt. Nach einer medianen Nachbeobachtungszeit von 28 Monaten zeigte sich unter Berücksichtigung von drei primären Therapieversagern eine Rezidivrate von 18 % (Krege et al. 2005). Die Rückfälle traten alle im Retroperitoneum auf. Das krankheitsspezifische Überleben lag bei 100 %. Da mit der Carboplatin-Therapie in Hinblick auf die Strahlentherapie jedoch offenkundig keine vergleichbar wirksame Behandlung gegeben ist, wurde die Studie vorzeitig beendet (Krege et al. 2005). Carboplatin wird daher als Monotherapie zukünftig in der Therapie des Stadiums IIA/B keine

Tabelle XI. Ergebnisse der Strahlentherapie im Stadium CS IIB des Seminoms.

Autor	Jahr	Stadium	n	Strahlentherapie	Rez (%)	DSS (%)
Classen	2003	IIB	21	Infradiaphragmal	11,1	100
Zagars	2001	IIB	38	Infradiaphragmal + mediastinal (teilweise)	13,20	100,00
Weissbach	1999	IIB (multipel < 2/2–5 cm)	38	Infradiaphragmal	21,10	94,70
Bauman	1998	IIB	10	Infradiaphragmal + mediastinal (teilweise)	10,00	100,00
Warde	1998	IIB	24	Infradiaphragmal + mediastinal (teilweise)	13,00	94,00
Vallis	1995	IIB	22	Infradiaphragmal + mediastinal (teilweise)	9,10	96,10

DSS: krankheitsspezifisches Überleben, Rez: Rezidivrate.

Rolle spielen. Ebenfalls unbefriedigend sind Ergebnisse einer primären Chemotherapie mit Etoposid und Cisplatin. Nach drei bis sechs Kursen wurde im gemeinsam analysierten Stadium IIA/B eine Dreijahres-Rezidivfreiheit von lediglich 89 % bei erheblicher hämatologischer Toxizität erreicht (Arranz Arija et al. 2001). Eine Studie zur sequenziellen Chemo-/Radiotherapie mit einem bis zwei Kursen Carboplatin, gefolgt von einer infradiaphragmalen Radiotherapie ergab eine Rezidivrate von 7,7 % im Stadium CS IIA und 5,3 % im CS IIB (Patterson et al. 2001). Im Vergleich mit modernen Therapieserien (s. o.) sind diese Ergebnisse kritisch zu sehen, sodass sich gegenwärtig für dieses Vorgehen außerhalb von Studien keine Indikation ergibt. Zusammenfassend besteht damit derzeit kein gleichwertiger Ansatz für eine primäre Chemotherapie im CS IIA/B, der mit einer der Strahlentherapie vergleichbar geringen Toxizität die Ergebnisse verbessern könnte. Für Patienten, bei denen keine Strahlentherapie erfolgen kann, stellt eine Chemotherapie mit Cisplatin, Etoposid und Bleomycin eine Alternative entsprechend dem Vorgehen im Stadium CS IIC dar (Krege et al. 2008a).

Testikuläre intraepitheliale Neoplasie (TIN)

Gegenwärtig stehen mit Operation, Strahlentherapie, Chemotherapie und einer Surveillance-Strategie vier Optionen zur Verfügung.

Surveillance

Die TIN ist eine obligate Präkanzerose. Das Risiko einer Progression zu einem invasiven Keimzelltumor beträgt ca. 70 % innerhalb von sieben Jahren nach Diagnosestellung (Skakkebaek et al. 1982; von der Maase et al. 1986a), sodass auch bei einer eher geringen Progressionsdynamik eine Surveillance-Strategie nur bei Kinderwunsch vertretbar ist (Giwercman et al. 1994). Zu berücksichtigen ist, dass Patienten mit einer TIN in der Regel eine deutlich beeinträchtigte Spermatogenese aufweisen (Giwercman et al. 1991) bei jedoch kasuistisch dokumentierter Fertilität bei histologisch gesicherter TIN in einem Einzelhoden (Jacobsen und Fossa 2000). Bei Kinderwunsch sollte daher ein Spermiogramm zur Beurteilung der Fertilität und der Möglichkeit zu einer natürlichen oder ggf. assistierten Konzeption durchgeführt werden. Nachfolgend sollte die definitive Sanierung der TIN erfolgen.

Orchiektomie

Für Patienten mit einseitiger TIN und bioptisch nachgewiesenem gesundem kontralateralen Hoden ist eine Orchiektomie die Therapie der Wahl (Giwercman 1992). Sperma- und Androgenproduktion werden durch die Operation nicht beeinträchtigt, eine weitere Nachbehandlung ist bei dieser definitiv kurativen Maßnahme nicht notwendig.

Systemische Therapie

Nach einer Chemotherapie mit Platin-Derivaten wird eine TIN-Persistenz in 20–50 % beobachtet. Weitere 20 % der Patienten müssen mit einem TIN-Rezidiv rechnen (Dieckmann und Loy 1996; Christensen et al. 1998). Wird bei nachgewiesener TIN eine Chemotherapie aufgrund der onkologischen Befundkonstellation appliziert, sollte frühestens zwei Jahre nach Abschluss der systemischen Behandlung eine Kontrollbiopsie erfolgen. Bei TIN-Persistenz besteht dann die Indikation für eine Strahlenbehandlung. Bei fehlendem TIN-Nachweis in der Kontrollbiopsie ist eine weitere gezielte Nachsorge zu empfehlen, um eventuell auftretende Rezidive frühzeitig zu erkennen.

Strahlentherapie der TIN

Eine lokale Strahlenbehandlung ist indiziert, wenn die TIN in einem Einzelhoden oder doppelseitig vorliegt (Classen et al. 1998). Mit einer Dosis von 20 Gy in Einzelfraktionen von 2,0 Gy lässt sich die TIN mit großer Sicherheit vernichten (von der Maase 1986a, 1986b). Es liegen bisher nur drei dokumentierte Fälle eines TIN-Rezidivs nach Bestrahlung mit 18–20 Gy vor (Dötsch et al. 2000; Dieckmann et al. 2002). Unvermeidbare Folge der Strahlentherapie ist eine Azoospermie. Bei etwa 25 % der Patienten kommt es, insbesondere bei zuvor erfolgter Chemotherapie, zeitverzögert nach Radiotherapie zu einer Leydigzell-Insuffizienz. Diese kann durch eine Androgensubstitution kompensiert werden und erlaubt eine der Physiologie des Gesunden stärker angenäherte Substitution im Vergleich zu der nach beidseitiger Ablatio testis.

Um jedoch das Risiko der unerwünschten Leydigzell-Insuffizienz am Hoden zu senken, wurde von mehreren Arbeitsgruppen versucht, durch schrittweise Reduktionen der Gesamtdosis der Bestrahlung ein optimales Dosierungskonzept zu definieren. Bei konventioneller Fraktionierung mit einer Einzeldosis von 2,0 Gy wurden jedoch bei 14 bzw. 16 Gy Rezidive nach Radiotherapie nachgewiesen (Petersen et al. 2002; Classen et al. 2003). Gleichzeitig konnte bisher nicht gezeigt werden, dass reduzierte Gesamtdosen der Bestrahlung mit einer besseren Schonung der Leydigzellen einhergehen. Diese Feststellung wird allerdings durch geringe Fallzahlen und die damit einhergehende geringe statistische Power der Analysen eingeschränkt. Ein anderer Therapieansatz nutzt die inverse Fraktionierungssensitivität der Keimzellen. Dabei bleibt die Fraktionszahl mit zehn Behandlungen konstant, während die Einzeldosis pro Fraktion gesenkt wird (Sedlmayer et al. 2001). Abschließende Ergebnisse dieses Konzeptes stehen jedoch noch aus. Außerhalb von Studien beträgt die empfohlene Gesamtdosis 20 Gy. Eine Kontrollbiopsie zur Überprüfung des Behandlungserfolges nach Strahlentherapie ist nicht notwendig.

Enukleationsresektion

Nach Enukleationsresektion eines Tumors in einem Einzelhoden besteht die Indikation zur Radiotherapie des verbliebenen Hodens (Souchon et al. 2000; Krege et al. 2008a). Die Indikation gründet sich auf die Beobachtung, dass sich bei jedem Hodentumor im umliegenden Gewebe eine TIN nachweisen lässt (Huyghe et al. 2005). Für die Bestrahlung des Hodens wird eine Dosis von 20 Gy empfohlen (Krege et al. 2008a). Rezidive eines Hodentumors nach Enukleationsresektion treten nur bei Verzicht auf eine postoperative Strahlentherapie auf (Heidenreich et al. 2001).

Therapie von Hirnmetastasen bei Keimzelltumoren

Etwa 10 % aller Patienten der „Poor-prognosis"-Gruppe (IGCCCG 1997) entwickeln eine zerebrale Metastasierung. Im Gegensatz zu anderen zerebral metastasierten soliden Tumoren besteht bei Hirnmetastasen testikulärer Keimzelltumoren prinzipiell ein kurativer Therapieansatz. Für die Prognoseabschätzung der Patienten ist das Zeitintervall zwischen Diagnose und Behandlung des Primärtumors und dem Nachweis einer Hirnmetastasierung von besonderer Bedeutung (Fossa et al. 1999b). Patienten, bei denen eine Hirnmetastasierung zum Zeitpunkt der Diagnose ihres testikulären bzw. extragonadalen Primärtumors festgestellt wird, haben eine Wahrscheinlichkeit von etwa 30–40 % für ein langfristiges Überleben. Patienten mit einer unter Therapie oder im Rezidiv auftretenden zerebralen Filialisierung haben demgegenüber eine Fünfjahres-Überlebenswahrscheinlichkeit von lediglich 2–5 %. Die günstigste Prognose weisen Patienten mit einem unilokulären Herd auf, der im Rahmen der Primärdiagnostik entdeckt wird (Bokemeyer et al. 1997; Spears et al. 1991). Der optimale Einsatz und die Sequenz der einzelnen Therapiemodalitäten wie Chemotherapie, Radiotherapie oder Operation sind nicht abschließend geklärt. Entsprechend einer Analyse der GTCSG konnte durch eine primäre Hochdosistherapie mit autologer Stammzelltransplantation bei „Poor-prognosis"-Patienten mit Hirnmetastasierung eine Zweijahres-Überlebensrate von 81 % erreicht werden (Kollmannsberger et al. 2000). In einer weiteren retrospektiven Untersuchung der GTCSG konnte nachwiesen werden, dass die Hinzunahme der Strahlentherapie des Hirnschädels zur Chemotherapie die Fünfjahres-Überlebenswahrscheinlichkeit signifikant verbessert, während beispielsweise die Sequenz der Therapie (simultan vs. sequenziell) ohne Einfluss blieb (Hartmann et al. 2003). Die Fraktionierung der Strahlentherapie sollte der vergleichsweise günstigen Prognose Rechnung tragen und mit geringen Einzeldosen von 1,8–2,0 Gy erfolgen, um mögliche neurokognitive Folgestörungen nach Möglichkeit zu vermeiden. Die erforderliche Gesamtdosis ist unklar

Tabelle XII. Prognose bei zerebralen Metastasen.

Autor	Jahr	Pat. (n)	Überleben	Überleben bei synchronen ZNS-Filiae	Prognostische Faktoren für Überleben
Bokemeyer	1997	44	10/44 (23 %; > 2 Jahre)	6/18 (33 %)	Zeitpunkt d. ZNS-Metastasierung, singuläre ZNS-Filia, XRT + CTX
Fossa	1999b	139	19/139 (14 %; 5 Jahre)	14/56 (25 %)	Bei synchr. Filiae: Operation, Leber/Knochen-Filiae. Bei metachr. Filiae: XRT, weitere extrakranielle Filiae, vorangegangene Rezidive
Spears	1991	24	6/24 (25 %; > 5 Jahre)	3/10 (30 %)	k. A.
Schild	1996	57	24/57 (42 %; 3 Jahre)	Nicht analysiert	CTX, Ausmaß der Resektion, XRT
Gerl	1994	6	3/6 (50 %; > 18 Mo.)	Alle metachron	k. A.

XRT: Strahlentherapie, CTX: Chemotherapie, k. A: keine Angaben, synchr.: synchron, metachr.: metachron.

und bisher nicht prospektiv untersucht. Retrospektive Analysen legen eine Gesamtdosis für die Bestrahlung des Hirnschädels von 40–45 Gy nahe, die ergänzt werden kann durch eine Boostbehandlung der Metastasenmanifestation auf hier resultierende Gesamtdosen von 45–50 Gy. Ob grundsätzlich eine konsolidierende Bestrahlungsbehandlung des Hirnschädels nach chemotherapeutisch induzierter kompletter Remission erforderlich ist, ist ungeklärt. Die Indikation zur sekundären Resektion solitärer posttherapeutischer Residuen ist keineswegs gesichert; sie hängt vom Ausmaß der systemischen Erkrankung ab. Sie sollte nur in individuellen Fällen erfolgen und das erhebliche Risiko eines solchen Eingriffes berücksichtigen. Ergebnisse der Therapie zerebraler Metastasen bei testikulären Keimzelltumoren sind in Tabelle XII zusammengefasst.

Zielvolumina und Bestrahlungstechnik

Strahlentherapie im Stadium I

Die Strahlentherapie ist ausnahmslos an Linearbeschleunigern durchzuführen. Die Bestrahlungsplanung kann entweder durch direkte Festlegung der Bestrahlungsfelder am Therapiesimulator oder als primäre CT-Planung erfolgen. Die CT-Planung bietet neben einer exakten anatomischen Definition des Zielvolumens auch die Möglichkeit zur Planung einer konformalen Mehrfeldertechnik sowie zur Bestimmung der Dosisbelastung in strahlensensiblen Risikoorganen wie den Nieren. Das Zielvolumen umfasst die paraaortalen, interaortokavalen und parakavalen Lymphabflussregionen. Nach kaudal sollte die Aortenbifurkation, ipsilareral zum Primärtumor sollte der Nierenstiel in das Zielvolumen einbezogen werden. Traditionelle anatomisch definierte Feldgrenzen dienen bei der CT-Planung als Orientierung und werden bei der Simulatorplanung weiterhin für die Feldeinstellung verwendet. Entsprechend den aktuellen Leitlinienempfehlungen sind der Oberrand der Bestrahlungsfelder bei Oberkante BWK 11, der kaudale Feldrand durch die Unterkante von LWK 5 definiert. Seitlich wird das Feld durch die lateralen Enden der Wirbelquerfortsätze begrenzt (Schmoll et al. 2004). Die Bestrahlung erfolgt in der Regel über appa Gegenfelder. Eine stärker konformale Dosisverteilung wird beispielsweise durch eine Vier-Felder-Box-Technik erreicht. Gesamtdosen von 20–26 Gy führen zu einer sicheren Tumorkontrolle im bestrahlten Zielvolumen (Classen et al. 2004; Jones et al. 2005). Ein randomisierter Vergleich von 20 bzw. 30 Gy im Zielvolumen hat gleichwertige Ergebnisse für beide Gesamtdosen ergeben, sodass eine Stan-

darddosis von 20 Gy im Stadium I empfohlen wird (Krege et al. 2008a).

Eine besondere Behandlungssituation liegt bei Patienten mit Voroperationen im Leisten- oder Skrotalbereich bzw. bei pT3/4-Tumoren vor. Eine Mitbestrahlung des Hemiskrotums ist bei diesen Patienten obsolet. Ob jedoch eine Ausweitung des Zielvolumens auf ipsilaterale iliakale und inguinale Bereiche notwendig ist, ist nicht abschließend geklärt. Tatsächlich liegt kein Beleg für eine Verbesserung der Prognose durch eine ausgedehntere Bestrahlung in diesen Fällen vor (Capelouto et al. 1995). Gleichzeitig wurden in mehreren prospektiven Behandlungsserien Patienten unabhängig von möglichen inguinalen Voroperationen mit der limitierten paraaortalen Bestrahlung therapiert, ohne dass sich die Gesamtrezidivrate in diesen Studien von solchen Therapieserien, in denen diese Patienten von der paraaortalen Bestrahlung ausgeschlossen wurden, unterschieden (Logue et al. 2003; Classen et al. 2004; Jones et al. 2005). Eine eigene gepoolte Analyse dieser Studien weist jedoch einen signifikanten Unterschied in der inguinalen Rezidivfrequenz abhängig von den genannten Selektionskriterien für oder gegen die paraaortale Bestrahlung auf. Diese Beobachtung kann als Hinweis darauf gewertet werden, dass eine auf die Paraaortalregion limitierte Bestrahlung bei inguinalen Voroperationen zu einer Zunahme inguinaler Rezidive führen kann, wenngleich unklar bleibt, wie viele Patienten tatsächlich von der möglichen Ausdehnung der Bestrahlungsvolumina in den Inguinalbereich mit den entsprechenden Nachteilen (Zunahme der kontralateralen Streustrahlenbelastung und gastrointestinaler Nebenwirkungen) profitieren (Claßen et al. 2006). Die Problematik sollte daher individuell besprochen und entschieden werden.

Wenngleich die Streustrahlenbelastung am kontralateralen Hoden auch ohne Abschirmmaßnahmen sehr gering ist (Jacobsen et al. 1997), so wird aktuell dennoch die Verwendung einer Hodenkapsel empfohlen, um das Risiko einer radiogenen Beeinträchtigung weiter zu minimieren.

Strahlentherapie im Stadium IIA und IIB

Das Zielvolumen umfasst in Form eines „Hockeystick"-Feldes neben den metastatisch befallenen retroperitonealen paraaortalen/-kavalen Lymphknoten auch die iliakal kommunen ipsilateralen Lymphabflusswege zur Behandlung möglicher dort lokalisierter Mikrometastasen. Analog zum Stadium I wurden auch in den Stadien IIA und IIB kontinuierlich Zielvolumina und Gesamtdosen der Strahlenbehandlung reduziert. Die gegenwärtig empfohlenen Feldgrenzen orientieren sich an dem nachgewiesenen makroskopischen Tumorbefall im Retroperitoneum bzw. an definierten anatomischen Strukturen (Souchon et al. 2000): Der kraniale Feldrand wird definiert durch die Oberkante von BWK 11, der kaudale Feldrand durch das Pfannendach des ipsilateralen Hüftgelenkes. Die lateralen Feldgrenzen werden durch die computertomographisch dokumentierte Ausbreitung der Lymphome unter Beachtung eines Sicherheitsabstandes von 1–2 cm bestimmt, sodass die Feldbreite die lateralen Enden der Wirbelquerfortsätze überschreiten kann. Wie bei der Bestrahlungsplanung im Stadium I wird auch im CS IIA/B zunehmend die primäre CT-Planung eingesetzt. Sie ermöglicht eine sichere Erfassung der Lymphome sowie der adjuvanten Zielvolumina.

Die empfohlenen Gesamtdosen betragen 30 Gy im Stadium IIA und 36 Gy im Stadium IIB. Obsolet sind eine Bestrahlungsbehandlung des Mediastinums oder der Supraklavikularregion bzw. der kontralateralen iliakalen Lymphabflusswege in Form eines „umgekehrten Y-Feldes", da bei dadurch höherer Morbidität keine Verbesserung des Gesamtüberlebens erreicht wird. Überlegungen zur Ausdehnung der Bestrahlungsfelder bei Maldeszensus testis, inguinaler oder skrotaler Voroperation in der Anamnese oder bei pT3/4-Tumoren entsprechen denen im Stadium I (Capelouto et al. 1995; Zagars und Pollack, 2001). Zur Vermeidung einer radiogenen Azoospermie ist die Verwendung einer Hodenkapsel zum Schutz des kontralateralen Hodens obligat.

Strahlentherapie der TIN

Das Zielvolumen bei der Strahlentherapie der TIN umfasst ausschließlich den TIN-tragenden Hoden. Die Bestrahlung wird vorzugsweise mit schnellen Elektronen durchgeführt. Die notwendige Energiestufe wird durch eine sonographische Bestimmung des Tiefendurchmessers des Hodens (oder ggf. durch eine CT-Planung) bestimmt. Um eine Unterdosierung oberflächennaher Anteile des Hodens zu vermeiden, sollte Bolusmaterial verwendet werden.

Akute und chronische Effekte der Strahlentherapie

Strahlentherapie im Stadium I, IIA/B

Die Bestrahlung der retroperitonealen paraaortalen bzw. parakavalen und ipsilateral iliakalen Lymphge-biete wird mit geringen akuten Nebenwirkungen gut toleriert. Im Vordergrund stehen Nausea und seltener Diarrhö. Im Stadium I beträgt die Inzidenz von Grad-III-Nebenwirkungen bei Bestrahlungsdosen von 26 Gy weniger als 5 %, im Stadium IIA/B ist bei Behandlung mit Gesamtdosen von 30–36 Gy mit einer Inzidenz von maximal 10 % Grad-III-Nebenwirkungen zu rechnen (Classen et al. 2003, 2004). Die prophylaktische Gabe wirksamer Antiemetika ist daher sinnvoll. Nicht wenige Patienten berichten nach Radiotherapie über eine länger anhaltende Beeinträchtigung ihres Allgemeinbefindens. Detailliert wurde dies im Stadium I im direkten Vergleich zur Carboplatin-Behandlung untersucht (Oliver et al. 2005; Schöffski et al. 2007).

Neben akuten Beeinträchtigungen treten Behandlungsspätfolgen zunehmend in den Vordergrund der Betrachtungen. Besondere Bedeutung hat dabei das Risiko der Tumorinduktion durch eine Radiotherapie. Das relative Risiko beträgt etwa 2,0 nach Strahlentherapie und ist abhängig vom Alter des Patienten zum Zeitpunkt der Bestrahlung. Je jünger die Patienten sind, desto höher ist das relative Risiko bei jeweils vergleichbar langen Nachbeobachtungszeiträumen der unterschiedlichen Altersgruppen (Travis et al. 2005). Nach systemischer Chemotherapie beträgt das relative Risiko 1,8. Dabei spiegeln sich hier im Wesentlichen Cisplatin-haltige Behandlungsschemata wider. Langzeitdaten zur Carboplatin-Therapie liegen bisher nicht vor.

Auch bei ausschließlich infradiaphragmaler Strahlentherapie besteht ein kardiovaskuläres Risiko für die Patienten (Zagars et al. 2004; Huddart et al. 2003), das etwa zehn bis 15 Jahre nach der Therapie nachweisbar wird. Es wurde sowohl von einer Zunahme der kardialen Mortalität als auch der Morbidität berichtet. Die Ursachen sind nicht völlig geklärt. Eine Erklärung könnte in der Wahl der Feldgrenze liegen, die in der Studie des M.D. Anderson Cancer Center nach kranial durch die Oberkante des 10. Brustwirbelkörpers definiert war. Durch diese relativ weit kranial liegende Grenze wird ein Teil des Herzens durch die Strahlentherapie erfasst. Dies könnte durch morphologische Veränderungen die Zunahme der kardialen Toxizität begründen. Eine andere Interpretation sieht die Ursache in einer subklinischen Nierenschädigung, die zu metabolischen Veränderungen bzw. zu einer geringen Zunahme des mittleren Blutdrucks führen kann (Huddart et al. 2003). Dadurch liegen kardiovaskuläre Risikofaktoren vor, die langfristig zu einer Zunahme kardialer Ereignisse führen könnten. Diese Erklärung macht auch verständlich, dass nach systemischer Chemotherapie ebenfalls eine Zunahme der kardialen Toxizität im Vergleich zu Patienten, die mit einer Surveillance-Strategie beobachtet wurden, auftritt (Huddart et al. 2003). Die relativen Risiken für Radiatio und Chemotherapie betragen 2,4 bzw. 2,58. Am stärksten stieg das Risiko nach kombinierter Chemo- und Strahlentherapie an (RR = 2,78). In Bezug auf die verwendeten chemotherapeutischen Substanzen wurde die Toxizität sowohl nach Cis- als auch Carboplatin-haltigen Therapien beobachtet (Huddart et al. 2003).

Strahlentherapie der TIN

Akute radiogene Nebenwirkungen am Hoden bzw. am Skrotum werden nach einer Bestrahlung mit 20 Gy nicht beobachtet. Zwangsläufige Folge der Strahlenbehandlung ist die dauerhafte Infertilität durch Sistieren der Spermatogenese (s. o.). Einige der mit 20 Gy behandelten Patienten wurden trotz der geringen Gesamtdosis androgenpflichtig (Dieckmann und Loy 1998). Diese Beobachtung war maßgeblicher Anlass zur Initiierung von Studien mit systematischer Reduktion der Gesamtdosis.

Nachsorge

Die Nachsorge besteht aus erkrankungsspezifischer Befragung, klinischer Untersuchung, Tumormarkerbestimmungen und bildgebender Diagnostik. Fakultativ können Testosteron und FSH bestimmt werden. Sonographische Kontrollen des kontralateralen Hodens sind notwendig, sofern nicht primär durch eine Biopsie eine TIN ausgeschlossen oder eine nachgewiesene TIN bestrahlt wurden. Die Empfehlungen zur Nachsorge orientieren sich an dem in Studien gewählten Vorgehen und sind nicht systematisch evaluiert. Eigene Untersuchungen weisen auf einen geringen Stellenwert der systematischen technischen und laborchemischen Untersuchen hin (Claßen et al. 2005, 2006). Vielmehr werden mehr als 50 % aller Rezidive durch Anamnese, klinische Untersuchung oder durch Symptome evident. Da im Falle eines Rezidivs in der Regel jedoch eine kurative Therapieoption besteht, wird derzeit weiterhin empfohlen, die Patienten systematisch zu untersuchen. Die empfohlenen Nachsorgeintervalle und Prozeduren für das Stadium I sind in Tabelle XIIIa und b zusammengefasst (Krege et al. 2008b). Sie richten sich nach der Therapiestrategie bzw.

Tabelle XIII. a) Frequenz der jährlichen Nachsorge beim Seminom im CSI

Jährlicher Hazard	Frequenz pro Jahr	Dauer der Nachsorge		
		Surveillance	Radiatio	Carboplatin × 1
> 5 %	3 ×	1.–2. J.	NA	NA
1–5 %	2 ×	3.–4. J.	1.–3. J.	1.–3. J.
0,3–5 %	1 ×	5.–10. J.	4.–6. J.	Keine Empfehlung möglich
< 0,3 %	Ende	> 10. J.	> 6. J.	

NA: nicht zutreffend.

Tabelle XIII. b) Nachsorgeuntersuchungen für das CSI des Seminoms.

Untersuchung	Surveillance	Radiatio paraaortal	Carboplatin × 1
Anamnese, Untersuchung, β-HCG	+	+	+
CT Abdomen	+	(−)	+
CT Becken	+	+	+
Rö. Thorax	+	+	+

Tabelle XIV. Nachsorgeintervalle Untersuchungsverfahren bei Patienten mit Nicht-Seminom im Stadium IIA/B.

Stadium	Erfolgte Therapie	Klinische Untersuchung und Prozedur	Frequenz der jährlichen Nachsorgeuntersuchungen					
			1. Jahr	2. Jahr	3. Jahr	4. Jahr	5. Jahr	5.–10. Jahr
CS II A/B	Radiotherapie	LDH, AFP, β-HCG	4	4	4	2	2	1
		Thorax in 2E	2	2	2	2	2	1
		CT Abdomen/Becken	2	2	2	1	1	–

Thorax in 2E = Röntgen Thorax in zwei Ebenen.

dem erwarteten jährlichen Rezidivrisiko. Im Stadium IIA/B kann nach den Empfehlungen von Souchon et al. (2000) verfahren werden (Tabelle XIV).
Zur Beurteilung des Retroperitonealraumes sind
eine CT einer Sonographie überlegen, eine MRT ist
wahrscheinlich gleichwertig bei Vermeidung radiogener Belastungen (Krug et al. 1999).

Rezidivtherapie

Bei Rezidiven nach primärer Strahlentherapie bzw.
unter Surveillance oder nach Systemtherapie ist die
Prognose mit > 90 % krankheitsspezifischem Überleben sehr gut. Die Wahl der Rezidivtherapie richtet
sich nach der Primärbehandlung. Patienten mit Rezidiv unter Surveillance werden analog zum entsprechenden Stadium einer primären Tumordiagnose
behandelt. Neben einer Strahlentherapie bei infradiaphragmalen Rezidiven kommt eine Platin-haltige
Systemtherapie in Frage, die sich an den Therapieempfehlungen für fortgeschrittene Seminome orientiert (in der Regel 3 Zyklen PEB (Platin/Etoposid/
Bleomycin) bzw. 4 Zyklen PE (Cisplatin/Etoposid)
(Schmoll et al. 2004). Patienten mit Rezidiv nach primärer Bestrahlung benötigen in der Regel eine Platin-haltige Systemtherapie mit drei Zyklen PEB bzw.
vier Zyklen PE.

Schlüsselliteratur

Bamberg M, Schmidberger H, Meisner C et al: Radiotherapy
for stage I, IIA/B testicular seminoma. Int J Cancer 83
(1999) 823–827

Classen J, Dieckmann KP, Bamberg M et al: Radiotherapy
with 16 Gy may fail to eradicate testicular intraepithelial
neoplasia: preliminary communication of a dose-reduction
trial of the German testicular cancer study group. Br J Cancer 88 (2003) 828–831

Classen J, Schmidberger H, Meisner C et al: Para-aortic irradiation for stage I testicular seminoma: results of a prospective study in 675 patients. A trial of the German testicular cancer study group (GTCSG). Br J Cancer 90 (2004)
2305–2311

Fossa SD, Horwich A, Russel JM et al: Optimal planning
target volume for stage I testicular seminoma: a Medical Research Council randomized trial. J Clin Oncol 17
(1999a) 1146–1154

Jones WG, Fossa SD, Mead GM et al: Randomized trial of 30
versus 20 Gy in the adjuvant treatment of stage I testicular seminoma: a report on Medical Research Council trial
TE18, European Organization for the Research and Treatment of Cancer Trial 30942 (ISRCTN18525328). J Clin
Oncol 23 (2005) 1200–1208

Krege S, Boergerman C, Baschek R et al: Single agent carboplatin for CS IIA/B testicular seminoma. A phase II study
of the German Testicular Cancer Study Group. Ann Oncol
17 (2005) 276–280

Krege S, Beyer J, Souchon R et al: European Consensus Con-
ference on Diagnosis and Treatment of Germ Cell Cancer:
A Report of the Second Meeting of the European Germ
Cell Cancer Consensus group (EGCCCG): Part I. Europ
Urol 53 (2008a) 478–496

Krege S, Beyer J, Souchon R et al: European Consensus Con-
ference on Diagnosis and Treatment of Germ Cell Cancer:
A Report of the Second Meeting of the European Germ
Cell Cancer Consensus group (EGCCCG): Part II. Europ
Urol 53 (2008b) 497–513

Oliver RTD, Mason MD, Mead GM et al: Radiotherapy versus single-dose carboplatin in adjuvant treatment of stage I
seminoma: a randomised trial. Lancet 366 (2005) 293–300

Schmoll HJ, Souchon R, Krege S et al: European consensus
on diagnosis and treatment of germ cell cancer: a report
of the European Germ Cell Cancer Consensus Group
(EGCCCG). Ann Oncol 14 (2004) 1377–1399

Travis LB, Fosså SD, Schonfeld SJ et al: Second cancers among
40576 testicular cancer patients: focus on long-term survivors. J Natl Cancer Inst 97 (2005) 1354–1365

Warde P, Specht L, Horwich A et al: Prognostic factors for
relapse in stage I seminoma managed by surveillance: a
pooled analysis. J Clin Oncol 20 (2002) 4448–4452

Gesamtliteratur

Albers P, Albrecht W, Algaba F et al: Guidelines on testicular
cancer. Eur Urol 48 (2005) 885–94

Allhoff EP, Liedke S, de Riese W et al: Stage I seminoma of the
testis. Adjuvant radiotherapy or surveillance? Br J Urol 68
(1991) 190–194

Aparicio J, García del Muro X, Maroto P et al: Multicenter
study evaluating a dual policy of postorchiectomy surveillance and selective adjuvant single-agent carboplatin for
patients with clinical stage I seminoma. Ann Oncol 14
(2003) 867–872

Aparicio J, Germa JR, García del Muro XG et al: Risk-adapted
management for patients with clinical stage I seminoma:
the Second Spanish Germ Cell Cancer Cooperative Group
Study. J Clin Oncol 23 (2005) 8717–8723

Arranz Arija JA, García del Muro X, Gumà J et al: E400P in
advanced seminoma of good prognosis according to the
International Germ Cell Cancer Collaborative Group
(IGCCCG) classification: The Spanish germ cell cancer
group experience. Ann Oncol 12 (2001) 487–491

Bamberg M, Schmidberger H, Meisner C et al: Radiotherapy
for stage I, IIA/B testicular seminoma. Int J Cancer 83
(1999) 823–827

Bauman GS, Venkatesan VM, Ago CT: Postoperative radiotherapy for stage I/II seminoma: results for 212 patients. Int
J Radiat Oncol Biol Phys 42 (1998) 313–317

Bokemeyer C, Nowak P, Haupt A et al: Treatment of brain
metastases in patients with testicular cancer. J Clin Oncol
15 (1997) 1449–1454

Bruns F, Bremer M, Meyer A et al: Adjuvant radiotherapy in stage I seminoma: is there a role for further reduction of treatment volume? Acta Oncol 44 (2005) 142–148

Brunt AM, Scoble JE: Para-aortic irradiation for early stage testicular seminoma. Clin Oncol 4 (1992) 165–170

Busch FM, Sayegh ES, Chenault OW: Some uses of lymphangiography in the management of testicular tumours. J Urol 93 (1965) 490–495.

Capelouto CC, Clark PE, Ransil BJ et al: A review of scrotal violation in testicular cancer: Is adjuvant local therapy necessary? J Urol 153 (1995) 981–985

Charig MJ, Hindley AC, Lloyd K et al: Watch policy in patients with suspected stage I testicular seminoma: CT as a sole staging and surveillance technique. Clin Radiol 42 (1990) 40–41

Christensen TB, Daugaard G, Geertsen PF et al: Effect of chemotherapy on carcinoma in situ of the testis. Ann Oncol 9 (1998) 657–660

Classen J, Dieckmann KP, Loy V et al: Die testikuläre intraepitheliale Neoplasie (TIN). Indikation zur Strahlentherapie? Strahlenther Onkol 174 (1998) 173–177

Classen J, Schmidberger H, Meisner C et al: Radiotherapy for stage IIA/B testicular seminoma: final report of a prospective multicenter clinical trial. J Clin Oncol 21 (2003) 1101–1106

Classen J, Dieckmann KP, Bamberg M et al: Radiotherapy with 16 Gy may fail to eradicate testicular intraepithelial neoplasia: preliminary communication of a dose-reduction trial of the German testicular cancer study group. Br J Cancer 88 (2003) 828–831

Classen J, Schmidberger H, Meisner C et al: Para-aortic irradiation for stage I testicular seminoma: results of a prospective study in 675 patients. A trial of the German testicular cancer study group (GTCSG). Br J Cancer 90 (2004) 2305–2311

Claßen J, Souchon R, Schmidberger H et al: Ist Nachsorge (FU) nach adjuvanter Radiotherapie (RT) beim Seminom (S) notwendig? Ergebnisse einer prospektiven Untersuchung an 675 Patienten. Strahlenther Onkol 181 (Suppl 1) (2005) 61

Claßen J, Souchon R, Lächelt S et al: Follow-up strategies after paraaortic (PA) radiotherapy for stage I seminoma: What should we do and when should we do it? 27. Deutscher Krebskongress, Berlin. German Medical Science: PO294 (2006)

Claßen J, Souchon R, Dieckmann KP et al: Prospektive randomisierte Phase-III-Studie zur Behandlung von testikulären Seminomen im Stadium I: Paraaortale Radiatio mit 26 Gy versus 2 Zyklen Carboplatin-Monotherapie – Vorläufige Ergebnisse. Strahlenther Onkol 183 (Suppl 1) (2007) 117

DeSantis M, Bokemeyer C, Becherer A et al: Predictive impact of 2-18-fluoro-2-deoxy-D-glucose positron emission tomography (FDG PET) for residual postchemotherapy masses in patients with bulky seminoma. J Clin Oncol 19 (2001) 3740–3744

Dieckmann KP, Loy V: TIN – the precursor of testicular germ cell tumours. Onkologie 16 (1993) 61–68

Dieckmann KP, Loy V: Prevalence of contralateral testicular intraepithelial neoplasia in patients with testicular germ cell neoplasia. J Clin Oncol 14 (1996) 3126–3132

Dieckmann KP, Loy V: The value of the biopsy of the contralateral testis in patients with testicular germ cell cancer: the recent German experience. APMIS 106 (1998) 13–20

Dieckmann KP, Souchon R, Hahn E et al: False-negative biopsies for testicular intraepithelial neoplasia. J Urol 162 (1999) 364–368

Dieckmann KP, Brüggeboes B, Pichlmeier U et al: Adjuvant treatment of clinical stage I seminoma: is one single course of carboplatin sufficient? Urology 55 (2000) 102–106

Dieckmann KP, Lauke H, Michl U et al: Testicular germ cell cancer despite previous local radiotherapy to the testis. Eur Urol 41 (2002) 643–649

Dieckmann KP, Pichelmeier U: Clinical epidemiology of testicular germ cell tumors. World J Urol 22 (2004) 2–14

Dötsch M, Brauers A, Büttner R et al: Malignant germ cell tumor of the contralateral testis after radiotherapy for testicular intraepithelial neoplasia. J Urol 164 (2000) 452–453

Ferlay J, Bray F, Pisani P et al: GLOBOCAN 2000: cancer incidence, mortality and prevalence worldwide. IARC Cancer Base No. 5. IARC, Lyon (2001) (auch: http://www.iarc.fr/globocan/database.pdf)

Fossa SD, Horwich A, Russel JM et al: Optimal planning target volume for stage I testicular seminoma: a Medical Research Council randomized trial. J Clin Oncol 17 (1999a) 1146–1154

Fossa SD, Bokemeyer C, Gerl A et al: Treatment outcome of patients with brain metastases from malignant germ cell tumors. Cancer 85 (1999b) 988–997

Gerl A, Clemm C, Kohl P et al: Central nervous system as sanctuary site of relapse in patients treated with chemotherapy for metastatic testicular cancer. Clin Exp Metastasis 12 (1994) 226–230

Germa-Lluch JR, Climent MA, Villavicencio H et al: Treatment of stage I testicular tumours. Br J Urol 71 (1993) 473–477

Giwercman A: Carcinoma-in-situ of the testis: screening and management. Scand J Urol Nephrol 148 (Suppl) (1992) 1–47

Giwercman A, Müller J, Skakkebaek NE: Prevalence of carcinoma in situ and other histopathological abnormalties in testes from 399 men who died suddenly and unexpectedly. J Urol 145 (1991b) 77–80

Giwercman A, von der Maase H, Rorth M et al: Current concepts of radiation treatment of carcinoma in situ of the testis. World J Urol 12 (1994) 125–130

Hartmann JT, Bamberg M, Albers M et al: Multidisciplinary treatment and prognosis of patients (pts) with central nervous system metastases (CNS) from testicular germ cell tumor (GCT) origin. Proc ASCO 22 (2003) 400

Heidenreich A, Weissbach L, Höltl W et al: Organ sparing surgery for malignant germ cell tumors of the testis. J Urol 166 (2001) 2161–2165

Heiken JP, Forman HP, Brown JJ: Neoplasms of the bladder, prostate and testis. Radiol Clin North Am 32 (1994) 81–86.

Heimdahl K, Olsson H, Tretli S et al: Familial testicular cancer in Norway and southern Sweden. Br J Cancer 73 (1996) 964–969

Hoei-Hansen CE, Rajpert-De Meyts E, Daugaard G et al: Carcinoma in situ testis, the progenitor of testicular germ cell tumours: a clinical review. Ann Oncol 16 (2005) 863–8

Horwich A, Tucker DF, Peckham MJ: Placental alkaline phosphatase as a tumour marker in seminoma using the H17 E2 monoclonal antibody assay. Br J Cancer 51 (1985) 625-629

Horwich A, Alsanjari N, A'Hern R et al: Surveillance following orchidectomy for stage I testicular seminoma. Br J Cancer 65 (1992) 775–778

Huddart RA, Norman A, Shahidi M et al: Cardiovascular disease as a long-term complication of treatment for testicular cancer. J Clin Oncol 21 (2003) 1513–1523

Huyghe E, Soulioe M, Escourrou G et al: Conservative management of small testicular tumors relative to carcinoma in situ prevalence. J Urol 173 (2005) 820–823

International Germ Cell Collaborative Group (IGCCCG): The International Germ Cell Consensus Classification: a prognostic factor based staging system for metastasic germ cell cancer. J Clin Oncol 15 (1997) 594–603

Jacobsen KD, Olsen DR, Fossa K et al: External beam abdominal radiotherapy in patients with seminoma stage I: field type, testicular dose, and spermatogenesis. Int J Radiat Oncol Biol Phys 38 (1997) 95–102

Jacobsen KD, Fossa SD: Fatherhood in testicular cancer patients with carcinoma in situ in the contralateral testicle. Eur Urol 38 (2000) 725–727

Jones WG, Fossa SD, Mead GM et al. Randomized trial of 30 versus 20 Gy in the adjuvant treatment of stage I testicular seminoma: a report on Medical Research Council trial TE18, European Organization for the Research and Treatment of Cancer Trial 30942 (ISRCTN18525328). J Clin Oncol 23 (2005) 1200–1208

Joos H, Sedlmayer F, Gomahr A et al: Endocrine profiles after radiotherapy in stage I seminoma: impact of two different radiation treatment modalities. Radiother Oncol 43 (1997) 159–162

Kampen van M, Andreas P, Renner H: Ist die Lymphographie beim Seminom noch aktuell? Strahlenther Onkol 169 (1993) 242–249

Kiricuta IO, Sauer J, Bohndorf W: Omission of the pelvic irradiation in stage I testicular seminoma: a study of postorchiectomy paraaortic radiotherapy. Int J Radiat Oncol Biol Phys 35 (1996) 293–298

Kollmannsberger C, Nichols C, Bamberg M et al: First-line high-dose chemotherapy +/– radiation in patients with metastatic germ-cell cancer and brain metastases. Ann Oncol 11 (2000) 553–559

Krege S, Kalund G, Otto T et al: Phase II study: adjuvant single-agent carboplatin therapy for clinical stage I seminoma. Eur Urol 31 (1997) 405–407

Krege S, Boergerman C, Baschek R et al: Single agent carboplatin for CS IIA/B testicular seminoma. A phase II study of the German Testicular Cancer Study Group. Ann Oncol 17 (2005) 276–280

Krege S, Beyer J, Souchon R et al: European Consensus Conference on Diagnosis and Treatment of Germ Cell Cancer: A Report of the Second Meeting of the European Germ Cell Cancer Consensus group (EGCCCG): Part I. Europ Urol 53 (2008a) 478–496

Krege S, Beyer J, Souchon R et al: European Consensus Conference on Diagnosis and Treatment of Germ Cell Cancer: A Report of the Second Meeting of the European Germ Cell Cancer Consensus group (EGCCCG): Part II. Europ Urol 53 (2008b) 497–513

Krug B, Heidenreich A, Dietlein M et al: Lymphknotenstaging maligner testikulärer Keimzelltumoren. Fortschr Röntgenstr 171 (1999) 87–94

Kührer I, Kratzik C, Wiltschke C: Single agent carboplatin for stage I seminoma. Onkologie 14 (Suppl. 4) (1991) 23

Logue JP, Harris MA, Livsey JE et al: Short course para-aortic radiation for stage I seminoma of the testis. Int J Radiat Oncol Biol Phys 57 (2003) 1304–1309

Loy V, Dieckmann KP: Carcinoma in situ of the testis: intratubular germ cell neoplasia or testicular intraepithelial neoplasia? Hum Pathol 21 (1990) 457–458

von der Maase H, Rohrt M, Walmbom-Jorgensen S et al: Carcinoma in situ of contralateral testis in patients with testicular germ cell cancer: study of 27 cases in 500 patients. Br Med J (Clin Res Ed) 293 (1986a) 1398–1401

von der Maase H, Giwercman A, Skakkebaek NE: Radiation treatment of carcinom-in-situ of testis. Lancet I (1986b) 624–625.

von der Maase H, Specht L, Jacobsen GK et al: Surveillance following orchidectomy for stage I seminoma of the testis. Eur J Cancer 29A (1993) 1931–1934

Mostofi FK, Sesterhenn IA: Histological typing of testis tumours. WHO International Histological Classification of Tumours. Springer, Berlin (1998)

Nielsen OS, Munro AJ, Duncan W et al: Is placental alkaline phosphatase (PLAP) a useful marker for seminoma? Eur J Cancer 26 (1990) 1049–1054

Nöst G, Lipsky H, Würnschimmel E: Carboplatinmonotherapie im klinischen Stadium I des Seminoms. Eine akzeptable Alternative? Urologe (A) 37 (1998) 629–634

Oliver RT, Edmonds PM, Ong JY et al: Pilot studies of 2 and 1 course carboplatin as adjuvant for stage I seminoma: should it be tested in a randomized trial against radiotherapy? Int J Radiat Oncol Biol Phys 29 (1994) 3–8

Oliver RTD, Mason MD, Mead GM et al: Radiotherapy versus single-dose carboplatin in adjuvant treatment of stage I seminoma: a randomised trial. Lancet 366 (2005) 293–300

Patterson H, Norman AR, Mitra SS et al: Combination carboplatin and radiotherapy in the management of stage II testicular seminoma: comparison with radiotherapy treatment alone. Radiother Oncol 59 (2001) 5–11

Petersen PM, Giwercman A, Daugaard G et al: Effect of graded testicular doses of radiotherapy in patients treated for carcinoma-in-situ in the testis. J Clin Oncol 20 (2002) 1537–1543

Pottern LM, Morris Brown L, Hoover RN et al: Testicular cancer risk among young men: role of cryporchidism and inguinal hernia. J Natl Cancer Inst 74 (1985) 377–381

Purdue MP, Devesa SS, Sigurdson AJ et al: International patterns and trends in testis cancer incidence. Int J Cancer 115 (2005) 822–827

Ramakrishnan S, Champion AE, Dorreen MS et al: Stage I seminoma of the testis: is post-orchidectomy surveillance a safe alternative to routine postoperative radiotherapy? Clin Oncol 4 (1992) 284–286

Schild SE, Haddock MG, Scheithauer BW et al: Nongerminomatous germ cell tumors of the brain. Int J Radiat Oncol Biol Phys 36 (1996) 557–563

Schmidberger H, Bamberg M, Meisner C et al: Radiotherapy in stage IIA and IIB testicular seminoma with reduced portals: a prospective multicenter study. Int J Radiat Oncol Biol Phys 39 (1997) 321–326

Schmoll HJ, Souchon R, Krege S et al: European consensus on diagnosis and treatment of germ cell cancer: a report of the European Germ Cell Cancer Consensus Group (EGCCCG). Ann Oncol 14 (2004) 1377–1399

Schöffski P, Höhn N, Kowalski R et al: Health-realted quality of life (QoL) in patients with seminoma stage I treated with adjuvant radiotherapy (RT) or two cycles of carboplatinum chemotherapy (CT) Results of a randomized Phase III trial of the German interdisciplinary Working Party on Testicular Cancer. J Clin Oncol 25 (Suppl) (2007) 5050

Sedlmayer F, Höltl W, Kozak W et al: Radiotherapy of testicular intraepithelial neoplasia (TIN) A novel treatment regimen for a rare disease. Int J Radiat Oncol Biol Phys 50 (2001) 909–913

Sigurdson AJ, Chang S, Anneers JF et al: A case-control study of diet and testicular carcinoma. Nutr Cancer 34 (1999) 20–26

Skakkebaek NE, Berthelsen JG, Müller J: Carcinoma in situ of the undescended testis. Urol Clin North Am 9 (1982) 377–385

Souchon R, Krege S, Schmoll HJ et al: Interdisziplinärer Konsensus zur Diagnostik und Therapie von Hodentumoren: Ergebnisse einer Update-Konferenz auf Grundlage evidenzbasierter Medizin (EBM). Strahlenther Onkol 176 (2000) 388–405

Spears WT, Morphis JG, Lester SG et al: Brain metastases and testicular tumors: long-term survival. Int J Radiat Oncol Biol Phys 22 (1991) 17–22

Sultanem K, Souhami L, Benk V et al: Para-aortic irradiation only appears to be adequate treatment for patients with stage I seminoma of the testis. Int J Radiat Oncol Biol Phys 40 (1998) 455–459

Swerdlow AJ, Huttly SRA, Smith PG: Testicular cancer and antecedent disease. Br J Cancer 55 (1987) 97–103

Swerdlow AJ, Huttly SR, Smith P: Testis cancer: post-partal hormonal factors, sexual behaviour and fertility. Int J Cancer 43 (1989) 549–553

Travis LB, Fosså SD, Schonfeld SJ et al: Second cancers among 40576 testicular cancer patients: focus on long-term survivors. J Natl Cancer Inst 97 (2005) 1354–1365

UICC: Wittekind C, Wagner G (Hrsg) TNM-Klassifikation maligner Tumoren. Springer, Berlin (2002)

Vallis KA, Howard GC, Duncan W et al: Radiotherapy for stages I and II testicular seminoma: results and morbidity in 238 patients. Br J Radiol 68 (1995) 400–405

Wanderas EH, Tretli S, Fossa SD: Trends in incidence of testicular cancer in Norway 1955–1992. Eur Urol 31A (1995) 2044–2048

Warde P, Gospodarowicz MK, Banerjee D et al: Prognostic factors for relapse in stage I testicular seminoma treated with surveillance. J Urol 157 (1997) 1705–1710

Warde P, Gospodarowicz M, Panzarella T: Management of stage II seminoma. J Clin Oncol 16 (1998) 290–294

Warde P, Specht L, Horwich A et al: Prognostic Factors for Relapse in Stage I Seminoma Managed by Surveillance: A Pooled Analysis. J Clin Oncol 20 (2002) 4448–4452

Warszawski N, Schmücking M, Samtleben M et al: Die Strahlentherapie der regionären Lymphknotenstationen bei der Behandlung des Seminoms im Vergleich zur retroperitonealen Lymphadenektomie. Strahlenther Onkol 172 (1996) 250–254

Weissbach L, Bussar-Maatz R, Lohrs U et al: Prognostic factors in seminomas with special respect to HCG: results of a prospective multicenter study. Seminoma Study Group. Eur Urol 36 (1999) 601–608

Westergaard T, Olsoen JH, Frisch M et al: Cancer risk in fathers and brothers of testicular cancer patients in Denmark. A population based study. Int J Cancer 66 (1996) 627–631

Zagars GK, Ballo MT, Lee AK et al: Mortality after cure of testicular seminoma. J Clin Oncol 22 (2004) 640–647

Zagars GK, Pollack A: Radiotherapy for stage II testicular seminoma. Int J Radiat Oncol Biol Phys 51 (2001) 643–649

Th. Herrmann
A. Reinthaller
R. Pötter

Cervix uteri

Epidemiologie und Ätiologie

Das Zervixkarzinom war in der Vergangenheit die häufigste Genitalneoplasie der Frau. Es wird heute zunehmend in der Häufigkeit vom Korpus- (Endometrium-)karzinom übertroffen und nimmt nur noch die 11. Stelle unter den Organkrebsen der Frau ein (Becker und Wahrendorf 1997). Die altersstandardisierte Inzidenz des Zervixkarzinoms liegt zwischen 2 und 90/100 000, sodass etwa eine halbe Million Frauen jährlich weltweit an diesem Tumor erkrankt. Für Deutschland werden Neuerkrankungszahlen invasiver Zervixkarzinome zwischen 6200 und 7100 pro Jahr angegeben (Schneider et al. 2001). Die Zahl genitaler Präkanzerosen liegt zwar höher, allerdings gehen 90 % aller schweren Dysplasien ohne Therapie in einen manifesten Tumor über. In jüngerer Zeit beobachtet man in einigen Ländern eine Zunahme insbesondere des Adenokarzinoms der Zervix, ohne dass die Gründe hierfür eindeutig geklärt werden konnten (Bergstom et al. 1999). Humane Papillomviren (HPV) spielen offensichtlich eine bedeutsame Rolle in der Ätiologie. Hierfür sprechen zum einen nahezu 100 Fall-Kontroll-Studien (Schneider et al. 1998), die über eine enge Korrelation zwischen dem Nachweis von HPV und invasiven Zervixkarzinomen berichten; zum anderen kann man mit dem sehr sensitiven Verfahren der PCR-Amplifikation in 99,7 % aller Zervixkarzinome die DNA der Papillomviren nachweisen (Walboomers et al. 1999). Da andererseits die Häufigkeit des Vaginalbefalls mit HP-Viren sehr viel größer als die Zahl manifester Zervixkarzinome oder auch zervikaler Präneoplasien ist, kann das Papillomvirus nicht allein als ätiologischer Faktor angesehen werden. Es müssen Kofaktoren, die durch Interaktionen mit den HPV eine bedeutende Rolle in der Karzinogenese spielen, angenommen werden. Diese Kofaktoren sind für das Zervixkarzinom seit langem bekannt, allerdings ist die Interaktion mit den HP-Viren erst wenig erforscht. Wichtigster ökologischer Faktor ist eine Resistenz des HP-Virus, die etwa 2 % beträgt. So können auch gegenwärtig noch keine Aussagen zu der Frage gemacht werden, ob ein HPV-Screening mit nachfolgender Therapie (Impfung als sekundäre Prävention) Grundsätzliches an der Häufigkeit des Zervixkarzinoms ändern könnte (Caravan und Doshi 2000). Die jetzt in Deutschland eingeführte Impfung ist als Primärprävention konzipiert. Ihr Einsatz ist ohne ein HPV-Screening vorgesehen. Die in den letzten Jahren durchgeführten Studien, die im Rahmen der Krebsfrüherkennung auch ein HPV-Screening einsetzen, lassen noch keine endgültige Bewertung zu (Kreienberg et al. 2001).

Die in Deutschland seit 2007 zur Verfügung stehenden Impfungen gegen humane Papillomaviren (Typen HPV 6, 11, 16, 18 oder 16, 18) beugt der durch diese Viren (HPV 16 und 18) ausgelösten Entstehung von mittel- bis hochgradigen Dysplasien vor. Sie wird für alle Mädchen im Alter von 12–17 Jahren empfohlen und sollte vor dem ersten Geschlechtsverkehr abgeschlossen sein (Empfehlung der Ständigen Impfkommission am Robert-Koch-Institut 12/2007; Lönig et al. 2007).

Bereits seit Jahren sind weitere Risikofaktoren bekannt. So wird das invasive Zervixkarzinom deutlich häufiger in den reproduktiven Jahren der Frau beobachtet. Länderspezifisch ändert sich die Häufigkeit nach der Menopause (Schmidt-Matthiesen et al. 2000). Während bei amerikanischen Frauen afrikanischen Ursprungs ein weiterer Anstieg bis zum achten Lebensjahrzehnt beobachtet wird, lässt dieser sich bei Kaukasierinnen nicht nachweisen. Wenn man den Zusammenhang zum HPV-Nachweis herstellt, so könnten der Erwerb einer Immunität, hormonelle Veränderungen oder aber auch die abnehmende Exposition den Rückgang der Erkrankung mit zunehmendem Alter erklären (Schneider et al. 2001). Ein späterer Zeitpunkt der ersten Geburt erniedrigt das Risiko, an einem Zervixkarzinom zu erkranken, in einer schwedischen Studie (Mogren et al. 2001).

Die Zunahme des Zervixkarzinoms bei Frauen mit früher Kohabitarche und hoher Anzahl von Sexualpartnern ist seit längerem bekannt. Auch hier könnte die HPV-Infektion, die mit der häufigeren Möglichkeit einer Infektion zunimmt, von Bedeutung sein (Hildesheim et al. 2001). Zigarettenrauchen und niedrigerer sozioökonomischer Status sind weitere Risikofaktoren, die allerdings von den bereits genannten häufig schwer zu trennen sind. Die Infektion mit Chlamydien (Schachter et al. 1982), schlechte Sexualhygiene der Partner und Ernährungsfaktoren (erniedrigter Folsäurespiegel und Mangel an Antioxidanzien) sind als Risikofaktoren bekannt (Schneider und Shah 1989). Inwieweit orale Kontrazeptiva eine Bedeutung haben, ist noch nicht endgültig geklärt. Allerdings findet sich das zervikale Adenokarzinom bei jungen Frauen in der Gruppe der Patientinnen mit langjähriger und früh beginnender Einnahme von Antikonzeptiva häufiger (IARC Monograph 1999).

Eine eindeutige Aussage zu genetisch definierten Risikogruppen für das Zervixkarzinom kann gegenwärtig nicht gemacht werden. Bekannt ist allerdings seit langem, dass bei langjähriger Immunsuppression (Zustand nach Nierentransplantation) zervikale maligne Neuerkrankungen häufiger auftreten (Schneider et al. 1983). Die gute Zugänglichkeit der Zervix und die etablierten Verfahren der Krebsfrüherkennung für diesen Tumor lassen in den nächsten Jahren erwarten, dass die Zusammenhänge zwischen HPV-Infektion und der Expression viraler Onkogene klarer erkannt werden, praktikable und preisgünstige Screening-Methoden zur Verfügung stehen und für weitere ausgewählte Hochrisiko-Patientengruppen eine Immunisierung zur Anwendung kommt (Canavan und Doshi 2000).

Histologie und regionale Tumoranatomie

Histologisch erweisen sich 80–90 % aller Zervixkarzinome als Plattenepithelkarzinome aller Differenzierungsstufen (G1–G3), 7–10 % sind Adenokarzinome und bei ca. 3 % liegen andere, teilweise sehr seltene Histologien vor, z. B. Klarzelltumoren, adenoid-zystische Karzinome, neuroendokrine Tumoren und Mischformen. Extrem selten sind auch Sarkome der Zervix beschrieben (Ferrer et al. 1999). Die während des Lebens der Frau sich verändernde Grenze zwischen Platten- und Zylinderepithel im Portiobereich (bei der geschlechtsreifen Frau ist das Zylinderepithel auf die Portiooberfläche ektroponiert, vorher und im Senium ist die Grenze zum Plattenepithel nach endozervikal verlagert) bestimmt das Gesche-

hen und beeinflusst wahrscheinlich auch die Ausprägung der Tumorhistologie. Zervixkarzinome entstehen deshalb bei älteren Frauen mehr endozervikal, bei jüngeren ektozervikal. Trotzdem lässt sich eine eindeutige Zuordnung der Histologie zum Lebensalter der Frau nicht erkennen. Die Fünfjahres-Überlebensrate des Adenokarzinoms wird um etwa 10 % schlechter als die von Plattenepithelkarzinomen angegeben (Schmidt-Matthiesen 2000). Eine schlechtere Prognose haben auch Tumoren, die von der Zervix aus in das Endometrium wachsen (Perez et al. 1998). Übergangsformen zu Endometriumkarzinomen werden bis zu 25 % beobachtet (Böcker et al. 1997). Die International Society for Gynecological Pathology hat eine aktuelle histologische Klassifikation herausgegeben, die durch immunhistochemische und ultramikroskopische Untersuchungen laufend ergänzt und sicher in Zukunft auch erweitert werden wird.

Der Uterus liegt bei der Frau etwa in Beckenmitte und wird durch die Ligamenta lata an der Beckenwand, die Ligamenta rotunda, die lateral durch den Leistenring zum Tuberculum pubicum ziehen, die Ligamenta sacrouterina, die dorsal von der Zervix subperitoneal zum Os sacrum verlaufen und den Parametrien, die von der Zervix nach lateral zur Beckenwand ziehen (Ligg. cardinalia) gehalten. Nach kaudal ist der muskulöse Beckenboden für die Fixation mit verantwortlich. Für die Betrachtung aus radioonkologischer Sicht sind die Lymphknotenstationen der Cervix uteri bedeutsam, wobei von der Zervix aus nahezu alle Lymphknoten des kleinen Beckens – allerdings mit unterschiedlicher Häufigkeit – erreicht bzw. befallen werden können. Dabei werden zuerst die parametranen Lymphknoten, die Lnn. iliaci interni und die obturatorischen Lymphknoten als

Tabelle I. Häufigkeit des Befalls pelviner und paraaortaler Lymphknoten bei fortgeschrittenen Stadien des Zervixkarzinoms; nach Kreienberg (1998).

Pelviner Lymphknotenbefall FIGO-Stadien	% (minimal–maximal)
Ib	19 (9,2–30,7)
IIa	28 (6,7–50)
IIb	32 (16,0–57)
III	51 (40,9–82)
Paraaortaler Lymphknotenbefall FIGO-Stadien	
I	5,3
II	17,4
III	31,0

Tabelle II. Stadieneinteilung des Zervixkarzinoms (AJCC 2002).

THM-Kategorien	FIGO-Stadien	Kriterien/Beschreibung
TX		Primärtumor kann nicht beurteilt werden
T0		Kein Anhalt für Primärtumor
Tis	0	Carcinoma in situ (präinvasives Karzinom)
T1	I	Zervixkarzinom begrenzt auf den Uterus (die Ausdehnung zum Corpus uteri sollte dabei unberücksichtigt bleiben)
T1a	IA	Invasives Karzinom, ausschließlich mikroskopisch diagnostiziert. Alle makroskopisch sichtbaren Läsionen – sogar mit oberflächlicher Invasion – werden als T1b/Stadium IB klassifiziert
T1a1	IA1	Tumor mit einer Stromainvasion von 3,0 mm oder weniger und 7 mm oder weniger in größter horizontaler Ausdehnung
T1a2	IA2	Tumor mit einer Stromainvasion von mehr als 3,0 mm, aber nicht mehr als 5,0 mm und 7,0 mm oder weniger in größter horizontaler Ausdehnung
T1b	IB	Klinisch (makroskopisch) sichtbare Läsion, auf die Zervix beschränkt oder mikroskopische Läsion > T1a2/IA2
T1b1	IB1	Klinisch (makroskopisch) sichtbare Läsion 4,0 cm oder weniger in größter Ausdehnung
T1b2	IB2	Klinisch (makroskopisch) sichtbare Läsion von mehr als 4,0 cm in größter Ausdehnung
T2	II	Zervixkarzinom infiltriert jenseits des Uterus, aber nicht bis zur Beckenwand und nicht bis zum unteren Drittel der Vagina
T2a	IIA	Ohne Infiltration des Parametriums
T2b	IIB	Mit Infiltration des Parametriums
T3	III	Zervixkarzinom breitet sich bis zur Beckenwand aus und/oder befällt das untere Drittel der Vagina und/oder verursacht Hydronephrose oder stumme Niere
T3a	IIIA	Tumor befällt das untere Drittel der Vagina
T3b	IIIB	Tumor breitet sich bis zur Beckenwand aus und/oder verursacht Hydronephrose oder stumme Niere
T4	IVA	Tumor infiltriert Schleimhaut von Blase oder Rektum und/oder überschreitet die Grenzen des kleinen Beckens
M1	IVB	Fernmetastasen

mediale Gruppe der Lnn. iliaci externi erreicht. Ausgedehnte Verbindungen bestehen zu allen übrigen Lymphknoten des kleinen Beckens, die nach kranial in Lnn. iliaci communes und paraaortales drainieren (Annweiler und Sack 1996). Während bis zu einer Tumorgröße bis 5 mm Invasionstiefe und 7 mm Größenausdehnung der Primärtumor prognosebestimmend ist, wird bei größeren Tumoren (also ab Stadium IA2 und Ib) der Befall von Lymphknoten wichtigstes Kriterium. Die Häufigkeit des Befalls von pelvinen und paraaortalen Lymphknotenstationen zeigt Tabelle I. Da die Qualität operativer Verfahren wesentlich durch die Radikalität der Lymphknotenentfernung bestimmt wird, werden gegenwärtig – ähnlich wie bei Mammatumoren – Untersuchungen zur Bedeutung und Erkennung von Sentinellymphknoten durchgeführt, die u. U. die Ausdehnung der operativen Eingriffe modifizieren könnten (Köhler et al. 2001).

Die Häufigkeit des Lymphknotenbefalls ist für die operative Planung eines an Stadien angepassten Vor-

gehens sehr wichtig. Ovarien werden offensichtlich seltener bei operablen Stadien Ib bis IIb befallen (Burghardt et al. 1993). Hämatogene Fernmetastasen sind in der Lunge (21 %), in paraaortalen Lymphknoten (11 %), im Mediastinum, den supraklavikulären Lymphknoten, den Knochen und in der Leber beobachtet worden (Fagundes et al. 1992). Diese können gelegentlich auch noch nach jahrelangem rezidivfreien Verlauf bei kontrolliertem Primärtumor auftreten.

Die Zervixtumoren werden nach der neuen FIGO/TNM/AJCC-Klassifikation eingeteilt, die in Tabelle II dargestellt ist (Creasman 1995, 2002; Baltzer et al. 2005).

Klinik

Früherkennung

Das Zervixkarzinom ist der klassische Tumor, bei dem sich der Nutzen eines konsequenten Screenings

Tabelle III. Internationale kolposkopische Nomenklatur für abnormale Befunde; nach Baltzer (2001).

	Nicht verdächtig Biopsie unnötig	Verdächtig Biopsie nötig
Mosaik	Regulär Zart – im Niveau Essigreaktion +	Irregulär Niveaudifferenz Essigreaktion ++ Vulnerabilität
Punktierung	Regulär Essigreaktion +	Irregulär Essigreaktion ++ Vulnerabilität
Leukoplakie	Zart, leicht erhaben	Schollig, papillär Niveaudifferenz
Eisigweißes Epithel	Zart – fast im Niveau Essigreaktion +	Niveaudifferenz Essigreaktion ++ Vulnerabilität
Atypische Gefäße	Keine (–)	Vorhanden (+)
Interkapilläre Distanz	Normal Erosion	Verbreitert Ulkus-Exophyt

in einer Reduktion invasiver Karzinome und in einer rückläufigen Zahl von Todesfällen an Zervixkarzinomen manifestiert. So ist das invasive manifeste Zervixkarzinom in den entwickelten Ländern der Welt, in denen intensive Screeningprogramme etabliert sind, deutlich rückläufig (Canavan und Doshi 2000). Die Einführung der Zytologie hat die Inzidenz von Zervixkarzinomen von 32 Fällen pro 100 000 Frauen im vierten Dezennium auf 8,3 Fälle Ende der 80er Jahre des letzten Jahrhunderts reduziert (Devesa et al. 1987). Drei Methoden stehen heute zur Früherkennung von zervikalen Neoplasien zur Verfügung: die Zytologie, die Kolposkopie und der – vorerst noch eingeschränkte – Nachweis von HPV. Sowohl für die Zytologie, die als Verfahren weit etabliert ist und für die differenzierte Nomenklaturen zur Verfügung (Hilgarth 1998) stehen, um die Grade der Epitheldysplasie an der Zervix zu beschreiben, als auch für die Kolposkopie existiert eine internationale Nomenklatur für abnormale Befunde (Tabelle III). Der Einsatz von Zytologie und Kolposkopie sichert in über 95 % der kolposkopisch einsehbaren Läsionen eine sichere Diagnose (Hochuli 1996). In den nächsten Jahren ist mit einer Verfeinerung der Diagnose, insbesondere in der HPV-Diagnostik zu rechnen, wobei gegenwärtig eine routinemäßige Anwendung im Screening noch kritisch gesehen wird, da ein hoher Anteil falsch positiver HPV-Befunde ohne klinische Relevanz für eine spätere Karzinomentstehung zu erwarten ist und die HPV-Infektion auch häufig transieent verläuft (Baltzer et al. 2001).

Präklinische Karzinome

Durch die gynäkologischen Fachgesellschaften sind sehr differenzierte Empfehlungen (Tabelle IV) erarbeitet worden, die detailliert das Vorgehen in den einzelnen Stadien der Kanzerogenese bzw. zur Prophylaxe einer Neoplasie definieren. Die Konisation, also die Entnahme des kritischen Gewebes aus der Portio in Form eines Konus, kann mittels Laser, Elektrochirurgie oder Messerkonisation erfolgen.

Ein pathologisch-histologisch korrekt aufgearbeiteter Konus gibt eine hohe Sicherheit bei der Behandlung eines präklinischen Karzinoms.

Exakte Angaben des Histopathologen sind auch erforderlich, um zwischen einem Stadium pT1 A1 und pT1 A2 (Mikrokarzinome) mittels der Invasionstiefe des Tumors ($\leq$ oder > 3 mm) zu unterscheiden (Winter et al. 2001). Diese sog. präklinischen Karzinome rufen keine klinischen Symptome hervor. Sie können allerdings in 0–0,3 % im Stadium IA1 und in 2,5–10 % im Stadium IA2 metastasieren (Schmidt-Matthiesen 2000). Die Behandlung dieser präklinischen Karzinome erfolgt durch Konisation im Gesunden oder bei abgeschlossener Familienplanung bzw. bei besonderem Sicherheitsbedürfnis der Patientin durch eine einfache Hysterektomie. Im Stadium IA1 mit Gefäßeinbrüchen und im Stadium IB2 ist eine pelvine Lymphadenektomie indiziert (Schmidt-Matthiesen 1992). Manche Autoren empfehlen im

Tabelle IV. Therapieempfehlungen Zervixkarzinom Stadium I; nach Baltzer (2001).

FIGO-Stadium	Invasionstiefe	Therapie
Ia1	0–1 mm (FSI[a])	Konisation
Ia1	1–3 mm (ohne GI[a])	Konisation, Hysterektomie
Ia1	1–3 mm (mit GI[b])	Konisation, Hysterektomie und pelvine Lymphadenektomie
Ia2	3–5 mm (mit/ohne GI[b])	Hysterektomie und pelvine Lymphadenektomie
Bei Wunsch zur Fertilitätserhaltung		Konisation und pelvine Lymphadenektomie

[a] FSI: frühe Stromainvasion, [b] GI: Gefäßinvasion

Tabelle V. Rezidivrisiko von Patientinnen mit Zervixkarzinom im Stadium Ia: gepoolte Metaanalyse nach Baltzer (2001).

Stadium	Invasionstiefe	Fallzahl (n)	Rezidive (n)	(%)
Ia1 (FSI)[a]	0–1 mm	969	7[b]	0,7
Ia1	1–3 mm	582	6	1,0
Ia2	3–5 mm	166	10	6,0

[a] FSI: frühe Stromainvasion, [b] 5 präinvasive und 2 invasive Rezidive

Tabelle VI. Diagnostische Verfahren bei Zervixkarzinomen; nach Chao (1999).

Allgemeines	Anamnese Klinische Untersuchung, gynäkologische Untersuchung
Diagnostische Maßnahmen	Zytologie (ggf. Biopsien) Kolposkopie Dilatation Zervikalwand und Kürettage Zystoskopie, Rektosigmoidoskopie (Stad. IIb–IV)
Röntgendiagnostische Maßnahmen	Thorax i.v. Pyelogramm CT und MRT – kleines Becken ggf. Darmuntersuchungen mit oralen Kontrastmitteln
Laboruntersuchungen	Blutbild Laborchemie, ggf. Tumormarker Urinanalyse

Stadium IA2 die Durchführung einer modifiziert-radikalen Hysterektomie mit pelviner Lymphadenektomie. Insgesamt ist die Prognose von Mikrokarzinomen sehr gut. Metaanalysen ergeben beim Stadium 1A eine Rezidivrate von kleiner 6 % (Tabelle V) und eine Sterblichkeit von weniger als 2 % (Benedett et al. 1996). Eine besondere Situation stellt die Diagnose von präinvasiven Läsionen bei einer schwangeren Patientin dar (in 1–3 % der Frauen mit Zervixkarzinom).

Die Prognose der Vorstadien des Zervixkarzinoms wird nach übereinstimmender Meinung durch die Schwangerschaft nicht beeinflusst (Baltzer et al. 2001), sodass in der Regel nach Austragen der Gravidität die stadiengerechten therapeutischen Maßnahmen eingeleitet werden können (Baltzer et al. 2001).

Die präklinischen Karzinome werden dem Radioonkologen nur in Ausnahmefällen (z. B. allgemeine Inoperabilität im Stadium pT1A2) vorgestellt werden.

Klinisch manifeste Zervixkarzinome

In entwickelten Ländern werden die meisten Zervixkarzinome im Rahmen der Vorsorgeuntersuchung entdeckt (Canavan und Doshi 2000). Patientinnen, die an diesen Untersuchungsprogrammen nicht teilnehmen, fallen bei Ausbildung eines Zervixkarzinoms häufig durch Zwischenblutungen, verlängerte Menstruation oder eine Menorrhagie auf (Schmidt-Matthiesen 2000). Ein Frühzeichen des Zervixkarzinoms kann auch die postkoitale Blutungsneigung sein. Je ausgeprägter der Tumorbefund, umso stärker sind die klinischen Symptome. Schmerzen im Becken oder Hypogastrium, fötider Ausfluss und Entzündungszeichen im Becken sind bereits Ausdruck eines weit fortgeschrittenen Tumors, der u. U. zur Hydronephrose oder auch zu Schmerzzuständen durch Einwirkung auf die Nervenwurzeln der unteren Extremitäten führen kann. Paraaortale Metastasen können Schmerzen im Lumbalbereich hervorrufen. Die Infiltration des

Tumors in das Rektum oder die Blase führt zur Hämaturie und zu Blutabgängen aus dem Enddarm. Tumorbedingte Fisteln können das Gesamtbild komplizieren. Oft wird auch eine Tumoranämie beim großen Zervixkarzinom beschrieben, die sich durch typische Zeichen wie Leistungsinsuffizienz oder Belastungsdyspnoe äußert (Fyles et al. 2000).

Zur notwendigen Basisdiagnostik gehören neben einer gynäkologischen Untersuchung verschiedene bildgebende Verfahren (Tabelle VI). Während in der Vergangenheit das i.v. Urogramm besondere Bedeutung hatte, wird dies heute durch eine computertomographische Untersuchung des Abdomens und kleinen Beckens mit Kontrastmittelgabe ersetzt. Das MRT wird zunehmend zur Bewertung der Tumorausbreitung und -größe eingesetzt (Engin 2006). Weiterführende bildgebende Verfahren, wie der Kolon-Kontrasteinlauf, sind symptomspezifisch einzusetzen. Die endoskopische Untersuchung von Darm und Blase gehört zum Standardprogramm bei höheren Tumorstadien (Tabelle VI). Ein transperitoneales laparaskopisches Staging hatte in der Untersuchung von Marwitz et al. 2007 den ungewöhnlichen Befund einer Änderung des klinischen Tumorstadiums in 83 % bei 101 Patienten im Stadium IB1–IVB durch Nachweis von pelvinen und paraaortalen Lymphknotenmetastasen ergeben.

Beim Zervixkarzinom ist eine Vielzahl prognostischer Faktoren untersucht und ihre Bedeutung für Überleben, Tumorausbreitung und Fernmetastasierung geprüft worden. Neben rassischen und sozioökonomischen Faktoren spielen das Tumorvolumen (Eifel et al. 1994; Perez et al. 1992) (Tabelle VII) und

Tabelle VII. Tumorvolumen als Einflussfaktor bei kombinierter Therapie des Zervixkarzinoms.

Autoren	Pat. (n)	Endpunkt	Art der Volumenbestrahlung	Grenzen des Volumens	Weitere Prognosekriterien	Bemerkungen
Perez et al. (1992)	1178	Pelvine Rezidive nach 10 Jahren	Klinisch und konventionelle Bildgebung (CT)	Stadium IB: 3 cm, 3–5 cm, 5 cm; Stadium IIA: 3 cm, 5 cm; Stadium III: 5 cm	Parametrialer Befall FIGO-Stadium, Alter, Dosis in Punkt A	Kriterien auch relevant für 5-Jahres-Überleben und Gesamtüberleben
Hricak et al. (1993)	194	Lokale Kontrolle nach 12 Monaten	MRI	Korrelation zwischen MRI-Tumorgröße und Endpunkt	Paraaortale Lymphknoten, Alter, klinische Tumorgröße	
Ito et al. (1994)	659	Pelvine Rezidive nach 5 Jahren	Klinisch und CT	Stadium III: < 5 cm, > 5 cm	Residualtumor 2 Monate p.r.	
Eifel et al. (1994)	1526	Lokale Tumorkontrolle	Klinisch und konventionelle Bildgebung	Stadium IB von 4–8 cm	Exophytisches/ endophytisches Wachstum	Tumorgröße auch relevant für Kontrolle im Becken; krankheitsspezifisches Überleben
Fyles et al. (1995)	965	Progressionsfreiheit nach 5 Jahren	Klinisch und konventionelle Bildgebung	Stadium IB: 3,4–6,6 cm; Stadium IIA: 3,4–6,6 cm	FIGO-Stadium, Alter, Nicht-PE-Ca, Transfusionsnotwendigkeit	
Werner-Wasik et al. (1995)	125	Pelvine Rezidive	Klinische Untersuchung konventionelle Bildgebung (CT)	IA–IIB < 3,3–5, > 5 cm	Lymphknotenbefall Parametr.-befall, Hb, „Bulky"-Tumor	Auch prädiktiv für Überleben und Toxizität (Gr. IV)
Mayr et al. (1996)	34	Lokale Kontrolle nach 2 Jahren	MRI	40 cm³/100 cm³	Tumorregressionsrate in MRI FIGO-Stadium	
Perez et al. (1998)	1499	Pelvine Rezidive nach 10 Jahren	Klinisch und konventionelle Bildgebung (CT)	Stadium I: 4 cm; Stadium IIA: 2, 4, 5 cm; Stadium III: 5 cm	FIGO-Stadium Dosis in Punkt A	
Lambin et al. (1998)	204	Pelvine Rezidive	Klinische Untersuchung konventionelle Bildgebung	IB/IIB < 4,4–6, > 6 cm	Lymphknotenbefall Befall Endozervix	Überleben ereignisfreies Überleben
Pitson et al. (2001)	128	Nodale oder distale Metastasen	Klinische Untersuchung konventionelle Bildgebung + CT + MRI	Tumorgröße <, > 5 cm	Tumoroxygenierung (HP_5)	

die Infiltration von Lymphknoten oder Gefäßen eine entscheidende Rolle. Ebenso scheint eine Anämie die Prognose wesentlich zu beeinflussen (Übersicht bei Fyles et al. 2000). Auch die Histologie (Adenokarzinom schlechter als Plattenepithelkarzinom) hat prognostische Bedeutung (Grigsby et al. 1988). Noch nicht völlig geklärt sind der Einfluss der Ploidie der Tumorzellen (Bravo et al. 1995), des Proliferationsindexes (Tsang et al. 1999) sowie genetischer Faktoren und die Bedeutung von Onkogenen (Riou et al. 1989). Das Lebensalter der Patientinnen wird als Prognosefaktor unterschiedlich beurteilt, allerdings sind Patientinnen unter 40 Jahren (Prempree et al. 1983; Dattoli et al. 1989) offensichtlich durch schlechter differenzierte Tumoren mit ungünstigen prognostischen Verläufen häufiger belastet.

Die Stadieneinteilung des Zervixkarzinoms erfolgt nach FIGO/TNM (Creasman 1995; Wittekind und Wagner 1997) und ist das wesentliche Kriterium für die Festlegung des therapeutischen Vorgehens (s. Tabelle II).

Allerdings wird in dieser Einteilung das radioonkologisch wichtige Kriterium der Tumorgröße nur bedingt berücksichtigt (Perez et al. 1992; Lambin et al. 1998). Weitere Arbeiten zu dieser Fragestellung sind in Tabelle VII dargestellt.

Die Ermittlung der Tumorgröße mittels bildgebender Verfahren (MRT) wird also für den Radioonkologen in Zukunft ein bedeutsameres Kriterium als das TNM-Stadium für die Therapieentscheidungen darstellen.

Allgemeine Grundlagen der Therapie

Therapeutische Optionen

Die Therapie des Stadium IA des Zervixkarzinoms erfolgt üblicherweise durch den Gynäkologen (s. o.). Nur bei Inoperabilität kann im Stadium IA2 eine Brachytherapie notwendig werden.

Da die präinvasiven und Mikrokarzinome durch die Vorsorgeprogramme zunehmend häufiger erkannt werden, ist die Zahl der klinisch manifesten Tumoren (IB–IV) rückläufig und damit auch der Einsatz der Strahlenbehandlung bei dieser Tumorart.

In den operablen Stadien des Zervixkarzinoms IB–IIA sind Operation und alleinige Radiotherapie auch in randomisierten Studien gleichwertig (Landoni et al. 1997).

Aufgrund historisch bedingter Traditionen werden die Patienten im Stadium IB und IIA in den USA und in weiten Teilen Europas in nennenswertem Ausmaß mit Strahlen behandelt, während sie im deutschsprachigen Raum nahezu ausschließlich einer primären Operation zugeführt werden. Bei Patienten im Stadium IIB (> 4 cm) und im Stadium III (A, B), IVA gilt international die definitive Radiotherapie als Therapie der Wahl (seit 1999 als simultane Radiochemotherapie). Eine enge Zusammenarbeit zwischen onkologisch tätigen Gynäkologen und Radioonkologen sollte bei den frühen Stadien mit therapeutischen Alternativen eine optimale Selektion der Patientinnen unter Berücksichtigung des individuellen Nutzens für die jeweilige Patientin erlauben. Zunehmend werden dabei neben dem Tumorstadium weitere prädiktive Faktoren, wie das Tumorvolumen, der Lymphknotenstatus und neuerdings auch die Beurteilung der Tumorhypoxie, der Tumorzelldiploidie und der Tumormarker (Pras et al. 2002), zur Entscheidungsfindung herangezogen. Es muss bei der Therapiefestlegung auch stets bedacht werden, dass die in großen onkologischen Behandlungszentren erreichten operativen Sanierungsraten nicht in jedem Krankenhaus mit geringerer Erfahrung in der Behandlung von gynäkologischen Tumoren erzielt werden können (Hoskins et al. 1997). Daraus ergibt sich, dass insbesondere der Verzicht auf konsolidierende Therapieschritte im Sinne eines kurativen Ansatzes für die betroffene Patientin sehr kritisch und von den lokalen Gegebenheiten abhängig abgewogen werden muss. Schlechtere Therapieergebnisse sind in kleinen Zentren auch für die radioonkologische Behandlung im Rahmen der „Pattern of Care Study" in den USA berichtet worden, insbesondere bei Tumoren im Stadium III (Coia et al. 1990; Lanciano et al. 1991).

Ein besonderes Problem stellt der Vergleich des prätherapeutischen Stagings mit bildgebenden Verfahren und einer operativ und pathohistologisch gewonnenen Aussage zur Tumorausdehnung dar. Eine Übersicht bei Burghardt et al. (1993) zeigt, dass in 22 Arbeiten, bei denen jeweils die klinische Stadieneinteilung mit den operativen und histopathologisch gewonnenen Befunden verglichen wurde, im Stadium IB in 12 % das Parametrium doch befallen war (klinisches „understaging"), wohingegen im Stadium IIB dies nur in 30 % histologisch verifiziert werden konnte (klinisches „overstaging"). Da diese differenzierte, durch die Histologie gestützte Beurteilung bei definitiver alleiniger Radiotherapie nicht möglich ist, sind Vergleiche zwischen operativen und radiotherapeutischen Patientengruppen hinsichtlich ihrer Selektionskriterien oft schwierig.

Zur Planung des bestmöglichen therapeutischen Vorgehens wird heute deshalb auch im deutschsprachigen Raum in zunehmendem Maße neben der bildgebenden Abklärung der Tumorsituation (MRT) eine invasive Lymphknotendiagnostik empfohlen, da sich die Treffsicherheit in der bildgebenden Lymphknotendiagnostik trotz Fortschritten nicht richtungsweisend verändert hat (Marnitz et al 2007). Hierbei wird vor allem laparoskopisch vorgegangen. Es können sowohl die iliakalen wie auch die paraaortalen Lymphknotenstationen evaluiert werden. Üblicherweise werden in jedem Fall die vergrößerten Lymphknoten entfernt und eine bestimmte Zahl nicht vergrößerter Lymphknoten ebenfalls zur pathohistologischen Begutachtung gegeben.

Die Einbeziehung von PET und PET-CT zum Ausschluss von Fernmetastasen, zur Definition des Zielvolumens (einschließlich der Beurteilung von Lymphknotenbefall) und zur Bestrahlungsplanung stellen gegenwärtig eine wichtige Forschungsaufgabe dar, die in Zukunft sicher auch Bedeutung für Diagnose und Behandlung des Zervixkarzinoms erlangt.

Bei negativem Lymphknotenstatus wird bei begrenzten Tumorstadien (IB, IIA) operativ vorgegangen, bei positivem Lymphknotenstatus wird die Operation nach erfolgreicher Lymphonodektomie beendet und die Patientin einer Radiochemotherapie bei intaktem Uterus zugewiesen.

Bei lokal fortgeschrittenen Tumorstadien (IB2, IIB > 4 cm, III, IVA) kann ebenfalls eine laparoskopische Lymphknotendiagnostik erfolgen, wobei hier neben der gezielten Lymphknotendiagnostik das Debulking von besonderer Bedeutung ist, da hierdurch sowohl die Rate an Lymphknotenrezidiven verringert wie auch möglicherweise ein positiver Einfluss auf das Überleben erzielt werden kann (Marnitz et al 2006).

Als operative Standardtherapie im Stadium IB und IIA des Zervixkarzinoms bei negativem Lymphknotenstatus gilt vor allem im deutschsprachigen Raum die erweiterte Radikaloperation nach Wertheim-Meigs-Okabayachie (Wertheim 1911).

Dabei werden der Uterus mit einer Scheidenmanschette, beide Parametrien bis zur Beckenwand und die Ligg. sacrouterina entfernt. Eine umfangreiche Lymphknotendissektion erfasst die pelvinen Lymphknoten entlang der großen Beckengefäße (Iliaca interna, externa, communis) sowie die Obturatoria-Gruppe. Auffällige Lymphknoten paraaortal werden zur histologischen Untersuchung entnommen. Die Ovarien müssen bei prämenopausalen Frauen nicht operativ entfernt werden, da ein Befall äußerst selten ist. Wenn sich allerdings eine postoperative Strahlenbehandlung anschließt, was aus dem Lymphknotenbefall intraoperativ ableitbar ist, kann ein Funktionserhalt nur gewährleistet werden, wenn die Ovarien aus dem Zielvolumen operativ verlagert werden (Haie-Meder et al. 1993).

Die Ausdehnung des operativen Eingriffs der Hysterektomie wird nach Piver (1974) in fünf Klassen mit zunehmender Radikalität eingeteilt. Die historisch gewachsenen chirurgischen Traditionen der Gynäkologen haben heute dazu geführt, dass auch im Stadium IIB bei kleinen und großen Tumoren (</> 4 cm) in Deutschland operative Maßnahmen im Vordergrund stehen, eine Tendenz, die sich in den USA und in anderen europäischen Ländern nicht allgemein durchgesetzt hat (Chao 1999; Eifel und Levenback 2001; Resbeut et al. 2001). In der Regel sind nach Eingriffen in diesen Stadien ohnehin Risikofaktoren gegeben, die zu einer postoperativen Strahlenbehandlung zwingen, was dann die alleinige Strahlenbehandlung mit mindestens gleichen Heilungsergebnissen als günstiger erscheinen lässt, bezogen auf den erzielbaren therapeutischen Nutzen.

In jüngerer Zeit wird der Beurteilung prognostischer Faktoren vor einer geplanten Radiotherapie zunehmend größere Bedeutung beigemessen. In meist multivariaten Analysen lassen sich an großen Patientenzahlen übereinstimmende prognostische Faktoren ermitteln, die in Tabelle VIII zusammengestellt sind. Hierbei gelten allgemein Tumorvolumen, Stadium und Lymphknotenstatus als die richtungsweisenden prognostischen Parameter. Bezogen auf die einzuschlagende therapeutische Strategie sollten deshalb Stadium, Tumorvolumen und Lymphknotenstatus so präzise wie irgend möglich festgestellt werden. Zur Erhebung des Lymphknotenstatus wird in jüngster Zeit das laparoskopische Lymphknotensampling als Möglichkeit zur risikoadaptierten Planung einer definitiven Radiotherapie beschrieben (Gerbaulet et al. 1999).

Die Hypoxie ist ein für das Zervixkarzinom in jüngster Zeit besonders untersuchter unabhängiger prädiktiver Faktor (Pitson et al. 2001; Höckel et al. 1996; Knocke et al. 1999). Im Gegensatz zu vielen anderen Geschwülsten erlaubt die gute Zugängigkeit des Tumors auch eine Messung mittels spezifischer pO_2-empfindlicher Sonden. Entsprechend der seit langem bekannten Tatsache, dass Zervixkarzinome große hypoxische Anteile enthalten können, sind auch in der Vergangenheit therapeutische Verfahren dieser spezifischen Situation angepasst

Tabelle VIII. Prognostische Faktoren des Zervixkarzinoms bei Radiotherapie.

Autoren	Analyse/Pat. (n)	Lokale Kontrolle sinkt mit	Fernmetastasierung steigt mit	Überleben sinkt mit
Pedersen et al. (1995)	m. A./424	Großem Tumor Junger Patientin Niedrigem Hb Vielen Geburten Split-course-Bestrahlung Hohem FIGO-Stadium	Niedrigem Hb Hohem Grading Split-course-Bestrahlung	Großem Tumor hohem Grading Split-course-Bestrahlung Adenokarzinom
Fyles et al. (1995)	m. A./952	Hohem FIGO-Stadium Langer Behandlungsdauer Junger Patientin Transfusionsnotwendigkeit Histopathologie		Hohem FIGO-Stadium Junger Patientin Niedrigem initialen Hb Transfusionsnotwendigkeit Adenokarzinom u.a. Histologien
Kapp et al. (1998)	m. A./189	Großem Tumor Niedrigem Hb	Großem Tumor Niedrigem Hb Pelvinen oder paraaortalen Lymphknotenmetastasen	Großem Tumor Niedrigem Hb Pelvinen oder paraaortalen Lymphknotenmetastasen
Lai et al. (1999)	m. A./891			Großem Tumor Pelvinen Lymphknotenmetas- Parametraler Infiltration Infiltrationstiefe in zervikales Stroma Hohem Grading
Logsdon u. Eifel (1999)	m. A./983	Junger Patientin Niedrigem Hb Gewichtsverlust 10% Bds. pelvinem Lymphkno-tenbefall Großem Tumor Weiteren Lymphknoten-metastasen		

Die prognosebestimmenden Kriterien wurden in den verschiedenen Arbeiten unterschiedlich definiert (m. A. = multivariate Analyse).

worden, wie die Gabe von reinem Sauerstoff während der Strahlentherapie.

Wie jedoch die Auswertung einer randomisierten Studie von 208 Patientinnen zeigt, die in den Jahren 1963–1965 so behandelt worden waren, lassen sich nur bei Subgruppen verbesserte Langzeitergebnisse mit diesem Verfahren erreichen (Sundfor et al. 1999).

Da die komplexen Zusammenhänge von Hb-Gehalt im Blut und Tumorhypoxie gegenwärtig noch nicht vollständig verstanden werden (Fyles et al. 2000), sind auch für die Gabe von Transfusionen bei Patientinnen mit niedrigen Hb-Werten oder alternativ die Anwendung des Zytokins Erythropoietin noch keine allgemein gültigen Empfehlungen ableitbar, zumal die Gabe bei HNO-Tumoren unerwartet negative Effekte hervorgerufen hatte (Henke 2003). Auch lassen sich gegenwärtig keine Vorteile für die kostenin-

tensive Zytokintherapie im Vergleich zur Transfusionsbehandlung erkennen (Kavanagh et al. 2001).

Die in den USA häufiger angewandte präoperative kombinierte Strahlentherapie (Grigsby et al. 1999) oder die in Frankreich geübte präoperative Brachytherapie (Resbeut et al. 2001) auch in den Stadien I und II hat sich in Deutschland nicht durchsetzen können, auch wenn gezielte Biopsien zehn Wochen nach Strahlentherapieende bei primär inoperablen Stadien prädiktiven Wert für eine dann doch noch mögliche Salvage-Chirurgie haben können (Nuhuis et al. 2006).

Die Thermoradiotherapie, die bei ausgedehnten Zervixkarzinomen (IIIB) entsprechend Phase-II- (Dinges et al. 1998) und Phase-III-Studien (Harima et al. 2001; van der Zee 2000) signifikant die lokale Kontrolle verbessert, ist gegenwärtig nur vereinzelt einsetzbar.

In jüngerer Zeit hat die Radiochemotherapie beim Zervixkarzinom überzeugende Ergebnisse gebracht (Übersicht bei Dunst und Hänsgen 2001; Thomas 2000).

In fünf randomisierten Studien konnte die Überlegenheit einer simultanen Radiochemotherapie mit entweder Cisplatin allein oder einer Kombination mit 5-FU nachgewiesen werden (s. Tabelle XV).

Damit sollte zum einen dieser Therapieform der Vorzug bei definitiver nicht-chirurgischer Therapie des Zervixkarzinoms in sämtlichen Stadien gegeben werden (Ausnahme Stadium IA, IIA, IB1 ohne Risikofaktoren). Zum anderen sollten jedoch auch kombinierte radiochemotherapeutische Therapieprotokolle in der adjuvanten Situation (Stadium IB, IIA mit Risikofaktoren) (Peters et al. 2000) oder in der neoadjuvanten Situation (Stadium IB2) (Keys et al. 1999) Anwendung finden (Tabelle IX). Die enge Verzahnung von Operation, Strahlentherapie und Chemotherapie beim Zervixkarzinom stellt eine neue Herausforderung an die interdisziplinäre Zusammenarbeit der einzelnen Fachrichtungen dar, wenn auch gegenwärtig noch viele Fragen dieser sehr differenzierten Vorgehensweise und auch des Einsetzens verschiedener Zytostatika der Absicherung durch klinische Studien bedürfen (Heilmann und Kreienberg 2001; Thomas 2000).

Gegenwärtig kann mit Eifel (2000) festgestellt werden, dass eine Cisplatin-haltige simultane Radiochemotherapie deutliche Verbesserungen der lokalen Kontrollraten und des Überlebens bei Patientinnen mit Zervixkarzinom und Risikofaktoren bringt.

Diese Aussage wird auch durch eine Metaanalyse aller zwischen 1981 und 2000 durchgeführten 17 randomisierten Studien an 4580 Patientinnen bestätigt. Es findet sich eine Verbesserung des Überlebens – vor allem auch bei Studien mit Einbeziehung niedriger Tumorstadien – und eine Verbesserung des progressionsfreien Überlebens um 12–16 %. Daneben werden die lokale Kontrolle erhöht und die Fernmetastasen reduziert. Allerdings erhöht sich bei simultaner Radiochemotherapie die akute Toxizität an Darm und Knochenmark – zu Späteffekten liegen noch keine belastbaren Daten vor (Green et al. 2001). Auf keinen Fall darf – insbesondere bei ausgedehnten Tumoren – durch die Chemotherapie die Toleranz der Patientin gegenüber einer suffizienten Radiotherapie eingeschränkt werden (Colombo et al. 1998). Möglicherweise kommt auch modernen biologisch modulierenden Substanzen zukünftig eine Bedeutung in der kombinierten Behandlung des Zervixkarzinoms zu.

Die adjuvante Therapie des Zervixkarzinoms nach operativer Behandlung befindet sich gegenwärtig ebenfalls in einer Neuordnung unter Einbeziehung der aktuellen Daten der Radiochemotherapie (Hänsgen et al. 2002; Hänsgen 2006).

Auch in der adjuvanten Situation zeigt sich, dass bei Patientinnen im Stadium IB/IIA bei Vorliegen von Risikofaktoren (Lymphknotenbefall, Lymphangiosis, positiver Resektionsrand) eine simultane Radiochemotherapie der alleinigen Strahlenbehandlung überlegen ist (Peters et al. 2000). Bei der adjuvanten Radiochemotherapie ist allerdings in besonderem Maße auf die therapieassoziierte Morbidität zu achten.

Tabelle IX. Daten randomisierter Studien, in denen eine neoadjuvante Chemotherapie vor Radiotherapie mit alleiniger Radiotherapie verglichen wurde; modifiziert nach Dunst und Hänsgen (2001).

Autoren	Pat. (n)	Chemotherapie	CR/PR (%)	ÜLR bei CT + RT (%)	ÜLR bei RT allein (%)	Signifikanz
Chauvergne et al. (1988)	140	2–4 × BM-Chl	35	63	60	n. s.
Cardenas (1991)	24	2–3 × BIP	73	56	62	n. s.
Souhami et al. (1991)	91	3 × BOMP	62	23	39	p = 0,02
Cardenas et al. (1992)	28	4 × PEC	50	36	50	n. s.
Tattersall et al. (1992)	71	2 × Cis	47	141 Wo.	167 Wo.	n. s.
Chiara et al. (1994)	64	2 × Cis	k. A.	59	72	n. s.
Tattersall et al. (1995)	260	3 × Cis/Epi	63	46	66	p = 0,02
Sundfor et al. (1996)	94	3 × Cis/5-FU	72	37	39	n. s.
Leborgne et al. (1997)	86	3 × CVB	62	44	52	n. s.
Kumar et al. (1998)	194	2 × BIP	73	38	36	n. s.

Angegeben sind die Art der Chemotherapie, die Ansprechraten (CR + PR) sowie die Überlebensraten bei Chemotherapie gefolgt von Radiotherapie (CT + RT) und bei alleiniger Radiotherapie (RT). n. s. = nicht signifikant; k. A. = keine Angabe

Eine postoperative Strahlentherapie ist generell nach Radikaloperationen indiziert, wenn ein Lymphknotenbefall bestätigt wurde oder ein Tumordurchmesser größer als 4 cm diagnostiziert werden konnte, eine mikroskopische Parametrieninfiltration bestand, eine histologisch nachweisbare Lymphangiosis vorlag und ein G3-Tumor, eine tiefe Stromainvasion oder ein Adenokarzinom diagnostiziert wurde (Dunst und Hänsgen 2001).

Bei Patientinnen im Stadium IB2 mit tiefer Stromainfilatration und mit Lymphangiosis (allerdings ohne Lymphknotenbefall) zeigte die Gynecologic Oncology Group (GOG 92) in einer Phase-III-Studie eine signifikant niedrigere lokale Rezidivrate: 21 versus 14 % und ebenfalls einen deutlichen Einfluss auf das Überleben (Rotmann et al. 2006). Bei Adenokarzinomen und adenosquamösen Karzinom war der Effekt der Radiotherapie am ausgeprägtesten.

Ebenfalls ist eine operative Resektion non in sano eine Indikation zur Nachbestrahlung, wobei in dieser Situation insbesondere im Vaginalbereich die alleinige Brachytherapie ein spezielles Einsatzgebiet hat.

Abgeleitete Empfehlungen

Die historischen Besonderheiten haben in Deutschland zu einer sehr chirurgisch orientierten Therapie des Zervixkarzinoms IB–III geführt. Dies drückt sich auch in den Leitlinien zur Behandlung des Zervixkarzinoms der AWMF von 2004 aus. Im nichtdeutschen Schrifttum wird eine weitaus zurückhaltendere Orientierung gegenüber primären Operationen des Zervixkarzinoms deutlich. Die folgende Darstellung stützt sich auf Empfehlungen des SOR-Projekts („Standards, Options and Recommendations"), in dem französische und englische Onkologen im Jahre 2001 evidenzbasierte optimierte Therapieabläufe für verschiedene Tumoren – so auch für das Zervixkarzinom – darstellten (Resbeut et al. 2001). Für den Radioonkologen ist dabei von besonderer Bedeutung, dass in diesen Empfehlungen die radiobiologisch wichtige Tumorgröße als wesentliches prognostisches Kriterium Berücksichtigung findet.

Während für die Stadien IA und IIA eine Strahlenbehandlung nur bei einem pelvinen Lymphknotenbefall (dann als Radiochemotherapie) empfohlen wird, wird unter Berücksichtigung der Tatsache (siehe Tabelle VII), dass die Tumorgröße bei niedrigen Stadien das wichtigste Prognosekriterium darstellt, im Wesentlichen zwischen Patientinnen mit einem Tumor unter und über 4 cm im Durchmesser unterschieden (Abbildung 1).

Bei kleineren Tumoren sind Chirurgie, Strahlenbehandlung und eine Kombination von Operation mit Nachbestrahlung äquivalent (Evidenzniveau C: teilweise sich widersprechende Studienergebnisse liegen vor).

Eine alleinige Operation mit einem R0-Ergebnis fordert keine zusätzliche Strahlenbehandlung; bestätigt die pathohistologische Aufarbeitung eine R1- oder

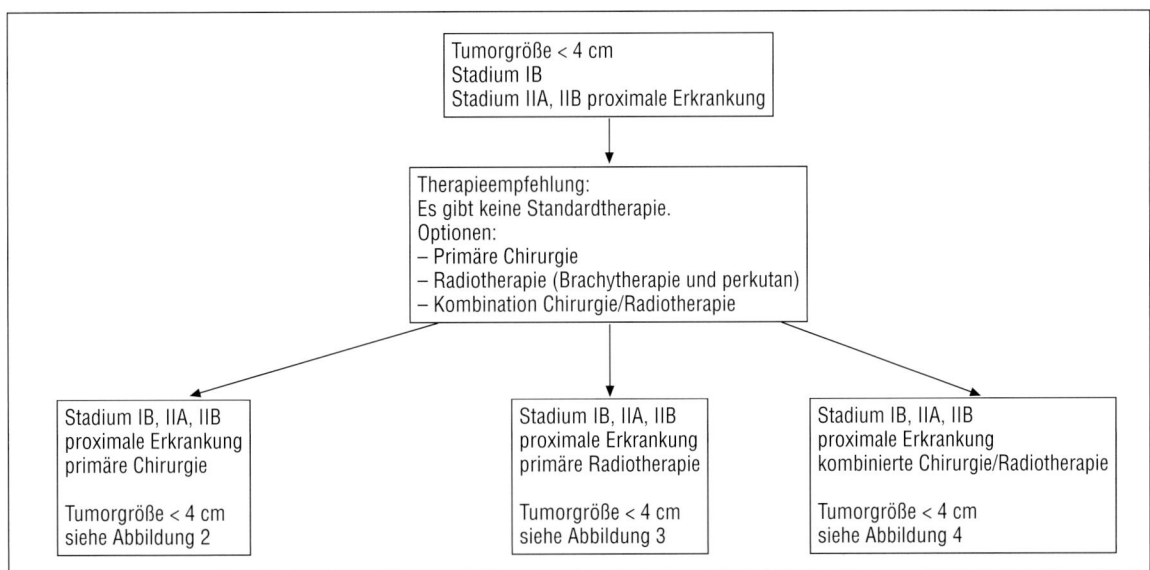

Abbildung 1. Therapie des invasiven Zervixkarzinoms < 4 cm.

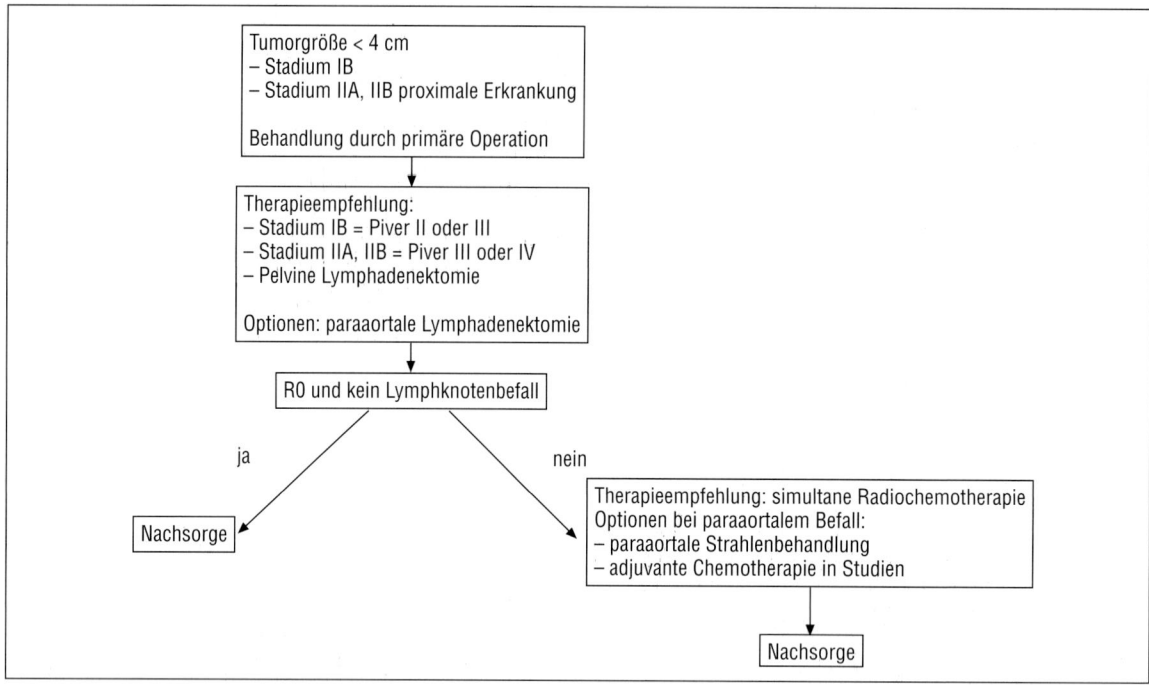

Abbildung 2. Primäre Chirurgie des invasiven Zervixkarzinoms < 4 cm.

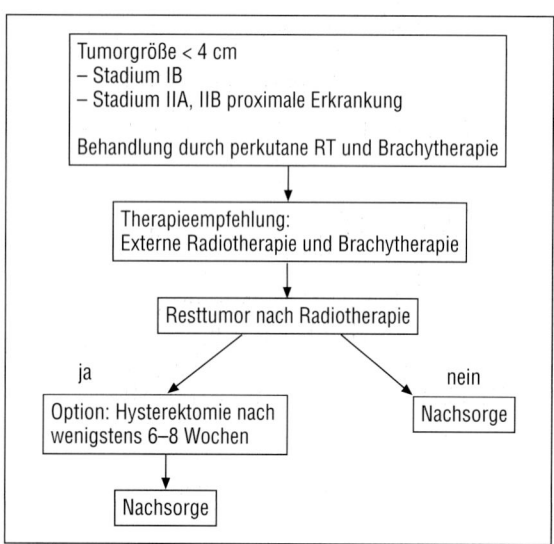

Abbildung 3. Radiotherapie des invasiven Zervixkarzinoms < 4 cm.

R2-Resektion, muss sich eine Radiochemotherapie anschließen (Abbildung 2 bis 4).

Sind die Tumoren größer als 4 cm (schlechtere Prognosegruppe), ist ein Befall der paraaortalen Lymphknoten prognose- und therapieentscheidend (Abbildung 5 und 6).

Sind diese nicht befallen, empfiehlt die SOR-Gruppe eine konkomitante Radiochemotherapie, der ggf. sechs bis acht Wochen später bei proximaler Ausdehnung und schlechtem Ansprechen eine Hysterektomie folgen kann (Abbildung 5). Bei Tumoren im Stadium IIB mit distalem parametranen Befall, bei allen Tumoren im Stadium III und IVA ist eine alleinige Radiochemotherapie indiziert. Ob bei Tumoren > 4 cm eine adjuvante Strahlenbehandlung der paraaortalen Lymphknoten einen therapeutischen Gewinn bringt, ist offen. Übereinstimmend berichten jedoch die Studien über eine erhöhte Toxizität bei paraaortaler Strahlenbehandlung.

Individuelle Therapieansätze bestehen in ausgedehnten Operationen mit Exenteration des Beckens mit präoperativer Radio- oder Chemotherapie, allerdings nur dann, wenn eine lokale Operabilität durch Fehlen einer ausgedehnten parametranen Infiltration, der Fixation des Tumorgewebes an der Beckenwand oder eines paraaortalen Befalls möglich scheint.

Ein chirurgisches Vorgehen bei allen sonstigen ausgedehnten Stadien (IIIA und B, IVA) wird auch mit präoperativer Radiochemotherapie außerhalb von Studien nicht empfohlen (Abbildung 6).

Mit Ausnahme von Patientinnen, die aufgrund ihres hohen Alters oder einer ausgedehnten Komorbidität

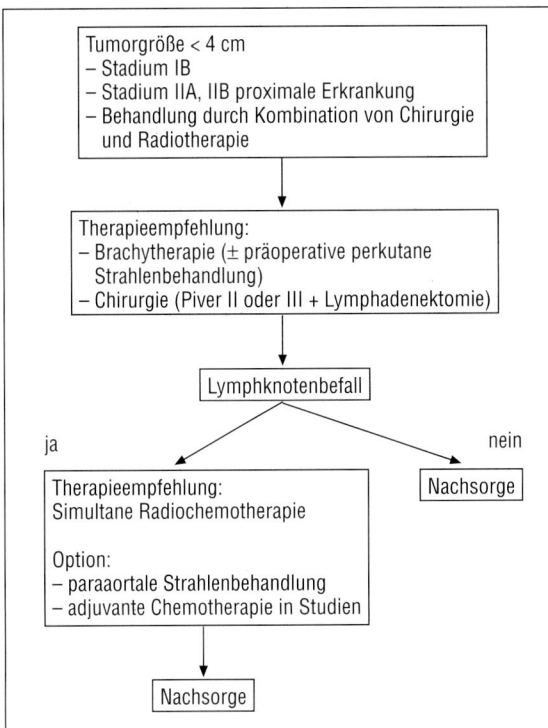

Abbildung 4. Kombinierte Chirurgie und Radiotherapie des invasiven Zervixkarzinoms < 4 cm.

eine Chemotherapie nicht erhalten können und deshalb allein strahlentherapeutisch behandelt werden sollten, ist bei allen übrigen Tumorsituationen, die nach den SOR-Kriterien eine Strahlenbehandlung erhalten, diese simultan mit Cisplatin (40 mg/m² pro Woche über 6 Wochen) zu kombinieren (Grigsby und Herzog 2001).

Rolle der Strahlenbehandlung

Perkutane Strahlentherapie

Die perkutane Strahlenbehandlung eines Zervixkarzinoms erfolgt heute in der Regel mit einem Linearbeschleuniger in Form einer Vier-Felder-Box. Die verwendeten Energien bewegen sich zwischen 4 und 25 MV, bevorzugt um 10 MV, wobei die Patientendurchmesser im Beckenbereich berücksichtigt werden müssen. Die Anwendung von Co-60-Teletherapie-Anlagen ist ebenfalls möglich, kann jedoch bei ausgeprägter Adipositas zu höheren Haut- und Bindegewebsbelastungen führen, die subkutane Fibrosierungen nach sich ziehen. Sie wird allgemein nicht mehr empfohlen.

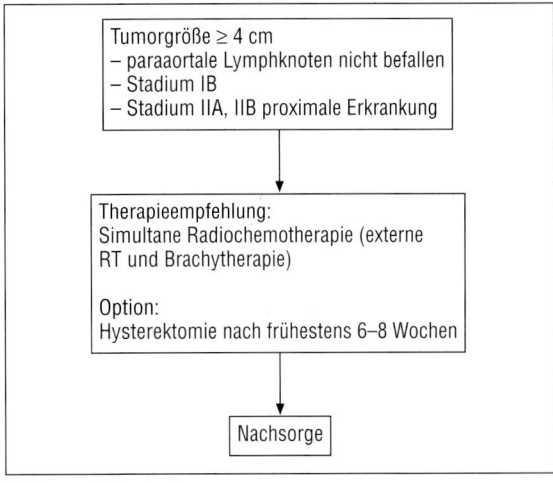

Abbildung 5. Behandlung des invasiven Zervixkarzinoms ≥ 4 cm.

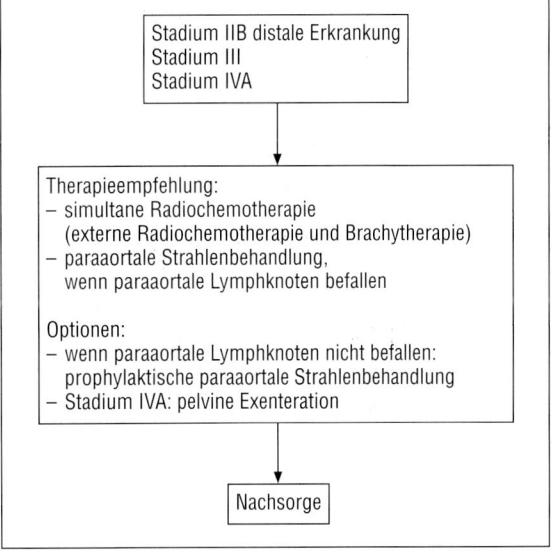

Abbildung 6. Behandlung des lokal fortgeschrittenen Zervixkarzinoms.

Das Zielvolumen 2. Ordnung wird lateral durch das knöcherne Becken (plus 2 cm Sicherheitszugabe), ventral durch das hintere Blasendrittel, dorsal durch die Sakralhöhle definiert (Abbildung 7). Wegen der Ausdehnung vor allem fortgeschrittener Tumoren nach laterodorsal, wird das Rektum bei diesen Tumoren meist in seiner Gesamtheit mit bestrahlt. Die kraniale Feldgrenze ist durch die Zwischenwirbelscheibe L4/5 bei einem Befall der Iliaca-communis-Gruppe L3/4 gegeben. Kaudal wird in Abhängigkeit vom Befall der Vagina die Feldgrenze entweder am Unterrand der Foramina

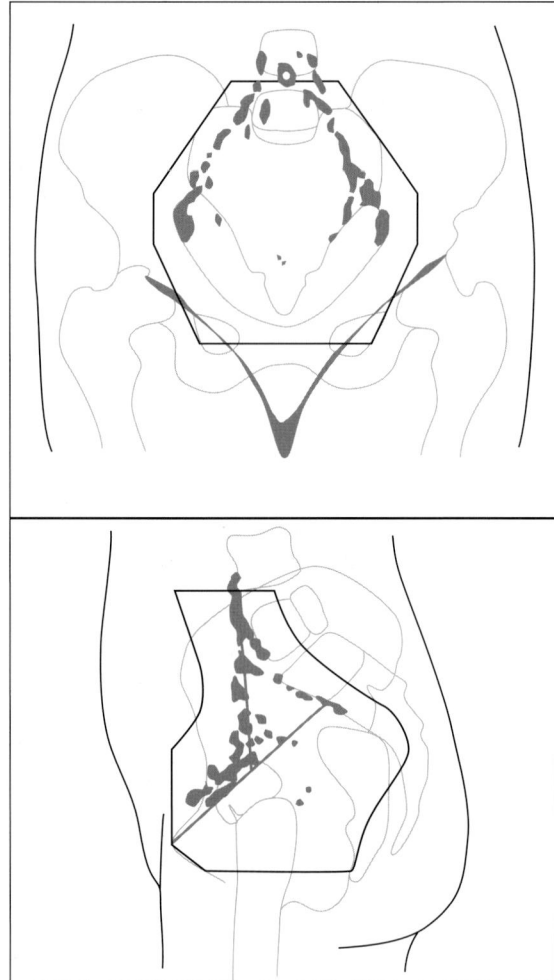

Abbildung 7. Typische Feldanordnung für Bestrahlungsfelder im kleinen Becken bzw. Zervixkarzinom; modifiziert nach Petereit et al. (2000).

obturatoria (kein Vaginalbefall) oder bis zum Introitus vaginae (Vaginalbefall) ausgedehnt (Chao et al. 1999). Während in der Vergangenheit oft Standardtechniken bei der Strahlenbehandlung gynäkologischer Geschwülste zur Anwendung kamen, die – wie Zunino et al. (1999) in einer MR-Studie zeigen konnten – vor allem mit den lateralen Feldern das Zielvolumen oft unvollkommen erfassten, wird heute zunehmend auch für diese Indikation eine dreidimensionale Bestrahlungsplanung nach computertomographischer Definition des Zielvolumens eingesetzt. Damit ist vor allem eine gute Anpassung der individuellen Konfiguration der lateralen Strahlenfelder möglich, die dann durch gegossene Individualabsorber oder Multileaf-Kollimatoren geformt werden, wobei besonders das Dünndarmkonvolut, aber auch die Harnblase und unter Umständen

Rektumanteile ausgeblendet werden können, um die die Patientinnen sehr belastenden akuten und chronischen Strahlenreaktionen zu vermindern. Diesem Ziel kann auch die Strahlenbehandlung in Bauchlage auf einem Lochbrett zur Verlagerung des Darms aus dem Zielvolumen dienen. Die Anforderungen an die Bestrahlungsplanung der perkutanen Therapie sind bei Zugrundelegung der knöchernen Landmarken nicht anspruchsvoll. Bei Verwendung eines Bestrahlungsplanungs-CT stellen allerdings die Festlegung von CTV und PTV sowohl bezogen auf die Tumorausdehnung als auch auf den Lymphknotenbefall nennenswerte Anforderungen dar (Gerstner et al. 1999). In neuerer Zeit wird auch die intensitätsmodulierte Radiotherapie (IMRT) als optimale Möglichkeit der individuell adaptierten perkutanen Radiotherapie diskutiert (z. B. Georg et al. 2006). Darüber hinaus sind – insbesondere bei ausgedehnten Tumorstadien – auch erste Therapieversuche mit Kohlenstoffionen (Kako et al. 2006) gemacht worden, die ausgezeichnete therapeutische Erfolge bei großen Tumoren (> 6 cm Durchmesser) bei allerdings auch deutlich gegenüber einer Photonentherapie gesteigerter Morbidität erbrachten.

Des Weiteren stellt die in der Regel erforderliche Kombination von perkutaner Strahlenbehandlung und Brachytherapie hohe Anforderungen an die Bestrahlungsplanung, die insbesondere die lageabhängige Beweglichkeit der Cervix berücksichtigen muss (Hombaiah et al. 2006). Die Strahlendosen für die unterschiedlichen Zielvolumina (Lymphknoten, Tumorregion) und für die Risikoorgane (z. B. Rektum und Harnblase) sollten hierbei gesondert bestimmt werden, unter besonderer Berücksichtigung der höheren Einzeldosen der HDR-Brachytherapie (vgl. unten). Die Zieldosis der perkutanen Strahlentherapie beträgt bei Strahlenbehandlung eines manifesten Zervixtumors abhängig vom Stadium und der gewählten Therapiestrategie zwischen 40 und 60 Gy (Zentrum, Punkt A, Punkt B). Die Zentralregion wird hierbei bei bestimmten Therapieschemata zur Schonung von Rektum und Harnblase ab einer bestimmten Dosis ausgeblendet bzw. von vornherein nicht bestrahlt.

Eine besondere Situation stellt der Befall paraaortaler Lymphknotengruppen dar. Hier ist der Übergang zwischen palliativer und kurativer Indikation oft schwer abzugrenzen und hängt auch von der Remission des Primärtumors und der Größe der paraaortalen Metastasen (< 2 cm für kurativen Ansatz) ab. Prognostisch günstig erscheint ein kleiner Tumor im Becken (IB–IIB).

Auch wenn eine 1995 publizierte RTOG-Studie (Rotman et al. 1995) den Nutzen einer adjuvanten Strahlenbehandlung der paraaortalen Lymphknoten erbracht hat, bleibt diese Indikation bei Berücksichtigung der Intensivierung der Chemotherapie beim Zervixkarzinom in jüngster Zeit nicht endgültig geklärt.

So sprechen ältere Untersuchungen mit großen Patientenzahlen (EORTC-Studie mit 441 Patienten von Haie et al. 1988 und RTOG-Studie mit 330 von Rotman et al. 1990) sowie eine kleinere randomisierte Studie aus Japan (Chatani et al. 1995) nicht unbedingt für einen breiteren Einsatz dieser Behandlungsform mit durchaus erhöhter früher (Rotman et al. 1990) und später (Grigsby et al. 2001) Toxizität. Aus jüngerer Zeit stammen Publikationen aus den USA, die dagegen bei histologisch gesichertem paraaortalem Lymphknotenbefall wiederum einen positiven Einfluss der paraaortalen Strahlenbehandlung mit 45 Gy bei akzeptabler Toxizität (Grigsby et al. 2001) erkennen lassen.

Wenn eine paraaortale Strahlenbehandlung geplant wird, sollte sie möglichst gleichzeitig Becken und paraaortale Lymphknoten erfassen. Traditionell erfolgte die alleinige Strahlenbehandlung der paraaortalen Lymphknotengruppen durch opponierende ventro-dorsale Felder mit Erfassung aller Lymphknoten vom Zwerchfell (Th12) bis L3–5. Die Ansatzstelle zum pelvinen Strahlenbehandlungsfeld stellt eine kritische Region dar, bei der durch geeignete Maßnahmen (Verschiebetechnik, Rückenmarkblock oder „Banjo"-Feld) (Nori et al. 1985) eine Dosisspitze verhindert werden muss. Heute empfiehlt sich die dreidimensional computertomographisch gestützte Bestrahlungsplanung mit vier durchgehenden Feldern (ohne Feldanschluss), um insbesondere Risikoorgane (Niere, Darm, Rückenmark, ggf. Leber) zu schonen. Es werden Dosen an den paraaortalen Lymphknotengruppen zwischen 45 Gy (Crook und Esche 1994) und 50 Gy empfohlen. Eine regelhafte adjuvante Strahlenbehandlung der paraaortalen Lymphknoten kann nach der gegenwärtig vorliegenden uneinheitlichen Studienlage (EORTC-Studie mit 441 Patienten von Haie et al. 1988 und RTOG-Studie mit 330 Patienten von Rotman et al. 1990) nicht allgemein empfohlen werden.

Die IMRT wird in besonderer Weise auch für die Aufsättigung makroskopisch befallener Lymphknoten im Becken- und Paraaortalbereich sowie auch für den Beckenwandbefall diskutiert (Kavanagh et al. 2005).

Brachytherapie (HDR)

Die Brachytherapie des Zervixkarzinoms stellt die wesentliche lokale Behandlung im Rahmen der definitiven Radiotherapie des Zervixkarzinoms dar, weil im Bereich des Tumors aufgrund der anatomischen Situation sehr hohe Strahlendosen durch intrakavitäre und vaginale Applikatoren erzielt werden können. Dies gilt in ähnlichem Maße für kleine und große Tumoren. Bei den kleinen Tumoren (IA, IB1, IIA/IIB (< 4 cm)), die einer Brachytherapie unmittelbar zugänglich sind, stellt diese die wesentliche Therapieform dar, die durch die perkutane Therapie ergänzt wird. Bei den großen Tumoren (IB2, IIB > 4 cm), IIIB, IIIA, IVA) wird die externe Therapie ergänzt durch eine lokale Brachytherapie. Eine Indikation zur Brachytherapie ist damit praktisch in jedem Fall gegeben. Im deutschsprachigen Raum erfolgt die intrakavitäre Brachytherapie nahezu ausschließlich im Rahmen einer definitiven Radiotherapie, während international – vor allem bei lokal begrenzten Tumoren (IB, IIA/B (< 4 cm)) – die intrakavitäre Brachytherapie auch präoperativ zur Reduktion des Tumorvolumens eingesetzt wird. Hierdurch werden Operationen mit weniger therapieassoziierter Morbidität ermöglicht (Gerbaulet et al. 1992).

Das Zielvolumen der Brachytherapie ist abhängig vom Tumorstadium, der Tumorausdehnung bei Diagnose und vom Tumoransprechen, der Tumorausdehnung zum Zeitpunkt der Brachytherapie. Es wird auf Grundlage einer klinischen Untersuchung und einer Schnittbilddiagnostik (MRT, evtl. CT) festgelegt, die beide vor Beginn der Radiotherapie (Abbildung 8a) und zum Zeitpunkt der Brachytherapie (Abbildung 8b) durchgeführt werden sollten. Bei diesen Untersuchungen werden die Tumorgröße und die 3-D-Tumorkonfiguration sowie die topographische Beziehung des Tumors zu Rektum, Harnblase und Darm (Sigma) festgestellt. Wichtig ist die Lagebeziehung des Tumors in Beziehung zur voraussichtlichen Lokalisation der Strahlungsquellen also zum intrazervikalen/uterinen Kanal und zu den vaginalen Fornices.

Bei kleinen, auf die Zervix beschränkten Tumoren (IA, B1) wird in jedem Fall die gesamte Zervix in das Hochrisiko-Zielvolumen (HR-CTV) eingeschlossen, während angrenzende Abschnitte der Parametrien, des Corpus uteri und der Vagina (jeweils ca. 1 cm) in das Zielvolumen mit intermediärem Risiko (IR-CTV) inkludiert werden (Haie-Meder et al. 2005).

Bei großen, auf die Zervix beschränkten Tumoren (IB2) erfolgt zunächst eine externe Strahlen- zusam-

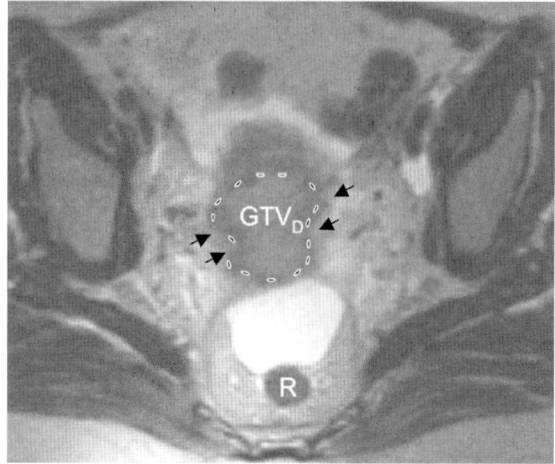

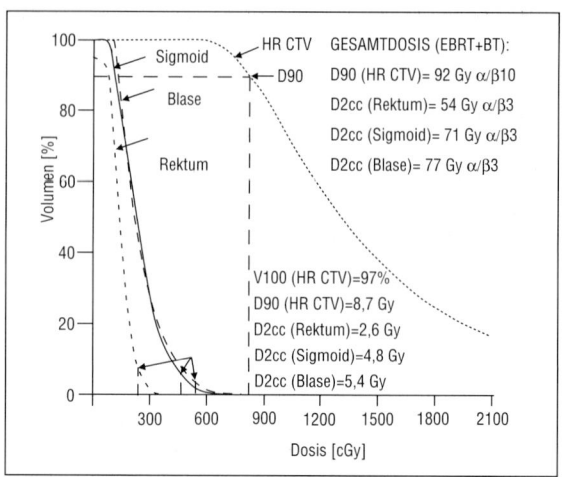

Abbildung 8. Darstellung der Tumorrückbildung mittels transversaler MRT. T2-gewichtete Bilder bei einer Patientin mit Zervixkarzinom FIGO-Stadium IIb:

a) Vor Therapiebeginn: Signalreiche Strukturalterationen, dem makroskopischen Tumor entsprechend (GTVD = $5,5 \times 5 \times 4$ cm), ersetzen nahezu die komplette Zervix. Der zervikale Ring ist auf beiden Seiten aufgehoben (Pfeile) und die Parametrien in ihrem proximalen Anteil infiltriert, links > rechts.

c) Dosis-Volumen-Histogramm der Brachytherapie: Die relevanten Parameter für das HR-CTV (D90 und V100) und die Risikoorgane (D2cc für Rektum, Harnblase und Sigma) sind dargestellt. Durch Anwendung des linearquadratischen Modells sowie Addierung der Dosis der Teletherapie mit der Dosis der einzelnen Fraktionen der Brachytherapie kann die Gesamtdosis der Behandlung berechnet werden (α/β von 3 für die Risikoorgane).

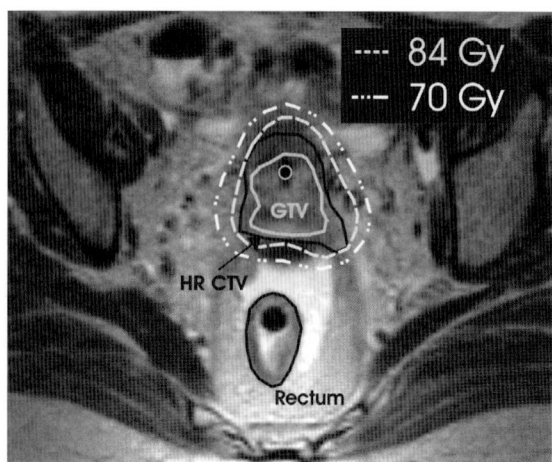

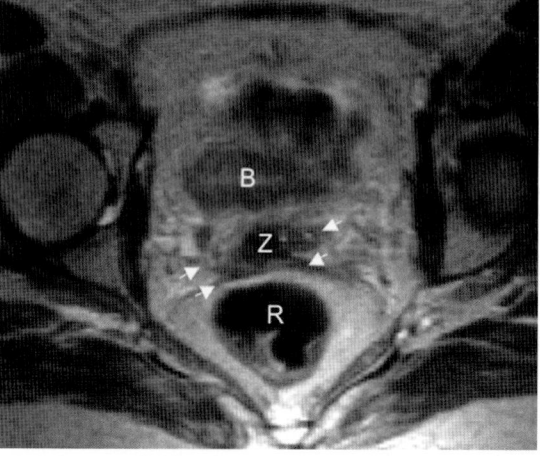

b) Während der Brachytherapie: Vier Wochen nach Beginn der Teletherapie zeigt sich ein gutes Tumoransprechen. Das HR-CTV besteht aus signalreichem makroskopisch sichtbarem Resttumor (GTV), pathologischen Restgewebe (graue Zonen) und der Zervix. Das Zielgebiet (HR-CTV), kann durch eine alleinige intrakavitäre Brachytherapie adäquat abgedeckt werden Die 84-Gy-Isodose entspricht der vorgeschriebenen Dosis. Zu beachten ist die Anpassung der Dosisverteilung, insbesondere der 84-Gy-Isodose, an das Zielgebiet und das Rektum. Durch die vorausgehende Teletherapie mit 45 Gy und vier Fraktionen HDR-Brachytherapie zu je 7 Gy resultiert eine vorgeschriebene isoeffektive Gesamtdosis von 84 Gy für die gesamte Behandlung (α/β von 10 für den Tumoreffekt).

d) Zwei Jahre nach Therapie: Anhaltende komplette Remission zwei Jahre nach Therapie. Das signalarme Zervixstroma ist komplett wiederhergestellt. Im Bereich beider Parametrien finden sich narbige Veränderungen (Pfeile).

B = Harnblase, R = Rektum, GTV = Gross target volume, HR-CTV = Hochrisiko Zielvolumen, Z = Zervixstroma, o = intrauteriner Applikator

men mit einer Chemotherapie, die meist zu einer deutlichen Tumorrückbildung führt. Das HR-CTV der Brachytherapie umfasst analog dem Vorgehen im Stadium IB1 die gesamte Zervix zum Zeitpunkt der Brachytherapie, das IR-CTV angrenzende Abschnitte der Parametrien, der Vagina und des Corpus uteri (zu beachten ist das Vorliegen einer primären Korpusinfiltration). Das Potenzial der Brachytherapie sollte vor allem in der Wahl einer möglichst hohen Dosis im HR-CTV unter Berücksichtigung der Toleranzdosis an den Risikoorganen ausgeschöpft werden.

Bei Tumoren, die in die medialen Parametrien (inneres Drittel) infiltrieren (IIB proximal), wird wiederum die Situation zum Zeitpunkt der Brachytherapie zugrunde gelegt: Neben der gesamten Zervix wird das residuale (Tumor-)Gewebe in dem betroffenen Parametrium (z. B. inneres Drittel) in das HR-CTV eingeschlossen (Abbildung 8b). Das IR-CTV erfasst die an das HR-CTV angrenzenden Abschnitte in den Parametrien, im Corpus und in der Vagina. Begrenzend für die Dosisauslastung des Zielvolumens sind die Toleranzdosen der Risikoorgane.

Bei vaginaler Ausdehnung (IIA, IIIA) wird der zum Zeitpunkt der Brachytherapie noch tumorbefallene Abschnitt der Vagina in das HR-CTV einbezogen, wobei das IR-CTV die vaginale Ausdehnung bei Diagnose mit erfasst.

Bei Tumoren, die weit in die Parametrien infiltrieren (IIB distal) oder die Beckenwand erreichen (IIIB) erfolgt zunächst eine Radiochemotherapie, die meist zu einer deutlichen Reduktion des Tumorvolumens führt. Die Festlegung des Zielvolumens geschieht auf Grundlage der Tumorausdehnung zum Zeitpunkt der Brachytherapie unter Berücksichtigung der primären Tumorausdehnung. In der Regel sind noch residuale Tumorinfiltrationen im Parametrium nachweisbar, die je nach Ansprechen bis an die Beckenwand reichen können und die jeweiligen Grenzen für das HR-CTV bilden. Das IR-CTV berücksichtigt darüber hinaus die ursprüngliche Tumorausdehnung.

Da die intrakavitäre Brachytherapie meist nur der Zervix unmittelbar benachbarte Anteile der Parametrien mit einer suffizienten Dosis versorgen kann, ist es notwendig, darüber hinausgehende Abschnitte entweder mit einem interstitiellen Brachytherapie-Boost (Dimopoulos et al. 2006) oder mit einem perkutanen Boost zu versorgen. Entscheidend für die Wahl des Vorgehens sind die Dosisvorgaben für das HR-CTV (z. B. 85 Gy) zur Erzielung einer wahr-scheinlichen lokalen Tumorkontrolle sowie die (vor Ort) zur Verfügung stehenden Behandlungstechniken, die eine derartige Strahlendosis unter Berücksichtigung der zulässigen Belastung der Risikoorgane ermöglicht.

Die Techniken der gynäkologischen Brachytherapie basieren heute ausschließlich auf den Möglichkeiten der modernen Afterloading-Geräte mit der computergestützten schrittweisen Quellenbewegung. Es sind kommerziell erhältliche Applikatorsysteme gebräuchlich, die aus der Erfahrung der traditionsreichen Schulen der gynäkologischen Brachytherapie entstanden sind und meist aus einer Kombination mehrerer vaginaler und intrauteriner Quellen bestehen (Überblick bei Gerbaulet et al. 2002): intrauteriner Stift mit Ovoiden (Manchester), intrauteriner Stift mit Ring (Stockholm), intrauteriner Stift mit abgeschirmten Ovoiden (Houston, Fletcher). Weiterhin existiert eine individuelle Moulagen-Technik (Paris), die allerdings außerhalb des französischen Raumes kaum Verbreitung gefunden hat. Die Mehrzahl dieser Applikatoren liegt heute auch in einer CT- bzw. MRT-kompatiblen Form vor. Darüber hinaus findet die Kombination eines intrauterinen Stiftes mit einem einfachen vaginalen Zylinder vor allem im deutschsprachigen Raum Anwendung (Glaser et al. 1985; Vahrsson et al. 1988; Hammer et al. 1993; Tan et al. 1997). Diese Applikatoren sollten allerdings wegen des begrenzten lateralen Dosisanteils bzw. der allfälligen Belastung von Rektum und Harnblase nur in besonderen Fällen eingesetzt werden, vor allem bei kleinen Tumoren und bei engen anatomischen Verhältnissen. Häufig ist bei diesem Vorgehen der Anteil der perkutanen Therapie an der Gesamtdosis größer (parametraner Teletherapie-Boost bei großen Tumoren). Außerdem bedient man sich zur vereinfachten fraktionierten Applikation häufig einer intrauterinen Hülse („Smit sleeve"), in die der Intrauterinstift jeweils erneut eingeführt wird (Smit et al. 1989).

Bei der uterovaginalen Positionierung eines Brachytherapie-Applikators muss eine möglichst günstige Position der Strahlträger zu der makroskopischen Tumorausdehnung erreicht werden. Des Weiteren sollten die Vorderwand des Rektums und die Hinterwand der Harnblase durch eine entsprechend individuelle Tamponade möglichst weit von der Hochdosiszone entfernt werden. Hierzu werden gelegentlich spezielle Hilfsmittel verwendet (z. B. „Rektumretraktor").

Als Standard der Therapieplanung gilt heute nach wie vor die durch Röntgenbild und Computer gestützte individuelle Berechnung der Dosisverteilung. Hierbei wird die individuelle Applikatorlage zugrunde gelegt. Bestimmte Dosispunkte an den Risikoorganen werden definiert (ICRU-Punkte für Rektum und Harnblase (Dosispunkt für die Vagina)) sowie bestimmte Punkte an der Beckenwand (ICRU-Punkte) und an den Lymphknotenstationen („Fletcher-Trapezoid") (vgl. ICRU 38). Hierzu werden Applikator und Referenzpunkte unter Zugrundelegung von zwei orthogonalen Röntgenbildern in das computergestützte Therapieplanungssystem übertragen und im virtuellen 3-D-Raum rekonstruiert. Eine „Standard-Dosisverteilung" für eine spezielle Applikatorgröße und -geometrie wird hierbei häufig verwendet. Derartige „Standard-Dosisverteilungen" orientieren sich an der individuellen Erfahrung einer Institution bzw. werden sie von traditionsreichen gynäkologischen Schulen übernommen und gegebenenfalls adaptiert. Diese Dosisverteilungen können entsprechend den Erfordernissen einer möglichst optimalen Auslastung des Zielvolumens bzw. der möglichst weitgehenden Schonung der benachbarten Risikoorgane individuell durch Veränderung der Haltezeiten bzw. der Haltepositionen der Strahlerquelle im Applikator angepasst werden. Bedeutend ist die Auslastung des Zielgebietes in den entsprechenden Richtungen mit der vorgeschriebenen Strahlendosis, häufig nach (dorso)-lateral in die Parametrien. Die Abmessungen (Breite, Dicke, Länge) des mit einer bestimmten Strahlendosis (z. B. 60 Gy, 75 Gy, 85 Gy) behandelten Volumens sollten hierbei zu den entsprechenden Abmessungen des GTV und des HR-CTV bzw. des IR-CTV in adäquate Beziehung gesetzt werden. Diese Abmessungen sollten nach Möglichkeit auf die verschiedenen Richtungen in Relation zu dem intrauterinen Stift als Strahlträger (links/rechts lateral, anterior und posterior) bezogen werden. Des Weiteren sollten sie in der Ebene der vaginalen Quellen (vor der Portio) und vor allem 1 bzw. 2 cm oberhalb der kranialen Oberfläche der vaginalen Applikatoren vorgenommen werden, da hier meist auch das Maximum der Tumorausdehnung liegt.

Häufig wird nach wie vor der Punkt A für die Dosisvorschreibung und die -spezifikation verwendet. Hierbei ist auf die genaue Definition zu achten, wobei hier eine international gebräuchliche Applikator bezogene Definition empfohlen wird (Nag et al. 2000; Pötter et al. 2002, 2006).

Der Punkt A liegt in der schrägen frontalen Ebene, die die intrauterinen Quellen enthält und die Ebene des Schnittpunktes mit den vaginalen Quellen. In dieser Ebene und bezogen auf den Schnittpunkt mit den vaginalen Quellen wird ein Punkt in der Mittellinie entlang der intrauterinen Quelle definiert, der zu dem Abstand zwischen vaginaler Quelle und kranialer Applikatoroberfläche der vaginalen Quelle eine Strecke von 2 cm addiert. Der rechte und linke Punkt A sind in der schrägen frontalen Ebene jeweils orthogonal zu den intrauterinen Quellen 2 cm von der Mittellinie entfernt (Nag et al. 2000). Die Definition der A-Linie, die im deutschsprachigen Raum ebenfalls üblich war, beschreibt die Isodosenlinie, die in ihrem Maximum 2 cm von der intrauterinen Quelle entfernt ist (üblicherweise in Höhe der Portio). Diese A-Linie wurde vor allem bei Stift-Zylinder-Kombinationen verwendet. Bezogen auf den oben definierten Punkt A ist die A-Linie auf der Höhe des Punktes A üblicherweise weniger als 20 mm von den intrauterinen Quellen entfernt (einige mm). Deshalb sind die hier verwendeten Dosisangaben entsprechend zu bewerten und liegen üblicherweise deutlich unter den Dosen, die für Punkt A angegeben werden: z. B. entspricht eine Dosis von 7 Gy bezogen auf die A-Linie einer Dosis von ca. 5 Gy in Punkt A für eine typische Quellenkonfiguration bei Verwendung einer Stift-Zylinder-Kombination mit Erhöhung der Verweildauer der Quellen auf Höhe der Portio (birnenförmige Konfiguration der Isodosen). Zur Vereinheitlichung der Dosisangaben sollte deshalb auch für Stift-Zylinder-Kombinationen in Ergänzung zur bisherigen Praxis die oben angegebene Definition des Punktes A Verwendung finden. Ausgangspunkt für die Bestimmung des Punktes A ist der kraniale Rand des Vaginalzylinders bzw. bei Verwendung einer kleinen runden Feststellungsplatte für den intrauterinen Stift der kraniale Rand dieser Platte. Der Punkt B liegt 3 cm lateral des Punktes A in der gleichen Ebene orthogonal zu der Achse der intrauterinen Quellen.

Wenn auch der Punkt A in der üblichen Praxis häufig für die Verschreibung der Dosis verwendet wird (Pötter et al. 2001), so ist es doch im Rahmen einer Individualisierung der Dosisverschreibung in der intrakavitären Brachytherapie sinnvoll, den Punkt A vor allem zur Angabe der Dosis („recording and reporting") zu benutzen, wie dies für die neuen ICRU-Empfehlungen für die intrakavitäre Brachytherapie diskutiert wird (Pötter et al. 2001, 2002).

Neben der Dosis im Punkt A und im Punkt B sollten in jedem Fall die folgenden Parameter mitgeteilt werden: Gesamt-Kenndosis „Total Reference Air Kerma" (TRAK, vgl. Kapitel Medizinische Physik (Kriegler et al. 1996) und ICRU 38); das Gesamtvolumen und die Abmessungen des Volumens, das durch die durch Punkt A verlaufende Isodose definiert ist (Länge, Breite, Dicke); die Dosis an den ICRU- Referenzpunkten für Rektum und Harnblase (ICRU 38).

Bei der heute zu empfehlenden Verwendung einer schnittbildgestützten Rechnerplanung sollten darüber hinaus die Dosis-Volumen-Beziehungen für das Zielvolumen (HR-CTV: D90, D100) und die Risikoorgane Rektum und Harnblase angegeben werden (Abbildung 8c). Die Angaben der minimalen Dosis für das am stärksten exponierte Gewebsvolumen sollte entsprechend der für die Brachytherapie typischen Morbidität für kleine Volumina angegeben werden (z. B. 0,1, 1, 2 cm³) zur Kennzeichnung des Hochdosisbereichs (Abbildung 8c) (Pötter et al. 2002, 2006).

Dosis, Dosisleistung und Fraktionierung in der intrakavitären Brachytherapie des Zervixkarzinoms stellen ein außerordentlich komplexes Thema dar. Historisch wurde die Dosis zunächst für Radium (Dosisleistung 50 cGy/h) in Milligramm-Stunden angegeben (Paris, Stockholm, Houston). In Manchester wurde Ende der 30er Jahre des vergangenen Jahrhunderts die Dosisspezifikation in Punkt A eingeführt. Die ICRU 38 empfiehlt die Spezifikation der Dosis an bestimmten Punkten für das Rektum und die Harnblase. Anpassungen der Dosis und des Volumens entsprechend der klinischen Situation wurden in der Folge in unterschiedlichem Ausmaß eingeführt. Bezogen auf den Punkt A wurde diese Dosisanpassung entsprechend dem klinischen Stadium von Perez beschrieben (Perez et al. 1997, 1998). Bezogen auf das Zielvolumen wurde eine Anpassung des Behandlungsvolumens von Chassagne, Dutreix und Gerbaulet in Paris entwickelt (Gerbaulet et al. 2002). Die französische Tradition mit der Angabe des variablen 60-Gy-Referenzvolumens wurde in die Empfehlungen der ICRU 38 aufgenommen. Die Wiener Methode und die von der GEC ESTRO publizierten Empfehlungen beschreiben eine Anpassung von Dosis und Volumen entsprechend dem Zielvolumen zum Zeitpunkt der Brachytherapie, basierend auf klinischer Untersuchung und MRT-Schnittbild-Lokalisation (Pötter in Gerbaulet et al. 2002; Haie-Meder et al. 2005; Pötter et al. 2006).

Im deutschsprachigen Raum wurde bisher vor allem der Punkt A zur Dosisspezifikation verwendet, sowohl in der Verschreibung der Dosis wie auch in der Angabe bzw. Mitteilung der Dosis. Des Weiteren wird im deutschsprachigen Raum heute nahezu ausschließlich die HDR-Brachytherapie mit Iridium-192 für die intrakavitäre Therapie des Zervixkarzinoms eingesetzt. Deshalb wird nachfolgend im Wesent-

lichen diese spezifische Situation berücksichtigt, die allerdings nicht die internationale Behandlungspraxis und das entsprechend umfangreiche Schrifttum widerspiegelt, das sich nach wie vor überwiegend auf die LDR-Brachytherapie stützt (Cs-137 und Ir-192 (Gerbaulet et al. 2002)). Zur PDR-Brachytherapie liegen bisher nur wenige publizierte Erfahrungen vor.

Zur besseren Verständigung wird im Folgenden bei den Dosisangaben in der Regel von einer Dosis gesprochen, die einer Dosisleistung von 50 cGy/h entspricht bzw. einer Dosis von 2 Gy/Fraktion (EQD2). Hierbei wird das linearquadratische Modell zugrunde gelegt mit einem α/β-Wert für Tumoren von 10 und für Normalgewebe von 3. Die angegebenen Dosen entsprechen somit „isoeffektiven" Dosen, die unter Zugrundelegung des linear-quadratischen Modells aus den jeweils errechneten Werten für jede einzelne Strahlenbehandlung sowohl für das CTV wie für die Risikoorgane und der Gesamtdosis der perkutanen Therapie errechnet werden (Fowler 1990; Dale 1997; Lang et al. 2007).

Bei frühen Stadien (I, IIB < 4 cm) wird für die Brachytherapie eine Strahlendosis in Punkt A empfohlen, die einer Gesamtdosis von 50–60 Gy in konventioneller Fraktionierung entspricht (50 cGy/h; 2 Gy/Fraktion) (Dale 1997; Fowler 1990). In Ergänzung zur Brachytherapie wird die Teletherapie angewendet mit einem gewissen Dosisanteil der Teletherapie im Zielgebiet der Brachytherapie, in der Zervix uteri und in den medialen Parametrien (vgl. Tabelle X) (z. B. Wien Tumorregion: 25 Gy, gesamtes Becken 45 Gy). Ein anderes Vorgehen sieht eine ausschließliche Strahlenbehandlung der Lymphknoten bzw. der lateralen Parametrien durch die Teletherapie vor (Rotte et al. 1989). Hierbei ist die Dosis der Brachytherapie entsprechend zu erhöhen. Die Gesamtdosis im Punkt A (Brachytherapie und Teletherapie) sollte entsprechend internationalen Erfahrungen 75–80 Gy (EQD2) betragen (Gerbaulet et al. 2002; Hunter 2001; Perez et al. 1997, 1998; Nag et al. 2000). Das Zielvolumen der Brachytherapie wird im sagittalen Strahlengang entweder mit einem Standardblock (Breite 4–6 cm) oder mit einer individuellen Blockform (entsprechend der Isodose durch Punkt A) für einen Teil der perkutanen Therapie ausgeblendet. Alternativ können auch schräg gestellte, bilaterale opponierende Felder zur Anwendung kommen (Rotte et al. 1989).

Bei fortgeschrittenen Tumoren, die nicht unmittelbar einer Brachytherapie zugänglich sind, wird zunächst über offene Teletherapiefelder (45–50 Gy zusammen

Tabelle X. Behandlungsschemata der Brachy- und Teletherapie beim Zervixkarzinom.

Spezifikationen für Punkt A Gruppe		BT-Fraktionen	Dosis pro Fraktion (Gy)	Gesamt-dosis in A (Gy)	Einzelfraktion mit Teletherapie (Gy)	Gesamtdosis der Teletherapie (Gy)	Gesamtdosis nominell (Gy)	BED Gy 10 (Gy)	Isoeffektive Dosis (Gy)
Herrmann		5	4	20	1,8	39,6	59,6	75	62
Rotte		5	8,5	42,5		12,5	55	91	76
Glaser		5–6	7	35–42	1,3	26–32,5	61–68	89–101	74–84
Vahrson		6	7	42	1,6	36	78	113	94
Pötter	Klein	5–6	7	35–42	1	25	60–67	87–99	72–82
	Groß	4	7	28	1,8	45–50	73–78	101–107	84–88
Joslin	Klein	5	8,5	42,5	1,5	24	66,5	106	88
	Groß	2	8,5	17	2,25	45	62	87	72
Petereit	I/II non bulky	5	5,5	27,5	2	45	72,5	97	80
	I/II bulky IIIB	5	6	30	2	45–50	75–80	102–108	85–90
Spezifikationen für Punkt B Gruppe		BT-Fraktionen	Dosis pro Fraktion (Gy)	Gesamt-dosis in B (Gy)	Einzelfraktion mit Teletherapie (Gy)	Gesamtdosis der Teletherapie (Gy)	Gesamtdosis nominell (Gy)	BED Gy 10 (Gy)	Isoeffektive Dosis (Gy)
Herrmann		5	~1,5	7,5	1,8	59,6	67	79	66
Rotte		5	~2,3	11,5	2	50	61,5	74	62
Glaser		5–6	1,2–1,5	6–9	2	40–50	46–59	55–71	45–58
Vahrson		6	~1,5	9	2	46	55	66	54
Pötter	Klein	5–6	1,7–2	8,5–12	1,8	45	53,5–57	63–68	52–56
	Groß	4	1,7–2	6,8–8	1,8	45–50	51,8–58	61–69	51–57
Joslin	Klein	5	2,35	11,75	2,1	33,6	45	55	46
	Groß	2	2,5	5	2,25	45	50	61	51
Petereit	I/II non-bulky	5	~1,5	7,5	2	45	52,5	63	52
	I/II bulky IIIB	5	~1,5	7,5	2	45–50	52,5–58	63–69	52–57

mit Chemotherapie) eine Reduktion des Tumorvolumens erzielt. Eine Brachytherapie erfolgt zu Ende oder nach Abschluss der Teletherapie. Hierbei wird eine Dosis von ca. 40 Gy (EQD2) in Punkt A appliziert. Die Gesamtdosis in Punkt A (Teletherapie und Brachytherapie) sollte entsprechend internationalen Erfahrungen, abhängig von der Tumorgröße, nicht weniger als 80–90 Gy (EQD2) betragen (Perez et al. 1997; Logsdon und Eifel 1999; Gerbaulet et al. 2002). Bei ausgedehntem parametranem Befall kann eine interstitielle Brachytherapie zusätzlich zur intrakavitären Therapie erfolgen, wobei das entsprechende Zielvolumen ebenfalls mit einer Brachytherapie-Dosis von ca. 40 Gy (EQD2) ausgelastet wird.

Bei der HDR-Brachytherapie werden unterschiedliche Fraktionierungsschemata angegeben, wobei die klinisch mitgeteilten Dosen pro Fraktion zwischen 4 Gy und 9 Gy im Punkt A variieren (z. B. Würzburg 8,5 Gy/Fraktion (Rotte et al. 1989), Wien 6–9 Gy/Fraktion (Pötter et al. 2001, 2007)). Entsprechend der angestrebten Gesamtdosis der Brachythe-

rapie in Zusammenhang mit der Teletherapie werden üblicherweise etwa drei bis sechs Fraktionen appliziert. Hierbei ist zu beachten, dass die Zahl der Fraktionen angepasst werden muss, um die angestrebte Gesamtdosis zu erzielen (Tabelle X) (Fowler 1990; Dale 1997; Nag et al. 2000, Lang et al. 2007). Entsprechende Berechnungen unter Zugrundelegung des linear-quadratischen Modells (α/β-Wert für Tumoren von 10) sind notwendig, um bei den unterschiedlichen Dosierungen und Fraktionierungen die angestrebte Gesamtdosis abschätzen, vergleichen und klinisch evaluieren zu können (Abbildung 8b, 8c) (Petereit und Pearcey 1999; Lang et al. 2007).

Die Dosis am Rektum (ICRU-Punkt Rektum) liegt meist deutlich unterhalb der Dosis in Punkt A (ca. 70 % der Dosis im Punkt A). Üblicherweise sollten Dosen von 70–75 Gy (EQD2) nicht wesentlich überschritten werden (BED < 120–130 Gy) (Clark et al. 1997; Pötter et al. 2006a). Hierbei ist zu beachten, dass die Dosis im ICRU-Punkt (Messung im Rektumlumen) nur bedingt dem Dosismaximum im Rektum entspricht, abhängig von der individuellen Topographie. Bei Zugrundelegung der In-vivo-Dosimetrie liegen die gemessenen Strahlendosen entsprechend der Lage der Messsonde im Rektumlumen deutlich unter den Dosen, die mit der röntgengestützten Kalkulation gefunden werden. Weiterhin ist die Streuung der Messwerte aufgrund der variablen Abstände der Messsonde zur vorderen Rektumwand und der Implikationen der Messmethode (Genauigkeit der TLD-Dosimeter bei $\pm 10\,\%$) deutlich größer.

Für die Werte an der Harnblase liegen die errechneten Werte unter Zugrundelegung des ICRU-Blasenpunktes meist höher als im Rektum. Zu beachten ist, dass diese Werte nach weitgehend übereinstimmender Meinung nicht dem Maximum der Blasendosis entsprechen, sondern dieses meist etwa 1,5–2 cm kranial dieses Messpunktes liegt (Barillot et al. 1993; Fellner et al. 2001). Die Dosen in diesem Messpunkt liegen üblicherweise in der Größenordnung der Dosis, die für den Punkt A angegeben wird.

Bei schnittbildgestützter Therapieplanung können sowohl für die Auslastung des Zielvolumens als auch für die Dosisbelastung der Risikoorgane individuelle Dosis-Volumen-Adaptationen erreicht und genauere Dosis-Volumen-Parameter angegeben werden (Abbildung 8c) (Pötter in Gerbaulet et al. 2002; Pötter et al. 2006b). Entsprechend den Erfahrungen der Wiener Universitätsklinik wird in der Mehrzahl der Patienten eine Auslastung von > 90 % des HR-CTV (D90) mit einer Dosis von 87 Gy bei intrakavitärer und von 96 Gy bei zusätzlicher interstitieller Therapie erzielt (Kirisits et al. 2005, 2006). Die Dosen im Bereich von Rektum, Sigma und Harnblase lagen hierbei für ein Gewebsvolumen von 2 cm³ im Mittel bei 64–66 Gy, 63–67 Gy und 83 Gy (Kirisits et al. 2005, 2006). Analoge Werte werden für die Gesamtzahl der in Wien von 1998–2003 behandelten 145 Patientinnen angegeben, wobei die kumulative Rate an schweren Nebenwirkungen aktuarisch für die einzelnen Organe deutlich unter 5 % liegt (Pötter et al. 2007).

Postoperative externe Strahlentherapie

Die Technik der Strahlenbehandlung nach Operationen weicht nicht wesentlich von einer primären Strahlentherapie des Zervixkarzinoms ab, da auch bei dieser Indikation das Becken möglichst homogen bestrahlt werden soll. Eine postoperative Strahlentherapie ist nur indiziert, wenn bestimmte Risikofaktoren vorliegen: zurückgelassenes Tumorgewebe (R1/R2), Lymphknotenbefall, Lymphangiosis, Infiltration von Blutgefäßen, G3, Tumorgröße > 4 cm mit

tiefer Stromainvasion (> ¹/₃ der Zervix) (Delgado et al. 1989; Hänsgen 2006). Allerdings muss die Beurteilung der Therapienotwendigkeit individuell erfolgen und neben tumorbedingten Aspekten auch die Möglichkeiten und Fähigkeiten des Operateurs im Auge haben.

Eine Brachytherapie ist postoperativ nur in Ausnahmefällen indiziert, falls der Sicherheitsabstand der Operation an der vaginalen Absetzungsstelle zu gering war (< 5–10 mm).

Durch die Uterusentfernung sind im kleinen Becken anatomische Veränderungen eingetreten (z. B. größere Nähe von Blase, Darm und Scheidenstumpf), die zu einem höheren Risikopotenzial für radiogene Spätveränderungen (Fine et al. 1995) führen können. Auch die bei der Wertheimschen Operation unvermeidbare Affektion des Ureters erhöht die Gefahr radiogener Veränderungen am Harnleiter als Kombinationsschaden. Deshalb wird die postoperative Strahlentherapie häufig mit einer Gesamtdosis im Beckenbereich von etwa 50 Gy durchgeführt (Hänsgen et al. 2002), insbesondere wenn eine simultane Chemotherapie erfolgt.

Die Datenlage zur Radiochemotherapie ist so homogen, dass mit Ausnahme eines sehr kleinen Tumors oder wesentlicher Kontraindikationen zur Chemotherapie (hohes Alter, reduzierter Allgemeinzustand, Multimorbidität) heute bei indizierter Strahlentherapie in der Regel eine Radiochemotherapie erfolgen sollte.

Die Medikamente der Wahl sind gegenwärtig Cisplatin und 5-FU, weitere Schemata befinden sich in klinischen Studien (Hänsgen 2006). Entscheidend ist, dass die Radiochemotherapie simultan erfolgt, auch wenn dadurch die Toxizität der Gesamtbehandlung verstärkt wird. Die postoperative Therapie kann bei gegenwärtiger Studienlage durchaus ebenfalls als Radiochemotherapie erfolgen. Dahingegen gibt es für die alleinige adjuvante Chemotherapie ebenso wie für die alleinige Chemotherapie (auch als neoadjuvante Chemotherapie vor einer Operation oder Strahlenbehandlung) keine ausreichende wissenschaftliche Begründung (Chueng et al. 1998; Hänsgen 2006).

Durchführung der Strahlentherapie (perkutane und Brachytherapie)

Die Durchführung bzw. Verkettung von Tele- bzw. Brachytherapie gehorcht in der Regel klinikeigenen Therapieregimen, die oft über Jahre tradiert fortgeführt werden. So sind sowohl Sequenz, Abstand der Brachytherapie-Applikationen, Anordnung dieser Therapieform im Ablauf der Teletherapie und auch die Zuordnung zu den Behandlungsdritteln der perkutanen Strahlenbehandlung sehr stark den jeweiligen Klinikgewohnheiten unterworfen. Die an vielen Kliniken trotzdem vergleichbaren Therapieergebnisse (FIGO Annual Report 1998) lassen jedoch den Schluss zu, dass offensichtlich das Zusammenwirken der beiden Therapieformen – sofern die einzelnen Komponenten optimal durchgeführt werden – keine prognoserelevanten Aspekte aufweist. Gegenwärtig können deshalb nur in begrenztem Ausmaß einzelne Brachytherapie-Regime in Kombination mit einer speziellen Teletherapie besonders herausgehoben werden (Petereit et al. 1999). Im Folgenden sollen deshalb nur einige Grundregeln der Strahlentherapie des Zervixkarzinoms hinsichtlich des Zusammenwirkens der beiden Therapieanteile dargestellt werden, ohne dass auf detaillierte Programme eingegangen wird (vgl. auch Tabelle X zur Dosierung und Fraktionierung):

1. Die Brachytherapie als integraler Bestandteil der Radiotherapie eines Zervixkarzinoms (Thompson et al. 2006) erlaubt eine wirksame Dosiserhöhung am Tumorgewebe mit besseren Heilungsraten als eine alleinige Teletherapie (pelvine Kontrolle 53 % versus 22 % (Coia et al. 1990; Logsdon und Eifel 1999)). Wenn irgend möglich, muss deshalb eine Brachytherapie angestrebt und durchgeführt werden, auch und vor allem in fortgeschrittenen Stadien (Stadium IIB < 4 cm, Stadium III).

2. Bei großen Tumoren (> 4–5 cm) ist mit einer Teletherapie zu beginnen. Die Brachytherapie erfolgt nach Tumorschrumpfung während der letzten Wochen oder nach Abschluss der perkutanen Strahlentherapie. Auch bei schwierigen Bedingungen für eine intrauterine Sondierung sollte eine intrakavitäre Brachytherapie in jedem Fall angestrebt werden, möglicherweise unter Zuhilfenahme moderner Schnittbilddiagnostik, oder des perkutanen Ultraschalls während einer schwierigen Sondierung.

3. In Abhängigkeit von der therapeutischen Strategie wird die Brachytherapie gegenwärtig als die wesentliche Therapieform bei frühen Stadien eingesetzt (kleine Tumoren bei IB1, IIA, IIB < 4 cm), ergänzt durch externe Strahlentherapie, oder als zusätzliche Boosttherapie bei lokal fortgeschrittenen Tumoren (IIB > 4 cm, III, IVA) nach Teletherapie. Bei der Boosttherapie wird üblicherweise im Zielvolumen der Teletherapie keine Ausblendung vorgenommen, während bei frühen Stadien über offene Felder üblicherweise nicht mehr als 20–25 Gy appliziert werden und anschlie-

ßend das Brachytherapie-Zielvolumen (Beckenmitte) zur Schonung der Risikoorgane ausgeblockt wird.

4. Die Applikation von Brachy- und Teletherapiefraktionen am gleichen Tag ist gegenwärtig nicht üblich, obwohl dadurch eine Verkürzung der Gesamtbehandlungszeit erreichbar ist (Annweiler et al. 1994).

5. Die Brachytherapie kann unter Notfallbedingungen (stark blutender Zervixtumor) ebenso wie eine Teletherapie mit größerer Einzeldosis (bis 5 Gy) zur Blutstillung eingesetzt werden.

Die Planungsprozeduren reichen von einfachen standardisierten Ausblockungen des Zielvolumens der Brachytherapie bis zu individuellen, der jeweiligen Situation besonders angepassten Therapieregimen. Es ist heute allerdings davon auszugehen, dass die inzwischen an nahezu allen Strahlentherapie-Abteilungen vorliegenden Möglichkeiten der 3-D-Planung schon aus Praktikabilitätsgründen (Festlegung der individuellen Feldgrenzen für einen Multileaf-Kollimator) in naher Zukunft zur ausschließlichen Anwendung dieses Planungsverfahrens führen werden. Die damit mögliche eindeutige anatomische Zuordnung von Risikoorganen (Blase, Rektum, Dickdarm, Dünndarm, ggf. Nieren, Rückenmark, Leber) erlaubt eine optimale Schonung dieser Organe mit guter Dokumentation in Dosis-Volumen-Histogrammen (Gerstner et al. 1999). Analoge Planungsmöglichkeiten bei der Brachytherapie werden zurzeit in die klinische Praxis eingeführt (Fellner et al. 2001; Pötter in Gerbaulet et al. 2002), wenngleich die Überlagerung von Bestrahlungsplänen der Brachy- und Teletherapie grundsätzlich problematisch erscheint. Generell muss eine mehrfache Anpassung des Brachytherapievolumens auf die aktuelle Tumorsituation empfohlen werden, da Zervixkarzinome unter einer perkutanen Radiochemotherapie eine erstaunlich schnelle Regression aufweisen können (50 % Regression in 21 Tagen nach Lee et al. 2004) und sich damit die anatomische Situation auch hinsichtlich der Nachbarorgane schnell ändert.

Die Anforderungen an eine bildgebende Qualitätskontrolle der Strahlenbehandlungsfelder sind abhängig von der Therapieform, den Planungsmöglichkeiten und den jeweiligen Therapieregimen. In der Teletherapie sind dies Feldkontrollaufnahmen oder portal images (abhängig vom Patientendurchmesser wöchentlich bis zweiwöchentlich), mit denen eine gute Qualitätskontrolle sichergestellt werden kann (Huddart et al. 1996; Mock et al. 1999). In jüngerer Zeit werden vermehrt MR-Kontrollen während und nach der Strahlenbehandlungsserie durchgeführt. Diesen Untersuchungen kommt wahrscheinlich neben der richtigen Erfassung des Zielvolumens in der Teletherapie und der Definition des Zielvolumens für die Brachytherapie auch ein Wert zur Feststellung der erreichten Remission zu (Engin 2006). Das mit diesen Untersuchungen feststellbare Tumoransprechen korreliert – übereinstimmend mit Studien, basierend auf klinischen Untersuchungsergebnissen – mit der langfristigen Tumorkontrolle (Hatano et al. 1999; Mayr et al. 2002; Flückiger et al. 1992).

Risikoorgane

Die perkutane Strahlentherapie des kleinen Beckens und der Lymphabflusswege mit Dosen zwischen 45–60 Gy führt dazu, dass alle im Abdominalbereich liegenden Organe prinzipiell als Risikostrukturen dieser Behandlungsform zu betrachten sind. Diese Organe sind mit Angaben zu Toleranzdosen und -volumina in Tabelle XI aufgelistet. Ausgehend von dem sich hauptsächlich klinisch manifestierenden Nebenwirkungsbild ist jedoch der Dünndarm als das kritischste Organ für akute Strahlenfolgen zu bezeichnen. Es folgen – in abnehmender Häufigkeit der akuten Nebenwirkungen – Blase, Rektum, Vagina und Haut. Bei paraaortalen Strahlenbehandlungen sind Magen, Duodenum, Leber und Nieren zusätzlich zu erwähnen, auch wenn bei den genannten parenchymatösen Organen chronische Strahlenfolgen häufiger sind. Diese chronischen Nebenwirkungen lassen sich heute durch eine gute, am Zielvolumen orientierte Bestrahlungsplanung

vollständig oder weitestgehend vermeiden, während die Mitbestrahlung des Magens häufig als akutes Symptom Übelkeit hervorruft und einer entsprechenden Behandlung bedarf.

Typische chronische Strahlenfolgen sind Veränderungen am Ureter, die in der Regel im ersten Jahr nach der Behandlung auftreten und besonders bei operierten und bestrahlten Patientinnen beobachtet wurden. Überhaupt ist die Nebenwirkungshäufigkeit bei operierten Patienten, bei denen die Darmbeweglichkeit durch fibrinöse Verklebungen und Vernarbungen eingeschränkt ist, höher als bei nicht chirurgisch vorbehandelten Frauen (Lanciano et al. 1992; Fine et al. 1995). Auf die einzelnen Nebenwirkungsbilder an den dargestellten Organen wird später näher eingegangen. Einer besonderen Erwähnung bedarf die oft nach Jahren und Jahrzehnten auftretende, sehr seltene radiogene Veränderung des bestrahlten knöchernen Beckenringes in Form der Osteoradionekrose (Höller et al. 2001).

Während für die perkutane Strahlenbehandlung praktisch alle Organe des kleinen Beckens und teilweise des Abdominalraumes als kritisches Potenzial für radiogene Nebenwirkungen zu werten sind, stellt sich die Situation bei der Brachytherapie völlig anders dar: die wesentlichen Risikoorgane sind Harnblase (besonders Hinterwand) und Rektum (besonders Vorderwand) sowie der distale Ureter und die Vagina sowie die Septen zwischen den Organen. Gelegentlich können auch einzelne fixierte Dünndarmschlingen, das Sigma und das fixierte Zökum mit höherer Dosis belastet werden. Die hohe lokale Fraktionsdo-

Tabelle XI. Toleranzangaben ($TD_{5/5}$ in Gray) von Organen, die bei der Strahlentherapie von Zervixkarzinomen im Zielvolumen liegen können; modifiziert nach Herrmann und Baumann (1997).

Organ	α/β	$^1/_3$ Vol.	$^2/_3$ Vol.	Effekt
Dünndarm (f)	8	50	30	Malabsorption
Dünndarm (s)	4		40	Ulkus/Obstruktion
Rektum (f)	5		50	Proktitis
Rektum (s)			60	Ulkus/Stenose
Blase (f)	10	50	40	Radiogene Zystitis
Blase (s)	5		65	Ulkus, Schrumpfung
Magen (f)	4	60	20	Mobilitätsstörung
Magen (s)			50	Ulkus
Leber (f)	1	50	30	Veno-okklusive Erkrankungen
Leber (s)				radiogene Leberfibrose
Niere (s)	2	70	20	Radiogene Nephropathie
Ureter (s)				Striktur

$TD_{5/5}$ = Dosis, die bei 5 % aller Patienten innerhalb von 5 Jahren einen spezifischen Effekt auslöst (f = früher; s = später Effekt). Es wird von täglicher Bestrahlung und Fraktionsdosen zwischen 1,8 und 2 Gy ausgegangen.

sis der HDR-Brachytherapie führt in der Regel zu sehr umschriebenen Dosisspitzen in den genannten Organen. Abhängig vom Volumen dieser Dosisspitzen kann dies erhebliche chronische Nebenwirkungen mit chronisch-ulzerativen Entzündungen und gelegentlich Fistelbildung nach sich ziehen. Als eine seltene Besonderheit soll eine Uterusnekrose nach kombinierter Bestrahlung bei großen Ausgangsbefunden erwähnt werden (Marnitz et al. 2006).

Fraktionierung der Teletherapie

Die Verträglichkeit der Strahlentherapie im pelvinen Bereich hängt wesentlich von der Höhe der Fraktionsdosis (Einzeldosis) ab. Dabei haben sich in der primären oder auch postoperativen Situation Einzeldosen von 1,8–2 Gy bis zu einer Gesamtdosis von 45–50 Gy im Referenzpunkt nach ICRU 50 als optimaler Kompromiss zwischen der Zahl der Fraktionen und der Gesamtbehandlungszeit (6 bis 7 Wochen) herausgestellt. Eine kleinere Fraktionsdosis verbessert ebenso wie eine eingeschaltete Strahlenbehandlungspause zwar die Verträglichkeit der Therapie, führt aber zur Verschlechterung der lokalen Kontrolle durch die damit geschaffene Möglichkeit der Repopulation des Tumorgewebes in der verlängerten Gesamtbehandlungszeit (Guidelines for the management 1998). Hierfür gibt es inzwischen auch eine strahlenbiologische Untermauerung: Bei wöchentlichen Biopsien konnten Durand und Aquino-Parsons 2004 eine akzelerierte Repopulation unter der Radiochemotherapie zellkinetisch nachweisen.

Die ungünstige Verlängerung der Gesamtbehandlungszeit stellt insbesondere in der Kombination von Brachy- und Teletherapie ein Problem dar (Eifel et al. 1999). Optimierungsversuche zeigen Trends zu günstigeren Ergebnissen bei kürzeren Behandlungszeiten (Mayer et al. 2004).

Tabelle XII fasst weitere Arbeiten zu dieser Problematik zusammen. In diesem Sinne sind auch Überlegungen angestellt worden, die Brachytherapie-Applikation bei kombinierter Therapie zusätzlich – im Abstand von sechs Stunden – zur perkutanen Strahlenbehandlung zu verabfolgen und nicht an den Tagen der Brachytherapie auf die perkutane Teletherapie-Applikation – wie gegenwärtig allgemein üblich – zu verzichten (Annweiler et al. 1994). Die Länge des Gesamtbehandlungszeitraumes ist zumindest bei der Therapie eines primären Zervixkarzinoms von Bedeutung und sollte so kurz wie möglich gehalten werden, wenn es die akuten Nebenwirkungen der Therapie erlauben. Dabei hat der Einsatz individuell kollimierter Bestrahlungsfelder mit Ausblendung großer Darmanteile bereits wesentlich zur besseren Verträglichkeit der perkutanen Strahlenbehandlung beigetragen. Eine weitere Verkürzung der Gesamtbehandlungszeit durch mehrfach tägliche Strahlenbehandlungen (Komaki et al. 1994) oder durch Strahlenbehandlung auch an den Samstagen und Sonntagen (Serkies et al. 2005) kann jedoch aufgrund der unakzeptablen Häu-

Tabelle XII. Der Einfluss der Gesamtbehandlungszeit auf die lokale Kontrolle beim Zervixkarzinom.

Autoren	Pat. (n)	Behandlungszeitraum	Verlust an lokaler Kontrolle	Weitere Prognosefaktoren	Bemerkungen
Keane et al. (1992)	621	30–118 Tage	0,7 %/Tag Stadium I + II 1,2 %/Tag Stadium III + IV		
Fyles et al. (1992)	830	29–118 Tage	1 %/Tag Verlängerung	Alter, Dosis	Besonders große Tumoren (Stadium III/IV) nicht Stadium I + II
Lanciano et al. (1993)	837	< 6, 6–8, 8–10, > 10 Wochen	Verlust an lokaler Kontrolle in den Intervallen 5 %, 11 %, 15 %, 20 %	Stadium, Alter	Auch negativer Einfluss der Verlängerung auf Überleben, nicht Stadium I + II
Girinsky et al. (1993)	386	< 42, 43–48, 49–52 53–62, > 62 Tage	1,1 %/Tag Verlängerung	Alter, Stadium BSG, Hb, Bluttransfusionen	Für Survival sind Zeit + Transfusionen wichtigste Faktoren
Perez et al. (1995)	1224	< 7, 7–9, > 9 Wochen	0,85 %/Tag Verlängerung	Stadium, Tumorgröße, parametriale Infiltrationen	Alle Stadien IB–III (Ausnahme IB < 3 cm)
Petereit et al. (1995)	316	< 55, > 55 Tage	0,7 %/Tag Verlängerung		Verlust an LC erst oberhalb 55 Tagen nachweisbar

fung akuter Nebenwirkungen nicht empfohlen werden (in der Untersuchung von Serkies et al. fanden sich Grad-IV-Toxizitäten am Darm bei 31 % bei 1,6 Gy Fraktionsdosis und 41 % bei 1,8 Gy täglicher Dosis). Auch eine hyperfraktionierte Strahlenbehandlung mit zweimal täglich 1,25 Gy bis 57,5 Gy (McLeod et al. 1999) zeigte zwar – neben einer hohen Akuttoxizität – eine sehr gute lokale Kontrolle bei allerdings unakzeptabler Häufung von Spätfolgen, die in vielen Fällen chirurgische Maßnahmen erforderten. Diese erhöhte Toxizität ist wohl am ehesten auf „consequential late effects" zurückzuführen (Wang et al. 1998; Erridge et al. 2002).

Gleiche Beobachtungen mit ähnlichen Fraktionierungsregimen berichten nach anfänglich aussichtsreichen Daten Komaki et al. (1994) und Grigsby et al. (1998) am gleichen Krankengut, sodass dieser Weg wieder verlassen worden ist (Marcial und Komaki 1995), zumal auch eine erhöhte Spättoxizität (Grigsby et al. 2001) beobachtet wurde.

Damit scheint gegenwärtig eine tägliche Fraktionsdosis von 1,8–2,0 Gy für die perkutane Strahlentherapie ein Optimum darzustellen.

Ergebnisse

Die große Zahl behandelter Patientinnen mit Zervixkarzinomen hat zu sehr umfangreichen Analysen hinsichtlich lokaler Tumorkontrolle und Fünf- bzw. Zehnjahres-Überlebensraten geführt. Eifel et al. fassten 1997 die Daten insbesondere hinsichtlich der Radiochemotherapie zusammen. Perez (1998) vermittelt in seinem ausführlichen Buchbeitrag besonders Ergebnisse verschiedener großer amerikanischer Behandlungszentren und Petereit et al. (1999) legen besonderen Wert auf die Darstellung randomisierter Studien zu verschiedenen Detailfragen der Therapie des Zervixkarzinoms. Die umfangreiche Studienlandschaft der USA zum Zervixkarzinom fasste Grigsby (1999) zusammen. Darüber hinaus werden die Ergebnisse verschiedener führender Kliniken der Welt alle drei Jahre regelmäßig im FIGO Annual Report (Benedet et al. 2001) dargestellt. Eine Auswahl von Ergebnissen großer Patientenkollektive zeigen die Tabelle XIII für limitierte und die Tabelle XIV für lokal fortgeschrittene Tumoren (nach Gerbaulet et al. 2002).

Eine Darstellung von Fünfjahresergebnissen an 1686 Patientinnen (Komaki et al. 1995) aus den Behandlungsperioden nach 1973, 1978 und 1983 zeigt, dass

Tabelle XIII. Ergebnisse der definitiven Radiotherapie bei limitierter Erkrankung (Stadium I, II); modifiziert nach Gerbaulet et al. (2002).

Autoren	Pat. (n)	Stadium	5-J-Überleben (%)	Lokale 5-J-Kontrolle (%)
Manchester 80–88 LDR	294	I/IIA	90–94 (DFS)	
Hunter (1993)	45	IB	71 (OS)	
(1993)	70	IIB	52 (OS)	
(Hunter et al. 2001)				
Perez	384	IB	85	90
(Perez et al. 1984) LDR	128	IIA	70	81
	353	IIB	72	77
Fletcher	494	IB IIA MDAH	84	93
(Fletcher et al. 1980) LDR	207	IIB MDAH	70	82
Französische kooperative Gruppe/	229	I MDAH (UICC)	89 (89)	93 (95)
Dijon Horiot (Horiot et al. 1988)	315	IIA MDAH (UICC)	81 (85)	83 (88)
LDR	314	IIB MDAH (UICC)	76 (76)	80 (78)
Pernot (Pernot et al. 1995) LDR	173	IIA-B proximal	74	79
Coia (Coia et al. 1990)	203	IB	80	90
Joslin (Joslin et al. 1972;	95	I	94	97
Joslin et al. 2001) HDR	170	II	62	74
Petereit (Petereit et al. 1999) HDR	59	IB	86	85
	64	II	65	80
Wien	42	IB/IIA	85 (DSS)	97
Pötter (Pötter et al. 2000) HDR	124	IIB (proximal und distal)	69 (DSS)	82

MDAH: Stadieneinteilung entsprechend dem System des MD Anderson Hospital Houston (MDAH), MDAH (UICC): Ergebnisse für die Stadienteilung entsprechend dem System des MDAH und der UICC, DSS: disease specific survival, DFS: disease free survival, OS: overall survival

Tabelle XIV. Ergebnisse der definitiven Radiotherapie bei lokal fortgeschrittener Erkrankung; modifiziert nach Gerbaulet et al. (2002).

Autoren	Pat. (n)	Stadium	5-J-Überleben (%)	Lokale 5-J-Kontrolle (%)
Manchester 93 Hunter 2001 (Hunter et al. 2001)	50	III	34 OS	
Perez (Perez et al. 1991)	293 20	III IV	52 DFS 0	59 25
Fletcher (Eifel et al. 1994; Eifel et al. 1994) (Logsdon et al. 1999)	73 a 25 b 983	IB2 IIB (bulk) (UICC) IIIB (UICC)	44 OS 60 OS 36 DSS	67 84 78
Französische kooperative Gruppe/Dijon (Horiot et al. 1988)	266 216 32	IIIA MDAH (UICC) IIIB MDAH (UICC) IV	61 OS (62) 39 OS (50) 20 OS	68 (63) 45 (57) 18
Paris IGR (Gerbaulet et al. 1995)	58 416	Distal II IIIA-B, IV	65 OS 42 OS	78 66
Pernot (Pernot et al. 1995)	60 107	Distal IIB III	70 OS 42 OS	77 54
Joslin (Joslin et al. 1972; Joslin et al. 2001) HDR	106	III	38 OS	56
Petereit (Petereit et al. 1999) HDR	50	IIIB	33 OS	44
Wien Pötter (Pötter et al. 2000) HDR	78 12	IIIB IVA	48 DSS 19 DSS	65 48

MDAH: Stadieneinteilung entsprechend dem System des MD Anderson Hospital Houston (MDAH), MDAH (UICC): Ergebnisse für die Stadieneinteilung entsprechend dem System des MDAH und der UICC, DSS: disease specific survival, DFS: disease free survival, OS: overall survival

im Stadium I in diesen Zeiträumen sowohl lokale Kontrolle als auch Überleben nahezu unverändert blieben (Überleben 79, 75 und 81 %; lokale Kontrolle 90, 88, 92 %). Ähnliche Aussagen sind auch zum Stadium II zu machen (Überleben 62, 58 und 57 %, lokale Kontrolle 76, 73 und 65 %). Lediglich im Stadium III ist eine eindeutig positive Tendenz erkennbar (Überleben 25, 39, 47 %; lokale Kontrolle 37, 49, 69 %), was von den Autoren auf den Einsatz höherer Energien bei der perkutanen Therapie und eine bessere Technik der Brachytherapie mit höherer Dosis am Tumorgewebe begründet wird. In den betrachteten Zeiträumen gingen darüber hinaus die schweren Komplikationen von 12 auf 8 % zurück. In den dieser Studie folgenden Behandlungszeiträumen Mitte der 90er Jahre standen im deutschsprachigen Raum vor allen Dingen der Übergang von LDR- auf HDR-Brachytherapie mit den damit erreichbaren Ergebnissen und Nebenwirkungen (Herrmann et al. 1993; Annweiler und Sack 1996) im Zentrum des Interesses. Diese Problematik ist zumindest in Deutschland angesichts der hier weiten Verbreitung der HDR-Afterloading-Technik heute eher in den Hintergrund getreten. Dagegen hat sich in den letzten Jahren ein besonderes Interesse an den Ergebnissen der Radio-

chemotherapie beim Zervixkarzinom entwickelt. In zahlreichen, bereits abgeschlossenen randomisierten Studien wird über einen eindeutigen Vorteil für diese Therapieform berichtet (Eifel et al. 1997, 2000; Green et al. 2001; Martinez und Gunderson 2001) sowohl in der primären Situation (Dunst und Hänsgen 2001) (Tabelle XV) als auch in der postoperativen Situation (Hänsgen et al. 2001 und 2006). Tabelle XVI fasst die heute erreichbaren Ergebnisse der operativen und radiotherapeutischen Behandlung des Zervixkarzinoms zusammen. Darüber hinaus ist für die nächsten Jahre bei zunehmender Einführung schnittbildgestützter adaptiver Therapieplanung in der definitiven Therapie des Zervixkarzinoms eine Verbesserung der Therapieergebnisse zu erwarten, vor allem der lokalen Kontrolle im Stadium II und III mit ca. 85–95 % abhängig von der primären Tumorgröße, dem Tumoransprechen, der Brachytherapietechnik und der verabreichten Dosis (Abbildung 8d) (Pötter und Knocke 2001, Pötter et al. 2007).

Generell stößt der Vergleich zwischen chirurgischer und radioonkologischer Behandlung auf Schwierigkeiten, da einerseits erhebliche Unterschiede in der Behandlung des Stadium IIB zwischen den USA,

Tabelle XV. Studien zur simultanen Radiochemotherapie (RCT) versus Radiotherapie allein (RT); modifiziert nach Dunst und Hänsgen (2001).

Autoren	Tumorstadium	Radiochemotherapie-Gruppe	Kontroll-Gruppe	Relatives Risiko RCT vs. RT (Sterberisiko im Vergleich beider Gruppen)
Keys et al.	IB2	Radiatio + Cisplatin wöchentlich	Radiatio	0,54
Rose et al.	IIB2–IVA	Radiatio + Cisplatin wöchentlich	Radiatio + Hydroxyurea	0,61
Morris et al.	IB2–IVA	Radiatio + Cisplatin + 5-FU	Radiatio (Extended-field-R.)	0,52
Whitney et al.	IIB–IVA	Radiatio + Cisplatin + 5-FU	Radiatio + Hydroxyurea	0,72
Peters et al.	IB–IIA (postoperativ)	Radiatio + Cisplatin + 5-FU	Radiatio	0,5

Tabelle XVI. Ergebnisse der Therapie des Zervixkarzinoms; modifiziert nach Petereit et al. (2000).

Stadium	Therapie	5-Jahresüberleben (%)
0/IA1	Konisation, ggf. Hysterektomie oder Brachytherapie	> 98
IA2	Hysterektomie und pelvine Lymphknotenausräumung oder Strahlentherapie	> 95
IB1	Hysterektomie und pelvine Lymphknotenausräumung oder Strahlentherapie	80–90
IB2–IIA	Wertheimsche Operation und Nachbestrahlung[a]	80
IIB	Primäre Strahlentherapie[a] (Brachy- und Teletherapie)	65–75
III	Primäre Strahlentherapie[a] (Brachy- und Teletherapie)	30–50
IVA	Primäre Strahlentherapie[a] (ggf. Exenteration)	10–15
IVB	Palliative Strahlentherapie, palliative Chemotherapie	0

[a] Die Strahlentherapie sollte nach Möglichkeit als Radiochemotherapie durchgeführt werden.

Europa und dem deutschsprachigen Raum bestehen und deshalb die hier der primären Strahlentherapie zugewiesenen Patientinnen von vornherein eine negative Selektion darstellen. Darüber hinaus besteht die Schwierigkeit des exakten Staging bei alleiniger Strahlentherapie.

Die Tumorkontrolle des Zervixkarzinoms ist eindeutig abhängig von der Dosis, die am Tumorgewebe appliziert werden kann (vgl. Perez et al 1998 für Punkt A und Pötter et al 2007 für die MRT-gestützte adaptive Brachytherapie). Da diese bei Anwendung einer kombinierten Brachy- und Teletherapie höher ist, sind die Ergebnisse regelhaft bei diesen Patienten besser als bei solchen, bei denen aufgrund der Tumorsituation in Zusammenhang mit bestimmten anatomischen Besonderheiten (großer Tumor und enge anatomische Verhältnisse) die Brachytherapie in Dosis und Volumen reduziert werden muss (Logsdon und Eifel 1999; Perez et al. 1991). Der auch in anderen Ländern beklagte ungenügende Einsatz der Brachytherapie (Thompson et al. 2006) kann also die an

sich guten strahlentherapeutischen Behandlungsmöglichkeiten des Zervixkarzinoms einschränken!

Nebenwirkungen der Strahlentherapie

Allgemeines

Die Strahlentherapie muss bei der Behandlung des Zervixkarzinoms sowohl perkutan als auch mit der Brachytherapie die Toleranzgrenzen der umgebenden, nicht tumorbefallenen Organe und Gewebe oft völlig ausschöpfen, damit eine möglichst große Zahl von Tumorheilungen erreicht werden kann. Trotz sorgfältigster Therapieplanung führt diese Grundforderung bei der Therapie gynäkologischer Geschwülste zu einer Rate von schwerwiegenden Spätfolgen bis zu 10 %. Eine Untersuchung aus Dänemark (Pedersen et al. 1994) zeigt, dass bei 422 Patientinnen mit Zervixkarzinomen, die von 1974 bis 1984 mit allerdings vergleichsweise sehr einfachen Co-60- und Linearbeschleunigertechniken behandelt wurden, in den Stadien IIB–IVA die berechnete aktuarische Wahrscheinlichkeit, ohne Rezidiv oder Spätfolgen (Grad I–IV) nach fünf Jahren zu leben, bei 23 ± 2 % liegt. Ein Rezidiv trat stadienabhängig zwischen 48 und 86 % auf, über Spätfolgen aller Schweregrade wurden am Rektosigmoid in 28 %, am Dünndarm in 13 % oder an der Harnblase in 10 % berichtet. Die Schweregrade der Spätfolgen korrelieren mit den FIGO-Stadien. Lanciano et al. (1992) geben 14 % schwerwiegende Spätfolgen nach fünf Jahren an. In einer weiteren Ausarbeitung der Patterns-of-care-Studie an 1686 Patientinnen der Behandlungsjahre 1973, 1978 und 1983 finden Komaki et al. (1995) 16, 15 und 10 % Komplikationen Grad III und höher. In einer Untersuchung an 53 Behandlungszentren in England, in die 1229 Patientinnen des Jahres 1993 einbezogen wurden, ergab sich eine Rate an Grad-III- und -IV-Komplikationen von 6,1 % bzw. aktuarisch 8 % (Denton et al. 2002). Dabei sind die meisten strahlenbedingten Veränderungen innerhalb von fünf Jahren (am häufigsten zwischen dem 3. und 4. Jahr) nachweisbar. Dass in der klinischen Praxis diese relativ hohe Zahl von strahlenbedingten Spätveränderungen aller Schweregrade nicht häufiger auffallen, liegt zum einen an der Tatsache, dass Patientinnen mit hohen Tumorstadien ihrer Erkrankung erliegen, bevor sie radiogene Spätfolgen ausbilden können, zum anderen, dass radiogene Spätwirkungen oft nicht registriert werden, weil die Konsequenz der nachsorgenden Begleitung bestrahlter Patientinnen zu wünschen übrig lässt. Diese Tatsache hat die deutsche Strahlenschutzkommission zu ihrer Empfehlung von 1999 veranlasst, in welcher der behandelnde Radioonkologe verpflichtet wird, mindestens fünf Jahre die von ihm bestrahlten Patienten zu betreuen bzw. sich von den nachsorgenden Gynäkologen über Rezidive und Spätfolgen berichten zu lassen.

Die Differenzialdiagnose von Strahlenfolgen ist gelegentlich schwierig, da das klinische Bild bei Rezidiv- und Strahlenspätfolgen ebenso wie bei Operationsfolgen ähnlich oder auch völlig identisch sein kann (Schmidt-Matthiesen 2000). So findet man eine Hydronephrose als Folge eines Rezidivs, einer operativen Beschädigung des Harnleiters, aber auch als Kombinationsschaden durch Operation und Strahlentherapie. Allerdings führt die Verlaufsbeobachtung meist zu einer eindeutigen Klärung, zumindest in der Abgrenzung zwischen Tumorrezidiv und therapieassoziierten Effekten.

Der Radioonkologe ist verpflichtet, alle Maßnahmen zur Minimierung von Strahlenspäteffekten einzusetzen. Neben einer indikationsgerechten Strahlenthe-

rapie mit optimaler schnittbildgestützter Planung der Teletherapie und der Brachytherapie können strahlenbiologisch determinierte Schutzmaßnahmen, wie bspw. die Hypoxie-Radiotherapie (Strnad et al. 1994) und in jüngster Zeit die intensitätsmodulierte Strahlentherapie (IMRT) und die bildgeführte adaptive Brachytherapie eingesetzt werden (Portelance et al. 2001; Pötter et al. 2007). Für diese Verfahren stehen allerdings Langzeituntersuchungen noch aus, wobei gerade diese zur definitiven Aussage über die letztendlich erreichbare Reduzierung von Strahlenspätfolgen unbedingt notwendig sind (Pedersen et al. 1994; Jung et al. 2001).

Akute Strahlennebenwirkungen

Die akute Morbidität aller Grade einer Strahlenbehandlung im kleinen Becken wird in der bereits dargestellten Untersuchung von Pedersen et al. (1994) mit einfachen Bestrahlungstechniken mit einer Häufigkeit bis zu 60 % im Rektosigmoid und 27 % an der Blase angegeben. Etwa zwei Drittel aller Patienten benötigten eine medikamentöse Therapie. Diese ungewöhnlich hohen Nebenwirkungsraten werden durch andere Untersucher jedoch nicht bestätigt, allerdings trägt die Radiochemotherapie zu einem Gestaltwandel des Nebenwirkungsbildes bei (Nausea, Abgeschlagenheit, hämatologische Toxizität). Hauptsymptom der radiogenen Darmstörung ist die Enteroproktitis (Chao et al. 1999), die zur Diarrhö, zu abdominalen Krampfzuständen und zu Schleimabgängen sowie Schmerzen im Analbereich führt. Sie ist durch die Kriterien der EORTC/RTOG-Klassifikation (Seegenschmiedt et al. 1998) gut zu beschreiben und kann mit geeigneter Diät (ballaststoffarme Ernährung ohne blähende Hülsenfrüchte sowie frischem Obst) und mehreren täglichen Mahlzeiten in vielen Fällen für die Patienten im tolerablen Bereich gehalten werden. Flüssige Stuhlentleerungen sollten jedoch mit Trockenhefepräparaten (Perenterol®) und mit Loperamid (Imodium®) behandelt werden. Eine medikamentöse Dauertherapie mit Colina® (Smektit) hat sich in einer Studie nicht als notwendig und wirkungsvoll erwiesen (Hombrink et al. 2000). Die Proktitis kann auch lokal mit antiphlogistischen Maßnahmen, wie Suppositorien mit Wismut und Zinkoxid, mit Schaumpräparaten, die Kortison enthalten (Colifoam®), oder mit Präparaten, die zur Therapie chronischer Darmentzündungen eingesetzt werden (Sulfasalazin, Aminosalizylsäure, Salofalk® Supp. u. ä.), therapiert werden.

Die zweithäufigste akute Strahlenreaktion ist die radiogene Zystitis, die sich klinisch in einer Dysurie, häufigem Harndrang und schmerzhaften Blasenkrämpfen bemerkbar macht. Neben milden Urologika (Cystium®, Uvalysat®) und spasmolytischen Präparaten (Buscopan®), Spasmex®) erweist sich gelegentlich der Ausschluss einer bakteriellen Infektion als notwendig. Eine solche bakterielle Superinfektion muss gezielt antibiotisch behandelt werden. Auf ausreichende Flüssigkeitszufuhr ist besonders zu achten.

Die Vagina reagiert mit einer radiogenen Entzündung auf die Strahlenbehandlung. Gelegentlich kommen bakterielle und mykotische Superinfektionen hinzu, die häufig unangenehmen Juckreiz verursachen. Eine gezielte Behandlung mit Östrogenovula (Estriol-Ovula®) kann hier hilfreich sein. Beim langsamen Abheilen der vaginalen Entzündung besteht die Gefahr von vaginalen Verklebungen, vor allem im Hochdosisbereich der Brachytherapie in der proximalen Vagina, die ein Kohabitationshindernis darstellen können. Die Patientinnen sind hierüber und über geeignete Gegenmaßnahmen aufzuklären (Bruner et al. 1993; Robinson et al. 1999).

Die Haut stellt bei modernen Bestrahlungsgeräten kein Problemorgan mehr dar, wobei allerdings insbesondere im intertriginösen Bereich (Perineum, Analfalte) gelegentlich stärkere Strahlenreaktionen gesehen werden. Geeignete Hygienemaßnahmen (Duscherlaubnis, ggf. Sitzbäder) reduzieren entgegen früherer Annahmen diese Strahlenreaktionen.

Alle akuten radiogenen Nebenreaktionen sollten vier bis sechs Wochen nach Ende der Strahlenbehandlung komplett abgeheilt sein. Consequential late effects werden am Rektum von Wang et al. (1998), aber auch an Blase und Darm (Jerezek-Fossa et al. 2002) beschrieben und sind auch an der Harnblase bekannt (Dörr und Hendry 2001). Sie begründen die Notwendigkeit, akute Strahlenreaktionen konsequent zu behandeln.

Chronische Strahlennebenwirkungen

Die Irreversibilität chronischer Strahlenfolgen hat zu einer intensiven Beschäftigung mit diesen, die Lebensqualität stark einschränkenden Behandlungsfolgen bei erfolgreich behandelten Patientinnen mit Zervixkarzinom geführt. Zum einen sind in jüngster Zeit erste positive Berichte über prädiktive Verfahren, z. B. durch Untersuchungen der Lymphozytensensitivität (West et al. 2001) erschienen, zum anderen sind sehr umfangreiche Scoring-Systeme getestet und angewandt worden, wobei sich das LENT/

SOMA-System trotz seiner sehr schwierigen Handhabung als nützlich erwiesen hat (Anacak et al. 2001). In Zukunft wird wahrscheinlich der Common Toxicity Score (CTC) auch in der Dokumentation von Strahlenfolgen in der gynäkologischen Radioonkologie zur Anwendung kommen (CTC, version 3.0). Gründliche Analysen zeigen, dass die chronische Strahlenreaktion an Rektum und Harnblase einen typischen strahlenbiologisch determinierten Strahlenspäteffekt darstellt, also wenig von der Gesamtbehandlungszeit (Perez et al. 1996), aber sehr von der Höhe der Fraktionsdosis (Jereczek-Fossa et al. 1998) abhängt. Die HDR-Brachytherapie mit ihren großen Einzeldosen – allerdings bezogen auf sehr kleine Zielvolumina – kann diese strahlenbiologische Problematik noch verstärken (Herrmann et al. 1993; Uno et al. 1998).

Die chronische radiogene Proktitis stellt die häufigste Nebenwirkung einer Strahlentherapie im kleinen Becken dar. Sie tritt nach symptomlosem Intervall ca. sechs Monate bis zwei Jahre (Svoboda et al. 1999; Georg et al. 2008) nach Abklingen der Früheffekte mit Schleim- und Blutabgängen auf, die in schweren Fällen zur Stenose oder zur Fistelbildung (1–2 % nach Perez et al. 1998) führen können. Die medikamentöse Therapie besteht aus den bei der akuten Rektumreaktion bereits genannten lokalen Maßnahmen mit antientzündlichen kortisonhaltigen Zubereitungen und Klistieren. Über Inkontinenzsymptome wird berichtet (Perez 1998). Radiogene Fisteln bedürfen der Entlastung durch einen Anus praeter und sollten im Weiteren konsequent konservativ behandelt werden.

Die Strahlenreaktion der Harnblase, die besonders häufig nach drei bis vier Jahren zu beobachten ist (Chao 1999), führt zu einer chronischen Strahlenblase mit zystoskopisch erkennbarer Schleimhaut mit Teleangiektasien und der Schrumpfung des Hohlorgans. Klinisch treten neben einer erhöhten Miktionsfrequenz und Blasenbluten gelegentlich Zeichen der Harninkontinenz auf. Schwere Nebenwirkungen werden in 1–2 % nach zehn Jahren beschrieben. Neben lokalen symptomatischen Maßnahmen durch den Urologen, wie Laserverödung blutender Schleimhautareale und Kortisoninstillation, ist gelegentlich ein operatives Vorgehen erforderlich, das dann häufig mit perkutanen Harnableitungen verbunden ist. Blasen-Scheiden-Fisteln bedürfen ebenfalls der chirurgischen Therapie. Die Therapie mit hyperbarem Sauerstoff scheint besonders bei Blasen-, aber auch bei Darmkomplikationen von Nutzen zu sein (Norkool et al. 1993; Consensus Conference ESTRO 2002).

Chronische Strahlenwirkungen an der Vagina machen sich vor allem durch eine fehlende Lubrifikation infolge der radiogenen Beeinträchtigung der schleimbildenden Drüsen, durch Verengungen und Verkürzungen sowie durch Elastizitätsverlust der Scheidenwand bemerkbar. Vorübergehend kann es zu Kontaktblutungen bei Kohabitation kommen, die auf ausgeprägte Teleangiektasien vor allem im Hochdosisbereich der Brachytherapie zurückzuführen sind. Diese Veränderungen können insgesamt ein Kohabitationshindernis darstellen, das häufig mit Dyspareunie vergesellschaftet ist.

Aktuelle Studien zeigen als Folge der Therapie des Zervixkarzinoms eine Reduktion der Kohabitationen (Lotze 1990), aber auch weitere Einschränkungen in Orgasmusfähigkeit und sexueller Befriedigung (Bergmark et al. 2005; Donovan et al. 2007). Um eine Verklebung der Scheidenwände mit Scheidenstenosierung zu vermeiden, ist nach Ende der Strahlentherapie häufig die Anwendung geeigneter Scheidendilatoren (Robinson et al. 1999; White und Faithfull 2006; Donovan et al. 2007) erforderlich. Diese Probleme müssen spätestens beim Abschlussgespräch zu Ende einer Strahlentherapie-Serie durch den behandelnden Radioonkologen artikuliert werden.

Einer besonderen Erwähnung bedarf die radiogene Ureterstenose, die nach Wertheim-Operationen mit nachfolgender Strahlenbehandlung besonders häufig – offensichtlich als Kombinationsschaden – auftreten kann. In der Literatur werden Zahlen von 0,3–2,5 % nach 20 Jahren bei Patients nach definitiver Radiotherapie genannt (Maier et al. 1998; McIntyre et al. 1995). Im deutschen Schrifttum bei intensiverem Einsatz von operativen Maßnahmen werden bis zu 10 % (Schmidt-Matthiesen 1986) angegeben. Die Behandlung muss durch den Urologen erfolgen und besteht neben einer inneren Schienung vor allem in einer operativen Neuimplantation des Ureters in die Harnblase. Falls eine perkutane Nephrostomie durchgeführt werden muss, ist diese Maßnahme mit einer deutlichen Einschränkung der Lebensqualität für die Patientin verbunden.

Eine Besonderheit stellt ein radiogenes Ulkus im Dünndarm, meist in postoperativ fixierten Dünndarmschlingen dar, das dann oft in unmittelbarer Nähe des Zielvolumens der Afterloading-Therapie auftritt und sich durch Schmerzen, okkulte Blutabgänge oder Arrosionsblutungen äußern kann. Sowohl Diagnose als auch Therapie sind schwierig, da im radiogen vorbelasteten Gebiet nach chirurgischen Maßnahmen nicht nur eine schlechte Heilungstendenz besteht, sondern auch oft durch den operativen

Eingriff weitere Komplikationen initiiert werden (Svoboda et al. 1999). Allerdings stellt eine durchgemachte abdominale Operation generell einen in multivariater Analyse statistisch signifikanten negativen Faktor für eine radiogene Darmkomplikation dar (Lanciano et al. 1992; Fine et al. 1995). Offensichtlich wird die chronische gastrointestinale Strahlenreaktion auch dosislimitierend bei modernen Therapieformen wie der Hadronenbestrahlung (Kajo et al. 2006).

Strahlenreaktionen am Knochen treten mit einer Häufigkeit von ca. 5 % (Grigsby et al. 1995) oft nach vielen Jahren auf, allerdings in einem Krankengut von 1313 Patienten der Jahre 1954–1992 mit ventrodorsalen Linearbeschleunigertechniken mit Erfassung der Schenkelhälse. Typische Prädilektionsstellen sind die Schenkelhälse, das Os sacrum mit den Ileosakralfugen sowie Scham- und Sitzbein. Auf die Möglichkeit auch einer früheren Ausprägung schon in den ersten Jahren nach Therapie weisen Höller et al. (2001) hin. Das röntgenologische Bild, in Beziehung zu Feldkontrollaufnahmen gesetzt, erlaubt Diagnose und Differenzialdiagnose zu ossären metastatischen Infiltrationen. Starke Schmerzsymptomatik und pathologische Frakturen sind typisch. Die Behandlung sollte, wenn möglich, chirurgisch erfolgen.

Differenzialdiagnostisch sind von den – eher seltenen – Schmerzen als Folge einer radiogenen Knochenschädigung diffuse Beckenschmerzen abzutrennen, die multikausal bedingt sein können. Zum einen ist die diffuse Umwandlung des Beckenbindegewebes bei den notwendigen Dosen zu erwähnen („frozen pelvis"), unter Umständen vergesellschaftet auch mit chronischen Beinödemen, zum anderen sind aber auch hormonelle Ausfallerscheinungen als Folge der Ovarialbestrahlung mit Atrophie und erhöhter Vulverabilität der Genitalien (Lotze 1990) Ursachen für diese oft beklagten Schmerzzustände. Eine Hormonersatztherapie ist insbesondere bei prämenopausalen Frauen mit Zervixkarzinomen erforderlich.

Die radiogenen Plexusaffektionen stellen eine ausgesprochene Seltenheit dar und werden erst nach Dosen von 70–80 Gy (Georgiou et al. 1993) oder unkonventionellen Fraktionierungsrhythmen (Svoboda et al. 1999) beobachtet. Sie sind nur einer symptomatischen Therapie zugänglich.

Bei gut geplanter Strahlenbehandlung mit modernen Linearbeschleunigern sollten Strahlen-Spätreaktionen der Haut – wie sie aus der Röntgen-Tiefentherapie-Ära mit chronischen Radiodermen, Fibrosen und Teleangiektasien bekannt sind – nicht mehr beobachtet werden. Als stochastische Spätreaktionen sind – wie bei allen prognostisch günstigen Tumoren – Sekundärneoplasien zu erwähnen (siehe Kap. „Späte Strahlenveränderungen der Gewebe"), deren Behandlung eine besondere Herausforderung für alle onkologischen Fachrichtungen darstellt.

Rezidive

Pelvine Rezidive eines Zervixkarzinoms können sowohl bei bestrahlten als auch bei ausschließlich operierten Patienten in Abhängigkeit von der Präsenz bekannter negativer Prognoseparameter mit einer Häufigkeit bis zu ca. 30 % (Chou et al. 2001) auftreten, die überwiegende Zahl in den ersten zwei Jahren nach der Erstbehandlung (Schmidt-Matthiessen et al. 2000; Sasaoka et al. 2001). Das klinische Bild ist abhängig von der Lage des Rezidivtumors mit zentraler oder lateraler Lokalisation im kleinen Becken. Häufigste Symptome sind – abhängig von der Lokalisation – die Trias Beinödeme, Hydronephrose und ischialgiforme Schmerzen (Grigsby et al. 1993), gelegentlich liegt auch eine abdominale Schmerz- und Darmstenose-Symptomatik vor. Die Diagnose kann oft durch eine klinisch-gynäkologische Untersuchung und/oder mit einer CT- und MR-Untersuchung gestellt werden. Mit diesen Verfahren ist bei zentralem Sitz eine klinisch geführte Biopsie, bei lateralem Sitz eine bildgestützte Feinnadelbiopsie zur histologischen Sicherung des Rezidivtumors nahezu immer möglich.

Die Behandlung von Rezidiven eines Zervixkarzinoms erfolgt stets in enger Kooperation zwischen Gynäkologen, Radioonkologen, internistischen Onkologen, Urologen und Abdominalchirurgen. Für das radioonkologische Therapiekonzept sind grundsätzlich drei verschiedene Situationen zu unterscheiden.

Zentrales Rezidiv

Scheidengrund (postoperativ); Scheide, Zervix, proximale Parametrien (nach definitiver Strahlentherapie).

Neben einem operativen Vorgehen kommt in diesen Fällen der intravaginalen und interstitiellen Brachytherapie eine besondere Bedeutung zu. Die Lokalisation und das Volumen des Rezidivs spielen neben der Länge des rezidivfreien Intervalls und der Art der Vorbehandlung die entscheidende Rolle für die einzuschlagende Therapiestrategie. Stets sollten zusätzliche Behandlungsverfahren wie vor allem die Platin-

basierte Chemotherapie (Nguyen und Nordquist 1999) in das Behandlungskonzept einbezogen werden, gegebenenfalls auch die Hyperthermie (Annweiler und Sack 1996).

Wenn in der postoperativen Situation primär keine Strahlentherapie erfolgte, so erlaubt die noch nicht ausgeschöpfte radiogene Toleranz eine Strahlenbehandlung bis zu einer Dosis von 60–80 Gy, meist in einer Kombination von Tele- und Brachytherapie, wobei eine entsprechende Anpassung des Zielvolumens der Brachytherapie an das Rezidiv und an die perkutanen Felder sowohl aus physikalischer als auch aus biologischer (hohe Einzeldosen bei der HDR-Brachytherapie!) Sicht erfolgen muss. Wichtige Prognosefaktoren in dieser Situation sind die Tumormasse, die Radikalität einer eventuell möglichen Zervixoperation und die Bestrahlungsdosis, die besonders als Brachytherapie verabfolgt werden sollte (Hille et al. 2003; Weitmann et al. 2006).

Wenn in der postoperativen Situation eine Strahlentherapie erfolgte, ist nur bei vaginalen Rezidiven, die einer Brachytherapie gut zugänglich sind, eine erneute definitive Behandlung möglich. Bei einer Lokalisation des Rezidivs mit Ausdehnung in die Parametrien ist in der Regel lediglich eine palliative teletherapeutische Maßnahme angezeigt.

Eine besondere Situation stellt eine ausschließlich mit Brachytherapie oder Teletherapie durchgeführte Primärtherapie dar. Das Vorgehen ist hierbei in entscheidender Weise von der Lokalisation und dem Volumen des Rezidivs abhängig. Ein operatives Vorgehen sollte abhängig vom klinischen Gesamtbild erwogen werden. Prinzipiell sind bei Patientinnen mit zentralen Rezidiven nach Strahlentherapie chirurgisch-exenterative Verfahren möglich. Der Erfolg von diesen Behandlungskonzepten hängt im Wesentlichen von einer sorgfältigen Patientenselektion und -aufklärung ab. In bestimmten Fällen kann eine perkutane Strahlenbehandlung oder eine Brachytherapie unter Berücksichtigung der Toleranzausschöpfung der Ersttherapie an kritischen Strukturen (Rektum, Blase, Darm, Ureter) durchgeführt werden, die insbesondere bei der HDR-Brachytherapie mit den applizierten großen Fraktionsdosen besondere strahlentherapeutische Expertise verlangt. Meist ist allerdings in diesen Fällen ausschließlich eine palliative Zielsetzung möglich. Eine erneute definitive Radiotherapie zur Erzielung einer anhaltenden Remission ist bestimmten günstigen Situationen vorbehalten, z. B. kleines Rezidiv an der Zervix bzw. in einem Abschnitt der Vagina, der nicht die Gesamtdosis der primären Radiotherapie erhielt.

Rezidiv an der Beckenwand

Diese häufigste Rezidivform (Horiot et al. 1988) kann von Gynäkologen durch ausgedehnte Operationen (Höckel 1996) nur dann erfolgreich behandelt werden, wenn es sich um relativ kleine Befunde (Rezidive < 5 cm, mehr als 5 % Monate Abstand zur Ersttherapie, keine Fernmetastasen) handelt. Ausgedehnte Operationen (Exenterationen) sind in der Vergangenheit zwar gelegentlich – auch in Kombination mit intraoperativer Strahlentherapie (Garton et al. 1993) – angewandt worden (Lawhead et al. 1989); die der Patientin verbleibende Lebensqualität nach den ausgedehnten Eingriffen und die insgesamt doch nur begrenzte Verbesserung der Prognose haben jedoch eher zu einer sehr kritischen Haltung gegenüber diesen Eingriffen geführt (Höckel et al. 1996). Für die radioonkologische Therapie ist entscheidend, ob die Primärtherapie eine Strahlenbehandlung bereits beinhaltete. In diesen Fällen (ca. 85 % aller Beckenwandrezidive) sind in der Regel die Toleranzgrenzen des Normalgewebes der Umgebung ausgeschöpft gewesen und eine erneute Strahlentherapie kann nur mit einer Teiltoleranz durch Erholung rechnen, wobei ein längerer Abstand zur Erstbehandlung diese Toleranz erhöht. Trotzdem sind in diesen Fällen nur Dosen von ca. 30–40 Gy applizierbar. Deshalb sollten zusätzliche Verfahren wie Chemotherapie (Nguyen und Nordquist 1999) und Hyperthermie (Rietbroek et al. 1997; Dinges et al. 1998; van der Zee et al. 2000) angewandt werden. Ist dagegen die Erstbehandlung ausschließlich chirurgisch erfolgt, so kann das Rezidiv bis zur Ausschöpfung der Toleranzgrenzen von mindestens 60 Gy mit einer perkutanen Radiochemotherapie behandelt werden, wobei hier die 3-D-konformale Radiotherapie und gegebenenfalls die IMRT gefordert werden muss, da Standardtechniken der besonderen Situation in der Regel nicht gerecht werden können. Ein Beckenwandrezidiv kann in ausgewählten Fällen auch eine interstitielle Brachytherapie erhalten (Morita 1997; Monk et al. 2002), was jedoch nur bei guter Kooperation zwischen Gynäkologen und Radioonkologen gelingt und hohe Anforderungen an die Bestrahlungsplanung stellt (Delclos und Edwards 1990; Kolotas et al. 2000).

Rezidive in den paraaortalen Lymphknoten

Diese Form der erneuten Tumormanifestation stellt in vielen Fällen kein eigentliches Rezidiv, sondern eine Progression der Erkrankung außerhalb des kleinen Beckens dar (Chou et al. 2001). Oft verbindet sie sich mit Fernmetastasen (Sasaoka et al. 2001). Aller-

dings werden auch bei pelvinen Rezidiven häufig paraaortale Metastasen gleichzeitig beobachtet (Humberto et al. 1992; Stock et al. 1994). Eine Radiochemotherapie mit kurativer oder auch palliativer (bei weiteren Fernmetastasen) Zielstellung ist mit Dosen von 50 bzw. 40 Gy indiziert. Die Wahl kleinerer Fraktionsdosen (1,5–1,8 Gy) und eine 3-D-geplante Vier-Felder-Technik erhöhen die Verträglichkeit der Strahlenbehandlung im abdominalen Bereich.

Generell ist die Prognose von Rezidiven oder Metastasen eines Zervixkarzinoms schlecht. Sasaoka et al. (2001) berichten über eine Überlebenszeit nach Diagnose des Rezidivs von elf Monaten bei Rezidiven des Beckens und von 18,9 Monaten bei Fernmetastasen. In dieser Untersuchung konnte allerdings durch eine operative oder radiotherapeutische Salvage-Therapie eine Fünfjahres-Überlebensrate von 11 bzw. 18 % erreicht werden. Eine alleinige Chemotherapie im Rezidivfall, auch mit palliativer Zielstellung, wird gegenwärtig kontrovers diskutiert, da häufig die Toxizität die Lebensqualität der Patientin sehr einschränkt und der Effekt vor allem bei lokalen Rezidiven mit Vorbestrahlung gering ist (Tutt et al. 1999). Die Anwendung von Cisplatin-haltigen Kombinations-Chemotherapien gilt heute als Standard. Insbesondere die Kombination mit Topotecan hat gegenüber einer Cisplatin-Monotherapie Vorteile beim Gesamtüberleben gezeigt (Long et al. 2005). Auch scheinen Kombinationen von Chemotherapie und Hyperthermie (Rietbroek et al. 1996, 1997; de Wit et al. 1999) bei akzeptabler Toxizität eine gute Palliation zu erlauben. Eine Übersicht über Fernmetastasen des Zervixkarzinoms und ihre Therapiemöglichkeiten findet sich bei Carstens (1997).

Nachsorge

Die Nachsorge gynäkologischer Malignome sollte gemeinsam mit dem Gynäkologen erfolgen, wenn auch die juristische Verantwortung für die Durchführung der Nachuntersuchungen nach der deutschen Strahlenschutzgesetzgebung bei bestrahlten Patienten ausschließlich beim Radioonkologen liegt (Richtlinie Strahlenschutz). Angesichts der in den ersten Jahren nach Therapie besonders hohen Inzidenz von Rezidiven (Sasaoka et al. 2001) hat sich eine anfangs engmaschige Kontrolle in Abständen von etwa drei Monaten bewährt. Sie muss neben der Rezidiverfassung auch auf eventuell eingetretene Strahlenfolgen an Rektum, Blase, Darm, Scheide und Ovar bei prämenopausalen Frauen achten. Nach zwei bis drei Jahren kann die Nachuntersuchung in größeren Abständen erfolgen. Erst eine

Follow-up-Periode von etwa fünf Jahren erlaubt eine weitestgehende Erfassung von chronischen Strahlenreaktionen (Herrmann 1999; Jung et al. 2001). Als davon abweichende Besonderheit sind chronische Strahlenfolgen am Knochen und an den Nerven der unteren Extremitäten (Georghiu et al. 1993) zu nennen, die auch noch nach zehn Jahren bei bis dahin völlig symptomfreiem Verlauf auftreten können. Die Einbeziehung der Feldkontrollaufnahmen in das diagnostische Vorgehen in diesen Fällen erlaubt häufig eine eindeutige Zuordnung, wenngleich differenzialdiagnostisch stets auch ein Spätrezidiv oder eine ossäre Metastase berücksichtigt werden muss, zumal die klinische Symptomatik mit starken Schmerzzuständen oft der einer späten Strahlenreaktion ähnelt.

Eine Besonderheit der Nachbetreuung gynäkologischer bestrahlter Tumorpatienten besteht in der psychoonkologischen Führung und Beratung (Robinson et al. 1999) der betroffenen Frauen auch hinsichtlich sexueller Aktivität und dieser einschränkenden

vaginalen lokalen Strahlenfolgen, so der Verklebung bzw. der verminderten Lubrikation der Vagina (Bergmark et al. 1999). Diese Probleme, über die oft von den Patientinnen als Therapiefolgen berichtet wird, können Partnerschaft und Lebensqualität (Cull et al. 1993) erheblich belasten. Sie werden auch in der radioonkologischen Literatur zunehmend stärker angesprochen (Flay und Matthews 1995). In der Beratung radioonkologischer Patientinnen sollte der Strahlentherapeut von sich aus auch die Notwendigkeit der Dehnung der bestrahlten Scheide ansprechen, z. B. durch geeignete Expander, um Verklebungen zu verhindern (Robinson et al. 1999), und auf die baldige Aufnahme des Geschlechtsverkehrs nach Ende der Strahlentherapie und die Unbedenklichkeit sexueller Aktivitäten hinsichtlich der Möglichkeit des Auftretens von Rezidiven oder Strahlenfolgen hinweisen (Bruner et al. 1993). Der Radioonkologe sollte den Patientinnen die notwendige Information für eine möglichst uneingeschränkte Partnerschaft mit hoher Lebensqualität nach der Krebserkrankung vermitteln (Lotze 1990).

Schlüsselliteratur

AJCC: Cancer staging handbook, TNM classification of malignant tumors. Springer Berlin 2002

Annweiler H, Sack H: Cervix uteri. In: Scherer E, Sack H (Hrsg) Strahlentherapie, Radioonkologische Onkologie. Springer Berlin 1996

AWMF-Leitlinie: Diagnostik und Therapie des Zervixkarzinoms 2004

Canavan TP, Doshi NR: Cervical Cancer. Am Fam Physician 61 (2000) 1369–1376

Chao KS Clifford: Uterine cervix. In: Radiation oncology: management decisions. Lippincott-Raven 1999

Eifel PJ, Levenback C: Cancer of the female lower genital tract. Decker Hamilton (Canada) 2001

Eifel PJ: Chemoradiation for carcinoma of the cervix: advances and opportunities. Radiat Research 154 (2000) 229–236

Fyles AW, Milosevic M, Pintilie M et al: Anemia, hypoxia and transfusion in patients with cervix cancer: a review. Radiother Oncol 57 (2000) 13–19

Gerbaulet A, Pötter R, Haie-Meder C: Cervix Cancer. In: Gerbaulet A, Pötter R, Mazeron JJ et al (eds) ESTRO brachytherapy handbook. Arnold London

Green JA, Kirwan JW, Tierney JF et al: Survival and recurrence after concomitant chemotherapy and radiotherapy for cancer of the uterine cervix a systematic review and meta-analysis. Lancet 358 (2001) 781–786

Hänsgen G, Kuhnt Th, Pigorsch S et al: Adjuvante simultane Radiochemotherapie nach operiertem Uteruskarzinom in der High-Risk-Situation. Strahlenther Onkol 178 (2002) 71–77

Pedersen D, Sogaard H, Overgaard J et al: Prognostic value of pretreatment factors in patients with locally advanced carcinoma of the uterine cervix treated by radiotherapy alone. Acta Oncol 34 (1995) 787–795

Perez CA. Uterine cervix. In: Perez CA, Brady LW (eds) Principles and practise of radiation oncology. Lippincott-Raven Philadelphia 1997, 1733–1834

Schneider A, Dürst M, Jochmus I et al: Epidemiologie, Ätiologie und Prävention des Zervixkarzinoms. Onkologe 4 (1998) 110–123

Thomas GM: Concurrent chemotherapy and radiation for locally advanced cervical cancer: the new standard of care. In: Petereit DG (ed) Gynecologic cancer: Evolving management issues. Sem Radiat Oncol (10) (2000) 44–50

Gesamtliteratur

AJCC: Cancer staging handbook, TNM classification of malignant tumors. Springer Berlin 2002

Anacak Y, Yalman D, Özsaran Z et al: Late radiation effects to the rectum and bladder in gynecologic cancer patients: the comparison of LENT/SOMA and RTOG/EORTC late-effects scoring systems. Int J Radiat Oncol Biol Phys 50(5) (2001) 1107–1112

Annweiler H, Sack H: Cervix uteri. In: Scherer E, Sack H (Hrsg) Strahlentherapie, Radioonkologische Onkologie. Springer Berlin 1996

Annweiler H, Stuschke M, Kummermehr J et al: Accelerated and hyperfractionated external and intracavitary radiotherapy as primary treatment of advanced cervical cancer. Radiother Oncol 31 (1994) 14

AWMF-Leitlinie: Diagnostik und Therapie des Zervixkarzinoms 2004

Baltzer J, Löning T, Riethdorf L et al: Klassifikation maligner Tumoren der weiblichen Genitalorgane. Springer Heidelberg 2005

Baltzer J, Meerpohl HG, Bahnsen J: Anforderungen an die histopathologische Befundung. In: Baltzer J, Meerpohl HG, Bahnsen J (Hrsg) Praxis der gynäkologischen Onkologie. Konzepte für das differenzierte Vorgehen in Diagnostik, Therapie und Nachsorge, Thieme Stuttgart 2000

Baltzer J: Zervixkarzinom. Diagnostische Verfahren und Therapie der Früh- und Vorstadien. Onkologe 7 (2001) 827–841

Barillot I, Horiot JC, Maignon P et al: Maximum and mean bladder dose defined from ultrasonography. Comparison with the ICRU reference in gynaecological brachytherapy. Radiother Oncol 30 (1993) 231–238

Becker N, Wahrendorf J: Krebsatlas der Bundesrepublik Deutschland. Springer, Berlin (1997) 386–403

Benedet JL, Odicino F, Maisonneuve P et al: Carcinoma of the cervix uteri. J Epidemiol Biostat 6 (2001) 5–44

Benedett JL, Anderson GH: Stage IA carcinoma of the cervix revisited. Obst Gynaecol 97 (1996) 1052–1059

Bergmark K, Avall-Lundquist E, Dickman PW et al: Synergy between sexual abuse and cervical cancer in causing sexual dysfunction. J Sex Marital Ther 2005 31 (5) 361–383

Bergmark K, Avall-Lundquist E, Dickman PW et al: Vaginal changes and sexuality in women with a history of cervical cancer. N Engl J Med 340 (1999) 1383–1389

Bergstrom R, Sparen P, Adami HO: Trends in cancer of the cervix uteri in Sweden following cytological screening. Br J Cancer 81 (1999) 159–166

Böcker W, Denk H, Heitz PU: Pathologie. Urban und Schwarzenberg München 1997

Bravo I, Sansonetti F, Craveiro R et al: Alteration of Ki-67, DNA content and cell cycle distribution during radiotherapy for cervix cancer. Radiat Oncol Invest 3 (1995) 34–41

Bruner DW, Lanciano R, Keegan M et al: Vaginal stenosis and sexual function following intracavitary radiation of the treatment of cervical and endometrial carcinoma. Int J Radiat Oncol Biol Phys 27 (4) (1993) 825–830

Burghardt E, Webb KJ, Monaghan JM et al: Surgical gynecologic oncology. Thieme Stuttgart 1993

Canavan TP, Doshi NR: Cervical Cancer. Am Fam Physician 61 (2000) 1369–1376

Carstens D: Palliative radiation therapy in female genital cancers. In: Vahrson HW (ed): Radiation oncology of gynecological cancers. Springer Berlin 1997

Chang TC, Lai CH, Hong JH et al: Randomized trial of neoadjuvant cisplatin, vincristine, bleomycine, and radical hysterectomy versus radiation therapy for bulky stage IB and IIA cervical cancer. J Clin Oncol 8 (2000) 1740–1747

Chao KS Clifford: Uterine cervix. In: Radiation oncology: management decisions. Lippincott-Raven 1999

Chatani M, Matayoshi Y, Masaki N et al: Prophylactic irradiation of para-aortic lymph nodes in carcinoma of the uterine cervix. Strahlenther Onkol 171 (1995) 655–660

Chou HH, Wang CC, Lai CH et al: Isolated paraaortic lymph node recurrence after definitive irradiation for cervical carcinoma. Int J Radiat Oncol Biol Phys 51 (2) (2001) 442–448

Clark BG, Souhami L, Roman TN et al: The prediction of late rectal complications in patients treated with high dose-rate brachytherapy for carcinoma of the cervix. Int J Radiat Oncol Biol Phys 38 (5) (1997) 989–993

Coia L, Won M, Lanciano R et al: The patterns of care outcome study for cancer of the uterine cervix. Results of the Second National Practice survey. Cancer 66 (12) (1990) 2451–2456

Colombo A, Landoni F, Maneo A et al: Neoadjuvant chemotherapy to radiation and concurrent chemoradiation for locally advanced squamous cell carcinoma of the cervix: a review of the recent literature. Tumori 84 (1998) 229–237

Common toxicity score: http://ctep.cancer.gov/forms/CTCAEv3.pdf

Consensus Conference ESTRO: Hyperbaric oxygen. Therapy in the treatment of radiation-induced lessions in normal tissues. Radiother Oncol 62 (2002)

Creasman WT: New gynaecologic cancer staging. Gynaecol Oncol 58 (1995) 157–158

Crook J, Esche BA: The uterine cervix. In: Cox JD (ed) Moss radiation oncology. Mosby St. Louis 1994

Cull A, Cowie VJ, Farquharson DI et al: Early stage cervical cancer: psychosocial and sexual outcomes. Br J Cancer 68 (6) (1993) 1216–1220

Dale E, Olsen DR: Specification of the dose to organs at risk in external beam radiotherapy. Acta Oncol 36 (2) (1997) 129–135

Dattoli MJ, Gretz HF III, Beller U et al: Analysis of multiple prognostic factors in patients with stage IB cervical cancer: age as a major determinant. Int J Radiat Oncol Biol Phys 17 (1989) 41–47

de Wit R, van der Zee J, van der Burg ME et al: A phase I/II study of combined weekly systemic cisplatin and locoregional hyperthermia in patients with previously irradiated recurrent carcinoma of the uterine cervix. Br J Cancer 80(9) (1999) 1387–1391

Delclos L, Edwards C: Intraoperative gold grain implants for lateral pelvic wall recurrences (gynecologic malignancies): a preliminary communication of the MDAACC experience (1972–1988). Acta Radiol Port 2 (1990) 95–99

Delgado G, Bundy BN, Fowler WC et al: A prospective surgical pathological study of stage I squamous carcinoma of the cervix: a Gynecologic Oncology Group study. Gynecol Oncol 35 (1989) 314–320

Denton AS, Bond SJ, Matthew S et al: Treatment-related morbidity and hospital league tables: experience from a national audit of radiotherapy-induced morbidity in cervical carcinoma. Clin Oncol 14 (2002) 40–42

Devesa SS, Silverman DT, Young JL et al: Cancer incidences and mortality trends among whites in the United States, 1947–1984. J Natl Cancer Inst 79 (1987) 701–770

Dimopoulos JC, Kirisits C, Petric P et al: The Vienna applicator for combined intracavitary and interstitial brachytherapy of cervical cancer: clinical feasibility and preliminary results. Int J Radiat Oncol Biol Phys 66 (1) (2006) 83–90

Dinges S, Harder C, Wurm R et al: Combined treatment of inoperable carcinomas of the uterine cervix with radiotherapy and regional hyperthermia. Strahlenther Onkol 174 (10) (1998) 517–521

Donovan KA, Taliaferro LA, Alvarez EM et al: Sexual health in women treated for cervical cancer: characteristics and correlates. Gynecol Oncol 2007 104 (2) 428–434

Dörr W, Hendry JH: Consequential late effects in normal tissues. Radiother Oncol 61 (2001) 223–231

Dunst J, Hänsgen G: Simultaneous radiochemotherapy in cervical cancer: recommendations for chemotherapy. Strahlenther Onkol 177 (2001) 635–640

Dunst J, Sauer R: Simultane Radiochemotherapie mit Cisplatin verbessert Überleben bei Patientinnen mit Zervixkarzinom. Strahlenther Onkol 175 (1999) 257–258

Durand RE, Aquino-Parsons C: Predicting response to treatment in human cancers of the uterine cervix: sequential biopsies during external beam radiotherapy. Int J Radiation Oncology Biol Phys 58 (2) (2004) 555–560

Eifel PJ, Berek JS, Thigpen JT: Cancer of the cervix, vagina and vulva. In: DeVita VT, Hellmann S, Rosenberg SA (eds) Cancer – principles and practise of oncology. Lippincott-Raven Philadelphia 1997

Eifel PJ, Levenback C: Cancer of the female lower genital tract. Decker Hamilton (Canada) 2001

Eifel PJ, Morris M, Wharton JT et al: The influence of tumor size and morphology on the outcome of patients with FIGO stage IB squamous cell carcinoma of the uterine cervix. Int J Radiat Oncol Biol Phys 29 (1994) 9–16

Eifel PJ, Moughan J, Owen J et al: Patterns of radiotherapy practice for patients with squamous carcinoma of the uterine cervix: patterns of care study. Int J Radiat Oncol Biol Phys 43(2) (1999) 351–358

Eifel PJ, Thomas WW, Smith TL et al: The relationship between brachytherapy dose and outcome in patients with bulky endocervical tumors treated with radiation alone. Int J Radiat Oncol Biol Phys 28 (1994) 113–119

Eifel PJ: Chemoradiation for carcinoma of the cervix: advances and opportunities. Radiat Research 154 (2000) 229–236

Engin G: Cervical cancer: MR imaging findings before, during, and after radiation therapy. Eur Radiol 16 (2006) 313–324

Erridge SC, Kerr GR, Downing D et al: The effect of overall treatment time on the survival and toxicity of radical radiotherapy for cervical carcinoma. Radiother Oncol 63 (2002) 59–66

Fagundes H, Perez CA, Grigsby PW et al: Distant metastases after irradiation alone in carcinoma of the uterine cervix. Int J Radiat Oncol Biol Phys 24 (1992) 197–204

Falkenberry SS: Cancer in pregnancy. Surg Onc Clin 7 (1998) 375–397

Fellner C, Pötter R, Knocke TH et al: Comparison of radiography- and computed tomography-based treatment planning in cervix cancer in brachytherapy with specific attention to some quality assurance aspects. Radiother Oncol 58 (2001) 53–62

Ferrer F, Sabater S, Farrus B et al: Impact of radiotherapy on local control and survival in uterine sarcomas: a retrospective study from the group ONCOLOGIC CATALÄOCCITA. Int J Radiat Oncol Biol Phys 44 (1999) 47–52

Ferrigno R, Santos Novaes PER, Pellizzon ACA et al: High-dose-rate brachytherapy in the treatment of uterine cervix cancer. Analysis of dose effectiveness and late complications. Int J Radiat Oncol Biol Phys 50 (5) (2001) 1123–1135

FIGO Committee on Gynecologic Oncology: FIGO staging classifications and clinical practice guidelines in the management of gynaecologic cancers. Int J Gynaecol Obstet 70 (2000) 209–262

Fine BA, Hempling RE, Piver MS et al: Severe radiation morbidity in carcinoma of the cervix: Impact of pretherapy surgical staging and previoussurgery. Int J Radiat Oncol Biol Phys 31 (1995) 717–723

Flay LD, Matthews JHL: The effects of radiotherapy and surgery on the sexual function of women treated for cervical cancer. Int J Radiat Oncol Biol Phys 31 (1995) 399–404

Fletcher GH, Hamburger AD: Female pelvis. Squamous cell carcinoma of the uterine cervix. In: Fletcher GH (ed) Textbook of radiotherapy. Lea and Febiger Philadelphia (1980) 720–789

Flückinger F, Ebner F, Poschauko H et al: Cervical cancer: Serial MR imaging before and after primary radiation therapy – a 2-year-follow-up-study. Radiology 184 (1992) 89–93

Fowler JF: The radiobiology of brachytherapy. In: Martinez, Orton, Mould (eds) Brachytherapy HDR and LDR. Nucletron, Leersum (Netherlands) (1990) 121–137

Friedberg V: Möglichkeiten und Grenzen der Exenterations-Chirurgie. Gynäkologe 29 (1996) 335–338

Fyles AW, Keane T, Barton M et al: The effect of treatment duration in the local control of cervix cancer. Radiotherapy and Oncology 25 (1992) 273–279

Fyles AW, Milosevic M, Pintilie M et al: Anemia, hypoxia and transfusion in patients with cervix cancer: a review. Radiother Oncol 57 (2000) 13–19

Fyles AW, Pintilie M, Kirkbride P et al: Prognostic factors in patients with cervix cancer treated by radiation therapy: results of a multiple regression analysis. Radiother Oncol 35 (1995) 107–117

Garton GR, Gunderson LL, Webb MJ et al: Intraoperative radiation therapy in gynecologic cancer: The Mayo clinic experience. Gynecol Oncol 48(3) (1993) 328–332

Georg P, Kirisits C, Hammer J et al: Correlation of dose volume parameters, endoscopic and clinical rectal side effects in cervix cancer patients treated with definitive radio-therapy including MRI-based brachytherapy. Int J Radiat Oncol Biol Phys (2008)

Georgiou A, Grigsby PW, Perez CA: Radiation-induced lumbosacral plexopathy in gynecologic tumors: clinical findings and dosimetric analysis. Int J Radiat Oncol Biol Phys 26 (1993) 479–482

Gerbaulet A, Kunkler I, Kerr GR et al: Combined radiotherapy and surgery: Local control and complications in early carcinoma of the uterine cervix. The Villejuif experience 1975–1984. Radiother Oncol 23 (1992) 66–73

Gerbaulet A, Lartigau E, Haie-Meder C et al: How can laparoscopic management assist radiation treatment in cervix carcinoma? Radiother Oncol 51 (1999) 9–13

Gerbaulet A, Michel G, Haie-Meder C et al: The role of low dose rate brachytherapy in the treatment of cervix carcinoma. Experience of the Gustave-Roussy Institute on 1245 patients. Eur J Gynecol Oncol 16 (1995) 461–475

Gerbaulet A, Pötter R, Haie-Meder C: Cervix Cancer. In: Gerbaulet A, Pötter R, Mazeron JJ et al (eds) ESTRO brachytherapy handbook. Arnold London

Gerstner N, Wachter S, Knocke T et al: The benefit of Beam's eye view based 3D-treatment planning for cervical cancer. Radiother Oncol 51 (1999) 71–78

Girinsky T, Rey A, Roche B et al: Overall treatment time in advanced cervical carcinomas: a critical parameter in treatment outcome. Int J Radiat Oncol Biol Phys 27 (1993) 1051–1056

Glaser FH, Grimm D, Haensgen G et al: Klinische Erfahrungen bei der Afterloading-Kurzzeittherapie im Vergleich zur konventionellen Brachytherapie bei der Behandlung gynäkologischer Tumoren. Strahlentherapie 161 (1985) 459–475

Graham P, Fyles A, Milosevic M et al: Tumor size and oxygenation are independent predictors of nodal disease in patients with cervix cancer. Int J Radiat Oncol Biol Phys 51 (3) (2001) 699–703

Green JA, Kirwan JW, Tierney JF et al: Survival and recurrence after concomitant chemotherapy and radiotherapy for cancer of the uterine cervix a systematic review and meta-analysis. Lancet 358 (2001) 781–786

Grigsby PW, Hcydon K, Mutch DG et al: Long-term follow-up of RTOG 92-10: cervical cancer with positive para-aortic lymph nodes. Int J Radiat Oncol Biol Phys 51 (2001) 982–987

Grigsby PW, Lu JD, Mutch DG et al: Twice-daily fractionation of external irradiation with brachytherapy and chemotherapy in carcinoma of the cervix with positive para-aortic lymph nodes: phase II study of the radiation therapy oncology group 92-10. Int J Radiat Oncol Biol Phys 41 (1998) 817–822

Grigsby PW, Perez CA, Chao KSC et al: Lack of effect of tumor size on the prognosis of carcinoma of the uterine cervix stage IB and IIA treated with preoperative irradiation and surgery. Int J Radiat Oncol Biol Phys 45 (1999) 645–651

Grigsby PW, Perez CA, Chao KSC et al: Radiation therapy for carcinoma of the cervix with biopsy-proven positive para-aortic lymph nodes. Int J Radiat Oncol Biol Phys 3 (2001) 733–738

Grigsby PW, Perez CA, Kuske RR et al: Adenocarcinoma of the uterine cervix: lack of evidence for a poor prognosis. Radiother Oncol 12 (1988) 289–296

Grigsby PW, Roberts HL, Perez CA: Femoral neck fracture following groin irradiation. Int J Radiat Oncol Biol Phys 32 (1995) 63–67

Grigsby PW, Vest ML, Perez CA: Recurrent carcinoma of the cervix exclusively in the paraaortic nodes following radiation therapy. Int J Radiat Oncol Biol Phys 28 (1993) 451–455

Grigsby PW: Radiation therapy oncology group clinical trials for carcinoma of the cervix. Int J Gynecol Cancer 9 (1999) 439–447

Guidelines for the management of the unscheduled interruption or prolongation of a radical course of radiotherapy. Strahlenther Onkol 174 (1998) 491–493

Haie C, Pesovic MH, Gerbaulet A et al: Is prophylactic para-aortic irradiation worthwile in the treatment of advanced cervical carcinoma? Results of a controlled clinical trial of the EORTC radiotherapy group. Radiother Oncol 11 (1988) 101–112

Haie-Meder C, Milka-Cabanne N, Michel G et al: Radiotherapy after ovarian transposition. Ovarian function and fertility preservation. Int J Radiat Oncol Biol Phys 25 (1993) 419–424

Haie-Meder C, Pötter R, Van Limbergen E et al: Gynaecological (GYN) GEC-ESTRO Working group. Recommendations from Gynaecological (GYN) GEC-ESTRO Working Group (I): concepts and terms in 3D image based 3D treatment planning in cervix cancer brachytherapy with emphasis on MRI assessment of GTV and CTV. Radiother Oncol 74(3) (2005) 235–45

Hammer J, Zoidl JP, Altendorfer C et al: Combined external and high dose rate intracavitary radiotherapy in the primary treatment of cancer of the uterine cervix. Radiother Oncol 27 (1993) 66–68

Hänsgen G, Kuhnt Th, Pigorsch S et al: Adjuvante simultane Radiochemotherapie nach operiertem Uteruskarzinom in der High-Risk-Situation. Strahlenther Onkol 178 (2002) 71–77

Hänsgen G: Radiochemotherapie beim Zervixkarzinom. Onkologe 9 (2006) 917–922

Harima Y, Nagata K, Harima K et al: A randomized clinical trial of radiation therapy versus thermoradiotherapy in stage IIIB cervical carcinoma. Int J Hyperthermia 17 (2) (2001) 97–105

Hatano K, Yuichi S, Araki H et al: Evaluation of the therapeutic effect of radiotherapy on cervical cancer using magnetic resonance imaging. Int J Radiat Oncol Biol Phys 45 (1999) 639–644

Heilmann V, Kreienberg R: Therapie der fortgeschrittenen Stadien des invasiven Zervixkarzinoms. Onkologe 7 (2001) 864–874

Henke M, Laszig R, Rübe Ch et al: Erythropoietin to treat head and neck cancer patients with anaemia undergoing radiotherapy: randomised, double-blind, placebo-controlled trial. Lancet 362 (18) (2003) 1255–1260

Herrmann Th, Baumann M, Dörr W: Klinische Strahlenbiologie – kurz und bündig. Elsevier München 2006

Herrmann Th, Christen N, Alheit H: Gynäkologische Brachytherapie von Low-dose-rate zu High-tech. Strahlenther Onkol 169 (1993) 141–151

Herrmann Th: Nachsorge von Strahlentherapiepatienten. Strahlenther Onkol 175 (3) (1999) 89–92

Hildesheim A, Herrero R, Castle PE et al: HPV co-factors related to the development of cervical cancer: results from a populations – based study in Costa Rica. Br J Cancer 84 (2001) 1219–1226

Hilgarth M: Münchener Nomenklatur II für die gynäkologische Zytodiagnostik. Erläuterung und Befundwiedergabe. Frauenarzt 39 (1998) 392

Hille A, Weiss E, Hess CF: Therapeutic outcome and prognostic factors in the radiotherapy of recurrences of cervical carcinoma following surgery. Strahlenther Onkol 11 (2003) 742–747

Hochuli E: Geburtshilfe, Gynäkologie und Grenzgebiete. Huber Bern 1996

Höckel M, Schlenger K, Aral B et al: Association between tumor hypoxia and malignant progression in advanced cancer of the uterine cervix. Rad Research 56 (1996) 4509–4515

Höckel M, Schlenger K, Hamm H et al: Five-year experience with combined operative and radiotherapeutic treatment of recurrent gynecologic tumors infiltrating the pelvic wall. Cancer 77 (1996) 1918

Höller U, Hoecht S, Wudel E et al: Osteoradionekrose nach Strahlentherapie gynäkologischer Tumoren. Strahlenther Onkol 177 (2001) 291–295

Hombaiah U, Blake P, Bidmead M: Movement of the cervix in after-loading brachytherapie: Implications for designing external-beam radiotherapy boost fields. Clin Oncol 18 (2006) 313–319

Hombrink J, Frohlich D, Glatzel M et al: Prevention of radiation-induced diarrhea by smectic. Results of a double-blind randomized, placebo-controlled multicenter study. Strahlenther Onkol 176 (2000) 173–179

Horiot JC, Pigneux J, Pourquier H et al: Radiotherapy alone in carcinoma of the intact uterine cervix according to G.H. Fletcher guidelines: a French cooperative study of 1383 cases: Int J Radiat Oncol Biol Phys 14 (1988) 605–611

Hoskins WJ, Perez CA, Young RC: Principles and practice of gynecologic oncology. Lippincott-Raven Philadelphia 1997

Hricak H, Quivey JM, Campos Z et al: Carcinoma of the cervix: predictive value of clinical and magnetic resonance (MR) imaging assessment of prognostic factors. Int J Radiat Oncol Biol Phys 27 (1993) 791–801

Huddart RA, Nahum A, Neal A et al: Accuracy of pelvic radiotherapy: prospective analysis of 90 patients in a randomised trial of blocked versus standard radiotherapy. Radiother Oncol 39 (1996) 19–29

Humberto F, Perez CA, Grigsby PW et al: Distant metastases after irradiation alone in carcinoma of the uterine cervix. Int J Radiat Oncol Biol Phys 24 (1992) 197–204

Hunter RD, Davidson SE: Low dose-rate brachytherapy for treating cervix cancer: changing dose rate. In: Joselin CAF, Flynn A, Hall E (eds) Principles and practice of brachytherapy using afterloading systems. Arnold London 2001, 343–353

IARC Monograph: IARC Monographs on the evaluation of carcinogenic risks to humans. Hormonal contraception and post-menopausal hormonal therapy. Vol 72. IARC Lyon 1999

ICRU Report 38. Dose and volume specification for reporting intracavitary therapy in gynaecology. International Commission of Radiation Units and Measurements, Bethesda Maryland 1985

Ito H, Kutuki S, Nishiguchi I et al: Radiotherapy for cervical cancer with high-dose rate brachytherapy – correlation between tumor size, dose and failure. Radiother Oncol 31 (1994) 240–247

Jereczek-Fossa B, Jassem J, Nowak R et al: Late complications after postoperative radiotherapy in endometrial cancer: analysis of 317 consecutive cases with application of linear-quadratic model. Int J Radiat Oncol Biol Phys 41 (2) (1998) 329–338

Jereczek-Fossa BA, Jassem J, Badzio A: Relationsship between acute and late normal tissue injury after postoperative radiotherapy in endometrial cancer. Int J Radiat Oncol Biol Phys 52 (2) (2002) 476–482

Joslin CA, Smith CW, Mallik: The treatment of cervix cancer using high activity 60 Co sources. Br J Radiol 45 (1972) 257–270

Joslin CA: High dose-rate brachytherapy for treating cervix cancer. In: Joslin CAF, Flynn A, Hall E (eds) Principles and practice of brachytherapy using afterloading systems. Arnold London 2001, 354–372

Jung H, Beck-Bornholdt H-P, Svoboda V et al: Quantification of late complications after radiation therapy. Radiother and Oncology 61 (2001) 233–246

Kapp KS, Stuecklschweiger GF, Kapp DS et al: Prognostic factors in patients with carcinoma of the uterine cervix treated with external beam irradiation and IR-192 high-dose-rate brachytherapy. Int J Radiat Oncol Biol Phys 42 (3) (1998) 531–540

Kato S, Ohno T, Tsuji H et al: Dose escalation study of carbon ion radiotherapy for locally advanced carcinoma of the uterine cervix. Int J Radiat Oncol Biol Phys 65 (2) (2006) 388–397

Kavanagh B, Fischer B, Segreti E et al: Cost analysis of erythropoietin versus blood transfusions for cervical cancer patients receiving chemoradiotherapy. Int J Radiat Oncol Biol Phys 51 (2) (2001) 435–441

Keane TJ, Fyles A, O'Sullivan B et al: The effect of treatment duration on local control of squamous carcinoma of the tonsil and carcinoma of the cervix. Sem Radiation Oncol 2 (1) (1992) 26–28

Keys HM, Bundy BN, Stehman FB et al: Cisplatin, radiation and adjuvant hysterectomy compared with radiation, adjuvant hysterectomy for bulky stage IB cervical carcinoma. N Engl J Med 340 (1999) 1154–1161

Kirisits C, Lang S, Dimopoulos J et al: The Vienna pplicator for combined intracavitary and interstitial brachytherapy of cervical cancer: design, application, treatment planning, and dosimetric results. Int J Radiat Oncol Biol Phys. 65(2) (2006) 624–30

Kirisits C, Pötter R, Lang S et al: Dose and volume parameters for MRI-based treatment planning in intracavitary brachytherapy for cervical cancer. Int J Radiat Oncol Biol Phys 62 (3) (2005) 901–11

Knocke TH, Kucera H, Weidinger B et al: Ergebnisse der primären HDR-Afterloading-Brachytherapie beim Korpuskarzinom. Strahlenther Onkol 171 (4) (1995) 195–201

Knocke TH, Weitmann HD, Feldmann HJ et al: Intratumoral pO2-measurements as predictive assay in the treatment of carcinoma of the uterine cervix. Radioth Oncol 52 (1999) 1–6

Kodaira T, Fuwa N, Kamata M et al: Clinical assessment by MRI for patients with stage II cervical carcinoma treated by radiation alone in multicenter analysis: Are all patients with stage II disease suitable candidates for chemoradiotherapy? Int J Radiat Oncol Biol Phys 52 (3) (2002) 627–636

Köhler C, Altgassen C, Hertel H et al: Laparoskopische Verfahren zum Staging und zur Behandlung des Zervixkarzinoms. Onkologe 7 (2001) 842–853

Kolotas C, Baltas D, Strassmann G et al: Interstitial high dose rate brachytherapy using the same philosophy as in external beam therapy: analysis of 205 computed tomography-guided implants. J Brachytherapy Int 16 (2000) 103–109

Komaki R, Brickner TJ, Hanlon AL et al: Long-term results of treatment of cervical carcinoma in the United States in 1973, 1978 and 1993: Patterns of care study (PCS). Int J Radiat Oncol Biol Phys 31 (1995) 973–982

Komaki R, Pajak TF, Marcial VA et al: Twice-daily fractionation of external irradiation with brachytherapy in bulky carcinoma of the cervix: phase I/II study of the radiation therapy oncology group 88-05. Cancer 73 (1994) 2619

Kreienberg R: Fortgeschrittene Stadien des invasiven Zervixkarzinoms – Operative Therapie. Onkologe 4 (1998) 142–152

Kreienberg R: Stellungnahme: Früherkennung der Karzinome der Zervix, Vulva, Vagina. Forum DKG 16 (Sonderheft 1)(2001) 52–54

Lai CH, Hong JH, Hsueh S et al: Preoperative prognostic variables and the impact of postoperative adjuvant therapy on the outcomes of stage IB or II cervical carcinoma patients with or without pelvic lymph node metastases. Cancer 85 (7) (1999) 1537–1546

Lambin P, Kramer A, Haie-Meder C et al: Tumour size in cancer of the cervix. Acta Oncologica 37 (7/8) (1998) 729–734

Lanciano R, Pajak T, Martz K et al: The influence of treatment time on outcome for squamous cell cancer of the uterine cervix treated with radiation: a patterns-of-care study. Int J Radiat Oncol Biol Phys 25 (1993) 391–397

Lanciano RM, Martz K, Montana GS et al: Influence of age, prior abdominal surgery, fraction size and dose on complications after radiation therapy for squamous cell cancer of the uterine cervix: a patterns of care study. Cancer 69 (1992) 2124

Landoni F, Maneo A, Colombo A et al: Randomised study of radical surgery versus radiotherapy for stage IB-IIA cervical cancer. Lancet 350 (1997) 535–540

Lang S, Kirisits C, Dimopoulos J et al: Treatment planning for MRI assisted brachytherapy of gynecologic malignancies based on total dose constraints. Int J Radiat Oncol Biol Phys 69 (2) (2007) 619–27

Lawhead RA, Clark DG, Smith DH: Pelvic exenteration for recurrent of persistent gynecologic malignancies: a 10 year review of the Memorial Sloan-Kettering Cancer Center experience (1972–1981). Gynecol Oncol 33 (1989) 279–282

Lee CM, Shrieve DC, Gaffney DK: Rapid involution and mobility of carcinoma of the cervix. Int J Radiat Oncol Biol Phys 58 (2004) 625–630

Levenback C, Eifel PJ, Burke TW et al: Hemorrhagic cystitis following radiotherapy for stage IB cancer of the cervix. Gynecol Oncol 55 (1994) 206– 210

Logsdon MD, Eifel PJ: FIGO IIIB squamous cell carcinoma of the cervix: an analysis of prognostic factors emphasizing the balance between external beam and intracavitary radiation therapy. Int J Radiation Oncology Biol Phys 43 (4) (1999) 763–775

Long H, Bundy BN, Grendys E et al: Radnomized phase III trial of cisplatin with or without topotecan in carcinoma of the uterine cervix: a Gynecologic Oncology Group Study. J Clin Oncol 22 (21) 2005 4626–4633

Löning M, Gissmann L, Diedrich K et al: Humanpathogene Papillomviren und Zervixkarzinom. Dtsch Ärztebl 104 (41) 2806–2810

Lotze W: Sexuelle Rehabilitation bei Zervixkarzinom-Patientinnen. Geburtshilfe Frauenheilkd 50 (10) (1990) 781–784

Maier U, Ehrenböck PM, Hofbauer J: Late urological complications and malignancies after curative radiotherapy for gynecological carcinomas: a retrospective analysis of 10709 patients. J Urology 158 (1997) 814–817

Marcial VA, Komaki R: Altered fractionation and extended-field-irradiation of carcinoma of the cervix. Cancer 76 (1995) 2152–2158

Marnitz S, Köhler C, Füller J et al: Uterus necrosis after radiochemotherapy in two patients with advanced cervical cancer. Strahlenther Onkol 1 (2006) 45–51

Marnitz S, Köhler C, Roth C et al: Stage-adjusted chemoradiation in cervical cancer after transperitoneal laparoscopic staging. Strahlenther Onkol 2007 (9) 473–478

Martinez AA, Gunderson LL: Gynecologic tumors. In: Gunderson LL, Tepper JE (eds) Clinical radiation oncology. Churchill Livingstone Philadelphia 2001

Mayer A, Nemeskéri C, Petneházi C et al: Primary radiotherapy of stage IIA/B-IIIB cervical carcinoma. Strahlenther Onkol 4 (2004) 209–215

Mayr NA, Magnotta VA, Ehrhardt JC et al: Usefulness of tumor volumetry by magnetic resonance imaging in assessing response to radiation therapy in carcinoma of the uterine cervix. Int J Radiat Oncol Biol Phys 35 (1996) 915–924

Mayr NA, Taoka T, Yuh WTC et al: Method and timing of tumor volume measurement for outcome prediction in cervical cancer using magnetic resonance imaging. Int J Radiat Oncol Biol Phys 52 (2002) 14–22

McIntyre JF, Eifel PJ, Levenback C et al: Ureteral stricture as a late complication of radiotherapy for stage IB carcinoma of the uterine cervix. Cancer 75 (1995) 836–843

McLeod C, Bernshaw D, Leung S et al: Accelerated hyperfractionated radiotherapy for locally advanced cervix cancer. Phys 44 (1999) 519–524

Mitteilung der Ständigen Impfkommission (STIKO) am Robert-Koch-Institut: Impfung gegen humane Papillomaviren (HPV) für Mädchen von 12–17 Jahren – Empfehlung und Begründung. Epidemiologisches Bulletin 12 2007

Mock U, Dieckmann K, Wolff U et al: Portal imaging based definition of the planning target volume during pelvic irradiation for gynecological malignancies. Int J Radiat Oncol Biol Phys 45 (1) (1999) 227–232

Mogren I, Stenlund H, Högberg U: Long-term impact of reproductive factors on the risk of cervical, endometrial, ovarian and breast cancer. Acta Oncologica 40 (2001) 849–854

Monk B, Monk J, Tewari KS et al: Treatment of recurrent gynecologic malignancies with Iodine-125 permanent interstitial irradiation. Int J Radiat Oncol Biol Phys 52 (3) (2002) 806–815

Morita K: Cancer of the Cervix. In: Vahrson HW (ed): Radiation oncology of gynecological cancers. Springer Berlin 1997

Nachsorge für Patienten nach Strahlenbehandlung. Bundesanzeiger Nr. 144 (1998) 11450

Nachsorge für Patienten nach Strahlenbehandlung. Strahlenther Onkol 175 (1999) 89–92

Nag S, Erickson B, Thomadsen B et al: The American Brachytherapy Society recommendations for high-dose-rate brachytherapy for carcinoma of the cervix. Int J Radiat Oncol Biol Phys 48 (1) (2000) 201–211

Ngelangel C, Munoz N, Bosch FX et al: Causes of cervical cancer in the Philippines: a case-control study. J Natl Cancer Inst 90 (1998) 43–49

Nguyen HN, Nordqvist SRB: Chemotherapy of advanced and recurrent cervical carcinoma. Sem Surg Oncol 16 (1999) 247–250

Nori D, Valentine E, Hilaris BS: The role of paraaortic node irradiation in the treatment of cancer of the cervix. Int J Radiat Oncol Biol Phys 11 (1985) 1469–1473

Norkool DM, Hampton NB, Gibbons RP et al: Hyperbaric oxygen therapy for radiation induced hemorrhagic cystitis. J Urol 150 (1993) 332–334

Nuhuis ER, van der Zee AGJ, in'r Hout B et al: Gynecologic examination and cervical biopsies after (chemo)radiation for cervical cancer to identify patients eligible for salvage surgery. Int J Radiat Oncol Biol Phys 66 (2006) 699–705

Orton CG, Seyedsadr M, Somnay A: Comparison of high and low dose rate remote afterloading for cervix cancer and the importance of fractionation. Int J Radiat Oncol Biol Phys 21 (1991) 1425–1434

Orton CG: High and low dose rate brachytherapy for cervical carcinoma. Acta Oncol 37 (2) (1998) 117–125

Pedersen D, Bentzen SM, Overgaard J: Early and late radiotherapeutic morbidity in 442 consecutive patients with locally advanced carcinoma of the uterine cervix. Int J Radiat Oncol Biol Phys 29 (5) (1994) 941–952

Pedersen D, Sogaard H, Overgaard J et al: Prognostic value of pretreatment factors in patients with locally advanced carcinoma of the uterine cervix treated by radiotherapy alone. Acta Oncol 34 (1995) 787–795

Perez C, Grigsby P, Chao C et al: Tumor size, irradiation dose and long-term outcome of carcinoma of uterine cervix. Int J Radiat Oncol Biol Phys 41 (2) (1998) 307– 317

Perez CA, Breaux S, Bedwinek JM et al: Radiation therapy alone in the treatment of carcinoma of the uterine cervix. II: Analysis of complications. Cancer 54 (1984)

Perez CA, Fox S, Lockett MA et al: Impact of dose in outcome of irradiation alone in carcinoma of the uterine cervix. Int J Radiat Oncol Biol Phys 41 (1991) 307–317

Perez CA, Grigsby PW, Castro-Vita H et al: Carcinoma of the uterine cervix. I. Impact of prolongation of overall treatment time and timing of brachytherapy on outcome of radiation therapy. Int J Radiat Oncol Biol Phys 32(5) (1995) 1275–1288

Perez CA, Grigsby PW, Castro-Vita H et al: Carcinoma of the uterine cervix. II. Lack of impact of prolongation of overall treatment time on morbidity of radiation therapy. Int J Radiat Oncol Biol Phys 34 (1) (1996) 3–11

Perez CA, Grigsby PW, Nene SM et al: Effect of tumor size on the prognosis of carcinoma of the uterine cervix treated with irradiation alone. Cancer 69 (1992) 2796–2806

Perez CA: Uterine cervix. In: Perez CA, Brady LW (eds) Principles and practise of radiation oncology. Lippincott-Raven Philadelphia (1997), 1733–1834

Pernot M, Hoffstetter S, Peiffert D et al: Statistical study of a series of 672 cases of carcinoma of the uterine cervix. Results and complications according to age and modalities of treatment. Bull Cancer 82 (7) (1995) 568–581

Petereit DG, Eifel PJ, Thomas GM: Cervical Cancer. In: Gunderson LL, Tepper JE (eds) Clinical radiation oncology. Churchill Livingstone Philadelphia 2000

Petereit DG, Pearcey R: Literature analysis of high dose rate brachytherapy fractionation schedules in the treatment of cervical cancer: Is there an optimal fractionation schedule? Int J Radiat Oncol Biol Phys 43 (1999) 359–366

Petereit DG, Sarkaria JN, Chappell R et al: The adverse effect of treatment prolongation in cervical carcinoma. Int J Radiat Oncol Biol Phys 32 (5) (1995) 1301–1307

Petereit DG, Sarkaria JN, Potter MD et al: High-dose-rate versus low-dose-rate-brachytherapy in the treatment of cervical cancer: analysis of tumor recurrence – the University of Wisconsin experience. Int J Radiat Oncol Biol Phys 45 (1999) 1267–1274

Peters WA, Liu PY, Barrett RJ et al: Concurrent chemotherapy and pelvic radiation therapy compared with pelvic radiation therapy alone as adjuvant therapy after radical surgery in high-risk early-stage cancer of the cervix. J Clin Oncol 18 (2000) 1606– 1613

Pitson G, Fyles A, Milosevic M, Wylie J et al: Tumor size and oxygenation are independent predictors of nodal diseases in patients with cervix cancer. Int J Radiat Oncol Biol Phys 51 (3) (2001) 699–703

Piver MS, Rutledge FN, Smith JP: Five classes of extended hysterectomy for women with cervical cancer. Obstet Gynecol 44 (1974) 265–270

Portelance L, Chao KSC, Grigsby PW et al: Intensity-modulated radiation therapy (IMRT) reduces small bowel, rectum and bladder doses in patients with cervical cancer receiving pelvic and para-aortic irradiation. Int J Radiat Oncol Biol Phys 51 (1) (2001) 261–266

Pötter R, Dimopoulos J, Bachtiary B et al: 3D conformal HDR-brachy- and external beam therapy plus simultaneous cis-platin for high-risk cervical cancer: clinical experience with 3 year follow-up. Radiother Oncol 79 (1) (2006) 80–6

Pötter R, Dimopoulos J, Georg P et al: Clinical impact of MRI assisted dose volume adaptation and dose escalation in brachytherapy of locally advanced cervix cancer. Radiother Oncol 83 (2) (2007) 148–55

Pötter R, Haie-Meder C, Van Limbergen E et al; GEC ESTRO Working Group: Recommendations from gynaecological (GYN) GEC ESTRO working group (II): concepts and terms in 3D image-based treatment planning in cervix cancer brachytherapy-3D dose volume parameters and aspects of 3D image-based anatomy, radiation physics, radiobiology. Radiother Oncol 78(1) (2006) 67–77

Pötter R, Knocke TH, Fellner C et al: Comparison of radiograph-based treatment planning in cervix cancer in brachytherapy with specific attention to some quality assurance aspects. Radiother Oncol 58 (2001) 53–62

Pötter R, Knocke TH, Fellner C et al: Definitive radiotherapy based on HDR brachytherapy with iridium 192 in uterine cervix carcinoma: report on the Vienna University Hospital findings (1993–1997) compared to the preceding period in the context of ICRU 38 recommendations. Cancer Radiotherapy 4 (2000) 159–172

Pötter R, van Limbergen E, Gerstner N et al: Survey fo the ICRU 38 in recording and reporting cervical cancer brachytherapy. Radiother Oncol 58 (2001) 11–18

Pötter R, van Limbergen E, Wambersie A: Reporting in brachytherapy. In: Gerbaulet A et al (eds) ESTRO brachytherapy handbook (2002)

Pras E, Willemse PHB, Canrinus AA et al: Serum squamous cell carcinoma antigen and cyfra 21-1 in cervical cancer treatment. Int J Radiat Oncol Biol Phys 52 (2002) 23–32

Prempree T, Patanaphan V, Sewchand W et al: The influence of patients' age and tumor grade on the prognosis of carcinoma of the cervix. Cancer 51 (1983) 1764–1771

Resbeut M, Fondrinier E, Fervers B et al: Carcinoma of the cervix. Brit J Cancer 84 (2001) 24–30

Resbeut MR, Alzieu C, Gonzague-Casablanca L et al: Combined brachytherapy and surgery for early carcinoma of the uterine cervix: analysis of extent of surgery on outcome. Int J Radiat Oncol Biol Phys 50 (2001) 873–881

Rietbroek RC, Bakker PJ, Schilthuis MS et al: Feasibility, toxicity, and preliminary results of weekly loco-regional hyperthermia and cisplatin in patients with previously irradiated recurrent cervical carcinoma or locally advanced bladder cancer. Int J Radiat Oncol Biol Phys 34 (4) (1996) 887–893

Rietbroek RC, Schilthuis MS, Bakker PJ et al: Phase II trial of weekly locoregional hyperthermia and cisplatin in patients with a previously irradiated recurrent carcinoma of the uterine cervix. Cancer 79 (5) (1997) 935–943

Riou GF, Le MG, LeDoussal V et al: Cmyc protooncogene expression and prognosis in early carcinoma of the uterine cervix. Lancet 2 (1998) 761–763

Robinson JW, Peter DF, Carol BS: Psychoeducational group increases vaginal dilation for younger women and reduces sexual fears for women of all ages with gynecological carcinoma treated with radiotherapy. Int J Radiat Oncol Biol Phys 44 (3) (1999) 497–506

Roth SL: Strahlentherapie des Zervixkarzinoms. In: Roth SL, Böttcher HD (Hrsg) Gynäkologische Strahlentherapie. Enke Stuttgart 1993

Rotman M, Choi K, Guze C et al: Prophylactic irradiation of the para-aortic lymph node chain in stage IIB and bulky stage IB carcinoma of the cervix, initial treatment results of RTOG. Int J Radiat Oncol Biol Phys 19 (1990) 513–521

Rotman M, Pajak T, Choi K et al: Prophylactic extended-field irradiation of para-aortic lymph nodes in stages IIB and bulky IB and IIA cervical carcinoma: ten-year treatment results of RTOG 79-20. JAMA 274 (1995) 387–393

Rotte K: A randomised clinical trial comparing a high-dose rate with a conventional dose-rate technique. In Berry RJ (ed): Br J Radiol (Special report) 17 (1980) 75–79

Sasaoka M, Fuwa N, Asano A et al: Patterns of failure in carcinoma of the uterine cervix treated with definitive radiotherapy alone. Am J Clin Oncol 24 (6) (2001) 586–590

Schachter J, Hill EC, King EB et al: Chlamydia trachomatis and cervical neoplasia. JAMA 248 (1982) 2134–2138

Schmidt-Matthiesen H et al: Spezielle gynäkologische Onkologie I. Urban & Schwarzenberg München 1986

Schmidt-Matthiesen H, Bastert G, Wallwiener D (Hrsg): Gynäkologische Onkologie. Diagnostik, Therapie und Nachsorge der bösartigen Genitaltumoren und des Mammakarzinoms. 2000 Schattauer Stuttgart 2000

Schmidt-Matthiesen H: Gynäkologie und Geburtshilfe. Schattauer Stuttgart 1992

Schneider A, Dürst M, Jochmus I et al: Epidemiologie, Ätiologie und Prävention des Zervixkarzinoms. Onkologe 4 (1998) 110–123

Schneider A, Dürst M, Klug SI et al: Epidemiologie, Ätiologie und Prävention der Zervixkarzinoms. Onkologe 7 (2001) 814–826

Schneider A, Shah K: The role of vitamins in the etiology of cervical neoplasia: an epidemiological review. Arch Gynecol Obstet 246 (1989) 1–13

Schneider V, Kay S, Lee HM: Immunosuppression as a high-risk factor in the development of condyloma acuminatum and squamous neoplasia of the cervix. Acta Cytol 27 (1983) 220–224

Sedlis A, Bundy BN, Rotman MZ et al: A randomized trial of pelvic radiation therapy versus no further therapy in selected patients with IB carcinoma of the cervix after radical hysterectomy and pelvic lymphadenectomy: A Gynecologic Oncology Group Study. Gynecol Oncol 73 (1999) 177–183

Seegenschmiedt MH: Nebenwirkungen in der Onkologie: Internationale Systematik und Dokumentation. Springer Berlin 1998

Serkies K, Jassem J: Letter to the Editor Mayer A et al. Primary radiotherapy of stage IIA/B-IIIB cervical carcinoma. A comparison of continuous versus sequential regimens. Strahlenther Onkol 181 (2005) 54

Serkies K, Kobierska A, Konopa K et al: The feasibility study on continuous 7-day-a-week external beam irradiation in locally advanced cervical cancer: a report on acute toxicity. Radiother Oncol 61 (2001) 197–202

Sheridan MT, Rachel A, West CML: A high ratio of apoptosis to proliferation correlates with improved survival after radiotherapy for cervical adenocarcinoma. Int J Radiat Oncol Biol Phys 44 (3) (1999) 507–512

Shueng PW, Hsu WL, Jen YM et al: Neoadjuvant chemotherapy followed by radiotherapy should not be a standard approach for locally advanced cervical cancer. Int J Radiat Oncol Biol Phys 40 (1998) 889–896

Smit BJ, Du Toit JP, Groenewald WA: An indwelling intrauterine tube to facilitate intracavitary radiotherapy of carcinoma of the cervix. Br J Radiol 62 (1989) 68–69

Stock RG, Chen ASJ, Flickinger JC et al: Node-positive cervical cancer: impact of pelvic irradiation and patterns of failure. Int J Radiat Oncol Biol Phys 31 (1995) 31–36

Strnad V, Sauer R, Tacev T: Hypoxicradiotherapie. Die radio protektive Wirkung der akuten Hypoxie in der Strahlentherapie von Tumoren im abdominalen Bereich. Strahlenther Onkol 170 (1994) 700–703

Sundfor K, Trope C, Suo T et al: Normobaric oxygen treatment during radiotherapy for carcinoma of the uterine cervix. Results from a prospective controlled randomized trial. Radiother Oncol 50 (1999) 157–165

Svoboda V, Beck-Bornholdt HP, Herrmann T et al: Late complications after a combined pre and postoperative (sandwich) radiotherapy for rectal cancer. Radiother Oncol 53 (1999) 177–187

Tan LT, Jone B, Shaw JE: Radical radiotherapy for carcinoma of the uterine cervix using external beam radiotherapy and a single line source brachytherapy technique: the Clatterbridge technique. Br J Radiol 70 (1997) 1252–1258

Tan LT, Jones B, Gee A et al: An audit of the treatment of carcinoma of the uterine cervix using external beam radiotherapy and a single line source brachytherapy technique. Br J Radiol 70 (1997) 1259–1269

Thomadsen BR, Buchler DA: The adverse effect of treatment prolongation in cervical carcinoma. Int J Radiat Oncol Biol Phys 32 (5) (1995) 1301–1307

Thomas GM: Concurrent chemotherapy and radiation for locally advanced cervical cancer: the new standard of care. In: Petereit DG (ed) Gynecologic cancer: Evolving management issues. Sem Radiat Oncol 2000 (10) 44–50

Thompson S, Delaney G, Gabriel GS et al: Estimation of the optimal brachytherapy utilization rate in the treatment of carcinoma of the uterine cervix. www.interscience.wiley.com

Tsang RW, Wong CS, Fyles AW et al: Tumour proliferation and apoptosis in human uterine cervix carcinoma II: correlations with clinical outcome. Radiother Oncol 50 (1999) 93–101

Tutt ANJ, Lodge N, Blake PR: Palliative chemotherapy in recurrent carcinoma of the cervix: an audit of the use of ifosfamide and review of the literature. Int J Gynecol Cancer 9 (1999) 12–17

Uno T, Itami J, Aruga M et al: High dose rate brachytherapy for carcinoma of the cervix: risk factors for late rectal complications. Int J Radiat Oncol Biol Phys 40 (3) (1998) 615–621

Vahrson G, Römer G: 5-year results with HDR afterloading in cervix cancer: dependence on fractionation and dose. Strahlenther Oncol 82 (1988) 139–146

Van den Bergh F, Meertens H, Moonen L et al: The use of a transverse CT image for the estimation of the dose given to the rectum in intracavitary brachytherapy for carcinoma of the cervix. Radiother Oncol 47 (1998) 85–90

van der Zee J, Gonzalez-Gonzalez D, van Rhoon GC et al: Comparison of radiotherapy alone with radiotherapy plus hyperthermia in locally advanced pelvic tumours: a prospective, randomised multicenter trial. Dutch Deep Hyperthermia Group. Lancet 355 (2000) 119–1125

Walboomers JM, Jacobs MV, Manos MM et al: Human papillomavirus is a necessary cause of invasive cervical cancer worldwide. J Pathol 189 (1999) 12–19

Wang CJ, Leung SW, Chen HC et al: The correlation of acute toxicity and late rectal injury in radiotherapy for cervical carcinoma: evidence suggestive of consequential late effect (CQLE). Int J Radiat Oncol Biol Phys 40 (1) (1998) 85–91

Weitmann HD, Knocke TH, Waldhäusl C et al: Ultrasound-guided interstitial brachytherapy in the treatment of advanced vaginal recurrences from cervical and endometrial carcinoma. Strahlenther Onkol 182 (2) (2006) 86–95

Werner-Wasik M, Schmid CH, Bornstein L et al: Prognostic factors for local and distant recurrence in stage I and II cervical carcinoma. Int J Radiat Oncol Biol Phys 32 (5) (1995) 1309–1317

Wertheim E: Zur Frage der Radikaloperation bei Uteruskrebs. Arch Gynäkol 61 (1911) 627–668

West CML, Davidson SE, Elyan SAG et al: Lymphocyte radiosensitivity is a significant prognostic factor for morbidity in carcinoma of the cervix. Int J Radiat Oncol Biol Phys 51 (1) (2001) 10–15

White ID, Faithfull S: Vaginal dilation associated with pelvic radiotherapy: a UK surway of current practice. Int J Gynecol Cancer 2006 16 (3) 1140–1146

Winter R, Pickel H, Kapp K: Präneoplasien und Neoplasien der Cervix uteri. In: Bender HG (Hrsg) Spezielle gynäkologische Onkologie. Urban und Fischer München 2001

Wittekind Ch, Wagner G (Hrsg.) TNM-Klassifikation maligner Tumoren. Springer Berlin 1997

Wust P, Gellermann J, Harder C et al: Rationale for using invasive thermometry for regional hyperthermia of pelvic tumors. Int J Radiat Oncol Biol Phys 41 (5) (1998) 1129–1137

Zuning S, Rosato O, Lucino S et al: Anatomic study of the pelvis in carcinoma of the uterine cervix as related to the box technique. Int J Radiat Oncol Biol Phys 44 (1) (1999) 53–59

M. Bamberg
E.-M. Grischke
N. Weidner
D. Wallwiener

Corpus uteri

Karzinome

Epidemiologie und Ätiologie

Das Endometriumkarzinom ist der häufigste maligne Tumor der Frau mit leicht steigender Inzidenz. Aufgrund des höheren Altersdurchschnitts der weiblichen Bevölkerung sowie der verbesserten Diagnostik werden zwischen 15 und 25 Erkrankungen pro 100 000 Frauen und Jahr verzeichnet. In Nordeuropa und Nordamerika wird dieses Malignom am häufigsten beobachtet, während die Inzidenz in Südeuropa und Lateinamerika und besonders in Asien und Afrika am geringsten ist. In Deutschland erkranken jährlich ca. 11 300 Frauen neu an einem Endometriumkarzinom. Bei über 80 % der Patientinnen ist das Endometriumkarzinom zum Zeitpunkt der Diagnose auf das Corpus uteri beschränkt. Seit 1970 sind die Mortalitätsraten rückläufig und betragen derzeit 3,5 pro 100 000, was für eine relativ gute Prognose dieser Erkrankung spricht. So können 85 % der Patientinnen geheilt werden (Schiffmann und Brinton 1994; Hicks et al. 1997; Pickel 1999).

Das Endometriumkarzinom tritt überwiegend postmenopausal auf mit einem Altersgipfel zwischen dem 60. und 70. Lebensjahr. Jedoch treten bereits 20–25 % der Neoplasien prämenopausal auf (Barakat et al. 1997). Bei unter 40-jährigen Frauen tritt synchron in 10–30 % ein Ovarialkarzinom auf, in der Menopause in unter 5 %. Man unterscheidet zwei Typen: ein östrogenabhängiges, sog. Typ-I-Karzinom und ein östrogenunabhängiges, sog. Typ-II-Karzinom.

Als Hauptrisikofaktoren für das Typ-I-Endometriumkarzinom gelten Adipositas, Diabetes mellitus und niedrige Parität, die in direktem Zusammenhang mit einer lang andauernden endogenen Östrogenexposition stehen. Dazu gehören auch Frauen mit einer frühen Menarche und späten Menopause oder mit lang andauernder Anovulation (polyzystisches Ovarialsyndrom, PCO) sowie Östrogen produzierenden Ova-

rialtumoren. Neben der genetischen Verquickung der Disposition für ein Mammakarzinom wird auch das Endometriumkarzinom als Zweittumor bei Patientinnen mit bekannten hereditären, nicht-polypösen kolorektalen Karzinomen (Lynch-2-Syndrom) beobachtet. Das mittlere Erkrankungsalter liegt nach Untersuchungen von Vogel et al. (2002) bei diesen Patientinnen bei 42 Jahren, sodass bereits eine intensivierte Vorsorge ab einem Alter von 25 Jahren empfohlen wird. Als exogene Risikofaktoren gelten die nichtzyklische, alleinige Östrogenersatztherapie sowie die Tamoxifen-Behandlung bei hormonrezeptorpositiven Mammakarzinom-Patientinnen (Maltefano 1990; Ismail 1994). Risikosenkend wirken sich Multiparität, Sport, orale Kontrazeptiva und langfristig sojahaltige Ernährung aus.

Regionale Tumoranatomie und Histologie

Das Endometriumkarzinom kann sowohl lokal exophytisch in das Cavum uteri als auch invasiv in die Muskulatur einwachsen. Das Karzinom kann auf die Zervix übergreifen und sich in fortgeschrittenen Stadien in die Parametrien und in die Serosa ausbreiten. Am Scheidenende ist in 8–11 % der Fälle von okkulten Implantationsmetastasen auszugehen, dies ist im Therapiekonzept zu berücksichtigen. Relativ häufig ist eine diskontinuierliche Ausbreitung in das distale Drittel der Vagina, z. T. mit Beteiligung des Urethrawulstes. Im kleinen Becken kann sich die Geschwulst in die Tuben (etwa 3 % der Fälle) und in die Ovarien (ca. 10 % der Fälle) ausbreiten.

Die lymphogene Metastasierung erfolgt auf zwei Wegen:
1. Drainage über die pelvinen Lymphknoten (epigastrische Lymphknoten bzw. Lnn. iliaci interni einschließlich Obturator-Lymphknoten, Lnn. iliaci externi und communes, präsakrale Lymphknoten) und von dort weiter in die paraaortalen Lymphknoten.

2. Direkte Passage in die paraaortalen Lymphknoten (insbesondere bei Tumorsitz im Fundus und in den Tubenwinkeln).

Hämatogene Fernmetastasen sind primär extrem selten (0,6 % Lunge, 0,2 % Leber), erst bei einer Progredienz der Erkrankung werden sie häufiger diagnostiziert. Überwiegend sind dann Lunge und Leber, aber auch Skelett und Gehirn betroffen (Brezinka et al. 1990).

Als potenzielle Präkanzerose ist die Hyperplasie des Endometriums anzusehen, die überwiegend durch eine exogene oder endogene Östrogen-Überstimulation hervorgerufen wird. Nur bei Nachweis von Atypien im Abradat muss in Abhängigkeit vom Ausmaß der Atypien in etwa 10–30 % mit einer Progression zu einem invasiven Karzinom gerechnet werden. Nach der WHO-Klassifikation wird hierbei zwischen einfacher atypischer Endometriumhyperplasie (Karzinomrisiko zwischen 5 und 10 %) und komplexer atypischer Endometriumhyperplasie (Karzinomrisiko etwa 30 %) unterschieden. Davon abzugrenzen sind die Hyperplasien ohne Atypie wie die einfache Hyperplasie (glandulär-zystische Hyperplasie) und die komplexe Hyperplasie (adenomatöse Hyperplasie Grad I und Grad II, gering- bis mäßiggradige adenomatöse Hyperplasie), bei denen nur in 1–3 % der Fälle ein Übergang in ein invasives Karzinom erfolgt (Pickel 1999).

Histogenetisch lassen sich die Endometriumkarzinome nach der WHO-Klassifikation in eine Gruppe mit endometrioider Herkunft und in eine kleinere Gruppe verschiedener vom pluripotenten Müller'schen Epithel abzuleitender Karzinome unterscheiden (Scully et al. 1994). Am häufigsten wird das östrogenstimulierte endometrioide Adenokarzinom diagnostiziert, das je nach Untersuchungskollektiv 60–80 % der Fälle umfasst (Tabelle I). Als seltene Sonderform dieses Subtyps werden das unter exogener östrogener Stimulation beobachtete Flimmerzellkarzinom sowie das sekretorische Adenokarzinom angesehen. Bei Nachweis von metaplastischen Plattenepithelanteilen spricht man von adenokankroiden und den deutlich aggressiveren adenosquamösen Karzinomen. Gegenüber den endometrioiden Karzinomen entstehen Karzinome aus dem Müller'schen Epithel ohne östrogene Stimulation im meist atrophischen Endometrium und weisen daher eine andere Histogenese auf. Diese selteneren Karzinome (muzinöses und mukoepidermoides Adenokarzinom, klarzelliges und serös-papilläres Karzinom) entstehen nach Therapie mit Tamoxifen oder synthetischen Gestagenen, meist aus endozervikalen klarzelligen

Tabelle I. Histologische Klassifikation der Endometriumkarzinome.

Endometrioid

Adenokarzinom
  Glandulär
  Glandulär-papillär
  Solide
  Flimmerzell-sekretorisch

Adenokarzinom mit Plattenepitheldifferenzierung
  Adenokankroid
  Adenosquamös

Von pluripotentem Müller'schem Epithel abstammend
Muzinöses Adenokarzinom Mukoepidermoides Adenokarzinom
Klarzelliges Karzinom Serös-papilläres Karzinom
Plattenepithelkarzinom

oder serös-papillären Metaplasien. Gegenüber den endometrioiden Adenokarzinomen mit einem Durchschnittsalter der Patientinnen von 57 Jahren liegt der Altersgipfel bei diesen Subtypen um etwa zehn Jahre höher (Dallenbach-Hellweg und Schmidt 1999).

Klinik

Das Leitsymptom des Korpuskarzinoms vor allem in der Menopause ist die vaginale Blutung. Prämenopausal können sich Menorrhagien oder Metrorrhagien als erste Warnzeichen einstellen. Seltener sind klinische Anzeichen einer Pyometra oder Schmerzen im kleinen Becken als Spätsymptom zu beobachten.

Als obligatorisch und entscheidender diagnostischer Schritt gilt die fraktionierte Abrasio in Kombination mit einer Hysteroskopie, für die in der Regel eine Narkose erforderlich ist. Es folgt die getrennte histologische Aufarbeitung des Zervix- und Korpusabradats, die aber in 10 % der Kavumabrasionen, bedingt durch der Kürette ausweichenden Polypen oder Myome sowie die nicht erreichbaren Endometriumregionen, falsch negative Befunde liefern können. Bei Nachweis eines Karzinoms werden vom histologischen Befund des Abradates genaue Informationen über den Tumortyp, das Grading und ggf. Lymphgefäßeinbrüche, Befall der endozervikalen Drüsen bzw. Infiltration des endozervikalen Stromas und der Hormonrezeptorstatus erwartet.

Durch eine vorgeschaltete Hysteroskopie, begleitet von einer Strichkürettage (je nach hysteroskopischem Befund), lässt sich die Aussagekraft auf fast 100 % steigern. Ebenso sollte bereits vor der fraktionierten Abrasio eine transvaginale Sonographie, ggf. eine

Hydrosonographie erfolgen, um die Endometriumdicke bzw. die Invasionstiefe insbesondere bei Patientinnen mit postmenopausaler Blutung zu bestimmen (Brandner und Neis 1999; Meerpohl 1999; Vuento et al. 1999).

Zur Diagnostik gehört auch die allgemeine körperliche Untersuchung mit Berücksichtigung der Lymphknotenstationen. Zur Ermittlung der Tumorausbreitung sind das abdominelle CT und das MRT des Beckens sinnvoll, um bereits präoperativ lymphogene Metastasen oder Infiltrationen in Zervix oder Parametrien auszuschließen. Die Sonographie der Nieren und der Leber sowie die Röntgenuntersuchung des Thorax komplettieren mit Zystoskopie und Rektoskopie die apparative Diagnostik.

Als notwendige präoperative Laboruntersuchungen werden das Blutbild, Elektrolyt- und Gerinnungsstatus, Leber- und Nierenfunktionswerte sowie die Tumormarker CEA und CA 12-5 beim Adenokarzinom als mögliche Verlaufsparameter empfohlen (Schmidt-Matthiesen et al. 2002).

Die Kenntnis der Prognosefaktoren ist von entscheidender Bedeutung für das Therapiekonzept, damit eine dem jeweiligen Tumortyp angepasste Behandlung erfolgen kann. Prognostisch relevant ist das Stadium mit der genauen Analyse der Infiltrationstiefe, der uterinen und extrauterinen Ausbreitung, des Lymphknotenbefalls und der peritonealen Aussaat. Hinzu kommen das Alter, der histologische Subtyp und der Differenzierungsgrad. Die weiteren Faktoren wie Lymph- und Gefäßeinbrüche, die Ploidie und S-Phase, die Onkogene HER-2/neu und EGF-R sowie das Tumorsuppressorgen p53 haben ihre Wertigkeit bisher nicht oder noch nicht unter Beweis gestellt. Gegenwärtig können nur Informationen über Gefäßeinbrüche, den Progesteronrezeptor, die Ploidie und HER-2/neu in Grenzsituationen für die Therapiewahl hilfreich sein (Lukes et al. 1994; Bauknecht 1999).

Allgemeine Grundlagen der Therapie

Operative Therapie

Die operative Behandlung des Endometriumkarzinoms ist in den Stadien I–III Methode der Wahl. Allerdings ist in den Stadien IIIB und IVA die Operation meist nicht kurativ. Die operativen Maßnahmen sollten mit den kooperierenden Radioonkologen abgestimmt werden.

Prinzipiell sollte eine abdominale Hysterektomie mit Adnexektomie beidseits erfolgen. Gefordert werden muss, dass eine Spülzytologie aus dem Douglas'schen Raum, aus den parakolpischen Rinnen und aus dem subdiaphragmatischen Raum bzw. eine zytologische Untersuchung des Aszites erfolgt. Intraoperativ sollte die Bauchhöhle inspiziert werden. Die Beurteilung der pelvinen und paraaortalen Lymphknoten ist immer Bestandteil des intraoperativen Stagings, wobei ggf. intraoperative Schnellschnittuntersuchungen durchgeführt werden (Havrilesky et al. 2006).

Der therapeutische Nutzen einer Lymphonodektomie ist noch nicht eindeutig definiert. So konnten Chan et al. (2006) in einer retrospektiven Studie an über 12 000 Patientinnen keinen zusätzlichen therapeutischen Gewinn für Patientinnen mit niedrigem Risiko in den Stadien IA und IB und der Grade I und II feststellen. Für die Stadien IIIC bis IV mit nodalem Befall hingegen verbesserte das Ausmaß der Lymphknotenresektion signifikant die Gesamtüberlebensrate nach fünf Jahren von 51 auf 72 %.

In einer weiteren retrospektiven Untersuchung reduziert eine adäquate pelvine (< 10 LK) und paraaortale (< 5 LK) Lymphonodektomie die nachfolgende Bestrahlung die Rezidivquote im kleinen Becken von 57 auf 10 % und paraaortal von 64 auf 30 % gegenüber einer nicht korrekt durchgeführten Kombination aus LK-Entfernung und Radiatio (Mariani et al. 2006). Möglicherweise führt auch diese Kombination zur Verbesserung der Gesamtüberlebenszeit (Onda et al. 1997).

Die Arbeitsgemeinschaft Gynäkologische Onkologie (AGO) der DKG empfiehlt die Entfernung von mindestens 15 pelvinen und zehn paraaortalen Lymphknoten im Rahmen der Lymphonodektomie (Garbe et al. 2006).

Die Entscheidung zu diesem Eingriff erfolgt aufgrund bestimmter Risiko- und Prognosefaktoren. So gelten als Indikation zu einer Lymphonodektomie die Stadien IC bis IIIB, schlecht differenzierte Adenokarzinome (GIII) in allen Stadien, klarzellige und seröse sowie papillär-seröse Adenokarzinome, adenosquamöse Karzinome und maligne Müller'sche Mischtumoren. Im Stadium III wird zusätzlich die Omentektomie empfohlen.

Strahlentherapie

Seit vielen Jahrzehnten ist die Strahlentherapie in die adjuvanten und primären Behandlungskonzepte des Endometriumkarzinoms integriert. In zahlreichen Arbeiten wurde eine Reduktion der Lokalrezidivrate durch die Bestrahlung, nicht aber eine Verbesserung des Überlebens nachgewiesen (Creutzberg et al., 2003; Keys et al. 2004; Scholten et al. 2005). Die retrospektive SEER-Analyse von Lee et al. (2007) zeigt bei 27 000 Patientinnen mit Endometriumkarzinom neben einer deutlichen Verbesserung der Lokalrezidivrate auch eine verbesserte Gesamtüberlebenszeit der Patientinnen im Stadium IC (GI) und II/IV.

Entscheidende Verbesserungen konnten im letzten Jahrzehnt bei Planung und Durchführung der Brachy- und Teletherapie erzielt werden, die zu einer beträchtlichen Minderung der radiogenen Nebenwirkungen geführt haben. Insbesondere die intensitätsmodulierte Radiotherapie (IMRT) führt zu einer deutlichen Reduktion des bestrahlten Blasen-, Dünndarm- und Dickdarmvolumens (Ahamad et al. 2004; Salama et al. 2006). Dabei können Patientinnen – falls erforderlich – auch in Rückenlage schonend bestrahlt werden (Beriwal et al. 2006).

Postoperative (adjuvante) Strahlentherapie

Im Vordergrund der Behandlung des Endometriumkarzinoms steht die abdominale Hysterektomie mit beidseitiger Adnexektomie, die aber sogar im Stadium I Lokalrezidive bis zu 30 % in Abhängigkeit von der Eindringtiefe in das Myometrium und dem Differenzierungsgrad des Tumors nicht verhindern kann. Durch eine risikoadaptierte postoperative Strahlenbehandlung (Brachy- und/oder Teletherapie) sollen die vaginalen und pelvinen Rezidive reduziert und die Gesamtüberlebenszeit verlängert werden (Abbildung 1).

Stadium I und II

Nach adäquater Operationstechnik bestehend aus Hysterektomie mit beidseitiger Adnexexstirpation ist gegenwärtig in den Stadien IA G1/G2 und IB G1 aufgrund des geringen vaginalen Rezidivrisikos von 2–4 % ein therapeutischer Nutzen der adjuvanten Brachytherapie nicht gesichert.

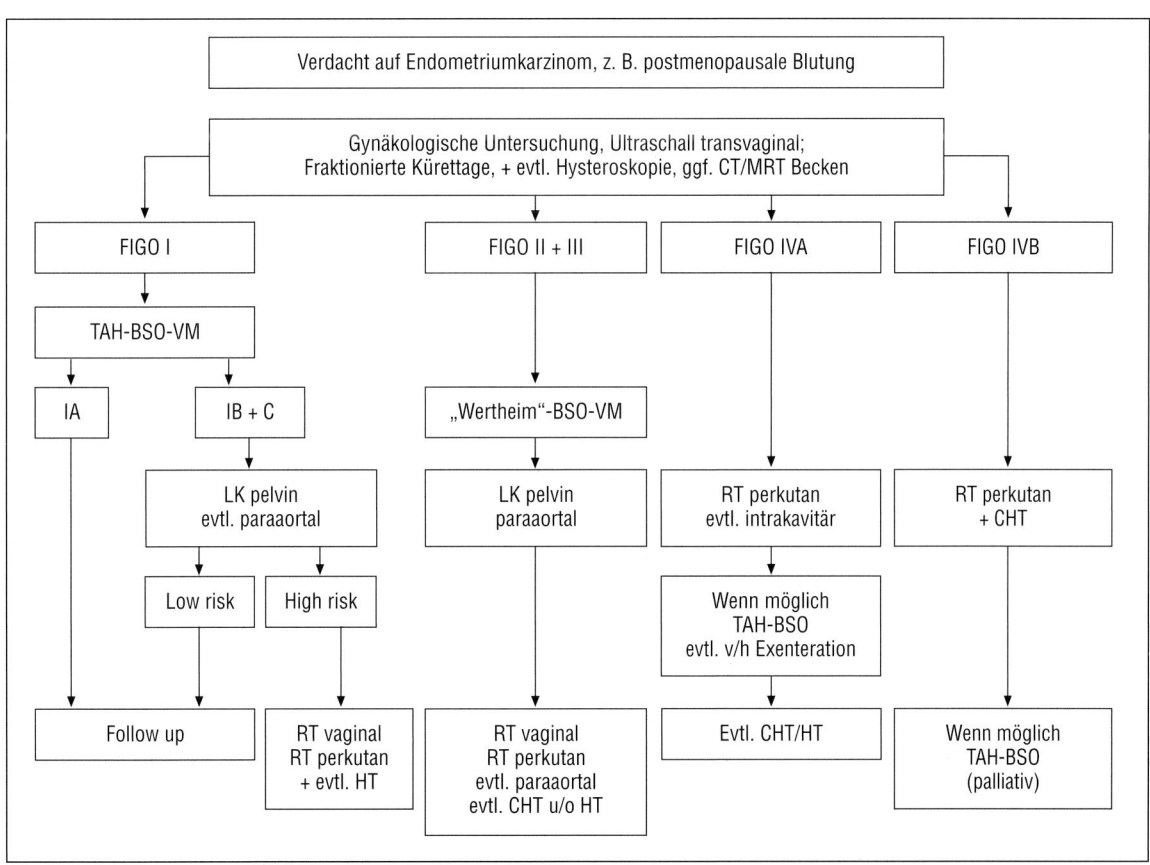

Abbildung 1. Endometriumkarzinom (s. „Der Onkologe" 5/99).

Tabelle II. Indikationen für eine adjuvante Strahlentherapie nach Hysterektomie mit bilateraler Adnexexstirpation ohne systematische Lymphonodektomie.

pT1a, G1/2 und pT1b, G1, Nx/cN0	Keine adjuvante Therapie
pT1b, G2, Nx/nN0	Brachytherapie der Vagina
Falls ein sekundäres komplettes operatives Staging nicht möglich ist:	
pT1a, G3 und pT1b, G3, Nx/cN0	Brachytherapie der Vagina, eine zusätzliche Teletherapie kann erwogen warden
pT1c, pT2, Nx/cN0	Teletherapie ± Brachytherapie
pT3/4a, Nx/cN0 sowie alle cN1	Teletherapie ± Brachytherapie und/oder Chemotherapie
Seröse und klarzellige Karzinome	Teletherapie ± Brachytherapie und/oder Chemotherapie

Bei undifferenzierten Malignomen (G3) im Stadium IA ebenso wie im Stadium IB G2 werden die zusätzliche pelvine und paraaortale Lymphknotenexstirpation ebenso wie eine alleinige vaginale Strahlenbehandlung empfohlen, um einem Lokalrezidiv aufgrund der nicht seltenen okkulten Streuherde am Vaginalende bzw. Urethrawulst vorzubeugen (Poulsen et al. 1996; Knocke et al. 1997; Weiss et al. 1998; Horowitz et al. 2002).

Ohne eine Lymphknotenexstirpation wurden in der multizentrisch randomisierten Studie 715 Patientinnen im Stadium IB G2/G3 und dem Stadium IC Grad I/II entweder einer Strahlenbehandlung des Beckens oder keiner weiteren Therapie zugeführt. Aufgrund des signifikanten Unterschiedes der Häufigkeit der lokoregionalen Rezidive nach zehn Jahren ohne Verbesserung der Gesamtüberlebenszeit wird eine Beckenbestrahlung bei diesen Patientengruppen im Stadium I empfohlen. Ohne systematische Lymphonodektomie sollte aber bei Patientinnen im Stadium IC Grad 3 eine postoperativ kombinierte Strahlentherapie ggf. in Kombination mit einer Chemotherapie erfolgen. Nach einer großen retrospektiven Studie konnte im Stadium IC auch eine Verbesserung des Gesamtüberlebens durch eine adjuvante Strahlentherapie erzielt werden (Lee et al. 2006) (Tabelle II).

Die Gynecologic Oncology Group (GOG) führte eine ähnliche Untersuchungsreihe bei Patientinnen in den Stadien IB, IC und IIA durch, allerdings unter Einschluss einer pelvinen und paraaortalen Lymphonodektomie. Auch hier konnte eine Reduzierung der lokoregionären Rezidive ohne Einfluss auf die Gesamtüberlebenszeit beobachtet werden. Durch die Strahlenbehandlung des Beckens wird die Morbidität erhöht, sodass die Autoren eine postoperative Bestrahlung nicht bei Patientinnen im Stadium I unterhalb des 60. Lebensjahres und bei Patientinnen mit G2-Tumoren im Stadium IB empfehlen (Creutzberg et al. 2000).

Tabelle III. Indikationen für eine adjuvante Strahlentherapie nach Hysterektomie mit bilateraler Adnexexstirpation und mit systematischer Lymphonodektomie (15 pelvine und 10 paraaortale LK).

pT1a, G1/2, pT1b, G1, pN0	Keine adjuvante Therapie
pT1a, G3, pT1b, G2/3, pT1c, pT2, pN0	Brachytherapie der Vagina
pT3, pT4, pN0 oder pN1	Teletherapie ± Brachytherapie und/oder Chemotherapie
Seröse und klarzellige Karzinome	Teletherapie ± Brachytherapie und/oder Chemotherapie

Nach systematischer pelviner und paraaortaler Lymphonodektomie empfehlen einige Autorengruppen bei nodal negativem Status aufgrund retrospektiver Auswertungen in den Stadien IB, IC und sogar in den Stadien IIA und B eine alleinige intravaginale Brachytherapie (Horowitz et al. 2002; Ng et al. 2001; Rettenberg et al. 2005; Jolly et al. 2005). Ohne systematische Lymphonodektomie sollte aber bei Patientinnen im Stadium IC Grad 3 eine postoperativ kombinierte Strahlentherapie ggf. in Kombination mit einer Chemotherapie erfolgen. Nach einer großen retrospektiven Studie konnte im Stadium IC auch eine Verbesserung des Gesamtüberlebens durch eine adjuvante Radiatio erzielt werden (Lee et al. 2006) (Tabelle III).

Nach einer weiteren randomisierten Studie empfehlen Keys et al. (2004) aufgrund des erhöhten lokoregionären Rezdivrisikos bei nodal negativen Patientinnen mit einer Infiltration des äußeren Drittels des Myometriums, einem mittleren bis schlechten Differenzierungsgrad, bei Nachweis einer Lymphgefäßinvasion sowie bei Patientinnen über 50 Jahre mit zwei oder über 70 Jahre mit einem dieser genannten Risikofaktoren eine Beckenbestrahlung bis insgesamt 50 Gy. Dadurch wird das Rezidivrisiko um 58 % gesenkt, allerdings ohne Verbesserung der Überlebensrate.

In einer weiteren retrospektiven Untersuchung reduzierte eine adäquate pelvine (< 10 LK) und paraaortale (< 5 LK) Lymphonodektomie mit nachfolgender Bestrahlung die Rezidivquote im kleinen Becken von 57 auf 10 % und paraaortal von 64 auf 30 % gegenüber einer nicht korrekt durchgeführten Kombination aus LK-Entfernung und Radiatio (Mariani et al. 2006). Möglicherweise führt diese Kombination auch zur Verbesserung der Gesamtüberlebenszeit (Onda et al. 1997).

Stadium III

In diesem Stadium wird nach primärer abdominaler Hysterektomie und Adnexektomie beidseits eine pelvine Lymphknotenexstirpation durchgeführt, die bei nachgewiesenen nodalen Metastasen auf die Paraaortalregion ausgedehnt wird. Das operative Vorgehen wird im Stadium IIIA durch eine Omentektomie und Entfernung von Streuherden sowie im Stadium IIIB ggf. durch eine partielle oder komplette Kolpektomie erweitert oder alternativ durch eine Tumorexzision aus der Scheide und intravaginale Brachytherapie modifiziert.

Von einer adjuvanten Strahlenbehandlung profitieren die Patientinnen in den Stadien IIIA und IIIB, während bei Nachweis von positiven Lymphknoten im Stadium IIIC trotz guter lokaler Tumorkontrolle der weitere Krankheitsverlauf von der intraabdominellen Aussaat und der Fernmetastasierung bestimmt wird (Schorge et al. 1996; Pötter und Knocke 1999). Zusätzlich wird eine systemische Chemotherapie mit Carboplatin und Taxol empfohlen.

Mariani et al. (2006) zeigen, dass nodal positive Endometriumkarzinom-Patientinnen von einer systematischen LNE mit nachfolgender perkutaner Bestrahlung des Beckens sowie auch paraaortaler Bestrahlung profitieren können.

Einige Studien (RTOG 9708, Lupe et al. 2007; Mangili et al. 2006; Secord et al. 2007) beweisen die Durchführbarkeit einer Radiochemotherapie und weisen auf eine erhöhte Wirksamkeit gegenüber einer alleinigen Strahlentherapie oder alleinigen Chemotherapie hin. Der RTOG-9708-Trial hat an 47 Patientinnen im Stadium IC und größer gezeigt, dass postoperativ und synchron zu Tele- und Brachytherapie eine Chemotherapie (4 × Cisplatin/Paclitaxel) durchführbar ist und die Prognose verbessern kann.

Für die Patientinnen mit Hochrisiko-Histologien sollte die Kombinationstherapie evaluiert werden.

Stadium IV

Bei isoliertem Befall von Blase und/oder Rektum ohne paraaortale Lymphknotenmetastasen oder parametrane Ausbreitung kann auch eine TAH-BSO zusammen mit einer vorderen und/oder hinteren Exenteratio durchgeführt werden. Im Vordergrund steht jedoch die homogene Strahlenbehandlung des Beckens ggf. in Kombination mit einer intravaginalen Afterloading-Therapie. Im Stadium IVB mit Fernmetastasen sind individuell ausgerichtete Therapiekonzepte zu erstellen, die den Einsatz der verschiedenen Behandlungsmodalitäten wie Operation, Strahlenbehandlung, Hormon- und Chemotherapie (Carboplatin/Taxol)sinnvoll koordinieren (Schmidt-Matthiesen et al. 2002).

Primäre Strahlentherapie

Die primäre Strahlenbehandlung medizinisch inoperabler Patientinnen ermöglicht eine lang andauernde lokale Tumorkontrolle, auch wenn die Heilungsergebnisse denen der Operation bzw. Operation und adjuvanter Strahlenbehandlung unterlegen sind. Ähnlich wie beim Zervixkarzinom können dabei eine kombinierte Tele- und Brachytherapie, eine alleinige perkutane Strahlenbehandlung oder alleinige Afterloading-Therapie in den Stadien I bis III eingesetzt werden. Im Stadium IVA ist die homogene Strahlenbehandlung des Beckens die Therapie der Wahl (Knocke et al.1997; ISTO-Leitlinien 2002). Der Stellenwert einer primären Radiochemotherapie ist bisher nicht gesichert.

Endokrine Therapie

Zahlreiche Endometriumkarzinome exprimieren Östrogen- und Progesteronrezeptoren, sodass die Möglichkeit zur Wachstumsmodulation mit Gestagenen, Antiöstrogenen und Aromatasehemmern besteht. Nur selten jedoch sind diese Rezeptoren bei den Karzinomen mit hohem Risikoprofil oder bei Metastasen und Rezidiven nachweisbar oder bei Nachweis nicht funktionell (Emons und Schulz 1995).

In der adjuvanten Situation liegen trotz zahlreicher prospektiver Studien mit Gestagenen bisher keine gesicherten Ergebnisse vor, die einen Einsatz rechtfertigen. Auch bei lokal nicht beherrschbaren Tumoren oder im metastasierten Stadium sind die klinischen Resultate enttäuschend. So lassen sich mit Gestagenen nur bei 15–25 % dieser Patientinnen mediane Remissionsdauern von etwa neun Monaten erzielen. Die empfohlenen Dosierungen betragen 200–400 mg Medroxyprogesteronacetat (MPA)/Tag oder 160 mg Megestrolacetat/Tag. Die Behandlung mit Antiöstrogenen, GnRH-Analoga oder Aromatasehemmern hat sich klinisch bisher nicht durchgesetzt (Emons et al. 1999; ISTO-Leitlinie 2000). In einer aktuellen Studie wird gegenwärtig das Antiöstrogen Faslodex beim fortgeschrittenen Endometriumkarzinom überprüft.

Targeted therapies werden gegenwärtig in Studien untersucht (Phase-II-Studien der GOG, NCIC in Kombination mit Carboplatin/Taxol).

Chemotherapie

In den Stadien FIGO I und II besteht gegenwärtig außerhalb klinischer Studien keine Indikation für eine adjuvante Chemotherapie. Auch bei den 10–15 % der Endometriumkarzinome, die sich zum Zeitpunkt der Erstdiagnose in den fortgeschrittenen Stadien III und IV befinden, ist eine adjuvante Zytostatikagabe insbesondere bei histologischen Sonderformen wie dem serös-papillären und dem hellzelligen Karzinom zu prüfen. Bei lokoregionären Rezidiven sind zuerst die Möglichkeiten der Operation auszuschöpfen, die Kombination der Strahlen- mit einer Chemotherapie stellt eine weitere mögliche Option dar. Patientinnen mit Endometriumkarzinomen sind häufig älter und mit Nebendiagnosen wie Adipositas, Diabetes mellitus und Hypertonus belastet, sodass als Substanzen Carboplatin dem Cisplatin und Docetaxel dem Paclitaxel vorgezogen werden.

Die GOG hat im Stadium III und IV 400 Patientinnen mit postoperativ maximal 2 cm großen Tumorresiduen die Ganzabdomenbestrahlung mit 30 Gy und einer Aufsättigung des kleinen Beckens mit 15 Gy vs. AP-Chemotherapie (Doxorubicin/Cisplatin 7 × + 1 + Cisplatin) getestet. Die Chemotherapie war der Strahlentherapie überlegen in progressionsfreiem Überleben und overall survival, die Chemotherapie war allerdings außerordentlich toxisch und kann nicht als Standard empfohlen werden (Randall et al. 2006). Die Ganzabdomenbestrahlung mit 30 Gy stellt keine gesicherte Therapieform dar, die 45 Gy im kleinen Becken erscheinen unterdosiert.

Arimot et al. (2006) haben 37 Patientinnen mit fünf bis sechs Kursen Carboplatin/Taxol-Chemotherapie behandelt: Sechs dieser Patientinnen erhielten zusätzlich eine Bestrahlung des kleinen Beckens mit 50 Gy (± 50 Gy paraaortal). Mit einer kompletten Remission und zehn partiellen Remissionen (PR) konnte ein begrenzter Therapieerfolg erzielt werden.

Maggi et al. (2006) haben 345 Patientinnen in den Stadien IC G3, II G3 und III mit fünf Kursen CAP-Chemotherapie oder einer Bestrahlung des kleinen Beckens mit (± paraaortal 45) 45–50 Gy behandelt. Die Chemotherapie zeigte gegenüber der Strahlentherapie keinen Vorteil. Beide Therapien schienen tolerabel (Maggi et al. 2006).

Die RTOG-9708-Studie behandelte 46 Patientinnen im Stadium > 1C, > G2 mit einer postoperativen Bestrahlung des kleinen Beckens bis 45 Gy und einer Cisplatin/Paclitaxel-Chemotherapie. Damit konnte eine gute lokale Kontrolle bei vertretbarer Toxizität erreicht werden (Greven et al. 2006).

Unter dieser palliativen Indikation haben sich die Kombinationen bestehend aus Adriamycin/Cisplatin oder Epirubicin/Carboplatin als die wirksamsten erwiesen. Neuerdings werden auch vermehrt Taxanhaltige Polychemotherapien beim fortgeschrittenen oder metastasierten Endometriumkarzinom eingesetzt. So zeigten sich in unterschiedlichen Studien mit der Kombination Carboplatin/Paclitaxel Ansprechraten bis 78 %. Bisher liegt kein randomisierter Phase-III-Vergleich zwischen Cisplatin/Doxorubicin und Carboplatin/Paclitaxel vor. Die Kombination aus Carboplatin/Paclitaxel scheint jedoch aufgrund der Ergebnisse unterschiedlicher Phase-II-Studien der Kombination Cisplatin/Doxorubicin zumindest gleichwertig zu sein. Aufgrund der geringeren Toxizität, der einfacheren Applikationsweise und der zumindest gleichwertigen Wirksamkeit in unterschiedlichen Phase-II-Studien wird diese Kombination mittlerweile als die erste Wahl angesehen. Die Ansprechraten schwanken zwischen 20 und 60 % mit einer Remissionsdauer von neun bis 12 Monaten (Lupe et al. 2007). Eine Monochemotherapie erzielt Remissionen bis zu 35 % und wird überwiegend bei älteren Patientinnen in Abhängigkeit vom Allgemeinzustand empfohlen (Bastert und Grischke 1999; Hoskins 2001; Meerpohl 1999; Schmidt-Matthiesen et al. 2002).

Allgemeine Grundsätze der Bestrahlungsplanung

Die perkutane Strahlenbehandlung des kleinen Beckens erfolgt heute an Hochenergie-Linearbeschleunigern (10–25 MeV). Prinzipiell wird die Bestrahlung über mehrere Felder wie der Vier-Felder-Box-Technik nach Bestrahlungsplanung mit Hilfe von CT-Aufnahmen und Planungsrechnern durchgeführt. Dadurch wird eine dreidimensionale Visualisierung und Vorausplanung der Dosisverteilung mit zusätzlicher Abschirmung des umgebenden gesunden Gewebes durch Bleilamellen oder „Multileaf"-Kollimatoren möglich. Zunehmend wird die intensitätsmodulierte Radiotherapie (IMRT) eingesetzt, die eine hochpräzise Erfassung der Tumorareale sowie der Lymphknotenstationen bei deutlich verbesserter Schonung der umgebenden Normalgewebe ermöglicht (Ahmad et al. 2004; Salama et al. 2006).

In das Zielvolumen 2. Ordnung der Teletherapie werden neben dem Primärtumor auch die Parametrien bis hin zur Beckenwand, die pelvinen Lymphknotenstationen sowie das obere Drittel der Vagina einbezogen. Bei Befall der unteren zwei Drittel der Vagina werden auch die Vulva und die inguinalen Lymphknotenregionen erfasst.

In einer täglichen Fraktionierung von 1,8–2,0 Gy werden über einen Zeitraum von fünf bis sechs Wochen Gesamtdosen von 45–50 Gy in das gesamte Zielvolumen appliziert. Die Dosis kann bei ausgedehntem Tumorbefall in den Parametrien oder Lymphknoten durch eine gezielte Feldverkleinerung (lokaler „Boost") auf 60 Gy – allerdings mit größerem Risiko unerwünschter Nebenwirkungen – erhöht werden.

Eine Strahlenbehandlung der paraaortalen Lymphknotenstationen wird in einigen Zentren durchgeführt, wenn die paraaortalen Lymphknoten suspekt erscheinen (Palpation, Punktion; CT, MRT) oder die pelvinen Lymphknoten befallen sind, die Lymphonodektomie aber nicht auf die Paraaortalregion ausgedehnt wurde. Für diese Indikationen liegen bisher keine gesicherten Ergebnisse aus prospektiv randomisierten Studien vor, sodass individuelle Faktoren zu berücksichtigen sind. Gesamtdosen von 45–50 Gy bei 1,8–2 Gy Einzeldosis fünfmal pro Woche werden empfohlen (Bünemann und Heilmann 1996). Auf die erhöhte Morbidität bei der Bestrahlung dieser Region aufgrund vorgeschalteter chirurgischer Eingriffe, insbesondere nach radikaler pelviner oder sogar paraaortaler Lymphonodektomie, wird ausdrücklich hingewiesen (Schmidt-Matthiesen et al. 2002).

Mit der Einführung des Afterloading-Verfahrens mit den heute gebräuchlichen Nukliden Iridium-192 und Cäsium-137 können ferngesteuert die Strahlenquellen unter optimalem Strahlenschutz in die Applikatoren intrakavitär oder interstitiell eingefahren werden. Gegenüber dem Low-dose-rate (LDR)-Verfahren, welches kontinuierlich über einen Zeitraum von mehreren Tagen – angelehnt an die Radiumtechniken – geringe Strahlendosen abgibt, hat sich im deutschsprachigen Raum das High-dose-rate (HDR)-Verfahren durchgesetzt.

Bei alleiniger Brachytherapie des Scheidenstumpfes im Rahmen einer adjuvanten Behandlung wird bei dem HDR-Verfahren eine Strahlendosis von 15–20 Gy in drei bis vier Fraktionen von 5 Gy berechnet auf 0,5 cm Gewebetiefe einmal pro Woche appliziert. Bei dem LDR-Verfahren wird eine Dosis von etwa 40–50 Gy innerhalb einiger Tage gegeben.

Eine alleinige Radiotherapie des Endometriumkarzinoms ist unter kurativer Intention nur mit Gesamtdosen durchzuführen, die überwiegend intrakavitär verabreicht und perkutan ergänzt werden. Im Gegensatz zu der früheren „Packmethode" mittels kleiner Träger (Radium-226) in Form von „Eiern" oder „Perlen" werden heute im Rahmen der Afterloading-Techniken Distanzhohlröhren aus Kunststoff in das Cavum uteri eingebracht, die einzeln mit den Quellen angefahren werden können. Ersatzweise kommen auch Mehrkanal-Applikatoren mit fixer Geometrie zum Einsatz. Nach schonender, aber möglichst vollständiger Entfernung der Tumoranteile aus dem Cavum uteri durch eine Kürettage werden die Applikatoren platziert und durch eine Vaginaltamponade fixiert. Anschließend wird die Lage der Applikatoren durch orthogonale isozentrische Röntgenaufnahmen mittels C-Bogen verifiziert und die Lage zu den Nachbarorganen wie Harnblase und Rektum dargestellt. Durch Integration von CT- bzw. MRT-Schnittbildern können die Dosis-Volumen-Beziehungen noch genauer erfasst und der individuellen anatomischen Situation angepasst werden. Auf der Basis eines computergestützten Bestrahlungsplanungssystems kann die zu applizierende Dosisverteilung durch Individualisierung der Isodosenform und durch Variation der Quellen-Liegezeit vorher simuliert, angepasst und definiert werden. Ausführliche Angaben sind im Kapitel „Cervix uteri" zu finden.

Bei einer primären kombinierten Strahlenbehandlung, in der die intrakavitäre Brachytherapie im Vordergrund steht, werden unter zusätzlicher Berücksichtigung der ergänzenden Teletherapie im HDR-Verfahren in sechs bis acht Einzelfraktionen 5–8 Gy bis zu Gesamtdosen zwischen 35 und 45 Gy (zusammen mit der Teletherapie bis zu 65–70 Gy) und im LDR-Verfahren insgesamt 60–80 Gy appliziert (Knocke et al. 1997; Pötter und Knocke 1999).

Ergebnisse

Die Fünfjahres-Überlebensraten werden neben dem Stadium auch entscheidend durch den Malignitätsgrad und die Histologie bestimmt. Diese sind ohne nähere Differenzierung bei den nur operierten Patientinnen in Tabelle IV nach den Auswertungen des FIGO Annual Report (1998) aufgeführt. In den Stadien I und II fallen die Überlebensraten nach fünf Jahren bei den G1-Tumoren von 92 auf 74 %, bzw. bei den G3-Tumoren von 86 auf 58 % ab (Pecorelli 1998).

Nach abdomineller Hysterektomie und beidseitiger Adnexektomie werden durch die nachfolgende adjuvante Strahlenbehandlung um etwa 10 % bessere Ergebnisse hinsichtlich der lokalen Tumorkontrolle und des Überlebens als mit der operativen Therapie allein erzielt. In mehreren retrospektiven Studien werden in den FIGO-Stadien I und IIA, G1–G3 in Abhängigkeit von den bekannten Risikofaktoren Fünfjahresresultate bei der lokalen Kontrolle zwischen 88 und 100 % und beim Fünfjahresüberleben zwischen 73 und 92 % angegeben (Sorbe und Smeds

1990; Reisinger et al. 1992; Pernot et al. 1994; Knocke et al. 1998). Während in dem Stadium IA G1/G2 eine adjuvante Strahlenbehandlung nicht indiziert ist, konnten Alektiar et al. (2002) bei 233 Patientinnen in den Stadien IB G1/G2 mit einer intravaginalen Brachytherapie (3×7 Gy dosiert auf 5 mm Gewebetiefe im Zweiwochen-Intervall) eine lokale Tumorkon-

Tabelle IV. Fünfjahres-Überlebensraten der operierten Patientinnen[a].

Stadium IA–C	81–90 %
Stadium IIA–B	72–80 %
Stadium IIIA–C	39–63 %
Stadium IVA–B	17–20 %

[a] FIGO Annual report 1998

Tabelle V. Stadieneinteilung/TNM-Klassifikation des Endometriumkarzinoms nach FIGO und UICC (2003).

T-Primärtumor TNM-Kategorie		FIGO-Stadien	
TX			Primärtumor kann nicht beurteilt werden
T0			Kein Anhalt für Primärtumor
Tix		0	Carcinoma in situ
T1		I	Tumor begrenzt auf Corpus uteri
	T1a	IA	Tumor begrenzt auf Endometrium
	T1b	IB	Tumor infiltriert weniger als die Hälfte des Myometriums
	T1c	IC	Tumor infiltriert die Hälfte oder mehr des Myometriums
T2		II	Tumor infiltriert Zervix, breitet sich jedoch nicht jenseits des Uterus aus
	T2a	IIA	Lediglich endozervikaler Drüsenbefall
	T2b	IIB	Invasion des Stromas der Zervix
T3 und/oder N1		III	Lokale und/oder regionäre Ausbreitung wie in T3a, b, N1 bzw. FIGO IIIA, B, C beschrieben
	T3a	IIIA	Tumor befällt Serosa und/oder Adnexe (direkte Ausbreitung oder Metastasen) und/oder Tumorzellen in Aszites oder Peritonealspülung
	T3b	IIIB	Vaginalbefall (direkte Ausbreitung oder Metastasen)
N1		IIIC	Metastasen in Becken- und/oder paraaortalen Lymphknoten Anmerkung: Das Vorhandensein eines bullösen Ödems genügt nicht, um einen Tumor als T4 zu klassifizieren.
T4		IVA	Tumor infiltriert Blasen- und/oder Darmschleimhaut
M1		IVB	Fernmetastasen (ausgenommen Metastasen in Vagina, Beckenserosa oder Adnexen, einschließlich Metastasen in anderen intraabdominalen Lymphknoten als paraaortalen und/oder Beckenlymphknoten)

trolle von 96 % und eine rezidivfreie bzw. Gesamtüberlebensrate von jeweils 94 % nach fünf Jahren bei
geringer Morbidität erzielen.

Nach den Ergebnissen der PORTEC-Studiengruppe
hingegen erscheint eine perkutane Strahlenbehandlung des kleinen Beckens unter Einschluss der proximalen zwei Drittel der Vagina mit 46 Gy (ED 2 Gy,
5 × pro Woche) bis einschließlich dem Stadium IB
G2 insbesondere bei Patientinnen unter 60 Jahren
nicht indiziert, da das lokale Rezidivrisiko nur 5 %
oder weniger beträgt. Ebenso stellen diese Autoren
in ihrer prospektiv randomisierten Multicenterstudie
auch für die „High-risk"-Gruppe im Stadium IA/IB
G3 und im Stadium IC G1/G2 die Indikation für eine
adjuvante Teletherapie in Frage. So sind trotz einer
lokoregionären Rezidivrate von nur 5 % in den
bestrahlten Gruppen gegenüber 18 % in der nur operierten Gruppe die Raten an Fernmetastasen und an
tumorbedingten Todesfällen mit 5 % bzw. 8 % annähernd gleich (Creutzberg et al. 2000).

Bei einer primären Strahlenbehandlung sind die Hei-
lungsergebnisse schlechter als nach Operation bzw.
Operation und adjuvanter Strahlenbehandlung. Als
Fünfjahres-Überlebensraten werden für das Stadium
I 68–86 %, im Stadium II etwa 60 % und im Stadium
III zwischen 33 und 41 % angegeben (Bünemann und
Heilmann 1996; Knocke et al. 1997).

Akute Nebenwirkungen und Strahlenfolgen

Die akuten radiogenen Nebenwirkungen und Spätfolgen der adjuvanten und primären Strahlenbehandlung des Endometriumkarzinoms ähneln in Art und
Häufigkeit den Folgen der Radiotherapie des Zervixkarzinoms. Diese sind in dem Kapitel „Cervix uteri"
zusammen mit detaillierten Therapieempfehlungen
ausführlich dargestellt. Die Intensität bzw. der
Schweregrad werden entscheidend durch das Ausmaß der voraus gegangenen Operation sowie durch
die Bestrahlungstechnik bestimmt. Aufgrund der
erheblichen Verbesserungen in der Bestrahlungsplanung mit Hilfe moderner Schnittbildverfahren und
der Ausblendung sensibler Strukturen konnte die
Rate an radiogenen Nebenwirkungen erheblich gesenkt werden. Die IMRT kann die Nebenwirkungen
möglicherweise durch eine bessere Schonung der
Risikoorgane weiter reduzieren (Ahmad et al. 2004;
Salama et al. 2006).

Besondere Beachtung ist der Prophylaxe und rechtzeitigen Behandlung möglicher akuter Nebenwirkungen zu schenken. Dazu zählen überwiegend pas-

sager auftretende Reaktionen am Dünndarm, die
sich in Schleimabgängen, Durchfällen und seltenen
krampfartigen Beschwerden äußern und mit entsprechenden Medikamenten und geeigneter Ernährung
wirkungsvoll behandelt werden können. Den von
Harndrang und gelegentlich auch von Blasenkrämpfen begleiteten Reizungen der Blase liegt häufig eine
bakterielle Infektion zugrunde, die entsprechend
dem Antibiogramm ggf. zusammen mit Spasmolytika
spezifisch therapiert werden sollte. Schon frühzeitig
sollte insbesondere bei Einschluss der Vagina durch
Panthenol-Tampons und nach Abschluss der Radiatio durch lokale Maßnahmen wie Scheidenspülungen,
vaginalen Dilatatoren und Östrogen-Ovula Verklebungen oder Verengungen bzw. Verkürzungen der
Scheide vorgebeugt werden (Bünemann und Heilmann 1996; Robinson et al. 1999).

Häufig sind in der Nachsorge radiogene Spätfolgen
von rezidivierendem Tumorwachstum in ihrem klinischen Erscheinungsbild nicht zu unterscheiden,
sodass der Radioonkologe ebenso wie der gynäkologische Operateur in die Nachsorge einbezogen werden müssen.

Spätfolgen der kombinierten Therapie können sich
Wochen bis Jahre nach Abschluss der Strahlenbehandlung am Enddarm mit Stenose oder Fistelbildung
sowie an der Blase mit Blutungsneigung oder
Schrumpfung manifestieren. Diese Spätfolgen treten
aber heute nur selten, in 1–2 % der Fälle, auf (Perez
et al. 1998). Die ebenfalls seltenen Ureterstenosen
(1–2 %) sind häufiger durch ein Rezidiv als durch
Narbenbildung (Operation, Bestrahlung) bedingt und
werden speziellen urologischen Eingriffen wie Ure-
terschienung bis hin zur Harnableitung zugeführt. Die
Ureter-Scheiden-Fistel (< 1 %) stellt fast immer eine
Operationsfolge dar und sollte baldmöglichst operiert
werden. Die Blasen-Scheiden-Fistel (1 %) oder die
Rektum-Scheiden-Fistel (2 %) sind häufiger durch
eine Tumorprogression als durch Operation oder
Strahlentherapie bedingt. Hier stehen der operative
Verschluss oder eine externe Harnableitung bzw. die
Anlage eines Anus praeter im Vordergrund.

Eine erhebliche Beeinträchtigung der Lebensqualität
bedeuten Lymphödeme des Unterbauchs und der
Beine überwiegend als Folge radikaler Lymphonod-
ektomien in Kombination mit der Strahlentherapie,
die durch gezielte Lymphdrainagen leider nur gemildert werden können. An der Haut werden heute
keine wesentlichen Spätreaktionen bei Einsatz von
modernen Linearbeschleunigern und adäquaten
Bestrahlungstechniken mehr beobachtet (Maier et
al. 1998). Eine Lebensqualitätsanalyse von Langzeit-

überlebenden nach Endometriumkarzinom zeigt eine bessere Lebensqualität von Frauen nach alleiniger Operation als nach Kombination aus Operation und Strahlentherapie, allerdings unterscheiden sich die Ergebnisse beider Gruppen nicht von der altersgleichen Normalbevölkerung (van de Poll-Franse et al. 2007).

Rezidive und deren Behandlung

Etwa 25 % aller Patientinnen (über alle Stadien) entwickeln ein Rezidiv oder Metastasen, rund eine Hälfte ein Scheiden- oder Beckenrezidiv, die andere Fernmetastasen. Etwa 70 % aller Rezidive treten in den ersten drei Jahren auf, davon ca. 80 % in der Scheide in den ersten zwei Jahren nach der Therapie. In den frühen Stadien IA G1/G2 und IB G1 werden nur 3–4 % beobachtet. Lokoregionäre Rezidive entwickeln sich bevorzugt am Suburethralwulst und am Scheidenabschluss und können bei frühzeitiger Entdeckung durch Operation und/oder Strahlenbehandlung zu etwa 50 % und mit Fünfjahres-Überlebensraten zwischen 40 und 50 % lokal beherrscht werden. Weit fortgeschrittene Scheidenrezidive, pelvine oder paraaortale Lymphknoten- oder Beckenwandrezidive hingegen sind in der Mehrzahl nicht zu kontrollieren. In diesen Situationen, ebenso wie bei einem Teil der Fernmetastasen (Gehirn, Skelett) stellt die Strahlentherapie eine wirksame palliative Maßnahme dar. Einzelne Patientinnen können aber durch erweiterte radikale Operationstechniken oder spezielle Therapieverfahren wie die intraoperativen Strahlentherapie einer langfristigen Remission zugeführt werden (Wallwiener et al. 1998).

Eine Hormon- oder Chemotherapie bei Lokalrezidiven ist nur dann indiziert, wenn die Möglichkeiten der Operation und Strahlentherapie ausgeschöpft sind, und insbesondere dann, wenn erhebliche Beschwerden bestehen (Bastert und Grischke 1999; Garbe et al. 2006).

Nachsorge und Rehabilitation

In der Nachsorge steht besonders die Früherkennung von lokoregionären Rezidiven im Vordergrund, die bei nicht wenigen Patientinnen kurativ behandelt werden können. In den ersten drei Jahren sind Nachsorgeuntersuchungen in dreimonatigen Abständen vorzusehen, da 76 % der Rezidive in diesem Zeitraum auftreten. Zusätzlich sind bei etwa 10 % der Patientinnen Zweitkarzinome (insbesondere Mammakarzinome und gastrointestinale Tumoren) zu erwarten,

was bei der Untersuchung berücksichtigt werden sollte. In der Nachsorge müssen auch behandlungspflichtige Begleiterkrankungen wie Diabetes mellitus, Hypertonie, Hyperlipidämien, Adipositas und Herz-Kreislauf-Erkrankungen beachtet werden (Bünemann und Heilmann 1996; Bock und Schulz 1999).

Vor allem bei jüngeren Frauen kann der Verlust der Gebärmutter zu erheblichen psychischen Belastungen führen, die eine ärztliche Betreuung oder spezifische Behandlung in ambulanten oder stationären Rehabilitationseinrichtungen erforderlich machen können (ISTO-Leitlinie 2000).

Sarkome des Uterus

Epidemiologie und Ätiologie

Nur etwa 1–3 % aller Malignome des Uterus sind Sarkome. Dabei ist das Corpus uteri zehnmal häufiger als die Zervix betroffen. Ähnlich wie bei den endometrialen Karzinomen treten diese Tumoren in der fünften und sechsten Lebensdekade auf, bei den Leiomyosarkomen liegt das mittlere Erkrankungsalter allerdings etwa zehn Jahre früher. Die Sarkome zeichnen sich durch ihr aggressives Wachstumsverhalten, eine ausgeprägte Neigung zu Lokalrezidiven und zur frühen hämatogenen Aussaat aus. Etwa 15 % der durch gynäkologische Malignome verursachten Todesfälle werden durch Sarkome verursacht. Gegenwärtig sind 2 von 100 000 Frauen von dieser Tumorentität mit leicht steigender Tendenz betroffen (Fleming 1984; Rose et al. 1989; Meerpohl 1999).

Genaue Kenntnisse zur Entstehung der Uterussarkome fehlen. Ähnlich wie bei den Endometriumkarzinomen ist die schwarze Bevölkerung fast doppelt so häufig betroffen. Als mögliche Risikofaktoren, speziell bei der Entstehung von Leiomyosarkomen, werden früher erfolgte Strahlenbehandlungen des Beckens mit einer mittleren Latenzzeit von etwa 13 Jahren angesehen. Bei der Entstehung von Angiosarkomen konnten Virtanen et al. (2007) in einer Kohortenstudie in Finnland mit mehr als 350 000 Patientinnen in dem Zeitraum von 1953–2003 allerdings keinen gesicherten Nachweis eines erhöhten Risikos nach Strahlenbehandlung von gynäkologischen Malignomen finden. Die für das Endometriumkarzinom geltende Trias – Adipositas, Hypertonie und Diabetes mellitus – soll auch als Risikofaktor für die uterinen Sarkome, insbesondere für die endometrialen Stromasarkome, gelten. Durch eine exogene Östrogenzufuhr soll ebenfalls das Erkrankungsrisiko erhöht sein (Rodrigues und Harz 1982; Wheelock et al. 1985; Zelmanovicz et al. 1998, Brooks et al. 2004).

Histologie

Als häufigste histologische Varianten werden Leiomyosarkome, mesodermale Mischtumoren wie Adenosarkome und Müller-Mischtumoren sowie endometriale Stromasarkome diagnostiziert. Sehr selten werden auch maligne Gefäßtumoren (Hämangioendotheliome und -perizytome sowie Lymphangiosarkome) und maligne Lymphome sowie im Kindesalter Rhabdomyosarkome gefunden (Zaloudek und Norris 1994; Larson et al. 1990b).

Endometriales Stromasarkom (ESS)

Diese Tumorentität macht etwa 10 % aller uterinen Sarkome aus und lässt sich aufgrund der mitotischen Aktivität mit Gefäßinvasionen und auch der klinischen Verlaufsform in drei verschiedene Typen unterteilen. Als wenig aggressive Variante wird der endometriale „Stromaknoten" angesehen, der weniger als zehn Mitosen pro zehn „high power fields" (HPF) und weder eine lymphatische noch vaskuläre Infiltration aufweist. Gegenüber dieser solitären und benignen Läsion wird die endolymphatische Stromatose schon als niedrig malignes Stromasarkom aufgrund der erhöhten Mitoserate eingestuft. Drei Viertel dieser Tumoren bilden mehr oder weniger breitbasige Korpuspolypen aus. Häufig besteht schon eine vaskuläre und lymphatische Invasion mit Infiltration des Myometriums, sodass schon zum Zeitpunkt der Diagnose in 40 % der Fälle die Ausbreitung über die Uterusgrenzen hinaus erfolgt ist. Besonders aggressiv und auch häufig letal verlaufend ist die dritte Variante, das eigentliche endometriale Stromasarkom der Malignitätsgrade II und III, welches sehr früh hämatogen metastasiert und sich nur schwer von malignen Lymphomen oder undifferenzierten kleinzelligen Karzinomen der Zervix abgrenzen lässt. Überwiegend sind Frauen in der Altersgruppe zwischen 45 und 50 Jahren betroffen, bei denen die Diagnose zufällig bei einer Dilatation, Kürettage oder Hysterektomie gestellt wird.

Besonders bei den ESS niedrigen Malignitätsgrades muss auf lokoregionäre Spätrezidive geachtet werden, die oft nach jahrzehntelangem Intervall auftreten und etwa 30–45 % der Patientinnen betreffen können. Davon stirbt etwa ein Drittel der Frauen am Tumorrezidiv im kleinen Becken. Die Fünfjahres-Überlebensraten betragen bei der wenig aggressiven Variante 50 % gegenüber 15 % bei den hochgradig malignen ESS, bei denen selbst im Stadium I nur in der Hälfte der Fälle mit Rezidivfreiheit gerechnet werden kann (Di Saia et al. 1978; Salazar et al. 1978; Piver und Lurain 1981; Antmann et al. 1986; Hannigan et al. 1992).

Leiomyosarkom (LMS)

Leiomyosarkome (LMS) sind Tumoren der glatten Muskulatur und entstehen im Myometrium. Myome entarten allerdings nur in 0,1–0,5 % sarkomatös. Die Unterscheidung zwischen zellulären Leiomyomen und Leiomyosarkomen gestaltet sich schwierig und richtet sich hinsichtlich der prognostischen Aussage nach dem Mitoseindex (mehr oder weniger als 10 Mitosen pro 10 HPF) sowie zellulären Atypien, Gefäßinvasion und positiven Resektionsrändern. So lassen sich potenzielle maligne Tumoren von Entitäten mit niedrigem und hohem Malignitätsgrad differenzieren. Im Gegensatz zu den Müller'schen Mischtumoren liegt das mediane Erkrankungsalter deutlich früher, bei etwa 52 Jahren. Dabei sollen jüngere und prämenopausale Patientinnen in diesen Untersuchungsreihen eine bessere Prognose aufweisen, allerdings waren die meisten dieser Patientinnen im Stadium I der Erkrankung. Patientinnen mit LMS weisen Überlebensraten von 20–63 % auf. Nach Auftreten von Lokalrezidiven und/oder Fernmetastasen sinkt die Überlebensrate auf unter 10 % nach zwei Jahren ab (Marchese und Nori 1987; Kahnpää et al. 1986; Nickie-Psikuta und Gawrychowski 1993).

Mesodermale Mischtumoren

Unter der Bezeichnung mesodermale Mischtumoren verbirgt sich ein buntes histopathologisches Spektrum von gutartigen und/oder bösartigen Komponenten (Tabelle VI). Dazu zählen Adenofibrome oder Adenomyome, bei denen das Epithel und das Mesenchym gutartig sind, ebenso wie die Intermediärformen des Adenosarkoms mit einem benignen Epithel- und malignen Mesenchymanteil. Das Karzinosarkom ist gekennzeichnet durch die bösartigen Formen beider Anteile (Ladner und Karck 1998).

Adenosarkom

Das Adenosarkom entwickelt sich überwiegend im Endometrium und bildet eine Intermediärform, bestehend aus einem benignen Epithel- und einem

Tabelle VI. Aus: Schmidt-Matthiesen et al. (2002) Gynäkologische Onkologie, S. 106).

Tumorart	Vorkommen		
	Vulva	Vagina	Uterus
Dermatofibrosarcoma protuberans	+		
Leiomyosarkome – diffus (meist) oder in Myomen	+	+	+
Embryonale Rhabdomyosarkome	+	+	+
Endometriale Stromasarkome – endometrial stromal nodule – low grade malignant type – high grade malignant type			+
Mesodermale Mischtumoren – Adenosarkome – Müller-Mischtumoren (Karzinosarkome) – homologe – heterologe		(+)	+ +
Maligne Fibrohistiozytome	+		
Kaposi-Sarkome	+		

malignen Mesenchymanteil. Erstmals von Clement und Scully 1974 beschrieben, tritt dieser mesodermale Mischtumor in einem Altersbereich zwischen 15 und 80 Jahren auf mit einem medianen Lebensalter von etwa 57 Jahren. Meist wird das Adenosarkom entdeckt, bevor es das Myometrium infiltriert hat, sodass nach einer radikalen Operation in diesem frühen Stadium nur selten Rezidive beobachtet werden. Insgesamt entwickeln sich in 25 % der Fälle in den benachbarten Regionen wie der Vagina, im kleinen Becken oder im Abdomen Rezidivtumoren, die sogar fünf und mehr Jahre nach Hysterektomie auftreten können. Nur in 5 % der Fälle entwickeln sich Fernmetastasen. Der Einsatz von Radio- und/ oder Chemotherapie bleibt den Rezidiven vorbehalten (Zaloudek und Norris 1981; Clement und Scully 1990).

Maligner Müller-Mischtumor (Karzinosarkom) bzw. maligne mesodermal Mischtumoren

Die oft polypös und exophytisch bis in die Vagina vorwachsenden malignen Müller-Mischtumoren (MMT) setzen sich aus einer malignen epithelialen Komponente (Karzinom) und einem malignen mesenchymalen Anteil (Sarkom) zusammen. Bei dem epithelialen Anteil handelt es sich überwiegend um mäßig oder schlecht differenzierte Adenokarzinome. Der sarkomatöse Anteil wird aufgeteilt in eine homologe Variante mit Uterus-eigenen Zellkomponenten, während der heterologe Typ sich durch mesenchymale Elemente extrauterinen Ursprungs wie Rhabdomyosarkome, Chondrosarkome oder Osteosarkome auszeichnet. Diese MMT

– auch als Karzinosarkome bezeichnet – machen etwa 30–60 % aller Uterussarkome aus. Die Ausbreitung erfolgt vornehmlich lokal invasiv, aber auch frühzeitig in Lymphbahnen und Gefäße, in die regionären Lymphknoten und die Lunge. So berichten Major et al. (1987) über einen Lymphknotenbefall von 15,5 % bei 174 Patientinnen, in Abhängigkeit von der Eindringtiefe in das Myometrium, Invasion in die Lymphbahnen und Befall der Zervix. Eine prospektive Studie der LGOG konnte ebenfalls durch ein Lymphknoten-Staging bei 17 % der Fälle Lymphknotenmetastasen bereits im Stadium I nachweisen. In den FIGO-Stadien II–IV, aber auch bei tiefer myometraner Infiltration wird die Prognose von verschiedenen Autoren als ungünstig angesehen (King und Kramer 1990; Ladner und Karck 1998, Eichhorn et al. 2002).

Klinik

Echte Frühsymptome existieren bei den Uterussarkomen nicht. Zahlreiche Patientinnen präsentieren als Erstsymptom eine vaginale Blutung, die aber erst nach Durchwachsen des Epithels manifest wird. Etwa ein Drittel der Patientinnen klagt über Beckenschmerzen und 20–50 % weisen eine abdominelle Tumormasse sowie fötiden Ausfluss auf (Kahnpää et al. 1986; Larson et al. 1990a und b).

Die Diagnose wird meist nach Biopsie oder Dilatation und Kürettage wegen anderer Indikationen gestellt. Falls die Diagnose präoperativ bekannt ist, sollte eine abdominelle und thorakale Schnittbilddiagnostik erfolgen. Dabei kann auch die Kernspintomographie des Uterus die Eindringtiefe in das Myometrium und die Beziehung zur Umgebung aufzeigen (Sahdev et al. 2002). Als Stadieneinteilung für die seltenen Uterussarkome wird in der Regel die modifizierte FIGO-Klassifikation für Uteruskarzinome verwendet (Tabelle VII).

Tabelle VII. Stadieneinteilung für Sarkom (modif. nach FIGO für Karzinome).

Stadium I	Sarkom begrenzt auf das Corpus uteri
Stadium II	Sarkom begrenzt auf den Uterus
Stadium III	Sarkom überschreitet den Uterus, ist aber auf das kleine Becken begrenzt
Stadium IV	Tumorausdehnung außerhalb des kleinen Beckens

Therapie

Operation

Die Therapie der Wahl ist die totale abdominale Hysterektomie mit beidseitiger Adnektomie und subtilem intraabdominellem Staging. Ein retroperitoneales Lymphknotensampling kann in Abhängigkeit vom histologischen Subtyp, der intraabdominellen Ausbreitung und dem Allgemeinzustand der Patientin zusätzlich erfolgen (Morice et al. 2003). Nicht selten wird die Diagnose erst nach einer Hysterektomie wegen eines Uterus myomatosus gestellt, sodass dann das operative Vorgehen sekundär komplettiert werden muss. Nur bei lokal begrenztem Tumor kann bei jüngeren Patientinnen in Einzelfällen auf die Ovarektomie verzichtet werden. Die bei den endometrialen Stromasarkomen und niedriggradigen Leiomyosarkomen auftretenden lokalen und regionalen Rezidive sollten einer chirurgischen Resektion zugeführt werden, gefolgt von einer perkutanen Bestrahlung oder kombiniert mit einer intraoperativen Radiatio in Abhängigkeit von einer möglichen radiogenen Vorbelastung. Als günstig hat sich auch die operative Entfernung von pulmonalen Filiae (Schmidt-Mathiesen et al. 2002; Meerpohl 1999) unter individuell ausgerichteter systemischer Behandlung erwiesen.

Strahlentherapie

Die Seltenheit und die histopathologische Vielfalt erlauben nur Empfehlungen zum therapeutischen Vorgehen nach bestimmten prognostischen Kriterien, die aber nur durch wenige größere klinische Studien belegt sind. In dem Behandlungskonzept der uterinen Sarkome ist der Wert der Strahlentherapie bisher nicht eindeutig gesichert.

Aufgrund der hohen lokoregionären Rezidivraten einzelner uteriner Sarkome erscheint die Strahlentherapie als adjuvante Maßnahme nach erfolgter Operation sinnvoll. Für alle endometrialen Stromasarkome sowie die Leiomyosarkome und Müller'sche

Mischtumoren der Malignitätsgrade II und III wird postoperativ eine adjuvante Strahlenbehandlung empfohlen. So berichteten Belgrad et al. (1975) bei Patientinnen mit Karzinosarkomen über eine Überlebensrate von 35 % nach zwei Jahren nach kombinierter Therapie gegenüber 20 % nach alleiniger Operation. Ähnliche Ergebnisse fanden sie bei den endometrialen Stromasarkomen mit 57 % nach zwei Jahren nach Operation und Bestrahlung gegenüber 37 % nach alleinigem chirurgischem Eingriff. Aufgrund der Aussagen mehrerer Autorengruppen und eigener Ergebnisse kann bei Leiomyosarkomen mit geringer Mitoserate (< 10 Mitosen/10 HPF) wegen des geringen Rezidivrisikos auf eine adjuvante Strahlentherapie verzichtet werden. Zusammenfassend kann das Rezidivrisiko im kleinen Becken durch eine postoperative Strahlentherapie deutlich vermindert werden, ohne dass jedoch bisher eine Verbesserung des Gesamtüberlebens festzustellen ist (Salazar et al. 1978; Hornbeck et al. 1986; Gerszlen et al. 1998; Knock et al. 1998).

Die perkutane Strahlenbehandlung entspricht dem Vorgehen bei den endometrialen Karzinomen und beinhaltet nach CT gestützter Rechnerplanung eine Vier-Felder-Box-Technik. Das Zielvolumen umfasst das Becken bis zur Aortenbifurkation einschließlich hypogastrischer Lymphknoten (SWK 1/2/3) und das proximale Drittel der Vagina. Die Gesamtdosis beträgt 50 Gy, die in Einzeldosen von 1,8–2,0 Gy in fünf Fraktionen pro Woche appliziert werden. In Einzelfällen ist nach subtotaler Resektion ein zusätzlicher Boost mit 10 Gy auf die Tumorregion notwendig. Der Stellenwert der Brachytherapie ist bis heute nicht eindeutig geklärt. Bei Befall der Zervix und des oberen Drittels der Vagina ist aber speziell bei den Müller-Mischtumoren aufgrund ihrer karzinomatösen Komponente eine zusätzliche Brachytherapie zu erwägen (Salazar und Dunne 1980; Glassburg et al. 1992; Hoskins et al. 1993; Hoffmann et al. 1996; Bühnemann und Heilmann 1996; Le 2001; Schmidt-Matthiesen et al. 2002).

Eine primäre Strahlentherapie ist bei den Uterussarkomen nur indiziert, wenn medizinische Kontraindikationen zu einer Operation vorliegen. Die Ergebnisse nach primärer Strahlentherapie sind denen nach primärer Operation deutlich unterlegen und die Lokalrezidivraten sind nach Operation höher als nach einem kombinierten Vorgehen. Bei primärer Strahlentherapie sind Gesamtdosen von ≥ 60 Gy, auf das kleine Becken appliziert, notwendig (Larson et al. 1990a, 1990b; Meerpohl 1999).

Als palliative Maßnahme kann die Strahlentherapie in Einzelfällen sinnvoll sein bei schmerzhaften Metastasen im Bereich des Knochen- und Lymphsystems und auch bei zerebralen Filiae, um die Lebensqualität zu verbessern. Bei bestehenden Blutungen kann die Radiatio ebenfalls, perkutan oder als Brachytherapie eingesetzt, ein Sistieren erzielen.

Chemotherapie

Trotz der ausgeprägten Neigung der höhergradig malignen uterinen Sarkome zur hämatogenen Aussaat gibt es bisher keine gesicherten Ergebnisse zum Einsatz einer adjuvanten Chemotherapie allein oder simultan zur Radiotherapie (Yoney et al. 2008). Bei nachgewiesenen Fernmetastasen konnten bei den Müller'schen Mischtumoren und Leiomyosarkomen mit verschiedenen Zytostatikakombinationen Remissionen erzielt werden. So ließen sich mit der Kombination von Ifosfamid und Cisplatin bei den Müller'schen Mischtumoren Ansprechraten in fortgeschrittenen Stadien zwischen 20 und 40 % erzielen. Bei den Leiomyosarkomen und ESS stehen die Substanzen Doxorubicin und Ifosfamid im Vordergrund, gefolgt von Etoposid und Paclitaxel entsprechend den Erfahrungen mit dieser Tumorentität an anderen Lokalisationen (Omura et al. 1985; Sutton et al. 1992; Schütte et al. 1990; Thipgen et al. 1992; Hawkins et al. 1990; Santoro et al. 1995; Borden et al. 1987; Gerhenson et al. 1987; Hensley et al. 2002; Pautier et al. 2002; Papadimitriou et al. 2007).

Hormontherapie

Etwa die Hälfte der uterinen Sarkome exprimiert Östrogen- oder Progesteronrezeptoren. Größere Erfahrungsberichte mit endokrinen Therapieverfahren liegen bisher nicht vor. In Einzelfällen konnten aber mit Gestagenen wie MPA Remissionen von Lungenmetastasen auch vereinzelt bei anderen Tumorentitäten wie den LMS und den ESS beobachtet werden (Sutton et al. 1986; Berchuk et al. 1990).

Prognose

Zusammen mit dem Mitoseindex, dem Aggressivitätsgrad und dem Nekroseanteil bilden die Stadienzuordnung FIGO I–IV sowie p53-Überexpression, Ki-67 und immunhistochemische Parameter neben Lebensalter und Allgemeinzustand die allgemeinen Prognoseindikatoren (Fleming et al. 1984; Kahnpää et al. 1986; Hoskins et al. 1993).

Die von verschiedenen Autorengruppen angegebenen Überlebensraten schwanken in der Literatur erheblich. Bei den ESS werden im Stadium I Fünfjahres-Überlebensraten von 98 % angegeben, die im Stadium III auf 38 % absinken. Prognostisch günstig erscheint ein positiver Östrogen- und/oder Progesteronrezeptor-Status. Bei den malignen Müller'schen Mischtumoren im Stadium I sinken die Fünfjahres-Überlebensraten von etwa 40 % auf 10 % im Stadium III ab. Bei anderen Autoren konnten zwischen den einzelnen histologischen Varianten keine oder nur geringe prognostisch relevante Unterschiede gefunden werden. Neben der Stadienzugehörigkeit verschlechtern sich auch die Überlebensraten nach fünf Jahren in Abhängigkeit vom Malignitätsgrad in den Stadien I und II von 77 % der Grade 1 und 2 auf 41 % bei Grad 3 und 4 (Eberl et al. 1980). Zusammenfassend muss festgestellt werden, dass prospektiv randomisierte Studien mit Teilnahme möglichst vieler Zentren notwendig sind, um ein differenziertes therapeutisches Konzept für die uterinen Sarkome zu erstellen (Salazar 1978; Bola et al. 1991; Morrow et al. 1993; Nickie-Psikuta und Gawrychowski 1993; Hoffmann et al. 1996).

Schlüsselliteratur

Alektiar KM: When and how should adjuvant radiation be used in early endometrial cancer? Sem Radiat Oncol 16 (2006) 158–163

Chan JK, Cheung MK, Warner KH et al: Therapeutic role of lymph node resection in endometrioid corpus cancer. Cancer 107 (2006) 1823–1830

Creutzberg CL, van Putten WL, Koper PC et al: The morbidity of treatment for patients with stage I endometrial cancer: results from a randomized trial. Int J Radiat Oncol Biol Phys 51 (5) (2001) 1246–1255

Greven K, Winter K, Underhill K et al: Final analysis of RTOG 9708: Adjuvant postoperative irradiation combined with cisplatin/paclitaxel chemotherapy following surgery for patients with high-risk endometrial cancer. Gyn Oncol 103 (2006) 155–159

Keys HM, Roberts JA, Brunetto VL et al: A phase III trial with or without adjunctive external pelvic radiation therapy in intermediate risk endometrial adenocarcinoma: a gynecologic oncology group study. Gyn Oncol 92 (2004) 744–751

Lee CM, Szabo A, Shrieve DC et al: Descriptive nomograms of adjuvant radiotherapy use and patterns of care analysis for stage I and II endometrial adenocarcinoma: A surveillance, epidemiology, and end results population study. Cancer 110 (2007) 2092–2100

Mariani A, Dowdy SC, Cliby WA et al: Efficacy of systematic lymphadenectomy and adjuvant radiotherapy in node-positive endometrial cancer patients. Gynecol Oncol 101 (2) (2006) 191–193

Randall ME, Filiaci VL, Muss H et al: Randomized phase III trial of whole-abdominal irradiation versus Doxorubicin and Cisplatin chemotherapy in advanced endometrial carcinoma: A gynaecologic oncology study group. J Clin Oncol 24 (2006) 36–44

Salama JK, Mundt AJ, Roeske J et al: Preliminary outcome and toxicity report of extended-field, intensity-modulated radiation therapy for gynaecologic malignancies. Int J Radiat Oncol Biol Phys 65 (2006) 1170–1176

Schmidt-Matthiesen H, Bastert G, Wallwiener D: Gynäkologische Onkologie – Diagnostik, Therapie und Nachsorge auf der Basis der AGO-Leitlinien. Schattauer Stuttgart 2002

Gesamtliteratur

Karzinome

Abeler VM, Kjorstad KE: Endometrial adenocarcinoma in Norway. A study of a total population. Cancer 67 (1991) 3093–3103

Ahamad A, D'Souza W, Salehpour M et al: Intensity-modulated radiation therapy after hysterectomy: comparison with conventional treatment and sensitivity of the normal-tissue-sparing effect to margin size. Int J Radiat Oncol Biol Phys 62 (2005) 1117–1124

Alektiar KM: When and how should adjuvant radiation be used in early endometrial cancer? Sem Radiat Oncol 16 (2006) 158–163

Alektiar KM, Mc Kee A, Venkatraman E et al: Intravaginal high-dose-rate brachytherapy for stage IB (FIGO Grade 1, 2) endometrial cancer. Int J Radiat Biol Phys 53 (2002) 707–713

Bamberg M: Endometrium-(Korpus-)Karzinom: Postoperative Therapieergänzungen. In: Schmidt-Matthiesen H, Bastert G, Wallwiener D (Hrsg) Gynäkologische Onkologie. Schattauer, Stuttgart (2002) 66–68

Barakat RR, Park RC, Gringsby PW et al: Corpus: epithelial tumours. In: Hoskins WJ et al (eds) Principles and practice of gynecologic oncology. Lippincott-Raven Philadelphia 1997, 859–862

Bastert G, Grischke E-M: Chemotherapie des Endometriumkarzinoms. Onkologe 5 (1999) 422–426

Bauknecht TH: Prognosefaktoren beim Endometriumkarzinom. Onkologe 5 (1999) 396–402

Beriwal S, Jain SK, Heron DE et al: Dosimetric and toxicity comparison between prone and supine position IMRT for endometrial cancer. Int J Radiat Oncol Biol Phys 67 (2007) 485–489

Bock K, Schulz KD: Nachsorge beim Endometriumkarzinom. Onkologe 5 (1999) 427–431

Brandner P, Neis KJ: Diagnostik des Endometriumkarzinoms und seiner Präkanzerosen. Onkologe 5 (1999) 381–387

Brezinka C, Fend F, Huter O et al: Cerebral metastases of endometrial carcinoma. Gynecol Oncol 38 (1990) 278–281

Bünemann H, Heilmann H-P: Corpus uteri. In: Scherer E, Sack H (Hrsg): Strahlentherapie, Radiologische Onkologie. Springer Berlin 1996, 629–646

Chan JK, Cheung MK, Warner KH et al: Therapeutic role of lymph node resection in endometrioid corpus cancer. Cancer 107 (2006) 1823–1830

Creutzberg CL, van Putten WLJ, Warlam-Rodenhius CC et al: Outcome of high-risk stage IC, grade 3, compared with stage I endometrial carcinoma patients: the postoperative radiation therapy in endometrial carcinoma trial. J Clin Oncol 22 (2004) 1234–1241

Creutzberg CL, van Putten WLJ, Koper PCM et al: Surgery and postoperative radiotherapy versus surgery alone for patients with stage-1 endometrial carcinoma: multicentre randomised trial. Lancet 355 (2000) 1404–1411

Creutzberg CL, van Putten WL, Koper PC et al: The morbidity of treatment for patients with stage I endometrial cancer: results from a randomized trial. Int J Radiat Oncol Biol Phys 51 (5) (2001) 1246–1255

Dallenbach-Hellweg G, Schmidt D: Histopathologie und Stadieneinteilung des Endometriumkarzinoms inklusive seiner Präkanzerosen. Onkologe 5 (1999) 388–395

Emons G, Meden H, Osmers R: Hormontherapie des Endometriumkarzinoms und seiner Präkanzerosen. Onkologe 5 (1999) 417–421

Emons G, Schulz K-D: New developments in the hormonal treatment of endometrial and ovarian cancer. In: Jonat W, Kaufmann M, Munk K (eds) Hormone-dependent tumors. Basic research and clinical studies. Karger Basel 1995, 277–298

Garbe C, Albers P, Beckmann MB et al: Endometriumkarzinom. In: Deutsche Krebsgesellschaft e.V., Arbeitsgemeinschaft Gynäkologische Onkologie (Hrsg): Kurzgefasste interdisziplinäre Leitlinien 2006. Zuckschwerdt München 2006, 220–226

Greven K, Winter K, Underhill K et al: final analysis of RTOG 9708: Adjuvant postoperative irradiation combined with cisplatin/paclitaxel chemotherapy following surgery for patients with high-risk endometrial cancer. Gyn Oncol 103 (2006) 155–159

Havrileski LJ, Cragun JM, Calingaert B et al: Resection of lymph node metastases influences survival in stage IIIC endometrial cancer. Gyn Oncol 99 (2005) 689–695

Hicks ML, Kim W, Abrams J et al: Racial differences in surgically staged patients with endometrial cancer. J Natl Med Assoc 89 (2) (1997) 134–140

Horn LC, Bilek K, Schnurrbusch U: Endometriale Hyperplasien: Histologie, Klassifikation, prognostische Bedeutung und Therapie. Zentbl Gynäkol 119 (1997) 251–259

Horowitz NS, Peters WA, Smith MR et al: Adjuvant high dose rate vaginal brachytherapy as treatment of stage I and II endometrial carcinoma. Obstetrics & Gynecology 99 (2002) 235–240

Hoskins PJ, Swenerton KD, Pike JA et al: Paclitaxel and carboplatin, alone or with irradiation in advanced or recurrent endometrial cancer: a phase II study. J Clin Oncol 19 (2001) 4048–4053

Ismail SM: Pathology of endometrium treated with tamoxifen. J Clin Pathol 47 (1994) 827–833

Jolly S, Vargas C, Kumar T et al: Vaginal brachytherapy alone: An alternative to adjuvant whole pelvis radiation for early stage endometrial cancer. Gyn Oncol 97 (2005) 887–892

Keys HM, Roberts JA, Brunetto VL et al: A phase III trial with or without adjunctive external pelvic radiation therapy in intermediate risk endometrial adenocarcinoma: a gynecologic oncology group study. Gyn Oncol 92 (2004) 744–751

Knocke TH, Kucera H, Weidinger B et al: Primary treatment of endometrial carcinoma with high dose rate brachytherapy: results of 12 years of experience with 280 patients. Int J Radiat Oncol Biol Phys 37 (1997) 359–365

Knocke TH, Tatzreiter G, Baldass M et al: Results of postoperative irradiation in patients with high risk endometrial carcinoma. Radiother Oncol 48 (1998) 566

Lee CM, Szabo A, Shrieve DC et al: Frequency and effect of adjuvant radiation therapy among women with stage I endometrial adenocarcinoma. JAMA 295 (2006) 389–397

Lee CM, Szabo A, Shrieve DC et al: Descriptive nomograms of adjuvant radiotherapy use and patterns of care analysis for stage I and II endometrial adenocarcinoma: A surveillance, epidemiology, and end results population study. Cancer 110 (2007) 2092–2100

Leitlinie: Endometriumkarzinom. Interdisziplinär kurz gefasste Leitlinie der Deutschen Krebsgesellschaft und der Deutschen Gesellschaft für Gynäkologie und Geburtshilfe (ISTO). Frauenarzt 41 (2000) 1023–1026

Leitlinie: Interdisziplinär kurz gefasste Leitlinie der Deutschen Krebsgesellschaft und der Deutschen Gesellschaft für Gynäkologie und Geburtshilfe. ISTO der Deutschen Krebsgesellschaft e.V. 2002

Lukes AS, Kohler MF, Pieper CF et al: Multivariable analysis of DNA Ploidy, p53, and HER-2/neu as prognostic factors in endometrial cancer. Cancer 1, 73 (9) (1994) 2380–2385

Lupe K, Kwon J, D'Souza D: Adjuvant paclitaxel and carboplatin chemotherapy with involved field radiation in advanced endometrial cancer: a sequential approach. Int J Radiat Oncol Biol Phys 67 (1) (2007) 110–116

Maier U, Ehrenböck PM, Hofbauer J: Late urological complications and malignancies after curative radiotherapy for gynecological carcinomas: a retrospective analysis of 10709 patients. J Urology 158 (1997): 814–817

Maltefano JH: Tamoxifen-associated endometrial carcinoma in postmenopausal breast cancer patients. Gynecol Oncol 39 (1990) 82–84

Mangili G, De Marzi P, Saverio B. et al: Paclitaxel and concomitant radiotherapy in high-risk endometrial cancer patients: preliminary findings. BMC Cancer 6 (2006) 198

Mariani A, Dowdy SC, Cliby WA et al: Efficacy of systematic lymphadenectomy and adjuvant radiotherapy in node-positive endometrial cancer patients. Gynecol Oncol 101 (2) (2006) 191–193

Meerpohl HG: Endometriumkarzinom. In: Schmoll HJ, Höffken K, Possinger K (Hrsg) Kompendium Internistische Onkologie. Springer Berlin 1999, 1522–1554

Ng TY, Nicklin JL, Perrin LC et al: Postoperative vaginal vault brachytherapy of node-negative stage II (occult) endometrial carcinoma. Gyn Oncol 81 (2001) 193–195

Onda T, Yoshikawa H, Mizutani K: Treatment of node-positive endometrial cancer with complete node dissection, chemotherapy and radiation therapy. Br J Cancer 75 (1997) 1836–1841

Pecorelli S (ed): FIGO Annual report on the results of treatment in gynaecological cancer. J Epidemiol Biostat 3 (1998) 1–168

Perez C, Grigsby P, Chao C et al: Tumor size, irradiation dose and long-term outcome of carcinoma of uterine cervix. Int J Radiat Oncol Biol Phys 41 (2) (1998) 307–317

Pernot M, Hoffstetter S, Peiffert D et al: Pre-operative, postoperative and exclusive irradiation of endometrial adenocarcinoma. Strahlenther Onkol 170 (1994) 313–321

Pettersson F (ed): FIGO. Annual Report on results of treatment in gynecological cancer. Vol. 22 (1995)

Pickel H: Epidemiologie des Endometriumkarzinoms und seiner Präkanzerosen. Onkologe 5 (1999) 376–380

Pötter R, Knocke TH: Rolle der Strahlentherapie in der Behandlung des Endometriumkarzinoms. Onkologe 5 (1999) 410–416

Poulsen HK, Jacobsen M, Bertelsen K et al: Patients with early stages of endometrial cancer should be spared adjuvant radiotherapy. Ugeskr Laeger 159 (1997) 3403–3407

Randall ME, Filiaci VL, Muss H et al: Randomized phase III trial of whole-abdominal irradiation versus Doxorubicin and Cisplatin chemotherapy in advanced endometrial carcinoma: A gynaecologic oncology study group. J Clin Oncol 24 (2006) 36–44

Reisinger SA, Staros EB, Feld R et al: Preoperative radiation therapy in clinical stage II endometrial carcinoma. Gynecol Oncol 63 (1992) 174–178

Rittenberg PVC, Lotocki RJ, Heywood MS et al: Stage II endometrial carcinoma: limiting post-operative radiotherapy to the vaginal vault in node-negative tumors

Rittenberg PVC, Lotocki RJ, Heywood MS et al: High-risk surgical stage I endometrial cancer: outcomes with vault brachytherapy alone. Gyn Oncol 89 (2003) 288–294

Robinson JW, Peter DF, Carol BS: Psychoeducational group increases vaginal dilation for younger women and reduces sexual fears for women of all ages with gynaecological carcinoma treated with radiotherapy. Int J Radiat Oncol Biol Phys 44 (3) (1999) 497–506

Salama JK, Mundt AJ, Roeske J et al: Preliminary outcome and toxicity report of extended-field, intensity-modulated radiation therapy for gynaecologic malignancies. Int J Radiat Oncol Biol Phys 65 (2006) 1170–1176

Schiffmann MH, Brinton LA. In: Kurman RJ (ed): Blaustein's pathology of the female genital tract. Springer Berlin 1994, 1199–1223

Schmidt-Matthiesen H, Bastert G, Wallwiener D: Gynäkologische Onkologie – Diagnostik, Therapie und Nachsorge auf der Basis der AGO-Leitlinien. Schattauer Stuttgart 2002

Scholten AN, van Putten WLJ, Beermann H et al: Postoperative radiotherapy for stage 1 endometrial carcinoma: long-term outcome of the randomized portec trial with central pathology review. Int J Radiat Oncol Biol Phys 63 (2005) 834–838

Schorge JO, Molpus KL, Goodman A et al: The effect of post-surgical therapy on stage III endometrial carcinoma. Gynecol Oncol 63 (1996) 34–39

Scully RE, Bonfiglio TA, Kurman RJ et al: Histological typing of female genital tract tumours. WHO Springer Berlin 1994

Secord AA, Havrilesky LJ, Carney ME et al: Weekly low-dose paclitaxel and carboplatin in the treatment of advanced or recurrent cervical and endometrial cancer. Int J Clin Oncol 12 (1) (2007) 31–36

Sorbe BG, Smed AC: Postoperative vaginal irradiation with high dose rate afterloading technique in endometrial carcinoma stage I. Int J Radiat Oncol Biol Phys 18 (1990) 305–314

van de Poll-Franse LV, Mols F, Essink-Bot ML et al: Impact of external beam adjuvant radiotherapy on health-related quality of life for long-term survivors of endometrial adenocarcinoma: a population-based study. Int J Radiat Oncol Biol Phys 69 (2007) 125–132

Vogel T, Ziegler A, Röher HD et al: Klinische Register zu hereditären Karzinomprädispositionen. Onkologe 8 (1) (2002) 46–51

Vuento MH, Pirhonen JP, Mäkinen JI et al: Screening for endometrial cancer in asymptomatic postmenopausal women with conventional and colour Doppler sonography. Br J Obstet Gynaecol 106 (1999) 14–20

Wallwiener D, Eble M, Solomayer E: Organübergreifendes Debulking in Kombination mit intraoperativer Strahlentherapie (IORT) im multimodalen Therapiespektrum von Beckenrezidiven. Geburtsh Frauenheilk 58 (1998) 19–26

Wallwiener D, Wagner U: Operative Therapie des Endometriumkarzinoms und seiner Präkanzerosen. Onkologe 5 (1999) 403–409

Weiss E, Hirnle P, Arnold-Bofinger H et al: Adjuvant vaginal high-dose-rate afterloading alone in endometrial carcinoma: Patterns of relapse and side effects following low-dose therapy. Gynecol Oncol 71 (1998) 72–76

Sarkome

Antmann KH: Uterine sarcomas. In: Knapp RC, Berkowitz RS (Hrsg) Gynecological oncology. Macmillan New York 1986, 297–311

Belgrad R, Elbadawi N, Rubin P: Uterine Sarcoma. Radiology 114 (1975) 181–188

Berchuk A, Rubin SC, Hoskins WJ et al: Treatment of endometrial stromal tumors. Gynecol Oncol 36 (1990) 60–65

Borden EC, Amato DA, Rosenbaum C et al: Randomized comparison of three adriamycin regimens for metastatic soft tissue sarcomas. J Clin Oncol 5 (1987) 840–850

Brooks SE, Zhan M, Cote T et al: Surveillance, epidemiology, and end results analysis of 2677 cases of uterine sarcoma 1989–1999. Gyn Oncol 93 (2004) 204–208

Bünemann H, Heilmann HP: Corpus uteri. In: Scherer E, Sack H (Hrsg) Strahlentherapie – Radiologische Onkologie. Springer, Berlin (1996) 629–659

Clement PB, Scully RE: Müllerian adenosarcoma of the uterus. A clinicopathologic analysis of 100 cases of a distinctive type of müllerian mixed tumor. Cancer 34 (1974) 1138–1149

Clement PB, Scully RE: Müllerian adenosarcoma of the uterus. A clinicopathological analysis of 100 cases with a review of the literature. Hum Pathol 21 (1990) 363–381

Di Saia PJ, Morrow CP, Boronow R et al: Endometrial sarcoma: lymphatic spread patterns. Am J Obstet Gynecol 130 (1978) 104–105

Eberl M, Pfleiderer A, Teufel G et al: Sarcomas of the uterus. Morphological criterias and clinical course. Pathol Res Pract 169 (1980) 165–172

Eichhorn JH, Young RH, Clement PB et al: Mesodermal (müllerian) adenosarcoma of the ovary: a clinicopathologic analysis of 40 cases an a review of the literature. Am J Surg Pathol 26 (10) (2002) 1243–1258

Fleming WP, Peters WA, Kumar NB et al: Autopsy findings in patients with uterine sarcomas. Gynecol Oncol 19 (1984) 168–172

Gerhenson DM, Kavanagh JI, Copeland LJ: Cisplatin therapy for disseminated mixed mesodermal sarcoma of the uterus. J Clin Oncol 5 (1987) 618–621

Gerszlen K, Faul C, Kounelis S: The impact of adjuvant radiotherapy on carcinosarcoma of the uterus. Gynecol Oncol 68 (1998) 8–13

Glassburg JR, Brady LW, Grigsby PW: Endometrium. In: Perez CA, Brady LW (eds) Principles and practice of radiation oncology (1992) 1203–1220

Hannigan E, Curtin JP, Silverberg SG et al. In: Hoskins WJ, Perez CA, Young RC (eds) Gynecologic oncology. Lippincott Philadelphia 1992, 695–714

Hawkins RE, Wiltshaw E, Mansi JL: Ifosfamide with and without adriamycin in advanced uterine leiomyosarcoma. Cancer Chemother Pharmacol 26 (Suppl) (1990) 526–529

Hensley ML, Maki R, Venkatraman E. et al: Gemcitabine and docetaxel in patients with unresectable leimyosarcoma: results of a phase II trial. J Clin Oncol 20 (2002) 2824–2831

Hoffmann W, Schmandt S, Kortmann RD et al: Radiotherapy in treatment of uterine sarcomas. A retrospective analysis of 54 cases. Gynecol Obstet Invest 42 (1996) 49–57

Hornback NB, Omura G, Major FJ: Observations on the use of adjuvant radiation therapy in patients with stage I and II uterine sarcoma. Int J Radiat Oncol Biol Phys 12 (1986) 2127–2130

Hoskins WJ, Perez CA, Young RC: Uterine sarcomas. In: DeVita VT, Heilmann S, Rosenberg SA (eds) Principles and practice of oncology. Lippincott Philadelphia 1993, 1206–1209

Kahnpää KV, Wahlström T, Gröhn P et al: Sarcomas of the uterus: a clinicopathologic study of 119 patients. Obstet Gynecol 67 (1986) 417–424

King M, Kramer EE: Malignant müllerian mixed tumors of the uterus. Cancer 34 (1990) 188–190

Knocke TH, Kucera H, Dorfler D: Results of postoperative radiotherapy in the treatment of sarcoma of the corpus uteri. Cancer 83 (1998) 1972–1979

Kortmann B, Reimer T, Gerber B et al: Concurrent radiochemotherapy of locally recurrent or advanced sarcomas of the uterus. Strahlenth Onkol 182 (6) (2006) 318–324

Ladner HA, Karck U: Genital soft tissue sarcomas. In: Vahrson HW (ed) Radiation oncology of gynecological cancers. Springer Berlin 1998, 415–427

Larson B, Silfverswärd C, Nilsson B et al: Endometrial stromal sarcoma of the uterus. A clinical and histopathological study. The Radiumhemmet series 1936–1982. Eur J Obstet Gynecol Reprod Biol 35 (1990a) 239–249

Larson B, Silfverswärd C, Nilsson B et al: Mixed Müllerian tumours of the uterus – prognostic factors. A clinical and histopathological study of 147 cases. Radiother Oncol 17 (1990b) 123

Le T: Adjuvant pelvic radiotherapy for uterine carcinosarcoma in high risk population. Europ J Surg Oncol 27 (2001) 282–285

Major F, Silverberg S, Morrow P et al: A preliminary analysis of prognostic factors in uterine sarcoma. A Gynecologic Oncology Group Study. Gynecol Oncol 26 (1986) 411

Mantravadi RVP, Bradawill WA, Lochmann DJ: Uterine sarcomas: An analysis of 69 patients. Int J Radiat Oncol Biol Phys 94 (1981) 917

Marchese M, Nori D: Role of radiation in the management of uterine sarcoma. In: Nori D, Hilaris BS (eds) Radiation therapy of gynecological cancer Liss New York 1987, 223–231

Meerpohl HG: Sarkome des Uterus. In: Schmoll HJ, Höffken K, Possinger (Hrsg) Kompendium Internistische Onkologie (1999) 1555–1574

Morrow CP: Uterine sarcomas and related tumors. In: Morrow CP, Curtin JP, Townsend DE (eds):Synopsis of gynecology. Churchill Livingstone New York 1993, 189–208

Nickie-Psikuta M, Gawrychowski K: Different types and different prognosis – study of 310 uterine sarcomas. Eur J Gynecol Oncol 15 (Suppl) (1993) 105–113

Olah KS, Gee S, Dunn JA et al: Retrospective analysis of 318 cases of uterine sarcoma. Eur J Cancer 27 (1991) 1095–1099

Omura GA, Blessing JA, Major F: A randomized clinical trial of adjuvant adriamycin in uterine sarcoma: A Gynecologic Oncology Group Study. J Clin Oncol 3 (1985) 1240–1245

Piver MS, Lurain JR: Uterine sarcomas: clinical features and management. In: Coppleson M (ed) Gynecologic oncology Churchill Livingstone, Edinburgh (1981) 608–618

Papadimitriou CA, Zrozou MP, Makraki S et al: Anthracycline-based adjuvant chemotherapy in early-stage uterine sarcomas: long-term results of a single institution experience. Eur J Gynaecol Oncol 28 (2007) 109–116

Pautier P, Genestie C, Fizazi K et al: Cisplatin-based chemotherapy regimen (DECAV) for uterine sarcomas. Int J Gynecol Cancer 12 (2002) 749–754

Rodrigues J, Harz WR: Endometrial cancer occurring 10 or more years after pelvic irradiation for carcinoma. Int J Gynecol Pathol 1 (1982) 135

Rose PG, Piver MS, Tsukada Y: Patterns of metastasis in uterine sarcoma: an autopsy study. Cancer 63 (1989) 935–938

Sahdev A, Sohaib SA, Jacobs I et al: MR imaging of uterine sarcomas. AJR 177 (2002) 1307–1311

Salazar OM, Bonfigli TA, Patten SP et al: Uterine sarcomas: Natural history, treatment and prognosis. Cancer 42 (1978) 1161–1170

Salazar OM, Dunne ME: The role of radiation therapy in the management of uterine sarcomas. Int J Radiat Oncol Biol Phys 6 (1980) 899–902

Santoro A, Tursz T, Mouridsen H et al: Doxorubicin versus CYVADIC versus doxorubicin plus ifosfamide in first-line treatment of advanced soft tissue sarcomas: A randomized study of the European Organization for Research and Treatment of Cancer Soft Tissue and Bone Sarcoma Group. J Clin Oncol 13 (1995) 1537–1545

Schmidt-Matthiesen H, Bastert G, Wallwiener D: Gynäkologische Onkologie (2002) 105–107

Schütte J, Mouridsen HAT, Stewart W et al: Ifosfamide plus adriamycin in previously untreated patients with advanced soft tissue sarcoma. Eur J Cancer 26 (1990) 558–561

Steward W, Verweij J, Somers R et al: Granulocyte-marcrophage colony-stimulating factor allows safe escalation in dose-intensity of chemotherapy in metastatic adult soft tissue sarcomas: A study of the European Organization for Research and Treatment of Cancer Soft Tissue and Bone Sarcoma Group. J Clin Oncol 11 (1993) 15–21

Sutton GP, Blessing JA, Barrett RJ: Phase II trial of ifosfamide and mesna in leiomyosarcoma of the uterus: A Gynecologic Oncology Group Study. Am J Obstet Gynecol 166 (1992) 556–559

Sutton GP, Blessing JA, Rosenheim N et al: Phase II trial of ifosfamide and mesna in mixed mesodermal tumors of the uterus: a Gynecologic Oncology Group study. Am J Obstet Gynecol 161 (1989) 309

Thigpen JT, Blessing JA, Beecham J: Phase II trial of Cisplatin as first line chemotherapy in patients with advanced or recurrent uterine sarcoma: A Gynecologic Oncology Group Study. J Clin Oncol 9 (1992) 1962–1966

Virtanen A, Pukkala E, Auvinen A: Angiosarcoma after radiotherapy: a cohort sudy of 332, 163 Finnish cancer patients. Br j Cancer 97 (1) (2007) 115–117

Wheelock JB et al: Uterine sarcoma: Analysis of prognostic variables in 71 cases. Am J Obstet Gynecol 151 (1985) 1016

Wickerham D: Association of Tamoxifen and uterine sarcoma. J Clin Oncol 20 (2002) 2758–2760

Wysowski D, Honig SF, Beitz J et al: Uterine sarcoma associated with tamoxifen use. N Engl J Med 346 (2002) 1832–1833

Yoney A, Eren B, Eskici S et al: Retrospective analysis of 105 cases with uterine sarcoma. Bull Cancer 95 (3) (2008) E 10–17

Zaloudek CJ, Norris HF: Mesenchymal tumors of the uterus. In: Kurman RJ (ed): Blaustein's pathology of the female genital tract. Springer, Berlin (1994) 487–528

Zelmanowicz A, Hildesheim A, Sherman ME et al: Evidence for a common etiology for endometrial carcinomas and malignant mixed Mullerian tumors. Gynecol Oncol 69 (1998) 253–257

F. Sedlmayer
Ch. Menzel

Ovar

Epidemiologie und Ätiologie

Mit rund 7500 Neuerkrankungen pro Jahr stellt das Ovarialkarzinom in Deutschland die siebthäufigste Krebserkrankung der Frau dar. Die Inzidenz beträgt 12,8/100 000, 1–2 % aller Frauen erkranken im Laufe ihres Lebens (Bastert 2003). Unter den gynäkologischen Tumoren imponiert das Ovarialkarzinom mit der höchsten Mortalität (Gehrig 2008). In den USA ist dieser Tumor die fünfthäufige Krebstodesursache bei Frauen. Das Durchschnittsalter bei Diagnosestellung beträgt 55–60 Jahre, bei benignen sowie Borderlinetumoren 45 bzw. 49 Jahre (Stambaugh 2004; Landis 1998).

Die Ätiologie des Ovarialkarzinoms ist unbekannt. Mutationen und/oder Überexpressionen der Onkogene HER2, c-myc und K-ras, Akt, sowie des Suppressorgens p53 wurden bei sporadisch auftretenden Tumoren häufig beschrieben (Aunoble 2000; Havrilevsky 2003; Verri 2005). Inaktivierungen der Tumorsupressorgene PTEN and p16 können auftreten. Epigenetische Phänomene werden ebenfalls diskutiert (Baylin 2000). Die Mechanismen der Tumorprogression sind weitgehend unklar. Bei weniger als 5 % dieser Tumoren sind familiäre Häufungen bekannt (Gehrig 2008), die in drei unterschiedlichen autosomal dominant übertragenen Syndromen beschrieben werden („site-specific" bzw. „Breast-ovarian"-Krebssyndrome sowie das Lynch-II-Krebsfamiliensyndrom).

BRCA1- und/oder BRCA2-Mutationen werden bei 10–15 % aller Ovarialtumoren sowie bei bis zu 90 % der erblichen beobachtet, wobei das Alter der betroffenen Frauen unter dem Durchschnitt liegt (Pal 2005; Risch 2006).

Für das Auftreten der sporadischen Ovarialkarzinome werden primär reproduktive und ovulatorische Risikofaktoren genannt (Bastert 2003; Chen 2007; Gehrig 2008). Mit höherem Risiko assoziiert sind:

Häufigkeit von Ovulationen ohne nachfolgende Schwangerschaft (Nulliparae zeigen um 40 % höhere Inzidenzen gegenüber Frauen, die bereits 2 Kinder geboren haben), späte Menopause, kein Stillen, Infertilität mit häufigen ovariellen Stimulationen, erhöhte Gonadotropinspiegel (Risch 1998; Cramer 1983; Helzlsouer 1995), Entzündung (Ness 2000; McSorley 2007), stromale Hyperaktivität (Cramer 2002), steigendes Lebensalter, Ernährung (Adipositas), Strahlenexposition, Umweltfaktoren (Asbest, Talg). Orale Kontrazeptiva haben einen protektiven Effekt in Abhängigkeit von der Einnahmedauer (Hankinson 1982; Chen 2007).

Regionale Tumoranatomie und Histologie

Prinzipiell können alle ovariellen Zelltypen benigne, intermediäre („borderline") oder maligne Neoplasien bilden. Unter den zahlreichen Einteilungen der ovariellen Tumoren hat sich die histogenetische durchgesetzt (Bastert 2003) (Tabelle I): epitheliale Tumoren (65–70 %), Tumoren des gonadalen Stromas (ca. 7 %), Lipidzelltumoren (1 %), Keimzelltumoren (ca. 15 %), Gonadoblastome (rein oder gemischt, < 1 %), unspezifische bindegewebliche sowie unklassifizierbare Tumoren (beide < 1 %). 6–10 % der Fälle sind metastatisch bedingt (vorwiegend Krukenberg, aber auch Metastasen von Mamma- und Korpuskarzinomen sowie Lymphomen).

Unter den epithelialen Tumoren werden folgende häufigere histologische Subtypen unterschieden: serös (46 %), muzinös (36 %), endometrioid (8 %), klarzellig (3 %).

Gonadale Stromatumoren werden unterteilt in Granulosa-Stromazelltumoren, (Gyn-) Androblastome, Sertoli-Leydig-Zell-Tumoren. Der häufigste Vertreter der Keimzelltumoren ist das Dysgerminom (identisch zum testikulären Seminom), weiter der Dottersacktumor („yolk sac tumor", endodermaler Sinus-

Tabelle I. Histogenetische Einteilung der häufigsten Ovarialtumoren (WHO).

Tumor	Häufigkeit
Epitheliale Tumoren	**ca. 65–75 %**
Seröse Tumorcn	46 %
Muzinöse Tumoren	36 %
Endometrioide Tumoren	8 %
Mesonephroide (klarzellige) Tumoren	3 %
Übergangszelltumoren	2 %
Gemischte epitheliale Tumoren	3 %
Undifferenzierte Karzinome	1 %
Unklassifizierte epitheliale Tumoren	1 %
Tumoren des gonadalen Stromas	**ca. 7 %**
Granulosa-Stromazell-Tumoren	
Androblastome	
Sertoli-Leydigzell-Tumoren	
Gynandroblastome	
Unklassifizierbar	
Keimzelltumoren	**ca. 15 %**
Dysgerminome	
Endodermale Sinustumoren (yolk sac tumor)	
Teratome	
Embryonale Karzinome	
Polyembryom	
Chorionkarzinome	
Gonadoblastome	**< 1 %**
Reine Gonadoblastome	
Gemischt mit Dygerminomen und anderen Keimzelltumoren	
Ovarialmetastasen anderer Neoplasien	**6–10 %**
Gastrointestinale Tumoren (Krukenberg)	
Brust	
Endometrium	
Lymphome	

tumor). das Chorionkarzinom, das embryonale Karzinom und Teratome.

Sog. Bordeline-Tumoren („tumors of low malignant potential") entsprechen Präkanzerosen mit vermehrter proliferativer Aktivität ohne Stromainvasion, wobei die Möglichkeit von (nichtinvasiven oder auch invasiven) Omentum-majus- oder Lymphknotenimplantaten besteht. In 25 % der Fälle entstehen nach Latenzphasen > 20 Jahren maligne Tumoren. Als prognoserelevant gelten Ploïdiestatus und S-Phase.

Die malignen epithelialen Ovarialtumoren gehen in ihrer weit überwiegenden Anzahl von den Oberflächenzellen aus, die die Außenseite des Ovars bedecken. Die häufige Tumorzellabschilferung bedingt eine frühzeitige intraabdominelle Aussaat, wobei durch die peritoneale Zirkulation metastatische

Absiedelungen vorwiegend rechts subdiaphragmal sowie im Omentum majus gebildet werden können. Die lymphatische Ausbreitung erfolgt über die Gefäße des Lig. infundibulopelvicum in die paraaortalen und parakavalen Lymphknotenstationen, über die Drainage des Lig. flavum und der Parametrien in die extern iliakalen, hypogastrischen und obturatorischen Lymphknoten. Eine Beteiligung inguinaler Lyphknoten ist selten. Insgesamt tritt ein Lymphknotenbefall bei ca. 10 % der lokalisierten und bei der Mehrheit der fortgeschrittenen Stadien auf. Die Tumorstadieneinteilung folgt dem TNM-System (UICC 2002) sowie der FIGO, wobei die Stadien I bis IIIC dem T-Stadium entsprechen (FIGO IIIC beinhaltet zusätzlich N1) (Tabelle II). Das Staging hat chirurgisch unter Einhaltung einer strikten topographischen Systematik von Biopsien zu erfolgen (Bastert 2003).

Klinik

Da frühe Ovarialkarzinome asymptomatisch bleiben und bei Progression häufig uncharakteristische Symptome verursachen, wird die Krankheit in 70 % der Fälle erst in den Stadien III oder IV diagnostiziert (Greiner 2004; Bastert 2003). In diesen Stadien treten folgende Symptome auf: abdomineller Schmerz und Schwellung (Aszites), Blutungsanomalien (in ca. 25 %), Gewichtsabnahme, Ileus, Dyspnoe (Pleuraerguss). Bei der Diagnostik stehen die bimanuelle vaginale Untersuchung, die vaginale und die transabdominelle Sonographie in Vordergrund, ggf. auch die Koloskopie. CT und MRI sind bei besonderen Fragestellungen hilfreich (lokale Ausdehnung, hepatische Metastasen, Differenzierung einer metastatischen Genese des ovariellen Tumors). Die Rolle des PET-CT in der prätherapeutischen Diagnostik wird untersucht (Bristow 2002), derzeit wird der Stellenwert eher in der Rezidivdiagnostik gesehen. Mehrere serologische Marker mit unterschiedlicher Spezifität und Sensitivität sind in Gebrauch: CEA (35 % positiv), TPA (60 %), CA 15-3 (30 %), CA 72-4 (50 %) sowie der bestgeeignete Marker CA 125 mit 85%iger Positivität (bei serösen Adenokarzinomen und undifferenzierten Karzinomen bis zu 90%iger Sensitivität sowie bei postmenopausalen Patientinnen 78%iger Spezifität) (Bastert 2003). CA 125 ist als Therapiemonitor geeignet, ein negativer Befund nach abgeschlossener Primärtherapie korreliert positiv mit der Prognose (Brand 1993). Der Einsatz im Routinescreening kann außerhalb klinischer Studien derzeit nicht empfohlen werden (Carlson 2007; Buys 2005).

Tabelle II. TNM/FIGO: Klinische Klassifikation der Ovarialkarzinome (UICC 2002)

TNM-Kategorien	FIGO-Stadien	
T – Primärtumor		
TX		Primärtumor kann nicht beurteilt werden
T0		Kein Anhalt für Primärtumor
T1	I	Tumor begrenzt auf Ovarien
T1a	IA	Tumor auf ein Ovar begrenzt; Kapsel intakt, kein Tumor auf der Oberfläche des Ovars; keine malignen Zellen in Aszites oder bei Peritonealspülung
T1b	IB	Tumor auf beide Ovarien begrenzt; Kapsel intakt, kein Tumor auf der Oberfläche der beiden Ovarien; keine malignen Zellen in Aszites oder bei Peritonealspülung
T1c	IC	Tumor begrenzt auf ein oder beide Ovarien mit Kapselruptur, Tumor an Ovaroberfläche oder maligne Zellen in Aszites oder bei Peritonealspülung
T2	II	Tumor befällt ein Ovar oder beide Ovarien und breitet sich im Becken aus
T2a	IIA	Ausbreitung auf und/oder Implantate an Uterus und/oder Tube(n); keine malignen Zellen in Aszites oder bei Peritonealspülung
T2b	IIB	Ausbreitung auf andere Beckengewebe; keine malignen Zellen in Aszites oder bei Peritonealspülung
T2c	IIC	Ausbreitung im Becken (2a oder 2b) und maligne Zellen in Aszites oder bei Peritonealspülung
T3 und/oder N1	III	Tumor befällt ein oder beide Ovarien, mit mikroskopisch nachgewiesenen Peritonealmetastasen außerhalb des Beckens und/oder regionären Lymphknotenmetastasen
T3a	IIIA	Mikroskopische Peritonealmetastasen jenseits des Beckens
T3b	IIIB	Makroskopische Peritonealmetastasen jenseits des Beckens, größte Ausdehnung 2 cm oder weniger
T3c und/oder N1	IIIC	Peritonealmetastasen jenseits des Beckens, größte Ausdehnung mehr als 2 cm, und/oder regionäre Lymphknotenmetastasen
M – Metastasen		
M1	IV	Fernmetastasen (ausgeschlossen Peritonealmetastasen)

Anmerkungen:
Die Anmerkung der FIGO zu Stadium IC und IIC lautet: Es ist hilfreich zu wissen, ob die Kapselruptur spontan oder durch den Operateur bedingt war und ob maligne Zellen im Aszites oder durch Peritonealspülungen nachweisbar waren
Metastasen an der Leberkapsel entsprechen T3/Stadium III, Leberparenchymmetastasen M1/Stadium IV. Um einen Pleuraerguss als M1/Stadium IV zu klassifizieren, muss ein positiver zytologischer Befund vorliegen.

Wichtigster prognostischer Faktor ist das Ausgangstumorstadium. Patientinnen im Stadium I haben eine Fünfjahres-Überlebensrate von ca. 90 %, im Stadium II 80 %, im Stadium III 15–20 % und im Stadium IV < 5 % (Gehrig 2008). Für epitheliale Tumoren bilden das residuale Tumorvolumen nach Primärchirurgie sowie das Grading weitere unabhängige prognostische Parameter (Carey 1993; Dembo 1993).

Allgemeine Grundlagen der Therapie

Die chirurgische Therapie ist der Eckpfeiler der Behandlung aller ovariellen Tumoren. Neben der exakten diagnostischen Exploration muss die Entfernung aller (erreichbaren) Tumormanifestationen im Sinne einer maximalen Zytoreduktion angestrebt werden (Bastert 2003). Nach Tumornachweis werden eine Totalexstirpation des Uterus und der Adnexe, eine Omentektomie sowie eine pelvine und paraaortale Lymphadenektomie durchgeführt, ergänzt um Spülzytologien, standardisierte Biopsien und gegebenenfalls Darmteilresektionen zur maximalen Größenreduktion der Tumormanifestationen. Tumorreste mit Durchmessern < 2 cm sind mit verbessertem Überleben assoziiert (Young 1978; Dembo 1979; Hoskins 1992, 1994). Die Erfordernis einer Second-look-Operation nach Primär-OP und vier bis sechs Zyklen Chemotherapie wird heute verneint (Berek 1992; Ferrier 1992; Miller 1992; Potter 1992) und nur mehr im Rahmen klinischer Studien zur Evaluierung neuer Chemo- oder Immuntherapeutika gesehen (Potter 1992). Die einzige Ausnahme bilden Patientinnen mit gemischten Keimzelltumoren.

Die weitere Vorgehensweise nach primärer Operation richtet sich nach dem Tumorstadium und der Zuteilung zu Prognosegruppen. Im Stadium IA/B G1 ist keine weitere Therapie erforderlich; bei G2-

Tumoren kann ebenfalls auf weitere adjuvante Maßnahmen verzichtet werden, sofern weitere günstige prognostische Faktoren vorliegen (niedriger S-Phase-Anteil, diploider Tumor). Bei Vorliegen von Risikofaktoren, wenig differenzierten Tumoren oder einem Stadium II wird heute die Indikation zur adjuvanten Chemotherapie gestellt. Im Stadium II besteht ggf. die alternative Option auf eine intraperitoneale Instillation von radioaktiven Substanzen (s. u.). Höhere Tumorstadien (III/IV) werden entweder postoperativ oder primär systemisch behandelt. Die Wertigkeit einer zusätzlichen Ganzabdomen-Bestrahlung wird kontrovers gesehen und findet zurzeit im deutschsprachigen Raum kaum noch Befürworter.

Stadiengerechte Therapie der Ovarialkarzinome

Stadien I–II

In den Frühstadien des Ovarialkarzinoms besteht die Primärtherapie aus der Operation (s. o.) (Herrin 2007; Young 1983). Eine adjuvante systemische Chemotherapie wird nur Patientinnen mit High-risk-Tumoren angeboten (Stadien IA–B mit schlechter histologischer Differenzierung, sowie alle Stadien IC sowie II). Ovarialkarzinome gelten als chemosensibel. Die adjuvante medikamentöse Therapie wurde nach der ersten GOG-Studie stark propagiert (Hreschshyshyn 1980), die Wirksamkeit in mehreren randomisiert prospektiven Studien abgesichert und die effektivsten Substanzen identifiziert. Als therapeutischer Standard gelten heute Platin- und/oder Taxan-haltige Regime.

Durch den Einsatz zumeist Platin-haltiger Polychemotherapien werden Fünfjahres-Überlebensraten um die 80 % erreicht (Rubin 1993; Young 1990). Eine mögliche therapeutische Alternative im Stadium II besteht in einer intraperitonealen Instillation von Phosphor-32 (P-32) (s. u.) (Young 2003). In einem randomisierten Vergleich einer Polychemotherapie mit einer P-32-Instillation wurden keine signifikanten Überlebensunterschiede beschrieben, bei höherer Toxizität der i.p. Therapie.

Stadien III–IV

Eine Heilung ist in diesen Stadien durch eine alleinige Operation nicht erreichbar. Die Bedeutung des operativen Eingriffs liegt in der Zytoreduktion (s. o.), die allerdings nur in 40 % der Fälle optimal gelingt (Ozols 1992). Die adjuvante Behandlung in diesen

fortgeschrittenen Tumorstadien ist die Domäne der Systemtherapie. In einer Metaanalyse von 53 randomisiert prospektiven Studien zur Chemotherapie in den Stadien III und IV zeigten sich Platin-haltige Polychemotherapien gegenüber nicht Platin-haltigen Regimen als überlegen, wobei Carboplatin bei gleicher Effizienz gegenüber Cisplatin eine deutlich geringere Toxizität aufwies (Bastert 2003; Stewart 1991).

Das Taxan Paclitaxel fand Anfang der 90er Jahre Eingang in klinische Studien (McGuire 1989, 1993) und konnte sich neben den Platinen als Alkylanzienersatz in der Erstlinienbehandlung etablieren (Rembert 2007; Piccard 2000; DuBois 2003). Als optimale Applikationsform einer adjuvanten Chemotherapie wurden fünf bis sechs Zyklen ermittelt (Fanning 1992). Weitere Dosisintensivierungen und/oder Konsolidierungsbehandlungen erhöhen nur die Toxizität ohne fassbaren therapeutischen Zugewinn (DuBois 2003; Ozols 2003; Dittrich 2003; Breitbacher 2002; Markman 2003).

Intraperitoneale Chemotherapie

Aufgrund der häufigen peritonealen Aussaat werden Strategien einer intraperitoneal (i.p.) verabreichten Chemotherapie große Aufmerksamkeit gewidmet. Obwohl die erreichbaren lokalen Konzentrationen um ein Vielfaches über den Serumplasmaspiegeln liegen (Bastert 2003), besteht das Problem einer inhomogenen Substanzverteilung, die sowohl durch Adhäsionen als auch durch eine geringe Eindringtiefe ins Tumorgewebe bedingt ist (Los 1990). Deshalb sollte eine i.p. Chemotherapie nur bei Residualtumoren < 5 mm angeboten werden. In der vielbeachteten GOG-172-Studie (Armstrong 2006) wurde ein Vorteil hinsichtlich krankheitsfreiem sowie Gesamtüberleben bei primär operierten Patientinnen im Stadium III demonstriert, die neben einer adjuvanten intravenösen eine zusätzliche intraperitoneale Chemotherapie erhalten hatten (23,6 versus 18,3 Mo. bzw. 65,6 versus 49,7 Mo.). Kritikpunkte an dieser Studie betreffen u. a. die hohe Toxizität des i.p. Regimes, die fehlende Signifikanz beim progressionsfreien Überleben sowie das ungewöhnlich niedrige mediane Überleben im i.v. Arm. Dennoch legen die bisherigen Ergebnisse eine weitere Evaluierung einer Integration von i.p. Chemotherapien in das multimodale Behandlungskonzept nahe.

Trotz der Integration der Taxane bleiben die Ergebnisse der Therapie fortgeschrittener Ovarialkarzinome bislang wenig befriedigend, wobei die die Fünfjahres-Überlebensraten die 25-%-Hürde kaum übersteigen (Greiner 2004). Neben der Einführung anderer Zytostatika wie Gemcitabin und liposomalem Doxorubicin (McGuire 2000) beruht die Hoffnung auf eine Verbesserung der Ergebnisse auf Substanzen mit dem Potenzial einer Inhibition von Wachstumsfaktoren, Tyrosinkinase-Rezeptoren (Alper 2001) und Elementen der Signaltransduktion und Transkription.

Rolle der Strahlenbehandlung

Prinzipiell sind Ovarialkarzinome auch strahlensensibel. Greiner wies allerdings bereits zu Recht darauf hin, dass sich die Strahlentherapie in der Rollenfindung innerhalb des multimodalen Konzeptes in einem Dilemma befindet: entweder ist sie anderen Methoden unterlegen, oder sie ist mit gleicher Effizienz ersetzbar, oder aber ihr möglicher Gewinn ist aktuell schwer beweisbar (Greiner 2004).

Zielvolumina und Bestrahlungstechniken

Ganzabdomenbestrahlung (whole abdominal irradiation, WAI)

Aufgrund des dominanten peritonealen Ausbreitungsmusters der Ovarialkarzinome ergibt sich als Zielvolumen der Strahlentherapie das gesamte Abdomen unter Einschluss des Diaphragmas (Abbildung 1). Die klassische Technik besteht in der Ganzabdomenbestrahlung (whole abdominal irradiation, WAI). Ohne schwere Nebenwirkungen an Leber, Nieren und Darmstrukturen können jedoch maximal Bestrahlungsdosen von 25–30 Gy in Einzeldosierungen zwischen 1 und 1,5 Gy appliziert werden, die letztlich zur Beherrschung von makroskopischen Tumoren bzw. Tumorresten nicht ausreichend sind. Auch der Versuch einer Erhöhung der Dünndarmtoleranz mittels der von Dembo et al (1979) entwickelten „Moving-strip-Technik" blieb letztlich wenig erfolgreich (Bahnsen 2006; Dembo 1979), bei gleichzeitigem Risiko signifikanter Dosisinhomogenitäten. Deshalb kommt aktuell – in den seltenen Fällen ihres Einsatzes – eine WAI zumeist in „Open-field"-Technik zur Anwendung, mit kompletter Erfassung des Zielvolumens durch zwei opponierende Felder sowie selektiver Ausblockung von Leber und Nieren nach Erreichen der Toleranzlimits. Die Entwicklung von IMRT-Techniken erlaubt möglicherweise auch bei Volumina dieser Dimension eine ungleich homogenere Dosisapplikation bei besserer Schonung der Risikoorgane Leber, Nieren und Knochenmark und Myelon (Rochet 2007; Hong 2002; Duthoy 2003).

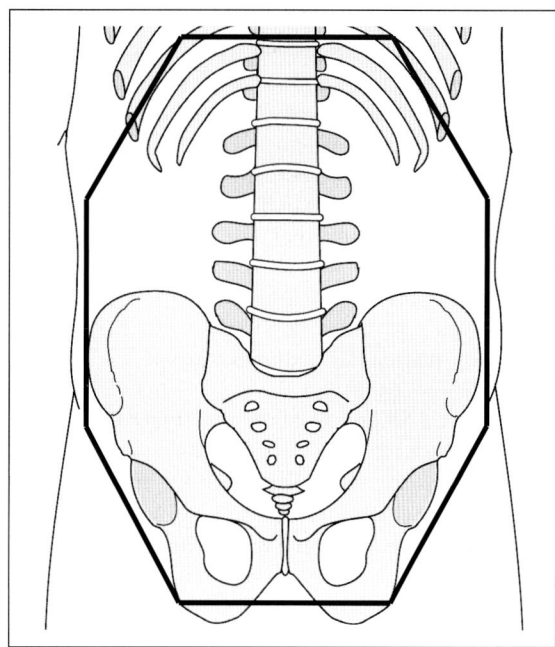

Abbildung 1. Klassisches Felddesign einer Ganzabdomenbestrahlung (WAI) in opponierender Technik zur Erfassung der gesamten Peritonealhöhle.

Prinzipiell limitierend bleibt aber auch hier die Darmtoleranz mit 30 Gy (ED 1,5 Gy).

Intraperitoneale Radiophosphorgabe (P-32)

In Analogie zur Rationale intraperitoneal verabreichter Chemotherapien wurde versucht, lokale Strahlendosiserhöhungen mittels Instillation von radioaktiven Nanokolloiden zu erreichen, wobei Phosphor-32 das Radiopharmakon der Wahl darstellte, neben Radiogold (Au-198) und später auch Yttrium-90 (Varsson 1982, 1997). Eine übliche Dosierung von 10 mCi P-32 sollte zu peritonealen Oberflächendosen von ca. 30 Gy führen – mit der gleichen Problematik einer inhomogenen Verteilung wie bei i.p. verabreichten Chemotherapien. Durch die kurze Reichweite dieser Beta-Strahler war die Limitierung der Methode vorgegeben, auch mit dieser Methode gelang keine vollständige Erfassung makroskopischer Manifestationen. Umgekehrt wurden häufig reaktivadhäsive Peritonitiden induziert, die allfällige Relaparatomien extrem erschwerten. Überdies werden durch diese Therapie keine lymphatischen Abflusswege behandelt. Außer in einigen wenigen Zentren hat sich P-32 nicht durchgesetzt. Vor allem die Kombination mit einer perkutanen Bestrahlung erwies sich als komplikationsträchtig (Klaassen 1988; Young 1990).

Dennoch zeigten sich in etlichen komparativen Studien der GOG (Young 1990, 1997), des Norvegian Radium Hospitals (Vergote 1992) und der GICOG (Bolis 1995) Platin-basierte Chemotherapien gegenüber P-32 zumeist als nur geringfügig überlegen. Konsequenz war dennoch der weitgehende Ausschluss von P-32 aus Studienprotokollen, mit der möglichen Ausnahme eines adjuvanten Einsatzes im Stadium II.

WAI im primären Behandlungskonzept

Die meisten großen Studien zur Wirksamkeit der WAI datieren aus einer Zeit, in der sowohl ein systematisches chirurgisches Vorgehen als auch nachfolgende Taxan-/Platin-haltige Chemotherapien nicht zum Standard gehörten (Bastert 2003). Ein direkter prospektiver Vergleich der WAI mit einer Cisplatinmonotherapie wurde von Vergote in einer dreiarmigen Studie untersucht (WAI versus Cisplatin versus P-32-Instillation), die keine signifikanten Vorteile zugunsten einer Gruppe ergab, bei höchster Toxizität im P-32-Arm (Vergote 1992). Ein weiterer randomisierter Vergleich einer postoperativen WAI gegen Cisplatin musste aus methodischen Gründen vorzeitig abgebrochen werden, bei einem Trend zugunsten der Chemotherapie (Chiara 1994).

WAI in frühen Tumorstadien

Aufgrund der oben genannten Dosiseinschränkungen ist eine Tumorkontrolle durch eine WAI nur bei kleinen Tumorresiduen < 5 mm wahrscheinlich (Ozols 1992). In der Adjuvanztherapie früher Tumorstadien mit Risikofaktoren wurde die WAI gegen reine Observanz geprüft, ohne dass eine signifikante Senkung der Rezidivraten erzielt werden konnte (Hreschshyshyn 1980; Sevelda 1987). Im Vergleich zu einer adjuvanten Chemotherapie konnte ebenfalls kein Vorteil zugunsten der WAI dargestellt werden, bei zumeist höherer Toxizität der Bestrahlung (Gehrig 2008; Bruzzone 1990).

WAI als Konsolidierungsbestrahlung

Eine Metaanalyse aus 28 zumeist nicht randomisierten Studien zur Konsolidierungsbestrahlung nach Chemotherapie demonstriert die Abhängigkeit des Erfolges der WAI von der residualen Tumormenge: das Fünfjahresüberleben beträgt bei subklinischer Erkrankung 76 %, bei Resttumoren < 5 mm 49 % und sinkt bei makroskopischen Tumorresten auf

17 % (Thomas 1993). Der Einsatz einer WAI nach Polychemotherapie ist allerdings mit erhöhter Hämatotoxizität behaftet, die häufig zum vorzeitigen Abbruch führt (Greiner 1998).

Längere singuläre Erfahrungen in der Anwendung der WAI bestehen im PMH Toronto, wo die Radiotherapie bei Patientinnen mit Intermediate- und High-risk-Ovarialkarzinomen im Anschluss an vier bzw. sechs Zyklen Carboplatin/Paclitaxel zum Einsatz kommt (Wheelan 1992; Wong 1999; Thomas 1994). Die Arbeitsgruppe in Stanford empfiehlt die WAI anstelle einer neuerlichen Chemotherapie bei Rezidivpatientinnen nach Erstlinientherapie, bei denen durch eine SLL eine optimale Zytoreduktion erreicht werden konnte (Czmelak 1997). Ähnliche Strategien wurden im Radiumhemmet verfolgt, angesichts besserer Überlebensdaten bei zusätzlicher Bestrahlung, allerdings nur in retrospektiven Vergleichen (Einhorn 1999). Der Grazer Arbeitsgruppe gelang in einer randomisiert prospektiven Untersuchung der Nachweis eines signifikanten Überlebensgewinns durch eine ergänzende WAI nach Carboplatin-haltiger Polychemotherapie, v. a. bei Patientinnen im Stadium III (Kapp 1999). Trotz zahlreicher Indizien eines möglichen Benefits durch eine zusätzliche konsolidierende WAI für Patientinnen mit intermediärem oder hohem Risiko griff die GOG eine solche Fragestellung bis dato nicht auf (Lanciano 1998), sodass ihre Bedeutung letztlich unklar bleibt.

Palliative Strahlentherapie

In etlichen retrospektiven Studien wurde über den palliativen Einsatz einer Radiotherapie berichtet, vor allem bei chemorefraktärer metastasierter Erkrankung. Die häufigsten Indikationen bestanden in der Behandlung von vaginalen und rektalen Blutungen, Schmerzen und obstruktiven Beschwerden, weiterhin stellt die Bestrahlung retroperitonealer und mediastinaler Lymphknotenmetastasen sowie von Knochen- und Hirnmetastasen eine sinnvolle Maßnahme dar (Gehrig 2008; Corn 1994; Tinger 2001; Choan 2006). Die verwendeten Strahldosen variierten zumeist zwischen 30 und 40 Gy, mit temporären Ansprechraten zwischen 75 und 100 % bei einer mittleren Dauer des Ansprechens zwischen fünf und elf Monaten. Diese Resultate sind zumeist vorteilhafter als die berichteten Ergebnisse nach Salvage-Chemotherapien (Tinger 2001)

Eine ungleich seltenere Indikation zur Palliativbestrahlung bietet sich beim isolierten inoperablen und chemorefraktären pelvinen bzw. lokoregionären

Rezidiv. In diesen Situationen können durch eine hochdosierte konformale Strahlentherapie individuell erstaunliche Remissionsraten erreicht werden (Gehrig 2008; Greiner 2004; Blanchard 2007). Der komplementäre Einsatz dosiseskalativer Methoden wie etwa der IORT kann dabei zu höheren Tumorkontrollraten beitragen (Yap 2005). Eine japanische Arbeitsgruppe berichtete unlängst über den erfolgreichen Einsatz von Kohlenstoffionen (Nawa 2008).

Akute Nebenwirkungen und Strahlenfolgen und deren Behandlung unter Beachtung der DEGRO-Leitlinien 2007

Durch das große Behandlungsvolumen einer WAI bestehen trotz reduzierter Einzeldosen von 1,2–1,5 Gy folgende Dosislimitationen ($TD_{5/5}$): Niere < 20 Gy; Leber < 25 Gy; Lunge (V20) < 20 %; Myelon < 45 Gy, Knochenmark < 30 Gy; Magen < 45 Gy; Dünndarm < 45 Gy; Rektum und Blase < 60 Gy (Rembert 2007).

Akutreaktionen

Gastrointestinale Akutreaktionen treten bei Anwendung einer WAI nahezu obligat auf, sind jedoch bei Berücksichtigung der o. a. Toleranzdosen selten schwer. Bei ca. 75 % aller Patientinnen wird eine Diarrhö G1–2 beobachtet, bei 60–70 % tritt zusätzlich eine Nausea auf. Inappetenz und Gewichtsverlust sind häufige konsekutive Begleiterscheinungen während der WAI, denen mit antiemetischer Medikation, ausreichender Flüssigkeitszufuhr und adäquater Ernährungstherapie konsequent begegnet werden muss (Feyer 2006). Obwohl in rund 50 % der Fälle eine transiente Erhöhung der Transaminasen und der alkalischen Phosphatase auftreten kann, ist eine klinisch signifikante Lebertoxizität im Sinne einer Hepatitis bei Beachtung der Dosislimitationen ein seltenes Ereignis (1 %), ebenso wie das Auftreten radiogener Nephritiden. Eine erhöhte Hämatotoxizität wird vor allem nach vorangegangener Polychemotherapie beobachtet (v. a. Thrombopenien), sie zwingt nicht selten zu Therapiepausen oder vorzeitiger Beendigung der RT. Aufgrund der Inklusion von Teilen beider Lungenbasen bei der klassischen WAI sind passagere pneumonitische Reaktionen möglich (5–20 % der Patientinnen), jedoch selten therapiepflichtig. Blasenreizungen und radiogene Urethritiden sind als Folge der pelvinen Bestrahlung möglich und symptomatisch spasmolytisch-analgetisch zu behandeln (Feyer 2006).

Spätreaktionen

Seit dem Verlassen der Moving-strip-Techniken konnte die Rate der Spätreaktionen insgesamt deutlich reduziert werden. Chronische Diarrhöen treten bei 5 % der Patientinnen auf. Die kumulative Inzidenz von klinisch manifesten Darmadhäsionen nach WAI oder i.p. Phosphor-Instillation liegt bei 10 % nach zehn Jahren. Bei der Kombination beider Verfahren steigt die Rate allerdings auf 20–25 %. Das Auftreten klinisch relevanter Spätreaktionen steigt signifikant mit der applizierten Dosis: in einer gepoolten Analyse bei 1098 Patientinnen wird eine kumulative Inzidenz von 1,4 % bei abdominellen Dosen von maximal 22,5 Gy berichtet, gegenüber 14 % bei 30 Gy.

Bei Beachtung der oben zitierten Toleranzdosen sind Ureterstrikturen seltene Ereignisse (< 1 %), ebenso wie chronische Nephritiden. Symptomatische Hepatitiden sind ebenfalls rar, wenngleich bei bis zu 40 % temporäre Transaminasen-Erhöhungen berichtet werden (Gehrig 2008; Fyles 1992).

Bei Beeinträchtigung der Lebensqualität durch Symptome des Östrogenmangels kann eine Hormontherapie mit Sexualsteroiden nach Nutzen-Risiko-Abwägung erfolgen. Die Östrogendosis sollte möglichst niedrig gehalten und bei endometrioider Histologie mit einem Gestagen kombiniert werden (AWMF online 2001).

Nachsorge

Die Nachsorge beinhaltet die Erkennung der Rezidiverkrankung, die Erkennung und Behandlung therapieassoziierter Nebenwirkungen, die Feststellung von Erfordernis und Möglichkeiten rehabilitativer Maßnahmen, die psychosoziale Betreuung sowie die Evaluierung der Lebensqualität.

Art und Intervalle der Nachsorgeuntersuchungen sind abhängig von der Primärtherapie, den Sekundärfolgen und den Prognosefaktoren der Tumorerkrankung. Bei symptomfreier Patientin nach Abschluss der Primärtherapie sind dreimonatige Intervalle während der ersten drei Jahre, ab dem vierten Jahr sechsmonatige, ab dem sechsten Jahr jährliche Untersuchungsintervalle sinnvoll. Die routinemäßige laborchemische und apparative Diagnostik soll bei symptomfreier Patientin nicht durchgeführt werden (Ausnahme Keimzell- und Keimstrangstroma-Tumoren). Sie kann zwar zu einer früheren Diagnose des Rezidivs führen und wird in weiterer Folge das krankheits- und therapiefreie Intervall verkürzen, ohne jedoch einen nachweisbaren Effekt auf das Gesamtüberleben zu zeigen. Bei alleiniger Erhöhung des Tumormarkers ohne klinisch oder apparativ fassbares Rezidiv ist die Einleitung einer Therapie nicht gerechtfertigt. Bei klinischem Verdacht auf das Vorliegen einer Rezidiverkrankung ist eine weitere Diagnostik indiziert (AWMF online 2001; Dausch 2006).

Schlüsselliteratur

AWMF online: Leitlinie Onkologie/Gynäkologie: Interdisziplinäre Leitlinie der Deutschen Krebsgesellschaft e. V. und der Deutschen Gesellschaft für Gynäkologie und Geburtshilfe. Maligne Ovarialtumoren (2001) AWMF-Leitlinien Register Nr. 032/035

Bastert G, Schneeweiß A: Maligne Tumoren des Ovars. In Seeber S, Schütte J (Hrsg) Therapiekonzepte Onkologie 2003. Springer Berlin 2003

Carlson KJ: Screening for ovarian cancer. UpToDate version 15.3 (2007) Onlineversion

Chen LM, Berek JS: Epithelial ovarian cancer: Pathogenesis, epidemiology, and risk factors. UpToDate version 15.3 (2007) Onlineversion

Feyer P et al: Supportive Maßnahmen in der Radioonkologie (Version 2006). Leitlinien der DEGRO: www.degro.org –online Version

Gehrig PA, Varia M, Apisarnthanarax A et al: Ovary. In: Perez CA, Brady LW (eds) Principles and practice of radiation oncology. Lippincott Philadelphia 2008, 1629–1649

Greiner RH: Ovar. In: Bamberg M, Molls M, Sack H (Hrsg) Radioonkologie – Klinik. Zuckschwerdt München 2004, 792–802

Herrin VE, Thigpen JT: Second-line medical treatment for epithelial ovarian cancer. UpToDate version 15.3 (2007) Onlineversion

Rembert J, Hsu IC: Ovarian Cancer. In: Hansen EK, Roach M III (eds) Handbook of evidence-based radiation oncology. Springer New York 2007, 358–367

Stambaugh M: Ovary. In: Perez CA, Brady LW, Halperin EC et al (eds) Principles and practice of radiation oncology. Lippincott Williams & Wilkins Philadelphia 2004, 1934–1957

Young RC, Brady MF, Nieberg RK et al: Adjuvant treatment for early ovarian cancer: a randomized phase III trial of intraperitoneal 32 P or intravenous cyclophosphamide and cisplatin – a gynaecologic oncology group study. J Clin Oncol 21 (2003) 4350–4355

Gesamtliteratur

AWMF online: Leitlinie Onkologie/Gynäkologie: Interdisziplinäre Leitlinie der Deutschen Krebsgesellschaft e. V. und der Deutschen Gesellschaft für Gynäkologie und Geburtshilfe. Maligne Ovarialtumoren (2001) AWMF-Leitlinien Register Nr. 032/035

Alper OE, Bergmann-Leitner ES, Bennet TA et al: Epidermal growth factor receptor signaling and the invasive phenotype of ovarian cancer cells. J Natl Cancer Inst 93 (2001) 1375–1384

Armstrong DK, Bundy B, Wenzel L et al: Intraperitoneal cisplatin and paclitaxel in ovarian cancer. N Engl J Med 354 (2006) 35–43

Aunoble B, Sanches R, Didier E et al: Major oncogenes and tumor suppressor genes involved in epithelial ovarian cancer (review). Int J Oncol 16 (2000) 567

Bahnsen J et al: Ovarialkarzinome. In: Wannenmacher M, Debus J, Wenz F (Hrsg) Strahlentherapie. Springer Berlin 2006, 651–656

Bastert G, Schneeweiß A: Maligne Tumoren des Ovars. In Seeber S, Schütte J (Hrsg) Therapiekonzepte Onkologie 2003. Springer Berlin 2003

Baylin SB, Herman JG: DNA hypermethylation in tumorigenesis: epigenetics joins genetics. Trends Genet 16 (2000) 168

Berek JS: Second-look versus second-nature. Gynecol Oncol 44 (1992) 1–2

Blanchard P, Plantade A, Pagès C et al: Isolated lymph node relapse of epithelial ovarian carcinoma: outcomes and prognostic factors. Gynecol Oncol 104 (2007) 41–5

Bolis G, Colombo N, Pecorelli S et al: Adjuvant treatment of early epithelial ovarian cancer: results of two randomised clinical trials comparing cisplatin to no further treatment or chrom-phosphate. Ann Oncol 9 (1995) 887–893

Brand E, Lidor Y: The decline of CA 125 level after surgery reflects the size of residual ovarian cancer. Obstet Gynecol 81 (1993) 29–32

Breitbacher GP, Meden H, Schmid H et al: Treosulfan in the treatment of advanced ovarian cancer: a randomised cooperative multicentre phase III-study. Anticancer Res 22 (2002) 2923–2932

Bristow RE, Simpkins F, Pannu HK et al: Positron emission tomography for detecting clinically occult surgically resectable metastatic ovarian cancer. Gynecol Oncol 85 (2002) 196–200

Bruzzone M, Repetto L, Chiara S et al. Chemotherapy versus radiotherapy in the management of ovarian cancer patients with pathological complete response or minimal residual disease at second look. Gynecol Oncol 38 (1990) 392–395

Buys SS, Partridge E, Greene MH et al: Ovarian cancer screening in the prostate, lung, colorectal and ovarian (PLCO) cancer screening trial: findings from the initial screen of a randomized trial. Am J Obstet Gynecol 193 (2005) 1630

Carey MS, Dembo AJ, Simm JE et al: Testing the validity of a prognostic classification in patients with surgically optimal ovarian carcinoma: a 15-year review. Int J Gynecol Cancer 3 (1993) 24–35

Carlson KJ: Screening for ovarian cancer. UpToDate version 15.3 (2007) Onlineversion

Chen LM, Berek JS: Epithelial ovarian cancer: Pathogenesis, epidemiology, and risk factors. UpToDate version 15.3 (2007) Onlineversion

Chiara S: Randomized study of highrisk, early stage ovarian cancer. Am J Clin Oncol 17 (1994) 72–76

Choan E, Quon M, Gallant V et al: Effective palliative radiotherapy for symptomatic recurrent or residual ovarian cancer. Gynecol Oncol 102 (2006) 204–9

Cmelak AJ, Kapp DS: Long-term survival with whole abdominal irradiation in platinum-refractory persistent or recurrent ovarian cancer. Gynecol Oncol 65 (1997) 453–460

Corn BW, Lanciano RM, Boente M et al: Recurrent ovarian cancer. Effective radiotherapeutic palliation after chemotherapy failure. Cancer 74 (1994) 2979–83

Cramer DW, Barbieri, RL, Fraer, AR et al: Determinants of early follicular phase gonadotrophin and estradiol concentrations in women of late reproductive age. Hum Reprod 17 (2002) 221

Cramer DW, Welch WR: Determinants of ovarian cancer risk. II. Inferences regarding pathogenesis. J Natl Cancer Inst 71 (1983) 717

Dausch E, Ortmann O: Ovarialkarzinom. Stellenwert der Nachsorgeuntersuchung einschließlich der CA125-Bestimmung. Gynäkologe 39 (2006) 786–790

Dembo AJ, Bush RS, Beale FA et al: The PMH study of ovarian cancer stages I, II and asymtomatic III presentations. Cancer Treat Rep 63 (1979) 249–254

Dembo AJ, van Dyk J, Japp B et al: Whole abdominal irradiation by a moving strip technique for patients with ovarian cancer. Int J Radiat Oncol Biol Phys 5 (1979) 1933–1942

Dittrich CH, Sevelda P, Salzer H et al: Lack of impact of platinum dose intensity on the outcome of ovarian cancer patients. 10 –year results of a prospective randomised phase III study comparing carboplatin-cisplatin with cyclophosphamide-cisplatin. Eur J Cancer 39 (2003) 1129–1140

Du Bois A, Lück HJ, Meier W et al: A randomized clinical trial of cisplatin/paclitaxel versus carboplatin/paclitaxel as first-line treatment of ovarian cancer. J Natl Cancer Inst 95 (2003) 1320–1330

Duthoy W, De Gersem W, Vergote K et al: Whole abdominopelvic radiotherapy (WAPRT) using intensity-modulated arc therapy (IMAT): first clinical experience. Int J Radiat Oncol Biol Phys 57 (2003) 1019–1032

Einhorn N, Lundell M, Nilsson B et al: Is there place for radiotherapy in the treatment for advanced ovarian cancer? Radiother Oncol 53 (1999) 213–218

Fanning J, Bennett TZ, Hilger RD: Meta- analysis of cisplatin, doxorubicin, and cyclophosphamide versus cisplatin and cyclophosphamide chemotherapy of ovarian carcinoma. Obstet Gynecol 80 (1992) 954–960

Ferrier AJ, De Petrillo AD: Second-look laparotomy in the routine management of ovarian cancer. In: Sharp F, Mason WP, Creasman WT (eds) Ovarian cancer 2 – Biology, diagnosis and management. Chapman & Hall Medical London 1992, 385–394

Feyer P et al: Supportive Maßnahmen in der Radioonkologie (Version 2006). Leitlinien der DEGRO: www.degro.org –online Version

Fyles AW, Dembo AJ, Bush RS et al: Analysis of complications in patients treated with abdominopelvic radiation therapy for ovarian carcinoma. Int J Radiat oncol Biol Phys 22 (1992) 847–851

Gehrig PA, Varia M, Apisarnthanarax A et al: Ovary. In: Perez CA, Brady LW (eds) Principles and practice of radiation oncology. Lippincott Philadelphia 2008, 1629–1649

Greiner RH: Ovar. In: Bamberg M, Molls M, Sack H (Hrsg) Radioonkologie – Klinik. Zuckschwerdt München 2004, 792–802

Greiner RH: Radiotherapeutische Möglichkeiten beim Ovarialkarzinom. Eine kurative Methode ist ohne Indikation. Onkologe 4 (1998) 1147–1152

Hankinson SE, Colditz GA, Hunter DJ et al: A quantitative assessment of oral contraceptive use and risk of ovarian cancer. Obstet Gynecol 80 (1992) 708–14

Havrilesky L, Darcy M, Hamdan H et al: Prognostic significance of p53 mutation and p53 overexpression in advanced epithelial ovarian cancer: a Gynecologic Oncology Group Study. J Clin Oncol 21 (2003) 3814

Helzlsouer KJ, Alberg AJ, Gordon GB et al: Serum gonadotropins and steroid hormones and the development of ovarian cancer. JAMA 274 (1995) 1926

Herrin VE, Thigpen JT: Second-line medical treatment for epithelial ovarian cancer. UpToDate version 15.3 (2007) Onlineversion

Hong L, Alektiar K, Chui C et al: IMRT of large fields: whole-abdomen irradiation. Int J Radiat Oncol Biol Phys 54 (2002) 278–89

Hoskins WJ, Bundy BN, Thigpen JP et al: The influence of cytoreductive surgery on recurrence-free interval and survival in smallvolume stage III epithelial ovarian cancer: a GOG study. Gynecol Oncol 47 (1992) 159–166

Hoskins WJ: The effect of diameter of largest residual disease on survival of primary cytoreductive surgery in patients with suboptimal residual epithelial ovarian carcinoma: a GOG study. Am J Obstet Gynecol 170 (1994) 974–980

Hreschshyshyn MM, Park RC, Blessing JA et al: The role of adjuvant therapy in stage I ovarian cancer. Am J Obstet Gynecol 138 (1980) 139–145

Kapp KS, Kapp DS, Poschauko J et al: The prognostic significance of peritoneal seeding and size of postsurgical residual in patients with stage III epithelial ovarian cancer treated with surgery, chemotherapy and high dose radiotherapy. Gynecol Oncol 74 (1999) 400–407

Carlson KJ Screening for ovarian cancer UpToDate version 15.3 (2007) Onlineversion

Klaasen D, Shelley W, Starrefeld A et al: Early stage ovarian cancer: a randomized clinical trial comparing whole abdominal radiotherapy, melphalan, and intraperitoneal chromic phosphate. A national cancer institute of Canada trial group report. J Clin Oncol 6 (1988) 1254–1263

Lanciano R, Reddy S, Corn B et al. Update on the role of radiotherapy in ovarian cancer. Seminars in Oncology 25 (1998) 361–371

Landis SH, Murray T, Bolden S: Cancer statistics 1998 CA Cancer J Clin 48 (1998) 6–30

Los G, Mutsaers PHA, Lenglet WJM et al: Platinum distribution in intraperitoneal tumors after intraperitoneal cisplatin treatment. Cancer Chemother Pharmacol 25 (1990) 389–394

Markman M, Liu PY, Wiczynski S et al: Phase III randomised trial of 12 versus 3 months of maintenance paclitaxel in patients with advanced ovarian cancer after complete response to platinum and paclitaxel-based chemotherapy: a South-west Oncology Group and Gynaecologic Oncology Group trial. J Clin Oncol 21 (2003) 2460–2465

McGuire WP, Rowinsky EK, Rosenhein NB et al: Taxol: a unique antineoplastic agent with significant activity in advanced ovarian epithelial neoplasms. Ann Intern Med 111 (1989) 273–279

McGuire WP: Confirmation of the old standard for ovarian cancer and a challenge (editorial). J Natl Cancer Inst 92 (2000) 674–675

McGuire WP: Taxol: a new drug with significant activity as a salvage therapy in advanced epithelial ovarian carcinoma. Gynecol Oncol 51 (1993) 78–85

McSorley MA, Alberg AJ, Allen DS et al. C-reactive protein concentrations and subsequent ovarian cancer risk. Obstet Gynecol 109 (2007) 1933

Miller DS, Spirtos NM, Ballon SC et al: Critical reassessment of second-look exploratory for epithelial ovarian carcinoma. Cancer 69 (1992) 502–510

Nawa A, Suzuki K, Kato S, Fujiwara S et al: Carbon beam therapy in recurrent ovarian cancer. Ann Oncol 19 (2008) 192–4

Ness RB, Grisso JA, Cottreau C et al: Factors related to inflammation of the ovarian epithelium and risk of ovarian cancer. Epidemiology 11 (2000) 111

Ozols RF, Bundy BN, Greer BE et al: Phase III trial of carboplatin and paclitaxel compared with cisplatin and paclitaxel in patients with optimally resected stage III ovarian cancer: a gynaecologic group study. J Clin Oncol 21 (2003) 3194–3200

Ozols RF, Rubin SC, Dembo AJ et al: Epithelial ovarian cancer. In: Hoskins WJ, Perez, CA et al (eds) Principles and practice of gynecologic oncology. Lippincott Philadelphia 1992, 731–781

Pal T, Permuth-Wey J, Betts JA et al: BRCA1 and BRCA2 mutations account for a large proportion of ovarian carcinoma cases. Cancer 104 (2005) 2807

Piccart MJ, Bertelsen K, James K et al: Randomized intergroup trial of cisplatin-paclitaxel versus cisplatin-cyclophosphamide in women with advanced epithelial ovarian cancer: three-year results. J Natl Cancer Inst 92 (2000) 699–708

Potter ME, Hatch KD, Soong SJ et al: Second-look laparotomy and salvage therapy: A research modality only? Gynecol Onkol 44(1992) 3–9

Rembert J, Hsu IC: Ovarian Cancer. In: Hansen EK, Roach M III (eds) Handbook of evidence-based radiation oncology. Springer New York 2007, 358–367

Risch HA, McLaughlin JR, Cole DE et al: Population BRCA1 and BRCA2 mutation frequencies and cancer penetrances: a kin-cohort study in Ontario, Canada. J Natl Cancer Inst 98 (2006) 1694

Risch, HA: Hormonal etiology of epithelial ovarian cancer, with a hypothesis concerning the role of androgens and progesterone. J Natl Cancer Inst 90 (1998) 1774

Rochet N, Jensen AD, Sterzing F et al: Adjuvant whole abdominal intensity modulated radiotherapy (IMRT) for high risk stage FIGO III patients with ovarian cancer (OVAR-IMRT-01) – Pilot trial of a phase I/II study: study protocol. BMC Cancer 7 (2007) 227

Rubin SC, Wong GYC, Curtin JP et al: Platinum-based chemotherapy of high-risk stage I ovarian cancer following comprehensive surgical staging. Obstet Gynecol 82 (1993) 143–147

Sevelda P, Gitsch E, Dittrich C et al: Therapeutic and prognostic results of a prospective multicenter ovarian cancer study of FIOGO Stages I and II. Geburtsh Frauenheilkd 47 (1987) 179–185

Stambaugh M: Ovary. In: Perez CA, Brady LW, Halperin EC et al (eds) Principles and practice of radiation oncology. Lippincott Williams & Wilkins Philadelphia 2004, 1934–1957

Stewart LA: Chemotherapy in advanced ovarian cancer: An overview of randomized clinical trials. Br Med J 303 (1991) 884–893

Thomas GM: Is there a role for consolidation or salvage radiotherapy after chemotherapy in advanced epithelial ovarian cancer? Gynecol Oncol 51 (1993) 97–103

Thomas GM: Radiotherapy in early ovarian cancer. Gynecol Oncol 55 (1994) 73–79

Tinger A, Waldron T, Peluso N et al: Effective palliative radiation therapy in advanced and recurrent ovarian carcinoma. Int J Radiat Oncol Biol Phys 51 (2001) 1256–63

Vahrson H: Die radiologische Behandlung unter Einschluss der Instillationstherapie. In: Zander J (Hrsg) Ovarialkarzinom. Urban & Schwarzenberg München 1982, 88–99

Vahrson HW. Postoperative irradiation in primary epithelial ovarian cancer. In: Vahrson HW (ed) Radiation oncology of gynecologic cancers. Springer Berlin 1997, 320–334

Vergote IB, Vergote-De Vos LN, Abeler VM et al: Randomized trial comparing cisplatin and radioactive phosphorus or whole abdomen irradiation as adjuvant treatment of ovarian cancer. Cancer 69 (1992) 741–749

Verri E, Guglielmini P, Puntoni M et al. HER2/neu oncoprotein overexpression in epithelial ovarian cancer: evaluation of its prevalence and prognostic significance. Clinical study. Oncology 68 (2005) 154

Whelan TJ, Dembo AJ, Bush RS: Complications of whole abdominaland pelvic radiotherapy following chemotherapy for advanced ovarian cancer. Int J Radiat Oncol Biol Phys 22 (1992) 853–858

Wong R, Milosevic M, Sturgeon J et al: Treatment of early epithelian ovarian cancer with chemotherapy and abdominopelvic radiotherapy: results of a prospective treatment protocol. Int J Radiat Oncol Biol Phys 45 (1999) 657–665

Yap OW, Kapp DS, Teng NN et al: Intraoperative radiation therapy in recurrent ovarian cancer. Int J Radiat Oncol Biol Phys 63 (2005) 1114–21

Young RC, Brady MF Nieburg RM: Randomized clinical trial of adjuvant treatment of women with early (FIGO I–II A, high risk) ovarian cancer. Int J Gynecol Oncol 7 (1997) 17

Young RC, Brady MF, Nieberg RK et al: Adjuvant treatment for early ovarian cancer: a randomized phase III trial of intraperitoneal 32 P or intravenous cyclophosphamide and cisplatin – a gynaecologic oncology group study. J Clin Oncol 21 (2003) 4350–4355

Young RC, Walton LA, Ellenberg SS et al: Adjuvant therapy in stage I and stage II epithelial ovarian cancer. N Engl J Med 322 (1990) 1021–1027

Young RC: Advanced ovarian adenocarcinoma: a prospective clinical trial of melphalan vs combination chemotherapy. N Engl J Med 299 (1978) 1261–1266

Young RC, Decker DG, Wharton JT et al: Staging laparotomy in early ovarian cancer. JAMA (1983) 250

M. Bremer
J. H. Karstens
P. Hillemanns

Vagina

Epidemiologie und Ätiologie

Das primäre Vaginalkarzinom ist sehr selten und umfasst nur 1 % aller Malignome des weiblichen Genitaltrakts (Creasman 2005). Die Inzidenz liegt bei 0,4/100 000 Frauen pro Jahr. In ca. 30 % geht ein intraepitheliales oder invasives Zervixkarzinom voraus. Es handelt sich um einen Tumor des höheren Lebensalters mit einem mittleren Erkrankungsalter von 60–65 Jahren. Primäre Vaginalkarzinome müssen vom wesentlich häufigeren metastatischen Tumorbefall durch Zervix- oder Vulvakarzinome abgegrenzt werden. Patienten mit Vaginalkarzinom weisen in 28–41 % eine Vorgeschichte mit Hysterektomie wegen einer gutartigen Erkrankung auf.

Die Inzidenz der vaginalen intraepithelialen Neoplasie (VAIN) ist ansteigend, wobei das mittlere Erkrankungsalter sinkt. Die VAIN betrifft überwiegend das obere Drittel der Vagina und ist häufig multifokal. Die unverändert niedrige Inzidenz invasiver Vaginalkarzinome lässt jedoch vermuten, dass das maligne Potenzial der VAIN eher niedrig ist (Dodge et al. 2001). Wie beim Zervix- und Vulvakarzinom werden Vaginalkarzinome ebenfalls mit HPV-Infektionen in Verbindung gebracht (Hampl et al. 2006).

Eine seltene Variante der Adenokarzinome stellt das Klarzell-Adenokarzinom der Vagina dar, das bei jungen Frauen (< 30 Jahre) beobachtet wird, die intrauterin Diäthylstilböstrol (DES) im 1. Trimenon ausgesetzt waren. Ein Häufigkeitsgipfel dieser Erkrankung fand sich Mitte 1970 und spiegelte das Verschreibungsverhalten von DES um 1950 wider (Herbst et al. 1999). Aus den Resten des Gartner-Gangs können in der seitlichen Vaginalwand die sehr seltenen Gartner-Gang-Karzinome entstehen. Melanome der Vagina stellen etwa 3 % der primären Vaginaltumoren dar und damit weniger als 20 % der Melanome des Genitalbereichs. Bei etwa 3 % der Vaginaltumoren handelt es sich um Sarkome, in etwa zwei Drittel der Fälle liegen Leiomyosarkome vor.

Beim embryonalen Rhabdomyosarkom (Sarcoma botryoides) der Vagina handelt es sich um ein hochmalignes Sarkom, welches bei Kindern unter sechs Jahren auftritt.

Regionale Tumoranatomie und Histologie

Die Vagina besteht aus einem dünnwandigen, von nicht-verhornendem Plattenepithel ausgekleideten glatten Hohlmuskel, der ventral durch das Septum vesiko-vaginale von der Harnblase und dorsal durch das Septum rekto-vaginale vom Rektum getrennt ist. Die Cervix uteri ragt in das obere Vaginallumen und bildet eine zirkuläre Invagination (anteriore, posteriore und laterale Fornices). Das obere dorsale Viertel der Vagina ist von Peritoneum überzogen und vom Rektum durch den Douglas-Raum getrennt.

Tumoren der Scheidenvorderwand infiltrieren relativ früh das Septum vesiko-vaginale und verursachen den charakteristischen zystoskopischen Befund des bullösen Ödems der Harnblasenschleimhaut. Der Tumor kann sich entlang der Scheidenwand in die Cervix uteri oder die Vulva ausbreiten. Nach lateral erfolgt die Tumorausbreitung entlang des Parakolpiums in die Parametrien und bis zur Beckenwand bzw. zur Fossa obturatoria.

Das lymphatische System der Vagina ist komplex und ermöglicht eine lymphogene Metastasierung unabhängig von der Tumorlokalisation. Von den regionalen Lymphknoten sind neben den pelvinen am häufigsten die inguinalen Lymphknoten befallen. Tumoren der oberen Vaginalhälfte metastasieren ähnlich den Zervixkarzinomen zu den obturatorischen und iliakalen Lymphknoten, Tumoren der unteren Vaginalhälfte können vergleichbar dem Vulvakarzinom in die inguinalen und femoralen Lymphknoten streuen. Die Inzidenz positiver pelviner Lymphknoten liegt im Stadium I bei etwa 0–6 %, im Stadium II bei etwa 20–35 % und steigt im Stadium

III und IV auf 75–80 % an. Die häufigsten Lokalisationen von Fernmetastasen sind die Lunge und die supraklavikulären Lymphknoten (bei Adenokarzinomen).

Nach der WHO-Klassifikation (Andersen et al. 2003) werden folgende wesentliche Histologien unterschieden:
– Plattenepithelkarzinome (Häufigkeit ca. 90 %).
– Carcinoma in situ: vaginale intraepitheliale Neoplasie (VAIN) Grad 3.
– Adenokarzinome (Häufigkeit ca. 5–10 %).
– Andere epitheliale Tumoren: z. B. adenosquamöses Karzinom.
– Mesenchymale Tumoren: z. B: Sarcoma botryoides oder Leiomyosarkom.
– Maligne Melanome (Häufigkeit ca. 3 %).
– Maligne Lymphome.

Bei Übergreifen eines Tumors auf die Portio uteri mit Erreichen des äußeren Muttermundes erfolgt die Zuordnung zu den Zervixkarzinomen, bei Beteiligung der Vulva wird ein Vulvakarzinom angenommen. Bei Vorliegen eines Adenokarzinoms sollte eine Metastasierung durch ein Endometrium- oder Ovarialkarzinom ausgeschlossen werden.

Klinik

Invasive Karzinome der Vagina werden am häufigsten im oberen Vaginaldrittel und dort an der Hinterwand beobachtet. Bei etwa 50 % der Patientinnen liegt zum Zeitpunkt der Diagnose ein lokal fortgeschrittenes Stadium entsprechend FIGO III oder IV vor. 20–25 % der Patientinnen im Stadium II weisen pelvine Lymphknotenmetastasen auf, was die Bedeutung der Mitbehandlung des Lymphabflusses unterstreicht (Frank et al. 2005).

Vaginalkarzinome eignen sich zwar prinzipiell für Früherkennungsmaßnahmen, insgesamt verhindert jedoch die geringe Prävalenz der Erkrankung breit angelegte Screeninguntersuchungen bei nicht ausgewählten asymptomatischen Frauen (Kreienberg 2001). Etwa 50–60 % der Patientinnen geben vaginale Blutungen an, zumeist nach der Menopause. Weitere Symptome sind vaginaler Ausfluss, Dyspareunie oder Schmerzen.

Die Stadieneinteilung erfolgt nach TNM (Wittekind et al. 2002) bzw. der FIGO-Klassifikation (FIGO 2001) und ist in Tabelle I dargestellt. Der Tumorsitz im oberen Drittel der Vagina wird als prognostisch günstiger angesehen (Vavra et al. 1991). Unabhän-

Tabelle I. TNM-Klassifikation und Stadieneinteilung des Vaginalkarzinoms.

TNM	FIGO	
Tis	0	Carcinoma in situ
T1	I	Auf die Vaginalwand beschränkt
T2	II	Paravaginales Gewebe infiltriert, aber nicht bis zur Beckenwand
T3	III	Ausbreitung bis zur Beckenwand
T4	IVA	Infiltration der Mukosa von Harnblase/Rektum oder jenseits des Beckens
N1	III	Inguinale oder pelvine Lymphknotenmetastasen
M1	IVB	Fernmetastasen

gige Prognosefaktoren beim Plattenepithelkarzinom der Vagina stellen Tumorstadium, Tumorgröße und Patientenalter dar (Hellman et al. 2006).

Zur notwendigen Basisdiagnostik zählen die Anamnese, die klinische Untersuchung einschließlich der gynäkologischen Untersuchung mit Kolposkopie und Zytologie bzw. direkter Biopsie. In Abhängigkeit vom Tumorsitz und der Histologie sind eine Urethrozystoskopie und eine Rektoskopie erforderlich. Im Einzelfall nützlich sind eine fraktionierte Abrasio zum Ausschluss eines primär stummen Zervix- oder Endometriumkarzinoms (bei Adenokarzinom der Vagina) (AGO Leitlinien 2001). Bildgebende Untersuchungen sind eine Röntgenuntersuchung des Thorax sowie eine Sonographie von Oberbauch und inneren Genitalien. Eine Computertomographie von Abdomen und Becken oder eine Kernspintomographie sind individuell zu indizieren.

Allgemeine Grundlagen der Therapie

Beim Carcinoma in situ (VAIN), welches häufig multifokal im Bereich des Scheidengewölbes auftritt, kommt in Abhängigkeit von Verteilung und Schweregrad eine Beobachtung (VAIN 1) bzw. eine komplette Exzision der Läsion (VAIN 2–3) in Frage. Eine Lasertherapie, die topische Anwendung von 5-Fluorouracil oder eine intrakavitäre Brachytherapie sind mögliche Behandlungsalternativen.

Beim invasiven Vaginalkarzinom wird bei der Mehrzahl der meist älteren Patientinnen die definitive Strahlentherapie einer Operation vorgezogen (Beller et al. 2006). Der Einsatz der Operation beschränkt sich meist auf die lokale Exzision umschriebener kleiner Läsionen im Stadium I. Alle anderen Tumoren erfordern in Abhängigkeit von der Lokalisation ausgedehnte Eingriffe mit Kolpektomie und ggf. Hysterektomie sowie pelviner (oberes oder mittleres Vaginaldrittel) oder inguino-femoraler Lymphonodektomie (unteres Vaginaldrittel). Im Stadium II und III kann eine Operation bei Vorliegen bestimmter Histologien (z. B. Melanom, Sarkom) oder bei ausgedehnten vulvo-vaginalen Karzinomen als Teil eines kombinierten Vorgehens gerechtfertigt sein (DKG-Leitlinien 2004).

Rolle der Strahlenbehandlung

Die Strahlentherapie ist im kurativen Ansatz die Methode der Wahl und erfolgt stadienabhängig in Form einer kombinierten Therapie aus perkutaner Bestrahlung und Brachytherapie oder als alleinige Brachytherapie.

Die Brachytherapie des Vaginalkarzinoms ist sinnvoll und in allen Stadien der Krankheit indiziert. Im FIGO-Stadium I kann die alleinige Brachytherapie bei kleinen Läsionen ausreichend sein. Allerdings berichteten Frank et al. (2005) im Stadium I über pelvine Rezidive bei drei von neun Patientinnen mit alleiniger vaginaler Brachytherapie, hingegen bei keiner von elf Patientinnen mit perkutaner Beckenbestrahlung (mit oder ohne Brachytherapie). Im FIGO-Stadium II–IVA wird eine kombinierte Behandlung aus Brachytherapie und zusätzlicher perkutaner Bestrahlung durchgeführt. Im FIGO-Stadium IVB erfolgt die Strahlenbehandlung auf individueller Basis.

Bei kleineren Tumorvolumina ist die intrakavitäre (intravaginale) Brachytherapie, möglicherweise mit Abdeckung (shielding) bestimmter gesunder Vaginalabschnitte, ausreichend. Bei größeren Volumina ist eine interstitielle Brachytherapie zu diskutieren. Je größer die zu behandelnden Tumorvolumina werden, umso wichtiger wird die Kombination mit der fraktionierten perkutanen Bestrahlung, um eine ausreichende Dosis in den Parametrien, an der Beckenwand und in der Leistenregion zu erzielen (Perez et al. 1998). Im Falle eines primär operativen Vorgehens kann eine postoperative Strahlenbehandlung in Analogie zum Vulvakarzinom bei mehr als einem befallenen Lymphknoten, Kapseldurchbruch oder knapper bzw. inkompletter Tumorresektion indiziert sein.

Bei Patientinnen im FIGO-Stadium II–IVA (Primärtumor > 4 cm, inguinale oder pelvine Lymphknotenmetastasen) erscheint analog zu den Erfahrungen beim Zervixkarzinom eine simultane Radiochemotherapie mit Cisplatin (z. B. 40 mg/m² wöchentlich)

sinnvoll, auch wenn es aufgrund der Seltenheit des Vaginalkarzinoms bisher nur sehr begrenzte Erfahrungen vorliegen (Frank et al. 2005; Samant et al. 2007). Aufgrund des gesteigerten Nebenwirkungspotenzials sind das meist höhere Lebensalter der Patientinnen sowie Komorbiditäten besonders zu berücksichtigen.

Allgemeine Grundsätze der Bestrahlungsplanung

Die Feldgrenzen der perkutanen Strahlenbehandlung werden am Therapiesimulator festgelegt. Eine CT-gestützte Rechnerplanung bietet die Möglichkeit zur Optimierung und Individualisierung der Dosisverteilung unter Berücksichtigung der Risikoorgane. Die Dosis muss auf die Brachytherapie abgestimmt werden und die Toleranzdosen von Harnblase, Rektum und Dünndarm berücksichtigen. Bei fortgeschrittenen Tumoren empfiehlt es sich, mit einer perkutanen Strahlenbehandlung des Tumors und der Lymphabflusswege zu beginnen. Der Vorteil dieses Vorgehens liegt in der Vermeidung von Dosis-Inhomogenitäten (Über- und Unterdosierung), welche durch eine Ausblockung des Zielvolumens der Brachytherapie entstehen können. Die intrakavitäre Brachytherapie zeichnet sich durch einfache und schmerzlose Anwendung bei guter Reproduzierbeit aus.

Zielvolumina und Bestrahlungstechnik

Prinzipiell wird das Becken über ventro-dorsale (a. p./p. a.) isozentrische Gegenfelder oder eine Vier-Felder-Box-Technik bestrahlt. Vorteile der Vier-Felder-Technik sind die Schonung von Teilen der Harnblase und des Rektums sowie von Dünndarmanteilen. Die gesamte Vagina einschließlich des Introitus müssen erfasst werden. Bei einem Tumorsitz im oberen Vaginaldrittel liegt die kraniale Feldgrenze zwischen L5/S1, die kaudale schließt die gesamte Scheide ein. Bei einem Tumorsitz im mittleren oder unteren Vaginaldrittel müssen Vulva und Leisten in das Zielvolumen einbezogen werden. Die laterale Feldgrenze liegt 1 cm lateral der knöchernen Beckenbegrenzung.

Für die intrakavitäre Brachytherapie werden am häufigsten intravaginale Zylinder verwendet, die einen definierten Abstand zwischen Strahlenquelle und Vaginalwand gewährleisten. Bei introitusnahen Karzinomen ist die zur Vulva abnehmende Strahlentoleranz zu berücksichtigen. Bei einseitig lokalisierter Wandinfiltration kann ein spezieller teilabgeschirmter Applikator verwendet werden, welcher die Oberflächendosis um ca. 30 % vermindert. Die Anwendung von Standardplänen bei der Kombination von intrakavitärer Brachytherapie und perkutaner Strahlenbehandlung ist erlaubt (AWMF-Leitlinien 1999). Bei Patientinnen mit Hysterektomie in der Vorgeschichte muss die Gefahr von adhärenten Darmschlingen am oberen Scheidenstumpf und der damit verbundenen hohen Dosisbelastung berücksichtigt werden (Creasman 2005).

Bei größeren Tumoren ist die Kombination mit einer interstitiellen Brachytherapie in Form von paravaginalen Nadeln unter Verwendung von Templates (Plexiglaskörper mit Führungsbohrungen für die Applikationsnadeln) möglich (Seeger et al. 2006). Bei der interstitiellen Brachytherapie ist eine individualisierte CT-gestützte Rechnerplanung erforderlich, um das Hochdosisvolumen zu begrenzen und Risikoorgane zu schonen.

Dosis und zeitliche Dosisverteilung

Bei der perkutanen Strahlenbehandlung beträgt die Einzeldosis 1,8 Gy bei fünf Fraktionen pro Woche. Nach Erreichen einer Dosis von 45–50 Gy wird die Bestrahlung mit einer gezielten Brachytherapie fortgesetzt. Der Anteil der Brachytherapie ist dabei ähnlich wie beim Zervixkarzinom festzulegen. Das Zielvolumen der Brachytherapie sollte bei der perkuta-

nen Strahlenbehandlung ggf. so ausgeblockt werden, dass rechnerisch am Tumor eine Dosis von 60–70 Gy Gy erreicht wird (AWMF-Leitlinien 1999). Pathologisch vergrößerte Lymphknoten werden zusätzlich perkutan mit einer Dosis von 10–15 Gy gezielt und kleinvolumig bestrahlt.

Die übliche Einzeldosis der HDR-Brachytherapie beträgt 5–8 Gy, bezogen auf 5 mm Gewebetiefe, im Mittel etwa 7 Gy; bei der PDR- (Pulsed-dose-rate-) Brachytherapie etwa 10 Gy. Die Gesamt-Behandlungszeit der primären (alleinigen) Brachytherapie beträgt bei einer Applikation pro Woche und durchschnittlich vier bis sieben Applikationen vier bis sieben Wochen. Die Gesamtdosis für die alleinige Brachytherapie beträgt bei der HDR-Brachytherapie 40–45 Gy und bei der PDR-Brachytherapie 50–70 Gy (AWMF-Leitlinien 1999).

Ergebnisse

Bei adäquater Therapie können in den frühen Tumorstadien Kontrollraten im Bereich der Vagina von 90 % bzw. pelvin von 80 % und mehr erreicht werden. Eine Übersicht der strahlentherapeutischen Behandlungsergebnisse findet sich in Tabelle II. Die Fünfjahres-Überlebensraten betragen im Stadium FIGO I ca. 70–80 %, FIGO II ca. 50–60 %, FIGO III ca. 30–40 % und FIGO IV 0–13 % (Beller et al. 2006). Die Inzidenz von Fernmetastasen im weiteren Krank-

Tabelle II. Ergebnisse der Strahlentherapie bei Patientinnen mit primärem Vaginalkarzinom.

Autor	Behandlungs-zeitraum	FIGO Stadium/ Patientenanzahl	Pelvine Rezidive	5-Jahre-krankheitsspezifisches Überleben ([a]10-Jahres-Daten)
Chyle et al. 1996	1953–1991	I: 9	24 %	55 %[a]
		II: 104	31 %	51 %[a]
		III: 55	53 %	37 %[a]
		IVA: 16	73 %	40 %[a]
Perez et al. 1999	1953–1991	I: 59	14 %	80 % a
		II: 98	IIA: 34 %, IIB: 44 %	IIA: 55 %[a], IIB: 35 %[a]
		III: 20	35 %	38 %[a]
		IV: 15	73 %	0 %[a]
Mock et al. 2003	1986–1998	I: 17	21 %	92 %
		II: 38	42 %	57 %
		III: 20	45 %	59 %
		IV: 5	60 %	0 %
Frank et al. 2005	1970–2000	I: 50	14 %	85 %
		II: 97	16 %	78 %
		III-IVA: 46	29 %	58 %
de Crevoisier et al. 2007	1970–2001	I:.26	21 %	83 %
		II: 35	21 %	76 %
		III: 26	37 %	52 %
		IVA: 4	2/4	2/4

heitsverlauf beträgt im Stadium I ca. 10 %, in den lokal fortgeschrittenen Tumorstadien II bis IV hingegen 30–50 %. Fernmetastasen treten in über 50 % der Fälle in Kombination mit einem Lokalrezidiv auf (Stock et al. 1995). Patientinnen mit Adenokarzinom haben ein schlechteres rezidivfreies Überleben (Frank et al. 2005).

Akute Nebenwirkungen und Strahlenfolgen

Nebenwirkungen der perkutanen Strahlenbehandlung können in der Akutphase Übelkeit, Durchfall und Appetitlosigkeit sowie eine Zystitis, Urethritis oder Proktitis sein. Die Haut der Leistenbeugen und des Perineum kann neben einer Rötung auch feuchte Epitheliolysen aufweisen. Sitzbäder mit Kamillezusatz mehrmals täglich, feuchte Umschläge und die lokale Anwendung von antiseptischen Lösungen beschleunigen die Abheilung und verhindern bakterielle Infektionen. Bei dysurischen Beschwerden sollte ein zusätzlicher Harnwegsinfekt ausgeschlossen und ggf. mit Antibiotika behandelt werden.

Bei der intrakavitären Brachytherapie ist das erhebliche Nebenwirkungsrisiko durch die engen anatomischen Lagebeziehungen des dünnwandigen Vaginalschlauches zu den empfindlichen Nachbarorganen bedingt. Die Brachytherapie führt gelegentlich zur Vaginitis mit der Möglichkeit einer bakteriellen Infektion. Hormonhaltige Salben oder Ovula, die in die Vagina eingebracht werden, lindern die Beschwerden und lassen sie meist zwei bis vier Wochen nach dem Ende der Therapie abklingen.

Strahlentherapiebedingte Späteffekte können an Scheide, Rektum, Harnblase und Urethra auftreten, welche sich teilweise erst nach jahrelanger Latenz manifestieren. Beschrieben werden Proktitiden, Zystitiden, Fibrosen, Stenosen, Fisteln sowie Trockenheit und Verkürzung der Vagina. Die Häufigkeit höhergradiger Nebenwirkungen wird in den publizierten retrospektiven Studien mit einer Spannbreite von 5–23 % angegeben, als prädiktive Faktoren werden das FIGO-Stadium, Tumorvolumen, die eingestrahlte Gesamtdosis, aber auch Rauchen genannt (Frank et al. 2005; Tran et al. 2007). Die lokale Applikation von Östrogenen (Vaginalsuppositorien) mit Beginn vier bis sechs Wochen nach Abschluss der Bestrahlung soll zur Behandlung der trockenen Scheide günstig wirken (Fraunholz und Döker 2000). Daten zur Sexualfunktion oder Lebensqualität nach Strahlentherapie im Vaginalbereich fehlen jedoch weitgehend.

Rezidive und deren Behandlung

Lokalrezidive treten überwiegend zentral im Becken auf, über 80 % der Fälle innerhalb von zwei Jahren nach der Primärtherapie. Bei zentral gelegenen Rezidiven sollte eine pelvine Exenteration oder eine kleinvolumige Re-Bestrahlung auf individueller Basis geprüft werden. In einer großen retrospektiven Analyse konnte bei lediglich fünf von 50 Rezidivpatientinnen eine Salvage-Therapie (Operation, Strahlentherapie) durchgeführt werden, alle fünf Patientinnen wiesen initial ein Stadium I oder II auf (Stock et al. 1995).

Nachsorge

Die Nachsorgeempfehlungen entsprechen weitgehend dem Vorgehen bei Patientinnen mit Vulva- und Zervixkarzinomen. Die Nachsorge dient der Früherkennung von Rezidiven und therapiebedingten Späteffekten. Im Vordergrund steht die gynäkologische Untersuchung mit Vulvoskopie und Zytologie. Bildgebende Verfahren werden bei Beschwerden symptomorientiert durchgeführt. Der Nutzen einer strukturierten Nachsorge ist bisher nicht erwiesen. Ein mögliches Schema sieht Nachsorgeuntersuchungen in den ersten drei Jahren alle drei Monate, im vierten und fünften Jahr alle sechs Monate und danach einmal jährlich vor.

Schlüsselliteratur

Creasman WR: Vaginal cancers. Curr Opin Obstet Gynecology 17 (2005) 71–76

Deutsche Krebsgesellschaft: Kurzgefasste interdisziplinäre Leitlinien. Diagnostik und Therapie maligner Erkrankungen: Vaginalkarzinom. Zuckschwerdt München 2004

Beller U, Benedet JL, Creasman WT et al: Carcinoma of the vagina. FIGO 6th annual report on the results of treatment in gynecological cancer. Int J Gynaecol Obstet 95 (Suppl 1) (2006) S29–42

Tran PT, Su Z, Lee P et al: Prognostic factors for outcomes and complications for primary squamous cell carcinoma of the vagina treated with radiation. Gynecol Oncol 105 (2007) 641–649

Gesamtliteratur

Andersen ES, Paavonen J, Murnaghan et al: WHO histological classification of tumors of the vagina. In: Tavassoli FA, Devilee P (eds): WHO classification of tumors. Pathology and genetics of tumours of the breast and female genital organs. IARC Lyon 2003

Arbeitsgemeinschaft Gynäkologische Onkologie (AGO) der Deutschen Gesellschaft für Gynäkologie und Geburtshilfe (DGGG) und der Deutschen Krebsgesellschaft (DKG): Leitliniensammlung, Diagnostische und therapeutische Standards beim Vaginalkarzinom (2001) www.dggg.de

AWMF online (Arbeitsgemeinschaft der Wissenschaftlichen Medizinischen Fachgesellschaften): Leitlinien in der Radioonkologie: klinische Brachytherapie. Leitlinien-Register Nr. 052/012, nicht aktualisiert (1999) www.awmf-leitlinien.de

Chyle V, Zagars GK, Wheeler JA et al: Definitive radiotherapy for carcinoma of the vagina: outcome and prognostic factors. Int J Radiat Oncol Biol Phys 35 (1996) 891–905

Creasman WR: Vaginal cancers. Curr Opin Obstet Gynecol 17 (2005) 71–76

de Crevoisier R, Sanfilippo N, Gerbaulet A et al: Exclusive radiotherapy for primary squamous cell carcinoma of the vagina. Radiother Oncol. 24 (2007) (Epub ahead of print)

Deutsche Krebsgesellschaft: Kurzgefasste interdisziplinäre Leitlinien. Diagnostik und Therapie maligner Erkrankungen: Vaginalkarzinom. Zuckschwerdt München 2004

Dodge JA, Eltabbakh GH, Mount SL et al: Clinical features and risk of recurrence among patients with vaginal intraepithelial neoplasia. Gynecol Oncol 83 (2001) 363–369

Beller U, Benedet JL, Creasman WT et al: Carcinoma of the vagina. FIGO 6th annual report on the results of treatment in gynecological cancer. Int J Gynaecol Obstet 95 (Suppl 1)(2006) S29–42

Frank SJ, Jhingran A, Levenback C et al: Definitive radiation therapy for squamous cell carcinoma of the vagina. Int J Radiat Oncol Biol Phys 62 (2005) 138–147

Fraunholz I, Döker R: Geschlechtsorgane. In: Dörr W, Zimmermann JS, Seegenschmidt MH (Hrsg) Nebenwirkungen in der Radioonkologie. Klinisches Kompendium. Urban & Vogel München 2000

Hampl M, Sarajuuri H, Wentzensen N et al: Effect of human papillomavirus vaccines on vulvar, vaginal, and anal intraepithelial lesions and vulvar cancer. Obstet Gynecol 108 (2006) 1361–1368

Hellman K, Lundell M, Silfverswärd C et al: Clinical and histopathologic factors related to prognosis in primary squamous cell carcinoma of the vagina. Int J Gynecol Cancer 16 (2006) 1201–1211

Herbst AL, Ulfelder H, Poskanzer DC et al: Adenocarcinoma of the vagina. Association of maternal stilbestrol therapy with tumor appearance in young women 1971. Am J Obstet Gynecol 181 (1999) 1574–1575

Kreienberg R; für die Arbeitsgruppe Krebsfrüherkennung der DKG und der Deutschen Krebshilfe: Früherkennung der Zervix, Vulva, Vagina. Gynäkologe 34 (2001) 1070–1086

Mock U, Kucera H, Fellner C et al: High-dose-rate (HDR) brachytherapy with or without external beam radiotherapy in the treatment of primary vaginal carcinoma: long-term results and side effects. Int J Radiat Oncol Biol Phys 56 (2003) 950–957

Perez CA, Garipapoglu M: Vagina. In: Perez CA, Brady LW (eds) Principles and practice of radiation oncology. Lippincott Philadelphia New 1998

Perez CA, Grigsby PW, Garipagaoglu M et al: Factors affecting long-term outcome of irradiation in carcinoma of the vagina. Int J Radiat Oncol Biol Phys 44 (1999) 37–45

Seeger AR, Windschall A, Lotter M et al: The role of interstitial brachytherapy in the treatment of vaginal and vulvar malignancies. Strahlenther Onkol 182 (2006) 142–148

Stock RG, Chen AS, Seski J: A 30-year experience in the management of primary carcinoma of the vagina: analysis of prognostic factors and treatment modalities. Gynecol Oncol 56 (1995) 45–52

Tran PT, Su Z, Lee P et al: Prognostic factors for outcomes and complications for primary squamous cell carcinoma of the vagina treated with radiation. Gynecol Oncol 105 (2007) 641–649

Vavra N, Seifert M, Kucera H et al: Die Strahlentherapie des primären Vaginalkarzinoms und der Einfluß histologischer und klinischer Faktoren auf die Prognose. Strahlenther Onkol 167 (1991) 1–6

Wittekind C, Meyer HJ, Bootz F: TNM-Klassifikation maligner Tumoren. Springer Berlin 2002

M. Bremer
J. H. Karstens
P. Hillemanns

Vulva und Urethra

Vulvakarzinom

Epidemiologie und Ätiologie

Das Vulvakarzinom ist eine seltene Erkrankung und umfasst etwa 4 % aller Malignome des weiblichen Genitaltrakts. Die Inzidenz beträgt etwa 2/100 000 Frauen pro Jahr. Sie steigt von 0,4 bei 30-jährigen auf 20/100 000 bei über 70-jährigen Frauen (Beller et al. 2001). Die Inzidenz der vulvären intraepithelialen Neoplasie (VIN) als Vorstufe des Vulvakarzinoms steigt an, besonders bei 35- bis 40-Jährigen (Joura et al. 2000). Diese Veränderungen treten häufig multifokal auf und weisen eine hohe Prävalenz von HPV-DNA auf , vor allem der HPV-Typen 16, 18, 33 und 39 mit hohem onkogenen Risiko (Hillemanns und Kimmig 2001). Eine prophylaktische Impfung mit tetravalenter HPV-Vakzine kann eine HPV-16- oder -18-assoziierte höhergradige VIN bei HPV-negativen Frauen effektiv verhindern und damit die künftige Zahl HPV-assoziierter Vulvakarzinome reduzieren (Joura et al. 2007).

Wahrscheinlich gibt es zwei Formen des Plattenepithelkarzinoms der Vulva: Ein HPV-positives Karzinom, das bei jüngeren Frauen vorkommt und oft mit Karzinomen der Zervix und des Anus kombiniert ist, und ein zweites, das kein HPV aufweist, bei älteren Frauen vorkommt und nicht selten mit einem Lichen sclerosus assoziiert ist (Hording et al. 1994). Risikofaktoren sind Immunsuppression, besonders eine HIV-Infektion und wahrscheinlich Nikotinabusus. Etwa 4 % der malignen Vulvatumoren sind Melanome. Noch seltenere Malignome der Vulva stellen Adenokarzinome, Weichteilsarkome oder Infiltrate maligner Lymphome dar.

Regionale Tumoranatomie und Histologie

Die Vulva umfasst folgende Strukturen des äußeren weiblichen Genitale: die großen und kleinen Labien, den Mons pubis, die Klitoris, den Bulbus vestibularis, die Glandulae vestibulares einschließlich der Bartholinischen Drüsen und den Scheideneingang. Topographisch treten Vulvakarzinome zu etwa 70 % in den Labien, 15–20 % in der Klitoris und in etwa 5 % multifokal auf.

Das Vulvakarzinom wächst lange Zeit lokal infiltrierend. Die Prognose wird maßgeblich durch die lymphogene Ausbreitung bestimmt. Die Vulva wird von einem reichen Netzwerk von Lymphgefäßen durchzogen. Der Lymphabfluss erfolgt von den Labien, der Klitoris und der hinteren Kommissur über den lateralen Anteil des Mons pubis zu den oberflächlichen und tiefen (femoralen) Leistenlymphknoten und von dort in die pelvinen Lymphknotenstationen. Der Rosenmüller-Lymphknoten stellt dabei die letzte Station der inguino-femoralen Gruppe dar. Zwischen dem Lymphsystem der rechten und linken Vulvahälfte bestehen Verbindungen mit der Möglichkeit der kontralateralen Metastasierung. Pelvine Lymphknotenmetastasen ohne Befall der Leistenlymphknoten sind sehr selten. Der Lymphknotenbefall ist eng mit den Tumormerkmalen Invasionstiefe, Durchmesser und Grading korreliert (Perez et al. 1998). Bereits ab 1 mm Invasionstiefe ist ein inguinaler Lymphknotenbefall möglich. Die Inzidenz positiver inguinaler Lymphknoten liegt im Stadium I (T1-Tumoren) bei etwa 10–20 %, im Stadium II (T2-Tumoren) bei etwa 30–40 % und steigt im Stadium III und IV auf 50–90 % an (Homesley et al. 1993). Weisen die Leistenlymphknoten Metastasen auf, sind in etwa 25 % der Fälle die pelvinen Lymphknoten ebenfalls befallen. Im Bereich des Mons pubis können Hautmetastasen auftreten. Die hämatogene Metastasierung ist ein Spätphänomen und betrifft überwiegend Lunge, Leber und Knochen.

Nach der WHO-Klassifikation (Wilkinson et al. 2003) werden folgende wesentlichen Histologien unterschieden:

– Vorstufen: die vulväre intraepitheliale Neoplasie (VIN1–3), Lichen sclerosus mit Plattenepithelhyperplasie, chronisch-granulomatöse Vulvaerkrankungen.
– Plattenepithelkarzinome (Häufigkeit ca. 90–95 %).
– Basalzellkarzinome (Häufigkeit ca. 2 %).
– Adenokarzinome.
– Weichteilsarkome, z. B. Leiomyosarkom.
– Maligne Melanome (Häufigkeit ca. 4 %).

Klinik

Die Symptomatik ist uncharakteristisch, bis zu 20 % der Patientinnen sind asymptomatisch. Chronischer Juckreiz wird beim invasiven Vulvakarzinom häufig angegeben, er findet sich aber auch schon bei präkanzerösen Veränderungen. Das fortgeschrittene Karzinom weist papillär blumenkohlartige Wucherungen oder derbe, zentral ulzerierte Infiltrate auf. Ein doppelseitiges Karzinom kann das Resultat von Abklatschmetastasen im Bereich der Labien sein (Barke und Frommhold 2000). Vulvakarzinome eignen sich zwar prinzipiell für Früherkennungsmaßnahmen, insgesamt verhindert jedoch die geringe Prävalenz der Erkrankung breit angelegte Screeninguntersuchungen bei asymptomatischen Frauen (Kreienberg 2001). Die Früherkennung erfolgt durch Diagnose der prämalignen Veränderungen. Ein Screening ist derzeit nicht etabliert.

Als wichtigster Prognosefaktor gilt der Lymphknotenstatus (Homesley et al. 1993). Tumordurchmesser und Infiltrationstiefe sind mit einem regionären Lymphknotenbefall und damit mit der Prognose eng korreliert. In einer retrospektiven Analyse von 71 Patientinnen mit Vulvakarzinomen und Befall der Leistenlymphknoten stellte das histopathologische Kriterium eines Kapseldurchbruchs den wichtigsten prognostischen Faktor für das Überleben dar (van der Velden et al. 1995).

Die Stadieneinteilung erfolgt nach TNM (Wittekind et al. 2002) bzw. der FIGO-Klassifikation (Pecorelli et al. 1999) und ist in Tabelle I dargestellt. Da eine Metastasierung in die Leistenlymphknoten bei einer Primärtumorinfiltration unter 1 mm extrem selten ist, findet das mikroinvasive Karzinom in der FIGO-Klassifikation als Stadium IA Berücksichtigung. Das Vorliegen von pelvinen Lymphknotenmetastasen geht mit einer schlechten Prognose einher und definiert deshalb ein Stadium IV nach FIGO.

Zur notwendigen Basisdiagnostik zählen die Anamnese und die klinische Untersuchung einschließlich

Tabelle I. TNM-Klassifikation und Stadieneinteilung des Vulvakarzinoms.

TNM	FIGO	
T1	I	Begrenzt auf Vulva/Perineum; Tumor ≤ 2 cm
T1a	IA	Stromainfiltration ≤ 1 mm (mikroinvasives Karzinom)
T1b	IB	Stromainfiltration > 1 mm
T2	II	Begrenzt auf Vulva/Perineum; Tumor > 2 cm
T3	III	Tumor jeder Größe mit Ausbreitung auf untere Urethra, Vagina oder Anus
T4	IVA	Infiltration von oberer Urethra, Harnblasenmukosa, Rektummukosa oder Beckenknochen
N1	III	Unilaterale Leistenlymphknoten
N2	IVA	Bilaterale Leistenlymphknoten
M1	IVB	Fernmetastasen einschließlich Beckenlymphknoten

der gynäkologischen Untersuchung mit Inspektion und Palpation. Die Vulvoskopie erfolgt nach Einwirkung von 3%iger Essigsäure zur Festlegung repräsentativer Areale für eine Stanz- oder Exzisionsbiopsie. Bei lokal fortgeschrittenen Stadien (Stadium III) sind eine Zysto- und Rektoskopie, eine Röntgenuntersuchung des Thorax, eine Sonographie des Oberbauchs sowie Laborparameter erforderlich. Im Einzelfall nützliche Untersuchungen sind eine vaginale oder rektale Sonographie, eine Computertomographie von Abdomen und Becken oder eine Kernspintomographie (nur bei gezielter Indikation).

Allgemeine Grundlagen der Therapie

Die lokale bzw. regionale Radikalität in der Behandlung des Vulvakarzinoms wurde in den letzten Jahren zunehmend mit dem Ziel zurückgenommen, bei vergleichbarer Effektivität die therapiebedingte Morbidität zu senken und die Funktion und Sensibilität der Vulva zu erhalten. In den Stadien I und II des Vulvakarzinoms mit klinischen unauffälligen Leistenlymphknoten kann ein Sentinellymphknoten in ca. 85–95 % der Fälle detektiert werden. Soweit ein Sentinellymphknoten darstellbar ist, kann dieser den Lymphknotenstatus sehr zuverlässig nachweisen (Hauspy et al. 2007). Hier ist in ca. 30 % der Fälle mit einem mikroskopischen Metastasennachweis zu rechnen. Der Verzicht auf eine komplette Lymphonodektomie bei freien Sentinellymphknoten ist Gegenstand einer laufenden EORTC-Studie.

Bei der vulvären intraepithelialen Neoplasie (VIN 3) und beim mikroinvasiven Vulvakarzinom FIGO IA

(Invasionstiefe von 1 mm oder weniger) erfolgt bei umschriebenen Läsionen eine lokale Exzision mit 10 mm breitem Sicherheitsabstand ohne Lymphonodektomie. Beim invasiven Karzinom erfolgt im FIGO-Stadium IB die lokale Exzision im Gesunden mit destruierender Therapie einer begleitenden VIN (z. B. mit CO_2-Laser) oder eine einfache Vulvektomie. Die vollständige Dissektion der Leistenlymphknoten erfolgt in gleicher Sitzung. Bei streng einseitiger Tumorlokalisation ist eine ipsilaterale Lymphonodektomie ausreichend, wenn keine Metastasen nachweisbar sind. (DKG-Leitlinie 2004).

Bei Patientinnen im FIGO-Stadium II und III erfolgt eine primäre radikale Vulvektomie mit beidseitiger inguino-femoraler Lymphadenektomie. Bei T3- und T4-Tumoren mit Gefährdung der Kontinenzorgane oder der Notwendigkeit einer Exenteration bei einer primären Operation sollte interdisziplinär eine präoperative Radiochemotherapie erwogen werden.

Beim malignen Melanom der Vulva mit einer Infiltrationstiefe unter 1 mm erfolgt eine radikale lokale Exzision im Gesunden mit 10 mm breitem Sicherheitsabstand, bei größerer Infiltrationstiefe ist eine En-bloc-Resektion mit den regionären Lymphknoten (femorale und inguinale Lymphknoten) erforderlich, jedoch ohne pelvine Lymphadenektomie (DKG-Leitlinien 2004). Bei Basalzellkarzinomen (Basaliomen) ist eine lokale Exzision ohne Entfernung der Leistenlymphknoten ausreichend (AGO-Leitlinien 2006).

Bei lokal fortgeschrittenen, metastasierten oder rezidivierten Vulvakarzinomen, die weder operativ noch strahlentherapeutisch behandelt werden können, kann eine palliative Chemotherapie als Monotherapie eingesetzt werden. In ca. 30 % der Fälle können hiermit Remissionen über allerdings nur wenige Monate erzielt werden. Es existieren Einzelfallberichte über die Wirksamkeit von anti-EGFR-Thyrosinkinase-Inhibitoren in der palliativen Situation (Olawaiye et al. 2007).

Rolle der Strahlenbehandlung

Die Indikation zur adjuvanten Strahlenbehandlung des Lymphabflusses besteht bei mehr als einem befallenen Lymphknoten, Kapseldurchbruch oder Ausdehnung des Primärtumors in das umgebende Gewebe (T3 und T4). Lag der Resektionsrand des Primärtumors nicht oder nur knapp im Gesunden ohne Möglichkeit der Nachresektion, muss zusätzlich die Vulva in das Zielvolumen einbezogen werden.

Die zusätzliche Bestrahlung des kleinen Beckens erfolgt, wenn ein ausgedehnter Befall der Leistenlymphknoten vorliegt und keine pelvine Lymphonodektomie erfolgte (DKG-Leitlinien 2004). In einer randomisierten Studie der GOG (Gynecologic Oncology Group) wurde die pelvine Lymphknotenresektion mit der postoperativen Strahlenbehandlung des inguinalen und pelvinen Lymphabflusses bei 106 Patientinnen mit lymphknotenpositivem Vulvakarzinom verglichen und ein signifikanter Überlebensvorteil zugunsten der bestrahlten Patientinnen nachgewiesen, insbesondere bei mehr als einem befallenen Lymphknoten (Homesley et al. 1986).

Das therapeutische Vorgehen bei klinisch unauffälligem Leistenbefund (cN0) ist Gegenstand von Diskussionen. Zwar konnte in einer randomisierten Studie der GOG in der cN0-Situation ein Vorteil der radikalen inguinalen Lymphonodektomie (mit oder ohne Strahlentherapie) gegenüber der alleinigen inguinalen Bestrahlung gezeigt werden (Stehman et al. 1992). Die verwendete Bestrahlungstechnik wurde jedoch wegen möglicher Unterdosierungen als inadäquat kritisiert. Katz et al. (2003) analysierten retrospektiv eine heterogene Gruppe von 227 Patientinnen mit unterschiedlicher Therapie der Leistenlymphknoten (Operation, alleinige Bestrahlung oder deren Kombination) und fanden vergleichbare Rezidivraten von 13–16 % nach fünf Jahren. Ebenfalls keinen Unterschied fanden Hallak et al. (2007) bei 267 Patientinnen mit prophylaktischer Bestrahlung der Leistenlymphknoten im Vergleich zu 27 Patientinnen mit Lymphonodektomie (mit oder ohne Bestrahlung). Insgesamt gibt es derzeit aber keinen ausreichenden Beleg für die Gleichwertigkeit der alleinigen Bestrahlung gegenüber der radikalen inguinalen Lymphonodektomie (van der Velden und Ansink 2002). Bei reduziertem Allgemeinzustand hingegen kann die alleinige Bestrahlung der cN0-Leistenlymphknoten mit adäquater Bestrahlungstechnik eine Alternative zur Lymphonodektomie darstellen, um das höhere Morbiditätsrisiko einer Operation zu vermeiden.

Patientinnen mit fortgeschrittenen Tumoren oder inguinalen Lymphknotenmetastasen können von einer neoadjuvanten Radiochemotherapie profitieren, wenn hierdurch eine anschließende Tumorresektion möglich oder weniger radikal (Exenteration) wird und damit das höhere Nebenwirkungspotenzial der neoadjuvanten Therapie aufwiegt. Das meist höhere Lebensalter der Patientinnen und Komorbiditäten sind besonders zu berücksichtigen. Simultan zur Bestrahlung eingesetzte Zytostatika sind Cisplatin, 5-FU oder Mitomycin C in Anlehnung an die Behandlung von

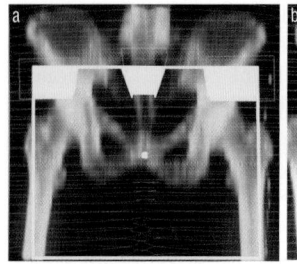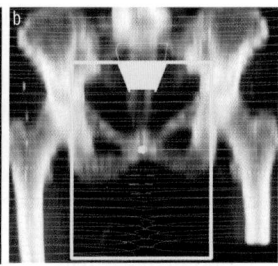

Abbildung 1. Beispiel für Größe und Lage der Bestrahlungsfelder bei der Bestrahlung von Vulva, Leisten- und Beckenlymphknoten im ventro-dorsalen (a) und dorso-ventralen (b) Strahlengang. Die Breite des dorsalen Bestrahlungsfeldes ist zur Entlastung der Hüftköpfe reduziert. Diese Technik erfordert zwei ventro-laterale Aufsättigungsfelder, um eine Unterdosierung der Leisten zu vermeiden.

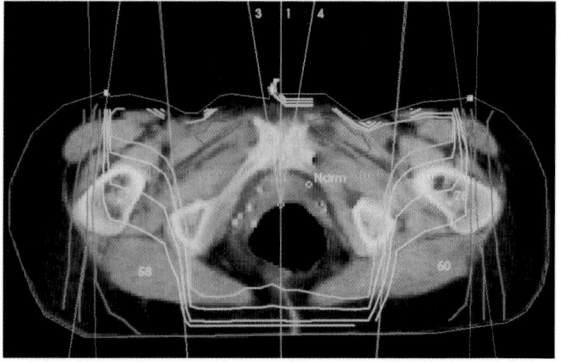

Abbildung 2. CT-gestützte Rechnerplanung mit Darstellung der axialen Dosisverteilung auf Höhe der Leisten. Bestrahlungstechnik mit ventro-dorsalem (a.p.) und dorso-ventralem (p.a.) Strahlengang und Zwei-zu-Eins-Gewichtung zugunsten des ventralen Feldes. Durch das schmalere dorsale Bestrahlungsfeld wird die Dosis der Hüften reduziert. Zur Vermeidung einer Unterdosierung im Leistenbereich werden im ventralen Strahlengang rechts und links jeweils ein asymmetrisches Aufsättigungsfeld (Off-axis-Felder) lückenlos und mit Divergenzausgleich angesetzt.

Zervix- oder Analkarzinomen. In einer Cochrane-Analyse von fünf ausgewählten Studien zur neoadjuvanten Radiochemotherapie konnte eine Operabilität in 63–92 % der Fälle erreicht werden, therapiebedingte Nebenwirkungen insbesondere an der Haut waren jedoch häufig (van Doorn et al. 2006).

Da Plattenepithelkarzinome der Vulva strahlensensibel sind, stellt auch die primäre (definitive) Strahlenbehandlung grundsätzlich einen kurativen Behandlungsansatz dar und erfolgt bei lokal fortgeschrittenen Stadien, Inoperabilität aufgrund von Komorbidität oder Ablehnung der Operation durch die Patientin. Bei T1- oder T2-Tumoren kann die definitive Strahlentherapie mit oder ohne lokale Tumorexzision vergleichbare Ergebnisse gegenüber der radikalen Vulvektomie erzielen bei zugleich geringerer Morbidität (Perez et al. 1998). Studien zur definitiven Radiochemotherapie des lokal fortgeschrittenen Vulvakarzinoms weisen auf eine gute Wirksamkeit hin (Akl et al. 2000; Cunningham et al. 1997; Han et al. 2000). Zum Stellenwert der adjuvanten (postoperativen) Radiochemotherapie bei entsprechender Risikokonstellation fehlen Daten aus klinischen Studien bisher weitgehend.

Allgemeine Grundsätze der Bestrahlungsplanung

Die Feldgrenzen der perkutanen Bestrahlung werden üblicherweise anhand der röntgenanatomischen Grenzen am Therapiesimulator festgelegt. Standard ist eine CT-gestützte Rechnerplanung mit Optimierung der Dosisverteilung und Individualisierung des Zielvolumens unter Berücksichtigung der Risikoorgane. Es kommen Photonen, Elektronen oder eine geeignete Mischung aus beiden zum Einsatz. Die Photonenenergie der ventralen Felder darf 4–6 MV

nicht überschreiten, um den Aufbaueffekt gering zu halten. Bei Verwendung höherer Energien oder bei Vorliegen von Hautinfiltraten ist eine entsprechende Vorschaltschicht (Bolus) zu verwenden. Eine Zwei-zu-eins-Wichtung zugunsten der ventralen Photonenfelder ist sinnvoll. Bei Verwendung von Elektronen muss die Energie so gewählt werden, dass eine Eindringtiefe von mindestens 6 cm gewährleistet ist, um eine Unterdosierung der tiefen Leistenlymphknoten zu vermeiden.

Die interstitielle Brachytherapie ist in Kombination mit einer perkutanen Bestrahlung bei inoperablen Primärtumoren oder Lokalrezidiven, die über einen transperinealen oder transvaginalen Zugang erreicht werden können, möglich (AWMF-online 1999; Seeger et al. 2006). Auf eine strikte Begrenzung des Hochdosisvolumens ist zu achten, was eine individuelle rechnergestütze Rechnerplanung voraussetzt.

Zielvolumina und Bestrahlungstechnik

Die Photonenbestrahlung der Leisten erfolgt üblicherweise über ventro-dorsale (a. p./p. a.) isozentrische Gegenfelder. Die Zielvolumina müssen die inguinalen und femoralen Lymphknotenstationen beidseits mit ausreichendem Sicherheitssaum erfassen. Bei Bestrahlung des pelvinen Lymphabflusses liegt die kraniale Feldgrenze zwischen L5/S1, die untere Feldgrenze verläuft 1 cm kaudal der Vulva und die laterale Feldgrenze 1 cm lateral der knöchernen Beckenbegrenzung. Die Zielvolumina werden entsprechend dem Verlauf der Lymphknotenstationen individuell kollimiert. Soweit keine Indikation zur Bestrahlung der Vulva besteht, wird diese durch einen ventro-dorsalen Mittelblock ausgespart, wobei jedoch strikt eine Ausblockung der medialen inguinalen bzw. obturatorischen Lymphknoten vermieden werden muss.

Dosis und zeitliche Dosisverteilung

Die Einzeldosis beträgt 1,8 Gy bei fünf Strahlenbehandlungen pro Woche. Die Gesamtdosis beträgt in den Leisten bei adjuvanter Bestrahlung 50 Gy. Bei nachgewiesener Metastasierung in die Leistenlymphknoten wird die Gesamtdosis bei alleiniger Bestrahlung mit 60 Gy höher gewählt. Bei einer inkompletten Resektion muss, ebenso wie bei der definitiven Strahlenbehandlung, die Dosis in der Primärtumorregion kleinvolumig mindestens 60 Gy betragen. Die Nähe zu den Risikostrukturen Harnblase, Rektum und Urethra erschwert und limitiert meist eine weitere lokale Dosiserhöhung. Alternativ werden Elektronen geeigneter Energie oder eine interstitielle Brachytherapie eingesetzt. Im Falle einer Radiochemotherapie ist die Gesamtdosis auf 54 Gy (Einzeldosis 1,8 Gy) zu begrenzen. Präoperativ werden Gesamtdosen von 45–50 Gy eingestrahlt.

Ergebnisse

Das Fünfjahresüberleben im Stadium I (T1N0) beträgt 78,5 %, im Stadium II (T2N0) 58,8 % und in der N0-Situation unabhängig vom T-Stadium 80,7 %. (Beller et al. 2006). Bereits bei einem befallenen Lymphknoten sinkt das Fünfjahresüberleben unabhängig von der Therapie auf 63 %, bei zwei positiven Lymphknoten liegt es nur noch bei 30 % (Beller et al. 2006). Perez et al. (1998) beobachteten bei 66 Patientinnen nach Kombination von Operation und Strahlenbehandlung in der Primärtherapie des Vulvakarzinoms ein rezidivfreies Fünfjahresüberleben von 87 % für T1N0-Tumoren, 62 % für T2/3N0-Tumoren und 30 % in der N1-Situation. Die postoperative Strahlenbehandlung der Vulva nach R1- oder knapper R0-Resektion kann die Lokalrezidivrate von 58 % (ohne postoperative Strahlenbehandlung) signifikant auf 16 % reduzieren (Faul et al. 1997). Im GOG-Protokoll 37 reduzierte die postoperative Strahlentherapie von Leistenlymphknoten-Metastasen die inguinalen Rezidive von 24 % auf 5 % und ging mit einem signifikanten Überlebensvorteil einher (Homesley et al. 1993).

Akute Nebenwirkungen und Strahlenfolgen

Im Bereich der Vulva wird durch die intertriginöse Lokalisation, den Kontakt mit reizenden Sekreten (Urin, Fluor, Tumorsekret) und der bakteriellen Kontamination eine hohe Strahlenempfindlichkeit beobachtet. Durch den Gehalt an lockerem Bindegewebe kann es entzündungsbedingt zu ausgeprägten ödematösen Schwellungen kommen.

Ab dem Ende der zweiten Bestrahlungswoche können Hautrötungen und feuchte Desquamationen im Bereich der Vulva und Leisten auftreten, welche insbesondere in Hautfalten (Leisten, Introitus, Damm) zu konfluierenden feuchten Epitheliolysen oder Ulzerationen führen können. Subjektiv dominieren Juckreiz und brennende Schmerzen, insbesondere bei der Miktion. Sitzbäder, feuchte Umschläge und die lokale Anwendung von wässrigen antiseptischen und adstringierenden Lösungen sollen eine bakterielle Infektionen verhindern. Nebenwirkungen der perkutanen Bestrahlung können in der Akutphase zudem Übelkeit, Durchfall und Appetitlosigkeit sowie eine Zystitis, Urethritis oder Proktitis (bei Mitbestrahlung der Vulva) sein. Bei dysurischen Beschwerden sollte ein zusätzlicher Harnwegsinfekt ausgeschlossen und ggf. antibiotisch behandelt werden.

Späteffekte im Bereich der Haut können Atrophien mit Pigmentverschiebungen, Teleangiektasien und Fibrosen von Haut oder Subkutis sein. Seltene Spätfolgen der Strahlenbehandlung stellen Ulzerationen, Fisteln (rekto-vaginal, vesiko-vaginal), eine chronische Zystitis oder Proktitis, Dünndarmstenosen, Urethrastrikturen, Inkontinenz durch Fibrosen des Analsphinkters oder eine ossäre Insuffizienzfraktur im Bereich der bestrahlten Knochenanteile (Hüftköpfe) dar. Das Risiko von Lymphödemen ist bei einer Kombination von inguinaler Lymphonodektomie und postoperativer Strahlenbehandlung mit 19 % gegenüber 11 % bei alleiniger Operation erhöht (Hallak et al. 2007; Homesley et al. 1986). Etwa 0,1–2 % aller Strahlenfolgen erfordern aufgrund ihrer Schwere einen operativen Eingriff (Perez et al. 1998).

Rezidive und deren Behandlung

Etwa 15–40 % aller Patientinnen mit einem Plattenepithelkarzinom der Vulva entwickeln ein überwiegend lokoregionäres Tumorrezidiv. Das Vorgehen ist abhängig von der Art der Primärtherapie und von der individuellen klinischen Situation. Die möglichen

Maßnahmen umfassen die einfache Exzision, die Strahlentherapie mit oder ohne Chemotherapie oder die Exenteration, ggf. mit myokutanen Lappenplastiken. Die tumorfreie Fünfjahres-Überlebensrate nach einem Lokalrezidiv (Vulva) beträgt nur etwa 10–40 %, was die Bedeutung der Primärtherapie unterstreicht (Faul et al. 1997). Rezidive im Becken und den Leistenlymphknoten sind nur selten erfolgreich zu therapieren und haben eine schlechte Prognose. Nur wenige Patientinnen mit einem Rezidiv in den Leistenlymphknoten überleben mehr als zwei Jahre (Eifel et al. 1995).

Nachsorge

Die Nachsorge dient der frühzeitigen Diagnose von Rezidiven und der frühzeitigen Erkennung und Behandlung von therapiebedingten Spätfolgen. Kern der Nachsorge ist die gynäkologische Untersuchung, ggf. mit Vulvoskopie, Zytologie und Biopsie. Bildgebende Verfahren werden bei Beschwerden symptomorientiert durchgeführt. Der Nutzen einer strukturierten Nachsorge ist bisher nicht erwiesen. Ein mögliches Schema sieht Untersuchungen in den ersten drei Jahren alle drei Monate, im vierten und fünften Jahr alle sechs Monate und danach einmal jährlich vor.

Bei den zumeist älteren Patientinnen liegt häufig eine Multimorbidität vor, die neben den Auswirkungen der Erkrankung und Therapie ein Grund für Rehabilitationsmaßnahmen sein kann. Eines der Ziele der Rehabilitation ist die Verhinderung einer Pflegebedürftigkeit bzw. bei Vorliegen einer Pflegebedürftigkeit die Einleitung von Pflegemaßnahmen. Steht das soziale Rehabilitationsziel im Vordergrund, sollte eine wohnortnahe Rehabilitation bevorzugt werden.

Karzinom der Urethra

Epidemiologie und Ätiologie

Das Urethralkarzinom der Frau ist mit weniger als 0,1 % aller Karzinome der Frau extrem selten und nimmt eine Sonderstellung ein. Es ist doppelt so häufig wie das des Mannes und tritt meist bei postmenopausalen Frauen auf; 75 % der Patientinnen sind älter als 50 Jahre. Rauchen stellt einen Risikofaktor dar. Urethralkarzinome sind häufig nur schwer von Vulva- oder Vaginalkarzinomen abzugrenzen. Vulvourethrale und vulvo-vaginale Tumoren sind eher den Vulvakarzinomen zuzuordnen, selbst wenn die Harnröhrenmündung befallen ist.

Regionale Tumoranatomie und Histologie

Die weibliche Urethra ist ca. 4 cm lang, verläuft von der Harnblase durch das Diaphragma urogenitale und mündet im Meatus urethrae des Scheidenvorhofs. Das Lumen der Harnröhre ist distal von Plattenepithel und proximal von Übergangsepithel ausgekleidet.

Hinsichtlich der Lokalisation und der Behandlungsmöglichkeit werden Karzinome der distalen Urethra von denen der proximalen oder gesamten Urethra unterschieden. Distale Harnröhrenkarzinome wachsen häufig oberflächlich im meatalen Anteil der Urethra, proximale Harnröhrenkarzinome hingegen neigen zur tiefen Infiltration mit Beteiligung der gesamten Harnröhre. Eine Analyse der SEER (Surveillance, Epidemiology, and End Results) Datenbank des National Cancer Institute (NCI) im Zeitraum 1973–2002 ergab bei über 1600 Patienten mit primären Urethralkarzinom in 55 % der Fälle Transitionalzellkarzinome, in 22 % Plattenepithelkarzinome und 16 % Adenokarzinome, während in den bisher publizierten Studien das Plattenepithelkarzinom (45 %) zahlenmäßig überwiegt (Swartz et al. 2006).

Eine Metastasierung erfolgt entsprechend dem Lymphabfluss bei distalen Tumoren überwiegend in die Leistenlymphknoten und bei proximalen in die pelvinen Lymphknoten. Lymphknotenmetastasen finden sich bei lokalisierten distalen Urethralkarzinomen in ca. 13 %, bei Karzinomen der proximalen oder gesamten Harnröhre dagegen in ca. 30 % der Fälle (Weghaupt et al. 1984).

Tabelle II. TNM-Klassifikation und Stadieneinteilung des Urethralkarzinoms.

TNM	Stadium	
Ta	0a	Nicht-invasives papilläres, polypoides oder verruköses Karzinom
Tis	0is	Carcinoma in situ
T1	I	Ausbreitung in das subepitheliale Bindegewebe
T2	II	Ausbreitung in die periurethrale Muskulatur
T3	III	Infiltration von Vaginalvorderwand oder Blasenhals
T4	IV	Infiltration anderer Nachbarorgane
N1	III	Solitär ≤ 2 cm
N2	IV	Solitär > 2 cm oder multipel
M1	IV	Fernmetastasen

Klinik

Hämaturie und Miktionsbeschwerden sind häufige Symptome. Distale Tumoren sind häufig bereits inspektorisch als Ausstülpung aus der Harnröhrenmündung zu erkennen, bei Tumoren der proximalen Harnröhre führt erst die Urethrozystoskopie zur Diagnose. Die Stadieneinteilung erfolgt nach der TNM-Klassifikation (Tabelle II). Zu den wichtigsten Prognosefaktoren gehört das Tumorstadium. Hier kann eine Situation mit niedrigen (T1/2 N0) und hohem Risiko (T3/4 N1) unterschieden werden (Eng et al. 2003). Der Befall der gesamten Urethra mit Ausbreitung auf den Blasenhals oder das umgebende Gewebe sowie Lymphknotenmetastasen gehen mit einer ungünstigen Prognose einher (Dalbagni et al. 1998).

Zur Basisdiagnostik zählen die Anamnese, die klinische Untersuchung einschließlich der gynäkologischen Untersuchung und die Urethrozystoskopie mit Zytologie bzw. direkter Biopsie sowie Laborparameter (Harnsediment, Serum-Kreatinin). Bei lokal fortgeschrittenen Stadien sind eine Rektoskopie, eine Röntgenuntersuchung des Thorax, eine Oberbauchsonographie sowie ein Ausscheidungsurogramm erforderlich. Im Einzelfall nützliche Untersuchungen sind eine vaginale oder rektale Sonographie, eine Computertomographie von Abdomen und Becken oder eine Kernspintomographie (nur bei gezielter Indikation).

Allgemeine Grundlagen der Therapie

Bei oberflächlichen Tumoren (Ta, Tis) im Bereich des Meatus ist eine lokale Exzision oder Elektro- bzw. Laserresektion häufig ausreichend. Bei lokal invasiven Tumorstadien (T1, T2) der distalen Urethra besteht die Möglichkeit einer partiellen Urethrektomie oder einer definitiven Strahlenbehandlung. Soweit bei T3-Tumoren eine Resektion in Frage kommt, sind ausgedehnte exenterative Verfahren erforderlich, weshalb meist eine definitive Strahlenbehandlung, ggf. auch präoperativ im Rahmen eines multimodalen Behandlungsansatzes, als die Therapie der Wahl angesehen wird. Bei Karzinomen der proximalen oder der gesamten Harnröhre sind wegen der Neigung zum invasiven Wachstum und zu pelvinen Lymphknotenmetastasen nur bei kleinen Tumoren Heilungen erzielbar. Lokalisierte Tumoren unter 2 cm Größe können durch eine alleinige Strahlentherapie, eine nicht exenterative Resektion oder die Kombination aus beiden Verfahren wirksam behandelt werden (Grigsby und Corn 1992). Eine inguino-femorale Lymphadenektomie erfolgt nur beim Nachweis von Lymphknotenmetastasen (intraoperativer Schnellschnitt). Eine Lymphknotendissektion bei klinisch unauffälligen Leisten wird nicht empfohlen.

Rolle der Strahlenbehandlung

Die definitive Strahlentherapie stellt bei lokal invasiven Tumoren der distalen Harnröhre eine Alternative zur Operation dar, bei fortgeschrittenen Tumoren oder Tumoren der proximalen Harnröhre wird sie durch die Möglichkeit des Organ- und Funktionserhalts vielfach als die Therapie der Wahl angesehen.

Eine Kombination aus perkutaner Bestrahlung und interstitieller Brachytherapie mittels Afterloading-Technik stellt insbesondere beim distalen Harnröhrenkarzinom eine geeignete Methode dar, um unter Schonung von strahlensensiblem Normalgewebe lokal eine ausreichend hohe Dosis zu applizieren.

Eine adjuvante perkutane Strahlenbehandlung der klinisch unauffälligen Leistenlymphknoten erfolgt bei Patientinnen mit invasiven Tumoren zur Verhinderung von Rezidiven (Grigsby 1998). Bei lokal fortgeschrittenen Plattenepithelkarzinomen kann eine Cisplatin-basierte Radiochemotherapie erfolgen, allerdings liegen hierzu nur sehr begrenzte Erfahrungen vor (Parisi et al. 2007; Milosevic et al. 2000).

Allgemeine Grundsätze der Bestrahlungsplanung

Die Feldgrenzen der perkutanen Strahlenbehandlung werden am Therapiesimulator festgelegt, eine computergestützte Rechnerplanung ermöglicht die Optimierung der Dosisverteilung. Bei der Kombination mit interstitiellen Techniken ist die schnittbildunterstützte, individuelle 3-D-Planung Voraussetzung. Die Dosierung der perkutanen Bestrahlung muss auf die Brachytherapie abgestimmt werden und die Toleranzdosen von Harnblase und Rektum berücksichtigen. Bei lokal fortgeschrittenen Tumoren wird mit einer perkutanen Bestrahlung von Primärtumor und Lymphabflusswegen begonnen.

Zielvolumina und Bestrahlungstechnik

Die perkutane Strahlenbehandlung erfolgt am Linearbeschleuniger in Rückenlage über ventro-dorsale (a. p./p. a.) isozentrische Gegenfelder. Die Zielvolumina müssen die inguinalen Lymphknotenstationen beidseits mit ausreichendem Sicherheitssaum erfassen. Bei Bestrahlung des pelvinen Lymphabflusses liegt die kraniale Feldgrenze zwischen L5/S1, die laterale Feldgrenze 1 cm lateral der knöchernen Beckenbegrenzung. Die untere Feldgrenze schließt den Tumor mit einem Sicherheitssaum von mindestens 2 cm ein. Bei der interstitiellen Brachytherapie des meatalen Karzinoms wird die Harnröhre durch einen Katheter entfaltet und unter Verwendung von Templates kranzförmig von Applikationsnadeln umgeben. Die Einlage eines Strahlers in die Harnröhre selbst kommt wegen des Risikos einer Harnröhrenstriktur nicht in Frage.

Dosis und zeitliche Dosisverteilung

Die Einzeldosis beträgt 1,8 Gy bei fünf Bestrahlungen pro Woche. Die Gesamtdosis beträgt in den Leisten in der adjuvanten Situation 45–50 Gy. Bei nachgewiesenen Lymphknotenmetastasen wird die Gesamtdosis mit mindestens 60 Gy höher gewählt. Bei einer definitiven Bestrahlung oder nach einer inkompletten Tumorresektion muss die Dosis in der Primärtumorregion mindestens 60 Gy betragen. Aufgrund der Nähe zu den Risikostrukturen Harnblase und Rektum ist eine weitere lokale Dosiserhöhung nur mittels interstitieller Brachytherapie möglich.

Ergebnisse

Das Gesamtüberleben beträgt beim Urethralkarzinom ca. 30–44 % nach fünf Jahren (Milosevic et al. 2000). Die progressionsfreie Fünfjahres-Überlebensrate liegt bei Tumoren der distalen Urethra unter 2 cm Größe bei ca. 70–80 %, bei lokal fortgeschrittenen Tumoren hingegen nur bei 10–20 % (Grigsby 1998; Sailer et al. 1988). Lymphknotenrezidive nach adjuvanter Strahlenbehandlung der Leisten sind selten (Hahn et al. 1991).

Akute Nebenwirkungen und Strahlenfolgen

Akute Nebenwirkungen und Strahlenfolgen sowie deren Behandlung sind vergleichbar mit der Situation beim Vulvakarzinom und dort beschrieben. Strahlenfolgen nach hoch dosierter kurativer Strahlentherapie des Urethralkarzinoms sind relativ häufig. Retrospektive Analysen mit Beobachtungszeiträumen von über 30 Jahren fanden schwerwiegende Nebenwirkungen wie Fistelbildung, Strikturen oder Gewebsnekrosen nach hochdosierter kurativer Strahlentherapie des Urethralkarzinoms bei 15–40 % der Patientinnen (Garden et al. 1988). Durch den Einsatz von modernen Bestrahlungstechniken und Dosiskonzepten ist allerdings mit einer erheblich niedrigeren Rate schwerwiegender Späteffekte zu rechnen.

Rezidive und deren Behandlung

Rezidive unter Einschluss der Leisten- und Beckenlymphknoten treten in 30–50 % der Fälle auf, nach alleiniger Operation sogar in 60 % (Foens et al. 1991). Vergleichbar der Situation beim Vulvakarzinom ist bei einem lokoregionären Rezidiv das Vorgehen abhängig von der Art der Primärtherapie und von der individuellen klinischen Situation. Die möglichen Maßnahmen umfassen die einfache Exzision, die Strahlentherapie mit oder ohne Chemotherapie oder die Exenteration.

Nachsorge

Die Nachsorge gleicht der beim Vulvakarzinom und erfordert eine enge Kooperation von Radioonkologen, Gynäkologen und ggf. Urologen.

Schlüsselliteratur

Vulvakarzinom

Arbeitsgemeinschaft Gynäkologische Onkologie (AGO) der Deutschen Gesellschaft für Gynäkologie und Geburtshilfe (DGGG) und der Deutschen Krebsgesellschaft (DKG): Leitliniensammlung, Diagnostische und therapeutische Standards beim Vulvakarzinom (2006). www.dggg.de/leitlinien-2006

Beller U, Quinn MA, Benedet JL et al: Carcinoma of the vulva. FIGO 6th annual report on the results of treatment in gynecological cancer. Int J Gynaecol Obstet 95 (Suppl 1)(2006) S7–27

Hauspy J, Beiner M, Harley I et al: Sentinel lymph node in vulvar cancer. Cancer 110 (2007) 1015–1023

Homesley HD, Bundy BN, Sedlis A et al: Radiation therapy versus pelvic node resection for carcinoma of the vulva with positive groin nodes. Obstet Gynecol 68 (1986) 733–740

Stehman FB, Bundy BN, Thomas G et al: Groin dissection versus groin radiation in carcinoma of the vulva: a Gynecologic Oncology Group study. Int J Radiat Oncol Biol Phys 24 (1992) 389–396

Van der Velden J, Ansink A: Primary groin irradiation vs primary groin surgery for early vulvar cancer (Cochrane Review). In: The Cochrane Library Issue 2 (2002), Oxford: Update Software

van Doorn HC, Ansink A, Verhaar-Langereis M et al: Neoadjuvant chemoradiation for advanced primary vulvar cancer. Cochrane Database Syst Rev 19 (2006) 3

Karzinom der Urethra

Parisi S, Troiano M, Corsa P et al: Role of external radiation therapy in urinary cancers. Ann Oncol 18 (Suppl 6) (2007) 157–161

Sailer SL, Shipley WU, Wang CC: Carcinoma of the female urethra: a review of results with radiation therapy. J Urol 140 (1988) 1–5

Swartz MA, Porter MP, Lin DW et al: Incidence of primary urethral carcinoma in the United States. Urology 68 (2006) 1164–1168

Gesamtliteratur

Vulvakarzinom

Akl A, Akl M, Boike G et al: Preliminary results of chemoradiation as a primary treatment for vulvar carcinoma. Int J Radiat Oncol Biol Phys 48 (2000) 415–420

Arbeitsgemeinschaft Gynäkologische Onkologie (AGO) der Deutschen Gesellschaft für Gynäkologie und Geburtshilfe (DGGG) und der Deutschen Krebsgesellschaft (DKG): Leitliniensammlung, Diagnostische und therapeutische Standards beim Vulvakarzinom (2006). www.dggg.de/leitlinien-2006

AWMF online (Arbeitsgemeinschaft der Wissenschaftlichen Medizinischen Fachgesellschaften): Leitlinien in der Radioonkologie: klinische Brachytherapie. Leitlinien-Register Nr. 052/012 (1999). www.awmf-leitlinien.de

Beller U, Quinn MA, Benedet JL et al: Carcinoma of the vulva. FIGO 6th annual report on the results of treatment in gynecological cancer. Int J Gynaecol Obstet 95 (Suppl 1)(2006) S7–27

Beller U, Sideri M, Maisonneuve P et al: Carcinoma of the vulva. J Epidemiol Biostat 6 (2001) 155–173

Cunningham MJ, Goyer RP, Gibbons SK et al: Primary radiation, cisplatin, and 5-fluorouracil for advanced squamous carcinoma of the vulva. Gynecol Oncol 66 (1997) 258–261.

Deutsche Krebsgesellschaft: Kurzgefasste interdisziplinäre Leitlinien. Diagnostik und Therapie maligner Erkrankungen. Vulvakarzinom. Zuckschwerdt, München (2004)

Eifel PJ, Morris M, Burke TW et al: Prolonged continuous infusion cisplatin and 5-fluorouracil with radiation for locally advanced carcinoma of the vulva. Gynecol Oncol 59 (1995) 51–56

Faul CM, Mirmow D, Huang Q et al: Adjuvant radiation for vulvar carcinoma: improved local control. Int J Radiat Oncol Biol Phys 38 (1997) 381–389

Han SC, Kim DH, Higgins SA et al: Chemoradiation as primary or adjuvant treatment for locally advanced carcinoma of the vulva. Int J Radiat Oncol Biol Phys 47 (2000) 1235–1244

Hauspy J, Beiner M, Harley I et al: Sentinel lymph node in vulvar cancer. Cancer 110 (2007) 1015–1023

Hillemanns P, Kimmig R: Ätiologische Bedeutung der humanen Papillomviren (HPV) bei vulvären Neoplasien. In: Kimmig R, Kürzl R (Hrsg) Manual Vulvakarzinom. Empfehlungen zur Diagnostik, Therapie und Nachsorge. Zuckschwerdt München 2001

Homesley HD, Bundy BN, Sedlis A et al: Prognostic factors for groin node metastasis in squamous cell carcinoma of the vulva (a Gynecologic Oncology Group study). Gynecol Oncol 49 (1993) 279–283

Homesley HD, Bundy BN, Sedlis A et al: Radiation therapy versus pelvic node resection for carcinoma of the vulva with positive groin nodes. Obstet Gynecol 68 (1986) 733–740

Hording U, Junge J, Daugaard S et al: Vulvar squamous cell carcinoma and papillomaviruses: indications for two different etiologies. Gynecol Oncol 52 (1994) 241–246

Joura EA, Leodolter S, Hernandez-Avila M et al: Efficacy of a quadrivalent prophylactic human papillomavirus (types 6, 11, 16, and 18) L1 virus-like-particle vaccine against high-grade vulval and vaginal lesions: a combined analysis of three randomised clinical trials. Lancet 369 (2007) 1693–1702

Joura EA, Lösch A, Haider-Angeler MG et al: Trends in vulvar neoplasia. Increasing incidence of vulvar intraepithelial neoplasia and squamous cell carcinoma of the vulva in young women. J Reprod Med 45 (2000) 613–615

Katz A, Eifel PJ, Jhingran A et al: The role of radiation therapy in preventing regional recurrences of invasive squamous cell carcinoma of the vulva. Int J Radiat Oncol Biol Phys 57 (2003) 409–418

Kreienberg R; für die Arbeitsgruppe Krebsfrüherkennung der DKG und der Deutschen Krebshilfe: Früherkennung der Zervix, Vulva, Vagina. Gynäkologe 34 (2001) 1070–1086

Olawaiye A, Lee LM, Krasner C et al: Treatment of squamous cell vulvar cancer with the anti-EGFR tyrosine kinase inhibitor Tarceva. Gynecol Oncol 106 (2007) 628–630

Pecorelli S, Benedet JL, Creasman WT et al: FIGO staging of gynecologic cancer. 1994–1997 FIGO Committee on Gynecologic Oncology. International Federation of Gynecology and Obstetrics. Int J Gynaecol Obstet (1999) 243–249

Perez CA, Grigsby PW, Chao C et al: Irradiation in carcinoma of the vulva: factors affecting outcome. Int J Radiat Oncol Biol Phys 42 (1998) 335–344

Scully RE, Bonfiglio TA, Kurman RJ et al: Histological typing of female genital tract tumours. WHO International Histological Classification of Tumours. Springer Berlin 1994

Seeger AR, Windschall A, Lotter M, et al: The role of interstitial brachytherapy in the treatment of vaginal and vulvar malignancies. Strahlenther Onkol 182 (2006) 142–148

Stehman FB, Bundy BN, Thomas G et al: Groin dissection versus groin radiation in carcinoma of the vulva: a Gynecologic Oncology Group study. Int J Radiat Oncol Biol Phys 24 (1992) 389–396

Van der Velden J, Ansink A: Primary groin irradiation vs primary groin surgery for early vulvar cancer (Cochrane Review). In: The Cochrane Library Issue 2 (2002), Oxford: Update Software

Van der Velden J, van Lindert AC, Lammes FB et al: Extracapsular growth of lymph node metastases in squamous cell carcinoma of the vulva. The impact on recurrence and survival. Cancer 75 (1995) 2885–2890

van Doorn HC, Ansink A, Verhaar-Langereis M et al.: Neoadjuvant chemoradiation for advanced primary vulvar cancer Cochrane Database Syst Rev 19 (2006) 3

Wittekind C, Meyer HJ, Bootz F: TNM-Klassifikation maligner Tumoren. Springer Berlin 2002

Wilkinson EJ, Teixeira MR, Kempson RL et al: WHO histological classification of tumors of the vulva. In: Tavassoli FA, Devilee P (eds): WHO classification of tumors. Pathology and genetics of tumours of the breast and female genital organs. IARC Lyon 2003

Karzinom der Urethra

Dalbagni G, Donat SM, Eschwege P et al: Results of high dose rate brachytherapy, anterior pelvic exenteration and external beam radiotherapy for carcinoma of the female urethra. J Urol 166 (2001) 1759–1761

Dalbagni G, Zhang ZF, Lacombe L et al: Female urethral carcinoma: an analysis of treatment outcome and a plea for a standardized management strategy. Br J Urol 82 (1998) 835–841

Eng TY, Naguib M, Galang T et al.: Retrospective study of the treatment of urethral cancer. Am J Clin Oncol 26 (2003) 558–562

Foens CS, Hussey DH, Staples JJ et al: A comparison of the roles of surgery and radiation therapy in the management of carcinoma of the female urethra. Int J Radiat Oncol Biol Phys 21 (1991) 961–968

Garden AS, Zagars GK, Delclos L: Primary carcinoma of the female urethra. Results of radiation therapy. Cancer 71 (1993) 3102–3110

Grigsby PW, Corn BW: Localized urethral tumors in women: indications for conservative versus exenterative therapies. J Urol 147 (1992) 1516–152.

Grigsby PW: Carcinoma of the urethra in women. Int J Radiat Oncol Biol Phys 41 (1998) 535–541

Grigsby PW: Female urethra. In: Perez PW, Brady LW (eds) Principles and practice of radiation oncology. Lippincott-Raven Philadelphia 1998

Hahn P, Krepart G, Malaker K: Carcinoma of the female urethra. Manitoba experience. Urology 37 (1991) 106–109

Milosevic MF, Warde PR, Banerjee D et al: Urethral carcinoma in women: results of treatment with primary radiotherapy. Radiother Oncol 56 (2000) 29–35

Parisi S, Troiano M, Corsa P et al: Role of external radiation therapy in urinary cancers. Ann Oncol 18 (Suppl 6) (2007) 157–161

Sailer SL, Shipley WU, Wang CC: Carcinoma of the female urethra: a review of results with radiation therapy. J Urol 140 (1988) 1–5

Swartz MA, Porter MP, Lin DW et al: Incidence of primary urethral carcinoma in the United States. Urology 68 (2006) 1164–1168

Weghaupt K, Gerstner GJ, Kucera H: Radiation therapy for primary carcinoma of the female urethra: a survey over 25 years. Gynecol Oncol 17 (1984) 58–63

R. Sauer[1]
G. Sauer

Mamma

Epidemiologie, Risikofaktoren und Prävention

Das Mammakarzinom ist der häufigste bösartige Tumor der Frau mit weltweit mehr als einer Million Neuerkrankungen pro Jahr (Ferlay 2004). Zwischen den Kontinenten bestehen erhebliche Unterschiede in der Inzidenz und dort auch zwischen den jeweiligen Ländern, vor allem in der alterskorrigierten Inzidenz bzw. Mortalität. Hier sind die „more developed countries" durch hohe Erkrankungs- und Sterberaten gegenüber den „less developed countries" signifikant benachteiligt. Die bevölkerungsbezogene Krebsregistrierung (SEER) des National Cancer Instituts gibt auf der Basis der Daten aus den USA eine altersstandardisierte Inzidenz von 93,3 (Weltstandard) und eine altersstandartisierte Mortalität von 16,9 (Weltstandard) für die Jahre 2000–2003 an (NCI 2006).

In Deutschland erkrankt im Laufe ihres Lebens jede zehnte Frau an einem Mammakarzinom, jährlich sind dies nach den Daten des Tumorregisters München mehr als 60 000 Frauen. 17 500 von ihnen starben im Jahre 2005, was 17,6 % der krebsbedingten Mortalität ausmachte. Die Zahl der Neuerkrankungen steigt mit dem 25. Lebensjahr kontinuierlich an. Das mittlere Erkrankungsalter beträgt 63,4 Jahre, und der Altersgipfel liegt mit 49,1 % zwischen dem 50. und 69. Lebensjahr. Unter dem 50. Lebensjahr sind es 18,8 %.

Seit 1970 steigt in Deutschland die Inzidenz für Brustkrebs kontinuierlich an. Diese Beobachtung ist aber mit Zurückhaltung zu interpretieren, da auch die erfassten Fälle dank der kontinuierlich ausgebauten klinischen Krebsregister und des häufigeren Einsatzes der Mammographie parallel dazu ebenfalls

zunehmen. Erfreulicherweise sinkt aber die Mortalitätsrate in Deutschland ebenso wie beispielsweise in den USA, England und den skandinavischen Ländern seit Mitte der 90er Jahre. Dies wird mit den Fortschritten der Frühdiagnose und der adjuvanten Therapieverfahren (Strahlen- und Chemotherapie) in Zusammenhang gebracht (Blanks 2000; NCI 2006).

Hereditäres Mammakarzinom

Etwa 90–95 % aller Mammakarzinome treten sporadisch auf, 5–10 % sind erbliche familiäre Brustkrebserkrankungen; sie finden sich bevorzugt bei jüngeren Familienmitgliedern, ohne dass auffällige Risikofaktoren bekannt sind. Bei etwa 50 % von ihnen ist der genetische Hintergrund bisher noch unbekannt. Während bei den sporadischen Mammakarzinomen u. a. Veränderungen des p53-Gens, des HER-2/neu-Onkoproteins, des epidermalen Wachstumsfaktors (EGF) und des c-myc-Gens nachgewiesen wurden, finden sich bei der Hälfte der hereditären Mammakarzinome heterozygote Mutationen in den Tumorsuppressorgenen BRCA1 und BRCA2 (breast cancer gene 1 bzw. 2). Diese werden autosomal dominant vererbt und zu 50 % an die folgenden Generationen, Frauen wie Männer, weitergegeben (Satagopan 2001).

Bei den genannten Tumorsuppressorgenen liegen jeweils heterozygote Keimbahnmutationen vor. Das BRCA1-Gen liegt auf Chromosom 17q21, das BRCA2-Gen auf Chromosom 13q13. Beide BRCA-Proteine nehmen an mehreren Prozessen in der Zelle teil: So kontrollieren sie die Transkription, regulieren den Zellzyklus und reparieren DNA-Schäden. Gerade der Verlust der letzten Funktion erklärt die Fragilität und strukturelle Desorganisation des Genoms der BRCA1- und BRCA2-Tumoren. Bei Trägern dieser Defekte treten neben dem Mammakarzinom gehäuft auch Ovarialkarzinome auf.

---

1 Meinem langjährigen Freund und Weggefährten Professor Dr. Friedrich Kamprad gewidmet. Wir waren uns selbst über eine unnatürliche Grenze hinweg im Denken, Fühlen und Handeln tief zugeneigt. Dieses Kapitel „Brustdrüse" verfassten wir in der 1. Auflage dieses Buches gemeinsam."

Das kumulative Lebenszeitrisiko für ein Mammakarzinom beläuft sich bei Trägern einer BRCA1-Mutation auf 85 % und das Risiko, bis zum 80. Lebensjahr ein Ovarialkarzinom zu entwickeln, auf 45 %. Das relative Erkrankungsrisiko für gastrointestinale Tumoren und beim Mann für Prostatakarzinome ist ebenfalls erhöht. BRCA1-positive Mammakarzinome zeichnen sich in der Regel durch eine schlechtere Differenzierung (höhere Graduierung), einen negativen Hormonrezeptorstatus, HER-2/neu-Negativität, EGFR-Positivität, häufigere solide Tumoranteile und eine besonders schlechte Prognose aus.

Bei vorliegender BRCA2-Mutation beträgt die Erkrankungswahrscheinlichkeit für Mammakarzinome kumulativ 40–70 % und für Ovarialkarzinome 10–15 %. Zusätzlich besteht ein höheres Risiko für assoziierte Karzinome, vor allem Pankreas-, Magen-, Gallenblasen- und Gallengangs-, Kopf-Hals- und Prostatakarzinome sowie maligne Melanome. BRCA2-positive Mammakarzinome verhalten sich im Gegensatz zu BRCA1-positiven wie sporadisch auftretende Brustkrebse. Männliche Träger eines BRCA2-Defektes erkranken signifikant häufiger an Mammakarzinomen.

Tabelle I. Risikofaktoren für die Entwicklung eines Mammakarzinoms (relatives Risiko = Bezug auf „Normalbevölkerung").

Risikofaktoren	Relatives Risiko (erhöht um Faktor)
Familiäre Belastung Mutter/Schwester	
1 Person	3–5
2 Personen	9
Nullipara	1,5–4
Alter bei 1. Geburt > 35 Jahre	3
Menarche	
< 12 Jahre	2
> 16 Jahre	0,3
Menopause	
> 55 Jahre	2
< 45 Jahre	0,5
Mastopathie	
2. Grades	1–2
3. Grades	5
Body Mass Index erhöht	2
Hyperinsulinämie	2–3
Alkohol (30–60 g/d)	1,4
Frühere Adenokarzinome	
Mammakarzinom	5
Korpuskarzinom	1,5
Ovarialkarzinom	3
Kolorektales Karzinom	3

Erkrankungsrisiko

Das individuelle Erkrankungsrisiko wird aus einer Vielzahl von Faktoren errechnet, die teilweise in ihrer Wichtung noch nicht abschließend bestätigt sind. Hinzu kommen sicher noch weitere, bisher unbekannte bzw. noch nicht hinlänglich untersuchte Faktoren. Die wichtigsten sind neben ethnischen Besonderheiten vor allem Faktoren des gynäkologischen und hormonellen Status, der Familienanamnese, der Lebensweise und des Sozialstatus (Tabelle I).

Hormoneller Status

Als Risikofaktoren für die Entwicklung von Mammakarzinomen wurden frühe Menarche, späte Menopause, Kinderlosigkeit, geringe Kinderzahl oder späte Erstgeburt definiert. Das bei Adipositas vermehrte Körperfett erhöht die Serum-Östradiolkonzentration insbesondere jenseits der Menopause und begünstigt auf diesem Wege die Entwicklung von Mammakarzinomen (Ballaro-Berbash 1999).

Ernährungsgewohnheiten

Wichtig sind die differenzierte Bewertung der Faktoren Ernährungsgewohnheiten, Nahrungsinhaltsstoffe und die Zusammensetzung der Mahlzeiten. Mit steigendem Body Mass Index nehmen die Inzidenz und die Mortalität für den Brustkrebs signifikant zu (Calle 2003). Demgegenüber hat sich in prospektiven Studien eine „low fat diet" nicht als eindeutig vorteilhaft erwiesen. Hyperinsulinämie als Folge einer „high carbohydrate diet" und Adipositas scheint von besonderem Interesse zu sein, weil Insulin durch Bindung z. B. an Rezeptoren der Tyrosinkinase-Familie seine wachstumsfördernde Aktivität voll entfalten kann. Bei entsprechenden Frauen im Alter von 60–79 Jahren zeigte sich die Mammakarzinomhäufigkeit bis auf das Sechsfache erhöht. Die Übernahme westlicher Ernährungsgewohnheiten in Japan wird so als mögliche Ursache für die Zunahme der Mammakarzinome zwischen den Jahren 1960 und 1980 um 35,5 % angesehen (Kurihara 1984).

Exogene Noxen

Die Ergebnisse verschiedener Studien zum Einfluss der zivilisatorischen Noxen Alkohol und Tabak auf die Inzidenz von Mammakarzinomen sind widersprüchlich. Doch ist eine Metaanalyse verschiedener

Kohortenstudien, in die 322 647 Personen mit 4335 Mammakarzinomen eingingen, bedeutsam, weil sie ein Anwachsen des relativen Erkrankungsrisikos von 1,09 bei 10 g Alkohol pro Tag auf 1,41 bei 30–60 g pro Tag zeigte, und zwar unabhängig von der Art des Alkohols (Smith-Warner 1998).

Hormonelle Antikonzeption und Hormonersatztherapie

Die Östrogenexposition des Mammaparenchyms hat durch Antikonzeptiva deutlich zugenommen, verstärkt wird der Östrogenexzess durch die Tatsache einer in heutiger Zeit verlängerten Generationszeit mit früher Menarche und später Menopause. Alle bisherigen Überprüfungen zeigten zwar eine Zunahme von Fibroadenomen in der Mamma, aber keinen Inzidenzanstieg der Mammakarzinome.

Die Hormonersatztherapie in der Menopause scheint erst nach mehrjähriger Anwendung zu einem moderaten Anstieg des relativen Risikos zu führen, welches aber nach Aussetzen der Hormonbehandlung nach fünf Jahren wieder zum Ausgangsniveau zurückkehrt. Dem entgegen steht eine vor wenigen Jahren abgeschlossene epidemiologische Untersuchung an 46 355 Frauen in der Menopause aus den USA. Sie zeigte einen Anstieg des relativen Risikos für invasive duktale Karzinome von 0,01 pro Jahr nach Östrogeneinnahme und von 0,08 nach Östrogen-Progesteron-Kombinationspräparaten (Schairer 2000).

Sport und körperliche Aktivität

Der günstige Einfluss von körperlicher Betätigung auf das Risiko, ein Mammakarzinom bzw. einen Tumorrückfall zu erleben, konnte mit mehreren epidemiologischen Studien belegt werden. Das relative Risiko fiel auf 0,53. Als Erklärung wurden u. a. herangezogen: Abnahme des Körpergewichts, Steigerung der Glukoseverstoffwechselung durch Verringerung der peripheren Insulinresistenz, Verbesserung des Lipidprofils, Reduktion der Östrogenproduktion, Steigerung der Immunität und des Selbstwertgefühls (Wolf 2007).

Mammakarzinom beim Mann

Insgesamt ist die Häufigkeit der Mammakarzinome beim Mann mit nur etwa 0,5–1 % aller Mammakarzinome gering. In Uganda und Zambia ist es mit 5–

15 % häufiger. Neben den beschriebenen Mutationen am BRCA2-Gen wurden als Risikogruppen Patienten mit Hyperöstrogenismus oder reduziertem Androgenspiegel, Adipositas, Alkoholabusus, Hoden- oder Lebererkrankungen, hohe Umgebungstemperaturen im Beruf (Stahl- und Straßenarbeiter) und Strahlenexposition vermutet. Hingegen gilt die Gynäkomastie nicht als Risikofaktor. Das mittlere Erkrankungsalter beträgt 68–71 Jahre.

Die invasiv duktalen Karinome machen mit 90 % und die In-situ-Karzinome mit 10 % den Hauptteil der Karzinome aus. 90 % der Fälle haben Östrogen- und 92 % Progesteronrezeptoren. Die Her-2/neu-Überexpression spielt mit etwas über 5 % prognostisch eine untergeordnete Rolle. Tumorbiologisch verhält sich das Mammakarzinom der Männer ähnlich wie das der Frauen.

Prävention

Primäre Prävention soll das Entstehen von Tumoren verhindern. In den letzten Jahren wurden erhebliche Anstrengungen bei der Prävention, aber auch bei der Früherkennung des Mammakarzinoms unternommen. Im Fokus stehen v. a. die Frauen mit folgenden Risikofaktoren:
– Familiäre Belastung.
– Alter zwischen 50 und 69 Jahre.
– Menopause.
– Auffällige Reproduktions- und Zykluscharakteristika.
– Bestimmte konstitutionelle Faktoren, wie Body Mass Index, Ernährungszustand, körperliche (In-)Aktivität.

Die präventiven Maßnahmen sind im Wesentlichen:
– Aufklärung.
– Screening.
– Operative Prävention (einfache Mastektomie bei Trägerinnen einer BRCA-Mutation, prophylaktische Ovarektomie bei BRCA1-Mutation).
– Medikamentöse Prävention im Rahmen von Studien (Tamoxifen, selektive Rezeptormodifikatoren, Aromataseinhibitoren, Retinoide, COX-2-Inhibitoren).

Eine gezielte individuelle Prävention ist derzeit noch nicht möglich und ein direkter Einfluss auf das Gesamtüberleben noch nicht nachgewiesen. Unverändert besteht das ethische Problem, dass eine große Zahl gesunder Frauen, die nie ein Mammakarzinom entwickeln werden, behandelt werden muss, um bei einigen wenigen Frauen ein Karzinom zu verhindern.

Tabelle II. Mammographie-Screening (risikoadaptiert). Altersadaptierte Untersuchungsintervalle.

Karzinomrisiko	Mammographie-Beginn (Lebensjahr)	Lebensalter (Jahre)	Untersuchungsintervall
Standard	50	50–60	1 Jahr
		> 60	3 Jahre
Hochrisiko	30–35	35–49	3 Jahre
		50–60	1 Jahr
		> 60	3 Jahre

Der *sekundären Prävention*, d. h. der Tumor-Früherkennung, kommt wegen ihres hohen prognostischen Wertes eine zentrale Bedeutung zu. Selbstuntersuchungen, bei prämenopausalen Frauen in der zweiten. Zykluswoche, sollten ab dem 20. Lebensjahr monatlich erfolgen. Allerdings ist ihr Wert für die Früherkennung fraglich. Die Mammographie als Screeningmaßnahme, ergänzt durch Ultraschall und Stanzbiopsie, ermöglicht hingegen eine sichere Frühdiagnose. Wird ein Normalbefund erhoben, bestätigt sie den Frauen, dass sie gesund sind.

Für das *Mammographie-Screening* sind Effektivität und Auswirkung durch acht randomisierte und vier Fall-Kontroll-Studien u. a. aus Skandinavien, Großbritannien und Kanada belegt (Hölzel 1996), und zwar für Frauen zwischen dem 50. und 69. Lebensjahr. In dieser Altersgruppe konnte bei einem Screeningintervall von zwei Jahren die Mortalität bis zu 30 % gesenkt werden. Je nach Studiendesign waren es sogar 50–70 %. Wie für alle Screeningprogramme kam als einzig überzeugender Parameter die Senkung der Mortalität (eine epidemiologische Größe) in Betracht. Die daraufhin in Schweden, Holland, England, Frankreich und in Deutschland (Tabelle II) gestarteten Screeningprogramme orientieren sich an altersabhängigen und individuellen Risikoprofilen.

Regionale Tumoranatomie und Histologie

Tumoranatomie

Die Brustdrüse bedeckt in Rückenlage die ventrale Thoraxwand etwa von der 2. bis 7. Rippe und ist zur Tiefe hin durch die Pektoralisfaszie begrenzt. Ihr Lobus axillaris, individuell recht unterschiedlich ausgebildet, erstreckt sich zur Axilla. Der Lymphabfluss erfolgt zum Teil über oberflächliche kutane Lymphgefäße. In der Tiefe drainieren die Lymphbahnen lateral in die axillären und infraklavikulären Lymphknoten, medial in die parasternalen Lymphknoten entlang der A. mammaria interna und beide schließlich in die supraklavikulären Lymphknoten (Abbildung 1).

Die Karzinome entwickeln sich überall im Drüsenparenchym mit etwa gleicher Häufigkeit. Da aber das Drüsenparenchym auf die einzelnen Quadranten der Brust unterschiedlich verteilt ist, variiert auch die Karzinomhäufigkeit in den einzelnen Quadranten: 38,5 % im oberen äußeren Quadranten, 29 % in der Zentralregion, 14 % im oberen inneren Quadranten, 9 % im unteren äußeren und 5 % im unteren inneren Quadranten (Haagensen 1924). Einen synchronen Befall beider Brüste haben 1–2 % der Patientinnen, ein metachrones kontralaterales Auftreten 5–8 % (Perez 1998). Nimmt man an, dass Mammakarzinome gleichmäßig mit einer Tumorverdopplungszeit von etwa 180 bis 200 Tagen wachsen, errechnet sich bis zur Nachweisbarkeit eine klinische Latenzzeit von mindestens fünf Jahren.

Die *lymphogene Metastasierung* erfolgt frühzeitig, und die Inzidenz von Metastasen wächst mit der Tumorgröße rasch an. Während bei einem Tumordurchmesser von 0,5 cm (T1a) lediglich in 3–7,7 % der Fälle Metastasen vorliegen, sind es bei 0,6–1,0 cm (T1b) bereits 12–17 % und bei 1,0–2,0 cm (T1c) 20–

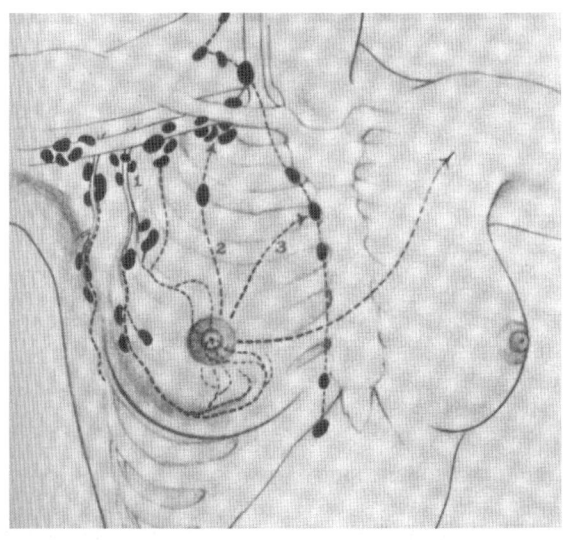

Abbildung 1. Lymphabflussbahnen der Mamma; nach Sack und Thesen (1998).

32 % (Perez 1998). Abhängig von der Tumorlokalisation befallen die lymphogenen Metastasen bevorzugt die axillären (aus den lateralen Quadranten) oder die parasternalen Lymphknotengruppen (aus der Zentralregion oder den medialen Quadranten). Bei medialem Tumorsitz korreliert die Inzidenz parasternaler Lymphknotenmetastasen mit der Metastasierungsrate in die Axilla (Handley 1975). Die sich in der Achselhöhle befindenden Lymphknoten (LK) werden in drei Etagen unterteilt:

– Level I: Lymphknoten lateral und kaudal des M. pectoralis minor (45 % aller axillärer LK).
– Level II: Lymphknoten unter dem M. pectoralis minor (35 % aller LK).
– Level III: Lymphknoten medial und oberhalb des M. pectoralis minor und des Gefäß-Nerven-Bündels (20 % aller LK).

Die Größe des Primärtumors und die Anzahl von metastatisch befallenen axillären Lymphknoten korreliert eng mit der hämatogenen Metastasierung und der allgemeinen Prognose der Erkrankung. Bei drei oder mehr tumorbefallenen Lymphknoten besteht mit hoher Wahrscheinlichkeit eine hämatogene, häufig noch okkulte Generalisation der Tumorerkrankung. Ein Überspringen oder Umgehen von regionären Lymphknoten (Skip-Metastasen) und eine frühzeitige hämatogene Metastasierung ohne manifeste Lymphknotenmetastasen sind ebenfalls möglich.

Pathologisch-anatomischer Befund

Ein pathologisch-anatomischer Befund sollte grundsätzlich die folgenden Informationen enthalten:

– Histopathologischer Typ.
– Graduierung (invasives oder In-situ-Karzinom).
– Tumorgröße (invasives Karzinom und DCIS, ggf. auch dessen Größe).
– Angaben zur Multifokalität bzw. Multizentrizität.
– R-Klassifikation und Sicherheitsabstände in Millimetern.
– Peritumorale Gefäßinvasion.
– pTNM-Klassifikation.
– Hormonrezeptorstatus (invasives und DCIS).
– HER-2/neu-Status (invasives Karzinom).

Histologie

Für die histologische Klassifikation der Mammakarzinome ist die WHO-Klassifikation von 2003 allgemein verbindlich (Tabelle III). Sie trifft eine Unterscheidung in invasiv und nichtinvasiv wachsende Karzinome. Ferner werden nicht anderweitig differenzierte duktale Karzinome (NOS, not otherwise specified, entsprechend 40–75 % aller Mammakarzinome), lobuläre Karzinome mit ihren Subtypen (5–15 %), medulläre Karzinome (1–7 %), tubuläre (1–2 %), muzinöse (1–2 %) und papilläre (1–2 %) Karzinome unterschieden. Hinzu kommen noch das Paget-Karzinom, neuroendokrine Tumoren, das apokrine Karzinom sowie Lymphome und Sarkome (zusammen < 1 % der Mammatumoren). Als prognostisch günstig gelten nichtinvasive Karzinome,

Tabelle III. WHO-Klassifikation der invasiven Mammakarzinome mit ihrer relativen Häufigkeit. Alle Karzinome, die keine Häufigkeitsangabe haben, machen zusammen weniger als 1 % aus

	Relative Häufigkeit
Invasives duktales Karzinom, not otherwise specified (NOS)	40–75 %
Invasives lobuläres Karzinom (mit seinen Subtypen)	5–15 %
Tubuläres Karzinom	1–2 %
Invasives kribriformes Karzinom	
Medulläres Karzinom	1–7 %

Muzinöses Karzinom und andere muzinreiche Tumoren
  Muzinöses Karzinom
  Zystadenokarzinom und zylinderzelliges muzinöses Karzinom
  Siegelringzell-Karzinom
	1–2 %

Neuroendokrine Tumoren	
Invasives papilläres Karzinom	1–2 %
Invasives mikropapillätes Karzinom	
Apokrines Karzinom	

Metaplastische Karzinome
  Rein epitheliale metaplastische Karzinome
    Plattenepithelkarzinom
    Adenokarzinom mit Spindelzell-Metaplasie
    Adenosquamöses Karzinom
    Mukoepidermoides Karzinom
    Gemischtes epithelial-/mesenchymales metaplastisches Karzinom	

Lipidreiches Karzinom	
Sekretorisches Karzinom	
Onkozytäres Karzinom	
Adenoid-zystisches Karzinom	
Azinuszell-Karzinom	
Glykogenreiches Klarzellkarzinom	
Sebazeöses Karzinom	
Inflammatorisches Karzinom	

„minimale Karzinome" (Durchmesser < 5 mm) sowie tubuläre, kribriforme, muzinöse, medulläre, adenoid-zystische, papilläre und tubulo-lobuläre Differenzierungen (weitere Details bei Nährig 2007).

Histologische Graduierung

Alle invasiven Karzinome müssen graduiert werden, denn eine korrekte Graduierung ist bezüglich der prognostischen Aussage wichtiger als die Typisierung des Karzinoms: Das Grading korreliert signifikant mit Rezeptorstatus, Lymphknotenbefall, Rate an lokoregionären Rezidiven, hämatogener Disseminierung und Letalität. Maßgeblich ist die Graduierung von Elston und Ellis in der Modifikation von Bloom und Richardson (Ellis 1992; Elston 1991; Tabelle IV). In einer nicht selektionierten Patientenkohorte sollte das Verhältnis der Graduierungen 1, 2 und 3 zueinander bei etwa 2 : 3 : 5 liegen. In Screening-Kohorten ist der Anteil an Grad-3-Karzinomen natürlich geringer.

Sicherheitsabstände und R-Klassifikation

Der Sicherheitsabstand zu den Resektionsrändern ist ventral und dorsal, medial und lateral sowie kranial und kaudal anzugeben; er ist nach brusterhaltender Therapie entscheidend für das Rezidivrisiko. Derzeit gibt es keinen internationalen Konsens, welche Sicherheitsabstände für die nichtinvasiven und invasiven Karzinome einzuhalten sind. Wenigstens für den deutschsprachigen Raum gelten die in der „Stufe-3-Leitlinie zur Diagnostik und Therapie des Mammakarzinoms der Frau" der Deutschen Krebsgesellschaft und der AWMF (Kreienberg 2008) angegebenen Sicherheitssäume von mindestens 1 mm zur Resektionsebene für invasive Karzinome (LOE Ib/Empfehlungsgrad B) bzw. mindestens 5 mm für die

Tabelle IV. Grading für invasive Mammakarzinome.

Kriterium	Ausprägung	Scorewert
Tubulusausbildung	> 75 %	1
	10–75 %	2
	< 10 %	3
Kernpolymorphie	Gering	1
	Mittelgradig	2
	Hoch	3
Mitoserate (Auszählung 10 Gesichts-felder, Vergr. 400)	0–5	1
	6–11	2
	≥ 12	3
G1	Gut differenziert	≤ 5
G2	Mäßig differenziert	6,7
G3	Schlecht differenziert	8,9

duktalen Carcinomata in situ (DCIS, LOE Ia, Empfehlungsgrad A).

Peritumorale Gefäßinvasion

Die Lymphgefäßinvasion (L1) stellt einen signifikanten Prädiktor für ein Lokalrezidiv und überhaupt für eine ungünstige Prognose dar. Für eine sichere Diagnose sollten 75 % der Querschnittfläche eines Gefäßes Tumorzellverbände enthalten. Nur eine peritumorale Lymphgefäßinvasion, die mindestens 5 mm über die Invasionsfront des Karzinoms hinausreicht und in multiplen erweiterten Lymphgefäßen nachzuweisen ist, sollte als „Lymphangiosis carcinomatosa" bezeichnet werden. Für alle übrigen Fälle ist der Begriff „peritumorale Lymphgefäßinvasion" vorzuziehen.

Lobuläre Neoplasien

Der Begriff lobuläre Neoplasien (LN) ersetzt die alte Nomenklatur „Atypische lobuläre Hyperplasie" und „Lobuläres Carcinoma in situ" (LCIS). Die LN sind Risikofaktoren, aber nicht obligatorische Vorläuferläsionen für ein invasives lobuläres oder duktales Mammakarzinom. Vermutlich sind sie aber doch direkte Vorläufer der lobulären Karzinome. Sie sind meist Zufallsbefunde ohne mammographisches oder makroskopisches Korrelat und werden in Exzisionspräparaten in 0,3–3,8 % der Fälle beschrieben, am meisten prämenopausal. Multizentrizität (60–85 %) und Bilateralität (35–60 %) sind die Regel (weitere Details bei Nährig 2007).

In Langzeitbeobachtungen beträgt das Risiko, an einem invasiven Karzinom zu erkranken, um 35 %. Von diesen Fällen sind 60 % invasive duktale Karzinome. Das relative Brustkrebsrisiko gegenüber vergleichbaren Altersgruppen ohne LN ist um den Faktor 5,4–12 erhöht, bei positiver Familienanamnese um das 13,8-Fache. Bei Patientinnen mit einem initialen LN 3 (der Graduierung 1–3) werden in einem doch mit 23 % hohen Prozentsatz begleitend invasive Karzinome entdeckt.

Duktale Carcinomata in situ

Die duktalen Carcinomata in situ (DCIS) stellen pathomorphologisch und genetisch eine heterogene Gruppe neoplastischer intraduktaler Proliferationen dar. Die WHO charakterisiert sie als „erhöhte Proliferation duktaler Epithelien mit geringen bis hochgradigen zytologischen Atypien sowie einer inhärenten, aber nicht obligaten Tendenz zur Progression in ein invasives Karzinom. 30–50 % von ihnen entwickeln im Verlaufe von zehn Jahren ein invasives Karzinom (Bratthauer 2002; Collins 2005). Meist sind sie vom duktalen Typ und im selben Quadranten lokalisiert. Es handelt sich bei den DCIS also um fakultative Präkanzerosen invasiver Mammakarzinome. Die sachgemäße Diagnose dieser Läsionen ist anspruchsvoll, zeit- und personalaufwendig und selbst unter Experten oft schwierig. Das gilt insbesondere auch für den Ausschluss einer Mikroinvasion. Für diese Unsicherheit spricht, dass in verschiedenen Studien beim „DCIS" über 1–4,5 % Lymphknotenmetastasen berichtet wurde.

Die DCIS sind zu über 70 % mit mammographisch sichtbarem und histologisch korrespondierendem Mikrokalk assoziiert, der aber nicht in allen Fällen die tatsächliche pathologisch ermittelte Ausdehnung der Läsion wiedergibt. Ein Vergleich der Pathologie mit der Mammographie ist deshalb in jedem Fall zwingend (Präparateradiographie). DCIS ohne Mikroverkalkungen haben bei Brusterhaltung ein höheres Risiko für ein In-Brust-Rezidiv (Goldstein 2000).

Als *Morbus Paget* der Mamille bezeichnet man die intradermale Ausbreitung eines Adenokarzinoms, dem für gewöhnlich ein DCIS zugrunde liegt, mit oder ohne invasive Komponente. Selten tritt ein M. Paget isoliert auf. Seine Prognose wird bestimmt von dem ggf. assoziierten, invasiven Karzinom.

Graduierung der DCIS

Die Graduierung des DCIS ist klinisch relevant, weil sie mit der Rezidivrate eines DCIS und dem Risiko für die Progression in ein invasives Karzinom korreliert. Eine international einheitlich verwendete Klassifikation des DCIS existiert derzeit noch nicht. Die aktuelle WHO-Klassifizierung lehnt sich eng an die Van-Nuys-Klassifikation an, die neben dem Kerngrading (Lagios 1990) auch das Vorhandensein von Komedonekrosen berücksichtigt. Dabei wird empfohlen, folgende Merkmale des DCIS zu dokumentieren:
– Kerngrad.
– Nekrosen.
– Architektur (Komedotyp, kribriformer, papillärer, mikropapillärer sowie solider Typ).

Seines Bekanntheitsgrades wegen sei hier der Van Nuys Prognostic Index (Silverstein 1999) angeführt (Tabelle V). Er bildet aus den vier Merkmalen Tumorgröße, Abstand vom Resektionsrand, nukleäres Grading (mit und ohne Nekrosebildung) und Lebensalter einen VNPI-Score von 4–12 Punkten, wobei 4 Punkte „prognostisch günstig" signalisieren und 12 Punkte „prognostisch heikel".

Intraduktale Tumorkomponente

Besteht bei einem Brustkrebs neben dem invasiven Anteil außerdem eine DCIS-Komponente, muss dies im pathohistologischen Befund vermerkt werden, sofern das DCIS wenigstens 1 mm über den invasiven Tumoranteil hinausreicht. Das erfolgt in Prozentwerten, gemessen im Vergleich zur maximalen Fläche der invasiven Komponente. Ein DCIS-Anteil von über 25 % wird als extensive intraduktale Komponente (EIC) bezeichnet. Liegt ein DCIS-Anteil im Verhältnis 1 : 4 zum invasiven Karzinom vor (< 20 %), spricht man von prädominanter intraduktaler Komponente (PID); in diesen Fällen liegt meist ein multifokales invasiv duktales Karzinom vor. Eine EIC wird häufiger bei jungen Patientinnen beobachtet und kennzeichnet ein erhöhtes Risiko für lokale Rezidive.

pTNM-Klassifikation

(Stadieneinteilung nach UICC von 2002).

Die definitive pTNM-Klassifikation erfolgt am Operationspräparat anhand histopathologischer Befunde, aber auch klinischer, d. h. intraoperativer Angaben. Sie ist in Tabelle VI zusammengestellt.

Anmerkungen zur pT-Kategorisierung:
1. Voraussetzung ist die Untersuchung eines (klinisch) im Gesunden entfernten Primärtumors.

Tabelle V. University of Southern California/Van Nyus Prognostic Index für duktale Carcinomata in situ (USC/VPNI).

Punktezahl	1	2	3
Tumorgröße (mm)	≤ 15	16–40	≥ 41
Abstand zum Resektionsrand (mm)	> 10	1–9	<1
Zelldifferenzierung und	Gut	Gut	Schlecht
Nekrosebildung	Nein	Ja	Ja
Alter	≥ 60	46–59	< 40

VPNI = Punktescore aus Tumorgröße + Resektionsrand + pathologischer Klassifikation + Lebensalter

Auch der mikroskopische Befall eines oder mehrerer Schnittränder gestattet eine pT-Klassifikation.

2. Nach präoperativer Chemotherapie erfolgt die pTNM-Klassifikation mit dem Präfix y(p), im Falle eines Rezidivs mit dem Präfix r(p).

3. Die pT-Kategorie basiert auf dem größten Tumordurchmesser der invasiven Tumorkomponente, auch wenn eine größere In-situ-Komponente vorliegt. Bei mehreren Tumoren in derselben Brust wird der Tumor mit dem größten Durchmesser klassifiziert und die Multiplizität oder Zahl der Tumoren in Parenthese aufgeführt, z. B. also „pT2(m)" bzw. „pT(3)". Beidseitige Karzinome werden jeder für sich klassifiziert.

4. Die Definition einer Mikroinvasion (pT1$_{mic}$) jenseits der Basalmembran ist noch nicht einheitlich festgelegt: ein Fokus < 2 mm, alternativ mehrere Foci (2–3) < 1 mm.

5. Die alleinige Tumorinfiltration der Haut oder Mamille ohne makroskopischen Nachweis eines Ödems, einer Ulzeration oder von Satellitenknoten der Haut reicht nicht zur Klassifikation in pT4 aus.

Anmerkungen zur pN-Klassifikation:

1. Die Klassifikation der regionären Lymphknoten (pN) erfordert mindestens die Entfernung und Untersuchung der unteren axillären Lymphknoten (Level I) und dabei wenigstens sechs zu identifizierende Lymphknoten. Wurden zwei Level untersucht, beträgt die Mindestzahl zehn Lymphknoten.

2. Die Untersuchung von Sentinellymphknoten kennzeichnet man mit dem Suffix „(sn)"; z. B. pN(sn) 0(0/2).

3. Immunhistochemie ist optional, molekularpathologische Methoden sind nur im Rahmen von Studien gerechtfertigt. Die Bedeutung des Nachweises von isolierten Tumorzellen oder Tumorzell-RNA/DNA ist derzeit noch unsicher.

4. Ipsilateraler supraklavikulärer Lymphknotenbefall wird in der derzeit gültigen 6. Auflage der UICC-Klassifikation von 2002 als regionäres Geschehen definiert, nämlich als pN1!

Invasive Mammakarzinome

Klinik

Die Symptome eines Mammakarzinoms sind typisch. In Klammern steht die Häufigkeit als Erstsymptom:

– Tastbarer Knoten in der Brust (60 %), u. U. auch ein vergrößerter axillärer Lymphknoten. Wird in über 80 % der Fälle von der Patientin selbst beim Waschen, Duschen oder Abtasten bemerkt.
– Schmerzen, Druck, Spannungsgefühl in der Brust (20 %).
  – Peau d'orange, Entzündung (8 %).
  – Einziehung, Verlagerung oder Formveränderung der Mamille (6 %).
  – Sekretion aus der Mamille beim Milchgangskarzinom (4 %).
  – Allgemeinsymptome durch Metastasen (< 2 %).

Komplementäre Diagnostik

Im Rahmen der Frühdiagnostik haben klinische Untersuchung, Mammographie und Ultraschall einen festen Stellenwert. Sie werden unter dem Begriff „Komplementäre Mammadiagnostik" zur Abklärung von Herdbefunden zusammengefasst. Zur klinischen Untersuchung gehört die Palpation der Brust einschließlich ihrer Lymphabflusswege axillär, infra- und supraklavikulär, obgleich die Sensitivität der alleinigen Tastuntersuchung mit knapp 30 % unbefriedigend ist (Kolb 2002). Auch die Selbstuntersuchung der Frau führte bisher zu keiner signifikanten Senkung der Brustkrebsmortalität, wird aber in den geltenden S3-Leitlinien für Diagnostik und Therapie des Mammakarzinoms (Kreienberg 2008) empfohlen. Damit soll zumindest das Verständnis der Frau für die Notwendigkeit von Früherkennungsuntersuchungen gestärkt werden.

Mammographie

Für die Durchführung einer Mammographie zur Früherkennung bis zum 50. Lebensjahr gibt es keine allgemein akzeptierten Regeln. Nachdem jedoch fast 20 % der Mammakarzinome vor dem 50. Lebensjahr auftreten, empfiehlt die Amerikanische Krebsgesellschaft jährliche Mammographien ab dem 40. Lebensjahr mit dem Ziel, in zehn Jahren die Brustkrebsmortalität um gut 30 % zu senken.

Die Mammographie hat in 2 Ebenen (kranio-kaudal – cc und medio-lateral oblique – mlo) zu erfolgen (LOE Ia, Empfehlungsgrad Ia), da sie in nur einer Ebene einen Informationsverlust von etwa 20 % hat. Verbindliche Klassifikationen des American College of Radiology für die Dichte des Drüsenkörpers (ACR®1–4) und die Malignitätswahrscheinlichkeit (Breast Imaging-Reporting and Data System, BI-RADS®0–6) objektivieren die Befunddokumentation. Ähnliche Vorgaben gibt es für die Mamma-

Tabelle VI. pTNM-Klassifikation des Mammakarzinoms (6. Auflage 2002) (UICC 2002).

pT – Primärtumor	
pTX	Primärtumor kann nicht beurteilt werden
pT 0	Kein Anhalt für Primärtumor
pTIS	Karzinoma in.situ
pTIS (DCIS)	Duktales Karzinoma in situ
pTis (LCIS)	Lobuläres Karzinoma in situ
pTIS (Paget)	Paget-Erkrankung der Brustwarze ohne nachweisbaren Tumor

Anmerkung:
Die Paget-Erkrankung, kombiniert mit einem nachweisbaren Tumor, wird entsprechend der Größe des Tumors klassifiziert.

pT1	Tumor 2 cm oder weniger in größter Ausdehnung
pT1mic	Mikroinvasion von 0,1 cm oder weniger in größter Ausdehnung
pT1a	Mehr als 0,1 cm, aber nicht mehr als 0,5 cm in größter Ausdehnung
pT1b	Mehr als 0,5 cm, aber nicht mehr als 1 cm in größter Ausdehnung
pT1c	Mehr als 1 cm, aber nicht mehr als 2 cm in größter Ausdehnung
pT2	Tumor mehr als 2 cm, aber nicht mehr als 5 cm in größter Ausdehnung
pT3	Tumor mehr als 5 cm in größter Ausdehnung
pT4	Tumor jeder Größe mit direkter Ausdehnung auf Brustwand oder Haut

Anmerkung:
Die Brustwand schließt die Rippen, die interkostalen Muskeln und den vorderen Serratusmuskel ein, nicht aber die Pektoralis-Muskulatur.

pT4a	Mit Ausdehnung auf die Brustwand
pT4b	Mit Ödem (einschließlich Apfelsinenhaut), Ulzeration der Brusthaut oder Satellitenmetastasen der Haut derselben Brust
pT4c	Kriterien 4a und 4b gemeinsam
pT4d	Entzündliches (inflammatorisches) Karzinom

pN – Regionäre Lymphknoten	
pNX	Regionäre Lymphknoten können nicht beurteilt werden (zur Untersuchung nicht entnommen oder früher entfernt)
pN0	Keine regionalen Lymphknotenmetastasen
pN1mi	Mikrometastase (größer als 0,2 mm, aber nicht größer als 2 mm in max. Ausdehnung)
pN1	Metastase(n) in 1–3 ipsilateralen axillären Lymphknoten und/oder ipsilaterale Lymphknoten entlang der A. mammaria interna mit mikroskopischer(en) Metastase(n), die bei der Sentinellymphknoten-Dissektion entdeckt wurden, aber nicht klinisch erkennbar waren (mit Ausnahme der Lymphszintigraphie)
pN1a	Metastase(n) in 1–3 ipsilateralen axillären Lymphknoten, zumindest eine größer als 2 mm in max. Ausdehnung
pN1b	Lymphknoten entlang der A. mammaria interna mit mikroskopischer(en) Metastase(n), die bei der Sentinellymphknoten-Dissektion entdeckt wurden, aber nicht klinisch erkennbar waren
pN1c	Metastasen in 1–3 ipsilateralen axillären Lymphknoten und ipsilaterale Lymphknoten entlang der A. mammaria interna mit mikroskopischer(en) Metastase(n), die bei der Sentinellymphknoten-Dissektion entdeckt wurden, aber nicht klinisch erkennbar waren
pN2	Metastase(n) in 4–9 ipsilateralen axillären Lymphknoten oder in klinisch erkennbaren ipsilateralen Lymphknoten entlang der A. mammaria interna ohne axilläre Lymphknotenmetastasen
pN2a	Metastasen in 4–9 ipsilateralen axillären Lymphknoten, zumindest eine größer als 2 mm in max. Ausdehnung
pN2b	Metastase(n) in klinisch erkennbaren ipsilateralen Lymphknoten entlang der A. mammaria interna ohne axilläre Lymphknotenmetastasen
pN3	Metastasen in mindestens 10 ipsilateralen axillären Lymphknoten; oder in ipsilateralen infraklavikulären Lymphknoten; oder in klinisch erkennbaren Lymphknoten entlang der A. mammaria interna mit mindestens einer axillären Lymphknotenmetastase; oder mehr als 3 axilläre Lymphknotenmetastasen mit klinisch nicht erkennbarer(en), mikroskopisch nachweisbarer(en) Metastase(n) in Lymphknoten entlang der A. mammaria interna; oder Metastase(n) in ipsilateralen supraklavikulären Lymphknoten
pN3a	Metastase(n) in mindestens 10 ipsilateralen axillären Lymphknoten (zumindest eine größer als 2 mm in max. Ausdehnung) oder in ipsilateralen infraklavikulären Lymphknoten
pN3b	Metastase(n) in klinisch erkennbarem(en) Lymphknoten entlang der A. mammaria interna bei Vorliegen von mindestens einer axillären Lymphknotenmetastase; oder Metastasen in mehr als 3 axillären Lymphknoten und in Lymphknoten entlang der A. mammaria interna, nachgewiesen durch Sentinellymphknoten-Dissektion, aber nicht klinisch erkennbar
pN3c	Metastase(n) in ipsilateralen supraklavikulären Lymphknoten

pM – Fernmetastasen	
pMX	Fernmetastasen können nicht beurteilt werden
pM0	Keine Fernmetastasen
pM1	Fernmetastasen

Sonographie und kontrastmittelunterstützte MRT der Brust. Das Ziel ist eine klare, einheitliche, entscheidungsorientierte und nachvollziehbare Befundung.

Die Sensitivität der Mammographie ist von der Dichte des Drüsenkörpers abhängig und beträgt etwa 85–90 %. In fettreichen komplett involvierten Drüsenkörpern (ACR®-Typ 1) hat die Mammographie allein eine Sensitivität für Malignome > 5 mm von nahezu 100 %, in dichten Drüsenkörpern (> 75 % fbroglanduläres Gewebe, ACR®-Typ 4) jedoch nur noch von 48 % (Kolb 2002). Somit erlaubt die Kategorisierung des American College of Radiology, die diagnostische Wertigkeit der einzelnen Untersuchungsmethoden einzuschätzen. Es folgert, dass bei dichtem Drüsenkörper (ACR®-Typen 2–4) additiv die Ultraschalluntersuchung eingesetzt wird. Die Mamma-Sonograpie kann aber trotz hoch auflösender Sonden die Mammographie nicht ersetzen, denn die für maligne Veränderungen typischen Mikroverkalkungen ab 0,2 mm werden nicht dargestellt. 30 % der invasiven Karzinome und ca. 80 % der Vorläuferstufen weisen aber Mikroverkalkungen auf. Daher bleibt die Mammographie bei klinischem Befund, ausgenommen sind Frauen unter 35 Jahren, das Basisdiagnostikum der ersten Wahl (LOE 4, Empfehlungsgrad A).

Mamma-Sonographie

Die Sonographie ergänzt die klinische Untersuchung und Mammographie als wichtigste apparative Zusatzuntersuchung. Die rasch fortschreitende technische Weiterentwicklung, wie Auflösung im Nahbereich durch Einsatz hoher Frequenzbereiche (bis 16 MHz), die Dynamic Sono-MRT™, 3-D-Sonographie, Doppler und Powerdoppler sowie die Kontrastmittel-Sonographie, erlauben es, Herdbefunde besser charakterisieren zu können.

Die Sonographie erlaubt nicht nur die Unterscheidung zwischen zystischen und soliden Veränderungen, sondern steigert auch die Nachweisrate von nicht palpablen Mammakarzinomen um 42 %, selbst bei unauffälliger Mammographie. Und für invasive Mammakarzinome wurde die Sensitivität der alleinigen Mammographie von 77,6 % (Spezifität: 98,8 %) um knapp 20 % auf 97 % angehoben (Kolb 2002). Zudem hat die Sonographie gegenüber der Mammographie bei zunehmender Brustdichte (ACR®2–4) Vorteile: Während die Sensitivität der Mammographie bei ACR® 4 von 98 % auf 47,8 % fiel, nahm die der Sonographie von 65,9 % auf 76,1 % zu. Daher

sollte die Sonographie grundsätzlich ab einer Brustdichte vom Typ 2 (ACR®) komplementär zur Mammographie eingesetzt werden (LOE IIb, Empfehlungsgrad B).

Magnetresonanztomographie (MRT)

Die Mamma-MRT sollte nie allein, sondern nur in der Zusammenschau von Mammographie und Sonographie beurteilt werden. Die Sensitivität der Methode wird zwar mit 79 % bis 96 % angegeben, doch ist ihre Spezifität mit ca. 60 % eher mäßig. Die Indikation sollte streng gestellt werden, um die Patientinnen durch falsch positive Befunde nicht zu verunsichern (LOE Ia, Empfehlungsgrad A).

Sinnvolle Indikationen für die MRT sind der Ausschluss eines Narbenrezidivs nach brusterhaltender Operation, die Primärtumorsuche bei CUP-Syndrom, der Ausschluss eines multizentrischen Tumorgeschehens oder die Abklärung auffälliger Befunde nach Wiederaufbau oder Augmentation. Bei prämenopausalen Frauen sollte die Untersuchung in der ersten Zyklushälfte (7.–15. Zyklustag) erfolgen, bei postmenopausalen Frauen muss zunächst eine Hormonersatztherapie für wenigstens einen Monat ausgesetzt werden, um nicht vermehrt falsch positive Befunden zu erzeugen.

Minimalinvasive Abklärung

Befunde mit einem hohen Malignitätsrisiko (BI-RADS 4 und 5) sollten gemäß den aktuellen S3-Leitlinien histologisch abgeklärt werden (LOE Ic, Empfehlungsgrad A). Hierzu hat sich die sonographisch gesteuerte Hochgeschwindigkeits-Stanzbiopsie (CNB) als verlässliche Methode etabliert (Sauer 2005). Da über 80 % der soliden Herdbefunde sowohl in der Mammographie als auch in der Sonographie darzustellen sind, sollte die Gewebeentnahme unter sonographischer Kontrolle erfolgen. Der Vorteil besteht darin, dass dies die Patientin weniger belastet als eine Kompression der Brust bei der Mammographie. Bei Befunden jedoch, die in der Sonographie kein eindeutiges Korrelat aufweisen, sollte der stereotaktischen, also mammographisch gesteuerten Abklärung der Vorzug gegeben werden. Das gilt auch für sämtliche abklärungsbedürftigen Mikroverkalkungen. Da die interventionelle Abklärung unter MRT-Kontrolle zurzeit aber nur wenigen Zentren vorbehalten ist; wird im Allgemeinen weiterhin die offene Biopsie nach Nadelmarkierung vorgenommen werden. Grundsätzlich

stehen zur interventionellen Abklärung drei Verfahren zur Verfügung:
– Feinnadel-Aspirationszytologie (FNA).
– Hochgeschwindigkeits-Stanzbiopsie (CNB, 14 G-Nadel).
– Vakuumbiopsie (LCNB, 11 & 8 G-Nadeln).

Die Feinnadel-Aspirationszytologie war lange der Standard bei der Abklärung von unklaren Herdbefunden. Jedoch gelingt die zytopathologische Abklärung nicht mit vergleichbarer Sicherheit wie mit der histopathologische Untersuchung durch offene Biopsie. Somit sollte die FNA nur noch bei der Abklärung von Lymphknoten oder von symptomatischen Zysten zum Einsatz kommen, also Untersuchungen vorbehalten sein, bei denen ein bestimmtes zytologisches Bild zu erwarten ist.

Dagegen stellt die Hochgeschwindigkeits-Stanzbiopsie heute den Standard in der sonographisch gesteuerten Abklärung solider Herdbefunde dar. Mit einer Sensitivität von 96–98 % ist sie ebenso sicher wie die offene Biopsie nach Nadelmarkierung. Dabei ist eine komplette Tumorcharakterisierung nach histologischem Subtyp, Grading, Hormonrezeptor- und HER2-Status möglich. Die Bedenken, es könnte dabei durch eine Tumorzellverschleppung entlang des Stichkanals zu häufigeren Lokalrezidiven nach Brusterhalt kommen oder gar zu einer erhöhten Rate an Fernmetastasen, sind durch Studien ausgeschlossen (King 2001). Bei der Operation müssen Stichkanal oder gar eine Hautspindel, welche den Stichkanal einschließt, nicht zwingend mit entfernt werden. Vorsicht ist dennoch bei In-situ-Läsion oder Risikoläsion, wie der atypischen duktalen Hyperplasie (ADH) geboten, weil sich in der Stanzbiopsie bei etwa 10–15 % der Fälle ein invasives Karzinom verbergen kann. Somit gehören solche Läsionen immer offen biopsiert.

Prognostische Faktoren

Das höchste prognostische Gewicht für das Überleben nach fünf, zehn und 15 Jahren besitzen axillärer Lymphknotenstatus, Tumorgröße und Fernmetastasen (LOE Ia, Empfehlungsgrad A). Als weitere „klassische" und evidenzbasierte Faktoren sind zu nennen:
– Tumorhistologie (LOE IIb, Empfehlungsgrad B). Als günstig gelten tubuläre, kribriforme, muzinöse, adenoid-zystische und papilläre Karzinome).
– Histologische Graduierung (LOE IIa, Empfehlungsgrad A).
– Peritumorale Lymph- und Blutgefäßeinbrüche (LOE IIa, Empfehlungsgrad A).

– Steroidhormonrezeptoren (LOE IIa, Empfehlungsgrad B), abnehmendes Gewicht mit der Nachbeobachtungszeit und starke Beeinflussung durch die adjuvanten Therapien.
– Invasionsfaktoren uPA und PAI-I bei nodal negativen Karzinomen (LOE Ia, Empfehlungsgrad A).
– HER-2/neu-Überexpression (noch nicht als unabhängiger Prognosefaktor bestätigt).

Kontrovers wird die Frage diskutiert, ob das Erkrankungsalter und der Menopausenstatus unabhängige prognostische Faktoren sind. Die bessere Prognose von Patientinnen in der Menopause wird u. a. auf die günstigere Graduierung der betreffenden Karzinome, den geringeren Anteil an lobulären Neoplasien und an duktalen In-situ-Karzinomen (seltener extensive intraduktale Komponenten der invasiven Karzinome), geringere Tumorzell-Proliferation und den höheren Anteil rezeptorpositiver Karzinome in dieser Altersgruppe zurückgeführt.

Die sog. *neuen Prognosefaktoren* berücksichtigen morphologische (z. B. Tumorzellen im Knochenmark), biochemische (z. B. tumorassoziierte Proteolysefaktoren, die Tumormarker CA 15-3, CEA, Ca27.29) zellkinetische (S-Phase, Ploidie, Ki-67 etc.) und genetische (Genexpressionsprofile) Aspekte. Weit über 100 von ihnen werden in der Literatur diskutiert. Da der Nachweis eines zusätzlichen Informationsgewinns noch nicht erbracht wurde, sollten diese Faktoren außerhalb von Studien auch nicht bestimmt werden, um die Patientinnen nicht zu verunsichern.

Allgemeine Grundlagen der Therapie

Im Laufe des vergangenen Jahrhunderts wurden zwei ganz unterschiedliche Hypothesen zur Biologie und Ausbreitung des Mammakarzinoms postuliert. Während das Konzept von William Stewart Halsted (1852–1922) im Jahre 1907 zunächst von einem primär lokalen Tumorgeschehen mit sekundärer Ausbreitung über die Lymphabflusswege ausging, postulierte Bernard Fisher in den 70er Jahren, dass das Mammakarzinom bereits zum Zeitpunkt der Diagnose eine systemische, generell metastasierte Erkrankung sei. Entsprechend stand zunächst die lokoregionäre Radikalbehandlung, in den 70er bis 90er Jahren dann die Chemotherapie ganz im Vordergrund, und zwar recht unversöhnlich. In den letzten Jahren aber förderten neue Erkenntnisse über den Charakter der Erkrankung eine mehr differenzierte Betrachtungsweise. Danach ist das Mammakarzinom entweder noch eine lokoregionäre oder aber bereits eine disseminiert metastasierte Erkrankung (Spektrumhypothese, Samuel Hellman 1997). Immerhin überleben 40 % der Frauen mit axillären Lymphknotenmetastasen noch 15 Jahre ohne Tumorrückfall und können als geheilt gelten.

Glücklicherweise haben inzwischen apodiktische Lehrmeinungen einer mehr individualisierten, dem Befund und den Prognosefaktoren angepassten Behandlung Platz gemacht, in die auch das Alter und das Allgemeinbefinden der Patientinnen eingehen sollten. Etwa 95 % der Mammakarzinom-Patientinnen jeglichen Alters erhalten heute eine Kombinationsbehandlung aus Operation und adjuvanter Strahlen- bzw. Chemo-/Hormontherapie mit dem Ergebnis signifikanter Überlebensvorteile gegenüber einer allein lokoregionalen Behandlung. 4–5 % aller Patientinnen gewinnen je nach Patientenselektion an krankheitsfreiem und Gesamtüberleben, in Subgruppen sogar 8–15 %. Dieser Überlebensgewinn geht sowohl auf das Konto der Radio- als auch das der Chemo- bzw. Hormontherapie, der Effekt ist für beide etwa gleich.

Stellenwert der Chirurgie

Das Ausmaß des operativen Eingriffs orientiert sich an der präoperativen, bildgebenden Diagnostik, dem histopathologischen Befund und dem Wunsch der Patientin unter Berücksichtigung des Verhältnisses von Tumorgröße und Brustvolumen. Zwei Vorgehensweisen bieten sich an: Brusterhalt und modifiziert radikale Mastektomie (MRM).

Brusterhaltende Therapie (BET)

Die BET mit nachfolgender Strahlenbehandlung ist bezüglich Überleben mindestens mit der MRM gleichwertig (LOE Ia, Empfehlungsgrad A). Deshalb sollen alle Patientinnen über die Möglichkeit der BET und der MRM mit oder ohne Sofortrekonstruktion der Brust aufgeklärt werden. Ihnen muss man für die Entscheidungsfindung ausreichend Zeit lassen. Danach ist der Wunsch der Patientin zu respektieren. Die BET besteht aus folgenden Komponenten:
- Tumorektomie (Tylektomie/Lumpektomie, Segment- oder Quadrantektomie, u. U. verbunden mit plastisch-chirurgischen Eingriffen).
- Exzision der(s) Wächterlymphknoten(s) (sentinel lymph lode, SNB), gegebenenfalls gefolgt von einer Axilladissektion (ALND).

- Strahlenbehandlung des Restparenchyms der Brust und je nach Risiko Lymphabflussbestrahlung.

Heutzutage gilt als Qualitätskriterium für jede Institution, dass wenigstens 70–80 % der Patientinnen mit Mammakarzinom brusterhaltend behandelt werden (Kreienberg 2008).

Mastektomie (MRM)

Für gewöhlich wird eine modifiziert radikale Mastektomie mit SNB bzw. ALND vorgenommen, ggf. mit simultanem oder sekundärem Wiederaufbau. Bei Risiko für ein lokales oder regionäres Rezidiv folgt eine lokoregionale Strahlentherapie. Mit einer Mastektomie sollten allenfalls noch 30 % der Mammakarzinom-Patientinnen behandelt werden. Eine Übersicht über die verschiedenen Operationstechniken zeigen die Abbildungen 2a–d.

Kontraindikationen gegen eine BET bzw. eine Indikation für die Mastektomie sind:
- Tumorgröße, bei der nach BET ein unbefriedigendes kosmetisches Ergebnis erwartet werden kann, weil dann mehr als 20–30 % des Drüsenkörpers entfernt werden müssen, für gewöhnlich > 3,0 cm im größten Durchmesser.
- Ausgedehnte Fixierung des Tumors an Haut oder Faszie.
- Extensive intraduktale nichtinvasive Tumorkomponente (EIC) bzw. diffuser Mikrokalk > 4–5 cm.
- Multizentrisches Tumorwachstum (Tumorknoten in verschiedenen Quadranten der Brust).
- Inflammatorisches Mammakarzinom.
- Keine R0-Resektion bei der BET trotz mehrfacher Nachresektionen erreichbar.
- Kontraindikationen gegen eine Strahlenbehandlung der Brust (Makromastie, Thoraxdeformität, Kollagenosen und erhöhte individuelle Strahlensensibilität).
- Ablehnung durch die Patientin.
- (LOE IIb, Empfehlungsgrad B).

Sentinellymphknoten-Biopsie (sentinel node biopsy, SNB)

Nach wie vor gilt die Dissektion der Achselhöhle (ALND) beim histologisch bestätigten invasiven Mammakarzinom als Standardverfahren zur histopathologischen Tumorklassifikation, zur Prognoseabschätzung und als lokoregionäre Therapie im Falle eines axillären Lymphknotenbefalls. Die regelhafte

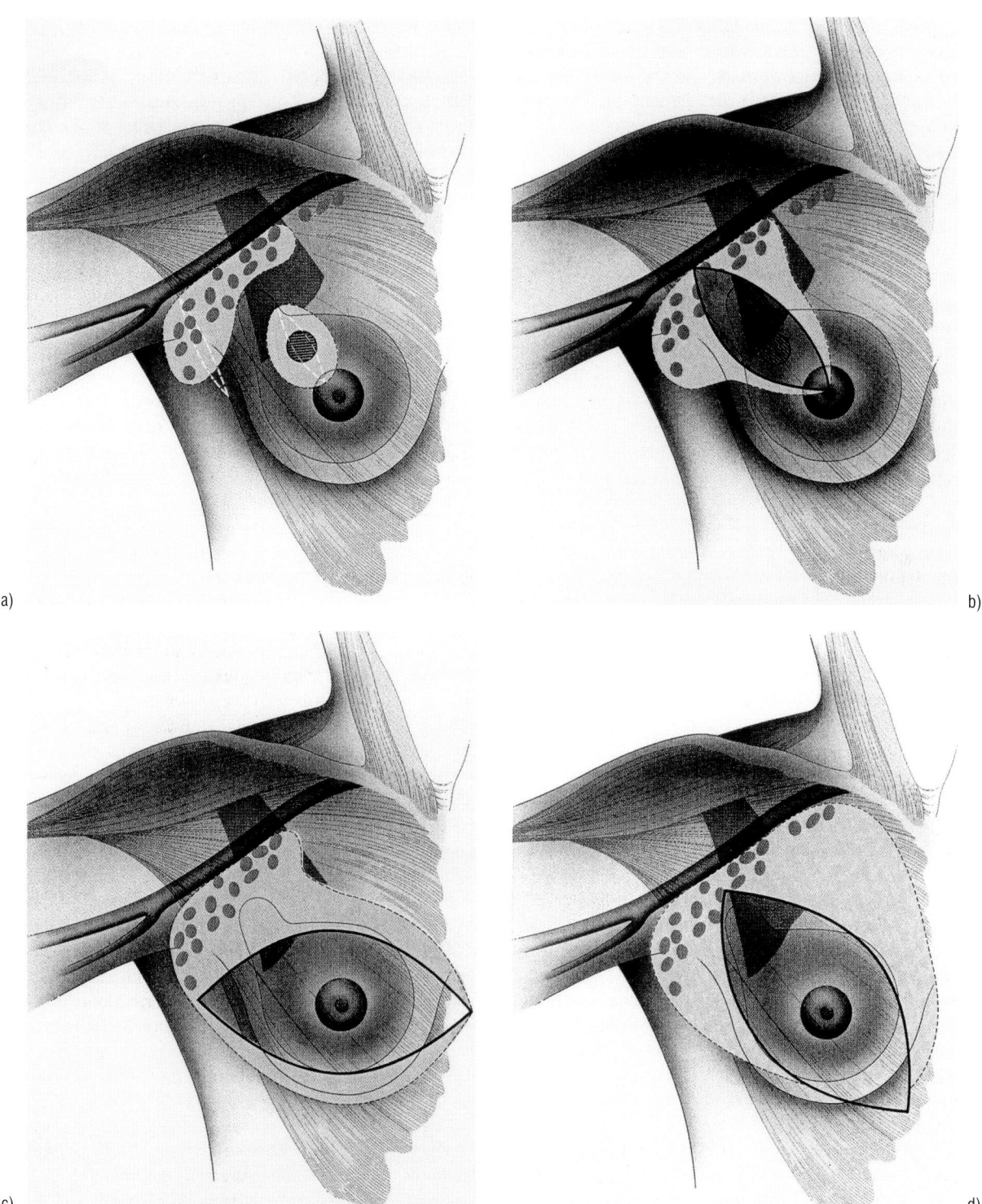

Abbildung 2. Operationsverfahren unterschiedlicher Radikalität für Mammakarzinome; nach Bastert (1989).

a) Tylektomie (Lumpektomie) mit axillärer Dissektion der Level I und II; b) Quadrantenresektion mit axillärer Dissektion der Level I und II;

c) Modifizierte radikale Mastektomie (MRM) nach Patey mit axillärer Dissektion von einer Schnittführung nach Stewart aus. Entfernt werden Brustdrüse, die darüber liegende Haut, die Pektoralisfaszie, der M. pectoralis minor, die interpektoralen Lymphknoten (Rotter) und die axillären Lymphknoten der Level I und II; d) Radikale Mastektomie nach Rotter-Halsted mit Entfernung der Pektoralismuskulatur und der axillären Lymphknoten der Level I und II.

Mit freundlicher Genehmigung aus: Wulf und Schmidt-Matthiesen: Klinik der Frauenheilkunde und Geburtshilfe, 3. Aufl., 1996 ©Elsevier GmbH, Urban und Schwarzenberg, München.

Durchführung der Axilladissektion wird aber in den letzten Jahren wegen ihrer Folgeerscheinungen zunehmend in Frage gestellt. Hinzu kommt, dass bei Erstdiagnose nur ca. 35 % der Patientinnen Lymphknotenmetastasen aufweisen, die restlichen 65 % nodal negativ sind; diese würden mit der axillären Dissektion eindeutig übertherapiert werden und nachfolgend eine ungerechtfertigte akute und chronische Morbidität erleiden. Immerhin beträgt die Langzeitmorbidität durch Lymphödeme, Bewegungseinschränkung im Schultergelenk, Dysästhesien und Schmerzsyndrome nach ALND etwa 40 % (Funke 2007). Man muss gar nicht erwähnen, dass alle Tumorcharakteristika, die zur Prognosebeurteilung und zur Indikation einer adjuvanten Behandlung erforderlich sind, mit Hilfe moderner histopathologischer, immunhistologischer und molekularer Verfahren bereits aus der Histologie des Primärtumors abzulesen sind.

Die SNB ist ein minimalinvasives Operationsverfahren, bei dem der erste das tumortragende Mammaparenchym drainierende Lymphknoten (Wächterlymphknoten, Sentinellymphknoten) mit einem bis vier weiteren benachbarten Lymphknoten entfernt und untersucht wird. Die Markierung erfolgt durch das Einbringen eines radioaktiven Tracers (an Albumin gebundenes Tc-99m), ggf. kombiniert mit Blaufarbstoff in bzw. um das Tumorareal. Nach den derzeit gültigen Leitlinien ersetzt die SNB die herkömmliche ALND, wenn die Lymphabflusswege klinisch unauffällig sind und sowohl in der Schnellschnitt-Histologie als auch der endgültigen Histologie die Sentinellymphknoten keine Tumorinfiltration aufweisen (ein ausreichend hoher Level of Evidence fehlt allerdings bisher). Korrekt indiziert und ausgeführt gibt das Ergebnis der SNB den axillären Nodalstatus mit 98–99%iger Genauigkeit wider. Studienbasiert gesichert ist seine Indikation mittlerweile bei allen invasiven Mammakarzinomen jeder Größe, auch bei Multifokalität, aber noch nicht bei Multizentrizität. Im Falle eines Tumorbefalls des SN muss nach wie vor die Achselhöhle disseziert werden. Inwieweit eine Strahlenbehandlung der Achselhöhle bei positiver SNB die ALND ersetzen kann, wie Albrecht 2002 mit einem Kollektiv älterer Patientinnen nachwies, wurde bisher noch nicht endgültig beantwortet. Eine randomisierte Studie aus dem Institut Curié (Louis-Sylvestre 2004) zeigte jedenfalls, dass die Lokalkontrolle zwar nach ALND besser war, dass sich dies aber nicht auf das Gesamtüberleben auswirkte.

Rolle der Strahlentherapie

Die Radiotherapie ist unverzichtbarer Bestandteil aller multimodalen Konzepte bei Brustkrebs in der Primärtherapie, beim Rezidiv und beim Auftreten von Fernmetastasen (Knochen, Gehirn, Lunge oder Leber); das gilt für Frauen und auch beim Mammakarzinom des Mannes.

Verbesserung der lokalen Tumorkontrolle

Primäres Ziel ist die lokale Tumorkontrolle durch Vermeidung von Rezidiven. In der Primärtherapie senkt die postoperative Strahlentherapie die lokalen Rückfälle je nach Risikoprofil bis zu 80 %, nämlich von 25–40 % ohne Radiotherapie auf 5–10 % mit Bestrahlung. Dieses prozentuale Verhältnis bleibt unabhängig von der Art des operativen Eingriffs – brusterhaltend oder nicht – gleich.

Verlängerung der Überlebenszeit

Sekundäres Ziel ist die Anhebung der Überlebensraten durch Vermeidung der aus lokoregionären Rezidiven hervorgehenden sekundären Fernmetastasen. An deren Existenz besteht heute kein Zweifel mehr (Hölzel 2001). So lag in den dänischen Studien bei 3083 Hochrisiko-Patientinnen 18 Jahre nach Mastektomie die Rate an Fernmetastasen bei 53 % gegenüber 64 % ohne postoperative Radiotherapie (Nielsen 2006). In dieselbe Richtung weisen die Metaanalysen von 13 Studien durch Gebski (2006) mit einem absoluten Überlebensgewinn zehn Jahre nach Mastektomie von 6,4 % bzw. die Early Breast Cancer Trialists' Cooperative Group 2005 (78 randomisierte Studien mit 42 000 Patientinnen) von 5,1 % bei 6097 nodal negativen und 7,1 % bei 1214 nodal positiven Frauen 15 Jahre nach brusterhaltender Therapie. Umgekehrt weisen mehrere Studien darauf hin, dass im Fall eines In-Brust-Rezidivs die Patientinnen öfter Fernmetastasen haben und das Gesamtüberleben verkürzt ist (Fortin 2006; Levitt 1996; Touboul 1997).

Darby (2005) interessierte die kardiotoxisch bedingte Letalität durch Strahlentherapie bei rechts- und linksseitigem Brustkrebs. In einer Analyse der SEER-Daten von 308 000 Patientinnen, aufgeteilt in Jahrgangskohorten, ließ sich eine auffallende Letalität bei linksseitigem Brustbefall nur in den Jahren 1973–1979 finden. Dies war eindeutig auf veraltete Orthovolt-Techniken, das direkte Aufsetzen der Bestrahlungstuben auf die Brustwand und die Lymphknotenregionen, hohe Einzeldosen, Dosisspitzen und anderes zurückzuführen. Nach 1979 war dann durch Einführung der neuen Bestrahlungstechniken das kardiale Risiko bei links- und rechtsseitigem Tumorleiden gleich und gegenüber nicht bestrahlten Patientinnen auch nicht mehr erhöht.

Beginn der Strahlenbehandlung

In der Regel beginnt die postoperative Radiotherapie nach abgeschlossener Wundheilung, spätestens jedoch sechs bis acht Wochen nach der Operation (Recht 2003, 2004). Sofern eine adjuvante Chemotherapie vorgesehen ist, kann die Strahlenbehandlung grundsätzlich auch sequenziell oder simultan erfolgen. Für gewöhnlich verabfolgt man die Strahlen- und Chemotherapie sequenziell. Theoretische Vorteile eines synchronen systemischen und lokoregionären Behandlungskonzepts bestehen darin, dass Verzögerungen onkologisch notwendiger Maßnahmen vermieden und durch die Chemotherapie eine potenzielle Radiosensibilisierung von Tumorzellen genutzt wird. Eine simultane Chemo- und Radiotherapie führt allerdings in der Regel zu höherer Toxizität und sollte deshalb individuell entschieden werden. Demgegenüber gibt es für eine simultan zur Radiotherapie laufende Hormontherapie mit Antiöstrogenen oder Aromatasehemmern keine Kontraindikationen (LOE Ia, Empfehlungsgrad A; Ahn 2005; Harris 2005; Pierce 2005; Whelan 2005).

Der optimale Zeitpunkt für den Beginn einer postoperativen Strahlentherapie ist ebensowenig festgelegt wie die optimale Sequenz von Chemo- und Strahlentherapie, nämlich durch prospektive Studien nicht ausreichend abgesichert (LOE IIIa, Empfehlungsgrad B). Immerhin zeigten aber sowohl eine randomisierte Studie als auch eine Metaanalyse der verfügbaren Publikationen, dass nach verzögertem Beginn der Radiotherapie häufiger Lokalrezidive auftraten, insbesondere, wenn die Sicherheitssäume der Tumorektomie knapp (< 2 mm) waren (Hartsell 1995; Recht 1996; Huang 2003; Hébert-Croteau 2004). Deshalb muss die geeignete Sequenz von Strahlen- und Chemotherapie interdisziplinär und individuell für jede Patientin nach dem jeweils dominierenden Rezidivrisiko getroffen werden: Ist das Rezidivrisiko eher lokoregionär oder systemisch? Auf jeden Fall ist die Strahlentherapie als erste postoperative Maßnahme indiziert bei knappen Sicherheitsabständen nach BET oder MRM, bei lokal fortgeschrittenen, exulzerierten oder die Thoraxwand infiltrierenden Karzinomen und als simultane Radiochemotherapie bei inflammatorischen Mammakarzinomen.

Derzeit wird meistens die gesamte Chemotherapie eher aus traditionellen Überlegungen heraus denn aus Praktikabilitätsgründen (z. B. nach noch nicht völlig abgeschlossener Wundheilung) an den Anfang der neoadjuvanten oder adjuvanten Maßnahmen gestellt. Dann aber vergrößern immer aggressivere und sich über einen längeren Zeitraum hinziehende Chemotherapien das offenkundige Dilemma, eine optimale, risikoadaptierte Therapiesequenz zu gestalten.

Strahlentherapie nach BET

Homogenbestrahlung der Brust

Im Rahmen der BET ist eine Homogenbestrahlung der Brust (WBI) obligat, also integraler Bestandteil des Therapiekonzepts (LOE Ia, Empfehlungsgrad A). Die Dosis beträgt 50,4 (oder 50 Gy), appliziert in fünfmal wöchentlichen Einzeldosen von 1,8 Gy (bzw. 2 Gy) am Referenzpunkt nach ICR 50. Basis ist die komplette Tumorexstirpation mit karzinomfreien Resektionsflächen (R0), da das hohe Risiko für In-Brust-Rezidive aufgrund fraglich oder eindeutig positiver Schnittränder hier selbst durch eine Erhöhung der Strahlendosis nicht vollständig ausgeglichen werden kann (LOE Ic, Empfehlungsgrad A). In zahlreichen randomisierten Studien wurde nachgewiesen, dass die brusterhaltende Operation ohne anschließende Radiotherapie mit einer Rate intramammärer Rezidive von 30–40 % belastet ist. Eine adjuvante WBI vermindert die In-Brust-Rezidivrate auf 5–10 % (u. a. Fisher 1993, 1995; Clark 1992; Rauschecker, 1998, EBCTCG 2000 und 2005) und brachte Überlebensvorteile. Auch beim Morbus Paget lassen sich langfristig hervorragende lokale Kontrollraten erzielen (Marshall 2002).

In keiner dieser Studien lässt sich ein Subkollektiv identifizieren, das nicht von einer Strahlentherapie profitiert hat. Nur bei älteren Frauen über 70 Jahre mit sehr günstigen Tumor- und Resektionskriterien (Karzinom < 2 cm, breite Schnittränder, Hormonrezeptor-Positivität) konnten Studien zeigen, dass es unter der Behandlung mit Tamoxifen auch ohne Strahlenbehandlung nur zu wenigen intramammären Rezidiven kam (Fyles 2004; Hughes 2004). Allerdings war die Nachbeobachtungszeit noch kurz (die Lebenserwartung dieser Patientinnen beträgt im Mittel noch etwa 14 Jahre), und die Nebenwirkungen, Kosten und die Zuverlässigkeit der Tamoxifen-Einnahme in dieser Altersgruppe wurden überhaupt nicht untersucht. Aus diesen Gründen wird aktuell mit ganz unterschiedlichen Studien der Frage nachgegangen, ob es tatsächlich Patientinnen mit günstigen Tumorkonstellationen gibt, bei denen man auf eine WBI zugunsten einer Bestrahlung nur des Tumorbettes (Teilbrustbestrahlung, APBI) oder auf die Strahlenbehandlung überhaupt vollständig verzichten darf. Es könnten Frauen sein mit sehr kleinen Tumoren, hohem Differenzierungsgrad (G1, G2), Hormonrezeptor-Positivität, fehlendem EIC, tumorfreier Achselhöhle und einem Alter > 35 Jahre.

Lokale Dosiserhöhung im Tumorbett (Boost)

Begründung für die umschriebene Dosiserhöhung ist die Tatsache, dass jede Tumorkontrolle einer Dosis-Wirkungs-Beziehung unterliegt und die Wahrscheinlichkeit von okkulten Tumorzellen im Bereich des ehemaligen Tumorbereichs am höchsten ist (Holland 1985; Sinn 1994). Drei randomisierte Studien zeigten, dass die Rezidivrate im oder um das Tumorbett durch eine Boostbestrahlung signifikant verringert wird (LOE Ia, Empfehlungsgrad A; Bartelink 2001; Poortmanns 2004; Romestaing 1997). Aufgrund dieser Daten wird aktuell für alle Patientinnen im Alter von 50 Jahren und jünger ein Boost mit 10–16 Gy, appliziert in fünfmal wöchentlichen Einzeldosen von 1,8–2 Gy empfohlen (LOE Ib, Empfehlungsgrad A). Im Falle einer unvollständigen Resektion (R1/R2) kann die Dosis auf 20 Gy bei gleicher Einzeldosis und Fraktionierung erhöht werden.

Für Patientinnen > 50 Jahre ist hinsichtlich des Nutzens einer Boostbestrahlung die Datenlage nicht eindeutig. Folgende Befunde signalisieren ein hohes Risiko für ein Lokalrezidiv und stellen deshalb u. U. auch bei dieser Patientengruppe eine Indikation zur lokalen Dosisaufsättigung dar, insbesondere bei knappen Resektionsrändern oder Vorliegen mehrerer Faktoren:
– Tumorgröße > 2 cm (pT2 oder cT2).
– Knappe Resektionsränder (≤ 2 mm).
– Extensive intraduktale Tumorkomponente (EIC).
– Lymphangiosis carcinomatosa.
– Malignitätsgrad III.
– Fehlende Östrogen- oder Progesteronrezeptoren.
– Multifokalität.

Inwiefern bei Patientinnen mit einem primär nicht brusterhaltend operablen Tumor, der nach neoadjuvanter Chemotherapie rezidivierte und deshalb dann doch noch organerhaltend exstirpiert wurde, eine Boostbestrahlung von Vorteil ist, hat man noch nicht untersucht, doch darf dies angenommen werden.

Teilbrustbestrahlung (APBI)

Teilbrustbestrahlungen sind für gewöhnlich dosisakzelerierte, also zeitlich auf wenige Stunden oder Tage verkürzte Bestrahlungen (accelerated partial breast irradiations APBI). Sie werden in jüngerer Zeit vielerorts als Alternative zur Homogenbestrahlung der Brust für Patientinnen diskutiert, die in den verbliebenen Quandranten des Drüsenparenchyms, also außerhalb des Tumorsegments, ein vermutlich nur geringes Rückfallrisiko haben. Folgende Methoden kommen in Betracht (Übersicht bei Sauer 2005): interstitielle Multikathetertechnik im Afterloading-Verfahren (weltweit die größten Erfahrungen), 3-D-konformale perkutane Radiotherapie, Ballon-Katheter-Technik (MammoSite™), intraoperative Bestrahlungen mit Elektronen (IOERT) oder 50-kV-Röntgenstrahlen (Intrabeam™) (Abbildung 3).

Die Teilbrustbestrahlung als Alternative zur Homogenbestrahlung des Restdrüsenkörpers ist explizit noch experimentell und als Therapieversuch einzustufen; sie darf nur im Rahmen sorfältig geplanter prospektiver Studien angewandt werden (Sauer 2006, 2007; Sautter-Bihl 2007). Wichtig ist in diesem Zusammenhang, sich bewusst zu sein, dass Rezidive des Mammakarzinoms u. U. erst nach mehreren Jahren auftreten, vor allem nach einer adjuvanten Chemo- und Hormontherapie. Deshalb verbietet sich bei heute noch viel zu kurzen Nachbeobachtungszeiten eine abschließende Beurteilung der veröffentlichten Fallsammlungen und laufenden Studien. Patientinnen mit dem Wunsch nach einer Teilbrustbestrahlung müssen hierauf hingewiesen werden und auf das unkalkulierbare Risiko bei ungeprüftem zu frühen Einsatz der Verfahren der APBI.

Zielvolumina und Bestrahlungstechnik

Zielvolumina

Das klinische Zielvolumen (CTV) umschließt die gesamte Brustdrüse. Um Bewegungs- und Lagerungsunsicherheiten zu berücksichtigen, wird zur Generierung des Planungszielvolumens (PTV) allseits ein Sicherheitssaum von 1,0–1,5 cm hinzugefügt. Der unumgänglich mitbestrahlte Lungensaum sollte < 2 cm sein. Zum Anschluss an das PTV des supraklavikulären Lymphabflusses sollte die kraniale Feldgrenze durch den medialen Anteil des zweiten Interkostalraums verlaufen.

Das CTV des Boosts umfasst das Tumorbett bzw. die Operationshöhle mit einem Sicherheitssaum, dessen

Breite nicht festgelegt ist und dementsprechend kontrovers diskutiert wird. Holland (1985) fanden ≥ 3 cm vom Tumor entfernt immer noch vereinzelte okkulte Tumorzellen. Im EORTC-Boost-Trial (Bartelink 2001) waren nach R0-Resektion 1,5 cm und nach R1-Resektion 3 cm als Sicherheitssaum vorgeschrieben unter Ausschluss von Haut, Muskeln und Rippen; wir entscheiden uns gewöhlich für 2 cm Brustgewebe. Zur Lokalisation des Tumorbettes dient die Zusammenschau von Tastbefund, Lokalisation der Narbe, präoperativer Mammographie, postoperativem Ultraschall und Planungs-CT. Eine Orientierungshilfe kann auch die intraoperative Markierung mit Titanclips an der Thoraxwand sein. Nach onkoplastischen Operationen lässt sich die ursprüngliche Lage des Tumorbettes häufig nicht mehr sicher identifizieren; dann muss das Boost-Volumen großzügiger bemessen werden.

Technik und Dosierung

Die Patientin liegt zur Bestrahlung auf dem Rücken mit erhobenem(n) und abgewinkeltem(n) Arm(en). Die Bestrahlungsplanung stützt sich auf die in Bestrahlungsposition angefertigte Coputertomographie (CT). Die konventionelle (mit einem Therapiesimulator) oder virtuelle (mit CT-) Simulation der Felder und ihre wöchentliche Kontrolle und Dokumentation sind verpflichtend.

Die Therapie der Brust bzw. Thoraxwand erfolgt in der Regel über Einzel-Stehfelder mit Linac-Photonen, selten auch noch mit Telekobalt (80 cm Fokus-Achs-Abstand). Zur Optimierung und Homogenisierung der Dosisverteilung dient die 3-D-Planung. Die Einzeldosis von 1,8 (oder 2 Gy), spezifiziert auf den Referenzpunkt (RP) nach ICRU 50/62, wird fünfmal wöchentlich bis zu einer Gesamtdosis von 50,4 (bzw. 50) Gy appliziert (LOE Ib, Empfehlungsgrad A, Whelan 2000). Die Dosisinhomogenität sollte allenfalls –5 % bis +7 % betragen. Geringe Abweichungen sind im Einzelfall, insbesondere bei Kobalt-60-Strahlung, nicht immer zu vermeiden.

Die örtliche Dosiserhöhung (Boost) kann mit Teletherapie (Linac-Elektronen oder -Photonen), Brachytherapie (z. B. Multikatheter-Technik mit HDR, PDR oder LDR) oder intraoperativen Techniken (z. B. Linac-Elektronen, IOERT) erfolgen. Offensichtlich besteht hinsichtlich lokaler Tumorkontrolle, Toxizität und Kosmesis kein Unterschied (Poortmanns 2004).

In der Regel „boostet" man, der einfacheren Handhabung wegen, mit Linac-Elektronen. Hierbei liegt der RP für die Dosisangabe im Maximum der Tiefendosisverteilung. Das PTV hat mindestens von der 80-%-Isodose umschlossen zu sein. Aktuell wird für alle Patientinnen im Alter von 50 Jahren und jünger ein Boost mit 10–16 Gy, appliziert in fünfmal wöchentlichen Einzeldosen von 1,8–2 Gy empfohlen (LOE Ib, Empfehlungsgrad A). Im Falle einer unvollständigen Resektion (R1/R2) kann die Dosis bei gleicher Einzeldosis und Fraktionierung auf 20 Gy erhöht werden. Für interstitielle Techniken gelten dieselben Dosisempfehlungen. Wenn PDR- oder LDR-Verfahren (40–100 cGy/h) nicht zur Verfügung stehen, können die 20 Gy auch mit HDR fraktioniert gegeben

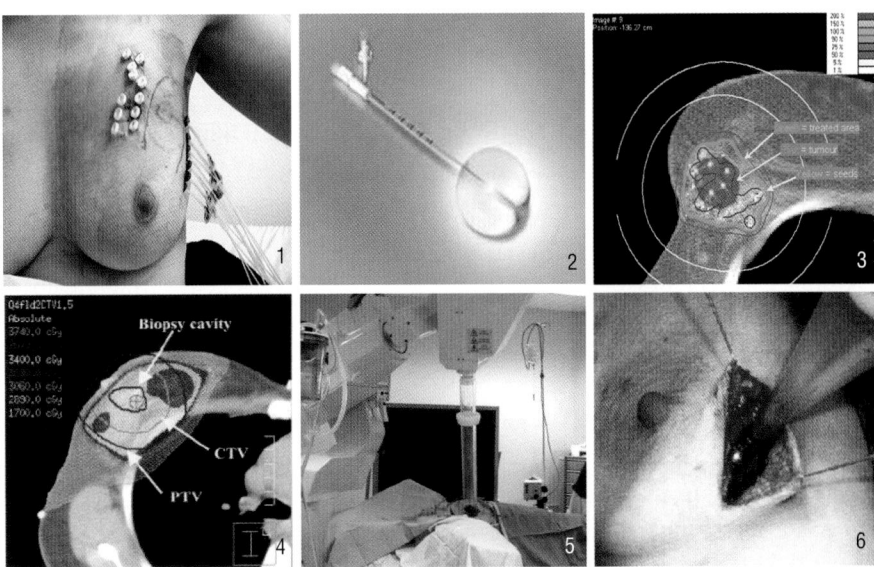

Abbildung 3. Techniken der Teilbrustbestrahlung (APBI). Von links oben nach rechts unten (1) Multikathetertechnik, (2) intrakavitäre Ballontechnik (MammoSite® von Proxima), (3) Dosisverteilung MammoSite® (cave Hautbelastung), (4) Zielvolumendefinition bei der kleinvolumigen, perkutanen 3-D-Bestrahlung mit Linac-Photonen, (5): intraoperative Elektronenbestrahlung (IOERT) Novasco/Milano, (6) Intrabeam® von Zeiss: intrakavitärer Applikator für 50-kV-Röntgenstrahlen.

werden; dies erfordert allerdings einen stationären Krankenhausaufenthalt (Übersicht bei Sauer 2006).

Strahlentherapie nach Mastektomie

Die Notwendigkeit der adjuvanten Radiotherapie nach radikaler Mastektomie (PMRT) war über Jahrzehnte Gegenstand kontroverser Diskussionen. Diese sind inzwischen weitgehend beigelegt, jedenfalls wissenschaftlich argumentativ. Eine Reihe sorgfältig an großen Patientenzahlen durchgeführter Studien (Diab 1998; Overgaard 1997, 1999; Ragaz 1997, 2005; Gebski 2006) und Metaanalysen, zunächst aus 18 prospektiven Studien, 2005 sogar aus 78 Studien (EBCSG 2005), haben die Wende gebracht. Sie belegen, dass eine PMRT der Thoraxwand und der Lymphabflussgebiete in Kombination mit einer systemischen Therapie die lokoregionäre Rezidivrate signifikant senkt und sowohl das krankheitsfreie als auch das Gesamtüberleben der Patientinnen verbessert (odds ratio 0,83; 95 % CI 0,74–0,94; p < 0,004). Entsprechend wurden von der Konsensus-Konferenz der Deutschen Gesellschaft für Senologie im Jahre 2000 absolute und relative Indikationen zur adjuvanten PMRT definiert (Sauer 2001) und in die aktuellen Empfehlungen der S3-Leitlinie der DKG und AWMF übernommen (Kreienberg 2004; Sauer 2006; Sautter-Bihl 2008). Die Indikationen zur PMRT entsprechen nach Grundsatz und Sinn also weitgehend denjenigen für die BET.

Gesicherte Indikationen:
– Tumorkategorie pT3 und pT4 (LOE IIa, Empfehlungsgrad A).
– Inflammatorisches Mammakarzinom.
– > 3 befallene axilläre Lymphknoten (pN2a) (LOE Ia, Empfehlungsgrad A).
– R1- oder R2-Resektion (LOE Ia, Empfehlungsgrad A).
– 1–3 befallene Lymphknoten (LOE Ia, Empfehlungsgrad 0).

Fakultative Indikationen:
(besonders bei Kombination von mehreren dieser Faktoren, Empfehlungsgrad C)
– Alter > 40 Jahre.
– Lymphangiosis carcinomatosa oder Hämangiosis carcinomatosa.
– pT2 (< 3 cm).
– Graduierung G3.
– Multizentrizität und Mulifokalität.
– Infiltration der Pektoralisfaszie oder Sicherheitsabstand von < 5 mm.

Auf der Basis der vorliegenden Literaturdaten (Clarke 2005; Fortin 2006; Peto 2006; Recht 2001) empfahl die DEGRO bis Frühjahr 2008 auch den Patientinnen mit einem bis drei tumorbefallenen Achsellymphknoten (LK) die PMRT mit einem LOE von IIb und Empfehlungsgrad B, außerdem den Frauen, die jünger als 40 Jahre alt sind (LOE IIc, Empfehlungsgrad C). Neuerdings verdeutlichte sich aber die Datenlage zum Nutzen der PMRT für Frauen mit einem bis drei befallenen LK so zwingend, dass die DEGRO die PMRT bei diesen Fällen als obligatorisch betrachtet und nicht mehr nur als optional (LOE Ia). Die EBCTCG veröffentlichte schon mit ihrer letzten Metaanalyse (Clarke et al. 2005) eine Reduktion der Sterblichkeit um absolut 4,4 % nach 15 Jahren für Patientinnen mit einem bis drei befallenen LK. Die Lokalrezidivrate betrug nur 5,3 % nach PMRT, verglichen mit 24,3 % ohne. Die neueste Subgruppenanalyse der dänischen Brustkrebs-Studiengruppe (Overgaard 2007) erbrachte bei dieser Tumorkonstellation einen Überlebensgewinn für 9 % der Patientinnen nach 15 Jahren (57 % vs. 48 %). Interessanterweise entspricht dieser absolute Gewinn genau dem von Frauen mit vier und mehr beteiligten LK nach PMRT (21 % vs. 12 %). Dasselbe Ergebnis findet man auch im sog. British Columbia Trial (Ragaz 2005). So lauten nun mehrere internationale Leitlinienempfehlungen, dass auch dieser Patientinnengruppe mit einem bis drei befallenen LK die PMRT zugute kommen sollte (NCCN 2007, 2008; NHMRC 2008; Peto 2006; Truong 2004, 2005). Kürzlich fasste Marks (2008) in einem Editorial die aktuelle Datenlage so zusammen, dass die Unterscheidung von Patientinnen mit > 3 LK von solchen mit einem bis drei LK arbiträr sei und es deshalb an der Zeit sei „to end the debate".

Vorgehen nach Rekonstruktion der Brust

Brustrekonstruktionen erfolgen mit alloplastischem (z. B. Silikon-Gel) oder autologem Material (M.-latissimus-dorsi-Lappen oder M.-rectus-abdominis-Lappen, transversal abdominis muscle TRAM). Hinsichtlich des kosmetischen Resultats und von postoperativen Komplikationen sind autologe den allogenen Verfahren überlegen (LOE V; Halyard, 2004; Anderson 2004; Chawla 2002; Rogers 2002). Eine Radiotherapie kann den Heilungsverlauf komplizieren, insbesondere durch Kapselfibrose bei Verwendung von alloplastischem Material.

Die optimale Reihenfolge von Rekonstruktion und Strahlentherapie ist nicht festgelegt, wohl auch bei den einzelnen Rekonstruktionsverfahren uneinheitlich. Immerhin gibt es Hinweise, dass im Hinblick auf das kosmetische Ergebnis und Komplikationen eine Rekonstruktion einige Wochen nach abgeschlossener Radiotherapie günstig ist. Insbesondere bei Verwendung von alloplastischem Material sollte auf ein längeres Intervall zwischen Radiotherapie und Rekonstruktion geachtet werden (LOE V; Kronowitz 2004; Barreau-Pouhaer 1992; Spear 1998; Tran 2001). Eine Augmentationsplastik muss vor einer Radiotherapie nicht zwingend entfernt werden. In der Rezidivsituation ist auch nach sekundärer Mastektomie und vorausgegangener Strahlentherapie eine sofortige autologe Rekonstruktion möglich, ohne ein wesentliches Komplikationsrisiko einzugehen (Anderson 2004; Chawla 2002; Disa 2003; Moran 2000).

Zielvolumen und Bestrahlungstechnik

Zielvolumen

Das Planungszielvolumen umschließt die Thoraxwand, die von der abladierten Brust vormals bedeckt worden war, einschließlich Ablationsnarbe und Sicherheitssaum. Die kranialen und kaudalen Feldgrenzen orientieren sich an der Größe und Lage der kontralateralen Brust: Die kaudale Feldgrenze verläuft etwa 1,5 cm unterhalb der ehemaligen Submammärfalte. In der Tiefe sollte das Zielvolumen wohl die gesamte Thoraxwand, aber nicht mehr als 2 cm Lungensaum erfassen.

Bestehen kleinvolumige Risikoareale, z. B. fraglich tumorfreie Resektionsränder (RX), R1-Resektionen, lokalisierbare Tumorinfiltration der Pektoralisfaszie, Pektoralismuskulatur oder Thoraxwand, kann die Indikation für einen Boost bestehen. Das Problem besteht in erster Linie in der Lokalisierbarkeit dieser Risikobereiche, wenn sie nicht intraoperativ mit Clips markiert worden sind.

Technik und Dosierung

Lagerung der Patientin, Strahlenqualität, Einzel- und Gesamtdosis entsprechen denen bei der Homogenbestrahlung der Brust im Rahmen der BET. Die Boostdosis kann kleinvolumig über tangentiale Photonenfelder oder mit Elektronen gegeben werden. Im letzteren Fall muss die Dicke der Brustwand in allen Bereichen des PTV mit Ultraschall oder Computertomographie zuverlässig ausgemessen werden, um eine relevante Mitbestrahlung von Lungengewebe infolge einer zu hoch gewählten Elektronenergie zu vermeiden. Außerdem stellt gewebeäquivalentes Bolusmaterial, auf welches der Elektronentubus aufgesetzt wird, die ausreichende Dosis in der Haut sicher.

Radiotherapie der Lymphabflussgebiete

Die Effektivität einer Radiotherapie der Lymphabflussgebiete zur Vermeidung von regionären Rezidiven axillär, parasternal und supraklavikulär ist seit langem belegt (Recht und Hayes 1987; Monyak und Levitt 1989; 38-jährige eigene Beobachtungen). Doch besteht wegen des Mangels an prospektiven Studien noch Unklarheit, ob für die Patientinnen durch die Bestrahlung der Lymphabflussgebiete auch ein Überlebensgewinn erreichbar ist. Positiv ist bisher lediglich die Beobachtung, dass in Studien, die durch eine zusätzliche PMRT zur adjuvanten Chemo- oder Antiöstrogentherapie einen Überlebensvorteil nachwiesen, die Lymphabflussgebiete bestrahlt wurden (Clark 2005; Nielsen 2006; Peto 2006; Ragaz 2005). Entsprechendes gilt für die Studien aus Oslo und Stockholm, die weniger Fernmetastasen aufwiesen (Auquier 1992). So bleibt die Indikation zur Lymphabflussbestrahlung weiterhin eine individuelle Entscheidung (NCCN 2007; NCCN 2008; NHMRC 2001; Recht 2001; SIGN 2005; Truong 2004).

Parasternale Lymphknoten

Die Radiotherapie der Mammaria-interna-Lymphknoten-Kette (IMC) wird nicht mehr generell empfohlen, es sei denn, die Knoten sind klinisch oder pathologisch befallen (LOE IIIb, Empfehlungsgrad D). Die Inzidenz von okkulten IMC-Lymphknotenmetastasen liegt offenbar deutlich unter der von Achselhöhlen-Metastasen. Da zwar ein Vorteil durch die Bestrahlung der IMC nach wie vor zu erwarten, aber mit prospektiven Studien noch nicht zweifelsfrei belegt ist, wird die Bestrahlung der IMC heute individuell entschieden.

In der älteren Literatur sah man die Bestrahlung der IMC positiver. So wurde hier durch die Bestrahlung nach erweiterter radikaler Mastektomie die Lokalrezidivrate von 12 % auf 0 % gesenkt, allerdings ohne Einfluss auf die Fünfjahres-Überlebensrate (Yamashita 1996). Für Patientinnen mit medialem Tumorsitz reduzierte die IMC-Strahlenbehandlung das Risiko für eine Fernmetastasierung (Le 1991). Bei zentralem und medialem Tumorsitz zeigten außerdem die Stockholm-Studien (Rutqvist 1989) und die Daten aus Villejuif (Arriagada 1988) nach IMC-Bestrahlung einen signifikanten Überlebensvorteil bei axillärem Lymphknotenbefall. Eine relative Indikation für die IMC-Bestrahlung ergibt sich zudem aus der bevorzugten Metastasierung der Tumoren aus den inneren Quadranten und der Zentralregion in dieses Gebiet.

Nicht wenige Zentren betrachten bei einem Befall von > 3 axillären Lymphknoten die Mitbestrahlung der ipsilateralen IMC als sicher indiziert und bei einem bis drei Lymphknoten als ratsam, und zwar unabhängig von der Lokalisation des Primärtumors. In Erlangen konnte auf diese Weise die bekannt insgesamt schlechtere Prognose der medial und zentral gelegenen Tumoren ausgeglichen werden, es ergab sich also zwischen diesen und denen in den lateralen Quadranten kein prognostischer Unterschied mehr (Grabenbauer 2004).

Zielvolumen und Bestrahlungstechnik
– Zielvolumen
  Das PTV umschließt das ipsilaterale Lymphabflussgebiet entlang der IMC in den ersten vier Interkostalräumen mit einem Sicherheitssaum von 1 cm. Die erhebliche Variabilität der LK-Lokalisation nach lateral (bis 6 cm) ist zu beachten. Eine Mitbestrahlung der kontralateralen LK wird in der Regel nicht empfohlen.
– Technik und Dosierung
  Lagerung der Patientin, Strahlenqualität, Einzel- und Gesamtdosis entsprechen denen bei der Homogenbestrahlung der Brust im Rahmen der BET. Bezogen auf den Referenzpunkt, der im Bereich der A. mammaria interna liegt, beträgt die Einzeldosis 1,8–2 Gy, eingestrahlt in fünf Fraktionen pro Woche bis 50,4 bzw. 50 Gy Gesamtdosis. Zur optimalen Schonung von Herz und Lunge muss die Dosisverteilung 3-D-geplant werden. An den meisten Institutionen hat sich die Kombination von Elektronen und Photonen durchgesetzt. Die Exposition des Herzens sollte 30 Gy in allenfalls 30 % des Herzvolumens nicht überschreiten; nach Vorbehandlung mit kardiotoxischen Substanzen, z. B. Anthrazyklinen, oder kardialen Vorerkrankungen muss die Dosis auf 20 Gy zurückgenommen werden (Sauer 2006).

Axilläre und supraklavikuläre Lymphknoten

Eine Strahlenbehandlung der supraklavikulären Lymphknoten einschließlich der infraklavikulären LK (bzw. des Levels III der Axilla) wird empfohlen, wenn sie metastatisch befallen sind oder besondere Risiken für einen okkulten Befall bestehen, insbesondere bei folgenden Konstellationen:
– Axillärer Lymphknotenbefall (obligatorische Bestrahlung bei > 3 LK (LOE IIa, Empfehlungsgrad B)).
– Befall des axillären Levels III (LOE IIIb, Empfehlungsgrad B).
– Indikation zur Bestrahlung der Achselhöhle (LOE IIIb, Empfehlungsgrad B).

– Indikation zur Bestrahlung der parasternalen LK (relative, kontrovers diskutierte Indikation).

Eine Strahlenbehandlung der axillären Lymphknoten ist im Allgemeinen nicht indiziert, da axilläre Lymphknotenrezidive selten sind und die Strahlentherapie die Rate an postoperativer Langzeitmorbidität (durch Lymphödeme, Bewegungseinschränkung und Dysästhesien), die mit bis zu 40 % angegeben wird (Funke 2007), noch weiter erhöhen kann. Immerhin treten nach lege artis durchgeführter Axilladissektion der Level I und II nur in 1–3 % regionäre Rezidive auf (Gerard 1985). Eine relative Indikation zur Achselhöhlenbestrahlung besteht:
– Im Falle von Residualtumor in der Achselhöhle (LOE IIb, Empfehlungsgrad A). Eine solche R1- oder R2-Resektion ist aber ein seltenes Ereignis.
– Nach inkompletter (< 10 LK) oder wegen Patientinnenwunsch trotz positiver SN-Biopsie überhaupt nicht erfolgter axillärer Dissektion (LOE IIIb, Empfehlungsgrad A).
– Nach histologisch nachgewiesenem Kapseldurchbruch (extracapsular tumor spread), sehr ausgedehnter LK-Metastasierung, Lymphangiosis carcinomatosa, Blutgefäßbeteiligung. Diese Indikation kann u. U. sinnvoll sein, insbesondere wenn nur inkomplett disseziert wurde, ist aber trotzdem umstritten.

Die Indikation zur Strahlentherapie der Achselhöhle orientiert sich grundsätzlich an den individuellen operativen Gepflogenheiten vor Ort und muss interdisziplinär besprochen werden. Andererseits ist die Strahlentherapie bei Vorliegen eines cN0-Status eine wirkliche Alternative zur Axilladissektion, weil die lokale Tumorkontrolle auch langfristig absolut gleich ist, aber eine deutlich geringere Morbidität hinterlässt (Albrecht 2002). Doch rechtfertigt eine unterlassene Axilladissektion wegen negativer SNB nicht eine postoperative Bestrahlung der Achselhöhle (LOE Ib, Empfehlungsgrad A).

Zielvolumen und Bestrahlungstechnik
– Zielvolumen
  Das PTV für den supraklavikulären Lymphabfluss umfasst die supraklavikulären Lymphknoten und die axillären im Level III mit einem Sicherheitssaum von 1–2 cm. Das PTV des axillären Lymphabflusses sind die Level I und II mit einem Sicherheitssaum von 1–2 cm.
– Technik und Dosierung
  3-D-Planung ist wünschenswert, aber nicht obligat. Dabei liegt der Referenzpunkt (RP) bei Bestrahlung der Supraklavikularregion unmittelbar hinter A. und V. subclavia, bei Bestrahlung der Achsel-

höhle zwischen den LK-Level I und II. Werden einfachere Techniken gewählt, z. B. die Bestrahlung beider Zielvolumina isozentrisch über opponierende Stehfelder, liegt der RP im Zentralstrahl in Körpermitte. Dabei sind die unterschiedlichen Durchmesser von Supraklavikular- und Axillarregion zu beachten. Dies sollte nicht einfach nur durch die numerische Angabe einer supraklavikulären Stopdosis geschehen, sondern auch die größere biologische Wirkung der höheren Einzeldosis muss hier berücksichtigt werden, um Strahlenspätschäden am Plexus brachialis zu vermeiden. Wird nur die Supraklavikulargrube bestrahlt, liegt der RP, abhängig von der individuellen anatomischen Konfiguration, 3–5 cm unter der Körperoberfläche, d. h. in der Verlaufsebene der A. und V. subclavia. Die Dosis am RP beträgt 50,4 Gy bzw. 50 Gy mit Einzeldosen von 2 Gy. Liegt ein besonders hohes Risiko für supraklavikuläre Metastasen vor, z. B. bei massivem axillären Lymphknotenbefall, kann sie auf 56 Gy erhöht werden. Hierbei nimmt man eine Toleranzdosis (TD$_{5/5}$) für den Plexus von 56–60 Gy an bei einer täglichen Fraktionsdosis von 1,8–2 Gy. Diese Einzeldosis sollte 2 Gy niemals überschreiten, wenn man nicht die Gesamtdosis entsprechend reduziert, was im Hinblick auf eine vergleichbare Antitumorwirkung nicht ganz simpel ist.

Alleinige Strahlentherapie

Die alleinige Radiotherapie des Mammakarzinoms ohne vorherige Operation ist nur dann indiziert, wenn ein operativer Eingriff aus internistischen oder persönlichen Gründen kontraindiziert ist. Das Fünfjahresüberleben dieser Patientinnen soll lediglich 10–25 % betragen. Die schlechte Prognose ist verständlicherweise der negativen Patientinnenauswahl anzulasten, nicht aber dem Verfahren an sich. Vielmehr spricht gegen die alleinige Radiotherapie die meistenteils schlechtere Kosmesis durch die im Vergleich zur postoperativen Radiotherapie erforderliche höhere Strahlendosis von 65–70 Gy. Es besteht bei sequenzieller Chemo- und Radiotherapie eine signifikante Differenz bei der mittleren Überlebenszeit, abhängig vom Tumoransprechen: nach CR 45 Monate, PR und NC 38 Monate. Die Gesamt-Ansprechrate betrug über 90 % (Petera 2001).

Vorgehen nach neoadjuvanter Chemotherapie

Die neoadjuvante Chemotherapie des invasiven Mammakarzinoms war bis vor kurzer Zeit wenigen etablierten Indikationen vorbehalten, nämlich primär inoperablen, weil weit fortgeschrittenen Karzinomen. Sie sollen durch eine Chemotherapie in einen überhaupt erst operablen bzw. bestrahlbaren Zustand gebracht werden. Eine andere Indikation stellen Karzinome dar, welche aufgrund ihres ungünstigen Risikoprofils (Her-2/neu-Überexpression, Basalzelltyp) einer zügigen Systemtherapie bedürfen. Eingesetzt werden vorzugsweise Anthrazyklin-haltige Polychemotherapien und Aromatasehemmer (TAC, FEC, FAC, Letrozol), womit 50–80 % der Fälle klinisch remittieren, in 5–10 % sogar komplett. Diese Patientinnen scheinen mit einem Überlebensvorteil gegenüber solchen mit einer nur partiellen Remission zu profitieren, sie haben also die prognostisch günstigeren Karzinome. Da es dabei in 15–25 % auch zu einem Downstaging des axillären Nodalstatus kommt (Fisher 1977) mit 30 % bis 60 % histologisch tumorfreien Lymphknoten, muss prätherapeutisch der initiale axilläre Nodalstatus bekannt sein; hieraus leitet sich ja die Indikation zur Bestrahlung des Lymphabflusses ab.

Ob nach Abschluss einer primären Systemtherapie brusterhaltend vorgegangen werden kann oder nicht, hängt vom Ausgangsbefund und der Remissionsqualität ab. In jedem Fall muss aber radiotherapiert werden (LOE Ib, Empfehlungsgrad B). Technik und Dosierung richten sich am Vorgehen nach BET bzw. Mastektomie aus. Risikobereiche werden über die Basisdosis von 50 Gy hinaus mit 10 oder 20 Gy kleinvolumig geboostet, jeweils fünfmal wöchentlich in Einzelfraktionen von 1,8–2 Gy.

Auch Frauen mit Tumoren, die wegen ihrer Größe primär nicht für eine brusterhaltende Therapie infrage kommen, werden neuerdings systematisch einer neoadjuvanten Chemotherapie unterzogen, wobei in der Regel wenigstens ein Downsizing, oft auch eine komplette Remission erreicht und damit die Resektabilität verbessert wird (Veronesi 1995). Die Amerikaner untersuchten in der NSABP-B18-Studie (Fisher 1977) den Wert dieses Downsizings infolge neoadjuvanter Chemotherapie durch einen Vergleich mit den Resultaten einer herkömmlichen adjuvanten Chemotherapie. Der Anteil brusterhaltender Operationen war natürlich in der neoadjuvant behandelten Gruppe deutlich größer, aber sonst ergab sich bezüglich Rezidivfreiheit und Gesamtüberleben kein Unterschied. Nach wie vor wird übrigens die Wahl des Resektionsvolumens nach primärer Systemtherapie kontrovers diskutiert. Orientiert man sich nämlich dabei an den neuen Tumorgrenzen, wird die höhere Rate an brusterhaltenden Operationen u. U. durch ein gesteigertes Risiko für In-Brust-Rezi-

dive erkauft. Daraus ergäbe sich folgerichtig die Indikation einer kleinvolumigen Dosisaufsättigung
(Boost) auf das Tumorbett. Gegenwärtig sind verschiedene Studien mit einer dosisintensivierten neoadjuvanten Chemotherapie aktiv, ohne bisher aber
außer signifikant gesteigerten Remissionsraten eine
günstige Auswirkung auf das Überleben zeigen zu
können.

Inflammatorisches Mammakarzinom

Das klinische Bild prägen entzündungsähnliche Zeichen, wie Rötung, Schwellung, Verdickung der Haut
und Hitzegefühl. Da es sich um eine primär von den
Lymphgefäßen ausgehende Erkrankung handelt, ist
häufig innerhalb des Prozesses gar kein umschriebener Tumor palpabel. Histologisch findet man im
kutanen Lymphsystem Tumoremboli. Die Prognose
war mit einer Dreijahres-Überlebensrate von ca.
40 % sehr ungünstig.

Mit Einführung der Chemotherapie kam es zu einer
drastischen Anhebung der Überlebensraten um 30–
40 % nach fünf Jahren. Die Intensität der Polychemotherapie scheint einen unmittelbaren Einfluss
auf Remissionsqualität und das Überleben zu haben
(Rouesse 1986), sodass längere Zeit die Standardbehandlung in einer aggressiven neoadjuvanten Chemotherapie, z. B. mit 5-Fluorouracil, Adriamycin,
Cyclophosphamid (FAC) oder 5-Fluorouracil,
Epirubicin, Cyclophosphamid (FEC) bzw. TAC,
bestand (LOE IV, Empfehlungsgrad B). Dann folgte
üblicherweise die Mastektomie (ältere Literatur,
fast ausschließlich aus den 70er und 90er Jahren).
Hochdosis-Chemotherapien mit Stammzell-Support
erreichten zwar zusätzlich höhere Ansprechraten,
konnten aber den Gesamtverlauf wegen der hohen
therapiebedingten Toxizität nicht verbessern. Insbesondere wurde durch alle intensivierten und frühzeitig eingesetzten Chemotherapien zwar häufiger
Operabilität erreicht, doch die lokale Tumorkontrolle nur gerinfügig verbessert. Hier kann die lokoregionäre Radiotherapie einen entscheidenden Beitrag leisten.

Die Radiotherapie im simultanen oder sequenziellen
Ansatz als Radiochemotherapie muss unverzüglich
der Induktions-Chemotherapie folgen. Auch, wenn
mit der Chemotherapie eine gute Remission erreicht
wurde und nicht erst im Falle eines großflächigen
Rezidivs, bei dem der Gynäkologe nicht mehr weiter
weiß, was man noch häufig beobachtet. Die Strahlenbehandlung sollte hyperfraktioniert akzeleriert erfolgen bis zu einer Gesamtdosis von 50 Gy, ggf. mit einer

lokoregionären, kleinvolumigen Dosiserhöhung bis
20 Gy (Untch 2001). Diese Empfehlung leitet sich
u. a. von der Studie der Arbeitsgruppe um Liao
(2000) her, die nach neoadjuvanter Chemotherapie
und Mastektomie durch eine hyperfraktionierte
Strahlentherapie Fünf- und Zehnjahres-Kontroll-
werte von 73,2 % bzw. 67,1 % erreichten. Die Tumorfreiheit betrug dabei 32 % und 28,8 %. Eine Dosiseskalation auf 66 Gy ermöglichte sogar eine lokale
Tumorkontrolle von 84,3 % nach fünf und 77 % nach
zehn Jahren. Die Verträglichkeit war nach Angabe
der Autoren gut, die lokalen Nebenwirkungen seien
nicht verstärkt gewesen.

Der Weg in die Zukunft führt mit Sicherheit über
eine frühzeitige simultane Radiochemotherapie als
geplantes Neoadjuvanz vor der Mastektomie. Ohne
die RCT fand man nämlich bisher regelhaft noch
residuelles inflammatorisches Karzinom im Operationspräparat. Es ist zu hoffen, dass prospektive
Studien sich dieses Therapieansatzes vermehrt
annehmen. Eine brusterhaltende Therapie wird
aber trotzdem beim inflammatorischen Mammakarzinom nicht möglich sein. Bei derartigen Behand-
lungsversuchen waren selbst nach kompletter
Remission die Lokalrezidive häufig und dann nicht
mehr zu beherrschen.

Duktale Carcinomata in situ (DCIS)

Die duktalen Carcinomata in situ (DCIS) stellen
pathomorphologisch und genetisch eine heterogene
Gruppe neoplastischer intraduktaler Proliferationen
dar. Die WHO charakterisiert sie als „erhöhte Proliferation duktaler Epithelien mit geringen bis hochgradigen zytologischen Atypien sowie einer inhärenten, aber nicht obligaten Tendenz zur Progression
in ein invasives Karzinom. 30–50 % von ihnen entwickeln im Verlaufe von zehn Jahren ein invasives Karzinom (Bratthauer 2002; Collins 2005). Somit handelt
es sich um fakultative Präkanzerosen für invasive
Mammakarzinome. Ihre praktische Bedeutung
nimmt zu, weil sie mit verbessertem Screening zunehmend häufiger diagnostiziert werden; inzwischen
machen sie bereits 20–30 % aller Mammakarzinome
aus.

Der Nachweis einer Mikroinvasion kann gelegentlich
schwierig sein. So gibt es u. a. selten invasive Mammakarzinome, die morphologisch wie ein DCIS
wachsen („reverse carcinomas") und deshalb irrtüm-
lich als DCIS klassifiziert werden. Dasselbe Problem
kann sich beim okkulten Mammakarzinom stellen,
bei dem in 21 % der Fälle lediglich ein DCIS gefun-

den wird (WHO 2003; Rosen und Kimmel 1990). Treten bei duktalen In-situ-Karzinomen Rezidive auf, sind es bereits bei der Hälfte von ihnen invasive Karzinome.

Prinzipiell unterscheidet sich die Behandlung der DCIS nur in wenigen Punkten von derjenigen der invasiven Mammakarzinome:
– Nach Mastektomie und R0-Resektion ist eine postoperative Strahlentherapie nicht indiziert.
– Die Strahlentherapie beschränkt sich auf die Brust (keine Bestrahlung der Lymphabflusswege).
– Vorteile durch eine Boostbestrahlung sind nicht ausreichend belegt.
– Bei rezeptorpositiven Tumoren für Östrogene und Progesteron sind die Daten zum Nutzen von Tamoxifen widersprüchlich (Burstein 2004).
– Die Standardtherapie der DCIS ist die BET, gefolgt von einer Homogenbestrahlung der Brust und im Falle von Östrogenrezeptor-Positivität einer antihormonellen Therapie.

Stellenwert der Chirurgie

Die chirurgisch-onkologischen Radikalitätsprinzipien unterscheiden sich nicht grundsätzlich von denen beim invasiven Karzinom. Folgende Aspekte sind jedoch zu beachten:
– Der tumorfreie Sicherheitsabstand zur Resektionsebene sollte mindestens 5 mm betragen. Silverstein et al. forderten 1999 sogar aufgrund ihrer retrospektiven Histopathologie ≥ 10 mm, doch konnte diese Forderung nicht mit prospektiven klinischen Studien belegt werden. Sicher relativiert sie sich auch durch die standardmäßige postoperative Radiotherapie.
– Die Achselhöhle muss nicht operativ exploriert werden; die Inzidenz von LK-Metastasen aufgrund einer histologisch nicht erkannten Mikroinvasion beträgt < 2 %. Mit der Größe eines DCIS nimmt allerdings auch die Rate okkulter mikroinvasiver Läsionen zu.
– Eine medizinisch-onkologisch begründete Notwendigkeit für eine Mastektomie gibt es nicht. Nur kosmetische Gründe wegen eines ungünstigen DCIS-Brustvolumen-Verhältnisses können dies begründen.

Rolle der Strahlentherapie

Indikation

Die Indikation zur postoperativen Strahlentherapie ist grundsätzlicher Standard, weil dadurch nicht nur das In-Brust-Rezidivrisiko halbiert, sondern auch das Auftreten metachroner invasiver Karzinome um 60 % nach sieben Jahren und um sogar 85 % nach zehn Jahren vermindert wird (Baxter 2004, 2005). Ohne Strahlentherapie gäbe es 30 % Rezidive nach zehn Jahren, davon etwa die Hälfte invasive Karzinome, und ein Großteil der betroffenen Frauen verlöre regelhaft die Brust. Die Radiotherapie senkt die Gefahr einer sekundären Mastektomie wegen Rezidivs auf etwa 6 %.

Eine besonders günstige Subgruppe von Patientinnen, die nach der Tumorektomie keiner Radiotherapie oder lediglich einer Teilbrustbestrahlung bedürften, wurde bis heute nicht identifiziert. Gegenstand solcher Studien könnten Frauen sein 1. mit Läsionen < 2 cm, 2. niedriger Graduierung, 3. > 10 mm gesunden Sicherheitssaums um das DCIS und 4. älter als 50 Jahre.

Zielvolumen

Das PTV umschließt die gesamte Brust.

Technik und Dosierung

Bestrahlungstechnik und Dosierung entsprechen dem Vorgehen bei der BET. Die etablierte Dosis beträgt wie bei Vorliegen eines invasiven Karzinoms 50,4 (oder 50) Gy auf den gesamten Brustdrüsenkörper, eingestrahlt in fünfmal wöchentlichen Einzelfraktionen von 1,8 bzw. 2 Gy. Der Stellenwert einer lokalen Dosiserhöhung (Boost) ist nicht bekannt, vermutlich aber sinnvoll bei knappen oder nicht ausreichenden Resektionsrändern (< 5 mm ohne Tumor).

Spezielle Tumorformen

Cystosarcoma phylloides

Es handelt sich um seltene, vorzugsweise benigne Tumoren innerhalb fibröser Bezirke der Brust, die auf dem Boden eines intrakanalikulären Fibroadenoms entstehen und in etwa 30 % der Fälle sarkomatös entarten. Makroskopisch imponieren die Tumoren grauweiß bis gelblich, grobknotig, mit gallertiger Flüssigkeit gefüllt und zunächst abgekapselt ohne Infiltration der Umgebung. Bei malignen Formen des Cystosarcoma phylloides sind regionäre und hämatogene Metastasen nicht ungewöhnlich, der Verlauf ist dann foudroyant.

Die Therapie orientiert sich an derjenigen der Weichteilsarkome. Wie dort hat die Radikalität des chirurgischen Eingriffs (weite R0-Resektion, Mastektomie) hohe prognostische Bedeutung. Die Axilla wird nur bei klinischem oder sonographisch vermutetem Lymphknotenbefall disseziert. Zur Rolle der postoperativen Strahlentherapie und adjuvanten Chemotherapie ist die Datenlage enttäuschend, sodass hierüber im Einzelfall entschieden werden muss. Allgemein wird nach knappen oder unradikalen Resektionen bzw. im Falle eines lokalen Rezidivs die adjuvante Radiotherapie indiziert (50 Gy Ganzbrust- oder Thoraxwandbestrahlung + 15 Gy Boost). Wir empfehlen diese auch nach R0-Resektionen beim malignen Cystosarcoma phylloides einschließlich der regionären Lymphknoten. Die Rate lokaler Rezidive wird dadurch gesenkt, ohne dass ein Effekt auf das Überleben sicher erwiesen wäre (Perez 1998; Taylor 1998).

Die Prognose wird insgesamt als relativ günstig eingeschätzt: Die Rezidivrate nach Operation betrug bei benignen Zystosarkomen 4,3 %, bei semimalignen 11,9 % und bei malignen Zystosarkomen 15,8 %. Abhängig von der Radikalität des operativen Eingriffs und der Histologie überleben 65,5–75 % der Patientinnen fünf Jahre krankheitsfrei (Reinfuss 1996).

Morbus Paget

Als Morbus Paget der Mamille bezeichnet man die intradermale Ausbreitung eines Adenokarzinoms, dem für gewöhnlich ein DCIS zugrunde liegt. Pathogenetisch wird die intraduktale Verschleppung von Tumorzellen, der sog. Paget-Zellen, in die Haut der Mamille diskutiert. Dies deshalb, weil diese Karzinome in > 95 % der Fälle mit einem meist retromamillär gelegenen intraduktalen Karzinom oder (seltener) einem invasiven Karzinom des Drüsenkörpers vergesellschaftet sind. Nur sehr selten tritt der M. Paget einmal isoliert auf.

Der M. Paget repräsentiert nur 2–3 % aller Mammakarzinome. Klinisch zeigt sich ein Ekzem oder eine ulzerierende Hautveränderung im Mamillenbereich. Axilläre Metastasen sind selten (Perez 1998; Taylor 1998). Die Prognose des M. Paget wird bestimmt von dem ggf. assoziierten, invasiven Mammakarzinom.

Häufigstes Therapiekonzept ist heute die Resektion des Mamillen-Areola-Komplexes, gefolgt von einer Homogenbestrahlung der Brust mit 50 Gy, u. U. ergänzt durch einen Boost von 12–16 Gy auf die ursprüngliche Tumorregion, oder die einfache Mastektomie. Hiernach sind Rezidive sehr selten. Diese könnten dann auch durch eine Salvage-Operation gut beherrscht werden. Eine Dissektion der Axillarregion ist wegen der niedrigen Metastasierungsrate nicht indiziert.

Rolle der adjuvanten Hormon- und Chemotherapie

60 % der Patientinnen mit Mammakarzinom erleben ohne systemische Therapie im weiteren Verlauf ihrer Krankheit eine Fernmetastasierung. Es gilt, diese Risikopatientinnen auszumachen und einer frühestmöglichen Chemo- oder Hormontherapie zuzuführen. Als Risikofaktoren gelten axillärer Lymphknotenbefall, Tumorgröße, schlechte Differenzierung (G2–3), extensive peritumorale Gefäßinvasion, ER- und PR-Negativität, HER-2/neu-Überexpression, hohe Werte von Proliferationsmarkern und Alter unter 35 Jahren (Tabelle VII). Nach diesen Kriterien erhalten heute die meisten Patientinnen eine medikamentöse Zusatztherapie, obwohl vermutlich nur 4–6 % des Gesamtpatientenguts davon profitieren. Wichtig dabei ist auch die endokrine Behandelbarkeit (Tabelle VIII). Lediglich ältere Frauen mit einem kleinen (≤ 1 cm), hochdifferenzierten (G1), rezeptorpositiven Karzinom ohne Lymphknotenmetastasen benötigen nach heutigem Konsens keine adjuvante Therapie (Tabelle IX). Der St.-Gallen-Konsens 2007 räumt allerdings ein, dass es auch Patientinnen gibt mit kleinen Tumoren verschiedener histologischer Typen, die trotz Rezeptornegativität ein nur niedriges Rezidivrisiko haben (Goldhirsch 2007).

Die Tumorgröße als prognostischer Faktor scheint nach heutigen Erkenntnissen immer mehr in den Hintergrund zu treten. Vielmehr gewinnt die Biologie des Primärtumors bezüglich der Indikation für eine Systemtherapie an klinischer Relevanz. Somit ist fraglich, wie lange noch die geringe Tumorgröße von ≤ 1 cm als Entscheidungskriterium gegen eine Systemtherapie aufrechterhalten wird (Sauer 2005).

Adjuvante Hormontherapie

Die Hormonabhängigkeit einer Vielzahl von Mammakarzinomen eröffnet einen systemischen Therapieansatz. Eine Reihe von in den letzten Jahrzehnten entwickelten Präparaten greift ganz unterschiedlich in das komplex geregelte System des weiblichen Hormonhaushalts ein. Zu nennen sind Antiöstrogene (Tamoxifen), GnRH-Analoga (Goserelin) und Aromatasehemmer, in der Palliativsituation auch hoch dosierte Gestagene. Voraussetzung für ihren Einsatz ist jedoch ihre endokrinologische Sensitivität („responsiveness"), d. h. die Ausstatung der jeweiligen Karzinomzellen mit Steroidrezeptoren für Östrogen (ER) und/oder Progesteron (PR) (Tabelle VIII und IX). Nur solche Karzinome sind als hormonrezeptorpositiv einzustufen, welche einen Remmele-Score von ≥ 6 für ER und PR aufweisen.

Die Indikation zu einer Hormontherapie bei hoch oder inkomplett hormonsensitiven Tumoren hängt vom Menopausenstatus der Patientin ab. Diesen zu bestimmen, kann schwierig sein bei Patientinnen, die kürzlich eine zytotoxische Chemotherapie bekommen haben, trotzdem aber wichtig, wenn therapeutisch ein Aromatasehemmer in Betracht gezogen wird. Deshalb ist der Postmenopausenstatus zu sichern vor oder spätesten während des Beginns der Therapie mit einem Aromataseinhibitor. Die optimale Dauer einer adjuvanten endokrinen Therapie beträgt fünf bis zehn Jahre.

Die klinisch am längsten genutzte Stoffgruppe sind die Antiöstrogene vom Typ des Tamoxifen (TAM). Ihre Wirkung beruht im Wesentlichen auf einer Blockade der Östrogenrezeptoren an der Tumorzelle. Statistisch wurde belegt, dass die Antiöstrogene die jährliche Inzidenz von Rezidiven um 30 % senken können. Die Langzeitbehandlung verbessert auch das Zehnjahresüberleben signifikant. Risikopatientinnen werden in der Postmenopause grundsätzlich so behandelt. Die Standarddosierung beträgt 20 mg/d für die Dauer von zwei Jahren, gefolgt von einem Aromatasehemmer für weitere drei Jahre. Die Rationale für diese Kombination liefert die Erkenntnis, dass sich der antiöstrogene Effekt des TAM nach fünf bis sieben Jahren erschöpft und außerdem die Aromatasehemmer die noch effektiveren Agenzien gegenüber hormonsensitiven Karzinomen sind. Aber auch gegen Aromatasehemmer können ER-positive Tumoren mittelfristig Resistenz entwickeln.

Bezüglich Nebenwirkungen von TAM weisen neuere Untersuchungen auf eine erhöhte Rate an Endometriumkarzinomen hin (2/1000 Patientinnen), weshalb regelmäßige gynäkologische Kontrolluntersuchungen erfolgen sollen (Barakat 1992). Dem steht eine Reihe biopositiver Effekte auf Herz und Kreislauf, ZNS und Skelettsystem gegenüber. Diese sind durchaus erwünscht. Neuere Antiöstrogene wirken selektiver, zeigen aber kein grundsätzlich besseres Nebenwirkungsspektrum (Gerber 2001).

Ein weiterer therapeutischer Ansatz ist die Ausschaltung der Ovarialfunktion durch Suppression der Hypophysenhormone LH und FSH, indem die Rezeptoren für Releasinghormone in der Hypophyse herunterreguliert werden. GnRH-Analoga (Goserelin) bewirken dies hier durch eine kompetitive Hemmung, wodurch allerdings zunächst LH und FSH ansteigen und dadurch konsekutiv auch die Östrogen- und Progesteronspiegel. Innerhalb weniger Tage gelingt es dann, die Werte für Östrogen und Progesteron auf Kastrationsniveau zu senken. Eine komplette Hormonblockade bewirkt die Kombination von Goserelin und TAM, was gerade bei jungen Frauen mit hohem Risiko erwünscht ist.

Tabelle VII. Risikokategorien für ein Tumorrezidiv von Frauen nach Brustoperation (St. Gallen-Konsens 2009).

Niedriges Risiko	LK negativ und alle folgenden Merkmale: pT ≤ 2 cm; Graduierung 1; Keine extensive peritumorale Gefäßinvasion; ER oder PR positiv; Her-2/neu nicht überexprimiert; Alter: ≥ 35 Jahre
Mittleres Risiko	LK negativ und wenigstens eines der folgenden Merkmale: pT > 2 cm; Graduierung 2–3; Extensive peritumorale Gefäßinvasion; Her-2/neu überexprimiert; Alter: < 35 Jahre
	LK positiv (1–3 Lymphknoten) und ER oder PR positiv, aber Her-2/neu nicht überexprimiert
Hohes Risiko	LK positiv (1–3 Lymphknoten) und ER und PR negativ oder Her-2/neu überexprimiert
	LK positiv (≥ 4 Lymphknoten)

LK = axilläre Lymphknoten; ER = Östrogenrezeptor; PR = Progesteronrezeptor

Tabelle VIII. Kategorien für endokrine Beeinflussbarkeit („responsiveness") (St. Gallen-Konsens 2009).

Hoch responsiv	Tumoren mit hohen Steroidrezeptoren (Östrogen- und Progesteron-Rezeptoren, ER, PR)
Inkomplett responsiv	Tumoren mit geringer oder fehlender Expression von ER oder PR
Nicht responsiv	Tumoren ohne messbare Expression von Steroidrezeptoren (weder ER noch PR)

Tabelle IX. Adjuvante Hormon- oder Chemotherapie in Bezug auf HER-2/neu-Expression, endokrine Therapiemöglichkeit (responsiveness) und Menopausen-Status, geordnet nach Risikoprofil: St. Gallen-Konsens 2007.

HER-2/neu-Überexpression		HER-2/neu negativ			HER-2/neu positiv		
Endokrine Beeinflussbarkeit		Hoch	Inkomplett	Nicht responsiv	Hoch	Inkomplett	Nicht responsiv
Menopausenstatus		prä / post	prä / post	prä / post	prä / post	prä / post	prä / post
Niedriges Risiko		Endokrine Therapie	Endokrine Therapie				
Mittleres Risiko	LK negativ	Endokrine Therapie (Chemo + endokrine Therapie)	Endokrine Therapie (Chemo + endokrine Therapie)	Chemo	Chemo → endokrine Therapie + Trastuzumab	Chemo → endokrine Therapie + Trastuzumab	Chemo + Trastuzumab
	1–3 LK positiv	Endokrine Therapie	Chemo → endokrine Therapie (nur endokrine Therapie)				
Hohes Risiko		Chemo → endokrine Therape	Chemo → endokrine Therapie	Chemo	Chemo → endokrine Therapie + Trastuzumab	Chemo → endokrine Therapie + Trastuzumab	Chemo + Trastuzumab

Endokrine Therapie abhängig vom Menopausenstatus; Chemo = verschiedene Chemotherapie-Kombinationen.

Auch nach vollständiger Ausschaltung der ovariellen Hormonproduktion produzieren bestimmte Körpergewebe (u. a. Fett-, Leber-, Muskel- und Tumorgewebe) noch weiterhin geringe Mengen an Östrogenen aus Androstendion und Testosteron unter Einwirkung von Aromatasen. Dies zu unterbinden, wurden verschiedene Gruppen von Aromatasehemmern auf nichtsteroidaler (Anastrozol, Letrozol) und stereoidaler (Exemestan) Grundlage entwickelt. Sie schalten die extragonadale Synthese von Östrogenen tatsächlich weitestgehend (> 90 %) aus (Geisler 2002). Vergleiche ihrer Effektivität haben bisher noch zu keiner Empfehlung geführt, welchen von ihnen der Vorzug gegeben werden sollte (St.-Gallen-Konsens 2007; Goldhirsch 2007); die Nebenwirkungsspektren sind allerdings unterschiedlich.

Derzeit beweisen mehrere klinische Studien (ATAC, BIG 1-98, IES 031 und MA 17), dass Anastrozol (Arimidex®), Letrozol (Femara®), aber auch Exemestan (Aromasin®), zumindest in der Adjuvanztherapie von postmenopausalen Patientinnen noch effektiver sind als Tamoxifen. Trotzdem wird weiterhin an TAM als initiales Medikament in der adjuvanten Hormontherapie festgehalten. Nur bei Patientinnen mit besonders hohem Risiko bzw. HER-2/neu-Positivität kann initial ein Aromataseinhibitor gerechtfertigt sein. Auch bei prämenopausalen Frauen werden Aromatasehemmer in prospektiven Studien untersucht (PERCHE, SOFT und TEXT), undzwar in Kombination mit GnRH-Analoga. Diese Kombinationen scheinen gleich effektiv wie TAM zu sein. Sie stellen somit eine therapeutische Alternative bei Kontraindikationen gegen TAM dar.

Wichtig: Obwohl eine absolute Schwelle für hohe endokrine Sensitivität (Tabelle VIII) nicht definiert werden kann, sind solche Karzinome geeignet für eine alleinige endokrine adjuvante Therapie, vorausgesetzt sie weisen keine weiteren Risikofaktoren auf (Tabelle VII, St. Gallen 2007). Anderenfalls, wenn also ein mittleres oder hohes Rezidivrisikos vorliegt, muss eine zusätzliche Chemotherapie eingeleitet werden selbst bei hoch endokrin responsiven Tumoren. Das betrifft natürlich erst recht inkomplett oder nicht endokrin responsive Tumoren.

Adjuvante Chemotherapie

Ursprünglich nur für prämenopausale Patientinnen konzipiert, hat sich das Indikationsfeld für die adjuvante Chemotherapie auch für postmenopausale Frauen stark verbreitet. Die weiteste Anwendung fand die Kombination aus Cyclophosphamid, Methotrexat und 5-Fluorouracil (CMF-Schema). Zahlreiche Studien (u. a. Bonnadonna 1995) mit unterschiedlichen Zeitschemata und Dosierungen belegten eindrücklich die Effektivität bei prämenopausalen Frauen mit axillären Lymphknotenmetastasen. Vielleicht deswegen und wegen seiner guten Verträglichkeit erlebt heute die CMF-Kombination eine

Renaissance, Originaldosierung und zeitgerechte Applikation vorausgesetzt.

Inzwischen wurde die CMF-Therapie durch Anthrazyklin-haltige Kombinationen, z. B. EC oder AC (Epirubicin/Adriamycin plus Cyclophosphamid), intensiviert. Auch die Kombination von CMF mit EC ist erfolgversprechend. Gerade Hochrisiko-Patientinnen (Tabelle VII) scheinen von einer Chemotherapie mit Anthrazyklinen oder einer EC-CMF-Kombination zu profitieren. Das betrifft auch Patientinnen in der Postmenopause, deren Zustand eine korrekte und zeitgerechte Dosierung zulässt. Darüber hinaus konnten Subgruppenanalysen belegen, dass auch nodal negative Patientinnen (pN0), die ER- bzw. PR-negativ sind, von einer solchen Behandlung profitieren; sie würden sonst in ca. 30 % der Fälle ein Rezidiv erleiden (Tabelle IX).

Interessant ist der Befund, dass die Response auf Chemotherapie vom Hormonrezeptorstatus abhängt, nämlich beim Vorhandensein von Stereoidrezeptoren besonders gut ausfällt (Berry 2006). Kombinationen mit Taxanen, also Paclitaxel und Docetaxel, sind im adjuvanten Setting hauptsächlich bei endokrin nicht oder nur inkomplett sensitiven Karzinomen wirksam.

Der Einsatz neuer wirksamer Substanzen wie Trastuzumab (Herceptin®, Antikörper gegen HER-2/neu-Überexprcssion), das signifikant kardiotoxisch ist, erzwang zunehmend die Rücknahme der ebenfalls kardiotoxischen Anthrazykline aus den Kombinationsschemata und deren Ersatz durch Carboplatin (BCIRG 006) oder Cyclophosphamid (Docetaxel/ Cyclophophamid statt FEC), ohne dabei an Effektivität einzubüßen. Während die durch Herceptin verursachten kardialen Funktionsstörungen großenteils reversibel zu sein scheinen, würden in Kombination mit Anthrazyklinen irreversible Myokardnekrosen und bleibende kardiale Dysfunktionen auftreten.

Bevacizumab (VEGFR-Antikörper) wurde beim fortgeschrittenen Mammakarzinom in Verbindung mit Capecitabin und Taxanen geprüft und als effektiv befunden. Seine Indikation muss aber mit Hilfe klinischer Studien erst noch erarbeitet werden.

Die Empfehlungen für adjuvante Hormon- und Chemotherapien nach dem aktuellen St. Galler Konsensus sind in Tabelle IX zusammengefasst. Welcher Adjuvanstherapie der Vorzug zu geben ist, der Hormon- oder der Chemotherapie, ist Gegenstand klinischer Studien. Interessanterweise ist bei rezeptorpositiven Frauen mit axillärem Lymphknotenbefall die Hormontherapie mit GnRH-Analoga plus Tamoxifen ebenso wirksam, aber eben deutlich verträglicher, wie sechs Zyklen FEC (5-FU, Epirubicin, Cyclophosphamid) (Roche 2000). Und die Kombination von Chemo- und Hormontherapie erwies sich bei rezeptorpositiven Patientinnen gegenüber einer alleinigen Chemotherapie als überlegen hinsichtlich des rezidivfreien Überlebens (Davidson 1999).

Mammakarzinom und Schwangerschaft

Als mit einer Schwangerschaft assoziiert bezeichnet man Mammakarzinome (SaM), die während oder innerhalb eines Jahres nach einer Schwangerschaft festgestellt werden. Insgesamt ist die Inzidenz mit 1–2 Karzinomen auf 3000 Schwangerschaften sehr gering. Weniger als 3 % aller Mammakarzinome treten während oder kurz nach der Schwangeschaft auf. Die Diagnose erfolgt für gewöhnlich verzögert und dann leider in einem bereits fortgeschrittenen Stadium. Die Schwangerschaft selbst verschlechtert die Prognose des Karzinoms jedoch nicht, vergleicht man sie bezüglich Stadium, Nodalstatus und weiterer etablierter Prognosefaktoren mit derjenigen von nicht schwangeren Patientinnen gleichen Alters. Aber eine Reihe ungünstiger Prognosefaktoren findet man gehäuft. Sie erklären die kürzeren rezidivfreien Intervalle und die niedrigeren Überlebensraten von Patientinnen mit SaM. Gehäuft treten auf:

– Höhere T-Kategorie.
– Lymphknotenbefall.
– Negativer Rezeptorstatus.
– Entdifferenzierte Karzinome (G3).
– Inflammatorische Karzinome.

Primärdiagnostik des Karzinoms

Sie orientiert sich am Vorgehen bei nicht graviden Frauen, beispielsweise auch bei der Indikation zur Mammographie bei unklaren oder suspekten Befunden. Selbst eine bilaterale Mammographie wird bei Einsatz der modernen Geräte die für teratogene Schäden kritische Dosis von 0,05 Sv (Grenzdosis) am Feten nicht erreichen.

Lokoregionale Therapie

Sie folgt ebenfalls den Prinzipien bei nicht schwangeren Patientinnen, obwohl immer noch in den meisten Fällen mastektomiert wird, teils wegen der Tumorgröße, teils aber auch, um die im Rahmen der BET erforderliche Strahlentherapie zu umgehen. Die dem zugrunde liegenden Ängste sind aber unbegründet, denn ebenso, wie heute eine neoadjuvante oder adjuvante Chemotherapie auch während der Schwangerschaft empfohlen wird, wenn die Organogenese abgeschlossen ist (ab 25. Woche), ja mit standarddosierten Doxorubicin-haltigen Kombinationen sogar schon im zweiten und dritten Trimenon, ist auch gegen eine Strahlentherapie der Brust ab dem dritten Trimenon nichts einzuwenden. Wird das Mammakarzinom sogar erst im dritten Trimenon diagnostiziert, ist eine BET auf jeden Fall möglich. Jetzt bestehen drei Möglichkeiten, um den Feten vor teratogenen Risiken zu schützen:

1. Chemo- und Strahlentherapie werden erst nach der Geburt fällig.
2. Mit der Chemotherapie ist die Zeit bis zum Beginn der Radiotherapie zu überbrücken.
3. Die Schwangerschaft kann nach Erreichen der sicheren und komplikationsarmen Lebensfähigkeit des Feten ab der 33.–34. Schwangerschaftswoche vorzeitig nach Lungenreifungsbehandlung beendet werden.

Fazit: Schwangerschaft und Schwangerschaftsalter allein geben per se keine Indikation für die Mastektomie her. Eine adjuvante oder palliative Hormontherapie ist während dieser Zeit aber streng kontraindiziert.

Palliative Therapie

Die Diagnose eines primär metastasierten Mammakarzinoms in der Schwangerschaft wirft schwierige therapeutische und ethische Fragen auf. Da es für die Mutter keinen kurativen Therapieansatz mehr gibt, muss der Fetus bestmöglich vor Nebenwirkungen der Therapie geschützt werden. Auch ein Schwangerschaftsabbruch würde die Prognose der Mutter nicht verbessern. Im Übrigen gilt zur Radio- und Chemotherapie das bereits oben zur Primärtherapie Gesagte.

Schwangerschaft nach Mammakarzinom

Hier gilt es, das Wesentliche in Merksätzen zusammenzufassen. Für weitere Informationen lese man nach bei Schmalfeldt et al. (2007).

1. Während der System- und Radiotherapie muss die Kontrazeption sichergestellt sein. Erste Wahl ist das Intrauterinpessar. Das gilt auch für die endokrine Therapie mit GnRH-Analoga kombiniert mit Tamoxifen, weil es hierunter zu Ovulationen kommen kann. Nach Chemo- oder Strahlenthera-

pie sollte die Kontrazeption sechs Monate lang fortgeführt werden.
2. Eine Schwangerschaft nach Mammakarzinombehandlung beeinträchtigt die krankheitsbezogene Prognose der Patientin nicht.
3. Ob es nach einer Chemotherapie zur Amenorrhoe kommt, hängt vom Alter der Patientin und der kumulativen Cyclophosphamid-Dosis ab. Frauen unter 35 Jahren sind zu ca. 10 % nach sechs Zyklen FAC dauerhaft amenorrhoisch, in der NCICCTG-MA5-Studie waren es nach sechs Zyklen CEF bei einem medianen Patientenalter von 44 Jahren 12 Monate später schon 76 % und nach sechs Zyklen CMF 71 %. Unklar ist noch, ob durch GnRH-Analoga vor und während der Chemotherapie ein Ovarschutz möglich ist. Die sog. ZORO-Studie (Zoladex Rescue of Ovarian Function) prüft diese Frage an Frauen mit rezeptornegativen Mammakarzinomen.
4. Fehlbildungen nach vorausgegangener Chemotherapie wegen eines Mammakarzinoms gibt es nach bisheriger Kenntnis nicht häufiger als in der Schwangerschaft einer gesunden Frau. Die Daten zu Langzeitfolgen bei Kindern, deren Mütter eine Chemotherapie erhalten hatten, sind allerdings bislang spärlich.
5. Für die Familienplanung ist allein die individuelle Krankheitsprognose der Patientin entscheidend. Zwei Jahre nach Mammakarzinombehandlung wegen eines Stadiums UICC I oder II kann man erneut zur Schwangerschaft raten. Lag ein Stadium III vor, wird man abraten, und zwar nicht, weil etwa die Mutter (durch eine schlechtere Prognose) oder das Kind (durch Radio- oder Chemotherapie der Mutter) besonders gefährdet wären, sondern allein wegen der insgesamt doch schlechten Prognose der Patientin in diesem Krankheitsstadium.

Lokale und lokoregionale Rezidive

Lokalrezidive können nach brusterhaltender Therapie (BET) in der operierten Brust (In-Brust-Rezidive) bzw. nach Mastektomie in der Operationsnarbe (Narbenrezidiv) oder der gesamten Thoraxwand (Brustwandrezidive) auftreten. Das Narbenrezidiv, entstanden aus intraoperativ im Schnittrand verbliebenen Tumorzellen, hat für gewöhnlich nach einer alleinigen, adäquaten Lokaltherapie eine ausgezeichnete Prognose. Dagegen sind Brustwandrezidive oftmals bereits generalisierte Erkrankungen: Bei bis zu 50 % der Patientinnen treten im weiteren Verlauf Fernmetastasen auf. Vor der Therapieplanung sollte man immer zu klären versuchen, ob lediglich ein prognostisch günstiges Narbenrezidiv vorliegt oder aber ein ungünstiges Brustwandrezidiv. Hier liegt das Gewicht weniger auf einer radikalchirurgischen Lokalsanierung als auf der Einleitung einer effizienten systemischen Hormon- oder Chemotherapie.

Im Allgemeinen ist die Prognose eines Brustwandrezidivs noch als relativ günstig einzuschätzen, wenn der Rezidivbezirk klein und solitär, gut abgegrenzt und ohne Lymphangiose bzw. Entzündungszeichen ist. Bei großen, nicht eindeutig abgrenzbaren, flächenhaften Befunden kommt dagegen oft nur noch eine Palliativbehandlung aus großvolumiger Bestrahlung und Chemotherapie in Betracht, ausnahmsweise auch mit Thoraxwand-Resektion. Glücklicherweise sind heute dank der Fortschritte in der Strahlentherapie und ihres risikobezogenen Einsatzes derartige Situationen selten geworden.

Frührezidive (innerhalb von zwei Jahren nach der Primärtherapie) sind prognostisch schlechter als Spätrezidive. In-Brust-Rezidive nach BET verlaufen entgegen landläufigen Vermutungen nicht günstiger als Brustwandrezidive nach Mastektomie.

Regionale Rezidive in den axillären, parasternalen und supraklavikulären Lymphknoten treten seltener als Lokalrezidive auf, sind aber grundsätzlich prognostisch ungünstiger einzustufen als jene. Vor allem supraklavikuläre Lymphknotenrezidive werden fast immer von Fernmetastasen gefolgt.

In-Brust-Rezidiv eines invasiven oder nichtinvasiven Karzinoms

In einer *noch nicht bestrahlten Brust* wird das Rezidiv grundsätzlich wie ein primäres Mammakarzinom behandelt, d. h. nach Möglichkeit brusterhaltend operiert und postoperativ bestrahlt.

In einer *bereits bei der Primärbehandlung bestrahlten Brust* stellt das In-Brust-Rezidiv hinsichtlich der prätherapeutischen Diagnostik, der multimodalen Therapie und Nachsorge eine besondere interdisziplinäre Herausforderung dar. Es ist nämlich nicht zwangsläufig eine Indikation zur Mastektomie, obwohl sie allgemein als Standardbehandlung empfohlen wird (LOE IIIb, Empfehlungsgrad B).

Der nochmalige Versuch des Brusterhalts erscheint selbst in der bereits bestrahlten Brust noch gerechtfertigt, wenn ein DCIS vorliegt oder ein kleines invasives Karzinom niedriger Graduierung ohne

Lymphknotenbefall oder peritumorale Gefäßinvasion, mit Hormonrezeptoren, längerem rezidivfreiem Intervall und fehlender HER-2/neu-Überexpression (LOE IV, Empfehlungsgrad C). Selbstverständlich ist dabei der Wunsch der Patientin zu berücksichtigen. Diese muss allerdings darauf hingewiesen werden, dass in diesem Fall ein höheres Risiko für ein erneutes Rezidiv besteht als nach Mastektomie.

Konnte das Rezidiv noch einmal brusterhaltend und mit tumorfreien Sicherheitsabständen exstirpiert werden, senkt eine kleinvolumige Re-Bestrahlung des Tumorbettes mit 50 Gy, perkutan oder interstitiell verabreicht, das Rezidivrisiko deutlich unter 30 %, wie es nach alleiniger Re-Operation angenommen werden muss (Mullan 1997). Das kosmetische Resultat ist für gewöhnlich immer noch sehr günstig und rechtfertigt diese Vorgehensweise.

Brustwandrezidiv nach Mastektomie

Von den Rezidiven der Thoraxwand, übrigens auch in der Achsel- und Supraklavikularregion, ist etwa ein Drittel noch lokoregional begrenzt, unabhängig davon, ob einer oder mehrere Lymphknoten befallen sind. Für diese Patientinnen gibt es mit einer onkologische Radikalitätskriterien befolgenden Lokaltherapie durchaus noch eine kurative Chance. Die Rezidive sollten zunächst ausreichend im Gesunden entfernt, u. U. durch Thoraxwandresektion, und dann postoperativ großvolumig(!) bestrahlt werden. Sofern bei der Primärbehandlung noch nicht bestrahlt worden war, bietet eine großräumige Bestrahlung der Thoraxwand, eventuell unter Einschluss des regionären Lymphabflusses, die beste lokale Kontrollsicherheit und möglicherweise wohl auch einen Gewinn an Überlebenszeit. Diese Methode ist verständlicherweise einer kleinvolumigen, allein befundbezogenen Radiotherapie überlegen, weil sich ca. ein Viertel aller weiteren Rezidive außerhalb der primären Rezidivlokalisation manifestieren würden (Chen 1985).

Vorschläge für die Definition des Zielvolumens

In der Regel wählt man zur Nachbestrahlung eines exzidierten Narbenrezidivs ein kleines Volumen, bei Brustwandrezidiven ein größeres Zielgebiet, das in der Regel die regionalen Lymphabflüsse mit einbeziehen sollte. Ob auch in der Rezidivsituation die elektive Mitbestrahlung der Lymphknotenstationen zur Prognoseverbesserung beiträgt, ist bisher ungeklärt. Immerhin beschrieben Bedwinek et al. (1990)

mit diesem Konzept eine bessere lokale Tumorkontrolle (75 % vs. 36 %) und geringere Zweitrezidivrate von 6 % vs. 54 %. Halverson et al. (1992) fanden sogar mit 53 % vs. 35 % ein längeres Überleben. Da die Zielvolumendefinitionen nicht mit Daten aus prospektiven Studien gesichert sind, wird die Entscheidung über das Zielvolumen ortsspezifisch mehr oder weniger standardisiert aufgrund bisheriger Erfahrungen (sog. Good Clinical Practice) getroffen werden. Dabei können folgende Faktoren hilfreich sein:
– Lokalisation.
– Tumorgröße.
– Resektionsqualität (R0 oder R1/2?).
– Malignitätskriterien (Graduierung, Rezeptorstatus, HER-2/neu-Expression).
– Wachstumsform.
– Rezidivfreies Intervall
– Alter der Patientin.

Ist bereits eine Strahlentherapie vorausgegangen, richten sich Indikation, Zielvolumina und Dosis besonders kritisch am Zielvolumen und der Dosierung der Erstbestrahlung aus. Auf jeden Fall gilt auch für bereits bestrahlte Regionen, dass eine Dosis von mindestens 50 Gy, konventionell fünfmal wöchentlich fraktioniert, notwendig ist, u. U. noch ergänzt durch einen Dosis-Boost auf lokalisierbare Hochrisiko-Regionen (R1/2 oder knapp R0).

Regionale Rezidive

Lymphknotenrezidive sind Ausdruck einer ungünstigen Prognose. Axillär sind sie nur mit hoher Morbidität (wobei die Inzidenz sehr gering ist), supraklavikulär selten radikal und retrosternal gar nicht operativ zu sanieren.

Vorschläge für die Definition des Zielvolumens

Nach makroskopischer Tumorentfernung und noch nicht stattgehabter Strahlentherapie ist postoperativ eine 3-D-geplante, konformierende Strahlentherapie mit mindestens 50 Gy, bei makroskopischem Resttumor von mindestens 60 Gy anzustreben. Eine operative Reduktion der Tumormasse verbessert die Erfolgsaussichten der Strahlentherapie. Zweitbestrahlungen, insbesondere der Axillar- und Supraklavikularregionen, sind wegen der erhöhten Sensibilität der spät reagierenden Gewebe für irreversible Schäden mit der Folge von Armödem, Plexopathie, Fibrosen und Nekrosen komplex und bedürfen einer sorgfältigen, individuellen Indikationsstellung und Durch-

führung. **Cave:** Auch unter palliativen Gesichtspunkten sind deshalb Hypofraktionierungen zur Akzelerierung bzw. „Zeitersparnis" nicht zulässig.

Zielvolumina ohne vorangegangene Bestrahlung

– Axilläres Rezidiv: nach Tumorexzision Achselhöhle und Supraklavikularregion, nach radikalerem Vorgehen nur Supraklavikularregion mit Level III der Axilla.
– Supraklavikuläres Rezidiv: Supraklavikularregion, unabhängig vom operativen Vorgehen; in der Regel unter Einschluss der Thoraxwand.
– Retrosternales Rezidiv: Retrosternal- und Supraklavikularregion unter Einschluss der Thoraxwand.

Zielvolumina nach vorangegangener Bestrahlung der Brust bzw. Brustwand

– Axilläres Rezidiv: bei Unsicherheit über die operative Radikalität: Achselhöhle und Supraklavikularregion, nach kompletter Operation der Achselhöhle nur Supraklavikularregion.
– Supraklavikuläres Rezidiv: Supraklavikularregion.
– Retrosternales Rezidiv: Retrosternalregion, u. U. abhängig von der Rezidivlokalisation, auch Supraklavikularregion.

Zielvolumina nach Bestrahlung der Brust, Brustwand oder Supraklavikularregion

– Axilläres Rezidiv: bei Unsicherheit über die operative Radikalität: nur Achselhöhle
– Supraklavikuläres Rezidiv: Supraklavikularregion. Die Patientin ist auf das erhöhte Risiko für eine Armpexusläsion hinzuweisen.
– Retrosternales Rezidiv: Retrosternalregion.

Zielvolumina nach Bestrahlung der Brust, Brustwand, Axilla oder Supraklavikularregion

– Axilläres Rezidiv: bei Unsicherheit über die operative Radikalität nur Achselhöhle. Die Patientin ist auf das erhöhte Risiko für ein Armödem hinzuweisen.
– Supraklavikuläres Rezidiv: Supraklavikularregion. Die Patientin ist auf das erhöhte Risiko für eine Armpexusläsion hinzuweisen.
– Retrosternales Rezidiv: Retrosternalregion.

Inoperable Rezidive

Bei Inoperabilität oder Verzicht auf ein operatives Vorgehen gelten die bisher unter postoperativen Gesichtspunkten gegebenen Zielvolumendefinitionen und Dosisangaben. Selbstverständlich arbeitet man dort, wo makroskopischer Tumor vorhanden ist, mit Dosierungen auf einem deutlich höheren Niveau. In den elektiv bestrahlten Volumina sollten 50 Gy nicht überschritten werden.

Die Erfahrung zeigt, dass die simultane Radiochemotherapie das Ansprechen von inoperablen Rezidiven erleichtert und die Tumorkontrolle von mikroskopischen Befunden verbessert. Genutzt werden simultanes Cyclophosphamid, Methotrexat und 5-Fluorouracil (CMF-Schema) sowie Kombinationen aus Mitomycin C und Anthrazyklinen. Mit klinischen Studien wäre zu prüfen, ob die Radiochemotherapie auch rezidivfreies Intervall und vielleicht sogar das Gesamtüberleben verbessert.

Fernmetastasen

Fernmetastasen können recht rasch, aber auch erst nach einer langen Latenzzeit von 20 bis 25 Jahren auftreten. Bereits bei Erstdiagnose weisen nach Hölzel (2001) 1,6 % der Patientinnen mit pT1-Tumoren und 21,3 % mit pT4-Tumoren klinisch Fernmetastasen auf. Der hohe Anteil okkulter bzw. latenter Metastasen zeigt sich im weiteren Verlauf: Im Münchner Tumorregister fanden die Autoren später bei 14,6 % der pT1-Tumoren und bei sogar 46,8 % der pT4-Tumoren innerhalb von 15 Jahren Metastasen mit ganz unterschiedlicher Lokalisation.

Prognosekriterien

Durch retrospektive Analysen von Krankheitsverläufen generalisierter Mammakarzinome konnten Kriterien definiert werden, die die Prognose der Erkrankung abzuschätzen erlauben in relativ günstig, intermediär und schlecht. Ein hoher Punktwert nach Possinger (Tabelle X) bedeutet eine schlechte Prognose. Darüber hinaus spielen die Faktoren Patientenalter, Tumordifferenzierung, HER-2/neu-Status, vor allem aber auch das Ansprechen auf die Ersttherapie eine beträchtliche Rolle. Die praktische Konsequenz einer solchen Voraussage bleibt allerdings ungewiss, denn die meisten Therapeuten werden im Fall eines hohen Punktwertes eher dazu neigen, die Therapie zu intensivieren als wegen schlechter Erfolgsaussichten abzubrechen und stattdessen erst

im Fall von Beschwerden gezielt symptomatisch zu behandeln.

Therapie

Patientinnen mit einem generalisierten Mammakarzinom sind als unheilbar anzusehen. Ob durch irgendeine Behandlung eine sinnvolle Lebensverlängerung gelingt, darf man bezweifeln. Darum ist ein individuelles, symptomorientiertes Vorgehen (s. o.) anzuraten, welches gegenwärtig und zukünftig die bestmögliche Lebensqualität der Patientin zum Ziel hat. Und weil eine symtomlose Patient nicht beschwerdefreier werden kann, muss man alle weiteren „palliativen" Maßnahmen schon sehr gut begründen.

Bestrahlungsplanung

Planung und tägliche Realisierung des Bestrahlungsplans bei Patientinnen mit Mammakarzinom gehören zu den subtilsten Herausforderungen in der Radioonkologie. Die Schwierigkeiten ergeben sich aus der komplexen Konfiguration der Thoraxwand (unterschiedliche Fokus-Haut-Abstände, abfallende Körperkonturen, variierende Dicke des Weichteilmantels), den Dichtesprüngen zwischen den miterfassten Normalgeweben (Thoraxwand vs. Lunge, Mediastinum vs. Lunge, Sternum vs. Lunge vs. Herz) und der teilweise diffizilen Konfiguration und Tiefenausdeh-

Tabelle X. Prognosescore für den Verlauf generalisierter Brustkrebserkrankungen; nach Possinger (1999).

Kriterium	Punkte
Symptomfreies Intervall	
> 2 Jahre	1
≤ 2 Jahre	3
Metastasen in Knochen, Haut. Weichteilen, Erguss	Je 1
Knochenmarkbefall mit Zytopenie	4
Lungenmetastasen (n ≤ 10)	3
Lungenmetastasen (n > 10)	5
Pulmonale Lymphangiosis	6
Lebermetastasen	6
Rezeptorstatus	
Positiv	1
Unbekannt	2
Negativ	3
Prognose	**Summenscore**
Günstig	< 7
Intermediär	7–10
Ungünstig	≥ 11

nung der klinischen Zielvolumina. Besonders heikel wird es, wenn außer der Brust bzw. Thoraxwand die Lymphabflüsse mitbehandelt werden müssen: an den Feldanschlüssen von divergierenden Strahlenbündeln; bei der Lokalisation der stark lagevariablen retrosternalen Lymphknoten; bezüglich Herzschonung, wenn die Retrosternalregion bestrahlt wird; wenn ganz unterschiedliche Gewebevolumina an den Übergängen Axilla zu Infra- und Supraklavikularregion oder die ganz unterschiedlichen Distanzen der klinischen Zielvolumina von den kritischen Normalgeweben, z. B. Ösophagus und Rückenmark, oder schließlich Summationsisodosen bei umschriebene Dosisaufsättigung (mit Elektronen oder Brachytherapie) berücksichtigt werden müssen.

Die rechnergestützte, dreidimensionale Bestrahlungsplanung, die sich auf CT-Schnitte stützt, die in Bestrahlungsposition generiert wurden und von diagnostischer Qualität sind, gilt deshalb heute als Standard. Diagnostische Qualität meint sowohl die Anzahl als auch die Detailauflösung der CT-Schnitte. „Abgehalfterte Computertomographen" aus der Radiodiagnostik sind auch für die Bestrahlungsplanung nur noch von begrenztem Wert.

Bei der Definition der Zielvolumina halte man sich an die Erfahrungen aus der zweidimensionalen Bestrahlungsplanung. Denn immer wieder fällt auf, dass GTV (Tumorvolumen), CTV (klinisches Zielvolumen) und PTV (Planungszielvolumen) unter dem Eindruck der faszinierenden Abbildungsqualität moderner CT-Geräte, mit der die tägliche Reproduzierbarkeit von Lagerung und Feldeinstellung nicht Schritt halten kann, leicht zu knapp konturiert werden. Wegen der komplexen Zielvolumina und um „Feldwanderungen" vorzubeugen, sollten wöchentlich Feldkontrollaufnahmen und alle 14 Tage Nachlokalisationen vorgenommen werden. Nur auf diese Weise ist die Korrektheit der Feldeinstellungen und die Reproduzierbarkeit der Bestrahlungspläne sicherzustellen. Außerdem wird es der Nachtruhe des verantwortlichen Arztes gut tun (weil er sich der korrekten Einstellungen sicher ist) und immer wieder bei haftungsrechtlichen Auseinandersetzungen wegen vermuteter Behandlungsschäden hilfreich sein, wenn die Strahleneintrittsfelder und nicht nur der Zentralstrahl(!) sorgfältig auf der Haut markiert und mit Fotos wiedergegeben und dokumentiert werden.

Die Abbildung 4 dokumentiert die Isodosenverläufe bei Stehfeld- und Rotationstechnik.

Die verschiedenen Probleme mit der Stehfeldtechnik sind:
1. Unterdosierung am Feldanschluss von Parasternalfeld und mediolateralem Brustwand-Zangen-Feld (Abbildung 4a und b). Bei nicht ganz korrekter Feldeinstellung, d. h. Feldüberschneidung, kann es an der Haut auch zu Überdosierungen bis 200 % der ordinierten Dosis von 50 Gy (100 Gy) kommen.
2. Die Lungenspitze erhält mit zum Teil 95 % der ordinierten Dosis bis zu 45 Gy (Abbildung 4c).
3. Die Exposition kritischer Organe scheint dagegen noch vertretbar zu sein: 30 % des Herzvolumens erhalten $\geq$ 20 Gy, 10 % des Herzvolumens $\geq$ 50 Gy, 40 % der ipsilateralen Lunge $\geq$ 20 Gy, und die kontralaterale Luge praktisch nur noch Streustrahlung.
4. Da die Technik, d. h. die Feldanordnung grundsätzlich festliegt, kann bei dieser Stehfeldtechnik nur relativ wenig an der Dosisverteilung modifiziert werden. Man darf sogar annehmen, dass zu der Zeit, als diese Technik standardmäßig angewendet wurde, im Routinebetrieb noch viel ungünstigere Dosisverteilungen erzielt wurden.

Der Vorteil der Stehfeldtechnik zeigt sich an der kontralateralen Lunge, die aus dem bestrahlten Volumen praktisch keine Dosis erhält, sondern lediglich Streustrahlung bzw. Durchlassstrahlung des Strahlerkopfes.

Dies ist eindrücklich im Vergleich der Dosis-Volumen-Histogramme (Abbildung 4g und h) zu sehen. 20 % des Herzvolumens erhalten maximal 20 Gy, 20 % der ipsilateralen Lunge 30 Gy mit einem im Vergleich zur Stehfeldtechnik steileren Dosisabfall im Hochdosisbereich. 20% der kontralateralen Lunge erhalten 13 Gy.

Man erkennt am Beispiel der Herzbelastung, dass bei Anwendung der Stehfeldtechnik 30 % des Herzvolumens eine Dosis von $\geq$ 20 Gy erhalten, bei der Rotationstechnik dagegen nur 20 %. Auffällig ist auch die Lungenbelastung: Mit der Stehfeldtechnik erhalten 30 % des ipsilateralen Lungenflügels $\geq$ 20 Gy (und der Hochdosisbereich in der Lungenspitze entfällt weitgehend) und mit der Rotationstechnik 20 % 30 Gy; hier ist allerdings der Dosisabfall im Hochdosisbereich steiler.

Der Nachteil der Rotationstechnik zeigt sich an der kontralateralen Lunge, denn immerhin 20 % von ihr erhalten 13–15 Gy (im Vergleich: bei der Stehfeldbestrahlung allenfalls Durchlassstrahlung aus dem Gerät).

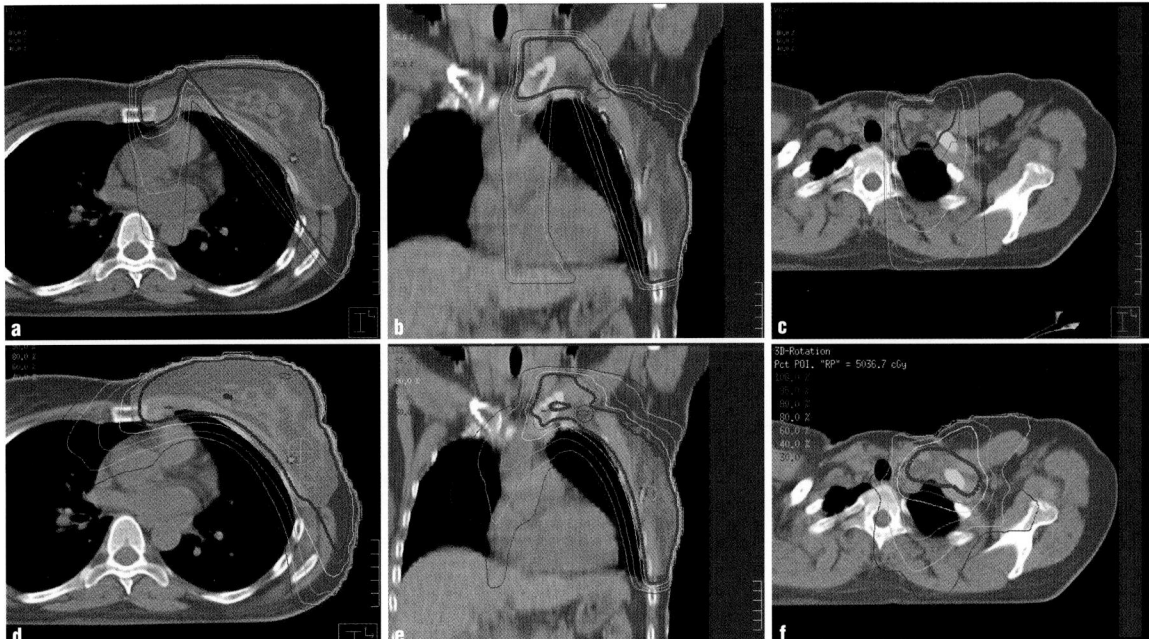

Abbildungen 4. Vergleich von Stehfeld- und Rotationstechnik bei der Strahlentherapie des Mammakarzinoms.

a–c). Stehfeldtechnik: *zangenförmige Bestrahlung der Brust mit zwei opponierenden, zur Brustwand um 5° „überkippten" Stehfeldern; ventrodorsales Stehfeld von* 4 cm Breite auf die IMC (26 Gy/2 Gy Einzeldosis (ED) Photonenstrahlung plus 24 Gy/3 Gy (ED) 14-MeV-Elektronenstrahlung). Das ventrodorsale Stehfeld schließt Supra- und Infraklavikularregion bis 26 Gy ein und wird dann ventrodorsal und dorsoventral mit 24 Gy/2 Gy (ED) Photonenstrahlung bis 50 Gy „aufgesättigt".

d–f). Rotationstechnik: *nahezu ideale Dosisverteilung im Planungszielvolumen bei nur geringer Belastung von Herz, Lunge und Rückenmark.*

Akute Nebenwirkungen und Strahlenfolgen

In diesem Kapitel geben wir lediglich eine Übersicht. Bezüglich pathophysiologischer Zusammenhänge, feingeweblicher Merkmale, präventiver Maßnahmen und therapeutischer Möglichkeiten sei auf die strahlenbiologischen und strahlenpathologischen Spezialkapitel dieses Lehrbuchs verwiesen.

Akute Strahlenreaktionen

Bei Einhaltung der Kriterien zur Formung der klinischen Zielvolumina, zur Schonung kritischer Strukturen sowie zur regelhaften Kontrolle der Feldeinstellungen und Bestrahlungspläne unter einer Bestrahlungsserie sind ins Gewicht fallende akute Strahlenreaktionen relativ selten. Zu nennen sind:
– Dermatitis der Brust bzw. Brustwand, oft optisch eindrucksvoll in der Supraklavikularregion, wenn die Lymphabflüsse bestrahlt werden.
– Ösophagitis im kranialen Speiseröhrenabschnitt, ebenfalls bei der Bestrahlung der Supraklavikularregion oder des Mediastinums.
– Pneumopathie des Lungensaums unter dem Zielvolumen der Brustwand, nur selten einmal symptomatisch.
– Herzrhythmusstörung, sehr selten als Ausdruck der akuten Kardiomyopathie – nur dann, wenn Herzmuskel und Reizleitungssystem vorbelastet sind.

Es bedarf eigentlich keines expliziten Hinweises, dass akute Strahlenreaktionen stärker ausgebildet sind und deshalb auch häufiger bemerkt werden, wenn eine zytotoxische Chemotherapie vorausging oder simultan erfolgt. Stärkere Reaktionen werden bei weniger als 2 % der bestrahlten Patienten beobachtet, in Verbindung mit Chemotherapie dagegen in ≥ 5 % (Dubey 1998). Auch bei Raucherinnen, nach starkem Alkoholkonsum, Diabetes mellitus, Hyperthyreose und weiteren individuellen Risiken treten die Reaktionen eher und stärker auf.

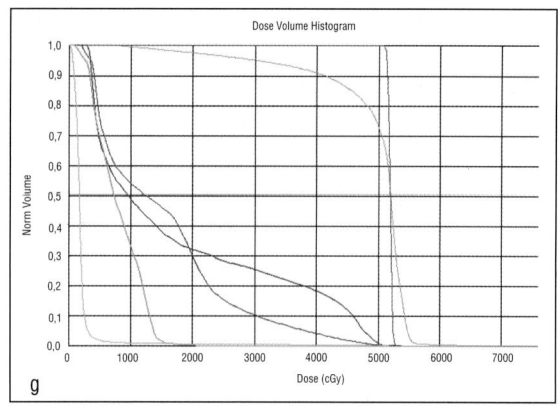
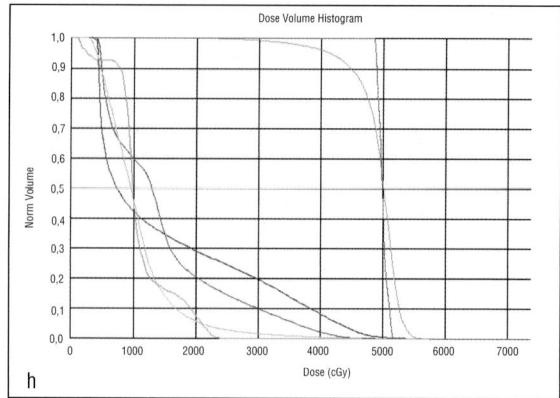

Abbildungen 4. g und h) Vergleichende Dosis-Volumen-Histogramme (DVH) von Stehfeldtechnik und Rotationstechnik, jeweils 3-D-geplant bei der Bestrahlung der Brust mit Lymphabflussgebieten parasternal (IMC), supra- und infraklavikulär: Abbildung 4g gibt das DVH für die Stehfeldtechnik, Abbildung 4h das für die Rotationstechnik an. Die einzelnen Farben bedeuten: Orange für das PTV, Rot für das Herz, Dunkelblau für den ipsilateralen und Hellblau für den kontalateralen Lungenflügel. Grün bezeichnet die Rückenmarksexposition.

Strahlenspätfolgen

Fibrose des Drüsen- und Fettkörpers der Brust

Immer kommt es nach Brustbestrahlung zu einer Fibrose, die, wenn sie einen nur niedrigen Grad erreicht, von den Frauen als kosmetisch vorteilhaft empfunden wird. Die Rate schwerer Fibrosen ist dosisabhängig (> 50 Gy auf die gesamte Brust) und wird durch postoperative Serome bzw. Hämatome, Infektionen, Sekundärheilungen, überhaupt durch ein Operationstrauma begünstigt. Boostbestrahlungen erhöhen die Fibroserate. In der EORTC-Studie 22881/10882 sanken z. B. die ausgezeichneten kosmetischen Ergebnisse durch die Boostbestrahlung von 86 % auf 71 % (Vribling 1999).

Pigmentveränderungen und Teleangiektasien

Die zur Therapie erforderliche hohe Gesamtdosis auf Drüsenkörper und u. U. die Lymphknoten, beide oberflächennah und unmittelbar unter der Haut gelegen, kann die bekannten irreversiblen Spätfolgen an Kutis und Subkutis hervorrufen. Teleangiektasien und trophische Störungen sind nach alleiniger Radiotherapie, adäquater Technik und Dosierung allerdings sehr selten. Bei Raucherinnen, Alkoholikerinnen, Frauen mit Stoffwechselkrankheiten und nach Chemotherapie sieht man jedoch häufiger Pigmentverschiebungen.

Arm- und Brustödem

Armödem

Wie eine prospektive Feldstudie des Tumorzentrums München gezeigt hat, leiden schon nach der Axilladissektion allein nahezu 40 % der Frauen unter deren Folgen, u. a. Armödemen (≥ 2 cm Umfangsdifferenz), Schmerzen und Einschränkungen der Beweglichkeit im Schultergelenk (Engel 2003). Über die Rolle der Strahlentherapie bei der Ausbildung von Armödemen herrscht nach wie vor Uneinigkeit, nachdem zahlreiche Untersuchungen zum radiogenen Lymphödem gelaufen sind und sich in der Radiotherapie auch Indikationen, Zielvolumenkonzepte, Technik und Dosierung wesentlich weiterentwickelt haben. Während Gerber (1992) und andere einen Kombinationsschaden aus Operations- und Strahlenfolgen annehmen, wenn nach einer Axilladissektion die Achselhöle noch bestrahlt wurde, und damit wohl im Grundsatz auch richtig liegen, wird dies von anderen Untersuchern (z. B. Albrecht 2002) bestritten. Danach verursacht die moderne Radiotherapie keine Lymphödeme, weder als allein noch postoperativ nach axillärer Dissektion.

Brustödem

Wichtigste Ursache ist die selektive Lymphknotendissektion in der Achselhöhle. Diese schont zwar meist den Lymphabstrom aus dem Arm, blockiert aber, pathophysiologisch völlig richtig, denjenigen aus der Brust. Ein radiogenes Ödem der operierten und bestrahlten Brust ist demgegenüber eine übliche und vorrübergehende, also akute Strahlenfolge.

Auch hier erweisen sich Lymphdrainage und Physiotherapie als therapeutisch außerordentlich hilfreich.

Akute und chronische Pneumopathie

Das Lungengewebe ist in der Thoraxregion das Gewebe mit der höchsten Strahlensensibilität. Die akute Strahlenpneumopathie, auch Strahlenpneumonitis genannt, entwickelt sich vier bis sechs Wochen nach der Strahlentherapie, eine chronische Pneumopathie (Lungenfibrose) im Verlaufe von einem bis zwei Jahren. Das Ausmaß der Veränderungen und deren Symptomatik werden durch Gesamtdosis, Einzeldosis und bestrahltes Volumen bestimmt. Als Cofaktoren gelten exogene Noxen, z. B. auch eine Chemotherapie, und die individuelle Strahlensensitivität. Die Schwellendosis (TD$_{5/5}$) beträgt bei Bestrahlung der ganzen Lunge etwa 18 Gy, bei einem Drittel schon 30 Gy und steigt mit weiterer Volumenverkleinerung weiter an. Von allen histologisch nachweisbaren Strahlenpneumopathien treten 30–40 % im High-resolution-CT, 20 % im Thorax-Röntgen und nur < 1 % symtomatisch in Erscheinung.

Kardiopathie

Die allgemeine Prognose der Mammakarzinom-Patientinnen beeinträchtigende Spätfolgen der Strahlentherapie stellen Reizleitungsstörungen, Kardiomyopathie, Endo- und Myokardfibrose, Perikarderguss und -fibrose sowie die Koronarsklerose dar. Sie äußerten sich noch bis in die 80er Jahre des letzten Jahrhunderts hinein vorwiegend bei linksseitig bestrahlten Patienten in einer erhöhten Sterberate ansonsten tumorfreier Patientinnen (Gyenes 1994; Rutqvist 1998). Als kritische Dosis gelten 20 Gy. Subgruppenanalysen zeigten, dass derartige Komplikationen vor allem bei Patientinnen auftraten, die eine Bestrahlung der parasternalen Lymphknoten erhalten hatten.

Besondere Sorgfalt erfordert die Bestrahlungsplanung, wenn eine Chemotherapie mit Anthrazyklin-haltigen Kombinationen (AC, EC, FAC, FEC) erfolgt oder geplant ist. Anthrazykline sind bereits allein beträchtlich kardiotoxisch. Während Doxorubicin in niedriger Dosierung (225 mg/m^2) auch bei Strahlenexposition des Herzens das relative Risiko für kardiale Komplikationen nicht nennenswert erhöht, steigt dieses nach mehr als 450 mg/m^2 stark an, und zwar dosisabhängig bis auf das zehnfache (Shapiro 1998). Moderne, 3-D-geplante, konformale Bestrahlungstechniken sind in der Lage, eine nennenswerte Mitbestrahlung des Herzens zu vermeiden, sodass selbst bei Anthrazyklin-Medikation kardiale Komplikationen nicht mehr zu befürchten sind. Dennoch sollte bei Patientinnen in hohem Alter, bei kardialer Vorschädigung und bei Frauen mit Anthrazyklin-haltiger Chemotherapie unter allen Umständen die Herzbelastung auf deutlich unter 20 Gy gesenkt werden.

Armplexusläsionen

Bei konventioneller Fraktionierung und einer Gesamtdosis bis 60 Gy sind Läsionen des Plexus brachialis sehr selten. Meist handelt es sich dann um Druckläsionen durch fibröse Vernarbungen. Diese können heute operativ gelöst und die Nervenstränge erfolgreich entlastet werden. Im eigentlichen Sinne liegt in diesen Fällen also keine radiogene Neuropathie vor. Von entscheidender Bedeutung ist bei allen diesen Läsionen die Höhe der Einzeldosis, die 2 Gy nicht überschreiten sollte. Unter dieser Voraussetzung ist die von Pierce (1992) angesetzte Grenzdosis von 50 Gy sicher zu niedrig gegriffen. Auch heute noch handelt es sich bei der Diagnose „radiogener Plexusschaden" häufig um eine klinische Verlegenheitsdiagnose, der ein Tumorrezidiv oder ein Kombinationsschaden anderer Ursache zugrunde liegt.

Osteoradionekrosen

Vor allem an den vorderen und hinteren Rippenabschnitten gibt es nach Brustwandbestrahlung Osteoradionekrosen und gelentlich Frakturen. Sie sind zwar viel seltener geworden als in der Ära der Orthovolt-Therapie, treten aber auch heute nach Hochvolt-Therapie noch auf, wenn es beispielsweise durch Überschneidung von Bestrahlungsfeldern zu unbeachteten hot spots oder bei Brustwandresektionen zu einer signifikaten Traumatisierung des Periosts bzw. der Rippen kam. Praktische Bedeutung hat die Diagnose Osteoradionekrose dadurch, weil der Befund von nichtradiologischen Kollegen und oft auch von den Frauen selbst für Rippenmetastasen gehalten wird, der dann u. U. eine sinnlose Systemtherapie bei sonst symptomfreien Frauen zur Folge hat.

Stochastische Therapiefolgen

Ein Zusammenhang zwischen adjuvanter Radiotherapie und der Ausbildung von Zweitkarzinomen in der kontralateralen Mamma konnte in Langzeitstudien an großen Patientenkollektiven nie überzeugend nachgewiesen, aber auch nicht völlig ausgeschlossen werden (Broet 1995; Montague 1984; Unnithan 2001). So wurde nach adjuvanter Strahlentherapie des Mammakarzinoms eine erhöhte Inzidenz von nichtlymphozytären Leukämien mit einem relativen Risiko von 2,4 angegeben. Das Risiko betrug übrigens 10 nach der Therapie mit alkylierenden Zytostatika und sogar 17,4 nach kombinierter Therapie (Curtis 1992).

Vereinzelt wurden auch Weichteilsarkome nach adjuvanter Strahlentherapie beschrieben. In der 2001 publizierten SEER-Studie an 194 798 Patientinnen betrug das relative Risiko für Fibrosarkome an der bestrahlten Thoraxwand 2,5 vs. 1,3 und für Angiosarkome 26,2 vs. 2,1 (Huang 2001). Auch ein erhöhtes Risiko für Ösophaguskarzinome wurde nach Bestrahlung der Mediastinalregion berichtet (Ahsan 1998).

Nachsorge

Definition

Unter Normalbedingungen beginnt die Tumornachsorge nach Abschluss der lokoregionalen und noch überwachungsbedürftigen systemischen Primärtherapie, spätestens aber 12 Monate nach Beginn der adjuvanten Systemtherapie. Speziell für die Radioonkologie verfolgt die Nachsorge folgende Ziele:
– Früherkennung und Behandlung von:
  – Lokal- und lokoregionären Rezidiven.

– Fernmetastasen.
– Zweitkarzinomen, z. B. von Ovar und Kolorektum.
– Folgen der Primärtherapie.
– Psychotherapeutische Unterstützung zur Krankheitsbewältigung.
– Selbstkontrolle und Qualitätssicherung.

Nach der geltenden „Richtlinie Strahlenschutz in der Medizin" vom 24.6.2002 trägt der Radiotherapeut die alleinige Verantwortung für die Nachsorge nach Strahlentherapie. Wörtlich heißt es: „ … hat der für die Durchführung der Behandlung verantwortliche fachkundige Arzt die Wirkung und die Nebenwirkungen der strahlentherapeutischen Behandlung durch geeignete, in angemessenen Zeitabständen erfolgende Nachuntersuchungen zu erfassen und zu dokumentieren (z. B. 3, 6, 12 Monate, danach jährlich, insgesamt mindestens 5 Jahre nach Beendigung der Strahlenbehandlung); gegebenenfalls hat er eine Behandlung einzuleiten." Und weiter: „ … Der Strahlentherapeut kann (!Anmerkung der Autoren) bestimmte Nachsorge-Maßnahmen auch an einen fachlich geeigneten Arzt übergeben, der ihm die Ergebnisse der Nachsorge mitzuteilen hat. Das enthebt den Strahlentherapeuten aber nicht von seiner Verantwortung für die Nachsorge."

Rezidivdiagnostik

Die rechtzeitige Therapie von Rezidiven kann noch die Tumorerkrankung heilen (Hölzel 1988; Doyle 2001). Selbst Patientinnen im Generalisationssta-

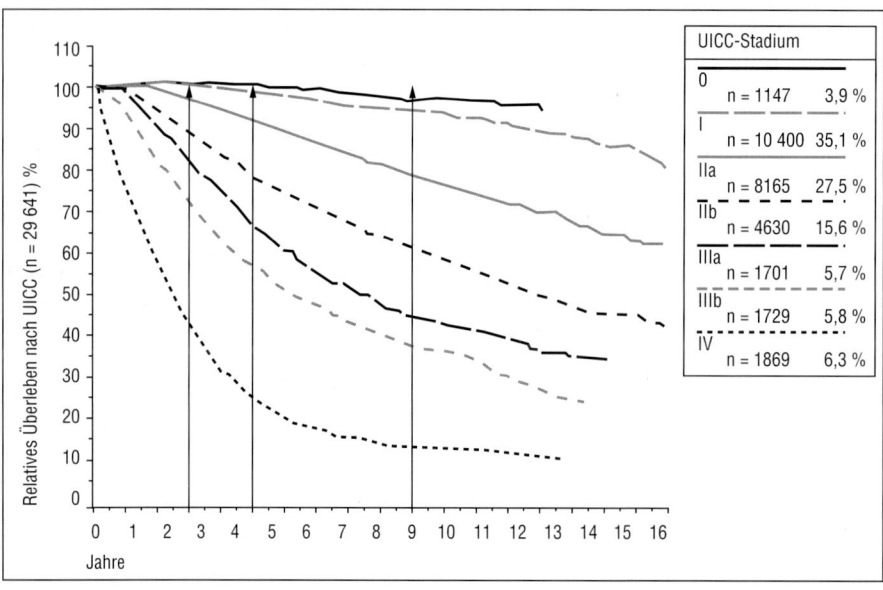

UICC-Stadium		
0	n = 1147	3,9 %
I	n = 10 400	35,1 %
IIa	n = 8165	27,5 %
IIb	n = 4630	15,6 %
IIIa	n = 1701	5,7 %
IIIb	n = 1729	5,8 %
IV	n = 1869	6,3 %

Abbildung 5. Relatives Überleben der Mammakarzinom-Patientinnen des Tumorregisters München im Mai 2007, geordnet nach UICC-Stadien.

Tabelle XI. Empfehlung zum Nachsorgeprogramm.

Jahr	1				2				3		4		5		6	7	8	9	10
Monat	3	6	9	12	15	18	21	24	30	36	42	48	54	60	72	84	96	108	120
Anamnese	•	•	•	•	•	•	•	•	•	•	•	•	•	•	•	•	•	•	•
Inform. Gespräch	•	•	•	•	•	•	•	•	•	•	•	•	•	•	•	•	•	•	•
Klinische Untersuchung	•	•	•	•	•	•	•	•	•	•	•	•	•	•	•	•	•	•	•
Mammographie nach BET ipsilaterale Brust		•		•		•		•		•		•		•	•	•	•	•	•
kontralaterale Brust				•				•		•		•		•	•	•	•	•	•
Mammographie nach MRM				•				•		•		•		•	•	•	•	•	•

Sonstige Untersuchungen: Bildgebung: gezielt bei entsprechender Anamnese; Labor: gezielt bei entsprechendem Beschwerdebild

dium profitieren noch von einer Systemtherapie bezüglich Lebensqualität und u. U. Lebenszeitverlängerung. Darüber hinaus sind Frauen mit Mammakarzinom besonders gefährdet für metachrone Karzinome in der kontralateralen Brust und für Ovarial-, Kolon- und Rektumkarzinome.

Qualitätssicherung

Nachsorge stellt für den Radioonkologen gleichzeitig aber auch das wertvollste Instrument der Selbstkontrolle dar, nämlich der Beurteilung seiner Qualität als Therapeut. Zunächst werden immer wieder die Detektion von Strahlenspätfolgen, ihre korrekte Einordnung und eventuelle Behandlung hervorgerufen. Das ist zweifellos richtig und wichtig, denn niemand sonst ist in der Lage, alle Strahlentherapiefolgen als solche zu erkennen, die richtige weiterführende Diagnostik einzuleiten und gegebenenfalls auch die adäquate Therapie. Wichtiger noch aber ist es, dass sich der Therapeut Rechenschaft über Rezidivhäufigkeit und Rezidivmuster seiner Patientinnen ablegt: Stehen beide im Einklang mit den Standardwerten in der Literatur? Oder wurden vielleicht Zielvolumina unzulänglich definiert, oder wird beispielsweise aus Furcht vor Strahlenspätfolgen systematisch unterdosiert?

Nachsorgeprogramm

Eine systematische Nachsorge lohnt sich also. Sie sollte beim Brustkrebs mindestens zehn Jahre konsequent eingehalten werden. Epidemiologische Daten belegen, dass die jährliche Rate an Progressionser-

eignissen zehn Jahre lang etwa gleich bleibt und erst dann, allerdings nur bei den fortgeschritteneren Stadien, langsam abnimmt (Abbildung 5). Die Intervalle zwischen den Kontrolluntersuchungen betragen in den ersten beiden Jahren drei Monate, dann bis zum fünften Jahr sechs Monate und im sechsten bis zehnten Jahr 12 Monate (Sauer 1998; Tabelle XI).

Die bereits in den 90er Jahren für die Inhalte der Nachsorge formulierten restriktiven Empfehlungen basieren auf den damals publizierten Metaanalysen, die beim Einsatz technischer Untersuchungen und trotz besserer Früherkennung keine Verbesserung der Überlebenszeit in bis zu 10 % der Fälle fanden. Sie gelten bis heute sowohl für Deutschland (Deutsche Krebsgesellschft 2004) als auch z. B. für die ASCO (American Society of Clinical Oncology). Seitdem sind keine weiteren systematischen Analysen mehr angestellt worden, sie waren wegen fehlender Bereitschaft der Frauen zur Randomisierung auch nicht durchführbar. Die Konsensusgremien empfehlen für die Nachsorge asymptomatischer Frauen, abgesehen von Mammograpie und Mamma-Sonographie, nur noch die ausführliche Anamnese, eine intensive körperliche Untersuchung sowie eine Beratung der Frau. Mammographie und Mamma-Sonograpie erfolgen zunächst halbjährlich von der brusterhaltend operierten Brust und jährlich von der kontralateralen in den ersten zwei Jahren, dann überhaupt nur noch 12-monatlich beidseitg bzw. nach Mastektomie kontralateral (Tabelle XI). Weitere labordiagnostische oder apparative Maßnahmen sollen nur noch gezielt bei entsprechender klinischer Symptomatik angeordnet werden (Hölzel 1988; Kath 1995).

---

684 ....*Mamma*

Schlüsselliteratur

Albrecht MR, Zink K, Busch W et al: Axilladissektion oder Axillabestrahlung bei postmenopausalen Patientinnen mit Mammakarzinom? Langzeitergebnisse und Langzeitfolgen bei 655 Patientinnen. Strahlenther Onkol 178 (2002) 510–516

Early Breast Cancer Trialist's Collaborative Group (EBCTCG): Effects of radiotherapy and of differences in the extent of surgery for early breast cancer on local recurrence and 15-year survival: an overview of the randomised trials. Lancet 366 (2005) 2087–2106

Goldhirsch A, Wood WC, Gelber RD et al: Progress and promise: highlights of the international expert consensus on the primary therapy of early breast cancer 2007. Ann Oncol 18 (2007) 1133–1344

Hölzel D, Engel J, Schmidt M et al: Modell zur primären und sekundären Metastasierung beim Mammakarzinom und dessen klinische Bedeutung. Strahlenther Onkol 177 (2001) 10–24

Kreienberg R, Kopp I, Lorenz W et al:Informationszentrum für Standards in der Onkologie (ISTO) der Deutschen Krebsgesellschaft e.V. Interdisziplinräre Leitlinien der Deutschen Krebsgesellschaft und der beteiligten medizinisch-wissenschaftlichen Fachgesellschaften „Diagnostik, Therapie und Nachsorge des Mammakarzinoms der Frau". AWMF-Leitlinien-Register Nr. 032/045

Nährig J, Högel B, Marlow S et al: Pathologie des Mammakarzinoms. In: Janni W (Hrsg) MANUALMammakarzinome. Empfehlungen zur Diagnostik, Therapie und Nachsorge. Zuckschwerdt, München (2007) 49–76

Nielsen HM, Overgaard M, Grau C et al: Study of failure pattern among high-risk breast cancer patients with or without postmastectomy radiotherapy in addition to adjuvant systemic therapy: long-term results from the Danish Breast Cancer Cooperative Group DBCG 82b and c randomized studies. J Clin Onkol 15 (2006) 2268–2275

Ragaz J, Olivotto IA, Spinelli JJ et al: Locoregional radiation therapy in patients with high-risk breast cancer receiving adjuvant chemotherapy: 20-year results of the British Columbia Randomized Trial. J Natl Cancer Inst 97 (2005) 116–126

Sauer R, Sautter-Bihl ML, Budach W et al: Accelerated partial breast irradiation. Consensus statement of 3 german oncology societies. Cancer 110 (2007) 1187–1194

Sauer R, Schulz KD, Hellriegel KP: Strahlentherapie nach Mastektomie – Interdisziplinärer Konsensus beendet Kontroverse. Strahlenther Onkol 177 (2001) 10–24

Gesamtliteratur

Ahn PH, Vu HT, Lannin D et al: Sequence of radiotherapy with tamoxifen in conservatively managed breast cancer does not affect local relapse rates. J Clin Oncol 23 (2005) 17–23

Abenhardt W, Artmann A, Astner S et al: Nachsorge. In: Janni W (eds): Manual Mammakarzinome: Empfehlungen zur Diagnostik, Therapie und Nachsorge, 11.Aufl., Schriften des Tumorzentrums München, Zuckschwerdt München ,2007, 164–178

Ahsan H, Neugut A: Radiation therapy for breast cancer and increased risk of esophageal carcinoma. Ann Intern Med 128 (1998) 114–117

Albrecht MR, Zink K, Busch W et al: Axilladissektion oder Axillabestrahlung bei postmenopausalen Patientinnen mit Mammakarzinom? Langzeitergebnisse und Langzeitfolgen bei 655 Patientinnen. Strahlenther Onkol 178 (2002) 510–516

American College of Radiology (ACR) Breast imaging reporting and data system (BI-RADS); 4th edition. American College of Radiology, Reston (2003)

Anderson PR, Hanlon AL, Fowble BL et al: Low complication rates are achievable after postmastectomy breast reconstruction and radiation therapy. Int J Radiat Oncol Biol Phys 59 (2004) 1080–1087

Arriagada M, Le G, Mouriesse H et al: Long-term effect of internal mammary chain treatment. Results of a multivariable analysis of 1195 patients with operable breast cancer and positive axillary nodes. Radioth Oncol 11 (1988) 213–222

Auquier A, Rutqvist LE, Horst H et al: Post-mastectomy megavoltage radiotherapy: the Oslo and Stockholm trials. Eur J Cancer 28 (1992) 433–437

Ballaro-Berbash R, Forman MR, Kipnis V: Dietary fat, serum estrogen levels, and breast cancer risk: a multifaceted story. J Nat Cancer Inst 91 (1999) 492–494

Barakat RR: The effect of tamoxifen on the endometrium. Oncology (Huntingt) 9 (1995) 129–134

Bartelink H, Horiot JC, Poortmanns P et al: Recurrence rates after treatment of breast cancer with standard radiotherapy with or without additional radiation. N Engl J Med 245 (2001) 1378–1387

Barreau-Pouhaer L, Monique G, Rietjens M et al: Risk factors for failure of immediate breast reconstruction with prosthesis after total mastectomy for breast cancer. Cancer 70 (1992) 1145–1151

Bastert G: Malignome der Mamma. In: H. Schmidt-Matthiesen (ed): Spezielle gynäkologische Onkologie, Bd. II, S. 133 ff., Urban u. Schwarzenberg, München 1989

Baxter NN, Virnig BA, Durham SB et al: Trends in the treatment of ductal carcinoma in situ of the breast. J Natl Cancer Inst 96 (2004) 443–448

Baxter NN, Virnig BA, Durham SB et al: Radiation after lumpectomy for DCIS to reduce the risk of invasive breast cancer: a population-based study. J Clin Oncol 23 (2005) No 16S: Proc ASCO 2005, 8s. abstact #516

Bedwinek J: Radiation therapy of isolated local-regional recurrence of breast cancer: decisions regarding dose, field size and elective irradiation of reinvolved sites. Int J Radiat Oncol Biol Phys 19 (1990) 1093–1095

Berg WA, Gilbreath PL: Multicentric and multifocal cancer: Whole-breast US in preoperative evaluation. Radiology 214 (2000) 59–66

Berry DA, Cirrincione C, Henderson IC et al. Estrogen-receptor status and outcomes of modern chemotherapy for patiebts with node-positive breast cancer. JAMA 295 (2006) 1658–1666

Blanks RG, Moss SM, McGahan CE et al: Effects of NHS breast screening programme on mortality from breast cancer in England and Wales, 1990–1998: comparison of observed with predicted mortality. BMJ 321 (2000) 665–669

Bonadonna G, Valagussa P, Moliterni A et al: Adjuvant cyclophosphamide, methotrexate and fluorouracil in node-positive breast cancer. N Engl J Med 332 (1995) 901–906

Bratthauer GL, Moinfar F, Stamatakos MD et al: Combined E-cadherin and high molecular weigh cytokeratin immunoprofile differentiates lobular, ductal and hybrid mammary intraepithelial neoplasias. Hum Pathol 33 (2002) 620–627

Broët P, De la Rochefordiere A, Scholl SM: Contralateral breast cancer: Annual incidence and risk parameters. J Clin Oncol 13 (1995) 1578–1583

Breast Cancer Trialists Collaborative Group: Effects of radiotherapy and surgery in early breast cancer. An overview of the randomized trials. N Engl J Med 30 (1995) 1444–1455

Burstein HJ, Polyak K, Wong JS et al: Ductal carcinoma in situ of the breast. N Engl J Med 350 (2004) 1430–1441

Calle EE, Rodriguez C, Walker-Thurmond et al: Overweight, obesity and mortality from cancer in a porpectively studied cohort of US adults. N Engl J Med 348 (2003) 1625–1638

Chawla AK, Kachnic LA, Taghian AG et al: Radiotherapy and breast reconstruction: complications and cosmesis with TRAM versus tissue expander / implant. Int J Radiat Oncol Phys 54 (2002) 520–526

Chen CI, White E, Malone KE et al: Leisure-time physical activity in relation to breast cancer amoung young women (Washington, United States). Cancer Causes Control 8 (1997) 77–84

Chen KK-Y, Montague ED, Oswald MJ: Results of irradiation in the treatment of locoregional breast cancer recurrence. Cancer 56 (1985) 1269–1273

Clark RM, Whelan T, Levine M et al: Randomized clinical trial of breast irradiation following lumpectomy and axillary dissection for node negative breast cancer: an update Ontario Clinical Oncology Group. J Natl Cancer Inst 86 (1996) 1659–1664

Clarke M, Collins R, Darby S et al: Effects of radiotherapy and of differences in the extent of surgery for early breast cancer on local recurrence and 15-year survival: an overview of the randomised trials. Lancet 366 (2005) 2087–2106

Chua B, Ung O, Taylor R et al: Treatment Implications of a Positive Sentinel Lymph Node Biopsy for Patients with Early-Stage Breast Carcinoma. Cancer 92 (2001) 1769–1774

Collins LC, Tamimi RN, Baer HJ et al: Outcome of patients with ductal carcinoma in situ untreated after diagnostic biopsy: results from the Nurses' Health Study. Cancer 103 (2005) 1778–1784

Cristofanilli M, Budzar AU, Sneige N et al: Paclitaxel in the Multimodality Treatment for Inflammatory Breast carcinoma. Cancer 92 (2001) 1775–1783

Curtis RE, Boice JD, Stovall M et al: Risk of leukemia after chemotherapy and radiation treatment for breast cancer. N Engl J Med 326 (1992) 1745–1751

Darby SC, McGale P, Taylor CW et al: Long-term mortality from heart disease and lung cancer after radiotherapy for early breast cancer: prospective cohort study of about 300 000 women in USS SEER cancer registries. Lancet Oncol 6 (2005) 557–565

Davidson N, O'Neill A, Vukov A et al: Effect of chemohormonal therapy in premenopausal node (+), receptor (+) breast cancer: an Eastern Cooperative Oncology Group Phase III Intergroup Trial (ES 188, Int 0101). Asco 18 (1999) abstr. 249

Deutsche Krebsgesellschaft e.V., Informationszentrum für Standards in der Onkologie (ISTO), Kreienberg R et al. (Hrsg.): Qualitätssicherung in der Onkologie. Interdisziplinäre S3-Leitlinie für die Diagnostik und Therapie des Mammakarzinoms der Frau. Zuckschwerdt München, 2004

Diab SB, Hilsenbeck SG, de Moor C et al: Radiation therapy and survival in breast cancer patients with 10 or more positive axillary lymph nodes treated with mastectomy. J Clin Oncol 16 (1998) 1655–1660

Disa JJ, Cordeiro PG, Heerdt AH et al: Skin-sparing mastectomy and immediate autologous tissue reconstruction after whole-breast irradiation. Plast Reconst Surg 111 (2003) 118–124

Doyle T, Schultz DJ, Peters C et al: Long term results of local recurrence after breast conservation treatment for invasive breast cancer. Int J Radiat Oncol Biol Phys 51 (2001) 74–80

Dubey AK, Recht A, Come S et al: Why and how to combine chemotherapy and radiation therapy in breast cancer patients. Recent Results Cancer Res 152 (1998) 247–254

Early Breast Cancer Trialist's Collaborative Group (EBCTCG): Tamoxifen for early breast cancer: an overview of the randomized trials. Lancet 351 (1998) 1451–1467

Early Breast Cancer Trialist's Collaborative Group: Favorable and unfavorable effects on long-term survival of radiotherapy for early breast cancer: an overview of the randomized trials. Lancet 355 (2000) 1757–1770

Early Breast Cancer Trialist's Collaborative Group (EBCTCG): Effects of radiotherapy and of differences in the extent of surgery for early breast cancer on local recurrence and 15–year survival: an overview of the randomised trials. Lancet 366 (2005) 2087–2106

Ellis IO, Galea M, Broughton N et al: Pathological prognostic factors in breast cancer. II. Histological type. Relationship with survival in a large study with long-term follow-up. Histopathology 20 (1992) 479–489

Elston CW, Ellis IO: Pathological prognostic factors in breast cancer. I. The value of histological grade in breast cancer: experience from a large study with long-term follow-up. Histopathology 19 (1991) 403–410

Engel J, Kerr J, Schlesinger-Raab A et al. Axilla surgery severely affects quality of life: results of a 5-year prospective study in breast cancer patients. Breast Cancer Res Treat 79 (2003) 47–57

Ferlay J, Bray F, Sankila R et al: Cancer incidence, Mortality and Prevalence in the European Union 1996, IARC Cancer Base No 4 (1999)

Ferlay J, Bray F, Sankila R et al: GLOBOCAN 2002. Cancer incidence, mortality and prevalence worldwide, Version 2.0 IARC Press, Lyon (2004)

Fisher B, Anderson S, Redmond CK et al: Reanalysis and results after 12 year follow up in a randomized clinical trial comparing total mastectomy with lumpectomy with or without irradiation in the treatment of breast cancer. N Engl J Med 333 (1995) 1456–1461

Fisher B, Brown A, Mamounas E: Effect of preoperative therapy for primary breast cancer (BC) on loco-regional disease, disease free survival (DFS) and survival. Results from NSABP B-18. Proc. Asco 16 (1977) abstr. 449

Fisher B, Constantino J, Redmond C et al: Lumpectomy compared with lumpectomy and radiation therapy for the treatment of intraductal breast cancer. N Engl J Med 328 (1993) 1581–1586

Fortin A, Dagnault A, Blondeau L et al: The impact of the number of excised axillary nodes and of the percentage of involved nodes on regional nodal failure in patients treated by breast-conserving surgery with or without regional irradiation. Int J Radiat Oncol Biol Phys. 65 (2006) 33–39

Fourquet A, Campana F, Viel HP et al: Paget's disease of the nipple without detectable breast tumor: Conservative management with radiation therapy. Int J Radiat Oncol Biol Phys 13 (1987) 1463–1465

Funke I, Anthuber C, Bauerfeind JC et al: Operative Therapie des primären Mammakarzinoms und Rekonstruktionsverfahren. In: Janni W (Hrsg) MANUALMammakarzinome: Empfehlungen zur Diagnostik, Therapie und Nachsorge, 11.Aufl., Schriften des Tumorzentrums München, Zuckschwerdt München,104–113, 2007

Fyles B, McCready DR, Manchul LA et al: Tamoxifen with or without breast irradiation in women 50 years or older with early breast cancer. N Engl J Med 351 (2004) 963–970

Gebski V, Lagleva M, Keech A et al: Survival effects of postmastectomy adjuvant radiation therapy using biologically equivalent doses: a clinical perspective. J Natl Cancer Inst 98 (2006) 26–38

Geisler J, Haynes B, Anker G et al: Influence of letrozole and anastrozole on total body aromatization and plasma estrogen levels in postmenopausal breast cancer patients evaluated in a randomized, cross-over study. J Clin Oncol 20 (2002) 751–757

Gerard JP, Montbarbon JF, Chassard JL et al: Conservative treatment of early carcinoma of the breast, significance of axillary dissection and iridium implant. Radiother Oncol 3 (1985) 17–22

Gerber BL: Einfluss von Umwelt, Ernährung und Lebensstil auf das Brustkrebsrisiko. Deutsches Ärztesblatt 98 (2001) 1383–1389

Gerber LC, Lampert M, Wood C et al: Comparison of pain, motion and edema after modified radical mastectomy vs. local excision with axillary dissection and irradiation. Breast Cancer Res Treat 21 (1992) 139–145

Goldhirsch A, Wood WC, Gelber RD et al: Progress and promise: highlights of the international expert consensus on the primary therapy of early breast cancer 2007. Ann Oncol 18 (2007) 1133–1344

Goldstein NF, Kestin L, Vicini F: Intraductal carcinoma of the breast: pathologic features associated with local recurrence in patients treated with breast-conserving therapy. Am J Surg Pathol 24 (2000) 1058–1067

Grabenbauer GG: Internal mammary nodes in invasive breast carcinoma. Strahlenther Onkol 180 (2004) 690–694

Gyunes G, Fornander T, Carlens P et al: Morbidity of ischemic heart disease in early breast cancer 15–20 years after adjuvant radiotherapy. Int J Radiat Oncol Biol Phys 28 (1994) 1235–1241

Haagensen CD: Diseases of the Breast, 3rd edition. W.B. Saunders Company; Philadelphia (1986)

Halsted W: The results of radical operations for the cure of carcinoma of the breast. Ann Surg 46 (1907) 1019–1026

Halverson KJ, Perez CA, Kuske RR et al: Survival following locoregional recurrence of breast cancer: univariate and multivariate analysis. Int J Radiat Oncol Biol Phys 23 (1992) 285–291

Halyard MY, McCombs KE, Wong WW et al: Acute and chronic results of adjuvant radiotherapy after mastectomy and transverse rectus abdominis myocutaneous (TRAM) flap reconstruction for breast cancer. Am J Clin Oncol 27 (2004) 389–394

Handley RS: Carcinoma of the Breast. Ann R Coll Surg Engl 57 (1975) 59–66

Harris EE, Christensen VJ, Hwang WT et al: Impact of concurrent versus sequential tamoxifen with radiation therapy in early-stage breast cancer patients undergoing breast conservation treatment. J Clin Oncol 23 (2005) 11–16

Hartsell WF, Recine DC, Griem KL et al: Delaying the initiation of intact breast irradiation for patients with lymph node positive breast cancer increases the risk of local recurrence. Cancer 76 (1995) 2497–503

Hébert-Croteau N, Freeman CR, Latreille J et al: A populatin-based study of the delaying radiotherapy after conservative surgery for breast cancer. Breast Cancer Res Treat 88 (2004) 187–196

Hildebrandt G, Mittag M, Gütz U et al: Cutaneous breast angiosarcoma after conserving treatment of breast cancer. Eur J Dermatol 11 (2001) 580–583

Hölzel D, Engel J, Schmidt M et al: Modell zur primären und sekundären Metastasierung beim Mammakarzinom und dessen klinische Bedeutung. Strahlenther Onkol 177 (2001) 10–24

Hölzel D, Klamert DA, Schmidt M: Krebs-Häufigkeiten, Befunde und Behandlungsergebnisse – Perspektiven für die Krebsdiskussion und eine quantitative klinisch-epidemiologische Onkologie aus dem Tumorregister München. Zuckschwerdt, München Bern Wien New York (1996)

Hölzel D, Sauer H, de Waal JC: Tumornachsorgeschemata: Wissensinhalt – Anwendung – Optimierung. Onkologie 11 (1988) 202–210

Holland R, Veling SH, Mravunac M et al: Histologic multifocality of Tis, T1-2 breast carcinomas. Implications for clinical trials of breast conserving surgery. Cancer 56 (1985) 979–990

Huang J, Barbera L, Brouwers M et al: Does delay in startng treatment affect the outcomes of radiotherapy? A systemic review. J Clin Oncol 21 (2003) 555–563

Huang J, Mackillop WJ: Increased risk of soft tissue sarcoma after radiotherapy in women with breast carcinoma. Cancer 92 (2001) 172–180

Hughes KS, Schnaper LA, Berry D et al: Cancer and Leukemia Group B; Radiation Therapy Oncology Group; Eastern Cooperative Oncology Group. Lumpectomy plus tamoxifen with or without irradiation in women 70 years of age or older with early breast cancer. N Engl J Med 351 (2004) 971–977

Kath R, Höffken K: Nachsorge beim Mammakarzinom. Onkologe 1 (1995) 237–240

Kolb TM, Lichy J, Newhouse JH. Comparison of the performance of screening mammography, physical examination, and breast US and evaluation of factors that influence them: an analysis of 27,825 patient evaluations. Radiology. 225 (2002) 165–175

Kreienberg R, Kopp I, Lorenz W et al:Informationszentrum für Standards in der Onkologie (ISTO) der Deutschen Krebsgesellschaft e.V.. Interdisziplinräre Leitlinien der Deutschen Krebsgesellschaft und der beteiligten medizinisch-wissenschaftlichen Fachgesellschaften „Diagnostik, Therapie und Nachsorge des Mammakarzinoms der Frau". AWMF-Leitlinien-Register Nr. 032/045

Kronowitz S, Robb GL: Breast reconstruction with postmastectomy radiation therapy: current issues. Plast Reconstr Surg 114 (2004) 950–960

Kurihara M, Aoki K, Tominaga S: Cancer mortality statistics in the world. Univ Nagoya Press 1984

Lagios MD: Duct carcinoma in situ. Pathology and treatment. Surg Clin North Am 70 (1990) 853–871

Levitt SH, Aeppli DM, Nierengarten ME: The impact of radiatin on early breast carcinoma survival. Cancer 78 (1996) 1035–1042

Liao Z, Strom EA, Buzdar AU et al: Locoregional irradiation for inflammatory breast cancer: effectiveness of dose escalation in decreasing recurrence. Int J Radiat Oncol Biol Phys 47 (2000) 1191–1200

Le MG, Arriagada R, de Vathaire F et al: Can internal mammary treatment decrease the risk of death for patients with medial breast cancers and positive axillary lymph nodes? Cancer 68 (1991) 1859–1864

Louis-Sylvestre C, Clough K, Asselain B et al: Axillary treatment in conservative management of operable breast cancer: dissection or radiotherapy? Results of a randomized study with 15-year of follow-up. J Clin Oncol 22 (2004) 97–101

Marks LB, Zeng J, Prosnitz LR. One to three versus four or more positive nodes and postmastectomy radiotherapy: time to end the debate. J Clin Oncol 26 (2008) 2075–2077

Marshall JK, Griffith KA, Haffty BG et al: The conservative management of Paget's disease of the breast with radiotherapy: ten and fifteen-year-results. Int J Radiat Oncol Biol Phys 54 (2002) 60–61

Montague ED: Conservation surgery and radiation therapy in the treatment of operable breast cancer. Cancer 53 (1984) 700–704

Monyak D, Levitt S: The changing role of radiation therapy in the treatment of primary breast cancer. Invest Radiol 24 (1989) 483–494

Moran SL, Serletti JM, Fox I: Immediate free TRAM reconstruction in lumpectomy and radiation failure patients. Plast Reconst Surg 106 (2000) 1327–1331

Mullan EE, Deutsch M, Bloomer WD: Salvage radiotherapy for local failures of lumpectomy and breast irradiation. Radiother Oncol 42 (1997) 25–29

Nährig J, Högel B, Marlow S et al: Pathologie des Mammakarzinoms. In: Janni W (Hrsg) MANUALMammakarzinome: Empfehlungen zur Diagnostik, Therapie und Nachsorge, 11.Aufl., Schriften des Tumorzentrums München, Zuckschwerdt München, 49–76, 2007

National Cancer Institute. Ries LAG, Harkins D, Krapcho M et al: SEER Cancer statistics review 1975–2003; based on November 2005 SEER data submission, posted to the SEER web site 2006. http://seer.cancer.gov/csr/1952003

NCCN, National Comprehensive Cancer Network. Clinical practice guidelines in oncology: breast cancer – version V.1.2007. NCCN, 2007

NCCN, National Comprehensive Cancer Network. Clinical practice guidelines in oncology: breast cancer – version V.2.2008. NCCN, 2008

NHMRC, National Health and Medical Research Council of Australia. Management of early breast cancer. Clinical practice guidelines 2001

Nielsen HM, Overgaard M, Grau C et al: Study of failure pattern among high-risk breast cancer patients with or without postmastectomy radiotherapy in addition to adjuvant systemic therapy: long-term results from the Danish Breast Cancer Cooperative Group DBCG 82b and c randomized studies. J Clin Onkol 15 (2006) 2268–2275

Ott O, Hildebrandt G, Pötter R et al: Accelerated partial breast irradiation with mulitcatheter brachytherapy: local contol, side effects and cosmetic outcome for 274 patients. Results of the German-Austrian multi-center trial. Radiother Oncol 82 (2007) 281–286

Overgaard M, Jensen MB, Overgaard J et al: Postoperative radiotherapy in high-risk pre-menopausal women with breast cancer who receive adjuvant chemotherapy. N Engl J Med 337 (1997) 949–955

Overgaard M, Jensen MB, Overgaard J et al: Postoperative radiotherapy in high-risk postmenopausal breast-cancer patients given adjuvant tamoxifen. Danish Breast Cancer Cooperative Group DBCG 82c randomised trial. Lancet 353 (1999) 1641–1648

Overgaard M, Hansen PS, Overgraad J et al: Postoperative radiotherapy in high-risk premenopausal women with breast cancer who receive adjuvant chemotherapy. N Engl J Med 337 (1997) 949–955

Overgaard M, Nielsen HM, Overgraad J et al: Is the benefit of postmastectomy irradiation limited to patients with four or more postive notes, as recommended in international consensus reports? A subgroup analysis of the DBCG 82 b&c randomized trials. Radiother Oncol 82 (2007) 247–253

Perez CA, Fields IN, Fracasso PM et al: Management of locally advanced carcinoma of the breast: II inflammatory carcinoma. Cancer 74 (1994) 453–465

Perez CA, Taylor ME: Breast: Stage Tis, T1 and T2-Tumors, in: ed by C.A. Perez, L.W. Brady. Principles and Practice of Radiation Oncology. 3rd Ed. Lippincott Philadelphia N.Y. 1998

Petera J, Filip S, ˇSlampa P et al: Management of Inoperable Carcinoma of the breast by curative Radiotherapy and Chemo-Hormontherapy. Onkologie 24 (2001) 263–266

Peto R: Highlights from the 2005/6 EBCTCG worldwide overview of every women in all the trials in early breast cancer. Abstract book, 29th Annual San Antonio Breast Cancer Symposium, December 14–17 (2006) abstract 40

Pierce LJ, Hutchins LF, Green SR et al: Sequencing of tamoxifen and radiotherapy after breast-conserving surgery in early-stage breast cancer. J Clin Oncol 23 (2005) 24–29

Pierce L, Mc Cormick B, Haffty B et al: The use of radiotherapy in the conservative management of Paget's disease (Abstract). Int J Radiat Oncol Biol Phys 36 (Suppl. 1) (1996) 215

Pierce SM, Recht A, Lingos T et al: Long term radiation complications following conservative surgery and radiation therapy in patients with early stage breast cancer. Int J Radiat Oncol Biol Phys 23 (1992) 915–923

Poortmanns P, Bartelink H, Horiot JC et al: The influence of the boost technique on local control in breast conserving treatment in the EORTC „boost versus no boost" randomized trial. Radiother Oncol 72 (2004) 25–33

Poortmans P, Kouloulias V, van Tienhoven G et al: Quality assurance in the EORTC randomized trial 22922/10925 investigating the role of irradiation of the internal mammary and medial supraclavicular lymph node chain works. Strahlenther Onkol 182 (2006) 576–582

Possinger K: in „Kompendium Internistische Onkologie", Hrsg. K. Possinger, H.-J. Schmoll, K. Höffken, Y. Große. 3. Aufl., 1999, Springer, Berlin

Ragaz J, Jackson SM, Le N et al: Adjuvant radiotherapy and chemotherapy in node-positive premenopausal women with breast cancer. N Engl J Med 337 (1997) 956–962

Ragaz J, Olivotto IA, Spinelli JJ et al: Locoregional radiation therapy in patients with high-risk breast cancer receiving adjuvant chemotherapy: 20-year results of the British Columbia Randomized Trial. J Natl Cancer Inst 97 (2005) 116–126

Rauschecker HF, Sauerbrei W, Gatzemeier W et al: Eight year Results of a Prospective Non-randomized Study on Therapy of Small Breast Cancer. Eur J Cancer 34 (1998) 315–323

Recht A : Integration of systemic therapy and radiation therapy for patients with early-stage breast cancer treatment with conservative surgery. Clin Breast Cancer 4 (2003) 104–113

Recht A : Impact on outcome of delay in starting radiotherapy. J Clin Oncol 22 (2004) 1341–1342

Recht A, Come SE, Henderson IC et al : The sequencing of chemotherapy and radiation therapy after conservative surgery for early-stage breast cancer. N Engl J Med 334 (1996) 1356–1361

Recht A, Edge SB, Solin LJ et al. for the American Society of Clinical Oncology. Postmastectomy radiotherapy: clinical practice guidelines of the American Society of Clinical Oncology. J Clin Oncol 19 (2001) 1539–1569

Recht A, Hayes DF: Local recurrence in: Breast diseases. ed. Harris. J. Hellmann, F., Henderson, I.C., Lippincott, Philadelphia 1987, S. 508 ff

Reinfuss M, Mitus J, Duda K: The treatment and prognosis of patients with phylloides tumor of the breast: An analysis of 170 cases. Cancer 77 (1996) 910–916

Roche H, Kerbrat F, Bonneterre J et al: Complete hormonal blockade versus chemotherapy in premenopausal early stage breast cancer patients (pts) with positive hormone-receptor (HR+) and 1–3 node positive (N+) tumors. Results of the FASG 06 Trial. Proc Asco 19 (2000) abstr. 279

Rogers NE, Allen RJ: Radiation effects on breast reconstruction with the deep inferior epigastric perforator flap. Plast Reconst Surg 109 (2002) 1919–1924

Romestaing P, Lehingue Y, Carrie C et al: Role of a 10-Gy boost in the conservative treatment of early breast cancer: results of a randomized clinical trial in Lyon, France. J Clin Oncol 15 (1997) 963–968

Rosen PP, Kimmel M: Occult breast carcinoma presenting with axillary lymph node metastases: a follow-up study of 48 patients. Human Pathol 21 (1990) 518–523

Rouesse J, Friedman S, Sarrazin D et al: Primary chemotherapy in treatment of inflammatory breast carcinoma. J Clin Oncol 4 (1986) 1765–1771

Rutqvist LE, Liedberg A, Hammar N et al: Myocardial infarction among women with early-stage breast cancer treated with conservative surgery and breast irradiation. Int J Radiat Oncol Biol Phys 40 (1998) 359–363

Sack H, Thesen N: Bestrahlungsplanung, 2. Auflage Thieme, Stuttgart 1998

Satagopan JM, Offit K, Foulkes W et al: The lifetime risks of breast cancer in Ashkenazi Jewish carriers of BRCA1 and BRCA2 mutations. Cancer Epidemiol Biomarkers Prev 10 (2001) 467–473

Sauer G, Deissler H, Strunz K et al. Ultrasound-guided large-core needle biopsies of breast lesions: analysis of 962 cases to determine the number of samples for reliable tumour classification. Br J Cancer.92 (2005) 231–235

Sauer G, Strnad V, Kurzeder C et al: Partial breast irradiation after breast-conserving surgery. Strahlenther Onkol 181 (2005) 1–8

Sauer R: Strahlentherapie und Radioonkologie. 4. Aufl. Urban u. Fischer, München-Jena 2003

Sauer R, Budach W, Feyer P et al. für die Organgruppe Mammakarzinom der Deutschen Gesellschaft für Radioonkologie (DEGRO): Leitlinien in der Radioonkologie. Radiotherapie des Mammakarzinoms. Version 2005. Strahlenther Onkol 182 Suppl I (2006) 1–28

Sauer R, Sautter-Bihl ML, Budach W et al: Accelerated partial breast irradiation. Consensus statement of 3 german oncology societies. Cancer 110 (2007) 1187–1194

Sauer R, Schulz K-D, Hellriegel K-P: Strahlentherapie nach Mastektomie – Interdisziplinärer Konsensus beendet Kontroverse. Strahlenther Onkol 177 (2001) 10–24

Sauer R, Wenz F, Haase W et al: Brustkrebs: Teilbrustbestrahlung nach brusterhaltender Operation. Deutsches Ärzteblatt 103 (2006) A539–544

Sautter-Bihl ML, Souchon R, Budach W et al. DEGRO practical guidelines for radiotherapy of breast cancer II. Strahlenther Onkol 184 (2007) 347–343

Schairer C, Lubin J, Troisi R et al: Menopausal Estrogen and Estrogen-Progestin Replacement, Therapy and Breast Cancer Risk. JAMA 283 (2000) 485–491

Schmalfeldt B, Anthuber C, Bauerfeind et al. Mammakarzinom und Schwangerschaft In: Janni W (Hrsg) MANUAL-Mammakarzinome: Empfehlungen zur Diagnostik, Therapie und Nachsorge, 11.Aufl., Schriften des Tumorzentrums München, Zuckschwerdt München 222–229, 2007

SIGN. Scottish Intercollegiate Guidelines Network. SIGN 84: Management of breast cancer in women. Scottish Intercollegiate Guidelines Network, 2005

Sinn HP, Schmid H, Junkermann H et al: Histologische Regression des Mammakarzinoms nach primärer (neoadjuvanter) Chemotherapie. Geburtsh Frauenheilkd 54 (1994) 552–558

Shapiro CL, Hardenbergh PH, Gelman R et al: Cardial effects of adjuvant doxorubicin and radiation therapy in breast cancer patients. J Clin Oncol 16 (1998) 3493–3501

Silverstein MJ, Lagios MD, Groshen S et al: The influence of margin width on local control of ductal carcinoma in situ of the breast. N Engl J Med 340 (1999) 1455–1461

Smith-Warner SA, Spiegelman D, Yaun SS et al: Alcohol and breast cancer in women. A pooled analysis of cohort studies. JAMA 279 (1998) 535–540

Spear SL, Majidian A: Immediate breast reconstruction in two stages using textured, integrated-valve tissue expanders and breast implants: a retrospective view of consecutive 171 breast reconstructions from 1989 to 1996. Plast Reconst Surg 101 (1998) 53–63

Taghian A, Jeong JH, Mamounas E et al: Patterns of locoregional failure in patients with operable breast cancer treated by mastectomy and adjuvant chemotherapy with or without tamoxifen and adjuvant radiotherapy: results from five National Surgical Adjuvant Breast and Bowel Project randomized clinical trials. J Clin Oncol 22 (2004) 4247–4257

Taylor ME, Perez CA, Levitt SH: Breast: Locally advanced (T3 and T4), inflammatory and recurrent tumors. in: Principles and Practice of Radiation Oncology ed. Perez, C.A., Brady, L.W. Lippincott-Raven, Philadelphia (1998) 1415 ff

Timolati F, Ott D, Pentassuglia L et al. Goldhirsch Nr. 42

Touboul E, Buffat L, Belkazemi Y et al: Local recurrences and distant metastases after breast-conserving surgery and radiation therapy for early breast cancer. Int J Radiat Oncol Biol Phys 39 (1997) 262

Tran NV, Chang DW, Gupta A et al: Comparsion of immediate and delayed free TRAM flap breast reconstruction in patients receiving postmastectomy radiation therapy. Plast Reconst Surg 108 (2001) 78–82

Truong PT, Olivotto IA, Kader HA et al: Selecting breast cancer patients with T1-T2 tumors and one to three positive axillary nodes at high postmastectomy locoregional recurrence risk for adjuvant radiotherapy. Int J Radiat Oncol Biol Phys 61 (2005) 1337–1347

Truong PT, Olivotto IA, Whelan TJ et al: Clinical practice guidelines for the care and treatment of breast cancer: 16. Locoregional post-mastectomy radiotherapy. CMAJ 170 (2004) 1263–1273

Untch M, de Waal JC, Gabka C et al: Sonderfälle in Manual „Mammakarzinome" TZ München. Hrsg. H.-J. Sauer, Zuckschwerdt München, 161 ff, 2001,

Unnithan J, Macklis J: Contralateral breast cancer risk. Radiotherapy Oncology 60 (2001) 239–246

Veronesi U, Bonadonna G, Zurida S et al: Conservation surgery after primary chemotherapy in large carcinomas of the breast. Ann Surg 222 (1995) 612–618

Vrieling C, Collette L, Fourquet A et al: The influence of the Boost in breast-conserving therapy on cosmetic outcome in the EORTC „Boost versus no Boost" trial. Int J Radiol Oncol Biol Phys 45 (1999) 677–685

Whelan TJ, Julian J, Wright J et al: Does locoregional radiation therapy improve survival in breast cancer? A meta-analysis. J Clin Oncol 18 (2000) 1220–1229

Whelan T, Levine M: Radiation therapy and tamoxifen: concurrent or sequential? That is the question. J Clin Oncol 23 (2005) 1–4

Whelan T, Levine M: More evidence that locoregional radiation therapy improves survival: what should we do? J Natl Cancer Inst 97 (2005) 82–84

WHO, World Health Organization Classification of Tumours Pathology and Genetics of Tumours of the Breast and Female Genital Organs. In: Tavassoli FA, Devilee P (eds): IARC Press, Lyon (2003) 9–112

Wittekind C, Meyer HJ, Bootz F: TNM-Klassifikation maligner Tumoren. 6. Aufl. Springer BerlinHeidelberg (2002)

Yamashita T, Hurukawa M, Sekiguchi K et al: Efficacy of locoregional lymphnodes irradiation after mastectomy for breast cancer with biopsy proven parasternal lymphnodes metastases. A randomized study. Int J Radiat Oncol Biol Phys 36 (1996) 277, abstr. 38th Astro Meeting

M. Stuschke
C. Pöttgen
G. Stamatis

Lunge und Mediastinum

Lunge

Epidemiologie und Ätiologie

Das Lungenkarzinom ist die häufigste zum Tode führende Krebserkrankung des Menschen. Etwa 33 000 jährliche Neuerkrankungen an Lungenkrebs entsprechen 14,3 % aller Krebsneuerkrankungen bei den Männern. Bei den Frauen macht der Lungenkrebs mittlerweile mit etwa 13 200 jährlichen Neuerkrankungen 6,4 % aller bösartigen Neubildungen aus. Wegen der nach wie vor schlechten Prognose fällt der Anteil des Lungenkrebses an allen Krebstodesfällen mit 26,0 % bei Männern (Rang 1) bzw. 11,2 % bei Frauen (Rang 3) noch deutlicher aus. (Robert-Koch-Institut 2008).

Die Mehrheit der Erkrankungsfälle tritt bei aktiven oder ehemaligen Rauchern auf. Aktuell wird geschätzt, dass 90 % der Neuerkrankungen bei den Männern und etwa 78 % bei den Frauen auf Tabakabusus zurückzuführen sind (National Cancer Institute 2002). Drei größere prospektive Studien konnten eine klare Dosis-Effekt-Beziehung zwischen der Entstehung eines Lungenkarzinoms und dem Grad der Tabakrauch-Exposition zeigen (Hammond 1966; Doll und Peto 1976; Rogot und Murray 1980). Die 12-Jahres-Daten der Präventions-Studien der American Cancer Society (Burns et al. 1997) belegen, dass ein Konsum von ≥ 40 Zigaretten/Tag über 35–39 Jahre ein Mortalitäts-Risiko (am Lungenkarzinom zu versterben) von 19,45 im Vergleich zu einem Raucher mit 1–9 Zigaretten/Tag über 20–24 Jahre dessen Mortalitätsrisiko bei 1,26 liegt. Eine Anamnese von zehn, 20, 30 pack-years birgt ein kontinuierlich zunehmendes Risiko für die Lungenkarzinom-Inzidenz; fasst man mehrere Studien zusammen, ist insbesondere der Abusus von ≥ 30 pack-years mit einer erhöhten Rate von Lungenkarzinomen verbunden (Winterhalder et al. 2004), eine Risikoschwelle ist bislang nicht zu erkennen. Stärker als mit der Rauchmenge pro Tag scheint das Risiko für die Lungenkarzinom-Entstehung mit der Dauer des Rauchens pro Lebenszeit assoziiert zu sein, sodass der Beginn des Rauchens während der Jugendzeit als besonderes Risiko einzuschätzen ist (Doll und Peto 1978). Das Erkrankungsrisiko kann durch Beendigung des Rauchens über Jahre vermindert werden, es geht zehn Jahre nach Rauchabstinenz um 30–50 % zurück (National Cancer Institute 2002). Nach 15–20 Jahren ist das Risiko für einen ehemaligen Raucher jedoch immer noch zwei- bis dreimal höher als bei einem Nichtraucher, und selbst nach 30 Jahren bleibt das relative Risiko gegenüber einem lebenslangen Nichtraucher erhöht.

Passives Rauchen

Die Inhalation von Rauch in gemeinsam mit Rauchern genutzten Räumen führt beim Nichtraucher zu einer Exposition gegenüber allen kanzerogenen Stoffen des Tabakrauchs. Das relative Risiko für Passivraucher ist etwa 1,2-fach erhöht gegenüber nicht-exponierten Nichtrauchern (Pershagen 1994). Bereits seit 2002 gibt es daher den § 5 der Arbeitsstättenverordnung (ArbStättV), der vom Arbeitgeber geeignete Maßnahmen zum Nichtraucherschutz am Arbeitsplatz im Betrieb fordert. Durch Artikel 2 des „Gesetzes zum Schutz vor den Gefahren des Passivrauchens" (2007) wurde der § 5 der ArbStättV um folgenden Satz erweitert: „Soweit erforderlich, hat der Arbeitgeber ein allgemeines oder auf einzelne Bereiche der Arbeitsstätte beschränktes Rauchverbot zu erlassen." Hierdurch soll nunmehr eine Verbesserung des Schutzes vor Passivrauchen am Arbeitsplatz erreicht werden. Der Artikel 1 des vorgenannten Gesetzes enthielt das Bundesnichtraucherschutzgesetz (BNichtrSchG), welches zum 1. September 2007 in Kraft trat. Danach gilt Rauchverbot in allen Einrichtungen des Bundes (dazu gehören Behörden, Dienststellen, Gerichte usw.) sowie in Fahrzeugen des öffentlichen Personennahverkehrs (dies sind z. B. öffentliche Verkehrsmittel in der Luft, zu Wasser, auf der Schiene und auf der Straße, auch Taxis) und in Personenbahnhöfen.

Weitere Faktoren

Eine Reihe von Schadstoffen aus der Umwelt und dem berufsbedingten Umfeld gehen mit einem erhöhten Lungenkarzinomrisiko einher. Dazu gehören Asbest, Arsen, Beryllium, Cadmium, Chrom, Nickel, polyzyklische aromatische Kohlenwasserstoffe, Vinylchlorid, Dieselruß und Schweißrauch sowie die Exposition gegenüber Kühlschmiermitteln und künstlichen Mineralfasern (Jöckel et al. 1995).

Radon, welches schon früh als inhalatives Karzinogen bei Minenarbeitern identifiziert wurde, gilt derzeit vor allem aufgrund der Belastung innerhalb von Wohnräumen als zweitwichtigste Ursache für die Entstehung eines Lungenkarzinoms, obwohl die exakte Risikoeinschätzung unsicher ist (Lubin et al. 1995).

Genetische Faktoren

Der Verlust des kurzen Arms von Chromosom 3 ist ein häufiger Befund, der dem Verlust eines Tumorsuppressorgens zu entsprechen scheint (Sozzi et al. 1997). Auch Mutationen und Allelverlust bei p53- und Rb-Suppressorgenen sind geläufig. Eine wichtige Rolle in der Lungenkarzinomentstehung scheint der Hypermethylierung bestimmter Promoter-Regionen (CpG-Inseln) zuzukommen und der Nachweis von Zellen mit abnormaler Gen-Methylierung im Sputum könnte zur Früherkennung geeignet sein (Palmisano et al. 2000; Kersting et al. 2000). Frauen scheinen im Vergleich zu den Männern bei gleicher Risikoexposition ein erhöhtes Risiko für die Lungenkarzinomentwicklung zu tragen (Ryberg et al. 1994; Taioli und Wynder 1994).

Chronisch obstruktive Atemwegserkrankung

Abgesehen von den direkt toxischen Einflüssen der auf Tabak bezogenen Karzinogene haben einige prospektive Studien auf ein ätiologisches Lungenkrebsrisiko durch chronisch obstruktive Lungenerkrankungen (COPD) hingewiesen (Skillrud et al. 1986; Tockman et al. 1987; Kuller et al. 1990; Lange et al. 1990). Ein Zusammenhang mit Bronchialasthma scheint jedoch nicht zu bestehen (Kuller et al. 1990) und insgesamt muss diese Konstellation im Hinblick auf das karzinogene Risiko im Vergleich mit dem Risiko durch Tabakkonsum als untergeordnet angesehen werden.

Prävention und Screening

Präventive Schritte teilen sich in primäre, sekundäre und tertiäre auf. Eine Strategie zur primären Prävention richtet sich an die gesunde Normalbevölkerung mit dem Ziel, die maligne Zelltransformation und damit die Entstehung der Erkrankung zu verhindern. Die sekundäre Prävention zielt auf die Verhinderung der Progression einer Präneoplasie während die tertiäre Prävention zur Verhinderung von Zweittumoren vorgesehen ist.

Wichtigste Maßnahme der primären Prävention für Lungenkarzinome ist das Aufgeben des Rauchens. Der Rückgang der alterskorrigierten Mortalitätsrate unter den Männern seit der Mitte der 80er Jahre, der stringent mit dem Rückgang der Rauchgewohnheiten (unter den Männern) seit den 50er Jahren korreliert, ist ein starker Indikator dafür, welch einen präventiven Effekt die Verminderung des Tabakkonsums zu erzielen vermag (Greenlee et al. 2000).

Keine der bisher durchgeführten Phase-III-Studien hat einen positiven Effekt für die primäre, sekundäre oder tertiäre Prävention durch Gabe von β-Carotin, Retinoiden, α-Tocopherol, N-Acetylcystein oder Acetylsalicylsäure reproduzierbar belegen können.

Zwei Chemopräventionsstudien mit β-Carotin und Vitamin A bzw. Vitamin E zeigten keinen Vorteil für die Intervention (Omenn et al. 1994; Virtamo et al. 2003), auch durch Nahrungsergänzung mit verschiedenen anderen Vitaminen konnte keine Reduktion des Lungenkarzinomrisikos erzielt werden (Cho et al. 2006). Während die adjuvante Gabe von Retinylpalmitat nach Resektion früher Tumoren (NSCLC-Stadium I) zu einer signifikanten Verlängerung der Zeit bis zum Auftreten eines zweiten Primärtumors führte (Pastorino et al. 1993), zeigte eine große Intergroup-Studie keinen Vorteil für die adjuvant mit Isotretinoin behandelte Gruppe (Lippman et al. 2001).

Für das Screening von Lungenkarzinomen stehen Röntgenaufnahmen des Thorax und zytologische Sputumanalysen zur Verfügung. Bisher hat sich kein Vorteil für den routinemäßigen Einsatz dieser Untersuchungen in Bezug auf die Senkung der Mortalität ergeben (Kubik et al. 1990; Flehinger et al. 1993; Marcus et al. 2000). Hochauflösende Niedrigdosis-Spiral-Computertomographien haben für das Screening allerdings ein hohes Potenzial: die Sensitivität, einen nichtkalzifizierten pulmonalen Rundherd zu entdecken, ist etwa dreimal höher als die der konventionellen Röntgenaufnahmen (Henschke et al. 2008). In einer großen prospektiven Studie (New York Early Lung Cancer Action Project) mit Basis- und jährlichem Wiederholungsscreening an 6295 Rauchern über 60 Jahren führte die initiale Low-dose-Computertomographie bei 101 Patienten primär zur Diagnosestellung eines Lungenkarzinoms, davon in 91 % ohne Metastasen. Von 134 zusätzlich empfohlenen Biopsien waren 125 (93 %) maligne (Henschke et al. 2007). Der hohe Anteil von entdeckten Stadium-I-Patienten ist konsekutiv auch mit einer hohen Überlebensrate korreliert (I-ELCAP, Henschke et al. 2006), insgesamt besteht aber keine ausreichende Evidenz, dass das Screening zu einer Senkung der Mortalität führt.

Als Kriterien für eine Abklärungsthoraktomie werden bei den verschiedenen Screeningprogrammen eine Läsionsgröße von mindestens 5 mm für einen nichtkalzifizierten soliden Knoten bzw. mindestens 8 mm bei einem nichtsoliden, nichtkalzifizierten Knoten herangezogen. Wird die Schwelle zur Abklärungsthorakotomie hingegen zu niedrig angesetzt, dann ist eine hohe Rate negativer Thorakotomien mit einer daraus resultierenden Belastung der Screeningkohorte zu erwarten.

Abschließende Empfehlungen zum CT-Screening werden erst nach den Ergebnissen des amerikanischen National Lung Screening Trials (Gohagan et al. 2004) und der niederländisch-belgischen NELSON-Studie (van Iersel et al. 2007) erwartet.

Die Früherkennung von lokal begrenzten bzw. In-situ-Läsionen ist sinnvoll, wenn abgesehen von den traditionellen operativen Verfahren in den Frühstadien der Erkrankung weniger invasive Methoden mit gleichem Erfolg zum Einsatz gebracht werden können. Dazu gehören die endoskopischen Behandlungsmethoden (photodynamische Therapie, Kryotherapie, Laser, Elektrokoagulation) und die endobronchiale Brachytherapie (Sheski und Mathur 2000). Klinische Serien mit kleiner Patientenzahl zeigen, dass mit der Brachytherapie eine lokale Kontrolle in den frühen Krankheitsstadien (Tis, T1, T2) erzielt werden kann (Tredaniel et al. 1994; Sutedja et al. 1994; Perol et al. 1997).

Regionale Tumoranatomie und Histologie

Basierend auf den radiologischen Befunden lassen sich die häufigsten malignen Lungentumoren unterscheiden in:

1. Zentrale und hilusnahe Tumoren: Diese entwickeln sich besonders im Bereich der Haupt- und Lappenbronchien sowie der Teilungsstellen von Segment- und Subsegmentbronchien (intermediäre Karzinome). Etwa 70–80 % der Tumoren entstehen als intermediäre Karzinome.
2. Periphere Tumoren: Sie bilden in der Regel relativ scharf begrenzte, radiologisch gut erkennbare Rundherde. Ihr Anteil an der Gesamtzahl der Tumoren beträgt etwa 20–30 %.
3. Pneumonisch oder multifokal wachsende Tumoren: Sie sind mit 1,5–2,5 % aller Tumoren selten. Ausgangspunkt ist der bronchiolo-alveoläre Bereich der Lunge, mehr als 60 % dieser Tumoren betreffen die Oberlappen.

Höher differenzierte Karzinome, wie Plattenepithel- und Adenokarzinome, breiten sich lokal infiltrierend im Lungengewebe und später auch entlang der Alveolarräume aus. Polypöse Wachstumsformen im Bronchuslumen können Ursache einer Obstruktion sein. Tumorblutungen sind Folgen eines ulzerierenden Wachstums.

Niedrig differenzierte kleinzellige Karzinome können sich mit hoher Wachstumsgeschwindigkeit manschettenförmig infiltrierend entlang der Bronchuswand ausbreiten.

Bronchioloalveoläre Karzinome zeigen ein pneumonisches Wachstumsverhalten und können ganze Lungenlappen mit ihrem Infiltrat ausfüllen (Müller et al. 1995).

Bei weiterem Vordringen wachsen die Tumoren extrabronchial, bis sie die Pleura visceralis, das Perikard oder andere Strukturen erreichen. Eine Sonderform stellen Karzinome der Lungenspitze (Sulcus-superior-Tumor) dar, die oft mit Rippendestruktionen einhergehen. Sie verursachen ein charakteristisches Syndrom, benannt nach dem Erstbeschreiber H. Pancoast, wenn Knochendestruktion, Schmerzen sowie neurologische Störungen der C8/Th1-Wurzel und ein Horner-Symptomenkomplex auftreten. Die Tumoren wachsen infiltrierend in die benachbarten Strukturen, bevor sie im späteren Krankheitsverlauf Lymphknotenmetastasen verursachen.

Histologie

Aufgrund des unterschiedlichen Ansprechens auf die Therapie, speziell die Chemotherapie, werden die histopathologischen Subgruppen des Lungenkarzinoms klinisch in zwei Hauptgruppen eingeteilt:

1. Nichtkleinzellige Karzinome (NSCLC).
2. Kleinzellige Karzinome (SCLC).

Plattenepithelkarzinome sind mit kombinierten und mischzelligen Tumoren der häufigste nichtkleinzellige histologische Tumortyp, obwohl die Inzidenzraten für das Adenokarzinom in den letzten Jahren disproportional angestiegen sind. Plattenepithelkarzinome sind in über 60 % der Fälle zentral lokalisiert und führen durch Infiltration und Verlegung größerer Luftwege relativ frühzeitig zu klinisch fassbaren Symptomen.

Adenokarzinome sind der häufigste Tumortyp bei Nichtrauchern und stellen in großen epidemiologischen Studien (Travis et al. 1995; Fry et al. 1996) im Mittel einen Anteil von 27 % (20–36 %). Dabei ist unklar, ob der Wandel in der Häufigkeit tatsächlich Ausdruck einer veränderten Inzidenz oder das Ergebnis einer verbesserten histopathologischen Diagnostik darstellt. Adenokarzinome sind bevorzugt in der Lungenperipherie mit einer charakteristischen alveolären Ausbreitung lokalisiert. Die histologische Abgrenzung primärer Lungentumoren von Metastasen anderer drüsiger Primärtumoren kann schwierig sein. Adenokarzinome zeigen frühzeitig eine ausgeprägte Gefäßinvasion und haben wegen häufiger hämatogener, insbesondere zerebraler Metastasen eine schlechte Prognose.

Bronchioloalveoläre Karzinome gelten als Sonderform der Adenokarzinome, obwohl die Häufigkeit von Lymphknoten- und Fernmetastasen geringer ist (etwa 50 % der Patienten werden im Stadium I diagnostiziert).

Großzellige Karzinome werden als eigenständige histologische Gruppe in der WHO-Klassifikation geführt. Immunhistochemische Untersuchungen belegen jedoch, dass es sich oft um Varianten von Plattenepithel-, Adeno- oder mischzelligen Karzinomen handelt. Sie machen einen Anteil von etwa 10 % an der Gesamtzahl aus. Großzellige Karzinome mit neuroendokrinen Charakteristika sind mit einer ungünstigen Prognose verbunden (Rusch et al. 1996) und sind deshalb in der neuen WHO-Klassifikation als High-grade-nichtkleinzelliges Karzinom eingeordnet.

Kleinzellige Karzinome machen nur noch 15–20 % aller malignen Lungentumoren aus, bei etwa der Hälfte handelt es sich um Mischtumoren. Sie haben eine hohe Proliferationsrate und zeigen eine hohe Tendenz zur Fernmetastasierung. Die Tumoren zeigen häufig eine Koinzidenz mit paraneoplastischen Syndromen, z. B. ektoper Hormonproduktion. Trotz verschiedenartiger Expression von Antigenen in den Tumorzellen kann häufig die Neuronen-spezifische Enolase (NSE) als erhöht nachgewiesen und im weiteren Verlauf als Marker verwendet werden. Histogenetisch besteht eine Verwandtschaft von kleinzelligen Karzinomen mit Tumoren des APUD-Systems und bedingt klinisch eine gewisse Ähnlichkeit mit atypischen Karzinoid-Tumoren, die trotz im Allgemeinen langsamerer Proliferation ebenfalls ein infiltratives Wachstum und Metastasierungstendenz zeigen können.

Primäre Sarkome und Karzinosarkome sind seltene Tumoren mit einem Anteil von etwa 0,1 % aller malignen Lungentumoren. Tabelle I gibt eine Übersicht der WHO-Klassifikation epithelialer Tumoren (Travis et al. 1999; Brambilla et al. 2001; Ries et al. 2008) wieder.

Regionale Anatomie

Die rechte Lunge ist in drei Lappen, auf der linken Seite in zwei Lappen unterteilt. Den broncho-arteriellen Einheiten folgend werden beide Lungen in jeweils zehn Segmente unterteilt. Physiologischerweise besteht sowohl für die Ventilation als auch Perfusion ein baso-apikaler Gradient zugunsten der kaudalen Lungenanteile.

Die Tumorausbreitung erfolgt über drei Wege: lokal (intrathorakal) per continuitatem, regional (über die Lymphbahnen) und distant (hämatogen). Die Lymphe der Lunge wird vorwiegend zentripetal über Bahnen abgeleitet, die entlang den Bronchiolen und Bronchien verlaufen. Daneben besteht ein oberflächliches subpleurales Netz. Drainagelymphknoten sind die hilären und mediastinalen Lymphknoten. Der Lymphabfluss vom rechten apikalen und posterioren Oberlappensegment sowie vom Mittel- und den oberen Segmenten des Unterlappens geht über hiläre, obere paratracheale und tracheobronchiale Lymphknoten zu den ipsilateralen Skaleneuslymphknoten. Selten kann der Lymphabfluss aus dem rechten Mittellappen auch das Mediastinum kreuzen und über die subkarinalen und linken paratrachealen Lymphknoten zu den kontralateralen Skaleneuslymphknoten führen.

Aus dem linken Oberlappen verläuft der Lymphabfluss in die ipsilateralen Skaleneuslymphknoten bzw. entlang der Lymphgefäße, die den N. laryngeus recurrens begleiten, in die mediastinalen Lymphknoten. Der Lymphabfluss des linken Unterlappens ver-

Tabelle I. Histologische Klassifikation der malignen epithelialen Lungentumoren (WHO 1999) mit prozentualem Anteil der invasiven Histologien nach dem SEER-Register (2001–2005).

Histologischer Typ	%-Anteil an den histologisch bestätigten Fällen
Dysplasie/Carcinoma in situ	
Atypische adenomatöse Hyperplasie	
Diffuse idiopathische neuroendokrine Zellhyperplasie der Lunge	
Kleinzelliges Karzinom	
Reines kleinzelliges Karzinom	
Kombiniertes Karzinom (kleinzelliges und Plattenepithel- bzw. Adenokarzinom)	
Nichtkleinzelliges Karzinom	
Plattenepithelkarzinom Papillär Klarzellig Kleinzellig Basaloid	20,1
Adenokarzinom Azinös Papillär Bronchioloalveolär Nicht muzinös (Clara/Typ-II-Pneumozyt) Muzinös Gemischt Solide mit Schleimbildung	36,6
Adenokarzinom mit gemischtem Subtyp Fetales Adenokarzinom Zystadenokarzinom Siegelringzellig Klarzellig	
Großzelliges Karzinom Großzellig neuroendokrin Kombiniert großzellig neuroendokrin Basaloid Lymphoepithelioma-like Klarzellig Großzellig, rhabdoider Phänotyp	3,9
Nicht-kleinzellig, andere	
Großzellig NOS/unklassifiziert	24,1
Adenosquamöses Karzinom	
Karzinome mit pleomorphen, sarkomatoiden oder sarkomatösen Anteilen	
Karzinom mit Spindelzellen oder Riesenzellen Pleomorph	
Karzinosarkom	
Pulmonales Blastom	

Tabelle I. Fortsetzung

Histologischer Typ	%-Anteil an den histologisch bestätigten Fällen
Nichtkleinzelliges Karzinom	
Karzinoid Typisches Atypisches	0,1
Karzinome der Bronchialdrüsen	
Mukoepidermoidkarzinom	
Adenoid-zystisches Karzinom	
Unklassifizierte	0,8

läuft über die infrakarinalen Lymphknoten entweder in die ipsilateralen prätrachealen oder überkreuzend in die kontralateralen paratrachealen Lymphknoten.

Obwohl Skip-Metastasen auftreten können, ist mehrheitlich ein sequenzieller Befall der bronchopulmonalen (N1), mediastinalen (N2/N3) und supraklavikulären (N3) Lymphknoten zu beobachten. Dieses Ausbreitungsmuster bildet die Grundlage für das traditionelle Design der thorakalen Strahlentherapiefelder (Lengele et al. 2007).

Bei Diagnosestellung sind in ca. 50 % der Fälle bereits die regionären Lymphknoten mitbeteiligt, d. h. bei Plattenepithelkarzinomen in 33 %, bei Adenokarzinomen in 54 %, bei undifferenzierten Karzinomen in 57 % und beim kleinzelligen Karzinom in 77 % (Seal 1991). Selbst bei primär operabel erscheinenden Tumoren finden sich bei der Mediastinoskopie bereits in 34 % mediastinale Lymphknotenmetastasen (Greschuchna und Maassen 1973). Die supraklavikulären und Skalenuslymphknoten sind in 2–37 % der Patienten befallen.

Bei der hämatogenen Metastasierung werden alle Organe und Körperregionen befallen. Besonders häufig metastasieren Bronchuskarzinome in das Gehirn, die Knochen, in die Leber und die Nebennieren, seltener in die Nieren, die Lungen, die Pleura und das Pankreas. Ein Knochenmarkbefall ist abhängig vom histologischen Typ. Eine frühe extrathorakale Dissemination wird häufiger bei Adeno- und großzelligen Karzinomen gefunden.

Klinik

Diagnostik des Lungenkarzinoms

Ziel der Diagnostik ist eine möglichst exakte Bestimmung der Tumorausbreitung und der histologischen Klassifikation, da beide neben dem Allgemeinzustand das therapeutische Vorgehen und die Prognose bestimmen. Die durchgeführte Diagnostik sollte vor allem der Klärung der Operabilität und dem Ausschluss von Fernmetastasen dienen. Aus der Sicht des Radioonkologen sind höchste Anforderungen an die Sensitivität und Spezifität der diagnostischen Verfahren zu stellen, um eine Definition des Zielvolumens im Rahmen der Toleranz der Normalgewebe zu ermöglichen. Die Tumorausbreitung wird nach dem TNM-System der UICC (Tabelle II) festgelegt.

Die klinischen Symptome des Lungenkarzinoms wie Husten, Hämoptoe, Dyspnoe, Fieber, Thoraxschmerz und Appetitlosigkeit sind uncharakteristisch. Direkte Symptome durch lokal oder systemisch fortgeschrittene Tumorausbreitung wie Heiserkeit (Recurrensparese), Dysphagie (Ösophagusinfiltration), reduzierter Allgemeinzustand (Karnofsky-Index < 70 %), obere Einflussstauung, Symptome von Hirnmetastasen oder ein Verlust von mehr als 10 % des ursprünglichen Körpergewichtes weisen auf eine ungünstige Prognose hin.

Bei der klinischen Untersuchung ist neben Perkussion und Auskultation der Lunge (Zwerchfellbeweglichkeit) vor allen Dingen die Palpation der Lymphknoten, speziell der supraklavikulären Lymphknotenregionen, wichtig. Nach Zeichen paraneoplastischer Syndrome wie Lambert-Eaton-Syndrom, hypertrophische Osteoarthropathie, endokrinologische Störungen (z. B. Cushing-Syndrom) oder Acanthosis nigricans sollte gezielt gesucht werden.

Die üblichen Basis-Laboruntersuchungen sind in erster Linie für die Vorbereitung von invasiven Maß-

Tabelle II. TNM-Klassifikation des Lungenkarzinoms.

T – Primärtumor	
Tx	Positive Zytologie in Sputum oder bronchialer Spülflüssigkeit ohne Tumornachweis in der Bronchoskopie oder Schnittbilddiagnostik
T0	Kein Primärtumornachweis
Tis	Carcinoma in situ
T1	Tumor ≤ 3 cm, umgeben von Lunge oder viszeraler Pleura ohne bronchoskopischen Hinweis auf Infiltration proximal eines Lappenbronchus
T2	Tumor mit einer Größe > 3 cm oder Befall des Hauptbronchus, jedoch ≥ 2 cm distal der Hauptkarina oder Infiltration der viszeralen Pleura oder partielle Atelektase
T3	Tumor jeder Größe mit direkter Infiltration von Brustwand, Zwerchfell, parietalem Perikard oder mediastinaler Pleura oder Hauptbronchusbefall < 2 cm distal der Hauptkarina, jedoch nicht der Hauptkarina selbst oder mit Atelektase der ganzen Lunge
T4	Tumor jeder Größe mit Infiltration von Mediastinum, Herz, großen Gefäßen, Trachea, Ösophagus, Wirbelkörper, Hauptkarina oder Tumor mit malignem Pleuraerguss oder Tumor mit Satellitenherden im ipsilateralen tumortragenden Lungenlappen
N – Regionäre Lymphknoten	
NX	Regionale Lymphknoten nicht hinreichend untersucht
N0	Keine nachweisbaren Lymphknoten
N1	Peribronchiale bzw. ipsilaterale hiläre Lymphknotenmetastasen
N2	Ipsilaterale mediastinale und/oder subkarinale Lymphknotenmetastasen
N3	Kontralaterale mediastinale/hiläre Lymphknotenmetastasen oder ipsi-/kontralaterale Skalenus- oder supraklavikuläre Lymphknotenmetastasen
M – Fernmetastasen	
MX	Untersuchungen zum Ausschluss von Fernmetastasen nicht hinreichend durchgeführt
M0	Keine Fernmetastasen nachweisbar
M1	Fernmetastasen Tumoren in einem anderen als durch den Primärtumor befallenen Lappen werden als hämatogene Metastasen angesehen

nahmen wichtig. Von den spezifischen Tumormarkern sind Plattenepithel-Antigene (SCC-A, CYFRA-21) und die Neuronen-spezifische Enolase (NSE) für die Verlaufskontrolle, weniger für die Früherfassung geeignet.

Bci der apparativen Diagnostik stehen radiologische (konventionelle Röntgenaufnahmen, Ultraschall, Computertomographie und Magnetresonanztomographie), nuklearmedizinische (Skelettszintigraphie, Positronenemissions-Tomographie) und invasive Verfahren (Bronchoskopie, Mediastinoskopie und Thorakoskopie) zur Verfügung. Die Thorax-Übersichtsaufnahme in zwei Ebenen mit Durchleuchtung bildet den Grundpfeiler der Diagnostik. Transparenzunterschiede, Verschattungen, Atelektasen, Mediastinalverschiebung oder -verbreiterung, pathologischer Zwerchfellstand bzw. Zwerchfellbeweglichkeit, Pleuraverdickung und/oder Pleuraerguss und Läsionen am knöchernen Thorax sind häufig bereits in den Übersichtsaufnahmen zu sichern. Rundherde im Parenchym sind ab einer Größe von 5–8 mm erkennbar.

An erster Stelle in der weiterführenden Diagnostik steht die Computertomographie (CT), die sowohl für operative als auch für strahlentherapeutische Maßnahmen obligat ist. Allerdings ist die diagnostische Treffsicherheit in der Beurteilung von Lymphknoten begrenzt (Dales et al. 1990). Sensitivität und Spezifität liegen in einer Größenordnung von 43–81 % bzw. 44–87 % für mediastinale Lymphknoten, wobei im Allgemeinen eine Größe über 1 cm für den kleineren Durchmesser als pathologisch angesehen wird (Lloyd und Silvestri 2001; Deslauriers und Gregoire 2000). Die Magnetresonanztomographie (MR) bringt in der thorakalen Diagnostik gegenüber der CT keine wesentlichen Vorteile. Sie hat bei der Abgrenzung von Perikard, Herzhöhlen, Wirbelkörpern, Spinalkanal und Gefäßen eine höhere Sensitivität und ist damit der CT bei der Diagnostik von Pancoast-Tumoren überlegen. Angiographische Methoden sind durch die Computertomographie und MR weitgehend verdrängt worden.

Die Positronenemissions-Tomographie hat als nuklearmedizinisches Verfahren Bedeutung erlangt zur Beurteilung der Dignität eines solitären Lungenrundherdes, zum mediastinalen und systemischen Staging, Therapiemonitoring und in der Rezidivdiagnostik. Die mittlere Sensitivität für das Staging des Mediastinums vor Therapieeinleitung wird mit 0,74 (95 % KI: 0,69–0,79) angegeben, die Spezifität mit 0,85 (95 % KI: 0,82–0,88) (Gould und Owens 1998; Silvestri et al. 2007; Ung et al. 2007) und ist damit der Computerto-

mographie überlegen. Allerdings beträgt die Rate falsch positiver Befunde sowohl mediastinal als auch distant 17 % (Pieterman et al. 2000) und auch bei Befunden < 1 cm ist die Treffsicherheit als limitiert anzusehen. Für die Strahlentherapie gilt die Frage, ob PET-negative, im CT deutlich vcrgrößerte Lymphknoten nicht als makroskopisch befallen angesehen und damit in das GTV mit einbezogen werden müssen, als nicht abschließend geklärt. Die Metaanalysen haben gezeigt, dass die Spezifität des FDG-PET bei größeren Lymphknoten abnimmt (Gould et al. 2003) und dass FDG-negative Lymphknoten ≥ 1,6 cm im Durchmesser ein Tumorbefallsrisiko von 20 % haben (De Langen et al. 2006). In operativen Serien zeigt sich, dass verglichen mit dem histopathologischen Resektat bei etwa 25 % der Patienten das Lymphknotenstadium im präoperativen FDG-PET unterschätzt wird, mit weit überlappenden SUV-Werten für befallene und nicht befallene Lymphknoten, was die begrenzte Sensitivität des Verfahrens für den einzelnen Lymphknoten aufzeigt (Faria et al. 2008; Tournoy et al. 2007).

Die bisher vorliegende Evidenz unterstreicht, dass ein positiver PET-Befund im Mediastinum zytologisch oder histologisch abgeklärt werden sollte, um dem Patienten eine potenziell kurative Resektion nicht vorzuenthalten. Ein PET-negativer Befund in computertomographisch vergrößerten Lymphknoten (kleinerer Durchmesser > 1 cm) sollte ebenfalls invasiv abgeklärt werden. Nur bei unauffälligem PET und unauffälligem CT kann auf das invasive Staging des Mediastinums verzichtet werden (Detterbeck et al. 2007; Silvestri et al. 2007).

Neben den konventionellen bildgebenden Untersuchungen ist die Bronchoskopie die wichtigste Untersuchung im Rahmen der Basisdiagnostik, da mit ihrer Hilfe eine histologische Klärung und die Beurteilung der endobronchialen Ausdehnung möglich sind. Die Bronchoskopie ist für die genaue präoperative Festlegung der Resektionslinien unverzichtbar.

Ist die zytologisch/histologische Klärung im Rahmen der Basisdiagnostik nicht gelungen, so stehen weitere invasive Verfahren zur Verfügung. Mittels endosonographisch gesteuerter oder transthorakaler Nadelbiopsie können sowohl intrapulmonale als auch pleurale Herde angegangen werden.

Mittels Mediastinoskopie werden vergrößerte mediastinale Lymphknoten biopsiert und histopathologisch abgeklärt. Sie hat einen hohen Stellenwert bei der präoperativen Festlegung des Lymphknotenstatus. Ihre Spezifität beim Tumornachweis ist die höchste aller klinischen Verfahren. In erfahrenen Händen ist die Morbidität gering. Insbesondere wenn für Patienten im Stadium III differenzierte Behandlungskonzepte (neoadjuvant) angeboten werden, ist eine möglichst genaue Kenntnis des mediastinalen Lymphknotenbefalls notwendig (Grunenwald 2000).

Der endobronchiale Ultraschall (EBUS) eröffnet neue Möglichkeiten in der Abklärung auch kleiner mediastinaler Lymphknoten. Die Mehrheit der vorhandenen Studien erfolgte an Patienten mit diskret vergrößerten ($\geq$ 1 cm im kleinen Durchmesser) mediastinalen Lymphknoten und hat eine Sensitivität von 0,9 (0,79–0,95) sowie eine mittlere Rate falsch negativer Befunde von 0,24 (0,01–0,37) gezeigt (Detterbeck et al. 2007), sodass zur Zeit noch empfohlen wird, negative EBUS-Befunde mit weiteren Staging-Untersuchungen zu untermauern.

Die videoassistierte Thorakoskopie (VATS) gestattet gezielte Biopsien und wird zur weiteren Abklärung unklarer Befunde eingesetzt. Voraussetzung ist ein freier, nicht durch Verwachsungen behinderter Zugang zum Pleuraraum. Gelingt mit allen angeführten Methoden die histologische Sicherung nicht, ist besonders bei einem potenziell kurativ zu behandelnden Tumor die diagnostische Thorakotomie indiziert. Sie kann zum therapeutischen Eingriff erweitert werden, wenn die intraoperative Situation dies zulässt. Die diagnostische Thorakotomie ist heute durch die Möglichkeiten der präoperativen Diagnostik auf eine Häufigkeit von 5–10 % reduziert worden.

Vor Beginn einer lokalen Therapie in kurativer Absicht müssen Fernmetastasen ausgeschlossen werden. Heute hat die PET-Untersuchung mit FDG einen hohen Stellwert für das Staging bezüglich Fernmetastasen erlangt (Silvestri et al. 2003, 2007). Die Skelettszintigraphie ist die wichtigste Untersuchung zum Nachweis von Knochenmetastasen. Szintigraphisch aktive Knochenareale (vermehrter Knochenstoffwechsel) müssen röntgenologisch und ggf. zusätzlich durch CT oder MR untersucht werden. Fokale hepatische Läsionen lassen sich ergänzend zu den Schnittbildverfahren sehr gut mittels Sonographie abklären. Die Abgrenzung benigner Nebennierenvergrößerungen von Filiae kann diagnostische Schwierigkeiten bereiten. CT und MRT ergänzen sich in der Aussagekraft, gelegentlich ist jedoch eine Punktion oder laparoskopische Exstirpation unumgänglich. Im Primärstaging bei regional fortgeschrittenen Lungenkarzinomen (im Rahmen von multimodalen Konzepten und Studienprotokollen) oder bei klinischem Verdacht ist die Computertomographie mit Kontrastmittelgabe (C-CT) zum Nachweis von

Hirnmetastasen geeignet, wird aber zunehmend aufgrund der höheren Sensitivität und der besseren diagnostischen Aussagekraft von der Kernspintomographie abgelöst. Beim kleinzelligen Lungenkarzinom hat die Knochenmarkbiopsie eine Bedeutung zum Ausschluss hämatogener Metastasen, wenn ein kurativer Therapieansatz verfolgt wird. Die Empfehlungen bezüglich der diagnostischen Maßnahmen bei Patienten mit Lungenkarzinom sind von der Deutschen Gesellschaft für Pneumologie zusammengestellt worden (Thomas et al. 2000).

Funktionsdiagnostik

Wesentliche Voraussetzung für die Frage der Operabilität ist die Lungenfunktion. Zur präoperativen Risikoabgrenzung und Klärung der funktionellen Resektabilität werden Ganzkörperplethysmographie mit Diffusionskapazität für Kohlenmonoxid (DLCO), Spiro-Ergometrie, sequenzielle Perfusions- und Ventilationsszintigraphie und Echokardiographie eingesetzt. Abhängig vom Ausmaß der geplanten Resektion gelten ein $FEV_1 > 2\,l$ (für Pneumonektomie) und $> 1,5\,l$ (für Lobektomie) als akzeptabel. Darüber hinaus hat sich die Berechnung des „prospektiven FEV_1" (forced expiratory volume) aus dem präoperativen FEV_1 abzüglich des prozentualen Anteils an funktionsfähigem Lungengewebe, das nach dem Ergebnis der Szintigraphie verloren geht, bewährt. Liegen FEV_1 und DLCO präoperativ über 80 % des Sollwertes, kann eine Pneumonektomie ohne erhöhtes Risiko erfolgen (Thomas et al. 2000). Liegen beide Werte prospektiv unter 35 % vom Soll, besteht Inoperabilität.

FEV_1 und die prätherapeutische Lungenperfusion werden auch zur Abschätzung der Lungenfunktion nach Strahlentherapie verwendet. Eine gute Näherung zur Berechnung der prospektiven FEV_1 liefert folgende Formel:

$$\text{post-RT } FEV_1 = \text{prä-RT } FEV_1 \times (1 - \text{Perf}_{\text{bestr. Lunge}}),$$

wobei $\text{Perf}_{\text{bestr. Lunge}}$ dem relativen Anteil der Lungenperfusion in den bestrahlten Arealen der Lunge entspricht (Choi et al. 1988; Rubenstein et al. 1988).

Stadieneinteilung

Die Klassifikation und Stadieneinteilung der nichtkleinzelligen Lungenkarzinome erfolgt nach dem TNM-System (Tabellen II und III). Für 2009 ist eine Revision der derzeit gültigen 6. TNM-Klassifikation geplant, die auf den Ergebnissen des „Lung Cancer Staging Project" der International Association for the Study of Lung Cancer (IASLC) beruht (Goldstraw et al. 2007; Sculier et al. 2008; Shepherd et al. 2007). Auf der Basis von knapp 68 000 NSCLC-Patienten, die zwischen 1990 und 2000 behandelt wurden, wird z. B. vorgeschlagen, Primärtumoren > 7 cm aus dem T2-Stadium in T3 zu überführen, Satellitenherde im gleichen Lappen wie dem den Primärtumor tragenden werden dem T3-Stadium zugeschlagen, während Satellitenherde ipsilateral in anderen Lappen als T4-Kategorie angesprochen werden. M1a beschreibt pleurale Metastasen, malignen Erguss oder pulmonale Metastasen kontralateral, während Fernmetastasen als M1b klassifiziert werden (Goldstraw et al. 2007).

Bei den kleinzelligen Karzinomen wurden in der Vergangenheit verschiedene Einteilungen verwendet, wie z. B. die Stadieneinteilung der VALG (Veterans Administration Lung Cancer Study Group. Nach den Empfehlungen der Deutschen Gesellschaft für Thoraxchirurgie sollen diese Stadieneinteilungen aber generell von der TNM-Klassifikation abgelöst werden, für die auch die in 2009 erwartete Revision gültig wird (Shepherd et al. 2007).

Prognostische Faktoren

Prognostische Faktoren sind in Abhängigkeit von der geplanten Therapie zu werten. Das auf anatomischen Kriterien basierende internationale Stagingsystem (ISS) gilt als wesentliche Grundlage der Abgrenzung von Subgruppen mit unterschiedlicher Prognose. Nur etwa 30 % der Patienten mit nichtkleinzelligem Lungenkarzinom befinden sich zum Zeitpunkt der Erstdiagnose im Stadium I oder II (National Cancer Database, Fry et al. 1999), etwa 30 % im Stadium III, knapp 40 % befinden sich primär im Stadium IV. Die Fünfjahres-Überlebensrate geht dann von 42 % (im Stadium I) rasch auf 11 % (im Stadium IIIA) zurück. Für die resektablen Patienten ist das Ausmaß des mediastinalen Lymphknotenbefalls ein wesentlicher prognostischer Faktor (Andre et al. 2000). Für die Strahlentherapie sind Tumorgröße und die Beteiligung wichtiger anatomischer Strukturen (z. B. Wirbelkörper- oder Rippeninfiltration) sowie der Nachweis mediastinaler Lymphknoten (N2 vs. N3) als ungünstige Parameter zu werten, wobei für die definitive 3-D-konformale Strahlentherapie vor allem die Tumorgröße ein entscheidender prognostischer Faktor zu sein scheint (Bradley et al. 2002).

In einer Analyse der Veterans Administration Lung Group Protocols waren Karnofsky-Index zum Zeit-

Tabelle III. Stadiengruppierung des AJCC (2002).

Okkultes Karzinom	Tx N0 M0		
Stadium 0	Tis N0 M0		
Stadium IA	T1 N0 M0		
Stadium IB	T2 N0 M0		
Stadium IIA	T1 N1 M0	T2 N1 M0	
Stadium IIB	T3 N0 M0		
Stadium IIIA	T1 N2 M0	T2 N2 M0	T3 N1–2 M0
Stadium IIIB	T1–4 N3 M0	T4 N0–3 M0	
Stadium IV	T1–4 N0–3 M1		

punkt der Diagnose, Ausdehnung der Erkrankung und Gewichtsverlust in den vorausgegangenen sechs Monaten die drei wichtigsten klinischen Prognosefaktoren (Stanley 1980). Weitere klinische Prognosefaktoren sind hohe Serum-LDH, der Nachweis von ossären Filiae oder mehr als zwei viszeralen extrathorakalen Metastasenlokalisationen (O'Connell et al. 1986; Ruckdeschel et al. 1986; Rosell et al. 1990).

Der Nachweis von supraklavikulären Lymphknotenmetastasen bei Patienten mit SCLC ist eng mit der Wahrscheinlichkeit einer Fernmetastasierung korreliert und ist deshalb innerhalb des Stadiums „limited disease" als ungünstiger prognostischer Faktor anzusehen (Urban 1998). Das Alter (> 70 Jahre) gilt weder bei kleinzelligen noch bei nichtkleinzelligen Karzinomen als prognostisch negativer Faktor. Verschiedene molekularbiologische Faktoren sind in retrospektiven Untersuchungen evaluiert worden. Dazu gehören Proliferationsmarker (S-Phase-Anteil, potenzielle Verdopplungszeit, ki-67), Onkogene oder Mutationen in Tumorsuppressorgenen (k-ras, p53, HER-2/neu, bcl-2, Rb), Zelloberflächenantigene (Blutgruppe), neuroendokrine Marker, Wachstumsfaktoren, DNA-Aneuploidie sowie Angiogenesefaktoren (Fleischhacker et al. 1999). Ihre Evaluation in prospektiven Studien muss noch abgewartet werden, zumal ihre prognostische Relevanz vor allem in der multivariaten Analyse von den klassischen Faktoren (z. B. Tumorstadium) überdeckt wird (Pastorino et al. 1997). Neuere Methoden genomischer Analyse haben das Interesse auf die Aussagekraft genetischer Profile als Prädiktoren für eine erhöhte Aggressivität der Erkrankung gelenkt. Einer Arbeitsgruppe der Duke Universität ist es gelungen, an zwei Kohorten von chirurgisch selektionierten Patienten in frühen Stadien zu zeigen, dass ein Metagen-Modell Patienten identifiziert, die ein erhöhtes Rezidivrisiko haben, und schlussfolgern, dass ein derartiges genomisches

Profil zukünftig zu einer feineren Patientenselektion führt und beispielsweise die Entscheidung für oder gegen eine adjuvante Therapiestrategie steuern kann (Potti et al. 2006).

Therapie des nichtkleinzelligen Lungenkarzinoms

Stadium I und II

Beim nichtkleinzelligen Lungenkarzinom im Stadium I und II, d. h. bei T1/2-Karzinomen mit oder ohne peribronchialem oder ipsilateralem hilärem Lymphknotenbefall (N0, N1), ist die alleinige Tumorresektion derzeit die lokoregionale Standardoption. Die Lobektomie einschließlich systematischer Dissektion ipsilateraler Lymphknoten ist die empfohlene chirurgische Maßnahme.

Bei Patienten in diesen frühen Stadien, die nach interdisziplinärer Einschätzung wegen eingeschränkter Lungenfunktion oder Komorbidität funktionell nicht operabel sind oder die Resektion ablehnen, ist die Strahlentherapie die Therapie der Wahl.

Je kleiner der Primärtumor, desto höher sind die mit einer konventionell fraktionierten Strahlentherapie erreichbaren lokalen Tumorkontrollraten. Im Stadium I–II spielt die applizierte Strahlengesamtdosis eine besondere Rolle, da hier eine deutliche Dosis-Effekbeziehung besteht. Eine elektive Bestrahlung von Lymphknotenregionen ist bei diesem Patientenkollektiv nicht indiziert.

Die Ergebnisse nach konventionell fraktionierter Strahlentherapie (Gesamtdosis 60–70 Gy in konventioneller Fraktionierung, 5×2 Gy pro Woche, im Bereich des Primärtumors) zeigen Fünfjahres-Überlebensraten von 12–32 % (Kaskowitz et al. 1993; Rosenthal et al. 1992; Sandler et al. 1990; Zhang et al. 1989). Diese Fünfjahres-Überlebensraten nach Strahlentherapie können im Stadium I–II wegen einer geringeren Fernmetastasierungsrate, die etwa 20–40 % beträgt (Dosoretz et al. 1993; Noordijk et al. 1988; Sandler et al. 1990), und einer verbesserten Tumorkontrollrate bei den kleineren Tumoren, die bei etwa 40–50 % liegt, erreicht werden. Die in diesen Kollektiven behandelten Patienten sind häufig älter als 70 Jahre. Dementsprechend sind interkurrente Todesfälle häufig, die in die Überlebenstatistik eingehen. Noordijk et al. (1988) stellten fest, dass die Überlebensraten von Patienten im Alter über 70 Jahre mit nichtkleinzelligem Lungenkarzinom im

Stadium I nach definitiver Strahlentherapie denen einer altersähnlichen Population nach Operation entsprechen. Für die Existenz der steilen Dosis-Effekt-Kurve sprechen die Ergebnisse der CHART-Studie. Hier wurde die BED mittels hyperfraktionierter Akzelerierung gesteigert und erreichte eine statistisch signifikante Verbesserung der lokalen Kontrolle mit einer Hazard Ratio von 0,79 (95 % CI: 0,63–0,98, p = 0,033) (Saunders et al. 1999).

Für die Karzinome in diesen frühen Stadien setzt sich zunehmend die stereotaktische Strahlentherapie durch. Hier werden biologisch effektive Gesamtdosen in der Größenordnung $\geq$ 120–150 Gy eingesetzt, womit lokale Kontrollraten erreicht werden, die den operierten Kollektiven gleichen (Tabelle IV). Bei BED < 100 Gy im Isozentrum fallen die Tumorkontrollraten deutlich ab, bei Dosen > 150 Gy werden stabil Kontrollraten > 90 % erzielt) (Wulf et al. 2005; Onishi et al. 2004; Zimmermann et al. 2005). Dabei wird die biologisch effektive Dosis (BED) auf der Basis des linear-quadratischen Modells berechnet (BED = nd$(1 + d/\alpha/\beta)$: iso-effektive Dosis mit niedriger Dosisleistung (Low-dose-rate-Äquivalent), mit n = Fraktionen, d = Dosis pro Fraktion, α/β = 10 Gy für Tumoren). In den aktuellen Protokollen wird bei der Ganzkörperstereotaxie auf die engste umschließende Isodose, die 60–90 % der Dosis im Isozentrum beträgt, dosiert. Für periphere NSCLC hat die RTOG das Protokoll 0618 aktiviert. Hier beträgt die Dosierung 3×20 Gy, dosiert auf die 60–90 % Isodosisfläche, die mindestens 95 % des PTV umschließt. Die Durchführung der stereotaktischen Strahlentherapie ist an besondere Voraussetzungen gebunden.

- Sichere Immobilisierung des Patienten, insbesondere auch für eine zeitintensive Fraktions-Dauer.
- Höchst zuverlässige Repositionierungs-Genauigkeit.
- Exakte Übereinstimmung der internen Tumorbewegung, vor allem atmungsbedingt, zwischen Planung und Bestrahlung.
- Steiler Dosisgradient zwischen Zielvolumen und umgebenden gesunden Organen.
- „Stereotaktische" 3-D-Navigation nach internen bzw. externen Markern bzw. bildgeführte Navigation (image-guided radiotherapy: IGRT).
- Hypofraktionierte Bestrahlung mit regelhaft hoher Dosis pro Fraktion (6–20 Gy).

Behandelbare Läsionen haben einen maximalen Durchmesser bis 7 cm (Timmermann et al. 2006). Für diese Vorgehensweise werden außeredem periphere Lokalisationen vorausgesetzt, weil bei einer zentralen Lage mit erhöhter Toxizität gerechnet werden

Tabelle IV. Ergebnisse der stereotaktischen Strahlentherapie.

Studie (Autor)	Dosis	Gy/Fraktion	Lokale Kontrolle		Gesamtüberleben	
			%	Zeitpunkt (Jahre)	%	Zeitpunkt (Jahre)
Sapporo 2003 (Onimaru et al.)	48–60	6–7,5	80	3	47	2
Würzburg 2004 (Wulf et al.)	26–37,5	10–26	92	5	18	5
Kyoto 2005 (Nagata et al.)	48	12	95	5	83	5
Göteborg 2006 (Nyman et al.)	45	15	80	5	30	5
Indiana U 2006 (Timmermann et al.)	60–66	20–22	76	3[a]	32	3[a]
Dänemark 2006 (Hoyer et al.)	45	15	85	2	48	2
München 2006 (Zimmermann et al.)	24–40	6–12,5	88	3	53	3
Peking 2006 (Xia et al.)	50–70	5–7	95	3	78	3
Japan Multicenter 2007 (Onishi et al.)	30–84	4,4–35	84	5	65	5
Siegen 2008 (Fritz et al.)	30	30	81	3	57	3
Amsterdam 2008 (Lagerwaard et al.)	60	7,5–20	93	2	64	2

[a] aus den Überlebenskurven abgeschätzt.

muss. So wurden bei 70 Patienten während einer nordamerikanischen kooperativen Phase-II-Studie sechs behandlungsbedingte Todesfälle beobachtet, die statistisch signifikant mit einem elffach erhöhten Risiko für eine schwere Toxizität bei perihilärer, zentraler Lage des Tumors assoziiert waren (Timmerman et al. 2006). Tumoren mit mediastinaler Infiltration oder Invasion zentraler Atemwege < 2 cm bis zur Carina werden daher in den neueren prospektiven Protokollen von der Stereotaxie ausgeschlossen oder mit besonders adaptierten höher fraktionierten Schemata behandelt (RTOG 0618, ROSEL (Niederlande)).

Für die prätherapeutische Lokalisierung des GTV wird die kombinierte PET/CT-Diagnostik favorisiert; am Beschleuniger wird eine Einstellungs-Verifikation mit kV-CT, MV-CT oder orthogonalen kV-Set-up-Kontrollen bei jeder Fraktion vorausgesetzt. Aktive Maßnahmen zur Verringerung interner Bewegungen umfassen abdominelle Kompression, „beam-gating" entsprechend des Atmungszyklus, tumor-tracking und Techniken mit Einhalten der Atmung („breath-hold").

Das GTV wird im Lungen-Fenster des CT festgelegt, wobei die korrekte Separation von benachbarten Gefäßen oder Thoraxwandstrukturen im Weichteil-Fenster überprüft wird. Zur Berücksichtigung von Atmungsbewegungen wird ein ITV häufig auf der Basis einer Maximum-intensity-(MIP)-Projektion eines 4-D-CTs konstruiert. Alternativ können Slow-CT-Scans oder mehrere schnelle CT-Scans als Planungsgrundlage verwendet werden. Für das PTV sind nach der Erzeugung eines ITV nur noch kleine Sicherheitssäume (3 bis max. 5 mm) für Unsicherheiten in Konturierung bzw. Set-up notwendig.

International häufiger verwendete Fraktionierungsschemata sind 3×20 Gy bzw. 5×11 Gy, je nach Lage des Tumors und verwendetem Kalkulationsalgorithmus. In Planungssystemen, die lateralen Elektronentransport berücksichtigen (Monte Carlo, AAA etc.), soll eine Dosis von 18 Gy pro Fraktion nicht überschritten werden (ROSEL, Lagerwaard et al. 2008). Diese Vorgehensweise wird prospektiv randomisiert mit der Chirurgie verglichen.

Die postoperative Strahlentherapie hat nach den Daten der PORT-Metaanalyse (1998) in den Stadien I und II nach R0-Resektion keinen Nutzen gezeigt und wird daher allgemein nicht empfohlen. Dass die postoperative Strahlentherapie in den frühen Stadien einen Stellenwert haben kann, ist durch eine prospektiv randomisierte Studie aus Rom gezeigt worden (Trodella et al. 2002). Während die Lokalrezidivrate nach einer Beobachtungszeit von fünf bis 139 Monaten in der bestrahlten Gruppe 2 % (1/46) betrug, waren in der Kontrollgruppe 23 % (12/52) der Patienten lokal (Primärtumor oder Mediastinum) rezidiviert.

Tumoren mit Invasion der Brustwand ohne Nachweis einer Lymphknotenmetastasierung (T3N0M0) sind mit einer radikalen En-bloc-Resektion operativ gut zu behandeln (Pitz et al. 1996) und wurden deshalb bei der letzten Revision des ISS dem Stadium IIB zugeordnet. Mit der Resektion sind lokale Kontrollraten von 80–90 % und Fünfjahres-Überlebensraten von 30–50 % zu erreichen (Pitz et al. 1996; Gould et al. 1999).

Die Rolle der adjuvanten Strahlentherapie ist in dieser Situation nicht klar definiert, sie kann abhängig von der Tumorlokalisation und bei Nähe des Tumors zum Resektionsrand diskutiert werden.

Eine adjuvante Chemotherapie mit einem Cisplatinhaltigen Regime führte in drei randomisierten Studien bei Patienten im Stadium Ib–IIIa (inzidentell) zu einer signifikanten Verlängerung, der Überlebenszeit mit einem Anstieg der Fünfjahres-Überlebensrate von 4,1–15 % (Arriagada et al. 2004; Winton et al. 2006; Douillard et al. 2006). Dieser Effekt wurde bestätigt durch Metaanalysen, wobei die Datenlage im Stadium Ib nicht konsistent ist. Bei älteren Patienten, Patienten mit Z. n. Pneumonektomie und Patienten im reduzierten Allgemeinzustand war die Verträglichkeit schlechter und die Dosis der applizierten Chemotherapie erniedrigt, sodass auf diese Faktoren sorgfältig zu achten ist. Langzeitergebnisse der größten dieser Studien, der IALT-Studie, zeigten jedoch, dass es jenseits der fünf Jahre zu einer Übersterblichkeit der chemotherapierten Kohorte kommt, wahrscheinlich wegen chemotherapieassoziierter Spättoxizitäten. Über alles war das Ergebnis der IALT-Studie zur adjuvanten Chemotherapie beim resizierten NSCLC bei einer mittleren Nachbeobachtungszeit von 7,5 Jahren nicht mehr signifikant (Hazard Ratio 0,91 (0,81–1,02, p = 0,1), Le Chevalier et al. 2008).

Strahlentherapie im Stadium III

Das Stadium III fasst beim NSCLC relativ heterogene Patientengruppen zusammen, die für die Therapieselektion unterschiedliche Bedeutung haben. Andre hat anhand eines großen multizentrischen französischen Behandlungskollektives vier prognostische Untergruppen des Stadiums IIIA (N2) nach kompletter Operation mit mediastinaler Lymphadenektomie identifiziert (Andre et al. 2001): mikroskopischer Befall eines einzigen Lymphknotenlevels (mL1), mikroskopischer Befall mehrerer Lymphknotenstationen (mL2), der präoperativ bereits nachgewiesene Befall einer einzigen Lymphknotenstation (cL1) und der bereits präoperativ bekannte Befall von mehreren Lymphknotenstationen (cL2).

Die Prognose verschlechtert sich in der Reihenfolge der angegebenen Subgruppen kontinuierlich mit Fünfjahres-Überlebensraten von 34 % (mL1) bis zu nur 3 % (cL2). Innerhalb von großen chirurgischen Serien finden sich initial nur etwa zwischen 20 und 30 % aller Patienten mit N2-Befall in der prognostisch günstigsten Subgruppe mL1. Dies unterstreicht den erheblichen Einfluss der Patientenselektion auf die Ergebnisse von Studien, selbst wenn nur Patienten mit einem N2-Status eingeschlossen werden. Die ungünstigen Langzeitergebnisse der resektablen Patienten mit manifestem mediastinalen Lymphknotenbefall nach alleiniger Operation haben zu einem verstärkten Einsatz multimodaler Therapieansätze für diese Patientensubgruppen geführt.

Eine klinisch orientierte Klassifikation zur besseren Deskription der Heterogenität des N2-Status im Stadium IIIA ist von Robinson vorgeschlagen worden (Robinson et al. 2003; Robinson et al. 2007). Hier wird unterschieden zwischen IIIA1 (mediastinale Lymphknotenmetastasen bei der postoperativen histologischen Aufarbeitung in einem Lymphknotenlevel), IIIA2 (intraoperative Feststellung des Befalles eines Lymphknotenlevels), IIIA3 (Befall einer oder mehrere Positionen, präoperativ festgestellt durch Mediastinoskopie, Feinnadelbiopsie oder PET) und IIIA4 („bulky" oder fixierte Lymphknoten). Robinson und Koautoren verstehen unter „bulky disease" (IIIA4): mediastinale Lymphknoten > 2–3 cm mit extrakapsulärer Infiltration; Befall mehrerer N2-Lymphknotenpositionen; Gruppen multipler, positiver kleinerer (1–2 cm) Lymphknoten. Während im Stadium IIIA1/IIIA2 – wenn technisch durchführbar – die primäre Resektion und nachfolgend adjuvante Behandlung erfolgen kann, ist das Stadium IIIA3 Gegenstand der klinischen Therapieoptimierung (adjuvante versus neodjuvante Systemtherapie unter

Einbindung der Operation; Radiotherapie versus Operation zur lokalen Kontrolle; Trimodalitätenbehandlung). Patienten im Stadium IIIA4 werden in der Regel einem radioonkologischen Therapiekonzept zugeführt. Im Stadium IIIB kommt der Subgruppe T4 N0/1 eine gesonderte Bedeutung zu (Trodella et al. 2004; Albain et al. 2002; Eberhardt et al. 2003). Für diese Patientengruppe existieren günstige Langzeitdaten bei Einschluss operativer Therapieverfahren. Als „potenziell resektable" T4-Tumoren werden angesehen: solche mit Infiltration von V. cava superior, Karina, distaler Trachea, linkem Vorhof sowie intraperikardialer Pulmonalarterie. Als definitiv inoperabel gelten T4-Tumoren mit diffuser Infiltration des Mediastinums oder einer Infiltration von Ösophagus, Wirbelkörpern oder Herz (außer linkem Vorhof) oder Tumoren mit malignem Pleura- oder Perikarderguss („wet"-IIIB/IV, Grunenwald 2000; Grunenwald et al. 2001). Für Subgruppen, die der Chirurgie zugeführt werden, sind die Lobektomie und organerhaltende Operation (Manschettenresektion am Bronchialbaum und den Lungengefäßen) geeignete Verfahren. Die Häufigkeit von Pneumonektomien wird bei in multimodalen Konzepten nachgewiesener erhöhter Komplikationsrate deutlich eingeschränkt. Mit organerhaltenden Operationen gelingt es heute, die Pneumonektomie, bei gleicher Radikalität häufig zu vermeiden. Die Erweiterung des Eingriffs unter Mitnahme benachbarter Strukturen, wie Brustwand, Mediastinalorgane und Zwerchfell, wird in der Regel intraoperativ entschieden. Hierzu gehört auch die Erweiterung in die Bereiche der unteren Trachea (Bifurkationsresektion mit Plastik). Schließlich müssen die Lymphknoten folgender Stationen bei einem Eingriff in kurativer Intention immer reseziert und histologisch untersucht werden: Bifurkation, tracheobronchialer Übergang, übrige paratracheale Lymphknoten, paraösophageale Region, Ligamentum pulmonale, oberes vorderes Mediastinum, Hilus.

Definitive Radiotherapie im Stadium IIIA(N2)/IIIB (T4/N3)

Nach den randomisierten Studien mit prospektiv festgelegten Patientencharakteristika werden mit multimodalen Therapiekonzepten unter Einschluss der konventionell fraktionierten Strahlentherapie als alleinige lokoregionale Maßnahme keine Unterschiede in den Überlebensraten im Stadium IIIA gesehen, im Vergleich zu multimodalen Konzepten unter Einschluss der Chirurgie (Wright et al. 2006a, b). In drei der sieben existierenden randomisierten Studien wurde die Strahlentherapie und Operation nach einer neoadjuvanten Chemotherapie appliziert (Johnstone et al. 2002; van Meerbeeck et al. 2007; Stathopoulos et al. 1996), in zwei Studien wurde die alleinige Strahlentherapie mit der Operation nach neoadjuvanter Chemotherapie verglichen (Stephens et al. 2005; Shepherd et al. 1998), in einer Studie wurde eine definitive Radiochemotherapie mit einer neoadjuvanten Radiochemotherapie und Operation (Albain et al. 2003) und in zwei Studien wurde die Strahlentherapie mit der Operation alleine oder der Operation plus Strahlentherapie verglichen (Morrison et al. 1963; Warram et al. 1975).

Die definitive Strahlentherapie des Primärtumors und des befallenen Lymphabflusses ist im Stadium III eine Therapie in lokal kurativer Intention. Die Überlebensraten der in radikaler Intention behandelten Patienten liegen mit der alleinigen definitiven Strahlentherapie im Stadium III nach drei bis fünf Jahren jedoch nur bei etwa 5 % (Cox et al. 1991; LeChevalier et al. 1991). Als Prognosefaktor wurde hierbei insbesondere der Performance-Status, gemessen als Karnofsky-Index identifiziert (Komaki et al. 1998). Die Ergebnisse der alleinigen Strahlentherapie sind denen einer Strahlentherapie kombiniert mit simultaner oder sequenzieller Cisplatin-basierter Chemotherapie unterlegen (Aupérin et al. 2006; Marino et al. 1995; Pritchard et al. 199; NSCLC Collaborative Group 1995).

Der absolute Nutzen einer kombinierten Radiochemotherapie gegenüber der alleinigen Strahlentherapie für den Endpunkt des Zwei- oder Fünfjahresüberlebens lag im Mittel über die randomisierten Studien bei 3–4 % bzw. 2 %, was einem Hazard-Verhältnis von 0,90 entspricht. Patienten im Stadium III, die für eine definitive Strahlentherapie qualifizieren und keine Kontraindikationen für eine Cisplatin-basierte Chemotherapie aufweisen, sollten daher eine sequenzielle oder bevorzugt simultane Radiochemotherapie (s. u.) erhalten.

Nur für Patienten im Stadium III mit Kontraindikationen gegen eine Chemotherapie, bei denen eine definitive Strahlentherapie innerhalb der Toleranzen der umgebenden Risikoorgane möglich ist, empfiehlt sich eine hochdosierte Strahlentherapie des Primärtumors und der befallenen Lymphknotenstationen. Dabei sollte die Gesamtdosis bei konventioneller Fraktionierung mit 1,8–2,0 Gy pro täglicher Fraktion ≥ 60–70 Gy betragen. Dass eine Gesamtdosis von 60 Gy effektiver ist als niedrigere Gesamtdosen, folgt aus den Dosiseskalationsstudien der RTOG (Perez et al. 1980, 1987). Aus der CHART-Studie folgt, dass eine Steigerung der biologisch effektiven Dosis über

60 Gy hinaus eine Verbesserung der Langzeitergebnisse erbringen kann (Saunders et al. 1999).

Ein Instrument der Steigerung der biologisch effektiven Dosis über 60 Gy in konventioneller Fraktionierung ist die Steigerung der Gesamtdosis bei gleicher Fraktionierung; ein weiteres die Verwendung alternativer Fraktionierungs-Schemata im Sinne einer kontinuierlichen Hyperfraktionierung und Akzelerierung. Das britische CHART-Protokoll mit seiner auf 12 Tage verkürzten Behandlungszeit und dreimal täglicher Bestrahlung (54 Gy in 12 Tagen vs. 60 Gy in 6 Wochen; 30 % der Patienten in Stadium II) erzielte einen signifikanten Vorteil für progressionsfreies und Gesamtüberleben (Saunders et al. 1997). Die ECOG erzielte in einem randomisierten Protokoll (ECOG 2597) nach Induktions-Chemotherapie (Carboplatin/Paclitaxel) in einem akzelerierten Strahlentherapie-Arm (57,6 Gy, $3 \times 1,5$ Gy täglich) einen positiven Überlebenstrend mit 24 % nach drei Jahren gegenüber 18 % im konventionell fraktionierten Arm (64 Gy) ohne statistisch signifikante Überlegenheit (p = 0,28) (Belani et al. 2005).

In einer multizentrischen deutschen Phase-III-Studie (CHARTWEL, Baumann et al. 2005) sind 406 Patienten randomisiert behandelt worden. Im konventionell fraktionierten Arm (CF) wurden 66 Gy appliziert. Diese wurden verglichen mit 15 Fraktionen pro Woche (Einzeldosis 1,5 Gy, $3 \times$ täglich) bis 60 Gy. Die Überlebensraten nach drei Jahren betrugen 18 % (CF) versus 21 % (CHARTWEL) (HR 0,99 [95 % CI 0,79–1,24], p = 0,96) und auch die lokalen Kontrollraten waren nicht signifikant verschieden zwischen den Behandlungsarmen. Eine australische Studie (in Kombination mit Carboplatin) konnte den Benefit der akzelerierten Strahlentherapie bisher ebenfalls nicht bestätigen (Ball et al. 1999). Daher sollten hyperfraktioniert-akzelerierte Strahlentherapieschemata verwiegend im Rahmen von Studien eingesetzt werden.

Ist die intrathorakale Tumorausdehnung für eine hochdosierte perkutane Strahlentherapie zu groß, oder der Allgemeinzustand für eine definitive Strahlentherapie zu schlecht oder liegen Fernmetastasen vor, dann ist die Indikation zur definitiven Strahlentherapie mit dem Ziel der Heilung nicht mehr gegeben. Die thorakale perkutane Strahlentherapie kann dann hier in palliativer Intention zur kausalen Behandlung einer den Patienten beeinträchtigenden Symptomatik (Hämoptysen, Atelektase, Husten, Thoraxschmerz, obere Einflussstauung) eingesetzt werden. Die Ansprechraten betragen > 75 % (Hämoptysen), 60–75 % (Dysphagie), 50–83 % (Thoraxschmerz), 20–65 % (Dyspnoe und Husten) und 80 %

(obere Einflussstauung) Partielle Tumorrückbildungen auf die palliativen Fraktionierungsschemata zeigen sich in der bildgebenden Diagnostik in 29–66 % (Senkus-Konefka et al. 2005; Sundstrom et al. 2004; Medical Research Council 1991, 1992, 1996; Erridge et al. 2005; Nestle et al. 2000; Abratt et al. 1995; Reinfuss et al. 1999). Die Dauer der Tumorrückbildung beträgt auf die unterschiedlichen verwendeten palliativen Fraktionierungsschemata durchschnittlich 1,5–8,0 Monate, sodass bei Vorhandensein konkurrierender Risiken etwa 33–52 % der Patienten einen Progress des lokoregionalen Tumors nach palliativer Strahlentherapie als Erstrezidiv erleben (Abratt et al. 1995; Kramer et al. 2005; MRC 1996). Im randomisierten Vergleich wurden hypofraktionierte bis hin zu konventionell fraktionierten Schemata geprüft (1×10 Gy; $2 \times 8,5$ Gy; $10–15 \times 3$ Gy; 30×2 Gy). Ein klarer allgemeiner Konsensus über die beste Fraktionierung der perkutanen Strahlentherapie für alle Patienten mit Indikation für eine palliative Strahlentherapie besteht nicht (Tjan-Heijnen et al. 2001; Toy et al. 2003; Lester et al. 2007). Individuell ist eine kurze Behandlungsdauer mit den genannten hypofraktionierten Behandlungsschemata gegen eine höhere biologische Dosis am Tumor mit einem bei stärkerer Fraktionierung und höherer Gesamtdosis zu erwartenden längeren palliativen Effekt gegeneinander abzuwägen. So zeigten auch vier der 13 randomisierten Studien zum Fraktionierungseffekt bei palliativer Strahlentherapie in der Cochrane-Metaanalyse (Lester et al. 2007) einen besseren oder länger andauernden palliativen Effekt mit einem stärker fraktionierten Strahlentherapieschema (5×4 Gy, 10×3 Gy, $12–13 \times 3$ Gy, $18 \times 2,5$ Gy) im Vergleich zu den hypofraktionierten Schemata mit einer oder zwei Fraktionen sowie einen Überlebensvorteil unter den höher fraktionierten Behandlungsschemata mit höherer Gesamtdosis (Teo et al. 1988; Erridge et al. 2005; Bezjak et al. 2002; Kramer et al. 2005; MRC 1996; Reinfuss et al. 1999). Insbesondere Patienten mit lokalisierter Erkrankung und besserem Allgemeinzustand profitierten von der höher dosierten Strahlentherapie (MRC 1996). Heute können mit modernerer Strahlentherapietechnik (3-D-Bestrahlungsplanung und Verwendung von Linearbeschleunigern) die Tumoren konformaler behandelt werden, sodass die Rückenmarkbelastung gesenkt werden kann und die Rückenmarktoleranz besser eingehalten werden kann und soll (Lester et al. 2007). Während Patienten mit geringer Symptomatik ohne Fernmetastasen und besserem Allgemeinzustand von der höher dosierten, fraktionierten Strahlentherapie mit Gesamtdosen > 30 Gy profitieren, bleibt die Frage, ob bei Patienten mit Fernmetastasen und geringer lokaler Symptomatik ein hypofraktioniertes Strahlentherapieschema mit $2 \times 8{,}5$ Gy oder 1×10 Gy sofort oder verzögert eingesetzt werden soll. In einer MRC Studie wurde kein klarer Vorteil des sofortigen Einsatzes gefunden, 42 % der Patienten im Beobachtungsarm benötigten jedoch im weiteren Verlauf eine thorakale Strahlentherapie (Falk et al. 2002). Engmaschige klinische Kontrollen sind dann notwendig.

Die akuten Nebenwirkungen während oder bis zu sechs Wochen nach der Strahlentherapie sind bei den palliativen Strahlentherapieschemata in der Regel mild (WHO-Grad 1–2). Bei den palliativen hypofraktionierten Strahlentherapieschemata nimmt die akute Ösophagitis mit der Gesamtdosis und mit stärkerer Fraktionierung zu. Müdigkeit, Abgeschlagenheit und Übelkeit können als akute Nebenwirkungen vorkommen. Myelopathien sind bei hypofraktionierten Strahlentherapieschemata, insbesondere $2 \times 8{,}5$ Gy, in einer Häufigkeit von < 1 % beobachtet worden (MRC 1991, 1992, 1996). Das Risiko kann mittels 3-D-Planung und Wahl einer Mehrfeldertechnik zur Rückenmarkentlastung deutlich reduziert werden. Das Pneumonitisrisiko steigt mit der Dosis-Volumen-Belastung beider Lungen und hängt aber auch von der Komorbidität des Patienten ab (Mehta et al. 2005; Kong et al. 2005; Rodrigues et al. 2004). Pneumonitiden vom Grad > 3 wurden in den palliativen Schemata bei weniger als 3 % der Patienten berichtet, bei hochdosierter Strahlentherapie werden Pneumonitiden vom Grad > 3 in einer Häufigkeit von 4–19 % berichtet (van Meerbeeck 2007; LeChevalier et al. 1991; Saunders et al. 1999).

Empfehlungen für die Praxis (NCCN, NCI, ACCP, Interdisziplinäre Leitlinie DKG, Stand Konsensuskonferenz November 2007)

Bei Kontraindikationen gegen eine Chemotherapie ist außerhalb von Subgruppen mit sehr guter Prognose nach alleiniger Chirurgie im klinischen Stadium III die alleinige definitive Strahlentherapie in kurativer Intention indiziert, wobei Patienten mit gutem Allgemeinzustand von Fraktionierungsschemata mit mehr als zwei Fraktionen pro Tag profitieren können. Die Strahlentherapie sollte kontinuierlich erfolgen und eine Dosis zwischen 60 und 66 Gy in konventioneller Fraktionierung haben. Die Dauer der Strahlentherapie hängt dann von der Einzelfraktionierung ab und liegt typischerweise bei sechs bis sieben Wochen. Eine palliative thorakale Strahlentherapie ist bei Patienten, die für kurative Therapiekonzepte nicht geeignet sind, bei bestehender thorakaler Symptomatik indiziert. Dabei können verkürzte Fraktionierungsschemata in Abhängigkeit vom

Zustand und Wunsch des Patienten eingesetzt werden.

Kombination aus Strahlentherapie und Chemotherapie im Stadium III

Da die alleinige Strahlentherapie im Stadium III im Median ein Überleben von lediglich etwa zehn Monaten erreicht, wurden bei Patienten mit günstigem Komorbiditätsprofil Konzepte der sequenziellen und simultanen Radiochemotherapie untersucht und etabliert.

Dabei verbessert sowohl die sequenzielle (2–4 Platinbasierte Chemotherapiezyklen gefolgt von 60–66 Gy konventionell fraktionierter Radiotherapie) als auch die simultane Radiochemotherapie medianes und Langzeitüberleben von Patienten im Stadium III signifikant (Dillman et al. 1996; Le Chevalier et al. 1994; Sause et al. 2000; Schaake-Koning et al. 1992; Furuse et al. 1999; Zatloukal et al. 2004; Marino et al. 1995; Rowell und O'Rourke 2004) (Tabelle V). In einer aktuellen Metaanalyse (Le Pechoux et al. 2008) sind 3839 Patienten in 22 randomisierten Studien zusammengefasst worden. Hier betrug der Überlebensvorteil nach drei Jahren 12,4 % für die sequenzielle Chemotherapie-Strahlentherapie-Kombination versus 9,7 % für die alleinige Radiotherapie (HR 0,88 [0,82–0,94], p = 0,0001). Die simultane Radiochemotherapie ist in einer neueren Metaanalyse von neun Studien mit insgesamt 1764 Patienten vergleichend mit der alleinigen Strahlentherapie untersucht worden (Auperin et al. 2006). Dabei betrug der absolute Überlebensvorteil für die kombinierte Therapie 4 % nach zwei Jahren (HR 0,89 [0,81–0,98], p = 0,02).

Im direkten Vergleich zwischen sequenzieller und simultaner Radiochemotherapie ist ein signifikanter Vorteil für das simultane Vorgehen in drei randomisierten Studien nachgewiesen (Furuse et al. 1999; Zatloukal et al. 2004; Curran et al. 2003). In einer weiteren Studie (Fournel et al. 2005) zeigte sich ein positiver Trend für die simultane Chemotherapieapplikation ab. Allgemein war in diesen Studien die Behandlungscompliance für die simultane Gabe höher als bei sequenzieller Durchführung der Chemotherapie. Die günstigsten Ergebnisse sind nachweisbar unter konventionell dosierter Cisplatinbasierter Kombinations-Chemotherapie im drei- bis vierwöchigen Zyklusintervall mit einer Zielvolumendosis der Radiotherapie zwischen 60 und 66 Gy (Tabelle VI). Typischerweise lassen sich durch simultane Radiochemotherapie-Protokolle mediane Überlebenszeiten zwischen 12 und 18 Monaten bei Patienten im Stadium III erzielen. Dies entspricht mittlerweile bestätigten und abgesicherten Langzeit-Heilungsraten nach fünf Jahren zwischen 12 und 20 % – je nach initialer Patientenselektion. In der Gesamtheit der Studien, die sequenzielle RT/CTx mit simultaner RT/CTx verglichen haben (WJLCG, RTOG 94-10, GLOT-GFPC NPC 95-01, Prag, LAMP, Tabelle VI), sind mittlerweile insgesamt 1205 Patienten behandelt worden. Die Gruppe des Institut Gustave Roussy hat diese in einer auf individuellen Patientendaten basierenden Metaanalyse zusammengefasst (Le Pechoux et al. 2008). Für die simultane Therapie gab es einen Benefit im Gesamtüberleben nach drei Jahren von 23,8 % versus 18,1 % (HR 0,84 [0,74–0,95], p = 0,004) und in der lokalen Progressionsfreiheit (HR = 0,79 [0,62–0,95], p = 0,01), nicht aber in der Freiheit von Fernmetastasen (HR 1,04 [0,86–1,25], p = 0,69).

Drittgenerations-Zytostatika sind mit großen Erwartungen in den neueren Protokollen untersucht worden. Gemcitabin (Gemzar®)) gilt als potente strahlensensibilisierende Substanz, aber die simultane Applikation von Gemcitabin in voller Dosierung parallel zur thorakalen Strahlentherapie ist wegen zu hoher pulmonaler Toxizität nicht möglich, Dosierungsadaptationen müssen durchgeführt werden (Scalliet et al. 1998). Nach acht behandelten Patienten wurde die Phase-II-Studie geschlossen, da drei behandlungsassoziierte Todesfälle zu verzeichnen waren. Vinorelbin (Navelbine®)) ist ein gut verträglicher Kombinationspartner für die Strahlentherapie. Das hämatologische Toxizitätsprofil ist günstiger als bei den anderen Substanzen. Es ist das Verdienst der CALGB, die Drittgenerations-Zytostatika konsequent simultan zur Strahlentherapie getestet zu haben. In einem Phase-II-Protokoll (CALGB 9431) wurde die Induktions-Chemotherapie mit Cisplatin/Gemcitabin versus Cisplatin/Paclitaxel versus Cisplatin/Vinorelbin gefolgt von einer simultanen Radiochemotherapie mit den jeweiligen Substanzen und konventionell fraktionierter RT bis 66 Gy randomisiert verglichen. In dieser dreiarmigen Studie erhielten die Patienten in der Induktionsphase eine voll dosierte Chemotherapie mit 80 mg/m^2 Cisplatin (d1, 22, 43, 64) zusammen mit 1250 mg/m^2 Gemcitabin

Tabelle V. Randomisierte Studien zur sequenziellen Radiochemotherapie: Phase-III-Studien zur sequenziellen Radiochemotherapie für Patienten mit nicht resektablen, lokal fortgeschrittenen nichtkleinzelligen Bronchialkarzinomen mit mehr als 70 Patienten pro Behandlungsarm.

Therapiearme	Patienten (n)	CR (%)	LKR (%)		Überleben (%)		
			1 J	2 J	1 J	2 J	5 J
Finnish Lung Cancer Group; Mattson et al. (1988)							
55 Gy (5 × 3 Gy/Wo. bis 30 Gy, 3 Wo. Pause, 5 × 2,5 Gy/Wo. bis 25 Gy)	119	11			41	17	
2 × CAP + 55 Gy + 7 × CAP	119	15			42	19	
CALG B; Dillman et al. (1990, 1996)							
60 Gy (5 × 2Gy/Wo.)	78	12			40	13	6
cDDP(100 mg/m^2, Tag 1,29) + VBL (5 mg/m^2, Tag 1, 8, 15, 22, 29) + 60,0 Gy (ab Tag 50)	77	15			55[a]	26[a]	17[a]
CEBI 138, LeChevalier et al. (1991, 1992), Arriagada et al. (1997)							
65 Gy (4 × 2,5 Gy/Wo.)	167	20	17		41	14	3
3 × VCPC + 65 Gy + 3 × VCPC	165	16	15		51[a]	21[a]	6[a]
RTOG/ECOG; Sause et al. (1994, 2000)							
60,0 Gy (5 × 2Gy/Wo.)	151				46	20	5
69,6 Gy (2 × 1,2 Gy/d)	150				51	24	6
cDDP (100 mg/m^2, Tag 1,29 + VBL (5 mg/m^2, Tag 1, 8, 15, 22, 29) + 60,0Gy (ab Tag 50)	151				60[a]	31[a]	8[a]
Swedish Lung Cancer Group; Brodin et al. (1996)							
56 Gy (5 × 2 Gy/Wo.)	164	7			42	17	3
3 × EP + 56 Gy	119	9			45	21	1,4

[a] signifikanter Unterschied der zeitabhängigen kumulativen Ereignishäufigkeiten im Vergleich zum Standardarm mit alleiniger Srahlentherapie im Log-rank-Test (p < 0,05).

(d1, 8, 22, 29) oder 225 mg/m^2 Paclitaxel (3-h-Infusion, d1, 22) bzw. 25 mg/m^2 Vinorelbin (d1, 8, 15, 22, 29). Für die simultane Radiochemotherapie wurde die Dosierung der Zytostatika zur Begrenzung der Toxizität reduziert. Cisplatin wurde mit 80 mg/m^2 an Tag 1 und 22 der RT beibehalten, Gemcitabin auf 600 mg/m^2 (d1, 8, 22, 29 der RT), Paclitaxel auf 135 mg/m^2 (d1, 22) und Vinorelbin auf 15 mg/m^2 (d 1, 8, 22, 29) herabgesetzt. Hämatologische und nicht hämatologische Toxizitäten waren in dem Arm mit Vinorelbin am geringsten ausgeprägt. Signifikante Unterschiede in der Effektivität zwischen den Armen waren bei medianen Überlebenszeiten von 18,3 (Cis/Gem) bzw. 17,7 (Cis/Vin) und 14,7 (Cis/Pac) Monaten nicht erkennbar (Vokes et al. 2002).

Pemetrexed (Alimta®) ist eine Substanz, der zunehmendes Interesse in den kombinierten Protokollen gewidmet wird. Eine Phase-III-Studie für fortge-

schrittene Lungenkarzinome zeigte bei gleicher Effektivität wie ein Taxan eine niedrigere Myelotoxizität mit Alimta® (Hanna et al. 2004). Pemetrexed ist ein „multi-targeted" Anti-Folat, das zuerst von der Chicagoer Arbeitsgruppe in der simultanen RTx/CTx bei thorakalen Tumoren untersucht wurde. Präliminäre Daten einer Phase-I-Studie zeigten, dass Pemetrexed zusammen mit Carboplatin in voll systemisch aktiver Dosierung (Pem 500 mg/m^2 q21d/Carbo AUC 4–6 q21d) mit der Strahlentherapie (40–66 Gy) kombiniert werden kann (Seiwert et al. 2007). In einer Phase-II-Studie ist Pemetrexed (500 mg/m^2 q21d) und Cisplatin (60–75 mg/m^2 q21d) mit der Strahlentherapie (66 Gy) kombiniert worden (Gadgeel et al. 2008). Dabei wurde eine objektive Remissionsrate von 53 % erzielt, eine Grad-3/4-Ösophagitis wurde gar nicht, eine Grad-3-Pneumonitis bei einem von 17 Patienten beobachtet.

Tabelle VI. Sequenzielle versus simultane Radiochemotherapie, randomisierte (Phase II + III) Studien.

Studie/Autor	Patienten (n)	Dosis (Gy)	Chemotherapie	Lokoreg. Kontrolle (%)		Überleben (%)		Toxizität (akut) ≥ 3° (%)
				3 J	5 J	3 J	5 J	
WJLCG Furuse et al. (1999)	158	56	Vind/CisDDP/MitoC (ind)	n. r.	n. r.	15	9	2 (Ösophagitis)
	156	65 (SC)	Vind/CisDDP/MitoC (cc)	n. r.	n. r.	22	16 p = 0,04	3
RTOG 9410 Curran et al. (2003)	611 (alle)	60	CisDDP/Vinblastin (ind)	n. r.	n. r.	32 (2J)	12 (4J)	30 (nicht-hämatolog. Tox.)
		60	CisDDP/Vinblastin (cc)	n. r.	n. r.	35 (2J)	21 (4J) p = 0,05[a]	48
		69,9 (1,2 bid)	CisDDP/Etoposid (cc)	n. r.	n. r.	24 (2J)	17 (4J) p = 0,3[a]	62
CZECH Zatloukal et al. (2004)	50	60	CisDDP/Vinorelbin (ind)	18[b]	n. r.	9[b]		4 (Ösophagitis)
	52	60	CisDDP/Vinorelbin (cc)	39[b]	n. r.	19[b]		18
				p = 0,02		p = 0,02		
GLOT-GFPC NPC 95-01 Fournel et al. (2005)	101	66	CisDDP/Vinorelbin (ind)	38[b]	37[b](4J)	19	14 (4J)	3 (Ösophagitis)
	100	66	CisDDP/Etoposid (cc) CisDDP/Vinorelbin (cons)	57[b]	55[b](4J) p = 0,33	25	21 (4J) p = 0,24	32
LAMP Belani et al. (2005)	91	63	CBDCA/Pac (ind)	n. r.	n. r.	17	n. r.	3 (Ösophagitis)
	74	63	Ind + CBDCA/Pac (cc)	n. r.	n. r.	15	n. r.	19
	92	63	cc + CBDCA/Pac (cons)	n. r.	n. r.	17	n. r.	28
BROCAT Huber et al. (2006)	113	60	CBDCA/Pac (ind)	n. r.	n. r.	8[b]	n. r.	5 (Ösophagitis)
	99	60	CBDCA/Pac (cc)	n. r.	n. r.	19[b]	n. r.	13
						p = 0,09		

[a] verglichen mit dem sequenziellen RT-Arm; [b] Schätzung aus den Überlebenskurven.
SC: split-course, cc: concurrent, CisDDP: Cisplatin, ind: Induktion, n. r.: nicht berichtet, CBDCA: Carboplatin, Vind: Vindesin, MitoC: Mitomycin C, cons: Konsolidierung, Pac: Paclitaxel.

Zusammengefasst unterscheiden sich die Drittgenerations-Schemata weniger in der Effektivität als im Nebenwirkungsprofil, das insbesondere für die Kombination Cisplatin/Navelbine bei simultaner Gabe sehr günstig ist. Insgesamt ist es ein Vorteil der Dubletten Cisplatin/Etoposid und Cisplatin/Vinorelbin, dass sie zur simultanen Radiotherapie in systemisch relevanter Dosierung gegeben werden können, während die Kombination Carboplatin/Paclitaxel zwar als wirksam eingestuft wird, in manchen Studien aber mit weniger guten Überlebensraten verbunden war (Vokes und Ultmann 2008).

Bisherige Daten zu einer Induktions-Chemotherapie zusätzlich zur definitiven simultanen Radiochemotherapie zeigen bis auf die Daten einer kleineren französischen Studie keinen eindeutigen Benefit (Fournel et al. 2006; Belani et al. 2005; Vokes et al. 2007). Allerdings sind in den meisten dieser Studien keine Cisplatin-haltigen Induktionsprotokolle verwendet worden; darüber hinaus waren die simultanen Chemotherapieprotokolle niedrigdosierte wöchentliche Schemen, die teilweise Carboplatin verwendeten (Fournel et al. 2005; Belani, Wang 2005; Vokes und Herndon 2007; Clamon 1999; Huber 2006; Belani 2005). Die Studie der CALBG (Vokes et al. 2007) ist außerdem nicht als Äquivalenzstudie zu betrachten, sodass aus dem fehlenden Nachweis eines präspezifizierten Effektes von 20 % nicht auf das Fehlen eines Chemotherapieeffektes, der typischerweise in der Größenordnung von 3–5 % anzunehmen ist, geschlossen werden kann.

Während die Induktions-Chemotherapie mit Carboplatin-basierten Protokollen zusätzlich zur simultanen Radiochemotherapie die Ergebnisse bisher nicht verbessern konnte, wurde in einer multizentrischen Phase-II-Studie mit einer Konsolidierungs-Chemotherapie (3 Zyklen Docetaxel) im Nachgang zur simultanen Radiochemotherapie (61 Gy, 2 Zyklen Cisplatin/Etoposid) zunächst ein medianes Überleben von 26 Monaten und ein Dreijahresüberleben von 37 % erreicht (Gandara et al. 2003). Dieses Regime ist in einem Phase-III-Intergroup-Protokoll (S0023) weiter untersucht worden, allerdings mit dem primären Ziel, die Effektivität von Gefitinib (Iressa®) in der Erhaltungstherapie zu prüfen. Die Studie wurde nach 620 Patienten gestoppt, weil kein Überlebensvorteil für die behandelten Patienten nachweisbar war (Kelly et al. 2005, 2007).

Zusätzlich wurde der randomisierte Phase-III-Vergleich der Hoosier Oncology Group (Hanna et al. 2007) des obigen Konsolidierungsprotokolls gegen die alleinige simultane Radiochemotherapie nach

203 Patienten vorzeitig abgebrochen, da gemäß einer Interimsanalyse keine signifikante Ergebnisverbesserung mehr zu erzielen war. Das mediane Überleben betrug in beiden Armen 21,7 Monate, das Dreijahresüberleben 27 %. Im Konsolidierungsarm war die Morbidität erhöht und die therapieassoziierte Letalität mit 7 % inakzeptabel. Eine Grad-4-Neutropenie trat bei 35 % der Patienten nach Docetaxel-Konsolidierungstherapie auf (Hanna et al. 2007; Paesmans et al. 2008; Mina et al. 2008)

Anzumerken ist jedoch, dass im Rahmen von Studien im Stadium IIIB (SWOG 9905) und im Stadium IIIA(N2) (INT 0139) nach definitiver simultaner Radiochemotherapie eine konsolidierende Chemotherapie auf der Basis von Cisplatin/Etoposid (2 Zyklen) mit gutem Ergebnis und vertretbarer Morbidität durchführbar war (Albain et al. 2002, 2005). Die Langzeitüberlebensraten aus diesen Studien gehören auch in den Stadien IIIB und IIIA(N2) zu den bisher besten. Weiterhin gilt, dass für den Nachweis eines Benefit der sequenziellen CTx wie im Stadium II–IIIA nach Operation mit einem Überlebensvorteil von 4,2 % nach fünf Jahren Studien mit über 1000 Patienten benötigt werden (Pignon et al. 2006), sodass diese Frage noch nicht abschließend beantwortet werden kann.

In den Radiochemotherapie-Protokollen ist das Lokalrezidiv weiterhin ein Hauptrisikofaktor. Basierend auf den Daten mehrerer prospektiver Phase-I/II-Studien untersucht die RTOG daher derzeit randomisiert die Steigerung der Gesamtdosis auf 74 Gy in konventioneller Fraktionierung zusammen mit simultaner Platin-/Paclitaxel-Chemotherapie. In einer kooperativen Studie der NCCTG wurde mit konformaler Strahlentherapie ohne elektive Bestrahlung mediastinaler Lymphknoten (ENI) bis 70 Gy und wöchentlicher Carboplatin- (AUC = 2) und Paclitaxel- (50 mg/m^2) Gabe keine dosislimitierende Toxizität beobachtet und die maximal tolerable Dosis in diesem Setting mit 74 Gy bestimmt (Schild et al. 2006). Die Arbeitsgruppe des Lineberger Comprehensive Cancer Center (North Carolina) hat in der Phase I mit einer Kombination von Induktions-Chemotherapie (Carboplatin, Irinotecan, Paclitaxel) und simultaner Carboplatin-/Paclitaxel-Gabe die Dosis der Strahlentherapie von 78–90 Gy eskaliert, ohne dosislimitierende Toxizität zu beobachten (Socinski et al. 2004). In all diesen Studien wurden Dreijahres-Überlebensraten von > 35 % erzielt. In einer kürzlich publizierten Studie der CALBG (30105) sind jetzt Induktions-Chemotherapie (Carboplatin/Paclitaxel, Arm A, bzw. Carboplatin/Gemcitabin, Arm B) und simultane Chemotherapie (Carboplatin wöchentlich,

AUC 2/Paclitaxel 45 mg/m^2, Arm A, bzw. Gemcitabin, 2-wöchentlich, 35 mg/m^2, Arm B) mit 74 Gy konformaler Strahlentherapie randomisiert verglichen worden. Während Arm B aufgrund deutlich erhöhter pulmonaler Toxizität vorzeitig geschlossen wurde, erzielte die dosisgesteigerte Radiochemotherapie in Arm A ein Dreijahresüberleben von 37 % (Socinski et al. 2008) und bildet damit die Basis für die Intergroup-Studie (RTOG 0617/NCCTG N0628/CALGB 30609), die bei simultaner Chemotherapie mit Carboplatin/Paclitaxel eine Strahlentherapie bis 60 Gy mit der bis 74 Gy vergleicht. Zusätzlich sind zwei Zyklen konsolidierende Chemotherapie mit Carboplatin/Paclitaxel geplant.

Morbidität

Die akuten Nebenwirkungen an Ösophagus und Lunge waren bei simultaner Cisplatin- oder Carboplatin-Gabe nur gering höher als bei einer alleinigen Standard-Strahlentherapie bis 60 Gy, bei der die Häufigkeit akuter Strahlenfolgen an Ösophagus und Lunge von Grad III–IV unter 10 % beträgt (Dillman et al. 1990, Furuse et al. 1999; Curran et al. 2003).

Nach Einführung von Drittgenerations-Zytostatika, bei denen vor allem Taxane an vorderster Stelle zu nennen sind (Choy et al. 2000), ist als Haupttoxizität die Ösophagitis genannt worden, die signifikant häufiger als bei alleiniger Strahlentherapie oder der RT in Kombinationen mit Cisplatin auftritt. Die Toxizität am Ösophagus ist im Allgemeinen gut beherrschbar und in der Summe kaum als dosislimitierende Größe bewertet worden. Trotzdem wird in den intensivierten Therapieprotokollen mehrheitlich empfohlen, die Länge des bestrahlten Ösophagus zu begrenzen.

Insgesamt ist das pulmonale Komplikationsisiko eine therapielimitierende Nebenbedingung (Movsas et al. 1999). Leider ist die einheitliche Bewertung der pulmonalen Toxizität in den prospektiven Protokollen durch die deutlichen Unterschiede in den institutsbezogenen Klassifikations- und Graduierungssystemen limitiert, dies beginnt schon bei der Berechnung der Dosis-Volumen-Histogramme (Organ-at-risk-Definition – RTOG: „total lung" = beide Lungen minus CTV; EORTC: beide Lungen minus PTV; MD Anderson Cancer Center: beide Lungen minus GTV). Darüber hinaus wird nach den RTOG/EORTC-Kriterien die Pneumonitis als Grad-3-Komplikation eingestuft, wenn Steroide notwendig werden, wohingegen CTC-3.0- und SWOG-Kriterien erst bei Sauerstoffpflichtigkeit eine Grad-3-Pneumonitis feststellen

(Kong et al. 2005). In größeren Serien sollten heute die symptomatischen Pneumonitisraten (> WHO 3) nach simultaner Radiochemotherapie unter 10 % liegen. Therapiebedingte Todesfälle durch Pneumonitis oder ARDS sollten in größeren Serien unter 2 % liegen.

Empfehlungen für die Praxis (NCCN, NCI, ACCP, Interdisziplinäre Leitlinie DKG, Stand Konsensuskonferenz November 2007)

– Patienten im Stadium IIIA3 – insbesondere bei multiplem N2-Befall – können mit einer Kombination aus Strahlentherapie und Chemotherapie (definitive Radiochemotherapie) behandelt werden.
– Patienten im Stadium IIIA4/IIIB sollten – wenn Allgemeinzustand und Tumorausdehnung dies zulassen – eine Kombination aus Strahlentherapie und Chemotherapie erhalten, wobei die simultane Radiochemotherapie der sequenziellen überlegen ist (Abbildungen 1 und 2).
– Präferenziell sollten Cisplatin-basierte Chemotherapieprotokolle für die simultane wie auch sequenzielle Radiochemotherapie gewählt werden (z. B. Cisplatin/Etoposid oder Cisplatin/Vinca-Alkaloid). In Nordamerika wird häufig eine Kombination aus Carboplatin und Paclitaxel simultan zur Strahlentherapie eingesetzt. Während der definitiven Radiochemotherapie sollten zwei Zyklen einer volldosierten Cisplatin-haltigen Kombinations-Chemotherapie im Abstand von drei bis vier Wochen appliziert werden.
– Bei der Patientenselektion ist auf Komorbiditätsspektrum und Allgemeinzustand zu achten. In den randomisierten Protokollen wurden zumeist Patienten in gutem Allgemeinzustand (ECOG 0,1) im Alter unter 70 Jahren in den sequenziellen und simultanen Therapieansätzen behandelt. Älteren Patienten sollte die simultane Radiochemotherapie aber nicht vorenthalten werden. Voraussetzung ist jedoch eine sorgfältige Einschätzung der Tolerabilität anhand der medizinischen Fitness.
– Typische und effektive Dosierungen der Radiotherapie liegen zwischen 60 und 66 Gy über sechs bis sieben Wochen, wobei zunehmend auch konformale Dosiserhöhungen bis 74 Gy angestrebt werden (Socinski et al. 2004; Yuan et al. 2007; RTOG 0617).
– Für eine zusätzliche konsolidierende Chemotherapie nach definitiver Radiochemotherapie existieren bislang keine randomisierten Daten, die einen Vorteil bezüglich Gesamtüberlebens nachweisen. Die zusätzliche Konsolidierung in Form der Monotherapie mit einem Taxan nach stattgehabter Ra-

diochemotherapie führt zu deutlicher und inakzeptabler Toxizität und wird nicht empfohlen.

Multimodale Therapie unter Einschluss der Operation im Stadium IIIA (N2) und selektionierten Patienten im Stadium IIIB (T4N0/1)

Für den Einsatz der Operation im Stadium IIIA(N2) und bei selektionierten Patienten im Stadium IIIB ist die klare Abgrenzung von prognostischen Subgruppen gemäß des initial vorliegenden mediastinalen Lymphknotenbefalles von Bedeutung.

Primäre Operation und adjuvante Therapie im Stadium IIIA1/IIIA2 und bei selektionierten Patienten im Stadium IIIB (T4N0/1), PORT

Bei fehlenden Hinweisen auf einen mediastinalen Lymphknotenbefall (negatives CT, negative Mediastinoskopie, negatives PET), d. h. im klinischen Stadium I–II, wird primär die Operation erwogen. Ist diese erfolgt und wird dann intra- oder postoperativ ein makroskopischer oder mikroskopischer Befall mediastinaler Lymphknoten nachgewiesen (IIIA1 oder IIIA2 nach Robinson), dann sollte postoperativ eine adjuvante Chemotherapie erwogen werden (Scagliotti et al. 2003; Arriagada et al. 2004; Winton et al. 2005: Douillard et al. 2006; Pignon et al. 2006).

Darüber hinaus sollte die Indikation für eine adjuvante mediastinale Radiotherapie im Anschluss an die Chemotherapie geprüft werden. Aus den bisher publizierten Daten ist der Stellenwert einer adjuvanten thorakalen Radiotherapie bei Vorliegen eines minimalen mediastinalen Lymphknotenbefalls (z. B. IIIA1/IIIA2 mit Befall eines Lymphknotens) – unter der Voraussetzng einer umfassenden und systematischen mediastinalen Lymphknotendissektion – nicht eindeutig belegt. In der retrospektiven Analyse einer Phase-III-Studie in der die adjuvante Chemotherapie

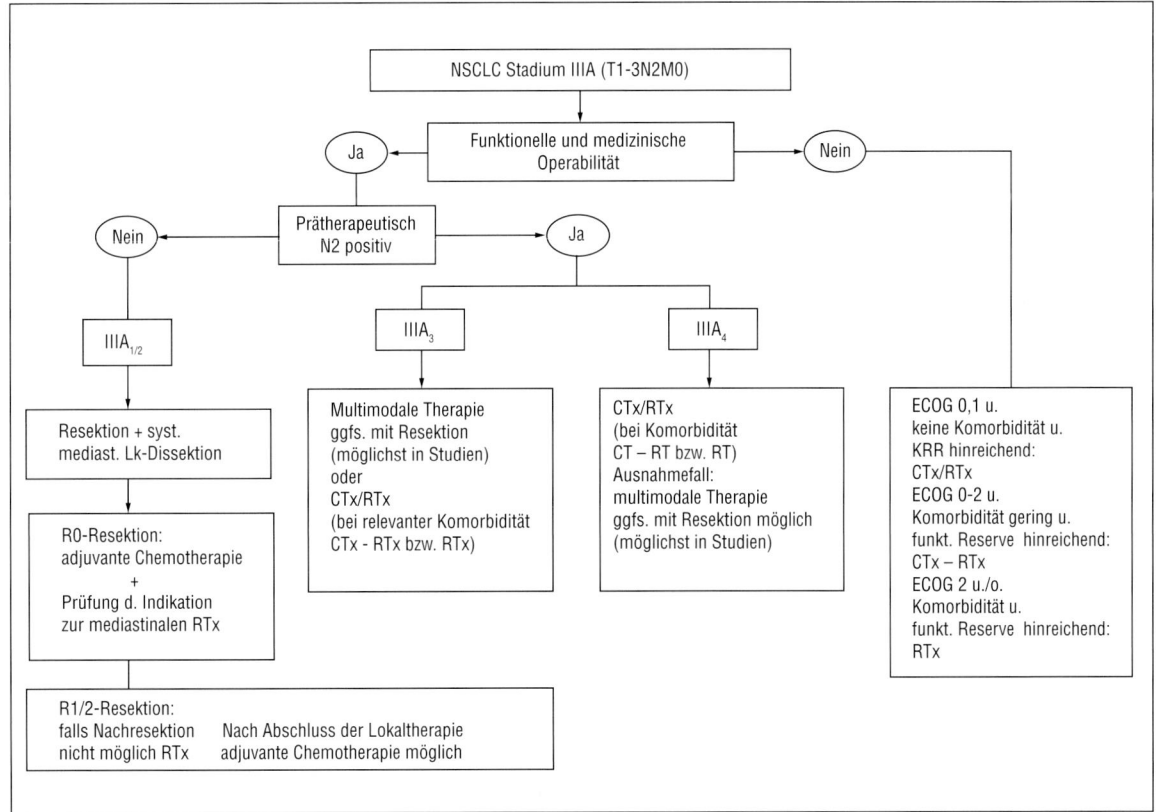

Abbildung 1. Therapiealgorithmus für das Stadium IIIA (entspricht dem Konsensus der Leitlinien-Gruppe der Deutschen Krebsgesellschaft, Stand November 2007).
Subklassifikation nach Robinson: IIIA$_{1/2}$ (inzidenteller N2-Status); IIIA$_3$ (prätherapeutisch gesicherter N2-Status, jedoch nicht IIIA$_4$); IIIA$_4$ (pos. LK > 2 cm mit Kapseldurchbruch; N2 in multiplen Positionen; Gruppen multipler positiver LK (1–2 cm) in einer Position.

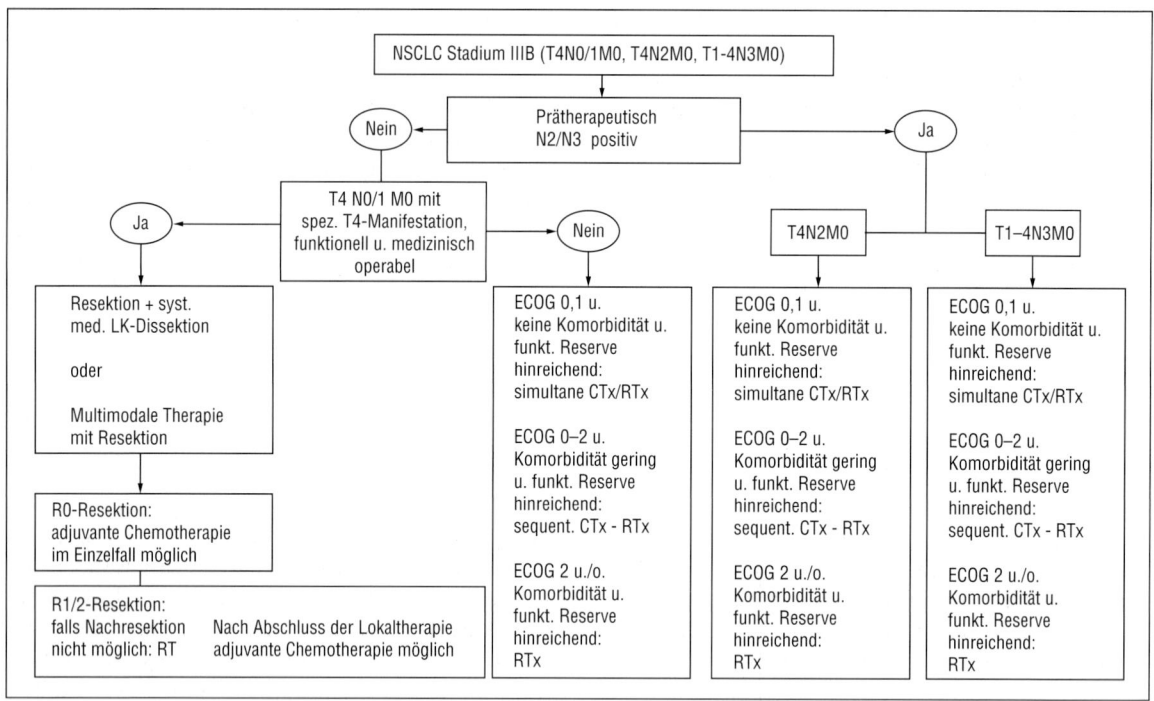

Abbildung 2. Therapiealgorithmus für das Stadium IIIB (entspricht dem Konsensus der Leitlinien-Gruppe der Deutschen Krebsgesellschaft, Stand November 2007).

geprüft wurde, hatten Patienten im Stadium IIIA (N2), die zusätzlich eine mediastinale Radiotherapie erhalten hatten, eine höhere Fünfjahres-Überlebensrate (Douillard et al. 2006). Zusammen mit den historischen Daten zur alleinigen postoperativen Strahlentherapie kann die postoperative Strahlentherapie nach Operation und adjuvanter Chemotherapie im Stadium IIIA1/2 als Einzelfallentscheidung beim Risikoprofil der Patienten gerechtfertigt werden, vorausgesetzt die Lungenbelastung und die Belastung aller weiteren relevanten Risikoorgane kann sehr gering gehalten werden. Diese Untergruppe IIIA1/2 (präoperativ cN0, postoperativ pN2) sollte es in Zukunft aber zunehmend weniger geben, da sich die radiologischen (PET/CT) und minimal invasiven klinischen Abklärungsverfahren (Mediastinoskopie und EBUS) verbessert haben und zunehmend flächendeckend zur Verfügung stehen.

Im Stadium IIIB (T4N0/1) ist die primäre Operation bzw. die Integration operativer Therapieverfahren bei medizinischer und funktioneller Operabilität in folgenden Fällen möglich: Karinabefall, minimaler Trachealbefall, minimaler Befall des rechten Atriums, Infiltration der V. cava oder der Pulmonalarterie, ipsilobäre Metastase im tumortragenden Lungenlappen (Grunenwald et al. 1997; Inoue et al. 1998;

Rami-Porta et al. 2007; Nagai et al. 2007; van Raemdonck et al. 1992; Di Perna et al. 2005). Eine adjuvante Chemotherapie ist aufgrund des individuell hohen systemischen Rezidivrisikos sinnvoll, falls nicht präoperativ erfolgt; Es sei auch darauf hingewiesen, dass bei dieser Subgruppe von Patienten häufig komplexe Eingriffe notwendig werden (Pneumonektomien oder erweiterte Pneumonektomien), sodass postoperative Chemotherapien prinzipiell nicht unproblematisch sind. In Zukunft wird die Testung von Induktionsprotokollen gerade auch bei diesen Patientensubgruppen bedeutsam sein.

Adjuvante Radiotherapie

Die postoperative Strahlentherapie ist eine der ältesten supplementären Behandlungsformen nach Resektion des NSCLC. Sie führt im Stadium IIIA(N2) zu einer signifikanten Reduktion lokoregionärer Rezidive. Eine Metaanalyse – allerdings unter Einschluss von Studien mit Patientenrekrutierung zwischen 1965 und 1995 und aus heutiger Sicht inadäquater Technik und Dosierung (30–60 Gy in 10–30 Fraktionen) der Radiotherapie – hatte in der Gesamtheit der Stadien I–III keinen Überlebensvorteil und im Stadium I–II sogar einen Nachteil aufgrund therapieassoziierter Morbiditätät gezeigt (PORT 1998). In einer Subgruppenanalyse war dieser Effekt am deutlichsten ausgeprägt im Stadium I (HR 1,42 [1,16–1,75]) und im Stadium II (HR 1,26 [1,04–1,52]), während dieser Nachteil in der Untergruppe IIIA nicht vorhanden war (Stadium III: HR 0,97 [0,57–1,47], N2: HR: 0,96) (PORT 2005). Dass mit einer modernen Strahlentherapietechnik das Risiko der therapiebedingten Morbidität gering ist, hat eine in der initialen PORT-Analyse nicht eingeschlossene italienische Studie demonstrieren können (Trodella et al. 2002; PORT 2005).

Eine aktuelle Analyse der SEER-Initiative – ein sog. „outcome research" – mit 7465 zwischen 1988 und 2002 behandelten Patienten ergab einen signifikanten Vorteil für die postoperative Bestrahlung im Stadium N2 bei nicht erhöhter Begleitmortalität (Lally et al. 2006). Zusätzlich ergab eine deskriptive Analyse der randomisierten ANITA-Studie (Douillard et al. 2006), in der eine zentrumsbezogene Entscheidung für oder gegen eine postoperative Bestrahlung bei N2-Befall bestand, ebenfalls einen Überlebensvorteil für die postoperativ bestrahlten Patienten. Eine nordamerikanische randomisierte Studie im operierten Stadium IIIA (N2), die eine alleinige postoperative Bestrahlung mit einer simultanen, Platin-basierten Radiochemotherapie verglich, ergab keinen Unterschied zwischen den Studienarmen, jedoch ein Fünfjahresüberleben von 35 %. In dieser Studie wurde postoperativ die Radiotherapie simultan zur Chemotherapie eingesetzt (Keller et al. 2000). Dieses Vorgehen wird bei nicht erwiesener Überlegenheit in der postoperativen Situation derzeit nicht empfohlen.

Empfehlungen für die Praxis (NCCN, NCI, ACCP, Interdisziplinäre Leitlinie DKG, Stand Konsensuskonferenz November 2007)

Eine adjuvante Chemotherapie wird bei primär operierten Patienten im Stadium IIIA mit inzidentellem N2-Status (IIIA1 bzw. IIIA2) empfohlen. Für Patienten mit mediastinalem Lymphknotenbefall im Stadium IIIA1 bzw. IIIA2 sollte zusätzlich zur adjuvanten Chemotherapie die Indikation für eine postoperative Mediastinalbestrahlung geprüft werden. Die Strahlentherapie sollte etwa vier Wochen nach Abschluss der adjuvanten Chemotherapie beginnen und eine Dosis von 50–60 Gy nach CT-gestützter 3-D-Bestrahlungsplanung umfassen. Komorbiditäten müssen bei diesem Vorschlag ausreichend berücksichtigt werden.

Multimodale Therapie unter Integration der Operation im Stadium IIIA3

Bei Patienten mit prätherapeutisch (histologisch/zytologisch) nachgewiesenem N2-Status wurde in mehreren randomisierten Studien der Stellenwert der Operation gegenüber der Radiotherapie – entweder als alleinige lokoregionale Therapieform, oder nach Induktions- Chemotherapie bzw. Radio-/Chemotherapie – verglichen (Wright et al. 2006 a, b). Eine eindeutige Überlegenheit eines lokaltherapeutischen Verfahrens im Stadium IIIA3 ist derzeit bezüglich der Lebenserwartung nicht erwiesen. Die Limitation der Ergebnisse bisheriger Studien wird an zwei randomisierten Studien deutlich. In der Intergroup-Studie (INT 0139) wurden zwischen 1994 und 2001 insgesamt 429 Patienten mit prätherapeutisch nachgewiesenem N2-Status (T1–3 N2 M0) randomisiert auf eine Behandlung mit einer definitiven simultanen Radiochemotherapie (def. CT/RT) versus simultanen Radiochemotherapie gefolgt von Operation (RT/CT-OP). Die bisherige Analyse der Studie zeigt keinen Unterschied im Gesamtüberleben (Dreijahresrate 38 % vs. 33 %), jedoch eine Verbesserung des progressionsfreien Überlebens (Dreijahresrate 29 % vs. 19 %; p = 0,02) für den Arm mit Operation. Zudem wird deutlich, dass in dieser Studie nach einer Pneumonektomie (26 % der operierten Patienten) die Letalität bei 22 % lag, im Vergleich zu 1 % nach einer Lobektomie (Albain et al. 2003, 2005).

In die EORTC-08941-Studie (van Meerbeeck et al. 2007) wurden zwischen 1994 und 2002 582 Patienten aufgenommen. Voraussetzung war der histologische Nachweis eines primär unresektablen nichtkleinzelligen Lungenkarzinoms im Stadium IIIA(N2). Nach objektiver Remission auf die Induktionsbehandlung (Cisplatin-Docetaxel, Cisplatin-Gemcitabin, Cisplatin-Vindesin ± Ifosfamid, Cisplatin-Ifosfamid-Mitomycin sowie Carboplatin-Etoposid und Carboplatin-Paclitaxel). erfolgte die Randomisation in einen Arm mit alleiniger Strahlentherapie (60–62,5 Gy in 6 Wochen) bzw. den Operationsarm. Die Fünfjahres-Überlebensraten betrugen 14,0 % im Strahlentherapie-Arm und 15,7 % im Operationsarm, das progressionsfreie Überleben nach zwei Jahren 24 % und 27 %. Bezüglich beider Endpunkte bestand kein signifikanter Unterschied zwischen den Therapiearmen (p = 0,60). Bezüglich der Lokalisation der Erstrezidive fanden sich mehr isolierte lokoregionale Rezidive (55 % vs. 32 %) und weniger Fernmetastasen (36 % vs 61 %) im Strahlentherapie-Arm. Eine explorative Subgruppenanalyse der Ergbnisse im operierten Arm erbrachte, dass die Prognose nach Pneumonektomie deutlich schlechter war als nach

Lobektomie. Insgesamt kann gefolgert werden, dass mit der Resektion eine Verbesserung der lokalen Kontrolle im Vergleich zur Strahlentherapie mit 60 Gy im Rahmen multimodaler Protokolle erzielt werden kann. Die die Überlebensraten des chirurgischen Arms werden aber generell durch die Zahl der Pneumonektomien kompromittiert.

Präoperative Chemotherapie

Mehrere prospektiv randomisierte Studien und eine Vielzahl von Phase-II-Studien haben die Effektivität einer Platin-haltigen Kombinations-Chemotherapie (2–4 Therapiezyklen) als Induktionsbehandlung vor einer definitiven Operation geprüft (Roth et al. 1998; Rosell et al. 1999; Depierre et al. 2002; Nagai et al. 2003; Sörensen et al. 2005; Pisters et al. 2005; Gilligan et al. 2007) Die initial günstigen Befunde aus zwei kleinen, allerdings frühzeitig in Interimsanalysen bei Vorteil für den experimentellen Arm abgebrochenen prospektiv randomisierten klinischen Studien haben zu einem häufigen bzw. durchaus typischen Einsatz diese Therapievorgehens bei Patienten auch außerhalb von klinischen Studien geführt (Roth et al. 1994; Rosell et al. 1994). Jedoch ergaben die beiden größten klinischen Studien unter Einschluss von Patienten im Stadium I bis IIIA(N2) keinen Vorteil für die Subgruppe im Stadium IIIA(N2) (etwa 50 % aller Patienten) (Depierre et al. 2002; Gilligan et al. 2007). Auch für das Gesamtkollektiv ergab sich keine statistisch signifikante Verbesserung der Überlebenszeit durch die präoperative Kombinations-Chemotherapie. Dennoch zeigt sich in zwei aktuellen Metaanalysen über alle bislang veröffentlichten randomisierten Studien mit 1507 Patienten ein Trend zum Überlebensvorteil, der nach fünf Jahren 5 % entspricht (HR 0,88 [95 % CI 0,76–1,01, p = 0,07] (Burdett et al. 2006; Gilligan et al. 2007).

Eine präoperative Chemotherapie im Stadium IIIA(N2) führt zu objektiven klinischen Remissionsraten zwischen 30 % und 65 % je nach Patientenselektion und eingesetztem Chemotherapieprotokoll. Ein mediastinales Downstaging findet sich nach alleiniger Chemotherapie nur zwischen 30 und 60 %, wobei hier die initiale Patientenselektion und das Ausmaß des vor Therapiebeginn vorliegenden Lymph-knotenbefalls ausschlaggebend sind. Die histopathologischen Komplettremissionen (pCR) liegen zwischen 4 und 13 % (Betticher et al. 2003; Martini et al. 1993; Lorent et al. 2004). Bisher sind nur wenige Daten mit alleiniger präoperativer Chemotherapie in selektionierten Stadien IIIB (T4 N0/1, TXN3) berichtet worden (Thomas et al. 2004). Die Datenlage hierzu lässt momentan keine abschließende Beurteilung für dieses therapeutische Vorgehen zu.

Empfehlungen für die Praxis (NCCN, NCI, ACCP, Interdisziplinäre Leitlinie DKG, Stand Konsensuskonfernz November 2007)

Eine alleinige präoperative Chemotherapie ist durchführbar und ergibt günstige klinische und histopathologische Ansprechraten. Ein signifikanter Überlebensvorteil ist momentan aufgrund der widersprüchlichen Daten der bisherigen randomisierten klinischen Studien für primär resektable/operable Patienten jedoch nicht abschließend gesichert. Patienten im Stadium IIIA3 sollten vorzugsweise im Rahmen von Studien zur weiteren Definition des Therapiealgorithmus behandelt werden. Außerhalb von Studien können Patienten im Stadium IIIA3 mit technisch resektabler Tumorausdehnung mit einer Induktions-Chemotherapie behandelt werden. Nach stattgehabter R0-Resektion sollte dann eine mediastinale Radiotherapie erwogen werden. Solche Behandlungsansätze bedürfen von vornherein der interdisziplinären Diskussion und Festlegung (Beteiligung von Pneumologie, Thoraxonkologie, Thoraxchirurgie und Radioonkologie).

Präoperative Radiochemotherapie

Prinzipiell die Kombination von Chemotherapie und Radiotherapie präoperativ als simultane RT/CTx, als sequenzielle und auch als sequenzielle gefolgt von simultaner RT/CTx durchgeführt werden. Vorwiegend wurden Platin-haltige Chemotherapieprotokolle eingesetzt. Die Strahlentherapie wurde sowohl einmal täglich (qd), aber auch zweimal täglich (bid), durchgeführt, um das Intervall zur Operation möglichst kurz zu halten. Eine Vielzahl von Phase-II-Studien, eine randomisierte Phase-II-Studie und mittlerweile zwei randomisierte Phase-III-Studien haben dieses intensivierte Konzept in unterschiedlichen Patientenkollektiven (Stadium IIIA/IIIB) getestet (Thomas et al. 1999, 2004; Albain et al. 1995, 2005; Eberhardt et al. 1998; 2007; Choy et al. 2000). Die weitaus meisten Daten sind bisher für Cisplatin-basierte Chemotherapieschemata publiziert worden. Routinäßiger Einsatz Carboplatin-basierter Protokolle ist hinsichtlich Effektivität insbesondere in der simultanen Therapiephase mit der Strahlentherapie in diesem Zusammenhang noch nicht ausreichend abgesichert. Präliminäre Daten sind für neuere Chemotherapiekombinationen (Cisplatin/Paclitaxel, Cisplatin/Vinorelbin) mitgeteilt worden. Die größte Datenbasis dürfte für eine Kombination aus Cisplatin und Etoposid vorhanden sein (Albain et al. 1995; Eberhardt et al. 1998, 2003, 2005, 2007). Die präoperativ eingesetzte Strahlentherapie verwendet typische Dosen zwischen 40 und 50 Gy. Konventionelle Fraktionierungen (1,8 bzw. 2,0 Gy/d, qd) und gleichfalls auch hyperfraktioniert akzelerierte Radiotherapieverfahren (45 Gy, $2 \times 1,5$ Gy, bid) sind eingeführt worden. Letztere sind geeignet die Zeit bis zur Operation zu verkürzen und zeigen eine hohe Effektivität im Mediastinum (Eberhardt et al. 2005; Friedel et al. 2000). Eine präoperative Radiochemotherapie im Stadium IIIA(N2) führt zu objektiven Remissionsraten zwischen 45 und 70 % je nach Patientenselektion und eingesetztem Radiochemotherapie-Protokoll. Ein mediastinales Downstaging mit histopathologischen Komplettremissionen im Mediastinum findet sich nach kombinierter Radiochemotherapie in 40–80 % der Fälle. Die histopathologischen Komplettremissionen unter Einschluss des Primärtumors (pCR) liegen zwischen 10 und 26 %. Resektabilitätsraten zwischen 50 % und 90 % erscheinen je nach Kollektiv möglich. Zwei prospektiv randomisierte Studien haben die Durchführbarkeit dieses Vorgehens im multizentrischen Setting unter Beweis gestellt. In der German Lung Cancer Cooperative Group (GLCCG) befand sich etwa ein Drittel der Patienten im Stadium IIIA(N2). In diesem Subkollektiv bestand kein signifikanter Unterschied in Resektabilität, Downstaging und Langzeitüberleben (Dreijahres-Überlebensrate IIIA: 32 % nach CTx/RTx versus 25 % nach CTx) zwischen Induktions-Radiochemotherapie und alleiniger Induktions-Chemotherapie. Allerdings war mit Carboplatin und Vindesin zur Strahlentherapie eine eher schwache Kombination gewählt worden. Außerdem sind die Überlebensdaten schwierig zu beurteilen, da im Arm mit alleiniger Induktions-Chemotherapie postoperativ konsequent eine Radiotherapie durchgeführt wurde (Thomas et al. 2004). Die Nordamerikanische Intergroupstudie 0139 hat eine simultane Radiochemotherapie gefolgt von Operation mit einer definitiven simultanen Radiochemotherapie im primär operablen Stadium III(N2) (Albain et al. 2005). Dem Resektionsverfahren kommt nach der Vorbehandlung eine wichtige Bedeutung zu. So war die Mortalitätsrate nach einfacher bzw. komplexer Pneumonektomie 22 % bzw. 29 % gegenüber 1 % nach Lobektomie. Darüber hinaus war das Gesamtüberleben nach Resektion in der Albain-Studie dann verbessert, wenn durch die Induktion ein pN0-Status erreicht werden konnte (Fünfjahresüberleben: pN0 41 %; pN1–3 24 %; keine Chirurgie 8 %; p < 0,0001). Wesentliche Punkte für die Verbesserung der Prognose durch das intensivierte, neoadjuvante Vorgehen sind a) mediastinales Downstaging, da der ypN0-Status mit einer signifikanten Verbes-serung des Überlebens assoziiert ist, und b) die Vermeidung von Pneumonektomien, die mit einer signifikant erhöhten perioperativen Mortalität verbunden sind. Einzelne Studien haben auch eine präoperative Radiochemotherapie bei selektionierten Subgruppen im Stadium IIIB(N2–3) getestet (Albain et al. 2002; Stamatis et al. 1999; Trodella et al. 2004; Grunenwald et al. 2001). Dieses Vorgehen erscheint insgesamt machbar, ist aber nicht in randomisierten Studien gegen die Radiochemotherapie als Standard evaluiert.

Morbidität

In den meisten publizierten Phase-II-Studien zeigte die präoperative Radiochemotherapie im nicht randomisierten Vergleich zur alleinigen Operation bzw. zu einer Induktions-Chemotherapie gefolgt von Operation gering höhere Morbiditätsraten. Allerdings war die therapiebedingte Mortalität in der GLCCG-Studie im direkten Vergleich der beiden Randomisationsarme nicht unterschiedlich (jeweils ca. 5 %). Rechtsseitige Pneumonektomien sollten, wenn irgend möglich vermieden werden. Eine prophylaktische Stumpfdeckung mit intrathorakalem Muskel oder mediastinalem Fettgewebe erscheint besonders in Risikosituationen für Fistelbildungen und Empyeme angezeigt (Stamatis et al. 2004).

Zusammenfassung

Eine präoperative Radiochemotherapie ist im Stadium IIIA3 durchführbar und führt im Vergleich zur alleinigen präoperativen Chemotherapie zu höheren klinischen und histopathologischen Ansprechraten ohne dass bisher ein sikgnifikanter Überlebensvorteil gesichert werden konnte. Eine Überlegenheit gegenüber einer definitiven simultanen Radiochemotherapie ist hinsichtlich des Gesamtüberleben nicht nachgewiesen; allerdings zeigte bei primär resektablen Patienten ein Ansatz aus Radiochemotherapie gefolgt von Operation im Vergleich zur definitiven Radiochemotherapie ohne Operation eine Verlängerung des progressionsfreien Überlebens. Damit verbunden sind jedoch auch nennenswerte Morbiditäts- und Letalitätsraten – insbesondere in Verbindung mit einer Pneumonektomie. Daher bedürfen solche Behandlungsansätze vor Therapiebegin der interdisziplinären Diskussion und Festlegung (Beteiligung von Pneumologie, Thoraxonkologie, Thoraxchirurgie und Radioonkologie). Letztlich sollte die trimodale Therapie an Zentren mit entsprechender Erfahrung und hinreichendem Be-handlungsvolumen durchgeführt werden.

Tabelle VII. Phase-I/II-Studien zur neoadjuvanten Chemo-/Strahlentherapie und nachfolgenden Operation für Patienten mit lokal fortgeschrittenem NSCLC im Stadium IIIA oder IIIB.

Studie/Therapiearme	Patienten im Stadium IIIA/IIIB	Thorakoto-mie-Rate (%)	PCR (% der Re-sektate)	NED (%)	ÜLR 1J (%)	ÜLR 2J (%) IIIA / IIIB	ÜLR 3J (%)	Präop. + periop. Letalität
Weiden und Piantadosi (1991) (2×3 cDDP/5FU) / 30 Gy + OP	74/11	64	15	34	54	23	16	5
Strauss et al. (1992) (2×cDDP/VBL/5FU) / 30 Gy + OP + (1×cDDP/VBL/5FU) / 30 Gy	41/0	76	23	66	58	37	26	15
Albain et al. (1995) (2×cDDP/VP16) / 45 Gy + OP (bei Resttu.: + (2×cDDP/VP16) / 14 Gy)	75/51	80	21	69	–	37/39	27/24	10
Rice et al. (1995) (cDDP/5FU/VP16) / 27 Gy (1,5 Gy bid) + OP + (cDDP/5FU/VP16) / 13–36 Gy (1,5 Gy bid))	23/19	84	5	79	–	43	–	12
Favaretto et al. (1996) (2×cDDP/VP16) / 51 Gy (1,6 Gy bid SPLIT) + OP + (3×cDDP/VP16)	24/15	51	14	62	–	–	18	5
Grunenwald et al. (2001) (2×cDDP/5FU/VBL) / 42 Gy (1,5 Gy bid) + OP	0/40	73	10	58	–	32	25	8
Choi et al. (1997) (2×cDDP/5FU/VBL) / 42 Gy (1,5 Gy bid SPLIT) + OP + (1×cDDP/5FU/VBL / 12–18 Gy (1,5 Gy bid)	42/0	93	10	81	–	66	37	7
Eberhardt et al. (1998) (4×cDDP/VP16) / 45 Gy (1,5 Gy bid) + OP	52/42	66	26	53	70/74	45/39	36/26	6
Thomas et al. (1999) (2×CBDCA/VP16/IFO) + (CBDCA/Vind) / 45 Gy (1,5 Gy bid) + OP (+16 Gy bei Rest)	25/29	75	18	63	–	52/30	35/26	9
Rice et al. (1998) (cDDP/Pac) / 30 Gy (1,5 Gy bid) + OP + (cDDP/Pac) / 30–33 Gy (1,5 Gy bid)	35/10	89	11	71	–	61/17	–	7

/ bedeutet simultane Applikation. Gesamtdosen ohne Angabe der Fraktionierung beziehen sich auf eine konventionelle Fraktionierung mit 1,8–2,0 Gy pro Fraktion. CBDCA: Carboplatin, IFO: Ifosfamid, VBL: Vinblastin, Vind: Vindesin, Pac: Paclitaxel. Die genauen Behandlungsprotokolle (Zielvolumenbeschreibung, detaillierte zeitliche Abfolge) sind den angegebenen Zitaten direkt zu entnehmen.

Empfehlungen für die Praxis (NCCN, NCI, ACCP, Interdisziplinäre Leitlinie DKG, Stand Konsensuskonferenz November 2007)

Außerhalb von Studien können Patienten im Stadium IIIA3 und technisch resektabler Tumorausdehnung individuell mit einem Induktionsprotokoll (Induktions-Chemotherapie oder Induktions-Radiochemotherapie) behandelt und anschließend operiert werden. Grundsätzlich erfordern solche Behandlungsansätze zur sicheren Indikationsstellung vor Therapiebeginn eine interdisziplinären Diskussion und Festlegung (Beteiligung von Pneumologie, Thoraxonkologie, Thoraxchirurgie und Radioonkologie). Die Durchführung sollte an Zentren mit entsprechender Erfahrung und hinreichendem Behandlungsvolumen erfolgen. Nach Operation und R0-Resek-tion sollte im Stadium IIIA3 bei alleiniger Induktions-Chemotherapie eine mediastinale Radiotherapie erfolgen. Bei Induktions-Radiochemotherapie-Protokollen sollten nach R0-Resektion keine weitere postoperative Radiotherapie durchgeführt werden. Patienten im Stadium IIIA3 – insbesondere bei multiplem N2-Befall – können jedoch auch mit gleicher in Aussicht gestellter Prognose mit einer Kombination aus Strahlentherapie und Chemotherapie (definitive Radiochemotherapie) behandelt werden.

Prophylaktische Hirnschädelbestrahlung (PCI)

Mit der Verbesserung der lokalen Kontrolle durch radikale Therapiekonzepte tritt das Risiko der systemischen Metastasierung in den Vordergrund. Die zerebrale Metastasierung stellt bei den lokal kurativ behandelten Patienten den häufigsten Erstrezidivort dar (bis zu 50 % der Fälle) und ist damit ein relevantes therapeutisches Problem. In 20–28 % dieser Fälle ist eine Hirnmetastase die einzige Tumormanifestation (Kumar et al. 1996; Andre et al. 2001). So wird zunehmend die Frage nach einer möglichen Prävention aufgeworfen. Die prophylaktische Hirnschädelbestrahlung (30 Gy/2 Gy pro Fraktion) ist in der Lage, die Inzidenz einer Hirnmetastasierung signifikant um mehr als die Hälfte zu reduzieren (Pöttgen et al. 2007). Bei den kleinzelligen Karzinomen verspricht eine derartige Verhinderung der zerebralen Metastasierung einen Überlebensvorteil von etwa 5 % (Auperin et al. 1999). Ob das Verhältnis zwischen verbesserter zerebraler Kontrolle und potenziellen aber bisher nicht im Rahmen prospektiver Studien auch klinisch gefundenen neurokognitiven Spätkomplikationen unter den konkurrierenden Risiken beim NSCLC im Stadium III für einen Großteil der Patienten zugunsten der PCI ausfällt, ist im Rahmen von weiteren prospektiv randomisierten Studien zu untersuchen (Pöttgen und Stuschke 2001). Eingetretene zerebrale Metastasierung bedeutet eine deutliche Einschränkung der Lebensqualität. Möglichkeiten zur Salvage-Therapie stehen im Sinne der stereotaktischen Strahlentherapie zur Verfügung, jedoch ist bei sekundärer Hirnmetastasierung der Anteil von Langzeitüberlebenden gering. Solange nicht effektive PCI-Schemata mit nachgewiesener sehr geringer Neurotoxizität oder mit einem nachgewiesenen Überlebensvorteil im Stadium III ausreichend evaluiert worden sind, sollte die PCI nur im Rahmen von Studien eingestzt werden.

Pancoast-Tumoren

Lungenkarzinome mit Brustwandinfiltration zählen zu den T3-Tumoren. Eine besondere Untergruppe stellen die Pancoast-Tumoren dar, welche besonders von der multimodalen Therapie profitieren. Histologisch handelt es sich fast ausschließlich um nichtkleinzellige Lungenkarzinome, wobei die Häufigkeit von Plattenepithel-, Adeno- und großzelligen Karzinomen etwa 40–50 %, 40 % und 10–20 % beträgt. Mit Ausnahme der gut differenzierten Plattenepithelkarzinome metastasieren Pancoast-Tumoren häufig hämatogen, ebenso wie nichtkleinzellige Lungenkarzinome anderer Lokalisationen. So beträgt das Risiko für die Entwicklung von Hirnmetastasen nach zwei bis fünf Jahren 20–50 % (Hilaris et al. 1987; Komaki et al. 1987). Bei der engen Beziehung der Pancoast-Tumoren zum Armplexus sowie der A. und V. subclavia wurde schon früh der Wert der präope-

rativen Strahlentherapie zur Erhöhung der Resektabilität und Verminderung des Lokalrezidivrisikos erkannt (Shaw et al. 1961). Bei selektionierten resektablen Tumoren werden mit der präoperativen Strahlentherapie bis zu einer Gesamtdosis von 30–50 Gy in konventioneller Fraktionierung und anschließender Resektion Fünfjahres-Überlebensraten zwischen 20 und 60 % erzielt. An dieser Standardtherapie müssen radikalchirurgische Verfahren mit und ohne postoperative Strahlentherapie sowie die alleinige Strahlentherapie gemessen werden. Negative Prognosefaktoren beim Pancoast-Tumor sind die Infiltration der Wirbelkörper (T4-Tumoren), eine extensive Infiltration des gesamten Armplexus oder der großen Gefäße sowie das Vorliegen mediastinaler Lymphknotenmetastasen (N2). Insbesondere bei Vorliegen prognostisch ungünstiger mediastinaler Lymphknotenmetastasen, aber auch größerer Wirbelkörperarrosionen wird nur in Ausnahmefällen operiert (Dartevelle et al. 1993; Ricci et al. 1989; Sundaresan et al. 1987). Nach präoperativer Strahlentherapie und Resektion beträgt die Fünfjahres-Überlebensrate etwa 30 %, die lokale Tumorkontrolle 55 % (Hilaris et al. 1987; Maggi et al. 1994; Schraube und Latz 1993; Komaki et al. 1990; Rusch et al. 2001, 2007). Aktuell hat die simultane Radiochemotherapie als Induktionsbehandlung nach den Daten der multizentrischen Nordamerikanischen Intergroup-Phase-II-Studie 9416 (Rusch et al. 2007) zu einer deutlichen Verbesserung der lokalen Kontrollrate und des Langzeitüberlebens geführt. Die R0/R1-Resektionsrate betrug 92 % mit 28 % pCR. Das mediane Überleben war nach zwei Jahren nicht erreicht, mit Ausbildung eines stabilen Plateaus. Diese günstigen Daten sind mittlerweile in kleineren Kollektiven in Europa (Marra et al. 2007) und Japan (Kunitoh et al. 2003) bestätigt worden. Das histopathologische Ansprechen (pathologische CR) nach bimodaler Behandlung ist bei dieser Entität typischerweise deutlich günstiger als bildgebend im CT vermutet. Präoperativ eingesetzte Strahlentherapiedosierungen variieren zwischen 30 und 50 Gy. Die bisher publizierten Daten umfassen einerseits konventionelle Fraktionierungschemata mit 1,8 bzw. 2 Gy/d bis (präferenziell) 40–50 Gy (Rusch et al. 2007, Kunitoh et al. 2003). Andererseits sind dosisdichte Radiotherapieschemata mit hyperfraktioniert akzelerierter Therapie (z. B. 1,5 Gy/2 × täglich) mit einer durchaus günstigen Toxizitäts-Effektivitäts-Relation berichtet worden (Marra et al. 2007). Die eingesetzten Chemotherapieprotokolle umfassen die typische Kombination aus Cisplatin und Etoposid. Wird keine Operation durchgeführt, liegen die Fünfjahres-Überlebensraten nach definitiver Strahlentherapie bei 15 %, die lokalen Tumorkontrollraten bei etwa 40 % (Van Houtte et al. 1984; Komaki et al.

1981; Ahmad et al. 1984; Millar et al. 1996; Neal et al. 1991). Sie liegen damit etwas höher, als bei nicht-kleinzelligen Lungenkarzinomen anderer Lokalisationen im Stadium III. Eine weitgehende Schmerz-rückbildung wird bei etwa 70 % der Patienten mit einem Pancoast-Tumor durch die Strahlentherapie erreicht (van Houtte 1984).

Empfehlungen für die Praxis (NCCN, NCI, ACCP, Interdisziplinäre Leitlinie DKG, Stand Konsensuskonferenz November 2007)

Bei Pancoast-Tumoren im Stadium II–IIIB (cT3–4, cN0–2, cM0) wird eine neoadjuvante Radiochemo-therapie mit anschließender Resektion empfohlen. Bei Kontraindikationen zur Chemotherapie sollte eine neoadjuvante Strahlentherapie mit anschließender Resektion erfolgen. Bei einer R0-Resektion ist nach aktueller Datenlage keine postoperative Chemotherapie erforderlich. Patienten mit technischer oder funktioneller Inoperabilität sollten eine definitve Radiochemotherapie erhalten.

Palliative Strahlentherapie

Eine palliative Strahlentherapie ist bei allen Metastasen indiziert, die Beschwerden verursachen oder die den Patienten gefährden und die mit einer Strahlentherapie wirksam behandelt werden können. Obere Einflussstauung ist eine Notfallsituation, die einen umgehenden Beginn der Strahlentherapie notwendig machen kann. Bei Wirbelsäulenmetastasen mit Rückenmarkkompression, sollte zunächst interdisziplinär die Indikation zur sofort entlastenden Operation erwogen und überprüft werden. Liegt die Indikation zur dekomprimierenden Operation nicht vor, sollte je nach Symptomatik ggf. als strahlentherapeutischer Notfall mit der Strahlentherapie begonnen werden. Tumorbedingte Obstruktionen sind in der Palliativsituation auch effektiv durch Maßnahmen der interventionellen Bronchologie zu behandeln. Sie sind insbesondere bei bestehender hochgradiger Dyspnoe eine gute Indikation für den Einsatz endobronchialer Laser- oder Afterloading-Applikationen (Miller und Phillips 1990; Gollins et al. 1994). Allerdings hatte im randomisierten Vergleich die perkutane Strahlentherapie im Vergleich zur Brachy-therapie einen längeren palliativen Effekt (Stout et al. 2000). In dieser Untersuchung waren 99 Patienten mit neu diagnostiziertem fortgeschrittenen Lungen-karzinom auf eine perkutane Bestrahlung oder Brachytherapie randomisiert worden. Klinisch objektiv fand sich kein signifikanter Unterschied in der Symp-tomlinderung. Die subjektive Bewertung der Patienten hinsichtlich der Symptombesserung (Thorax-schmerz, Fatigue, Übelkeit und Appetitlosigkeit) ergab jedoch einen signifikanten Vorteil zugunsten der perkutanen Therapie. Auch war die Dauer der Symptomlinderung nach perkutaner Strahlenthera-pie länger (304 vs. 125 Tage). Dennoch haben endo-luminale Therapien auch in der Rezidivsituation nach Vorbestrahlung einen Stellenwert zur Verbesserung der Lebensqualität. Es existieren verschiedene Frak-tionierungsschemata. Die oftmals gefürchtete Kom-plikation einer tödlichen Blutung besteht durch den Tumor zunächst unabhängig von der Therapie. In Brachytherapieserien wurde sie in einer Häufigkeit von etwa 10–20 % der Fälle gesehen (Macha et al. 1995; Huber et al. 1995).

Strahlentherapie des kleinzelligen Lungenkarzinoms

Wegen der hohen Chemosensibilität einerseits und der frühen und hohen Fernmetastasierungsrate ande-rerseits werden bei der kurativen und in der palliati-ven Behandlung die kleinzelligen Lungenkarzinome gesondert abgehandelt. Eine wirkliche kurative Chance bei der Therapie des kleinzelligen Lungen-karzinoms ist derzeit nur im Stadium „limited disease" (LD) anzunehmen. Das Stadium limited disease impliziert die Möglichkeit der Strahlentherapie aller thoraklen makrsokopischen Tumormanifestation und umfasst daher die Stadien I–IIIA und Subgruppen des Stadiums IIIB nach der UICC-Klassifikation. Die Stadienangabe nach der UICC-Klassifikation wird empfohlen. Bei limitierter Erkrankung ist die defini-tive Radiochemotherapie mit simultaner Strahlenthe-rapie im Stadium III der Standard. Es wird empfoh-len, die Strahlentherapie früh zum ersten oder zweiten Kurs der Chemotherapie zu beginnen. Dann beträgt die kumulative Häufigkeit hämatogener Fernmetas-tasen nach zwei Jahren jedoch immer noch etwa 60 %, die Zwei- und Fünfjahres-Überlebensraten nach den Ergebnissen der French Cancer Center's Lung Group günstigstenfalls 35 und 15 % (Arriagada et al. 1992). In den frühen Stadien I und II werden auch mit der Tumorresektion einschließlich einer postoperativen adjuvanten Chemotherapie sehr gute Ergebnisse erzielt (Carmack et al. 1994; Badzio et al. 2004; Anraku und Waddell 2006, NCCN Practice Guideline 2008). Außerhalb von Studien sollte nach chirur-gischer Resektion bei Nachweis eines mediastinalen Lymphknotenbefalls die Indikation zu einer postope-rativen Strahlentherapie des Mediastinums gestellt werden. Im Anschluss an die Chemotherapie stellt die PCI dann eine Standard-option dar.

Strahlentherapie des Primärtumors und des Mediastinums beim SCLC

Mit Standard-Chemotherapieregimen alleine werden beim kleinzelligen Lungenkarzinom mit limitierter Tumorausbreitung lokoregionale Tumorkontrollraten nach zwei Jahren von etwa 23 % erreicht (Warde und Payne 1992). Der Wert einer zusätzlichen Strahlentherapie des Primärtumors und des Mediastinums bis zu Gesamtdosen von 40–55 Gy wurde seit 1976 in mehr als 13 randomisierten Studien untersucht, in denen die Strahlentherapie teils in konventioneller Fraktionierung, manchmal auch als split course oder mit hohen Dosen pro Fraktion entweder sequenziell oder simultan zur Chemotherapie verabreicht wurde. Nur bei einem Teil der 13 in die Metaanalyse von Pignon et al. (1992) eingegangenen Studien konnte eine signifikante Verbesserung der Überlebenszeiten durch die zusätzliche thorakale Strahlentherapie bei limitierter Erkrankung nachgewiesen werden. Aber die Zusammenfassung der Ergebnisse aller randomisierten Studien zu dieser Fragestellung in einer Metaanalyse, in die individuelle Daten von 2103 Patienten eingingen, zeigte, dass durch die zusätzliche Strahlentherapie des Primärtumors und des Mediastinums die Überlebensrate nach drei Jahren signifikant von 8,9 auf 14,3 % verbessert werden konnte. Jüngere Patienten unter 55 Jahren profitierten mit einem Anstieg der Dreijahres-Überlebensrate von 9 auf 17 % am meisten von der zusätzlichen Strahlenbehandlung. Warde und Payne (1992) zeigten in einer zweiten Metaanalyse, dass durch die zusätzliche thorakale Strahlentherapie die lokoregionale Tumorkontrollrate nach zwei Jahren signifikant von 23 % nach alleiniger Chemotherapie auf 48 % angehoben werden konnte. Somit ist der Wert einer Strahlentherapie des Primärtumors und des Mediastinums bei den kleinzelligen Lungenkarzinomen im limitierten Stadium zusätzlich zur Chemotherapie erwiesen.

Bei extendierter Erkrankung hingegen können die Überlebenszeiten durch eine Strahlentherapie des Primärtumors und des Mediastinums sowie von nachgewiesenen Metastasen nicht generell verbessert werden (Livingston et al. 1986; Williams et al. 1977, 1983). Es gibt jedoch innerhalb des Stadiums ED prognostisch günstige Subgruppen, die nach dem Erreichen einer kompletten Remission der distanten Metastasierung von einer zusätzlichen thorakalen Bestrahlung profitieren (Jeremic et al. 1999).

Bei Tumoren mit so schneller Wachstumskinetik wie der des kleinzelligen Lungenkarzinoms sollte ein Therapieprogramm mit hoher Dosisintensität durchgeführt werden, um der Tumorzell-Repopulierung

unter der Therapie wenig Zeit zu lassen. Die simultane Durchführung von Chemotherapie und Strahlentherapie ist möglich und hat ihre Effektivität gezeigt. Voraussetzung für die simultane Therapie ist eine Chemotherapie mit Etoposid und Cisplatin. Bei simultaner Gabe von Anthrazyklin-basierter Chemotherapie (z. B. ACO) wird eine hohe Lethalität beobachtet. Studien die eine sequenzielle mit simultaner Radiochemotherapie verglichen haben, zeigten einen Benefit der simultanen Therapie (Takada et al. 2002; Park et al. 1996). Bezüglich der Frage, ob die Strahlentherapie früh (während des 1. oder 2. Chemotherapiezyklus) oder spät (zum 3. oder 4. Zyklus) erfolgen soll, existieren unterschiedliche Daten. Eine randomisierte Therapiestudie aus Kanada zeigte einen signifikanten Vorteil der früh durchgeführten Strahlentherapie bezüglich des progressionsfreien und des Gesamtüberlebens (Coy et al. 1993; Murray et al. 1993). Dies wurde in zwei weiteren Studien bestätigt (Jeremic et al. 1997; Takada et al. 1996). Die Studie der Cancer and Leukemia Group B zeigte hingegen einen Trend zu längeren Überlebenszeiten beim späten Einsatz der Strahlentherapie nach drei Zyklen Chemotherapie (Fünfjahres-Überlebensrate: 6,6 vs. 12,8 %, p = 0,007) (Perry et al. 1987). Auch in der Studie der London Lung Cancer Group war weder das progressionsfreie Überleben noch das mediane Gesamtüberleben durch den frühen Zeitpunkt der thorakalen Strahlentherapie positiv beeinflusst worden (13,7 Monate bei RT zum 1. oder 2. Kurs der Chemotherapie vs. 15,1 Monate bei RT nach dem 3. Kurs der CTx, p = 0,23) (Spiro et al. 2006). Fried et al. (2004) und Pijls-Johannesma et al. (2007) fanden in zwei weiteren Metaanalysen jedoch einen Vorteil für die frühe Durchführung der Strahlentherapie. Als ein zusätzliches wichtiges Kriterium wurde die Zeit zwischen dem Beginn der Chemotherapie und dem Ende der thorakalen Strahlentherapie (SER) ausgewertet, wobei ein signifikanter Fünfjahres-Überlebensvorteil (> 20 %) nachgewiesen wurde, wenn dieses Intervall weniger als 30 Tage betrug (De Ruysscher et al. 2006). In der Metaanalyse der London Lung Cancer Group wurde herausgestellt, dass es bei dem frühen simultanen Einsatz der Strahlentherapie besonders wichtig ist, die Chemotherapie in optimaler Dosis und ohne Zeitverzögerungen zu geben. Nur dann kann ein Vorteil gegenüber der späten Gabe erwartet werden (Spiro et al. 2006). Zudem fand die Intergroup Studie (Turrisi et al. 1999), in der eine hyperfraktionierte RT (HF) mit der konventionellen Fraktionierung verglichen wurde, sehr gute Langzeitergebnisse insbesondere im HF-Arm. Diese gehören zu den besten, die in prospektiven Studien gefunden wurden. In beiden Armen wurde die Strahlentherapie früh zum ersten Chemotherapiekurs gegeben. Alle diese Daten zusammen erlauben die Empfehlung, die RT früh simultan zur CTx, während des 1. oder 2. Kurses, zu geben. Dies wird durch aktuelle Leitlinien (Simon und Turrisi 2007; NCCN Practice Guideline 2008) bestätigt.

Operationsserien zeigen, dass nach konventionell dosierter RT auch beim SCLC noch 55 % vitaler Tumor im Resektat gesehen wird (Eberhardt et al. 1999). Deshalb wird in Studien die Dosiseskalation untersucht. Derzeit prüft eine amerikanische Intergroup-Studie (CALGB 30610/RTOG 0538) die akzeleriert-hyperfraktionierte RT bis 45 Gy im Vergleich mit einer Concomitant-Boostbestrahlung bis 61,2 Gy (in 5 Wochen) sowie der konventionell fraktionierten RT bis 70 Gy.

Zielvolumen

In zwei Behandlungsserien wurde der Effekt einer größervolumigen Strahlentherapie, bei der das gesamte initiale Tumorvolumen bestrahlt wurde, mit dem einer Therapie, die nur den Resttumor nach Chemotherapie umfasste, verglichen. Sowohl in der randomisierten Studie der South-West Oncology Group (Kies et al. 1987) als auch in der retrospektiven Fallstudie von Liengswangwong et al. (1994) wurde kein Effekt der Feldgröße auf das Überleben oder die lokoregionale Tumorkontrolle gefunden. Die Arbeitsgruppe aus Maastricht (De Ruysscher et al. 2006) hat jedoch daraufhingewiesen, dass bei einer zu knappen Begrenzung des Zielvolumens anhand des konventionellen Stagings vermehrt Lymphknotenrezidive nachweisbar waren. Hier waren im Rahmen einer prospektiven Phase-II-Studie nur der Primärtumor und makroskopisch befallene Lymphknoten bestrahlt worden. Dabei wurde ein isoliertes Lymphknotenrezidiv bei 3/27 Patienten (11 %) ipsilateral supraklavikulär gefunden, sodass hier vor zu kleinen Zielvolumen gewarnt werden muss. In den aktuellen Studien der RTOG zur Dosiseskalation wird heute die elektive Mediastinalbestrahlung verlassen und auf eine „Involved-field"-Strahlentherapie übergegangen. Allerdings sollte dann eine PET-Untersuchung beim initialen Staging durchgeführt werden. Die Ergebnisse müssen abgewartet werden. Die Ergebnisse der Studien, die in die Metanalyse eingegangen sind, hatten das Mediastinum mit erhöhtem Risiko mitbestrahlt.

Fraktionierung

Die hohe Proliferationsrate beim SCLC spricht für den Einsatz der hyperfraktioniert-akzelerierten Strahlentherapie. In der randomisierten Intergroup-Studie wurde beginnend mit dem ersten Chemotherapiezyklus entweder eine konventionell fraktionierte Strahlentherapie mit 5 × 1,8 Gy/Woche bis 45 Gy oder eine hyperfraktioniert-akzelerierte Strahlentherapie mit 2 × 1,5 Gy/d bis 45 Gy durchgeführt (Turrisi 1993; Turrisi et al. 1999). Abgesehen von der stärker ausgeprägten Ösophagitis bei zweimal täglicher Bestrahlung (27 % vs. 11 %) wurden keine relevanten Unterschiede in der akuten Toxizität beobachtet. Die lokale Tumorkontrolle nach fünf Jahren war nach der hyperfraktioniert-akzelerierten Strahlentherapie mit 58 % signifikant höher als nach konventioneller Fraktionierung (25 %; p < 0,01). Die Fünfjahres-Überlebensrate betrug 26 % nach zweimal täglicher Bestrahlung gegenüber 16 % bei konventioneller Fraktionierung (p < 0,05). Das ausgezeichnete Ergebnis dieser Studie demonstriert nicht nur eindrücklich den Wert der thorakalen RT, sondern auch den Effekt einer gesteigerten biologisch effektiven Dosis. Dies hatte Turrisi zwischenzeitlich dazu gebracht, das oben genannte Fraktionierungsschema als Standard für die thorakale Bestrahlung des kleinzelligen Lungenkarzinoms auszurufen. Dennoch untersucht die RTOG in einer laufenden Studie (97-12) weiter eine konventionell fraktionierte Bestrahlung parallel zur Chemotherapie mit Eskalation der Gesamtdosis, wobei die Gesamt-Behandlungszeit allerdings durch partielle Akzelerierung auf fünf Wochen limitiert wird (Komaki et al. 2005). Trotz präliminärer Ergebnisse zeichnet sich ein Trend zur Verbesserung des medianen Überlebens bei einer Dosis > 60 Gy ab. Die einzige signifikante Toxizitätszunahme ist dabei in der Rate der Grad-3-Ösophagitiden erkennbar. Eine hyperfraktioniert-akzelerierte Strahlentherapie als aufwendige Strahlentherapiemethode wird aber nur in wenigen Zentren durchgeführt. Alternative ist die konventionell fraktionierte Strahlentherapie mit Dosen pro Fraktion von 2,0 Gy an fünf Tagen der Woche bis zu einer Gesamtdosis von 50–60 Gy (Miller et al. 2003; Schild et al. 2004; Komaki et al. 2005; NCCN Pracice Guidelines 2008).

Prophylaktische Hirnschädelbestrahlung (PCI)

Bei Diagnosestellung haben kleinzellige Lungenkarzinome schon in etwa 10–14 % der Fälle ins Zentralnervensystem metastasiert. Hirnmetastasen sind dabei deutlich häufiger als eine leptomeningeale oder eine intramedulläre spinale Metastasierung. Mindestens ein Drittel der Patienten mit computertomographisch gesicherter solitärer Metastase zeigt im MR multiple Läsionen. Mit der Verbesserung der Langzeit-Überlebensraten bei Patienten mit SCLC durch die Erfolge der Radiochemotherapie steigt das Risiko eines zerebralen Rezidivs. Das zugrundeliegende Risiko muss ohne PCI in einer Größenordnung von 50–60 % angesiedelt werden (Turrisi 2000). Je besser die thorakale und systemische extrazerebrale Tumorkontrolle durch Intensivierung der Strahlen- und Chemotherapie in Zukunft werden wird, desto höher wird der Stellenwert der prophylaktischen Hirnschädelbestrahlung sein (Rosenstein et al. 1992). Nach einer Metaanalyse von individuellen Daten von 987 Patienten mit SCLC in kompletter Remission aus sieben randomisierten Studien kommt die Prophylactic Cranial Irradiation Overview Collaborative Group zu dem Schluss, dass die PCI in diesem Patientenkollektiv zu einer Verbesserung des krankheitsfreien und des Gesamtüberlebens führt, nach drei Jahren um 5,4 % (Auperin et al. 1999). Das Zeitintervall zur Chemotherapie sollte etwa 14 Tage betragen. Die Effektivität der Hirnschädelbestrahlung nimmt mit zunehmenden Intervallen jenseits von sechs Wochen nach Chemotherapie ab (Suwinski et al. 1998). Die applizierten Gesamtdosen betrugen 24–36 Gy in traditionell verwendeten Fraktionierungsschemata. Tendenziell waren höhere Gesamtdosen mit einem niedrigeren Risiko für die zerebrale Metastasierung verbunden, was die Hypothese einer linearen Dosis-Effekt-Beziehung stützt. Erst in den neueren Behandlungsserien werden die Nebenwirkungen der prophylaktischen Hirnschädelbestrahlung prospektiv analysiert. Zwei randomisierte Studien untersuchten prospektiv die neuropsychologischen Eigenschaften der Patienten. Dabei zeigten 24–60 % der Patienten bereits neurokognitive Einschränkungen vor Einleitung der PCI. Wiederholte Tests nach einem Verlauf von zwei Jahren zeigten keine Unterschiede zwischen Behandlungs- und Kontrollgruppe (Arriagada et al. 1995; Gregor et al. 1997). Allerdings war die Zahl der untersuchten Langzeitüberlebenden klein und es werden weitere prospektive computertomographische, neurologische und neuropsychologische Daten aus randomisierten Studien zur prophylaktischen Hirnschädelbestrahlung benötigt, um die Risiken hinreichend abschätzen zu können. Aus retrospektiven Untersuchungen ist jedoch bekannt, dass bei Langzeitüberlebenden klinisch manifeste neuropsychologische und morphologische Veränderungen auftreten können. Eine hohe Gesamtdosis und/oder eine hohe Dosis pro Fraktion sind dabei Risikofaktoren. In der retrospektiven Studie der Mayo-Klinik an 571 Patienten mit PCI beim kleinzel-

ligen Lungenkarzinom wurde das aktuarielle Risiko schwerer neurokognitiver oder neurologischer Störungen nach prophylaktischer Hirnschädelbestrahlung auf etwa 10 % mit einer medianen Latenz von 2,5 Jahren geschätzt. Allerdings erhielten die meisten Patienten in dieser Serie Einzeldosen von 3,0 Gy oder 3,6 Gy bis zu einer Gesamtdosis von 30 Gy bzw. 36 Gy (Shaw et al. 1994). Andere große retrospektive Serien mit Langzeitnachbeobachtung fanden keine erhöhte Inzidenz bei Patienten mit PCI im Vergleich zu SCLC-Patienten ohne PCI nach konventionell fraktionierter PCI (Lishner et al. 1990). Heute wird die prophylaktische Hirnschädelbestrahlung meist mit 1,8–2,0 Gy pro Fraktion bis zu einer Gesamtdosis von 30 Gy empfohlen (NCCN). In einer randomisierten Studie der EORTC zur Dosierung der PCI beim Kleinzeller wurde die PCI in einer Dosierung 5 × 2,5 Gy/Woche bis 25 Gy mit einem höherdosierten Arm bis 36 Gy entweder konventionell oder hyperfraktioniert-akzeleriert fraktioniert verglichen. Insgesamt war das Überleben im niedriger dosierten Therapiearm günstiger (LePechoux et al. 2008). Die Dosierung 5 × 2,5 Gy in 19 Fraktionen bis 25 Gy ist bezüglich Effektivität und Toxizität einer Gesamtdosis von 30 Gy in konventioneller Fraktionierung mit 1,8–2,0 Gy pro Fraktion sehr ähnlich.

Das Risiko von Nebenwirkungen ist bei simultaner Chemotherapie oder einer Chemotherapie nach der PCI erhöht, sodass ein Intervall der PCI zur letzten Chemotherapie von zwei Wochen eingehalten werden sollte (Lee et al. 1986; Ahles et al. 1998).

Der Wert einer prophylaktischen Hirnschädelbestrahlung wird auch durch die Effektivität der therapeutischen Hirnschädelbestrahlung beim Auftreten manifester Metastasen mitbestimmt. In den meisten Fällen sind Hirnmetastasen beim kleinzelligen Lungenkarzinom multipel. Mit Gesamtdosen von 30 Gy mit 3 Gy pro Fraktion oder von 40 Gy mit 2 Gy pro Fraktion wird eine komplette Rückbildung der Hirnmetastasen in etwa 45 (32–70) % und eine partielle Rückbildung in 26 (4–30) % der Fälle erreicht (Kristjansen und Kristensen 1993). Die mediane Zeit bis zum Progress beträgt nach kompletter Remission der Metastasen etwa zehn Monate, 60 % der Patienten mit Hirnmetastasen sterben letztlich mit einem aktiv wachsenden zerebralen Rezidiv. Somit wird mit der therapeutischen Hirnschädelbestrahlung eine gute palliative Effektivität erreicht, eine kurative Chance ergibt sich jedoch praktisch nicht.

Als Konsens für den Einsatz der prophylaktischen Hirnschädelbestrahlung beim kleinzelligen Lungenkarzinom gilt derzeit (Auperin et al. 1999; Carney et al. 1999; NCCN Practice Guideline): bei Patienten, die im Stadium limited disease mit der simultanen Radiochemotherapie eine komplette Remission erreichen, ist die prophylaktische Hirnschädelbestrahlung als Standardoption indiziert. Bei Patienten mit partieller Remission kann sie als Einzelfallentscheidung angeboten werden.

Bei Patienten mit extendierter Erkrankung fand eine große EORTC-Studie bei Patienten, die auf die Chemotherapie angesprochen hatten, einen Überlebensvorteil nach prophylaktischer Hirnschädelbestrahlung in mit 5×2 Gy/Woche bis 30 Gy oder mit $5 \times 2{,}5$ Gy/Woche bis zu einer Gesamtdosis von 25 Gy im Verglleich zur randomisierten Vergleichsgrupppe ohne PCI (Slotman et al. 2007). Daher wird die PCI auch in dieser Patientengruppe empfohlen (NCCN Practice Guideline).

Grundsätze der Bestrahlungsplanung

NSCLC

Lagerung, Immobilisierung, Simulation

Der Patient wird in einer individuell angefertigten Lagerungshilfe (Alpha-cradle, Vakuumkissen, Maske) in der Regel in Rückenlage mit elevierten und reproduzierbar unterstützten Armen immobilisiert. Durch diese Armlagerung werden Einschränkungen der Einstrahlrichtungen und Artefakte im Planungs-CT durch die Humeri vermieden.

Als Basis für die Zielvolumendefinition beim einzelnen Patienten dient das Planungs-Computertomogramm (CT) und ggf. ein Positronenemissions-Tomogramm (PET) des Patienten mit 18F-Fluorodesoxyglukose (FDG). Beide Volumenscans sollten mit dem Patienten in Behandlungsposition und angelegten Immobilisierungshilfen durchgeführt werden. Es ist jeweils der gesamte Thoraxraum zu erfassen, um Dosis-Volumen-Histogramme der gesamten Lunge erzeugen zu können. Falls verfügbar, können PET und CT in einem Dual-modality-Scanner aufgenommen werden. Falls verfügbar, sollte bei der Bestrahlungsplanung ein 4-D-CT eingesetzt werden, welches erlaubt, die Dichtematrix des Thorax in verschiedenen Phasen des Atmungszyklus aufzunehmen. Da die Zeiten für eine Vollrotation moderner CT-Scanner 500 ms oder weniger betragen, können pro Atmungszyklus etwa zehn CT-Datensätze akquiriert werden, und den Phasen des Atmungszyklus zugeordnet werden. 4-D-CTs sind in der Regel mindes-

tens 16-Zeiler mit einer Detektorbreite von > 2 cm. Die Rotationszeit bestimmt die zeitliche Auflösung dieser Scanner. Da die Volumenelemente mehrfach gescannt werden, ist die Strahlenbelastung des 4-D-CTs höher als die einer einzelnen Computertomographie. Beim 4-D-CT wird ein von der Atmung abhängiges Signal entweder von einem Spirometer, einem elastischen Gurt um den Thorax oder Oberbauch oder von einem Marker auf dem Thorax oder Oberbauch zusammen mit dem CT-Datensatz aufgezeichnet. Alle derartigen Signale korrelieren über eine Hysterese mehr oder weniger gut mit der atmungsabhängigen Position des Tumors. Aufgabe der Qualitätssicherung ist es sicherzustellen, dass während des gesamten Therapiekurses die Tumorposition atmungsabhängig der im 4-D-CT entspricht. Ggf. ist das 4-D-CT im Laufe der Therapieserie zu wiederholen. Aus den Datensätzen eines 4-D-CTs kann das Average-CT oder das Maximum-intensity-projection-CT (MIP) rekonstruiert werden (pro Voxel wird der maximale Hounsfield-Wert über alle CT-Datensätze des 4-D-CTs dargestellt). Ein 4-D-CT stellt die Grundlage für eine atmungssynchronisierte Bestrahlung durch Gating auf einen Ausschnitt des Atmungszyklus dar.

Ist ein 4-D-CT nicht verfügbar und soll der Aufenthalt des Tumors während eines gesamten Atmungszyklus erfasst werden, kann alternativ zum 4-D-CT ein langsames CT mit Gantry-Rotationszeiten ≥ der Zeit eines Atmungszyklus, beim Erwachsenen etwa vier bis fünf Sekunden, oder mehrere schnellere CTs mit kürzeren Rotationszeiten durchgeführt werden. Wird ein einziges CT mit kürzeren Rotationszeiten als ein Atmungszyklus bei freier Atmung ohne gleichzeitige Aufzeichnung eines Atmungssignals durchgeführt, dann muss die Bewegung des Lungetumors durch entsprechende Sicherheitssäume beim der Erzeugung des planning target volumes (PTV) berücksichtigt werden. Zusätzlich kann unter Durchleuchtung am Simulator in vielen Fällen die Bewegung des Primärtumors im beam's eye view beobachtet und das PTV überprüft werden.

Zielvolumen für NSCLC im Stadium III

Der makroskopische Tumor wird als gross tumor volume im CT-Datensatz konturiert. Beim 4-D-CT hat das gemittelte („Average"-) CT aus allen zehn Phasen einen besonderen Stellenwert als Referenz-CT, in dem das ITV konstruiert wird. Für das Gating hat das endexspiratorische CT einen besondern Stellenwert, da die Exspiration eine recht lange Dauer im Atmungszyklus hat. Zur Definition der Grenzen des

Primärtumors wird das Lungen- und Weichteilfenster des CTs herangezogen. Nach dem CT-Datensatz werden diejenigen Lymphknoten des regionalen Lymphabflusses in der Lunge, am Hilus und im Mediastinum als GTV konturiert, die einen Durchmesser > 1 cm im kleineren Durchmesser aufweisen. Darüber hinaus werden im FDG-PET positive Lymphknoten in das GTV einbezogen (Abbildung 3). Ob PET-negative, im CT deutlich vergrößerte Lymphknoten nicht ins GTV mit einbezogen werden müssen, ist nicht abschließend geklärt. Metaanalysen haben gezeigt, dass die Spezifität des FDG-PET bei größeren Lymphknoten abnimmt (Gould et al. 2003) und dass FDG-negative Lymphknoten > 1,6 cm im Durchmesser ein Tumorbefallsrisiko von 20 % haben (De Langen et al. 2006). Faria et al. (2008) verglichen das im PET bestimmte Lymphknotenstadium von Patienten mit NSCLC mit dem postoperativen Lymphknotenstadium als Goldstandard. In immerhin 25 % der Patienten wurde das Lymphknotenstadium im FDG-PET unterschätzt, was die begrenzte Sensitivität des Verfahrens für den einzelnen Lymphknoten aufzeigt.

Liegt ein FDG-PET vor, kann das GTV im Bereich einer Atelektase auf das Glukose anreichernde Areal begrenzt werden.

Das klinische Zielvolumen (CTV) entspricht dem GTV plus einem Saum für die mikroskopische Tumorausdehnung. Beim nichtkleinzelligen Lungen-karzinom im Stadium III wird bei konventionell fraktionierter Strahlentherapie hier ein Saum von 0,5–1,0 cm empfohlen (siehe z. B. RTOG-Protokoll 0617), jedoch nicht über nicht infiltrierte anatomische Grenzen, wie das Periost des Knochens oder intakte Pleura. Wird ein 4-D-CT eingesetzt und soll bei freier flacher Atmung bestrahlt werden, so empfiehlt sich die Konstruktion des internen Zielvolumens (ITV) aus dem GTV über alle Atmungsphasen. Moderne Planungssysteme unterstützen die vereinfachte Konturierung in den CT-Datensätzen in benachbarten Atmungsphasen, ist erst einmal das GTV in einer Phase des CTs konturiert. Auch kann die Einhüllende des GTV über alle Atmungsphasen insbesondere im Bereich des Primärtumors im MIP-CT konturiert werden. Diese Einhüllende des GTV über alle Atmungsphasen, das IGTV, wird dann um einen Saum, der die mikroskopische Tumorinfiltration (wie unter CTV beschrieben) berücksichtigt, expandiert. Im ICRU-Report 62 (1999) ist das ITV entsprechend als CTV mit einem zusätzlichen Saum, der die Bewegung des CTVs beinhaltet, definiert.

Das planning target volume (PTV) berücksichtigt den Set-up-Fehler mit einem Saum (SU-margin), der in der Regel 0,5 cm beträgt. Jede Institution ist dafür verantwortlich, dass das PTV nicht zu große, aber auch nicht zu kleine Säume enthält und dass sichergestellt ist, dass das GTV gut mit der verschriebenen Dosis abgedeckt ist. So ist eine bildgeführte Strahlentherapie mittels Cone-beam-CT geeignet, den Set-

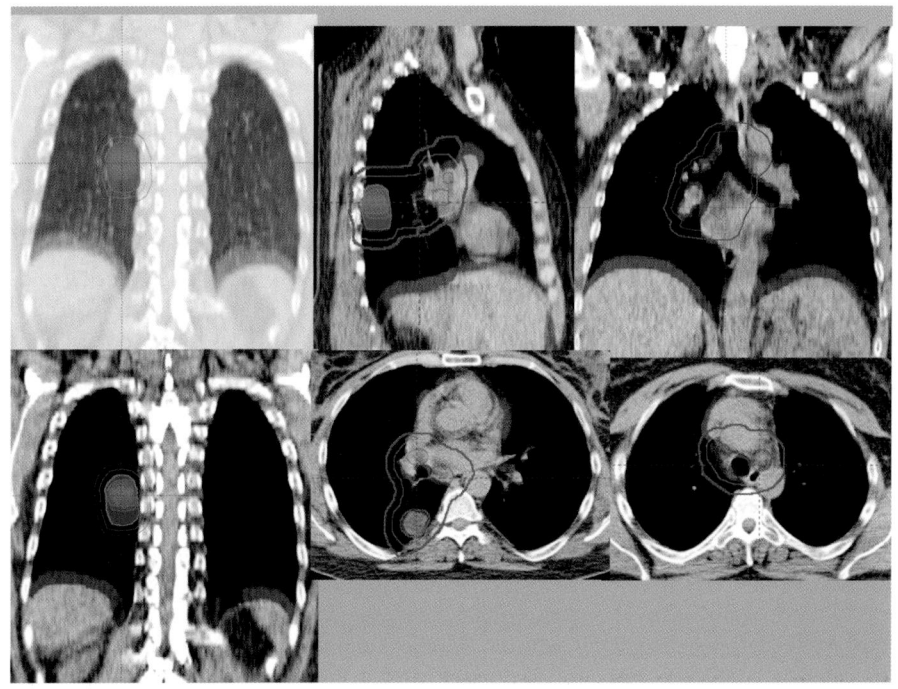

Abbildung 3. 4-D-Planungs-CT eines Patienten mit NSCLC der rechten Lunge und mediastinoskopisch gesicherten mediastinalen Lymphknotenmetastasen (N3).
Überlagerung von In- und Exspirationsphase, links: Primärtumor in 0-%/40-%-Inspirationsphase; Mitte/rechts: Primärtumor und befallene mediastinale Lymphknoten (GTV) mit ITV und PTV (Magenta = GTV, Cyan = ITV, Rot = PTV).

up-Fehler zu vermindern. Das PTV entspricht also dem ITV plus dem SU-margin. Wird nicht das ITV konstruiert, sondern lediglich das CTV, so enthält das PTV zusätzlich einen Saum für die interne Bewegung (IM-margin). Hier spielt die Qualitätskontrolle unter Durchleuchtung eine besondere Rolle. Typische schon knapp gewählte Werte für den IM-margin betragen 1 cm in kranio-kaudaler und 0,5 cm in transversaler Richtung (Sher et al. 2007; Leter et al. 2005). Für Unterlappentumoren können die internen Bewegungen deutlich größer sein. Eine ITV-basierte Planung kann im Vergleich zu Standardsäumen für die interne Bewegung zu deutlich kleineren PTVs führen. Das hier abgeleitete Zielvolumenkonzept wird auch als „Involved-field"-Strahlentherapie bezeichnet. Eine „Involved-field"-Strahlentherapie wird auch von der European Organization for Research and Treatment of Cancer als Konsensus für das NSCLC empfohlen (Senan et al. 2004).

Elektive Strahlentherapie klinisch nicht befallener Lymphknotenstationen beim NSCLC im Stadium III im Rahmen der definitiven Radiochemotherapie

Traditionelle Zielvolumenkonzepte beinhalten die elektive Einbeziehung von makroskopisch nicht befallenen Lymphknotenstationen mit erhöhtem Befallsrisiko. Dieses ergibt sich aus der aktuell bekannten Tumorausbreitung beim individuellen Patienten und dem subklinischen Befallsrisiko, das aus der pathologischen Aufarbeitung chirurgischer Serien bekannt ist. Bei der definitiven Radiochemotherapie von NSCLC im Stadium III im konventionellen Dosisbereich ist jedoch derzeit noch das Rezidivrisiko im GTV dominant und höher als das Rezidivrisiko im elektiven Zielvolumen im Mediastinum. So wurde in der größten retrospektiven Serie aus dem Memorial Sloan Kattering Cancer Center ein Rückfallrisiko von 9 % im elektiven Mediastinalvolumen und von 61 % im initial befallenen Volumen festgestellt (Rosenzweig et al. 2007). In dieser Serie ist aber überwiegend eine alleinige Strahlentherapie oder sequenzielle Radiochemotherapie und nicht eine simultane Radiochemotherapie eingesetzt worden. Eine ähnliches Rezidivrisiko von 7 % im elektiven mediastinalen Zielvolumen bei der „Involved-field"-Strahlentherapie wurde auch von einer anderen Gruppen bei Patienten mit NSCLC im Stadium III nach definitiver Strahlentherapie gefunden (Yuan et al. 2007). Allerdings mag das Risiko eines Rezidives im elektiven Mediastinalvolumen durch eine inzidentelle Dosis bei der 3-D-konformalen „Involved-field"-Bestrahlung reduziert werden (Zhao et al. 2007). Eine randomisierte chinesische Studie, die

eine simultane Radiochemotherapie verwendete, zeigte, dass mit einer „Involved-field"-Strahlentherapie bis zu einer erhöhten Gesamtstrahlendosis von 74 Gy in konventioneller Fraktionierung eine bessere lokoregionale Tumorkontrolle erzielt werden kann, als mit einer Strahlentherapie unter Einschluss elektiver Mediastinalregionen in das Zielvolumen bis zu einer Gesamtdosis von 60–64 Gy. Außerdem war die Pneumonitisrate bei der „Involved-field"-Bestrahlung geringer (Yuan et al. 2007).

Die Schlussfolgerung, auf die elektive Bestrahlung von nicht vergrößerten oder im PET nicht positiven Lymphknotenstationen mit erhöhtem Befallsrisiko anhand der individuell bekannten Tumorausbreitung und den konditionalen Befallswahrscheinlichkeiten nach chirurgischen Serien zu verzichten, ist solange akzeptabel, wie das lokoregionale Rezidivrisiko im GTV dominant ist. Ist dieses jedoch ebenfalls in der Größenordnung von 10 %, wie bei trimodalen Behandlungsprotokollen unter Einschluss der Chirurgie, so ist die elektive Mediastinalbestrahlung anders zu bewerten und zu empfehlen, zumal in neoadjuvanten Protokollen keine Dosiseskalation am Primärtumor notwendig ist.

Bei der präoperativen Radiochemotherapie oder der postoperativen Strahlentherapie wurden aus diesem Grund elektive mediastinale Lymphknotenstationen in aktuellen Studien ins Zielvolumen mit einbezogen (EORTC-08053-Studie, RTOG-0229-Studie). Die jüngste RTOG-Studie zur neoadjuvanten Radiochemotherapie verzichtet hingegen auch in der präoperativen Situation auf die elektive Mediastinalbestrahlung (RTOG 0412).

Bestrahlungstechnik

Bei der definitiven Strahlentherapie von Lungentumoren mit Photonen wird das PTV über eine Mehrfeldertechnik als 3-D-konfomale oder intensitätsmodulierte Strahlentherapie behandelt. Dabei wird der Hochdosisbereich eng an das PTV angepasst. Mit der Intensitätsmodulation kann die Lungenbelastung im Vergleich zur 3-D-konformalen Strahlentherapie reduziert werden (Yom et al. 2007; Christian et al. 2007). Auf der anderen Seite besteht ein Wechselspiel zwischen Lamellenbewegung und der Tumorbewegung innerhalb einer Fraktion, was zu einer gewissen, häufig aber geringen Abhängigkeit der Dosisverteilung gegenüber Bewegung führt (Kissick et al. 2005; Schaefer et al. 2004). Bei der IMRT kann ggf. die Atemexkursion des GTV begrenzt werden, z. B durch Einsatz von Gating oder Breath-hold-Verfahren. Für die exakte Berechnung der Dosisverteilung insbesondere im Bereich der Grenzflächen Tumor-Lunge sind Algorithmen, die den lateralen Elektronentransport berücksichtigen von besonderer Bedeutung. Hierzu gehören AAA- und Monte-Carlo-Algorithmen. Modelle, die lediglich auf einer Elektronendichte-Pfadlängenskalierung zur Inhomogenitätskorrektur beruhen, sind hier ungenauer. Photonenergien von 6 MeV haben im Vergleich zu sehr hohen Energien von ≥ 15 MeV Vorteile gegenüber dem Dosisaufbaueffekt um den Lungentumor, aber Nachteile im Tiefendosisverlauf (Tsiakalos et al. 2006; Medani et al. 2007; Chetty et al. 2005).

Protonen zeigen einen im Vergleich zu Photonen sehr günstigen Tiefendosisverlauf. Erste klinische Erfahrungen aus dem MD Anderson Cancer Center mit Protonen zeigen die Möglichkeit der weiteren Reduktion des Pneumonitisrisikos bei der definitiven Strahlentherapie von NSCLC im Stadium III im Vergleich zur intensitätsmodulierten Strahlentherapie mit Photonen durch Einsatz dieser Strahlenart auf (Cox et al. 2008).

SCLC

Standard beim kleinzelligen Lungenkarzinom, limitierte Erkrankung, ist eine Kombination aus Chemo- und Strahlentherapie, wobei Cisplatin/Etoposid-basierte Protokolle wegen des günstigeren therapeutischen Index bevorzugt werden. Ein Teil dieser Chemotherapie sollte simultan zur Strahlentherapie gegeben werden. Eine simultane Applikation des bekannten ACO-Schemas verbietet sich bei erhöhter Lungentoxizität, dieses Schema wird aus diesem Grunde zunehmend seltener eingesetzt. Insgesamt wird eine frühe Einleitung der Radiotherapie simultan zu einer mindestens vier Kurse Cisplatin-Etoposid enthaltenden Chemotherapie favorisiert (Pijls-Johannesma et al. 2007).

Das minimale Zielvolumen bei der Strahlentherapie des SCLC, limitierte Erkrankung, ist die „Involvedfield"-Strahlentherapie der aktuellen Tumorausdehnung vor Strahlentherapiebeginn. Im aktuellen RTOG-Protokoll 0623 ist ein erneutes Planunsgs-CT nach der 13. Fraktion vorgesehen, um das Zielvolumen an den geschrumpften Tumor anzupassen. Das initiale Volumen erhält eine Dosis von 36 Gy in konventioneller Fraktionierung. Die Aufgabe der Bestrahlung elektiver Lymphknotenareale beim kleinzelligen Lungenkarzinom ist nicht unumstritten, insbesondere wenn beim Staging lediglich ein CT eingesetzt wird. In einer Phase-II-Studie, bei der

allerdings kein PET zum initialen Staging verwendet wurde, wurden Lymphknotenrezidive in elektiven nodalen Regionen mit einer Häufigkeit von 11 % (= 40 % aller lokoregionalen Rezidive) gefunden (De Ruysscher et al. 2006). Bei konventioneller Fraktionierung soll die Gesamtdosis 50–60 Gy betragen. Nach den Daten von Turrisi et al. 1999 ist eine hyperfraktioniert akzelerierte Strahlentherapie mit 5 × 1,5 Gy/d an fünf Tagen pro Woche bis zu einer Gesamtdosis von 45 Gy eine akzeptierte Alternative. Die Strahlentherapie sollte zum ersten, spätestens zum zweiten Kurs der Chemotherapie begonnen werden. Das Zeitintervall zwischen den zwei täglichen Fraktionen sollte mindestens sechs Stunden betragen.

Nach Erreichen einer kompletten Remission ist im Stadium limited disease nach Abschluss der Chemotherapie die Indikation zu einer prophylaktischen Hirnschädelbestrahlung mit 30 Gy Gesamtdosis in konventioneller Fraktionierung (1,8–2 Gy pro Fraktion) gegeben (Auperin et al. 1999). Das Zeitintervall zur Chemotherapie sollte etwa 14 Tage betragen. Die Effektivität der Hirnschädelbestrahlung nimmt mit znehmenden Intervallen jenseits von sechs Wochen nach Chemotherapie ab (Suwinski et al. 1998). Zielvolumen ist das gesamte Neurokranium; die oberen Zervikalsegmente sowie der N. opticus gehören nicht zum Zielvolumen. Eine Schonung des vorderen Augenabschnittes sollte durch Wahl des Isozentrums am Kanthus oder Divergenzausgleich nach ventral (Isozentrum am Kanthus bei asymmetrischer Einblendung oder Gantry-Winkelung um 5–7° aus der Horizontalen) gewährleistet werden. Bei Patienten mit extendierter Erkrankung wird nach der EORTC-Studie bei Erreichen einer Remission ebenfalls eine prophylaktische Hirnschädelbestrahlung in o. g. Dosierung oder mit 5 × 2,5 Gy/Woche bis zu einer Gesamtdosis von 25 Gy empfohlen (Slotman et al. 2007).

Die Bestrahlungsfelder sollten regelmäßig während der Strahlentherapieserie, mindestens jedoch zu Beginn, mittels Verifikationsfilmen oder elektronischem portal imaging (EPID) kontrolliert werden. Die Häufigkeit der weiteren Kontrollen richtet sich nach der Reproduzierbarkeit der Felder.

Risikoorgane

Grundlage der Dokumentation von Risikoorganbelastungen sind heute regelhaft angefertigte Dosis-Volumen-Histogramme (DVH). Für die Abschätzung der Komplikationswahrscheinlichkeit haben sich in der klinischen Routine für seriell strukturierte Risikoorgane (Rückenmark) die maximale Dosis (D_{max}) und für parallel strukturierte Organe (Lunge) die mittlere Dosis (D_{mean}) als geeignete Parameter erwiesen. Dabei ist die Lungenbelastung generell für beide Flügel gemeinsam zu betrachten. Es besteht dann eine weitgehend lineare Beziehung zwischen D_{mean} und dem Volumen, das mindestens 20 oder 25 Gy (V_{20} bzw. V_{25}) erhält (Seppenwoolde und Lebesque 2001). Dieser singuläre Parameter kann zur Abschätzung des Pneumonitisrisikos empfohlen werden (Graham et al. 1999; Marks et al. 1997). Bei prätherapeutisch ausreichenden Lungenfunktionsparametern ($FEV_1 > 70\%$ des Sollwertes) sollte die mittlere Dosis beider Lungen (mean lung dose) < 20 Gy sein und $V_{20} < 37\%$ bzw. V_{25} unter 30% der Gesamtlunge liegen (RTOG 0617, Armstrong et al. 1997). Für stereotaktische Bestrahlungen soll V_{20} bei 10% beider Lungen (minus GTV, einschließlich nichtbelüfteter, kollabierter Areale) begrenzt werden (RTOG 0618, ROSEL).

Erfolgt die Strahlentherapie in Kombination mit Chemotherapie, muss auf eine mögliche Verstärkung der Toxizität geachtet werden. Eine Schonung des Myokards ist wichtig, größere Anteile des Ventrikelvolumens sollten nur bis zu einer Gesamtdosis von 45 Gy bestrahlt werden (Stewart et al. 1995).

Liegen mitbestrahlte Volumina der Risikoorgane außerhalb des Zielvolumens 1. Ordnung, so ist neben der Gesamtdosis auch die täglich applizierte Einzeldosis in diesem Bereich reduziert. Dadurch wird die Toleranzdosis etwas erhöht, sodass z. B. am Rückenmark eine maximale Gesamtdosis zwischen 40 und 46 Gy akzeptiert werden kann (Baumann et al. 1994).

Akute Nebenwirkungen und Strahlenfolgen

Die akute Toxizität der Strahlentherapie (Beginn der Symptome innerhalb von 90 Tagen nach Beginn) involviert hauptsächlich die ösophageale Mukosa. Schmerzhafte Schluckstörungen können bereits nach 20–30 Gy auftreten und machen häufig eine symptomatische Therapie notwendig. Diese stützt sich zum einen auf Schleimhautprotektiva (z. B. Sucralfat, Antazida), zum anderen auf eine suffiziente analgetische Therapie, die von peripheren Analgetika, bevorzugt in flüssigen Präparationen (z. B. Antazida-Lokalanästhetika-Kombinationen, Metamizol, Paracetamol-Codein-Kombinationen), bis hin zu einer Therapie mit Opiaten reichen kann. Bei Einschränkung von Nahrungs- und Flüssigkeitsaufnahme muss

diese je nach klinischem Zustand des Patienten und medizinischer Komorbidität durch eine parenterale Zufuhr gewährleistet werden.

Späte Strahlenfolgen an der Speiseröhre (Striktur, Fistel) sind selten. Hauptkomplikation der Strahlenbehandlung sind die radiogene Pneumonitis und pulmonale Fibrose. Bei Dosen über 25 Gy (fraktioniert), insbesondere bei größeren bestrahlten Lungenvolumina, lässt sich eine Pneumonitis selten vermeiden. Bei der akuten Pneumonitis handelt es sich um einen inflammatorischen Prozess, der zu intraalveolärem und septalem Ödem führt und von endothelialer Desquamation begleitet sein kann. Die Organisation des interstitiellen Ödems kann im weiteren Verlauf zu einer Verdickung der alveolären Septen mit konsekutiver Einschränkung des Gasaustauschs führen. Pathophysiologisch scheint dieser Prozess eng mit der Schädigung von Typ-II-Pneumozyten, die vermehrt alveolären Surfactant produzieren, sowie von endothelialen Zellen mit Veränderung von Perfusion und Permeabilität kapillärer Gefäße korreliert zu sein (Rubin et al. 1980; Travis et al. 1977). Klinisch ist die Pneumonitis durch folgende Symptome charakterisiert: Reizhusten, Produktion eines zähflüssigen Sputums, Kurzatmigkeit, Fieber. Diese treten in der Regel ein bis drei Monate nach Abschluss der RT auf, können in seltenen Fällen jedoch auch früher einsetzen. Die akute Pneumonitis spricht gut auf eine Therapie mit Kortikosteroiden an. Diese kann, muss aber nicht unter prophylaktischer Antibiose erfolgen.

Nach etwa sechs Monaten kann der inflammatorische Prozess in eine progressive Fibrose der alveolären Septen übergehen. Später kommt es zum Kollaps und zur Obliteration der Alveolen mit nachfolgender Schrumpfung. Dass dieser Vorgang möglicherweise auf einer multizellulären Zytokin-vermittelten Interaktion beruht, wird unterstützt von Daten, die einen Zusammenhang zwischen erhöhtem TGF-β1 im Plasma und erhöhtem Pneumonitisrisiko nachgewiesen haben (Anscher et al. 1998). Im Röntgenbild ist häufig als erstes Zeichen einer Pneumonitis eine geringgradige feinfleckige Zeichnungsvermehrung, anschließend eine milchglasartige Trübung des bestrahlten Abschnitts zu erkennen. Mit Übergang in die Strahlenfibrose entwickelt sich eine mehr harte, streifige oder grobfleckige Verschattung mit zunehmender Schrumpfungstendenz des umgebenden Lungengewebes. Während die Häufigkeit radiologischer Veränderungen 13–100% betragen kann, liegt die Häufigkeit einer symptomatischen Pneumonitis nur bei 1–34% (Movsas et al. 1997). Regionale pulmonale Schädigungen mit Funktionseinschränkung können sehr empfindlich mittels SPECT-Ven-tilations/Perfusions-Untersuchungen nachgewiesen werden (Boersma et al. 1993). Die posttherapeutische Abnahme des FEV1 wird vom bestrahlten Volumen und der regionalen Perfusion sowie von den prätherapeutischen Funktionsparametern bestimmt. Es besteht Einigkeit, dass in bestimmten Patientenuntergruppen eine erhöhte biologische Prädisposition zusätzlich zu den Dosis-Volumen-Parametern zu berücksichtigen ist. Daher bestehen bei einem prätherapeutischen FEV 1 < 0,9 l ernste Vorbehalte gegen eine kurative Strahlentherapie.

Kardiale Spätfolgen, hauptsächlich in der Form einer Perikarditis, sind selten, sollten aber vor allem in kombinierten Protokollen mit Anthrazyklin-haltiger Chemotherapie vermieden werden.

Die radiogene Myelopathie gehört zu den am meisten gefürchteten Komplikationen einer thorakalen Strahlentherapie. Bei konventioneller Fraktionierung und Berücksichtigung der Toleranzdosis (< 45 Gy) ist ihre Inzidenz extrem selten (Lambert et al. 1978). Klinisch ist gelegentlich ein transientes L'Hermitte-Syndrom nach zwei bis vier Monaten erkennbar, das sich in der Regel vollständig zurückbildet. Hohe Einzeldosen, Verkürzung der Gesamtbehandlungszeit und ausgedehntes bestrahltes Volumen stellen Risikofaktoren für die Entwicklung einer Myelopathie dar. Jeremic et al. (1998) beobachteten nach kombinierter Radiochemotherapie mit einer Gesamtdosis von 50,4 Gy (1,2 Gy bid) am Rückenmark keinen Fall einer radiogenen Myelopathie. In der Dosiseskalationsstudie von Chapel Hill, North Carolina, wurde bei einer konventionell fraktionierten RT (in Kombination mit Carboplatin/Paclitaxel simultan) eine Dosis von 48 Gy am Rückenmark appliziert. Nach medianem Follow-up von 31 (17–54) Monaten war keine Myelopathie aufgetreten (Socinski et al. 2001).

Nachsorge

Nachsorgeuntersuchungen dienen der Erfassung und Behandlung von therapieassoziierten Nebenwirkungen sowie der frühzeitigen Erfassung einer Krankheitsprogression mit dem Ziel, eine symptomorientierte Behandlung zum rechten Zeitpunkt einleiten zu können. Der Radioonkologe sollte unbedingt an der Nachsorge seiner Patienten beteiligt sein, da die Differenzierung zwischen Therapiefolgen und Zeichen einer progredienten Erkrankung vor allem an der Lunge schwierig ist und besondere Erfahrung benötigt.

Grundlegende Maßnahmen in der Nachsorge sind Anamnese und körperliche Untersuchung. Sie sollten beim kurativ bestrahlten Patienten während der ersten zwei Jahre nach Abschluss der RT in vierteljährlichem Abstand erfolgen, danach halbjährlich bis zum fünften Jahr, anschließend jährlich. Für kurativ resezierte Patienten werden halbjährliche Röntgen-Kontrollaufnahmen empfohlen. Häufiger angefertigte Röntgenaufnahmen sind bei einem asymptomatischen Patienten, der nicht für eine weitere therapeutische Intervention vorgesehen ist, von fragwürdigem Wert und erhöhen nicht die Überlebenswahrscheinlichkeit (Walsh et al. 1995; Virgo et al. 1995). Auch weiterführende Untersuchungen wie Computertomographien, Skelettszintigraphien, Bronchoskopien und Labortests sollten sich an der Symptomatik des Patienten orientieren. Bei Patienten mit nachgewiesenen Fernmetastasen steht der Erhalt der Lebensqualität im Vordergrund. Hier sollten die Nachsorgeintervalle an der Beschwerdesymptomatik orientiert werden. Nach Abschluss einer kurativ intendierten Therapie soll der Patient generell angehalten werden, das Rauchen aufzugeben, nicht nur um das Zweittumorrisiko zu reduzieren, sondern auch eine Verbesserung der respiratorischen Situation und der Lebensqualität zu erzielen.

Mediastinum

Das Mediastinum wird in drei Kompartimente aufgeteilt: das anteriore, das mediale und das posteriore Kompartiment. Bei Erwachsenen liegen die meisten Mediastinaltumoren (Schilddrüsenkarzinome, Thymome, mediastinale Keimzelltumoren, Teratome) im anterioren Kompartiment, neurogene Tumoren im posterioren Mediastinum und 50 % der mediastinalen Lymphome liegen im mittleren Anteil. Bei Kindern dagegen liegen die meisten Mediastinaltumoren im hinteren Mediastinum.

Histologisch werden neben Thymomen Keimzelltumoren, Schilddrüsentumoren, Paragangliome, Lymphangiome, Hämangiome, Lipome, neurogene Tumoren, maligne Schwannome u. a. m. beobachtet. Wenn man von den malignen Lymphomen und den Schilddrüsentumoren absieht, ist für die Radioonkologie der wichtigste Tumor das Thymom.

Ein großer Anteil der Thymustumoren wächst langsam, nicht expansiv und infiltrativ und ist insgesamt von lokal wie allgemein gutartigem Verlauf. Spindelzellige und lymphozytenreiche Thymome sind biologisch eher benigne im Gegensatz zu prädominant epithelialen Tumoren, die eher invasiv wachsen und klinisch aggressiver verlaufen. Marino und Müller-Hermelink (1985) haben eine histologische Klassifikation von Thymustumoren vorgeschlagen, die sechs Subtypen umfasst: medulläre (Typ A), gemischte (AB), überwiegend kortikale (B1), kortikale (B2) Thymome, gut differenzierte (B3) und niedrig differenzierte (Typ C) Thymuskarzinome. Vereinfacht lassen sich die epithelialen Thymustumoren auch im Hinblick auf die Therapie klassifizieren als a) nichtinvasive, b) invasive Thymome und c) Thymuskarzinome. Thymuskarzinome sind biologisch weitaus aggressiver als Thymome, schon bei der Primärdiagnose können sich hämatogene Metastasen finden (Detterbeck 2006).

Wesentliche Grundlage für die Therapieentscheidung ist die lokale Tumorausbreitung nach der Stadieneinteilung nach Masaoka et al. (1981), die in Tabelle VIII wiedergegeben ist.

In der Mehrzahl der Fälle schließt sich an die bildgebende Diagnostik eine Resektion an, die bei typischen kleinen Thymomen zur histologischen Sicherung und zur Exstirpation führt. Ausgedehnte Tumoren mit invasiven Charakteristika werden präoperativ zur Klärung der Histologie biopsiert. Dazu hat sich die anteriore Mediastinotomie (nach Chamberlain) bewährt. Potenziell resektable Tumoren werden über eine anteriore Sternotomie reseziert. Lokal fortgeschrittene Tumoren, die nicht primär resektabel erscheinen, können alternativ für eine neoadjuvante Therapie vorgesehen werden (Thomas et al. 1999).

Indikation zur Strahlentherapie

Nach kompletter Resektion (R0) eines von intakter Kapsel umschlossenen Thymoms beträgt die intrathorakale Rezidivrate weniger als 5 % und stellt damit keine Indikation für eine adjuvante Strahlentherapie dar. Hierzu gehören Tumoren des Stadiums I sowie auch eine Subgruppe des Stadiums II nach Masaoka mit nur mikroskopischer Infiltration der Kapsel (Maggi et al. 1991; Curran et al. 1988).

Im Stadium II ist nach alleiniger Chirurgie mit einer lokalen Rezidivrate von 10–30 % zu rechnen, wenn der Tumor über die Kapsel hinaus in das mediastinale Fettgewebe infiltrierend gewachsen ist, sodass der Einsatz der adjuvanten Strahlentherapie gerechtfertigt erscheint (Curran et al. 1988; Monden et al. 1985; Haniuda et al. 1996). Andere Arbeitsgruppen stellen bei eher niedriger Rezidivrate den Wert der postoperativen Strahlentherapie in Frage und fordern die Wertung weiterer Kriterien histologischer Aggressivität wie kortikaler Subtyp oder fibröse Adhäsionen an der mediastinalen Pleura oder am Perikard (Pescarmona et al. 1990; Haniuda et al. 1992; Quintanilla-Martinez et al. 1993).

Der Nachweis mikroskopisch positiver Schnittränder (R1) rechtfertigt wiederum die postoperative Strahlentherapie, um das lokale Rezidivrisiko zu vermindern (NCCN Practice Guidelines 2008).

Im Stadium III gilt die Indikation zur postoperativen Strahlentherapie als gesichert. Sie stützt sich auf einige retrospektive Studien, die die Effektivität der Strahlentherapie belegen. Die lokale Rezidivhäufigkeit betrug nach diesen Daten 6–13 % (Urgesi et al. 1990; Arakawa et al. 1990). In der Studie von Urgesi war bei keinem von 33 postoperativ bestrahlten Patienten ein In-field-Rezidiv zu verzeichnen. Darüber hinaus ist zu berücksichtigen, dass sich in den fortgeschrittenen Stadien III und IVa die operativen Maßnahmen auf eine Biopsie beschränken können, nur in Einzelfällen kann eine nahezu komplette Resektion erzielt werden. Der Erfolg der postoperativen Strahlentherapie steht in Korrelation zur verbliebenen Tumormasse. In einer retrospektiven Analyse von 90 Fällen zeigten komplett resezierte Patienten im Stadium III/IVa nach einer postoperativen RT mit 50 Gy eine Rückfallrate von 14 %, während diese Rate nach limitierten chirurgischen Eingriffen auf 41 % anstieg (Mornex et al. 1995). Die Zahlen sind in zwei weiteren Studien mit postoperativen Strahlendosen zwischen 40–60 Gy bestätigt worden (Cowen et al. 1995; Jackson und

Tabelle VIII. Klinische Stadieneinteilung der Thymome (Masaoka 1981).

Stadium I	Makroskopisch komplett kapselbegrenzter Tumor, mikroskopisch keine Kapselinfiltration
Stadium II	a) Makroskopisch nachweisbare Tumorinvasion in das parathymische (mediastinale) Fettgewebe oder in die mediastinale Pleura oder b) Mikroskopisch nachweisbare Kapselinfiltration
Stadium III	Makroskopisch nachweisbare Infiltration angrenzender Organe (Perikard, Lunge, große Gefäße)
Stadium IVa	Pleurale und/oder perikardiale Tumordissemination
Stadium IVb	Lymphogene und/oder hämatogene Tumorausbreitung

Ball 1991). Für die aggressiveren Thymuskarzinome ist die Lokalrezidivrate höher und daher die postoperative Strahlentherapie stadienadaptiert von hoher Bedeutung. Hier sind 50–60 Gy in konventioneller Fraktionierung sinnvoll. Zusammenfassend lässt sich unter Berücksichtigung der wenigen systematischen Analysen sagen, dass im Stadium III und IVa eine postoperative Strahlentherapie in der Lage ist, die lokale Kontrolle zu verbessern.

Zielvolumen und Technik

Standardmäßig sollte eine CT-gestützte 3-D-Planung erfolgen. Die Markierung des Tumorbettes durch Clips erleichtert die Zielvolumendefinition. Das CTV umschließt das Tumorbett bzw. den makroskopischen Tumor mit einem Sicherheitsabstand von 1 cm.

Dosis

Nach kompletter Resektion liegt die optimale Gesamtdosis der adjuvanten Radiotherapie bei 45–50 Gy in konventioneller Fraktionierung. Bei makroskopischem Tumorrest führt eine Dosiserhöhung auf 60 Gy wahrscheinlich zu einer Verbesserung der lokalen Kontrolle. Ob bei den Thymuskarzinomen durch eine höhere Dosis (≥ 60 Gy) eine Verbesserung der lokalen Kontrolle erzielt werden kann, ist in der Literatur nicht eindeutig belegt (Hsu et al. 2002). Wir empfehlen aber, die höhere Aggressivität dieser Tumoren bei der Wahl der Gesamtdosis zu berücksichtigen und für NSCLC typische Gesamtdosen in Betracht zu ziehen.

Kombinierte Radiochemotherapie

In den fortgeschrittenen Stadien III und IV erscheint ein multimodaler Therapieansatz sinnvoll. Verschiedene Phase-II-Protokolle haben die Chemosensibilität von invasiven Thymomen, in der Mehrzahl mit Cisplatin-basierten Regimen, geprüft. Anthrazykline, Vincristin, Cyclophosphamid sind weitere aktive Zytostatika, wobei auch Prednison in einigen Protokollen zum Einsatz kommt. Damit wurden objektive Ansprechraten von 50–70 % erzielt (Giaccone et al. 1996; Forniasiero et al. 1991; Loehrer et al. 1994). Basierend auf diesen Erfahrungen sind neoadjuvante Konzepte mit geplanter Resektion eingesetzt worden. In diesen recht kleinen Serien wurden pathologisch komplette Remissionsraten von 33–57 % und Zweijahres-Überlebensraten > 80 % erzielt (Macchiarini et al. 1991; Rea et al. 1993; Shin et al. 1998; Loehrer et al. 2001). Die Strahlentherapie wurde in allen Fällen postoperativ durchgeführt.

Seltenheit und biologische Variabilität lassen Thymome zu einer therapeutischen Herausforderung werden, die eine enge interdisziplinäre Kooperation zwischen Thoraxchirurgen, Radioonkologen und internistischen Onkologen notwendig macht. Wo irgend möglich, sollte der Einschluss dieser Patienten in prospektive Therapiestudien gefördert werden.

Schlüsselliteratur

Auperin A, Arriagada R, Pignon JP et al: Prophylactic cranial irradiation for patients with small-cell lung cancer in complete remission. N Engl J Med 341 (1999) 475–484

Aupérin A, Le Péchoux C, Pignon JP et al: Concomitant radiochemotherapy based on platin compounds in patients with locally advanced non-small cell lung cancer (NSCLC): a meta-analysis of individual data from 1764 patients. Ann Oncol 17 (2006) 473–483

Furuse K, Fukuoka M, Kawahara M et al: Phase III study of concurrent versus sequential thoracic radiotherapy in combination with Mitomycin, Vindesine, and Cisplatin in unresectable stage III non-small-cell lung cancer. J Clin Oncol 17 (1999) 2692–2699

Le Pechoux C, Burdett S, Auperin A: Individual patient data meta-analysis of chemotherapy in locally advanced non-small cell lung cancer. J Thorac Oncol 3 Suppl 1 (2008) S20

Non-small Cell Lung Cancer Collaborative Group: Chemotherapy in non-small-cell lung cancer: a meta-analysis using updated data on individual patients from 52 randomized clinical trials. Br Med J 311 (1995) 899–909

Pignon JP, Tribodet H, Scagliotti GV et al: Lung adjuvant cisplatin evaluation: a pooled analysis by the LACE Collaborative Group. J Clin Oncol 26 (2008) 3552–3559

Pignon JP, Arriagada R, Ihde DC et al: A meta-analysis of thoracic radiotherapy for small-cell lung cancer. N Engl J Med 327 (1992) 1618–1624

PORT Meta-analysis Trialists Group. Postoperative radiotherapy for non-small cell lung cancer. Cochrane Database of Systematic Reviews 2005, Issue 2, Art. No. CD002142.

Spiro SG, James LE, Rudd RM et al: Early compared with late radiotherapy in combined modality treatment for limited disease small-cell lung cancer: a London Lung Cancer Group multicenter randomized clinical trial and meta-analysis. J Clin Oncol 24 (2006) 3823–3830

Turrisi A, Kim K, Blum R et al: Twice-daily compared with once-daily thoracic radiotherapy in limited small-cell lung cancer treated concurrently with cisplatin and etoposide. N Engl J Med 340 (1999) 265–271

Gesamtliteratur

Abratt RP, Shepherd LJ, Salton DGM: Palliative radiation for stage 3 non-small cell lung cancer. A prospective study of two moderately high dose regimes. Lung Cancer 13 (1995) 137–143

Ahles TA, Silberfarn PM, Herndon J et al: Psychologic and neuropsychologic functioning of patients with limited small-cell lung cancer treated with chemotherapy and radiation therapy with or without warafin: a study by the Cancer and Leukemia Group B. J Clin Oncol 16 (1998) 1954–1960

Ahmad K, Fayos JV, Kirsh MM: Apical lung carcinoma. Cancer 54 (1984) 913F–917

Albain KS, Crowley JJ, Turrisi AT et al: Concurrent cisplatin, etoposide, and chest radiotherapy in pathologic stage IIIB non-small-cell lung cancer: a Southwest Oncology Group phase II study, SWOG 9019. J Clin Oncol 20 (2002) 3454–60

Albain KS, Rusch VW, Crowley JJ et al: Concurrent cisplatin/etoposide plus chest radiotherapy followed by surgery for stages IIIA (N2) and IIIB non-small-cell lung cancer: mature results of Southwest Oncology Group phase II study 8805. J Clin Oncol 13 (1995) 1880–1892

Albain KS, Swann RS, Rusch VR et al: Phase III study of concurrent chemotherapy and radiotherapy (CT/RT) vs CT/RT followed by surgical resection for stage IIIA(pN2) non-small cell lung cancer (NSCLC): Outcomes update of North American Intergroup 0139 (RTOG 9309). J Clin Oncol 23 (2005) 7014 (abstract)

Andre F, Grunenwald D, Pignon JP et al: Survival of patients with resected N2 non-small-cell lung cancer: evidence for a subclassification and implications. J Clin Oncol 18 (2000) 2981–2989

Andre F, Grunenwald D, Pujol JL et al: Patterns of relapse of N2 nonsmall cell lung carcinoma patients treated with preoperative chemotherapy – should prophylactic cranial irradiation be reconsidered? Cancer 91 (2001) 2394–2400

Anraku M, Waddell TK: Surgery for small-cell lung cancer. Semin Thorac Cardiovasc Surg 18 (2006) 211–216

Anscher MS, Kong FM, Andrews K et al: Plasma transforming growth factor beta 1 as a predictor of radiation pneumonitis. Int J Radiat Oncol Biol Phys 41 (1998) 1029–1035

Arakawa A, Yasunaga T, Saitoh Y et al: Radiation therapy of invasive thymoma. Int J Radiat Oncol Biol Phys 18 (1990) 529–534

Armstrong J, Raben A, Zelefsky M et al: Promising survival with three-dimensional conformal radiation therapy for non-small cell lung cancer. Radiother Oncol 44 (1997) 17–22

Arriagada R, Bergman B, Dunant A et al: Cisplatin-based adjuvant chemotherapy in patients with completely resected non-small-cell lung cancer. N Engl J Med 350 (2004) 351–360

Arriagada R, Kramer A, LeChevalier T et al: Competing events determing relapse-free survival in limited small-cell lung carcinoma. J Clin Oncol 10 (1992) 447–451

Arriagada R, LeChevalier T, Borie F: Prophylactic cranial irradiation for patients with small-cell lung cancer in complete remission. J Natl Cancer Inst 87 (1995) 183–190

Auperin A, Arriagada R, Pignon JP et al: Prophylactic cranial irradiation for patients with small-cell lung cancer in complete remission. N Engl J Med 341 (1999) 475–484

Aupérin A, Le Péchoux C, Pignon JP et al: Concomitant radio-chemotherapy based on platin compounds in patients with locally advanced non-small cell lung cancer (NSCLC): a meta-analysis of individual data from 1764 patients. Ann Oncol 17 (2006) 473–483

Badzio A, Kurowski K, Karnicka-Mlodkowska H et al: A retrospective comparative study of surgery followed by chemotherapy vs. non-surgical management in limited-disease small cell lung cancer. Eur J Cardiothorac Surg 26 (2004) 183–188

Ball D, Bishop J, Smith J et al: A randomised phase III study of accelerated or standard fraction radiotherapy with or without concurrent carboplatin in inoperable non-small cell lung cancer: final report of an Australian multi-centre trial. Radiother Oncol 52 (1999) 129–136

Baumann M, Budach V, Appold S: Strahlentoleranz des menschlichen Rückenmarks. Strahlentherapie und Onkologie 170 (1994) 131–139

Baumann M, Herrmann T, Koch R et al: Continuous hyperfractionated accelerated radiotherapy – weekend less (CHARTWEL) versus conventionally fractionated (CF) radiotherapy in non-small-cell lung cancer (NSCLC): first results of a phase III randomised multicentre trial (ARO 971). Eur J Cancer 3 (2005) 322 (abstract)

Belani CP, Choy H, Bonomi P et al: Combined chemoradiotherapy regimens of paclitaxel and carboplatin for locally advanced non-small-cell lung cancer: a randomized phase II locally advanced multi-modality protocol. J Clin Oncol 23(25) (2005) 5883–91

Belani CP, Wang W, Johnson DH et al: Phase III study of the Eastern Cooperative Oncology Group (ECOG 2597): Induction chemotherapy followed by either standard thoracic radiotherapy or hyperfractionated accelerated radiotherapy for patients with unresectable stage IIIA and II non-small-cell lung cancer. J Clin Oncol 23 (2005) 3760–3767

Boersma LJ, Damen EMF, de Boer RW et al: A new method to determine dose-effect relations for local lung-function changes using correlated SPECT and CT data. Radiother Oncol 29 (1993) 110–116

Bradley JD, Ieumwananonthachai N, Purdy JA et al: Gross tumor volume, critical prognostic factor in patients treated with three-dimensional conformal radiation therapy for non-small-cell lung carcinoma. Int J Radiation Oncol Biol Phys 52 (2002) 49–57

Brambilla E, Travis WD, Colby TV et al: The new World Health Organization classification of lung tumours. Eur Respir J 18 (2001) 1059–1068

Burdett S, Stewart LA, Rydzewska L: A systematic review and meta-analysis of the literature: chemotherapy and surgery versus surgery alone in non-small cell lung cancer. J Thorac Oncol 1 (2006) 611–621.

Burns CM, Shanks TG, Choi W et al: The American Cancer Society Prevention Study I: 12-year follow-up of 1 million and women. In: National Cancer Institute: Smoking and tobacco control, monograph 8: changes in cigarette-related risks and their implications for prevention and control. National Institutes of Health, Washington (1997) 113–304

Carmack E: Surgical treatment of small cell lung cancer. Lung Cancer 11 (Suppl. 2) (1994) 228

Carney DN: Prophylactic cranial irradiation and small cell lung cancer. N Engl J Med 341 (1999) 524–526

Chetty IJ, Rosu M, McShan DL et al: The influence of beam model differences in the comparison of dose calculation algorithms for lung cancer treatment planning. Phys Med Biol 50 (2005) 801–815

Cho E, Hunter DJ, Spiegelman D et al: Intakes of vitamins A, C and E and folate and multivitamins and lung cancer: a pooled analysis of 8 prospective studies. Int J Cancer 118 (2006) 970–978

Choy H, Shyr Y, Cmelak AJ et al.: Patterns of practice survey for non-small cell lung carcinoma in the U.S. Cancer 88 (2000) 1336–1346

Christian JA, Bedford JL, Webb S et al: Comparison of inverse-planned three-dimensional conformal radiotherapy and intensity-modulated radiotherapy for non-small-cell lung cancer. Int J Radiat Oncol Biol Phys 67 (2007) 735–741

Clamon G, Herndon J, Cooper R et al.: Radiosensitization with carboplatin for patients with unresectable stage III non-small cell lung cancer: a phase III trial of the Cancer and Leukemia Group B and the Eastern Cooperative Oncology Group. J Clin Oncol 17 (1999) 4–11

Cowen D, Richaud P, Mornex F et al: Thymoma: results of a multicentric retrospective series of 149 non-metastatic irradiated patients and review of the literature. Radiother Oncol 34 (1995) 9–16

Cox J, Sejpal S, Chang JY et al: Proton therapy for non-small cell lung cancer. J Thorac Oncol 3 (2008) S11

Cox JD, Azarina N, Byhardt RW et al: N2 (clinical) non-small cell carcinoma of the lung: prospective trials of radiation therapy with total doses 60 Gy by the Radiation Therapy Oncology Group. Int J Radiat Oncol Biol Phys 20 (1991) 7–12

Coy P, Hodson DI, Murray N et al: Pattern of failure following loco-regional radiotherapy of limited stage small cell lung cancer. Int J Radiat Oncol Biol Phys 28 (1993) 355–362

Curran W, Kornstein MJ, Brooks JJ et al: Invasive thymoma: the role of mediastinal irradiation following complete or incomplete surgical resection. J Clin Oncol 6 (1988) 1722–1727

Dales RE, Stark RM, Raman S: Computed tomography to stage lung cancer: approaching a controversy using meta-analysis. Am Rev Respir Dis 141 (1990) 1096–1101

Dartevelle PG, Chapelier AR, Macchiarini P et al: Anterior transcervical-thoracic approach for radical resection of lung tumors invading the thoracic inlet. J Thorac Cardio-vasc Surg 105 (1993) 1025–1034

De Langen AJ, Raijmakers P, Riphagen I et al: The size of mediastinal lymph nodes and ist relation with metastatic involvement: a meta-analysis. European J Cardio-Thoracic Surgery 29 (2006) 26–29

De Ruyscher D, Bremer RH, Koppe F et al: Omission of elective node irradiation on basis of CT-scans in patients with limited disease small cell lung cancer: a phase II trial. Radiother Oncol 80 (2006) 307–312

De Ruyscher D, Pijls-Johannesma M, Bentzen SM et al: Time between the first day of chemotherapy and the last day of chest radiation is the most important predictor of survival in limited-disease small-cell lung cancer. J Clin Oncol 24 (2006) 1057–1063

DeAngelis LM, Mandell LR, Thaler HT et al: The role of postoperative radiotherapy after resection of single brain metastases. Neurosurgery 24 (1989) 798–805

Depierrre A, Millerron B, Moro-Sibilot D et al: Pre-operative chemotherapy followed by surgery compared with primary surgery in resectable stage I (except T1N0), II and IIIA non-small cell lung cancer. J Clin Oncol 20 (2002) 247–253

Deslauriers J, Gregoire J: Clinical and surgical staging of non-small cell lung cancer. Chest 117 (2000) 96S–103S

Detterbeck FC: Clinical value of the WHO classification system of thymoma. Ann Thorac Surg 81 (2006) 2328–2333

Detterbeck FC, Jantz MA, Wallace M et al: Invasive media-stinal staging of lung cancer. ACCP evidence-based clinical practice guidelines. Chest 132 (2007) 202–220

Di Perna C, Wood D: Surgical management of T3 and T4 lung cancer. Clin Cancer Res 11 (2005) 5038s–5044s

Dillman RO, Herndon J, Seagren SL et al: Improved survival of stage III non-small cell lung cancer: seven-year follow-up of Cancer and Leukemia Group B (CALGB) 8433 trial. J Natl Cancer Inst 88 (1996) 1210–1215

Dillman RO, Seagren SL, Propert KJ et al: A randomized trial of induction chemotherapy plus high-dose radiation versus radiation alone in stage III non-small-cell lung cancer. New Engl J Med 323 (1990) 940–945

Doll R, Peto R: Cigarette smoking and bronchial carcinoma: dose and time relationships among regular smokers and lifelong non-smokers. J Epidemiol Community Health 32 (1978) 303–313

Doll R, Peto R: Mortality in relation to smoking: 20 years' observations on male British doctors. BMJ 2 (1976) 1525–1536

Dosoretz D, Galmarini D, Rubenstein JH et al: Local control in medically inoperable lung cancer: analysis of its importance in outcome and factors determining the probability of tumor eradication. Int J Radiat Oncol Biol Phys 27 (1993) 507–516

Douillard JY, Rosell R, De Lena M et al: Adjuvant vinorelbi-ne plus cisplatin versus observation in patients with completely resected stage IB–IIIA non-small-cell lung cancer (Adjuvant Navelbine International Trialist Association [ANITA]): a randomised controlled trial. Lancet Oncol 7 (2006) 719–27

Douillard J, Rosell R, De Lena M et al: Impact of radiation on survival after complete resection of non-small-cell lung cancer: descriptive analysis in the randomized adjuvant chemotherapy trial, ANITA 1. In J Radiat Oncol Biol Phys 66 (2006) S2 (abstract)

Eberhardt WE, Albain KS, Pass H et al: Induction treatment before surgery for non-small cell lung cancer. Lung Cancer 42 (Suppl 1) (2003) S9–14

Eberhardt W, Gauler T, Pöttgen C et al: Multimodality treatment of stage IIIA and IIIB non-small cell lung cancer. J Thorac Oncol 2 (2007) S35–36

Eberhardt W, Wilke H, Stamatis G et al: Preoperative chemotherapy followed by concurrent chemoradiation therapy based on hyperfractionated accelerated radiotherapy and definitive surgery in locally advanced non-small-cell lung cancer: mature results of a phase II trial. J Clin Oncol 16 (1998) 622–634

Erridge SC, Gaze MN, Pirce A et al: Symptom control and quality of life in people with lung cancer: A randomised trial of two palliative radiotherapy fractionation schedules. Clin Oncol 17 (2005) 61–67

Flehinger B, Kimmel M, Polyak T et al: Screening for lung cancer. Cancer 72 (1993) 1573–1580

Fleischhacker M, Beinert T, Possinger K: Molecular genetic characteristics of lung cancer – useful as real tumor marker? Lung Cancer 25 (1999) 7–24

Forniasiero A, Daniele O, Ghiotto C et al: Chemotherapy for invasive thymoma: a 13 year experience. Cancer 68 (1991) 30–33

Fournel P, Robinet G, Thomas P et al: Randomized phase III trial of sequential chemoradiotherapy compared with concurrent chemoradiotherapy in locally advanced non-small-cell lung cancer: Groupe Lyon Saint-Etienne d'Oncologie Thoracique – Groupe Français de Pneumo-Cancérologie NPC 95-01 Study. J Clin Oncol 23 (2005) 5910–5917

Fried DB, Morris DE, Poole C et al: Systematic review evaluating the timing of thoracic radiation therapy in combined modality therapy for limited-stage small-cell lung cancer. J Clin Oncol 22 (2004) 4837–4845

Friedel G, Hruska D, Budach W et al: Neoadjuvant chemoradiotherapy of stage III non-small-cell lung cancer. Lung Cancer 30 (2000) 175–85

Fritz P, Kraus HJ, Blaschke T et al: Stereotactic, high single-dose irradiation of stage I non-small cell lung cancer (NSCLC) using four-dimensional CT scans for treatment planning. Lung Cancer 60 (2008) 193–199

Fry WA, Menck HR, Winschester DP: The National Cancer Data Base report on lung cancer. Cancer 77 (1996) 1947–1955

Fry WA, Phillips JL, Menck HR: Ten-year survey of lung cancer treatment and survival in hospitals in the United States – a National Cancer Data Base report. Cancer 86 (1999) 1867–1876

Furuse K, Fukuoka M, Kawahara M et al: Phase III study of concurrent versus sequential thoracic radiotherapy in combination with Mitomycin, Vindesine, and Cisplatin in unresectable stage III non-small-cell lung cancer. J Clin Oncol 17 (1999) 2692–2699

Gadgeel SM, Ruckdeschel JC, Wozniak A et al: Pemetrexed and cisplatin with concurrent thoracic radiation therapy (TRT) followed by docetaxel in stage III non-small cell lung cancer (NSCLC) patients (pts). J Clin Oncol 26 (2008) 7569 (abstract)

Giaccone G, Ardizzoni A, Kirkpatrick A et al: Cisplatin and etoposide combination chemotherapy for locally advanced or metastatic thymoma: a phase II study of the European Organization for Research and Treatment of Cancer Lung Cancer Cooperative Group. J Clin Oncol 14 (1996) 814– 820

Gilligan D, Nicolson M, Smith I et al: Preoperative chemotherapy in patients with resectable non-small cell lung cancer: results of the MRC LU22/NVALT2/EORTC 08012 multicentre randomised trial and update of systematic review. Lancet 369 (2007) 1929–1937

Gohagan J, Marcus P, Fagerstrom R et al: Baseline findings of a randomized feasibility trial of lung cancer screening with spiral CT scan vs chest radiograph: the Lung Screening Study of the National Cancer Institute. Chest 126 (2004) 114–121

Gollins SW, Burt PA, Barber PV et al: High dose rate intraluminal radiotherapy for carcinoma of the bronchus: outcome of treatment of 406 patients. Radiother Oncol 33 (1994) 31–40

Gould MK, Kuschner WG, Rydzak CE et al: Test performance of positron emission tomography and computed tomography for mediastinal staging in patients with non-small-cell lung cancer. Ann Intern Med 139 (2003) 879–892

Gould PM, Bonner JA, Sawyer TE et al: Patterns of failure and overall survival in patients with completely resected T3 N0 M0 non-small cell lung cancer. Int J Radiat Oncol Biol Phys 45 (1999) 91–95

Graham MV, Purdy JA, Emami BE et al: Clinical dose volume histogram analysis for pneumonitis after 3-D treatment for non-small cell lung cancer (NSCLC). Int J Radiat Oncol Biol Phys 45 (1999) 323–329

Greenlee RT, Murray T, Bolden S et al: Cancer statistics, 2000. CA: Cancer J Clin 50 (2000) 7–33

Gregor A, Cull A, Stephens RJ et al: Prophylactic cranial irradiation is indicated following complete response to induction therapy in small cell lung cancer: results of a multicentre randomised trial. UKCCR and the EORTC. Eur J Cancer 33 (1997) 1752–1758

Gregor A, Drings P, Burghouts J et al: Randomized trial of alternating versus sequential radiotherapy/chemotherapy in limited-disease patients with small-cell lung cancer: a European Organization for Research and Treatment of Lung Cancer Cooperative Group study. J Clin Oncol 15 (1997) 2840–2849

Greschuchna D, Maassen W: Die lymphogenen Absiedelungswege des Lungenkarzinoms. Thieme, Stuttgart (1973)

Grunenwald D, Le Chevalier T: Stage IIIB category of non-small cell lung cancer: a new proposal. J Natl Cancer Inst 89 (1997) 88–9

Grunenwald D, Andre, LePechoux C et al: Benefit of surgery after chemoradiotherapy in stage IIIB (T4 and/or N3) non-small cell lung cancer. J Thorac Cardiovasc Surg 122 (2001) 796–802

Grunenwald DH: Surgery for advanced stage lung cancer. Semin Surg Oncol 18 (2000) 137–142

Hammond EC: Smoking in relation to the death of one million men and women. Natl Cancer Inst Monogr 19 (1966) 127–204

Haniuda M, Miyazawa M, Yoshida K et al: Is postoperative radiotherapy for thymoma effective? Ann Surg 224 (1996) 219–224

Haniuda M, Morimoto M, Nishimura H et al: Adjuvant radiotherapy after complete resection of thymoma. Ann Thorac Surg 54 (1992) 311–315

Hanna N, Shepherd FA, Fossella FV et al: Randomized phase III trial of pemetrexed versus docetaxel in patients with non-small-cell lung cancer previously treated with chemotherapy. J Clin Oncol 22 (2004) 1589–1597

Hanna NH, Neubauer M, Ansari R et al: Phase III trial of cisplatin plus etoposide plus concurrent chest radiation with or without consolidation docetaxel in patients with inoperable stage III non-small cell lung cancer: HOG Lun 01-24/USO-023. J Clin Oncol 25 (Suppl 18) (2007) 7512 (abstract)

Henschke CI, Yankelevitz DF, Libby DM et al: Survival of patients with stage I lung cancer detected on CT screening. N Engl J Med 355 (2006) 1763–1771

Henschke CI, Yankelevitz DF, McCauley DI et al: CT screening for lung cancer: diagnoses resulting from the New York Early Lung Cancer Action Project. Radiology 243 (2007) 239–249

Henschke CI, Yankelevitz DF: CT screening for lung cancer: update 2007. Oncologist 13 (2008) 65–78

Hilaris BS, Martini N, Wong GY et al: Treatment of superior sulcus tumor (Pancoast tumor). Surg Clin North Am 67 (1987) 965–977

Hoyer M, Roed H, Hansen AT et al: Prospective study on stereotactic radiotherapy of limited stage non-small cell lung cancer. Int J Radiat Oncol Biol Phys 66 (2006) S128–S135

Hsu HC, Huang EY, Wang CJ et al: Postoperative radiotherapy in thymic carcinoma: treatment results and prognostic factors. Int J Radiat Oncol Biol Phys 52 (2002) 801–805

Huber RM, Fischer R, Hautmann H et al: Palliative endobronchial brachytherapy for central lung tumors. A prospective randomized comparison of two fractionation schedules. Chest 107 (1995) 463–470

Huber RM, Flentje M, Schmidt M et al: Simultaneous chemoradiotherapy compared with radiotherapy alone after induction chemotherapy in inoperable stage IIIA or IIIB non-small-cell lung cancer: study CTRT99/97 by the Bronchial Carcinoma Therapy Group. J Clin Oncol 24 (2006) 4397–4404

International Commission on Radation Units and Measurements. ICRU Report 62: Prescribing, recording and reporting photon beam therapy (supplement to ICRU Report 50). ICRU (1999)

Jackson MA, Ball DL: Post-operative radiotherapy in invasive thymoma. Radiother Oncol 21 (1991) 77–82

Jeremic B, Shibamoto Y, Milicic B et al: Absence of thoracic radiation myelitis after hyperfractionated radiation therapy with and without chemotherapy for stage III non-small cell lung cancer. Int J Radiat Oncol Biol Phys 40 (1998) 343–346

Jeremic B, Shibamoto Y, Acimovic L et al: Initial versus delayed accelerated hyperfractionated radiation therapy and concurrent chemotherapy in limited small-cell lung cancer: a randomized study. J Clin Oncol 15 (1997) 893–900

Jeremic B, Shibamoto Y, Nikolic N et al: Role of radiation therapy in the combined-modality treatment of patients with extensive-disease small cell lung cancer: a randomized study. J Clin Oncol 17 (1999) 2092–2099

Jöckel KH, Ahrens W, Jahn I et al: Untersuchungen zu Lungenkrebs und Risiken am Arbeitsplatz. Schriftenreihe der Bundesanstalt für Arbeitsmedizin. Wirtschaftsverlag, Bremerhaven (1995)

Johnstone DW, Byhardt RW, Ettinger D et al: Phase III study comparing chemotherapy and radiotherapy with preoperative chemotherapy and surgical resection in patients with non-small-cell lung cancer with spread to mediastinal lymph nodes (N2); final report of RTOG 89-01. Int J Radiat Oncol Biol Phys 54 (2002) 365–369

Kaskowitz L, Graham MV, Emami V et al: Radiation therapy alone for stage I non-small cell lung cancer. Int J Radiat Oncol Biol Phys 27 (1993) 517–523

Keller SM, Adak S, Wagner H et al: A randomized trial of postoperative adjuvant therapy in patients with completely resected stage II or IIIA non-small-cell lung cancer. N Engl J Med 343 (2000) 1217–1222

Kelly K, Chansky K, Gaspar LE et al: Updated analysis of SWOG 0023: A randomized phase III trial of gefitinib versus placebo maintenance after definitive chemoradiation followed by docetaxel in patients with locally advanced stage III non-small cell lung cancer. J Clin Oncol 25 (2007) 7513

Kelly K, Gaspar LE, Chansky K et al: Low incidence of pneumonitis on SWOG 0023: a preliminary analysis of an ongoing phase III trial of concurrent chemoradiotherapy followed by consolidation docetaxel and Iressa/placebo maintenance in patients with inoperable stage III non-small cell lung cancer. J Clin Oncol 23 (2005) 7058 (abstract)

Kersting M, Friedl C, Kraus A et al: Differential frequencies of p16INK4a promoter hypermethylation, p53 mutation, and K-ras mutation in exfoliative material mark the development of lung cancer in symptomatic chronic smokers. J Clin Oncol 18 (2000) 3221–3229

Kies MS, Mira JG, Crowley JJ et al: Multimodal therapy for limited small-cell lung cancer: a randomized study of induction combination chemotherapy with or without thoracic radiation in complete responders; and with wide-field versus reduced-field radiation in partial responders: a Southwest Oncology Group Study. J Clin Oncol 5 (1987) 592–600

Kissick MV, Boswell SA, Jeraj R et al: Confirmation, refinement, and extension of a study in intrafraction motion interplay with sliding jaw motion. Med Phys 32 (2005) 2346–2350

Komaki R, Scott CB, Byhardt R et al: Failure patterns by prognostic group determined by recursive partitioning analysis (RPA) of 1547 patients on four Radiation Therapy Oncology Group (RTOG) studies in inoperable nonsmall-cell lung cancer. Int J Radiat Oncol Biol Phys 42 (1998) 263–267

Komaki R, Braber Derus S, Perez-Tamayo C et al: Brain metastases in patients with superior sulcus tumors. Cancer 59 (1987) 1649–1653

Komaki R, Mountain CF, Holbert JM et al: Superior sulcus tumors: treatment selection and results for 85 patients without metastasis (M0) at presentation. Int J Radiat Oncol Biol Phys 19 (1990) 31–36

Komaki R, Roh J, Cox JD et al: Superior sulcus tumors: results of irradiation of 36 patients. Cancer 48 (1981) 1563–1568

Komaki R, Swann RS, Ettinge, DS et al: Phase I study of thoracic radiation dose escalation with concurrent chemotherapy for patients with limited small-cell lung cancer: Report of Radiation Therapy Oncology Group (RTOG) protocol 97-12. Int J Radiat Oncol Biol Phys 62 (2005) 342–350

Kong FM, Ten Haken R, Eisbruch A et al: Non-small cell lung cancer therapy-related pulmonary toxicity: an update on radiation pneumonitis and fibrosis. Semin Oncol 32 (2005) S42–S54

Kramer GWPM, Wanders SL, Noordijk EM et al: Results of the Dutch National Study of the palliative effect of irradiation using two different treatment schemes for non-small-cell lung cancer. J Clin Oncol 23 (2005) 2962–2970

Kristjansen PEG, Kristensen CA: The role of prophylactic cranial irradiation in the management of small cell lung cancer. Cancer Treat Rev 19 (1993) 3–16

Kubik A, Parkin DM, Khlat M et al: Lack of benefit from semi-annual screening for cancer of the lung: follow-up report of a randomized controlled trial on population of high-risk males in Czechoslovakia. Int J Cancer 45 (1990) 26–33

Kuller LH, Ockne J, Meilahn E et al: Relation of forced expiratory volume in one second (FEV1) to lung cancer mortality in the Multiple Risk Factor Intervention Trial (MRFIT). Am J Epidemiol 132 (1990) 265–274

Kumar P, Herndon J, Langer M et al: Patterns of disease failure after trimodality therapy of nonsmall cell lung carcinoma pathologic stage IIIA (N2): analysis of CALGB protocol 8935. Cancer 77 (1996) 2393–2399

Kunitoh H, Kato H, Tsuboi M et al: A phase II trial of pre-operative chemoradiotherapy followed by surgical resection in pancoast tumors: Initial report of Japan Clinical Oncology Group trial (JCOG 9806). J Clin Oncol 22 (Suppl) (2003) 2549 (abstract)

Lagerwaard FJ, Haasbeek CJ, Smit EF et al: Outcomes of risk-adapted fractionated stereotactic radiotherapy for stage I non-small-cell lung cancer. Int J Radiat Oncol Biol Phys 70 (2008) 685–692

Lambert PM: Radiation myelopathy of the thoracic spinal cord in long term survivors treated with radical radiotherapy using conventional fractionation. Cancer 41 (1978) 1751–1760

Lang, P, Nyboe J, Appleyard M et al: Ventilatory function and chronic mucus hypersecretion as predictors of death from lung cancer. Am Rev Respir Dis 141 (1990) 613–617

Le Chevalier T, Arriagada R, Quoix E et al.: Radiotherapy alone versus combined chemotherapy and radiotherapy in nonresectable non-small-cell lung cancer: first analysis of a randomized trial in 353 patients. J Natl Cancer Inst 83 (1991) 417–423

Le Chevalier T, Dunant A, Arriagada R et al: Long-term results of the international adjuvant lung cancer trial (IALT) evaluating adjuvant cisplatin-based chemotherapy in resected non-small cell lung cancer (NSCLC). J Clin Oncol 26 (Suppl) (2008) 7507 (abstract)

Le Pechoux C, Burdett S, Auperin A: Individual patient data meta-analysis of chemotherapy in locally advanced non-small cell lung cancer. J Thorac Oncol 3 Suppl 1 (2008) S20

Lee JS, Umsawasdi T, Lee YY et al: Neurotoxicity in long-term survivors of small cell lung cancer. Int J Radiat Oncol Biol Phys 12 (1986) 313–321

Lengele B, Nyssen-Behets C, Scalliet P: Anatomical bases for the radiological delineation of lymph node areas. Upper limbs, chest and abdomen. Radiother Oncol 84 (2007) 335–347

Lester JF, Macbeth FR, Toy E et al: Palliative radiotherapy regimes for non-small cell lung cancer (Review). Cochrane Database of Systematic Reviews 2006, Issue 4. Art. No. CD002143

Leter EM, Cademartiri F, Levendag PC et al: Four-dimensional multislice computed tomography for determination of respiratory lung tumor motion in conformal radiotherapy. Int J Radiat Oncol Biol Phys 62 (2005) 888–892

Liengswangwong V, Bonner JA, Shaw EG et al: Limited-stage small-cell lung cancer: patterns of intrathoracic recurrence and the implications for thoracic radiotherapy. J Clin Oncol 12 (1994) 496–502

Lippman SM, Lee JJ, Karp DD et al: Randomized phase III intergroup trial of isotretinoin to prevent second primary tumors in stage I non-small cell lung cancer. J Natl Cancer Inst 93 (2001) 605–618

Livingston RB, Schulman S, Mira JG et al: Combined alkylators and multiple-site irradiation for extensive small cell lung cancer: a Southwest Oncology study. Cancer Treat Rep 70 (1986) 1395–1401

Lloyd C, Silvestri GA: Mediastinal staging of non-small-cell lung cancer. Cancer Control 8 (2001) 311–317

Loehrer PJ, Jiroutek M, Aisner S et al: Combined etoposide, ifosfamide, and cisplatin in the treatment of patients with advanced thymoma and thymic carcinoma: an intergroup trial. Cancer 91 (2001) 2010–2015

Loehrer PJ, Kim KM, Aisner SC et al: Cisplatin plus doxorubicin plus cyclophosphamide in metastatic or recurrent thymoma: final results of an intergroup trial. J Clin Oncol 12 (1994) 1164–1168

Lorent N, De Leyn P, Lievens Y et al: Long-term survival of surgically staged IIIA-N2 non-small-cell lung cancer treated with surgical combined modality approach: analysis of a 7-year prospective experience. Ann Oncol 15 (2004) 1645–53

Lubin JH, Boice JD, Edlin C et al: Lung cancer in radon-exposed miners and estimation of risk from indoor exposure. J Natl Cancer Inst 87 (1995) 817–827

Macchiarini P, Chella A, Ducci F et al: Neoadjuvant chemotherapy, surgery, and postoperative radiation therapy for invasive thymoma. Cancer 68 (1991) 706–713

Macha HN, Wahlers B, Reichle G et al: Endobronchial radiation therapy for obstructing malignancies: ten years' experience with iridium-192 high-dose radiation brachytherapy afterloading technique in 365 patients. Lung 173 (1995) 271–280

Maggi G, Casadio C, Cavallo A et al: Thymoma: results of 241 operated cases. Ann Thorac Surg 51 (1991) 152–156

Maggi G, Casadio C, Pischedda F et al: Combined radiosurgical treatment of Pancoast tumor. Ann Thorac Surg 57 (1994) 198–202

Mandell L, Hilaris B, Sullivan M et al: The treatment of single brain metastasis from non-oat cell lung carcinoma: surgery and radiation versus radiation therapy alone. Cancer 58 (1986) 641–649

Marcus PM, Bergstralh EJ, Fagerstrom RM et al: Lung cancer mortality in the Mayo Lung Project: impact of extended follow-up. J Natl Cancer Inst 92 16 (2000) 1308–1316

Marino M, Müller-Hermelink HK: Thymoma und thymic carcinoma: relation of thymoma epithelial cells to the cortical and medullary differentiation of thymus. Virchows Arch 407 (1985) 119–149

Marino P, Preatoni A, Cantoni A: Randomized trials of radiotherapy alone versus combined chemotherapy and radiotherapy in stages IIIa and IIIb non-small-cell lung cancer. Cancer 76 (1995) 593–601

Marks L, Munley MT, Bentel GC et al: Physical and biological predictors of changes in whole lung function following thoracic irradiation. Int J Radiat Oncol Biol Phys 39 (1997) 563–570

Marra A, Eberhardt W, Pöttgen C et al: Induction chemotherapy, concurrent chemoradiation and surgery for Pancoast tumour. Eur Respir J 29 (2007) 117–26

Martini N, Kris MG, Flehinger BJ et al: Preoperative chemotherapy for stage IIIa (N2) lung cancer: the Sloan-Kettering experience with 136 patients. Ann Thorac Surg 55 (1993) 1365–73

Masaoka A, Monden Y, Nakahara K et al: Follow-up study of thymomas with special reference to their clinical stages. Cancer 48 (1981) 2485–2492

Medani I, Vanderstraeten B, Brai S et al: Comparison of 6MV and 18 MV photons for IMRT treatment of lung cancer. Radiother Oncol 82 (2007) 63–69

Medical Research Council Lung Cancer Working Party: A Medical Research Council (MRC) randomised trial of palliative radiotherapy with two fractions or a single fraction in patients with inoperable non-small-cell lung cancer and poor performance status. Br J Cancer 65 (1992) 934–941

Medical Research Council Lung Cancer Working Party: Inoperable non-small-cell lung cancer: a Medical Research Council randomised trial with two fractions or ten fractions. Br J Cancer 63 (1991) 265–270

Medical Research Council Lung Cancer Working Party: Randomized trial of palliative two-fraction versus more intensive 13-fraction radiotherapy for patients with inoperable non-small cell lung cancer and good performance status. Clin Oncol 8 (1996) 167–175

Mehta V: Radiation pneumonitis and pulmonary fibrosis in non-small-cell lung cancer: pulmonary function, prediction, and prevention. Int J Radiat Oncol Biol Phys 63 (2005) 5–24

Millar J, Ball D, Worotniuk V et al: Radiation treatment of superior sulcus lung carcinoma. Australas Radiol 40 (1996) 55–60

Miller JI, Phillips TW: Neodymium YAG laser and brachytherapy in the management of inoperable bronchogenic carcinoma. Ann Thorac Surg 50 (1990) 190–196

Miller KL, Marks LB, Sibley GS et al: Routine use of approximately 60 Gy once-daily thoracic irradiation for patients with limited-stage small-cell lung cancer. Int J Radiat Oncol Biol Phys 56 (2003) 355–359

Mina LA, Neubauer MA, Ansari RH et al: Phase III trial ov cisplatin (P) plus etoposide (E) plus concurrent chest radiation (XRT) with or without consolidation docetaxel (D) in patients (pts) sith inoperable stage III non-small cell lung cancer (NSCLC): HOG LUN 01-24/USO-023 – updated results. J Clin Oncol 26 (2008) 7519 (abstract)

Monden Y, Nakahara K, Iioka S et al: Recurrence of thymoma: clinicopathological features, therapy, and prognosis. Ann Thorac Surg 39 (1985) 165–169

Mornex F, Resbeut M, Richaud P et al: Radiotherapy and chemotherapy for invasive thymomas: a multicentric retrospective review of 90 cases. Int J Radiat Oncol Biol Phys 32 (1995) 651–659

Morrison R, Deely TJ, Cleland WP et al: The treatment of carcinoma of the bronchus: a clinical trial to compare surgery and supervoltage radiotherapy. Lancet 1 (1963) 683–684

Movsas B, Scott C, Sause W et al: The benefit of treatment intensification is age and histology-dependent in patients with locally advanced non-small cell lung cancer (NSCLC): a quality-adjusted survival analysis of radiation therapy oncology group (RTOG) chemoradiation studies. Int J Radiat Oncol Biol Phys 45 (1999) 1143–9

Movsas B, Raffin TA, Epstein AH et al: Pulmonary radiation injury. Chest 111 (1997) 1061–1076

Murray N, Coy P, Pate JL et al: Importance of timing for thoracic irradiation in the combined modality treatment of limited-stage small-cell lung cancer. J Clin Oncol 11 (1993) 336–344

Nagai K, Sohara Y, Tsuchiya R et al: Prognosis of resected non-small cell lung cancer patients with intrapulmonary metastases: J Thorac Oncol 2 (2007) 282–286

Nagai K, Tsuchiaya R, Mori T et al: A randomised trial comparing induction chemotherapy followed by surgery with surgery alone for patients with stage IIIa N2 non-small cell lung cancer. J Thorac Cardiovasc Surg 125 (2003) 254–260

Nagata Y, Takayama K, Matsuo Y et al: Clinical outcomes of a phase I7II study of 48 Gy of stereotactic body radiotherapy in 4 fractions for primary lung cancer using a stereotactic body frame. Int J Radiat Oncol Biol Phys 63 (2005) 1427–1431

National Cancer Institute: Cancer.gov – Control of tobacco use: Prevention and cessation of cigarette smoking (PDQ), http://www.cancer.gov/cancer information (2002)

NCCN Practice Guidelines in Oncology: Small cell lung cancer 2008. Verfügbar unter: http://www.nccn.org/professionals/physician_gls/PDF/sclc.pdf (2008)

Neal CR, Amdur RJ, Mendenhall WM et al: Pancoast tumor: radiation therapy alone versus preoperative radiation therapy and surgery. Int J Radiat Oncol Biol Phys 21 (1991) 651–660

Nestle U, Nieder C, Walter K et al: A palliative accelerated irradiation regimen for advanced non-small-cell lung cancer vs. conventionally fractionated 60 Gy; Results of a randomized equivalence study. Int J Radiat Oncol Biol Phys 48 (2000) 95–103

Non-small cell lung cancer collaborative group: Chemotherapy in non-small-cell lung cancer: a meta-analysis using updated data on individual patients from 52 randomized clinical trials. Br Med J 311 (1995) 899–909

Noordijk M, vd Poest Clement E, Hermans J et al: Radiotherapy as an alternative to surgery in elderly patients with resectable lung cancer. Radiother Oncol 13 (1988) 83–89

Nyman J, Johansson KA, Hulten U: Stereotactic hypofractionated radiotherapy forstage I non-small-cell lung cancer – mature results for medically inoperable patients. Lung Cancer 51 (2006) 97–103

O'Connell JP, Kris MG, Gralla RJ et al: Frequency and prognostic importance of pretreatment clinical characteristics in patients with advanced non-small cell lung cancer treated with combination therapy. J Clin Oncol 4 (1986) 1604–1614

Omenn GS, Goodman GE, Thornquist MD et al: The beta-carotene and retinol efficacy trial (CARET) for chemoprevention of lung cancer in high risk populations: smokers and asbestos-exposed workers. Cancer Res 54 (1994) 2038s–2043s

Onimaru R, Shirato H, Shimizu S et al: Tolerance of organs at risk in small-volume, hypofractionated, image-guided radiotherapy for primary and metastatic lung cancer. Int J Radiat Oncol Biol Phys 56 (2003) 126–135

Onishi H, Araki T, Shirato H et al: Stereotactic hypofractionated high-dose irradiation for stage I nonsmall cell lung carcinoma. Cancer 101 (2004) 1623–1631

Onishi H, Shirato H, Nagata Y et al: Hypofractionated stereotactic radiotherapy (HypoFXSRT) for stage I non-small cell lung cancer: updated results of 257 patients in a Japanese multi-institutional study. J Thorac Oncol 2 (2007) S94–S100

Paesmans M, Berghmans T, Giner V et al: Concomitant chemoradiotherapy as induction vs consolidation treatment in patients with stage III unresectable non-small cell lung cancer: a phase III randomized study by the European Lung Cancer Working party. J Thorac Oncol 3 Suppl1 (2008) S60 (abstract).

Palmisano WA, Divine KK, Saccomanno G et al: Predicting lung cancer by detecting aberrant promoter methylation in sputum. Cancer Res 60 (2000) 5954–5958

Park SK, Kim GH, Jeong SS et al: The effects according to the timing of thoracic radiotherapy in limited stage small cell lung cancer. Tuberc Respir Dis 43 (1996) 903–915

Pastorino U, Andreola S, Tagliabue E et al: Immunocytochemical markers in stage I lung cancer: relevance to prognosis. J Clin Oncol 15 (1997) 2858–2865

Patchell RA, Tibbs PA, Walsh JW et al: A randomized trial of surgery in the treatment of single metastasis to the brain. New Engl J Med 322 (1990) 494–500

Perez CA, Pajak TF, Rubin P et al: Long-term observations of the patterns of failure in patients with unresectable non-oat cell carcinoma of the lung treated with definitive radiotherapy. Cancer 59 (1987) 1874– 1881

Perez CA, Stanley K, Rubin P et al: A prospective randomized study of various irradiation doses and fractionation schedules in the treatment of inoperable non-oat-cell carcinoma of the lung. Cancer 45 (1980a) 2744– 2753

Perez CA, Stanley K, Rubin P et al: Patterns of tumor recurrence after definitive irradiation for inoperable non-oat cell carcinoma of the lung. Int J Radiat Oncol Biol Phys 6 (1980b) 987–994

Perol M, Caliandro R, Pommier P et al: Curative irradiation of limited endobronchial carcinomas with high-dose rate brachytherapy: results of a pilot study. Chest 111 (1997) 1417–1423

Perry MC, Eaton WL, Propert KJ et al: Chemotherapy with or without radiation therapy in limited small-cell carcinoma of the lung. N Engl J Med 316 (1987) 912–918

Pershagen G: Passive smoking and lung cancer. In: Samet JM, (ed) Epidemiology of lung cancer. Marcel Dekker, New York (1994) 109–130

Pescarmona E, Rendina EA, Venuta et al: Analysis of prognostic factors and clinicopathological staging of thymoma. Ann Thorac Surg 50 (1990) 534–538

Pieterman RM, van Putten JW, Meuzelaar JJ et al: Preoperative staging of non-small-cell lung cancer with positron-emission tomography. N Engl J Med 343 (2000) 254–261

Pignon JP, Tribodet H, Scagliotti GV et al: Lung adjuvant cisplatin evaluation: a pooled analysis by the LACE Collaborative Group. J Clin Oncol 26 (2008) 3552–3559

Pignon JP, Arriagada R, Ihde DC et al: A meta-analysis of thoracic radiotherapy for small-cell lung cancer. N Engl J Med 327 (1992) 1618–1624

Pijls-Johannesma M, De Ruysscher D, Vansteenkiste J et al: Timing of chest radiotherapy in patients with limited stage small cell lung cancer: a systematic review and meta-analysis of randomized controlled trials. Cancer Treat Rev 33 (2007) 461–473

Pisters K, Vallieres E, Bunn P et al: S9900: a phase III trial of surgery alone or surgery plus pre-operative (preop) paclitaxel/carboplatin (PC) chemotherapy in early stage non-small cell lung cancer (NSCLC): preliminary results. J Clin Oncol 24 (2005) LBA7012 (abstract)

Pitz CC, de Brutel IR, Elbers HR et al: Surgical treatment of 125 patients with non-small cell lung cancer and chest wall involvement. Thorax 51 (1996) 846–850

PORT Meta-analysis Trialists Group: Postoperative radiotherapy for non-small-cell lung cancer. Cochrane Database of Systematic Reviews Issue 2 (2005) Art. No. CD002142.

PORT Meta-analysis Trialists Group: Postoperative radiotherapy in non-small-cell lung cancer: Systematic review and meta-analysis of individual patient data from 9 randomized controlled trials. Lancet 352 (1998) 257–263

Pöttgen C, Eberhardt W, Grannass A et al: Prophylactic cranial irradiation in operable stage IIIA non-small cell lung cancer treated with neoadjuvant chemo-radiotherapy – results from a German multicentre randomized trial. J Clin Oncol 25 (2007) 4987–4992

Pöttgen C, Stuschke M: The role of prophylactic cranial irradiation in the treatment of lung cancer. Lung Cancer 33 (Suppl) (2001) 153–158

Potti A, Mukherjee S, Petersen R et al: A genomic strategy to refine prognosis in early-stage non-small-cell lung cancer. N Engl J Med 355 (2006) 570–580

Pritchard RS, Anthony SP: Chemotherapy plus radiotherapy compared with radiotherapy alone in the treatment of locally advanced, unresectable, non-small-cell lung cancer: a meta-analysis. Ann Intern Med 125 (1996) 723–729

Quintanilla-Martinez L, Wilkins EW, Ferry JA et al: Thymoma: morphologic subclassification correlates with invasiveness and immunohistologic features – a study of 122 cases. Hum Pathol 24 (1993) 958–969

Rami-Porta R, Ball D, Crowley J et al: The IASLC Lung Cancer Staging Project: Proposals for the revision of the T descriptors in the forthcomming (seventh) edition of the TNM classification for lung cancer. J Thorac Oncol 2 (2007) 593–601

Rea F, Sartori F, Loy M et al: Chemotherapy and operation for invasive thymoma. J Thorac Carciovasc Surg 106 (1993) 543–549

Reinfuss M, Glinski B, Kowalska T et al: Radiotherapy in stage III, unresectable, asymptomatic non-small cell lung cancer. Final results of a prospective randomized study of 240 patients. Cancer Radiother 3 (1999) 475–479

Ricci C, Rendina EA, Venuta F: Superior pulmonary sulcus tumors: radical resection and palliative treatment. Int Surg 74 (1989) 175–179

Ries LAG, Melber, D, Krapcho M et al. (eds): SEER Cancer Statistics Review, 1975–2005. National Cancer Institute. Bethesda, MD, http://seer.cancer.gov/csr/1975_2005/, based on November 2007 SEER data submission, posted to the SEER web site (2008)

Robert-Koch-Institut Berlin: http://www.rki.de/cln_049/nn_203956/DE/Content/GBE/DachdokKrebs/Broschuere/Lokalisationen/C33__34,templateId=raw,property=publicationFile.pdf/C33_34.pdf (2008)

Robinson LA, Wagner H, Ruckdeschel JC: Treatment of stage IIIA non-small cell lung cancer. Chest 123 (Suppl) (2003) 202S–220S

Robinson LA, Ruckdeschel J, Wagner H et al: Treatment of non-small cell lung cancer stage IIIA. Chest 132 (2007) 243–265

Rodrigues G, Lock M, D'Souza D et al: Prediction of radiation pneumonitis by dose-volume histogram parameters in lung cancer – a systematic review. Radiother Oncol 71 (2004) 127–138

Rogot E, Murray JL: Smoking and causes of death among U.S. veterans: 16 years of observation. Public Health Rep (1980) 213–222

Rosell R, Abad A, Moreno I et al: A randomized study of two vindesine plus cisplatin-containing regimens with the addition of mitomycin C or ifosfamide in patients with advanced non-small cell lung cancer. Cancer 65 (1990) 1692–1699

Rosell R, Gomez-Codina J, Camps C et al: Preresectional chemotherapy in stage IIIA non-small cell lung cancer: a 7-year assessment of a randomized controlled trial. Lung Cancer 26 (1999) 7–14

Rosenstein M, Armstrong J, Kris M et al.: A reappraisal of the role of prophylactic cranial irradiation in limited small cell lung cancer. Int J Radiat Oncol Biol Phys 24 (1992) 43–48

Rosenthal SA, Curran WJ, Herbert SH et al: Clinical stage II non-small cell lung cancer treated with radiation therapy alone. Cancer 70 (1992) 2410–2417

Rosenzweig KE, Jackson A, Yorke E et al: Involved-field ra-diotherapy for inoperable non-small-cell lung cancer. J Clin Oncol 25 (2007) 5557–5561

Roth JA, Atkinson EN, Fossella F et al: Long-term follow-up of patients enrolled in a randomized trial comparing perioperative chemotherapy and surgery with surgery alone in resectable stage IIIA non-small-cell lung cancer. Lung Cancer 21 (1998) 1–6

Rowell NP, O'Rourke NP: Concurrent chemoradiotherapy in non-small cell lung cancer. Cochrane Database Syst Rev. 18, CD002140 (2004)

Rubenstein JH, Richter MP, Moldofsky PJ et al: Prospective prediction of post-radiation therapy lung function using quantitative lung scans and pulmonary function testing. Int J Radiat Oncol Biol Phys 15 (1988) 83–87

Rubin P, Shapiro DL, Finkelstein JN et al: The early release of surfactant following lung irradiation of alveolar type II cells. Int J Radiat Oncol Biol Phys 6 (1980) 75–77

Ruckdeschel JC, Finkelstein DM, Ettinger DS et al: A randomized trial of the four most active regimens for metastatic non-small cell lung cancer. J Clin Oncol 4 (1986) 14–22

Rusch VW, Giroux DJ, Kraut MJ et al: Induction chemoradiation and surgical resection for non-small cell lung carcinomas of the superior sulcus: initial results of Southwest Oncology Group Trial 9416 (Intergroup Trial 0160). J Thorac Cardiovasc Surg 121 (2001) 472–483

Rusch VW, Giroux DJ, Kraut MJ et al: Induction chemoradiation and surgical resection for superior sulcus non-small-cell lung carcinomas: long-term results of Southwest Oncology Group Trial 9416 (Intergroup Trial 0160). J Clin Oncol 25 (2007) 313–318

Rusch VW, Klimstra DS, Venkatraman ES: Molecular markers help characterize neuroendocrine lung tumors. Ann Thorac Surg 62 (1996) 798–810

Ryberg D, Hewer A, Phillips DH et al: Different susceptibility to smoking-induced DNA damage among male and female lung cancer patients. Cancer Res 54 (1994) 5801–5803

Sandler HM, Curran WJ, Turrisi AT: The influence of tumor size and pre-treatment staging on outcome following radiation therapy allone for stage I non-small cell lung lung cancer. Int J Radiat Oncol Biol Phys 10 (1990) 9–13

Saunders M, Dische S, Barrett A et al: Continuous hyperfractionated accelerated radiotherapy (CHART) versus conventional radiotherapy in non-small cell lung cancer: a randomised multicentre trial. Lancet 350 (1997) 161–165

Saunders M, Dische S, Barrett A et al: Continuous hyperfractionated accelerated radiotherapy (CHART) versus conventional radiotherapy in non-small cell lung cancer: mature data from the randomised multicentre trial. Radiother Oncol 52 (1999) 137–148

Sause W, Kolesar P, Taylor S et al: Final results of phase III trial in regionally advanced unresectable non-small cell lung cancer. Radiation Therapy Oncology Group, Eastern Cooperative Oncology Group, and Southwest Oncology Group. Chest 117 (2000) 358–364

Scagliotti G, Fossati R, Torri V et al: Randomized study of adjuvant chemotherapy for completely resected stage I, II, or IIA non-small-cell lung cancer. J Natl Cancer Inst 95 (2003) 1453–1461

Scalliet P, Goor C, Galdermans D et al: Gemzar (gemcitabine) with thoracic radiotherapy – a phase II pilot study in chemonaive patients with advanced non-small-cell lung cancer (NSCLC). Proc ASCO 17 (1998) 449 (abstract)

Schaake-Koning C, van den Bogaert W, Dalesio O et al: Effects of concomitant cisplatin and radiotherapy on inoperable non-small-cell lung cancer. New Engl J Med 326 (1992) 524–530

Schaefer M, Münter MW, Thilmann C et al: Influence of intrafractional breathing movement in step and shoot IMRT. Phys Med Biol 49 (2004) 175–179

Schild SE, Bonner JA, Shanahan TG et al: Long-term results of a phase III trial comparing once-daily radiotherapy with twice-daily radiotherapy in limited-stage small-cell lung cancer. Int J Radiat Oncol Biol Phys 59 (2004) 943–951

Schild SE, McGinnis WL, Graham D et al: Results of a phase I trial of concurrent chemotherapy and escalating dosis of radiation for unresectable non-small-cell lung cancer. Int J Radiat Oncol Biol Phys 65 (2006) 1106–1111

Schraube P, Latz D: Wertigkeit der Strahlentherapie bei der Behandlung des Pancoast-Tumors der Lunge. Strahlenther Onkol 169 (1993) 265– 269

Sculier JP, Chansky K, Crowley JJ et al: The impact of additional prognostic factors on survival and their relationship with the anatomical extent of disease expressed by the 6th edition of the TNM classification of malignant tumors and the proposals for the 7th edition. J Thorac Oncol 3 (2008) 457–66

Seal RME: Pathology of lung cancer. In: Deeley TJ (ed) Carcinoma of the bronchus. Butterworth, London (1971)

Seiwert TY, Connell PP, Mauer AM et al: A phase I study of Pemetrexed, Carboplatin, and concurrent radiotherapy in patients with locally advanced or metastatic non-small cell lung or esophageal cancer. Clin Cancer Res 13 (2007) 515–522

Senan S, De Ruysscher D, Giraud P et al: Literature-based recommendations for treatment planning and execution in high-dose radiotherapy for lung cancer. Radiother Oncol 71 (2004) 139–146

Senkus-Konefka E, Dziadziuszko R, Bednaruk-Mlynski E et al: A prospective randomised study to compare two palliative radiotherapy schedules for non-small-cell lung cancer. Br J Cancer 92 (2005) 1038–1054

Seppenwoolde Y, Lebesque JV: Partial irradiation of the lung. Semin Radiat Oncol 11 (2001) 247–258

Shaw EG, Su JQ, Eagan RT et al: Prophylactic cranial irradiation in complete responders with small-cell lung cancer: analysis of the Mayo Clinic and North Central Cancer Treatment Group data base. J Clin Oncol 12 (1994) 2327–2332

Shaw RR, Paulson DL, Kee L: Treatment of the superior sulcus tumor by irradiation followed by resection. Ann Surg 154 (1961) 29–40

Shepherd FA, Johnston MR, Payne D et al: Randomized study of chemotherapy and surgery versus radiotherapy for stage IIIA non-small-cell lung cancer: A National Cancer Institute Of Canada Clinical Trials Group study. Br J Cancer 78 (1998) 683–685

Shepherd FA, Crowley J, Van Houtte P et al: The International Association for the Study of Lung Cancer lung cancer staging project: proposals regarding the clinical staging of small cell lung cancer in the forthcoming (seventh) edition of the tumor, node, metastasis classification for lung cancer. J Thorac Oncol 2 (2007) 1067–1077

Sher DJ, Wolfgang JA, Niemierko A et al: Quantification and hilar lymph node motion using four-dimensional computed tomography scan: implications for radiation treatment planning. Int J Radiat Biol Phys 69 (2007) 1402–1408

Sheski FD, Mathur PN: Endoscopic treatment of early-stage lung cancer. Cancer Control 7 (2000) 35–44

Shin DM, Walsh GL, Komaki R et al: A multidisciplinary approach to therapy for unresectable malignant thymoma. Ann Intern Med 129 (1998) 100–104

Silvestri GA, Gould MK, Margolis ML et al: Noninvasive staging of non-small cell lung cancer. ACCP evidence-based clinical practice guidelines. Chest 132 (2007) 178S–201S

Simon GR, Turrisi A: Management of small cell lung cancer. ACCP evidence-based clinical practice guidelines. Chest 132 (2007) 324S–339S

Skillrud DM, Offord KP, Miller RD: Higher risk of lung cancer in chronic obstructive pulmonary disease: a prospective, matched, controlled study. Ann Intern Med 105 (1986) 503–507

Slotman B, Faivre-Finnn C, Kramer G et al: Prophylactic cranial irradiation in extensive small-cell lung cancer. N Engl J Med 357 (2007) 664–672

Socinski MA, Blackstock AW Bogart JA et al: Randomized phase II trial of induction chemotherapy followed by concurrent chemotherapy and dose-escalated thoracic conformal radiotherapy (74 Gy) in stage III non-small-cell lung cancer: CALBG 30105. J Clin Oncol 26 (2008) 2457–2463

Socinski MA, Morris DE, Halle JS et al: Induction and concurrent chemotherapy with high-dose thoracic conformal radiation therapy in unresectable stage IIIA and IIIB non-small-cell lung cancer: a dose-escalation phase I trial. J Clin Oncol 22 (2004) 4341–4350

Socinski MA, Rosenman JG, Halle J et al: Dose-escalating conformal thoracic radiation therapy with induction and concurrent carboplatin/paclitaxel in unresectable stage IIIA/B nonsmall cell lung carcinoma – a modified phase I/II trial. Cancer 92 (2001) 1213–1223

Sörensen JB, Riska H, Ravn J et al: Scandinavian phase III trial of neoadjuvant chemotherapy in NSCLC stages IB–IIIA/T3. J Clin Oncol 24 (2005) 7146, abstract

Sozzi G, Sard L, Gregorio L et al: Association between cigarette smoking and FHIT gene alterations in lung cancer. Cancer Res 57 (1997) 2121–2123

Spiro SG, James LE, Rudd RM et al: Early compared with late radiotherapy in combined modality treatment for limited disease small-cell lung cancer: a London Lung Cancer Group multicenter randomized clinical trial and meta-analysis. J Clin Oncol 24 (2006) 3823–3830

Stamatis G, Djuric D, Eberhardt W et al: Postoperative morbidity and mortality after induction chemoradiotherapy for locally advanced lung cancer: an analysis of 350 operated patients. Eur J Cardiothorac Surg 22 (2002) 292–297

Stamatis G, Eberhardt W, Pöttgen C: Surgery after multimodality treatment for non-small-cell lung cancer. Lung Cancer 45 (Suppl) (2004) S107–12

Stamatis G, Eberhardt W, Stüben G et al: Preoperative chemoradiotherapy and surgery for selected non-small cell lung cancer IIIB subgroups: long-term results. Ann Thorac Surg 68 (1999) 1144–1149

Stanley KE: Prognostic factors for survival in patients with in-operable lung cancer. J Natl Cancer Inst 65 (1980) 253–261

Stathopoulos G, Papakostas P, Malamos NA et al: Chemo-radiotherapy versus chemo-surgery in stage IIIA non-small cell lung cancer. Oncol Rep 3 (1996) 673–676

Stephens RJ, Girling DJ, Hopwood P et al: A randomized controlled trial of pre-operative chemotherapy followed, if feasible, by resection versus radiotherapy in patients with inoperable stage T3, N1, M0 or T1-3, N2, M0 non-small cell lung cancer. Lung Cancer 49 (2005) 395–400

Stewart JR, Fajardo LF Gillette,SM et al: Radiation injury to the heart. Int J Radiat Oncol Biol Phys 31 (1995) 1205–1211

Stout R, Barber P, Burt P et al: Clinical and quality of life outcomes in the first United Kingdom randomized trial of endobronchial brachytherapy (intraluminal radiotherapy) vs. external beam radiotherapy in the palliative treatment of inoperable non-small-cell lung cancer. Radiother Oncol 56 (2000) 323–327

Sundaresan N, Hilaris BS, Martini N: The combined neurosurgical-thoracic management of superior sulcus tumors. J Clin Oncol 5 (1987) 1739–1745

Sundstrom S, Bremnes R, Asebo U et al: Hypofractionated palliative radiotherapy (17 Gy per two fractions) in advanced non-small-cell lung carcinoma is comparable to standard fractionation for symptom control and survival: A national phase III trial. J Clin Oncol 22 (2004) 801–810

Sutedja G, Baris G, van Zandwijk N et al: High-dose rate brachytherapy has a curative potential in patients with intraluminal squamous cell lung cancer. Respiration 61 (1994) 167–168

Suwinski R, Lee SP, Withers HR: Dose-response relationship for prophylactic cranial irradiation in small cell lung cancer. Int J Radiat Oncol 49 (1998) 797–806

Taioli E, Wynder EL: Endocrine factors and adenocarcinoma of the lung in women. J Natl Cancer Inst 86 (1994) 869–870

Takada M, Fukuoka M, Kawahara M et al: Phase III study of concurrent versus sequential thoracic radiotherapy in combination with cisplatin and etoposide for limited-stage small cell lung cancer: results of the Japan Clinical Oncology Group Study 9104. J Clin Oncol 20 (2002) 3054–3060

Thomas CR, Wright CD, Loehrer P: Thymoma: state of the art. J Clin Oncol 17 (1999) 2280–2289

Thomas M, Gatzemeier U, Goerg R et al: Empfehlungen zur Diagnostik des Bronchialkarzinoms. Deutsche Gesellschaft für Pneumologie. Pneumologie 54 (2000) 361–371

Thomas M, Macha HN, Ukena D et al: Cisplatin / etoposide (PE) followed by twice-daily chemoradiation (hfRT/CT) versus PE alone before surgery in stage III non-small cell lung cancer (NSCLC): A randomized phase III trial of the German Lung Cancer Cooperative Group (GLCCG). J Clin Oncol 22 (2004) 7004 (abstract)

Thomas M, Rübe C, Semik M et al: Impact of preoperative bimodality induction including twice-daily radiation on tumor regression and survival in stage III non-small-cell lung cancer. J Clin Oncol 17 (1999) 1185–1193

Timmerman R, Galvin J, Michalski J et al: Accreditation and quality assurance for Radiation Therapy Oncology Group: Multicenter clinical trials using stereotactic body radiation therapy in lung cancer. Acta Oncol 45 (2006) 779–786

Timmermann RD, McGarry R, Yiannoutsos C et al: Excessive toxicity when treating central tumors in a phase II study of stereotactic body radiation therapy for medically inoperable early-stage lung cancer. J Clin Oncol 24 (2006) 4833–4839

Tjan-Heijnen VCG, Groen HJM, Svjramel FMNH et al: Consensus conference on palliative treatment of stage IV non-small cell lung cancer. Th Netherlands J Med 58 (2001) 52–61

Tockman MS et al: The Johns Hopkins Lung Project for the Early Detection of Lung Cancer. Airways obstruction and the risk for lung cancer. Ann Intern Med 106 (1987) 512–518

Tournoy KG, Maddens S, Gosselin R et al: Integrated FDG-PET/CT does not make invasive staging of the intrathoracic lymph nodes in non-small cell lung cancer redundant: a prospective study. Thorax 62 (2007) 696–701

Toy E, Macbeth F, Coles B et al: Palliative thoracic radiotherapy for Non-Small-Cell Lung Cancer. Am J Clin Oncol 26 (2003) 112–120

Travis EL, Hanley RA, Fenn JO et al: Pathologic changes in the lung following single and multi-fraction radiation. Int J Radiat Oncol Biol Phys 2 (1977) 475–490

Travis WD, Colby TV, Corrin B et al in collaboration with Sobin LH and pathologists from 14 countries: World Health Organization International Histological Classification of Tumours. Histological typing of lung and pleural tumours. Springer, Berlin (1999)

Travis WD, Travis LB, Devesa SS: Lung cancer. Cancer 75 (1995) 191– 202

Tredaniel J, Hennequin C, Zalcman G et al: Prolonged survival after high-dose rate endobronchial radiation for malignant airway obstruction. Chest 105 (1994) 767–772

Trodella L, Granone P, Valente S et al: Neoadjuvant concurrent radiochemotherapy in locally advanced (IIIA–IIIB) non-small-cell lung cancer: long-term results according to downstaging. Ann Oncol 15 (2004) 389–98

Trodella L, Granone P, Valente S et al: Adjuvant radiotherapy in non-small cell lung cancer with pathological stage I: definitive results of a phase III randomized trial. Radiother Oncol 62 (2002) 11–19

Tsiakalos MF, Sathakis S, Piastaniotis GA et al: Monte Carlo dosimetric evaluation of high energy vs low energy photon beams in low density tissues. Radiother Oncol 79 (2006) 131–138

Turrisi A, Kim K, Blum R et al: Twice-daily compared with once-daily thoracic radiotherapy in limited small-cell lung cancer treated concurrently with cisplatin and etoposide. N Engl J Med 340 (1999) 265–271

Turrisi AT: Innovations in multimodality therapy for lung cancer. Chest 103 (1993) 56S–59S

Turrisi AT: Prophylactic cranial irradiation in small-cell lung cancer: is it still controversial or is it a no-brainer? Oncologist 5 (2000) 299–301

Ung YC, Maziak DE, Vanderveen JA et al: 18Fluorodeoxyglucose Positron Emission Tomography in the diagnosis and staging of lung cancer: a systematic review. J Natl Cancer Inst 99 (2007) 1753–1767

Urban T, Chastang C, Vaylet F et al: Prognostic significance of supraclavicular lymph nodes in small cell lung cancer: a study from four consecutive clinical trials, including 1,370 patients. ,Petites Cellules' Group. Chest 114 (1998) 1538–1541

Urgesi A, Monetti U, Rossi G et al: Role of radiation therapy in locally advanced thymoma. Radiother Oncol 19 (1990) 273–280

Van Houtte P, MacLennan I, Poulter C et al: External radiation in the management of superior sulcus tumor. Cancer 54 (1984) 223–227

Van Iersel CA, de Koning HJ, Draisma G et al: Risk-based selection from the general population in a screening trial:

selection criteria, recruitment and power for the Dutch-Belgian randomised lung cancer multi-slice CT screening trial (NELSON). Int J Cancer 120 (2007) 868–874

van Meerbeeck JP, Kramer GW, Van Schil PE et al: Randomized controlled trial of resection versus radiotherapy after induction chemotherapy in stage IIIA-N2 non-small-cell lung cancer. J Natl Cancer Inst 99 (2007) 442–450

Van Raemdonck DE, Schneider A, Ginsberg RK: Surgical treatment for higher stage non-small cell lung cancer. Ann Thorac Surg 54 (1992) 990–1013

Virgo KS, McKirgan LW, Caputo M et al: Post treatment management options for patients with lung cancer. Ann Surg 222 (1995) 700–710

Virtamo J, Pietinen P, Huttunen JK et al: Incidence of cancer and mortality following alpha-tocopherol and beta-carotene supplementation: a postintervention follow-up. JAMA 290 (2003) 476–485

Vokes EE, Herndon JE, Crawford J et al: Randomized phase II study of cisplatin with gemcitabine or paclitaxel or vinorelbine as induction chemotherapy followed by concomitant chemoradikotherapy for stage IIIB non-small-cell lung cancer: Cancer and leukemia group B study 9431. J Clin Oncol 20 (2002) 4191–4198

Vokes EE, Herndon JE, Kelley MJ et al: Induction chemotherapy followed by chemoradiotherapy compared with chemoradiotherapy alone for regionally advanced unresectable stage III non-small-cell lung cancer: Cancer and Leukemia Group B. J Clin Oncol 25 (2007) 1698–1704

Vokes EE, Ultmann JE: Optimized chemotherapy with radiation for locoregionally advanced NSCLC. J Thoracic Oncol 3 (Suppl 1) (2008) S21 (abstract)

Walsh GL, O'Connor M, Willis KM et al: Is follow-up of lung cancer patients medically indicated and cost-effective. Ann Thorac Surg 60 (1995) 1563–1572

Warde P, Payne D: Does thoracic irradiation improve survival and local control in limited-stage small-cell carcinoma of the lung? A meta-analysis. J Clin Oncol 10 (1992) 890–895

Warram J: Preoperative irradiation of cancer of the lung: final report of a therapeutical trial (a collaborative study). Cancer 1975; 36:914–25

Williams C, Alexander M, Glatstein EJ: The role of radiation therapy in combination with chemotherapy in extensive oat cell cancer of the lung: a randomized study. Cancer Treat Rep 61 (1977) 1427–1431

Wilson RB, Mira JG, Chen TT et al: Comparison of chemotherapy alone versus chemotherapy and radiation therapy of extensive small cell carcinoma of the lung. J Surg Oncol 23 (1983) 181–184

Winterhalder RC, Hirsch FR, Kotantoulas GK et al: Chemoprevention of lung cancer: from biology to clinical reality. Ann Oncol 15 (2004) 185–196

Winton T, Livinston R, Johnson D et al: Vinorelbine plus cisplatin vs. observation in resected non-small-cell lung cancer. N Engl J Med 352 (2005) 2589–2597

Wright G, Manser RL, Byrnes G et al: Surgery for non-small cell lung cancer: systematic review and meta-analysis of randomized controlled trials. Thorax 61 (2006) 597–603

Wright G, Manser RL, Hart D et al: Surgery for early stage non-small cell lung cancer (review). Cochrane Database of Systematic Reviews, Issue 1 (2005) Art. No.: CD004699

Wulf J, Haedinger U, Oppitz U et al: Sterotactic radiotherapy for primary lung cancer and pulmonary metastases: a noninvasive treatment approach in medically inoperable patients. Int J Radiat Oncol Biol Phys 60 (2004) 186–196

Wulf J, Baier K, Mueller G et al: Dose-response in stereotactic irradiation of lung tumors. Radiother Oncol 77 (2005) 83–87

Xia T, Li H, Sun Q et al: Promising clinical outcome of stereotactic body radiation therapy for patients with inoperable stage I/II non-small-cell lung cancer. Int J Radiat Oncol Biol Phys 66 (2006) 117–25

Yom SS, Liao Z, Liu HH et al: Initial evaluation of treatment-related pneumonitis in advanced-stage non-small-cell lung cancer patients treated with concurrent chemotherapy and intensity-modulated radiotherapy. Int J Radiat Oncol Biol Phys 68 (2007) 94–102

Yuan S, Sun X, Li M et al: A randomized study of involved-field irradiation versus elective nodal irradiation in combination with concurrent chemotherapy for inoperable stage III nonsmall cell lung cancer. Am J Clin Oncol 30 (2007) 239–244

Zatloukal P, Petruzelka L, Zemanova M et al: Concurrent versus sequential chemoradiotherapy with cisplatin and vinorelbine in locally advanced non-small cell lung cancer: a randomized study. Lung Cancer 46 (2004) 87–98

Zhang HX, Yin WB, Zhang LJ et al: Curative radiotherapy of early operable non-small cell lung cancer. Radiother Oncol 14 (1989) 89–94

Zhao L, Chen M, Ten Haken R et al: Three-dimensional conformal radiation may deliver considerable dose of incidental nodal irradiation in patients with early stage node-negative non-small cell lung cancer when the tumor is large and centrally located. Radiother Oncol 82 (2007) 153–159

Zimmermann FB, Geinitz H, Schill S et al: Stereotactic hypofractionated radiation therapy for stage I non-small cell lung cancer. Lung Cancer 48 (2005) 107–114

Zimmermann FB, Geinitz H, Schill S et al: Stereotactic hypofractionated radiotherapy in stage I (T1-2 N0 M0) non-small-cell lung cancer (NSCLC). Acta Oncol 45 (2006) 796–801

O. Kölbl
C. Garbe

Haut

Basalzellkarzinom

Epidemiologie und Ätiologie

Das Basalzellkarzinom ist die häufigste maligne Erkrankung des Menschen. Die Inzidenz liegt weltweit zwischen 100 pro 100 000 (Europa) und 900 pro 100 000 (Australien) (Lear et al. 1997; Garbe et al. 1997). Die Erkrankung tritt dabei gehäuft im höheren Lebensalter auf (Durchschnittsalter 60 Jahre). Es findet sich in den letzten Jahren allerdings eine Tendenz zum jüngeren Manifestationsalter, was durch die aufgrund der veränderten Verhaltensweisen erhöhte Sonnenexposition schon im Kinder- und Jugendalter bedingt sein kann.

Das Basalzellkarzinom tritt in 80 % der Fälle im Kopf-Hals-Bereich auf (Woerle et al. 2002). Die Zentrofazialregion ist dabei am häufigsten betroffen. Selten findet sich eine Metastasierung (Lo et al. 1991).

Als Risikofaktoren für die Erkrankung gelten helle Haut, Sommersprossen, extensive Sonneneinstrahlung, Radiotherapie, Phototherapie, männliches Geschlecht und eine genetische Prädisposition (Gilbody et al. 1994; Zaynoun 1985; Mackie et al. 1993; Schreiber et al. 1990).

Diagnostik

Das klinische Erscheinungsbild der Basalzellkarzinome zeigt eine enorme Vielfalt. Die Erkrankung beginnt meist in Form flach erhabener, umschriebener Papeln. Im weiteren Verlauf kann es jedoch gerade im Schädel-/Gesichtsbereich zu Erosionen und Ulzerationen kommen. Die Diagnose wird meist klinisch gestellt und histologisch verifiziert. Basierend auf einer histologischen Klassifizierung der WHO können unterschiedliche Differenzierungsmuster unterschieden werden (Heenan et al. 1996). Eine Abgrenzung zum Plattenepithelkarzinom der Haut wird mittels immunhistologischer Marker durchgeführt.

Eine sinnvolle Stadieneinteilung für das Basalzellkarzinom existiert nicht. Die Auswahl der Therapieverfahren basiert daher auf unterschiedlichen tumorabhängigen und -unabhängigen Faktoren wie der Wachstumsdauer, der Tumorgröße, der Invasionstiefe, dem klinischen und histologischen Wachstumsverhalten, dem Alter und dem Allgemeinzustand des Patienten (Kunte et al. 2007).

Da die Erkrankung sehr selten metastasiert, ist im Gegensatz zu anderen malignen Erkrankungen eine ausgedehnte Umfelddiagnostik in der Regel nicht notwendig. Eine solche ist nur bei klinischem Verdacht auf Metastasierung zu fordern. Gerade im Kopfbereich sollte jedoch zur Bestimmung der Ausdehnung der Tumoren, insbesondere zur Abklärung möglicher Knorpel- oder Knocheninfiltrationen, eine dreidimensionale Schnittbildgebung durchgeführt werden.

Therapie

Aufgrund des lokal drohenden Wachstumsverhaltens ohne wesentliches Metastasierungspotenzial stehen bei der Behandlung der Basalzellkarzinome auch die lokalen Therapieverfahren im Vordergrund. Systemische Therapien besitzen keinen Stellenwert. Neben den klassischen operativen Verfahren stehen eine ganze Reihe unterschiedlicher nichtoperativer Verfahren zur Verfügung.

Operative Therapie

Die Standardtherapie bei der Behandlung von Basalzellkarzinomen ist die operative Therapie mit histologischer Absicherung. Durch die ausgedehnten Randschnittkontrollen lässt sich eine lokale Kontrollrate von 90 % erreichen (Bath-Hextall et al. 2004). Unter konventioneller Exzision muss der Sicherheitsabstand, auch bei kleinen Tumoren, 3–5 mm betragen. Selbst bei diesem Sicherheitsabstand ist noch in 5 % der Fälle mit Tumorresten zu rechnen, beim infiltrativen Basalzellkarzinom sogar in 18 % der Fälle (Wolf et al. 1987; Breuninger et al. 1991).

Kryotherapie

Die Kryotherapie mit flüssigem Stickstoff ist hinsichtlich der lokalen Kontrollrate der Operation unterlegen. In einer randomisierten Studie, allerdings bei kleinen Fallzahlen, war das relative Risiko, nach primärer Kryotherapie ein Rezidiv zu erleiden, siebenfach erhöht im Vergleich zur operativen Vorgehensweise (Thissen et al. 2000). Die Kryotherapie wird daher insbesondere bei älteren Patienten eingesetzt, vor allem bei oberflächlichen Tumoren, u. U. an schwieriger Lokalisation (z. B. Augenlider) (Giuffrida et al. 2003; Tuppurainen et al. 1995).

Photodynamische Therapie

Die photodynamische Therapie eignet sich zur Behandlung subafizieller Basalzellkarzinome. Sie ist in ihren lokalen Kontrollergebnissen sowie in ihrer Indikationsstellung mit der Kryotherapie zu vergleichen. Der Operation ist sie aber unterlegen (Rhodes et al. 2004).

Lokale Immuntherapie

Seit einigen Jahren kommt auch der Einsatz einer lokalen Immuntherapie mit Imiquimod zum tragen. Hierdurch lassen sich Ansprechraten von 65–87 % erreichen (Sterry et al. 2002). Langzeitergebnisse liegen bislang noch keine vor.

Strahlentherapie

Obwohl die Radiotherapie bereits seit vielen Jahrzehnten zur Behandlung des Basalzellkarzinoms eingesetzt wird, gibt es kaum Daten prospektiver Untersuchungen, die den Stellenwert der Radiotherapie im Vergleich zu anderen lokalen Therapiemaßnahmen beschreiben. Einer operativen Vorgehensweise mit Randschnittkontrolle scheint die Radiotherapie leicht unterlegen zu sein. Gegenüber einer konventionellen chirurgischen Behandlung bietet die Radio-

therapie vergleichbare Heilungsaussichten (Panizzon et al. 1992; Avril et al. 1997). Den anderen lokalen Therapiemaßnahmen, wie beispielsweise der Kryotherapie ist die Radiotherapie allerdings deutlich überlegen (Hall et al. 1986). Die lokalen Kontrollraten nach alleiniger Radiotherapie liegen zwischen 92 und 96 % (Bart et al. 1970; Fitzpatrick et al. 1984; Zagrodnik et al. 2003).

Die Indikation zur Radiotherapie ist gegeben insbesondere bei größeren Befunden im Kopf- und Gesichtsbereich, wo eine operative Versorgung zu nicht befriedigenden funktionellen oder kosmetischen Ergebnissen führen würde. Ebenso geeignet ist die alleinige Radiotherapie bei kleinen Befunden an ungünstiger Lokalisation (z. B. Nasenflügel, Augenlid). Auch bei älteren Patienten mit Narkoserisiko oder bei fehlender Einwilligung zur Operation kann eine primäre Radiotherapie durchgeführt werden. Nach initialer R1- oder R2-Resektion bzw. nach Rezidivoperation wird durch eine postoperative Strahlenbehandlung das Risiko eines Progresses der Erkrankung oder eines Lokalrezidivs reduziert.

In den vergangenen 100 Jahren wurden die unterschiedlichsten Fraktionierungsschemata zur Behandlung der Basalzellkarzinome verwendet. Gerade in der Orthovolt-Ära kamen dabei häufig Einzeldosen von bis zu 5 Gy zum Einsatz. Dadurch ließen sich bei Gesamtdosen von 50–60 Gy, insbesondere bei den Basalzellkarzinomen geringerer Tiefeninfiltration sehr gute lokale Kontrollraten erzielen. Da Orthovolt-Geräte immer weniger zur Verfügung stehen, kommen heute an den meisten Zentren Elektronenstrahlen zur Behandlung der Basalzellkarzinome zum Einsatz. Je nach Tumorgröße, -tiefe und -lage sollte die Einzeldosis zwischen 2 und 3 Gy liegen, um die Spättoxizität gering zu halten, und die Gesamtdosis dann zwischen 60 und 70 Gy betragen, um eine hohe lokale Kontrollrate zu erreichen. Mit diesem Fraktionierungsschema lassen sich lokale Kontrollraten von 98–100 % bei gleichzeitig sehr gutem kosmetischen Ergebnis erzielen (Seegenschmiedt et al. 2001; Olschewski et al. 2006). Die Behandlungsvolumina sollen dabei einen Sicherheitssaum von 5–15 mm je nach Tumorgröße, -tiefe sowie -lokalisation berücksichtigen.

In einer postoperativen adjuvanten Situation sollte die Bestrahlungsdosis zwischen 50 und 60 Gy nach R1- bzw. R2-Resektion zwischen 60 und 70 Gy liegen (Griep et al. 1995).

Bei der Verwendung von schnellen Elektronen ist durch Aufbaumaterialien sicherzustellen, dass die

Tabelle I. Stadieneinteilung von kutanen Plattenepithelkarzinomen (UICC 2001).

Stadium	Primärtumor (pT)	Regionäre Lymphknotenmetastasen (N)	Fernmetastasen (M)
0	In-situ-Tumoren	Keine	Keine
I	Tumor ≤ 2,0 cm	Keine	Keine
II	Tumor > 2,0 cm und ≤ 5,0 cm Tumor > 5 cm	Keine	Keine
II	2,01–4,0 cm mit Ulzeration > 4,0 cm, keine Ulzeration	Keine	Keine
III	Tumor infiltriert tiefe extradermale Strukturen wie Knorpel, Skelettmuskel oder Knochen Jede Tumorgröße	Keine Regionärer Lymphknotenbefall	Keine
IV			Fernmetastasen

gewünschte Bestrahlungsdosis bereits an der Hautoberfläche erreicht wird. Gerade die unterschiedlichen Körperkonturen im Kopfbereich mit konkaven und konvexen Oberflächenanteilen müssen bei der Bestrahlungsplanung bzw. bei der Anpassung von Elektronenblenden berücksichtigt werden. Insbesondere kleine, individuelle Elektronenblenden sollten dosimetriert werden, um Unterdosierungen zu vermeiden. Gerade bei komplexen, ausgedehnten Basalzellkarzinomen u. U. mit Infiltration von Knochenstrukturen sollte eine dreidimensionale Bestrahlungsplanung durchgeführt werden.

Plattenepithelkarzinom der Haut

Epidemiologie und Ätiologie

Das Plattenepithelkarzinom der Haut ist nach dem Basalzellkarzinom der zweithäufigste Hauttumor (Gray et al. 1997). Die Inzidenz der Erkrankung nimmt in den letzten zehn Jahrzehnten kontinuierlich zu. In Mitteleuropa liegt sie bei ca. 20–30 Neuerkrankungen pro 100 000 Einwohner (Garbe et al. 1997).

Als Risikofaktoren für die Erkrankung gelten aktinische Keratosen, höheres Lebensalter, die kumulative Sonnenexposition und helle Hautpigmentierung (Mittelbronn et al. 1998; Harvey et al. 1996). In 80–90 % der Fälle entsteht die Erkrankung im Bereich der sonnenexponierten Kopf- und Gesichtshaut. Das Ohr (20 %) und der Stirnbereich (19 %) sind die hierbei häufigsten Lokalisationen im Bereich der Kopfhaut (Veness et al. 2005). In weniger als 5 % der Fälle metastasiert die Erkrankung in regionale Lymphknoten (Czarnecki et al. 1994).

Das klinische Erscheinungsbild der kutanen Plattenepithelkarzinome ist dabei geprägt von geröteten Flecken und hyperkeratotischen Herden. Bei Fortschreiten der Erkrankung zeigt sich häufig ein Tumor mit Ulzerationen.

Histologisch lassen sich nach der Klassifizierung der WHO unterschiedliche Typen differenzieren (Heenan et al 1996):
– Spindelzelliges Plattenepithelkarzinom.
– Akantholytisches Plattenepithelkarzinom.
– Verruköses Plattenepithelkarzinom.
– Plattenepithelkarzinom mit Hornbildung.
– Lymphoepitheliomartiges Plattenepithelkarzinom.

Diagnostik

Die Diagnose wird in der Regel zuerst klinisch gestellt und dann histologisch verifiziert. Bei größeren Befunden im Kopfbereich sollte eine Bildgebung erfolgen, um zum einen die Infiltration des Tumors in die Nachbarstrukturen, zum anderen die lokoregionäre Lymphknotensituation beurteilen zu können. Nur bei sehr fortgeschrittenen Befunden ist eine Umfelddiagnostik zum Ausschluss von Fernmetastasen notwendig.

Stadieneinteilung und Prognose

Die Erkrankung wächst zunächst lokal destruierend und zeigt nur selten lymphogene Metastasen (< 5 %) (Czarnecki et al. 1994). Als ungünstige Prognosefaktoren gelten eine Tumordicke von mehr als 5 mm, eine Tumorgröße von mehr als 2 cm, ein bereits bestehendes Rezidiv sowie eine Tumorlokalisation im Bereich des Ohres (Cherpelis et al. 2002). Kommt es zum Krankheitsrückfall, findet sich dieser in der Regel lokoregional (75–80 %), nur in lediglich 20–25 % der Fälle zeigen sich im Krankheitsverlauf Fernmetastasen (Audet et al. 2004; Rowe et al. 1992).

Die Stadieneinteilung der Plattenepithelkarzinome der Haut basiert auf der TNM-Klassifikation der UICC (UICC 2001) (Tabelle I).

Neben den in der Stadieneinteilung abgebildeten Prognosefaktoren gelten als ungünstige Prognosefaktoren Lymphknotenmetastasen > 2 cm, multiple Lymphknotenmetastasen, Tumorlokalisation (Hochrisiko-Lokalisationen: zentraler Gesichtsbereich, Augenlider, Augenbraue, periorbitale Region, Nase, Lippen) und Kapseldurchbruch bei befallenen Lymphknoten (Veness et al. 2005; Han et al. 2007). Zusätzlich wurden vom NCCN (National Comprehensive Cancer Network) ein unsicherer postoperativer Resektionsstatus, das Vorliegen einer Rezidiverkrankung, eine laufende Immunsuppression, eine Entstehung der Erkrankung in einem bereits bestrahlten Gebiet, ein infiltratives Wachstumsmuster sowie eine Perineuralscheiden-Infiltration als ungünstige Faktoren definiert (2008).

Therapie

Operative Therapie

Die Therapie der Wahl der kutanen Plattenepithelkarzinome stellt die histographisch-mikrographische Chirurgie dar. Dadurch sind in Abhängigkeit von Tumorgröße und -lokalisation lokale Kontrollraten bis nahezu 100 % zu erreichen (Rowe et al. 1992). Bei Vorliegen von Risikofaktoren (Tumorgröße mehr als 2 cm, gering differenzierter Tumor) ist die Lokalkontrollrate mit 70–80 % deutlich niedriger.

Bei klinischem Verdacht auf Lymphknotenmetastasierung muss eine histologische Absicherung erfolgen. Bei nachgewiesenem Lymphknotenbefall erfolgt eine regionale Lymphknotendissektion.

Medikamentöse Therapie

Eine alleinige Chemotherapie in Stadium III oder IV stellt lediglich eine palliative Therapie dar. Obgleich die Ansprechraten mit bis zu 80 % relativ hoch sind, lassen sich durch eine Chemotherapie keine Heilungen erzielen. Die Remissionsraten einer Monotherapie sind niedriger (20–40 % bei Methotrexat) als bei einer Polychemotherapie (50–90 %), dies scheint allerdings keinen Einfluss auf die Überlebenszeit zu haben.

Strahlentherapie

Die lokale Kontrollrate primärer Strahlentherapie ist mit der nach konventioneller Exzision zu vergleichen, liegt aber unter der einer histographisch-kontrollierten Operation (Griep et al. 1995; McCord et al. 2000). Eine primäre Bestrahlung sollte dann durchgeführt werden, wenn durch einen operativen Eingriff ein funktionell oder ästhetisch ungünstiges Ergebnis zu erwarten ist. Auch bei Inoperabilität sowie bei zu erwartender Non-in-sano-Resektion sollte eine alleinige Radiotherapie durchgeführt werden (Shimm et al. 1991).

Bei Tumoren < 2 cm sollte mit einem Sicherheitsabstand von 1–1,5 mm bei täglichen Einzeldosen von 2,0 Gy eine Dosis von 64 Gy angestrebt werden (NCCN 2008). Eine Erhöhung der Einzeldosis bei gleichzeitiger Erniedrigung der Gesamtdosis (z. B. 35 Gy in 5 Fraktionen) ist zwar möglich, sollte aber aufgrund der höheren Spättoxizität, hervorgerufen durch die höhere Einzeldosis, vermieden werden. Bei Tumoren > 2 cm sollte die Gesamtdosis mindestens 66 Gy bei Einzeldosen von 2 Gy betragen (NCCN 2008). Der Sicherheitsabstand muss 1,5–2 cm betragen. Individuelle Elektronenblenden sollten dosimetriert werden, um Unterdosierung zu vermeiden. Entsprechendes Aufbaumaterial muss zum Einsatz kommen, um den Aufbaueffekt gerade der hochenergetischen Strahlen zu kompensieren.

Die Lokalrezidivrate nach primärer Radiotherapie lokal fortgeschrittener Plattenepithelkarzinome der Haut mit zervikalen Lymphknotenmetastasen liegt zwischen 17 und 54 % (Veness et al. 2005).

Eine postoperative Strahlenbehandlung ist indiziert bei initialer Non-in-sano-Operation, bei Lymphknotenmetastasen > 3 cm, bei multiplen Lymphknotenmetastasen, bei Kapseldurchbruch und bei Perineuralscheiden-Infiltration sowie bei ausgedehnten Primärtumoren, die nicht sicher insano operiert wurden (Veness et al. 2005; O'Brien et al. 2002; Chen et al. 2007). Eine postoperative Radiatio erhöht die lokale Kontrollrate in diesem Hochrisiko-Kollektiv auf über 80 % (Mendenhall et al. 1985; Veness et al. 2005).

Das Zielvolumen sollte die Primärtumorregion einschließlich des ipsilateralen Lymphabflussgebietes bei positiven Lymphknotenstatus umfassen. In der adjuvanten Situation wird eine Dosis von 60 Gy bei 2-Gy-Einzeldosen empfohlen (NCCN 2008). Die Behandlungszielvolumina der Lymphknotenregionen orientieren sich dabei an denen der Plattenepithelkarzinome im Kopf-Hals-Bereich.

In einer prospektiven Studie wird derzeit der Stellenwert einer zusätzlichen Chemotherapie zur postoperativen Radiotherapie von der TROG (Trans Tasman Radiation Oncology Group) geprüft.

Eine elektive Bestrahlung nicht befallener regionärer Lymphknotenregionen scheint zu keiner Prognosebesserung zu führen.

Die Indikation zur Strahlentherapie bei immunsupprimierten Patienten sowie bei Tumoren, welche in vorbestrahlter Region entstanden waren, muss im Einzelfall sehr kritisch gestellt werden. Gerade bei immunsupprimierten Patienten kann die radiogene Toxizität deutlich erhöht sein.

Malignes Melanom

Epidemiologie und Ätiologie

Das Melanom ist ein maligner Tumor, der von Pigmentzellen ausgeht. Er findet sich meist an der Haut, kann aber auch an den Meningen, dem Auge oder an Schleimhäuten auftreten. Neben der häufigeren meist stark hyperpigmentierten Form, gibt es auch amelanotische Formen.

Das Melanom ist vorwiegend ein Tumor der Weißen, bei Afrikanern oder Asiaten findet er sich dagegen selten (Inzidenz 0,2–0,4/100 000). Die Inzidenz der Erkrankung nimmt dabei in den weißen Bevölkerungsgruppen weltweit sogar noch zu. Als wichtigster ätiologischer Faktor ist hierfür die UV-Exposition zu sehen. Demzufolge unterscheidet sich die Häufigkeit der Erkrankung je nach Sonnenexposition der jeweiligen Bevölkerungsgruppen. Die höchste Inzidenz der Erkrankung in Europa findet sich für Skandinavien (15/100 000), die niedrigste für die Mittelmeerländer (5–7/100 000) (Garbe et al. 2001). In Deutschland beträgt die Inzidenz für Männer 9,3/100 000 und für Frauen 11,4/100 000 (WHO 2001). Die höchste Inzidenz weltweit wird mit 40–60/100 000 aus Australien berichtet. Dabei wird vermutet, dass sich die Anzahl Neuerkrankungen alle zehn bis 20 Jahre noch verdoppeln wird (Garbe et al. 2000).

Neben dem Ausmaß der Sonnenexposition gelten eine große Zahl an Naevi sowie Melanomvorläufer (dysplastischer Naevus, kongenitaler Naevus) als weitere Risikofaktoren.

Ungefähr 90 % der Melanome entstehen im Bereich der Haut, der Rest entfällt auf Melanome der Schleimhäute, des Auges, des ZNS und der inneren Organe. Bei dem Melanom der Haut lasen sich vier klassische Wuchstypen unterscheiden:
- Superfiziell spreitendes Melanom (SSM): relative Häufigkeit 65 %; an allen sonnenexponierten Körperstellen; Erkrankungsalter 30–60 Jahre.
- Noduläres Melanom (NM): 15 %; an allen sonnenexponierten Körperstellen; Erkrankungsalter 40–60 Jahre.
- Lentigo-maligna-Melanom (LMM): 5 %; Gesicht, Handrücken; > 60 Jahre.
- Akral-lentiginöses Melanom (ALM): 5 %; palmoplantar, Nagelbett; 40–60 Jahre.

Diagnostik

Die Verdachtsdiagnose eines malignen Melanoms wird in der Regel klinisch gestellt. Als dann weiterführende diagnostische Maßnahmen sind notwendig: Auflichtmikroskopie zur Differenzierung des Pigmenttumors; klinische Untersuchung der Lymphknotenregionen sowie der gesamten Haut; Lymphknotensonographie (Melanomdicke > 1 mm); großzügige Exzisionsbiopsie zur Diagnosesicherung; histopathologische Befundung mit Angabe des Melanomtyps, der Tumordicke nach Breslow, dem Invasionslevel nach Clark und zur Ulzeration des Tumors; Biopsie des Sentinellymphknotens zur Prognoseeinschätzung bei Melanomdicken > 1 mm, bei Lokalisation im Gesicht auch selektive neck dissection; Labor (BSG, Blutbild, LDH, AP, Protein S100) bei Melanomdicken > 1 mm; Rö-Thorax, abdominelle und pelvine Sonographie; NMR des Schädels bei Melanomdicken > 1,5 mm. Im Einzelfall können ein hochauflösender Ultraschall zur Dickeneinschätzung sowie Computertomographie, NMR oder PET zu den obigen Untersuchungen nützlich sein.

Stadieneinteilung und Prognose

In einer retrospektiven Analyse über 176 000 Melanom-Patienten wurden Prognosefaktoren für das Überleben der Patienten identifiziert. Hierbei zeigte es sich, dass bzgl. des T-Status die Tumordicke und eine Ulzeration unabhängige Faktoren waren. Der

Invasionslevel war ausschließlich bei Melanomen bis 1mm Dicke von Bedeutung. Hinsichtlich des N-Status waren unabhängige Faktoren die Zahl befallener Lymphknoten, ein mikroskopischer oder klinisch evidenter Befall von Lymphknoten und das Vorhandensein einer Ulzeration am Primärtumor. Bezüglich des M-Status wurde bei Vorliegen viszeraler Metastasen eine ungünstigere Prognose gefunden als bei nichtviszeralen. Basierend auf diesen Prognosefaktoren wurde 2001 von dem American Joint Committee on Cancer eine neue TNM- und Stadieneinteilung erarbeitet, welche zwischenzeitlich auch von der UICC übernommen wurde (Tabelle II) (UICC 2002).

Ungefähr 90 % der malignen Melanome weisen bei Primärdiagnose keine Metastasierung auf. Je nach Tumorgröße beträgt die Zehnjahres-Überlebensrate in diesem Kollektiv zwischen ca. 30 und 90 % (Balch et al. 2001).

Bei Vorliegen von Lymphknotenmetastasen reduziert sich die Überlebenswahrscheinlichkeit nach zehn Jahren auf bis zu 15 %, bei Fernmetastasen auf 2 %.

Therapie

Operative Therapie

Bei histologisch gesicherter Diagnose eines malignen Melanoms besteht die primäre Therapie in einer Operation. Die Größe des Sicherheitsabstandes bei der Exzision des Melanoms ist variabel und wird abhängig vom Metastasierungsrisiko gewählt (Roberts et al. 2002; Sober et al 2001). Bei In-situ-Tumoren wird ein Sicherheitsabstand von 0,5 cm empfohlen, bei Tumordicken von bis zu 2 mm ein Sicherheitsabstand von 1 cm, bzw. bei > 2 cm ein Abstand von 2 cm (Tumordicke nach Breslow). Prospektive Untersuchungen konnten zeigen, dass die Größe des Sicherheitsabstandes keinen entscheidenden Einfluss auf das Risiko einer Fernmetastasierung und damit auf die Überlebensrate hat (Kaufmann et al. 1998; Balch et al. 1993).

Bei Melanomen in akraler Lokalisation (ALM) und beim Lentigo-maligna-Melanom (LMM) kann die mikrographische Chirurgie im Paraffinschnittverfahren angewandt und damit der Sicherheitsabstand reduziert werden. Bei Lentigo maligna im Gesichtsbereich kann alternativ zur Operation eine Radiothe-

Tabelle II. Stadieneinteilung des malignen Melanoms (UICC 2001).

Stadium	Primärtumor (pT)	Regionäre Lymphknoten-metastasen (N)	Fernmetastasen (M)
0	In-situ-Tumoren	Keine	Keine
I A	≤1,0 mm, keine Ulzeration	Keine	Keine
I B	≤ 1,0 mm mit Ulzeration oder Clark-Level IV oder V 1,01–2,0 mm, keine Ulzeration	Keine	Keine
II A	1,01–2,0 mm mit Ulzeration 2,01–4,0 mm, keine Ulzeration	Keine	Keine
IIB	2,01–4,0 mm mit Ulzeration > 4,0 mm, keine Ulzeration	Keine	Keine
IIC	> 4,0 mm mit Ulzeration	Keine	Keine
IIIA	Jede Tumordicke, keine Ulzeration	Mikrometastasen	Keine
IIIB	Jede Tumordicke mit Ulzeration Jede Tumordicke, keine Ulzeration Jede Tumordicke ± Ulzeration	Mikrometastasen Bis zu 3 Makrometastasen Keine aber Satelliten- und/oder In-transit-Metastasen	Keine
IIIC	Jede Tumordicke mit Ulzeration Jede Tumordicke ± Ulzeration	Bis zu 3 Makrometastasen 4 oder mehr Makrometastasen oder kapselüberschreitender Lymphknotenbefall oder Satelliten und/oder In-transit-Metastasen mit Lymphknotenbefall	Keine
IV			Fernmetastasen

rapie zum Einsatz kommen. Gerade bei älteren Patienten mit Operationsrisiko stellt die Strahlentherapie eine Alternative zum primär chirurgischen Vorgehen bei Lentigo-maligna-Melanom dar (Farshad et al. 2002).

Die Sentinellymphknoten-Biopsie ist ab einer Tumordicke von 1,0 mm nach Breslow bzw. auch bei geringeren Tumordicken bei gleichzeitigem Vorliegen anderer ungünstiger Prognoseparameter empfohlen. Durch die Einführung der Sentinel-node-Biopsie kommt der elektiven Lymphknotenresektion mit Ausnahme der Melanome im Kopf-Hals-Bereich keine Bedeutung mehr zu (Cascinelli et al. 1998; Sober et al. 2001). Das Verfahren ist für klinisch Lymphknoten-negative Patienten geeignet, da in weniger als 5 % der Fälle der Wächterlymphknoten übersprungen wird (Morton et al. 1992).

Ist der Sentinel node negativ, sind keine weiteren operativen Maßnahmen im Bereich der regionalen Lymphknotengebiete indiziert. Selbst bei Patienten mit positivem Sentinel node konnte bislang in keiner prospektiven Studie belegt werden, dass eine sich anschließende radikale Lymphadenektomie einen prognostischen Vorteil bringt. Allerdings wird trotzdem in dieser Situation eine radikale Lymphadenektomie empfohlen (Essner et al. 1999; Wagner et al. 2000).

Bei klinisch manifester Lymphknotenmetastasierung stellt die radikale Lymphadenektomie ohnehin die Standardtherapie dar (White et al. 2002). Dies beinhaltet für Lymphknotenmetastasen im Kopf-Hals-Bereich eine radikale bzw. eine modifiziert radikale neck dissection (O'Brien et al. 1991), in der axillären Lymphknotenregion eine Axilladissektion (Bevilacqua et al. 1990) und im Bereich der Leisten eine inguinale Lymphknotenresektion (Lawton et al. 2002).

Primäre Melanome der Schleimhäute haben eine eher ungünstige Prognose. Am häufigsten sind hier die Schleimhäute im Kopf-Hals-Bereich, gefolgt von Analkanal sowie Rektum betroffen. Ein Befall der Speiseröhre, des Dünndarms und der Gallenblase ist ebenfalls beschrieben. Die operative Vorgehensweise orientiert sich dabei am jeweiligen Organbefall und muss individuell entschieden werden (Cheung et al. 2008).

Medikamentöse Therapie

Adjuvante medikamentöse Therapie

Bei Patienten mit einem erhöhten Metastasierungsrisiko (z. B. Tumordicke > 1,5 mm) sollte eine adjuvante Therapie mit Interferon-alpha durchgeführt werden. Für diese Substanz konnte in prospektiv randomisierten Studien ein signifikanter Vorteil hinsichtlich der rezidivfreien Überlebenszeit gezeigt werden (Cameron et al. 2001). Obgleich auch Daten für Patienten mit bereits lymphogen metastasierendem Melanom vorliegen, die zeigen, dass eine adjuvante Interferontherapie in dieser Situation zu verbesserten rezidivfreien Überlebensraten führt, wird eine solche adjuvante Interferontherapie derzeit kontrovers diskutiert, insbesondere auch aufgrund der therapieinduzierten Nebenwirkungen.

Chemotherapie und Chemo-Immuntherapie in palliativer Intention

Bei durch Lokaltherapien nicht mehr behandelbaren Rezidivtumoren bzw. regionären Metastasen sowie Fernmetastasen werden systemische Chemotherapien (Chemo-Immuntherapien) eingesetzt. Es stehen hierfür eine ganze Reihe unterschiedlicher Schemata, teils als Monotherapie, teils als Polychemo- bzw. Polychemo-Immuntherapie zur Verfügung (Garbe et al. 2008).

Dabei steht in Hinblick auf den palliativen Charakter einer solchen Therapie die Lebensqualität des Patienten im Vordergrund.

Strahlentherapie

Primäres malignes Melanom

Eine primäre Strahlentherapie des malignen Melanoms ist nur in Einzelfällen indiziert, wenn eine Operation beispielsweise onkologisch oder funktionell nicht sinnvoll ist. Die Kontrolle des lokalen Tumorgeschehens ist der einer Operation unterlegen, weist aber zumindest einen länger andauernden palliativen Effekt auf (Seegenschmiedt et al. 1999). Die Bestrahlungstechnik sollte dabei der Größe und Lage des Melanoms angepasst werden und bei komplexeren Zielvolumina auf einer dreidimensionalen Bestrahlungsplanung basieren. Bei der Verwendung hochenergetischer Photonen oder schneller Elektronen muss generell der Aufbaueffekt mit konsekutiver Unterdosierung der unmittelbaren Hautareale mittels Aufbaumaterial ausgeglichen werden. Bei makroskopischem Tumor ist eine Gesamtdosis von 70 Gy bei einer Fraktionierung von 5×2 Gy pro Woche mit entsprechenden Sicherheitsabständen anzustreben. Nach R1-Resektion wird eine lokale Radiotherapie empfohlen (Cooper et al. 2001). Hier sollten Dosen von 60 Gy mit Einzeldosen von 2,0 Gy bei fünf Bestrahlungen pro Woche eingesetzt werden.

Eine besondere Situation liegt bei Patienten mit Lentigo maligna und Lentigo-maligna-Melanom vor. Hier kann insbesondere bei älteren Patienten sowie bei ungünstigen Tumorlokalisationen, z. B. im Gesichtsbereich, eine alleinige Strahlentherapie durchgeführt werden. Diese führt in der Regel zu sehr guten kosmetischen und funktionellen Ergebnissen. Die lokalen Tumorkontrollraten liegen über 90 % (Farshad et al. 2002). Die Bestrahlungsdosis sollte bei 50–60 Gy mit Einzeldosen von 2 Gy liegen.

Eine adjuvante Strahlenbehandlung nach Lymphknotenresektion wird kontrovers diskutiert. Ergebnisse prospektiv randomisierter Studien liegen nicht vor. Retrospektive Untersuchungen zeigen, dass die lokalen Kontrollraten im Bereich des Halses, der axillären Lymphknotenregionen sowie der Leisten durch eine postoperativ adjuvante Strahlentherapie erhöht werden können (Ballo et al. 2002, 2004, 2005). Risikofaktoren, welche eine postoperative adjuvante Strahlenbehandlung als sinnvoll erscheinen lassen, sind Lymphknotenbefall > 3 cm, mehr als drei befallene Lymphknoten und extrakapsuläres Tumorwachstum. Da die Prognose der Patienten mit bereits bestehender Lymphknotenmetastasierung durch die zu erwartende Fernmetastasierung bestimmt ist, sollte eine adjuvante Strahlentherapie der Lymphknotenregionen möglichst toxizitätsarm erfolgen. Die Bestrahlungstechnik und das Bestrahlungsvolumen sollten daher dreidimensional bestimmt werden. Bei Einzeldosen von 2 Gy wird eine Gesamtdosis von 50 Gy angestrebt.

Bei Inoperabilität bzw. nach R1-Resektion ist im Allgemeinen die Indikation zur Strahlentherapie der befallenen Lymphknotenregionen gestellt. Obwohl diese nicht zu einer Verlängerung der medianen Überlebenszeiten führt, wird dadurch die lokale Kontrollrate erhöht (Burmeister et al. 1995; Ballo et al. 2002). Auch hier sollten das Zielvolumen, bzw. die Bestrahlungstechnik dreidimensional festgelegt und geplant werden. Bei Einzeldosen von 2 Gy sind Dosen von 50–60 Gy anzustreben.

Metastasen

In-transit-Metastasen, welche aufgrund ihrer Lage oder Größe nicht sinnvoll zu operieren sind, lassen sich durch eine alleinige Bestrahlung lokal gut kontrollieren. Nach Exzision rezidivierender In-transit-Metastasen kann eine postoperative Strahlentherapie die lokale Kontrolle ebenfalls erhöhen (Seegenschmiedt et al. 1999). Bei Einzeldosen von 2,0 Gy sollte eine Gesamtdosis von 50–60 Gy erreicht werden.

Bei Vorliegen einer ossären Metastasierung ist die Indikation zur Radiatio gegeben bei Schmerzsymptomatik, Frakturgefahr bzw. Kompression des Spinalkanals. Eine Verbesserung der Beschwerdesymptomatik lässt sich in über 80 % erreichen.

Ist ein länger andauernder Therapieerfolg erwünscht sollte die biologisch effektive Dosis dabei über 39 Gy liegen (Olivier et al. 2007). Bei Patienten mit deutlich reduzierter Lebenserwartung (z. B. viszerale Metastasen, Hirnmetastasen) können im Sinne einer reinen Schmerzbestrahlung auch höhere Einzeldosen, wie z. B. 8 Gy als Einzeitbestrahlung zur Anwendung kommen.

Im Verlauf des metastatischen Geschehens entwickeln bis zu 20 % der Patienten mit malignen Melanomen zerebrale Metastasen. Bei multiplen Hirnmetastasen wird eine Strahlentherapie des Ganzhirns durchgeführt. Dabei werden bei Einzeldosen von 3 Gy über zwei Wochen 30 Gy Gesamtdosis empfohlen. Lokale Dosisaufsättigungen erhöhen die lokalen Kontrollraten, ob dadurch auch die Überlebenszeit verlängert wird, wird kontrovers diskutiert (Isokangas et al. 1996). Bei Vorliegen einer solitären Hirnmetastase sollte diese operiert oder stereotaktisch bestrahlt werden, da durch eine lokale Tumorkontrolle im Zerebrum sich eine Verlängerung der Überlebenszeit in dieser Situation erreichen lässt (Buchsbaum et al. 2002; Douglas et al. 2002). Eine zusätzliche Bestrahlung des Ganzhirns nach operativer Entfernung einer solitären Hirnmetastase konnte die Überlebenszeit ebenfalls deutlich verlängern (Patchell et al. 1998). Die Kombination einer radiochirurgischen Bestrahlung mit einer Ganzhirnradiatio erhöht die lokale Kontrollrate im Gehirn. Ob dies auch zu einer Verlängerung des Überlebens führt wird kontrovers diskutiert (Mehta et al. 2005; Chen et al. 2000; Buchsbaum et al. 2002). Generell ist die Prognose der Patienten mit Hirnmetastasen günstiger, wenn keine extrakranielle Tumoraktivität vorliegt.

Thermoradiotherapie

Die Kombination einer Hyperthermie mit einer Bestrahlung scheint zu erhöhten lokalen Kontrollraten führen zu können (Emami et al. 1988; Overgaard et al. 1996). Gerade bei inoperablen Primärtumoren sowie ausgedehnten Lymphknotenmetastasen bietet sich diese Methode daher an. Sie ist allerdings der beschränkten Verfügbarkeit wegen limitiert.

Kutane Lymphome

Kutane Lymphome gehören zur Gruppe der Non-Hodgkin-Lymphome, von denen ca. 27 % extranodal entstehen (Groves et al. 2000). Die Haut ist dabei die häufigste extranodale Lokalisation, mit einer jährlichen Inzidenz von ca. einer Neuerkrankung pro 100 000 (Smith et al. 2005).

Während sekundäre kutane Lymphome die kutanen Manifestationen von disseminierten, primär nodalen oder extranodalen Lymphomen darstellen, entstehen die primär kutanen Lymphome zunächst in der Haut und bleiben über längere Zeit auch auf das Hautareal beschränkt (Willemze et al. 1997).

Das klinische und histologische Spektrum kutaner Lymphome ist weiter gefächert, 65 % werden den kutanen T-Zell-Lymphomen, 25 % den kutanen B-Zell-Lymphomen und 10 % seltenen Formen zugeordnet. Obwohl kutane und extrakutane Lymphome eine gleiche Zytomorphologie aufweisen können, unterscheiden sie sich doch erheblich in ihrem klinischen Erscheinungsbild sowie in Therapie und Prognose. Die kutanen Lymphome werden heute nach einer allgemein akzeptierten EORTC-WHO-Klassifikation eingeteilt (Willemze et al. 2005). Aus der Vielzahl unterschiedlicher Subtypen werden hier die insbesondere für den Strahlentherapeuten relevantesten dargestellt.

Kutane T-Zell-Lymphome

Mycosis fungoides

Mycosis fungoides gehört zu den kutanen T-Zell-Lymphomen und macht etwa 50 % aller kutanen Lymphomerkrankungen aus. Dabei handelt es sich um eine Entartung der Helfer-T-Zellen. Es findet sich in der Regel eine CD4-Positivität, in seltenen Fällen auch CD4-Negativität und CD8-Positivität. Die Erkrankung manifestiert sich meist zuerst in ekzematösen Hautveränderungen, später dann in plattenartigen Infiltraten bis hin zu Tumoren (Willemze et al. 1997).

Seltenere Formen primärer kutaner T-Zell-Lymphome stellen die lymphomatoide Papulose, das großzellige kutane T-Zell-Lymphom (CD30-positiv) und das Sézary-Syndrom dar.

Die Stadieneinteilung der kutanen T-Zell-Lymphome orientiert sich an der TNM-Klassifikation (UICC 2002) (Tabelle III), die eigentlich im Wesentlichen für die Einteilung der Mycosis fungoides, weniger für die CD30-positiven Lymphome bzw. kutanen B-Zell-Lymphome geeignet ist. Neben der klassischen TNM-Klassifikation wird hier ein weiteres Kriterium eingeführt. Es wird differenziert, ob sich im peripheren Blut atypische Lymphozyten (< 5 %) (entspricht B1) oder nicht (B0) befinden.

Therapie

In frühen Stadien stehen lokale Therapieverfahren im Vordergrund. Dazu gehören die Anwendung

Tabelle III. Stadieneinteilung für Mycosis fungoides und Sézary-Syndrom (UICC 2002).

Stadium	Primärtumor (pT)	Regionäre Lymphknotenmetastasen (N)	Fernmetastasen (M)
I A	Ekzematöse Herde Plaques: < 10 % Körperoberfläche	Keine palpablen Lymphknoten	Keine
I B	Ekzematöse Herde Plaques: > 10 % Körperoberfläche	Keine palpablen Lymphknoten	Keine
II A	Weniger als 1 Tumor Keine Erythrodermie	Palpable Lymphknoten Histologisch kein Anhalt für Lymphom	Keine
IIB	Mehr als 1 Tumor Keine Erythrodermie	Histologisch kein Anhalt für Lymphom	Keine
III	Erythrodermie	Histologisch kein Anhalt für Lymphom	Keine
IVA	Beliebig	Histologisch Infiltrate eines Lymphoms	Keine
IVB	Beliebig	beliebig	Histologisch gesicherte viszerale Metastase

topischer Steroide, PUVA, lokale Zytostatika und die Radiotherapie (Smith et al. 2003).

Lokale Bestrahlung

Die lokale Strahlentherapie führt zu sehr guten Lokalraten. Hierbei sollen bei einer Dosis von 2 Gy Gesamtdosen von 20–30 Gy zur Anwendung kommen (Cotter et al. 1983; Wilson et al. 1998). Bei Bestrahlungsdosen < 20 Gy sinken die Kontrollraten auf weniger als 70–80 %. Gerade bei Patienten im Stadium I lässt sich mittels lokaler Radiotherapie ein krankheitsfreies Überleben von bis zu 90 % nach zehn Jahren erreichen (Micaily et al. 1998; Wilson et al. 1998). Technisch bieten sich Weichstrahlen bzw. schnelle Elektronen an. Bei der Verwendung von schnellen Elektronen ist der Aufbaueffekt durch entsprechendes Material auszugleichen. Die Feldgrößen sollten mit einem Sicherheitsabstand von 2 cm die sichtbare bzw. palpable Hautveränderung erfassen.

Ganzhautbestrahlung

Eine Projektgruppe der EORTC veröffentlichte im Jahr 2002 Konsensusrichtlinien hinsichtlich der Durchführung der Ganzhautbestrahlung (Jones et al. 2002). Die Dosis der Ganzhautbestrahlung sollte dabei über 30 Gy liegen. Dadurch lässt sich eine komplette Remissionsrate von 85–94 % erreichen (Hoppe et al. 1977; Jones et al. 1994). Trotz dieser initial guten Ansprechraten liegt selbst im Frühstadium der Erkrankung (Stadium IA) das Zehnjahres-rezidivfreie Überleben bei lediglich 50 %, im Stadium IB sogar nur bei 10 % (Jones et al. 2003). Gleichzeitig ist die Ganzhautbestrahlung im Gegensatz zur lokalen Strahlentherapie mit zum Teil nicht unerheblichen Nebenwirkungen, wie ausgeprägtes Erythem, Ödeme im Bereich der Hände und Füße, Verlust der Finger- und Zehennägel, verbunden und wird daher heute sehr zurückhaltend gesehen. Die Kombination einer Ganzhautbestrahlung mit einer Systemtherapie konnte keinen positiven Einfluss auf die Gesamtüberlebenszeit der Patienten nehmen (Kaye et al. 1989).

Kutane B-Zell-Lymphome

Zu den kutanen B-Zell-Lymphomen gehört ein weites Spektrum B-Zell-lymphoproliferativer Erkrankungen, welche bei Diagnose sich ausschließlich auf die Haut beschränken. Entsprechend der WHO-EORTC-Klassifikation der kutanen Lymphome werden hierzu die primären kutanen Marginalzonen-B-Zell-Lymphome, sowie die primär kutanen Keim-

zentrumslymphome mit ihren indolenten Verlaufsformen gezählt. Aufgrund ihrer morphologischen Ähnlichkeit zu den MALT-Lymphomen (mucosa associated lymphoid tissue) werden sie auch als SALT-Lymphome (skin associated lymphoid tissue) bezeichnet. Ihre Prognose ist in der Regel sehr günstig. Diesen gegenüber steht das großzellige B-Zell-Lymphom mit einer aggressiveren Verlaufsform. Bei den niedrigmalignen kutanen B-Zell-Lymphomen gilt als Therapie der ersten Wahl neben der Lokalexzision eine Radiotherapie. Dabei sollten bei täglichen Einzeldosen von 2 Gy Gesamtdosen von mindestens 36 Gy erreicht werden (Smith et al. 2004). Der Sicherheitsabstand sollte dabei 2–3 cm betragen. Bei diesem Vorgehen liegen die lokalen Ansprechraten bei 100 %, Lokalkontrolle nach fünf Jahren 90 % und das lokalrezidivfreie Überleben nach fünf Jahren 50 % (Smith et al. 2004; Eich et al. 2003; Piccinno et al. 2003).

Größere Studien zur Behandlung der großzelligen B-Zell-Lymphome liegen nicht vor. Isolierte Herde sollten jedoch in Analogie zu den niedrigmalignen primär kutanen B-Zell-Lymphomen behandelt werden. Aufgrund der insgesamt schlechten Prognose kommt bei dieser Erkrankungsentität deutlich früher eine Systemtherapie zum Einsatz.

Merkelzell-Karzinom

Epidemiologie und Ätiologie

Das Merkelzell-Karzinom wurde erstmals 1972 als trabekuläres Karzinom beschrieben (Toker et al. 1972). Es wird vermutet, dass die Erkrankung von der Merkelzelle der Haut ausgeht, welche dem APUD-(amin precursor uptake and decarboxylation) System zugeordnet wird. Ätiologische Faktoren sind weitestgehend unklar. Es wird jedoch ein Zusammenhang mit anderen Sonnenlicht-assoziierten Hauterkrankungen gesehen.

Die Inzidenz der Erkrankung wird mit 0,45/100 000 angegeben (National Cancer Institute 2005). 96 % der erkrankten Patienten sind dabei älter als 50 Jahre, wobei das männliche Geschlecht überwiegt. Das Merkelzell-Karzinom stellt sich dabei meist als rötlicher oder rötlich-violetter Tumor oder als plaqueartige Hautveränderung dar. Die Tumoren sind bei Primärdiagnose gewöhnlich kleiner als 2 cm und asymptomatisch. In der Hälfte der Fälle findet sich der Tumor im Bereich des Kopfes oder des Halses, seltener am Körperstamm (Swann et al. 2007). Histologisch lässt sich die Erkrankung unterteilen in einen trabekulären Typ (günstige Prognose), intermediären Zelltyp (mittel) und einen kleinzelligen Typ (schlecht).

Diagnostik

Die Diagnose der Erkrankung erfolgt ausschließlich histologisch und zwingend immunhistologisch. Da es sich um eine Erkrankung mit einem hohen Metastasierungspotenzial handelt, ist eine ausgedehnte Umfelddiagnostik gerade bei lokal fortgeschrittener Erkrankung notwendig. Hierzu gehört eine unmittelbare Lymphknotensonographie sowie eine bildgebende Darstellung des Thorax sowie der Abdominalorgane. Bei Verdacht auf Metastasierung sollte zusätzlich das Gehirn untersucht werden. Der Wert einer Somastostatin-Rezeptor-Szintigraphie wird derzeit überprüft (Poulsen et al. 2005).

Stadieneinteilung und Prognose

Bei 15–66 % der Patienten finden sich bei Primärdiagnose Lymphknotenmetastasen, bei 1–6 % der Patienten Fernmetastasen. Insgesamt entwickeln 75–83 % der Patienten im weiteren Krankheitsverlauf Lymphknoten oder Fernmetastasen (Eng et al. 2007). Häufigste Metastasenlokalisationen sind dabei die Haut (28 %), Lymphknoten (27 %), Leber (13 %), Lunge (10 %), Knochen (10 %) und Gehirn (6 %) (Goessling et al. 2002; Poulsen et al. 2005).

Eine generell akzeptierte Stadieneinteilung für das Merkelzell-Karzinom existiert nicht. Häufig wird eine pragmatische Einteilung in Stadium I (Primärtumor allein), Stadium II (lokoregionäre Lymphknotenmetastasen), Stadium III (Fernmetastasen) angewandt (Yiengpruksawan et al. 1991). Bei Primärdiagnose befinden sich ca. 55 % der Patienten im Stadium I, 31 % im Stadium II und 6 % im Stadium III (Mojica et al. 2007). Die Fünfjahres-Überlebensrate im Stadium I liegt dabei bei 64 %, im Stadium II bei 47 % (Goessling et al. 2002) und im Stadium III beträgt die mediane Überlebenszeit neun Monate (Medina-Franco et al. 2001). Als prognostisch ungünstige Faktoren zählen jüngeres Lebensalter, Lokalisation des Primärtumors in der Kopf-Hals-Region oder am Rumpf, männliches Geschlecht und fortgeschrittenes Tumorstadium (Shaw et al. 1991).

Therapie

Operative Therapie

Die vollständige chirurgische Exzision des Tumors mit einem Sicherheitsabstand von 2–3 cm wird als Standardtherapie des Merkelzell-Karzinoms angesehen. Aufgrund der häufigen Lokalisation des Tumors im Gesichts-Hals-Bereich ist das Einhalten dieser Sicherheitsabstände nicht selten schwierig. Daher sollte in dieser Situation eine operative Vorgehensweise mit Schnittrandkontrolle zum Einsatz kommen (O'Connor et al. 1997). Die elektive Lymphknotendissektion wird teils kontrovers diskutiert. Sie wird häufig durchgeführt, da trotz eines negativen Lymphknotenstatus in 25–100 % ein subklinischer Befall der Lymphknoten vorliegen kann (Messina et al. 1997; Allen et al. 1999; Victor et al. 1996). Die Bedeutung der Sentinellymphknoten-Biopsie ist noch nicht gänzlich geklärt (Maza et al. 2006).

Chemotherapie

Das Merkelzell-Karzinom ist chemotherapiesensibel. Die Chemotherapie kommt daher in der Regel im Stadium III der Erkrankung zum Einsatz. Sie kann als Palliativmaßnahme zu guten Ansprechraten führen (Voog et al. 1999). Die zum Einsatz kommenden Chemotherapieschemata orientieren sich im Wesentlichen an dem Vorgehen bei anderen neuroendokrinen Tumoren.

Strahlentherapie

Obgleich keine Ergebnisse randomisierter Studien vorliegen, zeigen große retrospektive Metaanalysen, dass durch eine zusätzliche postoperative adjuvante Radiotherapie die Therapieergebnisse deutlich verbessert werden. In einem Review von über 1000 Patienten lag die Lokalrezidivrate nach Bestrahlung bei ca. 10 %, ohne Bestrahlung bei über 50 % (Medina-Franco et al. 2001). Eine weitere retrospektive Analyse berichtet von einem medianen Überleben von 63 Monaten mit adjuvanter Radiatio versus 45 Monaten ohne (Mojica et al. 2007). Lediglich bei sehr kleinen Tumoren (< 1,5 cm) und ausreichend weiter Tumorexzision kann bei gleichzeitigem Fehlen von Risikofaktoren (Gefäßinvasion, Perineuralscheiden-Infiltration, Lymphknotenmetastasen, Rezidivsituation) auf eine adjuvante Bestrahlung verzichtet werden (NCCN 2007).

In der adjuvanten Situation sollte die Bestrahlungsdosis bei 50 Gy liegen, Einzeldosis 2 Gy pro Tag. Bei mikroskopischen Tumorrest bzw. makroskopischen Tumoren sind Dosen von 60–70 Gy anzuwenden. Das Zielvolumen muss das initiale chirurgische Tumorbett mit einem Sicherheitsabstand von 3–5 cm umfassen (Swann et al. 1999). Mit in das Bestrahlungsvolumen einbezogen werden sollen immer die lokalen Lymphabflussregionen, außer histologisch konnte ein lymphogener Befall z. B. durch Biopsie des Wächterlymphknotens ausgeschlossen werden (NCCN 2007).

Aufgrund der häufig sehr komplexen Zielvolumina gerade im Kopf-Hals-Bereich ist die Bestrahlungsplanung basierend auf einer dreidimensionalen Bildgebung durchzuführen. Die Bestrahlungstechnik sollte hoch konformal sein.

Sollte eine operative Entfernung des Tumors nicht möglich sein, kann auch durch eine alleinige lokale Bestrahlung eine gute lokale Tumorkontrolle erreicht werden. In einer kleinen Serie über neun Patienten mit einer Erkrankung im Stadium I trat nach einem medianen Follow-up von drei Jahren nach einer alleinigen Bestrahlung (50–78 Gy) kein Lokalrezidiv auf (Mortier et al. 2003).

Kaposi-Sarkom

Ätiologie und Epidemiologie

Das Kaposi-Sarkom lässt sich in vier klinische Untergruppen einteilen, das klassischen Kaposi-Sarkom, welches sehr selten auftritt und am ehesten bei alten Männern im Bereich der unteren Extremitäten gefunden wird (Koppitz 1986), das afrikanische endemische Kaposi-Sarkom, welches eine indolente, aber auch aggressive Verlaufsform, insbesondere bei Kindern, aufweisen kann (Lamovec et al. 2000), das Kaposi-Sarkom, welches unter längerer, iatrogener Immunsuppression auftritt und sich nach Aufhebung der Immunsuppression hierbei häufig spontan zurückbilden kann, und das HIV-assoziierte, epidemische Kaposi-Sarkom. Das HIV-assoziierte Kaposi-Sarkom kann über mehrere Jahre indolent verlaufen, dann aber rasch progredient werden und unter Infiltration von viszeralen Organen innerhalb weniger Wochen zum Tod führen. Nach Einführung der hochaktiven antiretroviralen Kombinationstherapie (HAART) ging die Inzidenz des HIV-assoziierten Kaposisarkoms von 15 in der ersten Hälfte der 90er Jahre auf 5 in der zweiten Hälfte zurück (International Collaboration on HIV and Cancer 2000).

Klinisch zeigen alle vier Formen zunächst asymptomatische, livid-rote Flecken oder Knoten. Diese Tumoren können zunächst über Jahre konstant bleiben. Im weiteren Verlauf kann es aber zu ausgeprägten Lymphödemen, Blutungen, Schmerzen oder Beteiligung viszeraler Organe kommen (Becker et al. 2006).

Die Diagnose wird histologisch gestellt. Neben einer kompletten Inspektion des Patienten, insbesondere auch sämtlicher Schleimhäute, sollten auch die viszeralen Organe abgeklärt werden (z. B. Sonographie, Röntgenthorax, CT-Abdomen, CT-Thorax, Gastroduodenoskopie, Rektoskopie).

Therapie

Operative Therapie

Operative Eingriffe werden in der Regel nur zur Histologiegewinnung durchgeführt. Gelegentlich kann eine Operation auch unter palliativer Intention, z. B bei sehr ungünstiger Kosmetik als Therapiemaßnahme eingesetzt werden.

Medikamentöse Therapie

Standardisierte Behandlungsschemata mit systemischen Chemotherapien oder einer Interferontherapie gibt es bislang nicht. Unterschiedliche medikamentöse Therapien können zu teilweise guten Remissionsraten bis 60 % führen (Stewart et al. 1998; Northfelt et al. 1998; Brambilla et al. 2008). Chemo- oder Interferontherapie sollte allerdings immer mit einer antiretroviralen Kombinationstherapie kombiniert werden.

Strahlentherapie

Das Kaposi-Sarkom ist ein äußerst strahlensensibler Tumor (Cooper et al. 1988). Typische Indikationen für eine Radiotherapie stellen Tumorschmerz, Blutung, Lymphödem, Beeinträchtigung der Kosmetik dar.

Das Bestrahlungsvolumen sollte dabei die Tumormanifestation mit einem Sicherheitsabstand von 1–2 cm umfassen. Die Dosisangaben in der Literatur schwanken zwischen 8 Gy in einer Fraktion und 40 Gy in 20 Fraktionen (Stelzer et al. 1993; Harrison et al. 1998). In einer randomisierten Untersuchung war eine Bestrahlung mit 2 Gy bis 40 Gy einer einmaligen Bestrahlung mit 8 Gy hinsichtlich der Ansprechrate (83 % vs. 50 %), der Lokalrezidivrate (52 % vs. 88 %) und der Zeit bis zum Lokalrezidiv (43 Wochen vs. 13 Wochen) überlegen (Stelzer et al. 1993). Gerade größere Befunde sollten daher mit Dosen über 30 Gy bestrahlt werden, jedoch kann in Fällen einer eingeschränkten Lebenserwartung auch mit einer Bestrahlung von 1 × 8 Gy ein zumindest kurzfristiger Erfolg erzielt werden (Stelzer et al. 1993; Cooper et al. 1988).

Eine besondere Situation ist gegeben bei Tumorlokalisation im Bereich der Mundhöhle und des Oropharynx. Hier zeigten sich bei bereits niedrigen Bestrahlungsdosen (15 Gy) zum Teil sehr ausgeprägte Mukositiden (Le Bourgeois et al. 1994). Die Dosis sollte daher in diesen Bereichen niedriger angesetzt werden (15–20 Gy) (Kirova et al. 1998).

Dermatofibrosarcoma protuberans

Dermatofibrosarcoma protuberans ist ein seltenes kutanes Sarkom, welches in 85–90 % der Fälle als „low grade" eingestuft wird (Bowne et al. 2000). Die Inzidenz der Erkrankung liegt bei < 1. Männer sind dabei häufiger als Frauen erkrankt. Der Tumor findet sich am häufigsten im Bereich des Körperstammes, der Kopf-Hals-Region und der proximalen Extremitäten (Burkhardt et al. 1966; Bendix-Hansen et al. 1983). Klinisch imponiert der Tumor meist als rötlicher, flacher, manchmal auch multinodulärer Tumor. Die Diagnose wird histologisch gestellt (Enzinger et al. 1988). Eine Stadieneinteilung für die Erkrankung liegt nicht vor. Das Dermatofibrosarcoma protuberans ist ein lokal destruierender Tumor, Lymphknoten oder Fernmetastasen sind selten.

Therapie

Operative und medikamentöse Therapie

Die Standardtherapie der Erkrankung ist die mikrographische Chirurgie. Bei ausreichendem Sicherheits-abstand beträgt die Lokalrezidivrate dieses operativen Verfahrens weniger als 10 % (Lindner et al. 1999). Ohne mikrographische Chirurgie und Sicherheitsabständen < 2,5 cm, bzw. bei positiven Schnitträndern liegt die Rezidivrate zwischen 33 und 60 % (Mark et al. 1993, Roses et al. 1986, Rutgers et al. 1992).

Wirksame Systemtherapien sind bei der Erkrankung nicht bekannt, obgleich es erste Daten gibt, dass der Einsatz von Tyrosinkinase-Inhibitoren (Imanitib) eine mögliche Therapieoption darstellt (Handolias et al. 2008).

Strahlentherapie

Obgleich die Datenlage hinsichtlich der Wertigkeit der Radiotherapie bei der Behandlung des Dermatofibrosarkoma protuberans nicht umfangreich ist, zeigen retrospektive Untersuchungen, dass insbesondere bei Patienten mit knappen oder positiven Operationsgrenzen eine zusätzliche postoperative Radiotherapie die Lokalrezidivrate deutlich senkt. So war die lokale Kontrolle bei Patienten mit knappen oder positiven Schnitträndern nach sieben Jahren 28 % nach alleiniger Operation, nach zusätzlicher postoperativer Radiotherapie 80 % (Sun et al. 2000). Die Bestrahlungsdosis liegt dabei zwischen 50 und 60 Gy in der adjuvanten Situation. Bei makroskopischem Tumor sollten Dosen von 70 Gy angestrebt werden (Suit et al. 1996). Dabei wird ein lateraler Sicherheitsabstand vom Tumorbereich von 5 cm gewählt (Ballo et al. 1998).

Schlüsselliteratur

Ballo MT, Garden AS, Myers JN et al: Melanoma metastatic to cervical lymph nodes: Can radiotherapy replace formal dissection after local excision of nodal disease? Head Neck (2005) 718–21

Cooper JS, Chang WS, Oratz R et al: Elective radiation therapy for high-risk malignant melanomas. Cancer J 7 (2001) 498–502

Garbe C, Hauschild A, Volkenandt M et al: Evidence-based and interdisciplinary consensus-based German guidelines: systemic medical treatment of melanoma in the adjuvant and palliative setting. Melanoma Res. (2008) 152–160

Griep C, Davelaar J, Scholten AN et al: Electron beam therapy is not inferior to superficial x-ray therapy in the treatment of skin carcinoma. Int J Radiat Oncol Biol Phys 32 (1995) 1347–1350

Harrison M, Harrington KJ, Tomlinson DR et al: Response and cosmetic outcome of two fractionation regimens for AIDS-related Kaposi's sarcoma. Radiother Oncol (1998) 23–8

Jones GW, Kacinski BM, Wilson LD et al: Total skin electron radiation in the management of mycosis fungoides: Consensus of the European Organization for Research and Treatment of Cancer (EORTC) Cutaneous Lymphoma Project Group. J Am Acad Dermatol 47 (2002) 364–370

Mojica P, Smith D, Ellenhorn JD: Adjuvant radiation therapy is associated with improved survival in Merkel cell carcinoma of the skin. J Clin Oncol. (2007) 1043–1047

Mortier L, Mirabel X, Fournier C et al: Radiotherapy alone for primary Merkel cell carcinoma. Arch Dermatol (2003) 1587–90

Olschewski T, Bajor K, Lang B et al: Radiotherapy of basal cell carcinoma of the face and head: Importance of low dose per fraction on long-term outcome. J Dtsch Dermatol Ges. (2006) 124–30

Seegenschmiedt MH, Keilholz L, Altendorf-Hofmann A et al: Palliative radiotherapy for recurrent and metastatic malignant melanoma: prognostic factors for tumor response and long-term outcome: a 20-year experience. Int J Radiat Oncol Biol Phys 44 (1999) 607–618

Smith BD, Glusac EJ, McNiff JM et al: Primary cutaneous B-cell lymphoma treated with radiotherapy: A comparison of the European Organization for Research and Treatment of Cancer and the WHO classification systems. J Clin Oncol 22 (2004) 634–639

Suit H, Spiro I, Mankin HJ et al: Radiation in management of patients with dermatofibrosarcoma protuberans. J Clin Oncol. (1996) 2365–2369

Sun LM, Wang CJ, Huang CC, et al. Dermatofibrosarcoma protuberans: treatment results of 35 cases. Radiother Oncol. (2000) 175–181

Veness MJ, Morgan GJ, Palme CE et al: Surgery and adjuvant radiotherapy in patients with cutaneous head and neck squamous cell carcinoma metastatic to lymph nodes: combined treatment should be considered best practice. Laryngoscope. (2005) 870–5

Wilson LD, Kcinski BM, Jones GW: Local superficial radiotherapy in the management of minimal stage IA cutaneous T-cell lymphoma (Mycosis fungoides). Int J Radiat Oncol Biol Phys (1998)109–115

Zagrodnik B, Kempf W, Seifert B et al: Superficial radiotherapy for patients with basal cell carcinoma. Cancer (2003) 2708–2714

Gesamtliteratur

Allen PJ, Zahan ZF, Coit DG: The surgical management of Merkel cell carcinoma. Ann Surg 229 (1999) 97–105

Audet N, Palme CE, Gullane PJ et al: Cutaneous metastatic squamous cell carcinoma to the parotid gland: analysis and outcome. Head Neck 26 (2004) 727–732

Avril MF, Auperin A, Margulis A et al: Basal cell carcinoma of the face: surgery or radiotherapy? Results of a randomized study. Br J Cancer 76(1) (1997) 100–69

Balch CM, Soong SJ, Gershenwald JE et al: Prognostic factors analysis of 17,600 melanoma patients: validation of the American Joint Committee on Cancer melanoma staging system. J Clin Oncol 19(16) (2001) 3622–34

Balch CM, Urist MM, Karakousis CP et al: Efficacy of 2 mm surgical margins for intermediate-thickness melanomas (1 to 4 mm). Results of a multi-institutional randomized surgical trial. Ann Surg 218 (1993) 262–267

Ballo MT, Garden AS, Myers JN et al: Melanoma metastatic to cervical lymph nodes: Can radiotherapy replace formal dissection after local excision of nodal disease? Head Neck 27(8) (2005) 718–21

Ballo MT, Zagars GK, Gershenwald JE et al: A critical assessment of adjuvant radiotherapy for inguinal lymph node metastases from melanoma. Ann Surg Oncol 11(12) (2004) 1079–84

Ballo MT, Strom EA, Zagars GK et al: Adjuvant irradiation for axillary metastases from malignant melanoma. Int J Radiat Oncol Biol Phys 52(4) (2002) 964–72

Ballo MT, Zagars GK, Pisters P et al: The role of radiation therapy in the management of dermatofibrosarcoma protuberans. Int J Radiat Oncol Biol Phys 40 (1998) 823–827

Bart R, Kopf A, Petratos M: X-ray therapy of skin cancer: Evaluation of a „standardized" method of treating basal cell epitheliomas. In: Proceedings of the Sixth National Cancer Conference in 1968. Lippincott Philadelphia 1970, 559–569

Bath-Hextall F, Bong J, Perkins W et al: Interventions for basal cell carcinoma of the skin: systematic review. BMJ 329 (2004) 705

Becker G, Bottke D: Radiotherapy in the management of Kaposi's sarcoma. Onkologie 29(7) (2006) 329–33

Bendix-Hansen K, Myhre-Jensen O, Kaae S: Dermato-fibrosarcoma protuberans. A clinico-pathological study of nineteen cases and review of world literature. Scand J Plast Reconstr Surg 17(3) (1983) 247–52

Bevilacqua RG, Coit DG, Rogatko A et al: Axillary dissection in melanoma. Prognostic variables in node-positive patients. Ann Surg 212 (1990) 125–131

Breuninger H, Dietz K: Prediction of subclinical tumor infiltration in basal cell carcinoma. J Dermatol Surg Oncol 17 (1991) 574–578

Bowne WB, Antonescu CR, Leung DH et al: Dermato-fibrosarcoma protuberans. A clinicopathologic analysis of patients treated and followed at a single institution. Cancer 88 (2000) 2711–2720

Buettner PG, Raasch BA: Incidence rates of skin cancer in Townsville, Australia. Int J Cancer 78 (1998) 587–593

Buchsbaum JC, Suh JH, Lee SY et al: (2002) Survival by radiation therapy. Oncology group recursive partitioning analysis class and treatment modality in patients with brain metastases from malignant melanoma: a retrospective study. Cancer 94 (2002) 2265–2272

Burkhardt BR, Soule EH, Winkelmann RK et al: Dermatofibrosarcoma protuberans. Study of fifty-six cases. Am J Surg 111(5) (1966) 638–44

Burmeister BH, Smithers BM, Poulsen M et al: Radiation therapy for nodal disease in malignant melanoma. World J Surg 19 (1995) 369–371

Brambilla L, Romanelli A, Bellinvia M et al: Weekly paclitaxel for advanced aggressive classic Kaposi sarcoma: experience in 17 cases. Br J Dermatol (2008); Epub ahead of print

Cameron DA, Cornbleet MC, MacKie RM et al: Adjuvant interferon alpha 2b in high risk melanoma – the Scottish study. Br J Cancer 84 (2001) 1146–1149

Czarnecki D, Staples M, Mar A et al: Metastases from squamous cell carcinoma of the skin in Southern Australia. Dermatology 189 (1994) 52–54

Cascinelli N, Morabito A, Santinami M et al: Immediate or delayed dissection of regional nodes in patients with melanoma of the trunk: a randomized trial. Lancet 351 (1998) 793–796

Chen JC, Petrovich Z, O'Day S et al: Stereotactic radiosurgery in the treatment of metastatic disease to the brain. Neurosurgery 47 (2000) 268–279

Chen AM, Grekin RC, Garcia J et al: Radiation therapy for cutaneous squamous cell carcinoma involving the parotid area lymph nodes: dose and volume considerations. Int J Radiat Oncol Biol Phys 69(5) (2007) 1377–80

Cherpelis BS, Marcusen C, Lang PG: Prognostic factors for metastasis in squamous cell carcinoma of the skin. Dermatol Surg 28 (2002) 268–273

Cheung MC, Perez EA, Molina MA et al: Defining the role of surgery for primary gastrointestinal tract melanoma. J Gastrointest Surg. 12(4) (2008) 731–8

Cooper JS, Chang WS, Oratz R et al: Elective radiation therapy for high-risk malignant melanomas. Cancer J 7 (2001) 498–502

Cooper JS: The influence of dose on the long-term control of classic (non-AIDS associated) Kaposi's sarcoma by radiotherapy. Int J Radiat Oncol Biol Phys 15 (1988) 1141–6

Cotter GW, Baglan RJ, Wasserman TH et al: Palliative radiation treatment of cutaneous mycosis fungoides – A dose response. Int J Radiat Oncol Biol Phys 9 (1983) 1477–1480

Douglas JG, Margolin K: The treatment of brain metastases from malignant melanoma. Semin-Oncol 29 (2002) 518–524

Eich HT, Eich D, Micke O et al: Long-term efficacy, curative potential, and prognostic factors of radiotherapy in primary cutaneous B-cell lymphoma. Int J Radiat Oncol Biol Phys 55 (2003) 899–906

Emami B, Perez CA, Konefal J et al: Thermoradiotherapy of malignant melanoma. Int J Hyperthermia 4 (1988) 373–381

Eng TY, Boersma MG, Fuller CD et al: A comprehensive review of the treatment of Merkel cell carcinoma. Am J Clin Oncol30(6) (1988) 624–36

Enzinger FM, Weiss SW: Fibrohistiocytic tumors of intermediate malignancy. In: Stamatis G (ed) Soft tissue tumors. Mosby, St Louis (1988) 252–268

Essner R, Conforti AM, Kelley M et al: Efficacy of lymphatic mapping, sentinel lymphadenectomy, and selective complete lymph node dissection as a therapeutic procedure for early-stage melanoma. Ann Surg Oncol 6 (1999) 442–449

Farshad A, Burg G, Panizzon R et al: A retrospective study of 150 patients with lentigo maligna and lentigo maligna melanoma and the efficacy of radiotherapy using Grenz or soft X-rays. Br J Dermatol 146 (2002) 1042–1046

Fitzpatrick P, Thompson G, Easterbrock W et al: Basal and squamous cell carcinoma of the eyelids and their treatment by radiotherapy. Int J Radiat Oncol Biol Phys 10 (1984) 449–454

Garbe C: Epidemiologie des Hautkrebses. In: Garbe C, Dummer R, Kaufmann R, Tilgen W (Hrsg) Dermatologische Onkologie. Springer Berlin 1997, 40–56

Garbe C, Blum A: Epidemiology of cutaneous melanoma in Germany and worldwide. Skin Pharmacol Appl Skin Physiol 4 (2001) 280–90

Garbe C, McLeod GR, Buettner PG: Time trends of cutaneous melanoma in Queensland, Australia and Central Europe. Cancer 89 (2000) 1269–78

Garbe C, Hauschild A, Volkenandt M et al: Evidence-based and interdisciplinary consensus-based German guidelines: systemic medical treatment of melanoma in the adjuvant and palliative setting. Melanoma Res 18(2) (2008) 152–160

Gilbody JS, Aitken J, Green A: What causes basal cell carcinoma to be the commonest cancer? Australian Journal of Public Health 18 (1994) 218–21

Giuffrida TJ, Jimenez G, Nouri K: Histologic cure of basal cell carcinoma treated with cryosurgery. J Am Acad Dermatol 49 (2003) 483–486

Goessling W, McKee PH, Mayer RJ: Merkel cell carcinoma. J Clin Oncol 20 (2002) 588 –598

Gray DT, Suman VJ, Su WP et al: Trends in the population-based incidence of squamous cell carcinoma of the skin first diagnosed between 1984 and 1992. Arch Dermatol 133 (1997) 735–740

Griep C, Davelaar J, Scholten AN et al: Electron beam therapy is not inferior to superficial x-ray therapy in the treatment of skin carcinoma. Int J Radiat Oncol Biol Phys 32 (1995) 1347–1350

Groves FD, Linet MS, Travis LB et al: Cancer surveillance series: non-Hodgkin's lymphoma incidence by histologic subtype in the United States from 1978 through 1995. J Natl Cancer Inst 92 (2000) 1240–1251

Hall VL, Leppard BJ, McGill J et al: Treatment of basal cell carcinoma: comparison of radiotherapy and cryotherapy. Clinical Radiology 37 (1986) 33–4

Han A, Ratner D: What is the role of adjuvant radiotherapy in the treatment of cutaneous squamous cell carcinoma with perineural invasion? Cancer 109(6) (2007) 1053–9

Handolias D, McArthur GA: Imatinib as effective therapy for dermatofibrosarcoma protuberans: proof of concept of the autocrine hypothesis for cancer. Future Oncol 4(2) (2008) 211–7

Harrison M, Harrington KJ, Tomlinson DR et al: Response and cosmetic outcome of two fractionation regimens for AIDS-related Kaposi's sarcoma. Radiother Oncol 46 (1998) 23–8

Harvey I, Frankel S, Marks R et al: Non-melanoma skin cancer and solar keratoses II analytical results of the South Wales Skin Cancer Study. Br J Cancer 74 (1996) 1308–1312

Heenan PJ, Elder DJ, Sobin LH: Histological typing of skin tumours. 26. WHO International Histological Classification of Tumours. Springer Berlin 1996

Hoppe RT, Fuks Z, Bagshaw MA: The rationale for curative radiotherapy in mycosis fungoides. Int J Radiat Oncol Biol Phys 2 (1977) 843–851

International Collaboration on HIV and Cancer: Highly active antiretroviral therapy and incidence of cancer in human immunodeficiency virus-infected adults. J Natl Cancer Inst 92 (2000) 1823–30

Isokangas OP, Muhonen T, Kajanti M et al: Radiation therapy of intracranial malignant melanoma. Radiother Oncol 38 (1996) 139–144

Jones GW, Tadros A, Hodson DI et al: Prognosis with newly diagnosed mycosis fungoides after total skin electron radiation of 30 or 35 GY. Int J Radiat Oncol Biol Phys 28 (1994) 839–845

Jones GW, Kacinski BM, Wilson LD et al: Total skin electron radiation in the management of mycosis fungoides: Consensus of the European Organization for Research and Treatment of Cancer (EORTC) Cutaneous Lymphoma Project Group. J Am Acad Dermatol 47 (2002) 364–370

Jones G, Wilson LD, Fox-Goguen L: Total skin electron beam radiotherapy for patients who have mycosis fungoides. Hematol Oncol Clin North Am 17 (2003) 1421–1434

Kaufmann R, Tilgen W, Garbe C: Diagnostische und therapeutische Standards in der Dermatologischen Onkologie. Hautarzt 49 (1998) 30–38

Kaye FJ, Bunn PJ, Steinberg SM et al: A randomized trial comparing combination electron-beam radiation and chemotherapy with topical therapy in the initial treatment of mycosis fungoides. N Engl J Med 321(26) (1989) 1784–90

Kirova YM, Belembaogo E, Frikha H et al: Radiotherapy in the management of epidemic Kaposi's sarcoma: a retrospective study of 643 cases. Radiother Oncol 46(1) (1998) 19–22

Koppitz M: Morbus Kaposi vor der AIDS-Ära. In: Grosse Scripta 11. Grosse, Berlin (1986) 11–79

Kunte C, Konz B: Current recommendations in the treatment of basal cell carcinoma and squamous cell carcinoma of the skin. Hautarzt 58(5) (2007) 419–26

Lamovec J, Knuutila S: Kaposi's sarcoma. In: Kleihues P, Cvenee WK (eds) World Health Organization classification of tumours. Pathology & genetics of tumours of soft tissue and bone. IARC Press Lyon 2000, 170–2

Lawton G, Rasque H, Ariyan S: Preservation of muscle fascia to decrease lymphedema after complete axillary and ilioinguinalfenoral lymphadenectomy for melanoma. J Am Col Surg 195 (2002) 339–351

Lear JT, Smith AG: Basal cell carcinoma. Postgrad Med J 73 (1997) 538–542

Le Bourgeois JP, Frikha H, Piedbois P et al: Radiotherapy in the management of epidemic Kaposi's sarcoma or the oral cavity, the eyelid and the genitals. Radiother Oncol 30 (1994) 263–6

Lindner NJ, Scarborough MT, Powell GJ et al: Revision surgery in dermatofibrosarcoma protuberans of the trunk and extremities. Eur J Surg Oncol 25 (1999) 392–397

Lo JS, Snow SN, Reizner GT et al: Metastatic basal cell carcinoma: report of twelve cases with a review of the literature. J Am Acad Dermatol 24: (1991) 715–719

Mackie RM, Elwood JM, Hawk JLM: Links between exposure to ultraviolet radiation and skin cancer. A report of the Royal College of Physicians. Journal of the Royal College of Physicians London 29 (1993) 91–6

Mark RJ, Bailet JW, Tran LM et al: Dermatofibrosarcoma protuberans of the head and neck. A report of 16 cases. Arch Otolaryngol Head Neck Surg 119(8) (1993) 891–6

McCord MW, Mendenhall WM, Parsons JT et al: Skin cancer of the head and neck with clinical perineural invasion. Int J Radiat Oncol Biol Phys 47 (2000) 89–93

Medina-Franco H, Urist MM, Fiveash J et al: Multimodality treatment of Merkel cell carcinoma: Case series and literature review of 1024 cases. Ann Surg Oncol 8 (2001) 204–208

Mehta MP, Tsao MN, Whelan TJ et al: The American Society for Therapeutic Radiology and Oncology (ASTRO) evidence-based review of the role of radiosurgery for brain metastases. Int J Radiat Oncol Biol Phys 63(1) (2005) 37–46

Maza S, Trefzer U, Hofmann M et al: Impact of sentinel lymph node biopsy in patients with Merkel cell carcinoma: results of a prospective study and review of the literature. Eur J Nucl Med Mol Imaging 33 (2006) 433– 440

Medina-Franco H, Urist MM, Fiveash J et al: Multimodality treatment of Merkel cell carcinoma: Case series and literature review of 1024 cases. Ann Surg Oncol 8 (2001) 204–208

Mendenhall NP, Million RR, Cassisi NJ: Parotid area lymph node metastases from carcinoma of the skin. Int J Radiat Oncol Biol Phys 11 (1985) 707–714

Messina JL, Reintgen DS, Cruse CW et al: Selective lymphadenectomy in patients with Merkel cell (cutaneous neuroendocrine) carcinoma. Ann Surg Oncol 4 (1997) 389–395

Micaily B, Miyamoto C, Kantor G et al: Radiotherapy for unilesional mycosis fungoides. Int J Radiat Oncol Biol Phys 42 (1998) 361–364

Mittelbronn MA, Mullins DL, Ramos-Caro FA et al: Frequency of pre-existing actinic keratosis in cutaneous squamous cell carcinoma. Int J Dermatol 37 (1998) 677–681

Mojica P, Smith D, Ellenhorn JD: Adjuvant radiation therapy is associated with improved survival in Merkel cell carcinoma of the skin. J Clin Oncol 25 (2007) 1043–1047

Mortier L, Mirabel X, Fournier C et al: Radiotherapy alone for primary Merkel cell carcinoma. Arch Dermatol 139(12) (2003) 1587–90

Morton DL, Wen DR, Wong JH et al: Technical details of lymphatic mapping for early stage melanoma. Arch Surg 127 (1992) 392–399

National Cancer Institute: Surveillance, epidemiology, and end results (SEER) program (www.seer.cancer.gov) SEER*Stat Database: Incidence-SEER 13 Regs Public-Use, Nov 2004 Sub (1973–2002 varying), National Cancer Institute, DCCPS, Surveillance Research Program, Cancer Statistics Branch, released April 2005

National Comprehensive Cancer Network: Basal cell and squamous cell skin cancers. Clinical practice guidelines in oncology, NCCN, Jenkintown (2008)

National Comprehensive Cancer Network. Clinical practice guidelines in oncology – Merkel cell carcinoma. J Natl Compr Cancer Netw 1 (2007)

Northfelt DW, Dezube BJ, Thommes JA et al: Pegylated-liposomal doxorubicin versus doxorubicin, bleomycin, and vincristine in the treatment of AIDS-related Kaposi's sarcoma: results of a randomized phase III clinical trial. J Clin Oncol 16 (1998) 2445–2451

O'Brien CJ, Coates AS, Petersen Schaefer K et al: Experience with 998 cutaneous melanomas of the head and neck over 30 years. Am J Surg 162 (1991) 310–314

O'Brien CJ, McNeil EB, McMahon JD et al. Significance of clinical stage, extent of surgery and pathological findings in metastatic cutaneous squamous carcinoma of the parotid gland. Head Neck 24 (2002) 417–422

O'Connor WJ, Roenigk RK, Brodland DG: Merkel cell carcinoma. Comparison of Mohs micrographic surgery and wide excision in eighty-six patients. Dermatol Surg 23 (1997) 929–933

Olivier KR, Schild SE, Morris CG et al: A higher radiotherapy dose is associated with more durable palliation and longer survival in patients with metastatic melanoma. Cancer 110(8) (2007) 1791–5

Olschewski T, Bajor K, Lang B et al: Radiotherapy of basal cell carcinoma of the face and head: Importance of low dose per fraction on long-term outcome. J Dtsch Dermatol Ges 4(2) (2006) 124–30

Ott MJ, Tanabe KK, Gadd MA et al: Multimodality management of Merkel cell carcinoma. Arch Surg 134 (1999) 388–393

Overgaard J, Gonzalez-Gonzalez D, Hulshof MC et al: Hyperthermia as an adjuvant to radiation therapy of recurrent or metastatic malignant melanoma. A multicentre randomized trial by the European Society for Hyperthermic Oncology. Int J Hyperthermia 12 (1996) 3–20

Panizzon RG: Die Röntgenweichstrahltherapie als Alternative bei älteren Patienten. In: Burg G, Hartmann AA (Hrsg) Onkologische Dermatologie. Springer Berlin 1992, 263–267.

Poulsen M: Merkel cell carcinoma of skin: diagnosis and management strategies. Drugs Aging 22 (2005) 219 –229

Piccinno R, Caccialanza M, Berti E: Dermatologic radiotherapy of primary cutaneous follicle center cell lymphoma. Eur J Dermatol 13 (2003) 49– 52

Patchell RA, Tibbs PA, Regine WF et al: Postoperative radiotherapy in the treatment of single metastases to the brain: a randomized trial. JAMA 280(17) (1998) 1485–9

Rhodes LE, de RieM, Enstrom Y et al: Photodynamic therapy using topical methyl aminolevulinate vs surgery for nodular basal cell carcinoma. Arch Dermatol 140 (2004) 17–139

Roberts DL, Anstey AV, Barlow RJ et al; British Association of Dermatologists; Melanoma Study Group: UK guidelines for the management of cutaneous melanoma. Br J Dermatol 146 (2002) 7–17

Roses DF, Valensi Q, LaTrenta G et al: Surgical treatment of dermatofibrosarcoma protuberans. Surg Gynecol Obstet 162(5) (1986) 449–52

Rowe DE, Carroll RJ, Day CD: Prognostic factors for local recurrence, metastasis, and survival rates in squamous cell carcinoma of the skin, ear and lip. J Am Acad Dermatol 26 (1992) 976–990

Rutgers EJ, Kroon BB, Albus-Lutter CE et al: Dermatofibrosarcoma protuberans: treatment and prognosis. Eur J Surg Oncol 18(3) (1992) 241–8

SchreiberMM, Moon TE, Fox SH et al: The risk of developing subsequent nonmelanoma skin cancers. J Am Acad Dermatol 23 (1990) 1114–18

Seegenschmiedt MH, Oberste-Beulmann S, Lang E et al: Strahlentherapie des Basalzellkarzinoms. Lokale Kontrolle und kosmetisches Ergebnis. Strahlenther Onkol 5 (2001) 240–24

Seegenschmiedt MH, Keilholz L, Altendorf-Hofmann A et al: Palliative radiotherapy for recurrent and metastatic malignant melanoma: prognostic factors for tumor response and long-term outcome: a 20-year experience. Int J Radiat Oncol Biol Phys 44 (1999) 607–618

Shaw JH, Rumball E: Merkel cell tumour: clinical behaviour and treatment. Br J Surg 78 (1991) 138 –142

Shimm DS, Wilder RB: Radiation therapy for squamous cell carcinoma of the skin. Am J Clin Oncol 14 (1991) 383–386

Smith BD, Smith GL, Cooper DL et al: The cutaneous B-cell lymphoma prognostic index: A novel prognostic index derived from a populationbased registry. J Clin Oncol 23 (2005) 3390–3395

Smith BD, Wilson LD: Management of mycosis fungoides: Part 2. Treatment. Oncology (Huntingt) 17 (2003) 1419–1428; discussion 1430–1433

Smith BD, Glusac EJ, McNiff JM et al: Primary cutaneous B-cell lymphoma treated with radiotherapy: A comparison of the European Organization for Research and Treatment of Cancer and the WHO classification systems. J Clin Oncol 22 (2004) 634–639

Sober AJ, Chuang TY, Duvic M et al: Guidelines of care for primary cutaneous melanoma. J Am Acad Dermatol 45 (2001) 579–586

Stelzer KJ, Griffin TW: A randomized prospective trial of radiation therapy for AIDS-associated Kaposi's sarcoma. Int J Radiat Oncol Biol Phys 27 (1993) 1057–61

Sterry W, Ruzicka T, Herrera E et al: Imiquimod 5 % cream for the treatment of superficial and nodular basal cell carcinoma: randomized studies comparing low-frequency dosing with and without occlusion. Br J Dermatol 147 (2002) 1227–1236

Stewart S, Jablonowski H, Goebel FD et al: Randomized comparative trial of pegylated liposomal doxorubicin versus bleomycin and vincristine in the treatment of AIDS-related Kaposi's sarcoma. International Pegylated Liposomal Doxorubicin Study Group. J Clin Oncol 16 (1998) 683–691

Suit H, Spiro I, Mankin HJ et al: Radiation in management of patients with dermatofibrosarcoma protuberans. J Clin Oncol 14 (1996) 2365–2369

Sun LM, Wang CJ, Huang CC et al: Dermatofibrosarcoma protuberans: treatment results of 35 cases. Radiother Oncol 57 (2000) 175–181

Swann MH, Yoon J: Merkel cell carcinoma. Semin Oncol 34(1) (2007) 51–6

Thissen MRTM, Nieman FHM, Ideler AHLB: Cosmetic results of cryosurgery versus surgical excision for primary uncomplicated basal cell carcinomas of the head and neck. Dermatological Surgery 26 (2000) 759–64

Toker C: Trabecular carcinoma of the skin. Arch Dermatol 105 (1972) 107–110

Tuppurainen K: Cryotherapy for eyelid and periocular basal cell carcinomas: outcome in 166 cases over an 8-year period. Graefes Arch Clin Exp Ophthalmol 233(4) (1995) 205–8

UICC (Wittekind Ch, Meyer H-J, Bootz F (Hrsg)): TNM-Klassifikation maligner Tumoren. Springer, Berlin (2002)

Veness MJ, Morgan GJ, Palme CE et al: Surgery and adjuvant radiotherapy in patients with cutaneous head and neck squamous cell carcinoma metastatic to lymph nodes: combined treatment should be considered best practice. Laryngoscope 115(5) (2005) 870–5

Victor S, Morton B, Smith J: Merkel cell carcinoma: is prophylactic lymph node dissection indicated? Am Surg 62 (1996) 879–882

Voog E, Biron P, Martin JP et al: Chemotherapy for patients with locally advanced or metastatic Merkel cell carcinoma. Cancer 85 (1999) 2589–2595

Wagner JD, Gordon MS, Chuang TY et al: Predicting sentinel and residual lymph node basin disease after sentinel lymph node biopsy for melanoma. Cancer 89 (2000) 452–462

White RR, Stanley WE, Johnson JL et al: Long-term survival in 2,505 patients with melanoma with regional lymph node metastasis. Ann Surg 235 (2002) 879–887

Willemze R, Kerl H, Sterry W et al: EORTC classification for primary cutaneous lymphomas: A proposal from the Cutaneous Lymphoma Study Group of the European Organization for Research and Treatment of Cancer. Blood 90 (1997) 354–371

Willemze R, Jaffe ES, Burg G et al: WHO-EORTC classification for cutaneous lymphomas. Blood 105 (2005) 3768–3785

Wilson LD, Kacinski BM, Jones GW: Local superficial radiotherapy in the management of minimal stage IA cutaneous T-cell lymphoma (Mycosis fungoides). Int J Radiat Oncol Biol Phys 40 (1998) 109–115

Woerle B, Heckmann M, Konz B: Micrographic surgery of basal cell carcinomas of the head. Rec Res Cancer Res 160 (2002) 219–224

Wolf DJ, Zitelli JA: Surgical margins for basal cell carcinoma. Arch Dermatol 123 (1987) 340–344

World Health Organization, GLOBOCAN: Cancer incidence, mortality and revalence worldwide. IARC Cancerbase No. 5, Version 1.0. IARC, Lyon (2001)

Yiengpruksawan A, Coit DG, Thaler HT et al: Merkel cell carcinoma: prognosis and management. Arch Surg 126 (1991) 1514 –1519

Zagrodnik B, Kempf W, Seifert B et al: Superficial radiotherapy for patients with basal cell carcinoma. Cancer 98 (2003) 2708–2714

Zaynoun S, Ali LA, Shaib J: The relationship of sun exposure and solar elastosis to basal cell carcinoma. J AmAcad Dermatol 12 (1985) 522–25

V. Budach
S. Koswig

Bewegungs- und Stützorgane

Epidemiologie und Ätiologie

Die Inzidenz von Weichteilsarkomen liegt bei etwa 2/100 000 Einwohner. In Deutschland ist somit mit etwa 1600 Neuerkrankungen pro Jahr zu rechnen. Weichgewebssarkome kommen praktisch in allen Altersgruppen vor. Mit Ausnahme des kindlichen Rhabdomyosarkoms treten die übrigen Weichteilsarkome weitgehend altersunabhängig mit ca. 12–15 % aller Tumoren pro Lebensdekade bei geringer Prädilektion in der sechsten Lebensdekade auf. Das Geschlechtsverhältnis beträgt 1,2 : 1 zugunsten der Männer. Knochentumoren sind extrem seltene Erkrankungen, so wird zum Beispiel mit einer Inzidenz von ca. 150 neuen Osteosarkomen (COSS-96) pro Jahr in Deutschland gerechnet.

Ätiologische Faktoren: Für die Mehrzahl aller Patienten mit Weichteil- und Knochensarkomen lässt sich kein spezifischer ätiologischer Faktor erkennen, jedoch wurden einige prädisponierende Faktoren identifiziert (Tabelle I). Genetische Syndrome, wie Neurofibromatosis Recklinghausen, familiäre adenomatöse Polypose (FAP), das Basalzellnävus-, Werner-, Gardner- und Li-Fraumeni-Syndrom sowie die tuberöse Sklerose konnten mit der Entstehung von Weichgewebssarkomen in Verbindung gebracht werden (Li et al. 1988; Sorenson et al. 1986). Ionisierende Strahlen sind als ätiologische Faktoren anerkannt.

Die Inzidenz sekundärer radiogener Weichteil- und Knochentumoren bei Erwachsenen ist mit 0,5 % nach 15 bis 20 Jahren extrem selten. Im Gegensatz dazu steigt die Inzidenz sekundärer Weichteil- und Knochentumoren bei Erwachsenen, die in der Kindheit wegen Tumorerkrankungen bestrahlt und chemotherapiert wurden, auf 20–30 % an. Nach Strahlentherapie bilateraler Retinoblastome in der Kindheit sind durch sekundäre Tumoren im mittleren Lebensalter bedingte Mortalitäten von 30 % gegenüber spontanen 6,4 % üblich. Das Risiko für sekundäre Weichteilsarkome ist um den Faktor 3, nach bilateralen Retinoblastomen in Verbindung mit einer zusätzlich applizierten Chemotherapie sogar um einen Faktor von 12 erhöht (Eng et al. 1993).

Das Auftreten von Lymphangiosarkomen auf dem Boden von chronischen Lymphödemen, z. B. nach Mastektomie und adjuvanter Strahlentherapie (Stewart-Trevor-Syndrom), nach Filiarieninfektion oder bei hereditärem Lymphödem wird beschrieben. Chemische karzinogene Substanzen wurden häufig als Kausalfaktoren angeschuldigt, jedoch sind die Daten, die für eine Assoziation bestimmter Substanzen mit der Entstehung von Sarkomen sprechen, nicht eindeutig (Fingerhut et al. 1991; Wingreen et al. 1990). Es gibt Hinweise auf eine chemische Induktion von Angiosarkomen der Leber durch Vinylchloride. Auch Arsen und Phenoxyazetylsäuren wird die Induktion von Lebersarkomen zugeschrieben.

Tabelle I. Prädisponierende Faktoren.

Genetische Prädisposition	Neurofibromatosis Recklinghausen Li-Fraumeni-Syndrom Retinoblastom Gardner-Syndrom Werner-Syndrom Basalzellnävus-Syndrom Familiäre adenomatöse Polypose Tuberöse Sklerose
Ionisierende Strahlung	
Lymphödem	Nach Mastektomie und adj. Strahlentherapie Filiarieninfektion Hereditäres Lymphödem
Chemische Substanzen	Vinylchloride Arsen Phenoxyazetylsäuren Hebizide Chlorphenole
Virale Infektionen	HIV

Tabelle II. Zytogenetische Anomalien in Sarkomen (nach Hoos et al.2000 und Clark 2005).

Histologie	Genetische Anomalien	
	Zytogenetische Anomalie	Involvierte Gene
Synoviales Sarkom	t(X; 18) (p11.2;q11.2)	SSX1 oder SSX2, SYT
Myxoides oder rundzelliges Liposarkom	t(12; 16) (q13; p11) t(12;22) (q13;p11-12)	CHOP, TLS
Ewing-Sarkom oder peripherer primitiver neuroektodermaler Tumor	t(11;22) (q24;q12) t(21;22) (q22;q12) t(7;22) (p22;q12) t (2;22) (q33;q12) t(17;22) (q12;q12)	FLI1, EWS ERG, EWS ETV1,EWS FEV, EWS E1AF, EWS
Alveoläres Rhabdomyosarkom	t(2;13) (q35; q14) t(1;13) (q36; 14)	PAX 3; FKHR PAX 7, FKHR
Extraskelettales, myxoides Chondrosarkom	t(9;22) (q21-31;q12.2) t(9;17) (q22;q11)	CNH, EWS CHN, RBP56
Desmoplatischer klein- und rundzelliger Tumor	t(11;22) (p13; q12)	WT1, EWS
Extraskelettales myxoides Chondrosarkom	t(9;22) (q21-31;q12.2) t(9;17) (q22;q11)	CHN; EWS CHN, RBP56
Klarzellsarkom	t(12;22) (q13;q12)	ATF1,EWS
Alveolares Weichteilsarkom	t(X;17) (p11;q25)	TFE3, ASPL
Dermatofibrosarkom oder Riesenzellfibroblastom	t(17;22) (q22;q23)	COL1A1; PDGFB1
Infantiles Fibrosarkom	t(12;15) (p13;25)	ETV6; NTRK 3
Low-grade fibromyxoides Sarkom	t(7;16) (34;p11)	FUS, BBF2H7
Histologie	Molekulare Veränderung	
Leiomyosarkom Malignes fibröses Histiozytom Maligner peripherer Nervenscheidentumor	RB1-Punktmutation oder Deletion	
Malignes fibröses Histiozytom Leiomyosarkom Liposarkom Rhabdomyosarkom	p53-Punktmutation oder Deletion	
High-grade-Sarkome	INK4 A/B Deletion Überexpression von Cyclin A,D1;E	

Umweltfaktoren wie Herbizide und Chlorophenole sowie hormonelle Faktoren im Kindes- und Jugendalter werden diskutiert (Smith et al. 1984). Ebenso sind virale Infektionen (z. B. HIV, Olsson et al. 2004) sowie andere Immundefizite (McClain et al. 1995) mit dem Auftreten von Weichteilsarkomen assoziiert. Über die Ätiologie der primären Knochengeschwülste ist bisher nichts oder nur äußerst wenig bekannt. Die Beobachtung, dass ein Großteil der Geschwülste im Wachstumsalter gerade dort entsteht, wo auf dem Boden der enchondralen Ossifikation das stärkste Längenwachstum stattfindet, lässt gewisse Rückschlüsse auf die Pathogenese zu: dass in den angesprochenen Bereichen Störfaktoren auftreten können, die die Entstehung einer autochthonen Knochengeschwulst begünstigen. Besonders häufig wird dies an den kniegelenkbegrenzenden Epi- und Metaphysen von Femur und Tibia sowie im proximalen Humerus beobachtet.

Genetische Faktoren sind von besonderer Bedeutung für die Entstehung von Weichgewebs- und Knochensarkomen. Einige zytogenetische und molekulare Veränderungen konnten bisher bei diesen Tumoren identifiziert werden (Tabelle II). Viele Sarkome sind durch chromosomale Translokationen charakterisiert, die spezifisch für deren histologischen Subtyp (Fletcher et al. 1991; Fountain et al. 1989; Sreekantaiah et al. 1994) sind. Daher können zytogenetische Untersuchungen essenzielle Bedeutung für die pathologische Diagnostik haben, zusätzlich können molekulare Veränderungen in bestimmten Genen als pathogenetische Faktoren identifiziert werden. Die am besten im Zusammenhang mit

Sarkomen untersuchten Tumorsuppressor-Gene sind p53 und RB (Cavenee et al. 1985; Duda 1994). Die Inaktivierung beider Gene ist an der Karzinogenese verschiedener Sarkome beteiligt (Sreekantaiah 1994; Cance 1990). Besonders bedeutsam ist das p53-Gen für die Karzinogenese von Sarkomen, die im Zusammenhang mit dem Li-Fraumeni-Syndrom entstehen, da alle untersuchten Familien Träger von p53-Keimbahnmutationen sind. Andere genetische Faktoren, die im Rahmen der Karzinogenese von Sarkomen untersucht wurden, sind die den Zellzyklus regulierenden Gene INK4 A/B und Cyclin D1, welche nicht nur für die Tumorgenese bedeutend erscheinen, sondern auch Einfluss auf die Prognose von Patienten mit Weichgewebssarkomen haben (Kim 1998; Orlow 1994).

Regionale Tumoranatomie und Histologie

Regionale Tumoranatomie

Weichteilsarkome kommen praktisch in allen anatomischen Lokalisationen mit Ausnahme des Knorpelgewebes vor. Prädilektionsstellen sind die Extremitäten, wo etwa 60 % aller Weichteilsarkome ihren Ursprung haben. Die unteren Extremitäten sind dabei am häufigsten befallen (Tabelle III). Weichteilsarkome wachsen lokal infiltrativ. In der Regel werden anatomische Grenzen wie Faszien, Knochen sowie Nerven- und Gefäßbahnen durch den Tumor respektiert und als Leitstrukturen für das Wachstum benutzt. Die lokale Ausbreitung kann jedoch – insbesondere bei hochgradig malignen Weichteilsarkomen – diskontinuierlich sein, sodass potenziell von einer Tumorkontamination des gesamten muskulären Kompartiments ausgegangen werden muss. Diese mikroskopischen Satelliten („skip lesions"), die nach radikaler Resektion im histopathologischen Präparat mit abnehmender Wahrscheinlichkeit bis zu einigen Zentimetern außerhalb der makroskopischen Tumorgrenze angetroffen werden, müssen für die Strahlentherapieplanung berücksichtigt werden. Die beiden häufigsten Knochentumoren, das Osteosarkom und das Ewing-Sarkom, kommen vorwiegend im Kindesalter vor, während das Chondrosarkom typischerweise bei Erwachsenen auftritt. Im Gegensatz zum Osteosarkom, das bei 80–90 % aller Primärdiagnosen in den langen Röhrenknochen und hier mit 50 bzw. 25 % am Kniegelenk bzw. am proximalen Humerus lokalisiert ist, besteht für das Ewing-Sarkom keine derartige Prädilektion. Es tritt überwiegend an der unteren Extremität (45 %), am Stammskelett (37 %) und am Achsenskelett (10–15 %) auf. Chondrosarkome werden bevorzugt am Stamm (55 %), unterer Extremität (27 %) und Schultergürtel (13 %) beobachtet (Dahlin 1978; Huvos 1979).

Die Beteiligung regionaler Lymphknoten ist bei Weichteilsarkomen mit weniger als 5 % selten und immer ein negatives prognostisches Kriterium. Neben dem kindlichen Rhabdomyosarkom zeigen im Erwachsenenalter vorwiegend das Synovial-, Angio- und Epitheloidzellsarkom eine lokoregionäre lymphatische Aussaat bei 15–50 % aller Patienten (Fong et al. 1993; Weingard und Rosenberg 1978). Die Häufigkeit regionaler Lymphknotenmetastasen ist neben der Histologie auch von der Tumorgröße und dem Malignitätsgrad abhängig. Lymphknotenmetastasen treten praktisch nur bei hochgradig malignen und ausgedehnten Tumoren (T2) auf.

Zum Zeitpunkt der Diagnose haben ca. 80 % aller Patienten mit Weichteilsarkomen noch keine Fernmetastasen. Deshalb ist die lokale Tumorkontrolle das Ziel der Primärtherapie. In der Subgruppe von Patienten, die Fernmetastasen entwickeln, treten diese zu 70–80 % innerhalb der ersten beiden Jahre nach der Diagnose auf. Während das Fernmetastasierungsrisiko bei niedriggradig malignen Tumoren unter 15 % liegt, beträgt es bei hochmalignen Sarkomen ca. 50 %. Die häufigste Primärmanifestation einer Fernmetastasierung ist in 70–80 % der Fälle die

Tabelle III. Lokalisation und relative Häufigkeiten der Knochen- und Weichteilsarkome bei 6324 Patienten (nach DaVita et al. 2001).

Lokalisation	Weichteilsarkom		Osteosarkom (%)	Ewing-Sarkom (%)	Chondrosarkom (%)
	n	%			
Kopf/Hals	567	9	3	3	5
Stamm	1997	32	12	37	55
Obere Extrem.	912	14	30	15	13
Untere Extrem.	2848	45	55	45	27
Summe	6324	100	100	100	100

Lunge. Abdominelle Sarkome metastasieren bevorzugt in die Leber.

Histologie

Weichteil-, Chondro- und Knochensarkome leiten sich ontogenetisch vom Mesoderm ab. Sie gehen nach der Definition der WHO auf mesenchymales nichtepitheliales skelettales, extraskelettales und neuroepitheliales Bindegewebe zurück. Somit kann eine Vielzahl von histologischen Subtypen von Weichteilsarkomen unterschieden werden (Tabelle IV). Bei diesen Tumoren kommt die bei allen Malignomen bekannte phänotypische Heterogenität oft in besonderem Maße zum Ausdruck. Das betrifft nicht nur die zelluläre Differenzierung, sondern auch das histoarchitektonische Wachstumsmuster. Deswegen kön-

nen ein sonst wohldefiniertes Muster, wie z. B. das storiforme Wachstum, aber auch alveoläre oder Hämangioperizytom-ähnliche Bilder nicht als beweisend für eine bestimmte Tumorentität angesehen werden. Hinzu kommt, dass manche Weichgewebstumoren karzinomähnliche Areale enthalten (biphasisches Bild), was besonders bei Synovialsarkomen oder Schwannomen zu finden ist. Weiterhin findet man vorwiegend in den schlecht differenzierten Tumoren mehr als eine Differenzierungsrichtung. Als Ursprungszelle dieser Tumoren wird gegenwärtig eine primitive mesenchymale Stammzelle angenommen.

Trotz der Schwierigkeiten bei der histogenetischen Ableitung der Weichteilsarkome und in Kenntnis der Variabilität gut bekannter Tumortypen ist es gelungen, die pathologisch-anatomische Diagnostik dieser

Tabelle IV. Histologische Klassifikation und Häufigkeit von Weichteilsarkomen.

Histologie	Sarkomtyp	Häufigkeit (%)		
		ACS[a] n = 3457	FFSG[b] n = 1240	RRK[c] n = 561
Lipomatös	Liposarkom Hochdifferenziert Myxoid/rundzellig Pleomorph Entdifferenziert	17,2	15,2	21
Fibrös	Tiefe Fibromatosen (Desmoidtumoren) Fibrosarkome	6,6		
Fibrohistiozytär	Maligne fibröse Histiozytome Storiform-pleomorph Myxoid Riesenzellig Inflammatorisch	25,9	28,2	23
Neural	Maligner periphere Nervenscheidentumoren (maligne Schwannome) Primitive neuroepitheliale Tumoren (PNET) Klarzellsarkome	4,0	5,8	17
Muskulär	Leiomyosarkome Rhabdomyosarkome	14,8 3,6	11,9 4,8	13
Vaskulär	Hämangioendotheliome Angiosarkome Karposi-Sarkome Maligne Hämangioperizytome	2,9		
Andere	Extraskelettale Osteosarkome/Chondrosarkome Alveoläre Weichteilsarkome Epitheloide Sarkome Extraskelettale Ewing-Sarkome Synoviale Sarkome Maligne Mesenchymome Sarkom, nicht anderes spezifiziert Sonstige	0,6/1,2 0,6 3,6 1,0 5,4 12,8	10,1 11,3 12,7	13 19

[a] American College of surgeons (Lawrence et al. 1987)
[b] FFSG-French Federation sarcoma Group (Coindre et al. 2001)
[c] RRK-Robert-Rössle-Klink, Charité – Campus Buch

Tabelle V. Histopathologisches Grading von Weichteilsarkomen (nach Gillou et al. 1997).

Tumordifferenzierung	
Score 1	Sarkome mit histotypischer Differenzierun
Score 2	Sarkome mit zytotypischer Differenzierung
Score 3	Undifferenzierte Sarkome oder gering differenzierte Sarkome, Sarkome mit schlechter Prognose
Mitosezahl (1 HPF = 0,1734 mm²)	
Score 1	0–9/10 HPF
Score 2	10–19/10 HPF
Score 3	20/10 HPF
Tumornekrosen	
Score 1	Keine Nekrosen
Score 2	< 50 % Nekrosen
Score 3	≥ 50 % Nekrosen

Malignitätsgrad 1: Scoresumme 2 oder 3 – hochdifferenziert
Malignitätsgrad 2: Scoresumme 4 oder 5 – mäßig differenziert
Malignitätsgrad 3 : Scoresumme ≥ 6 – undifferenziert

Tumoren zu präzisieren und zu standardisieren. Dazu haben vor allem die WHO-Klassifikation für die Weichteiltumoren (Enzinger et al. 1969) und die sorgfältige Sammlung und wissenschaftliche Auswertung von Tumorpräparaten zunächst durch Stout (1967), dann vor allem durch Enzinger (1983, 1988, 1995) und im deutschsprachigen Raum durch Katenkamp beigetragen.

Das entscheidende Kriterium für eine an der Prognose orientierte Tumorklassifizierung ist der Malignitätsgrad. Dabei werden morphologische Kriterien wie Pleomorphismus von Zelle und Zellkern, mitotische Aktivität, Grad der Differenzierung bzw. Atypie, Nekrosegrad und Zell- bzw. Stromadichte beurteilt. Gegenwärtig existierten mehrere Grading-Systeme (Coindre 1986; National Cancer Institute (NCI) von Costa 1982 und Myhre-Jensen 1983). In Europa wird zunehmend das dreistufige System der French Federation of Cancer Centres (FNCLCC) (Guillou et al. 1997) verwendet (Tabelle V). Allen Systemen gemeinsam ist die Beurteilung von Mitoserate, Nekrosen und Ausmaß der Differenzierung, allerdings mit unterschiedlicher Gewichtung der Einzelkomponenten. Mitosen und Nekrosen sind jedoch nicht bei allen Sarkomen von Bedeutung, da alveoläre und embryonale Rhabdomyosarkome sowie rundzellige und pleomorphe Liposarkome immer als High-grade-Sarkome zu betrachten sind.

Die Klassifikation von Knochentumoren erfolgt in der Regel an Hand der revidierten WHO-Klassifikation der Knochengeschwülste (Schajowicz 1994). Diese Klassifikation hat zum Teil die von den Tumoren gebildete Matrix bzw. Interzellularsubstanz als Bezug, was die Einordnung zahlreicher Tumoren

nicht nur von der histologischen, sondern auch von der radiologischen Seite her erheblich erleichtert (Tabelle VI).

Die Immunhistochemie hat zu einer weiteren Präzisierung und Standardisierung der Weichteiltumor-Diagnostik geführt. Immunhistochemisch Untersuchungen gehören derzeit bereits zum unverzichtbaren diagnostischen Standardrepertoire (Tabelle VII). Die wichtigsten immunhistochemischen Färbungen erstrecken sich auf die Intermediärfilamente, unter denen für die Weichteiltumor-Diagnostik Desmin, Zytokeratine und Vimentin am nützlichsten sind. Desmin findet sich in myogenen Tumorzellen, besonders in Rhabdomyosarkom-Zellen, Zytokeratine kommen z. B. in epitheloid differenzierten Arealen von Synovialsarkomen, in malignen diffusen Mesotheliomen und in epitheloiden Weichteilsarkomen vor, während Vimentin-Expression praktisch allen Weichteiltumoren gemeinsam ist. Weitere, wichtige immunhistochemische Färbungen erstrecken sich auf Myoglobin, muskelspezifisches Aktin und sog. neurale Marker, unter diesen die neuronspezifische Enolase (NSE), S-100-Protein, Leu 7 und Chromographin, ferner zum Nachweis des epithelialen Membranantigens EMA sowie, wenn es um die Identifikation tumoröser leukämischer oder lymphomatöser Weichgewebsinfiltrate geht, das panleukozytäre Antigen.

Nach Literaturzusammenstellung sind die häufigsten histologischen Typen von Weichteilsarkomen maligne fibröse Histiozytome (MFH) – heutzutage als NOS („not other specified") bezeichnet – die Liposarkome und Leiomyosarkome (Tabelle IV). der häufigste benigne Knochentumor, gefolgt vom Chondrom. Das Osteosarkom ist der häufigste

Tabelle VI. Histologische Klassifikation der Knochentumoren (nach Schajowicz 1994 revidierte Fassung der WHO Nr. 6).

I Knochenbildende Tumoren	
Benigne	1. Osteom
	2. Osteoidosteom und Osteoblastom
Intermediär	1. Aggressives (malignes) Osteobalstom
Maligne	1. Osteosarkom
	a. Zentral (medullär)
	b. Oberflächlich (peripher)
	– Parossal
	– Periossal
	– Hochmalignes Oberflächenosteosarkom

II Knorpelbildende Tumoren	
Benigne	1. Chondrom
	2. Osteochondrom (kartilaginäre Exostose)
	3. Chondroblastom
	4. Chondromyxoidfibrom
Maligne	1. Chondrsarkom
	2. Dedifferenziertes Chondrosarkom
	3. Juxtakortikales (periostales) Chondrosarkom
	4. Mesenchymales Chondrosarkom
	5. Klarzellchondrosarkom
	6. Malignes Chondrosarkom

III Riesenzelltumor (Osteoklastom)

IV Knochenmarktumoren (Rundzelltumoren)	
	1. Ewing-Sarkom
	2. Primitiver neuroektodermaler Tumor
	3. Malignes Lymphom (primär, sekundär)
	4. Myelom

V Vaskuläre Tumoren	
Benigne	1. Hämangiom
	2. Lymphangiom
	3. Glomustumor (Glomangiom)
Intermediär	1. Hämangioendotheliom
	2. Hämangioperizytom
Maligne	1. Angiosarkom
	2. Malignes Hämangioperizytom

VI Andere bindegewebige Tumoren	
Benigne	1. Benignes fibröses Histiozytom
	2. Lipom
Intermediär	1. Desmoplastisches Fibrom
Maligne	1. Fibrosarkom
	2. Malignes fibröses Histiozytom
	3. Liposarkom
	4. Malignes Mesenchymom
	5. Leiomyosarkom
	6. Undifferenziertes Sarkom

VII Andere Tumoren	
Benigne	1. Neurilemmom
	2. Neurofibrom
Maligne	1. Chordom
	2. Adamantinom

Tabelle VI. Fortsetzung

VIII Tumorähnliche Läsionen
Fibröser metaphysärer Defekt
Periostales Desmoid
Fibröse Dyplasie
Aneurysmatische Knochenzyste
Intra- und juxtaossäres Ganglion
Eosinophiles Granulom
Villonoduläre Synovitis

maligne Knochentumor (40 %) und hat einen Anteil von 20 % an allen Knochentumoren. Das Chondrosarkom ist der zweithäufigste maligne Knochentumor und hat einen anteil von ca. 9 % an allen Knochentumoren. Das primär maligne Lymphom des Knochens, das maligne fibröse Histiozytom, das Fibrosarkom sowie das Ewing-Sarkom haben annähernd gleiche Anteile an allen malignen Tumoren. Einen verhältnismäßig hohen Anteil mit 6 % an den malignen Geschwülsten hat das Chordom (Dahlin 1978 und Schajowicz 1994) (Tabelle VIII).

Klinik

Klinische Symptomatik und Diagnostik

Patienten begeben sich häufig erst relativ spät in ärztliche Behandlung, da die auftretenden schmerzlosen Weichteilschwellungen zunächst vom Patienten selbst – aber auch vom behandelnden Arzt – bagatellisiert werden. Das Kausalitätsbedürfnis von Arzt und Patient lässt sich zunächst mit der Arbeitshypothese Weichteilkontusion, posttraumatisches Hämatom oder Myogelose beruhigen. Erst nach zum Teil monatelangen erfolglosen Therapieversuchen mit kontinuierlicher Zunahme der Weichteilschwellung wird der Schritt zur bildgebenden Diagnostik und Biopsie gewagt. Es kann somit zwischen der Erstbeobachtung eines Tumors durch den Patienten und der Operation eine Latenzzeit von mehreren Monaten liegen. In manchen Fällen werden die Tumoren nur durch Sekundäreffekte klinisch auffällig, wie zum Beispiel Schmerzen durch Nerven- und Periostbeteiligung bzw. Ödeme oder Durchblutungsstörungen durch Kompression von Blut- und Lymphgefäßen. Auch Knochentumoren zeichnen sich häufig durch lange Latenzphasen mit uncharakteristischer klinischer Symptomatik aus, bevor tumorspezifische Symptome wie Belastungsschmerzen oder Frakturen zur endgültigen Diagnose führen. Die Anamnese lässt oft schon Rückschlüsse auf die Dignität des zugrunde liegenden Prozesses zu. Sie hat somit eine

Tabelle VII. Immunhistochemische Gewebemarker zur Differenzierung von Weichteilsarkomen.

Marker	Erklärung
Vimentin	Mesenchymale Differenzierung
Zytokeratin – Epitheliales Membran- antigen	Epitheliale Differenzierung – Synovialsarkome, Epithelo- idzellsarkom
Desmin – Muskuläres Aktin – α-Aktin, glatte Muskulatur – Myoglobin	Muskeldifferenzierung – Muskeldifferenzierung – Differenzierung glatte Mus- kulatur – Differenzierung querge- streifter Muskulatur
S-100-Protein NSE Leu 7 Chromographin	Neurale Marker
HMB 45	Melanotische Differenzierung
Faktor VIII, R-Ag CD 34	Endotheliale Differenzierung
Panleukozytäre Antigen	Leukämische oder lym- phomatöse Infiltrate
Kollagen IV	Basalmembranmarker

zentrale Bedeutung in der Differenzierung einer traumatischen bzw. tumorösen Genese eines Weichteil- bzw. Knochentumors. Während traumatische Ereignisse zu einer spontanen Weichteilschwellung mit in der Zeitachse abnehmender Tendenz führen, nehmen die tumorösen Weichteilschwellungen mit unterschiedlicher Dynamik zu.

Weitere Hinweise auf die Dignität eines Weichteiltumors lassen sich aus der klinischen Untersuchung ableiten. So kann die vergleichende Inspektion bei Extremitätentumoren häufig einen ersten Hinweis auf die Tumorlokalisation und -ausdehnung geben. Durch Palpation können darüber hinaus Angaben zur Größe und Konsistenz des Tumors sowie seiner Zuordnung zu Muskulatur, Subkutis bzw. den Gelenken erhoben werden. Dabei sprechen die Fixierung eines Tumors an den umliegenden Strukturen (Haut, Knochen, Faszien, Gelenkkapseln) und ein schnelles Größenwachstum für einen malignen Weichteilprozess (Tabelle IXa).

Labordiagnostik

Weichteil- bzw. knochenspezifische serologische Tumormarker sind bisher nicht bekannt. Die Laboruntersuchungen beschränken sich daher auf einige unspezifische serologische Parameter, wie z. B. großes Blutbild, BSG, Transaminasen, LDH und alkalische Phosphatase, die bei pathologischen Konstellationen immer schon für eine fortgeschrittene Tumorerkrankung sprechen (Tabelle IXa).

Konventionelle Röntgendiagnostik

Im Gegensatz zu den Knochentumoren, die sich differenzialdiagnostisch durch typische entitätsbezogene röntgenmorphologische Kriterien abgrenzen lassen, kann die Nativröntgendiagnostik bei

Tabelle VIII. Häufigkeitsverteilung von Knochentumoren (nach Dahlin 1978 und Schajowicz 1994).

Benigne Knochentumoren n = 3385	Prozentualer Anteil	Maligne Knochentumoren n = 3957	Prozentualer Anteil
Osteochondrom	48 %	Osteosarkom	40 %
Chondrom	23 %	Chondrosarkom	20 %
Osteoidosteom	10 %	Malignes primäres Lymphom	10 %
Chondroblastom	5,5 %	Fibrosarkom	8 %
Hämangiom	4 %	Ewing-Sarkom	7,5 %
Osteoblastom	3 %	Chordom	6 %
Benignes fibröses Histiozytom	2,5 %	Malignes fibröses Histiozytom	2 %
Chondromyxoidfibrom	2 %	Dedifferenziertes Chondrosarkom	1 %
Lipom	< 1 %	Maligne vaskuläre Tumoren (Hämangiosarkom; Hämangioperizytom, Hämangioendotheliom)	1 %
		Adamantinom	1 %
		Parossales Osteosarkom	< 1 %
		Mesenchymales Chondrosarkom	< 1 %

Tabelle IX. a) Untersuchung zur klinischen Stadieneinteilung.

Obligatorische Untersuchungen	
Klinische Untersuchung	Anamnese Inspektion Palpation (Tumorgröße, Konsistenz, Verschieblichkeit, Lymphknoten)
Labor	Großes Blutbild BSG AP; LDH, Transaminasen
Bildgebende Diagnostik	MRT (CT) des Lokalbefundes (bei Extremitäten im Seitenvergleich) CT-Thorax für High-risk-Patienten vor ablativen Maßnahmen MRT/CT der Leber für Patienten mit abdominellen oder retroperitonealen Tumoren
Optionale Maßnahmen	
Knochenszintigraphie Angiographie Sonographie des Lokalbefundes	

den Weichteilsarkomen nur in Einzelfällen, wie bei regressiv verkalkten Tumoren, hilfreich sein. Die Knochenszintigraphie ist eine sensitive Methode für die Suche nach metastatischen Läsionen oder einer Mitbeteiligung des Periost bzw. der Kortikalis bei Weichteil- oder Knochentumoren. Für gut vaskularisierte Tumoren kann auch die selektive Angiographie wertvolle Zusatzinformationen zur Therapieplanung für den Operateur und Radioonkologen erbringen. Zum Ausschluss der bei Tumoren der Binde- und Stützgewebe mit 80 % häufigen pulmonalen Dissemination ist zur primären Stadieneinteilung immer eine konventionelle Röntgenuntersuchung des Thorax in zwei Ebenen notwendig.

Moderne Schnittbildverfahren

Die Computertomographie (CT) und Kernspintomographie (MRT) gehören als „conditio sine qua non" zur präoperativen Diagnostik von Weichteilsarkomen. Die MRT wird derzeit als Methode der Wahl betrachtet. Hierbei wird der Kontrast zwischen Tumor und umliegenden Geweben verstärkt und erlaubt somit eine gute dreidimensionale Darstellung der Faszien und anderer Strukturen. Nur mit diesen Methoden können die innere Struktur des Weichteilsarkoms (Nekrosen, Zysten, Hämatome), seine Lokalisation und Beziehungen zu umliegenden Geweben/Organen und ggf. vorhandene vergrößerte regionale Lymphknoten dargestellt werden. Beide bildgebenden Verfahren sind von großem Wert für eine adäquate Operations- und Bestrahlungsplanung. Das CT/MRT sollte den Tumor mit einem großen Sicherheitssaum inklusive einer fixen anatomischen „Landmark" wie zum Beispiel dem Beckenkamm bei retroperitonealen Tumoren oder einem angren-

zenden Gelenk bei Extremitäten darstellen. Zur Erleichterung der späteren Tumorlokalisation für die Bestrahlungsplanung ist außerdem ein Topogramm der untersuchten Region zu fordern. Vor jeder radikalen bzw. mutilierenden Chirurgie (Kompartmentresektion, Amputation) muss ein Thorax-CT zum Ausschluss von Lungenmetastasen durchgeführt werden, da bei manifester Metastasierung von radikalchirurgischen Maßnahmen zugunsten palliativer und damit konservativer Therapieansätze Abstand genommen werden sollte. Dies gilt insbesondere für G3/4-Tumoren der Extremitäten, da die Lunge das am häufigsten von einer Metastasierung betroffene Organ ist (Billingsley et al. 1999; Gadd et al. 1993). Patienten mit viszeralen Tumoren sollten initial eine CT- oder MRT-Darstellung der Leber erhalten, da bei viszeralen Weichteilsarkomen die Leber die häufigste Lokalisation der Metastasen ist. Die Sonographie und Angiographie spielen demgegenüber für die Diagnostik eine untergeordnete Rolle, wenngleich sie in Einzelfällen wertvolle zusätzliche Hinweise für den Operateur erbringt (Tabelle IXa).

Chirurgische Diagnostik

Vor Einleitung einer onkologischen Therapie muss die definitive Histologie des Tumors gesichert sein. Generell sollte jeder Weichgewebstumor im Erwachsenenalter, der symptomatisch ist, an Größe zunimmt, größer als 5 cm ist, neu auftritt oder über vier Wochen persistiert, biopsiert werden (Brennan 1996). Dabei ist die Biopsietechnik von Bedeutung (Tabelle IXb). Für jeden Extremitätentumor > 5 cm wird eine Schnittbiopsie mit longitudinaler Inzision bevorzugt, um eine spätere weiträumige Exzision zu ermöglichen. Die Inzision sollte oberflächennah und zentral

Tabelle IX. b) Chirurgische Diagnostik und Therapie.

Diagnostik	
Nadelbiopsie (Feinnadel bzw. Tru®-Cut) Inzisionsbiopsie Exzisionsbiopsie	
Chirurgische Therapie	
Intraläsionale Resektion Extraläsionale (marginale) Resektion („shelling out") Weite Resektion	Makroskopischer Tumorrest (R2) Mikroskopischer Tumorrest (R1) Potenzieller mikroskopischer Tumorrest (R0)
Radikale Resektion	
Kompartmentresektion Amputation	Keine mikroskopischen Tumorreste (R0) Keine mikroskopischen Tumorreste (R0)

über dem Tumor vorgenommen werden. Es sollte kein Weichteillappen mobilisiert und eine sorgfältige Blutstillung vorgenommen werden, um eine Tumorzelldisseminierung im Rahmen eines Hämatoms zu vermeiden. Zum Zeitpunkt der definitiven Resektion empfiehlt es sich, die Biopsienarbe „en bloc" mit dem Tumor zu exzidieren (Hoos et al. 2000). Die Feinnadelbiopsie ist für die Diagnostik von Weichgewebstumoren der Extremitäten nicht zu empfehlen. Bei kleineren Tumoren kommt auch eine Exzisionsbiopsie mit einem Randsaum im Gesunden in Betracht.

Tru-Cut®-Biopsien geben in der Diagnostik bei 98 % der malignen Tumoren und bei 94 % der Sarkome richtige Ergebnisse (Heslin et al. 1997). Tumorhistologie und Grading werden für die meisten Patienten korrekt bestimmt. Die Vorteile dieser Technik sind die einfache Nutzung, niedrige Kosten und geringe Komplikationsraten. Patienten mit intraabdominellen oder retroperitonealen Sarkomen geben oft unspezifische Beschwerden oder gastrointestinale Symptome an. Die Verwendung von Feinnadelbiopsien hat keinen Stellenwert in der Diagnostik dieser Patienten. Die Nadelbiopsie ist nur indiziert, wenn im Rahmen der Differenzialdiagnostik ein Verdacht auf ein Lymphom besteht. Bei der Mehrzahl der Patienten empfehlen sich die diagnostische Laparotomie und die Diagnosestellung via Schnellschnittuntersuchung. Eine Ausnahme besteht, wenn der Tumor nicht resezierbar ist oder für den Patienten im Rahmen einer Studie eine präoperative Therapie erfolgen soll (Brennan et al. 1991; Lewis et al.1996).

Stadieneinteilung

Die Stadieneinteilung der Weichteil- und Knochensarkome wird nach der TNM-Klassifikation der UICC von 2003 durchgeführt Die entscheidenden

prognostischen Faktoren – das Grading, die Tumorgröße sowie die Lokalisation – bestimmen bei den Weichteilsarkomen die Klassifikation. Die Tumoren werden in vier Malignitätsgrade (G1–4), oberflächliche (a) bzw. tiefe (b) Lokalisationen und Größen < 5 cm (T1) bzw. > 5 cm (T2) aufgeteilt. Darüber hinaus wird das Stadium IV für lokoregionäre lymphatische bzw. hämatogene Aussaat reserviert (Tabelle X). Während in der dreistufigen Einteilung G1-Tumoren als niedrigmaligne und G2/3-Tumoren als hochmaligne Weichteilsarkome behandelt wurden, werden in der vierstufigen Klassifikation der WHO G1-Tumoren (hoch differenziert) und G2-Tumoren (mäßig differenziert) den niedrigmalignen Weichteilsarkomen und G3-Tumoren (schlecht differenziert) sowie G4-Tumoren (undifferenziert) den hochmalignen Sarkomen zugeordnet (Tabelle X).

Bei Knochentumoren wird zwischen niedrigmalignen (G1/2) und hochmalignen (G3/4) Tumoren mit intrakortikalem (A) bzw. extrakortikalem (B) Wachstum sowie in Analogie zu den Weichteilsarkomen zwischen zwei Stadien mit lymphonodulärer (IVA) und hämatogener (IVB) Metastasierung unterschieden (Tabelle XI).

Für Weichteilsarkome im Kindesalter gibt es derzeit keine international einheitliche Risikogruppierung. Momentan werden die in Tabelle XII dargestellten Faktoren als Kriterien für die Risikogruppierung verwendet (Enzinger und Weiss 1995).

Prognostische Faktoren

Als gesicherte Prognosefaktoren gelten das histologische Grading, die Tumorgröße und Fernmetastasen (Beahrs 1988; Gaynor 1992; Clark 2005; Jebsen 2008). Diese Faktoren werden in den aktuellen Sta-

Tabelle X. Stadieneinteilung der Weichteilsarkome (nach UICC 2003).

Stadium (AJCC)	T	N	M	Dreistufige Einteilung	Vierstufige Einteilung	Alternativ
I	T1a,1b, 2a, 2b	N0	M0	G1	G1–2	Low
II	T1a,1b, 2a	N0	M0	G2–3	G3–4	High
III	T2b	N0	M0	G2–3	G3–4	High
IV	Jedes T	N1	M0	Jedes G	Jedes G	High oder low
	Jedes T	N0	M1	Jedes G	Jedes G	High oder low
T1	Tumor < 5 cm		a – Oberflächliche Lokalisation			
T2	Tumor > 5 cm		b – Tiefe Lokalisation			
N0	Keine regionalen Lymphknoten					
N1	Regionale Lymphknoten					
G1	Hochdifferenziert					
G2	Mäßig differenziert					
G3	Schlecht differenziert					
G4	Entdifferenziert					

ging-Systemen berücksichtigt. Positive Resektions-ränder sind als prognostisch negativer Faktor einzu-schätzen. Das histologische Grading ist ein wichtiger prognostischer Faktor und basiert auf dem Mitose-Index, der Zellularität, Nekrosen und dem Grad der nukleären Anaplasien. Unter klinischen Aspek-ten ist die Differenzierung in niedrigmaligne, „Low grade-" (G1 oder G2), und hochmaligne, „High grade-" (G3 oder G4), Tumoren ausreichend. Low-grade-Tumoren haben ein geringes Risiko (< 15 %), High-grade-Tumoren ein hohes Risiko (> 50 %) für eine spätere Metastasierung (Hoos et al. 2000). Ein valides Grading in großen Tumoren ist erschwert, da intraläsional Areale unterschiedlicher Graduierung auftreten können. Demgegenüber haben sehr kleine High-grade-Tumoren (< 5 cm)

ein limitiertes Risiko für eine spätere Metastasie-rung, wenn diese bei der Erstbehandlung angemes-sen behandelt wurden (Geer 1992).

Es gibt unterschiedliche Prognosefaktoren für die Entwicklung von Lokalrezidiven und Fernmetasta-sen. Für die Entwicklung eines Lokalrezidivs sind ein Patientenalter > 50 Jahre, mikroskopisch posi-tive Resektionsränder, histologische Subtypen des Fibrosarkoms und des malignen peripheren Ner-venscheidentumors prognostisch relevante Prädik-toren (Jebsen 2008; Clark 2005; Alektiar 2005; Lewis 1999; Budach 1994; Russel 1977). Alektiar et al. (2005) zeigten eine Abhängigkeit der Lokalrezi-divrate von der Sarkomlokalisation. Sarkome an der oberen Extremität, insbesondere mit Beteili-

Tabelle XI. Stadieneinteilung der Knochensarkome (nach UICC 2003).

Stadium IA	G 1/2	T1	N0	M0
Stadium IB	G 1/2	T2	N0	M0
Stadium IIA	G 3/4	T1	N0	M0
Stadium IIB	G 3/4	T2	N0	M0
Stadium III	Nicht definiert			
Stadium IVA	Jedes G	Jedes T	N1	M0
Stadium IVB	Jedes G	Jedes T	Jedes N	M1
T1	Innerhalb der Kortikalis			
T2	Kortikalis durchbrochen			
N1	Regionale Lymphknoten			
G1	Hochdifferenziert			
G2	Mäßig differenziert			
G3	Schlecht differenziert			
G4	Undifferenziert			

Tabelle XII. Kriterien für Risikogruppierung bei Weichteilsarkomen im Kindesalter.

	Günstig	Ungünstig
Präoperativer TN-Status	T1 N0	T2 N1
Postchirurgischer TN-Status	pT1, pT2, pT3a pN0	pT3b, pT3c pN1
Lokalisation	Kopf/Hals/nicht parameningeal Urogenital/nicht Blase/Prostata	Kopf/Hals/parameningeal Blase/Prostata Extremitäten, andere
Histologischer Typ	Embryonales Rhabdomyosarkom	Alveoläres Rhabdomyosarkom Extraskelettales Ewing-Sarkom/PNET Synovialsarkom

gung der Schulter zeigten eine deutlich höhere Lokalrezidivrate als Sarkome der unteren Extremität (lokale Kontrolle 70 % vs. 86 %). Für die Entwicklung von Fernmetastasen sind eine Tumorgröße > 5 cm, hohes Grading, tiefe Lokalisation, ein Lokalrezidiv bei Patientenvorstellung und die histologischen Subtypen des Fibrosarkoms sowie des malignen peripheren Nervenscheidentumors prognostisch relevante Faktoren (Lewis 1999; Gaynor 1992). Für retroperitoneale Sarkome ist die Lokalisation selbst bereits ein entscheidender prognostischer Faktor (Lewis 1998). Zusätzlich zu diesen etablierten Faktoren werden einige molekulare Marker auf ihre klinische Bedeutung hin untersucht (Tabelle XIII). Dabei konnte gezeigt werden, dass Veränderungen der Expression und/oder Funktion des nukleären Proliferationsmarkers Ki-67, des Tumorsuppressorgens p53 und der den Zellzyklus regulierenden Gene INK4 A/B und Cyclin D1 mit der Prognose von Patienten mit Sarkomen assoziiert sind (Cance 1990; Drobnjak 1994; Heslin 1998; Kim 1998; Orlow 1999).

Allgemeine Grundlagen der Therapie

Der überwiegende Anteil der Weichteil- und Knochensarkome bedarf heutzutage einer multimodalen Therapie, da nur hierdurch eine Verbesserung der lokalen und systemischen Tumorkontrolle ermöglicht wird (Abbildung 1).

Chirurgie

Im Rahmen multimodaler Therapiekonzepte bei Weichteilsarkomen nimmt die chirurgische Therapie unverändert eine zentrale Rolle ein. Die komplette Entfernung des Tumors ist dabei vordringliches Ziel. Dies sollte wenn möglich durch funktionserhaltende Operationstechniken und unter Vermeidung einer Amputation erreicht werden. Dabei sollten immer mikroskopisch freie Resektionsränder und ein Sicherheitssaum von mindestens 2 cm angestrebt werden. Da sowohl die lokale Kontrolle als auch das Gesamtüberleben bei histologisch positiven Schnitträndern

Tabelle XIII. Prognostische Faktoren für Weichteilsarkome der Extremitäten (nach Hoos et al.).

Klinische Variable	Klinisch-pathologische Faktoren	Potenzielle molekulare Faktoren
Lokalrezidiv	Grading Vorstellung mit Lokalrezidiv Makroskopisch (R1) oder mikroskopisch (R2) positive Resektionsränder Tumorgröße Alter	
Fernmetastasen	Grading („high grade") Infiltrationstiefe Tumorgröße ≥ 5 cm	Ki-67-Überexpression
Post-Metastasen-Überleben	Patientenalter ≥ 60 Zeitraum zwischen Erstvorstellung und Metastasierung Extrapulmonale Metastasierung	
Gesamtüberleben	„High grade" Tiefe Lokalisation Tumorgröße ≥ 5 cm	INK4 A7B-Deletion Cyclin-D1-Überexpression P53-Anomalien

(R1-Resektion) deutlich schlechter ist, sollte immer eine Nachresektion angestrebt werden. Ausnahmen können insbesondere bei kritischen Lokalisationen (Kopf-Hals-Bereich, Schädelbasis, paraspinal, retroperitoneal) auftreten.

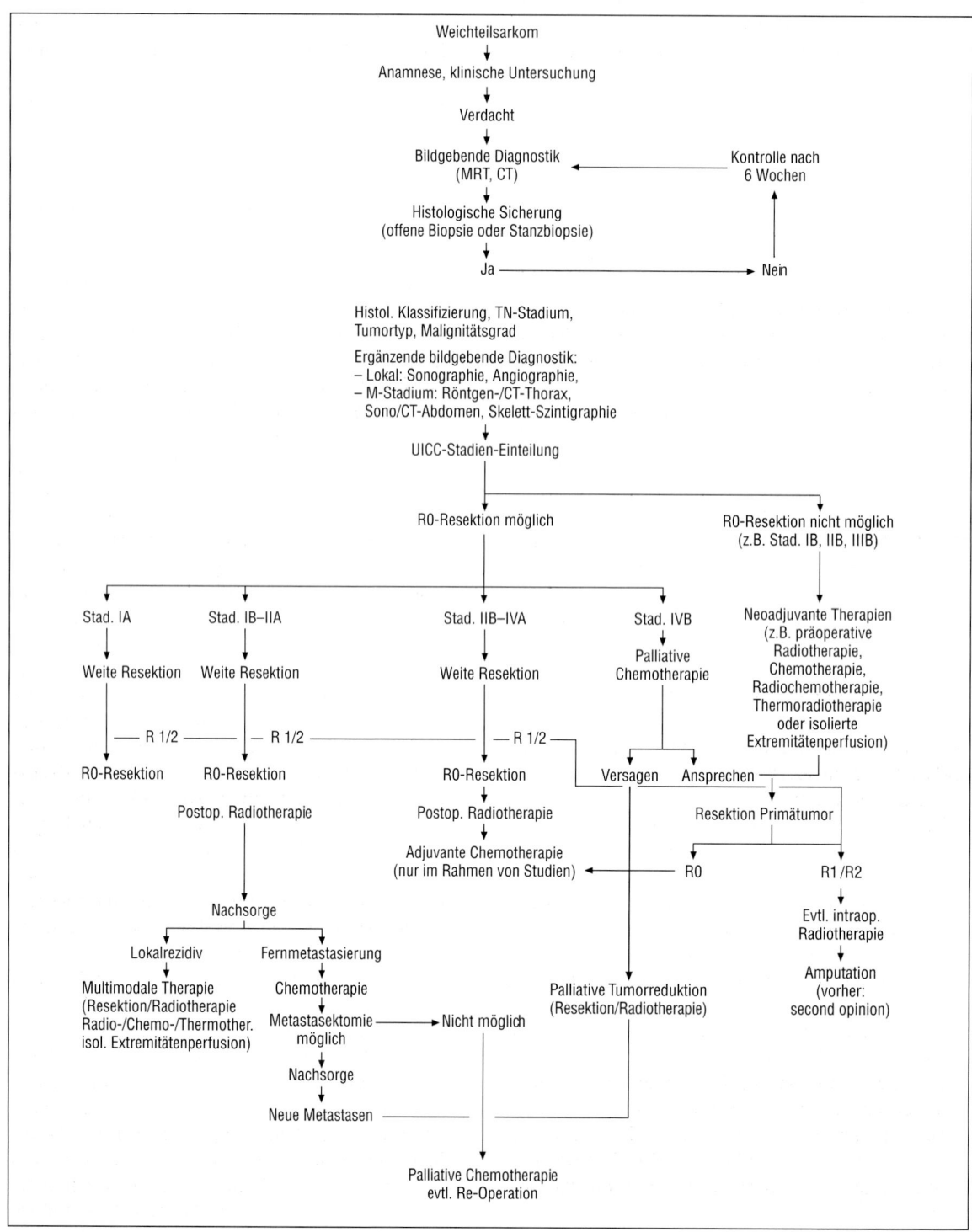

Abbildung 1. Therapeutische Strategien bei Weichteilsarkomen im Erwachsenenalter.

Folgende Resektionsverfahren werden angewendet (Tabelle IXb):

Die *intraläsionale* bzw. *marginale* Resektion ist kein Standardverfahren und nur als absolute Ausnahme erlaubt:

– Die intraläsionale (intrakapsuläre) Tumorresektion – als diagnostische Maßnahme zu extensiv und unter onkologischem Aspekt zu restriktiv – erhöht das Metastasenrisiko über die intraoperative Eröffnung venöser Tumorgefäße mit Verschleppung vitaler Tumorzellen. Darüber hinaus wird die Entstehung postoperativer Hämatome begünstigt und oft ein makroskopischer Tumor belassen.

– Marginale Resektion:
Die Tumorentfernung knapp im Gesunden wird als marginale Resektion bezeichnet. Dies geschieht oft durch Ausschälen des Tumors entlang seiner Pseudokapsel („shelling out"). Bei diesem Vorgehen besteht die große Gefahr, dass vitale Tumorreste zurückbleiben, da die Pseudokapsel der Weichgewebssarkome in der Regel eine komprimierte Tumorschicht enthält. Eine marginale Resektion kann aber auch vorliegen, wenn ein Weichgewebssarkom knapp an essenzielle Strukturen, die für einen funktionellen Gliedmaßenerhalt notwendig sind (z. B. große Gefäße, Hauptnervenstämme), heranreicht und nur mit einem wenige Millimeter betragenden Sicherheitsabstand entfernt werden kann. Auch diese Technik erfüllt nicht chirurgisch-onkologische Radikalitätskriterien. Beide Methoden gehen mit einer sehr hohen Lokalrezivrate von 90–100 % einher.

Die im Folgenden angegebenen Resektionstypen sind als Standardverfahren anzusehen:

– Weite Resektion:
Bei einer weiten Resektion wird der Tumor in toto mit einem Sicherheitssaum von 2–5 cm entfernt. Die Sicherheitssäume sind zwar häufig zur Seite zu realisieren, zur Tiefe hin jedoch in Abhängigkeit von der jeweiligen anatomischen Lage problematisch (Kettelhack et al. 1998). Durch eine weite Tumorresektion kann die Lokalrezivrate auf ca. 50 % gesenkt werden. Wesentlich wichtiger als der absolute Sicherheitssaum sind das operative Vorgehen entlang anatomischer Grenzstrukturen und die Resektion des Tumors unter Mitnahme mindestens einer gesunden nicht tumorbefallenen Schicht. Hierdurch kann auch bei geringem Abstand von einer radikalen (R0) Tumorresektion ausgegangen werden. Da aufgrund der Neigung zu diskontinuierlichen Ausbreitung von Weichteilsarkomen ein Verbleib von mikroskopischen Residuen nicht sicher ausgeschlossen wer-

den kann, ist eine adjuvante Radiatio in der Regel immer indiziert. Grenzen die Schnittränder an die Pseudokapsel oder gar den Tumor selbst liegt keine weite Resektion, sondern nur eine marginale Resektion vor. Da bei einer marginalen Resektion auch nach Strahlentherapie eine erhöhte Lokalrezidivrate auftritt, sollte immer die Möglichkeit einer Nachresektion überprüft werden. Für eine adäquate postoperative Radiatio sollten das Tumorbett, vor allem aber die Regionen mit knappen Resektionsrändern vom Operateur mit Titanclips markiert werden.

– Kompartmentresektion:
Nur durch die radikale Tumorresektion mit Entfernung des gesamten tumortragenden Kompartments (Muskelgruppenresektion) können die Lokalrezidivraten auf unter 10 % (7–28 %) gesenkt werden. Bei einer Kompartmentresektion wird die befallene Muskelgruppe von ihrem Ursprung bis zum Ansatz entfernt. Inwieweit diese Art der Resektion bei Lokalisation eines kleinen Tumors im Randbereich eines Muskels oder bei einer geringen Tumorgröße tatsächlich erforderlich ist, bleibt bisher ungeklärt. Bei hochgradig malignen Weichteil- und Knochensarkomen muss von einer potenziellen Tumorzellkontamination eines Großteils das muskulären bzw. ossären Kompartiments ausgegangen werden. Das Risiko von Satellitenherden sinkt deutlich mit zunehmendem Abstand zur Entfernung des Primärtumors. Alle chirurgischen Maßnahmen sollten bei Weichteilsarkomen an den Extremitäten grundsätzlich unter dem Aspekt der Funktionserhaltung geplant werden. Dabei sollte nach chirurgisch-onkologischen Kriterien Radikalität, d. h. histologisch tumorfreie Resektionsränder (R0-Resektion), angestrebt werden. Die Lokalisation des Tumors in Beziehung zur anatomischen Umgebung ist für die Wahl der Resektionsmethode entscheidend. Für Weichteilsarkome, die in präformierten Kompartimenten (Muskulatur) wachsen, ist die Muskelgruppenresektion oder die weite Exzision mit > 2–5 cm Sicherheitssaum (Myektomie inklusive) die Therapie der Wahl (Rydholm 1987; Alvegaard 1989). Voraussetzung ist allerdings eine ausreichende Funktionalität der Extremität, ggf. unter Ausschöpfung chirurgisch-plastischer Maßnahmen. Die über dem Tumor liegende Haut ist als fasziokutane Einheit mit dem muskulären Kompartiment zu entfernen. Bei einer Beteiligung von wesentlichen sensomotorischen Nerven (z. B. N. ischiadicus, N. femoralis) ist die Tumorresektion grundsätzlich als nicht-radikal anzusehen. Bei Tumorsitz außerhalb präformierter Kompartimente kann das Ziel einer funktionsfähigen Extre-

mität nur mit einer erweiterten lokalen Tumorresektion (2–3 cm in sano) erreicht werden. Da eine Kompartmentresektion funktionell häufig ungünstiger als eine weite Resektion mit adjuvanter Strahlentherapie ist, sollte eine Kompartmentresektion immer kritisch interdisziplinär diskutiert werden.

– Amputation:

Die Amputation von Gliedmaßen kommt heute nur noch im Einzelfall zur Anwendung, wenn die Resektion eines Extremitätentumors lediglich als R2-Resektion durchgeführt werden kann oder aber wenn auch unter Ausschöpfung aller plastischer Rekonstruktionsverfahren eine kompletter Funktionsverlust der Extremität zu erwarten ist (Clark 2003). Heute werden bei etwa 80 % der Patienten die Extremitäten erhaltend operiert. In einer randomisierten Studie, die eine Amputation mit einer funktionserhaltenden Operation und nachfolgender adjuvanter Radiatio verglich (Rosenberg et al. 1982) konnten vergleichbare lokale Kontrollraten und Überlebensraten erzielt werden.

– Knochensarkome:

Die sichere Entfernung der häufig an den Extremitäten lokalisierten malignen Knochentumoren hat auch hier höchste Priorität, um Lokalrezidive, die mit einer deutlichen Verschlechterung der Überlebensprognose der Patienten verbunden sind, zu vermeiden. In Abhängigkeit von dem Befall der nach distal führenden Nerven- und Gefäßbahnen sind im Einzelfall auch große ablative Verfahren notwendig, dies gilt insbesondere für das Osteosarkom wegen der unmittelbaren Nähe der Tumoren zum Gelenk. In den meisten Fällen ist es jedoch möglich, einen Erhalt der Extremitäten zu erreichen. Die Rekonstruktion des knöchernen Defektes erfolgt in Abhängigkeit von der Lage und Ausdehnung mittels Eigen- und/oder Fremdknochen bzw. mit modularen Endoprothesesystemen, allein oder in Kombination mit Allografts. Für eine adäquate postoperative Radiatio sollten das Tumorbett, vor allem aber die Regionen mit knappen Resektionsrändern vom Operateur mit Titanclips markiert werden.

Lymphknotendissektion

Auf eine Ausräumung der regionalen Lymphknoten kann angesichts des seltenen Befalls von unter 5 % weitgehend verzichtet werden. Nur bei klinisch vergrößerten Lymphknoten sollte eine Lymphknotendissektion durchgeführt werden. Lediglich bei den Subtypen Synovialsarkom, Rhabdomyosarkom und Epitheloidsarkom kann aufgrund des höheren lymphogenen Metastasierungsrisikos eine systematische Lymphknotendissektion erwogen werden. Dieser sollte heutzutage eine positive Sentinel-node-Diagnostik vorausgegangen sein (Schlag 2007).

Chemotherapie

Der Einsatz der Chemotherapie bei der Behandlung des chemosensiblen Rhabdomyosarkom ist unbestritten. Ebenso hat die Polychemotherapie einen festen Stellenwert als neoadjuvante Therapie bei der Therapie des Osteosarkoms und Ewing-Sarkoms. Bei den übrigen, weniger chemosensiblen, Weichteilsarkomen ist der Nutzen einer Chemotherapie in der adjuvanten Primärtherapie noch nicht endgültig geklärt. In einer Reihe von kleinen prospektiv randomisierten Studien konnte ein Vorteil für die lokale Kontrolle und das krankheitsfreie Überleben für lokal fortgeschrittene hochmaligne Weichteilsarkome gefunden werden wie auch eine Metaanalyse bestätigen konnte (Tierney et al. 1997). Das Gesamtüberleben konnte dagegen nur in wenigen Studien beeinflusst werden. Die Hauptprobleme der meisten Studien sind die kleine Patientenzahl, die Inhomogenität des Patientenkollektivs und die unterschiedlichen Chemotherapie-Regime und Dosierungen.

Chemotherapeutika

Das Risiko einer hämatogenen Aussaat steigt für hochmaligne Weichteilsarkome mit zunehmender Entdifferenzierung und Tumorgröße überproportional von 30 % (Stadium IB) bis auf > 80 % (Stadium IIIB) an (Russel et al. 1977; Lawrence et al. 1987). Für Ewing-Sarkome beträgt es 14 und 50 %. Die okkulte Disseminierung bei osteogenen Sarkomen beträgt nach Giuliano et al. (1984) über 90 %. Zur chemotherapeutischen Behandlung von Patienten mit Weichteilsarkomen stehen nur wenige Medikamente zur Verfügung. Die wirksamsten Substanzen sind die Anthrazykline Doxorubicin und Epirubicin sowie Ifosfamid mit Remissionsraten von 18–29 % in der Firstline Therapie. Wichtig ist hierbei eine ausreichende Dosierung Es liegen nur wenige randomisierte Studien zum Vergleich verschiedener Monotherapien vor. Doxorubicin 75 mg/m^2 gilt dabei als Standard (Reichardt et al. 2008, 1997; Mouridsen et al. 1987; Le Cesne et al. 1995; Tierney et al. 1997). DTIC wurde in zahlreichen Studien als Monotherapie und als Bestandteil von Kombinationstherapie-Protokollen untersucht. Die Ansprechrate lag zwischen 17 % und 27 %. Das liposomale Anthrazyklin

Caelyx erwies sich als wirkäquivalent zu Doxorubicin bei signifikant geringer Toxizität (Reichardt 2008). Weitere Chemotherapeutika, die in Studien geprüft und bei der Therapie des Weichteilsarkoms eingesetzt werden, sind das Trofosfamid, ein oral verfügbares Oxazaphosphorin, Paclitaxel und Docetaxel, die beim Angiosarkom gute Ansprechraten zeigten, Gemcitabin und Topotecan und Trabectedin. Kombinations-Chemotherapien wurden in zahlreichen Phase-II-Studien, aber in nur wenigen randomisierten Phase-III-Studien untersucht. Die Ansprechraten liegen bei den meisten modernen Kombinations-Therapiestudien mit 40-über 50 % und ca. 10 % kompletten Remissionen wesentlich höher als die 15–25 %, die bei einer Monotherapie erreicht werden, allerdings auf Kosten einer z. T. erheblichen Toxizität (Reichardt 2008). Dabei hat sich insbesondere die Kombination aus Doxorubicin und Ifosfamid als sehr wirksam erwiesen. Interessant erscheint auch eine Kombination aus Docetaxel und Gemcitabin, für die insbesondere beim Leiomyosarkom Ansprechraten von bis zu 24 % beschrieben wurden (Bay 2006)

Neoadjuvante Chemotherapie

In Anlehnung an die guten Ergebnisse der präoperativen Chemotherapie bei primären Knochentumoren wurden auch bei Weichteilsarkomen zunehmend neoadjuvante Chemotherapiekonzepte überprüft (Casper 1994; Pezzi 1990; Rosen 1993). Ziel ist zum einen die Devitalisierung und Verkleinerung des Tumors, um spätere Resektionen zu erleichtern bzw. zu ermöglichen. Gleichzeitig soll aber auch die Überlebenszeit durch Abtöten evtl. vorhandener Mikrometastasen verbessert werden. Die bisher vorliegenden Daten (Rosen 1993) stammen aus unizentrischen, nicht-randomisierten Analysen. Die Daten über klinisch oder histologisch gesicherte Tumorrückbildungen sind sehr uneinheitlich und schwanken zwischen 3 und 40 % (Casper 1994; Pezzi 1990). Randomisierte Studien konnten bisher keinen eindeutigen Vorteil des neoadjuvanten Therapieansatzes aufzeigen, im Einzelfall ist diese Vorgehensweise aber durchaus erfolgversprechend.

Adjuvante Chemotherapie

Zur Wertigkeit der adjuvanten systemischen Chemotherapie nach Resektion von Weichteilsarkomen gibt es eine Reihe von prospektiv randomisierten Studien. Die Ergebnisse dieser Studien sind uneinheitlich und lassen keine endgültigen Schlussfolgerungen zu.

Mögliche Erklärungen für die unterschiedlichen Ergebnisse sind die verschiedenen verwendeten Chemotherapieregime – teils Mono- teils Polychemotherapien, differierende Eingangskriterien und damit unterschiedliche Patientenkollektive sowie meist nur kleine Fallzahlen. Eine Metaanalyse an 1555 Patienten aus allen 14 adjuvanten Chemotherapiestudien auf der Basis individueller Patientendaten zeigte eine statistisch signifikante Verbesserung des metastasenfreien Intervalls und des rezidivfreien Gesamtüberlebens in einer Größe von 10 %. Die Verbesserung des Gesamtüberlebens von 5 % erreichte jedoch keine statistische Signifikanz. Eine Subgruppenanalyse ergab für Patienten mit Extremitätentumoren auch einen Vorteil hinsichtlich des Gesamtüberlebens (Tierney 1997). Dieses Ergebnis wird durch die randomisierte Studie der italienischen Sarkomstudiengruppe bestätigt, die bei ausschließlich Patienten mit Sarkomen der Extremitäten und einem Grading von G3 einen Überlebensvorteil für eine adjuvante Chemotherapie ergab (Frustaci 2001). Mit Spannung wurden deshalb die Ergebnisse der großen randomisierten Studie der EORTC-Soft Tissue and Bone Sarcoma Group erwartet. 351 Patienten wurden eingeschlossen und 175 Patienten davon in den adjuvanten Chemotherapie-Arm randomisiert. Die adjuvante Chemotherapie bestand aus Doxorubicin 75 mg/m² und Ifosfamid 5 g/m². Das Fünfjahres-rückfallfreie-Überleben lag in beiden Armen bei 52 % und auch das Gesamtüberleben ergab keinen signifikanten Unterschied (Woll 2007). Somit kann ein genereller Einsatz einer Chemotherapie nach potenziell kurativer Resektion nicht empfohlen werden.

Strahlentherapie

Die Strahlenbehandlung hat einen unumstrittenen Platz in der Behandlung von Weichteilsarkomen. Sie wird präoperativ, primär oder postoperativ eingesetzt.

Die primäre Strahlentherapie ist selten indiziert und auf Situationen beschränkt, in denen der Patient entweder als nicht chemotherapiefähig oder chirurgisch inoperabel eingestuft wird. Der Einsatz der Strahlentherapie als Primärbehandlung erfordert hohe Gesamtdosen von 70–75 Gy und führt bei ca. einem Drittel der Patienten zu einer lokalen Tumorkontrolle. Die präoperative Strahlenbehandlung kommt bei ausgedehnten, primär marginal oder nicht-resektablen Tumoren oder auch bei Rezidiven zum Einsatz. Ziel einer präoperativen Bestrahlung ist die Devitalisierung des Tumors bei gleichzeitiger Tumorverkleinerung. Auch wenn die makroskopische

Tumorrückbildung meist nur gering ist, kann eine deutliche Regression vitaler Tumorzellen erreicht werden.

Die postoperative adjuvante Strahlenbehandlung führt zur Verbesserung der lokalen Tumorkontrolle. Dies gilt sowohl für die Brachytherapie als auch für die perkutane Therapie. Die lokalen Kontrollraten liegen zwischen 80–90 %. Bei der Brachytherapie, die vorwiegend bei hochgradig malignen Tumoren angewendet wird, erfolgt die Therapie über intraoperativ implantierte Katheter mit Gesamtdosen von 30–45 Gy. Bei der postoperativen perkutanen Radiatio sind Dosen von 60–66 Gy erforderlich. Mit einer intraoperativen Strahlentherapie (IORT) kann gezielt eine hohe Strahlendosis auf einen Tumorrest oder an einer Stelle mit marginalem Resektionsrand bei gleichzeitig Schonung der umliegenden Gewebe appliziert werden. Dies gilt besonders für retroperitoneale Weichteilsarkome.

Eine kombinierte neoadjuvante Radiochemotherapie kann noch nicht als Standard angesehen werden. Der Aufwand einer präoperativen simultanen Radiochemotherapie bei malignen Weichgewebstumoren ist erheblich und erfordert eine enge interdisziplinäre Kooperation. Daher sollten diese Therapiestrategien zunächst Patienten mit primär inoperablen bzw. marginal resektablen Weichteilsarkomen vorbehalten bleiben und in prospektiv randomisierten Studien einer präoperativen Strahlentherapie gegenübergestellt werden.

Isolierte hypertherme Extremitätenperfusion

Aufbauend auf günstige Ergebnisse der isolierten hyperthermen Extremitätenperfusion (ILP) mit Tumornekrosefaktor (TNF) und Melphalan beim malignen Melanom wird dieses Verfahren auch bei lokal fortgeschrittenen Weichteilsarkomen Erfolg versprechend angewendet. Die betrifft vorwiegend extrakompartmental lokalisierte Weichgewebsarkome mit einer unmittelbaren Nachbarschaft/Infiltration von Gefäß- und Nervenstrukturen oder Gelenken. Die ILP kann exellente Responseraten (> 70 %) erzielen und ermöglicht bei mehr als 80 % der Patienten ein extremitätenerhaltendes Operationsverfahren. Die ILP wird einmalig durchgeführt, nach einem Intervall von ca. sechs Wochen folgt nach einem Restaging die Resektion. (Eggermont 1996; Schlag 1998; Siebenrock 2000; Stojadinovic 2002). Das Prinzip der Behandlung besteht in der chirurgischen Isolierung der Blutgefäße einer Extremität, dem Abdichten gegenüber dem Systemkreislauf und

dem Aufbau einer extrakorporalen Zirkulation mit Hilfe einer Herz-Lungen-Maschine. Dadurch besteht die Möglichkeit, eine sehr hohe Konzentration von Melphalan in Kombination mit TNF bzw. von Adriamycin in Kombination mit Cisplatin am Tumor bei gleichzeitiger Überwärmung zu applizieren. Die ILP kann aufgrund des technischen Aufwands nur in spezialisierten und qualifizierten Zentren vorgehalten werden.

Hyperthermie

Die Hyperthermie ist möglicherweise eine interessante Therapieoption die Wirkung einer Chemotherapie und/oder Strahlentherapie bei der Therapie von Weichteilsarkomen zu verstärken. Die bisherigen publizierten Ergebnisse der Phase-II-Studien zur kombinierten Chemotherapie mit Tiefenhyperthermie zeigen gute Ansprechraten (Issels et al. 2001). Die 2007 vorgestellten Daten einer Phase-III-Studie mit 340 Patienten mit einem High-grade-Weichteilsarkom, in der eine neoadjuvante Chemotherapie (4 × EIA) mit einer zusätzlichen regionalen Hyperthermie (4 × EIA + RHT) verglichen wurde, zeigten, dass ein signifikanter Vorteil sowohl hinsichtlich der Tumorresponse als auch beim krankheitsfreien und lokalen progressionsfreien Überleben mit einer zusätzlichen regionalen Hyperthermie zu erreichen ist (Issels 2007).

Rolle der Strahlenbehandlung

Adjuvante postoperative Strahlentherapie

Eine inadäquate Tumorresektion führt zu hohen Lokalrezidivraten von 60–90 % (Shieber und Graham 1962). Die weite lokale Tumorresektion erlaubt eine deutliche Reduktion der Rezidivraten (Lise et al. 1995; Shiu et al. 1975). Verschiedene Studien an weltweit 454 Patienten konnten zeigen, dass mit adäquater Chirurgie die Lokalrezidivraten auf unter 10 % (0–28 %) reduziert werden können. Für Extremitätentumoren wird das Ziel einer lokalen Tumorkontrolle allerdings mit einer mehr oder weniger ausgeprägten Funktionseinbuße erkauft (Lise et al. 1995; Collins et al. 1986; Simon und Enneking 1976).

Eine Vielzahl retrospektiver Studien hat gezeigt, dass die postoperative Strahlentherapie mit 60–70 Gy in der Lage ist, bei mikroskopischen Tumorresiduen lokale Kontrollraten zwischen 72–90 % unter weitgehendem Erhalt der Funktion zu erzielen (Jebsen 2008; Pollack et al. 1998; Cheng et al. 1996; Herbert et al. 1993; Budach et al. 1990; Suit 1988; Potter et al. 1986). Viele Studien unterstreichen die Notwendigkeit einer ausreichenden R0-Resektion (Tabelle XIV). Es werden Lokalrezidivraten von 7–13 % für tumorfreie Ränder, 23–24 % für mikroskopische Residuen und 31 bzw. 77 % für makroskopische Resttumoren beschrieben (Jebsen 2008; Dinges et al. 1994; LeVay et al. 1993). Alektiar et al. (2000) beschreiben eine lokale Fünfjahres-Kontrollrate von High-grade-Weichteilsarkomen mit positivem Schnittrand von 74 % mit postoperativer Strahlentherapie und 56 % ohne Strahlentherapie. Sadoski et al. (1993) analysierten die Resektionsränder von Weichteilsarkomen und fanden bei negativen bzw. positiven Resektionsrändern einen hochsignifikanten Unterschied in der lokalen Kontrolle von 97 % vs. 81 %. Dem gegenüber war das Ausmaß des Sicherheitssaums der Tumorresektion in Millimetern im Gesunden unkritisch. Zagars et al. (2003) konnten bei R0-resezierten Patienten eine lokale Kontrolle nach fünf Jahren von 88 %, bei einem positiven R-Status nur von 64 % nachweisen (Tabelle XIV). Damit ist der hohe prognostische Stellenwert einer „In-sano"-Tumorresektion als Voraussetzung für eine erfolgreiche postoperative Strahlentherapie belegt und sollte durch die Wahl geeigneter Operationsverfahren garantiert werden. Ist dieses Ziel im ersten Anlauf nicht erreichbar, muss grundsätzlich eine Nachresektion erfolgen.

Weltweit vergleicht nur eine prospektiv randomisierte Studie die Amputation mit einer extremitätenerhaltenden Tumorresektion und postoperativer Strahlentherapie (Rosenberg et al. 1982; Yang und Rosenberg 1989). Die Studie wurde zu einer Zeit durchgeführt, als die guten Langzeitergebnisse der funktionserhaltenden Chirurgie mit postoperativer Strahlenbehandlung noch nicht bekannt waren und daher die Patientenakzeptanz für beide Therapiemodalitäten noch vorhanden war. In die Randomisierung gingen 43 Patienten ein, 27 in die funktionserhaltende Therapie und 16 in die Amputation. Nach einer medianen Nachbeobachtungszeit von über neun Jahren wurden 18,5 % (5/27) Rezidive nach funktionserhaltender Therapie im Vergleich zu 5,9 % (1/16) nach Amputation beobachtet (p = 0,22). Die dazugehörigen krankheitsfreien bzw. Gesamtüberlebensraten unterscheiden sich mit 63 % bzw. 71 % (p = 0,52) bzw. 70 % und 71 % (p = 0,97) nicht signifikant. Angesichts der guten Ergebnisse der postoperativen Strahlentherapie wird die Amputation als Therapieoption von den Patienten heutzutage nicht mehr akzeptiert. Aus ethischen Gründen sind daher randomisierte Studien mit einem Therapiearm, der die Amputation vorsieht, nicht mehr vertretbar. Dass der Einsatz einer postoperativen Radiatio bei der Behandlung von Weichteilsarkomen in den letzten Jahrzehnten deutlich zunahm, zeigen die jüngsten Daten der Scandinavian Sarcoma Group. In drei Zeit-

Tabelle XIV. Lokale Kontrolle ausgewählter retrospektiver Analysen in Abhängigkeit vom Resektionsstatus.

Autor	Pat. n	Resektionsstatus	Lokale Kontrolle (%)
Tepper et al. 1985	36	R2	44
Abatucci et al. 1986	54	R0	98
	23	R1	56
Slater et al. 1986	72	R2	28
Le Vay et al. 1993	200	R0	88
	50	R1	78
Sadoski et al. 1993	104	R0	96
	28	R1	82
Dinges et al. 1994	30	R0	93
	51	R1	77
	16	R2	50
Fein et al. 1995	44	R0 (> 5 mm)	95
	18	R1 (< 5 mm)	70
Pisters et al. 1996	777	R0	80
	242	R1	59,9
Zagars et al. 2003	807	R0	88
	182	R1	64
Jebsen et al. 2008	66	R2 (intraläsional)	28
	285	R1 (marginale Resektion)	81
	111	R0 (weite Resektion)	93

Tabelle XV. Resultate aus Phase-III-Studien zur lokalen Kontrolle nach Operation (OP) allein bzw. OP mit adjuvanter Strahlentherapie (RT).

Autor	Pat. n	Therapiearm	Lokale Kontrolle (%)	Bemerkung
Yang et al. 1998	91 (high grade)	OP	80	Nur Extremitäten
		OP + RT	100	
	50 (low grade)	OP	67	
		OP + RT	96	
Pisters et al. 1996	119 (high grade)	OP	70	Brachytherapie
		OP + RT	91	Extremitäten und Stamm
	5 (low grade)	OP	74	
		OP + RT	64	
Alektiar et al. 2000	110	OP	56	Nur high grade
		OP + RT	76	Nur Extremitäten
				Brachytherapie (plus RT)
Mollabashy et al. 2002	108	OP	95,2	Nur low grade
		OP + RT	98,5	Extremitäten und Stamm
Jebsen et al. 2008	1093	OP – intraläsional	28	Extremitäten und Stamm
		OP – intraläsional + RT	62	
		OP – marginal	74	
		OP – marginal + RT	81	
		OP – weite Resektion	87	
		OP – weite Resektion + RT	93	

intervallen (1986–1991; 1992–1997, 1998–2005) stieg der Einsatz der Strahlentherapie von 28 % über 36 % auf 53 % (p < 0,001), die Rate der weiten Resektionen waren hingegen nahezu identisch (57 % vs. 61 % vs. 52 %), die Rate der Lokalrezidive fiel in diesen Zeiträumen mit 27 % auf 15 % (p < 0,001) deutlich (Jebsen 2008). Obwohl die postoperative Strahlentherapie, durch Lindberg et al. (1975) eingeführt, sich in den letzten 25 Jahren etabliert hat, fehlten bis Mitte der 90er Jahre prospektiv randomisierte Studien, die zweifelsfrei deren Wertigkeit bestätigten.

Die Ergebnisse der prospektiven Studie von Yang et al. (1998) belegen eindeutig den Nutzen der postoperativen Strahlentherapie von Weichteilsarkomen (Tabelle XV). Dieses gilt sowohl für High-grade- als auch für Low-grade-Tumoren. In diese Studie wurden 91 Patienten mit hoch- und 50 Patienten mit niedrigmalignen Tumoren eingeschlossen. Von den hochmalignen Sarkomen erhielten 47 Patienten eine postoperative adjuvante Strahlen- und Chemotherapie, 44 Patienten wurden nicht bestrahlt und erhielten nur eine Chemotherapie. Im Radiotherapie-Arm wurde nach einer medianen Nachbeobachtung von 9,9 Jahren kein Lokalrezidiv, im Vergleichsarm neun Lokalrezidive gesehen (p = 0,003). Das Gesamtüberleben war hingegen in beiden Therapiearmen gleich, ebenso das metastasenfreie Überleben. Ähnliche Resultate zeigten die niedrigmalignen Sarkome. Auch hier war ein signifikanter Unterschied bei der Lokalrezidivrate (p = 0,016), nicht aber beim Gesamtüberleben zu sehen.

In der prospektiv randomisierten Studie von Pisters et al. wurden 164 Patienten mit Operation und Brachytherapie (n = 78) oder alleiniger Operation ohne weitere Therapie (n = 86) behandelt. Die adjuvante Brachytherapie erfolgte mit Iridium-192 mit einer Dosis von 42–45 Gy über vier bis sechs Tage. Bei einem medianen Follow-up von 76 Monaten betrugen die lokalen Fünfjahres-Kontrollraten in der Brachytherapie-Gruppe 82 %, in der Gruppe ohne weitere Therapie 69 % (p = 0,04). Insbesondere profitierten Patienten mit hochmalignen Sarkomen von der Brachytherapie (89 % versus 66 %, p = 0,0025). Ein Einfluss auf die lokale Kontrollrate bei niedrigmalignen Sarkomen wurde hingegen nicht gesehen (p = 0,49), allerdings wurden auch nur 45 Patienten mit niedrigmalignen Sarkomen eingeschlossen. Die Lokalrezidivraten lagen mit 27 % in der unbestrahlten Gruppe und mit 22 % in der Radiotherapiegruppe allerdings verhältnismäßig hoch, sodass eine zusätzliche perkutane Bestrahlung diskutiert wurde (Pisters 1994). Beim krankheitsspezifischen Überleben und beim Auftreten von Metastasen ergab sich ebenfalls kein Unterschied in den beiden Therapiearmen.

Neben diesen prospektiven Studien konnte auch in einigen retrospektiven Arbeiten zur adjuvanten Strahlentherapie von niedrigmalignen Sarkomen ein Vorteil für die Nachbestrahlung nachgewiesen werden (Marcus et al. 1993; Choong et 2001; Jesben 2008). Das Ziel einer adjuvanten Radiatio bei niedrigmalignen Sarkomen besteht in erster Linie darin, ein Lokalrezidiv mit den entsprechenden Folgen einer erneuten Operation mit Beeinträchtigung der Funktionalität zu verhindern. Dies betrifft insbesondere sehr große und tief liegende Tumoren, bei denen ein Lokalrezidiv möglicherweise nicht mehr funktionserhaltend operiert werden kann. Die lokalen Kontrollraten, die bei niedrigmalignen Sarkomen nach Operation und adjuvanter Strahlentherapie erzielt werden, liegen zwischen 85 %–100 % (Marcus et al. 1993; Dinges et al. 1994; LeVay et al. 1993; Baldini et al. 1999; Ravaud et al. 1992).

Auch gibt es Diskussionen, ob eine adjuvante Radiatio bei kleinen hochmalignen Sarkomen, die mit einem ausreichenden Sicherheitssaum operiert wurden, indiziert ist (Pisters 2007). Nachdem in einer NCI-Studie ein signifikanter Vorteil für eine adjuvante Radiatio in dieser Gruppe nachgewiesen wurde, besteht für eine alleinige Resektion keine ausreichende Evidenz (Alektiar et al. 2002).

Nach den Resultaten von Yang et al. (1998) und Pisters et al. (1996) kann die Indikation zu einer postoperativen Strahlentherapie nach lokaler weiter Tumorresektion als endgültig etabliert betrachtet werden (Tabelle XV). Dabei steht die Brachytherapie hinsichtlich der lokalen Kontrolle der perkutanen Strahlentherapie nicht nach. Eine Subgruppe von Patienten, bei denen gegebenenfalls auf eine adjuvante Radiatio verzichtet werden kann, ist anhand der vorliegenden Daten aus randomisierten Studien nicht zu definieren, d. h. alle Patienten profitieren von der postoperativ durchgeführten Strahlentherapie (Evidenzlevel 1b). Auf eine postoperative Strahlentherapie kann nach radikaler Tumorresektion (Amputation bzw. Kompartimentresektion) mit ausreichendem Sicherheitssaum und nach lokal weiter Resektion von T1aG1/2-Tumoren verzichtet werden (Geer 1992).

Trotzdem wird die Indikation für eine adjuvante Radiatio nach kompletter Tumorresektion immer wieder kritisch diskutiert. Dies gilt insbesondere für niedrigmaligne Sarkome, da für diese Subpopulation bisher kein Überlebensgewinn in Studien nachgewiesen werden konnte.

Präoperative Strahlentherapie

Erfahrungen mit der präoperativen Strahlentherapie von Weichteilsarkomen liegen bisher erst in begrenztem Rahmen vor.

Durch eine präoperative Radiotherapie soll bei großen, nur marginal operablen Tumoren eine Tumorverkleinerung erzielt werden. Gleichzeitig kann möglicherweise auch die intraoperative Tumoraussaat durch eine Devitalisierung der Tumorzellen verringert werden. Besonders für die lokal fortgeschrittenen Tumorstadien wurde über eine Verbesserung der Fünfjahres-Lokalkontrollraten auf > 90 % mit präoperativer im Vergleich zu ca. 75 % mit postoperativer Bestrahlung berichtet, sofern eine R0-Resektion erzielt worden war (Suit und Spiro 1994; Pollack 1998). Hervorgehoben wurden auch die bereits mit 50 Gy erzielbaren hohen lokalen Resektionsraten. Cheng et al. (1996) hingegen beschrieb in einer Studie, welche die prä- mit der postoperativen Strahlentherapie verglich, keinen Vorteil für eine präoperative Strahlentherapie sowohl hinsichtlich des rezidivfreien Fünfjahresüberlebens ($p = 0,12$), des Gesamtüberlebens ($p = 0,94$) und der lokalen Kontrolle ($p = 0,41$). Eine prospektiv randomisierte Multicenterstudie mit 190 Patienten (O'Sullivan et al. 2002, 2003) erzielte für eine präoperative bzw. postoperative Radiatio mit 93 % lokaler Kontrolle nach fünf Jahren identische Resultate (Tabelle XVI). Barkley et al. (1988) berichteten von einer 100%igen Resektabilität nach konventionell fraktionierter präoperativer Bestrahlung mit 50 Gy bei 114 Patienten mit vorwiegend ausgedehnten (T2: 88,6 %) bzw. hochmalignen Sarkomen (G2/3: 90,4 %). Ohne weitere Therapiemaßnahmen konnten die lokalen Rezidivraten auf 10 % gesenkt und die Fünfjahres-Überlebensraten auf 46–87 % (abhängig vom Grading) gesteigert werden. Bei zehn von 27 vorbestrahlten Patienten (47–52 Gy) konnten Willet et al. (1987) eine komplette Remission nachweisen. Von einer kanadischen Arbeitsgruppe wurde bei 35 % der Tumoren histologisch ein Nekroseanteil von über 80 % festgestellt, eine komplette Remission konnte allerdings nur bei einem von 48 Patienten erreicht werden (Hew et al. 1994). Die präoperative Radiatio scheint auch sinnvoll bei Tumorlokalisationen, bei denen eine Resektion mit ausreichendem Sicherheitssaum nicht möglich erscheint (retroperitoneale Tumoren, paraspinal, Kopf-Hals-Bereich). Die Operation sollte ca. vier Wochen nach Ende der Radiatio geplant werden. Prinzipiell erscheinen somit die Ergebnisse der präoperativen und postoperativen Strahlenbehandlung vergleichbar (Tabelle XVI). Wundheilungsstörungen traten nach präoperativer Strahlentherapie jedoch häufiger als nach postoperativer auf (Cheng et al. 1996; O'Sullivan et al. 2002). Studien mit längerer Nachbeobachtungszeit zeigen jedoch, dass radiogene Spätfolgen, die sich auf die Funktionalität und die Lebensqualität auswirken, häufiger nach einer postoperativen Strahlentherapie zu beobachten sind und mit der eingestrahlten Gesamtdosis korrelieren (Zagars et al. 2003; Davis

Tabelle XVI. Vergleich prä- und postoperative Strahlentherapie bei Weichteilsarkomen ([a]prospektiv randomisierte Studie).

Autor	Pat. n	Therapie	Lokale Kontrolle (%)	Überleben (%)	Akuttoxizität (%)	Spättoxizität (%)
Suit und Spiro	176	Postop.	86	80		
	181	Präop.	90	70		
Cheng et al.	64	Postop.	91	79	Wundkompl. 8	
	48	Präop.	83 (5 Jahre)	75	31	
Pollack et al.	165	Postop.	81		Wundkompl. 6	6,2 – kein Unterschied
	128	Präop.	82 (5 Jahre)		25	
		Große Tumoren Postop. Präop.	67 88			
O'Sullivan et al.	93	Postop.	92	67	Wundkompl. 17	Fibrose > 2°/Ödem/Gelenksteife 48,2/23,2/23,2
	97	Präop.	93	73	35	31,5/15,1/17,8 (Davis et al. 2005)–2 Jahre
Zagars et al.	517	Postop.	72			9
		Präop.	83 (10 Jahre)			5 (Weichteilnekrosen, Frakturen, Osteonekrosen, Ödeme, Fibrosen)

2005). Die Zweijahres-Nachbeobachtungsdaten der Studie von O'Sullivan bestätigen diese Aussage (Davis 2005). So traten im postoperativen Arm mit 48,2 % deutlich mehr Fibrosen ≥ Grad 2 (p = 0,07) und auch tendenziell mehr chronische Ödeme (23,2 % vs. 15,1 %) und Gelenksteifen (23,2 % vs. 17,8 %) als im präoperativen Arm auf.

Die präoperative Strahlentherapie scheint insbesondere bei lokal ausgedehnten und ungünstig gelegenen Weichteilsarkomen hinsichtlich der erzielbaren lokalen Tumorkontrollraten vorteilhaft zu sein.

Radiochemotherapie

In einer Reihe von kleineren Studien zur präoperativen Radiochemotherapie konnten sehr gute Ergebnisse erzielt werden (Eilber et al. 1988; Delany et al. 2003; Young et al. 1989; Sauer et al. 1999; Wanebo et al. 1995)

Mit einem präoperativen Chemotherapieansatz wurde von Rouesse et al. (1987) versucht, bei 37 Patienten mit ausgedehnten Weichteilsarkomen Tumorremissionen und damit Resektabilität ohne Mutilation zu erreichen. Mit dieser Therapiemodalität konnten bei 6 % komplette und bei 32 % partielle

Remissionen erzielt werden. Nach Tumorresektion (24 Patienten) und postoperativer Bestrahlung (13 Patienten) waren zwei Drittel aller Patienten in kompletter Remission. Die Zweijahres-Überlebensraten betrugen 80 % für Patienten mit Induktion einer kompletten Remission. Mit einer intensiven präoperativen Kombination von 35 Gy in zwei Wochen inklusive einer 72-stündigen intraarteriellen Dauerinfusion mit 90 mg Adriamycin gelang Eilber et al. (1984), bei 181 Patienten mit Weichteilsarkomen der Extremitäten partielle Remissionen in einem hohen Prozentsatz zu induzieren, die eine En-bloc-Resektion der Tumoren nach zwei Wochen ermöglichten. Mit diesem Vorgehen konnte eine Rate von 90 % an funktionserhaltenden Resektionen und von nur 5 % an Lokalrezidiven erzielt werden. Wanebo et al. (1995) konnten diese Daten bestätigen. Ein wesentliches Problem dieses Vorgehens bestand allerdings in einer deutlich gesteigerten Komplikationsrate (41 %) mit Gewebsnekrosen nach Adriamycin-Infusion und vermehrten postoperativen Wundinfektionen.

Young et al. (1989) berichten über eine intensive Radiochemotherapie lokal fortgeschrittener inoperabler Brustwandsarkome (60 Gy + CYVADIC) bis zum Erreichen einer kompletten Remission mit anschließender autologer Knochenmarktransplantation. Bei einer medianen Nachbeobachtungszeit von

36 Monaten wurden alle 17 Patienten, die bei Therapiebeginn keine manifeste Fernmetastasierung hatten, in eine komplette Remission gebracht, im Vergleich zu acht von 14 Patienten mit einer Metastasierung bei Therapieeinleitung. Dementsprechend waren die medianen rezidivfreien Überlebenszeiten für Patienten mit lokalisierten bzw. metastasierten Tumoren 78 bzw. 15 Monate und die rezidivfreien Vierjahres-Kontrollraten 76 bzw. 26 %.

Sauer et al. (1999) berichten über eine neoadjuvante Radiochemotherapie bei 23 fraglich kurativ resezierbaren Weichteilsarkomen (16 Primärtumoren, 7 Rezidivtumoren). Es erfolgte eine hyperfraktionierte, akzelerierte Strahlentherapie mit zweimal 1,5–1,6 Gy/d, fünfmal wöchentlich bis zu einer Gesamtdosis von 60–64 Gy mit einer Pause in der dritten Woche (konventionelle Fraktionierung, ED 1,8 Gy bei Becken- oder retroperitonealen Tumoren). Simultan erfolgte in der ersten und fünften Woche die Gabe von Ifosfamid (Tag 1–5 bzw. 29–33) sowie von Doxorubicin (Tag 2 und 30). Bei 20 Patienten konnte eine R0-Resektion erfolgen. Bei einer medianen Nachbeobachtungszeit von 26 Monaten betrug die lokale Kontrolle bei den R0-resezierten Patienten 100 %. Es wurde lediglich von einer ausgeprägten Wundheilungsstörung berichtet. Ein ähnlicher Ansatz wird von Spiro und Suit (1998) und DeLany (2003) beschrieben. Grad-2/3-Sarkome der Extremitäten, die größer als 8 cm waren, erhielten präoperativ drei Zyklen MAID (Mesna, Adriamycin, Ifosfamid und DTIC), intermittierend gefolgt von zwei Radiotherapiekursen zu elfmal 2 Gy bis zu einer Gesamtdosis von 44 Gy. Die Tumorresektion erfolgt drei Wochen nach dem letzten MAID-Zyklus. Postoperativ erhielten die Patienten drei weitere Zyklen Chemotherapie und bei R1/2-Resektion einen Strahlentherapie-Boost von 16 Gy. Die lokale Kontrolle lag nach fünf Jahren bei 92 % und das Gesamtüberleben bei 87 %.

Der Aufwand einer präoperativen simultanen Radiochemotherapie bei malignen Weichgewebstumoren ist erheblich und erfordet eine enge interdisziplinäre Kooperation. Daher sollten diese Therapiestrategien zunächst Patienten mit primär inoperablen bzw. marginal resektablen Weichteilsarkomen vorbehalten bleiben und in prospektiv randomisierten Studien einer präoperativen Strahlentherapie gegenübergestellt werden.

Definitive Strahlentherapie

Mit einer hochdosierten Strahlentherapie (> 70 Gy) kann bei technischer bzw. internistischer Inoperabili-

tät für einen Teil der Patienten noch eine langfristige Tumorkontrolle erzielt werden. Kepka et al. (2005) erreichten durch eine definitive Strahlentherapie bei 112 Patienten, die inoperabel waren bei einem medianen follow up von 139 Monaten eine Fünfjahres-lokale Kontrolle von 45 %, ein krankheitsfreies Überleben von 24 % und ein Gesamtüberleben von 35 %. Dabei war die lokale Kontrolle nach fünf Jahren abhängig von der Tumorgröße, sie betrug für Tumoren mit einer Größe von 5 cm, 5–10 cm und > 10 cm 51 %, 45 % bzw. 9 %. Einen Einfluss auf die lokale Kontrolle (LC), das Gesamtüberleben (OS) und das krankheitsfreie Überleben (DFS) hatten auch die angewendete Gesamtdosis (< 63 Gy vs. ≥ 63 %: LC 22 % vs. 60 %; OS 14 % vs. 52 %, DFS: 10 % vs. 36 %). Derartig hochdosierte Strahlentherapien ziehen jedoch eine erhöhte Rate radiogener Spätfolgen wie ausgeprägte Fibrosen, Lymphödeme, Knochennekrosen oder Hautulzerationen nach sich, sodass die definitive Bestrahlung nur ausgewählten Fällen vorbehalten bleiben kann. Auch eine palliative Strahlentherapie mit moderaten Gesamtdosen (50–66 Gy) kann in Einzelfällen nochmals zu einer Stabilisierung des Tumorwachstums und zu einer Verbesserung der Lebensqualität des Patienten beitragen.

Intraoperative Radiotherapie (IORT)

Das Prinzip der IORT mit hochenergetischen Elektronen beruht auf einer möglichst selektiven Applikation hoher Einzeldosen (10–15 Gy) am Tumor unter weitgehender Schonung der Normalgewebe. Dieses Ziel kann intraoperativ oft durch eine passagere Verlagerung von strahlensensiblen Risikoorganen (z. B. Dünndarm) erreicht werden. Damit können hohe Einzeldosen von 10–15 Gy am Tumorbett bzw. Residualtumor ohne größere Morbidität appliziert werden. Die IORT kann den sogenannten Bestrahlungs-„Boost", der einer lokalen Dosiserhöhung am Tumor-(Bett) während einer perkutanen Bestrahlungsserie entspricht, ersetzen. Als alleinige Maßnahme ohne eine zusätzliche perkutan fraktionierte Strahlentherapie ist sie jedoch bis auf einige Palliativindikationen nicht sinnvoll.

Für retroperitoneale Weichteilsarkome wurde eine verbesserte lokale Kontrolle über einen intraoperativen Boost von 20 Gy angestrebt (Hoekstra et al. 1988; Kinsella et al. 1988). In einer prospektiv randomisierten Studie des NCI, USA, konnte durch die IORT die Rate an Lokalrezidiven von 80 auf 40 % gesenkt werden (Sindelair et al. 1993). Schwarzenbach et al. (1996) berichteten über die IORT bei

Extremitätentumoren. Bei 30 Patienten, die intraoperativ mit 15 Gy und postoperativ fraktioniert mit
im Mittel 43 Gy bestrahlt wurden, trat nach einer
medianen Nachbeobachtungszeit von 24 Monaten
nur ein Lokalrezidiv auf. Limitierende Faktoren der
IORT stellen die geringe Strahlentoleranz peripherer
Nerven gegenüber Einzeldosen von > 20 Gy und
bestimmte abdominale Tumorlokalisationen dar, die
aus technisch-anatomischen Gründen nicht adäquat
erfasst werden können. Ein weiteres wesentliches
Problem der IORT ist der große apparative Aufwand, sodass die Verfügbarkeit auch auf absehbare
Zeit limitiert bleiben dürfte.

Brachytherapie

Die interstitielle Brachytherapie ist nur an einigen
Zentren als Methode der intra- bzw. perioperativen
Strahlentherapie etabliert. Das Prinzip besteht in
einer Konzentration hoher Dosen im Tumorbett und
damit, ähnlich wie bei der intraoperativen Elektro-
nentherapie, in effizienter Schonung der Normalgewebe. Die Methode eignet sich vorwiegend zur
Bestrahlung kleiner Volumina, da der steile Dosisgradient der verwendeten Strahler bei größeren Zielvolumina zu inhomogenen Dosisverteilungen führt.
Dazu werden umschlossene Radionuklide mit niedriger bzw. hoher Dosisleistung in das Tumorbett bzw.
in Tumorresiduen eingebracht. Die Kurzzeitbestrahlung mit hoher Dosisleistung (HDR) über implantierte Schläuche (Abbildung 2a–c) besitzt gegenüber
einer Therapie mit niedriger Dosisleistung (LDR)
für Pflegepersonal, Patienten und Angehörige entscheidende Vorteile, die sich aus der Strahlenschutz-
problematik und den damit verbundenen Maßnahmen herleiten lassen. Ein weiterer Vorteil der Brachytherapie gegenüber einer perkutanen Bestrahlung
ist die individuell optimierte Anpassung der Brachy-
therapie-Katheter an das Tumorbett in Kooperation
mit dem Operateur, was Fehllokalisationen der
Katheter praktisch ausschließen lässt. Durch individuelle Adaption der Hochdosisbereiche wird das
Normalgewebe maximal entlastet, sodass die Brachytherapie auch bei perkutan vorbestrahlten Patienten
eingesetzt werden kann. Darüber hinaus ist die postoperative Applikation hoher Einzeldosen (5 Gy) in
ein noch nicht vernarbtes und damit nicht hypo-
xisches Tumorbett auch ein radiobiologischer Vorteil. Ähnlich vorteilhaft ist auch der kurze Krankenhausaufenthalt, der die allgemein übliche postoperative stationäre Wundheilungsphase von acht bis zehn
Tagen nicht verlängert und so dem Patienten wochen-
lange perkutane Therapien erspart. Nach Nori und
Hilaris (1995) sollte die Brachytherapie nicht vor

dem fünften postoperativen Tag beginnen, da andernfalls mit Wundheilungsstörungen mit Nahtdehis-
zenzen bei ca. der Hälfte der Patienten (im Vergleich
zu 14 % ohne Brachytherapie) zu rechnen ist. Die
Analyse von 45 Patienten mit Weichteilsarkomen,
welche neurovaskuläre Strukturen involvierten,
zeigte, dass bei 84 % die Funktion der Extremität
erhalten werden konnte. Nur bei 9 % der Patienten,
die in Kombination mit externer Bestrahlung kumulative Dosen von > 90 Gy erhalten hatten, wurde
nach sechs bis 20 Monaten über eine radiogene Neu-
ritis mit Funktionsverlust des betroffenen Nervs
berichtet.

Die Katheter für die Bestrahlungsquelle sollten parallel mit einer Abstand von 1–1,5 cm untereinander
das Tumorbett und darüberhinaus in longitudinaler
Richtung einen Sicherheitsabstand von 2–5 cm und
allseits nach lateral von 1–2 cm umfassen (Abbildung
3). Um die hohe Dosis an kritischen Strukturen zu
minimieren, sollten Abstandhalter (z. B. Omentum,
Gewebeexpander) eingesetzt werden (Nag et al.
2001). Bei der alleinigen adjuvanten Brachytherapie
wird eine Dosis von 45–50 Gy in vier bis sechs Tagen
(LDR), bei einer Kombination aus Brachytherapie
und perkutaner Radiatio werden interstitiell 15–
30 Gy und perkutan 40–50 Gy angegeben (Nag et al.
2001; Alektiar et al. 1996; Pisters et al. 1996; Nori und
Hilaris 1995). Die Einzeldosen bei der HDR-Brachytherapie werden mit 3–9 Gy angegeben, als einmal
oder zweimal tägliche Fraktionierung bis zu einer
Gesamtdosis, die der LDR-Dosis entspricht (Nag et
al. 2001). Bei Anwendung der HDR-Therapie ist
besonders auf die Nähe von Nervenstrukturen zu
achten, da hier die Toxizität größer als bei der LDR-
Therapie ist.

Die Brachytherapie kann als alleinige adjuvante Therapie (LDR oder HDR) oder in Kombination mit
einer externen Strahlentherapie eingesetzt werden
(Tabelle XVII).

Die Ergebnisse der externen Bestrahlung und der Brachytherapie sind hinsichtlich der lokalen Kontrolle
gleichwertig. Hochgradig maligne Weichteilsarkome
scheinen von einer kombinierten Brachytherapie und
perkutanen Bestrahlung, bei Extremitätensarkomen
häufig ergänzt durch eine Chemotherapie, am meisten
zu profitieren.

Partikelstrahlen

Partikelstrahlen wie Neutronen oder Kohlenstoffionen haben bei strahlenresistenten Tumoren im Ver-

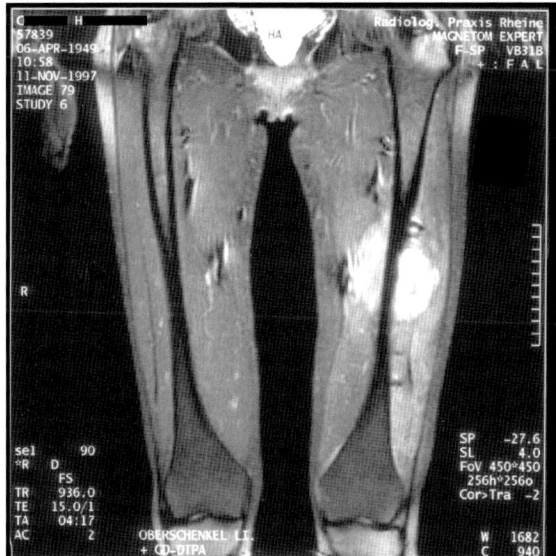

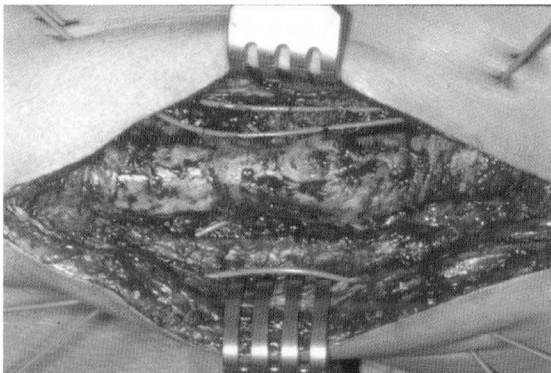

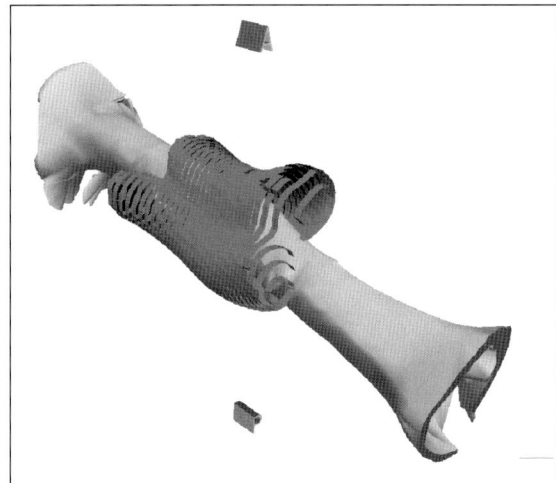

Abbildung 2. a–c) 63-jährige Patientin mit G3-MFH Rezidiv, linker Oberschenkel (a), R2-Resektion. Intraoperative Einlage von vier Führungssonden (b) für die Brachytherapie mit HDR-Ir-192, 4 × 5 Gy als Boost: Die 5-Gy-Isodose (c) legt sich um den Knochen; im Anschluss perkutane Radiatio 2 × 1,6 Gy/Tag 5× wöchentlich bis 48 Gy.

gleich zu Photonenstrahlen eine erhöhte biologische Wirksamkeit. Für Weichteilsarkome konnte bei der Anwendung von Neutronen in mehreren retrospektiven Studien ein Vorteil für die lokale Kontrolle nachgewiesen werden (Schmitt et al. 1985, 1989; Prott et al.). Schwarz et al. (1998) zeigten in ihrer Metaanalyse von über 900 Patienten, die mit Neutronen bestrahlt wurden, lokale Kontrollraten von 41,7–56 % nach fünf Jahren nach einer R2-Resektion. Insbesondere bei R2-resezierten G1-Tumoren konnte mit 66 % nach einer Neutronenbestrahlung erstaunlich hohen Kontrollraten erzielt werden. Nachteil der Neutronenbestrahlung ist allerdings die hohe Rate an Spättoxizität wie Fibrosen, pathologischen Knochenfrakturen und Kontrakturen. In der Metaanalyse wurden 7–28 % Grad-III–IV-Spätnebenwirkungen beschrieben. Dabei zeigte sich, dass das die Spättoxizität mit dem Bestrahlungsvolumen zunimmt.

Bei sehr ausgedehnten, tief liegenden Sarkomen sind die Ergebnisse der Neutronentherapie wegen des exponentiellen Tiefendosisverlaufs und der hohen RBW für Normalgewebe enttäuschend. Daher werden weltweit in verschiedenen Zentren auch andere Strahlenqualitäten in der Therapie der Weichteilsarkome eingesetzt. Dazu gehören in erster Linie die negativen π-Mesonen, Protonen, Helium-, Kohlenwasserstoff- und Neonionen. Diese Strahlen besitzen den Vorteil einer exzellenten Dosisverteilung und z. T. auch erhöhten radiobiologischen Wirksamkeit. Durch die Therapie mit π-Mesonen konnten bei lokal fortgeschrittenen Tumoren noch Remissionen erzielt werden, die mit konventionellen Verfahren nicht erreichbar waren. Dies beruht auf der günstigen Dosisverteilung der π-Mesonen mit Ausbildung eines Bragg-Maximums. Hieraus resultiert eine klinische RBW von 1,4 im Bragg-Peak und 1 im Plateau, was eine hohe Energiedeposition im Zielvolumen bei guter Schonung der umgebenden Gewebe ermöglicht.

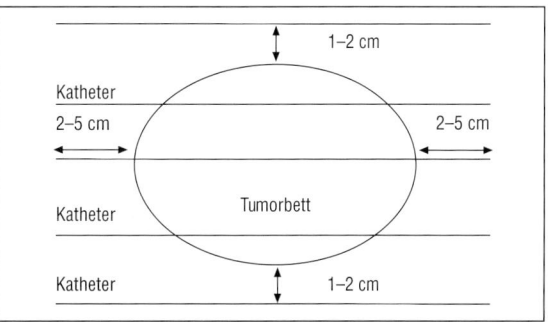

Abbildung 3. Empfehlung zur Implantation von Afterloading-Kathetern der American Brachytherapy Society (nach Nag et al. 2001).

Tabelle XVII. Übersicht über ausgewählte Analysen zur Brachytherapie bei Weichteilsarkomen.

	Jahr	Pat. n	Follow-up (Monate)	lokale Kontrolle (%)	Komplikationen (%)
LDR-Brachytherapie					
Nicht randomisierte Studie					
Chuba et al.	1996	22	50	82	48
Gerbaulet et al.	1996	50	k. a.	82	38
Chaudhary et al.	1998	33	40	71	1
Randomisierte Studien					
Pisters et al.	1996	56 (+ BRT)	76	89	14 (> 5 Tage)[a]
		63 (– BRT)	76	66	48 (< 5 Tage)[a]
LDR-Brachytherapie + perkutane RT					
Nicht randomisierte Studien					
O'Conner et al.	1993	68	40	91	22
Chaudhary et al.	1998	118	40	71	1
Delannes et al.	2000	58	54	89	61
HDR-Brachytherapie					
Nicht randomisierte Studien					
Yoshida et al.	1996	13	24	72	8
Crownover et al.	1997	10	12	100	0
Koizumi et al.	1999	16	30	50	6

BRT: Brachytherapie
[a] Hauptfaktor für Wundkomplikation war der Beginn der Brachytherapie nach OP (nach Nag et al. (2001))

Nach π-Mesonen-Therapie von 39 Patienten mit lokal ausgedehnten inoperablen Weichteilsarkomen des Rumpfes (89 % > 10 cm im Durchmesser) ergab sich eine lokale Fünfjahres-Kontrollrate von 64 % und eine Fünfjahres-Überlebensrate von 58 %. Fünf Patienten entwickelten Spätreaktionen Grad 3/4 (Greiner et al. 1992). In Boston und in San Francisco wurden insgesamt 103 Patienten mit ausgedehnten Weichteil- und Knochensarkomen mit Protonen, Helium- bzw. Neonionen bestrahlt. Die lokalen Kontrollraten (18 Monate) lagen nach Bestrahlung mit 50–80 GyE (photonenäquivalente Dosis) allerdings mit ca. 53 % nicht besser als nach einer Neutronentherapie (Castro et al. 1987).

Debus et al. (2000) berichteten über klinische Ergebnisse bei der Bestrahlung von Schädelbasistumoren mit Kohlenstoffionen. Patienten mit Chordomen und Chondrosarkomen wurden ausschließlich mit Kohlenstoffionen bestrahlt. Die mediane Gesamtdosis lag bei 60 GyE bei einer wöchentlichen Fraktionierung von $7 \times 3{,}0$ GyE. Alle Patienten mit Chondrosarkomen waren neun Monate nach Therapie in lokaler Kontrolle. Nach einem medianen Follow-up von 33 Monaten traten bei insgesamt 54 Patienten mit Schädelbasischondrosarkomen, die mit einer medianen Dosis von 60 GyE therapiert wurden, lediglich zwei Rezidive auf. Die lokale Kontrolle betrug nach drei bzw. vier Jahren 96,2 % bzw. 89,8 % (Schulz-Ertner 2007). Bei Chordomen der Schädelbasis (medianes Follow-up 31 Monate, n = 96 Pati-

enten) betrugen die lokalen Kontrollen 80,6 % bzw. 70,0 % nach drei bzw. fünf Jahren (Schulz-Ernter 2007) (Tabelle XVIII). Aufgrund des enormen technisch-apparativen und personellen Aufwands und der ungünstigen Kosten-Nutzen-Relation werden diese Therapien jedoch auch weiterhin nur einigen ausgewiesenen Zentren vorbehalten bleiben.

Zielvolumina und Bestrahlungstechnik

Allgemeine Grundsätze der Bestrahlungsplanung

Für eine adäquate Strahlentherapieplanung, die das Ziel einer Minimierung von akuten und chronischen Therapiefolgen zum Ziel hat, werden moderne transversale Schnittbildverfahren wie die Kernspintomographie (MRT) bzw. Computertomographie (CT) gefordert. Nur durch eine quantitativ hochwertige präoperative Diagnostik mit der Möglichkeit einer eindeutigen Zuordnung des Tumors zu konstanten anatomischen Fixpunkten („Landmarks") kann dieses Ziel sowohl unter chirurgischen wie auch strahlentherapeutischen Aspekten erreicht werden. Wichtige Voraussetzung einer qualitativ hochwertigen Therapieplanung sind neben dem prä- und postoperativen MRT/CT das Vorliegen von Operationsberichten sowie Histologiebefunden einschließlich Grading und Resektionsstatus (R0, R1, R2). Wenn möglich, sollte der Chirurg das Tumorbett mit Titanclips zur Seite und Tiefe hin markieren. Mega-

Tabelle XVIII. Übersicht über Ergebnisse der Bestrahlung mit unterschiedlichen Strahlenqualitäten bei Chondrosarkomen und Chordomen (CH-Chordome, CHS).

Autor	Jahr	Pat. n	Strahlenqualität	Gesamtdosis (Gy)	Follow up (Monate)	5-Jahres-lokale Kontrolle (%)	5-Jahres-Gesamt-überleben (%)
McNaney et al.	1981	20	Neutronen u. Photoen	40–70	38		3 Jahre 65
Berson et al.	1988	45	Protonen ± Photonen	59,4–80	> 12	59	62
Austin-Seymour et al.	1989	68	Protonen ± Photonen	69	34	82	
Benk et al.	1995	18	Protonen ± Photonen	69	72	78	
Castro et al.	1994	80	Heliumionen	65	51	63 (CH) 78 (CHS)	75 (CH) 83 (CHS)
Hug et al.	1999	58	Protonen ± Photonen	70	33	59 (CH) 75 (CHS)	79 (CH) 100 (CHS)
Munzenrider et al.	1999	621	Protonen± Photonen	66–83	41	73 (CH) 98 (CHS)	80 (CH) 91 (CHS)
Noel et al.	2003	44	Protonen ± Photonen	67	29	3 Jahre 83 (CH) 85 (CHS)	4 Jahre 84 (CH) 60 (CHS)
Weber et al.	2005	11	Protonen	68	29	3 Jahre 87,5 (CH) 100 (CHS)	3 Jahre 93,8
Schulz-Ertner et al.	2007	96	Kohlenstoffionen	60	31	3 Jahre 80,6 (CH) 5 Jahre 70 (CH)	3 Jahre 91,8 5 Jahre 88,5
Schulz-Ertner et al.	2007	54	Kohlenstoffionen	60	33	3 Jahre 96,2 (CHS) 4 Jahre 89,8 (CHS)	5 Jahre 98,2

voltgeräte, ein Bestrahlungsplanungssystem, Simulator und CT sind heute unabdingbare Voraussetzungen für eine hochwertige Bestrahlungsplanung und Therapie. Als Standard sollte heutzutage die Planung CT- bzw. MRT-gestützt durchgeführt und ein dreidimensionales Planungsprogramm zur optimierten Dosisverteilung eingesetzt werden (Abbildung 4a, b und 5a, b). Zielvolumen und Risikostrukturen sollten in allen Schichten des Planungs-CT/MRT konturiert werden, um eine optimale dreidimensionale Bestrahlungsplanung mit Schonung der Risikoorgane/-strukturen zu erzielen.

Grundsätzlich sollten Lagerungshilfen zur Fixierung wie Vakuumkissen oder „Alpha-cradle" eingesetzt werden, um die sichere Reproduzierbarkeit der Bestrahlungsbedingungen über den gesamten Behandlungszeitraum zu gewährleisten (Abbildung 6). Durch die Lagerungshilfen sollen insbesondere Rotationsfehler bei den Extremitätentumoren verhindert werden. Die Bestrahlungstechnik sollte im Einzelnen so gewählt werden, dass mindestens 20 %, besser ein Drittel der Querschnittsfläche der Extremität aus

dem Zielvolumen ausgespart wird, um die Gefahr schwerer Lymphödeme distal gelegener Körperpartien zu vermeiden. Zur Minimierung von Kontrakturen sollten Gelenke nur partiell bestrahlt werden, zumindest jedoch für die Tumor-Boostdosis ab ca. 50 Gy aus dem Zielvolumen ausgeblendet werden. Durch Bewegungstherapien kann ebenfalls einer Kontraktur vorgebeugt werden. Anatomisch vorgegebene Grenzen, wie die Membrana interossea bzw. trennende Faszien zwischen Strecker- und Beugerkompartimenten, werden in der Regel von Weichteilsarkomen respektiert, sodass ein Sicherheitsabstand von 1 cm jenseits der anatomischen Grenzstruktur ausreichend ist.

Zielvolumina und Bestrahlungstechnik

Das Zielvolumen für die postoperative Strahlenbehandlung umfasst das klinische Zielvolumen (CTV) 1. und 2. Ordnung und das Planungszielvolumen (PTV) (ICRU-Report 50). Das CTV 1. Ordnung umfasst als Hochrisikoregion für eine mikroskopische

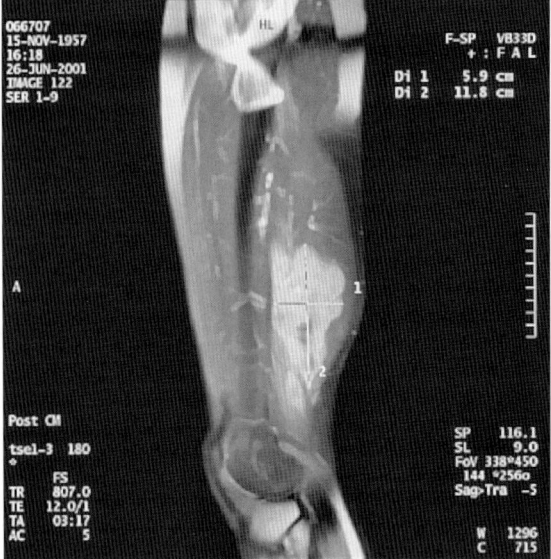

a

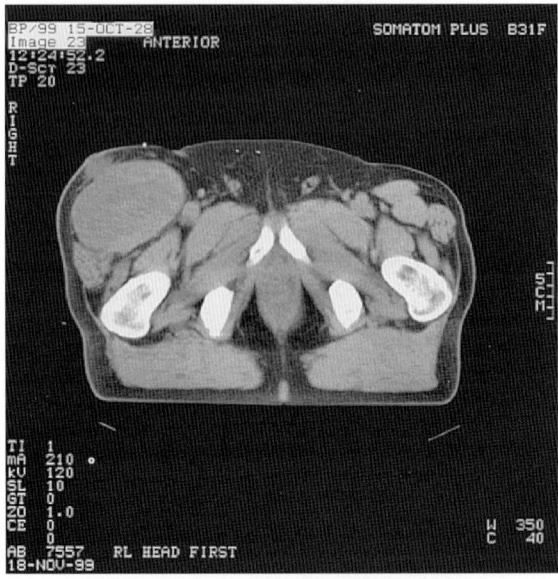

a

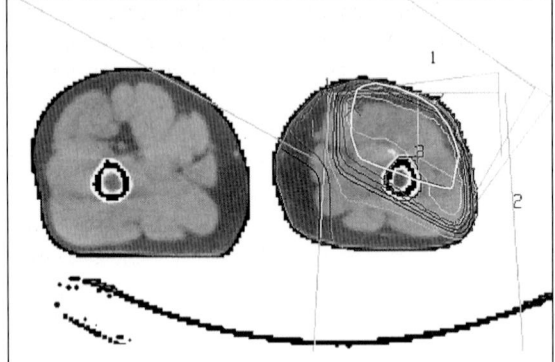

b

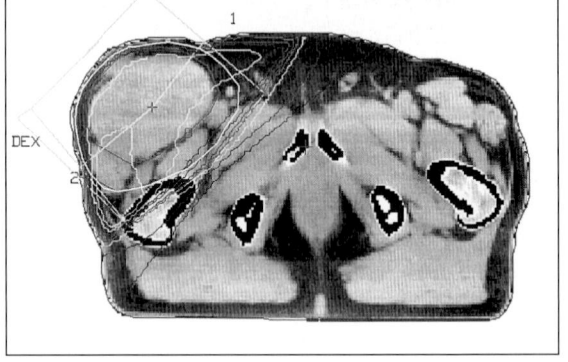

b

Abbildung 4. a und b) 44-jährige Patientin mit einem spindelzelligen Sarkom, G3 im Bereich des rechten dorsalen Oberschenkels (a), lokal weite Resektion, R0, postoperative Radiatio über eine CT-geplante zwei-Felder-Technik (6-MeV-Photonen) mit 2 × 1,6 Gy/Tag 5 × wöchentlich bis 48 Gy, anschließend Reduktion des Sicherheitssaumes auf 2 cm und Fortführung der Therapie in identischer Technik bis 60,4 Gy (b).

Abbildung 5. a und b) 72-jähriger Patient mit einem G3-MFH re.Regio inguinalis (a), präoperative Radiatio mit 2 × 1,6 Gy/Tag 5 × wöchentlich bis zu einer Gesamtdosis von 54 Gy über eine CT-geplante Zwei-Felder-Technik mit 9-MeV-Photonen. R0-Tumorresektion drei Wochen nach Ende der Strahlenherapie, 90 % Tumornekrose.

Tumorzellkontaminierung das ehemalige Tumorbett mit einer schmalen Gewebsmanschette, während das CTV 2. Ordnung zusätzlich die Risikoregionen für Satellitenherde entlang der Muskellängsachse beinhaltet. Für die präoperative Bestrahlung lässt sich zusätzlich das Tumorvolumen (GTV) definieren.

Nach lokal weiter Resektion von Extremitätensarkomen mit einer Normalgewebsmanschette von ca. 2 cm richtet sich das CTV nach der mit bildgebenden Verfahren (MRT, CT) präoperativ ermittelten Tumorausdehnung. Für das CTV wird ein Sicherheitssaum von 1–2 cm bei G1/2- und von 3–4 cm bei G3/4-Tumoren in Längsrichtung gefordert. Zu den Seiten und zur Tiefe hin ist ein Sicherheitssaum von

1 cm zum chirurgischen Tumorbett angemessen. Für das PTV kommt wegen der Lagerungsunsicherheiten noch ein Sicherheitssaum von 0,5–1 cm je nach Lagerungs- bzw. Fixierungshilfe in den drei Raumachsen hinzu. Außerdem sind in dem postoperativen Zielvolumen bis zu einer Dosis von 50 Gy bei konventioneller Fraktionierung grundsätzlich alle intraoperativ tangierten Gewebsstrukturen einschließlich aller Hautnarben (inklusive der Drainagepforten) mit einem Sicherheitsabstand von 1 cm zu erfassen. Danach kann eine Feldgrößenreduktion entsprechend dem CTV 1 bis zur geplanten Enddosis erfolgen.

Wenn die Einbeziehung von Gelenkanteilen in das Zielvolumen 1. Ordnung (Hochdosisbereich) nicht

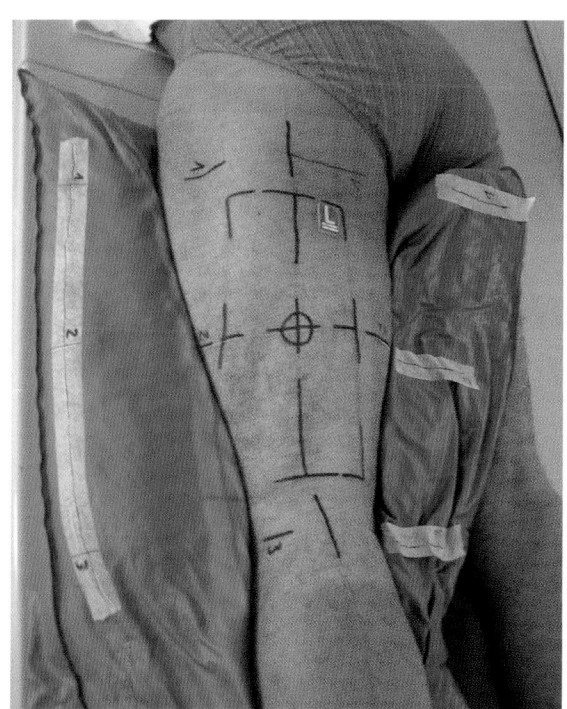

Abbildung 6. Lagerung in einem Vakuumkissen.

intermuskulären Faszien ausgehenden Fibrosarkomen, tendosynovialen Sarkomen der Aponeurosis palmaris/plantaris oder der Sehnenscheiden, sollte das Zielvolumen mit individuellen Sicherheitssäumen ausgestattet werden. Dies kann im Einzelfall eines tendosynovialen Sarkoms einer Strecker- bzw. Beugersehne die Einbeziehung des gesamten Sehnenscheidenfachs bedeuten.

Dosis und zeitliche Dosisverteilung

Die Standardfraktionierung sollte $5 \times 2,0$ Gy/Woche betragen, bei großen Zielvolumina (Bestrahlungsfeld $> 30 \times 15$ cm) kann die Einzeldosis auch auf $5 \times 1,8$ Gy/Woche herabgesetzt werden. Bei hohem Malignitätsgrad (G3/4) kann der hohen Proliferationsrate angepasst akzeleriert ($2 \times 1,6$ Gy tgl.) bestrahlt werden. Bei der postoperativen Bestrahlung wird in der R0-Situation mit Einzeldosen von 1,8–2,0 Gy fünfmal wöchentlich eine Gesamtdosis von ca. 45–50 Gy (CTV 2. Ordnung) appliziert, die für G1-Tumoren als insgesamt ausreichend erachtet wird. Für G2/3-Tumoren wird danach die Dosis kleinvolumig im Bereich des Tumorbetts („Boost"-Bestrahlung, CTV 1. Ordnung) auf 56 (G2) bzw. 60 Gy (G3) erhöht. Nach R1-Resektionen wird die Dosis bei G1/2-Tumoren auf ca. 60 Gy und bei G3/4-Tumoren auf 66 Gy erhöht. Bei makroskopischen Residuen (R2) sollte immer eine Nachresektion angestrebt werden. Falls dies nicht ohne größere Mutilation möglich ist, müssen bei G1/2-Tumoren mindestens 66 Gy und bei G3/4-Tumoren 70–72 Gy als Gesamtdosis zur Erzielung einer lokalen Kontrolle gegeben werden. Bei einer akzelerierten postoperativen Bestrahlung von G3/4-Tumoren sollte das CTV 2. Ordnung mit $2 \times 1,6$ Gy täglich 5-mal wöchentlich bis zu einer Gesamtdosis von ca. 48 Gy bestrahlt werden, die Dosiserhöhung kann je nach Hauttoxizität ebenfalls akzeleriert oder konventionell mit 2,0 Gy bis zur entsprechenden Gesamtdosis fortgeführt werden. Bei fehlender histopathologischer R-Klassifikation sollte für die Bestrahlungsindikation nach lokal weiter Tumorresektion generell von einem R0-Status, nach knapper Resektion (< 2 cm Sicherheitssaum) von einem R1-Status und nach „shelling-out" von einem R2-Status ausgegangen werden.

Auch wenn eine akzelerierte Strahlentherapie häufig in Studien in der postoperativen Situation, z. T. in Anlehnung an die CWS-Protokolle zur Reduktion von Spätmorbiditäten empfohlen wird, fehlen bisher Hinweise, dass eine derartig fraktionierte Strahlentherapie in der adjuvanten Situation von Vorteil ist.

zu umgehen ist, sollte schon im Vorfeld der Strahlentherapie mit einem Chirurgen die Möglichkeit sekundärer rekonstruktiver Maßnahmen, ggf. mit Gelenkersatz, diskutiert werden. Bei Weichteilsarkomen, die nicht in durch Kompartimente präformierten Gewebsstrukturen lokalisiert sind, wie subkutane Liposarkome, tendosynoviale und Epitheloidsarkome, muss über die im MRT bzw. CT ersichtliche Tumorausdehnung hinaus zu den Seiten ein Sicherheitsbereich von je 4–5 cm und zur Tiefe in Abhängigkeit von der Dicke der Subkutis unter Einschluss der begrenzenden muskulären Faszie von 1–2 cm gewählt werden. Die Strahlentherapie von Weichteil- oder Knochensarkomen an den Händen und Füßen hat bei spärlichem Weichgewebsmantel eine erhöhte Rate an radiogenen Komplikationen zur Folge. In diesen Fällen sollten in der interdisziplinären Tumorkonferenz schon primär chirurgisch-plastische Maßnahmen erwogen werden. Ist eine Bestrahlung bei sonst unumgänglicher Mutilation angezeigt, sollte sich das CTV an der Ausdehnung der Kompartimente mit einem reduzierten Sicherheitssaum von allseits 1 cm mit 0,5–1,0 cm Sicherheitssaum für das PTV orientieren. Eine subtil geplante Strahlentherapie kann bei Weichteilsarkomen in der Hand- und Fußregion zu hohen lokalen Kontrollraten bei akzeptabler Morbidität führen (Kowalski und San 1994). Bei nicht definierten Kompartimenten, wie z. B. von

Bei der präoperativen Bestrahlung wird mit einem reduzierten Sicherheitssaum bestrahlt. Die Zielvolumina lassen sich präoperativ deutlich kleiner gestalten, da weder ein chirurgisches Tumorbett noch Narben vorhanden sind und insofern nur der in der Bildgebung sichtbare Tumor mit der potenziellen mikroskopischen Infiltrationszone zu berücksichtigen ist. Dies bedeutet bei G1/2-Tumoren allseits 2 cm und bei G3/4-Tumoren 3 cm. Das PTV wird, wie oben, auf 0,5–1,0 cm gesetzt. Die Dosierung beträgt bei G1/2-Tumoren $5 \times 1,8$–2,0 Gy/Woche bis ca. 50 Gy und kann bei G3/4-Tumoren auch akzeleriert hyperfraktioniert mit $2 \times 1,4$–1,6 Gy/Tag bis zu einer Gesamtdosis von ca. 45–55 Gy/drei bis vier Wochen appliziert werden. Der Tumor sollte ca. vier (G3–4-Tumoren) bis sechs Wochen (G1–2-Tumoren) nach dem Ende der Strahlenbehandlung reseziert werden. Es gibt keine Anhaltspunkte dafür, dass für R1/2-Resektionen nach präoperativer Bestrahlung durch eine nochmalige ergänzende postoperative Bestrahlung die lokale Kontrolle weiter verbessert werden kann.

Besondere Weichteilsarkome

Retroperitoneale Weichteilsarkome

Bei ca. 15 % aller Weichteilsarkome handelt es sich um retroperitoneale Weichteilsarkome. Sie können erhebliche Ausmaße erreichen, bevor sie symptomatisch werden. Therapie der Wahl ist die komplette Resektion mit einem ausreichenden Sicherheitssaum. Aufgrund der Nähe zu vitalen Organen bzw. anderen intraabdominellen Strukturen ist eine Tumorresektion nach radikalen onkologischen Kriterien nur in ca. der Hälfte aller Fälle möglich. Resektabilität (R0/1) besteht bei ca. 40–50 % der Patienten (Storm und Mahvi 1991; Catton et al. 1994). Die Prognose hängt entscheidend von der Radikalität des Eingriffs ab. So fanden McGrath et al. (1984) für partiell resezierte retroperitoneale Weichteilsarkome nur Fünfjahres-Überlebensraten von 8 % im Vergleich zu 70 % nach kompletter Tumorresektion. Storm und Mahvi beschreiben selbst fünf Jahre nach kompletter Resektion noch lokale Rezidivraten von 72 % und 91 % nach zehn Jahren. Postoperativ erfolgt daher häufig eine Strahlentherapie, auch wenn ihre Wertigkeit noch nicht definitiv beurteilt werden, da bisher prospektive Studien fehlen.

Die Fünfjahres-Überlebensraten liegen bei einer kompletten Resektion (R0/R1) und nachfolgender Strahlentherapie zwischen 54-60 % (Catton et al. 1994; Sindelar et al. 1993; Tepper 1994), bei einer alleinigen Operation nur bei ca. 30 % (Cody et al. 1981). Nach einer R2-Resektion und Strahlentherapie liegt das Fünfjahresüberleben lediglich bei 15 % (Catton et al). Das Gesamtüberleben wird vor allem durch Lokalrezidive bestimmt. Für eine adjuvante Chemotherapie konnte bisher im Rahmen von Studien kein Überlebensgewinn bei retroperitonealen Weichteilsarkomen gezeigt werden – somit kann diese nur im Rahmen von Studien empfohlen werden. Die lokale Kontrolle liegt bei der Verwendung einer perkutanen Radiotherapie bei ca. 50 %, nach R2-Resektion lediglich bei 10–20 %. Nach Heslin et al. (1997) ist die Strahlentherapie, der einzige prognostische Faktor, der die lokale Kontrolle beeinflussen kann. Die mögliche Dosis, die mit einer konventionellen 3-D-geplanten Strahlentherapie möglich ist, beschränkt sich allerdings auf ca. 50 Gy mit konventioneller Fraktionierung (ED 1,8–2,0 Gy) aufgrund der Toleranzgrenzen von benachbarten Organen wie Dünndarm, Leber, Nieren und Rückenmark. Durch die Anwendung der IMRT kann möglicherweise durch eine verbesserte Anpassung an das Zielvolumen mit gleichzeitig optimierter Schonung der Risikostrukturen eine Dosiseskalation erzielt werden.

Ebenso kann die präoperative Radiatio von Vorteil sein, da die Bestrahlungsfelder im Vergleich zur postoperativen Radiatio in der Regel kleiner sind, das Risiko eine Tumorzellkontamination intraoperativ minimiert werden kann und der Tumor selbst als Abstandhalter zu kritischen Organen verwendet werden kann. Auch hier werden konventionelle Dosierungen bis 45–50 Gy angewendet. So erzielten Pawlik et al. (2006) mit einer präoperativen Strahlentherapie (mediane Dosis 45 Gy) und einer nachfolgenden makroskopisch kompletten Resektion (R0 und R1) eine Fünfjahres-lokale-Kontrolle von 60 %, sowie eine krankheitsfreies Überleben und Gesamtüberleben von 46 % bzw. 60 %.

Vom radiobiologischen Ansatz her können durch die intraoperative Strahlentherapie (IORT) neue Perspektiven bei retroperitonealen Sarkomen eröffnet werden (Sindelar 1993). Durch hohe intraoperative Einzeldosen (10–20 Gy) können in situ verbliebene Malignomzellen im Tumorbett vorgeschädigt und mit einer nachfolgenden perkutanen Bestrahlungsserie komplett abgetötet werden.

Hierdurch lässt sich die applizierte Gesamtdosis im Tumorbett deutlich steigern. In kleineren Studien konnte so die lokale Kontrolle nach fünf Jahren auf über 80 % gesteigert werden (Gieschen et al. 2001; Lehnert et al. 2000). Sog. Out-field-Rezidive außerhalb des IORT-Feldes stellen dabei das häufigste Problem dar.

Die Rate an schweren Nebenwirkungen ist allerdings bei der Strahlentherapie von retroperitonealen Weichteilsarkomen sehr hoch. So wurden 26–60 % schwere akute Enteritiden und bis zu 50 % schwer gastrointestinale Spätfolgen bei Einsatz einer alleinigen postoperativen konventionellen perkutanen Strahlentherapie beschrieben (Sindelair et al. 1993; Catton et al. 1994). Durch den Einsatz eines intraoperativen Boostes mit 20 Gy und anschließender perkutaner Aufsättigung mit maximal 40 Gy konnte die Rate schwerer akuter Enteritiden auf 7 % und die Rate schwerer gastrointestinaler Spätschäden auf max. 20 % gesenkt werden (Sindelair et al. 1993). Allerdings waren die Raten an schweren Neuropathien mit 33 % sowie Wundheilungsstörungen deutlich erhöht. Mittlerweile konnte gezeigt werden, dass bei einer intraoperativen Boostdosis von maximal 15 Gy die Neurotoxizität nicht erhöht ist. So zeigten Lehnert et al. (2000), lokale Kontrollraten von 60 % sowie ein Gesamtüberleben von 52 % nach R0/R1-Resektion bei Verwendung eines IORT-Boostes von 12–15 Gy sowie nachfolgender Bestrahlung mit 40–45 Gy. Ähnliche Resultate (IORT 12–15 Gy plus 45–50,5 Gy EBRT) publizierten Alektiar et al., 2000, mit einer Fünfjahres-lokalen Kontrolle von 62 % und einem Gesamtüberleben von 45 %. Hier traten als Spätkomplikationen bei 18 % gastrointestinale Stenosen (> 2°), bei 9 % gastrointestinale Fisteln (> 2°), bei 6 % periphere Neuropathien, bei 3 % eine Hydronephrose und bei ebenfalls 3 % Wundheilungsstörungen auf. Durch den Einsatz der IMRT bei der perkutanen Radiatio lassen sich möglicherweise die beschriebenen Toxizitäten weiter senken. Im Rahmen der RTOG-S0124-Studie wird momentan die Effektivität einer präoperativen Radiochemotherapie mit Doxorubicin und Ifosfamid überprüft.

Weichteilsarkome in der Kopf-Hals-Region

Diese Sarkome machen ca. einen Anteil von 5–10 % aller Weichteilsarkome aus. Prinzipiell gelten auch hier die gleichen Aussagen wie für die Extremitätensarkome. Allerdings sie sind häufig wegen ihrer Lokalisation und Ausdehnung nicht radikal resektabel. Andererseits sind die Konditionen für eine postoperative hochdosierte Strahlentherapie durch die Nähe zu strahlensensiblen Organen limitiert. Die im Vergleich zu Extremitäten schlechtere Prognose lässt sich dadurch und durch die stark eingeschränkten Möglichkeiten einer R0-Resektion erklären. Bei exzellenter interdisziplinärer Kooperation können

jedoch auch hier akzeptable Kontrollraten erzielt werden. Die lokalen Kontrollraten und das Gesamtüberleben nach fünf Jahren liegen bei ca. 55 % (LeVay et al. 1994; Penel et al. 2004; Barker et al. 2003; Willers et al. 1995; Tran et al. 1992; Dudhat et al. 2000). Während bei niedrigmalignen Tumoren die lokale Kontrolle bis zu 90 % betragen kann, liegen die Kontrollraten bei hochmalignen Tumoren zwischen 50–60 %. Ebenso wie bei Sarkomen der Extremitäten hat der Resektionsstatus einen erheblichen Einfluss auf die Kontrollraten. So werden lokale Kontrollen bis zu 90 % bei einer R0-Resektion beschrieben, während sie nach einer R1-Resektion nur noch bei 76 % und bei R2 bei 33 % liegen (Le et al. 1997; Kraus et al. 1994).

Uterine Sarkome

Ca 3–5 % aller uterinen Tumore sind Sarkome. Die Prognose ist in der Regel abhängig von der Ausdehnung und sehr schlecht. Das Gesamtüberleben beträgt im Stadium I 50–75 %, im fortgeschrittenen Stadium 0–20 % (Nordal und Thorensen 1997). Die Therapie der Wahl ist die Operation und die postoperative Radiatio (Echt et al. 1990). Die Strahlentherapie erfolgt konventionell mit einer ED von 1,8–2,0 Gy bis zu einer GD von 45–50,0 Gy unter Einschluss der pelvinen Lymphknotenstationen. In einer Studie zeigten Ferrer et al. (1999), dass die lokale Kontrolle bzw. das Gesamtüberleben nach Operation und Strahlentherapie nach fünf Jahren bei 76 % bzw. 73 % lag, bei alleiniger Operation nur bei 36 % bzw. 37 %. Leiomyosarkome und Müllersche Mischtumoren haben dabei eine schlechtere Prognose als Stromatumoren. Dies liegt vermutlich an der hohen Rate eines möglichen pelvinen bzw. paraaortalen Lymphknotenbefalls von bis zu 45 % (Wheelock et al. 1985). Yalman et al. (2007) erzielten nach Operation und Strahlentherapie ein Fünfjahres-Gesamtüberleben, krankheitsfreies bzw. lokalrezidivfreies Überleben von 57,8 %, 60,5 % und 97,8 %. In der univarianten Analyse zeigten das Stadium (p = 0,011), der histologische Subtyp (p = 0,0010), die Tumorgröße (p = 0,044), eine positive peritoneale Zytologie (p = 0,006) und der Einsatz einer Chemotherapie (p = 0,005) einen signifikanten Effekt auf das Gesamtüberleben. Der einzige Faktor, der Einfluss auf die lokale Kontrolle hat, war das Stadium. In der bisher einzigen Phase-III-Studie, die die Rolle der Strahlentherapie bei Uterussarkomen überprüfte (EORTC 55874) (Reed 2008) zeigt sich in der initialen Analyse, ein signifikanter Einfluss der postoperativen Strahlentherapie auf die lokale Kontrolle (p = 0,004), aber nicht auf das Gesamtüberleben und das progressionsfreie Überleben. Bei der Untersuchung der histologischen Subtypen profitierten insbesondere die Karzinosarkome, wohingegen die Leiomyosarkome keinen Vorteil durch eine postoperative Strahlentherapie hatten.

Desmoidtumoren

Desmoide (Synonym: aggressive Fibromatose) sind höchst selten (Inzidenz: 0,2–0,5/1 Mio. Einwohner) und werden in allen Körperregionen beobachtet. Obwohl die Ätiologie unbekannt ist, werden Traumata in der Anamnese häufig beobachtet. Bestimmte genetische Syndrome gehen mit einer erhöhten Rate an Desmoiden einher wie z. B. das Gardner-Syndrom. 19 % aller Patienten mit dieser hereditären Vorbelastung entwickeln nach den Daten des Finnischen Polyposis-Registers Desmoidtumoren. Der Tumortyp wurde erstmals bei postpartalen Frauen in der Bauchwand beschrieben und mit der hormonellen Umstellung nach der Schwangerschaft erklärt. Desmoide stellen sich morphologisch als niedrigmaligne Fibromatosen ohne Nachweis von Mitosen dar. Sie wachsen lokal aggressiv und infiltrierend, entwickeln aber praktisch nie Fernmetastasen. In Einzelfällen sind spontane Tumorregressionen beschrieben worden, desgleichen nach Behandlung mit Antiöstrogenen wie Tamoxifen bzw. mit Indometacin.

Desmoide sollten im Sinne einer lokal weiten Tumorresektion mit ausreichend Sicherheitssaum gesunden Gewebes behandelt werden, da sie entlang von Faszien und neurovaskulären Strukturen häufig mikroskopisch schon weiter ausgebreitet sind als der sichtbare Tumor ergibt. Damit ist auch die relativ hohe Lokalrezidivrate dieser Tumoren zu erklären. Posner und Shiu (1986) konnten zeigen, dass die inkomplette Resektion, die Präsentation mit einem Lokalrezidiv und die nicht durchgeführte postoperative Strahlentherapie negative prognostische Kriterien darstellen. Aus diesem Grunde wird bei inkompletten Resektion eine postoperative Radiatio mit Dosierung von 50–60 Gy empfohlen (Mirabell et al. 1990; Plukker et al. 1995; Ballo et al. 1998; Spear et al. 1998). Bei Patienten, bei denen eine lokale Tumorresektion nur mit hoher Morbidität erkauft werden kann, sollte die definitive lokale Strahlentherapie eingesetzt werden. Eine Gesamtdosis von 60 Gy in sechs Wochen kann eine langfristige lokale Kontrolle bei 80 % aller Patienten erreichen. Durch enge Nachsorgeintervalle werden Rezidive frühzeitig erkannt und können einer erneuten Resektion mit ggf. postoperativer Strahlentherapie zugeführt werden. Dadurch kann dieser Patientengruppe die Spätmorbidität einer hochdo-

sierten Strahlentherapie (Fibrosen) erspart bleiben. Auch bei intraabdominellen Desmoiden wird nach Radiatio bei Verwendung einer moderaten Dosis eine langsame Rückbildung beschrieben (Schulz-Ertner et al. 2002). Dies sollte insbesondere bei Inoperabiltät bedacht werden, da keine andere kurative Therapiemöglichkeit besteht.

Knochentumoren

Ewing-Sarkom

Im Vergleich zu den anderen Knochentumoren nimmt die Strahlentherapie bei der Therapie des Ewing-Sarkoms eine feste Größe ein. Die Gruppe der Ewing-Tumoren umfasst morphologisch ähnliche Subtypen, die als Ewing-Sarkom, atypisches Ewing-Sarkom und maligner peripherer neuroektodermaler Tumor (PNET oder MPNET) bezeichnet werden. Ewing-Tumoren sind die zweithäufigsten malignen Knochentumoren im Kindes- und Jugendalter und werden deshalb auch im entsprechenden Kapitel dieses Buches ausführlich besprochen. Standardtherapie ist heutzutage die initiale Chemotherapie, die als Kombinationstherapie (z. B. VAIA oder EVAIA) erfolgt. Die gesamte Therapiedauer beträgt ca. zehn Monate. Nach drei Monaten erfolgt die lokale Therapie, entweder als Operation, als Strahlentherapie oder als Kombination aus beiden. Welche Lokaltherapie gewählt wird richtet sich nach Lokalisation, der Größe und dem Ansprechen unter Chemotherapie. Das Ewing-Sarkom gilt prinzipiell als strahlensensibel. Handelt es sich um einen nichtresektablen Tumor oder ist eine R0-resektion nur mit schweren Funktionseinbußen zu erreichen, tritt die Strahlentherapie mit kurativer Intention an die Stelle der Chirurgie. Es sollte eine Gesamtdosis von ca. 55,0 Gy angestrebt werden. Bei schlechter Response eines kurativ resektablen Tumors auf die Chemotherapie und bei fraglich resektablen Tumor wird die kombinierte Radiochemotherapie als Induktionstherapie eingesetzt. Sie erfolgt in den Studien in der Regel hyperfraktioniert mit $2 \times 1{,}6$ Gy bis 45–54 Gy (Marcus et al. 1991), auch wenn dadurch bisher kein Überlebensvorteil nachgewiesen wurde. Werden bei einer Resektion vitale Tumorzellen ($> 10\,\%$) im Resektat nachgewiesen sollte eine postoperative Radiatio mit einer Gesamtdosis von 45–50 Gy erfolgen

Osteosarkom

Das Osteosarkom ist der häufigste bösartige Knochentumor bei Jugendlichen und jungen Erwachsenen und wird deshalb auch ausführlich im entsprechenden Kapitel behandelt. Neben einem Altersgipfel in der zweiten Dekade befindet sich ein zweiter bei älteren Erwachsenen. Der Tumor neigt zur frühen Disseminierung mit 80 % okkulter und 20 % manifester Metastasierung. Dabei stellt die Lunge mit 80 % aller Fälle einen Prädilektionsort für Metastasen dar. Die Kombination aus Chemotherapie und Operation ist als Standardtherapie etabliert. Der Einsatz einer neoadjuvanten und adjuvanten Chemotherapie führte in großen randomisierten Studien zu signifikant höheren Überlebensraten, die Gesamtüberlebenszeit konnte so zum Beispiel in der COSS-Studie auf 77 % nach zehn Jahren verbessert werden (Bielak 2002; Eilber 1987; Fuchs 1998; Machak 2003). Die Strahlentherapie kommt heutzutage nur selten zur Anwendung, da das Osteosarkom als relativ strahlenresistent gilt. Sie ist dann indiziert, wenn bei der Operation keine vollständige Resektion des Tumors erfolgt oder wenn nach der neoadjuvanten Chemotherapie weiterhin der Tumor als inoperabel eingestuft wird. Dies betrifft häufiger Beckentumoren und Tumoren an der Schädelbasis (Abbildung 7a–b). Ebenso kann eine Strahlentherapie angeboten werden, wenn der Patient die Operation ablehnt. Aufgrund der bereits erwähnten geringen Strahlensensibilität werden bei den sehr großen Tumoren hohe Dosen von 60–70 Gy empfohlen. Mit einer alleinigen hoch dosierten Strahlentherapie werden lokale Kontrollen von 56–68 % beschrieben (Dincbas 2005; Machak 2003). Die postoperative Radiatio kann das Gesamtüberleben nach inkompletter Resektion signifikant erhöhen (Ozaki 2002, 2005). Ebenso konnte gezeigt werden, dass mit einer präoperativen Radiotherapie im Intervall zur Induktions-Chemotherapie lokale Kontrollen von 97,5 % sowie Gesamtüberlebensraten von ca. 50 % erreicht werden können (Dincbas 2005). In-vitro-Untersuchungen lassen vermuten, dass der Einsatz der Kohlenstoffpartikel-Therapie eine höhere Wirkung hat. Da bisher nur wenig Patienten mit Osteosarkomen in solchen Studien behandelt wurden, lässt sich der Stellenwert der Teilchentherapie bei der Therapie des Osteosarkoms nicht bewerten.

Chondrosarkom

Chondrosarkome stellen eine heterogene Gruppe von Tumoren aus der Knorpelsubstanz ohne Ausbildung knöcherner Strukturen dar. Sie gehen entweder aus dem Knochen (primäre Chondrosarkome) oder aus vorbestehenden Knorpelläsionen (z. B. fibröse Dysplasie, kartilaginäre Exostosen, multiple Enchondrome) hervor (sekundäre Chondrosarkome). In drei Viertel aller Fälle entstehen Chondrosarkome am Stammskelett. Drei histologische Gruppen lassen sich abgrenzen: hochdifferenzierte, mesenchymale und Klarzellsarkome (Dahlin 1978). Die Metastasierungsrate beträgt in Abhängigkeit vom histopathologischen Grading für die niedrig- bzw. hochmalignen Läsionen 15–40 % bzw. ca. 75 % und zeigt damit für die G3-Läsionen keinen Unterschied zu den Osteosarkomen (Pritchard et al. 1980; Sanerkin 1980). Die Fünfjahres-Überlebensrate der G1-, G2- bzw. G3-

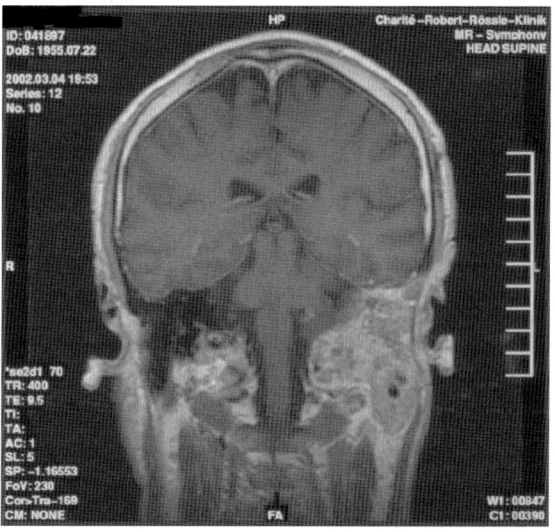

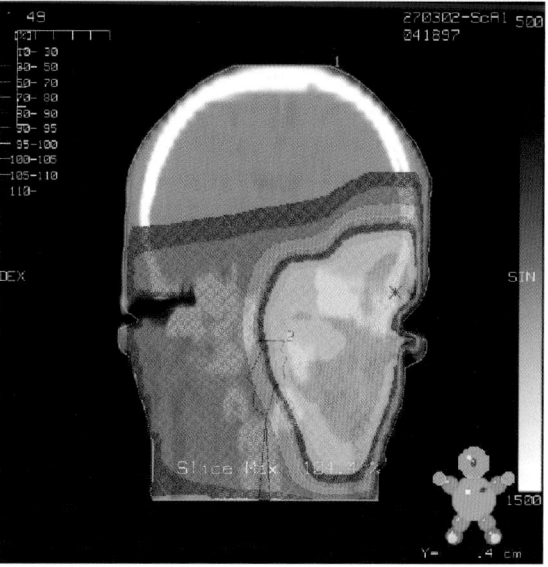

Abbildung 7. a und b) Patient mit Osteosarkom-Rezidiv links okzipital. ED 07/98; Trepanation, COSS-96-Protokoll; seit 10/01 gesichertes Rezidiv, Chemotherapie – stable disease, zunehmende Schmerzen (a) perkutane Bestrahlung – 3-D-Bestrahlungsplanung (b), GD 64 Gy, komplette Remission der Schmerzsymptomatik, klinisch partielle Remission der Weichteilschwellung unmittelbar nach Therapie.

Tumoren beträgt 47 %, 38 % und 15 % nach alleiniger Resektion. Statistisch signifikante Unterschiede finden sich nur zwischen G1/2- und G3-Tumoren.

Als wichtigster prognostischer Faktor gilt die Radikalität der Tumorresektion. Nach adäquater Tumorresektion (R0) war die lokale Rezidivrate nur 6 % im Vergleich zur inadäquaten Operation (R1/2) mit 69 %. Die Zehnjahres-Überlebensraten differieren mit 78 % vs. 61 % (adäquat vs. inadäquat) geringer, da sich durch eine Salvage-Therapie häufig noch eine lokale Tumorsanierung erreichen ließ. Peripher lokalisierte Chondrosarkome besitzen häufiger einen niedrigen Malignitätsgrad (42 % G1) und damit eine bessere Prognose (77 % Zehnjahres-Überlebensrate) als zentrale Tumoren (13 % G1; 32 % Zehnjahres-Überlebensrate). Chondrosarkome haben im Kindesalter eine schlechtere Prognose als im Erwachsenenalter (Aprin et al. 1982). Mit adäquater Therapie sind Fünfjahres-Überlebensraten von 50–70 % möglich (Dahlin et al. 1986; Huvos et al. 1982). Die Behandlung von Chondrosarkomen ist klassischer Weise eine Domäne der Chirurgie. Wegen der hohen Neigung zu Lokalrezidiven ist ein aggressives Vorgehen notwendig.

Die Radiotherapie rückt für die Lokalbehandlung in den Vordergrund, wenn es sich um schwer zugängliche und nicht resektable Lokalisationen handelt. Auch wenn Chondrosarkome als wenig radiosensible Tumoren gelten, können gute palliative und in einem geringen Prozentsatz auch kurative Erfolge erzielt werden (Harwood et al. 1980; McNaney et al. 1981). McNaney et al. berichten über 20 Patienten mit einer Hochvolt-Radiotherapie (Neutronen oder Photonen und Neutronen), deren Tumoren im Becken, Os sacrum, am Femur und am Oberkiefer lokalisiert waren. 65 % (n = 13) überlebten bei einer mittleren Nachbeobachtungszeit von 38 Monaten. Elf von diesen Patienten erhielten eine definitive Radiatio; fünf von den elf waren rezidivfrei und sechs erlitten ein Lokalrezidiv. Von neun Patienten, die wegen eines Lokalrezidivs bestrahlt bzw. postoperativ bestrahlt worden waren, blieben sechs ohne lokalen Progress. Die eingesetzte Gesamtdosis betrug 40–70 Gy, die Kombination aus Photonen und Neutronen war der alleinigen Neutronentherapie überlegen. Harwood et al. (1980) berichten über 31 Patienten, die mit vorwiegend zentralem Tumorsitz definitiv bestrahlt wurden (50 Gy). Die Rate klinisch kompletter Remissionen lag bei 50 %, nach 15 Jahren waren 25 % der Patienten krankheitsfrei. So berichtet auch Budach (1991) über Fünfjahres-Überlebensraten nach definitiver Strahlentherapie in Abhängigkeit vom Differenzierungsgrad der Tumoren zwischen 48 % (G1)

bzw. 22 % (G3). Gute Heilungschancen bestehen für hochdifferenzierte Chondrosarkome der Schädelbasis nach hochdosierter Partikeltherapie mit Protonen oder Kohlenstoffionen. So liegt die lokale Kontrolle nach Protonentherapie zwischen 75–98 % nach fünf Jahren (Hug et al. 1999, Munzenrider und Liebsch 1999; Noel 2003, Weber 2005). Mit Kohlenstoffionen konnte mit einer Gesamtdosis von 60 CGE eine lokale Kontrolle von bis zu 89 % nach vier Jahren erreicht werden (Debus et al. 2000; Schulz-Ertner et al. 2004, 2007) (Tabelle XVII). Die Nebenwirkungsraten waren in der Serie von Schulz-Ertner et al. (2007) mit einer Grad-III-Mukositis und lediglich fünf geringen (≤ Grad II) und einer Grad-III-Spättoxizität (Hirnnervenparese) gering.

Die Behandlung von Chondrosarkomen ist eine Domäne der Chirurgie. Wegen der hohen Neigung zu Lokalrezidiven ist ein aggressives Vorgehen notwendig. Die Radiotherapie rückt für die Lokalbehandlung in den Vordergrund, wenn es sich um schwer zugängliche und nicht resektable Primärtumorlokalisationen handelt. Dabei werden sehr hohe Dosen von 65–68 Gy mit Photonen oder Protonen benötigt (Tabelle XVIII). Bei Verwendung von Kohlenwasserstoffionen im Bereich der Schädelbasis ist aufgrund der höheren relativen biologischen Wirksamkeit von Kohlenstoffionen eine Dosis von 60 GyE ausreichend

Chordome

Die Inzidenz von Chordomen ist sehr gering. Es gibt zwei Altersgipfel, einen in der vierten Dekade für Chordome des Schädels und einen zwischen der fünften und sechsten Dekade für Chordome der Wirbelsäule und des Os sacrums. Es gibt eine geringe Prädominanz für Männer bei Chordomen der Wirbelsäule und für Frauen bei Chordomen der Schädelbasis. Das Problem bei der Therapie stellt häufig die Lokalisation dar, da häufig neurologische Strukturen involviert sind. Die chirurgische Ausräumung der Haupttumormasse ist die Therapie der Wahl. Die Rolle der Strahlentherapie ist nicht endgültig geklärt. Es gibt einige Daten, die darauf hinweisen, dass bei inkompletter Resektion Patienten von einer postoperativen Strahlentherapie profitieren. Ebenso kann die Strahlentherapie bei inoperablen Tumoren als alleinige Therapie eingesetzt werden. Wie bei Chondosarkomen bedarf es für eine längere lokale Kontrolle hoher Gesamtdosen von 60–80 Gy. Auch hier erscheint der Einsatz von Hadronen sinnvoll. Die Ergebnisse im Vergleich zu Chondrosarkomen sind etwas schlechter (Tabelle XVIII).

So erzielten Munzenrieder und Liebsch (1999) aus Boston für Chordome eine Fünfjahres-lokale Kontrolle beim Einsatz von Protonen von 73 % (98 % bei Chondrosarkomen). Hus et al. (1999) beschrieben ebenso eine schlechte lokale Kontrolle von Chordomen (70 %) im Vergleich zu Chondrosarkomen (92 %) nach fünf Jahren. Die Protonentherapie gilt bei der Behandlung von Chordomen als Methode der Wahl, da weltweit die meisten Patienten bisher so behandelt wurden. Allerdings konnten gleichwertige Ergebnisse mit der Kohlestoffionentherapie am GSI in Darmstadt erzielt werden (Schulz-Ertner et al. 2004, 2007). Das Gesamtüberleben betrug hierbei 91,8 % und 88,5 % nach drei bzw. fünf Jahren, die lokale Kontrolle 80,6 bzw. 70,0 %. Bei vier Patienten (4,1 %) trat nach dieser Kohlenstofftherapie eine Neuropathie des N. opticus auf, wobei bei drei von diesen Patienten bereits vor Beginn der Therapie eine Visuseinschränkung aufgrund einer Tumorinfiltration bestand. Inwieweit die Kohlenstoffionen-Therapie aufgrund ihrer biologischen Vorteile der Protonentherapie überlegen ist, muss erst in prospektiven Studien untersucht werden.

Fibrosarkome des Knochens

Dieses Sarkom hat einen Anteil von ca. 2–6 % aller malignen Knochenläsionen. Etwa ein Drittel aller Fälle ist assoziiert mit prädisponierenden Faktoren wie Paget-Krankheit, fibröser Dysplasie, Osteomyelitis, Knocheninfarkten, Knochenzysten, benignen Riesenzelltumoren. Fibrosarkome zeigen ein lokal aggressives Wachstum. Hochgradig maligne Fibrosarkome verhalten sich ähnlich wie das klassische Osteosarkom und weisen eine Fünfjahres-Überlebensrate von nur 27 % auf. Aggressives chirurgisches Vorgehen ist Therapie der Wahl. Fibrosarkome gelten als nicht besonders strahlensensibel, deshalb kommt die Strahlentherapie nur bei inoperablen, postoperativen Resttumoren oder in der palliativen Situation zum Einsatz. Um eine lokale Kontrolle zu erreichen, sind auch hier hohe Dosen von 66–70 Gy erforderlich.

Malignes fibröses Histiozytom (MFH) des Knochens

Das MFH des Knochens hat einen Anteil von weniger als 1 % an den primären malignen Knochentumoren. Es ist ein sehr aggressiver Tumor mit einer hohen Rate an Metastasierung vor allem in die Lunge. Die Fünfjahres-Überlebensrate wird zwischen 15–67 % angegeben. Die Therapie der Wahl ist eine neoadjuvante Chemotherapie gefolgt von einer radikalen

chirurgischen Resektion, Amputation oder Disartikulation. Ein Ansprechen oder auch gelegentlich Heilung durch eine Strahlentherapie mit oder ohne Chemotherapie ist beschrieben worden. Ebenso kann die Strahlentherapie unter palliativem Aspekt eingesetzt werden. Reagon et al. (1981) berichten über 17 Patienten, die mit einer alleinigen Strahlentherapie (n = 5) oder postoperativ mit einer medianen Dosis von 60 Gy bestrahlt wurden. Die lokale Kontrolle betrug für das gesamte Kollektiv 65 %, für postoperativ bestrahlte Patienten 75 %

Riesenzelltumoren

Riesenzelltumoren haben einen Anteil von 4–8 % aller Knochentumoren und etwa 0,5 % aller malignen Knochentumoren. Ca. 7,5–15 % aller Riesenzelltumoren sind maligne. Eine maligne Entartung benigner Riesenzelltumoren nach postoperativer Strahlentherapie ist in vielen Fällen beschrieben worden. Allerdings wurde die Strahlentherapie mit einer niedrigen Dosis, mit Orthovoltbestrahlung und mit einer heutzutage inadäquaten Fraktionierung und Technik durchgeführt. Benigne Riesenzelltumore zeigen eine hohe Neigung zu Rezidiven, selten können sie pulmonale Metastasen ohne maligne Transformation bedingen. „High-grade“-Riesenzelltumoren haben eine Lokalrezidirate von 45–60 %. Sakral wachsende Riesenzelltumoren haben im Vergleich zu anderen Lokalisationen ein deutlich aggressiveres Wachstum und eine schlechtere Prognose. Die Chirurgie ist auch hier Therapie der Wahl. Der Einsatz der Strahlentherapie wird gelegentlich postoperativ als auch als alleinige Therapie beschrieben. So berichten Miszczyk et al. (2001) über 37 Patienten mit Riesenzelltumoren; 23 wurden postoperativ bestrahlt, die anderen erhielten eine alleinige Strahlentherapie. Es wurden Gesamtdosen von 39–64 Gy eingesetzt. Die Zehnjahres-Kontrollrate betrug 83 % für die Kombinationsgruppe und 69 % für die alleinige Strahlentherapie. Dabei zeigten Tumoren < 2 cm ein deutlich besseres Ansprechen. Wie auch von anderen Autoren beschrieben gilt der Riesenzelltumoren als strahlensensibel. Eine Gesamtdosis von 40–45 Gy wird empfohlen (Nair et al. 1999).

Aneurysmatische Knochenzysten

Sie machen einen Anteil von 1 % aller Knochenläsionen aus. Die Therapie der Wahl ist die Operation mit Kürettage und Knochenersatz oder die Kryochirurgie. Die Resektion wird bei nicht kritischen Situationen empfohlen (Rippen, Fibula, Ulna, Patella).

Nobler et al. (1968) zeigten eine Senkung der Lokalrezidivrate von 32 auf 8 % mit einer postoperativen Radiatio mit 20–30 Gy. Eine Strahlentherapie kann als definitive Maßnahme bei Wirbelkörperläsionen, für Rezidive oder für inoperable Befunde eingesetzt werden. So berichten Feigenberg et al. (2001) über neun Patienten, die von 1964 bis 1992 in Florida mit einer Strahlentherapie behandelt wurden. Bei 77 % wurde ein medianer Follow-up von elf Jahren erreicht. In keinem Fall kam es zu einem Rezidiv. Eine sekundäre Neoplasie wurde ebenso nicht beschrieben. Für eine Bestrahlung solcher Läsionen wird eine Gesamtdosis von 26–30 Gy empfohlen.

Rezidivtherapie

Die Rolle der lokalen Kontrolle für das Überleben von Patienten mit Weichteil- bzw. Knochensarkomen wird immer noch kontrovers diskutiert. Einzelne klinische Untersuchungen sehen die Fernmetastasierung als ein von der lokalen Tumorkontrolle unabhängiges Ereignis an. Dagegen zeigt die Mehrzahl der experimentellen und klinischen Studien eine eindeutige Abhängigkeit der Fernmetastasierungsrate und damit des Gesamtüberlebens von der lokalen Kontrolle. Die Prognose von Patienten mit hochmalignen Weichteilsarkomen ist abhängig von der Disseminierungsrate zum Zeitpunkt der Diagnose. In dem Maße, wie diese abnimmt, gewinnt die lokale Tumorkontrolle als prognostischer Faktor an Bedeutung. Daher wird die lokale Kontrolle für Weichteilsarkome mit geringer Disseminierungstendenz zum entscheidenden Faktor für das Gesamtüberleben. Patienten mit Lungenmetastasen und Lokalrezidive stehen nach Potter et al. (1985) mit 52 % bzw. 21 % an erster Stelle der Rezidivhäufigkeit. Wegen der häufig nicht erreichbaren Radikalität der Tumorresektion sind Lokalrezidive am Rumpf (40 %) oder im Retroperitoneum (47 %) deutlich häufiger als an den Extremitäten. Das entscheidende Kriterium für das Auftreten eines Lokalrezidivs ist die histopathologisch gesicherte Tumorfreiheit der Resektionsränder. Dies gilt in gleicher Weise für das Auftreten eines Zweitrezidivs nach erneuter Resektion. Nach R0-Resektionen können nochmals langfristige lokale Kontrollraten zwischen 46–70 % erzielt werden.

Die Rezidivtherapie erfordert eine enge interdisziplinäre Kooperation von Chirurgen, Radioonkologen und medizinischen Onkologen. Eine funktionserhaltende Resektion ist häufig nicht erreichbar, und es bedarf zusätzlicher Therapiemodalitäten, die nicht schon in der Primärtherapie „ausgereizt" sein sollten. Dies führt in der Regel zu individualisierten Therapiekonzepten. Grundsätzlich kann zwischen strahlentherapeutisch vorbehandelten und nicht vorbehandelten Rezidiven differenziert werden. Für bisher nur chirurgisch vorbehandelte Tumoren steht noch die gesamte Palette der kombinierten Therapiemöglichkeiten offen (Tabelle XIX).

Die meisten Weichteilsarkomrezidive (60–80 %) sind einer erneuten funktionserhaltenden Tumorresektion mit oder ohne plastische rekonstruktive Maßnahmen zugänglich, die bei tumorfreien Resektionsrändern Überlebensraten von 46–70 % ermöglichen. Zusätzlich zur Tumorresektion („salvage resection") muss, individuell abgestimmt, die prä-, intra- oder postoperative Strahlentherapie evtl. in Kombination mit einer Chemotherapie oder Hyperthermie eingesetzt werden (Budach et al. 1995; Lawrence et al. 1987; Singer et al. 1992). Nori et al. (1991) berichten über eine lokale Fünfjahres-Kontrollrate von 68 % nach Extremitäten erhaltender Resektion von Rezidivtumoren mit einer nachgeschalteten Brachytherapie von 45 Gy. Die Komplikationsraten waren mit 12,5 % moderat und äußerten sich in Wundulzerationen und einer Femurfraktur. Nach einer hoch dosierten perkutanen Strahlentherapie des Primärtumors können in der Rezidivsituation nach Exzision des Rezidivs auch die intraoperative Bestrahlung des Tumorbetts mit Elektronen oder interstitielle Techniken (HDR, LDR) zur Anwendung kommen. Für alle ausgedehnten und primär nicht oder nur marginal resektablen Rezidive kommen auch neoadjuvante Therapiestrategien mit Einsatz einer präoperativen Bestrahlung, systemischer oder isolierter Chemotherapie mit oder ohne regionale Hyperthermie in Frage.

Die Therapiestrategien für Weichteilsarkom-Rezidive haben derzeit weitgehend experimentellen Charakter und sind hinsichtlich der lokalen Kontrolle und der Überlebensraten nicht abschließend beurteilbar.

Akute Nebenwirkung und Strahlenfolgen

Jede unter kurativem Aspekt durchgeführte onkologische Therapie bringt, bedingt durch die notwendige Aggressivität des therapeutischen Vorgehens, eine gewisse Morbidität mit sich. Dabei muss zwischen akuten, therapiebegleitenden Nebenwirkungen bzw. Toxizitäten und Spätfolgen an den Normalgeweben differenziert werden. Die verschiedenen interdisziplinären Behandlungsschritte sollten so aufeinander abgestimmt sein, dass sie sich in ihrer Effizienz am Tumor addieren, hinsichtlich der Nebenwirkungen

Tabelle XIX. Therapeutische Optionen in der Rezidivtherapie von Weichteilsarkomen im Erwachsenenalter in der Reihenfolge abnehmender Evidenzen im Sinne individueller Heilungskonzepte.

Etablierte Strategien	Experimentelle Stategien	Experimentelle neoadjuvante Strategien
Nicht vorbestrahlte Rezidive		
Rezidivresektion Rezidivresektion + postoperative Bestrahlung	Präoperative Bestrahlung + Rezidivresektion ± IORT	
Vorbestrahlte Rezidive		
Rezidivresektion Rezidivresektion + postoperative Brachytherapie	Rezidivresektion + IORT Rezidivresektion + intraoperative Brachytherapie	Präoperative Bestrahlung + Rezidivresektion ± IORT Präoperative Thermoradiotherapie + Rezidivoperation ± IORT Präoperative Chemoradiotherapie + Rezidivresektion ± IORT Präoperative Chemothermotherapie + Rezidivresektion ± IORT Präoperative intraarterielle regionale Perfusion + Rezidivresektion Präoperative intraarterielle regionale hypertherme Perfusion + Rezidivresektion

bzw. der Spätfolgen am Normalgewebe jedoch reduzieren. Daher sollten in einem multimodalen Therapieansatz niemals zwei radikale Therapieformen verknüpft werden (Muskelgruppenresektion und hoch dosierte Strahlentherapie). Die Rate schwerwiegender Komplikationen liegt für die postoperative Strahlentherapie bei 5–15 %, für die präoperative Bestrahlung bei 13–56 % (Suit und Spiro 1994). Für die Chirurgie allein werden Wundheilungsstörungen von 27–33 % aller Fälle angegeben, sodass sich die relativ hohe Komplikationsrate für die präoperative Bestrahlung damit zumindest teilweise erklären lässt (Arbeit et al. 1987).

Nach den detaillierten Analysen von zwei Studien werden bei etwa einem Drittel aller Patients Spätfolgen der kombinierten Therapie (stärkere Fibrosen, reduzierte Muskelkraft und Gelenkbeweglichkeit bis zu Gangstörungen durch Kontrakturen) beobachtet. Trotz dieser Spätfolgen können durch die extremitätenerhaltende Chirurgie bei 68–84 % aller Patienten eine exzellente Funktion der Extremitäten und eine gute Lebensqualität erreicht werden (Stinson et al. 1991; Robinson et al. 1991).

Nachsorge

In der Tumornachsorge gelten für alle genannten Tumorentitäten dieselben Richtlinien. In den ersten drei Jahren nach der Therapie sollten obligate klinische und radiologische Kontrollen in dreimonatigen Abständen bei G3/4-Tumoren, sonst halbjährlich bei G1/2-Tumoren durchgeführt werden. Im vierten und fünften Jahr können die Wiedervorstellungsintervalle auf sechs Monate erhöht werden und danach optional in jährlichen Abständen stattfinden (ca. 80 % aller Rezidive treten innerhalb der ersten drei Jahre nach der Primärtherapie auf). Folgende Untersuchungen sollten anlässlich der Nachsorgetermine durchgeführt werden:

– Obligatorische Untersuchungen:
  – Inspektion und Palpation der Tumorregion unter Einschluss der regionalen Lymphknoten.
  – MRT bzw. CT der Tumorregion.
  – Röntgen-Thorax in 2 Ebenen, bei Metastasenverdacht Thorax-CT.
– Optionale Untersuchungen:
  – Sonographie der Tumorregion und 1. Lymphknotenstation (G1-Tumoren: 6-monatige Abstände im 1. und 2. Jahr, danach 12-monatige Abstände; G2/3-Tumoren: 3-monatige Abstände im 1. und 2. Jahr, danach 6-monatige Intervalle).
  – Skelettszintigraphie jährlich.
  – Labor (BSG, Blutbild, Leber-Nieren-Serologie).

Schlüsselliteratur

Davis AM, O'Sullivan B, Turcotte R et al: Late radiation morbidity following randomization to preoperative versus postoperative radiotherapy in extremity soft tissue sarcoma. Radioth Oncol 75 (2005) 48–53

Jebsen NL, Trovik CS, Bauer HCF et al: Radiotherapy to improve local control regardless of surgical margin and malignancy grade in extremity and trunk wall soft tissue sarcoma: A Scandinavia Sarcoma Group Study. Int J Radiat Oncol Biol Phys 71 (4) (2008) 1196–1203

O'Sullivan B, Davis AM, Turcotte R et al: Preoperative versus postoperative radiotherapy in soft-tissue sarcoma of the limbs: a prospective trial. Lancet 359 (2002) 2235–2241

Pawlik TM, Pisters PWT, Mikula L et al: Long-term results of two prospective trials of preoperative external beam radiotherapy for localized intermediate- or high-grade retroperitoneal soft tissue sarcoma. Ann Surg Oncol 13 (2006) 508–517

Pisters PWT, Harrison LB, Woodruff JM et al: A prospective randomized trial of adjuvant brachytherapy in the management of low-grade soft tissue sarcomas of the extremities and superficial trunk. J Clin Oncol 12 (1994) 1150–1155

Pisters PWT, Harrison LB, Leung DHY et al: Long-term results of a prospective randomized trial of adjuvant brachytherapy in soft tissue sarcoma. J Clin Oncol 14 (1996) 859–868

Rosenberg SA, Tepper J, Glatstein E et al: The treatment of soft-tissue sarcomas of the extremities: prospective randomized evaluations of (1) limb-sparing surgery plus radiation therapy compared with amputation and (2) the role of adjuvant chemotherapy. Ann Surg 196 (1982) 305–315

Schulz-Ertner D, Nikoghosyan A, Hof H. et al: Carbon ion radiotherapy of skull base chondrosarcomas. Int J Radiat Oncol Biol Phys 67 (2007) 171–177

Tierney JF: A meta-analysis using individual patient data from randomized clinical trials of adjuvant chemotherapy for soft tissue sarcomas. The Lancet 350 (1997) 1647–1654

Yang JC, Chang AE, Baker AR et al: Randomized prospective study of the benefit of adjuvant radiation therapy in the treatment of soft tissue sarcomas of the extremity. J Clin Oncol 16 (1998) 197–203

Gesamtliteratur

Abbatucci JS, Boulier N, de Ranieri J et al: Local control and survival in soft tissue sarcomas of the limb, trunk walls and head and neck: a study of 113 cases. Int J Radiat Oncol Biol Phys 12 (1986) 579–568

Alektiar KM, Leung DH, Brennan MF et al: The effect of combined external beam radiotherapy and brachytherapy on local control and wound complications in patients with high-grade soft tissue sarcomas of extremity with positive microscopic margin. Int J Radiat Oncol Biol Phys 36 (1996) 321–324

Alektiar KM, Velasco J, Zelefsky MJ et al: Adjuvant radiotherapy for margin-positive high-grade soft tissue sarcoma of the extremity. Int J Radiat Oncol Biol Phys 48 (2000) 1051–1058

Alektiar KM, Leung D, Zelefsky MJ et al: Adjuvant brachytherapy for primary high-grade soft tissue sarcoma of the extremity. Ann Surg Oncol 9 (2002) 48–56

Alektiar KM, Brennan MF, Singer A: Influence of site on the therapeutic ratio of adjuvant radiotherapy in soft-tissue sarcoma of the extremity. Int J Radiat Oncol Biol Phys 63 (2005) 202–208

Aprin H, Riserborough EJ, Hall JE: Chondrosarcoma in children and adolescents. Clin Orthop 166 (1982) 226–232

Arbeit JM, Hilaris BS, Brennan MF: Wound complications in the multimodality treatment of extremity and superficial truncal sarcomas. J Clin Oncol 5 (1987) 480–488

Austin-Seymour M, Muzenrider J, Goitein M et al: Fractionated proton radiation therapy of chordoma and low grade chondrosarcoma of the base skull. J Neurosurg 70 (1989) 13–21

Baldini EH, Goldberg J, Jenner C et al: Long-term outcomes after function-sparing surgery without radiotherapy for soft tissue sarcoma of extremities and trunk J. Clin Oncol 17 (1999) 3252–3259

Ballo MT, Zagars GK, Pollack A: Radiation therapy in the management of desmoid tumors. Int J radiat Oncol Biol Phys 42 (1998) 1007–1014

Barker JR jr, Paulino AC, Feeney S et al: Locoregional treatment for addult soft tissue sarcomas of the head and neck: an institutional review. Cancer J 9 (2003) 49–57

Barkley HT, Martin RG, Romsdahl MM et al: Treatment of soft tissue sarcomas by preoperative irradiation and conservative surgical resection. Int J Radiat Oncol Biol Phys 14 (1988) 693–699

Bay JO, Ray-Coquard I, Fayette J et al: Docetaxel and gemcitabine combination in 133 advanced soft-tisuue sarcomas: a retrospective analysis. Int J Cancer 119 (2006) 706–711

Beahrs OH, Henson DE, Hutter RVP et al: Manual for staging of cancer. Lippincott Philadelphia 1988

Benk V, Liebsch NJ, Muzenrider JE et al: Base of skull and cervical and cervical chordomas in children treated by high dose irradiation. Int J Radiat Oncol Biol Phys 31 (1995) 577–586

Berson AM, Castro JR, Petti P et al: Charged particle irradiation of chordoma and chondrosarcoma of the base of skull and cervical spine. The Lawrence Berkeley Labaratory experience. Int J Radiat Oncol Biol Phys 15 (1988) 559–567

Bielack SS, Kempf-Bielack B, Delling G et al: Prognostic factors in high-grade osteosarcomas of the extremities or trunk: an analysis of 1702 patients treated on neoadjuvant cooperative osteosarcoma study group protocol J Clin Oncol 20 (2002) 776–790

Billingsley KG, Burt ME, Jara E et al: Pulmonary metastasis from soft tissue sarcomas – analysis of patterns of disease and postmetastasis survival. Ann Surg 229 (1999) 602

Blay JY, Bouhour D, Ray-Coquard I et al: High dose chemotherapy with autologous hematopoietic stem-cell transplantation for advanced soft tissue sarcoma in adults. J Clin Oncol 18 (2000), 3643–3650

Brennan MF, Casper ES, Harrison LB et al: The role of multimodality therapy in soft tissue sarcoma. Ann Surg 214 (1991) 328

Brennan MF, Lewis JJ: Soft tissue sarcomas. In: Sabiston DC (ed) Textbook of surgery – the biological basis of modern surgical practice. Saunders New York 1996, 528

Budach V, Stuschke M, Budach W et al: Radiation response in 10 high-grade human soft tissue sarcoma xenografts to photons and fast neutrons. Int J Radiat Oncol Biol Phys 19/4 (1990) 941–943

Budach V: The role of fast neutron in radiooncology – A critical appraisal. Strahlenther Onkol 167/12: 6 (1991) 77–692

Budach V, Stuschke M, Budach W: Local recurrences of soft tissue sarcomas – A therapeutic challenge. Rec Res Cancer Res 138 (1995) 95–108

Budach W, Budach V, Socha B et al: DNA content as a predictor of clinical outcome in soft tissue sarcoma patients. Eur J Cancer 30A (1994) 1815–1821

Cance WG, Brennan MF, Dudas ME et al: Altered expression of the retinoblastoma gene product in human sarcomas. N Engl J Med 323 (1990) 1457–1462

Casper ES, Gaynor JJ, Harrison LB et al: Preoperative and postoperative adjuvant chemotherapy for adults with high grade soft tissue sarcoma. Cancer 73 (1994) 1644–1651

Castro EB, Gademann B, Collier JM et al: Strahlentherapie mit schweren Teilchen am Lawrence Berkeley Laboratory der Universität Kalifornien. Strahlenther Onkol 163 (1987) 9–16

Castro JR, Lindstadt DE, Bahary JP et al: Experience in charged particle of tumors of the skull base: 1977–1992. Int J Radiat Oncol Biol Phys 29 (1994) 647–555

Catton CN, O'Sullivan B, Kotwell C et al: Outcome and prognosis in retroperitoneal soft tissue sarcoma. Int J Radiat Oncol Biol Phys 29 (1994) 1005–1010

Cavenee WK, Hansen MF, Nordenskjold M et al: Genetic origin of mutations predisposing to retinoblastoma. Science 228 (1985) 501

Cheng EY, Dusenbery KE, Winters MR et al: Soft tissue sarcomas: preoperative versus postoperative radiotherapy. J Surg Oncol 61 (1996) 90–99

Clark MA, Thomas JM: Amputation for soft-tissue sarcoma. Lancet Oncol 4 (2003) 335–342

Clark MA, Fisher C, Path FRC et al: Soft tissue sarcomas in adults. N Engl J Med 353 (2005) 701–711

Cody HS 3rd, Turnbull AD, Fortner JG et al: The continuing challenge of retroperitoneal sarcomas. Cancer 47 (1981) 2147–2152

Coindre JM, Trojani M, Contesso G et al: Reproducibility of a histopathologic grading system for adult soft tissue sarcomas. Cancer 58 (1986) 306–309

Collins C, Hajdu SI, Godbold J et al: Localized, operable soft tissue sarcoma of the lower extremity. Arch Surg 121 (1986) 1425–1433

Choong PFM, Petersen IA, Nascimento AG et al: Is radiotherapy important for low-grade soft tissue sarcoma of the extremity? Clin Orthop 387 (2001) 191–199

Dahlin DC: Bone tumors: General aspects and data on 6221 cases. Charles C Thomas, Springfield (1978)

Dahlin DC, Unni KK: Bone tumor: General aspects and data on 8542 cases. Charles C Thomas Springfield 1986

Davis AM, O'Sullivan B, Turcotte R et al: Late radiation morbidity following randomization to preoperative versus postoperative radiotherapy in extremity soft tissue sarcoma. Radioth Oncol 75 (2005) 48–53

DeLaney TF, Spiro IJ, Suit HD et al: Neoadjuvant chemotherapy and radiotherapy for large extremity soft-tissue sarcomas. Int J Radiat Oncol Biol Phys 56 (2003) 1117–1127

DeVita VT, Hellman S, Rosenberg SA (eds): Cancer principles and practice of oncology. Lippincott Philadelphia 2001

Debus J, Habener T, Schulz-Ertner D et al: Bestrahlung von Schädelbasistumoren mit Kohlenstoffionen bei der GSI. Erste klinische Ergebnisse und zukünftige Perspektiven. Strahlenther Onkol 176 (2000) 211–216

Dincba F, Koca S, Mandel NM et al: The role of preoperative radiotherapy in nonmetastastic high-grade osteosarcoma

of the extremities for limb-sparing surgery. Int J Radiat Oncol Biol Phys 62 (2005) 820–828

Dinges S, Budach V, Budach W et al: Local recurrences of soft tissue sarcomas in adults: a retrospective analysis of prognostic factors in 102 cases after surgery and radiation therapy. Eur J Cancer 30A (1994) 1636–1642

Drobnjak M, Latres E, Pollak D et al: Prognostic implications of p53 nuclear overexpression and high proliferation index of Ki-67 in adult soft tissue sarcomas. J Natl Cancer Inst 86 (1994) 549

Duda RB: Biology of mesenchymal tumors. Cancer J 7(2) (1994) 52–62

Dudhat SB, Misry RC, Varughese T et al: Prognostic factors in head and neck soft tissue sarcomas. Cancer 89 (2000) 868–873

Echt G, Jepson J, Steel J et al: Treatment of uterine sarcomas. Cancer 66 (1990) 35–39

Eggermont AMM, Schraffordt Koops H, Klausner JM et al: Isolated limb perfusion with tumor necrosis factor and melphalan for limb salvage in 186 patients with locally advanced soft tissue extremity sarcomas. Ann Surg 224 (1996) 756

Eilber FR, Eckhardt J, Morton DL: Advances in the treatment of sarcomas of the extremity. Current status of limb salvage. Cancer 54 (1984) 2695–2701

Eilber FR; Guiliano AE, Eckardt J et al: Adjuvant chemotherapy for osteosarcoma: a randomized prospective trial. J Clin Oncol 5 (1987) 21–26

Eilber FR. Guiliano AE, Huth JF et al: A randomized prospective trial using postoperative adjuvant chemotherapy (adriamycin) in high-grade soft tissue sarcoma. Am J Clin Oncol 11 (1988) 39–45

Eng C, Li FP, Abramson DH et al: Mortality from second tumors among long-term survivors of retinoblastoma. J Natl Cancer Inst 85 (1993) 1121–1128

Enzinger FM, Lattes R, Torloni H: Histological typing of soft tissue tumours. International histological classification of tumours. No. 3. World Health Organisation Geneva 1969

Enzinger FM, Weiss SW: Soft tissue tumors. Mosby St. Louis 1983

Enzinger FM, Weiss SW: Soft tissue tumors. Mosby St. Louis 1988

Enzinger FM, Weiss SW: Soft tissue tumors. Mosby St. Louis 1995

Feigenberger SJ, Marcus RB, Zlottecki RA et al: Megavoltage radiotherapy for aneurysmal bone cysts. Int J Radiat Oncol Biol Phys 49 (2001) 1243

Ferrer F, Sabater S, Farrus B et al: Impact of radiotherapy on local control and survival in uterine sarcoma: a retrospective study from the Group Oncologic Catala-Occita. Int J Radiat Oncol Biol Phys 44 (1999) 57–52

Fingerhut MA, Halperin WE, Marlow DA et al: Cancer mortality in workers exposed to 2,3,7,8-tetrachlorodibenzo-p-dioxin. N Engl J Med 324 (1991) 212

Fletscher JA, Kozakewich HP, Hoffer FA et al: Diagnostic relevance of clonal cytogenetic aberrations in malignant soft tissue tumors. N Engl J Med 324 (1991) 436

Fong Y, Coit DG, Woodruff JM et al: Lymph node metastasis from soft tissue sarcoma in adults. Analysis of data from a prospective database of 1772 sarcoma patients. Ann Surg 217 (1993) 72–77

Fountain JW, Wallace MR, Bruce MA: Physical mapping of a translocation breakpoint in neurofibromatosis. Science 244 (1989) 1085

Frustaci S, Gherlinzoni F, De Paoli A et al: Adjuvant chemo-therapy for adult soft tissue sarcoma of extremities and girdles: results of the Italian randomized cooperative trial, J Clin Oncol 19 (2001) 1238–1247

Fuchs N, Bielack SS, Epler D et al: Long term results of the cooperative German-Austrian-Swiss Osteosarcoma Study Groups's protocol COSS-86 of intensive multidrug chemo-therapy and surgery for osteosarcoma of the limbs. Ann Oncol 9 (1998) 893–899

Gadd MA, Casper ES, Woodruff J et al: Development and treatment of pulmonary metastases in adult patients with extremity soft tissue sarcoma. Ann Surg 218 (1993) 705

Gaynor JJ, Tan CC, Casper ES et al: Refinement of clinico-pathologic staging for localized soft tissue sarcoma of the extremity: a study of 423 adults. J Clin Oncol 10 (1992) 1317–1329

Geer RJ, Woodruff J, Casper ES et al: Management of small soft tissue sarcoma of the extremity in adults. Arch Surg 127 (1992) 1285

Gieschen HL, Spiro IJ, Suit HD et al: Long term results of intraoperative electron beam radiotherapy for primary and recurrent retroperitoneal soft tissue sarcoma. Int J Radiat Oncol Biol Phys 50 (2001) 127–131

Greiner R, Munkel G, Kann R et al: Pion irradiation at Paul Scherrer Institute – Results of dynamic treatment of unresectable soft tissue sarcoma. Strahlenther Onkol 166 (1990) 30–33

Giuliano AE, Feig S, Eilber F: Changing metastatic patterns of osteosarcoma. Cancer 54 (1984) 2160–2164

Guillou L, Coindre JM, Boinchon F et al: Comparative study of the National Cancer Institute and French Federation of Cancer Centers Sarcoma Group. Grading systems in a population of 410 adult patients with soft tissue sarcoma. J Clin Oncol 15 (1997) 350–362

Harwood AR, Krajbich JI, Fornasier: Radiotherapy of chon-drosarcoma of bone. Cancer 45 (1980) 2769–2777

Herbert SH, Corn BW, Solin LJ et al: Limb-preserving treat-ment for soft tissue sarcomas of the extremities. Cancer 72 (1993) 1230

Heslin MJ, Lewis JJ, Woodruff JM et al: Core needle biopsy for diagnosis of extremity soft tissue sarcoma. Ann Surg Oncol 4 (1997) 425

Heslin MJ, Cordon-Cardo C, Lewis JJ et al: Ki-67 detected by MIB-1 predicts distant metastasis and tumor mortality in primary, high grade extremity soft tissue sarcoma. Cancer 83 (1998) 490

Heslin MJ, Lewis JJ, Nadler E et al: Prognostic factors asso-ciated with long-term survival for retroperitoneal sarco-ma: implications for management. J Clin Oncol 15 (1997) 2832–2839

Hew L, Kandel R, Davis A et al: Histological necrosis in soft tissue sarcoma following preoperative radiation. J Surg Oncol 57 (1994) 111

Hoekstra HJ, Sindelar WF, Kinsella TJ: Surgery with intra-operative radio-therapy for sarcomas of the pelvic girdle: a pilot experience. Int J Radiat Oncol Biol Phys 15 (1988) 1013–1016

Hoos A, Lewis JJ, Brennan MF: Weichgewebssarkome – pro-gnostische Faktoren und multimodale Therapie. Chirurg 71 (2000) 787–749

Hug EB, Loredo LN, Slater JD et al. Proton radiation thera-py for chordomas and chondrosarcoma of the skull base. J Neurosurg 91 (1999) 432

Huvos AG: Bone tumors – diagnosis, treatment and prognosis. Saunders, Philadelphia (1979)

Issels RD, Abdel-Rahmann S, Wendtner CM et al: Neoad-juvant chemotherapy combined with regional hyperthermia (RHT) for locally advanced primary or recurrent high-risk adult soft tissue sarcomas (STS) of adult: long-term results of a phase II-study. Eur J Cancer 37 (2001) 1599–1608

Issels RD, Lindner LH, Wust P et al: Regional hyperthermia (RHT) improves response and survival when combined with systemic chemotherapy in the management of locally advanced, high grade soft tissue sarcomas (STS) of extre-mities, the body wall and the abdomen: A phase II rando-mised pros. J Clin Oncol 25 (Suppl) (2007)

Jebsen NL, Trovik CS, Bauer HCF et al: Radiotherapy to improve local control regardless of surgical margin and malignancy grade in extremity and trunk wall soft tissue sarcoma: A Scandinavia Sarcoma Group Study. Int J Radi-at Oncol Biol Phys 71(4) (2008) 1196–1203

Kassir RR, Rassekh Ch, Kinsella JB et al: Osteosarcoma of the head and neck: metaanalysis of nonrandomized studies. Laryngoscope 107 (1997) 56–61

Kepka L, Deaney TF, Suit H et al.: Results of radiotherapy for unresected soft-tissue sarcomas. Int J Radiat Oncol Biol Phys 63 (2005) 852–859

Kettelhack C, Tunn U, Schlag PM: Strategie multimodaler Therapie bei Weichgewebssarkomen des Stammes und der Extremitäten. Chirurg 69 (1998) 393–401

Kim SH, Lewis JJ, Brennan MF et al: Overexpression of cyclin D1 is associated with poor prognosis in extremity soft tissue sarcomas. Clin Cancer Res 4 (1998) 2377

Kinsella TJ, Glatstein E: Clinical experience with intravenous radiosensitizers in unresectable sarcomas. Cancer 59 (1987) 908–915

Kinsella TJ, Sindelar WF, Lack E et al: J Clin Oncol 6 (1988) 18–25

Kowalski LP, San CI: Prognostic factors in head and neck soft tissue sarcomas: analysis of 128 cases. J Surg Oncol 56 (1994) 83–88

Kraus DH, Dubner S, Harrison LB et al: Prognostic factors for recurrence and survival in head and neck soft tissue sar-comas Cancer 74 (1994) 697–702

Lawrence W Jr, Donegan WL, Natarajan N et al: Adult soft tissue sarcomas. A pattern of care survey of the American College of Surgeons. Ann Surg 205 (1987) 349–359

Le QT, Fu KK, Kroll S et al: Prognostic factors in adult soft tissue sarcomas of the head and neck. Int J Radiat Oncol Biol Phys 37 (1997) 975–984

Le Cesne A, Antoine E, De Paoli A et al: High dose ifosfamide: circumvention of resistance to standard-dose ifosfamide in advanced soft tissue sarcomas. J Clin Oncol 13 (1995) 1600–1608

Leopold KA, Harrelson J, Prosnitz L et al: Preoperative hyper-thermia and radiation for soft tissue sarcomas: advantage of two vs. one hyperthermia treatment per week. Int J Ra-diat Oncol Biol Phys 16 (1989) 107–115

Lehnert T, Schwarzenbach M, Willeke F et al: Intraoperative radiotherapy for primary and locally recurrent soft tissue sarcoma: morbidity and long-term prognosis. Eur L Surg Oncol 26 (Suppl A) (2000) 21–24

LeVay J, O'Sullivan B, Catton C et al: Outcome and prognostic factors in soft tissue sarcoma in the adult. Int J Radiat Oncol Biol Phys 27 (1993) 1091–1099

LeVay J, O'Sullivan B, Catton C et al: An assessment of prognostic factors in soft tissue sarcoma of head an neck. Arch Otolaryngol Head Neck Surg 120 (1994) 281–286

Lewis JJ, Brennan MF: Soft tissue sarcoma. Curr Probl Surg 33 (1996) 817

Lewis JJ, Leung DHY, Woodruff JM et al: Retroperitoneal soft tissue sarcoma – analysis of 500 patients treated and followed at a single institution. Ann Surg 228 (1998) 355

Lewis JJ, Leung DHY, Casper ES et al: Multifactorial analysis of long-term follow up (more than 5 years) of primary extremity sarcoma. Arch Surg 134 (1999) 646

Li FP, Fraumeni JF Jr, Mulvihill JJ et al: A cancer family syndrome in twenty-four kindreds. Cancer Res 48 (1988) 5358

Lindberg RD, Martin RG, Romsdahl MM et al: Surgery and postoperative radiotherapy in the treatment of soft tissue sarcomas in adults. Am J Roentgenol Rad Ther Nuc Med 123 (1975) 123–129

Lise M, Rossi CR, Alessio S et al: Multimodality treatment of extra-visceral soft tissue sarcomas M0: state of the art and trends. Eur J Surg Oncol 21 (1995) 125

Machak GK, Tkachev, Solovyev YN et al: Neoadjuvant chemotherapy and local radiotherapy for high grade osteosarcoma of the extremities. Mayo Clin Proc 78 (2003) 147–155

Marcus SG, Merino MJ, Glatstein E et al. Long term outcome in 87 patients with low grade soft-tissue sarcoma. Arch Surg 128 (1993) 1336–1343

Marcus RB, Cantor A, Heare TC et al: Local control and function after twice-a-day radiotherapy for Ewing's sarcoma of bone. Int J Radiat Oncol Biol Phys 21 (1991) 1509

McClain KL, Leach CT, Jenson HB et al: Association of Epstein-Barr-virus with leiomyosarcoma in children with AIDS. N Engl J Med 332 (1995) 12–18

McGrath PC, Neifeld JP, Lawrence W Jr et al: Improved survival following complete excision of retroperitoneal sarcomas. Ann Surg 200 (1984) 200–204

McNaney D, Lindberg RD, Ayala AG et al: Fifteen-year radiotherapy experience with chondrosarcoma of bone. Int J Radiat Oncol Biol Phys 8 (1992) 187–190

Mirabell R, Suit HD, Mankin HJ et al: Fibromatoses: From postsurgical surveillance to combined surgery and radiation therapy. Int J Radiat Oncol Biol Phys 18 (1990) 535–540

Miszczyk L, Wydmanski J, Spindel J: Efficacy of radiotherapy for giant cell tumor of bone: given either postoperatively or as sole treatment. Int J radiat Oncol Biol Phys 49 (2001) 1239

Mollabashy A, Virkus WW, Zlotecki RA et al: Radiation therapy for low-grade soft tissue sarcoma. Clinc Orthop 397 (2002) 190–195

Mouridsen HAT, Basthold L, Somers R et al: Adriamycin versus epirubicin in advanced soft tissue sarcomas. A randomized phase II/phase III study of EORTC Soft Tissue and Bone Sarcoma Group. Eur J Cancer Clin Oncol 23 (1987) 1477–148.

Munzenrider JE, Liebsch NJ: Proton therapy for tumors of the skull base. Strahlenth Onkol 175 (1999) 57–62

Nag S, Shasha D, Janjan N et al: The American Brachytherapy Society recommendations for brachytherapy of soft tissue sarcomas. Int J Radiat Oncol Biol Phys 49 (2001) 1033–1043

Nair MK, Jyothirmayi R: Radiation therapy in the treatment of giant cell tumor of bone. Int J Radiat Oncol Biol Phys 43 (1999) 1065

Nobler MP, Hinginbotham NL, Phillips RF: The cure of aneurismal bone cyst. Irradiation superior to surgery in an analysis of 33 cases. Radiology 90 (1968) 1185–89

Noel G, Habrabd JL, Mammar H et al: Combination of proton radiation therapy for chordomas and chondrosarcomas of the skull base. The centre protonth015 therapie D'Orsay experience. Int J Radiat Oncol Biol Phys 51 (2001) 392–398

Noel G, Habrand JL, Jauffret E et al: Radiation therapy for chordoma and chondrosarcoma of the skull base and the cervical spine. Strahlenther Onkol 179 (2003) 241–248

Nori D, Shupak K, Shiu MH et al: Role of brachytherapy in recurrent extremity sarcoma in patients treated with prior surgery and irradiation. Int J Radiat Oncol Biol Phys 20 (1991) 1229–1233

Nori D, Hilaris BS: Role of brachytherapy in the treatment of soft tissue sarcomas of the extremities – techniques and results. Rec Res Cancer Res 138 (1995) 57–71

Nordal RR, Thorensen SO: Uterine sarcoma in Norway 1956–1992: incidence, survival and mortality. Eur J Cancer 33 (1997) 907–911

Olsson H: An update review of the epidemilogy of soft tissue sarcomas. Acta Orthop Scan Suppl 75 (2004) 16–20

Orlow I, Drobnjak M, Zhang ZF et al: Alterations of INK4A and INK4B genes in adult soft tissue sarcomas: effect on survival. J Natl Cancer Inst 91 (1999) 73

O'Sullivan B, Davis AM, Turcotte R et al: Preoperative versus postoperative radiotherapy in soft-tissue sarcoma of the limbs: a prospective trial. Lancet 359 (2002) 2235–2241

O'Sullivan B, Ward B, Catton C: Recent advances in radiotherapy of soft-tissue sarcoma. Curr Oncol Rep 5(4) (2003) 274–281

Ozaki T, Flege S, Liljenqvist U et al: Osteosarcoma of the spine. Cancer 94 (2002) 1069–1077

Ozaki T, Flege S, Kevric M et al: Osteosarcoma of the pelvis: experience of the Cooperative Osteosarcoma Study Group. J Clin Oncol 21 (2005) 234–341

Pawlik TM, Pisters PWT, Mikula L et al: Long-term results of two prospective trials of preoperative external beam radiotherapy for localized intermediate- or high-grade retroperitoneal soft tissue sarcoma. Ann Surg Oncol 13 (2006) 508–517

Penel N, Van Haverbeke C, Lartigau E et al: Head and neck soft tissue sarcoma of adult: prognostic value of surgery in multimodal therapeutic approach. Oral Oncology 40 (2004) 890–897

Pezzi CM, Pollock RE, Evans HL et al: Preoperative chemotherapy for soft tissue sarcomas of the extremity. Ann Surg 211 (1990) 476

Plukker JT, van Oort I, Vermey A et al: Aggressive fibromatosis (non familial desmoid tumor). Therapeutic problems and the role of radiotherapy. Br J Surg 82 (1995) 510–514

Pisters PWT, Harrison LB, Woodruff JM et al: A prospective randomized trial of adjuvant brachytherapy in the managment of low-grade soft tissue sarcomas of the extremities and superficial trunk. J Clin Oncol 12 (1994) 1150–1155

Pisters PWT, Harrison LB, Leung DHY et al: Long-term results of a prospective randomized trial of adjuvant brachytherapy in soft tissue sarcoma. J Clin Oncol 14 (1996) 859–868

Pisters PW, Pollock RE, Lewis VO et al: Long term results of prospective trial of surgery alone with selective use of radiation for patients with T1 extremity and trunk soft tissue sarcomas. Ann Surg 246 (2007) 675–681

Pollack A, Zagars GK, Gowitz MS et al: Preoperative vs. post-operative radiotherapy in the treatment of soft tissue sarcomas: A matter of presentation. Int J Radiat Oncol Biol Phys 42 (1998) 563–572

Posner MC, Shiu MH: The desmoid tumor. Am J Surg 151 (1986) 230–237

Potter DA, Glenn J, Kinsella T et al: Patterns of recurrence in patients with high-grade soft-tissue sarcomas. J Clin Oncol 3/3 (1985) 353–366

Potter DA, Kinsella T, Glatstein E et al: High-grade soft tissue sarcomas of the extremities. Cancer 58 (1986) 190–205

Pritchard DJ, Lunke RJ, Taylor WF et al: Chondrosarcoma: A clinicopathologic statistical analysis. Cancer 45 (1980) 149–157

Prott FJ, Micke O, Haverkamp U et al: Treatment results of fast neutron irradiation in soft tissue sarcomas. Strahlenther Onkol 175 (Suppl II) (1999) 76–78

Ravaud A, Bui NB, Coindre JM et al: Prognostic variables for the selsction of patients with operable soft tisue sarcomas to be considered in adjuvant chemotherapy trials. Br J Cancer 66 (1992) 961–969

Reagan MT, Clowry LJ, Cox JD et al: Radiation therapy in the treatment of malignant fibrous histiocytoma. Int J Radiat Oncol Biol Phys 7 (1981) 311–315

Reed NS, Mangioni C, Malmström H et al.: Phase III randomised study to evaluate the role of adjuvant pelvic radiotherapy in the treatment of uterine sarcomas stages I and II: An European Organisation for Research and Treatment of Cancer Gynaecological Cancer Group Study (protocol 55874). Eur J Cancer 44(6) (2008) 808–818

Reichardt P, Tilgner J, Hohenberger P et al: Dose-intensive chemotherapy with ifosfamide, epirubicin, and filgrastim for adult patients with metastatic or locally advanced soft tissue sarcoma: a phase II study. J Clin Oncol 16 (1998) 1438–1443

Reichardt P, Schuler M, Pink D. Chemotherapie bei Weichteilsarkomen im Erwachsenenalter. Onkologie heute 2 (2008) 32–39

Robinson MH, Spruce L, Eeles R et al: Limb function following conservation treatment of adult soft tissue sarcoma. Eur J Cancer 27 (1991) 1567–1574

Rosen G, Eilber F, Eckardt J et al: Präoperative Chemotherapie in der Behandlung von Weichteilsarkomen. Chirurg 64 (1993) 443–448

Rosenberg SA, Tepper J, Glatstein E et al: The treatment of soft-tissue sarcomas of the extremities: prospective randomized evaluations of (1) limb-sparing surgery plus radiation therapy compared with amputation and (2) the role of adjuvant chemotherapy. Ann Surg 196 (1982) 305–315

Rouesse JG, Friedman S, Sevin DM et al: Preoperative induction chemotherapy in the treatment of locally advanced soft tissue sarcomas. Cancer 60 (1987) 296–300

Russell WO, Cohen J, Enzinger F et al: A clinical and pathological staging system for soft tissue sarcomas. Cancer 40 (1977) 1562–1570

Rydholm A, Rooser B: Surgical margins for soft-tissue sarcoma. J Bone Joint Surg Am 69 (1987) 1074–1078

Rydholm A: Improving the mangement of soft-tsiuue sarcoma: diagnosis and treatment should be given in specialist centres. BMJ 317 (1998) 93–94

Sadoski C, Suit HD, Rosenberg A et al: Preoperative radiation, surgical margins, and local control of extremity sarcomas of soft tissues. J Surg Oncol 52 (1993) 223–230

Sauer R, Schuchardt U, Hohenberger W et al: Neoadjuvante Radiochemotherapie von Weichteilsarkomen. Strahlenther Onkol 175 (1999) 256–266

Sanerkin MG: The diagnosis and grading of chondrosarcoma of bone. A combined cytologic and histologic approach. Cancer 45 (1980) 582–594

Schajowicz F: Tumors and tumorlike lesions of bone and joints. Springer Berlin 1994

Schlag PM, Kettelhack C: Weichteilsarkome: Isolierte hypertherme Extremitätenperfusion. Chirurg 64 (1993) 455–460

Schmitt G, Scherer E, von Essen CF: Neutron and neutron boost irradiation of soft tissue sarcomas. Strahlenther 161 (1985) 784–786

Schmitt G, Mills EE, Levin V et al: The role of neutrons in the treatment of soft tissue sarcomas. Cancer 64 (1989) 2064–2068

Schulz-Ertner D, Zierhut D, Mende U et al: The role of radiation therapy in the management of desmoid tumors. Strahlenther Oncol 178 (2002) 78–83

Schulz-Ertner D, Nikoghosyan A, Didinger B et al: Carbon ion radiatio for chordomas and low grade chondrosarcoma – current status of the clinical trials at GSI. Radiother oncol 73 (2004) 53–56

Schulz-Ertner D, Nikoghosyan A, Hof H et al: Carbon ion radiotherapy of skull base chondrosarcomas. Int J Radiat Oncol Biol Phys 67 (2007) 171–177

Schulz-Ertner D, Karger CP, Feuerhake A et al: Effectiveness of carbon ion radiotherapy in the treatment of skull-base chordomas. Int J Radiat Oncol Biol Phys 68 (2007) 449–457

Schwarz R, Krüll A, Lessel A et al: European results of neutron therapy in soft tissue sarcomas. Rec Res Cancer Res 150 (1998) 100–112

Schwarzenbach M, Willecke F, Eble M et al: Intraoperative Radiotherapie bei fortgeschrittenen Weichgewebssarkomen der Extremitäten. Langenbecks Arch Chir 113 (Suppl) (1996) 214

Shieber W, Graham P: An experience with sarcomas of soft tissue in adults. Surgery 52 (1962) 295

Shiu, MH, Castro EB, Hajdu SI et al: Surgical treatment of 297 soft tissue sarcomas of the lower extremity. Ann Surg 11 (1975) 597–602

Simon, MA, Enneking WF: The management of soft tissue sarcomas of the extremities. J Bone Joint Surg 58 (1976) 317–327

Sindelar WF, Kinsella TJ, Chen PW et al: Intraoperative radiotherapy in retroperitoneal sarcomas. Final results of a prospective, randomized, clinical trial. Arch Surg 128 (1993) 402

Singer S, Antman K, Corson JM et al: Long-term salvage: ability for patients with locally recurrent soft-tissue sarcomas. Arch Surg 127 (1992) 548–553

Siebenrock KA, Hertel R, Ganz R: Unexpected resection of soft-tissue sarcoma. More mutilating surgery, higher local recurrence rates, and obscure prognosis as consequences of improper surgery. Arch Orthop Trauma Surg 120 (2000) 65–69

Slater JD, NcNeese MD, Peters LJ: Radiation therapy for unresectable soft tissue sarcomas. Int J Radiat Oncol Phys 12 (1986) 1729–1734

Smith AH, Pearce NE, Fisher DO et al: Soft tissue sarcoma and exposure to phenoxyherbicides and chlorophenols in New Zealand. J Natl Cancer Inst 73 (1984) 1111–1117

Spear MA, Jennings LC, Mankin HJ et al: Individualizing management of aggressive fibromatosis. Int J Radiat Oncol Biol Phys 40 (1998) 637–640

Spiro IJ, Suit HD: Soft tissue sarcoma. Astro Refresher Course. Phoenix 1998

Sreekantaiah C, Ladanyi M, Rodriguez E et al: Chromosomal aberration in soft tissue tumors. Relevance to diagnosis, classification and molecular mechanisms. Am J Path 144 (1994) 112–118

Steward WP, Verweij J, Somers R et al: Granulocyte-macrophage colony-stimulating factor allows safe escalation of dose intensity of chemotherapy in metastatic adult soft tissue sarcomas: a study of the European Organisation for Research and Treatment of Cancer Soft Tissue and Bone Sarcoma Group. J Clin Oncol 11 (1993) 15–21

Stojadinovic A, Leung DH, Hoos A et al: Analysis of the prognostic significance of microscopic margins in 2.084 localized primary adult soft tissue sarcomas. Ann Surg 235 (2002) 424–434

Storm FK, Mahvi DM: Diagnosis and management of retroperitoneal soft-tissue sarcoma. Ann Surg 214 (1991) 2–10

Sorensen SA, Mulvihill JJ, Nielsen A: Long-term follow up of Recklinghausen neurofibromatosis. Survival and malignant neoplasms. N Engl J Med 314 (1986) 1010

Stinson SF, DeLaney TF, Greenberg J et al: Acute and long-term effects on limb function of combined modality limb sparing therapy for extremity soft tissue sarcoma. Int J Radiat Oncol Biol Phys 21 (1991) 1493–1499

Stout AP: Sarcoma of the soft parts. Ann Surg 168 (1947) 47–53

Suit HD, Mankin HJ, Wood WC et al: Treatment of the patients with stage M0 soft tissue sarcoma. J Clin Oncol 6 (1988) 854

Suit HD, Spiro IJ: Refresher course 106: Role of radiation therapy in management of patients with sarcoma of soft tissue. 36th Annual Meeting of the ASTRO San Francisco 1994

Tepper JE, Suit HD Radiation therapy of soft tissue sarcomas. Cancer 55 (1985) 2273–2277

Tepper JE, Suit HD: Radiation therapy alone for sarcoma of soft tissue. Cancer 56 (1985) 475–479

Tepper JE, Suit HD, Wood WC et al: Radiation therapy of retroperitoneal soft tissue sarcoma. Int J Radiat Oncol Biol Phys 10 (1994) 825–830

Tierney JF: A meta-analysis using individual patient data from randomized clinical trials of adjuvant chemotherapy for soft tissue sarcomas. Lancet 350 (1997) 1647–1654

Tran LM, Mark R, Meier R et al: Sarcoma of the head and neck. Prognostic factors and treatment strategies. Cancer 70 (1992) 169–177

Wanebo HJ, Temple WJ, Popp MB et al: Preoperative regional therapy for extremity sarcoma. Cancer 75 (1995) 2299–3006

Weber DC, Rutz HP, Pedroni ES et al: Results of spotscanning proton radiation therapy for chordoma and chondosarcoma of the skull base: The Paul Scherer Institut experience. Int J Radiat Oncol Biol Phys 63 (2005) 401–409

Weingard DW, Rosenberg SA: Early lymphatic spread of osteogenic and soft tissue sarcomas. Surg 84 (1978) 231–240

Wheelock JB, Krebs HB, Schneider V et al: Uterine sarcoma. Analysis of prognostic variables in 71 cases. Am J Obstet Gynecol 151 (1985) 1016–1022

Willers H, Hug EB, Spiro IJ et al: Adult soft tissue sarcomas of the head and neck treated by radiation and surgery or radiation alone: patterns of failure and prognostic factors. Int J Radiat Oncol Biol Phys 33 (1995) 585–593

Wingren G., Fredrikson M, Brage et al: Soft tissue sarcoma and occupational exposure. Cancer 66 (1990) 806

Willet CG, Schiller AL, Suit HD et al: The histologic response of soft tissue sarcoma to radiation therapy. Cancer 60 (1987) 1500

Woll PJ, van Glabbeke M, Hohenberger P et al: Adjuvant chemotherapy with doxorubicin and ifosfamide in resected soft tissue sarcoma: Interim analysis of a randomised phase III trial. J Clin Oncol 25 (Suppl) (2007)

Yalman D, Ozsaran Z, Baltalarli B et al: Results of postoperative radiotherapy in the treatment of uterine sarcomas: a retrospective analysis of 46 patients. Eur J Gynaecol Oncol 29 (2007) 46–51.

Yang JC, Rosenberg SA: Surgery for adult patients with soft tissue sarcomas. Semin Oncol 16 (1989) 289– 296

Yang JC, Chang AE, Baker AR et al: Randomized prospective study of the benefit of adjuvant radiation therapy in the treatment of soft tissue sarcomas of the extremity. J Clin Oncol 16 (1998) 197–203

Young MM, Kinsella TJ, Miser JS et al: Treatment of sarcomas of the chest wall using intensive combined modality therapy. Int J Radiat Oncol Biol Phys 16 (1989) 49–57

Zagars GK, Ballo MT, Pisters PWT et al: Preoperative vs. postoperative radiation therapy for soft tissue sarcoma. A retrospective comparative evaluation of disease outcome. Int J Radiat Oncol Biol Phys 56 (2003) 482–488

R. D. Kortmann
M. Bamberg
J. Meixensberger

Zentralnervensystem

Epidemiologie und Ätiologie

In den Vereinigten Staaten erkranken jährlich 16 800 Patienten an einem primären Tumor des zentralen Nervensystems. 13 100 Patienten versterben schließlich an dieser Erkrankung (Landis et al. 1999). Die jährliche Inzidenz der primären intrakraniellen Tumoren entspricht etwa 1 auf 10 000 Einwohner. Ein erster Häufigkeitsgipfel wird im ersten Lebensjahrzehnt beobachtet. Die Inzidenz fällt zwischen dem 15. und 24. Lebensjahr ab und steigt dann kontinuierlich mit dem Alter bis zu einem zweiten Häufigkeitsplateau zwischen 60 und 75 Jahren an. Die Mortalität entspricht etwa der Inzidenz (ca. 3 %). Etwa 60 % der primären Hirntumoren sind Gliome, 20 % Meningeome, 10 % Hypophysenadenome und 5 % werden von Neurinomen gebildet. Die restlichen 5 % werden von zahlreichen seltenen Tumoren gestellt. Die Tumoren sind im Erwachsenenalter fast ausschließlich supratentoriell, im Kindesalter vorwiegend infratentoriell lokalisiert.

Die Ätiologie und die Pathogenese der Hirntumoren sind bisher unklar. Umweltfaktoren als Auslöser sind ungesichert. Auf eine genetische Disposition zu neuralen Neoplasien deutet das familiäre Auftreten von Hirntumoren hin. Meist sind es Tumoren der Gliomreihe oder Medulloblastome, die mit anderen Erkrankungen oder hereditären Krebssyndromen wie der Neurofibromatose, tuberösen Sklerose, familiären Polyposis oder Li-Fraumeni-Syndrom verbunden sind. Aufgrund neuer molekularbiologischer und -genetischer Untersuchungen konnten charakteristische Veränderungen an Genen bzw. Genorten in Gliomen und anderen zerebralen Tumoren aufgedeckt werden. Bei Glioblastomen lassen sich häufig Läsionen am Chromosom 10 nachweisen, auf dem sich neben den bekannten Mutationen im p53-Gen ein weiteres Tumorsuppressorgen befinden soll. An den Chromosomen 7, 9 und 22 werden bei malignen Gliomen, Ependymomen und Meningeomen sowie am Chromosomen 17p bei Medulloblastomen genetische

Veränderungen beobachtet, die eng verflochten mit der Aktivierung von Zytokinen und Rezeptoren sind. So kommt ausschließlich bei Glioblastomen in etwa 40 % der Fälle eine Genamplifikation und Aktivierung des Epidermal-growth-factor (EGF)-Rezeptor-Onkogens vor, welches differenzialdiagnostisch und als therapeutischer Ansatz für eine spezifische Antikörpertherapie verwandt werden kann. Für die Beurteilung einer malignen Progression bei astrozytären Gliomen könnte ein noch nicht klonierter Genort auf dem langen Arm von Chromosom 19 verantwortlich sein (Wiestler 1995). Die in naher Zukunft zu erwartenden neuen Erkenntnisse über diese Mechanismen werden auch bei der Graduierung zentralnervöser Tumoren hilfreich sein. Molekulargenetische Muster oder Alterationen wie Verlust von 1p/19q, die Expression von TrkC und MYC sowie Veränderungen des MGMT Promoters werden in Zukunft neue Wege zur Stratifizierung von Therapien eröffnen (Hegi et al. 2005; Buckner et al. 2005; Rutkowski et al. 2007; Giannini et al. 2008).

Nach Bestrahlung maligner Primärtumoren im Kopfbereich oder von Hypophysentumoren entwickeln sich nach langjährigen Latenzzeiten radiogene Meningeome, Astrozytome und Sarkome. Heute ist aufgrund der Fortschritte in der Radiotherapie von einer Inzidenz wischen 1 und 5 % bei einer Latenzzeit von 14 ± 9 Jahren auszugehen (Karlsson et al. 1992; Neglia et al. 2006). Patienten mit AIDS-Infektion und nach Organtransplantation besitzen ein deutlich höheres Risiko für primäre Lymphome des ZNS.

Basisdiagnostik

Bildgebende Diagnostik

Allgemeine Hinweise

Neurologische Symptome, die auf kraniale oder spinale Tumoren hinweisen, werden durch bildgebende neuroradiologische Verfahren abgeklärt. Computer- und Kernspintomographie mit Kontrastmittelgabe erlauben exakte Angaben zur Topographie und Ausdehnung, die Grundlage für das operative Vorgehen und die Bestrahlungsplanung sind. Bei Tumoren, die zur Liquoraussaat neigen, wird zum Ausschluss von Tumormanifestationen vorzugsweise die Kernspintomographie mit Gadolinium eingesetzt.

Kraniale Diagnostik

Konventionelle Röntgendiagnostik

Hauptindikation für Röntgennativdiagnostik ist der Nachweis von Knochenmetastasen. Je nach Lokalisation und Art des Tumors können zur Erfassung von osteolytischen, osteoplastischen, arrodierenden und hyperostotischen Knochenveränderungen spezielle Aufnahmen, vor allem im Bereich der Schädelbasis und der Sella indiziert sein.

Computertomogaphie

Die Computertomographie (CT) ist heute in den Hintergrund getreten. Sie eignet sich für engmaschige Verlaufskontrollen, vor allem in der postoperativen Phase. Bei malignen, Kontrastmittel aufnehmenden

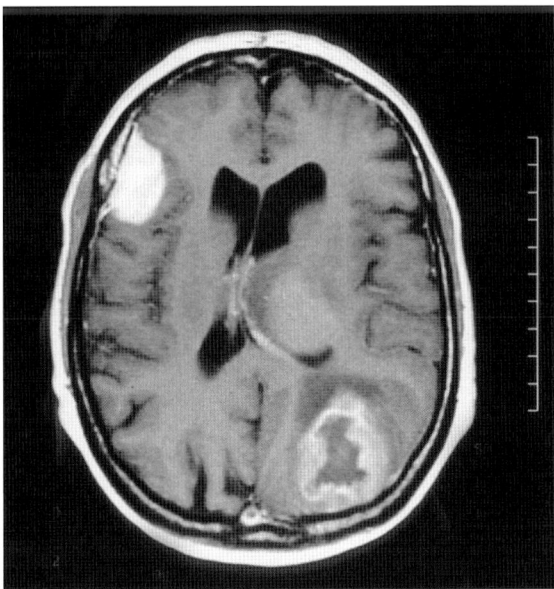

Abbildung 1. Axiale Kernspintomographie, T1-gewichtet, Gadolinium-Kontrastmittel-verstärkt. Darstellung eines Glioblastoms mit typischer Schrankenstörung, eines benachbart gelegenen niedrig malignen Glioms ohne Schrankenstörung sowie eines Kontralateral parietal gelegenen Meningeoms mit typischer homogener Kontrastmittelanreicherung.

hirneigenen Tumoren ist innerhalb der ersten drei postoperativen Tage ein Referenz-CT ohne und mit Kontrastmittelgabe anzustreben, um später zwischen Blutungen einerseits und postoperativen und tumorbedingten Schrankenstörungen andererseits unterscheiden zu können. Bei Tumorverdacht oder zum Ausschluss von Metastasen, etwa beim Staging einer systemischen Tumorerkrankung, wird bei der CT jodhaltiges Kontrastmittel (KM) i.v. gegeben. Kontraindikationen für die KM-Gabe sind unter anderem Allergie, Hyperthyreose, Paraproteinämie und Niereninsuffizienz.

Kernspintomographie

Die Kernspintomographie (MRT) zeichnet sich gegenüber der Computertomographie durch geringere Knochenartefakte vor allem in zur Schädelbasis nahen Regionen aus. Signal- und Kontrastmittelanreicherungsverhalten erlauben eine genauere Diagnose. Die direkte Abbildung in allen drei Raumebenen ermöglicht eine bessere Lokalisation von intrazerebralen Läsionen (Abbildung 1). Zum Nachweis eines möglichen Resttumors sollte auch hier innerhalb der ersten drei Tage nach Operation eine Kern spintomographie mit Gadolinium durchgeführt werden. Zu einem späteren Zeitpunkt verhindern unspezifische Schrankenstörungen eine verlässliche Abgrenzung möglicher Resttumoren. Darüber hinaus bietet die Kernspintomographie den Vorteil, Läsionen vor allem in der hinteren Schädelgrube besser darzustellen. Moderne kernspintomographische Methoden wie die MR-Spektroskopie und MR-Perfusion eröffnen die Möglichkeit, funktionelle Untersuchungen durchzuführen, die Hinweise auf Tumoraktivität liefern können. Schnelle Echoplanar-Sequenzen nach KM-Bolus-Applikation können das relative zerebrale Blutvolumen und das Verhältnis des Blutdurchflusses zwischen normalem Hirngewebe und Tumorgewebe messen und wichtige Informationen zum Differenzierungsgrad eines hirneigenen Tumors liefern. Beide Werte sind bei Grad-III- und -IV-Tumoren im Vergleich zu Grad-II-Tumoren erhöht.

Die Spektroskopie ermöglicht die biochemische Charakterisierung maligner Prozesse. Der Marker der Neuronen, N-Acetyl-Aspartat (NAA), ist nur in hirneigenen Tumoren nachweisbar und kann für die Differenzialdiagnose verwandt werden. Der Quotient zwischen NAA und Cholin als Membranbestandteil kann Hinweise auf die Dignität bzw. das Grading eines hirneigenen Tumors liefern. Hinweise für nekrotisierende Prozesse können mit Laktatsignalen für anaerobe Glykolyse bzw. Myoinositol als

Indikator für Astrozytenproliferation geliefert werden. Zusätzlich können Lipidsignale verwandt werden. Weiterhin sollte die MR-Spektroskopie zum Ausschluss weiterer kleiner zerebraler Metastasen durchgeführt werden, wenn bei computertomographisch nachgewiesener solitärer Metastase eine Operation oder eine andere Therapie geplant ist, die bei multipler Hirnmetastasierung nicht indiziert wäre.

Angiographie

Neurochirurgisch wird die zerebrale Angiographie indiziert vor einer operativen Tumorentfernung oder einer Biopsie. Durch die Angiographie sollen die Gefäßversorgung des Tumors geklärt, vaskuläre Malformationen ausgeschlossen, artdiagnostische Aussagen getroffen und tumorbedingte Veränderungen bzw. Verlagerungen des Gefäßsystems durch den Tumor aufgedeckt werden.

Positronenemissions-Tomographie

Funktionelle Aspekte von Hirntumoren oder Metastasen wie Stoffwechselaktivität und Sauerstoffversorgung können mit entsprechenden unterschiedlichen Radiopharmaka untersucht werden um zusätzliche Informationen zu gewinnen, die im Einzelfall zwischen Tumoraktivität und nekrotisierenden Prozessen unterscheiden helfen. Messungen der Oxygenierung unter Einschluss der topographischen Zuordnung können in Zukunft in der radioonkologischen Therapie Eingang finden.

Spinale Diagnostik

Konventionelle Röntgendiagnostik

Bei klinischem Verdacht auf eine spinale Raumforderung steht am Anfang der bildgebenden Diagnostik in der Regel die konventionelle Röntgendiagnostik der Wirbelsäule. Mit ihr können knöcherne Destruktionen und Arrosionen durch spinale Tumoren erfasst und auch die Statik beurteilt werden.

Kernspintomographie

Zum direkten Nachweis von spinalen Raumforderungen ist die Kernspintomographie die Methode der ersten Wahl wegen des hohen Weichteilkontrastes bei fehlenden Knochenartefakten und der direkten Darstellbarkeit aller Raumebenen, also auch der Längsausdehnung spinaler Tumoren.

Computertomographie

Durch die spinale Computertomographie (nativ und nach intravenöser Kontrastmittelgabe) gelingt der direkte Tumornachweis häufig nur bei extraduralen Raumforderungen. Die Erfassung der kranio-kaudalen Ausdehnung kann schwierig oder unmöglich sein. Voraussetzungen für eine sinnvolle CT-Untersuchung sind eine vorherige klinisch/neurologische Untersuchung und zumindest eine Röntgenübersichtsaufnahme zur Einengung der Untersuchungsregion auf wenige Segmente. Besondere Bedeutung hat die spinale CT bei osteodestruktiven Prozessen zur Beurteilung des Ausmaßes der Läsionen und der Statik. Zur Planung von instrumentierten stabilisierenden Eingriffen ist die Darstellung der betroffenen und der angrenzenden gesunden Segmente unerlässlich.

Myelographie

Die Myelographie ist alternativ und ergänzend zu MRT und CT vor allem dann sinnvoll, wenn eine Liquoruntersuchung erforderlich ist: in erster Linie bei systemischen Tumorerkrankungen und Verdacht auf meningeale Tumorzellaussat. Sie ermöglicht eine exakte Höhenlokalisation, den Nachweis einer kompletten oder inkompletten Unterbrechung des Liquorflusses und die Erfassung begleitender Knochenveränderungen. Myelographische Befunde lassen sich durch postmyelographische Computertomographie, das sog. Myelo-CT, weiter differenzieren. Bei Raumforderungen, die den Liquorfluss komplett blockieren, muss mit einer klinischen Verschlechterung gerechnet werden, wenn die Liquorpunktion kaudal vom Tumor erfolgt.

Spinale Angiographie

Sie ist nur in seltenen Fällen indiziert, z. B. bei Verdacht auf spinales Hämangioblastom oder aus neurochirurgischer Indikation, wenn der Höhenabgang und der Verlauf rückenmarksversorgender Gefäße aus den Segmentarterien wichtig sind.

Zusätzliche Untersuchungen

Das EEG besitzt einen begrenzten Stellenwert als Screening-Methode, kann aber in der Verlaufskontrolle hilfreich bei Patienten mit Krampfanfällen sein. Die Bestimmung von Tumormarkern wie β-HCG und α-Fetoprotein in Liquor und Blut dient zum Nachweis von intrakraniellen Keimzelltumoren. Augenärztliche und insbesondere endokrinologische

Untersuchungen werden notwendig bei entsprechender Tumorlokalisation (z. B. Sehbahn, Hypophyse und Hypothalamus) bzw. klinischer Symptomatik.

Histologie

Die histologische Einordnung der Hirntumoren erfolgt nach der WHO-Klassifikation (Louis et al. 2007). Als Grundlage für die weitere Behandlung und prognostische Bewertung spielt die histopathologische Graduierung mit vier Dignitätsgraden (I–IV) eine wesentliche Rolle.

Allgemeine Grundlagen der Therapie

Hirndruck und Kompression des Spinalkanals

Raumfordernde Prozesse führen häufig zu einem erhöhten intrakraniellen Druck mit begleitendem vasogenem Ödem. Patienten mit Hirndrucksymptomatik bzw. neurologischen Ausfällen werden primär einer Behandlung mit Kortikoiden (Dexamethason, Prednisolon, Hydrokortison) zugeführt. Bei akutem, ausgeprägtem, klinisch symptomatischem Hirndruck (z. B. Einklemmungsgefahr, tumorassoziiertem Status epilepticus oder Kompression des Spinalkanals mit progredienter Querschnittssymptomatik) empfiehlt sich die Applikation von 20–40 mg Dexamethason i.v. (100 mg bei Kompression des Spinalkanals), gefolgt von Tagesdosen von 24–32 mg, die in drei bis vier Einzeldosen i.v. oder oral verabreicht werden. Begleitend sollten Antazida und bei Ulkusanamnese H2-Rezeptorenblocker eingesetzt werden (s. u.). Alternativ kann in Kombination mit Glukokortikoiden eine osmotische Diurese mit z. B. Sorbit 40 %/Mannit 20 %, 4–6 × 50–100 ml pro Tag über einen zentralen Zugang gegeben werden (Kontrolle Serumosmolarität < 320 mosm/l erforderlich!). Raumforderungen in der hinteren Schädelgrube können zu einem Aufstau des Liquors mit konsekutivem Hydrocephalus internus führen und erfordern eine notfallmäßige Entlastung entweder durch Anlage einer temporären, externen Liquordrainage oder eine Ventrikulostomie. Bei der Liquorentlastung muss auf die Gefahr einer Einklemmung nach kranial geachtet werden Die Kompression des Spinalkanals erfordert ebenfalls einen raschen Eingriff mit Dekompression oder eine sofortige notfallmäßige lokale Radiotherapie. Die therapeutische Entscheidung wird von der individuellen Erkrankungskonstellation mit lokaler Tumorausdehnung, genereller Tumoraktivität, Allgemeinzustand des Patien-

ten und Dauer der bestehenden Querschnittssymptomatik bestimmt.

Symptomatische/supportive Therapie/Therapie mit Steroiden

Die perioperative Gabe von Steroiden gehört zum Standard neurochirurgischer Eingriffe und hat seit Einführung die perioperative Morbidität und Mortaliät deutlich gesenkt. Die Steroidtherapie gehört zur wesentlichen Supportivtherapie während und nach der Radiotherapie sowie der terminalen Palliativphase von Hirntumorerkrankungen. Bei der Gabe sind die teilweise beträchtlichen Nebenwirkungen zu berücksichtigen, sodass die Medikation vor allem im Rahmen der Tumornachsorge immer kritisch hinterfragt werden sollte. Wird der Verdacht auf ein primäres Lymphom des ZNS gestellt, sollte der Osmotherapie der Vorzug gegeben werden, da eine Steroidgabe die Diagnose verschleiern kann und zu unnötigen Verzögerungen der tumorspezifischen Therapie führt. Während der Kortisontherapie erfolgt eine Ulkus-Prophylaxe, etwa mit 150–300 mg Ranitidin, 20 mg Famotidin oder 20 mg Omeprazol.

Therapie zerebral organischer fokaler oder generalisierter Anfälle

Die Behandlung orientiert sich an der individuellen klinischen Konstellation. Ist ein operativer Eingriff vorgesehen, wird eine Anfallsprophylaxe mit Diphenylhydantoin (z. B. Phenhydan, Zentropil) oder Valproinsäure (z. B. Ergenyl, Orfiril) eingeleitet, die nach der Operation auch bei Anfallsfreiheit über drei Monate fortgesetzt werden sollte. Anschließend sollte die Medikation ausgeschlichen werden. Ist eine langfristige antiepileptische Therapie vorgesehen, gelten Carbamazepin (z. B. Tegretal, Timonil) und Valproinsäure (z. B. Ergenyl, Orfiril) als geeignete antikonvulsive Medikamente. Die Dosierung orientiert sich in erster Linie an der Anfallsfreiheit und den Serumspiegeln. Fortlaufende Krampfanfälle machen in der Regel eine dauerhafte Antikonvulsivatherapie erforderlich. Bei postoperativer Anfallsfreiheit kann das Autofahren frühestens ein Jahr nach der Operation wieder gestattet werden

Thromboseprophylaxe

Patienten mit malignen Gliomen und großen Meningeomen der Frontobasis haben ein erhöhtes Risiko für eine tiefe Beinvenenthrombose und damit eine

Lungenembolie. Wahrscheinlich liegt eine Veränderung spezifischer Gerinnungseigenschaften im Sinne eines paraneoplastischen Syndroms vor. Perioperativ und im weiteren Verlauf sollte daher nach den Therapieempfehlungen der NOA für maligne Gliome eine Thromboseprophylaxe durchgeführt werden. Liegt kein blutungsgefährdeter, raumfordernder zerebraler Tumor vor, wird in der Regel eine PTT-wirksame intravenöse Heparinisierung mit unfraktioniertem Heparin vorgenommen und nach einem bis zwei Tagen überlappend auf Marcumar umgestellt. Durch die neuen niedermolekularen Heparine ist das Procedere hier jedoch im Fluss (Schmidt et al. 2002). So wird zunehmend die Therapie tiefer Beinvenenthrombosen sofort mit niedermolekularem Heparin eingeleitet und so lange fortgesetzt, bis eine ausreichende Wirkung der bereits am Tag 1 begonnenen oralen Antikoagulation eingetreten ist. Die Kontraindikation für eine Marcumarisierung bei Patienten mit Hirntumoren ist relativ, nicht absolut. Die Marcumarisierung kann bei gegebener Indikation erfolgen, sofern keine blutungsgefährdeten Tumoren vorliegen. Sie sollte jedoch in enger Absprache mit dem Neurochirurgen und in Abwägung der Risiken erfolgen.

Niedermolekulare Heparine bieten mehrere Vorteile: Eine ambulante Therapie ist möglich, das Risiko einer Heparin-induzierten Thrombopenie Typ II und einer Osteoporose ist geringer, und bei normaler Leber- und Nierenfunktion besteht keine Notwendigkeit eines laborgestützten Monitorings. Unfraktioniertes Heparin kann im Einzelfall bei Patienten mit relativer Blutungsgefährdung Vorteile bieten, weil die Therapie besser zu steuern ist. Kommt es trotz adäquater Antikoagulation zu rezidivierenden Lungenembolien oder liegen Kontraindikationen gegen eine wirksame Antikoagulation bei Lungenembolien vor, zum Beispiel blutungsgefährdete zerebrale Tumoren, steht auch die Anlage eines Vena-cava-Schirms als therapeutische Alternative zur Verfügung.

Operation

Die operativen Eingriffe sind auf die histologische Sicherung der Diagnose, auf die Reduzierung des erhöhten intrakraniellen Druckes und die Verkleinerung der Tumormasse ausgerichtet. Die mikrochirurgische Technik gehört zum Standard. Die Operationstechniken und chirurgischen Zugänge orientieren sich an der Lokalisation und Dignität des Tumors. Neuronavigation, intraoperative Sonographie, funktionelle MRT und intraoperatives elektrophysiolo-

gisches Monitoring erlauben heute die Resektion von Tumoren selbst in funktionell eloquenten Arealen oder tiefer liegenden Hirnstrukturen. Unter kurativer Intention ist eine vollständige Tumorentfernung die Therapie der Wahl bei abgegrenzten Tumoren wie den benignen Meningeomen und den kleinen hormonaktiven Hypophysenadenomen. Bei malignen, infiltrierend wachsenden Hirntumoren ist jedoch aufgrund der topographischen Dichte essenzieller neurologischer Funktionen häufig eine radikale Operation mit einem hohen funktionellen oder vitalen Risiko behaftet, sodass sich dann Probeexzisionen (stereotaktisch oder offen) oder Teilexstirpationen anbieten.

Chemotherapie

Bei der Behandlung primärer Hirntumoren und ZNS-Metastasen konnte sich die zusätzliche Chemotherapie in den letzten Jahren zunehmend etablieren. Als Standard wird sie derzeit noch in relativ wenigen Indikationen eingesetzt. Als mögliche Ursache für die eingeschränkte Effizienz der Chemotherapie wird die selektive Permeabilität der Blut-Hirn-Schranke angesehen, deren Bedeutung für die Wirksamkeit von Zytostatika immer noch kontrovers diskutiert wird. Das eigentliche Substrat der Blut-Hirn-Schranke bilden die lumenwärts gerichtete Zellmembran der Endothelzellen in den Gehirnkapillaren und die interendothelialen Verbindungen, die als „Zonulae occludentes" oder „tight junctions" die Interzellulärräume zwischen den Endothelzellen fest verschließen. Der Stoffaustausch erfolgt daher vorwiegend transzellulär. Ähnliche Charakteristika weist die Blut-Liquor-Schranke auf, die sich an den Kapillaren des Plexus chorioideus und der Arachnoidea befindet und unter therapeutischen Gesichtspunkten der Blut-Hirn-Schranke gleichgesetzt werden kann (Rapoport 1976).

Die Transporteigenschaften beider Schrankensysteme bestimmen den Stoffwechselaustausch zwischen Blut und Hirngewebe bzw. Blut und Liquor, während die Diffusion zwischen Hirn und Liquor unbehindert stattfindet. Die Haupteintrittspforte ins Gehirn bildet das zerebrovaskuläre Endothel, das aufgrund der Oberfläche der Hirnkapillaren mehr als 94 % der gesamten Blut-Hirn-Schranke ausmacht (Smith et al. 1981). Zur Überwindung dieser physiologischen Barriere muss ein Pharmakon bestimmte physiko-chemische Eigenschaften besitzen. So ist die Permeabilität für jene Substanzen am größten, die sich durch hohe Lipidlöslichkeit, geringe Molekülgröße und niedrigen Ionisierungsgrad auszeichnen und die nicht an Proteine gebunden sind. Daneben beeinflussen auch das Konzentrationsgefälle Blut/Hirn, die Dosis und die Applikationsform des Zytostatikums seine Liquorgängigkeit (Przuntek 1984).

Unter pathologischen Bedingungen kann sich die Durchlässigkeit der Blut-Hirn-Schranke wesentlich verändern. So ist in dem nekrotischen Zentrum maligner Tumoren durch Fenestrierung und Unregelmäßigkeit der sonst dichten Verbindungen der Endothelzellen die Blut-Hirn-Schranke praktisch aufgehoben, sodass die Kapillarpermeabilität im Tumorzentrum auf das 50–100-fache ansteigen kann (Vick und Bigner 1977). Dadurch können auch hochmolekulare wasserlösliche Substanzen, die normalerweise nicht liquorgängig sind, in den Tumor eindringen. In den profilierenden Randbezirken ist jedoch die Blut-Hirn-Schranke ebenso wie in vielen kleinen Tumoren teilweise oder völlig intakt, sodass die Liquorgängigkeit als Anforderung an das Zytostatikum weiterhin bestehen bleibt. Zusätzlich kann aufgrund der niedrigen Konzentration der Substanz im umgebenden gesunden Hirngewebe ein Diffusionssog entstehen, der das Zytostatikum aus dem biologisch aktiven Randgebiet des Tumors abzieht (Hasegawa et al. 1983). Eine Störung der Blut-Hirn-Schranke kann auch Folge der Strahlentherapie, insbesondere nach höheren Gesamtdosen sein. In Kombination mit der Chemotherapie wird jedoch weniger eine Steigerung der Zytostatikawirkung, als vielmehr eine Verstärkung der toxischen Nebenwirkungen erreicht.

Verschiedene Therapieansätze wurden entwickelt, um die Blut-Hirn-Schranke zu überwinden und damit den Wirkspiegel hydrophiler Pharmaka im Gehirn zu erhöhen. Eine Möglichkeit besteht in der intraarteriellen Applikation hypertoner Lösungen unmittelbar vor systemischer Anwendung der Substanz, die eine reversible osmotische Schrankenöffnung zur Folge hat. Nach Rapoport (1976) sollen durch die Schrumpfung der Endothelzellen die „tight junctions" unter Spannung gesetzt und dadurch durchlässiger gemacht werden. Weitere Prinzipien beruhen auf der Ausnutzung spezifischer Transportsysteme („carrier") durch die Blut-Hirn-Schranke und der chemischen Modifikation von Substanzen zur Erhöhung der Lipophilie (Krisch 1984; d'Avella et al. 1991).

Eine Umgehung der Blut-Hirn-Schranke ist durch die direkte Applikation geeigneter Zytostatika in den Liquor gegeben. Die Instillation erfolgt entweder durch Lumbalpunktion oder intraventrikulär über ein Ommaya- oder Rickham-Reservoir, welches eine homogene Dosisverteilung im gesamten Liquorraum ermöglicht. Trotz guter Diffusion liegen die Grenzen dieses Verfahrens in der unzureichenden Tiefenpenetration, die tiefer liegende Tumoren auf diesen Wege unangreifbar macht. Meningeale Karzinomatosen und intraventrikuläre Tumoren stellen hingegen geeignete Indikationen für die intrathekale Applikation einiger Zytostatika wie Methotrexat und Cytosin-Arabinosid dar, bei denen eine hohe Liquorkonzentration nicht mit einer entsprechenden Neurotoxizität verbunden ist. Intratumoral oder intraarteriell mittels Katheter injizierte Zytostatika wie BCNU und Methotrexat haben sich trotz vielversprechender tierexperimenteller Ergebnisse klinisch bisher nicht durchsetzen können (West et al. 1980).

Zum Therapiestandard gehören sie bei den sezernierenden Keimzelltumoren, den primären Lymphomen des zentralen Nervensystems, den hochmalignen Gliomen sowie den metastasierten Medulloblastomen. Der überwiegenden Mehrheit unterliegt der Einsatz der zusätzlichen Chemotherapie jedoch klinischen Studien. Bei den hochmalignen Gliomen hat sich nach neuesten Erkenntnissen der EORTC-Studie Temozolomid etablieren können. Darüber hinaus sind die Nitrosoharnstoffe und VM 26 wirksam. Methotrexat ist die wichtigste Substanz bei der Therapie der primären zerebralen Lymphome. Die Chemotherapie bei Hirntumoren im Kindesalter orientiert sich an den Studien HIT/SIOP 2000, HIT-GBM, HIT-SIOP LGG und SIOP-CNS-GCT, die von der GPOH initiiert werden. Aufgrund der vulnerablen Phase des ZNS im Kleinkindesalter sollten in der Primärtherapie in dieser Altersgruppe vorwiegend Chemotherapien unter Studienbedingungen eingesetzt werden.

Psychologische Aspekte

Die psychologische Begleitung und Betreuung von Patienten mit Hirntumoren stellt besondere Anforderungen. Neben beeinträchtigenden neurologischen Defiziten kommen häufig Persönlichkeitsveränderungen vor, die besonders beachtet werden müssen. Nicht selten werden von Angehörigen erkrankungsassoziierte Veränderungen und reaktive Störungen verkannt. Vor dem Hintergrund einer häufig unheilbaren Erkrankung erfordern daher neurologisch ausgerichtete Rehabilitationsmaßnahmen in den meisten Fällen eine zusätzliche psychoonkologische Betreuung.

Strahlentherapie

Die Radiotherapie von primären Hirntumoren stellt nach den chirurgischen Verfahren die wirksamste

Behandlungsmodalität dar. Die Gesamtdosis und Fraktionierung, Zielvolumina und Bestrahlungstechnik werden wesentlich durch die Ausbreitungscharakteristik des jeweiligen Tumors, die Dosis-Wirkungs-Beziehung des Tumorgewebes und durch die Strahlentoleranz benachbarter Strukturen bestimmt. Dabei ist neben der Strahlentoleranz des Gehirns die der Augenlinse, des Chiasma opticum, des Nervus opticus sowie des Hirnstamms und des zervikalen Rückenmarks besonders zu beachten.

Bestrahlungstechniken

Entsprechend der Ausbreitungscharakteristik der einzelnen Tumoren werden drei grundsätzliche Konzepte für die Wahl der Zielvolumina realisiert:

1. Lokalbehandlung (erweiterte Tumorregion)

– Niedrig und hoch maligne Gliome.
– Optikusgliom.
– Kraniopharyngeom.
– Ependymom (nicht über den Liquor metastasiert).

2. Ganzhirn-Bestrahlung

– Maligne Systemerkrankungen (lymphoblastische Leukämien).
– Primäre Lymphome des ZNS.
– Hirnmetastasen.

3. Behandlung des gesamten Liquorraums (Neuroachse)

– Medulloblastom.
– Ependymom.
– Pinealistumoren (Keimzelltumoren, Pinealoblastom).
– PNET.
– Ependymom (über den Liquor metastasiert).

Bestrahlung der Tumorregion

Die Behandlung konzentriert sich auf das Tumorbett einschließlich eines Sicherheitssaumes mit möglichem subklinischem Befall. Dieser Sicherheitssaum orientiert sich am invasiven Wachstumspotenzial der Tumoren. Zur Optimierung der Bestrahlung werden individuelle computergestützte Bestrahlungspläne angefertigt, um möglichst viel umgebendes Gewebe zu schonen.

Die Anwendung individualisierter Gesichtsmasken oder Aufbiss-Techniken ist Grundvoraussetzung, um eine reproduzierbare Lagerung des Kopfes zu erreichen. Das klinische Zielvolumen umfasst den im CT oder MR sichtbaren Tumor unter Einschluss von Arealen mit möglicher Tumorinfiltration. Bei der Definition des klinischen Zielvolumens werden anatomische Grenzen beachtet, wie z. B. die Falx oder das Tentorium. Bei postoperativer Bestrahlung setzen sich zunehmend die Verwendung einer postoperativen Bildgebung bzw. Kernspintomographie und eine Bildfusion mit dem CT zur Bestrahlungsplanung durch. Dabei werden zunehmend auch funktionelle bildgebende Verfahren wie PET eingesetzt. Das Planungs-Zielvolumen berücksichtigt

Tabelle I. Geometrische Präzision angewandter Bestrahlungstechniken. Die geometrische Präzision wird definiert als Zufallsfehler bei linearen Abweichungen zwischen Therapieplanung und erster und den folgenden Bestrahlungen (Ausnahme stereotaktische Einzeitbestrahlung, Messungen mit Phantom).

Autor	Technik	Immobilisationssystem	Geometrische Präzision	
			im Mittel	maximal
Kortmann et al. 1999	Neuroachse	Vakuumschale, Gipsbett	5,0 mm	13 mm
Kortmann et al.1995	Laterale Gegenfelder „Helm-Feld"	Thermoplastische Gesichtsmaske	4,0 mm	10 mm
Kortmann et al. 1994	Konventionelle CT-Planung (2-D)	Thermoplastische Gesichtsmaske	2,5 mm	5,0 mm
Kortmann et al. 1999	Konformationstechnik (3-D)	Rigide Gesichtsmaske (Bandage/ Aufbiss)	0,9 mm	3,0 mm
Warrington et al.1994	Fraktionierte Konvergenztherapie	Gill-Thomas-Cosman-Ring	1,0 mm	2,3 mm
Becker et al.1996	„Radiochirurgie" (Einzeitbestrahlung)	Invasive stereotaktische Fixierung	0,3 mm	1,0 mm

schließlich die geometrische Präzision der Bestrahlungstechnik: 0,2–0,5 cm bei rigider Kopffixierung, 0,5–1,0 cm bei konventioneller Gesichtsmaske (Tabelle I). Die Vorteile der computergestützten Bestrahlungsplanung sind die exakte Lokalisation des Zielvolumens sowie eine präzise Abgrenzung kritischer Organe wie des Hirnstamms und des Chiasmas. Die Computertomographie gewinnt für die rechnergestützte Bestrahlungsplanung zusätzlich Dichtewerte, die für die Strahlenabsorption und Erstellung des Bestrahlungsplans notwendig sind, sodass eine individualisierte, optimale Feldanpassung und Dosisverteilung berechnet werden können. Bei den früheren konventionellen zweidimensionalen Bestrahlungstechniken können oberfläch-

lich gelegene Tumoren typischerweise mit einer Zwei-Felder-Technik unter Verwendung von Keilfiltern bestrahlt werden. Zentral gelegene Tumoren erfordern Drei- oder Vier-Felder-Techniken. Laterale Gegenfelder sollten nach Möglichkeit vermieden werden. Die wesentlichen Nachteile dieser Techniken sind die unsichere Darstellung von Anatomie und Tumorgebiet mit konsekutiver unzureichender integraler Dosisberechnung im Tumorgebiet und Normalgewebe.

Stereotaktische Bestrahlungstechniken

Fraktionierte stereotaktische Konformations-Bestrahlungen bieten die Möglichkeit einer verbesserten lokalen Tumorkontrolle bei gleichzeitiger Reduzierung radiogen bedingter Nebenwirkungen. Die Indikationsstellungen erstrecken sich derzeit vorwiegend auf Schädelbasis nahe, irregulär konfigurierte Tumoren, z. B. Keilbeinflügel-Meningeome, Tumoren der Orbita (Optikusscheiden-Meningeome) und Hypophysenadenome (Abbildung 2 a und b).

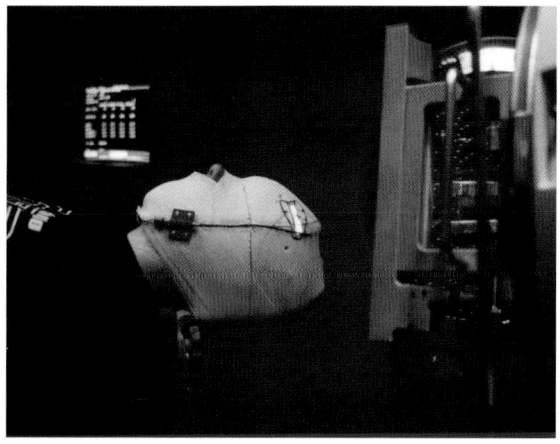

Abbildung 2. a) Rigide Kopffixierung für die fraktionierte stereotaktische Konformationstherapie. Behandlung eines Optikusscheiden-Meningeoms.

Bestrahlungsplanung

Für die Bestrahlungsplanung wird ein stereotaktisches Rahmensystem mit integrierten Plastikmarkierungen eingesetzt, die auf CT- und MR-Bildgebung als externe Referenzpunkte erkennbar sind. Hiernach orientiert sich ein dreidimensionales stereotaktisches Koordinatensystem (X, Y, Z). Die volumetrischen Daten aus MR und CT werden in das Bestrahlungsplanungssystem eingegeben. MR und CT-Schnitte werden überlagert, um eine kongruente und exakte Zielvolumendefinition zu erreichen. Korrespondierend erfolgt eine zielvolumenadaptierte Bestimmung der Feldanordnung und korrekte Dosisberechnung für das gesamte Bestrahlungsvolumen (Abbildung 3). Zur Beurteilung des Bestrahlungsplanes werden zusätzlich Dosis-Volumen-Histogramme und 3-D-Darstellung der Felder unter Einsatz von Oberflächenkonturierungen verwandt.

Stereotaktische Einzeitbestrahlung/
linearbeschleunigergestützte Systeme

Das Ziel der stereotaktischen Einzeitbehandlung besteht darin, eine klinisch ausreichende Dosis innerhalb des Tumors zu applizieren und eine Bestrahlung des normalen umgebenden Hirngewebes auszuschließen bzw. zu minimieren. Mit einer Einzeitbestrahlung können gut abgegrenzte Tumoren geringer Ausdehnung exakt und hochdosiert bestrahlt werden.

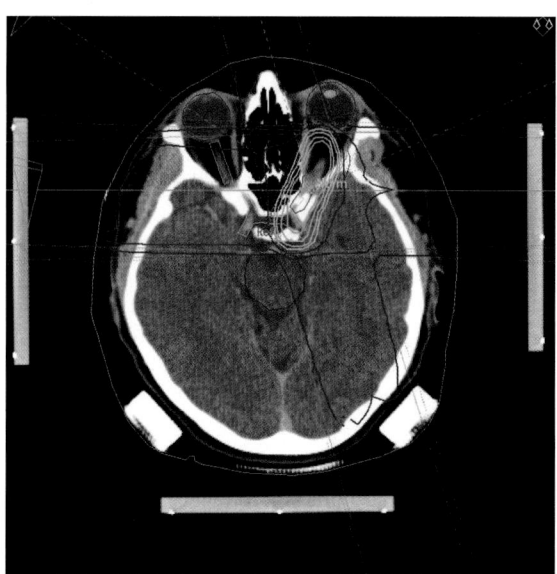

Abbildung 2. b) Dreidimensionaler Bestrahlungsplan.

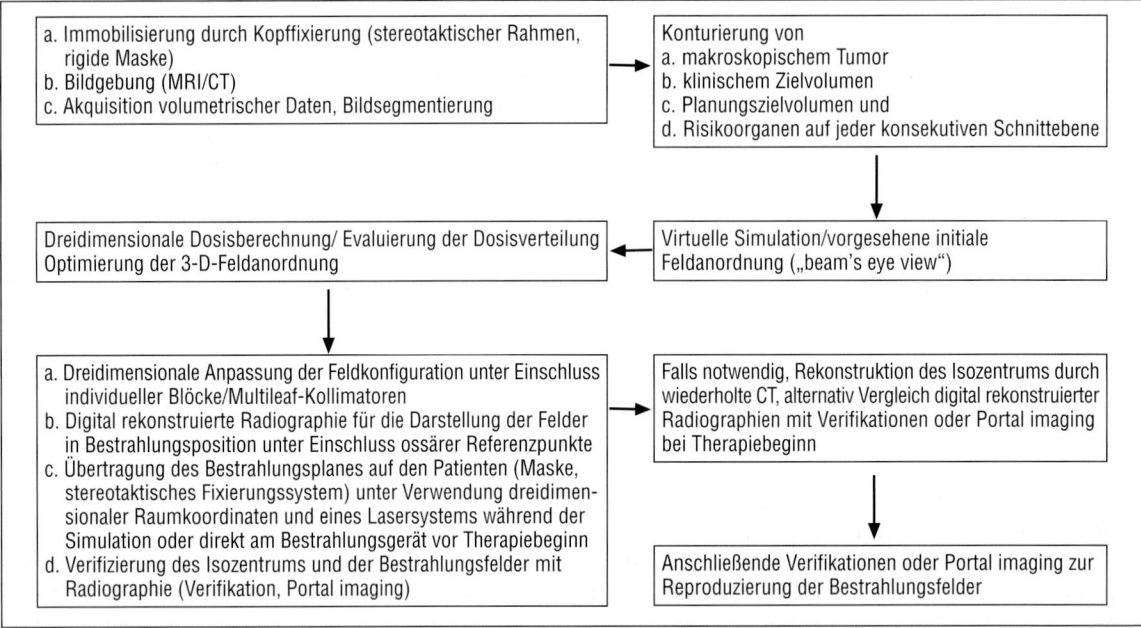

Abbildung 3. Ablauf der Bestrahlungsplanung bei stereotaktischer fraktionierter Strahlenbehandlung.

Beschleunigergestützte Systeme verwenden eine zusätzliche Tertiärkollimation der Bestrahlungsfelder. Der Durchmesser bewegt sich üblicherweise zwischen 5 mm und 3 cm. Für die stereotaktische Konvergenztherapie werden Rotationstechniken mit unterschiedlich eingewinkelten Kreisbögen eingesetzt. Die McGill-Gruppe setzt eine zusätzliche gleichzeitige Drehung des Bestrahlungstisches ein, sodass die Austrittsdosen sich nicht mit den Eintrittspforten überlagern (Podgorsak et al. 1988; Freeman et al. 1994) Hierdurch können optimal individuell konfigurierte, auch ellipsoide (im Gegensatz zum Gamma-Knife) Therapiefelder berechnet werden. Die geometrische Präzision beträgt 1–2 mm mit Systemen zur fraktionierten Therapie und 0,1–0,3 mm unter Verwendung rigider (invasiver) Fixierungen (Becker et al. 1996) (Tabelle I). In Einzelfällen (vor allem bei AVM) werden auch mehrere Isozentren eingesetzt. Die Dosisverschreibung erfolgt auf der zielvolumenumfassenden Isodose. Hierdurch wird eine homogenere Dosisverteilung innerhalb des Zielvolumens erreicht im Vergleich zum Gamma Knife. Filmtechniken erlauben eine präzise Justierung der geometrischen Präzision des Systems. Gesicherte Indikationen sind arterio-venöse Gefäßmissbildungen, Akustikusneurinome und solitäre/singuläre Hirnmetastasen.

Stereotaktische Einzeitbestrahlung mit dem Gamma Knife

Das „Gamma Knife" besteht aus einer Einheit von 201 unabhängigen, statischen Co-60-Quellen, die auf ein definiertes Isozentrum ausgerichtet sind, in dem das Dosismaximum erreicht wird. Die einzelnen Bestrahlungsfelder werden kollimiert und konvergieren präzise im Isozentrum. Der Durchmesser der einzelnen Felder wird durch einen speziellen Helm definiert, die Einzeldurchmesser der kollimierten Felder liegen zwischen 4 und 18 mm.

IMRT

Die IMRT als Weiterentwicklung der 3-D-konformalen Bestrahlungsplanung kann die Dosisverteilungen optimieren bzw. Risikoorgane besser aussparen. Dadurch kann zum Beispiel eine effektive Schonung des Gehörs erreicht werden. Khoo et al. führten die ersten Vergleichsstudien der Bestrahlungspläne bei fünf Patienten mit konvex konfigurierten Hirntumoren durch (Khoo et al. 1999). Die Dosishomogenität lag über der der 3-D-CRT-Pläne. Bei dem Planungsprozess wurden jedoch keine non-koplanaren Felder berechnet, die bei Hirntumoren entscheidend die Dosisbelastungen im Normalgewebe reduzieren. Chan verglich die IMRT mit der 3-D-Technik anhand von drei Vergleichsfällen. Die IMRT konnte eine lokale Dosiseskalation bis 70 Gy erreichen, ohne dass die Dosisbelastung außerhalb des Zielvolumens anstieg (Chan et al. 2003). Cardinale verglich drei dimensionale stereotaktische Behandlungstechniken miteinander (Konvergenztechnik, 3-D-CRT mit der IMRT). Die IMRT führte zu einer verbesserten Dosisverteilung innerhalb des Zielvolumens und setzte die Dosis außerhalb des Zielvolumens im Vergleich zu den übrigen Techniken deutlich herab (Cardinale et al. 1998). Benedikt beschreibt den Einsatz der IMRT bei der stereotaktischen Einzeittherapie bei Tumoren des Zentralnervensystems mit statischen Feldern und konnte die Erfahrungen von Cardinale bestätigen. Das Verfahren erreichte ebenso eine bessere Dosisverteilung innerhalb des Zielvolumens zu erreichen und die Dosis außerhalb des Planungszielvolumens deutlich zu reduzieren (Benedikt et al. 2001). Breen verglich die 3-D-CRT mit der IMRT bei der Radiotherapie der hinteren Schädelgrube, die beim Medulloblastom zum Therapiestandard gehört. Die IMRT führte zu einer Dosis von unter 70 % der mittleren Zielvolumendosis. Die IMRT erreichte zusätzlich eine Reduktion der Dosisbelastung außerhalb der hinteren Schädelgrube und des Rückenmarkes (Breen et al. 2004). Bei der Behandlung des Medulloblastoms (Aufsättigung der hinteren Schädelgrube) erreicht die IMRT eine bessere Schonung des Innenohres und damit eine erheblich herabgesetzte Toxizität der Therapie (nur noch 13 % eines Hörverlustes im Vergleich zu 64 % nach konventioneller 3-D-Planung (Huang et al. 2002).

Cyberknife

Die Cyberknife-Technologie besteht aus einer Bestrahlungseinheit mit einem Photonenstrahler von 6 MEV bei einer Dosisrate von 4 Gy pro Minute, der an einen Roboterarm gekoppelt wird. Das Robotersystem ist mit einem bildgesteuerten Lokalisierungssystem verbunden. Bis zu 1200 Einstrahlrichtungen sind pro Sitzung möglich. Die Präzision des Systems wird mit unter 1 mm angegeben (Ho et al. 2007). Die Technologie unterliegt aktuell weiterer Erforschung, in deren Mittelpunkt gutartige Läsionen des Spinalkanals stehen. Die bisher publizierten Daten sind gering. Dodd et al. berichten über 55 Patienten mit Neurinomen und Meningeomen. Die lokalen Tumorkontrollen lagen zwischen 96 und 100 % bei einer Nachbeobachtung zwischen 23 und 25 Monaten (Dodd et al. 2006). Zu spinalen Ependymomen bzw. Gliomen sind nur Einzelberichte bekannt (Gibbs et al. 2007).

Schwere Ionen

Protonen werden seit mehr als 40 Jahren weltweit in wenigen Institutionen eingesetzt. Aufgrund ihrer physikalischen Eigenschaften (keine Austrittsdosis und präzise von der Energie abhängige Reichweite mit definiertem Dosisaufbau („Bragg-Peak") wird eine ideale Anpassung der Dosisverteilung an das Zielvolumen erreicht. Irregulär konfigurierte intrakranielle Tumoren können so günstiger bestrahlt werden. Zusätzlich eröffnet diese Technik die Möglichkeit einer lokalen Dosiserhöhung vor allem im Bereich der Schädelbasis, wie z. B. bei dort gelegenen Chordomen und Chondrosarkomen. Ein weiteres Einsatzgebiet sind Tumoren der Retina sowie arterio-venöse Malformationen. Ein Vorteil bei der Bestrahlung der Neuroachse wurde von Miralbell beschrieben (Miralbell et al. 1997; St. Clair et al. 2004). Hierbei steht die Reduzierung der Dosis außerhalb des ZNS im Vordergrund. Die überzeugendsten Erfahrungen sind bisher bei den Tumoren der Schädelbasis (Chordome, Chondrosarkome) gewonnen worden (Schultz-Ertner et al. 2007). Europäische und amerikanische Erfahrungen in kleinen heterogenen Serien umfassen Meningeome, niedriggradige Gliome, Kraniopharyngeome, Hypophysenadenome, Glioblastome, Ependymome. Derzeit wird die Protonentherapie vor allem bei Hirntumoren im Kindesalter prospektiv untersucht. Man erwartet durch bessere Schonung des Normalgewebes eine Senkung des Nebenwirkungsrisikos unter Einschluss der neurokognitiven Funktionen (Timmermann et al. 2007; Hug et al. 2002; MacDonald et al. 2008; Merchant et al. 2008). Hierbei stehen die Ependymome im Kleinkindesalter sowie die niedriggradigen Gliome, aber auch die Strahlenbehandlung des gesamten Liquorraumes im Vordergrund. Nach theoretischen Plan-Vergleichsstudien sowie klinischen Erfahrungen scheint die Protonentherapie bei kleinen, aber auch bei ausgedehnten irregulär konfigurierten Zielgebieten von Vorteil zu sein (Bolsi et al. 2003; Hug et al. 2002). Die Anwendung der Carbonionen-Therapie beschränkt sich derzeit auf die Chordome und Chondrosarkome (Schultz-Ertner et al. 2007). Lediglich eine Serie aus Japan berichtet über die Anwendung von Carbonionen beim Glioblastoma multiforme innerhalb eines Dosiseskalationsprotokolls, ohne dass jedoch die lokale Tumorkontrolle verbessert werden konnte (Mizoe et al. 2007). Aufgrund der bisher geringen Erfahrungen kann derzeit kein abschließendes Urteil über den Stellenwert der Schwerionen- bzw. Protonentherapie abgegeben werden, sodass diese Technologie kontrollierten Studien vorbehalten bleiben muss.

Interstitielle Therapie

Eine weitere Möglichkeit der Strahlenbehandlung von Hirntumoren besteht in der stereotaktischen interstitiellen Brachytherapie bei kleineren inoperablen Hirntumoren als permanente Implantation mit Jod-125- oder Iridium-192-Seeds oder als Kurzzeit-Behandlung. In den beiden in Deutschland für diese spezielle Therapieform etablierten Zentren in Freiburg, Köln und München lassen sich aufgrund langjähriger Erfahrung eines geschulten Ärzteteams günstige Ergebnisse erzielen. Die Implantation erfolgt stereotaktisch bildgestützt und kann permanent oder temporär erfolgen. Tumor und Normalgewebe reagieren mit charakteristischen morphologischen Veränderungen entlang der Isodosenverteilung mit zentralen, nach peripher sich ausdehnenden Nekrosezonen, die nicht selten von einer deutlichen Ödembildung begleitet werden (Kreth et al. 1997). Die bisherigen Anwendungsgebiete konzentrieren sich auf niedrig gradige Gliome und benigne Tumoren der Pinealisregion (Scerrati et al. 1994; Kreth et al. 1995, 1996). Hingegen hat sich die Instillation von Gold-198 oder Yttrium-90 als Suspensionen in Zysten von Hypophysentumoren oder zystischen Gliome niedrigen Malignitätsgrades klinisch nicht durchgesetzt (Kreth et al. 1995).

Ganzhirnbestrahlung

Unter palliativer Indikation, wie bei Hirnmetastasen solider Tumoren, ist die Wahl offener rechteckiger Felder ausreichend, wenn die Temporallappen frei von manifesten Hirnmetastasen sind. Die kaudale Begrenzung des Zielvolumens stellt eine durchgehende Linie von der Augenbraue über den äußeren Gehörgang bis zur kaudalen Okzipitalgrenze dar. In allen anderen Fällen ist eine vollständige Erfassung des gesamten Neurokraniums mit der Schädelbasis und der Retrobulbärräume unter besonderer Beachtung der Fossa cribriformis und der seitlich tief liegenden Temporallappen erforderlich. Abweichungen von diesem präzise definierten Zielvolumen können den Anteil von ZNS-Rezidiven erhöhen, sodass sich eine sorgfältig durchgeführte Bestrahlungstechnik entscheidend auf die Behandlungsergebnisse auswirkt. Der Zentralstrahl sollte auf die Frontobasis gerichtet sein, um eine homogene Dosisverteilung in diesen kritischen Regionen zu erreichen. Die untere Feldgrenze liegt auf dem Zwischenwirbelraum C2/3 und erfasst bei Kindern in der Wachstumsphase die gesamten, sonst die dorsale Hälfte der Wirbelkörper. Individuelle anatomische Abweichungen, die bei 40–50 % der

Patienten zu erwarten sind, sollten nach Feldmarkierung während der Simulation mit der Computer- oder Kernspintomographie in Maskenlagerung geprüft werden und Anlass zu einer Feldkorrektur sein (Kortmann et al. 1995). Die Photonenenergie sollte 6 MV nicht überschreiten, um Unterdosierungen im Bereich der oberflächlichen Hirnregionen bzw. der Meningen zu vermeiden.

Strahlenbehandlung der Neuroachse

Das Gehirn und der Spinalkanal werden bei Tumoren mit spinaler Aussaat bestrahlt (Medulloblastom, Keimzelltumoren, Lymphome). Die Bestrahlungstechnik besteht im Wesentlichen aus der sog. „Helmtechnik" und daran anschließenden spinalen Bestrahlungsfeldern (Abbildung 4a). Eine reproduzierbare Lagerung mit entsprechenden Fixationshilfen bildet die Voraussetzung für eine exakte Feldeinstellung. In den letzten Jahren haben sich zunehmend computergestützte Bestrahlungsplanungen durchgesetzt. Diese Technik erlaubt auch eine Bestrahlung in Rückenlage. Die herkömmliche zugrunde liegende Technik bestehend aus lateralen Gegenfeldern zur Behandlung des Cerebrums unter Einschluss der Meningen sowie die Bestrahlung des Spinalkanals über dorsale Stehfelder hat sich jedoch nicht geändert (Abbildung 4b). Konventionelle IMRT-Technologien scheinen keinen Vorteil zu bringen, möglicherweise jedoch die helikale Tomotherapie. Die Rolle der Protonentherapie ist noch unklar (Timmermann et al. 2007; St. Clair et al. 2004). Die Bestrahlung in Rückenlage erfordert unverändert einen Ausgleich der Wirbelsäulenkyphosierung bzw. -lordosierung durch geeignete Knieunterlagen sowie zur reproduzierbaren Lagerung ein Maskensystem für den Kopf. Die Feldanschlüsse erfordern ein adäquates Verifikationssystem (Mah et al. 1998)

Bestrahlung des Kopfes unter Einschluss der Meningen: „Helmtechnik"

Die Bestrahlungstechnik erfolgt entsprechend der bereits gegebenen Beschreibung.

Spinales Bestrahlungsfeld

Der Spinalkanal wird über ein bis zwei direkte dorsale Felder bestrahlt. Diese Feldanordnung soll lateral die Bogenwurzeln erfassen (ohne zusätzliche Verbreiterung im Sakralbereich – „Spaten" –) und sich vom kaudalen Rand der beiden Schädelfelder bis

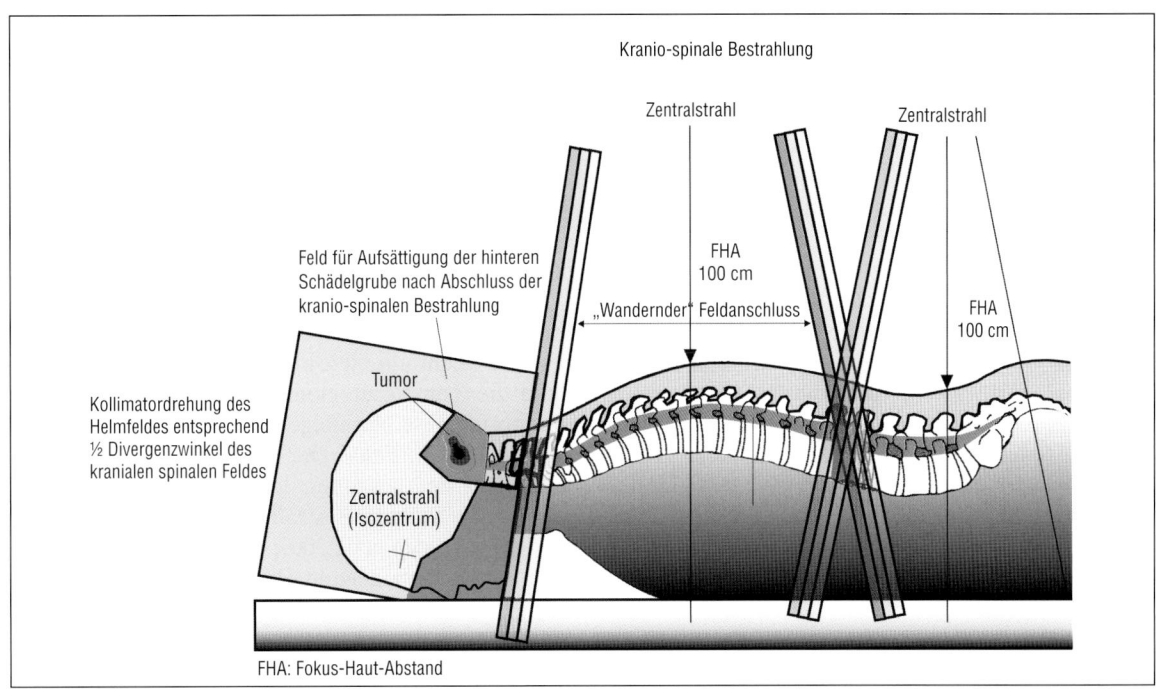

Abbildung 4. a) Schematische Darstellung der Neuroachsentherapie in Bauchlage. Der Zentralstrahl des Helmfeldes ist auf den Retroorbital-raum gerichtet. Kollimatordrehung zur Feldanpassung an das kraniale spinale Feld (halber Divergenzwinkel). Schematische Darstellung der Verschiebungszonen.

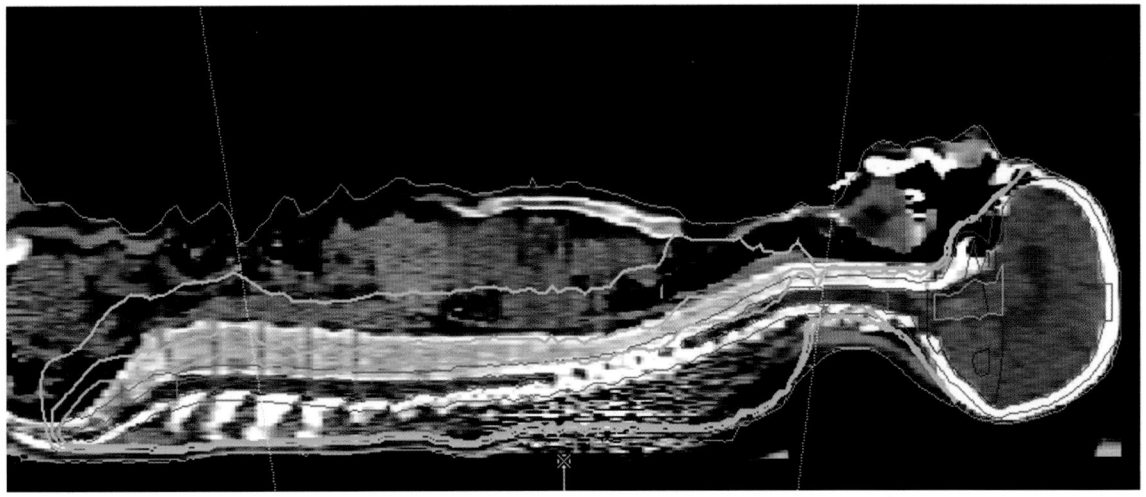

Abbildung 4. b) Sagittale Rekonstruktion der Dosisverteilung im Bereich des Liquorraumes bei Bestrahlung der Neuroachse (in Rückenlage) nach computergestützter Bestrahlungsplanung.

zum 2. Sakralsegment erstrecken. Bei Jugendlichen bzw. Erwachsenen werden zwei dorsale Felder notwendig. Zur sicheren Erfassung des Duralsackes im Sakralbereich sollte eine MR-Untersuchung für die Bestrahlungsplanung eingesetzt werden. Der Einsatz von Elektronen wird kontrovers diskutiert. Elektronen bieten den Vorteil einer Strahlenschonung in den ventral der Wirbelsäule gelegenen anatomischen

Regionen. Sie erreichen im Vergleich zu Photonenfeldern eine Dosisreduktion im Bereich der Schilddrüse, des Herzens, der Nieren und der Ovarien. Die Dosisbelastung für das Knochenmark ist jedoch deutlich höher. Ein weiterer Nachteil ist der problematische Feldansatz zu den Photonenfeldern des Ganzhirns (Li et al. 1994). Eine korrekte Elektronenenergie ist notwendig. Zu geringe Energien sind beim

Medulloblastom mit einem deutlich erhöhten Rück-fallrisiko verbunden (Carrie et al. 1992).

Feldansatz für die kranio-spinale Bestrahlung

In der Literatur werden unterschiedliche Methoden angegeben, eine möglichst homogene Dosisvertei-lung in den Feldanschlusszonen zu erreichen (Bam-berg et al. 1980; Tatcher et al. 1989). Bei simulations-gestützter Planung werden die Schädelfelder durch entsprechende Drehung des Kollimators parallel an den divergierenden Rand des Spinalfeldes angepasst (halber Divergenzwinkel des kranialen, spinalen Feldes) (Abbildung 4). Gleichzeitig kann eine Tisch-auslenkung erfolgen, um die Divergenz der lateralen Photonenfelder des Helmfeldes auszugleichen. Der Feldansatz zwischen den spinalen Feldern erfolgt bündig auf dem Niveau der Wirbelkörper. Zur Nivel-lierung von Dosisspitzen im Spinalbereich werden die direkten Anschlusszonen der Schädel- und Spi-nalfelder verschoben. Der Betrag pro Feldverschie-bung sollte 1,0 cm nicht unterschreiten (Bamberg et al. 1980). Die modernen Bestrahlungsplanungssys-teme erlauben heute jedoch eine exaktere, individu-ell angepasste Berechnung der Dosisverteilung. Computergestützte Bestrahlungsplanungen ermögli-chen eine individuelle Anpassung bei gleichzeitiger optimaler Berechnung der Dosisverteilung in der Anschlusszone.

Patientenlagerung für die kranio-spinale Bestrahlung

Die physiologischen Schwingungen der Wirbelsäule müssen ausgeglichen werden. Unter Verwendung der CT-gestützten Bestrahlungsplanung kann sowohl eine Rücken- als auch Bauchlage eingehalten wer-den. Moulagen zur Fixierung der vorderen Schädel-abschnitte und des Oberkörpers bis zum mittleren Oberschenkeldrittel werden individuell angefertigt, um eine sichere Fixierung des Patienten während der Bestrahlung zu erzielen.

Aufsättigung der hinteren Schädelgrube (Medulloblastom)/der primären Tumorregion

Moderne dreidimensionale Bestrahlungsplanungs-systeme sollten eingesetzt werden. Die anatomischen Referenzpunkte für die Feldgrenzen der hinteren Schädelgrube ventral und dorsal werden durch den Clivus sowie die Fissura occipitalis gebildet. Die Felduntergrenze liegt auf dem Zwischenwirbelraum

C1 und 2. Die gesamten Wirbelkörper sollten bei Kindern in das Bestrahlungsfeld integriert werden, um Wachstumsasymmetrien zu vermeiden. Der typische Verlauf des Tentorium kann durch die modernen Planungssysteme besser berücksichtigt werden.

Die 3-D-konformale Bestrahlung der hinteren Schä-delgrube, die vor allem beim Medulloblastom noch zum Therapiestandard gehört senkt die Dosisbelas-tung für das Innenohr (besonders wichtig bei anschlie-ßender Chemotherapie mit Cisplatin), die Hypophyse und die Temporalregion, jedoch auf Kosten einer Belastung von Normalgewebe außerhalb des ZNS (Paulino et al. 2000). Die Notwendigkeit einer Auf-sättigung der gesamten hinteren Schädelgrube ist unklar. Die fokale Bestrahlung scheint ausreichend zu sein (Wolden et al. 2003; Carrie et al. 2005). Sechs von 32 Kindern zeigten Rückfälle nach einer allei-nigen Aufsättigung des Tumorbettes, davon traten fünf außerhalb der hinteren Schädelgrube auf. Ein Rückfall lag innerhalb der hinteren Schädelgrube, außerhalb des initialen Tumorbettes (Wolden et al. 2003). In dem prospektiven Protokoll der SFOP trat keiner der elf beobachteten Rückfälle innerhalb der hinteren Schädelgrube außerhalb des ursprünglichen Tumorsitzes auf (Carrie et al. 2005). Diese Fragestel-lung wird derzeit in einer laufenden Studie der COG randomisiert beantwortet, sodass gegenwärtig die alleinige Tumorbettaufsättigung noch nicht als Stan-dard angesehen werden kann. Bei supratentoriellem Tumorsitz (z. B. Keimzelltumoren, Ependymomen, stPNET) erfolgt die Bestrahlung der erweiterten Tumorregion.

Dosisspezifikation

Die Dosisspezifizierung sollte sich an dem ICRU-Report 50/62 orientieren. Der Dosisspezifikations-punkt/Normierungspunkt der lateralen Gegenfelder des Ganzhirns liegt in Zielvolumenmitte (Isozent-rum). Die Dosis im Referenzpunkt wird auf 100 % normiert. Besonders bei der „Helmtechnik" muss auf Unter-/Überdosierungen in der hinteren Schädel-grube/Zervikalmark und der Frontobasis geachtet werden. Der Dosisspezifikationspunkt für die spi-nalen Bestrahlungsfelder wird auf die tiefste Stelle der Hinterkanten der Wirbelkörper gelegt, in der Regel in Höhe C7 und L5. Werden Elektronen zur Bestrahlung des Spinalkanals eingesetzt, sollte die Energie so gewählt werden, dass die 90-%-Isodose den am tiefsten gelegenen Anteil des Zielvolumens erfasst. Die Dosisspezifikation erfolgt auf die 90-%-Isodose.

Akute Nebenwirkungen und Strahlenfolgen (morphologische Veränderungen)

Strahlentoleranz

Als verwundbare Anteile des zentralen Nervensystems sind die proliferierenden Zellen der Neuroglia, die Myelin produzierenden Oligodendrozyten sowie das die Nervenzellen ernährende gefäßführende Gliagewebe anzusehen. Daraus resultiert die im Vergleich zur grauen Substanz größere Strahlenempfindlichkeit der weißen Hirnsubstanz. Bei der Bewertung der Strahlentoleranz des Gehirns sind ferner die Größe des bestrahlten Volumens, die Fraktionierung und die Höhe der Einzel- bzw. Gesamtdosen zu berücksichtigen.

Die experimentellen Untersuchungen von Caveness (1980) an jugendlichen und erwachsenen Affen haben eine Abschätzung der Strahlentoleranz auch für das menschliche Hirngewebe ermöglicht. Nach einer Ganzhirnbestrahlung mit einer Einzeldosis von 10 Gy konnten bei den Tieren in der Nachbeobachtung weder klinisch noch histopathologisch Besonderheiten festgestellt werden, während nach der Applikation von 1×15 Gy sich konfluierende Läsionen in der weißen Substanz mit Progredienz der neurologischen Symptomatik entwickelten. Die Bestrahlung des gesamten Gehirns mit einer einmaligen Dosis von 20 Gy überlebte keiner der Primaten länger als sechs Monate. Im Vergleich mit der fraktionierten Bestrahlung entsprachen die histologischen Veränderungen ein halbes Jahr nach Bestrahlung mit 15 Gy Einzeldosis denen nach 60 Gy in sechs Wochen und 80 Gy in acht Wochen. Ein Unterschied in der Wirkung wurde erst bei einer längeren Nachbeobachtungszeit von einem Jahr deutlich. Während nach 60 Gy in sechs Wochen die punktförmigen nekrotischen Herde durch Phagozytose und nachfolgende Mineralisation zur Konsolidierung neigten, war nach 15 Gy Einzeldosis und 80 Gy in acht Wochen fraktionierter Bestrahlung ein Fortschreiten des nekrotisierenden Prozesses zu beobachten (Nakagaki et al. 1976). Das Alter der Tiere bzw. der Ausreifungszustand des Gehirns zum Zeitpunkt der Bestrahlung spielte eine weitere wichtige Rolle. So fanden sich nach Applikation von 60 Gy in sechs Wochen bei allen vier jugendlichen Affen verstreute nekrotische Herde, die bei den 12 erwachsenen Tiere nur in Einzelfällen nachgewiesen wurden (Caveness 1980).

In der klinischen Situation sind auch die Dosis pro Einzelfraktion und die Zahl der Fraktionen bzw. die Behandlungsdauer zu berücksichtigen. Zur Abschätzung des Strahlenrisikos am ZNS bietet die von Sheline et al. (1980) entwickelte Nominal-standard-dose (NSD-Neuret)-Konzept eine geeignete Basis, in das die Fraktionsgröße stärker und die Gesamt-Behandlungszeit schwächer eingehen:

$$\text{NSD (neuret)} = \text{D} \times \text{N}^{-0,44} \times \text{T}^{-0,06}$$

Die Exponenten für N und T resultieren aus tierexperimentellen Untersuchungen am Rückenmark und klinischen Daten von 18 in der Literatur beschriebenen Fällen mit Hirnnekrosen. Danach sind Hirnnekrosen bei Werten um 1000 Neuret – entsprechend 52 Gy bei konventioneller Fraktionierung mit 2 Gy Einzeldosis – in weniger als 0,5 % der Fälle zu erwarten. Das Risiko für eine radiogene Schädigung von ZNS-Strukturen steigt deutlich an, wenn die Einzeldosen 2,5 Gy und mehr betragen (Sheline 1980). Auch die Bedeutung der Größe der Einzelfraktion haben bereits Franke und Lierse (1978) sowie Holdorff (1980) hingewiesen.

Ein weiterer wichtiger Faktor für die Entstehung von Spätfolgen am ZNS stellt die Größe des bestrahlten Volumens dar. Nach einer Untersuchung von Wigg et al. (1981) werden in Abhängigkeit von der Größe des bestrahlten Volumens unterschiedliche Exponenten für N (0,55 für große Volumina, 0,46 für kleine Volumina) gefunden. Das erwachsene normale Gehirn toleriert bei konventioneller Fraktionierung mit Einzeldosen von 2 Gy (nach ICRU 50/62), bei Anwendung von Megavolt-Photonen und mittelgroßen Feldern, eine Gesamtdosis von 52 Gy problemlos. Ein Überschreiten, insbesondere in Verbindung mit der Ganzhirnbestrahlung, führt zu einem steilen Anstieg in der Häufigkeit von Hirnnekrosen, sodass bei 60 Gy Gesamtdosis mit radiogen bedingten Nekrosen am gesunden Gehirngewebe mit 50 % Wahrscheinlichkeit zu rechnen ist.

Aufgrund der noch nicht abgeschlossenen Ausreifung des Gehirns wird im Kindesalter bis zum dritten Lebensjahr empfohlen, die Einzel- und Gesamtdosen um 10–20 % abzusenken, um Spätfolgen an diesen vulnerablen Hirngeweben zu vermeiden. Die Absenkung kann jedoch mit einer Einbuße der Heilungschancen verbunden sein (Bloom 1982).

Die Strahlenreaktionen des Gehirns lassen sich nach ihrer zeitlichen Beziehung zur Bestrahlung in drei Phasen unterteilen:

Akute Phase (Frühreaktion, Hirnödem)

Die Frühreaktion kann sich innerhalb weniger Stunden nach den ersten Fraktionen, aber auch erst Wochen nach einer Bestrahlung mit hohen Einzel- oder Gesamtdosen entwickeln. Die Patienten klagen über Kopfschmerzen, Übelkeit und Erbrechen als Zeichen der Hirndrucksteigerung. Histopathologisch findet man infolge der gestörten Gefäßpermeabilität ein intra- und extrazelluläres Ödem, perivaskuläre Entzündungsreaktionen und als Zeichen von Stoffwechselstörungen Ablagerungen von Glykogen in der Glia. Üblicherweise führt die Gabe von Kortikosteroiden rasch zu einer Besserung der Symptome. Ebenso wie das klinische Beschwerdebild sind die neuropathologischen Zeichen in der Regel vollständig reversibel.

Frühe Spätphase

Sie ist durch das Auftreten uncharakteristischer neurologischer Symptome wie Somnolenz und Lethargie, Übelkeit und Erbrechen wenige Wochen bis Monate nach Abschluss der Bestrahlung gekennzeichnet. Als Ursache der neurologischen Störungen werden herdförmige Demyelinisierungen verantwortlich gemacht, die sich wie die klinische Symptomatik innerhalb weniger Wochen nach Auftreten gewöhnlich vollständig zurückbilden.

Als eine frühe Spätreaktion ist auch die Leukenzephalopathie zu betrachten, die sich klinisch als Somnolenzsyndrom präsentiert und besonders häufig bei der prophylaktischen Schädelbestrahlung der kindlichen ALL beobachtet wurde. Die an diesem Apathiesyndrom erkrankten Kinder zeigen ein pathologisches EEG, das sich im Verlauf weniger Wochen wieder normalisiert. Es wird angenommen, dass dieses Syndrom aus einer vorübergehenden Störung des Myelinmetabolismus resultiert. Im Liquor wird eine Erhöhung des basischen Myelinproteins als Folge der Demyelinisierung gefunden. Eine wesentliche Rolle spielen wahrscheinlich Veränderungen der Oligodendrozyten auf molekularer Ebene, ohne dass jedoch die genauen Abläufe bekannt sind (Belka et al. 2001). Mindestens vier Faktoren tragen zur ZNS-Toxizität bei: Störung der Gefäßstruktur, Abnahme der Oligodendrozyten-2 und Astrozyten-Vorläuferzellen sowie der reifen Oligodendrozyten, Abnahme der neuralen Stammzellpopulation im Hippocampus, Cerebellum und Cortex sowie eine generalisierte Veränderung der Zytokinexpression. In Verbindung mit Methotrexat kann sich eine nekrotische Leukenzephalopathie

ausbilden, die über konfluierende demyelinisierende Nekrosen und gliale sowie axonale Degenerationen zu Intelligenzdefekten und auch zum Tode führen kann.

Späte Spätphase (Leukenzephalopathie/ Spätnekrose)

Sie unterscheidet sich von den überwiegend passageren, akut oder verzögert auftretenden Reaktionen durch ihren progredienten, oft letalen Verlauf. Die Marklager können entweder eine dauerhafte Demyelinisierung und Mikroangiopathien aufweisen oder progredient verlaufende fokale Nekroseherde.

Späte diffuse Veränderungen des Marklagers (Leukenzephalopathie)

Der Begriff wird in der Literatur uneinheitlich verwandt (bildgebende Darstellung bzw. klinisches Erscheinungsbild). Die Klinik der akuten Leukenzephalopathie wird durch den plötzlichen Auftritt von Demenz, Dysarthrie und Dysphagie bestimmt. Histologisch ist sie durch Demyelinisierung, Ödeme der Axone mit Fragmentierung und Progredienz zu Koagulationsnekrosen und Gliosen charakterisiert. Eine diffus reaktive Astrozytose mit nichtentzündlichen nekrotischen Herden ist typisch für die subakute Leukenzephalopathie (Price et al. 1975). Präzise Dosis-Wirkungs-Daten existieren nicht. Bei Erwachsenen tritt dieses Syndrom nach Dosen über 50 Gy Ganzhirnbehandlung auf, bei Kindern werden sie bereits nach Ganzhirndosen zwischen 30 und 35 Gy beschrieben (Packer et al. 1986). Das computertomographische Erscheinungsbild imponiert durch hypodense Herde im Marklager, verbunden mit Aufweitung der äußeren und inneren Liquorräume und Kalzifikationen, die mehrere Monate nach Abschluss der Behandlung festgestellt werden können (Peylan-Ramu et al. 1978). Die im CT zur Darstellung kommenden hypodensen Herde sind besonders auf den T2-gewichteten kernspintomographischen Bildern als Signal angehobene, fleckige Läsionen nachweisbar (Constine et al. 1988). Die durch Bildgebung diagnostizierte Leukenzephalopathie geht häufig nicht mit dem entsprechenden klinischen Bild einher (Roman et al. 1995).

Fokale Hirnnekrose

Diese tritt vorwiegend im Bereich des Marklagers auf. Der Verlauf ist generell progredient und irrever-

Tabelle II. Histologische Typisierung der Hirntumoren (WHO Klassifikation, 4. Auflage, Louis et al. 2007).

Tumoren des neuroepithelialen Gewebes	

Astrozytäre Tumoren	Pilozytäres Astrozytom
	    Pilomyxoides Astrozytom
	Subependymales Risenzellastrozytom
	Pleomorphes Xanthoastrozytom
	Diffuse Astrozytome
	    Varianten: fibrillär, protoplasmatisch
	    gemistozytisch
	Anaplastisches Astrozytom
	Glioblastom
	    Varianten: Riesenzellglioblastom, Gliosarkom
	Gliomatosis cerebri

Oligodendrogliale Tumoren	Oligodendrogliom Anaplastisches Oligodendrogliom
Oligoastrozytäre Tumoren	Oligoastrozytom Anaplastisches Oligoastrozytom
Ependymale Tumoren	Subependymom Myxopapilläres Ependymom Ependymome Varianten: zellulär, papillär, klarzellig, tanyzytisch Anaplastisches Ependymom
Tumoren des Plexus choroideus	Choroidplexuspapillom Atypisches Choroidplexuspapillom Choroidplexuskarzinom
Andere neuroepitheliale Tumoren	Astroblastom Chordoidgliom des 3. Ventrikels Angiozentrisches Gliom

Embryonale Tumoren	Medulloblastom
	    Varianten: desmoplastisch-nodulär, MB mit extensiver Nodularität, anaplastisches MB, großzelliges MB
	ZNS primitiv neurektodermaler Tumor
	    Varianten: ZNS Neuroblastom, ZNS Ganglioneuroblastom, Medulloepitheliom, Ependymoblastom
	Atypischer teratoider Rhabdoidtumor

Tumoren der kranialen und paraspinalen Nerven	

	Schwannom (Neurilemom, Neurinom)
	    Varianten: zellulär, plexiform, melanotisch
	Neurofibrom (plexiform)
	Perineurinom
	    Perineurinom (NOS)
	    Malignes Perineurinom
	Maligner peripherer Nervenscheidentumor (MPNST)
	Epithelioider MPNST
	MPNST mit mesenchymaler Differenzierung
	Melanotischer MPNST
	MPNST mit glandulärer Differenzierung

Tumoren der Meningen	
Tumoren der meningothelialen Zellen	Meningeom Varianten: meningothelial, fibrös (fibroblastisch), transitional, psammomatös, angiomatös, mikrozystisch, sekretorisch, lymphoplasmazytenreich, metaplastisch, chordoid, klarzellig, atypisch, papillär, rhabdoid, anaplastisch.
Mesenchymale Tumoren	Benigne Neoplasien (z. B. Lipom, fibröses Histiozytom) Maligne Neoplasien Hämangioperizytom Sarkome (Chondro-, Rhabdomyo-, meningeale Sarkomatose) Malignes fibröses Histiozytom

Tabelle II. Histologische Typisierung der Hirntumoren (WHO Klassifikation, 4. Auflage, Louis et al. 2007). (Fortsetzung)

Tumoren der Meningen	
Primär melanozytische Läsion	Benigne diffuse Melanose, Melanozytom Maligne-malignes Melanom, meningeale Melanomatose
Andere Neoplasien der Meningen	Hämangioblastom,
Lymphome und hämatopoetische Neoplasien	
	Maligne Lymphome, Plasmozytom, granulozytisches Sarkom
Keimzelltumoren	
	Germinom, Embryonalzellkarzinom, Dottersacktumor, Chorionkarzinom Teratome (Unreifes, reifes, mit maligner Transformation) Gemischte Keimzelltumoren
Tumoren der Sellaregion	
	Kraniopharyngeom Variante: adamantinomatös, papillär Granularzelltumor Pituizytom Spindelzell-Onkozytom der Adenohypophyse
Metastasen	

sibel und kann sechs Monate bis zwei Jahre nach einer Hochdosis-Strahlenbehandlung auftreten. Die durch die Strahlentherapie bedingte Nekrose wird durch ihren raumfordernden Effekt mit Hirndrucksymptomatik klinisch manifest. Die Computertomographie zeigt singuläre, gelegentlich auch multiple Veränderungen des Marklagers mit niedriger Dichte sowie irregulärer Kontrastmittelanreicherung. Häufig wird dieses Areal von einem umgebenden Hirnödem mit Raumforderungszeichen begleitet. Die Differenzierung eines Lokalrezidivs ist insbesondere bei denjenigen Patienten schwierig, die wegen eines soliden intrazerebralen Tumors behandelt wurden. Durch eine operative Entfernung der nekrotischen Areale lässt sich aber die Prognose günstig beeinflussen. Die Positronenemissions-Tomographie (PET) mit Fluordeoxyglukose kann nekrotische Areale vom Tumorrezidiv unterscheiden. Die Nekrosen werden nach Behandlung mit weniger als 60 Gy Zielvolumendosis selten gesehen, sofern die Einzeldosis unter 2 Gy liegt (Sheline et al. 1980).

Zerebrovaskuläre Veränderungen

Als Zielstruktur für Vaskulopathien gilt das Gefäßendothel. Veränderungen treten innerhalb eines breit variierenden zeitlichen Intervalls auf, beginnend ca. zehn Monate nach Abschluss der Strahlenbehandlung. Vorwiegend werden die Blutgefäße der grauen Hirnsubstanz, des Putamens und der Nuclei lenticulares betroffen. Hierbei entstehende Kalzifikationen werden am sichersten durch die Computertomogra-

phie identifiziert. Histologisch findet man charakteristische Kalziumablagerungen, vorwiegend in den kleinen Arterien, Arteriolen, Kapillaren und Venolen, ohne dass Entzündungszeichen vorliegen („mineralisierende Mikroangiopathie") (Price et al. 1978). Die gleichzeitige Gabe von Chemotherapeutika, vorwiegend die intrathekale Gabe von Mtx, aber auch die Gabe von Cytosin-Arabinosid, steigern das Risiko einer mineralisierenden Mikroangiopathie.

Die neuropsychologischen Veränderungen bei mineralisierender Mikroangiographie sind in der Regel minimal, können jedoch durch Symptome wie Kopfschmerzen, Krampfanfälle oder Ataxie imponieren. Insbesondere bei Kindern, die bei Beginn der Therapie jünger als zehn Jahre sind, tritt diese Form der Spätfolgen auf. Eine weitere späte Vaskulopathie entwickelt sich mit einer sehr langen Latenz, die zwischen zwei Jahren und bis zu 20 Jahren variieren kann. Die Bildgebung zeigt Verengungen der großen Gefäße und vaskuläre Veränderungen, die an arterio-venöse Malformationen erinnern. Histopathologisch zeigen sich typische hyaline Degenerationen (Epstein et. al. 1992).

Primäre Hirntumoren im Erwachsenenalter

Niedriggradige Gliome (Astrozytome und Oligodendrogliome, WHO Grad I und II)

Die niedriggradigen Gliome machen etwa 30 % aller Gliome und 12 % aller Hirntumoren aus. Häufig zeigen die Patienten eine lange Anamnese. Die häufigsten Symptome sind fokale Anfälle (66 %), fokale neurologische Defizite (51 %), Kopfschmerzen (44 %), neuropsychologische Alterationen (16 %) und Visusbeeinträchtigungen (16 %) (Laws et al. 1984). Nach der WHO-Klassifikation (Louis et al. 2007) werden die niedriggradigen Gliome unterteilt in die reinen Astrozytome, Oligodendrogliome, Oligo-Astrozytome und pilozytäre Astrozytome (Tabelle II). Die pilozytären Astrozytome (WHO-Grad I) kommen vorwiegend im Kindesalter vor, sind häufig kurativ operabel und bedürfen in der Regel keiner adjuvanten Therapie (Leibel et al. 1975). Im Erwachsenenalter sind die niedriggradigen Gliome vorwiegend in den vorderen Hirnabschnitten lokalisiert. Das Ausmaß des operativen Eingriffs wird im Wesentlichen durch die Lokalisation und Ausdehnung der Geschwulst bestimmt. Für die selteneren Oligodendrogliome gelten dieselben Therapieprinzipien. Die vorwiegend in den Frontallappen lokalisierten Tumoren sind röntgenologisch an ihrer Neigung zu Kalkeinlagerung zu erkennen.

Prognostische Faktoren

Von prognostisch günstiger Bedeutung scheinen folgende Faktoren zu sein: ein junges Alter, ein guter Allgemeinzustand, die Zeit bis zum Auftreten der ersten Symptome, das Fehlen einer Kontrastmittelanreicherung in der Computertomographie und ein Tumorvolumen von weniger als 20 ml (Kortmann et al. 2004). In der Untersuchungsserie von Kreth et al. zeigte die histologische Variante gemistozytäres Astrozytom ein signifikant schlechteres Abschneiden (Kreth et al. 1995). Patienten unter 40 Jahren mit einem Karnofsky-Index von über 70 % schnitten in einer retrospektiven Analyse mit einem medianes Überleben von 128 Monaten deutlich besser ab im Vergleich zu 12 Monaten für Patienten über 40 Jahre und einem Karnofsky-Index von unter 70 % (Bauman et al. 1999). Nach einer Analyse der Daten der EORTC-Studien waren ein Alter über 40, die Histologie eines Astrozytoms, der größte Tumordurchmesser von 6 cm, eine Mittellinienüberschreitung und das Vorliegen neurologischer Defizite vor dem operativen Eingriff mit einer ungünstigen Prognose verbunden (Pigniatti et al. 2002). Der Verlust des Chromosoms 1p und 19q scheint mit einer deutlich besseren Prognose verbunden zu sein (Buckner et al. 2005). In der RTOG-Studie 9110 (Dosisfindung) scheint zusätzlich das Resektionsausmaß von prognostischer Bedeutung zu sein (Shaw et al. 2002).

In der RTOG-Studie 9802 wurde der natürliche Krankheitsverlauf bei Patienten ohne Hochrisikofaktoren nach Operation beobachtet. Prognostisch relevant waren die präoperative Tumorgröße sowie der Resttumor. Tumoren über 4 cm zeigten eine Progredienz in 63 % der Fälle im Vergleich zu 27 % bei Tumoren unter 4 cm Durchmesser, Resttumor unter 1 cm war mit einer Progressionsrate von 16 %, Resttumor von über 2 cm mit 89 % verbunden. Die Werte waren hochsignifikant (Shaw et al. 2005).

Einfluss der Histologie/maligne Transformation

Oligodendrogliome scheinen eine bessere Prognose zu zeigen (Fünfjahresüberlebensraten von 64 % für Oligodendrogliome vs. 36 % für Astrozytome in der Serie von Whitton et al. (1990). Auch die RTOG Studie 9802 konnte diese Daten belegen (Shaw et al. 2005). Niedrigmaligne Astrozytome und Oligodendrogliome zeigen mit Ausnahme der pilozytären eine deutliche Tendenz zur malignen Transformation. Sechs von zehn Patienten mit reinen Oligodendrogliomen der Serie von Wallner et al. (1988) zeigten im Rezidivfalle eine Transformation zu WHO-III- oder -IV-Tumoren. In der Serie von Niijar et al. (1993) zeigten acht von 22 Patienten eine Progression zu einem Glioblastoma multiforme.

Indikation zur Strahlenbehandlung

Zeitpunkt der Strahlenbehandlung

Bei Patienten mit diskreter klinischer Symptomatik und guten prognostischen Faktoren scheint eine Verlaufsbeobachtung gerechtfertigt zu sein. Übereinstimmung besteht, dass Patienten mit symptomatischen oder progredienten Tumoren einer Bestrahlung zugeführt werden sollen (Janny et al. 1994). Nach retrospektiven Analysen scheint die sofortige postoperative Strahlentherapie die progressionsfreien und Gesamtüberlebensraten positiv zu beeinflussen (Kortmann et al. 2004).

In einem Update der EORTC-Studie 22845 war unverändert die signifikante Verlängerung der Zeit bis zur Progression erkennbar, ohne dass ein Einfluss auf das Überleben nachzuweisen war (van den Bent et al. 2005). Das mediane progressionsfreie Überleben im Radiotherapiearm lag bei 5,3 Jahren und bei 3,4 Jahren im Kontrollarm. Die medianen Gesamtüberlebenszeiten waren nahezu identisch (7,4 bzw. 7,2 Jahre). Die Häufigkeit von Anfällen war im Arm sofortige Strahlentherapie signifikant vermindert.

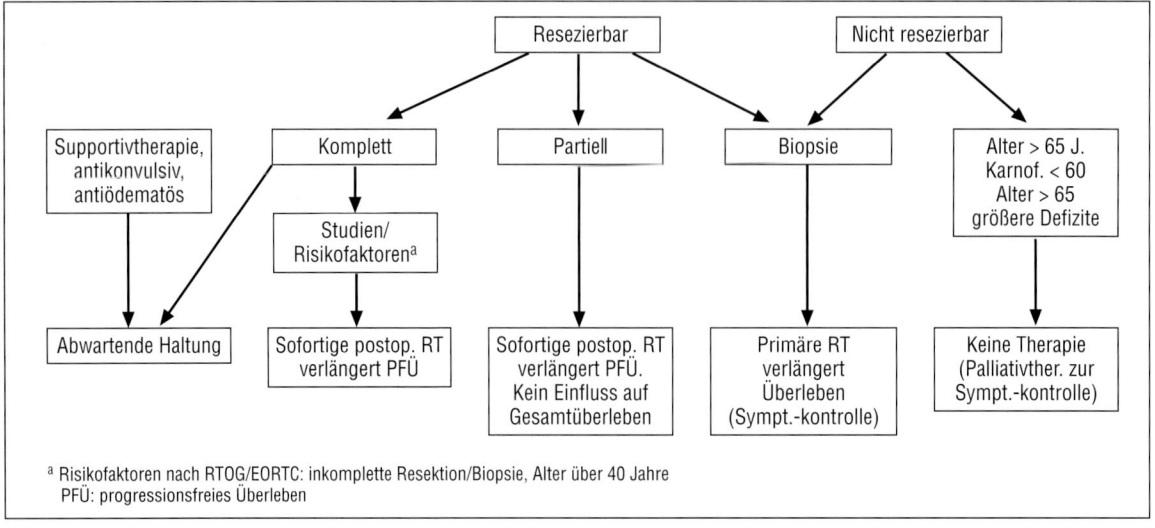

Abbildung 5. Algorithmus/Therapieentscheidung bei niedrig malignen Gliomen des Erwachsenenalters (modifiziert nach Mirimanoff 2001).

Die primäre Strahlentherapie erreicht bei inoperablen Tumoren in 80 % der Fälle eine Befundbesserung (Laws et al. 1984, Leighton et al. 1997). Sie scheint auch einen positiven Einfluss auf die Überlebenszeit zu erreichen. Lunsford et al. 1995 berichtete über eine Tumorrückbildung auf Bestrahlung in 46 % der Fälle. Die mediane Überlebensrate betrug 9,8 Jahre und nur 17 % der Patienten zeigten eine Progredienz.

Vor dem Hintergrund der bisherigen Erfahrungen empfiehlt sich derzeit folgende therapeutische Strategie (Abbildung 5).

Dosis-Wirkungs-Beziehungen

Zwei prospektiv randomisierte Studien konnten keine signifikante Dosis-Wirkungs-Beziehung nachweisen (Karim et al. 1996, Shaw et al. 1998):
1. EORTC-Studie, 45 Gy vs. 59,4 Gy (Einzeldosis 1,8 Gy) Ergebnis: 58 % vs. 59 % Gesamtüberleben bzw. 47 % vs. 50 % progressionsfreies Überleben.
2. RTOG-Studie untersuchte 50,4 Gy vs. 64,8 Gy. Ergebnis: Zwei- und Fünfjahres-Überlebensraten 90 bzw. 70,5 %.

Aufgrund des typischen langsamen Krankheitsverlaufes müssen diese Ergebnisse jedoch mit Vorsicht betrachtet werden, da die Nachbeobachtungszeiten kurz waren. Außerhalb von Studien werden daher derzeit 50,4–54 Gy bei einer Fraktionierung von 5 × 1,8 Gy pro Woche empfohlen.

Planungszielvolumen und Bestrahlungstechnik

Eine Strahlenbehandlung der erweiterten Tumorregion sollte durchgeführt werden. Niedrig maligne Gliome sind in der Computertomographie oft schlecht abgrenzbar, sodass das Planungs-Zielvolumen auf einer präoperativen MRT beruhen sollte. Es umfasst es den präoperativen Befund mit einem Sicherheitsabstand von 2 cm, die anatomische Grenzen respektierend (Kortmann et al. 2004). Von einigen Autoren – so in der EORTC-Studie 22845 – wurde auch eine „Shrinking-field-Technik angewandt mit einem initialen Sicherheitsabstand von 2 cm, der nach dem Erreichen einer Gesamtdosis von 45 Gy auf 1 cm reduziert wurde.

Neuere Therapieansätze

In der Untersuchungsserie von Kreth et al. (1995) mit permanenten oder temporären Implantaten von Jod-125 (455 Patienten) konnten Fünf- und Zehnjahres-Überlebensraten von 85 % bzw. 83 % für pilozytäre Astrozytome (n = 97) und von 61 % bzw. 51 % für WHO II Astrozytome (n = 250) erreicht werden. Die Fünfjahres-Überlebensraten für Oligoastrozytome (60 Patienten) und Oligodendrogliome (27 Patienten) betrugen 49 % bzw. 50 %. Die schlechtesten Überlebenszeiten (32 %) wurden bei gemistozytischen Astrozytomen beobachtet (21 Patienten). Ähnliche Ergebnisse wurden auch von Scerrati et al. (1994) erreicht. Die Überlebensraten nach fünf und zehn Jahren betrugen bei 36 Patienten 83 bzw. 39 %.

Ungesicherte Therapien/Bestrahlung

Die stereotaktische externe Strahlenbehandlung wurde bisher nur in wenigen Fällen durchgeführt. In der Serie von Pozza et al. (1989) wurden 14 Patienten mit inoperablen niedrigmalignen Astrozytomen mit einer Gesamtdosis von 16–50 Gy in einer oder zwei Fraktionen behandelt. 12 von 14 Patienten zeigten eine partielle oder komplette Remission bei einem Gesamtüberleben zwischen elf und 48 Monaten. Aufgrund der limitierten Erfahrung, der bisher nicht überzeugenden Resultate und der häufig ausgedehnten Zielvolumina kann dieses Vorgehen nicht empfohlen werden.

Lokale Dosisintensivierungen mit hyperfraktionierten Bestrahlungskonzepten zeigten in einer prospektiven Phase-II-Studie bei 37 Patienten nach inkompletter Tumorresektion eine Siebenjahres-progressionsfreie Überlebensrate von 70 % (55 Gy bei einer Fraktionierung von 2 × 1,1 Gy pro Tag) (Jeremic et al. 1998).

Ungesicherte Therapien/Chemotherapie

Bei Rezidiv nach Bestrahlung hat die Chemotherapie vor allem bei oligodendroglialen Tumoren (PCV-Schema, Temozolomid) eine Wirksamkeit gezeigt (Buckner et al. 2003; Quinn et al. 2003). In der Primärtherapie ist die Rolle jedoch unklar. Einige Autoren favorisieren bereits die primäre Chemotherapie bei progredienten bzw. symptomatischen Oligodendrogliomen (Mason et al. 1996; Lebrun et al. 2007; Kaloshi et al. 2007). PCV erreichte bei reinen oligodendroglialen Tumoren ein Einjahres-progressionsfreies Überleben von 100 % bei einer medianen Zeit bis zur Progression von 24,4 Monaten (Lebrun et al. 2007). Temozolomid scheint eine vergleichbare Wirkung zu erzielen. In der Serie von Kaloshi et al. mit 149 Patienten lag das Einjahres-progressionsfreie Überleben bei 79,5 %. In dieser Serie wurden jedoch auch reine Astrozytome behandelt (Kaloshi et al. 2007).

Innerhalb kontrollierter prospektiver Studien wird der Stellenwert derzeit evaluiert. Mit einer zusätzlichen Chemotherapie mit CCNU konnte in einer prospektiv randomisierten Serie von Eyre et al. (1993) (60 Patienten) eine mediane Überlebenszeit von 7,4 Jahren erreicht werden im Vergleich zu 4,5 Jahren nach alleiniger Bestrahlung, ohne dass dieser Unterschied signifikant war. In der darauf folgenden Phase-III-RTOG-Studie 9802 wurde der zusätzliche Stellenwert von PCV untersucht (Shaw et al. 2006).

Eine Zwischenauswertung zeigte, dass PCV möglicherweise die progressionsfreie Zeit verlängert (Fünfjahres-progressionsfreies Überleben, 42 vs. 60 %), jedoch keinen Einfluss auf das Gesamtüberleben hat (Fünfjahresüberleben 67 % in beiden Armen). Die zusätzliche Chemotherapie mit PCV war mit einer deutlich höheren Toxizität verbunden (53 % Grad-III-Toxizitäten vs. 7 % im Arm alleinige Radiotherapie. In der derzeit laufenden EORTC-Studie wird prospektiv die Rolle von Temozolomid bei Hochrisiko-Patienten randomisiert gegen eine sofortige postoperative Strahlentherapie bzw. bei Progredienz untersucht. Da die molekulargenetischen Faktoren (1p/19q Deletion) von prognostischer Relevanz zu sein scheinen und vor allem bei Anwendung einer Chemotherapie zum Tragen kommen (Kaloshi et al. 2007), eröffnen sie möglicherweise neue Wege in der Therapiestratifikation (Fragestellung der EORTC-Studie).

Lebensqualität

Eine Abnahme der neurokognitiven Leistungen wird vor allem bei Patienten beobachtet, die ausgedehnte Therapiefelder (Ganzhirnbestrahlungen) bzw. Dosierungen von über 60 Gy bei Einzeldosierung von 2,5–3 Gy erhalten haben (Surma et al. 2001). Therapiekonzepte mit den gegenwärtig empfohlenen Zielvolumen-Dosisverschreibungen sind offenbar nicht mit einem erkennbar erhöhten Risiko für neurokognitive Spätfolgen verbunden (Kortmann et al. 2004; Taphoorn et al. 1994) untersuchten 41 Patienten mit niedrigmalignen Gliomen nach Operation, von denen 20 eine zusätzliche postoperative Strahlentherapie innerhalb der EORTC Studien erhielten (45–59,4 Gy in konventioneller Fraktionierung). Die Patienten wurden mit einer Kontrollgruppe mit malignen Erkrankungen verglichen. Keiner der Überlebenden zeigte signifikante neurologische Ausfälle im Vergleich zur Kontrollgruppe. Die Patienten mit niedrigmalignen Gliomen zeigten eine signifikant höhere Rate kognitiver Dysfunktionen, ohne dass jedoch ein Unterschied zwischen der alleinigen Operationsgruppe und der zusätzlich bestrahlten Patientengruppe gesehen werden konnte.

Endokrinologische Störungen scheinen jedoch keine Seltenheit zu sein. Taphoorn et al. beobachteten Störungen bei zehn von 13 Patienten bei einer mittleren Dosisbelastung der hypophysären hippothalamischen Regionen von 36,1 Gy (Taphoorn et al. 1995).

Gliomatosis cerebri

Die Gliomatosis cerebri ist durch den histologischen Nachweis eines glialen Tumors und den MR-tomographischen Nachweis einer Tumorausdehnung in mindestens drei Hirnlappen gekennzeichnet. Sie ist selten und wird nach der WHO-Klassifikation den neuroepithelialen Tumoren unklaren Ursprungs zugeordnet (Tabelle II). Die Gliomatosis cerebri wird durch eine diffuse Infiltration glialer Zellen unter Erhalt neuraler Strukturen charakterisiert. Histopathologisch werden astrozytäre Malignisierungen unterschiedlichen Ausmaßes beschrieben, die sich klinisch mit einem besonders hohen Risiko zur fokalen Malignisierung ausdrücken. Daten sowohl zur Strahlenbehandlung und Chemotherapie, die aufgrund häufig ausgedehnter Zielvolumina gelegentlich eingesetzt wird, sind gering. In der Ära der Kernspintomographie wird sie deutlich häufiger diagnostiziert (El-Shaik et al. 2002). Die klinische Diagnose ist aufgrund stark variierender klinischer Erscheinungsbilder schwierig. Erfahrungen zum Einsatz der Strahlentherapie beschränken sich auf Fallberichte (Horst et al. 2000; El-Shaik et al. 2002). Der Einfluss auf die Überlebenszeit ist unsicher, der günstige Effekt auf die Kontrolle von Symptomen aber offenbar unbestritten. Die Fallberichte zeigten eine Symptomkontrolle in 72–80 % der Fälle. Die Überlebenszeiten lagen zwischen acht und 38 Monaten. In der Serie von El-Shaik lag das mediane Überleben bei 11,4 Monaten, sodass der klinische Verlauf einem hochmalignen Gliom ähnelt. Zur Wahl des Zielvolumens kann keine eindeutige Angabe gemacht werden. In den genannten Fallberichten erfolgten Ganzhirnbestrahlungen und Strahlenbehandlungen der erweiterten Tumorregion. Die Dosiskonzepte bewegten sich zwischen 22,4 Gy mit hohen Einzeldosen bis 64,8 Gy mit konventioneller Fraktionierung. Unter Berücksichtigung der Toxizität wären Gesamtdosen von 45–50,4 Gy bei Ganzhirnbestrahlungen zu empfehlen. Liegen umschriebene Schrankenstörungen in der MR vor, kommen unter Annahme einer fokalen Malignisierung lokale Dosiserhöhungen bis 60 Gy in Betracht.

Die Chemotherapie mit PCV oder Temozolomid, die in einer französischen Serie bei 63 Patienten eingesetzt wurde, zeigte ein medianes progressionsfreies Überleben von 16 Monaten und medianes Gesamtüberleben von 29 Monaten unabhängig von der Anwendung des chemotherapeutischen Protokolls. Jedoch zeigten nur 33 % der Patienten zeigten eine klinische Besserung bzw. Stabilisierung (Sanson et al. 2004). Auch bei der Gliomatosis cerebri scheint der 1p/19q-Allel-Verlust mit einer höheren Ansprech-

rate auf Temozolomid verbunden zu sein (88 % vs. 25 %) (Kaloshi et al. 2008). Die aktuelle NOA-5-Studie untersucht die Wirksamkeit einer primären Chemotherapie mit CCNU und Procarbazin.

Hochmaligne Gliome (Astrozytome und Oligodendrogliome, WHO-Grad III und IV)

Die Gliome hohen Malignitätsgrades (Grad III, IV) sind mit etwa 30 % die häufigsten und zugleich aggressivsten Hirntumoren gliösen Ursprungs und führen unbehandelt innerhalb weniger Wochen zum Tode. Neben der primär einzusetzenden Operation ist der Stellenwert der postoperativen perkutanen Strahlentherapie in der Behandlung der malignen Gliome unbestritten. Die malignen Gliome bleiben fast immer auf ihren Entstehungsort und ihre unmittelbare Umgebung beschränkt. An klinischen Symptomen treten in Abhängigkeit von der Lokalisation vor allem Kopfschmerzen und motorische Ausfälle, Krampfanfälle, Persönlichkeitsveränderungen und Sprachstörungen auf. (Bamberg und Hess 1992).

Prognostische Faktoren und Lebensqualität

Nach Analysen der EORTC- und RTOG-Studien sind unabhängige günstige prognostische Faktoren ein guter Allgemeinzustand, das Resektionsausmaß (vollständige Resektion), ein Lebensalter unter 50 Jahren, eine präoperative Symptomdauer von mehr als sechs Monaten, das Ausmaß der operativen Resektion, ferner die Höhe der applizierten Strahlendosis (Curran et al. 1993; Mirimanoff et al. 2006). In der prospektiv randomisierten Studie wurde die Anwendung von 5-Aminolävulinsäure zur Verbesserung der Resektabilität hochmaligner Gliome prospektiv untersucht. Die verbesserte Resektabilität führte zu einem Vorteil im progressionsfreien Überleben von sechs Monaten (Stummer et al. 2006). Daneben sind verschiedene pathologische, flusszytometrische, zytogenetische und molekulare Marker wie der Anteil der S- und G2M-Phase-Zellen sowie der Nachweis von polyploiden und aneuploiden Zellen als prognostische Faktoren identifiziert worden (Ganju et al. 1994).

Radiotherapie

Unverändert sind heute noch die Daten von Walker aus dem Jahre 1979 gültig, nach denen die postoperative Strahlentherapie eine Verdoppelung der media-

Tabelle III. Überlebenszeiten nach hyperfraktionierter Strahlentherapie maligner Gliome.

Autor/Studie	Pat. n	Gesamtdosis/Fraktionierung	Medianes Überleben	Signifikanz
Fulton et al, 1992	100	61,4 Gy	46 Wo.	n. s
	73	71,2 Gy	38 Wo.	
	107	80,0 Gy (3 × 0,89 Gy/Tag)	45 Wo.	
Werner-Wasik et al. 1996	78	64,8 Gy	11,4 Mo.	n. s.
(RTOG 8302)	158	72,0 Gy	12,7 Mo.	
(RT + BCNU)	86	76,8 Gy	12,0 Mo.	
	120	81,6 Gy (2 × 1,2 Gy/Tag)	11,7 Mo.	

Tabelle IV. Überlebenszeiten nach hyperfraktionierter, akzelerierter Strahlentherapie maligner Gliome.

Autor/Studie	Pat. n	Gesamtdosis/Fraktionierung	Medianes Überleben	Signifikanz
Werner-Wasik et al. 1996 (RTOG 8302)	168	48 Gy (BCNU) 2 × 1,6 Gy/Tag	11,9 Mo.	n. s.
	137	54,4 Gy (BCNU) 2 × 1,6 Gy/Tag	10,8 Mo.	
Gonzalez 1994 (EORTC)	15	42 Gy	8,3 Mo.	n. s.
	17	48 Gy	8,1 Mo.	
	18	54 Gy	10,3 Mo.	
	16	60 Gy (3 × 2 Gy/Tag)	7,2 Mo.	

EORTC: European Organisation for Research and Treatment of Cancer

nen Überlebenszeiten beim Glioblastom von 4–5 auf 9–12 Monate erreichen kann.

Zielvolumen

Die derzeitigen Bestrahlungstechniken erfassen nach computergestützter Bestrahlungsplanung die erweiterte Tumorregion mit einem Sicherheitssaum von 2 cm. (Hess et al. 1994). Eine Erweiterung des Zielvolumens oder die „Shrinking-field-Technik" ist nicht mit einer Verbesserung der Ergebnisse verbunden (Wallner et al. 1989). Dreidimensionale Bestrahlungsplanungen führen zu Techniken, die eine Reduktion der Bestrahlung von normalem Hirngewebe (95-%-Isodose) um 20 % erreichen (Grosu et al. 1999).

Gesamtdosis und Fraktionierung

Einmal tägliche Gaben von 1,8–2,0 Gy bis zu einer Gesamtdosis von 60 Gy in sechs Wochen haben nach den bisherigen Erfahrungen die überzeugendsten Ergebnisse mit medianen Überlebenszeiten zwischen neun und 12 Monaten erreichen können. Gesamtdosen unter 60 Gy sind mit einer deutlich schlechteren Tumorkontrollrate verbunden. Zahlreiche prospektive Serien untersuchten hyperfraktionierte und hyper-

fraktioniert akzelerierte Schemata mit Dosiseskalationen, ohne dass sich jedoch ein Vorteil gezeigt hat (Tabellen III und IV) Dosiseskalationen mit Protonen zeigten ebenfalls keinen Vorteil (Fitzek et al. 1999).

Strahlenbehandlung älterer Patienten

Nach den Ergebnissen der Studie der ANOCEF erreicht die zusätzliche Strahlenbehandlung in dieser Altersgruppe eine medianes Überleben von 29,1 Wochen im Vergleich zu 16,9 Wochen nach alleiniger Supportivtherapie, ohne dass die Strahlentherapie einen negativen Einfluss in der Lebensqualität erzeugt hat (Keime-Guibert et al. 2007). Das Therapieprotokoll musste nach einer Zwischenanalyse, in der der statistisch signifikante Unterschied früh zu erkennen war, abgebrochen werden. Das Strahlentherapiekonzept bestand aus einer konventionellen Fraktionierung von 5 × 1,8 Gy pro Woche bis 50,4 Gy ZVD.

Bei Patienten in fortgeschrittenem Alter oder mit einem niedrigen Karnofsky-Index steht die Palliation von Symptomen sowie die Verkürzung der Gesamtbehandlungszeit im Vordergrund Hypofraktionierte Konzepte erreichen eine gute Symptomkontrolle (76–85 %) (Baumann et al. 1994; Meckling et al. 1996; Thomas et al. 1994). Durch palliative Konzepte bei Patienten mit niedrigem Karnofsky-

Index lässt sich eine mediane Überlebenszeit von ca. sechs Monaten erreichen, ohne dass konventionelle Schemata bis 60 Gy einen zusätzlichen Gewinn zeigen (Baumann et al. 1994). Alternative hypofraktionierte Schemata scheinen im Vergleich zu dem Standardkonzept von 60 Gy in sechs Wochen einen ähnlichen Effekt zu erreichen. In der prospektiven amerikanischen Studie von Roa et al. wurde das konventionelle Konzept mit einem dreiwöchigen Konzept (40 Gy in 15 Fraktionen) untersucht. Die medianen Überlebenszeiten lagen bei 22,1 bzw. 24,3 Wochen (Roa et al. 2004).

Chemotherapie

Die Metaanalyse von Fine et al. (1993) wies auf einen geringfügigen Überlebensvorteil von Patienten mit günstigem Risikoprofil hin. Nach einer aktuelleren Analyse zweier prospektiver amerikanischer Studien profitiert lediglich eine Minderheit und zwar jüngere Patienten (< 44 Jahre) und Patienten mit hohem Karnofsky-Index von einer zusätzliche Chemotherapie mit BCNU (De Angelis et al. 1998). Der Anteil dieser Patienten, die 18 Monate überlebten, betrug nach alleiniger Strahlentherapie 38,4 % gegenüber 44,9 %

Tabelle V. Strahlentherapie bei Glioblastom: Überleben (ältere Patienten/Karnofsky-Index (KI).

Autor	Pat. n	Med. Alter (Jahre)	Gesamtdosis/Fraktionierung	KI	Medianes Überleben
Mohan et al. 1998	74	74,5	Keine RT, 36–55 Gy	> 70	7,2 Mo.
	28			< 70	1,3 Mo.
Villa et al. 1998	29	70,0	Keine RT,	70–100	48 Wo.
	12		54–66 Gy/30–33 Fr.	50–60	33 Wo.
Hoegler et al. 1997	13	73,0	37,5 Gy/15 Fr.	< 70	5,5 Mo.
	12			> 70	10,4 Mo.
Thomas et al. 1994	11	64,0	30 Gy/6 Fr.	< 70	3,5 Mo.
	27			> 70	7,0 Mo.
Baumann et al. 1994	18	65,9	30 Gy/10 Fr.	< 50	5,8 Mo.
	11	69,1	> 50 Gy/> 25 Fr.		5,2 Mo.
	23	74,7	Keine RT		1,0 Mo.
	11	74,7	30 Gy/10 Fr.	> 50	6,0 Mo.
	24	69,3	> 50 Gy/> 25 Fr.		10,0 Mo.
	5	72,8	Keine RT		4,0 Mo.
Roa et al. 2004	47	> 60	60Gy/30 Fr.	≥ 50	5,1 Mo.
	48		40 Gy/15 Fr. (Phase-III)		5,6 Mo.

Tabelle VI. Randomisierte Phase-III-Studien zur Untersuchung chemotherapeutischer Substanzen bei hochmalignen Gliomen.

Studie/Autor	Pat. n	Design	Medianes Überleben
BTSG 72-01/75-01 De Angelis et al. 1998	Glioblastom		
	203	Nur Radiotherapie	8,5 Mo.
	185	Radiotherapie + BCNU	11,5 Mo. n.
	Gliome WHO-Grad III		
	32	Nur Radiotherapie	15 Mo.
	31	Radiotherapie + BCNU	16 Mo. n s.
NOA 1 Weller et al. 2003	146	Radiotherapie + Ara-C, ACNU/	17,5 Mo.
	146	Radiotherapie + VM 26, ACNU (positive Patientenselektion)	18,5 Mo. n. s.
MRC 2001	339	Nur Radiotherapie	9,5 Mo.
	335	Radiotherapie + PCV (Procarbazin, CCNU, Vincristin)	10,0 Mo. n. s.
EORTC 26981/22981 Stupp et al. 2005	286	Nur RT	12,1 Mo.
	287	RT + Temozolomid	14,6 Mo. p < 0,001

BTSG: Brain Tumor Study Group, NOA: Neuroonkologische Arbeitsgemeinschaft; MRC: Medical Research Council. n. s.: nicht signifikant.

nach zusätzlicher Chemotherapie. Korrespondierend betrug der Anteil 23 % bzw. 39,6 % im Subkollektiv der Patienten mit einem Karnofsky-Index von 90–100 %. Der geringe Überlebensvorteil konnte hingegen in anderen Studien nicht belegt werden (Levin et al. 1979; Walker et al. 1980) (Tabelle VI). In der randomisierten Studie des MRC (Medical Research Council) zeigte die Kombinationstherapie (PCV) keinen Überlebensvorteil im Vergleich zur alleinigen Strahlentherapie (MRC 2001). Keinen Effekt auf die Überlebenszeiten boten das Alter, der Karnofsky-Index, das Resektionsausmaß und auch der WHO-Grad des Tumors (ob WHO III oder IV). Die NOA-1-Studie zeigten die Kombinationen Ara-C/ACNU bzw. VM 26/ACNU (ACNU scheint CCNU/BCNU überlegen zu sein (Bamberg et al. 1988) simultan zur Bestrahlung gefolgt von sechs weiteren Kursen in einem positiv selektionierten Patientenkollektiv (Karnofsky-Index > 70) eine mediane Überlebenszeit von annähernd 18 Monaten, ohne dass sich ein Unterschied zwischen beiden Armen abzeichnete (Weller et al. 2003). Diese Studie belegt jedoch nicht den Wert der Chemotherapie in der Primärtherapie, weil die beiden Kombinationen ACNU/VM 26 und ACNU/Ara-C verglichen und kein alleiniger Strahlentherapie-Arm mitgeführt wurde. Unter Berücksichtigung der Patientenselektion weichen diese Ergebnisse im Wesentlichen nicht von denen der großen amerikanischen Studien ab, in denen BCNU als Monotherapie appliziert wurde (De Angelis et al. 1998). Zusätzliches Interferon-alpha zeigte in einer neueren randomisierten Studie keinen Überlebensgewinn, jedoch eine deutliche Toxizität mit Beeinträchtigung der Lebensqualität (Buckner et al. 2001). Nach den Ergebnissen der EORTC-Studie gehört die zusätzliche Chemotherapie mit Temozolomid (simultan zur Radiotherapie, gefolgt von 6 weiteren Kursen) zum Therapiestandard. Die medianen progressionsfreien und Gesamtüberlebenszeiten lagen bei 5,0 und 12,1 Monaten nach alleiniger Bestrahlung bzw. 6,9 und 14,6 Monaten nach kombinierter Therapie (Stupp et al. 2005). Vor allem Patienten mit Tumoren, die einen methylierten MGMT-Promotor aufwiesen, profitierten von der kombinierten Therapie (Hegi et al. 2005). Diese Erfahrungen führten zu einer neuen Strategie, innerhalb prospektiver Studien zukünftige Behandlungen auf den Stellenwert molekulargenetischer Profile zu untersuchen mit dem Ziel, neue Wege in der Therapiestratifizierung zu finden (EORTC/RTOG/NCIC). Die zusätzliche Chemotherapie beeinträchtigt nicht die Lebensqualität (Taphoorn et al. 2005).

Der Effekt einer zusätzlichen Chemotherapie in der Altersgruppe über 65 Jahre ist unklar. Im primär radiochemotherapeutischen Ansatz scheint der Effekt von Temozolomid mit zunehmendem Alter verloren zu gehen (Mirimanoff et al. 2005). Aktuell werden Konzepte mit einer alleinigen Temozolomid-Behandlung in der Primärtherapie untersucht (NOA 8).

Neuere chemotherapeutische Ansätze (Gegenstand von Studien)

In aktuellen Phase-I- und -II-Protokollen wurde eine Vielzahl von Substanzen untersucht, ohne dass sich ein überzeugender therapeutischer Gewinn abzeichnete (Kortmann et al. 2003). Nach eigenen Erfahrungen konnte Gemcitabin in der neoadjuvanten Situation bei 21 Patienten keine überzeugenden Resultate erzielen. fünf von 21 Patienten (24 %) zeigten keine Progredienz, eine Strahlentherapie konnte nach dem entsprechenden Intervall eingeleitet werden, hingegen lag bei 71,4 % (15 von 21 Patienten) eine Progredienz vor Radiotherapie vor (Weller et al. 2001). Eine Kombination von Temozolomid mit CCNU in Anlehnung an das Protokoll der EORTC-Studie ist verträglich und scheint eine weitere Verbesserung der Überlebenszeiten zu erreichen (Herrlinger et al. 2006). Simultane Therapiekonzepte postulieren einen radiosensibilisierenden Effekt durch Substanzen mit intrinsischer zytotoxischer Wirkung. Topotecan schien in vitro eine Strahlen verstärkende Eigenschaft entfalten zu können. (Lamond et al. 1996). Diese Beobachtung konnte auch nach eigenen experimentellen Untersuchungen jedoch nicht bestätigt werden (Ohneseit et al. 2001). Klinisch wurde Topotecan in mehreren Phase-I- und -II-Studien simultan zur Strahlentherapie untersucht und zeigte keine überzeugenden Resultate (Grabenbauer et al. 1999; Gross et al. 1999; Klautke et al. 1999). Derzeit werden in zahlreichen prospektiven Studien die unterschiedlichsten Substanzen unter Einschluss der neuen EGFR- und -PDGFR-Antagonisten untersucht, ohne dass sich bisher jedoch durchgreifende Verbesserungen erkennen ließen (Lonardi et al. 2005).

Die lokale Anwendung von Chemotherapeutika (BCNU-getränkte Einlagen) scheint eine geringe Verbesserung der Überlebenszeiten zu erreichen. In einer randomisierten Studie von Westphal et al. konnte ein medianes Überleben von 13,8 Monaten nach dieser Therapieform erreicht werden, im Vergleich zu 11,6 Monaten nach Placebo-Einlage (Westphal et al. 2006). Weitere lokale Anwendungsmethoden, basierend auf der Konvektionstherapie, sind derzeit in der experimentellen Entwicklungsphase.

Neuere strahlentherapeutische Konzepte

Brachytherapie

Vereinzelte Serien zum Einsatz der interstitiellen Brachytherapie scheinen einen Überlebensvorteil aufzuzeigen (Tabelle VII). Retrospektive Analysen zeigten für Patienten, für die eine zusätzliche Brachytherapie nach perkutaner Bestrahlung in Frage kommt, einen Überlebensvorteil von sieben Monaten (Florell et al. 1992; Wen et al. 1994). Vor dem Hintergrund der erschwerten Vergleichbarkeit aufgrund unterschiedlicher Selektionskriterien initiierte die BTCG (Brain Tumor Cooperative Group) eine prospektive randomisierte Phase-III-Studie, die zwischen einer alleinigen perkutanen Bestrahlung und einer zusätzlichen lokalen Brachytherapie verglich (Green et al. 1994). Die mediane Überlebenszeit nach zusätzlicher Brachytherapie betrug 16 Monate im Vergleich zu 13 Monaten. Die Unterschiede waren statistisch signifikant. Demgegenüber konnte die prospektive Studie von Selker keinen Vorteil der Aufsättigung zeigen. Der Brachytherapie-Boost wird derzeit nicht als Standard anerkannt.

Externe stereotaktische Einzeit-Strahlentherapie (Konvergenztherapie)

Der klinische Einsatz konzentriert sich auf sphärisch konfigurierte Zielvolumina mit einem Durchmesser unter 5 cm als Boost nach konventioneller perkutaner Strahlenbehandlung. Die Ergebnisse bisheriger Phase-II-Studien sind widersprüchlich (Tabelle VIII). Nur wenige Patienten kommen für diese Therapieform in Frage und die Beurteilung eines therapeutischen Gewinnes wird durch Patientenselektion erschwert. Eine retrospektive Analyse an 547 Patienten zeigte, dass lediglich 11,9 % für eine lokale Aufsättigung in Betracht gekommen wären. Patienten, die Kriterien für eine Boost-Behandlung erfüllten, zeigten jedoch einen Überlebensgewinn

Tabelle VII. Überlebenszeiten nach Brachytherapie („Boost") bei primärer Behandlung maligner Gliome (selektionierte Patienten – Tumorgröße, Karnofsky-Index).

Studie/Autor	Pat. n	Tumordurchmesser	Boost-Dosis	Medianes Überleben
Gutin et al. 1991	34	< 6,0 cm	50–60 Gy	22 Mo.
Scharfen et al. 1992	106	< 6,0 cm	Med. 56 Gy	22 Mo.
Wen et al. 1994	40 / 56	5,0 cm / 5,0 cm	Keine (histor. Kontroll-Gruppe) / 50 Gy	11,0 Mo. / 18,0 Mo.
Green et al. 1994a (BTCG 8701)	131 / 125	k. A. / k. A.	Keine / 50 Gy	13,0 Mo. / 16,0 Mo.
Selker et al. 2002	137 / 133	< 50 cm³ Resttumor	Keine / 60 Gy	58,8 Wo. / 68,8 Wo.

ª randomisierte Studie
BTCG: Brain Tumor Cooperative Group

Tabelle VIII. Stereotaktische Einzeittherapie („Boost") bei primärer Behandlung maligner Gliome bei selektionierten Patienten (Tumorgröße, Karnofsky-Index).

Autor	Pat. n	Tumorvolumen/Durchmesser	Boost-Dosis	Medianes Überleben
Loeffler et al. 1992	23	k. A.	10–20 Gy	26,0 Mo.
Addesa et al. 1995	69	k. A.	12 Gy	19,7 Mo.
Buatti et al. 1995	11	3,5 cm	12,5 Gy	17,0 Mo.
Sarkaria et al. 1995	115	4,0 cm	12,0 Gy	24,0 Mo.
Mehta et al. 1994	31	4,0 cm	10,0–20,0 Gy	10,5 Mo.
Masciopinto et al. 1995	31	16,4 cm³	15,0–35,0 Gy	10,0 Mo.
Gannett et al. 1995	31	46 cm³	10,0 Gy	10,0 Mo.
Souhami et al. 2004	97 / 89	< 4 cm Durchm.	Kein Boost / 15–24 Gy	13,6 Mo. / 13,5 Mo.

von fünf bis elf Monaten (Curran et al. 1993; Florell et al. 1992). Die randomisierte Studie von Souhami zeigte keinen Vorteil eines stereotaktischen Boostes, sodass dieses Verfahren nicht als Standard anerkannt wird (Souhami et al. 2004). Die Entwicklung symptomatischer Strahlennekrosen ist nach Brachytherapie und externer Bestrahlung hoch und wird mit 30–60 % angegeben (Addesa et al. 1995; Scharfen et al. 1992; Wen et al. 1994).

Die klinischen Erfahrungen über den Einsatz der konventionell fraktionierten stereotaktischen Konformationstherapie sind begrenzt. In einer Untersuchungsserie erhielten 20 Patienten eine Gesamtdosis von 70 Gy und anschließend weitere 20 Patienten eine Gesamtdosis von 80 Gy. Das mediane Überleben betrug bei allen Patienten 16 Monate, ohne dass ein Unterschied in beiden Dosisarmen nachgewiesen werden konnte (Sandler et al. 1994).

Strahlensensibilisierende Substanzen, Thermoradiotherapie, Neutroneneinfang-Therapie

Strahlensensibilisierende Substanzen ohne intrinsischen zytotoxischen Effekt wie Misonidazol und die halogenierten Pyrimidine (5-Bromodeoxyuridin (BUdR) und 5-Iododeoxyuridin (IUdR)) haben keinen Überlebensvorteil gezeigt (Philips et al. 1991). Die Kombination von Brachytherapie mit Hyperthermie hat in zahlreichen Phase-I/II-Studien keinen durchgreifenden Erfolg gezeigt. Aufgrund des hohen Aufwandes und des Nebenwirkungspotenzials (invasive Therapie) wurde diese Behandlungsstrategie verlassen (Seegenschmiedt et al. 1995). Die Neutroneneinfang-Therapie beruht auf der Wechselwirkung von Bor-Atomkernen eines nichtradioaktiven Isotops und Neutronen. Die Möglichkeit eines klinischen Einsatzes der Neutroneneinfang-Therapie beruht auf der unterschiedlichen Aufnahmefähigkeit von Borhaltigen Substanzen durch Tumorzellen im Vergleich zu Normalgewebe. Die klinischen Erfahrungen sind bisher begrenzt. Nach aktuelleren Analysen werden mediane Überlebenszeiten von 10,5 Monaten erreicht, sodass der Stellenwert dieser Behandlungsform kritisch gesehen werden muss und weitere klinische Studien notwendig sind (Laramore et al. 1996).

Rezidiv

Für die Behandlung des rezidivierenden malignen Glioms können keine allgemein gültigen Empfehlungen gegeben werden. Bei der individualisierten Therapieentscheidung sind eine erneute Operation, eine erneute Strahlenbehandlung mit reduzierter Gesamtdosis, eine gezielte stereotaktische Strahlenbehandlung mittels Brachytherapie oder Konvergenzbestrahlung, der Einsatz der Chemotherapie sowie alleinige symptomatische Maßnahmen zu erwägen.

Tabelle IX. Hypofraktionierte, stereotaktische Bestrahlung: Techniken, Nebenwirkungen und Überleben.

Autor	Pat. n	Technik/Dosierung	Nebenwirkungen	Medianes Überleben
Shepherd et al. 1997	33	Hypofrakt. Konvergenztherapie Einzeldosis 5 Gy, Eskal. 20–> 50 Gy	6 % Re-OP < 40 Gy: 6,4 % Steroidpflicht	11,0 Mo.
Hudes et al. 1999	20	Stereot. RT 3–3,5 Gy 24,0–>35 Gy Eskalationsprotok.	Keine Nekrosen Keine Gr. III/IV	10,5 Mo.
Lederman et al. 2000	88	Stereotakt., hypofrakt. RT Med. 24 Gy in 4 Frakt.	12 % Re-OP	7 Mo.
Voynov et al. 2002	10	Stereotakt. IMRT Hypofrakt. Med. 30 Gy (25–40 Gy), 5 Gy/Frakt.	2 Pat. erneute OP, 1 Nekrose 1 Tumornekrose	10,1 Mo.
Grosu et al. 2005	44	Stereotakt. RT, hypofrakt. 36 PET/SPECT,30 Gy 8 CT/MRI (6 × 5 Gy)	Keine Nekrosen Keine Gr. III/IV	9,0 Mo. 5,0 Mo.
Vordermark et al. 2005	19	Stereotakt. RT, hypofrakt. (4–10 Gy Einzeldosis) 30 Gy (20–30 Gy)	Keine Nekrosen Keine Gr. III/IV	9,3 Mo.
Bartsch et al. 2005	22	Stereot. RT 14 Pat. 45–54 Gy, konv. Frakt. 8 Pat. 30 Gy hypofrakt. (6 × 5Gy)	Keine Nekrosen Keine Gr. III/IV	7,0 Mo.

Tabelle X. Konventionell fraktionierte, stereotaktische Bestrahlung: Techniken, Nebenwirkungen und Überleben.

Autor	Pat. n	Technik/Dosierung	Nebenwirkungen	Medianes Überleben
Arcicasa et al. 1999	31	Frakt. Konvent. 2-D RT Einzeldosis 1,5 Gy, 34,5 Gy	Keine Nekrosen Keine Gr. III/IV	13,7 Mo.
Bartsch et al. 2005	22	Stereot. RT 14 Pat. 45–54 Gy, konv. Frakt. 8 Pat. 30 Gy hypofrakt. (6 × 5 Gy)	Keine Nekrosen Keine Gr. III/IV	7,0 Mo.
Combs et al. 2005b	54 GBM 39 WHO III	Stereotakt. RT 36 Gy (15–62 Gy) 5 × 2,0 Gy konv. Frakt.	1 Nekrose Keine weiteren Gr. III/IV	8,0 Mo. 12,0 Mo.
Cho et al. 1999	25	Konv. Frakt. RT, 37.5/15 Fraktionen	Keine Nekrosen Keine Gr. III/IV	12,0 Mo.

Erneute Bestrahlung

Bei rezidivierenden hochmalignen Gliomen bietet die erneute Bestrahlung eine sinnvolle Therapieoption und kann ein medianes Überleben von ca. fünf bis 12 Monaten vom Zeitpunkt der Rezidivtherapie erreichen (Tabellen IX und X). Liegt ein ein klinisch symptomatisch raumfordernder Prozess vor, empfiehlt sich zunächst, ein operatives Vorgehen zu prüfen. In der Regel sollte eine erneute Strahlentherapie erst bei einem Intervall zwischen Primärtherapie und Rezidivtherapie von mehr als drei Monaten, besser sechs Monaten erfolgen. Die günstigsten Überlebensraten werden bei kleineren Tumorvolumina, bei Tumoren mit dem WHO-Grad III und bei jüngeren Patienten erzielt. Inzwischen konnten ausreichend Erfahrungen über unterschiedliche Verfahren gewonnen werden. Die Brachytherapie in Form einer vorübergehenden Einlage radioaktiver „Seeds" oder der fraktionierten Afterloading-Therapie mit Iridium-192 erreicht zwar befriedigende Überlebensraten, konnte sich wegen der Invasivität des Verfahrens und der ausgeprägten Nebenwirkungen bisher jedoch nicht durchsetzen. Die größten und überzeugendsten Erfahrungen wurden mit stereotaktischer Einzeittherapie und fraktionierten externen Bestrahlungen gewonnen (Abbildung 6a–c). Der Vorteil der hypofraktionierten perkutanen Therapie liegt in der fehlenden Invasivität sowie in der geringeren Toxizität, vor allem der erheblich geringeren Rate an Re-Operationen von 6–12 % gegenüber bis zu 50 % nach Brachytherapie bzw. stereotaktischer Einzeittherapie (Scharfen et al. 1992; Shrieve et al. 1995; Shepherd et al. 1997).

Offenbar liegt ähnlich wie in der Primärtherapie eine Dosis-Wirkungs-Beziehung vor, mit notwendigen Dosierungen von über 24 Gy bei hypofraktionierter Applikation (Hudes et al. 1999). Ab 35 Gy steigt

schließlich das Risiko für Nebenwirkungen (Shepherd et al. 1997).

Zur geeigneten Tumorgröße können keine eindeutigen Angaben gemacht werden. Der Einsatz der stereotaktischen Einzeittherapie ist in der Regel auf Tumoren unter 4–5 cm Durchmesser begrenzt, wohingegen konventionell fraktionierte Konzepte auch bei deutlich größeren Tumoren eingesetzt werden können (Arcicasa et al. 1999; Combs et al. 2005b). Generell sind die Voraussetzungen für eine stereotaktische Strahlenbehandlung umso günstiger, je kleiner der zu behandelnde Herd und je rundlich konfigurierter er zur Darstellung kommt.

Moderne bildgebende Verfahren unter Einschluss funktioneller Bildgebung wie PET und SPECT eröffnen heute die Möglichkeit, eine gezieltere Bestrahlung durchzuführen, die möglicherweise mit einer verbesserten Tumorkontrolle und damit angehobenen Überlebensrate verbunden ist.

Der exakte Stellenwert der erneuten Bestrahlung im Vergleich zu Operation und alleiniger Chemotherapie ist jedoch noch nicht ausreichend definiert, da keine prospektiven, randomisierten Studien vorliegen. Unklar ist ferner, ob nach Rezidivoperation eine zusätzliche anschließende Bestrahlung sinnvoll ist, wie sie in der Heidelberger und Wiener Serie nahegelegt wird (Bartsch et al. 2005; Combs et al. 2005b). Zur Kombination mit einer Chemotherapie liegen wenige, teilweise enttäuschende Erfahrungen vor (Lederman et al. 2000). Lediglich Temozolomid scheint einen positiven Effekt zu erzeugen (Grosu et al. 2005).

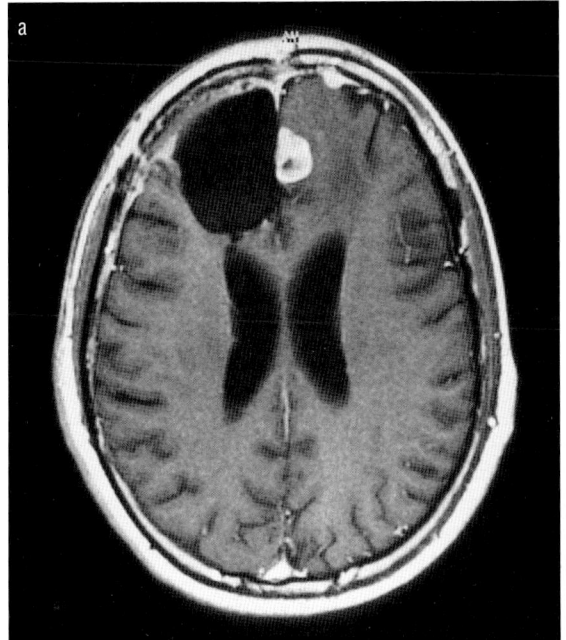

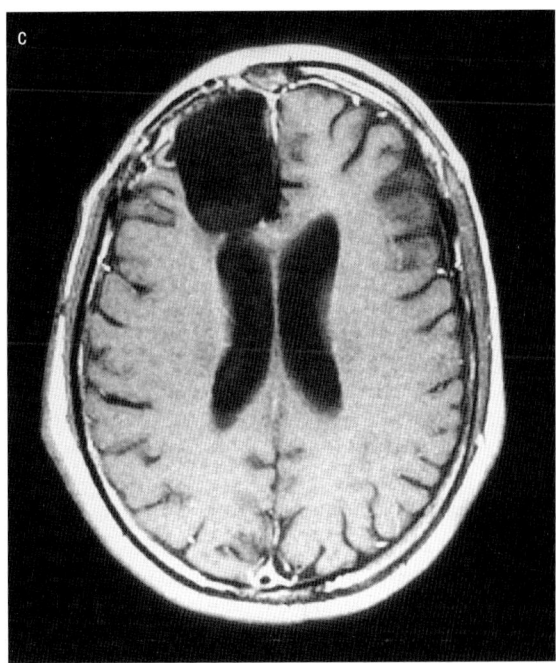

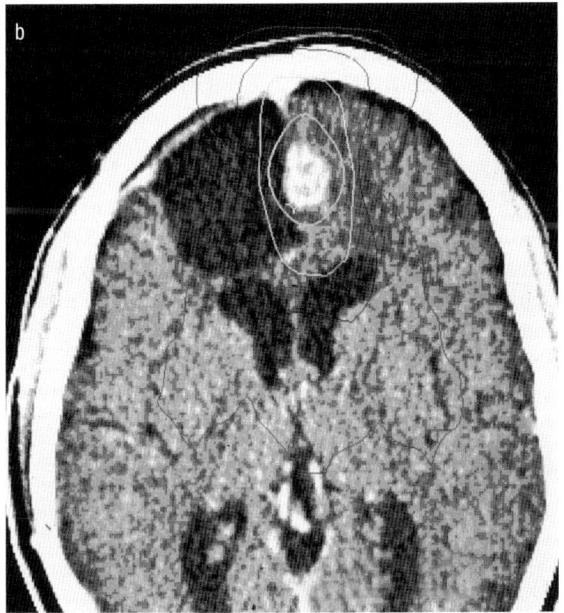

Abbildung 6. a–c) Hypofraktionierte, stereotaktische Konvergenztherapie bei Rezidiv eines Glioblastoma multiforme links frontal.
a) Vor Therapie, Darstellung des Rezidivtumors, Vorbelastung 60 Gy in 30 Fraktionen. b) Bestrahlungsplan mit Dosisverteilung. Gesamtdosis/Fraktionierung: 4 × 5,0 Gy. c) 11 Monate nach Therapie: weiterhin komplette Remission.

Chemotherapie

Im Rezidiv ist der Wert der Chemotherapie besser belegt. Eine Metaanalyse verschiedener Phase-II-Rezidivstudien ergab ein mittleres progressionsfreies Intervall von neun Wochen und eine Rate progressionsfreien Überlebens nach sechs Monaten von 15 % (Wong et al. 1999). Demgegenüber wurde mit Temozolomid ein mittleres progressionsfreies Intervall von etwa elf Wochen und eine Rate progressionsfreien Überlebens von 21 % erzielt (Yung et al. 1999). Ein Unterschied in der Wirksamkeit zwischen Temozolomid und einem Nitrosoharnstoff-haltigen Protokoll in der Rezidivtherapie des Glioblastoms wurde bisher nicht belegt. Zahlreiche, unterschiedlichste Substanzen und Protokolle werden derzeit in prospektiven Studien untersucht, ohne dass sich bisher ein Durchbruch abgezeichnet hat (Lonardi et al. 2005).

Astrozytom, Oligodendrogliom/Oligoastrozytom (WHO III)

In der Mehrheit der bisher veröffentlichten Daten zur Strahlenbehandlung maligner Gliome wird das anaplastische Astrozytom nicht vom Glioblastom differenziert, sodass Beurteilungen zur Prognose erschwert sind. In der RTOG-Studie 8302, die durch ein Neuropathologen-Team zentral begutachtet wurde, betrug die mediane Überlebenszeit 40,3 Monate (Werner-Wasik et al. 1996).

Die anaplastischen Oligodendrogliome oder Oligo-astrozytome bilden einen Anteil von 3,5 % unter den malignen Gliomen. Die Erfahrungen zum Einfluss der Histologie auf die Prognose sind widersprüchlich. So lagen die medianen Überlebenszeiten bei oligo-astrozytären Tumoren mit 49,8 Monaten unter denen bei Patienten mit reinen anaplastischen Oligodendro-gliomen (72 Monate) (Kim et al. 1996). Demgegen-über wurden in einer anderen Untersuchungsserie keine Unterschiede zwischen den histologischen Sub-typen gesehen (Halperin et al. 1996). Zwischen den eskalierenden hyperfraktionierten Behandlungs-sowie akzelerierten Schemata konnte kein Unter-schied in den Überlebenszeiten festgestellt werden. Als wesentlich wird eine Zielvolumendosis von über 50 Gy bei Astrozytomen, oligoastrozytären und reinen anaplastischen Oligodendrogliomen angese-hen, sodass die Bestrahlung der erweiterten Tumor-region mit einer konventionellen Fraktionierung bis zu einer Gesamt-Zielvolumendosis von 60 Gy emp-fohlen wird (Shaw et al. 1994).

Chemotherapie

Der Stellenwert der Chemotherapie in der Primärthe-rapie ist fraglich, wenngleich die medialen Überle-benszeiten von fast fünf Jahren in der NOA-1-Studie dafür sprechen (Weller et al. 2005). Patienten mit ana-plastischen Gliomen, vor allem Oligodendrogliomen scheinen von dem PCV-Schema zu profitieren. Die mediane Überlebenszeit lag in einer Studie bei 157 Wochen im Vergleich zu 82 Wochen nach Radiothera-pie und BCNU Monotherapie (Levin et al. 1990). Oli-godendriogliale Tumoren scheinen besonders gut auf Chemotherapie anzusprechen (Cairncross et al. 1994; Glass et al. 1992; Kim et al. 1996) (Tabelle XI). Über

PCV liegen überzeugende Daten bei Rezidivtherapie vor. Eine komplette Remission konnte bei 37,5 % und eine partielle Remission bei weiteren 37,5 % von ins-gesamt 24 Patienten mit Rezidiven erreicht werden (Cairncross et al. 1994). Oligodendrogliome mit astro-zytärer Komponente, sog. Oligoastrozytome, sprechen auf PCV ebenfalls gut an (Glass et al. 1992).

Aufgrund der günstigen Ergebnisse von Phase-II-Studien mit PCV wurde die Wirksamkeit der zusätz-lichen Chemotherapie im Rahmen randomisier-ter Studien (RTOG 9402 vor Radiotherapie, EORTC/26951 nach Radiotherapie) untersucht. Bei anaplastischen Oligodendrogliomen scheint die PCV-Chemotherapie in der Primärtherapie zwar das pro-gressionsfreie Überleben, nicht aber das Gesamt-überleben zu verbessern, bei nicht unerheblicher hämatologischer Toxizität (Cairncross et al. 2006; van den Bent et al. 2006) (Tabelle XI).

Ein neuerer Ansatz ist, den Beginn einer Strahlenbe-handlung durch eine neoadjuvante Chemotherapie hinauszuzögern (Kirby et al. 1996). Diese Strategie wird derzeit in der NOA-4-Studie zur Behandlung anaplastischer Gliome mit der Polychemotherapie PCV und Temozolomid randomisiert in Deutschland untersucht. Ergebnisse werden in Kürze publiziert.

In den beiden EORTC-RTOG-Studienprotokollen konnte der prognostische Einfluss des 1p/19q-Status unabhängig von der Therapie nachgewiesen werden, sodass neue Therapieprotokolle sich nicht mehr an dem Nachweis der oligodendroglialen Komponente, sondern des 1p/19q-Status orientieren. So wird in der internationalen CATNON-Studie für die prognos-tisch ungünstigeren anaplastischen Gliome ohne 1p/19q-Verlust untersucht, ob eine zusätzliche Che-

Tabelle XI. Mediane Überlebenszeiten nach Radiochemotherapie bei anaplastischen astrozytären, oligoastrozytären oder oligodendroglialen Hirntumoren.

Autor	Pat. n	Therapie	Medianes Überleben		
Winger et al. 1989	10 (Oligoastrozytome III)	Nur RT	65 Mo.		
Boiardi et al. 1997	41 (Astrozytome III)	RT + BCNU, Cisplatin	38,8 Mo.		
	16 (Oligoastrozytome III)		71,8 Mo.		
	14 (Oligodendrogliome III)		73,8 Mo.		
Kim et al. 1996	19 (Oligoastrozytome III)	RT + PCV	49,8 Mo.		
	7 (Oligodendrogliome III)		76,0 Mo.		
EORTC			Med. PFÜ	Med. ÜL	
Van den Bentet et al.	185	RT + PCV	2,6 J.		4,9 J.
2006	183	Nur RT	1,7 J.	4,7 J.	
RTOG			Med. PFÜ	Med. ÜL	
Cairncross et al. 2006	147	PCV + RT	23 Mo.	40,3 Mo.	
	142	Nur RT	13 Mo.	30,6 Mo.	

motherapie der alleinigen Strahlenbehandlung überlegen ist. Für Patienten mit anaplastischen Gliomen und 1p/19q-Verlust liegt bisher kein einheitliches Studienkonzept vor.

Meningeome

Meningeome machen etwa 15–20 % aller primären intrakraniellen Tumoren aus. Meningeome sind vorwiegend im Keilbeinbereich, an der Schädelkonvexität, im Kleinhirn-Brückenwinkel, Tentorium und in der Olfaktoriusgrube lokalisiert. Sie kommen zwar auch im Kindes- und Jugendalter vor, finden sich jedoch gehäuft zwischen dem 30. und 60. Lebensjahr. Die radikale Tumorentfernung ist die Therapie der Wahl, mit der lange rezidivfreie Intervalle zu erzielen sind. Der Versuch einer Totalexstirpation kann aber an dem in Knochen und Hirnstrukturen infilt-

rierenden Wachstum, der Ummauerung von Gefäßen und Nerven sowie einer die Dura flächenhaft überziehenden Aussaat von Tumorknoten scheitern. (Carella et al. 1984). Histologisch werden sie in die am häufigsten vorkommenden benignen (WHO-Grad I) die mit einer Häufigkeit zwischen 4,7 und 7,2 % vorkommenden atypischen (WHO-Grad II) und seltenen anaplastischen (1–2,8 %) (WHO-Grad II) Meningeomen unterschieden (Louis et al. 2007).

Zu den prognostischen Faktoren gehören Invasion des Hirngewebes, Mitoserate und MIB-1 Markierungsindex (Perry et al. 1998). Zu weiteren negativen prognostischen Faktoren für Tumorprogression nach Strahlentherapie gehörten in einer Heidelberger Serie Grading (WHO-Grad II) und das Vorliegen eines Meningeomrezidivs, die alleinige Biopsie und die subtotale Resektion. Tumorvolumen von über 60 cm³ war mit einer Rückfallrate von 15,5 % ver-

Tabelle XII. Ergebnisse nach alleiniger Operation und postoperativer Bestrahlung bei Meningeomen.

Autor	Pat. n	Bestrahlungstechnik	5-J-PFÜ	
			Nach OP	Nach OP + RT
Barbaro et al. 1987	55	Konv. fraktioniert Median 54 Gy	40 %	68 %
Taylor et al. 1988	132	Konv. fraktioniert 50–63 Gy (1,8–2,0 Gy)	43 %	82 %
Miralbell et al. 1992	96	Konv. fraktioniert Median 52 Gy	48 %	88 %
Goldsmith et al. 1994	117	Konv. fraktioniert Median 54 Gy		89 % 10 J.: 77 %
Maire et al. 1995	91	Konv. fraktioniert Median 52 Gy (ED 1,8 Gy)		71 %
Matthiesen et al. 1996	315		96 % (total) 55 % (subtotal)	
Dziuk et al. 1998		Maligne Meningeome 29 nur OP 19 OP + RT Median 54,0 Gy	Kompl. Resektion: 28 % Inkompl. Resekt.: 0 %	57 % 0 %
Stafford et al. 1998	581		Kompl. Res. (80 %) 5 J.: 88 % 10 J.: 75 %	Inkompl. Res. (20 %) 5 J.: 61 % 10 J.: 39 %
Maguire et al. 1999	28	Konv. fraktionierte RT Median 53,1 Gy		5 J.: 81 %
Nutting et al. 1999	82	Konv. fraktionierte RT 55–60 Gy		5 J.: 92 % 10 J.: 83 %
Mendenhall et al. 2003	101	Konv. fraktionierte RT Median 54 Gy		5 J.: 95 % 10 J.: 92 % 15. J.: 92 %

PFÜ: progressionsfreies Überleben, OP: Operation, RT: Radiotherapie.

bunden im Vergleich zu 4,3 % bei kleineren Tumoren. (Milker-Zabel et al. 2005). Tumoren mit einem Durchmesser von über 5 cm zeigten in einer anderen Serie ein Fünfjahres-progressionsfreies Überleben von 40 % im Vergleich zu 93 % für Tumoren mit einem Durchmesser von unter 5 cm, sodass bei größeren Tumoren vor einer Bestrahlung an eine chirurgische Tumorverkleinerung gedacht werden kann (Connell et al. 1998).

Rolle der Strahlenbehandlung

Im Mittelpunkt steht die Resektion, die vollständig jedoch nur in 60–70 % der Fälle erreicht werden kann (Taylor et al. 1988, Mirimanoff et al. 1985). Nach kompletter Resektion von benignen Meningeomen ist mit einer lokalen Tumorkontrollrate von über 90 % zu rechnen (Tabelle XII), sodass eine postoperative Strahlentherapie nicht angezeigt ist. Nach inkompletter Resektion werden Fünfjahres-progressionsfreie Zeiten zwischen 40 und 70 % beobachtet bei einer Wahrscheinlichkeit für ein erneutes Tumorwachstum innerhalb von 15 Jahren von nahezu 100 %. durch eine postoperative Bestrahlung können die 15 Jahres-progressionsfreien Überlebensraten demgegenüber auf über 90 % angehoben werden (Mendenhall et al. 2003). Da jedoch randomisierte Studien zum Stellenwert der sofortigen postoperativen Strahlentherapie bei Meningeomen fehlen, ist deren Einsatz derzeit umstritten. Eine randomisierte Studie der EORTC musste leider wegen fehlender Resonanz eingestellt werden.

Planungszielvolumen

Die Radiotherapie erfolgt stets als erweiterte Lokalbestrahlung. Dabei ist die in der Computertomographie bzw. MRI sichtbare Tumorregion mit einem Sicherheitsabstand von 1–1,5 cm einzubeziehen. Wegen der häufig unregelmäßigen Form gewinnt bei der

Bestrahlung dieser Erkrankung die Anwendung der Konformationsbestrahlung nach primärer CT-Planung und mit Hilfe von Lamellenkollimatoren zunehmende Bedeutung.

Gesamtdosis und Fraktionierung

In einer Analyse von Goldsmith et al. (1994) scheint eine Dosis-Wirkungs-Beziehung zu bestehen mit einer Abnahme des relativen Risikos für Tumorprogression von 0,5 pro 10 Gy Dosissteigerung. Die Fünf- und Zehnjahres-progressionsfreien Überlebensraten lagen nach Applikation von 52 Gy und mehr bei 98 bzw. 93 %, wohingegen die korrespondierenden Werte nach einer Dosierung von unter 52 Gy bei nur 65 % lagen (Goldsmith et al. 1994). Aktuell wird als Standard eine Gesamtdosis 54 Gy in konventioneller Fraktionierung (Einzeldosis 1,8–2 Gy) für die benignen Meningeome als ausreichend angesehen. Heute werden zunehmend dreidimensionale konformale Radiotherapien eingesetzt, die sehr gute lokale Tumorkontrollraten erreichen (Tabelle XIII). In der Heidelberger Serie konnte eine Gesamtüberlebensrate von 97 % nach fünf Jahren und von 96 % nach zehn Jahren erreicht werden bei einer mittleren Tumorranddosis von 51 Gy (Debus et al. 2001). In der aktualisierten Serie von Milker-Zabel mit 317 Patienten konnte eine lokale Tumorkontrollrate von 93,1 % bei einer mittleren Nachbeobachtung von 5,7 Jahren erreicht werden. Existierende neurologische Defizite verbesserten sich bei 42,9 % der Patienten. Nur in 8,2 % trat eine Verschlechterung auf (Milker-Zabel et al. 2005). In der Serie von Henzel et al. (2006) wurde bei 224 Patienten ein Fünfjahres-progressionsfreies Überleben von 92 % bei einem Gesamtüberleben von 96,9 % gesehen. Die Tumorvolumenreduktion lag bei 26,2 bzw. 30,3 %. 95,9 % der Patienten waren klinisch stabil. Gesichert sind höhere Dosen, die mit einer verbesserten Tumorkontrolle verbunden zu sein scheinen. Die Heidelberger Arbeitsgruppe erreichte unter Anwendung

Tabelle XIII. Ergebnisse nach fraktionierter 3-D-konformaler Radiotherapie.

Autor	Pat. n	Med. Dosis	Med. Tumorvolumen (ml)	Tumorregression	5-J-PFÜ	Komplikationsrate
Alheit et al. 1999	41	50–55Gy	17,9	22 %	100 % (3 Jahre)	9,8 %
Selch et al. 2004	45	50,4 Gy	14,5	18 %	97,4 %	2 %
Milker-Zabel et al. 2001	317	57,6 Gy	33,6	23 %	90 %	2,5 %
Henzel et al. 2006	224	55,8 Gy	9,1	45 %	96,6 %	2,5 %

PFÜ: progressionsfreies Überleben

der fraktionierten Konformationstechnik mit einem Dosiskonzept von median 56,8 Gy eine Fünfjahres-progressionsfreie Überlebenszeit von 94 % (Tabelle XIII).

Protonentherapie

Die Rolle der Protonentherapie ist unklar (Tabelle XIV). In den amerikanischen und europäischen Serien wurde bisher nur eine begrenzte Anzahl von Patienten behandelt. Mit den bisher üblichen Fraktionierungen, teilweise in Kombination mit Photonen, teilweise auch mit Dosiseskalationen bis 62 CGE konnten lokale Tumorkontrollen von ca. 90 % er-reicht werden, was prinzipiell den Erfahrungen mit fraktionierten konformalen Photonentechniken entspricht (Noel et al. 2005; Wenkel et al. 2000; Weber et al. 2004).

Stereotaktische Einzeittherapie

Die Rolle der Radiochirurgie wird kontrovers disku-tiert. In der Regel werden im Vergleich zur fraktio-nierten konformalen Radiotherapie deutlich kleinere Volumina behandelt (Tabelle XV). Die angewandten Dosierungen variierten stark bei Randdosierungen zwischen 9 und 36 Gy. Die Fünfjahres-progressions-freien Überlebenszeiten bewegten sich zwischen 91 und 96 %. Anaplastische Tumoren werden nur unzu-reichend kontrolliert (17 % Tumorkontrolle nach median 15 Monaten) (Kondziolka et al. 2008). In der Serie von Shin konnte eine Dosis-Wirkungs-Bezie-hung gesehen werden. Bei Dosierungen zwischen 10 und 12 Gy lagen die Zehnjahres-progressionsfreien Überlebenszeiten bei 75 % im Vergleich zu 100 % nach Dosierung zwischen 14 und 18 Gy, die jedoch mit einem höheren Risiko für Komplikationen ver-

Tabelle XIV. Ergebnisse nach Protonentherapie.

Autor	Pat. n	Bestrahlungstechnik	Tumorkontrolle/Überleben	Komplikationen
Wenkel et al. 2000	46	Frakt. Photonen + Protonenthe-rapie 59,0 CGE	ÜL 5/10 Jahre: 93 %/77 % LK 5/10 Jahre: 100 %/88 %	9/46 Schwere Defizite
Hug et al. 2000	31 (15 AM) (16 MM)	Frakt. Photonen + Protonen-therapie 62,0 CGE (AM), 58 CGE (MM)	LK.8 Jahre:AM: 19 %, MM: 17 % Dosis > 60 Gy AM: 70 %, MM: 83 %	3/31 Radionekrose
Vernimmen et al. 2001	27	Hypofrakt. Protonentherapie 16,3 CGE	5 Jahre: PFÜ: 88 %	5,5 %
Weber et al. 2004	16	Frakt. Protonentherapie 52,2–64 CGE	LK/3 Jahre: 91,7 % ÜL/3 Jahre: 92,7 %	3/16 WHO-Grad-III-IV-Toxizität
Noel et al. 2005	51	Frakt. Photonen + Protonentherapie 60,6 CGE	LK/4 Jahre: 98 % ÜL/4 Jahre: 100 %	2/51 WHO-Grad-III Toxizität

PFÜ: progressionsfreies Überleben, CGE: Kobalt-Gray-Äquivalent, AM: atypisches Menigeom, MM: malignes Meningeom, LK: lokale Tumorkontrolle, ÜL: Gesamt-überleben

Tabelle XV. Ergebnisse nach stereotaktischer Einzeittherapie („Radiochirurgie").

Autor	Pat. n	Med. Dosis	Med. Tumor-volumen (ml)	Tumorregression	5-J-PFÜ	Komplikationsrate
Stafford et al. 2001	168	16 Gy	k. A.	56 %	93 %	13 %
Lee et al. 2002	159	13 Gy	6.5	34 %	93 %	6,9 %
Nicolato et al, 2002	122	14,6Gy	8,1	61 %	96,5 %	4,1 %
DiBiase et al. 2004	162	14 Gy	4,5	28 %	86 %	8,3 %
Kreil et al. 2005	200	12 Gy	6,5	57 %	98,5 %	2,5 %
Malik et al. 2005	309	20 Gy	7,3	k. A.	87 %	3 %
Kollova et al. 2007	325	12,6 Gy	4,4	69,7 %	97,9 %	5,7 %
Kondziolka et al. 2008	972	14,0 Gy	7,4	44,2 %	10 J. Adj.: 87,2 % Primär: 95,0 %	7,7 %

bunden sind (s. u.) (Shin et al. 2001). In der Regel liegen die behandelten Tumorvolumina in den stereotaktischen Einzeit-Serien zwischen 4,1 ml (Hakim et al. 1998) und 6,3 ml in der Serie von DiBiase et al. (2004). In der Heidelberger Serie (fraktionierte 3-D-konformale Radiotherapie) lag das mittlere Tumorvolumen demgegenüber bei 52,5 ml. In der retrospektiven Analyse von DiBiase et al. (2004) wurde das Volumen von 10 ml als oberes Maximum für eine sinnvolle Behandlung angesehen. Das Fünfjahresprogressionsfreie Überleben bei Tumoren in einer Größe von unter 10 ml lag bei 91,9 % im Vergleich zu 68 % für größere Tumoren. Die Rolle der Protonentherapie ist noch ungeklärt (Wenkel et al. 2000)).

Strahlentherapeutisch vorbehandelte Rezidive können jedoch effektiv mit einer stereotaktischen Einzeittherapie kontrolliert werden (Fünfjahres-progressionsfreies Überleben und Gesamtüberleben lagen bei 40 % bzw. 96 % (Ojemann et al. 2000)).

Komplikationsrisiko

Fraktionierte Therapien sind mit einer sehr niedrigen Komplikationsrate verbunden (2,5 % und darunter in neueren und größeren Serien) In der Marburger Serie mit 224 Patienten traten Spätfolgen an den Hirnnerven nicht auf (Henzel et al. 2006) (Tabelle XIII).

Tendenziell scheint die stereotaktische Einzeittherapie im Vergleich zur fraktionierten Radiotherapie mit einer höheren Komplikationsrate verbunden zu sein (Tabelle XV). In der Serie von Hakim et al. 1998 lagen permanente Hirnnervendefizite in 2,4 % der Fälle vor (linearbeschleunigergestützte Therapie) und bei 4,8 % nach Gamma Knife bei einer identischen dokumentierten Dosisverschreibung (Subach et al. 1998). In der Serie von Stafford et al. 2001, lag die Komplikationsrate bei 14 % (8 % für Hirnnervendefizite) in einer Serie mit 190 Patienten. Die Dosis-Wirkungs-Beziehungen zur Tumorkontrolle und Nebenwirkungsrisiko liegen eng beieinander, sodass Behandlungen mit niedriger Komplikationsrate potenziell mit dem Risiko einer schlechteren Tumorkontrolle verbunden sind. In der Analyse von Stafford et al. an 215 Patienten, die eine stereotaktische Einzeittherapie mit Gamma Knife erhielten, lag das Risiko für eine Komplikation bei 1,1 % bei einer Dosisexposition des Chiasma bei 12 Gy und darunter (Stafford et al. 2003). In der Serie von Morita wurde eine Schwellendosis von 10 Gy angegeben (Morita et al. 1999). Ein signifikantes Risiko für eine Trigeminusneuropathie wurde für Dosierung ab 10 Gy angegeben.

Atypische (WHO-Grad II) und maligne (anaplastische) Meningeome (WHO-Grad III)

5–10 % der Meningeome zeichnen sich durch histologische Subtypen mit schlechterer Prognose aus. Während die benignen Meningeome nach kompletter Resektion nur selten innerhalb von fünf Jahren rezidivieren (4–5 %), kommt es bei atypischen Meningeomen kurzfristig in 35–38 % und bei anaplastischen Meningeomen in 78–84 % der Fälle zu Rezidiven (Jaaskelainen et al. 1986; Palma et al. 1997; Mathiesen et al. 1996). In der Serie von Kallio et al. 1992, mit 935 Meningeomen zeigte sich ein 4,2fach erhöhtes Mortalitätsrisiko (Kallio et al. 1992). Nach alleiniger Operation liegen die Rückfallraten nach vollständiger Resektion bei 50 % und bei inkompletter Resektion bei 90 % (Salazar et al. 1988). Palma et al. 1997 berichten über das Langzeitüberleben bei 71 atypischen und malignen Meningeomen, die ausschließlich operiert wurden. Das Zehnjahres-Gesamtüberleben lag in der Patientengruppe mit atypischem Meningeom bei 79 % im Vergleich zu 34,5 % für maligne Meningeome. Die mediane Zeit bis zum Rückfall betrug fünf bzw. zwei Jahre. In der Serie des Princess-Margaret-Hospitals lagen die Fünfjahres-erkrankungsspezifischen Überlebensraten bei 51 % für atypische Meningeome und 27 % für maligne Meningeome (Milosevic et al. 1996). Demgegenüber konnten Hug et al. (2000) und Coke et al. (1998) keinen Unterschied in den Überlebensraten zwischen beiden histologischen Typen sehen. Nach operativer Behandlung von anaplastischen Meningeomen wird in der Regel eine postoperative Strahlenbehandlung durchgeführt. Durch zusätzliche Bestrahlung wurde die Fünfjahres-progressionsfreie Überlebensrate von 15 auf 80 % angehoben (Dziuk et al. 1998). Nach den Erfahrungen der Heidelberger Gruppe erreichte die postoperative Bestrahlung bei atypischen Meningeomen ein Fünfjahres-rückfallfreies Überleben von 89 % (Milker-Zabel et al. 2005). Harris et al berichteten über ein fünf Jahre progressionsfreies Überleben von 83 % nach postoperativer Bestrahlung (Harris et al, 2004).

Bei malignen Läsionen wird als Standard eine Dosis von 60 Gy angestrebt. Bei atypischen und malignen Meningeomen scheint ebenso eine Dosis-Wirkungs-Beziehung zu bestehen (Hug et al. 2000) (Tabelle XIV/XVI). Dosen über 60 Gy (CGE/Protonen) erreichten eine Fünfjahres-rückfallfreie Überlebensrate von 80 % gegenüber 17 % nach niedrigeren Dosen. IMRT-Techniken (IMRT = intensitätsmodulierte Radiotherapie) eröffnen die Möglichkeit einer Dosiseskalation mit konventionellen Photonen, ohne dass jedoch bisher verlässliche Erfahrungen vorliegen (Pirzkall et al. 2003; Uy et al. 2002). Die EORTC untersucht aktuelle die Effizienz einer Dosiseskalation bei Meningeomen WHO-Grad II und III.

Chemotherapie

Chemotherapien haben auch in der Rezidivsituation bisher keinen gesicherten Stellenwert. Therapieansätze mit einer Hormonbehandlung (z. B. mit dem Antiprogesteron Mifepriston) waren wirkungslos (Grunberg et al. 1991). Hydroxyurea scheint eine moderate Tumorkontrolle zu erreichen (Mason et al. 2002). Somatostatin Analoga zeigen möglicherweise einen besseren Effekt. Bei zehn von 16 Patienten konnte eine partielle Remission oder stabile Erkrankung erreicht werden, die mediane Überlebenszeit lag jedoch nur bei 7,5 Monaten (Chamberlain et al. 2007). Temozolomid, Topotecan und andere Substanzen wurden untersucht, ohne dass sich eine relevante Wirkung bei rezidivierenden Meningeomen gezeigt hat (Chamberlain et al. 2004, 2006, 2007). Auch bei atypischen und anaplastischen Meningeomen hat die Chemotherapie bei Rückfall wenig überzeugende Daten geliefert (Modha et al. 2005)

Optikusscheiden-Meningeom und Keilbeinflügel-Meningeom

Die Optikusscheiden-Meningeome entstehen aus den Zellen der Arachnoidea, die den Nervus opticus umscheiden. Schließlich wird die zentrale Retinalvene oder -arterie obstruiert, gefolgt von einer langsam progredienten Visus- und Gesichtsfeldbeeinträchtigung. Raumforderungszeichen treten häufig erst dann auf, wenn bereits ein ausgeprägter Visusverlust eingetreten ist. Die Meningeome des Keilbeinflügels können durch Infiltration der Schädelbasis, vor allem des Sinus cavernosus, Ausfälle des N. facialis, trigeminus, oculomotorius und abducens auslösen. Sie können das Tuberculum sellae erfassen und sich von dort über den Optikuskanal in die Orbita erstrecken. Die augenärztliche Untersuchung zur Beurteilung neuro-ophthalmologischer Störungen (Visus, Gesichtsfeld, Motorik) sowie CT und MR zur Beurteilung der Tumorausdehnung gehören zur Basisdiagnostik. Bei der Tumorausbreitung bis in die Hypophyse ist eine endokrinologische Abklärung notwendig. Eine histologische Sicherung ist bei typischer Klinik und typischen bildmorphologischen Kriterien nicht zu empfehlen, da diese mit dem Risiko einer weiteren Visusverschlechterung bzw. Zunahme von Hirnnervenausfällen behaftet ist.

Tabelle XVI. Atypische und anaplastische Meningeome: Dosis-Wirkungs-Beziehungen (fraktionierte Radiotherapie).

Autor	Pat. n	Dosis	Ergebnis	p-Wert
Goldsmith et al. 1994	23		5-J-PFÜ:	0,01
		< 53 Gy	17 %	
		≥ 53 Gy	67 %	
Milosevic et al. 1996	59		5-J-PFÜ:	< 0,01
		< 50 Gy	0 %	
		≥ 50 Gy	42 %	
Coke et al. 1998	17			k. A.
		< 54 Gy	3/5 Pat. DOD	
		≥ 54 Gy	1/12 Pat. DOD	

Tabelle XVII. Ergebnisse nach Fraktionierter 3-D-konformaler Radiotherapie von Optikusscheiden-Meningeomen.

Autor	Pat. n	Med. Dosis	Med. Tumor-volumen (ml)	Tumor-regression	Lokale Kontrolle	Besserung des Sehvermögens	Komplikationsrate
Andrews et al. 2002	30	54 Gy	2,9 ml	13 %	100 %	42 %	13 %
Becker et al. 2002	42	54 Gy	k. A.	2,6 %	100 %	19 % Visus 31,6 % GF	9,5 %
Baumert et al. 2004	22	54 Gy	1,7 ml	4,8 %	100 %	73 %	4,3 %

PFÜ: progressionsfreies Überleben, GF: Gesichtsfeld

Therapiestrategien und Ergebnisse

Chirurgische Eingriffe sind mit einer zu hohen Komplikationsrate (Visusverschlechterung bis Blindheit) verbunden und sollten vermieden werden. Nur bei bereits eingetretener Blindheit ist eine operative Resektion vertretbar, um die weitere Tumorausbreitung zu verhindern (Kennerdell et al. 1988). Bei Befundprogredienz stellt sich die Indikation zur Strahlenbehandlung. Kennerdell et al. (1998) konnten bei fünf von sechs Patienten, die eine alleinige Strahlentherapie erhielten, eine Verbesserung des Visus erreichen, ohne dass Komplikationen auftraten. Inzwischen liegen Erfahrungen von drei Arbeitsgruppen vor, die eine fraktionierte 3-D-konformale Radiotherapie als alleinige Therapiemaßnahme einsetzten (Tabelle XVII). Bei einer medianen Nachbeobachtung zwischen 20 und 35,5 Monaten lag die lokale Tumorkontrolle einheitlich bei 100 %. Eine Besserung des Sehvermögens konnte bei einer niedrigen Komplikationsrate in einer Vielzahl der Fälle erreicht werden, sodass diese Methode inzwischen als Standardverfahren angesehen werden kann.

Bestrahlungstechnik/Gesamtdosis/Fraktionierung

Das klinische Zielvolumen sollte innerhalb der Orbita mit einem minimalen Sicherheitssaum erfasst werden. Insbesondere sollten der Glaskörper und die Linse des betroffenen Auges sowic nach Möglichkeit auch die Retina geschont werden. Bei intrakanikulärer Tumorausbreitung sollte das befallene Gebiet mit einem Sicherheitssaum von 5 mm bis maximal 1 cm auch unter Einschluss des Chiasmas erfasst werden. Aufgrund der unmittelbaren Nachbarschaft der Risikoorgane zum klinischen Zielvolumen und dem irregulär konfigurierten Tumorgebiet muss eine Hochpräzisions-Strahlentherapie im Sinne einer stereotaktischen Konformationstherapie gefordert werden (Abbildung 3 a und b). Diese Technik erlaubt, bei (vorwiegend vorkommendem) unilateralem Befall zudem eine optimale Schonung des kontralateralen Auges. Die notwendige Gesamtdosis und Fraktionierung wird mit 5 × 1,8–2,0 Gy pro Woche bis 54 Gy Zielvolumendosis angegeben.

Meningeale Sarkome

Die seltenen Sarkome der Meningen werden nach der neuen WHO-Klassifikation zu den mesenchymalen Tumoren der Meningen gezählt, unter denen das Hämangioperizytom das häufigste ist (Guthrie

et al. 1989). Im Mittelpunkt steht die lokale Tumorkontrolle bestehend aus Operation die aufgrund einer hohen intraoperativen Blutungsneigung häufig mit einer präoperativen Embolisation verbunden wird, sowie einer postoperativen Bestrahlung.

Rolle der Strahlenbehandlung

In der Serie von Dufour traten nach alleiniger Operation in 88 % der Fälle Rezidive auf im Vergleich zu 12 % nach postoperativer lokaler Bestrahlung (Dufour et al. 2001). Die adjuvante Bestrahlung verlängerte zusätzlich das Gesamtüberleben. In dieser Serie verstarben alle Patienten, die initial keine Bestrahlung erhielten im Vergleich zu 55 % Überleben nach Bestrahlung. In der Serie von Fountas konnte durch die Kombination Operation und Bestrahlung bei einem Patienten mit einer mittleren Dosis von 56,4 Gy eine lokale Tumorkontrolle von 72,7 % erreicht werden (Fountas et al. 2006). Gleichzeitige besteht ein Risiko für eine liquorgene und extrakranielle Metastasierung vor allem bei undifferenzierten Tumoren, die sehr protrahiert auftreten können (64 % nach 15 Jahren) (Mena et al. 1991; Fountas et al. 2006). Das Metastasierungsrisiko kann möglicherweise durch die lokale Bestrahlung gesenkt werden. Rückfälle außerhalb der Tumorregion waren in der Serie von Dufour nach Bestrahlung selten, jedoch nach der alleinigen Operation häufiger, bei jedoch insgesamt einer geringen Fallzahl. In der Serie von Sooyer et al. 2004, traten bei 55 % der Patienten Metastasen innerhalb und außerhalb des ZNS vorwiegend bei unbestrahlten Patienten auf (Souyer et al. 2004). Symptomatische inoperable Tumoren können erfolgreich palliativ bestrahlt werden (Carella et al. 1984; Mirabell et al. 1992).

Planungszielvolumen, Gesamtdosis und Fraktionierung

Eindeutige Empfehlungen können aufgrund der begrenzten Datenlage nicht abgegeben werden. Aufgrund eines den malignen Meningeomen ähnlichen Wachstumsverhalten empfiehlt sich ein analoges Vorgehen mit Bestrahlung der erweiterten Tumorregion und einer Erfassung der nicht befallenen Anteile der Meningen mit einem Sicherheitssaum von 1–2 cm. Daten zu einer Dosis-Wirkungs-Beziehungen legen eine Gesamtdosis zwischen 55 und 60 Gy bei einer konventionellen Fraktionierung nahe. Guthrie analysierte die Daten unterschiedlicher Fallserien und konnte eine niedrige Rückfallrate bei Dosierungen über 51 Gy erkennen (22 %) im Vergleich zu 88 %

Tabelle XVIII. Klinische Ergebnisse nach Operation und Bestrahlung von Hypophysenadenomen (Makroadenome und sezernierende Adenome).

Autor	Pat. n	Therapie	Dosis	Kontrolle 5 J.	Kontrolle 10 J.	Nekrosen	Visusverschlechterung	Gefäßveränderungen	Kogn. Defizite	Zweittumor	Nachbeobachtung
McCollough et al, 1991	105	29 nur RT / 76 OP + RT	42–45 Gy Mittlere ED: 1,72 Gy	k. A.	100 % / 92 %	0	2 (1,9 %)	12 (11,4 %)	3 (2,8 %)	0	5–15 Jahre:
Tran et al. 1991	95	25 nur RT / 70 OP + RT	44–55 Gy 1,8–2,5 Gy	k. A.	83 %	0	0	0	0	0	Im Mittel 7 Jahre:
Fisher et al. 1993	134	16 nur RT / 118 OP + RT	45–50 Gy 1,8–2,0 Gy	91 %	82 %	0	3 (2,2 %)	3 (2,2 %)	0	2 (1,4 %)	Im Mittel 8 Jahre:
Brada et al. 1993	411	73 nur RT / 338 OP + RT	45–60 Gy ≤ 1,8 Gy	k. A.	94 %	0	6 (1,5 %)	0	0	5 (1,2 %)	Median 10,5 Jahre:
Tsang et al. 1994	128	OP + RT	40–50 Gy 1,8–2,0 Gy	k.A	91 %	0	0	0	0	2 (1,5 %)	Im Mittel 8,3 Jahre:
Zierhut et al. 1995	138	16 nur RT / 122 OP + RT	40–60 Gy 2,0 Gy	94,9 %	k. A.	0	2 (1,4 %)	0	0	0	Im Mittel 6,5 Jahre:
Grabenbauer et al. 1996	50	OP + RT	46–63 Gy 1,9–2,1 Gy	98 %	94 %	1 (2,0 %)	4 (8,0 %)	2 (4,0 %)	0	0	Median 4,5 Jahre:
McCord et al. 1997	141	33 nur RT / 108 OP + RT	42–55 Gy Im Mittel 1,8 Gy	95 % / 90 %	95 % / 90 %	0	3 (2,5 %)	0	0	1	Median 9,2 Jahre:
Breen et al. 1998	120	29 nur RT / 91 OP + RT	37,6–65,6 Gy Med. 46,7 Gy		88 %	0	1 (0,8 %)	0	0	2	Median 9,0 Jahre:
Sasaki et al. 2000	91	5 nur RT / 86 OP + RT	44–70 Gy Med.: 51 Gy		98 %	1 (1,1 %)	0	0	0	0	Median 3,0 Jahre:
Mackley et al. 2007	34	30 OP + RT / 4 nur RT (IMRT)	45–49,3 Gy in 23–29 Fraktionen	97 %	–	0	1	0	0	0	Med. 42,5 Mo.
Gesamt	1447	230 nur RT / 1217 OP + RT	37,6–70 Gy	90–100 %	83–100 %	2 (0,14 %)	22 (1,5 %)	17 (1,2 %)	8 (0,5 %)	11 (0,8 %)	

Tabelle XIX. Ergebnisse nach konventioneller, externer Bestrahlung bei sezernierenden Hypophysenadenomen.

Autor	Pat. n	Typ	Vollständige Remission	Med. Nachbe-obachtung	Mittlere Dosis	Komplikationsrate
MacLeod et al. 1989	27	STH	83 %	6,5 Jahre	48,4 Gy	0 %
Tsagarakis et al. 1991	36	Prolaktinom	50 %	8,5 Jahre	45 Gy	0 %
Goffman et al. 1992	24	STH	55 %	1 Jahr	47,5 Gy	0 %
Estrada et al. 1997	25	ACTH	83 %	3,5 Jahre	50 Gy	0 %

Tabelle XX. Ergebnisse nach Schwerionentherapie bei sezernierenden Hypophysenadenomen (Becker et al. 2002).

Auto	Inst.	Typ	Dosis (Gy)	Pat.	Nachbeob-achtung	Hormon	Normalisie-rung	Ausfälle	Neurotoxizität
Kliman 1984	Harvard	Proton	120–140	142	20 Jahre	GH	50 %/5 J.	10 %	Diplopie 4 %
Kjellberg 1984	Harvard	Proton	120–140	118	20 Jahre	ACTH	80 %/5 J.	15 %	
Levy 1991/96	Berkeley	Helium-ionen	30–50/4 Fraktionen	318	18 Jahre	GH	50 %/5 J.	Bis zu 50 %	Temporallappen N. opticus
			40–150/4 Fraktionen	83	8 Jahre	ACTH	48 %	Bis zu 50 %	N. oculomotorius
			30–100/4 Fraktionen	23	16 Jahre	Prolakt.	52 %/1 J.	Bis zu 50 %	

bei niedrigeren Dosierungen (Guthrie et al. 1989). Bei Rezidiv und Vorbestrahlung kann eine stereotaktische Einzeittherapie in Erwägung gezogen werden (Coffey et al. 1993).

Andere neuroepitheliale, neuronale und gemischte neurogliale Tumoren (Gangliozytom WHO-Grad I, dysembryoblastischer, neuroepithelialer Tumor WHO-Grad I, zentrales Neurozytom WHO-Grad I, Gangliogliom WHO-Grad I–II)

Diese außerordentlich seltenen Tumoren werden entsprechend ihrer histologischen Graduierung therapiert. Da hier nur allenfalls Fallstudien und Einzelbeobachtungen vorliegen, orientieren sich die Therapieprinzipien an den niedrigmalignen Gliomen WHO-Grad I/II.

Hypophysenadenome

Etwa 10 % aller intrakraniellen Tumoren sind Hypophysenadenome, die sich aus den epithelialen Zellen der Adenohypophyse entwickeln. Entsprechend ihrer hormonellen Funktion werden diese histologisch benignen und langsam wachsenden Neoplasien in endokrin aktive und inaktive Tumoren unterteilt. Klinisch sind sie durch lokal expansives Wachstum und/oder übermäßige Hormonproduktion charakterisiert. Als Folge der Raumforderung können sich neben unspezifischen Kopfschmerzen, Einschränkungen des Gesichtsfeldes, Visusminderung bis zum Visusverlust durch Optikusatrophie, insbesondere durch Kompression und Infiltration des Chiasma opticum und des Sehnerven, entwickeln. Ein laterales Ausbrechen führt zur Beeinträchtigung vaskulärer Strukturen (Sinuscavernosus-Syndrom) und Funktionsausfällen weiterer Hirnnerven (N. oculomotorius). Ein nach dorsal gerichtetes Wachstum beeinträchtigt die hypothalamischen Zentren mit endokrinologischen Ausfällen. Die Diagnostik der Hypophysenadenome umfasst radiologische (CT bzw. MRT), opthalmologische, endokrinologische und neurologische Untersuchungen. Ziel der Operation ist die selektive Exzision des Tumors unter Erhalt der Hypophyse und ihrer Funktionen sowie Dekompression benachbarter Strukturen.

Indikation für die Strahlentherapie

Die perkutane Strahlentherapie wird heute fast ausschließlich postoperativ bei Resttumoren oder Rezi-

Tabelle XXI. Ergebnisse nach stereotaktischer Einzeittherapie bei sezernierenden Hypophysenadenomen.

Autor	Pat.	Typ	Vollständige Remission	Med. Nach-beobachtung	Dosis	Komplikationsrate
Pan et al. 2000	128	Prolak-tinom	52 %	2,8 Jahre	31,2 Gy	0 %
Izawa et al. 2000	56	Alle	30 %	2,5 Jahre	23,8 Gy	2,5 %
Petrovich et al. 2003	22	Alle	82 %	3 Jahre	15 Gy	0 %

diven mit und ohne endokrine Aktivität eingesetzt (Tabellen XVIII und XIX). Die etablierte fraktionierte Bestrahlung wird heute zunehmend als stereotaktische Konformationsbestrahlung insbesondere bei nach lateral ausbrechenden Adenomen durchgeführt. Retrospektive Analysen belegen eine Dosis-Wirkungs-Beziehung für die lokale Tumorkontrolle (Tran et al. 1991; Grigsby et al. 1989). Derzeit wird mindestens eine Gesamtdosis von 45 Gy empfohlen (Becker et al. 2002). Das Mallinckrodt Institute of Radiology empfiehlt 45–50 Gy für M. Cushing, 50 Gy für Mikroadenome und 50–54 Gy für Makroadenome, postoperativ bei invasiven Tumoren 50 Gy und 54 Gy nach inkompletter Resektion (Grigsby et al. 1997).

Die Bestrahlung mit hochenergetischen Alpha-Teilchen und Protonen hat sich bei kleinen intrasellären Adenomen bewährt. In einer oder mehreren Fraktionen werden mit stereotaktischer Fokussierung jeweils 60–100 Gy in den Tumor eingestrahlt. Nach Angaben der Autoren sind die Ergebnisse ausgezeichnet, aber auch mit einem nicht unerheblichen Risiko für Spätfolgen belastet (Tabelle XX).

Der Einsatz der stereotaktische Einzeitbestrahlung wird kontrovers diskutiert. Einige Zentren berichten über effektive Behandlungen von SDH- und ACTH produzierende Tumoren mit lokalen Tumorkontrollen bzw. endokrinologischen Kontrollen zwischen 48 und 76 % (Tabelle XXI). Sie wird auch als Alternative zur externen fraktionierten Bestrahlung nach inkompletter Resektion in Erwägung gezogen (Pollock et al. 2003). Neuere Serien sind mit einer moderaten, Komplikationsrate verbunden. Der Abstand zwischen Adenom und Sehbahn sollte mehr als 3–5 mm betragen, um die kritische Dosis im Bereich der Sehbahn unterhalb von 8 Gy zu halten. Zur Kontrolle sezernierender Tumoren scheinen jedoch Dosierungen von 15 Gy (50 % Isodose) notwendig zu sein um eine ausreichende Wirkung zu erreichen, die die Sinnhaftigkeit dieser Therapie vor dem Hintergrund der Toleranzdosen in dieser Subgruppe relativieren lässt (Petrovich et al. 2003).

Planungszielvolumen, Bestrahlungstechnik und Fraktionierung

Die Strahlentherapie erfasst den Tumor mit einer Sicherheitszone von maximal 1 cm bis zu einer Gesamtdosis von 50,4 Gy (Makroadenom) bzw. 45 Gy (Mikroadenom). Bei fünf Fraktionen pro Woche beträgt die Einzeldosis 1,8 Gy (Mc Collough et al. 1991, Bamberg 1989).

Spezielle Formen, ihre Symptomatik und Therapie

Generell zeigt die Bestrahlung bei sezernierenden Hypophysenadenomen erst nach Jahren den gewünschten Effekt, sodass in vielen Fällen eine medikamentöse Therapie zur Überbrückung eingesetzt werden muss. Am empfindlichsten reagieren STH produzierende Tumoren auf die Bestrahlung. Die Prolaktinome werden in einem deutlich geringeren Prozentsatz und einem zeitlich verzögerterem Ansprechen kontrolliert (Becker et al. 2002).

Prolaktinom

Mehr als 50 % der hormonaktiven Hypophysenadenome sind Prolaktinome (Mikroprolaktinom: mittlerer Durchmesser < 10 mm, Serumprolaktin bis etwa 250 ng/ml, Makroprolaktinom: mittlerer Durchmesser > 10 mm, > 250–300 ng/ml). Klinische Leitsymptome dieser Überproduktion von Prolaktin sind bei der Frau ein Amenorrhöe-Galaktorrhöe-Syndrom und beim Mann Potenzstörungen. Libidoverlust wird von beiden Geschlechtern angegeben. Die Bestimmung des Serumprolaktins bildet die Basisdiagnostik und weist bei Spiegeln über 200 ng/ml auf das Vorliegen eines Tumors hin.

Das Mikroprolaktinom entwickelt sich vorzugsweise bei Frauen und weist im Allgemeinen keine Wachstumstendenz auf. Die Notwendigkeit zur Therapie resultiert aus der Amenorrhö-Galaktorrhö-Symptomatik und des Osteoporoserisikos bedingt durch den hypogonadotropen Hypogonadismus. Die Therapie der Wahl ist die medikamentöse Therapie mit Dopaminagonisten, die ausnahmslos eine Normalisierung der Hyperprolaktinämie erzielen. Das Makroprolaktinom weist hingegen unbehandelt eine deutliche Wachstumstendenz auf. Mit Dopaminagonisten der neueren Generation (Cabergolin) mit einer deutlich besseren Affinität zu Dopamin-2-Rezeptoren lässt sich in bis zu 80 % der Fälle der erhöhte Prolaktinspiegel normalisieren und eine Verkleinerung des Tumors erreichen. Die Operation beschränkt sich auf Fälle mit persistierender Prolaktinproduktion (Kreutzer et al. 2008; Melmed et al. 2008).

Rolle der Strahlenbehandlung

Bei Mikroprolaktinomen ist eine primäre Strahlentherapie nicht mehr indiziert. Patienten mit Makroprolaktinomen werden einer Strahlentherapie bei Nichtansprechen der medikamentösen Therapie und erfolgloser Operation bzw. Inoperabilität zugeführt. Langfristig kann eine deutliche Reduktion der Prolaktinwerte bei 44–70 % der Patienten mit Normalisierung der Serumspiegel in einzelnen Fällen erzielt werden (Bamberg et al. 1989; Tran et al. 1991). Als Alternative kommt eine stereotaktische Einzeittherapie in Frage (Tabelle XXI).

Akromegalie

Die vermehrte Sekretion von Wachstumshormonen wie das STH (= somatotropes Hormon oder human growth hormone = HGH) und nachfolgend das Somatomedin C (SmC) führt im Erwachsenenalter zu dem typischen Bild der Akromegalie. Objektiviert wird die Diagnose durch die Bestimmung des Serum-STH im Glukosebelastungstest. Ziel und Nachweis einer erfolgreichen Therapie bildet die Normalisierung der basalen STH unter 5 ng/ml bei normalem Glukose-Suppressionstest. Durch eine Operation kann dieser Wert bei etwa 85 % der Patienten erreicht werden (Nomikos et al. 2005). Bei postoperativ weiterhin erhöhten STH-Spiegeln können heute neue Somatostatin Analoga wie Lanreotide aber auch Dopaminantagonisten wie Cabergolin eingesetzt werden (Kreutzer et al. 2004). Derzeit stellt sich nicht die Indikation für einen Einsatz in der Primärtherapie.

Rolle der Strahlenbehandlung

Die postoperative Strahlenbehandlung ist bei invasiv wachsenden, subtotal resezierten Adenomen bzw.

Rezidiven und bei medikamentös refraktären Tumoren indiziert. In etwa 80 % der Fälle normalisieren sich die Serum-STH-Spiegel nach einem Zeitraum von sechs Monaten bis zu vier Jahren mit meist parallel verlaufender Rückbildung der klinischen Symptome. Bei Inoperabilität kann eine alleinige Radiotherapie ähnlich gute Ergebnisse erzielen (Bamberg et al. 1989; Ciccarelli et al. 1993).

Morbus Cushing

Das Cushing-Syndrom ist ein Krankheitsbild mit vermehrter Kortisolproduktion. Die mit etwa 70 % häufigste Ursache dieses endogenen Hyperkortisolismus liegt in einer hypothalamisch-hypophysären Dysfunktion mit pathologisch gesteigerter ACTH- und/oder CRF (= corticotropin releasing factor)-Sekretion, die meist durch Adenome des Hypophysenvorderlappens vorwiegend bei Frauen zwischen dem dritten und vierten Lebensjahrzehnt in Erscheinung tritt. Im Mittelpunkt steht die mikrochirurgische Resektion, die nach Erlanger Erfahrungen in 75,9 % bei 426 Patienten eine Normalisierung der Kortisolwerte erreichen kann (Hofmann et al. 2008).

An diagnostischen Verfahren werden neben CT und MR von Hypophyse und Nebenniere die Bestimmung des freien Kortisols im 24-Stunden-Sammelurin und der kleine Dexamethason-Hemmtest sowie der Dexamethason-Hemmtest mit hoher Dosierung eingesetzt. Therapie der Wahl ist die transsphenoidale Entfernung des Adenoms. So kann bei etwa 90 % der Patienten mit intrasellären Tumoren eine Vollremission bzw. Heilung erzielt werden. Vor Operation kann kurzfristig eine adrenostatische Therapie mit Ketoconazol zur Senkung des Plasmakortison-Spiegels eingesetzt werden. Eine längerfristige Therapie verbietet sich wegen der ausgeprägten Nebenwirkungen (Kreutzer et al. 2004).

Rolle der Strahlenbehandlung

Bei unverändert hoher postoperativer Kortisolproduktion, bei Rezidiven (ca 20 % der Fälle nach kompletter Resektion) und bei inoperablen Patienten ist eine Strahlentherapie indiziert. Nach den Ergebnissen mehrerer Zentren können zwischen 60 und 80 % der Patienten mit einer alleinigen Bestrahlung langfristig in eine Vollremission gebracht werden. (Bamberg et al. 1989; Estrada et al. 1997). Die Senkung des Kortisolspiegels erfolgt jedoch protrahiert über ein bis drei Jahre und kann medikamentös mit dem Dopaminagonisten Cabergolin überbrückt werden

(Ansprechrate bis 60 %) (Kreutzer et al. 2004; Melmed et al. 2008)

Nelson-Tumor

Beim Cushing-Syndrom mit bilateraler Nebennieren-rinden-Hyperplasie können sich nach totaler Adrenalektomie bei etwa 10–20 % der Patienten Hypophysenadenome (Nelson-Tumor) entwickeln. Nach neueren Erkenntnissen scheinen initial klinisch inapparente kortikotrope Mikroadenome vorzuliegen, die nach Adrenalektomie einem Wachstumsimpuls ausgesetzt werden (Assie et al. 2007). Die Patienten weisen extrem hohe ACTH-Serumspiegel (= adrenokortikotropes Hormon) und meist eine intensive Pigmentierung durch gesteigerte MSH-Produktion (M-Melanozyten) auf (Nelson-Syndrom). Die Tumoren gelten als besonders aggressiv wachsend und haben eine höhere Proliferationstendenz als andere Hypophysenadenome. Die Operation ist die Therapie der ersten Wahl, jedoch wird i. d. R. keine Normalisierung der ACTH-Sekretion erreicht, sodass in allen Fällen eine postoperative Radiotherapie empfohlen wird. Hierdurch kann bei fast allen Patienten – begleitet von einer Depigmentierung – eine Senkung des ACTH-Spiegels erreicht werden und damit ein erneutes Wachstum des Tumors verhindert werden. Die übersezernierten ACTH-Spiegel lassen sich durch eine Substitution mit Kortikosteroiden bremsen.

Thyreotropinome

Diese sehr seltenen Tumoren, die mit einer Hyperthyreose einhergehen, werden chirurgisch angegangen. Wird die primäre Therapie zuerst auf die Schilddrüse ausgerichtet, kann es durch Störung des Regelkreises ähnlich wie bei dem Nelson-Syndrom zu aggressiv wachsenden Tumoren kommen. Bei postoperativ ausbleibender Normalisierung der erhöhten TSH-Spiegel empfiehlt sich die Bestrahlung. Alternativ kann auch die Behandlung mit Oktreotid versucht werden (Beck-Peccoz et al. 1996).

Endokrin inaktive Hypophysenadenome

Die Diagnose wird oft erst bei Auftreten von Sehbahnläsionen, Hirnnervenausfällen und endokrinen Störungen als Folge der lokalen Raumforderung gestellt. Grundsätzlich sollte bei diesen ausgedehnten Tumoren die Verkleinerung der Tumormasse mit Entfernung von Zysten und Nekrosen als erster therapeutischer Schritt erfolgen, um schnell eine Druckentlastung auf umgebende Strukturen zu erreichen und die klinische Diagnose histologisch zu verifizieren. Eine radikale Ausräumung erhöht nur das Risiko an Morbidität und Mortalität, ohne die hohe Rezidivquote nach alleiniger Operation entscheidend zu senken. Die postoperative Strahlentherapie kann, kombiniert mit den neurochirurgischen Eingriffen, eine zehnjährige Rezidivfreiheit von 90 % erzielen (Tabelle XVIII).

Tabelle XXII. Beeinträchtigung des Visus nach Bestrahlung von Hypophysenadenomen: Abhängigkeit von der Einzeldosis (Becker et al. 2002).

Autor	Einzeldosis	Gesamtdosis	Inzidenz	
			n	%
Aristizabal et al. 1977	< 2 Gy		0/7	0 %
	2–2,2 Gy		2/ 99	2 %
	> 2,2 Gy		2/16	12,5 %
		≤ 46 Gy	0/96	0 %
		> 46 Gy	4/26	15,4 %
			4/122	3,3 %
Harris and Levenec 1976	≥ 2,5 Gy	45–50 Gy	5/55	9 %
Atkinson et al. 1979	3,0 Gy	42–45 Gy	4/23	17,4 %
Sheline et al. 1979	≤ 2 Gy		0/180	0 %
	2,25 Gy		1/1	
Grigsby et al. 1988	≤ 2 Gy	Median 49 Gy	2/212	1 %
Flickinger et al. 1989	≤ 2,38 Gy	95–62 Gy	1/112	0,9
Brada et al. 1993	≤ 1,8 Gy	Median 45 Gy	6/411	1,5 %

Wird die Bestrahlung erst bei Rezidivwachstum eingesetzt, sind nach zehn Jahren noch 78 % dieser endokrin inaktiven Adenome lokal kontrolliert (Fisher et al. 1993; Tsang et al. 1994). Die zeitliche Positionierung (sofort postoperativ oder bei Rezidiv) wird dennoch kontrovers diskutiert, da das Zeitintervall bis zum Rezidiv nach inkompletter Resektion sehr groß sein kann. Ein klinisch relevanter Unterschied in der Tumorverdoppelungszeit könnte in Zukunft die Indikation bestimmen (Tanaka et al. 2003). Untersuchungen mit den Proliferationsmarkern MIB-1 und Ki-67 erlauben Rückschlüsse auf eine Verdoppelungszeit des Tumorvolumens, die mit dem zeitlichen Auftreten von Rezidiven verbunden ist. Erhöhungen dieser Marker werden häufiger in der Altersgruppe unter 60 Jahren gefunden und legen eine sofortige postoperative Bestrahlung bei Resttumor nahe.

Erneute Strahlenbehandlung

Eine erneute Bestrahlung nach bereits erfolgter primärer Strahlentherapie konnte nach einer medianen Nachbeobachtungszeit von neun Jahren (2–17 Jahre) bei 12 von 15 Patienten langfristige lokale Kontrolle bewirken (Schoenthaler et al. 1992). Die mediane initiale Gesamtdosis betrug 41 Gy und bei der zweiten Bestrahlungsserie 42 Gy. Von den Patienten mit visuellen Beeinträchtigungen wiesen jeweils 50 % eine Besserung bzw. Stabilisierung der Symptome auf. Insgesamt sechs der 15 Patienten entwickelten nach der erneuten Bestrahlung zusätzliche hormonelle Ausfälle. Nach Ansicht der Autoren bietet diese zweite Strahlentherapie die Möglichkeit einer langfristigen Beherrschung des Lokalbefundes bei akzeptablem Risiko. Flickinger et al. (1989) berichteten über sechs Patienten, die eine erneute Strahlenbehandlung nach Therapieversagen mit einer Dosis zwischen 35–49,6 Gy bei einer initialen Dosis zwischen 36 und 53,6 Gy erhielten. Alle sechs Patienten erlitten keinen Rückfall bei einem Nachbeobachtungszeitraum von zwei Monaten bis 9,7 Jahren.

Nebenwirkungen der Strahlenbehandlung

An akuten passageren Nebenwirkungen können vereinzelt Hirndrucksymptome auftreten, die unter Berücksichtigung einer bereits eingeleiteten hormonellen Substitution in Absprache mit dem Endokrinologen mit Dexamethason behandelt werden können. An Spätfolgen kann sich durch die radiogen bedingte Obliteration der Kapillaren ein partieller Hypopituitarismus entwickeln, der zeitlich versetzt

zur positiven Wirkung der Bestrahlung sich oft erst nach fünf bis zehn Jahren oder noch später manifestiert. Etwa 20 % der Patienten erleiden einen zusätzlichen Ausfall der Hormonachsen durch die Bestrahlung. Besonders empfindlich scheint bei Kindern die somatotrope Funktion des hypophysären-hypothalamischen Systems zu reagieren. Eine langjährige endokrinologische Kontrolle ist notwendig, um die hormonellen Ausfallserscheinungen frühzeitig zu erfassen und entsprechend zu substituieren (Bamberg et al. 1989; Tsang et al. 1994).

Für die Entstehung radiogener Spätfolgen am Sehnerven und/oder Chiasma opticum ist entscheidend die Höhe der Einzeldosis nach den Erfahrungen mehrerer Autoren verantwortlich (Tabelle XIX) Bei Einzeldosen von 1,8 Gy und Gesamtdosen von 45 Gy (ICRU-50) sind solche Beeinträchtigungen der Sehfähigkeit mit einer Inzidenz von unter 1 % anzusetzen (Bamberg et al. 1989; Jiang et al. 1994). Strahlen induzierte Malignome nach moderner Hochvolt-Bestrahlung von Hypophysenadenomen sind sehr selten (Tabelle XXII).

Zerebrale Chordome/Chondrosarkome

Chordome der Schädelbasis machen 0,1–0,2 % der primären Hirntumoren aus und sind angeborene, langsam wachsende Tumoren, die von Chordaresten im Keilbein ausgehen. Die weitere Ausbreitung kann in den Nasopharynx, in den Keilbeinkörper, in Clivus und Pons erfolgen. Im Röntgenbild sieht man gewöhnlich eine Destruktion des Keilbeinkörpers und häufig intratumorale Verkalkungen. Im Vordergrund der Behandlung steht die operative Tumorentfernung, die jedoch wegen der Lokalisation und des invasiven Wachstums nur selten vollständig gelingt.

Nach alleiniger Operation kommt es somit häufig zu Rezidiven, die durch Destruktion oder Verdrängung lebenswichtiger Hirnstrukturen zum Tode führen (Austin et al. 1993; Romero et al. 1993; Tai et al. 1995). Aufgrund ihrer Lokalisation im Clivus oder Felsenbein und damit unmittelbarer Nachbarschaft zu Hirnnerven und wichtigen Hirngefäßen wird nur selten trotz Fortschritten in den mikrochirurgischen Techniken eine vollständige Resektion erreicht. Ausgedehnte Resektionen sind zudem mit einer hohen Komplikationsrate verbunden. Gay et al. (1995) berichteten über neun operationsbedingte Todesfälle bei 46 Patienten. 40 % der Überlebenden zeigten Verschlechterungen des Allgemeinzustandes, wobei bei 80 % neue Hirnnervenausfälle verursacht wurden. Prognostische Faktoren konnten in der Literatur bisher nicht gesichert werden (Munzenrieder et al. 1999; Hug et al. 1999; Castro et al. 1994; Fagundes et al. 1995).

Rolle der Strahlenbehandlung

Der Stellenwert der Strahlenbehandlung ist unbestritten. Forsyth et al. (1993) berichteten über 51 Patienten, die postoperativ eine konventionelle Bestrahlung erhielten und erreichte eine signifikante Verlängerung der Überlebenszeit. Die lokale Tumorkontrolle ist von ausschlaggebender Bedeutung bei selten zu beobachtenden Fernmetastasen (Fagundes et al 1995). Mit konventioneller Dosis sind die Fünfjahres-

Kontrollraten limitiert und liegen zwischen acht und 43 % (Tabelle XXIII). Demgegenüber wurden in den großen amerikanischen Serien lokale Tumorkontrollraten bis 73 % unter Anwendung von Protonen bzw. schwere Ionen (Dosis zwischen 63 und 80 CGE) erreicht. (Munzenrieder et al. 1999) (Tabelle XXIV). Die Therapien waren mit einem geringen Nebenwirkungsrisiko verbunden. Stereotaktische Konformationstechniken eröffnen die Möglichkeit einer lokalen Dosiseskalation mit Photonen. Sie sind nach bisher vorliegenden Erfahrungen offenbar aber nicht in der Lage, die ausgezeichneten Ergebnisse der Protonentherapie zu erreichen (Debus et al. 2000).

Tabelle XXIII. Radiotherapie von Chordomen der Schädelbasis: Tumorkontrollraten.

Autor	Pat. n	RT-Technik	Zeitraum	5-Jahres-Kontrollrate
Romero et al. 1993	18	Konventionell Median 50,1 Gy	1975–1990	17 %
Keisch et al. 1991	21	Konventionell Median 60 Gy	1949–1986	Nur OP: 32 % OP + RT: 43 %
Magrini et al. 1992	15	Konventionell 48–60 Gy (4 × wiederholte RT)	1956–1990	8 %
Munzenrider et al. 1999	290	Protonen + Photonen, Boston, median 70 CGE	1975–1998	73 %
Castro et al. 1994	53	He/Ne, Berkeley, im Mittel 65 CGE	1977–1992	63 %
Debus et al. 2000	37	Fraktionierte Konformationstherapie Median 66,6 Gy (1,8 Gy)	1990–1997	50 %
Zorlu et al. 2000	18	Konventionell, Median 60 Gy	1979–1997	23 %

CGE: Kobalt-Gray-Äquivalent

Tabelle XXIV. Lokale Tumorkontrolle und Spättoxizität nach Bestrahlung von Chordomen und Chondrosarkomen der Schädelbasis mit Protonen/Schwerionen (Dosisangaben in CGE (Kobalt-Gray-Äquivalent) und stereotaktischer Einzeittherapie.

Autor	Pat. n	Technik	Dosis	Lokale Tumorkontrolle	Spättoxizität
Munzenrieder et al. 1999	519	Photonen + Protonen	66–83 Gy	73 %/5 J. (CH) 98 %/5 J. (CS)	13 % (TL-Veränd.) 4,4 % ON
Hug et al. 1999	58	Protonen	70,7 Gy (median)	79 %/5 J. (CH) 100 %/5 J. (CS)	7 % (Keine näh. Angaben)
Castro et al. 1994	223	Heliumionen	65 Gy (median)	63 %/5 J. (CH) 78 %/5 J. (CS)	20 % (Keine näh. Angaben)
Schulz-Ertner et al. 2007	96	Carbonionen	60 Gy (median)	86 %/3 J. (CH) 70 %/5 J.	4,1 % Neuropathie N. opticus
Martin et al. 2007	26 postop.[a] 2 alleinig	Einzeit Gamma Knife	16 Gy	62.9 %/5 J. (CH) 80 %/5 J. (CS)	Keine
Hasegawa et al. 2007	37 postop.[a]	Einzeit Gamma Knife	14 Gy	32 %/5 J. (CH) 80 % (5 J) (CS)	1 Pat. Fazialisschwäche

[a] nach Teilresektion
CH: Chordome , CS: Chondrosarkome, TL: Temporallappen

Die Carbonionen-Bestrahlung der Chordome und Chondrosarkome der Schädelbasis erreicht in etwa identische Resultate im Vergleich zur Protonentherapie. Aufgrund der besseren Dosiskonformität und der besseren Trennschärfe der Therapiefelder zum Hirnstamm, den Temporallappen und der Sehbahn bieten die Carbonionen hinsichtlich zu erwartender Nebenwirkungsprofile einen möglichen Vorteil. Bei

96 Patienten mit Chordomen, wurde eine Fünfjahres-lokale Tumorkontrolle von 70 % erreicht. Hierbei wurden median 60 CGE eingesetzt (Schulz-Ertner et al. 2007). Die stereotaktische Einzeittherapie als alleinige Therapie oder adjuvant nach Teilresektion erreicht zufriedenstellende Tumorkontrollraten bei niedriger Komplikationsrate (Martin et al. 2007; Hasegawa et al. 2007) Sie scheint jedoch der Schwerionen-

Tabelle XXV. Bestrahlung von Akustikusneurinomen. Lokale Tumorkontrolle, Hörfunktion und Nebenwirkungsrisiko.

Autor	Pat. n	RT-Technik	Lokale 5-J-Kontrollrate	Erhalt des Gehörs	Spättoxizität N. facialis	Spättoxizität N. trigeminus
Noren et al. 1993	254	Gamma Knife 10–20 Gy	88 %	77 %	17 %	19 %
Foote et al. 1995	36	Gamma Knife 16 – 20 Gy	100 % (0,5–3 J.)	36 %	66,5 %	58,9 %
Mendenhall et al. 1996	56	RS LINAC 12,5–15 Gy	95 %	k. A.	23 % [a]	k. A.
Kondziolka et al. 1998	162	Gamma Knife 16,0 Gy	98 %	51 %	21 %	27 %
Ito et al. 2000	125	Gamma Knife 12,0–25,0 Gy	95 %	14 % totaler Hörverlust	36 %	15 %
Andrews et al. 2001	69	Gamma Knife 12,0 Gy	98,6 % (6 J.)	33 %	17 %	7 %
Meijer et al. 2003	49	RS LINAC 10 Gy/12,5 Gy	100 %	75 %	7 %	8 %
Meijer et al. 2003	80	RS LINAC 4 × 5 Gy, 5 × 5 Gy	94 %	61 %	3 %	2 %
Weber et al. 2003	88	Protonen Med. 12 CGE	93,6 %	33 %	8,9 %	10,6 %
Flickinger et al. 2004[a]	313	Gamma Knife 12–13 Gy	98,6 %	70,3 %	0 %	4,4 %
Lunsford et al. 2005[a]	829	Gamma Knife 12–13 Gy	97 %	78 %	0 %	4,4 %
Varlotto et al. 1996	12	Fraktioniert 54 Gy	100 %	100 %	0 %	0 %
Maire et al.1999	29	Fraktioniert Median 51 Gy	91 %	4 von 6 Pat.	0 %	0 %
Fuss et al. 2000	51	Fraktioniert 54–66 Gy	95 %	85 %	1,9 %	3,8 %
Shirato et al. 2000	65	Fraktioniert 36–50 Gy	92 %	60,9 %	0 %	0 %
Meijer et al. 2000	37	5 × 4 Gy/5 × 5 Gy (1 × 10/1 × 12,5 Gy)	91 %	66,0 %	0 %	0 %
Andrews et al. 2001	56	5 × 2,0 Gy, 50 Gy	97 %	81 %	10,0 %	10,0 %
Chan et al. 2005	70	Fraktioniert 54 Gy/1,8 Gy	98 %	84 %	1 %	4 %
Combs et al. 2005	106	Fraktioniert Med. 57,6Gy	94,5 %	Ohne NF-2: 98 % Mit NF-2: 64 %	2,3 %	3,4 %

[a] aktualisierte Daten des Instituts Pittsburgh

NF-2: Neurofibromatose Typ 2

therapie vor allem bei Chordomen unterlegen zu sein (Hasegawa et al. 2007). Tumorvolumina über 20 ml waren mit einer signifikant schlechteren Tumorkontrolle verbunden, sodass nur Tumoren geringer Größe sinnvoll behandelt werden können (Hasegawa et al. 2007) (Tabelle XXIV).

Akustikusneurinome

Akustikusneurinome sind benigne Tumoren des 8. Hirnnerven, zeigen ein langsames Wachstum und führen zu einseitigem Hörverlust, einer Fazialisparese oder Parästhesien. Die radikale Operation erreicht zwar eine ausgezeichnete lokale Tumorkontrolle, wird jedoch häufig von einem vollständigen Hörverlust und einer Fazialisparese begleitet, die bis 94 % bzw. 71 % angegeben wird.

Rolle der Strahlenbehandlung

Der klinische Endpunkt „Erhalt des Gehörs bei minimalem Nebenwirkungsprofil" wird nach heutigem Kenntnisstand durch eine alleinige Bestrahlung in einem hohen Maße erreicht (Tabelle XXV). Die mikrochirurgische Resektion ist im Vergleich zur Bestrahlung mit einem deutlich schlechteren Erhalt des Gehörs verbunden (14 % vs. 57,5 % in der Serie von Karpinos et al. 2002). Kontrovers wird jedoch die optimale radiotherapeutische Vorgehensweise diskutiert. Die stereotaktische Einzeittherapie erreicht eine der Operation gleichwertige Tumorkontrolle bei relativ hohem Nebenwirkungsrisiko (Fazialisparese bzw. Trigeminusneuropathie in über 20 % der Fälle). Aktuell scheinen sich fraktionierte Schemata durchzusetzen. Shirato et al. (2000) und Meijer et al. (2000) berichteten über konventionell fraktionierte und hypofraktionierte Behandlungen, die eine ausgezeichnete Tumorkontrolle zwischen 91 und 92 % erbrachte bei einem Risiko für Trigeminusneuropathie von nur 3 %. Diese Ergebnisse konnten von der Heidelberger Gruppe bei 106 Patienten mit einer konventionellen Dosierung und Fraktionierung bestätigt werden (Combs et al. 2005). Gleichzeitig ist die fraktionierte Bestrahlung der Einzeittherapie hinsichtlich Erhalt des Gehörs offenbar überlegen (60–85 % gegenüber 36 %–51 %), war auch in neueren Serien bestätigt werden konnte (Chan et al. 2005). Die Protonentherapie als Einzeitbehandlung zeigt keine Überlegenheit gegenüber Gamma knife bzw. Linearbeschleuniger gestützten Systemen (Weber et al. 2003). Shirato et al. (2000) erreichte eine signifikant bessere Tumorkontrolle bei sofortiger Strahlenbe-

handlung nach Diagnosestellung im Vergleich zur Bestrahlung bei Verschlechterung des Hörvermögens (86,2 % gegenüber 24 %). Bei Vorliegen einer Neurofibromatose scheint der Erhalt des Gehörs weniger gut zu gelingen (Combs et al. 2005).

Seltene Tumoren

Pinealisparenchymtumoren

Die Tumoren der Pinealisregion machen 1 % aller primären Tumoren des Zentralnervensystem im Erwachsenenalter und 3–11 % der Tumoren im Kindesalter aus (Abay et al. 1981). In dieser Region können Tumoren unterschiedlicher Histologie entstehen. Ca. 60–70 % werden von Keimzelltumoren gestellt, 20–30 % bestehen aus parenchymatösen Tumoren, ca. 10 % aus übrigen histologischen Typen (Abay et al. 1981; Bruce et al. 1995; Jouvet et al. 1994, Fauchon et al. 2000). In der Serie von Fauchon wurden im Erwachsenenalter 76 von 281 Fällen von pinealen Parenchymtumoren gebildet. (Keimzell-Tumoren s. unter „Intrakranielle Keimzelltumoren", Pineoblastome siehe unter „Supratentorieller PNET".)

Die Pinealisparenchymtumoren wurden in der Vergangenheit unterschiedlich klassifiziert (WHO-Grad I bis IV (Schild et al. 1993). Nach der neuen WHO-Klassifikation werden sie in Pineozytome, pineale Parenchymtumoren mit intermediärer Differenzierung, und Pineoblastome unterteilt. Zusätzlich können primäre papilläre Tumoren an dieser Stelle als gesonderte klinisch-pathologische Entität eingeordnet (Jouvet et al. 2003; Fevre-Montageau et al. 2006). Das klinische Erscheinungsbild wird im Wesentlichen von einem erhöhten intrakraniellen Druck, verursacht durch Obstruktion des dritten Ventrikels, gebildet (56 von 76 Patienten in der Serie von Fauchon 2000). Zu weiteren Symptomen gehören Ataxie, endokrinologische Ausfälle, vertikale Parese (Parinaud), Krampfanfälle und Sehstörungen. Selten kommen Hirnnervenausfälle und neurokognitive Störung hinzu. Im Mittelpunkt der Diagnostik stehen nicht zuletzt zur Abgrenzung von Keimzelltumoren die Bestimmung der Tumormarker AFP und β-HCG in Serum und Liquor. Zum Ausschluss einer Metastasierung innerhalb des Liquorraumes sind die Gewinnung der Liquorzytologie und eine Kernspintomographie von Kopf und Spinalkanal notwendig. Hinzu kommen eine neuroophthalmologische Untersuchung und ein endokrinologisches Work-up.

Bei normalen Tumormarkern steht die histologische Sicherung im Vordergrund. Da ca. ein Drittel der

Pinealistumoren gutartig oder niedrigmaligne ist, sollte eine komplette Resektion angestrebt werden. Die früher gefürchtete hohe Morbiditäts- und Mortalitätsrate wird heute nicht mehr beobachtet (Konovalov et al. 2003). Beschränkt sich der Eingriff auf die Gewinnung der Histologie (z. B. Germinom), bietet sich ein offener chirurgischer Eingriff an, der heute mit einer minimalen Morbidität verbunden ist. Auch endoskopische Biopsien von Pinealistumoren sind heute bei einem geringen Komplikationsrisiko möglich (Pople et al. 2001; Kreth et al. 1996). In allen Fällen ist die diagnostische Aussagekraft sehr hoch und bewegt sich zwischen 90 und 100 %.

Pineozytome und Tumoren intermediärer Differenzierung

Die Tumoren neigen kaum zu liquorgener Metastasierung. Die alleinige Resektion wird als ausreichend erachtet, ohne dass hier die zusätzliche Strahlenbehandlung einen Vorteil bringt. Es wird über Drei- und Fünfjahres-Überlebenszeiten von 70–100 % berichtet (Schild et al. 1993; Fauchon et al. 2000). Die stereotaktische Einzeittherapie ist eine sinnvolle Alternative und kann auch nach inkompletter Resektion als supplementäre Therapie durchgeführt werden (Hasegawa et al. 2002). Die Brachytherapie wurde nur in weniger als zehn publizierten Fällen eingesetzt und scheint wirksam zu sein (Kreth et al. 1996). Die Grad-II-Tumoren sind mit einer schlechteren erkrankungsfreien Überlebensrate verbunden. In der Serie von Fauchon zeigten WHO-Grad-I-Tumoren (Pineozytome) ein Zehnjahres-krankheitsfreies Überleben von 100 %, wohingegen diese Rate bei WHO-Grad-II-Tumoren nur 61 % aufwies.

Demgegenüber zeigen die Tumoren mit einer intermediären Differenzierung ein erkrankungsfreies Überleben von 38 % nach fünf Jahren (Fauchon et al. 2000) bzw. ein Zehnjahresüberleben von 32 % in der Serie von Lutterbach et al. (Lutterbach et al. 2002). Das Resektionsausmaß scheint von prognostischer Relevanz zu sein (Lutterbach et al. 2002; Lee et al. 2005). In dieser Konstellation scheint die Strahlentherapie von wesentlicher Bedeutung zu sein (nur 3 von 16 Patienten zeigten einen Rückfall nach einer Strahlentherapie). Der Stellenwert der Strahlenbehandlung des gesamten Liquoraumes ist bei diesem histologischen Typ unklar.

Papilläre Tumoren

Fevre-Montagne et al. analysierten retrospektiv 31 Fälle. 15 Patienten erhielten eine postoperative Radiotherapie. Das Fünfjahres-progressionsfreie Überleben lag bei 27 % mit vorwiegend lokalen Rückfällen und das Gesamtüberleben bei 73 % (Fevre-Montagne 2006). Die Bestrahlung scheint wirksam zu sein, ohne dass jedoch der exakte Stellenwert bekannt ist

Hämangioblastom

Das Hämangioblastom tritt vorwiegend in der hinteren Schädelgrube auf und zählt dort für etwa 7–12 % aller neoplastischer Raumforderungen. Sporadische Fälle und die Assoziation mit Hippel-Lindau-Syndrom sind gleich verteilt (Conway et al. 2001). Hierbei sind häufig metachrone multiple ZNS-Läsionen zu beobachten. Die Operation ist die Therapie der Wahl. Nach chirurgisch kompletter Resektion können lokale Tumorkontrollraten zwischen 75 und 90 % erreicht werden. Wegen des typischen Gefäßreichtums sind jedoch die Tumoren häufig schwierig komplett zu resezieren. Eine präoperative Embolisation scheint die Operabilität zu verbessern (Tampieri et al 1993).

Rolle der Strahlenbehandlung

Nach inkompletter Resektion ist mit einer hohen lokalen Rückfallrate zu rechnen. Retrospektive Analysen zeigen, dass eine konventionell fraktionierte Strahlenbehandlung der erweiterten Tumorregion eine 15-Jahre-rückfallfreie Überlebensrate von 58 % erzielt (Sung et al. 1982; Smalley et al. 1990,). Dosierungen von 50 Gy oder mehr sind mit einer signifikant besseren Tumorkontrollrate verbunden als Dosierungen unter 50 Gy (Fünfjahres-Gesamtüberleben 90,5 % vs. 54,5 % bzw. 57 % vs. 33 %). Bei Patienten mit von-Hippel-Lindau-Syndrom scheint das Überleben nach Bestrahlung günstiger zu sein (Fünfjahresüberleben bei sporadischem Auftreten 55 % vs. 100 % bei Vorliegen des Syndroms) (Koh et al. 2007). Die Tumoren sind häufig sphärisch konfiguriert und neigen nur gering zu infiltrativem Wachstum, sodass eine stereotaktische Einzeitbestrahlung häufig zur Anwendung kommt.

Planungszielvolumen/Gesamtdosis/Fraktionierung

Empfohlen wird eine Strahlenbehandlung der erweiterten Tumorregion in konventioneller Fraktionierung mit 1,8–2,0 Gy bis 50 Gy Zielvolumendosis

(ICRU-50). Alternativ kommt bei umschriebenen Prozessen bis 3 cm Durchmesser eine stereotaktische Einzeitbehandlung in Betracht, die in der Literatur mit einer Dosis zwischen 12 und 20 Gy angegeben wird (Patrice et al. 1996). Die berichteten lokalen Tumorkontrollraten liegen zwischen 63 % und 86 % nach fünf Jahren (Wang et al. 2005; Rajarman et al. 2004). Bei inkompletter Resektion kann sie als Zusatztherapie eingesetzt werden (Jawahar et al, 2000). Das Fünfjahres-rückfallfreie Überleben lag in dieser Serie bei 75,1 %). Auch bei multiplen Läsionen kann eine befriedigende Tumorkontrolle erreicht werden (3 Rückfälle in 84 behandelten Läsionen) (Park et al. 2005).

Neurozytom

Sie liegen in der Regel zentral entlang des 3. und 4. Ventrikels. Aufgrund ihrer Lokalisation führen sie klinisch häufig durch erhöhten intrakraniellen Druck zur Diagnose (Rades et al. 2004). Das Resektionsausmaß und der Differenzierungsgrad gehören zu den wichtigsten prognostischen Faktoren. Die Fünf- bis Zehnjahres-lokalen Tumorkontrollraten liegen nach kompletter Resektion bei annähernd 100 % im Vergleich zu 45 % nach inkompletter Resektion Histologisch atypische Tumoren zeigen mit 93 % eine höhere Rückfallrate nach inkompletter Resektion (Rades et al. 2004).

Rolle der Strahlentherapie

Nach inkompletter Resektion erreicht die Bestrahlung bei den differenzierten Neurozytomen eine Verlängerung des progressionsfreien Überlebens, nicht aber des Gesamtüberlebens, sodass die Bestrahlung auch der Therapie des Rezidives vorbehalten bleiben kann. Bei atypischen Neurozytomen erreicht die Bestrahlung nach inkompletter Resektion einen Überlebensvorteil (Fünfjahresüberleben 43 % nach alleiniger Operation bzw. 78 % nach zusätzlicher Bestrahlung (Rades et al. 2004).

Zielvolumen und Dosisverschreibung

Die Tumoren zeigen vorwiegend einen lokalen Rückfall sodass die Bestrahlung der Tumorregion ausreicht. Lediglich bei der selten vorkommenden liquorgenen Metastasierung kommt die Bestrahlung der Neuroachse in Betracht (Eng et al. 1997). Die lokale Tumorkontrolle wird wesentlich von einer Dosis-Wirkungsbeziehung geprägt. Es wird eine Gesamt-

dosis von 54 Gy in konventioneller Fraktionierung empfohlen (Rades et al. 2003).

Tumoren des Spinalkanals

Tumoren des Spinalkanals sind selten. Ihre Häufigkeit gegenüber intrakraniellen Geschwülsten wird zwischen 1 % und 6 % angegeben. Die überwiegende Zahl ist histologisch benigne. Nach anatomischen Gesichtspunkten unterscheidet man zwischen intraduralen und extraduralen Neoplasien. Die intraduralen Neoplasien werden zusätzlich in extra- und intramedullär gelegene Tumoren unterteilt. Die intramedullären Neoplasien machen ca. ein Drittel aller primären Tumoren des Spinalkanals aus. 95 % dieser Tumoren sind Ependymome und Astrozytome.

Klinik und Diagnostik

Die klinische Symptomatik wird durch die Höhenlokalisation des spinalen Prozesses und seine räumlichen Beziehung zu Rückenmark und Nervenwurzeln bestimmt. Schmerzen, die lokalisiert angegeben werden, sind das dominierende Symptom (75 %). Durch Kompression der Nervenwurzeln tritt ein radikulärer Schmerz auf. Durch Stau des venösen Abflusses kann ein dumpfer Schmerz erzeugt werden, der durch ein Valsalva-Manöver verstärkt werden kann. Weitere Symptome sind motorische Störungen (75 %), Dysästhesien (65 %) und Störungen der Sphinkterfunktion (15 %).

Die neurologische Untersuchung konzentriert sich auf die Überprüfung der motorischen und sensorischen Funktionen unter Einschluss der Reflexe und erlaubt Rückschlüsse auf die Höhenlokalisation und die Ausdehnung des Prozesses innerhalb des Spinalkanals. Anschließend wird eine konventionelle Röntgendiagnostik der Wirbelsäule durchgeführt, um knöcherne Destruktionen und Arrosionen zu erfassen und die Statik zu beurteilen. Die Kernspintomographie ist die Methode der Wahl, um spinale Raumforderungen direkt nachzuweisen.

Intradurale intramedulläre Tumoren

Intradural und intramedullär finden sich vorwiegend niedrig maligne Gliome (Abbildung 7). Sie können sich als sog. „Stiftgliome" über mehrere Rückenmarkssegmente mit Zystenbildung ausbreiten Die anaplastischen Astrozytome oder Glioblastome sind selten und kommen vorwiegend im Kindesalter vor (Heideman et al. 1989).

Rolle der Strahlenbehandlung

Eine radikale Geschwulstentfernung ohne Markschädigung gelingt nur bei histologisch gutartigen und kleinen umschriebenen Tumoren. Wegen des nicht unerheblichen Morbiditätsrisikos muss sich bei intramedullären Tumoren in vielen Fällen der operative Eingriff auf die Biopsie beschränken. In der Regel wird die Bestrahlung nach inkompletter Resektion empfohlen.

Astrozytäre Tumoren

Niedrigmaligne Gliome zeigen einen sehr protrahierten Krankheitsverlauf mit niedrigen progressionsfreien Überlebensraten nach postoperativer Strahlenbehandlung (Tabelle XXVI). Pilozytäre Astrozytome zeigen gegenüber anderen Histologien eine deutlich bessere Prognose. In der Untersuchungsserie von Minehan et al. (1995) betrugen die Fünf- bzw. Zehnjahres-progressionsfreien Überlebensraten 80 % gegenüber 15 % bei fibrillären Astrozytomen.

Zu den günstigen prognostischen Faktoren gehören eine gute neurologische Funktion, das Vorliegen von Wirbelsäulendeformitäten (Zeichen für langsames Tumorwachstum), das Vorliegen eines pilozytären Astrozytoms, ein Alter von unter 18 Jahren, der Befall von wenigen Wirbelsäulensegmenten, eine komplette Resektion und eine Symptomdauer von mehr als sechs Monaten vor Diagnose.

Der Stellenwert der postoperativen Strahlentherapie ist aufgrund der Seltenheit der Erkrankung unklar. Häufig werden Bestrahlungen bei malignen Tumoren und nach kompletter Resektion durchgeführt, sodass ein ausgeprägter Bias in der Bewertung vorliegt (Abdel-Wahab et al. 2006). Minehan et al. (1995) berichteten über einen Vorteil einer postoperativen Bestrahlung und identifizierte die Operation als einen negativen prognostischen Faktor. Bei Kindern empfiehlt sich derzeit eine Bestrahlung nur bei gesicherter Progredienz. Die Therapie sollte nach Möglichkeit im Rahmen der SIOP/GPOH LGG-Studie durchgeführt werden. Angaben zur Kontrolle neurologischer Defizite sind gering. Jyothirmayi et al. (1997) erreichten durch Bestrahlung eine Besserung bei 12 von 23 Patienten, einen konstanten Befund bei weiteren neun und nur bei zwei Patienten trat eine Progredienz ein. Aufgrund der

limitierten Gesamtdosis kann bei hochmalignen Gliomen die lokale Strahlentherapie nur temporär palliativ Symptome lindern. Die lokale Rückfallrate beträgt 100 % und die mediane Überlebenszeit lediglich sechs Monate.

Hochmaligne Gliome haben eine deutlich schlechtere Prognose. In der Serie von Rodrigues et al. (2000), lag das Fünfjahres-progressionsfreie Überleben bei 20 % im Vergleich zu 64 % für niedriggra-

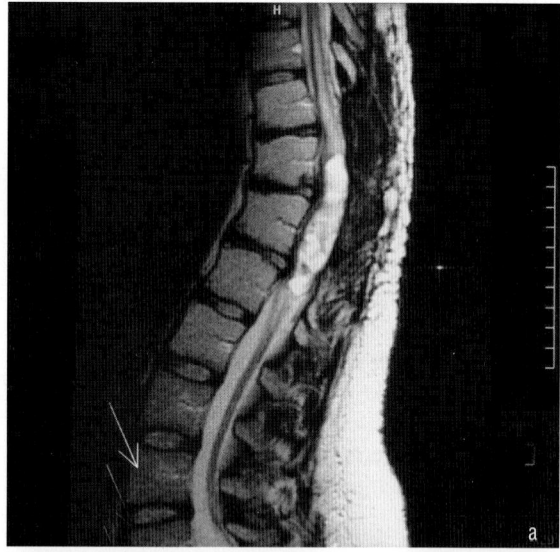

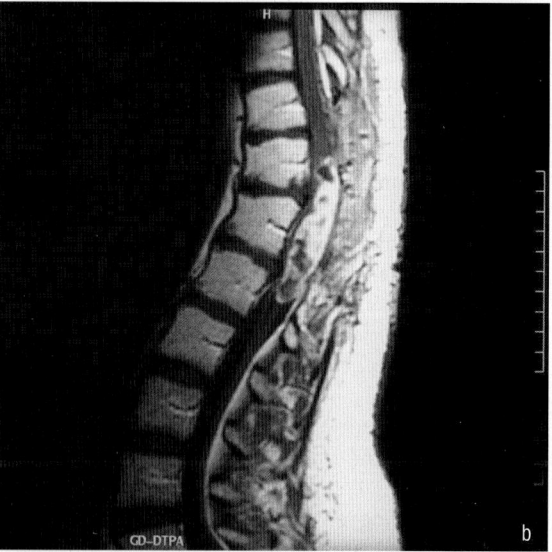

Abbildung 7. a) Sagittale Kernspintomographie, T1-gewichtet, Gadolinium-Kontrastmittel-verstärkt, eines pilozytären Astrozytoms des Spinalkanals (durch Biopsie gesichert). Befund vor Bestrahlung (5 × 1,8 Gy/Woche, 50,4 Gy ZVD).

b) Befund 4 Monate nach Bestrahlung. Zeichen der Einschmelzung.

Tabelle XXVI. Überleben nach Operation und/oder Bestrahlung spinaler niedriggradiger und hochmaligner Gliome.

Autor/ Zeitraum	Patienten		Therapie	Überleben		Nach-beobachtung
	n			Progressionsfrei	Gesamt	
Linstadt et al. 1989 1957–86	12	Erwachsene und Kinder	OP + RT 35,2 Gy–51,8 Gy ED: 1,6–1,8 Gy	5 Jahre: 66 % 10 Jahre: 53 % 15 Jahre:53 %.	5 Jahre: 91 %	Median 23 Jahre
Chun et al. 1990 1969–83	16	Erwachsene und Kinder	OP + RT 20 Gy–55 Gy FD: 1,8 – 2,0 Gy	5 Jahre: 40 % 10 Jahre: 25 %	5 Jahre: 60 % 10 Jahre: 40 %	5–20 Jahre
Hulshof et al. 1993 1970–90	10	Erwachsene und Kinder	OP + RT 36 – 59 Gy, ED: 1,6–2,0 Gy	k. A.	5 Jahre: 58 % 10 Jahre: 43 %	k. A.
O' Sullivan et al. 1994 1959–1990	12	Kinder	OP + RT 20 Gy–56 Gy ED: k. A.	10 Jahre: 83 % 20 Jahre: 71 %	10 Jahre: 83 % 20 Jahre: 71 %	k. A.
Minehan et al. 1995 1958–88	64	Erwachsene und Kinder	OP + RT 13,1 Gy–66,6 Gy median: 49,84 Gy ED: 1,4 Gy–12,5 Gy Median: 1,8 Gy	k. A.	5 Jahre: 55 % 10 Jahre: 50 % Pilozyt. Astrozyt. 5/10 Jahre: 80 % Fibrilläres Astrozyt. 5/10 Jahre: 15 %	1–24 Jahre: Median: 6,3 Jahre
Abdel-Wahab et al. 1999	25	Erwachsene und Kinder	OP + RT 35,2–58,3 Gy ED: 1,6 Gy– 2,0Gy Median: 1,8 Gy	5 Jahre: 54 % 10 Jahre: 46 %	5 Jahre: 64 % 10 Jahre: 54 %	k. A.
Rodrigues et al. 2000	52	Erwachsene und Kinder	OP + RT 20–60 Gy ED: 2,0 Gy	5 J.: 58 % 10 J.: 43 % Niedriggradig: 64 % (5 J.) Maligne: 20 % (5 J.)	5 Jahre: 54 % 10 Jahre: 45 %	k. A.

k. A.: keine Angaben, RT: Radiotherapie, OP: Operation, ED: Einzeldosis

dige Gliome. Die zusätzliche Chemotherapie erreicht möglicherweise eine Verbesserung der Überlebensraten. In dem CCSG 945 Protokoll lagen die Fünfjahres-progressionsfreien Überlebensraten und Gesamt-überlebensraten bei 46 % bzw. 54 % für anaplastische Gliome und Glioblastome (Allen et al. 1998). In dieser Serie erfolgte bei vielen Kindern eine Bestrahlung des Liquorraumes ohne dass man einen Unterschied im Vergleich zur lokalen Bestrahlung erkennen konnte. In der Serie von Santi zeigten WHO-Grad-III-Tumoren ein medianes Überleben von 33 Monaten im Vergleich zu zehn Monaten beim Glioblastom (Santi et al. 2003). Die hochmaligen Gliome des Spinalkanals neigen im Vergleich zu den zerebralen Tumoren zu einer deutlich höheren Liquoraussaat. Bei dem verlaufsbestimmenden immer auftretenden lokalen Rückfall kann jedoch nicht die Indikation zur Bestrahlung der Neuroachse abgeleitet werden (Allen et al. 1998; Santi et al. 2003).

Intradurale/extramedulläre Tumoren

Ependymome

In der Mehrheit finden sich Ependymome, die zu 60 % in den distalen Abschnitten des Spinalkanals entstehen und dort extramedullär wachsen. Bei Lokalisation im Zervikal- und Thorakalmark zeigen sie meistens eine intramedulläre Tumorausbreitung. Im Gegensatz zu den Astrozytomen wird eine komplette Resektion mit mikrochirurgischen Techniken bei den Ependymomen eher erreicht (Whitaker et al. 1991). Als günstige prognostische Faktoren werden diskutiert: jüngeres Alter, WHO-Grad I–II-Tumoren, wobei der myxopapilläre Subtyp die günstigste Prognose zu zeigen scheint, die Lokalisation (Cauda equina) und die komplette Resektion. In der Serie von Whitaker lagen die Fünf- und Zehnjahres-progressionsfreien Überlebensraten nach alleiniger kompletter Resektion bei 92 %. In der Serie von Lonjon et al. traten nach inkompletter Resektion in

Tabelle XXVII. Überleben nach Operation und/oder Strahlenbehandlung spinaler (extra- und intramedullärer) Ependymome.

Autor/ Zeitraum	Patienten n	Therapie	Überleben Progressionsfrei	Gesamt	Nachbeobachtung
Chun et al, 1990 1969–83 (591)	16	Erwachsene und Kinder	OP + RT 20 Gy–55 Gy FD: 1,8–2,0 Gy	5 Jahre: 80 % 10 Jahre: 43 %	5 Jahre: 87 % 10 Jahre: 67 %	5–20 Jahre
Whitaker et al. 1991 1950–87	58	Erwachsene und Kinder	OP + RT (n = 39) 35,2 Gy–51,8 Gy ED: 1,6–1,8 Gy Nur OP (n = 19)	5 Jahre: 59 % 10 Jahre: 59 % 5 Jahre:92 % 10 Jahre: 92 %.	5 Jahre: 69 % 10 Jahre: 63 % 5 Jahre:92 % 10 Jahre: 92 %.	Median 70 Mo.
Clover et al. 1993 1971–90	8	Erwachsene und Kinder	OP + RT 45–54 Gy ED: 1,6–2,0 Gy	k. A.	5 Jahre: 100 % 10 Jahre: 80 %.	Im Mittel 7,4 Jahre
Waldron et al. 1993 1958–87	59	Erwachsene und Kinder	OP + RT 24–61,6 Gy ED: k. A.	5 Jahre: 83 % 10 Jahre: 83 %	5 Jahre: 83 % 10 Jahre: 75 %	Median 130 Mo.
Hulshof et al. 1993 1970–90	34	Erwachsene und Kinder	OP + RT 36–59 Gy, ED: 1,6–2,0 Gy	k. A.	5 Jahre: 91 % 10 Jahre: 91 %	k. A.
O' Sullivan et al. 1994 1959–1990	11	Kinder	OP + RT 20 Gy–56 Gy ED: k. A.	10 Jahre: 61 % 20 Jahre: 40 %	10 Jahre: 76 % 20 Jahre: 61 %	k. A.
Stüben et al. 1997 1963–95	15	Erwachsene und Kinder	OP + RT 30–55 Gy, ED: k. A. Gy	5 Jahre: 41 % 10 Jahre: 24 %	5 Jahre: 62 % 10 Jahre: 62 %	k. A.
Mc Laughlin et al. 1998 1969–91	10	Erwachsene und Kinder	OP + RT 45–55,8 Gy, ED median 11,72 Gy	5 Jahre: 100 % 10 Jahre: 100 %	5 Jahre: 100 % 10 Jahre: 100 %	k. A.
Abdel-Wahab et al. 1999	25	Erwachsene und Kinder	OP + RT 35,2–58,3 Gy ED: 1,6 Gy–2,0 Gy Median: 1,8 Gy	5 Jahre: 64 % 10 Jahre: 46 %	5 Jahre: 94 % 10 Jahre: 67 %	k. A.

k. A.: keine Angaben, RT: Radiotherapie, OP: Operation, ED: Einzeldosis

42,3 % der Fälle Rezidive auf, im Vergleich zu 15,5 % nach vollständiger Tumorentfernung (Lonjon et al. 2001).

Die postoperative Bestrahlung nach inkompletter Resektion erreichte eine progressionsfreie Überlebensrate von 59 % nach fünf und zehn Jahren (Tabelle XXVII). Patienten mit WHO-Grad-III/IV-Tumoren zeigten ein neunfach erhöhtes Risiko für Tumorprogression. Hulshof et al. (1993) belegten die Notwendigkeit einer postoperativen Bestrahlung nach inkompletter Resektion. Die Fünf- und Zehnjahres-Überlebensraten nach alleiniger kompletter Resektion bzw. inkompletter Resektion gefolgt von einer postoperativen Bestrahlung waren identisch (93 bzw. 91 %). In derselben Serie wurde durch ein kombiniertes Vorgehen eine Besserung der neurologischen Symptomatik in 54 % der Fälle,

eine Stabilisierung in 38 % und in 8 % eine Verschlechterung beobachtet, gegenüber 41 % Besserung, 47 % Stabilisierung und 12 % Verschlechterung nach alleiniger Resektion. Diese Beobachtung konnte von Abdel-Wahab et al. 2006 bestätigt werden. Die Patientenkohorte nach inkompletter Resektion und/oder WHO-Grad-III-Tumoren zeigten nach Bestrahlung kein signifikant unterschiedliches progressionsfreies Überleben im Vergleich zu Patienten mit WHO-Grad-II-Tumoren und kompletter Resektion. In dieser Serie war gleichzeitig Resektionsausmaß sowie Grading von signifikanter prognostischer Relevanz, sodass die Bestrahlung nach inkompletter Resektion effektiv sein muss. Derzeit werden daher eine postoperative Bestrahlung nach inkompletter Resektion und keine weitere Therapie nach kompletter Resektion empfohlen.

Planungszielvolumen, Gesamtdosis, Fraktionierung

Das Risiko für eine zerebrale Tumoraussaat über die Liquorwege wird unabhängig vom Malignitätsgrad in 14 Publikationen mit 5,7 % angegeben, sodass eine Strahlentherapie der erweiterten Tumorregion ausreicht. Empfohlen wird ein Sicherheitsabstand von einer Wirbelkörperhöhe (O'Sullivan et al. 1994, Linstadt et al. 1989). Die gesamte Syrinx muss nicht in das Bestrahlungsfeld eingeschlossen werden. Aufgrund der Seltenheit der Erkrankung gibt es bei niedrig malignen Gliomen keine verlässlichen Erfahrungen zu Dosis-Wirkungs-Beziehungen, jedoch sind offenbar Dosierungen unter 40 Gy mit einer schlechteren Tumorkontrolle verbunden, korrespondierend erreichen Dosierungen über 50 Gy keine weitere Verbesserung der Überlebensrate (Minehan et al. 1995). Analog zu den intrazerebralen Gliomen wird daher derzeit eine Zielvolumendosis von 50,4 Gy bei einer Einzeldosis von 1,8 Gy und fünf Fraktionen pro Woche empfohlen. Ähnliches gilt für die spinalen Ependymome. Bei hochmalignen Tumoren kann jedoch aufgrund der limitierten Strahlentoleranz des Rückenmarks in der Regel keine höhere Dosis appliziert werden (Whitaker et al. 1991).

Andere intradurale extramedulläre Tumoren

Die meisten Neoplasien sind benigne Schwannome (Neurinome) und Meningeome. Die übrigen Histologien wie Dermoide und Lipome sind selten (ca. 1 %). Die Neurinome nehmen ihren Ausgang von den spinalen Nervenwurzeln und können sich durch die Foramina intervertebralia sogar außerhalb des Spinalkanals ausdehnen („Sanduhrgeschwulst"). Sie kommen in allen Abschnitten des Spinalkanals vor und manifestieren sich vorwiegend im mittleren Lebensalter. Die Meningeome gehen von den Rückenmarkshäuten aus und sind zu 80 % thorakal lokalisiert. Sie sitzen gestielt oder breitflächig der Dura an und können sogar die Dura durchwachsen.

Rolle der Strahlenbehandlung

Meningeome niedriger Malignität und die Neurinome sind von einer bindegewebigen Kapsel umgeben, wachsen fast ausschließlich expansiv und lassen sich meist komplett resezieren. Durch die sofortige Dekompression lassen sich die neurologischen Defizite rasch bessern (83 % in der Serie von Gezen et al. 2000) Nur in 7 % der Fälle entwickeln sich innerhalb von fünf Jahren Rezidive (Klein et al. 1989). Eine postoperative Strahlenbehandlung sollte daher nur bei Rezidiven, malignen Formen oder nach inkompletter Resektion eingesetzt werden.

Planungszielvolumen, Gesamtdosis, Fraktionierung

Bei Meningeomen niedriger Malignität und Neurinomen wird eine Strahlentherapie der erweiterten Tumorregion bis 50,4 Gy mit einer Fraktionierung von 5 × 1,8 Gy pro Woche durchgeführt.

Extradurale Tumoren

Etwa 45 % der spinalen Tumoren sind extradural lokalisiert. Primär extradural entwickeln sich im Epi- oder Periduralraum Sarkome, Chordome, Riesenzellgeschwülste, Lymphome und als vertebrale Tumoren die Plasmozytome. Zu den sekundären extraduralen Tumoren zählen die Wirbelmetastasen extraspinaler Malignome. Auch aus dem paravertebralen Raum können Lungen-, mediastinale und retroperitoneale Tumoren per continuitatem auf die Wirbelsäule und den Spinalkanal übergreifen. Alle extraduralen Neoplasien können zu einer Infiltration oder Kompression von Nervenwurzeln und Rückenmark führen und damit erhebliche neurologische Ausfallserscheinungen verursachen. Die Rolle der Strahlenbehandlung wird im Kapitel „Palliative Strahlentherapie" behandelt.

Nebenwirkungen am Rückenmark

Myelopathie

Das Spektrum der radiogen induzierten Folgen am Rückenmark schließt vorübergehende und auch irreversible klinische Erscheinungsbilder ein. Eine Akutphase wie im Gehirn mit rasch auftretender Paralyse ist selten und wird insbesondere nach alleiniger Chemotherapie mit intrathekaler Gabe von Cytosinarabinosid oder Methotrexat gesehen (Hahn et al. 1983).

Subakutes Lhermitte-Zeichen

Klinisch führend sind plötzlich einschießende Parästhesien entlang der Wirbelsäule, die in die Extremitäten ausstrahlen können. Das Syndrom tritt für gewöhnlich nach einer Latenzzeit von zwei bis 37 Wochen, im Durchschnitt fünf Monate nach Abschluss der Strahlenbehandlung auf. Histopathologisch liegt eine vorübergehende Demyelinisierung vor. Das klinische Erscheinungsbild sowie die histopathologischen Veränderungen sind reversibel. Eine Kombination mit Cisplatin kann das Auftreten des Lhermitte-Zeichens induzieren (Linstadt et al. 1989).

Chronisch-progressive Myelopathie

Die Symptome treten im Mittel zwischen einem und drei Jahren nach Strahlenbehandlung auf. Das klinische Erscheinungsbild beginnt zuerst mit dissoziierenden Empfindungsstörungen durch Beeinträchtigung sensibler Leitungsbahnen. Fortschreitende spastische oder schlaffe Paresen können ebenso wie Störungen der Blase und der Mastdarmfunktion folgen. Die neurologischen Zeichen zeigen häufig einen aufsteigenden Charakter und sind oft mit Zeichen eines Brown-Séquard-Syndroms assoziiert (ipsilaterale Paralyse, kontralateraler Verlust von Schmerz- und Temperaturgefühl). Die histopathologischen Veränderungen sind mit der nekrotisierenden Leukenzephalopathie oder fokalen Hirnnekrosen vergleichbar. Das Risiko einer Myelopathie hängt insbesondere von der Höhe der Einzeldosis sowie der Gesamtbehandlungszeit und der Gesamtdosis ab (Goldwein 1987; Marcus und Million 1990).

Es ist davon auszugehen, dass bei einer täglichen Einzeldosis von 2 Gy mit einem 5%igen Myelopathierisiko zu rechnen ist, wenn eine Gesamtdosis von 57–61 Gy überschritten wird (Schultheiss 1990). Radiogen bedingte Querschnittslähmungen wurden bei einer Einzeldosis von 2 Gy und einer Gesamtdosis unter 54 Gy nur sehr selten beobachtet. Eine Gesamtdosis von 50 Gy in 25 täglichen Fraktionen wird daher allgemein als eine sichere Dosierung angesehen (Schultheiss 1990). In einigen Arbeiten wird sogar eine Gesamtdosis von 60 Gy in 30 Fraktionen als sichere Dosierung bezeichnet (Kim und Fayos 1981; Mc Cunniff und Liang 1989). Nach einer neueren Übersichtsarbeit von Baumann et al. (1994) liegt die Inzidenz für eine chronisch progressive Myelopathie mit täglichen Einzeldosen von höchstens 2 Gy bei 1 % für eine Gesamtdosis von 50–55 Gy, bei 5 % für 55–60 Gy und bei 25 % für 70–75 Gy. Für eine hyperfraktioniert akzelerierte Bestrahlung sowie für die Verwendung hoher Einzeldosen gibt es nur wenige klinische Daten; danach wird eine Bestrahlung von insgesamt 20 Gy in fünf täglichen Fraktionen oder von 45 Gy in 18 täglichen Fraktionen für ungefährlich gehalten (Dische 1991; Baumann et al. 1994).

Zur Bedeutung weiterer Einflussfaktoren, die das Myelopathierisiko bestimmen können, liegen im Wesentlichen tierexperimentelle und nur wenige klinische Daten vor. Insgesamt gibt es bis jetzt keine sicheren Beweise dafür, dass bestimmte Rückenmarksabschnitte empfindlicher auf die Bestrahlung reagieren (Baumann et al. 1994). Auch ist nicht gesichert, dass bei größeren Zielvolumina mit einer geringeren Strahlentoleranz zu rechnen ist. Auch bei Säuglingen und Kleinkindern wird in der Regel eine Reduktion von Einzeldosis und Gesamtdosis vorgenommen (Baumann et al. 1994). Nach experimentellen Untersuchungen an Rhesus-Affen kann eine deutliche Erholungskapazität vermutet werden (Ang et al. 2001).

Für den Einfluss individueller Faktoren, wie Hypertonie und Diabetes, die nach theoretischen Überlegungen über Gefäßveränderungen die Strahlentoleranz des Rückenmarks beeinträchtigen können, liegen gleichfalls keine gesicherten klinischen Daten vor. Dagegen ist davon auszugehen, dass eine Kombination der Strahlenbehandlung mit strahlensensibilisierenden Substanzen, Hyperthermie oder zytostatischen Substanzen Risikofaktoren für die Entwicklung einer chronischen Myelopathie darstellen können (Mc Lean et al. 1994; Watterson et al. 1994). Neuere Berichte weisen insbesondere darauf hin, dass zytostatische Substanzen wie Methotrexat, die Strahlentoleranz des Rückenmarks wesentlich beeinflussen können. In einzelnen Fällen wurde eine Myelopathie sogar nach alleiniger Applikation zytostatischer Substanzen beobachtet. Da auch für diese Situation zuverlässige Daten zur Dosis-Wirkungs-Beziehung nicht vorliegen, ist bei der Anwendung von multimodalen Therapien der zu erwartende Nutzen jeder einzelnen Therapiekomponente gegen das zusätzlich induzierte Risiko individuell abzuwägen. Die Notwendigkeit einer sorgfältigen Nutzen-Risiko-Abwägung stellt sich auch für eine erneute Radiotherapie nach vorangegangener Bestrahlung in denselben Rückmarksabschnitten (Ang et al. 1992; Ruifrok at al., 1992).

Tumoren des ZNS im Kindesalter

Einleitung

Die allgemeinen Gesichtspunkte werden im Kapitel „Maligne Erkrankungen bei Kindern und Jugendlichen" besprochen. Hirntumoren im Kindesalter repräsentieren etwa 20 % aller pädiatrischen malignen Neoplasien. Durch Fortschritte und Optimierung in den neurochirurgischen Operationsverfahren ist es in den letzten Jahren zunehmend möglich geworden, intrakranielle Tumoren makroskopisch vollständig zu entfernen. An den operativen Eingriff schließt sich bei den malignen Hirntumoren fast immer die Strahlentherapie an, die als wichtigste adjuvante Behandlung die Prognose entscheidend verbessern hilft. Gegenüber dem ausgereiften Zustand des zentralen Nervensystems im Erwachsenenalter ist bei den zerebralen Neoplasien im Kindesalter die vulnerable Wachstumsphase des Gehirns insbesondere in den ersten Lebensjahren zu beachten (Duffner et al. 1993). Die gegenwärtigen Therapiekonzeptionen sind daher darauf ausgerichtet, mit Hilfe optimierter Behandlungsverfahren eine höhere lokale Tumorkontrolle zu erzielen und durch maximale Schonung des reifenden Gehirngewebes Spätfolgen zu vermeiden (Ball et al. 1992).

Epidemiologie und Histologie

Die Inzidenz maligner intrakranieller Tumoren im Kindesalter (unter 15 Jahren) bewegt sich zwischen 2,0 und 2,5 pro 100 000 Kinder. Das mittlere Alter der Kinder und Jugendlichen bei der Erstdiagnose von ZNS-Tumoren beträgt sechs Jahre, davon treten 15 % unterhalb des zweiten Lebensjahres und 30 % zwischen dem dritten und sechsten Lebensjahr auf (Duffner et al. 1985; Kaatsch et al. 2001). Insgesamt stellen die Neoplasien des ZNS nach den Leukämien die zweithäufigste Tumorerkrankung im Kindesalter dar. Überwiegend entwickeln sich die intrakraniellen Tumoren im Bereich der hinteren Schädelgrube, zu denen die zerebellären Astrozytome, Medulloblastome (= primitiv neuroektodermale Tumoren (PNET)), Hirnstammgliome und Ependymome zählen. Bei den supratentoriell gelegenen Tumoren überwiegen die Astrozytome und selten Oligodendrogliome aller Malignitätsstufen, die Kraniopharyngeome, die Tumoren der Pinealisregion und selten Chorioidplexus-Tumoren sowie Meningeome (Tabelle II).

Klinik

Hirntumoren können sich klinisch unter einer Vielzahl von Symptomen bemerkbar machen. Bei jüngeren Kindern stehen uncharakteristische Verhaltensänderungen im Vordergrund, ältere Kinder klagen meist über Kopfschmerzen, Erbrechen und Doppelbilder als Folge des erhöhten Hirndrucks. Bei Tumoren der hinteren Schädelgrube treten typische Kleinhirnzeichen wie Ataxie, Dysmetrie, Koordinationsstörungen und Nystagmus auf. Bei niedrigmalignen Gliomen können lediglich Entwicklungsverzöge-

rungen diagnostisch hinweisend sein. Durch eine Metastasierung auf dem Liquorweg in den Spinalkanal bei Medulloblastomen, PNET, Ependymomen und Pineoblastomen können sich durch Kompression der Nervenwurzeln lokale Schmerzen entwickeln.

Medulloblastom

Etwa 20 % aller Hirntumoren im Kindesalter sind Medulloblastome. Sie können in jedem Lebensalter auftreten, werden aber meistens zwischen zwei und neun Jahren beobachtet. Jungen sind häufiger betroffen als Mädchen. Medulloblastome sind primitiv neurektodermale Tumoren, die häufig am Dach des 4. Ventrikels und im Wurmfortsatz des Kleinhirns entstehen und sich durch rasches infiltratives Wachstum mit Invasion des Subarachnoidalraumes auszeichnen. Hierdurch erzeugen sie häufig einen symptomatischen Verschlusshydrozephalus mit Erhöhung des intrakraniellen Drucks. Ihre Lokalisation prädisponiert zu einer Disseminierung innerhalb des gesamten Zentralnervensystems über das Liquorsystem. Zum Zeitpunkt der Erstdiagnose liegt in 25–46 % der Fälle bereits eine Liquoraussaat vor (Bloom et al. 1990; Jenkin et al. 1990). Solide Tumorabsiedlungen können sich auch intrakraniell bilden. Als weiterer Ort der Tumorentstehung kommen supratentorielle Hirngebiete vor. An dieser Lokalisation werden sie primitiv neuroektodermale Tumoren (stPNET) genannt, in der Pinealisregion aber als Pinealoblastom bezeichnet. Die Begriffsdefinition Medulloblastom/PNET wird nicht einheitlich gesehen. Im amerikanischen Schrifttum werden Medulloblastome häufig auch primitiv neuroektodermale Tumoren (PNET) der hinteren Schädelgrube genannt.

Diagnostik

Präoperativ sollte eine kraniale Kernspintomographie zur Verifizierung der klinischen Verdachtsdiagnose und Beurteilung der Hirnstammbeteiligung erfolgen. Ebenso empfiehlt es sich nach Erstoperation innerhalb der ersten drei Tage erneut eine MR-Untersuchung unter Gadolinium-Gabe zum Nachweis eines eventuellen Resttumors durchzuführen, der dann möglichst einer erneuten Resektion zugeführt werden sollte. Eine mögliche Liquoraussaat wird durch die Liquorzytologie und durch eine bildgebende Abklärung des Spinalkanals (in der Regel MRI nach Gadolinium-Gabe) zwei Wochen nach dem chirurgischen Eingriff ausgeschlossen bzw. nachgewiesen.

Operation

Den ersten therapeutischen Schritt bildet die Operation mit dem Ziel einer möglichst weit gehenden Tumorresektion. Häufig steht die Kontrolle des erhöhten intrakraniellen Drucks bei Diagnose des Medulloblastoms im Vordergrund. Aufgrund des Aufstaus der inneren Liquorräume werden Shunts zur Senkung des Drucks vor der eigentlichen Tumorresektion durchgeführt. Eine radikale Resektion muss nicht angestrebt werden. Lediglich Tumorreste von mehr als 1 cm Durchmesser sind von prognostischer Relevanz (Zeltzer et al.1999)

Stadieneinteilung/prognostische Faktoren

Das derzeit geläufige Stagingsystem für Medulloblastome wurde 1969 entwickelt und basiert auf der Größe des primären Tumors sowie der Tendenz zur Metastasierung innerhalb des Zentralnervensystems (Chang-Stagingsystem) (Chang et al. 1969) (Tabelle XXVIII).

In der aktuellen SIOP-II-Studie und HIT-'91-Studie (Bailey et al. 1995; Kortmann et al. 2000) konnte kein Zusammenhang zwischen Resektionsausmaß und Überleben gefunden werden, sofern eine nahezu vollständige Tumorentfernung erfolgte (Abbildung 8). Unumstritten ist der ungünstige Einfluss von Metastasen (M2/3 nach Chang). Die Dreijahres-progressionsfreien Überlebensraten lagen in der HIT-91-Studie bei 30 % gegenüber 72 % bei „standard risk" (Kortmann et al. 2000). Die prognostische Bedeutung des Ansprechens eines Resttumors oder von Metastasen auf eine intensive Chemotherapie wurde bisher nur in den Studien HIT'88/'89 und HIT-SKK'87 gezeigt, jedoch in einer POG-Studie sowie in der HIT-'91-Studie nicht bestätigt (Kortmann et al. 2000; Kühl et al. 1993; Mosijczuk et al. 1993). Ein weiterer prognostischer Faktor ist das Alter (Kortmann et al. 2000). Die Dreijahres-progressionsfreien Über-

Tabelle XXVIII. Tumorklassifikation nach Chang (1969).

Stadium	Tumorgröße/-ausdehnung
T1	< 3 cm Durchmesser
T2	≥ 3 cm Durchmesser
T3a	> 3 cm Durchmesser und Ausdehnung zum Aquädukt und/oder zum Foramen Luschkae
T3b	> 3 cm Durchmesser mit Hirnstamminfiltration
T4	> 3 cm Durchmesser mit Ausdehnung jenseits des Aquäduktes bzw. Foramen magnum (Ausbreitung außerhalb der hinteren Schädelgrube)
M0	Kein Nachweis einer liquorgenen oder hämatogenen Metastasierung
M1	Tumorzellen im Liquor cerebrospinalis (pos. Liquorzytologie)
M2	Intrakranielle Metastasierung außerhalb der hinteren Schädelgrube
M3	Makroskopische Tumoraussaat innerhalb des Spinalkanals
M4	Metastasen außerhalb des Zentralnervensystems

lebenszeiten in der HIT-'91-Studie betrugen bei Kindern zwischen dem dritten und achten Lebensjahr 56 % gegenüber 79 % (zwischen 8 und 18 Jahren). Die Gesamtbehandlungsdauer der Strahlenbehandlung ist prognostisch wichtig (Del Charco et al. 1998). Die Analyse der Bestrahlungsdauer in der SIOP-III-Studie zeigte, dass eine Gesamtbehandlungsdauer von über 50 Tagen mit einem signifikant höheren Rezidivrisiko verbunden war (Taylor et al. 2004).

Molekulargenetische Marker scheinen bei der Stratifizierung von Therapien in Zukunft eine wesentliche Rolle zu spielen. In der SIOP-III-Studie wurde β-Catenin als wesentlicher prognostischer Faktor identifiziert. Nukleopositive Medulloblastome zeigten ein Vierjahres-Gesamtüberleben von 92,3 % im Vergleich zu 65,3 % für nukleonegative Medulloblastome (Ellison et al. 2005). In der HIT-91-Studie

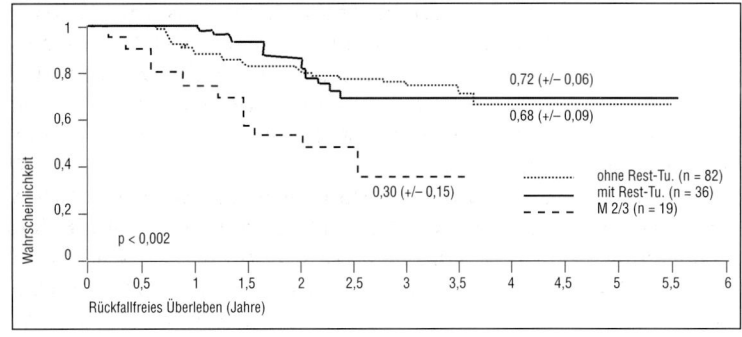

Abbildung 8. Progressionsfreies Überleben bei Standard-risk-Medulloblastom. Ergebnisse der HIT-91-Studie (Kortmann et al. 2000).

Tabelle XXIX. Der Einfluss der Qualität der Strahlenbehandlung auf das therapeutische Ergebnis beim Medulloblastom.

Autor/Studie	Pat. n	„Niedrige Qualität"	„Hohe Qualität"	Überleben	Signifikanz
Packer et al. 1991	108	RT 1975 –82 n = 67	RT 1983–89 n = 41	5-J-ÜL 49 % vs. % 5-J-PFÜ	signifikant p = 0,004
Grabenbauer et al. 1996	40	RT vor 1980	RT nach 1980	5-J-ÜL 64 % vs. 80 %	signifikant p = 0,02
Miralbell et al.1997	77	36 inadäquate Helmfelder	41 adäquate Helmfelder	5-J-PFÜ 94 % vs. 72 %	signifikant p = 0,016
Carrie et al. 1999	169	Ger. Abw.:67 (40 %) Große Abw.:53 (31 %), Hiervon: 36: 1 große Abw. 11: 2 große Abw. 6: 3 große Abw.	49 (29 %)	3 J. Rückfallrate 33 %: alle Patienten 23 %: korr. Therapie 17 %: 1 große Abw. 67 %: 2 große Abw. 78 %: 3 große Abw.	Signifikant. P = 0,04
Packer et al. 1999	63	Abweichungen: 20	Keine Abweich. 43	5-J-progressionsfreies ÜL 81 % vs. 70 %	Nicht signif. p = 0,42

CSA: kraniospinale Achse, RT: Radiotherapie, ÜL: Überleben, PFÜ: progressionsfreies Überleben, Ger. Abw. geringe Abweichungen

haben sich n-myc und TrkC als prognostisch relevant herausgestellt (Rutkowski et al. 2007).

Strahlentherapie

In der Therapie der strahlenempfindlichen Medulloblastome stellt die Strahlentherapie des gesamten Liquorraumes die wesentliche postoperative Therapiemaßnahme dar. Heute können mit der Kombination aus Operation und Bestrahlung Fünfjahres-Überlebensraten zwischen 60 und 80 % und nach zehn Jahren zwischen 40–60 % erzielt werden (Bailey et al. 1995; Bamberg et al. 1980; Berry et al. 1981; Evans et al. 1990; Kortmann et al. 2000; Packer et al. 1999). Die Qualität der Strahlenbehandlung ist mit dem therapeutischen Ergebnis eng verbunden (Tabelle XXIX). Das hohe Qualitätsniveau hat in den letzten Jahren wahrscheinlich maßgeblich dazu beigetragen, die Überlebenszeiten anzuheben. So konnte in der HIT-'91-Studie eine Dreijahres-rückfallfreie Überlebenszeit für Kinder mit niedrigem Risikoprofil von 72 % erreicht werden (Kortmann et al. 2000).

Dosis-Wirkungs-Beziehungen

Die Dosis-Wirkungs-Beziehung im Bereich der hinteren Schädelgrube ist klar dokumentiert (Berry et al. 1981; Bloom et al. 1990), sodass sich derzeit bei konventioneller Fraktionierung eine Gesamtdosis von 54–55,8 Gy etabliert hat. Die hyperfraktionierte Bestrahlung mit lokaler Dosiseskalation führt nach Phase II Daten zu einer verbesserten Tumorkon-

trolle. Bei 38 Patienten mit niedrigen Risikofaktoren wurde nur ein Rückfall in der hinteren Schädelgrube beobachtet und die progressionsfreie Überlebensrate lag bei 96 % (Allen et al. 1996; Prados et al. 1993, 1999). Das Konzept ist Gegenstand (Untersuchungsarm) der aktuellen, randomisierten Studie HIT SIOP PNET IV.

Gesamtdosen von 35–36 Gy im Bereich der Neuroachse gelten als Standard. Eine Dosisreduktion auf 23,4 Gy scheint möglich zu sein, wenn keine Risikofaktoren vorliegen (Packer et al. 1999, 2006). Die amerikanische Pilotstudie und große randomisierte Studie von Packer erreichte für das Patientenkollektiv mit Standardrisiko ein Fünfjahres-rückfallfreies Überleben von 80 %. Die Ergebnisse wurden jedoch bei einem hoch selektionierten Patientenkollektiv erzielt. In den größeren, multizentrischen Studie der CCSG und SIOP (SIOP II-Studie) war jedoch eine Dosisreduktion mit einer erhöhten Rückfallrate und einer reduzierten Überlebenszeit verbunden (Bailey et al. 1995; Thomas et al. 2000). Die randomisierte Studie der CCSG (36 vs. 23,4 Gy) zeigte eine unvertretbar hohe Rezidivrate außerhalb der hinteren Schädelgrube, die zum frühzeitigen Abbruch der Studie führte (Deutsch et al. 1996; Thomas et al. 2000). Die randomisierte Studie der CCG, die beide Konzepte bei gleichzeitiger Chemotherapie verglich, wurde mangels Rekrutierung abgebrochen. In einer großen Phase-III-Studie der COG mit 421 Patienten wurden 23,4 Gy in Kombination mit zwei unterschiedlichen adjuvanten Chemotherapieschemata im Bereich des Liquorraumes appliziert (Packer et al. 2006). Das Fünfjahres-ereignisfreie und Gesamtüberleben lag bei 81

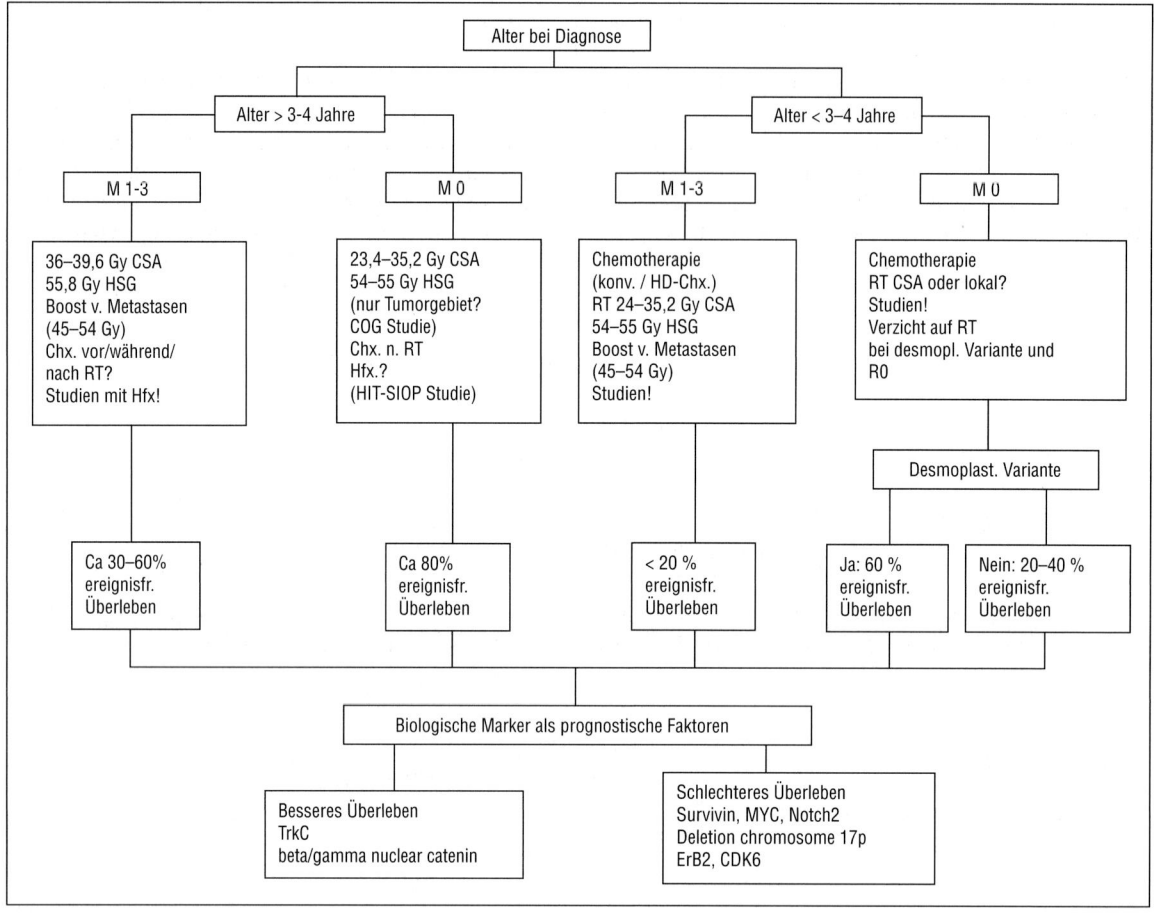

Abbildung 9. Algorithmus der Therapie des Medulloblastoms in Abhängigkeit von Alter und Risikoprofil.

bzw. 86 %. Protokolle, die eine Chemotherapie mit einer reduzierten Dosis verbinden (25 Gy Neuroachse/55 Gy hintere Schädelgrube) in der französischen Studie (Oyharcabal-Bourden 2005) bzw. in der amerikanischen Studie (23,4 Gy Neuroachse, 55,8 Gy hintere Schädelgrube) (Packer et al. 2006), zeigen widersprüchlich Ergebnisse: Fünfjahres-ereignisfreies Überleben, 81 % vs. 64,8 %. Hierbei spielt möglicherweise die Sequenz der Chemotherapie bzw. die Notwendigkeit einer sofortigen postoperativen Strahlentherapie bei Standardrisiko-Medulloblastomen eine relevante Rolle. Derzeit wird das Strahlentherapiekonzept mit 23,4 Gy, gefolgt von einer Aufsättigung der hinteren Schädelgrube bis 54–55,8 Gy, gefolgt von acht Zyklen Chemotherapie mit Cisplatin, CCNU und Vincristin als Standard angesehen (Packer et al. 2006) (Abbildung 9).

Fokussierte Bestrahlungstechniken/erneute Bestrahlung

In dieser klinischen Konstellation kann keine allgemeingültige Empfehlung abgegeben werden. Die Rolle der stereotaktischen Einzeittherapie ist unklar. Nach ersten Erfahrungen mit 14 Kindern mit einem lokal rezidivierenden Medulloblastom und sieben Kindern mit einem Resttumor nach konventioneller Strahlenbehandlung (Primärbehandlung) erreicht die stereotaktische Einzeittherapie eine überzeugende lokale Tumorkontrolle (Woo et al. 1997; Patrice et al. 1995). Alle Patienten, die im Rahmen der Primärtherapie behandelt wurden, blieben rezidivfrei, wohingegen sechs Kinder mit Rezidivtumoren zwar lokal kontrolliert blieben, jedoch eine Liquordissemination im weiteren Verlauf zeigten. In einer prospektiven Serie von Milker-Zabel zeigt eine erneute fokussierte Strahlentherapie eine lokale Tumorkontrolle von 89,7 %, jedoch zeigten die Tumoren rasch eine Progression außerhalb des behandelten Rezidivgebietes (Milker-Zabel et al. 2002). Die stereotaktische Einzeitbestrahlung findet daher in erster Linie bei makroskopischen Resttumoren nach konventioneller Therapie ihren Stellenwert, sodass dieses Konzept in der HIT-2000-Studie und, in Kombination mit einer intensiven Chemotherapie, in der HIT-Rezidivstudie als fester Therapiebestandteil bei persistierendem Resttumor aufgenommen wurde. Fokale erneute Strahlentherapien werden derzeit prospektiv im HIT-REZ-2005-Protokoll untersucht.

Chemotherapie

Die Chemotherapie spielt eine wichtige Rolle in der Behandlung von Kindern mit einem Medulloblastom (Tabelle XXX). In den ersten internationalen Phase-III-Studien profitierten jedoch nur Kinder mit einem hohen Rezidivrisiko, d. h. mit hohem Tumorstadium (T3/4), mit initialer Metastasierung, nach einer unvollständigen Resektion des Tumors und mit einem niedrigen Alter (Tait et al. 1990; Bailey et al. 1995; Evans et al. 1990; Krischer et al. 1991; Tarbell et al. 1991). Mit der Kombination Cisplatin, CCNU und

Tabelle XXX. Medulloblastom: Aktuellere prospektive Studien mit Strahlen- und Chemotherapie/randomisierte Studien (X). (Y) alleinige RT.

Autor	Pat. n	Dosis[a]	Chemotherapie	Überleben	Signifikanz
Packer et al, Y 1994	63	Low risk: 23,4 Gy High risk: 36 Gy	VCR, Cisplatin, CCNU	Low risk: 90 % High risk: 67 %	n. a.
SFOP Gentet et al. 1995	68 Low risk: 31 High risk: 37	36 Gy: Ganzhirn 27 Gy: Spinalkanal	Low risk: „8 in 1" vor RT High risk: „8 in 1" vor und nach RT	Low risk: 74 %[b] High risk: 57 %[b]	n. a.
HIT Kühl et al. 1998 (HIT 88/89)	Low risk: 55 High risk: 69	35,2 Gy/55 Gy	Proc., Ifosf., Mtx, Etoposid, Cisplatin, Ara-C vor RT („Sandwich-CHx.")	5-J-RFÜ: Low risk: 61 %[b] High risk: 33 %[b]	p = 0,0007
CCSG Zeltzer et al. 1999	203 („High stage")	36 Gy/55,8 Gy	I: „8 in 1" vor RT vs. II: VCR,CCNU, Prednisolon nach RT	5-J-RFÜ: I: 45 %[b] II: 63 %[b]	p: 0.006
POG Mosijczuk et al. 1993 (X)	High risk: 32	36 Gy/55,8	VCR, Cisplatin, Cycloph., anschl. RT	2 J-PFÜ: 40 % 2-J-Gesamt-ÜL: 61 %	n.a.
HIT Kortmann et al, 2000 (HIT '91) (X)	Low risk: 158 High risk: 19	35,2 Gy/55 Gy Boost von Metast.	Arm A Ifosf., MTX, Etoposid, Cisplatin, Ara-C vor RT vs. Arm B VCR,Cisplatin, CCNU	3-J-PFÜ Low risk Arm A: 65 %[c] Low risk Arm B: 78 %[c] High risk: 30 %[c]	Arm B überlegen
SIOP Taylor et al. 2003 (SIOP III) (X)	A: 90 B: 89	35 Gy/55 Gy	Arm A: 4 × VCR, VP16, Carbopl., alternierend Cycloph. Arm B: keine CHx	A: 5-J-EFÜ: 74,2 % 5-J-ÜL: 76,7 % B: 5-J-EFÜ: 59,8 % 5-J-ÜL: 64,9 %	EFÜ: p = 0.036 ÜL: p = n. s.
SFOP Carrie et al. 2005 (Y)	Low risk 48	36 Gy (2 × 1,0Gy) Boost Tumorgebiet 68 Gy	Keine	3-J-PFÜ: 81% 3-J-ÜL: 86%	–
SFOP Oyharcabal-Bourden et al. 2005	Low risk 136	25 Gy/54 Gy	2 × „8 in 1" 2 × Carbopl., VP 16 Vor RT	5-J-RFÜ: 64,8 % 5-J-ÜL: 73,8 %	–
COG Packer et al. 2006 (X)	A: 193 B: 186	23,4 Gy/55,8 Gy	Arm A: 8 × VCR, Cisplatin, CCNU Arm B: 8 × VCR, Cisplatin, Cycloph.	A: 5-J. PFÜ: 82 % 5-J-ÜL: 87 % B: 5-J. PFÜ: 80 % 5-J-ÜL: 85 %	n. s.

[a] Die Gesamtdosis im Bereich der hinteren Schädelgrube lag bei allen Studien zwischen 54 und 55 Gy
[b] 5-J-RFÜ, [c] 3-J-J-PFÜ
EFÜ: ereignisfreies Überleben, PFÜ: progressionsfreies Überleben, RFÜ: rezidivfreies Überleben,. ÜL: Überleben, VCR: Vincristin. VP16: Etoposid.
n. a.: nicht analysiert,

Vincristin wurde bei Kindern mit „High-risk"-Medulloblastom ein progressionsfreies Überleben von 85 % nach fünf und neun Jahren erzielt (Packer et al. 1994). Für „Standard-risk"-Kinder ist die Stellung der zusätzlichen Chemotherapie jedoch unklar. In der prospektiven Studie der CCG (9792) wurde dasselbe Protokoll für Kinder mit „standard risk" eingesetzt und zeigte eine progressionsfreie Überlebensrate nach fünf Jahren von 79 %, ohne dass jedoch die Wirksamkeit im Rahmen einer Phase-III-Studie bisher bewiesen wurde (Packer et al. 1999). Die korrespondierenden Dreijahres-progressionsfreien Überlebensraten lagen in der HIT-'91-Studie bei 78 % (Kortmann et al. 2000). Die bisher besten Resultate wurden allerdings mit dieser Kombinationstherapie erreicht, sodass das in der HIT-'91-Studie eingesetzte Protokoll auch in der Folgestudie HIT 2000 angewandt wird. In der COG-Studie wurde die adjuvante Chemotherapie mit Cisplatin, CCNU und Vincristin mit Cisplatin, Cyclophosphamid und Vincristin randomisiert untersucht ohne dass ein Unterschied im ereignisfreien Überleben und Gesamtüberleben gesehen werden konnte. Der Arm mit Cyclophosphamid zeigte jedoch ein ausgeprägteres Toxizitätsprofil mit mehr Infektionsfällen, sodass weiterhin das bekannte Chema mit Cisplatin, CCNU und VCR als Standard akzeptiert wird (Packer et al. 2006).

Die SIOP-III-Studie ist das bisher einzige randomisierte Therapieprotokoll für Standardrisiko-Medulloblastome, das die Wirkung der zusätzlichen Chemotherapie nachweisen konnte (Taylor et al. 2003). In diesem Protokoll wurde prospektiv ein kurzzeitiges neoadjuvantes Therapiekonzept mit vier Zyklen Etoposid, Carboplatin und Vincristin untersucht. Das Drei- und Fünfjahres-ereignisfreie Überleben nach einer alleinigen Strahlentherapie lag bei 64,8 bzw. 59,8 % im Vergleich zu 78,5 bzw. 74,2 %. Dieser statistisch signifikante Vorteil konnte jedoch lediglich nach einer kompletten Tumorresektion gesehen werden. Das Gesamtüberleben war in beiden Armen nicht signifikant unterschiedlich (Tabelle XXX). Länger dauernde, neoadjuvante Chemotherapien sind jedoch mit einem deutlich schlechteren Überleben verbunden, sodass offenbar dem zeitlichen Intervall zwischen Operation und Bestrahlung besondere Bedeutung zukommt (Kortmann et al. 2000).

In der prospektiven Phase-II-Studie der SFOP wurden 48 Kinder mit einer alleinigen hyperfraktionierten Strahlenbehandlung des Liquorraumes (2 × 1,0 Gy, 36,0 Gy), gefolgt von einer Aufsättigung der Tumorregion bis 68 Gy (keine Aufsättigung der hinteren Schädelgrube) behandelt. Die Gesamtüber-

lebens- und progressionfreie Überlebensrate nach drei Jahren lag bei 89 bzw. 81 % und liegt daher im Bereich der prospektiven Serien unter Einschluss einer adjuvanten Chemotherapie (Carrie et al. 2005). Das Konzept wurde auf europäischer Ebene (HIT-SIOP-PNET-IV) prospektiv randomisiert, jedoch in Kombination mit einer Chemotherapie untersucht (Ergebnisse liegen noch nicht vor). Die Frage der Notwendigkeit einer (toxischen) zusätzlichen Chemotherapie bei ausreichend dosierter Radiotherapie bleibt daher unverändert offen.

Hochrisiko-Profil (M1–3)

Vor allem Kinder mit soliden Metastasen zeigen ein deutlich schlechteres Therapieergebnis (Dreijahresrückfallfreies Überleben, 30 % in der HIT-91-Studien) (Kortmann et al. 2000). In der SIOP-III-Studie lagen die Drei- und Fünfjahres-ereignisfreien Überlebensraten bei 39,7 bzw. 34,7 %. Auch in der SIOP III Studie waren die Ergebnisse enttäuschend (Taylor et al. 2005). Bei metastatischer Erkrankung scheinen Dosis-Wirkungs-Beziehungen von besonderer Bedeutung zu sein. So zeigte das prospektive amerikanische Protokoll von Strother et al. (2001) in dem eine konventionelle Fraktionierung von 39,4 Gy, gefolgt von Aufsättigungen der Metastasen gegeben wurde, ein deutlich besseres Therapieergebnis. Das Zweijahres-progressionsfreie Überleben lag bei 73,7 %. Derzeit wird ein intensiveres Strahlentherapiekonzept von der UK CCSG, der HIT-Studiengruppe und dem Istituto Nazionale dei Tumori in Mailand prospektiv untersucht.

Konzepte im Kleinkindesalter

Aufgrund der Vulnerabilität des Zentralnervensystems sollte die Strahlentherapie nach Möglichkeit im Kleinkindesalter zurückhaltend eingesetzt werden. Tendenziell sind die Ergebnisse schlechter als in der Oberen Altersgruppe. Bisherige Versuche, auf die Strahlenbehandlung zu verzichten, haben gezeigt, dass offenbar lediglich bei histologisch desmoplastischem Subtyp und nach einer kompletten Resektion auf eine Strahlenbehandlung verzichtet werden kann und die alleinige Chemotherapie ausreicht (Rutkowski et al. 2006). Der Stellenwert der einzelnen Therapiemodalitäten (Auswahl des Chemotherapieprotokolles, notwendiges Zielvolumen der Strahlenbehandlung) soll innerhalb eines transatlantischen Studienverbundes prospektiv untersucht werden (COG-SIOP).

Medulloblastom im Erwachsenenalter

Die Medulloblastome des Erwachsenenalters sind selten (jährliche Inzidenz in Deutschland ca. 30 neue Fälle). Die Tumoren liegen häufig lateral in den Kleinhirnhemisphären und werden häufiger als im Kindesalter histologisch von der desmoplastischen Variante gebildet. Im Gegensatz zu Kindern werden auch späte Rückfälle beobachtet, was eine andere Tumorbiologie vermuten lässt. Metastatische Erkrankungen sind bei Erwachsenen deutlich seltener. Die prognostischen Faktoren sind unklar, ebenso wie die Rolle der Chemotherapie. Die metastatische Erkrankung (M2/3) ist mit einer deutlich schlechteren Prognose verbunden (Carrie et al. 1994; Prados et al. 1995). Standardtherapie ist die postoperative Bestrahlung der Neuroachse, gefolgt von einer Aufsättigung der Tumorregion analog der konventionellen Strahlenbehandlung bei Medulloblastomen im Kindesalter. Der Standarddosis von 36 Gy (Einzeldosis 1,8 Gy) sollte der Vorzug gegeben werden. Retrospektive Analysen mit limitierten Patientenzahlen konnten keinen Vorteil einer Chemotherapie erkennen lassen (Carrie et al. 1994; Cornu et al.1990). Die Fünfjahres-Überlebensraten lagen bei 57 und 61 % (alleinige Radiatio) im Vergleich zu 56 und 66 % nach Strahlen- und Chemotherapie, ohne dass ein signifikanter Unterschied vorlag.

Die therapeutischen Strategien beim Medulloblastom im Erwachsenenalter orientieren sich im Wesentlichen an den Erfahrungen im Kindesalter (Tabelle XXXI). Prospektive Therapiestudien für Erwachsene fehlen weitestgehend, sodass keine sichere Aussage getroffen werden kann, ob die pädiatrischen Strategien auch für Erwachsene gültig sind. Das Ausmaß der Resektion ist ähnlich wie bei Kindern von prognostischer Relevanz (Frost et al. 1995; Chan et al. 2000). Ebenso ist die metastatische Erkrankung mit einem deutlich schlechteren Abschneiden verbunden (Prados et al. 1995; Frost et al. 1995; Chan et al. 2000; Padovani et al. 2007).

In der großen französischen retrospektiven multivariaten Analyse an 253 Patienten gehörten Hirnstamminfiltration und Infiltration des 4. Ventrikels und eine ausreichende Dosis im Bereich der hinteren Schädelgrube zu prognostischen Faktoren, nicht aber die Applikation einer zusätzlichen Chemotherapie (Padovani et al. 2007). Der Stellenwert der histologischen Subtypen und biologischer Marker ist ungeklärt und sollte prospektiven Untersuchungen unterliegen. Unbestritten ist die Notwendigkeit einer postoperativen Strahlentherapie, die in Anlehnung an die pädiatrischen Erfahrungen auf einem hohen Quali-

tätsniveau appliziert werden sollte. Ferner gelten offenbar auch hier die bekannten Dosis-Wirkungs-Beziehungen, sodass sich derzeit ein radiotherapeutischer Standard mit Strahlentherapie der gesamten Neuroachse von 35–36 Gy in konventioneller Fraktionierung ergibt, gefolgt von einer Aufsättigung der hinteren Schädelgrube bis 54/55 Gy. Der Stellenwert dosiseskalierender Protokolle (hyperfraktionierte Strahlentherapie) unterliegt derzeit pädiatrischen Studien (HIT 2000, SIOP-HIT-PNET IV).

Die Rolle der Chemotherapie im Erwachsenenalter ist ungeklärt. In der Analyse von Padovani et al. 2007 scheint die Kombination mit einer reduzierten Bestrahlungsdosis gute Ergebnisse zu erzielen. Sie ist offenbar dazu in der Lage, bei Patienten mit Hochrisikofaktoren bzw. metastatischer Erkrankung eine Verbesserung der Überlebenszeiten zu erreichen. Für Standardrisiko-Patienten ist sie nicht belegt (Brandes et al. 2002; Carrie et al. 1994). In der pädiatrischen Onkologie konnte jedoch mit kombinierten Konzepten, bestehend aus einer sofortigen postoperativen Strahlentherapie, gefolgt von einer Erhaltungs-Chemotherapie, die besten therapeutischen Resultate erzielt werden, sodass eine Verbesserung der Überlebenszeiten auch für Erwachsene möglich erscheint. Das in der Pädiatrie erprobte Erhaltungs-Chemotherapie-Protokoll, bestehend aus CCNU, Vincristin und Cisplatin, ist mit einem deutlichen Toxizitätsprofil, vorwiegend Oto-, Neuro- und Nephrotoxizität, verbunden, das in einem hohen Maße eine Modifikation der Therapieprotokolle notwendig machte (Packer et al. 1999; Kortmann et al. 2000). Erfahrungen im Erwachsenenalter bestehen nur unzureichend, sodass das in der pädiatrischen Onkologie etablierte Behandlungsprotokoll in der zukünftigen Studie der NOA (NOA 7) prospektiv im Rahmen einer Phase-II-Studie untersucht wird. Primäres Ziel ist die Erhebung der Toxizität der Chemotherapie. Korrespondierend existieren derzeit Aktivitäten auf europäischer Ebene, die ein weniger toxisches Protokoll prospektiv randomisiert untersuchen will.

Supratentorieller PNET

Die stPNET sind mit ca. 2–3 % aller Hirntumoren im Kindesalter sehr selten. Die Tumoren entsprechen morphologisch und immunhistochemisch den zerebellaren PNETs (= Medulloblastom). Sie entstehen überwiegend in den Großhirnhemisphären oder der Pinealisregion (Pinealoblastom). Die Kinder sind etwas jünger und das lokale Wachstumsverhalten ist aggressiver als beim Medulloblastom. Ähnlich wie die Medulloblastome zeigen sie eine ausgeprägte Tendenz zur leptomeningealen Disseminierung. Die

Tabelle XXXI. Behandlungsergebnisse beim Medulloblastom im Erwachsenenalter (retrospektive Analysen).

Autor	Pat. n	Bestrahlung	Chemotherapie	Alter	Ergebnis
Farwell et al. 1987	44	60 % d. Pat. OP + RT	Keine	> 20 Jahre:	5-J-Gesamt-ÜL: 26 % 27 % mit Metastasen
Bloom et al. 1990	47	1952–1963 A 1964–1981 B 1971–1981 C	Adjuvante CHx (1971–1981) C VCR/CCNU (über 1 J.)	> 16 Jahre:	5- vs. 10-J-ÜLR: Gr. A: 38 % vs. 23 % Gr. B: 59 % vs. 53 % Gr. C: 76 % vs. 76 %
Carrie et al. 1994	156	n = 154 CSA (35/55 Gy)	n = 75 von 156 „8 in 1"; SIOP; Ifosf./CDDP/VCR	> 18 Jahre:	5-J-EFÜ = 61 %/10-J-EFÜ = 48 % TTP: 30 Mo., Inzidenz: 0,5/1 Million/Jahr Kein signif. Vorteil der CHx. 5-J-PFS = 58 % (M0/81 Pat.) vs 51 % (M+ /14 Pat.) 5-J-PFS = 59 % (kein Resttum/101 Pat.) vs 64 % (Resttum./50 Pat.)
Peterson et al. 1995	45	CSA	CHx	> 15 Jahre:	50 % Rückfälle 10–76 Mo. nach Therapie
Prados et al. 1995	47	CSA (alle Pat.)	CHx (32 of 47)	> 15 Jahre:	5-J-Gesamt-ÜL: 81 % (low risk) vs. 58 % (high risk) p = 0.03 5-J-DFS: 54 % (low risk) vs. 38 % (high risk) p = 0.05
Frost et al. 1995	48	CSA (n = 46) Lokal I (n = 2)	Keine	> 16 Jahre:	Gesamt-ÜL: 7,9 J. Gesamt-ÜL: 62 % (5 J.)/41 % (10 J) M0 vs. M1-4, (p = 0,0005) 5-J-PFÜ: M0 = 42 % vs. 0 % (M1-4) 5-J-PFÜ: 52 % (ohne Rest-Tu.)
Giordana et al. 1999	45	k. A.	k. A.	Median: 31 (16-63)	5-J-Gesamt-ÜL: 69,9 % MST: 17,6 Jahre: Inzidenz: 0.5/1 Million/Jahr
Chan et al. 2000	32	CSI (36/55 Gy)	24 v. 32 Pat. (20 vor Rad.!)	Median: 25.5 (16-47)	DFS 5/8 J.: 57 %/40 % Gesamt-ÜL 5/8 J.: 83 %/45 % 5-J-PFÜ: 59 % (M0/24 Pat.) vs 47 % (M+) 5-J-PFÜ: 86 % (kein Resttumor/17 Pat.) vs. 27 % (Resttumor)
Greenberg et al. 2001	17	CSA + lokaler Boost	Packer (n = 10) POG (n = 7)	Median: 23 (18–47)	RFÜ (median)/(MST): Packer-Gr.: 26 Mo./(36 Mo.) POG-Gr.: 48 Mo./(57 Mo.)
Coulbois et al. 2001	22	k. A.	k. A.	k. A.	5- J-RFÜ: 63,1 % 5-J-Gesamt-ÜL: 81.3 %
Brandes et al. 2002	36	CSA + lokaler Boost (36,0 Gy/54.8 Gy)	CHx. Nur für „High-risk"-Patienten	≥ 18 Jahre:	5-J-PFÜ: M0 75 % vs. M+ 45 % 5-J-PFÜ: „standard risk" 76 % vs.„high risk" 61 %
Louis et al. 2002	24	CSI + lokaler Boost	CHx. Bei 6 Pat. Nach Rückfall	≥ 16 Jahre:	5-J-Gesamt-ÜL: 82 %

CHx: Chemotherapie, ÜL: Überleben, ÜLR: Überlebensrate, EFÜ: ereignisfreies Überleben, PFÜ: progressionsfreies Überleben, RFÜ: rezidivfreies Überleben, TTP: Zeit bis zur Progression („time to progression"), DFS: krankheitsfreies Überleben „diesease-free survival", MST: medianes Überleben („median survival time")

Therapie orientierte sich in der Regel an den Protokollen für das Medulloblastom. Dennoch lagen die Überlebensraten nach kombinierter Strahlen- und Chemotherapie um 20–30 % niedriger (Cohen et al. 1996). In der Pilotstudie HIT'88/'89 lag das Fünfjahres-progressionsfreie Überleben mit 20 % um 32 % niedriger im Vergleich zu Kindern mit Medulloblastomen (Kühl et al. 1993, 1998). In der Studie CCG-921 hatten ältere Kinder mit einem Pinealoblastom eine gute Prognose mit einem Dreijahresprogressionsfreien Überleben von 61 % (Geyer et al. 1994). In der HIT-'91-Studie konnte für Kinder ohne Metastasierung für die Medulloblastome eine Dreijahres-rückfallfreie Überlebenszeit von 70 % erreicht werden im Vergleich zu 42,3 % für die stPNET (Kortmann et al. 2000; Timmermann et al. 2002). In der

SIOP-III-Studie lagen die Drei- und Fünfjahres-ereignisfreien Überlebenszeiten bei 40,7 % im Vergleich zu 71,6 % bzw. 67 % für das Medulloblastom im selben Protokoll. Ein Vorteil durch eine zusätzliche Chemotherapie konnte nicht gesehen werden. (Pizer et al. 2006). Ausschlaggebend ist eine ausreichende Dosis im Bereich des Liquorraumes und der Tumorregion (Dreijahres-rückfallfrei Überleben: 49,3 % nach protokollgerechter Dosierung vs. 6,7 % nach Unterdosierungen) (Timmermann et al. 2002).

Auch im Kleinkindesalter steht die Strahlenbehandlung im Mittelpunkt des Therapiekonzeptes (Timmermann et al. 2006). In einer Analyse von 29 Kindern, die jünger als drei Jahre waren, war die Strahlentherapie der einzige signifikante prognostische Faktor für progressionsfreies und Gesamtüberleben. Das Dreijahres-progressionsfreie Überleben nach Bestrahlung lag bei 24,1 % im Vergleich zu 6,7 % ohne Bestrahlung. Die Bestrahlung wird im laufenden HIT-SKK-Protokoll für supratentorielle PNET weiterhin prospektiv untersucht.

Die Intensivierung der Lokaltherapie scheint mit einer verbesserten Tumorkontrolle verbunden zu sein. Nach den Ergebnissen einer Pilotserie von Halperin (1993) und Marymont (1996) konnte in vielen Fällen durch eine hyperfraktionierte Bestrahlung eine anhaltende komplette Remission bei jedoch geringen Patientenzahlen erreicht werden, sodass dieses radiotherapeutische Konzept in der HIT-2000-Studie prospektiv untersucht wird.

Pineoblastome

Die Pineoblastome scheinen im Vergleich zu den hemisphärischen Tumoren eine bessere Prognose zu zeigen. In der HIT-'91-Studie konnte bei elf Kindern durch eine postoperative Strahlenbehandlung des Liquorraumes gefolgt von einer Aufsättigung der Tumorregion ein Dreijahres-progressionsfreies Überleben von 63,6 % erreicht werden im Vergleich zu 33,9 % bei hemisphärischem Tumorsitz (Timmermann et al. 2002) (Tabelle XXXII). In der SIOP-III-Studie konnte dieser Unterschied bestätigt werden (ereignisfreies Überleben nach drei Jahren 92,9 % bzw. 40,7 %) (Pizer et al. 2006). Die Bestrahlung scheint auch bei Kleinkindern unverzichtbar zu sein (Geyer et al. 1994). Alle Kinder zeigten in der CCG-Studie nach einem Jahr ohne Bestrahlung eine progrediente Erkrankung.

Pineoblastom im Erwachsenenalter

Ähnlich wie im Kindesalter neigen die Pineoblastome zu einer spinalen Aussaat (Fauchon et al. 2000). Prinzipiell sollte sich daher die Behandlung an den pädiatrischen Erfahrungen orientieren. Ähnlich wie bei dem Medulloblastom und supratentoriellen PNETs ist offenbar eine Dosis-Wirkungs-Beziehung zu erkennen. In der Serie von Schild et al. zeigten lokale Dosierungen von über 50 Gy eine deutlich bessere Tumorkontrolle. Patienten mit leptomeningealen Rückfällen hatten gleichzeitig auch einen persistierenden lokalen Tumor, sodass der lokalen Tumorkontrolle besondere Bedeutung zukommt (Schild et al. 1993). Eine Analyse der Patienten des japanischen Tumorregisters konnte die Dosis-Wirkungs-Beziehung belegen (Lee et al, 2005). Nach Dosierungen über 40 Gy im Tumorgebiet lag das mediane Überleben bei 29,8 Monaten im Vergleich zu 8,1 Monaten nach Dosierungen unter 40 Gy. Die Stellung der Chemotherapie ist unklar (Lutterbach et al. 2002). Rein lokal strahlentherapeutische Therapien wie stereotaktische Einzeitbestrahlung und Brachytherapie sind als experimentell einzustufen. In der Serie von Lutterbach zeigten 64 Patienten mit Pineoblastom ein Dreijahres-Gesamtüberleben von 72 % und Zehnjahres-Gesamtüberleben von 23 %, sodass späte Rückfälle keine Seltenheit sind.

Ependymome

Unter den primären intrakraniellen Tumoren sind die Ependymome mit einer Häufigkeit von etwa 30 % vertreten. Diese Tumoren nehmen ihren Ausgang von dem Ventrikelependym und der subependymalen Glia und sind daher in allen Hirnkammern, dem Aquädukt und dem Spinalkanal anzutreffen. Annähernd 70 % sind infratentoriell lokalisiert. Ependymome treten vorwiegend in den ersten beiden Lebensdekaden auf, vorwiegend in der hinteren Schädelgrube mit dem 4. Ventrikel als Prädilektionsstelle. Die Malignitätsskala erstreckt sich von den hochdifferenzierten, langsam wachsenden Tumoren der WHO-Grade I und II bis hin zu anaplastischen Varianten (WHO-Grad III).

Rolle der Strahlenbehandlung

Die Einführung der Strahlentherapie in die Behandlung der Ependymome konnte die Ergebnisse entscheidend verbessern (Rousseau et al. 1994). Mit einer kompletten Resektion und Nachbestrahlung

Tabelle XXXII. Ergebnisse der adjuvanten Therapie beim Pineoblastom.

Autor	Pat. n	Therapie	Ergebnis	Nachbeobachtung (Monate)
Geyer et al. 1994	8	Nur CHx	Alle nach 1 Jahr progredient	
Cohen 1995	12	RT CSA/CHx	3-J-PFÜ: 61 %	k. A.
Duffner 1995	5	CHx	Nach 13 Mo. alle Kinder verstorben	k. A.
Dirks 1996	10	RT CSA/CHx	3-J-PFÜ: 30 %	k. A.
Timmermann 2002	11	RT CSA/CHx	3-J-PFÜ: 63.6 %	Med. 31 Mo.
Pizer et al. 2006	14	RT CSA/CHx	3-J-EFÜ: 92,9 % 5-J-EFÜ: 71,4 %	Med. 7,4 Jahre:

wurden progressionsfreie Überlebenszeiten zwischen 60 % und 75 % nach fünf Jahren und zwischen 50 % und 60 % nach zehn Jahren erzielt (Tabelle XXXIII). Die alleinige Resektion war nur selten, insbesondere bei benignen superfiziell in den Großhirnhemisphären gelegenen Tumoren kurativ (Hukin et al. 1998).

Rückfallmuster

Das dominierende Rückfallereignis ist das Lokalrezidiv (Goldwein et al. 1990, 1991; Nazar et al. 1990; Rousseau et al. 1994; Timmermann et al. 2000, Merchant et al. 2004). Als wesentlicher prognostischer Faktor muss das Ausmaß der Resektion angesehen werden. In den Studien HIT'88/89 und '91 betrug das Dreijahres-progressionsfreie Überleben nach kompletter Resektion 83,3 % und bei Resttumor 38,5 % (Timmermann et al. 2000) (Abbildung 10). Das Risiko für eine leptomeningealen Absiedlung wird unter 15 % geschätzt (Goldwein et al. 1991). So traten auch in den Studien HIT'88/89 und HIT'91 bei 25 Kindern mit Rückfall in 20 Fällen ausschließlich lokale Rezidive auf und bei weiteren zwei Kindern in Verbindung mit Metastasen. Nur drei Kinder erlitten trotz spinaler Bestrahlung eine reine Metastasierung ohne Lokalrezidiv (Timmermann et al. 2000). Spinale Absiedlungen wurden in einer anderen Studie bei weniger als 7 % der Fälle gefunden und nach Erreichen lokaler Tumorfreiheit sogar nur in 3,3 % der Kinder (Vanuytsel et al. 1992). Das Risiko für eine ausschließliche spinale Metastasierung nach lokaler Bestrahlung lag in der Serie von Merchant et al. bei 9 %. Nach heutigem Kenntnisstand scheint ein Verzicht auf eine Bestrahlung des gesamten Liquorraumes bei fehlender Tumoraussaat zum Zeitpunkt der Diagnose möglich zu sein. Dieser Gesichtspunkt wird in der HIT 2000 Studie prospektiv untersucht.

Dosis-Wirkungs-Beziehung

Die Tumorkontrolle bei Ependymomen zeigt eine ausgeprägte Dosis-Wirkungs-Beziehung. Zahlreiche retrospektive Analysen belegen die Notwendigkeit einer lokalen Tumordosis von über 45 Gy. Die Autoren berichten über eine Anhebung der Überlebenszeiten von 0–20 % auf 46–87 % (Tabelle XXXIII). In der Serie von Merchant et al. (2004) wurde prospektiv eine Strahlenbehandlung ausschließlich des Tumorgebietes bei Verzicht auf die bisher übliche Strahlenbehandlung der gesamten Schädelgrube durchgeführt.

Das Konzept wurde mit einer Dosiseskalation in konventioneller Fraktionierung mit 5 × 1,8 Gy pro Woche bis 59,4 Gy verbunden. Bei 88 Kindern wurde ein Dreijahres-progressionsfreies Überleben von 74,7 % erreicht. Prognostisch relevante Faktoren waren die komplette Resektion, 77,6 vs. 42,9 %, und Tumorgrading, 90,3 % für differenzierte Tumoren vs. 43,7 % anaplastische Tumoren. Das Konzept wurde auch bei Kindern unter drei Jahren mit einer Gesamtdosis von 54 Gy durchgeführt. Die Verwendung der 3-D-konformalen Therapie war ohne wägbare Einschränkung der neurokognitiven Leistungen auch in der Altersgruppe unter drei Jahren verbunden. Dieses Konzept wird prospektiv in der noch laufenden Studie der COG ACNS 0121 untersucht.

Die hyperfraktionierte Bestrahlung mit lokaler Dosiseskalation scheint nach neueren Erfahrungen mit einer verbesserten lokalen Tumorkontrolle verbunden zu sein. In einer Phase-II-Studie mit 19 Kindern, von denen neun einen anaplastischen Tumor aufwiesen, wurde nach inkompletter Tumorresektion eine hyperfraktionierte Bestrahlung mit 2 × tgl. 1,0 Gy bis zu 72 Gy gefolgt von einer Chemotherapie durchgeführt (Needle et al. 1997). Es konnte ein progressionsfreies Überleben von 74 % nach fünf Jahren erzielt werden. In der POG-8132-Studie mit überwie-

Tabelle XXXIII. Überlebensraten bei Ependymomen WHO-Grad II und III.

Autor (Zeitraum)	Patienten/ Tumorsitz	Histologie	Therapie	Überleben
Nazar et al, 1990 (1970–87)	35 k. A.zum Tumorsitz	Mit. Index I–III I: 12 Pat, II: 12 Pat., III: 11 Pat.	CSA/Tumorgebiet, keine näheren Ang., Tumordos. > 45 Gy,	5-J-Gesamt-ÜL: 44,6 % I: 69,3 %, II: 1,8 %, III 0 %
Goldwein et al. 1990 (1970–1988)	51 Infratentoriell:33 Supratentoriell: 18	WHO-Gr. II: 38 WHO-Gr. III:13	CSA, Ganzhirn, Tumorregion 50 Gy (0–61 Gy)	5-J-PFÜ: 30 %, gesamt: 46 % < 45 Gy: 18 % > 45 Gy: 51 % 29/30 Rückfälle lokal
Grabenbauer et al. 1991 (1978–1991)	31 Infratentoriell: 17 Supratentoriell: 9	WHO-Gr. II: 23 WHO-Gr. III: 8	CSA: 13 Pat (21–57 Gy) Nur Ganzhirn: 3 Nur Tumorregion: 12 (42–72 Gy) CHx. 6 Pat.	5-J-PFÜ: 42 % 5-J-Gesamt-ÜL: 54 % < 54 Gy: 50 %, > 54 Gy: 58 % 8/13 Rückfälle nur lokal, kein Unterschied RT lokal oder CSA
Vanyutsel, et al. 1992 (1952–88)	93 Infratentoriell: 53 Supratentoriell: 40	WHO Gr.I/II: 41 WHOGr.III/IV: 49	CSA: 60 Pat. Ganzhirn/Tumor: 33 Pt. CSA: 20–35 Gy Tumor 45–55 Gy	5-J-PFÜ: 41 %, 5-J-Gesamt-ÜL: 52 % WHO Gr.I/II: 60 %, WHO-Gr. III/IV:26 %, p<0,005 Kompl. Res.: 58 %, Inkompl. Res.: 36 % , p<0,05
Rousseau et al. 1994 (1975–89)	80 Infratentoriell: 63 Supratentoriell: 13	WHO-Gr. II: 54 WHO-Gr. III:18 PNET mit Ependym.: 8	Tumorregion (21,3–55,8 Gy): 28 Pat. Ganzh./CSA (30–40 Gy): 37 Pat. 33 Pat CHx.: CCNU, VCR	5-J-PFÜi: 38 %, 5-J-Gesamt-ÜL: 56 % Kompl. Res.: 75 %, Inkompl. Res.: 41 % < 50 Gy: 51 %, > 50 Gy: 69 %
Pollack et al. 1995 (1975–93)	37 Infratentoriell: 25 Supratentoriell: 12	Keine Differenzierung	CSA: 16 Pat. (6 mit M1–3) RT nur Tumor (50 Gy): 31 Pat:	5-J-PFÜ: 45,1 %, 5-J-Gesamt-ÜL: 57,1 % Kompl Res.: 68 %, Inkompl. Res.: 8,9 % RT lokal: 70 %, RT CSA: 51 %
Evans et al. 1996 (CCG 942) (1975–81)	Phase III Nur RT: 14 (A) RT + CHx.: 22 (B)	WHO-Gr. II: 29 WHO-Gr. III:6 Intermed.: 1	CSA:35–40 Gy, Boost 50–55 Gy CCNU, Vcr, Prednison	10-J-PFÜ: A: 35 % , B: 40 % p: n. s. 10-J-Gesamt-ÜL: A: 29 %, B: 40 % p: n. s.
Needle et al. 1997	19 Infratentoriell: 11 Supratentoriell: 8.	WHO-Gr. I: 10 WHO-Gr. III:9 10/19 inkompl. Res.	16 Pat: RT hfx 2 × 1,0 Gy, 65–72 Gy, 14 Pat. nur Tumorgebiet) Carbopl., VCR, Ifosf., EtOP	5-J-PFÜ: 74 % 5-J-Gesamt-ÜL: 79 %
Timmermann et al. 2000 (HIT 88/89 und 91)	55 Infratentoriell: 29 Supratentoriell: 26	Nur WHO-Gr. III	40 Pat. RT Neuroachse (5 Pat. mit M1–3) 35,2 Gy/54 Gy (Tumor) 13 Pat. RT Tumorregion CHx. nach HIT-Protokoll	3-J-PFÜ: Kompl. Res.: 83,3 % Inkompl. Res.: 38,5 % p = 0,0043, CSA: 56,3 % RT Tumorregion: 92,3 % p n. s. 20/25 Rückfälle lokal
Merchant et al. 2004	88 Infratentoriell: 66 Supratentoriell: 22	WHO-Gr. II:53 WHO-Gr. III: 35	Tumorgebiet 3-D-konformal 5 × 1,8 Gy, 59,4 Gy	3-J-PFÜ: Alle Pat.: 74,7 % Kompl. Res.: 77,6 % Inkompl. Res.: 43,7 % Rückfälle: 8 lokal, 4 lokal und distant, 8 nur distant
Massimino et al. 2004	63 Infratentoriell.: 47 Supratentoriell: 16	WHO-Gr. II: 43 WHO-Gr. III: 20	Tumorgebiet 3-D-konform 70,4 Gy (2 × 1,1 Gy) 46 der 63 Pat. Resttumor: 4 × VEC	5-J-PFÜ/5-J-Gesamt-ÜL Resttumor: 35 %/61 % Kein Resttum.: 65 %/82 %

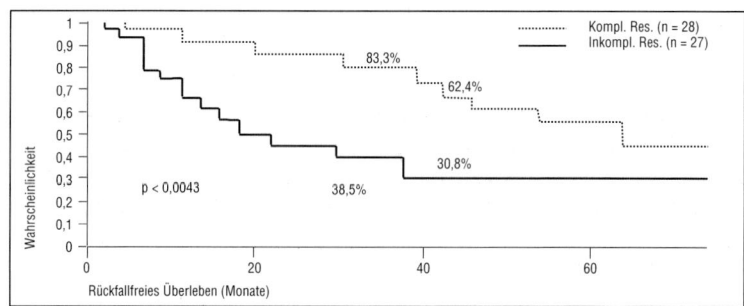

Abbildung 10. Progressionsfreies Überleben bei anaplastischen Ependymomen. Ergebnisse der HIT-91-Studie (Timmermann et al. 2000).

gend Grad-II-Tumoren erreichten Kinder mit inkomplett resezierten Tumoren nach vorläufigen Ergebnissen ein progressionsfreies Überleben nach drei Jahren von ca. 70 % (Kovnar et al. 1996). Im Vergleich dazu erbrachte eine konventionelle Strahlentherapie weniger als 50 % (Goldwein et al. 1990; Timmermann et al. 2000). In der italienischen Studie von Massimino et al. wurden 2 × 1,1 Gy pro Tag bis 70,4 Gy als alleinige RT nach kompletter Resektion durchgeführt. Obwohl nur 35 von 46 Kindern die hyperfraktionierte Bestrahlung erhalten haben konnte ein Fünfjahres-progressionsfreies Überleben von 65 % erreicht werden (Massimino et al. 2004). In der Studie HIT 2000 wurde die lokale Dosiseskalation mit Hyperfraktionierung als strahlentherapeutische Frage eingeführt.

Die Dauer der Gesamtbehandlungszeit scheint beim Ependymom ein wesentlicher prognostischer Faktor zu sein. Bei einer Gesamtbehandlungsdauer von unter 50 Tagen lagen die Fünf-, Zehn-, 15-Jahres-Gesamtüberlebensraten bei 85,5 %, 78,9 % und 56,7 %, wohingegen Behandlungszeiten über 50 Tagen mit signifikant schlechteren Ergebnissen von 45,5, 36,4 und 36,4 % verbunden waren. Ependymome der hinteren Schädelgrube zeigen offenbar einen Rückfall ausschließlich im ursprünglichen Tumorgebiet, sodass ein lokales Therapiefeld in dieser Region ausreichend zu sein scheint (Paulino et al. 2000, 2001).

Fokussierte Strahlenbehandlungen

Der Stellenwert der stereotaktischen Einzeittherapie, um eine makroskopische Tumorfreiheit zu erreichen, ist unklar. Die Behandlung im Rezidivfall konnte in 12 von 36 Läsionen eine lokale Kontrolle erreichen (medianen Überlebenszeit: 30 Monate) (Goumnerova et al. 1996), während in der POG-8532-Studie Kinder mit rezidivierten Ependymomen in weniger als 10 % der Fälle zwei Jahre überlebten (Kovnar et al. 1991). Nach initialer Tumorkontrolle in einer Phase-II-Studie von Grabb

verstarben schließlich jedoch sechs von sieben Kindern mit rezidivierten Tumoren (Grabb et al. 1996), sodass die stereotaktische Einzeittherapie vor allem im Rahmen der Primärtherapie zu integrieren ist, wenn nach konventionell fraktionierter Therapie umschriebenes Tumorgewebe persistiert. Diese Strategie ist zusätzlich in die Studie HIT 2000 aufgenommen worden.

Die Rolle der Protonentherapie ist unklar. In Boston wurde bei 17 Kindern eine lokale Tumorkontrolle nach zwei Jahren von 86 % erreicht (MacDonald et al. 2008). Der Vorteil lag im Vergleich zur IMRT in einer besseren Schonung von Normalgewebe.

Planungszielvolumen/Gesamtdosis/Fraktionierung

Die infratentoriellen Ependymome WHO-Grad II/III erhalten eine Bestrahlung der Tumorregion heute bis zu einer Gesamtdosis von 59,4 Gy mit einer Einzeldosis von 1,8 Gy und fünf Fraktionen pro Woche, Kinder unter drei Jahren bis 54 Gy. Das supratentorielle anaplastische Ependymom wird ebenfalls in einer erweiterten Lokalbestrahlung bis zu einer Gesamtdosis von 55–60 Gy in sechs bis sieben Wochen behandelt. Nur bei positiver Liquorzytologie bzw. nachgewiesener Metastasierung ist eine systemische Bestrahlung des Liquorraumes entsprechend dem Vorgehen bei den Medulloblastomen gerechtfertigt. Hyperfraktionierte Konzepte bleiben zunächst Studien vorbehalten.

Bestrahlung bei Kindern unter drei Jahren

Der Verzicht auf eine Strahlentherapie in dieser Altersgruppe wird kontrovers gesehen. Die Rate der Progression ohne Bestrahlung ist hier hoch (Grill et al. 2001; Timmermann et al. 2005). In der französischen Serie lag das Vierjahres-progressionsfreie Überleben ohne Chemotherapie bei nur 22 %. Die Bestrahlung bei Rezidiv in Verbindung mit einer zweiten Operation führte zu einem Vierjahres-Gesamtüberleben von 74 % falls eine komplette Resektion erreicht werden konnte, und von nur 35 % nach inkompletter Resektion (Grill et al. 2001). In den HIT-SKK-Studien profitierten Kinder mit anaplastischen Ependymomen von einer Bestrahlung. Das Dreijahresüberleben von Kindern mit Bestrahlung lag bei 66,7 % im Vergleich zu 38,5 %, wobei die Bestrahlung teilweise erst in der Rezidivsituation appliziert wurde. Über die zeitliche Positionierung der Bestrahlung in dieser Altersgruppe besteht daher Unklarheit (Timmermann et al. 2005). Die Bestrahlung ausschließlich der Tumorregion ist nach amerikanischen und französischen Erfahrungen nicht mit einem wägbar erhöhten Risiko für Beeinträchtigung der kognitiven Funktion verbunden, sodass die Bestrahlung auch bei kleinen Kindern sinnvoll ist (Merchant et al. 2004; von Hoff et al. 2008), In der laufenden HIT-2000-Studie wird die Strahlenbehandlung als fester Protokollbestandteil in dieser Altersgruppe prospektiv untersucht.

Chemotherapie

Die zusätzliche Chemotherapie besitzt nach aktuellem Kenntnisstand keinen gesicherten Stellenwert. Die Erfahrungen des Royal Marsden Hospitals mit adjuvanter Chemotherapie (CCNU, Vincristin), nach der die Überlebenswahrscheinlichkeit nach zehn Jahren mit 54 % signifikant höher im Vergleich zu 34 % nach alleiniger Bestrahlung (Bloom et al. 1990) war, konnte in der CCG-Studie nicht bestätigt werden. Die progressionsfreie Überlebensrate von 22 Kindern nach zehn Jahren betrug 35 % bei einem Gesamtüberleben von 39 %, ohne dass ein Unterschied im Vergleich mit 14 Kindern ohne Chemotherapie gesehen werden konnte (Evans et al. 1996). Ein Problem in der Bewertung der Chemotherapie besteht darin, dass der Anteil an anaplastischen Ependymomen in den einzelnen Studien sehr gering ist, jedoch nur bei der anaplastischen Variante ein signifikanter Effekt zu erwarten ist. In der oben erwähnten Studie von Needle wurde eine Chemotherapie nach hyperfraktionierter Bestrahlung durchgeführt. Der Stellenwert dieser zusätzlichen Behandlung ist zwar vielversprechend, bleibt aber in diesem Behandlungskonzept bisher ungeklärt. In der Serie von Massimino (2004) konnte die zusätzliche Chemotherapie trotz messbarem Ansprechen keine überzeugende Verbesserung der lokalen Tumorkontrolle erreichen. Die zusätzliche Chemotherapie soll in einem abgewandelten Protokoll prospektiv in einem zukünftigen Protokoll der SIOP untersucht werden

Niedriggradiges Astrozytom (WHO Grad I/II)

30–40 % der pädiatrischen Tumoren des Zentralnervensystems werden von den niedriggradigen Gliomen gebildet. Die jährliche Inzidenz beträgt 10–12 auf 100 000 Kinder in der Altersgruppe bis 15 Jahre (Kaatsch et al. 2001). Das Auftreten ist mit vererbaren Erkrankungen verbunden (Neurofibromatose Typ 1 (5–15 % der Fälle), der tuberösen Sklerose und dem Li-Fraumeni-Syndrom (Listernick et al. 1997).

Die Tumoren wachsen vorwiegend im Bereich der supratentoriellen Mittellinie (Sehbahn), teilweise unter Beteiligung des Hypothalamus, gefolgt vom isolierten Befall der Hemisphären und der hinteren Schädelgrube. Entsprechend des Entstehungs- bzw. Ausbreitungsmusters variieren die Therapiekonzepte. In der Regel kann bei hemisphärischen und zerebellaren Tumoren eine komplette Resektion angestrebt werden, wohingegen bei den Tumoren der supratentoriellen Mittellinie – wenn überhaupt – nur eine Biopsie zur histologischen Sicherung durchgeführt werden kann.

Diese Untergruppe umfasst eine Vielzahl histologischer Subtypen; in den meisten Fällen wird ein pilozytäres Astrozytom WHO-Grad I gefunden (Alvord et al. 1988; Bloom et al. 1990). Die klinische Symptomatik hängt in erster Linie von Sitz und Wachstumstendenz der Tumoren ab. Häufig werden Entwicklungsverzögerungen und Persönlichkeitsveränderungen, bei Mitbeteiligung der Sehbahn und des Hypothalamus Gesichtsfeld- und endokrinologische Ausfälle und das sog. dienzephale Syndrom beobachtet (Gliome der Mittellinie, „Optikusgliome" bzw. „Chiasmagliome"). Je nach zu vermutender Lokalisation (z. B. Sehbahn, Hypothalamus) und Klinik wird daher neben der Kernspintomographie oder Computertomographie nach Kontrastmittelgabe eine augenärztliche und endokrinologische Abklärung durchgeführt. Zu den prognostischen Faktoren gehören die Tumorlokalisation, histologischer Typ, das Vorliegen einer Neurofibromatose und das Alter (Kortmann et al. 2003).

Rolle der Strahlenbehandlung

Als erste Therapiemaßnahme wird die möglichst weit gehende chirurgische Resektion angestrebt, wenn keine neurologischen Defizite oder eine Verschlechterung des Visus zu erwarten sind (Alvord et al. 1988; Bloom et al. 1990). Nach totaler Exzision folgt gewöhnlich keine adjuvante Behandlung. Der positive Effekt der Bestrahlung auf Visus und Tumorkontrolle ist seit Jahrzehnten bekannt (Tabellen XXXIV und XXXV). Die niedrigmalignen Astrozytome im Kindesalter zeigen eine deutlich günstigere Prognose gegenüber denen der Erwachsenen, die mit einer geringeren Neigung zur Entdifferenzierung erklärt wird (Dirks et al. 1994). Die Fünf- bis Zehnjahres-progressionsfreien Überlebensraten liegen in den meisten retrospektiven Analysen zwischen 70 und 90 %. Es besteht derzeit Konsens, dass bei Kindern eine postoperative Strahlenbehandlung indiziert ist, wenn eine Tumorprogression im CT/MRT erkennbar ist oder klinische und neurologische Symptome zunehmen bzw. der Visusverlust droht (Listernick et al. 1997; Kortmann et al. 2003).

In der prospektiven internationalen kooperativen Studie (SIOP Low Grade Glioma) wurde bei Kindern ab dem fünften Lebensjahr mit progredientem Tumorwachstum eine Strahlentherapie der erweiterten Tumorregion bis 54 Gy Zielvolumendosis durchgeführt. Nach einer Interimsanalyse bei 96 Patienten konnte eine Ansprechrate von 93,3 % erreicht werden. Die progressionsfreien und Gesamt-Überlebensraten lagen bei 87,1 % bzw. 95,7 % in einem Nachbeobachtungszeitraum von median 19,4 Monaten, sodass die Bestrahlung innerhalb dieses Behandlungsansatzes als effektiv gelten muss (Kortmann et al. 2000). Die Tumoren reagieren über einen längeren Zeitraum auf die Bestrahlung mit Zeiten bis zum maximalen Ansprechen von mehreren Monaten. Die Abbauprozesse könne auch vorübergehend eine Volumenzunahme erzeugen, die eine vermeintliche Progredienz vortäuscht (Kortmann et al. 2003).

Planungszielvolumen/Gesamtdosis/Fraktionierung

Die Strahlenbehandlung wird, wie bei den Erwachsenen, als erweiterte Lokalbestrahlung durchgeführt. Moderne 3-D-Techniken sollten zur Anwendung kommen. Der Sicherheitssaum für das PTV sollte zwischen 5 mm und 1,0 cm je nach Präzision der Bestrahlungstechnik liegen. Der Sicherheitssaum um das GTV kann sich nach den aktuellen Daten auf 2–5 mm beschränken (für pilozytäre Astrozytome, die kaum eine Infiltration zeigen). Als Standard wird eine Gesamtdosis von 54 Gy angesehen. Zur Vermeidung von Spätfolgen sollten niedrige Einzeldosen von 1,6–1,8 Gy gewählt werden. Die bisherigen Erfahrungen belegen die Praktikabilität mit sehr guten progressionsfreien Überlebenszeiten, ohne dass bei knappen Sicherheitssäumen Feldrandrezidive auftraten (Tabelle XXXVI) . Die Protonentherapie hat vergleich-

bare Ergebnisse erzielt (Hug et al. 2002). Der Vorteil dieser Technik liegt vor allem in der Erfassung auch größerer, irregulär konfigurierter Volumina, wohingegen sich die stereotaktishce Konvergenztechnik auf kleinere Volumina beschränken muss (maximaler Durchmesscr 5 cm) (Marcus et al. 2005).

Die stereotaktische Einzeittherapie als Resektionsäquivalent konnte zwar bei elf von 13 Kindern eine Tumorkontrolle erreichen, muss aber wegen der hohen Komplikationsraten kritisch gesehen werden (Grabb et al. 1996). Der Stellenwert hypofraktionierter Techniken ist unklar (Kortmann et al. 2003).

Brachytherapie

In ausgewählten Fällen (Tumoren mit beschränkter Größe und an bestimmten Lokalisationen) ist die Brachytherapie eine Behandlungsalternative. In der Untersuchungsserie von Kreth et al. (1995) wurden 124 „junge" Patienten mit niedrigmalignen Gliomen mit einer Jod-125-Implantation (permanent oder temporär) therapiert. Das Gesamtüberleben betrug 90 % für 70 Jugendliche mit pilozytärem Astrozytom und 84 % für WHO-Grad-II-Tumoren und entspricht in etwa den Ergebnissen, die auch nach externer fraktionierter Therapie erreicht werden können.

Chemotherapie

Zur Reduktion therapieinduzierter Spätfolgen wurde in Phase-II-Studien das Ansprechen niedrig maligner Gliome auf Zytostatika untersucht (Janss et al. 1995; Packer et al. 1997; Petronio et al. 1991). In einer retrospektiven Analyse an 32 Kindern, die unterhalb des fünften Lebensjahres eine initiale Chemotherapie mit Vincristin und Actinomycin D erhielten, konnte bei 17 Kindern die Bestrahlung im Mittel um 40 Monate hinausgezögert werden (Janss et al. 1995). Bei Kindern unter fünf Jahren konnte ein Protokoll bestehend aus Carboplatin und Vincristin eine Fünfjahres-progressionsfreie Überlebensrate von 74 % erreichen (Packer et al. 1997). Derzeit wird in der o. g. internationalen Studie der SIOP die Effektivität dieser Chemotherapie untersucht. Vorläufige Ergebnisse bei 132 Patienten konnten die amerikanischen Ergebnisse nicht bestätigen. Die Dreijahres-progressionsfreie Überlebensrate lag nur bei 48,7 % bei einem Gesamtüberleben von 88,7 % (Walker et al. 2000). Die mittlere Verzögerung bis zum Beginn der Strahlentherapie lag bei 21 Monaten. Die anschließende, in ihrer Effizienz bewiesene Bestrahlung konnte in der Mehrheit ein

Tabelle XXXIV. Überlebenszeiten nach Behandlung (Operation, Bestrahlung, Chemotherapie) von niedrigmalignen Gliomen im Kindesalter.

Autoren	Pat. n	Behandlung	Überleben		Nachbeobachtung
			Progressionsfrei	Gesamt	
Motgomery et al. 1997 1962–75	16	RT 3.5 Gy–65.0 Gy	k. A.	5/10 Jahre: 80 % 12/16 Pat. leben	1–14 Jahre Mittel: 6,3 Jahre:
Horwich et al. 1985 1951–81	29	RT: 45–50 Gy ED:1,8–2,0 Gy	5 Jahre: 100 % 10 Jahre: 90 %	5 Jahre: 100 % 10 Jahre: 93 %	1–30 Jahre Median: 10 Jahre:
Wong et al. 1987 1953–84	36	RT: 24 Pat. RT bei Progr.12 Pat.. 35–61 Gy, ED 1,5–2,0 Gy	10 Jahre: 55 %	10 Jahre: 87 %	7 Mo. –,4 Jahre Mittel: 9,4 Jahre
Kovalic et al. 1990 1956–86	33	OP + RT: 22 Pat. Nur RT: 11 Pat. 37,86–61 Gy ED: 0,76–2,0 Gy	5 Jahre: 5 % 10 Jahre: % 15 Jahre:	5 Jahre: 94 % 10 Jahre: 81 % 15 Jahre: 74 %	2–31 Jahre Mittel: 12,3 Jahre
Pierce et al. 1990 1971–86	24	Nur RT 45–56,6 Gy ED 1,8–2,0 Gy	6 Jahre: 88 %	6 Jahre: 100 %	24 Mo.–17 Jahre Median: 6 Jahre
Bataini et al. 1991 1970–1986	57	Nur RT 40–60 Gy ED 1,45–2,15 Gy	5 Jahre: 89,5 % 10 Jahre: 82,0 %	5 Jahre: 83,5 % 10 Jahre: 83,5 %	2,5–16,5 Jahre Mittel: 7,5 Jahre
Jenkin et al. 1993 1958–90	87	RT (A): 38 Pat. Beob (B): 49 Pat.	A B 5 J. 80 %/64 % 10 J. 73 %/64 % 15 J. 65 %/64 %	A B 5 J. 94 %/95 % 10 J. 79 %/92 % 15 J. 69 %/80 %	k. A.
Fisher et al. 1998 1963–1995	19	RT (makr. Tumor) Median 54 Gy ED 1,8 Gy	10 Jahre: 68 %	10 Jahre: 80 %	k. A.
Grabenbauer et al. 2000 1975–1997	25	Nur RT 45–60 Gy ED 1,6–2,0 Gy	10 Jahre: 69 %	10 Jahre: 94 %	1,5–23,0 Jahre Mittel: 9 Jahre
Kortmann et al. 2000/SIOP/GPOH 1992–1999	96	RT bei Progredienz 81 Pat: 54 Gy ED 1,8 Gy 15 P: Brachyth: 60 Gy	3 Jahre: 87,1 %	3 Jahre: 95,7 %	0–96 Monate Mittel: 19,4 Mo.
Petronio et al. 1991 1983–89	19	Chemotherapie VCR, CCNU, Act.-D, BCNU, 5-FU u .a.	4 Jahre: 60 %	100 im Nachbeobach- tungszeitraum	6,6-303 Wochen Median: 79 Wochen
Packer et al. 1997 1989–93	78	Chemotherapie Carboplatin/VCR	2 Jahre: 75 % 3 Jahre: 68 %	97 % im Nachbeobachtungs- zeitraum	18 Mo.–6 Jahre Median: 30 Mo.
Walker et al. 2000 SIOP/GPOH 1992–99	132	Chemotherapie bei Pro- gredienz Carboplatin/VCR	3 Jahre: 48,7 %	3 Jahre: 88,7 %	k. A.

erneutes Ansprechen erreichen mit einem progressi-onsfreien Überleben von 91,3 % bzw. einem Gesamt-überleben von 100 % bei 23 Patienten (Kortmann et al. 2000) (Tabelle XXXIV). Nach einer akuelleren Auswertung der HIT-SIOP-LGG-96-Studie waren die Ansprechraten auf Chemotherapie unverändert hoch bei einer weiterhin identischen progressionsfreien Zeit (Gnekow et al. 2004).

Radiotherapie bei Rückfall

Sie scheint in Einzefällen unter Verwendung stereo-taktischer, auch konventioneller, fraktionierter Tech-niken möglich zu sein und auch langfristige Tumor-kontrollen zu erreichen (Kortmann et al. 2003). Die Zweitbestrahlung kann daher im Einzelfall als indivi-duelle Fallentscheidung berücksichtigt wreden.

Tabelle XXXV. Visus nach Bestrahlung von niedrig malignen Gliomen der Mittellinie (Gliome der Sehbahn) im Kindesalter.

Autor	Pat. n	Gesamtdosis Einzeldosis	Besser	Stabil	Schlechter
Horwich et al. 1985	23	GD 45–50 Gy ED 1,8–2,0 Gy	Sehschärfe (23) 10 (43 %) Gesichtsfeld (23) 4 (18 %)	11 (48 %) 19 (82 %)	2 (9 %)
Flickinger et al. 1988	22	GD 38–56,86 Gy ED 1,4–2,0 Gy	2 (9 %)	14 (77 %)	3 (14 %)
Wong et al. 1987	17	GD 35–61 Gy ED 1,5–2,0 Gy	6 (35 %)	9 (53 %)	2 (12 %)
Pierce et al. 1990	23	GD 45–56,6 Gy ED 1,8–2,0 Gy	23 (30 %)	14 (61 %)	2 (9 %)
Bataini et al. 1991	44	GD 40–60 Gy ED 1,45–2,15 Gy	Sehschärfe 25 (57 %) Gesichtsfeld 19 (61 %)	16 (36 %) 11 (35 %)	3 (7 %) 1 (3 %)
Erkal et al. 1997	13	GD 40–60 Gy ED 1,8–2,0 Gy	9 (34 %)	14 (54 %)	3 (12 %)
Grabenbauer et al. 2000	25	GD 45–60 Gy ED	Sehschärfe (25) 9 (36 %) Gesichtsfeld (20) 3 (15 %)	13 (52 %) 16 (80 %)	3 (12 %) 1 (5 %)

Tabelle XXXVI. 3-D-konformale Radiotherapie/Protonentherapie/fraktionierte stereotaktische Konvergenztherapie.

Autor	Dosis	Patienten	Ergebnis	Nachbeobachtung
Debus et al. 1999	Median 52,4 Gy/1,6–2,0 Gy Sicherheitssaum 7 mm	10	5-J-PFÜ: 90 %, 5-J-Gesamt-ÜL: 100 % Keine Akuttoxizität	12–72 Mo.
Merchant et al. 2002	Median 54–59.4 Gy/1.8 Gy Sicherheitssaum 15 mm	38	4 Rückfälle (3 innerhalb CTV, 1 Feldrandrezidiv	17 Mo.
Saran et al. 2002	Median 50–55 Gy in 30–33 Fr. Sicherheitssaum 5–10 mm	14	3-J-PFÜ: 87 %, 3-J-Gesamt-ÜL: 100 % 1 Rückfall innerhalb GTV	33 Mo.
Hug et al. 2002	Protonen 50,4–63,0 CGE 1,8 Gy Sicherheitssaum: k. A.	27	Lokale Kontrolle/Überleben Hemisph. 71 %/86 % Dienceph. 87 %/93 % Hirnstamm 60 %/60 %	3,3 Jahre:
Marcus et al. 2005	Stereotaktische Konvergenztechnik Median 52,2 Gy/1,8Gy Kein Sicherheitssaum	81	5/8-J-PFÜ: 82,5 %/65 % 5/8-J-Gesamt-ÜL: 97,8 %/82 % 6 lokale Rückfälle Alle innerhalb RT-Feld	6,9 Jahre:

Bestrahlung disseminierter niedriggradiger Gliome

Das Auftreten einer Disseminierung innerhalb des ZNS ist selten. Drei von 76 Patienten in der Serie von Pollack et al. (1994) zeigten eine liquorgene Metastasierung. Eines dieser Kinder erhielt eine Bestrahlung des Liquorraumes und erreichte eine langanhaltende komplette Remission. Auch Kombinationen mit Chemotherapie und Bestrahlung befallener Regionen wurde mit gutem Erfolg durchgeführt (Kortmann et al. 2003). Im SIOP-LGG-2003-Protokoll wird der Stellenwert der Bestrahlung des Liquorraumes prospektiv evaluiert.

Hochmalignes Astrozytom/Glioblastom (WHO Grad III/IV)

Mit einer Inzidenz von 5 % sind die malignen Gliome im Kindesalter im Gegensatz zum Erwachsenenalter selten. Nach dem zentralen Tumorregister der Vereinigten Staaten liegt die Inzidenz bei Kindern unter 19 Jahre bei 0,63/100 000/Jahr. Die Verteilung hemisphärische Tumoren/Hirnstammgliome ist ungefähr gleich (Pollack et al. 1994; Kaatsch et al. 2002). Wie beim Erwachsenen sind diese Tumoren durch ihr rasches und diffus infiltrierendes Wachstum hoch aggressiv. Die Therapiekonzepte für hemisphärische Tumoren orientieren sich weitestgehend am Erwachsenenalter. Für die vorwiegend im Kindesalter vorkommenden Hirnstammgliome haben sich spezielle pädiatrische Protokolle entwickelt.

Hemisphärische hochmaligne Gliome

Zu den wesentlichsten prognostischen Faktoren gehören: histologischer Differezierungsgrad, Resektionsausmaß (medianes Überleben nach kompletter Resektion 4,92 Jahre vs. 0,72 Jahre nach Biopsie (Wolff et al. 2008), die Durchführung einer Radiotherapie mit einer Dosis von über 54 Gy, der Proliferationsindex und die p53-Überexpression (negativ) sowie das Alter (medianes Überleben 5,4 Jahre bei Alter unter acht Jahren bzw. 2,57 Jahren in der Altersgruppe ab 13 Jahre (Wisoff et al. 1998; Pollack et al. 2003; Wolff et al. 2008). Im Gegensatz zum Erwachsenenalter ist der Einfluss des Gradings unklar. In der aktuellen Analyse der HIT-GBM-Datenbank konnte kein Einfluss gesehen werden. In der CCSG-945-Studie lag jedoch das Fünfjahres-progressionsfreie Überleben bei 44 % für anaplastische Gliome und 26 % für Glioblastome (Wisoff et al. 1998).

Rolle der Strahlenbehandlung

Dem operativen Eingriff folgt die Bestrahlung der erweiterten Tumorregion mit Dosierungen zwischen 54 und 60 Gy. Nach der aktuellen Analyse der HIT-Datenbank ereicht die Bestrahlung ein medianes Überleben von 1,95 Jahre im Vergleich zu 1,25 Jahren ohne Bestrahlung (Wolff et al. 2008).

Planungszielvolumen/Gesamtdosis/Fraktionierung

Die Disseminierung zum Zeitpunkt der Diagnose ist sehr selten und das lokale Rückfallrisiko steht im Vordergrund auch wenn in Einzelfällen eine liquorgene Metastasierung zusätzlich vorliegt (Ergebnisse der HIT-GBM-Datenbank; Benesch et al. 2005; Wagner et al. 2006) sodass die Bestrahlung der Tumorregion analog den Vorgaben für Erwachsene ausreicht. Als Standard wird eine Gesamtdosis von 54–60 Gy bei einer Fraktionierung von 1,8–2,0 Gy angesehen.

Chemotherapie

Die CCSG (Children Cancer Study Group) untersuchte innerhalb zweier randomisierten Studien den Stellenwert einer zusätzlichen Chemotherapie (Finlay et al. 1995; Sposto et al. 1989). Bei Grad-III- und Grad-IV-Tumoren wurde eine Verbesserung des Fünfjahres-ereignisfreien Überlebens von 18 % ohne Chemotherapie auf 46 % mit CCNU, Vincristin und Prednison erreicht (Ertel et al. 1984; Sposto et al. 1989). In der Folgestudie fiel das Ergebnis deutlich schlechter mit einem Dreijahres-progressionsfreien Überleben bei anaplastischen Astrozytomen von 29 % und bei Glioblastomen von 20 % aus (Finlay et al. 1995). Aktuelle Protokolle mit Stammzell- oder Knochenmarktransplantation sind zum Teil sehr toxisch und haben keinen Durchbruch erzielt (Tabelle XXXVII).

Nach der deutschen HIT-Studie '88/89 erreichten 57 % der Patienten mit WHO-Grad-III-Gliomen die Dreijahresgrenze, jedoch keiner mit Glioblastom (Kühl et al. 1998). In der Folgestudie HIT '91 erreichte eine Chemotherapie vor Bestrahlung bei Kindern mit komplett resezierten Tumoren ein deutlich besseres Ergebnis. Elf von 15 Kindern blieben nach fünf Jahren rezidivfrei (Wolff et al. 2002). Die GPOH verfolgt eine Strategie mit sequenziellen Phase-II-Protokollen (HIT-GBM). Hierbei wurden Trofosfamid sowie eine Immuntherapie nach Strahlentherapie untersucht (HIT-GBM-A) bzw. ein radiochemotherapeutischer Behandlungsansatz mit Cisplatin, Ifosfamid und Etoposid (HIT-GBM-B). Nach aktueller Auswertung lag die mediane Überlebenszeit für 20 Patienten jedoch nur bei 12 Monaten und unterschied sich nicht von historischen Kontrollgruppen nach alleiniger postoperativer Bestrahlung (HIT-GBM-A) (Wolff et al. 2001). In der aktuellen HIT-GBM-D-Studie wird der radio- chemotherapeutisches Ansatz fortgesetzt und durch eine nachfolgende Chemotherapie ergänzt. Bisher hat die zusätzliche Chemotherapie trotz intensivster Anstrengungen jedoch keine wegweisende Verbesserung der Prognose erreichen können (Wolff et al. 2006) (Tabelle XXXIV). Die zukünftigen Strategien implementieren Temozolomid basierend auf den Erfahrungen der EORTC-

Tabelle XXXVII. Neuere Phase-I/II-Studien zur Untersuchung der Wirksamkeit einer zusätzlichen Systemtherapie bei hochmalignen Gliomen.

Autor	Pat. n	Behandlung	Histologie	Überlebensrate
Sposto et al. 1989 (CCG)	58	Phase-III-Studie RT vs. RT + CCNU, VCR, Prednison	Hochmaligne Gliome	5-J-EFÜ: Nur RT: 18 % RT + CHx.: 46 %
Finlay et al. 1995 (CCG)	85 87	Phase-III - Studie RT anschl. CCNU VCR Pred „8 in 1" anschl. RT	Hochmaligne Gliome	5-J-PFÜ: 33 %, Gesamt: 36 %. Kein Unterschied zwischen Th.-armen
Geyer et al. 1995	39 (<24 Mo.)	„8 in 1", „verzögerte" Bestrahlung	Astrozytom WHO-Gr. III Glioblastom	3-J-PFÜ: Alle Pat.: 36 % WHO-Gr. III: 44 % WHO-Gr. IV: 0 %
Finlay et al. 1996	18	Hochdosis-Chemotherapie und autologe KMT/Rezidive	Hochmaligne Gliome	16 % therapiebed. Todesfälle 5 von 18 (28) leben nach 39–59 Monaten
Graham et al. 1997	12	Hochdosis-Chemotherapie und autologe KMT (Primärtherapie und Rezidiv)	„Gliale Tumoren" 6 Primärtherapie 6 Therapie bei Rückfall	Überleben: 2 von 12
Bouffet et al. 1997	22	Etoposid, Thiotepa, autologe KMT (neu diagn., Rezidiv)	Hochmaligne Gliome	15 % leben nach 54–65 Monaten
Heideman et al. 1997	41	Chemotherapie vor Bestrahlung	Astrozytom WHO-Gr. III: 13 Glioblastom: 25 Oligodendrogliom III: 3	3-J-PFÜ: 18 % 3 Jahre: gesamt: 35 %
Wolff et al. 2001	22	Trophosphamid/Etoposid Simultan zur Bestrahlung (54 Gy)	Glioblastom	Med. Überl.: 12 Mo. (Kontroll-Gr. ohne RT: 12 Mo.)
Wolff et al. 2002	52	HIT '91 Prot. + RT 54 Gy 22 Pat.: Erhaltungs-CHx. 30 Pat.: „Sandwich"-CHx.	Astrozytom WHO-Gr. III: 25 Glioblastom: 27	Medianes ÜL Kompl. Res: 5,2 Jahre: Inkompl. Res. 1,2 Jahre: $p < 0,0005$
Lopez-Aguilar et al. 2003	13	CHx – RT– CHx	Hochmaligne Gliome (unklare Angaben zur Histologie)	5-J-Gesamt-ÜL: 92 %
Massimino et al. 2005	21	Hochdosis-Chemotherapie gefolgt von RT	Glioblastom: 10 Pat. WHO-Gr. III: 11 Pat.	4 J. PFÜ: 43 % ÜL: 46 %

KMT: Knochenmarktransplantation, CCG: Childrens Cancer Group

Studie, die Vakkzinierungstherapie sowie bei Kindern unter vier Jahren, die eine besonders günstige Prognose aufweisen, ein spezielles Chemotherapieprotokoll innerhalb einer europäischen Studie.

Hirnstammgliom

Etwa 10–20 % der Hirntumoren im Kindesalter werden von Hirnstammtumoren gebildet und sind im Bereich der Pons und der Medulla oblongata lokalisiert. Es bestehen unterschiedliche Klassifizierungssysteme, die auf bildmorpholgischen Kriterien beruhen: fokal vs. diffus, zystisch vs. solide, exophytisch vs. diffus intrinsisch (Jallo et al. 2004). Zu den prognostischen Faktoren gehören das Intervall zur Diagnose, das Vorliegen von Hirnnervenausfällen, die Neurofibromatose (bessere Prognose), die Mitoserate, schnelle klinische Progression (Albright et al. 1986; Edwards et al. 1989).

Weitgehende Einigkeit besteht bei typischen diffusen Ponsgliomen (ca 70 % der Hirnstammgliome) mit kurzer Anamnesedauer mit Verzicht auf eine Operation (Albright et al. 1986). Bei extrinsisch wachsenden Tumoren wird häufig eine Operation angestrebt. Die Aussagekraft der stereotaktischen Biopsie hinsichtlich der klinisch relevanten Einordnung in Malig-

nitätsgrade bei diffus intrinsischen und fokalen Ponsgliomen ist umstritten. In verschiedenen Untersuchungsserien zeigten sich erhebliche Unterschiede in
der Verteilung von niedrig malignen Astrozytomen

(0–72 %) gegenüber den hoch malignen Formen (7–
71 %) (Edwards et al. 1989; Freeman et al. 1986; Halperin et al. 1989). Bei Autopsien werden hingegen
überwiegend maligne Gliome gefunden, sodass die

Tabelle XXXVIII. Phase-I/II- und -III-Studien zur hyperfraktionierten Strahlentherapie von Hirnstammgliomen, teilweise in Kombination mit simultaner Chemotherapie.

Autor	Pat.	Dosiskonzept	Überleben
Freeman et al. 1988 (POG)	38	2 × 1,1 Gy, 66,0 Gy	Progressionsfrei/median: 6,5 Monate Gesamt/median: 11 Monate
Freeman et al. 1991 (POG)	57	2 × 1,17 Gy, 70,2 Gy	Progressionsfrei/median: 6 Monate Gesamt/median: 10 Monate Steroidpflicht > 3 Mo.: 9 %
Freeman et al. 1993 (POG)	41	2 × 1,26 Gy, 75,6 Gy	Progressionsfrei/median: 7 Monate Gesamt/median: 10 Monate Steroidpflicht > 3 Mo.: 61 %
Packer et al. 1987 (CCG)	16	2 × 1,2 Gy, 64,8 Gy	Progressionsfrei/median: 7 Monate Gesamt/median: 9 Monate
Packer et al. 1993 (CCG)	53	2 × 1,0 Gy, 72,0 Gy	Gesamt-ÜL: 1 Jahr 38 % 2 Jahre: 14 % 3 Jahre: 8 %
Packer et al. 1994 (CCG)	66	2 × 1,16 Gy, 78,0 Gy	Gesamt-ÜL: 1 Jahr 35 % 2 Jahre: k. A. 3 Jahre: 6 % Steroidpflicht: 50 %
Shrieve et al. 1992	41	2 × 1,0 Gy, 66 – 78 Gy	Gesamt/median: 72 Wochen Keine Dosisabhängigkeit
Lewis et al. 1997	28	Hyperfrakt. akzeleriert 2 × 1,8 Gy 48,6/50,4 Gy	Gesamt/median: 8,5 Monate
Kretschmar et al. 1993	35	2 × 1,1 Gy, 66,0 Gy Vor RT 4 Kurse Cisplatin/Cyclophophamid	Kompl. Remission: 0 Part. Remission 3 (8,6 %) „Stable disease": 23 (65,7 %) Progredienz: 9 (25,7 %) Medianes Überleben: 8 Monate
Packer et al. 1996 (CCG)	32	2 × 1,16 Gy, 72,0 Gy + β-Interferon	Progressionsfrei/median: 5 Monate Gesamt/median: 9 Monate
Walter et al. 1998	9	2 × 1,17 Gy, 70,2 Gy + simultan Carboplatin	8 von 9 Pat. nach median 44 Wochen verstorben
Mandell et al. 1999 POG Phase-III	66 64	1 × 1,8 Gy/54 Gy (I) 2 × 1,17 Gy, 70,2 Gy (II) + simultan Cisplatin (I + II)	I Progressionsfrei/median: 6 Monate Gesamt/median: 9 Monate II Progressionsfrei/median: 5 Monate Gesamt/median: 8 Monate
Allen et al. 1999	34	2 × 1,0 Gy, 72,0 Gy + simultan Carboplatin	Progressionsfrei/median: 8 Monate Gesamt/median: 12 Monate
Sanghavi et al. 2003	17	54 Gy/1,8 Gy + simult. Topotecan	PFÜ/median: n. a. ÜL/median: 15 Mo.
Marcus et al. 2003	18	2 × 1,5 Gy, 63 Gy + Etanidazole	PFÜ/median: n. a. ÜL/median: 8,5 Mo.
Broniscer et al. 2004	33	Temozolomid nach RT, mediane Dosis: 55,8 Gy	PFÜ/median: 8,8. Mo. ÜL/median: 12 Mo.

POG: Pediatric Oncology Group, CCG: Childrens Cancer Group, ZVD Zielvolumendosis

bioptisch gewonnen Proben offenbar keine repräsentative Aussage über den gesamten Tumor erlauben. Bei diffus wachsenden intrinsischen Ponsgliomen kann daher auch auf eine Biopsie verzichtet werden. Eine Abhängigkeit der Überlebenszeit vom histologischen Typ konnte aufgrund der Problematik bei der histologischen Sicherung bislang nicht nachgewiesen werden. Negative Prognosefaktoren sind: erhöhte Mitoserate (15 von 18 Patienten, die Mitosen zeigten, verstarben innerhalb von 6 Monaten), Nachweis einer diffusen Infiltration in das umgebende Gewebe (90 % gegenüber 46 % Einjahres-Überlebenszeit), schnelle Progredienz der Symptome sowie multiple Hirnnervenausfälle (Albright et al. 1986; Edwards et al. 1989).

Rolle der Strahlenbehandlung

Die Behandlung der Wahl stellt die Strahlentherapie dar. In einer Auswertung der HIT-GBM-Datenbank liegt bei verzicht auf Bestrahlung ein medianes Überleben von 0,39 Jahren vor im Vergleich zu 0,95 Jahren nach Bestrahlung (Wagner et al. 2006), sodass durch die Bestrahlung ein Überlebensgewinn von ca. fünf Monaten erreicht werden kann. Die Prognose von Patienten mit Tumoren im Bereich des Mittelhirns und des Thalamus ist mit einer Fünfjahres-Überlebensrate zwischen 67 und 73 % deutlich besser. Vor dem Hintergrund eines rasch proliferierenden Tumorgewebes wurden zu Beginn der 80er Jahre von der POG (Pediatric Oncology Group) und CCG (Childrens Cancer Group) Hyperfraktionierungsschemata in eskalierenden Dosierungen untersucht (Tabelle XXXVIII). Eine Besserung der klinischen Symptome war unabhängig vom Dosiskonzept festzustellen und lag zwischen 71 und 80 % in einer neueren Studie 95 % (Freeman et al. 1993; Marcus et al. 2003). Allerdings stieg das Risiko für radiotherapieinduzierte Nekrosen im Tumorgebiet und die Notwendigkeit einer Steroideinnahme in den hohen Dosisbereichen an. Die intensiven Bemühungen,

auch unter Einsatz einer zusätzlichen Chemotherapie mit unterschiedlichsten Protokollen auch unter Einschluss radiosensibilisierender Substanzen, die Überlebenszeiten zu verbessern, waren enttäuschend. Die medianen Überlebenszeiten lagen bei ca. neun bis elf Monaten. Diese negativen Erfahrungen konnten in der HIT-GBM-A-Studie bei 20 Kindern bestätigt werden. Die mediane Überlebenszeit lag bei acht Monaten (Wolff et al. 1996). Neuere Ansätze mit Temozolomid, Thiotepa, Topotecan oder Antiöstrogenen waren ebenfalls enttäuschend, sodass innovative, experimentelle Therapieansätze gefordert sind (Heideman et al. 1993; Blaney et al. 1996; Estlin et al. 1998; Broniscer et al. 2000). Hirnstammgliome werden derzeit innerhalb des HIT-Netzwerkes prospektiv untersucht, auch unter Einschluss neuer Substanzen wie Nimotuzumab (kürzlich geschlossen Phase-II-Studie).

Planungszielvolumen/Gesamtdosis/Fraktionierung

Ähnlich wie bei hemisphärischen hochmalignen Gliomen ist die Tendenz zur liquorgenen Dissemination zum Diagnosezeitpunkt gering (1 von 137 Patienten in der HIT-GBM-Datenbank) (Benesch et al. 2005). Als Standard gilt daher die alleinige Bestrahlung der Tumorregion mit einem Sicherheitssaum von 2 cm entlang der Bahnen, die anatomischen Grenzen respektierend. 3-D-Bestrahlungsplanungen sollte der Vorzug gegeben werden. Das Innenohr sollte geschont werden, da häufig zusätzliche Cisplatin-haltige Chemotherapien appliziert werden. Die konventionelle Fraktionierung bis 54 Gy bei einer Fraktionierung von 1,8–2,0 Gy gilt weltweit als Standard.

Kraniopharyngeom

Das Kraniopharyngeom (6–9 % aller ZNS-Tumoren im Kindesalter) ist histologisch gesehen ein benigner, parasellär bis suprasellär gelegener Tumor, der aus

Tabelle XXXIX. Postoperative Strahlenbehandlung von Kraniopharyngeomen (Tumorkontrolle und Gesamtüberleben).

Autor	Pat. n	PFÜ		Gesamtüberleben	
		5 Jahre	10 Jahre	5 Jahre	10 Jahre
Carmel et al. 1982	14	78	78	90	80
Habrand et al. 1990	32	78	56	91	65
Flickinger et al. 1990	21	95	95	89	89
Rajan et al. 1993	173	–	83	–	77
Mark et al. 1995	25	96	–	96	96

Tabelle XL. Frühe vs. späte Bestrahlung/Überleben bei Kraniopharyngeomen.

Autor	Jahr	Pat. n	Früh	Bei Rückfall
Sung et al.	1982	10		70,9 % 10-J-Gesamt-ÜL
Regine et al.	1992	19	78 % 20-J-Gesamt-ÜL	25 % 20-J-Gesamt-ÜL
Stripp et al.	2004	40	83 % 10-J-Gesamt-ÜL	86 % 10-J-Gesamt-ÜL
Tomita et al.	2005	30	71 % 5-J-PFÜ	90 % 5-J-PFÜ
Moon et al.	2005	50	91,3 % 10-J-PFÜ	91,2 % 10-J-PFÜ

embryonalen Resten des Plattenepithels eines unvollständig zurückgebildeten Hypophysen-/Pharynxganges (Rathke-Tasche) besteht. Die Tumoren können sich infiltrativ in umgebende Strukturen ausbreiten, sodass das klinische Bild durch endokrinologische Ausfälle und Visusstörungen geprägt wird. Die augenärztliche Untersuchung zur Beurteilung neuroophthalmologischer Störungen (Visus, Gesichtsfeld, Motorik), die Kernspintomographie zur Beurteilung der Tumorausdehnung sowie eine endokrinologische Abklärung gehören zur Basisdiagnostik. Mit der Bildgebung werden neben der Raumforderung mit Zystenbildung eine Erweiterung der Sella und Kalzifikationen gesehen.

Rolle der Strahlenbehandlung

Die Operation steht im Mittelpunkt des Therapiemanagements. Die abwartende Haltung nach kompletter Resektion wird weltweit als Standard akzeptiert (Thompson et al. 2005). Aufgrund der Lokalisation sind radikale operative Eingriffe mit jedoch deutlichen Risiken behaftet. Darüber hinaus werden trotz radikaler Exzision in bis 50 % der Fälle Rezidive (Symon und Sprich 1985) beobachtet. Es wird daher ein kombiniertes Vorgehen mit subtotaler Tumorresektion und postoperativer Strahlenbehandlung häufig empfohlen (Wen et al. 1989). Nach älteren Erfahrungen können Zehnjahres-Überlebensraten von 76 % gegenüber 27 % nach alleiniger Operation erreicht werden (Regine und Kramer 1992). Nach neueren Ergebnissen, die im Wesentlichen aus Behandlungsserien der CT-Ära bestehen, erreicht die postoperative Strahlentherapie langfristige Überlebensraten bis 96 % (Tabelle XXXIX).

Der Stellenwert der postoperativen Bestrahlung bei Resttumor wird in der klinischen Praxis jedoch uneinheitlich gesehen. Teilweise wird eine sofortige postoperative Radiotherapie favorisiert, um etwaigen lebensbeeinträchtigenden klinischen Zuständen, bedingt durch Tumorprogression vorzubeugen (Thompson et al. 2005). Demgegenüber wird auch ein Vorgehen mit abwartender Haltung favorisiert, um die Notwendigkeit einer Strahlentherapie mit dem Ziel hinauszuzögern, radiotherapiebedingte Therapiefolgen zu senken. Unstrittig ist, dass die sofortige postoperative Strahlentherapie die Zeit bis zur Progression signifikant verlängert (Strip et al. 2004). Das Gesamtüberleben wird offenbar hier durch nicht beeinflusst, sodass die Strahlenbehandlung bei Rezidiv hoch effektiv zu sein scheint (Strip et al. 2004). Drei neuere Serien verglichen retrospektiv die frühe postoperative Bestrahlung mit dem Einsatz bei Rückfall (Strip et al. 2004; Tomita et al. 2005; Moon et al. 2005) (Tabelle XL). Hinsichtlich des Gesamtüberlebens konnte kein Unterschied festgestellt werden. In der Serie von Moon konnte zwischen sofortiger Bestrahlung und Strahlenbehandlung bei Rückfall kein Unterschied im progressionsfreien Überleben gesehen werden. Die Tumorprogredienz nach Bestrahlung bei Rezidiv war jedoch mit einem deutlich höheren, negativen Einfluss auf die Lebensqualität verbunden, weswegen die Autoren die sofortige Strahlenbehandlung favorisierten (Moon et al. 2005). In der Serie von Tomita et al. lagen die rückfallfreien Überlebensraten bei 83 bzw. 70 % nach fünf und zehn Jahren. Die korrespondierenden Zahlen für Patienten nach subtotaler Resektion gefolgt von Radiotherapie lagen bei 71 bzw. 36 %. Nach subtotaler Resektion ohne Strahlentherapie lag die rückfallfreie Überlebensrate nach fünf Jahren lediglich bei 9 % (statistisch hochsignifikant der sofortigen Bestrahlung unterlegen). Die anschließende Radiotherapie bei Rückfall erreichte schließlich identische Gesamtüberlebens- und progressionsfreie Überlebensraten mit 90 bzw. 70 %, sodass die Strahlenbe-

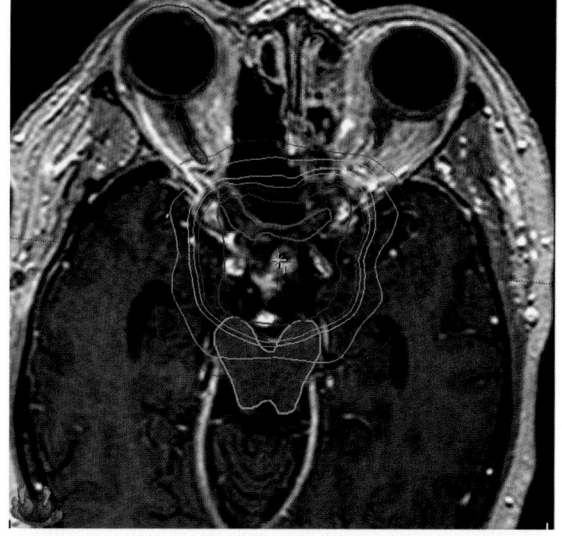

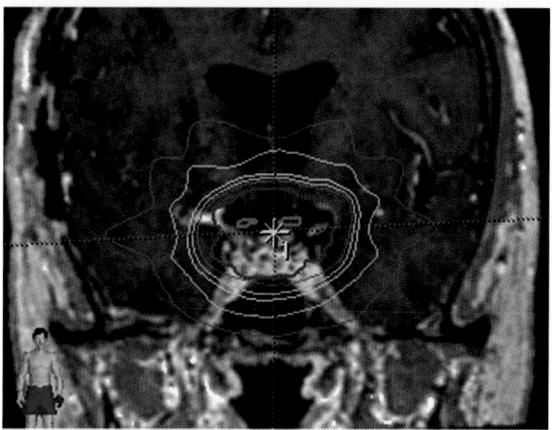

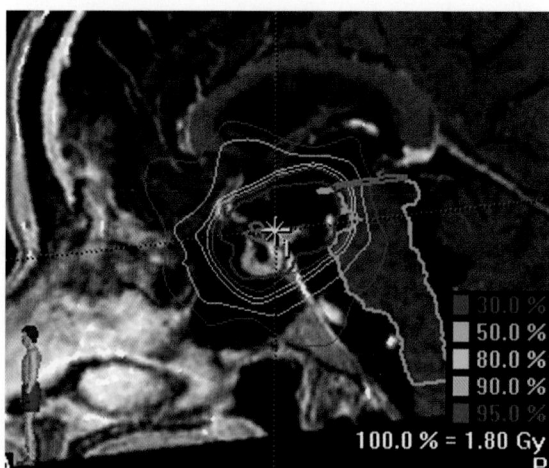

Abbildung 11. a–c) Dreidimensionaler Bestrahlungsplan bei postoperativer Bestrahlung eines Kraniopharyngeoms mit rigider Maskenfixierung (transversale (a), koronare (b) und sagittale (c) Dosisverteilung.

handlung in dieser Serie bei Rezidiv schließlich hoch effektiv war.

Planungszielvolumen/Gesamtdosis/Fraktionierung

Kraniopharyngeome zeichnen sich durch eine klare Abgrenzbarkeit in der Bildgebung aus. Im Gegensatz zu primären Hirntumoren neigen sie deutlich weniger zu infiltrativem Wachstum, sodass die Sicherheitssäume für mögliche klinische Infiltrationen auf 2–5 mm begrenzt werden können. Die pathobiologischen Eigenschaften eröffnen die Möglichkeit, hochpräzise dreidimensionale Konformationstechniken anzuwenden (Abbildung 11). Hinsichtlich der notwendigen Dosis existieren nur wenige Literaturangaben. Regine et al. (1992) zeigten eine 50%ige Rückfallrate bei Dosierungen unter 54 Gy im Vergleich zu 15 % nach Dosierung über 54 Gy in konventioneller Fraktionierung. Da die Toleranzdosis des benachbarten optischen Traktes $TD_{5/5}$ bei ca. 56 Gy liegt, wird durch das Dosiskonzept kein unvertretbares Risiko für Therapiefolgen im Sinne von Visusverlust und Gesichtsfeldbeeinträchtigungen erzeugt. Eine Gesamtdosis von 54 Gy in einer konventionellen Fraktionierung haben sich daher inzwischen weltweit etablieren können. Bei großen rein zystischen Raumforderungen kann die Instillation einer Yttrium-90-Kolloidlösung durchgeführt werden. Noch ungeklärt ist die Rolle der Protonentherapie (Fitzek et al. 2001).

Symptomkontrolle

Der Effekt der Strahlentherapie auf die Symptomkontrolle ist wegen unzureichender Datenlage unklar. Die Strahlentherapie ist offenbar lediglich dazu in der Lage, eine Stabilisierung zu erreichen, durchgreifende Verbesserungen sind nicht zu erwarten (Moon et al. 2005).

Therapiefolgen

Therapiefolgen im Kontext von Strahlentherapie und Operation werden kontrovers diskutiert. Vor allem ist der Einfluss der Behandlungssequenz (sofortige Radiotherapie vs. Radiotherapie bei Rezidiv) auf die Lebensqualität nach den bisher publizierten retrospektiven Daten unklar. In der retrospektiven Analyse von Merchant et al. (2002) lagen bei Primärtherapie Verluste des FSIQ von 9,8 Punkten nach alleiniger radikaler Operation vor im Vergleich zu einem Verlust von 1,25 Punkten nach eingeschränkter Operation gefolgt von Strahlentherapie. Wurde bei Rückfall ein erneuter operativer Eingriff durchgeführt, lag der Verlust bei 13,1 Punkten, sodass radikale bzw. wiederholte Operationen möglicherweise eher negative Einflüsse auf die neurokognitive Funktion erzeugen als eingeschränkte operative Eingriffe gefolgt von einer Strahlenbehandlung. Die Strahlentherapie ist sehr häufig mit einer Einschränkung der endokrinologischen Funktion verbunden. Jedoch liegen nur wenige, retrospektiv gewonnene Daten vor. In der Serie des Royal Marsden Hospitals (Rajan et al. 1993) wurden nach Radiotherapie alle Achsen betroffen. Zum Zeitpunkt der Diagnose lagen die Defizite bei Diagnose zwischen 7,3 und 18 %, und nach Strahlentherapie zwischen 25,3 und 66 %. In dieser Serie wurde auf radikale neurochirurgische Eingriffe verzichtet. Demgegenüber sind radikale chirurgische Eingriffe mit einem Panhypopituitarismus in bis zu 80–100 % der Fälle verbunden. Merchant et al. (2002) untersuchte den Wachstumshormonspiegel nach Radiotherapie unter Berücksichtigung der Zeitschiene und des Bestrahlungsvolumens mit Evaluation der integralen Dosisverteilung im Hypothalamus. Ein Wachstumshormonmangel stellte sich bei elf von 25 Kindern nach sechs Monaten und bei 20 der 25 Kinder nach 12 Monaten ein. Die Wahrscheinlichkeit des Auftretens war von der integralen Dosisverteilung abhängig.

Aktuell wird der Stellenwert der sofortigen Bestrahlung nach inkompletter Resektion randomisiert vs. „watch and wait" bzw. Bestrahlung bei Rezidiv innerhalb des HIT-Netzwerkes prospektiv mit dem Endpunkt Lebensqualität untersucht.

Intrakranielle Keimzelltumoren

Intrakranielle Keimzelltumoren finden sich in der Mehrheit in der Pinealisregion, seltener „ektopisch" suprasellär oder im dritten Ventrikel und können sich subependymal entlang der Seitenventrikel nach ventral sowie in Richtung des 4. Ventrikels ausbreiten. Eine spinale Aussaat wird bis 57 % der Fälle beobachtet (Bjornsson et al. 1985). Der Häufigkeitsgipfel liegt bei 13 Jahren (Jennings et al. 1985, Takakura et al. 1988). Die Inzidenz in Deutschland wird mit 0.6/100,000 Kindern in der Altersgruppe bis zum 15. Lebensjahr angegeben (Kaatsch et al 2002), jedoch finden sie sich auch gehäuft im jüngeren Erwachsenenalter.

Überwiegend sind die Neoplasien germinativen Ursprungs. Überwiegend finden sich reine Germinome, die histogenetisch den germinalen Tumoren

von Hoden und Ovar entsprechen. Seltener kommen Chorio- und embryonale Karzinome oder Dottersack-Tumoren (Yolk-sac-Tumoren) vor, die ebenso wie die Germinome in ihrer reinen Form oder kombiniert als gemischte Keimzelltumoren auftreten können (Bjornsson et al. 1985).

Aufgrund ihrer Lokalisation in der Pinealisregion mit Verschluss des Aquäduktes stehen Hirndrucksymptome mit Papillenödem im Vordergrund, häufig begleitet von Störungen der Augenmotilität, vor allem vertikalen Blickparesen (Parinaud) und Kleinhirnzeichen wie Ataxie und Nystagmus. Bei Infiltration des Hypothalamus können endokrinologische Störungen auftreten. In der Diagnostik sind bildgebende Verfahren wie CT und MR zur Lokalisationsdiagnostik und Aufdeckung spinaler Metastasen (MR) ebenso obligat wie die Erhebung neurologischer, ophthalmologischer und endokrinologischer Befunde (Störungen des hypothalamisch-hypophysären Systems). Wesentlicher Bestandteil der Diagnose zur Differenzierung intrakranieller Keimzelltumoren ist der Nachweis von Tumormarkern in Serum und Liquor (β-HCG, AFP), da bei positivem Testergebnis auf eine histologische Diagnosesicherung verzichtet werden darf (Tabelle XLI). Hiernach wird in sog. sezernierende und nichtsezernierende Keimzelltumoren unterschieden. Besonders wichtig ist die Bestimmung der Tumormarker, da bei positivem Markernachweis die Behandlung mit einer Chemotherapie begonnen wird. Bei negativem Markerbefund wird der offenen Biopsie gegenüber der stereotaktischen Diagnostik der Vorrang gegeben, da insbesondere bei gemischten Keimzelltumoren die prognostisch relevanten Zellverbände leicht unentdeckt bleiben können.

Das Therapiekonzept bei intrakraniellen Keimzelltumoren orientiert sich an den langjährigen günstigen Ergebnissen der interdisziplinären Deutschen MAKEI-Studie der Gesellschaft für Pädiatrische Onkologie und Hämatologie zusammen mit der APRO.

Germinome

Im Mittelpunkt steht die histologische Sicherung. Eine Resektion ist nicht notwendig. Bestehender erhöhter intrakranieller Druck kann durch eine Ventrikulostomie oder die Einlage eines Shunts kontrolliert werden. Germinome können nach den deutschen und europäischen Erfahrungen bei Einhaltung korrekter diagnostischer Maßnahmen und Therapien in nahezu 100 % geheilt werden. Hierzu

Tabelle XLI. Tumormarker von Keimzelltumoren in Liquor und Serum.

Histologie	AFP	β-HCG
Germinom	–	–/(+)
Embryonalkarzinom	(+)	–
Dottersack-Tumor	+++	–
Chorionkarzinom	–	+++
Teratom, matur oder immatur	–/(+)	–/(+)
Gemischter Keimzelltumor	–/(+)/ +++	–/(+)/+++

gehört die Bestimmung der Tumormarkern in Serum und Liquor (β-HCG, AFP), um einen etwaigen nicht-seminomatösen Anteil auszuschließen (in diesem Falle erfolgt die Behandlung nach der maligneren Komponente), die Liquorzytologie sowie die Kernspintomographie des Spinalkanals.

Rolle der Strahlenbehandlung (Planungszielvolumen/Gesamtdosis/Fraktionierung)

Therapiestandard ist die alleinige Strahlenbehandlung der Neuroachse. Hierdurch kann eine Tumorkontrolle innerhalb des ZNS in nahezu 100 % der Fälle erreicht werden (Tabelle XLII). Einschränkungen der Zielvolumina sind mit einem erhöhten Rückfallrisiko verbunden (Bamberg et al. 1999; Kortmann et al. 2001) (Abbildung 12). Die schrittweise Dosisreduktion in den MAKEI/SIOP Protokollen wurde nicht von Einbußen begleitet, sodass heute eine Gesamtdosis von 24 bzw. 40 Gy als Standard gilt (Kortmann et al. 2001). Zur Protrahierung der Gesamtbehandlungszeit und der damit verbundenen geringeren Langzeittoxizität sollten Einzeldosen zwischen 1,5 und 1,6 Gy gewählt werden. Nach japanischen Erfahrungen scheint ein verzicht auf die Bestrahlung des Spinalkanals bei präzise diagnostizierten Patienten möglich zu sein. In der Serie von Ogawa traten nach Bestrahlung des Spinalkanals bei zwei von 56 Patienten spinale Rückfälle auf im Vergleich zu zwei von 70 Patienten nach Verzicht der spinalen Bestrahlung (Ogawa et al. 2004). Diese Erfahrung konnte in einerweiteren Serie mit 114 Patienten bestätigt werden (Shikama et al. 2005).

Andere Arbeitsgruppen empfehlen eine kombinierte Behandlung, bestehend aus einer intensiven Chemotherapie, gefolgt von einer lokal erweiterten Bestrahlung (Bouffet et al. 1999) (Tabelle XLII). Die bisherigen Daten einer kombinierten Chemo- und Strahlentherapie der erweiterten Tumorregion sind jedoch widersprüchlich (Bouffet et al. 1999;

Cefalo et al. 1995). Die Rate von Feldrandrezidiven betrug in der Untersuchungsserie der italienischen Arbeitsgruppe 71 % (Cefalo et al. 1995). In prospektiven Studie der SFOP (Societé francaise d'oncologie pédiatrique) lagen in 7 % der Fälle Rezidivc außerhalb der primären Tumorregion und intrakraniell vor (Bouffet et al. 1999). Eine Analyse der europäischen Daten belegt die ventrikuläre Rückfallrate (Alapetite et al. 2002). Die Chemotherapie ist nach kleineren Untersuchungsserien vorwiegend dazu in der Lage, durch Reduzierung der Tumormasse, die für die lokale Tumorkontrolle notwendige Dosis auf 24 Gy zu senken (Kitamura et al. 1999; Matsutani et al. 2001; Aoyama et al. 2002). In der zukünftigen Europäischen Studie wird daher prospektiv die Dosisreduktion von 40 auf 24 Gy im Bereich der Tumorregion unter Einschluss des Ventrikelsystems nach vorangegangener Chemotherapie untersucht (SIOP-CNS-GCT 2008).

Die alleinige intensive Chemotherapie ist mit einer zu hohen Rückfallrate (22 von 42 Patienten entwickelten cin Rezidiv) und mit einer unvertretbaren Akuttoxizität verbunden (4 therapiebedingte Todesfälle) (Balmaceda et al. 1996). Nationale Erfahrungen (Deutschland, Frankreich, Großbritannien und Italien) bildeten die Grundlage für das SIOP-CNS-GCT-96-Protokoll. Bei reinen Germinomen wurde die Dosis für die Bestrahlung des Liquorraumes auf 24 Gy Zielvolumendosis (Tumorgebiet kumulativ 40 Gy) reduziert. Alternativ wird eine kombinierte Behandlung aus einer Chemotherapie mit vier Kursen Carboplatin-PEI, gefolgt von einer Bestrahlung der erweiterten Tumorregion (40 Gy Zielvolumendosis) untersucht.

Nicht-seminomatöse Keimzelltumoren („sezernierende Keimzelltumoren")

Sowohl die Radiochemotherapie als auch die alleinige Radiotherapie reichen trotz hoher Remissionsraten nicht aus und sind mit Rückfallraten von annähernd 90 % und Überlebensraten von nur 10 % verbunden (Jennings et al. 1985; Matsutani et al. 1997; Balmaceda et al. 1996; Baranzelli et al. 1998). Die Zweijahres-Überlebensraten (krankheitsfrei) konnten durch kombinierte Behandlung (Chemotherapie mit ausreichender Cisplatin-Dosis und Strahlentherapie des Liquorraumes) auf über 70 % gesteigert werden (Calaminus et al. 1994, 2002, 2005).

Wesentlich ist die protokollkonforme Therapie. Bei Verstößen lag das Fünfjahres-progressionsfreie Überleben bei 38 % im Vergleich zu 74 % nach kor-

Tabelle XLII. Überlebensraten nach alleiniger Strahlenbehandlung, kombinierter Radiochemotherapie und alleiniger Chemotherapie bei Behandlung reiner Germinome.

Autor	Pat. n	Therapie nach Biopsie/Resektion	5-J-RFÜ
Shibamoto et al.1988	24	RT nur Tumor	87 %
	40	RT CSA	91 %
	9	RT Ganzhirn	78 %
	8	RT spinal + Ventrikel	88 %
Allen et al. 1987	11	CHx + RT CSA	91 %
Wolden et al.1995	24	Ventrikel/Ganzhirn/Tumor Gy	95 %
Bamberg et al. 1999	11	RT CSA 36 Gy + Tu 14 Gy	100 %
	49	RT CSA 30 Gy + Tu 15 Gy	88,8 %
Bouffet et al.1999	44	CHx. + RT Tumor	98 % (3 Jahre)
Balmaceda et al. 1996	45	Nur CHx.	50 %
Haddock et al. 1997	48	12 RT CSA/Tumor	5 Jahre/10 Jahre:
		11 RT Ganzhirn/Tumor	94 %/94 %
		24 RT Ventrikel	94 %/94 %
			29 %/0 %
Kitamura et al. 1999	13	CHx./RT Tumor: 24 Gy	100 %
Aoyama et al. 1998	41		10 Jahre:
		a) 23 RT CSA/Tumor	a) 90 %
		b) 10 RT Ganzhirn/Tumor	b) 76 %
		c) 8 RT Tumor	c) 22 %
Hardenbergh et al. 1997	40	30 RT CSA/Tumor	100 %
		10 RT Ganzhirn/Tumor	100 %
Cefalo et al. 1995	7	CHx./RT Tumorregion	5 Rückfälle (Ventrikelsystem)
Kortmann et al. 2001	155	a) 102 RT CSA	a) 99,5 % (ZNS)
		b) 53 RT Ganzhirn + CHx,	b) 71,7 % (ZNS)
		CSI + CHx, RT Tumor + CHx	
		nur OP (CHx)	
Shikama et al. 2005	180	114 Ganzhirn/Boost	8-J-EFÜ: 89 %
		66 CSA	Gesamt-ÜL: 91 %
			(identisch in beiden Gruppen)

CSA: kraniospinale Achse, CHx.: Chemotherapie, RT: Radiotherapie

rekter Therapie (Calaminus et al. 2005). Sezernierende Keimzelltumoren werden derzeit primär einer Chemotherapie zugeführt, gefolgt von einer Strahlentherapie (Tabelle XLIII). Prognostisch relevant sind Höhe der Tumormaker und Resttumor, von dem häufig Rezidive ausgehen, teilweise unter dem Bilde eines sog. „Growing-teratoma"-Syndroms. Persistierender Resttumor enhielt in zwei Serien meistens Anteile eines therapierefraktären reifen Teratoms (Buckner et al. 1999; Weiner et al. 2002). In dem SIOP-CNS-GCT-96-Protokoll lagen die Überlebensraten bei persistierendem Tumor bei 41 % und bei makroskopischer Tumorfreiheit bei 84 %, sodass im Folgeprotokoll SIOP-CNS-GCT-2008 Resttumor operativ entfernt wird. Die Chemotherapie wird nach Höhe der Tumormarker intensiviert.

Rolle der Strahlenbehandlung (Planungszielvolumen/Gesamtdosis/Fraktionierung)

Als Therapiestandard gilt die Bestrahlung des gesamten Liquorraumes bis 30 Gy, mit Einzeldosen von 1,5–1,6 Gy, gefolgt von einer Aufsättigung der Tumorregion. Hier scheinen Dosis-Wirkungs-Beziehungen zugunsten einer Dosis von 50–54 Gy zu bestehen (Aoyama et al. 1998; Schild et al. 1996). In dem o. g. SIOP-CNS-GCT-96-Protokoll wird bei sezernierenden Keimzelltumoren mit fehlender leptomeningealer Metastasierung eine Chemotherapie mit vier Kursen PEI gefolgt von einer Bestrahlung der Tumorregion untersucht. Vorläufige Auswertungen, zeigen, dass die lokale Bestrahlung bei fehlender Metastasierung ausreicht. Bei Metastasierung inner-

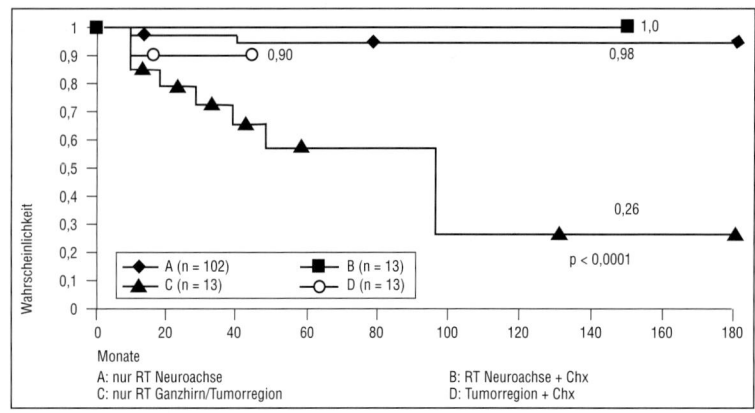

Abbildung 12. Rückfallfreie Überlebenszeiten in Abhängigkeit vom Therapiekonzept bei reinen intrakraniellen Germinomen. Ergebnisse der MAKEI/SIOP-Studien (Kortmann et al., 2001).

Tabelle XLIII. Überlebensraten nach Behandlung nicht seminomatöser Keimzelltumoren.

Autor	Therapie nach Biopsie/Resektion	Pat. n	5-J-RFÜ
Allen et al. 1987	Vinblastin, Bleomycin, Cyclophosphamid, Cisplatin CSA: 35 Gy + Tu 20 Gy	4	50 %
Itoyama et al. 1990	Cisplatin, Etoposid, Vinblastin 50–55Gy Ganzhirn CSA: 25 Gy	4	50 %
Balmaceda et al. 1996	Carboplatin, Bleomycin, Etoposid	26	50 %
Calaminus et al. 1997	Cisplatin, Etoposid, Ifosfamid (4 Kurse) CSA 30 Gy + Tu 24 Gy	19	81 %
Robertson et al. 1997	Cisplatin/Etoposid + RT CSA bzw. Ganzhirn, bzw. Tumorgebiet 50,4–55,8 Gy	18	67 % (4 Jahre)
Calaminus et al. 1998	Cisplatin, Etoposid, Bleomycin Ifosfamid, Vinblastin CSA 30 Gy + Tu 20 Gy	27	58 %
Baranzelli et al. 1998	Vinblastin, Bleomycin, Carbo Etoposid, Ifosfamid	18	33 %
Calaminus et al. 2005 (MAKEI)	CHx. + RT Protokollgemäß (n = 37) Andere Therapien (n = 14)	41	74 % 38 %
SIOP CNS GCT Calaminus et al. 2002	4 × PEI RT CSA/Boost (30/54 Gy) (M+ Pat.) RT lokal (54 Gy) (M- Pat.)	19 (M+) 60 (M–)	75 % 63 %

halb des ZNS wird unverändert eine Bestrahlung des gesamten Liquorraumes empfohlen.

Seltene Tumoren im Kindesalter

Tumoren des Plexus chorioideus

Tumoren des Plexus chorioideus stellen mit 0,4–0,6 % aller intrakraniellen Tumoren eine Minderheit dar (Bloom et al. 1990), jedoch treten sie im ersten Lebensjahr mit 10–20 % in Erscheinung. Sie sind vorwiegend im Bereich der Seitenventrikel gelegen mit zunehmendem Alter treten sie auch in der hinetern Schädelgrube auf (Krishnan et al. 2004; Wolff et al. 2002).

Histologisch bestehen sie in erster Linie aus epithelialen Zellen, die den benignen Charakter eines reinen Papilloms zeigen, bis hin zu pleomorphen, invasiven Karzinomen. Eine Dissemination im Liquorraum ist bei Papillomen selten (Johnson, 1989). Im Falle von

Plexuskarzinomen jedoch kann die Liquoraussaat in 44 % der Fälle auftreten (Wolff et al. 1999; Chow et al. 1999). Das typische klinische Bild ist ein ausgeprägter Hydrozephalus mit Makrokranium.

Rolle der Strahlenbehandlung

96 % der Papillome sind einer kompletten Resektion zugänglich. Bei benignen Papillomen wird daher die Strahlentherapie nicht routinemäßig eingesetzt. Im Falle einer inkompletten Resektion besteht zwar das Risiko eines lokalen Rückfalles, jedoch ist die Mehrheit für eine erneute komplette Resektion zugänglich. Bei Plexuskarzinomen hingegen können nur 64 % total reseziert werden, die Fünfjahres-Überlebensrate liegt bei nur 50 % (Ellenbogen et al. 1989). Berichte über den Stellenwert von Operation und Strahlentherapie sind selten und lassen kaum schlüssige Folgerungen zu (Chow et al. 1999). Wolff et al. (1999, 2002) analysierten Daten von 524 publizierten Fällen. Einen signifikanten prognostischen Faktor bildete die Histologie und die Durchführung der Bestrahlung. Choroidplexus-Karzinome zeigen deutlich schlechtere Überlebenszeiten und profitieren von einer zusätzlichen Radiotherapie. Die Fünfjahres-Überlebensraten für bestrahlte Patienten lagen bei 68 % im Vergleich zu 16 % für unbestrahlte Patienten. Die Rolle der Chemotherapie ist bei Plexuspapillomen WHO-Grad II/III sowie Plexuskarzinomen unklar, sodass aktuell weltweit ein prospektives Studienprotokoll der SIOP aktiviert wurde. Die Strahlentherapie ist wesentlicher Bestandteil, wobei in frühen/lokalisierten Stadien die Rolle der lokalen Strahlentherapie und bei fortgeschrittenen Stadien

die Strahlenbehandlung des gesamten Liquorraumes untersucht wird.

Planungszielvolumen/Gesamtdosis und Fraktionierung

Aufgrund der geringen Fallzahlen existieren keine einheitlichen Richtlinien für die Auswahl des Planungs-Zielvolumens. Bei ausgeprägter Tendenz zur Liquoraussaat wird eine Strahlentherapie der kraniospinalen Achse empfohlen (Wolff et al. 1999; Chow et al. 1999). Der Liquorraum wird in Abhängigkeit vom Alter des Kindes mit Einzeldosen von 1,6–1,8 Gy, fünfmal pro Woche bis zu einer Zielvolumendosis von 25–30 Gy behandelt, gefolgt von einem lokalen Boost bis 54 Gy.

Atypische teratoide Rhabdoidtumoren (AT/RT)

Sie stellen 2–3 % der Hirntumoren im Kindesalter, in der Altersgruppe unter drei Jahren 20 % (Rorke et al. 1996). Bei jüngeren Kindern treten sie vorwiegend in der hinteren Schädelgrube auf und wurden früher häufig histologisch als Medulloblastom fehlinterpretiert. Mit zunehmendem Alter bilden sie sich supratentoriell und wurden hier mit stPNET verwechselt. Aufgrund der schwierigen Abgrenzung zu PNETs wird derzeit in laufenden Protokollen ein Schwerpunkt auf referenzpathologische Untersuchungen gelegt. Zu den günstigen prognostischen Faktoren gehört die vollständige Resektion und ein Alter über drei Jahre und die Anwendung der Radiotherapie (Hilden et al. 2004; Tekautz et al. 2005; Dannenmann–Stern et al. 2005)

Tabelle XLIV. Überlebensraten nach Behandlung atypischer teratoider Rhabdoidtumoren des Zentralnervensystems.

Autor	Pat.	Therapie Medianes Alter	Überleben
Cleveland Hilden et al. 2004	42	CHx. + RT (n = 13): 47 Mo. HD–CHx. (+ RT) (n = 13): k. A. Nur CHx (n = 29): k. A.	Medianes EFÜ/ÜL 48 Mo./48 Mo. 10 Mo./21,5 Mo. n.a.
Memphis Tekautz et al. 2005	37	CHx. + RT (n = 10): n. a. (> 3 J.) Nur CHx (n = 21): n. a. (< 3 J.)	2-J-EFÜ/2-J-ÜL 90 %/90 % 0 %/12 %
HIT Dannenmann- Stern et al. 2005	64	Alle Pat.: 19 Mo. CHx. + RT (n = 36): 37 Mo. Nur CHx (n = 28): 10 Mo.	Med. EFÜ/ÜL 9 Mo./15 Mo. 22 Mo./31 Mo. 4 Mo. 9 Mo.
Chen et al. 2006	19	CHx. + RT (n = 19): 4,5 J.	11 Mo./17 Mo.

EFÜ: ereignisfreies Überleben, ÜL: Gesamtüberleben, k. A.: keine Angaben. HD-CHx.: Hochdosis Chemotherapie, RT: Radiotherapie

Rolle der Strahlenbehandlung

Die Radiotherapie ist für die kurative Therapie unerlässlich (Tabelle XLIV). Lediglich nach Bestrahlung werden langzeitüberlebende Patienten gesehen. In der Serie von Hilden et al. (2004) haben acht von 14 überlebenden Patienten eine Bestrahlung erhalten. In der Serie von Tekautz (2005) erreichte die Bestrahlung ein Zweijahresüberleben von 90 % im Vergleich zu 0 % nach alleiniger Chemotherapie. In der HIT-Serie haben nur Patienten, die eine Bestrahlung erhielten überlebt (Dannenmann-Stern et al. 2005). Über den Zeitpunkt der Bestrahlung besteht jedoch Unklarheit. Die Zweijahres-Überlebensraten lagen nach Radiotherapie in der Primärtherapie bei 55 % im Vergleich zu 52 % nach Rezidiv. Andere Gruppen haben jedoch einen Vorteil einer sofortigen Bestrahlung gesehen (Chen et al. 2006). Derzeit wird die Bestrahlung in deutschen Protokollen im Rahmen der Primärtherapie prospektiv untersucht.

Planungszielvolumen/Gesamtdosis und Fraktionierung

Die Tumoren neigen in hohem Maße zur liquorgenen Metastasierung, die in der Serie von Pamar et al. (2005) mit 46 % angegeben wurde, sodass sich die Indikation zur Bestrahlung der Neuroachse ergibt. In der Analyse der HIT Datenbank konnte jedoch kein Unterschied zwischen lokaler Bestrahlung und Bestrahlung des Liquorraumes gesehen werden (Zweijahresüberleben 54 % bzw. 46 %) (Dannenmann-Stern et al. 2005). Unter Berücksichtigung des häufigen Alters unter drei Jahren wird daher in den deutschen Protokollen bei fehlendem Nachweis einer Metastasierung eine lokale Bestrahlung in Kombination mit einer Anthrazyklin-haltigen Chemotherapie untersucht. Angaben zu Dosis-Wirkungs-Beziehungen fehlen, sodass sich die derzeitigen Empfehlungen an den Erfahrungen embyonaler Tumoren orientieren.

Therapiefolgen im Kindesalter

Die Lebensqualität von Langzeitüberlebenden wird von den Spätfolgen bestimmt, die in funktionelle neurologische Defizite, Veränderungen der kognitiven Fähigkeiten und der Lernfähigkeit unterteilt werden. Das Spektrum wird bestimmt durch unterschiedliche Faktoren, die zudem von der Tumorlokalisation abhängen (Abbildung 13, Abbildung 14, Tabelle XLV).

Funktionelle neurologische Defizite werden unproblematisch erfasst, wohingegen neuropsychologische Veränderungen deutlich schwieriger zu quantifizieren sind (Silber et al. 1992; Seaver et al. 1994; Radcliff et al. 1994; Mulhern et al. 1998) (Tabelle XLVI). Nach Litcraturangaben, die jedoch relativ knapp sind, hat sich gezeigt, dass in erster Linie das Alter bei Therapie ausschlaggebend für das Ausmaß der Spätfolgen ist (Silber et al. 1992). Eine Altersgrenze zwischen sechs und neun Jahren wird hier angegeben. Die Altersgrenze erklärt sich mit der fehlenden Ausreifung des Zentralnervensystems, einer Periode erhöhter Vulnerabilität gegenüber zytotoxischen Agenzien. Die Analysen beziehen sich jedoch häufig auf geringe Patientenzahlen und heterogene Kollektive. Die Veränderungen können zudem durch perioperative Komplikationen erheblich überlagert werden (Kao et al. 1994). Im Rahmen des GPOH-Netzwerkes in Kooperation mit der APRO erfolgt derzeit eine prospektive Erfassung der Therapiefolgen (RISK-Studie) (Bölling et al. 2007).

Diffuse Marklagerveränderungen (Leukenzephalopathie)

Diese Veränderungen werden nach Ganzhirnbestrahlungen, vor allem in Kombination mit einer Chemotherapie (MTX) gesehen. Sie korrelieren nicht mit den klinischen Symptomen einer Leukenzephalopatie (Dysarthrie, Abfall der neurokognitiven Leistungen bis hin zur Demenz (Iuvone et al. 2003; Scheiderbauer et al. 2001). Die Hochdosis-Chemotherapie verstärkt diese Veränderungen (Kellie et al, 2005; Fouladi et al. 2004). Es existiert wahrscheinlich

Tabelle XLV. Spätfolgenprofile mit entsprechenden Risikofaktoren.

Spätfolge	Risikofaktoren
Kognitive Dysfunktion	Supratentorieller Tumorsitz, systemische und/oder intrathekale Chemotherapie (MTX), Radiotherapie (vor allem Ganzhirnbestrahlung)
Emotionelle veränderungen	Supratentorieller Tumorsitz
Fokale neurologische Defizite	Supratentorieller Tumorsitz, Operation
Anfälle, sensorische Ausfälle	Supratentorieller Tumorsitz, Operation
Endokrinologische Ausfälle	Pineale, suprasellärе und hypothalamische Tumoren, Radiotherapie, Operation
Vaskuläre Veränderungen	Neurofibromatose, Radiotherapie

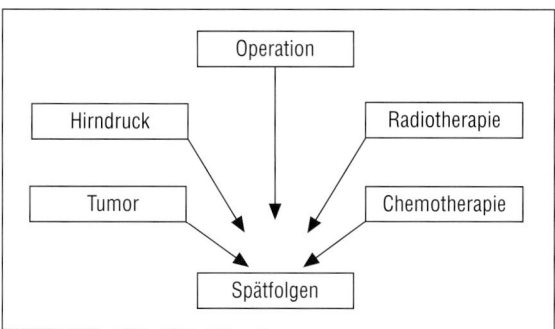

Abbildung 13. Faktoren, die Spätfolgen beeinflussen.

eine Dosis-Wirkungs-Beziehung für Bestrahlungen bei Leukämie und Medulloblastom zwischen 18 und 36 Gy.

Neurokognitive Funktion

Medulloblastom (Bestrahlung der Neuroachse/ Boost der hinteren Schädelgrube/Tumorregion)

Vor allem bei Dosierungen von 35–40 Gy kommt es zu einer langsam progredienten Abnahme des Gesamt IQ von 2 Punkten pro Jahr auch bei Kindern über dem siebten Lebensjahr (Palmer et al. 2001, 2003; Ris et al. 2001) (Tabelle XLVI). In der Serie von Mulhern waren nach Dosierungen im Bereich des Ganzhirns von über 36 Gy und vor allem bei Kindern unter sieben Jahren ein Abfall der Leistungen zu erkennen, auch wenn nach der Bestrahlung des Liquorraumes ausschließlich ein Boost im Bereich der Tumorregion appliziert wurde. Die Radiotherapie wurde jedoch von einer teilweise intensiven Chemotherapie gefolgt (Mulhern et al. 2005). Die alleinige, hyperfraktionierte Bestrahlung war demgegenüber nicht mit Einbrüchen in den neurokognitiven Leistungen verbunden (Carrie et al. 2005). Die Operation ist zusätzlich mit einem deutlichen Risiko für Einschränkungen der neurokognitiven Leistungen verbunden. Nach wiederholten operativen Eingriffen zeigten ca 50 % der Kinder Einbrüche von 20 Punkten beim Gesamt-IQ (Kao et al. 1994; Ronning et al. 2005; Huber et al. 2005).

Niedriggradige Gliome/Ependymome (Bestrahlung der Tumorregion)

Häufig liegen vor Beginn der Radiotherapie Defizite vor (Dosoretz et al. 1980; Rodriguez et al. 1990). Neuere Serien, in denen 3-D-konformale Techniken zur Bestrahlung eingesetzt wurden, sind offenbar mit einem niedrigen Risiko für Leistungsabfälle verbunden. Nur zwei von zehn Kindern zeigten Lernschwierigkeiten in der Heidelberger Serie und zwei von 14 Kindern in der Serie des Royal Marsden Hospitals (Debus et al. 1999; Saran et al. 2002). In der Serie von Fouladi et al. besserte sich sogar der Gesamt-IQ bei 36 Kindern nach Radiotherapie von 85,9 auf 91,5 (Fouladi et al. 2003). Die Bestrahlung der Tumorregion in 3-D-konformaler Technik im Bereich der hinteren Schädelgrube und supratentoriell bis 59,4 Gy war sogar in der Altersgruppe unter drei Jahren (hier bis 54 Gy) nicht mit Einschränkungen der neurokognitiven Leistungen verbunden (Merchant et al. 2004). Die Erfahrungen konnten in einer SFOP-Studie für diese Altersgruppe belegt werden (van Hoff et al. 2008)

Die neurokognitiven Funktionen werden in Zukunft im HIT-Netzwerk durch validierte praktikable Messinstrumente prospektiv untersucht.

Wachstum/endokrinologische Dysfunktionen

Häufig findet sich nach Strahlenbehandlung des gesamten Liquorraumes ein komplexes Bild mit dysproportioniertem Minderwuchs durch selektive Wachstumshemmung der Wirbelsäule und dadurch bedingter relativer Verkürzung des Körperstammes und endokrinologisch bedingter Entwicklungsverzögerung (Abbildung 14). Eine zusätzliche Chemotherapie führt zu einer deutlichen Verstärkung der wachstumsmindernden Potenz der Strahlenbehandlung (Ogilvy-Stuart et al. 1995).

Hypophysäre hypothalamische Dysfunktionen wurden als Spätfolgen nach Strahlenbehandlung der kranio-spinalen Achse beschrieben (Park et al. 1983). Die ursächlichen Zusammenhänge sind jedoch nicht klar definiert, und die Angaben zu radiogen induzierten endokrinologischen Ausfällen sind daher sehr unterschiedlich. Exakte Angaben zu Dosis-Wirkungs-Beziehungen existieren nicht. Merchant et al. beschrieben eine Dosis-Wirkungs-Beziehung mit einem Schwellenwert zwischen 20 und 40 Gy für den Ausfall von STH (Merchant et al. 2002). Adan et al. (2001) gaben Dosiswerte von über 40 Gy an. Die Angaben einer hypophysären hypothalamischen Insuffizienz schwanken zwischen 14 und 20 % (Marx et al. 2000; Park et al. 1983). Vor allem beim Kraniopharyngeom, bei niedriggradigen Gliomen, die die Sehbahn mit Hypothalamus befallen haben, und bei intrakraniellen Keimzelltumoren liegen häufig bei Diagnose oder nach einem operativen Eingriff Aus-

Tabelle XLVI. Neuropsychologische Spätfolgen nach Strahlenbehandlung des Ganzhirns (Anwendung valider neuropsychologischer Testverfahren, keine Befunderhebung vor Therapie).

Autor	Pat. n	RT-Dosis	Kognitive Funktionen (IQ)	Ausbildung	Psychosoz. Entwicklung
Danoff et al. 1982	36	40–65 Gy Keine Kontrollgruppe	Mittl. Pat.-Alter 7,9 Jahre: Altersabhängigkeit wurde nicht untersucht. 17 % geistig retardiert, 28 % gering retardiert, 53 % normal	n. a.	n. a.
Ellenberg et al. 1987	37	25–57 Gy Ganzhirn 47–56 Gy Tumorregion 6 Kinder Kontrollgruppe	Mittl. Pat.-Alter 7,5 Jahre: Kinder mit Ganzhirn-RT zeigten herabgesetzten IQ, vor allem < 7,5 Jahre	n. a.	n. a.
Hoppe-Hirsch et al. 1990	55	25–35 Gy Ganzhirn 45–50 Gy Tumorregion Keine Kontroll-Gruppe	58 % der Kinder zeigten IQ über 80. Keine Altersdifferenzierung durchgeführt.	35 % minimale Ausbildung	n. a.
Silber 1992	48	14: 18 Gy 17: 22–24 Gy 17: 32–40 Gy (überwiegend + CHx)	≥ 7 Jahre: → keine signif. Defizite < 7 Jahre: → signif. Defizite (dosisabhängig)	n. a.	n. a.
Seaver 1994	18	30–40 Gy (+ CHx)	Defizite: 12,5 % der Pat. Altersabhängigkeit	23 % der Pat.: Sonderschule	27 % Depression, sonst keine Auffälligkeiten
Radcliff 1994	24	3 Jahre: 36 Gy < 3 Jahre: 24 Gy (überwiegend + CHx)	7 Jahre: (Therapie) → keine signif. Defizite < 7 Jahre: → signif. Defizite	n. a.	n. a.
Mulhern et al. 1999	22	13: 36 Gy 11: 23,4 Gy	< 9 Jahre: deutl. Unterschiede > 9 Jahre: keine Unterschiede	n. a.	n. a.
Ris et al. 2001	43	23,4 Gy + CHx.	IQ Verlust: 96,6 –> 86,1 30 < 7 Jahre: deutl. Abfall 13 ≥ 7 Jahre: geringer Abfall	n. a.	n. a.
Mulhern et al. 2005	HR n = 37 SR : n = 74	Median 7,4 J. HR: CSA: 36–39,4 Gy Boost: 55,8–59,4 Gy SR: CSA: 23,4 Gy Boost 36/55,8 Gy Alle CHx.	IQ-Verlust pro Jahr n = 24 n = 50 SR < 7 J.: 2,4/ > 7 J.: 0,4 n = 24 n = 13 HR < 7 J.: 3,7/ > 7 J.: 1,5	n. a.	n. a.
Carrie et al. 2005	SR n = 55	Mittel 9,9 J. CSA: 36 Gy (2 × 1,0) Tumorsitz: 68 Gy Keine CHx.	Mittlerer FSIQ vor RT: 92 2 Jahre n. RT: 95	n. a.	n. a.

CSA: kraniospinale Achse, SR: Standardrisiko, HR: Hochrisiko

fälle vor, die sich schwer von zusätzlichen radiotherapieinduzierten Ausfällen trennen lassen. So wurde bei 60 Kindern keine neu aufgetretene hypophysäre hypothalamische Insuffizienz nach Radiotherapie des Liquorraumes bis 30 bzw. 36 Gy gefolgt von einer Aufsättigung der Tumorregion bis 40 bzw 45 Gy nach einem medianen Follow-up von mehr als fünf Jahren beobachtet (Bamberg et al. 1998). Die direkte Exposition der Schilddrüse mit Dosierungen von über 15 Gy ist mit Ausfällen der Thyroxinproduktion verbunden. Hyperfraktioniereungen können das Risiko deutlich senken. Die zusätzliche Chemotherapie verstärkt das Risiko für Ausfälle (Ricardi et al, 2001; Livesey et al. 1989). Streustrahlung von den unteren Anteilen des kaudalen spinalen Feldes kann zu Beeinträchtigungen der ovariellen Funktion führen, ohne dass jedoch hierzu bisher hierzu Daten gesichert wurden.

Zweittumoren

Eine verlässliche Risikoabschätzung ist schwierig, da sehr lange, zuverlässige Nachbeobachtungszeiträume notwendig sind und sich in den letzten Jahren die Therapiekonzepte mit Anwendung teilweise intensiver Chemotherapieprotokolle deutlich verändert haben. (Pui et al 2003; Petersen et al. 2005). Therapien nach 1985 waren mit einem 6,7-fach erhöhten Risiko für Zweittumoren verbunden im Vergleich zu einem 4,7-fachen Risiko in der Zeit zwischen 1979 und 1984. Bei jüngeren Kindern, die vorwiegend intensive Chemotherapien erhalten, liegt das Risiko bereits nach acht Jahren bei 11 % und wird mit der Anwendung alkylierender Substanzen und Etoposid begründet (Duffner et al. 1998). In der Childhood-Cancer-Survivor-Studie wurden 25 Zweittumoren (1,3 %) bei 1779 Überlebenden diagnostiziert. In der Mehrheit fanden sich Meningeome und astrozytäre

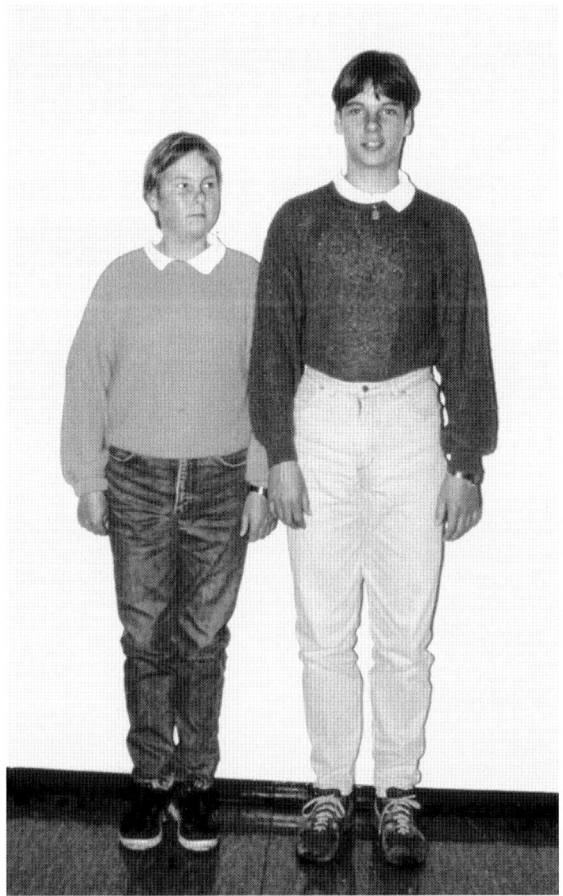

Abbildung 14. Eineiige 15-jährige Zwillinge, von denen der kleinere im Alter von 9 Jahren wegen eines Ependymoms der hinteren Schädelgrube eine Liquorraum-Bestrahlung erhalten hatte. Deutliche Wachstumsminderung gegenüber dem Zwillingsbruder bei gleichen schulischen Leistungen.

Tumoren (Neglia et al. 2001). Zeitlich entstehen in den ersten zehn bis 15 Jahren Astrozytome, gefolgt von Meningeomen (Neglia et al. 2006). Das zeitliche Auftreten wird offenbar maßgeblich von dem Ausmaß der Exposition bestimmt (Tabelle XLVII).

Nachsorge

Die Nachsorge bei Tumoren des Zentralnervensystems dient der medizinischen Qualitätssicherung und Ergebniskontrolle der behandelnden Klinik mit dem Ziel, Komplikationen und mögliche Rezidive der Grundkrankheit frühzeitig zu entdecken und die Therapiefolgen zu beurteilen. Im Rezidivfalle resultieren therapeutische Konsequenzen zur Frage einer erneuten Operation, einer Systemtherapie oder einer symptomatischen Behandlung. Darüber hinaus hat die frühzeitige Erfassung von Therapiefolgen den Sinn, notwendige Rehabilitationsmaßnahmen frühzeitig einzuleiten. Die Nachsorge sollte in Kooperation mit den anderen beteiligten Fachdisziplinen erfolgen. Es empfiehlt sich ein Basisprogramm für die Nachuntersuchungen bei unkompliziertem Verlauf und darauf aufbauend Spezialuntersuchungen bei pathologischen Ergebnissen. Basisuntersuchungen sind Anamnese, neurologische Untersuchung sowie der Einsatz eines adäquaten bildgebenden Verfahrens zum Ausschluss eines Rezidivtumors.

Individuelle Zusatzuntersuchungen

– Hypothalamus oder die Hypophyse im Operationsgebiet/Zielvolumen: Zusätzliche laborchemi-

Tabelle XLVII. Zeitintervall zwischen Exposition und Entstehung eines Meningeoms in Abhängigkeit von der applizierten Dosis.

Autor	Fälle	Mittlere Latenzzeit (Jahre)
Hochdosisexposition		
Harrison et al. 1991	2	19,5
Mack et al. 1993	10	24
Ghim et al. 1993	15	10,8
Salvati et al. 1997	10	14,4
Niedrigdosisexposition		
Harrison et al. 1991	5	35,2
Pollack et al. 1998	18	36
Sadetzki et al. 2002	253	48
Gosztonyi et al. 2004	5	43,8
De Tommasi et al. 2005	6	40

sche Untersuchungen zur Beurteilung des endokrinologischen Status.
– Sehbahn im Operationsgebiet/Zielvolumen: Zusätzliche ophthalmologische Untersuchung.
– Lagen Krampfanfälle vor: EEG, Kontrolle der antikonvulsiven Therapie.

Nachsorge von Hirntumoren im Kindesalter

Hier empfiehlt sich die Kooperation mit einer pädiatrischen Abteilung, wenn möglich mit einem auf dem Gebiet der Entwicklungsneurologie erfahrenen Pädiater zur Beurteilung möglicher Therapiefolgen. Die Beurteilung der Gesamtentwicklung unter Einschluss der psychomotorischen Leistungen ist notwendige Voraussetzung, um, falls notwendig, im Einzelfall individuell ausgerichtete Rehabilitationsmaßnahmen einleiten zu können. Im Rahmen des Kompetenznetzwerkes der GPOH wird aktuell in Zusammenarbeit

mit der APRO eine prospektive Studie zur Dokumentation von Dosisbelastungen von Risikogebieten durchgeführt. Es wird erwartet, die Radiotherapiedaten mit etwaigen Therapiefolgen-Profilen korrelieren zu können.

Nachsorgeintervalle

Für die zeitliche Abfolge lassen sich wegen der zahlreichen unterschiedlichen Tumorentitäten nur schwer einheitliche Leitlinien festlegen. Trotzdem sollte wenige Wochen nach abgeschlossener Behandlung eine Basisuntersuchung unter Einschluss eines adäquaten bildgebenden Verfahrens erfolgen. Die weiteren Zeitabstände orientieren sich an der klinischen Situation und sollten für die ersten zwei Jahre vierteljährlich (unter Einschluss eines bildgebenden Verfahrens halbjährlich) anschließend über drei Jahre nach Möglichkeit halbjährlich, dann jährlich erfolgen.

Schlüsselliteratur

Abdel-Wahab M, Etuk B, Palermo J et al: Spinal cord gliomas: A multi-institutional retrospective analysis. Int J Radiat Oncol Biol Phys 64(4) (2006) 1060–71
Bamberg M, Kortmann RD, Calaminus G et al: Radiation therapy for intracranial germinoma: results of the German cooperative prospective trials MAKEI 83/86/89. J Clin Oncol 17 (1999) 2585–2592
Cairncross G, Berkey B, Shaw E et al: Phase III trial of chemotherapy plus radiotherapy compared with radiotherapy alone for pure and mixed anaplastic oligodendroglioma: Intergroup Radiation Therapy Oncology Group Trial 9402. J Clin Oncol 24(18) (2006) 2707–14
Carrie C, Muracciole X, Gomez F et al; French Society of Pediatric Oncology: Conformal radiotherapy, reduced boost volume, hyperfractionated radiotherapy, and online quality control in standard-risk medulloblastoma without chemotherapy: results of the French M-SFOP 98 protocol. Int J Radiat Oncol Biol Phys 63(3) (2005) 711–6
Curran WJ, Scott CB, Weinstein AS: Survival comparison of radiosurgery-eligible and -ineligible malignant glioma patients treated with hyperfractionated radiation therapy and carmustine. A report of Radiation Therapy Oncology Group 83-02. Clin Oncol 11 (1993) 857–862
Kortmann RD, Kühl J, Timmermann B et al: Postoperative neoadjuvant chemotherapy before radiotherapy as compared to immediate radiotherapy followed by maintenance chemotherapy in the treatment of medulloblastoma in childhood: results of the german prospective randomized trial HIT 91. Int J Radiation Oncology Biol Phys 46(2) (2000) 269–279
Shaw EG, Arusell R, Scheithauer B et al: Prospective randomized trial of low- vs. high-dose radiation therapy in adults with supratentorial low-grade glioma: initial report of a

North Central Cancer Treatment Group/Radiation Therapy Oncology Group/Eastern Cooperative Oncology Group study. J Clin Oncol 20(9) (2002) 2267–76
Stupp R, Mason WP, van den Bent MJ et al; European Organisation for Research and Treatment of Cancer Brain Tumor and Radiotherapy Groups; National Cancer Institute of Canada Clinical Trials Group: Radiotherapy plus concomitant and adjuvant temozolomide for glioblastoma. N Engl J Med 352(10) (2005) 987–96
Timmermann B, Kortmann RD, Kühl J et al: The role of radiotherapy in the treatment of supratentorial PNET in childhood: Results of the Prospective German Brain Tumor Trials HIT 88/89 and 91. J Clin Oncol 20(3) (2002) 842–9
van den Bent MJ, Afra D, de Witte O et al; EORTC Radiotherapy and Brain Tumor Groups and the UK Medical Research Council: Long-term efficacy of early vs. delayed radiotherapy for low-grade astrocytoma and oligodendroglioma in adults: the EORTC 22845 randomised trial. Lancet 366(9490) (2005) 985–90

Gesamtliteratur

Abacioglu U, Uzel O, Sengoz M et al: Medulloblastoma in adults: treatment results and prognostic factors. Int J Radiat Oncol Biol Phys 54(3) (2002) 855–60
Abay EO 2nd, Laws ER Jr, Grado GL et al: Pineal tumors in children and adolescents. Treatment by CSF shunting and radiotherapy. J Neurosurg 55(6) (1981) 889–95
Abdel-Wahab M, Corn B, Wolfson A et al: Prognostic factors and survival in patients with spinal cord gliomas after radiation therapy. Am J Clin Oncol 22 (1999) 344–351
Abdel-Wahab M, Etuk B, Palermo J et al: Spinal cord gliomas: A multi-institutional retrospective analysis. Int J Radiat Oncol Biol Phys 64(4) (2006) 1060–71

Adan L, Trivin C, Sainte-Rose C et al: GH deficiency caused by crabial irridiation during childhood: factors and markers in young adults. J Clin Endocrinol Metab 86(11) (2001) 5245–51

Addesa A, Shrieve D: Stereotactic radiosurgery as primary adjuvant treatment for glioblastoma multiforme: the JCRT update (meeting abstract). Proc ASCO 14 (1995) A274

Alapetite C, Ricardi U, Saran F et al: Whole ventricular irradiation in combination with chemotherapy in intracranial germinoma: the consensus of the SIOP CNS FCT study group. MPO 39(4) (2002) 248

Albright AL, Gutkehlch AN, Packer RJ et al: Prognostic factors in pediatric brain stem gliomas. J Neurosurg 65 (1986) 751–755

Albright AL, Wisoff JH, Zeltzer PM et al: Effects of medulloblastoma resections on outcome in children: a report from the Children's Cancer Group. Neurosurgery 38 (1996) 265–271

Alheit H, Saran FH, Warrington AP et al: Stereotactically guided conformal radiotherapy for meningiomas. Radiother Oncol 50(2) (1999) 145–50

Allen JC, Aviner S, Yates AJ et al: Treatment of high-grade spinal cord astrocytoma of childhood with „8-in-1" chemotherapy and radiotherapy: a pilot study of CCG-945. Children's Cancer Group. J Neurosurg 88(2) (1998) 215–20

Allen JC, Kim JH, Packer LJ: Neoadjuvant chemotherapy for newly diagnosed germ cell tumors of the central nervous system. J Neurosurg 67 (1987) 65–70

Allen JC, Donahue B, DaRosso R et al: Hyperfractionated craniospinal radiotherapy and adjuvant chemotherapy for children with newly diagnosed medulloblastoma and other primitive neuroectodermal tumors. Int J Radiat Oncol Biol Phys 30 (1996) 1155–1161

Allen J, Siffert J, Donahue B et al: A phase I/II study of carboplatin combined with hyperfractionated radiotherapy for brainstem gliomas. Cancer 86 (1999) 1064–1069

Alvord EC, Jr., Lofton S: Gliomas of the optic nerve or chiasm. Outcome by patients' age, tumor site, and treatment. J Neurosurg 68 (1988) 85–98

Andrews DW, Suarez O, Goldman HW et al: Stereotactic radiosurgery and fractionated stereotactic radiotherapy for the treatment of acoustic schwannomas: comparative observations of 125 patients treated at one institution. Int J Radiat Oncol Biol Phys 50(5) (2001) 1265–78

Andrews DW, Faroozan R, Yang BP et al: Fractionated stereotactic radiotherapy for the treatment of optic nerve sheath meningiomas: preliminary observations of 33 optic nerves in 30 patients with historical comparison to observation with or without prior surgery. Neurosurgery 51(4) (2002) 890–902

Ang KK, Jiang GL, Guttenberger R et al: Impact of spinal cord repair kinetics on the practice of altered fractionation schedules. Radiother Oncol 25 (1992) 287–294

Aoyama H, Shirato H, Yoshida H et al: Retrospective multi-institutional study of radiotherapy for intracranial non-germinomatous germ cell tumors. Radiother Oncol 49(1) (1998) 55–9

Aoyama H, Shirato H, Ikeda J et al: Induction chemotherapy followed by low-dose involved-field radiotherapy for intracranial germ cell tumors. J Clin Oncol 20(3) (2002) 857–65

Arcicasa M, Roncadin M, Bidoli E et al: Reirradiation and lomustine in patients with relapsed high-grade gliomas. Int J Radiat Oncol Biol Phys 43(4) (1999) 789–93

Aristizabal S, Caldwell WL, Avila J: The relationship of time-dose fractionation factors to complications in the treatment of pituitary tumors by irradiation. Int J Radiat Oncol Biol Phys 2 (1977) 667–673

Assié G, Bahurel H, Coste J et al: Corticotroph tumor progression after adrenalectomy in Cushing's Disease: A reappraisal of Nelson's Syndrome. J Clin Endocrinol Metab 92(1) (2007) 172–9.

Atkinson AB, Allen IV, Gordon DS et al: Progressive visual failure in acromegaly following external pituitary irradiation. Clin Endocrinol Oxj 10 (1979) 469–479

Austin JP, Urie MM, Cardenosa G et al: Probable causes of recurrence in patients with chordoma and chondrosarcoma of the base of skull and cervical spine. Int J Radiat Oncol Biol Phys 25(3) (1993) 439–444

Bailey CC, Gnekow A, Wellek S, Jones M, Round C, Brown J, Phillips A, Neidhardt MK: Prospective randomised trial of chemotherapy given before radiotherapy in childhood medulloblastoma. International Society of Pediatric Oncology (SIOP) and the (German) Society of Pediatric Oncology (GPO): SIOP II. Med Ped Oncol 25 (1995) 166–178

Ball WS, Prenger EC, Ballard RT: Neurotoxicity of radio/chemotherapy in children: pathologic and MR correlation. Am J Neuroradiol 13 (1992) 761–776

Balmaceda C, Heller G, Rosenblum M: Chemotherapy without irradiation – A novel approach for newly diagnosed CNS germ cell tumors: Results of an international cooperative trial. Clin Oncol 14 (1996) 2908–2915

Bamberg M, Schmitt G, Quast U: Therapie und Prognose des Medulloblastoms, Fortschritte durch neuartige Bestrahlungstechniken. Strahlentherapie 156 (1980) 1–17

Bamberg M, Budach V, Stuschke M et al: Preliminary experimental results with the nitrosourea derivative ACNU in the treatment of malignant gliomas. Radiother Oncol 12(1) (1988) 25–29

Bamberg M, Rauhut F, Budach V et al: Die Radiotherapie von Hypophysentumoren. Akt Neurol 16 (1989) 61–64

Bamberg M, Hess CF: Radiation therapy of malignant gliomas. Onkologie 15 (1992) 178–189

Bamberg M, Kortmann RD, Calaminus G et al: Radiation therapy for intracranial germinoma: results of the German cooperative prospective trials MAKEI 83/86/89. J Clin Oncol 17 (1999) 2585–2592

Barbaro NM, Gutin PH, Wilson CB: Radiation therapy in the treatment of partially resected meningiomas. Neurosurgery 20 (1987) 525–528

Baranzelli MC, Patte C, Bouffet E et al: An attempt to treat pediatric intracranial alphaFP and betaHCG secreting germ cell tumors with chemotherapy alone. SFOP experience with 18 cases. Societe Francaise d'Oncologie Pediatrique. J Neurooncol 37(3) (1998) 229–39

Bartsch R, Weitmann HD, Pennwieser W et al: Retrospective analysis of re-irradiation in malignant glioma: a single-center experience. Wien Klin Wochenschr 117(23–24) (2005) 821–6

Bataini JP, Delanian S, Ponvert D: Chiasmal gliomas: results of irradiation management in 57 patients and review of literature. Int J Radiat Oncol Biol Phys 21 (1991) 615–623

Baumann GS, Gaspar LE, Fisher BJ, Halperin EC, Macdonald DR, Cairncross JG: A prospective study of short-course radiotherapy in poor prognosis glioblastoma multiforme. Int Radiat Oncol Biol Phys 29 (1994) 835–839

Baumann M, Budach V, Appold S: Strahlentoleranz des menschlichen Rückenmarks. Strahlenther Onkol 170(3) (1994) 131–139

Bauman G, Lote K, Larson D et al: Pretreatment factors predict overall survival for patients with low-grade glioma: a recursive partitioning analysis. Int J Radiat Oncol Biol Phys 45(4) (1999) 923–9

Baumert BG, Villà S, Studer G et al: Early improvements in vision after fractionated stereotactic radiotherapy for primary optic nerve sheath meningioma. Radiother Oncol 72(2) (2004) 169–74

Becker G, Major J, Christ G et al: Stereotaxic convergent-beam irradiation. Initial experiences with the SRS 200 system. Strahlenther Onkol 172 (1996) 9–18

Becker G, Kortmann RD, Skalej M et al: The role of radiotherapy in the treatment of craniopharyngioma – indications, results, side effects. Front Radiat Ther Oncol 33 (1999) 100–13

Becker G, Kortmann RD, Kocher M et al: Radiation therapy in the mulitmodal treatment approach of pituitary adenoma. Strahlenther Onkol 178 (2002) 173–186

Becker G, Jeremic B, Pitz S et al: Stereotactic fractionated radiotherapy in patients with optic nerve sheath meningioma. Int J Radiat Oncol Biol Phys 54(5) (2002) 1422–9

Belka C, Budach W, Kortmann RD et al: Radiation induced CNS toxicity – molecular and cellular mechanisms. Br J Cancer 85(9) (2001) 1233–9

Benedict SH, Cardinale RM, Wu Q et al: Intensity-modulated stereotactic radiosurgery using dynamic micro-multileaf collimation. Int J Radiat Oncol Biol Phys 50 (2001) 751–758

Benesch M, Wagner S, Berthold F et al: Primary dissemination of high-grade gliomas in children: experiences from four studies of the Pediatric Oncology and Hematology Society of the German Language Group (GPOH). J Neurooncol 72(2) (2005) 179–83

Berry MP, Jenkin RD, Keen CW et al: Radiation treatment for medulloblastoma. A 21-year review. J Neurosurg 55 (1981) 43–51

Bjornsson J, Scheithauer BW, Okazaki H et al: Intracranial germ cell tumors: pathobiological and immunohistochemical aspects of 70 cases. J Neuropathol Exp Neurol 44 (1985) 32–46

Blaney SM, Phillips PC, Packer RJ et al: Phase II evaluation of topotecan for pediatric central nervous system tumors. Cancer 78 (1996) 527–531

Bloom HJ: Intracranial tumors: response and resistance to therapeutic endeavors, 1970–1980. Int J Radiat Oncol Biol Phys 8 (1982) 1083–1113

Bloom HJ, Glees J, Bell J et al: The treatment and long-term prognosis of children with intracranial tumors: a study of 610 cases, 1950–1981. Int J Radiat Oncol Biol Phys 18 (1990) 723–745 (published erratum appears in Int J Radiat Oncol Biol Phys 19(3) (1990) 829)

Bloom HJG, Bessell EM: Medulloblastoma in adults: a review of 47 patients treated between 1952 and 1981. Int J Radiat Oncol Biol Phys 18 (1990) 763–772

Boiardi A, Silvani A, Pozzi A et al: Advantage of treating anaplastic gliomas with aggressive protocol combining chemotherapy and radiotherapy. J Neurooncol 34 (1997) 179–185

Bolling T, Schuck A, Pape H et al: Study protocol of the German Registry for the Detection of Late Sequelae after Radiotherapy in Childhood and Adolescence (RiSK). Radiat Oncol 3(1) (2008) 10

Bolsi A, Fogliata A, Cozzi L: Radiotherapy of small intracranial tumours with different advanced techniques using photon and proton beams: a treatment planning study. Radiother Oncol 68(1) (2003) 1–14

Bouffet E, Mottolese C, Jouvet A et al: Etoposide and thiotepa followed by ABMT (autologous bone marrow transplantation) in children and young adults with high-grade gliomas. Eur J Cancer 33 (1997) 91–95

Bouffet E, Baranzelli MC, Patte C et al: Combined treatment modality for intracranial germinomas: results of a multicentre SFOP experience. Societe Francaise d'Oncologie Pediatrique. Br J Cancer 79(7–8) (1999) 1199–1204

Brada M, Rajan B, Traish D et al: The long-term efficacy of conservative surgery and radiotherapy in the control of pituitary adenomas. Clinical Endocrinology 38 (1993) 571–578

Brandes AA, Ermani M, Amista P et al: The treatment of adults with medulloblastoma: a prospective study. Int J Radiat Oncol Biol Phys 57(3) (2003) 755–61

Breen P, Flickinger JC, Kondziolka D et al: Radiotherapy for nonfunctional pituitary adenoma: analysis of long-term tumor control. J Neurosurg 89(6) (1998) 933–8

Breen SL, Kehagioglou P, Usher C et al: A comparison of conventional, conformal and intensity-modulated coplanar radiotherapy plans for posterior fossa treatment. Br J Radiol 77(921) (2004) 768–74

Broniscer A, Leite CC, Lanchote VL et al: Radiation therapy and high-dose tamoxifen in the treatment of patients with diffuse brainstem gliomas: results of a Brazilian cooperative study. Brainstem Glioma Cooperative Group. J Clin Oncol 18 (2000) 1246–1253

Broniscer A, Iacono L, Chintagumpala M et al: Role of temozolomide after radiotherapy for newly diagnosed diffuse brainstem glioma in children: results of a multiinstitutional study (SJHG-98). Cancer 103(1) (2005) 133–9

Bruce JN, Stein B: Surgical management of pineal region tumors. Acta Neurochir (Wien) 134(3–4) (1995) 130–5

Buatti JM, Friedmann WA: Linac radiosurgery for high grade gliomas: the university of Florida experience. Int J Radiat Oncol Biol Phys 32 (1995) 205–210

Buckner JC, Peethambaram PP, Smithson WA et al: Phase II trial of primary chemotherapy followed by reduced-dose radiation for CNS germ cell tumors. J Clin Oncol 17(3) (1999) 933–40

Buckner JC, Schomberg PJ, McGinnis WL et al: A phase III study of radiation therapy plus carmustine with or without recombinant interferon-alpha in the treatment of patients with newly diagnosed high-grade glioma. Cancer 92(2) (2001) 420–433

Buckner JC, Gesme D, O'Fallon JR et al: Phase II trial of procarbazine, lomustine, and vincristine as initial therapy for patients with low-grade oligodendroglioma or oligoastrocytoma: efficacy and associations with chromosomal abnormalities. J Clin Oncol 21 (2003) 251–255

Buckner JC, Ballman KV, Scheithauer BW et al; NCCTG 94–72–53: Diagnostic and prognostic significance of 1p and 19q deletions in patients (pts) with low-grade oligodendroglioma and astrocytoma. J Clin Oncol (Meeting Abstracts) 23 (2005) 1502

Cairncross G, Macdonald D, Ludwin S et al: Chemotherapy for anaplastic oligodendroglioma. National Cancer Institute of Canada Clinical Trials Group. J Clin Oncol 12 (1994) 2013–2021

Cairncross G, Berkey B, Shaw E et al: Phase III trial of chemotherapy plus radiotherapy compared with radiotherapy alone for pure and mixed anaplastic oligodendroglioma: Intergroup Radiation Therapy Oncology Group Trial 9402. J Clin Oncol 24(18) (2006) 2707–14

Calaminus G, Bamberg M, Baranzelli MC et al: Intracranial germ cell tumors: a comprehensive update of the European data. Neuropediatrics 25 (1994) 26–32

Calaminus G, Andreussi L, Garre ML et al: Secreting germ cell tumors of the central nervous system (CNS). First results of the cooperative German/Italian pilot study (CNS sGCT). Klin Pädiatr 209 (1997) 222–227

Calaminus G, Garre ML, Kortmann RD et al: CNS germcell tumors in children. Results of the German MAKEI '89 protocols and SOIP CNS GCT 93P/96 study. In: Jones WG, Appleyard I, Harnden P et al (eds) Germ Cell Tumors IV Libbey (1998) 247–254

Calaminus G, Nicholson J, Alapetite C et al: Malignant CNS germ cell tumours (GCTs): Interim analysis after 5 years of SIOP CNS GCT 96. Med Ped Oncol 39 (2002) 227

Calaminus G, Bamberg M, Harms D et al: AFP/beta-HCG secreting CNS germ cell tumors: long-term outcome with respect to initial symptoms and primary tumor resection. Results of the cooperative trial MAKEI 89. Neuropediatrics 36(2) (2005) 71–77

Cardinale, Benedict, Wu et al: A comparison of three stereotactic radiotherapy techniques; ARCS vs. noncoplanar fixed fields vs. intensity modulation. Int J Radiat Oncol Biol Phys 42 (1998) 431–436

Carella RJ, Ranschoff J, Newall J: Role of radiation therapy in the management of meningioma. J Clin Oncol 2 (1984) 1139–1143

Carmel PW, Antunes JL, Chang CH: Craniopharyngiomas in children. Neurosurgery 11(3) (1982) 382–389

Carrie C, Alapetite C, Mere P et al: Quality control of radiotherapeutic treatment of medulloblastoma in a multicentric study. The contribute of radiotherapy technique to tumour relapse. The Fench Medulloblastoma Group. Radiother Oncol 24 (1992) 77–81

Carrie C, Hoffstetter S, Gomez F et al: Impact of targeting-devations on outcome in medulloblastoma: study of the French Society of Pediatric Oncology (SFOP), Int J Radiation Oncology Biol Phys 45, 2 (1999) 435–439

Carrie C, Lasset C, Alapetite C et al:Multivariate analysis of prognostic factors in adult patients with medulloblastoma. Retrospective study of 156 patients. Cancer 74(8) (1994) 2352–60

Carrie C, Muracciole X, Gomez F et al; French Society of Pediatric Oncology: Conformal radiotherapy, reduced boost volume, hyperfractionated radiotherapy, and online quality control in standard-risk medulloblastoma without chemotherapy: results of the French M-SFOP 98 protocol. Int J Radiat Oncol Biol Phys 63(3) (2005) 711–6

Castro JR, Linstadt DE, Bahary JP et al: Experience in charged particle irradiation of tumors of the skull base: 1977–1992. Int J Radiat Oncol Biol Phys 29(4) (1994) 647–655

Caveness WF: Experimental observations: delayed necrosis in normal monkey brain. In: Gilbert HA, Kagan AR (eds) Radiation damage to the nervous system. Raven New York 1980, 1–38

Cefalo G, Gianni MC, Lombardi F et al: Intracranial germinoma: does a cisplatinum-based chemotherapeutic regimen permit to avoid whole CNS irradiation. Med Pediatr Oncol 25 (1995) 303

Chamberlain MC, Tsao-Wei DD, Groshen S: Temozolomide for treatment-resistant recurrent meningioma. Neurology 62(7) (2004) 1210–2

Chamberlain MC, Tsao-Wei DD, Groshen S: Salvage chemotherapy with CPT-11 for recurrent meningioma. J Neurooncol 78(3) (2006) 271–6

Chamberlain MC, Glantz MJ, Fadul CE: Recurrent meningioma: salvage therapy with long-acting somatostatin analogue. Neurology 69(10) (2007) 969–73

Chan AW, Black P, Ojemann RG et al: Stereotactic radiotherapy for vestibular schwannomas: favorable outcome with minimal toxicity. Neurosurgery 57(1) (2005) 60–70

Chan MF, Schupak K, Burman C et al: Comparison of intensity-modulated radiotherapy with three-dimensional conformal radiation therapy planning for glioblastoma multiforme. Med Dosim 28(4) (2003) 261–5

Chan AW, Tarbell JJ, Black PM et al: Adult medulloblastoma: prognostic factors and patterns of relapse. Neurosurgery 47(3) (2000) 623–632

Chang CH, Housepian EM, Herbert C Jr: An operative staging system and a megavoltage radiotherapeutic technic for cerebellar medulloblastomas. Radiology 93 (1969) 1351–9

Chen YW, Wong TT, Ho DM et al: Impact of radiotherapy for pediatric CNS atypical teratoid/rhabdoid tumor (single institute experience). Int J Radiat Oncol Biol Phys (2006)

Cho KH, Hall WA, Gerbi BJ et al: Single dose versus fractionated stereotactic radiotherapy for recurrent high-grade gliomas. Int J Radiat Oncol Biol Phys 45(5) (1999) 1133–41

Chow E, Reardon DA, Shah AB et al: Pediatric choroid plexus neoplasms. Int J Radiat Oncol Biol Phys 44(2) (1999) 249–254

Chun HC, Schmidt Ullrich RK, Wolfson A et al: External beam radiotherapy for primary spinal cord tumors. J Neurooncol 9 (1990) 211–217

Ciccarelli E, Valetto MR, Vasario E et al: Hormonal and radiological effects of megavoltage radiotherapie in patients with growth hormone-secreting pituitary adenoma. J Endocrinol Invest 16(8) (1993) 565–572

Clover LL, Hazuka MB, Kinzie JJ: Spinal cord ependymomas treated with surgery and radiation therapy. Am J Clin Oncol 16 (1993) 350–353

Coke CC, Corn BW, Werner-Wasik M et al: Atypical and malignant meningiomas: an outcome report of seventeen cases. J Neurooncol 39(1) (1998) 65–70

Cohen BH, Zeltzer PM, Boyett JM et al: Prognostic factors and treatment results for supratentorial primitive neuroectodermal tumors in children using radiation and chemotherapy: a Childrens Cancer Group randomized trial. J Clin Oncol. 13(7) (1995) 1687–96

Cohen BH, Packer RJ: Chemotherapy for medulloblastomas and primitive neuroectodermal tumors. J Neurooncol 29 (1996) 55–68

Constine LS, Konski A: Adverse effects of brain irradiation correlated with MR and CT imaging. Int J Radiat Oncol Biol Phys 15 (1988) 319–330

Cornu P, Chatellier G, Fauchon F et al: The prognosis of medulloblastoma in adults. Neuro-Chirurgie 26(4) (1990) 218–224

Coffey RJ, Cascino TL, Shaw EG. Radiosurgical treatment of recurrent hemangiopericytomas of the meninges: preliminary results. J Neurosurg 78(6) (1993) 903–8

Combs SE, Thilmann C, Edler L et al: Efficacy of fractionated stereotactic reirradiation in recurrent gliomas: long-term results in 172 patients treated in a single institution. J Clin Oncol 23(34) (2005) 8863–9 (b)

Combs SE, Volk S, Schulz-Ertner D et al: Management of acoustic neuromas with fractionated stereotactic radiotherapy (FSRT): long-term results in 106 patients treated in a single institution. Int J Radiat Oncol Biol Phys 63(1) (2005) 75–81

Connell PP, Macdonald RL, Mansur DB et al: Tumor size predicts control of benign meningiomas treated with radiotherapy. Neurosurgery 44(6) (1999) 1194–9

Conway JE, Chou D, Clatterbuck RE et al: Hemangioblastomas of the central nervous system in von Hippel-Lindau syndrome and sporadic disease. Neurosurgery 48(1) (2001) 55–62

Cornu P, Chatellier G, Fauchon F et al: Prognostic des medulloblastomes de l'adulte. Neurochirurgie 36 (1990) 218–224

Coulbois S, Civit T, Grignon Y et al: Medulloblastoma. Review of 22 patients. Neurochirurgie 47(1) (2001) 6–12

Curran WJ Jr, Scott CB, Horton J et al: Recursive partitioning analysis of prognostic factors in three Radiation Therapy Oncology Group malignant glioma trials. J Natl Cancer Inst 85(9) (1993) 704–10

Curran WJ, Scott CB, Weinstein AS: Survival comparison of radiosurgery-eligible and -ineligible malignant glioma patients treated with hyperfractionated radiation therapy and carmustine. A report of Radiation Therapy Oncology Group 83–02. Clin Oncol 11 (1993) 857–862

Dannenmann-Stern E, Scheiderbauer J, Hinkes B et al: Radiotherapy in pediatric atypical rhabdoid/teratoid tumours of the CNS (CNS-ATRT) – results from the German HIT-data base. EJC Supplements, Vol 3 No 2 (2005) 353

Danoff BF, Cowchock S, Marquette C et al: Assessment of the long-term effects of primary radiation therapy for brain tumors in children. Cancer 49 (1982) 1580–1586

D'Avella D, Cicciarello R, Albiero F: Quantitative study of blood-brain barrier permeability changes after experimental whole-brain irradiation. Neurosurgery 30 (1992) 30–34

DeAngelis LM, Burger PC, Green SB et al: Malignant glioma: who benefits from adjuvant chemotherapy? Ann Neurol 44 (1998) 691–695

Debus J, Kocagoncu KO, Hoss A et al: Fractionated stereotactic radiotherapy (FSRT) for optic glioma. Int J Radiat Oncol Biol Phys 44 (1999) 243–248

Debus J, Schulz-Ertner D, Schad L et al: Stereotactic fractionated radiotherapy for chordomas and chondrosarcomas of the skull base. Int J Radiat Oncol Biol Phys 47(3) (2000) 591–596

Debus J, Wuendrich M, Pirzkall A et al: High efficacy of fractionated stereotactic radiotherapy of large base-of-skull meningiomas: long-term results. J Clin Oncol 19(15) (2001) 3547–3553

delCharco JO, Bolek TW, McCollough WM et al: Medulloblastoma: Time-dose relationship based on a 30-year review. Int J Radiat Oncol Biol Phys 42 (1998) 147–154

De Tommasi A, Occhiogrosso M, De Tommasi C et al: Radiation-induced intracranial meningiomas: review of six operated cases. Neurosurg Rev 28(2) (2005) 104–14

DiBiase SJ, Kwok Y, Yovino S et al: Factors predicting local tumor control after gamma knife stereotactic radiosurgery for benign intracranial meningiomas. Int J Radiat Oncol Biol Phys 60(5) (2004) 1515–9

Dirks PB, Jay V, Becker LE et al: Development of anaplastic changes in low-grade astrocytomas of childhood. Neurosurgery 34 (1994) 68–78

Dirks PB, Harris L, Hoffman HJ et al: Supratentorial primitive neuroectodermal tumors in children. J Neurooncol 29(1) (1996) 75–84

Dische S: Accelerated treatment and radiation myelitis. Radiother Oncol 20 (1991) 1–2

Dodd RL, Ryu MR, Kamnerdsupaphon P et al: CyberKnife radiosurgery for benign intradural extramedullary spinal tumors. Neurosurgery 58(4) (2006) 674–85

Dosoretz DE, Blitzer PH, Wang CC et al: Management of glioma of the optic nerve and/or chiasm: an anlysis of 20 cases. Cancer 45 (1980) 1467–1471

Duffner PK, Cohen ME, Thomas PR et al: The long-term effects of cranial irradiation on the central nervous system. Cancer 56 (1985) 1841–1846

Duffner PK, Cohen ME, Sanford RA et al: Lack of efficacy of postoperative chemotherapy and delayed radiation in very young children with pineoblastoma. Pediatric Oncology Group. Med Pediatr Oncol 25(1) (1995) 38–44

Duffner PK, Krischer JP, Horowitz ME et al: Second malignancies in young children with primary brain tumors following treatment with prolonged postoperative chemotherapy and delayed irradiation: a Pediatric Oncology Group study. Ann Neurol 44(3) (1998) 313–6

Dufour H, Métellus P, Fuentes S et al: Meningeal hemangiopericytoma: a retrospective study of 21 patients with special review of postoperative external radiotherapy. Neurosurgery 48(4) (2001) 756–62

Dziuk TW, Woo S, Butler EB et al: Malignant meningioma: an indication for initial aggressive surgery and adjuvant radiotherapy. J Neurooncol 37(2) (1998) 177–188

Edwards MSB, Wara WM, Urtasun RC: Hyperfractionated radiation therapy for brainstem glioma: a phase I-II trial. J Neurosurg 70 (1989) 691–700

Ellenberg L, McComb JG, Siegel SE et al: Factors affecting intellectual outcome in pediatric brain tumor patients. Neurosurgery 21(5) (1987) 638–44

Ellenbogen RG, Winston KR, Kupsky WJ: Tumors of the choroidplexus in children. Neurosurgery 25 (1989) 327–335

Ellison DW, Onilude OE, Lindsey JC et al; United Kingdom Children's Cancer Study Group Brain Tumour Committee: Beta-Catenin status predicts a favorable outcome in childhood medulloblastoma. J Clin Oncol 23(31) (2005) 7951–7

Elshaikh MA, Stevens GH, Peereboom DM et al: Gliomatosis cerebri: treatment results with radiotherapy alone. Cancer 2002 Nov 1; 95(9): 2027–31.

Eng DY, DeMonte F, Ginsberg L et al: Craniospinal dissemination of central neurocytoma. Report of two cases. J Neurosurg 86 (1997) 547–552

Epstein MA, Packer RJ, Rorke LB et al: Vascular malformation with radiation vasculopathy after treatment of chiasmatic/hypothalamic glioma. Cancer 70 (1992) 887–893

Erkal HS, Serin M, Cakmak A: Management of optic pathway and chiasmatic-hypothalamic gliomas in children with radiation therapy. Radiother Oncol 45 (1997) 11–15

Ertel I, Boesel C, Evans A et al: Adjuvant chemotherapy of high grade astrocytomas in children. Radiation therapy with or without CCNU vincristine and prednisone. Proc Asco, Abstractband 79 (1984) 309

Estlin EJ, Lashford L, Ablett S et al: Phase I study of temozolomide in paediatric patients with advanced cancer. United Kingdom Children's Cancer Study Group. Br J Cancer 78 (1998) 652–661

Estrada J, Boronat M, Mielgo M et al: The long-term outcome of pituitary irradiation after unsuccessful transsphenoidal surgery in Cushing's disease. N Engl J Med 16 336(3) (1997) 172–7

Evans AE, Jenkin RDT, Sposto JA et al: Treament of medulloblastoma. Results of a prospective randomized trial of radiation therapy with and without CCNU, vincristine and prednisone. J Neurosurg 72 (1990) 572– 582

Evans AE, Anderson JR, Lefkowitz Boudreaux IB et al: Adjuvant chemotherapy of childhood posterior fossa ependymoma: cranio-spinal irradiation with or without adjuvant CCNU, vincristine, and prednisone: a Childrens Cancer Group study. Med Pediatr Oncol 27 (1996) 8–14

Eyre HJ, Crowley JJ, Townsend JJ et al: A randomized trial of radiotherapy versus radiotherapy plus CCNU for incompletely resected low-grade gliomas: a Southwest Oncology Group study. J Neurosurg 78(1993) 909–14

Fagundes MA, Hug EB, Liebsch NJ et al: Radiation therapy for chordomas of the base of skull and cervical spine: patterns of failure and outcome after relapse. Int J Radiat Oncol Biol Phys 33(3) (1995) 579–584

Farwell JR, Flannery JT: Adult occurrence of medulloblastoma. Acta Neurochir (Wien) 86(1–2) (1987) 1–5

Fauchon F, Jouvet A, Paquis P et al: Parenchymal pineal tumors: a clinicopathological study of 76 cases. Int J Radiat Oncol Biol Phys 46(4) (2000) 959–68

Fevre-Montange M, Hasselblatt M, Figarella-Branger D et al: Prognosis and histopathologic features in papillary tumors of the pineal region: a retrospective multicenter study of 31 cases. J Neuropathol Exp Neurol 65(10) (2006) 1004–11

Fine HA, Dear KB, Loeffler JS et al: Meta-analysis of radiation therapy with and without adjuvant chemotherapy for malignant gliomas in adults (see comments). Cancer 71 (1993) 2585–2597

Finlay JL, Boyett JM, Yates AJ et al: Randomized phase III trial in childhood high-grade astrocytoma comparing vincristine, lomustine, and prednisone with the eight-drugs-in-1-day regimen. Childrens Cancer Group. J Clin Oncol. 13(1) (1995) 112–23

Fisher BJ, Gaspar LE, Noone B: Radiation therapy of pituitary adenoma: delayed sequelae. Radiology 187(3) (1993) 843–846

Fisher BJ, Bauman GS, Leighton CE et al: Low-grade gliomas in children: tumor volume response to radiation. J Neurosurg 88 (1998) 969–974

Fitzek MM, Thornton AF, Rabinov JD et al: Accelerated fractionated proton/photon irradiation to 90 cobalt gray equivalent for glioblastoma multiforme: results of a phase II prospective trial. J Neurosurg 91(2) (1999) 251–60

Fitzek MM, Thornton AF, Harsh G 4th et al: Dose-escalation with proton/photon irradiation for Daumas-Duport lower-grade glioma: results of an institutional phase I/II trial. Int J Radiat Oncol Biol Phys 51(1) (2001) 131–7

Fitzek MM, Linggood RM, Adams J et al: Combined proton and photon irradiation for craniopharyngioma: long-term results of the early cohort of patients treated at Harvard Cyclotron Laboratory and Massachusetts General Hospital. Int J Radiat Oncol Biol Phys 64(5) (2006) 1348–54

Flickinger JC, Torres C, Deutch M: Management of low-grade gliomas of the optic nerve and chiasm. Cancer 61 (1988) 635–62

Flickinger JC, Nelson PB, Martinez AJ et al: Radiotherapy of nonfunctional adenomas of the pituitary gland. Results with long-term follow-up. Cancer 63 (1989) 2409–2414

Flickinger JC, Lunsford LD, Singer J et al: Megavoltage external beam irradiation of craniopharyngiomas: analysis of tumor control and morbidity Int J Radiat Oncol Biol Phys 19(1) (1990) 117–122

Flickinger JC, Kondziolka D, Lunsford LD: Clinical applications of stereotactic radiosurgery. Cancer Treat Res 93 (1998) 283–297

Flickinger JC, Kondziolka D, Niranjan A et al: Acoustic neuroma radiosurgery with marginal tumor doses of 12 to 13 Gy. Int J Radiat Oncol Biol Phys 60(1) (2004) 225–30

Florell RC, MacDonald DR, Irish WD: Selection bias, survival and brachytherapy for glioma. J Neurosurg 76 (1992) 179–183

Foote RL, Coffey RJ, Swanson JW et al: Stereotactic radiosurgery using the gamma knife for acoustic neuromas. Int J Radiat Oncol Biol Phys 32(4) (1995) 1153 1160

Forsyth PA, Cascino, TL, Shaw EG et al: Intracranial chordomas: a clinicopathological and prognostic study of 51 cases. J Neurosurg 78(5) (1993) 741–747

Fouladi M, Chintagumpala M, Laningham FH et al: White matter lesions detected by magnetic resonance imaging after radiotherapy and high-dose chemotherapy in children with medulloblastoma or primitive neuroectodermal tumor. J Clin Oncol 22(22) (2004) 4551–60

Fouladi M, Wallace D, Langston JW et al: Survival and functional outcome of children with hypothalamic/chiasmatic tumors. Cancer 97(4) (2003) 1084–92

Fountas KN, Kapsalaki E, Kassam M et al: Management of intracranial meningeal hemangiopericytomas: outcome and experience. Neurosurg Rev 29(2) (2006) 145–53

Franke HD, Lierse W: Strahlenbedingte Reaktionen des Gehirns und des Rückenmarks. Strahlentherapie 174 (1978) 587–598

Freeman CR, Krischer J, Sanford RA et al: Hyperfractionated radiotherapy in brain stem tumors: results of a Pediatric Oncology Group study. Int J Radiat Oncol Biol Phys 15 (1988) 311–318

Freeman CR, Krischer JP, Sanford RA et al: Final results of a study of escalating doses of hyperfractionated radiotherapy in brain stem tumors in children: A Pediatric Oncology Group Study. Int J Radiat Oncol Biol Phys 27 (1993) 197–206.

Freeman CR, Krischer J, Sanford RA et al: Hyperfractionated radiation therapy in brain stem tumors. Results of treatment at the 7020 cGy dose level of Pediatric Oncology Group study 8495. Cancer 68 (1991) 474–481

Freeman CR, Suissa S: Brainstem tumors in children: results of a survey of 62 patients treated with radiotherapy. Int J Radiat Oncol Biol Phys 12 (1986) 1823–1828

Freeman CR, Souhami L, Caron JL et al: Stereotactic external beam irradiation in previously untreated brain tumors in children and adolescents. Med Pediatr Oncol 22 (1994) 173-180

Frost PJ, Laperriere NJ, Wong CS et al: Medulloblastoma in adults. Int J Radiat Oncol Biol Phys 32(4) (1995) 1255–7

Fulton DS, Urtasun RC, Scott-Brown I: Increasing radiation dose intensity using hyperfractionation in patients with malignant glioma. Final report of a prospective phase I–II dose response study. J Neurooncol 14 (1992) 63–72

Fuss M, Debus J, Lohr F et al: Conventionally fractionated stereotactic radiotherapy (FSRT) for acoustic neuromas. Int J Radiat Oncol Biol Phys 48(5) (2000) 1381–1387

Ganju V, Jenkins RB, O'Fallon JR et al: Prognostic factors in gliomas. Cancer 74 (1994) 920–927

Gannett D, Stea B: Stereotactic radiosurgery as an adjunct to surgery and external beam radiotherapy in the treatment of patients with malignant gliomas. Int J Radiat Oncol Biol Phys 33 (1995) 461–468

Gentet JC, Bouffet E, Doz F et al: Preirradiation chemotherapy including „eight drugs in 1 day" regimen and high dose methotrexate in childhood medulloblastoma: results of the M7 French cooperative study. J Neurosurg 82 (1995) 608–614

Geyer JR, Finlay JL, Boyett JM et al: Survival of infants with malignant astrocytomas. A Report from the Childrens Cancer Group. Cancer 75 (1995) 1045–1050

Geyer JR, Zeltzer PM, Boyett JM et al: Survival of infants with primitive neuroectodermal tumors or malignant ependymomas of the CNS treated with eight drugs in 1 day: a report from the Childrens Cancer Group. J Clin Oncol 12 (1994) 1607–1615

Ghim TT, Seo JJ, O'Brien M et al: Childhood intracranial meningiomas after high-dose irradiation. Cancer 71(12) (1993) 4091–5

Giannini C, Burger PC, Berkey BA et al: Anaplastic oligodendroglial tumors: refining the correlation among histopathology, 1p 19q deletion and clinical outcome in Intergroup Radiation Therapy Oncology Group Trial 9402. Brain Pathol (2008)

Gibbs IC: Spinal and paraspinal lesions: the role of stereotactic body radiotherapy. Front Radiat Ther Oncol 40 (2007) 407–14

Giordana MT, Schiffer P, Lanotte M et al: Epidemiology of adult medulloblastoma. Int J Cancer 80 (1999) 689–692

Glass J, Hochberg FH, Gruber ML et al: The treatment of oligodendrogliomas and mixed oligodendroglioma-astrocytomas with PCV chemotherapy. J Neurosurg 76 (1992) 741–745

Gnekow AK, Kortmann RD, Pietsch T et al: Low grade chiasmatic-hypothalamic glioma-carboplatin and vincristin chemotherapy effectively defers radiotherapy within a comprehensive treatment strategy – report from the multicenter treatment study for children and adolescents with a low grade glioma – HIT-LGG 1996 – of the Society of Pediatric Oncology and Hematology (GPOH). Klin Pädiatr 216(6) (2004) 331–342

Goffman TE, Dewan R, Arakaki R et al: Persistent or recurrent acromegaly. Long-term endocrinologic efficacy and neurologic safety of postsurgical radiation therapy. Cancer 69(1) (1992) 271–5

Goldsmith BJ, Wara WM, Wilson CB et al: Postoperative irradiation for subtotally resected meningiomas. A retrospective analysis of 140 patients treated from 1967 to 1990. J Neurosurg 80(2) (1994) 195–201

Goldwein JW: Radiationmyelopathy: a review. Med Pediatr Oncol 15 (1987) 89–95

Goldwein JW, Leahy JM, Packer RJ et al: Intracranial ependymomas in children Int J Radiat Oncol Biol Phys 19 (1990) 1497–1502

Goldwein JW, Corn BW, Finlay JL et al: Is craniospinal irradiation required to cure children with malignant (anaplastic) intracranial ependymomas? Cancer 67 (1991) 2766–2771

González DG, Menten J, Bosch DA et al: Accelerated radiotherapy in glioblastoma multiforme: a dose searching prospective study. Radiotherapy and Oncology 32 (1994) 98–105

Gosztonyi G, Slowik F, Pasztor E: Intracranial meningiomas developing at long intervals following low-dose X-ray irradiation of the head. J Neurooncol 70(1) (2004) 59–65

Goumnerova L: Results of sterotactic radiosurgery in the management of recurrent ependymoma. VIIth Symposium Pediatric Neuro-Oncology, Abstractband (1996)

Grabb PA, Lunsford LD, Albright AL et al: Stereotactic radiosurgery for glial neoplasms of childhood. Neurosurgery 38 (1996) 696–701

Grabenbauer GG, Barta B, Erhardt J et al: Prognostic factors and results after the combined surgical and radiotherapy treatment of ependymomas. Strahlenther Onkol 168 (1992) 679–685

Grabenbauer GG, Fietkau R, Buchfelder M et al: Hormoninaktive Hypophysenadenome: Resultate und Spätfolgen nach Operation und Radiotherapie. Strahlenther Onkol 172(4) (1996) 193–197

Grabenbauer GG, Beck JD, Erhardt J et al:Postoperative radiotherapy of medulloblastoma: Impact of radiation quality on treatment outcome. Am J Clin Oncol 19 (1996) 73–77

Grabenbauer GG, Anders K, Buchfelder M et al: Topotecan als 21 Tage Dauerinfusion mit akzelerierter 3-D Konformationsbestrahlung. Strahlentherapie und Onkologie, Abstractband 175 (1999) 195

Grabenbauer G, Schuchardt U, Buchfelder M et al: Radiation therapy of optico-hypothalamic gliomas (OHG): radiographic response, vision and late toxicity. Radiother Oncol 54 (2000) 239–254

Graham ML, Herndon JE, Casey JR et al: High-dose chemotherapy with autologous stem-cell rescue in patients with recurrent and high-risk pediatric brain tumors. J Clin Oncol 15 (1997) 1814–1823

Greenberg HS, Chamberlain MC, Glantz MJ et al: Adult medulloblastoma: multiagent chemotherapy. Neuro-Oncol 3(1) (2001) 29–34

Green SB, Shapiro WR, Burger PC: A randomized trial of interstital radiotherapy (RT) boost for newly diagnosed malignant glioma. In: American Society of Clinical Oncology (ed) Brain Tumor Cooperative Group (BTCG) trial 8701. Dallas, TX (1994) 174

Grigsby PW, Simpson JR, Stokes S et al: Results of surgery and irradiation or irradiation alone for pituitary adenomas. J Neurooncol 6(2) (1988) 129–34

Grigsby PW, Simpson JR, Emami BN et al: Prognostic factors and results of surgery and postoperative irradiation in the management of pituitary adenomas. Int J Radiat Oncol Biol Phys 16 (1989) 1411–1417

Grigsby PW Pituitary: In: Perez CA, Brady LW (eds) Principles and practice of radiation oncology. Lippincott-Raven Philadelphia 1997, 829–848

Grill J, Couanet D, Capelli C et al: Radiation induced cerebral vasculopathy in children with neurofibromatosis and optic pathway glioma. Ann Neurol 45(1999) 393–396

Grill J, Le Deley MC, Gambarelli D et al; French Society of Pediatric Oncology: Postoperative chemotherapy without irradiation for ependymoma in children under 5 years of age: a multicenter trial of the French Society of Pediatric Oncology. J Clin Oncol 19(5) (2001) 1288–96

Gross MW, Engenhart-Cabilic R: Kombinierte Radio-/Chemotherapie maligner Gliome mit Topotecan. Strahlentherapie und Onkologie, Abstractband 175 (1999) 191

Grosu AL, Feldmann HJ, Albrecht C et al: Dreidimensionale Bestrahlungsplanung bei Hirntumoren. Vorteile der Methode und klinische Ergebnisse. Strahlenther Onkol 174(1) (1998) 7–13

Grosu AL, Weber WA, Franz M et al: Reirradiation of recurrent high-grade gliomas using amino acid PET (SPECT)/CT/MRI image fusion to determine gross tumor volume for stereotactic fractionated radiotherapy. Int J Radiat Oncol Biol Phys 63(2) (2005) 511–9

Guthrie BL, Ebersold MJ, Scheithauer BW et al: Meningeal hemangiopericytoma: histopathological features, treatment, and long-term follow-up of 44 cases. Neurosurgery 25(4) (1989) 514–22

Gutin PH, Prados MD, Philips TL: External irradiation followed by an interstitial high activity iodine-125 implant „boost" in the initial treatment of malignant gliomas: NCOG Study 6G-82-2. Int J Radiat Oncol Biol Phys 21 (1991) 601–606

Habrand JL, Ganry O, Couanet D et al: The role of radiation therapy in the management of craniopharyngioma: a 25-year experience and review of the literature. Int J Radiat Oncol Biol Phys 44(2) (1999) 255–263

Haddock MG, Schild SE, Scheithauer BW et al: Radiation therapy for histologically confirmed primary central nervous system germinoma. Int J Radiat Oncol Biol Phys 38(5) (1997) 915–23

Hahn AF, Feasby TE, Gilbert JJ: Paraparesis following intrathecal chemotherapy. Neurology 33 (1983) 1032–1038

Hakim R, Alexander E 3rd, Loeffler JS et al: Results of linear accelerator-based radiosurgery for intracranial meningiomas. Neurosurgery 42(3) (1998) 446–53

Halperin EC, Wehn SM, Scott JW et al: Selection of management strategy for pediatric brainstem tumors. Med Pediatr Oncol 17 (1989) 116–125

Halperin EC, Friedman HS, Schold SC et al: Surgery, hyperfractionated craniospinal irradiation, and adjuvant chemotherapy in the management of supratentorial embryonal neuroepithelial neoplasms in children. Surg Neurol 40 (1993) 278–283

Halperin EC, Herndon J, Schold SC et al: A phase III randomized prospective trial of external beam radiotherapy, mitomycin C, carmustine, and 6-mercaptopurine for the treatment of adults with anaplastic glioma of the brain. CNS Cancer Consortium. Int J Radiat Oncol Biol Phys 34 (1996) 793–802

Hardenbergh PH, Golden J, Billet A: Intracranial germinoma: the case for lower dose radiation therapy. Int J Radiat Oncol Biol Phys 39 (1997) 419–426

Harris AE, Lee JY, Omalu B et al: The effect of radiosurgery during management of aggressive meningiomas. Surg Neurol 60(4) (2003) 298–305

Harris JR, Levene MB: Visual complications following irradiation for pituitary adenomas and craniopharyngiomas. Radiology 120 (1976) 167–171

Harrison MJ, Wolfe DE, Lau TS et al: Radiation-induced meningiomas: experience at the Mount Sinai Hospital and review of the literature. J Neurosurg 75(4) (1991) 564–74

Hasegawa H, Ushio Y, Hayakawa T et al: Changes in the blood-brain barrier transport in experimental metastatic brain tumors. J Neurosurgery 59 (1983) 304–312

Hasegawa T, Kondziolka D, Hadjipanayis CG et al: The role of radiosurgery for the treatment of pineal parenchymal tumors. Neurosurgery 51(4) (2002) 880–9

Hasegawa T, Ishii D, Kida Y et al: Gamma Knife surgery for skull base chordomas and chondrosarcomas. J Neurosurg 107(4) (2007) 752–7

Hasegawa T, Kida Y, Yoshimoto M et al: Long-term outcomes of Gamma Knife surgery for cavernous sinus meningioma. J Neurosurg 107(4) (2007) 745–51

Hegi ME, Diserens AC, Gorlia T et al: MGMT gene silencing and benefit from temozolomide in glioblastoma. N Engl J Med 352(10) (2005) 997-1003

Heideman RL, Packer RJ, Albright LA et al: In Pizzo PA, Poplack DV (eds) Principles and practice of pediatric oncology. Lippincott, Philadelphia (1989) 505–553

Heideman RL, Packer RJ, Reaman GH et al: A phase II evaluation of thiotepa in pediatric central nervous system malignancies. Cancer 72 (1993) 271–275

Heideman RL, Kuttesch J Jr, Gajjar AJ et al: Supratentorial malignant gliomas in childhood: a single institution perspective. Cancer 80 (1997) 497–504

Henzel M, Gross MW, Hamm K et al: Significant tumor volume reduction of meningiomas after stereotactic radiotherapy: results of a prospective multicenter study. Neurosurgery 59(6) (2006) 1188–94

Henzel M, Gross MW, Hamm K et al: Stereotactic radiotherapy of meningiomas: symptomatology, acute and late toxicity. Strahlenther Onkol 182(7) (2006) 382–8

Herrlinger U, Rieger J, Koch D et al: Phase II trial of lomustine plus temozolomide chemotherapy in addition to radiotherapy in newly diagnosed glioblastoma: UKT-03. J Clin Oncol 24(27) (2006) 4412–7

Hess CF, Schaaf JC, Kortmann RD et al: patterns of failure following individually tailored limited volume irradiation. Radiotherapy Oncology 30 (1994) 146–149

Hilden JM, Meerbaum S, Burger P et al: Central nervous system atypical teratoid/rhabdoid tumor: results of therapy in children enrolled in a registry. J Clin Oncol 22(14) (2004) 2877–84

Ho AK, Fu D, Cotrutz C et al: A study of the accuracy of cyberknife spinal radiosurgery using skeletal structure tracking. Neurosurgery 60(2 Suppl 1) (2007)

Hoegler DB, Davey P: A prospective study of short course radiotherapy in elderly patients with malignant glioma. J Neurooncol 33 (1997) 201–204

Hofmann BM, Hlavac M, Martinez R et al: Long-term results after microsurgery for Cushing disease: experience with 426 primary operations over 35 years. J Neurosurg 108(1) (2008) 9–18

Holdorff B: Der Unterschied zwischen zerebralen Hemisphären- und Mittellinien-Spätnekrosen und seine Bedeutung für die Strahlentherapie. 156 (1980) 530–537

Hoppe-Hirsch E, Renier D, Lellouch-Tubiana A: Medulloblastoma in childhood: progressive intellectual deterioration. Child's Nerv Syst 6 (1990) 60–65

Horst E, Micke O, Romppainen ML et al: Radiation therapy approach in gliomatosis cerebri – case reports and literature review. Acta Oncol 39(6) (2000) 747–751

Horwich A, Bloom HJG. Optic gliomas: radiation therapy and prognosis. Int J Radiat Oncol Biol Phys 11 (1985) 1067–1079

Huang E, Teh BS, Strother DR et al: Intensity-modulated radiation therapy for pediatric medulloblastoma: early report on the reduction of ototoxicity. Int J Radiat Oncol Biol Phys 52(3) (2002) 599–605

Huber JF, Bradley K, Spiegler BJ et al: Long-term effects of transient cerebellar mutism after cerebellar astrocytoma or medulloblastoma tumor resection in childhood. Childs Nerv Syst (2005)

Hudes RS, Corn BW, Werner-Wasik M et al: A phase I dose escalation study of hypofractionated stereotactic radiotherapy as salvage therapy for persistent or recurrent malignant glioma. Int J Radiat Oncol Biol Phys 43(2) (1999) 293–8

Hug EB, Loredo LN, Slater JD et al: Proton radiation therapy for chordomas and chondrosarcomas of the skull base. J Neurosurg 91(3) (1999) 432–439

Hug EB, Devries A, Thornton AF, Munzenride JE, Pardo FS, Hedley-Whyte ET, Bussiere MR, Ojemann R: Management of atypical and malignant meningiomas: role of high-dose, 3-D-conformal radiation therapy. J Neurooncol. 2000 Jun; 48(2): 151–60

Hug EB, Muenter MW, Archambeau JO et al: Conformal proton radiation therapy for pediatric low-grade astrocytoma. Strahlentherapie und Onkologie178 (2002) 10–17

Hukin J, Epstein F, Lefton D et al: Treatment of intracranial ependymoma by surgery alone. Pediatr Neurosurg 29 (1998) 40–45

Hulshof MC, Menten J, Dito JJ et al: Treatment results in primary intraspinal gliomas. Radiother Oncol Dec; 29(3) (1993) 294–300

Ito K, Shin M, Matsuzaki M et al: Risk factors for neurological complications after acoustic neurinoma radiosurgery: refinement from further experiences. Int J Radiat Oncol Biol Phys 48(1) (2000) 75–80

Itoyama Y, Kochi M Kuratsu J et al: Treatment of intracranial nongerminomatous malignant germ cell tumors producing alpha-fetoprotein. Neurosurgery 36(3) (1995) 459–64, discussion 464–6

Iuvone L, Mariotti P, Colosimo C et al: Long-term cognitive outcome, brain computed tomography scan, and magnetic resonance imaging in children cured for acute lymphoblastic leukemia. Cancer 95(12) (2002) 2562–70

Izawa M, Hayashi M, Nakaya K et al: Gamma knife radiosurgery for pituitary adenomas. J Neurosurg Suppl 3 (2000) 19–22

Jääskeläinen J, Haltia M, Servo A: Atypical and anaplastic meningiomas: radiology, surgery, radiotherapy, and outcome. Surg Neurol 25(3) (1986) 233–42

Jallo GI, Biser-Rohrbaugh A, Freed D: Brainstem gliomas. Childs Nerv Syst 20 (2004) 143–53, Epub (2003)

Janny B, Cure H, Mohr M et al: low grade suptratentorial astrocytomas. Cancer 73 (1994) 1937–1945

Janss AJ, Grundy R, Cnaan A et al: Optic pathway and hypothalamic/chiasmatic gliomas in children younger than age 5 years with a 6-year follow-up. Cancer 75 (1995) 1051–1059

Jawahar A, Kondziolka D, Garces YI et al: Stereotactic radiosurgery for hemangioblastomas of the brain. Acta Neurochir (Wien) 142(6) (2000) 641–4

Jenkin D, Goddard K, Armstrong D et al: Posterior fossa medulloblastoma in childhood: treatment results and a proposal for a new staging system. Int J Radiat Oncol Biol Phys 19 (1990) 265–274

Jenkin D, Angyalfi S, Becker L et al: Optic glioma in children: surveillance, resection, or irradiation? Int J Radiat Oncol Biol Phys 25 (1993) 215–225

Jennings MT, Gelman R, Hochberg F: Intracranial germ-cell tumors: natural history and pathogenesis. J Neurosurg 63 (1985) 155–167

Jeremic B, Shibamoto Y, Grujicic D et al: Hyperfractionated radiation therapy for incompletely resected supratentorial low-grade glioma. A phase II study. Radiother Oncol 49 (1998) 49–54

Jeremic B, Milicic B, Grujicic D et al: Hyperfractionated radiation therapy for incompletely resected supratentorial low grade glioma. A 10-year update of a phase II study. Int J Radiat Oncol Biol Phys 15 (2003) 444–45

Jiang GL, Tucker SL, Guttenberger R et al: Radiation-incuced injury to the visual pathway. Radiother Oncol 30 (1994) 17–25

Johnson DL: Management of choroid plexus tumors in children. Pediatr Neurosci 15 (1989) 195–206

Jouvet A, Fauchon F, Liberski P et al: Papillary tumor of the pineal region. Am J Surg Pathol 27(4) (2003) 505–12

Jouvet A, Fevre-Montange M, Besancon R: Structural and Ultrastructural Characteristics of Human Pineal Gland and Pineal Parenchymal Tumours. Acta Neuropathol Berlin 88 (1994) 334–348

Jyothirmayi R, Madhavan J, Nair MK et al: Conservative surgery and radiotherapy in the treatment of spinal cord astrocytoma. J Neurooncol 33 (1997) 205–211

Kaatsch P, Kaletsch U, Michaelis J: Annual report of the German Childhood Cancer Registry (2002)

Kaatsch P, Rickert CH, Kuhl J et al: Population-based epidemiologic data on brain tumors in German children. Cancer 92(12) (2001) 3155–64

Kallio M, Sankila R, Hakulinen T et al: Factors affecting operative and excess long-term mortality in 935 patients with intracranial meningioma. Neurosurgery 31(1) (1992) 2–12

Kaloshi G, Benouaich-Amiel A, Diakite F et al: Temozolomide for low-grade gliomas: predictive impact of 1p/19q loss on response and outcome. Neurology 68(21) (2007) 1831–6

Kaloshi G, Everhard S, Laigle-Donadey F et al: Genetic markers predictive of chemosensitivity and outcome in gliomatosis cerebri. Neurology 70(8) (2008) 590–5

Kao GD, Goldwein JW, Schultz DJ et al: The impact of perioperative factors on subsequent intelligence quotient deficits in children treated for medulloblastoma/posterior fossa primitive neuroectodermal tumors. Cancer 74 (1994) 965–971

Karlsson UL, Leibel SA, Wallner K et al: Brain. In: Perez CA, Brady LW (eds) Principles and pracice of radiation oncology. Lippincott Philadelphia 1992, 515–563

Karim ABMF, Maat B, Hatlevoll R et al: A randomized trial on dose-response in radiation therapy of low-grade cerebral glioma: European Organization for Research and Treatment of Cancer (EORTC) study 22844. Int J Radiat Oncol Biol Phys 36 (1996) 549–56

Karpinos M, Teh BS, Zeck O et al: Treatment of acoustic neuroma: stereotactic radiosurgery vs. microsurgery. Int J Radiat Oncol Biol Phys 54(5) (2002) 1410–21

Keime-Guibert F, Chinot O, Taillandier L et al; Association of French-Speaking Neuro-Oncologists: Radiotherapy for glioblastoma in the elderly. N Engl J Med 356(15) (2007) 1527–35

Keisch ME, Garcia DM, Shibuya RB: Retrospective long-term follow-up analysis in 21 patients with chordomas of various sites treated at a single institution. J Neurosurg 75(3) (1991) 374–377

Kellie SJ, Chaku J, Lockwood LR et al; on behalf of the Australian and New Zealand Children's Haematology Oncology Group: Late magnetic resonance imaging features of leukoencephalopathy in children with central nervous system tumours following high-dose methotrexate and neuraxis radiation therapy. Eur J Cancer 41(11) (2005) 1588–96

Kennerdell JS, Maroon JC, Malton M et al: The management of optic nerve sheath meningiomas. Am J Ophthalmol 106(4) (1988) 450–457

Khoo VS, Oldham M, Adams EJ et al: Comparison of intensity-modulated tomotherapy with stereotactically guided conformal radiotherapy for brain tumors. Int J Radiat Oncol Biol Phys 45(2) (1999) 415–25

Kim L, Hochberg F, Thornton A et al: Procarbazine, lomustine, and vincristine (PCV) chemotherapy for grade III and grade IV oligoastrocytoma. Journal of Neurosurgery 85 (1996) 602–607

Kim YH, Fayos JV: Radiation tolerance of the cervical spinal cord. Radiology 139 (1981) 473–478

Kirby S, Macdonald D, Fisher B et al: Pre-radiation chemotherapy for malignant glioma in adults. Can J Neurol Sci 23 (1996) 123–127

Kitamura K, Shirato H, Sawamura Y et al: Preirradiation evaluation and technical assessment of involved-field radiotherapy using computed tomographic (CT) simulation and neoadjuvant chemotherapy for intracranial germinoma. Int J Radiat Oncol Biol Phys 43 (1999) 783–788

Klautke G, Hamann D, Bahner T et al: Simultane Radio-/Chemotherapie mit Topotecan bei Glioblastomen. Strahlentherapie und Onkologie, Abstractband 175 (1999) 191

Krischer JP, Ragab AH, Kun L et al: Nitrogen mustard, vincristine, procarbazine, and prednisone as adjuvant chemotherapy in the treatment of medulloblastoma. A Pediatric Oncology Group study. J Neurosurg 74 (1991) 905–909

Kjellberg RN: Proton beam therapy of Cushing's disease and Nelson's syndrome. In: Black P McL (ed) Secretory tumors of pituitary gland. Raven, New York (1984) 307

Kliman B: Proton beam therapy of acromegaly: A 20 year experience. In: Black P McL (ed) Secretory tumors of pituitary gland. Raven, New York (1984) 307

Koh ES, Nichol A, Millar BA et al: Role of fractionated external beam radiotherapy in hemangioblastoma of the central nervous system. Int J Radiat Oncol Biol Phys 69(5) (2007) 1521–6

Kollová A, Liscák R, Novotný J Jr et al: Gamma knife surgery for benign meningioma. J Neurosurg 107(2) (2007) 325–36

Kondziolka D, Lunsford LD, McLaughlin MR et al: Long-term outcomes after radiosurgery for acoustic neuromas. N Engl J Med 339(20) (1998) 1426–1433

Kondziolka D, Mathieu D, Lunsford LD et al: Radiosurgery as definitive management of intracranial meningiomas. Neurosurgery 62(1) (2008) 53–8

Konovalov AN, Pitskhelauri DI: Principles of treatment of the pineal region tumors. Surg Neurol 59(4) (2003) 250–68

Kortmann RD, Hess CF, Jany R et al: Repeated CT examinations in limited volume irradiation of brain tumors: quantitative analysis of individualized (CT-based) treatment plans. Radiotherapy Oncology 30 (1994) 171–174

Kortmann RD, Hess CF, Hoffmann W et al: Is the standardized helmet technique adequate for irradiation of the brain and the cranial meninges? Int J Radiat Oncol Biol Phys 32 (1995) 241–244

Kortmann RD, Timmermann B, Becker G et al: Advances in treatment techniques and time/dose schedules in external radiation therapy of brain tumours in childhood. Klin Pädiatr 210 (1998) 220–226

Kortmann RD, Calaminus G, Becker G et al: Lebensqualität nach alleiniger Strahlentherapie bei intrakraniellem Germinom: Ergebnisse der kooperativen Studien MAKEI '83/'86/'89. Strahlenther Onkol 174(1) (1998) 14

Kortmann RD, Becker G, Perelmouter J et al: Geometric accuracy of field alignment in fractionated stereotactic conformal radiotherapy of brain tumors. Int J Radiat Oncol Biol Phys 43 (1999) 921–926

Kortmann RD, Timmermann B, Kuhl J et al: HIT 91 (Prospective, co-operative study for the treatment of malignant brain tumors in childhood): Accuracy and acute toxicity of the irradiation of the craniospinal axis – Results of the quality assurance program. Strahlentherapie und Onkologie 175 (1999) 162–169

Kortmann RD, Zanetti I, Mueller S et al: Radiotherapy in low grade glioma: an interim analysis of SIOP low grade glioma study. Abstract IXth Symposium Pediatric Neuro Oncology (2000)

Kortmann, RD, Kühl J, Timmermann B et al: Postoperative neoadjuvant chemotherapy before radiotherapy as compared to immediate radiotherapy followed by maintenance chemotherapy in the treatment of medulloblastoma in childhood: results of the german prospective randomized trial HIT 91. Int J Radiation Oncology Biol Phys 46(2) (2000) 269–279

Kortmann RD, Calaminus G, Becker G et al: Radiotherapy in the treatment of pure intracranial germinoma: impact of treatment volume and dose precripton on outcome. Int J Radiat Oncol Biol Phys 48(3) (2000) 204

Kortmann RD, Calaminus G, Timmermann B et al: Reine intrakranielle Germinome: Bedeutung von Zielvolumen und Bestrahlungsdosis – Analyse der Studien MAKEI '83/'86/'89/SIOP CNS GCT 96. Monatsschrift Kinderheilkunde 149 (2001) 426

Kortmann RD, Jeremic B, Weller M et al: Radio – chemotherapy of malignant glioma in adults / clinical experiences. Strahlenther Onkol 179 (4) (2003) 219 – 232

Kortmann RD, Timmermann B, Taylor RE et al: Current and future strategies in radiotherapy of childhood low grade glioma of the brain. Part II: Treatment related toxicities. Strahlenther Onkol 180 (2003) 222–35

Kortmann RD, Timmermann B, Taylor RE et al: Current and future strategies in radiotherapy of childhood low grade glioma of the brain. Part I: Treatment modalities of radiation therapy. Strahlenther Onkol 179 (2003) 122–30

Kortmann RD, Jeremic B, Weller M et al: Immediate postoperative radiotherapy or „watch and wait" in the management of adult low-grade glioma? Strahlenther Onkol 180(7) (2004) 408–418

Kovalic JJ, Grigsby PW, Shepard MJ et al: Radiation therapy for gliomas of the optic nerve and chiasm. Int J Radiat Oncol Biol Phys 18 (1990) 927–932

Kovnar EL, Kun P, Burger P: Patterns of dissemination and recurrence in childhood ependymoma: preliminary results of the Pediatric Oncology Group #8532. Ann Neurol 30 (1991) 457

Kovnar EH: Hyperfractionated irradiation for childhood ependymoma: early results of a phase III Pediatric Oncology Group Study. Abstract VIIth Symposium Pediatric Neuro-Oncology (1996)

Kreil W, Luggin J, Fuchs I et al: Long term experience of gamma knife radiosurgery for benign skull base meningiomas. J Neurol Neurosurg Psychiatry 76(10) (2005) 1425–30

Kreth FW, Faist M, Rossner R et al: The risk of interstitial radiotherapy of low-grade glioma. Radiother Oncol 43 (1997) 253–260

Kreth FW, Faist M, Warnke PC et al: Interstitial radiosurgery of low-grade gliomas. J Neurosurg 82 (1995) 418–429

Kreth FW, Schatz CR, Pagenstecher A et al: Stereotactic management of lesions of the pineal region. Neurosurgery 39(2) (1996) 280–9

Kretschmar CS, Tarbell NJ, Barnes PD et al: Pre-irradiation chemotherapy and hyperfractionated radiation therapy 66 Gy for children with brain stem tumors. A phase II study of the Pediatric Oncology Group, Protocol 8833. Cancer 72 (1993) 1404–1413

Kreutzer J, Fahlbusch R: Diagnosis and treatment of pituitary tumors. Curr Opin Neurol 17(6) (2004) 693–703

Kreutzer J, Buslei R, Wallaschofski H et al: Operative treatment of prolactinomas: indications and results in a current consecutive series of 212 patients. Eur J Endocrinol 158(1) (2008) 11-8

Krisch B: Morphologische Grundlagen der Blut-Hirn-Schranke und der Blut-Liquor-Schranke. In: van Heyden HW, Krauseneck P (Hrsg) Hirnmetastasen. Zuckschwerdt München 1984, 3–11

Krischer JP, Ragab AH, Kun L et al: Nitrogen mustard, vincristine, procarbazine, and prednisone as adjuvant chemotherapy in the treatment of medulloblastoma. A Pediatric Oncology Group study. J Neurosurg 74 (1991) 905–909

Krishnan S, Brown PD, Scheithauer BW et al: Choroid plexus papillomas: a single institutional experience. J Neurooncol 68(1) (2004) 49–55

Kühl J, Berthold F: Preirradiation chemotherapy of children with poor-prognosis medulloblastoma: response rate and toxicity of the ifosfamide-containing multidrug regimen HIT '88/'89. Am J Ped Hematol Oncol 15 (1993) 67–71

Kühl J, Müller HL, Kortmann RDB et al: Preirradiation chemotherapy of children and young adults with malignant brain tumours: results of the German pilot trial HIT'88/'89. Klin Pädiatr 210 (1998) 227–233

Lamond JP, Mehta MP, Boothman DA: The potential of topoisomerase I inhibitors in the treatment of CNS malignancies: report of a synergistic effect between topotecan and radiation. J Neurooncol 30 (1996) 1–6

Landis SH, Murray T, Bolden S et al: Cancer statistics, 1999. CA Cancer J Clin 49(1) (1999) 8–31

Laramore GE, Spence AM: Boron neutron capture therapy (BNCT) for high-grade gliomas of the brain: a cautionary note. Int J Radiat Oncol Biol Phys 36 (1996) 241–246

Laws ER Jr, Taylor WF, Clifton MBet al: Neurosurgical management of low-grade astrocytoma of the cerebral hemispheres. J Neurosurg 61 (1984) 665–673

Lebrun C, Fontaine D, Bourg V et al: Treatment of newly diagnosed symptomatic pure low-grade oligodendrogliomas with PCV chemotherapy. Eur J Neurol 14(4) (2007) 391–8

Lederman G, Wronski M, Arbit E et al: Treatment of recurrent glioblastoma multiforme using fractionated stereotactic radiosurgery and concurrent paclitaxel. Am J Clin Oncol 23(2) (2000) 155–9

Lee JY, Niranjan A, McInerney J et al: Stereotactic radiosurgery providing long-term tumor control of cavernous sinus meningiomas. J Neurosurg 97(1) (2002) 65–72

Lee JY, Wakabayashi T, Yoshida J: Management and survival of pineoblastoma: an analysis of 34 adults from the brain tumor registry of Japan. Neurol Med Chir (Tokyo) 45(3) (2005) 132–41

Leibel SA, Sheline GE, Wara WM: The role of radiation therapy in the treatment of astrocytomas. Cancer 35 (1975) 1551–1557

Leighton C, Fisher B, Bauman G et al: Supratentorial low-grade glioma in adults: An analysis of prognostic factors and timing of radiation. J Clin Onco. 15 (1997) 1294–1301

Levin VA, Silver P, Hannigan J et al: Superiority of post-radiotherapy adjuvant chemotherapy with CCNU, procarbazine, and vincristine (PCV) over BCNU for anaplastic gliomas: NCOG 6G61 final report. Int J Radiat Oncol Biol Phys 18 (1990) 321–324

Levin VA, Wilson CB, Davis R et al: A phase III comparison of BCNU, hydroxyurea, and radiation therapy to BCNU and radiation therapy for treatment of primary malignant gliomas. J Neurosurg 51 (1979) 526–532

Levy RP, Frankel KA, Ricciardi RA et al: Stereotactic helium-ion irradiation for Cushing's disease, prolactinoma, and nonsecreting adenoma – 36 years' experience at Lawrence Berkeley Laboratory. Radiosurgery 1 (1996) 66–74

Lewis J, Lucraft H, Gholkar A: UKCCSG study of accelerated radiotherapy for pediatric brain stem gliomas. United Kingdom Childhood Cancer Study Group. Int J Radiat Oncol Biol Phys 38 (1997) 925–929

Li C, Muller Runkel R, Vijayakumar S et al: Craniospinal axis irradiation: an improved electron technique for irradiation of the spinal axis. Br J Radiol 67 (1994) 186–193

Linstadt DE, Wara WM, Leibel SA et al: Postoperative radiotherapy of primary spinal cord tumors. Int J Radiat Oncol Biol Phys 16 (1989) 1397–1403

Linstadt D, Wara WM, Edwards MS: Radiotherapy of primary intracranial germinomas: the case against routine craniospinal irradiation. Int J Radiat Oncol Biol Phys 15: (1988) 291–297

Listernik R, Louis DN, Packer RJ et al: Optic pathway gliomas in children with neurofibromatosis I: consensus statement from the NF1 Optic Pathway Glioma Task Force. Ann Neurol 41 (1997) 143–149

Livesey EA, Brook CG: Thyroid dysfunction after radiotherapy and chemotherapy of brain tumours. Arch Dis Child 64(4) (1989) 593–5

Loeffler JS, Alexander EIII, Shea M: Radiosurgery as part of the initial management of patients with malignant gliomas. J Clin Oncol 10 (1992) 1379–1385

Lonardi S, Tosoni A, Brandes AA: Adjuvant chemotherapy in the treatment of high grade gliomas. Cancer Treat Rev 31(2) (2005) 79–89

Lonjon M, Von Langsdorf D, Lefloch S et al: Factors influencing recurrence and role of radiotherapy in filum terminale ependymomas. 14 cases and review of the literature. Neurochirurgie 47(4) (2001) 423–9

Lopez-Aguilar E, Sepulveda-Vildosola AC, Rivera-Marquez H et al: Preirradiation ifosfamide, carboplatin and etoposide (ICE) for the treatment of high-grade astrocytomas in children. Childs Nerv Syst 19(12) (2003) 818–23. Epub Nov 2003

Louis E, Chinot O, Honnorat J et al: Which optimal treatment of adult medulloblastoma? The ANOCEF group experience: retrospective study of 72 cases. J Neurooncol 4 Suppl. 1 (2002) (258)

Louis DN, Ohgaki H, Wiestler OD et al: WHO classification of tumours of the central nervous system. International Agency for Research on Cancer, Lyon. WHO PRESS, World Health Organization Geneva 2007

Lunsford LD, Somaza S, Kondziolka D et al: Survival after stereotactic biopsy and irradiation of cerebral nonanaplastic, nonpilocytic astrocytoma. J Neurosurg 82(4), (1995) 523–529

Lunsford LD, Niranjan A, Flickinger JC, Maitz A, Kondziolka D.Radiosurgery of vestibular schwannomas: summary of experience in 829 cases.J Neurosurg. 2005 Jan; 102 Suppl: 195–9

Lutterbach J, Fauchon F, Schild SE et al: Malignant pineal parenchymal tumors in adult patients: patterns of care and prognostic factors. Neurosurgery 51(1) (2002) 44–55

Macdonald SM, Safai S, Trofimov A et al: Proton radiotherapy for childhood ependymoma: initial clinical outcomes and dose comparisons. Int J Radiat Oncol Biol Phys 4 (2008)

Mack EE, Wilson CB: Meningiomas induced by high-dose cranial irradiation. J Neurosurg 79(1) (1993) 28–31

Mackley HB, Reddy CA, Lee SY et al: Intensity-modulated radiotherapy for pituitary adenomas: the preliminary report of the Cleveland Clinic experience. Int J Radiat Oncol Biol Phys 67(1): (2007) 232–9

Macleod AF, Clarke DG, Pambakian H et al: Treatment of acromegaly by external irradiation. Clin Endocrinol (Oxf) 30(3) (1989) 303–14

Magrini SM, Papi MG, Marletta F et al: Chordoma-natural history, treatment and prognosis. The Florence Radiotherapy Department experience (1956–1990) and a critical review of the literature. Acta Oncol 31(8) (1992) 847–851

Maguire PD, Clough R, Friedman AH et al: Fractionated external-beam radiation therapy for meningiomas of the cavernous sinus. Int J Radiat Oncol Biol Phys 44(1) (1999) 75–79

Maire JP, Darrouzet V, Trouette R: Fractionated radiation therapy in the treatment of cerebello-pontine angle neurinomas: 12 years of experience in 29 cases. J Radiosurg 2 (1999) 7–11

Maire JP, Caudry M, Guerin J et al: Fractionated radiation therapy in the treatment of intracranial meningiomas: local control, functional efficacy, and tolerance in 91 patients. Int J Radiat Oncol Biol Phys 33(2) (1995) 315–321

Mah K, Danjoux CE, Manship S et al: Computed tomographic simulation of craniospinal fields in pediatric patients: improved treatment accuracy and patient comfort. Int J Radiat Oncol Biol Phys 41 (1998) 997–1003

Malik I, Rowe JG, Walton L et al: The use of stereotactic radiosurgery in the management of meningiomas. Br J Neurosurg 19(1) (2005) 13–20

Mandell LR, Kadota R, Freeman C et al: There is no role for hyperfractionated radiotherapy in the management of children with newly diagnosed diffuse intrinsic brainstem tumors: results of a Pediatric Oncology Group phase III trial comparing conventional vs. hyperfractionated radiotherapy (see comments). Int J Radiat Oncol Biol Phys 43 (1999) 959–964

Marcus RB, Million RR: The incidence of myelitis after irradiation of the cervical spinal cord. Int J Radiat Oncol Biol Phys 19 (1990) 3–8

Marcus KJ, Dutton SC, Barnes P et al: A phase I trial of etanidazole and hyperfractionated radiotherapy in children with diffuse brainstem glioma. Int J Radiat Oncol Biol Phys 55(5) (2003) 1182–5

Marcus KJ, Goumnerova L, Billett AL et al: Stereotactic radiotherapy for localized low-grade gliomas in children: final results of a prospective trial. Int J Radiat Oncol Biol Phys 61(2) (2005) 374–9

Mark RJ, Lutge WR, Shimizu KT et al: Craniopharyngioma: treatment in the CT and MR imaging era. Radiology 197(1), (1995) 195–198

Martin JJ, Niranjan A, Kondziolka D et al: Radiosurgery for chordomas and chondrosarcomas of the skull base. J Neurosurg 107(4) (2007) 758–64

Marx M, Beck JD, Muller H et al: Endokrine Spätfolgen nach Hirntumortherapie im Kindes- und Jugendalter: Literaturübersicht und Konzept einer prospektiven endokrinologischen Nachsorge. Klin Pädiatr 212(4) (2000) 224–228

Marymont MH, Geohas J, Tomita T et al: Hyperfractionated craniospinal radiation in medulloblastoma. Pediatr Neurosurg 24 (1996) 178–184

Masciopinto JE, Levin AB: Stereotactic radiosurgery for glioblastoma: A final report of 31 patients. J Neurosurg 82 (1995) 530–535

Mason WP, Krol GS, DeAngelis LM: Low-grade oligodendroglioma responds to chemotherapy. Neurology 46(1) (1996) 203–7

Mason WP, Gentili F, Macdonald DR et al: Stabilization of disease progression by hydroxyurea in patients with recurrent or unresectable meningioma. J Neurosurg 97(2) (2002) 341–6

Massimino M, Gandola L, Giangaspero F et al; AIEOP Pediatric Neuro-Oncology Group: Hyperfractionated radiotherapy and chemotherapy for childhood ependymoma: final results of the first prospective AIEOP (Associazione Italiana di Ematologia-Oncologia Pediatrica) study. Int J Radiat Oncol Biol Phys 58(5) (2004) 1336–45

Massimino M, Gandola L, Luksch R et al: Sequential chemotherapy, high-dose thiotepa, circulating progenitor cell rescue, and radiotherapy for childhood high-grade glioma. Neurooncol 7(1) (2005) 41–8

Matthiesen T, Linquist C, Kihlström L: Recurrence of cranial base meningiomas. Neurosurgery 39 (1996) 2–10

Mathiesen T, Lindquist C, Kihlström L et al: Recurrence of cranial base meningiomas. Neurosurgery 39(1) (1996) 2–7

Matsutani M; Japanese Pediatric Brain Tumor Study Group: Combined chemotherapy and radiation therapy for CNS germ cell tumors – the Japanese experience. J Neurooncol 54(3) (2001) 311–6

Matsutani M, Sano K, Takakura K et al: Primary intracranial germ cell tumors: a clinical analysis of 153 histologically verified cases. J Neurosurg 86(3) (1997) 446–55

McCollough WM, Marcus RB Jr, Rhoton AL Jr et al: Long-term follow-up radiotherapy for pituitary adenoma: the absence of late recurrence after greater than or equal to 4500 cGy. Int J Radiat Oncol Biol Phys 21 (1991) 607–614

McCord MW, Buatti JM, Fennell EM et al: Radiotherapy for pituitary adenoma: long-term outcome and sequelae. Int J Radiat Oncol Biol Phys 39(2) (1997) 437–444

McCunniff AJ, Liang MJ: Radiation tolerance of the cervical spinal cor. Int J Radiat Oncol Biol Phys 16 (1989) 675–678

McLaughlin MP, Marcus RB, Buatti JM et al: Ependymoma: results, prognostic factors and treatment recommendations. Int J Radiat Oncol Biol Phys 40(4) (1998) 845–850

McLean DR, Clink HM, Ernst P et al: Myelopathy after intrathecal chemotherapy. Cancer 73 (1994) 3037–3040

Meckling S, Dold O, Forsyth PA et al: Malignant supratentorial glioma in the elderly: is radiotherapy useful? Neurology 47 (1996) 901–905

Medical Research Council Brain Tumour Working Party: Randomized trial of procarbazine, lomustine, and vincristine in the adjuvant treatment of high-grade astrocytoma: A Medical Research Council trial. J Clin Oncol 19 (2001) 509–518

Mehta MP, Masciopinto JE, Rozental J: Stereotactic radiosurgery for glioblastoma multiforme: Report of a prospective study evaluating prognostic factors and analyzing long-term survival advantage. Int J Radiat Oncol Bio Phys 30 (1994) 541–550

Meijer OW, Vandertop WP, Baayen JC et al: Single-fraction vs. fractionated linac-based stereotactic radiosurgery for vestibular schwannoma: a single-institution study. Int J Radiat Oncol Biol Phys 56(5) (2003) 1390–6

Melmed S: Update in pituitary disease. J Clin Endocrinol Metab 93(2) (2008) 331–8

Mena H, Ribas JL, Pezeshkpour GH et al: Hemangiopericytoma of the central nervous system: a review of 94 cases. Hum Pathol 22(1) (1991) 84–91

Mendenhall WM, Friedman WA, Buatti JM et al: Preliminary results of linear accelerator radiosurgery for acoustic schwannomas. J Neurosurg 85(6) (1996) 1013–1019

Mendenhall WM, Morris CG, Amdur RJ et al: Radiotherapy alone or after subtotal resection for benign skull base meningiomas. Cancer 98(7) (2003) 1473–82

Merchant TE, Goloubeva O, Pritchard DL et al: Radiation dose-volume effects on growth hormone secretion. Int J Radiat Oncol Biol Phys 52(5) (2002) 1264-70

Merchant TE, Hua CH, Shukla H et al: Proton versus photon radiotherapy for common pediatric brain tumors: Comparison of models of dose characteristics and their relationship to cognitive function. Pediatr Blood Cancer (2008)

Merchant TE, Kiehna EN, Sanford RA et al: Craniopharyngioma: the St. Jude Children's Research Hospital experience 1984–2001. Int J Radiat Oncol Biol Phys 53(3) (2002) 533–42

Merchant TE, Mulhern RK, Krasin MJ et al: Preliminary results from a phase II trial of conformal radiation therapy and evaluation of radiation-related CNS effects for pediatric patients with localized ependymoma. J Clin Oncol 22(15) (2004) 3156–62

Merchant TE, Zhu Y, Thompson SJ et al: Preliminary results from a Phase II trail of conformal radiation therapy for pediatric patients with localised low-grade astrocytoma and ependymoma. Int J Radiat Oncol Biol Phys 52(2) (2002) 325–32

Milker-Zabel S, Zabel A, Thilmann C et al: Results of three-dimensional stereotactically-guided radiotherapy in recurrent medulloblastoma. J Neurooncol 60(3) (2002) 227–233

Milker-Zabel S, Zabel A, Schulz-Ertner D et al: Fractionated stereotactic radiotherapy in patients with benign or atypical intracranial meningioma: long-term experience and prognostic factors. Int J Radiat Oncol Biol Phys 61(3) (2005) 809–16

Milosevic MF, Frost PJ, Laperriere NJ et al: Radiotherapy for atypical or malignant intracranial meningioma. Int J Radiat Oncol Biol Phys (1996)

Minehan KJ, Shaw EG, Scheithauer BW et al: Spinal cord astrocytoma: pathological and treatment considerations. J Neurosurg 83 (1995) 590–595

Miralbell R, Bleher A, Huguenin P et al: Pediatric medulloblastoma: radiation treatment technique and patterns of failure. Int J Radiat Oncol Biol Phys 37 (1997) 523–529

Miralbell R, Linggood RM, De la Monte S: The role of radiotherapy in the treatment of subtotally resected benign meningiomas. J Neurooncol 13 (1992) 157–164

Miralbell R, Lomax A, Russo M: Potential role of proton therapy in the treatment of pediatric medulloblastoma/primitive neuro-ectodermal tumors: spinal theca irradiation. Int J Radiat Oncol Biol Phys 38(4) (1997) 805–811

Mirimanoff RO, Dosoretz DE, Linggood RM et al: Meningioma: analysis of recurrence and progression following neurosurgical resection. J Neurosurg 62(1) (1985) 18–24

Mirimanoff RO: Hirntumoren im Kindes- und Erwachsenenalter: Strahlentherapie niedrig maligne Gliome im Erwachsenenalter. Symposium Klinische Onkologie, Düsseldorf (2000) 379–382

Mirimanoff RO, Gorlia T, Mason W et al: Radiotherapy and temozolomide for newly diagnosed glioblastoma: recursive partitioning analysis of the EORTC 26981/22981-NCIC CE3 phase III randomized trial. J Clin Oncol 24(16) (2006) 2563–9

Mizoe JE, Tsujii H, Hasegawa A et al; Organizing Committee of the Central Nervous System Tumor Working Group: Phase I/II clinical trial of carbon ion radiotherapy for malignant gliomas: combined X-ray radiotherapy, chemotherapy, and carbon ion radiotherapy. Int J Radiat Oncol Biol Phys 69(2) (2007) 390–6

Modha A, Gutin PH: Diagnosis and treatment of atypical and anaplastic meningiomas: a review. Neurosurgery 57(3) (2005) 538–50

Mohan DS, Suh JH, Phan JL et al: Outcome in elderly patients undergoing definitive surgery and radiation therapy for supratentorial glioblastoma multiforme at a tertiary care institution. Int J Radiat Oncol Biol Phys 42 (1998) 981–987

Montgomery AB, Griffin T, Parker RG et al: Optic nerve glioma: the role of radiation therapy. Cancer 40 (1977) 2079–2080

Moon SH, Kim IH, Park SW et al: Early adjuvant radiotherapy toward long-term survival and better quality of life for craniopharyngiomas – a study in single institute. Childs Nerv Syst (2005)

Morita A, Coffey RJ, Foote RL et al: Risk of injury to cranial nerves after gamma knife radiosurgery for skull base meningiomas: experience in 88 patients. J Neurosurg 90(1) (1999) 42–9

Mosijczuk AD, Nigro MA, Thomas PRM et al: Preradiation chemotherapy in advanced medulloblastoma. Cancer 72 (1993) 2755–2762

Mulhern RK, Kepner JL, Thomas PR et al: Neuropsychologic functioning of survivors of childhood medulloblastoma randomized to receive conventional or reduced-dose craniospinal irradiation: a Pediatric Oncology Group study. J Clin Oncol 16 (1998) 1723–1728

Mulhern RK, Palmer SL, Merchant TE: Neurocognitive consequences of risk-adapted therapy for childhood medulloblastoma. J Clin Oncol 23 (2005) 5511–9

Munzenrider JE, Liebsch NJ: Proton therapy for tumors of the skull base. Strahlenther Onkol 175 (Suppl) (1999) 257–263

Nazar GB, Hoffman HJ, Becker LE et al: Infratentorial ependymomas in childhood: prognostic factors and treatment. J Neurosurg 72 (1990) 408–417

Needle MN, Goldwein JW, Grass J et al: Adjuvant chemotherapy for the treatment of intracranial ependymoma of childhood. Cancer 80 (1997) 341–34

Neglia JP, Friedman DL, Yasui Y et al: Second malignant neoplasms in five-year survivors of childhood cancer: childhood cancer survivor study. J Natl Cancer Inst 93(8) (2001) 618–29

Neglia JP, Robison LL, Stovall M et al: New primary neoplasms of the central nervous system in survivors of childhood cancer: a report from the Childhood Cancer Survivor Study. J Natl Cancer Inst 98(21) (2006) 1528–37

Nicolato A, Foroni R, Alessandrini F et al: The role of gamma knife radiosurgery in the management of cavernous sinus meningiomas. Int J Radiat Oncol Biol Phys 53(4) (2002) 992–1000

Nijaar TS, Simpson WJ, Gadalla T et al: Oligodendroglioma. Cancer 71 (1993) 4002–4006

Noël G, Bollet MA, Calugaru V et alL Functional outcome of patients with benign meningioma treated by 3-D conformal irradiation with a combination of photons and protons. Int J Radiat Oncol Biol Phys 62(5) (2005) 1412–22

Nomikos P, Buchfelder M, Fahlbusch R: The outcome of surgery in 668 patients with acromegaly using current criteria of biochemical ,cure'. Eur J Endocrinol 152(3) (2005) 379-87

Nomiya T, Nemoto K, Kumabe T et al: Prospective single-arm study of 72 Gy hyperfractionated radiation therapy and combination chemotherapy for anaplastic astrocytomas. BMC Cancer 8 (2008) 11

Norén G, Greitz D, Hirsch A et al: Gamma knife surgery in acoustic tumours. Acta Neurochir (Wien) 58 (Suppl) (1993) 104–107

Nutting C, Brada M, Brazil L et al: Radiotherapy in the treatment of benign meningioma of the skull base. J Neurosurg 90(5) (1999) 823–827

Ogawa K, Shikama N, Toita T et al: Long-term results of radiotherapy for intracranial germinoma: a multi-institutional retrospective review of 126 patients. Int J Radiat Oncol Biol Phys 58(3) (2004) 705–13

Ogilvy-Stuart AL, Shalet S: Growth and puberty after growth hormone treatment after irradiation for brain tumours. Arch Dis Child 73(2) (1995) 141–6

Ohnseit PA, Wildemann A, Herskind C et al: Differential response of tumor cells and normal fibroblasts to fractionated combined treatment with topotecan and ionizing radiation. Int J Radiat Biol 78(2) (2002) 125–132

Ojemann SG, Sneed PK, Larson DA et al: Radiosurgery for malignant meningioma: results in 22 patients. J Neurosurg 93 (Suppl) (2000) 362–367

O'Sullivan C, Jenkin RD, Doherty MA et al: Spinal cord tumors in children: long-term results of combined surgical and radiation treatment. Neurosurg 81(4) (1994) 507–512

Oyharcabal-Bourden V, Kalifa C, Gentet JC et al: Standard-risk medulloblastoma treated by adjuvant chemotherapy followed by reduced-dose craniospinal radiation therapy: a French Society of Pediatric Oncology Study. J Clin Oncol 23(21) (2005) 4726–34

Packer RJ, Zimmermann RA: Magnetic resonance imaging in the evaluation of treatment-related central nervous system damage. Cancer 58 (1986) 635–640

Packer RJ, Sutton LN, Goldwein JW et al: Improved survival with the use of adjuvant chemotherapy in the treatment of medulloblastoma. J Neurosurg 74 (1991) 433–440

Packer RJ, Boyett JM, Zimmermann RA et al: Hyperfractionated radiation therapy (72Gy) for children with brain stem gliomas: a Children's Cancer Group Phase I/II Trial. Cancer 72 (1993) 1414–1421

Packer RJ, Sutton LN, Elterman R et al: Outcome for children with medulloblastoma treated with radiation and cisplatin, CCNU, and vincristine chemotherapy. J Neurosurg 81(5) (1994) 690–698

Packer RJ, Boyett JM, Zimmerman RA et al: Outcome of children with brain stem gliomas after treatment with 7800 cGy of hyperfractionated radiotherapy. A Childrens Cancer Group Phase I/II Trial. Cancer 74 (1994) 1827–1834

Packer RJ, Ater J, Allen J et al: Carboplatin and vincristine chemotherapy for children with newly diagnosed progressive low-grade gliomas. J Neurosurg 86 (1997) 747–754

Packer RJ, Gajjar A, Vezina G et al: Phase III study of craniospinal radiation therapy followed by adjuvant chemotherapy for newly diagnosed average-risk medulloblastoma. J Clin Oncol 24(25) (2006) 4202–8

Packer RJ, Goldwein J, Nicholson HS et al: Treatment of children with medulloblastomas with reduced-dose craniospinal radiation therapy and adjuvant chemotherapy: A Children's Cancer Group Study. J Clin Oncol 17(7) 2127–2136

Packer RJ, Littman PA, Sposto RM, D'Angio G, Priest JR, Heideman RL, Bruce DA, Nelson DF: Results of a pilot study of hyperfractionated radiation therapy for children with brain stem gliomas. Int J Radiat Oncol Biol Phys 1987; 13: 1647–1651.

Packer RJ, Prados M, Phillips P et al: Treatment of children with newly diagnosed brain stem gliomas with intravenous recombinant beta-interferon and hyperfractionated radiation therapy: a childrens cancer group phase I/II study. Cancer 77 (1996) 2150–2156

Padovani L, Sunyach MP, Perol D et al: Common strategy for adult and pediatric medulloblastoma: a multicenter series of 253 adults. Int J Radiat Oncol Biol Phys 68(2) (2007) 433–40

Palma L, Celli P, Franco C et al: Long-term prognosis for atypical and malignant meningiomas: a study of 71 surgical cases. J Neurosurg 86(5) (1997) 793–800

Palmer SL, Gajjar A, Reddick WE et al: Predicting intellectual outcome among children treated with 35–40 Gy craniospinal irradiation for medulloblastoma. Neuropsychology 17(4) (2003) 548–55

Pan L, Zhang N, Wang EM et al: Gamma knife radiosurgery as a primary treatment for prolactinomas. J Neurosurg 93 (2000)

Park TS, Hoffman HJ, Hendrick EB et al: Medulloblastoma: clinical presentation and management. Experience at the

Hospital for Sick Children, Toronto, 1950–1980. J Neurosurg 58 (1983) 543–552

Park YS, Chang JH, Chang JW et al: Gamma knife surgery for multiple hemangioblastomas. J Neurosurg 102 (Suppl) (2005) 97–101

Parmar H, Hawkins C, Bouffet E et al: Imaging findings in primary intracranial atypical teratoid/rhabdoid tumors. Pediatr Radiol (2005) 1–7

Patrice SJ, Tarbell NJ, Goumnerova LC et al: Results of radiosurgery in the management of recurrent and residual medulloblastoma. Pediatr Neurosurg 22(4) (1995) 197–203

Patrice SJ, Sneed PK, Flickinger JC et al: Radiosurgery for hemangioblastoma: results of a multiinstitutional experience. Int J Radiat Oncol Biol Phys 35(3) (1996) 493–499

Paulino AC, Narayana A, Mohideen MN et al: Posterior fossa boost in medulloblastoma: an analysis of dose to surrounding structures using 3-dimensional (conformal) radiotherapy (see comments). Int J Radiat Oncol Biol Phys 46 (2000) 281–286

Paulino AC, Wen BC: The significance of radiotherapy treatment duration in intracranial ependymoma. Int J Radiat Oncol Biol Phys 47(3) (2000) 585–589

Paulino AC: The local field in infratentorial ependymoma: does the entire posterior fossa need to be treated? Int J Radiat Oncol Biol Phys 49(3) (2001) 757–761

Perry A, Scheithauer BW, Stafford SL et al: „Malignancy" in meningiomas: a clinicopathologic study of 116 patients, with grading implications. Cancer 85(9) (1999) 2046–56

Peterson K, Walker RW: Medulloblastoma/primitive neuroectodermal tumor in 45 adults. Neurology 45(3.1) (1995) 440–2

Peterson KM, Shao C, McCarter R et al: An analysis of SEER data of increasing risk of secondary malignant neoplasms among long-term survivors of childhood brain tumors. Pediatr Blood Cancer (2005)

Petronio J, Edwards MS, Prados M et al: Management of chiasmal and hypothalamic gliomas of infancy and childhood with chemotherapy. J Neurosurg 74 (1991) 701–708

Petrovich Z, Yu C, Giannotta SL et al: Gamma knife radiosurgery for pituitary adenoma: early results. Neurosurgery 53(1) (2003) 51–9

Peylan-Ramu N, Poplack D: Abnormal CT-scans of the brain in asymptomatic children with acute lymphocytic leukemia after prophylactic treatment of the central nervous system with radiation and intrathecal chemotherapy. N Engl J Med 298 (1978) 815–818

Philips TL, Levin VA, Ahn DK: Evaluation of bromodeoxyuridine in glioblastoma multiforme: A Northern California Cancer Center Phase II study. Int J Radiat Oncol Biol Phys 21 (1991) 709–714

Pierce SM, Barnes PD, Loeffler JS et al: Definitive radiation therapy in the management of symptomatic patients with optic glioma. Survival and long-term effects. Cancer 65 (1990) 45–52

Pignatti, Francesco, van-den-Bent et al: Prognostic factors for survival in adult patients with cerebral low-grade glioma. J Clin Oncol 20(8) (2002) 2076–84

Pirzkall A, Debus J, Haering P et al: Intensity modulated radiotherapy (IMRT) for recurrent, residual, or untreated skull-base meningiomas: preliminary clinical experience. Int J Radiat Oncol Biol Phys 55(2) (2003) 362–72

Pizer BL, Weston CL, Robinson KJ et al: Analysis of patients with supratentorial primitive neuro-ectodermal tumours entered into the SIOP/UKCCSG PNET 3 study. Eur J Cancer 42(8) (2006) 1120–8

Podgorsak EB, Olivier A, Pla M et al: Dynamic stereotactic radiosurgery. Int J Radiat Oncol Biol Phys 14 (1988) 115–126

Pollack IF: Brain tumors in children. N Engl J Med 331(22) (1994) 1500–7

Pollack IF, Gerszten PC, Martinez AJ et al: Intracranial ependymomas of childhood: long-term outcome and prognostic factors. Neurosurgery 37(4) (1995) 655–66

Pollack IF, Boyett JM, Yates AJ et al; Children's Cancer Group: The influence of central review on outcome associations in childhood malignant gliomas: results from the CCG-945 experience. Neurooncol 5(3) (2003) 197–207

Pollack IF, Hurtt M, Pang D et al: Dissemination of low-grade intracranial astrocytomas in children. Cancer 73 (1994) 2869–2878

Pollak L, Walach N, Gur R et al: Meningiomas after radiotherapy for tinea capitis – still no history. Tumori 84(1) (1998) 65–8

Pollock BE, Carpenter PC: Stereotactic radiosurgery as an alternative to fractionated radiotherapy for patients with recurrent or residual nonfunctioning pituitary adenomas. Neurosurgery 53(5) (2003) 1086–91

Pople IK, Athanasiou TC, Sandeman DR et al: The role of endoscopic biopsy and third ventriculostomy in the management of pineal region tumours. Br J Neurosurg 15(4) (2001) 305–11

Pozza F, Colombo, F, Chierego G et al: Low-grade astrocytomas: Treatment with unconventionally fractionated external beam stereotactic radiation therapy. Radiology 171 (1989) 565–569

Prados MD, Wara WM, Edwards MHB et al: Hyperfractionated craniospinal radiation for primitive neuroectodermal tumors; early results of a pilot study. Int J Radiat Oncol Biol Phys 28 (1993) 431–438

Prados MD, Warnick RE, Wara WM et al: Medulloblastoma in adults. Int J Radiat Oncol Biol Phys 32(4) (1995) 1145–1152

Prados MD, Edwards MSB, Chang SM et al: Hyperfractionated craniospinal radiation therapy for primitive neuroectodermal tumors: Results of a phase II study. Int J Radiat Oncol Biol Phys 43 (1999) 279–285

Price RA, Jamieson PA: The central nervous system in childhood leukemia. 2. Subacute leukencephalopathy. Cancer 35 (1975) 306–318

Price RA, Birdwell DA: The central nervous system in childhood leukemia. III. Mineralizing microangiopathy and dystrophic calcification. Cancer 42 (1978) 717–728

Przuntek H: Blut-Hirn-Schranken-Permeabilität und Rezeptoraffinität von Zytostatika. In: von Heyden HW, Krauseneck P (Hrsg) Hirnmetastasen. Zuckschwerdt München 1984

Pui CH, Cheng C, Leung W et al: Extended follow-up of long-term survivors of childhood acute lymphoblastic leukemia. N Engl J Med 349(7) (2003) 640-9

Quinn JA, Reardon DA, Friedman AH et al: Phase II trial of temozolomide in patients with progressive low-grade glioma. J Clin Oncol 21 (2003) 646-51

Radcliffe J, Packer RJ, Atkins TE et al: Three- and four-year cognitive outcome in children with noncortical brain tumors treated with whole-brain radiotherapy. Ann Neurol 32(4) (1992) 551–4

Rades D, Fehlauer F, Schild SE: Treatment of atypical neurocytomas. Cancer 100 (2004) 814–817 (a)

Rades D, Schild SE, Ikezaki K et al: Defining the optimal dose of radiation after incomplete resection of central neurocytomas. Int J Radiat Oncol Biol Phys 55 (2003) 373–377

Rajan B, Ashley S, Gorman C et al: Craniopharyngioma – longterm results following limited surgery and radiotherapy. Radiother Oncol 26(1) (1993) 1–10

Rajaraman C, Rowe JG, Walton L et al: Treatment options for von Hippel-Lindau's haemangioblastomatosis: the role of gamma knife stereotactic radiosurgery. Br J Neurosurg 18(4) (2004) 338–42

Rapoport SI: Blood-brain barrier in physiology and medicine. Raven New York 1976

Regine WF, Kramer S: Pediatric craniopharyngiomas: long term results of combined treatment with surgery and radiation. Int J Radiat Oncol Biol Phys 24(4) (1992) 611–7

Ricardi U, Corrias A, Einaudi S et al: Thyroid dysfunction as a late effect in childhood medulloblastoma: a comparison of hyperfractionated versus conventionally fractionated craniospinal radiotherapy. Int J Radiat Oncol Biol Phys 50(5) (2001) 1287–94

Ris MD, Packer R, Goldwein J et al: Intellectual outcome after reduced-dose radiation therapy plus adjuvant chemotherapy for medulloblastoma: a Children's Cancer Group study. J Clin Oncol 19 (2001) 3470–6

Roa W, Brasher PM, Bauman G et al: Abbreviated course of radiation therapy in older patients with glioblastoma multiforme: a prospective randomized clinical trial. J Clin Oncol 22(9) (2004) 1583–8

Robertson PL, DaRosso RC, Allen JC: Improved prognosis of intracranial non-germinoma germ cell tumors with multimodality therapy. J Neurooncol 32(1) (1997) 71–80

Rodrigues GB, Waldron JN, Wong CS et al: A retrospective analysis of 52 cases of spinal cord glioma managed with radiation therapy. Int J Radiat Oncol Biol Phys 48(3) (2000) 837–42

Rodriguez LA, Edwards MS, Levin VA: Management of hypothalamic gliomas in children: an analysis of 33 cases. Neurosurgery 26 (1990) 242–246

Roman DD, Sperduto PW: Neuropsychological effects of cranial radiation: current knowledge and future directions. Int J Radiat Oncol Biol Phys 31(4) (1995) 983–998

Romero J, Cardenes H, la-Torre A et al: Chordoma: results of radiation therapy in eighteen patients. Radiother Oncol 29(1) (1993) 27–32

Ronning C, Sundet K, Due–Tonnessen B et al: Persistent cognitive dysfunction secondary to cerebellar injury in patients treated for posterior fossa tumors in childhood. Pediatr Neurosurg 41(1) (2005) 15–21

Rorke LB, Packer RJ, Biegel JA: Central nervous system atypical teratoid/rhabdoid tumors of infancy and childhood: Definition of an entity. J Neurosurg 85 (1996) 56–65

Rousseau P, Habrand JL, Sarrazin D et al: Treatment of intracranial ependymomas of children: review of a 15-year experience. Int J Radiat Oncol Biol Phys 28 (1994) 381–386

Ruifrok ACC, Kleiboer BJ, van der Kogel AJ: Radiation tolerance and fractionation sensitivity of the developing rat cervical spinal cord. Int J Radiat Oncol Biol. Phys 24 (1992) 505–510

Rutkowski S, Bode U, Deinlein F et al: Treatment of early childhood medulloblastoma by postoperative chemotherapy alone. N Engl J Med 352(10) (2005) 978–986

Rutkowski S, von Bueren A, von Hoff K et al: Prognostic relevance of clinical and biological risk factors in childhood medulloblastoma: results of patients treated in the prospective multicenter trial HIT'91. Clin Cancer Res 13(9) (2007) 2651–7

Sadetzki S, Flint-Richter P, Ben-Tal T et al: Radiation-induced meningioma: a descriptive study of 253 cases. J Neurosurg 97(5) (2002) 1078–82

Salazar OM: Ensuring local control in meningiomas.Int J Radiat Oncol Biol Phys 15(2) (1988) 501–4

Salvati M, Cervoni L, Puzzilli F et al: High-dose radiation-induced meningiomas. Surg Neurol 47(5) (1997) 435–41

Sandler HM, Radany EH, Greenberg HS: Dose escalation using 3-D conformal radiotherapy for high grade astrocytomas. Int J Radiat Oncol Biol Phys 30 (1994) 214

Sanghavi SN, Needle MN, Krailo MD et al: A phase I study of topotecan as a radiosensitizer for brainstem glioma of childhood: first report of the Children's Cancer Group-0952. Neurooncol 5(1) (2003) 8–13

Santi M, Mena H, Wong K et al: Spinal cord malignant astrocytomas. Clinicopathologic features in 36 cases. Cancer 98(3) (2003) 554–61

Saran FH, Baumert BG, Khoo VS et al: Stereotactically guided conformal radiotherapy for progressive low-grade gliomas of childhood. Int J Radiat Oncol Biol Phys 53(1) (2002) 43–51

Sarkaria JN, Mehta MP: Radiosurgery in the initial management gliomas: survival comparison with the RTOG recursive partitioning analysis. Int J Radiat Oncol Biol Phys 32 (1995) 931–941

Sasaki R, Murakami M, Okamoto Y et al: The efficacy of conventional radiation therapy in the management of pituitary adenoma. Int J Radiat Oncol Biol Phys 47(5) (2000) 1337–45

Scerrati M, Montemaggi P, Iacoangeli M et al: Interstitial brachytherapy of low-grade cerebral gliomas: Analysis of results in a series of 36 cases. Acta Neurochir (Wien) 131 (1994) 97–105

Scharfen CO, Sneed PK, Wara WM: High activity iodine-125 implant for gliomas. Int J Radiat Oncol Biol Phys 24 (1992) 583–591

Scheiderbauer J, Kortmann RD, Skalej M et al: Correlation between neurocognitive dysfunction and MRI findings after central nervous system prophylaxis for childhood leukaemia. Europ J Cancer 37 (Suppl 6) (2001) 1241

Schild SE, Scheithauer BW, Haddock MG et al: Histologically confirmed pineal tumors and other germ cell tumors of the brain. Cancer 78(12) (1996) 2564–71

Schild SE, Scheithauer BW, Schomberg JP et al: Pineal parenchymal tumours. Cancer 72 (1993) 870–880

Schmidt F, Faul C, Dichgans J et al: Low molecular weight heparin for deep vein thrombosis in glioma patients. J Neurol 249 (2002) 1409–1412

Schönthaler R, Albright NW, Wara PM et al: Re-irradiation of pituitary adenoma. Int J Radiat Oncol Biol Phys 24 (1992) 307–314

Schultheiss TE, Stephens LC, Jiang GL: Radiation myelopathy in primates treated with conventional fractionation. Int J Radiat Oncol Biol Phys 19 (1990) 935–940

Schulz-Ertner D, Karger CP, Feuerhake A et al: Effectiveness of carbon ion radiotherapy in the treatment of skull-base chordomas. Int J Radiat Oncol Biol Phys 68(2) (2007) 449–57

Seaver E, Geyer R, Sulzbacher S et al: Psychosocial adjustment in long-term survivors of childhood medulloblastoma and ependymoma treated with craniospinal irradiation. Pediatr Neurosurg 20(4) (1994) 248–53

Seegenschmiedt MH, Feldmann HJ, Wust P et al: Hyperthermia – its actual role in radiation oncology. Part IV: Thermo-radiotherapy for malignant brain tumors. Strahlenther Onkol 171 (1995) 560–572

Selch MT, Ahn E, Laskari A et al: Stereotactic radiotherapy for treatment of cavernous sinus meningiomas. Int J Radiat Oncol Biol Phys 59(1) (2004) 101–11

Selker RG, Shapiro WR, Burger et al: The Brain Tumor Cooperative Group NIH Trial 87–01: a randomized comparison of surgery, external radiotherapy, and carmustine versus surgery, interstitial radiotherapy boost, external radiation therapy, and carmustine. Neurosurgery 51(2) (2002) 343–55

Shaw E, Scheithauer B, O'Fallon J et al: Mixed oligoastrocytoma: a survival and prognostic factor analysis. Neurosurgery 34 (1994) 577–582

Shaw EG, Arusell R, Scheithauer B et al: Prospective randomized trial of low- versus high-dose radiation therapy in adults with supratentorial low-grade glioma: initial report of a North Central Cancer Treatment Group/Radiation Therapy Oncology Group/Eastern Cooperative Oncology Group study. J Clin Oncol 20(9) (2002) 2267–76

Shaw EG, Berkey B, Coons SW et al: Initial report of Radiation Therapy Oncology Group (RTOG) 9802: Prospective studies in adult low-grade glioma (LGG). J Clin Oncol 24 (Suppl) (2006) 1500

Sheline GE, Wara WM, Smith V: Therapeutic irradiation and brain injury. Int J Radiat Oncol Biol Phys 6 (1980) 1215–1228

Sheline GE: The role of conventional radiation therapy in the treatment of functional pituitary tumors. In: Linfoot JA (ed) Recent advances in the diagnosis and treatment of pituitary tumors. Raven New York 1979, 289–313

Shepherd SF, Laing RW, Cosgrove VP et al: Hypofractionated stereotactic radiotherapy in the management of recurrent glioma. Int J Radiat Oncol Biol Phys 37 (1997) 393–398

Shibamoto Y, Abe M, Yamashita J et al: Treatment results of intracranial germinoma as a function of the irradiated volume. Int J Radiat Oncol Biol Phys 15 (1988) 285–290

Shikama N, Ogawa K, Tanaka S et al: Lack of benefit of spinal irradiation in the primary treatment of intracranial germinoma: a multiinstitutional, retrospective review of 180 patients. Cancer 104(1) (2005) 126–34

Shin M, Kurita H, Sasaki T et al: Analysis of treatment outcome after stereotactic radiosurgery for cavernous sinus meningiomas. Neurosurg 95(3) (2001) 435–9

Shirato H, Sakamoto T, Takeichi N et al: Fractionated stereotactic radiotherapy for vestibular schwannoma (VS): comparison between cystic-type and solid-type VS. Int J Radiat Oncol Biol Phys 48(5) (2000) 1395–401

Shrieve DC, Wara WM, Edwards MS et al: Hyperfractionated radiation therapy for gliomas of the brainstem in children and in adults. Int J Radiat Oncol Biol Phys 24 (1992) 599–610

Shrieve DC, Alexander EIII, Wen PY: Comparison of stereotactic radiosurgery and brachytherapy in the treatment of recurrent glioblastoma multiforme. Neurosurgery 36 (1995) 275–284

Silber JH, Radcliffe J, Peckham V et al: Whole-brain irradiation and decline in intelligence: the influence of dose and age on IQ score. J Clin Oncol 10(9) (1992) 1390–6

Smalley SR, Schomberg PJ, Earle JD et al: Radiotherapeutic considerations in the treatment of hemangioblastomas of the central nervous system. Int J Radiat Oncol Biol Phys 18(5) (1990) 1165–71

Smith OR, Johanson CE, Woodbury DM: Uptake of Cl-36 and Na-22 by the brain-cerebrospinal fluid system: comparison of the permeability of blood-brain and blood-cerebrospinal fluid barriers. J Neurochem 37 (1981) 117

Souhami L, Seiferheld W, Brachman D et al: Randomized comparison of stereotactic radiosurgery followed by conventional radiotherapy with carmustine to conventional radiotherapy with carmustine for patients with glioblastoma multiforme: report of Radiation Therapy Oncology Group 93–05 protocol. Int J Radiat Oncol Biol Phys 60(3): 853–60

Soyuer S, Chang EL, Selek U et al: Intracranial meningeal hemangiopericytoma: the role of radiotherapy: report of 29 cases and review of the literature. Cancer 100(7) (2004) 1491–7

Sposto R, Ertel IJ, Jenkin RD et al: The effectiveness of chemotherapy for treatment of high grade astrocytoma in children: results of a randomized trial. A report from the Childrens Cancer Study Group. J Neurooncol 7 (1989) 165–177

Stafford SL, Perry A, Suman VJ et al: Primarily resected meningiomas: outcome and prognostic factors in 581 Mayo Clinic patients, 1978 through 1988. Mayo-Clin-Proc. 73(10) (1998) 936–942

Stafford SL, Pollock BE, Foote RL et al: Meningioma radiosurgery: tumor control, outcomes, and complications among 190 consecutive patients. Neurosurgery 49(5) (2001) 1029–37

Stafford SL, Pollock BE, Leavitt JA et al: A study on the radiation tolerance of the optic nerves and chiasm after stereotactic radiosurgery. Int J Radiat Oncol Biol Phys 55(5) (2003) 1177–81

St Clair WH, Adams JA, Bues M et al: Advantage of protons compared to conventional X-ray or IMRT in the treatment of a pediatric patient with medulloblastoma. Int J Radiat Oncol Biol Phys 58(3) (2004) 727–34

Stripp DC, Maity A, Janss AJ et al: Surgery with or without radiation therapy in the management of craniopharyngiomas in children and young adults. Int J Radiat Oncol Biol Phys 58(3) (2004) 714–20

Strother D, Ashley D, Kelly SJ et al: Feasibility of four consecutive high-dose chemotherapy cycles with stem-cell rescue for patients with newly diagnosed medulloblastoma or supratentorial primitive neurectodermal tumor after craniospinal radiotherapy: results of a collaborative study. J Clin Oncol 19 (2001) 2696–2704

Stuben G, Stuschke M, Kroll M: Postoperative radiotherapy of spinal and intracranial ependymomas: Analysis of prognostic factors. Radiother Oncol 45 (1997) 3–10

Stummer W, Pichlmeier U, Meinel T et al; ALA-Glioma Study Group. Fluorescence-guided surgery with 5-aminolevulinic acid for resection of malignant glioma: a randomised controlled multicentre phase III trial. Lancet Oncol 7(5) (2006) 392–401

Stupp R, Mason WP, van den Bent MJ et al; European Organisation for Research and Treatment of Cancer Brain Tumor and Radiotherapy Groups; National Cancer Institute of

Canada Clinical Trials Group. Radiotherapy plus concomitant and adjuvant temozolomide for glioblastoma. N Engl J Med 352(10) (2005) 987–96

Subach BR, Lunsford LD, Kondziolka D et al: Management of petroclival meningiomas by stereotactic radiosurgery. Neurosurgery 42(3) (1998) 437–43

Sung DI: Suprasellar tumors in children: a review of clinical manifestations and managements. Cancer 50(7) (1982) 1420–5

Sung DI, Chang CH, Harisiadis L: Cerebellar hemangioblastomas. Cancer 49(3) (1982) 553–5

Surma A, Niemala M, Vilkki J et al: Adverse long-term effects of brain radiotherapy in adult low-grade glioma patients. Neurology 6 (2001) 1285–1290

Symon L, Sprich W: Radical excision of craniopharyngioma. Results in 20 patients. J Neurosurg 62 (1985) 174–181

Tai PT, Craighead P, Bagdon F: Optimization of radiotherapy for patients with cranial chordoma. A review of dose-response ratios for photon techniques. Cancer 75(3) (1995) 749–756

Tait DM, Thornton-Jones H, Bloom HJG et al: Adjuvant chemotherapy for medulloblastoma: The first multi-centre control trial of the International Society of Paediatric Oncology (SIOP I). Eur J Cancer 26 (1990) 464–469

Takakura K, Matsutani M: Diagnostik und Behandlung von Tumoren der Pinealisregion. In: Bamberg M, Sack H (Hrsg) Therapie primärer Hirntumoren. Zuckschwerdt München 1988, 367–370

Tampieri D, Leblanc R, TerBrugge K: Preoperative embolization of brain and spinal hemangioblastomas. Neurosurgery 33(3) (1993) 502–505

Tanaka Y, Hongo K, Tada T et al: Growth pattern and rate in residual nonfunctioning pituitary adenomas: correlations among tumor volume doubling time, patient age, and MIB-1 index. J Neurosurg 98(2) (2003) 359–65

Taphoorn MJ, Heimans JJ, van der Veen EA et al: Endocrine functions in long-term survivors of low-grade supratentorial glioma treated with radiation therapy. J Neurooncol 25(2) (1995) 97–102

Taphoorn MJ, Schiphorst AK, Snoek FJ et al: Cognitive functions and quality of life in patients with low-grade gliomas: the impact of radiotherapy. Ann Neurol 36(1) (1994) 48–54

Taphoorn MJ, Stupp R, Coens C et al: Health-related quality of life in patients with glioblastoma: a randomised controlled trial. Lancet Oncol 6(12) (2005) 937–944

Tarbell NJ, Loeffler JS, Silver B et al: The change in patterns of relapse in medulloblastoma. Cancer 68 (1991) 1600–1604

Taylor BW, Marcus RB, Friedman WA et al: The meningioma controversy: postoperative radiation therapy. Int J Radiat Oncol Biol Phys 15(2) (1988) 299–304

Taylor RE, Bailey CC, Robinson K et al: Results of a randomized study of preradiation chemotherapy versus radiotherapy alone for nonmetastatic medulloblastoma: The International Society of Paediatric Oncology/United Kingdom Children's Cancer Study Group PNET-3 Study. J Clin Oncol 21 (8) (2003) 1581–1591

Taylor RE, Bailey CC, Robinson KJ et al: Impact of radiotherapy parameters on outcome in the International Society of Paediatric Oncology/United Kingdom Children's Cancer Study Group PNET-3 study of preradiotherapy chemotherapy for M0-M1 medulloblastoma. Int J Radiat Oncol Biol Phys 58(4) (2004) 1184–93

Taylor RE, Bailey CC, Robinson KJ et al: Outcome for patients with metastatic (M2-3) medulloblastoma treated with SIOP/UKCCSG PNET-3 chemotherapy. Eur J Cancer ar; 41(5): (2005) 727-34. Epub Jan 2005

Tekautz TM, Fuller CE, Blaney S et al: Atypical teratoid/rhabdoid tumors (ATRT): improved survival in children 3 years of age and older with radiation therapy and high-dose alkylator-based chemotherapy. J Clin Oncol 23(7) (2005) 1491–9

Thomas PR, Deutsch M, Kepner JL et al; Low-stage medulloblastoma: final analysis of trial comparing standard-dose with reduced-dose neuraxis irradiation. J Clin Oncol 18 (2000) 3004–11

Thomas R, James N, Guerrero D et al: Hypofractionated radiotherapy as palliative treatment in poor prognosis patients with high grade glioma. Radiother Oncol 33 (1994) 113–116

Thompson D, Phipps K, Hayward R: Craniopharyngioma in childhood: our evidence-based approach to management. Childs Nerv Syst (2005)

Timmermann B, Kortmann RD, Kuhl J et al: Combined postoperative irradiation and chemotherapy for anaplastic ependymomas in childhood: results of the German prospective trials HIT 88/89 and HIT 91 Int J Radiat Oncol Biol Phys 46 (2000) 287–295

Timmermann B, Kortmann RD, Kühl J et al: The role of radiotherapy in the treatment of supratentorial PNET in childhood: Results of the prospective German brain tumor trials HIT 88/89 and 91. J Clin Oncol 20(3) (2002) 842–9

Timmermann B, Kortmann RD, Kuhl J et al: Role of radiotherapy in anaplastic ependymoma in children under age of 3 years: Results of the prospective German brain tumor trials HIT-SKK 87 and 92. Radiother Oncol 77(3) (2005) 278–285

Timmermann B, Kortmann RD, Kuhl J et al: Role of radiotherapy in supratentorial primitive neuroectodermal tumor in young children: results of the German HIT-SKK87 and HIT-SKK92 trials. J Clin Oncol 24(10) (2006) 1554–60

Timmermann B, Lomax AJ, Nobile L et al: Novel technique of craniospinal axis proton therapy with the spot-scanning system: avoidance of patching multiple fields and optimized ventral dose distribution. Strahlenther Onkol Dec; 183(12) (2007) 685–8

Tomita T, Bowman RM: Craniopharyngiomas in children: surgical experience at Children's Memorial Hospital. Childs Nerv Syst (2005)

Tran LM, Blount L, Horton D et al: Radiation therapy of pituitary tumors: results in 95 cases. Am J Clin Oncol 14 (1991) 25–29

Tsagarakis S, Grossman A, Plowman PN et al: Megavoltage pituitary irradiation in the management of prolactinomas: long-term follow-up. Clin Endocrinol (Oxf) 34(5) (1991) 399–406

Tsang RW, Brierley JD, Panzarella T et al: Radiation therapy for pituitary adenoma: treatment outcome and prognostic factors. Int J Radiat Oncol Biol Phys 30(3) (1994) 557–565

Uy NW, Woo SY, Teh BS et al: Intensity-modulated radiation therapy (IMRT) for meningioma. Int J Radiat Oncol Biol Phys 53(5) (2002) 1265–70

van den Bent MJ, Afra D, de Witte O et al; EORTC Radiotherapy and Brain Tumor Groups and the UK Medical Research Council: Long-term efficacy of early versus delayed radiotherapy for low-grade astrocytoma and oligodendroglioma in adults: the EORTC 22845 randomised trial. Lancet 366(9490) (2005) 985–90

van den Bent MJ, Carpentier AF, Brandes AA et al: Adjuvant procarbazine, lomustine, and vincristine improves progression-free survival but not overall survival in newly diagnosed anaplastic oligodendrogliomas and oligoastrocytomas: a randomized European Organisation for Research and Treatment of Cancer phase III trial. J Clin Oncol 24(18) (2006) 2715–22

Vanuytsel LJ, Bessell EM, Ashley SE et al: Intracranial ependymoma: long-term results of a policy of surgery and radiotherapy. Int J Radiat Oncol Biol Phys 23 (1992) 313–319

Varlotto JM, Shrieve DC, Alexander E et al: Fractionated stereotactic radiotherapy for the treatment of acoustic neuromas: preliminary results. Int J Radiat Oncol Biol Phys 36(1) (1996) 141–145

Vernimmen FJ, Harris JK, Wilson JA et al: Stereotactic proton beam therapy of skull base meningiomas. Int J Radiat Oncol Biol Phys 49(1) (2001) 99–105

Vick NA, Bigner DD: Chemotherapy of brain tumors: the „blood brain barrier" is not a factor. Arch Neurol 34 (1977) 523–526

Villa S, Vinolas N, Verger E et al: Efficacy of radiotherapy for malignant gliomas in elderly patients. Int J Radiat Oncol Biol Phys 42 (1998) 977–980

von Hoff K, Kieffer V, Habrand JL et al: Impairment of intellectual functions after surgery and posterior fossa irradiation in children with ependymoma is related to age and neurologic complications. BMC Cancer 8 (2008) 15

Vordermark D, Kolbl O, Ruprecht K et al: Hypofractionated stereotactic re-irradiation: treatment option in recurrent malignant glioma. BMC Cancer 5(1) (2005) 55

Voynov G, Kaufman S, Hong T et al: Treatment of recurrent malignant gliomas with stereotactic intensity modulated radiation therapy. Am J Clin Oncol 25(6) (2002) 606–11

Wagner S, Benesch M, Berthold F et al: Secondary dissemination in children with high-grade malignant gliomas and diffuse intrinsic pontine gliomas. Br J Cancer 95(8) (2006) 991–7

Wagner S, Warmuth-Metz M, Emser A et al: Treatment options in childhood pontine gliomas. Neurooncol 79(3) (2006) 281–7

Waldron JN, Laperriere NJ, Jaakkimainen L et al: Spinal cord ependymomas: a retrospective analysis of 59 cases. Int J Radiat Oncol Biol Phys 27(2) (1993) 223–229

Walker DA, Taylor RE, Perilongo G et al: Vincristine (VCR) carboplatin (CBDCA) in low grade glioma: an interim report of the international consortium on low grade glioma (ICLGG). 9th Symposium Pediatric NeuroOncology (Abstract) (2000)

Walker MD, Strike TA, Sheline SE: An analysis of dose-effect relationship of malignant gliomas. Int J Radiat Oncol Biol Phys 5 (1979) 1725–1731

Walker MD, Green SB, Byar DP et al: Randomized comparisons of radiotherapy and nitrosoureas for the treatment of malignant glioma after surgery. N Engl J Med 303 (1980) 1323–1329

Wallner KE, Gonzalez M, Sheline GE: Treatment of oligodendrogliomas with or without postoperative irradiation. J Neurosurg 68 (1988) 684–688

Walter AW, Gajjar A, Ochs JS et al: Carboplatin and etoposide with hyperfractionated radiotherapy in children with newly diagnosed diffuse pontine gliomas: a phase I/II study. Med Pediatr Oncol 30 (1998) 28–33

Wang EM, Pan L, Wang BJ et al: The long-term results of gamma knife radiosurgery for hemangioblastomas of the brain. J Neurosurg (2005)

Warrington AP, Laing RW, Brada M: Quality assurance in fractionated stereotactic radiotherapy. Radiother Oncol.30 (1994) 239–246

Watterson J, Toogood I, Nieder M: Excessive spinal cord toxicity from intensive central nervous system-directed therapies. Cancer 74 (1994) 3034–3041

Weber DC, Lomax AJ, Rutz HP et al; Swiss Proton Users Group: Spot-scanning proton radiation therapy for recurrent, residual or untreated intracranial meningiomas Radiother Oncol 71(3) (2004) 251–8. Comment in: Radiother Oncol 71(3) (2004) 247–9

Weber DC, Chan AW, Bussiere MR et al: Proton beam radiosurgery for vestibular schwannoma: tumor control and cranial nerve toxicity. Neurosurgery 53(3) (2003) 577–86

Weiner HL, Finlay JL: Surgery in the management of primary intracranial germ cell tumors. Childs Nerv Syst 15(11–12) (1999) 770–3

Weller M, Streffer J, Wick W et al: Preirradiation gemcitabine chemotherapy for newly diagnosed glioblastoma. A phase II study. Cancer 91(2) (2001) 423–427

Weller M, Müller B, Koch R et al; Neuro-Oncology Working Group of the German Cancer Society: Neuro-Oncology Working Group 01 trial of nimustine plus teniposide versus nimustine plus cytarabine chemotherapy in addition to involved-field radiotherapy in the first-line treatment of malignant glioma. J Clin Oncol 21(17) (2003) 3276–84

Wen PY, Alexander EIII, Black PM: Long Term results of stereotactic brachytherapy used in the initial treatment of patients with glioblastomas. Cancer 73 (1994) 3029–3036

Wenkel E, Thornton AF, Finkelstein D et al: Benign meningioma: partially resected, biopsied, and recurrent intracranial tumors treated with combined proton and photon radiotherapy. Int J Radiat Oncol Biol Phys 48(5) (2000) 1363–70

Werner-Wasik M, Scott CB, Nelson DF et al: Final report of a phase I/II trial of hyperfractionated and accelerated hyperfractionated radiation therapy with carmustine for adults with supratentorial malignant gliomas. Cancer 77 (1996) 1535–1543

West CR, Avellanosa AM, Barua NR: Phase II study on malignant gliomas of the brain treated with intraarterial BCNU in combination with vincristine and procarbacine. Proc AACR 21 (1980) 428

Westphal M, Ram Z, Riddle V et al; Executive Committee of the Gliadel Study Group: Gliadel wafer in initial surgery for malignant glioma: long-term follow-up of a multicenter controlled trial. Acta Neurochir (Wien) 148(3) (2006) 269–75

Whitaker SJ, Bessel EM, Ashley SE et al: Postoperative radiotherapy in the management of spinal cord ependymoma. J Neurosurg 74 (1991) 720–728

Whitton AC, Bloom HJG: Low grade glioma of the cerebral hemispheres in adults: a retrospective analysis of 88 cases. Int J Radiat Oncol Biol Phys 18 (1990) 783–786

Wiestler OD, Wolf HK: Die revidierte WHO-Klassifikation und neue Entwicklungen in der Diagnostik zentralnervöser Tumoren. Pathologe 16 (1995) 17–24

Wigg DR, Koschel K, Hodgson GS: Tolerance of the mature human central nervous system to photon irradiation. Br J Radiol 54 (1981) 787–798

Winger MJ, Macdonald DR, Cairncross JG: Supratentorial anaplastic gliomas in adults. The prognostic importance of extent of resection and prior low-grade glioma. J Neurosurg 71 (1989) 487–493

Wisoff JH, Boyett JM, Berger MS et al: Current neurosurgical management and the impact of the extent of resection in the treatment of malignant gliomas of childhood: a report of the Children's Cancer Group trial no. CCG-945. J Neurosurg 89(1) (1998) 52–9

Wolden SL, Dunkel IJ, Souweidane MM et al: Patterns of failure using a conformal radiation therapy tumor bed boost for medulloblastoma. J Clin Oncol 21(16) (2003) 3079–83

Wolden SL, Wara WM, Larson DA et al: Radiation therapy for primary intracranial germ-cell tumors. Int J Radiat Oncol Biol Phys 32 (1995) 943–949

Wolff JE, Classen CF, Wagner S et al: Subpopulations of malignant gliomas in pediatric patients: analysis of the HIT-GBM database. J Neurooncol 87(2) (2008) 155–64

Wolff JEA, Scheurlen W, Kühl J: HIT-GBM: Clinical multicenter study for glioblastoma in childhood and infancy. Med Pediatr Oncol 27 (1996) 587

Wolff JEA, Sajedi M, Coppes MJ et al: Radiation therapy and survival in choroid plexus carcinoma. Lancet 353 (1999) 2126

Wolff JE, Molenkamp G, Westphal S et al: Oral trofosfamide and etoposide in pediatric patients with glioblastoma multiforme. Cancer 89(10) (2001) 2131–2137

Wolff JEA, Gnekow AK, Kortmann RD et al: Preradiation chemotherapy for pediatric patients with high-grade glioma. Cancer (2002) 264–271

Wolff JE, Sajedi M, Brant R et al: Br J Cancer 87(10) (2002) 1086–91

Wong JY, Uhl V, Wara WM et al: Optic gliomas. A reanalysis of the University of California, San Francisco experience. Cancer 60 (1987) 1847–1855

Wong ET, Hess KR, Gleason MJ et al: Outcomes and prognostic factors in recurrent glioma patients enrolled onto phase II clinical trials. J Clin Oncol 17(8) (1999) 2572–8

Woo C, Stea B, Lulu B et al: The use of stereotactic radiosurgical boost in the treatment of medulloblastomas. Int J Radiat Oncol Biol Phys 37 (1997) 761–764

Yung WK, Prados MD, Yaya-Tur R et al: Multicenter phase II trial of temozolomide in patients with anaplastic astrocytoma or anaplastic oligoastrocytoma at first relapse. Temodal Brain Tumor Group. J Clin Oncol 17(9) (1999) 2762–2771

Zeltzer PM, Boyett JM, Finlay JL et al: Metastasis stage, adjuvant treatment and residual treatment are prognostic factors for medulloblastomas in children: conclusions from the children's cancer group 921 randomized phase III study. J Clin Oncol 17 (1999) 832–845

Zierhut D, Flentje M, Adolph J et al: External radiotherapy of pituitary adenomas. Int J Radiat Oncol Biol Phys 33(2)(1995) 307–314

Zorlu F, Gurkaynak M, Yildiz F et al: Conventional external radiotherapy in the management of clivus chordomas with overt residual disease. Neurol Sci 21(4) (2000) 203–207

R.-P. Müller
H. T. Eich

Morbus Hodgkin

Einleitung

Die Therapie des Morbus Hodgkin hat in den letzten 35 Jahren erhebliche Veränderungen erfahren. Wesentliche Fortschritte beim Staging durch Weiterentwicklung und Verfeinerung diagnostischer Techniken aller Art, markante Verbesserungen der strahlentherapeutischen Techniken, neue Erkenntnisse in den Dosis-Wirkungs-Beziehungen bei malignen Lymphomen sowie positive Ergebnisse der Überprüfung unterschiedlicher Kombinationen von Zytostatika durch die internistischen Onkologen haben die Überlebensraten erheblich ansteigen lassen. Dies gilt nicht nur für die frühen und prognostisch günstigen Stadien, sondern auch für die fortgeschrittenen Stadien konnten die Überlebensraten von 65–70 % auf 80–85 % verbessert werden. Aus diesem Grunde richtet sich das Augenmerk heute nicht nur auf die Verbesserung der Prognose, sondern auch auf die Reduzierung der therapieassoziierten akuten und späten Morbidität und Toxizität.

Historie, Epidemiologie und Ätiologie

Der britische Arzt Thomas Hodgkin (geb. 1798) beschrieb die später nach ihm benannte Erkrankung in ihren Symptomen zuerst in einer 1832 in den Medical Chirurgical Society Transactions erschienenen wissenschaftlichen Arbeit, betitelt „On Some Morbid Appearances of the Absorbent Glands and Spleen" (Hodgkin 1832). Diese Arbeit wurde zunächst nicht besonders beachtet, erst Samuel Wilks beschrieb die Erkrankung in einer 1865 erschienen Arbeit detailliert und gab ihr den Namen „Hodgkin's Disease". Zusammen mit den Erkenntnissen von Sternberg (1898) und Reed (1902), die als erste die pathohistologischen Kriterien beschrieben, grenzte sich hier eine eigene Krankheitsgruppe aus dem lymphoretikulären System ab. Eine infektiöse Genese dieser Erkrankung wurde in den letzten Jahrzehnten von vielen Wissenschaftlern, begonnen von Sternberg und Reed, diskutiert und hat auch heute noch einen gewissen residualen Stellenwert. Immer mehr setzte sich die Erkenntnis durch, dass es sich um eine viral induzierte Erkrankung handelt, wobei das Epstein-Barr-Virus (EBV) eine dominierende Bedeutung zu haben scheint (Glaser 1997).

Der Morbus Hodgkin ist insgesamt eine seltene Erkrankung; die Häufigkeit liegt bei ca. 0,7 % sämtlicher malignen Erkrankungen, die Todesrate bei ca. 0,3 % aller an Malignomen Verstorbener. Es erkranken etwa 3,1 von 100 000 Einwohner, Männer sind etwas häufiger betroffen als Frauen. Die Altersverteilung weist zwei Gipfel auf: einmal zwischen 25 und 35 Jahren und zum andern zwischen 60 und 75 Jahren.

Histologie

Die pathohistologische Sicherung der Diagnose erfolgt an klinisch suspekten Lymphknoten oder seltener an extralymphatischen Organen. Die frühe pathohistologische Klassifikation von Jackson und Parker (Jackson 1994) unterschied das prognostisch günstige Paragranulom, das Granulom sowie das prognostisch ungünstige Sarkom. Die heute noch gültige Einteilung – Rye-Classification von Lukes und Butler 1966 – unterscheidet vier histologische Subtypen: die lymphozytenreiche (LP), die nodulär-sklerosierende (NS), die gemischtzellige (MC) und lymphozytenarme (LD) Form.

Der *lymphozytenreiche Typ* (etwa 3 % aller HD-Fälle) hat eine große Ähnlichkeit mit dem B-Zell-Non-Hodgkin-Lymphom und wird als eigene Entität in zwei Formen beschrieben: als noduläres und diffuses Paragranulom (Hansmann 1986; Stein 1989).

Der *nodulär-sklerosierende Typ* überwiegt mit 80 % aller Fälle und ist durch eine noduläre Infiltration lymphatischer Zellen sowie das Vorhandensein kollagener Fasern gekennzeichnet. Neuere Studien beschreiben zwei verschiedene Subtypen der nodulären Sklerose: NS I und NS II (MacLennan 1989), wobei die NS II ausgeprägtere Areale mit lymphozytärer Depletion und zahlreicheren Hodgkin- und Reed-Sternberg-Zellen (H-RS-Zellen) aufweist und in der Prognose etwas schlechter als die NS I ist.

Der *gemischtzellige Typ* des Morbus Hodgkin liegt bei etwa 15 % aller Fälle vor und zeigt neben den vielkernigen Reed-Sternberg-Zellen auch häufig einkernige Hodgkin-Zellen. Nur etwa 1 % der Erkrankten weist den lymphozytenarmen Subtyp auf, häufiger liegen dann die fortgeschritteneren Stadien III und IV vor.

Klinik

Klinisches Bild

Die meist jungen Patienten stellen sich in der Mehrzahl der Fälle mit einer unspezifischen, überwiegend schmerzfreien Lymphknotenschwellung vor, die in 60–80 % der Fälle an einer Halsseite lokalisiert ist, meist zervikal, seltener supraklavikulär. Die Axillae sind in 10–20 % erste Lokalisation, die inguinalen

Tabelle I. Befallene Regionen bei Morbus Hodgkin (histologisch gesichert).

Region	Befallshäufigkeit %
Waldeyer'scher Rachenring	1–2
Zervikale Lymphknoten	
rechts	50–60
links	60–70
Axilläre Lymphknoten	
rechts	25–35
links	30–35
Mediastinale Lymphknoten	50–60
Hilus	15–35
Milz	30–35
Leber	2–6
Paraaortale Lymphknoten	30–40
Iliakale Lymphknoten	15–20
Mesenteriale Lymphknoten	1–4
Inguinale Lymphknoten	8–15
Knochenmark	1–4
Andere extranodale Regionen (Lunge, Knochen etc.)	10–12
Extranodalbefall	10–15

Lymphknoten nur in wenigen Fällen (6–12 %) erster klinischer Manifestationsort der Erkrankung. Ein alleiniger infradiaphragmaler Befall liegt nur in 10 % vor, insgesamt wird bei fast 60 % aller Patienten ein mediastinaler Befall, in ca. 25 % ein Befall der retroperitonealen Lymphknoten im Rahmen der Gesamtausdehnung diagnostiziert. Tabelle I beschreibt die häufigsten Befallsmuster und befallenen Regionen bei unbehandelten Patienten mit „pathologischem Staging" (PS).

Bei einigen Patienten wird gelegentlich in einer aus anderen medizinischen Gründen indizierten Thoraxaufnahme eine ausgedehnte mediastinale Raumforderung entdeckt, die keine klinische Symptomatik hervorgerufen hatte.

Nicht wenige Patienten – etwa ein Drittel – stellen sich mit dem klinischen Bild der sog. B-Symptomatik (Fieber, Nachtschweiß, Gewichtsverlust von > 10 % in 6 Monaten) vor, bevor die Lymphknotenschwellung klinisch manifest wurde, wobei keines der klinischen Symptome für sich allein spezifisch für den Morbus Hodgkin ist.

In Fällen ausgedehnter retroperitonealer Lymphknotenvergrößerungen kommt es zu unspezifischen paravertebralen Schmerzsensationen, besonders in Rückenlage. Eine ausgeprägte, klinisch beeindruckende Milzschwellung ist beim Morbus Hodgkin erheblich seltener als bei den Non-Hodgkin-Lymphomen, ein Milzbefall kommt in der Regel nur bei infradiaphragmaler Ausbreitung der Erkrankung vor. Auch ein primär extranodaler Befall in Leber, Knochen, Gastrointestinaltrakt oder der Lunge ist weniger häufig als bei Non-Hodgkin-Lymphomen.

Stadieneinteilung

Jahrzehntelange Erkenntnisse der Analyse von Therapieergebnissen (z. B. zu Prognosefaktoren), die umfangreichen Erfahrungen aus Staging-Laparotomien (z. B. Häufigkeit und Ausmaß des Milzbefalls) und die Weiterentwicklung und Einführung neuer bildgebender Verfahren (CT, MRT, PET) unter Einschluss sämtlicher Möglichkeiten der Pathologie haben zu einer präzisen Stadienzuordnung geführt.

Die Ann-Arbor-Stadieneinteilung wird seit 1971 klinisch weltweit angewendet (Carbone 1971) und orientiert sich an der Definition von Lymphknotenregionen oberhalb und unterhalb des Zwerchfells sowie an der Zahl der befallenen Regionen oder dem Befall extralymphatischer Organe (z. B. der Lunge, Pleura,

Perikard, Milz, Leber, Knochenmark, Knochen, Gastrointestinaltrakt). Hinzu kommen für die einzelnen Stadien noch die Kategorisierung in A (ohne) oder B (mit Allgemeinsymptomen wie Gewichtsverlust von > 10 % des Körpergewichts in den letzten sechs Monaten, Fieber über 38 °C und Nachtschweiß). Von den lokalisierten Stadien I–III ist, gerade im Hinblick auf die durchzuführende Therapie, das disseminierte Stadium IV zu unterscheiden. Es wird außerdem zwischen klinischem (CS) und pathologischem (PS) Stadium unterschieden.

Dabei resultiert die klinische Einteilung (CS) aus den aktuellen, nichtinvasiven diagnostischen Untersuchungsergebnissen nach der Biopsie, während für das pathologische Stadium (PS) zusätzlich die Daten aller pathohistologischen Untersuchungsverfahren hinzugezogen werden, einschließlich der Knochenmarkbiopsie und früher insbesondere auch der Staging-Laparotomie. Damit ist eine weitaus höhere diagnostische Treffsicherheit gegeben, die einen nicht unerheblichen Einfluss auf die Wahl der Behandlungsmodalitäten hat. Hinzugekommen sind in den letzten Jahren die immunhistochemischen Methoden, mit denen zusätzlich die Heterogenität des Phänotyps der Tumorzellen der Hodgkin-Lymphome beschrieben werden konnte (Angel 1987). Ein Nachteil der Ann Arbor-Einteilung ist die fehlende Berücksichtigung der Tumorgröße, z. B. der sog. „bulky disease" mit Lymphknotenkonglomerat-Tumoren von > 5 cm (GHSG) oder > 10 cm (USA), sowie die fehlende präzise Definition des extranodalen oder E-Befalls.

Eine Modifikation der Ann-Arbor-Einteilung ist die Cotswold-Klassifikation (Tabelle II) (Lister 1989), die die Erfahrungen und Vorteile der „alten" Stadieneinteilung mit den neueren Erkenntnissen aus Klinik, Pathologie und Bildgebung verbindet. Die derzeitigen Therapieentscheidungen und Studienkonzepte orientieren sich weiterhin an der Ann-Arbor-Einteilung.

Diagnostische Abklärung

Nach ausführlicher Anamnese und sorgfältiger allgemeiner klinischer Untersuchung sollten, neben der patho- und immunhistologischen (nicht nur zytologischen!) Sicherung der Diagnose, eine Reihe zusätzlicher diagnostischer Verfahren zur kompletten prätherapeutischen Abklärung eingesetzt werden. Die HNO-ärztliche Untersuchung gehört bei dem häufigeren primären zervikalen Befall in den meisten Studien ebenfalls zu den obligaten Eingangsuntersuchungen.

Tabelle II. Cotswold-Kriterien für die Diagnostik bei Morbus Hodgkin (Lister 1989).

Empfohlen

Anamnese und körperliche Untersuchung
  B-Symptomatik: Gewichtsverlust > 10 % innerhalb von sechs Monaten,
  Fieber, Nachtschweiß

Röntgendiagnostik
  Röntgenthorax
  Thorax-CT
  CT von Abdomen und Becken[a]
  Bipedale Lymphographie[a]

Hämatologische Untersuchungen
  Differenzialblutbild[b]
  Blutkörperchensenkungsgeschwindigkeit[b]
  Knochenmarksbiopsie[c]

Labor
  Leberfunktion[b]
  Albumin, LDH, Kalzium[b]

Unter besonderen Umständen
Ultraschall MRT

Andere bildgebende Verfahren
  Gallium-Szintigraphie
  Technetium-Szintigraphie
  Isotopen-Scanning

[a] Untersuchungen werden normalerweise nicht verlangt
[b] hat keinen Einfluss auf das Staging
[c] nicht für Stadium IA oder IIA ohne Risikofaktoren

Ergänzende Laboruntersuchungen müssen neben dem Differenzialblutbild eine Reihe weiterer klinisch-chemischer Parameter umfassen, dazu gehören u. a. die BSG, Eisen, Kupfer, Nieren- und Leberwerte, Ferritin, Haptoglobin, der Gerinnungsstatus, die Serumeiweißelektrophorese und das β_2-Mikroglobulin.

Die Knochenmarkbiopsie wird in den meisten Therapiestudien noch als obligate Staging-Untersuchung vor Therapiebeginn gefordert. Ein Knochenmarkbefall wird insgesamt nur bei bis zu 5 % aller an Hodgkin erkrankten Patienten diagnostiziert, überwiegend in den fortgeschrittenen Stadien. In den frühen Stadien (z. B. IA und IIA) ist es weniger als 1 %. Anhand der Ergebnisse der Deutschen Hodgkin-Studien-Gruppe (GHSG) sowie der Cotswold-Empfehlungen kann die Knochenmarkbiopsie auf Patienten mit B-Symptomen, in den klinischen Stadien III und IV, „bulky disease" sowie gravierenden Veränderungen des peripheren Blutbildes (z. B. Anämie, Leukopenie, Thrombopenie) eingeschränkt werden (Lister 1989; Munker 1995). Bei Rezidiven sollte in jedem Fall eine Knochenmarkbiopsie durchgeführt werden.

Als bildgebende Verfahren sollten heute, neben der konventionellen Röntgenaufnahme des Thorax in zwei Ebenen, als Standarddiagnostik eine Computertomographie (CT) des Halses, des Thorax sowie des Abdomens und Beckens mit intravenöser Kontrastmittelgabe durchgeführt werden. Die Sonographie kann als ergänzende Untersuchung durchgeführt werden, reicht aber als Basisdiagnostik allein weder in der Peripherie (z. B. Halslymphknoten) noch im Thorax oder Abdomen aus.

Die Kernspintomographie (MRT) kann in vielen Fällen wertvolle zusätzliche diagnostische Informationen erbringen, ist aber als Routinemethode zur diagnostischen Basisabklärung noch nicht endgültig etabliert. Zahlreiche Modifikationen der Untersuchungsparameter lassen heute eine Vielfalt von Darstellungsmöglichkeiten zu, insbesondere der Gewebeidentifikation. Hier wird, bei entsprechender Weiterentwicklung, künftig ein wichtiger diagnostischer Beitrag zu erwarten sein. Ein großer Vorteil der MRT liegt in der einfachen Möglichkeit der mehrdimensionalen räumlichen Darstellung, die in kritischen Fällen die eindeutige anatomisch-topographische Zuordnung suspekter Gewebestrukturen ermöglicht und äußerst wertvoll bei der individuellen Strahlentherapieplanung in kritischen Körperregionen ist.

Die – insbesondere von amerikanischen Kollegen noch propagierte – bipedale Lymphangiographie wird in Deutschland und den anderen europäischen Ländern in der Regel nicht mehr durchgeführt. Durch die hohe diagnostische Treffsicherheit einer Stufendiagnostik mit den Schnittbildverfahren CT, MRT und Sonographie ist die invasive Methode der Lymphographie mit den Risiken der Infektion, der allergischen Reaktion und öligen Lungenembolien nicht mehr gerechtfertigt. Von den nuklearmedizinischen Untersuchungsmethoden hat, insbesondere in den USA, die Gallium-Szintigraphie (Gallium-67-Citrat) zur Evaluation des Ansprechens auf die Therapie eine gewisse Bedeutung gewonnen. In Deutschland wurde diese Methode nur selten eingesetzt, da ihre diagnostische Aussagekraft, bedingt durch Störfaktoren (diffuse Anreicherungen beiderseits submandibulär, hilär und pulmonal unter und nach Therapie, unspezifische Anreicherungen bei Infektionen oder in entzündlich veränderten Geweben) (Bar-Shalom 1996; Podoloff 1996), häufig nicht eindeutig ist. Das Knochenszintigramm mit 99m-Technetium sollte bei fortgeschritteneren Fällen zur Abklärung eines Knochenbefalls als Screening eingesetzt werden.

Inwieweit die Positronenemissions-Tomographie (PET) mit Fluor-18-Desoxyglukose (FDG) die dia-

gnostischen Möglichkeiten erweitert, ist derzeit noch Gegenstand wissenschaftlicher Untersuchungen. Die Aufnahme von FDG korreliert mit dem Glukosestoffwechsel, der bei malignen Tumoren häufig erhöht ist. Erste Ergebnisse deuten darauf hin, dass in bestimmten Fällen, unter Hinzuziehung der Ergebnisse anderer bildgebender Verfahren (CT, MRT), eine Unterscheidung zwischen aktivem und nicht-aktivem Tumorgewebe möglich sein wird. Das könnte die Konsequenz haben, dass bei negativen Befunden der PET eine konsolidierende Strahlenbehandlung nach Chemotherapie nicht nötig ist (Gallamimi 2007; Hutchings 2006, 2007; Juweid 2006; Specht 2007).

Insgesamt ist keines der derzeit verfügbaren bildgebenden Verfahren in der Lage, den infradiaphragmalen Hodgkin-Befall in einem normal großen Lymphknoten aufzudecken. Die Rate falsch negativer Befunde liegt, unter Einschluss des nicht identifizierbaren okkulten Milzbefalls, bei 20–25 %. Die Staging-Laparotomie war in den 60er Jahren eingeführt worden, um eine genaue Aussage zum Ausmaß des infradiaphragmalen Befalls und der Milz zu erhalten. Die damals in Stanford von Kaplan und Rosenberg entwickelten kurativen radioonkologischen Behandlungsstrategien („radical radiotherapy") in Form der Großfeldbestrahlung („extended field radiotherapy"), d. h. Einschluss der befallenen und direkt benachbarten Lymphknotenregionen mittels supradiaphragmalem Mantelfeld oder dem infradiaphragmalen umgekehrten Ypsilon („inverted Y"), basierten auf der genauen Kenntnis der supra- und infradiaphragmalen Ausdehnung des Lymphoms. Die bildgebenden Methoden, einschließlich der bekannten klinisch-chemischen Parameter, waren damals für die Festlegung des Therapiekonzeptes zu wenig sensitiv. Bis in die 80er und 90er Jahre war die Staging-Laparotomie, insbesondere in wissenschaftlichen Studien, obligater Teil der initialen Evaluation der Ausdehnung der Erkrankung. Darüber hinaus hat die Staging-Laparotomie sehr viel zum Verständnis und zur Behandlung des Morbus Hodgkin beigetragen. Keine der heute verfügbaren bildgebenden Verfahren ist mit der gleichen Treffsicherheit in der Lage, einen infradiaphragmalen Befall von Lymphknoten oder insbesondere einen kleinherdigen Befall der Milz zu bestätigen oder auszuschließen wie die chirurgische Abklärung. Als Ergebnis der in den letzten Jahrzehnten durchgeführten Studien sind jedoch Prognosefaktoren erarbeitet worden, die zusammen mit den modernen bildgebenden Verfahren die Staging-Laparotomie weitestgehend ersetzen können.

Prognostische Faktoren

Für Patienten mit Morbus Hodgkin wurden in den letzten Jahrzehnten anhand retrospektiver Untersuchungen sowie zunehmend durch die Ergebnisse prospektiv randomisierter Studien zahlreiche prognostische Faktoren erarbeitet. In den frühen 70er Jahren wurden die Patienten traditionell zwei oder drei prognostischen Gruppen zugeordnet, die Stadium, B-Symptome und weitere Faktoren berücksichtigten. Als sog. „Risikofaktoren" stellten sich in den großen internationalen Studiengruppen der große Mediastinaltumor ($\geq \frac{1}{3}$ des max. Thoraxdurchmessers in der p.a. Röntgenaufnahme), der extranodale Befall, der massive Milzbefall (≥ 5 Knoten, diffuser Befall), die Blutsenkungsgeschwindigkeit in der ersten Stunde ≥ 50 mm (bei Fehlen von B-Symptomen) oder ≥ 30 mm (bei B-Symptomen) und drei oder mehr befallene Lymphknotenregionen heraus.

In den meisten großen Arbeitsgruppen in Europa und den USA erfolgt in den letzten zehn bis 15 Jahren eine Zuordnung in die „frühen (oder limitierten) Stadien mit guter Prognose" (ohne Risikofaktoren) (Stadien CS IA, CS IB, CS IIA, CS IIB), die „frühen Stadien mit schlechterer Prognose" (mit Risikofaktoren oder intermediäre Stadien) (CS/PS IA/IB, IIA, CS/PS IIB, CS/PS IIIA (N) mit bestimmten Risikofaktoren) und die „fortgeschrittenen Stadien" (CS/PS IIB, CS/PS IIIA, CS/PS IIIB, CS/PS IV mit definierten Risikofaktoren).

Seltenere klinische Manifestationen

Eine primäre Manifestation des Morbus Hodgkin an der Haut ist selten. Diese Patienten haben einen sehr langsamen klinischen Verlauf, eine konservative Therapie wird empfohlen. Differenzialdiagnostisch müssen eine lymphoide Papulomatose oder das kutane T-Zell-Lymphom ausgeschlossen werden. Über eine kutane Manifestation des Morbus Hodgkin, assoziiert mit einem primär nodalen Befall, wird in 0,5–7,5 % berichtet. Die knotigen oder papulösen Läsionen müssen nicht direkt in der Nähe des nodalen Befalls lokalisiert sein, treten häufiger am Stamm auf und sind meist bei ausgedehntem Befall mit einer schlechten Prognose verbunden.

Eine Manifestation im ZNS ist beim Morbus Hodgkin ungewöhnlich und selten, kann aber auch therapieassoziiert nach Chemo- oder Radiotherapie vorkommen (Re 2007). Hingegen ist eine Reihe paraneoplastischer neurologischer Syndrome im Zusammenhang mit dem Morbus Hodgkin bekannt: dazu gehören die subakute zerebelläre Degeneration, die limbische Enzephalitis, die subakute nekrotische Myelopathie sowie die subakute motorische Neuropathie. Diese Syndrome sind sehr häufig mit Autoimmunreaktionen verbunden; man nimmt an, dass es sich hier um von Tumorzellen exprimierte Antigene handelt, die gewissen Molekülen in Neuronen ähnlich sind. Bei diesen paraneoplastischen Syndromen muss differenzialdiagnostisch auch an Malignome anderer solider Organe wie Mamma-, Bronchial- oder Ovarialkarzinome gedacht werden. Eine spezielle Therapie gibt es nicht, die neurologischen Symptome wie Gangunsicherheit, Sprachstörungen, Nystagmus und Doppelbilder sprechen in einigen Fällen auf die primäre Hodgkin-Therapie an, in seltenen Fällen auch auf eine Plasmapherese.

Ein Befall der Nieren wird bis zu 13 % bei Autopsien beschrieben, wird aber während des Krankheitsverlaufs in vivo nur selten notiert und klinisch manifest. Funktionsstörungen und Abflussbehinderungen der Nieren im Rahmen der Hodgkin-Erkrankung können andere Ursachen haben, z. B. mechanisch durch Lymphome, durch Nierenvenenthrombose, Hyperkalzämie oder Hyperurikämie. Eine membranöse und andere Formen der Glomerulonephritis werden beschrieben (Dabbs 1986).

Eine Hyperkalzämie als Ausdruck einer endokrinen Funktionsstörung wird beim Morbus Hodgkin in 1–5 % aller Erkrankten beobachtet (Rieke 1989), die meistens in fortgeschrittenen Erkrankungsstadien sind. In Einzelfällen wurden auch Hodgkin-assoziierte Hypoglykämien sowie Laktazidosen beschrieben. Der früher häufiger als Hodgkin-typisch beschriebene Alkoholschmerz ist in seiner Ursache unbekannt, tritt in der Regel wenige Minuten nach Genuss von Alkohol auf und wird gewöhnlich in den Körperregionen, in denen sich auch die vergrößerten Lymphknoten finden, von weniger als 5 % der Patienten registriert.

Allgemeine Grundlagen der Therapie

Primäres Behandlungsziel muss es sein, alle klinischen und subklinischen Manifestationen der Erkrankung im ersten Behandlungsansatz komplett zu devitalisieren. Dazu stehen drei Behandlungsmodalitäten zur Verfügung: die Strahlentherapie, die Chemotherapie sowie eine Kombination der beiden. Die Chirurgie spielt beim Morbus Hodgkin nur zur Diagnosesicherung eine Rolle.

Die jeweilige individuelle und aktuelle Therapieentscheidung basiert auf Kenntnissen der Histologie, des

Stadiums (Befallsmuster nodal und/oder extranodal) und definierter Risikofaktoren. Derzeit werden ca. 75 % aller an Hodgkin erkrankten Patienten mit der Strahlenbehandlung oder einer Kombination von Radio- und Chemotherapie primär oder in der Rezidivsituation geheilt (Hoppe 2007).

Anhand der derzeit verfügbaren Behandlungsergebnisse aus großen internationalen, prospektiv und randomisiert durchgeführten Studien wurden bestimmte Behandlungsstrategien entwickelt: Es wird die in den frühen Stadien mit guter Prognose früher generell durchgeführte alleinige ausgedehnte Strahlenbehandlung in Form der „Extended-field"-Bestrahlung derzeit in Europa schon weitestgehend durch die kombinierte Behandlung mit einer wenig intensiven Chemotherapie und konsolidierender Bestrahlung als „extended field" oder „involved field" ersetzt. Für die frühen Stadien mit Risikofaktoren wird eine mäßig intensivierte Chemotherapie mit ergänzender Strahlenbehandlung als „Involved field"-Technik eingesetzt, die fortgeschrittenen Stadien erhalten heute weltweit eine intensive Chemotherapie ± lokale Strahlenbehandlung. Diese, in der GHSG, EORTC und BNLI etablierten und „typischen" Behandlungsstrategien werden nicht überall und einheitlich durchgeführt, sie variieren zwischen den großen Behandlungsgruppen und zwischen den einzelnen Institutionen und unterliegen darüber hinaus einer ständigen Evaluation auf der Basis der Therapieergebnisse der abgeschlossenen und ausgewerteten Studien weltweit.

Eine Kombination von Strahlen- und Chemotherapie, insbesondere auch in den frühen Stadien (bis auf wenige Ausnahmen, z. B. LPHD), resultiert nicht nur in erheblich niedrigeren Rezidivraten, sondern ermöglicht auch eine Reduktion der Intensität beider Modalitäten und damit auch eine Reduktion der Akut- und Spättoxizität. Das setzt aber voraus, dass sowohl Radio- als auch Chemotherapie nach allgemein akzeptierten Richtlinien und mit einem hohen Qualitätsstandard durchgeführt werden.

Strahlentherapie

Von der ersten klinischen Beschreibung des Morbus Hodgkin 1832 in London durch den Namensgeber selbst über die Entdeckung der Röntgenstrahlen 1895 (Röntgen 1895) dauerte es bis zum Jahre 1902, in dem zum ersten Mal von einer „erfolgreichen" Behandlung der Erkrankung durch X-Strahlen berichtet wurde (Pusey 1902; Senn 1903). Pusey und Senn beschreiben eine rapide Größenabnahme ver-

größerter Lymphknoten im Kopf-Hals-Bereich, axillär und inguinal nach Röntgenbestrahlung.

Es war der Schweizer Gilbert, der 1925 als erster eine Systematik in die Behandlung des Morbus Hodgkin einführte (Gilbert 1939). Aufgrund der von ihm propagierten speziellen Ausbreitungsart des Morbus Hodgkin adaptierte er die Technik der Radiotherapie und bestrahlte nicht nur die befallenen, sondern auch die klinisch nicht-befallenen benachbarten Lymphknotenstationen. Die von Gilbert 1931 berichteten guten Behandlungsergebnisse wurden auch Grundlage der Behandlungsstrategien anderer Kliniker. Vera Peters praktizierte die Behandlungstechniken von Gilbert in modifizierter Form im Princess Margret Hospital in Toronto (Kanada) Ende der 30er und in den 40er Jahren des letzten Jahrhunderts mit großem Erfolg und postulierte in ihrer historischen Arbeit 1950 (Peters 1950), dass der Morbus Hodgkin in bestimmten Stadien eine mit hochdosierter und fraktionierter Radiotherapie heilbare Erkrankung sei. Sie berichtete über Fünf- und Zehnjahres-Überlebensraten von 88 % und 79 % für Patienten im Stadium I. Für die Stadien II und III betrugen die Raten 79 % und 21 %, respektive 9 % und 0 %. Wie Peters und Middlemiss in einer weiteren Arbeit 1958 bestätigen konnten, wurden auch nach längeren Beobachtungszeiten die Behandlungsergebnisse nicht schlechter (Peters 1958), und sie belegten die schon früher getroffene Aussage, dass der Morbus Hodgkin in den frühen Stadien mit einer dezidierten Radiotherapie heilbar ist.

Einer der Pioniere auf dem Gebiet der Strahlentherapie des Morbus Hodgkin war Henry S. Kaplan, der allein durch die Initiative zur Entwicklung des Linearbeschleunigers für die Strahlentherapie einen gewaltigen Fortschritt einleitete (Ginzton 1957). Erst dadurch wurde die von Kaplan entwickelte Großfeldtechnik der hochdosierten Bestrahlung des Morbus Hodgkin in Form des supradiaphragmalen Mantelfeldes und des infradiaphragmalen umgekehrten Y-Feldes technisch möglich. Kaplan berichtete 1962 über seine ersten Erfahrungen mit der „radical radiotherapy" (30–40 Gy für das „extended field" (EF)) und verglich die Ergebnisse mit denen der Patienten, die in palliativer Absicht nur mit Strahlendosen zwischen 4 Gy und 12 Gy auf das „involved field" (IF) behandelt worden waren. Die Raten des rezidivfreien Zweijahres-Überlebens betrugen 85 % für die erste und nur 20 % für die zweite Behandlungsgruppe.

1961 holte Henry Kaplan Saul A. Rosenberg, einen internistischen Onkologen vom Memorial Sloan-Kettering Cancer Center in New York, nach Stan-

ford. Mit ihm wurde die erste prospektiv randomisierte Studie zur Strahlentherapie des Morbus Hodgkin und von Non-Hodgkin-Lymphomen initiiert. Die
L1-Studie umfasste Patienten in den Stadien I und II
und sah 40 Gy IF (Standardarm) versus 40 Gy EF
(experimenteller Arm) vor. In der L2-Studie wurden
Patienten im Stadium III entweder mit 15 Gy IF
(Standardarm) oder 40 Gy total lymphatisch (experimenteller Arm) behandelt (Rosenberg 1970, 1985).

Pendant auf dieser Seite des Atlantiks war der Deutsche Karl Musshoff, der von Freiburg aus die Therapie der Lymphome und insbesondere des Morbus
Hodgkin in Europa systematisch und wissenschaftlich begründet und maßgeblich beeinflusst hat. Über
die jahrzehntelange erfolgreiche Behandlung der
großen Zahl Freiburger Patienten liegen zahlreiche
wissenschaftliche Arbeiten vor (Musshoff 1964, 1968,
1985). So haben zwar in den letzten Jahrzehnten
einige wesentliche technische Entwicklungen und
biologische Erkenntnisse die Strahlentherapie insgesamt effektiver gemacht, für die Therapie der Lymphome gelten aber nach wie vor einige Grundüberle-
gungen, die unbestritten Gültigkeit haben: Basis der
zu planenden Strahlenbehandlung sind die exakte
Definition des Zielvolumens, die Wahl der Bestrahlungsfelder und Bestrahlungstechnik unter Zuhilfenahme modernster Bestrahlungsplanungstechniken
sowie die Festlegung der Gesamt- und Einzeldosis.

Die Definition des Zielvolumens hat gerade beim
Morbus Hodgkin eine besondere Bedeutung, da es
sich primär nicht um eine generalisierte Erkrankung
handelt, sondern da sie vom lokalisierten Stadium
ausgehend in der Regel gewissen, wissenschaftlich
erforschten Ausbreitungsprinzipien folgt und sich
kontinuierlich vom ersten Manifestationsort zunächst
in die benachbarten Lymphknotenstationen ausbrei-
tet oder, bei primärem Organbefall, zunächst in das
regionäre Lymphabflussgebiet des betroffenen Organs. Daraus lassen sich anatomisch-topographische
Körpervolumina der klinisch bekannten und der
wahrscheinlichen klinisch okkulten Krankheitsausbreitung herleiten. Hatte sich, gerade unter der
Kenntnis um die fast gesetzmäßige Ausbreitung des
Morbus Hodgkin die „Extended-field"-Bestrahlung
zwar als höchst effektive Behandlungsmodalität über
viele Jahrzehnte erwiesen, so war doch die Zahl der
Rezidive auch in den bestrahlten Regionen nicht
unerheblich und betrug insgesamt bis zu 22 %
(Dühmke 2001).

Strahlendosis

Das Verhältnis zwischen applizierter Strahlendosis
und dem Ausmaß und der Dauer der Tumorkontrolle war über viele Jahrzehnte und ist auch derzeit
noch Gegenstand wissenschaftlicher Untersuchungen
und Diskussionen. Die durch den suffizienten kurativen Therapieansatz erreichten langen Überlebenszeiten von Patienten mit Morbus Hodgkin sowie der
Zusammenhang zwischen Strahlendosis und bestrahl-
tem Volumen im Hinblick auf akute und Spätfolgen
erzwingen eine besonders sorgfältige Analyse der
Behandlungsergebnisse unter diesen speziellen
Aspekten.

Die Ende der 60er Jahre von Musshoff (1964, 1968,
1985) und Kaplan 1966 publizierten Daten aus der
Orthovolt-Ära belegten, dass die Rezidivhäufigkeit
nach 20 Gy alleiniger Strahlenbehandlung mit 20–
25 % noch relativ hoch war, und nach 40 Gy nur noch
5 % betrug. In einer späteren Veröffentlichung
berichtete Kaplan über eine Rezidivrate von nur
noch 1,5 % nach 44 Gy Strahlendosis (Kaplan 1980).
Interessanterweise konnten Easson 1963 und Peters
1966 etwa zur gleichen Zeit berichten, dass eine Dosis
von etwa 3000 R den klinischen Befall recht suffizi-
ent kontrollieren konnte, zur Kontrolle des subklinischen Befalls aber erheblich niedrigere Strahlendosen von 1000–1500 R ausreichten.

Die Untersuchungen von Fletcher und Shukovsky
(1975), die Ergebnisse der Pattern of Care Studies
(Hanks 1983) und die Analysen von Vijayakumar
1992 deuten darauf hin, dass die Dosis-Wirkungs-
Kurve beim Morbus Hodgkin eine sigmoide Form
hat und bei Strahlendosen über 30 Gy sehr flach verläuft.

Die Ergebnisse der multizentrischen Studien der
German Hodgkin Lymphoma Study Group (GHSG)
konnten belegen, dass eine Dosis von 30 Gy ausreicht, die Erkrankung in klinisch nicht-befallenen
Lymphknotenregionen dauerhaft zu kontrollieren
(Dühmke 1996). 376 laparotomierte Patienten in den
Stadien IA bis IIB ohne Risikofaktoren wurden in
der HD-4-Studie in zwei Therapiearme randomisiert:
40 Gy EF versus 30 Gy EF plus 10 Gy IF Boost. Die
Rate der fünf Jahre rezidivfreien Patienten war im
30-Gy-EF-Arm mit 81 % deutlich besser als im 40-
Gy-EF-Arm (70 %; p = 0,0263), auch im Gesamtüberleben waren die Ergebnisse im 30-Gy-EF-Arm
mit 98 % wieder deutlich besser als im 40-Gy-EF-
Arm (93 %; p = 0,0673). Kaplan selbst hatte Ende
der 70er Jahre die Dosis im „extended field" auf 30–
35 Gy zurückgenommen (Kaplan 1980) und Hutchin-

son berichtete 1976 über die akzeptablen Ergebnisse einer multizentrischen amerikanischen Studie, in der eine Strahlendosis von minimal 35 Gy auf befallene und 30 Gy auf das „extended field" appliziert wurde.

Anhand der historischen Daten und der in den letzten Jahren prospektiv randomisiert erarbeiteten Ergebnisse sind derzeit bei alleiniger Strahlenbehandlung des Morbus Hodgkin folgende Schlussfolgerungen im Hinblick auf die zu wählende Strahlendosis zulässig:

1. Die Dosis zur Vernichtung manifester Lymphome unterscheidet sich von der zur Vernichtung klinisch okkulter Herde.
2. Die Dosis-Wirkungs-Kurve hat eine sigmoide Form und zeigt jenseits 20 Gy einen steilen Anstieg bis ca. 30 Gy, danach flacht sie stark ab. Mit 36 Gy erreicht man in klinisch befallenen Regionen eine lokale Kontrollrate von > 95 %, diese liegt nur unwesentlich niedriger zwischen 30 Gy und 35 Gy.
3. Für den subklinischen Befall liegt die lokale Kontrollrate > 90 % bei Strahlendosen jenseits 20 Gy, > 30 Gy bei mehr als 95 %.
4. Zur lokalen Kontrolle von Tumormanifestationen > 5–6 cm ist – bei nicht sehr aussagekräftiger Datenlage – eine Dosis von 40–46 Gy nötig, besser die Kombination mit einer Chemotherapie.

Toxizität

Die Wahl der richtigen Strahlendosis ist in der Therapie des Morbus Hodgkin besonders wichtig, da bei den heute sicher zu erwartenden Langzeit-Überlebenden die Spättoxizität ganz speziell bedacht werden muss. So wurden schwere kardiale Toxizitäten bei den in Stanford bestrahlten Patienten nach einer Gesamtdosis von weniger als 30 Gy nicht beobachtet (Hancock 1996). Auch das Ausmaß abdomineller Akut- wie Spättoxizitäten sinkt unter 30 Gy Gesamtdosis deutlich ab.

Patientenlagerung

Eine der Grundvoraussetzungen für die präzise tägliche Applikation der Strahlendosis im vorgesehenen Referenzvolumen ist die exakte, reproduzierbare Immobilisation und Positionierung des Patienten. Gerade bei der 3-D-Bestrahlungsplanung ist eine höchst präzise Lagerung des Patienten unverzichtbar, anderenfalls können selbst kleine Fehlpositionierungen erhebliche Dosisinhomogenitäten mit der Gefahr der Unterdosierung bei den inzwischen üblichen niedrigen Strahlendosen bewirken. Aber

auch bei den Großfeldern ist neben der Erstellung individueller Satellitenblenden zur Schonung von Risikoorganen oder Geweben die exakte Positionierung zwingend notwendig. In vielen Fällen kann heute der Einsatz des Multileaf-Kollimators (MLC) die Erstellung individueller Blöcke ersetzen. Besonders wichtig ist die unverwechselbare und möglichst dauerhafte Anbringung von orientierenden Markierungen am Patienten, die eine täglich reproduzierbare und präzise Positionierung für die Bestrahlung selbst gewährleisten.

Neben der Verwendung von Lagerungshilfen ist primär die Lagerung des Patienten mit reproduzierbarer Positionierung des Halses, der Arme, des Thorax und des Beckens zu gewährleisten, dazu gehört auch die entsprechende Lagerung der Knie und der Füße. Bei Referenzvolumina im Bereich des Halses ist bei Rücken- und bei Bauchlage (im Zweifelsfalle ist die stabilere Rückenlage vorzuziehen) auf die notwendige Reklination des Kopfes zu achten, damit die entsprechenden Lymphknoten hoch zervikal, submandibulär, präaurikulär und nuchal (okzipital) sicher eingeschlossen werden. Das kann auch mit Hilfe eines an einem Stativ fixierten Bissblocks geschehen. Der möglichst homogene Anschluss zwischen supra- und infradiaphragmalen Bestrahlungsfeldern wird in den einzelnen Institutionen individuell gehandhabt, sei es durch die sog. „Verschiebewirbel-Technik", den „Rückenmarkszapfen", unverwechselbare Tätowierungspunkte u. ä.; es ist aber in jedem Falle sicherzustellen, dass im Bereich des Spinalkanals keine Dosisüberschneidungen mit der Gefahr der radiogenen Myelitis auftreten können. Mit den heutigen modernen Möglichkeiten der digitalen Bestrahlungsfeldkontrollen ist eine rasche und wenig aufwendige Möglichkeit gegeben, die Positionierung der Felder häufiger zu überprüfen, im Zweifelsfalle vor jeder Fraktion.

Bestrahlungsplanung

Die moderne Schnittbildgebung (Computertomographie, Kernspintomographie) zur präzisen Erfassung der wahren Ausdehnung der Erkrankung ist heute obligater Bestandteil des Staging beim Morbus Hodgkin. Gerade die leidvollen Erfahrungen einer nicht optimalen Bestrahlungsplanung (mit teilweise erheblichen Dosisinhomogenitäten) und die gleichzeitig mangelhafte Umsetzung der reproduzierbaren Lagerung des Patienten und Durchführung der Bestrahlung, verbunden mit hohen Rezidivraten (Eich 2008; Kinzie 1983; Naida 1996), veranlassten zahlreiche Arbeitsgruppen, sich dem Problem einer zeitgemäßen Bestrahlungsplanung unter Verwendung moderner Möglichkeiten der Bildgebung und der computeroptimierten Dosiskalkulation zu widmen (Brown 1991; Eich 2005, 2008). Dabei stellte sich heraus, dass die bei konventioneller Planung nachweisbaren Fehler im Hinblick auf Definition des Feldvolumens, Blockerstellung und -positionierung, Lagerung des Patienten etc. in der Größenordnung von 22 % allein durch Nutzen der Informationen aus der Schnittbildgebung (CT, MRT) auf unter 10 % vermindert werden können. Die größten Fehler traten bei Mediastinal- und Axillafeldern auf.

Die zum Ausgleich unregelmäßiger Oberflächen und stark unterschiedlicher Körperdurchmesser innerhalb eines Zielvolumens von einigen Institutionen angewendete Kompensatortechnik ist eine effektive Maßnahme zur Vermeidung von Dosisinhomogenitäten, hat bei Großfeldern eine Bedeutung, tritt aber bei den künftig verwendeten reduzierten Feldern in den Hintergrund und kann fast immer durch eine optimierte computerassistierte Bestrahlungsplanung ausgeglichen werden. Inwieweit diese individuellen Bestrahlungsplanungen die Behandlungsergebnisse im Hinblick auf die Prognose und die Spättoxizität verbessern können, muss derzeit noch den Ergebnissen von Langzeitbeobachtungen überlassen bleiben.

Die dreidimensionale Bestrahlungsplanung bietet, bei den jetzt üblichen eingeschränkten Zielvolumina im Rahmen der multimodalen Therapie, sehr gute Möglichkeiten der präzisen Dosisapplikation in definierten anatomischen Arealen und führt möglicherweise zu ganz neuen Konzepten der Definition von Zielvolumina und Toleranz gesunder Gewebe (Hutchings 2007; Eich 2008).

Funktionelle Zielvolumendefinitionen

Zur Festlegung der Zielvolumina wurden die Lymphknotenstationen des Körpers nach den langjährigen Erkenntnissen der Ausbreitungsregeln des Morbus Hodgkin in gewisse Regionen unterteilt (Rosenberg 1985), anhand derer dann die Definitionen des „involved" oder „extended field" getroffen wurden.

In der Definition des „extended field" herrscht bei den großen Gruppen wie EORTC (European Organization for Research and Treatment of Cancer), GHSG (German Hodgkin Study Group), GELA (Groupe d'Etudes des Lymphomes de l'Adulte), RTOG (Radiotherapy and Oncology Group), BNLI (British National Lymphoma Investigation Group), SWOG (Southwest Oncology Group), CALGB

(Cancer and Leukemia Group B), NCI-C (National Cancer Institute of Canada), ECOG (Eastern Cooperative Oncology Group), Stanford, weitgehende Einigkeit, während die Definition des „involved field" weiterhin in den Arbeitsgruppen selbst und zwischen den Studiengruppen in einer breiten Diskussion ist. Die von der GHSG entwickelte und praktizierte Definition, die sich an anatomischen Punkten, die leicht mit der Simulation festzulegen sind, orientiert und in den Studien HD 10–12 angewendet wurde, repräsentiert in Deutschland den Standard (Eich 2005, 2008; Müller 2005).

Die gegenwärtig praktizierte Definition des „extended field" beschreibt ein Volumen, welches die klinisch befallenen und benachbarten Lymphknotenstationen einbezieht. Das bedeutet nicht, dass bei jeglichem supradiaphragmalem Befall ein komplettes Mantelfeld bestrahlt werden muss, wie es in der Literatur wohl irrtümlicherweise von einzelnen Arbeitsgruppen gehandhabt wurde.

Das „involved field" umfasst nicht nur die klinisch oder bildgebend nachweisbar befallenen Lymphknoten, sondern alle Lymphknoten der entsprechenden topographisch-anatomischen Region mit einem gewissen Sicherheitssaum (Eich 2008; Engert 2003; Müller 2005) (Abbildungen 1, 2). Hier sind die Meinungen in den einzelnen Arbeitsgruppen nicht einheitlich.

Die „Involved-node"-Radiotherapie wurde kürzlich von der EORTC/GELA in ihre neue Studiengeneration für Patienten in frühen und intermediären Stadien (H10F und H10U) aufgenommen (Girinsky 2006). Da es sich allerdings bei der Involved node-Radiotherapie um ein bisher nicht randomisiert validiertes Verfahren handelt, soll sie in der zukünftigen HD-17-Studie der GHSG randomisiert im Vergleich zur Involved-field-Radiotherapie geprüft werden (Eich 2007).

Das klinische Zielvolumen (CTV, clinical target volume) im Rahmen der „Involved-node"-Radiotherapie umfasst nach der GHSG-Definition die initial als befallen gewerteten Lymphknoten. Es berücksichtigt die initiale Ausdehnung der Erkrankung inklusive der Verlagerung von Normalgeweben. Sollten die initial befallenen Lymphknoten nach Abschluss der Chemotherapie nicht mehr sichtbar sein oder sich auf eine normale Größe zurückgebildet haben, sollte ihre ursprüngliche Lokalisation in das CTV eingeschlossen werden. Das Planungszielvolumen (PTV, planning target volume) umfasst das CTV mit einem Sicherheitssaum, der die Organbewegung

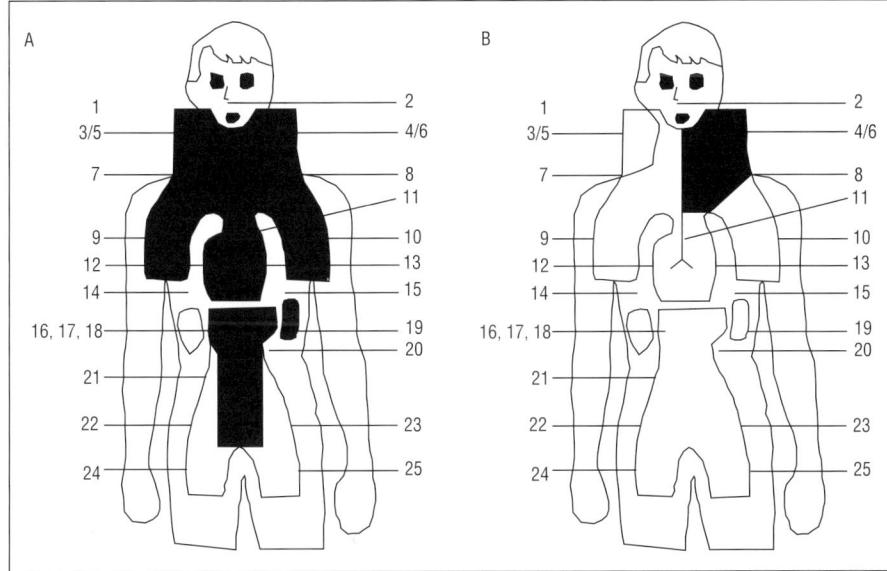

Abbildung 1. Radiotherapie (RT)-Volumen eines Patienten mit Morbus Hodgkin im Stadium I: Befall links zervikal. (A) Typisches „Extended-field"-RT-Volumen (Mantelfeld plus Paraaortalregion, Milz und Milzhilus); (B) für den gleichen Patienten schließt das „Involved-field"-RT-Volumen lediglich die gesamte linke Halsseite ein (hochzervikale, zervikale, supra- und infraklavikuläre Lymphknoten).

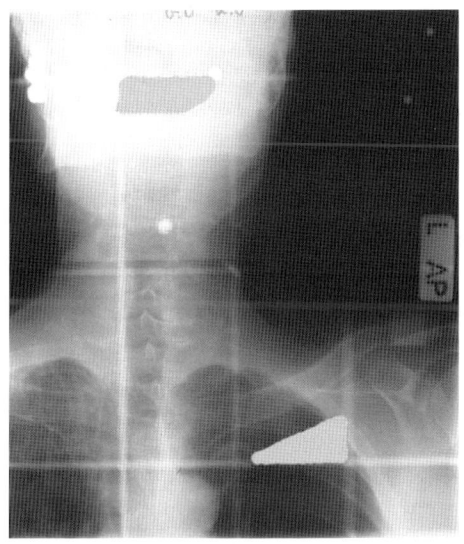
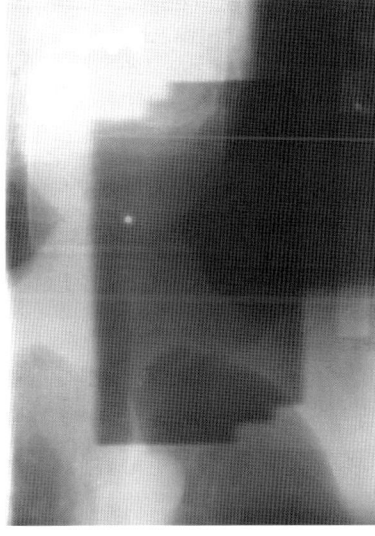

Abbildung 2. „Involved-field"-RT-Volumen eines Patienten mit Morbus Hodgkin im Stadium I: Befall links zervikal. Das Bestrahlungsfeld reicht kranial vom Mastoid nach kaudal bis zum unteren sternalen Rand der Klavikula. Nach medial müssen die submandibulären ipsilateralen Lymphknoten und der mediale Rand des ipsilateralen M. sternocleidomastoideus eingeschlossen sein.
a) Simulationsaufnahme.
b) Verifikationsaufnahme.

und mögliche Lagerungsungenauigkeiten berücksichtigt. Der Sicherheitssaum sollte im Allgemeinen in axialer Ausdehnung 2 cm, in kraniokaudaler Ausrichtung 3 cm betragen. Im Mediastinum wird zur Minimierung der Lungenbelastung ein gesondertes Vorgehen empfohlen.

Obwohl die klassische, in Stanford von Kaplan entwickelte Großfeldbestrahlung mittels Satellitentechnik bei den Lymphomen heute insgesamt in den Hintergrund getreten ist, gibt es für den Morbus Hodgkin, insbesondere für die Patienten, die außerhalb von Studien behandelt werden, manchmal noch die Indikation für ein Mantelfeld oder ein umgekehrtes Ypsilon.

In das supradiaphragmale Mantelfeld werden beidseitig die Lymphknotenregionen der Hals-, Supra- und Infraklavikularregion, beider Axillen sowie des Mediastinums eingeschlossen. Der Waldeyer'sche Rachenring, welcher nicht zum Mantelfeld gehört, wird üblicherweise unter Einschluss der präaurikulären Lymphknoten über laterale Gegenfelder bestrahlt. Die kraniale Feldgrenze des Mantelfeldes ist das Mastoid, liegt ca. 1 cm kranial der Kinnspitze und verläuft parallel zum Unterkiefer. Die kaudale Feldgrenze liegt an der Zwerchfellgrenze, in Höhe der Brustwirbelkörper 9–11, meist an der Unterkante des 10. BWK. Bei der Wahl der lateralen Feldgrenzen des Mantelfeldes ist darauf zu achten, dass – auch unter Kenntnis des Dosisabfalls – die axillären

Lymphknoten vollständig erfasst werden (Position der Oberarme beachten!). Individuell erstellte Lungensatelliten werden von Anfang an gesetzt, eventuell erfolgt bei großen Mediastinaltumoren nach jeweils 10 Gy eine Größenanpassung entsprechend der Tumorrückbildung. Wichtig ist es, die Lungensatelliten so zu positionieren, dass sie nicht die infraklavikulären Lymphknoten teilweise oder ganz abdecken. Die Mammae sollten soweit wie möglich aus den Bestrahlungsfeldern herausgehalten werden, häufig kann das mittels Klebestreifen geschehen.

Der Kehlkopf kann ab 15 Gy durch einen kleinen Block geschont werden, mit größeren Blöcken können Lymphknoten abgedeckt werden. Hals- und Rückenmark sind auf jeden Fall ab 40 Gy zu schonen. Von manchen Gruppen werden bereits ab 20 Gy Blöcke gesetzt. Hier sollte in Abhängigkeit vom Ausmaß des Lymphknotenbefalls und bei der heute in der Regel niedrigen Gesamtdosis abgewogen werden, besonders sorgfältig sollte bei Mediastinalbefall entschieden werden. In den seltenen Fällen einer Bestrahlung von Lunge und/oder Leber kann dies durch sog. Transmissionsblöcke realisiert werden, welche, gemäß der gewählten Dicke der Blöcke, einen Teil der Strahlung durchlassen und so, während z. B. die supradiaphragmalen Lymphknoten mit 36 Gy bestrahlt werden, die Lunge mit ca. 37 % (13 Gy) belasten. Gleiches kann für die Leber mit einer Transmission von ca. 50 % oder 18 Gy realisiert werden.

Das infradiaphragmale umgekehrte Y-Feld umfasst die aortalen, beidseits iliakalen und inguinalen Lymphknoten, gegebenenfalls die Lymphknoten des Milzstiels oder auch die Milz selbst. In diesen Regionen kann durch die Anwendung der individuellen MRT-gestützten Bestrahlungsplanung in der Regel eine bessere Schonung eines Teils der Nieren erreicht werden. Die zusätzliche Schonung des Spinalkanals infradiaphragmal ab 30 Gy wird nicht einheitlich gehandhabt.

Chemotherapie

Für die fortgeschrittenen Stadien des Morbus Hodgkin war bis in die 60er Jahre keine Langzeitheilung möglich. Erst durch die von DeVita et al. am National Cancer Institute in den Vereinigten Staaten entwickelte Kombination von Mechlorethamin, Oncovin, Procarbazin und Prednison, auch als MOPP-Schema bekannt und berühmt geworden, konnten rezidivfreie Langzeit-Überlebensraten von rund 66 % erreicht werden (DeVita 1987). In Deutschland

Tabelle III. Verschiedene Formen potenzieller Toxizitäten in der Therapie des Morbus Hodgkin.

Form	Auslöser
Herz	An hrazykline, Bestrahlung
Lunge	Bleomycin, Bestrahlung
Hämatopoese	Verschiedenste Zytostatika, Bestrahlung
Gonaden	Alkylanzien, Procarbazin, Bestrahlung
Sekundär-neoplasien	Verschiedenste Zytostatika, Bestrahlung

wird statt des Mechlorethamins Cyclophosphamid mit gleicher Effizienz und weniger Nebenwirkungen eingesetzt.

Die Suche nach nicht-kreuzresistenten Therapieschemata führte Bonnadonna et al. 1982 in Mailand auf die Kombination Doxorubicin, Bleomycin, Vinblastin und Dacarbazin. Als ABVD-Schema hat es sich in den letzten zehn Jahren als Standardchemotherapie weltweit etabliert. MOPP, ABVD oder die alternierende Anwendung von MOPP/ABVD waren viele Jahre der Standard in der Chemotherapie der fortgeschrittenen Stadien des Morbus Hodgkin und nach MOPP-Versagen wurden mit dem ABVD-Schema noch zusätzlich 10 % der Patienten geheilt, der Durchbruch konnte jedoch nicht erzielt werden. Bestrahlt wurden in diesen Stadien meist nur initiale Bulk- und Residualtumoren. Ein neuer Ansatz wurde mit der Entwicklung der dosisintensivierten Protokolle in der Therapie von Patienten mit fortgeschrittenen Stadien eingeleitet, die eine höhere Dosisdichte (Intensivierung über die Zeit) und/oder eine höhere kumulative Dosis zur Grundlage hatten. Ein solches Regime stellt Stanford V dar. Es enthält die Substanzen von MOPP/ABVD ohne Procarbazin und Dacarbazin, stattdessen wurde Etoposid als neues Medikament eingefügt. Die Chemotherapie mit dieser Kombination dauert nur noch sechs Wochen, MOPP/ABVD als Standardtherapie hatte sechs Monate gedauert (Rosenberg 1996) (s. a. Tabelle III).

Die GHSG entwickelte das BEACOPP-Protokoll als alternatives dosisintensiviertes Protokoll, um sowohl die Steigerung der Dosisdichte als auch der Gesamtdosis zu überprüfen. Das BEACOPP-Protokoll enthält zum großen Teil identische Substanzen im Vergleich zum Standard COPP/ABVD, allerdings wurden Vinblastin und Dacarbazin weggelassen, stattdessen wurde die Dosis von Etoposid und Cyclophosphamid erheblich erhöht. Zusätzlich werden die Substanzen mit der größten Knochenmarkstoxizität (Cyclophosphamid, Doxorubicin und Etoposid) in den ersten drei Tagen verabreicht, sodass eine Dosissteigerung dieser Substanzen mit der Verabreichung von G-CSF ab Tag 8 möglich wird. Im Vergleich zu COPP/ABVD ist die Dauer der gesamten Therapie verkürzt, von 32 Wochen für vier Doppelzyklen COPP/ABVD auf 24 Wochen für acht Zyklen BEACOPP (Tesch 1998). Die Ergebnisse der HD-9-Studie der GHSG ergaben derart bessere Behandlungsergebnisse, sowohl im Hinblick auf die Rate der primär kompletten Remissionen als auch des rezidivfreien Überlebens, dass in den Protokollen der GHSG für die fortgeschrittenen Stadien BEACOPP zur Standardchemotherapie erklärt wurde (Diehl 2003).

Kombinierte Strahlen- und Chemotherapie

Bei entsprechender Indikationsstellung sind sowohl die lokale Radiotherapie als auch die systemisch wirkende Chemotherapie allein äußerst effektive Therapiemaßnahmen mit kurativem Potenzial zur Behandlung des Morbus Hodgkin. Eine sinnvolle Kombination beider Behandlungsmöglichkeiten bietet die Chance, unter Abwägung der jeweils zu erwartenden Akut- und Spättoxizitäten stadien- und risikoadaptierte günstigere Ergebnisse anzustreben.

Eine Polychemotherapie vor oder nach Radiotherapie kann die Herde, die entweder okkult waren oder durch die Strahlenbehandlung nicht devitalisiert wurden, vernichten. Andererseits kann die Radiotherapie auch nach Chemotherapierezidiven erfolgreich als Salvage-Behandlung eingesetzt werden (Josting 2005; Mauch 1987). Die fehlende Kreuzresistenz von Radio- und Chemotherapie sollte also gerade in den Krankheitsstadien, die von jeder der einzelnen Therapieformen nicht optimal profitieren, die Behandlungsergebnisse durch eine kombinierte Anwendung verbessern, z. B. bei den großen Mediastinaltumoren. Auch die Kenntnis, dass Rezidive nach Radiotherapie sehr häufig außerhalb der ehemaligen Zielvolumina auftreten (Hoppe 1982) und Chemotherapierezidive sich häufiger in Lymphknoten manifestieren (Shahidi 2006; Young 1978), spricht für die kombinierte Anwendung.

Spezielle Aspekte der kombinierten Radio- und Chemotherapie

Strahlendosis und Feldgröße

Die Wahrscheinlichkeit eines Lokalrezidivs im Bestrahlungsfeld sinkt auf unter 5 % nach einer Dosis von 35 Gy oder mehr, weshalb diese Dosis als

Standarddosis bei alleiniger Strahlentherapie etabliert ist. Die Diskussion, ob und in welchem Umfang die Strahlendosis bei kombinierter Modalität zurückgenommen werden kann, hält an (Eich 2005, 2007; Engert 2007). Es wird einerseits argumentiert, dass die Kombination zweier höchst effektiver Therapiearten für den Morbus Hodgkin zu einer derartigen Steigerung der Effektivität führt, dass eine der Modalitäten, in diesem Fall die Radiotherapie, in ihrer Intensität zurückgenommen werden kann, ohne dass die Behandlungsergebnisse schlechter werden. Andererseits ist es auch der Sinn der Kombination von Radio- und Chemotherapie, eine mögliche Resistenz von Hodgkin-Zellen gegen eine der Modalitäten zu überwinden, was auch bedeuten würde, dass die volle Dosis der Strahlentherapie genutzt werden sollte, um Resistenzen gegen die Chemotherapie zu überwinden oder vice versa. Diese komplexen Fragestellungen können nur durch klinische Studien gelöst werden.

Dass die Strahlendosis im „extended field" ohne Risiko auf 30 Gy gesenkt werden kann, hat die HD-4-Studie der GHSG schlüssig nachweisen können (Dühmke 1996, 2001). Leider gibt es nur sehr wenige klinische Studien, die sich der Frage der minimalen Dosis zur Devitalisierung klinisch evidenter Hodgkin-Manifestationen widmen. Löffler et al. 1997 berichten über die Ergebnisse der HD-1- und HD-5-Studien der GHSG, in denen Patientengruppen mit bestimmten Konstellationen in der HD-1-Studie randomisiert nach Chemotherapie eine Dosis von 20 Gy oder 40 Gy auf „Non-bulk"-Regionen des EF erhielten, während in der HD-5-Studie vergleichbar 30 Gy auf diese Bereiche bestrahlt wurde. Das rezidivfreie Überleben war in allen Behandlungsgruppen gleich, sodass in fortgeschrittenen Stadien oder bei bestimmten Risikofaktoren ohne Risiko die Strahlendosis in „Non-bulk"-Regionen auf 20–30 Gy zurückgenommen werden kann. Da die „Bulk"-Regionen in beiden Studien jeweils mit 40 Gy bestrahlt wurden, bleibt die Frage offen, ob auch in entsprechend ausgedehnt befallenen Regionen die Strahlendosis nach effizienter Chemotherapie gesenkt werden darf. Ebenso konnte bei pädiatrischen Patienten mit Morbus Hodgkin in den Stadien III und IV sowie bei Erwachsenen mit rezidiviertem Morbus Hodgkin belegt werden, dass Gesamtdosen zwischen 15 Gy und 25 Gy für Lymphome ausreichen, die vorher gut auf die Chemotherapie angesprochen hatten. Die Frage der Dosis von Radio- und Chemotherapie ist derzeit Gegenstand von Studien der EORTC und der GHSG (Eich 2007; Engert 2007; Müller 2005).

Das Risiko einiger bedeutender Spättoxizitäten nach Strahlenbehandlung scheint durch das Herabsetzen der Dosis merklich gesenkt werden zu können, insbesondere die Häufigkeit von strahleninduzierten Mammakarzinomen (Bathia 1996; Salloum 1996). Nach den verfügbaren Literaturdaten führt eine Gesamtdosis von weniger als 40 Gy zu einer substanziellen Reduktion von Akut- und Spättoxizitäten. Besonders die kardiale Toxizität und Mortalität sind streng dosisabhängig, wie von der Stanforder Arbeitsgruppe anhand der dort nur bestrahlten Patienten berichtet wird (Hancock 1993). Folglich sollte, insbesondere nach Chemotherapie, eine Dosis von weniger als 40 Gy auf befallene und nicht mehr als 30 Gy (eher weniger) auf nicht befallene Regionen des Mediastinums bestrahlt werden. Die umfangreichen Erfahrungen in der Behandlung an Morbus Hodgkin erkrankter Kinder belegen, dass nach effizienter Chemotherapie eine Strahlendosis zwischen 20 und 25 Gy als additive Maßnahme ausreichen sollte. Die Testung dieser Dosisbereiche ist derzeit Gegenstand von Studien der GHSG (Eich 2005, 2007; Müller 2005).

Eine weitere Möglichkeit, die Toxizität der Strahlenbehandlung bei kombinierter Modalität zurückzunehmen, ist die Reduktion der Zielvolumina. In einigen klinischen Studien an Patienten mit niedrigen Stadien konnte gezeigt werden, dass gute, gleich gute oder bessere Ergebnisse mit einer „Involved-field"-Bestrahlung und Chemotherapie im Vergleich zur „Extended field"-Bestrahlung allein erreicht werden können (Eich 2005; Engert 2003; Horning 1997; Noordijk 2006).

Hinsichtlich der Entscheidung, in welcher Reihenfolge die Modalitäten Strahlen- und Chemotherapie angewendet werden sollen, hat sich anhand der Ergebnisse der EORTC herausgestellt (Carde 1988; Noordijk 1997), dass die Abfolge primär Chemo- und dann Strahlentherapie vorteilhafter ist, da die hämatologische und pulmonale Toxizität nach primärer Strahlentherapie die Applikation einer voll dosierten Chemotherapie in diesen Studien kompromittierte. Darüber hinaus erlaubt der Rückgang der Tumorgröße nach Chemotherapie eine Adaptation der Zielvolumina an die dann vorliegenden Größenverhältnisse.

Toxizitäten der kombinierten Radio- und Chemotherapie

Der Morbus Hodgkin ist in den letzten Jahrzehnten in fast allen Stadien zu einer langfristig heilbaren

Erkrankung geworden. Das ist aber leider, bei konsequenter Anwendung aller therapeutischen Kenntnisse und Möglichkeiten, nicht ohne therapieassoziierte Früh- und Spättoxizitäten möglich (Mauch 1995; Swerdlow 1992). Die adäquate Anwendung der kombinierten Behandlungsmöglichkeiten von Radio- und Chemotherapie wird es ermöglichen, ohne die guten Therapieergebnisse zu gefährden, einzelne Toxizitäten zu mindern, indem z. B. Zielvolumina nach Chemotherapie kleiner gehalten werden können oder die Chemotherapie verkürzt wird (bei gleichzeitiger Intensivierung). Es kann andererseits aber nicht erwartet werden, dass die Kombination zweier in sich schon toxischer Therapiemöglichkeiten zur optimalen Effektivitätssteigerung der Behandlungsergebnisse ohne zusätzliche Risiken von Früh- und Spättoxizitäten erreicht werden kann (Biti 1994; Löffler 1998).

Die Verwendung der höchst effektiven Substanzen Doxorubicin und Bleomycin in kombinierten Therapieschemata erhöht die Risiken kardialer und pulmonaler Toxizitäten. Die Doxorubicin-assoziierte Kardiomyopathie nimmt dann zu, wenn der linke Ventrikel des Herzens in das Zielvolumen eingeschlossen ist (Dunn 1994), es fehlen jedoch die schlüssigen Beweise, dass dieses mit den normalerweise zur Therapie des Morbus Hodgkin kumulativ applizierten Dosen möglich ist. Langzeitbeobachtungen von Erwachsenen, die mit sechs Zyklen ABVD und Strahlenbehandlung therapiert wurden, haben gezeigt, dass die Patienten dann keine klinisch signifikanten Kardiomyopathien bekommen, wenn die Doxorubicin-Dosis nicht über 300 mg/m^2 gewählt wurde und möglichst geringe Herzvolumina mit nicht mehr als 30–40 Gy bestrahlt wurden (Santoro 1987).

Ähnliche Bedeutung wird dem Bleomycin hinsichtlich der kombinierten pulmonalen Toxizität zugemessen (Horning 1994), obwohl von einigen Autoren auch keine erhöhten Raten pulmonaler Toxizitäten nach Bleomycin-haltigen Schemata plus Strahlentherapie als nach Strahlentherapie allein gesehen wurden (Hirsch 1996). Die Frage, ob die Rate an myelodysplastischen Syndromen, anderen hämatologischen Neoplasien oder soliden Tumoren nach kombinierter Radio- und Chemotherapie des Morbus Hodgkin höher ist als nach jeder Modalität allein, kann derzeit wegen fehlender Langzeitdaten nicht beantwortet werden. Obwohl in einigen der Mitteilungen von erhöhten Raten an Zweitneoplasien nach kombinierter Modalität berichtet wird (Franklin 2006), kann keine der bisher veröffentlichten Arbeiten schlüssig belegen, dass wirklich nur die kombinierte Radio- und Chemotherapie ursächlich verantwortlich ist.

Wahl der speziellen Therapie

Prognostisch günstige Stadien I und II

Bedeutende Fortschritte in der Behandlung der frühen Stadien des Morbus Hodgkin resultieren aus den Ergebnissen zahlreicher klinischer Studien, von denen die ersten 1960 in Stanford von Rosenberg und Kaplan aufgelegt wurden (Rosenberg 1985). In Europa wurden wesentliche Beiträge zu dieser Problematik durch die Ergebnisse der Studien der EORTC und der GHSG geleistet (Dühmke 1996, 2001; Eich 2007; Engert 2007; Müller 2005; Noordijk 1998). In der Literatur liegen umfangreiche Metaanalysen zu den prognostisch günstigen Stadien I und II vor (Shore 1990; Specht 1998). „Early stage" Hodgkin's disease umfasste in den analysierten 23 Studien Patienten in den klinisch oder chirurgisch diagnostizierten Stadien I und II, enthalten waren aber auch einige Patienten im Stadium III, Patienten mit B-Symptomatik sowie mit ausgedehntem mediastinalem Befall. Untersucht wurde einerseits der Einfluss der Größe der Zielvolumina sowie einer durchgeführten Chemotherapie. Die randomisierten Studien wurden in zwei Gruppen aufgeteilt: einmal der Vergleich zwischen „ausgedehnter" versus „weniger ausgedehnter" Strahlentherapie und der Vergleich von Polychemotherapie plus Strahlenbehandlung versus alleinige Strahlenbehandlung (s. Tabelle IV).

„Ausgedehnte" Strahlenbehandlung bedeutete, dass sowohl supradiaphragmal über ein Mantelfeld als auch infradiaphragmal das obere Abdomen „subtotal nodal" bestrahlt wurde. Obwohl in insgesamt der Hälfte der Studien für die Patienten mit „ausgedehnter" Bestrahlung ein statistisch signifikant besseres rezidivfreies Überleben resultierte (nach 10 Jahren 37,7 % vs. 27,7 %), war in keiner der Studien das Gesamtüberleben einer der beiden Behandlungsgruppen statistisch signifikant besser, es betrug in beiden Studien nach zehn Jahren 77 %. Die etwas höhere Mortalität an Rezidiven der weniger ausgedehnt Bestrahlten wurde ausgeglichen durch die etwas höhere therapieassoziierte Mortalitätsrate der primär ausgedehnter bestrahlten Patienten. In den 13 in die Metaanalyse einbezogenen Studien (Specht 1998), in denen Patienten in frühen Stadien entweder eine kombinierte Radio- und Chemotherapie erhielten oder eine alleinige Radiotherapie, resultierte für die kombiniert behandelten Patientengruppen ein statistisch signifikant besseres rezidivfreies Überleben, verglichen mit der alleinigen Strahlentherapie. Nach zehn Jahren betrug das Rezidivrisiko für die Patienten, die nur bestrahlt wurden, 32,7 %, aber nur 15,8 % für diejenigen, die Chemo- und Radiotherapie erhalten hatten. Stadienbezogen ergab sich ein Rezidivrisiko von 20,4 % für das Stadium IA (nur RT) versus 11 % (kombinierte Therapie), entsprechend von 27,9 % versus 14,9 % für das Stadium IIA. Die Zehnjahres-Gesamtüberlebensraten unterschieden sich nicht wesentlich mit 76,5 % für die nur Bestrahlten gegen 79,4 % für die kombiniert behandelten Patienten.

Im Detail gibt es wegen der inhomogenen Datensammlung an der Metaanalyse einiges zu kritisieren, da einige Daten aus den unterschiedlichen Zentren u. a. hinsichtlich der Todesursachen, des Follow-up und der durchgeführten Radiotherapie variierten. Insgesamt erbrachte diese Zusammenstellung jedoch einige sehr wichtige und hilfreiche Daten im Hinblick auf die Fragestellung, inwiefern die Art und das Ausmaß der durchgeführten Therapie in frühen Stadien des Morbus Hodgkin das rezidivfreie und das Gesamt-

Tabelle IV. Definitionen von Risikofaktoren in zwei großen Multicenterstudien.

Behandlungsgruppe	GHSG- Risikofaktoren	EORTC/GELA-Risikofaktoren
	A Großer Mediastinaltumor B Extranodalbefall C Erhöhte BSG[a] D ≥ 3 befallene LK-Areale	A Großer Mediastinaltumor B Alter ≥ 50 Jahre C Erhöhte BSG[a] D ≥ 4 befallene Lymphknotenareale
Lymphozyten prädominant	NLPHD-Histologie im CS I–II ohne RF	
Frühes Stadium (günstig)	CS I–II ohne RF	
Frühes Stadium (ungünstig)	CS I, CS IIA mit einem oder mehreren RF; CS IIB mit C/D ohne A/B	
Fortgeschrittenes Stadium	CS IIB mit A/B; CS III–IV	

BSG: Blutkörperchensenkungsgeschwindigkeit; CS: Klinisches Staging; GHSG: Deutsche Hodgkin Lymphom Studiengruppe; EORTC: European Organization for Research and Treatment of Cancer; GELA: Groupe d'Etude des Lymphomes de l'Adulte; NLPHD: Nodulärer lymphozytenprädominanter Morbus Hodgkin; RF: Risikofaktor.
[a] Blutkörperchensenkungsgeschwindigkeit (≥ 50 mm/h mit B-Symptomatik, oder ≥ 30 mm/h ohne B-Symptomatik)

überleben beeinflussen. Anhand der dort präsentierten Ergebnisse kann mit einer intensiveren Behandlung das rezidivfreie Überleben statistisch signifikant verbessert werden, ohne das Gesamtüberleben wesentlich zu beeinflussen.

Nur wenige wissenschaftliche Studien haben sich umfassend mit der Frage der Dosiswirkung bei der Therapie des Morbus Hodgkin befasst (Schewe 1988; Vijayakumar 1992), und es gibt nur eine prospektiv randomisierte Studie zu dieser Thematik, nämlich die HD-4-Studie der GHSG (Dühmke 1996, 2001). Dort wurde bei 376 laparotomierten Patienten in den prognostisch günstigen Stadien IA–IIB die Fragestellung überprüft, ob 30 Gy oder 40 Gy im „extended field" zur Kontrolle der subklinischen Manifestation des Morbus Hodgkin ausreichen. Sämtliche Rezidive wurden von einem Radiotherapie-Panel analysiert. Das rezidivfreie Fünfjahresüberleben war im 30-Gy-„Extended-field"-Arm statistisch signifikant besser als im 40-Gy-EF-Arm (81 % vs. 70 %; p = 0,026), auch das Fünfjahres-Gesamtüberleben sprach für den 30-Gy-EF-Arm (98 % vs. 93 %; p = 0,67), ohne eine statistische Signifikanz zu ergeben. Insgesamt lassen die Ergebnisse dieser Studie aber die Aussage zu, dass mit Radiotherapie allein 30 Gy im „extended field" zur Kontrolle des subklinischen Befalls beim Morbus Hodgkin ausreichen. Die Strategie der alleinigen Mantelfeldbestrahlung für Patienten in den klinischen Stadien IA und IIA erschien attraktiv, konnte doch die gesamte Therapie in gut fünf Wochen durchgeführt werden, zusätzliche Risiken seitens einer abdominellen Bestrahlung waren nicht zu befürchten und die Chemotherapie stand als potente Salvage-Maßnahme zur Verfügung.

Die Ergebnisse sowohl retrospektiver als auch prospektiver Studien nach Mantelfeldbestrahlung allein bei nicht selektionierten Patienten der Stadien CS I und CS II waren jedoch enttäuschend. Das H-1-Protokoll der EORTC war eine der ersten Studien, die sich der Frage der Bewertung der alleinigen Strahlenbehandlung gegen eine kombinierte Radio- und Chemotherapie in den frühen Stadien widmeten. Alle als CS I und CS II diagnostizierten Patienten erhielten entweder eine alleinige Mantelfeldbestrahlung oder die Kombination mit einer Vinblastin-Chemotherapie (Tubiana 1989). Es wurden zwar weniger Rezidive bei den Patienten beobachtet, die mit Strahlen- und Chemotherapie behandelt wurde, insgesamt waren die Rezidivraten sehr hoch und das rezidivfreie Überleben der Patienten nach Mantelfeldbestrahlung allein betrug nach fünf Jahren nur 38 %, das Gesamtüberleben nach 15 Jahren lag bei 58 %. Daraus konnte geschlossen werden, dass bei unselek-

tionierten Patienten der Stadien CS I und CS II einerseits die Mantelfeldbestrahlung zur Langzeitheilung nicht ausreicht und andererseits Vinblastin allein in der Kombination nicht sehr effektiv ist (Tubiana 1989). Aus Toronto wurden ähnliche Ergebnisse berichtet (Sutcliffe 1985), die rezidivfreien Zehnjahres-Überlebensraten betrugen nur 58 %. Die hohen Rezidivraten waren nicht überraschend. Selbst im Stadium CS I und II muss mit ca. 20 % okkultem abdominellen Befall gerechnet werden, wenn diese Patienten nicht in irgendeiner Form adjuvant therapiert werden, sei es mit infradiaphragmaler Strahlen- oder Chemotherapie.

Die EORTC hat versucht, mit ihren Studien H7VF und H8VF (very favorable disease) prognostische Gruppen zu identifizieren, bei denen auch ohne Laparotomie möglicherweise die Mantelfeldbestrahlung allein ausreichen würde. Diese Gruppen bestanden aus Frauen < 40 Jahre mit LP- oder NS-Histologie und einer BSG < 50 mm/h. Zwar erreichten 95 % von 40 Behandelten im H7VF-Protokoll eine CR nach Mantelfeldbestrahlung, jedoch traten 23 % Rezidive auf und das rezidivfreie Sechsjahresüberleben betrug 73 %, das Gesamtüberleben 96 % (Noordijk 1997, 2006). Zur Überprüfung der Bedeutung der prophylaktischen abdominellen Bestrahlung in den frühen Stadien des Morbus Hodgkin wurde von der EORTC das H-5-Protokoll initiiert, in welchem die Mantelfeldbestrahlung allein mit Mantelfeldbestrahlung plus Bestrahlung der aortalen Lymphknoten und des Milzstiels verglichen wurde (Carde 1988; Tubiana 1989). Eingeschlossen wurden Patienten mit LP- oder NS-Histologie, ≤ 40 Jahre, den Stadien PS I und II mit Mediastinaltumoren und einer BSG < 70 mm/h. Zwischen den beiden Behandlungsarmen wurden keine Unterschiede hinsichtlich des rezidivfreien oder Gesamtüberlebens gefunden.

Die Identifizierung der optimalen chemotherapeutischen Substanzen hinsichtlich Wirksamkeit und Toxizitätsprofil sowie die Zahl der notwendigen Zyklen in der Kombination mit der Strahlenbehandlung zur Therapie der frühen und prognostisch günstigen Stadien des Morbus Hodgkin sind in den letzten Jahrzehnten ebenfalls Gegenstand zahlreicher klinischer Studien gewesen. Es sollte herausgefunden werden, welche möglichst wenig intensive (toxische) Chemotherapie in der Lage ist, die klinisch okkulte Erkrankung außerhalb einer „Involved-field"- oder regionalen (Mantelfeld) Bestrahlung zu beherrschen. Dazu wurden einige randomisierte Studien aufgelegt (Noordijk 2006; Tubiana 1989). Es wurden vier bis sechs Zyklen Chemotherapie mit einer limitierten Bestrahlung (s. o.) kombiniert und gegen eine alleinige subtotale oder total nodale Bestrahlung geprüft. In der von Horning et al. 1988 veröffentlichten Studie ergaben sich deutliche Unterschiede im progressionsfreien Überleben nach fünf Jahren zugunsten des kombinierten Vorgehens mit 95 % versus 70 %, das Gesamtüberleben war in beiden Armen gleich. Die BNLI (Britisch National Lymphoma Investigation Group) bestätigte die Effizienz der Chemotherapie aus Vinblastin, Bleomycin und Methotrexat (VBM), die Studie wurde aber wegen unakzeptabler pulmonaler und hämatologischer Toxizitäten abgebrochen (Bates 1994).

Im Protokoll H7F (favorable disease) der EORTC (1988–1993) wurde eine Kombination von Epirubicin, Bleomycin, Vinblastin und Prednison (EBVP) plus „Involved-field"-Bestrahlung gegen die Bestrahlung des Mantelfeldes, der paraaortalen Lymphknoten und des Milzstiels bei Patienten mit günstiger Prognose in den frühen Stadien CS I und CS II getestet (Noordijk 2006). Nach zehn Jahren waren das ereignisfreie Überleben (88 % vs. 78 %; p = 0,0113) nach Radiochemotherapie signifikant besser. Das Zehnjahres-Gesamtüberleben war mit 92 % in beiden Armen sehr gut.

Die GHSG hat erstmals im HD-7-Protokoll (1994–1998) eine primär kombinierte Chemo- und Radiotherapie bei Patienten in frühen Stadien ohne Risikofaktoren eingesetzt (großer Mediastinaltumor, massiver Milzbefall, lokalisierter extranodaler Befall, BSG ≥ 50 mm/h in A; ≥ 30 mm/h in B; mehr als 3 befallene Lymphknotenareale) (Engert 2007). Es wurden 650 Patienten in diese Studie eingebracht. Randomisiert wurde eine 30 Gy-EF + 10 Gy-IF-Radiotherapie (Arm A) gegen zwei Zyklen ABVD plus RT wie in Arm A (Arm B). Die Endauswertung dieser Studie, die 2007 publiziert wurde, ergab nach einer medianen Beobachtungszeit von 87 Monaten keinen Unterschied zwischen den Therapiearmen hinsichtlich der CR-Rate (Arm A, 92 %; Arm B, 94 %) und des Gesamtüberlebens nach sieben Jahren (Arm A, 92 %; Arm B, 94 %; p = 0,43). Die Kaplan-Meier-Abschätzung des FFTF (freedom from treatment failure) zeigte mit 67 % in Arm A und 88 % in Arm B einen statistisch signifikanten Vorteil für den kombinierten Behandlungsarm, zurückzuführen auf die äußerst geringe Rate an Rezidiven im Arm B. Somit ist die kombinierte Therapie bestehend aus zwei Zyklen ABVD (oder einer ähnlichen Chemotherapie) vor einer EF-Radiotherapie mit 30 Gy effektiver als eine alleinige EF-Radiotherapie (Engert 2007).

Die in der Folge eröffnete HD-10-Studie (1998–2002) überprüft auf der Basis der „Involved-field"-Bestrahlung mit 20 Gy oder 30 Gy die Frage der notwendigen Zahl der Chemotherapiezyklen: Arm A: 2 ABVD + 30 Gy IF-RT; Arm B: 2 ABVD + 20 Gy IF-RT; Arm C: 4 ABVD + 30 Gy IF-RT und Arm D: 4 ABVD + 20 Gy IF-RT. Eingeschlossen sind, ähnlich wie in HD 7, Patienten der Stadien CS IA bis CS IIB ohne definierte Risikofaktoren. Die Zwischenanalysen zeigen bislang keinen Unterschied zwischen den Therapiearmen 30 versus 20 Gy (Eich 2005). Die Ergebnisse dieser Studie werden zweifelsohne großen Einfluss auf die Behandlungskonzepte der frühen Stadien des Morbus Hodgkin ohne Risikofaktoren haben.

Darüber hinaus bestehen noch einige offene Fragen, die erst eine Langzeitbeobachtung zufriedenstellend klären kann: z. B. ob in der Rezidivsituation die Salvage-Therapie durch die vorangegangenen zwei Zyklen ABVD plus Radiotherapie kompromittiert wird, oder ob Patienten mit Rezidiv nach kombinierter Therapie eher eine Hochdosis-Chemotherapie mit Stammzellersatz benötigen als diejenigen, welche nach Chemotherapie allein rezidivieren. Das Stanford-V-Protokoll wurde als relativ kurzes, aber innerhalb von 12 Wochen sehr dosisintensives Chemotherapieregime zur Behandlung von Patienten mit Morbus Hodgkin und schlechter Prognose in den Stadien CS I und CS II eingesetzt (Bartlett 1995; Sienawski 2007). Eine Modifikation dieses Protokolls wird derzeit bei Patienten mit günstiger Prognose in den Stadien CS IA–IIA eingesetzt. Bestrahlt werden initial befallene Lymphknotenareale, die mittels Bildgebung als Strukturen > 1,5 cm identifiziert wurden.

Relevante Daten zur alleinigen Chemotherapie versus alleinige Radiotherapie oder kombinierte Radiochemotherapie für die prognostisch günstigen frühen Stadien I und II sind rar (Biti 1992; Longo 1991; Macdonald 2007; Meyer 2005). Vom NCI (American National Cancer Institute) wurde eine Studie konzipiert, welche initial Patienten mit Morbus Hodgkin und intermediären prognostischen Risiken (B-Symptomatik, großer Mediastinaltumor und frühes Stadium III) einschließen sollte (Longo 1991). Patienten wurden randomisiert in die Arme: sechs Monate MOPP-Chemotherapie versus subtotale nodale Bestrahlung. Während der Rekrutierung der Studie wurde erkannt, dass Patienten mit massivem mediastinalem Befall und im Stadium PS IIIA keine geeigneten Kandidaten für eine alleinige Strahlentherapie sind, folglich wurden die Randomisationskriterien geändert und die Studie fortgesetzt. Nach zehn Jahren ergaben sich keine Unterschiede im ereignisfreien

Tabelle V. Behandlungsempfehlungen außerhalb klinischer Studien für die Primärtherapie.

Behandlungsgruppe	Stadium	Empfehlungen
Frühes Stadium (günstig)	CS I–IIA/B ohne RF	EF-RT (30–36 Gy) oder 4–6 Zyklen Chemotherapie[a] + IF-RT (20–36 Gy)
Frühes Stadium (ungünstig)	CS I–IIA/B mit RF	4–6 Zyklen Chemotherapie[b] + IF-RT (20–36 Gy)
Fortgeschrittenes Stadium	CS IIB + RF; CS IIIA/B; CS IVA/B	6–8 Zyklen Chemotherapie[c] + RT (20–36 Gy) residueller Lymphome und Bulk-Lymphome

CS: Klinisches Staging; EF-RT: „Extended-field"-Radiotherapie; IF-RT: „Involved-field"-Radiotherapie; RF: Risikofaktoren (s. Tabelle IV); RT: Radiotherapie.
[a] ABVD (Doxorubicin (Adriamycin), Bleomycin, Vinblastin, Vincristin und Darcabazin), EBVP (Epirubicin, Bleomycin, Vinblastin und Prednison), oder VBM (Vinblastin, Bleomycin und Methotrexat).
[b] ABVD, Stanford V (Mechlorethamin, Adriamycin, Vinblastin, Vincristin, Etoposid, Bleomycin und Prednison), oder MOPP/ABV (Mechlorethamin, Vincristin, (Oncovin), Procarbazin und Prednison/Adriamycin, Bleomycin, Vinblastin).
[c] ABVD, MOPP/ABV, ChlVPP/EVA (Chlorambucil, Vinblastin, Procarbazin und Prednison/Etoposid, Vincristin und Adriamycin) oder BEACOPP (Bleomycin, Etoposid, Adriamycin, Cyclophosphamid, Vincristin, Procarbazin und Prednison) eskaliert.

oder Gesamtüberleben für die Stadien IB, IIA und IIB ohne großen Mediastinaltumor (Longo 1991). In Italien wurde ebenfalls eine prospektiv randomisierte Studie durchgeführt (Biti 1992), in der Patienten der Stadien PS IA–IIA entweder sechs Monate mit MOPP-Chemotherapie behandelt wurden oder eine subtotal nodale Bestrahlung erhielten. Das progressionsfreie Überleben war nach acht Jahren mit 76 % versus 64 % nicht statistisch signifikant unterschiedlich (p > 0,05), das Gesamtüberleben der nur bestrahlten Patienten war mit 93 % aber statistisch signifikant besser als nach alleiniger Chemotherapie (p < 0,001). Diese deutliche Differenz wurde darauf zurückgeführt, dass es bei Patienten mit Rezidiven nach MOPP-Chemotherapie kaum effiziente Salvage-Therapien gibt. Ferner traten, sowohl in der Studie des NCI als auch in der italienischen Studie, nach der MOPP-Chemotherapie erheblich mehr akute Toxizitäten auf als nach alleiniger Bestrahlung.

Eine kürzlich publizierte Studie des National Cancer Institute of Canada Clinical Trials Group und der Eastern Cooperative Oncology Group, in der 399 Patienten in frühen günstigen und ungünstigen Stadien I und IIA eingebracht wurden, randomisierte zwischen einer alleinigen Chemotherapie mit vier bis sechs Zyklen ABVD versus einer subtotal nodalen Bestrahlung (frühe günstige) bzw. einer kombinierten Therapie (frühe ungünstige Stadien) (Meyer 2005). Nach einer medianen Beobachtungszeit von 4,2 Jahren ergab sich kein Unterschied im Gesamtüberleben zwischen den Therapiearmen, jedoch war das progressionsfreie Überleben günstiger für die Patienten, die eine Radiotherapie erhalten hatten (Macdonald 2007; Meyer 2005).

Die EORTC prüfte in der dreiarmigen H9F-Studie für Patienten in prognostisch günstigen Stadien CS I–

II, ob eine IF-Radiotherapie in dieser Gruppe nach einer Chemotherapie mit sechs Zyklen EBVP II notwendig ist und überprüft ferner potentielle Unterschiede in der applizierten Gesamtreferenzdosis. Patienten, die eine komplette Remission nach der Chemotherapie erreichten, wurden randomisiert in: A) 36 Gy IF-Radiotherapie; B) 20 Gy IF-Radiotherapie; C) keine konsolidierende Radiotherapie. Zwischenzeitlich wurde von der EORTC berichtet, dass der Therapiearm ohne konsolidierende Radiotherapie aufgrund gehäufter Ereignisse frühzeitig geschlossen wurde. Eine Endauswertung dieser Studie liegt noch nicht vor.

Außerhalb von Studien scheint es gerechtfertigt zu sein, Patienten in frühen Stadien mit guter Prognose mit vier Zyklen ABVD und 30 Gy „Involved field"-Bestrahlung zu behandeln. Derzeit laufende Studien befassen sich mit der Frage der Effektivität neuer chemotherapeutischer Substanzen sowie alternativer Chemotherapiekombinationen, der Verkürzung der Chemotherapie, der Reduzierung der Zielvolumina oder Dosisminderung in Kombination mit Chemotherapie oder auch der Behandlung mit alleiniger Chemotherapie (Tabelle V).

Prognostisch ungünstige Stadien I und II

In zahlreichen Studien wurden in den letzten Jahrzehnten prognostische Faktoren von Patienten mit Morbus Hodgkin in den Stadien I und II analysiert und identifiziert (Engert 2003; Specht 1999; Tubiana 1989), anhand derer von den verschiedenen Arbeitsgruppen Stadien mit günstiger und mit ungünstiger Prognose definiert wurden, für die wiederum spezielle Behandlungsstrategien entwickelt wurden. Obwohl für die einzelnen Kooperationsgruppen sehr unterschiedliche prognostische Faktoren auch sehr unterschiedliche Bedeutungen haben, sind einige Kriterien allgemein akzeptiert: Ausgedehnter Mediastinalbefall und/oder „bulky disease" (Liew 1984; Mauch 1978; Willet) sowie die Zahl der befallenen Lymphknotenregionen (Barton 1995; Lee 1987; Mendenhall 1994; Tubiana 1984), B-Symptomatik (Hagermeister 1982; Lagarde 1988), fortgeschrittenes Alter (Bjorkholm 1977; Peters 1950) und eine beschleunigte BSG (Henry-Amar 1991).

Patienten mit ungünstigen prognostischen Faktoren (resp. Risikofaktoren) müssen insgesamt aggressiver therapiert werden. Die Langzeitprognose ist aber nicht schlecht, sodass auch bei diesen Patientengruppen, neben der Bewertung der Therapieergebnisse, der Langzeittoxizität besondere Beachtung geschenkt werden muss. Ende der 60er bis in die 80er Jahre des letzten Jahrhunderts wurden einige Studien mit einer alleinigen Strahlentherapie gegen eine kombinierte Radio- und Chemotherapie für Patienten mit prognostisch ungünstigen frühen Stadien durchgeführt. Die in Stanford von 1968–1980 durchgeführte H-2-Studie verglich die total lymphatische Bestrahlung (TLI) allein mit TLI plus MOPP-Chemotherapie bei Patienten im Stadium I/II und B-Symptomatik (Crnkovich 1987). Diese Studie konnte keinen Vorteil hinsichtlich des rezidivfreien oder Gesamtüberlebens für die kombiniert behandelten Patienten zeigen.

Im Gegensatz dazu konnte die SWOG-Studie 781 (von 1972–1978), in der die Patienten entweder eine „Extended-field"-Bestrahlung allein oder MOPP plus „Involved-field"-Bestrahlung erhielten, einen statistisch signifikanten Vorteil im rezidivfreien Überleben nachweisen (20 % vs. 82 %; p = 0,02), das Gesamtüberleben war mit 65 % versus 77 % statistisch nicht signifikant unterschiedlich (p = NS). Möglicherweise ist der große Unterschied im rezidivfreien Überleben auf eine mangelnde Qualität der Strahlentherapie zurückzuführen. Für Patienten mit massivem mediastinalen Befall wurde anhand zahlreicher retrospektiver Studien belegt, dass eine signifikante Verbesserung des rezidivfreien Intervalls (resp. ereignisfreien Überlebens) nach kombinierter Chemo- und Radiotherapie zu erreichen ist (Prosnitz 1980; Schomberg 1984; Willet 1988), ohne dass das Gesamtüberleben statistisch verbessert werden konnte.

Die Entwicklung von Protokollen mit der Fragestellung der besten Chemotherapiekombination für frühe, prognostisch ungünstige Stadien lief parallel mit der Entwicklung von Chemotherapieprotokollen für die fortgeschrittenen Stadien. In Mailand wurde die erste Studie durchgeführt, die zwischen 1974 und 1982 MOPP versus ABVD jeweils plus Bestrahlung im Split-course-Protokoll zweiarmig prospektiv randomisiert untersuchte (3 MOPP + STLI/TLI + 3 MOPP vs. 3 ABVD + STLI/TLI + 3 ABVD). Hinsichtlich des progressionsfreien Überlebens ergaben sich keine wesentlichen Unterschiede (66 % vs. 72 %) (Santoro 1983). In der Studie H6U (unfavorable disease) der EORTC resultierte für die Patienten, die zwischen 1982 und 1988 randomisiert entweder mit MOPP oder ABVD (jeweils drei Zyklen vor und nach Mantelfeldbestrahlung) in Split-course-Technik behandelt wurden, ein besseres ereignisfreies Zehnjahresüberleben nach ABVD als nach MOPP bei gleichem Gesamtüberleben (Cosset 1996). Die GATLA testete bei Patienten mit ungünstigen prognostischen Faktoren die MOPP-ähnliche Kombination CVPP (Cyclophosphamid, Vincristin, Procarbazin, Prednison) gegen die weniger intensive Kombination AOPE (Adriamycin, Vincristin, Prednison, Etoposid), in jedem Arm jeweils mit 30 Gy „Involved-field"-Bestrahlung (Pavlovsky 1997). Sowohl das Fünfjahresüberleben (95 % vs. 87 %; p = 0,16) als auch das ereignisfreie Überleben (85 % vs. 66 %; p = 0,009) waren besser im intensiveren CVPP-Arm. Ähnlich versuchte die EORTC in der H7U-Studie eine weniger intensive Chemotherapiekombination mit EBVP II gegen die Kombination MOPP/ABV (jeweils sechs Zyklen in Kombination mit „Involved-field"-Bestrahlung) zu testen (Noordijk 2006), die Rezidivrate war jedoch so hoch, dass die Studie abgebrochen wurde. Die Zehnjahres-Überlebenszeiten (79 % vs. 87 %; p = 0,0175) und das ereignisfreie Überleben (68 % versus 88 %; p < 0,001) waren beide schlechter für den EBVP-II-Arm (Noordijk 2006).

Basierend auf den Ergebnissen der letzten Jahre ist ABVD die Standardchemotherapie für Patienten mit Morbus Hodgkin und ungünstigen prognostischen Faktoren in den Stadien CS I und II. Es werden sowohl von der EORTC als auch der GHSG alternative Kombinationen getestet. In der H9U-Studie der EORTC wurde dreiarmig randomisiert im Arm A: sechs Zyklen ABVD, im Arm B: vier Zyklen ABVD und im Arm C: vier Zyklen BEACOPP jeweils mit IF-Radiotherapie (30 Gy) durchgeführt. Die HD-11-Studie der GHSG überprüfte randomisiert vierarmig in den Armen A und B jeweils vier Zyklen ABVD mit IF-Radiotherapie von 20 Gy oder 30 Gy, in den Armen C und D jeweils vier Zyklen BEACOPP mit IF-Radiotherapie von 20 Gy oder 30 Gy. Zur optimalen Zahl der notwendigen Chemotherapiezyklen liegen derzeit keine Ergebnisse prospektiv randomisierter Studien vor.

Die wichtige Fragestellung, welches Zielvolumen bei kombinierter Radio- und Chemotherapie der prognostisch ungünstigen frühen Stadien nötig ist, wurde von einigen prospektiv randomisierten Studien bearbeitet. Die Ergebnisse einer französischen Studie wurden von Zittoun 1985 berichtet. Es wurden 218 Patienten mit ungünstigen prognostischen Faktoren der Stadien I und II randomisiert in einem Arm in Split-course-Technik mit drei Zyklen MOPP plus 40 Gy „Involved-field"-Radiotherapie und weiterer drei Zyklen MOPP im Anschluss an die Strahlentherapie behandelt, während im zweiten Arm, bei identischer MOPP-Chemotherapie (3 Zyklen vor und nach Radiotherapie), das „extended field" mit 40 Gy bestrahlt wurde. Die krankheitsfreien Sechsjahres-Überlebensraten waren mit 87 % und 93 % statistisch nicht signifikant unterschiedlich (p = 0,15). In einer Studie aus Mailand wurde zweiarmig randomisiert, bei vier Zyklen ABVD in jedem Arm, die Radiotherapie in Form der subtotalen nodalen Bestrahlung (STNI) (36 Gy/30 Gy) gegen eine „Involved-field"-Bestrahlung mit 36 Gy getestet (Hoppe 1999). Das progressionsfreie Fünfjahresüberleben betrug für den Arm mit STNI 96 %, für IF 93 %, das Gesamtüberleben entsprechend 100 % und 96 %; somit ergaben sich keine signifikanten Unterschiede bei den 133 behandelten Patienten.

In der HD-8-Studie der GHSG wurden Patienten in den Stadien CS IA–CS IIB mit Risikofaktoren, randomisiert in einem Arm mit zwei Zyklen COPP/ABVD plus EF-RT (30 Gy; 40 Gy bulk), therapiert (Engert 2003). Im anderen Arm wurde bei identischer Chemotherapie von zwei Zyklen COPP/ABVD die Strahlentherapie auf das „involved field" mit 30 Gy reduziert (Abbildung 1, 2). Das ereignisfreie Überleben (FFTF) für 1064 auswertbare Patienten betrug nach einer medianen Beobachtungszeit von 54 Monaten für den EF-Arm 85,8 % versus 84,2 % für den IF-Arm. Das Gesamtüberleben war mit 91 % in beiden Armen identisch. Die WHO-Toxizitäten Grad 3–4 waren im EF-Arm deutlich höher (Eich 2005; Engert 2003).

Zur Fragestellung alleinige Chemotherapie versus kombinierter Radio- und Chemotherapie für prognostisch ungünstige frühe Stadien des Morbus Hodgkin liegt nur eine Studie der GATLA aus Südamerika vor (Pavlovsky 1988). Es wurden insgesamt 104 Patienten in zwei Armen randomisiert, in Arm A: sechs Zyklen CVPP-Chemotherapie (Cyclophosphamid, Vinblastin, Procarbazin, Prednison), in Arm B: Split-Course-Technik mit drei Zyklen CVP + 30 Gy IF + drei Zyklen CVPP. Das rezidivfreie Überleben nach sieben Jahren war mit 75 % im kombinierten Arm statistisch signifikant besser (p < 0,001) als im reinen Chemotherapiearm mit 34 %. Das Gesamtüberleben war zwar im kombinierten Arm mit 84 % besser als nach alleiniger Chemotherapie, erlangte aber keine statistische Signifikanz.

Seit der Einführung der kombinierten Radio- und Chemotherapie für diese Patientengruppen wurden die Überlebensraten deutlich besser, konnten doch früher höchstens 50 % der Patienten mit großen Mediastinaltumoren durch die Strahlentherapie allein langfristig geheilt werden. Es konnte auch auf die invasive Staging-Laparotomie verzichtet werden. Die Ergebnisse der jetzt vorliegenden Studien belegen, dass die Reduktion der Zielvolumina auf das „involved field", unter der Voraussetzung einer primär suffizienten Chemotherapie, gerechtfertigt ist. Damit geht eine Minderung der Toxizitäten einher.

Aufgabe künftiger klinischer Forschungsprogramme wird es sein, die optimale Kombination von einer in Volumen und Dosis reduzierten Radio- und kürzeren intensiven Chemotherapie zu erarbeiten, da die schon jetzt erreichbaren langfristigen Heilungsergebnisse eine weitaus höhere Beachtung der Langzeittoxizität erfordern.

Fortgeschrittene Stadien III und IV

Historisch hatte die Strahlentherapie im Stadium IIIA für viele Jahre ihren festen Platz im kurativen Konzept des Morbus Hodgkin. Frühe Arbeiten von Hoppe 1983 und Levitt (1983) berichten, unter Berücksichtigung aller Einschränkung des damals möglichen invasiven und nichtinvasiven Stagings, keinen Vorteil der Kombination aus Radio- und Chemotherapie gegenüber der alleinigen Strahlenbehandlung für die Stadien IA–IIIA. Die Behandlungsergebnisse für das rezidivfreie Überleben im Stadium IIIA wurden von Horning und Rosenberg (1994) zwischen 60 % und 80 % angegeben, die Überlebensraten nach Salvage-Chemotherapie mit 80–90 %. Zweifelsohne waren die total nodale oder subtotal nodale Bestrahlung mit einer nicht unerheblichen Akut- und Spättoxizität behaftet. Die Patienten, die in den 60er Jahren in fortgeschrittenen Stadien mit nur einer Substanz chemotherapiert wurden, hatten eine mediane Überlebenszeit von einem Jahr und nach fünf Jahren betrug das Gesamtüberleben knapp 5 % (DeVita 1993). Erst die klinische Anwendung der 1964 im NCI (National Cancer Institute, USA) entwickelten Kombinations-Chemotherapie mit dem MOPP-Schema (Mechlorethamin, Vincristin, Procarbazin, Prednison) (DeVita 1988) ließ die Überlebensraten auf etwa 50 % für Patienten in den Stadien III und IV nach fünf Jahren ansteigen. Die Rate der kompletten Remissionen betrug insgesamt nur 80 %, und von den in eine komplette Remission gebrachten Patienten erlitten mehr als ein Drittel Rezidive, von denen mehr als 90 % in vorher erkrankten Lymphknotenarealen auftraten. Häufig waren die Rezidive auch im primär ausgedehnt befallenen Mediastinum lokalisiert. Diese Erkenntnisse führten zu der Überlegung, neben einer intensiven Chemotherapie auch die Radiotherapie in die Behandlungsstrategien der fortgeschrittenen Stadien zu integrieren.

Seit MOPP vor mehr als 35 Jahren klinisch eingeführt wurde, haben sich nicht nur die Möglichkeiten der histopathologischen und radiologischen Diagnostik verbessert, sondern auch die radiotherapeutischen Techniken und Möglichkeiten wurden erheblich erweitert und verfeinert. Die Entwicklung und der klinische Einsatz von Wachstumsfaktoren wie G-CSF ermöglichen die Anwendung von erheblich dosisintensiveren Chemotherapiekombinationen und senken die Rate der Abweichungen von den vorgeschriebenen Dosismengen. Die Laparotomie und Laparoskopie gehören nicht mehr zur Standardprozedur des Staging, eine Erkenntnis, die zunächst nur zögernd akzeptiert wurde: Es sank die Rate an kompletten Remissionen auch mit der Sensitivität der Bildgebung, sodass eine komplette Remission heute nicht mehr einer der wesentlichen Endpunkte einer klinischen Studie ist. Auch die Definition der „fortgeschrittenen Stadien" unterlag in den letzten 30 Jahren einer sich wandelnden Bewertung. Heute zählen, aufgrund der Analyse der Risikofaktoren und der publizierten Therapieergebnisse, auch Patienten mit „bulky disease" im Stadium II und das Stadium IIB mit den Risikofaktoren großer Mediastialtumor und/oder Extranodalbefall zu den fortgeschrittenen Stadien und müssen entsprechend aggressiv behandelt werden.

In den 70er Jahren wurde versucht, durch Modifikation von MOPP die damalige Standardchemotherapie zu verbessern, einzelne Substanzen zu ersetzen oder deren Reihenfolge und Dosierung zu verändern (Longo 1982). Keine der „hybriden" Kombinationen erwies sich effektiver als das ursprüngliche MOPP-Schema. Für die Patienten, bei denen eine MOPP-Chemotherapie versagte, entwickelte Bonadonna in Mailand 1973 das ABVD-Schema (Adriamycin, Bleomycin, Vincristin, Dacarbazin) (Bonadonna 1975). Die Wirksamkeit von ABVD wurde initial in einer prospektiv randomisierten Studie als Primärtherapie für Patienten in den Stadien IIB, III und IV oder im Rezidiv nach Strahlentherapie mit MOPP verglichen

(Bonadonna 1975). Bei einer relativ geringen Zahl von Patienten ergaben sich komplette Remissionen von 80 % für ABVD und 71 % für MOPP, ein progressionsfreies Vierjahresüberleben von 65 % (ABVD) versus 53 % (MOPP) und ein Gesamtüberleben von 90 % für den ABVD-Arm gegen 88 % im MOPP-Arm. Die Autoren wagten den vorsichtigen Schluss, dass ABVD zumindest in der Remissionsinduktion dem MOPP äquivalent sei.

Zu jener Zeit wurde von Goldie und Coldman (1979) ein Modell einer Zytostatikaresistenz entwickelt, das theoretisch die Verwendung zweier alternierender, nicht-kreuzresistenter Zytostatikaregime gegenüber einem einzelnen Schema als überlegen ansah. Einige daraufhin initiierte Studien konnten in den 80er Jahren diese theoretischen Überlegungen nicht klinisch belegen. Die Erfolge mit ABVD wiesen darauf hin, dass alkylierende Substanzen nicht unbedingt Bestandteil eines kurativen Chemotherapiekonzeptes für den Morbus Hodgkin sein müssen. Andererseits war die Lungentoxizität von Bleomycin, die bei Kindern insgesamt und nach mediastinaler Bestrahlung vermehrt auftrat, doch von klinischer Bedeutung. Als eine neue, sehr aktive Monosubstanz hatte sich inzwischen das Etoposid erwiesen, mit Ansprechraten zwischen 20 % und 60 % bei refraktären Hodgkin-Patienten (Schmoll 1982). Dies hatte zur Folge, dass eine Reihe von Arbeitsgruppen Etoposid-haltige Kombinationen entwickelte und klinisch einsetzte (Brizel 1994). Die Therapieergebnisse waren mit dem in Boston und in England eingesetzten EVA-Schema (Etoposid, Vinblastin, Adriamycin) plus Radiotherapie nicht besser als mit MOPP. Erst die Inkorporation alkylierender Substanzen wie im BEACOPP- (Bleomycin, Etoposid, Adriamycin, Cyclophosphamid, Vincristin, Procarbazin, Prednison) oder OEPA-Schema (Vincristin, Etoposid, Prednison, Adriamycin) verbesserte die Therapieergebnisse deutlich.

Nach dem in der GHSG entwickelten mathematischen Modell, dass eine rationale Intensivierung der Dosis der Chemotherapie das ereignisfreie Überleben um 10–20 % verbessern kann, wurde das BEACOPP-Schema konzipiert (Diehl 1997; Hasenclever 1996). In der dreiarmigen HD-9-Studie der GHSG (Diehl 2003) wurden als Chemotherapie die Kombinationen COPP/ABVD, BEACOPP in der Basisdosierung und BEACOPP mit eskalierter Dosis von Etoposid und Cyclophosphamid miteinander verglichen. Die Strahlentherapie wurde für initiale Bulk-Manifestationen oder Resttumoren nach Abschluss der Chemotherapie vorgeschrieben. Zwei Drittel der Patienten erhielten eine konsolidierende Strahlenbehandlung. Nach der ersten Zwischenanalyse musste der Arm mit COPP/ABVD wegen deutlich besserer Ergebnisse der BEACOPP-Arme abgebrochen werden. In der Endauswertung von 1195 auswertbaren Patienten ergaben sich nach fünf Jahren bessere Ergebnisse hinsichtlich des FFTF im eskalierten BEACOPP-Arm mit 87 % versus 76 % für Standard-BEACOPP (p = 0,04). Auch das Fünfjahres-Gesamtüberleben betrug 91 % für BEACOPP eskaliert, 88 % für BEACOPP-Basis und nur 83 % für COPP/ABVD (Diehl 2003). Damit wurde BEACOPP eskaliert als neuer Standard in der GHSG etabliert.

Die Bedeutung der Strahlenbehandlung im kurativen Gesamtkonzept von Patienten in fortgeschrittenen Stadien des Morbus Hodgkin ist nicht eindeutig geklärt und weiterhin Gegenstand teils kontroverser Debatten. Der Beitrag einer Strahlenbehandlung im Therapiekonzept fortgeschrittener Stadien des Morbus Hodgkin kann unter folgenden klinischen Zielstellungen gesehen werden: 1. als adjuvante Therapiekomponente nach Chemotherapie und kompletter Remission, 2. als Standard im Rahmen der kombinierten Radio- und Chemotherapie bei eventuell reduzierter oder verkürzter Chemotherapie und 3. Radiotherapie als nicht kreuzresistente Therapiemöglichkeit für Patienten mit partieller oder nicht sicher beurteilbarer Remission nach Chemotherapie. Das wird auch dadurch unterstützt, dass ca. 30 % der Patienten, die nach primärer Chemotherapie nodal rezidivierten, mit einer Strahlenbehandlung noch in lang dauernde Remissionen gebracht werden konnten (Pezner 1994; Wirth 1997).

In einigen Protokollen wurde dediziert die Rolle der Strahlenbehandlung als konsolidierende Maßnahme nach primärer Chemotherapie untersucht. In einer Studie der SWOG (Fabian 1994) wurden 322 von 530 Patienten (61 %) nach MOP-BAP-Chemotherapie, die in kompletter Remission waren, randomisiert entweder im „involved field" bestrahlt oder erhielten keine weitere Therapie. Es ergaben sich in dieser Studie für die Gesamtkohorte der Patienten, die unter der Vorgabe einer „Intent-to-treat"-Analyse ausgewertet wurden, keine Vorteile hinsichtlich der Dauer der Remissionen (68 % ohne versus 79 % mit RT) oder des Gesamtüberlebens (86 % ohne vs. 79 % mit RT). Eine Subanalyse der Patienten, die tatsächlich bestrahlt wurden (104/135 Pat.) ergab jedoch, dass die Dauer der Remissionen bei den bestrahlten Patienten signifikant länger war als bei den nicht bestrahlten (85 % versus 67 % krankheitsfreies Überleben nach fünf Jahren; p = 0,002). Es bestand auch ein Zusammenhang zwischen der Qualität der Strahlenbehandlung und der Rezidivrate. Es traten nur sieben Rezidive bei den Patienten, die protokollgemäß bestrahlt wurden, auf. Auch Patienten mit nodulärer Sklerose profitierten in dieser Studie von der kombinierten Radio- und Chemotherapie (krankheitsfreies Überleben nach fünf Jahren 82 % vs. 60 %; p – 0,002).

In einer von der GHSG durchgeführten Studie für Patienten in fortgeschrittenen Stadien in kompletter Remission nach vorangegangener Chemotherapie wurde der Wert einer konsolidierenden Strahlen- oder Chemotherapie untersucht (Diehl 1995). Von den insgesamt rekrutierten 288 Patienten waren nach sechs Zyklen COPP/ABVD 59 % in einer kompletten Remission. 58 % dieser Patienten (34 % aller Rekrutierten) wurden randomisiert für entweder 20 Gy konsolidierende IF-Radiotherapie oder für zwei zusätzliche Zyklen Chemotherapie mit COPP/ABVD. In keinem der Arme resultierte nach sieben Jahren ein statistisch signifikant unterschiedliches Therapieergebnis, weder hinsichtlich des progressionsfreien Überlebens (76 % nur Chemotherapie vs. 79 % mit RT) noch des Gesamtüberlebens (92 % nur Chemotherapie vs. 96 % mit RT). Es traten in beiden Armen mehrheitlich nodale Rezidive auf, und die Rezidivrate war bei den Patienten, die eine Konsolidierung nach den ersten sechs Zyklen Chemotherapie verweigerten, am höchsten. Da die meisten randomisierten Studien statistisch nicht die Grundvoraussetzungen einer ausreichenden „power" zur Evaluation der Frage der konsolidierenden Strahlentherapie nach kombinierter Radio- und Chemotherapie haben, wurde von Loeffler et al. 1998 eine Metaanalyse von 14 Studien mit insgesamt 1740 Patienten der International Hodgkin Data Base durchgeführt. Zwei Arten von Studien wurden miteinander verglichen: Einmal primäre Chemotherapie plus konsolidierende Strahlentherapie und zum anderen primäre Chemotherapie, gefolgt von Chemo- oder Radiotherapie als konsolidierende Maßnahme. In der ersten Gruppe wurden 918 Patienten aus sieben Protokollen analysiert. Nach durchgeführter Strahlentherapie reduzierte sich das Rezidivrisiko um insgesamt ca. 40 %, der Nutzen der Strahlenbehandlung trat deutlicher bei Patienten in den Stadien I–III, bei Mediastinalbefall und bei den histologischen Formen noduläre Sklerose und lymphozytenreicher Morbus Hodgkin hervor. Patienten im Stadium IV profitierten nach dieser Analyse nicht von einer zusätzlichen Radiotherapie. Ein Überlebensvorteil konnte für die gesamte Patientengruppe nicht nachgewiesen werden. Die Metaanalyse von 837 Patienten aus sieben Studien, die entweder Chemo- oder Radiotherapie zur Konsolidierung erhalten hatten, erbrachte weder für die Gesamtpopulation noch in der Subgruppenanalyse einen statistisch signifikanten Vorteil im krankheitsfreien Überleben, jedoch war das Gesamtüberleben aller Patienten nach alleiniger Chemotherapie besser (p = 0,045). Laut einer Analyse der Todesursachen, die jedoch nur in 52 % der Fälle verfügbar war, starben in der kombiniert therapierten Patientengruppe mehr Patienten an nicht-Hodgkin-assoziierten Erkrankungen als am Morbus Hodgkin selbst. Die Metaanalyse kann nur sehr vorsichtig interpretiert werden. Alle zur Analyse herangezogenen Studien waren 20 und mehr Jahre alt und nahezu alle Kombinations-Chemotherapien basierten auf MOPP oder MOPP-ähnlichen Konzepten und gelten heute als überholt. Ebenso haben die umfangreichen strahlenbiologischen und medizinphysikalischen Erkenntnisse der letzten Jahrzehnte die Durchführung und Qualität der Strahlenbehandlung ganz erheblich beeinflusst. In den in der Metaanalyse zitierten Studien waren das Radiotherapievolumen und die tatsächlich applizierte Strahlendosis überwiegend nicht detailliert dokumentiert. So wie einerseits die Randomisationskriterien sehr unterschiedlich waren, werden die Zahlen einerseits von nur wenigen Gruppen dominiert, die einige 100 Patienten einbrachten, während in anderen Studien nur 50 oder weniger Fälle dokumentiert wurden. Bedauernswerterweise fehlen die wichtigen Daten zum Ausmaß des Mediastinalbefalls, und die Definition von „bulky disease" ist in den einzelnen Studien höchst unterschiedlich.

Eine der wichtigen Fragen in der Therapie der fortgeschrittenen Stadien besteht also heute weiterhin darin, welche Effizienz die Strahlentherapie nach einer modernen, z. B. ABVD- oder BEACOPP-basierten Chemotherapie hat, respektive welche zusätzliche Spättoxizität aus dieser kombinierten Therapiemaßnahme resultiert. Zweifelsohne ist auch weiterhin von großem Interesse, eine verkürzte, aber intensivierte Chemotherapie durch eine Strahlenbehandlung zu ergänzen (Horning 1996).

Eine 2003 publizierte EORTC-Studie (Nr. 20884) (Aleman 2003, 2007) überprüfte den Wert einer ergänzenden IF-Radiotherapie für Patienten, die eine CR nach initialer systemischer Chemotherapie erreichten. Eingeschlossen wurden 739 Patienten in den Stadien CS III, IV. Sie erhielten sechs bis acht Zyklen Chemotherapie mit MOPP/ABV. Patienten in CR wurden dann zweiarmig randomisiert entweder IF-bestrahlt oder nur der Nachsorge zugeführt (Aleman 2003). Von 739 Patienten erreichten 421 eine CR, 161 erhielten keine weitere Therapie, 172 Patienten eine IF-Radiotherapie. Das Fünfjahresereignisfreie-Überleben als auch das Gesamtüberle-

ben unterschied sich in beiden Gruppen nicht signifikant voneinander. Patienten in PR (n = 250) erhielten eine konsolidierende IF-Radiotherapie. Eine weitere Analyse dieser Studie im Jahre 2007 belegt den Wert einer ergänzenden Radiotherapie für Patienten mit einer PR nach Chemotherapie. Diese wiesen ein Achtjahresereignisfreies Überleben und Gesamtüberleben auf wie die Patienten, die eine CR erreicht hatten (Aleman 2007).

In der vierarmigen randomisierten HD-12-Studie der GHSG (1998–2002) wurden die Patienten in den Armen A und B zunächst mit acht Zyklen BEACOPP eskaliert behandelt, darüber hinaus erhielten die Patienten, wie initial randomisiert in Arm A bei primären Bulk-Lymphomen sowie bei Resttumoren > 1,5 cm eine konsolidierende Strahlenbehandlung mit 30 Gy oder wurden (Arm B) der Nachsorge zugeführt. In den Armen C und D wurden die Patienten zunächst mit vier Zyklen BEACOPP eskaliert, dann mit vier Zyklen BEACOPP-Basis behandelt, die Randomisation für Strahlenbehandlung oder keine weitere Therapie in den Armen C und D erfolgte unter denselben Kriterien wie in den Armen A und B. In der fünften Zwischenauswertung (Mai 2006) lag das über alle Arme gepoolte FFTF bei 86 % und das Overall Survival bei 92 % (mediane Beobachtungszeit 48 Monate) (Eich 2007). Betrachtet man die Radiotherapie-Frage 30 Gy versus keine Radiotherapie, so zeigt sich bislang kein Unterschied im FFTF (95 % vs. 88 %). Allerdings wurden 10 % der Patienten (Patienten mit schlechtem Ansprechen auf die durchgeführte Chemotherapie) in den Therapiearmen B und D, in denen primär keine Radiotherapie vorgesehen war, aufgrund der Empfehlung eines interdisziplinären Radiotherapie-Panels dennoch bestrahlt (Eich 2007). Daher wird letztlich mit der HD-12-Studie auch die initial gestellte Studienfragestellung, nämlich die Überprüfung der Indikation und Effektivität einer additiven Radiotherapie, nicht abschließen beantwortet werden können. Man wird aber vermutlich folgern können, dass die Indikation zur additiven Radiotherapie nur bei bestimmten Subgruppen notwendig ist.

Die gute Tumorkontrolle in den fortgeschrittenen Stadien ging jedoch mit einer erhöhten Akuttoxizität der Chemotherapie und einer gering erhöhten Zahl an sekundären akuten Leukämien einher (Diehl 2003). Daher ist das Ziel der seit Januar 2003 rekrutierenden HD-15-Studie der GHSG eine Verringerung der Toxizität bei gleichbleibender Tumorkontrolle zu erreichen. Der Standardarm in HD 15 besteht aus acht Zyklen BEACOPP eskaliert. Die Toxizitätsreduktion soll mit zwei Strategien getestet werden:

Im ersten Prüfarm wird mit sechs Zyklen BEACOPP eskaliert eine Verringerung der Chemotherapiezyklen verfolgt; der zweite Prüfarm führt das auf 14 Tage pro Zyklus verkürzte BEACOPP-14-Schema in die Behandlung des fortgeschrittenen Hodgkin Lymphoms ein (8 Zyklen BEACOPP 14). Zusätzlich wird der Einfluss von Erythropoetin auf die Lebensqualität, den Transfusionsbedarf und das FFTF placebokontrolliert in der HD-15-Studie untersucht. Patienten mit einer partiellen Remission ≥ 2,5 cm erhalten eine FDG-Positronenemissionstomographie (PET). Patienten mit negativem PET-Befund werden kontrolliert nachgesorgt, für Patienten mit positiver PET ist eine Bestrahlung mit 30 Gy vorgesehen. Somit wird die Indikation zur additiven Strahlentherapie in der HD-15-Studie weiter zurückgenommen. Eine aktuelle Zwischenauswertung dieser Studie definierte einen negativen prädiktiven Wert der PET nach 12 Monaten von 94 % (Kobe 2007).

Zusammenfassend kann derzeit festgestellt werden, dass nach mehr als 30 Jahren umfangreicher und sorgfältiger klinischer Forschung der Morbus Hodgkin auch in den fortgeschrittenen Stadien in hohem Maße langfristig heilbar ist. Es hat sich herausgestellt, dass insbesondere eine Adriamycin-haltige Chemotherapie heute als Standardchemotherapie angesehen werden muss, gegen die andere Monosubstanzen oder Kombinationen getestet werden müssen. ABVD hat hinsichtlich des Toxizitätsprofils viele Vorteile, ist weniger myelotoxisch und verursacht weniger Leukämien und Sterilität im Vergleich zu Kombinationen mit alkylierenden Substanzen. BEACOPP eskaliert stellt heute die Standard-Polychemotherapie im Rahmen der GHSG-Studien dar. Eine frühe funktionelle Bildgebung mittels FDG-PET nach zwei Zyklen Chemotherapie wird in Zukunft (HD-18-Studie) zunehmend zur Risikostratifizierung eingesetzt werden (Gallamini 2007; Hutchings 2006; Kobe 2007). In der zukünftigen HD-18-Studie wird die Radiotherapie lediglich im Bereich PET-positiver Resttumore nach Abschluss der Chemotherapie zum Einsatz kommen.

Qualitätskontrolle der Radiotherapie innerhalb der GHSG-Studien

Die klinischen Studien der GHSG haben in den letzten Jahren eine für das Fach Strahlentherapie bisher national und international einmalige zentrale Qualitätssicherung kontinuierlich praktiziert und weiterentwickelt.

Von einem Expertengremium wurde nach erfolgter Radiotherapie eine retrospektive qualitative Bewertung aller Patienten hinsichtlich angewandter Bestrahlungstechniken, bestrahlter Volumina und des Verhältnisses von Bestrahlungszeit zu verabreichter Strahlendosis vorgenommen. Darüber hinaus erfolgte eine detaillierte Analyse und Zuordnung der eingetretenen Rezidive hinsichtlich der durchgeführten Strahlen- und Chemotherapie. Auswertungen dieser systematischen Analysen konnten nachweisen, dass im Zeitalter der alleinigen EF-Radiotherapie Abweichungen von den prospektiv erstellten Bestrahlungsplänen einen ungünstigen Prognosefaktor für Patienten mit HL darstellen (Dühmke 1996, 2001).

Eine wesentliche Schwäche des damaligen Vorgehens war die Erstellung eines Radiotherapieplans allein auf der Basis des auswärts schriftlich dokumentierten Primärbefalls, ohne den Vergleich mit der initialen Bildgebung vorzunehmen.

In den Studien HD 10 und HD 11 der GHSG wurde von der Referenzstrahlentherapie in Köln erstmals zentral eine prospektive Planung der IF-Radiotherapie für alle Patienten der teilnehmenden Zentren durchgeführt. Das klinische Staging erfolgte auf der Basis moderner Schnittbildverfahren (CT/MRT). Diese wurde an die Referenzstrahlentherapie nach Köln geschickt. In Köln erfolgte ein Vergleich des vom Internisten und Strahlentherapeuten im jeweiligen Studienzentrum auf den Erhebungsbögen dokumentierten Befalls mit den tatsächlichen Bildbefunden. Anschließend erfolgte die prospektive Vorgabe der Bestrahlungsvolumina und der Gesamtreferenzdosis entsprechend der Randomisation.

Die Endauswertung dieses Qualitätssicherungsprogramms ermittelte eine hohe Rate korrekturbedürftiger Dokumentationen der individuellen Befallsmuster. Bei 593/1214 beurteilten Patienten (49 %) in HD 10 und 936/1397 beurteilten Patienten (67 %) in HD 11 waren Korrekturen der befallenen Regionen notwendig (Eich 2004). Es handelte sich in der Mehrzahl um die Regionen hochzervikal, infraklavikulär, unteres Mediastinum und hilär. Hierdurch kam es bei 891 Patienten zu einer Vergrößerung des Radiotherapievolumens, bei 82 Patienten zu einer Verkleinerung. Darüber hinaus hatten diese Änderungen im Befallsmuster bei 93 Patienten einen Wechsel in ein anderes Studienprotokoll zur Folge. Die Qualität der durchgeführten IF-Radiotherapie der Patienten aus HD 10 und HD 11 wurde durch ein Radiotherapie-Expertenpanel retrospektiv im Hinblick auf eine vollständige Erfassung von empfohlenem Bestrahlungsvolumen, applizierter Strahlendosis, Gesamtbehandlungszeit sowie technischen Bestrahlungspara-metern ausgewertet. Im Zeitraum 1999–2006 konn-ten 825/1202 Patienten (69 %) aus HD 10 und 954/1409 Patienten (68 %) aus HD 11 in Köln beur-teilt werden. Die Erfahrungen dieser Panelarbeit zei-gen, dass die Bestrahlungsfelder in einer signifikanten Anzahl von Patienten zu verbessern waren (Eich 2005, 2008).

Kompetenznetz Maligne Lymphome

Mit Hilfe des Teilprojektes „Strahlentherapie" des Kompetenznetzes Maligne Lymphome, gefördert durch das Bundesministerium für Bildung und For-schung, war es möglich, ein Netzwerk zwischen mul-tiplen radiotherapeutischen Institutionen aufzubauen (Eich 2004). Teleradiologische Konferenzmöglich-keiten zwischen den behandelnden Zentren vor Ort und dem Radiotherapie-Referenzzentrum bieten die Option, ad hoc Entscheidungen zu differenzierten Fällen treffen zu können. Relevante Bilddaten des Patienten können vor Radiotherapiebeginn dem Referenzzentrum nicht nur zur prospektiven Erstel-lung eines Radiotherapieplans, sondern auch zur Überprüfung der Bestrahlungsvolumina zur Verfü-gung gestellt werden. Korrekturen der Bestrahlungs-felder können so noch vor Durchführung der Behand-lung berücksichtigt werden. Diese Entwicklung ver-bessert den Dialog und den Konsens zwischen Radiotherapie-Referenzzentrum und den Studien-zentren und trägt so zur Verbesserung der Qualität der Radiotherapie bei.

Spezielle Behandlungssituationen

Therapie des lymphozytenreichen Morbus Hodgkin (LPHD)

Über lange Jahre waren Natur und adäquate Thera-pie des lymphozytenreichen Morbus Hodgkin (LPHD; lymphocyte predominant HD), Gegenstand ausführlicher wissenschaftlicher Diskussionen. Schon in den 30er Jahren waren der indolente Verlauf und die gute Prognose des klinisch meist schon in frühen Stadien diagnostizierten LPHD erkannt worden (Rosenthal 1936). Schon frühe Studien konnten durchgehend belegen, dass die LPHD-Variante ins-gesamt eine bessere Prognose als andere histolo-gische Unterformen der Erkrankung hatte (Westling 1965). Mit der Einführung des subtilen prätherapeu-tischen klinischen Stagings wurde deutlich, dass es mehr die primäre Ausdehnung der Erkrankung war, die die Prognose bestimmte, als die Histologie, und

dass es auch mehr das überwiegend lokalisierte Auf-treten der Erkrankung war, welches die gute Pro-gnose im Vergleich zu den anderen histologischen Unterformen des Morbus Hodgkin bedingte. Die kli-nische Bedeutung der REAL- und WHO-Klassifika-tion (Harris 1994) und insbesondere die Unterschei-dung zwischen LPHD und LRCHD (Lymphocyte-Rich Classic Hodgkin's Disease) wurde durch die retrospektive Analyse der EFTL (European Task Force on Lymphoma Project) eindrücklich bestätigt (Diehl 1999).

In den meisten retrospektiven Analysen werden langfristige Überlebensraten von 80 % und mehr für den LPHD berichtet, gleich welche Therapie durch-geführt wurde (Borg-Grech 1989), auch ohne Radio- oder Chemotherapie war die Prognose gut (Mietti-nen 1983; Regula 1988). Aus den Daten der EFTL-Studie geht jedoch hervor, dass für die dort analysierten Patienten die Prognose insgesamt nicht besser war als für vergleichbar diagnostizierte Pati-enten mit einem klassischen Morbus Hodgkin (CHD) (Diehl 1999), anhand dieser Studie gab es also keinen Grund, den LPHD weniger intensiv zu behandeln als andere histologische Subformen des Morbus Hodg-kin. Von einigen Autoren wird eine „Watch and wait"-Strategie für den LPHD und andere indolente Lymphome vorgeschlagen, es handelt sich jedoch überwiegend um anekdotische Fallmitteilungen, pro-spektive Studien gibt es nicht. Die GHSG führte eine Beobachtungsstudie zur Behandlung des LPHD im CS IA ohne Risikofaktoren durch und empfahl die Therapieintensität zu reduzieren und lediglich eine IF-Radiotherapie mit 30 Gy durchzuführen (Nogova 2005, 2008). Die Ergebnisse sind bislang exzellent, bedürfen aber noch einer längeren Nachbeobach-tung. In einem weiteren Protokoll der GHSG wurden kürzlich Patienten mit CS IA LPHD ohne Risikofak-toren nur mit dem Antikörper Rituximab behandelt, da Rituximab bei LPHD-Rezidiven Remissionen erzielt hatte (Ekstrand 2003; Schulz 2008).

Die EORTC überprüft in einer Studie derzeit die „Watch-and-wait"-Strategie für das infradiaphrag-male Stadium I bei LPHD-Patienten nach kompletter Resektion.

Rezidivtherapie des Morbus Hodgkin

Spätrezidive zehn Jahre und mehr nach Primärthera-pie sind im Krankheitsverlauf des Morbus Hodgkin selten, die meisten Rezidive treten innerhalb der ers-ten ein bis fünf Jahre nach Therapieabschluss auf (Canellos 1999). Sehr umfangreiche Analysen haben ergeben, dass bei 10–15 % der Patienten kurzfristig ein Progress nach initialem Ansprechen auf die Behandlung auftritt, und insgesamt bis zu 30 % der Patienten – überwiegend die in den fortgeschrittenen Stadien – ein Rezidiv nach initial erfolgreicher Remission erleiden (Roach 1990; Santoro 1986). Das Rezidiv sollte definiert werden als das Wiederauftreten der Erkrankung nach initial erfolgreicher Therapie (kompletter Remission) an der ursprünglichen Lokalisation und/oder an anatomisch neuen Orten. Die GHSG definiert das Rezidiv als Wiederauftreten der Erkrankung ab drei Monate nach Ende der Therapie, alles vor diesem Zeitpunkt wird als „progressive disease" gewertet.

Alle Patienten mit Rezidiv oder primär progressiver Erkrankung müssen einem kompletten Staging einschließlich Biopsie unterzogen werden, da die Kenntnis um die wahre Ausdehnung in dieser Situation relevante Auswirkungen auf die Wahl der Salvage-Therapie und die Prognose hat. Das isolierte nodale Rezidiv hat eine weitaus bessere Prognose als die disseminierte Form und die Strategien einer Salvage-Therapie hängen in hohem Maße von der Vorbehandlung ab. Die Bewertung des Erfolges einer Rezidivtherapie sollte ähnlich der für die Primärtherapie sein, also der Umfang und die Dauer der Remission. Die geradezu einzigartigen klinischen und biologischen Merkmale des Morbus Hodgkin bewirken, dass die Erkrankung nicht nur für die Primärtherapie sondern auch in der Rezidivsituation höchst erfolgreich auf Radio- und Chemotherapie anspricht.

Nach primärer Radiotherapie treten Rezidive in 19–35 % auf (Horwich 1997). Die meisten Patienten hatten dann eine Salvage-Therapie mit MOPP oder ähnlichen Schemata, Zehnjahres-Überlebenszeiten zwischen 57 % und 71 % wurden erreicht. Später stellte sich heraus, dass mit ABVD ein besseres krankheitsfreies Überleben als mit MOPP erreicht werden konnte, das krankheitsfreie Überleben der in Mailand mit ABVD behandelten Patienten wurde von Santoro 1986 mit 81 % angegeben, nach MOPP betrug es 54 %. Die Behandlungsergebnisse insgesamt legten aber den Schluss nahe, dass eine vorhergehende Strahlenbehandlung keine Resistenz gegen eine Chemotherapie im Rezidivfall aufbaut. Bisher ließ sich in der Rezidivsituation für fortgeschrittene Stadien kein Überlebensvorteil einer kombinierten Chemo- und adjuvanten Radiotherapie nachweisen. Es konnte jedoch für die lokalisierten Stadien nach primärer alleiniger Strahlenbehandlung in Stanford ein Behandlungsvorteil nachgewiesen werden. Patienten in den Rezidivstadien RS II–IV hatten ein rezi-

divfreies Zehnjahresüberleben von 62 % nach kombinierter Modalität versus 37 % nach alleiniger Chemotherapie (p = 0,04) (Roach 1990).

Nach primärer Chemotherapie in den fortgeschrittenen Stadien treten bei ca. 30–40 % der Patienten Rezidive auf, die einer Salvage-Therapie bedürfen. Die Rezidive sind meist in früher schon befallenen Lymphknotenstationen lokalisiert, wenn nicht adjuvant bestrahlt wurde. In den anderen Fällen sind die Rezidive häufiger in primär nicht befallenen nodalen Regionen oder extranodal lokalisiert. Die Behandlung stellt ein schwieriges Problem dar. Zur Verfügung stehen die Strahlentherapie, die „konventionelle" Chemotherapie und die Hochdosis-Chemotherapie (HDCT) mit anschließender Stammzellgabe (ASCT). Die Radiotherapie allein wurde als Salvage-Therapie bisher nur von wenigen Arbeitsgruppen bei größeren Patientenzahlen eingesetzt. Wirth et al. (1997) berichten über 51 Patienten, die im Rezidivfall oder bei therapieresistentem Morbus Hodgkin nur bestrahlt wurden, und bei denen in 45 % eine komplette Remission erreicht werden konnte. Das ereignisfreie Überleben betrug 26 % bei einer Gesamtüberlebensrate von 57 %. Josting et al. 2005 berichteten über 100 Patienten, die nach Therapie im Rahmen der GHSG-Protokolle, eine alleinige Salvage-Radiotherapie erhalten hatten. Das Fünfjahres-FFTF und Gesamtüberleben lag bei 28 % und 51 %. Die mediane Dosis im Rahmen der Rezidivtherapie betrug 40 Gy. Für Patienten, die nur in einer einzigen nodalen Station rezidivieren, kann die alleinige Radiotherapie als eine effiziente Option empfohlen werden (Josting 2005; Sieniawski 2007; Wirth 1997).

Seit Beginn der 90er Jahre wurden zur Salvage-Chemotherapie Kombinationen eingesetzt, die Substanzen testeten, welche in den Primärkombinationen nicht enthalten waren (Josting 2000, 2005). Die detaillierte Analyse der Ergebnisse gestaltet sich schwierig, da in den einzelnen Studien die Informationen zu den Patientenzahlen, der Dauer der ersten Remission und andere Angaben sehr unterschiedlich sind. Das rezidivfreie Überleben wird zwischen 16 % und 46 % angegeben, randomisierte Studien existieren nicht.

Die Ergebnisse der bisher durchgeführten Studien mit Hochdosis-Chemotherapie (HDCT) und autologer Stammzelltransplantation (ASCT) konnten wichtige Beiträge zum Wert dieser Therapiemaßnahme bei primär therapierefraktären oder rezidivierten Patienten mit Morbus Hodgkin liefern (Josting 2000; Sureda 2008). Es sind jedoch weitere Studien notwendig, um detaillierter die Faktoren zu identifizieren, die eine solch aggressive Therapiemaßnahme mit hohen Morbiditäts- und Mortalitätsraten bei entsprechend akzeptablen Therapieergebnissen rechtfertigen.

Morbus Hodgkin bei älteren Patienten

Der Morbus Hodgkin tritt bei Menschen, die älter als 60 Jahre sind, deutlich seltener auf als andere Malignome. Legt man jedoch in der Bewertung des Therapieerfolges die gleichen Maßstäbe wie bei jüngeren Patienten an, nämlich Umfang und Dauer der Remissionen, so wird deutlich, dass die Ergebnisse schlechter werden. Man könnte auch überlegen, ob diese Bewertung überhaupt adäquat ist oder ob nicht andere Kriterien den Behandlungserfolg charakterisieren sollten. Insgesamt ist der Umfang der verfügbaren Daten begrenzt und die Zahl der Patienten in den einzelnen Studien häufig limitiert, selten über 100 (Ballova 2005; Diaz-Pavon 1995; Engert 2005; Erdkamp 1992; Klimm 2007).

Zwei wesentliche Probleme tauchen immer wieder auf: die hohe akute Toxizitätsrate und die Zahl der frühen Rezidive. Dafür kann eine Reihe von Faktoren verantwortlich sein. Beim älteren Menschen sind die fortgeschrittenen Stadien häufiger vertreten und die pathohistologische Unterform des gemischtzelligen Typs wird ebenfalls häufiger nachgewiesen (Engert 2005). Darüber hinaus sind die älteren Patienten auch in einer anderen biologischen Situation als jüngere. Dies reflektieren die Ergebnisse der Analyse von Specht et al. (1989), die zeigen, dass biologisch jüngere Patienten mit guter physiologischer und auch mentaler Grundkondition von den bei jüngeren Patienten angewendeten Protokollen profitieren können. Es laufen derzeit Überlegungen, eine „milde" Chemotherapie mit zwei bis vier Zyklen ABVD und eine „Involved-field"-Strahlenbehandlung bei prognostisch günstigen frühen und intermediären Stadien als Standardtherapie zu empfehlen. Für Patienten, die in fortgeschrittenen Stadien 65 Jahre und älter sind, sind die aggressiven Schemata wie BEACOPP zu toxisch, es sollte, auch unter kurativen Aspekten, die Chemotherapie mit der besser verträglichen Kombination ABVD durchgeführt werden (Ballova 2005). Dem Risiko einer Infektion sollte frühzeitig durch Applikation von Wachstumsfaktoren wie G-CSF entgegengetreten werden. Die chemotherapeutischen Substanzen müssen in ihrer Dosierung individuell den möglicherweise vorhandenen Organdysfunktionen angeglichen oder ausgelassen und durch vergleichbar wirkende Substanzen ersetzt werden. Entsprechend ist auch mit dem

Umfang und der Dosierung der Strahlentherapie zu verfahren. Eine Auswertung der GHSG von Patienten älter als 60 Jahre, die innerhalb der HD-8-Studie entweder eine EF- oder eine IF-Radiotherapie im Rahmen einer kombinierten Therapie erhalten hatten, zeigte, dass Patienten in Folge einer EF-Radiotherapie signikant höhergradige Akuttoxizitäten erlitten und ein ungünstigeres FFTF (58 % vs. 70 %; p = 0,034) und Gesamtüberleben (59 % vs. 81 %; p = 0,008) nach fünf Jahren aufwiesen (Klimm 2007).

Morbus Hodgkin bei Schwangeren

Schon 1911 wurde über den ersten Fall einer Schwangeren mit Morbus Hodgkin berichtet (Davis 1911). Der Morbus Hodgkin ist mit einem Fall auf 3000–6000 Geburten das vierthäufigste Malignom in der Schwangerschaft (Sadural 1995). Die Schwangerschaft scheint den Krankheitsverlauf nicht negativ zu beeinflussen, denn die 20-Jahres-Überlebensraten von schwangeren Patientinnen sind denen nicht schwangerer vergleichbar (Gelb 1996).

Das klinische Bild des Morbus Hodgkin wird durch die Schwangerschaft nicht beeinflusst, dem Staging sind jedoch Grenzen gesetzt. Untersuchungen mit ionisierenden Strahlen sind möglichst zu vermeiden und müssen soweit wie möglich durch die Sonographie und MRT ersetzt werden. Sollte der Morbus Hodgkin im ersten Trimenon der Schwangerschaft diagnostiziert werden, wird von den meisten Experten zum Abort geraten. Wenn dies von der Frau abgelehnt wird, sollte die Behandlung möglichst bis in das nächste Trimenon verzögert werden, da die Therapieoptionen zu Beginn einer Schwangerschaft sehr limitiert sind. Sollte ein Beginn dennoch zwingend nötig sein, kann eine supradiaphragmale Strahlenbehandlung bis zu einer Gesamtdosis von 10 Gy überlegt werden oder in mehr fortgeschrittenen Fällen eine Chemotherapie mit Vinblastin.

Ein im zweiten Trimenon im Stadium I oder II diagnostizierter Morbus Hodgkin kann klinisch eng kontrolliert werden, und die Therapie sollte möglichst bis zum frühesten vertretbaren Zeitpunkt einer Geburtseinleitung verzögert werden, also bis zur 32. oder 34. Schwangerschaftswoche. Bei klinisch nachweisbarer Progression sollte bei supradiaphragmaler Ausbreitung eine primäre Strahlentherapie als klassisches Mantelfeld oder „involved field" durchgeführt werden, eine zusätzliche sorgfältige infradiaphragmale Abdeckung mit entsprechend dimensionierten Satelliten zum Schutz des Fetus ist anzuraten.

Im zweiten und dritten Trimenon ist nicht mit bedeutenden nachteiligen Folgen für den Fetus bei supradiaphragmaler Bestrahlung zu rechnen. Bei infradiaphragmaler Ausbreitung und in den Stadien III und IV sollte eine Kombinations-Chemotherapie durchgeführt werden. Da die meisten chemotherapeutischen Substanzen plazentagängig sind, ist eine sehr sorgfältige Beobachtung der Patientin und des Fetus notwendig. Eine Chemotherapie im zweiten und dritten Trimenon kann zu Mikrozephalie, mentaler Retardierung und Beeinträchtigung des Größenwachstums führen. Da chemotherapeutische Sub-stanzen signifikant in der Muttermilch angereichert werden, sollten die Frauen ihre Säuglinge nicht stillen.

Spätfolgen

An Spätfolgen sollen die funktionellen Organveränderungen und die Zweitneoplasien unterschieden werden.

Funktionelle Organveränderungen

Die klinische Symptomatik, die radiologische Manifestation und die Pathologie der Lungenveränderungen nach Strahlenbehandlung des Morbus Hodgkin wurden in den 60er und 70er Jahren detailliert erforscht und publiziert (Gross 1977; Hirsch 1996; Rubin 1968). Dabei wurde klar, dass man im Wesentlichen zwei Phasen der Lungenreaktionen nach Bestrahlung unterscheiden muss. Die erste Phase wird gemeinhin als radiogene Pneumonitis bezeichnet, welche in der Regel in den ersten sechs Monaten nach Abschluss der Strahlentherapie diagnostiziert wird. Klinisch imponiert sie mit trockenem Reizhusten, pathohistologisch werden ein pulmonales Ödem sowie fibrin-ähnliches Material in den Alveolen gesehen. Radiologisch sind die typischen Veränderungen in Form von teils dichten, teils schleierigen Infiltraten, welche auf die Strahlenfelder begrenzt sind, charakterisiert. Bei zusätzlicher bakterieller Infektion können die Veränderungen auch über die Grenzen der Strahlenfelder hinausgehen. Die klinisch symptomatische Pneumonitis sollte mit Steroiden unter antibiotischer Abdeckung behandelt werden.

In der zweiten Phase entwickelt sich eine diffuse Fibrose in den Septen der bestrahlten Lungenanteile. Die klinische und radiologische Symptomatik hängt vom initialen Ausmaß des bestrahlten Lungenvolumens ab, die Häufigkeit einer symptomatischen Pneumonitis nach Mantelfeldbestrahlung wurde mit weniger als 5 % angegeben. Hinzu kommen die

Risiken bei einer kombinierten Radio- und Chemotherapie, insbesondere nach Applikation von Bleomycin. Hier steigt das Risiko für eine symptomatische Pneumonitis auf 10–15 % (Rubin 1968). Zwischen dem Ausmaß der klinischen Symptomatik in der ersten akuten und zweiten Fibrosephase muss nicht unbedingt eine Korrelation bestehen. Patienten mit ausgeprägter Pneumonitis müssen nicht zwanghaft ausgedehnte Fibrosen bekommen und vice versa. Kofaktoren der Pneumonitis sind zweifelsohne das Rauchen (Slanina 1977), das weibliche Geschlecht (Lund 1996) sowie frühere thorakale chirurgische Eingriffe. Da in den letzten Jahren die Mantelfeldbestrahlung weitgehend durch die im Volumen erheblich reduzierte „Involved-field"-Bestrahlung ersetzt worden ist, die nur noch kleine Lungenvolumina erfasst, sind in Zukunft keine klinisch relevanten Folgen der Bestrahlung an der Lunge zu erwarten.

Die früher mit relativ hohen Strahlendosen durchgeführte mediastinale Bestrahlung hatte zu zahlreichen kardiologischen Spätfolgen wie Arrhythmien, Herzinfarkten, Koronarsklerose, Perikarditis und Myokarditis sowie zu Perikardergüssen geführt (Aleman 2007; Glanzmann 1998). Die Weiterentwicklung der Technik sowie die Reduktion der Zielvolumina und Gesamtdosen hat auch hier zu einem deutlich gesunkenen Risiko von kardialen Komplikationen geführt. Davon unbenommen ist die kardiale Toxizität des Doxorubicins. Das Risiko einer Kardiomyopathie steigt nach kumulativen Dosen von 400–450 mg/m^2 der Substanz deutlich an (Aleman 2007; Dunn 1994; Kremer 2002).

Zweittumoren

Es ist ein seit langen Jahren bekanntes Phänomen, dass Patienten mit langfristig erfolgreich therapiertem Morbus Hodgkin, sei es durch Radio- oder Chemotherapie oder eine Kombination der beiden, statistisch einem relevanten Risiko unterliegen, ein Zweitmalignom in Form einer akuten Leukämie, eines Non-Hodgkin-Lymphoms oder eines soliden Tumors zu bekommen und daran zu versterben.

Das Risiko einer akuten Leukämie, welche in der Regel in den ersten zehn Jahren nach Behandlung wegen eines Morbus Hodgkin auftritt, liegt kumulativ zwischen 2–6 % (Franklin 2006; Josting 2003; Van-Leeuwen 1989, 1994, 1999; Valagussa 1993). Non-Hodgkin-Lymphome als Zweittumoren treten meist in intermediärer oder entdifferenzierter Histologie auf und sind denen ähnlich, die bei AIDS oder unter immunsuppressiver Therapie nach Organtransplantation diagnostiziert werden. Das kumulative Risiko liegt zwischen 1 % und 2,1 % nach 15 Jahren (Rueffer 2004).

Die höchsten Risiken, einen soliden Tumor nach Mantelfeldbestrahlung zu bekommen, haben wohl Raucher (Lungenkarzinom) und in jugendlichem Alter im Thoraxbereich bestrahlte Frauen (Mammakarzinom) (Franklin 2006; Behringer 2004). Von manchen Autoren wird nach Strahlendosen zwischen 4 Gy und 45 Gy auf die wachsende Brustdrüse ein bis zu 40-fach erhöhtes Risiko für ein strahleninduziertes Mammakarzinom angegeben. Für Kinder sind die Risiken, als Zweittumor ein Schilddrüsenkarzinom oder ein Weichteilsarkom zu bekommen, erheblich höher als bei Erwachsenen (Thompson 1994; Tucker 1991). Sehr interessante Ergebnisse lieferte auch die Analyse der BNLI bei 2846 Patienten, von denen 987 nur eine Chemotherapie erhalten hatten (Swerdlow 1992): Das relative Risiko, einen Zweittumor nach alleiniger Chemotherapie zu entwickeln, lag bei 5,7 %, was sich nicht signifikant vom Risiko nach alleiniger Strahlenbehandlung mit 4,8 % oder nach kombinierter Radio- und Chemotherapie mit 5,8 % unterschied. Darüber hinaus wurde aus einer Fallkontrollstudie deutlich, dass die Patienten, welche mit Chemotherapie allein behandelt worden waren, ein doppelt so hohes Risiko hatten, ein Lungenkarzinom als Zweittumor zu entwickeln, wie die Patienten, die entweder nur bestrahlt wurden oder kombiniert therapiert worden waren (Kaldor 1992). Viele dieser Daten beruhen auf MOPP oder MOPP-ähnlicher

Chemotherapie, zu ABVD liegen derzeit noch keine umfangreichen Daten vor.

Das Gesamtrisiko, zehn Jahre nach Therapie wegen eines Morbus Hodgkin einen soliden Tumor zu bekommen, liegt zwischen 2,4 % und 3,8 % (Swerdlow 1993). Das Zweittumorrisiko erreicht auch nach vielen Jahren kein Plateau, sondern steigt über 15 Jahre kontinuierlich an. Nach Angaben der International Data Base on Hodgkin's Disease (Henry-Amar 1992) erreicht die kumulative Inzidenzrate nach zehn Jahren 3,7 %, nach 15 Jahren 7,5 % und nach 20 Jahren 13,6 %.

Die zunehmende Kenntnis um die Faktoren, welche behandlungsbedingt für das Entstehen von Zweittumoren verantwortlich sein können, impliziert natürlich eine besondere Sorgfalt bei der Entwicklung neuer Therapiestrategien und -schemata, diese zu bedenken und wenn möglich zu vermeiden. Andererseits muss abgewogen werden, in wie weit eine hohe Heilungsrate einer bösartigen Erkrankung wegen eines statistisch bei Auftreten eines Zweitmalignoms zwar vorhandenen – im Vergleich zur Nichtbehandlung aber kleinen – Mortalitätsrisikos aufs Spiel gesetzt werden darf. Insofern ist es derzeit unbedingt notwendig, dass die aktuell aufgelegten Studien mit den entsprechenden Instrumenten versehen werden, die dieser Forderung nach Bedenken und Identifizieren von Risikofaktoren für Zweittumoren Rechnung tragen. Dieser Problematik muss auch in einer strukturierten Nachsorge verstärkt Aufmerksamkeit gewidmet werden.

Schlüsselliteratur

Aleman BM, Raemaekers JM, Tirelli U et al: Involved-field radiotherapy for advanced Hodgkin's lymphoma. N Engl J Med 348 (24) (2003) 2396–2406

Diehl V, Franklin J, Pfreundschuh M et al: Standard and increased-dose BEACOPP chemotherapy compared with COPP-ABVD for advanced Hodgkin's disease. N Engl J Med. 348 (24) (2003) 2386–2395

Dühmke E, Franklin J, Pfreundschuh M et al: Low dose radiation is sufficient for noninvoled extended-field treatment in favorable early-stage Hodgkin's disease: long-term results of a randomized trial of radiotherapy alone. J Clin Oncol 19 (2001) 2905–2914

Eich HT, Müller RP: The radiotherapy reference panel – experiences and results of the German Hodgkin Study Group (GHSG). Eur J Haematol 75 (Suppl 66) (2005) 98–105

Eich HT, Engenhart-Cabillic R, Hansemann K et al: Quality control of involved field radiotherapy in patients with early-favorable (HD10) and early-unfavorable (HD11) Hodgkin's lymphoma – an analysis of the German Hodg-kin Study Group (GHSG). Int J Radiat Oncol Biol Phys (2008)

Engert A, Schiller P, Josting A et al: Involved-field radiotherapy is equally effective and less toxic compared with extended-field radiotherapy after four cycles of chemotherapy in patients with early-stage unfavourable Hodgkin's lymphoma: results of the HD8 trial of the German Hodgkin's lymphoma Study Group. J Clin Oncol 21 (19) (2003) 3601–3608

Engert A, Franklin J, Eich HT et al: Two cycles of ABVD plus extended field radiotherapy is superior to radiotherapy alone in early-favourable Hodgkin's lymphoma: final results of the GHSG HD7 trial. J Clin Oncol 25 (23) (2007) 3495–3502

Girinsky T, van der Maazen R, Specht L et al: Involved-node radiotherapy (INRT) in patients with early Hodgkin lymphoma: concepts and guidelines. Radiother Oncol 79 (3) (2006) 270–277

Hutchings M, Loft A, Hansen M et al: FDG-PET after two cycles of chemotherapy predicts treatment failure and progression-free survival in Hodgkin lymphoma. Blood. 107 (1) (2006) 52–59

Müller RP, Eich HT: Current role of radiotherapy in the treatment of Hodgkin's disease. In: Perez CA, Brady LW, Halperin EC, Schmidt-Ullrich RK (eds) Update principles and practice of radiation oncology. Lippincott Williams & Wilkins (2005) Vol 6 Number 2, 2–15

Gesamtliteratur

Aleman BM, Raemaekers JM, Tirelli U et al: Involved-field radiotherapy for advanced Hodgkin's lymphoma. N Engl J Med 348 (24) (2003) 2396–2406

Aleman BM, Raemaekers JM, Tomisic IR et al: Involved-field radiotherapy for patients in partial remission after chemotherapy for advanced Hodgkin's lymphoma. Int J Radiat Oncol Biol Phys. 67 (1) (2007) 19–30

Aleman BM, van den Belt-Dusebout AW, De Bruin ML et al: Late cardiotoxicity after treatment for Hodgkin lymphoma. Blood 109 (5) (2007) 1878–1886

Angel CA, Warford A, Campbell AC et al: The immunohistology of Hodgkin's disease – Reed-Sternberg cells and their variants. J Pathol 153 (1987) 21–30

Ballova V, Rüffer JU, Haverkamp H et al: A prospectively randomized trial carried out by the German Hodgkin Study Group (GHSG) for elderly patients with advanced Hodgkin's disease comparing BEACOPP baseline and COPP-ABVD (study HD9elderly). Ann Oncol 16 (1) (2005) 124–131

Bar-Shalom R, Israel O, Harim N et al: Diffuse lung uptake of Ga-67 after treatment of lymphoma: Is it of clinical importance? Radiology 199 (1996) 473–476

Bartlett N, Rosenberg S, Hoppe R et al: Brief chemotherapy, Stanford V, and adjuvant radiotherapy for bulky or advanced-stage Hodgkin's disease: a preliminary report. J Clin Oncol 13 (1995) 1080–1088

Barton M, Boyages J, Crennan E et al: Radiation therapy for early stage Hodgkin's disease: Australasian patterns of care. Australasian Radiation Oncology Lymphoma Group. Int J Radiat Oncol Biol Phys 31 (1995) 227–236

Bates N, Wiliams M, Bessell E et al: Efficacy and toxicity of vinblastine, bleomycin, and methotrexate with involved field radiotherapy in clinical stage IA and IIA Hodgkin's disease: a British National Lymphoma Investigation pilot study. J Clin Oncol 12 (1994) 288–296

Bathia S, Robinson LL, Oberlin O et al: Breast cancer and other second neoplasms after childhood Hodgkin's disease. N Engl J Med 334 (1996) 745–751

Behringer K, Josting A, Schiller P et al: Solid tumors in patients treated for Hodgkin's disease: a report from the German Hodgkin Lymphoma Study Group. Ann Oncol 15 (7) (2004) 1079–1085

Biti G, Cimino G, Cartoni C et al: Extended-field radiotherapy is superior to MOPP chemotherapy for the treatment of pathologic stage I-IIA Hodgkin's disease: eight-year update of an Italian prospective randomized study. J Clin Oncol 10 (1992) 378–382

Biti G, Celai E, Magrini SM et al: Second solid tumors and leukemia after treatment for Hodgkin's disease: an analysis of 1121 patients from a single institution. Int J Radiat Oncol Biol Phys 29 (1994) 25–31

Bjorkholm M, Holm M, Mellstedt H: Immunologic profile in patients with cured Hodgkin's disease. Scand J Haematol 19 (1977) 361–368

Bonadonna G, Zucali R, Monfardini S et al: Combination chemotherapy of Hodgkin's disease with adriamycine, bleomycine, vinblastine, and imidazole carboxamide versus MOPP. Cancer 36 (1975) 252–259

Bonadonna G: Chemotherapy strategies to improve the control of Hodgkin's disease. The Richard and Hinda Rosenthal Foundation Award Lecture. Cancer Res 42 (1982) 4309–4320

Borg-Grech A, Radford JA, Crowther D et al: A comparative study of nodular and diffuse variants of lymphocyte-predominant Hodgkin's disease. J Clin Oncol 7 (1989) 1303–1309

Brizel DM, Gockerman JP, Crawford J et al: A pilot study of etoposide, vinblastine, and doxorubicin plus involved field irradiation in advanced, previously untreated Hodgkin's disease. Cancer 74 (1994) 159–163

Brown A, Urie M, Barest G et al: Three-dimensional photon treatment planning for Hodgkin's disease. Int J Radiat Oncol Biol Phys 21 (1991) 205–215

Canellos GP, Horvich A: Management of recurrent Hodgkin's disease. In: Mauch PM, Armitage JO, Diehl V et al (eds)Hodgkin's disease. Lippincott Wiliams & Wilkins Philadelphia 1999, 507–519

Carbone PP, Kaplan H, Musshoff K: Report of the committee on Hodgkin's disease staging. Cancer Res 31 (1971) 1860–1861

Carde P, Burgers JM, Henry-Amar M et al. Clinical stages I and II Hodgkin's disease: a specifically tailored therapy according to prognostic factors. J Clin Oncol 6 (1988) 239–252

Cosset J, Ferme C, Noordijk E: Combined modality therapy for poor prognosis stages I and II Hodgkin's disease. Semin Radiat Oncol 6 (1996) 185–195

Crnkovich MJ, Leopold K, Hoppe RT et al: Stage I to IIB Hodgkin's disease: the combined experience at Stanford University and the Joint Center for Radiation Therapy. J Clin Oncol 5 (1987) 1041–1049

Dabbs DJ, Striker LMM, Mignon F et al: Glomerular lesions in lymphomas and leukemias. Am J Med 80 (1986) 63–70

Davis AB: Report of a case of Hodgkin's disease complicated by pregnancy. Bull Lying-in Hosp NY 7 (1911) 151–158

DeVita VT, Simon RM, Hubbard SM et al: Curability of advanced Hodgkin's disease with chemotherapy. Long-term follow-up of MOPP-treated patients in the National Cancer Institute. Ann Intern Med 92 (1980) 587–595

DeVita VT, Hubbard SM, Longo DL: The chemotherapy of lymphomas: Looking back, moving forward. The Richard and Hinda Rosenthal Foundation Award Lecture. Cancer Res 47 (1987) 4810

DeVita VT, Hubbard SM: Hodgkin's disease. N Engl J Med 328 (1993) 560–565

Diaz-Pavon JR, Cabanillas F, Majlis A et al: Outcome of Hodgkin's disease in elderly patients. Hematol Oncol 13 (1995) 19–27

Diehl V, Loeffler M, Pfreundschuh M et al: Further chemotherapy versus low-dose involved-field radiotherapy as consolidation of complete remission after six cycles of alternating chemotherapy in patients with advanced Hodgkin's disease. German Hodgkin Study Group (GHSG). Ann Oncol 6 (1995) 901–910

Diehl V, Sieber M, Rüffer U et al: BEACOPP: an intensified chemotherapy regimen in advanced Hodgkin's disease. The German Hodgkin's Lymphoma Study Group. Ann Oncol 8 (1997) 143–148

Diehl V, Sextro M, Franklin J et al: Clinical presentation, course, and prognosis factors in lymphocyte-predominant Hodgkin's disease: a report from the European Task Force on Lymphoma Project on Lymphocyte-Predominant Hodgkin's disease. J Clin Oncol 17 (1999) 776–783

Diehl V, Franklin J, Pfreundschuh M et al: Standard and increased-dose BEACOPP chemotherapy compared with COPP-ABVD for advanced Hodgkin's disease. N Engl J Med. 348 (24) (2003) 2386–2395

Dühmke E, Diehl V, Loeffler M et al: Randomized trial with early-stage Hodgkin's disease testing 30 Gy vs. 40 Gy extended-field radiotherapy alone. Int J Radiat Oncol Biol Phys 36 (1996) 305–310

Dühmke E, Franklin J, Pfreundschuh M et al: Low dose radiation is sufficient for noninvolved extended-field treatment in favorable early-stage Hodgkin's disease: long-term results of a randomized trial of radiotherapy alone. J Clin Oncol 19 (2001) 2905–2914

Dunn J: Doxorubicin-induced cardiomyopathy. J Pediatr Oncol Nurs 11 (1994) 152–160

Easson E, Russel M: The cure of Hodgkin's disease. Br J Med 1 (1963) 1704–1707

Eich HT, Staar S, Gossmann A et al: Centralized radiation oncological review of cross-sectional imaging of Hodgkin's disease leads to significant changes of the required involved field – results of a quality assurance program of the German Hodgkin Study Group (GHSG). Int J Radiat Oncol Biol Phys 58 (4) (2004) 1121–1127

Eich HT, Müller RP, Schneeweiss A et al: Initiation of a teleradiotherapeutic network for patients in German lymphoma studies. Int J Radiat Oncol Biol Phys 58 (3) (2004) 805–808

Eich HT, Müller RP: The radiotherapy reference panel – experiences and results of the German Hodgkin Study Group (GHSG). Eur J Haematol 75 (Suppl 66) (2005) 98–105

Eich HT, Haverkamp U, Engert A et al: Biophysical analysis of the acute toxicity of radiotherapy in Hodgkin's Lymphoma – a comparison between extended field and involved field radiotherapy based on the data of the German Hodgkin Study Group (GHSG). Int J Radiat Oncol Biol Phys 63 (3) (2005) 860–865

Eich HT, Müller RP, Engert A et al: Comparison of 30 Gy versus 20 Gy involved field radiotherapy after two versus four cycles ABVD in early stage Hodgkin's lymphoma: interim analysis of the German Hodgkin Study Group trial HD10. Int J Radiat Oncol Biol Phys 63 (Suppl 1) (2005) 1

Eich HT, Hansemann K, Müller RP: Behandlung früher Stadien des Hodgkin-Lymphoms unter dem Aspekt der Qualitätssicherung. Onkologe 11 (2005) 924–932

Eich HT, Gossmann A, Engert A et al: A contribution to solve the problem of the need for consolidative radiotherapy after intensive chemotherapy in advanced stages of Hodgkin's lymphoma – analysis of a quality control program initiated by the radiotherapy reference center of the German Hodgkin Study Group (GHSG). Int J Radiat Oncol Biol Phys 69 (4) (2007) 1187–1192

Eich HT, Müller RP: Current role and future developments of radiotherapy in early-stage favourable Hodgkin's lymphoma. Strahlenther Onkol (2007) (Sonndernr 2) 16–18

Eich HT, Engenhart-Cabillic R, Hansemann K et al: Quality control of involved field radiotherapy in patients with early-favorable (HD10) and early-unfavorable (HD11) Hodgkin´s lymphoma – an analysis of the German Hodgkin Study Group (GHSG). Int J Radiat Oncol Biol Phys (2008) Jan 28; [Epub ahead of print]

Ekstrand BC, Lucas JB, Horwitz SM et al: Rituximab in lymphocyte-predominant Hodgkin disease: results of a phase 2 trial. Blood 101 (11) (2003) 4285–4289

Engert A, Schiller P, Josting A et al: Involved-field radiotherapy is equally effective and less toxic compared with extended-field radiotherapy after four cycles of chemotherapy in patients with early-stage unfavourable Hodgkin's lymphoma: results of the HD8 trial of the German Hodgkin's lymphoma Study Group. J Clin Oncol 21 (19) (2003) 3601–3608

Engert A, Ballova V, Haverkamp H et al: Hodgkin's lymphoma in elderly patients: a comprehensive retrospective analysis from the German Hodgkin's Study Group. J Clin Oncol 23 (22) (2005) 5052–5060

Engert A, Franklin J, Eich HT et al: Two cycles of ABVD plus extended field radiotherapy is superior to radiotherapy alone in early-favourable Hodgkin's lymphoma: final results of the GHSG HD7 trial. J Clin Oncol 25 (23) (2007) 3495–3502

Erdkamp FL, Breed WP, Bosch LJ et al: Hodgkin's disease in the elderly. A registry-based analysis. Cancer 70 (1992) 830–834

Fabian CJ, Mansfield CM, Dahlberg S et al: Low-dose involved field radiation after chemotherapy in advanced Hodgkin disease. A Southwest Oncology Group randomized study. Ann Intern Med 120 (11) (1994) 903–912

Fletcher GH, Shukovsky LJ. The interplay of radiocurability and tolerance in the irradiation of human cancers. J Radiol Electrol Med Nucl 56 (1975) 383–400

Franklin J, Pluetschow A, Paus M et al: Second malignancy risk associated with treatment of Hodgkin's lymphoma: meta-analysis of the randomised trials. Ann Oncol. 17 (2006) 1749–1760

Gallamini A, Hutchings M, Rigacci L et al: Early interim 2-[18F]fluoro-2-deoxy-D-glucose positron emission tomography is prognostically superior to international prognostic score in advanced-stage Hodgkin's lymphoma: a report from a joint Italian-Danish study. J Clin Oncol 25 (24) (2007) 3746–3752

Gelb AB, Van de Rijn M, Warnke RA: Pregnancy-associated lymphomas. A clinico-pathologic study. Cancer 78 (1996) 304–310

Gilbert R, Babaiantz L: Notre methode de roentgentherapie de la lymphogranulomatose (Hodgkin); resultats eloignes. Acta Radiol 12 (1931) 523–529

Gilbert R: La roentgentherapie de la granulomatose maligne. J Radiol Gilbert R. Radiotherapy in Hodgkin's disease (malignant granulomatosis); anatomic and clinical foundations; governing principles, results. Am J Roentgenol 41 (1939) 198–241

Ginzton E, KMallory, Kaplan H. The Stanford medical linear accelerator I: design and development. Stanford Med Bull 15 (1957) 123–140

Girinsky T, van der Maazen R, Specht L et al: Involved-node radiotherapy (INRT) in patients with early Hodgkin lymphoma: concepts and guidelines. Radiother Oncol 79 (3) (2006) 270–277

Glanzmann C, Kaufmann P, Jenni R et al: Cardiac risk after mediastinal irradiation for Hodgkin's disease. Radiother Oncol 46 (1) (1998) 51–62

Glaser S, Lin R, Stewart S et al: Epstein-Barr virus-associated Hodgkin's disease: epidemiologic characteristics in international data. Int J Cancer 70 (1997) 375

Goldie JH, Coldmann AJ: A mathematical model for relating the drug sensitivity of tumors to their spontaneous mutation rate. Cancer Treat Rep 63 (1979) 1727–1733

Gross NJ: Pulmonary effects of radiation therapy. Ann Intern Med 86 (1977) 81–92

Hagemeister F, Fuller L, Velasquez W et al: Stage I and II Hodgkin's disease: involved-field radiotherapy versus extended-field radiotherapy versus involveld-field radiotherapy followed by six cycles of MOPP. Cancer Treat Rep 66 (1982) 789–798

Hancock SL, Tucker MA, Hoppe RT: Factors affecting late mortality from heart disease after treatment of Hodgkin's disease. JAMA 270 (1993) 1949–1955

Hancock S, Hoppe RT. Long-term complications of treatment and causes of mortality after Hodgkin's disease. Semin Radiat Oncol 6 (1996) 225–242

Hanks G, Kinzie J, White R et al: Patterns of care outcome studies: Results of national practice in Hodgkin's disease. Cancer 51 (1983) 569–573

Hansmann ML, Wacker HH, Radzun HJ: Paragranuloma is a variant of Hodgkin's disease with predominance of B-cells. Virchows Arch A 409 (1986) 171–181

Harris NL, Jaffe ES, Stein H: A revised European-American classification of lymphoid neoplasms: a proposal from the International Lymphoma Study Group. Blood 84 (1994) 1361–1392

Hasenclever D, Loeffler M, Diehl V: Rationale for dose escalation of first line conventional chemotherapy in advanced Hodgkin's disease. Ann Oncol 7 (Suppl 4) (1996) 95–98

Henry-Amar M, Friedman S, Hayat M et al: Erythrocyte sedimentation rate predicts early relapse and survival in early-stage Hodgkin's disease. The EORTC Lymphoma Cooperative Group. Ann Intern Med 114 (1991) 361–365

Henry-Amar M: Second cancer after the treatment of Hodgkin's disease – a report from the international Database on Hodgkin's disease. Ann Oncol 3 (Suppl 4) (1992) 117–128

Hirsch A, Els NV, Straus DJ et al: Effect of ABVD chemotherapy with and without mantle or mediastinal irradiation on pulmonary function and symptoms in early-stage Hodgkin's disease. J Clin Oncol 14 (1996) 1297–1305

Hodgkin T: On some morbid experiences of the absorbent glands and spleen. Med Chir Trans 17 (1832) 69–97

Hoppe RT, Coleman CN, Cox RS et al: The management of stage I-II Hodgkin's disease with irradiation alone or combined modality therapy: the Stanford experience. Blood 59 (1982) 455–465

Hoppe RT: The definitive management of limited and intermediate stages of Hodgkin's disease with radiotherapy alone. In: Bennett JM, editor. Controversies in the management of lymphomas. Dordrecht: Nijhoff 1983; 129–150

Hoppe RT, Cosset JM, Santoro A et al: Treatment of unfavorable prognosis stage I-II Hodgkin's disease. In: Mauch PM, Armitage JO, Diehl V et al (eds) Hodgkin's disease. Lippincott Wiliams & Wilkins, Philadelphia (1999) 459–481.

Hoppe R, Mauch PM, Armitage JO et al: Hodgkin lymphoma. Wolters Kluwer, Lippincott Williams & Wilkins (2007)

Horning SJ, Hoppe RT, Rosenberg SA: The Stanford Hodgkin's disease trials 1967–1983. In: Jones SE, Salmon SE (eds) Adjuvant therapy of cancer IV. Grune & Stratton New York 1984

Horning S, Hoppe R, Hancock S et al: Vinblastine, bleomycin, and methotrexate: an effective adjuvant in favorable Hodgkin's disease. J Clin Oncol 6 (1988) 1822–1831

Horning SJ, Adhikari A, Rizk N et al: Effect of treatment for Hodgkin's disease on pulmonary function: results of a prospective study. J Clin Oncol 12 (1994) 297–305

Horning SJ, Bennett JM, Bartlett NL et al: 12 weeks of chemotherapy (Stanford V) and involved field radiotherapy (RT) are highly effective for bulky and advanced stage Hodgkin's disease: a limited institution ECOG pilot study. Blood 88 (1996) 2681

Horning SJ, Hoppe RT, Mason J et al: Stanford-Kaiser Permanente G1 study for clinical stage I to IIA Hodgkin's disease: subtotal lymphoid irradiation versus vinblastine, methotrexate, and bleomycin chemotherapy and regional irradiation. J Clin Oncol 15 (1997) 1736–1744

Horwich A, Specht L, Ashley S: Survival analysis of patients with clinical stage I or II Hodgkin's disease who have relapsed after initial treatment radiotherapy alone. Eur J Cancer 33 (1997) 848–853

Hutchings M, Loft A, Hansen M et al: FDG-PET after two cycles of chemotherapy predicts treatment failure and progression-free survival in Hodgkin lymphoma. Blood 107 (1) (2006) 52–59

Hutchings M, Loft A, Hansen M et al: Clinical impact of FDG-PET/CT in the planning of radiotherapy for early-stage Hodgkin lymphoma. Eur J Haematol. 78 (3) (2007) 206–212

Hutchinson GB: Survival and complications of radiotherapy following involved and extended field radiotherapy of Hodgkin's disease stage I and II. A collaborative study. Cancer 38 (1976) 288–305

Jackson H, Parker F: Hodgkin's disease. II Pathology. N Engl J Med 231 (1944) 35–44

Josting A, Reiser M, Rueffer U: Treatment of primary progressive Hodgkin's and aggressive non-Hodgkin's disease – Is there a chance for cure? J Clin Oncol 18 (2000) 332–339

Josting A, Wiedenmann S, Franklin J et al: Secondary myeloid leukemia and myelodysplastic syndromes in patients treated for Hodgkin's disease: a report from the German Hodgkin's Lymphoma Study Group. J Clin Oncol 21 (18) (2003) 3440–3446

Josting A, Nogova L, Franklin J et al: Salvage radiotherapy in patients with relapsed and refractory Hodgkin's Lymphoma: A retrospective analysis from the German Hodgkin Lymphoma Study Group. J Clin Oncol. 23 (7) (2005) 1522–1529

Josting A: Autologous transplantation in relapsed and refractory Hodgkin's disease. Eur J Haematol 66 (Suppl) (2005) 141–145

Juweid ME: Utility of positron emission tomography (PET) scanning in managing patients with Hodgkin lymphoma. Hematology Am Soc Hematol Educ Program. 510-1 (2006) 259–265

Kaldor J, Day N, Bell J et al: Lung cancer following Hodgkin's disease: a case-control study. Int J Cancer 52 (1992) 677–681

Kaplan HS: Evidence for a tumoricidal dose level in the radiotherapy of Hodgkin's disease. Cancer Res 26 (1966) 1221–1224

Kaplan HS: Hodgkin's disease. Harvard University Press. Cambridge/MA (1980)

Kinzie J, Hanks G, Maclean C et al. Patterns of care study: Hodgkin's disease relapse rate and adequacy of portals. Cancer 52 (1983) 2223–2226

Klimm B, Eich HT, Haverkamp H et al: Poorer outcome of elderly patients treated with extended-field radiotherapy compared with involved-field radiotherapy after chemotherapy for Hodgkin's lymphoma: an analysis from the German Hodgkin Study Group. Ann Oncol 18 (2) (2007) 357–363

Kobe C, Dietlein M, Franklin J et al: FDG-PET for assessment of residual tissue after completion of chemotherapy in Hodgkin lymphoma – report on the second interim analysis of the PET investigation on the trial HD15 of the GHSG. Haematologica 92 (Suppl 5) (2007) 31

Kremer LC, van der Pal HJ, Offringa M et al: Frequency and risk factors of subclinical cardiotoxicity after anthracycline therapy in children: a systematic review. Ann Oncol 13 (6) (2002) 819–829

Lagarde P, Eghballi H, Bonichon F et al: Brief chemotherapy associated with extended field radiotherapy in Hodgkin's disease. Long-term resutls in a series of 102 patients with clinical stages I-IIIA. Eur J Cancer Clin Oncol 24 (1988) 1191–1198

Lee CKK, Aeppli DM, Bloomfield CD et al: Hodgkin's disease: a reassessment of prognostic factors following modification of radiotherapy. Int J Radiat Oncol Biol Phys 13 (1987) 983–991

Levitt SH, Lee CKK: Radical radiation therapy in the treatment of laparotomy staged Hodgkin's disease patients. In: Amendola BE, Amendola MA, editors. Recent trends in radiation oncology and related fields. Elesevier Amsterdam 1983, 21–38

Liew KH, Easton D, Horwich A et al: Bulky mediastinal Hodgkin's disease management and prognosis. Haematol Oncol 2 (1984) 45–59

Lister T, Crowther D, Sutcliffe S: Report of a committee convened to discuss the evaluation and staging of patients with Hodgkin's disease: Cotswolds meeting. J Clin Oncol 7 (1989) 1630–1636

Loeffler M, Diehl V, Pfreundschuh M et al: Dose-response relationship of complimentary radiotherapy following four cycles of combination chemotherapy in intermediate stage Hodgkin's disease. J Clin Oncol 15 (1997) 2275–2287

Loeffler M, Bosteanu O, Hasenclever D et al: Meta-analysis of chemotherapy versus combined modality treatment trials in Hodgkin's disease. International Database on Hodkin's disease Overview Study Group. J Clin Oncol 16 (1998) 818–829

Longo DL, Young RC, DeVita VT: Chemotherapy for Hodgkin's disease. Cancer Treat Rep 66 (1982) 925–936

Longo DL, Glatstein E, Duffey PL et al: Radiation therapy versus combination chemotherapy in the treatment of early-stage Hodgkin's disease: seven-year results of a prospective randomized trial. J Clin Oncol. 9 (1991) 906–917

Lukes RJ, Buttler JJ: The pathology and nomenclature of Hodgkin's disease. Cancer Res 26 (1966) 1063–1081

Lukes RJ, Buttler JJ, Hicks EB: Natural history of Hodgkin's disease as related to its pathologic picture. Cancer 19 (1966) 317–344

Lund M, Kongerud J, Nome B et al: Cardiopulmonary sequelae after treatment for Hodgkin's disease: increased risk for females? Ann Oncol 7 (1996) 257–264

Macdonald DA, Ding K, Gospodarowicz MK et al: Patterns of disease progression and outcomes in a randomized trial testing ABVD alone for patients with limited-stage Hodgkin lymphoma. Ann Oncol 18 (2007) 1680–1684

MacLennan KA, Bennet MH, Tu A et al: Relationship of histopathologic features to survival and relapse in nodular sclerosing Hodgkin's disease. Cancer 64 (1989) 1686–1693

Mauch PM, Goodman R, Hellman S: The significance of mediastinal involvement in early stage Hodgkin's disease. Cancer 42 (1978) 1039–1045

Mauch PM, Tarbell N, Skarin A et al: Wide-field radiation therapy alone or with chemotherapy for Hodgkin's disease in relapse from combination chemotherapy. J Clin Oncol 5 (1987) 544–549

Mauch PM, Kalish LA, Markus KC et al: Long term survival in Hodgkin's disease: Relative impact of mortality, second tumors, infection, and cardiovascular disease. Cancer J Sci Am 1 (1995) 33–42

Mendenhall NP, Cantor AB, Barre DM et al: The role of prognostic factors in treatment selection for early-stage Hodgkin's disease. Am J Clin Oncol 17 (1994) 189–195

Meyer RM, Gospadorowicz MK, Connors JM et al: Randomized comparison of ABVD chemotherapy with a strategy that includes radiation therapy in patients with limited-stage Hodgkin's lymphoma: National Cancer Institute of Canada Clinical Trials Group and the Eastern Cooperative Oncology Group. J Clin Oncol. 23 (2005) 4634–4642

Miettinen M, Franssila KO, Saxen E: Hodgkin's disease, lymphocyte predominance nodular. Increased risk of subsequent non-Hodgkin's lymphoma. Cancer 51 (1983) 2293–3000

Müller RP, Eich HT: Current role of radiotherapy in the treatment of Hodgkin's disease. In: Perez CA, Brady LW, Halperin EC, Schmidt-Ullrich RK (eds) Update principles and practice of radiation oncology. Lippincott Williams & Wilkins 2005, 2–15

Munker R, Hasenclever D, Bosteanu O et al: Bone marrow involvement in Hodgkin's disease: an analysis of 135 consecutive cases. J Clin Oncol 13 (1995) 403–409

Musshoff K, Stamm H, Lummel G et al: Zur Prognose der Lymphogranulomatose. Klinisches Bild und Strahlentherapie. Freiburger Krankengut 1938–1958. Schattauer Stuttgart 1964

Musshoff K, Boutis L: Therapy results in Hodgkin's disease. Cancer 21 (1968) 1100–1113

Musshoff K, Weidkuhn V, Bammert J et al: Diagnostik und Therapie der Hodgkin'schen Erkrankung in Freiburg im Breisgau 1964–1976. 1. Mitteilung: Ergebnisse des Gesamtkollektivs. Strahlentherapie 161 (1985) 581–595

Musshoff K, Weidkuhn V, Bammert J et al: Diagnostik und Therapie der Hodgkin'schen Erkrankung in Freiburg im Breisgau 1964–1976. 2. Mitteilung: Ergebnisse der Behandlungsperiode 1971–1976 im Vergleich zur Periode 1964–1971. Strahlentherapie 161 (1985) 596–614

Naida JD, Eisbruch A, Schoeppel SL et al. Analysis of localization errors in the definition of the mantle field using a beams eye view treatment planning system. Int J Radiat Oncol Biol Phys 35 (1996) 377–382

Nogová L, Reineke T, Josting A et al: Lymphocyte-predominant and classical Hodgkin's lymphoma – comparison of outcomes. Eur J Haematol 66 Suppl. (2005) 106–110

Nogová L, Reineke T, Eich HT et al: Extended field radiotherapy, combined modality treatment or involved field radiotherapy for patients with stage IA lymphocyte-predominant Hodgkin's lymphoma: a retrospective analysis from the German Hodgkin Study Group (GHSG). Ann Oncol 16 (2005) 1683–1687

Nogová L, Reineke T, Brillant C et al: Lymphocyte-predominant and classical Hodgkin's lymphoma: a comprehensive analysis from the German Hodgkin Study Group. J Clin Oncol. 26 (3) (2008) 434–439

Noordijk E, Carde P, Hagenbeek A et al: A combination of radiotherapy and chemotherapy is advisable in all patients with clinical stage I-II Hodgkin's disease. Six-year results of the EORTC-GPMC controlled clinical trials „H7–VF" and „H7-U". Int J Radiat Oncol Biol Phys 39 (1997) 173

Noordijk EM, Mellink WAM, Carde P et al: Very favorable Hodgkin's disease: Does it really exist? Leuk Lymphoma 20 (1998) 49

Noordijk EM, Carde P, Dupouy N et al: Combined-modality therapy for clinical stage I or II Hodgkin's lymphoma: long-term results of the European Organisation for Research and Treatment of Cancer H7 randomized controlled trials. J Clin Oncol 24 (19) (2006) 3128–3135

Pavlovsky S, Maschio M, Santarelli MT et al: Randomized trial of chemotherapy versus chemotherapy plus radiotherapy for stage I-II Hodgkin's disease. J Natl Cancer 80 (1988) 1466–1473

Pavlovsky S, Schvartzman E, Lastiri F et al: Randomized trial of CVPP for three versus six cycles in favorable-prognosis and CVPP versus AOPE plus radiotherapy in intermediate-prognosis untreated Hodgkin's disease. J Clin Oncol. 15 (1997) 2652–2658

Peters MV: A study in survivals in Hodgkin's disease treated radiologically. Am J Roentgenol 63 (1950) 299–311

Peters MV, Middlemiss K: A study of Hodgkin's disease treated by irradiation. Am J Roentgenol 79 (1958) 114–121

Peters MV: Prophylactic treatment of adjacent areas in Hodgkin's disease. Cancer Res 26 (1966) 1232–1243

Pezner RD, Lipsett JA, Vora N et al: Radical radiotherapy as salvage treatment for relapse of Hodgkin's disease initially treated by chemotherapy alone. Int J Radiat Oncol Biol Phys 30 (1994) 965–970

Podoloff DA: Diffuse lung uptake of Ga-67 in treated lymphoma: Another milestone on the road to understanding. Radiology 199 (1996) 318–320

Prosnitz LR, Curtis AM, Knowlton AH et al: Supradiaphragmatic Hodgkin's disease: significance of large mediastinal masses. Int J Radiat Oncol Biol Phys 6 (1980) 809–813

Pusey W: Cases of sarcoma and of Hodgkin's disease treated by exposures to x-ray: a preliminary report. JAMA 38 (1902) 166–169

Re D, Fuchs M, Schober T et al: CNS involvement in Hodgkin's lymphoma. J Clin Oncol. 25 (21) (2007) 3182

Reed D: On the pathological changes in Hodgkin's disease, with special reference to its relation to tuberculosis. Johns Hopkins Hosp Rep 10 (1902) 133

Regula DP, Hoppe RT, Weiss LM: Nodular and diffuse types of lymphocyte predominance Hodgkin's disease. N Engl J Med 318 (1988) 214–219

Rieke JW, Donaldson SS, Horning SJ: Hypercalcemia and vitamin D metabolism in Hodgkin's disease. Cancer 63 (1989) 1700–1707

Roach M, Brophy N, Cox R et al: Prognostic factors for patients relapsing after radiotherapy for early-stage Hodgkin's disease. J Clin Oncol 8 (1990) 623–629

Röntgen WG: Über eine neue Art von Strahlen. Sitzungsberichte der physikalisch-medizinischen Gesellschaft zu Würzburg 30 (1895) 132–141

Rosenberg SA, Kaplan HS: Hodgkin's disease and other malignant lymphomas. Calif Med 113 (1970) 23–38

Rosenberg SA, Kaplan HS: The evolution and summary results of the Stanford randomized clinical trials of the management of Hodgkin's disease. Int J Radiat Oncol Biol Phys 11 (1985) 5–22

Rosenberg SA: The management of Hodgkin's disease: Half a century of change. Ann Oncol 7 (1996) 555–560

Rosenthal SR: Significance of tissue lymphocytes in the prognosis of lymphogranulomatosis. Arch Pathol 21 (1936) 628

Rubin P, Casarett G: Clinical radiation pathology. Saunders Philadelphia 1968

Rueffer U, Josting A, Franklin J et al: Non-Hodgkin's lymphoma after primary Hodgkin's disease in the German Hodgkin's Lymphoma Study Group: incidence, treatment, and prognosis. Ann Oncol 15 (7) (2004) 1079–1085

Sadural E: Haematological malignancies during pregnancy. Clin Obstet Gynecol 38 (1995) 535–546

Salloum E, Doria R, Schubert W et al: Second solid tumors in patients with Hodgkin's disease cured after radiation or chemotherapy plus adjuvant low-dose radiation. J Clin Oncol 14 (1996) 2435–2443

Santoro A, Viviani S, Zucali R et al: Comparative results and toxicity of MOPP vs ABVD combined with radiotherapy (RT) in PS IIB, III (A,B) Hodgkin's disease (HD). Annual Meeting American Society of Clinical Oncology San Diego CA 1983

Santoro A, Viviani S, Villarreal C et al: Salvage therapy in Hodgkin's disease irradiation failures: superiority of doxorubicin-containing regimens over MOPP. Cancer Treat Rep 70 (1986) 343–348

Santoro A, Bonadonna G, Valagussa P et al: Long-term results of combined chemotherapy-radiotherapy approach in Hodgkin's disease: superiority of ABVD plus radiotherapy versus MOPP plus radiotherapy. J Clin Oncol 5 (1987) 27–37

Schewe K, Reavis L, Kun L et al: Total dose, fraction size, and tumor volume in the local control of Hodgkin's disease. Int J Radiat Oncol Biol Phys 15 (1988) 25–28

Schmoll H: Review of etoposide single-agent activity. Cancer Treat Rev 9 (1982) 21–30

Schomberg PJ, Evans RG, O'Connel MJ et al: Prognostic significance of mediastinal mass in adult Hodgkin's disease. Cancer 53 (1984) 324–328

Schulz H, Rehwald U, Morschhauser F et al: Rituximab in relapsed lymphocyte-predominant Hodgkin lymphoma: long-term results of a phase 2 trial by the German Hodgkin Lymphoma Study Group (GHSG). Blood 111 (1) (2008) 109–111

Senn N. Therapeutical value of roentgen ray in treatment of pseudoleukemia. NY Med J 77 (1903) 665–668

Shahidi M, Kamangari N, Ashley S et al: Site of relapse after chemotherapy alone for stage I and II Hodgkin's disease. Radiother Oncol 78 (2006) 1–5

Shore T, Nelson N, Weinerman B: A meta-analysis of stages I and II Hodgkin's disease. Cancer 65 (1990) 1155–1160

Sienawski M, Franklin J, Nogova L et al: Outcome of patients experiencing progression or relapse after primary treatment with two cycles of chemotherapy and radiotherapy for early-stage favorable Hodgkin's lymphoma. J Clin Oncol. 25 (15) (2007) 2000–2005

Slanina J, Musshoff K, Rahner T et al: Long term side effects in irradiated patients with Hodgkin's disease. Int J Radiat Oncol Biol Phys 2 (1977) 1–19

Specht L, Nissen N: Hodgkins disease and age. Eur J Haematol 43 (1989) 127–135

Specht L, Gray R, Clarke M et al: The influence of more extensive radiotherapy and adjuvant chemotherapy on long-term outcome of early stage Hodgkin's disease: a meta-analysis of 23 randomized trials involving 3888 patients. J Clin Oncol 16 (1998) 830–843

Specht LK, Hasenclever D. Prognostic factors of Hodgkin's disease. In: Mauch PM, Armitage JO, Diehl V et al (eds) Hodgkin's disease. Lippincott Wiliams & Wilkins Philadelphia 1999, 295–326

Specht L: 2-[18F]fluoro-2-deoxyglucose positron-emission tomography in staging, response evaluation, and treatment planning of lymphomas. Semin Radiat Oncol 17 (3) (2007) 190–197

Stein H, Schwarting R, Dallenbach F et al: Immunology of Hodgkin and Reed-Sternberg cells. Recent Results Cancer Res 117 (1989) 14–27

Sternberg C: Über eine eigenartige unter dem Bilde der Pseudoleukämie verlaufende Tuberkulose des lymphatischen Apparates. Heilk 19 (1898) 21

Sureda A, Robinson S, Canals C et al: Reduced-intensity conditioning compared with conventional allogeneic stem-cell transplantation in relapsed or refractory Hodgkin's lymphoma: an analysis from the Lymphoma Working Party of the European Group for Blood and Marrow Transplantation. J Clin Oncol 26 (3) (2008) 455–462

Sutcliffe S, Gospodarowicz M, Bergsagel D et al; Prognostic groups for management of localized Hodgkin's disease. J Clin Oncol 3 (1985) 393–401

Swerdlow AJ, Douglas AJ, Hudson GV et al. Risk of second primary cancer after Hodgkin's disease by type of treatment: analysis of 2846 patients in the British National Lymphoma Investigation. Br J Med 304 (1992) 1137–1143

Swerdlow AJ, Douglas AJ, Hudson V et al: Risk of second primary cancer after Hodgkin's disease in patients in the British National Lymphoma Investigation: relationships to host factors, histology and stage of Hodgkin's disease and splenectomy. Br J Cancer 68 (1993) 1006–1011

Tesch H, Diehl V, Lathan B et al: Moderate dose escalation for advanced stage Hodgkin's disease using bleomycin, etoposid, adriamycin, cyclophosphamide, vincristine, procarbacine and prednison scheme and adjuvant radiotherapy: A study of the German Hodgkin Lymphoma Study Group. Blood 92 (1998) 4560–4567

Thompson DE, Mabuchi K, Ron E et al: Cancer incidence in atomic bomb survivors. Part II: Solid tumors, 1958–1987. Radiat Res 137 (1994) 17–67. Published erratum appears in Radiat Res 139 (1994) 129

Tubiana M, Henry-Amar M, Hayat M et al: Prognostic significance of the number of involved areas in the early stages of Hodgkin's disease. Cancer 54 (1984) 885–894

Tubiana M, Henry-Amar M, Carde P et al: Toward comprehensive management tailored to prognostic factors of patients with clinical stages I and II in Hodgkin's disease. The EORTC Lymphoma Group controlled clinical trials: 1964–1987. Blood 73 (1989) 47–56

Tucker MA, Jones PH, Boice JD et al: Therapeutic radiation at a young age is linked to secondary thyroid cancer. Cancer Res 51 (1991) 2885–2888

Valagussa P: Second neoplasms following treatment of Hodgkin's disease. Curr Opin Oncol 5 (1993) 805–811

Van-Leeuwen F, Sommers R, Taal B: Increased risk of lung cancer, non-Hodgkin's lymphoma and leukemia following Hodgkin's disease. J Clin Oncol 7 (1989) 1046–1058

Van-Leeuwen FE, Klokman WJ, Hagenbeck A et al: Second cancer risk following Hodgkin's disease: a 20-year follow-up study. J Clin Oncol 13 (1994) 312–325

Van-Leeuwen FE, Swerdlow AJ, Valagussa P: Second cancers after treatment of Hodgkin's disease. In: Mauch PM, Armittage JO, Diehl V et al, editors. Hodgkin's disease. Lippincott Wiliams & Wilkins Philadelphia 1999, 607–633

Vijayakumar S, Myrianthopoulos L: An updated dose-response analysis in Hodgkin's disease. Radiother Oncol 24 (1992) 1–13

Vijayakumar S, Rosenberg I, Brandt T et al: Quantification of doses to mediastinal lymph nodes in Hodgkin's disease. Med Dosimetry 17 (1992) 87–94

Vijayakumar S: What dose in Hodgkin's disease? A review of dose-response data. Onkologie 15 (1992) 190–196

Westling P: Studies of the prognosis in Hodgkin's disease. Acta Radiol 245 (1965) 5–9

Wilks S: Case of enlargement of the lymphatic glands and spleen (or Hodgkin's disease), with remarks: Guy's Hosp Rep 11 (1865) 56–67

Willet CG, Linggood RM, Leong JC et al: Stage IA to IIB mediastinal Hodgkin's disease: three-dimensional volumetric assessment of response to treatment. J Clin Oncol 6 (1988) 819–824

Wirth A, Corry J, Laidlaw C et al: Salvage radiotherapy for Hodgkin's disease following chemotherapy failure. Int J Radiat Oncol Biol Phys 39 (1997) 599–607

Young RC, Canellos GP, Chabner BA et al: Pattern of relapse in advanced Hodgkin's disease treated with combination chemotherapy. Cancer 42 (Suppl. 2) (1978) 1001–1007

Zittoun R, Audebert A, Hoerni B et al: Extended versus involved fields irradiation combined with MOPP chemotherapy in early clinical stages of Hodgkin's disease. J Clin Oncol 3 (1985) 207–214

M. Engelhard
M. Stuschke

Non-Hodgkin-Lymphome

Einleitung

Die Non-Hodgkin-Lymphome (NHL) umfassen eine Gruppe von lymphatischen Neoplasien, die aus den B-, T- oder T/NK-Zell-Reihen hervorgehen und eine erhebliche biologische Heterogenität aufweisen. Dies gilt für das histomorphologische Erscheinungsbild und charakteristische immunophänotypische, chromosomale und molekularbiologische Merkmale sowie für den spontanen klinischen Verlauf und die daraus resultierenden therapeutischen Erfordernisse.

In der letzten Dekade sind wesentliche Fortschritte im biologischen Verständnis und der klinisch-therapeutischen Behandlung dieser Neoplasien erreicht worden. Dazu zählen vorrangig der internationale Konsens über die Klassifikation der NHL, die Erarbeitung prognostischer Indices für einzelne NHL-Entitäten oder -Gruppen, die zunehmende Einbeziehung biologischer Determinanten in prognostische Einschätzungen und der Einsatz einer effizienten Immuntherapie.

Non-Hodgkin-Lymphome sind gekennzeichnet durch eine hohe Chemo- und Radiosensibilität, sodass bei rund 75–85 % der Patienten durch die initiale Chemo-, Radiochemo- oder Radiotherapie eine Remission (Teil- und Vollremissionen zusammengefasst) induziert werden kann. Weiterhin besteht jedoch ein hohes, für die einzelnen Lymphom-Entitäten jeweils charakteristisches Rezidivrisiko, welches die Art und Intensität der erforderlichen Primär- und Folgetherapien bestimmt.

Die zunehmenden klinischen Erfahrungen mit einzelnen Therapieformen (z. B. kombinierte Chemo- und Antikörpertherapie, Hochdosistherapie und autologe Stammzelltransplantation) und neuen Wirkstoffen (z. B. Thalidomid) haben zumindest für einige NHL-Entitäten in fortgeschrittenen Stadien zu einer Verbesserung der Prognose geführt. Die Verfügbarkeit wirksamerer Systemtherapien sowohl in der Primär- als auch in der Folgetherapie hat die Strahlentherapie insofern beeinflusst, als z. B. regionale Bestrahlungen im Gegensatz zu Großfeldtechniken an Bedeutung gewonnen haben. Gleichzeitig ist die vorrangige Relevanz der Strahlentherapie zur Behandlung einzelner Entitäten (z. B. kutanes NHL, nasales T/NK-Zell-Lymphom) inzwischen akzeptiert.

Bei einigen Entitäten niedrigmaligner bzw. indolenter B-Zell-NHL, nämlich der chronischen lymphatischen Leukämie (CLL), dem Immunozytom (IC) und dem follikulären Lymphom (FL) (rund 50 % aller NHL) bestehen auch in fortgeschrittenen Stadien initial oft Phasen geringer oder fehlender klinischer Aktivität. So ist vorübergehend eine therapiefreie Beobachtung vertretbar und der Einsatz einer Therapie moderater Intensität erst bei Zeichen der Progression gerechtfertigt. Diese Kriterien sind in den aktuellen Studien genau definiert und betreffen die Dynamik hämatopoetischer Parameter (z. B. Anämie, Lymphozytose), Progress von Lymphom-Manifestationen oder Allgemeinsymptome. Allerdings sind diese NHL durch konventionelle Chemotherapie nicht heilbar, sondern zeigen einen chronischen Verlauf mit wiederholten, zunehmend therapierefraktären Rezidiven. In Frühstadien des FL und IC kann die alleinige Radiotherapie eine lang anhaltende Remission induzieren.

Die hochmalignen bzw. aggressiven NHL (rund ein Drittel aller NHL) dagegen verlaufen unbehandelt binnen weniger Monate letal und erfordern daher nach Diagnosestellung immer eine sofortige, zumeist systemische Therapie. Dies gilt für die diffus großzelligen B-Zell-NHL (DLBCL), die anaplastischen großzelligen CD30-positiven Lymphome (B/T-ALCL), das mediastinale B-Zell-Lymphom (PMBCL) und einige T-Zell-Lymphome sowie in besonderem Maße für die Burkitt (BL)- und die lymphoblastischen Lymphome (LB).

Letztere treten gehäuft in der Adoleszenz und im frühen Erwachsenenalter auf, während sich die Mehrzahl aller NHL zwischen dem fünften und achten Lebensjahrzehnt entwickelt.

Hochmaligne/aggressive NHL haben eine Heilungschance von etwa 50 % durch eine Induktions-Chemotherapie oder Chemo-Immuntherapie; durch die Kombination mit einer Radiotherapie kann die Prognose in Subgruppen verbessert werden.

Zwingende Voraussetzung für die Einschätzung der Prognose und damit die Auswahl eines adäquaten Therapiekonzeptes ist die zweifelsfreie histomorphologische und immunphänotypische Diagnose. Darüber hinaus sind für die einzelnen Lymphome bzw. Lymphom-Gruppen Risikoprofile erarbeitet worden, die zur Festlegung des individuellen Behandlungsplanes führen.

Epidemiologie und Ätiologie

Inzidenz

Die Non-Hodgkin-Lymphome (NHL) sind mit einem Anteil von ca. 3–5 % an der Gesamtzahl aller bösartigen Erkrankungen eher seltene Malignome, deren Häufigkeit weltweit tendenziell ansteigt.

Im Jahr 2008 werden in den USA 66 120 Neuerkrankungen und 19 160 Todesfälle an NHL erwartet, entsprechend 4,6 bzw. 3,4 % aller bösartigen Erkrankungen mit einem leicht erhöhten Risiko für Männer im Vergleich zu Frauen (1,16 bzw. 1,04 : 1). Im Zeitraum 2000–2004 betrug die Inzidenz für Männer 22,8, für Frauen 16,2 pro 100 000 Einwohner. Gleichzeitig hat sich im Zeitraum 1990–2004 die Prognose etwas verbessert mit Rückgang der Sterberate bei Männern bzw. Frauen um 11 % bzw. 15 % auf 8,85 % bzw. 5,68 % , entsprechend 2,1 % bzw. 4,8 % aller malignombedingten Todesfälle (Jemal 2008).

Der jährliche Anstieg der Inzidenz beträgt rund 2–3 % insgesamt und betrifft insbesondere die Altergruppe > 65 Jahre. Die Zunahme ist geringer bei den nodalen als bei den extranodalen Manifestationsformen und ausgeprägt bei den Orbita- und ZNS-Lymphomen. Zum Erkrankungsrisiko bestehen deutliche Rassenunterschiede mit einer geringeren Inzidenz für Schwarze, Chinesen und Japaner im Vergleich zu Nordamerikanern und Europäern. Gleichzeitig sind ethnisch-geographische Korrelationen für einzelne Entitäten zu beobachten, wie z. B.

die erhöhte Inzidenz der nasalen T-Zell-NHL im asiatischen Raum.

Die relative Fünfjahres-Überlebenswahrscheinlichkeit hat sich bei Erwachsenen von 48 % im Zeitraum 1974–1976 bis 64 % im Zeitraum 1996–2003 signifikant verbessert. Diese Entwicklung ist bei Kindern < 15 Jahren mit ehemals 43 % auf jetzt 87 % noch wesentlich ausgeprägter. Diese Behandlungserfolge beruhen wohl wesentlich auf der Einführung der Anthrazykline in die Chemotherapie der hochmalignen/aggressiven NHL (rund ein Drittel aller NHL der Erwachsenen, nahezu ausschließlich hochmaligne NHL im Kindesalter).

Als Ursachen für den Inzidenzanstieg der NHL werden u. a. die Zunahme erworbener Immundefekte (z. B. HIV-Erkrankung) und viraler Infektionen (HTLV-1, EBV) und die zunehmende Exposition gegenüber Chemikalien angenommen; eine schlüssige Erklärung steht jedoch noch aus.

Ätiologie

Die Ätiologie der NHL ist weitgehend ungeklärt, wenn auch einer Reihe von Faktoren bekannt sind, die zur Entstehung einer NHL-Erkrankung prädisponieren (Tabelle I).

Einige dieser Faktoren korrelieren eng mit der Entwicklung einzelner NHL-Gruppen oder -Entitäten, sodass ein ursächlicher Zusammenhang naheliegt. So haben AIDS-Patienten ein etwa 20 % Risiko ein NHL zu entwickeln, wobei es sich nahezu ausschließlich um hochmaligne B-Zell-NHL handelt. Das EBV ist assoziiert mit der endemischen Form des Burkitt-Lymphoms, den bei Immunsuppression nach Organtransplantation auftretenden Lymphomen sowie dem angiozentrischen Lymphom (nasales T/NK-Zell-Lymphom). Begünstigend für die gastrischen MALT-Lymphome wirkt eine Helicobacter-pylori-Infektion (Isaacson 1999). Bei Orbita-Lymphomen wurde eine Assoziation mit Chlamydia-psittaci-, bei primär kutanen NHL mit Borrelia-burgdorferi-Infektionen beobachtet. Möglicherweise beruhen diese Korrelationen auf einem grundlegenden Pathomechanismus einer antigenstimulierten Lymphoproliferation (Isaacson 1999; Suarez 2006).

Primärlokalisation und Ausbreitung

Non-Hodgkin-Lymphome entwickeln sich mono- oder oligoklonal, haben ihren Ursprung in etwa zwei

Tabelle I. Ätiologie der NHL: Prädisponierende Faktoren.

Faktoren		Typische Lymphome
Kongenitale Immundefekt-Syndrome	Severe combined immundeficiency syndrome Ataxia teleangiectatica	Lymphozytische Lymphome
Erworbene Immundefekte	HIV-Infektion Immunsuppressive Therapie nach Organtransplantation	Hochmaligne B-Zell-Lymphome Transplantations-assoziierte NHL
Autoimmunerkrankungen	Sjögren-Syndrom Rheumatoide Arthritis Hashimoto-Thyreoiditis	Primäre Speicheldrüsen-Lymphome Primäre Schilddrüsen-Lymphome
Infektionen	Epstein-Barr Virus (EBV) Humanes T-Zell-Leukämie Virus (HTLV-1) Herpes-Virus (HHV8) Helicobacter pylori Chlamydia psittaci Borellia burgdorferi	Transplantations-assoziierte NHL Primäre AIDS-assoziierte ZNS-Lymphome HTLV-1-Leukämie/Lymphom (Mycosis fungoides, Sézary-Syndrom) Primäre ZNS-Lymphome Primäre Magen-Lymphome Primäre Orbita-Lymphome Primär kutane Lymphome
Vorerkrankung an M. Hodgkin	Inhärentes und/oder Therapie-assoziiertes Risiko	Hochmaligne NHL
Exposition gegenüber Karzinogenen, Fungiziden oder Pestiziden, Lösungs- und Färbemitteln		Gehäuft hochmaligne NHL

Dritteln aller Fälle in den Lymphknoten (nodal) und zeigen eine rasche Ausbreitungstendenz. Das Muster der Progression (lokal, lokoregional diffus infiltrierend, kontinuierlich oder diskontinuierlich) ist charakteristisch für die einzelnen Entitäten. Etwa ein Drittel entsteht primär extranodal oder extralymphatisch wie z. B. im Magen (40 % aller primär extranodalen NHL), in der Haut, im Bereich der Orbita, der HNO-Region oder im ZNS.

Bei 50–60 % aller NHL-Patienten besteht unabhängig vom Ursprung des Lymphoms eine extranodale oder extralymphatische Beteiligung. Ein Knochenmarkbefall ist bei 10–15 % der hochmalignen Lymphome und bei 40–60 % der nodalen niedrigmalignen Lymphome zu erwarten. Etwa 40 % aller NHL sind bei Diagnosestellung noch lokoregional begrenzt (Stadium I–II). Bei den hochmalignen Lymphomen liegt ein Stadium I nur bei 8–10 % bei primär nodaler Erkrankung vor im Gegensatz zu 35–65 % bei den primär extranodalen Manifestationen.

Das klinisch-biologische Bild der primär extranodalen NHL wird vorrangig bestimmt durch das betroffene Organ oder Organsystem und unterscheidet sich wesentlich von dem der primär nodalen NHL. Dies gilt insbesondere für eine oft verzögerte (z. B. für

Magenlymphome) oder sogar fehlende (z. B. primäre ZNS-Lymphome) Generalisierungstendenz.

Histologie, Immun- und Molekularbiologie

Histologie

In der Kiel-Klassifikation der Non-Hodgkin-Lymphome wurde 1975 und in aktualisierter Form 1988/1992 (Stansfeld 1988; Lennert 1975, 1992) ein Ordnungssystem formuliert, das die morphologischen zellulären Merkmale mit dem Muster immunologisch definierter Zellstrukturen verknüpft. Dabei wurde versucht, die verschiedenen Lymphom-Entitäten entsprechend ihrer physiologischen lymphatischen Vorläuferzellen zu klassifizieren.

Die Einteilung der NHL erfolgte dann in jene vom B- bzw. T-Zell-Subtyp und anhand morphologischer Kriterien in Gruppen niedrigen oder hohen Malignitätsgrades. In multizentrischen Studien konnte das klinische Bild der einzelnen Entitäten erarbeitet und die klinisch-prognostische Relevanz der Kiel-Klassifikation belegt werden (Brittinger 1984; Meusers 1989; Engelhard 1991, 1997).

Im außereuropäischen Raum war lange die sog. Working Formulation (Non-Hodgkin's Lymphoma Pathological Classification Project 1982) gebräuchlich, die im Wesentlichen auf einer Korrelation morphologischer und klinischer Daten beruhte. Die prinzipiellen Unterschiede zwischen der Kiel-Klassifikation und der Working Formulation verhinderten lange die Vergleichbarkeit und den Erkenntnisgewinn aus den internationalen klinischen Studien.

Mit der WHO-Klassifikation (Harris 1999; Jaffe 2001) wurde im Konsens einer internationalen Expertengruppe die jetzt weltweit gültige Klassifikation der NHL erarbeitet.

Diese ist unmittelbar hervorgegangen aus der REAL-Klassifikation (Harris 1994), deren klinisch-prognostische Relevanz anhand der Daten von 1403 Patienten aus neun Zentren weltweit durch die International Lymphoma Study Group belegt wurde (The Non-Hodgkin's Lymphoma Classification Project 1997; Armitage 1998).

Aufbauend auf den Prinzipien der Kiel-Klassifikation werden die B- und T-Zell-Lymphome nach ihrer Abstammung von Vorläuferzellen („precursor B-/T-cell neoplasms") oder reifen peripheren Funktionszellen („peripheral B-/T-cell neoplasms") geordnet. Zusätzlich werden die Entitäten unter Berücksichtigung aller bekannten immunphänotypischen, mole-

Tabelle II. a) Gegenüberstellung der Histologie-Klassifikationen[a].

B-Zell-Neoplasien				
Aktualisierte	Kiel-Klassifikation 1988/1992		Abkürzung	WHO-Classification[a] 1999/2001
				Precursor B-cell neoplasms
B-lymphoblastisches Lymphom			(B-LB)	Precursor B-cell acute lymphoblastic leukemia Precursor B-lymphoblastic lymphoma
				Mature/peripheral B-cell neoplasms

Lymphozytische Lymphome
  Chronische lymphozytische Leukämie
			(B-CLL)	B-cell chronic lymphocytic leukemia/small
				  lymphocytic lymphoma

Prolymphozytenleukämie Haarzellenleukämie				B-cell prolymphocytic leukemia Hairy cell leukemia

Lymphoplasmozytisch-/-zytoides Lymphom
  (Immunozytom)
			(IC)	Lymphoplasmacytic lymphoma/Waldenström
				  macroglobulinemia

			(MZL)	Extranodal marginal zone B-cell lymphoma of
				  MALT type
				Nodal marginal zone B-cell lymphoma
				  (± monocytoid B-cells)
				Splenic marginal zone lymphoma of MALT type
				  (± vilous lymphocytes)

			(MM)	Plasma cell myeloma/plasmocytoma
Zentrozytisches Lymphom			(MCL)	Mantle cell lymphoma

Zentroblastisch-zentrozytisches Lymphom
  follikulär ± diffus
  diffus
			(FL)	Follicular lymphoma
				  grade I–II

Zentroblastisches Lymphom, follikulär				grade III (follicular large cell)
Zentroblastisches Lymphom Immunoblastisches Lymphom Großzellig anaplastisches CD30+ (Ki-1)-Lymphom			(DLBCL)	Diffuse large B-cell lymphoma
				Mediastinal large B-cell lymphoma
				Primary effusion lymphoma Intravascular large cell lymphoma
Burkitt-Lymphom			(BL)	Burkitt's lymphoma/Burkitt cell leukemia

[a] Einschließlich der international gebräuchlichen Abkürzungen (in Klammern).
  Um Missverständnisse zu vermeiden, wurden die Originalbezeichnungen gewählt.

Tabelle II. b) Gegenüberstellung der Histologie-Klassifikationen[a].

T- und NK-Zell-Neoplasien		
Aktualisierte Kiel-Klassifikation 1988/1992	Abkürzung	WHO-Classification 1999/2001
		Precursor T-cell neoplasms
		Precursor T-cell acute lymphoblastic leukemia
T-lymphoblastisches Lymphom	(T-LB)	Precursor T-lymphoblastic lymphoma
		Mature (peripheral) T-cell neoplasms
Lymphozytisch		
chronische lymphozytische Leukämie	(T-CLL)	T-cell prolymphocytic leukemia
Prolymphozytenleukämie		T-cell granular lymphocytic leukemia
		Aggressive NK-cell leukemia
		Adult T-cell leukemia/lymphoma (HTLV1+)
		Extranodal NK/T-cell lymphoma, nasal type[b]
		Enteropathy-type T-cell lymphoma
		Hepatosplenic gamma-delta T-cell lymphoma
		Subcutaneous panniculitis-like T-cell lymphoma
Mycosis fungoides, Sézary-Syndrom	(MF)	Mycosis fungoides/Sézary syndrome
Pleomorphe T-Zell-Lymphome		
T- immunblastisches Lymphom		
T-Zonen-Lymphom		Peripheral T-cell lymphomas, unspecified
Lymphoepithelioides Lymphom		
(Lennert-Lymphom)		
Angioimmunoblastische Lymphadenopathie	(AILD)	Angioimmunoblastic T-cell lymphoma
Großzellig anaplastisches CD30+ (Ki-1)-Lymphom	(T-ALCL)	Anaplastic large cell lymphoma, T/null cell
		primary cutaneous type
		primary systemic type

[a] Einschließlich der international gebräuchlichen Abkürzungen (in Klammern).
Um Missverständnisse zu vermeiden, wurden die Originalbezeichnungen gewählt.
[b] Entspricht dem „Angiocentric lymphoma" in der REAL-Klassifikation.

kularbiologischen und zytogenetischen Merkmale charakterisiert.

Die Entwicklung von der Kiel- bis zur WHO-Klassifikation führte zur Identifikation einzelner Entitäten anhand des spezifischen immunhistologischen Bildes und der biologisch-klinischen Merkmale. Das Primäre mediastinale B-Zell-Lymphom oder die Marginalzonen-Lymphome (MZL) werden durch ihre typischen klinischen Manifestationsformen zusätzlich charakterisiert. Das Mantelzell-Lymphom (MCL) ist gekennzeichnet durch schlechtes Ansprechen auf konventionelle und mehrere experimentelle Therapienformen, woraus sich eine besondere Herausforderung an die klinische Forschung ergibt.

Bei follikulären Lymphomen kann anhand des Blastenanteils ein Grading erfolgen, welches die Abgrenzung von Subtypen mit einem indolenteren Verlauf (Grad I und II) von jenen mit einem aggressiveren klinischen Bild (Grad III) und damit den gezielten Einsatz einer intensiveren Therapie ermöglicht (Jaffe 1999; Martinez 2007).

Die WHO-Klassifikation bildet inzwischen die Grundlage aller internationalen Studien und Analysen. In Tabelle II sind die Kiel- und WHO-Klassifikationen vergleichend gegenübergestellt.

Bei zusammenfassenden Darstellungen sind inzwischen die Bezeichnungen indolente (entspr. niedrigmaligne, Ausnahme MCL) oder aggressive (entspr. hochmaligne) Lymphome auch im Deutschen gebräuchlich geworden. Nachfolgend werden die einzelnen Entitäten gemäß der WHO-Klassifikation angesprochen.

Für die primär kutanen NHL (PCL) wurde durch eine Studiengruppe der EORTC (European Organization for Research and Treatment of Cancer) eine eigene Klassifikation erarbeitet (Tabelle III) (Willemze 2000) und validiert (Senff 2007a). Diese Klassifikation folgt der WHO-Klassifikation, berücksichtigt darüber hinaus die Besonderheiten der klinischen Bilder der PCL und stellt damit eine wesentliche Ergänzung der WHO-Klassifikation dar.

Tabelle III. WHO-EORTC-Klassifikation der primären kutanen Lymphome[a] (Willemze 2005).

Cutaneous T-cell and NK-cell lymphomas
Mycosis fungoides
MF variants and subtypes
Folliculotropic MF
Pagetoid reticulosis
Granulomatous slack skin
Sézary syndrome
Adult T-cell leukemia/lymphoma
Primary cutaneous CD30+ lymphoproliferative disorders
Primary cutaneous anaplastic large cell lymphoma
Lymphomatoid papulosis
Subcutaneous panniculitis-like T-cell lymphoma
Extranodal NK/T-cell lymphoma, nasal type
Primary cutaneous peripheral T-cell lymphoma, unspecified
Primary cutaneous aggressive epidermotropic CD8+ T-cell lymphoma (provisional)
Cutaneous γ/δ T-cell lymphoma (provisional)
Primary cutaneous CD4+ small/medium-sized pleomorphic T-cell lymphoma (provisional)
Cutaneous B-cell lymphomas
Primary cutaneous marginal zone B-cell lymphoma
Primary cutaneous follicle center lymphoma
Primary cutaneous diffuse large B-cell lymphoma, leg type
Primary cutaneous diffuse large B-cell lymphoma, other
Intravascular large B-cell lymphoma
Precursor hematologic neoplasm
CD4+/CD56+ hematodermic neoplasm (blastic NK-cell lymphoma)

[a] Um Missverständnisse zu vermeiden, wurden die Originalbezeichnungen gewählt

Zytogenetik und molekulare Biologie

Inzwischen sind eine Reihe zytogenetischer und molekularbiologischer Merkmale bekannt, die mit einzelnen morphologisch und immunhistologisch definierten NHL-Entitäten assoziiert sind. Die Bestimmung erfolgt durch die Chromosomenanalyse und In-situ-Hybridisierungs-Techniken an frischen Gewebeproben und Gefrierschnitten und ist mit Hilfe der Polymerase-chain-Reaktion (PCR) auch an peripheren Blutzellen möglich.

Es sind dies vorrangig Translokationen im Bereich des Immunglobulin-H-Ketten-Locus 14q32, die eng mit der Regulation von Onkogenen wie z. B. Bcl-2, c-myc verknüpft sind.

So ist eine gehäufte Inzidenz von t(14:18)(q32:q21) bei follikulären Lymphomen (FL), t(11:14)(q13:q32) beim Mantelzell-Lymphom (MCL), t(8:14)(q24:q32) beim Burkitt-Lymphom und t(3:14)(q27:q32) bei diffus großzelligen B-Zell-Lymphomen (DLBCL) nachweisbar. In der letztgenannten Gruppe treten zusätz-

liche Aberrationen auf, deren Muster und Inzidenz zwischen den Lymphomen vom zentroblastischen und immunoblastischen Subtyp signifikant differieren und die mit den früher bereits beobachteten klinisch-prognostischen Unterschieden (Engelhard 1997) korrelieren (Schlegelberger 1999).

Die Translokation t(2;5)(q23;q35) ist kennzeichnend für das großzellig anaplastische CD30+-Lymphom vom T-Zell-Typ, fehlt dagegen beim B-Zell-Subtyp.

Bei rund 80 % der FL ist die charakteristische Translokation t(14;18)(q32;q21) nachweisbar, deren Nachweisbarkeit nach konventioneller oder auch Hochdosistherapie mit der Prognose korreliert. Danach ist das Verschwinden der t(14;18) mit anderen Risikofaktoren verknüpft und beeinflusst das rezidivfreie Überleben (Lopez-Guillermo 1998; Ha 2004; Rambaldi 2002). Ähnliches gilt auch für die Translokation t(8;14)(q24;q32) bei den MCL (Pott 2006).

Bei der B-CLL identifiziert die del(17q13) eine prognostisch besonders ungünstige Subgruppe. Bei den MZL ist die Translokation t(11;18)(21q21q) bei 18–35 % der MALT-Typ-MZL des Magens nachweisbar. Diese Translokation korreliert mit einem fehlenden Ansprechen auf die typische H.-pylori-Eradikationstherapie (Liu 2002). Die Translokation fehlt dagegen bei den nodalen oder splenischen MZL-Lymphomen (Streubel 2002) sowie den extranodalen DLBCL (Starostik 2002). Die t(11;18)-negativen MALT-Typ-Lymphome des Magens wiederum haben einige weitere genetische Aberrationen gemeinsam mit den DLBCL. Dies führte zu der Annahme, dass die sekundär hochmalignen DLBCL des Magens aus einer Transformation der t(11;18)-negativen niedrigmalignen MALT-Typ-Lymphome hervorgegangen sein können (Starostik 2002).

Die molekularen und zytogenetischen Merkmale können somit zur Präzisierung der Diagnose und der prognostischen Risikoeinschätzung beitragen. Sie eröffnen darüber hinaus die Möglichkeit zur Beurteilung des Therapieerfolgs und zur Überwachung des klinischen Verlaufs auf der molekularen Ebene (Brüggemann 2004; Iqbal 2006; Pott 2006; Gleissner 2008).

Mit Hilfe der DNA-Microarray-Technik wurden bei den DLBCL anhand der Genexpressions-Profile zwei klinisch-prognostische Subgruppen identifiziert (GBC- und ABC-Subtyp) (Alizadeh 2000; Shipp 2002; Lossos 2008). Weiterhin konnten diesen GBC- bzw. ABC-„Signaturen" bereits einzelnen prognostisch relevanten Genen zugeordnet werden (Lossos 2002; Hans 2004). Wenn auch diese Methodik noch nicht für den klinischen Alltag zur Verfügung steht, so sind dadurch doch wesentliche Erkenntnisse zum Verständnis der biologischen Heterogenität der NHL und der zugrunde liegenden molekularen Prozesse zu erwarten.

Diagnostik und Stadieneinteilung

Diagnosesicherung

Grundlage der Beurteilung der NHL ist die zweifels-freie histomorphologische und immunphänotypische Diagnose unter Einbeziehung möglichst auch der molekularbiologischen Analyse. Voraussetzung dazu ist eine ausreichende Tumorbiopsie, bei endosko-pisch gewonnenen Proben sind mehrere repräsenta-tive Biopsate nötig. Feinnadelpunktate erlauben zwar eine Abgrenzung gegenüber anderen Maligno-men, sind allein jedoch nicht ausreichend zur Dia-gnosesicherung einer NHL-Entität.

Eine adäquate Therapieentscheidung ist dann vor-rangig abhängig vom Manifestationsmuster und Ausbreitungsstadium der Erkrankung, dem Alter, dem Allgemeinzustand und der Komorbidität des Patienten. Ein allgemeingültiger ungünstiger Pro-gnoseparameter ist darüber hinaus der LDH-Wert.

Eine Objektivierung des Allgemeinzustandes ist möglich mit Hilfe der zehn Kategorien des Kar-nofsky-Index. Praktikabler ist die Einteilung der Eastern Cooperative Oncology Group (ECOG): Der Patient ist symptomfrei (Gruppe 0), unbeeinträchtigt trotz der Anwesenheit von Symptomen (Gruppe 1), nur zeitweise (Gruppe 2) oder überwiegend bettläge-rig (Gruppe 3) oder gänzlich bettlägerig und pflege-bedürftig (Gruppe 4).

Bei der Anamneseerhebung muss die sog. B-Sympto-matik (Nachtschweißneigung, Fieber > 38 °C, Ge-wichtsverlust > 10 % binnen 6 Monaten) erfasst, bei der klinischen Untersuchung der Lymphknotensta-tus (insbesondere auch der weit peripher gelegenen Regionen) genau erhoben werden.

Laboruntersuchungen und Ausbreitungsdiagnostik

Zu den relevanten Laboratoriumsuntersuchungen bei der Erstuntersuchung zählen: Blut- und Differen-tialblutbild, Retikulozyten, Gerinnungsstatus, Biliru-bin, alkalische Phosphatase, Transaminasen, LDH, Kreatinin, Harnsäure, Gesamteiweiß und Elektro-phorese, quantitative Immunglobuline und Serum-Immun-Elektrophorese, Antikörperbestimmungen gegen HIV, CMV, EBV; Hepatitis-Serologie, β_2-Mikroglobulin, Harnstatus. Im Gegensatz zum M. Hodgkin ist der BKS-Wert inzwischen wenig rele-vant.

Die obligate Ausbreitungsdiagnostik umfasst:
– Bildgebende Untersuchungen: Röntgen-Thorax, Computertomographie der Gesichtsschädel- und Halsregion, des Thorax und Abdomens, ergänzt durch gezielte Umgebungsuntersuchungen der befallenen Regionen, wie z. B. Computertomogra-phie/Kernspinntomographie des Schädels oder der Wirbelsäule.
– Ösophago-Gastro-Duodenoskopie, HNO-fachärzt-licher Spiegelbefund.
– Zusatzuntersuchungen symptomorientiert bzw. in Abhängigkeit von der Histologie oder dem Mani-festationsmuster, wie z. B. bei gastrointestinalem Befall Magen-Dünndarm-Passage, Koloskopie oder Röntgen-Kontrasteinlauf des Kolon, bei groß-zellig anaplastischen CD30+(Ki1)-Lymphomen Knochenszintigraphie; Schädel-MRT bei ZNS- und Orbita-NHL.
– Knochenmarkzytologie und -biopsie beidseits; bei lymphoblastischen und Burkitt-Lymphomen unbe-dingt Liquorpunktion, bei den übrigen hochmalig-nen NHL empfehlenswert in fortgeschrittenen Sta-dien, obligat bei neurologischer Symptomatik.
– Bestimmung einzelner Organfunktionen in Abhän-gigkeit von dem geplanten therapeutischen Vorge-hen: Elektrokardiogramm, Lungenfunktion, Echo-kardiographie, seitengetrennte Nierenclearance.
– Sonographische Untersuchungen z. B. der Halsre-gion oder des Abdomens bieten sich als Basisun-tersuchungen für einfache Kontrollen im klinischen Verlauf an.

Eine Orientierung zu dem international Üblichen bieten auch die NCI- und NCCN-Leitlinien.

In Ergänzung zur anatomisch-morphologischen Dar-stellung der konventionellen Röntgen- und CT-Dia-gnostik sowie der Kernspintomographie bieten nuklearmedizinische Verfahren auch bei Lympho-men zusätzlich funktionelle Kriterien für die Identifi-zierung von Tumorgeweben und ihrer Vitalität (Rehm 2001).

Für die Einschätzung residueller Lymphom-Manifes-tationen, d. h. insbesondere die Abgrenzung nekro-tisch-narbiger Gewebe von vitalen Lymphomresi-duen, stand mit der Gallium-67-Szintigraphie (Galli-umaufnahme über den Transferrinrezeptor) eine sensitive (76–100 %) und spezifische (75–96 %) Nachweismethode zur Verfügung (Front 1997).

Methodische Grenzen bestehen vorrangig im Oberbauch, wo Lymphom-Aktivität in Nähe von Leber, Milz oder Kolon schwer abgrenzbar ist.

Inzwischen wird bei NHL die Gallium-Szintigraphie weitgehend ersetzt durch die Positronenemissions-Tomographie mit Fluor-18-markierter Desoxyglukose (FDG-PET), die hinsichtlich Sensitivität und Spezifität überlegen zu sein scheint (Friedberg 2004). Bei der FDG-PET wird zwischen Normal- und Tumorgewebe anhand der Aktivitätsunterschiede des Glukosestoffwechsels differenziert (Cremerius 1999; Zinzani 1999a,). In einer Metaanalyse der PET-Daten von 854 Patienten betrugen die mediane Sensitivität 90,3 %, die mediane Spezifität 91,1 % und die Falsch-positiv-Rate 10,3 % (Isasi 2005). Die kombinierte PET-CT-Technik ermöglicht dann den direkten Vergleich der funktionellen Aktivität mit den anatomischen Strukturen. So liegt es nahe, die FDG-PET (oder PET-CT) sowohl im Rahmen der Staging- und Restaging-Diagnostik als auch zur Dokumentation des frühen Therapieansprechens einzusetzen, zumal bereits eine prognostische Bedeutung der frühen PET-Negativität im Therapieverlauf bei aggressiven NHL beobachtet wurde (Haioun 2005; Mikhaeel 2005).

Bei der Beurteilung des Stellenwertes der PET bei NHL muss allerdings Folgendes beachtet werden: Die Bewertungskriterien der PET-Scans sind noch nicht standardisiert. Die FDG-Avidität variiert mit der Histologie. Wenn auch bei etwa 15–20 % der Patienten mit der PET zusätzliche NHL-Manifestationen entdeckt werden, so ändert sich nur bei einem Teil davon das klinische Stadium und bei einem noch geringeren Anteil führt dies zur Änderung des Therapiekonzeptes. So besteht weitgehender Konsens darüber, die PET/PET-CT noch nicht in die Standard-Staging-Untersuchungen aufzunehmen, allenfalls nach Abschluss der Primärtherapie einzusetzen, und möglichst im Rahmen von Studien zu validieren (MacManus 2007; Seam 2007; Juweid 2007) (z. B. in Deutschland die PETAL-Studie bei aggressiven NHL).

Stadieneinteilung

Für die Stadieneinteilung der NHL gilt die Ann-Arbor-Klassifikation in der Modifikation von Musshoff (Musshoff 1975) (Tabelle IV) die vorrangig das Ausbreitungsmuster der Lymphome beschreibt. Für die Wahl des Therapiekonzeptes ist dabei die Abgrenzung der nodalen Stadium I/II von den primär extranodalen Stadium IE/IIE sowie den fortgeschrittenen Stadien III/IV besonders wichtig, die Differenzierung der Stadien II1E und II2E ist für die Magenlymphome bedeutsam. Nicht berücksichtigt wird in der Ann-Arbor-Klassifikation das Ausmaß der Lymphome und schlecht definiert ist die regionale Infiltration benachbarter Gewebe oder Organe. So ist es oft nicht möglich, eine lediglich lokal ausgedehnte, aber kontinuierlich regionale Nachbarorgane infiltrierende Manifestation genau einem Stadium I/II oder IV zuzuordnen.

Tabelle IV. Modifizierte Ann-Arbor-Stadieneinteilung der NHL nach Musshoff (1975).

	Primär nodales Stadium		Primär extranodales Stadium
I	Befall einer Lymphknotenregion	I_E	Lokalisierter Befall eines extralymphatischen Organs oder Gewebes
II_1	Befall von benachbarten Lymphknotenregionen ober- oder unterhalb des Zwerchfells (II_1) oder einer Lymphknotenregion mit lokalisiertem Übergang auf ein benachbartes Organ oder Gewebe	II_{1E}	Lokalisierter Befall eines extralymphatischen Organs einschließlich der regionalen Lymphknoten oder eines weiteren benachbarten extralymphatischen Organs (II_{1E}) ober- oder unterhalb des Zwerchfells
II_2	Befall von zwei nicht benachbarten oder von mehr als zwei benachbarten Lymphknotenregionen ober- oder unterhalb des Zwerchfells (II_2) einschließlich eines lokalisierten Befalls eines extralymphatischen Organs oder Gewebes (II_{2E})	II_{2E}	Lokalisierter Befall eines extralymphatischen Organs und Lymphknotenbefall, der über die regionalen Lymphknoten hinausgeht und auch einen weiteren lokalisierten Organbefall einschließen kann (II_{2E})
III	Befall von Lymphknotenregionen ober- und unterhalb des Zwerchfells (III) einschließlich eines lokalisierten Befalls eines extralymphatischen Organs oder Gewebes (III_E) oder eines Befalls der Milz (III_S) oder von beidem (III_{SE})	III_E	Lokalisierter Befall eines extralymphatischen Organs und Lymphknotenbefall (III) ober- und unterhalb des Zwerchfells einschließlich eines weiteren lokalisierten Befalls eines extralymphatischen Organs oder Gewebes (III_E) oder eines Befalls der Milz oder von beidem (III_{SE})
IV	Lymphknotenbefall mit diffusem oder disseminiertem Befall extralymphatischer Organe oder Gewebe	IV	Diffuser oder disseminierter Organbefall mit oder ohne Lymphknotenbefall

Tabelle V. a) Stadieneinteilung des Plasmozytoms/multiplen Myeloms (Durie und Salmon 1975).

Stadium		
I	Erfüllung aller der folgenden Kriterien	
	Hämoglobin	≥ 10 g/dl
	Serum-Kalzium (korrigiert[a])	≤ 12 mg/dl
	Monoklonales Protein	IgG < 5 g/dl, IgA < 3 g/dl
	Leichtkettenausscheidung im Urin	< 4 g/24 Stunden
	Skelettinfiltration	Nachweis ≤ 1 Läsion
II	Befundkonstellation, die keine der Stadien I oder III erfüllt	
III	Erfüllung von mindestens einem der folgenden Kriterien	
	Hämoglobin	≤ 8,5 g/d
	Serum-Kalzium (korrigiert[a])	>12 mg/dl
	Monoklonales Protein	IgG > 7 g/dl, IgA > 5 g/dl
	Leichtkettenausscheidung im Urin	> 12 g/24 Stunden
	Skelettinfiltration	Nachweis multipler Läsionen
Subklassifikation		
A	Serum-Kreatinin < 2 mg/dl	
B	Serum-Kreatinin ≥ 2 mg/dl	

[a] korrigiertes Serum-Kalzium = Kalzium (mg/dl) − Albumin (g/dl) + 4,0

Tabelle V. b) Internationale Stadieneinteilung des Plasmozytoms/multiplen Myeloms (International Staging System, ISS) (Greipp 2005).

Stadium	Parameter im Serum	Mediane Überlebenszeit
I	β_2-m < 3,5 mg/l und Albumin ≥ 3,5 g/dl	60 Monate
II	β_2-m < 3,5 mg/l und Albumin < 3,5 g/dl oder β_2-m 3,5–< 5,5 mg/l	42 Monate
III	β_2-m ≥ 5,5 g/dl	27 Monate

Die Ausbreitungsstadien der chronischen lymphatischen Leukämie (B-CLL) und des Plasmozytoms werden nach eigenständigen Kriterien beurteilt, die den klinisch-biologischen Besonderheiten dieser Lymphome gerecht werden. Für die B-CLL hat sich inzwischen die Stadieneinteilung nach Binet (Binet 1981) durchgesetzt, die neben dem Lymphknotenbefall vor allem das Ausmaß der Beeinträchtigung der Hämatopoese erfasst.

Das Plasmozytom wurde erstmals in den REAL- und WHO-Klassifikationen in die Gruppe der NHL aufgenommenen. Die Stadieneinteilung nach Durie und Salmon (1975) berücksichtigt vorrangig hämatopoetische und immunologische Aktivitätsparameter und die sekundäre Organschädigung (Tabelle Va). Die neue Internationalen Stadieneinteilung (International Staging System, ISS) beruht lediglich auf den β_2-Mikroglobulin- und Serumalbumin-Werten (Greipp 2005) (Tabelle Vb).

Den Besonderheiten einzelner primär extranodaler NHL werden die Ann-Arbor-Stadien allerdings wenig gerecht, wie etwa den primären ZNS- oder einigen kutanen Lymphomen. Für letztere ist eine gesonderte Stadieneinteilung in Anlehnung an das TNM-System bereits etabliert (Bunn 1979) (Tabelle VI) und findet vor allem für die Mycosis fungoides Anwendung.

Risikoeinschätzung

Für die klinisch-prognostische Einschätzung der NHL ist die immunhistologisch gesicherte Lymphom-Entität und bei primär extranodalen NHL auch die Lokalisation von grundlegender Bedeutung. Die Prognose der T-Zell-Lymphome ist insgesamt etwas ungünstiger als die der B-Zell-NHL. Bei leicht reduzierten Remissionsraten besteht vor allem ein erhöhtes Rezidivrisiko, während die Überlebenswahrscheinlichkeit nicht in gleichem Maße beeinträchtigt wird (Coiffier 2005).

Die Prognose des einzelnen Patienten wird dann ganz entscheidend bestimmt durch eine Reihe initialer

Parameter, die die tumorrelevante Immunkompetenz des Patienten, die Proliferationsaktivität des Lymphoms und deren Regulation beschreiben, sowie die Tumormasse und die Ausbreitungstendenz erfassen.

Tabelle VI. Stadieneinteilung der kutanen Lymphome (Bunn 1979).

TNM-Stadien		
T	Hautmanifestation	
	T0	Klinisch/histologisch suspekte Läsion
	T1	Plaques, Papeln oder ekzematöse Läsionen, < 10 % der Haut befallen
	T2	Generalisierte Plaques, Papeln oder
	T3	Ekzematöse Läsionen, ≥ 10 % der Haut befallen
	T4	Hauttumorbildung Generalisiertes Erythem
N	Lymphknoten	
	N0	Keine vergrößerten Lymphknoten
	N1	Klinisch vergrößerte, histologisch negative Lymphknoten
	N2	Klinisch normale, histologisch positive Lymphknoten
	N3	Klinisch vergrößerte, histologisch positive Lymphknoten
M	Viszeraler Organbefall	
	M0	Kein viszeraler Organbefall
	M1	Histologisch gesicherter Organbefall
B	Blut	
	B0	< 5 % zirkulierende Sézary-Lymphozyten
	B1	≥ 5 % zirkulierende Sézary-Lymphozyten
Klinische Stadien			
	T	N	M
IA	1	0	0
IB	2	0	0
IIA	1, 2	1	0
IIB	3	0, 1	0
III	4	0, 1	0
IVA	1–4	2, 3	0
IVB	1–4	0–3	1

Dazu zählen neben dem Allgemeinzustand und den Allgemein(B)-Symptomen das Ausbreitungsstadium, die Größe einzelner Manifestationen („main bulk", > 5–10 cm) und das Befallsmuster (nodaler oder extranodaler Befall) sowie die mit der Tumormasse korrelierenden indirekten Aktivitätsparameter wie ein erniedrigtes Serum-Albumin, erhöhte LDH- und β_2-Mikroglobulin-Werte. Des Weiteren haben sich biologische Faktoren wie ein hoher Proliferationsindex (Ki-67), der Verlust der HLA-DR-Determinanten, eine erhöhte Expression von Adhäsionsmolekülen (CD44, ICAM-1, CD11a/8) als prognostisch ungünstig erwiesen. Gleiches gilt für einige mit bestimmten Entitäten assoziierte molekulargenetische Parameter (erhöhte Serum-CD30-Konzentration oder fehlende ALK-Expression bei ALCL, Überexpression von BCL-2 oder fehlendes BCL-6-Rearrangement bei DLBCL, p53-Mutationen bei FL, DGBL und MCL) (Zusammenfassung bei Gleissner 2008).

Die Überexpression von BCL-2 reduziert nach experimentellen Daten die Chemosensitivität, das BCL-6-Gen reguliert die B-Zell-Differenzierung. Bei den Magen-NHL konnte die t(11;18)-Translokation mit dem Therapieansprechen und bei den DLBCL das Genexpressionsmuster mit dem Gesamtüberleben korreliert werden. Sofern molekularbiologische Determinanten vorliegen, sind diese auch u. U. geeignet, eine molekulare Remission oder Resterkrankung zu identifizieren und im Verlauf zu verfolgen (Brüggemann 2004; Pott 2006).

Diese Erkenntnisse mögen richtungsweisend sein für zukünftige Risikobewertungen, die Verfügbarkeit der molekularen Parameter wird jedoch bislang noch begrenzt durch den hohen technischen Aufwand.

Tabelle VII. Internationaler Prognostischer Index für hochmaligne/aggressive NHL (IPI)[a].

Definition der Risikofaktoren		Risikogruppen und Prognose						
		Risikogruppe	Alle Patienten		Altersgruppen[b]			
					< 60 Jahre		≥ 60 Jahre	
			RF (n)	ÜL (5 Jahre)	RF (n)	ÜL (5 Jahre)	RF (n)	ÜL (5 Jahre)
Alter	> 60 Jahre	Niedrig	0–1	73 %	0	83 %	0	56 %
Stadium	III/IV	Niedrig-intermediär	2	51 %	1	69 %	1	44 %
Allgemeinzustand	ECOG ≥ 2	Hoch-intermediär	3	43 %	2	46 %	2	37 %
LDH	> normal	Hoch	4–5	26 %	3	32 %	3	21 %
Extranodaler Befall	> 1 Manifestation							

[a] The International Non-Hodgkin's Lymphoma prognostic factors project (1993), [b] altersadaptierter Index
RF: Risikofaktoren; ÜL: 5-Jahres-Überlebenswahrscheinlichkeit

Tabelle VIII. Internationaler Prognostischer Index für follikuläre NHL (FLIPI) (Solal-Celigny 2004).

Definition der Risikofaktoren		Risikogruppen und Prognose			
		Risikogruppe	RF (n)	Überleben	
				5 Jahre	10 Jahre
Alter	≥ 60 Jahre	Niedrig	0–1	91 %	71 %
Ann-Arbor-Stadium	III–IV	Intermediär	2	78 %	51 %
Hämoglobin	< 12,0 g/dl	Hoch	≥ 3	53 %	36 %
Serum-LDH	> Oberer Normalwert				
Zahl befallener nodaler Regionen	> 4				

RF: Risikofaktoren; Überleben: Überlebenswahrscheinlichkeit

Tabelle IX. a) Internationaler Prognostischer Index für Mantelzell-Lymphome (MIPI) (Hoster 2008).

Punkte	Definition und Gewichtung der Risikofaktoren			
	Alter (Jahre)	ECOG	LDH (W/ONW)	Leukozyten (10⁹/l)
0	< 50	0–1	< 0,67	< 6,7
1	50–59	–	0,67–0,99	6,7–9,9
2	60–69	2–4	1,00–1,49	1,0–14,9
3	≥ 70	–	≥ 1,5	≥ 15

W/ONW: Wert oberer Normalwert (U/l)

Tabelle IX. b) Risikogruppen und Prognose.

Risikogruppe	Punktsumme	Medianes Überleben (Monate)
Niedrig	0–3	Median nicht erreicht
Intermediär	4–5	51
Hoch	6–11	29

Zuverlässigen Kriterien für eine rasche klinische Risikoeinschätzung liefert der Internationale Prognostische Index (The International Non-Hodgkin's Lymphoma Prognostic Factors Project 1993). Durch eine Metaanalyse von 3273 Patienten mit hochmalignen NHL aus 16 international durchgeführten prospektiven Therapiestudien konnten Faktoren identifiziert werden, die unabhängig voneinander und annähernd gleichwertig die Remissionsrate, das Rezidivrisiko und die Überlebenswahrscheinlichkeit relevant beeinflussen (Tabelle VII). Dazu zählen höheres Alter (> 60 Jahre), reduzierter Allgemeinzustand (ECOG-Klassifizierung ≥ 2), erhöhte Serum-LDH, fortgeschrittenes Stadium (III oder IV) sowie der Nachweis von mehr als einer Region mit extra-nodalem Befall. Anhand dieser Parameter wurden vier Prognosegruppen ermittelt, die den Internationalen Prognostischen Index darstellen. Tabelle VII illustriert die Bedeutung dieser Einteilung für die Fünfjahres-Überlebensraten der einzelnen Gruppen.

Die Identifikation von Risikogruppen nach diesem Index wurde auch bei den T-Zell-NHL erprobt. Bei den indolenten NHL und beim MCL hatte sich der IPI nur begrenzt bewährt. Dafür stehen jetzt zwei nach den gleichen Prinzipien entwickelte, aber entsprechend modifizierte Indices zur Verfügung: Der FL-Index basiert auf der Analyse von 4167 Patienten (FLIPI, Tabelle VIII) (Solal-Celigny 2004). Der MCL-Index (MIPI, Tabelle IX) (Hoster 2008) wurde anhand der Daten aus drei prospektiven Studien entwickelt. Der FLIPI wird bereits routinemäßig angewandt (Arcaini 2006b). Bei FL wurde zusätzlich eine Korrelation des FLIPI mit dem Auftreten der histologischen Transformation in ein DLBCL identifiziert (Gine 2006). Bei den primären NHL des ZNS ist es bereits möglich, anhand von nur zwei Parametern (Alter < 50 vs. ≥ 50 Jahre und Karnofsky-Index ≥ 70 vs. < 70 %) drei klinische Prognosegruppen zu unterscheiden (Abrey 2006; Kiewe 2008).

Nach Diagnosesicherung der NHL-Entität kann anhand der prognostisch relevanten Parameter ein individuelles Risikoprofil erstellt und eine entsprechend adaptierte Therapieentscheidung gefällt werden.

Grundlagen der Therapiekonzepte

Non-Hodgkin-Lymphome sind durch eine hohe Strahlen- und Chemotherapieempfindlichkeit gekennzeichnet. Durch adäquate Therapiekonzepte, deren Auswahl im Wesentlichen durch die Histologie und das initiale Ausbreitungsstadium bestimmt wird, können hohe Ansprech- und gute Langzeitüberlebensraten erreicht werden. Auch nach Auftreten eines Rezidivs bestehen noch effiziente Behandlungsmöglichkeiten. Bei Erstdiagnose eines NHL ist die Behandlungsintention zumeist kurativ, die Mehrzahl der NHL-Patienten hat grundsätzlich eine Heilungschance, die es zu nutzen gilt. Etwa ein Drittel aller NHL-Patienten, rund 50 % mit hochmalignen NHL und etwa zwei Drittel der Patienten in Frühstadien können geheilt werden.

Bedeutung der Chirurgie

Bei den NHL dienen chirurgische Maßnahmen vorrangig zur Gewinnung einer ausreichenden Biopsie zur Diagnosesicherung. Bei ausschließlich intrathorakalem oder intraabdominellem Befall kann das eine explorative Thorakotomie, Laparoskopie oder -tomie einschließen. Die früher eingesetzte Staging-Laparotomie ist durch die moderne bildgebende Diagnostik vollständig abgelöst worden. Eine Splenektomie kann u. U. indiziert sein bei symptomatischer und therapierefraktärer Spleneomegalie etwa bei B-CLL und Immunozytom, oder wenn bei hochmalignen NHL mit initialem Milzbefall nach kurativer Chemotherapie noch unklare Restbefunde (z. B. Splenomegalie, Inhomogenitäten) persistieren.

Bei einigen primär extranodalen NHL, entstanden z. B. in der Schilddrüse, im Intestinum oder im Hoden, ist oft eine weitgehende Tumorresektion bereits erfolgt, bevor die Diagnose eines NHL gesichert ist.

Die prognostische Bedeutung eines operativen „Debulking", d. h. einer über die diagnostische Biopsie weit hinausgehenden, die Tumorgröße reduzierenden Operation ohne Radikalitätsanspruch ist nicht zweifelsfrei geklärt. Die Mehrzahl der internationalen Erfahrungen dazu betrifft retrospektive Analysen von NHL in Frühstadien, insbesondere von Magen-NHL (zusammengefasst in Wilder 2002; Koch 2001b, 2005), deren Ergebnisse wesentlich durch die Auswahl der Patienten beeinflusst wurden.

In einem kürzlichen Bericht (Wilder 2002) wurde in einer Fall-Kontroll-Studie von hochmalignen NHL in den Stadien I–II den operierten Patienten ein Kollektiv nicht operierter Patienten gleichen Risikoprofils gegenüber gestellt. Lediglich in der lokalen Tumorkontrolle (rezidivfreies Überleben), nicht jedoch im Gesamtüberleben ergab sich für die operierten Patienten ein signifikanter Vorteil. In einer prospektiven Beobachtungsstudie bei Magen-NHL ist dagegen kein Vorteil für die primäre Operation mehr nachweisbar (Koch 2001b), sodass diese nur noch in Notfallsituationen erfolgen sollte.

Wenn auch aktuelle Studien bestätigen, dass ausgedehnte Lymphommanifestationen (sog. „bulky" Lymphome von mehr als ca. 5–7 cm Ø) einen pro-

gnostischen Risikofaktor darstellen (Rübe 2001; Pfreundschuh 2008), so kann dem doch grade durch den Einsatz der ergänzenden Radiotherapie Rechnung getragen werden.

Operative Nachresektionen mit dem Ziel einer vollständigen NHL-Entfernung (R0-Status) oder sogar radikale Eingriffe mit dem Ziel einer Sanierung der regionalen Lymphwege sollten angesichts der Effizienz der Radio- und Chemotherapie bei NHL auf keinen Fall mehr unternommen werden.

Relevanz der Chemotherapie

Im Vergleich zu anderen Malignomen sind nahezu alle NHL in hohem Maße chemosensitiv. Einschränkungen gelten allerdings für das Mantelzell-NHL, die primären NHL des ZNS und das Nasale T/NK-Zell-Lymphom (siehe dazu deren getrennte Darstellung). So kann bei der Mehrzahl der Patienten (> 75 %) durch eine Kombinations-Chemotherapie adäquater Intensität zumindest initial eine deutliche Regression der Lymphom-Manifestationen erreicht werden kann. Als hocheffiziente Wirkstoffe haben sich dazu die Alkylanzien (Chlorambucil, Melphalan, Cyclophosphamid, Ifosfamid, BCNU, Procarbazin, Carboplatin), Anthrazykline (Doxorubicin, Epirubicin, Mitoxantron), Bleomycin, Mitosehemmstoffe (Vincristin, Vinblastin, Vinorelbin, Etoposid), Nukleosidanaloga (Cytosinarabinosid, Fludarabin, Cladribin), das Antifolat Methotrexat und Steroide (Prednison, Dexamethason) erwiesen. In der Langzeiterfahrung etablierte Kombinationsschemata sowie moderne Entwicklungen sind in Tabelle X angeführt.

Für alle hochmalignen/aggressiven NHL bietet die alleinige primäre Chemotherapie bereits die Chance der Heilung. Diese kann in Subgruppen (Frühstadien, Risikogruppen) eventuell noch verbessert werden durch die Kombination mit der Radiotherapie. Für die niedrigmalignen/indolenten NHL in den fortgeschrittenen Stadien III–IV ist die systemische Therapie gleichfalls indiziert, wobei zumindest die konventionelle Chemotherapie allein nicht kurativ wirksam ist. In der Langzeitbeobachtung nach der modernen Chemo-Immuntherapie (s. u.) wird sich zeigen, ob diese Behandlungsmodalität zur Heilung führen kann.

Einen hohen Stellenwert hat die Chemotherapie im Rahmen von myeloablativen Hochdosistherapie-Konzepten (Hochdosistherapie, HDT), eventuell kombiniert mit einer Ganzkörperbestrahlung (total

Tabelle X. Kombinations-Chemotherapie bei NHL in fortgeschrittenen Stadien.

NHL-Entität	Etablierte Standardschemata		Alternativen und Folgetherapien (einschließlich aktueller Studien)			
B-CLL	Cbl	Chlorambucil + Prednison	F 2-CDA B	Fludarabin Cladribin Bendamustin	FC	Fludarabine Cyclophosphamid
					F-R FC-R	F + Rituximab FC + Rituximab Alemtuzumab
Plasmozytom	MP	Melphalan Prednison	Kombinationstherapie mit Th Thalidomid Bz Bortezomib Le Lenalidomid		Frühzeitige Hochdosis-MP-Therapie und autologe SCT	
Follikuläre NHL Grad I–II Immunozytom	CHOP	Cyclophosphamid Adriamycin Vincristin Prednison	MCP[a]	Mitoxantron Chlorambucil Prednison	FC FCM BR BMR	Fludarabin Cyclophosphamid FC + Mitoxantron Bendamustin + R B + Mitoxantron + R
	R[b]-CHOP					
Mantelzell-Lymphom	R[b]-CHOP		R-CHOP/DHAP	Dexamethason Ara-C Cisplatin	Frühzeitige Hochdosis-Chemotherapie + TBI[c] und autologe SCT	
Hochmaligne B-/T-Zell NHL[d] Primärtherapie	CHOP	Cyclophosphamid Adriamycin Vincristin Prednison	CHOEP	Cyclophosphamid Adriamycin Vincristin Etoposid Prednison	Verkürzung der Zyklusintervalle Modifikation der Applikationsform	
	R[b]-CHOP					
Folgetherapie[e]	DHAP	Desamethason Cytosin-Arabinosid Cisplatin	E-SHAP	Etoposid Methylprednisolon Cytosin-Arabinosid Cisplatin	ICE	Ifosfamid Carboplatin Etoposid
					CisGemDex	Cisplatin Gemcitabin Dexamethason
Lymphoblastische Lymphome Burkitt Lymphome	Mehrphasenprotokolle in Anlehnung an die Therapie der Akuten lymphoblastischen Leukämie (bei jüngeren Patienten)					

[a] Modifikation des zuvor erprobten PmM (Prednimustin, Mitoxantron) (Deutsche Studiengruppe niedrigmaligne Lymphome (Unterhalt 1996)).
[b] Rituximab (R): Anti-CD20-Antikörper.
[c] Ganzkörperbestrahlung (total body irradiation).
[d] Ältere Standardschemata: CHmP-VB Studiengruppe der EORTC (Somers 1994)
    ACVB-Mtx-Cyt-Ara (LNH-84-Protokoll der französischen Studiengruppe GELA (Coiffier 1989))
    ProMACE-CytaBOM, m-BACOD, MACOP-B einschl. Modifikationen (Studiengruppen in den USA und Canada (Fisher 1993))
[e] Refraktäre Lymphome, Rezidive.

body irradiation, TBI). Ein wesentlicher Wirkstoff zur Konditionierung bei Lymphomen ist Cyclophosphamid. Zu den Ergebnissen der Hochdosistherapie wird auf die Darstellung der einzelnen Lymphom-Entitäten bzw. -gruppen verwiesen.

Stellenwert der Radiotherapie

In Frühstadien I und II ist bei einigen niedrigmalignen/indolenten NHL die alleinige Radiotherapie hoch effizient in der lokalen Kontrolle.

Dies gilt insbesondere für die nodalen follikulären Lymphome Grad I und II, das lymphoplasmazytische Lymphom (Immunozytom) und indolente Lymphome mit primär extralymphatischer Manifestation (zumeist MZL).

In den fortgeschrittenen Stadien niedrigmaligner/indolenter NHL ist in Kombination mit der systemischen Therapie oft eine Strahlenbehandlung ausgedehnter oder symptomatischer Lymphome indiziert.

Bei hochmalignen/aggressiven NHL wurde die Strahlentherapie in Frühstadien nach systemischer Therapie mit reduzierter Zykluszahl evaluiert. In fortgeschrittenen Stadien wird die Strahlenbehandlung eingesetzt bei primär ausgedehnten („bulky") Lymphomen, bei extranodalen Manifestationen oder Residuallymphomen nach initialer Chemotherapie mit dem Ziel einer Optimierung der lokalen Kontrolle.

Im Zusammenhang mit der myeloablativen HDT mit nachfolgender ASCT bietet die Ganzkörperbestrahlung für jüngere Patienten mit indolenten Lymphomen eine potenziell kurative Option. Gleiches gilt für Hochrisiko-Patienten mit hochmalignen NHL.

Die Radiotherapie wird eingesetzt als lokale (involved field, IF) oder regionale Therapie (extended field, EF, in unterschiedlichen Definitionen), oder umfasste weit ausgedehnte Bestrahlungen (total-nodale, TNI, total-zentrale, TCI, oder total-lymphatische Bestrahlung, TNI). Zu den genaueren Definitionen und der Bewertung dieser Techniken wird auf den Abschnitt „Strahlentherapie" verwiesen.

Immunmodulatorische und antikörpervermittelte Therapieansätze

Bei der Behandlung einiger niedrigmaligner/indolenter NHL (überwiegend FL, MCL und IC) in fortgeschrittenen Stadien ist Interferon-α (IFNα) sowohl simultan zur Induktions-Chemotherapie als auch in Form einer Erhaltungstherapie erprobt worden. Nach einer Metaanalyse der internationalen Erfahrungen (Rohatiner 2005) ist die nebenwirkungsreiche Therapie mit IFNα nur in der Remissionsstabilisierung, nicht für das Gesamtüberleben wirksam. Somit muss bezweifelt werden, dass IFNα eine langfristige Prognoseverbesserung zu induzieren vermag.

Ein wesentlicher Fortschritt in der systemischen Therapie der NHL wurde erreicht durch die spezifische Immuntherapie mit Hilfe eines humanisierten, monoklonalen Antikörpers, der gegen das bei B-Zell-NHL überexprimierte B-Zell-Epitop CD20 gerichtet ist (Grillo-Lopez 1999). Dieser hochspezifische Wirkstoff kann in zwei verschiedenen Modalitäten bei B-Zell-NHL eingesetzt werden.

Durch einfache Infusion dieses Antikörpers über vier Zyklen konnten bei Patienten mit rezidivierten oder therapierefraktären indolenten NHL hohe Ansprech- und Rückbildungsraten nachgewiesen werden (McLaughlin 1998). Diese überraschend effiziente Therapie hat zu einer signifikanten Verbesserung der Ansprechraten, der Remissionserhaltung und z. T. auch des Langzeitüberlebens geführt (Coiffier 2002; Feugier 2005; Habermann 2006; Pfreundschuh 2006). So gilt für die Mehrzahl der indolenten NHL in den Stadien III/IV und für die aggressiven B-NHL die Kombination der Chemotherapie (zumeist CHOP) mit dem Antikörper Rituximab inzwischen als Standard.

Dieser Antikörper (Rituximab) steht auch als Konjugat mit Radioisotopen, genauer mit Yttrium-90 (Zevalin®) oder Jod-131 (Bexxar®) zur Verfügung, sodass die immunologische Zytotoxizität verknüpft werden kann mit einer anti-CD20-gerichteten Radiotherapie. Diese Strahlung trifft u. U. auch CD20-negative, eng benachbarte „Bystander"-Tumorzellen in einem heterogenen Lymphom und kann somit die Effizienz der alleinigen Antikörpertherapie erhöhen. Diese Therapieform wurde zunächst erprobt bei rezidivierten oder refraktären NHL (Witzig 2002; Zusammenfassungen Park 2007; Emmanouilides 2007). Inzwischen liegen auch erste Daten zum klinischen Einsatz in der Primärtherapie von FL (Kaminski 2005; Press 2006) und DLBCL (Zinzani 2008b) vor sowie zur Konditionierungstherapie vor autologer Stammzelltransplantation bei Patienten, die nicht für eine konventionelle Ganzkörperbestrahlung qualifizieren (Krishnan 2008). Eine wesentliche Nebenwirkung ist die nicht unerwartet ausgeprägte Hämatotoxizität bei dieser systemischen Form einer niedrig dosierten Strahlenexposition. Aufgrund des hohen technischen Aufwandes wird diese Behandlungsmodalität nur begrenzt verfügbar bleiben; in Deutschland wird Zevalin derzeit in einer prospektiven Studie evaluiert.

Objektivierung des Therapieerfolgs

Zur Beurteilung des Therapieansprechens sind bei NHL die traditionellen Kategorien von Voll- oder Teilremissionen, des Nichtansprechens oder der Progression weiterhin gültig. In einer kooperativ erstellten Richtlinie wurden die Prinzipien der Staging- und Restaging-Untersuchungen festgelegt und genaue Definitionen zur Beurteilung des Therapieerfolges erarbeitet (Cheson 2007). Darüber hinaus wurden auch die relevanten Zielsetzungen für prospektive Studien präzisiert.

Mit den hochsensitiven Methoden zum Nachweis molekularbiologischer Merkmale einzelner Lymphom-Entitäten besteht nun die Möglichkeit, auch eine Molekulare Remission, z. B. anhand des Verschwindens eines derartigen Markers zu definieren. Dies konnte bereits tatsächlich gezeigt und als prognostisch relevant bewertet werden (Rambaldi 2002; Brugger 2004; Ha 2004; Fisher 2005; Pott 2006).

Charakteristika und Therapie der einzelnen Lymphom-Entitäten

Lymphome mit überwiegend systemischer Manifestation

Lymphozytisches B-Zell-Lymphom/chronische lymphatische Leukämie (B-CLL)

Die B-CLL hat ihren Ursprung in monoklonalen, immunphänotypisch frühen B-Zellen und ist immer gekennzeichnet durch eine – wenn auch unterschiedlich ausgeprägte – Knochenmarkinfiltration und eine als Lymphozytose imponierende Tumorzellausschwemmung in das periphere Blut.

Der Altersmedian liegt bei 65 Jahren, in der letzten Dekade scheint die Erkrankung zunehmend auch bei jüngeren Patienten aufzutreten. Unter konventionellen Therapiestrategien beträgt das mediane Überleben ca. sechs bis acht Jahre (Döhner 2000).

Das klinische Bild wird charakterisiert durch den langsam progredienten Verlauf mit Zunahme der Knochenmarkinfiltration und Lymphozytose, der Entwicklung generalisierter Lymphknoteninfiltrationen und nachfolgend einer Spleno- und Hepatomegalie. Die Prognose wird bestimmt durch die Beeinträchtigung der Hämatopoese mit vor allem persistierender Thrombozytopenie, durch die Entwicklung von Antikörpermangelsyndromen wie auch Defekten der T-Zell-vermittelten zellulären Immunität, eine zunehmende Resistenz gegenüber konventioneller Chemotherapie sowie einem erhöhten Risiko zur Entwicklung von Zweitmalignomen.

Aufgrund des initial oft lange (Monate bis Jahre) blanden Verlaufs ist der Beginn einer systemischen Therapie erst bei Zeichen der Progression erforderlich. In einer aktualisierten Empfehlung wurden die Kriterien zur Behandlungsbedürftigkeit präzisiert (Eichhorst 2007). Diese sind gegeben bei Entwicklung einer B-Symptomatik, einer progredienten Anämie/Thrombozytopenie, erheblicher Größenzunahme der Lymphome oder der Splenomegalie, Zunahme/Verdopplung der Lymphozytenzahl. Bei jüngeren Patienten wird die Therapie bereits bei hohem Progressionsrisiko eingesetzt.

Unter Einbeziehung der charakteristischen chromosomalen Abberrationen ist inzwischen eine genauere

Prognoseeinschätzung möglich. Das Vorliegen von del(11q23) signalisiert eine rasche Progression, Patienten mit der del(17p13) sind nahezu therapierefraktär (Zusammenfassungen Rummel 2002; Leithäuser 2007).

Zur systemischen Therapie steht eine Reihe von Zytostatika zur Verfügung, die entweder als Monotherapie oder in Kombinationen insgesamt geringer Intensität adaptiert an die Binet-Stadien und das Alter des Patienten eingesetzt werden.

Etabliert ist die Chemotherapie mit Chlorambucil (zunächst meist + Prednison), COP bzw. CHOP. Verbessert wurden die Ergebnisse durch Einsatz von Fludarabin (O'Brien 1993), welches inzwischen auch prospektiv evaluiert wurde als Monotherapie und in Kombination mit Cyclophosphamid (Catovsky 2007), im Vergleich zu Chlorambucil (Flinn 2007), oder in Kombination mit Rituximab (Byrd 2005). Bei ähnlichen Ergebnissen zum Gesamtüberleben konnte das progressionsfreie Überleben durch die Kombination Fludarabin + Cyclophosphamid signifikant verbessert werden.

Bei jüngeren Patienten mit Risikokonstellationen ist bereits eine HDT ergänzt durch Ganzkörperbestrahlung mit nachfolgender ASCT (Dreger 1995) erprobt. Eine potenzielle Heilungschance bietet möglicherweise die HDT mit reduzierter Intensität und allogener Stammzelltransplantation vermittelt durch den Graft-versus-Leukemia-Effekt (Schetelig 2003).

Eine lokale Strahlentherapie wird lediglich in palliativer Intention bei regional verdrängenden Lymphomen oder bei einer symptomatischen Splenomegalie eingesetzt. Für die Bestrahlung der Milz, die dosisabhängig neben einer Thrombozytopenie auch zur Verminderung der Lymphozyten im peripheren Blut und im Knochenmark führt, reichen bereits sehr kleine Dosen. Bei einer Einzeldosis von 0,5–1 Gy (oder < 0,5 Gy bei ausgeprägter Thrombozytopenie), appliziert 3×/Woche, ist eine Gesamtdosis von 3–6 Gy je nach Ansprechen bereits erfolgreich. Symptomatische Lymphome in anderen Regionen werden mit 5×2 Gy/Woche bis zu einer Gesamtdosis von 20–30 Gy behandelt. Eine besondere Indikation stellt die Entwicklung therapierefraktärer chylöser Pleuraergüsse oder eines ausgeprägten und rasch nachlaufenden Aszites dar, wie er gelegentlich in weit fortgeschrittenen Krankheitsverläufen auftritt. Eine palliative niedrig dosierte Bestrahlung ($5 \times 1,8$–2,0 Gy/Woche bis 20–24 Gy) der Region des Ductus thoracicus bzw. der Mesenterial- und Paraaortalregion kann eine merkliche Linderung der Symptome bewirken.

Seltene, immunzytologisch identifizierte Sonderformen der B-CLL sind die T-CLL und die Prolymphozytenleukämie (PLL, B- oder T-Zell-Subtyp). Charakteristisch sind eine erhebliche Splenomegalie, bei der T-CLL Haut- und Leberinfiltrationen, bei der PLL extreme Leuko- bzw. Lymphozytosen. Die Prognose ist äußerst ungünstig mit einem medianen Überleben von etwa einem halben Jahr (T-PLL), anderthalb (T-CLL) bis drei Jahren (B-PLL). Standardtherapien wie CHOP sind nur bei der T-CLL wirksam, erprobt werden derzeit die Nukleosidanaloga. Gelegentlich kann eine palliative Milzbestrahlung induziert sein.

Haarzell-Leukämie

Charakteristisch für diese seltene und bislang nicht heilbare Leukämieform sind eine Splenomegalie und Panzytopenie sowie die namensgebende Morphologie der lymphatischen Tumorzellen. Die Therapie erfolgt ausschließlich systemisch, die früher übliche Splenektomie ist heute obsolet. Interferon-α ist sowohl initial als auch als Erhaltungstherapie wirksam. Die Induktionstherapie erfolgt inzwischen jedoch mit Nukleosidanaloga (Zusammenfassung Leithäuser 2007), vorrangig Cladribin oder Pentostatin. Das mediane Überleben beträgt rund vier bis fünf Jahre.

Lymphoplasmazytisches Lymphom/Immunozytom (IC)

Das Immunozytom wurde in der Kiel-Klassifikation zwar frühzeitig identifiziert, aber erst in den REAL- und WHO-Klassifikationen (Harris 1994, 1999; Jaffe 2001) auch international als eigenständige Entität akzeptiert.

Charakteristisch ist das bei bis zu 60 % der Patienten (Brittinger 1984) nachweisbare monoklonale Serum-Immunglobulin, zumeist IgM. Diese Konstellation entspricht der früheren Makroglobulinämie Waldenström.

Bei rund 5–10 % der Patienten mit Immunozytom besteht bei Diagnosestellung ein nodales Stadium I oder II, welches durch eine alleinige Strahlentherapie wahrscheinlich kurativ behandelt werden kann, wie eine retrospektive Fallserie (Epelbaum 1992) und die erste Analyse einer prospektiven Studie (Sack 1992) ergaben.

Inzwischen wird die alleinige Radiotherapie lokalisierter nodaler Immunozytome bereits prospektiv

evaluiert. Dabei werden die Zielvolumina und die erforderlichen Dosierungen in Anlehnung an die Strategien bei den follikulären Lymphomen definiert (s. u.).

Extranodale bzw. extralymphatische Manifestationen sind selten mit Ausnahme eines gehäuften Vorkommens im Bereich der Orbita. Diese IC können durch eine moderat dosierte Radiotherapie geheilt werden (siehe Orbita-NHL).

Bei rund 90 % der Patienten mit nodalem Befallsmuster liegt initial allerdings ein Stadium III oder IV vor, welches bei Zeichen der Progression einer systemischen Therapie bedarf. Mit der konventionellen Chemotherapie werden Remissionsraten (Vollremission und partielle Remission) von 60–80 % erreicht. Eine Erhaltungstherapie mit Interferon-α verlängert zwar das progressionsfreie, aber nicht das Gesamtüberleben. Bei einer anhaltenden Rezidivneigung in der Langzeitbeobachtung sind diese Therapieansätze nicht kurativ. Im Vergleich zu der B-CLL war die Prognose in den fortgeschrittenen Stadien des IC mit einem medianen Gesamtüberleben von fünf Jahren im Gegensatz zu sechs Jahren signifikant ungünstiger (Engelhard 1991). Ähnlich wie bei der B-CLL scheint auch beim IC eine Therapie mit Fludarabin, evtl. ergänzt durch Rituximab, die Prognose zu verbessern (Foran 2000; Zusammenfassung Leithäuser 2007).

Für jüngere Patienten wird daher bereits der Einsatz der myeloablativen HDT mit nachfolgender ASCT prospektiv evaluiert (Studie der Deutschen Studiengruppe Niedrigmaligne NHL).

Bei etwa 5 % der Patienten muss langfristig mit der Transformation in ein hochmalignes, zumeist immunoblastisches NHL gerechnet werden (Lennert 1992).

Indikationen zur palliativen Strahlenbehandlung in den fortgeschrittenen Stadien ergeben sich ähnlich wie bei der B-CLL, die technische Durchführung ist die gleiche.

Plasmazell-Myelom/Plasmozytom/multiples Myelom (MM)

Charakteristisch für das Plasmozytom ist die monoklonale Expansion von reifen B-Zellen mit den Differenzierungsmerkmalen einer Immunglobulin produzierenden Plasmazelle. Begründet durch diesen zellulären Ursprung wird in den REAL- und WHO-Klassifikationen das gesamte Erscheinungsbild des

Plasmozytoms den NHL zugeordnet und nicht nur die extramedulläre Erkrankung wie in der Kiel-Klassifikation.

Der Altersmedian für die systemische Erkrankungsform liegt bei etwa 65–70 Jahren, für die solitären Plasmozytome fünf bis zehn Jahre früher. Die mediane Überlebenswahrscheinlichkeit für die systemische Erkrankung beträgt etwa drei Jahre, die Fünfjahres-Überlebensrate nur knapp 30 %.

Bei nahezu allen Patienten (96–99 %) ist im Serum und/oder Urin ein monoklonales Immunglobulin, seltener isolierte Ig-Schwerketten oder κ- bzw. λ-Leichtketten (im Urin als Bence-Jones-Protein bezeichnet) nachweisbar. Diese monoklonale Gammopathie kann als alleiniges Symptom (dann als „monoklonale Gammopathie unbestimmter Signifikanz", MGUS, bezeichnet) der histologisch-zytologischen Diagnose eines Plasmozytoms um Jahre vorausgehen.

Systemische Erkrankung

Zum Zeitpunkt der Diagnosestellung besteht bei rund 90–95 % der Patienten eine systemische, bislang unheilbare Erkrankung mit Knochenmarkinfiltration. Die zunehmende Beeinträchtigung der normalen Hämatopoese, die progrediente osteolytische Skelettdestruktion (Risiko der Hyperkalzämie, von Frakturen oder einer Rückenmarkkompression) sowie die Folgen der monoklonalen Immunglobulinsekretion (sekundäre Niereninsuffizienz, Hyperviskositätssyndrom, Antikörpermangelsyndrom) bestimmen das klinische Bild des multiplen Myeloms.

Neben der klinischen Stadieneinteilung nach Durie und Salmon (Tabelle Va) hat sich aus einer Metaanalyse von 10 750 Patienten die herausragende prognostische Bedeutung der Serum-β_2-m-Konzentration ergeben, die ein direktes Maß der Tumorlast zu sein scheint (Greipp 2005). Wie Tabelle Vb zeigt, können anhand der β_2m- (< 3,5, 3,5–< 5,5, > 5,5 mg/dl) und der Albumin-Werte (< 3,5, ≥ 3,5 g/dl) drei prognostische relevante Gruppen unterschieden werden, die die internationale Stadieneinteilung (ISS) bilden.

Durch einen frühzeitigen Therapieeinsatz kann keine Lebensverlängerung erreicht werden, sodass im Stadium I eine abwartende Verlaufsbeobachtung zu empfehlen ist.

Für symptomatische Patienten im Stadium I, progrediente Patienten im Stadium II sowie im Stadium III stehen verschiedene Zytostatikakombinationen unterschiedlicher Intensität zur Verfügung, deren Auswahl in Anpassung an die subjektive Symptomatik und die objektivierbare Dynamik der Erkrankung (Verlauf der Serumkonzentration/Urinausscheidung des monoklonalen Ig-/Bence-Jones-Proteins, Zunahme der Skelettdestruktion) erfolgt (Gregory 1992). Inzwischen haben sich einige neue Wirkstoffe in der Behandlung des multiplen Myeloms als effizient erwiesen (Thalidomid, Bortezomib) bzw. befinden sich in der klinischen Erprobung (Lenalidomid) (Tricot 2004; Kyle 2006; Facon 2007). Mit der Einbeziehung von Thalidomid in die Primär- oder Folgetherapien konnten inzwischen die Remissionsraten und möglicherweise auch das Gesamtüberleben verbessert werden.

Eine effektivere Therapiestrategie mit kurativer Intention bietet der frühzeitige Einsatz einer myeloablativen HDT mit alleiniger Melphalan-Chemotherapie und nachfolgender ASCT bei jüngeren Patienten. Dieses Konditionierungsschema ist randomisiert mit einer Kombination von Melphalan und Ganzkörperbestrahlung verglichen worden. Bei gleichem ereignisfreiem Überleben (21 Monate) betrug das 45-Monate-Gesamtüberleben 65,8 % für die alleinige Melphalan- im Gegensatz zu 45,5 % für die Kombinationstherapie, wobei dies vorrangig mit der geringeren Toxizität und besseren Behandelbarkeit im Falle eines Rezidivs begründet wurde (Moreau 2002). Inzwischen liegen die Ergebnisse weiterer randomisierter Studien vor, die eine Verbesserung der Ansprechraten, des krankheits- und symptomfreien Intervals und z. T. auch des Überlebens zeigen (Palumbo 2006; Zusammenfassungen Gertz 2007, Nowrousian 2007).

Die nebenwirkungsreiche Erhaltungstherapie mit Interferon-α ist zwar wirksam (Salmon 1994), wird inzwischen jedoch zunehmend kritischer bewertet. Dagegen hat sich Thalidomid zumindest nach HDT als effizient erwiesen (Kyle 2006).

Eine Indikation zur palliativen Radiotherapie ergibt sich beim systemischen Plasmozytom bei symptomatischen (schmerzhaften oder frakturgefährdeten) Osteolysen sowie bei Kompression des Myelons durch Wirbelkörperfrakturen oder Tumorinfiltration. Auch nach präventiver operativer Stabilisierung oder nach pathologischer Fraktur ist eine Nachbestrahlung möglich und sinnvoll. Die Behandlung erfolgt in der Regel mit zehn bis 15 Fraktionen bis zu einer Gesamtdosis von 30 Gy.

Tabelle XI. Niedrigmaligne NHL in Frühstadien: Alleinige Radiotherapie Stadium I– II.

Autor	Patienten (n)	Histologie	Therapie Technik Dosis (Gy)	Mediane Beobachtungszeit (Jahre)	Überlebenswahrscheinlichkeit					
					Rezidivfrei			Gesamt		
					5 J	10 J	15 J	5 J	10 J	15 J
Gospodarowicz 1999	595	Follikulär	IF median 35	11	56 %	41 %		81 %-	66 %	
Voss 2001	228	Niedrigmaligne	IF 30–35	n. a.	94 %	82 %	75 %[a]	87 %	62 %	52 %
Mauch 2001	177	Follikulär	IF/EF/TNI ~ 35	8	55 %	44 %	40 %	82 %	64 %	44 %
Stuschke 1997	117[b]	Follikulär Grad I–II	EF/TCI 26 + 10	6	71 %	59 %[c]		89 %	89 %[c]	
Wider 2001[1a]	80	Follikulär Grad I–II	IF/EF 40 (26–50)	19	63 %	57 %	41 %	82 %	65 %	43 %
Ott 2003	58[d]	Follikulär	IF/EF/TNI	9	75 %	64 %		87 %	70 %	
Neumann 2003	116	Follikulär	IF/EF/TNI 35 (20–50)	4	62 %	48 %		76 %	51 %	
Petersen 2004	460	Follikulär	IF 35 (16–47,5)	13	56 %	41 %		79 %	62 %	
Guadagnolo 2006	79	Follikulär Grad I–II	IF/EF 36,7 (30–42)	19		47 %	43 %		74 %	62 %

[a] Krankheitsspezifisches Überleben, [b] einschl. n = 17 im limitierten Stadium III, [c] bezogen auf 8 Jahre. [d] einschl. n = 10 im limitierten Stadium III
n.a.: nicht angegeben; J: Jahre

Solitäres Plasmozytom

Das sog. solitäre Plasmozytom unterscheidet sich grundlegend von der systemischen Erkrankungsform. Bei etwa 5–8 % aller Plasmozytom-Patienten liegt lediglich eine einzige Plasmozytom-Manifestation vor, zumeist als streng lokalisierter solitärer Skelettherd (bis zu 70 %), vorrangig in den Wirbelkörpern, oder aber extramedullär (30 %), vorrangig in den Weichgeweben der Gesichtsschädel- und Halsregion (Tsang 2001b). Durch eine alleinige Strahlenbehandlung kann die Mehrzahl dieser Patienten geheilt werden, mit einem medianen Überleben zwischen von vier bis sieben Jahren. Ein relevanter Unterschied zugunsten der extramedullären Manifestationsform ist auffällig. Die lokalen Kontrollraten betragen rund 90 % für extramedulläre bzw. 78 % für ossäre Herde. Nur 8–36 % der extramedullären, aber bis zu 64 % der ossären Plasmozytome entwickelten ein multiples Myelom (Tsang 2001a; Strojan 2002; Zusammenfassung Gertz 2007).

Für die lokale Kontrolle kleiner Tumoren (≤ 5 cm) ist möglicherweise bereits eine Dosis von 35–40 Gy bei konventioneller Fraktionierung ausreichend, für größere Tumoren wurden zumeist 45–50 Gy eingesetzt mit dem Erfolg einer 100-%-Rezidivfreiheit (Frassica 1989). Nicht geklärt ist, ob nicht auch die geringere

Dosis bereits ausreicht. Angesichts des Fehlens systematischer Untersuchungen ist eine optimale Dosis für solitäre Plasmozytome jedoch nicht ermittelt.

Lymphome überwiegend nodalen Ursprungs

Follikuläre Lymphome Grad I und II (FL)

Follikuläre Lymphome entstehen überwiegend nodal und bleiben lange auf die Lymphknoten beschränkt, rund 20 % werden in den Frühstadien I und II entdeckt. Bei weiteren 3–5 % der Patienten liegt ein limitiertes Stadium III vor mit einzelnen kleinen Lymphom-Manifestationen beidseits des Zwerchfells.

In den Frühstadien I und II bietet die alleinige Radiotherapie die Chance der Heilung. So kann nahezu immer eine Vollremission induziert werden und etwa 50–60 % der Patienten bleiben langfristig rezidivfrei. In Tabelle XI sind die aktualisierten Langzeitbeobachtungen der größeren Fallserien zusammengefasst. Die Behandlungsergebnisse für das kleine Kollektiv der limitierten Stadien III waren nicht wesentlich schlechter (Paryani 1984; Mendenhall 1989; Jacobs 1993; Stuschke 1997; Murtha 2001; Ha 2003). Dabei wurden sowohl lokokale (involved field, IF) und regionale Zielvolumina unterschiedlicher Definition (IF und extended field, EF) behandelt, als auch weit ausgedehnte (total-nodale, TNI, total-zentrale, TCI, oder total-lymphatische, TNI) Bestrahlungen durchgeführt.

Bei der vergleichenden Bewertung ist zu beachten, dass es sich mit zwei Ausnahmen (Vaughan-Hudson 1994; Stuschke 1997) um retrospektive Fallanalysen handelt, sodass eine gut begründete Definition optimaler Zielvolumina oder eine Festlegung adäquater Gesamtdosen nicht möglich ist.

Die wesentlichen Erkenntnisse der einzelnen Analysen lassen sich aber wie folgt zusammenfassen: Es besteht eine Dosis-Wirkungs-Beziehung, wonach bei Gesamtdosen < 30 Gy oder mit Senkung der Dosisintensität (etwa durch Therapieverzögerungen), das Risiko von In-field-Rezidiven signifikant steigt (Stuschke 1997). Eine weitere derartige Korrelation besteht zur Größe des makroskopischen Tumors (Wilder 2001; Guadagnolo 2006). Nach alleiniger IF-Bestrahlung tritt die Mehrheit der Rezidive außerhalb des Zielvolumens auf (Petersen 2004), 59 % der ersten Rezidive wurden außerhalb der bestrahlten Region jenseits des Zwerchfells im Vergleich zum Primärbefall beobachtet (Wilder 2001). Mit der Bestrahlung beidseits des Zwerchfells (TNI) konnte das Rezidivrisiko gesenkt werden im Gegensatz zur nur infra- oder nur supradiaphragmalen Bestrahlung (als IF/EF), während dabei allerdings das Risiko von Zweitneoplasien anstieg (MacManus 1996).

So war unklar, wie weit eine kurativ intendierte Radiotherapie ausgedehnt werden muss, wobei der diskontinuierliche Ausbreitungsmodus der follikulären Lymphome es nahegelegte, auch weit entfernte Regionen mitzubehandeln.

Die naheliegende Hypothese, dass die Behandlungsergebnisse durch eine lokale Dosiserhöhung einerseits und eine Ausdehnung der Zielvolumina andererseits verbessert werden könnten, wurde inzwischen prospektiv evaluiert. In der kürzlich abgeschlossenen Therapiestudie niedrigmaligner NHL in Frühstadien wurde erstmals die Extended-field-Bestrahlung mit der total-lymphatischen Bestrahlung randomisiert verglichen. Bei hohen Remissionsraten (Engelhard 2008) können relevante Ergebnisse zum Rezidivverhalten jedoch erst nach mehrjähriger Nachbeobachtung erwartet werden.

Im Langzeitverlauf sind zunehmend auch nicht NHL-assoziierte Todesursachen zu erwarten. So betrug nach einer medianen Beobachtungszeit von 19 Jahren die 15-Jahres-Gesamtüberlebenswahrscheinlichkeit 43 %, das NHL-spezifische Überleben jedoch 59–72 % je nach Bestrahlungstechnik und 58 % der Todesfälle wurden nicht durch das NHL verursacht (Wilder 2001a).

Bei einigen Patienten mit FL im Stadium I/II ist ein mehrjähriger, therapiefreier Spontanverlauf dokumentiert worden, mit Therapiebeginn erst bei Zeichen der Progression (Advani 2004). Es sollte zukünftig gelingen, derartige Kollektive anhand biologischer Risikofaktoren frühzeitig zu identifizieren.

In den internationalen Bewertungen werden inzwischen die IF-Techniken als Standard definiert (Zusammenfassungen Tsang 2007b) und u. a. auch in den Leitlinien des NCCN (2008) empfohlen. Nach den NCI-Leitlinien ist auch eine regionale EF-Technik eine akzeptierte Behandlungsoption. Dabei muss aber betont werden, dass der prognostische Wert der Bestrahlung eines adjuvanten Zielvolumens nicht gesichert ist. Da gleichzeitig die Diagnostik inzwischen erheblich verbessert wurde, muss die Entscheidung zu EF-Bestrahlungen durch sorgfältiges Abwägen von Nutzen und Risiken begründet werden.

Als Gesamtdosis haben sich 30 Gy bewährt, zuzüglich eines Boosts von etwa 10 Gy auf makroskopische Lymphome (30–36 Gy in den NCCN-Leitlinien). Zu den Besonderheiten der extranodalen Lymphome s. u.

Bemerkenswert sind in diesem Zusammenhang molekularbiologische Untersuchungen. Danach gelingt es mit Hilfe der PCR-Technik, auch in Frühstadien von FL zirkulierende Tumorzellen in Blut und Knochenmark anhand der charakteristischen Translokation t(14;18) bzw. des Genproduktes BCL-2 nachzuweisen. Dies scheint das diskontinuierliche Ausbreitungsmuster einerseits, aber auch das Auftreten von Fernrezidiven nach IF-Bestrahlung andererseits zu erklären. Gleichzeitig wurde aber bereits beobachtet, dass bei der Mehrzahl der Patienten diese Zellen nach IF-Bestrahlung nicht mehr nachweisbar sind, was zur Definition einer molekularen Remission führte (Lopez-Guillermo 1998; Rambaldi 2002; Ha 2004; Pulsoni 2007).

In älteren Studien mit kleinen Patientenserien wurde eine konsolidierende oder adjuvante Chemotherapie randomisiert evaluiert. In der Untergruppe der (zumeist) FL NHL war eine Verbesserung des rezidivfreien Überlebens nur ausnahmsweise, des Gesamtüberlebens nicht nachweisbar (Zusammenfassung Yahalom 1993). In den neueren, mit einer

Ausnahme (Ha 2005) nicht randomisierten Fallserien zur Kombinationstherapie beträgt das Fünf- und Zehnjahresüberleben 88–97 % und 73–82 % (Seymour 2003; Ha 2005; Arcaini 2006c; Guadagnolo 2006; Plancarte 2006). Augenfällig ist die hohe Rezidivfreiheitsrate von 80 % und 72 % nach fünf und zehn Jahren nach allerdings zehn Zyklen Chemotherapie und IF-Bestrahlung in einem Kollektiv (Seymour 2003). In den anderen Fallserien ist die Rezidivfreiheit im Bereich von 54–38 % nach fünf bis zehn Jahren nahezu identisch. Prospektive Studien zur Radio- ± Chemotherapie mit größeren Fallzahlen stehen noch aus. Da jedoch die primäre Chemotherapie in den fortgeschrittenen Stadien nicht kurativ wirksam ist, muss aus grundsätzlichen Erwägungen ihre Effizienz nach Radiotherapie bezweifelt werden. Möglicherweise verlieren derartige Strategien auch angesichts des Erfolgs neuer Behandlungsprinzipien wie der Immuntherapie zukünftig an Bedeutung.

In den fortgeschrittenen Stadien III–IV ist bei asymptomatischen Patienten (keine Allgemeinsymptome, nur moderate Tumormasse, fehlende oder nur geringe Knochenmarkinfiltration) initial oft ein blander Verlauf mit fehlender Progression über viele Monate, gelegentlich sogar eine spontane Rückbildung einzelner Manifestationen zu beobachten. Für diese Patienten ist ein exspektativ-abwartendes Vorgehen mit Therapieeinleitung erst bei Zeichen der Progression gerechtfertigt (Ardeshna 2003).

Zur Therapie der symptomatischen oder progredienten Stadien III–IV sind zahlreiche Chemotherapieschemata (siehe Tabelle X) wie auch die Kombinationen mit der Immuntherapie (Anti-CD20-Antikörper in der Primär- und Rezidivtherapie) und mit IFN-α (Erhaltungstherapie) eingesetzt worden (Zusammenfassung bei Leithäuser und Freund 2007). Bei Ansprechraten (Teil- und Vollremissionen zusammengefasst) von 80–85 % nach Kombinationstherapie muss auch weiterhin mit Rezidiven und letztlich einer nicht mehr beeinflussbaren Tumorprogression gerechnet werden). Allerdings hat sich die Prognose insgesamt verbessert (Fisher 2005; Hiddemann 2007), wozu die Kombinationstherapie mit Rituximab wesentlich beigetragen hat (Hiddemann 2005; Sacchi 2007; Sebban 2008; Schulz 2007). Eine Stabilisierung der Rezidivfreiheit im Langzeitverlauf impliziert möglicherweise ein geheiltes Teilkollektiv (Liu 2006).

Residuale Lymphome nach Primärtherapie fortgeschrittener FL können erfolgreich IF-bestrahlt werden mit etwa 30–40 Gy. Ziel ist dabei die Verbesserung der lokalen Kontrolle in Bereichen, die als dominant für das Rezidivrisiko bewertet werden.

Beachtens- und überprüfenswert ist ein randomisierter Vergleich, wonach eine adjuvante Bestrahlung ausgedehnter Lymphome nach Vollremission das ereignisfreie und das Gesamtüberleben signifikant verbesserte (Aviles 2002).

Zunächst bei rezidivierten Patienten sind günstige Erfahrungen (vertretbare Toxizität, Remissionsstabilisierung) mit einer Dosiseskalation durch myeloablative HDT mit nachfolgender ASCT gesammelt worden (Rohatiner 1994, 2007; Haas 1996; Bierman 1997; Freedman 1999; Cao 2001). Nach den ersten Ergebnissen randomisierter prospektiver Studien (Lenz 2004; Deconinck 2005; Zusammenfassung Buske 2005) konnte diese Strategie die Remissionen tatsächlich stabilisieren und wird möglicherweise auch zur Verlängerung des Gesamtüberlebens beitragen (Sebban 2008). Die Mehrzahl der HDT-Konzepte enthält die Ganzkörperbestrahlung (auch die Studien der Deutschen Studiengruppe Niedrigmaligne NHL), ein randomisierter Vergleich zu ihrer prognostischen Relevanz steht allerdings aus.

Im Rahmen der HDT-Konzepte wurde bei rezidivierten oder therapierefraktären Patienten eine ergänzende IF-Bestrahlung von „bulky“ oder Restlymphomen überwiegend vor einer HD-Chemotherapie und ASCT durchgeführt. Dies verbesserte die lokale Kontrolle ohne wesentliche zusätzliche Toxizität (Wadhwa 2005; Wendland 2007; Hoppe 2008). Deutlich erhöht war dagegen das Risiko von Pneumonitis und tödlichen Komplikationen, wenn die IF-Bestrahlung vor einer Konditionierung mit TBI und Chemotherapie (Emmanoulidis 2003) erfolgte. Daher muss die mögliche Verbesserung der Prognose mit den erheblichen Risiken sorgfältig abgewogen werden. Diese betreffen insbesondere die Senkung der Lungentoleranzdosis nach vorausgegangener Chemotherapie mit Anthrazyklinen oder BCNU.

Bei etwa einem Viertel (Bastion 1997) bis zu 40 % (Lennert 1992) der FL Grad I–II wird im Langzeitverlauf eine Transformation in ein FL Grad III beobachtet. Bei einer Gesamtinzidenz von 24 % betrug die Wahrscheinlichkeit zur Transformation nach fünf Jahren 22 %, nach zehn Jahren 31 %. Als prädiktiv für die Transformation wurden die fehlende Vollremission nach Initialtherapie, ein niedriges Serum-Albumin und ein erhöhtes β_2-Mikroglobulin identifiziert. Mit einem medianen Überleben von sieben (Bastion 1997) bis 22 Monaten nach Transformation ist die Prognose ungünstig

Bestrahlungsindikationen ergeben sich wie bei den hochmalignen B-Zell-NHL (DLBCL, s. dort).

Follikuläres Lymphom Grad III (FL)

Bei knapp einem Fünftel bis Drittel der follikulären Lymphome (17 % (Rodriguez 1999), 29 % in dem Kollektiv der International Lymphoma Study Group 1997) bzw. 8 % der DLBCL (Wendum 1997)) liegt bereits bei Diagnosestellung histologisch ein Grad III mit Überwiegen großzelliger Elemente ähnlich den DLBCL vor. Klinisch-biologisch muss das primäre FL Grad III ähnlich den DLBCL gewertet und wie diese behandelt werden. Die Prognose ist dann etwas günstiger als bei den DLBCL (Anderson 1993; Wendum 1997; Vose 1998; Rodriguez 1999).

Marginalzonen-Lymphom (MZL)

Nach der WHO-Klassifikation werden drei Formen der MZL unterschieden:
- Die MZL vom MALT-Typ, die größte Gruppe der primär extranodalen NHL.
- Das nodale MZL (überwiegend dem monozytoiden B-Zell-NHL entsprechend).
- Das splenische MZL.

Nach vergleichenden Fallserien beträgt die Inzidenz des MZL vom MALT-Typ 5–8 %, die der nodalen MZL 2 % aller NHL; der Altersmedian liegt bei 56–62 Jahren (The Non-Hodgkin's Lymphoma Classification Project 1997; Nathwani 1999; Tsang 2001b).

Zu einer ausführlichen Darstellung der extranodalen MZL vom MALT-Typ wird auf die primär extranodalen NHL verwiesen (Zusammenfassungen Ferrucci 2006; Ferreri 2007; Tsang 2007a).

Bei den nodalen MZL liegt nach einer direkt vergleichenden Analyse im Gegensatz zu den MALT-Typ-MZL eher ein fortgeschrittenes Stadium III–IV (71 % vs. 34 %), eher eine Knochenmark- oder Milzbeteiligung (28 % vs. 15 % bzw. 25 % vs. 8 %), aber seltener eine ausgedehnte Lymphom-Manifestation (≥ 5 cm; 31 % vs. 68 %) vor. Dagegen dominiert bei den nodalen MZL der Befall peripherer, vor allem zervikaler (81 % vs. 8 %) und zentraler, insbesondere paraaortaler (56 % vs. 9 %) Lymphknoten. Mit einem Fünfjahresüberleben von etwa 52 % vs. 82 % ist die Prognose deutlich schlechter als für die MALT-Typ-MZL (Nathwani 1999). Diese Beobachtungen wurden inzwischen weitgehend bestätigt (Oh 2006; Arcaini 2006a). Insgesamt ähnelt das klinische Bild der nodalen MZL daher dem der fortgeschrittenen FL. Zu den seltenen Frühstadien liegen bislang keine getrennten Analysen vor. Bei zusammenfassender Bewertung erscheint vorerst eine stadienadaptierte

Behandlung der nodalen MZL nach den für die FL entwickelten Strategien als adäquat.

Das splenische MZL ist eine sehr seltene, der B-CLL nahe stehende Erkrankung, die neben der dominierenden Milzinfiltration auch durch gehäuften Knochenmarkbefall und Tumorzellausschwemmung ins periphere Blut gekennzeichnet ist (Harris 1994; Chacon 2002; Arcaini 2006b). Einheitliche Behandlungsempfehlungen existieren noch nicht. Ein Fünfjahresüberleben von 65 % nach Splenektomie und heterogener Chemotherapie moderater Intensität oder auch Verlaufsbeobachtung scheint einen eher indolenten Verlauf bei der Mehrzahl der Patienten zu signalisieren (Chacon 2002). Außerdem hat sich Rituximab als wirksam erwiesen (Tsimberidou 2006). In der größten bekannten Fallserie wurde kürzlich der Verlauf von 309 Patienten analysiert (Arcaini 2006b). Prädiktiv für die Prognose sind ein Hb < 12 g/dl, LDH > normal, Albumin < 3,5 g/dl. Das krankheitsspezifische Überleben war dann 88 % bei Fehlen jeglicher Risikofaktoren, 73 % bei einem und 50 % bei zwei oder drei Risikofaktoren (54 % aller Patienten).

Mantelzell-Lymphom (MCL)

Das Mantelzell-Lymphom ist gekennzeichnet durch eine überwiegend nodale Manifestation und eine rasche Wachstums- und Ausbreitungstendenz. Bei den seltenen primär extranodalen Manifestationen führt der Magen mit 10 % der MCL (Armitage 1998). Bei nur 10–15 % der Patienten liegt zum Zeitpunkt der Diagnosestellung noch eine lokoregional begrenzte Erkrankung im Stadium I–II vor (Brittinger 1984; Zucca 1994; Armitage 1998). Für diese Patienten ist eine alleinige Strahlentherapie lokal effizient (Sack 1992; Leitch 2001, 2003; Rosenbluth 2006), die Langzeitprognose ist jedoch schlecht.

Die überwältigende Mehrheit der Patienten hat bei Diagnosestellung einen Lymphknotenbefall bds. des Zwerchfells, bei etwa 60 % ist das Knochenmark bereits infiltriert. Durch eine konventionelle Chemotherapie ist ein gutes Ansprechen (70 % Teilremission), aber nur bei etwa 20 % der Patienten eine Vollremission zu induzieren. Auch Anthrazyklin-haltige Schemata vermochten die Prognose nicht relevant zu verbessern (Meusers 1989). Im Vergleich mit den übrigen NHL (Brittinger 1984) hat das MCL eine wesentlich schlechtere Prognose als alle anderen niedrigmalignen und als die Mehrzahl der hochmalignen NHL. Mit konventionellen Therapiestrategien ist eine Heilung nahezu unmöglich.

Zunächst in Deutschland und dann in enger Kooperation Europäischer Studiengruppen (European Mantle Cell Lymphoma Network) ist eine Reihe prospektiver Studien durchgeführt worden (Vergleich von Induktions-Chemotherapien, Kombination mit Rituximab, Erhaltungstherapie mit IFN, Dosiseskalation durch Hochdosistherapie und Stammzelltransplantation), die letztlich doch zu einer Prognoseverbesserung des MCL geführt haben (Lenz 2004; Schulz 2007; Dreger 2008; Herrmann 2008). Aus den Daten dieser Studien konnte außerdem ein Prognoseindex für die MCL entwickelt werden, der für zukünftige Therapieplanungen hilfreich sein sollte (Hoster 2008). Darüber hinaus gelang es, mit Hilfe der PCR-Technik an zirkulierenden peripheren Blutzellen die minimale Resterkrankung zu entdecken und im Verlauf der HDT und nach der Stammzelltransplantation zu überwachen (Pott 2006).

Diffuse großzellige B-Zell-Lymphome (DLBCL) und nodale aggressive T-Zell-Lymphome

Diese hochmalignen (nach der Kiel-Klassifikation) oder aggressiven (nach dem internationalen Sprachgebrauch) Lymphome sind gekennzeichnet durch eine rasche Ausbreitungstendenz, die die Therapiestrategie bestimmt.

Durch eine initiale Chemotherapie wird bei rund 60 % bis inzwischen 80 % aller Patienten eine Vollremission, aufgrund des Rezidivrisikos aber nur bei rund 50 % tatsächlich eine anhaltende Rezidivfreiheit und damit eine Heilung erreicht. Diese Gesamtquoten werden erheblich durch das Risikoprofil bei Diagnosestellung beeinflusst, wie es durch den Internationalen Prognostischen Index (IPI) rasch bestimmt werden kann (Tabelle VII).

Eines der entscheidenden Kriterien ist das initiale Stadium. In Tabelle XII sind die Ergebnisse größerer Fallserien zur Behandlung der frühen Stadien I/II zusammengefasst. In diesen Serien sind primär extranodale Erkrankungen in 36–66 % und Stadien II in 39–57 % enthalten. Kein Zweifel besteht an der Notwendigkeit der primären Chemotherapie (Aviles 1996a). Die randomisierten Vergleiche ergaben zunächst einen signifikanten Vorteil für eine kombinierte Radiochemotherapie gegenüber einer alleinigen Chemotherapie (Glick 1995; Aviles 1996a; Miller 1998), wobei möglicherweise eine reduzierte Zahl von Chemotherapiezyklen ausreicht. Allerdings relativierten sich die ersten Ergebnisse mit drei Zyklen Chemotherapie und nachfolgender Radiotherapie (Miller 1998) durch späte Rezidive im Langzeitver

lauf (Miller 2004). Außerdem bestätigt die signifikant schlechtere Prognose für die Stadien II in der Mehrzahl dieser Serien die Notwendigkeit, das Stadium II wie die fortgeschrittenen Stadien III–IV zu behandeln.

Inzwischen liegen einige neue Studien vor. Bei Patienten im Stadium I mit Risikoparametern oder im Stadium II verlängert die IF-Bestrahlung nach Vollremission durch CHOP 8× tendenziell das krankheitsfreie, aber nicht das Gesamtüberleben. Nach Teilremission scheinen die Patienten von einer Konversion zur Vollremission nicht mehr zu profitieren (Horning 2004). Bei Patienten ≥ 60 Jahre in den Stadien I/II ohne Risikofaktoren wird durch die IF-Bestrahlung nach CHOP 3× die lokale Kontrolle verbessert im Vergleich zu der Full-course-Chemotherapie, die dagegen Fernrezidive effizienter verhindert (Reyes 2005). Bei Patienten > 60 Jahre ohne Risikokriterien wird die Prognose durch die ergänzende IF-Bestrahlung nicht mehr verbessert (Bonnet 2007). Bei der kritischen Bewertung dieser Studien (Miller 2004; Fisher 2004; Ng 2007) muss die Heterogenität der Patientenkollektive und die Vergleichbarkeit der Studienarme berücksichtigt werden.

Erstmals liegt nun auch eine Erfahrung zur R-CHOP-Kombination mit verkürzter Zykluszahl vor, die einem historischen Kollektiv gegenübergestellt wurde (Persky 2008). Allerdings muss der Stellenwert von Rituximab erst noch durch randomisierte Vergleiche mit der IF-Bestrahlung bestimmt werden.

Für die Chemotherapie der fortgeschrittenen Stadien II–IV galt das CHOP-Schema als Standard, nachdem mit zahlreichen weiteren Chemotherapieschemata kein signifikanter prognostischer Vorteil erzielt werden konnte (Fisher 1993; Fisher 2004). Im deutschsprachigen Raum wurden bei Patienten in den Stadien II–IV erstmals mit dem CHOEP-Schema ergänzt durch eine Involved-field-Radiotherapie mit 35 Gy auffallend hohe Vollremissionsraten (85 %) erzielt, auch im Vergleich zu einem dosisintensivierten CHOP-Schema (Köppler 1994).

Inzwischen hat die Deutsche Studiengruppe Hochmaligne NHL in einer Serie randomisierter Studien basierend auf dem CHOP-Schema risikoadaptiert den Wert eines zusätzlichen Wirkstoffs (Etoposid), die Relevanz einer Zyklusintervall-Verkürzung von 21 auf 14 Tage, die Bedeutung einer Dosiseskalation und die Kombination mit Rituximab untersucht (Pfreundschuh 2004a und b, 2006, 2008a–c; Zusammenfassung Hartmann 2007). Zu der letzten Frage

Tabelle XII. Hochmaligne NHL in Frühstadien I–II.

Autor	Patienten (n)	Initialstadium	Induktions-therapie	Konsolidierende Radiotherapie	Mediane Beob-bachtungszeit (Jahre)	Überlebenswahrscheinlichkeit		
						Jahre	Rezidivfrei	Gesamt
Jones 1989	34 108	I/II I/II	CHOP 2–8 × CHOP 2–8 ×	– IF 30–60 Gy	4,4	5	82 %	80 %
Tondini 1993	183	I/II	CHOP 4–6 ×	IF 36/44 Gy	4,3	5	83 %	83 %
Glick 1995	345	I Bulk, IE, II	Randomisiert CHOP 8 × vs CHOP 8 ×	– IF 30/40 Gy	6	6	58 % 73 % p = 0,03	70 % 84 % p = 0,06
Aviles 1996a	316	I Waldeyer	Randomisiert EF 40 Gy vs CHOP 6 × vs EF 40 Gy	– – CHOP 6×	6,8	5	48 % 45 % 83 % p < 0,001	58 % 56 % 90 % p < 0,001
Miller 1998	401	I, II ohne Bulk	Randomisiert CHOP 8 × vs CHOP 3 ×	– IF 40–55 Gy	4,4	5	64 % 77 % p = 0,03	72 % 82 % p = 0,02
van der Maazen 1998	202 94	I/II > 5 cm I/II > 5 cm	IF/EF 40 Gy CHT[a] 1 3–8 ×	n. a. IF/EF 36–40 Gy	n. a.	10	47 % 83 % p < 0,05	43 % 70 % p < 0,05
Zinzani 2001	118	I, II I, II Bulk /E	MACOP-B MACOP-B	– IF 30–36 Gy	5,7	14/15	78 %	69 %
Shenkier 2002	308	I, II	CHOP 3 ×, ACOP oder ACOP-6	IF 30–35 Gy	13,8	5 10	81 % 74 %	80 % 63 %
Horning 2004	352	I Buk, IE II, IIE	Randomis. in VR CHOP 8 × vs CHOP 8x CHOP 8 × → TR	– IF 30 Gy IF 40 Gy	12 12	6 6	56 % 73 % p = 0,05 63 %	71 % 82 % p > 0,05 69 %
Reyes 2005	647	I, II ≤ 60 Jahre, IPI 0	Randomisiert ACVBP2 4 × vs CHOP 3 ×	– IF 36–40 Gy	7,7	5	82 % 74 % p = 0,001	90 % 81 % p = 0,0010
Bonnet 2007	576	I, II > 60 Jahre, IPI 0	Randomisiert CHOP 4 × vs CHOP 4 ×	– IF 40 Gy	7	5	61 % 64 % p = 0,6	72 % 68 % p = 0,5
Persky 2008	68 60	I, II ohne Bulk, 1RF I, II ohne Bulk, 1 RF	CHOP 3 × R-CHOP 3 ×	IF VR: 40–46 Gy TR: 50–55 Gy	5,3	4	78 % 88 %	88 % 92 %

[a] CHT: überwiegend Anthrazyklin-haltige Schemata; [b] ACVBP-Protokoll: ACVBP + CM, EJ, AraC

n. a.: nicht genau angegeben, Nachbeobachtung bei allen Patienten > 2 J

J: Jahre; RF: Risikofaktor Grad II, Alter > 60 Jahre, ECOG 2, erhöhte LDH; VR: Vollremission; TR: Teilremission

stellung sind auch internationale Studien durchgeführt worden (Coiffier 2002; Habermann 2006).

Zusammenfassend ergeben sich durch die Erhöhung der Dosisintensität und die Einbeziehung von Rituximab signifikante Verbesserungen im Ereignisfreien- und Gesamtüberleben, sodass jetzt R-CHOP als Standard gilt (entweder im 14- oder 21-tägigen Intervall).

Tabelle XIII. Hochmaligne NHL in fortgeschrittenen Stadien.

Autor	Zahl d. Pat.	Initialstadium	Therapie-induktion	Konsolidierende Radiotherapie	Mediane Beobachtungs-zeit	Überlebenswahrscheinlichkeit		
						Bezug	Rezidivfrei	Gesamt
O'Connell 1987	117	III–IV randomisiert in VR	COPA/COPA-B/CAP-BOP	± IF 25–30 Gy	4,8 J	5 J	35 % p = 0,9	p = 0,33
Aviles 1994	88	IV Bulk randomisiert in VR	CEOP-B/DAC	± EF/IF 40–50 Gy	4,2 J	5 J	35% 72% p < 0,01	55 % 81 % p < 0,01
Köppler 1994	175	II–IV in TR/VR	CHOEP vs. hCHOP/IVEP	+ IF 35 Gy	3 J	4 J	53 %	64 %
Fuller 1995	158	I–III in VR	CHOP-B/COP	+ IF 30–40 Gy + IF > 40 Gy	5 J	4 J	83 % 97 %	64 % 64 %
Ferreri 2000	94	III/IV, Bulk in VR	CHT[a] CHT[a]	Keine + IF/EF 30–46 Gy[b]	3,4 J	5 J	[c] [c]	46 % 66 % p = 0,01
Rübe 2001	366	I–IV nodal nodal, Bulk in VR	CHOEP CHOEP	Keine + IF 36 Gy	3 J	3 J	77 % 74 %	
Aviles 2004	341	IV bulky	Randomisiert in VR CVEPB 8 × vs. CVEPB 8 ×	– + IF 40 Gy	10	5	55 % 82 % p < 0,001	66 % 87 % p < 0,01

[a] CHT: CHOP/CHOP-ähnlich, PROMACE-Cytabom, MACOP-B.
[b] Gesamtüberleben signifikant besser für eine Dosis von ≥ 36 Gy als < 36 Gy; kein Unterschied für IF oder EF.
[c] Mediane Zeit bis zum Rezidiv signifikant länger nach Radiotherapie.
J: Jahre.

Nach den internationalen Erfahrungen (Zusammenfassung Wilder 2001b) besteht nach erfolgreicher Chemotherapie aggressiver NHL im Bereich ausgedehnter Primärmanifestationen ein erhöhtes Rezidivrisiko. Dies gilt insbesondere für Restlymphome nach abgeschlossener Chemotherapie. Zur Senkung des vor allem von großen (> 5–10 cm) Lymphomen ausgehenden Lokalrezidivrisikos ist eine ergänzende Strahlentherapie hochwirksam (Rübe 2001). Allerdings ist noch nicht vollständig geklärt, ob dies auch nach Erreichen einer Vollremission immer gilt. Die wenigen randomisierten Studien führten zu widersprüchlichen Ergebnissen oder waren nicht durch ausreichende Fallserien abgesichert. Die Daten aus größeren Fallserien sind in Tabelle XIII zusammengefasst. Zumindest im Stadium IV mit ausgedehnten Lymphomen (> 10 cm) konnte durch IF-Bestrahlung mit 40–50 Gy eine signifikante Verbesserung des krankheitsfreien und des Gesamtüberlebens nachgewiesen werden (Aviles 1994).

In den oben erwähnten aktuellen deutschen Studien erfolgte zusätzlich eine IF-Bestrahlung bei bulky disease oder E-Befall mit 36 Gy (40 Gy in den Folgestudien). Interessanterweise wurde in der MinT-Studie (Pfreundschuh 2008b) ein Lymphom-bulk als Risi-

koparameter identifiziert. Mittlerweile wird bei Patienten mit extranodalem Befall oder einem Lymphom-bulk > 7,5 cm in Vollremission nach R-CHOP eine adjuvante IF-Bestrahlung im Vergleich zur therapiefreien Nachsorge randomisiert evaluiert (UNFOLDER-Studie).

Ein eigenständiges klinisches Krankheitsbild innerhalb der hochmalignen B-Zell-Lymphome ist das primäre mediastinale B-Zell-Lymphom: Charakteristisch ist ein ausgedehnter, per continuitatem lokoregional infiltrierend wachsender Tumor mit Pleura- und Perikardergüssen und sehr seltenen Manifestationen außerhalb des Thorax sowie eine gehäuften Inzidenz bei jungen Frauen (bis zu viermal häufiger als bei Männern, Altersmedian etwa 30 Jahre) (Lazzarino 1997; Martelli 1998). Nach Induktions-Chemotherapie ist bei diesen Patienten eine ergänzende IF-Bestrahlung empfehlenswert (Zinzani 2002; Todeschini 2004; Mazzarotto 2007).

Bei Risikopatienten mit hochmalignen NHL (ungünstiges initiales Risikoprofil oder Rezidiv) wurde frühzeitig die HDT mit nachfolgender ASCT eingesetzt. Inzwischen liegen dazu mehrere randomisierte Studien vor (Zusammenfassungen Shipp 1999; Kluin-

Nelemans 2001a; Hartmann 2007), die folgendes ergeben: Wenn im ersten Rezidiv durch zwei bis drei Zyklen einer konventionellen Chemotherapie erneut eine Voll- oder Teilremission induziert wird (sensitive relapse), kann durch eine anschließende HDT/ ASCT das Fünfjahres-ereignisfreie Überleben und für Patienten mit zusätzlichen Risikofaktoren auch das Gesamtüberleben signifikant verbessert werden (Philip 1995; Blay 1998). Wird in der Initialtherapie nur eine Teilremission erreicht, vermag eine HDT/ ASCT im Vergleich zu konventionellen Zweitschemata die Prognose nicht zu beeinflussen. Auch der frühzeitige Einsatz einer HDT/SCT bereits nach drei bis vier Zyklen Induktionstherapie ist der Fortsetzung einer Standardtherapie in voller Zykluszahl nicht überlegen (Gisselbrecht 2002; Kaiser 2002). Bei zusammenfassender Bewertung ist daher die HDT/ ASCT bei aggressiven NHL nur bei rezidivierenden/ refraktären Erkrankungen zu erwägen.

Beachtenswert sind in HDT/ASCT-Patientenkollektiven die Verlaufsanalysen, wonach Rezidive häufig in primär ausgedehnten Lymphom-Manifestationen zu erwarten sind (Mundt 1997; Kaiser 2002).

Lymphoblastische (LB) und Burkitt-Lymphome (BL)

Beide Entitäten sind mit 4–6 % aller NHL seltene, aber besonders aggressive Varianten hochmaligner Lymphome, die charakteristische klinische Merkmale aufweisen. Aufgrund ihrer raschen Progredienz ist auch in den seltenen Stadien I (~5 %) eine zügig eingeleitete Chemotherapie indiziert, die nach der Induktionsphase zumindest bei den LB einer Konsolidierung durch Chemo- und/oder Radiotherapie bedarf.

Das lymphoblastische Lymphom vom T-Zell-Subtyp entsteht mit einem Altersmedian von unter 50 Jahren überwiegend bei jungen Männern. Die Mehrzahl der Patienten (bis zu 91 %) hat einen Mediastinaltumor, oft begleitet von Pleuaergüssen (bis zu 40 %), bei rund 30 % ist das Knochenmark infiltriert, bis zu 20 % können initial einen ZNS-Befall aufweisen, das Risiko dafür steigt mit dem Primärbefall von Testes oder Knochenmark sowie im Falle eines Rezidivs (Zinzani 1996; Kaiser 1999; Soslow 1999; Thomas 2001; Hoelzer 2002). Der Übergang in eine Akute lymphatische Leukämie ist gegeben bei einer Knochenmarkinfiltration von mehr als etwa 25 %.

Durch eine Behandlung der jüngeren Patienten (Altersmedian 25 (Hoelzer 2002) bzw. 37 Jahre (Zinzani 1996)) mit den für die akuten lymphatischen

Leukämien entwickelten intensiven Mehrphasen-Chemotherapieprotokollen erreichten 55 % bzw. 93 % eine Vollremission. Das rezidivfreie und Gesamtüberleben betrug 56 % und 30 % nach zehn Jahren (Zinzani 1996), bzw. 65 % und 62 % nach sieben Jahren (Hoelzer 2002). Zusätzlich zu der üblichen intrathekalen Therapie mit Methotrexat enthielten die Protokolle der Deutschen Studiengruppe zur Prophylaxe des ZNS-Befalls eine prophylaktische Hirnschädelbestrahlung einschl. der Segmente C1–2 (sog. Helmtechnik) mit 23,4–24 Gy (1,8–2,0 Gy ED). Nachfolgend war dann ein ZNS-Rezidiv mit 7 % aller Rezidive selten.

In der Nachfolgestudie wurde daher die ZNS-Bestrahlung zunächst beibehalten. Angesichts der nahezu infausten Prognose eines ZNS-Rezidivs ist die Indikation zur prophylaktischen ZNS-Bestrahlung zu rechtfertigen. Allerdings wird dies durchaus kontrovers diskutiert (Magrath 1996).

Das hohe Lokalrezidivrisiko für mediastinale Lymphom-Manifestationen (Dabaja 2002; Hoelzer 2002) begründet auch eine konsolidierende IF-Bestrahlung bei primärem Befall. In den aktuellen Protokollen besteht dazu eine eingeschränkte Indikation. Zukünftig könnte die Risikoeinschätzung auf der Basis molekularbiologischer Parameter zur Präzisierung der Indikation beitragen.

Eine Gruppe von 29 älteren Patienten (Altersmedian 45 Jahre) wurden überwiegend mit dem intensivierten konventionellen Chemotherapieprotokoll CHOEP ergänzt durch intrathekale Methotrexatgabe und IF-Radiotherapie aller befallenen Regionen mit 35 Gy, einige auch mit frühzeitiger Hochdosistherapie und autologer Stammzelltransplantation behandelt. Bei einer Vollremissionsrate von 55 % betrug nach einer medianen Beobachtungszeit von 3,5 Jahren das Lymphom-freie Überleben 38 %, das Gesamtüberleben 41 % (Kaiser 1999).

Im Vergleich zu den T-LB ist der bei Erwachsenen seltenere B-Zell-Subtyp gekennzeichnet durch das weitgehende Fehlen von Mediastinaltumoren, eine geringere Inzidenz von Knochenmarkbefall und eine ähnliche (Zinzani 1996; Sweetenham 2001) oder etwas günstigere Prognose (Soslow 1999; Thomas 2001).

Burkitt-Lymphome erwachsener Patienten (Altersmedian rund 55 Jahre) treten in Europa lediglich in der sog. sporadischen Form auf. Charakterisierend für das Krankheitsbild ist der gehäufte extranodale Befall (62 %, Kaiser 1999) mit rasch progredienten,

oft sehr ausgedehnten, im Bereich des Gesichtsschädels, der Mamma oder im Bauchraum lokalisierten
Lymphomen. Gehäuft entwickeln sich Burkitt-Lymphome im Zusammenhang mit der HIV-Infektion
auf und können u. U. deren erste Manifestation darstellen. Bei einer konsequenten Therapie mit konventioneller Standardtherapie bei den älteren oder
mit den für die ALL entwickelten Protokollen für die
jüngeren Patienten ist die Prognose dann günstiger
als für die T-LB. Eine Involved-field-Bestrahlung der
Haupt-Tumormanifestation mit 40 Gy ist empfehlenswert. Das Risiko eines ZNS-Befalls oder -Rezi-
divs ist hoch und rechtfertigt eine intrathekale Prophylaxe. Die Hirnschädelbestrahlung wird nur im
Rahmen von Studienprotokollen prophylaktisch eingesetzt, bei ZNS-Befall ist sie dagegen obligat.

Sowohl bei den LB als auch BL wurde bei Ansprechen
(Teil- und Vollremissionen zusammengefasst)
auf die Induktionstherapie bereits eine frühe intensivierte Konsolidierung mit HDT und nachfolgender
ASCT, teilweise in randomisierten Vergleichen zu
einer konventionellen Konsolidierung erprobt (Sweetenham 1996, 2001; Bouabdallah 1998; Kaiser 2002).
Dabei wurde allerdings keine konsistente Verbesserung des rezidivfreien oder Gesamtüberlebens
erreicht, sodass dieses Vorgehen bislang als experimentell gelten muss.

T-Zell-Lymphome mit überwiegend nodaler Manifestation

In der heterogenen Gruppe der T-Zell-Lymphome
(siehe Tabelle II) präsentieren sich einige Krankheitsbilder überwiegend mit nodalem Befallsmuster.
Dazu zählen nach der WHO-Klassifikation die (nicht
näher charakterisierten) peripheren T-Zell-Lymphome (PTZL), das angioimmunoblastische Lymphom (AILD) und das nicht primär kutane großzellige anaplastische Lymphom („Ki1-Lymphom", T-
ALCL). Die Therapie erfolgt in Anlehnung an die
Strategien für die hochmalignen DLBCL (Kadin
1994; Siegert 1995; Pellat 2002; Zusammenfassungen
Rizvi 2006; Savage 2007; Vose 2008). Auch HDT und
SCT wurden bereits eingesetzt (Rodriguez 2007).
Dennoch ist die Gesamtprognose der T-Zell-Lymphome schlechter als die der DLBCL.

Lymphome überwiegend extranodalen Ursprungs

Primär extranodale Lymphome nehmen innerhalb
der Gesamtgruppe der NHL eine Sonderstellung ein.
Sie weisen charakteristische, mit dem Ursprungsor-

gan assoziierte Manifestations- und Ausbreitungsmuster auf und unterliegen augenscheinlich eigenständigen Mechanismen der Proliferation und
Wachstumskontrolle. Die häufigsten Lokalisationen
weltweit sind Magen, Haut, Dünndarm und Tonsille
(Newton 1997; Tsang 2003). Auffällig und nahezu
allen Ursprungslokalisationen gemeinsam ist die
Tendenz, länger lokal zu proliferieren und zunächst
nur die regionalen Lymphknotenregionen zu infiltrieren, wie dies in dem hohen Prozentsatz der Stadien
I und II zum Ausdruck kommt. So gewinnt der frühe
Einsatz der Strahlentherapie eine besondere Bedeutung (Tsang 2001b). Dies gilt insbesondere für die
Marginalzonen-Lymphome vom MALT-Typ.

Für das Behandlungskonzept sind die Lokalisation
und die Histologie von vorrangiger Bedeutung. Darüber hinaus gelten zumindest für einige extranodale
Lymphome charakteristische Zweit- oder Rezidivmanifestationen in weiteren extranodalen Organen.

Marginalzonen-Lymphome vom MALT-Typ

MALT-Typ-MZL können sich in nahezu allen
Organen entwickeln, treten jedoch vorrangig auf im
Magen (21–37 % aller MALT-Typ MZL) oder Intestinum (1–13 %), der Orbita (10–27 %) oder den
Konjunktiven (3–10 %), den Speicheldrüsen (8–
21 %), der Lunge (7–11 %), der Schilddrüse (3–
11 %), der Haut (8–10 %) und seltener der Brust
(1–3 %). Bei der Mehrzahl der Patienten besteht initial ein lokoregional begrenztes Lymphom im Stadium IE/IIE (62–68 %), bei 15–20 % ist das Knochenmark infiltriert (Nathwani 1999; Zinzani 1999b;
Thieblemont 2000; Tsang 2001b; Hitchcock 2002; Ferreri 2007; Papaxoinis 2008). In Patientenkollektiven
der Stadien I–IV finden sich bei mindestens 11–18 %
der Fälle multifokale oder mehrere verschiedene
MALT-Manifestationen, bei rund 10 % der Patienten
mit Primärbefall im Gastrointestinaltrakt ist dort eine
weitere Manifestation zu erwarten.

Eine Disseminierung initial oder im Verlauf erfolgt
vorrangig über weitere Manifestationen im gleichen
Organ, auch kontralateral in paarigen Organen wie
der Brust, der Speicheldrüsen oder der Orbita, danach
zumeist in MALT-Geweben in anderen Organen.
Letztere sind auch die typischen Rezidivmanifestationen. Dieses vermutlich über Adhäsionsmoleküle und
die Expression relevanter Rezeptoren vermittelte
Homing-Phänomen ist charakteristisch für die MALT-
Typ-Lymphome (Isaacson 1999; Thieblemont 2000).
Bei 8–20 % ist im Verlauf die Transformation in ein
hochmalignes NHL zu beobachten.

In den Frühstadien I–II induziert eine alleinige IF-Radiotherapie bei rund 80–100 % der Patienten eine Vollremission und ebenfalls bei bis zu 100 % eine anhaltende lokale Kontrolle (Aviles 1996b; Zinzani 1999b; Thieblemont 2000; Tsang 2007a, b). Letzteres gilt insbesondere für die Manifestationen in der Schilddrüse und im Magen. Gesamtdosen von 25 bis maximal 34 Gy im Bereich der Konjunktiven oder Orbita, 30–40 Gy im Bereich des Magens und 30–35 Gy in konventioneller Fraktionierung im Bereich der Speicheldrüsen führten jeweils zu nahezu identischen guten Ergebnissen (Tsang 2001b; Hitchcock 2002; Isobe 2007) .

Auch in den fortgeschrittenen Stadien III–IV, die zumeist systemisch behandelt wurden, bleiben zusätzlich bestrahlte Regionen anhaltend rezidivfrei. Daher sollte ein Involved-field-Bestrahlung der Haupt- oder symptomatischen Regionen auch in diesen Stadien erwogen werden (Hitchcock 2002).

Die Mehrzahl aller Rezidive liegt außerhalb der primär behandelten Region, eine Salvage-Therapie ist dann durchaus erfolgversprechend. So haben die MZL vom MALT-Typ bei einem Fünfjahresüberleben von 83–96 % sowohl in den Früh- als auch den fortgeschrittenen Stadien eine sehr gute Prognose.

Primäre gastrointestinale Lymphome

Etwa 40 % aller primär extranodalen Lymphome entwickeln sich im Gastrointestinaltrakt, zumeist im Magen (45–75 %), seltener im Dünn- und Dickdarm (18–54 %), in 1–7 % liegen mehrere Manifestationen vor (Crump 1999; Koch 2001a). Im Magen finden sich 40 % niedrigmaligne MALT-Typ-Lymphome, 55 % sind hochmaligne, wobei davon noch ein Drittel eine niedrigmaligne MALT-Komponente erkennen lässt (transformierte hochmaligne Lymphome. Im Dünndarm und der Ileozökalregion werden überwiegend (~64 %) hochmaligne NHL identifiziert. Bei der Mehrzahl der Patienten liegt ein Stadium IE und IIE vor, im Magen 46 % und 44 %, im Dünndarm ein Stadium II mit 68 % (Koch 2001a).

Magen

Im Gegensatz zu den übrigen NHL ist der Pathomechanismus, der zu der Entstehung der Magen-NHL führt, schon weitgehend bekannt (Isaacson 1999; Zucca 2000; Wotherspoon 2002). Bei 70–90 % der Patienten ist eine Infektion mit Helicobacter pylori

nachweisbar, die durch Antigenstimulation erst zur Einwanderung von lymphatischem Gewebe (MALT) in den Magen führt, aus welchem durch erste genetische Veränderungen (z. B. t(11;18), Trisomie 3, p53- und c-myc-Mutationen) dann das Lymphom hervorgeht. Das niedrigmaligne MALT-Lymphom ist noch Antigen- und T-Zell-abhängig. So ist zu erklären, dass durch eine alleinige antibiotische Therapie (Eradikationsbehandlung) eine NHL-Regression – wenn auch keine Heilung – induziert werden kann, die bei 60–80 % der Patienten zumindest vorübergehend erfolgreich ist (Bayerdorffer 1995; Schechter 2000; Zucca 2000). Durch eine Sequenz weiterer akkumulierender Mutationen (z. B. t(1;14), p53-Inaktivierung) entwickelt sich dann eine zunehmend autonome Proliferation mit Wiederauftreten des niedrigmalignen und der Transformation in ein hochmalignes Lymphom.

In der Vergangenheit wurde die Notwendigkeit einer operativen Behandlung – und das bedeutete zumeist Gastrektomie – oder die Möglichkeit einer organerhaltenden Chemo- und/oder Radiotherapie der Magenlymphome lange kontrovers diskutiert. Die neueren Erfahrungen (Zusammenfassung Ferrucci 2006; Vrieling 2008), insbesondere eine prospektive Beobachtungsstudie an 185 Patienten, belegen, dass der Verzicht auf eine Operation vor einer an die Histologie und die Stadien adaptierten, zumeist kombinierten Radio- und Chemotherapie gerechtfertigt ist (Fünfjahresüberleben von 82 % für die primär operierten und 85 % für die nur konservativ behandelten Patienten). Dabei bestanden in den Stadien IE–IIE1–2 dann keine prognostischen Unterschiede mehr zwischen den niedrig- und rein hochmalignen Lymphomen, während das Gesamtüberleben der transformierten hochmalignen Lymphome tendenziell, das ereignisfreie Überleben signifikant schlechter war (Koch 2001b).

Nach Versagen der heutzutage obligaten H.-pylori-Eradikationstherapie können niedrigmaligne NHL mit einer alleinigen Strahlentherapie erfolgreich behandelt werden. Die Erarbeitung der guten Langzeitergebnisse nach alleiniger Radiotherapie, die denen der Chirurgie und Nachbestrahlung gleichwertig sind, ist das Verdienst der Deutschen Studiengruppe Gastrointestinale Lymphome (DSGL). In den DSGL-Studien wurde zuletzt eine Involved-field-(Stadium I) bzw. eine reduzierte Extended-field-Bestrahlung (Stadium II) mit 30 Gy (1,5 Gy/Fraktion) empfohlen, ergänzt durch einen Boost von 10 Gy.

In kleinen Fallserien wurden auch mit Gesamtdosen von 30 Gy–33 Gy und oft auch lediglich einer Involved-field-Bestrahlung des Magens unter Einschluss der angrenzenden Lymphknoten gute Ergebnisse erzielt (Schechter 1998; Tsang 2001b).

Bei hochmalignen NHL ist eine kombinierte Chemo- (inzwischen R-CHOP) und Strahlentherapie, letztere mit einer Gesamtdosis von 40 Gy, indiziert. Wie die Studienergebnisse belegen, haben die Magenlymphome bei dieser organerhaltenden Therapie eine sehr günstige Prognose (Yahalom 1999; Schechter 2000; Koch 2001a, b, 2005).

Darm

Die primären, überwiegend hochmalignen Lymphome des Dünndarms sowie die sehr seltenen Primärmanifestationen in Kolon und Rektum stellen gewöhnlich Überraschungsbefunde bei einer Laparotomie dar und werden dann reseziert. Auf eine operative Radikalität sollte jedoch unbedingt verzichtet werden, da eine ergänzende Behandlung in jedem Fall erforderlich ist. Bei den Staging-Untersuchungen sollte an das potenzielle Vorliegen weiterer Manifestationen im Gastrointestinaltrakt gedacht werden. Die Prognose der intestinalen NHL ist ungünstiger als die der Magenlymphome, bei multilokulärem Befall signifikant schlechter (Zinzani 1997; Ibrahim 2001; Cortelazzo 2002; Leone 2002).

Bei niedrigmalignen NHL des Darms in den Stadien I und II wurde eine additive Radiotherapie eingesetzt, die als Bestrahlung des gesamten Abdomens mit 1–1,25 Gy ED bis zu einer Gesamtdosis von 20–25 Gy (Tsang 2007b) erfolgte. Dabei muss die Einhaltung der Organtoleranzdosen insbesondere der Leber, der Nieren und des Myelons durch die gewählte Technik gewährleistet sein.

In den fortgeschrittenen Stadien niedrigmaligner Lymphome und bei allen hochmalignen Lymphomen wird postoperativ eine Standard-Chemotherapie (z. B. R-CHOP) gegeben. Bei gutem Ansprechen kann dann eine ergänzende Involved-field-Bestrahlung erwogen werden, zumindest wenn ein ausgedehntes oder nicht vollständig entferntes Lymphom vorlag.

Primäre Lymphome der Orbita

Zu den Orbitalymphomen zählen alle Manifestationen im Bereich der Orbita-Weichgewebe einschließlich der Konjunktiven. Dagegen müssen die intraokulären Lymphome unbedingt getrennt betrachtet

werden, sie stehen in engem Zusammenhang mit den ZNS-Lymphomen (s. u.).

Zumeist sind die Konjunktiven (33–68 %), die Augenmuskeln und der Retrobulbärraum (etwa 60 %) oder die Lider (bis zu 50 %), seltener die Tränendrüsen (20–23 %) befallen, bei bis zu 12 % der Patienten bestehen beidseitige Manifestationen (Bolek 1999; Stafford 2001; Bhatia 2002; Ferry 2007; Ferreri 2008). Histologisch liegt überwiegend ein MALT-Typ-Lymphom vor (bis zu 78 %, Le 2002), nach eigenen Erfahrungen auch häufig ein Immunozytom.

Zur Entstehung der Orbita-NHL sind inzwischen überraschende Erkenntnisse gewonnen worden. Danach scheint eine Assoziation der Orbita-NHL zu Chlamydien-Infektionen zu bestehen (Ferreri 2005; Vargas 2006; Husain 2007). Da auch ein Ansprechen auf alleinige antibiotische Therapie dokumentiert werden konnte, liegt der Entstehung dieser Lymphome möglicherweise auch ein Prozess der Antigen-stimulierten Lymphoproliferation zugrunde – ähnlich wie bei den Magen-NHL.

Nach den Ergebnissen der größeren Patientenkollektive (Bessell 1988; Letschert 1991; Chao 1995; Bolek 1999; Stafford 2001; Bhatia 2002; Le 2002; Martinet 2003; Zhou 2005) wird durch alleinige Radiotherapie ausschließlich der Orbita eine exzellente lokale Kontrolle erreicht. Rezidive außerhalb des Zielvolumens sind häufiger bei hochmalignen Lymphomen und insbesondere auch im Bereich der kontralateralen Orbita zu erwarten. Mit einem Fünfjahres-Gesamtüberleben von 78–90 % haben zumindest die Patienten mit Orbita-Lymphomen niedrigen oder intermediären Malignitätsgrades eine sehr günstige Prognose (Martinet 2003; Bischof 2007). Dazu reichen bei den niedrigmalignen NHL bereits Dosen von 25–30 Gy mit 1,5–2,0 Gy/Fraktion (Chao 1995; Bolek 1999; Stafford 2001; Zhou 2005); eine Therapie mit > 34 Gy erbrachte keinen Überlebensvorteil gegenüber ≤ 34 Gy (Le 2002).

Bei alleinigem Bindehautbefall ist eine alleinige Bestrahlung des vorderen Augenabschnittes mit Elektronen adäquater Energie ausreichend. Dies kann über ein Elektronen-Stehfeld realisiert werden. Die optimale Schonung der Linse wird gewährleistet durch einen hängenden Plexiglaszylinder, den der Patient fixiert. Bei Lymphombefall der Orbita ist eine Photonenbestrahlung indiziert und eine rechnerplangestützte Bestrahlungsplanung erforderlich. Durch eine konformale Bestrahlung der Orbita kann das Risiko einer Kataraktentwicklung deutlich reduziert werden, sofern der Tumor weit genug von der Linse entfernt ist. Bei der Verwendung von Photonenfeldern mit Linsenschonung sollten jedoch Unterdosierungen im Zielvolumen vermieden werden. Die Inzidenz weiterer Komplikationen wie Einschränkung des Tränenflusses oder Hornhautschäden steigt deutlich bei Applikation von Gesamtdosen oberhalb von 34–35 Gy. In Einzelfällen wurden auch retinale Schäden ab 34 Gy beobachtet (Le 2002; Letschert 1991). Als optimale Gesamtdosis für niedrigmaligne NHL der Orbita wird derzeit eine Gesamtdosis von 30 Gy in einer Fraktionierung von 5 × 1,8 Gy/Woche empfohlen (Chao 1995; Le 2002).

Bei den hochmalignen NHL ist die benötigte Gesamtstrahlendosis schlechter definiert (Letschert 1991; Bhatia 2002). Das Risiko einer systemischen Progredienz ist wesentlich höher (31 % versus 7 %) (Zusammenfassung Chao 1995; Bolek 1999). Dem erhöhten Risiko von Fernrezidiven sollte durch eine Kombinationsbehandlung mit Chemotherapie, nicht durch eine lokale Dosiserhöhung Rechnung getragen werden. Gesamtdosen von 34–40 Gy kommen zum Einsatz, wobei zur Entlastung der vorderen Augenabschnitte oberhalb von 30–34 Gy eine Reduktion des Zielvolumens empfohlen werden kann.

Primäre Lymphome des ZNS (PCNSL)

Die primären Lymphome des ZNS (PCNSL) stellen eine zwar seltene, jedoch in der Inzidenz zunehmende und äußerst aggressive Form maligner NHL dar (Korfel 2001; Basso 2002; McAllister 2002). Nur bei etwa 3 % einer großen Serie lagen indolente NHL vor (Jahnke 2005b); sehr selten ist der T-Zell-Subtyp (Shenkier 2005). Das Risiko, ein PCNSL zu entwickeln, ist deutlich erhöht bei immunkompromittierten Patienten, insbesondere bei HIV-Infektion. Nahezu ausschließlich handelt es sich um hochmaligne B-Zell-NHL (nur ~2 % T-Zell-Subtyp), die nicht selten mit mehreren Herden, überwiegend supratentoriell, typischerweise – wenn auch nicht ausschließlich – periventrikulär lokalisiert und durch ein diffuses Wachstum gekennzeichnet sind. Bei 10–42 % der Patienten muss eine Liquorzellaussaat befürchtet werden (Reni 1997; Blay 1998). Ein potenzieller intraokulärer Befall muss erfasst werden, ein Befall der Dura ist äußerst selten, eine Manifestation außerhalb des ZNS ist nahezu ausgeschlossen. Die obligat vollständigen Staginguntersuchungen dienen vorrangig zur Identifikation eines primär extrakraniell entstandenen NHL mit sekundärer ZNS-Infiltration, wie dies etwa bei Burkitt-, lymphoblastischen oder primären Hoden-Lymphomen häufiger zu erwarten ist.

Die Diagnosesicherung erfolgt durch stereotaktische Biopsie, Kortison-Gaben im Vorfeld müssen möglichst vermieden werden. Die spontane Lebenserwartung eines PCNSL beträgt nur wenige Wochen bis Monate und kann durch die Gabe von Kortikosteroiden zumeist nur geringfügig verbessert werden (Blay 1998; Schlegel 2001b).

Früher war die Ganzhirnbestrahlung üblich, wonach aufgrund der hohen Rate therapierefraktärer Rezidive jedoch nur eine Gesamt-Überlebenswahrscheinlichkeit von etwa 10–25 % nach zwei Jahren, im Median 12–18 Monte erreicht werden konnte (Nelson 1992; Glass 1994; Schultz 1996). Durch ergänzende systemische oder intrathekale Chemotherapie konnte die Prognose nicht relevant verbessert werden. Versuche, durch hyperosmolare Infusionen die Blut-Hirn-Schranke zu durchbrechen (McAllister 2002), waren aufwendig und risikoreich. Standardschemata wie CHOP sind weitgehend wirkungslos. Erst der konsequente Einsatz Blut-Hirn-Schranken-gängiger Zytostatika, insbesondere des in ausreichender Dosierung bereits als Monotherapie wirksamen Methotrexats, und zwar vor der Hirnschädel-Bestrahlung, hat die Prognose deutlich verbessert (Reni 1997, 2001; Abrey 2006; Ferreri 2002; Bessel 2004; Kiewe 2008).

Der Einsatz effektiver Radio- und Chemotherapiekombinationen, barg jedoch eine erhebliches Risiko einer späteren Leukenzephalopathie. Diese wurde bei einem Drittel aller und bei der Mehrzahl der über 60-jährigen Patienten beobachtet (Zusammenfassungen Reni 1997, 2001; Korfel 2001; Schlegel 2001a; DeAngelis 2002). Neben der Strahlentherapie ist hieran auch die nachfolgende Chemotherapie mit Veränderung der Blut-Hirn-Schranke ursächlich beteiligt.

Nach Hochdosis-(HD)-MTX-basierter Induktionstherapie wurden Vollremissionsraten von 65 % bei peripherer Applikation (Hochberg 2001), von 65 % nach hyperosmolarem Blut-Hirn-Schranken-Durchbruch (McAllister 2002) und von 55 % nach systemischer und intraventrikulärer Applikation in Kombination mit Ara-C (Schlegel 2001b) dokumentiert. Die hohen Remissionsraten nach alleiniger HD-MTX-Gabe konnten in der deutschen Multicenter-Studie NOA-3 mit einer Vollremissionsrate von 30 % nicht bestätigt werden. Gleichzeitig wurde jedoch die Relevanz einer Komedikation mit Dexamethason (Dex) identifiziert (Herrlinger 2002).

In einer aktuellen deutschen Therapiestudie wird derzeit der sequenzielle Einsatz einer HD-MTX-

Dex + Ifosfamid-Chemotherapie mit unmittelbar nachfolgender oder erst im Rezidiv eingesetzter Radiotherapie randomisiert verglichen. Als Standarddosen für die Ganzhirnbestrahlung gelten inzwischen 39,6 Gy (1,8 Gy/Fraktion) und 45 Gy (1,5 Gy/Fraktion), Dosiserhöhungen vermochten die Prognose nicht zu verbessern.

Bei zusammenfassender Beurteilung ist die prognostische Relevanz der HD-MTX-Therapie unbestritten, sie stellt einen großen Fortschritt in der Behandlung der PCNSL dar (Korfel 2001; Reni 2001; Schlegel 2001b; Basso 2002; Ferreri 2002; Kiewe 2008; NOA-Leitlinien zur Neurologie 2007). Ob die additive Radiotherapie nach Vollremission im Vergleich zu einem verzögert palliativen Einsatz erst im Rezidiv die Langzeitprognose zu verbessern vermag, ist derzeit noch nicht bekannt und bildet eine Fragestellung der laufenden Studie.

Primär intraokuläre Lymphome entstehen im Bereich des Nervus opticus, der Retina, des Glaskörpers oder aber im Bereich der Uvea, häufig auch beidseits, wenn auch nicht unbedingt gleichzeitig. Es handelt sich überwiegend um hochmaligne Lymphome, die oft im ZNS rezidivieren. Die Prognose ist ungünstig (Tsang 2007b; Jahnke 2005a). Die Therapie sollte in Anlehnung an die der Behandlung der intrazerebralen PCNSL erfolgen. Bei fehlendem Ansprechen auf die Chemotherapie oder im Rezidiv wird eine Bestrahlung der Orbita bis zu einer Gesamtdosis von 45 Gy/1,5 Gy Einzeldosis empfohlen, die Notwendigkeit der Bestrahlung des Hirnschädels nach HD-MTX-Dex ist nicht erwiesen.

Primäre Lymphome des Hals-Nasen-Ohren-(HNO)-Bereichs

Waldeyer'scher Rachenring

Nach den Kriterien der Ann-Arbor-Stadieneinteilung zählen Manifestationen im Waldeyer'schen Rachenring (Tonsillen, Zungengrund, Nasopharynx) zwar nicht zu den extranodalen Lymphomen, sind jedoch durch Besonderheiten gekennzeichnet, die eine eigenständige Beurteilung rechtfertigen. Ursprung sind vorrangig die Tonsillen, wo sich oft ausgedehnte Tumoren entwickeln. Histologisch liegen bis zu 10 % MALT-Typ-MZL, überwiegend jedoch hochmaligne NHL vor (> 80 % bei 316 Patienten im Stadium I (Aviles 1996b)). Durch eine alleinige Strahlenbehandlung mit 45 Gy, eine Chemotherapie mit sechs Zyklen eines modifizierten CHOP-Schemas oder eine Kombination beider Modalitäten

erreichten in dieser Studie im randomisierten Vergleich 93 %, 87 % und 97 % der Patienten eine Vollremission. Das rezidivfreie und Fünfjahres-Gesamtüberleben unterschieden sich mit 48 %/45 % für die Radio- und 56 %/58 % für die Chemotherapie jedoch signifikant gegenüber 83 % und 90 % für die Kombination. Wie auch in einem anderen Kollektiv rezidivierten 50–60 % der Patienten weit außerhalb der Primärregion, 30 % der Rezidive entstanden im Gastrointestinaltrakt. Dieses augenfällige „homing" verdient Beachtung im Zusammenhang mit den modernen Konzepten zur Entstehung der MALT-Typ-MZL (s. o.) (Gospodarowicz 1999; Isaacson 1999; Zucca 2000). In einer weiteren Serie mit 121 Patienten war die kombinierte Chemo- und Radiotherapie erfolgreich mit einem Gesamtüberleben von 82 % bei Rezidivfreiheit von 66 % (Laskar 2007).

Die Therapie der hochmalignen NHL sollte daher stadienunabhängig mit einer entsprechenden Standard-Chemotherapie ohne Zyklusreduktion erfolgen und durch eine Involved-field-Bestrahlung von 36–45 Gy ergänzt werden.

Speicheldrüsen

Die Lymphome der Speicheldrüsen sind vorrangig niedrigmaligne MALT-Typ-MZL oder FL Grad I–II, die in den Stadien I–II mit einer Involved-field-Bestrahlung unter Einschluss der oberen zervikalen Lymphknoten erfolgreich behandelt werden können (Hitchcock 2002). Bereits durch eine Gesamtdosis von 30 Gy (Tsang 2007b) bzw. 34 Gy (Hitchcock 2002) werden eine lokale Kontrolle von 100 % und ein Gesamtüberleben von 90–96 % erreicht. In diesen Serien trat nach alleiniger Radiatio kein Lokalrezidiv auf, zwei von drei Rezidiven entwickelten sich in der kontralateralen Speicheldrüse. So ist für die niedrigmalignen MALT-Typ-MZL eine höhere Dosis – wie etwa die in einer weiteren Studie zu derartigen Parotis-NHL applizierten 45 Gy (Aviles 1996a) – nicht erforderlich. Die in derselben Studie im randomisierten Vergleich untersuchte adjuvante Chemotherapie erbrachte ebenfalls keinen prognostischen Vorteil. In den Stadien III–IV gelten wieder die Konzepte für die nodalen NHL.

Nase

Bei rund 80 % der primär in der Nase entstehenden NHL liegt ein hochmalignes NK-Zell- oder T-Zell-Lymphom vor (früher letales Mittelliniengranulom), nach den Kriterien der REAL- als „angiocentric", der WHO-Klassifikationen als „extranodal NK/T-cell lymphoma, nasal type" bezeichnet. Aufgrund der ähnlichen klinischen Krankheitsbilder müssen andere Erkrankungen wie u. a. Wegener'sche Granulomatose, eine Sarkoidose oder Infektionen durch die Immunhistologic zwcifclsfrei ausgeschlossen sein. Nach einer oft mehrmonatigen Vorphase umschriebener uncharakteristischer Läsionen entwickelt sich dann ein rasch progredienter, u. U. das Mittelgesicht infiltrierender und oft exulzerierender Tumor lange ohne Lymphknotenbefall (Zusammenfassung Cheung 2003; Mendenhall 2006).

Im Gegensatz zu allen anderen hochmalignen NHL ist während einer typischen Chemotherapie nur ein geringes und/oder passageres Ansprechen zu beobachten. Durch eine frühzeitige Bestrahlung mit einer Gesamtdosis von 50 Gy, evtl. ergänzt durch nachfolgende Chemotherapie erreichen 58–66 % aller Patienten, bis zu 85 % im Stadium I, eine Vollremission. Die lokalen Kontrollraten reichen von 50–90 % und sind evtl. etwas besser für höhere Dosen. Das Rezidivrisiko ist jedoch hoch, durch eine Chemotherapie nicht wesentlich zu beeinflussen und steigt mit dem initialen Stadium. So betrug das Dreijahresüberleben nur 30–40 % (Liang 1995; Shikama 2001; Cheung 1998; Li 1998; Kim 2001). Inzwischen konnten diese Ergebnisse verbessert werden mit Fünfjahres-Überlebensraten von 52 % (Huang 2008) und 71 % (Li 2006).

Lymphome der Nasennebenhöhlen

Im Bereich der Nasennebenhöhlen liegen zumeist hochmaligne NHL, DLBCL oder Burkitt-Lymphome vor mit regional diffus infiltrierendem, oft in mehrere Nasennebenhöhlen und bis in die Schädelbasis vordringenden Tumoren. Die Ausbreitungsdiagnostik muss daher ein Schädel-CT und auch eine Liquoranalyse einschließen. Durch die Induktions-Chemotherapie wird in der Regel eine deutliche Regression, seltener eine Vollremission erreicht. Daher sollte eine konsolidierende Involved-field-Radiotherapie mit 36–40 Gy angeschlossen werden. Bei parameningealer Lokalisation ist eine prophylaktische intrathekale Chemotherapie zu erwägen. Dennoch ist die Prognose ungünstiger als bei nodalen DLBCL (Hausdorff 1997; Logsdon 1997).

Eine Involved-field-Bestrahlung im Bereich der Nase und der Nasennebenhöhlen schließt die erweiterte Tumorregion ein und erfolgt in einer konformalen Mehrfeldertechnik. So kann die optimale Schonung der Linsen und der Temporallappen gewährleistet,

sowie eine unnötige Belastung des N. opticus und des Chiasmas vermieden werden.

Primäre Lymphome der Schilddrüse

Mit einer Inzidenz von etwa 5 % aller Schilddrüsenmalignome und einem Anteil von < 1 % aller NHL sind die primären NHL der Schilddrüse seltene Erkrankungen. Der Altersmedian liegt in der sechsten Dekade. Bei 27 %–100 % aller Patienten (Laing 1994; Belal 2001; Ansell1999) lässt sich in der Vorgeschichte eine Hashimoto-Autoimmunthyreoiditis nachweisen, die als eine prädisponierende Erkrankung angesehen werden muss.

Die Diagnosesicherung erfolgt durch eine repräsentative Biopsie, eine Feinnadelbiopsie kann nur richtungsweisend sein. Eine vollständige operative Sanierung dagegen ist nicht erforderlich. Histologisch handelt es sich zumeist um B-NHL, häufiger um DLBCL, seltener um niedrigmaligne MALT-Typ. Im Rahmen der Staging-Untersuchungen sollte auf die gelegentlichen Zweitmanifestationen im Magen-Darm-Trakt geachtet werden (Thieblemont 2002; DiBiase 2004).

Nach retrospektiven Analysen (Doria 1994; Liang 1995) erreichten nahezu alle Patienten durch eine alleinige Radiotherapie bis zu einer Gesamtdosis von 40 Gy eine Vollremission, die Gesamtrezidivrate betrug 30 %. Nach fünf Jahren waren 70 % der Patienten mit MALT-Typ-MZL, aber nur 55 % derjenigen mit anderen Histologien rezidivfrei und 87 % aller Rezidive entstanden außerhalb der Bestrahlungsregion.

Die Strahlentherapie der niedrigmalignen MALT-Lymphome erfolgt mit einer Dosis von 30 Gy, ergänzt durch einen kleinvolumigen Boost am makroskopischen Tumor, Gesamtdosis etwa 40 Gy.

DLBCL werden primär mit einer Chemotherapie behandelt, die durch eine IF-Bestrahlung bis zu einer Gesamtdosis von 36–40 Gy ergänzt werden sollte (Matsuzuka 1993; Doria 1994; Laing 1994; Ansell 1999; Tsang 2007b).

Primäre Lymphome der Brustdrüse

Primäre Lymphom-Manifestationen in der Brust (PBL) sind mit einem Anteil von unter 1 % aller NHL und knapp 2 % aller primär extranodalen NHL sehr selten. Die Mehrzahl wird bei älteren Patientinnen (Median 58–60 Jahre), dominierend rechtsseitig, zumeist im Stadium IE (etwa 80 %) entdeckt. Etwa ein Drittel (28–44 %) aller PBL sind niedrigmaligne FL oder MALT-Typ-MZL (in Einzelfällen beidseitig), die Mehrheit (56–74 %) hochmaligne, überwiegend DLBCL. Eine Untergruppe (bis zu 19 %) bilden die bei jüngeren Frauen (Altersmedian etwa 40 Jahre) oft während oder kurz nach einer Schwangerschaft zumeist beidseitig auftretenden und rasch progredienten Burkitt-Lymphome (Gopal 2000; Brogi 1999; Domchek 2002; Wong 2002).

Die Behandlung folgt den durch die Histologie vorgegebenen Prinzipien: Niedrigmaligne Lymphome wurden nach Exzision mit einer alleinigen Radiotherapie mit im Median 30 Gy (91 % lokale Kontrolle, Fünfjahres-rezidivfreies und Gesamtüberleben 61 % und 91 %) bereits erfolgreich behandelt (Wong 2002). Bei makroskopischem Resttumor ist ein Boost bis zu einer Gesamtdosis von 36–40 Gy zu empfehlen.

Für die MALT-Typ-MZL ist die Bestrahlung allein der Mamma in der typischen Tangententechnik wahrscheinlich ausreichend, bei den übrigen niedrigmalignen NHL sollten die regionalen Lymphknoten mit eingeschlossen werden. In zusammenfassenden Analysen war die Prognose im Stadium IIE mit einem Gesamtüberleben von 27 % bzw. 20 % auffallend schlechter als im Stadium IE (61 % bzw. 83 %) (Giardini 1992; Wong 2002).

Für die hochmalignen NHL ist eine Induktions-Chemotherapie obligat. In retrospektiven Analysen einer monozentrischen (Ganjoo 2007), einer multizentrischen (Jeanneret-Sozzi 2008) bzw. einer internationalen Studie (Ryan 2008) betrug das Fünfjahres-Gesamtüberleben 82 %, 53 % bzw. 63 %, mit einem signifikanten Vorteil für die ergänzende Strahlentherapie (Jeanneret-Sozzi 2008; Ryan 2008). Nach Erreichen einer Vollremission ist eine Gesamtdosis von 36–40 Gy anzuraten, nach Teilremission eine Gesamtdosis von 45–50 Gy zu empfehlen. Bei den Burkitt-Lymphomen muss ein erhöhtes ZNS-Rezidivrisiko beachtet, eine Liquordiagnostik unternommen und eine Prophylaxe erwogen werden.

Primäre Lymphome des Knochens

Primär ossäre Lymphome sind äußerst selten. Einer als solitär imponierenden Läsion liegt häufig ein lokal ausgedehnterer oder ein multilokulärer Befall oder doch ein generalisiertes Lymphom zugrunde. Histologisch liegen weit überwiegend hochmaligne, häufig CD30-positive anaplastische Lymphome vor. Zur sicheren Erfassung der Lymphom-Manifestation ist eine MRT-Untersuchung der befallenen Skelettabschnitte erforderlich, die häufig einen weit ausgedehnteren Befall, auch innerhalb des Knochenmarks, als die CT-Aufnahmen nachweist. Dies erklärt auch die hohe Rezidivrate von bis zu 50 % in älteren Analysen (Fairbanks 1994; Dubey 1997; Baar 1999; Barbieri 2004; Tsang 2007b). Wesentlich bessere Ergebnisse mit Zehnjahres-Gesamt- bzw. krankheitsfreiem Überleben von 74 % bzw. 85 % wurden aus einem kleinen Kollektiv berichtet (Ford 2007). Daher ist grundsätzlich eine initiale Chemotherapie ergänzt durch eine IF-Bestrahlung mit 40 Gy indiziert.

Primäre Lymphome des Hodens

Bei den primären testikulären Lymphomen handelt es sich nahezu ausschließlich um hochmaligne, bei etwa 75 % um DLBCL, zusätzlich LB- und Burkitt-Lymphome, der Altersmedian liegt bei 61–68 Jahren (Zusammenfassung Vitolo 2008). Nach Orchiektomie im Rahmen der Diagnosestellung und zumeist CHOP-ähnlicher Chemotherapie, z. T. auch Radiotherapie des kontralateralen Hodens, z. T. auch der Paraaortal- und Inguinalregionen, erreichen 73–88 % der Patienten eine Vollremission. Selbst im Stadium I (50–60 % der Patienten) beträgt das mediane Überleben jedoch nur 52 %, für alle Stadien zusammengefasst 31–32 Monate (Pectasides 2000; Lagrange 2001), bzw. die Fünfjahres-Gesamtüberlebensrate 47 % (Zouhair 2002).

Die äußerst ungünstige Prognose beruht auf der hohen Rezidivrate (50–82 %) mit Befall des kontralateralen Hodens, der paraaortalen oder iliakalen Lymphknoten (sofern sie nicht bestrahlt wurden, Zouhair 2002), vorrangig jedoch des ZNS (11–25 % aller Patienten) (Shahab 1999; Pectasides 2000; Fonseca 2000; Lagrange 2001; Zouhair 2002). So wird eine ZNS-Prophylaxe derzeit diskutiert. Nach ersten Erfahrungen mit einer Kombination von CHOP ergänzt durch Bestrahlung des Skrotums und/oder intrathekale Methotrexatgabe an 43 Patienten in den Stadien I–IV konnte das Fünfahres-progressionsfreie Überleben von 30 % für CHOP alleine auf 91 % für die trimodale Therapie verbessert werden (Visco 2001). Dieses aussichtsreiche Konzept muss allerdings noch an größeren Patientenkollektiven bestätigen werden. In jedem Fall sollte nach der primären Chemotherapie in voller Zykluszahl eine Bestrahlung des Skrotums erfolgen.

Primär kutane Lymphome

Primär kutane Lymphome (PCL) unterscheiden sich grundlegend von den nodalen und anderen extranodalen NHL und sind darüber hinaus geprägt durch eine erhebliche Heterogenität. Dies führte zur Entwicklung einer eigenständigen Klassifikation durch die EORTC und kürzlich in einem internationalen Konsens zur WHO-EORTC-Klassifikation (Tabelle III) (Willemze 2005) sowie auch zur Einführung einer eigenen Stadieneinteilung (Bunn 1979). Es handelt sich überwiegend um T-Zell-NHL (65 %), einige wenige typische B-Zell-NHL (20–25 %) und einige seltene Varianten (Willemze 2000; Pandolfino 2000; Wilson 2000, 2001).

Bei der Mehrzahl der PCL ist eine Strahlenbehandlung hoch wirksam (Santucci 2004; Smith 2004; Dreno 2006; Senff 2007) und daher zumeist die Therapie der ersten Wahl.

Die Mycosis fungoides (MF), die häufigste Form der T-Zell-PCL, ist gekennzeichnet durch einen sehr langsamen Verlauf über Dekaden. Typischerweise geht aus einer Vorphase erster suspekter Läsionen ein Frühstadium mit einzelnen Plaques, Papeln oder ekzematösen Herden hervor, die sich allmählich über das Integument ausbreiten. Später entstehen Hauttumoren. Nachfolgend entwickelt sich eine generalisierte Erythrodermie und es werden Lymphknoten und viszerale Organe infiltriert. Bei Diagnosestellung im begrenzten Papel- und Plaquestadium entspricht die Lebenserwartung nahezu derjenigen der altersentsprechenden Normalbevölkerung. Mit der Entstehung von Hauttumoren, des generalisierten Erythems und der Lymphknotenbeteiligung beginnt eine rasche, mit der Organbeteiligung eine zunehmend therapierefraktäre Progression. In einer Analyse von 543 Patienten ohne extrakutanen Befall betrug das mediane Überleben für die Stadien T1 > T2 > T3 > T4 mehr als 33 Jahre, 11 Jahre, 4,6 und 3,2 Jahre. Mit Lymphknoten- oder Organbefall war die Prognose sehr ungünstig mit einem medianen Überleben von 1,5 Jahren (Kim 1999). Die Therapiestrategie richtet sich da-her vorrangig nach den klinischen Stadien (Zusammenfassungen Stuschke 1999; Hoppe 2003; Smith 2007).

In den Frühstadien IA, IB und IIA werden lokale, jedoch das gesamte Integument erfassende Therapieformen eingesetzt. Dazu zählen die Photochemotherapie mit oraler Einnahme von Psoralen und nachfolgender UVA-Exposition (PUVA) sowie die topische Chemotherapie mit Carmustin (Vollremissionen 80–90 %). Im Stadium T1–T2 ist die Erreich-

barkeit der befallenen Hautschicht durch PUVA gegeben, sodass die Mehrzahl der Patienten über zehn Jahre im Plaque-Stadium gehalten werden kann.

Eine Alternative stellt die Ganzhaut-Elektronenbestrahlung (GHET) dar. Dabei werden die Patienten stehend, idealerweise in langsamer Rotation in einem Quellenabstand von 3–4 m mit 6–9-MeV-Elektronen in einer Einzeldosis von 1 Gy 4×/Woche bis zu einer Gesamtdosis von 30 Gy bestrahlt (Stuschke 1999). Nach den internationalen Behandlungsergebnissen aus sehr heterogenen Patientenkollektiven und mit zum Teil veralteten GHET-Techniken (Kaye 1989; Jones 1994; Übersichten bei Wilson 2000, 2001) erreichen stadienabhängig 75–95 % aller unvorbehandelten und 43–83 % aller vorbehandelten Patienten eine Vollremission. Das progressionsfreie Überleben beträgt in den Stadien IA und IB 41–68 % nach 2,5 Jahren und 20–54 % nach fünf Jahren. Zumindest im Stadium IA bietet jedoch die GHET gegenüber anderen Therapieformen keinen Vorteil für das Langzeitüberleben und hat sich daher nicht durchgesetzt.

In den Stadium IB/IIA kann die Indikation zur GHET dagegen gestellt werden (rezidivfreies Überleben nach acht bis zehn Jahren 5–30 %); im Stadium IIB ist noch eine gute Palliation zu erreichen.

Mit Auftreten der Erythrodermie (Stadium III) ist jedoch die Hautempfindlichkeit erhöht mit dem Risiko einer frühzeitigen Desquamation bei GHET, die deshalb hier nicht initial eingesetzt wird. Im Stadium III kann eine Kombination von PUVA mit IFN-α effizient sein. In den fortgeschrittenen Stadien III und IV wird durch eine Chemotherapie mit Anthrazyklin- und Methotrexat-haltigen Schemata bei bis zu 80–100 % eine Remission (Teil- und Vollremissionen) erreicht, Rezidive sind jedoch zumeist binnen weniger als 12 Monaten zu erwarten (Kim 1999; Willemze 2000; Wilson 2000).

Das Sézary-Syndrom entspricht einer leukämischen Variante der MF mit sehr ungünstiger Prognose. Leitsymptom sind die zirkulierenden, morphologisch leicht zu identifizierenden atypischen T-Zellen, zumeist besteht zusätzlich auch ein Erythem, seltener Lymphknotenschwellungen. Eine Behandlungsoption bietet die extrakorporale Photopherese.

Zu der heterogenen Gruppe der übrigen primären kutanen NHL liegen einige zusammenfassende Darstellungen vor (Santucci 2004; Dreno 2006; Hymes 2007; Senff 2007) einschließlich einer Analyse von 464 Patienten (Zinzani 2006).

Großzellige CD30-positive T-Zell-Lymphome (kutanes T-ALCL) präsentieren sich häufig als solitäre Herde, zum Teil nach vorausgehenden und spontan rückläufigen Manifestationen einer Lymphoiden Papulomatose, die als eine noch benigne Vorform angesehen werden muss. In vitro konnte der klinisch häufig beobachtete Übergang in ein kutanes T-ALCL mit einer Mutation im TGF-β-Rezeptor korreliert werden. Eine alleinige Radiotherapie isolierter Herde bietet für nahezu alle Patienten eine Heilungschance. Die Prognose der großzelligen, pleomorphen CD30-negativen T-Zell-Lymphome ist mit der Neigung zur raschen Progression wesentlich ungünstiger, sodass auch in Frühstadien in der Regel eine Chemotherapie wie bei hochmalignen NHL indiziert ist (Beljaards 1994; Bekkenk 2000; Willemze 2000).

Innerhalb der kutanen großzelligen B-Zell-Lymphome ist die follikuläre Variante („follicle center cell lymphoma") – wie die seltenen MALT-Typ-MZL oder Immunozytome – durch eine alleinige Radiotherapie erfolgreich zu behandeln. Die Prognose der sich an den unteren Extremitäten manifestierenden Variante („large cell lymphoma of the leg") ist dagegen signifikant ungünstiger (Grange 1999; Pandolfino 2000; Willemze 2000; Sarris 2001; Gonzalez-Vela 2008).

Auf der Grundlage der WHO-EORTC-Klassifikation erfolgten kürzlich multizentrische Analysen an 151 (Senff 2007) und 467 Patienten (Zinzani 2006). Nach kurativ intendierter Strahlentherapie (mediane Gesamtdosis 40 Gy) erreichten 99 % und 92 % der Patienten eine Vollremission. Das Fünfjahres-Gesamt- und -krankheitsfreie Überleben betrug 90 %/94 % und 60 %/55 % insgesamt, mit signifikant ungünstigerem Verlauf für das „Leg"-Typ-Lymphom in beiden Studien.

HIV-assoziierte Lymphome

Gegenüber der Normalbevölkerung besteht für HIV-Patienten ein deutlich erhöhtes und im Verlauf der Erkrankung zunehmendes Risiko, ein NHL zu entwickeln (Newton 1997). Eine entscheidende Wende brachte erst die Einführung der hochwirksamen antiretroviralen Therapie (HAART), die zu einer Senkung des NHL-Risikos signifikant beizutragen scheint. HIV-assoziierte NHL sind nahezu ausschließlich hochmaligne B-Zell-Lymphome mit einem hohen Anteil der sonst seltenen Burkitt- (9 %), immunoblastischen (28 %) und primären ZNS-Lymphome (28 %) nach den Daten einer Analyse von 8471 Patienten. Das NHL-Risiko stieg mit dem Ausmaß der Immunsuppression (erniedrigte CD4-Werte) und dem fehlenden Ansprechen auf die HAART (Plasma-Viruslast) (Kirk 2001).

Risikoeinschätzungen erfolgen anhand eines HIV-Scores, basierend auf dem Allgemeinzustand, der Manifestation des AIDS und der CD4-Zahl (Mournier 2006).

Der Einsatz einer adäquaten Chemotherapie ist bei Frühmanifestation eines NHL in Bezug auf die HIV-Injektion in aller Regel noch möglich, bei späterer Entwicklung aufgrund der Komorbidität (irreversibler Abfall CD4 + Zellen) oft nur mit reduzierter Dosis und/oder Zykluszahl durchführbar. Daraus ergibt sich oft frühzeitig die Indikation zu einer palliativen IF-Strahlentherapie der Haupt-Lymphom-Manifestation oder symptomatischer Läsionen, die mit 30–36 Gy und 1,8–2 Gy Einzeldosen zumeist problemlos durchgeführt werden kann.

Inzwischen hat sich das klinische Bild insofern etwas gewandelt, als mehr Patienten mit HAART erfolgreich behandelt werden, sodass auch eine NHL-Therapie leichter durchführbar ist (Hoffmann 2006; Mounier 2006; Weiss 2006). Die Überlebenswahrscheinlichkeit beträgt in Abhängigkeit von der Risikogruppe etwa sechs bis acht Monate bis drei bis vier Jahre.

Strahlentherapie

Grundsätze der Bestrahlungsplanung

Die Festlegung der Zielvolumina bei NHL beruht auf der bekannten Tumorausbreitung. Das Bestrahlungskonzept berücksichtigt die Histologie, das Ausbreitungsstadium und die Zielsetzung der Strahlentherapie im individuellen Therapieplan und respektiert gegebenenfalls das Ansprechen auf eine vorausgegangene systemische Therapie.

Ziel der alleinigen Strahlentherapie niedrigmaligner NHL in Frühstadien ist die optimale lokale Kontrolle mit minimaler Morbidität. Nach Induktions-Chemotherapie hochmaligner NHL kann sich die Bestrahlung auf Regionen initial sehr ausgedehnter oder residualer Lymphome beschränken. Bei primär extranodalem Befall wird das Zielvolumen durch das betroffene Organ vorgegeben.

Die kurative Dosis bei NHL ist abhängig von der Histologie, der Lokalisation und der nachgewiesenen Tumormasse zu Behandlungsbeginn (Zusammenfassung Schmidberger 2001). Bislang ist keine prospektive Evaluation optimaler Bestrahlungsdosen bei NHL bekannt. Alle Empfehlungen beruhen auf retrospektiven Analysen oder Ergebnissen aus Studien mit fixierten Dosen. Zumindest für die FL steigt das Rezidivrisiko unterhalb von 30 Gy deutlich an (Stuschke 1997).

Für die Bestrahlung der NHL im Bereich der Haupt-Lymphknotenregionen waren eine Reihe von Standard-Zielvolumina etabliert, die die Grundlage der internationalen Studien und Analysen bildeten:

„Involved field" (IF)

Bestrahlung der befallenen Lymphknotenregion mit einem adäquaten CTV-Sicherheitssaum von mindestens 1–2 cm innerhalb von Weichteilgewebe.

Diese Definition gilt für nodale Manifestationen. Bei primär extranodaler Manifestation wie z. B. beim Magen kann das IF die Bestrahlung des Lymphoms oder Organs unter Einschluss der ersten angrenzenden Lymphknotenstation bedeuten. Dabei müssen vorrangig die für die einzelnen Organe gültigen Besonderheiten beachtet werden (s. o.).

Bei der „Main-bulk-Bestrahlung" (MB) wird das vor Behandlungsbeginn größte Lymphom oder Lymphom-Konglomerat erfasst, die Bestrahlung der „bulky disease" (BD) schließt alle Manifestationen einer bestimmten Größe, z. B. > 5–10 cm in den internationalen Studien, ein.

„Extended field" (EF)

Bestrahlung des IF und zumindest der nächstbenachbarten Lymphknotenstation.

Dieser Begriff wurde unterschiedlich weit interpretiert und konnte einige oder alle benachbarten Regionen mit bekanntem erhöhtem Rezidivrisiko einschließen.

„Total-nodale (TNI) und total-lymphatische Bestrahlung" (TLI)

TNI: Bestrahlung aller Lymphknotenregionen des Körperstamms einschließlich der zervikalen Lymphknoten und der Milz.

TLI : zusätzlich Einschluss auch des Waldeyer'schen Rachenringes und der mesenterialen Lymphknoten.

Aufgrund der Verbesserung der Diagnostik (s. u.), der Verfügbarkeit effizienter Salvage-Therapien und der Sorge um die Spätrisiken (vorrangig Schädigung hämatopoetischer Stammzellen, Auftreten von Zweitmalignomen) werden diese Großfeldbestrahlungen international nicht mehr eingesetzt.

Wenn auch bei IF-Bestrahlungen z. B. peripherer Lymphknotenregionen Direkteinstellungen grundsätzlich möglich sind, so entspricht das doch nicht mehr dem Standard. Um die Homogenität der Dosisverteilung sicherzustellen und die Belastung nicht befallener Gewebe zu reduzieren, ist inzwischen die Computer-assistierte dreidimensionale Bestrahlungsplanung unbedingt zu empfehlen. Dies gilt obligat, wenn das Zielvolumen die typischen Risikoorgane wie z. B. Lunge, Herz, Nieren, Leber oder Myleon einschließt.

Auswahl des Zielvolumens, Dosierung, Fraktionierung

Grundlage für die Definition der Zielvolumina bei NHL ist der bekannte Ausbreitungsmodus dieser Erkrankungen. Bei der Behandlung sowohl der Frühstadien als auch in der Kombination mit Systemtherapien ist ein grundlegender Wandel in der Bewertung des okkulten Befalls in benachbarten oder auch weit entfernten Lymphknotenregionen eingetreten.

Bei der alleinigen Strahlentherapie von nodalen niedrigmalignen NHL in Frühstadien hatten die früheren Konzepte eine weitgehende Erfassung aller potenziellen Risikoregionen zum Ziel. Dies wurde z. B. evaluiert in einer Therapiestudie (randomisierter Vergleich des kurativen Potenzials einer EF oder TLI), die inzwischen abgeschlossen ist, die Langzeitergebnisse stehen noch aus (Engelhard 2008).

International beschränkt man sich inzwischen auf IF- oder regionale Bestrahlungen (Zusammenfassung Tsang 2007b; NCCN- und NCI-Guidelines 2008). Neben der Begrenzung der erwähnten Spätrisiken hat dies im Wesentlichen drei Gründe. Zum einen ist die prognostische Relevanz der Bestrahlung adjuvanter Zielvolumina bei NHL nicht gesichert. Des Weiteren kann mit den modernen hochauflösenden bildgebenden Verfahren (CT, MRT) einschließlich der PET- und PET-CT-Techniken das Manifestationsmuster sehr viel genauer erkannt werden. Darüber hinaus steht vor allem mit der Antikörpertherapie eine neue und systemisch hochwirksame Therapiemodalität zur Verfügung, die – zumeist in Kombination mit verschiedenen Chemotherapieschemata – sowohl in der Primär- als auch der Rezidivtherapie erfolgreich eingesetzt wird.

Weitgehender Konsens besteht bei niedrigmalignen NHL über eine erforderliche Dosis von 30 Gy im adjuvanten Zielvolumen ergänzt durch einen Boost bis insgesamt 36–40 Gy im Bereich makroskopischen Tumors.

Bei hochmalignen NHL erfolgt eine IF-Bestrahlung erst nach Abschluss der Chemotherapie. In den Frühstadien muss die Relevanz der adjuvanten Bestrahlung für die einzelnen Risikogruppen nach den aktuellen Studienergebnissen bewertet werden. Die erforderliche Strahlendosis richtet sich nach der Zahl der applizierten Zyklen, der initialen Tumorgröße und dem Remissionsstatus und beträgt 36–40 Gy. Da das Langzeitüberleben vorrangig vom Erreichen einer Vollremission abhängt, ist nach Teilremission auch eine Dosiserhöhung im Bereich des Resttumors auf etwa 44–46 Gy zu begründen.

Für einige extranodale NHL wie z. B. die MALT-Typ-MZL, die Orbita-Lymphome, die PCNSL oder die nasalen T/NK-Zell-Lymphome gelten besondere Vorgaben (siehe dazu deren getrennte Darstellungen).

Bei der IF-Bestrahlung umfasst das Zielvolumen den Lymphombefall zuzüglich von Sicherheitssäumen in der Lymphknotenregion. Für alle IF-Bestrahlungen der NHL ist eine Fraktionierung von 5 × 1,8–2,0 Gy/Woche, bei ausgedehnteren Zielvolumina 5 × 1,8 Gy zu empfehlen.

Die spezielle Technik der Ganzhautbestrahlung kommt nur bei der Mycosis fungoides zur Anwendung. Die Ganzkörperbestrahlung wird nahezu ausschließlich im Rahmen der Hochdosistherapie mit nachfolgender Stammzelltransplantation eingesetzt.

Rezidivtherapie

Aufgrund des guten Ansprechens der NHL auf eine Vielzahl von Zytostatikakombinationen wie auch auf die Radiotherapie stehen im Falle eines Rezidivs zumeist mehrere Optionen zur Verfügung.

Bei niedrigmalignen NHL sollte bei Auftreten eines Rezidivs eine histologische Sicherung angestrebt werden, um dem Risiko einer sekundären Transformation zu einem hochmalignen NHL Rechnung zu tragen. Weiterhin sollte zumindest bei jüngeren Patienten eine HDT/ASCT als potenziell kuratives Kon-

zept in Erwägung gezogen werden. Sofern keine Vorbelastung besteht, sind solitäre Rezidivmanifestationen dann durch eine IF-Bestrahlung in der Regel gut behandelbar. Für Rezidive im Stadium III oder IV kann ein geeignetes Chemotherapieschema eventuell in der Kombination mit einer Immuntherapie ausgewählt werden. Mit einem erneuten, u. U. auch wiederholtem Ansprechen darf gerechnet werden.

Bei hochmalignen NHL beinhaltet das Auftreten eines Rezidivs eine grundlegende Verschlechterung der Prognose. Unabhängig vom Stadium ist in der Regel eine systemische Therapie indiziert, die die in der Induktionstherapie bereits eingesetzten Wirkstoffe möglichst nicht mehr enthalten sollte, da eine Resistenzentwicklung gegenüber diesen Komponenten angenommen werden muss. Ein zweiter kurativer Ansatz kann dann noch in der HDT/ASCT bestehen. Für residuelle Lymphom-Manifestationen ist nachfolgend auch eine IF-Bestrahlung geeignet.

Akute Nebenwirkungen und Spätrisiken der Strahlentherapie

In der Therapiephase und kurz danach sind bei der Strahlenbehandlung der NHL in Abhängigkeit vom Zielvolumen vorrangig eine leichtgradige Mukositis, gastrointestinale Symptome sowie eine passagere Beeinträchtigung der Hämatopoese zu erwarten. Sofern Großfeldtechniken eingesetzt werden, muss mit einer Leuko- oder Thrombozytopenie WHO-Grad III oder IV gerechnet werden, die mit engmaschigen Kontrollen überwacht und deren Folgen einer Infektions- oder Blutungsgefahr rechtzeitig erkannt werden müssen. Das Risiko ist erhöht nach vorausgegangener Chemotherapie.

Zu den Spätfolgen zählen in Abhängigkeit vom Zielvolumen eine Xerostomie, selten eine Pneumonitis und nachfolgende Lungenfibrose, sehr selten eine akute Perikarditis, eine Kardiomyopathie, eine radiogene Myelopathie mit Lhermitte-Syndrom, eine Hepatopathie oder interstitielle Nephritis, eine Infertilität bei Azoospermie bzw. Amenorrhoe. Das Risiko einer spezifischen Organschädigung ist erhöht nach vorausgegangener Chemotherapie für die Lunge nach Bleomycin, Doxorubicin, Cyclophosphamid, Dactinomycin und Methotrexat, für das Herz nach Anthrazyklinen, für die Nieren nach Cisplatin.

Im Langzeitverlauf besteht das Risiko der Entstehung eines Zweitmalignoms (Zarrabi 1990; Dong 2001). Dabei handelt es sich insbesondere um solide Tumoren (Lungen-, Nieren-, Blasen- und Gehirntumoren), akute nichtlymphatische Leukämien und M. Hodgkin. Im drei- bis 20-jährigen Verlauf nach Diagnose eines NHL beträgt das aktuarische Risiko für ein Zweitmalignom 21 % im Vergleich zu einem allgemeinen Bevölkerungsrisiko von 15 % (Travis 1993).

Nachsorge

Die Nachsorgebetreuung von Lymphom-Patienten folgt den allgemeinen Empfehlungen und schließt in den ersten zwei Jahren vierteljährliche, dann viermonatige und nachfolgend halbjährige Kontrollen über insgesamt drei bis fünf Jahre ein. Nachfolgend sind jährliche Kontrollen zu empfehlen, vornehmlich um eine Gewebespättoxizität und die potenzielle Entwicklung von Sekundärmalignomen zu erfassen.

Bei kurativ behandelten niedrigmalignen NHL sind Rezidive im Median nach zwei bis drei Jahren, bei hochmalignen in Vollremission im Median nach 12 Monaten zu erwarten. Pathognomonisch sind das Auftreten einer B-Symptomatik oder eines Anstiegs der Serum-LDH. Bei klinischem Rezidivverdacht muss eine vollständige Restaging-Untersuchung erfolgen.

Schlüsselliteratur

Coiffier B: State-of-the-art therapeutics: Diffuse large B-cell lymphoma. J Clin Oncol 23 (2005) 6387–6393

Ferreri AJ, Zucca E: Marginal-zone lymphoma. Crit Rev Oncol Hematol 63 (2007) 245–256

Gleissner B, Kuppers R, Siebert R et al: Report of a workshop on malignant lymphoma: a review of molecular and clinical risk profiling. Br J Haematol (2008)

Hiddemann W, Buske C, Dreyling M et al: Current management of follicular lymphomas. Br J Haematol 136 (2007) 191–202

Horning SJ, Weller E, Kim K et al: Chemotherapy with or without radiotherapy in limited-stage diffuse aggressive non-Hodgkin's lymphoma: Eastern Cooperative Oncology Group study 1484. J Clin Oncol 22 (2004) 3032–3038

Kiewe P, Fischer L, Martus P et al: Primary central nervous system lymphoma: monocenter, long-term, intent-to-treat analysis. Cancer 112 (2008) 1812–1820

Martinet S, Ozsahin M, Belkacemi Y et al: Outcome and prognostic factors in orbital lymphoma: a Rare Cancer Network study on 90 consecutive patients treated with radiotherapy. Int J Radiat Oncol Biol Phys 55 (2003) 892–98

Savage KJ: Peripheral T-cell lymphomas. Blood Rev 21 (2007) 201–216

Tsang RW, Gospodarowicz MK: Low-grade non-hodgkin lymphomas. Semin Radiat Oncol 17 (2007a) 198–205

Zinzani PL, Quaglino P, Pimpinelli N et al: Prognostic factors in primary cutaneous B-cell lymphoma: the Italian Study Group for Cutaneous Lymphomas. J Clin Oncol 24 (2006) 1376–1382

Monographien

Gertz MA, Chen MG: Multiple Myeloma and Other Plasma Cell Neoplasms. In: Clinical Radiation Oncology. Gunderson LL, Tepper JE (eds) Second Edition (2007) 1753–1773

Hartmann F, Schmits R, Pfreundschuh M: Hochmaligne Non-Hodgkin-Lymphome. In: Therapiekonzepte Onkologie. 5. Auflage (2007) 385–420

Leithäuser M, Freund M: Non-Hodgkin-Lymphome niedriger Malignität. In: Therapiekonzepte Onkologie. 5. Auflage (2007) 342–384

Nowrousian MR, Schütt P, Müller S: Multiples Myelom. In: Therapiekonzepte Onkologie. 5. Auflage (2007) 421–455

Smith BD, Jones G, Wilson LD: Mycosis fungoides. in Clinical Radiation Oncology. Gunderson LL, Tepper JE (eds) Second Edition (2007) 1773–1797

Tsang RW, Gospodarowicz MK: Non-Hodgkin's Lymphoma. In Clinical Radiation Oncology. Gunderson LL, Tepper JE (eds) Second Edition (2007b) 1713–1751

Gesamtliteratur

Abrey LE, Ben Porat L, PanageasKS et al: Primary central nervous system lymphoma: the Memorial Sloan-Kettering Cancer Center prognostic model. J Clin Oncol 24 (2006) 5711– 5715

Advani R, Rosenberg SA, Horning, SJ: Stage I and II follicular non-Hodgkin's lymphoma: long-term follow-up of no initial therapy. J Clin Oncol 22 (2004) 1454–1459

Alizadeh A, Eisen MB, Davis RE et al: Distinct types of diffuse large B-cell lymphoma identified by gene expressing profiling. Nature 403 (2000) 503–511

Anderson, JR, Vose, JM, Bierman PJ et al: Clinical features and prognosis of follicular large cell lymphoma: A report from the Nebraska lymphoma study group. J Clin Oncol 11 (1993) 218–224

Ansell SM, Grant CS, Habermann TM: Primary thyroid lymphoma. Semin Oncol 26 (1999) 316–323

Arcaini L, Burcheri S, Rossi A et al: Nongastric marginal-zone B-cell MALT lymphoma: prognostic value of disease dissemination. Oncologist 11 (2006a) 285–291

Arcaini L, Colombo, N, Passamonti, F et al: Correlation of the FLIPI score for follicular lymphoma with period of diagnosis and type of treatment. Leuk Res 30 (2006b) 277–282

Arcaini L, Lazzarino M, Colombo, N et al: Splenic marginal zone lymphoma: a prognostic model for clinical use. Blood 107 (2006c) 4643–4649

Ardeshna, KM, Smith, P, Norton, A et al: Long-term effect of a watch and wait policy versus immediate systemic treatment for asymptomatic advanced-stage non-Hodgkin lymphoma: a randomised controlled trial. Lancet 362 (2003) 516–522

Armitage, JO, Weisenburger, DD: New approach to classifying non-Hodgkin's lymphomas: Clinical features of the major histological subtypes. J Clin Oncol 16 (1998) 2780–2795

Aviles A, Delgado S, Nambo JM et al: Adjuvant radiotherapy to sites of previous bulky disease in patients stage IV diffuse large cell lymphoma. Int J Radiat Oncol Biol Phys 30 (1994) 799–803

Aviles A, Delgado S, Ruiz H et al: Treatment of non-Hodgkin's lymphoma of Waldeyer's ring: Radiotherapy versus chemotherapy versus combined therapy. Eur J Cancer B Oral Oncol 32B (1996a) 19–23

Aviles A, Delgado S, Huerta GJ: Marginal zone B cell lymphoma of the parotid glands: Results of a randomised trial comparing radiotherapy to combined therapy. Eur J Cancer B Oral Oncol 32B (1996b) 420–422

Aviles A, Delgado, S, Fernandez, R et al: Combined therapy in advanced stages (III and IV) of follicular lymphoma increases the possibility of cure: results of a large controlled clinical trial. Eur J Haematol 68 (2002) 144–149

Aviles A, Fernandez R, Perez F et al: Adjuvant radiotherapy in stage IV diffuse large cell lymphoma improves outcome. Leuk Lymphoma 45 (2004) 1385–1389

Baar J, Burkes RL, Gospodarowicz M: Primary non-Hodgkin's lymphoma of bone. Semin Oncol 26 (1999) 270–275

Barbieri E, Cammelli S, Mauro F et al: Primary non-Hodgkin's lymphoma of the bone: treatment and analysis of prognostic factors for Stage I and Stage II. Int J Radiat Oncol Biol Phys 59 (2004) 760–764

Basso U. und Brandes AA: Diagnostic advances and new trends for the treatment of primary central nervous system lymphoma. Eur J Cancer 38 (2002) 1298–1312

Bastion Y, Sebban C, Berger F et al: Incidence predictive factors, and outcome of lymphoma transformation in follicular lymphoma patients. J Clin Oncol 15 (1997) 1587–1594

Bayerdorffer E, Neubauer A, Rudolph W et al: Regression of primary gastric lymphoma of mucosa-associated lymphoid tissue type after cure of Helicobacter pylori infection. MALT-lymphoma study group. Lancet 345 (1995) 1591–1694

Bekkenk MW, Geelen FA, van Voorst Vader PC et al: Primary and secondary cutaneous CD30(+) lymphoproliferative disorders: a report from the Dutch Cutaneous Lymphoma Group on the long-term follow-up data of 219 patients and guidelines for diagnosis and treatment. Blood 95 (2000) 3653–3661

Belal AA, Allam A, Kandil A et al: Primary thyroid lymphoma: a retrospective analysis of prognostic factors and treatment outcome for localized intermediate and high grade lymphoma. Am J Clin Oncol 3 (2001) 299–305

Beljaards, R.C, Meiyer, C.J.L.M, van der Putte, S.C.J et al: Primary cutaneous T-cell lymphoma: Clinicopathoplogical features and prognostic parameters of thirty-five cases other than mycosis fungoides and CD30-pos. large cell lymphoma. J Pathol 172 (1994) 53–60

Bessell EM, Henk JM, Wright JE et al: Orbital and conjunctival lymphoma; treatment and prognosis. Radiother Oncol 13 (1988) 234–244

Bessell EM, Graus F, Lopez-Guillermo A et al: Primary non-Hodgkin's lymphoma of the CNS treated with CHOD/BVAM or BVAM chemotherapy before radiotherapy:

long-term survival and prognostic factors. Int J Radiat Oncol Biol Phys 59 (2004) 501–508

Bhatia S, Arnold C, Paulino AC et al: Curative Radiotherapy for primary orbital lymphoma. Int J Radiat Oncol Biol Phys 54 (2002) 818-823

Bierman PJ, Vose JM, Anderson JR et al: High-dose therapy with autologous hematopoietic rescue for follicular low-grade non-Hodgkin's lymphoma. J Clin Oncol 15 (1997) 445–450

Binet JL, Auquier A, Dighiero G et al: A new prognostic classification of chronic lymphocytic leukemia derived from a multivariate survival analysis. Cancer 48 (1981) 198–206

Bischof M, Zierhut D, Neuhof D et al: Indolent stage IE non-Hodgkin's lymphoma of the orbit: results after primary radiotherapy. Ophthalmologica 221 (2007) 348–352

Blay JY, Conroy T, Chevreau C et al: High-dose methotrexate for the treatment of primary cerebral lymphomas: Analysis of survival and late neurologic toxicity in a retrospective series. J Clin Oncol 16 (1998) 864–871

Bolek TW, Moyses HM, Marcus RB et al: Radiotherapy in the management of orbital lymphoma. Int J Radiat Oncol Biol Phys 44 (1999) 31–36

Bonnet C, Fillet G, Mounier N et al: CHOP alone compared with CHOP plus radiotherapy for localized aggressive lymphoma in elderly patients: a study by the Groupe d'Etude des Lymphomes de l'Adulte. J Clin Oncol 25 (2007) 787–792

Bouabdallah R, Xerri L, Bardou VJ et al: Role of induction chemotherapy and bone marrow transplantation in adult lymphoblastic lymphoma: A report on 62 patients from a single center. Ann Oncol 9 (1998) 619–625

Brittinger G, Bartels H, Common H et al: Clinical and prognostic relevance of the Kiel classification of non-Hodgkin lymphomas: Results of a prospective multicenter study by the Kiel Lymphoma Study Group. Hematol Oncol 2 (1984) 269–306

Brogi E, Harris NL: Lymphomas of the breast: Pathology and clinical behavior. Semin Oncol 26 (1999) 357–364

Brüggemann M, Pott C, Ritgen M et al: Significance of minimal residual disease in lymphoid malignancies. Acta Haematol 112 (2004) 111–119

Brugger W, Hirsch J, Grunebach F et al: Rituximab consolidation after high-dose chemotherapy and autologous blood stem cell transplantation in follicular and mantle cell lymphoma: a prospective, multicenter phase II study. Ann Oncol 15 (2004) 1691–1698

Bunn PA, Lamberg SI: Report of the committee on staging and classification of cutaneous T-cell lymphomas. Cancer Treat Rep 63 (1979) 725–728

Buske C, Dreyling M, Unterhalt M et al: Transplantation strategies for patients with follicular lymphoma. Curr Opin Hematol 12 (2005) 266–272

Byrd JC, Rai K, Peterson B.L et al: Addition of rituximab to fludarabine may prolong progression-free survival and overall survival in patients with previously untreated chronic lymphocytic leukemia: an updated retrospective comparative analysis of CALGB 9712 and CALGB 9011. Blood 105 (2005) 49–53

Cao TM, Horning SJ, Negrin RS et al: High-dose therapy and autologous hematopoietic-cell transplantation for follicular lymphoma beyond first remission: the Stanford University experience. Biol Blood Marrow Transplant 7 (2001) 294–301

Catovsky D, Richards S, Matutes E et al: Assessment of flu-darabine plus cyclophosphamide for patients with chronic lymphocytic leukaemia (the LRF CLL4 Trial): a randomised controlled trial. Lancet 370 (2007) 230–239

Chacon JI, Mollejo M, Munoz E et al: Splenic marginal zone lymphoma: clinical characteristics and prognostic factors in a series of 60 patients. Blood 100 (2002) 1648–1654

Chao CKC, Lin HS, Devineni VR et al: Radiation therapy for primary orbital lymphoma. Int J Radiat Oncol Biol Phys 31 (1995) 929–834

Cheson BD, Pfistner B, Juweid ME et al: Revised response criteria for malignant lymphoma. J Clin Oncol 25 (2007) 579–586

Cheung MMC, Chan JKC, Lau, WH et al: Primary non-Hodgkin's lymphoma of the nose and nasopharynx: clinical featrures, tumor immunophenotype, and treatment outcome 113 patients. J Clin Oncol 16 (1998) 70–77

Cheung, MM, Chan JK, Wong KF: Natural killer cell neoplasms: a distinctive group of highly aggressive lymphomas/leukemias. Semin Hematol 40 (2003) 221–232

Coiffier B, Gisselbrecht C, Herbrecht R et al: LNH-84 regimen: a multicenter study of intensive chemotherapy in 737 patients with aggressive malignant lymphoma. J Clin Oncol 7 (1989) 1018–1026

Coiffier B, Lepage E, Briere J et al: CHOP chemotherapy plus rituximab compared to CHOP alone in elderly patients with diffuse large B-cell lymphoma. N Engl J Med 346 (2002) 235–242

Coiffier B: State-of-the-art therapeutics: Diffuse large B-cell lymphoma. J Clin Oncol 23 (2005) 6387–6393

Cortelazzo S, Rossi A, Oldani E et al: The modified International Prognostic Index can predict the outcome of localized primary intestinal lymphoma of both extranodal marginal zone B-cell and diffuse large B-cell histologies. Br J Haematol 118 (2002) 218–228

Cremerius U, Fabry U, Kröll U et al: Klinische Wertigkeit der FDG-PET zur Therapiekontrolle bei malignen Lymphomen – Ergebnisse einer retrospektiven Studie an 72 Patienten. Nuklearmed 38 (1999) 24–30

Crump M, Gospodarowicz M, Shepherd F.A: Lymphoma of the Gastrointestinal Tract. Semin Oncol 26 (1999) 324–337

Dabaja B, Ha C, Thomas D et al.: The role of local radiation therapy for mediastinal disease in Adults with T-cell lymphoblastic lymphoma. Cancer 94 (2002) 738–744

DeAngelis LM, Seiferheld W, Schold SC et al: Combination chemotherapy and radiotherapy for primary central nervous system lymphoma: Radiation Therapy Oncology Group Study 93-10. J Clin Oncol 20 (2002) 4643–4648

Deconinck E, Foussard C, Milpied N et al: High-dose therapy followed by autologous purged stem-cell transplantation and doxorubicin-based chemotherapy in patients with advanced follicular lymphoma: a randomized multicenter study by GOELAMS. Blood 105 (2005) 3817–3823

DiBiase SJ, Grigsby PW, Guo C et al: Outcome analysis for stage IE and IIE thyroid lymphoma. Am J Clin Oncol 27 (2004) 178–184

Döhner H, Stilgenbauer S, Benner A et al: Genomic abberrations and survival in chronic lymphocytic leukemia. N Engl J Med 343 (2000) 1910–1916

Dong C, HemminkiK: Second primary neoplasms among 53 159 haematolymphoproliferative malignancy patients in Sweden, 1958–1996: a search for common mechanisms. Br J Cancer 85 (2001) 997–1005

Doria R, Jekel JF, Cooper DL: Thyroid lymphoma. Cancer 73 (1994) 200–206

Domchek SM, Hecht JL, Fleming MD et al: Lymphomas of the Breast. Cancer 94 (2002) 6–13

Dreger P, Neuhoff N, Kuse R et al: Early stem cell transplantation for chronic lymphocytic leukemia: a chance for cure? Br J Cancer 77 (1998) 2291–2297

Dreger P, Laport GG: Controversies in Lymphoma: The Role of Hematopoietic Cell Transplantation for Mantle Cell Lymphoma and Peripheral T Cell Lymphoma. Biol Blood Marrow Transplant 14 (2008) 100–107

Dreno B: Standard and new treatments in cutaneous B-cell lymphomas. J Cutan Pathol 33 Suppl 1 (2006) 47–51

Dubey P, Ha CS, Besa, PC et al: Localized primary lymphoma of bone. Int J Radiat Oncol Biol Phys 37 (1997) 1087–1093

Durie BGM and Salmon SE: A clinical staging system for multiple myeloma. Cancer 36 (1975) 842–854

Eichhorst B, Hallek, M. Revision of the guidelines for diagnosis and therapy of chronic lymphocytic leukemia (CLL). Best Pract Res Clin Haematol 20 (2007) 469–477

Emmanouilides C, Asuncion DJ, Wolf C et al: Localized radiation increases morbidity and mortality after TBI-containing autologous stem cell transplantation in patients with lymphoma. Bone Marrow Transplant 32 (2003) 863–867

Emmanouilides C: Radioimmunotherapy for non-Hodgkin lymphoma: historical perspective and current status. J Clin Exp Hematop. 47 (2007) 43–60

Engelhard M, Brittinger G, Heinz R et al: Chronic lymphocytic leukemia (B-CLL) and immunocytoma (LP-IC): Clinical and prognostic relevance of this distinction. Leuk Lymphoma 5 (Suppl 1) (1991) 61–73

Engelhard M, Brittinger G, Huhn D et al: Subclassification of diffuse large B-cell lymphomas according to the Kiel classification: Distinction of centroblastic and immunoblastic lymphomas is a significant prognostic risk factor. Blood 89 (1997) 2291–2297

Engelhard M, Allgäuer M, Amela-Neuschwander S et al: Follicular lymphoma, Immunocytoma, and Mantle Cell lymphoma: Randomized evaluation of curative radiotherapy in limited stage nodal disease. Strahlenther Onkol 184 (Sonderr 1) (2008) 7 (Abstract)

Epelbaum R, Kuten A, Coachman NM et al: Stage I–II low grade non-Hodgkin's lymphoma: prognostic factors and treatment results. Strahlenther Onkol 168 (1992) 66–72

Facon T, Mary JY, Hulin C et al: Melphalan and prednisone plus thalidomide versus melphalan and prednisone alone or reduced-intensity autologous stem cell transplantation in elderly patients with multiple myeloma (IFM 99-06): a randomised trial. Lancet 370 (2007) 1209–1218

Fairbanks RK, Bonner JA, Inwards CY et al: Treatment of stage IE primary lymphoma of bone. Int J Radiat Oncol Biol Phys 28 (1994) 363–372

Ferreri AJM, Dell'Oro S, ReniM et al: Consolidation radiotherapy to bulky or semibulky lesions in the management of stage III–IV diffuse large-cell lymphoma. Oncology 58 (2000) 219–226

Ferreri AJM, Reni M, Pasini F et al: A multicenter study of treatment of primary CNS lymphoma. Neurology 58 (2002) 1513–1520

Ferreri AJ, Blay JY, Reni M et al: Relevance of intraocular involvement in the management of primary central nervous system lymphomas. Ann Oncol 13 (2002) 531–538

Ferreri AJ, Ponzoni M, Guidoboni M et al: Regression of ocular adnexal lymphoma after Chlamydia psittaci-eradicating antibiotic therapy. J Clin Oncol 23 (2005) 5067–5073

Ferreri AJ, Reni M: Establishing a prognostic score for primary CNS lymphomas. Int J Radiat Oncol Biol Phys 61 (2005) 303–304

Ferreri AJ, Zucca E: Marginal-zone lymphoma. Crit Rev Oncol Hematol 63 (2007) 245–256

Ferreri AJ, Dolcetti R, Du MQ et al: Ocular adnexal MALT lymphoma: an intriguing model for antigen-driven lymphomagenesis and microbial-targeted therapy. Ann Oncol 19 (2008) 835–846

Ferrucci PF, Zucca E: Primary gastric lymphoma pathogenesis and treatment: what has changed over the past 10 years? Br J Haematol 136 (2006) 521–538

Ferry JA, Fung CY, Zukerberg L et al: Lymphoma of the ocular adnexa: A study of 353 cases. Am J Surg Pathol 31 (2007) 170–184

Feugier P, van Hoof A, Sebban C et al: Long-term results of the R-CHOP study in the treatment of elderly patients with diffuse large B-cell lymphoma: a study by the Groupe d'Etude des Lymphomes de l'Adulte. J Clin Oncol 23 (2005) 4117–4126

Fisher RI, Gaynor ER, Dahlberg S et al: Comparison of a standard regimen (CHOP) with three intensive chemotherapy regimens for advanced non-Hodgkin's lymphoma. N Engl J Med 328 (1993) 1002–1006

Fisher RI, Miller TP, O'Connor OA: Diffuse aggressive lymphoma. Hematology (Am Soc Hematol Educ Program) (2004) 221–236

Fisher RI, LeBlanc M, Press OW et al: New treatment options have changed the survival of patients with follicular lymphoma. J Clin Oncol 23 (2005) 8447–8452

Flinn IW, Neuberg DS, Grever MR et al: Phase III trial of fludarabine plus cyclophosphamide compared with fludarabine for patients with previously untreated chronic lymphocytic leukemia: US Intergroup Trial E2997. J Clin Oncol 25 (2007) 793–798

Fonseca R, Habermann TM, Colgan JP et al: Testicular lymphoma is associated with high incidence of extranodal recurrence. Cancer 88 (2000) 154–161

Foran JM, Rohatiner AZ, Cunningham D et al: European phase II study of rituximab (chimeric anti-CD20 monoclonal antibody) for patients with newly diagnosed mantle-cell lymphoma and previously treated mantle cell lymphoma, immunocytoma, and small B-cell lymphocytic lymphoma. J Clin Oncol 18 (2000) 317–324

Ford DR, Wilson D, Sothi S, et al: Primary bone lymphoma-treatment and outcome. Clin Oncol (R Coll Radiol) 19 (2007) 50–55

Frassica DA, Frassica FJ, Schray MF et al: Solitary plasmacytoma of bone: Mayo Clinic experience. Int J Radiat Oncol Biol Phys 16 (1989) 43–48

Freedman AS, Neuberg D, Mauch P et al: Long term follow-up of autologous bone marrow transplantation in patients with relapsed follicular lymphoma. Blood 94 (1999) 3325–3333

Friedberg JW, Fischman A, Neuberg D et al: FDG-PET is superior to gallium scintigraphy in staging and more sensitive in the follow-up of patients with de novo Hodgkin lymphoma: a blinded comparison. Leuk Lymphoma 45 (2004a) 85–92

Friedberg JW, Fisher RI: Iodine-131 tositumomab (Bexxar): radioimmunoconjugate therapy for indolent and transfor-

med B-cell non-Hodgkin's lymphoma. Expert Rev Anticancer Ther 4 (2004b) 18–26

Front D, Bar-Shalom R, and Israel O: The continuing clinical role of gallium 67 scintigraphy in the age of receptor imaging. Semin Nucl Med 27 (1997) 68–74

Fuller LM, Krasin MJ, Velasquez WS et al: Significance of tumor size and radiation dose to local contoll in stage I–III diffuse large cell lymphoma treated with CHOP-Bleo and radiation. Int J Radiat Oncol Biol Phys 31 (1995) 3–11

Ganjoo K, Advani R, Mariappan MR et al: Non-Hodgkin lymphoma of the breast. Cancer 110 (2007) 25–30

Giardini R, Piccolo C, Rilke F: Primary non-Hodgkin's lymphomas of the female breast. Cancer 69 (1992) 725–735

Gine E, Montoto S, Bosch F et al: The Follicular Lymphoma International Prognostic Index (FLIPI) and the histological subtype are the most important factors to predict histological transformation in follicular lymphoma. Ann Oncol 17 (2006) 1539–1545

Gisselbrecht C, Lepage E, Molina T et al: Shortened First-Line High-Dose Chemotherapy for Patients with Poor-Prognosis Aggressive Lymphoma. J Clin Oncol 20 (2002) 2472–2479

Glass J, Gruber ML, Cher L et al: Preirradiation methotrexate chemotherapy of primary central nervous system lymphoma: long-term outcome. J Neurosurg 81 (1994) 188–195

Gleissner B, Kuppers R, Siebert R et al: Report of a workshop on malignant lymphoma: a review of molecular and clinical risk profiling. Br J Haematol (2008)

Glick JH, Kim K, Earle J et al: An ECOG randomized phase III trial of CHOP versus CHOP plus radiotherapy (XRT) for intermediate grade early stage non-Hodgkin's lymphma (NHL). Proc ASCO 14 (1995) 391a (Abstract)

Gonzalez-Vela MC, Gonzalez-Lopez MA, Val-Bernal JF et al: Cutaneous diffuse large B-cell lymphoma of the leg associated with chronic lymphedema. Int J Dermatol 47 (2008) 174–177

Gopal S, Awasthi S, Elghetany MT: Bilateral breast MALT lymphoma: a case report and review of the literature. Ann Hematol 79 (2000) 86–89

Gospodarowicz M, Lippuner T, Pintilie M et al: Stage I and II Follicular Lymphoma: Long-term outcome and pattern of failure following treatment with involved field radiation therapy alone. Int J Radiat Oncol Biol Phys 45 (1999) 217a

Grange F, Hedelin G, Joly P et al: Prognosic factors in primary cutaneous lymphomas other than mycosis funggoides and sézary syndrome. Blood 93 (1999) 3637–3642

Gregory WM, Richards MA, Malpas JS: Combination chemotherapy versus melphalan and prednisolone in the treatment of multiple myeloma: An overview of published trials. J Clin Oncol 10 (1992) 334–342

Greipp PR, San Miguel J, Durie BG et al: International Staging system for multiple myeloma. J Clin Oncol 23 (2005) 3412–3420

Grillo-López AJ, White CA, Varns C et al: Overview of the clinical development of rituximab: first monoclonal antibody approved for the treatment of lymphoma. Semin Oncol 26 (1999) Suppl 14, 66–73

Guadagnolo BA, Li S, Neuberg D et al: Long-term outcome and mortality trends in early-stage, Grade 1–2 follicular lymphoma treated with radiation therapy. Int J Radiat Oncol Biol Phys 64 (2006) 928–934

Ha CS, Kong JS, Tucker SL et al: Central lymphatic irradiation for stage I-III follicular lymphoma: report from a single-institutional prospective study. Int J Radiat Oncol Biol Phys 57 (2003) 316–320

Ha CS, Lee MS, McLaughlin P et al: Molecular response of follicular lymphoma to cyclophosphamide, doxorubicin, vincristine, prednisone C(H)OP or COP-based therapy as measured by polymerase chain reaction evidence of translocation (14;18)(q32;q21). Cancer J 10 (2004) 49–53

Ha CS, Cabanillas F, Lee MS et al: A prospective randomized study to compare the molecular response rates between central lymphatic irradiation and intensive alternating triple chemotherapy in the treatment of stage I–III follicular lymphoma. Int J Radiat Oncol Biol Phys 63 (2005) 188–193

Haas R, Moos M, Mohle R et al: High-dose therapy with peripheral blood progenitor cell transplantation in low-grade non-Hodgkin's lymphoma. Bone Marrow Transplant 17 (1996) 149–155

Habermann TM, Weller EA, Morrison VA et al: Rituximab-CHOP versus CHOP alone or with maintenance rituximab in older patients with diffuse large B-cell lymphoma. J Clin Oncol 24 (2006) 3121–3127

Haioun C, Itti E, Rahmouni A et al: [18F]fluoro-2-deoxy-D-glucose positron emission tomography (FDG-PET) in aggressive lymphoma: an early prognostic tool for predicting patient outcome. Blood 106 (2005) 1376–1381

Hans CP, Weisenburger DD, Greiner T.C et al: Confirmation of the molecular classification of diffuse large B-cell lymphoma by immunohistochemistry using a tissue microarray. Blood 103 (2004) 275–282

Harris NL, Jaffe ES, Stein H et al: A Revised European-American Classification of Lymphoid neoplasms: A Proposal From the International Lymphoma Study Group. Blood 84 (1994) 1361–1392

Harris NL, Jaffe ES, Diebold J et al: World Health Organisation Classification of neoplastic diseases of the hematpoietic and lymphoid tissues: report of the Clinical Advisory Committee Meeeting–Airlie House, Virginia, November 1997. J Clin Oncol 17 (1999) 3835–3849

Hausdorff J, Davis E, Long G et al: Non Hodgkin's lymphoma of the paranasal sinuses: Clinical and pathological features, and response to combined-modality therapy. Cancer J Sci Am 3 (1997) 303–311

Herrlinger U, Schabet M, Brugger W et al: German cancer society neuro-oncology working group NOA-03 multicenter trial of single-agent high-dose methotrexate for primary central nervous system lymphoma. Ann Neurol 51 (2002) 247–252

Herrmann A, Hoster E, Zwingers T et al: Improvement of overall survival in mantle cell lymphoma. J Clin Oncol (2008) in press

Hiddemann W, Kneba M, Dreyling M et al: Frontline therapy with rituximab added to the combination of cyclophosphamide, doxorubicin, vincristine, and prednisone (CHOP) significantly improves the outcome for patients with advanced-stage follicular lymphoma compared with therapy with CHOP alone: results of a prospective randomized study of the German Low-Grade Lymphoma Study Group Blood 106 (2005) 3725–3732

Hiddemann W, Buske C, Dreyling M et al: Current management of follicular lymphomas. Br J Haematol 136 (2007) 191–202

Hitchcock S, Ng AK, Fisher DC et al: Treatment outcome of mucosa-associated lymphoid tissue/marginal zone non-Hodgkin's lymphoma. Int J Radiat Oncol Biol Phys 52 (2002) 1058–1066

Hochberg FH, Tabatabai G: Therapy of PCNSL at the Massachusetts General Hospital with high dose methotrexate and deferred radiotherapy. Ann Hematol 80 (2001) B111–B112

Hoelzer D, Gokbuget N, Digel W et al: Outcome of adult patients with T-lymphoblastic lymphoma treated according to protocols for acute lymphoblastic leukemia. Blood 99 (2002) 4379–4385

Hoffmann C, Wolf E, Wyen C et al: AIDS-associated Burkitt or Burkitt-like lymphoma: short intensive polychemotherapy is feasible and effective. Leuk Lymphoma 47 (2006) 1872–1880

Hoppe RT. Mycosis fungoides: radiation therapy. Dermatol Ther 16 (2003) 347–354

Hoppe BS, Moskowitz CH, Filippa DA et al: Involved-field radiotherapy before high-dose therapy and autologous stem-cell rescue in diffuse large-cell lymphoma: long-term disease control and toxicity. J Clin Oncol 26 (2008) 1858–1864

Horning SJ, Weller E, Kim K et al: Chemotherapy with or without radiotherapy in limited-stage diffuse aggressive non-Hodgkin's lymphoma: Eastern Cooperative Oncology Group study 1484. J Clin Oncol 22 (2004) 3032–3038

Hoster E, Dreyling M, Klapper W et al: A new prognostic index (MIPI) for patients with advanced-stage mantle cell lymphoma. Blood 111 (2008) 558–565

Huang MJ, Jiang Y, Liu WP et al: Early or up-front radiotherapy improved survival of localized extranodal NK/T-cell lymphoma, nasal-type in the upper aerodigestive tract. Int J Radiat Oncol Biol Phys 70 (2008) 166–174

Husain A, Roberts D, Pro B et al: Meta-analyses of the association between Chlamydia psittaci and ocular adnexal lymphoma and the response of ocular adnexal lymphoma to antibiotics. Cancer 110 (2007) 809–815

Hymes KB: Choices in the treatment of cutaneous T-cell lymphoma. Oncology (Williston Park) 21 (2007) 18–23

Ibrahim EM, Ezzat AA, El-Weshi AN et al: Primary intestinal diffuse large B-cell non-Hodgkin's lymphoma: clinical features, management, and prognosis of 66 patients. Ann Oncol 12 (2001) 53–58

Iqbal J, Neppalli VT, Wright G et al: BCL2 expression is a prognostic marker for the activated B-cell-like type of diffuse large B-cell lymphoma. J Clin Oncol 24 (2006) 961–968

Isaacson PG: Gastric MALT-lymphopma: from concept to cure. Ann Onc 10 (1999) 637–645

Isasi CR, Lu P, Blaufox MD: A metaanalysis of 18F-2-deoxy-2-fluoro-D-glucose positron emission tomography in the staging and restaging of patients with lymphoma. Cancer 104 (2005) 1066–1074

Isobe K, Kagami Y, Higuchi K et al: A multicenter phase II study of local radiation therapy for stage IEA mucosa-associated lymphoid tissue lymphomas: a preliminary report from the Japan Radiation Oncology Group (JAROG). Int J Radiat Oncol Biol Phys 69 (2007) 1181–1186

Jacobs JP, Murray KJ, Schultz CJ et al: Central lymphatic irradiation for stage III nodular malignant lymphoma: Long-term results. J Clin Oncol 11 (1993) 233–238

Jaffe ES, Harris NL, Diebold J et al: World Health Organization classification of neoplastic diseases of the hematopoietic and lymphoid tissues. A progress report. Am J Clin Pathol 111 (1999) S8–12

Jaffe ES, Harris NL, Stein H, Vardiman JW. (Eds.): World Health Organization Classification of Tumours. Pathology and Genetics of Tumours of Haematopoietic and Lymphoid Tissues. IARC Press: Lyon (2001)

Jahnke K, Korfel A, Komm J et al: Intraocular lymphoma 2000-2005: results of a retrospective multicentre trial. Graefes Arch Clin Exp Ophthalmol (2005a) 1–7

Jahnke K, Thiel E, Schilling A et al: Low-grade primary central nervous system lymphoma in immunocompetent patients. Br J Haematol 128 (2005b) 616–624

Jeanneret-Sozzi W, Taghian A, Epelbaum R et al: Primary breast lymphoma: patient profile, outcome and prognostic factors. A multicentre Rare Cancer Network study. BMC. Cancer 8 (2008) 86

Jemal A, Siegel R, Ward E et al: Cancer statistics, 2008. CA Cancer J Clin 58 (2008) 71–96

Jones GW, Tadros A, Hodson DI et al: Prognosis with newly diagnosed mycosis fungoides after total skin electron radiation of 30 or 35 Gy. Int J Radiat Oncol Biol Phys 28 (1994) 839–845

Jones S.E, Miller TP, Connors JM: Long-term follow-up and analysis for prognostic factors for patients with limited-stage diffuse large cell lymphoma treated with initial chemotherapy with or without adjuvant radiotherapy. J Clin Oncol 7 (1989) 1086–1091

Juweid ME, Stroobants S, Hoekstra OS et al: Use of positron emission tomography for response assessment of lymphoma: consensus of the Imaging Subcommittee of International Harmonization Project in Lymphoma. J Clin Oncol 25 (2007) 571–578

Kadin ME: Ki-1/CD30+ (anaplastic) large-cell lymphoma: maturation of a clinicopathologic entity with prospects of effective therapy. J Clin Oncol 12 (1994) 884–887

Kaiser U, Übelacker I, Havemann K. Non-Hodgkin's lymphoma protocols in the treatment of patients with Burkitt's lymphoma and lymphoblastic lymphoma: A report on 58 patients. Leuk Lymph 36 (1999) 101–108

Kaiser U, Übelacker I, Abel U et al: A randomized study to evaluate the use of high-dose therapy as part of primary treatment for 'aggressive' lymphoma. J Clin Oncol 20 (2002) 4413–4419

Kaminski MS, Tuck M, Estes J et al: 131I-tositumomab therapy as initial treatment for follicular lymphoma. N Engl J Med 352 (2005) 441–449

Kaye FJ, Bunn PA, Steinberg SM et al: A randomised trial comparing combination electron beam radiation and chemotherapy with topical therapy in initial treatment of mycosis fungoides. N Engl J Med 321 (1989) 1784–1790

Kiewe P, Fischer L, Martus P et al: Primary central nervous system lymphoma: monocenter, long-term, intent-to-treat analysis. Cancer 112 (2008) 1812–1820

Kim WS, Song SY, Ahn YC et al: CHOP followed by involved field radiation: is it optimal for localized nasal natural killer / T-cell lymphoma? Ann Onc 12 (2001) 349–352

Kim YH, Hoope RT: Mycosis fungoides and Sézary syndrome. Semin Oncol 26 (1999) 276–289

Kirk O, Pedersen C, Cozzi-Lepri A et al: Non-Hodgkin lymphoma in HIV-infected patients in the era of highly active antiretroviral therapy. Blood 98 (2001) 3406–3412

Kluin-Nelemans HC: Indications for early autologous stem cell transplantation in aggressive lymphoma. Ann Hematol 80 (2001) Suppl III, B121–B122

Koch P, del Valle F, Berdel WE et al: Primary gastrointestinal lymphoma non-Hodgkin's lymphoma: I. Anatomic and histologic distribution, clinical features, and survival data of 371 patients registered in the German multicenter study GIT-NHL o1/92. J Clin Oncol 19 (2001a) 3861–3873

Koch P, del Valle F, Berdel WE et al: Primary gastrointestinal lymphoma non-Hodgkin's lymphoma: II. Combined surgical and conservative or conservative management only in localized gastric lymphoma – results of the prospective German multicenter study GIT-NHL o1/92. J Clin Oncol 19 (2001b) 3874–3883

Koch P, Probst A, Berdel WE et al: Treatment results in localized primary gastric lymphoma: data of patients registered within the German multicenter study (GIT NHL 02/96). J Clin Oncol 23 (2005) 7050–7059

Köppler H, Pflüger KH, Pfab R, et al: Randomized comparison of CHOEP versus alternating hCHOP/IVEP for high grade non-Hodgkin's lymphomas: Treatment results and prognostic factor analysis in a multi-centre trial. Ann Oncol 5 (1994) 49–55

Korfel A, Weller M, Plasswilm L et al: Primäre ZNS-Lymphome des immunkompetenten Patienten. Strategien, Ergebnisse, Probleme. Onkologe 7 (2001) 990–997

Krishnan A, Nademanee A, Fung HC et al: Phase II trial of a transplantation regimen of yttrium-90 ibritumomab tiuxetan and high-dose chemotherapy in patients with non-Hodgkin's lymphoma. J Clin Oncol 26 (2008) 90–95

Kyle RA, Vincent RS: Treatment of multiple myeloma: an emphasis on new developments. Ann Med 38 (2006) 111–115

Lagrange JL, Ramaioli A, Theodore CH et al: Non-Hodgkin's lymphoma of the testis: a retrospective study of 84 patients treated in the French anticancer centres. Ann Oncol 12 (2001) 1313–1319

Laing RW, Hoskin P, Vaughan Hudson B et al: The significance of MALT-histology in thyroid lymphoma: a review of patients from the BNLI and Royal Marsden Hospital. Clin Oncol 6 (1994) 300–304

Laskar S, Bahl G, Muckaden MA et al: Primary diffuse large B-cell lymphoma of the tonsil: is a higher radiotherapy dose required? Cancer 110 (2007) 816–823

Lazzarino M, Orlandi E, Paulli M et al: Treatment outcome and prognostic factors for primary mediastinal (thymic) B-cell lymphoma: a multicenter study of 106 patients. J Clin Oncol 15 (1997) 1646–1653

Le QT, Eulau, SM, George TI et al: Primary radiotherapy for localized orbital MALT lymphoma. Int J Radiat Oncol Biol Phys 52 (2002) 657–663

Leitch HA, Gascoyne, RD, Chhanabhai, M et al: Limited Stage Mantle Cell Lymphoma: Clinical Outcome in Patients from British Columbia. Blood 98 (2001) 342a

Leitch HA, Gascoyne RD, Chhanabhai M et al: Limited-stage mantle-cell lymphoma. Ann Oncol 14 (2003) 1555–1561

Lennert K, Feller AC: Histopathology of Non-Hodgkin's lymphomas (Based on the Updated Kiel Classification) with a section on clinical therapy by M. Engelhard and G. Brittinger. 2nd ed. Springer Verlag Berlin Heidelberg New York Tokio (1992)

Lennert K, Mohri N, Stein H et al: The histopathology of malignant lymphoma. Br J Haematol 31 Suppl II (1975) 193–203

Lenz G, Dreyling M, Schiegnitz E et al: Moderate increase of secondary hematologic malignancies after myeloablative radiochemotherapy and autologous stem-cell transplantation in patients with indolent lymphoma: results of a prospective randomized trial of the German Low Grade Lymphoma Study Group. J Clin Oncol 22 (2004) 4926–4933

Lenz G, Dreyling M, Schiegnitz E et al: Myeloablative radiochemotherapy followed by autologous stem cell transplantation in first remission prolongs progression-free survival in follicular lymphoma: results of a prospective, randomized trial of the German Low-Grade Lymphoma Study Group. Blood 104 (2004) 2667–2674

Leone N, Brunello F, Baronio M et al: High-grade B-cell lymphoma arising in mucosa-associated lymphoid tissue of the duodenum. Eur J Gastroenterol Hepatol 14 (2002) 893–896

Letschert J, Gonzalez-Gonzalez D, Oskam J et al: Results of radiotherapy in patients with stage I orbital non Hodgin's lymphoma. Radiother Oncol 22 (1991) 36–44

Li YX, Coucke PA, Li JY et al: Primary non-Hodgkin's lymphoma of the nasal cavity: Prognostic significance of paranasal extension and the role of radiotherapy and chemotherapy. Cancer 83 (1998) 449–456

Li YX, Yao B, Jin J et al: Radiotherapy as primary treatment for stage IE and IIE nasal natural killer/T-cell lymphoma. J Clin Oncol 24 (2006) 181–189

Liang R, Todd D, Chan TK et al: Treatment outcome and prognostic factors for primary nasal lymphoma. J Clin Oncol 13 (1995) 666–670

Liu H, Ye H, Ruskone-Fourmestraux, A et al: T(11;18) is a marker for all stage gastric MALT lymphomas that will not respond to H. pylori eradication. Gastroenterology 122 (2002) 1286–1294

Liu Q, Fayad L, Cabanillas, F et al: Improvement of overall and failure-free survival in stage IV follicular lymphoma: 25 years of treatment experience at The University of Texas M.D. Anderson Cancer Center. J Clin Oncol 24 (2006) 1582–1589

Logsdon MD, Ha CS, Kavadi VS et al: Lymphoma of the nasal cavity and paranasal sinuses: Improved outcome and altered prognostic factors with combined modality therapy. Cancer 80 (1997) 477–488

Lopez-Guillermo A, Cabillas F, McLaughlin P et al: The clinical significance of molecular response in indolent follicular lymphomas. Blood 91 (1998) 2955–2960

Lossos IS, Alizadeh AA, Diehn M et al: nsformation of follicular lymphoma to diffuse large-cell lymphoma: alternative patterns with increased or decreased expression of c-myc and its regulated genes. Proc Natl Acad Sci USA 99 (2002) 8886–8891

Lossos IS: Diffuse Large B Cell Lymphoma: From Gene Expression Profiling to Prediction of Outcome. Biol Blood Marrow Transplant 14 (2008) 108–111

MacManus MP, Hoppe RT: Is radiotherapy curative for stage I and II low grade follicular lymphoma? Results of a long term follow-up study of patients treated at Stanford University. J Clin Oncol 14 (1996) 1282–1290

MacManus MP, Seymour JF, Hicks RJ: Overview of early response assessment in lymphoma with FDG-PET. Cancer Imaging 7 (2007) 10–18

Magrath I, Haddy TB, Adde MA et al: Treatment of patients with high grade non-Hodgkin's lymphomas and central nervous system involvement: is radiation an essential component of therapy? Leuk Lymph 21 (1996) 99–105

Martelli, M.P, Martelli, M, Pescarmona, E et al: MACOP-B and involved-field radiotherapy is an effective therapy for primary mediastinal large B-cell lymphoma with sclerosis. Ann Oncol 9 (1998) 1027–1029

Martinet S, Ozsahin M, Belkacemi Y et al: Outcome and prognostic factors in orbital lymphoma: a Rare Cancer Network study on 90 consecutive patients treated with radiotherapy. Int J Radiat Oncol Biol Phys 55 (2003) 892–898

Martinez AE, Lin L, Dunphy CH: Grading of follicular lymphoma: comparison of routine histology with immunohistochemistry. Arch Pathol Lab Med 131 (2007) 1084–1088

Matsuzuka F, Miyauchi A, Katayama S et al: Clinical aspects of primary thyroid lymphoma: Diagnosis and treatment based on our experience of 119 cases. Thyroid 3 (1993) 93–99

Mauch P: Follicular non-Hodgkin's lymphoma: the role of radiation therapy. Ann Hematol 80 (2001) 63–65

Mazzarotto R, Boso C, Vianello F et al: Primary mediastinal large B-cell lymphoma: results of intensive chemotherapy regimens (MACOP-B/VACOP-B) plus involved field radiotherapy on 53 patients. A single institution experience. Int J Radiat Oncol Biol Phys 68 (2007) 823–829

McAllister LD: Primary central nervous system lymphoma: a review. Curr Neurol Neurosci Rep 2 (2002) 210–215

McLaughlin P, Grillo-Lopez J, Levy R et al: Rituximab chimeric anti-CD-20 monoclonal antibody therapy for relapsed indolent lymphoma: half of patients respond to a four-dose treatment program. J Clin Oncol 16 (1998) 2825–2833

Mendenhall NP, Rodney RR: Comprehensive lymphatic irradiation for stage II–III Non-Hodgkin's lymphoma. Am J Clin Oncol 12 (1989) 190–194

Mendenhall WM, Olivier KR, Lynch JW Jr et al: Lethal midline granuloma-nasal natural killer/T-cell lymphoma. Am J Clin Oncol 29 (2006) 202–206

Meusers P, Engelhard M, Bartels H et al: Multicenter randomized therapeutic trial for advanced centrocytic lymphoma: Anthracycline does not improve the prognosis. Hematol Oncol 7 (1989) 365–380

Mikhaeel NG, Hutchings M, Fields PA et al: FDG-PET after two to three cycles of chemotherapy predicts progression-free and overall survival in high-grade non-Hodgkin lymphoma. Ann Oncol 16 (2005) 1514–1523

Miller TP, Dahlberg S, Cassady JR et al: Chemotherapy alone compared with chemotherapy plus radiotherapy for localized intermediate and high grade non-Hogkin's lymphoma. N Engl J Med 339 (1998) 21–26

Miller TP et al: The limits of limited stage lymphoma. J Clin Oncol 22 (2004) 2982–2984

Moreau P, Facon T, Attal et al: Comparison of 200 mg/m(2) melphalan and 8 Gy total body irradiation plus 140 mg/m(2) melphalan as conditioning regimens for peripheral blood stem cell transplantation in patients with newly diagnosed multiple myeloma: final analysis of the Intergroupe Francophone du Myelome 9502 randomized trial. Blood 99 (2002) 731–735

Mounier N, Spina M, Gabarre J et al: AIDS-related non-Hodgkin lymphoma: final analysis of 485 patients treated with risk-adapted intensive chemotherapy. Blood 107 (2006) 3832–3840

Mundt A.J, Williams SF, Hallahan D: High dose chemotherapy and stem cell rescue for aggressive non-Hodgkin's lymphoma: pattern of failure and implications for involved-field radiotherapy. Int J Radiat Oncol Biol Phys 39 (1997) 617–625

Murtha, AD, Knox SJ, Hoppe, RT et al: Long-term follow-up of patients with stage III follicular lymphoma treated with primary radiotherapy at Stanford University. Int J Radiat Oncol Biol Phys 49 (2001) 3–15

Musshoff K, Schmidt-Vollmer H: Prognosis of non-Hodgkin's lymphomas with special emphasis on staging classification. Z Krebsforsch 83 (1975) 232–341

Nathwani BN, Anderson JR, Armitage JO et al: Marginal zone B-cell lymphoma: A clinical comparison of nodal and mucosa-associated lymphoid tissue types. J Clin Oncol 17 (1999) 2486–2492

National Cancer Institute, cancer.gov (2008) Adult Non-Hodgkin Lymphoma Treatment (PDQ®) http://www.cancer.gov/cancertopics/pdq/treatment/adult-non-hodgkins/health-professional (06.06.2008)

National Comprehensive Cancer Network. NCCN Clinical Practice Guidelines in ConcologyTM: Non-Hodgkin's Lymphomas. V.3.2008. http://nccn.org

Nelson DF, Martz, KL, Bonner H et al. Non-Hodgkin's lymphpma of the brain: can high-dose, large volume radiation therapy improve survival? Report on a prospective trial by the Radiation Therapy Oncology Group (RTOG) RTOG 83-15. Int J Radiat Oncol Biol Phys 23 (1992) 9–17

Neumann H, Blanck H, Koch R et al: [Follicle centre lymphoma: treatment results for stage I and II]. Strahlenther Onkol 179 (2003) 840–846

Newton R, Ferlay J, Berat V et al: The epidemiology of non-Hodhkin's lymphoma: comparison of nodal and extranodal sites. Int J Cancer 72 (1997) 923–930

Ng AK, Mauch, PM: Role of radiation therapy in localized aggressive lymphoma. J Clin Oncol 25 (2007) 757–759

Ng A, Prosnitz L: Non-Hodgkin's Lymphoma. In Principles and Practice of Radiation Oncology. Perez CA; Brady LW (eds.) Fifth Edition (2007) 1740–1765

NOA – Neuroonkologische Arbeitsgemeinschaft. Leitlinien-Papiere: Primäre ZNS-Lymphome. http://www.neuroonkologie.de/fileadmin/neuroonkologie/pdf/Lymphome-01062007.pdf (01.06.2007)

Non-Hodgkin's lymphoma pathological classification project. NCI sponsored study of classifications of non-Hodgkin's lymphoma. Cancer 49 (1982) 2112–2135

O'Brien S, Kantarjian H, Beran M et al: Results of fludarabine and prednisone therapy in 264 patients with chronic lymphocyte leukemia with multivariate analysis – derived prognostic model for response to treatment. Blood 82 (1993) 1695–1700

O'Connell MJ, Harrington DP, Earle JD et al: Prospectively randomized clinical trial of three intensive chemotherapy regimens for the treatment of advanced unfavorable histology non-Hodgkin's lymphoma. J Clin Oncol 5 (1987) 1329–1339

Oh SY, Ryoo BY, Kim, WS et al: Nodal marginal zone B-cell lymphoma: Analysis of 36 cases. Clinical presentation and treatment outcomes of nodal marginal zone B-cell lymphoma. Ann Hematol 85 (2006) 781–786

Ott OJ, Rodel C, Gramatzki M et al: Radiotherapy for stage I–III nodal low-grade non-Hodgkin's lymphoma. Strahlenther Onkol 179 (2003) 694–701

Palumbo A, Bringhen S, Caravita T et al: Oral melphalan and prednisone chemotherapy plus thalidomide compared with melphalan and prednisone alone in elderly patients with multiple myeloma: randomised controlled trial. Lancet 367 (2006) 825–831

Pandolfino TL, Siegel RS, Kuzel TM et al: Primary cutaneous B-cell lymphoma: Review and cururent concepts. J Clin Oncol 18 (2000) 2152–2168

Papaxoinis G, Fountzilas G, Rontogianni D et al: Low-grade mucosa-associated lymphoid tissue lymphoma: a retrospective analysis of 97 patients by the Hellenic Cooperative Oncology Group (HeCOG). Ann Oncol 19 (2008) 780–786

Park SI, Press OW: Radioimmunotherapy for treatment of B-cell lymphomas and other hematologic malignancies. Curr Opin Hematol 14 (2007) 632–638

Paryani SB, Hoppe RT, Cox RS: The role of radiation therapy in the management of stage III follicular lymphomas. J Clin Oncol 2 (1984) 841–848

Pectasides D, Economopoulos T, Kouvatseas G et al: Anthracycline-based chemotherapy of primary non-Hodgkin's lymphoma of the testis: the hellenic cooperative oncology group experience. Oncology 58 (2000) 286–292

Pellatt J, Sweetenham J, Pickering RM et al: A single-centre study of treatment outcomes and survival in 120 patients with peripheral T-cell non-Hodgkin's lymphoma. Ann Hematol 81 (2002) 267–272

Persky DO, Unger JM, Spier CM et al: Phase II study of rituximab plus three cycles of CHOP and involved-field radiotherapy for patients with limited-stage aggressive B-cell lymphoma: Southwest Oncology Group study 0014. J Clin Oncol 26 (2008) 2258–2263

Petersen PM, Gospodarowicz MK, Tsang R et al: Long-term outcome in stage I and II follicular lymphoma following treatment with involved field radiation therapy alone. J Clin Oncol 22 (2004) 6521

Pfreundschuh M, Trumper L, Kloess M et al: Two-weekly or 3-weekly CHOP chemotherapy with or without etoposide for the treatment of young patients with good-prognosis (normal LDH) aggressive lymphomas: results of the NHL-B1 trial of the DSHNHL. Blood 104 (2004a) 626–633

Pfreundschuh M, Trumper L, Kloess M et al: Two-weekly or 3-weekly CHOP chemotherapy with or without etoposide for the treatment of elderly patients with aggressive lymphomas: results of the NHL-B2 trial of the DSHNHL. Blood 104 (2004b) 634–641

Pfreundschuh M, Trumper L, Osterborg A et al: CHOP-like chemotherapy plus rituximab versus CHOP-like chemotherapy alone in young patients with good-prognosis diffuse large-B-cell lymphoma: a randomised controlled trial by the MabThera International Trial (MInT) Group. Lancet Oncol 7 (2006) 379–391

Pfreundschuh M, Schubert J, Ziepert M et al: Six versus eight cycles of bi-weekly CHOP-14 with or without rituximab in elderly patients with aggressive CD20+ B-cell lymphomas: a randomised controlled trial (RICOVER-60). Lancet Oncol 9 (2008a) 105–116

Pfreundschuh M, Zwick C, Zeynalova S et al: Dose-escalated CHOEP for the treatment of young patients with aggressive non-Hodgkin's lymphoma: II. Results of the randomized high-CHOEP trial of the German High-Grade Non-Hodgkin's Lymphoma Study Group (DSHNHL). Ann Oncol 19 (2008b) 545–552

Pfreundschuh M, Ho AD, Cavallin-Stahl E et al: Prognostic significance of maximum tumour (bulk) diameter in young patients with good-prognosis diffuse large-B-cell lymphoma treated with CHOP-like chemotherapy with or without rituximab: an exploratory analysis of the MabThera International Trial Group (MInT) study. Lancet Oncol 9 (2008c) 435–444

Philip T, Guglielmi C, Somers R et al: Autologous bone marrow transplanation as compared with salvage chemotherapy in relapses of chemotherapy – sensitive non-Hodgkin's lymphoma. N Engl J Med 333 (1995) 1540–1545

Plancarte F, Lopez-Guillermo A, Arenillas L et al: Follicular lymphoma in early stages: high risk of relapse and usefulness of the Follicular Lymphoma International Prognostic Index to predict the outcome of patients. Eur J Haematol 76 (2006) 58–63

Pott C, Schrader C, Gesk S et al: Quantitative assessment of molecular remission after high-dose therapy with autologous stem cell transplantation predicts long-term remission in mantle cell lymphoma. Blood 107 (2006) 2271–2278

Press OW, Unger JM, Braziel RM et al: Phase II trial of CHOP chemotherapy followed by tositumomab/iodine I-131 tositumomab for previously untreated follicular non-Hodgkin's lymphoma: five-year follow-up of Southwest Oncology Group Protocol S9911. J Clin Oncol 24 (2006) 4143–4149

Pulsoni A, Starza ID, Frattarelli N et al: Stage I/II follicular lymphoma: spread of bcl-2/IgH+ cells in blood and bone marrow from primary site of disease and possibility of clearance after involved field radiotherapy. Br J Haematol 137 (2007) 216–220

Rambaldi A, Lazzari M, Manzoni C et al: Monitoring of minimal residual disease after CHOP and rituximab in previously untreated patients with follicular lymphoma. Blood 99 (2002) 856–862

Rehm PK: Radionuclide evaluation of patients wtih lymphoma. Radiol Clin North Amer 39 (2001) 957–978

Reni M, Ferreri AJM, Garancin MP et al: Therapeutic management of primary central nervous system lymphoma in immunocompetent patient: results of a critical review of the literature. Ann Oncol 8 (1997) 227–234

Reni M, Ferreri AJM: Therapeutic management of primary CNS lymphoma in immunocompetent patients. Expert Rev Anticancer Ther 1 (2001) 382–394

Reyes F, Lepage E, Ganem G et al: ACVBP versus CHOP plus radiotherapy for localized aggressive lymphoma. N Engl J Med 352 (2005) 1197–1205

Rizvi MA, Evens, AM, Tallman, MS et al: T-cell non-Hodgkin lymphoma. Blood 107 (2006) 1255–1264

Rodriguez J, McLaughlin P, Hagemeister FB et al: Follicular large cell lymphoma: an aggressive lymphoma that often presents with favorable prognostic features. Blood 93 (1999) 2202–2207

Rodriguez J, Conde E, Gutierrez A et al: Prolonged survival of patients with angioimmunoblastic T-cell lymphoma after high-dose chemotherapy and autologous stem cell transplantation: the GELTAMO experience. Eur J Haematol 78 (2007) 290–296

Rohatiner AZS, Johnson PWM, Price CGA et al: Myeloblative therapy with autologous bone marrow transplantation as consolidation therapy for recurrent follicular lymphoma. J Clin Oncol 12 (1994) 1177–1184

Rohatiner AZ, Gregory, WM, Peterson B et al: Meta-analysis to evaluate the role of interferon in follicular lymphoma. J Clin Oncol 23 (2005) 2215–2223

Rohatiner AZ, Nadler L, Davies, AJ et al: Myeloablative therapy with autologous bone marrow transplantation for follicular lymphoma at the time of second or subsequent remission: long-term follow-up. J Clin Oncol 25 (2007) 2554–2559

Rosenbluth, B.D, Yahalom, J: Highly effective local control and palliation of mantle cell lymphoma with involved-field radiation therapy (IFRT). Int J Radiat Oncol Biol Phys 65 (2006) 1185–1191

Rübe C, Nuyen TP, KLöss M et al: Consolidation radiotherapy to bulky disease in aggressive NHL. First results of the NHL B-94 trial of the DSHNHL. Ann Hematol 80 Suppl III (2001) B84–85

Rummel M: Diagnostik und Therapie der chronisch-lymphatischen Leukämie. Onkologe 8 (2002) 708–720

Ryan G, Martinelli G, Kuper-Hommel M et al: Primary diffuse large B-cell lymphoma of the breast: prognostic factors and outcomes of a study by the International Extranodal Lymphoma Study Group. Ann Oncol 19 (2008) 233–241

Sacchi S, Pozzi S, Marcheselli R et al: Rituximab in combination with fludarabine and cyclophosphamide in the treatment of patients with recurrent follicular lymphoma. Cancer 110 (2007) 121–128

Sack H, Budach V, Stuschke M et al: Non-Hodgkin lymphomas (NHL) – Early stages: Interim results of a multi-centre trial. [Abstract] Cancer Res Clin Oncol 118 (Suppl) (1992) R 115

Salmon SE, Crowley JJ, Grogan TM et al: Combination chemotherapy, glucocorticoids, and interferon alfa in the treatment of multiple myeloma: A Southwest Oncology Group Study. J Clin Oncol 12 (1994) 2405–2414

Santucci M, Pimpinelli N: Primary cutaneous B-cell lymphomas. Current concepts. I. Haematologica 89 (2004) 1360–1371

Sarris AH, Braunschweig I, Madeiros LJ et al: Primary cutaneous Non-Hodgkin's lymphoma of Ann Arbor Stage I: Preferential cutaneous relapses but high cure rate with doxorubicin-based therapy. J Clin Oncol 19 (2001) 398–405

Savage KJ. Peripheral T-cell lymphomas. Blood Rev 21 (2007) 201–216

Schechter NR, Portlock CS, Yahalom J: Treatment of mucosa-associated lymphoid tissue lymphoma of the stomach with radiation alone. J Clin Oncol 16 (1998) 1916–1921

Schechter NR, Yahalom J: Low-grade MALT lymphoma of the stomach: a review of treatment options. Int J Radiat Oncol Biol Phys 46 (2000) 1093–1103

Schetelig J, Thiede C, Bornhäuser M et al: Evidence of a graft-versus-leukemia effect in chronic lymphocytic leukemia after reduced-intensity conditioning and allogeneic stem-cell transplantation: The Cooperative German Transplant Study Group. J Clin Oncol 21 (2003) 2747–2753

Schlegel U, Pels H, Glasmacher A et al: Combined systemic and intraventricular chemotherapy in primary CNS lymphoma: a pilot study. J Neurol Neurosurg Psychiatry 71 (2001a) 118–122

Schlegel U, Schmidt-Wolf IGH, Deckert M: Primary CNS lymphoma: clinical presentation, pathological classification, molecular pathogenesis and treatment. J Neurol Sci 181 (2001b) 1–12

Schlegelberger B, Zwingers T, Harder L et al: Clinicopathogenetic significance of chromosomal abnormalities in patients with blastic peripheral B-cell lymphoma. Blood 94 (1999) 3114 –3120

Schmidberger H, Hess CF, Rübe C: Stellenwert der Strahlentherapie bei nodalen Non-Hodgkin-Lymphomen in lokalen und fortgeschrittenen Stadien. Onkologe 7 (2001) 960–968

Schultz C, Scott C, Sherman W et al: Preirradiation Chemotherapy with cyclophosphamide, doxorubicin, vincristine, and dexamethazone for primary CNS lymphomas: initial report of radiation therapy oncology group protocol 88-06. J Clin Oncol 14 (1996) 565–564

Schulz H, Bohlius JF, Trelle S et al: Immunochemotherapy with rituximab and overall survival in patients with indolent or mantle cell lymphoma: a systematic review and meta-analysis. J Natl Cancer Inst 99 (2007) 706–714

Seam P, Juweid ME, Cheson BD. The role of FDG-PET scans in patients with lymphoma. Blood 110 (2007) 3507–3516

Sebban C, Brice P, Delarue R et al: Impact of rituximab and/or high-dose therapy with autotransplant at time of relapse in patients with follicular lymphoma: a GELA study. J Clin Oncol 26 (2008) 3614–3620

Senff NJ, Hoefnagel JJ, Jansen PM et al: Reclassification of 300 primary cutaneous B-Cell lymphomas according to the new WHO-EORTC classification for cutaneous lymphomas: comparison with previous classifications and identification of prognostic markers. J Clin Oncol 25 (2007a) 1581–1587

Senff NJ, Hoefnagel JJ, Neelis KJ et al: Results of radiotherapy in 153 primary cutaneous B-Cell lymphomas classified according to the WHO-EORTC classification. Arch Dermatol 143 (2007b) 1520–1526

Seymour JF, Pro B, Fuller LM et al: Long-term follow-up of a prospective study of combined modality therapy for stage I–II indolent non-Hodgkin's lymphoma. J Clin Oncol 21 (2003) 2115–2122

Shahab N, Doll DC: Testicular lymphoma. Semin Oncol 26 (1999) 259–269

Shenkier T, Voss N, Fairey R et al: Brief chemotherapy and involved-region irradiation for limited-stage diffuse large cell lymphoma: an 18-year experience from the British Columbia Cancer Agency. J Clin Oncol 20 (2002) 197–204

Shenkier TN, Blay JY, O'Neill, BP et al: Primary CNS lymphoma of T-cell origin: a descriptive analysis from the international primary CNS lymphoma collaborative group. J Clin Oncol 23 (2005) 2233–2239

Shenkier TN, Voss N, Chhanabhai M et al: The treatment of primary central nervous system lymphoma in 122 immunocompetent patients: a population-based study of successively treated cohorts from the British Colombia Cancer Agency. Cancer 103 (2005) 1008–1017

Shikama N, Ikeda H, Nakamura S et al: Localized aggressive non-Hodgkin's lymphoma of the nasal cavity: a survey by the Japan Lymphoma Radiation Therapy Group. Int J Radiat Oncol Biol Phys 51 (2001) 1228 –1233

Shipp MA, Abeloff MD, Antman KH et al: International consensus conference on high-dose therapy with hematopoietic stem-cell transplantation in aggressive non-Hodgkin's lymphomas: Report of the jury. Ann Oncol 10 (1999) 13–19

Shipp MA, Ross KN, Tamayo P et al: Diffuse large B-cell lymphoma outcome prediction by gene-expression profiling and supervides machine learning. Nature Medicine 8 (2002) 68–74

Siegert W, Nerl C, Agthe A et al: Angioimmunoblastic lymphadenopathy (AILD)-type T-cell lymphoma: prognostic impact of clinical observations and laboratory findings

at presentation. The Kiel Lymphoma Study Group. Ann Oncol 6 (1995) 659–664

Smith BD, Glusac EJ, McNiff JM et al: Primary cutaneous B-cell lymphoma treated with radiotherapy: a comparison of the European Organization for Research and Treatment of Cancer and the WHO classification systems. J Clin Oncol 22 (2004) 634–639

Solal-Celigny P, Roy P, Colombat P et al: Follicular lymphoma international prognostic index. Blood 104 (2004) 1258–1265

Somers R, Carde J, Thomas J et al: EORTC study on non-Hodgkin's lymphoma: Phase III study comparing CHVm-VB and ProMACE-MOPP in patients with stage II, III and IV intermediate and high grade lymphoma. Ann Oncol 5 (Suppl 2) (1994) 85–89

Soslow RA, Baergen R.N, Warnke RA: B-lineage lymphoblastic lymphoma is a clinicopathologic entity distinct from other histologically similar aggressive lymphomas with blastic morphology. Cancer 12 (1999) 2648–2654

Stafford SL, Kozelsky TF, Garrity JA et al: Orbital lymphopma: radiotherapy outcome and complications. Radiother Oncol 59 (2001) 139–144

Stansfeld AG, Diebold J, Kapanci Y et al: Updated Kiel classification for lymphomas. Lancet i (1988) 292–293 and 603

Starostik P, Patzner J, Greiner A et al: Gastric marginal-zone B-cell lymphomas of MALT type develop along 2 distinct pathogenetic pathways. Bood 99 (2002) 3–9

Streubel B, Lamprecht A, Dierlamm J et al: T(14;18)(q32;q21) involving IGH and MALT1 is a frequent chromosomal aberration in MALT lymphoma. Blood 99 (2002) [epub ahead of print]

Strojan P, Soba E, Lamovec J et al: Extramedullary plasmacytoma: clinical and histopathologic study. Int J Radiat Oncol Biol Phys 53 (2002) 692–701

Stuschke M, Hoederath A, Sack H et al: Extended field and total central lymphatic radiotherapy for early stage lymph node centroblastic-centrocytic lymphomas. Results of a prospective multicenter study.] Cancer 80 (1997) 2273–2284

Stuschke M: Mycosis fungoides. In: Onkologie systematisch. Schmitt, G. (Hrsg.) 1. Aufl. (1999) 95–99

Suarez F, Lortholary O, Hermine O et al: Infection-associated lymphomas derived from marginal zone B cells: a model of antigen-driven lymphoproliferation. Blood 107 (2006) 3034–3044

Sweetenham JW, Pearce R, Taghipour G et al: Adult Burkitt's and Burkitt-like non-Hodgkin lymphoma – outcome for patients treated with high-dose therapy and autologous stem-cell transplantation in first remission or at relapse: Results from the European Group for Blood and Marrow Transplantation. J Clin Oncol 14 (1996) 2465–2472

Sweetenham J, Santini G, Quian W et al: High-dose therapy and autologous stem-cell transplantation versus conventional consolidation/maintenance therapy as postremission therapy for adult patients with lymphoblastic lymphoma: Results of a randomized trial of the European Group for Blood and Marrow Transplantation and the United Kingdom Lymphoma Group. J Clin Oncol 19 (2001) 2927–2936

The International Non-Hodgkin's Lymphoma Prognostic Factors Project: A predictive model for aggressive non-Hodgkin's lymphoma. N Engl J Med 329 (1993) 987–994

The Non-Hodgkin's Lymphoma Classification Project: A clinical evaluation of the International Lymphoma Study

Group Classification of Non-Hodgkin's Lymphoma. Blood 89 (1997) 3909–3918

Thieblemont C, Berger F, DumontetC et al: Mucosa-associated lymphoid tissue lymphoma is a disseminated disease in one third of 158 patients analyzed. Blood 95 (2000) 802–806

Thieblemont C, Mayer A, Dumontet C et al: Primary thyroid lymphoma is a heterogeneous disease. J Clin Endocrinol Metab 87 (2002) 105–111

Thomas DA, Kantarjian HM: Lymphoblastic lymphoma. Hematol Oncol Clin North Am 15 (2001) 51–95

Todeschini G, Secchi S, Morra E et al: Primary mediastinal large B-cell lymphoma (PMLBCL): long-term results from a retrospective multicentre Italian experience in 138 patients treated with CHOP or MACOP-B/VACOP-B. Br J Cancer 90 (2004) 372–376

Tondini C, Zanini M, Lombardi F et al: Combined modality treatment with primary CHOP chemotherapy followed by locoregional irradiation in stage I and II hostologically aggressive non-Hodgkin's lymphomas. J Clin Oncol 11(1993) 720–725

Travis LB, Curtis RE, Glimelius B et al: Second cancers among long-term survivors of non-Hodgkin's lymphoma. J Natl Cancer Inst 85 (1993) 1932–1937

Tricot G, Barlogie B, Van Rhee F: Treatment advances in multiple myeloma. Br J Haematol 125 (2004) 24–30

Tsang RW, Gospodarowicz MK, Pintilie M et al: Solitary plasmacytoma treated with radiotherapy: impact of tumor size on outcome. Int J Radiat Oncol Biol Phys 50 (2001a) 113–120

Tsang RW, Gospodarowicz MK, Pintilie M et al: Stage I and II MALT lymphoma: results of treatment with radiotherapy. Int J Radiat Oncol Biol Phys 50 (2001b) 1258–1264

Tsang RW, Gospodarowicz MK, Pintilie M et al: Localized mucosa-associated lymphoid tissue lymphoma treated with radiation therapy has excellent clinical outcome. J Clin Oncol 21 (2003) 4157–4164

Tsang RW, Gospodarowicz, MK: Low-grade non-hodgkin lymphomas. Semin Radiat Oncol 17 (2007a) 198–205

Tsimberidou AM, Catovsky D, Schlette E, et. al: Outcomes in patients with splenic marginal zone lymphoma and marginal zone lymphoma treated with rituximab with or without chemotherapy or chemotherapy alone. Cancer 107 (2006) 125–135

Unterhalt M, Herrmann R, Tiemann M et al: Prednimustine, mitoxantrone (PmM) vs cyclophosphamide, vincristine, prednisone (COP) for the treatment of advanced low-grade non-Hodgkin's lymphoma. Leukemia 10 (1996) 836–843

van der Maazen RW, Noordijk EM, Thomas J et al: Combined modality treatment is the treatment of choice for stage I/IE intermediate and high grade non-Hodgkin's lymphomas. Radiother Oncol 49 (1998) 1–7

Vargas RL, Fallone E, Felgar RE et al: Is there an association between ocular adnexal lymphoma and infection with Chlamydia psittaci? The University of Rochester experience. Leuk Res 30 (2006) 547–551

Vaughan-Hudson B, Vaughan-Hudson G, MacLennan KA: Clinical stage I non-Hodgkin's lymphoma: Long-term follow-up of patients treated by the British National Lymphoma Investigation with radiotherapy alone as initial therapy. Br J Cancer 69 (1994) 1088–1093

Visco C, Medeiros LJ, Mesina OM et al: Non-Hodgkin's lymphoma affecting the testis: is it curable with doxorubicin-based therapy? Clin Lymphoma 2 (2001) 40–46

Vitolo, U, Ferreri, A.J, Zucca, E. Primary testicular lymphoma. Crit Rev Oncol Hematol 65 (2008) 183–189

Vose JM, Bierman PJ, Lynch JC et al: Effect of follicularity on autologous transplantation for large-cell non-Hodgkin's lymphoma. J Clin Oncol 16 (1998) 844–849

Vose JM, Bierman PJ, Loberiza FR et al: Long-term outcomes of autologous stem cell transplantation for follicular non-Hodgkin lymphoma: effect of histological grade and Follicular International Prognostic Index. Biol Blood Marrow Transplant 14 (2008) 36–42

Vose JM: Update on T-cell lymphoma. Ann Oncol 19 Suppl 4 (2008) iv74–iv76

Voss NJS, Klasa RJ, Fainey et al: The treatment of early stage, low grade non-Hodgkin's lymphoma with involved field irradiation. The BCCA experience. Ann Hematol 80 Suppl III (2001) B153 (Abstract)

Vrieling C, de Jong D, Boot H et al: Long-term results of stomach-conserving therapy in gastric MALT lymphoma. Radiother Oncol (2008)

Wadhwa PD, Fu P, Koc ON et al: High-dose carmustine, etoposide, and cisplatin for autologous stem cell transplantation with or without involved-field radiation for relapsed/refractory lymphoma: an effective regimen with low morbidity and mortality. Biol Blood Marrow Transplant 11 (2005) 13–22

Weiss R, Mitrou P, Arasteh K et al: Acquired immunodeficiency syndrome-related lymphoma: simultaneous treatment with combined cyclophosphamide, doxorubicin, vincristine, and prednisone chemotherapy and highly active antiretroviral therapy is safe and improves survival-results of the German Multicenter Trial. Cancer 106 (2006) 1560–1568

Wendland MM, Smith DC, Boucher KM et al: The impact of involved field radiation therapy in the treatment of relapsed or refractory non-Hodgkin lymphoma with high-dose chemotherapy followed by hematopoietic progenitor cell transplant. Am J Clin Oncol 30 (2007) 156–162

Wendum D, Sebban C, Gaulard P et al: Follicular large cell lymphoma treated with intensive chemotherapy: An analysis of 89 cases included in the LNH87 trial and comparison with the outcome of diffuse large B-cell lymphoma. J Clin Oncol 15 (1997) 1654–1653

Wilder RB, Jones D, Tucker SL et al: Long-term results with radiotherapy for stage I–II follicular lymphomas. Int.J Radiat Oncol Biol Phys 51 (2001a) 1219–1227

Wilder RB, Tucker SL, Ha CS et al: Dose-response analysis for radiotherapy delivered to patients with intermediate grade and large cell immunoblastic lymphomas that have completely responded to CHOP-based induction chemotherapy. Int J Radiat Oncol Biol Phys 49 (2001b) 17–22

Wilder RB, Romaguera JE, Tucker SL et al: Results with chemotherapy comprised of cyclophosphamide, doxorubicin, vincristin, and prednison followed by radiotherapy with or without prechemotherapy surgical debulking for patients with bulky, aggressive lymphoma. Cancer 94 (2002) 601–605

Willemze R: Primary cutaneous lymphomas. Curr Opin Oncol 12 (2000) 419–425

Willemze R, Jaffe ES, Burg G et al: WHO-EORTC classification for cutaneous lymphomas. Blood 105 (2005) 3768–3785

Wilson LD, Jones GW, Kacinski BM et al.: Mycosis fungoides. In: Gunderson LL, Tepper JE. (eds) Clinical Radiation Oncology. Livingstone, New York (2000) 1224–1336

Wilson LD, Jones GW, Kacinski BM et al: Cutaneous T-Cell Lymphomas. In: DeVita VT Jr, Hellman S, Rosenberg SA. (eds) Cancer. Principles and practice of oncology. 6th edition, Lippincott Williams & Wilkins, Philadelphia (2001) 2316–2330

Witzig TE, Flinn IW, Gordon LI et al: Treatment with ibritumomab tiuxetan radioimmunotherapy in patients with rituximab-refractory follicular non-Hodgkin's lymphoma. J Clin Oncol 20 (2002) 3262–3269

Wong WW, Schild SE, Halyard MY et al: Primary non-Hodgkin lymphoma of the breast: The Mayo Clinic Experience. J Surg Oncol 80 (2002) 19–25

Wotherspoon AC, Dogan A, Du MQ: Mucosa-associated lymphoid tissue lymphoma. Curr Opin Hematol 9 (2002) 50–55

Yahalom J, Varsos G, FuksZ et al. Adjuvant cyclophosphamide, doxorubicin, vincristine, and prednisone chemotherapy after radiation therapy in stage I low-grade and intermediate grade non-Hodgkin lymphoma. Cancer 71 (1993) 2342–2350

Yahalom J: Radiation therapy in the treatment of lymphoma. Curr Opin Oncol 11 (1999) 370–374

Zarrabi MH: Association of non-Hodgkin's lymphoma and second neoplasms. [Review]. Semin Oncol 17 (1990) 120–132

Zhou P, NgAK, Silver B et al: Radiation therapy for orbital lymphoma. Int J Radiat Oncol Biol Phys 63 (2005) 866–871

Zinzani PL, Bendandi M, Visani G et al: Adult lymphoblastic lymphoma: clinical features and prognostic factors in 53 patients. Leuk Lymphoma 5–6 (1996) 577–582

Zinzani PL, Magagnoli M, Pagliani G et al: Primary intestinal lymphoma: Clinical and therapeutic features of 32 patients. Haematologica 82 (1997) 305–308

Zinzani PL, Magagnoli M, Chierichetti F et al: The role of positron emission tomography (PET) in the management of lymphoma patients. Ann Oncol 10 (1999a) 1181–1184

Zinzani PL, Magnoli M, Galieni P et al: Nongastrointestinal low-grade mucosa-associated lymphoid tissue lymphoma: Analysis of 75 patients. J Clin Oncol 17 (1999b) 1254–1258

Zinzani PL, Steffoni V, Tani M et al: MACOP-B regimen followed by involved-field radiation therapy in early stage aggressive non-Hodgkin's lymphoma patients: 14-year update results. Leuk Lymph 42 (2001) 989–995

Zinzani PL, Martelli M, Bertini M et al: Induction chemotherapy strategies for primary mediastinal large B-cell lymphoma with sclerosis: a retrospective multinational study on 426 previously untreated patients. Haematologica 87 (2002) 1258–1264

Zinzani PL, Quaglino P, Pimpinelli N et al: Prognostic factors in primary cutaneous B-cell lymphoma: the Italian Study Group for Cutaneous Lymphomas. J Clin Oncol 24 (2006) 1376–1382

Zinzani PL, Tani M, Fanti S et al: A phase 2 trial of fludarabine and mitoxantrone chemotherapy followed by yttrium-90 ibritumomab tiuxetan for patients with previously untreated, indolent, nonfollicular, non-Hodgkin lymphoma. Cancer 112 (2008a) 856–862

Zinzani PL, Tani M, Fanti S et al: A phase II trial of CHOP chemotherapy followed by yttrium 90 ibritumomab tiuxetan (Zevalin) for previously untreated elderly diffuse large B-cell lymphoma patients. Ann Oncol 19 (2008b) 769–773

Zinzani PL, Tani M, Pulsoni A et al: Fludarabine and mitoxantrone followed by yttrium-90 ibritumomab tiuxetan in previously untreated patients with follicular non-Hodgkin lymphoma trial: a phase II non-randomised trial (FLU-MIZ). Lancet Oncol 9 (2008c) 352–358

Zouhair A, Weber D, Belkacémi Y et al: Outcome and patterns of failure in testicular lymphoma: multicenter rare cancer network study. Int J Radiat Oncol Biol Phys 52 (2002) 652–656

Zucca E, Stein H, Coiffier B: European Lymphoma Task Force (ELTF): Report of the workshop on Mantle Cell Lymphoma (MCL). Ann Oncol 5 (1994) 507–511

Zucca E, Bertoni F, Roggero E et al: The gastric marginal zone B-cell lymphoma of MALT-type. Blood 96 (2000) 410–419

R.-D. Kortmann
A. Schuck
Ch. Rübe
N. Willich
J. Dunst

Maligne Erkrankungen im Kindes- und Jugendalter

Einleitung

In den letzten Jahrzehnten hat sich der Stellenwert der Strahlentherapie bei der Behandlung pädiatrischer Tumoren gewandelt. Fortschritte auf dem Gebiet strahlentherapeutischer Techniken und Kenntnisse über notwendige Dosierungen für eine maximale Tumorkontrolle bei minimaler Nebenwirkungsrate (Dosis-Wirkungs-Beziehungen) erlauben eine effiziente und schonende Bestrahlung mit Anhebung der Überlebenszeiten bei gleichzeitiger Reduktion von Therapiefolgen. Die Einführung von Chemotherapien erreichte eine zusätzliche systemische Tumorkontrolle, sodass die Heilungsraten in USA und Europa seit den 70er Jahren deutlich gestiegen sind und heute in den meisten Fällen 70 % übersteigen (Tabellen I und II). Das Kapitel beschränkt sich auf die malignen Erkrankungen des Kindesalters außerhalb des Zen-

tralnervensystems. Dieses Teilgebiet findet sich im Kapitel „Tumoren des Zentralnervensystems".

Während im Erwachsenenalter vorwiegend Tumoren epithelialen Ursprungs im Vordergrund stehen, sind maligne Tumoren im Kindesalter überwiegend embryonaler Genese. Diese zeigen eine hohe Empfindlichkeit gegenüber ionisierender Strahlung und chemotherapeutischen Substanzen.

Das seltene Vorkommen von Krebserkrankungen im Kindesalter und die Notwendigkeit einer spezialisierten ärztlichen Erfahrung in der Steuerung der Therapie und ihrer Nebenwirkungen auf hohem Niveau haben dazu geführt, dass heute in Deutschland über 90 % (65 % in den USA) (Barr 2006) der Kinder innerhalb von Studien behandelt werden (Tabelle I).

Tabelle I. Überlebensraten und Studienteilnahme der geläufigsten pädiatrischen Tumorerkrankungen bei Kindern unterhalb des 15. Lebensjahrs. Auszug aus dem Kinderkrebsregister 1995–2004 des Instituts für Medizinische Statistik und Datenverarbeitung, Mainz, Kaatsch, Spix 2006.

Diagnose	Anzahl	Med. Alter (Jahre/Mon.)	Studien Teilnahme (%)	Überleben 5–10 J. (%)
ALL	4931	$4^{10}/_{12}$	99,8	87/84
AML	879	$6^{6}/_{12}$	99,3	59/58
M. Hodgkin	930	$12^{6}/_{12}$	98,0	96/94
NHL	1046	$9^{3}/_{12}$	98,2	87/86
Astrozytome	1763	$7^{2}/_{12}$	80,4	77/74
PNET-ZNS	869	$6^{7}/_{12}$	86,1	63/54
Retinoblastom	359	$1^{1}/_{12}$	–	90/89
Nephroblastom	1055	$3^{2}/_{12}$	95,6	90/89
Neuroblastom	1486	$1^{3}/_{12}$	99,0	76/73
Osteosarkom	416	$11^{12}/_{12}$	98,8	72/66
Ewing-Sarkom	372	$11^{1}/_{12}$	99,5	69/64
Weichteilsarkome	1195	$5^{9}/_{12}$	94,9	66/61
Nasopharynxkarzinom	21	$13^{3}/_{12}$	100,0	89/81

Tabelle II. Trends in Überlebensraten zwischen 1974 und 1994 in den USA. Kinder unterhalb des 15. Lebensjahres (Landis 1999).

Diagnose	1974/76	1977/79	1980/82	1983/85	1986/88	1989/94
ALL	53	67	70	70	78	80
AML	14	26	21	32	29	43
Knochengelenke	54	53	54	59	62	64
ZNS	55	56	55	62	62	63
M. Hodgkin	79	83	91	90	90	92
Non-Hodgkin-Lymphome	45	51	62	70	69	78
Weichteilsarkome	61	69	65	76	66	76
Wilms-Tumor	74	77	87	86	91	93
Gesamt	56	62	65	68	70	74

Epidemiologie

Leukämien und maligne Tumoren sind im Kindesalter seltene Erkrankungen. Das Kindertumorregister an der Universität Mainz gibt die Inzidenz bei Kindern unter 15 Jahren für die letzten sieben Jahre konstant mit 13–14 Neuerkrankungen/100 000 an (Haaf 1993; Kaatsch 2006). Das Risiko eines Kindes, vor seinem 15. Geburtstag an einem Malignom zu erkranken, beträgt 0,2 %. Trotz der eindrucksvollen Therapieerfolge der Kinderonkologie in den letzten beiden Jahrzehnten sind Krebserkrankungen die nach Unfällen zweithäufigste Todesursache bei Kindern jenseits des Säuglingsalters.

Etwa die Hälfte aller Krebserkrankungen im Kindes- und Jugendalter sind Leukämien – überwiegend akute lymphatische Leukämien (ALL) – und maligne Lymphome. Die meisten soliden Tumoren sind solche, deren Histologie den embryonalen Geweben der entsprechenden Organe ähnelt: Neuroblastom, Nephroblastom (Wilms-Tumor), embryonales Rhabdomyosarkom, Hepatoblastom, Retinoblastom, Keimzelltumoren. Ihr Ursprung wird in unreifen Zellen der entsprechenden Gewebe vermutet. Diese Tumoren werden bei Erwachsenen nicht oder nur sehr selten diagnostiziert. Knochentumoren wie das osteogene Sarkom und das Ewing-Sarkom betreffen meist Jugendliche und junge Erwachsene. Karzinome sind bei Kindern und Jugendlichen eine extreme Rarität. Die Häufigkeit der unterschiedlichen Tumorentitäten und das mediane Erkrankungsalter sind in Tabelle III aufgeführt.

Tabelle III. Gemeldete Fälle und Inzidenzen von Tumorerkrankungen bezogen auf 100 000 Kinder unterhalb des 15. Lebensjahres, Auszug aus dem Kinderkrebsregister 1995–2004 des Institutes für Medizinische Statistik und Datenverarbeitung, Mainz Kaatsch, Spix 2006.

Diagnose	Anzahl	Geschlechtsverhältnis (männl.: weibl.)	Med. Alter (Jahre/Mon.)	Inzidenz
Leukämien	5954	1,2	$5^{2}/_{12}$	4,8
Lymphome	2197	1,8	$10^{8}/_{12}$	1,7
Tumoren des sympathischen Nervensystems	1484	1,1	$1^{3}/_{12}$	0,3
ZNS-Tumoren	3845	1,2	$7^{9}/_{12}$	3,0
Retinoblastom	359	1,1	$1^{1}/_{12}$	1,3
Nierentumoren	1071	0,9	$3^{2}/_{12}$	0,9
Lebertumoren	183	2,1	$1^{10}/_{12}$	0,2
Knochentumoren	808	1,1	$11^{6}/_{12}$	0,6
Weichteilsarkome	1195	1,2	$5^{9}/_{12}$	1,0
Keimzelltumoren	604	0,8	$8^{2}/_{12}$	0,5
Karzinome	251	0,7	$11^{8}/_{12}$	0,2
Andere	22	1,4	$5^{9}/_{12}$	0,0
Gesamt	17 973	1,2	$5^{9}/_{12}$	14,4

Aufgeteilt nach Altersgruppen ist die Inzidenz für die akute lymphatische Leukämie in der Altersgruppe zwischen dem zweiten und dritten Lebensjahr am höchsten, gefolgt vom Neuroblastom. In der Altersgruppe zwischen drei und acht Jahren führen die embryonalen Tumoren. Non-Hodgkin-Lymphome, Morbus Hodgkin, Osteosarkome und Ewing-Sarkome finden sich gehäuft in der Altersgruppe ab dem achten Lebensjahr. Tumorerkrankungen sind unter Jungen 20 % häufiger als bei Mädchen, vor allem bei Lymphomen, Lebertumoren und Nasopharynxkarzinom, aber auch bei Leukämien, Tumoren des Zentralnervensystems, Neuroblastomen und Weichteilsarkomen.

In einer Erhebung der Europäischen Gemeinschaft über den Zeitraum von 1978 bis 1997 wurde beobachtet, dass die Inzidenz von Tumorerkrankungen im Kindesalter um ca. 1,1 % pro Jahr steigt; die Zahl der beobachteten Fälle stieg von 120 auf 140 pro 1 000 000 Kinder im Zeitraum zwischen 1978 und 1982 bzw. 1993 bis 1997 an. Die Untersuchung basiert auf 77 111 Fällen aus 33 populationsbasierten Krebsregistern in 15 Ländern. Der Anstieg kann erklärt werden durch eine bessere Diagnose und ein verbessertes System der Registrierung (Kaatsch 2006).

In einer Analyse des Surveillance Epidemiology and End Results (SEER) Program des NCI, in dem die Inzidenzen von 13 amerikanischen Tumorregistern analysiert wurden, zeigten sich ähnliche Tendenzen mit einem moderaten nicht signifikanten Anstieg der durchschnittlichen jährlichen Inzidenzrate von Tumorerkrankungen im Zeitraum zwischen 1992 und 2004 für alle pädiatrischen Krebsdiagnosen. Anstiege wurden vor allem bei akuter lymphatischer Leukämie, Astozytomen, Hepatoblastomen und Melanomen beobachtet (Linabery 2008). Die Tumoren des zentralen Nervensystems zeigen eine stabile Inzidenz.

Allgemeine Grundlagen der Therapie/ Therapiestudien

Eine adäquate Therapie von Tumorerkrankungen im Kindes- und Jugendalter kann nur in einem erfahrenen interdisziplinären Team unter Einschluss eines pädiatrischen Onkologen, eines pädiatrisch orientierten Chirurgen, eines Radioonkologen und ggf. eines Nuklearmediziners geplant und durchgeführt werden. Eine enge Kooperation mit den diagnostischen Fachdisziplinen (Pathologie, diagnostische Radiologie u. a.) ist ebenfalls obligat. Die Behandlung von Tumorerkrankungen im Kindes- und Jugendalter in Deutsch-

land und Österreich erfolgt fast ausschließlich in den Therapiestudien der Gesellschaft für Pädiatrische Onkologie und Hämatologie (GPOH). Die Studienkommissionen dieser Studien bestehen in den meisten Fällen aus dem pädiatrischen Onkologen als Studienleiter sowie einem beratenden Operateur, einem beratenden Radioonkologen und weiteren am Protokoll beteiligten Fachdisziplinen. Der Referenzstrahlentherapeut hat innerhalb der Studie vor allem zwei Aufgaben: Er gibt bei einer jeweils neuen Studienkonzeption eine Empfehlung über die Indikation, über Dosierung und Fraktionierung der Radiotherapie, über die Zielvolumendefinition und über den Zeitpunkt der Radiotherapie. Diese Empfehlung wird im Allgemeinen zuvor in der Arbeitsgemeinschaft für Pädiatrische Radioonkologie (APRO), einer Arbeitsgemeinschaft sowohl der GPOH als auch der DEGRO (Deutsche Gesellschaft für Radioonkologie) unter pädiatrisch orientierten Radiotherapeuten diskutiert. Weiterhin berät der Referenzstrahlentherapeut in individuellen Fragen zu einzelnen Studienpatienten. Eine Behandlung pädiatrischer Patienten außerhalb der GPOH-Therapiestudien sollte allenfalls in gut begründeten Ausnahmefällen erfolgen. Durch die Einführung multimodaler Therapiekonzepte sowie durch die Verbesserung der einzelnen diagnostischen und therapeutischen Verfahren konnte seit den 70er Jahren eine deutliche Verbesserung der Behandlungsergebnisse innerhalb der pädiatrischen Onkologie erzielt werden. Die erzielten Ergebnisse können nur weiter verbessert oder bei gleichen Therapieergebnissen mit geringerer Toxizität gehalten werden, wenn alle Patienten innerhalb der jeweiligen Therapiestudien behandelt werden.

Spezielle Aspekte bei der Strahlenbehandlung pädiatrischer Patienten

Tumoransprechen und Nebenwirkungen

Bei der Behandlung von Patienten im Kindes- und Jugendalter gilt ebenso wie bei der Behandlung von Erwachsenen, dass Heilungschancen vor allem im Rahmen der Primärtherapie bestehen. Bei den meisten Tumorerkrankungen haben Rezidive eine ungünstige Prognose. Aus diesem Grunde werden in der Erstbehandlung zum Teil sehr aggressive multimodale Therapieregime verwendet, die eine erhebliche Belastung für den Patienten darstellen und neben akuten auch zu ausgeprägten chronischen Nebenwirkungen führen können. Die Therapie findet in der Wachstums- und Entwicklungsphase der Patienten statt, die diese besonders vulnerabel für eine Schädigung unter anderem durch ionisierende

Strahlung macht. Zusätzlich erlebt bei insgesamt eher günstigen Heilungsraten eine große Anzahl von Patienten chronische therapieassoziierte Nebenwirkungen. Eine Entscheidung über die Indikation, Dosierung und Ausdehnung der Bestrahlung muss deshalb immer aus einer Abwägung zwischen der Radikalität der Behandlung und der therapieassoziierten Nebenwirkungen getroffen werden. Deshalb wird zum Beispiel bei Säuglingen und Kleinkindern in vielen Studienprotokollen eine altersadaptierte Empfehlung zur Radiotherapie gegeben. Eine Reduktion der Therapieintensität bei Kindern und Jugendlichen außerhalb prospektiver klinischer Studien sollte nicht durchgeführt werden.

Ablauf der Radiotherapie, Behandlung in Sedierung oder Narkose

Gerade bei jungen Patienten ist es sowohl für das Kind als auch für die Eltern bei der Planung und der Durchführung der Radiotherapie wichtig, dass sowohl beim zuständigen Arzt als auch beim technischen Personal Kontinuität besteht. Dies erlaubt es, den Eltern Therapieentscheidungen und Vorgehensweisen transparent zu machen und dem Kind die tägliche Behandlung zu erleichtern. Kinder ab drei Jahren können bei entsprechendem Umgang so an die Behandlung herangeführt werden, dass sie eine Radiotherapie auch ohne Sedierung oder Narkose tolerieren.

Bei Kindern unter drei Jahren oder bei entsprechender individueller Disposition auch bei älteren Patienten kann die Planung und tägliche Durchführung der Radiotherapie meist nur durch Ruhigstellung mittels einer Sedierung oder Narkose durch den Anästhesisten durchgeführt werden. Die verwendeten Techniken variieren zwischen den Kliniken. Wesentlich ist, dass die Überwachung während und nach der Therapie durch ein erfahrenes Narkoseteam sichergestellt ist. Kann bei Kleinkindern eine Anästhesie nicht vermieden werden, muss mit dem Team der Anästhesie in erster Linie die gesamte Anzahl der Narkosen, die Auswahl der geeigneten Substanzen sowie die Positionierung der Monitore und Überwachungskameras im Bestrahlungsraum besprochen werden. Die Gabe von antiemetischen Substanzen sollte Berücksichtigung finden, da in Einzelfällen radiotherapieinduzierte Übelkeit und Erbrechen auftreten können. Die heute einsetzbaren Anästhetika vermeiden in der Regel wiederholte Intubationen. Die Anästhesie muss in Abstimmung mit den notwendigen Lagerungshilfen erfolgen. Bei Behandlungen im Kopf-Hals- sowie Thorax-Lungen-Bereich müssen etwaige akute Nebenwirkungen an den Atemwegen, die im Verlauf der Therapie auftreten können, mit dem Anästhesie-Team abgesprochen werden.

Diagnostik/bildgebende Verfahren

Prinzipiell werden die gleichen Methoden auch im Kindesalter angewandt, wobei Strahlenschutzaspekte deutlicher als im Erwachsenenalter im Vordergrund stehen. Da die betroffenen Kinder vorwiegend innerhalb prospektiver Therapiestudien behandelt werden, finden üblicherweise die in den Protokollen definierten Vorgaben zur Diagnostik Anwendung. In den GPOH-Studien haben sich in zunehmender Zahl Referenzeinrichtungen für bildgebende Verfahren gebildet, wie z. B. in Halle für den Morbus Hodgkin und in Heidelberg für Nephroblastome.

In der Regel werden die bildgebenden Verfahren in der pädiatrischen Onkologie im Rahmen von Staging- und Nachsorgeuntersuchungen eingesetzt. Tabelle IV zeigt die empfohlenen bildgebenden Verfahren bei Tumorverdacht.

Bei der Therapieplanung für die Radiotherapie sind vor allem radioonkologische Strategien relevant, die sich auf die Ansprechbarkeit des Tumors auf Chemotherapie bzw. Operation beziehen, sodass besondere Sorgfalt auf eine korrekte Durchführung der Staging-Untersuchung gelegt werden muss.

Funktionelle bildgebende Verfahren, vor allem PET und PET-CT in der Regel als FDG-PET, werden zunehmend als Werkzeug zur Therapiestratifizierung verwendet, wenn prospektive Behandlungsprotokolle die Therapie nach dem Ansprechen auf Chemotherapie und/oder Radiotherapie ausrichten. Ferner finden diese Technologien zunehmend Eingang in die Staging-Untersuchungen zur exakten Erfassung des Ausbreitungsmusters aktiver Tumoren (Barrington 2008). Beim Morbus Hodgkin kann FDG-PET/PET-CT mit einer deutlich besseren Spezifität und Sensitivität im Vergleich zur herkömmlichen Computertomographie bzw. Kernspintomographie aktiven Tumor erfassen (Tabelle V). Nach europäischen Empfehlungen (Barrington 2008) wird PET/PET-CT zu Diagnose bzw. Staging bei folgenden Erkrankungen Berücksichtigung finden:
– Morbus Hodgkin.
– Extramedulläre Leukämie.
– Weichteilsarkome.
– Osteosarkome mit extrapulmonaler metastatischer Erkrankung.
– MIBG-negative Neuroblastome.
– Keimzelltumoren.

Tabelle IV. Bildgebende Strategien bei Tumorverdacht (modifiziert nach Stöver 2005).

Lokalisation	Methode	Ebene	KM	Alternative Methoden
Thorax				
Knöcherner	Thorax-ÜA	2	–	–
Thorax	MRT	3	+	CT
Thoraxwand	MRT	3	+	(US)
Intrathorakaler Tumor	Thorax-ÜA	2	-	–
	MRT	3	+	CT + KM
Lungenparenchym	CT	1	+	–
Retroperitoneales Abdomen				
Nierentumor	US			
	MRT	3	+	(CT)
Nebenniere	US			
	MRT	3	+	(CT)
Lymphknoten	US			
	MRT	3	+	CT + KM
Intraperitoneales Abdomen				
Leber	US			
	MRT	3	+	–
Extrahepatische Tumoren	US			
	MRT	3	+	(CT)
Milz	US			
	MRT	3	+	–
Lymphadenopathie	US			
	MRT	3	+	(CT)
Skelett	ÜA	2	-	–
	MRT	3	+	(CT)
	Szintigraphie			

MRT: Magnetresonanztomographie, US: Ultraschall, CT: Computertomographie, ÜA: Übersichtsaufnahme

Ferner wird die Untersuchung vor Beginn einer Radiotherapie empfohlen, um die exakte Tumorausdehnung zu definieren. Hinsichtlich des Therapieansprechens wird es bei Morbus Hodgkin, Weichteilsarkomen und dem Neuroblastom empfohlen. In der aktuellen EuroNet-PHL-C1-Studie wird prospektiv die Rolle des FDG-PET und des PET-CT untersucht. Bei persistierenden Tumormanifestationen nach

Chemotherapie, die PET-negativ sind, wird auf eine Strahlentherapie verzichtet.

Strahlentherapietechniken/Dosierungsschemata

Aus radiotherapeutischer Sicht wird dem Aspekt Tumorkontrolle bei reduziertem Nebenwirkungsrisiko durch besondere Bestrahlungstechniken und Dosierungsschemata in den aktuellen Therapieprotokollen Rechnung getragen. Durch Kollimierung der Therapiefelder erfolgt eine Anpassung an individuell gegebene anatomische Verhältnisse, sodass eine zuverlässigere Erfassung des Tumors und bessere Schonung der Normalgewebe erreicht wird. Die Einführung moderner computergestützter dreidimensionaler Bestrahlungstechniken, ergänzt durch die Entwicklung hochauflösender bildgebender Verfahren, erlauben vorwiegend im Bereich des Zentralnervensystems eine weitere Optimierung der Bestrahlung (Kortmann 1998). Der Tumorbiologie ange-

Tabelle V. Vergleich Aussagekraft (Sensitivität/Spezifität) von FDG-PET mit CT/MR zur Bewertung von Ansprechraten auf Therapie bei der Behandlung des M. Hodgkin.

Autor	Autor		Autor	
	Sensitivität	Spezifität	Sensitivität	Spezifität
Lang 2001	95 %	89 %	95 %	42 %
De Wit 2001	100 %	78 %	70 %	26 %
Spaepen 2001	50 %	100 %	70 %	28 %
Dittmann 2001	88 %	94 %	25 %	56 %

passte Dosierungs- und Fraktionierungsschemata sind zudem in der Lage, die Effizienz der ionisierenden Strahlung zu steigern, gleichzeitig aber die Regenerationsfähigkeit des Normalgewebes auszuschöpfen, sodass eine wirksamere und schonendere Strahlenbehandlung durchgeführt werden kann. So erreichen hyperfraktionierte und zum Teil auch akzelerierte Bestrahlungen bei einzelnen Erkrankungen eine bessere Tumorkontrolle. Niedrigere Einzeldosen sind mit einem reduzierten Risiko für Therapiefolgen, vor allem am Zentralnervensystem, verbunden.

Die unterschiedlichen Wachstumseigenschaften der einzelnen Organe finden ebenso Berücksichtigung. Hinsichtlich der Schonung des muskuloskelettalen Systems ist es beispielsweise notwendig, Skelettanteile symmetrisch zu bestrahlen, um Deformierungen mit konsekutiv notwendiger orthopädischer Behandlung zu vermeiden. Um eine präzise Erfassung des klinischen Zielvolumens zu erreichen, sind spezielle Maßnahmen zur Immobilisierung notwendig, die jedoch nicht immer von den Kindern toleriert werden. Es hat sich als vorteilhaft herausgestellt, dass durch eine adäquate Erläuterung und Demonstration der vorgesehenen Bestrahlungen mit dem betroffenen Kind und den Eltern eine hohe Akzeptanz und Kooperativität erreicht wird. Diese Vorgehensweise ist besonders bei der Behandlung des zentralen Nervensystems erforderlich. Hierbei werden häufig Maskensysteme eingesetzt, die für die Kinder gewöhnungsbedürftig, aber für eine präzise Radiotherapie unerlässlich sind.

Die Einführung innovativer Bestrahlungstechniken unter Integrierung moderner bildgebender Verfahren unter Einschluss funktioneller Bildgebungen eröffnet die Möglichkeit einer besseren Schonung von Normalgewebe bei einer gleichzeitigen Möglichkeit für Dosiseskalationen. Die Auswahl der Technologie sollte jedoch auch die integrale Dosisverteilung außerhalb des Zielvolumens im Normalgewebe vor dem Hintergrund einer Induktion von sekundären Malignomen auch im Niedrigdosisbereich Berücksichtigung finden. Aufgrund der bisher geringen Erfahrung können jedoch keine eindeutigen Empfehlungen gegeben werden (Hall 2006).

Protonentherapie

Die physikalischen Eigenschaften der Protonen bzw. schweren Ionen legen den Einsatz bei Malignomen im Kindesalter nahe. Die bisherigen Erfahrungen sind jedoch gering und konzentrieren sich derzeit auf Tumoren des Zentralnervensystems (siehe Kap. „Tumoren des Zentralnervensystems").

Hug berichtet über einen Einzelfall bei einem Kind mit paraspinalem Neuroblastom (Hug 2001). In dem dargestellten Fall konnte eine vollständige Schonung des Rückenmarkes erreicht werden. Croughs behandelte drei Patienten mit Retinoblastom unter Schonung der Tränendrüse und der knöchernen Orbita mit dem Ziel, das Risiko für Sekundärmalignome zu senken (Croughs 1992). Hug berichtete über drei Fälle bei Kindern mit orbitalen Rhabdomyosarkomen (Hug 2000) mit Schonung der Augenlinse, der Tränendrüsen, des Chiasma opticum, der Hypophyse und des Hypothalamus. Yock behandelte sieben Kinder mit orbitalen Rhabdomyosarkomen und erreichte eine deutliche Dosisreduktion im Bereich der Hypophyse, des Hypothalamus, der Temporallappen sowie der ipsilateralen und kontralateralen orbitalen Strukturen (Yock 2005). Die Protonentherapie ist nach theoretischen Planvergleichsstudien beim Retinoblastom und bei Beckentumoren den modernen dreidimensionalen Planungsverfahren unter Einschluss der IMRT hinsichtlich der Schonung von Risikoorganen deutlich überlegen (Lee 2005). Der Einsatz der Carbonionen-Therapie ist noch unklar. Lediglich bei Osteosarkomen könnte ein positiver Effekt zu erwarten sein (Kamada 2002). Bei inoperablen Osteosarkomen im Beckenbereich konnte eine Dreijahres-lokale-Tumorkontrolle bei elf von 15 Patienten erreicht werden. Weitere kontrollierte Studien mit Anwendung der Protonentherapie sind notwendig, um den exakten Stellenwert zu klären. In der Arbeitsgemeinschaft Pädiatrische Radioonkologie ist eine Arbeitsgruppe gegründet worden, um die Protonentherapie in den existierenden Protokollen der GPOH unter prospektiven Bedingungen zu integrieren.

IMRT

Die Erfahrungen mit der IMRT sind begrenzt und widersprüchlich. Die integrale Dosisverteilung außerhalb des Planungszielvolumens ist jedoch nicht selten problematisch und kann potentiell zu einem erhöhten Risiko für Zweittumoren verbunden sein (Hall 2003).

Paulino untersuchte sechs Kinder mit abdominalem Neuroblastom und konnte mit der IMRT eine optimale Zielvolumenkonformität und optimale Schonung der kontralateralen Niere erreichen, bei jedoch erhöhter integraler Dosis im Bereich der Leber, des Magens und der Milz (Paulino 2006). Bei irregulär konfigurierte Zielvolumina im Kopf-Hals-Bereich, wie z. B. bei Rhabdomyosarkomen könnte ein Vorteil durch eine bessere Schonung von Normalgewebe, vor allem den Risikoorganen Augen, Chiasma opticum und Hirnstamm erreicht werden (Combs 2007; Curtis 2008).

Brachytherapie

Die angewandten Technologien entsprechen denjenigen im Erwachsenenalter jedoch unter besonderer Berücksichtigung der im Kindesalter herabgesetzten Toleranzdosis von Normalgewebe. Die klinischen Erfahrungen sind jedoch gering. Die Anwendung beschränkt sich derzeit weltweit auf nur wenige Zentren. In der Mehrheit beschränken sich die Erfahrungen auf die Anwendung bei Ewing-Sarkom und Weichteilsarkomen, Nasopharynxkarzinomen und Neuroblastomen sowie dem Retinoblastom (Martinez-Monge 2006). Die Brachytherapie kann zudem auf individualisierter Basis bei Rezidiven im vorbestrahlten Gebiet eingesetzt werden. Aufgrund der großen Heterogenität der Untersuchungsserien kann die Rolle der Brachytherapie noch nicht eindeutig geklärt werden.

Die größten Erfahrungen bestehen derzeit bei Rhabdomyosarkomen im Kopf-Hals- und Beckenbereich aber auch beim Ewing-Sarkom (Pötter 1995).

Tumorspezifische Therapien

Leukämien

Allgemeine Aspekte

Leukämien sind mit einem Anteil von etwa 35 % die häufigsten malignen Erkrankungen im Kindesalter. Etwa 80 % sind akute lymphatische Leukämien (ALL), etwa 16 % akute myeloische Leukämien (AML). Durch intensive systemische Behandlung können Heilungen bei einer Mehrzahl von Patienten erzielt werden mit Langzeit-ereignisfreien Rückfallraten von ca. 80 % für die ALL (Schrappe 2000) und 50 % für die AML (Creutzig 2005). Ungünstige Prognosefaktoren sind bei der ALL das Vorhandensein der Translokationen t(9;22) oder t(4;11) sowie schlechtes initiales Therapieansprechen. Ein ungünstiges Therapieansprechen ist ebenfalls bei der AML ein Risikokriterium. Die Intensität der Chemotherapie wird von der Risikostratifizierung abhängig gemacht.

Das ZNS als Ort okkulter oder manifester Beteiligung erfordert eine entsprechende Prophylaxe oder Behandlung. Die vor allem bei Hochrisiko-Leukämien primär und im Rezidiv eingesetzte Stammzelltrans-

plantation (SZT) erfordert eine effektive antileukämische und immunsuppressive Therapie, die bei der ALL in der Regel unter Einschluss einer Bestrahlung erfolgt und im Rahmen prospektiver Protokolle der deutschen Studiengruppen untersucht wird.

Klinische Symptomatik extramedullärer Ausbreitung

Eine meningeale Beteiligung entsteht im Bereich der Arachnoidea. Die Leukämiezellen wandern durch die Wände der oberflächlichen Venen und breiten sich entlang der arachnoidalen Gefäße in den Supraarachnoidalraum aus. Hierdurch wird schließlich der Liquorraum infiltriert, mit der Konsequenz einer leukämischen Meningitis.

Klinischen Symptome:
– Morgendlicher Kopfschmerz.
– Erbrechen.
– Meningismus.
– Papillenödem.

Entstehen Tumorcluster, kann schließlich die Schranke zwischen Pia mater und Glia durchbrochen werden und eine zerebrale Beteiligung entstehen. Insbesondere die B-Zell-ALL kann auf diesem Wege umschriebene zerebrale Tumormanifestationen bilden. Leptomeningeale leukämische Infiltrate können die Hirnnerven entlang der Nervenscheiden und umgebenden Gefäße komprimieren und führen dann zu:
– Hirnnervenausfällen.
– Optikusneuritis.
– Optikusatrophie.

Die Infiltration der Hypophyse und der hypothalamischen Regionen können endokrine Ausfälle verursachen. Die spinale Leptomeningeosis kann in ausgeprägten Formen zu einer Beeinträchtigung der langen Bahnen bis hin zur Paraparese führen.

Die T-Zell-Leukämie kann mit dem Auftreten eines Mediastinaltumors verbunden sein. Bei ALL und AML kann zusätzlich ein Hodenbefall vorliegen. Die Bestrahlung dieser Regionen ist zwar hocheffektiv, kann jedoch mit gravierenden Therapiefolgen verbunden sein, sodass beide Tumormanifestationen in den derzeitigen Protokollen nur unter bestimmten Bedingungen strahlentherapeutisch behandelt werden (s. u.).

Strahlentherapie

Der meningeale Rückfall bei ALL und AML ist mit einer sehr schlechten Prognose verbunden. Das Risiko steigt mit zunehmend effektiven Systemtherapien für die hämatologischen und viszeralen Manifestationsformen der Leukämie. Eine effektive Prävention bzw. Therapie ist daher unerlässlich, um die bekannten hohen Heilungsraten zu erreichen. Hierbei steht die Strahlentherapie im Mittelpunkt und unterliegt in zahlreichen, weltweiten prospektiven Therapieprotokollen intensiven Untersuchungen zur optimalen, risikoadaptierten Positionierung. Dazu gehören die Auswahl des geeigneten Zielvolumens (Ganzhirnbestrahlung unter Einschluss der Meningen bzw. die Bestrahlung des gesamten Liquorraumes und der Einsatz der Ganzkörperbestrahlung) sowie die Bestimmung der notwendigen Dosisverschreibung.

Die Rolle der Strahlentherapie wird unter den folgenden klinischen Bedingungen angewandt.

Zielvolumen

- Prophylaxe für das zentrale Nervensystem (Ganzhirnbestrahlung).
- Therapeutische Behandlung des Zentralnervensystems (Ganzhirnbestrahlung oder Strahlenbehandlung der kraniospinalen Achse).
- Knochenmark- oder Stammzelltransplantation unter Einschluss der Ganzkörperbestrahlung bei Hochrisiko primär oder nach Rückfall.

Dosisverschreibung

Die notwendige Dosis orientiert sich an folgenden Faktoren:
- Risikoprofil (keine Bestrahlung bei Niedrigrisiko-Patienten).
- Intensität der systemischen und intrathekalen Chemotherapie (für gewöhnlich MTX und Ara-C).
- Vorliegen einer manifesten ZNS-Beteiligung.
- Bei Rückfall die Dosis der radioonkologischen Vorbehandlung.

Akute lymphatische Leukämie (ALL)

Das Risiko einer Beteiligung des zentralen Nervensystems bei der ALL liegt bei über 80 %, sodass die etablierten Therapieprotokolle einen speziellen Therapiebestandteil für das zentrale Nervensystem enthalten.

Das Vorgehen besteht im Wesentlichen aus einer intravenösen und/oder intrathekalen Gabe von Methotrexat und je nach Risikostatus einer zusätzlichen Strahlentherapie des Ganzhirns unter Einschluss der Meningen ggf. auch des gesamten Liquorraums (Riehm 1990). Die Radiotherapie von Hirn und Meningen wurde seit Anfang der 70er Jahre zu einem essenziellen Therapiebestandteil (Aur 1973). Bei fortgeschrittener Erkrankung oder bei Rückfall werden kombinierte Therapieprotokolle bestehend aus Hochdosis-Chemotherapien, Stammzell- oder Knochenmarktransplantation eingesetzt, die teilweise eine Ganzkörperbestrahlung zur Konditionierung beinhalten (Niethammer 1996). Die Heilungsraten der ALL haben sich durch die Einführung dieser Konzepte in den letzten Jahrzehnten von 0 % auf Werte zwischen 70 und 90 % erhöht und bei fortgeschrittener Erkrankung und aktuellen Therapieprotokollen (Hochdosis-Chemotherapie/KMT) auf ca. 50 %.

In der CCG-105-Studie konnte bei 1388 Kindern mit intermediärem Risiko ein Fünfjahres-ereignisfreies Überleben von 68 % erreicht werden (Tubergen 1993). In dieser Studie lag die Rückfallrate im Bereich des ZNS ohne Bestrahlung bei 18 %, bei einer wenig intensiven Chemotherapie im Vergleich zu 7,6 % nach zusätzlicher Bestrahlung mit 18 Gy. Nach alleiniger intensiverer Chemotherapie (systemisch und intrathekal) lag die Rückfallrate jedoch nur bei 4,2 % im Vergleich zu 4,9 % nach zusätzlicher kranialer Bestrahlung. In den folgenden Protokollen wurde daher auf die kraniale Radiotherapie verzichtet, vorausgesetzt, dass eine ausreichend intensive Chemotherapie gegeben wurde. Bei älteren Kindern (über 10 Jahre) wurde jedoch unverändert ein Vorteil zugunsten der zusätzlichen Radiotherapie unabhängig von der Chemotherapieintensität gesehen, 53 % vs. 60 % nach sieben Jahren. In der ALL-BFM-90-Studie konnte bei 2178 Kindern ein Sechsjahres-ereignisfreies Überleben erreicht werden (85 % in der Standardrisiko-Gruppe, 82 % in der Mediumrisiko-Gruppe und 47 % in der Hochrisiko-Gruppe (Schrappe 2000).

Zu den ungünstigen prognostischen Faktoren gehören:
- Alter < 1 Jahr.
- Vorhandensein des Philadelphia-Chromosoms.
- Nicht ausreichendes Ansprechen auf Prednison.
- Hyperleukozytose.

Die aktuellen klinischen Studien haben vor diesem Hintergrund den Einsatz der kranialen Bestrahlung auf 10 % der Patienten begrenzt.

Die Faktoren für ein erhöhtes Risiko für ZNS-Rückfall schließen ein:
– Genetische Muster.
– Große Tumorzelllast.
– T-Zell-ALL.
– Männliches Geschlecht.
– Vorliegen von Leukämiezellen im Liquor.

In amerikanischen und deutschen Protokollen wurde Dosisreduktionen prospektiv untersucht. Die CCSG verglich zwei Studien miteinander und konnte zeigen, dass eine Dosisreduktion von 24 auf 18 Gy nicht mit einer erhöhten Rückfallrate innerhalb des ZNS oder im Knochenmark verbunden war (Nesbit 1981). Im Dana-Farber-Institute konnte bei Bestrahlung mit 18 Gy ein Fünfjahresüberleben von 82 bei 201 Kindern erreicht werden (Waber 2001). Der Versuch, durch Hyperfraktionierung das Risiko für neurokognitive Spätfolgen zu senken (18 Gy mit $2 \times 0,9$ Gy pro Tag), zeigte keinen Vorteil (Waber 2004). In dieser Serie war möglicherweise der antileukämische Effekt geringer. In den deutschen ALL-BFM-Studien wurde zwischen 12 und 18 Gy verglichen, ohne dass es zu einer Steigerung der Rückfallraten bei Intermediate- und Hochrisiko-Patienten kam (in allen Fällen unter 5 %), vorausgesetzt, dass eine ausreichend intensive Chemotherapie appliziert wurde.

Obwohl retrospektive Analysen widersprüchliche Ergebnisse hinsichtlich der Spättoxizität zeigen, muss ein Risiko für neuropsychologische Defizite angenommen werden, die insbesondere die Altersgruppe der Kinder unter sechs Jahren betrifft, wenn Methotrexat gemeinsam mit Radiotherapie eingesetzt werden (Roman 1995). Daher wurde in einigen Therapieprotokollen bei Standardrisiko-Kindern auf die zusätzliche Strahlentherapie verzichtet (Schrappe 1998). Die derzeitigen Dosiskonzepte der ALL-BFM-Studien beinhalten Dosisreduktionen von 18 auf 12 Gy bzw. 24 auf 18 Gy bei manifestem ZNS-Befall. Es bleibt zu berücksichtigen, dass auch die alleinige Gabe von Methotrexat in einem hohen Prozentsatz zu einer Beeinträchtigung neurokognitiver Funktionen führen kann (Roman 1995).

Wird bei Hochrisiko-Patienten eine Stammzelltransplantation unter Einschluss einer Ganzkörperbestrahlung eingesetzt, scheint eine Aufsättigung des kranialen Zielvolumens nicht notwendig zu sein (Alexander 2005). Der ZNS-Rückfall mit und ohne Boost lag bei 3,8 bzw. 4,9 %. Derzeit gelten daher folgende Dosisempfehlungen:

– 12 Gy für alle Hochrisiko-Patienten und alle T-Zell-Leukämie-Fälle, unabhängig vom Risikoprofil.
– Für Intermediärrisiko-Patienten kann auf die Strahlenbehandlung verzichtet werden, vorausgesetzt, dass die Chemotherapie in ausreichender Intensität gegeben wird. Für Kinder über dem zehnten Lebensjahr und Adoleszenten kann unverändert die kraniale Radiotherapie Berücksichtigung finden. Die manifeste ZNS-Beteiligung erfordert derzeit 18 Gy.
– Bei Kleinkindern kann die Gesamtdosis auf 12 Gy bei manifester ZNS-Beteiligung begrenzt werden.
– Bei Rückfall mit und ohne ZNS-Beteiligung werden 18 Gy empfohlen (in Abhängigkeit von der initialen Dosisverschreibung).

Bei ZNS-Rückfall wurden in älteren Serien 20–30 Gy im Bereich des Ganzhirns und 15–24 Gy im Bereich des Spinalkanales angewandt (unter der Annahme, dass im Bereich des Spinalkanales eine bessere intrathekale Verteilung des Methotrexats erreicht werden kann, ist hier eine geringere Dosis notwendig).

Ganzhirnbestrahlung/Bestrahlung des Liquorraumes (Technik)

Als Standardtherapie wird die Strahlentherapie des Ganzhirns unter Einschluss der Meningen und der ersten beiden Zervikalsegmente über laterale, isozentrische Gegenfelder angesehen („Helmtechnik"). Eine reproduzierbare Lagerung wird üblicherweise mit einer individuellen Gesichtsmaske erreicht. Individualsatelliten blenden den Gesichtsschädel aus. Es ist sorgfältig auf eine korrekte Miterfassung der Lamina cribrosa und der Temporallappen zu achten.

Die Qualität der Ganzhirnbestrahlung hat sich über den Zeitraum der letzten zehn Jahre deutlich verbessert. Halperin et al. bewerteten die Strahlentherapiedaten von 353 Kindern aus 73 Einrichtungen in den Vereinigten Staaten, Kanada und Europa. Geringe Abweichungen wurden bei 27,7 % der Patienten und größere Abweichungen bei 7,9 % der Patienten gefunden. Die Häufigkeit größerer Abweichungen für Einrichtungen, die wenig Patienten behandelten, lag bei 11 % im Vergleich zu 5 % für Institutionen mit hoher Behandlungsfrequenz. Darüber hinaus sank die Rate der großen Abweichungen (1996–97 15 % vs. 1998–2001 4,7 %) (Halperin 2002). Im Rahmen einer begleitenden Untersuchung zur Qualitätssicherung (ALL-BFM 2000) sind insgesamt 251 Kinder zwischen 07/00 und 06/02 prophylaktisch bestrahlt und einer Nachevaluation zugeführt worden. Von

118 Kindern sind die Behandlungsprotokolle und die entsprechenden Verifikationsaufnahmen auf Anfrage zugesandt worden und haben in 13,7 % kleinere und in 15,1 % größere Abweichungen von der optimalen Zielvolumenerfassung ergeben (Warszawski 2004). Die Daten belegen, dass trotz klarer Vorschriften hinsichtlich der Dosis im Zielvolumen und der Zielvolumengröße zusätzliche Qualitätssicherungsmaßnahmen notwendig sind.

Bei manifestem ZNS-Befall erfolgt eine Strahlenbehandlung des gesamten Liquorraumes. Die Technik entspricht der typischen Bestrahlung des Liquorraumes bei soliden Tumoren des Zentralnervensystems (z. B. Medulloblastom, Details siehe Kap. „Tumoren des Zentralnervensystems")

Sonderfall mediastinale Beteiligung bei T-Zell-ALL/ Beteiligung des Hodens

Daten zur zusätzlichen Strahlenbehandlung des Mediastinums bei T-Zell-Leukämie im Kindesalter liegen nicht vor. Eine retrospektive Analyse einer Erwachsenen-Serie zeigte, dass die zusätzliche Bestrahlung nach kompletter Remission durch eine Chemotherapie mit 26–39 Gy einen Vorteil in Überleben und Tumorkontrolle zeigte. Keiner von 19 Patienten, die eine Strahlenbehandlung erhielten, zeigte einen Erkrankungsrückfall im Vergleich zu acht von 24 Patienten nach einer alleinigen Chemotherapie. Das Gesamtüberleben wurde jedoch nicht beeinflusst. Der Vorteil der adjuvanten Strahlenbehandlung zeigte sich besonders deutlich bei Patienten, die mit einer intensiveren Chemotherapie behandelt wurden (Dabaja 2002). Beim Vorliegen eines Mediastinaltumors kann im Kindesalter zunächst das Ansprechen auf Chemotherapie abgewartet werden. Es werden 24 Gy in konventioneller Fraktionierung empfohlen. Das Zielvolumen umfasst die Region des Tumorbefalls bzw. zwischen Jugulum bis ca. 5 cm unterhalb der Bifurkatio. Auf eine Herzschonung ist zu achten.

Bei der akuten lymphoblastischen Leukämie hat die prophylaktische Strahlentherapie der Testes bei Anwendung intensiver Chemotherapieprotokolle an Bedeutung verloren. Hijiya 2005 konnte zeigen, dass auch nach alleiniger Chemotherapie kaum Rückfälle auftreten (1/17). Nach Bestrahlung trat zwar kein Rückfall auf, der übrige Erkrankungsverlauf wurde jedoch nicht beeinflusst.

ZNS-Beteiligung bei Rückfall

Die kraniospinale Bestrahlung ist ein wesentlicher Bestandteil in Protokollen für rezidivierende Leukämien mit Rückfall im ZNS (Tabelle VI).

In der Serie von Land konnte ein Vierjahres-erkrankungsfreies Überleben von 70 % nach kraniospinaler Bestrahlung im Vergleich zu 14 % nach alleiniger kranialer Radiotherapie erreicht werden (Land 1985). Wie in der primären Therapie scheint auch der hämatologische Rückfall besser durch die Radiotherapie kontrolliert zu werden (Freeman 1983). In einer Metaanalyse von fünf BFM-Studien bei 1165 Patienten

Tabelle VI. Behandlung von isolierten ZNS Rückfällen in Bezug zum Bestrahlungsvolumen (Ganzhirnbestrahlung unter Einschluss der Meningen bzw. Bestrahlung des Liquorraumes – Neuroachse).

Autor	Pat.	Zielvolumen	Gesamtdosis	2. ZNS-Rückfall	Ergebnis
Land 1985					
	29	GH-RT	24 Gy	2 (7 %)	4 J DFS
	20	CSA	24/14 Gy	1 (5 %)	70 %
Henze 1991	8	GH-RT	24 Gy	1 (12,5 %)	5 J DFS 72 %
Winick 1993	120	GH-RT	24 Gy	13 (11 %)	4 J EFS 46 %
Gelber 1993	20	Keine RT	Keine RT	8 (40 %)	5 J EFS 10 %
Ritchey 1993	45	CSA	24/15 Gy	1 (2.2 %)	2 J EFS 83 %
Kumar 1995	18	CSA	24/15 Gy	4 (22 %)	3 J EFS 56 %
Ribeiro 1995	20	CSA	24/15 Gy	1 (5 %)	5 J DFS 70 %
Ritchey 1999[a]	83	CSA	24/15 Gy	2 (2,4 %)	4 J EFS 71,1 %
Van den Berg 2000	14	CSA	24/18 Gy	5 (36 %)[b]	57 %

[a] Teilweise Bestandteil der Serie von 1993; [b] verzögerte Bestrahlung (2 von 5 Rückfällen traten vor Bestrahlung auf)
GH-RT: Ganzhirnbestrahlung Meningen. CSA: Bestrahlung der kraniospinalen Achse. DFS: erkrankungsfreies Überleben, EFS: ereignisfreies Überleben

konnte diese Beobachtung bestätigt werden (Bührer 1990). Ohne Bestrahlung lag das Risiko für einen weiteren ZNS-Rückfall bei ca. 40 %. Neuere Protokolle mit Knochenmarktransplantation kombinieren die Strahlenbehandlung der Neuroachse zwischen 6 und 12 Gy mit 12 Gy Ganzkörperbestrahlung. In der laufenden deutsche ALL-REZ-BFM-2002-Studie wird derzeit eine alleinige Strahlentherapie des Kraniums basierend auf den Ergebnissen der Vorläuferstudien mit einem Fünfjahres-erkrankungsfreien Überleben von 72 % nach alleiniger Strahlenbehandlung des Ganzhirns empfohlen. Die erneute Bestrahlung ist mit einem deutlich erhöhten Risiko für Einbrüche in der neurokognitiven Funktion verbunden. Longeway und Mitarbeiter zeigten in ihrer Serie einen Abfall der neurokognitiven Leistungen um 16 IQ-Punkte drei Jahre nach Diagnose, wobei die Langzeitüberlebenden fünf bis sechs Jahre nach Diagnose einen Verlust von 25 Punkten aufwiesen nach kumulativen Dosen von ca. 50 Gy (Longeway 1990). In der Serie von Gelber 1993, konnte bei Verzicht auf die Strahlenbehandlung lediglich ein Fünfjahres-ereignisfreies Überleben von 10 % erreicht werden (Tabelle VI).

Derzeit können folgende Empfehlungen gegeben werden:
- Strahlenbehandlung der Neuroachse 18–24 Gy im Bereich des Ganzhirns und 15–18 Gy im Bereich des Spinalkanals.
- Die Dosisverschreibung muss die Vorbelastung der Primärtherapie berücksichtigen (kumulative Dosierungen über 40 Gy sollten vermieden werden).
- Verzicht auf die Behandlung des Spinalkanales sollte unter kontrollierten Bedingungen untersucht werden.

Die Technologie der kraniospinalen Achse entspricht derjenigen bei soliden Tumoren des Zentralnervensystems (siehe Kap. „Tumoren des Zentralnervensystems").

Radiotherapiekonzept der Studie ALL-BFM-2000 zur Behandlung der akuten lymphoblastischen Leukämien

Die Schädelbestrahlung wird bei gesichertem initialem ZNS-Befall sowie als Präventivtherapie bei Patienten mit T-ALL und bei Hochrisiko-Patienten durchgeführt. Der Zeitpunkt der Strahlenbehandlung wird tendenziell an das Ende der Systembehandlungen gelegt.

Dosiskonzept
Die präventive Schädelbestrahlung bei Patienten mit T-ALL und allen Hochrisiko-Patienten ab dem ers-

ten Lebensjahr erfolgt mit 12 Gy bei einer Einzeldosis von 1,5 Gy. Bei manifestem ZNS-Befall wird bei Kindern zwischen dem ersten und zweiten Lebensjahr eine Gesamtdosis von 12 Gy bei einer Einzeldosis von 1,5 Gy appliziert, ab dem zweiten Lebensjahr 18 Gy.

Kinder mit Hochrisikoprofil werden nach einem Risikoalgorithmus im Rahmen eines Stammzelltransplantationskonzepts behandelt. Bei Kindern über zwei Jahre ist zur Konditionierung eine Ganzkörperbestrahlung hyperfraktioniert akzeleriert mit 12 Gy an drei Tagen vorgesehen bei einer Lungendosis von maximal 10 Gy. Bei ZNS-Befall erfolgt zusätzlich eine Woche vor der Ganzkörperbestrahlung eine Aufsättigung mit maximal 6 Gy; bei Jungen mit Hodenbefall erfolgt keine zusätzliche Radiotherapie.

Radiotherapiekonzept der Studie ALL-REZ-BFM-2000/Protokoll zur Behandlung von Kindern mit Rezidiv einer akuten lymphoblastischen Leukämie

Je nach strahlentherapeutischer Vorbelastung erfolgt eine adaptierte Strahlenbehandlung. Bei isolierten Knochenmarkrezidiven erfolgt eine ZNS-Bestrahlung mit 12 Gy (Einzeldosis 1,5 Gy). Bei einer Vorbelastung von mehr als 24 Gy sollte von einer Bestrahlung Abstand genommen werden. Bei rasch auftretendem Rezidiv und bei Kindern unter zwei Jahren wird die Vorbelastung auf 18 bzw. 15 Gy begrenzt.

Bei testikulärem Rezidiv erfolgt je nach Befallsmuster eine Bestrahlung zwischen 15 und 24 Gy. Hier wird die Strahlentherapie erst an das Ende der Chemotherapie gestellt.

ZNS-Rezidive

Hier ist eine Strahlenbehandlung des Ganzhirns unter Einschluss der Meningen bis 18 Gy vorgesehen. Die Anwendung der kraniospinalen Bestrahlung in den Vorläuferstudien war tendenziell mit einer besseren Überlebensrate verbunden, sodass innerhalb dieses Protokolls eine kraniospinale Bestrahlung zulässig ist. Die Dosisbegrenzungen gelten ähnlich wie bei den Knochenmarkrezidiven.

Akute myeloische Leukämie

Obwohl die akute myeloische Leukämie im Kindesalter deutlich seltener ist als die lymphatische Leukämie, trägt sie in einem hohen Maße zu den Todesfällen im Kleinkindesalter bei. In der Serie von Pui mit 131 Kindern lag die Fünfjahres-Überlebensrate bei 37 % (Pui 1985). In den ersten AML-BFM-Studien konnte ein Fünfjahres-ereignisfreies Überleben von 41 % erreicht werden (Creutzig 1985). In beiden Serien wurde die kraniale Radiotherapie mit 24 bzw. 18 Gy appliziert bei einer konsekutiven ZNS-Rückfallrate von nur 8 %. Daten zur Prophylaxe der meningealen Leukämie bei AML sind deutlich geringer im Vergleich zur ALL. Oft wird die Interpretation der Daten durch die Heterogenität der Patientengruppen erschwert. Zusätzlich tritt zunächst ein Knochenmarkrückfall vor einem meningealen Rückfall ein.

Die Inzidenz eines ZNS-Rückfalls bei Diagnose einer AML liegt zwischen 5 und 30 % und hängt von folgenden Kriterien ab:
– Hypoleukozytose.
– Monozytische Leukämie (FAB-M4 oder M5).
– Junges Alter.

Bei der AML ist die kraniale Bestrahlung offenbar unabhängig vom Risikoprofil notwendig. Die prophylaktische kraniale Bestrahlung reduziert das Risiko für den hämatologischen Rückfall und ist mit einer höheren Heilungsrate verbunden (Creutzig 1993). In der deutschen AML-BFM-87-Studie lag das Fünfjahres-rückfallfreie Überleben nach Bestrahlung bei 78 % im Vergleich zu 41 % ohne Bestrahlung (Creutzig 1993).

Es wird daher derzeit folgende Strahlenbehandlung empfohlen:
– 18 Gy zur prophylaktischen Bestrahlung als derzeitiger Therapiestandard.
– Eine Dosisreduktion auf 12 Gy wird derzeit in der randomisierten deutschen Studie AML-BFM-2004 untersucht. 18 Gy ist ausreichend auch für eine manifeste ZNS-Beteiligung im Rahmen der Primärtherapie.

Zielvolumen

Im Gegensatz zur ALL existieren keine Daten zum Stellenwert der Bestrahlung der kraniospinalen Achse. Die derzeitigen Serien setzen ausschließlich die Ganzhirnbestrahlung unter Einschluss der Meningen ein, auch wenn ein manifester ZNS-Rückfall vorliegt. Bei Rückfall kann im Einzelfall eine Strahlenbehandlung des Liquorraumes in Anlehnung an die ALL-Strategien Berücksichtigung finden (Sanders 2004).

Eine therapeutische Hodenbestrahlung mit 20–24 Gy wird bei ein- oder doppelseitigem Befall für Patienten mit AML empfohlen.

Radiotherapiekonzept der Studie AML-BFM-2004 zur Behandlung der akuten myeloischen Leukämien

In dieser Studie wird randomisiert die Gesamtdosis im Bereich des ZNS 12 vs. 18 Gy auf Äquivalenz untersucht. Es wird das Konzept der AML-BFM-98-Studie fortgesetzt. Bei ZNS-Befall erfolgt keine Randomisation. Kinder im Alter zwischen einem und zwei Jahren erhalten eine Dosis von 15 Gy, Patienten über zwei Jahre eine Bestrahlung mit 18 Gy. Bei nachgewiesenem ein- oder doppelseitigem Hodenbefall ist eine Bestrahlung des belassenen Hodens bzw. beider Hoden mit 24 Gy vorgesehen. Bei extramedullärem lokalisiertem Befall kann eine Strahlentherapie bis 30 Gy in Erwägung gezogen werden. Bei geplanter Stammzelltransplantation entfällt eine prophylaktische Bestrahlung.

Ganzkörperbestrahlung

Die Ganzkörperbestrahlung ist ein integraler Bestandteil vieler Konditionierungskonzepte für die Knochenmark- bzw. Stammzelltransplantation. Sie zeigt einen zytotoxischen Effekt zur Beseitigung von Tumorzellen und wirkt immunosuppressiv, um die lymphohämatopoetischen Stammzellen und lymphoiden Zellen des Empfängers zu beseitigen, und eine Abstoßreaktion gegenüber Spenderzellen zu verhindern. Knochenmark- und Stammzelltransplantationen werden derzeit intensiv in prospektiven Protokollen zur Therapie fortgeschrittener oder rezidivierender akuter lymphatischer Leukämien und akuter myeloischer Leukämien. Die Radiotherapiedosis ist darauf ausgerichtet, gegenüber dem Knochenmark supraletal zu wirken und erreicht gleichzeitig die Grenze einer letalen Dosis gesunder Organe, insbesondere der Lungen. Es ist daher unabdingbare Voraussetzung für jede angewandte Technologie, eine exakte und homogene Dosisverteilung im gesamten Körper, vor allem in den Lungen, zu erreichen.

Klinische Anwendung

In der überwiegenden Mehrheit werden Knochenmark- und Stammzelltransplantationen bei malignen hämatologischen Erkrankungen, vor allem der akuten lymphatischen Leukämie und der akuten myeloischen Leukämie eingesetzt, jedoch auch bei soliden Tumoren.

Ewing-Sarkom

Die Hochdosis-Chemotherapie mit Stammzelltransplantation zeigte bei soliden Tumoren eher enttäuschende Ergebnisse. So konnte beim Hochrisiko-Ewing-Sarkom ein ereignisfreies Überleben nur von 22 bzw. 29 % bei unterschiedlichen Konzepten erreicht werden. Die komplikationsbedingte Todesrate lag zudem bei 23 % (Burdach 2003). Kushner berichtet über ähnliche Ergebnisse. Nur einer von 21 Patienten überlebte bei zwei behandlungsbedingten Todesfällen (Kushner 2001).

Nach neueren Analysen von in Deutschland behandelten Patienten scheint die Hochdosistherapie jedoch einen deutlichen Überlebensvorteil zu bieten, sofern sie mit einer effektiven Lokaltherapie (Operation und/oder Bestrahlung) verbunden werden kann Aktuell werden in der laufenden EURO-EWING 99-Studie Hochdosiskonzepte mit entweder Melphalan-Etoposid oder Busulfan als Konditionierungsregime geprüft; die TBI spielt in den aktuellen Ewing-Tumor-Protokollen keine Rolle. Von Bedeutung könnte allerdings die zusätzlich zur Hochdosistherapie durchgeführte Bestrahlung von metastatischen Herden sein (s. Seite ...).

Neuroblastom

Bei Hochrisiko-Neuroblastom kann die Kombination Knochenmarktransplantation in Verbindung mit Ganzkörperbestrahlung eine signifikant verbesserte Überlebensrate erreichen (Haas-Kogan 2003).

Akute lymphoblastische Leukämie

Die TBI ist nach dem derzeitigen Datenstand ein wesentlicher Bestandteil der allogenen Stammzelltransplantation bei High-risk- oder rezidivierender ALL (IIahn 2005) (Tabelle VII). Im Vordergrund stand hierbei die relativ hohe Rate behandlungsbedingter Todesfälle nach chemotherapiebasierter Konditionierung (Tabelle VII). Fraktionierten Konzepten sollte hierbei der Vorzug gegeben werden. Weisdorf analysierte retrospektiv die Langzeitergebnisse von vier unterschiedlichen Konditionierungsschemata mit 7,5 Gy, 8,5 Gy Einzeldosis, 13,2 Gy in acht Fraktionen bzw. ein hyperfraktioniertes Schema mit 13,2 Gy in elf Fraktionen. Die Fünfjahres-erkrankungsfreien Raten lagen zwischen 27 und 32 %. Die behandlungsbedingten Todesfälle waren jedoch nach Einzeittherapie deutlich höher, 63 % für die Einzeldosisbestrahlung in Vergleich zu 17 % nach fraktionierter Therapie (Weisdorf 1994).

Aufgrund höherer Rückfallraten nach alleiniger chemotherapie-basierter Konditionierungsschemata bzw. einer erhöhten therapiebezogenen Mortalität wird für allogene Transplantationen („well matched unrelated donor") der akuten lymphatischen Leukämie die Ganzkörperbestrahlung (fraktioniert 12 Gy) in Verbindung mit Etoposid als Standard angesehen (Klingebiel 1998; Schrauder 2008).

Akute myeloische Leukämie

In einer europäischen Serie mit autologer Knochenmarktransplantation in Verbindung mit Ganzkörperbestrahlung konnte eine Fünfjahresüberlebensrate bei 53 Patienten von 78 % bei einem niedrigen Toxizitätsprofil erreicht werden (Bonetti 1999). In einer

Tabelle VII. Konditionierungsprotokolle bei ALL im Kindesalter. Vergleich zwischen alleiniger Chemotherapie und Ganzkörperbestrahlung.

Autor	Regime, Patienten	Therapieass. Mortalität	LFS DFS EFS	p-Wert	Gesamt-ÜL	p-Wert
Carpenter 1996			EFS		OS	
	HD-Chx.: 26	31 %	27 %	n.s.	34 %	n.s.
	HD-Chx. + TBI: 25	8 %	36 %		40 %	
Davies 2000			3 J LFS		3 J	
	HD-Chx.: 176	23 %	35 %	p = 0,005	40 %	p = 0,003
	HD-Chx. + TBI: 451	15 %	50 %		55 %	
Granados 2000			6 J EFS		n.a.	k.A.
	HD-Chx.: 42	22 %	22 %	p = 0,01		
	HD-Chx. + TBI: 114	17 %	43 %			
Bunin 2003			3 J EFS		3 J	
	HD-Chx.: 21	24 %	29 %	p = 0,03	47 %	p = 0,09
	HD-Chx. + TBI: 22	9 %	58 %		67 %	

LFS: leukemia-free survival; EFS: event-free survival; DFS: disease-free survival. k.A.: keine Angaben

retrospektiven Analyse an 387 Kinder des europäischen Blut- und Knochenmarktransplantations-Registers lag die Fünfjahres-Überlebenswahrscheinlichkeit bei 60 % nach autologer hämatopoetischer Stammzelltransplantation, die eine Ganzkörperbestrahlung nach erster vollständiger Remission einschloss (Locatelli 2003). Die Ganzkörperbestrahlung verhindert offenbar einen ZNS-Rückfall. Elf von 373 Patienten hatten nach alleiniger chemotherapiebasierter Konditionierung einen Rückfall im ZNS im Vergleich zu keinem Rückfall bei 194 Patienten nach Ganzkörperbestrahlung. Die Rate der venooclusive disease war signifikant niedriger nach Ganzkörperbestrahlung im Vergleich zur chemotherapiebasierten Konditionierung (Litzow 2002). Derzeit wird die TBI in den aktiven Protokollen für die AML in Deutschland nicht systematisch untersucht.

Akute Nebenwirkungen und Spätfolgen

Das Risiko für Komplikationen hängt im Wesentlichen von der Fraktionierung ab. Die besonders sensitiven Organe wie Lunge, Leber, Augenlinsen, Nieren und Knorpel werden durch ein fraktioniertes Schema besser geschützt als bei den häufig angewandten 10 Gy als Einzeldosis. Spätfolgen schließen chronisch restriktive und obstruktive Lungenerkrankungen, Katarakte, Verlust der gonadalen Funktionen, Wachstumshormonmangel, Schilddrüsen- und Nebennierendysfunktionen, gestörte Zahnentwicklung und verzögertes Längenwachstum ein.

Faracci (2005) untersuchte die Spätfolgen an 42 Kindern nach TBI und fand eine Katarakt bei 78 % nach median 5,7 Jahren. Ein Hypothyreoidismus lag in 12 % vor. Testikuläre Dysfunktionen wurden bei 87 % der männlichen und eine vorübergehende ovariale Dysfunktion bei der Mehrheit der Mädchen gefunden. Eine restriktive Einschränkung der Lungenfunktion lag bei 74 % der Patienten vor. Osteochondrome traten bei 29 % nach einem medianen Intervall 9,2 Jahren auf. Diese Komplikationen scheinen bei einem Bestrahlungsalter von unter drei Jahren besonders häufig aufzutreten. Zweittumoren bei kombinierter Chemotherapie und Ganzkörperbestrahlung schließen solide Tumoren und das myelodysplastische Syndrom ein. Die Zehnjahresinzidenz für Zweitmalignome lag bei 21 % mit 10 % solider Erkrankungen. Das Risiko für die Entwicklung von Zweittumoren scheint mit steigendem Alter zuzunehmen (Brown 2005). Für Kinder existieren zurzeit noch keine verlässlichen Daten. Zukünftige Protokolle beinhalten Stammzelltransplantationen mit reduzierter Konditionierung, die prinzipiell in Ana-

logie zu Erfahrungen im Erwachsenenalter auch eine niedrig dosierte Ganzkörperbestrahlung mit 2 Gy Einzeldosis einschließen können, um das Nebenwirkungsprofil zu senken (Klingebiel 2004).

Morbus Hodgkin

Etwa 10 % der Hodgkin-Erkrankungen werden im Kindesalter diagnostiziert. Symptome und Krankheitsverlauf unterscheiden sich nicht wesentlich vom M. Hodgkin des Erwachsenenalters. In Deutschland beträgt die Inzidenz des Morbus Hodgkin in den Jahren 1997–2001 0,7 auf 1000 Kinder unter 15 Jahren (Kaatsch, Spix 2006). 10 % der Patienten mit M. Hodgkin sind jünger als 15 Jahre und nur in seltenen Fällen (2–3 %) tritt diese Erkrankung unterhalb des vierten Lebensjahres auf. Die WHO-Klassifikationen der malignen Lymphome entsprechen denen im Erwachsenenalter
– Nodulärer lymphozyten prädominanter Typ („noduläres Paragranulom").
– Klassisches Hodgkin-Lymphom.
– Lymphozytenreicher Typ.
  Noduläre Sklerose.
– Mischtyp.
– Lymphozytenarmer Subtyp.

Klinisches Erscheinungsbild

Die Dauer der Anamnese kann zwischen wenigen Tagen und vielen Monaten liegen. Bei Jugendlichen liegt in 80 % der Fälle eine Mediastinalbeteiligung vor, bei Kindern unter zehn Jahren nur in ca. 30 % der Fälle. Bei diesem Befallsmuster können klinisch Husten, eine venöse Einflussstauung und eine Atemnot vorliegen. Ein isolierter Befall unterhalb des Zwerchfelles wird nur in 10 % der Fälle gefunden. Selten stehen daher Symptome einer infradiaphragmalen Befalls mit Milzvergrößerung, Lebererkrankung und Beschwerden durch Knochen- oder Lungenbefall im Vordergrund.

Das führende klinische Symptom ist eine schmerzlose Lymphknotenschwellung, vorwiegend zervikal und supraklavikulär (70 % der Fälle). Zur Diagnosestellung ist eine Biopsie aus einem vergrößerten Lymphknoten erforderlich. Ca. ein Drittel der Patienten zeigt eines oder mehrere sogenannter B-Symptome (Fieber, Nachtschweiß, Gewichtsverlust).

Diagnostik/bildgebende Verfahren

Im Mittelpunkt stehen die Kernspintomographie im Kopf-Hals-Bereich (Abbildung 1 a, b) und Bauchraum, die Computertomographie von Thorax und Lungen, die bis zum gegenwärtigen Zeitpunkt noch nicht durch andere Verfahren bei der Diagnostik einer Lungenbeteiligung ersetzt werden kann sowie heute auch die Positronenemissionstomographie (FDG-PET). Der Ultraschall kann auch eingesetzt werden. Aufgrund einer schwierigen Reproduzierbarkeit sollte er jedoch hinsichtlich Staging und Response mit besonderer Vorsicht angewandt werden.

Stadieneinteilung Risikogruppen der DAL-HD-Studien

Die Stadieneinteilung orientiert sich wie beim Erwachsenenalter an der Ann-Arbor-Klassifikation. Ca. 60 % der Kinder zeigen zum Zeitpunkt der Diagnose eine Stadium I oder II. Ein chirurgisches Staging zur Erfassung einer infradiaphragmalen Tumorausbreitung mit Laparotomie, Lymphknoten-, Leberbiopsie sowie Splenektomie ist seit Anfang der 90er Jahre verlassen worden. Unverändert wird jedoch die Knochenmarkbiopsie zum Ausschluss einer Knochenmarkbeteiligung durchgeführt.

Basierend auf Risikofaktoren, die vorwiegend die Ann-Arbor-Klassifikation und B-Symptome sowie die extralymphatische Beteiligung berücksichtigen, führte die DAL-HD-Arbeitsgruppe ein dreigeteiltes risikoadaptiertes Behandlungskonzept durch, das über die Therapieprotokolle hinaus nahezu identisch geblieben ist.
– TG–1: Stadium I/IIA.
– TG–2: Stadium IE, IIB, IIEA, IIIA.
– TG–3: Stadium IIEB, IIIB, IIIEA, IV.

Prognostische Faktoren

Zu den wesentlichsten prognostischen Faktoren gehören:
– Stadium der Erkrankung nach der Ann Arbor Klassifikation.
– „Tumour bulk".
– B-Symptome.
– Histologischer Subtyp.
– Veränderungen der Serummarker CD8, CD30, Serum LDH.
– Alter bei Diagnose.

Die derzeitigen Therapieprotokolle stratifizieren die Behandlung nach Risikoprofilen, die im Wesentlichen das Stadium und das Vorliegen einer B-Symptomatik einbeziehen. Tumor bulk, Alter, histologischer Typ (Ausnahme: nodulärer lymphozytenprädominanter Typ („noduläres Paragranulom")) und Serummarker werden nicht verwandt.

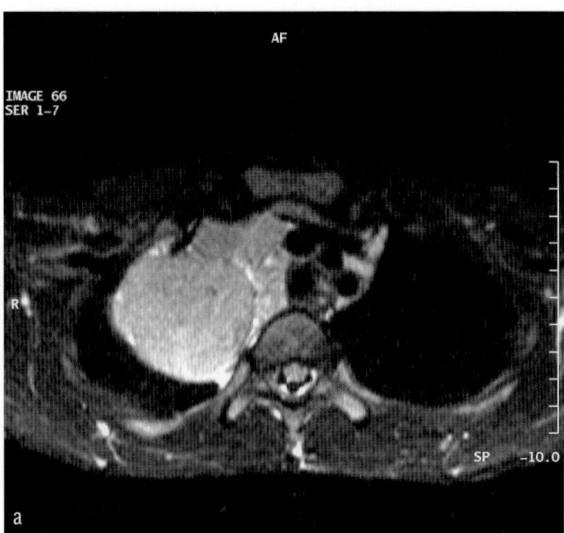
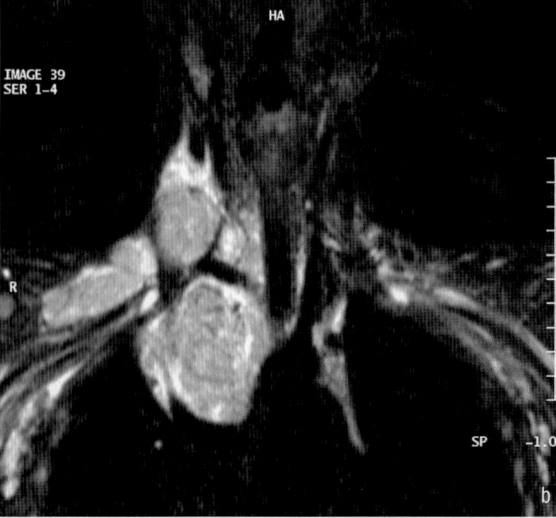

Abbildung 1. Kernspintomographische Darstellung der Lymphknotenbeteiligung bei Morbus Hodgkin im Stadium II mit Befall der rechten Zervikalregion, rechten Supra- und Infraclavikularregion sowie dem oberen Mediastinum (a) und koronare (b) Darstellung.

Therapiekonzepte

In den 70er Jahren haben sich im Kindesalter kombinierte, zuletzt stadienadaptierte Behandlungskonzepte, bestehend aus den typischen Chemotherapieprotokollen und eingeschränkten Zielvolumina mit reduzierenden Dosiskonzepten, durchgesetzt. Hierdurch konnten ereignisfreie Überlebensraten von über 80 % erreicht werden, sodass die derzeitigen Studienkonzepte darauf ausgerichtet sind, die Toxizitätsprofile der Chemotherapie, die in erster Linie die Fertilität und Kardiotoxizität betreffen, und der Radiotherapie mit Behinderung von Wachstum, Entwicklung und Zweittumorentstehung zu reduzieren. Aufgrund guter Salvage-Therapien, die allerdings erheblich aggressiver sind als die Primärbehandlung, kann eine Zehnjahres-Überlebensrate von etwa 95 % erzielt werden (Schellong 1994). Ein wichtiges Problem stellt das Auftreten von Zweitmalignomen dar. Deren Auftretensrate 15 Jahre nach Abschluss der Primärtherapie beträgt ca. 15 % (Hancock 1996; Wolden 1998). Das Risiko solider Zweittumoren steigt danach jedoch weiter. Das erhöhte Leukämierisiko ist vor allem assoziiert mit dem Gebrauch von Alkylanzien.

In den prospektiven Studien der DAL-Hodgkin-Gruppe wurde die Strategie verfolgt, stufenweise die Größe der Strahlentherapiefelder und die notwendigen Dosierungen zu reduzieren. Parallel dazu wurden die Chemotherapieprotokolle angepasst.

Der Versuch, Procarbazin aus den Therapieprotokollen zu eliminieren, war mit einer erhöhten Rückfallrate verbunden. In der DAL-HD-85-Studie fiel die ereignisfreie Überlebensrate in der HD-82-Studie für Therapiegruppe I in den frühen Stadien von 98 % auf 85 % und im intermediären und fortgeschrittenen Stadium (Therapiegruppe II und III) von 94 % und 86 % auf 59 % und 62 % (Schellong 1988, 1996, 1999). Daraufhin wurde dieses Studienprotokoll abgebrochen. In der HD-95-Studie wurde versucht, nach kompletter Remission in der Bildgebung auf die Strahlenbehandlung zu verzichten. Über alle Gruppen verteilt, ergab sich ein deutlicher, aber nicht signifikanter Unterschied zwischen bestrahlten und nicht bestrahlten Patienten (93 % vs. 89 %). Nach Therapiegruppen unterschieden, ergab sich jedoch ein signifikant schlechterer Wert für die Therapiegruppe II (93 % vs. 80 %, p = 0,004) sowie für die Therapie II und III gemeinsam (92 vs. 82 %, p = 0,03). Für die Therapiegruppe I waren die Ergebnisse mit und ohne Bestrahlung annähernd gleich (95 % vs. 97 %), sodass in frühen Stadien und nach kompletter Remission nach Chemotherapie auf eine Bestrahlung

verzichtet werden kann (Dörffel 2003). Effektive Rezidivbehandlungen führten schließlich zu gleich guten Überlebensraten. Vor diesem Hintergrund wurde in die noch nicht publizierte HD-2002-Pilotstudie die Strahlentherapie für die Therapiegruppe II und III auch nach kompletter Remission wieder eingeführt.

Strahlentherapie

Ebenso wie im Erwachsenenalter konnte in den frühen Krankheitsstadien eine Heilung mit ausschließlicher Extended-field-Radiotherapie erzielt werden (Donaldson 1990; Bit 1992). Die alleinige Strahlenbehandlung des Morbus Hodgkin kann nur in einer Dosierung (30–40 Gy) erreicht werden, die über der Toleranzdosis des muskuloskelettalen Systems liegt (10–20 Gy) und daher im Kindesalter mit einem hohen Potenzial von Spätfolgen verbunden ist (Deformierungen, Verschmächtigungen der bestrahlten Regionen). Vor 20 Jahren wurden daher Konzepte eingeführt, die auf einer Einschränkung des Zielvolumens auf die befallenen Tumorregionen sowie einer Absenkung der strahlentherapeutischen Dosierungen in Verbindung mit einer Chemotherapie beruhten (Abbildung 2) (Gehan 1990; Sullivan 1982). Hierdurch wurden langfristige Heilungsraten von über 90 % erreicht gegenüber 41 % ohne Chemotherapie. Diese Vorgehensweise wird jedoch mit einem höheren Risiko für Leukämien und Unfruchtbarkeit erkauft (Donaldson 1990). Je nach chemotherapeutischem Protokoll besteht zusätzliches Risiko für eine Kardiomyopathie. Die in den deutschen Hodgkin-Studien (HD 78–90) der GPOH realisierten Konzepte waren folglich darauf ausgerichtet, sowohl die Langzeittoxizität der Strahlentherapie als auch der Chemotherapie zu reduzieren. Die aktuellen chemotherapeutischen Kombinationen erreichten in diesen Studien zwischen 1978 und 1990 langfristige Überlebenszeiten zwischen 91 und 99 % bei insgesamt 2391 Kindern und Jugendlichen (Tabelle VIII). Amerikanische und europäische Studien konnten mit deutlich geringeren Patientenzahlen und konservativeren Chemotherapieprotokollen ähnliche Überlebensraten erreichen (Tabelle IX).

In der Studie HD 95 erfolgte eine weitere Dosisreduktion von 30–25 Gy auf 20 Gy sowie ein Verzicht auf die Strahlentherapie im Falle einer kompletten Remission nach Chemotherapie (Dorffel 1998).

Die Strategie der GPOH, schrittweise Dosis und Zielvolumina zu reduzieren, konnte auch in internationalen Studien belegt werden.

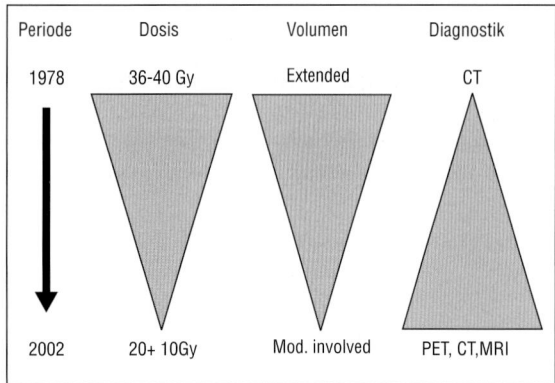

Periode	Dosis	Volumen	Diagnostik
1978	36-40 Gy	Extended	CT
2002	20+ 10Gy	Mod. involved	PET, CT,MRI

Abbildung 2. Evolution der radioonkologischen Konzepte in den DAL-HD-Studien 1978–95 mit Reduktion der Feldgrößen, Absenkung der strahlentherapeutischen Dosierung und gleichzeitiger Zunahme des Einsatzes bildgebender diagnostischer Verfahren.

Zielvolumenkonzept

Die im Erwachsenenalter früher üblichen Großfeldtechniken (Mantelfeld, umgekehrtes „Y" oder total nodale Bestrahlung) mit einem Dosiskonzept zwischen 30 und 45 Gy sind im Kindesalter mit inakzeptablen Spätfolgen mit Wachstumshemmung, Deformitäten und muskulären Dystrophien verbunden. Die Beschränkung auf eine alleinige lokale Bestrahlung führt jedoch nur zu einer Heilungschance von 40 %. Die Kombination aus lokaler bzw. lokaler und regionärer Bestrahlung mit einer Chemotherapie erreicht Heilungsraten von über 90 %. Die Kombination ist jedoch mit einem erhöhten Risiko für sekundäre Leukämien, Infertilität und kardialen Erkrankungen verbunden (Antrazyklin-haltige Chemotherapieprotokolle). In den prospektiven DAL-HD-Protokollen wurde eine stufenweise Reduktion der Therapiefelder von der „Extended-field"-Bestrahlung über die „Involved-field"- zur „Modified-involved-field"-Bestrahlung untersucht unter Erhalt von Heilungsraten von über 90 %, unabhängig von der Risikogruppe. Diese Entwicklungen wurden von einer verlässlicheren Stadieneinteilung durch einen intensiveren Einsatz bildgebender Verfahren begleitet. Gleichzeitig ermöglicht die moderne Bildgebung eine exaktere Abgrenzung von Tumorgebieten und Normalgewebe, eine notwendige Voraussetzung für die sichere Applikation kleinerer, individualisierter Therapiefelder.

Tabelle VIII. Therapiekonzepte und Überlebensraten der Hodgkin-Studien der Deutschen Gesellschaft für Pädiatrische Onkologie und Hämatologie (HD 78–HD 90) (Schellong 1996).

Studie	Pat.	RT-Konzept	Chemotherapiekonzept	Überleben (nach)
HD-78	170	I/IIA: EF 36–40 Gy > IIA: EF 36–40 Gy	2 × OPPA 2 × OPPA/4 × COPP	91 % (16 J.)
HD-82	203	I/IIA: 35 Gy IF IIB/IIIA: 30 Gy IF Boost 5 Gy IIIB/IV: 25 Gy IF Boost 5 Gy	2 × OPPA 2 × OPPA/2 × COPP 2 × OPPA/4 × COPP	95 % (13 J.)
HD-85	98	I/IIA: 35 Gy IF IIB/IIIA: 30 Gy IF Boost 5 Gy IIIB/IV: 25 Gy IF Boost 5 Gy	2 × OPA 2 × OPA/2 × COMP 2 × OPA/4 × COMP	98 % (10 J.)
HD-87	169	I/IIA: 30 Gy IF Boost 5 Gy IIB/IIIA: 25 Gy IF Boost 10 Gy IIIB/IV: 25 Gy IF Boost 5 Gy	2 × OPA 2 × OPA/2 × COPP 2 × OPA,/2 × COPP	96 % (8½ J.)
HD-90	574	I/IIA: 25 Gy IF Boost 5–10 Gy IE, IIB,IIEA,IIIA: 25 Gy IF Boost 5–10 Gy IIEB, IIIB, IIIEA, IV: 20 Gy IF Boost 10–15 Gy	M: 2 × OPPA J.: 2 × OEPA M.: 2 × OPPA/2 × COPP J: 2 × OEPA/2 × COPP M.: 2 × OPPA/4 × COPP J: 2 × OEPA/4 × COPP	99 % (4½ J.)
HD-95	1177	Bei CR n. CHx.: keine RT, sonst: I/IIA: 20 Gy IF Boost 5 – 10 Gy IE, IIB,IIEA,IIIA: 20 Gy IF Boost 10 – 15 Gy IIEB, IIIB, IIIEA, IV: 20 Gy IF Boost 10 – 15 Gy	M: 2 × OPPA J.: 2 × OEPA M.: 2 × OPPA/2 × COPP J: 2 × OEPA/2 × COPP M.: 2 × OPPA/4 × COPP J: 2 × OEPA/4 × COPP	97 % (5 J.)

IF: involved field, EF: extended field, M: Mädchen, J: Jungen, CR: komplette Remission. Chx.: Chemotherapie, RT: Radiotherapie

Tabelle IX. Therapiekonzepte und Überlebensraten internationaler Hodgkin-Studien.

Studie Autor	Pat.	RT-Konzept	Chemotherapiekonzept	EFS/DFS (nach)	Überleben (nach)
Stanford Hunger 1994	57	I–IV 15–25,5 Gy IF	3 × MOPP/3 × ABVD	96 % (EFS) (10 J.)	93 % (10 J.)
St. Jude Hudson 1993	85	II–IV 20 Gy IF	4–5 COP(P)/ 3–4 ABVD	93 % (DFS) (5 J.)	93 % (5 J.)
CCG Nachman 2002	829	IA/IB/IIA: 21 Gy IF I/II neg progIIB/III ± 21 Gy IF IV ± 21 Gy IF	4 × COPP/ABV 6 × COPP/ABV COPP/ABV/CHOP	100 % (EFS) 88 %-IF (EFS) 91 %-IF (EFS)	100 % 95 % 100 %
POG Weiner 1997	80	IIB/IIIA/IIIBIIV 21 Gy EF	4 × MOPP/4 × ABVD	80 % (5 J.) (EFS)	87 % (5 J.)
POG Weiner 1991	62	IIB/IIIA/IIIBIIV 21 Gy TLI	4 × MOPP/4 × ABVD	77 % (3 J.) (EFS)	99 % (3 J.)
SFOP MDH-82 Oberlin 1992	238	I/IIA: 20/40 Gy IF I/IIA: 20/40 Gy IF IB/IIB: 20/40 Gy EF III: 20/40 Gy EF IV: 20/40 Gy EF	4 × ABVD 2 × MOPP/2 × ABVD 3 × MOPP/3 × ABVD 3 × MOPP/3 × ABVD 3 × MOPP/3 × ABVD	89 % (6 J.) (DFS) 89 % (6 J.) (DFS) 89 % (6 J.) (DFS) 82 % (6 J.) (DFS) 62 % (6 J.) (DFS)	92 % (6 J.)
SFOP MDH-90 Landmann-Parker 2000	202	I/II: 20 Gy IF I/II: 20 Gy IF	4 × VBVP good Responders 4 × VBVP1-2 × OPPA Poor responders	91 % (5 J.) (EFS) 78 % (5 J.) (EFS)	98 % (5 J.)

IF: involved field, EF: extended field, TLI: total lymphoid irradiation, EFS: ereignisfreies Überleben, DFS: erkrankungsfreies Überleben. Chx.: Chemotherapie, RT: Radiotherapie

Die konsekutiven, prospektiven DAL/GPOH-HD Studien haben seit 1990 Heilungsraten von über 90 % für alle Stadien und langjährige Überlebensraten von 94 % trotz kontinuierlicher Reduktion von Bestrahlungsvolumina und Bestrahlungsdosen in Kombination mit einer stadienadaptierten Chemotherapie erbracht (Dieckmann 2003, 2002; Rühl 2001; Schellong 1999). Die Entwicklungen der einzelnen Protokolle führten standardisierte „Involved-field"-Techniken nach anatomischen Kompartimenten ein, die demzufolge auch große Areale einschlossen, die keinen sichtbaren Tumorbefall zeigten. In der HD-90-Studie wurde erstmals ein modifiziertes „involved field" eingeführt, das sich an der individuellen Tumorausbreitung orientierte. Hierdurch wurde eine Reduktion von Mitbestrahlung nicht befallener Lymphknotenstationen angestrebt. Die zunehmende Verwendung von computergestützten Bestrahlungsplanungssystemen (Abbildung 3 a–c) und die Integrierung funktioneller bildgebender Verfahren in den Bestrahlungsplanungsprozess (PET-CT) erlauben prinzipiell, eine gezieltere Radiotherapie durchzuführen. Zu diesem Zweck hat sich eine europäische Arbeitsgruppe in Anlehnung an die aktive EuroNet-PHL-C1-Studie gebildet, die zukünftige Leitlinien

für die Therapieplanung beim Morbus Hodgkin im Kindesalter erarbeitet.

Radiotherapiekonzept der Studie EuroNet-PHL-C1

Die konsekutiven, prospektiven DAL/GPOH-HD-Studien haben seit 1990 Heilungsraten von über 90 % für alle Stadien und langjährige Überlebensraten von 94 % trotz kontinuierlicher Reduktion von Bestrahlungsvolumina und Bestrahlungsdosen in Kombination mit einer stadienadaptierten Chemotherapie erbracht (Dieckmann 2003, 2002; Rühl 2001; Schellong 1999). Die Therapiegruppen-Stratifizierung bleibt im Vergleich zu den Vorläuferstudien erhalten. Offen ist die Frage, inwieweit persistierender aktiver Tumor ausschlaggebend für die Indikation zur Radiotherapie ist. Vor diesem Hintergrund wird in der derzeit laufenden EuroNet-PHL-C1-Studie erneut versucht, auf die Strahlentherapie zu verzichten.

Eine Strahlentherapie wird unabhängig vom Stadium nur dann durchgeführt, wenn nach zwei Zyklen Chemotherapie im PET positiver persistierender Tumor

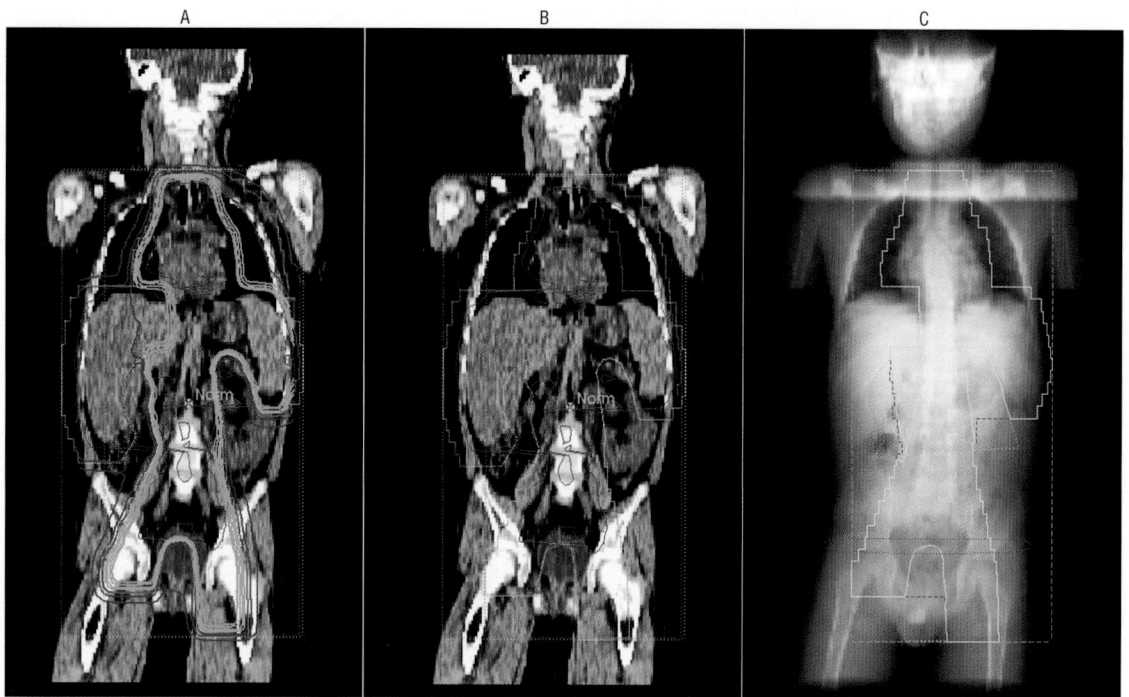

Abbildung 3. Computergestützte Bestrahlungsplanung beim Morbus Hodgkin, Stadium III.
a) Koronare Darstellung der Isodosenverteilung, b) koronare Darstellung der individualisierten Feldformung mit gegossenen Satelliten und Multileaf-Kollimatoren, c) digital rekonstruierte Radiographie der Feldformung.

nachgewiesen wird. In allen anderen Fällen wird auf die Strahlentherapie unabhängig von der Therapiegruppe verzichtet, auch wenn in der konventionellen Bildgebung noch makroskopischer Tumor erkennbar ist. Bei unklaren Fällen erfolgt eine Bestrahlung. Es wird unverändert im Bereich des „modified involved field" (Abbildung 4a–c) eine Strahlentherapie bis 19,8 Gy bei einer Fraktionierung von 1,8 Gy appliziert. Die ursprünglich befallenen Lymphknotenregionen werden mit 1–2 cm Sicherheitssaum bestrahlt. Bei geringem Ansprechen nach zwei Kursen Chemotherapie folgt eine Aufsättigung von 10 Gy mit einer Fraktionierung von 5×2 Gy (weniger als 75 % Response bzw. Resttumor von mehr als 100 cm³. Das Referenzzentrum Strahlentherapie in Halle (PD Dr. Kuhnt) erstellt in einem gemeinsamen Board unverändert die bekannten Piktogramme mit den entsprechenden Dosisverschreibungen. Bei Lungenbefall erfolgt eine Strahlentherapie beider Lungen zwischen 12 und 15 Gy in 1–1,2 Gy-Einzeldosierung, falls die Chemotherapie nach zwei Zyklen keine komplette Remission erreicht. Die Dosisapplikation wird in der Regel durch Transmissionsblöcke erreicht, die eine fraktionierte Dosierung befallener Lymphknotenstationen mit einer Einzeldosis von 1,8 Gy erlauben. Bei Leberbefall und unzureichendem Ansprechen erfolgt ebenfalls eine Strah-

lenbehandlung bis 15 Gy. Die Technik erfolgt analog der Strahlenbehandlung der Lungen.

Die in den 90er Jahren etablierten prospektiven zentralen Review-Prozesse sind inzwischen zum festen Bestandteil der HD-Studienprojekte geworden und werden im Folgeprotokoll EuroNet-PHL-C1 fortgesetzt (GPOH-HD 95: 1018 Pat., GPOH-HD 2002: 671 Patienten mit 750 referenzradioonkologischen Begutachtungen). Das zentrale Review hat jetzt auch unter Berücksichtigung biologischer bildgebender Verfahren einen entscheidenden Einfluss auf die Risikogruppenzuordnung und die Definition individualisierter Bestrahlungspläne (Dieckmann 2002; Körholz 2004).

Non-Hodgkin-Lymphome

Während bei Erwachsenen zahlreiche verschiedene Arten von Lymphomen mit unterschiedlicher Wachstumstendenz und Prognose auftreten, sind die Non-Hodgin-Lymphome im Kindesalter stets akute Krankheiten von hoher Malignität. Histologisch können sie in drei Gruppen eingeteilt werden: lymphoblastische Lymphome, Lymphome vom Burkitt-Typ und großzellige Lymphome. Alle haben eine rasche Wachs-

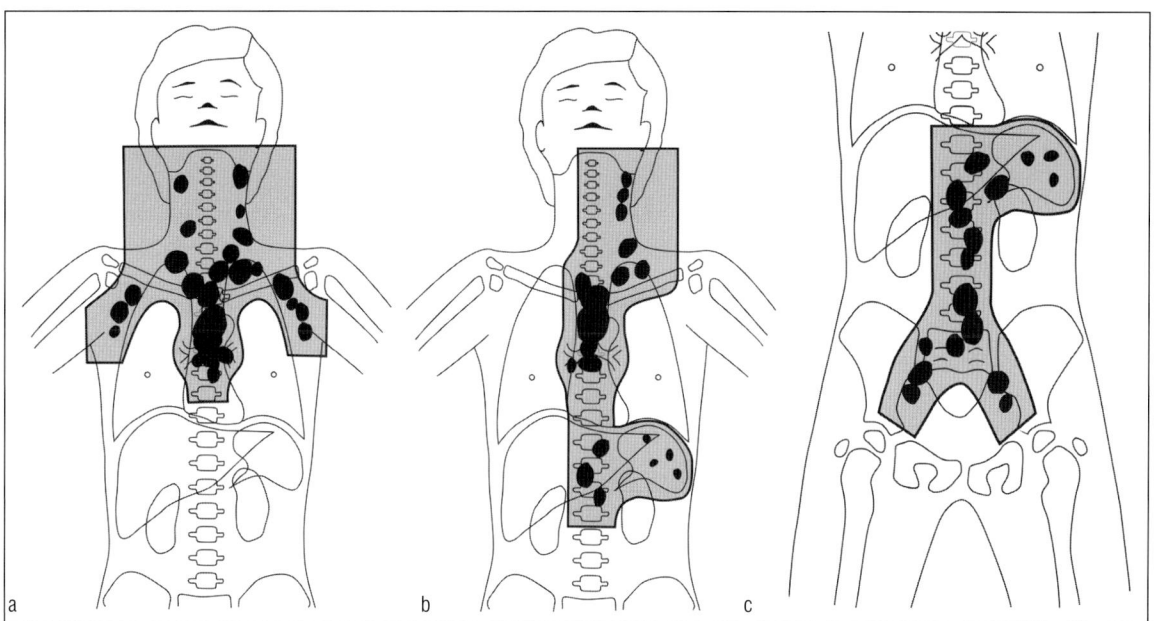

Abbildung 4. Schematische Darstellung der Zielvolumina, modifiziertes „involved field", der HD-95-Studie (nach R. Pötter und K. Dieckmann). Darstellung der befallenen Lymphknotenstationen und korrespondierenden Feldanordnung.
a) supradiaphragmaler Befall, b) supra- und infradiaphragmaler Befall, c) infradiaphragmaler Befall unter Einschluss der Milz.

tumsgeschwindigkeit, sodass sie oft bei bereits fortgeschrittener Tumorausbreitung diagnostiziert werden. Typisch ist eine große Zahl primärer oder sekundärer Generalisationen mit Infiltration des Knochenmarks und/oder des ZNS. Das Krankheitsbild der lymphoblastischen Lymphome ist deshalb im Einzelfall nicht von dem einer akuten lymphoblastischen Leukämie abzutrennen; die akute B-Zell-Leukämie kann als leukämische Generalisation des Lymphoms vom Burkitt-Typ angesehen werden (Reiter 1994).

Der Anteil diffus großzelliger B-Zell-Lymphome wird erst mit zunehmendem Kindesalter häufiger. Die Tumoren zeigen sehr unterschiedliche Ausbreitungstendenzen mit unterschiedlicher Infiltrationsneigung des Knochenmarks oder einer Beteiligung des Zentralnervensystems, die bei lymphoblastischen und Burkitt-Lymphomen am häufigsten anzutreffen ist. Die Therapie der Non-Hodgkin-Lymphome des Kindesalters ist eine Domäne der Chemotherapie, auch bei lokalisierten Lymphknotenerkrankungen, bei denen mit klinischen und bildgebenden Untersuchungstechniken keine Generalisation nachgewiesen werden kann. Lymphoblastische Lymphome werden heute mit ähnlichen Therapieprotokollen wie die akute lymphatische Leukämie behandelt. In der Therapie der Lymphome vom Burkitt-Typ und der großzelligen anaplastischen Lymphome sind blockartige Polychemotherapieprotokolle, basierend auf Methotrexat und Cyclophosphamid, erfolgreich (Reiter 1994). Es hat sich gezeigt, dass

die Einbindung der Strahlentherapie in die Primärbehandlung keinen zusätzlichen therapeutischen Gewinn bringt.

In früheren Serien wurde zur Prophylaxe eines ZNS-Rückfalls eine Strahlenbehandlung des Liquorraumes in Analogie zu den akuten lymphatischen und myeloischen Leukämien durchgeführt. Lediglich in Einzelfällen kann bei manifester Beteiligung des ZNS ist eine therapeutische Bestrahlung des Hirnschädels Berücksichtigung finden, die mit der gleichen Technik wie bei der akuten lymphatischen Leukämie durchgeführt wird.

Im Gegensatz zum Morbus Hodgkin hat die Strahlenbehandlung der nodal beteiligten Regionen nur eine untergeordnete Bedeutung, da die intensiven Chemotherapieprotokolle eine ausreichende Tumorkontrolle erreichen. Dennoch steht bei Rückfällen eine unzureichende Tumorkontrolle im Vordergrund, die es prinzipiell erfordert, Subgruppen zu identifizieren, die möglicherweise von einer zusätzlichen Strahlenbehandlung profitieren (Reiter 2007).

Maligne Non-Hodgkin-Lymphome sprechen rasch auf relativ niedrige Strahlendosen an. Dies kann genützt werden, wenn mediastinale Lymphome die Trachea vor der Wirbelsäule komprimieren und die großen Gefäße ummauern. Wenn auf Chemotherapie keine rasche Tumorreduktion erfolgt, kann die

Strahlentherapie in dieser hochakuten Notfallsituation der pädiatrischen Onkologie als supportive Maßnahme eingesetzt werden.

Weichteilsarkome

Die Inzidenz der malignen Weichteilsarkome liegt in Deutschland im Jahr bei 1 pro 100 000 Kinder unter 15 Jahren (Kaatsch 2006). Damit stellen die Weichteilsarkome ca. 6,5 % aller malignen Erkrankungen im Kindes- und Jugendalter.

Der Begriff Weichteilsarkom ist ein Oberbegriff, der eine Vielzahl von Einzelhistologien umfasst, unter denen das Rhabdomyosarkom den häufigsten histologischen Subtyp repräsentiert. Der Altersmedian, der an einem Rhabdomyosarkom erkrankten Patienten liegt bei ca. sechs Jahren (Crist 1995; Koscielniak 1992).

Ausbreitungsmuster

Die Tumoren können prinzipiell an allen Köperregionen entstehen. Die überwiegenden Manifestationsorte sind die Orbita, die Kopf-Halsregion, der Urogenitaltrakt sowie die Extremitäten. Je nach histologischem Subtyp können diese Tumoren zu regionären Lymphknotenmetastasen führen. 15 % der Kinder zeigen zum Zeitpunkt der Diagnose bereits Fernmetastasen, besonders bei Tumoren des Körperstamms und der Extremitäten.

Klinik

Das klinische Bild der Weichteilsarkome wird im Wesentlichen durch die Lokalisation geprägt. Aufgrund der sehr unterschiedlichen Lokalisationen kommt es konsekutiv zu sehr unterschiedlichen Erscheinungsbildern. Häufig werden die Tumoren durch ihren schmerzlosen, raumfordernden Effekt diagnostiziert, der jedoch in der Regel kaum Symptome verursacht. Tumoren des Urogenitalsystems können zur Hämaturie führen. Parameningeale Tumoren beeinträchtigen häufig die Hirnnervenfunktion.

Diagnostik/Bildgebung und Staging

Im Mittelpunkt steht die Kernspintomographie zur Abgrenzung von möglichen Infiltrationen der Tumoren in die umgebenden Regionen. Die Tumorklassi-

Tabelle X. Tumorklassifikation nach dem Intergroup Rhabdomyosarcoma Study Grouping System (IRS, Intergroup Rhabdomyosarcoma Study).

Stadium/Gruppe	Definition
I	Tumor primär komplett entfernt, kein Anhalt für mikroskopischen Rest
II	Tumor primär komplett entfernt, Verdacht auf mikroskopische Reste
III	Makroskopische Reste bei primärer Biopsie oder Teilresektion
IV	Fernmetastasen bei Erkrankungsbeginn nachweisbar (einschließlich Lymphknotenmetastasen jenseits der regionären Lymphknotenstationen)

fikation orientiert sich an der Resektabilität des Tumors und dem Vorliegen von Fernmetastasen und wurde maßgeblich von der amerikanischen Studiengruppe IRS geprägt (Tabelle X).

Histologien

Weichteilsarkome sind Tumoren, die primär in den Weichteilen entstehen und überwiegend mesenchymaler Herkunft sind. Sie stellen eine sehr heterogene Gruppe von Tumoren dar. Der häufigste Subtyp ist das chemotherapiesensible Rhabdomyosarkom (RMS; Conrad 1996). Dabei werden als histologisch günstig das embryonale RMS angesehen, als histologisch ungünstig das alveoläre RMS. Weitere RMS-artige Tumoren sind extraossäre Sarkome der Ewing-Familie, Synovialsarkome und undifferenzierte Sarkome. Weiterhin existieren mäßig oder nicht chemotherapiesensible Sarkome wie Leiomyosarkome, Liposarkome, Fibrosarkome (Tabelle XI).

Die weitaus häufigsten werden von den Rhabdomyosarkomen, vor allem den klassischen embryonalen Rhabdomyosarkomen (ca. 75 % aller Rhabdomyosarkome) and alveolären Rhabdomyosarkomen (ca. 20 % der Rhabdomyosarkome) gestellt.

Prognostische Faktoren

Die lokalen Rückfallraten in den CWS-Studien waren für Patienten mit ungünstigen histologischen Merkmalen am höchsten, 41 % vs. 13 %. Auch große Tumoren und Tumoren in der IRS-Gruppe III zeigten trotz günstiger histologischer Merkmale erhöhte Rückfallraten (34 vs. 23 %). Der Tumorsitz zeigte auch einen wichtigen prognostischen Wert. Die loka-

Tabelle XI. Häufigkeitsverteilung der wichtigsten histologischen Subtypen von Weichteilsarkomen im Kindesalter.

Tumor	Häufigkeits-verteilung
Rhabdomyosarkom	54 %
Extraossäres Ewing-Sarkom/peripherer neurekto-dermaler Tumor	11 %
Synovialsarkom	7 %
Maligner peripherer Nervenscheidentumor/ Neurofibrosarkom und malignes Schwannom	4 %
Fibrosarkom	2 %
Leiomyosarkom	2 %
Malignes fibröses Histozytom	1 %
Unklassifiziertes Sarkom	1 %
Undifferenziertes Sarkom	2 %
Andere seltenen Weichteilsarkome	16 %

Tabelle XII. Lokale Tumorkontrollrate (A) und ereignisfreies Überleben in Abhängigkeit vom histologischen Subtyp (B). Ergebnisse der kooperativen Weichteilsarkomstudien CWS 81, CWS 86 und CWS 91.

	CWS 81 (n = 172)	CWS 86 (n = 270)	CWS 91 (n = 232)
A			
Komplette Remission	90 %	98 %	94 %
Rezidive			
lokal	13 %	16 %	12 %
kombiniert	5 %	3 %	3 %
systemisch	4 %	7 %	6 %
B			
RME	70 %	72 %	69 %
RMA	66 %	61 %	48 %
EES/PNET	56 %	60 %	50 %

RME: embryonales Rhabdomyosarkom, RMA: alveoläres Rhabdomyosarkom, EES: extraossäres Ewing-Sarkom, PNET: peripher neurektodermaler Tumor, SS: Synovialsarkom, CWS: Cooperative Weichteilsarkom-Studie

len Rückfallraten bei Tumoren im Thoraxbereich, dem Körperstamm, dem Becken und den Extremitäten sowie Tumoren von über 10 cm zum Zeitpunkt der Diagnose zeigten eine Rückfallrate von 30 % im Vergleich zu anderen Lokalisationen bzw. geringeren Tumorgrößen. Hinsichtlich der Prognose besitzt der Subtyp des embryonalen Rhabdomyosarkoms die besten Überlebenszeiten (Tabelle XII B). Als weiterer prognostischer Faktor gilt die Tumorlokalisation. Die beste Prognose weisen die orbitalen Rabdomyosarkomen auf (Fünfjahres-rückfallfreies Überleben 95 % (IRS-3-Studie). Deutlich schlechter schneiden die parameningeal gelegenen Tumoren ab (74 % Gesamtüberleben) (Crist 1995) (Tabelle XIII). Ein weiterer prognostischer Faktor ist das Stadium mit einer Gesamtüberlebenszeit von fünf Jahren in 93 % der Fälle im Stadium I gegenüber 38 % im Stadium IV. Das Fünfjahres-ereignisfreie Überleben in der kooperativen Weichteilsarkomstudie CWS '81 lag bei 172 Patienten bei 68 % und das Gesamtüberleben bei 72 % (Koscielniak 1992). Ausschlaggebend für die Prognose ist das lokale Rezidivrisiko, das in der CWS-81-Studie mit 13 % gegenüber den systemischen Rezidiven mit 4 % im Vordergrund stand und bei zukünftigen Strategien vor allem hinsichtlich der Strahlentherapie Berücksichtigung finden muss (Tabelle XII A).

Das Gesamtüberleben in der CWS-86-Studie betrug für Patienten mit RMS-artigen Tumoren 69 % nach fünf Jahren (Koscielniak 1999). Dabei hatten insbesondere Patienten mit einer manifesten Disseminierung eine ungünstige Prognose. Weitere prognostisch relevante Faktoren sind histologischer Subtyp, Tumorgröße, Tumorlokalisation, Resektionsradika-

lität, Ansprechen auf die Chemotherapie sowie das Patientenalter.

Therapiekonzepte

Im Kindes- und Jugendalter erfolgt eine multimodale Therapie, in Deutschland und Österreich im Rahmen der CWS-Studie. Die Patienten erhalten bei chemotherapiesensiblen Tumoren eine risikoadaptierte Polychemotherapie zusätzlich zur Resektion und ggf. eine prä- bzw. postoperative Bestrahlung. Die Indikation und die Bestrahlungsdosis sind dabei abhängig von der Histologie des Tumors, der Operationsradikalität, der Tumorlokalisation und dem Ansprechen auf die Chemotherapie und auch am Alter des Kindes (Koscielniak 1999). Hieraus ergeben sich teilweise sehr komplexe Stratifikationssysteme für die

Tabelle XIII. Überlebensraten der IRS-III-Studie unter Berücksichtigung der Organbeteiligung (nur Rhabdomyosarkome) (Crist 1995).

Organ	Pat.	Rückfälle	3 Jahre	5 Jahre
Orbita	107	2	98	95
Kopf-Hals	106	17	87	78
Parameningeal	134	33	82	74
Urogenital ohne Blase/Prostata	158	14	92	89
Blase/Prostata	104	18	85	81
Extremitäten	156	31	79	74
Andere	147	43	70	67

Behandlung, die die Bewertung therapeutischer Ergebnisse nicht selten erschweren. Kombinierte Therapien mit eingeschränkter Operation, Chemotherapie sowie lokaler Strahlentherapie sind darauf ausgerichtet, eine Heilung bei Funktionserhalt zu erreichen (Crist 1995; Raney 1999).

Die Stadieneinteilung orientiert sich neben der Tumorausdehnung auch an der Resektabilität des Tumors. Radikale operative Therapiemaßnahmen erreichen in den frühen Stadien in über 90 % eine lokale Tumorkontrolle, jedoch tritt eine Metastasierung in ca. 30 % der Fälle im weiteren Verlauf auf, sodass neben der lokalen Tumorkontrolle der Beherrschung der systemischen Erkrankung besondere Bedeutung zukommt (Crist 1995; Koscielniak 1992; Schmidt 1996; Wharam 1997). Entsprechend der Risikogruppenzuordnung werden die Kinder derzeit in der CWS-2002P-Studie strahlentherapeutisch in den Stadien II–IV therapiert.

Operation

Die Operation ist ein integraler Therapiebestandteil. In den frühen Stadien erreicht die alleinige komplette Resektion bei histologisch günstigem Typ eine nahezu 100 %ige lokale Tumorkontrollrate. Hierunter fallen ca. 20 % der Tumoren. In allen übrigen Fällen ist die alleinige Operation mit einer hohen lokalen Rückfallrate verbunden. Radikale chirurgische Eingriffe, die zwar mit einer hohen lokalen Tumorkontrollrate als alleinige Therapiemaßnahme verbunden sein können, sind jedoch häufig mutilierend, sodass die derzeitigen operativen Strategien darauf ausgerichtet sind, funktionserhaltend und kosmetisch günstig vorzugehen. Hierdurch wird eine Kombination mit einer Chemotherapie und Strahlentherapie notwendig, um in einer optimalen Kombination das Risiko für Therapiefolgen möglichst zu reduzieren.

Chemotherapie

Die Chemotherapie ist darauf ausgerichtet, die Tumorerkrankung systemisch zu kontrollieren und eine Größenreduktion des Tumors herbei zu führen, um damit eine eher konservative chirurgische Vorgehensweise mit Funktionserhalt zu ermöglichen. Hierdurch wird gleichzeitig auch die notwendige strahlentherapeutische Dosis reduziert. Die alleinige Chemotherapie ist jedoch mit einer über 50 %igen lokalen Rückfallrate verbunden, sodass sie bei lokalisierten chemotherapiesensiblen Tumorentitäten nicht als alleinige Therapiemaßnahme sinnvoll eingesetzt werden kann.

Strahlentherapie

Die Strahlentherapie ist eine der wesentlichen Therapiekomponenten bei der Behandlung der Weichteilsarkome (Schmidt 1996, 2000). Die Lokaltherapie war in den bisherigen Weichteilsarkom-Protokollen CWS 81, 86, 91 und 96 von ausschlaggebender Bedeutung und wird aufgrund der vor allem bei Kleinkindern ausgeprägten, wachstumshemmenden Potenz risikoadaptiert eingesetzt.

Derzeit wird bei Rhabdomyosarkomen (RMS) in der IRS-Studie ein Dosiskonzept von 36 Gy bei komplett resezierten alveolären RMS und von 40–50 Gy bei mikroskopisch residuellem Tumor empfohlen. Für makroskopischen, residuellen Tumor werden zwischen 50 und 54 Gy in den IRS-Studien appliziert, bei einer konventionellen Fraktionierung. Derzeit wird diskutiert, ob die Strahlentherapie bei Tumoren der IRS-Gruppe I und II (Tumor komplett entfernt, kein mikroskopischer Rest (Stadium I), mit Verdacht auf mikroskopischen Tumorrest (Stadium II)) eine Strahlenbehandlung einen Vorteil gibt. Wolden analysierte 439 Patienten der IRS-Studien I bis III, von denen 83 Patienten zusätzlich eine lokale Strahlentherapie als Teil der Gesamtbehandlung erhielten. Analysiert wurden Kinder im IRS-Stadium I (komplette initiale Tumorresektion mit histologisch freien Resektionsrändern) in Bezug auf Stellenwert der Radiotherapie. Bei Patienten mit einer günstigen Histologie (embryonales RMS) zeigte sich mit der Bestrahlung ein Trend zu einem verbesserten ereignisfreien Überleben im Vergleich zur Gruppe ohne Bestrahlung, das Gesamtüberleben war mit 95 % nach zehn Jahren in beiden Gruppen jedoch identisch. Das EFS war für bestrahlte Patienten mit alveolärem RMS signifikant verbessert. In den Studien IRS I und II war in dieser Gruppe auch das Gesamtüberleben signifikant verbessert im Vergleich zu unbestrahlten Patienten (82 % vs. 52 % nach 5 Jahren), in der IRS-III-Studie zeigte sich ein Trend zu einem verbesserten Überleben durch die Bestrahlung (95 % vs. 86 %) (Wolden 1999). Schuck analysierte 203 Patienten der prospektiven CWS-Studien in 81, 86, 91 und 96, bei denen teilweise auf eine Strahlenbehandlung verzichtet wurde. Die empfohlene Strahlentherapiedosis bewegte sich zwischen 32 und 54 Gy in Abhängigkeit vom Risikoprofil. Bei 110 Patienten, die eine Strahlentherapie erhielten, lag die lokale Tumorkontrolle nach fünf Jahren bei 83 % im Vergleich zu 65 % bei 93 Patienten ohne Strahlentherapie. Die korrespondierenden ereignisfreien Überlebenszeiten nach fünf Jahren lagen bei 76 bzw. 58 %. In beiden Fällen waren die Unterschiede statistisch signifikant (Schuck 2004). Die Unterschiede im

Gesamtüberleben waren statistisch nicht signifikant. Bei Tumoren mit ungünstigem histologischem Typ konnte jedoch auch das Überleben signifikant durch eine lokale Strahlentherapie verbessert werden. In dieser Kohorte konnte keine Subgruppe identifiziert werden, in der man auf eine Strahlentherapie verzichten kann. Bei nicht chemotherapiesensiblen Weichteilsarkomen (i. e. Fibrosarkome, Leiomyosarkome etc.) werden je nach Resektabilität Bestrahlungsdosen zwischen 45 und 60 Gy eingesetzt.

Zielvolumen

Die früher durchgeführte postoperative Bestrahlung des gesamten betroffenen Kompartimentes wurde bereits nach der amerikanischen IESS-I-Studie in den 70er Jahren verlassen. In dieser Studie zeigte sich, dass in Kombination mit einer Polychemotherapie die Bestrahlung des gesamten betroffenen Muskels bei Rhabdomyosarkomen keinen Vorteil gegenüber einer Bestrahlung des initial betroffenen Areals zuzüglich eines Sicherheitsabstandes erbrachte. Nachfolgende Studien zeigten hohe lokale Kontrollraten mit dieser eingeschränkten Zielvolumendefinition. Aktuell wird ein Sicherheitsabstand von 2 cm zum prätherapeutischen Tumorvolumen als Standard betrachtet. Das Zielvolumen muss die Operationsnarbe sowie Drainageaustrittsstellen erfassen. Bei parameningealem Tumorsitz erfolgt eine Bestrahlung der primären Tumorregion mit der o. g. Definition des PTV, nur bei positiver Liquorzytologie ist die Bestrahlung der kranio-spinalen Achse vorgesehen.

Da die Weichteilsarkome überall im Körper entstehen können, werden üblicherweise individualisierte Bestrahlungstechniken verlangt, die nach Möglichkeit auf computergestützten Bestrahlungsplänen basieren sollten. Vor allem erfolgt eine individualisierte Ausblockung von Risikoorganen.

Gesamtdosis und Fraktionierung

Innerhalb der weltweiten Studien werden unterschiedliche Strategien verfolgt. In den amerikanischen Studien werden bei RMS und fehlender Resektabilität Gesamtdosen eingesetzt, die eher denen im Erwachsenenalter entsprechen (50–54 Gy ZVD) (Crist 1995). In Europa werden je nach Risikogruppenzuordnung Dosierungen zwischen 32 und 54 Gy appliziert. Der Stellenwert der Hyperfraktionierung ist unklar in der Phase-III-Studie der IRS wurde bei Tumoren der Stadium III ein hyperfraktioniertes Schema mit 59,4 Gy in zwei Einzeldosen von je 1,1 Gy pro Tag im Vergleich zu 50,4 Gy bei einer Fraktionierung von 5 × 1,8 Gy pro Tag untersucht. Das rückfallfreie Über-

leben in beiden Gruppen war gleich. Das Fünfjahresrückfallfreie und Gesamtüberleben war mit 73 bzw. 77 % in beiden Armen identisch (Donaldson 2001). Jedoch war in diesem Studienprotokoll die Randomisations-Compliance mit 57 % für Kinder unter fünf Jahren und 88 % für Kinder über fünf Jahren unbefriedigend. In den laufenden CWS-Studien wird daher unverändert die Hyperfraktionierung mit Akzelerierung prospektiv untersucht.

Innerhalb der CWS-Studien werden hyperfraktionierte, akzelerierte Bestrahlungen mit 2 × 1,6 Gy pro Tag bis zu einer Gesamtzielvolumendosis von 32 bzw. je nach Risikofaktor bis 44,8 Gy verwendet.

Brachytherapie

In der Serie von Martinez-Monge (2004) konnte bei fünf Kindern mit einer perioperativen High-dose-rate-Brachytherapie und moderat dosierter externer Strahlenbehandlung (16–24 Gy bzw. 27–45 Gy) eine lokale Tumorkontrolle erreicht werden (Martinez-Monge 2004).

In einer Serie mit 16 Kindern konnte bei parameningealem Sitz eine lokale Tumorkontrolle in neun Fällen nach median 2,5 Jahren erreicht werden (Buwalda 2005). Die Kinder wurden im Rahmen des prospektiven holländischen Behandlungsprotokolls AMORE therapiert. Die Arbeitsgruppe des Institut Gustave Roussy erreichte bei 39 Mädchen mit vulvo-vaginalem Tumorsitz eine lokoregionäre Kontrolle in 33 Fällen bei einem Fünfjahresüberleben von 91 % (Magne 2008). Bei vesiko-prostatischem Tumorsitz konnte bei 13 von 23 Knaben eine lokoregionäre Tumorkontrolle erreicht werden (Haie-Meder 2000). In einer kleineren Serie mit vier Kindern konnte bei rezidivierenden Rhabdomyosarkomen der Orbita in zwei Fällen eine lokale Tumorkontrolle erreicht werden (Kovacs 1997).

Radiotherapiekonzept der Studie CWS 2002 P

Die Strahlentherapie ist eine der wesentlichen Therapiekomponenten bei der Behandlung der Weichteilsarkome (Schmidt 1996 2000).

Die Therapiestratifikationen unter Einschluss der Indikationen zur Bestrahlung werden in den Protokollen daher zunehmend komplexer, sodass das Referenzzentrum in Münster aktuell individuell abgestimmte Bestrahlungsempfehlungen herausgeben und den behandelnden Kliniken für individuelle Diskussionen zur Verfügung stehen.

Nach den derzeitigen Empfehlungen der CWS-2002-Studie werden folgende Konzepte realisiert. Die Dosisverschreibung berücksichtigt zusätzlich das Patientenalter und Risikoorgane im Zielvolumengebiet (Tabelle XIV). Das zukünftige EpSSG-Protokoll wird diese Konzepte in einer modifizierten Form realisieren:
– Keine Bestrahlung
  Alle Patienten mit primärer R0-Resektion (RMS-artig, günstige und ungünstige Histologie).
  Patienten mit günstiger Histologie (RME) auch bei einer sekundären R0-Resektion (= Stadium I/IRS). Ausnahme: nodal positive Patienten mit ungünstiger Histologie werden auch im Fall einer R0-Resektion mit 44,8 Gy bestrahlt. Non-RMS-artige Tumoren werden bei primärer oder sekundärer R0-Resektion nicht bestrahlt, es sei denn die initiale Tumorgröße war > 5 cm und/oder das Alter des Patienten > 10 Jahre.
– Patienten, die nur mit 32,0 Gy bestrahlt werden
  Alle Patienten mit günstiger Histologie (RMS-artige Tumoren) und guter oder kompletter Response auf die Chemotherapie (> $^2/_3$) unabhängig vom initialen Lymphknotenbefall, jedoch günstigen operativen Bedingungen für eine Second look-Operation, die durch eine zusätzliche präoperative Bestrahlung verbessert werden können.
– Patienten, die mit 44,8 Gy bestrahlt werden
  Alle Tumoren mit günstiger Histologie (RME [N1 + N0]) und mit schlechter Response (< $^2/_3$, > $^1/_3$) und primär oder sekundär nur R1-resezierbare Tumoren sowie alle histologisch ungünstige Tumoren RMS-artige sowie alle non RMS-artige, die nicht initial R0-reseziert werden konnten und – oder einen Lymphknotenbefall zeigten.
  Weiterhin Patienten mit günstiger Histologie nach vollständiger Second look Operation (R1 oder R2) ohne vorangegangene Radiotherapie mit 44,8 Gy bestrahlt. Dies gilt auch für Patienten mit ungünstiger Histologie, bei denen entgegen den Therapievorgaben keine Radiotherapie vor der Second-look-Operation erfolgte.
  Alle Patienten mit einem non RMS-artigen Tumor und einem maximalen Tumordurchmesser von mehr als 5 cm oder einem Lebensalter von mehr als zehn Jahren nach erfolgter R0-Resektion werden mit 44,8 Gy bestrahlt.

Auswahl des Dosiskonzeptes nach Stadium

IRS-Stadium II (R1): Radiotherapie 44,8 Gy

Primär R1-resezierte Tumoren mit günstiger oder ungünstiger Histologie: 44,8 Gy ZVD.

Bei Kindern unter 3 Jahren und günstiger Histologie: 32,0 Gy ZVD.

IRS-Stadium III (R2) Primär nicht resezierte Tumoren (Biopsie, Tumorverkleinerung)

– Keine Radiotherapie
  Patienten mit günstiger Histologie bei denen nach der 9.–12. Woche Chemotherapie sekundär zweifelsfrei eine R0-Resektion angestrebt werden kann. Bei allen anderen soll eine präoperative Bestrahlung erfolgen.
– Präoperative Radiotherapie (32,0 Gy ZVD)
  Patienten mit günstiger Histologie (RME (n0, n1)) mit einem messbaren Response von mehr als $^2/_3$ Tumorvolumenreduktion („good complete responder") zur Woche 9, bei dem die Bedingung für eine Second-look-Operation durch eine präoperative Bestrahlung weiter verbessert werden könnte.
  Präoperative Radiotherapie (44,8 Gy ZVD) Patienten mit günstiger Histologie (RME (N0, N1)) mit einem messbaren Response von weniger als $^2/_3$, aber mehr als $^1/_3$ Tumorvolumenreduktion (poor responder) sowie Patienten mit ungünstiger Histologie und einem Response von mehr als $^2/_3$ Tumorvolumenreduktion (good/complete responder) zur Woche 9, bei denen die Bedingung für eine erfolgreiche Second-look-Operation durch eine präoperative Bestrahlung verbessert werden kann.
  Bei Patienten mit ungünstiger Histologie und einem Tumorresponse von weniger als $^2/_3$ bzw. mehr als $^1/_3$ muss die Reihenfolge der lokalen sekundären Maßnahmen individuell entschieden werden.
– Postoperative Radiotherapie (44,8 Gy ZVD).
  Alle Patienten mit einer sekundären R1-Resektion, die aufgrund der Annahme, dass eine R0-Resektion möglich ist, vor der Bestrahlung operiert werden sollen, postoperativ mit 44,8 Gy bestrahlt werden. Ebenso sollen Patienten mit ungünstiger Histologie und sekundärer R0-Resektion im Falle einer nicht erfolgten präoperativen Bestrahlung postoperativ mit 44,8 Gy bestrahlt werden.

Lymphknotenbestrahlung

Individuelle Entscheidung Absprache mit Studienzentrale.

Prinzipielle Indikation

Ungünstige Histologie, unvollständige Rückbildung nicht resektabler Lymphknotenmetastasen auf Chemotherapie oder bei pathologischen Lymphknoten-Reststrukturen aus sekundärer Resektion: 44,8 Gy ZVD, in allen anderen Fällen 32,0 Gy ZVD.

Verzicht auf Bestrahlung nur bei günstiger Histologie (RME) und schnittbilddiagnostisch gesicherter Vollremission der Lymphknotenmetastasen.

Bestrahlungsstrategie Alter

Bei Kindern unter einem Jahr wird man nur in Ausnahmefällen eine Bestrahlung durchführen. Maximaldosis: 32,0 Gy ZVD.

Zielvolumenkonzept

Das Zielvolumen orientiert sich an der Ausdehnung des Primärtumors vor Beginn der therapeutischen Maßnahmen. Das Standardzielvolumen schließt die Primärtumorregion und einen allseitigen Sicherheitssaum von mindestens 2 cm ein. Bei besonderen topographischen Bedingungen kann eine großräumige Erweiterung des Zielvolumens erfolgen, z. B. bei Pleura der Lungenbefall, bei parameningealen Tumoren mit Liquorbefall den ganzen Hirnschädel. Bei Befall der Muskulatur wird nicht grundsätzlich kompartimental bestrahlt. Postoperativ müssen das gesamte potenziell tumorzellkontaminierte Operationsgebiet, alle Narbenanteile und Drainageausleitung erfasst werden, ggf. unter Einsatz zusätzlich fusionierter Elektronenstehfelder.

Zielvolumen regionäre Lymphknoten

Es wird die gesamte Lymphknotenregion bestrahlt. Die Transitstrecke zwischen Primärtumor und befallene Lymphknotenstationen wird ebenso miterfasst, wenn das integrierte Zielvolumen nicht zu groß wird, z. B. Halslymphknoten bei Tumoren im HNO-Bereich. Bei großen Transitstrecken, z. B. Extremitäten, wird die befallene Lymphknotenstation separat bestrahlt unter Aussparung der Transitstrecke.

Fraktionierung

Akzeleriert hyperfraktionierte Bestrahlung mit 2 × 1,6 Gy pro Tag und einer Wochendosis von 16,0 Gy (5 × wöchentlich). Der zeitliche Abstand zwischen den Fraktionen: mindestens sechs Stunden. In speziellen Konstellationen 2 × 1,2 Gy pro Tag (5 × wöchentlich) bzw. Normofraktionierung mit 1,8 Gy Tagesdosis (5 × wöchentlich).

Dosiskonzept

– Mittleres Risiko (good und complete Responder) bei günstiger Histologie (RME), wenn dadurch eine nachfolgende vollständige Second-look-Resektion erleichtert wird: 32,0 Gy ZVD.
– Patienten mit günstiger Histologie und initial unvollständiger Tumorresektion ohne Option für eine Second-look-Operation, Patienten mit hohem Risiko (ungünstige Histologie, nicht primär vollständig resezierbar, günstige Histologie nicht primär vollständig resezierbar und Tumorrückbildung weniger als $^2/_3$) 44,8 Gy ZVD.
– Lokale kleinvolumige Aufsättigung: Boost bis 51,2 Gy ist zulässig.

Ewing-Tumoren

Das Ewing-Sarkom wurde zuerst von James Ewing im Jahr 1921 beschrieben. Ewing-Tumoren bestehen aus klein-blau-runden Tumorzellen, die eine neuronale Differenzierung unterschiedlichen Ausmaßes aufweisen. Heute werden verschiedene lichtmikroskopisch unterscheidbare Subtypen, nämlich Ewing-Sarkome, atypische Ewing-Sarkome und periphere neuroektodermale Tumoren (PNET) als Gruppe der Ewing-Tumoren zusammengefasst. Prognostisch und therapeutisch bestehen zwischen diesen Subtypen keine relevanten Unterschiede. Alle Typen zeigen in 95 % ein Rearrangement des Chromosom 22, meist in Form einer 11;22-Translokation (Dockhorn-Dworniczak 1994; Delattre 1994).

Ewing-Tumoren bilden mit 3 % aller pädiatrischen malignen Erkrankungen den zweithäufigsten Knochentumor im Kinder- und Jugendalter. Die überwiegende Mehrheit der Patienten weist ein Alter zwischen fünf und 15 Jahren zum Zeitpunkt der Diagnose auf.

Ausbreitungsmuster

Ewing-Tumoren sind im Allgemeinen im Knochen lokalisiert. Die Tumoren kommen sehr häufig in der Beckenregion vor mit 26 %, gefolgt vom Femur mit 20 % und der Tibia mit 10 %. Charakteristisch ist eine meistens ausgeprägte Weichteilkomponente, die oft größer ist als der ossäre Tumoranteil. Tumoren mit alleiniger Weichteilbeteiligung ohne nachweisbare Knochenbeteiligung (sog. extraossäres Ewing-Sarkom) haben eine ähnliche Biologie; in den deutschen und meisten internationalen Therapiestudien werden diese Tumoren analog den

Tabelle XIV. Studie CWS 2002 Pilot: Dosisverschreibung in Bezug zu Alter und Toleranzdosen von Normalgeweben.

	Akzelerierte Hyperfraktionierung (2 × 1,6 Gy)	Ohne wesentliche Akzelerations-komponente (2 × 1,2 Gy) oder konventionell fraktioniert (1 × 1,8 Gy)
Abdomen, ganz (Nieren- und Lebertoleranz beachten!)	Nicht empfohlen	18 Gy (≤ 3 J.), 22,8 Gy 23,4 Gy (4–14 J.) bzw. 27,6 Gy 28,6 Gy (> 14 J.)
Gehirn ganz, Neuroachse	Nicht empfohlen (≤ 3 J.) bzw. 32 Gy (> 3 J.)	24 Gy 25,2 Gy (≤ 3 J.) bzw. 36 Gy (> 3 J.)
Herz	32 Gy	36 Gy
Leber	Nicht empfohlen	26 Gy 25,2 Gy
Lunge	Nicht empfohlen (≤ 3 J.) 14,4 Gy (> 3 J.)	12 Gy 14,4 Gy (≤ 3 J.) 18 Gy (> 3 J.)
Niere, ganz	12,8 Gy	14,4 Gy
Rückenmark	36,8 Gy	40,8 Gy 41,4 Gy
Sehnerv, Chiasma opticum	40 Gy	44,4 Gy 45 Gy

Weichteilsarkomen behandelt (s. Abschnitt „Weichteilsarkome").

In einer Analyse der European Intergroup Cooperative Ewing's Sarcoma Study Group an 975 Patienten konnte dieses Verteilungsmuster belegt werden (Cotterill 2000) (Abbildung 5) n 80 % der Fälle zeigen die Patienten einen lokalisierten Befall, wobei jedoch in dieser Gruppe zu 80–90 % der Fälle bereits Mikrometastasen zu finden sind und eine manifeste systemische Metastasierung entwickeln würden, falls keine systemische Therapie erfolgt (Ahrens 1999).

Etwa 20 % der Patienten zeigen zum Zeitpunkt der Diagnose bereits manifeste Metastasen, die meistens die Lunge und/oder das Skelett erfassen. In der EICESS-Datenbank mit 1426 Patienten zeigten 10 % zeigten Lungenmetastasen, 10 % Knochenmetastasen und in 6 % der Fälle traten kombiniert metastatische Erkrankungen auf.

Klinik

Im Mittelpunkt der Symptomatik stehen Schmerzen, die häufig mit einem Trauma in Verbindung gebracht werden. Üblicherweise nehmen sie bei Aktivität zu und persistieren während der Nacht. Bei Tumoren der Extremitäten wird zusätzlich eine Schwellung sichtbar. Ca. $^1/_3$ der Patienten zeigen Allgemeinsymptome wie Fieber und sonstige Begleitsymptome. Diese Allgemeinsymptome korrelieren nicht selten mit der Ausdehnung der Tumorerkrankung und können für eine etwaige Fernmetastasierung hinweisebend sein.

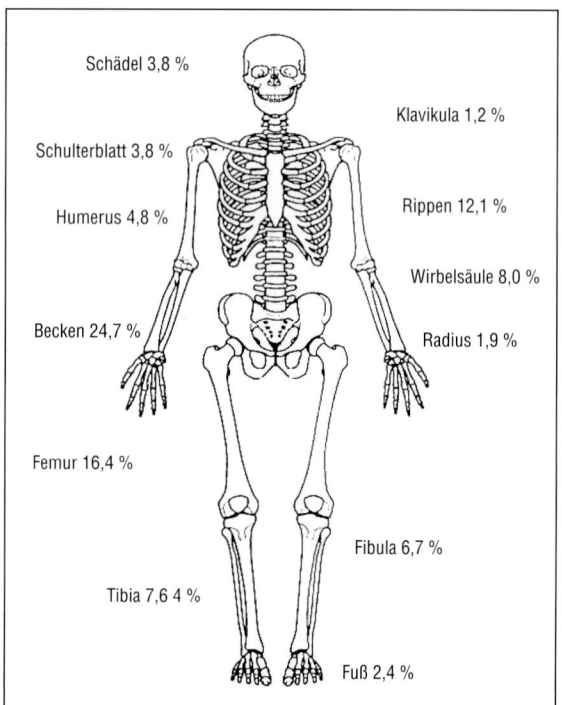

Abbildung 5. Sitz des Primärtumors bei 975 Patienten bei Ewing-Sarkom des Knochens (Analyse europäischer Studienprotokolle der European Intergroup Cooperative Ewing's Sarcoma Study Group; Cotterill 2000).

Diagnostik/Bildgebung

Im Mittelpunkt steht die Kernspintomographie zur Abgrenzung von möglichen Infiltrationen der Tumoren in die umgebenden Regionen. Bei der Bildgebung sollte bei langen Röhrenknochen der gesamte Knochen untersucht und dargestellt werden, um ein diskontinuierliches Wachstum (in 5 % sog. Skip-Metastasen im Markraum) auszuschließen. Im Rahmen der Bestrahlungsplanung sollte man besonders sorgfältig auf Tumorwachstum und Tumorausläufer entlang vorhandener anatomischer Grenzstrukturen (Faszien, Dura, Periost) achten. Bei möglichst allen Patienten, zumindest aber bei Patienten mit nachgewiesener primärer Metastasierung oder Hochrisikoprofil sollten Knochenmetastasen mittels Ganzkörper-MRT gesucht bzw. ausgeschlossen werden. PET scheint ebenfalls sehr zuverlässig zu sein. Ein Thorax-CT zum Ausschluss oder Beweis von Lungenmetastasen gehört ebenfalls zur Basisdiagnostik.

Prognostische Faktoren

Das rezidivfreie Überleben nach zehn Jahren beträgt für nicht metastasierte Patienten etwa 50–60 %, für Patienten mit Lungenmetastasen 30 % und für Patienten mit anderen Metastasenlokalisationen unter 20 %.

Zu den günstigen prognostischen Faktoren gehören:
– Das Fehlen einer Metastasierung.
– Ein gutes histologisches Ansprechen auf die Chemotherapie.
– Ein Tumordurchmesser von unter 8 cm bzw. ein Tumorvolumen von unter 200 ml.
– Ein distaler Tumorsitz.
– Resektabilität.
– Alter von unter 15 Jahren bei Diagnose.

Prognostisch relevant ist auch die generelle therapeutische Strategie, die auf einer adäquaten systemischen Behandlung sowie einer zusätzlichen Lokalbehandlung beruht (Ahrens 1999; Dunst 1994; Raney 1997).

Therapiekonzepte

Eine optimale lokale Therapie ist Voraussetzung für hohe Überlebensraten. Ohne systemische Behandlung versterben jedoch 90 % der Patienten an Metastasen, sodass die Behandlung von Ewing-Tumoren in einem multimodalen Therapiekonzept unter Verwendung einer Polychemotherapie und einer Lokaltherapie erfolgt (Arai 1991; Dunst 1995). Als lokale Therapieverfahren kommen alleinige Tumorresektion, alleinige definitive Bestrahlung (vor allem bei inoperablen Läsionen) oder eine kombinierte Lokaltherapie mit Resektion plus präoperativer Strahlentherapie oder Nachbestrahlung in Betracht (Dunst 1995). Sowohl in retrospektiven als auch den meisten

prospektiven Studien zeigten sich tendenziell bessere Tumorkontroll- und Überlebensraten nach operativer Therapie (+ Strahlentherapie), sodass eine Operation als Lokaltherapie der ersten Wahl in den meisten Studienprotokollen favorisiert wird (Sailer 1988). Andererseits ist eine Überlegenheit der operativen Lokalbehandlung gegenüber einer definitiven Radiotherapie wissenschaftlich nicht bewiesen. Die Ergebnisse der alleinigen Strahlentherapie hängen möglicherweise stärker als die der Operation vom Zeitpunkt der Lokaltherapie ab (Dunst 2004). Für Fälle mit hohem lokalem Rezidivrisiko scheint die kombinierte Lokaltherapie (Operation mit prä- oder postoperativer Radiotherapie) aber die höchste Chance auf lokale Kontrolle zu bieten (Tabelle XV). Im Verlauf der deutschen Studien nahm deshalb der Anteil kombinierter lokaler Therapien zu, und dies war mit einer günstigeren lokalen Tumorkontrolle verbunden. Die Verbesserung der Überlebensraten zwischen der ersten deutschen CESS-81-Studie und den nachfolgenden Studien ist vorwiegend durch die deutliche Absenkung lokale Rückfälle bedingt. Die Überlebensrate für nichtmetastatische Patienten stieg in der EICESS-92-Studie weiter an, obwohl die Überlebensrate der gesamten Studienpopulation identische geblieben ist, aufgrund des Einschlusses von Patienten mit Metastasen (Tabelle XVI) (Dunst 2004). Ähnlich wie bei Osteosarkomen ist die Rate der Amputationen aufgrund der neoadjuvanten Chemotherapie und verbesserter Operationstechniken rückläufig. Bei Patienten mit nicht ausreichendem makroskopischem Ansprechen auf die neoadjuvante Chemotherapie kann zur Ermöglichung eines funktionserhaltenden Eingriffs eine präoperative Radiotherapie durchgeführt werden.

Strahlentherapie

Der Stellenwert der Strahlentherapie im gesamten Therapiekonzept ist vor dem Hintergrund heterogener klinischer Szenarien (Tumorlokalisation, -größe, Resektabilität), die eng mit der Prognose der Tumorerkrankung zusammenhängen, schwierig zu etablieren. Hierzu gehören in erster Linie die Überlagerung zwischen Tumorlokalisation und der Möglichkeit, lokale Therapien durchzuführen. Tendenziell wird im Körperstammbereich und Beckenbereich eher auf eine Operation verzichtet. Zudem kommen hier häufig sehr große Tumoren vor, die strahlentherapeutisch bei definitiver Strahlenbehandlung schwieriger zu kontrollieren sind.

Die Strahlentherapie kann beim Ewing-Sarkom folgendermaßen eingesetzt werden:

Tabelle XV. Therapieschema, Überleben und lokale Tumorkontrolle (alleinige RT, OP, OP+RT) prospektiver europäischer und amerikanischer Studien (nach Dunst 2004).

Autor	Protokoll	Überleben	Pat.	Lokale Rückfälle (alleinige RT, OP, OP ± RT)
Craft 1997 (1978–86)	ET 1 UKCCSG	44 %	34 108	OP ± postop. RT: 10 % Alleinige RT: 33 %
Donaldson 1998 (1983–88)	POG 8346	51 %	37 104	OP ± postop. RT: 12 % Alleinige RT: 35 %
Craft 1998 (1987–93)	ET 2 UKCCSG	62 %	114 20 56	Alleinige OP: 10 % OP ± postop. RT: 0 % Alleinige RT: 12 %
Elomaa 2000 (1990–99)	SSG IX	70 %	8 35 17 28	Amputation: 0 % Weite Exzision: 11 % Marg. Exzision + RT: 6 Alleinige RT: 11 %
Schuck 2003 (1981–99)	CESS 81/86 EICESS 92	CESS 81: 54 % CESS 86: 61 % EICESS 92: 62 %	237 298 240 264	Alleinige OP: 5 % OP ± postop. RT: 5 % Präop. RT/OP: 6 % Alleinige RT: 29 %

RFÜ: rückfallfreies Überleben, Chx.: Chemotherapie, RT: Radiotherapie, EFÜ: Ereignisfreies Überleben

– Definitive Bestrahlung
– Postoperative Bestrahlung
– Präoperative Strahlentherapie

Sie kann auch als Alternative zur Operation bei Patienten mit guten Risikofaktoren oder aber als prä- oder postoperative Behandlung in Kombination mit

Tabelle XVI. Lokale Therapiemodalitäten der drei aufeinanderfolgenden prospektiven Studien CESS 81, CESS 86 und EICESS 92. Einfluss auf lokale Tumorkontrolle, Rückfälle außerhalb der Tumorregion und Überleben (nach Dunst 2004).

	CESS 81	CESS 86	EICESS 92
Periode	1981–85	1986–91	1992–98
Status	M0	M0	M0/1
Patienten	95	177	305
Art d. Lokaltherapie			
Operation	33 %	22 %	19 %
Alleinige RT	34 %	25 %	18 %
OP + prä-/postop. RT	31 %	53 %	63 %
Rückfälle			
Lokale Rückfälle	13 %	4 %	5 %
Lokale + distante Rückfälle	13 %	3 %	4 %
Distante Rückfälle	20 %	28 %	29 %
Überleben			
5-J. ereign-fr. ÜL	54 %	61 %	62 %

einer vollständigen Resektion bei Hochrisiko-Patienten eingesetzt werden.

Definitive Radiotherapie

Etabliert hat sich die Strahlentherapie als alleinige Behandlungsmaßnahme bei inoperablen Läsionen, in denen eine vollständige Resektion mit tumorfreien Resektionsrändern nicht möglich ist oder aber die Operation eine schwere Funktionsbeeinträchtigung verursachen würde. In den europäischen und amerikanischen Serien konnten lokale Tumorkontrollen zwischen 65 und 89 % erreicht werden (Tabelle XIV). Bei Tumoren, die als nicht ausreichend resektabel erscheinen wie z. B. an der Wirbelsäule und dem Os-sacrum-Bereich sollten daher mit einer definitiven Radiotherapie behandelt werden. Bei grenzwertiger Resektabilität wird eine präoperative Radiotherapie mit geplanter Resektion empfohlen.

Präoperative Bestrahlung

Der theoretische Vorteil der präoperativen Strahlentherapie liegt darin, dass die Radiotherapie früher zum Einsatz kommt, die Feldgrößen kleiner sind und mikroskopische Tumorausdehnungen sterilisiert werden und hierdurch möglicherweise eine höhere Rate kurativer Resektionen ermöglicht wird. In der EICESS-92-Studie erhielten 48 % der Patienten eine präoperative Strahlentherapie. Die präoperative

Radiotherapie erreichte zwar exzellente lokale Tumorkontrollraten, das Gesamtüberleben war jedoch im Vergleich zur Operation, gefolgt von der Strahlentherapie, ungünstiger, 58 % vs. 71 %, aufgrund einer größeren Anzahl systemischer Rückfälle nach präoperativer Radiotherapie; dies erklärt sich sehr wahrscheinlich durch Selektionskriterien (präoperative Bestrahlung vorwiegend bei schlechtem klinischen Ansprechen auf Chemotherapie), zudem fehlen noch Daten zur Langzeittoxizität. Daher kann man derzeit noch keine zuverlässigen Rückschlüsse bezüglich der optimalen Sequenz von Operation und Strahlentherapie ziehen. In der laufenden deutsch-internationalen EURO-Ewing-Studie bleibt die präoperative Radiotherapie die Behandlung der ersten Wahl bei Hochrisiko-Fällen.

Postoperative Bestrahlung

Eine postoperative Radiotherapie ist indiziert bei:
– R1-Resektion oder Resektion knapp im Gesunden.
– R0-Resektion, aber schlechtes histologisches Ansprechen auf Chemotherapie im Resektat (sog. poor responder).

Unter der Annahme, dass die operative Entfernung des Tumors zu einer besseren Tumorkontrolle führt, wird derzeit der Operation der Vorzug gegeben. Intraläsionale Eingriffe sollten jedoch vermieden werden, da sie folgende kurative lokale Behandlungsmodalitäten verzögern. Die postoperative Strahlentherapie sollte bei marginaler oder intraläsionaler Resektion durchgeführt werden. Nach einer marginalen Resektion zeigte eine Analyse der CESS- und EICESS-Daten, dass durch die zusätzliche Radiotherapie das Risiko für den lokalen Rückfall nicht gesenkt werden kann (5,8 bzw. 5,6 % Rückfallrate) (Schuck 2003). In dieser Analyse zeigten jedoch die Patienten, die eine Strahlenbehandlung erhielten, ein schlechtes Ansprechen auf die Chemotherapie. Dem gegenüber konnten Bacci (2006) zeigen, dass die zusätzliche Strahlentherapie unabhängig von der histologischen Ansprechrate zu einer besseren lokalen Tumorkontrolle führte. Die lokalen Rückfallraten lagen bei 13 bzw. 5 % nach gutem Ansprechen und bei 22 im Vergleich zu 14 % nach schlechtem Ansprechen bei inadäquatem bzw. adäquatem Resektionsrand, sodass davon ausgegangen werden muss, dass die lokale Strahlentherapie bei inadäquatem histologischem Ansprechen einen Vorteil in der lokalen Tumorkontrolle bietet. Nach einer intraläsionalen Resektion erreicht die Strahlentherapie eine Reduktion der lokalen Rückfallrate in den CESS- und

EICESS-Studien von 28 % auf 20,5 %. Dem gegenüber waren die lokalen Tumorkontrollraten nach alleiniger Bestrahlung im Vergleich zur kombinierten Therapie gleich, sodass der Rückschluss gezogen werden darf, dass eine Tumormassenreduktion die lokale Tumorkontrolle nur geringfügig beeinflusst. Aktuell wird sowohl in den Protokollen der COG als auch der Studie EURO-Ewing die Strahlentherapie nach marginaler und intraläsionaler Resektion empfohlen. Eine komplette Resektion wird mit einem minimalen Resektionsrand von 1 cm definiert. Auch bei ausreichendem Resektionsrand wird nach schlechtem Ansprechen auf die Chemotherapie derzeit eine Strahlentherapie empfohlen. Die zusätzliche Strahlentherapie senkte die lokalen Rückfallraten von 12 auf 5 % (Schuck 2004).

Zeitliche Positionierung der Strahlentherapie im Gesamtkonzept

In den meisten prospektiven Studienprotokollen ist die definitive Radiotherapie im Vergleich zu kombinierten Verfahren in der Tumorkontrolle unterlegen. Obwohl die Bewertung in den meisten Fällen schwierig ist, da häufig eine Überlagerung mit der Tumorlokalisation vorliegt (häufigere alleinige Strahlentherapie in Körperstamm- und Beckentumoren), könnte die Positionierung innerhalb des zeitlichen Ablaufs wesentlich für die lokale Tumorkontrolle sein. Eine Analyse der Überlebensdaten aus den europäischen und amerikanischen Studien für Patienten, die eine alleinige Strahlentherapie bekommen haben, zeigte eine Korrelation zwischen Überlebensraten und zeitlicher Positionierung der Strahlentherapie (Dunst 2004). Deshalb sollte man den Zeitpunkt der Strahlentherapie nicht unbegründet verzögern.

Qualität der Bestrahlung

Die Qualität der Strahlentherapie hat einen erheblichen Einfluss auf das therapeutische Ergebnis. In der CESS-81-Studie wurde ohne Qualitätssicherungsprozesse eine lokale Tumorkontrolle von 53 % bei einem rückfallfreien Überleben von 50 % bei 82 Patienten erreicht. In der Folgestudie CESS-86 konnte nach Einführung von einem Qualitätssicherungsprogramm die lokale Tumorkontrolle auf 86 % bei einem rückfallfreien Überleben von 80 % bei 44 Patienten erreicht werden. Nach einer Analyse der POG-8346-Daten an 141 Patienten konnte ebenfalls gezeigt werden, dass eine korrekte Bestrahlung maßgeblich das Therapieergebnis bestimmt. Nach Durchführung einer korrekten Bestrahlung konnte eine lokale Tumorkontrolle von 80 % erreicht werden kann. Lagen geringe Abweichungen vor, sank sie auf 48 %. Bei größeren Abweichungen konnte nur in 16 % eine lokale Kontrolle erzielt werden (Donaldson 1998) (Tabelle XVII).

Dosis-Wirkungs-Beziehung

Die optimale Strahlendosis ist nicht klar definiert und hängt wahrscheinlich vor allem vom Ansprechen auf Chemotherapie und dem Tumorvolumen ab; außerdem ist das Lebensalter (auch wegen Risiko für Spätfolgen) zu beachten. Daraus resultieren folgende Dosierungsempfehlungen:
– 45–55 Gy bei definitiver Radiotherapie bei Kindern, 50–60 Gy (ggf. 65 Gy) bei Erwachsenen.
– 40–45 Gy adjuvant oder präoperativ bei Kindern, 45–55 Gy bei Erwachsenen.

In zahlreichen prospektiven europäischen und amerikanischen Protokollen seit 1973 wurden sehr unterschiedliche Dosisverschreibungen eingesetzt, die sich zwischen 40 und 65 Gy bewegten (Tabelle XVIII). Bei Patienten, die eine Bestrahlungsdosis von 40 Gy oder weniger erhalten haben, wurde eine hohe lokale Rezi-

divrate verzeichnet, es handelte sich dabei in den meisten Fällen um In-Feld-Rezidive (Arai 1991). Für Bestrahlungsdosen oberhalb von 40 Gy kann keine eindeutige Dosis-Wirkungs-Kurve aufgestellt werden. Jedoch spielt die Tumorlast hierbei eine wesentliche Rolle, die prinzipiell eine Dosisanpassung erlauben sollte. In einer monoinstitutionalen retrospektiven Analyse an 40 Patienten mit lokalisiertem Ewing-Sarkom war der wichtigste prognostische Faktor zur lokalen Tumorkontrolle eine ausreichende Bestrahlungsdosis. Bei Tumoren unter einer Größe von 8 cm und einer Dosierung von über 49 Gy konnte eine lokale Tumorkontrolle von 94,1 % erreicht werden im Vergleich zu 50 % bei Dosierungen unter 49 Gy. Korrespondierend konnte bei Tumoren mit einer Größe von über 8 cm und einer Dosis von über 54 Gy eine lokale Tumorkontrolle von 85,7 % erreicht werden im Vergleich zu 26,7 für Dosierungen unter 54 Gy (Paulino 2006). Eine zusätzliche Weichteilkomponente und deren Ansprechen auf Chemotherapie kann möglicherweise als weiteres Kriterium für die Dosisdefinition gewählt werden. In der Serie von Marcus (1991) wurde eine lokale Strahlentherapie nach vollständiger Remission der Weichteilkomponente mit 50,4 Gy appliziert, bei einer Regression von mehr als 50 % 55,2 Gy und bei weniger als 50 % Regression eine

Tabelle XVII. Einfluss der Qualität der Strahlentherapie auf die lokale Tumorkontrolle und das Überleben bei alleiniger Bestrahlung.

Autor	Protokoll	Pat.	RT	RFÜ	Lokale Kontrolle (alleinige RT)
Sauer 1987	CESS 81 GPOH	32	46–60 Gy	50 %	53 %
Dunst 1995	CESS 86 GPOH	44	60 Gy	80 %	86 %
Donaldson 1998	POG 8346	141	55,8 Gy	51 %	Korrekte RT: 80 % Geringe Abw.: 48 % Große Abw.: 16 %

RFÜ: rückfallfreies Überleben, CESS: Cooperative Ewingsarkom-Studie

Tabelle XVIII. Lokale Tumorkontrolle nach alleiniger Bestrahlung in Abhängigkeit von Dosiskonzepten.

Autor	Protokoll	Periode	Pat.	RT	5-JÜL	Lokale Kontrolle (alleinige RT)
Sauer 1987	CESS 81 GPOH	1981–86	32	46–60 Gy	54 %	53 %
Craft 1997	ET 1 UKCCSG	1977–86	108	45–55 Gy	44 %	67 %
Dunst 1995	CESS 86 GPOH	1986–91	44	60 Gy	61 %	83 %
Craft 1998	ET 2 UKCCSG	1987–93	62	55 Gy	62 %	82 %
Donaldson 1998	POG 8346	1983–88	104	55,8 Gy	51 %	65 %

RT: Radiotherapie, 5-JÜL: Fünfjahresüberleben (Gesamtstudie). POG: Pediatric Oncology Group, UKCCSG: United Kingdom Children Cancer Study Group

lokale Bestrahlung mit 60 Gy. Die lokalen Tumorkontrollen lagen entsprechend bei 83 %, 92 % und 86 %. In der Serie von Krasin (2004) konnte bei Tumoren von über 8 cm bei definitiver Radiotherapie nach Dosierungen zwischen 40 und 50 Gy nur eine unbefriedigende lokale Tumorkontrolle erreicht werden. Bei Dosierungen unter 40 Gy wurde bei 51 % der Fälle ein Rückfall beobachtet. Wurden die Dosierungen auf über 40 Gy angehoben, sank die Rückfallrate auf 41 %. Eine deutliche Dosis-Wirkungs-Beziehung konnte bei Tumoren von unter 8 cm beobachtet werden. Bei Dosierungen von über 40 Gy trat kein Rückfall auf, bei unter 40 Gy in 19 % der Fälle.

Tabelle XIX. Fünfjahresüberleben in Abhängigkeit von der Fraktionierung nach alleiniger Strahlentherapie (A) und Operation kombiniert mit Strahlentherapie (B) Dunst (1995).

A	Konv. Frakt. (n = 21)	Hyperfrakt. (n = 22)
Gesamt	63 %	65 %
Rückfallfrei	53 %	58 %
Lokale Kontrolle	82 %	86 %
B	Konv. Frakt. (n = 40)	Hyperfrakt. (n = 40)
Gesamt	69 %	71 %
Rückfallfrei	58 %	64 %

Hyperfraktionierung

Der Stellenwert der Hyperfraktionierung ist bis heute ungeklärt. Angesichts der bekannten Dosis-Wirkungs-Beziehung sowie dem hohen Nebenwirkungspotenzial bei hohen Dosierungen vor allem im Körperstammbereich scheint die Hyperfraktionierung vor dem Hintergrund einer besseren Schonung von Normalgewebe eine sinnvolle Therapieoption zu sein. Zudem kann durch Kompression der gesamten Behandlungszeit eine besser zeitlich abgestimmte Chemotherapie ohne größere Unterbrechungen durchgeführt werden. In der Analyse der CESS-86-Studie (Randomisation bezüglich der Fraktionierung) konnte tendenziell eine bessere lokale Tumorkontrolle erreicht werden (Tabelle XIX) (Dunst 1995); es ist allerdings unklar, ob diese ohnehin geringen Effekte auf der Fraktionierung oder anderen Parametern (z. B. höhere Dosisintensität der Chemotherapie bei Hyperfraktionierung) beruhen. In den amerikanischen Analysen von Bolek (1996) und Marcus (1991) konnte ebenso, bei jedoch geringen Patientenzahlen, ein Trend zugunsten einer besseren lokalen Tumorkontrolle beobachtet werden. Deshalb wird in Deutschland die Hyperfraktionierung favorisiert (Ausnahme: ZNS im Zielvolumen); falls relevante Gründe gegen eine Hyperfraktionierung sprechen (z. B. ambulante Strahlentherapie mit weiten Anfahrtswegen), stellt die konventionelle Fraktionierung eine Option dar.

In einer amerikanischen monoinstitutionellen retrospektiven Analyse wurde die konventionell fraktionierte Bestrahlung mit 1,8 bis 2 Gy Einzelfraktion bis zu einer Gesamtdosis zwischen 47 und 61 Gy mit einer hyperfraktionierten Bestrahlung mit $2 \times 1{,}2$ Gy pro Tag bis 50,4 und 60 Gy verglichen. Es erfolgte eine alleinige Strahlenbehandlung. Nach fünf Jahren konnte nach hyperfraktionierter Radiotherapie eine lokale Tumorkontrolle bei 81 % der Patienten erreicht

werden im Vergleich zu 77 % nach alleiniger konventionell fraktionierter Radiotherapie. Der Unterschied war zwar statistisch signifikant, dennoch berichteten die Autoren über ein funktionell besseres Ergebnis nach hyperfraktionierter Bestrahlung (Bolek 1996). Die italienische kooperative Studie untersucht eine hyperfraktioniert akzelerierte Strahlentherapie bis zu einer Dosis von 60,8 Gy in vier Wochen bei nichtresektablen Tumoren und 44,8 Gy in drei Wochen ($2 \times 1{,}6$ Gy pro Tag) nach marginaler Resektion. Vorläufige Ergebnisse zeigen eine Dreijahres-lokale Tumorkontrolle von 94 % (Rosito 1999).

Zielvolumen

Das klinische Zielvolumen umschließt üblicherweise das Tumorvolumen vor Therapie, weil auch bei Remission in der Bildgebung mikroskopische Reste in primär infiltrierten Organen anzunehmen sind. Eine Ausnahme davon sind Tumoren, die lediglich expandierend in präformierte Körperhöhlen vorwachsen. Typische Beispiele sind Thoraxwandtumoren, die nach intrathorakal die Lunge vor sich her schieben, oder Beckentumoren, die Blase und Darm komprimieren und verlagern. In diesen Fällen erfolgt unter einer Chemotherapie ein „geordneter Rückzug" des Tumors, und die Grenze des Tumors zum verdrängten gesunden Organ ist als Grenze des CTV anzusehen; in den primär infiltrierend wachsenden Tumoranteilen (z. B. in den Rippen oder im Os ilium) richtet sich das Zielvolumen weiterhin nach der initialen Ausdehnung.

Je nach Lokalisation werden ventro-dorsale isozentrische Gegenfelder oder aber, vorwiegend im Becken- und Rumpfbereich, computergestützte Bestrahlungsplanungen eingesetzt. Die früher durchgeführte Bestrahlung des ganzen Kompartimentes ist zugunsten einer lokal begrenzten Radiotherapie verlassen worden. Eine Erfassung der prätherapeutischen Tumorausdehnung mit einem Sicherheitssaum von

3–5 cm in longitudinaler Richtung (entlang anatomischer Strukturen) und 1–2 cm in Querrichtung hat sich bei Extremitätentumoren als ausreichend erwiesen (Dunst 1995). Wesentlich ist bei der Bestrahlungsplanung eine gute, reproduzierbare Immobilisierung des Patienten unter Zuhilfenahme von Vakuumkissen, Fußstützen etc. Nach einer Dosis von 45 Gy sollte eine Feldeinschränkung auf die prätherapeutische Tumorausdehnung mit einem Sicherheitsabstand von 1–2 cm erfolgen. Bei Beckentumoren kann aufgrund der angrenzenden Risikoorgane eine Reduktion des Zielvolumens auf die prätherapeutische Ausdehnung zusätzlich eines Sicherheitssaumes von 2 cm für die ganze Serie notwendig sein. Es ist darauf zu achten, dass Drainageaustrittsstellen und Operationsnarben im Zielvolumen liegen. Zusätzlich sollte bei einer Extremitätenbestrahlung wenn möglich, ein longitudinaler unbestrahlter Gewebestreifen von 1–2 cm belassen werden, um ein Lymphödem distal des Bestrahlungsareales zu vermeiden (Abbildung 6 a, b).

Ganzlungenbestrahlung

Patienten mit primärer Lungenmetastasierung und gutem Ansprechen auf Chemotherapie profitieren wahrscheinlich von einer Ganzlungenbestrahlung. Innerhalb der CESS-Studien konnte gezeigt werden, dass die Ganzlungenbestrahlung mit einer verbesserten Überlebensrate verbunden ist, ohne dass durch die Bestrahlung eine wägbare Lungentoxizität beobachtet wurde (Dunst 1993). Von 42 Patienten mit Lungenmetastasen erhielten 22 eine Ganzlungenbe-

strahlung. Zehn der 42 Patienten gelangten schließlich in eine andauernde Remission. Von diesen erhielten neun Patienten eine Ganzlungenbestrahlung. In einer darauffolgenden Analyse an 114 Patienten aus der europäischen kooperativen Ewing-Sarkom-Studie konnte ein Überlebensvorteil nach Lungenbestrahlung bei Lungenmetastasen gesehen werden (Paulussen 1998). Die Fünfjahresereignisfreie Überlebensrate bei 75 Patienten, die eine Bestrahlung beider Lungen erhielten, lag bei 38 %. Ohne Bestrahlung konnte bei 28 Patienten nur ein ereignisfreies Überleben von 27 % erreicht werden. Die Unterschiede waren in multivariater Analyse statistisch signifikant.

Bölling analysierte 99 Patienten der EICESS-92-Studie, die eine Ganzlungenbestrahlung wegen Lungenmetastasen erhalten hatten, auf Toxizität und Überleben. Schwerwiegende pulmonale Komplikationen wurden bei 7 % der Patienten gesehen, keine Toxizitäten bei 43 %, milde und moderate Einschränkungen der Lungenfunktion bei 29 bzw. 21 %. Bei zusätzlicher Boostbestrahlung und/oder Operation wurde eine etwas höhere Komplikationsrate gesehen. Das Gesamtüberleben nach fünf Jahren lag bei 61 % im Vergleich zu 49 % ohne Ganzlungenbestrahlung (Bölling 2008). Die Strahlenbehandlung der Ganzlunge kann nur dann vertreten werden, wenn keine toxischen Substanzen wie Busulfan appliziert werden, da hierdurch ein unvertretbar hohes Risiko einer letal verlaufenden Pneumonitis bzw. Lungenfibrose resultieren kann.

Im aktuellen EURO-Ewing-99-Protokoll ist die Ganzlungenbestrahlung bei konservativer Chemo-

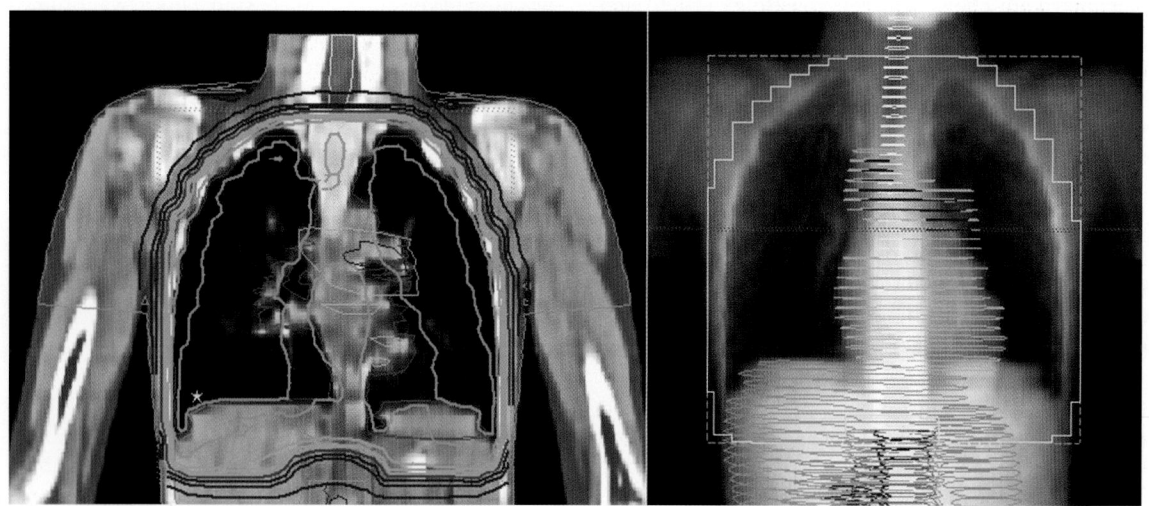

a   b

Abbildung 6. Ganzlungenbestrahlung beim Ewing-Sarkom.
a) Koronare Darstellung der Isodosenverteilung.
b) Digital rekonstruierte Radiographie mit Darstellung der individuellen Feldausblockung durch Multileaf-Kollimator.

therapie unverändert eine Behandlungsoption, wird aber im Hochdosis-Arm mit Busulfan nicht durchgeführt, sodass letztlich beide Therapiekonzepte miteinander verglichen werden können.

Palliative Bestrahlung

Die lokale Strahlentherapie ist hocheffektiv in der Schmerzkontrolle. Eine Symptomkontrolle konnte bei 21 Patienten mit 36 bestrahlten Läsionen 84 % nach einer mittleren Dosis von 30 Gy erreicht werden (Koontz 2006).

Derzeitiger Standard

Derzeit wird die Applikation von 50–55 Gy bei einer definitiven Radiotherapie als Standard betrachtet (Dunst 1995). Bei ausgedehntem Tumor oder schlechtem makroskopischem Ansprechen auf die Chemotherapie können 60 Gy appliziert werden. Bei der präoperativen oder postoperativen Radiotherapie werden Bestrahlungsdosen zwischen 45 und 55 Gy appliziert. Die Bestrahlung kann in konventioneller Fraktionierung mit 1,8 Gy oder 2 Gy Tagesdosis oder hyperfraktioniert akzeleriert mit 2 × 1,6 Gy am Tag mit oder ohne einer Bestrahlungspause von etwa zehn Tagen nach der Hälfte der Gesamtdosis erfolgen. Große Knochenmetastasen bei initial multifokalen Tumoren werden in Abwägung des individuellen Rezidivrisikos ebenfalls mit 50 Gy im Rahmen der Primärtherapie unter kurativer Intention bestrahlt. Weiterhin zeigte sich bei Lungenmetastasen eine Reduktion der pulmonalen Rezidive nach Chemotherapie und zusätzlicher Ganzlungenbestrahlung mit Bestrahlungsdosen zwischen 15 und 20 Gy (Paulussen 1998).

Radiotherapiekonzept der Studie EURO-Ewing 99

Die Bestrahlung ist in den prospektiven Studien CESS 81, CESS 86 und EICESS 92 risikoadaptiert erfolgt. Sie erreicht als zusätzliche Maßnahme nach unzureichendem Ansprechen auf Chemotherapie oder nach intraläsionalen Operationen eine Verbesserung der Tumorkontrolle (Schuck 2003). Die frühe Bestrahlung scheint darüber hinaus mit einer besseren lokalen Tumorkontrolle verbunden zu sein. Dies übersetzt sich jedoch nicht in ein verbessertes rezidivfreies Überleben (Schuck 2002), ein Hinweis auf den äußerst komplexen Zusammenhang zwischen Systemtherapie und Lokaltherapie. Die Daten zur Radiotherapie von Tumoren im Bereich der Wirbelsäule oder des Hemithorax bzw. bei metastatischer Erkran-

kung sowie die optimale Positionierung der Strahlentherapie erfordern ein sorgfältiges radioonkologisches Reviewing in Zusammenarbeit mit der Studienzentrale und dem lokalen Strahlentherapeuten (Schuck 1998, 2002, 2005; Dunst 2004).

In der derzeit aktiven Studie EURO-Ewing 99 wird folgendes Konzept eingesetzt:
– Wenn Operation initial als alleinige Therapie mit Chemotherapie nicht möglich ist:
  – Präoperativ, wenn eine intraläsionale OP bzw. R1-Resektion absehbar ist.
  – Postoperativ, wenn eine intraläsionale OP oder R1-Resektion erfolgte, oder ein „poor responder" auf Chx. vorliegt (unabhängig vom Resektionsgrad).
  – Als definitive RT bei Inoperabilität
– Dosiskonzept/postoperativ:
  1. Intraläsional: 54,4 Gy.
  2. Knapper Resektionsrand/poor response 54,4 Gy (≥ 10 % residuelle Tumorzellen im Resektat).
  3. Knapper Resektionsrand/good response 44,8 Gy (< 10 % residuelle Tumorzellen im Resektat).
  4. Ausgedehnte Resektion/poor response 44,8 Gy (≥ 10 % residuelle Tumorzellen im Resektat).
– Dosiskonzept definitive RT: Regulär: 44,8 Gy, Boost 54,4 Gy, (64 Gy).

Fraktionierung
a) Hyperfraktionierung: 2 × 1,6 Gy pro Tag, Intervall mindestens sechs Stunden. Nach 50 % der Dosis split course mit Pause von 7–12 Tagen.
   Keine Hyperfraktionierung, wenn Teile des ZNS im Bestrahlungsfeld liegen.
b) Konventionelle Fraktionierung mit 5 × 1,8–2,0 Gy pro Woche.
   Simultan Chemotherapie, aber ohne Adriamycin und Actinomycin D.

Ganzlungenbestrahlung bei Lungenmetastasen

Bestrahlung beider Lungen 15 Gy (Pat < 14 Jahre), 18 Gy (Pat. > 14 Jahren). 5 × 1,5 Gy pro Woche, oder 2 × 1,25 Gy pro Tag, 5 × pro Woche.

Knochen- oder andere Metastasen

Dosis: kleinvolumig 45 Gy ZVD.

Hirnmetastasen

Ganzhirnbestrahlung 5 × 2,0 Gy pro Woche, 30 Gy ZVD, ggf. boost mit 20 Gy ZVD, nach Möglichkeit stereotaktisch.

Palliation

Tumorgebiet, 5 × 3,0 Gy pro Woche, 36 Gy ZVD.

Die Bestrahlungsindikation hängt von der zusätzlichen Gabe von Busulfan ab, besonders bei der Ganzlungenbestrahlung und wenn Teile des ZNS im Bestrahlungsfeld liegen. Im Rahmen einer wöchentlich stattfindenden interdisziplinären Konferenz werden in der EURO-Ewing-Studienzentrale am Universitätsklinikum Münster individualisierte Therapieempfehlungen ausgesprochen. Weitere strahlentherapeutische Referenzleistungen werden an anderen Kliniken erbracht (J. Dunst, Lübeck, strahlentherapeutischer Referent EURO-Ewing 99)

Osteosarkom

Das Osteosarkom ist der häufigste maligne Knochentumor im Kindes- und Jugendalter. In der Periode des gesteigerten Knochenwachstums entwickelt er sich bevorzugt in Wachstumszonen der langen Röhrenknochen: distaler Femur, proximale Tibia, proximaler Humerus. Knochen- und Extremitätenschmerzen sind vorherrschende Symptome in der Anamnese. Etwa 20 % der Tumoren sind initial manifest metastasiert. Jedoch liegen bei Diagnosestellung bei 80–90 % der Patienten bereits okkulte Fernmetastasen vor. Das typische osteogene Sarkom wächst osteolytisch und osteoblastisch

Ausbreitungsmuster

Nach Bielack (2002) kommen die Osteosarkome am häufigsten im Bereich des Femurs vor (49,7 %), gefolgt von der Tibia (26,5 %) und dem Humerus (10 %). Tumoren des Körperstammes sind eher selten (4,5 % in der Beckenregion und 0,5 % an den Wirbelkörpern).

Klinische Symptomatik

Schmerzen und eine lokale Schwellung im Tumorbereich stehen als Leitsymptome im Vordergrund. Die Anamnesedauer beträgt häufig nur wenige Wochen. Nur selten stellt sich eine pathologische Fraktur als erstes Symptom ein. Im Gegensatz zum Ewing-Sarkom fehlen in der Regel Allgemeinsymptome wie Fieber oder Gewichtsabnahme.

Therapiekonzepte

Die Behandlung des Osteosarkoms wird multimodal mit zytostatischer Therapie und vollständiger Tumorresektion durchgeführt, eine Radiotherapie wird in der Primärbehandlung nur in Ausnahmefällen appliziert. Bei Osteosarkomen ist die operative Tumorentfernung weit im Gesunden Standard der lokalen Kontrolle.

Durch die Verbesserung der Operationstechnik und durch die Verwendung einer neoadjuvanten Chemotherapie konnte in den letzten Jahren die Rate der extremitätenerhaltenden Eingriffe deutlich gesteigert werden (Bielack 1999). Die Amputation wird jedoch weiterhin bei ausgedehnten und ungünstig gelegenen Tumoren durchgeführt (Sluga 1999). Im Zweifelsfalle muss in der Behandlung des Osteosarkoms die Radikalität des operativen Eingriffs Vorrang vor dem Funktionserhalt haben. Das Belassen makroskopischer oder mikroskopischer Reste muss vermieden werden, eine postoperative Bestrahlung kann eine nicht radikale Resektion meist nicht kompensieren.

In der COSS-86 Studie überlebten zwei Drittel der initial nicht metastasierten Patienten mit High-grade-Osteosarkomen der Extremität nach zehn Jahren rezidivfrei (Fuchs 1998). Die Prognose der Patienten mit initial manifester Metastasierung ist deutlich schlechter.

Strahlentherapie

Osteosarkome gelten als weitgehend radioresistent. Bei vollständiger Resektion weit im Gesunden lässt sich eine lokale Tumorkontrolle in ca. 95 % aller Fälle erreichen. Ablative Verfahren können in ca. 70 % aller Fälle vermieden werden.

Bei nicht oder nicht vollständig resektablen Tumoren sollte eine hochdosierte kurative Radiotherapie durchgeführt werden. Weiterhin hat die Radiotherapie einen Stellenwert bei der präoperativen Bestrahlung von Tumoren im Bereich des Gesichtsschädels.

Allgemein gilt das Osteosarkom als wenig strahlenempfindlicher Tumor. Untersuchungen an Zelllinien zeigen jedoch eine Strahlensensibilität ähnlich derjenigen anderer humaner Tumorzelllinien (Phillips 1969). Untersuchungen bei Bestrahlung und nachfolgender Resektion zeigten, dass bei Bestrahlungsdosen zwischen 80 und 100 Gy immer eine komplette Tumorsterilisation vorlag, nie jedoch bei Dosen

< 50 Gy (Gaitan-Yanguas 1981). Weiterhin gibt es Einzelfallberichte über Patienten, die eine ausschließliche Radiotherapie eines Osteosarkoms erhielten und langfristig lokal rezidivfrei blieben (Sweetnam 1979; Albrecht 1994). Diese Daten weisen darauf hin, dass eine hochdosierte Radiotherapie beim Osteosarkom bei residualen oder inoperablen Befunden oder in der palliativen Behandlung von ossären Metastasen gerechtfertigt und sinnvoll ist.

Dosis und Zielvolumenkonzept

Die Bestrahlungsdosis bei definitiver Radiotherapie des Osteosarkoms muss in Abhängigkeit von den angrenzenden Risikostrukturen gewählt werden. Langfristige Remissionen sind ab Bestrahlungsdosen von 50 Gy berichtet. Es sollten jedoch lokal 60 Gy mit 1,8 Gy oder 2 Gy Einzeldosis pro Tag angestrebt werden. Die Behandlung erfolgt in einer Shrinking-field-Technik, wobei das Zielvolumen die prätherapeutische Tumorausdehnung mit einem Sicherheitssaum von 3–5 cm erfassen sollte. Wichtig bei der Durchführung der Bestrahlung ist die genaue reproduzierbare Patientenlagerung unter Zuhilfenahme von Vakuumkissen, individuell angefertigten Gesichtsmasken etc. Bei der Planung und Durchführung einer Extremitätenbestrahlung muss darauf geachtet werden, dass nicht die komplette Zirkumferenz der Extremität bestrahlt wird, sondern dass ein durchgehender longitudinaler Gewebestreifen von 1–2 cm unbestrahlt bleibt. Weiterhin sollte eine hochdosierte Bestrahlung von Gelenken wenn vertretbar vermieden werden, um nachfolgende artikuläre Funktionseinschränkungen durch Arthrose und Kapselfibrosierung zu vermeiden. Bei der Bestrahlungsplanung ist darauf zu achten, dass Drainageaustrittsstellen und Operationsnarben im Zielvolumen liegen. In einer palliativen Therapiesituation sollten für eine effiziente lokale Tumorkontrolle ebenfalls hohe Bestrahlungsdosen appliziert werden.

Strahlentherapie innerhalb des EURAMOS- und EURO-BOSS-Protokolls

In den bisherigen Protokollen der Cooperativen Osteo-Sarkom-Studiengruppe (COSS) der GPOH war daher die Strahlentherapie als Primärtherapie nicht als Standard vertreten. Eine Analyse der COSS-Studiengruppe an für eine Operation weit im Gesunden schwer zugänglichen Tumorlokalisationen, z. B. den seltenen Beckenlokalisationen, jedoch zeigt, dass eine zusätzliche Radiotherapie mit einer Verbesserung der Überlebensrate verbunden ist (Ozaki 2003).

Auch in Rezidivsituationen kann die Radiotherapie in Verbindung mit chemotherapeutischen und operativen Behandlungsmodalitäten eine Verlängerung des Überlebens erreichen (Kempff-Bielack 2005). In dem internationalen Folgeprojekt EURAMOS 1 für Osteosarkome bei unter 40-Jährigen sowie der EURO-BOSS-Studie für Patienten über 40 Jahre ist daher die Strahlentherapie als Behandlungsmodalität für nicht vollständig resektable Osteosarkome integriert (DeLaney 2005; Machak 2003).

Nephroblastom Wilms-Tumor

Das Nephroblastom (Wilms-Tumor) ist ein von der Niere ausgehender maligner embryonaler Tumor, der etwa 7 % aller pädiatrischen Malignome ausmacht. Der Häufigkeitsgipfel dieser Erkrankung liegt zwischen dem zweiten und vierten Lebensjahr, ein Auftreten nach dem zehnten Lebensjahr ist sehr selten. Bis zum fünften Lebensjahr werden etwa 80 % der Tumoren klinisch manifest. Der Tumor wurde zuerst von Max Wilms als Mischgeschwulst der Niere ausführlich beschrieben. Die Inzidenz in Deutschland liegt bei 0,7 pro 100 000 Kinder unter 15 Jahren. Jährlich ist der Bundesrepublik mit 100 Neuerkrankungen zu rechnen. Damit stellt der Tumor 6 % aller Malignome des Kindesalters. Die Erkrankung ist meist unilateral, sie kann in 4–8 % der Fälle jedoch synchron oder metachron bilateral oder auch multifokal auftreten (Montgomery 1991). Die hereditäre Form macht 7–10 % der Fälle aus und ist häufig assoziiert mit bilateraler Aniridie, Defekten des Urogenitalsystems und mentaler Retardierung (Green 1991).

Histologien

Die histologischen Typen werden entsprechend der SIOP-Klassifikation nach präoperativer Chemotherapie in vier Gruppen eingestuft:
I   Nephroblastom niedriger Malignität (günstige Histologie).
II Nephroblastom intermediärer Malignität (Standardhistologie).
III Nephroblastom hoher Malignität (ungünstige Histologie).
IV Andere Tumoren oder Läsionen.

Zu den günstigen histologischen Typen gehören die zystisch partiell differenzierten Nephroblastome und das mesoplastische Nephrom. Zu den intermediären gehören die epithelreichen und stromareichen Nephroblastome, der Mischtyp sowie regressive Nephroblastome und das Nephroblastom mit fokaler

Anaplasie. Die hohe Malignität liegt beim Nephroblastom mit diffuser Anaplasie und beim blastenreichen Nephroblastom sowie beim Klarzellensarkom vor. Nephroblastomvarianten mit günstiger Histologie sind das kongenitale mesoblastische Nephrom, das multizystische Ncphroblastom und das fibroadenomatöse Nephroblastom (Schmidt 1983). Von hoher Malignität sind das anaplastische Nephroblastom, das Klarzellsarkom der Niere und der maligne Rhabdoidtumor.

Klinische Symptomatik

Üblicherweise wird ein asymptomatischer Tumor getastet, selten liegen Schmerzen oder eine Hämaturie als Erstsymptom der Erkrankung vor. Die

Tabelle XX. Erstsymptome bei Diagnose eines Nephroblastoms.

Symptom	Häufigkeit
Asymptomatisch tumoröse Raumforderung	61,6 %
Hämaturie	15,1 %
Vorsorgeuntersuchung	9,2 %
Obstipation	4,3 %
Gewichtsverlust	3,8 %
Harnwegsinfekt	3,2 %
Diarrhö	3,2 %
Diagnose bei Trauma	2,7 %
Übelkeit Erbrechen, Schmerzen, Pleuralerguss, hoher Blutdruck	Selten

Hypertonie ist ein sehr seltenes Symptom des Nephroblastoms. (Tabelle XX).

Ausbreitungsmuster, Staging

Die Ausbreitung der Erkrankung erfolgt per continuitatem in die Umgebung, lymphogen in die hilären und paraaortalen Lymphknoten und hämatogen vor allem in die Lunge (Abbildung 7a), selten in Knochen oder Gehirn. Da der Tumor im Retroperitonealbereich häufig erst spät klinisch manifest wird, imponiert er bei Diagnosestellung oft als großer tastbarer Abdominaltumor. Die SIOP definiert die Stadieneinteilung nach Ausbreitung des Tumors und dessen Resektabilität, sodass in die Klassifikation

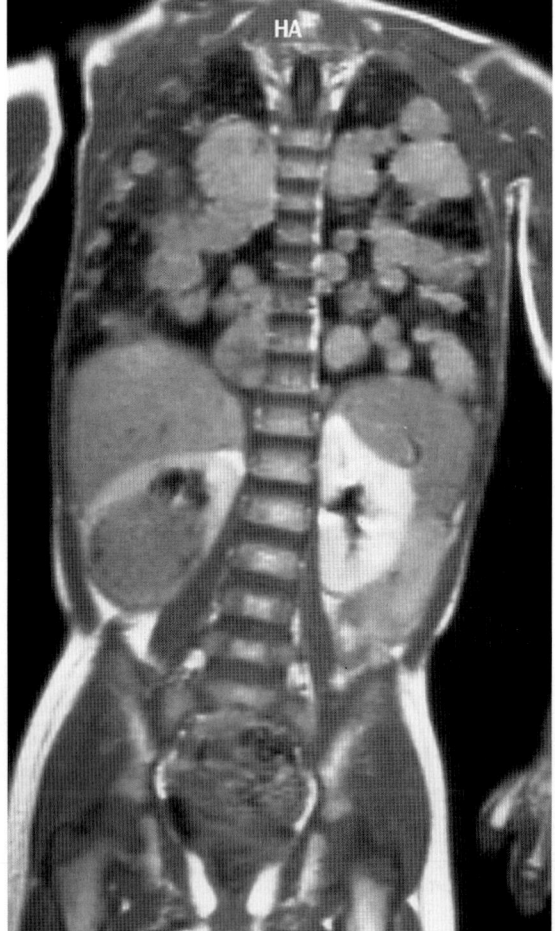

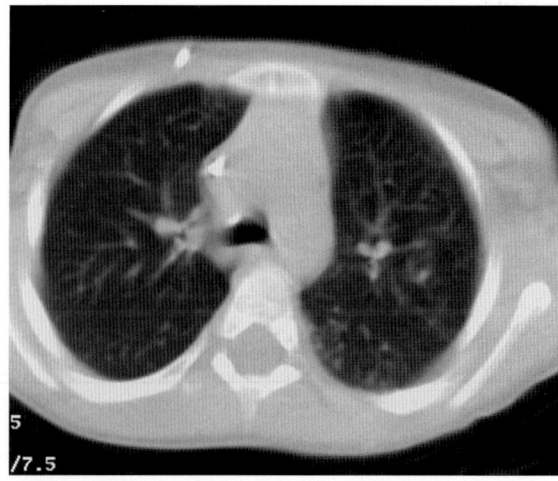

a
b

Abbildung 7. Kernspintomographische Darstellung eines rechtsseitigen Nephroblastoms mit ausgedehnter pulmonaler Metastasierung im Bereich beider Lungen. *a)* Koronare kernspintomographische Darstellung vor Chemotherapie, *b)* axiale Computertomographie der Lunge nach Chemotherapie. Komplette Remission.

Tabelle XXI. SIOP-Stadien-Einteilung der Nephroblastome.

Stadium	Definition
I	Der Tumor ist auf die Niere beschränkt und kann vollständig entfernt werden
II	Tumorausdehnung über die Niere hinaus, jedoch vollständig entfernt
III	Unvollständige Tumorentfernung oder lokale Lymphknotenmetastasen bei fehlenden hämatogenen Metastasen
IV	Fernmetastasen, insbesondere in Lunge, Leber Knochen, Gehirn
V	Bilaterales Nephroblastom

Tabelle XXII. Überlebensraten der SIOP-Studien (OP/RT/Chx.).

Studie	Patienten	5-JÜL	10-JÜL
SIOP 1	390	62 %	62 %
SIOP 2	246	73 %	72 %
SIOP 5	406	82 %	81 %
SIOP 6	1029	84 %	Noch nicht evaluiert

prognostische Faktoren eingehen, nach denen die aktuellen Protokolle unter zusätzlicher Berücksichtigung der histologischen Subtypen stratifizieren (Tabelle XXI).

Diagnostik

Im Mittelpunkt steht die Kernspintomographie. Sie erlaubt eine zuverlässige Diagnose ohne histologische Sicherung und eröffnet die Möglichkeit einer präoperativen Chemotherapie. Im Ultraschall zeigt sich der Tumor als solide Raumforderung. In der Röntgen-Nativaufnahme können gelegentlich Kalzifikationen gesehen werden. Eine Computertomographie des Thorax ist notwendig, um Lungenmetastasen auszuschließen. Falls ein Neuroblastom nicht ausgeschlossen werden kann, sollte ein Katecholamintest durchgeführt werden. In den GPOH-Studien war die Diagnostik mit Bildgebung in 92,4 % der Fälle, bestätigt durch den postoperativen histologischen Befund, korrekt.

Prognostische Faktoren

Die Prognose des Nephroblastoms ist insgesamt günstig. In den Studien der SIOP wurden zunehmend verbesserte Heilungsraten erzielt (Tabelle XXII).

Als wesentlicher prognostischer Faktor wird der histologische Subtyp angesehen. Hiernach orientiert sich die Aggressivität der Therapie. Eine deutlich schlechtere Prognose zeigen Tumoren mit anaplastischer oder Klarzellsarkom-Komponente. Bei fokaler Anaplasie konnte in einer Analyse der NWTS Studien ein Fünfjahresüberleben in den Stadien II, III und IV von 90 %, 100 % und 100 % erreicht werden im Vergleich zu 55 %, 45 % und 4 % bei Vorliegen einer diffusen Anaplasie. (Faria 1996). Das Klarzellsarkom war in den Studien NWTS 1 bis 4 mit einer Überlebensrate von 69 % verbunden (Argani 2000). In der SIOP-9-Studie lag das Fünfjahresüberleben über alle Stadien bei 68 % für diffus anaplastische Tumoren, für Klarzellsarkome bei 88 % (Tournade 2001). Bei günstiger Histologie ist die Prognose in den Stadien I nach den Ergebnissen der NWTS 3-Studie (Vierjahres-Überlebensrate) mit 97 % sehr günstig, als auch im Stadium IV mit 82 % (D'Angio 1989; Green 1996, 1995). Der Verlust der Chromosomen 16q und 1p ist mit einem erhöhten Rückfallrisiko verbunden (Grundy 2005) und wird derzeit in den NWTS-Studien als Stratifikationskriterium verwandt. Der zweite klinisch relevante prognostische Faktor ist das Stadium (Tabelle XXIII). Beide Faktoren gehen derzeit in die Therapiestratifizierung prospektiver Studien ein. Die Tumorruptur während der Operation ist mit einer schlechteren Prognose verbunden und wird ebenso zur Stratifikation eingesetzt. In der NWTS-4-Studie lag das Achtjahres-rückfallfreie Überleben nach Ruptur bei 74 % im Vergleich zu 85 % ohne Ruptur (Karapurakal 2005).

Tabelle XXIII. Fünfjahres-Gesamtüberleben in Abhängigkeit vom Stadium und histologischem Risikoprofil in den SIOP-Studien 6 und 9.

Autor	Studie	Stadium	Günstige Histologie	Ungünstige Histologie
Tournade 1993	SIOP 6	I: 89 % II: 86 % II (N+) III: 75 %	97 %	58 %
Tournade 2001	SIOP 9	I: 100 % II: 87 % II (N+) III: 89 %	92 %	79 %

Auch bei metastatischer Erkrankung (Lunge, Leber) kann durch Salvage-Therapie eine langfristige Remissionszeit in über 70 % der Fälle erreicht werden. Sogar die Bestrahlung der sehr seltenen zerebralen Metastasen ist mit einer Heilung verbunden (Kortmann 1997).

Therapiekonzepte

In den letzten Jahren haben sich kombinierte Therapien bestehend aus einer präoperativen Chemotherapie, Operation und bei Hochrisiko-Patienten einer zusätzlichen Strahlentherapie durchgesetzt. Die Therapieentscheidung basiert auf dem histologischen Subtyp und dem Stadium. Der Tumor zeigt sehr hohe Ansprechraten sowohl auf Strahlentherapie als auch auf Chemotherapie (Abbildung 7b). Vor dem Hintergrund der bis jetzt erreichten hohen Heilungsraten in den frühen Stadien sind die aktuellen Konzepte darauf ausgerichtet, weniger toxische Behandlungen zu entwickeln. Anthrazykline, die die Strahlentherapie in den frühen Stadien ersetzen können, werden reduziert. Demgegenüber werden in den Hochrisiko-Gruppen intensivierte Therapien untersucht. Die etablierten chemotherapeutischen Substanzen in der SIOP (Societé International d'Oncologie Pédiatrique) und NWTS (National Wilms Tumor Study Group) bestehen aus Vincristin, Actinomycin D und Doxorubicin (D'Angio 1989; Godzinski 1999; Green 1998). In der Therapie des Nephroblastoms werden in den USA und Europa unterschiedliche Therapiestrategien verfolgt. In den USA wird eine initiale vollständige Tumorentfernung und Nephrektomie empfohlen (Green 1991), während in Europa ohne Durchführung einer initialen PE oder Resektion eine neoadjuvante Chemotherapie und eine nachfolgende vollständige Resektion unter Einschluss der betroffenen Niere durchgeführt wird (Coppes 1992). Die Diagnosestellung beruht bei dieser Vorgehensweise ausschließlich auf der Bildgebung. Argumente für die primäre Resektion sind zum einen die histologische Sicherung des Befundes vor Beginn der systemischen Therapie sowie eine uneingeschränkte Beurteilbarkeit des Präparates ohne Beeinträchtigung durch eine vorangegangene zytostatische Behandlung.

Die ursprüngliche europäische Strategie einer präoperativen Strahlenbehandlung (SIOP-1-Studie), die zwar eine deutlich reduzierte Inzidenz einer perioperativen Tumorruptur mit abdomineller Aussaat und damit einer Verbesserung der Prognose erbrachte, wurde verlassen und durch eine präoperative Chemotherapie mit dem Ziel ersetzt, den Einsatz der Strahlentherapie einzuschränken (aktuell in 20 % der Fälle gegenüber 80 % bei der ersten SIOP-Studie) (Godzinski 1999; Tournade 1993).

Der Vorteil der präoperativen Chemotherapie liegt darin, das häufig sehr große Tumorvolumen zu reduzieren und hierdurch eine bessere Tumorresektion, vor allem in höherer Frequenz einer vollständigen Resektion zu erreichen. Hierdurch werden auch die Zahl der intraoperativen Tumorrupturen und die Häufigkeit operativer Komplikationen reduziert und weniger verstümmelnde Eingriffe sind möglich. Die dritte britische Studie UKW3 untersuchte beide Therapieansätze in einem randomisierten Setting (Mitchell 2006). Ziel der Studie war es zu definieren, ob Patienten, die eine präoperative Chemotherapie bei nichtmetastatischem Wilms-Tumor erhalten, eine günstigere Stadienverteilung aufweisen und somit insgesamt eine weniger intensive Behandlung erhalten im Vergleich zu Patienten, die mit einer sofortigen Nephrektomie behandelt werden, ohne dass hierbei das Therapieergebnis verschlechtert wird. Die Stadienverteilung konnte durch die präoperative Chemotherapie signifikant zugunsten früher Stadien verschoben werden im Vergleich zur sofortigen Nephrektomie. Diese Verbesserung führte dazu dass 20 % weniger Kinder eine Strahlentherapie oder Antrazykline erhielten. Ereignisfreies und Gesamtüberleben war in beiden Gruppen gleich mit 79,6 % bzw. 89 % nach fünf Jahren.

Die nachfolgende Therapie richtet sich nach der Histologie, dem Lymphknotenstatus und dem Resektionsstatus.

Strahlentherapie

Das Nephroblastom ist ausgesprochen strahlenempfindlich und die ersten Heilungen konnten mit einer alleinigen Strahlentherapie oder in Verbindung mit einer Operation erreicht werden. Gross konnte bereits in den 50er Jahren eine Überlegenheit der kombinierten Operation mit Strahlentherapie im Vergleich zur alleinigen Operation zeigen. In der Serie von Gross 1950, lag die Heilungsrate bei 15 %. Wurde die Operation durch eine Strahlenbehandlung der Tumorregion zwischen 18 und 40 Gy ergänzt, stiegen die Heilungsraten auf 50 %. Seit den 70er Jahren wird die Rolle der Strahlentherapie in den europäischen SIOP-Studien und in den amerikanischen NWT-Studien prospektiv untersucht mit dem Ziel der Indikationseinschränkung und auch von Dosisreduktionen. Die Bestrahlungsdosen werden risikoadaptiert zwischen 10 und 30 Gy gewählt. Die Bestrahlung sollte möglichst frühzeitig nach der Operation beginnen.

In der ersten NWTS-Studie konnte durch die Strahlentherapie des Tumorbettes bei Kindern über dem zweiten Lebensjahr ein signifikanter Vorteil im erkrankungsfreien Überleben im Vergleich zur alleinigen Operation gesehen werden (58 % vs. 77 %). Die SIOP-6-Studie untersuchte im Stadium II mit günstiger Histologie eine Bestrahlung mit 20 Gy im Tumorbettgebiet im Vergleich zu einer alleinigen Chemotherapie. Die Studie wurde wegen hoher Rückfälle im Tumorgebiet in der Gruppe ohne Bestrahlung abgebrochen (Tournade 1993). Heute ersetzen die Anthrazykline teilweise die Strahlentherapie, sodass in den derzeitigen amerikanischen und europäischen Konzepten auf eine Strahlentherapie in den frühen Stadien verzichtet wird und sich der Einsatz auf Patienten mit Hochrisikoprofil beschränkt. Damit kann das Spätfolgenrisiko gesenkt werden. In einer aktuellen Analyse der NWTS-3- und -4-Studien konnte gezeigt werden, dass die Strahlenbehandlung des Tumorbettes bei Vorliegen eines günstigen histologischen Typs keinen Vorteil bringt (Breslow 2006). Die Rückfallrate im Tumorbett lag nach Applikation von 20 Gy bei 0 %, nach 10 Gy bei 1,5 % und ohne Bestrahlung bei 1,8 %.

Eine Radiotherapie wird risikoadaptiert ab dem Stadium II eingesetzt. Nach einer Analyse des SIOP-9/GPOH-Protokolls erreicht jedoch die lokale Strahlenbehandlung risikoadaptiert eine Verbesserung der lokalen Tumorkontrolle (Flentje 1998). Hieraus resultierten detaillierte strahlentherapeutische Vorgaben für die Folgeprotokolle SIOP/GPOH Nephroblastom 93-01 und 2001. Die Bestrahlung des gesamten Abdomens sollte nach intraoperativer Tumorruptur durchgeführt werden. In einer Analyse der NWTS-3-und 4-Studien war das Risiko für einen abdominellen Rückfall um das dreifache erhöht (14 % ohne Bestrahlung im Vergleich zu 0 % nach Dosierungen zwischen 10 und 20 Gy (Kalapurakal 2005).

Dosiskonzepte

Der klassische Histologietyp („favorable histology") wird in den gegenwärtigen Protokollen mit Dosierungen zwischen 15 und 30 Gy (SIOP 5) bzw. 10 und 20 Gy (NWTS-Studien) behandelt werden (D'Angio 1989; Davies 1999). Innerhalb der NWTS- und SIOP-Studien erfolgten konsekutive Dosisreduktionen, wobei tendenziell in den amerikanischen Studien geringere Dosen zur Kontrolle appliziert werden (Tabelle XXIV). Nach COG-Empfehlungen wird im Stadium III und günstiger Histologie 10,8 Gy im Bereich der Tumorregion empfohlen. Bei Stadium III und diffuser Anaplasie 19,8 Gy. Bei Lungenmetastasen und günstiger sowie ungünstiger Histologie 12 Gy in acht Fraktionen.

Ganzlungenbestrahlung

Der Stellenwert der Ganzlungenbestrahlung wird kontrovers diskutiert. In der NWTS-3-Studie konnte eine konsequente, protokollgemäße Bestrahlung beider Lungen unabhängig vom Remissionsstatus auf Chemotherapie eine Vierjahres-rückfallfreie Überlebensrate von 71,9 % bei einer Gesamtüberlebensrate

Tabelle XXIV. Dosisverschreibungen in den SIOP- und COG-Protokollen, stratifiziert nach Risikoprofil und Metastasierungen. Konventionell fraktionierte Konzepte mit Einzeldosierungen zwischen 1,25 und 1,8 Gy.

Risikoprofil/Organe	SIOP	COG
Stadium I/II Günstige Histologien	Keine	Keine
Stadium I/III Günstiges Profil	14,4 Gy Boost bei Resttumor 10,8 Gy	10,8 Gy
Stadium I/III Ungünstige Profil	25,2 Gy Boost bei Resttumor 10,8 Gy	19,8 Gy
Lunge	15 Gy	12 Gy
Leber	Nur Tumorgebiet 19,5 Gy	Ganze Leber 19,8 Gy
Hirn	Ganzhirn: 25,5 Gy Boost 4,5 Gy (solitärer/singulärer Herd)	Ganzhirn: 21,6 Gy Boost 10,8 Gy (solitärer/singulärer Herd) Ganzhirn: 30,6 Gy (multiple Herde)

von 78,4 % für Kinder mit Lungenmetastasen und günstigem histologischem Subtyp (D'Angio 1989) sicherstellen. In der britischen UKW-2-Studie wurde hingegen nur ein Vierjahres-ereignisfreies Überleben von 70 % und eine Vierjahres-Gesamtüberlebensrate von 75 % erreicht, wobei 37 der 59 Patienten keine Bestrahlung, obwohl im Protokoll vorgeschrieben, erhalten haben (Mitchell 2000). In einer Analyse von de Kraker 1990 an europäischen Patienten konnte für dieses Stadium auch ohne Bestrahlung der Lungen ein Vierjahres-ereignisfreies Überleben von 83 % erreicht werden (de Kraker 1990). Demgegenüber lag die Vierjahres-ereignisfreie Überlebensrate in der NWTS-3 und -4-Studie nach Ganzlungenbestrahlung bei 89 % im Vergleich zu 80 % nach alleiniger Chemotherapie (Meisel 1999). Die pulmonale Rückfallrate lag bei 4 % (2 von 53 Kindern) nach Bestrahlung im Vergleich zu 16 % (6 von 37) nach alleiniger Chemotherapie. Vor diesem Hintergrund wird die Rolle der Ganzlungenbestrahlung sowohl in den amerikanischen als auch europäischen Protokollen weiterhin prospektiv untersucht.

Zielvolumen

Das Zielvolumen berücksichtigt die makroskopische Tumorausdehnung bei Diagnosestellung sowie die Tumortopographie zum Zeitpunkt der Operation. Es werden innerhalb der Therapieprotokolle standardisierte Felder empfohlen (Abbildung 8). Der Sicherheitsabstand beträgt 1–2 cm. Üblicherweise wird über ventro-dorsale, isozentrische Gegenfelder behandelt. Bei Bestrahlungen unter Einschluss der Wirbelsäule ist auf eine vollständige Erfassung der betroffenen Wirbelkörper zu achten, um Wachstumsasymmetrien zu vermeiden. Bei einer diffusen peritonealen Aussaat oder einer ausgeprägten Tumorruptur wird eine Ganzabdomenbestrahlung notwendig. Neben der Bestrahlung des Primärtumors wird die Radiotherapie zur Behandlung von pulmonalen Metastasen eingesetzt, wenn diese keine komplette Remission unter initialer Chemotherapie zeigen und nicht resektabel sind. Es sollte heute ein computergestützte Bestrahlungsplanung durchgeführt werden um Zielvolumenerfassung und Schonung der Risikoorgane zu optimieren.

Radiotherapiekonzept der Studie
SIOP/GPOH Nephroblastom 2001

– Indikation zur postoperativen lokalen Bestrahlung der Flanke:
  1. Histologisch intermediäre Malignität bei: Stadium III (Lymphknotenbefall, inkomplette Resektion, Tumorruptur).
  2. Hohe Malignität bei: Stadium II (Ausnahme blastemreicher Subtyp) und Stadium III
  3. Stadium IV und Stadium V entsprechend dem lokalen Befund (bzw. „lokalen Stadium").
– Indikation zur Bestrahlung des gesamten Abdomens:
  – Diffuser abdomineller Befall.
  – Prä- oder postoperative Tumorruptur (major rupture).

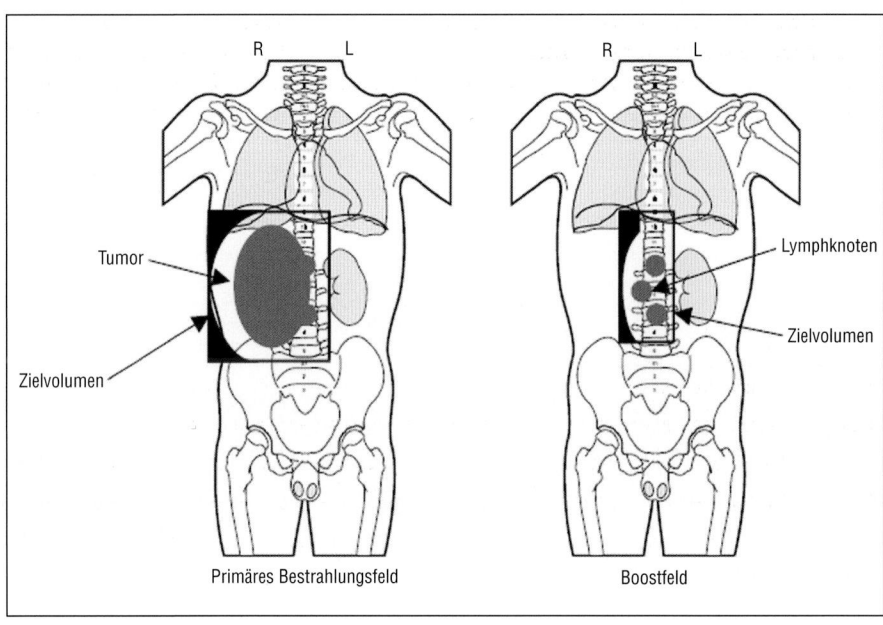

Abbildung 8. Schematische Darstellung der Feldanordnung bei der Strahlenbehandlung der rechten Flanke mit Boost der Paraaortalregion bei Vorliegen von Lymphknotenmetastasen (nach Ch. Rübe, Studie SIOP GPOH Nephroblastom 2001).

– Indikation zur Bestrahlung der Lunge bei Lungen-
metastasen:
Bei intermediärer Malignität: Nachweis von Rest-
tumor nach präoperativer Chemotherapie und ggf.
Metastasenresektion bei Fehlen einer kompletten
Remission 6 Wochen nach postoperativer Chemo-
therapie
– Indikation zur Bestrahlung der Leber:
  – Fehlende komplette Remission nach Chemothe-
  rapie.
  – Bei R1-Resektion von Lebermetastasen.
– Indikation zur Bestrahlung anderer Metastase:
Eine Indikation besteht immer.

Dosiskonzepte
– Stadium III intermediäre Malignität: Bestrahlung
der Flanke. $5 \times 1,8$ Gy pro Woche, 14,4 Gy. Boost
bei Resttumor nach Operation: 10,8 Gy, kumula-
tive Gesamtdosis: 25,2 Gy.
– Stadium II/III hohe Malignität: Bestrahlung der
Flanke. $5 \times 1,8$ Gy pro Woche, 25,2 Gy Boost bei
Resttumor nach Operation: 10,8 Gy, kumulative
Gesamtdosis: 36 Gy.
– Gesamtes Abdomen: Bestrahlung des gesamten
Abdomens. $5 \times 1,5$ Gy pro Woche 19,5 Gy ZVD.

Ggf. Boost je nach Indikation zur lokalen Flankenbe-
strahlung. Bei Kindern unter einem Jahr Dosisgrenze:
10–12 Gy (ED 1,25 Gy).
Gehirn: Bestrahlung des Zerebrums. $5 \times 1,5$ Gy pro
Woche, 25,5 Gy, Boost 4,5 Gy.
Leber: Bestrahlung der Lebermetastase (Tumorge-
biet mit Sicherheitsabstand 2,0 cm) $5 \times 1,5$ Gy pro
Woche 19,5 Gy
Lunge: Bestrahlung der gesamten Lunge. $5 \times 1,5$ Gy
pro Woche, 15,0 Gy, Boost 10–15 Gy (Rücksprache
Studienzentrale Homburg, C. Rübe).
Knochenmetastasen: Bestrahlung der Skelettmetas-
tase. $5 \times 3,0$ Gy pro Woche, 30,0 Gy.

Neuroblastom

Das Neuroblastom bildet ca. 10 % aller malignen
Erkrankungen im Kindesalter. Im Säuglings- und
Kleinkindesalter gehört er zu den häufigsten Tumoren. 40 % aller Tumoren treten bis zum ersten, 90 %
aller Tumoren bis zum sechsten Lebensjahr auf. Charakteristisch für das Neuroblastom sind eine MIBG-
Anreicherung und eine erhöhte Katecholaminaus-
scheidung.

Klinische Symptomatik

Tumoren entstehen entlang des Grenzstranges, in
25–30 % der Fälle abdominell und in 15–20 % im
thorakalen und zervikalen Bereich. Metastasen treten vor allem im Knochenmark und den Knochen
auf, seltener in den regionären Lymphknotenstationen. Die Symptomatik wird vorwiegend durch die
Lage des Primärtumors und etwaige Metastasen
bedingt. Durch Infiltration der Neurofiramina kann
es zu einer Querschnittssymptomatik kommen und
bei Tumorlokalisation im oberen Mediastinum bzw.
Halsbereich zu einer Horner-Symptomatik mit Myo-
sis, Ptosis und Enophthalmie. Zusätzlich können pulmonale Symptome wie Husten, Pneumonien oder
Luftnot auftreten.

Stadieneinteilung

Die internationale Stadieneinteilung des Neuroblas-
toms richtet sich nach chirurgischen und histologischen Kriterien, dabei sind die Stadien I–III lokalisiert, das Stadium IV disseminiert (Tabelle XXV).
Etwa 60 % der Patienten haben eine initial metastasierte Erkrankung. Eine prognostische Sonderstellung nimmt dabei das Stadium IVs ein, das bei Kindern unter einem Jahr auftritt und eine Disseminierung in Haut, Leber oder Knochenmark zeigt.

Tabelle XXV. INSS-Stadieneinteilung (INSS: International Neuroblastoma Staging System).

Stadium	Definition
I	Lokalisierte Tumorerkrankung mit makroskopisch kompletter Entfernung
IIa	Lokalisierte Tumorerkrankung mit makroskopisch inkompletter Entfernung
IIb	Lokalisierte Tumorerkrankung mit oder ohne makroskopisch kompletter Entfernung und Befall von Lymphknoten
III	Nicht resektabler unilateraler Tumor mit Überschreiten der Mittellinie mit oder ohne Lymphknotenbefall
IV	Disseminierter Tumor in Fernlymphknoten, Knochen, Knochenmark, Leber, Haut und andere Organe, ausgenommen Stadium IVs
IVs	Lokalisierter Primärtumor bei Säuglingen im 1. Lebensjahr mit Dissemination in Haut, Leber und/oder das Knochenmark

Diagnostik

Im Mittelpunkt steht die Kernspintomographie, die die Lokalisation und die Ausdehnung des Tumors klar darstellen kann. Zu den labordiagnostischen Maßnahmen gehört die Messung von Katecholamin im Urin und ihren Metaboliten (verändert in 90 % der Fälle). Die MIBG-Szintigraphie ist in der Lage, die Gesamtausdehnung unter Einschluss von Metastasen darzustellen. Sie bietet eine Sensitivität und Spezifität von ca. 90 %. Die Tumoren exprimieren typischerweise Somatostatin-Rezeptoren, sodass Oktreotid-Jod-123-Szintigraphien zunehmend eingesetzt werden. Die Expression dieser Rezeptoren stellt einen günstigen prognostischen Faktor.

Prognostische Faktoren

Im Mittelpunkt stehen das Alter zum Zeitpunkt der Diagnose und das Erkrankungsstadium. Das Gesamtüberleben über alle Stadien bei den Kindern unter einem Jahr liegt bei etwa 90 %. Die bisherigen konventionellen Therapien erreichen ein langfristiges Überleben im Stadium I von 80–90 %, Stadium II 60–70 %, Stadium III 40 % und Stadium IV von 23 %, im Stadium IVs nach den Ergebnissen der NB 79 und 90 Studie von 80 %. Ein wesentlicher prognostischer Faktor für das Stadium IV ist das Alter (Berthold 1994; Castleberry 1997). Das Gesamtüberleben über alle Stadien bei den Kindern unter einem Jahr liegt bei etwa 90 %. Bei älteren Kindern sinkt das Überleben auf 60 % ab. Im Stadium IV liegt nach dem Register der European Group for Bone Marrow and Stemcell Transplantation ein Gesamtüberleben nach fünf Jahren für die Altersgruppe unter einem Jahr bei 63 %, im Alter von einem bis zwei Jahren bei 41 % und nur bei 24 % für ältere Kinder. Prognostisch relevant sind molekulare Faktoren wie N-myc-Amplifikation, Telomeraseaktivität u. a. sowie die klinischen Faktoren Alter, Stadium, Vorhandensein bedrohlicher Symptome und das Volumen des in situ verbliebenen Tumorrestes (Brodeur 1995; Poremba 1999).

Therapeutisches Management

Die operative Entfernung lokalisierter Tumormassen ist eine Voraussetzung für die Heilung. Häufig ist dies primär ohne hohes Risiko möglich. Durch den Einsatz einer initialen Chemotherapie kann bei ausgedehnten Tumoren auf riskante Eingriffe verzichtet werden und der Tumor in einer Second-look Operation reseziert werden. Bei isolierter Erkrankung (Stadium I) erreicht die alleinige Chirurgie ohne weitere Therapie eine Überlebensrate von ca. 90 %. Bei lokalisierten Tumoren steht die Operation im Mittelpunkt. In der Regel werden Therapien nach Risikostratifikation durchgeführt, die sich heute neben dem Stadium auch an molekulargenetischen Faktoren orientiert (n-myc-Amplifikation).

Diese Tumoren sind oft sehr chemo- und strahlenempfindlich. Weiterhin kann es zu Spontanremissionen kommen, sodass eine Wait-and-see-Strategie bei günstigen Prognosefaktoren vertreten werden kann. Spontanremissionen sind jedoch auch nach mikroskopisch oder makroskopisch inkompletter Resektion ohne weitere Therapie in den lokalisierten Stadien I–III bei Kindern bis einem Jahr beobachtet worden (Kushner 1993). Derzeitige Therapieprotokolle beinhalten eine Stratifizierung entsprechend anderer prognostischer Faktoren (n-myc-Amplifikation) und beinhalten intensive chemotherapeutische Protokolle bis hin zur Knochenmarktransplantation (Berthold 1994; Castleberry 1997; Ladenstein 1998; Matthay 1999).

Hochdosistherapien

Eine amerikanische Studie untersuchte randomisiert eine intensive Chemotherapie, Strahlentherapie und autologe Stammzelltransplantation sowie 13-cis-Retinsäure bei Hochrisiko-Medulloblastom. Das Protokoll schloss eine Ganzkörperbestrahlung zur Konditionierung mit $3 \times 3,3$ Gy an drei aufeinander folgenden Tagen ein. Der Protokollteil mit der Knochenmarktransplantation zeigte einen signifikanten Vorteil im ereignisfreien Überleben. Wurde die Behandlung mit 13-cis-Retinsäure verbunden, wurde ein Dreijahres-ereignisfreies Überleben von 55 % im Vergleich zu 18 % nach alleiniger konventioneller Chemotherapie erreicht (Matthay 1999).

In der randomisierten europäischen Neuroblastomstudie ENSG-1 wurde ein Hochdosis-Protokoll mit autologer Knochenmarktransplantation und konventioneller Chemotherapie randomisiert verglichen. Das Fünfjahres-ereignisfreie Überleben lag in der Hochdosis-Therapiegruppe (Melphalan) bei 38 % im Vergleich zu 27 % in der konventionell therapierten Gruppe. Das Protokoll enthielt keine Ganzkörperbestrahlung (Pritchard 2005).

In einer großen deutschen Serie mit alleiniger myoablativer Megatherapie unter Einschluss einer autologen Knochenmarktransplantation lag das Dreijahresereignisfreie Überleben bei 47 %. Die therapiebedingte Todesrate war mit zwei Fällen sehr gering.

Das Protokoll schloss eine lokale Radiotherapie zwischen 36 bis 40 Gy zu residuellem aktivem Tumor ein. Das Konzept war der konventionellen Erhaltungstherapie im ereignisfreien und Gesamtüberleben signifikant überlegen (Berthold 2005).

Strahlentherapie

Obwohl das Neuroblastom strahlensensibel ist, bleibt der Einfluss der Radiotherapie auf das Überleben der Patienten begrenzt. In der NB-90-Studie beschränkte sich die Strahlenbehandlung auf Kinder mit Neuroblastom im Stadium III (inkomplett resezierter Tumor/regionäre Lymphknotenbeteiligung, „Hochrisiko"-Patienten oder im Stadium IV mit Knochenmetastasen), die jedoch keinen gesicherten Vorteil zeigte, sodass im folgenden, deutschen, Therapieprotokoll NB-97 nur bei persistierendem Tumor unter Chemotherapie eine lokale Strahlentherapie mit jedoch erhöhter Dosierung angeschlossen wurde.

Die Positionierung der Strahlentherapie im stadienadaptierten Gesamtmanagement ist jedoch weiterhin noch unklar und erfordert weitere Forschung. So scheint in den aktuelleren Hochdosisprotokollen die lokale Tumorkontrolle bei persistierender Erkrankung von zunehmender Bedeutung zu sein. Nach einer Analyse der NB-97-Studie scheint die externe fraktionierte Radiotherapie bei unzureichendem Ansprechen auf Chemotherapie einen Vorteil in der lokalen Tumorkontrolle, dem ereignisfreien Überleben sowie dem Gesamtüberleben zu erreichen (Simon 2006). Die lokale Radiotherapie mit einer Dosis von 36 Gy erreichte bei persistent aktivem Tumor ein Dreijahres-ereignisfreies Überleben von 100 % und eine Dreijahres-Überlebensrate von 100 % im Vergleich zu 20 % ereignisfreie Überlebensrate ohne Bestrahlung. Das nach Chemotherapie aktive Resttumor-Volumen wurde im Vergleich zu anderen Studien höher dosiert bestrahlt. Dieses Bestrahlungskonzept wurde daraufhin in die Nachfolgestudie NB 2004 integriert.

In der Serie von Bradfield wurde eine dreidimensionale konformale Radiotherapie bis zu einer Dosis von 21 Gy eingesetzt. Nur einer von 21 Patienten zeigte einen lokalen Rückfall. In der Serie von Kushner lagen die lokalen Rückfälle nach 36 Monate bei 10,1 % nach Anwendung einer hyperfraktionierten lokalen Strahlentherapie bis 21 Gy (2 × 1,5 Gy pro Tag) (Kushner 2001; Bradfield 2004). Die Daten illustrieren, dass auch bei Hochrisiko-Patienten eine lokale Strahlentherapie von über 20 Gy zu einer deutlich verbesserten lokalen Tumorkontrolle führt und möglicherweise mit einer signifikant verbesserten Überlebensrate verbunden ist.

Bei Hochrisiko-Neuroblastom kann die Kombination Knochenmarktransplantation in Verbindung mit Ganzkörperbestrahlung eine signifikant verbesserte Überlebensrate erreichen. In der CCG-3801-Studie, die 539 Patienten einschloss, konnte durch Chemotherapie, gefolgt von einer lokalen Bestrahlung mit 10 Gy im Vergleich zu einer autologen Knochenmarktransplantation mit zusätzlich 10 Gy Ganzkörperbestrahlung (3 × 3,3 Gy) eine lokoregionale Rückfallrate von nur 33 % nach Ganzkörperbestrahlung im Vergleich zu 51 % nach alleiniger lokaler Bestrahlung erreichen. Die korrespondierenden Fünfjahres-ereignisfreien Überlebensraten lagen bei 36 bzw. 50 Patienten nach initialer kompletter Tumorresektion und 28 vs. 49 % nach inkompletter Resektion (Haas-Kogan 2003). Weiterhin wird die perkutane Radiotherapie in der palliativen Therapiesituation erfolgreich eingesetzt (Berthold 1994).

Gesamtdosis

Die Festlegung einer optimalen Dosierung ist beim Neuroblastom problematisch. Nach früheren Erfahrungen reichen bei Kindern unterhalb des ersten Lebensjahres offenbar schon Dosierungen zwischen 9 und 18 Gy aus, um eine vollständige Remission der Erkrankung zu erreichen. Da dieser Tumor zudem zu einer spontanen Remission neigt, kann diese Rückbildungstendenz mit der Einleitung eines strahleninduzierten Differenzierungsprozesses erklärt werden. Bei älteren Kindern scheinen Dosierungen von 30–40 Gy notwendig zu sein, um eine lokale Tumorkontrolle zu erreichen.

Therapiefelder

Die Strahlentherapiefelder umfassen die initiale Tumorausbreitung gefolgt von einer anschließenden Aufsättigung des Hauptrisikogebietes (postoperative Tumorreste). Entsprechend den Therapiefeldern beim M. Hodgkin und Nephroblastom wird der mitbestrahlte Wirbelsäulenanteil vollständig in das Therapiefeld integriert. Üblicherweise erfolgt eine Strahlentherapie über ventro-dorsale Gegenfelder unter Ausblockung von Risikoorganen (Lunge, Leber, Nieren).

*Radiotherapiekonzept der Neuroblastomstudie
NB 2004*

Die externe fraktionierte Radiotherapie der primären Tumorregion wird auf Patienten mit mittlerem Hochrisikoprofil bei aktivem residuellem primärem Resttumor nach Induktions-Chemotherapie und Operation beschränkt. Die Entscheidung fällt vor der Erhaltungstherapie. Residueller Tumor wird definiert als MIBG-positiv bei Kontrast bzw. Kontrastmittelanreicherung im MR. Das Zielvolumen umfasst den aktiven residuellen Tumor mit einem Sicherheitssaum von 1–2 cm. Eine Gesamtdosis zwischen 36 und 40 Gy mit einer Fraktionierung von 1,62 Gy ist vorgesehen. Das Protokoll enthält detaillierte Angaben zur Dosisbeschränkung in den Risikoorganen für die computergestützte Therapieplanung. In diesem Protokoll ist ferner eine Behandlung mit Jod-131-MIBG, für Patienten mit Hochrisikoprofil und residuellem Tumor vorgesehen, der nach Induktionschemotherapie weiterhin eine deutlich erkennbare MIBG-Anreicherung zeigt. Die Applikation ist mit einer kumulativen Ganzkörperbelastung von ca. 2,0 Gy verbunden.

Retinoblastom

Das Retinoblastom gehört zu den häufigsten malignen intraokularen Tumoren im Kindesalter. Beide Augen, selten auch die Pinealisregion (Retinoblastoma triloculare) können beteiligt sein. Die Inzidenz weltweit beträgt ca. 1 auf 18 000 Lebendgeborene. Es besteht eine genetische Prädisposition mit Kennzeichnung durch den Verlust beider Allele des Retinoblastom-Gens RB1 in einer Retinazelle, die vorkommen kann durch:

– Vererbung von Vater oder Mutter, die konstitutionelle Genträger sind.
– Eine De-novo-Mutation während der Gametogenese.
– Somatische Mutation in der Retinazelle.

Die Individuen mit bilateralem Retinoblastom oder multifokalem unilateralem Retinoblastom werden als Träger einer konstitutionellen Mutation angesehen, die autosomal dominant vererbt wird. Hierdurch wird eine entsprechende genetische Beratung notwendig.

Klinische Symptome

Die häufigsten Symptome, die zur Diagnose eines Retinoblastoms führen, sind die Leukokurie, eine neu aufgetretene Schielstellung oder auch Schmer-zen, bedingt durch Sekundärglaukom (selten). In der Literatur wird häufig ein Katzenauge erwähnt, das von den Eltern durch ein Schimmern im Auge beschrieben wird. Typische Symptome sind:
– Leukokorie.
– Strabismus.
– Raumforderung.
– Entzündungszeichen.
– Sekundärglaukom (selten).
– Visusverschlechterung (selten).
– Regionäre Lymphknotenmetastasen/ZNS-Beteiligung (Invasion/Meningeosis).

Diagnostik/Bildgebung

Im Mittelpunkt steht die Ultraschall-Untersuchung, die eine exakte Ausdehnung innerhalb der Orbita erlaubt. Die Kernspintomographie sollte zum Ausschluss einer trilokulären Manifestation sowie zur Abgrenzung etwaigen extraokularen Tumorwachstums durchgeführt werden.

Therapiemodalitäten

Kleinere Tumoren unter 4 mm Ausdehnung und 2 mm Dicke ohne Ausbreitung im Glaskörper oder Beteiligung des Nervus opticus können durch Laser-Fotokoagulation oder Kryotherapie effektiv behandelt werden. Bei größeren Tumoren ist die Brachytherapie indiziert. Die Chemotherapie kann zur Größenreduktion intraokularer Tumoren zum Einsatz kommen, aber auch als adjuvante Maßnahme bei histologisch nachgewiesenem Tumorwachstum in die Sklera oder in den postlaminären Nervus opticus oder bei einer massiven Infiltration der Aderhaut eingesetzt werden. Eine Exenteratio ist bei fortgeschrittenen Tumoren und völligem Sehverlust zu überlegen.

Brachytherapie

Die Brachytherapie, z. B. mit Ruthenium-Applikatoren, wird nur an wenigen Zentren durchgeführt, unter anderem in Deutschland in Essen. Die Essener Arbeitsgruppe behandelte 134 Patienten mit Ru-106-Brachytherapie und erreichte eine Fünfjahres-Tumorkontrollrate von 94,4 %. Ein Erhalt des Auges konnte in 86,5 % der Fälle erreicht werden. Eine Retinopathie trat nach fünf Jahren in 21,5 % der Fälle auf, eine Optikusneuropathie in 21,1 % der Fälle sowie eine Katarakt nach zehn Jahren in 54,3 % der Fälle (Schüler 2006). Shields behandelte 141 Kinder mit Retinoblastom mit einer Plaque-Therapie (Jod-125, Ruthenium-106, Kobalt-60 und Iridium-192). Die Erkrankungskonstellationen waren sehr heterogen und schlossen rezidivierende Tumoren mit ein, die unterschiedlichste, teilweise intensive Vorbehandlung unter Einschluss externer Bestrahlungen erhalten hatten. Die lokale Tumorkontrolle nach fünf Jahren lag bei 79 %. Die Nebenwirkungsprofile waren demzufolge nicht unerheblich mit 42 % Retinopathie, 25 % Makulopathie, 2 % Papillopathie, 31 % Katarakt, 11 % Glaukom (Shields 2001).

Externe Strahlentherapie

Aufgrund des Potenzials zur Sekundärmalignomentstehung wurde Ende der 90er Jahre die externe fraktionierte Radiotherapie zunächst verlassen. In den zuletzt publizierten Daten von Blach (1996), an 132 Kindern, wobei in 104 Fällen ein bilateraler Befall vorlag, konnte bei einem Dosiskonzept zwischen 35 und 50 Gy mit lateralen Feldern eine Achtjahreslokale Tumorkontrolle von 84 % erreicht werden, unter Verwendung einer anterioren Bestrahlungstechnik nur in 37 % der Fälle. Das Gesamtüberleben lag bei 94 % unter Verwendung der lateralen Photonentechnik für die Reese-Ellsworth-Klassifikation I–III. In 22 % der Fälle entstand eine Katarakt. Die Indikation zur perkutane externen Radiotherapie orientiert sich derzeit an den Möglichkeiten anderer Lokaltherapien mit Brachytherapie, Kryotherapie oder Thermotherapie. Sind diese Verfahren nicht anwendbar, kommt eine perkutane Radiotherapie in Betracht. Prinzipiell eröffnen die modernen Bestrahlungstechniken, vor allem die Protonentherapie, die Möglichkeit der initialen Radiotherapie, der jedoch hinsichtlich der Notwendigkeit einer Narkose für die Therapie begrenzt sein wird.

Bestrahlungstechnik

In der Literatur werden für die externe fraktionierte Radiotherapie sehr unterschiedliche Bestrahlungstechniken empfohlen. Im Mittelpunkt standen laterale Felder mit Elektronen oder auch Photonen, ebenso auch ventrale Felder mit einem zentralen Linsenblock. Wesentlich ist bei den in der Regel narkotisierten Kindern eine exakte Ausrichtung des Bulbus, die mit speziellen Halterungssystemen auf Kontaktlinsenbasis erreicht werden kann. Heute setzen sich zunehmend 3-D-konformale oder intensitätsmodulierte Techniken und auch Protonen durch. Zu den wesentlichsten radiosensitiven Organen gehören die Tränendrüse, die Cornea und die Linse sowie auch die knöcherne Begren-

zung der Orbita. Im Vergleich zu den bisherigen Techniken scheint die Protonentherapie den besten Kompromiss zwischen Zielvolumenerfassung und Schonung der Risikoorgane zu erreichen (Lee 2005). In einer vergleichenden Untersuchung zwischen 3-D-konformaler Radiotherapie, IMRT und Protonenbestrahlung konnte die Anwendung von Protonen die beste Erfassung des Zielvolumens in Kombination mit einer optimalen Schonung von Normalgewebe erreichen. Das orbitale Knochenvolumen, das eine Dosis von mehr als 5 Gy erhielt, betrug lediglich 10 % im Vergleich zu 25 % für die 3-D-konformale Behandlung und 69 % für die intensitätsmodulierte Radiotherapie. 51 % des Knochenvolumens wurde einer Dosis von über 5 Gy bei Anwendung von herkömmlichen Stehfeldern ausgesetzt, wenn kein Linsenblock angewandt wurde bzw. 65 % unter Verwendung eines Linsenblockes. Die IMRT scheint einen Vorteil bei der Schonung der Tränendrüse zu bieten im Vergleich zu den herkömmlichen konventionellen Techniken (Reisner 2007).

Dosisverschreibung

Die Dosisverschreibungen, die die einzelnen Arbeitsgruppen angewandt haben, sind teilweise sehr heterogen und bewegen sich zwischen 35 und 60 Gy (Blach 1996). Als Dosisverschreibung werden derzeit 42 bis 46 Gy mit einer Fraktionierung von 1,8 bis 2 Gy empfohlen. Ein wägbares Risiko für eine radiotherapiebedingte Chorioretinitis scheint bei Dosierungen ab 50 Gy aufzutreten. Die Radiotherapie sollte den Tumor tragenden Anteil des Auges und mindestens 1 cm des Nervus opticus einschließen.

Chemotherapie

Die Tumoren sind häufig aufgrund fortgeschrittenen Tumorwachstums initial für eine lokale Therapiemaßnahme also auch Radiotherapie nicht geeignet, sodass sich in den letzten Jahren eine Chemotherapie zur Größenreduktion etabliert hat. Als Substanzen wurden Vincristin, Etoposid und Carboplatin eingesetzt (Shields 2005). In einer Serie von Shields (2005) erhielt einer Behandlungsgruppe ausschließlich eine Chemotherapie ohne folgende Lokalbehandlung im Vergleich zu einer kombinierten Therapie. Die Rückfallraten nach alleiniger Chemotherapie lagen nach vier Jahren bei 35 % im Vergleich zu 17 % nach kombinierter Behandlung. Hierbei wurden Thermotherapie, Kryotherapie oder eine Brachytherapie eingesetzt.

Nasopharynxkarzinom

Nasopharynxkarzinome im Kindesalter sind selten und stellen 1 % der Tumoren im Kindesalter. Ca. 10–15 % der Nasopharynxkarzinome treten bei Patienten unterhalb des 30. Lebensjahres auf. Histologisch bestehen sie fast immer aus undifferenzierten Karzinomen und einer lymphoepithelialen Komponente („Schmincke-Tumoren"). Die EPV-Assoziierung ist deutlich häufiger als im Erwachsenenalter. Zum Zeitpunkt der Diagnose liegt in der überwiegenden Mehrheit eine lokoregionäre Lymphknotenmetastasierung vor mit einer hohen Rate von Fernmetastasen. In der NPC-91-GPOH-Studie zeigten fünf von 64 Kindern Metastasen in Skelett und der Lunge. 58 Kinder zeigten eine ausgedehnte Lymphknotenmetastasierung. Typ-I-Interferone scheinen einen besonders hohen Stellenwert in der Behandlung des virusassoziierten Nasopharynxkarzinoms zu haben, eine Substanz, die in dem prospektiven GPOH-Protokoll eingesetzt wurde.

Klinisches Erscheinungsbild

In der Altersgruppe der Kinder beträgt das mittlere Alter bei Manifestation 14 Jahre, wobei Jungen häufiger betroffen sind als Mädchen. Der Tumor entsteht meist in der Rosenmüller'schen Grube und breitet sich von dort über den Pharynx aus. Die häufigsten klinischen Symptome sind eine nasale Obstruktion, Epistaxis, Otitis und Schmerzen im Gesichts-Hals-Bereich.

Bei der körperlichen Untersuchung findet man häufig eine bilaterale Lymphadenopathie, gelegentlich auch Hirnnervenausfälle.

Diagnostische Maßnahmen

Im Mittelpunkt steht die Kernspintomographie, vor allem zur Erfassung einer möglichen Infiltration der Schädelbasis. Ein Thorax-CT zum Ausschluss von Lungenmetastasen und eine Skelettszintigraphie zum Ausschluss von Knochenmetastasen.

Therapiekonzept

Aufgrund der Lokalisation und des Ausbreitungsmusters beschränkt sich die Operation auf die Biopsie mit Histologiegewinnung. Heute haben sich ähnlich wie bei Kopf-Hals-Tumoren im Erwachsenenalter Radiochemotherapiekonzepte durchgesetzt (Wolden 2000). Häufig erfolgt eine neoadjuvante Chemotherapie.

In einer argentinischen Serien erhielten elf Kinder vor Radiotherapie drei Kurse 5-FU und Bleomycin Cisplatin, gefolgt von einer Strahlenbehandlung von 45 Gy im Bereich der regionären Lymphabstromgebiete und bis 61,2 Gy im Bereich der befallenen Tumorregionen. Nach einer medianen Nachbeobachtung von 63 Monaten lag das erkrankungsfreie Überleben bei 61 % und das Gesamtüberleben bei 91 %. In der retrospektiven Analyse von Wolden erhielten 13 Kinder eine alleinige Bestrahlung und 20 Kinder eine kombinierte Radiochemotherapie. Die Zahnjahres-metastasenfreien und Gesamtüberlebensraten lagen bei 77 % bzw. 68 % und 58 %. Die zusätzliche Chemotherapie hatte keinen Einfluss auf die lokoregionäre Kontrolle, konnte jedoch signifikant das Risiko für eine Fernmetastasierung reduzieren (von 57 % auf 16 %). Die kombinierte Therapie erreichte eine deutliche Verbesserung der erkrankungsfreien Überlebensraten und auch Gesamtüberlebensraten, 35 % vs. 84 % bzw. 33 % vs. 78 % (Wolden 2000). Dosierungen über 60 Gy im Tumorgebiet

Tabelle XXVI. Internationale Serien zur Behandlung des Nasopharynxkarzinoms im Kindesalter: Therapiekonzepte und Ergebnisse.

Autor	Studientyp	Pat.	Konzept	Region/Dosis	EFÜ	ÜL	Nachbeob.
Zubizarreta 2000	Retrosp.	11	Chx. vor RT	LAG: 45 Gy TU: 61,2 Gy	61 % (6 J.)	61 % (6 J.)	63 Mon.
Wolden 2000	Retrosp.	13 20	Nur RT RT Chx.	LAG: 45 Gy TU: 60 Gy	35 % 84 % (10 J. EF)	36 % 76 %	k.A.
Mertens 2005	Prosp. (NPC-91)	54	Chx. vor RT Interferon n. RT	LAG: 45 Gy TU: 59,4 Gy	91 %	95 %	42 Mon.
Orbach 2008	Retrosp.	34	Chx. vor +/– nach RT	LAG: 45–50 Gy TU: 60–66 Gy	75 % (5 J.)	73 % (5 J.)	85 Mon.

Chx.: Chemotherapie, RT: Radiotherapie, LAG: Lymphabstromgebiete, TU: Tumorregionen, EFÜ: ereignisfreies Überleben, EF: erkrankungsfreies ÜL: Gesamtüberleben, J: Jahre, k.A.: keine Angaben

waren mit einer signifikant verbesserten Tumorkontrolle verbunden (Tabelle XXVI).

Die weltweit größte, prospektive Therapieoptimierungsstudie für Kinder und Jugendliche mit Nasopharynxkarzinom (NPC-91-GPOH) konnte mit einer neoadjuvanten Chemotherapie (3 Zyklen 5-Fluorouracil, Methotrexat und Cisplatin gefolgt von einer risikoadaptierten Strahlentherapie und anschließender adjuvanter Interferongabe, die vor allem bei EBV positiven Tumoren hochwirksam sein soll, nach einer mittleren Nachbeobachtungszeit von 48 Monaten ein krankheitsfreies Überleben von 91 % und eine Gesamtüberlebensrate von 95 % erreichen (Mertens 2005). Das Folgeprotokoll (NPC-2003-GPOH) implementiert moderne Bestrahlungsplanungskonzepte sowie im Stadium III/IV eine kombinierte Radiochemotherapie (Cisplatin) nach neoadjuvanter Chemotherapie (Cisplatin und 5-Fluorouracil). Zusätzlich findet ein prospektives Qualitätssicherungsprogramm statt. Der Bestrahlungsplan wird von dem lokalen Radioonkologen erstellt und dem Referenzstrahlentherapeuten zusammen mit den kompletten diagnostischen Daten zugesandt. Vor Beginn der Radiotherapie erfolgt eine Rückbestätigung des Referenzzentrums.

Seltene Tumorerkrankungen

Langerhans-Zell-Histiozytose

Lichtenstein hat 1953 das eosinophile Granulom des Knochens, die Abt-Letterer-Siwe-Erkrankung und den Morbus Hand-Schüller-Christian unter dem Begriff histiozytärer Proliferation, deren Ätiologie nicht bekannt ist, zusammengefasst (Histiozytosis X). Entsprechend der heutigen Kenntnis der Subklassen histiozytärer Zellen werden diese Krankheitsbilder auf die antigenpräsentierenden Langerhans-Zellen zurückgeführt und als Klasse-I-Histiozytosen bezeichnet (Favara 1991). Generalisierte Krankheitsbilder mit Beteiligung mehrerer Organe sind bei Säuglingen und jüngeren Kindern häufig. Im Gegensatz zu den histologisch und klinisch monomorphen Erkrankungen, deren Altersgipfel zwischen dem vierten und siebten Lebensjahr liegt, haben sie eine schlechtere Prognose. Disseminierte Krankheitsbilder werden chemotherapeutisch behandelt. Die Erfolgskontrolle jeder Behandlung der Langerhans-Zell-Histiozytose ist schwierig, da Spontanremissionen nicht selten sind.

Das isolierte eosinophile Granulom des Knochens ist der typische Vertreter des monomorphen Krankheitstypes der LCH. Es kann solitär oder multipel vorkommen. Typische Lokalisationen sind Schädel, lange Röhrenknochen, Wirbelsäule und Beckenknochen. Da es sehr strahlensensibel ist, sind Strahlendosen von 5–12 Gy ausreichend, um eine Remission zu erzielen. Wegen der guten Prognose und der häufigen spontanen Remission muss im Einzelfall entschieden werden, ob eine Therapie überhaupt notwendig ist.

Ist die operative Entfernung des Granuloms möglich, so müssen die Vor- und Nachteile der Strahlentherapie und der chirurgischen Behandlung gegeneinander abgewogen werden, um das risikoärmste Verfahren zu wählen. Osteolytische Knochenbezirke durch ein eosinophiles Granulom in statisch besonders belasteten Skelettabschnitten wie Wirbelsäule oder Beinknochen sind eine besondere Domäne der Strahlentherapie.

Hirnmetastasen

Das Auftreten von Hirnmetastasen ist selten, gehört aber zu den schwerwiegendsten Komplikationen bei Tumoren im Kindesalter. Sie wird in der Regel von einer Tumorprogredienz außerhalb des ZNS begleitet und findet sich in 13 % der Autopsiefälle (Graus 1983; Johnson 1996). Häufig liegen gleichzeitig Lungenmetastasen vor (Bouffet 1997). Im Gefolge intensiver Systemtherapien, die erfolgreich die Erkrankung außerhalb des ZNS kontrolliert scheint die zerebrale Metastasierung ähnlich wie im Erwachsenenalter zunehmend häufiger aufzutreten (Bouffet 1997). Zu den häufigsten Primärtumoren gehören das Osteosarkom, Rhabdomyosarkom, Neuroblastoma und Ewing-Sarkom. Hirnmetastasen beim Nephroblastom scheinen seltener zu sein (Tabelle XXVII). In der Altersgruppe über 15 Jahre treten sie bei Keimzelltumoren häufiger auf (12,5 % in der Serie von Kebudi (2005)).

Das Intervall zwischen Diagnose des Primärtumors und dem Auftreten von Hirnmetastasen beträgt in der Mehrheit ca. sechs Monate (Graus 1983; Deutsch 2002; Kebudi 2005; Lowis 1998; Shaw 1992). Auch Intervalle bis zu 16 und 22 Monaten werden beschrieben (Bouffet 1997; Deutsch 2002).

Klinische Symptome

Die Mehrheit der Metastasen tritt supratentoriell auf. Die Lokalisation bestimmt das klinische Erscheinungsbild. Das Auftreten neurologischer Symptome ist in der Regel rasch. Zu den üblichen Symptomen gehören (Kebudi 2005; Paulino 2003):

Tabelle XXVII. Inzidenz von Hirnmetastasen bei soliden Tumoren.

Autor	Ewing-Sarkom	Weichteilsarkome	Osteosarkom	Neuroblastom	Wilms-Tumor
Graus 1983	2/12	3/21	5/38	0/39	–
Bouffet 1997	3/54	1/53	3/66	3/160	1/78
Paulino 2003	6/105	9/187	5/106	9/113	1/100
Kebudi 2005	4/84	3/115	5/81	–	2/43
Shaw 1992	–	–	–	44/950	–
Lowis 1998 UKW 1, 2, 3	–	–	–	–	7/1249
Parasuraman 1999	11/335	10/419	–	–	–
Total	26/540 (4,4 %)	26/795 (3,2 %)	18/291 (6,2 %)	56/1262 (4,4 %)	11/1470 (0,75 %)

– Krampfanfälle (in bis zu 60 % der Fälle).
– Lethargie.
– Symptome eines erhöhten intrakraniellen Drucks (Kopfschmerzen, Übelkeit, Erbrechen).
– Sprachstörungen.
– Fokal motorische Defizite bis hin zur Hemiparese.
– Doppelbilder.
– Hirnnervenausfälle.

Bildgebung

Im Mittelpunkt steht die Kernspintomographie, die zuverlässiger als die Computertomographie die Anzahl der Metastasen und das Vorkommen im Hirnstamm und der hinteren Schädelgrube darstellen kann. In Einzelfällen (Notfall) kann zum Ausschluss einer Blutung und/oder Einklemmung eine Computertomographie angefertigt werden.

Therapiekonzept

Im Mittelpunkt steht die Symptomkontrolle durch Dexamethason und Antikonvulsiva. Die Radiotherapie ist die am häufigsten eingesetzte Therapiemodalität. Eine Operation ist bei Raumforderungseffekt einer Metastase, vor allem wenn sie mit einer Einklemmungsgefahr verbunden ist oder fokal neurologische Defizite erzeugt, indiziert. Sie kann zusätzlich bei solitärem bzw. singulärem Herd berücksichtigt werden. Die Chemotherapie wird auch in Verbindung mit einer Bestrahlung entsprechend dem histologischen Typ eingesetzt.

Prognostische Faktoren

Das Überleben wird maßgeblich von der Tumoraktivität außerhalb des ZNS und dem Vorkommen multipler Herde bestimmt. Bei kontrollierter Erkrankung außerhalb des ZNS kann bei solitären Herden eine Operation gefolgt von einer adjuvanten Bestrahlung und Chemotherapie zum Einsatz kommen und zu langfristigen Überlebensraten führen (Kortmann 1997; Parasuraman 1999). Der histologische Typ ist wahrscheinlich der wichtigste prognostische Faktor. Vor allem beim Nephroblastom werden Langzeitüberlebende beobachtet. In einer britischen Serie galten drei von 23 Patienten als Langzeitüberlebende (Lowis 1998).

Strahlentherapie

Die Ganzhirnbestrahlung ist in erster Linie darauf ausgerichtet, Symptome zu kontrollieren. Aber auch das Gesamtüberleben wird positiv beeinflusst. In der retrospektiven Serie von Bouffet verstarben nur zwei von acht Kindern an einer intrazerebralen Progres-

Tabelle XXVIII. Medianes Überleben[a,b] nach Bestrahlung von Hirnmetastasen solider Tumoren im Kindesalter (Daten aus den Serien von Bouffet 1997; Parasuraman 1999; Deutsch 2002; Kebudi 2005; Paulino 2003; Postovsky 2003; Lowis 1998; Kortmann 1997).

Tumor	Bestrahlung[b]	Keine Bestrahlung
Weichteilsarkome	n = 24: 10,0 Mon. (1 Überl.)	n = 5: 5,1 Mon. (kein Überl.)
Neuroblastom	n = 10: 4,9 Mon.	n = 4: 1,2 Mon.
Ewing-Sarkom	n = 24: 16,5 Mon. (3 Überl.)	n = 9: 0,4 Mon. (1 Überl.)
Osteosarkom	n = 7: 6,3 Mon. (1 Überl.)	n = 11: 2,0 Mon. (kein Überl.)
Nephroblastom	13 von 20[c] Überl. (67 %)	0 von 13[c] Überl.

[a] Daten wurden nach dem zuletzt genannten Nachbeobachtungszeitpunkt berechnet. [b] 15 Patienten erhielten eine zusätzliche Lokaltherapie mit Operation plus Ganzhirnbestrahlung oder lokalen Dosisaufsättigungen von ≥ 50 Gy. Hier wurde ein medianes Überleben von 59,4 Monaten erreicht
[c] Medianes Überleben anhand der Serien nicht bestimmbar.

sion nach Bestrahlung im Vergleich zu zwei von vier Kindern ohne Radiotherapie (Bouffet 1997). Paulino konnte diese Beobachtung bestätigen (Paulino 2003). Nur der Einsatz der Ganzhirnbestrahlung war mit einer relevanten Verlängerung des Intervalls bis zur neurologischen Progression verbunden. Acht von 19 Kindern verstarben an intracranieller Progression nach Bestrahlung im Vergleich zu allen Patienten ohne Bestrahlung. Eine Analyse der Literaturdaten zeigt offenbar auch einen Überlebensgewinn nach Einsatz der Strahlentherapie (Tabelle XXVIII). Beim Ewing-Sarkom waren die Unterschiede besonders deutlich. Das mediane Überleben nach Bestrahlung lag zwischen 4,9 und 16,5 Monaten im Vergleich zu 0,4–5,1 Monat ohne Radiotherapie.

Zielvolumen

In der Mehrheit wurden in den publizierten Serien Ganzhirnbestrahlungen eingesetzt (Paulino 2003). In Einzelfällen wurde der gesamte Liquorraum bestrahlt (Deutsch 2002). Eine postoperative Bestrahlung des Tumorgebietes wurde auch eingesetzt (Kortmann 1997).

Dosisverschreibung

Dosis-Wirkungs-Beziehungen sind nicht systematisch untersucht worden. Die applizierten Dosen variieren in den Bereichen erheblich. In den meisten Fällen orientierte sich die Dosisverschreibung an der klinischen Konstellation und am Behandlungsziel. In Palliativsituationen wurden häufig, ähnlich wie bei Erwachsenen, 30 Gy in zehn Fraktionen appliziert. Höhere Dosierungen wurden für eher radioresistente histologische Typen vorgeschlagen (Graus 1983). Daten zur stereotaktischen Einzeitbestrahlung sind selten Ein Langzeitüberlebender wurde von Paulino nach Operation und Einzeittherapie mit 20 Gy beschrieben (Paulino 2003).

In den prospektiven Protokollen EURO-Ewing 99 und SIOP/GPOH Nephroblastom 2001 werden detaillierte Vorgaben für den Fall von Hirnmetastasen gegeben.

Akute Nebenwirkungen und Spätfolgen

Aufgrund der heute erreichten hohen Heilungsraten wird in naher Zukunft einer von 450 Einwohnern zu Langzeitüberlebenden einer pädiatrischen Tumorerkrankung gehören (Meadows 2003).

Derzeit ist einer von 640 Einwohnern zwischen 20 und 39 Jahren in den Vereinigten Staaten ein Langzeitüberlebender einer Tumorerkrankung im Kindesalter. Die Langzeitmorbidität von Krebs überlebenden Patienten, die in den Vereinigten Staaten derzeit mit 270 000 angegeben wird, ist nicht unerheblich und wird von allen zum Einsatz gebrachten Therapiemodalitäten geprägt (Oeffinger 2006). Bei 10 397 Patienten, die in der Zeit zwischen 1970 und 1986 behandelt wurden, zeigten 62,3 % ein chronisches Erkrankungsbild, 27,5 % boten lebensbedrohliche Erkrankungen. Das relative Risiko für eine chronische Erkrankung im Vergleich zu gesunden Geschwistern lag bei einem Faktor von 3,3. Die kumulative Inzidenz für eine chronische Erkrankung

Tabelle XXIX. Auftreten chronischer Erkrankungen in % im Vergleich zu Geschwistern nach Tumortherapie (Ergebnisse einer Erhebung der Childhood Cancer Survivor Study – CCSS; Oeffinger 2006).

Erkrankungsbild	Überlebende n = 10 397	Geschwister n = 3034	Relatives Risiko
Gelenkerkrankungen	1,61 %	0,03	54,0
Herzfehler	1,24 %	0,1	15,1
Zweittumoren außer Basalzellkarzinom und Plattenepithelkarzinom	2,38	0,33	14,8
Schwere kognitive Veränderungen	0,65	0,1	10,5
Koronare Herzerkrankungen	1,11	0,2	10,4
Zerebrovaskulärer Insult	1,56	0,2	9,3
Nierenversagen oder Dialyse	0,52	0,07	8,9
Hörverlust/Hörgerät	1,96	0,36	6,3
Erblindung	2,92	0,69	5,8
Ovarialversagen	2,79	0,99	3,5

30 Jahre nach Diagnose lag bei 73,4 % bei einer kumulativen Inzidenz von 42,4 % für lebensbedrohliche Zustände oder Tod durch einer chronischen Erkrankung. Das Auftreten einer Komplikation im Vergleich zu gesunden Geschwistern war erheblich erhöht (Tabelle XXIX).

Überlebende mit initialer Tumorerkrankung des Skeletts, des Zentralnervensystems oder Patienten mit Morbus Hodgkin zeigten das höchste Risiko. Der Anteil der strahlentherapiebedingten Folgezustände ist aus der Gesamkohorte nicht zu ermitteln.

Akute Nebenwirkungen:

Akute radiogene Nebenwirkungen sind definiert als Toxizitäten, die innerhalb der ersten 90 Tage nach Beginn der Radiotherapie auftreten. Diese Nebenwirkungen sind im allgemeinen passager und abhängig von der Lokalisation der Bestrahlung, der Gesamtdosis sowie der Fraktionierung als auch davon, ob und wie intensiv andere Behandlungsmodalitäten, insbesondere eine zytostatische Therapie, vorangegangen sind, parallel eingesetzt werden oder nachfolgen. Typische akute Nebenwirkungen bei Kindern und Jugendlichen unterscheiden sich kaum von denen im Erwachsenenalter und umfassen Hautreizung, Mukositis, Enteritis mit Durchfällen, Übelkeit, Haarausfall, Myelosuppression etc. Weitere organspezifische akute Nebenwirkungen werden unten aufgeführt. Die Mehrzahl der akuten Neben-

wirkungen ist reversibel und kann mit entsprechenden supportiven Maßnahmen gemildert werden.

Spätfolgen

Chronische radiogene Nebenwirkungen werden definiert als Toxizitäten, die nach mehr als 90 Tage nach Beginn einer Radiotherapie vorhanden sind. Ebenso wie akute Nebenwirkungen sind chronische Nebenwirkungen abhängig von der Gesamtdosis, der Fraktionierung und der Lokalisation der Bestrahlung. Weiterhin können strahlentherapieassoziierte Spätnebenwirkungen durch die Kombination mit Zytostatika oder Operation verstärkt werden. Zusätzlich wird das Ausmaß der Schädigung bestimmt durch das Alter des Patienten und den Entwicklungsstatus des betroffenen Organs. Im Allgemeinen gilt, dass die chronischen Nebenwirkungen desto ausgeprägter ausfallen, je jünger der Patient ist und je geringer ein Organ entwickelt ist. Radiogene Spättoxizitäten sind meist irreversibel und stellen damit das eigentlich Limitierende in der Strahlenbehandlung dar. Strahlentherapieassoziierte chronische Nebenwirkungen bei Kindern und Jugendlichen sind in der Vergangenheit zumeist retrospektiv erfasst worden. Es liegen nur wenige prospektive Untersuchungen unter Berücksichtigung moderner Strahlentherapieverfahren und Planungstechniken vor. In der Folge werden die bekannten Daten zu Spätnebenwirkungen organbezogen zusammengefasst.

Tabelle XXX. Spätfolgen Toleranzdosen der einzelnen Organe und beeinflussende Faktoren.

Organ	Dosis für dauerhafte Therapiefolge (Gy)	Modifikation	Effekt
Knochen	70	Chx.	Nekrose
Epiphyse	10–13	Chx./Operation	Wachstumsverlust
Muskel, Weichteile	15–30	Chx./Operation	
Gehirn	24–30 40–70	Chx., Alter, Volumen, Fraktionierung, Lokalisation	Neurokogn. Defizite Nekrose
Auge	10–15	Steroide, Fraktionierung	Katarakt
Lunge	20–25	Chx., Fraktionierung	Pneumonitis, Fibrose
Niere	12–15	Chx.	Niereninsuffizienz, Hypertonie
Leber	25–30	Chx., Fraktionierung	Venöse Verschlusserkrankung
Gonaden Weibl. Männl.	 12–15 6–12	Chx., Alter	Verzögerte Pubertät, Infertilität
Hypophyse	> 30	Operation	Hormonausfälle
Schilddrüse	> 30	Fraktionierung	Hormonausfälle

Chx.: Chemotherapie

Gleichzeitig reagiert aber der wachsende Organismus sensibler auf zytotoxische Agenzien. Einige chemotherapeutische Substanzen können zwar durch einen strahlensensibilisierenden Effekt die Tumorkontrolle verbessern, erhöhen jedoch gleichzeitig das Risiko für akute, maximale Nebenwirkungen und Spätfolgen (Tabelle XXX). Hierdurch können nicht nur einzelne Organfunktionen beeinträchtigt werden, sondern auch die gesamte Entwicklung des betroffenen Kindes.

Die Dosisschwelle für die Toleranz des kindlichen Gewebes vor allem der sich entwickelnden Organe liegt häufig unter den Dosierungen, die für die lokale Tumorkontrolle notwendig sind, und ändern sich durch eine zusätzliche Chemotherapie. Daher werden spezielle Anforderungen an die Strahlentherapie gestellt, um Normalgewebe und vor allem Risikoorgane zu schonen.

Knochen und Weichteile

Pathophysiologisch ist eine Beeinträchtigung des Wachstums wahrscheinlich auf eine Chondroblastenschädigung zurückzuführen (Donaldson 1992; Dawson 1968). Einzeitbestrahlungsdosen von 2–20 Gy inhibieren die Proliferation von Knorpelzellen in den Wachstumszonen des Knochens (Blackburn 1963). Der Effekt von Bestrahlung auf den wachsenden Knochen kann wie folgt charakterisiert werden (Rubin 1968; 1982):
a) Eine Bestrahlung von Epiphysenfugen mit einer ausreichenden Dosis führt zu einem Stopp der Chondrogenese.
b) Eine Bestrahlung im Bereich der Metaphysen führt zu einer Reduktion absorptiver Prozesse im kalzifizierten Knochen und im Knorpel.
c) Eine Bestrahlung im Bereich der Diaphysen führt zu einer Veränderung der periostalen Aktivität, die in einer abnormalen Knochenkonturierung resultiert.

Klinisch führen Bestrahlungsdosen von 10–20 Gy an den Epiphysenfugen zu einer Wachstumshemmung, Bestrahlungsdosen von über 20 Gy führen zu einem Wachstumsstopp (Evans 1994). Bestrahlungsdosen von weniger als 10 Gy führen selten zu einer Einschränkung des Wachstums. Das Ausmaß der Wachstumseinschränkung ist abhängig vom Anteil der bestrahlten Epiphysenfuge am Gesamtlängenwachstum des Knochens und vom Alter des Patienten. Im Femur trägt die proximale Epiphysenfuge etwa 30 % zum Wachstum bei, die distale Epiphysenfuge etwa 70 %. In der Tibia finden 60 % des Wachstums in der proximalen Epiphy-

senfuge statt und 40 % in der distalen Epiphysenfuge. Am Humerus sind die entsprechenden Wachstumsanteile proximal 80 % und distal 20 % (Dawson 1968; Donaldson 1982; Rubin 1982). Bei der Bestrahlungsplanung ist darauf zu achten, dass Wachstumsfugen entweder vollkommen ausgespart oder homogen bestrahlt werden. Ein Dosisgradient durch eine Wachstumsfuge kann zu einem asymmetrischen Wachstum innerhalb des Knochens und in der Folge zu gravierenden Funktionseinschränkungen führen.

Bei einer Bestrahlung von Wirbelkörpern kann es zu einer Verkürzung des Gesamtlängenwachstums durch eine Verminderung der Sitzhöhe kommen. Der Effekt ist wiederum abhängig von der Bestrahlungsdosis und dem Patientenalter. Klinisch manifeste Wachstumsdefizite sind ab 20 Gy möglich, wobei das Wachstumsdefizit bei jüngeren Patienten stärker ausgeprägt ist (Willmann 1994). Eine Bestrahlung eines Zielgebietes in der Nähe von Wirbelkörpern sollte entweder unter vollständiger Aussparung des Wirbelkörpers durchgeführt werden oder unter dessen vollständigem Einschluss. Eine asymmetrische Bestrahlung kann aufgrund des dann unterschiedlichen Wachstumspotenzials der paarigen Wachstumszonen die Inzidenz von Skoliosen deutlich erhöhen.

Bei Bestrahlungen im Bereich des Beckens, des Thorax und des Gesichtsschädels können bei nicht abgeschlossenem Knochenwachstum Deformitäten und Störungen des Gesamtgefüges auftreten, die je nach Ausmaß zu kosmetischen und funktionellen Defiziten führen.

Radiogen bedingte Hypoplasien der Weichteile können ab Bestrahlungsdosen von 20 Gy auftreten, meist in Form einer Reduktion der Muskelmasse und des Unterhautfettgewebes. Bei einer stärkeren Fibrosierung kann es zu Bewegungseinschränkungen im bestrahlten Areal bzw. in benachbarten Gelenken kommen.

Knochenmark

Das Knochenmark ist sehr strahlenempfindlich und die Applikation bereits geringer Bestrahlungsdosen kann die Hämatopoese beeinträchtigen. Bei Bestrahlungsdosen bis zu 40 Gy ist eine Repopulierung des Knochenmarks möglich. Ob eine Repopulierung stattfindet, ist maßgeblich vom bestrahlten Volumen abhängig. Wenn weniger als ein Viertel des Knochenmarks bestrahlt wird, wird dies durch das verbleibende Knochenmark kompensiert, der bestrahlte

Anteil kann inaktiv bleiben. Wenn über 50 % der Hämatopoese betroffen ist, weicht diese zunächst auf bereits nicht mehr genutzte Anteile des Skeletts aus. Nach zwei bis fünf Jahren findet dann eine Restitution der Blutbildung auch in den zuvor bestrahlten Knochen statt (Sachs 1978).

Testes

Hormonelle oder Fertilitätsstörungen nach Bestrahlungen im Beckenbereich sind abhängig von der Strahlendosis und dem Alter des Patienten. Die Spermatogenese des Hodens ist extrem strahlensensibel. Bereits nach Dosen von 15 Gy kommt es bei Erwachsenen zu einer reversiblen Reduktion der Spermienanzahl, eine dauerhafte Sterilisierung kann ab fraktionierten Bestrahlungsdosen von 1–2 Gy auftreten (Griffin 1992). Die Spermatozyten selbst sind nach Bestrahlungsdosen von 6 Gy sichtbar geschädigt. In mehreren Studien konnte belegt werden, dass bei gleicher Dosisbelastung eine fraktionierte Applikation toxischer ist als eine Einzeitbestrahlung (Griffin 1992; Heller 1967). Die Bestrahlungsdosis, ab der eine Schädigung der Keimzellepithelien im Kindesalter auftritt, ist unbekannt. Shalet (1978) untersuchte zehn Männer, die im Kindesalter an einem Nephroblastom erkrankten. Die Bestrahlungsdosis an den Gonaden betrug 2,7–9,8 Gy. Acht von zehn Patienten wiesen im Erwachsenenalter eine Oligo- oder Azoospermie auf. Bei einer Bestrahlung von 12 Gy im Bereich der Hoden bei ALL und zusätzlicher Chemotherapie im Alter zwischen Fünf und 12 Jahren wiesen alle Patienten nach der Pubertät eine Azoospermie auf (Castello 1990). Durch die Gabe bestimmter Zytostatika, z. B. Cyclophosphamid, Nitrosoharnstoffen oder Procarbazin, wird ebenfalls eine Schädigung des Keimzellepithels induziert. Das Ausmaß der Schädigung ist im Allgemeinen dosisabhängig.

Leydig-Zellen sind strahlenresistenter als die Spermatogenese. Bei Bestrahlungsdosen von 20 Gy kann beim Erwachsenen mit einem Erhalt normwertiger Testosteronspiegel, bei höheren Bestrahlungsdosen muss mit einem Abfall der Testosteronspiegel gerechnet werden. Die Leydig-Zellen scheinen vor der Pubertät jedoch vulnerabler auf ionisierende Strahlung zu reagieren (Izard 1995).

Eine wesentliche Maßnahme seitens des Strahlentherapeuten zum Erhalt der Fertilität liegt in der Anwendung eines Hodenschutzes bei Beckenbestrahlung zur Reduktion der Streustrahlung. Auf alle Fälle sollte bei gefährdeten postpubertären Patienten eine Kryokonservierung des Spermas vor Therapiebeginn erfolgen.

Ovarien

Ionisierende Strahlung führt an den Ovarien zu einer Reduktion der Anzahl kleiner Follikel, zu einer Beeinträchtigung der Follikelreifung, zu einer kortikalen Fibrose und zu einer Atrophie der Kapsel. Fertilitätsstörungen bei Frauen resultieren eher aus der Wirkung der Bestrahlung auf die Follikel als auf die Oozyten selbst, da diese sich postpartal nicht mehr teilen. Da der hormonelle Zyklus wesentlich von der Follikelreifung abhängig ist, kommt es durch deren radiogene Unterdrückung zu einer Veränderung des Spiegels der Sexualhormone, zu Zyklusunregelmäßigkeiten und zu Amenorrhoe. Bei Erwachsenen wird oberhalb von 8 Gy Dosisbelastung während fraktionierter Beckenbestrahlung eine permanente Sterilität beobachtet. Bei Bestrahlungsdosen unterhalb von 1,5 Gy tritt bei den meisten Patientinnen keine dauerhafte Änderung des Zyklus auf (Ash 1980). Stillmann untersuchte Mädchen und junge Frauen, die zum Bestrahlungszeitpunkt unter 17 Jahre alt waren und eine Bestrahlung mit 12–50 Gy erhielten (Stillman 1981). 17 von 25 Patientinnen (68 %), deren Ovarien die volle Bestrahlungsdosis erhielten, wiesen eine Ovarialinsuffizienz auf. Fünf von 35 Patientinnen (14 %) mit mindestens einem Ovar nicht mehr im, sondern am Rand des Bestrahlungsfeldes (mediane Dosis 2,5 Gy, Range 0,9–10 Gy) hatten in der Folge eine Ovarialinsuffizienz.

Eine Reduktion der Ovarienbelastung kann bei Patientinnen mit einer Bestrahlung im Bereich des Beckens durch eine Oophoropexie erreicht werden. Üblicherweise werden die Ovarien entweder nach medial hinter den Uterus oder nach lateral in Richtung der Darmbeinschaufeln verlagert. Die Ovarien sollten vom Operateur Clip-markiert werden, damit bei der Bestrahlungsplanung und Simulation eine genaue Lokalisierung möglich ist.

Neben der radiogen induzierten Ovarialinsuffizienz kann eine ovarielle Dysfunktion durch Cyclophosphamid, Nitrosoharnstoffen, Vinblastin und Busulfan entstehen (Green 1997; Horning 1981; Mackie 1996). Das Patientenalter, die Strahlenbelastung an den Ovarien und die Gabe gonadotoxischer Substanzen beeinflussen die Induktion einer Ovarialinsuffizienz.

Nachkommen

Patientinnen, die eine abdominelle Bestrahlung erhielten, haben im Rahmen einer nachfolgenden Schwangerschaft ein erhöhtes Risiko, dass ein intrauteriner Tod eintritt oder das Kind ein vermindertes Geburtsgewicht aufweist (Green 1982; Li 1987). Die Ätiologie dieses Phänomens ist unbekannt. Wahrscheinlich handelt es sich eher um radiogene somatische Veränderungen an Uterus und Becken als um eine Schädigung der Keimzellen. Die Anzahl von kongenitalen Schädigungen bei Lebendgeborenen ist nach vorangegangener Bestrahlung und/oder Chemotherapie sowohl des Vaters als auch der Mutter nicht erhöht (Aisner 1993; Mulvihill 1985). Trotz der denkbaren teratogenen Wirkung von Bestrahlung oder Chemotherapie gibt es keine klinischen Daten, die auf eine erhöhte Inzidenz teratogener Schädigung bei Nachkommen von Tumorpatienten hinweisen. Abgesehen von einer erhöhten Inzidenz an sekundären Tumoren durch bekannte tumorassoziierte hereditäre Syndrome konnte bei den Nachkommen kein erhöhtes Risiko einer Tumorerkrankung im Vergleich zur Normalbevölkerung festgestellt werden.

ZNS

Das Gehirn entwickelt sich sehr stark innerhalb der ersten drei Lebensjahre, nach dem sechsten Lebensjahr ist die Hirnreifung weitgehend abgeschlossen. Die Myelinisierung ist in der Pubertät vollständig. Entsprechend sind radiogen bedingte zerebrale Beeinträchtigungen vor allem bei jungen Patienten zu erwarten.

Neurokognitive Defizite treten ebenfalls altersabhängig nach Behandlung von ZNS-Tumoren oder nach Leukämien mit prophylaktischer ZNS-Bestrahlung auf. Aufgrund der unterschiedlichen Therapieschemata in der ZNS-Prophylaxe bei Kindern und Jugendlichen mit Leukämien ist der Einfluss der prophylaktischen Bestrahlung auf die kognitive Funktion nicht endgültig geklärt, obwohl eine dosisabhängige Beeinträchtigung zu erwarten ist. Eine stratifizierte Untersuchung wurde über Patienten mit ALL publiziert, die je nach Risikoprofil 18 Gy bzw. 28 Gy Schädelprophylaxe erhielten (Waber 1992). Ein Teil dieser Patienten wurde zusätzlich randomisiert bzgl. niedrig- oder hochdosierter i.v. MTX-Gabe. In multivariater Analyse war der IQ bei weiblichen Patienten und nach hochdosierter MTX-Gabe signifikant reduziert. Die höhere Bestrahlungsdosis war möglicherweise mit einer Beeinträchtigung des verbalen Gedächtnisses

verbunden. Wenn die Patienten mit Hochdosis-MTX ausgeschlossen wurden, hatten die meisten Kinder einen normalen IQ unabhängig von der Bestrahlungsdosis. In einem Nachfolgeprotokoll wurde eine Schädelprophylaxe mit und ohne Bestrahlung mit 18 Gy randomisiert bzgl. einer konventionell oder hochdosierten MTX-Gabe. Die Kombination von Hochdosis-MTX, Bestrahlung und weiblichem Geschlecht führte zu einer IQ-Verschlechterung. Die ZNS-Bestrahlung alleine war nicht mit kognitiven Defiziten assoziiert (Waber 1995). Zu Therapiefolgen nach Behandlung von Hirntumoren im Kindesalter siehe Kap. „Tumoren des Zentralnervensystems".

Endokrines System

Die Sekretion von Wachstumshormon (GH) wird dosisabhängig bei Bestrahlung der Hypothalamus- und Hypophysenregion gestört. Die Schwellendosis für eine Schädigung liegt bei 18 Gy. Je höher die Bestrahlungsdosis, desto früher wird eine Synthesestörung des Wachstumshormons messbar (Duffner 1991; Sklar 1994). Wenn ein GH-Mangel festgestellt wird, kann durch die Gabe von synthetischem GH die posttherapeutische Wachstumsperzentile aufrecht erhalten werden (Duffner 1991; Shalet 1992). Weitere radiogene Schädigungen der Hypothalamus-Hypophysen-Achse (ACTH-, TRH-, Gonadotropin-Mangel; Hyperprolaktinämie) treten bei höheren Bestrahlungsdosen auf, etwa ab 40 Gy.

Die Schwellendosis für das Auftreten einer Schilddrüsenunterfunktion nach Bestrahlung der Schilddrüsenregion wird mit 20 Gy angegeben (Bhatia 1996; Constine 1984). In der Behandlung des M. Hodgkin bei Kindern wurde bei Bestrahlungsdosen zwischen 30 Gy und 45 Gy nach fünf Jahren eine Schilddrüsenunterfunktionsrate von 50 % beobachtet (Bhatia 1996).

Lunge

Die Pneumonitis nach Strahlenbehandlung der Lunge ist eine subakute Nebenwirkung, die ein bis vier Monate nach der Behandlung auftritt. Im Hinblick auf Spätfolgen kann sie ein Durchgangsstadium sein, das einer dauerhaften Fibrose vorausgeht; sie kann sich jedoch auch spontan zurückbilden. Bei Bestrahlung von mehr als einem Viertel des Lungenvolumens oder mit mehr als 15 Gy steigt die Häufigkeit dieser Nebenwirkungen an. Bei 26,5 Gy in 20 Fraktionen zeigen 5 % der Patienten klinische Zeichen einer Pneumonitis (Phillips 1972). In Verbindung mit einer

Chemotherapie, insbesondere mit Actinomycin D oder Bleomycin, können deutlich geringere Strahlendosen eine Pneumonitis hervorrufen. Diese wird verursacht durch die Schädigung der Typ-2-Alveolarzellen und der Endothelzellen der Kapillaren (Rubin 1980). Spätfolgen können vor allem nach Bestrahlung der Lunge im frühen Kindesalter durch eine mangelhafte Neubildung von Alveolen hervorgerufen werden. Darüber hinaus müssen die Auswirkungen der Bestrahlung auf das Knochen- und Knorpelskelett beachtet werden, die zu erheblichen Ventilationsstörungen führen können.

Lunge

Lungenfibrose, eine restriktive und oder obstruktive Lungenerkrankung, kann nach Ganzlungen- oder Teillungenbestrahlung auftreten. Die Kombination mit Bleomycin, Actomycin D, Cyclophosphamid, Vincristin oder Adreamycin kann diese Effekte verstärken. In einer Analyse der CCSS an 12 390 Kindern, fünf Jahre nach Diagnose, zeigte sich eine signifikante Assoziation zwischen Lungenbestrahlung und Lungenfibrose, Emphysem, wiederholte Pneumonien. Das Risiko stieg bei Gabe von Carmustin, Bleomycin, Busulfan, Lumustin und Cyclophosphamid deutlich an. Die kumulative Inzidenz für eine Lungenfibrose nach 20 Jahren lag bei 3,5 %. Wird eine Dosierung von Bleomycin über 500 mg gegeben, entwickeln 20 % der Patienten Beeinträchtigungen der Lungenfunktion.

Herz

Die Bestrahlung größerer Herzanteile im Kindesalter kommt vor allem bei einer Mediastinalbestrahlung in der Behandlung eines M. Hodgkin vor. Deshalb stammen die meisten Publikationen aus historischen Kollektiven mit dieser Tumorentität. Die früher verwendeten hohen Bestrahlungsdosen und die Bestrahlung des gesamten Herzmuskels sind im Rahmen multimodaler Therapiekonzepte weitgehend verlassen worden, nur in seltenen Fällen wird eine kardiale Strahlenbelastung von über 30 Gy beim M. Hodgkin notwendig.

Eine akute Perikarditis trat nach der Bestrahlung größerer Herzanteile mit einer medianen Herzdosis von 46 Gy in bis zu 30 % der Patienten auf (Green 1987; Hancock 1988). Die Inzidenz konnte durch die Einführung von gleich gewichteten Gegenfeldern und eines subkarinalen Blocks auf 2,5 % reduziert werden (Green 1987). Kardiomyopathien werden

v. a. in der Kombination mit der Gabe von Anthrazyklinen beobachtet. Die Inzidenz ist dabei abhängig von der kumulativen Anthrazyklin-Dosis. Das Auftreten einer ausschließlich strahleninduzierten Kardiomyopathie bzw. einer akuten Perikarditis ist durch Schonung des linken Ventrikels und der Dosisreduktion in der Therapie des M. Hodgkin rar geworden.

Weitere Komplikationen nach Mediastinalbestrahlung sind das Auftreten einer koronaren Herzerkrankung und eine erhöhte Inzidenz von Herzinfarkten. Die meisten diesbezüglichen retrospektiven Daten reichen in eine Ära mit hochdosierter Bestrahlung, zum Teil mit anterior gewichteten Feldern oder täglich alternierenden Bestrahlungsfeldern, zurück. Bei Bestrahlungsdosen bis 25 Gy im Bereich des Herzens ist nicht mit einer Erhöhung der Inzidenz einer KHK zu rechnen (Halperin 1999). In einer Analyse aus Stanford wurden 635 Kinder nach Therapie eines M. Hodgkin bzgl. der kardialen Spätnebenwirkungen evaluiert. 12 dieser Patienten starben an einer Herzerkrankung, sieben davon an einem Herzinfarkt. Todesfälle traten nur bei Patienten mit einer Bestrahlungsdosis von 42–45 Gy auf (Hancock 1993).

Folgezustände am Herzen mit Kardiomyopathie, linksventrikulärer Dysfunktion, Klappendysfunktion, Perikarderkrankung und Arrhythmien können durch die Applikation von Anthrazyklinen (ca. 60 % von Tumorerkrankungen werden derzeit damit behandelt) verursacht werden. Das Risiko für eine Herzerkrankung wird mit bis zu 57 % der Fälle angegeben (Paulides 2006).

Gefäßsystem

Die CCSS berichtete bei 37 von 4828 Überlebenden nach Leukämie und bei 63 von 1871 Überlebenden nach Hirntumoren, die in der Zeit zwischen 1970 und 1986 behandelt wurden, über zerebrovaskuläre Insulte bei einem mittleren Intervall von 9,8 bis 13,9 Jahren. Dosierungen von über 30 Gy waren mit einer deutlichen Zunahme der Inzidenz verbunden (Bowers 2006).

Leber

In der akuten Phase einer radiogenen Leberschädigung ist das Organ hyperämisch und vergrößert. Beim Übergang zu chronischen Veränderungen treten eine Fibrosierung der Zentralvene, eine Leberzellatrophie und konzentrische Fibrosen um die Portalvenen auf.

Die Toleranzdosis der Leber ist abhängig vom bestrahlten Volumen, von der gleichzeitigen Gabe von Zytostatika und vom Alter des Patienten. Ohne Gabe von Zytostatika besteht mit 30 Gy Ganzleberbestrahlung ein signifikantes Risiko einer strahlenassoziierten Hepatopathie. Bei gleichzeitiger zytostatischer Therapie werden im Allgemeinen nicht mehr als 12–15 Gy auf die gesamte Leber appliziert. In der deutschen Nephroblastom-Studie wurden nach Ganzleberbestrahlung mit 15 Gy bis 30 Gy und paralleler Chemotherapie mit Actinomycin D und Vincristin Veränderungen der Leberfunktion bei 35 % der Patienten gesehen (Flentje 1994). Diese Veränderungen waren in den meisten Fällen passager. In einer amerikanischen Studie traten nach Leberbestrahlungen unterschiedlichen Ausmaßes bei Patienten mit Wilms-Tumoren, Neuroblastomen und Hepatomen mit 12–25 Gy bei 50 % der Patienten, nach 25–35 Gy bei 63 % der Patienten und nach mehr als 35 Gy bei 86 % der Patienten pathologische Leberfunktionstests auf (Tefft 1990). Thomas berichtete, dass 8,6 % der Patienten mit Wilms-Tumoren eine Leberschädigung nach Radiotherapie der rechten Flanke oder des Ganzabdomens aufwiesen und 2 % nach Bestrahlung der linken Flanke (Thomas 1988). Sie wurden mit weniger als 15 Gy bis 30 Gy bestrahlt. Alle diese Patienten erhielten Chemotherapie mit Vincristin, Actinomycin D und in einigen Fällen Adriamycin.

Nieren

Bei Applikation einer Dosis von mehr als 25 Gy auf beide Nieren besteht ein signifikantes Risiko eines Nierenschadens. Bei Kindern können auch bei niedrigeren Bestrahlungsdosen renale Schädigungen auftreten, vor allem in Zusammenhang mit zytostatischer Therapie. Das Nephropathie-Risiko kann jedoch durch Bestrahlungsdosen auf die Niere von weniger als 20 Gy in einer Fraktionierung mit 1,5 Gy bis 2,0 Gy gesenkt werden (Halperin 1999). Bei der Behandlung von Wilms-Tumoren wurden passagere Blutdruck- und Harnstoff-Anstiege ab 12 Gy Ganzabdomenbestrahlung beobachtet (Thomas 1988). Im Rahmen einer Ganzkörperbestrahlung besteht ebenfalls eine erhöhte Vulnerabilität der Nieren. Bei Kindern mit ALL oder Neuroblastom, die nach der Transplantation mindestens sechs Monate rezidivfrei überlebten, wurde nach einer fraktionierten Ganzkörperbestrahlung mit 12–14 Gy eine Nephropathie-Rate von 41 % beobachtet. Bei den meisten dieser Patienten persistierte eine Erhöhung der Nierenwerte nach einer medianen Beobachtungszeit von 25 Monaten (Tarbell 1990).

Zweittumoren

Die Induktion von Zweittumoren nach Therapie einer Tumorerkrankung im Kindes- und Jugendalter ist multifaktoriell. Sowohl Zytostatika als auch ionisierende Strahlung beeinflussen das Risiko von Zweittumoren, wobei der Einfluss einer Radiotherapie auf die Induktion solider Tumoren größer ist als auf die Induktion von Leukämien. Weiterhin kann durch eine genetische Disposition das Auftreten einer weiteren Tumorerkrankung erhöht sein. In der Childhood Cancer Research Group in Oxford wurden 10 000 Kinder nach onkologischer Behandlung nachbeobachtet (Hawkins 1987, 1990). Nach 25 Jahren betrug das kumulative Risiko, an einem Zweittumor zu erkranken, 3,7 %. Unter Ausschluss von Patienten mit Retinoblastomen entspricht dies einem 4,5-fach erhöhtem Risiko. Nach alleiniger Operation betrug das erhöhte relative Risiko 3,9, nach alleiniger Radiotherapie 5,6 und nach Radiotherapie und Chemotherapie 9,3. Knochensarkome sind die häufigsten soliden Zweittumoren. Für die Induktion von Knochensarkomen steigt das relative Risiko von 6 bei Bestrahlung mit 10–30 Gy auf 38 bei über 60 Gy (Meadows 1985).

Die Latenzperiode zwischen Tumortherapie und dem Auftreten eines Zweitmalignoms differiert je nach Art des Zweittumors. Leukämien treten im Mittel nach sieben Jahren auf, das Risiko geht später auf das der Normalbevölkerung zurück. Sarkome weisen eine durchschnittliche Latenzzeit von etwa zehn Jahren auf. Karzinome als Sekundärmalignome treten oft in dem Lebensalter auf, in dem die spontane Auftretensrate der Tumoren mit gleicher Histologie am größten ist (Ebbsen 1984).

In der SEER-Serie mit 25 965 erfassten Tumorerkrankungen traten nach einer Beobachtungszeit zwischen zwei Monaten und 30 Jahren (median 6,3 Jahre) 433 Neuerkrankungen auf. Damit lag das Risiko für eine Zweittumorerkrankung um das 5,9 fache über der Normalbevölkerung (Tabelle XXXI) (Inskip 2007).

Das relative Risiko für einen soliden Tumor als Zweitkarzinom war nach alleiniger Bestrahlung um das 2,8-Fache und nach alleiniger Chemotherapie um das 2,1-Fache erhöht. Wurden beide Therapiemodalitäten miteinander kombiniert, lag ein 3,2-fach erhöhtes Risiko vor. Für das Entstehen einer akuten nicht-lymphatischen Leukämie betrug das relative Risiko nach einer alleinigen Strahlenbehandlung das 2,5-Fache, nach einer alleinigen Chemotherapie das 13,9-Fache. Insgesamt beinhalten Chemotherapie

Tabelle XXXI. Inzidenz und Risiko für Zweittumoren bei Kindern mit therapierten Tumorerkrankungen (0 bis 17 Jahre) SEER 1973 bis 2002 USA (Inskip 2007).

Prim. Tumor	Gesamt	Beobachtet (%)	Erwartet	B/E Verhältnis
Leukämien	7008	63 (0,9 %)	12,71	5,0
M. Hodgkin	1865	111 (5,9 %)	11,40	9,7
NHL	1150	17 (1,4 %)	3,18	5,3
ZNS-Tumoren	4806	69 (1,4 %)	10,90	6,3
Neuroblastom	1604	12 (0,7 %)	2,33	5,2
Retinoblastom	630	19 (3,0 %)	1,29	14,7
Nephroblastom	1277	15 (1,2 %)	2,84	5,3
Osteosarkom	816	14 (1,7 %)	2,51	5,6
Ewing-Sarkom	521	16 (3,1 %)	1,24	12,9
Weichteilsarkome	1909	33 (1,7 %)	5,9	5,5
Keimzelltumoren	1296	21 (1,6 %)	5,38	3,9
Karzinome	1764	30 (1,7 %)	10,5	2,9
Andere	1190	12 (1,0 %)	2,5	4,9
Gesamt	25 965	433	73,26	5,9

Tabelle XXXII. Relatives Risiko für Zweittumorentstehung in Abhängigkeit von der Therapiemodalität Chemotherapie und Strahlen-therapie (NBZ ≥ 5 Jahre); SEER 1973 bis 2002 USA (Inskip 2007).

Therapie	Beobachtet (%)	B/E-Ver-hältnis	Relatives Risiko
Solide Tumoren (NBZ ≥ 5 Jahre)			
Keine Chemotherapie	116	5,0	1,0
Jede Art von Chemotherapie	157	8,1	1,4
Keine RT	98	4,3	1,0
Jede Art von RT	175	8,8	1,9
RT, keine Chx.	82	8,0	2,8
Chx., keine RT	64	6,5	2,1
RT und Chx.	93	9,7	3,2
Akute nicht lymphatische Leukämien (NBZ ≥ 1 Jahr)			
Keine Chemotherapie	3	3,7	1,0
Jede Art von Chemotherapie	31	29,4	7,3
Keine RT	21	19,7	1,0
Jede Art von RT	13	16,4	0,8
RT, keine Chx.	2	5,9	2,5
Chx., keine RT	20	33,5	13,9
RT und Chx.	11	24,0	10,5

NBZ: Nachbeobachtungszeit

und Strahlentherapie nach dieser Analyse ein annähernd gleiches Risiko für eine Zweittumorentstehung, wobei vor allem die Chemotherapien mit einem erhöhten Risiko für akute nichtlymphatische Leukämien verbunden sind (Tabelle XXXII).

Vor allem die Therapie des Ewing-Sarkoms, des Retinoblastoms und des Morbus Hodgkin waren mit einem erhöhten Anteil von Zweittumorerkrankungen verbunden (3,1 % bzw. 3,0 % und 5,9 % im Vergleich zu einem sonstigen Auftreten zwischen 1,0 % und 1,7 % bei jedoch einem relativ kurzen Nachbeobachtungszeitraum von median 6,3 Jahren).

Prospektive Studie der APRO RiSK

Über Spätfolgen nach Strahlentherapie im Kindes- und Jugendalter wurde bisher überwiegend an kleinen Kollektiven retrospektiv berichtete. Um dies zu ändern hat die APRO das „Register zur Erfassung radiogener Spätfolgen bei Kindern und Jugendlichen" (RiSK) entwickelt (Bölling 2006). Nach einer Pilotphase ab 2001 erfolgt die Dokumentation seit Februar 2004 bundesweit. Prospektiv multizentrisch werden Bestrahlungsdaten inklusive detaillierter Organdosen sowie Toxizitätserhebungen für Kinder und Jugendliche zentral nach standardisierten Bögen erfasst. Eine Datenerhebung ist für alle Kinder vorgesehen, die im Rahmen einer der GPOH-Studien eine Strahlentherapie erhalten. Bis zum 31.12.2006 sind 696 Bestrahlungsdokumentationen und 836

Erhebungsbögen zur Evaluation der chronischen Toxizität eingegangen. Bis zum jetzigen Zeitpunkt sind erfreulich wenig chronischen Grad-3/4-Nebenwirkungen dokumentiert worden. Für weitergehende Aussagen, insbesondere für die Charakterisierung von Dosis-Effekt-Beziehungen, ist eine Fortführung der Studie mit größerer Fallzahl und längerer Nachbeobachtung nötig.

Zukünftige Strategien Arbeitsgemeinschaft Pädiatrische Radioonkologie (APRO)

Die zukünftige Rolle der Strahlentherapie liegt in einer präzisen, reproduzierbaren Applikation, um eine sichere Erfassung des Tumors bei optimaler Schonung des Normalgewebes zu gewährleisten. Im Mittelpunkt stehen die modernen Bestrahlungstechnologien (Schwerionen, IMRT) unter Integrierung funktioneller, bildgebender Verfahren. Hierzu sind, vor allem bei der Behandlung von Tumoren des Zentralnervensystems, besondere Maßnahmen zur Qualitätssicherung notwendig. Der Tumorbiologie angepasste Gesamtdosen und Fraktionierungsschemata tragen dazu bei, das therapeutische Verhältnis zwischen Tumorvernichtung und Nebenwirkungsrisiko zu verbessern. Es wurde die Schaffung von Organisationsstrukturen erforderlich, die, in enger Zusammenarbeit mit der GPOH, eine adäquate radioonkologische Behandlung innerhalb dieser Studien sicher-

stellt. Zu diesem Zweck wurde die APRO als Bindeglied zwischen DEGRO und GPOH gegründet und kann inzwischen auf eine 15-jährige Tätigkeit zurückblicken. Sie muss sich den zukünftigen Anforderungen an klinische Studien stellen, um dem Anspruch auf weitere Verbesserung der Behandlungsergebnisse (Verbesserung der Heilungsraten bei reduziertem Nebenwirkungsrisiko) gerecht zu werden. Vor diesem Hintergrund hat die APRO ein Konzept entwickelt, in dem wissenschaftliche Fragestellungen, Qualitätssicherungsprogramme, Weiterbildungen und Informationsveranstaltungen zusammengefasst werden, um die Kooperation zwischen pädiatrischer Onkologie und Radioonkologie zu vertiefen und zu koordinieren. Langfristig wird dadurch eine Standardisierung und Optimierung des radioonkologischen Gesamtmanagements für alle Tumorarten im Kindes- und Jugendalter erreicht und eine generelle, konsekutive Verbesserung des therapeutischen Ergebnisses erwartet. Die Kooperation der Arbeitsgemeinschaft Pädiatrische Radioonkologie (APRO) der deutschen Gesellschaft für Radioonkologie (DEGRO) mit der GPOH ist daher darauf ausgerichtet, aktuelle und zukünftige Behandlungsprotokolle weiter zu optimieren. In der APRO sind die zuständigen Referenz- Radioonkologen für die Studien der GPOH organisiert. Sie übernehmen zusätzlich Beratungen und erstellen individuelle Therapieempfehlungen (Tabelle XXXIII) (Kortmann 2007).

Tabelle XXXIII. Prospektive Studien der GPOH mit integrierter Strahlentherapie und primären bzw. sekundären radioonkologische Fragestellungen mit Nennung der verantwortlichen Referenz-Radioonkologen (Stand: Januar 2008).

Studie	Verantwortliche, Referenz-Radioonkologen
CWS 2002	N. Willich, T. Bölling (Münster) B.F. Schmidt (Stuttgart)
SIOP-GPOH Nephroblastom 2001	Ch. Rübe (Homburg) M. Flentje (Würzburg)
EURO-Ewing 99	N. Willich, T. Bölling, (Münster) J. Dunst (Lübeck)
EURAMOS , EURO-B.O.S.S.	R. Schwarz (Hamburg)
EuroNet–HL–C1	K. Dieckmann (Wien), Th. Kuhnt (Halle)
NPC-2003-GPOH (Nasopharynxkarzinom)	G. Gademann (Magdeburg), C.F. Hess (Göttingen)
NB 2004 (Neuroblastom	R. Bongartz (Köln)
AML/ALL-BMF Studien	N. Willich (Münster), J.H.Karstens (Hannover), U. Rühl (Berlin)
CO-ALL	D. Hornung (Hamburg)
HIT-Studien: HIT 2000, HIT-SIOP LGG 2003, HIT-GBM, HIT REZ 2005, SIOP CNS-GCT, Kraniopharyngeom*	R.D. Kortmann (Leipzig) * F. Pohl (Regensburg), M. Flentje (Würzburg)

Schlüsselliteratur

Craft AW, Cotterill SJ, Bullimore JA et al: Long-term results from the first UKCCSG Ewing's Tumour Study (ET-1). United Kingdom Children's Cancer Study Group (UKCCSG) and the Medical Research Council Bone Sarcoma Working Party. Eur J Cancer 33(7) (1997) 1061–9

Crist W, Gehan EA, Ragab AH et al: The Third Intergroup Rhabdomyosarcoma Study. J Clin Oncol 13 (1995) 610–630

Dieckmann K, Potter R, Wagner W et al: Up-front centralized data review and individualized treatment proposals in a multicenter pediatric Hodgkin's disease trial with 71 participating hospitals: the experience of the German-Austrian pediatric multicenter trial DAL-HD-90. Radiother Oncol 62(2) (2002) 191–200

Donaldson SS, Meza J, Breneman JC et al: Children's Oncology Group Soft Tissue Sarcoma Committee (formely Intergroup Rhabdomyosarcoma Group) representing the Children's Oncology Group and the Quality Assurance Review Center. Results from the IRS-IV randomized trial of hyperfractionated radiotherapy in children with rhabdomyosarcoma--a report from the IRSG. Int J Radiat Oncol Biol Phys 51(3) (2001) 718–28

Dunst J, Jürgens H, Sauer R et al: Radiation therapy in Ewing's Sarcoma: An update of the CESS 86 trial. Int J Radiat Oncol Biol Phys 32 (1995) 919–930

Kalapurakal JA, Li SM, Breslow NE et al: Influence of irradiation and doxorubicin on abdominal recurrence caused by spilled tumor cells in abdominal stage II and III favorable histology Wilms tumor in NWTS-3 and -4: a report from the National Wilms Tumor Study. Int J Radiat Oncol Biol Phys 63 (2005) 22

Oberlin O, Leverger G, Pacquement H et al: Low-dose radiation therapy and reduced chemotherapy in childhood Hodgkin's disease: the experience of the French Society of Pediatric Oncology. J Clin Oncol 10(10) (1992) 1602–8

Paulussen M, Ahrens S, Craft AW et al: Ewing's tumors with primary lung metastases: survival analysis of 114 (European Intergroup) Cooperative Ewing's Sarcoma Studies patients. J Clin Oncol 16(9) (1998) 3044–52

Schellong G, Pötter R, Brämswig J et al: High cure rates and reduced long-term toxicity in pediatric Hodgkin's disease: the German-Austrian multicenter trial DAL-HD-90. The German-Austrian Pediatric Hodgkin's Disease Study Group. J Clin Oncol 17(12) (1999) 3736–3744

Schuck A, Ahrens S, Paulussen M et al: Local therapy in localized Ewing tumors: results of 1058 patients treated in the CESS 81, CESS 86, and EICESS 92 trials. Int J Radiat Oncol Biol Phys 55(1) (2003) 168–77

Tournade MF, Com-Nougué C, de Kraker J et al; International Society of Pediatric Oncology Nephroblastoma Trial and Study Committee. Optimal duration of preoperative therapy in unilateral and nonmetastatic Wilms' tumor in children older than 6 months: results of the Ninth International Society of Pediatric Oncology Wilms' Tumor Trial and Study. J Clin Oncol 19(2) (2001) 488–500

Gesamtliteratur

Ahrens S, Hoffmann C, Jabar S et al: Evaluation of prognostic factors in a tumor volume-adapted treatment strategy for localized Ewing sarcoma of bone: the CESS 86 experience. Cooperative Ewing Sarcoma Study. Med Pediatr Oncol 32 (1999) 186–195

Aisner J, Wiernik P, Pearl P: Pregnancy outcome in patients treated for Hodgkin's disease. J Clin Oncol 11 (1993) 507–512

Albrecht MR, Henze G, Habermalz HJ et al: Osteosarcoma-a radioresistent tumor? Long term evaluation after multidrug chemotherapy and definitive irradiation of the primary instead of radical surgery. Unpublished scientific meeting presentation. Philadelphia: Radiation Therapy for children with cancer. July 24 (1994)

Alexander BM, Wechsler D, Braun TM et al: Utility of cranial boost in addition to total body irradiation in the treatment of high risk acute lymphoblastic leukemia. Int J Radiat Oncol Biol Phys 63(4) (2005) 1191–6

Arai Y, Kun LE, Brooks T et al: Ewing´s Sarcoma: Local tumor control and patterns of failure following limited volume radiation therapy. Int J Radiat Oncol Biol Phys 21 (1991) 1501–08

Argani P, Perlman EJ, Breslow NE et al: Clear cell sarcoma of the kidney: a review of 351 cases from the National Wilms Tumor Study Group Pathology Center. Am J Surg Pathol 24(1) (2000) 4–18

Ash P: The influence of radiation on fertility in man. Br J Radiol 53 (1980) 271–278

Aur RJ, Pinkel D: Total therapy of acute lymphocytic leukemia. Prog Clin Cancer 5 (1973) 155–70

Bacci G, Longhi A, Briccoli A et al: The role of surgical margins in treatment of Ewing's sarcoma family tumors: experience of a single institution with 512 patients treated with adjuvant and neoadjuvant chemotherapy. Int J Radiat Oncol Biol Phys 65(3) (2006) 766–72

Barr RD, Greenberg ML: Cancer surveillance and control in adolescents--similarities and contrasts between Canada and the United States. Pediatr Blood Cancer 46(3) (2006) 273–7

Barrington SF, Begent J, Lynch T et al: Guidelines for the use of PET-CT in children. Nucl Med Commun 29(5) (2008) 418–24

Berthold F, Boos J, Burdach S et al: Myeloablative megatherapy with autologous stem-cell rescue versus oral maintenance chemotherapy as consolidation treatment in patients with high-risk neuroblastoma: a randomised controlled trial. Lancet Oncol 6(9) (2005) 649–58

Berthold F, Kassenböhmer R, Zieschang J: Multivariate evaluation of prognostic factors in localized neuroblastoma. Am J Pediatr Hematol Oncol 16 (1994) 107–115

Bhatia S, Ramsay N, Banale J et al: Thyroid abnormalities after therapy for Hodgkin's disease in childhood. Oncologist 1 (1996) 62–67

Bielack SS, Kempf-Bielack B, Delling G et al: Prognostic factors in high-grade osteosarcoma of the extremities or trunk: an analysis of 1,702 patients treated on neoadjuvant cooperative osteosarcoma study group protocols. J Clin Oncol 20(3) (2002) 776–90

Bielack S, Kempf-Bielack B, Schwenzer D et al: Neoadjuvante Therapie des lokalisierten Osteosarkoms der Extremitäten. Erfahrungen der Cooperativen Osteosarkomstudiengruppe COSS an 925 Patienten. Klin Pädiatr 211 (1999) 260–270

Bit GP, Cimino G, Cartoni C et al: Extended field radiotherapy is superior to MOPP chemotherapy for the treatment of pathologic stage I–IIA Hodgkin's disease: eight year update of the Italian prospective randomized study. J Clin Oncol 10 (1992) 378–382

Blach LE, McCormick B, Abramson DH. External beam radiation therapy and retinoblastoma: long-term results in the comparison of two techniques. Int J Radiat Oncol Biol Phys 35(1) (1996) 45–51

Blackburn J, Wells AB: Radiation damage to growing bone; the effects of x-ray doses of 100–1000 rads on mouse tibiae and knee joints. Br J Radiol 36 (1963) 505–513

Bölling T, Schuck A, Paulussen M et al: Whole lung irradiation in patients with exclusively pulmonary metastases of Ewing tumors. Toxicity analysis and treatment results of the EICESS-92 trial. Strahlenther Onkol 184(4) (2008) 193–7

Bölling T, Schuck A, Rube C et al: Therapy-associated late effects after irradiation of malignant diseases in childhood and adolescence. Feasibility analyses of a prospective multicenter register study. Strahlenther Onkol 182(8) (2006) 443–9

Bolek TW, Marcus RB Jr, Mendenhall NP et al: Local control and functional results after twice-daily radiotherapy for Ewing's sarcoma of the extremities. Int J Radiat Oncol Biol Phys 35(4) (1996) 687–92

Bonetti F, Zecca M, Pession A et al: Total-body irradiation and melphalan is a safe and effective conditioning regimen for autologous bone marrow transplantation in children with acute myeloid leukemia in first remission. The Italian Association for Pediatric Hematology and Oncology-Bone Marrow Transplantation Group. J Clin Oncol 17(12) (1999) 3729–35

Bouffet E, Doumi N, Thiesse P et al: Brain metastases in children with solid tumors. Cancer 79(2) (1997) 403–10

Bowers DC, Liu Y, Leisenring W et al: Late-occurring stroke among long-term survivors of childhood leukemia and brain tumors: a report from the Childhood Cancer Survivor Study. J Clin Oncol 24(33) (2006) 5277–82

Bradfield SM, Douglas JG, Hawkins DS et al: Fractionated low-dose radiotherapy after myeloablative stem cell transplantation for local control in patients with high-risk neuroblastoma. Cancer 100(6) (2004) 1268–75

Breslow NE, Beckwith JB, Haase GM et al: Radiation therapy for favorable histology Wilms tumor: prevention of flank recurrence did not improve survival on National Wilms Tumor Studies 3 and 4. Int J Radiat Oncol Biol Phys M: Molecular basis for heterogeneity in human neuroblastomas. Eur J Cancer 31 (1995) 505–510

Brown JR, Yeckes H, Friedberg JW et al: Increasing incidence of late second malignancies after conditioning with cyclophosphamide and total-body irradiation and autologous bone marrow transplantation for non-Hodgkin's lymphoma. J Clin Oncol 23(10) (2005) 2208–14

Buhrer C, Henze G, Hofmann J et al: Central nervous system relapse prevention in 1165 standard-risk children with acute lymphoblastic leukemia in five BFM trials. Haematol Blood Transfus 33 (1990) 500–3

Bunin N, Aplenc R, Kamani N et al: Randomized trial of busulfan vs total body irradiation containing conditioning regimens for children with acute lymphoblastic leukemia a Pediatric Blood and Marrow Transplant Consortium study, Bone Marrow Transplant 32 (2003) 543–548

Burdach S, Meyer-Bahlburg A, Laws HJ et al: High-dose therapy for patients with primary multifocal and early relapsed Ewing's tumors: results of two consecutive regimens assessing the role of total-body irradiation. J Clin Oncol 21(16) (2003) 3072–8

Buwalda J, Freling NJ, Blank LE et al: AMORE protocol in pediatric head and neck rhabdomyosarcoma: descriptive analysis of failure patterns. Head Neck 27(5) (2005) 390–6

Carpenter PA, Marshall GM, Giri N et al: Allogeneic bone marrow transplantation for children with acute lymphoblastic leukemia conditioned with busulfan, cyclophosphamide and melphalan. Bone Marrow Transplant 18 (1996) 489–494

Castello LA, Craft AW, Kernahan J et al: Gonadal funktion after 12- Gy testicular irradiation in childhood acute lymphoblastic leukemia. Med Pediatr Oncol (1990) 185–189

Castleberry RP, Pritchard J, Ambros P et al: The International Neuroblastoma Risk Groups (INRG): a preliminary report. Eur J Cancer 33 (1997) 2113–2116

Combs SE, Behnisch W, Kulozik AE et al: Intensity Modulated Radiotherapy (IMRT) and Fractionated Stereotactic Radiotherapy (FSRT) for children with head-and-neck-rhabdomyosarcoma. BMC Cancer 7 (2007) 177

Conrad EU, Bradford L, Chansky HA: Pediatric soft tissue sarcomas. Orth Clin North Am 17 (1996) 655–664

Constine LS, Doanldson SS, McDougall IR et al: Thyroid dysfunction after radiotherapy in children with Hodgkin's disease. Cancer 53 (1984) 878–883

Coppes MJ, Tournade MF, Lemerle J et al: Preoperative care of infants with nephroblastoma. Results of SIOP 6. Cancer 69 (1992) 2721–2725

Cotterill SJ, Ahrens S, Paulussen M et al: Prognostic factors in Ewing's tumor of bone: analysis of 975 patients from the European Intergroup Cooperative Ewing's Sarcoma Study Group. J Clin Oncol 18(17) (2000) 3108–14

Craft A, Cotterill S, Malcolm A et al: Ifosfamide-containing chemotherapy in Ewing's sarcoma: The Second United Kingdom Children's Cancer Study Group and the Medical Research Council Ewing's Tumor Study. J Clin Oncol 16(11) (1998) 3628–33

Craft AW, Cotterill SJ, Bullimore JA et al: Long-term results from the first UKCCSG Ewing's Tumour Study (ET-1). United Kingdom Children's Cancer Study Group (UKCCSG) and the Medical Research Council Bone Sarcoma Working Party. Eur J Cancer 33(7) (1997) 1061–9

Creutzig U, Hannemann J, Krämer I et al: Das Qualitätshaus als Instrument zur Leistungsverbesserung von Studienzentralen der Pädiatrischen Onkologie und Hämatologie. The "Quality House Pediatric Oncology" as an Instrument for Improving the Performance of the Trial Centers. Klin Pädiatr 217 (2005) 114–119

Creutzig U, Ritter J, Riehm H et al: Improved treatment results in childhood acute myelogenous leukemia: a report of the German cooperative study AML-BFM-78. Blood 65(2) (1985) 298–304

Creutzig U, Ritter J, Zimmermann M et al: Does cranial irradiation reduce the risk for bone marrow relapse in acute myelogenous leukemia? Unexpected results of the Childhood Acute Myelogenous Leukemia Study BFM-87. J Clin Oncol 11(2) (1993) 279–86

Creutzig U, Zimmermann M, Ritter J et al: Treatment strategies and long-term results in paediatric patients treated in four consecutive AML-BFM trials. Leukemia 19(12) (2005) 2030–42

Crist W, Gehan EA, Ragab AH et al: The Third Intergroup Rhabdomyosarcoma Study. J Clin Oncol 13 (1995) 610–630

Croughs P, Deman C, Richard F et al: Treatment of retinoblastoma using accelerated protons. Bull Soc Belge Ophtalmol 243 (1992) 81–5

Curtis AE, Okcu MF, Chintagumpala M et al: Local Control After Intensity-Modulated Radiotherapy for Head-and-Neck Rhabdomyosarcoma. Int J Radiat Oncol Biol Phys 21 (2008)

Dabaja BS, Ha CS, Thomas DA et al: The role of local radiation therapy for mediastinal disease in adults with T-cell lymphoblastic lymphoma. Cancer 94(10) (2002) 2738–44

D'Angio GJ, Breslow N, Beckwith JB et al: Treatment of Wilms' tumor. Results of the Third National Wilms' Tumor Study. Cancer 64 (1989) 349–360

Davies Johns T, Chidel M, Macklis RM: The role of radiation therapy in the management of Wilms' tumor. Semin Urol Oncol 17 (1999) 46–54

Davies SM, Ramsay NK, Klein JP: Comparison of preparative regimens in transplants for children with acute lymphoblastic leukemia. J Clin Oncol 18 (2000) 340–347

Dawson WB: Growth impairment following radiotherapy in childhood. Clin. Radiol 19 (1968) 241–256

de Kraker J, Lemerle J, Voûte PA et al: Wilm's tumor with pulmonary metastases at diagnosis: the significance of primary chemotherapy. International Society of Pediatric Oncology Nephroblastoma Trial and Study Committee. J Clin Oncol 8(7) (1990) 1187–90

DeLaney TF et al Radiotherpay for local control of osteosarcoma Int J Radiat Oncol Biol Phys 61(2) (2005) 492–8

Delattre O, Zucman J, Melot T et al: The Ewing family of tumors-a subgroup of small-round-cell tumors defined by specific chimeric transcripts . N Engl J. Med 331 (1994) 294–299

Deutsch M, Orlando S, Wollman M: Radiotherapy for metastases to the brain in children. Med Pediatr Oncol 39(1)(2002) 60–2

de Wit M, Bohuslavizki KH, Buchert R et al: 18FDG-PET following treatment as valid predictor for disease-free survival in Hodgkin's lymphoma. Ann Oncol 12(1) (2001) 29–37

Dieckmann K, Potter R, Hofmann J et al; Pediatric Cooperative Hodgkin Disease Study Group of the GPOH.: Does bulky disease at diagnosis influence outcome in childhood Hodgkin's disease and require higher radiation doses? Results from the German-Austrian Pediatric Multicenter Trial DAL-HD-90. Int J Radiat Oncol Biol Phys 56(3) (2003) 644–52

Dieckmann K, Potter R, Wagner W et al: Up-front centralized data review and individualized treatment proposals in a multicenter pediatric Hodgkin's disease trial with 71 participating hospitals: the experience of the German-Austrian pediatric multicenter trial DAL-HD-90. Radiother Oncol 62(2) (2002) 191–200

Dittmann H, Sokler M, Kollmannsberger C et al: Comparison of 18FDG-PET with CT scans in the evaluation of patients with residual and recurrent Hodgkin's lymphoma. Oncol Rep 8(6) (2001) 1393–9

Dockhorn-Dworniczak B, Schafer KL, Dantcheva R et al: Diagnostic value of the molecular genetic detection of the t(11; 22) translocation in Ewing's tumours. Virchows Arch 425 (1994) 107–112

Donaldson SS: Effects of irradiation on skeletal growth and development. In: Green DM, D'Angio GJ (eds) Late effects of treatment for childhood cancer. Wiley-Liss New York (1992) 63–70

Donaldson SS: Hodgkin's disease in children. Semin Oncol 17 (1990) 736–748

Donaldson SS, Kaplan HS: Complications of Hodgkin's disease in children. Cancer Treat Rep 66 (1982) 977–989

Donaldson SS, Meza J, Breneman JC et al: Children's Oncology Group Soft Tissue Sarcoma Committee (formely Intergroup Rhabdomyosarcoma Group) representing the Children's Oncology Group and the Quality Assurance Review Center. Results from the IRS-IV randomized trial of hyperfractionated radiotherapy in children with rhabdomyosarcoma – a report from the IRSG. Int J Radiat Oncol Biol Phys 51(3) (2001) 718–28

Donaldson SS, Torrey M, Link MP et al: A multidisciplinary study investigating radiotherapy in Ewing's sarcoma: end results of POG #8346. Pediatric Oncology Group. Int J Radiat Oncol Biol Phys 42(1) (1998) 125–35

Donaldson SS, Whitaker S, Plowman N et al: Stage I–II pediatric Hodgkin's disease: long term follow up demonstrates equivalent survival rates following different management schemes. J Clin Oncol 8 (1990) 1128–1137

Dorffel W, Albrecht M, Luders H et al: Multi-national therapy study for Hodgkin's disease in children and adolescents GPOH-DH 95. Interim report after 2 1/2 years. Klin Padiatr 210 (1998) 212–219

Dörffel W, Lüders H, Rühl U et al: Preliminary results of the multicenter trial GPOH-HD 95 for the treatment of Hodgkin's disease in children and adolescents: analysis and outlook. Klin Padiatr 215(3) (2003) 139–45

Duffner PK, Cohen ME: The long-term effects of central nervous system therapy on children with brain tumors. Neurol Clin 9 (1991) 479–495

Dunst J, Jabar S, Paulussen Met alH: Local therapy of Ewing sarcoma: radiotherapy aspects. Klin Padiatr 206 (1994) 277–281

Dunst J, Jürgens H, Sauer R et al: Radiation therapy in Ewing's Sarcoma: An update of the CESS 86 trial. Int J Radiat Oncol Biol Phys 32 (1995) 919–930

Dunst J, Paulussen M, Jürgens H: Lung irradiation for Ewing's sarcoma with pulmonary metastases at diagnosis: results of the CESS-studies. Strahlenther Onkol 169 (1993) 621–623

Dunst J, Schuck A: Role of radiotherapy in Ewing tumors. Pediatr Blood Cancer 42(5) (2004) 465–70

Ebbsen P, Villadsen JH, Langkjer ST, Bjerring P: Susceptibility to carcinogenic effect of irradiation: relationship to age at time of exposure. Acta Radiol Oncol 23 (1984) 141–145

Elomaa I, Blomqvist CP, Saeter G et al: Five-year results in Ewing's sarcoma. The Scandinavian Sarcoma Group experience with the SSG IX protocol. Eur J Cancer 36(7) (2000) 875–80

Evans RG: The Bone. Moss' Radiation Oncology, 7th edition (1994) 829–31

Faraci M, Barra S, Cohen A et al: Very late nonfatal consequences of fractionated TBI in children undergoing bone marrow transplant. Int J Radiat Oncol Biol Phys 63(5) (2005) 1568–75

Faria P, Beckwith JB, Mishra K et al: Focal versus diffuse anaplasia in Wilms tumor--new definitions with prognostic significance: a report from the National Wilms Tumor Study Group. Am J Surg Pathol 20(8) (1996) 909–20

Favara BE: Langerhans cell histiocytosis. Pathobiology and pathogenesis. Sem Oncol 18 (1991) 3–7

Flentje M, Weirich A, Graf N et al: Abdominal irradiation in unilateral nephroblastoma and its impact on local control and survival. Int J Radiat Oncol Biol Phys 40(1) (1998) 163–9

Flentje, M, Weirich A, Pötter R et al: Hepatotoxicity in irradiated nephroblastoma patients during postoperative treatment according to SIOP9/GPOH. Radiother. Oncol 31 (1994) 222–228

Freeman AI, Weinberg V, Brecher ML et al: Comparison of intermediate-dose methotrexate with cranial irradiation for the post-induction treatment of acute lymphocytic leukemia in children. N Engl J Med 308(9) (1993) 477–84

Fuchs N, Bielack S, Epler D et al: Long term results of the co-operative German-Austrian-Swiss osteosarcoma study group's protocol COSS-86 of intensive multidrug chemotherapy and surgery for osteosarcoma of the limbs. Ann Oncol 9 (1998) 893–9

Gaitan-Yanguas M: A study of the response to osteogenic sarcoma and adjacent normal tissues to radiation. Int J Radiat Oncol Biol Physics 7 (1981) 593–595

Gehan EA, Sullivan MP, Fuller LM et al: The intergroup Hodgkin's disease in children. A study of stages I and II. Cancer 65 (1990) 1429–1437

Gelber RD, Sallan SE, Cohen HJ et al: Central nervous system treatment in childhood acute lymphoblastic leukemia. Long-term follow-up of patients diagnosed between 1973 and 1985. Cancer 72(1) (1993) 261–70

Godzinski J, Tournade MF, De Kraker J et al: The role of preoperative chemotherapy in the treatment of nephroblastoma: the SIOP experience. Societe Internationale d'Oncologie Pediatrique. Semin Urol Oncol 17 (1999) 28–32

Granados E, de La Camara R, Madero L et al: Hematopoietic cell transplantation in acute lymphoblastic leukemia better long term event-free survival with conditioning regimens containing total body irradiation. Haematologica 85 (2000) 1060–1067

Graus F, Walker RW, Allen JC. Brain metastases in children. J Pediatr 103(4) (1983) 558–61

Green DM: Fertility and pregnancy outcome after treatment for cancer in childhood or adolescence. Oncologist 2 (1997) 171–179

Green DM, Breslow NE, Beckwith JB et al: Effect of duration of treatment on treatment outcome and cost of treatment for Wilms' tumor: a report from the National Wilms' Tumor Study Group. J Clin Oncol 16 (1998) 3744–3751

Green DM, Breslow NE, Evans I et al: Treatment of children with stage IV favorable histology Wilms tumor: a report from the National Wilms Tumor Study Group. Med Pediatr Oncol 26 (1996) 147–152

Green DM, Finkelstein JZ, Breslow NE et al: Remaining problems in the treatment of patients with Wilms' tumor. Pediatr Clin North Am 38 (1991) 475–488

Green DM, Fine WE, Li FP: Offspring of patients treated for unilateral Wilms' tumor in childhood. Cancer 49 (1982) 2285–2288

Green D, Gingell, R, Pearce J et al: The effect of mediastinal irradiation on cardiac function of patients treated during childhood and adolescence for Hodgkin's disease. J Clin Oncol 5 (1987) 239–245

Green DM, Thomas PR, Shochat S: The treatment of Wilms tumor. Results of the National Wilms Tumor Studies. Hematol Oncol Clin North Am 9 (1995) 1267–1274

Griffin JE, Wilson JD: Disorders of the testes and the male reproductive tract. In: Wilson JD, Foster DW (eds) Williams textbook of endocrinology. WB Saunders Philadelphia 1992, 799–852

Gross RE, Neuhauser EB: Treatment of mixed tumors of the kidney in childhood. Pediatrics 6(6) (1950) 843–52

Grundy PE, Breslow NE, Li S et al: National Wilms' Tumor Study Group. Loss of heterozygosity for chromosomes 1p and 16q is an adverse prognostic factor in favorable-histology Wilms tumor: a report from the National Wilms Tumor Study Group. J Clin Oncol 23(29) (2995) 7312–21

Haaf HG, Kaatsch P, Michaelis J: Jahresbericht des Deutschen Kinderkrebsregisters, Mainz (1993)

Haas-Kogan DA, Swift PS, Selch M et al: Impact of radiotherapy for high-risk neuroblastoma: a Children's Cancer Group study. Int J Radiat Oncol Biol Phys 56(1) (2003) 28–39

Hahn T, Wall D, Camitta B et al: The role of cytotoxic therapy with hematopoietic stem cell transplantation in the therapy of acute lymphoblastic leukemia in children: an evidence-based review. Biol Blood Marrow Transplant 11(11) (2005) 823–61

Haie-Meder C, Breton-Callu C, Oberlin O et al: Brachytherapy in the treatment of vesicoprostatic rhabdomyosarcomas in children. Cancer Radiother 4 Suppl 1 (2000) 145s–149s

Hall EJ: Intensity-modulated radiation therapy, protons, and the risk of second cancers. Int J Radiat Oncol Biol Phys 65(1) (2006) 1–7

Hall EJ, Wuu CS: Radiation-induced second cancers: the impact of 3D-CRT and IMRT. Int J Radiat Oncol Biol Phys 56(1) (2003) 83–8

Halperin EC (Hrsg): Late effects of cancer treatment. In: Pediatric radiation oncology, 3rd edition. Lippincott Williams and Wilkins 1999, 457–537

Halperin EC, Laurie F, Fitzgerald TJ: An evaluation of the relationship between the quality of prophylactic cranial radiotherapy in childhood acute leukemia and institutional experience: a Quality Assurance Review Center-Pediatric Oncology Group study. Int J Radiat Oncol Biol Phys 53 (4) (2002) 1001–4

Hancock SL, Donaldson SS, Hoppe RT: Cardiac disease following treatment of Hodgkin's disease in children and adolescence. J Clin Oncol 11 (1993) 1208–1215

Hancock SL, Hoppe R: Long term complications of treatment and causes of mortality after Hodgkin's disease. Sem Radiat Oncol 6 (1996) 225–242

Hancock SL, Hoppe RT, Horning SJ et al: Intercurrent death after Hodgkin's disease therapy in radiotherapy and adjuvant MOPP trials. Ann Intern Med 109 (1988) 183–189

Hawkins MM: Second primary tumors following radiotherapy for childhood cancer. Int J Radiat Oncol Biol Phys 19 (1990) 1297–1301

Hawkins MM, Draper G, Kingston J: Incidence of secondary tumor among childhood cancer survivors. Br J Cancer 56 (1987) 339–347

Heller GC: Effects on the germinal epithelium in radiobiological factors in manned space flight. In: Langham WH, ed. NRC Publication 1487. Washington, D.C.: National Academy of Sciences, National Research Council (1967) 124–133

Henze G, Fengler R, Hartmann R et al: Six-year experience with a comprehensive approach to the treatment of recurrent childhood acute lymphoblastic leukemia (ALL-REZ BFM 85). A relapse study of the BFM group. Blood 78(5) (1991) 1166–72

Hijiya N, Liu W, Sandlund JT et al: Overt testicular disease at diagnosis of childhood acute lymphoblastic leukemia: lack of therapeutic role of local irradiation. Leukemia 8 (2005) 1399–403

Horning WJ, Hoppe RT, Kaplan HS et al: Female reproductive potential after treatment for Hodgkin's disease. N Engl J Med 304 (1981) 1377–1382

Hudson MM, Greenwald C, Thompson E et al: Efficacy and toxicity of multiagent chemotherapy and low-dose involved-field radiotherapy in children and adolescents with Hodgkin's disease. J Clin Onco 11(1) (1993) 100–8

Hug EB, Adams J, Fitzek M et al: Fractionated, three-dimensional, planning-assisted proton-radiation therapy for orbital rhabdomyosarcoma: a novel technique. Int J Radiat Oncol Biol Phys 47(4) (2000) 979–84

Hug EB, Nevinny-Stickel M, Fuss M et al: Conformal proton radiation treatment for retroperitoneal neuroblastoma: introduction of a novel technique. Med Pediatr Oncol 37(1) (2001) 36–41

Hunger SP, Link MP, Donaldson SS. ABVD/MOPP and low-dose involved-field radiotherapy in pediatric Hodgkin's disease: the Stanford experience. J Clin Oncol 12(10) (1994) 2160–6

Inskip PD, Curtis RE: New malignancies following childhood cancer in the United States 1973–2002. Int J Cancer 121(10) (2007) 2233–40

Izard M: Leydig cell function and radiation: a review of the literature. Radiother Oncol 34 (1995) 1–8

Johnson JD, Young B: Demographics of brain metastasis. Neurosurg Clin N Am 7(3) (1996) 337–44

Kalapurakal JA, Li SM, Breslow NE et al: Influence of irradiation and doxorubicin on abdominal recurrence caused by spilled tumor cells in abdominal stage II and III favorable histology Wilms tumor in NWTS-3 and -4: a report from the National Wilms Tumor Study. Int J Radiat Oncol Biol Phys 63 (2005) 22

Kaatsch P, Spix C: Annual Report 2005 (1980–2004) German Childhood Cancer Registry Mainz, August 2006

Kaatsch P, Steliarova-Foucher E, Crocetti E et al: Time trends of cancer incidence in European children (1978–1997): report from the Automated Childhood Cancer Information System project. Eur J Cancer 42(13) (2006) 1961–71

Kamada T, Tsujii H, Tsuji H et al: Working Group for the Bone and Soft Tissue Sarcomas. Efficacy and safety of carbon ion radiotherapy in bone and soft tissue sarcomas. J Clin Onco 20(22) (2002) 4466–71

Kebudi R, Ayan I, Gorgun O et al: Brain metastasis in pediatric extracranial solid tumors: survey and literature review. J Neurooncol 71(1) (2005) 43–8

Kempf-Bielack B, Bielack SS, Jürgens H et al: Osteosarcoma relapse after combined modality therapy: an analysis of unselected patients in the Cooperative Osteosarcoma Study Group (COSS). J Clin Oncol 23(3) (2005) 559–68

Klingebiel T, Handgretinger R, Lang P et al: Haploidentical transplantation for acute lymphoblastic leukemia in childhood. Blood Rev 18(3) (2004) 181–92 Review

Klingebiel T, Henze G, Ebell W et al: Bone marrow transplantation in children for ALL in 2nd and 3rd remission with preparation by TBI and etoposide. Blood 92 (1998) 352b

Koontz BF, Clough RW, Halperin EC: Palliative radiation therapy for metastatic Ewing sarcoma. Cancer 106(8) (2006) 1790–3

Korholz D, Claviez A, Hasenclever D et al: The concept of the GPOH-HD 2003 therapy study for pediatric Hodgkin's disease: evolution in the tradition of the DAL/GPOH studies. Klin Padiatr 216(3) (2004) 150–6

Kortmann RD, Budach W, Niethammer D et al: Postoperative limited volume irradiation in a child with a solitary brain metastasis from Wilms tumor: a case report. Med Pediatr Oncol 29 (1997) 222–223

Kortmann RD, Bongartz R, Dieckmann K et al: Requirements and performance profile of the Paediatric Radiation Oncology Working Group (APRO): valuation of the present situation and description of future developments. Klin Padiatr 219(3) (2007) 166–72

Kortmann RD, Timmermann B, Becker G et al: Advances in treatment techniques and time/dose schedules in external radiation therapy of brain tumours in childhood. Klin Padiatr 210 (1998) 220–226

Koscielniak E, Jurgens H, Winkler K et al: Treatment of soft tissue sarcoma in childhood and adolescence. A report of the German Cooperative Soft Tissue Sarcoma Study. Cancer 70 (1992) 2557–2567

Koscielniak E, Harms D, Henze G et al: Results of treatment of soft tissue sarcoma in childhood and adolescence: a final report from the German Cooperative Soft Tissue Sarcoma Study CWS-86. J Clin Oncol 12 (1999) 3706–3719

Kovács G, Rochels R, Mehdorn HM et al: Eye preservation brachytherapy for orbital and adjacent tumors: preliminary results. Front Radiat Ther Oncol 30 (1997) 56–64

Krasin MJ, Rodriguez-Galindo C, Billups CA et al: Definitive irradiation in multidisciplinary management of localized Ewing sarcoma family of tumors in pediatric patients: outcome and prognostic factors. Int J Radiat Oncol Biol Phys 60(3) (2004) 830–8

Kumar P, Kun LE, Hustu HO et al: Survival outcome following isolated central nervous system relapse treated with additional chemotherapy and craniospinal irradiation in childhood acute lymphoblastic leukemia. Int J Radiat Oncol Biol Phys 31(3) (1995) 477–83

Kushner BH, La Onaglia MP, Ambros PF: Survival from locally invasive metastatic neuroblastoma without cytotoxic therapy. Proc Am Soc Clin Oncol 12 (1993) 413

Kushner BH, Meyers PA: How effective is dose-intensive/myeloablative therapy against Ewing's sarcoma/primitive neuroectodermal tumor metastatic to bone or bone marrow? The Memorial Sloan-Kettering experience and a literature review. J Clin Oncol 19(3) (2001) 870–80

Kushner BH, Wolden S, LaQuaglia MP et al: Hyperfractionated low-dose radiotherapy for high-risk neuroblastoma after intensive chemotherapy and surgery. J Clin Oncol 19(11) (2001) 2821–8

Ladenstein R, Philip T, Lasset C et al: Multivariate analysis of risk factors in stage 4 neuroblastoma patients over the age of one year treated with megatherapy and stem-cell transplantation: a report from the European Bone Marrow Transplantation Solid Tumor Registry. J Clin Oncol 16 (1998) 953–965

Land VJ, Thomas PR, Boyett JM et al: Comparison of maintenance treatment regimens for first central nervous system relapse in children with acute lymphocytic leukemia. A Pediatric Oncology Group study. Cancer 56(1) (1985) 81–7

Landis SH, Murray T, Bolden S et al: Cancer statistics 1999. CA Cancer J Clin 49(1) (1999) 8–31, 1

Landman-Parker J, Pacquement H, Leblanc T et al: Localized childhood Hodgkin's disease: response-adapted chemotherapy with etoposide, bleomycin, vinblastine, and prednisone before low-dose radiation therapy-results of the French Society of Pediatric Oncology Study MDH90. J Clin Oncol 18(7) (2000) 1500–7

Lang O, Bihl H, Hültenschmidt B et al: Clinical relevance of positron emission tomography (PET) in treatment control and relapse of Hodgkin's disease. Strahlenther Onkol 177(3) (2001) 138–44

Lee CT, Bilton SD, Famiglietti RM et al: Treatment planning with protons for pediatric retinoblastoma, medulloblastoma, and pelvic sarcoma: how do protons compare with other conformal techniques? Int J Radiat Oncol Biol Phys 63(2) (2005) 362–72

Li FP, Gimbrere K, Gelber RD et al: Outcome of pregnancy in survivors in Wilm' tumor. JAMA 257 (1987) 216–219

Linabery AM, Ross JA: Trends in childhood cancer incidence in the U.S. (1992–2004). Cancer 112(2) (2008) 416–32

Litzow MR, Perez WS, Klein JP et al: Comparison of outcome following allogeneic bone marrow transplantation with cyclophosphamide-total body irradiation versus busulphan-cyclophosphamide conditioning regimens for acute myelogenous leukaemia in first remission. Br J Haematol 119(4) (2002) 1115–24

Locatelli F, Labopin M, Ortega J et al: European Blood and Marrow Transplantation Acute Leukemia Working Party. Factors influencing outcome and incidence of long-term complications in children who underwent autologous stem cell transplantation for acute myeloid leukemia in first complete remission. Blood 101(4) (2003) 1611–9. Epub 2002 Oct 10

Longeway K, Mulhern R, Crisco J et al: Treatment of meningeal relapse in childhood acute lymphoblastic leukemia: II. A prospective study of intellectual loss specific to CNS relapse and therapy. Am J Pediatr Hematol Oncol 12(1) (1990) 45–50

Lowis SP, Foot A, Gerrard MP et al: Central nervous system metastasis in Wilms' tumor: a review of three consecutive United Kingdom trials. Cancer 83(9) (1998) 2023–9

Machak GN et al: Neoadjuvant chemotherapy and local radiotherapy for high-grade osteosarcoma of the extremities. Mayo Clin Proc 78(2) (2003) 147–55

Mackie E, Radford M, Shale S: Gonadal function following chemotherapy for childhood Hodgkin's disease. Med Pediatr Oncol 27 (1996) 24–28

Magné N, Oberlin O, Martelli H et al: Vulval and Vaginal Rhabdomyosarcoma in Children: Update and Reappraisal of Institut Gustave Roussy Brachytherapy Experience. Int J Radiat Oncol Biol Phys 18 (2008)

Marcus RB Jr, Cantor A, Heare TC et al: Local control and function after twice-a-day radiotherapy for Ewing's sarcoma of bone. Int J Radiat Oncol Biol Phys 21(6) (1999) 1509–15

Martínez-Monge R, Garrán C, Cambeiro M et al: Feasibility report of conservative surgery, perioperative high-dose-rate brachytherapy (PHDRB), and low-to-moderate dose external beam radiation therapy (EBRT) in pediatric sarcomas. Brachytherapy 3(4) (2004) 196–200

Martinez-Monge R, Cambeiro M, San-Julián M et al: Use of brachytherapy in children with cancer: the search for an uncomplicated cure. Lancet Oncol 7(2) (2006) 157–66

Matthay KK, Villablanca JG, Seeger RC et al: Treatment of high-risk neuroblastoma with intensive chemotherapy, radiotherapy, autologous bone marrow transplantation, and 13-cis-retinoic acid. Children's Cancer Group. N Engl J Med 341 (1999) 1165–1173

Meadows AT. Pediatric cancer survivors: Past history and future challenges. Curr Probl Cancer 27(3) (2003) 112–26

Meadows AT, Baum E, Fossati-Bellani F et al: Second malignant neoplasms in children: an update from the Late Effects Study Group. J Clin Oncol 3 (1985) 532–538

Meisel JA, Guthrie KA, Breslow NE et al: Significance and management of computed tomography detected pulmonary nodules: a report from the National Wilms Tumor Study Group. Int J Radiat Oncol Biol Phys 44(3) (1999) 579–85

Mertens R, Granzen B, Lassay L et al: Treatment of nasopharyngeal carcinoma in children and adolescents: definitive results of a multicenter study (NPC-91-GPOH).Cancer 104(5) (2005) 1083–9

Mitchell C, Jones PM, Kelsey A et al: The treatment of Wilms' tumour: results of the United Kingdom Children's cancer study group (UKCCSG) second Wilms' tumour study. Br J Cancer 83(5) (2000) 602–8

Mitchell C, Pritchard-Jones K, Shannon R et al for the United Kingdom Cancer Study Group: Immediate nephrectomy versus preoperative chemotherapy in the management of non-metastatic Wilms' tumour: results of a randomised trial (UKW3) by the UK Children's Cancer Study Group. Eur J Cancer 42(15) (2006) 2554–62

Montgomery BT, Kelalis BP, Blute MD et al: Extended follow up of bilateral Wilm's tumor: results of the National Wilm's Tumor Study. J Urol 146 (1991) 514–518

Mulvihill JJ, Byrne J: Offspring of long-term survivors of childhood cancer. J Clin Oncol 4 (1985) 334–343

Nachman JB, Sposto R, Herzog P et al; Children's Cancer Group. Randomized comparison of low-dose involved-field radiotherapy and no radiotherapy for children with Hodgkin's disease who achieve a complete response to chemotherapy. J Clin Oncol 20(18) (2002) 3765–71

Nesbit ME Jr, Sather HN, Robison LL et al: Presymptomatic central nervous system therapy in previously untreated childhood acute lymphoblastic leukaemia: comparison of 1800 rad and 2400 rad. A report for Children's Cancer Study Group. Lancet 1(8218) (1981) 461–6

Niethammer D, Klingebiel T, Ebell W et al: Which children do benefit from bone marrow transplant? The EBMT Paediatric Diseases Working Party. Bone Marrow Transplant 18 Suppl 2 (1996) 43–46

Oberlin O, Leverger G, Pacquement H et al: Low-dose radiation therapy and reduced chemotherapy in childhood Hodgkin's disease: the experience of the French Society of Pediatric Oncology. J Clin Oncol 10(10) (1992) 1602–8

Oeffinger KC, Mertens AC, Sklar CA et al; Childhood Cancer Survivor Study. Chronic health conditions in adult survivors of childhood cancer. N Engl J Med 355(15) (2006) 1572–82

Orbach D, Brisse H, Helfre S et al: Radiation and chemotherapy combination for nasopharyngeal carcinoma in children: Radiotherapy dose adaptation after chemotherapy response to minimize late effects. Pediatr Blood Cancer 50(4) (2008) 849–53

Ozaki T, Flege S, Kevric M, Lindner N et al: Osteosarcoma of the Pelvis: Experience of the Cooperative Osteosarcoma Study Group. J Clin Oncol 21(2) (2003) 334–41

Parasuraman S, Langston J, Rao BN et al: Brain metastases in pediatric Ewing sarcoma and rhabdomyosarcoma: the St. Jude Children's Research Hospital experience. J Pediatr Hematol Oncol 21(5) (1999) 370–7

Paulides M, Kremers A, Stöhr W et al; German Late Effects Working Group in the Society of Pediatric Oncology and Haematology (GPOH). Prospective longitudinal evaluation of doxorubicin-induced cardiomyopathy in sarcoma patients: a report of the late effects surveillance system (LESS). Pediatr Blood Cancer 46(4) (2006) 489–95

Paulino AC, Ferenci MS, Chiang KY et al: Comparison of conventional to intensity modulated radiation therapy for abdominal neuroblastoma. Pediatr Blood Cancer 46(7) (2006) 739–44

Paulino AC, Nguyen TX, Barker JL Jr: Brain metastasis in children with sarcoma, neuroblastoma, and Wilms' tumor. Int J Radiat Oncol Biol Phys 57(1) (2003) 177–83

Paulussen, M, Ahrens S, Braun-Minzinger D et al: Ewing´s tumors with primary lung metastases: survival analysis of 114 (European Intergroup) Cooperative Ewing´s Sarcoma Studies patients. J Clin Oncol 16 (1998) 3044–3052

Paulussen M, Ahrens S, Burdach S et al: Primary metastatic (stage IV) Ewing tumor: Survival analysis of 171 patients from the EICESS studies. Annals of Oncology 9 (1998) 275–281

Paulussen M, Ahrens S, Craft AW et al: Ewing's tumors with primary lung metastases: survival analysis of 114 (European Intergroup) Cooperative Ewing's Sarcoma Studies patients. J Clin Oncol 16(9) (1998) 3044–52

Phillips TL, Margolis L: Radiation pathology and the clinical response of lung and esophagus. In: Vaeth JM (ed) Frontiers of therapy and oncology. Baltimore University Park Press 1972, 254–273

Phillips TL, Sheline GE: Radiation therapy of malignant bone tumors. Radiology 92 (1969) 1537–1545

Pötter R, Knocke TH, Kovacs G et al Brachytherapy in the combined modality treatment of pediatric malignancies. Principles and preliminary experience with treatment of soft tissue sarcoma (recurrence) and Ewing's sarcoma. Klin Padiatr 207(4) (1995) 164–73

Poremba C, Willenbring H, Hero B et al: Telomerase activity distinguishes between neuroblastoma with good an poor prognosis. Ann Oncol 10 (1999) 715–721

Postovsky S, Ash S, Ramu IN et al: Central nervous system involvement in children with sarcoma. Oncology 65(2) (2003) 118–24

Pritchard J, Cotterill SJ, Germond SM et al High dose melphalan in the treatment of advanced neuroblastoma: results of a randomised trial (ENSG-1) by the European Neuroblastoma Study Group. Pediatr Blood Cancer 44(4) (2005) 348–57

Pui CH, Dahl GV, Kalwinsky DK et al: Central nervous system leukemia in children with acute nonlymphoblastic leukemia. Blood 66(5) (1985) 1062–7

Raney RB, Asmar L, Newton WA Jr et al: Ewing's sarcoma of soft tissues in childhood: a report from the Intergroup Rhabdomyosarcoma Study 1972 to 1991. J Clin Oncol 15 (1997) 574–582

Raney RB, Asmar L, Vassilopoulou Sellin R et al: Late complications of therapy in 213 children with localized, nonorbital soft-tissue sarcoma of the head and neck: A descriptive report from the Intergroup Rhabdomyosarcoma Studies (IRS)-II and -III. IRS Group of the Children's Cancer Group and the Pediatric Oncology Group. Med Pediatr Oncol 33 (1999) 362–371

Reisner ML, Viégas CM, Grazziotin RZ et al: Retinoblastoma-comparative analysis of external radiotherapy techniques, including an IMRT technique. Int J Radiat Oncol Biol Phys 67(3) (2007) 933–41

Reiter A: Diagnosis and treatment of childhood non-hodgkin lymphoma. Hematology Am Soc Hematol Educ Program (2007) 285–96

Reiter A, Schrappe M, Yasisan E: Therapiestudie NHL-BFM 90 zur Behandlung maligner Non-Hodgkin-Lymphome bei Kindern und Jugendlichen. Eine Zwischenanalyse der Therapiegruppe B-NHL/B-ALL. Klin Pädiatr 206 (1994) 242–252

Ribeiro RC, Rivera GK, Hudson M et al: An intensive re-treatment protocol for children with an isolated CNS relapse of acute lymphoblastic leukemia. J Clin Oncol 13 (2) (1995) 333–8

Riehm H, Gadner H, Henze G et al: Results and significance of six randomized trials in four consecutive ALL-BFM studies. Hamatol Bluttransfus 33 (1990) 439–450

Ritchey AK, Pollock BH, Lauer S et al: Delayed craniospinal irradiation (CS RT) with intensified chemotherapy for isolated meningeal relapse of childhood acute lymphoblastic leukemia (ALL). Blood 82: 195a (1993) (abstr. suppl 1)

Ritchey AK, Pollock BH, Lauer SJ et al: Improved survival of children with isolated CNS relapse of acute lymphoblastic leukemia: a pediatric oncology group study. J Clin Oncol 17(12) (1999) 3745–52

Roman DD, Sperduto PW: Neuropsychological effects of cranial radiation: current knowledge and future directions. Int J Radiat Oncol Biol Phys 31 (1995) 983–998

Rosito P, Mancini AF, Rondelli R et al: Italian Cooperative Study for the treatment of children and young adults with localized Ewing sarcoma of bone: a preliminary report of 6 years of experience. Cancer 86(3) (1999) 421–8

Rubin P, Cassarett GW: Clinical radiation pathology I and II. WB Saunders Philadelphia 1968

Rubin P, Van Houtte P, Constine L: Radiation sensitivity and organ tolerances in pediatric oncology: a new hypothesis. Front Radiat Ther Oncol 16 (1982) 62–82

Ruhl U, Albrecht M, Dieckmann K et al: Response-adapted radiotherapy in the treatment of pediatric Hodgkin's disease: an interim report at 5 years of the German GPOH-HD 95 trial. Int J Radiat Oncol Biol Phys 51(5) (2001) 1209–18

Sachs E, Goris M, Glatstein E et al: Bone marrow regeneration following large field irradiation. Influence of volume, age, dose and time. Cancer 42 (1978) 1057–1065

Sailer S, Harmon D, Mankin H et al: Ewing's sarcoma: surgical resection as a prognostic factor. Int J Radiation Oncology Biol Phys 15 (1988) 43–52

Sanders KE, Ha CS, Cortes-Franco JE et al: The role of craniospinal irradiation in adults with a central nervous system recurrence of leukemia. Cancer 100 (10) (2004) 2176–80

Sauer R, Jürgens H, Burgers JM et al: Prognostic factors in the treatment of Ewing's sarcoma. The Ewing's Sarcoma Study Group of the German Society of Paediatric Oncology CESS 81. Radiother Oncol 10(2) (1987) 101–10

Schellong G: The balance between cure and late effects in childhood Hodgkin's lymphoma: the experience of the German-Austrian Study-Group since 1978. German-Austrian Pediatric Hodgkin's Disease Study Group. Ann Oncol 7 Suppl 4 (1996) 67–72

Schellong G, Hörnig I, Brämswig J et al: Significance of procarbazine in the chemotherapy of Hodgkin's disease – a report of the Cooperative Therapy Study DAL-HD-85. Klin Padiatr 200(3) (1988) 205–13

Schellong G, Pötter R, Brämswig J et al: High cure rates and reduced long-term toxicity in pediatric Hodgkin's disease: the German-Austrian multicenter trial DAL-HD-90. The German-Austrian Pediatric Hodgkin's Disease Study Group. J Clin Oncol 17(12) (1999) 3736–3744

Schellong G, Hörnig-Franz I, Rath B et al: Reduzierung der Strahlendosis auf 20–30 Gy im Rahmen einer kombinierten Chemo-/Radiotherapie beim Morbus Hodgkin im Kindesalter – Ein Bericht der kooperativen Therapiestudie DAL-HD-87. Klin Pädiatr 206 (1994) 253–262

Schmidt D, Harms D: Histologie und Prognose des Nephroblastoms unter Berücksichtigung der Sondervarianten. Klin Pädiatr 195 (1983) 214–221

Schmidt BF: The 3rd Intergroup Rhabdomyosarcoma Study (IRS III). Strahlenther Onkol 172 (1996) 231–233

Schmidt BF: Indications for radiotherapy and chemotherapy after complete resection in rhabdomyosarcoma. A report from the Intergroup Rhabdomyosarcoma Studies I to III. Strahlenther Onkol. 176(12) (2000) 582–3

Schrappe M, Reiter A, Henze G et al: Prevention of CNS recurrence in childhood ALL: results with reduced radiotherapy combined with CNS-directed chemotherapy in four consecutive ALL-BFM trials. Klin Padiatr 210 (1998) 192–199

Schrappe M, Reiter A, Ludwig WD et al: Improved outcome in childhood acute lymphoblastic leukemia despite reduced use of anthracyclines and cranial adiotherapy: results of trial ALL-BFM 90. German-Austrian-Swiss ALL-BFM Study Group. Blood 95 (11) (2000) 3310–22

Schrappe M, Reiter A, Zimmermann M et al: Long-term results of four consecutive trials in childhood ALL performed by the ALL-BFM study group from 1981 to 1995. Berlin-Frankfurt-Munster. Leukemia 14 (12) (2000) 2205–22

Schrauder A, von Stackelberg A, Schrappe M et al; ALL-BFM Study Group; EBMT PD WP; I-BFM Study Group. Allogeneic hematopoietic SCT in children with ALL: current concepts of ongoing prospective SCT trials. Bone Marrow Transplant 41 Suppl 2 (2008) S71–4

Schuck A, Ahrens S, Konarzewska A et al: Hemithorax irradiation for Ewing tumors of the chest wall. Int J Radiat Oncol Biol Phys 54(3) (2002) 830–8

Schuck A, Ahrens S, Paulussen M et al: Local therapy in localized Ewing tumors: results of 1058 patients treated in the CESS 81, CESS 86, and EICESS 92 trials. Int J Radiat Oncol Biol Phys 55(1) (2003) 168–77

Schuck A, Ahrens S, von Schorlemer I et al: Radiotherapy in Ewing tumors of the vertebrae: treatment results ans local relapse analysis of the CESS 81/86 and EICESS 92 trials. Int J Radiat Oncol Biol Phys 63(5) (2005) 1562–7. Epub 2005 Aug 30

Schuck A, Hofmann J, Rube C: Radiotherapy in Ewing's sarcoma and PNET of the chest wall: results of the trials CESS 81, CESS 86 and EICESS 92. Int J Radiat Oncol Biol Phys 42(5) (1998) 1001–6

Schuck A, Mattke AC, Schmidt B et al: Group II rhabdomyosarcoma and rhabdomyosarcomalike tumors: is radiotherapy necessary? J Clin Oncol 22(1) (2004) 143–9

Schuck A, Rube C, Konemann S et al: Postoperative radiotherapy in the treatment of Ewing tumors: influence of the interval between surgery and radiotherapy. Strahlenther Onkol 178(1) (2002) 25–31

Schueler AO, Flühs D, Anastassiou G et al: Beta-ray brachytherapy with 106Ru plaques for retinoblastoma. Int J Radiat Oncol Biol Phys 65(4) (2006) 1212–21. Epub 2006 May 6

Shalet SM, Beardwell CG, Jacobs HS et al: Testicular function following irradiation of the human prepubertal testis. Clin Endocrinol 9 (1978) 483–490

Shalet SM, Ogilvy-Stuart AL, Crowne et al: Indications for human growth hormone treatment of radiation-induced growth hormone deficiency. In: Green DM, D'Angio GJ (eds) Late effects of treatment for childhood cancer. Wiley-Liss New York 1992, 71–79

Shaw PJ, Eden T. Neuroblastoma with intracranial involvement: an ENSG Study. Med Pediatr Oncol 20(2) (1992) 149–55

Shields CL, Shields JA, Cater J et al: Plaque radiotherapy for retinoblastoma: long-term tumor control and treatment complications in 208 tumors. Ophthalmology 108(11) (2001) 2116–21

Shields JA, Shields CL, Meadows AT: Chemoreduction in the management of retinoblastoma. Am J Ophthalmol 140(3) (2005) 505–6

Simon T, Hero B, Bongartz R et al: Intensified external-beam radiation therapy improves the outcome of stage 4 neuroblastoma in children > 1 year with residual local disease. Strahlenther Onkol 182(7) (2006) 389–94

Sklar C: Neuroendocrine complications of cancer therapy. In: Schwartz C, Hobbie W, Constine L et al (eds.) Survivors of childhood cancer, assesssment and management. Mosby St. Louis 1994, 97–110

Sluga M, Windhager R, Lang S et al: Local and systemic control after ablative and limb sparing surgery in patients with osteosarcoma. Clin Orthop 358 (1999) 120–7

Spaepen K, Stroobants S, Dupont P et al: Can positron emission tomography with [(18)F]-fluorodeoxyglucose after first-line treatment distinguish Hodgkin's disease patients who need additional therapy from others in whom additional therapy would mean avoidable toxicity? Br J Haematol 115(2) (2001) 272–8

Stillman RJ, Schinfeld JS, Schiff I et al: Ovarian failure in long-term survivors of childhood malignancy. Am J Obstet Gynecol 139 (1981) 62–66

Stöver: Pädiatrische Hämatologie und Onkologie. In: Gadner A, Gaedicke G, Niemeyer C et al (Hrsg). Springer Heidelberg 2005, 533

Sullivan MP, Fuller LM, Chen T et al: Intergroup Hodgkin's disease in children study of stages I and II: a preliminary report. Cancer Treat Rep 66 (1982) 937–947

Sweetnam R: Osteosarcoma. Br Med J 2 (1979) 536–537

Tarbell N, Guinan E, Chin L et al: Renal insufficiency after total body irradiation for pediatric bone marrow transplantation. Radiother Oncol Suppl 1 (1990) 139–142

Thomas PRM, Tefft M, D'Angio GJ et al: Acute toxicities associated with radiation in the second National Wilms' Tumor Study. J Clin Oncol 6 (1988) 1694–1698

Tefft M, Mitus A, Das L et al: Irradiation of the liver in children: review of experience in the acute and chronic phases, and in the intact normal and partially resected. Am J Roentgenol Radium Ther Nucl Med 108(2) (1970) 365–385

Tournade MF, Com-Nougué C, de Kraker J et al; International Society of Pediatric Oncology Nephroblastoma Trial and Study Committee. Optimal duration of preoperative therapy in unilateral and nonmetastatic Wilms' tumor in children older than 6 months: results of the Ninth International Society of Pediatric Oncology Wilms' Tumor Trial and Study. J Clin Oncol 19(2) (2001) 488–500

Tournade MF, Com Nougue C, Voute PA et al: Results of the Sixth International Society of Pediatric Oncology Wilms' Tumor Trial and Study: a risk-adapted therapeutic approach in Wilms' tumor [see comments]. J Clin Oncol 11 (1993) 1014–1023

Tubergen DG, Gilchrist GS, O'Brien RT et al: Prevention of CNS disease in intermediate-risk acute lymphoblastic leukemia: comparison of cranial radiation and intrathecal methotrexate and the importance of systemic therapy: a Childrens Cancer Group report. J Clin Oncol 11(3) (1993) 520–6

van den Berg H, Odink AE, Behrendt H: Delayed craniospinal irradiation for a first isolated central nervous relapse of acute lymphoblastic leukemia: report on 14 cases. Med Pediatr Oncol 34(6) (2000) 402–6

Waber DP, Shapiro BL, Carpentieri SC et al: Excellent therapeutic efficacy and minimal late neurotoxicity in children treated with 18 grays of cranial radiation therapy for high-risk acute lymphoblastic leukemia: a 7-year follow-up study of the Dana-Farber Cancer Institute Consortium Protocol 87-01. Cancer 92(1) (2001) 15–22

Waber DP, Silverman LB, Catania L et al: Outcomes of a randomized trial of hyperfractionated cranial radiation therapy for treatment of high-risk acute lymphoblastic leukemia: therapeutic efficacy and neurotoxicity. J Clin Oncol 22(13) (2004) 2701–7

Waber D, Tarbell N, Fairclough D et al: Cognitive sequelae of treatment in childhood acute lymphoblastic leukemia: cranial radiation requires an accomplice. J Clin Oncol 13 (1995) 2490–2496

Waber DP, Tarbell NJ, Kahn CM et al: The relationship of sex and treatment modality to neuropsychologic outcome in childhood acute lymphoblastic leukemia. J Clin Oncol 10 (1992) 810–817

Warszawski A, Bürger B, Karstens JH et al: Multicentric ALL-BFM 2000 trial: evaluation of the quality of cranial radiotherapy in childhood acute lymphatic leukemia. J Clin Oncol 22 (14S) (2004) 810s

Weiner MA, Leventhal B, Brecher ML et al: Randomized study of intensive MOPP-ABVD with or without low-dose total-nodal radiation therapy in the treatment of stages IIB, IIIA2, IIIB, and IV Hodgkin's disease in pediatric patients: a Pediatric Oncology Group study. J Clin Oncol 15(8) (1997) 2769–79

Weiner MA, Leventhal BG, Marcus R et al: Intensive chemotherapy and low-dose radiotherapy for the treatment of advanced-stage Hodgkin's disease in pediatric patients: a Pediatric Oncology Group study. J Clin Oncol 9(9) (1991) 1591–8

Weisdorf DJ, Woods WG and Nesbit ME Jr: Allogeneic bone marrow transplantation for acute lymphoblastic leukaemia risk factors and clinical outcome, Br J Haematol 86 (1994) 62–6

Wharam MD, Hanfelt JJ, Tefft MC et al: Radiation therapy for rhabdomyosarcoma: local failure risk for Clinical Group III patients on Intergroup Rhabdomyosarcoma Study II. Int J Radiat Oncol Biol Phys 38 (1997) 797–804

Willmann K, Cox R, Donaldson S: Radiation induced height impairment in pediatric Hodgkin's disease. Int J Radiat Oncol Biol Phys 28 (1994) 85–92

Winick NJ, Smith SD, Shuster J et al: Treatment of CNS relapse in children with acute lymphoblastic leukemia: A Pediatric Oncology Group study. J Clin Oncol 11(2) (1993) 271–8

Wolden SL, Anderson JR, Crist WM et al: Indications for radiotherapy and chemotherapy after complete resection in rhabdomyosarcoma: A report from the Intergroup Rhabdomyosarcoma Studies I to III. J Clin Oncol 17(11) (1999) 3468–75

Wolden S, Lamborn K, Cleary S et al: Second cancer following pediatric Hodgkin's disease. J Clin Oncol 16 (1998) 536–544

Wolden SL, Steinherz PG, Kraus DH et al: Improved long-term survival with combined modality therapy for pediatric nasopharynx cancer. Int J Radiat Oncol Biol Phys 46(4) (2000) 859–64

Yock T, Schneider R, Friedmann A et al: Proton radiotherapy for orbital rhabdomyosarcoma: clinical outcome and a dosimetric comparison with photons. Int J Radiat Oncol Biol Phys 63(4) (2005) 1161–8

Zubizarreta PA, D'Antonio G, Raslawski E et al: Nasopharyngeal carcinoma in childhood and adolescence: a single-institution experience with combined therapy. Cancer 89(3) (2000) 690–5

H. Geinitz
F. Zimmermann

Notfälle in der Radioonkologie

Einleitung

Eine Vielzahl von Tumorerkrankungen kann, nicht nur in der präfinalen Phase, zu bedrohlichen Krankheitssymptomen führen. Hierzu zählen die obere Einflussstauung bei Tumoren der Lunge und des Mediastinums, akute Blutungen aus Tumoren des Gastrointestinaltraktes und des weiblichen Genitale und metabolische Störungen. Ziel therapeutischer Interventionen sollte es sein, mit einer möglichst wenig belastenden, eventuell sogar ambulanten Behandlung eine rasche Symptomlinderung herbeizuführen. Echte Notfälle, die eine sofortige strahlentherapeutische Intervention notwendig machen, sind allerdings vergleichsweise selten. Der Begriff „Notfälle" wurde daher etwas weiter gefasst und schließt auch Situationen mit ein, bei denen kein unmittelbarer, sofortiger Handlungsbedarf besteht. Überschneidungen mit dem Kapitel „Palliative Radiotherapie" ergeben sich vor allen Dingen bei der metastatisch bedingten Rückenmarkskompression und der oberen Einflussstauung, sodass diese Situationen hier etwas knapper abgehandelt werden und auf die entsprechenden Abschnitte im Kapitel „Palliative Radiotherapie" verwiesen wird.

Akute neurologische Symptome

Akuter Hirndruck

Hirnmetastasen oder hirneigene Tumoren können zu erhöhtem Hirndruck führen. Eine tumorbedingte Hirndrucksteigerung kann durch folgende Mechanismen entstehen:
- Expandierende Tumormasse.
- Perifokales Tumorödem.
- Liquorzirkulations- und -resorptionsstörung.

Als Symptome einer intrakraniellen Druckerhöhung können auftreten:

- Morgendlich verstärkte Kopfschmerzen mit Übelkeit und Erbrechen.
- Zerebrale Krampfanfälle.
- Vigilanzminderung.
- Sensible sowie motorische Ausfälle.
- Hypertonie und Bradykardie.

Eine Stauungspapille kommt nicht in allen Fällen oder nur mit zeitlicher Latenz vor. Ein Fehlen dieses Zeichens ist somit kein Ausschlusskriterium eines erhöhten intrakraniellen Druckes. Bei Kindern findet man oft unspezifische Symptome wie Inappetenz, Trink- und Essschwäche oder eine Schiefhaltung des Kopfes. Im Extremfall führt die intrakranielle Raumforderung zu einer „Einklemmung" (Herniation). Die Symptome der Einklemmung hängen vom Herniationstyp (subfalzine Hernie, laterale tentorielle Hernie, zentrale tentorielle Hernie, tonsilläre Hernie) ab und umfassen Blasenentleerungsstörung, Paresen, Störung des Hirnnerven III, homonyme Hemianopsie, Diabetes insipidus, Nackensteife, Ausfälle weiterer Hirnnerven, zerebelläre Symptome und vegetative Entgleisung.

Die sensitivste diagnostische Maßnahme zur Detektion und Beschreibung der Ausdehnung von hirneigenen Tumoren oder Hirnmetastasen ist die Kernspintomographie. Radiologische Zeichen, die auf eine Herniation hinweisen können sind:
- Seitendifferente Gyrierung.
- Gewebsverschiebung zur Gegenseite.
- Asymmetrie des Ventrikelsystems.
- Verschiebung des Uncus des Temporallappens nach medial und kaudal.
- Einengung der Cisterna perimesencephalica und ambiens.
- Einengung der Cisterna magna.
- Eintritt der Kleinhirntonsillen in das Foramen magnum.

Bei akuter intrakranieller Druckerhöhung bewirkt die moderate Oberkörperelevation von 20–30° durch

Verbesserung des venösen Abflusses häufig einen lebensrettenden Abfall des intrakraniellen Druckes. Ein zu starkes Aufsetzen des Patienten birgt die Gefahr einer reduzierten Gewebeoxygenierung. Die initiale Therapie des Hirndruckes umfasst außerdem die Gabe von Dexamethason. Im Allgemeinen werden zunächst 16–24 mg intravenös verabreicht, gefolgt von 4 mg alle sechs Stunden. Andere Schemata sehen die Gabe von 3×8 mg Dexamethason pro 24 Stunden vor. Nach der Akutphase von ca. fünf Tagen sollte die Dosis schrittweise reduziert werden. Hierbei kann man sich an den Symptomen des Patienten orientieren. Je niedriger die Dexamethason-Dosis, desto geringer das Risiko von Nebenwirkungen (Vecht et al. 1994). Begleitend sollten zum Schutz der Magenschleimhaut Protonenpumpenhemmer verabreicht werden. Bei Kopfschmerzen ist auf eine ausreichende Gabe von Analgetika zu achten. Bei kritischen Patienten mit Bewusstseinsstörung und Glasgow-Coma-Scale-Werten ≤ 8 ist, wenn man sich zur Therapie entschließt, die Intubation und kontrollierte Beatmung erforderlich. Als weitere Maßnahmen kommen in dieser Situation die tiefe Analgosedierung die moderate Hyperventilation und die Gabe von Osmotherapeutika wie Mannitol, hypertone NaCl-Lösung oder Sorbit in Frage. Die Gabe von Mannitol führt bei etwa 90 % der Patienten zu einer Senkung des intrakraniellen Druckes innerhalb von fünf bis zehn Minuten. Die Gefahr der Nierenfunktionseinschränkung und der Kreislaufüberlastung muss beachtet werden. Bei Absetzen dieser Therapie kann eine erneute Zunahme des intrakraniellen Druckes auftreten, unter anderem durch einen verzögerten Übergang der therapeutischen Substanzen in das Gehirn mit Umkehr des osmotischen Effektes. Ein routinemäßiger Einsatz (auf der Normalstation) wird unter anderem wegen dieser Problematik derzeit nicht empfohlen (Halfdanarson et al. 2006).

Zur Therapie der zerebralen Krampfanfälle werden Antikonvulsiva wie Benzodiazepine und Phenytoin verwandt. Die kausalen Maßnahmen zur Reduktion des Hirndruckes umfassen die Operation, gegebenenfalls die Liquorableitung, die Ganzschädelbestrahlung und die Radiochirurgie. Diese therapeutischen Strategien werden im Kapitel „Palliative Radiotherapie" näher beschrieben.

Metastatisch bedingte Rückenmarkskompression

Es wird geschätzt, dass die metastatisch bedingte Rückenmarkskompression (MSCC) bei 5–10 % aller Tumorpatienten auftritt (Rades et al. 2008b; Witham

et al. 2006). Die Art der Therapie richtet sich nach der zugrunde liegenden Grunderkrankung, dem Ausmaß des Knochenbefalls, der Lebenserwartung und dem Allgemeinzustand des Patienten (siehe auch Kap. „Palliative Strahlentherapie"). Die Empfehlungen zur Behandlung werden überwiegend aus retrospektiven Studien hergeleitet. Die Therapie umfasst neben der Gabe von Kortison die Strahlentherapie, die Operation und die Chemotherapie bzw. eine Kombination der verschiedenen Behandlungsmodalitäten.

Kortikosteroide

Kortikosteroide sollten bei Patienten mit MSCC eingesetzt werden, soweit keine Kontraindikationen vorliegen. Häufige Dosierungen sind 24–40 mg Dexamethason täglich in drei bis vier Fraktionen. In einer randomisierten Studie hatte die Gabe von hochdosiertem Dexamethason (96 mg täglich vs. kein Kortison) einen positiven Effekt auf die Gehfähigkeit der Patienten, allerdings auf Kosten eines höheren Anteils schwerwiegender Nebenwirkungen (Ulzera, Blutungen, Perforationen (Sorensen et al. 1994)). Eine begleitende Therapie mit Protonenpumpenhemmern sollte erfolgen.

Strahlentherapie

Bei Vorliegen einer MSCC sollte, nachdem die Therapie mit Kortikosteroiden eingeleitet wurde, möglichst rasch mit der Strahlentherapie begonnen werden, falls eine Operation nicht sinnvoll ist (siehe unten). Das optimale Fraktionierungsschema ist nicht bekannt. Kurzzeitprotokolle (z. B. 1×8 Gy oder 5×4 Gy) konkurrieren mit Langzeitprotokollen (z. B. 10×3 Gy oder 20×2 Gy). Für erstere spricht die insgesamt begrenzte Lebenserwartung der Patienten, für letztere die Aussicht auf eine länger anhaltende lokale Kontrolle. Eine randomisierte Studie, die 2×8 Gy mit einem Split-course-Schema von 3×5 Gy, gefolgt von vier Tagen Pause, gefolgt von 5×3 Gy verglich, fand eine ähnliche Effektivität in beiden Armen hinsichtlich der motorischen Funktion, der Harnkontinenz, der Schmerzreduktion und des Überlebens nach Strahlentherapie (Maranzano et al. 2005). Zahlreiche retrospektive Untersuchungen mit teilweise über 1000 Patienten deuten in die gleiche Richtung und konnten keine Abhängigkeit der motorischen Funktion nach Strahlentherapie vom Fraktionierungsschema finden (Übersicht bei Rades et al. 2008b). In einer retrospektiven Untersuchung bei Patienten mit Plasmozytom zeigte sich allerdings hinsichtlich der motorischen Funktion ein Vorteil einer Langzeitbestrahlung (30 Gy in 10 Fraktionen, 37,5 Gy in 15 Fraktionen, 40 Gy in 20 Fraktionen) gegenüber Kurzzeitregimes (8 Gy in einer Fraktion, 20 Gy in fünf Fraktionen) (Rades et al. 2006b).

Effektivität der Strahlentherapie

Die lokale Kontrollrate nach Strahlentherapie von Patienten mit MSCC lag in einer großen retrospektiven Serie von 1852 Patienten bei 92 % (Rades et al. 2006a). Das Gesamtüberleben in diesem Patientengut lag nach einem und zwei Jahren bei 43 bzw. 32 %. Außer für Patienten mit Mammakarzinom oder Prostatakarzinom fanden sich keine Vorteile von Langzeitregimes gegenüber Kurzzeitbestrahlungen.

Re-Bestrahlung

Rades et al. untersuchten 124 Patienten mit Re-Bestrahlung bei MSCC (Rades et al. 2008a). Die kumulative biologisch effektive Dosis (BED) lag zwischen 77,5 Gy_2 und 146 Gy_2 (BED = D × [1 + (d/α/β)], D: Gesamtdosis; d: Dosis pro Fraktion; bei einer BED von 77,5 Gy_2 bzw. 146 Gy_2 wird jeweils ein α/β-Wert von 2 angenommen). Bei 92 % der Patienten lag die BED unter 120 Gy_2, d. h. einer Dosis, die als sicher im Hinblick auf eine Vermeidung einer radiogenen Myelopathie angesehen wird (Nieder et al. 2006). Die motorische Funktion besserte sich bei 36 % der Patienten und bei 50 % blieb sie stabil. Die Fraktionierung hatte keinen Einfluss auf den Effekt der Re-Bestrahlung. Die akute Toxizität war gering, Spättoxizitäten, insbesondere radiogene Myelopathien wurden nicht beobachtet.

Operation

Nachdem früher bei Patienten mit MSCC lediglich eine Laminektomie durchgeführt wurde, stehen heute weitere operative Techniken zur Verfügung. Da in den meisten Fällen von MSCC der größte Tumoranteil ventral des Spinalkanals liegt und so zu einer Destabilisierung des ventralen Wirbelsäulenanteils führt, kann eine alleinige Laminektomie die Wirbelsäulenstabilität unter Umständen verschlechtern. Neuere Techniken, wie die posteriore Dekompression mit anschließender Stabilisierung der Wirbelsäule, führen zu einer besseren motorischen Funktion der Patienten gegenüber der alleinigen Laminektomie (Witham et al. 2006). Eine randomisierte Studie verglich die Dekompressionsoperation gefolgt von Strahlentherapie mit der alleinigen Strahlentherapie bei Patienten mit MSCC (Patchell et al.

2005). Die Bestrahlungsdosis betrug 30 Gy in zehn Fraktionen. Die Studie musste bei der Zwischenanalyse gestoppt werden, da die vorher festgelegten Zielkriterien erfüllt waren. Patienten in der Operationsgruppe hatten eine signifikant höhere Rate an Gehfähigkeit als die im alleinigen Strahlentherapie-Arm (84 % vs. 57 %). Ähnliche Unterschiede fanden sich auch in anderen Endpunkten der Studien wie Kontinenz, Kraft- und Funktions-Scores. Auch das Gesamtüberleben war im Operationsarm mit 126 Tagen gegenüber 100 Tagen im alleinigen Strahlentherapie-Arm signifikant verlängert. Bei der Bewertung dieser Studie ist allerdings zu bedenken, dass über einen Rekrutierungszeitraum von zehn Jahren lediglich 101 Patienten eingeschlossen wurden und dass die Einschlusskriterien nur einen Teil der Patienten mit MSCC betrafen (Überlebensprognose ≥ 3 Monate, Beteiligung von nur einem spinalen Segment, keine Plasmozytome/Lymphome/Keimzelltumoren). Neuere Operationstechniken, deren Indikationen derzeit noch unscharf umrissen sind, können möglicherweise zu einer Verbesserung der Ergebnisse führen. Diese umfassen die zirkumferenzielle Dekompression, die totale Spondylektomie (Entfernung und Ersatz eines oder mehrerer Wirbelkörper) und die perkutane Vertebroplastie/Kyphoplastie.

Zusammenfassend sollte bei MSCC nach Einleitung einer Dexamethason-Therapie die Indikation zur Operation geprüft werden. Falls diese nicht in Frage kommt, sollte die perkutane Strahlentherapie zügig eingeleitet werden. Bei Patienten mit guter Überlebensprognose kommen Langzeitregimes (z. B. 30 Gy in 10 Fraktionen oder 40 Gy in 20 Fraktionen) in Frage. Bei Patienten mit schlechter Prognose können kürzere Schemata angewandt werden (siehe oben). Falls eine dekomprimierende/stabilisierende OP durchgeführt wurde, sollte nach Abschluss der Wundheilung eine konsolidierende Strahlentherapie eingeleitet werden.

Obere Einflussstauung

Der Begriff der oberen Einflussstauung beschreibt die Folgen einer mechanischen Obstruktion der oberen Hohlvene (siehe auch Kap. „Palliative Strahlentherapie"). Diese kann durch eine Kompression der relativ dünnwandigen Vene von außen oder durch einen intraluminalen Tumor oder einen Thrombus entstehen. Aufgrund eines häufig fulminanten Verlaufes stellt diese Situation eine onkologische Notfallsituation dar (Nunnelee 2007).

Differenzialdiagnose der oberen Einflussstauung

Führende Ursache einer oberen Einflussstauung sind maligne Erkrankungen (ca. 95 %), allen voran Lungenkarzinome (Mose et al. 2006). Kleinzellige Bronchialkarzinome verursachen 40 % und nichtkleinzellige Lungenkarzinome 35 % der Einflusstauungen. Lymphome (in ca. 8 %) und andere Malignome wie Thymome, Schilddrüsentumoren oder Lymphknotenfiliae rufen dieses Krankheitsbild seltener hervor. Benigne Erkrankungen machen weniger als 15 % aller Ursachen der oberen Einflussstauung aus, wobei Infektionen, benigne Tumoren und kardiovaskuläre Ursachen einschließlich eines zentralen Venenkatheters bzw. Port-Systems oder Herzschrittmachers die häufigsten sind.

Symptomatik der Einflussstauung

Typische Symptome sind ödematöse Schwellungen im Bereich des Halses und der oberen Thoraxappertur sowie eine ausgeprägte Zeichnung des venösen Umgehungskreislaufs (Abbildung 1). Als Folge der Stauung kann es zu einem Hirnödem mit Kopfschmerzen bis hin zu neurologischen Ausfällen kommen, die dramatische Formen annehmen können und einer sofortiger Entlastung bedürfen. In manchen Fällen kann sich ein Ödem des Larynx und der Bronchien mit Dyspnoe und Husten entwickeln. Differenzialdiagnostisch ist dies nicht immer leicht von den primären Symptomen eines Lungen- oder Larynxkarzinoms zu unterscheiden. Durch eine Parese des Nervus laryngeus recurrens kann eine Heiserkeit auftreten.

Diagnostik

Die Klärung der Herkunft der Einflussstauung ist entscheidend für die richtige Wahl der Therapie. Zunächst muss die verursachende Raumforderung mittels Bildgebung (z. B. CT, siehe Abbildung 1) topografisch definiert werden. Im weiteren Verlauf sollte möglichst auch die zugrunde liegende Tumorentität bestimmt werden.

Die endgültige differenzialdiagnostische Klärung gelingt nur mittels histopathologischer Untersuchung. Die Gewebeproben werden je nach Ausdehnung und Erreichbarkeit des Tumors supraklavikulär, retrosternal, transbronchial oder transösophageal gewonnen. Dagegen sollte eine Mediastinoskopie, Thorakoskopie oder Thorakotomie nur dann erfolgen, wenn auf anderem Wege keine diagnostische

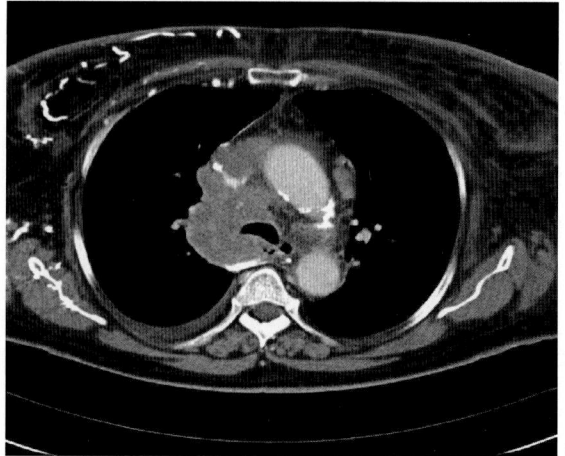

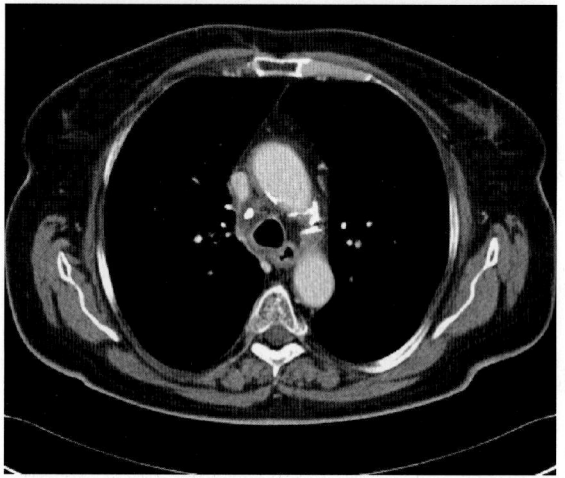

Abbildung 1. a und b) Computertomographie des Thorax bei oberer Einflussstauung vor und nach Radiotherapie. Ausgedehnter Tumor des vorderen und mittleren Mediastinums mit nahezu komplettem Verschluss der oberen Vena cava. Venöser Umgehungskreislauf mit Kontrastmittelfüllung. Weitgehende Remission des Tumors und der mediastianlen Lymphknotenfiliae vier Wochen nach Ende der Radiotherapie.

Sicherung gelingt. Keimzelltumoren können mittels der Tumormarker und Lymphome durch ein Ansprechen auf eine probatorische Steroidbehandlung differenzialdiagnostisch eingegrenzt werden.

Die Therapie wird interdisziplinär zwischen Chirurgen, Strahlentherapeuten, internistischen Onkologen und Pulmonologen unter Hinzuziehung von Pathologen und Radiologen und gemeinsam mit dem Patienten abgestimmt. Die Art der Behandlung hängt von der Ätiologie und Ausdehnung der Grunderkrankung, der Schwere der Symptomatik und der daraus resultierenden Prognose ab (Tabelle I). Jede Form von Behandlung sollte möglichst erst nach histopathologischer Klärung der Diagnose begonnen werden.

Tabelle I. Therapieverfahren bei der oberen Einflussstauung und ihre Wirksamkeit.

Therapie	Wirksamkeit
Stent der Vena cava superior	70–100 % (innerhalb von 24–72 h)
Radiotherapie (2 × 8,0 Gy; 30 × 2,0 Gy)	60–80 % (NSCLC, SCLC, Lymphome)
Chemotherapie	80–100 % (SCLC, Lymphome)
Steroide (z. B. 3 × 4–8 mg Dexamethason)	Nicht belegt
Diuretika (kurzzeitig)	Nicht belegt
Antikoagulation (bei Thrombose)	Nicht belegt

Strahlentherapie

Eine perkutane Radiotherapie ist vor allem bei nichtkleinzelligen Bronchialkarzinomen als primäre Therapie indiziert. Mit ihr ist in mindestens 70 % der Fälle eine Besserung der Symptomatik zu erzielen (Mose et al. 2006) Die Wahl der Fraktionierung wird maßgeblich durch die langfristige Prognose der Erkrankung bestimmt. Bei Patienten in gutem Allgemeinzustand und ohne Hinweis auf eine distante Metastasierung wird man einer aggressiven Radiotherapie mit hohen kumulativen Gesamtdosen den Vorzug geben, die in der Regel in konventioneller Fraktionierung durchgeführt wird (z. B. 30 × 2,0 Gy). Um eine rasche Linderung zu erzielen wird anfänglich zumeist mit höheren Einzeldosen begonnen (3,0–4,0 Gy). Bei insgesamt sehr ungünstiger Prognose wird man im Hinblick auf die kurze Lebenserwartung eine hypofraktionierte Radiotherapie bevorzugen (z. B. 4 × 6,0 Gy oder 2 × 8,0 Gy), um den Patienten möglichst rasch in seine gewohnte Umgebung zu entlassen. Hinsichtlich der Symptomlinderung sind diese Schemata den konventionell fraktionierten Konzepten nicht unterlegen. Eine erste Besserung der Symptomatik ist bereits nach wenigen Tagen zu beobachten. Nach ca. zwei Wochen tritt eine deutliche Linderung ein (Abbildung 1, Tabelle I) (Mose et al. 2006).

Beim kleinzelligen Lungenkarzinom kann ebenfalls eine externe Strahlenbehandlung durchgeführt werden. Hierbei werden vergleichbare Fraktionierungsschemata wie beim nichtkleinzelligen Bronchialkarzinom eingesetzt. Die Erfolgsaussichten für eine deutliche Tumorrückbildung liegen bei ca. 80 %. In der Regel wird man jedoch der Chemotherapie den Vorzug geben, die dem systemischen Charakter dieses Karzinoms eher gerecht wird. Bei ausgezeichnetem Allgemeinzustand kann man sich im Einzelfall

auch für eine simultane Radiochemotherapie entscheiden. In dieser Situation sollte immer eine konventionell fraktionierte oder hyperfraktionierte Radiotherapie durchgeführt werden (z. B. 2,0 Gy oder 2 × 1,5 Gy pro Tag). Auch bei Lymphomen kann die Strahlentherapie mit guten Erfolgen eingesetzt werden. Nicht selten werden rasche und ausgeprägte Remissionen gesehen.

Chemotherapie

Die Therapie der Wahl beim kleinzelligen Lungenkarzinom und bei Lymphomen ist die systemische Chemotherapie. Mit einer alleinigen Chemotherapie lassen sich Remissionsraten von ca. 80 % für die Lungenkarzinome und von über 90 % für die Lymphome erzielen (Tabelle I). Da bei einigen Schemata (z. B. bei Cisplatin-haltigen Protokollen) supportive Begleitbehandlungen erforderlich sind, sollten mögliche Nebenwirkungen bedacht werden. Durch intensive Infusionstherapien kann es vorübergehend zu stärkeren Symptomen kommen. Ob eine Steroidtherapie diesbezüglich einen ausreichenden Schutz bietet ist bislang nicht geklärt. Eine sorgfältige Überwachung der Patienten ist obligat.

Begleitbehandlung mit Medikamenten

Häufig wird eine medikamentöse Begleitbehandlung eingesetzt: Steroide (3 × 4–8 mg Dexamethason tgl.) und Diuretika. Mit diesen Medikamenten soll eine Reduktion des zirkulierenden Blutvolumens mit kurzfristiger Besserung der Symptome bewirkt und gleichzeitig eine Ödembildung während der Radiotherapie verhindert werden. Aufgrund der kleinen Studien und der fehlenden systematischen Untersuchungen können diese Maßnahmen nur eingeschränkt empfohlen werden. Auch der Stellenwert einer Antikoagulation zur Vermeidung einer Thrombosierung der Vena cava ist bislang nicht gesichert. Besteht bereits eine Thrombose so sollte in jedem Fall eine ausreichende Heparinisierung erfolgen (Tabelle I).

Invasive und operative Therapien

Zur Therapie der oberen Einflussstauung stehen auch chirurgische Verfahren zur Verfügung. Diese werden nur noch in seltenen Fällen eingesetzt, da in den meisten Fällen konservative Behandlungen eine ausreichende Remission und eine rasche Linderung der Symptomatik erzielen. Chirurgische Maßnahmen kommen nur noch bei bedrohlichen Obstruktionen auch anderer Organe wie Trachea und Herz zum Einsatz, um eine lebensbedrohliche Situation für den Patienten abzuwenden.

Hinweise zur Effektivität einer Implantation von Stents in die Vena cava superior bei der Einflussstauung durch maligne Tumoren existieren nur aus kleinen, zumeist retrospektiven Erhebungen. In der Regel wurden selbst expandierende Wallstents implantiert, deren Einlage ca. 40 Minuten benötigt und in der Regel gut verragen wird (Tzifa et al. 2007). Eine Besserung der Symptome ist bereits innerhalb weniger Stunden bei ca. 80 % der Patienten anzunehmen. Daten liegen jedoch nur aus sehr kleinen, zumeist retrospektiven Untersuchungen vor, sodass eine Beeinflussung der Ergebnisse durch eine Patientenselektion möglich ist (Tabelle I). Aufgrund der Datenlage ist allerdings eine zunehmend häufigere Implantation der Stents zu beobachten (Baltayiannis et al. 2005; Uberoi 2006). Aus eigener Erfahrung mit einer gelegentlichen Thrombosierung dieser Stents scheint eine Antikoagulation nach Implantation sinnvoll.

Akute Atemnot

Differenzialdiagnose der Atemnot

Die Ursachen der Atemnot können vielfältig sein und sind nicht selten durch gutartige Erkrankungen (Infektionen, schwere COPD, kardiovaskuläre Erkrankungen, benigne Tumoren) verursacht oder durch diese verstärkt. Die häufigsten bösartigen Erkrankungen mit Dyspnoe sind die nichtkleinzelligen und kleinzelligen Lungenkarzinome, gefolgt von Metastasen anderer solider Tumoren.

Erste therapeutische Maßnahmen und Diagnostik

Noch vor Einleitung der weiteren Diagnostik ist das erste Ziel der Maßnahmen die Sicherung einer ausreichenden Sauerstoffversorgung und einer für den Patienten angenehmen Lagerung. Invasive Verfahren, starke Sedierungen und nichtinvasive Beatmungsverfahren mit erhöhtem inspiratorischen Druck sollten vermieden werden, wenn die Möglichkeit einer sofortigen bronchoskopischen Klärung und Therapie (Laser, Stent, Afterloading etc.) nicht vorhanden ist. Nach entsprechenden Laboruntersuchungen (Blutbild und Gerinnung) sollten eine Röntgenaufnahme des Thorax und eine Bronchoskopie durchgeführt werden. Die Grundzüge der weiteren Therapie sind in Tabelle II aufgeführt.

Bronchoskopie und interventionelle Eingriffe

Bei endoluminalem Tumorwachstum ist durch eine Abtragung von Tumorgewebe mittels Zange, Elektro- oder Photokoagulation, durch Kälteanwendung oder endobronchiale Brachytherapie eine Besserung der Dyspnoe zu erzielen (Tabelle III). Dabei erzielt die Behandlung mittels Laser- oder Zangenabtragung die schnellsten Erfolge, wohingegen der Erfolg einer Kryo- oder Brachytherapie durch eine allmähliche Tumornekrose erst verzögert eintritt (Vergnon et al. 2006). Die Komplikationsrate aller Verfahren – Blutung, Atemwegsperforation, Pneumothorax, kardiovaskuläre Ereignisse, Infektion – liegt deutlich unter 10 %, die Mortalität unter 1 %. Mit dem optimalem Einsatz des gewählten Verfahrens und Kombinationstherapien (z. B. Laser plus Afterloading) liegt die Erfolgsrate über 90 %.

Bei intramuralem und/oder extraluminalem Wachstum sowie einer Kompression der Atemwege von außen kann die Sicherung der Atemwege mittels Stentimplantation erfolgen. Ein (länger) anhaltender

Tabelle II. Ursachen der akuten Atemnot und ihre Behandlung (falls eine Resektion ausscheidet).

Obstruktion	Endoluminales Tumorwachstum	Bronchoskopie und interventionelle Maßnahmen (Zange, Laser, Koagulation, Stent, Brachytherapie), Radiotherapie
	Kompression der Atemwege von außen	Bronchoskopie und Stent, Chemo- (SCLC) oder perkutane Radiotherapie
Restriktion	Pleuraerguss	Punktion, Drainage, thorakoskopische Pleurodese, Chemotherapie
	Pleuritis carcinomatosa	Chemotherapie, thorakoskopische Pleurodese
	Pneumothorax	Drainage
Diffusionsstörungen	Lymphangiosis carcinomatosa	Chemotherapie
Perfusionsstörungen	Gefäßverschluss	Antikoagulation (?), Chemo- (SCLC) oder perkutane Radiotherapie
	Embolie	Antikoagulation, Chemo- (SCLC) oder perkutane Radiotherapie

Tabelle III. Therapieverfahren bei der Atemnot durch endobronchiale Obstruktion und ihre Wirksamkeit (Collins et al. 1988; Erridge et al. 2005; Rees et al. 1997; Simpson et al. 1985; Teo et al. 1988).

Therapie	Wirksamkeit
Laser	90 % (schneller Wirkungseintritt)
Elektrokauter	> 50 % (verzögerter Eintritt durch allmähliche Tumornekrose)
Kryotherapie	> 50 % (verzögerter Eintritt durch allmähliche Tumornekrose)
Stent, ggf. mit HDR-Afterloading	Bis 100 % (schneller Wirkungseintritt)
Radiotherapie (1 × 10 Gy; 2 × 8,0 Gy; 12 × 3,0 Gy)	50–80 % (verzögerter Eintritt durch allmähliche Tumornekrose)
Radiotherapie mit HDR-Afterloading	80 % Besserung (verzögerter Eintritt durch allmähliche Tumornekrose)

Erfolg kann bei Bedarf durch zusätzliche Maßnahmen (z. B. Brachytherapie) gesichert werden. In der Regel werden Stents mit geschlossener Oberfläche eingesetzt, um eine Tumordurchwachsung zu verhindern. In Folge der Implantation kann es zu Infektionen (ca. 15 %), stenosierenden Granulomen (4 %) und Stentdislokationen (ca. 6 %) kommen. Aus diesem Grund wird eine engmaschige bronchoskopische Kontrolle zur Überprüfung des Behandlungserfolges durchgeführt.

Weitere Therapie nach Notfallintervention

Die weitere Behandlung der akuten Atemnot sollte interdisziplinär zwischen Chirurgen, Strahlentherapeut, internistischem Onkologen und Pulmonologen, abgestimmt werden. Die Wahl der Therapie orientiert sich an der Ätiologie und Ausdehnung der Grunderkrankung, der Schwere der Symptomatik und der daraus resultierenden Prognose. Beim ausschließlich lokalen Tumorwachstum im Mediastinum wird man sich für eine Resektion oder eine perkutane Radiotherapie entscheiden und lediglich beim kleinzelligen Lungenkarzinom mit einer Platinbasierten Chemotherapie beginnen. Bei ungünstiger Gesamtprognose kann die Strahlenbehandlung hypofraktioniert mit einigen wenigen Fraktionen höherer Dosis durchgeführt werden (z. B. 2 × 8,0 Gy oder 12 × 3,0 Gy), um dem Patienten eine zügige Rückkehr in seine gewohnte Umgebung und damit ein Stück Lebensqualität zu ermöglichen. Die Erfolgsaussichten hinsichtlich einer Linderung der Dyspnoe liegen bei über 80 %. Bei Restriktion oder Diffusionsstörungen kommen je nach Ursache u. a. eine Punktion/Drainage eines Pleuraergusses oder die Chemotherapie bei Lymphangiosis carcinomatosa in Frage (Tabelle II). Gefäßverschlüsse/Embolien als Ursachen einer Perfusionsstörung können je nach Ursache mit einer Antikoagulation, Chemotherapie oder Strahlentherapie behandelt werden (Tabelle II).

Akute Blutungen

Blutungen bei Tumoren der Kopf-Hals-Region

Akute oder subakute Blutungen bei Tumoren der Kopf-Hals-Region können einen fulminanten Verlauf nehmen. Als Therapie kommen sofortige endovaskuläre Eingriffe in Frage mit dem Ziel, das blutende Gefäß von endoluminal her zu verschließen. Es stehen unter anderem Coils, Polyvinyl-Alkohol-Partikel, Ballons, Stents, Ethibloc oder Histoacryl zur Verfügung. Die initiale Kontrollrate für Tumorblutungen ist hoch, bei geringen Nebenwirkungen (Kakizawa et al. 2005; Morrissey et al. 1997; Remonda et al. 2000; Sesterhenn et al. 2006; Wilner et al. 1987; Zahringer et al. 2005). Die gefürchteten neurologischen Ausfälle aufgrund der Gefäßobliterationen sind eher eine Seltenheit. Bei flächigen Blutungen nach Operationen oder Strahlenbehandlungen ist die Defektdeckung mit einem gestielten oder ungestielten Gewebelappen eine therapeutische Option (Schwabegger et al. 2004).

Zuverlässige Daten zur Effektivität der palliativen Strahlentherapie hinsichtlich der Reduktion von Tumorblutungen finden sich nicht. Ein Stillstand von Tumorblutungen bei fünf Patienten mit Kopf-Hals-Tumoren nach palliativer intraarterieller Cisplatin-Gabe wurde beschrieben (Teymoortash et al. 2004).

Blutungen bei Lungen- und Trachealkarzinomen

In relativ vielen Fällen treten im Rahmen eines Lungenkarzinoms pulmonale Blutungen auf. Dabei handelt es sich in der Regel aber um geringgradige Schleimhautblutungen bzw. Blutungen aus der Tumoroberfläche, die sich klinisch in Form von intermittierend auftretenden Hämoptysen geringen Ausmaßes bemerkbar machen. Eine gezielte Therapie des Symptoms ist dabei nur selten notwendig, da die onkologische Therapie in der Regel zu einer Rückbildung führt.

Häufiger auftretende oder über das geringe Maß hinausgehende Blutungen bedürfen einer endoskopischen Klärung. Das weitere Vorgehen hängt vom individuellen Befund ab. Grundsätzlich lässt sich durch eine Laserkoagulation oder eine Kryotherapie ein hoher Prozentsatz an lokalisierten Blutungen erfolgreich behandeln (Asimakopoulos et al. 2005; Witt et al. 1996). Falls keine Möglichkeit einer endoskopischen Blutstillung besteht, kann in Einzelfällen die blutende Arterie mit einem Angiographiekatheter aufgesucht und embolisiert werden (Stoll et al. 1988).

Durch eine endoluminale oder perkutane Strahlentherapie können Hämoptysen in 60 bis fast 100 % der Patienten gebessert, in bis zu 50 % dauerhaft behandelt werden. Bei Patienten in deutlich reduziertem Allgemeinzustand erscheint die Anwendung hypofraktionierter Schemata gerechtfertigt und Erfolg versprechend (z. B. Afterloading: 2×8 Gy oder 1×10 Gy; perkutane Strahlentherapie: 5×4 Gy oder 2×8 Gy) (Mallick et al. 2007; Medical Research Council 1991; Plataniotis et al. 2002; Senkus-Konefka et al. 2005). Nicht selten werden verschiedene Verfahren unmittelbar hintereinander eingesetzt, wodurch eine gute Palliation durchaus auch über einen längeren Zeitraum gesichert werden und auch ein Überlebensvorteil resultieren kann (Han et al. 2007).

Akute Massenblutungen aus einem großen arrodierten Gefäß (Hämoptoe, „Blutsturz") sind mit einer hohen Mortalität verbunden. Nur in Ausnahmefällen sind sie einer raschen bronchoskopischen Intervention (Tamponade, Ballon-Okklusion) zugänglich. Häufig verstirbt der Patient rasch an den Folgen des hypovolämischen Schocks bzw. des akuten respiratorischen Versagens durch Blutaspiration, bevor überhaupt wirksame Maßnahmen eingeleitet werden können.

Blutungen bei Tumoren des Gastrointestinaltraktes und der Harnwege

Wie auch bei Tumoren in anderen Hohlorganen werden bei Tumoren im Gastrointestinaltrakt und im Bereich der Harnwege symptomatische Palliationen durch die Strahlentherapie beschrieben. Häufig kommen hypofraktionierte Schemata mit Einzeldosen $> 2{,}0$ Gy zum Einsatz. Bei vorbestrahlten Patienten werden auch hyperfraktionierte Schemata angewandt, beispielsweise mit $2 \times 1{,}2$ Gy täglich bis zu einer Gesamtdosis von 30 Gy (Lingareddy et al. 1997). Zwei Studien zeigen eine hohe Ansprechrate für die Kontrolle von peranalen Blutungen nach Radiochemotherapie bei rezidivierten oder primär metastasierten Rektumkarzinomen (Crane et al. 2001; Lingareddy et al. 1997). Crane et al. beschreiben eine komplette Symptomenkontrolle für Schmerzen, Blutungen, obstruktive Symptome oder Tenesmus bei 94 % von 68 Patienten während normo- oder hypofraktionierter Radiochemotherapie (Crane et al. 2001). Die Fraktionierungsschemata umfassten 30 Gy in sechs Fraktionen, 35 Gy in 14 Fraktionen und 45 Gy in 25 Fraktionen. Lingareddy et al. beschrieben ein komplettes Sistieren rektaler Blutungen bei 15 von 15 Patienten mit Rezidiv eines Rektumkarzinoms nach hyper- oder normofraktionierter Radiochemotherapie (Lingareddy et al. 1997). Tey et al. berichten über die Erfolge der hypofraktionierten palliativen Strahlentherapie bei lokal fortgeschrittenen Magenkarzinomen (Tey et al. 2007). Hier konnte bei 13 von 24 Patienten, die initial eine Blutung aufwiesen, ein partielles Ansprechen erzielt werden. Es wurden diverse Fraktionierungsschemata angewandt, wobei am häufigsten 30 Gy in 10 Fraktionen, 20 Gy in 5 Fraktionen und 40 Gy in 16 Fraktionen appliziert wurden. Das Medical Research Council untersucht in einer multizentrischen randomisierten Studie zwei verschieden hypofraktionierte Schemata zur palliativen Strahlentherapie des Blasenkarzinoms (Duchesne et al. 2000). Die Untersucher beschrieben eine Besserung der Hämaturie in 50 % der Fälle, unabhängig davon mit welchem Schema bestrahlt wurde (3×7 Gy vs. $10 \times 3{,}5$ Gy).

Blutungen bei gynäkologischen Tumoren

Bei Blutungen aus Tumoren des weiblichen Genitaltraktes sollten Blutungsursache und -herkunft durch die Spiegeluntersuchung unverzüglich geklärt werden. Ist diese aufgrund der ausgedehnten Blutung nicht möglich, sind operative, ggf. resezierende Verfahren zu erwägen. In der Regel liegen jedoch sehr weit fortgeschrittene Tumoren vor oder die Patientinnen sind bereits deutlich in ihrem Allgemein- und Ernährungszustand reduziert, sodass ein operatives Vorgehen nicht mehr in Frage kommt. Bei ausschließlich vaginaler Blutung ist ein Sistieren der Symptome durch eine vaginale Tamponade, ggf. getränkt mit Adstringentien (z. B. Adrenalin) möglich. Bei endoluminaler Blutung aus dem Cavum uteri entsteht durch die vaginale Tamponade mit Verschluss der Cervix uteri zudem eine Tamponade des Cavum, die zur Blutstillung beitragen kann. Gelingt eine Blutstillung nicht, so können eine Ligatur der Arteria hypogastrica (Yalvac et al. 2002) oder hyperselektive Embolisationen (Hatremi et al. 2005) erfolgen. Auch eine vaginale Brachytherapie (z. B.

1–2 ×/Woche 5–7 Gy in 5 mm Gewebetiefe) kann indiziert sein. Letztere ist bei rein vaginalen Blutungen sehr erfolgreich (Mishra et al. 2005), nicht jedoch bei Blutungen aus dem Cavum uteri. In diesem Fall kann unverzüglich eine hypofraktionierte perkutane Strahlentherapie (z. B. 10 × 3,0 Gy innerhalb von 2 Wochen oder 1 × 10 Gy pro Monat bis zu 30 Gy Gesamtdosis) durchgeführt werden (Mishra et al. 2005). Hierdurch ist eine sehr hohe Rate an Blutstillung möglich (bis zu 100 %).

Akuter Harnverhalt durch tumorbedingte Verlegung der ableitenden Harnwege

Ein Harnverhalt im Rahmen eines präfinalen oder finalen Tumorleidens ist in der Regel auf prärenale Probleme zurückzuführen, die einer entsprechenden kausalen Therapie bedürfen. Es kann jedoch aufgrund einer lokalen Progression eines Karzinoms der Prostata oder des weiblichen Genitale, seltener eines Tumors der Harnröhre, zu einer Auslassstörung aus der Harnblase kommen. Diese Form des Harnverhaltes entsteht in der Regel allmählich, und wird zumeist mit einem lokalen chirurgischen Verfahren (z. B. einer transurethralen Resektion der Prostata) oder einer suprapubischen Ableitung gelöst. Die Einlage eines urethralen Stents hat bislang zu wenig zufriedenstellenden Ergebnissen geführt, sodass dieses Vorgehen nur als vorübergehende Lösung in Ausnahmefällen empfohlen wird (Grimsley et al. 2007). Die Strahlentherapie bietet in den akuten Fällen keine Hilfe, kann im Gegenteil sogar die Zunahme der Obstruktion verstärken. Sie sollte daher bei Patienten mit hochgradigen Auslassstörungen der Harnblase erst nach entsprechender Vorbereitung der Patienten erfolgen (Acher et al. 2007; Mabjeesh et al. 2007). Lediglich im seltenen Fall eines sehr strahlensensiblen Tumors mag die perkutane Strahlentherapie – nach entsprechender Katheterisierung des Patienten – als Therapie der Wahl eingesetzt werden (Choi et al. 2003).

Maligner Perikarderguss und Perikardtamponade

Perikardergüsse bei Patienten mit Tumorerkrankung können durch Metastasen im Bereich des Perikards, durch direkte Tumorinvasion oder durch die antineoplastische Therapie entstehen. Als Symptome können auftreten:
– Atemnot.
– Husten.
– Thoraxschmerzen.
– Schluckbeschwerden.
– Schluckauf.
– Heiserkeit.

Weitere Zeichen und Befunde können sein:
– Tachykardie.
– Abgeschwächte Herztöne.
– Jugularvenenstauung.
– Ödem der Extremitäten.
– Pulsus paradoxus.

Im EKG können eine Niedervoltage, eine Sinustachykardie, ein elektrischer Alternans und eine Arrhythmie auf eine Perikardtamponade hinweisen. Die Tamponade kann zu Hypotension und Schock führen. Die wichtigste diagnostische Maßnahme ist die Echokardiographie, die das Vorhandensein eines Perikardergusses bestätigen und zusätzlich hämodynamische Informationen liefern kann. Sowohl CT als auch die Kernspintomographie können wichtige weitere Information über die Tumorausdehnung liefern. Asymptomatische Perikardergüsse müssen nicht behandelt werden. Bei symptomatischen Ergüssen ist die echokardiographiegesteuerte Perikardiozentese eine sichere und effektive Maßnahme (Halfdanarson et al. 2006). Bei akut auftretenden Symptomen wie starker Dyspnoe oder kardialem Schock kann die sofortige Perikardiozentese lebensrettend sein. Maligne Perikardergüsse können außerdem chirurgisch palliativ durch Legen einer perkutanen Perikarddrainage oder durch Resektion des Perikards behandelt werden. Bei chemosensiblen Tumoren kann die systemische oder intraperikardiale Chemotherapie zur Symptomlinderung führen. Die Strahlentherapie kann in ausgewählten Fällen zur Palliation indiziert sein (Storey et al. 2000). Eine Perikardfibrose und ein Perikarderguss sowie selten eine Perikardtamponade können allerdings auch als Folgen einer Strahlentherapie im Thoraxbereich auftreten.

Metabolische Notfälle

Hyperkalzämie

Die Hyperkalzämie bei Patienten mit malignen Tumoren ist ein relativ häufiges Symptom mit einer Inzidenz von ca. 10–20 % (Spinazze et al. 2006). Am häufigsten tritt sie bei multiplem Myelom, Brust-, Lungen-, Nieren- und Kopf-Hals-Tumoren auf. Ursächlich liegen eine erhöhte Mobilisation von Kalzium aus dem Knochen und/oder eine verminderte renale tubuläre Kalziumexkretion vor. Als Mechanismen kommen die lokale Osteolyse durch Mediatoren neoplastischer und nicht neoplastischer

Zellen, die paraneoplastische Produktion parathormonartiger Proteine (PTHrP, „parathyroid hormone related proteins") und die vermehrte Produktion von Kalzitriol, einem Vitamin-D3-Metaboliten in Frage. Die häufigsten Symptome der Hyperkalzämie sind:
– Müdigkeit.
– Appetitlosigkeit, Gewichtsverlust.
– Übelkeit, Erbrechen.
– Obstipation.
– Knochenschmerzen.
– Polyurie und Polydipsie.
– Dehydration.
– Kardiovaskuläre Symptome (Hypertonie, Arrhythmie).

Neurologische Symptome umfassen:
– Muskelschwäche.
– Verwirrtheit.
– Lethargie.
– Apathie bis hin zum Koma im fortgeschrittenen Stadium.

Als kausale Therapie ist die Behandlung des die Hyperkalzämie verursachenden Tumors zu sehen. Generelle Maßnahmen zur Therapie der Hyperkalzämie umfassen Hydratation und forcierte Diurese, die Mobilisation des Patienten und bei Obstipation Laxanzien. Medikamente, die eine Hyperkalzämie verstärken können, wie Thiazide, Vitamin A oder Vitamin D, sollten abgesetzt werden. Die Elektrolyte und der Flüssigkeitshaushalt sollten engmaschig überwacht werden.

Nachfolgend werden Möglichkeiten beschrieben, mit Medikamenten die Hyperkalzämie direkt zu behandeln.

Bisphosphonate

Bisphosphonate führen durch eine Hemmung der Osteoklasten und durch eine Stabilisierung des Hydroxylapatits im Knochen zu einer Senkung des Kalziums im Serum. Die intravenöse Gabe erfolgt alle drei bis vier Wochen. Zur Anwendung kommen Substanzen wie Pamidronat, Etedronat, Clodronat, Alendronat, Ibandronat und Zoledronat. Eine Normokalzämie wird in 70–90 % der Fälle erreicht (Spinazze et al. 2006). Die Nebenwirkungen sind normalerweise mild und umfassen febrile Reaktion, Gliederschmerzen, Übelkeit/Erbrechen, Anstieg des Serumkreatinins und venöse Irritationen.

Glukokortikoide

Glukortikoide senken die Kalzitriol-Spiegel und antagonisieren die Kalzitriol-vermittelte Kalziumresorption aus dem Darm. Eine Hyperkalzämie aufgrund einer erhöhten Kalzitriol-Produktion, wie sie vor allem bei Lymphomen, Leukämien und multiplem Myelom vorkommen kann, spricht im Allgemeinen gut auf Glukokortikoide an.

Kalzitonin

Kalzitonin reduziert der Serumkalziumspiegel, indem es den Knochenabbau durch Osteoklasten inhibiert und die renale Kalziumexkretion verstärkt. Kalzitonin intramuskulär alle sechs Stunden für fünf Tage erreicht eine Normokalzämie in ca. 30 % der Patienten. Das Ansprechen ist sehr viel schneller (2–4 Stunden post injectionem) als bei Bisphosphonaten. Daher eignet sich Kalzitonin für die Behandlung der akuten schweren Hyperkalzämie. Um eine Tachyphylaxie auf das Medikament zu verhindern, sollten gleichzeitig Glukokortikoide verabreicht werden (Spinazze et al. 2006).

Mithramycin

Mithramycin reduziert die Anzahl und die Aktivität der Osteoklasten. Das Medikament wird als intravenöser Bolus gegeben und kann bei Extravasation schwere Ulzerationen hervorrufen. Der Serumkalzium-Spiegel sinkt nach Gabe des Medikaments innerhalb von sechs bis 48 Stunden. Mitramycin kann insbesondere in den Situationen angewandt werden, in denen andere Maßnahmen versagt haben.

Phosphate

Orale Phosphate sind effektiv und relativ sicher bei der Behandlung der milden Hyperkalzämie. Häufige Nebenwirkungen sind allerdings Übelkeit und Diarrhö. Die intravenöse Gabe von Phosphaten senkt den Serumkalziumspiegel rasch ab, aufgrund der hohen Inzidenz schwerer Komplikationen (Hypotension, Hypokalzämie, Nierenversagen und therapiebedingte Todesfolgen) wird diese Therapie heutzutage nur selten angewandt.

Dialyse

Die lebensbedrohliche Hyperkalzämie kann durch Dialyse behandelt werden, insbesondere nach Versagen anderer Interventionen.

Hyponatriämie

Die Hyponatriämie, definiert als ein Serumnatriumwert unter 130 mmol/l ist relativ häufig bei Tumorpatienten mit einer Inzidenz um 4 % (Berghmans et al. 2000). Die Ursachen einer Hyponatriämie bei Tumorpatienten sind komplex, etwa 1–2 % der Tumorpatienten entwickeln das Syndrom der inadäquaten ADH (antidiuretisches Hormon)-Sekretion (SIADH). Weitere Ursachen für das SIADH können Lungeninfektionen, ZNS-Erkrankungen (Metastasen, Krampfanfälle, Infektionen, Blutungen), das Delirium tremens, der Morbus Addison und die Hypothyreose sein. Die ektope Produktion von ADH kommt vor allem bei Patienten mit kleinzelligem Bronchialkarzinom vor. Sie kann auch bei der Gabe bestimmter Medikamente auftreten (Morphin, Vincristin, Cyclophosphamid, Vinorelbin, Melphalan und Chlorambucil). Weitere Ursachen für eine Hyponatriämie sind: Glukokortikoidmangel, chronische Nierenerkrankung, akute Wasserintoxikation, extrarenaler Natriumverlust (Erbrechen, Durchfall, Aszites, Ileus), renaler Natriumverlust (Diuretika, Nierenerkrankung mit Natriumverlust), Pseudohyponatriämie (Hyperproteinämie, Hyperlipidämie, z. B. bei intravenöser Hyperalimentation) und Wasserverschiebungen (Mannitol-Infusion, Hyperglykämie).

Symptome der Hyponatriämie können sein:
– Müdigkeit.
– Anorexie.
– Übelkeit.
– Diarrhö
– Kopfschmerzen.
– Neurologische Dysfunktion.

Bei Natriumspiegeln unter 115 mmol/l können auftreten:
– Lethargie.
– Krampfanfälle.
– Koma.

Prophylaktische Maßnahmen umfassen die Behandlung exzessiver Diarrhöen sowie starken Erbrechens und die Hydratation vor Einleitung einer Chemotherapie. Die Therapie der Hyponatriämie richtet sich nach den zugrunde liegenden Ursachen. Bei der hypovolämischen Hyponatriämie (renaler Natrium-verlust mit Wasserretention und extrarenaler Natriumverlust) muss Volumen zugeführt werden, im Allgemeinen zunächst mit isotonischer Kochsalzlösung (initial 0,5–1 l) (Verbalis et al. 2007). Bei Patienten mit euvolämischer Hyponatriämie (SIADH, ZNS-Erkrankungen, Lungenerkrankungen, Glukokortikoidmangel und andere) richtet sich die Therapie nach dem Zustand des Patienten d. h. insbesondere danach, ob neurologische Symptome vorliegen (Verbalis et al. 2007). Bei akuter Hyponatriämie (< 48 h) und Vorliegen von Symptomen sollten die Serumnatrium-Spiegel rasch angehoben werden. Bei chronischer Hyponatriämie mit minimalen neurologischen Symptomen hingegen sollte der Ausgleich langsam erfolgen, um das Risiko eines osmotischen Demyelinierungssyndroms, einer Komplikation bei schneller Korrektur einer Hyponatriämie, gering zu halten.

Beim SIADH mit ektoper ADH-Produktion aufgrund eines Malignoms stellt die Tumortherapie eine kausale Behandlung dar. Die Infusion einer hypertonen Salzlösung zur Korrektur der Hyponatriämie sollte erfolgen, wenn der Serumspiegel unter 120–115 mmol/l fällt. Bei Kreislaufüberlastung sollte zusätzlich intravenös Furosemid verabreicht werden. Des Weiteren kommt bei mildem bis moderatem SIADH zunächst die Wasserrestriktion als wenig toxische Maßnahme zum Einsatz (Verbalis et al. 2007). Demeclocyclin, ein Tetrazyklin-Derivat, wird bei Versagen der nichtmedikamentösen Therapie des SIADH eingesetzt (Verbalis et al. 2007). Die Behandlung muss über mehrere Tage aufrecht erhalten werden, um den maximalen diuretischen Effekt zu erzielen. Azotämie und Nephrotoxizität sind Nebenwirkungen von Demeclocyclin, die Nierenfunktion sollte überwacht werden. Andere, teilweise nur unzuverlässig wirksame Medikamente zur Behandlung des SIADH umfassen Lithium, Harnstoff und Opiate. Für Patienten mit hypervolämischer Hyponatriämie (chronisches Herzversagen, Leberzirrhose, nephrotisches Syndrom, Nierenversagen) existieren derzeit keine hinreichenden Behandlungsrichtlinien (Verbalis et al. 2007). Flüssigkeitsrestriktion kommt bei Hyponatriämie und nephrotischem Syndrom bzw. Nierenversagen zum Einsatz, ebenso eine Dialyse.

Eine neue medikamentöse Therapie der Hyponatriämie scheint sich mit der Entwicklung der Vasopressin Rezeptor Antagonisten aufzutun. Diese Stoffe erlauben es, die Exkretion von Wasser durch die Nieren zu erhöhen, ohne dass Elektrolyte verloren gehen („Aquarese"). Derzeit befinden sich vier Substanzen in der klinischen Erprobung (Conivaptan, Lixivaptan, Satavaptan und Tolvaptan) von denen Conivaptan (Vaprisol®) von der FDA zur Behandlung der euvolämischen und hypervolämischen Hyponatriämie zugelassen ist. Bei Überkorrektur des Natriumspiegels müssen unter Umständen hypotone Flüssigkeiten (z. B. 5 % Glukoselösung) gegeben werden. Bci Kindcrn und bei Patienten mit Kreatinin Spiegeln über 2,5 mg/dl existieren bisher keine Daten zur Anwendung von Conivaptan.

Tumorlysesyndrom, Hyperurikämie, Hyperkaliämie, Hyperphosphatämie, Hypokalzämie

Das akute Tumorlysesyndrom (TLS) wird durch die schnelle Abgabe intrazellulärer Produkte bei massiver Lyse von Tumorzellen hervorgerufen. Es wird am häufigsten bei Patienten mit hämatologischen Tumoren nach Einleitung der zytotoxischen Therapie beobachtet, kann aber auch bei anderen Tumoren mit hoher Proliferationsrate, hoher Tumorlast oder hoher Sensitivität gegenüber einer zytotoxischen Therapie auftreten, wie z. B. dem kleinzelligen Bronchialkarzinom. Die Freisetzung von intrazellulären Metaboliten, insbesondere Nukleinsäuren, Proteinen, Phosphat und Kalium kann die normalen homöostatischen Mechanismen überfordern und zu Hyperurikämie, Hyperkaliämie, Hyperphosphatämie, Hypokalzämie und Urämie führen. Durch die Kristallisation von Harnsäure oder Kalziumphosphat in den Nierentubuli kann es zu Nierenfunktionsstörungen bis hin zum Nierenversagen kommen. Das TLS tritt insbesondere bei Patienten mit aggressiven Lymphomen oder Leukämien auf. Ein TLS bei soliden Tumoren ist selten, allerdings werden hohe Mortalitätsraten bis 33 % beschrieben (Coiffier et al. 2008).

Symptome eines TLS können sein (assoziierte pathophysiologische Störung: HP: Hyperphosphatämie, HC: Hypokalzämie, HK: Hyperkaliämie):
– Übelkeit und Erbrechen (HP).
– Diarrhö (HP).
– Anorexie.
– Lethargie (HP).
– Ödeme.
– Hämaturie.
– Herzinsuffizienz.
– Hypotension (HC).
– Ventrikuläre Tachykardien (HK).
– Kardiale Arrhythmien (HC, HK).
– Muskelkrämpfe (HC, HK).
– Zerebrale Krampfanfälle (HP).
– Parästhesien (HK).
– Tetanie (HC).
– Synkopen.

– Plötzlicher Tod (Herzstillstand, Kammerflimmern: HK).

Diese Symptome können bereits vor Beginn der zytotoxischen Therapie auftreten, werden aber meistens 12–72 Stunden nach Therapiebeginn beobachtet.

Risikofaktoren

Risikofaktoren für die Entwicklung eines TLS sind in Tabelle IV aufgeführt.

Prophylaxe und Behandlung

Risikopatienten müssen erkannt, engmaschig kontrolliert und Präventions- und Interventionsmaßnahmen frühzeitig eingeleitet werden. Bei Patienten mit aggressiven Lymphomen oder Leukämien kann eine sog. „Vorphase" vor der eigentlichen Therapie z. B. mit Vincristin/Prednisolon bzw. niedrig dosiertem Cytarabin (ARA-C) zu einer graduellen Reduktion der Tumorlast führen. Aggressive Hydratation und Diurese sind ferner die Grundlagen einer erfolgreichen Prävention. Mit der Hydratation sollte 24–48 Stunden vor Einleitung der zytotoxischen Therapie begonnen werden. Eine zusätzliche Diuretikagabe kann indiziert sein, sollte aber bei Patienten mit

Tabelle IV. Risikofaktoren für ein Tumorlysesyndrom (nach Coiffier et al. 2008)

	Risikofaktor
Art des Tumors	Burkitt Lymphom
	Lymphoblastisches Lymphom
	Diffus großzelliges Lymphom
	ALL
	Solide Tumoren mit hoher Proliferationsrate und raschem Ansprechen auf Therapie
Tumorlast	Bulky disease (> 10 cm)
	Erhöhte LDH (> 2 × oberer Normwert)
	Erhöhte Leukozytenzahl (> 25 000/µl)
Nierenfunktion	Vorbestehende Niereninsuffizienz
	Oligurie
Harnstoffspiegel vor Therapie	> 450 µmol/l (7,5 mg/l)
Effektive und schnell ansprechende zytoreduktive Therapie	Tumortypspezifisch

ALL: akute lymphoblastische Leukämie; LDH: Laktat-Dehydrogenase

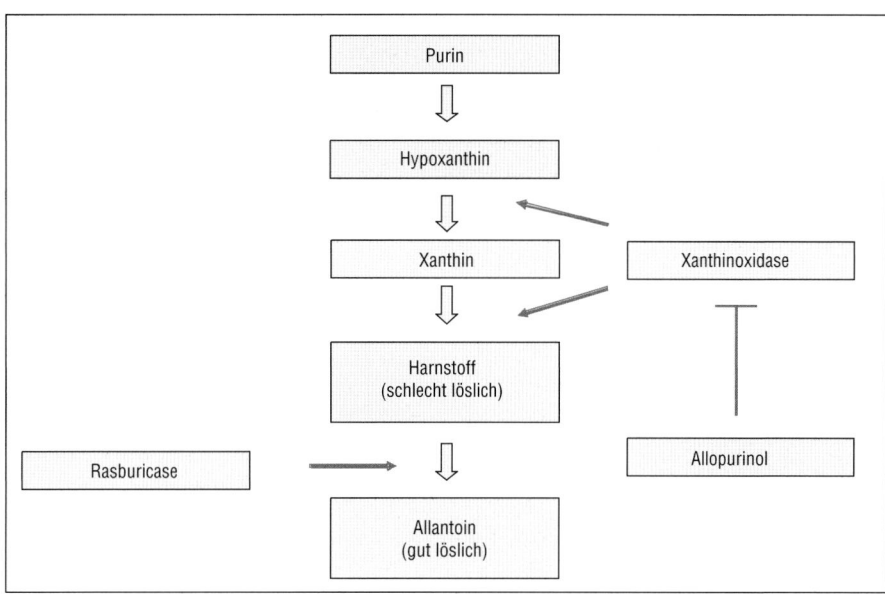

Abbildung 2. Purinabbau (Ausschnitt).

Hypovolämie oder Obstruktion der Harnwege unterlassen werden. Eine Alkalisierung wird außer in Fällen einer metabolischen Azidose nicht empfohlen (Coiffier et al. 2008). Zur Prophylaxe und Therapie des TLS kommen zudem Allopurinol und rekombinante Urat-Oxidase (Rasburicase, Fasturtec®) in Betracht. Allopurinol und Rasburicase greifen in den Purinabbau ein (Abbildung 2). Allopurinol, ein Xanthin-Analogon, reduziert die Bildung von Harnstoff. Nachteile von Allopurinol sind das verzögerte Auftreten des Effektes sowie der Anstieg von Xanthin und Hypoxanthin, die in den Nierentubuli auskristallisieren können. Außerdem kann Allopurinol die Ausscheidung Purin-basierter Chemotherapeutika wie 6-Mercaptopurin oder Azathioprin behindern. Allopurinol ist kontraindiziert in Kombination mit Capecitabin und bei bekannter Allopurinol-Allergie und sollte bei vorbestehender Niereninsuffizienz nur dosisadaptiert eingesetzt werden.

Rasburicase senkt die Harnstoff- und Kreatininspiegel von Risikopatienten stärker als Allopurinol (Coiffier et al. 2008). Der Effekt tritt bereits innerhalb von vier Stunden ein. Die Dauer der Applikation erfolgt über ein bis sieben Tage. Nebenwirkungen können Anaphylaxie, Exanthem, Hämolyse, Methämoglobinämie, Fieber, Neutropenie, Dyspnoe, Sepsis, Mukositis, Übelkeit, Erbrechen, Kopfschmerz, Diarrhö und Antikörperbildung sein. Rasburicase ist kontraindiziert bei Patienten mit Glucose-6-Phosphat-Dehydrogenase-Mangel, bei Schwangeren oder stillenden Müttern. Rasburicacase ist von der FDA nicht für die Behandlung des TLS bei Erwachsenen oder geriatrischen Patienten zugelassen. Als prophy-

laktische Maßnahme wird für Patienten mit niedrigem Risiko eine engmaschige Kontrolle empfohlen, für solche mit mittlerem Risiko die Hydratation und Allopurinol-Gabe (bei Kindern ggf. Rasburicase) und für solche mit hohem Risiko die Hydratation und Gabe von Rasburicase (Coiffier et al. 2008).

Behandlung der Hyperurikämie

- Hydratation: ca. 2–3 l/m²/d (200 ml/kg KG/d bei Kindern ≤ 10 kg, Volumenadaptation nach Alter, Herzfunktion und Urinproduktion).
- Die Urinausfuhr sollte 80–100 ml/ m²/h betragen (4–6 ml/kg KG/h bei Kindern ≤ 10 kg).
- Ggf. Einsatz von Diuretika um die entsprechende Ausfuhr zu erreichen (nicht bei Obstruktion oder Hypovolämie).
- Initial: keine Gabe von Kalium, Kalzium und Phosphat mit den infundierten Flüssigkeiten.
- Rasburicase-Gabe.

Behandlung der Hyperphosphatämie

- I.v. Phosphatgabe meiden.
- Hydratation.
- Phosphatbinder (z. B. Aluminiumhydroxyd, ggf. Kalziumkarbonat, nicht bei Hyperkalzämie).
- Hämodialyse in schweren Fällen.

Behandlung der Hyperkaliämie

Moderate, asymptomatische Hyperkaliämie
(≥ 6 mmol/l):
– I. v. Kaliumgabe meiden.
– EKG-Monitoring.
– Natrium-Kaliumaustauschharz (z. B. Natriumpoly-
styrolsulfonat).

Schwerere Hyperkaliämie (> 7 mmol/l) und/oder
symptomatisch wie oben, plus:
– Insulin + Glukose.
– Natriumbikarbonat.
– Kalziumglukonat bei lebensbedrohlichen Arrhyth-
mien langsam i.v. unter EKG-Monitoring.
– Dialyse.

Behandlung der Hypokalzämie
(nur bei symptomatischen Patienten)

Kalziumglukonat langsam i.v. unter EKG-Monitoring.

Bei Hochrisiko-Patienten und solchen mit manifes-
tem TLS sollten klinische und laborchemische TLS
Parameter (Harnstoff, Phosphat, Kalium, Kreatinin,
Kalzium, LDH und Einfuhr/Ausfuhr) engmaschig
kontrolliert werden. Nach Rasburicase-Gabe sollte
in Vier- bis Sechsstundenintervallen der Harnstoff im
Serum bestimmt werden (sofortige Lagerung der
Blutprobe auf Eis nötig).

Hypoglykämie

Eine spezifisch auf die maligne Grunderkrankung
zurückzuführende Hypoglykämie ist selten. Folgende
Mechanismen kommen in Frage:

– Produktion von Insulin durch Inselzelltumoren.
– Produktion von „insulin-like products" durch
große Nicht-Inselzelltumoren, z. B. mesenchymale
Tumoren, Lebertumoren und Neuroblastome.
– Exzessiver Glukoseverbrauch durch große Tumo-
ren.
– Hypoglykämie in den Endstadien des Leberversa-
gens oder bei Hypophyseninsufizienz.

Symptome der Hypoglykämie können sein:
– Palpitationen.
– Angst.
– Schwitzen.
– Hungergefühl.
– Parästhesien.
– Wärmegefühl.
– Konfusion.
– Schwäche.
– Müdigkeit
– Kognitive Beeinträchtigungen.
– Krampfanfälle.
– Koma.

Die Schwelle des Glukosewertes, ab der Symptome
auftreten, ist individuell sehr variabel und kann bei
Patienten mit rezidivierenden Hypoglykämien sehr
niedrig liegen. Die antineoplastische Therapie kann
bei Erfolg die Ursache der Hypoglykämien beseitigen. Als Prophylaxe und als Therapie bei milden
Hypoglykämien kommen häufige leichte Mahlzeiten
und Kohlenhydrat-Zwischenmahlzeiten in Frage. Bei
Patienten mit schweren oder nicht vorhersehbaren
Symptomen kommt die schnelle intravenöse Gabe
von hypertoner Glukoselösung oder die Verabreichung von Kortikosteroiden und Glukagon in Frage.

Schlüsselliteratur

Coiffier B, Altman A, Pui CH et al: Guidelines for the management of pediatric and adult tumor lysis syndrome: an
evidence-based review. J Clin Oncol 26 (2008) 2767–2778
Mallick I, Sharma SC, Behera D: Endobronchial brachytherapy for symptom palliation in non-small cell lung cancer-
-analysis of symptom response, endoscopic improvement
and quality of life. Lung Cancer 55 (2007) 313–318
Mose S, Stabik C, Eberlein K et al: Retrospective analysis of the
superior vena cava syndrome in irradiated cancer patients.
Anticancer Res 26 (2006) 4933–4936
Patchell RA, Tibbs PA, Regine WF et al: Direct decompressive
surgical resection in the treatment of spinal cord compression caused by metastatic cancer: a randomised trial. Lancet 366 (2005) 643–648
Rades D, Fehlauer F, Schulte R et al: Prognostic factors for local
control and survival after radiotherapy of metastatic spinal
cord compression. J Clin Oncol 24 (2006a) 3388–3393
Sesterhenn AM, Iwinska-Zelder J, Dalchow CV et al: Acute
haemorrhage in patients with advanced head and neck cancer: value of endovascular therapy as palliative treatment
option. J Laryngol Otol 120 (2006) 117–124
Uberoi R: Quality assurance guidelines for superior vena cava
stenting in malignant disease. Cardiovasc.Intervent Radiol
29 (2006) 319–322

Verbalis JG, Goldsmith SR, Greenberg A et al: Hyponatremia treatment guidelines 2007: expert panel recommendations. Am J Med 120 (2007) S1–21

Vergnon JM, Huber RM, Moghissi K: Place of cryotherapy, brachytherapy and photodynamic therapy in therapeutic bronchoscopy of lung cancers. Eur Respir J 28 (2006) 200–218

Witham TF, Khavkin YA, Gallia GL et al: Surgery insight: current management of epidural spinal cord compression from metastatic spine disease. Nat Clin Pract Neurol 2 (2006) 87–94

Gesamtliteratur

Acher PL, Popert R, Morris SL et al: Dynamic dose-feedback prostate brachytherapy in patients with large prostates and/or planned transurethral surgery before implantation. BJU Int 99 (2007) 1066–1071

Asimakopoulos G, Beeson J, Evans J et al: Cryosurgery for malignant endobronchial tumors: analysis of outcome. Chest 127 (2005) 2007–2014

Baltayiannis N, Magoulas D, Anagnostopoulos D et al: Percutaneous stent placement in malignant cases of superior vena cava syndrome. J BUON 10 (2005) 377–380

Berghmans T, Paesmans M, Body JJ: A prospective study on hyponatraemia in medical cancer patients: epidemiology, aetiology and differential diagnosis. Support Care Cancer 10 (2000) 192–197

Choi WW, Yap RL, Ozer O et al: Lymphoma of the prostate and bladder presenting as acute urinary obstruction. J Urol 169 (2003) 1082–1083

Coiffier B, Altman A, Pui CH et al: Guidelines for the management of pediatric and adult tumor lysis syndrome: an evidence-based review. J Clin Oncol 26 (2008) 2767–2778

Collins TM, Ash DV, Close HJ et al: An evaluation of the palliative role of radiotherapy in inoperable carcinoma of the bronchus. Clin Radiol 39 (1988) 284–286

Crane CH, Janjan NA, Abbruzzese JL et al: Effective pelvic symptom control using initial chemoradiation without colostomy in metastatic rectal cancer. Int J Radiat Oncol Biol Phys 49 (2001) 107–116

Duchesne GM, Bolger JJ, Griffiths GO et al: A randomized trial of hypofractionated schedules of palliative radiotherapy in the management of bladder carcinoma: results of medical research council trial BA09. Int J Radiat Oncol Biol Phys 47 (2000) 379–388

Erridge SC, Gaze MN, Price A et al: Symptom control and quality of life in people with lung cancer: a randomised trial of two palliative radiotherapy fractionation schedules. Clin Oncol (R Coll Radiol) 17 (2005) 61–67

Grimsley SJ, Khan MH, Lennox E et al: Experience with the spanner prostatic stent in patients unfit for surgery: an observational study. J Endourol 21(2007) 1093–1096

Halfdanarson TR, Hogan WJ, Moynihan TJ: Oncologic emergencies: diagnosis and treatment. Mayo Clin Proc 81 (2006) 835–848

Han CC, Prasetyo D, Wright GM: Endobronchial palliation using Nd:YAG laser is associated with improved survival when combined with multimodal adjuvant treatments. J Thorac Oncol 2 (2007) 59–64

Hatremi R, Sameh A, Azza S et al: Emergency embolisation in gynaecological bleeding. Two case reports. Tunis Med 83 (2005) 492–494

Kakizawa H, Toyota N, Naito A et al: Endovascular therapy for management of oral hemorrhage in malignant head and neck tumors. Cardiovasc Intervent Radiol 28 (2005) 722–729

Lingareddy V, Ahmad NR, Mohiuddin M: Palliative reirradiation for recurrent rectal cancer. Int J Radiat Oncol Biol Phys 38 (1997) 785–790

Mabjeesh NJ, Chen J, Stenger A et al: Preimplant predictive factors of urinary retention after iodine 125 prostate brachytherapy. Urology 70 (2007) 548–553

Mallick I, Sharma SC, Behera D: Endobronchial brachytherapy for symptom palliation in non-small cell lung cancer-analysis of symptom response, endoscopic improvement and quality of life. Lung Cancer 55 (2007) 313–318

Maranzano E, Bellavita R, Rossi R et al: Short-course versus split-course radiotherapy in metastatic spinal cord compression: results of a phase III, randomized, multicenter trial. J Clin Oncol 23 (2005) 3358–3365

Medical Research Council: Inoperable non-small-cell lung cancer (NSCLC): a Medical Research Council randomised trial of palliative radiotherapy with two fractions or ten fractions. Report to the Medical Research Council by its Lung Cancer Working Party. Br J Cancer 63 (1991) 265–270

Mishra SK, Laskar S, Muckaden MA et al: Monthly palliative pelvic radiotherapy in advanced carcinoma of uterine cervix. J Cancer Res Ther 1 (2005) 208–212

Morrissey DD, Andersen PE, Nesbit GM et al: Endovascular management of hemorrhage in patients with head and neck cancer. Arch Otolaryngol Head Neck Surg 123 (1997) 15–19

Mose S, Stabik C, Eberlein K et al: Retrospective analysis of the superior vena cava syndrome in irradiated cancer patients. Anticancer Res 26 (2006) 4933–4936

Nieder C, Grosu AL, Andratschke NH et al: Update of human spinal cord reirradiation tolerance based on additional data from 38 patients. Int J Radiat Oncol Biol Phys 66 (2006) 1446–1449

Nunnelee JD: Superior vena cava syndrome. J Vasc Nurs 25 (2007) 2–5

Patchell RA, Tibbs PA, Regine WF et al: Direct decompressive surgical resection in the treatment of spinal cord compression caused by metastatic cancer: a randomised trial. Lancet 366 (2005) 643–648

Plataniotis GA, Kouvaris JR, Dardoufas C et al: A short radiotherapy course for locally advanced non-small cell lung cancer (NSCLC): effective palliation and patients' convenience. Lung Cancer 35 (2002) 203–207

Rades D, Fehlauer F, Schulte R et al: Prognostic factors for local control and survival after radiotherapy of metastatic spinal cord compression. J Clin Oncol 24 (2006a) 3388–3393

Rades D, Hoskin PJ, Stalpers LJ et al: Short-course radiotherapy is not optimal for spinal cord compression due to myeloma. Int J Radiat Oncol Biol Phys 64 (2006b) 1452–1457

Rades D, Rudat V, Veninga T et al: Prognostic factors for functional outcome and survival after reirradiation for in-field recurrences of metastatic spinal cord compression. Cancer 113 (2008a) 1090–1096

Rades D, van Oorschot B: Palliative Strahlentherapie: Die metastatisch bedingte Rückenmarkskompression. Z Palliativmed 9 (2008b) 33–38

Rees GJ, Devrell CE, Barley VL et al: Palliative radiotherapy for lung cancer: two versus five fractions. Clin Oncol (R Coll Radiol) 9 (1997) 90–95

Remonda L, Schroth G, Caversaccio M et al: Endovascular treatment of acute and subacute hemorrhage in the head and neck. Arch Otolaryngol Head Neck Surg 126 (2000) 1255–1262

Schwabegger AH, Gunkel A, Bauer T et al: Emergency free microvascular flap transfer for repair of a pharyngeal defect manifesting as carotid artery erosion hemorrhage. HNO 52 (2004) 137–139

Senkus-Konefka E, Dziadziuszko R, Bednaruk-Mlynski E et al: A prospective, randomised study to compare two palliative radiotherapy schedules for non-small-cell lung cancer (NSCLC). Br J Cancer 92 (2005) 1038–1045

Sesterhenn AM, Iwinska-Zelder J, Dalchow CV et al: Acute haemorrhage in patients with advanced head and neck cancer: value of endovascular therapy as palliative treatment option. J Laryngol Otol 120 (2006) 117–124

Simpson JR, Francis ME, Perez-Tamayo R et al: Palliative radiotherapy for inoperable carcinoma of the lung: final report of a RTOG multi-institutional trial. Int J Radiat Oncol Biol Phys 11 (1985) 751–758

Sorensen S, Helweg-Larsen S, Mouridsen H et al: Effect of high-dose dexamethasone in carcinomatous metastatic spinal cord compression treated with radiotherapy: a randomised trial. Eur J Cancer 30A (1994) 22–27

Spinazze S, Schrijvers D: Metabolic emergencies. Crit Rev Oncol Hematol 58 (2006) 79–89

Stoll JF, Bettmann MA: Bronchial artery embolization to control hemoptysis: a review. Cardiovasc Intervent Radiol 11 (1988) 263–269

Storey MR, Pollack A, Zagars G et al: Complications from radiotherapy dose escalation in prostate cancer: preliminary results of a randomized trial. Int J Radiat Oncol Biol Phys 48 (2000) 635–642

Teo P, Tai TH, Choy D et al: A randomized study on palliative radiation therapy for inoperable non small cell carcinoma of the lung. Int J Radiat Oncol Biol Phys 14 (1988) 867–871

Tey J, Back MF, Shakespeare TP et al: The role of palliative radiation therapy in symptomatic locally advanced gastric cancer. Int J Radiat Oncol Biol Phys 67 (2007) 385–388

Teymoortash A, Bien S, Dalchow C et al: Selective high-dose intra-arterial cisplatin as palliative treatment for incurable head and neck cancer. Onkologie 27 (2004) 547–551

Tzifa A, Marshall AC, McElhinney DB et al: Endovascular treatment for superior vena cava occlusion or obstruction in a pediatric and young adult population: a 22-year experience. J Am Coll Cardiol 49 (2007) 1003–1009

Uberoi R: Quality assurance guidelines for superior vena cava stenting in malignant disease. Cardiovasc. Intervent Radiol 29 (2006) 319–322

Vecht CJ, Hovestadt A, Verbiest HB et al: Dose-effect relationship of dexamethasone on Karnofsky performance in metastatic brain tumors: a randomized study of doses of 4, 8, and 16 mg per day. Neurology 44 (1994) 675–680

Verbalis JG, Goldsmith SR, Greenberg A et al: Hyponatremia treatment guidelines 2007: expert panel recommendations. Am J Med 120 (2007) S1–21

Vergnon JM, Huber RM, Moghissi K: Place of cryotherapy, brachytherapy and photodynamic therapy in therapeutic bronchoscopy of lung cancers. Eur Respir J 28 (2006) 200–218

Wilner HI, Lazo A, Metes JJ et al: Embolization in cataclysmal hemorrhage caused by squamous cell carcinomas of the head and neck. Radiology 163 (1987) 759–762

Witham TF, Khavkin YA, Gallia GL et al: Surgery insight: current management of epidural spinal cord compression from metastatic spine disease. Nat Clin Pract Neurol 2 (2006) 87–94

Witt C, Romaniuk P, Ewert R et al: Interventional pneumology: procedures for pulmonary hemorrhage and tumor-induced superior vena cava syndrome. Pneumologie 50 (1996) 202–208

Yalvac S, Kayikcioglu F, Boran N et al: Embolization of uterine artery in terminal stage cervical cancers. Cancer Invest 20 (2002) 754–758

Zahringer M, Guntinas-Lichius O, Gossmann A et al: Percutaneous embolization for cervicofacial neoplasms and hemorrhages. J Otorhinolaryngol Relat Spec 67 (2005) 348–360

I.A. Adamietz
P. Feyer

Palliative Radiotherapie

Einleitung

Die Fortschritte in der onkologischen Behandlung, sowohl bei den tumorspezifischen als auch den supportiven Maßnahmen, führten in den letzten 25 Jahren bei der Mehrzahl der Tumorerkrankten zu einer deutlichen Steigerung der Überlebensraten (Hoegler 1997; Pfeifer et al. 2006). Für einen beträchtlichen Teil der Krebspatienten resultiert hieraus gleichzeitig eine längere Krankheitsdauer und schließlich die Erfahrung eines progredienten Tumorwachstums und einer Metastasierung, vielfach verbunden mit direkten und indirekten tumorbedingten Symptomen. Palliation hat die Aufgabe, diese Symptome durch geeignete Therapiemaßnahmen für die verbleibende Lebenszeit zu lindern und die Lebensqualität des nicht heilbaren Tumorkranken zu verbessern bzw. zu erhalten. Eine Lebensverlängerung darf nicht allein im Vordergrund stehen.

Spektrum der palliativen Therapieverfahren

Die Auswahl der kausalen und unspezifischen Therapiemodalitäten ist groß und erlaubt, die Strahlentherapie zielgerecht einzusetzen und adäquat zu ergänzen. Ihr sinnvoller, zeitgerechter Einsatz (häufig auch situationsbedingt innovativ), allein oder kombiniert, bedarf klinischer Erfahrung und primärer interdisziplinärer Absprache. Der Erfolg hängt von der Feinabstimmung der einzelnen Verfahren aufeinander ab. Viele der zur Verfügung stehenden Verfahren können sowohl tumorreduktiv als auch in supportiver Intention eingesetzt werden (Tabelle I).

Stellenwert und Zielsetzung

Der Stellenwert der Radiotherapie ist sehr hoch, weil sie über eine kausale Wirkung verfügt und eine gezielte, lokal begrenzte Anwendung ermöglicht. Sie kann in allen anatomischen Regionen unabhängig von der Entität eingesetzt werden. Besondere Bedeutung gewinnt die Radiotherapie bei der kausalen Bekämpfung des Schmerzes, der die häufigste Manifestation der fortgeschrittenen Tumorerkrankung darstellt.

Ziele der palliativen Strahlentherapie bei Tumorpatienten sind: effektive und anhaltende Schmerzkontrolle sowie wirksame Reduktion/Beseitigung oder Verhinderung von tumorbedingten Symptomen, die meistens mit einem lokalen Tumorwachstum zusammenhängen. In der angelsächsischen Literatur werden auch Lebensverläängerung und Hoffnung für den Patienten als Ziele der palliativen Behandlung angegeben (Maher 1993). Demnach ist die palliative Strahlentherapie eine Behandlung, bei der der Arzt alle Aspekte, d. h. die tumorassoziierten, die therapiebezogenen und die sozialen im Auge behält und versucht, den Einfluss des Tumors auf das multidimensionale Geschehen so zu gestalten, dass das aktuelle Produkt aus Überleben und Lebensqualität sich für den Patienten nicht verschlechtert. Eng gefasste Standards sind bei der Behandlung fortgeschrittener Tumorpatienten nicht zu erwarten, da die Vorhersage aller möglichen Entwicklungen der Tumorkrankheit mit ihren Auswirkungen im Körper des Trägers sowie auf sein soziales Umfeld im Individualfall auch in Zukunft nicht möglich sein wird.

Prinzipien

Die palliative Radiotherapie sollte in das Gesamtkonzept der Behandlung sinnvoll eingebaut werden. Hierzu gehört die Wahl des entsprechenden radiotherapeutischen Verfahrens sowie des Dosierungs- und Fraktionierungsmodus. Es müssen die Toxizitäten der Radiotherapie sowie der bereits absolvierten Maßnahmen berücksichtigt werden. Der zu erwartende palliative Effekt soll definiert und die Ziele adäquat gewählt werden. Seit der Erkenntnis, dass die Reduktion der Tumorgröße nicht immer mit

Tabelle I. Auswahl von Verfahren, die in der Palliation Anwendung finden.

Verfahren	Tumorreduktion	Supportivmaßnahmen
Strahlentherapie	(Perkutan, intrakavitär, interstitiell, intraoperativ)	Prophylaxe der Gynäkomastie, Ausschaltung der Ovarfunktion
Operative Verfahren	Chirurgische, laser-, kryochirurgische Resektion des Tumors/der Metastasen	Umgehungsanastomosen, nutritiver Zugang, Portanlage
Orthopädisch stabilisierende Maßnahmen	Teilresektion des Tumors	Endoprothesen, Verbundosteosynthesen
Neurochirurgische Verfahren	Resektion von Metastasen, Tumormassenreduktion im Spinalkanal	Dekompressionslaminektomie, Neurotomie, Rhizotomie, periphere Nervenblockade, selten hohe perkutane oder offene Chordotomie, Chemoneurolyse, Chemrhizolyse, Thermoko-agulation, Sympathikusblockaden
Interventionelle radiologische Maßnahmen	Embolisation, regionale Zytostatikaperfusion	Wiederherstellung des Gallenabflusses
Endoskopische Maßnahmen	Tumorteilexzision	Perkutane endoskopische Gastrostomie, Bougierung, Endotubus
Hormontherapie	Tumorizide Wirkung bei Mammakarzinom	Roborierung
Chemotherapie	Mono-, Polychemotherapie	
Hyperthermie	(oberflächliche, tiefe)	
Antiosteoklastische Therapie		Reduktion der Ausdehnung ossärer Metastasierung, Beseitigung der Hyperkalzämie
Schmerztherapie		Enterale, parenterale, peridurale, intrathekale, intraventrikuläre Applikation
Physiotherapie		Mobilisierung
Hilfsmittelversorgung		Stützkorsett, Rollstuhl, Prothesen
Psychologische Betreuung		Stabilisierung des psychischen Zustandes
Einbindung in Selbsthilfegruppen		Lösung sozialer Probleme

der Rückbildung der Beschwerden einhergeht (Tannock 1987), sollte der palliativ tätige Radiotherapeut vor der Wahl der Behandlungsziele den Zusammenhang zwischen dem lokalen anatomischen Befund und dem allgemeinen Beschwerdebild sorgfältig analysieren. Die Tumorgröße allein sollte nicht als Surrogat-Marker für einen palliativen Therapieerfolg gewertet werden. Der wesentliche Unterschied zwischen der kurativen und palliativen Strahlentherapie liegt neben dem Behandlungsziel in der Abwägung des Verhältnisses von Nutzen zu früher und später Toxizität. Potenziell auftretende Spättoxizitäten können nach Abschätzung der Lebenserwartung des Patienten ggf. toleriert werden, sollten jedoch nicht ohne zwingende Gründe bewusst in Kauf genommen werden.

Die Ergebnisse von Studien zur palliativen Strahlentherapie sind in den meisten Fällen nicht vergleichbar, da sich die Patienten in unterschiedlichem Allgemeinzustand befanden, vielfach multiple Symptomkomplexe aufwiesen, häufig mehreren Therapie-modalitäten simultan zugeführt wurden und die Remissionskriterien unterschiedlich waren. Aus den bisherigen Daten lässt sich keine eindeutige Beziehung zwischen (optimaler) Bestrahlungsdosis und -dauer sowie Qualität der gewünschten Symptomkontrolle und Tumorentität ableiten. Aus diesem Grunde kommt der klinischen Erfahrung des Arztes eine besondere Rolle zu. Diese Kompetenz kann durch einen interdisziplinären Austausch von wertvollen, im Individualfall brauchbaren Informationen gesteigert werden und somit die methodischen Defizite der publizierten Daten konterkarieren.

Der als Radioonkologe tätige Arzt sollte mehrere Dimensionen (medizinische, psychische und soziale) des Patienten und seiner Erkrankung erfassen und diese bei der therapeutischen Entscheidung immer berücksichtigen. Die Bindung an den Arzt und die Erwartungshaltung des Patienten sind in der palliativen Situation sehr stark. Viele Ängste können dem unheilbar Kranken durch Vermittlung der interdisziplinären Kompetenz genommen werden. Nach subtil und verständlich durchgeführter Aufklärung über Art, Ziel und Dauer der geplanten Bestrahlung und Erläuterung der möglichen Nebenwirkungen sollte von dem Patienten unter Bestärkung seiner Hoffnungen ein schriftliches Einverständnis eingeholt werden. In Abstimmung mit dem Patienten ist es in der Regel sinnvoll, Angehörige in die Gespräche einzubeziehen.

Generelles Prinzip der palliativen Strahlentherapie ist es, die Behandlungszeit so kurz wie möglich zu halten und trotzdem die Grundsätze einer angemessenen Fraktionierung zu beachten. Bei Patienten mit ausgedehnten und rasch proliferierenden Tumoren und einer wahrscheinlich kurzer Lebenserwartung kann die Strahlenbehandlung deutlich akzeleriert mit höherer täglicher Einzeldosis durchgeführt werden. Andererseits sollte bei Patienten mit besserer Prognose die Behandlungszeit mehr protrahiert werden, um radiogene Spätfolgen zu vermeiden (Abbildung 1).

Jede palliative Strahlentherapie unterliegt denselben Qualitätssicherungsansprüchen wie die kurative Therapie, mit dem Ziel einer sicheren und reproduzierbaren Behandlung (physikalische und medizinische Bestrahlungsplanung, Dokumentation von Therapieplan und Durchführung, Simulations- und Verifikationsaufnahmen, Fotodokumentation und ggf. anatomische Skizzen). Zur Qualitätssicherung gehört auch die Auswahl der geeigneten Strahlenqualität und -art in Abhängigkeit von der Lage des Zielvolumens. So wird in der Palliativtherapie das gesamte Rüstzeug der Radiotherapie benötigt, um ihre Vorteile wie z. B. den hautschonenden Effekt oder die günstigere Dosisverteilung in der Tiefe zu nutzen. Es ist häufig sinnvoll, einen rechnergestützten Bestrahlungsplan zu erstellen, um dem Patienten unnötige Nebenwirkungen zu ersparen oder einen gezielten Effekt zu erreichen. Aufgrund der Symptome – im Vordergrund steht hier der Schmerz – muss häufig Verständnis für die eingeschränkte Mobilität aufgebracht werden, die bei der Lagerung der Patienten beschwerlich

sein kann. Gelegentlich kommt es bei unbedachter und übermäßiger Belastung zur Entwicklung spontaner pathologischer Frakturen. Um solchen Komplikationen vorzubeugen, ist es ratsam, mit dem zuständigen Bestrahlungsteam das Vorgehen im Vorfeld zu besprechen. Hier können sich wertvolle Ratschläge für den täglichen Umgang mit den Patienten ergeben.

Indikationen

Das Indikationsspektrum zur Durchführung einer palliativen Strahlentherapie ist außerordentlich breit. Indikationen, als dringend zwingende Gründe zur Durchführung eines diagnostischen oder therapeutischen Verfahrens bezeichnet, werden in der palliativen Strahlenbehandlung in der Regel problemlos definiert und sicher gestellt. Systematisch können sie beispielhaft in symptom-, syndrom- oder krankheitsbezogene unterteilt werden. Da es sich bei fortgeschrittenen Erkrankungen um komplexe Krankheitsgeschehen handelt, beziehen sich die unterschiedlich definierten Indikationen auf dieselben Ursachen (Tabelle II). Bei der Aufklärung vor einer palliativen Strahlentherapie ist zu beachten: je weniger ein Verfahren indiziert ist, z. B. weil eine sinnvolle Alternative in Betracht kommt, desto strengere Maßstäbe sind an die Aufklärungsverpflichtung zu stellen.

Knochenmetastasen

Knochenmetastasen stellen mit ca. 60 % die häufigste Indikation zur palliativen Strahlenbehandlung dar (Hoederath et al. 1996). Der Anteil von Skelettmetastasen am Gesamtgut bestrahlter Patienten in Deutschland beträgt 18 % (Adamietz 1999b). Knochenmetastasen entstehen durch hämatogene Tumorzelldissemination in das Knochenmark und sind eigentlich Metastasen des Knochenmarks (Krempien 1995). Die dort wachsenden Tumorzellen können die Skelett- und Kalziumhomöostase stören und sekun-

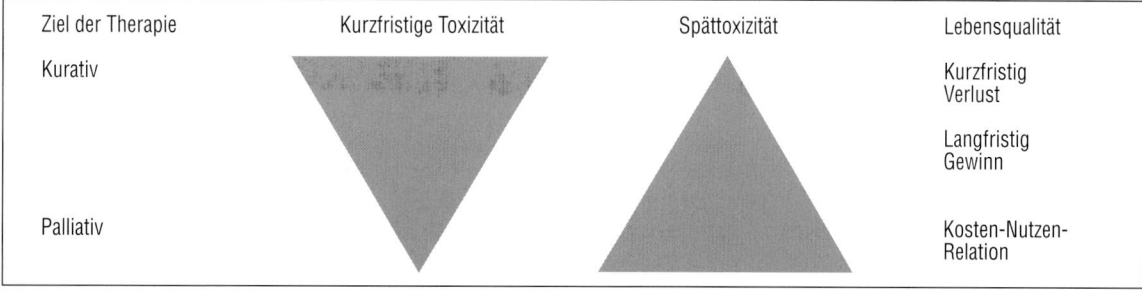

Abbildung 1. Verhältnis Zielsetzung – Nebenwirkungen – Lebensqualität in der Tumortherapie.

Tabelle II. Zweidimensionale Verknüpfung einiger exemplarisch gewählter Indikationen zur palliativen Radiotherapie.

	Symptom-bezogene Schmerzen	Stabilitäts-gefährdung/ Spontanfraktur	Einfluss-stauung	Quer-schnitt (akut)	Hirndruck/neuro-logische Symp-tomatik	Atelektase/ Hämoptoe	Blutung	„Raum-forde-rung"
Syndrombezogene Indikationen								
Knochenmetastasen	x	x		x				
Hirnmetastasen					x			
Orbitametastasen	x							x
Lebermetastasen	x							
Beckenmetastasen	x							x
Hautmetastasen								x
Lymphknotenmetas-tasen		x						x
Diagnosebezogene Indikationen								
Bronchialkarzinom	x	x	x			x	x	
Ösophaguskarzinom	x						x	
Pankreaskarzinom	x							x
Kolorektales Karzi-nom	x						x	x

däre Knochenveränderungen hervorrufen, die wir als Tumorosteopathien bezeichnen. Der pathogenetische Mechanismus ist noch nicht abschließend geklärt. Erklärungsversuche führen traditionell mechanische Filtrationsmodelle („Zirkulationstheorie") (Paget 1889) und biologische Interaktionen zwischen freigesetzten Tumorzellen und Knochenaffinität an („seed and soil hypothesis") (Ewing 1928). Bei Knochendestruktion bzw. -umbau spielen Hormone wie Parathormon, Kalzitonin, Vitamin D, Schilddrüsenhormone, Kortison, Östrogene/Androgene, Insulin, parathormonähnliche Faktoren des Primärtumors, Prostaglandine (PGE1, PGE2) sowie Mediatoren wie „Transforming-growth"-Faktor (TGF), „Osteoclast-activating"-Faktor (OAF) und knochengenuine Faktoren (Chemotaxis, Adhäsion, Aggregation, Wachstum) eine Rolle (Fleisch 1997; Mundy 1987).

Der Metastasierungsprozess im Skelett durchläuft prinzipiell drei Phasen: frühe Invasion, Osteopathie sowie fortgeschrittene Karzinose, von denen nur die letzte klinisch in Erscheinung tritt. Der Zeitraum, der zwischen der hämatogenen Tumorzelleinschwemmung in das Knochenmark und dem Auftreten klinischer Symptome liegt, ist variabel und kann zwischen Wochen und Jahren (durchschnittlich etwa 12 Monate) liegen. Wenn die Patienten lange genug leben, können sie das Stadium der fortgeschrittenen Skelettkarzinose erfahren (Krempien 1999; Sim 1990).

Knochenmetastasen imponieren als solitäre Tumorherde oder als diffuse Karzinose des Knochenmarks, die durch die begleitenden Symptome klinisch in Erscheinung treten. Sie zerstören das Skelett osteolytisch oder führen durch ungeordneten und übersteigerten Knochenumbau zum Ersatz des lamellär gebauten, trajektoriell gegliederten und gut mineralisierten Knochens durch funktionell minderwertiges Knochengewebe, das aufgrund seiner fehlenden trajektoriellen Textur und seiner mangelhaften Mineralisation nur unzureichend tragende Funktion übernehmen kann. Die Folge der tumorinduzierten Umbau- und Zerstörungsprozesse des Skeletts sind Knochenschmerzen und pathologische Frakturen. Die metastatischen Knochenläsionen führen zur Abnahme der Leistungsfähigkeit und Reduktion der Lebensqualität. Bei einem massiven pathologischen Knochenabbau entsteht eine Hyperkalzämie (Tabelle III).

Formal können wir osteolytische, osteoblastische oder gemischte Metastasen unterscheiden. Nach der Zahl und Ausbreitung im Skelett können solitäre, multiple oder diffuse Metastasen unterschieden werden. Die Metastasierung ist häufig verbunden mit einer erheblichen Änderung der Knochenform. Die verschiedenen Erscheinungsformen zeigen eine lockere Bindung an den Primärtumor. Während Prostatakarzinome und Karzinoide überwiegend osteoblastische Metastasen hervorrufen, wirken

Tabelle III. Häufigkeit der Komplikationen bei Knochenmetastasen.

Komplikation	Relative Häufigkeit (%)
Knochenschmerzen	50–90
Pathologische Frakturen	10–40
Spinale Kompressionssyndrome	< 10
Knochenmarkkarzinose	< 10
Hyperkalzämie	10–20

Tabelle IV. Häufigkeit von Skelettmetastasen bei verschiedenen Primärtumoren (modifiziert nach Nöström 1977).

Primärtumor	Häufigkeit (%)
Mammakarzinom	50–85
Prostatakarzinom	50–75
Bronchialkarzinom	30–50
Nierenzellkarzinom	30–50
Schilddrüsenkarzinom	39
Pankreaskarzinom	5–10
Kolorektale Karzinome	5–10
Magenkarzinom	5–10
Leberzellkarzinom	8
Ovarialkarzinom	2–6

Metastasen bei Bronchial-, Schilddrüsen- oder Nierenzellkarzinomen häufig osteolytisch. Mammakarzinome induzieren im Allgemeinen gemischte Metastasierungen. Nierenzellkarzinome metastasieren überwiegend solitär, Mammakarzinome häufig diffus (Tabelle IV) (Sim 1990). Die Verteilung von Metastasen im Skelett folgt trotz einer scheinbaren Regellosigkeit bestimmten Prinzipien, aus denen sich nach Uehlinger drei Verteilungstypen herleiten lassen. Von diesen ist der Stammskelett-Typus der klinisch wichtigste (Tabelle V) (Uehlinger 1976).

Die klinische Symptomatik bei bekannter Malignomerkrankung sollte wegweisend für die Wahl des diagnostischen Prozedere sein. Eine individuelle Kombination verschiedener bildgebender Verfahren (Skelettszintigraphie, Röntgenaufnahmen, Computertomographie, Magnetresonanztomographie) und ergänzender Labordiagnostik (Kalzium, Phosphor, alkalische und saure Phosphatase, Tumormarker) sollte zur Diagnose führen. In der Regel deckt das Knochenszintigramm Läsionen (ab 2 mm Durchmesser) auf, bevor sie röntgenologisch sichtbar werden (Knochensubstanzverlust > 50 %) (Stoll 1983). Die Skelettszintigraphie weist eine hohe Sensitivität von 90–95 % bei schwächerer Spezifität von 70–80 % (Kampmann und Buchelt 1983) auf, mit der daraus entstehenden Notwendigkeit, differenzialdiagnostische Erwägungen, wie gutartige Knochentumoren und entzündliche Veränderungen, in Betracht zu ziehen.

Bei konventionellen Röntgenaufnahmen mit einer hohen Spezifität von 95–100 % und geringeren Sensitivität von 60–70 % (Blair und McAfee 1976; Rosenthal 1997) sind differenzialdiagnostisch primäre Knochentumoren und Knochennekrosen (z. B. Osteoradionekrose, Kortisontherapie) zu berücksichtigen. Nur 50 % der solitären Anreicherungen sind bei Karzinomen metastatischer Natur (Rieden et al. 1989b; Rosenthal 1997). Traditionell wurde in Zweifelsfällen (z. B. Becken, Wirbelsäule, Sternum, Schädelbasis) eine CT oder MRT durchgeführt, um wertvolle Zusatzinformationen (paraossärer Weichteiltumor, überlagerungsfreie Darstellung, größere

Tabelle V. Verteilung von Metastasen im Skelett (modifiziert nach Uehlinger 1981).

Verteilung von Metastasen im Skelett	
Stammskelett-Typus	Wirbel, Rippen, Brustbein, Schulter- und Beckengürtel, proximale Metaphyse von Humeri und Femora, Schädel
Gliedmaßen-Typus	Skelettabschnitte distal der Knie- und Ellenbogengelenke
Periostaler Metastasenbefall	Lange Röhrenknochen

Ausdehnung im Markbereich) zu gewinnen. Gegenwärtig wird zunehmend die Bedeutung der MRT herausgestellt, die sehr präzise bereits kleine vom Tumor infiltrierte Knochenmarkinseln darstellt. Es darf jedoch nicht vergessen werden, dass dabei die Information zur ossären Substanz, also zur Stabilität des Knochens, nur indirekt gewonnen werden kann. In den letzten Jahren hat sich im klinischen Alltag die Kombination von MRT und konventionellen Röntgenaufnahmen der untersuchten Region bewährt (Lecouvet et al. 2007; Schmidt et al. 2007).

Vor einer Strahlenbehandlung, insbesondere mit wenigen Fraktionen, sollte eine präzise Diagnostik durchgeführt werden, damit das Zielvolumen mit der Ursache der Symptomatik übereinstimmt. Bei Erstmanifestation von Knochenmetastasen bei noch nicht bekannter Tumorerkrankung ist u. U. eine CT-gesteuerte Nadelbiopsie zur Diagnosesicherung erforderlich (Rieden et al. 1989b). Bei Interpretation radiologischer Befunde sollte die klinische Erfahrung des Radioonkologen einfließen, um auch die atypischen Befundkonstellationen korrekt zuzuordnen (Adamietz et al. 1989).

Generell wird vor Beginn einer Strahlenbehandlung eine Kontrolle des Blutbildes empfohlen, weil eine tumorbedingte oder iatrogene Zytopenie häufig vorkommt. Wegen einer möglichen Hyperkalzämie ist bei umfangreicher Metastasierung auch die Überprüfung der Serumelektrolyte anzuraten (Krempien 1999). Die Vielfalt der klinischen Symptome ist bei Knochenmetastasen sehr groß und impliziert den Einsatz mehrerer therapeutischer und supportiver Maßnahmen. Die Reihenfolge und der Umfang chirurgischer, radiotherapeutischer und systemischer Maßnahmen sollten interdisziplinär besprochen und entschieden werden. Etwa zwei Drittel der Patienten mit röntgenologisch nachweisbaren Knochenmetastasen haben Schmerzen. Die Beseitigung der Schmerzsymptomatik und Wiederherstellung der Skelettfunktion stehen im Vordergrund. Ein kausales Vorgehen gegen die Metastasen ist den rein symptomatischen Maßnahmen wie Schmerztherapie vorzuziehen. Die Resultate der Behandlung können durch Kombination verschiedener Verfahren deutlich verbessert werden.

Das systemische Vorgehen bei Knochenmetastasen lässt sich in eine symptomatisch-analgetische, spezifisch-antineoplastische und in eine spezifisch-antiosteoklastische Therapie unterteilen. Die spezifisch-antineoplastische Therapie muss sich danach richten, ob es sich um Metastasen eines bekannten oder unbekannten Primärtumors handelt. Im ersteren Falle wird sich die Systemtherapie nach den Gesichtspunkten der Behandlung der Grundkrankheit richten. Hierbei ist zu berücksichtigen, dass die Knochenmetastasen besser auf eine Hormontherapie ansprechen als auf eine Chemotherapie. Bei unbekanntem Primärtumor ist diese Art von Behandlung zweitrangig (Böttcher und Adamietz 1997). An symptomatisch-analgetischen Therapiemöglichkeiten steht eine Vielzahl von Substanzen und Applikationsweisen zur Verfügung. Bewährt hat sich bei der Schmerztherapie ossärer Metastasen der Einsatz peripherer Analgetika, die bei nicht ausreichender Wirksamkeit sehr schnell durch die Gabe von Opiaten ersetzt werden müssen. Bei beiden – peripheren Analgetika und Opiaten – sollten bei fehlenden Kontraindikationen nicht-steroidale Analgetika hinzugefügt werden, da das Ansprechen der Knochenschmerzen auf Prostaglandinsynthesehemmer sehr gut ist (Twycross 1983; Zech und Buzello 1991). In den letzten Jahren haben die Bisphosphonate sowohl durch symptomatisch-analgetische als auch durch ihre antiosteoklastische Wirkung einen wichtigen Platz im Gesamtbehandlungskonzept von ossären Metastasen erhalten. Bisphosphonate führen durch eine Hemmung der Osteoklastenaktivität und durch eine Stabilisierung des Hydroxylapatits im Knochen zu einer Senkung des Serumkalziums und einer Rekalzifizierung von Tumorosteolysen (Body et al. 1998; Fleisch 1997). Sie führen zu einer raschen Reduktion der durch Knochenmarkkarzinose bedingten Schmerzen und wirken unabhängig von der Entität bei einem außerordentlich günstigen Nebenwirkungsspektrum. Aus diesem Grunde wird die Gabe der Bisphosphonate kombiniert mit Analgetika bei diffusen schmerzhaften Knochenmetastasen gegenwärtig radiotherapeutischen Verfahren vorgezogen. Nach den neuesten epidemiologischen Daten sollten Patienten unter laufender Bisphosphonattherapie zahnärztlichen Untersuchungen zur Vorbeugung der Kiefernekrose unterzogen werden (Bagan et al. 2007).

Bei einer pathologischer Fraktur besteht die Indikation zu operativ stabilisierenden Maßnahmen; dies betrifft vorwiegend den proximalen Femur, Femurhals, Humerus und Wirbelkörperkompressionsfrakturen mit Knochenfragmenten im Spinalkanal und/oder Druck auf das Rückenmark, verbunden mit akut aufgetretenen neurologischen Defiziten (Wippermann et al. 2001). Relative Operationsindikationen ergeben sich in Fällen, in denen der Primärtumor nicht bekannt und die offene Biopsie zur weiteren Therapieplanung notwendig ist, ferner bei einer abzusehenden spinalen oder radikulären Kompression, bei einem Tumorwachstum oder Tumorrezidiv unter Bestrahlung oder systemischer Therapie und vor allem bei drohender pathologischer Fraktur. Folgende Techniken kommen dabei in Frage: intramedulläre Schienung, Verbundosteosynthese, Prothesen, Spondylodese, ventro-dorsale Dekompression, Stabilisierung (einzeitig oder zweizeitig), Amputation und Exartikulationen. Klare Kontraindikationen zur Operation liegen bei schwerstkranken Patienten vor, denen eine Narkose nicht mehr zuzumuten ist und deren Überlebenszeit voraussichtlich unter vier Wochen liegt. Außerdem kann es bei der diffusen metastatischen Durchsetzung eines kompletten Skelettabschnittes technisch unmöglich sein, eine ausreichende Stabilität zu erreichen. Metastasen in anderen Organsystemen stellen nicht grundsätzlich eine Kontraindikation zur Operation dar (Harrington 1997).

Der operative Eingriff aufgrund einer Metastasierung im Bereich des Skelettes ist sehr häufig von einem Rezidiv begleitet. Je radikaler die Ausräumung des Tumors erfolgt, desto geringer ist das Rezidivrisiko. Aus diesen Gründen ist der Einsatz einer Marknagelung umstritten, da dadurch die Verschleppung der Tumorzellen im Bereich der Markhöhle gefördert wird (Sim 1990). Daraus ergibt sich die Notwendigkeit einer anschließenden Strahlenbehandlung. Besonders sorgfältig sind interdisziplinär die operativen Eingriffe zu planen, bei welchen Skelettendoprothesen eingesetzt werden sollten. Die hohen Kosten dieses Verfahrens erfordern eine sorgfältige Abwägung vor Stellung der klinischen Indikation, da die Skelettmetastasen sehr häufig über eine extraossäre Komponente verfügen. Die Resektion dieser Tumoranteile mit Zerstörung des Muskelapparates verschlechtert außerordentlich stark die Funktion der nahe gelegenen Gelenke (Sim 1990; Wippermann et al. 2001). Aus diesem Grunde sollten Chirurg und Radiotherapeut gemeinsam und sorgfältig das therapeutische Vorgehen abwägen.

Die Indikationen zur perkutanen Strahlenbehandlung sind Schmerzen, Frakturgefahr (Häufigkeit ca. 10 %) (Mirels 1989), eine manifeste Fraktur sowie eine Kompression durch die Tumormasse (z. B. Hirnnervenausfälle durch ossäre Veränderungen im Bereich der Austrittsstellen an der Schädelbasis). Die Radiotherapie ist auch nach operativen Interventionen zur Vermeidung des lokalen Rezidivs indiziert. Die Behandlungsziele sind Verbesserung und Erhaltung der Lebensqualität durch Schmerzlinderung, Mobilitätsgewinn, Funktionsverbesserung, Steigerung des Wohlbefindens, Pflegeerleichterung und Stillstand des lokalen Tumorwachstums (Hoederath et al. 1996). Disseminierte Knochenmetastasen eigneten sich bisher nicht zu einer lokal umschriebenen Strahlentherapie, da durch die Bestrahlung einzelner Herde die Schmerzempfindung an anderen Lokalisationen „demaskiert" werden konnte. Durch die Einführung der Bisphosphonate hat sich dieses Prinzip geändert. Bereits kurze Zeit nach Applikation dieser Medikamente (1–3 Wochen) bilden sich die generalisierten Knochenschmerzen zurück. In den überwiegenden Fällen verspürt der Patient die Schmerzen dann nur an einigen Stellen des Skelettes. Diese Lokalisationen, die unter Bisphosphonatbehandlung noch dolent sind, stellen eine Indikation zur Radiotherapie dar (Adamietz et al. 2007).

Bei der Strahlenbehandlung ist im Allgemeinen der befallene Knochen großräumig einzubeziehen, im Bereich der Wirbelsäule ein bis zwei nicht betroffene Wirbelkörper kranial und kaudal der Läsion. Eine kleinvolumigere Strahlentherapie kann bei eingeschränkter Knochenmarkreserve vor geplanter oder nach intensiver Chemotherapie erforderlich sein. Bei Patienten unter Bisphosphonattherapie kann das Zielvolumen ebenfalls kleiner konzipiert werden. Im Bereich der distalen Extremitäten und der Wirbelsäule werden Stehfelder, bei größeren Läsionstiefen oder in der Beckenregion Gegenfelder verwendet. Die HWS kann zur Schonung von Larynx, Trachea und Ösophagus ganz oder teilweise über seitliche isozentrische opponierende Felder, Rippen, Skapula und Schädelkalotte können über Tangentialfelder oder über direkte Felder mit Elektronen bestrahlt werden. Die Nebenwirkungen sind gering, auch nach höheren Einzeldosen; Spätfolgen werden bei einer medianen Überlebenszeit von acht Monaten (global alle Tumorentitäten erfassend) nicht beobachtet (Hoskin et al. 1992). Postoperativ ist eine lokale Strahlenbehandlung anzustreben (zusätzliche Schmerzbesserung, Beeinflussung der Remineralisation durch lokale Tumorkontrolle) (Ford und Yarnold 1983), die das eingebrachte Stabilisierungsmaterial mit einbezieht (intraoperative Tumorzellverschleppung; evtl. Über- bzw. Unterdosierung ca. 10–20 %). Trotz palliativer Situation empfiehlt sich bei Bestrahlung von Skelettläsionen die Sorgfalt bei der Planung und Ausführung, um Nebenwirkungen zu vermeiden und klare Verhältnisse für eine evtl. nachfolgende Bestrahlung zu schaffen. Da es sich nicht selten um teilweise vorbestrahlte Regionen handelt, sollte auch an eine computergestützte Planung gedacht werden. Eine vor wenigen Jahren in Deutschland durchgeführte Umfrage zeigte, dass 60 % der Radiotherapeuten davon Gebrauch machen (Adamietz und Müller 1997; Adamietz et al. 2002).

Die angewandten Fraktionierungsschemata variieren erheblich. Einzeldosen zwischen 2 und 8 Gy kommen zur Anwendung, die Gesamtdosen schwanken zwischen 8 und 50 Gy. Mehrere in den letzten Jahren durchgeführte Umfragen zeigen, dass das gewählte Dosierungs- und Fraktionierungskonzept von verschiedenen Faktoren, auch von Vergütungssystemen abhängen kann (Lievens et al. 2000). In der Regel werden bei Patienten mit einer schlechten Prognose hohe Einzeldosen und eine kurze Behandlungsdauer gewählt, bei guter Lebenserwartung niedrigere Einzeldosen und eine längere Gesamtdauer der Behandlung. Die Resultate der Bestrahlung ossärer Metastasen sind nahezu unabhängig vom gewählten Endpunkt der Bestrahlung vergleichbar. Die Gesamtdosis bei Bestrahlung der operierten Skelettanteile sollte bei konventioneller Fraktionierung wegen potenzieller Hemmung der Osteoblastentätigkeit nicht höher als 40 Gy gewählt werden (Sim 1990).

In einer randomisierten Studie der Radiation Therapy Oncology Group (RTOG) wurde der Einfluss unterschiedlicher Dosisfraktionierungsschemata ($15 \times 2{,}7$ Gy, 10×3 Gy, 5×3 Gy, 5×4 Gy) auf die Rate der Schmerzreduktion bei 759 Patienten mit Knochenmetastasen untersucht (Tong et al. 1982). Es fand sich keine statistisch relevante Differenz in den Ansprechraten. Eine Reanalyse dieser Studie durch

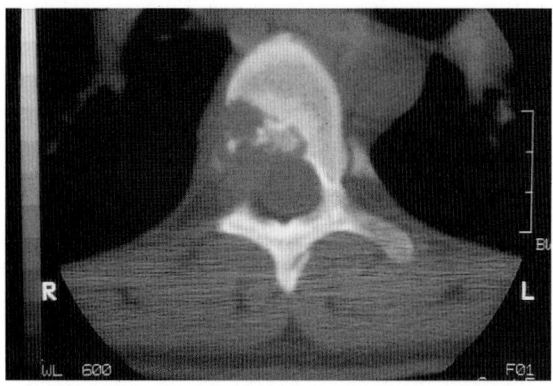
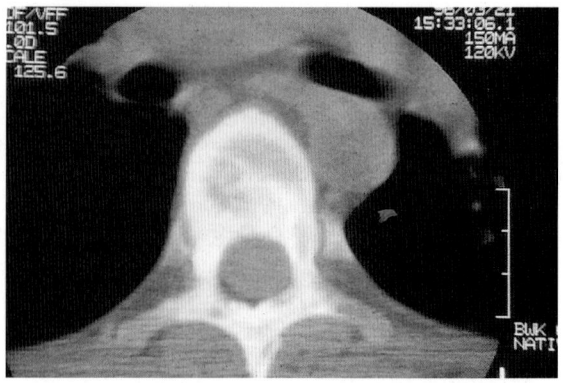

Abbildung 2. a und b) Rekalzifizierung eines osteolytisch destruierten 6. BWK bei einer 52-jährigen Patientin mit einem Mammakarzinom 7 Wochen nach einer perkutanen Strahlenbehandlung mit 10 × 3 Gy.

Blitzer (1985) ergab retrospektiv eine signifikant höhere Rate kompletter Remissionen (Schmerzfreiheit und Absetzen der Analgetika) in den protrahierteren Serien (15 × 2,7 Gy, 10 × 3 Gy), verbunden mit einer deutlich geringeren Frequenz einer erneut erforderlichen Bestrahlung (Blitzer 1985). Im hoch dosiert protrahierten Therapiearm für solitäre Metastasen fand sich jedoch eine höhere Inzidenz pathologischer Frakturen (18 % vs. 5 %), möglicherweise als Ausdruck eines radiogen induzierten Verlustes der Osteoblastenaktivität. Vergleichbare Ergebnisse wie die Reanalyse der Daten der RTOG-Studie wurden in der retrospektiven Studie von Arcangeli (1989) gefunden.

Eine am Royal Marsden Hospital durchgeführte prospektiv randomisierte Studie mit 1 × 8 Gy bzw. 10 × 3 Gy mit gut definierten Remissionskriterien und „self-assessment" der Patienten zeigte eine befriedigende Schmerzkontrolle ohne Unterschiede der Ansprechrate, Eintritt oder Dauer der Schmerzbesserung über einen Beobachtungszeitraum von drei Monaten und unabhängig von Tumorlokalisation und -entität (Price et al. 1986). Diese Daten wurden in einer prospektiv randomisierten, multizentrischen europäischen Studie bestätigt (Bone-Trial-Working-Party 1999). Die Applikation einer hohen Einzeldosis von 1 × 8 Gy war signifikant einer einmaligen Strahlendosis von 1 × 4 Gy hinsichtlich der Schmerzpalliation (69 % vs. 44 %) überlegen, ohne Unterschied in der Rate kompletter Remissionen und der Dauer der Schmerzlinderung (Hoskin et al. 1992). Nach akzelerierter Strahlentherapie, z. B. 3 × 3 Gy/Tag (4-stündlich) bis 27 Gy in drei Tagen, trat die Schmerzlinderung erheblich früher ein als nach konventioneller Therapie (frühestens 2, spätestens 5 Tage nach Bestrahlungsbeginn) (Rieden et al. 1989c). Vergleichbare Ergebnisse erzielten Schratter-Sehn und Kiel-

hauser (1991) mit einer akzelerierten Therapie (2 × 1,8–2,0 Gy/Tag bis 25–35 Gy), verbunden mit einer Ansprechrate von 95 % bei mittlerem Wirkungseintritt innerhalb von vier Tagen, gegenüber 80 % mit deutlich verzögertem Effekt (bis zu 12 Tagen) bei einmaliger täglicher Fraktionierung. Eine Reihe von randomisierten Studien hat zwar vergleichbare Resultate bezüglich des Ansprechens erzielt, ein früherer Wirkungseintritt der Analgesie wurde jedoch nicht beobachtet (Gaze et al. 1997; Nielsen et al. 1998; Niewald et al. 1996; Rasmusson et al. 1995).

Die Wirkung der Strahlentherapie auf den Knochen wurde post mortem und anhand kinetischer Radioisotopenstudien untersucht. Die ersten mikroskopischen Veränderungen nach Bestrahlung von metastatisch befallenem Knochen sind Degeneration und Nekrose von Tumorzellen, gefolgt von Kollagenproliferation. Es entsteht ein gut durchblutetes faseriges Gewebe, das nach einer Phase intensiver osteoblastischer Aktivität in einen Geflechtknochen übergeht. Dieser primitive Knochen wird stufenweise durch den Lamellenknochen ersetzt. Die Räume zwischen den Trabekeln werden zunächst durch Bindegewebe, anschließend durch Knochenmark besetzt. Die Remineralisation des Knochens konnte radiographisch nachgewiesen werden. Rekalzifizierung der osteolytischen Läsionen kann bereits bei moderaten Strahlendosen (20–30 Gy) nach zwei bis drei Wochen, mit einem Maximum nach zwei Monaten, beobachtet werden (Abbildung 2) (Hoskin 1991). Gelegentlich wird unmittelbar nach Bestrahlung ein Absinken der Knochendichte (bis zu 30 %), gefolgt von einer raschen Anhebung der Knochendichte, festgestellt. Ein nicht tumorbefallener gesunder Knochen zeigt dagegen keinerlei Veränderungen des Mineralgehalts nach Bestrahlung (Koswig und Budach 1999; Sim 1990).

Tabelle VI. Ergebnisse der ausgewählten prospektiv randomisierten Studien zur Bestrahlung von schmerzhaften Knochenmetastasen. Das Ansprechen bezieht sich lediglich auf Schmerzreduktion. Die Unterschiede zwischen den Fraktionierungsschemata sind nicht statistisch signifikant.

Autoren	Pat. (n)	kA/pA[a] (%)	kA/pA (%)	kA/pA (%)	kA/pA (%)
		1 × 8 Gy	5 × 4 Gy	10 × 3 Gy	15–20 × 2 Gy
Tong et al. (1982)	1016		56/89	57/92	
Price et al. (1986)	288	27/85		27/85	
Niewald et al. (1996)	100		33/77[b]		31/86[c]
Koswig u. Budach (1999)	107	31/78		33/81	
Bone Pain Trial Working Party (1999)	761	57/78	58/78		

[a] kA/pA – komplettes relatives Ansprechen/partielles relatives Ansprechen
[b] 5 × 4,5 Gy; [c] 15 × 2 Gy

Ansprechraten der Schmerzsymptomatik von 80–90 %, mit kompletter Remission bis zu 50 %, werden angegeben (Tabelle VI) (Blitzer 1985; Ford und Yarnold 1983; Hendrickson 1983; Tong et al. 1982). Eine retrospektive Analyse mehrerer randomisierter Studien zur Bestrahlung von Knochenmetastasen ergab geringfügig niedrigere Werte (komplette Schmerzremission 37 %, teilweise Schmerzremission 43 %) (Kal 1999).

Die Schmerzbesserung tritt in der Regel eine bis drei Wochen nach Beginn der Strahlentherapie ein (Hoederath et al. 1996; Rieden et al. 1989a; Schratter-Sehn und Kielhauser 1991). Als Pathogenese ossärer Schmerzen wird die direkte und indirekte Erregung der Nozizeptoren des Periosts angenommen, ausgelöst durch intraossäre Druckzunahme, reaktive Begleitödembildung und Sezernierung von Mediatorsubstanzen durch die Tumorzellen selbst wie Arachidonsäurederivate (Prostaglandine E2, E12), Bradykinin, Leukotriene, 5-Hydroxytryptamin (Stoll 1983). Die rasche Schmerzlinderung lässt sich nicht allein mit intraossärer Druckabnahme durch Tumorrückbildung erklären; sie ist eher auf nicht geklärte intrazellulär ablaufende Mechanismen – möglicherweise durch Beeinflussung schmerzinduzierender Mediatorsubstanzen – zurückzuführen (Ford und Yarnold 1983; Hoskin et al. 1992). Die Schmerzbeeinflussung ist unabhängig von der Histologie (Price et al. 1986; Weber et al. 1992), wobei das Ansprechen beim Prostata- und beim Bronchialkarzinom etwas schlechter ist (Hendrickson 1983) bzw. verzögert erfolgt (Rieden et al. 1989a).

Die objektive Remission als röntgenologisch nachweisbare Rekalzifizierung (s. Abbildung 2) ein bis sechs Monate nach Strahlentherapie, die durch methodische Probleme in der exakten Mess- und

Vergleichbarkeit unterschiedlich geschätzt wird, liegt bei allen Tumorentitäten zwischen 5 und 70 %, mit höchster Ansprechrate beim Mammakarzinom (62 %), gefolgt vom Prostatakarzinom (57 %), Bronchialkarzinom (28 %) und Nierenzellkarzinom (11 %) (Rieden et al. 1989a). Osteolytische Destruktionen im Bereich des Stammskelettes remineralisieren besser (ca. 60 %) als in Abschnitten der Extremitäten (Rieden et al. 1989a). Eine zunehmende Wirbelkörpersinterung lässt sich allerdings trotz Sklerosierung nicht immer vermeiden, was auf die relativ lange Wiederaufbauphase des Knochens zurückzuführen ist. Andere Autoren bestätigen diese Daten (Koswig et al. 1999; Wachenfeld et al. 1996). Objektive Remissionszeichen können im Knochenszintigramm durch Rückbildung der Nuklidmehrbelegung – in einem Teil der Fälle nach vorübergehender Zunahme der Aktivitätsanreicherung (Flarephänomen) – unmittelbar nach abgeschlossener Strahlentherapie nachgewiesen werden (Ford und Yarnold 1983; Stoll 1983). Die Dauer der objektiven Remission beträgt beim Mammakarzinom durchschnittlich 16 Monate, beim Prostata-, Bronchial- und Nierenzellkarzinom 12 Monate (Rieden et al. 1989a). Nach akzelerierter Strahlentherapie (z. B. 3 × 3 Gy/Tag bis 27 Gy in 3 Tagen) wird nach Rieden eine ähnliche Remineralisierungsrate von 43 % wie nach konventioneller Bestrahlung erreicht (Rieden et al. 1989c). Koswig et al. beobachteten dagegen eine deutlich geringere Remineralisationsrate bei einer Einzeitbestrahlung (1 × 8 Gy) verglichen mit einer fraktionierten Bestrahlung (10 × 3 Gy) (Koswig und Budach 1999) (Evidenzgrad Level 3).

Die Analyse der derzeit verfügbaren Daten zur Bestrahlung von Knochenmetastasen ergibt, dass eine Standardfraktionierung nicht empfohlen werden kann. Bei einer Zielsetzung, rasch eine Schmerzlinderung zu erreichen, kann eine hohe Dosis und Einzeitbestrahlung gewählt werden (z. B. 1 × 8 Gy). Die Einzeldosis sollte 8 Gy nicht überschreiten, da bei höherer Dosierung eine Paraparese beschrieben wurde (Madsen 1983). Eine Dosis von 4 Gy zeigt eine geringere Ausprägung des analgetischen Effektes. Sollte die Remineralisation neben der Schmerzreduktion das Ziel sein, werden fraktionierte Schemata empfohlen (4 × 5 Gy, 10 × 3 Gy, 20 × 2 Gy). Die Gleichwertigkeit der Fraktionierungsschemata bezogen auf die Schmerzreduktion wurde mehrfach belegt (Evidenzgrad Level 1) (Chow et al. 2007; Wai et al. 2004; Wu et al. 2003).

Halbkörperbestrahlung (half-body irradiation, HBI)

Indikationen zur Halbkörperbestrahlung sind in erster Linie disseminierte schmerzhafte Knochenmetastasen beim Mamma-, Bronchial-, Prostatakarzinom (Keen 1980; Zelefsky et al. 1989) und Non-Hodgkin-Lymphome wie das Plasmozytom (Jaffe et al. 1979; Tobias et al. 1985). Eine retrospektive Studie eines großen osteuropäischen radiotherapeutischen Zentrums berichtete über 102 Fälle in zehn Jahren (Skolyszewski et al. 2001). Die Effizienz dieser palliativen Maßnahme ist unstrittig (Salazar et al. 2001). Durch die Einführung wirksamer systemischer Verfahren (Mehrstufen Schmerztherapie, Bisphosphonate, Radionuklidtherapie) wurde die Bedeutung dieses Verfahrens geringer, es sollte jedoch von jedem Strahlentherapeuten beherrscht werden.

Die hochdosierte (sequenzielle) Halbkörperbestrahlung der oberen Körperhälfte (upper half-body irradiation, UHBI) und/oder der unteren (lower half-body irradiation, LHBI) bzw. des mittleren Körperanteiles (mid-body irradiation, MBI) wurde durch Fitzpatrick und Rider 1976 initiiert, die am Princess Margret Hospital in Toronto bei 140 Patienten mit 5–10 Gy Einzeldosis in einem hohen Prozentsatz rasche (innerhalb 24 h) Schmerzfreiheit bzw. -besserung erzielten (Hoederath et al. 1996). Die Bestrahlung wird mit Megavolttechniken über ventro-dorsale Gegenfelder in vergrößertem Fokus-Haut-Abstand (180–200 cm in Abhängigkeit von den räumlichen und apparativen Gegebenheiten) durchgeführt, um ausreichend große Felder zu erzielen. Durch Bolusmaterial sollte eine Kompensation der unregelmäßigen Körperoberfläche erfolgen. Die Abschirmung von Augen, Mundhöhle, Parotis und Genitalregion wird empfohlen ebenso wie eine Korrektur der Lungendosis (evtl. Reduktion der Lungendosis gegenüber der Gesamtdosis durch eine per-

manente oder zeitweilige Reduktion der Dosisleistung; bei Bestrahlung mit Kobaltgeräten liegt die durch die Lunge absorbierte Dosis ohne Korrektur (15–20 %) höher als bei Verwendung von 8- bis 10-MeV-Photonen (5–10 %)). Die Bestrahlung wird mit der im Schmerz führenden Körperhälfte begonnen. Die Feldgrenzen für die UHBI sind kranial die Schädelkalotte und kaudal die Beckenkammhöhe. Die Feldgrenzen für MBI sind Zwerchfell/Rippenbogen und Unterrand der Foramina obturatoria. Die untere Feldgrenze der LHBI verläuft durch die Knöchelregion.

Die empfohlene Einzeitdosis für LHBI und MBI ist zunächst 8 (–10) Gy, für UHBI 6 (–8) Gy. Bei geplanter Bestrahlung beider Körperhälften ist ein zeitliches Intervall von sechs bis acht Wochen bis zur Erholung der Knochenmarkfunktion einzuhalten. Die Erfolgsquote ist hoch, mit einer Schmerzlinderung in nahezu 80 % der Fälle (davon 20 % Schmerzfreiheit) und einem Wirkungseintritt innerhalb von 12–48 h bei 50 % und innerhalb einer Woche bei 80 % der Patienten. Die Dauer der Schmerzlinderung wird im Mittel mit drei bis vier Monaten angegeben. Bei etwa zwei Drittel der Patienten hält sie für die verbleibende Lebenszeit an (Fitzpatrick und Rider 1976). Mammakarzinome sprechen besser an als Prostata- und Bronchialkarzinome (95 vs. 80 vs. 60 %) (Salazar et al. 1986). Der Vergleich der HBI-Studie 7810 mit der früheren RTOG-Studie 7402 (konventionell fraktioniert lokal bestrahlte Knochenmetastasen) zeigte, dass die HBI die gleiche Symptomkontrollrate von 70–80 % und eine identische Rate kompletter Remissionen 20–25 % erreichen kann (Salazar et al. 1986). Unterschiedlich waren der raschere Wirkungseintritt und die Dauer der Schmerzlinderung. Die Notwendigkeit einer erneuten Bestrahlung in der vorbehandelten Region lag mit ca. 10 % ebenfalls etwa gleich hoch (Salazar et al. 1986; Tong et al. 1982). Die Überlebenszeit wurde nicht beeinflusst, sie lag im Mittel bei 30 Wochen (Salazar et al. 1986). 1996 publizierte Salazar Ergebnisse einer retrospektiven Analyse, die zeigte, dass eine fraktionierte HBI (5 × 3 Gy an 5 konsekutiven Tagen) genauso effektiv ist wie eine Einzeit-HBI. Der Vorteil der Fraktionierung lag in der deutlich geringeren Begleitmedikation. Komplette Schmerzreduktion konnte bei 36 % der Patienten erhöht werden bei kompletter Ansprechrate von 78 %. Die Schmerzreduktion konnte sehr rasch erreicht werden (< 7 Tage) und dauerte für etwa 70 % der verbleibenden Lebensdauer der Patienten (medianes Überleben 133 Tage) an (Salazar et al. 1996). Die letzte internationale multizentrische und randomisierte Studie verglich drei HBI-Arme (15 Gy/5 Fraktionen vs. 8 Gy/2 Fraktionen/1 Tag vs.

12 Gy/4 Fraktionen/2 Tage). Die komplette Remission betrug 45 % bei einer Ansprechrate von 91 %. Schmerzreduktion konnte innerhalb von drei bis acht Tagen erreicht werden. Die Studie zeigte die meisten Vorteile für das akzelerierte Schema mit 3 Gy 2 × am Tag an zwei aufeinander folgenden Tagen (Salazar et al. 2001).

Die akute Toxizität (während und unmittelbar nach HBI bis zu 2 Wochen) kann ausgeprägt sein: Nausea, Emesis, Diarrhöen, bei UHBI zusätzlich Stomatitis und Dysphagie innerhalb von 12 h bzw. nach drei bis vier Tagen bis ein bis zwei Wochen; selten Temperaturerhöhung, Tachykardie und Blutdruckabfall, unter Abklingen dieser Stressreaktionen innerhalb von 12–24 h. Die Symptome sind ausgeprägter bei der UHBI (ca. 80 %) als bei der LHBI (bis ca. 30 %). Die subakute Toxizität (3 Wochen bis 3 Monate nach Radiatio) beinhaltet Myelosuppression mit konsekutiver Erholung in sechs bis acht Wochen (Wiederbesiedlung des Knochenmarks mit Stammzellen aus der nicht bestrahlten Region), temporäre Alopezie (2 Wochen nach UHBI), reversible Mundtrockenheit, vorübergehende Beeinträchtigung der Geschmackssensibilität. Das gravierendste Problem bei der UHBI ist dosisabhängig die Pneumonitis, die sich ca. drei bis vier Monate nach HBI mit akut auftretender Symptomatik (Husten, Dyspnoe, röntgenologischer Nachweis diffuser oder nodulärer Infiltrate) entwickeln kann. Die Häufigkeit der Pneumonitis lag ohne Lungendosiskorrektur bei 20 % bei 8 Gy und ca. bei 50 % bei 10 Gy Einzeitdosis, mit foudroyantem tödlichen Verlauf bei ca. 80 % der betroffenen Patienten (Fryer et al. 1978).

Das Auftreten einer chronischen Toxizität ist abhängig von der Überlebenszeit des Patienten und kann nach UHBI Katarakt, Lungenfibrose und radiogene Myelitis bedeuten, nach LHBI hepatische, gastrointestinale und renale Funktionsstörungen und evtl. -verluste. Diese Risiken können bei palliativer Zielsetzung und begrenzter Lebenserwartung bewusst eingegangen werden. Die maximal sichere, nicht korrigierte Einzeitdosis für die UHBI liegt bei 6 Gy, für MBI oder LHBI bei 8 Gy. Eine stationäre Behandlung ist bei obligater Prämedikation (Antiemetika – bevorzugt antizipativ mit einem selektiven $5HT_3$-Antagonisten – in Kombination mit Dexamethason, evtl. Nahrungskarenz 6 h vor HBI, Hydratation, klinisches Monitoring für einige Stunden nach HBI) nicht zwingend erforderlich (Rubin et al. 1985). Die Durchführung der HBI unter stationären Bedingungen ist jedoch dann empfehlenswert, wenn begrenzte Erfahrungen vorliegen, sowie bei Patienten mit eingeschränkter Leber- und Nierenfunktion, vorangegangener Lungen- oder Mediastinalbe-

strahlung bzw. intensiver Doxorubicin- und Bleomycin-haltiger Chemotherapie (bei UHBI). Die Anwendung fraktionierter Schemata reduziert beträchtlich die Spättoxizität.

Radionuklidtherapie

Als Alternative bei generalisierter ossärer Metastasierung bietet sich zur Schmerzpalliation die intravenöse Applikation von osteotropen Radionukliden an. In der Randzone einer Knochenmetastase findet ein intensiver Um- und Abbau des normalen Knochengewebes statt, der häufig von reaktiven Aufbauvorgängen begleitet wird. Bei derartigen Umbauprozessen werden verstärkt Kalzium- und Phosphatverbindungen angelagert und eingebaut. Diese Vorgänge bilden die pathophysiologische Grundlage für die systemische nuklearmedizinische Therapie mit dem Ziel, osteotrope Betastrahler mit einer Reichweite von 1–2 mm im Knochen möglichst selektiv in Skelettmetastasen anzureichern. Der Erfolg dieser Therapie ist weniger von der Tumorhistologie, sondern von einem gesteigerten Knochenstoffwechsel in den Metastasen abhängig (Schober und Jonas 1997). Die verfügbaren Radiotherapeutika sind Strontium-89, Yttrium-90, Rhenium-186, Samarium-153 und Phosphor-32. Die zugelassenen Substanzen sind Sr-89-Chlorid, Re-156-HEDP und Sm-153-EDTMP.

Voraussetzung für eine Radionuklidtherapie ist ein diagnostisches Knochenszintigramm mit Tc-99m-Methylendiphosphonat zur Überprüfung einer ausreichend hohen Knochenaffinität. Wegen der geringen Reichweite der Beta-Strahlen im Knochen von nur wenigen Millimetern eignen sich für diese Therapie nur kleinherdig disseminierte ossäre Metastasen; größere oder gar frakturgefährdete Läsionen bzw. ausgedehnter begleitender Weichgewebstumor stellen keine Indikation zur Radionuklidtherapie dar. Unabhängig von dem verwendeten Radiotherapeutikum variieren die beschriebenen Studienergebnisse stark. Schmerzlinderung konnte bei 60–90 % aller Patienten erzielt werden. Bis zu 25 % der Patienten erlangten Schmerzfreiheit, ca. 50 % der Patienten konnten ihren Schmerzmedikationsbedarf um mehr als 50 % senken (Kutzner et al. 1990; Quilty et al. 1994), wobei sich die Schmerzlinderung bevorzugt bei Patienten mit Mamma- und Prostatakarzinomen erreichen lässt (Silberstein und Williams 1985).

Die Schmerzreduktion tritt im Allgemeinen drei bis sieben Tage nach Applikation ein. Bemerkenswert und nachteilig ist das verzögert eintretende Wirkmaximum etwa drei bis vier Wochen später. Die Dauer der Schmerzlinderung beträgt ca. 24 Monate. Die Hämatotoxizität äußert sich in einer Leuko- und Thrombozytopenie (WHO-Grad 2 und 3) mit dem Nadir in der fünften Woche (Robinson 1986). Wiederholte Applikationen sind je nach Allgemeinzustand und Krankheitsverlauf möglich, insbesondere bei gutem Erfolg nach der ersten Applikation. Bei ossär metastasierten, Jod speichernden, gut differenzierten Schilddrüsenkarzinomen lässt sich mit Jod-131 eine befriedigende Schmerzbesserung erzielen (Sim 1990). Eine randomisierte United-Kingdom-Studie (305 Patienten mit hormonrefraktärem, diffus ossär metastasiertem Prostatakarzinom) zeigte die gleiche Effektivität einer Sr-89-Therapie gegenüber einer lokalen Bestrahlung (5 × 4 Gy bzw. 1 × 8 Gy) bzw. HBI (6 Gy UHBI, 8 Gy LHBI). Nach dem gewählten Endpunkt von drei Monaten war die Remissionsqualität hinsichtlich der Schmerzbeeinflussung gleich. Das Auftreten neuer schmerzhafter Lokalisationen war nach Strontium-89 signifikant niedriger als bei der perkutanen lokalen Strahlentherapie, und damit war die Notwendigkeit einer erneuten Behandlung seltener gegeben (Bolger et al. 1993; Quilty et al. 1994). In einer randomisierten transkanadischen Studie (Porter und McEwan 1993) bei hormonresistenten, ossär metastasierten Prostatakarzinomen trug eine Sr-89-Applikation im direktem Anschluss nach unterschiedlich fraktionierter perkutaner lokaler Strahlentherapie signifikant zur Schmerzkontrolle bei, verzögerte die Tumorprogredienz (objektivierbar durch signifikanten Abfall der Serumkonzentrationen des prostataspezifischen Antigens und der alkalischen Phosphatase in den ersten 3 Monaten) und verlängerte das mediane zeitliche Intervall bis zu einer erneut erforderlichen Strahlenbehandlung.

Der Nachteil von Strontium-89 liegt in seiner langen physikalischen Halbwertszeit von 50,5 Tagen. Mit kurzlebigeren Beta-Strahlern (Re-156 3,8 Tage, Sm-153 1,95 Tage) kann eine höhere Energiedosisleistung pro applizierte Aktivität in den Metastasen erzielt werden. Entgegen diesen dosimetrischen Überlegungen konnte bisher die Überlegenheit kurzlebigerer Beta-Strahler gegenüber Strontium-89 in klinischen Studien nicht bestätigt werden (Schober und Jonas 1997(Liepe und Kotzerke 2007). Neuere Ansätze der Radionuklidtherapie sind daher Dosisoptimierung bekannter Radionuklide, Verwendung von Radionukliden mit kürzerer Halbwertzeit (Re-86, Sm-53), die Kombination der Radionuklidtherapie mit Bisphosphonaten, Chemotherapie sowie Großfeldbestrahlungen (Mertens et al. 1998; Hillegonds et al. 2007; Liepe et al. 2005).

Hirnmetastasen

Die Inzidenz zerebraler Metastasen schwankt und ist abhängig von der untersuchten Kohorte. Beispielsweise finden sich im Obduktionsgut von Patienten mit Tumorerkrankungen in ca. 20–30 % der Fälle zerebrale Filiae (Patchell et al. 1998). In Europa liegt die Inzidenz bei etwa 12 Neuerkrankungen pro 100 000 Einwohner (Kehrli 1999). Die Inzidenz von zentralnervösen Metastasen steigt mit zunehmendem Lebensalter stetig an. In absteigender Häufigkeit metastasieren in das Gehirn folgende Tumorarten: Bronchial- und Mammakarzinome, maligne Melanome (75 % der Hirnmetastasen) sowie Tumoren des Urogenital- und des Gastrointestinaltraktes (Felsberg und Reifenberger 2000). Als Initialsymptome, die zur Diagnostik führen, treten in erster Linie Kopfschmerzen, Krampfanfälle und Wortfindungs- sowie Orientierungsstörungen auf. In der Mehrheit sind die neurologischen Ausfälle auch für die Prognose entscheidend.

Bei der Diagnosefindung und Therapieplanung ist die kontrastmittelverstärkte kraniale Magnetresonanztomographie (MRT) das Verfahren der Wahl. Unterschiedliche MRT-Techniken verbessern die Abgrenzbarkeit und erhöhen die Nachweisrate von Metastasen. Ergibt die MRT-Standarduntersuchung eine Situation, in der Operation oder Radiochirurgie als Therapieoption gerade noch in Frage kommen – in der Regel liegen dann höchstens zwei Metastasen vor –, empfiehlt sich vor Behandlungsbeginn eine ergänzende MRT-Untersuchung mit erhöhter Kontrastmittel (KM)-Dosis oder mit KM-Standarddosis unter Anwendung der sog. Magnetisationtransfer-Technik. Auf diese Weise kann vermieden werden, dass weitere, in den Behandlungsplan nicht einbezogene Metastasen, unentdeckt bleiben. Neue, funktionell-dynamische MRT-Techniken erleichtern die Differenzialdiagnose und machen das Therapiemonitoring verlässlicher (Hartmann und Sartor 2000). Der Einsatz weniger wertiger Verfahren, wie z. B. Computertomographie, führt häufig zur Notwendigkeit einer ergänzenden Diagnostik.

Der klinischen Erfahrung nach lässt sich eine Vielzahl prognostischer Parameter beschreiben, die wesentlich die Lebenserwartung beeinflussen. Die Therapiestrategie hat sich in erster Linie nach der klinischen Gesamtsituation sowie den therapeutischen Möglichkeiten bezüglich der Grunderkrankung zu richten. Insbesondere muss geprüft werden, ob sich der Patient in gutem Zustand mit kontrolliertem Primärtumor und ohne systemische Metastasen befindet oder einen deutlich reduzierten Allgemeinzustand mit nicht beherrschbarer disseminierter Tumorerkrankung aufweist (Tabelle VII) (Groß et al. 2000).

Die Behandlungskonzepte umfassen mehrere Therapieverfahren. Die Standardtherapie ist heute die Strahlentherapie, während eine Operation nur bei selektionierten Patienten mit günstigen Prognosefaktoren zum Einsatz kommen kann (Abbildung 3). Die Rolle der Chemotherapie ist noch nicht klar definiert. Systemische Chemotherapie hat in der Behandlung von Hirnmetastasen im Vergleich zu den lokoregionären Therapieoptionen den Vorteil einer gleichzeitigen Mitbehandlung der zumeist prognostisch entscheidenden systemischen Metastasierung. Insbesondere bei Hirnmetastasen chemotherapieempfindlicher Tumoren wie dem kleinzelligen Bronchialkarzinom und Mammakarzinom konnten in den wenigen bisher durchgeführten Studien mit Chemotherapie zumindest vergleichbare und teils bessere Resultate als mit Strahlentherapie erreicht werden. Liquorgängigkeit der Zytostatika ist keine Voraussetzung für die Wirksamkeit, allerdings kann vermutet werden, dass mit einer Chemotherapie, die eine gute spezifische Antitumoraktivität mit Liquorgängigkeit vereinigt, eine Verbesserung der Behandlungsergebnisse zu erzielen ist (Korfel und Thiel 2000).

Das Zielvolumen der perkutanen Strahlenbehandlung umfasst den gesamten Schädelinhalt. Die Bestrahlung erfolgt mit hochenergetischen Röntgen- oder Gamma-Strahlen über zwei laterale Gegenfelder. Die kaudale Grenze des Feldes verläuft von der kranialen Begrenzung der Orbita (Augenbraue) unterhalb des äußeren Gehörgangs oder als sog. „Helmfeld", bei dem die untere Feldgrenze parallel zur Schädelbasis verläuft und den 2. HWK schneidet. Dabei werden die Orbita und der Rachenraum individuell ausgeblockt (Abbildung 3). Bei fehlender

extrakranieller Tumoraktivität kann zusätzlich zur Ganzhirnbestrahlung eine lokale kleinvolumige Dosiserhöhung von therapeutischem Nutzen sein (Groß et al. 2000). Sie erfordert eine dreidimensionale Definition des Zielvolumens und der Risikostrukturen sowie eine 3-D-Bestrahlungsplanung, -Dosisberechnung und -Bestrahlung. Die Bestrahlung kann fraktioniert konformal oder in Form der Radiochirurgie erfolgen.

Durch den Einsatz ionisierender Strahlen kann bei 55–80 % der betroffenen Patienten eine erhebliche Besserung der neurologischen Symptomatik und somit der Lebensqualität erreicht werden (Glanzmann 1990). Das Überleben unbehandelter Patienten beträgt im Median etwa einen Monat, nach einer symptomatischen Steroidbehandlung etwa zwei Monate. In unselektierten Kollektiven führt die Ganzhirnbestrahlung zu einer mittleren Überlebenszeit von vier bis sechs Monaten. Nach Metastasenresektion mit anschließender Ganzhirnbestrahlung wird die mediane Überlebenszeit auf sechs bis 12 Monate angehoben (Borgelt et al. 1980; Lagerwaard et al. 1999; Noordijk et al. 1994; Patchell et al. 1990). Über ein Jahr hinausgehende Überlebenszeiten sind nur in ausgewählten Kollektiven bei Zusammentreffen mehrerer günstiger Prognosefaktoren zu beobachten (DeAngelis et al. 1989; Patchell et al. 1986).

Das geeignete strahlentherapeutische Vorgehen ist Gegenstand häufiger Diskussion. Nach mehreren

Tabelle VII. Prognostische Faktoren bei Patienten mit zerebralen Filiae; modifiziert nach Groß et al. (2000).

Prognosefaktor	günstig	ungünstig
Primärtumor	Kontrolliert	Nicht kontrolliert
Extrakranielle Filiae	Fehlend	Vorhanden
Alter	≤ 65 Jahre	> 65 Jahre
Karnofsky-Index	≥ 70%	< 70 %
ECOG-Status	0	1–3
Metastasenzahl	1–2	≥ 3
Ansprechen auf	Gut	Mäßig oder
Steroide		Schlecht
Serum-LTH	Im Normbereich	Erhöht

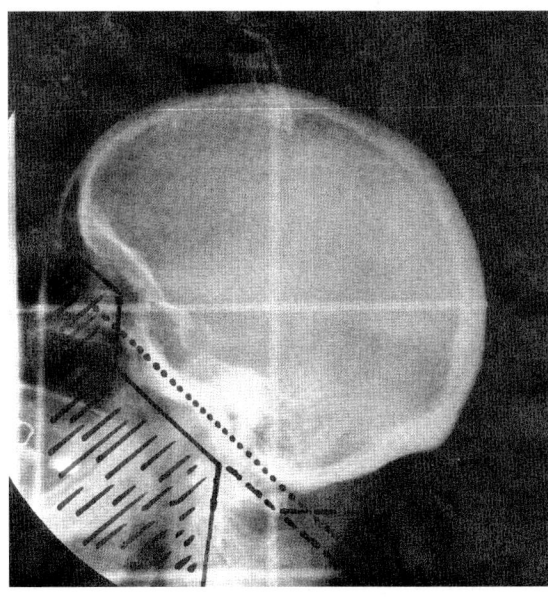

Abbildung 3. Strahlenbehandlung des Hirnschädels. Verschiedene Gestaltungsmöglichkeiten der kaudalen Feldgrenze bei Bestrahlung über opponierende Felder.

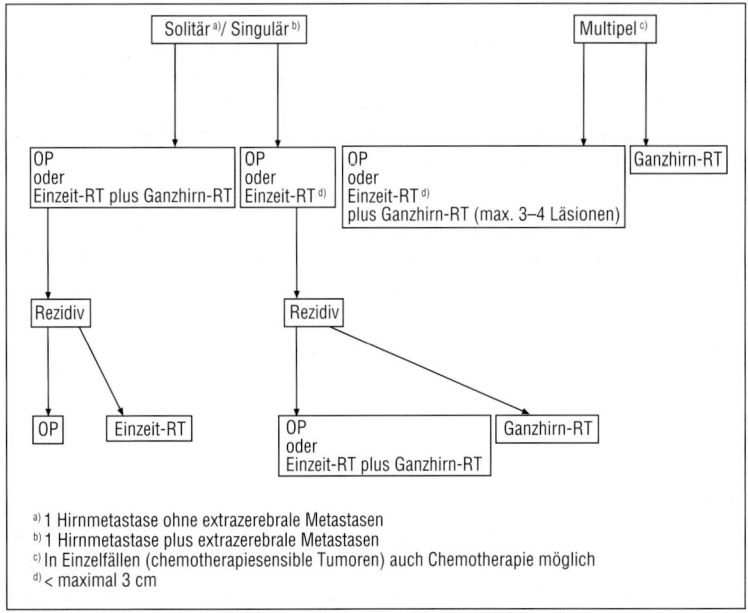

a) 1 Hirnmetastase ohne extrazerebrale Metastasen
b) 1 Hirnmetastase plus extrazerebrale Metastasen
c) In Einzelfällen (chemotherapiesensible Tumoren) auch Chemotherapie möglich
d) < maximal 3 cm

Abbildung 4. Therapeutischer Algorithmus bei Hirnmetastasen.

randomisierten Studien der RTOG sowie nichtrandomisierten Studien (Borgelt et al. 1980: 20 Gy/1 Wo., 30 Gy/2 Wo., 30 Gy/3 Wo., 40 Gy/4 Wo. und 1981: 10 Gy/1 Fraktion, 12 Gy/2 Fraktionen; Gelber et al. 1981: 20 Gy/1 Wo., 30 Gy/2 Wo., 40 Gy/3 Wo.; Kurtz et al. 1981: 30 Gy/2 Wo., 50 Gy/4 Wo.) wird eine Ganzhirnbestrahlung mit 10×3 Gy in zwei Wochen als Standard empfohlen (Borgelt et al. 1980; Coia 1992; Gelber et al. 1981; Kurtz et al. 1981). Die Daten zur Strahlenempfindlichkeit der unterschiedlichen Tumorgewebe sind teilweise widersprüchlich. Nicht selten ist die Strahlenempfindlichkeit zerebraler Metastasen anders als die des Primärtumors. Mammakarzinome und kleinzellige Bronchialkarzinome gelten als strahlensensibel. Die Rezidivraten sind nach postoperativer Ganzhirnbestrahlung im Vergleich zu Plattenepithelkarzinomen und Melanomen niedriger (Nieder et al. 1998). Darüber hinaus zeigt das Mammakarzinom im Vergleich zu anderen Tumorarten eine signifikant bessere Prognose (Lagerwaard et al. 1999). Beim Nachweis multipler Hirnmetastasen erfolgt in der Regel eine Ganzhirnbestrahlung. In adjuvanter Situation wird sie beim kleinzelligen Bronchialkarzinom mit kompletter Remission (prophylaktisch) oder nach mikrochirurgischer Resektion vorgenommen (Abbildung 4).

Ein initiales Ansprechen der neurologischen Symptome findet sich bei etwa 80 % der am Ganzhirn bestrahlten Patienten (Flentje et al. 1989). Nach der Strahlentherapie beträgt die Einjahres-Überlebensrate lediglich 10–20 %. Die Behandlungsergebnisse sind für die verschiedenen Bestrahlungsschemata vergleichbar. Das mediane Überleben liegt für alle bisher veröffentlichten Kollektive zwischen drei und sechs Monaten. Eine Verkürzung der Behandlungszeit führt zu keinem Überlebensvorteil. Die akuten Nebenwirkungen (Akutreaktion mit Hirnödem und Somnolenz sowie Enzephalopathie) sind als limitierende Faktoren anzusehen. Die klinische Relevanz einer lokalen Dosiserhöhung wird teilweise noch kritisch diskutiert. Retrospektive Analysen und eine RTOG-Studie (9104) hatten lediglich einen tendenziellen Vorteil gezeigt (Murray et al. 1997). In beiden Behandlungsarmen lag die mediane Überlebenszeit bei 4,5 Monaten. Die Einjahres-Überlebensrate betrug im dosiseskalierten Arm (54,4 Gy) 19 %, im Vergleichsarm (30 Gy) 16 %. In einer weiteren randomisierten Studie der RTOG (8528) wurde bei Patienten mit solitären Hirnmetastasen zusätzlich zu einer Ganzhirnbestrahlung (32 Gy) eine stufenweise Dosiserhöhung bis zu 70,4 Gy vorgenommen. Behandelt wurde hyperfraktioniert akzeleriert mit $2 \times 1,6$ Gy pro Tag. Das mediane Überleben stieg von 4,9 auf 8,3 Monate an. Im Vergleich der Gruppen mit 48 Gy und $\geq 54,4$ Gy war der Überlebensvorteil signifikant. Die Einjahres-Überlebensrate erhöhte sich von 20 auf 37 %. Auch die neurologischen Symptome zeigten mit steigender Dosis ein besseres Ansprechen mit 25 % für 48 Gy und 63 % für 70,4 Gy (Epstein et al. 1993). Bei infauster Prognose und einer Lebenserwartung von nur einigen Wochen kann im Hinblick auf die Lebensqualität auch auf eine Strahlentherapie verzichtet werden (Epstein et al. 1993).

In der Mehrzahl der Fälle wird die Strahlenbehandlung des Hirnschädels ohne gravierende Nebenwirkungen toleriert. Eine prophylaktische Kortikosteroidmedikation ist nicht zwingend erforderlich. Bei bestehender neurologischer Symptomatik und/oder ausgeprägtem perifokalem Ödem wird vor Beginn der Strahlentherapie durch Dexamethason bereits eine Besserung erreicht. Sollte durch eine Kortikosteroidgabe keine Besserung erreicht werden, kann eine Radiotherapie als aussichtslos betrachtet werden. Als Dosierungsregime ist die achtstündliche orale Medikamenteneinnahme von 4–8 mg Dexamethason ausreichend. Die schrittweise Dosisreduktion bis auf eine Minimalgabe von 4–2 mg morgens (evtl. als Erhaltungstherapie) kann schon während der Strahlenbehandlung eingeleitet werden. Zur Ulkusprophylaxe wird ein Protonenpumpenblocker empfohlen. Übelkeit, Erbrechen und Kopfschmerzen als Ausdruck einer Zunahme des Hirndrucks durch die Strahlenbehandlung werden effektiv durch eine kurzzeitige Erhöhung der Dexamethason-Dosierung unterdrückt. Spätfolgen wie progressive Demenz werden möglicherweise durch die begrenzte Lebenszeit unterschätzt.

Die Kontrolle des Befundes sollte immer objektiviert werden. Bei 50 % der behandelten Patienten kann computertomographisch eine Verkleinerung der Metastasen nachgewiesen werden, die mit der klinisch-neurologischen Befundbesserung korreliert (Fiegler et al. 1986). Gegenwärtig sollte das Ergebnis der Strahlenbehandlung mittels einer MRT-Untersuchung kontrolliert werden. Es liegen Berichte vor, dass Patienten, die initial eine gute Remissionsqualität hatten und in gutem Allgemeinzustand sind, noch einmal von einer zweiten Bestrahlungsserie ($10 \times 2,5$ Gy) profitieren können, wobei das mediane Überleben ab erneuter Bestrahlung bei zehn bis 14 Wochen, vereinzelt bis 20 Wochen, liegt (Cooper et al. 1990; Kurup et al. 1980). Eine wiederholte Strahlentherapie bei Progression oder Wiederauftreten der Hirnmetastasen wird derzeit jedoch nicht generell empfohlen.

Solitäre Hirnmetastasen sind bei fast 40 % der Tumorpatienten mit Metastasen nachweisbar (Delattre et al. 1988). Bei günstiger Lage werden isolierte Herde (maximal 3, wenn diese durch einen einzeitigen Eingriff erreichbar sind) neurochirurgisch entfernt. Folgende Voraussetzungen bedingen die Operationsindikation: therapeutisch beherrschter Primärtumor oder unbekannter Primärtumor (als Erstmanifestation des Tumorleidens mit symptomatischer Raumforderung) (Patchell et al. 1990; Schiff 2001). Eine äußerst strenge Indikationsstellung muss bei Patienten nach erfolgreicher Chemotherapie bei multiplen Organmetastasen, in reduziertem Allgemeinzustand, mit komplettem tumorbedingten neurologischen Defizit und einer Lebenserwartung von wenigen Monaten getroffen werden. Die zur Operation vorgesehenen Patienten stellen eine prognostisch günstige Selektion dar. Etwa die Hälfte der Patienten mit solitären oder singulären Hirnmetastasen kann wegen ungünstiger Lokalisation und/oder ausgedehnt metastasierter Grunderkrankung nicht operiert werden (Kocks et al. 1989). Eine postoperative Bestrahlung des gesamten Gehirns ist obligat, um subklinische Metastasen zu erfassen (Coia 1992). Ohne adjuvante Bestrahlung muss mit einer hohen Lokalrezidivrate von bis zu 85 % gerechnet werden (Smalley et al. 1987).

Nach neurochirurgischem Vorgehen (Mortalität 4 %, Morbidität 8 %) (Patchell et al. 1990) und postoperativer Strahlentherapie liegen die besten Therapieresultate mit einem medianen Überleben von acht bis zehn Monaten ab Operation vor (Flentje et al. 1989; Galicich et al. 1980; Patchell et al. 1998). Smalley et al. (1987) beschreiben bei kombiniertem Vorgehen sogar ein medianes Überleben von 21 vs. 11,5 Monate bei Patienten mit alleiniger Operation, verbunden mit einer lokalen Kontrollrate von 79 % bzw. 15 %. Im randomisierten Vergleich (Operation vs. PE und Strahlentherapie) lässt sich ein signifikant längeres Überleben (40 vs. 15 Wochen) und eine längere Symptomfreiheit (38 vs. 8 Wochen) zugunsten Operation und adjuvanter Bestrahlung nachweisen (Patchell et al. 1990). Die Überlegenheit eines mikrochirurgisch-radiotherapeutischen Konzeptes gegenüber einem einmaligen strahlentherapeutischen Konzept wird angenommen, wobei eine 1996 veröffentlichte randomisierte Studie diesen Effekt nicht zeigen konnte (Mintz et al. 1996). Die adjuvante Ganzhirnbestrahlung nach einer mikrochirurgischen Metastasenresektion wird noch kontrovers diskutiert, obwohl Hinweise auf einen Nutzen der zusätzlichen Ganzhirnbestrahlung bestehen. Armstrong et al. (1994) zeigten an 185 Patienten mit einem nicht-kleinzelligen Bronchialkarzinom keinen sicheren Überlebensvorteil (Armstrong. et al. 1994). Patchell et al. (1998) fanden trotz im frühpostoperativen MRT nachgewiesener kompletter mikrochirurgischer Metastasenresektion eine hochsignifikante Verbesserung der lokalen Kontrolle (von 46 % auf 10 %) nach Ganzhirnbestrahlung (Patchell et al. 1998). In einer retrospektiven Studie mit resezierten singulären Hirnmetastasen konnte sowohl nach kompletter als auch nach subtotaler Resektion eine signifikante Überlebensverbesserung festgestellt werden, 41 % und 30 % versus 19 % und 0 % (Smalley et al. 1992).

Eine Alternative zur Chirurgie stellt die stereotaktische Strahlentherapie dar (Grosu et al. 2001). Wird die gesamte Strahlendosis (bis ca. 20 Gy) in einer Fraktion appliziert, nennt man die Methode Radiochirurgie oder stereotaktische Einzeitbestrahlung. Die Durchführung der Therapie in mehreren kleineren Einzeldosen wird als stereotaktische fraktionierte Strahlentherapie bezeichnet. Die letztere kombiniert die biologischen Vorteile der kleineren Einzeldosen mit der Präzision der stereotaktischen Bestrahlung. Bei beiden Verfahren werden mit Hilfe stereotaktischer Koordinaten extrem fokussierte ionisierende Strahlen millimetergenau in ein definiertes Gewebevolumen appliziert (Grosu et al. 2001). Das Ziel ist die Zerstörung des proliferierenden Tumorgewebes unter optimaler Schonung der angrenzenden nervalen Strukturen. Die Fixation der Patienten erfolgt durch den stereotaktischen Kopfring oder einen individuell angepassten stereotaktischen „Helm". Zur Bestrahlung benötigt man ein stereotaktisches Zielsystem zur millimetergenauen Lokalisation. Zur Behandlung von Hirnmetastasen kommen in der klinischen Routine vorwiegend zwei Techniken zur Anwendung, die perkutane stereotaktische Radiochirurgie mit Photonen oder Gammastrahlen („X-knife", „Gamma Knife") sowie die Implantation radioaktiven Materials. Mit dem X-knife (Linearbeschleuniger) wird durch Rotations- oder Stehfeldbestrahlung aus verschiedenen Raumrichtungen (Kreuzfeuertechnik) eine extreme Konzentration der Dosis im Zielvolumen ermöglicht (Konvergenzbestrahlung). Dafür stehen Rundloch- oder Mikro-Multilamellen-Kollimatoren zur Verfügung (Groß et al. 2000). Mit dem Linearbeschleuniger ist im Gegensatz zum Gamma Knife auch die stereotaktische fraktionierte Bestrahlung möglich (Grosu et al. 2001).

Das Gamma Knife verfügt über 201 Kobaltquellen, die ringförmig angeordnet und auf das Zentrum ausgerichtet sind. Die individuelle Kollimation erfolgt durch Feinkollimatoren verschiedener Größen, die in einen inneren „Helm" eingesetzt werden. Die Dosisverteilung einer Konvergenzbestrahlung mit dem Linearbeschleuniger und die eines Gamma Knife sind gleichwertig (Verhey et al. 1998). Bei der interstitiellen Radiochirurgie wird, gestützt auf stereotaktische Bildinformation, das radioaktive Material direkt in das Tumorareal platziert. Temporär oder permanent werden die Quellen eingebracht, zumeist wird Jod-125 verwendet. In der Behandlung von Hirnmetastasen hat dieses Therapieverfahren keine weite Verbreitung gefunden, da es sich um eine invasive Methode handelt. Allerdings kann die Implantation mit der histologischen Sicherung mittels stereotaktischer Punktion in gleicher Sitzung kombiniert werden. Die Gesamtdosis bei der Radiochirurgie variiert zwischen 15 und 30 Gy. Die klinischen Daten zeigen eine Dosis-Wirkungs-Beziehung. Bei alleiniger Radiochirurgie werden mindestens 18 Gy empfohlen (Groß et al. 2000). Bei kontrolliertem Primärtumor und sonstigen günstigen Prognoseparametern sind durch die Radiochirurgie ebenfalls mediane Überlebenszeiten von 12 Monaten und länger möglich (Alexander et al. 1995; Engenhart et al. 1993; Grosu et al. 2001; Kocher et al. 1998).

Die leptomeningeale Aussaat tritt vorwiegend bei fortgeschrittenem Tumorleiden auf, selten kann sie auch Erstsymptom eines Karzinoms sein. Bei soliden Tumoren dominieren das Bronchialkarzinom und das Mammakarzinom, gefolgt vom malignen Melanom (Wasserstrom et al. 1982). Die klinische Symptomatik ist vielseitig, führendes Einzelsymptom ist der Kopfschmerz. Weitere klinische Befunde sind Hirnnervenausfälle, zerebelläre Störungen, das hirnorganische Psychosyndrom, Schwindel, Übelkeit, Sehstörungen und selten ein eindeutiger Meningismus (Lenz et al. 1991). Wichtigstes diagnostisches Verfahren ist die zytologische (ggf. immunzytochemische) Untersuchung des Liquor cerebrospinalis (Nachweisquote 60–80 %). Der positive Nachweis mittels bildgebender Verfahren gelingt seltener, wobei die Kernspintomographie der Computertomographie überlegen ist (Hoederath et al. 1996).

Neben der intrathekalen Methotrexatgabe hat die palliative Strahlentherapie vorrangige Bedeutung, da zusätzlich zur diffusen Metastasierung im Subarachnoidalraum mit kleinen soliden Metastasen in den Hirnhäuten und dem angrenzenden Hirngewebe zu rechnen ist (Coia 1992). Es gelten die gleichen Dosierungsempfehlungen wie bei soliden Tumormetastasen des ZNS. Die Behandlung umfasst den Hirnschädel unter Einschluss der Lamina cribrosa und der Schädelbasis mit den basalen Zysternen bis zum 2. HWK. Bestrahlt wird über isozentrische laterale Gegenfelder. Ohne Therapie beträgt die mediane Überlebenszeit sechs Wochen (Groß et al. 2000; Olson et al. 1974). Bei kombinierter Strahlen- und Chemotherapie liegt der mittlere Gewinn an Lebenserwartung bei ca. sechs Monaten (Chamberlain 1992; Lenz et al. 1991; Wasserstrom et al. 1982). Als akute Nebenwirkung bei der intrathekalen Instillation von Methotrexat wird selten eine aseptische Meningoenzephalitis beobachtet (Ongerboer de Visser et al. 1983). Bei kombiniertem Vorgehen sollte die intrathekale Chemotherapie zeitlich (mindestens

24 h) der Strahlenbehandlung vorausgehen bzw. bei wiederholter Gabe ohne simultane Bestrahlung erfolgen. In Abhängigkeit von der kumulativen Gesamtdosis nimmt das Risiko einer disseminierten Leukenzephalopathie zu. Dies kann bei der begrenzten Lebenserwartung vertreten werden (Cappuzzo et al. 2000; Conrad 2001).

Die Frage nach der Bestrahlung der bereits radiotherapeutisch behandelten Regionen wird in den letzten Jahren immer häufiger gestellt. Die vorliegenden Daten bezeichnen die erneute Ganz- oder Teilhirnbestrahlung als sicher und mit der guten Aussicht auf ein klinisch messbares Ansprechen (Maranzano et al. 2005; Sadikov et al. 2007). Auch die erneute Radiochirurgie kann in selektierten Fällen gewinnbringend für den Patienten eingesetzt werden (Noel et al. 2001).

Eine abschließende Empfehlung bei Hirnmetastasen lautet: Als Behandlungsmöglichkeiten kommen die Ganzhirnbestrahlung mit oder ohne fokale Dosiserhöhung sowie die stereotaktische Einzeitbestrahlung (Radiochirurgie) in Frage, wobei die Radiochirurgie als minimal invasive Methode die mikrochirurgische Resektion ersetzen kann. Die Radiochirurgie bietet, insbesondere den Patienten, die nach Ganzhirnbestrahlung an einer progredienten singulären Hirnmetastase leiden, eine zusätzliche Behandlungsmöglichkeit. Bei Patienten mit multiplen Hirnmetastasen sollten bei günstiger Prognose 40 Gy in vier Wochen, bei ungünstiger Prognose 30 Gy in zwei Wochen in Form einer Ganzhirnbestrahlung appliziert werden. Bei bis zu drei Hirnmetastasen (unter 3 cm) können die mikrochirurgische Resektion und Radiochirurgie als therapeutisch gleichwertige Optionen angesehen werden. Eine zusätzliche Ganzhirnbestrahlung scheint bei kontrolliertem extrazerebralem Tumor sinnvoll zu sein. Die Indikation zur Re-Radiatio beim Auftreten von Hirnmetastasen in der vorbestrahlten Region kann in ausgewählten Fällen gestellt werden.

Aderhautmetastasen

Bei Patienten mit einem metastasierten Tumorleiden sind in 1–2 % der Fälle intraokulare Metastasen zu erwarten. Der bevorzugte Manifestationsort ist die Chorioidea, seltener sind Iris, Ziliarkörper, Retina oder Sklera betroffen. Der häufigste Primärtumor ist das Mammakarzinom (40–70 % der Fälle) gefolgt vom Bronchialkarzinom (Small 1998). In etwa 20–36 % der Fälle ist mit einer beidseitigen Aderhautmetastasierung zu rechnen. Die Symptomatik umfasst

Visusminderung und Gesichtsfeldausfälle, seltener Kopfschmerzen, Doppelbilder oder lokale Schmerzen. Gelegentlich kann zusätzlich eine asymptomatische zerebrale Tumoraussaat nachgewiesen werden (Brady et al. 1982).

Es liegen Berichte vor, dass Aderhautmetastasen auf Chemo- und Hormontherapie wie Metastasen anderer Lokalisationen ansprechen können (Kreusel et al. 2000; Small 1998). Andererseits scheint die systemische Behandlung bei generalisierter Tumorerkrankung das Auftreten von Aderhautmetastasen nicht zu verhindern. So gilt die lokale Bestrahlung als Therapie der Wahl, mit einer hohen Ansprechrate von 59–89 % (Hoogenhout et al. 1989; Minatel et al. 1993; Bottke et al. 2000). Vorteile liegen in der geringen Belastung für den Patienten, verbunden mit einer kurzen Behandlungszeit und dem Erfolg einer verbesserten Lebensqualität durch die erhaltene Sehkraft.

Die empfohlenen Strahlendosen liegen zwischen 20–50 Gy, mit Einzelfraktionen von 2–3 Gy (Dobrowsky et al. 1987; Hoogenhout et al. 1989; Minatel et al. 1993). Eine prospektive deutsche multizentrische Studie zeigte, dass die Bestrahlung mit einer Gesamtdosis von 40 Gy (5 × 2 Gy/Woche) ein Ansprechen von 80-90 % und gute lokale Kontrolle sichert (Wiegel et al. 2002). Die günstigste Bestrahlungstechnik bei unilateralem Befall besteht in einem seitlichen Stehfeld einer Feldgröße von 4 × 4 oder 5 × 5 cm² mit vorderer Feldbegrenzung durch den äußeren Lidwinkel und Kippung des Strahlenbündels um 5° nach dorsal zur Schonung des kontralateralen Auges (Linse) bei Einsatz von Photonen. Es können auch Elektronen höherer Energien über ein seitliches oder direktes ventrales Feld mit zentraler Ausblockung der Linse eingesetzt werden (Dobrowsky et al. 1987). Wegen der Gefährdung der Linse, der Konjunktiva und des Tränenapparates ist der Strahlengang ventral nur bei seltenen Metastasenlokalisationen in der vorderen Augenkammer und der Irisebene vorzuziehen. In dieser Situation bietet die computergestützte Bestrahlungsplanung erhebliche Vorteile. Bei beidseitiger Metastasierung wird eine isozentrische seitliche Gegenfeldtechnik angewandt. Ardjomand et al. (2001) berichteten über eine erfolgreiche Kombination von Brachytherapie und lokaler transpupillärer Hyperthermie.

Lokalrezidive des Rektumkarzinoms

Lokalrezidive des Rektumkarzinoms stellen ein therapeutisches Problem dar. Bei Patienten nach abdomino-perinealer Amputation besteht die Wahrscheinlichkeit, ein präsakrales bzw. laterales Beckenwandrezidiv zu entwickeln. Die in der Regel fest mit dem Knochen verwachsenen Strukturen sind meist inoperabel (Bonadeo et al. 2001; Manfredi et al. 2001; Melton et al. 2006). Klinisch manifestieren sich Rezidive durch starke Schmerzen, die durch Infiltration des Plexus sacralis bzw. hypogastricus superior/inferior und/oder Osteodestruktion des Kreuzbeins bedingt und analgetisch nur schwer beeinflussbar sind.

Die Strahlentherapie steht im Vordergrund therapeutischer Maßnahmen. Ziel der Palliation ist die Linderung der Schmerzen. Die applizierte Strahlendosis bestimmt das Ausmaß und die Dauer der Schmerzlinderung. Bei 60–80 % der betroffenen Patienten ist eine subjektive Schmerzbesserung bis zur vorübergehenden Schmerzfreiheit über einen Zeitraum von bis zu sechs Monaten möglich (Flentje et al. 1988; Overgaard et al. 1993, 1984). Bei einem Viertel der Patienten kann die Schmerzpalliation nach hohen Strahlendosen (50–66 Gy) bis zu 12 Monaten, vereinzelt (11–16 %) auch mehr als ein Jahr andauern (Bohndorf et al. 1984; Flentje et al. 1988). Der Einsatz einer simultanen 5-FU-Chemo-Radiotherapie wird aus der adjuvanten Therapie des Rektumkarzinoms in der Primärbehandlung abgeleitet und empfohlen (Rodel et al. 2000, 1998). Die Schmerzbesserung nach kombinierter Radiochemotherapie liegt bei 70 % (Danjoux et al. 1985, 1993; Overgaard et al. 1984). Die Radiotherapie mit Neutronen zeigte eine Schmerzlinderung bei 73 % der Patienten. Bei 43 % der Patienten dauerte sie neun Monate (Eising et al. 1990; Engenhart et al. 1990). Das subjektive Ansprechen korreliert nicht mit der Tumorgröße bzw. mit Größenveränderungen nach erfolgter Strahlentherapie (Flentje et al. 1988). Trotz hochdosierter Strahlentherapie können mittels CT objektive Remissionen – überwiegend geringe Rückbildungen – nur bei 16–38 % der Patienten beobachtet werden; eine unveränderte Tumorgröße findet sich bei 48 % und eine lokale Progression bei 21 % der Patienten (Bohndorf et al. 1984; Flentje et al. 1988; Overgaard et al. 1984). Eine komplette Remission wurde seit dem routinemäßigen Einsatz von CT/MRT bislang nicht beschrieben (Bohndorf et al. 1984; Flentje et al. 1988; Stuckle et al. 2001). Diese Diskrepanz zwischen subjektivem Ansprechen und persistierendem Weichgewebstumor darf nicht in jedem Fall als Therapieversagen gedeutet werden, da der Tumor bei den schlecht perfundierten präsakralen Rezidiven teilweise durch Narbengewebe und Nekrosen umstrukturiert wird (Bohndorf et al. 1984).

Die Heilungsraten nach hoch dosierter Strahlentherapie sind gering, sowohl bei Patienten mit Rezidivtumoren sowie bei Patienten mit Resttumor nach Operation (Duncan et al. 1987). Ein operiertes Beckenrezidiv sollte immer nachbestrahlt werden (Hocht et al. 2004). Bei günstiger Patientenselektion kann durch eine hoch dosierte perkutane Bestrahlung mit anschließender Operation und intraoperativer Strahlentherapie eine Fünfjahres-Überlebenswahrscheinlichkeit bei 25 % der Patienten erreicht werden (lokale Tumorkontrolle bei R0-Resektion 62 %, nach R1/2-Resektion 18 % im medianen Nachbeobachtungszeitraum von 24 Monaten) (Willett et al. 1991). Andere Autoren haben diese Ergebnisse bestätigt (Wallace et al. 1995). Der bedeutendste prognostische Faktor bei diesem Therapiekonzept ist die komplette Resektabilität des Rezidivs (Walz et al. 1994). Auch die präoperative Thermoradiotherapie lässt Hoffnung auf eine bessere lokale Tumorkontrolle zu. Die mediane Überlebenszeit bei ausschließlich bestrahlten Patienten ohne Fernmetastasen bei Rezidivdiagnose liegt bei 12–15 Monaten, eine Dreijahres-Überlebenszeit kann bei 9–15 % der Patienten beobachtet werden (Flentje et al. 1988; Overgaard et al. 1993, 1984). Bei systemischer Metastasierung hat die Strahlenbehandlung nur einen palliativen Charakter mit einer medianen Überlebenszeit von sechs Monaten (Flentje et al. 1988).

Obere Einflussstauung

Die obere Einflussstauung oder das Vena-cava-superior-Syndrom (VCSS) stellt die klinische Manifestation einer Obstruktion der oberen Hohlvene dar. Die Behinderung des venösen Blutstroms im Bereich dieses großen Gefäßes und seiner Hauptäste durch Tumor bedeutet eine akute bis subakute Bedrohung für den Patienten. Infolge des Tumorwachstums wird das dünnwandige Gefäß komprimiert, infiltriert oder thrombosiert (Adamietz 1999a). Die Häufigkeit der intrakavalen Thrombose wird bei Patienten mit oberer Einflussstauung bis zu 50 % angegeben (Yahalom 1993).

Obwohl nur ein Viertel aller mediastinalen Tumoren bösartig ist, stellen diese die häufigste Ursache des VCSS dar, da benigne Tumoren nur sehr selten zu einer oberen Einflussstauung führen (Parish et al. 1981). Die Literaturdaten schwanken zwischen 75–86 % (Armstrong et al. 1987; Beck et al. 1990; Chan et al. 1997; Donato et al. 2001; Markman 1999). Unter den malignen Erkrankungen steht an erster Stelle das Bronchialkarzinom mit 65–80 % (s. Tabelle I). Lymphome sind die zweithäufigste Ursache (10–20 %)

eines VCSS. Dabei handelt es sich am häufigsten um Non-Hodgkin-Lymphome. Der Morbus Hodgkin entwickelt sich häufig im Bereich des Mediastinums, führt aber nur in Ausnahmefällen zu einer oberen Einflussstauung. Seltener werden Schilddrüsenkarzinome, Thymome und Keimzelltumoren als Ursachen beobachtet (Yahalom et al. 1993). Liegen Metastasen dem VCSS zugrunde, wird am häufigsten ein Mammakarzinom diagnostiziert (Armstrong et al. 1987), aber auch Absiedlungen eines Prostatakarzinoms können zu einer oberen Einflussstauung führen (McGarry 2000).

Das Syndrom der oberen Vena cava beginnt häufig schleichend und schreitet bis zum Erreichen typischer Symptome fort. Das klassische Symptom ist Dyspnoe (63 %). Ein Druckgefühl im Bereich des Schädels sowie Gesichtsschwellung treten bei 50 % der Patienten auf (Tabelle VIII). Das klinische Bild ist unverwechselbar durch Schwellung des Gesichts (insbesondere Lidödeme), Zyanose, sichtbar erweiterte Thorax- und Halsvenen, generalisiertes Ödem der oberen Extremitäten sowie typische pulmonale und zerebrale Symptome. Durch Flachlagerung oder Bücken kommt es zu einer erheblichen Zunahme der Befunde (Adamietz 1999a). Die Diagnostik richtet sich nach Dynamik und Schweregrad des klinischen Bildes (Markman 1999). In der Regel bleibt genügend Zeit für diagnostische Maßnahmen. Es war früher üblich, die Radiotherapie sehr früh, ohne histologische Diagnose der Grunderkrankung, einzusetzen. In Anbetracht der geglaubten Lebensbedrohung wurde die Gewinnung des histologischen Befundes häufig vermieden. Diese Strategie hat sich in den letzten Jahren geändert (Chan et al. 1997; Donato et al. 2001; Markman 1999). Nachdem Polychemotherapie auch in Anbetracht einer oberen Einflussstauung eine hohe Wirksamkeit beim kleinzelligen Bronchialkarzinom und bei Non-Hodgkin-Lymphomen aufweist, setzt die richtige Strategie eine genaue Kenntnis der histologischen Befunde voraus.

Die Notfallindikation kann mit dem Hinweis auf Einleitung und Ausschöpfung der diagnostischen Maßnahmen teilweise relativiert werden (Chan et al. 1997; Hoegler 1997; Markman 1999; Yahalom 1993). Lediglich bei vollständig ausgeprägtem VCSS mit erheblicher Symptomatik ist die notfallmäßige Radiotherapie ohne histologische Sicherung durchzuführen. Letztere kann nach Besserung des klinischen Zustandes des Patienten unter Umständen nachgeholt werden, wobei eine mediastinale Bestrahlung vor einer Lungenbiopsie eine korrekte Diagnose in etwa der Hälfte der Fälle unmöglich macht. Auch wenn dies aus onkologisch-therapeutischen Gründen von nachrangiger Bedeutung ist, sollte bei diagnostischen Überlegungen eine benigne Ursache mitberücksichtigt werden. Für die Diagnostik ist es wichtig, dass bei etwa 10–20 % aller VCSS keine maligne Ursache zu finden ist (Bell et al. 1986; Parish et al. 1981; Yellin et al. 1990). Hilfreich bei der Unterscheidung sind die Anamnese und insbesondere die Wachstumsgeschwindigkeit sowie Lokalisation der Raumforderung. Wenngleich einzelne Tumortypen scheinbar ein bestimmtes Lebensalter bevorzugen, ist im Allgemeinen die Alters- und Geschlechtsverteilung regellos. Art und Größe des Mediastinaltumors lassen keinen Schluss auf dessen Entwicklungsdauer oder Dignität zu. Bei der bekannten Diagnose der Grunderkrankung, die als Ursache der oberen Einflussstauung wahrscheinlich ist, kann auf eine histologische Abklärung verzichtet werden.

Die apparative Diagnostik einer oberen Einflussstauung beginnt mit bildgebenden Verfahren. Ein Röntgenbild zeigt in über 80 % der Fälle eine Raumforderung im Bereich des oberen Mediastinums, häufig verbunden mit einem Pleuraerguss. Die Computertomographie liefert eine detaillierte topographische Information eventuell mit Hinweisen auf eine Beteiligung des Ösophagus, der Trachea, der Hauptbronchien, der Wirbelsäule oder des Myelon (Tabelle IX). Einige Autoren schlagen eine Computertomographie

Tabelle VIII. Typische Symptome und körperliche Untersuchungsbefunde bei einem Vena-cava-superior-Syndrom (n = 370); mod. nach Adamietz (1999).

Symptome	Relative Häufigkeit (%)	Körperliche Befunde	Relative Häufigkeit (%)
Dyspnoe	63	Erweiterung der Halsvenen	66
Gesichtsschwellung oder Druckgefühl im Schädelbereich	50	Erweiterung der Venen an der Thoraxwand	54
Husten	24	Gesichtsödem	46
Armschwellung	18	Zyanose	20
Thorakale Schmerzen	15	Polyämie im Gesicht	19
Dysphagie	9	Armödem	14

in Kombination mit einer digitalen Phlebographie vor. Die modernen CT-Techniken erlauben jedoch meistens, auf die Phlebographie zu verzichten (Remy et al. 1998). Eine konventionelle Phlebographie sollte nur in Ausnahmefällen durchgeführt werden. Das Gleiche gilt für eine Phlebographie mit Hilfe des Radionuklids Technetium-99m (Mahmud et al. 1996). Eine computertomographische Untersuchung bringt auch zusätzliche Informationen, die für Planung und Durchführung der Strahlenbehandlung von Bedeutung sein können (Baker und Barnes 1992; Patel et al. 1995). Besonders dann, wenn in der Folgezeit keine weiteren Manifestationen der Grunderkrankung gefunden werden und die Strahlenbehandlung deshalb bis zu einer hohen (kurativen) Gesamtdosis durchgeführt werden soll. Die Rolle der Magnetresonanztomographie ist, trotz erheblicher apparativer Entwicklungen, noch beschränkt (Markman 1999).

Nach der bildgebenden Diagnostik folgen Verfahren zur Histologiegewinnung. Die Sputumzytologie zeigt eine unterschiedliche Treffsicherheit bei verschiedenen Entitäten. Die besten Ergebnisse werden bei Patienten mit kleinzelligen Karzinomen erreicht. Die Bronchoskopie mit endobronchialer Spülung sowie Biopsie ist bei der oberen Einflussstauung obligatorisch, obwohl die diagnostische Ausbeute gering ist (Bigsby et al. 1993; Jahangiri und Goldstraw 1995; Mineo et al. 1999). Eine CT-gesteuerte transthorakale Feinnadelbiopsie scheint ein sicheres und schnelles Verfahren, das immer vor der offenen Biopsie oder Mediastinoskopie angewandt werden sollte (Cheung et al. 1986; Venuta et al. 1997). Bei vergrößerten supraklavikulären Lymphknoten liefert eine Biopsie dieser Region in 60–70 % der Fälle einen relevanten Befund.

Tabelle IX. Komplikationen des malignen Wachstums im Mediastinum bei einer oberen Einflussstauung (mod. nach Schraufnagel et al. 1981).

Komplikationen	n (%)
Dysphagie oder ösophageale Dysfunktionen	26 (24)
Veränderungen der Speiseröhre als Folge der Infiltration	6 (6)
Verlagerung der Trachea auf dem Röntgenbild	7 (7)
Kompression oder Infiltration der Trachea durch Tumor	14 (13)
Lähmung der Stimmbänder	9 (9)
Perikardtamponade	3 (3)
Maligne Infiltration des Perikards (bei der Autopsie)	6 (6)

Die höchsten Erfolgsraten bei der Histologiegewinnung weisen Thorakotomie, Mediastinoskopie sowie Pleurapunktion auf (Jahangiri und Goldstraw 1995; Markman 1999). In Einzelfällen wurde über erfolgreiche, transluminale Arterektomie berichtet (Yahalom 1993). Invasive diagnostische Verfahren wie Mediastinoskopie und Thorakotomie sollten nur durchgeführt werden, sofern keine Kontraindikation besteht und alle anderen Verfahren versagt haben. Die Berichte über die Komplikationen der invasiven diagnostischen Maßnahmen bei der oberen Einflussstauung sind in den letzten Jahren deutlich zurückgegangen. Die klinisch relevante Komplikation bei allen invasiven Verfahren ist die Blutung (Mineo et al. 1999).

Die Ziele einer Therapie der oberen Einflussstauung bestehen in der Linderung der Symptome sowie bei bestimmten Entitäten in der kurativen Behandlung des primären malignen Prozesses. Die Prognose bei einer oberen Einflussstauung korreliert sehr stark mit der Prognose der Grunderkrankung. Kleinzellige Bronchialkarzinome und Non-Hodgkin-Lymphome, die etwa die Hälfte aller Fälle einer oberen Einflussstauung ausmachen, sind potenziell heilbar, auch in Anbetracht des klinisch manifesten VCSS. Das traditionell wirksamste Verfahren, unabhängig von der Tumordiagnose, ist die perkutane Radiotherapie (Abbildung 5). Seit der Einführung effizienter Polychemotherapie-Schemata hat sich das Behandlungskonzept bei einigen Entitäten jedoch geändert. Beim kleinzelligen Bronchialkarzinom und den Non-Hodgkin-Lymphomen sowie bei Keimzelltumoren und Leukämien wird die Chemotherapie vorgezogen. Diese Strategie hat den Vorteil, dass nach der zu erwartenden raschen Tumorrückbildung eine konsolidierende Strahlentherapie bei kleineren Zielvolumina und relativer Lungenschonung ermöglicht wird (Yahalom 1993). Beim nichtkleinzelligen Bronchialkarzinom und anderen Tumoren steht die perkutane Strahlentherapie weiterhin an erster Stelle (Armstrong et al. 1987). Sie wird auch sofort bei Versagen der systemischen Therapie mit Erfolg zum Einsatz gebracht (Chan et al. 1997). Die Effizienz der Strahlentherapie und der Chemotherapie ist durch prospektive klinische Daten abgesichert (Rowell und Gleeson 2002, Evidenzgrad Level 1; Agarawal et al. 2006).

In der letzten Zeit zeigten mehrere randomisierte Studien einen Vorteil einer Kombination der Strahlen- mit der Chemotherapie, verglichen mit einer alleinigen Chemotherapie in der Behandlung des kleinzelligen Bronchialkarzinoms (Chan et al. 1997; Markman 1999; Würschmidt et al. 1995) im Stadium „limited disease". Allerdings ist die optimale Sequenz

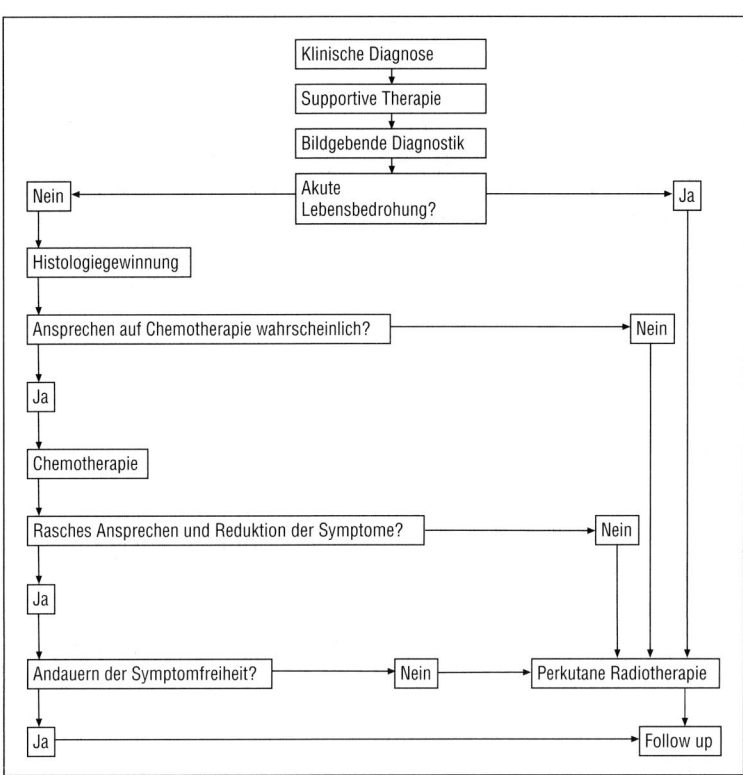

Abbildung 5. Vorgehensweise bei einer oberen Einflussstauung.

dieser beiden Modalitäten sowie Dosierung und Fraktionierung der Radiotherapie noch nicht festgelegt. Die Applikation der Chemotherapie über die obere Hohlvene bei der oberen Einflussstauung soll vermieden werden. Bei der oberen Einflussstauung durch Non-Hodgkin-Lymphome scheinen Chemotherapie, Radiotherapie und die Kombination der beiden etwa gleiche Wirksamkeit zu haben (Yahalom 1993). Es wird bei dieser Entität empfohlen, die obere Einflussstauung nur bedingt als einen Notfall zu betrachten und möglichst eine komplette Stadienbestimmung vorher durchzuführen. Gegenwärtig wird als Therapie der ersten Wahl eine Polychemotherapie empfohlen, gefolgt von konsolidierender Bestrahlung, insbesondere in Fällen, in denen die mediastinale Raumforderung im Querdurchmesser 10 cm überschreitet.

Bei einer Thrombose im Rahmen des VCSS können Heparin sowie orale Antikoagulanzien die Progredienz des Thrombus aufhalten. Liegt ein zentraler Venenkatheter in einer obturierten Vene, ist das Risiko einer Thrombose sehr hoch (Morales et al. 1997). Deshalb sollte bei einem VCSS eine sofortige Entfernung des Katheters veranlasst werden. In einigen Fällen kann die Anlage eines Stents im Rahmen der perkutanen transluminalen Angioplastie zu sehr guten Resultaten führen. Die perkutane transluminale Angioplastie mit Einsatz von Stents ermöglicht

eine erfolgreiche Öffnung und Erhaltung der Durchgängigkeit der oberen Hohlvene (Nicholson et al. 1997; Schindler und Vogelzang 1999; Stock et al. 1995). Diese Maßnahme kann auch nach Ausschöpfung bisheriger Therapiemaßnahmen erfolgen. Bei einer Thrombosierung kann durch den Katheter ein thrombolytisches Agens gegeben werden. Der erfolgreiche Einsatz einer intravasalen Lyse ist limitiert auf Fälle, bei denen eine obere Einflussstauung durch einen liegenden Katheter hervorgerufen ist. In solchen Fällen können über 70 % der Patienten mit einer Lyse erfolgreich behandelt werden (Morales et al. 1997).

Die Bedeutung der Chirurgie in der Behandlung der oberen Einflussstauung ist begrenzt. Die chirurgischen Maßnahmen sollten nur dann in Erwägung gezogen werden, wenn alle anderen Maßnahmen ausgeschöpft wurden. Der Einsatz von Bypässen in Behandlung der oberen Einflussstauung ist erschwert. Der bevorzugte Bypassweg ist die Verbindung zwischen der Vena anonyma und dem rechten Vorhof (Yahalom 1993).

Supportive Maßnahmen umfassen eine entsprechende Lagerung in halbsitzender Position sowie Gabe von Sauerstoff. Diuretische Maßnahmen können bei Verminderung des Ödems behilflich sein und einen palliativen Effekt hervorrufen, erhöhen jedoch das Risiko einer Thrombose infolge der Dehydratation. Kortikosteroide werden sehr häufig angewandt, sind aber in ihrer Effektivität bisher noch nicht abschließend bewertet worden. Es wird vermutet, dass durch ihren Einsatz infolge der Reduktion entzündlicher Vorgänge die Obstruktion vermindert wird (Adamietz 1999a).

Das Zielvolumen bei Strahlenbehandlung umfasst die Primärtumorregion, das Mediastinum sowie die supraklavikulären und zervikalen Lymphknotenregionen. Die primäre Bestrahlung wird mit zwei bis vier hohen Einzelfraktionen von 3–4 Gy begonnen, um eine rasche Rückbildung der Tumormasse zu erreichen (Beck et al. 1990). Es folgt eine konventionelle Fraktionierung von 1,8–2 Gy täglich bis zu einer Gesamtdosis, die vom klinischen Zustand des Patienten und der Histologie des Primärtumors abhängig ist. Bei Lymphomen muss, wenn eine zusätzliche zytostatische Chemotherapie vorgesehen ist, eine Dosis von 36–46 (54) Gy appliziert werden, während Karzinome eine Dosis von 46–56 (66) Gy erfordern. Niedrigere Gesamtdosen (ca. 30–36 Gy) sind dann vorzusehen, wenn der klinische Gesamtzustand des Patienten bei ausgedehnter Metastasierung die volle Bestrahlungsdosis nicht sinnvoll erscheinen lässt und eine kurzfristige Palliation das Behandlungsziel ist (Adamietz 1999a). Sollte sich der klinische Zustand des Patienten deutlich bessern, ist später eine Dosiserhöhung vorzusehen. Die Bestrahlungstechnik soll anspruchsvoll sein. Dennoch erfolgt der Beginn häufig unter vereinfachten Bedingungen, da der Patient nicht horizontal gelagert werden kann. Um das Bestrahlungsvolumen im Mediastinum und damit die Mitbestrahlung von Lungenanteilen möglichst gering zu halten, sollten, insbesondere bei Lymphomen und Leukämien, nach jeweils drei bis vier Bestrahlungen eine Thoraxkontrollaufnahme erstellt und das Bestrahlungsfeld dem aktuellen Ausmaß der Raumforderung angepasst werden. Wenn die klinische Symptomatik der oberen Einflussstauung nach etwa einer Woche nicht deutlich besser wird, ist abzuklären, ob zusätzlich eine Thrombose der Vena cava superior vorliegt.

Der klinische Erfolg der Behandlung ist rasch und tritt innerhalb von wenigen Tagen nach Beginn der Behandlung auf. Bei ca. 75 % der Patienten kann ein Rückgang der Symptome der oberen Einflussstauung schon drei bis vier Tage nach Beginn der Strahlenbehandlung bzw. der Chemotherapie objektiviert werden, und 90 % geben eine deutliche Besserung der Beschwerden innerhalb einer Woche nach Therapiebeginn an (Richter und Coia 1985; Christian et al. 2007).

Als prognostisch bedeutsam erweisen sich der Karnofsky-Aktivitätsindex, das Stadium der Erkrankung und die applizierte Gesamtdosis. Auch bei initial hoher Remissionsqualität ist die Gesamtprognose für die betroffenen Patienten begrenzt. Bei Patienten mit nicht-kleinzelligen Bronchialkarzinomen beträgt die Einjahres-Überlebensrate 17 % und die Zweijahres-Überlebensrate 2 % (Armstrong, B. A. et al. 1987). Bei einem Karnofsky-Index unter 50 % liegt das einjährige Überleben bei 11 %, und wenn die Therapie vorzeitig nach neun Tagen abgebrochen wird, beträgt das mittlere Überleben nur 17 Tage. Bessere Ergebnisse sind bei Tumoren zu verzeichnen, die kurativ angegangen werden. Kombiniert behandelte kleinzellige Bronchialkarzinome mit einer oberen Einflussstauung erreichen ein Fünfjahresüberleben von 15 % bei einem medianen Überleben von 16 Monaten (Wurschmidt et al. 1995). Ein VCSS bei einem kleinzelligen Bronchialkarzinom, das auf die Chemotherapie nicht anspricht, kann anschließend erfolgreich mit Radiotherapie behandelt werden. In einer Serie von 34 Patienten wurde eine Ansprechrate von 95 % berichtet (Egelmeers et al. 1996).

Bei Patienten mit einem Non-Hodgkin-Lymphom ist eine komplette Rückbildung der Beschwerden spätestens nach Ablauf der zweiten Woche zu beobachten. Die Langzeitergebnisse sind gut: 41 % der Patienten erleben ohne Rezidiv das erste Jahr. Bestehen bei der Diagnose einer oberen Einflussstauung Dysphagie, Rekurrenslähmung oder Stridor, sind diese Symptome als negative prognostische Faktoren anzusehen (Yahalom 1993). Bei anderen Erkrankungen sind keine zuverlässigen Daten verfügbar. Die Langzeitprognose richtet sich ebenfalls nach der Ausdehnung der Grunderkrankung und dem Allgemeinzustand des Patienten.

Rückenmarkkompression

Eine Rückenmarkkompression entwickelt sich bei ca. 5 % der Tumorpatienten und stellt häufig ein präterminales Ereignis bei generalisierter Tumorerkrankung dar. Das mediane Überleben liegt bei den betroffenen Patienten bis auf eine kleine Zahl Langzeitüberlebender bei drei bis sechs Monaten. Abgesehen von einer Kompression des Rückenmarks oder der Cauda equina durch intraspinale Metastasierung ist die Ursache in nahezu 80 % der Fälle extraduraler Herkunft. Ein Tumorbefall der Wirbelkörper ist hierbei häufiger als die tumorbedingte Destruktion der Bogenwurzeln. Prinzipiell werden fünf unterschiedliche Mechanismen des spinalen tumorbedingten Kompressionssyndroms unterschieden (Delaney und Oldfield 1993). Darüber hinaus konnte experimentell gezeigt werden, dass bereits die alleinige Kompression des Venenplexus, des sog. Plexus paravertebralis, zu vasogenen Ödemen des Rückenmarks, venösen Hämorrhagien, Demyelinisierung und zur Ischämie führen kann, was zu ähnlichen klinischen Symptomen wie die direkte Kompression führt (Manabe et al. 1989).

Häufigste Grunderkrankungen sind Bronchial-, Mamma-, Prostata-, Nierenzellkarzinome und unbekannte Primärtumoren. Non-Hodgkin-Lymphome, Neuroblastome und Lymphknotenmetastasen retroperitoneal oder mediastinal verursachen die Myelokompression (seltener Myeloinfiltration) durch Vorwachsen über die Foramina intervertebralia (Kagan 1992). Etwa 10 % der Läsionen treten im Zervikalbereich, 70 % im Thorakalbereich und nur 20 % im Lumbosakralbereich auf. Bei zur vorwiegend ossären Dissemination neigenden Tumoren wie z. B. dem Prostatakarzinom können auch mehrere Höhen gleichzeitig betroffen sein (Gabriel und Schiff 2004).

Etwa 95 % der Erwachsenen und ca. 80 % der betroffenen Kinder berichten als erste Symptome über einen ziehenden oder stechenden, auf die Wirbelsäule projizierten Schmerz, nicht selten auch mit radikulärer Ausstrahlung (Lewis et al. 1986). Die mediane Dauer vom Beginn der ersten Schmerzanzeichen beträgt Wochen bis Monate (Kagan 1992; Posner 1984). Schmerzverstärkung tritt bei Bewegung, Belastung, Lageveränderungen, Husten und Niesen auf. Eine sensorische Radikulopathie erlaubt die Zuordnung zu dem potenziellen Kompressionsort. Motorische Schwäche sowie Blasen- und Mastdarmfunktionsstörungen sind meist Spätsymptome, die sich rasch entwickeln und innerhalb von Stunden bis Tagen zu irreversiblen Para- und Hemiparesen und Funktionsausfällen führen können (Delaney und Oldfield 1993; Posner 1984) (Tabelle X).

Da das Zeitfenster zwischen Einsetzen einer Querschnittssymptomatik und Therapieeinleitung nicht mehr als 24 bis maximal 48 Stunden betragen sollte und bei vielen Patienten ein oft heftiger und anhaltender Schmerz den neurologischen Ausfällen vorausgeht, ist eine frühzeitige Abklärung dieser onkologischen Schmerzpatienten die prognostisch bedeutsamste Maßnahme. Aus diesem Grunde soll eine rasche Diagnosestellung angestrebt werden (Delaney und Oldfield 1993; Abrahm 2004). Grundlage jeglicher Diagnostik ist die klinische Untersuchung. Die Einbeziehung eines Neurologen kann hierbei von Vorteil sein. Von Bedeutung ist vor allem die seg-

Tabelle X. Klinische Symptome metastatisch bedingter epiduraler Kompressionen; mod. nach Zimmermann et al. (1999).

Symptom oder Zeichen	Erste Symptome (%)	Symptome bei Diagnosestellung (%)
Schmerz	100	100
Muskuläre Schwäche	2	76
Kontrollverlust an Harnblase und Mastdarm	0	57
Gefühlsstörungen	0	51
Ataxie	2	3
Herpes zoster	0	2
Beugespasmus	0	2

mentale Höhenzuordnung von Schmerz oder neurologischem Defizit. Hierdurch kann die anschließende bildgebende Diagnostik zielgerichteter durchgeführt werden, was einen erheblichen Zeitvorteil für den Patienten und somit eine verbesserte Prognose bedeutet. Röntgenaufnahmen der Wirbelsäule bei Erwachsenen zeigen in 65–85 % der Fälle ossäre Veränderungen (Kompressionsfraktur der Wirbelkörper, Arrosion der Bogenwurzeln mit/ohne paravertebralen Weichteilschatten). Herausragende Stellung bei der Diagnostik der kranio-spinalen Achse besitzt die Magnetresonanztomographie (MRT) (hohe Wertigkeit durch beliebige Schnittebenen und Darstellung ausgedehnter Wirbelsegmente, auch bedeutsam im Hinblick auf eine Tumorchirurgie). Es konnte nachgewiesen werden, dass durch den frühen Einsatz der MRT eine 50%ige Kostenersparnis in der Diagnosephase erreicht werden kann (Jordan et al. 1995). Die Computertomographie verfügt über eine hohe Treffsicherheit, ist jedoch der MRT unterlegen (Algra et al. 1992). Skelettszintigraphie ist im neurologischen Akutfall von nachgeordneter Bedeutung, bei fehlender Neurologie grenzt sie allerdings hervorragend die betroffene Region ein (Link et al. 1995).

Die Ziele der palliativen Therapie sind Schmerzlinderung, Wiederherstellung oder Erhalt der neurologischen Funktionen, lokale Tumorkontrolle und ossäre Stabilität. Bei der weiteren Therapieplanung muss zwischen einem primären und einem sekundären Tumorprozess mit möglicherweise systemischer Komponente unterschieden werden. Beim Vorliegen einer systemischen Tumorerkrankung muss die lokal sanierende Maßnahme in das interdisziplinär abgestimmte Konzept integriert werden.

Die Therapie sollte unter Berücksichtigung der individuellen Patientenprognose erfolgen. Für die

Tabelle XI. Modifizierter Tokuhashi-Score zur Prognoseeinschätzung metastatisch bedingter Wirbelsäulentumoren; mod. nachTokuhashi et al. (1994), Enkaoua et al. (1997).

Kriterium	Score
Allgemeinzustand (Karnofsky-Performance-Status)	
Schlecht (KPS 10–40%)	0
Mittel (KPS 50–70%)	1
Gut (KPS 80–100%)	2
Anzahl extraspinaler Knochenmetastasen	
≥ 3	0
2	1
1	2
Anzahl von Metastasen in Wirbelkörpern	
≥ 3	0
2	1
1	2
Metastasen wichtiger innerer Organe	
Nicht resektabel	0
Resektabel	1
Keine Metastasen	2
Lokalisation des Primärtumors	
Lunge, Magen	0
Nieren, Leber, Uterus	1
Andere, unbek., Schilddrüse, Prostata, Mamma, Rektum	2
Ausmaß der Rückenmarksfunktionseinschränkung	
Komplett	0
Inkomplett	1
Uneingeschränkt	2

Bewertungsmaßstab: Sehr gute Prognose: 9–12 Punkte; Mittlere Prognose: 6–8 Punkte; Schlechte Prognose: 0–5 Punkte

Abschätzung der Prognose hat sich der sog. Tokuhashi-Score etabliert (Tabelle XI). In diesem Score, der die Patienten in drei Prognosegruppen unterteilt, werden sowohl allgemeine Parameter wie Karnofsky-Index, Art des Primärtumors und systemische Krankheitsaktivität, aber auch bedeutsame Faktoren wie z. B. die Anzahl der Wirbelkörpermetastasen erfasst (Enkaoua et al. 1997; Tokuhashi et al. 1994). Die prognostisch wichtigste Einflussgröße auf das Ergebnis der Therapie, unabhängig von der Tumorentität, Höhenlokalisation, Krankheitsstadium und Therapiestrategie wie Bestrahlung und/ oder Operation, ist die Ausprägung der neurologischen Symptomatik. Primär ungünstige Voraussetzungen sind Paraplegie, Sphinkterfunktionsstörungen und ein kompletter Kontrastmittel-Stopp im Myelogramm (Gabriel und Schiff 2004; Rades et al. 2006b).

An therapeutischen Möglichkeiten kommen die alleinige Strahlentherapie und die Operation (Dekompressions-Laminektomie mit weitgehender Tumor-

resektion, Wirbelkörperersatz, Spondylodesen, Fixateur interne u. a.) mit postoperativer Bestrahlung in Betracht, wobei die Ergebnisse in etwa gleichwertig sind (Posner 1984). In den frühen 80er Jahren zeigten retrospektive Studien, dass eine ausschließliche Bestrahlung zu ähnlichen, zum Teil sogar zu besseren Ergebnissen führt und eine geringere Morbidität als die Laminektomie aufweist (Young et al. 1980). Als Standard für die meisten Patienten wird die Bestrahlung in Kombination mit Steroiden empfohlen. Nach Diagnosestellung wird zunächst hoch dosiert Dexamethason (12–16 mg initial; 4–8 mg/4-6-8-stündlich) zur Beeinflussung des Begleitödems empfohlen. Unter der nachfolgenden Therapie ist auf eine ausreichende Steroiddosierung zu achten. Eine Dosierung von täglich 100 mg Dexamethason in den ersten drei Tagen ist dabei der häufig eingesetzten Dosierung von 16–24 mg/d in Verbindung mit einer gleichzeitigen Strahlenbehandlung überlegen (Loblaw und Laperriere 1998). Dabei sollte das Nebenwirkungspotenzial der Steroide, insbesondere bei dieser Dosierung, jedoch nicht außer Acht gelassen werden.

Ein operatives Vorgehen ist indiziert bei kompletter Wirbelkörpersinterung mit Fragmentdislokation in den Spinalkanal, auch bei unklarer Diagnose bzw. Histologie. Die alleinige Operation ist bei anamnestisch vorausgegangener Strahlentherapie mit ausgeschöpfter Rückenmarktoleranzdosis indiziert. Für dieses Verfahren beschreiben verschiedene Autoren lokale Kontrollraten und eine Erhaltung des neurologischen Status von bis zu 93 % (Chataigner und Onimus 2000; Siegal 1985; Tomita et al. 2001).

Die grundsätzliche Wirksamkeit einer lokalen Bestrahlung beim Vorliegen einer spinalen Kompression ist unstrittig (Greenberg et al. 1980; Rades et al. 2004). Die alleinige Strahlentherapie ist indiziert bei einer sich langsam entwickelnden Querschnittssymptomatik, Lokalisation im Bereich der Cauda equina, intraduralem Tumor, strahlensensiblem Tumor, fehlender ossärer Instabilität, ausgedehnten paravertebralen Tumoranteilen oder Kontraindikationen für eine Operation (wie eine komplette Paraplegie von mehr als 12 Stunden, Sphinkterfunktionsverlust von mehr als 24 Stunden, ausgedehnt generalisierte Grunderkrankung mit ausgeschöpften oder fehlenden Therapieoptionen und/ oder äußerst kurzer Überlebenszeit). Die Strahlenbehandlung sollte innerhalb von acht bis 12 Stunden nach Beginn der Symptomatik begonnen werden.

Das Zielvolumen ist in der Literatur nicht eindeutig definiert. Es wird empfohlen, die Tumorregion mit einem Sicherheitssaum einzuschließen. In den meisten Situationen kommt eine einfache Bestrahlungstechnik über ein dorsales Stehfeld ausreichender Länge und Breite (1 bis 2 Wirbelkörper kranial und kaudal der Läsion, Erfassung nachgewiesener paravertebraler Tumoranteile) zur Anwendung. Es empfiehlt sich, die Dosierung nach der ICRU-50-Norm oder bei einfachen Techniken den Referenzpunkt in Höhe des Rückenmarks zu wählen. Bei einer Zentralstrahlplanung liegt der Referenzpunkt in Höhe der HWS in ca. 5 cm Tiefe, 7 und 8 cm im Bereich der BWS und LWS. Im Halsbereich wird zur Schonung der pharyngealen Schleimhaut nach Möglichkeit eine seitliche opponierende Feldanordnung gewählt. Bei prävertebralem Weichteiltumor kann in Abhängigkeit von der Tumorausdehnung nach ventral eine ventro-dorsale Gegenfeldbestrahlung sinnvoll sein. In ausgewählten Situationen sollten aber auch die Möglichkeiten der modernen Bestrahlungsplanung und -durchführung ausgenutzt werden, die 3-D-Konformationsbestrahlung bzw. in Einzelfällen auch die hoch präzise stereotaktische Technik.

Die Wahl der Fraktionierung hängt von der Therapieintention ab (Zimmermann et al. 1999). Die gebräuchlichsten Therapieschemata sind die Applikationen von 20×2 Gy/4 Wo., $15 \times 2{,}5$ Gy/3 Wo. und 10×3 Gy/2 Wo. Das letzte Schema wird empfohlen bei Patienten mit schlechterer Prognose (z. B. < 4–6 Monate). Der Beginn kann mit höheren Einzeldosen von 4(–5) Gy für die ersten zwei bis drei Fraktionen erfolgen (Hoederath et al. 1996). Bei Patienten mit Myelomen sind höher fraktionierten Schemata von Vorteil (Rades et al. 2006c). Bei Raumforderungen mit strahlenunempfindlicher Histologie ist eine Dosis von 50–70 Gy für eine langfristige Tumorkontrolle notwendig. Der lokalen Kontrolle steht hier das Risiko der radiogen induzierten, chronisch progressiven Myelopathie entgegen. Bei Patienten, die eine höhere Strahlendosis als 40–45 Gy erhalten sollen, muss daher eine sorgfältige Nutz-/Risikoanalyse durchgeführt werden. Funktionell und symptomatisch bringt die weitere Dosiseskalation keinen Vorteil (Rades et al. 2007b). Bei Patienten mit metastatisch bedingter Rückenmarkskompression und kurzer Lebensdauer hat sich die Applikation von 2×8 Gy bewährt. An 53 Patienten mit wenig radiosensiblen Tumoren zeigte sich nach wenigen Monaten, im Vergleich zu konventionellen Therapieschemata, eine isoeffektive Schmerzkontrolle mit Erhaltung und Verbesserung des neurologischen Status ohne radiogene Myelopathie (Maranzano et al. 1997). Eine andere Studie zeigte keinen Unterschied im Überleben nach einer mittleren Nachbeobachtung von vier Monaten zwischen Behandlung von 1×8 Gy,

4×5 Gy, 5×4 Gy, 10×3 Gy und 20×2 Gy (Rades et al. 2006a). Demzufolge sind Schemata mit wenigen Fraktionen und mit hohen Einzeldosen bei Patienten mit einer schlechten Prognose sinnvoll und wirksam. Das Therapieergebnis hängt maßgeblich vom neurologischen Ausgangsstatus ab. Patienten, die vor der Therapie gehfähig sind, bleiben neurologisch stabil, während nur etwa 25 % der Patienten mit motorischer Schwäche und weniger als 10 % der Paraplegiker wieder ihre Mobilität erlangen (Delaney und Oldfield 1993). Insgesamt ist bei 40–60 % der betroffenen Patienten mit Gehfähigkeit nach Therapie zu rechnen (Posner 1984; Rades et al. 2007a).

Eine besondere therapeutische Herausforderung ergibt sich beim Auftreten lokaler, inoperabler Rezidive nach vorangegangener Bestrahlung. Nach bisheriger Lehrmeinung wird von einer erneuten Bestrahlung aufgrund der als ausgeschöpft angenommenen Strahlentoleranz des Rückenmarks abgeraten (Ang et al. 1992; Ruifrok et al. 1992). Die Anforderung an eine erneute Bestrahlung wird von Seiten der Kliniker allerdings recht häufig gestellt (Nieder et al. 2000). Nach neuesten Untersuchungen ergeben sich in solchen Situationen dennoch therapeutische Möglichkeiten (Schiff et al. 1995). Bei 54 Patienten wurde die vorbestrahlte Region wiederholt behandelt. Die primär applizierten Dosen lagen zwischen 22,5 und 54 Gy (median 30 Gy), die Gesamtdosen der erneuten Therapie lagen zwischen 36 und 80,9 Gy (median 54,3 Gy). Alle Patienten waren nach der ersten Strahlenbehandlung gehfähig gewesen. Nach Beendigung der Re-Bestrahlung waren es 78 % (n = 42). Zwischen sechs Tagen bis zu 80 Monaten (median 4,7 Monate) nach Abschluss der Re-Bestrahlung blieben 69 % (n = 37) der Patienten gehfähig. Bei 9 % (n = 5) trat zwischen 6,5 und 35 Monaten nach der Zweittherapie eine progrediente Paraparese ohne nachweisbare Tumorprogression auf. Die Daten zeigen, dass Patienten mit einer eingeschränkten Lebenserwartung und epiduraler Tumorprogression nach erfolgter Bestrahlung durch eine erneute Bestrahlung mobil bleiben, bei einem minimalen Risiko der radiogenen Myelopathie während der verbleibenden geringen Überlebensspanne. Zu vergleichbarer Schlussfolgerung kommen auch andere Autoren (Grosu et al. 2002).

Lungenmetastasen

Die palliative Strahlenbehandlung von Lungenmetastasen wurde vor der Einführung effizienter Zytostatika häufig alleinig oder in Verbindung mit systemischer Therapie durchgeführt. Bestrahlt wurden größere

Lungenareale (z. B. Hemithorax). Bei multiplen Lungenmetastasen wurde auch totales Lungenvolumen strahlentherapeutisch behandelt. Um die Bestrahlungsdosis zu senken, wurde die Strahlentherapie mit Zytostatika kombiniert. Es konnte in der Regel eine kurzfristige lokale Kontrolle erreicht werden (Akbiyik et al. 1979; Baeza et al. 1975; Spunt et al. 2001; Tepmongkol 1978). Erkauft wurde der therapeutische Erfolg durch einen funktionellen Verlust des bestrahlten Lungengewebes. Symptome infolge der Fibrosierungsvorgänge in der Pleura waren häufig.

Behandlung der multiplen Lungenmetastasen ist gegenwärtig Domäne der systemischen Behandlung. Solitäre bzw. wenige pulmonale Metastasen können allerdings in geeigneten klinischen Situationen chirurgisch entfernt werden. Bei peripherer Lage der Metastasen können auch mehrere Filiae erfolgreich reseziert werden. Ein signifikanter Teil der Patienten mit Lungenmetastasen profitiert von der pulmonalen Ektomie der Metastasen (Pfannschmidt et al. 2007; Sternberg und Sonett 2007).

Moderne strahlentherapeutische Techniken (Radiochirurgie, SBRT, IGRT) ermöglichen eine präzise Dosisapplikation, die zunehmend in der Behandlung inoperabler Lungenkarzinome eingesetzt wird. Diese Techniken eignen sich hervorragend zur Behandlung von einzelnen Lungenmetastasen. In einer Serie von 31 Metastasen bei 25 Patienten konnte eine lokale Kontrolle von 87 % erreicht werden. Die verabreichte Einzeitdosis betrug 30 Gy bei einem Sicherheitssaum von 10 mm nach lateral und 15 mm nach cranio-caudal (Fritz et al. 2006). Vergleichbare Ergebnisse wurden auch von anderen Autoren berichtet (Collins et al. 2007; Okunieff et al. 2006).

Lebermetastasen

Die Diagnose von intrahepatischen Metastasen ist bei der Mehrheit von Tumorpatienten mit einem multiplen Organbefall verbunden. Klinisch relevante Symptome sind Kapselspannungsschmerz und Cholestase. Unbehandelt erreichen die Patienten in Abhängigkeit von der Primärerkrankung ein medianes Überleben von wenigen Wochen bis Monaten. Eine selektionierte Subgruppe stellen Tumoren aus dem portalen Stromgebiet wie kolorektale Karzinome dar. Bei solitären Metastasen hat die chirurgische Resektion unter den therapeutischen Möglichkeiten einen hohen Stellenwert erreicht, da hier Überlebensraten bis zu 49 % nach fünf Jahren beobachtet werden (Cromheecke et al. 1999; Geoghegan und Scheele 1999). Als etablierte Behandlungsverfahren bei diffusem Organbefall stehen die regionale und die systemische zytostatische Therapie zur Verfügung (Cromheecke et al. 1999). Gute palliative Ergebnisse werden durch Kryotherapie (Dwivedi et al. 2001), Laser-induzierte Thermotherapie (Solbiati et al. 2001) und intraläsionale Alkoholinjektion erreicht (Vogl et al. 1999). Messbarer palliativer Effekt lässt sich auch in selektierten Fällen durch eine Chemoembolisation erzielen (Bianco et al. 1996).

Die strahlentherapeutischen Möglichkeiten werden durch eine relativ niedrige Toleranzdosis des Lebergewebes limitiert. Das Auftreten einer radiogenen Hepatitis mit Hepatomegalie, Aszites, Ikterus und erhöhten exkretorischen und/oder parenchymatösen Leberenzymen nimmt nach Bestrahlung der gesamten Leber nach Überschreiten eines Schwellenwertes von 30 Gy, auch bei Einzeldosen von 1,5–2 Gy, signifikant zu (Smalley und Evans 1991). Eine Erhöhung der Dosis erscheint auch nicht sinnvoll, da dadurch keine weitere Verbesserung des palliativen Effektes und des Überlebens erreicht werden kann. Die Applikation einer höheren Dosis kann lediglich auf ein umschriebenes Volumen der Leber erfolgen.

Indikationen zur Durchführung einer Leberbestrahlung bestehen in erster Linie bei Kapselspannungsschmerz und bei Cholestase. Daten zur Radiotherapie von Lebermetastasen umfassen in erster Linie Erkrankungen wie kolorektale Karzinome, Pankreas-, Ösophagus-, Mammakarzinom, kleinzelliges Bronchialkarzinom sowie tumoröse Infiltrationen bei Lymphomerkrankungen (Eble et al. 1993). Bei Bestrahlung der Leber gilt eine Gesamtdosis von 21 Gy mit täglichen Einzeldosen von 3 Gy als Methode der Wahl (Borgelt et al. 1981; Leibel et al. 1990; Russell et al. 1993). In diesem Dosisbereich ist der zu erwartende tumorizide Effekt nur wenig ausgeprägt, dennoch ist die palliative Wirkung zufrieden stellend. Die Leberbestrahlung wird gut toleriert, nur ca. 25 % der Patienten entwickeln Übelkeit und Brechreiz (Borgelt et al. 1981). Bestrahlt wird in der Regel über individuell kollimierte, opponierende Stehfelder.

Bei der Mehrzahl der Patienten (55–80 %) wird eine subjektive Besserung der Beschwerdesymptomatik und damit eine Anhebung der Lebensqualität durch Linderung des Kapselspannungsschmerzes erreicht (Borgelt et al. 1981; Eble et al. 1993; Leibel et al. 1990; Rotman et al. 1986). Eine Besserung des Stauungsikterus bzw. eine Verminderung der Bilirubinwerte im Serum ist bei knapp 35 % der betroffenen Patienten zu beobachten (Eble et al. 1993). Eine objektive Befundbesserung mittels Sonographie oder

CT lässt sich maximal bei einem Drittel der behandelten Patienten nachweisen, eine Abnahme der Lebergröße (um 25 %) bei 15–30 % der behandelten Patienten mit Hepatomegalie (Leibel et al. 1987; Rotman et al. 1986).

Die mediane Überlebenszeit nach Strahlentherapie liegt bei 4,3 Monaten (bei kolorektalen Tumoren: 5,8 Monate). Etwa 30 % der Patienten überleben sechs Monate und 12 % ein Jahr. Patienten, die unter der Radiotherapie eine Progression der Lebermetastasierung erleiden, sterben innerhalb von vier Wochen (Leibel et al. 1990). Eine Verlängerung des medianen Überlebens um mehrere Monate kann bei Patienten mit kolorektalem Karzinom durch eine simultane Radio- und Chemotherapie mit 5-FU bzw. 5-FU/Leukovorin erzielt werden. Bei diesem Vorgehen wird eine Reduktion der Einzeldosis aufgrund der zu befürchtenden erhöhten Toxizität (z. B. auf 1,8 Gy) empfohlen (Eble et al. 1993; Rotman et al. 1986). Eine weitere Verbesserung der Ergebnisse kann durch intraarterielle Applikation von Zytostatikum und simultane konformale Eskalation der Strahlendosis erreicht werden (Dawson et al. 2000; Mohiuddin et al. 1996).

Die Prognose wird durch Tumorausdehnung (alleiniger Leberbefall vs. zusätzliche extrahepatische Metastasierung), Tumorentität, Karnofsky-Aktivitätsindex und Gesamtdosis bestimmt (Leibel et al. 1990; Russell et al. 1993). So haben Patienten in gutem Allgemeinzustand mit kolorektalem Primärtumor und alleinigem Leberbefall eine signifikant bessere mediane Überlebenszeit, während Patienten mit Bronchial- und Mammakarzinomen ein deutlich schlechteres Überleben aufweisen. Diese prognostischen Faktoren konnten auch durch neuere Untersuchungen bestätigt werden (Nanashima et al. 2001).

Vielversprechende Ergebnisse sind von der stereotaktischen Bestrahlung der Lebermetastasen berichtet worden. Hierfür werden spezielle Fixationsvorrichtungen benötigt, die eine adäquate Präzision der Strahlenapplikation in der atembeweglichen Leber garantieren (Herfarth et al. 2000; Krishnan et al. 2006). Herfarth et al. behandelten im Rahmen einer Phase-II-Studie 66 Metastasen bei 43 Patienten mit einer stereotaktischen Einzeitbestrahlung (16–20 Gy). Nach 18 Monaten konnte in 82 % der Fälle eine lokale Kontrolle beobachtet werden. Das mediane Überleben des Kollektivs betrug 24 Monate. Relevante Nebenwirkungen wurden nicht beobachtet. Es konnte ein signifikant besseres Überleben bei Patienten, die in kurativer Intention behandelt wurden, festgestellt werden (87 % vs. 24 % nach 18 Monaten) (Herfarth et al. 2001).

Ergebnisse des selektiven Einsatzes von an Substanzen gebundenen Radionukliden, die ein Targeting von Lebermetastasen ermöglichen, müssen noch in randomisierten Studien geprüft und können nicht generell empfohlen werden (Ho et al. 1998). Vielversprechend erscheint auch die Mikrobrachytherapie mit Yttrium-90. Das Radionuklid wird, umschlossen von Mikrokapseln, superselektiv in die, den metastasenbezirkversorgende Leberarterie injiziert. Die Methode zeigte eine gute lokale Kontrolle bei geringen Nebenwirkungen (Welsh et al. 2006).

Maligne Systemerkrankungen

Radiotherapie verfügt über ein fest definiertes Indikationsspektrum bei malignen Systemerkrankungen. Die Indikationen beruhen auf nachgewiesener lokaler Wirksamkeit, unabhängig von anders lautenden Therapieempfehlungen. Bei der chronischen lymphatischen Leukämie (CLL), Immunozytomen und niedrig malignen Lymphomen kann die palliative Strahlentherapie bei subjektiver Beeinträchtigung durch große, funktionell und kosmetisch störende Lymphome effektiv eingesetzt werden. Die zu applizierende Strahlendosis ist abhängig vom histologischen Subtyp. Für die genannten Lymphomentitäten sind Gesamtdosen von 30–40 Gy in zwei bis vier Wochen sinnvoll, bei der CLL 20 Gy in zehn Fraktionen, um eine lokale Kontrolle für die zu erwartende Lebenszeit des Patienten zu bewirken.

Kapselspannungsschmerz bei einer Splenomegalie, die durch chronische Leukämien (CLL, CML) oder Osteomyelosklerose bedingt ist, kann durch eine palliative Strahlentherapie bei ca. 90 % der Patienten gebessert werden (Guiney et al. 1989; Paulino und Reddy 1996; Roncadin et al. 1987). Komplikationen durch ausgeprägte Organvergrößerung wie Subileussymptomatik, V. cava inferior-Kompressionssyndrom, mechanisch bedingte Beeinträchtigung der quantitativen Nahrungsaufnahme und Dyspnoe können ebenfalls durch eine Milzbestrahlung bei 50–85 % der Patienten gelindert werden (Guiney et al. 1989; Paulino und Reddy 1996; Roncadin et al. 1987; Wagner et al. 1986). Bei der CLL wird zusätzlich ein zytoreduktiver Effekt erzielt (Aabo und Walbom-Jorgensen 1985; Terstappen et al. 1988). Einzel- und Gesamtdosis bei der Milzbestrahlung richten sich nach der hämatologischen Situation. Bei der CLL werden Einzeldosen von 1 Gy empfohlen, 3 × wöchentlich bis zu einer Gesamtdosis von 6–10 Gy

(Guiney et al. 1989; Terstappen et al. 1988), bei der CML 3 × 0,3–0,5 Gy/Wo. bis 3–5 Gy (Cunningham et al. 1979). Bei der Osteomyelosklerose werden 3 × 0,3 Gy/Woche bis 3 Gy bevorzugt (Parmentier et al. 1977; Wagner et al. 1986). Limitierend für die Gesamtdosis ist die Ausgangsthrombozytenzahl. Nach einer vorübergehenden Verstärkung der Thrombozytopenie werden nach Beendigung der Therapie in wenigen Wochen wieder die Ausgangswerte erreicht. Bei Leukozytenzahlen < 1000/µl, Thrombozyten < 25 000/µl und einem Hb-Wert < 8 g/dl sollte die Milzbestrahlung beendet werden, da mit einem weiteren Abfall nach Abschluss der Therapie gerechnet werden muss (Parmentier et al. 1977). Die Milzbestrahlung kann in der Regel wiederholt werden. Allerdings nimmt erfahrungsgemäß der palliative Effekt mit zunehmender Zahl der Serien ab. Bei AIDS-Kranken mit Splenomegalie kann eine kleinfeldrige Strahlentherapie mit 0,5–1 Gy, 1–2 ×/Wo., eine gute Symptomkontrolle bewirken (Munro und Stewart 1989).

Bei leptomeningealer Aussaat durch maligne Lymphome oder Leukämien kann durch die Hirnschädelbestrahlung unter Einschluss der Kalotte, der hinteren Orbitaabschnitte und der Schädelbasis (einschließlich HWK 2) mit zeitlich versetzter intrathekaler Chemotherapie (Methotrexat, Cytosinarabinosid, Dexamethason) in vielen Fällen eine über Wochen und Monate anhaltende klinische Besserung erzielt werden. Wenn mittels MRT Areale mit größeren Herden im Spinalraum nachweisbar sind oder bei spinalen/radikulären Ausfällen grobknotige Tumoraussaat im Bereich des Myelons angenommen werden muss, sollte die Bestrahlung der gesamten zerebro-spinalen Achse (in Medulloblastomtechnik) bevorzugt werden.

Die Dosierung richtet sich maßgeblich nach dem Allgemeinzustand, dem klinisch-neurologischen Status, dem Krankheitsstadium und den chemotherapeutischen Optionen (evtl. kuratives Potenzial). Bei niedrigmalignen Lymphomen genügt eine Strahlendosis für den Hirnschädel bzw. für die gesamte Liquorraumbestrahlung von 24–30 Gy (1,8–2 Gy pro Fraktion); bei hochmalignen Lymphomen wird in Abhängigkeit der Zielsetzung dosiert (palliativ: Hirnschädelbestrahlung, 10 × 3 Gy/30 Gy; kurativ: 45–50,4 Gy mit 1,8 Gy pro Fraktion; spinale Achse 30–36 Gy, evtl. umschriebene Aufsättigung bis 45 Gy mit 1,6–1,8 Gy Einzeldosis). Bei zerebralen AIDS-assoziierten NHL-Infiltrationen wird eine Strahlentherapie mit 5 × 5 Gy empfohlen (Berson et al. 1990).

Bei akuter oder chronischer GvHD (graft versus host disease) können die belastenden Hautsymptome zusätzlich zur systemischen Therapie mit einer Elektronen-Ganzhautbestrahlung wirksam behandelt werden (Hoederath et al. 1996).

Kaposi-Sarkom

Das im vorletzten Jahrhundert beschriebene Kaposi-Sarkom stellt eine seltene, vaskuläre Neoplasie mit einem nicht schmerzhaften langjährigen Verlauf dar (Breimer 1996). Neue Bedeutung erlangte das Kaposi-Sarkom mit dem Human Immunodeficiency Virus (HIV) und dem dadurch nach einer gewissen Latenzzeit hervorgerufenen Krankheitsbild Acquired Immune Deficiency Syndrome (AIDS). Die Genese und Pathophysiologie der Kaposi-Sarkome sind wie auch ihre Dignität bislang nicht eindeutig geklärt (Huang et al. 2001; Noel et al. 1997; Schecter 2001). Das Kaposi-Sarkom ist vor den Non-Hodgkin-Lymphomen die häufigste Neoplasie bei AIDS-Patienten. Epidemiologisch sind verschiedene Formen des Kaposi-Sarkoms zu unterscheiden wie: Klassisches Kaposi-Sarkom, endemisches afrikanisches Kaposi-Sarkom, transplantationsassoziiertes Kaposi-Sarkom und in Assoziation mit einer HIV-Infektion auftretendes epidemisches Kaposi-Sarkom (Breimer 1996; Cooper 1992; Kotz und Krigel 1993; Munro und Stewart 1989). Der klinische Verlauf des klassischen und des epidemischen Kaposi-Sarkoms ist unterschiedlich, wobei die klassische Form eine eher langsame und indolente Progredienz zeigt, während die epidemische Form fulminanter verläuft (Vapnek et al. 1991).

Initiale Haut- und Schleimhautherde neigen beim Kaposi-Sarkom zu einer multifokalen Ausbreitung mit überwiegendem Befall von unterer Extremität (Knöchel, Fußsohle), Unterarmen, Händen, Augenlidern, Konjunktiven, Nase, Pharynx/Larynx, Lunge, Gastrointestinaltrakt, Genitalregion (Berson et al. 1990; Cooper 1992; Geusau und Tschachler 1997). Die Diagnose erfolgt durch histologische Sicherung, HIV-Titer-Nachweis, CD4-Bestimmung und schließlich durch das typische klinische Erscheinungsbild (Cooper 1992): livid-rot verfärbte Makulae, Papeln oder Knoten, die konfluieren und irregulär geformte Herde bilden. Die Obstruktion tiefer Lymphgefäße führt häufig zu einem erheblichen Lymphödem (Saran et al. 1997; Schwartz et al. 2000), insbesondere im Bereich der Unterschenkel, der Genital- und Leistenregion und im Gesichtsbereich. Eine begleitende Lymphadenopathie (nicht notwendigerweise tumorinfiltriert) verstärkt das Ödem (Kirova et al. 1998; Munro und Stewart 1989).

Indikationen zur Behandlung der Kaposi-Sarkome sind Schmerzen, funktionelle Beeinträchtigung, ausgedehnte Herde mit vermehrter Blutungsneigung sowie kosmetisch störende Läsionen. An therapeutischen Möglichkeiten zur Behandlung des epidemischen Kaposi-Sarkoms stehen sowohl lokale als auch systemische Therapien zur Verfügung. Lokale Läsionen werden durch kosmetisches Abdecken, intraläsionale Chemotherapie, Lasertherapie, Kryotherapie und Radiotherapie angegangen. Systemische Therapie besteht aus einer antiviralen Behandlung, Zytokinen und Chemotherapie (Berson et al. 1990; Caccialanza et al. 1997; Geara et al. 1991; Mitsuyasu 2000; Myskowski und Ahkami 1997; Becker und Bottke 2006).

Die Therapie der Wahl des strahlensensiblen Kaposi-Sarkoms ist in den meisten Fällen die lokale Bestrahlung. Lokale Ansprechraten werden mit 80–100 % angegeben. Das Zielvolumen sollte in Abhängigkeit von der Läsionsgröße einen Sicherheitssaum von 1–2 cm beinhalten. Als Strahlenqualitäten kommen Orthovoltstrahlen (45–250 kV), niederenergetische Elektronen (6–9 MeV) und bei tiefer liegenden Prozessen Photonen in Frage. Der Einsatz vom Gewebeäquivalent als Vorschaltschicht ist sinnvoll. Bei Bestrahlung der Extremitäten sollte nach Möglichkeit nicht die gesamte Zirkumferenz erfasst, sondern ein gewisser Hautsaum ausgespart werden (Kirova et al. 1998; Nisce et al. 1981; Saran et al. 1997; Becker und Bottke 2006). Bei irregulären Zielvolumina (z. B. Füße) kann zur Optimierung der Dosisverteilung die Bestrahlung im Wasserbad erfolgen (Plettenberg et al. 1991).

In der Literatur wurden verschiedene Fraktionierungsschemata publiziert (Berson et al. 1990; de Wit et al. 1990; Saran et al. 1997; Stelzer und Griffin 1993). Sie reichen von 1 × 8 Gy (mit der Vorstellung, dass bei AIDS-Patienten ein subletaler Strahlenschaden nicht adäquat repariert wird) bis zu Fraktionierungen von 1–5 Gy Einzeldosis und Gesamtdosen von 20–40 Gy. Insgesamt sind die Ergebnisse randomisierter und nicht-randomisierter Studien wegen der Wahl unterschiedlicher Endpunkte (wie Schmerzbesserung, Tumorrückbildung, kosmetisches Resultat, Remissionsdauer, erforderliche Rezidivbestrahlung) nur schwer vergleichbar. Bei der Wahl der Fraktionierung sind subjektives und objektives Ansprechen, rezidivfreies Intervall, Akut- und Spättoxizität sowie Belastbarkeit des Patienten von entscheidender Bedeutung. Aufgrund überschießender akuter Ne-

benwirkungen in der Mund- und Rachenregion sollte die Einzeldosis nicht über 1 Gy, die Gesamtdosis nicht über 20 Gy gewählt werden (Munro und Stewart 1989).

Ein frühes Ansprechen ist sehr selten, die Rückbildung der kutanen Läsionen erfolgt in der Regel Wochen bis Monate nach Abschluss der Bestrahlung (Geara et al. 1991; Kirova et al. 1998; Saran et al. 1997). Oftmals bleibt eine „residual purple pigmentation" zurück (Stelzer und Griffin 1993). Läsionen mit guter Remissionsqualität können nach sechs bis 12 Monaten wieder progredient werden (Munro und Stewart 1989), wobei das Ansprechen auf eine erneute Strahlentherapie in der Regel vergleichbar gut ist (Vapnek et al. 1991). Eine passagere Rückbildung der Lymphödeme wird mit ca. 40–50 % angegeben (Kirova et al. 1998). Kaposi-Sarkom-Infiltrationen mit Begleitödemen im Bereich von Genitale, Leisten und proximalen Oberschenkeln bilden sich nach einer einmaligen Bestrahlung mit 5 Gy gut zurück (opponierende Felder, sog. „boxer shorts") (Munro und Stewart 1989), Herde an Penis und Skrotum ohne gravierende Nebenwirkungen nach 1 × 8 Gy (de Wit et al. 1990; Vapnek et al. 1991). Gute Rückbildungen im Bereich der Schleimhäute (Plettenberg et al. 1991; Saran et al. 1997) und eine deutliche Besserung der vormals bestehenden subjektiv belastenden Symptomatik bei persistierendem Tumor wurden beobachtet (Kirova et al. 1998). Weniger gute Rückbildung bzw. teilweise rasche Progredienz ist bei primär ausgedehnt flächigen Infiltraten festzustellen (Plettenberg et al. 1991).

Die Nebenwirkungen an der Haut werden überwiegend als mild beschrieben, mit passageren Erythemen, Ödemen und Hyperpigmentierungen (Kirova et al. 1998; Saran et al. 1997), auch nach einzeitig hochdosierter Strahlentherapie (Stelzer und Griffin 1993). Im Gegensatz dazu reagieren die Schleimhautbereiche (Mundhöhle, Pharynx, Larynx) und der Anogenitalbereich nach höheren Einzeldosen (Shimomura et al. 2000) wie auch bei konventionell fraktionierter Bestrahlung (Saran et al. 1997) sehr empfindlich. Die Ausprägung akuter Nebenwirkungen ist offensichtlich unabhängig von einer begleitenden Candida-Infektion und dem Immunstatus (Berson et al. 1990).

Spezielle Therapieverfahren

Die unterschiedlichen Formen der Tumormanifestationen bei fortgeschrittener maligner Erkrankung stellen nicht selten hohe Anforderungen an die therapeutischen Verfahren. Aus diesem Grunde können der Einsatz spezieller strahlentherapeutischer Techniken sowie die gezielte Anwendung etablierter Methoden und die Einbeziehung additiver Therapiemodalitäten einen Vorteil für den Patienten darstellen (Müller 1991).

Brachytherapie

Die Brachytherapie stellt eine effektive Therapieoption in der palliativen Strahlenbehandlung dar. Zur Anwendung kommt hauptsächlich das Highdose-rate-(HDR-)Afterloading-Verfahren als intrakavitäre bzw. endoluminale oder interstitielle Technik zum Einsatz (Armstrong 1993). Klinisch relevante Symptomatik bei fortgeschrittenen Tumoren ist in den meisten Fällen durch ein funktionsstörendes lokales Wachstum des Tumors bedingt (Awan und Weichselbaum 1990). Daher besteht der Vorteil der Brachytherapie darin, dass eine hohe Konzentration der Dosis im Tumor- bzw. Zielvolumen unter weitgehender Schonung umgebender gesunder Normalgewebe appliziert werden kann, auch nach vorangegangener Strahlentherapie (Bialas et al. 2000; Ciezki und Macklis 1995; Harms et al. 2001). Weitere Vorteile für den Patienten sind die kurze Behandlungszeit und damit geringere physische wie auch psychische Belastung und die mögliche ambulante Behandlung. Die Afterloading-Therapie kann endobronchial und endotracheal bei zentral gelegenem Lungentumor (Anacak et al. 2001; Aygun und Blum 1995; Chang et al. 1994), endoluminal/intrakavitär beim Ösophagus- (Ahmad et al. 1994; Frenken 2001), Gallengangs-Kuvshinoff et al. 1995; Montemaggi et al. 1996), Zervix- und Vaginalkarzinom (Tan 1994), interstitiell/intrakavitär bei HNO-Tumoren (Eisbruch und Dawson 1999), paravertebral sowie bei tief sitzendem Rektum- (Goes et al. 1997; Kolotas et al. 2003) und Analkarzinom (Jackson 1980) in palliativer Absicht eingesetzt werden. Ein erfolgreicher Einsatz von Brachytherapie wurde auch bei Metastasen in der Leber (Donath et al. 1990; Geoghegan und Scheele 1999), Hirn (DeAngelis 1994; Kolotas et al. 1995) und Harnröhre (de Porre 1993) beschrieben.

Die Indikation zur Brachytherapie im Bronchialsystem ist dann gegeben, wenn die anderen etablierten Verfahren wie Operation, perkutane Strahlenbehandlung und/oder Chemotherapie ausgeschöpft sind. Dies betrifft vorwiegend Patienten mit lokal rezidivierten Bronchialkarzinomen bei intraluminal-endophytisch wachsenden Tumoren der Trachea bzw. eines Haupt- oder Lappenbronchus. Eine endobronchiale Brachytherapie ist indiziert, wenn eine Stenose oder ein Verschluss der zentralen Atemwege (z. B. der Trachea, eines Hauptbronchus, des rechten Zwischenbronchus oder eines Lappenbronchus) dem Patienten Stridor, Dyspnoe unter Belastung oder Dyspnoe in Ruhe bereitet oder zu bereiten droht. Bei völliger Lumenverlegung wird vor der Afterloading-Behandlung eine Laserdesobliteration zur Rekanalisation notwendig (Allen et al. 1985; Aygun und Blum 1995; Petera et al. 2000). Die Bestrahlung wird beim gering sedierten Patienten in meist zwei bis vier Fraktionen in mindestens wöchentlichem Abstand mit einer Einzeldosis von 5–7 Gy in 10 mm Abstand von der Mittelachse des Applikators (Ausführung und Durchmesser entsprechend Stenosegrad bzw. Tumorlokalisation) appliziert (Pisch et al. 1993). Die Tumorrückbildung, verbunden mit der Wiederbelüftung des Lungenabschnitts, führt bei den unter erheblicher Dyspnoe leidenden Patienten zu einer enormen Verbesserung der Lebensqualität. Objektive Ansprechraten, dokumentiert mittels Lungenfunktion und Messung des Lumendurchmessers, werden bei 72–85 % der Patienten erreicht (Macha et al. 1995). Die endobronchiale Afterloading-Therapie ist für den Patienten eine wenig belastende, subjektiv und objektiv effektive Palliativtherapie. Als relevante Komplikationen wurden in seltenen Fällen Blutungen berichtet.

Der akute Handlungsbedarf beim Ösophaguskarzinom resultiert in erster Linie aus der Dysphagie, welche bei ca. 80 % der Patienten bereits zum Zeitpunkt der Erstdiagnose vorliegt. Die applizierte Einzeldosis in der HDR-Technik beträgt an der Applikatoroberfläche 20 Gy und in 10 mm Tiefe 5 Gy (Fritz 1995). Nach HDR-Brachytherapie werden in 65–96 % der Fälle subjektive Besserungen berichtet, allerdings ist bei ca. 7 % der Behandelten eine ösophago-tracheale Fistel zu befürchten (Fritz 1995; Jager et al. 1995). Die Dauer des Ansprechens beträgt im Median 4,5 Monate. Die medianen Überlebenszeiten nach alleiniger palliativer Brachytherapie betragen sieben bis acht Monate und sind damit mit reiner endoskopischer Palliativtherapie vergleichbar (Jager et al. 1995; Khandelwal 1995; Sur et al. 1996). Generell kann die notfallmäßige Wiedereröffnung der Passage durch endoskopische Maßnahmen schneller erreicht werden.

Vielversprechend erscheinen auch die Ergebnisse der interstitiellen Therapie, die an ausgewählten Zentren angeboten wird. Die Indikation in Deutschland wird allerdings selten gestellt. Bei vorbestrahlten ossären Metastasen beispielsweise wird nach Applikation von 10–30 Gy eine dauerhafte Schmerzreduktion um 33–67 % berichtet (Kolotas et al. 1995).

Intraoperative Strahlentherapie

Die intraoperative Radiotherapie (IORT) wird als eine Einzeitbestrahlung während eines operativen Vorgehens definiert. Zur Anwendung können dabei unterschiedliche Strahlenqualitäten kommen, die Einzeldosis liegt im Bereich von 10–22 Gy. Die intraoperative Bestrahlung mit Elektronen wird nur an entsprechend ausgestatteten Zentren durchgeführt. Sie setzt eine enge Kooperation mit dem Chirurgie- und Anästhesieteam voraus. Trotz des hohen personellen und technischen Aufwands ist die IORT eine praktikable Methode. Durch die Wahl verschiedener Tubusgrößen, zusätzliche Bleiabschirmung innerhalb und außerhalb des Bestrahlungsfeldes sowie Anpassung der Elektronenenergie an die gewünschte Tiefe im Zielvolumen ist es möglich, nicht nur die strahlenempfindlichen Nachbarorgane, sondern auch hinter dem Tumor liegende gesunde Gewebe zu entlasten (Gunderson et al. 1995; Lindel et al. 2001).

Eindrucksvolle Palliativeffekte im Sinne einer signifikanten Schmerzlinderung können bei bis zu 80 % der Patienten beobachtet werden. Die Schmerzlinderung tritt etwa zehn Tage nach IORT auf und hält über mehrere Monate an. Die IORT bei lokaler Inoperabilität bietet sich insbesondere bei den Patienten an, die zur Anlage einer bilio-digestiven oder gastrointestinalen Anastomose laparotomiert werden (Lehnert et al. 2001; Lindel et al. 2001).

Eine Lebensverlängerung durch die IORT bei nichtresezierbaren Pankreastumoren wurde bisher nicht belegt. Aus dem Massachusetts General Hospital wurde mit Abstand die beste mediane Überlebenszeit von 12–16 Monaten berichtet, mit einer lokalen Tumorkontrolle nach zwölf Monaten von 82 %, verglichen mit 48 % nach perkutaner Bestrahlung (Gunderson et al. 1987; Shipley et al. 1984).

Die interstitielle Implantation radioaktiver Nuklide (Jod-125-Seeds, Gold-198-Seeds, Palladium-103-Seeds) im Rahmen eines operativen Eingriffs ist als Sonderform der IORT anzusehen (Balat et al. 2000; Nori et al. 1996; Sauerwein et al. 1989). Der Vorteil von beschriebenen radioaktiven Nukliden ist die niedrige Energie der therapeutisch benutzten Photonenstrahlung und die daraus resultierende gute Absorption durch das direkt umgebende Gewebe. So lässt sich eine Dosis von 120–200 Gy bei nicht resek-

tablen Tumoren (Pankreaskarzinom, Beckenrezidive) erreichen. Mit der Implantation radioaktiver Seeds kann die Rückbildung der Schmerzsymptomatik und damit eine Verbesserung der Lebensqualität erzielt werden (Sauerwein et al. 1989).

Eine weitere Form der intraoperativen Bestrahlung stellt die Anwendung von Flabs mit speziell angefertigten Kanälen für Sonden einer Mehrkanal-Afterloading-Iridium-192-Anlage. Die Flabs werden intraoperativ angebracht und anschließend eine Brachytherapie durchgeführt. Die Gesamtdosis beträgt intraoperativ 15 Gy. Die Methode ist einfach durchführbar und kann postoperativ mit weiteren Maßnahmen wie perkutane Radiotherapie und Chemotherapie kombiniert werden (Huber et al. 1996).

Neutronen

Aufgrund ihrer physikalischen Eigenschaften und hoher biologischer Wirksamkeit bieten Neutronen bei Rezidiven im HNO-Bereich sowie bei präsakralen Läsionen eine wirksame therapeutische Option in palliativer Situation. Im Sinne einer Abtötung von Tumorzellen sind die Neutronen bis zu dreimal effizienter als Photonen, da die Schäden an der DNA wenig wirksam repariert werden und Hypoxie eine geringere Rolle spielt. Die Indikation zum Einsatz der Neutronentherapie ergibt sich bei operativ und/oder radiogen bedingter Gewebsfibrosierung und die daraus resultierende Durchblutungsminderung im Bereich eines Rezidivtumors (Auberger und Reuschel 1998). Eine weitere therapeutische Option bieten die Neutronen auch bei der palliativen Behandlung fortgeschrittener Melanome (Bremer et al. 1999).

Catterall et al. (1987) und Saroja et al. (1988) berichteten über eine Rate kompletter Remissionen von 50–82 % bei Lokalrezidiven von Kopf-Hals-Tumoren nach Neutronentherapie. Das gute Ansprechen im Vergleich zur Photonentherapie wird durch die höhere Effektivität in den häufiger hypoxischen Tumorzellen in den Rezidiven erklärt. Der Nachteil dieses Verfahrens besteht in der hohen Nebenwirkungsrate (Gewebeinduration, Nekrosen, Ulzera), die im beschriebenen Kollektiv bei über einem Viertel der Patienten beobachtet wurde. Einige Autoren beschreiben den Einsatz von Neutronen als sinnvoll bei Lokalrezidiven von Parotistumoren (Buchholz et al. 1992; Douglas et al. 1996; Krull et al. 1998) sowie bei rezidivierenden Sarkomen (Schwartz et al. 2001).

Zum Einsatz von Neutronen bei inoperablen präsakralen Rektumkarzinom-Rezidiven wurden teilweise widersprüchliche Daten veröffentlicht. Duncan et al. (1987) schließen nach Prüfung von Neutronen und Photonen im randomisierten Vergleich, dass die Neutronentherapie den Photonen hinsichtlich der Effektivität (Schmerzbeeinflussung, lokale Tumorkontrolle, Überlebenszeit) nicht überlegen ist. Die Komplikationsrate bezüglich der Darmtoxizität zeigte in dieser Studie statistisch keine Unterschiede. Vorteile sind offensichtlich beim Einsatz von Neutronen im Rahmen der Mixed-beam-Technik (Photonen und Neutronen) zu erwarten. Eising et al. (1990) und Engenhart-Cabillic et al. (1998) konnten bei Kombination von Strahlenqualitäten (30–40-Gy-Photonen, 5–10-Gy-Neutronen) bei präsakralen Rektumkarzinom-Rezidiven einen potenziellen Vorteil für den Einsatz der Neutronentherapie zeigen. Neben einer auffallend raschen Schmerzbesserung ließ sich eine hohe Ansprechrate (bis zu 50 % komplette Schmerzfreiheit über eine Periode von bis zu 6 Monaten) beobachten, verbunden mit einem Überlebensvorteil für Patienten ohne viszerale Metastasierung (70 % > 12 Monate vs. 23 % > 12 Monate; mediane Überlebenszeit 10,4 Monate) (Engenhart et al. 1990).

Protonen

Die physikalischen Eigenschaften von Protonen machen sie auch für die palliative Radiotherapie attraktiv. Die Bestrahlung mit Protonen wird in Zukunft möglicherweise auch in der palliativen Behandlung eine Rolle spielen. Eine schwedische Expertengruppe schätzte, dass etwa 1 % aller palliativen Behandlungen in künftig mit Protonen ausgeführt werden (Bjork-Eriksson et al. 2005). Bereits jetzt wird diese Strahlenqualität in der palliativ intendierten Behandlung von Chordomen der Schädelbasis eingesetzt (Pommier et al. 2006). Beschrieben wurden auch mehrere Patientenserien, die in palliativer Intention mit Protonen behandelt wurden. Die Überlegenheit dieses Verfahrens gegenüber Bestrahlung mit Photonen muss allerdings noch belegt werden.

Hyperthermie

Die Hyperthermie in Kombination mit Radiotherapie bzw. Chemotherapie hat sich in klinischen Studien bei Patienten mit lokal fortgeschrittenen, oberflächlich und tief gelegenen Tumoren als Palliativmaßnahme bewährt. Nach Overgaard (1989) implizieren hohe Wärmeverstärkungsfaktoren, die als abschätzendes Maß zur Charakterisierung der

Wärmeempfindlichkeit eines Tumors dienen, eine potenzielle Einsparung an Strahlendosis. Dieser günstige Umstand ermöglicht es, Patienten mit Rezidiv nach Strahlentherapie erneut einer Bestrahlung in Kombination mit Hyperthermie zuzuführen. Während der Strahlenbehandlung wird die Hyperthermie so fraktioniert, dass zwischen den einzelnen Behandlungen ein Abstand von zwei bis drei Tagen eingehalten wird, um dem Phänomen der Thermotoleranz Rechnung zu tragen (Seegenschmiedt et al. 1993).

Als besonders günstige Behandlungsindikationen für eine Oberflächenhyperthermie erweisen sich Mammakarzinom-Thoraxwand-Rezidive (Hehr et al. 2001), Lymphknotenmetastasen von Plattenepithelkarzinomen im HNO-Bereich (Puthawala et al. 2001) und kutane Melanommetastasen (Feyerabend et al. 1997). Die Therapie ist wenig belastend und bringt im Vergleich zur alleinigen Strahlenbehandlung keine wesentlichen zusätzlichen Nebenwirkungen. Selbst eine Strahlendosis von 30 Gy plus Hyperthermie kann eine gute Tumorrückbildung erzielen. Ausgedehnt flächenhaft wachsende Mammakarzinomrezidive oder multiple, weit voneinander distanzierte Tumoren der Thoraxwand lassen sich nicht immer durch die Applikatoren vollständig erfassen (Gonzalez Gonzalez et al. 1988).

Aufgrund ihrer oberflächlichen Lage ist die Mehrzahl der Melanome für eine Hyperthermie gut zugänglich. Die Thermoradiotherapie erhöht im Vergleich zur ausschließlichen Strahlentherapie die Chance der vollständigen Tumorrückbildung. Neben der konventionellen Fraktionierung von 2 Gy bis zu einer Zielvolumendosis von 40–50 Gy ist auch die Bestrahlung mit relativ hoher Einzeldosis (4, 6 oder 8 Gy, 1–2 ×/Woche) möglich, mit dem Vorteil einer kurzen Behandlungszeit (Seegenschmiedt et al. 1993).

Ein besonderes Problem in der Palliativtherapie stellen die meist inoperablen präsakralen Rezidive von Rektum- oder Sigmakarzinomen dar. Leitsymptom ist der sakrale oder tiefe Beckenschmerz. Da sich die Schmerzen mit oralen Analgetika meist nur ungenügend einstellen lassen, kann aussichtsreicher mit einer rückenmarknahen Opiatapplikation durch ein peridurales Kathetersystem eine befriedigende Schmerzdämpfung erzielt werden. Häufig können vorbestrahlte Patienten (oft Primärtherapie mit 45–50 Gy) bei Rezidiv nur noch mit einer reduzierten Dosis von 20–30 Gy behandelt werden. Diese Strahlenreserve bringt, insbesondere bei Osteodestruktion, eine nur kurzfristige Schmerzlinderung. Durch die Kombination der Radiotherapie mit einer Tiefenhyperthermie wird bei mehr als 80 % der Patienten eine deutliche Rückbildung der Schmerzen bis hin zu weitgehender Schmerzfreiheit über einen Zeitraum von zwei bis neun Monaten erreicht. Objektive Rückbildungen der Rezidivtumoren, dokumentiert mittels CT oder MRT, werden bei den Patienten selten beobachtet, auch nicht nach hohen Strahlendosen

(50–60 Gy) (Gunderson et al. 1992). Messbare palliative Effekte durch den Einsatz von Hyperthermie wurden bei Lebermetastasen (Vogl et al. 1999), fortgeschrittenem Zervixkarzinom (Dinges et al. 1998) und Prostatakarzinom (Kalapurakal et al. 2001) beschrieben.

Schlüsselliteratur

Adamietz IA: Obere Einflußstauung. Onkologe 5 (1999) 1046–1053

Böttcher HD, Adamietz IA: Klinik der Skelettmetastasen. Zuckschwerdt, München (1997)

Chow E, Harris K, Fan G et al: Meta-analysis of palliative radiotherapy trials for bone metastases. Clin Oncol (R Coll Radiol) 19 (2007) S26

Christian E, Adamietz IA, Willich N et al: Oncology FT: Radiotherapy in oncological emergencies – final results of a patterns of care study in Germany, Austria and Switzerland. Acta Oncol (2007) 1–9

Ciezki J, Macklis RM: The palliative role of radiotherapy in the management of the cancer patient. Semin Oncol 22 (1995) 82–90

Groß MW, Klauß H, Engenhart R: Strahlentherapeutisches Management von Hirmetastasen. Onkologe 6 (2000) 948–958

Müller RP: Palliative Strahlentherapie. In: Pichlmaier H (Hrsg) Palliative Krebstherapie. Springer Berlin 1991, 115–131

Rades D, Fehlauer F, Schulte R et al: Prognostic factors for local control and survival after radiotherapy of metastatic spinal cord compression. J Clin Oncol 24 (2006b) 3388–3393

Saran FH, Adamietz IA, Thilmann C et al: HIV-associated cutaneous Kaposi's sarcoma palliative local treatment by radiotherapy. Acta Oncol 36 (1997) 55–58

Tannock IF: Treating the patient, not just the cancer. N Engl J Med 317 (1987) 1534–1535

Gesamtliteratur

Aabo K, Walbom-Jorgensen S: Spleen irradiation in chronic lymphocytic leukemia (CLL): palliation in patients unfit for splenectomy. Am J Hematol 19 (1985) 177–180

Abrahm JL: Assessment and treatment of patients with malignant spinal cord compression. J Support Oncol 2 (2004) 377–388, 391; discussion 391–373, 398, 401

Adamietz IA, Emminger A, Unverferth D: Ungewöhnliche Lokalisation fehlinterpretierter Knochenmetastasen beim bestrahlten Zervixkarzinom Stadium IIb. Geburtshilfe Frauenheilkd 49 (1989) 682–684

Adamietz IA, Müller RP: Radiotherapie von Knochenmetastasen – Ergebnisse einer bundesweiten Umfrage. Strahlenther Onkol 173 (1997) 568

Adamietz IA, Noldus J, Feyer P, Böttcher HD: Prostatakarzinomrezidiv. Zuckschwerdt München 2007

Adamietz IA, Schneider O, Müller RP: Results of a nationwide survey on radiotherapy of bone metastases in Germany. Strahlenther Onkol 178 (2002) 531–536

Adamietz IA: Obere Einflußstauung. Onkologe 5 (1999a) 1046–1053

Adamietz IA: Skelettmetastasen: derzeitige Behandlungsmöglichkeiten. mta 14 (1999b) 259–264

Agarawal JP, Swangsilpa T, van der Linden Yet al: The role of external beam radiotherapy in the management of bone metastases. Clin Oncol (R Coll Radiol) 18 (2006) 747–760

Ahmad N.R, Goosenberg EB, Frucht H et al: Palliative treatment of esophageal cancer. Semin Radiat Oncol 4 (1994) 202–214

Akbiyik N, Solisio E, Alexander L: Total lung irradiation and chemotherapy in pulmonary metastases from carcinoma of the uterine cervix and endometrium. J Natl Med Assoc 71 (1979) 1061–1063

Alexander E, 3rd, Moriarty TM, Davis RB et al: Stereotactic radiosurgery for the definitive, noninvasive treatment of brain metastases. J Natl Cancer Inst 87 (1995) 34–40

Algra PR, Heimans JJ, Valk J et al: Do metastases in vertebrae begin in the body or the pedicles? Imaging study in 45 patients. AJR Am J Roentgenol 158 (1992) 1275–1279

Allen MD, Baldwin JC, Fish VJ et al: Combined laser therapy and endobronchial radiotherapy for unresectable lung carcinoma with bronchial obstruction. Am J Surg 150 (1985) 71–77

Anacak Y, Mogulkoc N, Ozkok S et al: High dose rate endobronchial brachytherapy in combination with external beam radiotherapy for stage III non-small cell lung cancer. Lung Cancer 34 (2001) 253–259

Ang KK, Jiang GL, Guttenberger R et al: Impact of spinal cord repair kinetics on the practice of altered fractionation schedules. Radiother Oncol 25 (1992) 287–294

Ardjomand N, Kucharczyk M, Langmann G: Transpupillary thermotherapy for choroidal metastases. Ophthalmologica 215 (2001) 241–244

Armstrong BA, Perez CA, Simpson JR et al: Role of irradiation in the management of superior vena cava syndrome. Int J Radiat Oncol Biol Phys 13 (1987) 531–539

Armstrong JG, Wronski M, Galicich J et al: Postoperative radiation for lung cancer metastatic to the brain. J Clin Oncol 12 (1994) 2340–2344

Armstrong JG: High dose rate remote afterloading brachytherapy for lung and esophageal cancer. Semin Radiat Oncol 3 (1993) 270–277

Auberger T, Reuschel W: The role of fast neutrons in the treatment of squamous cell carcinomas of the head and neck: The European experience. Rec Res Cancer Res 150 (1998) 137–147

Awan AM, Weichselbaum RR: Palliative radiotherapy. Hematol Oncol Clin North Am 4 (1990) 1169–1181

Aygun C, Blum JE: Treatment of unresectable lung cancer with brachytherapy. World J Surg 19 (1995) 823–827

Baeza MR, Barkley HT Jr, Fernandez CH: Total-lung irradiation in the treatment of pulmonary metastases. Radiology 116 (1975) 151–154

Bagan J, Blade J, Cozar JM et al: Recommendations for the prevention, diagnosis, and treatment of osteonecrosis of the jaw (ONJ) in cancer patients treated with bisphosphonates. Med Oral Patol Oral Cir Bucal 12 (2007) E336–340

Baker GL, Barnes HJ: Superior vena cava syndrome: etiology, diagnosis, and treatment. Am J Crit Care 1 (1992) 54–64

Balat O, Edwards CL, Delclos L: Intraoperative gold grain implants for pelvic wall recurrences of various malignancies: toxicity, results, and failure analysis in 37 patients. Eur J Gynaecol Oncol 21 (2000) 472–474

Beck C, Berberich W, Bauknecht A et al: Die obere Einflussstauung als Notfall in der Strahlentherapie. Strahlenther Onkol 166 (1990) 798–802

Becker G, Bottke D: Radiotherapy in the management of Kaposi's sarcoma. Onkologie 29 (2006) 329–333

Bell DR, Woods RL, Levi JA: Superior vena caval obstruction: a 10-year experience. Med J Aust 145 (1986) 566–568

Berson AM, Quivey JM, Harris JW et al: Radiation therapy for AIDS-related Kaposi's sarcoma. Int J Radiat Oncol Biol Phys 19 (1990) 569–575

Bialas B, Rutkowski T, Fijalkowski et al: Influence of previous treatment on palliative effect of HDR brachytherapy in advanced esophageal cancer. Neoplasma 47 (2000) 187–190

Bianco S, Merkel C, Savastano S et al: Short-term effects of transcatheter arterial chemoembolisation on metabolic activity of the liver of cirrhotic patients with hepatocellular carcinoma. Gut 39 (1996) 325–329

Bigsby R, Greengrass R, Unruh H: Diagnostic algorithm for acute superior vena caval obstruction (SVCO). J Cardiovasc Surg (Torino) 34 (1993) 347–350

Bjork-Eriksson T, Ask A, Glimelius B: The potential of proton beam radiation for palliation and reirradiation. Acta Oncol 44 (2005) 918–920

Blair RJ, McAfee JG: Radiological detection of skeletal metastases: radiographs versus scans. Int J Radiat Oncol Biol Phys 1 (1976) 1201–1205

Blitzer PH: Reanalysis of the RTOG study of the palliation of symptomatic osseous metastasis. Cancer 55 (1985) 1468–1472

Body JJ, Bartl R, Burckhardt P. et al: Current use of bisphosphonates in oncology. International Bone and Cancer Study Group. J Clin Oncol 16 (1998) 3890–3899

Bohndorf W, Richter, Aydin H: CT-Diagnostik und Strahlentherapie lokaler Rezidive nach Operation eines Rektumkarzinoms. Strahlentherapie 160 (1984) 318–323

Bolger JJ, Dearnaley DP, Kirk D et al: Strontium-89 (Metastron) versus external beam radiotherapy in patients with painful bone metastases secondary to prostatic cancer: preliminary report of a multicenter trial. UK Metastron Investigators Group. Semin Oncol 20 (1993) 32–33

Bonadeo FA, Vaccaro CA, Benati ML et al: Rectal cancer: local recurrence after surgery without radiotherapy. Dis Colon Rectum 44 (2001) 374–379

Bone-Trial-Working-Party: 8 Gy single fraction radiotherapy for the treatment of metastatic skeletal pain: randomised comparison with a multifraction schedule over 12 months of patient follow-up. Bone Pain Trial Working Party. Radiother Oncol 52 (1999) 111–121

Borgelt B, Gelber R, Kramer S et al: The palliation of brain metastases: final results of the first two studies by the Radiation Therapy Oncology Group. Int J Radiat Oncol Biol Phys 6 (1980) 1–9

Borgelt BB, Gelber R, Brady LW et al: The palliation of hepatic metastases: results of the Radiation Therapy Oncology Group pilot study. Int J Radiat Oncol Biol Phys 7 (1981) 587–591

Böttcher HD, Adamietz IA: Klinik der Skelettmetastasen. Zuckschwerdt München 1997

Bottke D, Wiegel T, Kreusel KM, Bornfeld N, Schaller G, Hinkelbein W: Radiotherapy of Choroidal Metastases in Patients with Disseminated Cancer. Onkologie 23 (2000) 572–575

Brady LW, Shields JA, Augsburger JJ et al: Malignant intraocular tumors. Cancer 49 (1982) 578–585

Breimer LH: The real Kaposi's sarcoma. Nat Med 2 (1996) 131

Bremer M, Neuhofer C, Auberger T et al: Palliative radiotherapy of malignant melanoma with reactor fission neutron therapy (RENT): a prospective study. Radiat Oncol Invest 7 (1999) 118–124

Buchholz TA, Laramore GE, Griffin TW: Fast neutron radiation for recurrent pleomorphic adenomas of the parotid gland. Am J Clin Oncol 15 (1992) 441–445

Caccialanza M, Piccinno R, Gnecchi L et al: Intracavitary contact X-ray therapy of oral HIV-associated Kaposi's sarcoma. Int J STD AIDS 8 (1997) 581–584

Cappuzzo F, Mazzoni F, Maestri A et al: Medical treatment of brain metastases from solid tumours. Forum (Genova) 10 (2000) 137–148

Catterall M, Errington RD, Bewley DK: A comparison of clinical and laboratory data on neutron therapy for locally advanced tumors. Int J Radiat Oncol Biol Phys 13 (1987) 1783–1791

Chamberlain MC: Current concepts in leptomeningeal metastasis. Curr Opin Oncol 4 (1992) 533–539

Chan RH, Dar AR, Yu E et al: Superior vena cava obstruction in small-cell lung cancer. Int J Radiat Oncol Biol Phys 38 (1997) 513–520

Chang LF, Horvath J, Peyton W et al: High dose rate afterloading intraluminal brachytherapy in malignant airway obstruction of lung cancer. Int J Radiat Oncol Biol Phys 28 (1994) 589–596

Chataigner H, Onimus M: Surgery in spinal metastasis without spinal cord compression: indications and strategy related to the risk of recurrence. Eur Spine J 9 (2000) 523–527

Cheung DK, Stibal D, Weinberg S et al: Needle aspiration biopsy as an adjunct to mediastinoscopy. South Med J 79 (1986) 1067–1069

Chow E, Harris K, Fan G, Tsao M, Sze WM, Wu J: Meta-analysis of Palliative Radiotherapy Trials for Bone Metastases. Clin Oncol (R Coll Radiol) 19 (2007) S26

Christian E, Adamietz IA, Willich, N, Schafer, U, Micke, O, Oncology, FT: Radiotherapy in oncological emergencies – final results of a patterns of care study in Germany, Austria and Switzerland. Acta Oncol (2007) 1–9

Ciezki J, Macklis RM: The palliative role of radiotherapy in the management of the cancer patient. Semin Oncol 22 (1995) 82–90

Coia LR: The role of radiation therapy in the treatment of brain metastases. Int J Radiat Oncol Biol Phys 23 (1992) 229–238

Collins BT, Erickson K, Reichner CA, Collins SP, Gagnon GJ, Dieterich S, McRae DA, Zhang Y, Yousefi S, Levy E, Chang T, Jamis-Dow C, Banovac F,Anderson ED: Radical stereotactic radiosurgery with real-time tumor motion tracking in the treatment of small peripheral lung tumors. Radiat Oncol 2 (2007) 39

Conrad CA: Chemotherapy for metastatic tumors to the central nervous system. Curr Oncol Rep 3 (2001) 490–494

Cooper JS, Steinfeld AD, Lerch IA: Cerebral metastases: value of reirradiation in selected patients. Radiology 174 (1990) 883–885

Cooper JS: Classic and acquired immunodeficiency syndrome (AIDS)-related Kaposi's sarcoma. In: BL Perez CA (ed) Principles and practice of radiation oncology. Lippincott 1992, 496–502

Cromheecke M, de Jong KP, Hoekstra HJ: Current treatment for colorectal cancer metastatic to the liver. Eur J Surg Oncol 25 (1999) 451–463

Cunningham I, Gee T, Dowling M et al: Results of treatment of Ph'+ chronic myelogenous leukemia with an intensive treatment regimen (L-5 protocol). Blood 53 (1979) 375–395

Danjoux CE, Gelber RD, Catton GE et al: Combination chemo-radiotherapy for residual, recurrent or inoperable carcinoma of the rectum: E.C.O.G. study (EST 3276). Int J Radiat Oncol Biol Phys 11 (1985) 765–771

Dawson LA, McGinn CJ, Normolle D et al: Escalated focal liver radiation and concurrent hepatic artery fluorodeoxyuridine for unresectable intrahepatic malignancies. J Clin Oncol 18 (2000) 2210–2218

de Porre P: Urethral metastases of a prostate cancer. A case report. Strahlenther Onkol 169 (1993) 256–257

de Wit R, Smit WG, Veenhof KH et al: Palliative radiation therapy for AIDS-associated Kaposi's sarcoma by using a single fraction of 800 cGy. Radiother Oncol 19 (1990) 131–136

DeAngelis LM, Mandell LR, Thaler HT et al: The role of postoperative radiotherapy after resection of single brain metastases. Neurosurgery 24 (1989) 798–805

DeAngelis LM: Management of brain metastases. Cancer Invest 12 (1994) 156–165

Delaney TF, Oldfield EH: Spinal cord compression. In: VTJ Devita S Helman and SA Rosenberg (ed) Cancer – principles and practice of oncology. Lippincott 1993, 2118–2127

Delattre JY, Krol G, Thaler HT et al: Distribution of brain metastases. Arch Neurol 45 (1988) 741–744

Dinges S, Harder C, Wurm R et al: Combined treatment of inoperable carcinomas of the uterine cervix with radiotherapy and regional hyperthermia. Results of a phase II trial. Strahlenther Onkol 174 (1998) 517–521

Dobrowsky W, Schmidt AP, Dobrowsky E: Zur Strahlentherapie von Aderhautmetastasen bei Mammakarzinom. Strahlenther Onkol 163 (1987) 361–363

Donath D, Nori D, Turnbull A et al: Brachytherapy in the treatment of solitary colorectal metastases to the liver. J Surg Oncol 44 (1990) 55–61

Donato V, Bonfili P, Bulzonetti N et al: Radiation therapy for oncological emergencies. Anticancer Res 21 (2001) 2219–2224

Douglas JG, Laramore GE, Austin-Seymour M et al: Neutron radiotherapy for adenoid cystic carcinoma of minor salivary glands. Int J Radiat Oncol Biol Phys 36 (1996) 87–93

Duncan W, Arnott SJ, Jack WJ et al: Results of two randomised clinical trials of neutron therapy in rectal adenocarcinoma. Radiother Oncol 8 (1987) 191–198

Dwivedi DN, Pal S, Pande GK: Management of liver metastases: cut, cryo, coagulate or chemotherapy. Trop Gastroenterol 22 (2001) 57–64

Eble MJ, Gademann G, Wannenmacher M: Zur Wertigkeit der Radiotherapie bei Lebermetastasen. Strahlenther Onkol 169 (1993) 459–468

Egelmeers A, Goor C, van Meerbeeck J et al: Palliative effectiveness of radiation therapy in the treatment of superior vena cava syndrome. Bull Cancer Radiother 83 (1996) 153–157

Eisbruch A, Dawson L: Re-irradiation of head and neck tumors. Benefits and toxicities. Hematol Oncol Clin North Am 13 (1999) 825–836

Eising E, Potter R, Haverkamp U et al: Neutron therapy (dT, 14 MeV) for recurrence of rectal cancer: interim analysis from Munster. Strahlenther Onkol 166 (1990) 90–94

Engenhart R, Kimmig B, Hover KH et al: Photon-neutron therapy for recurrent colorectal cancer – follow up and preliminary results. Strahlenther Onkol 166 (1990) 95–98

Engenhart R, Kimmig BN, Hover KH et al: Long-term follow-up for brain metastases treated by percutaneous stereotactic single high-dose irradiation. Cancer 71 (1993) 1353–1361

Engenhart-Cabillic R, Debus J, Prott FJ et al: Use of neutron therapy in the management of locally advanced nonresectable primary or recurrent rectal cancer. Rec Res Cancer Res 150 (1998) 113–124

Enkaoua EA, Doursounian L, Chatellier G et al: Vertebral metastases: a critical appreciation of the preoperative prognostic tokuhashi score in a series of 71 cases. Spine 22 (1997) 2293–2298

Epstein BE, Scott CB, Sause WT et al: Improved survival duration in patients with unresected solitary brain metastasis using accelerated hyperfractionated radiation therapy at total doses of 54.4 gray and greater. Results of Radiation Therapy Oncology Group 85–28. Cancer 71 (1993) 1362–1367

Ewing J: Neoplastic diseases: a treatise on tumors. Philadelphia 1928

Felsberg J, Reifenberger G: Neuro-pathologie und molekulare Grundlagen von Metastasen im zentralen Nervensystem. Onkologe 6 (2000) 919–929

Feyerabend T, Steeves R, Wiedemann GJ et al: Rationale and clinical status of local hyperthermia, radiation, and chemotherapy in locally advanced malignancies. Anticancer Res 17 (1997) 2895–2897

Fiegler W, Langer M, Hedde JP et al: Vergleich von computertomographischen Veränderungen und klinischen Verläufen nach Bestrahlung von intrakraniellen Tumoren und Metastasen. Strahlenther Onkol 162 (1986) 145–151

Fitzpatrick PJ, Rider WD: Half body radiotherapy. Int J Radiat Oncol Biol Phys 1 (1976) 197–207

Fleisch H: Bisphosphonates in bone disease. Parthenon New York 1997

Flentje M, Frey M, Kuttig H et al: Strahlentherapie bei Lokalrezidiven kolorektaler Tumoren. Prognostische Faktoren, Verlaufsdiagnostik und Ergebnisse. Strahlenther Onkol 164 (1988) 402–407

Flentje M, Gorich J, Wannenmacher M: Hirnmetastasen. Radiologische Diagnostik und Therapie. Radiologe 29 (1989) 212–218

Ford HT, Yarnold JR: Radiation therapy – pain relief and recalcification. In: Stoll BA and Parbhoo S (eds) Bone metastases: monitoring and treatment. Raven 1983

Frenken M: Best palliation in esophageal cancer: surgery, stenting, radiation, or what? Dis Esophagus 14 (2001) 120–123

Fritz P, Kraus HJ, Muhlnickel W et al: Stereotactic, single-dose irradiation of stage I non-small cell lung cancer and lung metastases. Radiat Oncol 1 (2006) 30

Fritz P: Endoluminale Brachytherapie in der Behandlung des Ösophaguskarzinoms und Bronchialkarzinoms. In: Zamboglou N and Flentje M (eds) Radioonkologische Aspekte in der palliativen Tumortherapie. Zuckschwerdt München 1995, 31–46

Fryer CJ, Fitzpatrick PJ, Rider WD et al: Radiation pneumonitis: experience following a large single dose of radiation. Int J Radiat Oncol Biol Phys 4 (1978) 931–936

Gabriel K, Schiff D: Metastatic spinal cord compression by solid tumors. Semin Neurol 24 (2004) 375-383

Galicich JH, Sundaresan N, Thaler HT: Surgical treatment of single brain metastasis. Evaluation of results by computerized tomography scanning. J Neurosurg 53 (1980) 63–67

Gaze MN, Kelly CG, Kerr GR et al: Pain relief and quality of life following radiotherapy for bone metastases: a randomised trial of two fractionation schedules. Radiother Oncol 45 (1997) 109–116

Geara F, Le Bourgeois JP, Piedbois P et al: Radiotherapy in the management of cutaneous epidemic Kaposi's sarcoma. Int J Radiat Oncol Biol Phys 21 (1991) 1517–1522

Gelber RD, Larson M, Borgelt BB et al: Equivalence of radiation schedules for the palliative treatment of brain metastases in patients with favorable prognosis. Cancer 48 (1981) 1749–1753

Geoghegan JG, Scheele J: Treatment of colorectal liver metastases. Br J Surg 86 (1999) 158–169

Geusau A, Tschachler E: HIV-related skin diseases. J R Coll Physicians Lond 31 (1997) 374–379

Glanzmann C: Palliative Radiotherapie von Hirnmetastasen solider Tumoren: Erfahrungen mit hohen Dosen. Strahlenther Onkol 166 (1990) 119–124

Goes RN, Beart RW, Jr Simons AJ et al: Use of brachytherapy in management of locally recurrent rectal cancer. Dis Colon Rectum 40 (1997) 1177–1179

Gonzalez Gonzalez D, van Dijk JD, Blank LE: Chestwall recurrences of breast cancer: results of combined treatment with radiation and hyperthermia. Radiother Oncol 12 (1988) 95–103

Greenberg HS, Kim JH, Posner JB: Epidural spinal cord compression from metastatic tumor: results with a new treatment protocol. Ann Neurol 8 (1980) 361–366

Groß MW, Klauß H, Engenhart R: Strahlentherapeutisches Management von Hirmetastasen. Onkologe 6 (2000) 948–958

Grosu AL, Andratschke N, Nieder C et al: Retreatment of the spinal cord with palliative radiotherapy. Int J Radiat Oncol Biol Phys 52 (2002) 1288–1292

Grosu AL, Feldmann HJ, Stark S et al: Stereotaktische Strahlentherapie am adaptierten Linearbeschleuniger bei Patienten mit Hirnmetastasen. Nervenarzt 72 (2001) 770–781

Guiney MJ, Liew KH, Quong GG et al: A study of splenic irradiation in chronic lymphocytic leukemia. Int J Radiat Oncol Biol Phys 16 (1989) 225–229

Gunderson LL, Martin JK, Kvols LK et al: Intraoperative and external beam irradiation +/- 5-FU for locally advanced pancreatic cancer. Int J Radiat Oncol Biol Phys 13 (1987) 319–329

Gunderson LL, Nagorney DM, Martenson JA et al: External beam plus intraoperative irradiation for gastrointestinal cancers. World J Surg 19 (1995) 191–197

Gunderson LL, O'Connell MJ, Dozois RR: The role of intraoperative irradiation in locally advanced primary and recurrent rectal adenocarcinoma. World J Surg 16 (1992) 495–501

Harms W, Becker HD, Krempien R et al: Contemporary role of modern brachytherapy techniques in the management of malignant thoracic tumors. Semin Surg Oncol 20 (2001) 57–65

Harrington KD: Orthopedic surgical management of skeletal complications of malignancy. Cancer 80 (1997) 1614-1627

Hartmann M, Sartor K: Neuroradiologische Diagnostik bei Hirnmetastasen. Onkologe 6 (2000) 930–938

Hehr T, Lamprecht U, Glocker S et al: Thermoradiotherapy for locally recurrent breast cancer with skin involvement. Int J Hyperthermia 17 (2001) 291–301

Hendrickson FR: Painful bony metastases: efficiency of radiotherapy assessed by the patients. Int J Radiat Oncol Biol Phys 9 (1983) 1975–1976

Herfarth KK, Debus J, Lohr F et al: Extracranial stereotactic radiation therapy: set-up accuracy of patients treated for liver metastases. Int J Radiat Oncol Biol Phys 46 (2000) 329–335

Herfarth KK, Debus J, Lohr F et al: Stereotaktische Bestrahlung von Lebermetastasen. Radiologe 41 (2001) 64–68

Hillegonds DJ, Franklin S, Shelton DK, Vijayakumar S, Vijayakumar V: The management of painful bone metastases with an emphasis on radionuclide therapy. J Natl Med Assoc 99 (2007) 785–794

Ho S Lau WY, Leung TW et al: Internal radiation therapy for patients with primary or metastatic hepatic cancer: a review. Cancer 83 (1998) 1894–1907

Hocht S, Hammad R, Thiel HJ et al: Recurrent rectal cancer within the pelvis. A multicenter analysis of 123 patients and recommendations for adjuvant radiotherapy. Strahlenther Onkol 180 (2004) 15–20

Hoederath A, Schüle-Hein K, Sack H: Palliative Strahlentherapie. In: E Scherer und H Sack (Hrsg.) Strahlentherapie. Springer Berlin 1996, 897–920

Hoegler D: Radiotherapy for palliation of symptoms in incurable cancer. Curr Probl Cancer 21 (1997) 129–183

Hoogenhout J, Brink HM, Verbeek AM et al: Radiotherapy of choroidal metastases. Strahlenther Onkol 165 (1989) 375–379

Hoskin PJ, Price P, Easton D et al: A prospective randomised trial of 4 Gy or 8 Gy single doses in the treatment of metastatic bone pain. Radiother Oncol 23 (1992) 74–78

Hoskin PJ: Radiotherapy in the management of bone metastases. In: RD Rubens and I Fogelman (eds) Bone metastases – diagnosis and treatment. Springer London 1991, 171–186

Huang LM, Chao MF, Chen MY et al: Reciprocal regulatory interaction between human herpesvirus 8 and human immunodeficiency virus type 1. J Biol Chem 276 (2001) 13427–13432

Huber FT, Stepan R, Zimmermann F et al: Locally advanced rectal cancer: resection and intraoperative radiotherapy using the flab method combined with preoperative or postoperative radiochemotherapy. Dis Colon Rectum 39 (1996) 774–779

Jackson BR: Iridium implants in treatment of anorectal carcinoma. Dis Colon Rectum 23 (1980) 145–150

Jaffe JP, Bosch A, Raich PC: Sequential hemi-body radiotherapy in advanced multiple myeloma. Cancer 43 (1979) 124–128

Jager J, Langendijk H, Pannebakker M et al: A single session of intraluminal brachytherapy in palliation of oesophageal cancer. Radiother Oncol 37 (1995) 237–240

Jahangiri M, Goldstraw P: The role of mediastinoscopy in superior vena caval obstruction. Ann Thorac Surg 59 (1995) 453–455

Jordan JE, Donaldson SS, Enzmann DR: Cost effectiveness and outcome assessment of magnetic resonance imaging in diagnosing cord compression. Cancer 75 (1995) 2579–2586

Kagan AR: Radiation therapy in palliative cancer management. In: Perez CA, Brady LW(eds) Principles and practice of radiation oncology. Lippincott Philadelphia 1992, 1495–1507

Kal HB: Single-dose radiotherapy for painful bone metastases. Strahlenther Onkol 175 (1999) 495–499

Kalapurakal JA, Mittal BB, Sathiaseelan V: Re-irradiation and external hyperthermia in locally advanced, radiation recurrent, hormone refractory prostate cancer: a preliminary report. Br J Radiol 74 (2001) 745–751

Kampmann H, Buchelt L: Bedeutung der Skelettszintigraphie für die onkologische Praxis. Röntgenblätter 36 (1983) 342–351

Keen CW: Half body radiotherapy in the management of metastatic carcinoma of the prostate. J Urol 123 (1980) 713–715

Kehrli P: Epidemiology of brain metastases. Neurochirurgie 45 (1999) 357–363

Khandelwal M: Palliative therapy for carcinoma of the esophagus. Compr Ther 21 (1995) 177–183

Kirova YM, Belembaogo E, Frikha H et al: Radiotherapy in the management of epidemic Kaposi's sarcoma: a retrospective study of 643 cases. Radiother Oncol 46 (1998) 19–22

Kocher M, Voges J, Staar S et al: Linear accelerator radiosurgery for recurrent malignant tumors of the skull base. Am J Clin Oncol 21 (1998) 18–22

Kocks W, Kalff R, Roosen K et al: Chirurgische Therapie zerebraler Metastasen. Tumordiagn Ther 10 (1989) 172–176

Kolotas C, Birn B, Martin T et al: Interstitielle Brachytherapie als palliative Behandlungsmethode. In: Zamboglou N, Flentje M (Hrsg) Radioonkologische Aspekte in der palliativen Tumortherapie. Zuckschwerdt München 1995, 76–92

Kolotas C, Roddiger S, Strassmann G et al: Palliative interstitial HDR brachytherapy for recurrent rectal cancer. Implantation techniques and results. Strahlenther Onkol 179 (2003) 458–463

Korfel, A, Thiel, E: Chemotherapie zerebraler Metastasen solider Tumoren. Onkologe 6 (2000) 959–965

Koswig, S, Buchali, A, Bohmer, D et al: Palliative Strahlentherapie von Knochenmetastasen. Eine retrospektive Analyse von 176 Patienten. Strahlenther Onkol 175 (1999) 509–514

Koswig, S, Budach, V: Remineralisation und Schmerzlinderung von Knochenmetastasen nach unterschiedlich frakti-

onierter Strahlentherapie (10 × 3 Gy vs. 1 × 8 Gy). Strahlenther Onkol 175 (1999) 500–508

Kotz K, Krigel RL: Kaposi-Sarkom. In: S Seeber S, Schütte J (Hrsg) Therapiekonzepte Onkologie. Springer Berlin 1993, 382–388

Krempien B: Knochenmetastasen und Tumorosteopathien – von der Pathogenese zur Osteoprotektion mit Bisphosphonaten. In: Diel IJ, Possinger K (Hrsg) Bisphosphonate in der Onkologie. Uni-Med, Bremen (1999) 24–41

Krempien B: Pathogenese der Knochenmetastasen und Tumorosteopathien. Radiologe 35 (1995) 1–7

Kreusel KM, Wiegel T, Stange M et al: Intraokulärer Befall beim metastasierten Mammakarzinom der Frau. Inzidenz, Risikofaktoren und Therapie. Ophthalmologe 97 (2000) 342–346

Krishnan S, Lin EH, Gunn GBet al: Conformal radiotherapy of the dominant liver metastasis: a viable strategy for treatment of unresectable chemotherapy refractory colorectal cancer liver metastases. Am J Clin Oncol 29 (2006) 562–567

Krull A Schwarz, R Brackrock S et al: Neutron therapy in malignant salivary gland tumors: results at European centers. Rec Res Cancer Res 150 (1998) 88–99

Kurtz JM, Gelber R, Brady LW et al: The palliation of brain metastases in a favorable patient population: a randomized clinical trial by the Radiation Therapy Oncology Group. Int J Radiat Oncol Biol Phys 7 (1981) 891–895

Kurup P Reddy S, Hendrickson FR: Results of re-irradiation for cerebral metastases. Cancer 46 (1980) 2587–2589

Kutzner J Hahn, K Grimm W et al: Yttrium-90 zur Schmerztherapie bei Knochenmetastasen. Nuc Compact 21 (1990) 128–132

Kuvshinoff BW, Armstrong JG, Fong Y et al: Palliation of irresectable hilar cholangiocarcinoma with biliary drainage and radiotherapy. Br J Surg 82 (1995) 1522–1525

Lagerwaard FJ, Levendag PC, Nowak PJ et al: Identification of prognostic factors in patients with brain metastases: a review of 1292 patients. Int J Radiat Oncol Biol Phys 43 (1999) 795–803

Lecouvet FE, Geukens D, Stainier A et al: Magnetic resonance imaging of the axial skeleton for detecting bone metastases in patients with high-risk prostate cancer: diagnostic and cost-effectiveness and comparison with current detection strategies. J Clin Oncol 25 (2007) 3281-3287

Lehnert T, Treiber M, Tiefenbacher U et al: Intraoperative radiotherapy for gastrointestinal cancer. Semin Surg Oncol 20 (2001) 40–49

Leibel SA, Guse C, Order SE et al: Accelerated fractionation radiation therapy for liver metastases: selection of an optimal patient population for the evaluation of late hepatic injury in RTOG studies. Int J Radiat Oncol Biol Phys 18 (1990) 523–528

Leibel SA, Pajak TF, Massullo V et al: A comparison of misonidazole sensitized radiation therapy to radiation therapy alone for the palliation of hepatic metastases: results of a Radiation Therapy Oncology Group randomized prospective trial. Int J Radiat Oncol Biol Phys 13 (1987) 1057–1064

Lenz HJ, Roos UM, Schmidt B et al: ZNS-Manifestationen beim metastasierten Mammakarzinom. Tumordiagn Ther 12 (1991) 211–214

Lewis DW, Packer RJ, Raney B et al: Incidence, presentation, and outcome of spinal cord disease in children with systemic cancer. Pediatrics 78 (1986) 438–443

Liepe K, Runge R, Kotzerke J: Systemic radionuclide therapy in pain palliation. Am J Hosp Palliat Care 22 (2005) 457–464

Liepe K, Kotzerke J: A comparative study of 188Re-HEDP, 186Re-HEDP, 153Sm-EDTMP and 89Sr in the treatment of painful skeletal metastases. Nucl Med Commun 28 (2007) 623–630

Lievens Y, Van den Bogaert W, Rijnders A et al: Palliative radiotherapy practice within Western European countries: impact of the radiotherapy financing system? Radiother Oncol 56 (2000) 289–295

Lindel K, Willett CG, Shellito PC et al: Intraoperative radiation therapy for locally advanced recurrent rectal or rectosigmoid cancer. Radiother Oncol 58 (2001) 83–87

Link TM, Sciuk J, Frundt H et al: Wirbelsäulenmetastasen – Wertigkeit diagnostischer Verfahren bei der Erstdiagnose und im Verlauf. Radiologe 35 (1995) 21–27

Loblaw DA, Laperriere NJ: Emergency treatment of malignant extradural spinal cord compression: an evidence-based guideline. J Clin Oncol 16 (1998) 1613–1624

Macha HN, Wahlers B, Reichle C et al: Endobronchial radiation therapy for obstructing malignancies: ten years' experience with iridium-192 high-dose radiation brachytherapy afterloading technique in 365 patients. Lung 173 (1995) 271–280

Maher EJ: Palliative medicine today – a matter for concern. Cancer Treat Rev 19 (Suppl. A) (1993) 15–21

Mahmud AM, Isawa T, Teshima T et al: Radionuclide venography and its functional analysis in superior vena cava syndrome. J Nucl Med 37 (1996) 1460–1464

Manabe S, Tanaka H, Higo Y et al: Experimental analysis of the spinal cord compressed by spinal metastasis. Spine 14 (1989) 1308–1315

Manfredi S, Benhamiche AM, Meny B et al: Population-based study of factors influencing occurrence and prognosis of local recurrence after surgery for rectal cancer. Br J Surg 88 (2001) 1221–1227

Maranzano E, Latini P, Perrucci E et al: Short-course radiotherapy (8 Gy x 2) in metastatic spinal cord compression: an effective and feasible treatment. Int J Radiat Oncol Biol Phys 38 (1997) 1037–1044

Maranzano E, Trippa F, Pacchiarini D et al: Re-irradiation of brain metastases and metastatic spinal cord compression: clinical practice suggestions. Tumori 91 (2005) 325–330

Markman M: Diagnosis and management of superior vena cava syndrome. Cleve Clin J Med 66 (1999) 59–61

McGarry RC: Superior vena cava obstruction due to prostate carcinoma. Urology 55 (2000) 436

Melton GB, Paty PB, Boland PJ et al: Sacral resection for recurrent rectal cancer: analysis of morbidity and treatment results. Dis Colon Rectum 49 (2006) 1099–1107

Mertens WC, Filipczak LA, Ben-Josef E et al: Systemic bone-seeking radionuclides for palliation of painful osseous metastases: current concepts. CA Cancer J Clin 48 (1998) 361–374, 321

Minatel E, Trovo MG, Forner L et al: The efficacy of radiotherapy in the treatment of intraocular metastases. Br J Radiol 66 (1993) 699–702

Mineo TC, Ambrogi V, Nofroni I et al: Mediastinoscopy in superior vena cava obstruction: analysis of 80 consecutive patients. Ann Thorac Surg 68 (1999) 223–226

Mintz AH, Kestle J, Rathbone MP et al: A randomized trial to assess the efficacy of surgery in addition to radiotherapy in patients with a single cerebral metastasis. Cancer 78 (1996) 1470–1476

Mirels H: Metastatic disease in long bones. A proposed scoring system for diagnosing impending pathologic fractures. Clin Orthop (1989) 256–264

Mitsuyasu RT: AIDS-related Kaposi's sarcoma: current treatment options, future trends. Oncology (Huntingt) 14 (2000) 867–878, discussion 878, 881, 887

Mohiuddin M, Chen E, Ahmad N: Combined liver radiation and chemotherapy for palliation of hepatic metastases from colorectal cancer. J Clin Oncol 14 (1996) 722–728

Montemaggi P, Morganti AG, Dobelbower RR Jr et al: Role of intraluminal brachytherapy in extrahepatic bile duct and pancreatic cancers: is it just for palliation? Radiology 199 (1996) 861–866

Morales M, Llanos M, Dorta J: Superior vena cava thrombosis secondary to hickman catheter and complete resolution after fibrinolytic therapy. Support Care Cancer 5 (1997) 67–69

Müller RP: Palliative Strahlentherapie. In: Pichlmaier H (Hrsg) Palliative Krebstherapie. Springer Berlin 1991, 115–131

Mundy GR: Bone resorption and turnover in health and disease. Bone 8 (1987) S9–16

Munro AJ, Stewart JS: AIDS: incidence and management of malignant disease. Radiother Oncol 14 (1989) 121–131

Murray KJ, Scott C, Greenberg HM et al: A randomized phase III study of accelerated hyperfractionation versus standard in patients with unresected brain metastases: a report of the Radiation Therapy Oncology Group (RTOG) 9104. Int J Radiat Oncol Biol Phys 39 (1997) 571–574

Myskowski PL, Ahkami R: Advances in Kaposi's sarcoma. Dermatol Clin 15 (1997) 177–188

Nanashima A, Yamaguchi H, Sawai T et al: Prognostic factors in hepatic metastases of colorectal carcinoma: immuno-histochemical analysis of tumor biological factors. Dig Dis Sci 46 (2001) 1623–1628

Nicholson AA, Ettles DF, Arnold A et al: Treatment of malignant superior vena cava obstruction: metal stents or radiation therapy. J Vasc Interv Radiol 8 (1997) 781–788

Nieder C, Milas L, Ang KK: Tissue tolerance to reirradiation. Semin Radiat Oncol 10 (2000) 200–209

Nieder C, Schwerdtfeger K, Steudel WI et al: Patterns of relapse and late toxicity after resection and whole-brain radiotherapy for solitary brain metastases. Strahlenther Onkol 174 (1998) 275–278

Nielsen OS, Bentzen SM, Sandberg E et al: Randomized trial of single dose versus fractionated palliative radiotherapy of bone metastases. Radiother Oncol 47 (1998) 233–240

Niewald M, Tkocz HJ, Abel U et al: Rapid course radiation therapy vs. more standard treatment: a randomized trial for bone metastases. Int J Radiat Oncol Biol Phys 36 (1996) 1085–1089

Nisce LZ, Safai B, Poussin-Rosillo H: Once weekly total and subtotal skin electron beam therapy for Kaposi's sarcoma. Cancer 47 (1981) 640–644

Noel G, Proudhom MA, Valery CA et al: Radiosurgery for re-irradiation of brain metastasis: results in 54 patients. Radiother Oncol 60 (2001) 61–67

Noel JC, De Thier F, Simonart T. et al: p53 protein over-expression is a common but late event in the pathogenesis of iatrogenic and AIDS-related Kaposi's sarcoma. Arch Dermatol Res 289 (1997) 660–661

Noordijk EM, Vecht CJ, Haaxma-Reiche H et al: The choice of treatment of single brain metastasis should be based on extracranial tumor activity and age. Int J Radiat Oncol Biol Phys 29 (1994) 711–717

Nori D, Merimsky O, Osian AD et al: Palladium-103: a new radioactive source in the treatment of unresectable carcinoma of the pancreas: a phase I-II study. J Surg Oncol 61 (1996) 300–305

Okunieff P, Petersen AL, Philip A et al: Stereotactic body radiation therapy (SBRT) for lung metastases. Acta Oncol 45 (2006) 808–817

Olson ME, Chernik NL, Posner JB: Infiltration of the leptomeninges by systemic cancer. A clinical and pathologic study. Arch Neurol 30 (1974) 122–137

Ongerboer de Visser BW, Sommers R, Nooyen WH et al: Intraventricular methotrexate therapy of leptomeningeal therapy from breast carcinoma. Neurology 33 (1983) 1565–1572

Overgaard J: The current and potential role of hyperthermia in radiotherapy. Int J Radiat Oncol Biol Phys 16 (1989) 535–549

Overgaard M, Bertelsen K, Dalmark M et al: A randomized feasibility study evaluating the effect of radiotherapy alone or combined with 5-fluorouracil in the treatment of locally recurrent or inoperable colorectal carcinoma. Acta Oncol 32 (1993) 547–553

Overgaard M, Overgaard J, Sell A: Dose-response relationship for radiation therapy of recurrent, residual, and primarily inoperable colorectal cancer. Radiother Oncol 1 (1984) 217–225

Paget S: The distribution of secondary growth in cancer of the breast. Lancet I (1889) 571–573

Parish JM, Marschke RF, Dines DE et al: Etiologic considerations in superior vena cava syndrome. Mayo Clin Proc 56 (1981) 407–413

Parmentier C, Charbord P, Tibi M et al: Splenic irradiation in myelofibrosis. Clinical findings and ferrokinetics. Int J Radiat Oncol Biol Phys 2 (1977) 1075–1081

Patchell RA, Cirrincione C, Thaler HT et al: Single brain metastases: surgery plus radiation or radiation alone. Neurology 36 (1986) 447–453

Patchell RA, Tibbs PA, Regine WF et al: Postoperative radiotherapy in the treatment of single metastases to the brain: a randomized trial. JAMA 280 (1998) 1485–1489

Patchell RA, Tibbs PA, Walsh JW et al: A randomized trial of surgery in the treatment of single metastases to the brain. N Engl J Med 322 (1990) 494–500

Patel V, Igwebe T, Mast H et al: Superior vena cava syndrome: current concepts of management. N Engl J Med 92 (1995) 245–248

Paulino AC, Reddy SP: Splenic irradiation in the palliation of patients with lymphoproliferative and myeloproliferative disorders. Am J Hosp Palliat Care 13 (1996) 32–35

Petera J, Neumanova R, Vrba M et al: HDR intraluminal brachytherapy in the treatment of malignant bronchial obstructions. Neoplasma 47 (2000) 56–59

Pfannschmidt J, Dienemann H, Hoffmann H: Surgical resection of pulmonary metastases from colorectal cancer: a systematic review of published series. Ann Thorac Surg 84 (2007) 324–338

Pfeifer B, Preiß J, Unger C: Onkologie integrativ. Konventionelle und komplementäre Therapie. Urban & Fischer (Elsevier) 2006

Pisch J, Villamena PC, Harvey JC et al: High dose-rate endobronchial irradiation in malignant airway obstruction. Chest 104 (1993) 721–725

Plettenberg A, Janik I, Kolb H et al: Lokaltherapeutische Maßnahmen beim HIV-assoziierten Kaposi-Sarkom mit besonderer Berücksichtigung der Röntgenweichstrahltherapie. Strahlenther Onkol 167 (1991) 208–213

Pommier P, Liebsch NJ, Deschler DG et al: Proton beam radiation therapy for skull base adenoid cystic carcinoma. Arch Otolaryngol Head Neck Surg 132 (2006) 1242–1249

Porter AT, McEwan AJ: Strontium-89 as an adjuvant to external beam radiation improves pain relief and delays disease progression in advanced prostate cancer: results of a randomized controlled trial. Semin Oncol 20 (1993) 38–43

Posner JB: Management of central nervous system metastases. In: Gilbert HA (ed) Modern radiation oncology – classic literature and current management. Harper & Row 1984

Price P, Hoskin PJ, Easton D et al: Prospective randomised trial of single and multifraction radiotherapy schedules in the treatment of painful bony metastases. Radiother Oncol 6 (1986) 247–255

Puthawala A, Nisar Syed AM, Gamie S et al: Interstitial low-dose-rate brachytherapy as a salvage treatment for recurrent head-and-neck cancers: long-term results. Int J Radiat Oncol Biol Phys 51 (2001) 354–362

Quilty PM, Kirk D, Bolger JJ et al: A comparison of the palliative effects of strontium-89 and external beam radiotherapy in metastatic prostate cancer. Radiother Oncol 31 (1994) 33–40

Rades D, Dahm-Daphi J, Rudat V et al: Is short-course radiotherapy with high doses per fraction the appropriate regimen for metastatic spinal cord compression in colorectal cancer patients? Strahlenther Onkol 182 (2006a) 708–712

Rades D, Fehlauer F, Schulte R et al: Prognostic factors for local control and survival after radiotherapy of metastatic spinal cord compression. J Clin Oncol 24 (2006b) 3388–3393

Rades D, Fehlauer F, Stalpers LJ et al: A prospective evaluation of two radiotherapy schedules with 10 versus 20 fractions for the treatment of metastatic spinal cord compression: final results of a multicenter study. Cancer 101 (2004) 2687–2692

Rades D, Fehlauer F, Veninga T et al: Functional outcome and survival after radiotherapy of metastatic spinal cord compression in patients with cancer of unknown primary. Int J Radiat Oncol Biol Phys 67 (2007a) 532–537

Rades D, Hoskin PJ, Stalpers LJ et al: Short-course radiotherapy is not optimal for spinal cord compression due to myeloma. Int J Radiat Oncol Biol Phys 64 (2006c) 1452–1457

Rades D, Karstens JH, Hoskin PJ et al: Escalation of radiation dose beyond 30 Gy in 10 fractions for metastatic spinal cord compression. Int J Radiat Oncol Biol Phys 67 (2007b) 525–531

Rasmusson B, Vejborg I, Jensen AB et al: Irradiation of bone metastases in breast cancer patients: a randomized study with 1 year follow-up. Radiother Oncol 34 (1995) 179–184

Remy J, Remy-Jardin M, Artaud D et al: Multiplanar and three-dimensional reconstruction techniques in CT: impact on chest diseases. Eur Radiol 8 (1998) 335–351

Richter MP, Coia LR: Palliative radiation therapy. Semin Oncol 12 (1985) 375–383

Rieden K, Adolph J, Lellig U et al: Der radiotherapeutische Effekt auf Knochenmetastasen in Abhängigkeit von der Häufigkeit, Lokalisation und Histologie des Primärtumors. Strahlenther Onkol 165 (1989a) 380–385

Rieden K, Adolph J, Mende U et al: Radiologische Diagnostik der Knochenmetastasen. Röntgenblätter 42 (1989b) 95–103

Rieden K, Mende U, Adolph J et al: Akzelerierte Bestrahlung von Knochenmetastasen. Strahlenther Onkol 165 (1989c) 23–27

Rodel C, Grabenbauer GG, Schick C et al: Preoperative radiation with concurrent 5-fluorouracil for locally advanced T4-primary rectal cancer. Strahlenther Onkol 176 (2000) 161–167

Rodel C, Hohenberger W, Sauer R: Adjuvante und neoadjuvante Therapie des Rektumkarzinoms. Der aktuelle Stand. Strahlenther Onkol 174 (1998) 497–504

Roncadin M, Arcicasa M, Trovo MG et al: Splenic irradiation in chronic lymphocytic leukemia. A 10-year experience at a single institution. Cancer 60 (1987) 2624–2628

Rosenthal DI: Radiologic diagnosis of bone metastases. Cancer 80 (1997) 1595–1607

Rotman M, Kuruvilla AM, Choi K et al: Response of colo-rectal hepatic metastases to concomitant radiotherapy and intravenous infusion 5-fluorouracil. Int J Radiat Oncol Biol Phys 12 (1986) 2179–2187

Rowell NP, Gleeson FV: Steroids, radiotherapy, chemotherapy and stents for superior vena caval obstruction in carcinoma of the bronchus: a systematic review. Clin Oncol (R Coll Radiol) 14 (2002) 338–351

Rubin P, Salazar O, Zagars G. et al: Systemic hemibody irradiation for overt and occult metastases. Cancer 55 (1985) 2210–2221

Ruifrok AC, Kleiboer BJ, van der Kogel AJ: Fractionation sensitivity of the rat cervical spinal cord during radiation retreatment. Radiother Oncol 25 (1992) 295–300

Russell AH, Clyde C, Wasserman TH et al: Accelerated hyperfractionated hepatic irradiation in the management of patients with liver metastases: results of the RTOG dose escalating protocol. Int J Radiat Oncol Biol Phys 27 (1993) 117–123

Sadikov E, Bezjak A, Yi QL, Wells W, Dawson L, Millar BA, Laperriere N: Value of whole brain re-irradiation for brain metastases–single centre experience. Clin Oncol (R Coll Radiol) 19 (2007) 532–538

Salazar OM, DaMotta NW, Bridgman SM et al: Fractionated half-body irradiation for pain palliation in widely metastatic cancers: comparison with single dose. Int J Radiat Oncol Biol Phys 36 (1996) 49–60

Salazar OM, Rubin P, Hendrickson FR et al: Single-dose half-body irradiation for palliation of multiple bone metastases from solid tumors. Final Radiation Therapy Oncology Group report. Cancer 58 (1986) 29–36

Salazar OM, Sandhu T, da Motta NW et al: Fractionated half-body irradiation (HBI) for the rapid palliation of widespread, symptomatic, metastatic bone disease: a randomized Phase III trial of the International Atomic Energy Agency (IAEA). Int J Radiat Oncol Biol Phys 50 (2001) 765–775

Saran FH, Adamietz IA, Thilmann C et al: HIV-associated cutaneous Kaposi's sarcoma-palliative local treatment by radiotherapy. Acta Oncol 36 (1997) 55–58

Saroja KR, Hendrickson FR, Cohen L et al: Re-irradiation of locally recurrent tumors with fast neutrons. Int J Radiat Oncol Biol Phys 15 (1988) 115–121

Sauerwein W, Eigler FW, Busch M et al: Intraoperative Strahlentherapie. Med Klin 84 (1989) 32–39

Schecter WP: Human immunodeficiency virus and malignancy: thoughts on viral oncogenesis. Arch Surg 136 (2001) 1419–1425

Schiff D, Shaw EG, Cascino TL: Outcome after spinal reirradiation for malignant epidural spinal cord compression. Ann Neurol 37 (1995) 583–589

Schiff D: Single brain metastasis. Curr Treat Options Neurol 3 (2001) 89–99

Schindler N, Vogelzang RL: Superior vena cava syndrome. Experience with endovascular stents and surgical therapy. Surg Clin North Am 79 (1999) 683–694

Schmidt GP, Kramer H, Reiser MF et al: Whole-body magnetic resonance imaging and positron emission tomography-computed tomography in oncology. Top Magn Reson Imaging 18 (2007) 193-202

Schober O, Jonas M: Behandlung der Knochenmetastasen mit offenen radioaktiven Stoffen. In: HD Böttcher HD, Adamietz IA (Hrsg) Klinik der Skelettmetastasen. Zuckschwerdt München 1997, 57–69

Schratter-Sehn AU, Kielhauser R: Cobalt-60-Bestrahlung der Skelettmetastasen – konventionelle Fraktionierung versus akzelerierte Hyperfraktionierung. Strahlenther Onkol 167 (1991) 89–92

Schwartz DL, Einck J, Bellon J et al: Fast neutron radiotherapy for soft tissue and cartilaginous sarcomas at high risk for local recurrence. Int J Radiat Oncol Biol Phys 50 (2001) 449–456

Schwartz RA, Cohen JB, Watson RA et al: Penile Kaposi's sarcoma preceded by chronic penile lymphoedema. Br J Dermatol 142 (2000) 153–156

Seegenschmiedt MH, Feldmann HJ, Molls M: Hyperthermia – its actual role in radiation oncology. Part II: clinical fundamentals and results in superficial tumors. Strahlenther Onkol 169 (1993) 635–654

Shimomura S, Kikuchi Y, Oka S et al: Local treatment of AIDS-associated bulky Kaposi's sarcoma in the head and neck region. Auris Nasus Larynx 27 (2000) 335–338

Shipley WU, Wood WD, Tepper JE et al: Intraoperative electron beam irradiation for patients with unresectable pancreatic carcinoma. Ann Surg 200 (1984) 289–296

Siegal T: Surgical decompression of anterior and posterior malignant epidural tumors compressing the spinal cord: a prospective study. Neurosurgery 17 (1985) 424–432

Silberstein EB, Williams C: Strontium-89 therapy for the pain of osseous metastases. J Nucl Med 26 (1985) 345–348

Sim FH: Diagnosis and management of metastatic bone disease. Raven Press New York (1990)

Skolyszewski J, Sas-Korczynska B, Korzeniowski S et al: The efficiency and tolerance of half-body irradiation (HBI) in patients with multiple metastases. The Krakow experience. Strahlenther Onkol 177 (2001) 482–486

Small W Jr: Management of ocular metastasis. Cancer Control 5 (1998) 326–332

Smalley SR, Evans RG: Radiation morbidity to the gastro-intestinal tract and liver. In: Plowman PN, McElwain T, Meadows A (eds) Complications of cancer management. Butterworth-Heinemann (1991) 272–308

Smalley SR, Laws ER Jr, O'Fallon JR et al: Resection for solitary brain metastasis. Role of adjuvant radiation and prognostic variables in 229 patients. J Neurosurg 77 (1992) 531–540

Smalley SR, Schray MF, Laws ER Jr et al: Adjuvant radiation therapy after surgical resection of solitary brain metastasis:

association with pattern of failure and survival. Int J Radiat Oncol Biol Phys 13 (1987) 1611–1616

Solbiati L, Livraghi T, Goldberg SN et al: Percutaneous radiofrequency ablation of hepatic metastases from colorectal cancer: long-term results in 117 patients. Radiology 221 (2001) 159–166

Spunt SL, McCarville MB, Kun LE et al: Selective use of whole-lung irradiation for patients with Ewing sarcoma family tumors and pulmonary metastases at the time of diagnosis. J Pediatr Hematol Oncol 23 (2001) 93–98

Stelzer KJ, Griffin TW: A randomized prospective trial of radiation therapy for AIDS-associated Kaposi's sarcoma. Int J Radiat Oncol Biol Phys 27 (1993) 1057–1061

Sternberg DI, Sonett JR: Surgical therapy of lung metastases. Semin Oncol 34 (2007) 186–196

Stock KW, Jacob AL, Proske M et al: Treatment of malignant obstruction of the superior vena cava with the self-expanding wallstent. Thorax 50 (1995) 1151–1156

Stoll BA: Natural history, prognosis and staging of bone metastases. In: Stoll BA, Parbhoo S (eds) Bone metastases – monitoring and treatment. Raven (1983) 1–20

Stuckle CA, Maleszka A, Kosta P et al: Computertomographische Beurteilung von Lokalrezidiven beim operierten und nachbestrahlten Rektumkarzinom. Radiologe 41 (2001) 491–496

Sur RK, Didcott CC, Levin CV et al: Palliation of carcinoma of the oesophagus with brachytherapy and the Didcott dilator. Ann R Coll Surg Engl 78 (1996) 124–128

Tan HS: Use of high dose rate gammamed brachytherapy in the palliative treatment of gynaecological cancer. Ann Acad Med Singapore 23 (1994) 231–234

Tannock IF: Treating the patient, not just the cancer. N Engl J Med 317 (1987) 1534–1535

Tepmongkol P: Whole-lung irradiation in the treatment of pulmonary metastases. J Med Assoc Thai 61 (1978) 681-689

Terstappen LW, de Grooth BG, van Berkel W et al: The effects of splenic irradiation on lymphocyte subpopulations in chronic B-lymphocytic leukemia. Eur J Haematol 41 (1988) 496–505

Tobias JS, Richards JD, Blackman GM et al: Hemibody irradiation in multiple myeloma. Radiother Oncol 3 (1985) 11–16

Tokuhashi Y, Matsuzaki H, Kawano H et al: The indication of operative procedure for a metastatic spine tumor: a scoring system for the preoperative evaluation of the prognosis. Nippon Seikeigeka Gakkai Zasshi 68 (1994) 379–389

Tomita K, Kawahara N, Kobayashi T et al: Surgical strategy for spinal metastases. Spine 26 (2001) 298–306

Tong D, Gillick L, Hendrickson FR: The palliation of symptomatic osseous metastases: final results of the study by the Radiation Therapy Oncology Group. Cancer 50 (1982) 893–899

Twycross RG: Analgesics and relief of bone paine. In: Stoll BA, Parbhoo S (eds) Bone metastases – monitoring and treatment. Raven (1983) 289–310

Uehlinger E: Primary malignancy, secondary malignancy and semimalignancy of bone tumors. Rec Res Cancer Res (1976) 109–119

Vapnek JM, Quivey JM, Carroll PR: Acquired immunodeficiency syndrome-related Kaposi's sarcoma of the male genitalia: management with radiation therapy. J Urol 146 (1991) 333–336

Venuta F, Rendina EA, Pescarmona EO et al: Ambulatory mediastinal biopsy for hematologic malignancies. Eur J Cardiothorac Surg 11 (1997) 218–221

Verhey LJ, Smith V, Serago CF: Comparison of radiosurgery treatment modalities based on physical dose distributions. Int J Radiat Oncol Biol Phys 40 (1998) 497–505

Vogl TJ, Muller PK, Mack MG et al: Liver metastases: interventional therapeutic techniques and results, state of the art. Eur Radiol 9 (1999) 675–684

Wachenfeld I, Sanner G, Böttcher HD et al: Remineralisation von Wirbelkörpermetastasen des Mammakarzinoms nach Radiotherapie. Strahlenther Onkol 172 (1996) 332–341

Wagner H Jr, McKeough PG, Desforges J et al: Splenic irradiation in the treatment of patients with chronic myelogenous leukemia or myelofibrosis with myeloid metaplasia. Results of daily and intermittent fractionation with and without concomitant hydroxyurea. Cancer 58 (1986) 1204–1207

Wai MS, Mike S, Ines H et al: Palliation of metastatic bone pain: single fraction versus multifraction radiotherapy – a systematic review of the randomised trials. Cochrane Database Syst Rev (2004) CD004721

Wallace HJ, 3rd, Willett CG, Shellito PC et al: Intraoperative radiation therapy for locally advanced recurrent rectal or rectosigmoid cancer. J Surg Oncol 60 (1995) 122–127

Walz MK, Peitgen K, Meyer-Schwickerath M et al: Ergebnisse der operativen Behandlung von lokalen und lokoregionären Rektumkarzinomrezidiven. Zentralbl Chir 120 (1994) 236–244

Wasserstrom WR, Glass JP, Posner JB: Diagnosis and treatment of leptomeningeal metastases from solid tumors: experience with 90 patients. Cancer 49 (1982) 759–772

Weber W, Rosler HP, Doll G et al: Perkutane Radiatio osteolytischer Knochenmetastasen – eine Verlaufsbeurteilung. Strahlenther Onkol 168 (1992) 275–280

Welsh JS, Kennedy AS, Thomadsen B: Selective internal radiation therapy (SIRT) for liver metastases secondary to colorectal adenocarcinoma. Int J Radiat Oncol Biol Phys 66 (2006) S62–73

Wiegel T, Bottke D, Kreusel KM et al: External beam radiotherapy of choroidal metastases – final results of a prospective study of the German Cancer Society (ARO 95-08). Radiother Oncol 64 (2002) 13–18

Willett CG, Shellito PC, Tepper JE et al: Intraoperative electron beam radiation therapy for recurrent locally advanced rectal or rectosigmoid carcinoma. Cancer 67 (1991) 1504–1508

Wippermann B, Mossinger E, Schratt HE et al: Diagnostik und Therapie von Knochenmetastasen. Chirurg 72 (2001) 638–651

Wu JS, Wong R, Johnston M et al: Meta-analysis of dose-fractionation radiotherapy trials for the palliation of painful bone metastases. Int J Radiat Oncol Biol Phys 55 (2003) 594–605

Wurschmidt F, Bunemann H, Heilmann HP: Small cell lung cancer with and without superior vena cava syndrome: a multivariate analysis of prognostic factors in 408 cases. Int J Radiat Oncol Biol Phys 33 (1995) 77–82

Yahalom J, Gulati SC, Toia M et al: Accelerated hyperfractionated total-lymphoid irradiation, high-dose chemotherapy, and autologous bone marrow transplantation for refractory and relapsing patients with Hodgkin's disease. J Clin Oncol 11 (1993) 1062–1070

Yahalom J: Oncologic emergencies – superior vena cava syndrome. In: De Vita VTJ, Hellman S, Rosenberg SA (eds) Cancer – principles and practice of oncology. Lippincott (1993) 2111–2118

Yellin A, Rosen A, Reichert N et al: Superior vena cava syndrome. The myth – the facts. Am Rev Respir Dis 141 (1990) 1114–1118

Young RF, Post EM, King GA: Treatment of spinal epidural metastases. Randomized prospective comparison of laminectomy and radiotherapy. J Neurosurg 53 (1980) 741–748

Zech D, Buzello W: Schmerzbehandlung. In: Pichlmaier H, Müller JM, Jonen-Thielemann I (Hrsg) Palliative Krebstherapie. Springer, Belrin (1991) 223–269

Zelefsky MJ, Scher HI, Forman JD et al: Palliative hemiskeletal irradiation for widespread metastatic prostate cancer: a comparison of single dose and fractionated regimens. Int J Radiat Oncol Biol Phys 17 (1989) 1281–1285

Zimmermann JS, Groß MW, Riegel T et al: Spinales Kompressionssyndrom. Onkologe 5 (1999) 1054–1061

P. Feyer
M. Steingräber
I. A. Adamietz
C. Bokemeyer

Supportive Maßnahmen in der Radioonkologie

Einführung und Begriffsbestimmung

Die supportive Therapie ist ein integraler Bestandteil der onkologischen Therapie. Sie wird prätherapeutisch durch Konditionierung der Patienten für eine aggressive Therapie, während der Therapie durch Prophylaxe und Therapie von Nebenwirkungen und posttherapeutisch bei Spättoxizität mit angepassten Rehabilitationsmaßnahmen wirksam (Abbildung 1).

Die Zielsetzung der supportiven Therapie wird durch die Behandlungsmaßnahmen und das Ausmaß der zu erwartenden Nebenwirkungen bestimmt. In der kurativen Situation wird durch die supportive Therapie die Intensivierung der onkologischen Therapie und somit die Optimierung der kurativen Chance gewährleistet. In den letzten Jahren wurden wesentliche Erkenntnisse zur Pathogenese, Prophylaxe und Therapie unerwünschter Nebenwirkungen gewonnen, die Eingang in supportive Strategien gefunden haben. Beispiele sind die Anwendung von hämatopoetischen und mukosastimulierender Wachstumsfaktoren oder die antiemetische Prophylaxe. Mit zunehmender Anwendung der kombinierten Radiochemotherapie ist eine intensive Therapie nur unter Einbeziehung der supportiven Therapie möglich. In der palliativen Situation dient die supportive Therapie der Besserung und Erhaltung der Lebensqualität.

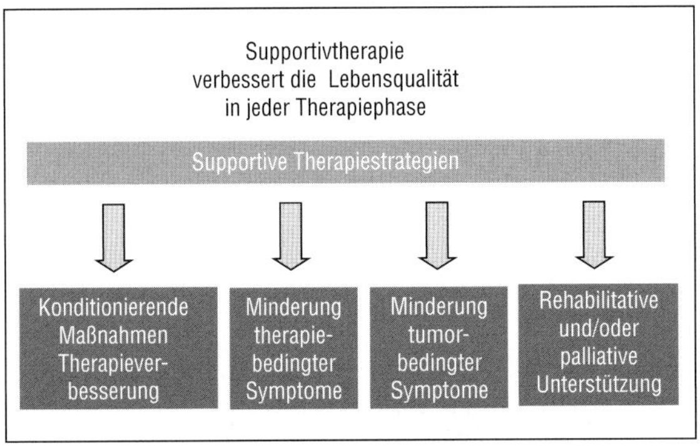

Prophylaktische und therapeutische Möglichkeiten zur Verminderung von unerwünschten Wirkungen

Die primäre Prophylaxe unerwünschter akuter Strahlenfolgen in der Radioonkologie erfolgt im Wesentlichen durch eine subtile Bestrahlungsplanung mit optimaler Bildgebung durch moderne Techniken sowie Verwendung reproduzierbarer und sicherer Bestrahlungslagerungen. Eine Prophylaxe unerwünschter Strahlenwirkungen auf biochemischer Ebene ist durch Modifikation des Pathomechanismus der Strahlenreaktion (z. B. durch Zytokine wie keratocyte growth factor, KGF) oder durch Einsatz radioprotektiver Substanzen (z. B. Amifostin) möglich. Bei kombinierter Radiochemotherapie werden myelopoetische Wachstumsfaktoren in klinischen Studien geprüft. Eine kalkulierte emetogene Therapie erfordert bereits eine prophylaktische Gabe von Antiemetika.

Therapeutische Strategien nicht vermeidbare Strahlenfolgen orientieren sich an der zu erwartenden Symptomatik sowie Intensität und beinhalten Strategien zur Verminderung von z. B. Übelkeit/Erbrechen, die Beeinflussung von Entzündungsreaktionen, therapieassoziierter Schmerzen, Verhinderung von Infektionen und Organprotektion. Durch Dosismodifikation (alternative Fraktionierungen) und kombinierte Radiochemotherapie wird eine Verringerung unerwünschter Spätfolgen erreicht.

Abbildung 1. Aufgaben der Supportivtherapie.

Prophylaxe und Therapie ausgewählter systemischer unerwünschter Wirkungen der Strahlentherapie

Nausea und Emesis

Nausea und Emesis sind belastende Nebenwirkungen der Tumortherapie und werden auch nach aktuellen Daten von den Patienten als die am meisten belastende Nebenwirkung einer Tumortherapie angegeben (Feyer 2008). Eine anhaltende Emesis führt zu psychischer Beeinträchtigung, Angst und sozialer Isolation. Folgen sind Mangelernährung, Dehydrierung und Kräfteverfall mit weiteren Organkomplikationen. Emesis beeinflusst nicht nur die Lebensqualität sondern schränkt auch die kontinuierliche tumorspezifische Behandlung bis zum Therapieabbruch ein.

Eine effektive Prophylaxe und Therapie der Emesis gehören deshalb zu modernen onkologischen Therapiekonzepten, die mit kalkulierten unerwünschten Wirkungen verbunden sind. Dazu zählen besonders sowohl systemische onkologische Therapieansätze als auch spezielle Formen der Strahlentherapie. Alle supportiven Verfahren beruhen auf der Beeinflussung einer induzierten Pathophysiologie und ihren klinischen Aus- bzw. Nebenwirkungen.

Pathophysiologie der akuten Emesis

In der Pathophysiologie der Emesis wird dem Serotonin eine Schlüsselrolle zugeschrieben. Durch Strahlen- und Chemotherapie wird eine Serotoninfreisetzung aus den enterochromaffinen Zellen der Mukosa des Gastrointestinaltrakts provoziert. Serotonin tritt mit den $5HT_3$-Rezeptoren der vagalen afferenten Neuronen und der sog. Chemorezeptor-Triggerzone (CTZ) im Gehirn in Interaktion. Auf zentraler Ebene wird Substanz P freigesetzt und bewirkt eine Stimulierung der NK1-Rezeptoren. Es kann auch eine direkte Stimulierung der CTZ durch Strahlenwirkung z. B. in der hinteren Schädelgrube erfolgen. In einer biochemischen Kaskade wird klinisch Erbrechen ausgelöst.

Es gibt drei Formen therapieinduzierter Nausea und Emesis: Die akute Form tritt innerhalb von 24 Stunden nach Therapie auf und wird zeitlich von der verzögerten Form (2.–4. Tag nach Therapie) abgegrenzt. Eine effiziente Antiemese in der Akutphase vermindert das Risiko einer verzögerten Emesis. Die verzögerte Emesis wird nicht nur nach Chemotherapie, sondern auch auch nach Strahlentherapie des Abdo-

mens beobachtet. Das antizipatorische Erbrechen wird nicht durch die Strahlen- oder Chemotherapie selbst ausgelöst. Es kommt bei den Patienten vor, die bereits ein therapiebedingtes Erbrechen erfahren haben. (Gralla 1999; Aapro 2004). Dieses konditionierte Erbrechen bei disponierten Patienten stellt eine psychologisch ausgelöste Sonderform dar und wird nach Strahlentherapie selten festgestellt (Feyer 1998).

Risikostratifizierung

Die Emesis ist von einer Vielzahl von Faktoren abhängig. Die Risikostratifizierung erfolgt sowohl unter Berücksichtigung der Emetogenität der Strahlen- und/ oder Chemotherapie als auch individueller Risikofaktoren (Disposition). Das emetogene Potenzial der Strahlentherapie ist abhängig von der bestrahlten Region, der Einzeldosis und der Feldgröße. Eine höhere Einzeldosis ist emetogener als niedrige Einzeldosen. Große Bestrahlungsfelder werden schlechter toleriert als kleine Felder. Eine Bestrahlung der Extremitäten ist in der Regel nicht mit Übelkeit oder Erbrechen verbunden, eine Bestrahlung im Abdomen führt fast immer zu Emesis. Ebenso sollte das individuelle Patientenprofil berücksichtigt werden.

Es werden vier Emesisrisikogruppen definiert (Tabelle I).

Bei einer kombinierten Radiochemotherapie ist die Emetogenität der eingesetzten Substanzen entscheidend. Die antiemetische Prophylaxe orientiert sich am Therapieregime der höchsten emetogenen Stufe. Zytostatika werden nach ihrem emetogenen Potenzial ebenfalls in vier Gruppen eingeteilt (s. Tabelle II).

Tabelle I. Definition des Emesisrisikos unter Strahlentherapie (www.onkosupport.de).

Risiko-stratifizierung	Emesiswahrscheinlichkeit ohne Therapie	Bestrahlung
Hochrisikogruppe	> 90 % der Patienten	Ganzkörperbestrahlung
Moderates Risiko	30–90 %	Oberes Abdomen
Geringes Risiko	10–30 %	Unterer Thorax, Becken, Hirnschädel (Stereotaxie), kraniospinale Achse
Minimales Risiko	< 10 %	Kopf-Hals-Region, Extremitäten, Hirnschädel, Mamma

Tabelle II. Beispiele für die Emetogenität von Chemotherapien (Grunberg 2004).

Risiko	Ausgewählte Substanzen
Hoch	I.v.: Cisplatin, Cyclophosphamid ≥ 1500 mg/m², P.o.: Procarbazin
Moderat	I.v.: Oxaliplatin, Cytarabin > 1000 mg/m², Carboplatin, Ifosfamid, Cyclophosphamid < 1500 mg/m², Doxorubicin, Epirubicin, Idarubicin, Irinotecan P.o.: Cyclophosphamid, Etoposid, Temozolomid, Vinorelbin, Imatinib
Niedrig	I.v.: Paclitaxel, Docetaxel, Mitoxantron, Topotecan, Etoposid, Pemetrexed, Methotrexat, Mitomycin, Gemcitabin, Cytarabin ≤ 100 mg/m², 5-FU, Cetuximab, Trastuzumab P.o.: Capecitabin
Minimal	I.v.: Bleomycin, Busulfan, Fludarabin, Vinblastin, Vincristin, Vinorelbin, P.o.: Chlorambucil, Hydroxyharnstoff, 6-Thioguanin, Methotrexat, Gefitinib

Tabelle III. Risikokonstellation für individuelle Disposition zu Nausea und Emesis.

Risiko	
Risiko höher	Hohe Einzeldosis, kurzes Zeitintervall der Fraktionen, großes Bestrahlungsvolumen, simultane Chemotherapie Emesis/Nausea während vorausgegangener Therapien Geschlecht: Frauen sind häufiger betroffen Angstverhalten
Risiko geringer	Alter > 50 Jahre Regelmäßiger Alkoholkonsum

Patienten- und therapiebezogene Risikofaktoren bestimmen zusammen das individuelle Patientenrisiko (Feyer 1998, 2004). So ist bekannt, dass verschiedene Patienten dieselbe Therapie unterschiedlich tolerieren. Insbesondere weibliches Geschlecht, jüngeres Alter, schlechter Allgemeinzustand und vorausgegangene Emesis sind ungünstige patientenseitige Risikofaktoren. Regelmäßiger Alkoholgenuss hingegen erhöht die Emesisschwelle (Tabelle III).

Eine effektive Prophylaxe der akuten Emesis ist der Schlüssel für eine gute subjektive Toleranz der Strahlentherapie. Je wirksamer die akute Emesis beherrscht wird, desto geringer ausgeprägt sind das verzögerte und ein antizipatorisches Erbrechen.

Die aktuellen Leitlinien der MASCC (www.mascc.org) empfehlen, für Strahlen- und Chemotherapien mit hoch und mäßig emetogenem Potenzial eine prophylaktische Antiemese anzuwenden. In Situationen mit minimalem oder niedrigem Risiko ist hingegen ein therapeutischer Einsatz erst bei Auftreten von Symptomen vertretbar (Feyer 2004; Kris 2004; Herrstedt 2004; Tonato 2004).

Tabelle IV fasst die Empfehlungen der Perugia Consensus Conference on Antiemetic Therapy 2004 (Update 2005) für die Strahlentherapie zusammen. Als Antagonisten des $5HT_3$-Rezeptors sind Ondansetron, Granisetron, Dolasetron, Tropisetron sowie Palonosetron verfügbar. Die $5HT_3$-Antagonisten der ersten Generation unterscheiden sich in Wirksamkeit oder Nebenwirkungsspektrum nicht wesentlich. Palonosetron ist ein neuer $5HT_3$-Rezeptor-Antagonist, der als i.v Formulierung vorliegt und mit verbesserten Eigenschaften die Differenzialtherapie optimiert. Alle $5HT_3$-Rezeptor-Antagonisten der ersten Generation gewährleisten eine vergleichbare Wirksamkeit in einer oralen und intravenösen Applikation.

Aprepitant potenziert als NK1-Rezeptor-Antagonist in Kombination mit einem $5HT_3$-Antagonisten die Effektivität der antiemetischen Prophylaxe in der Akutphase und reduziert das verzögerte Erbrechen.

Tabelle IV. Prophylaxe von Nausea und Emesis unter Strahlentherapie.

Risiko	Feldlokalisation	Medikamente	MASCC-Evidenz Konfidenzlevel/Konsensuslevel	ASCO-Evidenz
Hoch	TBI	5HT3-Prophylaxe + Dexamethason	Hoch/hoch Moderat/hoch	II B III C
Moderat	Oberes Abdomen	5HT3-Prophylaxe	Hoch/hoch	II A
Gering	Unterer Thorax, Becken Schädel (RTX, STX) Neuroachse	5HT3-Prophylaxe oder -Rescue	Moderat/hoch Niedrig/Hoch	III B IV D
Minimal	HNO, Extremitäten, Schädel, Mamma	Rescue mit Dopamin-Rezeptor- oder $5HT_3$-Antagonisten	Niedrig/Hoch	IV D

Bei hoch emetogener Chemotherapie sollte zusätzlich Dexamethason eingesetzt werden.

Zum Einsatz des NK1-Antagonisten Aprepitant liegen für die Strahlentherapie bisher nur begrenzte Daten vor, sodass eine evidenzbasierte Empfehlung noch nicht ausgesprochen werden kann. Erste Phase-II-Ergebnisse sprechen für eine Verbesserung der Antiemese bei Risikopatienten mit Bestrahlungen im Oberbauchbereich. Etabliert hat sich der NK1-Antagonist inzwischen bei Cisplatin-haltigen kombinierten Radiochemotherapien, insbesondere bei jungen Frauen mit Zervixkarzinom, die eine Beckenbestrahlung und Cisplatin erhalten. Eine Phase-III-Studie zu diesem Setting ist kurz vor dem Abschluss.

Bei antizipatorischem Erbrechen stehen verhaltenstherapeutische Maßnahmen im Vordergrund, da es kaum medikamentös beeinflussbar ist. Niedrig dosierte Benzodiazepine können zur Prävention verwandt werden (Aapro 2004).

Hämatopoetisches und immunologisches System

Die Behandlung mit Strahlentherapie erfolgt in der Regel lokal. Eine Ausnahme bilden kombinierte Radiochemotherapien und die Ganzkörperbestrahlung. Das Ausmaß einer Neutropenie durch die Strahlentherapie ist abhängig vom Volumen des bestrahlten Markraumes. Die Schädigungen sind dosisabhängig. Eine Reproduktion im bestrahlten Knochenmark erfolgt bis ca. 40 Gy. Oberhalb dieser Dosis findet sich aufgrund des zerstörten Stromas ein nahezu zellfreies „leeres" Knochenmark.

Eine Sonderform stellt die supraletale Ganzkörperbestrahlung dar. Diese Hochdosistherapie, die in Kombination mit Chemotherapie eine vollständige Vernichtung der Tumorzellen im hämatopoetischen und lymphatischen System bei verschiedenen Leukämie- und Lymphomerkrankungen zum Ziel hat, erfordert als hoch spezifische Supportivmaßnahme zum Ausgleich der Hämatotoxizität der Therapie supportiv eine Knochenmark- oder Stammzelltransplantation.

Leukopenie

Die Myelotoxizität ist dosislimitierend, zwingt zu Therapieunterbrechungen, ist kostenintensiv und vital bedrohlich. Die Leukopenie nach myelotoxischer Therapie ist eine gefürchtete und bekannte Nebenwirkung. Selten wird diese aber durch eine alleinige lokale Strahlentherapie verursacht. Im Rahmen der multimodalen Therapiekonzepte gewinnt die Leukopenie aber auch in der Radioonkologie an Bedeutung. Klinisch problematisch sind Infektionen bei Leukopenien. Insbesondere bei einer Mukositis und gleichzeitiger Leukopenie, z. B. bei kurativer Radiochemotherapie im HNO-Bereich, ist das Risiko einer Sepsis erhöht. Diese Patienten müssen engmaschig überwacht werden.

Ursache der Infektionen ist die geschwächte Immunabwehr nach aggressiver Chemotherapie/Radiochemotherapie mit bakterieller, viraler oder mykotischer Superinfektion. Bei Septikämien mit gramnegativen Bakterien steigt die Mortalität der Patienten innerhalb von 24 Stunden exponentiell an, wenn die antibiotische Therapie verzögert wird. Sie wird deshalb nach dem ersten febrilen Ereignis kalkuliert begonnen. Die kalkulierte Antibiotikatherapie richtet sich nach den Kriterien Indikation und Kontraindikation. Bei der Mehrzahl der Patienten tritt Fieber > 38,5 °C auf, ohne dass Erreger im Blut nachgewiesen werden können. Zusätzlich zur Blutkultur sollten Sputum, Stuhl und Urin auf Erreger untersucht werden. Ein Nichtansprechen auf die antibiotische Therapie lässt an folgende Ursachen denken: Primäre Erregerresistenz, Mischinfektion (Mykoplasmen, Chlamydien, Anaerobier, Legionellen, Viren, Pilze). Resistenzentwicklung, fehlerhafte Resistenzbestimmung oder Nichtbeachtung pharmakokinetischer Eigenschaften können weitere Ursachen sein. Die risikoadaptierte Prophylaxe und Therapie wird gemäß den aktualisierten Guidelines zur Neutropenie und Infektionsprophylaxe (www.onkosupport.de) empfohlen.

Anämie

Die Anämie tritt im Gegensatz zur Leukopenie verzögert auf, was durch den langsameren Turnover der Erythrozyten von 100 Tagen bestimmt ist. Bei bereits bestehender Tumoranämie kann sich diese nach der Strahlentherapie verstärken und klinisch symptomatisch werden. Eine Anämie ist bedeutsam für die Leistungsfähigkeit und Lebensqualität der Patienten. Sie sollte bei Symptomatik bis zu einem Hb auf 12 g/dl ausgeglichen werden.

Unter kurativer Therapie wird dem Hb-Wert auch eine prognostische Bedeutung für die lokale Kontrolle und das Überleben zugeschrieben. Dies ist durch strahlenbiologische Studien begründet und konnte in kleineren Studien bei Patienten mit HNO-Tumoren und Zervixkarzinom nachgewiesen werden. Insgesamt ist die Datenlage zum Einfluss einer

Anämie auf das Überleben widersprüchlich. Die Diskussion zum Ausgleich der Anämie mittels Erythropoietin wird derzeit kontrovers geführt. Auch die Frage ob der Hb-Wert ein eigenständiger prognostischer Faktor oder Marker für die Aggressivität des Tumors ist, ist heute noch nicht zu beantworten.

Die Therapie der Anämie kann mittels Transfusionen oder Erythropoietin erfolgen. Vorteil der Transfusionen ist ein rascher Anstieg des Hb-Wertes. Nachteile sind ein immunologischer Stress, ein relativ kurzzeitiger Effekt, das Risiko von Transfusionzwischenfällen, der Kontamination sowie der Eisenüberladung bei gehäuften Transfusionen. Weiterhin wird eine Zunahme der Aggressivität des Tumors durch Hb-Schwankungen, wie sie bei Transfusionen auftreten diskutiert. Erythropoietin hat den Vorteil des länger anhaltenden Effektes und des im Vergleich zur Transfusion minimalen Infektionsrisikos. Nachteil sind die relativ hohen Kosten, ein verzögerter Wirkungseintritt sowie die nicht ausgeschlossene Wachstumsbeeinflussung spezieller Tumoren mit EPO-Rezeptoren.

Die kürzlich aktualisierten Guidelines der EORTC zur Therapie der Anämie mit EPO sind unter www.onkosupport.de ausgeführt.

Zusammenfassung

Eine symptomatische Anämie ist behandlungsbedürftig. Die Therapie der Anämie kann sowohl mit Transfusionen als auch Erythroipetin erfolgen. Ob ein Ausgleich der Anämie mit Erythropoietinen in der Radioonkologie das Überleben der Patienten verbessert, ist derzeit Gegenstand von Studien.

Fatigue

Fatigue ist ein multifaktorielles Syndrom, das bei Tumorpatienten auftritt. Die Trias Müdigkeit, Leistungsschwäche und Depression zählt zu den Hauptkriterien des Fatigue-Syndroms. Zwei Drittel aller Tumorpatienten leiden kontinuierlich oder intermittierend an Erschöpfung, Antriebslosigkeit, Verlust an Lebenskraft, Energiemangel und depressiver Stimmung. Der Zustand ist durch Phasen der Ruhe oder Erholung nicht zu beheben. Ein Viertel der Patienten klagt zusätzlich über kognitive Störungen wie Konzentrationsmangel und mentale Probleme. Fatigue ist untrennbar mit einer eingeschränkten persönlichen Lebensbewältigung verbunden und ist vom sozialen Umfeld abhängig. Die Pathogenese ist multifaktoriell (Morrow 2002). Psychologische, physiologische und Umgebungsfaktoren spielen eine Rolle. Es werden eine physische und psychosoziale Ebene differenziert (Hwang 2003). Die Fatigue-Symptomatik wird durch Kofaktoren wie Anämie, Schmerz, Depression, Hypothyreose aber auch die Tumortherapie verstärkt. Wesentliche Kofaktoren für anhaltende Fatigue nach Therapieabschluss sind als Prognosefaktoren Schmerzen und Stress (Gelinas 2004).

Das Fatigue-Syndrom besteht in individueller Stärke häufig bereits vor Beginn der Therapie. Die Intensität wird durch die angewandte Therapie und die Erwartungshaltung beeinflusst.

Bis zu 90 % der Patienten leiden bei Chemotherapie unter Fatigue (Molassiotis 2001). Fatigue tritt drei bis zehn Tage nach Chemotherapie auf (Can 2004). Die Symptomatik kann noch Jahre nach Chemotherapie anhalten (Hjermstad 2004).

Postoperativ tritt eine Fatigue-Symptomatik bis zu zehn Tage nach Operation auf. Die Intensität ist abhängig von der Art und dem Erfolg der Operation. Patientinnen nach Mastektomie leiden z. B. mehr an Fatigue als Patientinnen nach brusterhaltender Operation (De Jong 2005). Auch Immuntherapie kann eine Fatigue-Symptomatik auslösen (Trask 2004). Fatigue unter Strahlentherapie ist häufig. Mit der Dauer der Behandlung und den auftretenden Nebenwirkungen nimmt die Fatigue-Symptomatik zu. Der Karnofski-Index ist relevant für die Ausprägung der Fatigue. Alter, Geschlecht und Tumorstadium sind Ko-Faktoren. Die Symptomatik kann mehrere Monate, evtl. Jahre, nach Bestrahlung anhalten. Die Lokalisation und Volumen der Bestrahlungsfelder sind wesentliche therapiespezifische Parameter. Bestrahlungen im Bereich der Lunge, HNO und Becken sind mit einer stärkeren Fatigue-Symptomatik verbunden. Patienten mit ausgedehntem Karzinom und niedrigem Hb-Wert zeigen höhere Fatigue-Level (Biswal 2004). Die Feldgröße, eine Kombinati-

Tabelle V. Schweregrade des Fatigue-Syndroms unter verschiedenen Therapieoptionen nach Ludwig (1999).

Therapie	Fatigue-Score (0–5)
Radiotherapie	2,80
Hormontherapie	3,50
Chemotherapie + Hormontherapie	3,76
Chemotherapie + Radiotherapie	3,91
Radiotherapie + Hormontherapie	4,22
Chemotherapie	4,37
Chemo-, Radio- und Hormontherapie	4,70

onstherapie sowie therapiebedingte Nebenwirkungen sind anerkannte Risikofaktoren für Fatigue.

Therapieoptionen

Die Therapie des Fatigue-Syndroms ist multimodal und beinhaltet neben der symptomatischen Therapie und Modifikation von Kofaktoren psychoonkologische und physiotherapeutische Ansätze (Mock 2004; Barsevick 2004). Grundlage für die Therapie ist die Anerkennung von Fatigue als Syndrom mit eigenständigem Krankheitswert. Bereits vor der Behandlung sollte im Aufklärungsgespräch eine Information über Fatigue erfolgen (Donovan 2005). Fatigue verstärkende Faktoren sollten erkannt und minimiert werden. Symptome wie Anämie, Übelkeit, Schmerzen, Depression können medikamentös beeinflusst werden. Eine Behandlung der Anämie kann die Ausprägung von Fatigue signifikant (Jones 2004) lindern.

Lassen sich keine der o. g. Faktoren beeinflussen, sollte geklärt werden, auf welcher Ebene – der physikalischen, emotionalen, mentalen, kognitiven – die hauptsächlichen Probleme liegen. Für viele Patienten hat sich ein Aktivitätstagebuch bewährt, anhand dessen die Zeiten höherer Aktivität erkannt und der Tagesablauf entsprechend angepasst werden kann.

Tabelle VI. Fatigue: Behandelbare Begleitfaktoren.

Schmerzen
Emotionaler Distress
Schlafstörungen
Anämie
Ernährungsstatus Gewicht/Kalorienzufuhr Flüssigkeits- oder Elektrolytimbalancen: Natrium, Kalium, Kalzium, Magnesium
Aktivitätslevel Veränderungen der Belastung oder des Aktivitätsmusters Dekonditionierung
Komorbiditäten Infektionen Kardiale Dysfunktionen Pulmonale Dysfunktionen Renale Dysfunktionen Hepatische Dysfunktionen Neurologische Dysfunktionen Endokrine Dysfunktionen Hypothyreose
Komedikation überprüfen

Ein gestörter Schlaf-Wach-Rhythmus hat Einfluss auf Fatigue. In einer Vielzahl von klinischen Studien konnte der positive Effekt moderater sportlicher Betätigung wie aerobe Übungen, Walking u. a. nachgewiesen werden. Die höhere physische Aktivität führte zu geringerer Ausprägung des Fatigue-Syndroms, weniger emotionalem Stress und geringerer Schlaflosigkeit (Adamsen2004; Windsor 2004; Oldervoll 2004). Eine angepasste Sporttherapie sollte in allen Tumorstadien erwogen werden (Headley 2004). Dimeo et al (2004) konnten zeigen, dass sich durch körperliches Training die Fatigue-Symptomatik, die Behandlungszeit und Komplikationsrate senken lassen. Unterstützend können Entspannungstechniken wie die progressive Muskelrelaxation, autogenes Training u. a. sinnvoll sein. Alternative Therapien wie Yoga, Massagen, Akupunktur u. a. können erwogen werden, ihr Stellenwert muss evaluiert werden (Kohara 2004; Kim 2005; Vickers 2004). Eine zugrunde liegende Störung der Krankheitsverarbeitung oder ein ungelöstes Konfliktgeschehen bedarf der ärztlichen und psychotherapeutischen Begleitung. Es hat sich bewährt, die Angehörigen in die Therapie einzubeziehen. Ist eine Besserung der Symptomatik durch o. g. Strategien nicht erfolgreich, sollten pharmakologische Therapieansätze geprüft werden (Bruera 2003). Komplexe intensive Rehabilitationsmaßnahmen zeigen eine positive Wirkung auf Fatigue (van Weert 2004) und können zu einer frühzeitigeren beruflichen Wiedereingliederung führen.

Zusammengefasst ist Fatigue ein individuelles, komplexes und multidimensionales Syndrom, welches die Lebensqualität in den Phasen der Tumorerkrankung und Rehabilitation belastet. Die Pathogenese ist multifaktoriell. Kofaktoren wie Anämie, Depression, Schmerzen, Stress u. a. sind anerkannt und korrigierbar. Die Therapie ist individuell am Symptom orientiert und fordert eine Verbesserung der Lebensqualität. Die Prognose der Erkrankung ist oft entscheidend.

Prophylaxe und Therapie ausgewählter lokaler unerwünschter Wirkungen der Strahlentherapie

Haut

Schwere akute Hautreaktionen sind durch den Einsatz moderner Bestrahlungsgeräte und -techniken weit seltener als vor ca. 20 Jahren. Die Intensität der Hautreaktion wird bestimmt durch die Dosisbelastung der Haut. Diese kann durch hochenergetische Photonen und eine Mehrfeldertechnik auf unter

Tabelle VII. NCCN-Therapieempfehlungen bei Fatigue, 2007 (www.nccn.org, modifiziert).

Allgemeine Strategien zum Fatigue-Management	Nichtpharmakologische Ansätze	Pharmakologische Ansätze
Energie sparen Prioritäten setzen Tempo prüfen Delegieren Planbare Aktivitäten zu Zeiten der höchsten Energie Arbeitsparende Vorrichtungen Verlagerung nicht notwendiger Aktivitäten Keine Unterbrechungen des Nachtschlafes Strukturierte Tagesroutine Nur eine Aktivität zu einem Zeitpunkt Entspannung, z. B. Spiele, Musik, Lesen Soziale Integration	Aktivitätserhöhung Bestimmung des optimalen Aktivitätslevels Aufstellung eines Übungsprogramms Physiotherapie- und Rehabilitationsmaßnahmen Wiederherstellungsstrategie Ernährungsberatung Schlaftherapie Schlafhygiene und/oder Hypnose Familiäre Interaktionen Psychosoziale Interventionen Stressmanagement Entspannung Support-Gruppen	Erwägung von Psychostimulanzien nach Ausschluss aller anderen möglichen Ursachen von Fatigue Erwägung von Methylphenidat Antidepressiva Steroide

10–30 % der Tumordosis minimiert werden. Bei Strahlentherapie der Mammae oder im HNO-Bereich sind erhöhte Hauttoxizitäten aufgrund der Lage der Zielvolumina möglich. Das Risiko einer Hautreaktion kann durch eine simultane Chemotherapie verstärkt werden. Ein besonderes Phänomen ist die Recall-Dermatitis – eine kräftige Hautreaktion im Bestrahlungsfeld unter Chemotherapie nach bereits abgeschlossener Bestrahlung. Über diese Hautreaktion wird insbesondere nach Anthrazyklin- oder Taxan-haltiger Chemotherapie berichtet. Sie kann die Intensität der akuten Dermatitis unter Strahlentherapie übersteigen. Aufgrund des zeitlichen Intervalls des Auftretens der Hautreaktion zur abgeschlossenen Strahlentherapie wird nicht immer an eine Recall-Reaktion gedacht und u. U. ein inflammatorisches Rezidiv in Betracht gezogen. Der Strahlentherapeut sollte deshalb diese Reaktionen mit beurteilen und dermatologischen Rat einholen.

Das Erythemrisiko der Haut ist abhängig von verschiedenen Parametern:
1. Erythemgefährdete Bereiche sind insbesondere der vordere HNO-Bereich, die Ellenbeugen und Kniekehlen. Bauch, Thoraxwand und Brust gelten als mäßig erythemgefährdet. Hände sind nicht sensibel.
2. Technik: Minimierung der Hautbelastung durch Mehrfelder-Techniken.
3. Dosierung und Fraktionierung (Einzeldosis, Gesamtdosis, Fraktionierungsintervall).
4. Simultane Chemotherapie: verstärkt Reaktionen insbes. bei Anwendung von Taxol und Adriamycin.
5. Erhöhte Hautdosis durch Nutzung von Keilfiltern, Maskenmaterial, Bolusmaterial.
6. Exogene Reize (Druck, Reibung, Wärme, Eis …).
7. Nebenerkrankungen (Diabetes u. a.).
8. Patientenbesonderheiten (Adipositas, große Volumina, Hautfalten usw.).
9. Sensibilisierende und potenzierende Substanzen (Johanniskraut u. a.).
10. Genetische Prädisposition.

Eine sichere umfassende Prophylaxe der akuten Hautreaktion ist nicht möglich. Wichtig sind die subtile individuelle Hautpflege, Vermeidung einer Superinfektion sowie zusätzlicher Reize (Wärme, Kälte, Reibung, enge Kleidung usw.). Das früher empfohlene Waschverbot gilt heute nicht mehr (Campbell 1992). Insbesondere in Hautfalten und im Genitalbereich sollte eine gute Körperhygiene weitergeführt werden (Wetsbury 2000). Auch das bisher empfohlene Pudern der Haut hat keine prophylaktische Wirkung und zeigt keinen Vorteil gegenüber einer Pflege mit Cremes oder Lotionen. Eine Vielzahl von Substanzen, Cremes, Lotionen usw. wurde mit dem Ziel der Minimierung der akuten Hautreaktion getestet. Es konnte in keiner bisherigen Studie ein Vorteil für eine bestimmte Pflege oder Substanz nachgewiesen werden (Momm 2003; Röper 2004; Roy 2001; Schreck 2002). Die Therapie von Grad-3-Toxizitäten beinhaltet die symptomatische Therapie sowie die Prophylaxe und Therapie einer Superinfektion. Auch hier konnte ein Vorteil für eine bestimmte Substanz nicht nachgewiesen werden. Bei Epitheliolysen haben sich Alginatverbände bewährt, bei superinfizierten Epitheliolysen können Silber-Kohle-Verbände empfohlen werden. Problematische Fälle sollten immer in interdisziplinärer Abstimmung diskutiert werden.

Schleimhäute

Die Mukositis ist eine häufige und dosislimitierende unerwünschte Wirkung der Strahlentherapie. Die Mukositis beeinträchtigt die Lebensqualität der Patienten und deren Compliance erheblich und kann durch Therapiepausen oder Therapieabbrüche das kurative Ziel der Therapie gefährden. Der Mukositis liegt ein komplexer Pathomechanismus zugrunde. Während bisher eine direkte zytotoxische Schädigung der Mukosa angenommen wurde, wird heute postuliert, dass die Schädigung auf der Ebene des Gefäßbindegewebssystems erfolgt. Durch die Freisetzung von Zytokinen wird in einer Kaskade von Prozessen der Entzündungsreaktion die Schleimhaut geschädigt und in ihrer Regeneration behindert. Im Ergebnis einer persistierenden schweren Mukositis besteht das Risiko einer erhöhten Spättoxizität durch die sog. consequential late effects.

Der Grad der Mukositis ist von therapie- und patientenbedingten Faktoren abhängig. Bei einer kurativen Strahlentherapie im HNO-Bereich mit Dosen von > 50 Gy ist bei mehr als 30–50 % der Patienten mit einer Mukositis Grad 3–4 zu rechnen. Eine akzelerierte Strahlentherapie oder die Kombination mit einer Chemotherapie lässt eine Mukositisrate Grad 3–4 von mehr als 60–70 % erwarten. Patienten mit HIV-Infektion oder chronisch entzündlichen Darmerkrankungen, ebenso wie Patienten mit genetisch prädeterminierter erhöhter Strahlensensibilität, werden als Risikopatienten für eine Mukositis eingeschätzt.

Die Prophylaxe der Mukositis ist ein wesentlicher Aspekt der Therapieplanung. Sie erfolgt in der Radioonkologie durch eine individuelle konformale Bestrahlungsplanung.

Die Mukositis des oberen Gastrointestinaltraktes ist mit Schmerzen, Funktionsstörungen und nachfolgenden Komplikationen wie Mangelernährung, Flüssigkeits- und Elektrolytverlust verbunden. Eine Superinfektion verstärkt die Symptomatik und kann bei neutropenischen Patienten zu einer letalen Komplikation führen. Die Sicherstellung der Ernährung durch die prätherapeutische Anlage einer PEG oder durch parenterale Ernährung sowie eine ausreichende symptomatische und analgetische Therapie mit topischen oder systemischen Analgetika bis hin zu Opiaten sind erforderlich und sollten frühzeitig eingeleitet werden.

Die radiogene Enteritis resultiert in einer u. U. schwer beherrschbaren Diarrhö mit Malabsorption, Flüssigkeits- und Elektrolytverlust und vitaler Bedrohung. Die Enteritis ist bei kombinierter Radiochemotherapie mit 5-FU verstärkt und kann dosislimitierend sein. Ein belastendes Symptom der radiogenen Proktitis ist schmerzhafter Stuhldrang, ggf. mit Schleim- oder Blutauflagerungen.

Prophylaxe und Therapie

Eine effektive medikamentöse Prophylaxe der Mukositis ist bisher nicht bekannt. Die Multinational Association for Supportive Care in Cancer hat 2003 Guidelines für die Prophylaxe und Therapie der Mukositis ausgearbeitet, update 2006 (www.mascc. org). Die Mehrzahl der Studien enthielt Daten zur oralen Mukositis, weniger Angaben lagen zur gastrointestinalen Mukositis vor.

Unstrittig sind die Anwendung einer subtilen Mundpflege, Spülungen, Zahnpflege. Die Patienten sollen professionell angeleitet und überwacht werden. Durch eine Sanierung der Mundflora mittels antibakterieller, antimykotischer oder antiviraler Substanzen sollen Superinfektion und Verstärkung der Mukositis verhindert werden. Ein signifikanter Vorteil konnte in einigen Arbeiten lediglich für Benzydamin-Mundspülungen unter konventioneller Strahlentherapie für den HNO-Bereich mit moderaten Dosen gezeigt werden (Epstein 2001). In einer kleinen randomisierten Studie wird ein Vorteil für Povidon-Jod berichtet (Adamietz 1998). Die weiteren vorliegenden Arbeiten haben keinen Vorteil für einen prophylaktischen Einsatz getesteter antibakterieller, antimykotischer oder antiviraler Substanzen gezeigt (Stokmann 2003; Wijers 2001; El Saed 2002; Trotti 2004). Hydrolytische Enzyme haben in einer randomisierten Studie an 100 Patienten eine prophylaktische Wirkung gezeigt. Diese muss in weiteren Studien bestätigt werden (Gujral 2001). Interessante Ansätze sind relativ kostenneutrale Substanzen wie Zinksulfat (Ertekin 2004) oder Aloe vera (Su 2004). Auch die

Tabelle VIII. Risikofaktoren für die Ausbildung der Mukositis.

Therapiebezogene Risikofaktoren
Einzeldosis
Gesamtdosis
Akzelerierte Radiotherapie
Kombinierte Radiochemotherapie
Feldlokalisation
Patientenbezogene Risikofaktoren
Nebenerkrankungen: z. B. Hauterkrankungen, HIV-Infektion, systemische Infektionen

vorliegenden Studien zum Glutamin sind widersprüchlich und nicht überzeugend (Huang 2000). Eine prophylaktische Wirkung von Immunglobulinen konnte nicht nachgewiesen werden. Immunglobuline bewirken jedoch eine schnellere Abheilung der Mukositis (Mose 1995). Sucralfat-Mundspülungen zeigten in mehreren Studien keine prophylaktische Wirkung (Dodd 2003; Etiz 2000; Carter 1999).

GM-CSF stimuliert neben der Hämatopoese die Mukosa und Fibroblasten. Die Daten zu GM-CSF sind widersprüchlich. (Mantovani 2003; Saarilahti 2002; Sprinzl 2001; Makkonen 2000; Mascarin 1999). GM-CSF ist für die Prophylaxe der Mukositis nicht zielführend.

Durch eine Prophylaxe mit dem keratinozytären Wachstumsfaktor wird eine Stimulation der Mukosa-Stammzellen bereits vor der manifesten Schleimhautschädigung angestrebt. In einer großen randomisierten Phase-III-Studie bei Hochrisiko-Patienten (Hochdosis-Chemotherapie mit Ganzkörperbestrahlung und Stammzelltransplantation) konnte eine signifikante Verringerung der Grad-3/4-Mukositis erreicht werden (Spielberger 2004). Die Zulassung besteht derzeit nur für diese Indikation. Die Daten zur Schleimhautprophylaxe mit Amifostin sind widersprüchlich. Der Nutzen wird durch eine relativ hohe Nebenwirkungsrate minimiert. Anhand der Datenlage kann eine eingeschränkte Empfehlung für die Ösophagitisprophylaxe unter Radiochemotherapie des nichtkleinzelligen Bronchialkarzinoms ausgesprochen werden (Rades 2004; Antonadou 2001; Kouvaris 2002; Brizel 2001). Für eine Amifostin-Prophylaxe unter alleiniger Strahlentherapie liegen keine Daten vor, insbesondere ist bisher keine Aussage über die Langzeit-Tumorkontrolle unter Amifostin zu treffen.

Therapie der Mukositis im oberen Gastrointestinaltrakt

Bei der Mukositis im HNO-Bereich und Ösophagus stehen die Sicherung der Ernährung und die Linderung der Beschwerden im Vordergrund. Eine Besserung der Dysphagie wird mit topischen und systemischen Schmerzmitteln erreicht. Bei Superinfektion ist eine gezielte antiinfektive Therapie erforderlich. Protonenpumpenhemmer können die Säureproduktion hemmen und z. B. Symptome einer Reflux-Ösophagitis lindern. Bei Ösophagusspasmus können Kalziumantagonisten unter Blutdruckkontrolle eingesetzt werden.

Therapie der Mukositis im unteren Gastrointestinaltrakt

Eine medikamentöse Prophylaxe der radiogenen Gastritis und Proktitis ist nicht bekannt.

5-ASA sind aufgrund erhöhter Komplikationsraten während Strahlentherapie im Abdomen kontraindiziert. Die Therapie der radiogenen Gastritis beinhaltet die ausreichende parenterale Nahrungszufuhr sowie die symptomatische Therapie und Gabe von Antazida, Sucralfat, H2-Rezeptorenblockern oder Protonenpumpenhemmern.

Bei radiogener Enteritis wird eine fettarme, glutaminreiche Diät, ggf. mit Zusatz von Vitamin E-Präparaten empfohlen. Die Therapie der Enteritis ist symptomatisch mit Spasmolytika, Anticholinergika und Opiatderivaten. Eine Besserung der Symptomatik kann weiterhin mit Kohletabletten, Cholestyramin sowie einer Reduktion der Ballaststoffe und des Fettgehaltes der Ernährung erreicht werden.

Die akute Proktitis kann topisch mit Butyraten therapiert werden. Die Behandlung der späten radiogenen Schäden des Rektums ist eine interdisziplinäre Aufgabe und kann vor allem bei isolierten teleangiektatischen Veränderungen mit endoskopischen Verödungen (Laser, Argon-Plasma-Beamer (Fantin 1999; Venkatesh 2002), Cryotherapie, 4%iges Formaldehyd (Parikh 2003; Chautems 2003) bzw. 10%iges Silbernitrat, Dibunol 1–10 %) oder der lokalen Instillation von essenziellen Fettsäuren beginnen (2×40 ml 40 mmol/l) (Vernia 2000). Bei Therapieversagen kommen lokale antiphlogistische Behandlungen und Einläufe mit Sucralfat, Sodiumpentosanpolysulfat oder Metronidazol mit Kortison (Cavcic 2000) in Frage. Diese Therapien sollten in erfahrenen Zentren durchgeführt werden. Beim Versagen der lokalen Behandlung und der medikamentösen Therapie sollte vor größeren chirurgischen Eingriffen ein Versuch mit der hyperbaren Sauerstofftherapie vorgenommen werden, da retrospektive Erhebungen einen ca. 50%igen Effekt erwarten lassen (Bem 2000).

Symptomatische Stenosen des endoskopisch erreichbaren Darmes können dilatiert, höhergradige Stenosen, Ileus, ausgeprägte Blutungen chirurgisch saniert werden (protektive Kolostomie, ggf. komplette Resektion des betroffenen Abschnittes). In Tabelle IX sind Empfehlungen für die Prophylaxe der radiogenen Mukositis modifiziert nach MASCC/ISOO zusammengefasst.

Tabelle IX. Mukositisprophylaxe während Bestrahlungsplanung.

Substanz/Methode	Indikation	Evidenzlevel/ Grad nach Rubenstein et al (2004)
Mundpflegeprotokolle/Substanzen	Prophylaxe	III B
Palifermin	Prophylaxe der Mukositis unter Hochdosis-Chemotherapie mit Ganzkörperbestrahlung und Stammzelltransplantation	I A
Benzydamin	Prophylaxe der radiogenen Stomatitis	II B
Amifostin	Prophylaxe der Ösophagitis unter Radiochemotherapie	III C
Sulfasalzin	Prophylaxe der radiogenen Enteritis	II B
Andere Therapien/Techniken		
Lasertherapie	Mukositis unter Hochdosis-Chemotherapie oder Radiochemotherapie	II B
Dreidimensionale Planung der Strahlentherapie	Minimierung der Mukositis unter Radiotherapie	II B
Bestrahlungsplanung		
Optimale Bildgebung	Minimierung des Zielvolumens	
Individuelle CT-gestützte 3-D-Planung	Schonung von Risikostrukturen	
Stadienadaptierte Zielvolumenkonzepte	Minimierung des Zielvolumens	
Distanzierungs-Zahnschienen von 2–3 mm Stärke	Minimierung der Dosis an der Mukosa bei Metallfüllungen	
Belly board	Verlagerung von Dünndarmschlingen aus dem Bestrahlungsfeld	
Mundkeil	Verlagerung von Mukosa aus dem Bestrahlungsfeld	
IMRT	Schonung von Risikostrukturen	
Neoadjuvante Therapie	Verkleinerung des Zielvolumens	

Zähne und Kieferknochen

Bei einer Strahlentherapie im HNO-Bereich ist die die Prophylaxe schwerer Spätfolgen im Kieferbereich wichtig. Grötz et al. haben Empfehlungen für die Prophylaxe und Therapie vor, während und nach Strahlentherapie ausgearbeitet. Die Kernaussagen sind im Folgenden wiedergegeben:

Vor Beginn der Strahlentherapie ist eine gründliche Zahnsanierung zwingend notwendig mit Entfernung aller nicht erhaltungswürdigen Zähne (fortgeschrittene Karies, Schlupfwinkelinfektion u. ä.) und gründlicher Sanierung der verbleibenden Bezahnung mit Entfernung aller Beläge, konservierender Therapie und Glättung von scharfen Kanten. Vorbestehende Epitheldefekte und scharfe Knochenkanten sollten chirurgisch saniert sein. Dabei sollten bei der Erstellung des Zahnextraktionsplanes sowohl das individuelle Risikoprofil als auch das Bestrahlungsvolumen und die Möglichkeiten der späteren prothetischen Versorgung berücksichtigt werden. Auch die Fluoridierung mittels Schiene (10 min täglich mit Fluorid-

gel) oder Fluorid-Lösungen sollte bereits vor Beginn der Bestrahlung einsetzen.

Während der Strahlentherapie ist die Intensivierung der Mundhygiene ein wesentlicher Faktor zum Schutz der Zähne. Reinigung und Spülung sowie intensive Fluoridierung sollten dem Patienten regelmäßig nahegelegt werden. Zahnärztliche Maßnahmen mit Gewebeläsion sind unbedingt zu vermeiden, die Fluoridierung mittels Schiene sollte fortgeführt werden; sie kann bei Schmerzhaftigkeit durch Mukosaläsionen kurzfristig ausgesetzt werden. Eine dickere Schiene (Schleimhautretraktor) sollte bei Vorhandensein ausgedehnter Metallfüllungen der Zähne, die im Bestrahlungsfeld liegen, während der Bestrahlung getragen werden, um die Dosisüberhöhung durch Streustrahlung des Metalls zu reduzieren. Zur Vermeidung einer Prothesendruckstelle, die als Epitheldefekt eine Bestrahlungspause erzwingen könnte, gilt unter der Bestrahlung eine strenge Prothesenkarenz.

Nach der Strahlentherapie sollte die Fluoridapplikation fortgeführt werden. Die Prothesenkarenz sollte bei überwiegend tegumental getragenen Prothesen weitere drei bis sechs Monate beibehalten werden. Engmaschige klinische Kontrollen durch den Zahnarzt oder Kieferchirurgen sind wesentlicher Bestandteil der langfristigen Betreuung. Ein besonderes Augenmerk gilt der sprach- und kaufunktionellen Rehabilitation. Extraktionen und andere Operationen (z. B. Biopsien bei onkologischer Nachsorge) am bestrahlten Kiefer müssen unter besonderen Kautelen vorgenommen werden (Perioperative, systemische antiinfektive Prophylaxe; atraumatische Zahnentfernung, Abtragen scharfer Knochenkanten, primär plastische Schleimhautdeckung auch bei kleinen Defekten). Die Einhaltung dieser Kautelen hat besondere Bedeutung auch für die im § 30 des SGB V als Ausnahmeindikation definierten Implantatversorgung zur kaufunktionellen Wiederherstellung.

Die therapeutischen Maßnahmen bei Detektion der Strahlenkaries richten sich nach dem Schweregrad. Bei umschriebenen Veränderungen Grad I ist eine Füllungstherapie möglich, bei mehreren Läsionen an einem Zahnhals oder zusätzlichem kariösem Befall an Inzisal- oder Höckerkanten, sollte eine Überkronung oder, bei Therapieresistenz der Karies die Extraktion erfolgen (Kautelen s. o., **cave**: Kiefernekrose). Frühe Schmelzveränderungen sollten eine Intensivierung von Mundhygiene und Fluoridierung zur Folge haben. Bei Grad-II-Läsionen sollte nach gründlicher Entfernung allen kariösen Materials die Überkronung erfolgen. Ist die Pulpahöhle eröffnet, sollte zur Vermeidung einer Osteoradionekrose die Extraktion erfolgen, nur selten kann eine Wurzelfüllung sinnvoll sein. Bei Grad-III-Läsionen ist die Extraktion Therapie der Wahl. Bei Zähnen mit Veränderungen Grad IV ist die operative Entfernung unter Miterfassung von Granulationsgewebe und avitalem periradikulärem Knochen notwendig; bei ausgedehnten Kieferkammdefekten (Molarenverlust) kann eine Abheilung nur durch plastische Deckung des Defektes erreicht werden.

Xerostomie

Empfohlene Maßnahmen zur Prophylaxe sind die Stimulation des Speichelflusses durch zuckerfreie, nicht kariogene Bonbons, Kaugummi sowie viel Flüssigkeitszufuhr. Bei Auftreten der Mundtrockenheit werden Bobnbons und Kaugummi jedoch nur noch schlecht toleriert. Durch häufiges Mundspülen wird der zunehmend zähe Speichel entfernt und die Hygiene im Mund erleichtert. Hierzu gibt es jedoch keine Evidenz. Aufgrund der widersprüchlichen Angaben

zur Wirksamkeit und der nicht abschließend geklärten Frage einer möglichen tumorprotektiven Wirkung des Amifostin wird diese Substanz zur Xerostomieprophylaxe nur innerhalb von Studien angewendet. In mehreren Studien konnte eine Reduzierung der Xerostomie bei moderat dosierter Radiotherapie oder Radiochemotherapie beschrieben werden. Die prophylaktische Gabe von Cumarin/Troxerutin zeigt eine Reduktion der Xerostomie (Grötz 2001). Pilocarpin kann bei chronischer Xerostomie unter Berücksichtigung der Kontrainidikationen empfohlen werden, wenn eine Restfunktion der Speicheldrüsen vorliegt (Horiot 2000). Die intensitätsmodulierte Strahlentherapie (IMRT) zeigt eine relevante Prophylaxe der Xerostomie, wenn ein Ausschluss der Speicheldrüsen aus dem Planungszielvolumen möglich ist (Chao 2001). Bei manifester Xerostomie sind häufige Mundspülungen mit Tee oder Wasser dringend zu empfehlen. Speichelersatzmittel auf Zellulosebasis können einen negativen Effekt auf Restzähne haben (experimentelle Daten, Kielbassa 2000) und sollten möglichst nur bei Patienten ohne eigene Zähne eingesetzt werden. Am ehesten eignen sich Muzin- oder Lysozym-haltige Mittel.

Lunge

Die Pneumonitis als akute Strahlenreaktion der Lunge führt zu Symptomen wie trockenem Husten, Dyspnoe und Fieber. Es besteht eine Dosis- und Volumenabhängigkeit. Das Risiko ist bei eingeschränkter Lungenfunktion erhöht. Die Spätreaktion entspricht einer Lungenfibrose mit eingeschränkter Lungenfunktion und u. U. deutlicher Beeinträchtigung der Lebensqualität bis hin zur O_2-Pflichtigkeit.

Prophylaxe

Das Risiko der Pneumonitis wird durch das bestrahlte Lungenvolumen bestimmt, ist dosis- und volumenabhängig und bei Patienten mit Risikofaktoren erhöht. Eine eingeschränkte Lungenfunktion vor Therapiebeginn mit einem $FEV_1 \leq 60\,\%$ Ist/Soll, einem niedrigen pO_2 sowie eine simultane oder sequenzielle Chemotherapie erhöhen das Pneumonitisrisiko.

Eine medikamentöse Prophylaxe der Pneumonitis ist bisher nicht bekannt. Die Daten zum Amifostin lassen eine Verringerung der klinisch diagnostizierten Pneumonitis bei simultaner Radiochemotherapie von Bronchialkarzinomen erwarten. Nach bisheriger Datenlage kann jedoch keine Indikation abgeleitet werden. Der Stellenwert von Pentoxifyllin sowie der

Inhalationstherapie mit Beclomethason für die Pneumonitisprophylaxe ist noch nicht ausreichend geklärt.

Die Prophylaxe ist derzeit nur durch Einhaltung der Toleranzdosen und Minimierung des bestrahlten Lungenvolumens möglich.

Therapie

Eine frühzeitige Therapie der klinisch manifesten Pneumonitis mit Prednisolon ist prognostisch günstig. Steroide (Prednison 30–60 mg/Tag) unterdrücken die Symptomatik der leichten bis mittelschweren Pneumonitis. Die Therapie muss über mehrere Wochen erfolgen. Nach Besserung der klinischen Symptomatik kann die Steroidmedikation vorsichtig reduziert werden, um eine Exazerbation zu vermeiden. Der Stellenwert einer prophylaktischen Antibiose ist nicht eindeutig, sie wird von einigen Zentren empfohlen. Im Einzelfall kann die Steroiddosis durch zusätzliche Gabe von Azathioprin reduziert werden (McCarty 1996).

Zusammenfassung

Die Supportivtherapie hat prätherapeutisch, während der onkologischen Therapie als auch in der Rehabilitation einen großen Stellenwert. Durch die Supportivtherapie können die onkologische Therapie intensiviert und Nebenwirkungen minimiert werden. Durch die Strahlentherapie können unmittelbar oder später unerwünschte Wirkungen im Normalgewebe ausgelöst werden. Deshalb sind Prophylaxe und risikoadaptierter Einsatz der Möglichkeiten einer Reduzierung von Akut- und Spättoxizitäten unabdingbare Voraussetzung für ein optimales Behandlungskonzept. Dies wird ermöglicht durch die Methoden der 3-D-Bestrahlungsplanung, Einsatz der modernen Bestrahlungstechniken sowie Anwendung multimodaler Supportivverfahren. Die supportive medikamentöse Prophylaxe und Therapie ist Gegenstand aktueller Entwicklungen. Insbesondere neue Substanzem zur antiemetischen Prophylaxe, hämatopoetische und mukosastimulierende Wachstumsfaktoren machen eine weitere Intensivierung der Tumortherapie möglich. Die klassischen Strategien der Tumortherapie entwickeln sich zunehmend weiter mit Unterstützung komplementärer supportiver Verfahren.

Die von einem Expertenteam der DEGRO nach den Kriterien der evidence based medicine erstellten Leitlinien „Supportive Maßnahmen in der Radioonkologie" (Update Mai 2006) sind unter www.degro.org bzw. www.nw-suppo.de nachzulesen.

Schlüsselliteratur

Adamietz IA et al: Prophylaxe der radiochemotherapeutisch bedingten Mukositis. Strahlenther Onkol 174 (1998) 149–55

Campbell IR, Illinworth MH: Can patients wash during radiotherapy to the breast or chest wall? A randomized controlled trial. Clin Oncol R Coll Radiol 4 (1992) 78–82

Chao KSC, Majhail N, Huang Cet al: Intensity modulated radiation therapy reduces late salvary toxicity without compromising tumor control in patients with oropharyngeal carcinoma: a comparison with conventional techniques. Radiother Oncol 61 (2001) 275–280

Dimeo F, Schmittel A, Fietz T et al: Physical performance, depression, immune status and fatigue in patients with hematological malignancies after treatment. Ann Oncol 15 (2004) 1237–42

Epstein JB, Silvermann S, Paggiarino DA et al: Benzydamin HCl for prophylaxis of radiation–induced oral mucositis: results from a multicenter, randomized double blind placebo controlled clinical trial. Cancer 92 (2001) 875–85

Feyer P, Maranzano E, Molassiotis A et al: Radiotherapy–induced nausea and vomiting (RINV): antiemetic guidelines. Support Care Cancer, veröffentlicht online 8.12.04

Grötz KA: Zahnärztliche Betreuung von Patienten mit tumortherapeutischer Kopf–Hals–Bestrahlung. Gemeinsame Stellungnahme der Deutschen Gesellschaft für Zahn-, Mund- und Kieferheilkunde (DGZMK) und der Deutschen Gesellschaft für Radioonkologie, Medizinische Physik und Strahlenbiologie (DEGRO) in Abstimmung mit dem Vorstand der Deutschen Gesellschaft für Zahnerhaltungskunde (DGZ). Deutsch Zahnärztl Z 57 (2002) 509–511 und Strahlenther Onkol 179 (2003) 275–278

Grunberg SM, Osoba D, Hesketh PJ et al: Evaluation of new antiemetic agents and definition of antineoplastic agent emetogenicity – an update. Support Care Cancer, veröffentlicht online 14.12.04

Morrow GR, Andrews PL, Hickok JT et al: Fatigue associated with cancer and its treatment. Support Care Cancer 10 (2002) 389–98

Mose S, Adamietz IA, Saran F et al: Wirksamkeit der prophylaktischen Anwendung von Imunglobulin bei der radiogenen Mukositis. Strahlenther Onkol 171 (1995) 415–6

Roy I, Fortin A, Larochelle M: The impact of skin washing with water and soap during breast irradiation: a randomized study. Radiotherapy and Oncology 58 (2001) 333–339

Rubenstein EB, Douglas EP, Schubert M et al: Clinical practice guidelines fort he prevention and treatment of cancer therapy-induced oral and gastrointestinal mucositis. Cancer 100 (Suppl) (2004) 2026–2046

Spielberger R, Stiff P, Bensinger W et al: Palifermin for oral Mukositis after intensive therapy for hematological cancers. N Eng J Med 351 (2004) 2590–8

Gesamtliteratur

Aapro MS, Molassiotis A, Olver I: Anticipatory nausea and vomiting. Support Care Cancer, veröffentlicht online 15.12.04

Adamietz IA et al: Prophylaxe der radiochemotherapeutisch bedingten Mukositis. Strahlenther Onkol 174 (1998) 149–55

Adamsen L, Midtgaard J, Andersen C et al: Transforming the nature of fatigue through exercise: qualitative findings from a multidimensional exercise programme in cancer patients undergoing chemotherapy. Eur J Cancer Care 13 (2004) 362–70

Antonadou D, Coliarakis N, Synodinou M et al: Randomized Phase III trial of radiation treatment +/− amifostine in patients with advanced–stage lung cancer. Int J Radiat Oncol Biol Phys. 51 (2001) 915–922

Barsevick AM, Dudley W, Beck S et al: A randomized clinical trial of energy conservation for patients with cancer–related fatigue. Cancer 100 (2004)1302–10

Bem J, Bem S, Singh A: Use of hyperbaric oxygen chamber in the management of radiation–related complications of the anorectal region: report of two cases and review of the literature. Dis Colon Rectum 43 (2000)1435–1438

Biswal BM, Kumaraswamy N, Mukhtar F: Prevalence of fatigue among cancer patients undergoing external radiotherapy. Southeast Asian J Trop Med Pub Health 35 (2004): 463–7

Brizel M D, Wassermann H T, Henke M et al: Phase III randomized trial of amifostine as a radioprotector in head and neck cancer. J Clin Oncol 18 (2001) 3339–45

Bruera E, Driver L, Barnes EA et al: Patient-controlled methylphenidate fort he management of fatigue in patients with advanced cancer: a preliminary report. J Clin Oncol 21 (2003) 4439–43

Can G, Durna Z, Aydiner A: Assessment of fatigue in and care needs of Turkish women with breast cancer. Cancer Nurs 27 (2004) 153–61

Carter D L, Herbert ME, Smink K et al: Double blind randomized trial of sucralfat vs placebo during radical radiotherapy fo head and neck cancers. Head and neck 21 (1999) 760–6

Cavcic J, Turcic J, Martinac P et al: Metronidazole in the treatment of chronic radiation proctitis: clinical trial. Croat Med J 41 (2000) 314–318

Campbell IR, Illinworth MH: Can patients wash during radiotherapy to the breast or chest wall? A randomized controlled trial. Clin Oncol R Coll Radiol 4 (1992) 78–82

Chao KSC, Majhail N, Huang Cet al: Intensity modulated radiation therapy reduces late salvary toxicity without compromising tumor control in patients with oropharyngeal carcinoma: a comparison with conventional techniques. Radiother Oncol 61 (2001) 275–280

Chautems RC, Delgadillo X, Rubbia–Brandt L et al: Formaldehyde application for haemorrhagic radiation-induced proctitis: a clinical and histological study. Colorectal Disease Dis Colon Rectum 46 (2003): 596–600

De Jong N, Candel MJ, Schouten HC et al: Course of mental fatigue and motivation in breast cancer patients receiving adjuvant chemotherapy. Ann Oncol 16 (2005) 372–82

Dimeo F, Schmittel A, Fietz T et al: Physical performance, depression, immune status and fatigue in patients with hematological malignancies after treatment. Ann Oncol 15 (2004) 1237–42

Dodd MJ, Miaskowski C, Greenspan D et al: Radiation-induced mucositis: a randomized clinical trial of micronized sucralfate versus salt and soda mouthwashes. Cancer Invest 21 (2003) 21–33

Donovan HS, Ward S: Representations of fatigue in women receiving chemotherapy for gynecologic cancers. Oncol Nurs Forum 32 (2005) 113–6

El Sayed S, Nabid A, Shelley W et al: Prophylaxis of radiation associated mucositis in conventionally treated patients with head and neck cancer. J Clin Oncol 20 (2002) 3956–63

Epstein JB, Silvermann S, Paggiarino DA et al: Benzydamin HCl for prophylaxis of radiation–induced oral mucositis: results from a multicenter, randomized double blind placebo controlled clinical trial. Cancer 92 (2001) 875–85

Ertekin MV, Koc M, Karslioglu I et al: Zinc sulfate in the prevention of radiation–induced oropharyngeal mucositis: a prospective placebo controlled randomized study. Int J Radiat Oncol Biol Phys 58 (2004) 167–74

Etiz M, Erkal H S, Serin M et al: Clinical and histopathological evaluation of sucralfate in prevenzion of oral mucositis induced by radiation therapy in patients with head and neck malignancies. Oral Oncol 36 (2000) 116–20

Fantin AC, Binek J, Suter WR et al: Argon beam coagulation for treatment of symptomatic radiation–induced proctitis. Gastrointest Endosc 49 (1999) 515–518

Feyer P, Stewart AL, Titlbach OJ: Aetiology and prevention of emesis induced by radiotherapy. Support Care Cancer 6 (1998) 253–260

Feyer P, Maranzano E, Molassiotis A et al: Radiotherapy-induced nausea and vomiting (RINV): antiemetic guidelines. Support Care Cancer, veröffentlicht online 8.12.04

Gelinas C, Filion L: Factors related to persistent fatigue following completion of breast cancer treatment. Oncol Nurs Forum 31 (2004) 269–78

Gralla RJ, Osoba D, Kris MG et al: Recommendations for the use of antiemetics: Evidence-based, clinical practice guidelines. J Clin Oncol 17 (1999) 2971–2994

Grötz KA: Zahnärztliche Betreuung von Patienten mit tumortherapeutischer Kopf–Hals–Bestrahlung. Gemeinsame Stellungnahme der Deutschen Gesellschaft für Zahn-, Mund- und Kieferheilkunde (DGZMK) und der Deutschen Gesellschaft für Radioonkologie, Medizinische Physik und Strahlenbiologie (DEGRO) in Abstimmung mit dem Vorstand der Deutschen Gesellschaft für Zahnerhaltungskunde (DGZ). Deutsch Zahnärztl Z 57 (2002) 509–511 und Strahlenther Onkol 179 (2003) 275–278

Grötz KA, Wüstenberg P, Kohnen R et al: Prophylaxis of radiogenic sialadenitis and Mukositis by Coumarin/Troxerutine in patients with head and neck cancer – a prospective, randomized, placebo-controlled, double-blind study. Br J Oral Maxillofac Surg 39 (2001) 34–39

Grunberg SM, Osoba D, Hesketh PJ et al: Evaluation of new antiemetic agents and definition of antineoplastic agent emetogenicity – an update. Support Care Cancer, veröffentlicht online 14.12.04

Gujral MS, Patniak PM, Kaul R et al: Efficacy of hydrolytic enzymes in preventing radiation therapy-induced side effecfts in patients with head and neck cancers. Cancer chemotherapy and pharmacology 47 (2001) (Suppl) 23–8

Headley JA, Ownby KK, John LD: The effect of seated exercise on fatigue and quality of life in women with advanced breast cancer. Oncol Nurs Forum 31 (2004) 977–83

Herrstedt J, Koeller JM, Roila F et al: Acute emesis: moderately emetogenic chemotherapy. Support Care Cancer, veröffentlicht online 23.11.04

Hjermstad MJ, Knobel H, Brinch L et al: A prospective study of health-related quality of life, fatigue, anxiety and depression 3–5 years after stem cell transplantation. Bone Marrow Transplant 34 (2004) 257–66

Horiot JC, Lipinski F, Schraub S et al: Post-radiation severe xerostomia relieved by pilocarpine: a prospective french cooperative study. Radiother Oncol 55 (2000) 233–39

Huang EY, Leung SW, Wang CJ et al: Oral glutamine to alleviate radiation-induced oral mucositis: a pilot randomized trial. Int J Radiat Oncol Biol Phys 46 (2000) 535–9

Hwang SS, Chang VT, Rue M et al: Multidimensional independent predictors of cancer-related fatigue. J Pain Symptom Manage 26 (2003) 604–14

Jones M, Schenkel B, Just J et al: Epoetin alfa improves quality of life in patients with cancer: results of metaanalysis. Cancer 101 (2004) 1720–32

Kielbassa AM, Shohadai SP, Schulte–Monting J: Effect of saliva substitutes on mineral content of demineralized and sound dental enamel. Support Care in Cancer 9 (2000) 40–47

Kim SD, Kim HS: Effects of a relaxation breathing exercise on fatigue in haemopoietic stem cell transplantaion patients. J Clin Nurs 14 (2005) 51–5

Kohara H, Miyauchi T, Suehiro Y et al: Combined modality treatment of aromatherapy, footsoak and reflexology relieves fatigue in patients with cancer: J Pall Med 7 (2004) 791–6

Kouvaris J, Kouloudias V, Kokakis J et al: Cytoprotective effect of amifostin in radiation-induced acute Mucositis – a retrospective analysis. Onkologie 25 (2002) 364–9

Kris MG, Hesketh PJ, Herrstedt J et al: Consensus proposals for the prevention of acute and delayed vomiting and nausea following high-emetic-risk chemotherapy. Support Care Cancer, veröffentlicht online 23.11.04

Ludwig H, van Belle S, Harper P: Krebs-Chemotherapie-Anämie-Fatigue-Syndrom. Onkologie Spezial (1999) 60

Makkonen TA, Minn H, Jekunen A et al: GM-CSF and sucralfate in prevention of radiation induced mucositis: a prospective randomized trial. Int J Radiat Oncol Biol Phys 46 (2000) 525–34

Mantovani G, Massa E, Astara G et al: Phase II clinical trial of local use of GM-CSF for prevention and treatment of chemotheray and concomitant chemoradiotherapy induced severe oral mucositis in advanced head and neck cancer patients: Oncology reports 10 (2003) 197–206

Mascarin M, Franchin G, Minatel E et al: The effect of GM-CSF on oral mucositis in head and neck cancer patients treated with hyperfractionated radiotherapy. Oral Oncol 35 (1999) 203–8

Mock V: Evidence-based treatment for cancer-related fatigue. J Natl Cancer Inst 32 (2004) 112–8

Molassiotis A, Chan CW: Fatigue patterns in Chinese patients receiving chemotherapy. Eur J Oncol Nurs 5(2001) 60–7

Momm F, Weissenberger C, Bartelt S et al: Moist skin care can diminish acute radition induced skin toxicity. Strahlenther Onkol 179 (2003) 708–712

Morrow GR, Andrews PL, Hickok JT et al: Fatigue associated with cancer and its treatment. Support Care Cancer 10 (2002) 389–98

Mose S, Adamietz IA, Saran F et al: Wirksamkeit der prophylaktischen Anwendung von Imunglobulin bei der radiogenen Mukositis. Strahlenther Onkol 171 (1995)415–6

Oldervoll LM, Kaasa S, Hjermstad MJ et al: Physical exercise results in the improved subjective well-being of a few or is effective rehabilitation for all cancer patients? Eur J Cancer 40 (2004) 951–62

Parikh S, Hughes C, Salvati EP et al: Treatment of hemorrhagic radiation proctitis with 4 percent formalin. Dis Colon Rectum; 46 (2003) 596–600

PASQOC Studie 2004 (Patient Satisfaction and Quality in Oncological Care): Ambulante onkologische Behandlung in Praxen und Tageskliniken aus der Sicht der Patientinnen und Patienten

Rades D, Fehlauer F, Bajrovic A et al: Serious adverse effects of amifostine during radiotherapy in head and neck cancer patients. Radiother Oncol 70 (2004) 261–4

Röper B, Kaisig D, Auer F et al: Th´e`ta–Cream® versus Bepanthol–Lotio® in Breast cancer patients under radiotherapy. Strahlenther Onkol 180 (2004) 315–322

Roy I, Fortin A, Larochelle M: The impact of skin washing with water and soap during breast irradiation: a randomized study. Radiotherapy and Oncology 58 (2001) 333–339

Rubenstein EB, Douglas EP, Schubert M et al: Clinical practice guidelines fort he prevention and treatment of cancer therapy-induced oral and gastrointestinal mucositis. Cancer 100 (Suppl) (2004) 2026–2046

Saarilahti K, Kajanti M, Joensuu T et al: Comparison of GM-CSF and sucralfate mouthwashes in the prevention of radiation induecd mucositis. Int J Radiat Oncol Biol Phys 54 (2002) 479–85

Schreck U, Paulsen F, Bamberg M et al: Intraindividual comparison of two different skin care conceptions in patients undergoing radiotherapy of the head and neck region. Strahlenth Onkol 178 (2002) 321–329

Spielberger R, Stiff P, Bensinger W et al: Palifermin for oral Mukositis after intensive therapy for hematological cancers. N Eng J Med 351 (2004) 2590–8

Sprinzl GM, Galvan O, de Vries A et al: Local application of GM-CSF for the treatment of oral mucositis. Eur J Cancer 37 (2001) 2003–9

Stokman MA, Spijkervet FK, Burlage FR et al: Oral mucositis and selective elimination of oral flora in head and neck cancer patients receiving radiotherapy: a double blind randomized clinical trial. Br J Cancer 88 (2003) 1012–6

Su CK, Mehta V, Ravikumar L et al: Phase II double-blind randomized study comparing oral aloe vera versus placebo to prevent radiation-related mucositis in patients with head-and-neck neoplasms. Int J Radiat Oncol Biol Phys 60 (2004): 171–7

Tonato M, Clark-Snow RA, Osoba D et al: Emesis induced by low or minimal emetic risk chemotherapy. Support Care Cancer, veröffentlicht online 18.11.04

Trask PC, Paterson AG, Esper P et al: Longitudinal course of depression, fatigue, and quality of life in patients with high risk melanoma receiving adjuvant interferon. Psychooncology 13 (2004) 526–36

Trotti A, Garden A, Warde P et al: A multinational, randomized phase III trial of iseganan HCl oral solution for reducing the severity of oral mucositis in patients receiving radiotherapy for head and neck malignancy. Int J Radiat Oncol Biol Phys 58 (2004) 674–81

Van Weert E, Hoekstra-Weebers JE, Grol BM et al: Physical functioning and quality of life after cancer rehabilitation. Int J Rehabil Res 27 (2004) 27–35

Venkatesh KS, Ramanujam P: Endoscopic therapy for radiation proctitis-induced hemmorhage in patients with prostatic carcinoma using Argon Plasma Coagulator application. Surg Endosc 16 (2002) 707–710

Vernia P, Fracasso PL, Casale V et al: Topical butyrate for acute radiation proctitis: randomised, crossover trial. Lancet 356 (2000) 1232–1235

Vickers AJ, Straus DJ, Fearon B, et al: Acupuncture for postchemotherapy fatigue: a phase II study. J Clin Oncol 22 (2004) 1731–5

Westbury C, Hines F, Hawkes E et al: Advice on hair and scalp care during cranial radiotherapy: a prospective randomized trial. Radiother Oncol 54 (2000) 109–116

Wijers O, Levendag P, Harms E: Mucositis reduction by selective elimination of oral flora in irradiated cancers of the head and neck: a placebo–controled double–blind randomized study. Int J Radiat Oncol Biol Phys 50 (2001) 343–52

Windsor PM, Nicol KF, Potter J:A randomiszed, controlled trial of aerobic exercise for treatment– related fatigue in men receiving radical external beam radiotherapy for localized prostata carcinoma Cancer 101 (2004) 550–7

Stichwortverzeichnis